Clínica

Médica

na prática diária

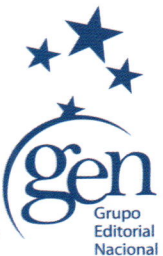

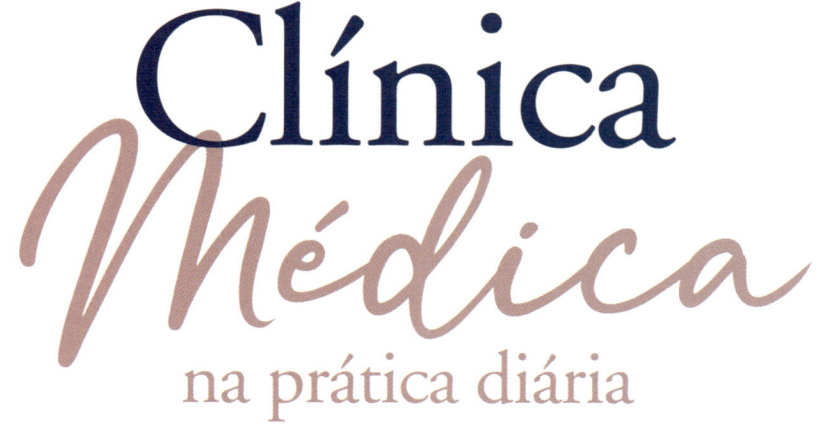

Clínica Médica
na prática diária

Celmo Celeno Porto

Especialista em Clínica Médica e Cardiologia.
Professor Emérito da Faculdade de Medicina da Universidade Federal de Goiás (UFG).
Professor do Programa de Pós-Graduação em Ciências da Saúde da UFG.
Membro Emérito da Academia Goiana de Medicina.
Membro Honorário da Academia Nacional de Medicina.

Arnaldo Lemos Porto

Especialista em Clínica Médica e Cardiologia.
Coordenador do Centro de Cardiologia do Hospital Santa Helena de Goiânia.
Membro do Corpo Clínico do Hospital Albert Einstein de Goiânia.
Membro Titular da Academia Goiana de Medicina.

Segunda edição

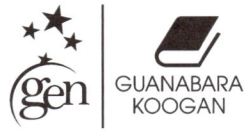

gen | GUANABARA KOOGAN

- **Atendimento ao cliente: (11) 5080-0751 | faleconosco@grupogen.com.br**

- Direitos exclusivos para a língua portuguesa
Copyright © 2022 by
EDITORA GUANABARA KOOGAN LTDA.
Uma editora integrante do GEN | Grupo Editorial Nacional
Travessa do Ouvidor, 11
Rio de Janeiro – RJ – CEP 20040-040
www.grupogen.com.br

- Capa: Editorial Saúde

- Editoração eletrônica: Anthares

- Ficha catalográfica

CIP-BRASIL. CATALOGAÇÃO NA PUBLICAÇÃO
SINDICATO NACIONAL DOS EDITORES DE LIVROS, RJ

P881c
2. ed.

Porto, Celmo Celeno
Clínica médica na prática diária / Celmo Celeno Porto, coeditor Arnaldo Lemos Porto. - 2. ed. - Rio de Janeiro : Guanabara Koogan, 2022.
1704 p. : il. ; 28 cm.

Apêndice
Inclui bibliografia e índice
ISBN 978-85-277-3664-0

1. Clínica médica I. Porto, Arnaldo Lemos. II. Título.

22-77480

CDD: 616
CDU: 614.254

Gabriela Faray Ferreira Lopes - Bibliotecária - CRB-7/6643

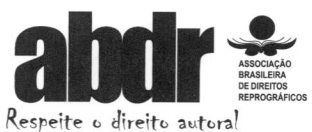

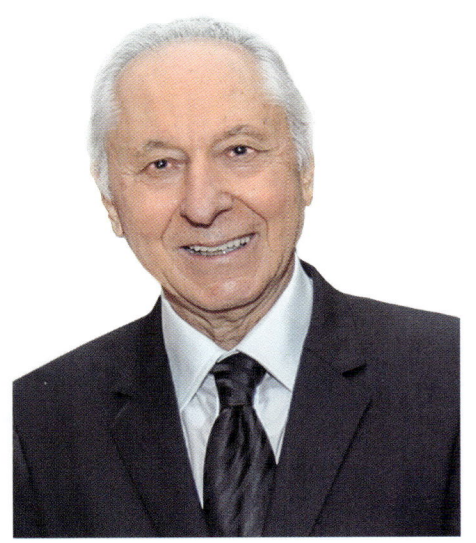

CELMO CELENO PORTO

Professor Celmo Celeno Porto formou-se na Faculdade de Medicina da Universidade Federal de Minas Gerais (UFMG), em 1958, pela qual obteve o título de Doutor em Clínica Médica em 1963. Além do título de Especialista em Clínica Médica e Cardiologia, tem curso de aperfeiçoamento em Medicina Tropical pela Universidade de São Paulo (USP) e de Pedagogia Médica pela Associação Brasileira de Educação Médica (ABEM). Atualmente é Professor Orientador do Programa de Pós-Graduação em Ciências da Saúde da Universidade Federal de Goiás (UFG), Professor Emérito da Faculdade de Medicina da UFG, Membro Emérito da Academia Goiana de Medicina e Membro Honorário da Academia Nacional de Medicina. É Autor/Editor dos livros *Cartas aos Estudantes de Medicina*, *Exame Clínico*, *Semiologia Médica*, *Clínica Médica na Prática Diária* e Editor do livro *Pediatria na Prática Diária*.

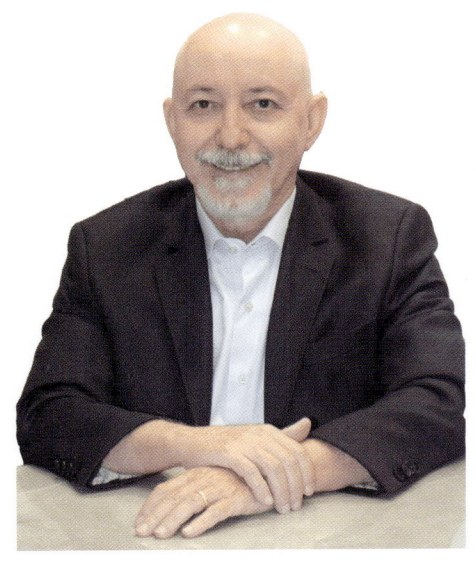

ARNALDO LEMOS PORTO

Dr. Arnaldo Lemos Porto formou-se na Faculdade de Medicina da Universidade Federal de Goiás (UFG) em 1985. Especialista em Clínica Médica e Cardiologia. Atualmente é Coordenador do Centro de Cardiologia do Hospital Santa Helena de Goiânia e Membro do Corpo Clínico do Hospital Albert Einstein de Goiânia, Membro Titular da Academia Goiana de Medicina. Coeditor/Autor dos livros *Exame Clínico*, *Semiologia Médica*, *Clínica Médica na Prática Diária* e *Pediatria na Prática Diária*.

Colaboradores

Abrahão Afiune Júnior
Especialista em Clínica Médica e Cardiologia. Médico da Equipe de Cardiologia e Terapia Intensiva da Rede Prevent Senior.

Abrahão Afiune Neto (*in memoriam*)
Especialista em Cardiologia. Doutor em Cardiologia pela USP. Ex-Professor da Faculdade de Medicina da Universidade Federal do Goiás (UFG) e da UniEvangélica. Membro Titular da Academia Goiana de Medicina

Abrão Marcos da Silva
Especialista em Psiquiatria. Mestre em Psiquiatria pela Universidade Federal do Rio de Janeiro (UFRJ). Professor do Departamento de Saúde Mental e Medicina Legal da Faculdade de Medicina da Universidade Federal de Goiás (UFG).

Adriana Faria
Especialista em Cirurgia Geral. Membro do Corpo Clínico do Hospital Santa Helena de Goiânia.

Adriana Helena de Matos Abe
Especialista em Pediatria com área de atuação em Medicina do Adolescente. Mestre em Ciências da Saúde pela Universidade Federal de Goiás (UFG).

Adriana Oliveira Guilarde
Especialista em Infectologia. Mestre e Doutora em Epidemiologia pela Universidade Federal de Goiás (UFG). Professora do Instituto de Patologia Tropical e Saúde Pública da UFG.

Adriano Cesar Bertuccio
Especialista em Clínica Médica. Médico Assistente de Medicina Interna do Hospital e Maternidade Celso Pierro da Pontifícia Universidade Católica de Campinas (PUC-Campinas).

Adrielly Joice Mendes Santana Brandão
Acadêmica do Curso de Medicina da Universidade Federal de Goiás (UFG).

Aguinaldo Figueiredo de Freitas Júnior
Especialista em Cardiologia. Doutor em Cardiologia pela Universidade de São Paulo (USP). Professor do Departamento de Clínica Médica da Faculdade de Medicina da Universidade Federal de Goiás (UFG).

Aguinaldo Gabarron Murcia Filho
Especialista em Clínica Médica e Gastroenterologia.

Aiçar Chaul
Especialista em Dermatologia. Professor Emérito do Departamento de Medicina Tropical e Dermatologia do Instituto de Patologia Tropical e Saúde Pública da Universidade Federal de Goiás (UFG).

Alejandro O. Luquetti
Especialista em Alergia e Imunologia. Doutor em Medicina Tropical pela Universidade Federal de Goiás (UFG). Professor Emérito do Instituto de Patologia Tropical e Saúde Pública da UFG. Professor do Programa de Pós-Graduação em Ciências da Saúde da UFG. Membro Titular da Academia Goiana de Medicina.

Alessandra Augusta Gorgulho
Especialista em Neurocirurgia. Neurocirurgiã da Rede D'Or. Pesquisadora Neurocirurgiã da Universidade de São Paulo (USP).

Alessandra Vitorino Naghettini
Especialista em Nefropediatria. Mestre em Medicina Tropical pela Universidade Federal de Goiás (UFG). Doutora em Nefropediatria pela Universidade Federal de São Paulo (UNIFESP). Professora do Departamento de Pediatria da Faculdade de Medicina da UFG. Professora do Programa de Pós-Graduação em Ciências da Saúde da UFG.

Alexandre Augustus Costa Barbosa
Especialista em Infectologia. Professor do Curso de Medicina da Pontifícia Universidade Católica de Goiás (PUC Goiás) e da UniEvangélica. Supervisor da Residência Médica e Hospitalar do Hospital Estadual de Doenças Tropicais Dr. Anuar Auad de Goiânia. Infectologista do Instituto do Rim, do Hospital do Coração e do Hospital Neurológico de Goiânia.

Alexandre Minneto Barbosa
Especialista em Nefrologia. Doutorando em Nefrologia pela Faculdade de Medicina de Botucatu.

Alexandre Roberti
Especialista em Cirurgia de Cabeça e Pescoço. Doutor em Ciências da Saúde pela Universidade Federal de Goiás (UFG). Professor do Departamento de Clínica Médica da Faculdade de Medicina da UFG.

Alexandre Rodrigues de Oliveira
Especialista em Medicina e Higiene das Radiações Ionizantes. Especialista em Radioproteção pela Universidade Pierre et Marie Curie de Paris (França). Médico das Indústrias Nucleares do Brasil.

Aline Lariessy Campos Paiva
Especialista em Neurocirurgia. Professora da Faculdade de Ciências Médicas da Santa Casa de São Paulo.

Amanda Rocha de Oliveira
Especialista em Pneumologia. Médica Pneumologista do Hospital das Clínicas da Universidade Federal de Goiás (UFG).

Américo de Oliveira Silvério
Especialista em Clínica Médica e Gastroenterologia. Mestre em Hepatologia pela Fundação Faculdade Federal de Ciências Médicas de Porto Alegre. Professor do Departamento de Clínica Médica da Faculdade de Medicina da Universidade de Goiás (UFG). Professor do Curso de Medicina da Pontifícia Universidade Católica de Goiás (PUC Goiás).

Ana Carolina Oliveira e Silva Montandon
Especialista em Reumatologia. Professora do Departamento de Clínica Médica da Faculdade de Medicina da Universidade Federal de Goiás (UFG). Médica Reumatologista do Serviço de Reumatologia do Hospital das Clínicas da UFG.

Ana Joaquina Cohen Serique Pereira
Especialista em Infectologia. Mestre em Medicina Tropical pela Universidade Federal de Goiás (UFG).

Ana Lídia de M. Alcântara-Silva
Especialista em Neurologia e Neuropediatria. Membro Efetivo da Academia Brasileira de Neurologia.

Ana Márcia Fontes Campos
Especialista em Clínica Médica e Hematologia.

Ana Maria de Oliveira
Especialista em Infectologia. Doutora em Bioética pela Universidade do Porto (Portugal). Professora do Departamento de Medicina Tropical e Dermatologia do Instituto de Patologia Tropical e Saúde Pública da Universidade Federal de Goiás (UFG).

André Luiz Passos Cardoso
Especialista em Ortopedia e Traumatologia. Mestre em Ciências da Saúde pela Universidade de Brasília (UnB). Membro Titular da Sociedade Brasileira de Ortopedia e Traumatologia.

André Marquez Cunha
Especialista em Ginecologia e Obstetrícia e em Sexologia. Mestre e Doutor pela Universidade Federal de São Paulo (UNIFESP). Professor do Departamento de Ginecologia e Obstetrícia da Faculdade de Medicina da Universidade Federal de Goiás (UFG). Responsável pelo Ambulatório de Atendimento de Pessoas Trans do Hospital das Clínicas da UFG.

André Melo e Silva de Figueiredo
Acadêmico de Medicina da Universidade Federal do Maranhão (UFMA).

André Valadares Siqueira
Especialista em Otorrinolaringologia. Professor do Departamento de Cirurgia da Faculdade de Medicina da Universidade Federal de Goiás (UFG).

Andréa Inês Spadeto Aires
Especialista em Infectologia. Mestre em Medicina Tropical pela Universidade Federal de Goiás (UFG).

Ângelo Antonio Gomes de Carvalho
Especialista em Medicina Intensiva.

Antonio Carlos Ximenes
Especialista em Reumatologia. Doutor em Reumatologia pela Universidade de São Paulo (USP). Coordenador do Centro Internacional de Pesquisa em Reumatologia. Chefe do Departamento de Medicina Interna do Hospital Geral de Goiânia. Membro Titular da Academia Goiana de Medicina.

Antonio Egidio Nardi
Especialista em Psiquiatria. Mestre e Doutor em Psiquiatria, Psicanálise e Saúde Mental pela Universidade Federal do Rio de Janeiro (UFRJ). Livre-Docente em Psiquiatria pela Universidade Federal do Estado do Rio de Janeiro (UNIRIO). *International Fellow* da American Psychiatric Association. Professor Titular do Instituto de Psiquiatria da UFRJ. Membro Titular da Academia Nacional de Medicina e da Academia Brasileira de Ciências.

Antônio Ferreira Afonso de Salles
Especialista em Neurocirurgia. Professor Emérito em Neurocirurgia e Radioncologia da Universidade da Califórnia (UCLA). Neurocirurgião da Rede D'Or São Luiz Star. Fundador e Diretor do Instituto Neurosapiens.

Antônio Márcio Teodoro Cordeiro Silva
Graduado em Biomedicina pela Pontifícia Universidade Católica de Goiás (PUC Goiás). Mestre em Genética pela Universidade Federal de Goiás (UFG). Doutor em Biologia Celular e Molecular pela UFG.

Antônio Rodrigues Braga Neto
Especialista em Ginecologia e Obstetrícia. Mestre, Doutor e Livre-Docente de Obstetrícia pela Universidade Estadual Paulista (UNESP). Professor da Faculdade de Medicina da Universidade Federal do Rio de Janeiro (UFRJ) e da Faculdade de Medicina da Universidade Federal Fluminense (UFF). Membro Titular da Academia de Médicos Escritores.

Arnaldo Lemos Porto
Especialista em Clínica Médica e Cardiologia. Coordenador do Centro de Cardiologia do Hospital Santa Helena de Goiânia. Membro do Corpo Clínico do Hospital Albert Einstein de Goiânia. Membro Titular da Academia Goiana de Medicina.

Artur Carmo Cunha Porto
Médico-Residente de Oftalmologia do Hospital Pedro Ernesto da Universidade do Estado do Rio de Janeiro (UERJ).

Artur Henrique de Souza
Especialista em Cirurgia Cardiovascular. Coordenador do Serviço de Cirurgia Cardiovascular do Hospital Encore de Goiânia

Breno A. de Faria Pereira
Especialista em Pediatria. Mestre em Doenças Tropicais pela Universidade Federal de Goiás (UFG). Professor do Departamento de Pediatria e Puericultura da Faculdade de Medicina da UFG.

Breno Hermann Ferreira Gondim
Médico graduado pela Faculdade de Medicina da Universidade Federal de Goiás (UFG).

Bruna Abreu Ramos
Mestre em Ciências da Saúde pela Universidade Federal de Goiás (UFG). Doutoranda do Programa de Pós-Graduação em Ciências da Saúde da UFG.

Bruna Oliveira Andrade
Acadêmica do Curso de Medicina da Universidade Federal de Goiás (UFG).

Camila Guimarães
Especialista em Reumatologia. Professora do Curso de Medicina da Universidade de Rio Verde (UniRV).

Camila Lemos Porto-Pena
Especialista em Direito Médico e Hospitalar pela Escola Paulista de Direito.

Camila Maria Luna do Valle
Especialista em Hematologia e Hemoterapia. Médica Hematologista do Instituto Nacional do Câncer e do Grupo COI – Américas Oncologia. *Fellow* de Transplante de Medula Óssea do Centro de Transplante de Medula Óssea do Instituto Nacional do Câncer.

Camille Pereira Caetano
Especialista em Nefrologia. Doutoranda em Nefrologia na Faculdade de Medicina de Botucatu.

Carla Adriane Roballo Bartelli
Especialista em Clínica Médica. Professora de Medicina Interna da Faculdade de Medicina da Pontifícia Universidade Católica de Campinas (PUC-Campinas).

Carlos Eduardo Brandão-Mello
Especialista em Gastroenterologia e Hepatologia. Doutor e Livre-Docência em Clínica Médica e Gastroenterologia pela Universidade Federal de São Paulo (UNIFESP). Pós-Doutorado nas Universidades de Harvard, Mount Sinai Schooll of Medicine New York e no Barts and the London Scholl of Medicine. Livre-Docente de Clínica Médica e Gastroenterologia. Professor Titular de Clínica Médica e Gastroenterologia da Escola de Medicina e Cirurgia do Rio de Janeiro. Professor Adjunto da Faculdade de Medicina da Universidade Federal do Rio de Janeiro (UFRJ). Chefe da Unidade de Doenças do Fígado do Hospital Universitário Gaffrée e Guinle. Membro Titular da Academia Nacional de Medicina.

Carlos Eduardo de Sousa Amorelli
Especialista em Cirurgia Vascular, Endovascular e Angiorradiologia. Membro Efetivo da Sociedade Brasileira de Angiologia e Cirurgia Vascular. Cirurgião da Angiogyn-GO.

Carlos Eduardo Lucena Montenegro
Especialista em Clínica Médica e Cardiologia. Preceptor da Enfermaria de Miocardiopatias do Pronto-Socorro de Cardiologia de Pernambuco (PROCAPE/UPE).

Carlos Osvaldo Teixeira
Especialista em Clínica Médica. Professor do Departamento de Medicina Interna da Faculdade de Medicina da Pontifícia Universidade Católica de Campinas (PUC-Campinas).

Carolina Fernandes de Oliveira
Médica. Residente do Programa de Residência de Medicina de Família e Comunidade da Universidade do Estado do Rio de Janeiro (UERJ).

Carolina Leão de Moraes
Mestre em Ciências da Saúde pela Universidade Federal de Goiás (UFG). Professora Colaboradora da Universidade de Rio Verde-GO.

Carolina Saidah Macedo Hanna
Especialista em Ginecologia e Obstetrícia, Mestre em Ciência da Saúde pela Universidade Federal de Goiás (UFG).

Caroline de Oliveira Bertuccio
Acadêmica de Medicina da Pontifícia Universidade Católica de Campinas (PUC-Campinas).

Cássia Silva de Miranda Godoy
Especialista em Doenças Infecciosas e Parasitárias pela Universidade Federal de Goiás (UFG). Mestre em Medicina Tropical pela UFG. Médica Infectologista do Hospital de Doenças Tropicais de Goiânia e do Hospital Araújo Jorge/Associação de Combate ao Câncer de Goiás (Goiânia).

Celmo Celeno Porto
Especialista em Clínica Médica e Cardiologia. Doutor em Medicina pela Universidade Federal de Minas Gerais (UFMG). Professor do Programa de Pós-Graduação em Ciências da Saúde da Universidade Federal de Goiás (UFG). Professor Emérito da Faculdade de Medicina da UFG. Membro Emérito da Academia Goiana de Medicina. Membro Honorário da Academia Nacional de Medicina.

Cesar Alfredo Pusch Kubiak
Especialista em Clínica Médica. Professor de Clínica Médica do Curso de Medicina da Universidade Positivo. Membro Titular da Academia Paranaense de Medicina. *Fellow* do American College of Physicians.

César de Paula Lucas
Especialista em Neurologia. Mestre e Doutor em Neurologia pela Universidade Federal de São Paulo (UNIFESP). Pós-Doutor pela Universidade de Paris. Neurocirurgião e Neurorradiologista do Instituto de Neurologia de Goiânia.

Cibele Franz Fonseca
Especialista em Gastroenterologia. Mestre em Clínica Médica e Gastroenterologia pela Universidade Federal do Rio de Janeiro (UFRJ). Professora do Departamento de Clínica Médica da Escola de Medicina e Cirurgia do Rio de Janeiro e da Universidade Federal do Estado do Rio de Janeiro (UNIRIO). Membro Titular da Sociedade Brasileira de Hepatologia e da Federação Brasileira de Gastroenterologia.

Ciro Bruno Silveira Costa
Especialista em Nefrologia. Preceptor da Residência Médica em Nefrologia do Hospital das Clínicas da Universidade Federal de Goiás (UFG).

Claudemiro Quireze Júnior
Especialista em Cirurgia do Aparelho Digestivo. Doutor em Medicina pela Universidade Federal de São Paulo (UNIFESP). Médico do Hospital das Clínicas da Universidade Federal de Goiás (UFG). Professor do Programa de Pós-Graduação em Ciências da Saúde da UFG.

Claudia Borges Rodrigues Teixeira
Especialista em Infectologia Pediátrica.

Claudia Carolina Said Ottaiano Reviglio
Especialista em Clínica Médica e Gastroenterologia. Membro Titular da Federação Brasileira de Gastroenterologia.

Claudia Soares Alves
Especialista em Medicina do Trabalho. Professora Titular da Universidade Federal de Goiás (UFG).

Claudio Henrique Teixeira
Especialista em Geriatria e Gerontologia.

Corina da Cunha Peixoto
Especialista em Clínica Médica e em Radiologia e Diagnóstico por Imagem. Membro do Colégio Brasileiro de Radiologia e Diagnóstico por Imagem. Certificação em Área de Atuação em Dor pela Associação Médica Brasileira/Sociedade Brasileira de Clínica Médica (AMB/SBCM). Membro do Corpo Clínico do Hospital Santa Helena de Goiânia.

Cristiano Montandon
Especialista em Radiologia. Membro Titular do Colégio Brasileiro de Radiologia.

Daniel Messias Moraes Neto
Especialista em Cirurgia Torácica. Doutor em Cirurgia Torácica e Cardiovascular pela Universidade de São Paulo (USP). Professor de Cirurgia Torácica do Curso de Medicina da Pontifícia Universidade Católica de Goiás (PUC Goiás). *Fellow* da Divisão de Transplante Pulmonar do Serviço de Cirurgia Cardiotorácica da Universidade de Pittsburg.

Daniela Carmo Rassi Frota
Especialista em Cardiologia. Mestre e Doutora em Ciências da Saúde pela Universidade Federal de Goiás (UFG). Professora do Departamento de Clínica Médica da Faculdade de Medicina da UFG.

Daniela Graner Schwartz Tannus Silva
Especialista em Pneumologia. Mestre em Medicina Tropical pelo Instituto de Patologia Tropical e Saúde Pública da Universidade Federal de Goiás (UFG). Doutora em Ciências da Saúde pela UFG. Médica do Serviço de Pneumologia do Hospital das Clínicas da UFG. Preceptora da Residência de Pneumologia do Hospital das Clínicas da UFG.

Danilo Rocha Dias
Doutor em Odontologia. Professor da Faculdade de Odontologia da Universidade Federal de Goiás (UFG).

Danilo Souza Lima
Especialista em Urologia. Doutor em Urologia pela Universidade Estadual de Campinas (UNICAMP). Chefe da Clínica da 14ª Enfermaria da Santa Casa do Rio de Janeiro. Membro da Equipe de Transplante da Universidade do Estado do Rio de Janeiro (UERJ). Membro Titular da Academia Brasileira de Urologia.

David Isaac
Especialista em Oftalmologia. Doutor em Ciências da Saúde pela Universidade Federal de Goiás (UFG). Professor da Disciplina de Oftalmologia da Faculdade de Medicina da UFG. Professor do Programa de Pós-Graduação em Ciências da Saúde da UFG.

Dayanne Augusta Gonçalves
Médica graduada pela Faculdade de Medicina da Universidade Federal de Goiás (UFG).

Débora Goerck
Médica graduada pela Faculdade de Medicina da Universidade Federal de Goiás (UFG).

Débora Rodrigues Santana
Especialista em Cardiologia. Mestre em Ciências da Saúde pela Universidade Federal de Goiás (UFG).

Delson José da Silva
Especialista em Neurologia. Mestre e Doutor pelo Instituto de Patologia Tropical e Saúde Pública da Universidade Federal de Goiás (UFG). Membro Titular da Academia Brasileira de Neurologia. Coordenador do Centro de Referência em Transtornos do Movimento do Hospital das Clínicas da UFG. Diretor do Instituto Integrado de Neurociências. Chefe da Unidade de Neurologia e Neurocirurgia do Hospital das Clínicas da UFG.

Denise Milioli Ferreira
Especialista em Infectologia. Mestre em Infectologia pela Universidade Federal de Goiás (UFG). Doutora em Ciências da Saúde pela UFG. Médica do Hospital das Clínicas da UFG.

Denise Sisterolli Diniz
Especialista em Neurologia e Neurofisiologia Clínica. Mestre em Medicina Tropical pela Universidade Federal de Goiás (UFG). Doutora em Ciências da Saúde pela UFG. Professora do Departamento de Clínica Médica da Faculdade de Medicina da UFG. Professora do Programa de Pós-Graduação em Ciências da Saúde da UFG.

Diego Antonio Costa Arantes
Cirurgião-Dentista da Faculdade de Odontologia da Universidade Federal de Goiás (UFG).

Diogo Egídio Silva e Sousa
Especialista em Clínica Médica e Gastroenterologia. Mestre em Ciências da Saúde pela Universidade Federal de Goiás (UFG).

Doralina Guimarães Brum Souza
Especialista em Neurologia. Mestre e Doutora em Neurologia pela Universidade de São Paulo (USP). Médica do Hospital das Clínicas da Faculdade de Medicina da USP-Ribeirão Preto.

Douglas Bastos Neves
Mestre em Cirurgia pelo Hospital Albert Einstein. Cirurgião do Aparelho Digestivo do Hospital Universitário Gaffrée Guinle e do Hospital Federal dos Servidores do Estado.

Edlon Lamounier Júnior
Especialista em Ginecologia e Obstetrícia. Mestre em Ciências da Saúde pela Universidade Federal de Goiás (UFG).

Edna Regina Silva Pereira
Especialista em Nefrologia. Doutora em Nefrologia pela Universidade de São Paulo (USP). Professora do Departamento de Clínica Médica da Faculdade de Medicina da Universidade Federal de Goiás (UFG). Professora do Programa de Pós-Graduação em Ciências da Saúde da UFG.

Eduardo Camelo de Castro
Especialista em Ginecologia e Obstetrícia. Doutor em Ciências da Saúde pela Universidade Federal de Goiás (UFG).

Eduardo Canteiro Cruz
Especialista em Geriatria. Professor de Geriatria e Gerontologia da Universidade Federal de São Paulo (UNIFESP). Supervisor do Programa de Residência em Geriatria da UNIFESP.

Eduardo Sabino de Souza Lima
Especialista em Cirurgia Oncológica. Médico do Hospital Araújo Jorge de Goiânia.

Edvaldo de Paula e Silva
Especialista em Cirurgia Vascular. Professor do Departamento de Cirurgia da Faculdade de Medicina da Universidade Federal de Goiás (UFG).

Elaine dos Reis Coutinho
Especialista em Clínica Médica e Cardiologia. Professora de Cardiologia da Faculdade de Medicina da Pontifícia Universidade Católica de Campinas (PUC-Campinas).

Eleusa Fleury Taveira
Especialista em Reumatologia. Mestre em Farmacologia pela Universidade Federal de São Paulo (UNIFESP). Professora do Instituto de Ciências Biológicas da Universidade Federal de Goiás (UFG). Médica Reumatologista do Hospital Geral de Goiânia.

Eliane Terezinha Afonso
Especialista em Pediatria (Área de atuação em Medicina do Adolescente). Mestra e Doutora em Medicina Tropical pela Universidade Federal de Goiás (UFG). Professora da Faculdade de Medicina da UFG e do Curso de Medicina da Pontifícia Universidade Católica de Goiás (PUC Goiás).

Elisa Baranski Lamback
Especialista em Endocrinologia. Mestre em Endocrinologia pela Universidade Federal do Rio de Janeiro (UFRJ). Pesquisadora do Centro de Pesquisa em Neuroendocrinologia do Hospital Universitário Clementino Fraga Filho da UFRJ.

Elisa Franco de Assis Costa
Especialista em Clínica Médica e Geriatria. Mestre em Doenças Infecciosas e Parasitárias pela Universidade Federal de Goiás (UFG). Professora do Departamento de Clínica Médica da Faculdade de Medicina da UFG.

Elisa Oliveira Dafico Pfrimer
Especialista em Pediatria (Área de atuação em Medicina do Adolescente). Mestre em Medicina Tropical e Saúde Pública pela Universidade Federal de Goiás (UFG). Professora do Departamento de Pediatria da Faculdade de Medicina da UFG.

Érika Aguiar Lara Pereira
Especialista em Saúde da Família e Comunidade. Mestre em Imunologia e Parasitologia Aplicadas pela Universidade Federal de Uberlândia (UFU). Professora do Curso de Medicina da Pontifícia Universidade Católica de Goiás (PUC Goiás). Coordenadora da Residência em Saúde da Família e Comunidade da PUC Goiás.

Erika Barcelos Costa Cunha
Especialista em Infectologia.

Eros Antonio de Almeida
Especialista em Clínica Médica e Cardiologia. Doutor em Clínica Médica pela Universidade Estadual de Campinas (UNICAMP). Professor-Doutor do Departamento de Clínica Médica da Faculdade de Ciências Médicas da UNICAMP.

Estela Muszkat Jatene
Especialista em Endocrinologia. Professora do Departamento de Clínica Médica da Faculdade de Medicina da Universidade Federal de Goiás (UFG).

Estevão Lanna Figueiredo
Especialista em Clínica Médica e Cardiologia. Mestre em Clínica Médica pela Universidade Federal de Minas Gerais (UFMG). Cardiologista do Instituto Orizonti e do Hospital Vera Cruz de Belo Horizonte. *Fellow* da European Society of Cardiology e do American College of Cardiology.

Evelyn Sayuri Simabuguro Chinem
Especialista em Clínica Médica e Endoscopia Digestiva. Mestre em Ciências Médicas pela Universidade do Estado do Rio de Janeiro (UERJ). Médica do Serviço de Gastroenterologia do Hospital Universitário Gaffrée Guinle.

Fábia Mara Gonçalves Prates de Oliveira
Especialista em Reumatologia. Mestre em Ciências da Saúde pela Universidade Federal de Goiás (UFG). Coordenadora da Residência de Reumatologia do Hospital Geral de Goiânia.

Fábia Maria Oliveira Pinho
Especialista em Nefrologia. Doutora em Nefrologia pela Universidade de São Paulo (USP). Professora do Curso de Medicina da Pontifícia Universidade Católica de Goiás (PUC Goiás).

Fabiana Pompêo de Pina
Especialista em Reumatologia. Mestre em Clínica Médica pela Universidade Estadual de Campinas (UNICAMP). Professora do Curso de Medicina da Pontifícia Universidade Católica de Goiás (PUC Goiás). Coordenadora do Ambulatório de Espondiloartrites do Serviço de Reumatologia do Hospital das Clínicas da Universidade Federal de Goiás (UFG).

Fabiano Calixto Fortes de Arruda
Especialista em Cirurgia Plástica. Mestre em Ciências da Saúde pela Universidade Federal de Goiás (UFG). Membro do Corpo Clínico do Hospital de Urgências Otavio Lages (HUGOL) de Goiânia.

Fabiano Inácio de Souza
Especialista em Ortopedia e Traumatologia.

Fábio Athayde Veloso Madureira
Especialista em Cirurgia Oncológica e do Aparelho Digestivo. Mestre em Ciências Cirúrgicas pela Universidade Federal do Rio de Janeiro (UFRJ). Professor do Curso de Pós-Graduação em Cirurgia da Pontifícia Universidade Católica do Rio de Janeiro (PUC Rio). Cirurgião do Aparelho Digestivo do Hospital Universitário Gafrée Guinle.

Fabio Augusto Cypreste Oliveira
Especialista em Cirurgia Vascular, Endovascular e Angiorradiologia. Mestre em Ciências Ambientais e Saúde pela Pontifícia Universidade Católica de Goiás (PUC Goiás). Titular da Sociedade Brasileira de Angiologia e Cirurgia Vascular, Membro da Society for Vascular Surgery e International Society of Endovascular Specialists. Preceptor do Programa de Residência Médica e Estágio em Angiorradiologia, Cirurgia Vascular e Endovascular dos Hospitais São Francisco de Assis e Santa Helena de Goiânia.

Fabio Azevedo de Almeida
Especialista em Ginecologia e Obstetrícia e em Acupuntura.

Fábio Lemos Campedelli
Especialista em Cirurgia Vascular (Área de atuação em Angiorradiologia e Cirurgia Endovascular). Mestre em Genética pela Pontifícia Universidade Católica de Goiás (PUC Goiás). Responsável pelo serviço de Pós-Graduação em Cirurgia Vascular, Angiorradiologia e Cirurgia Endovascular do Hospital São Francisco de Assis e do Hospital Santa Helena de Goiânia. Coordenador do Programa de Residência Médica em Cirurgia Vascular do Hospital São Francisco de Assis. Membro Titular da Sociedade Brasileira de Angiologia e Cirurgia Vascular. Membro da International Society for Vascular Surgery. Médico-Cirurgião Vascular e Endovascular da Angiogyn-GO.

Fábio Lopes de Camargo
Especialista em Ortopedia e Traumatologia. Área de atuação em Densitometria Óssea. Pós-Graduação em Dor.

Félix André Sanches Penhavel
Especialista em Cirurgia Geral. Professor do Departamento de Cirurgia da Faculdade de Medicina da Universidade Federal de Goiás (UFG).

Fernanda Bento da Silva
Bacharel em Biotecnologia. Coordenadora de Pesquisa Clínica do Centro Internacional de Pesquisas.

Fernanda de Souza Meireles Kluthcouski
Especialista em Hematologia. Médica Hematologista do Hospital de Urgências Governador Otávio Lages de Siqueira (HUGOL) de Goiânia.

Fernanda Miranda de Oliveira
Especialista em Pneumologia. Professora do Departamento de Clínica Médica da Faculdade de Medicina da Universidade Federal de Goiás (UFG).

Fernanda Pedrosa Torres
Especialista em Infectologia. Infectologista do Hospital Araújo Jorge (Goiânia). Coordenadora da Enfermaria do Hospital de Doenças Tropicais de Goiás.

Fernanda Rodrigues da Rocha Chaul
Especialista em Dermatologia. Médica do Serviço de Dermatologia do Hospital das Clínicas da Universidade Federal de Goiás (UFG).

Fernanda Sardinha de Abreu Tacon
Mestre em Ciências da Saúde pela Universidade Federal de Goiás (UFG).

Fernando Corrêa Amorim
Especialista em Cirurgia Geral. Professor do Departamento de Cirurgia da Faculdade de Medicina da Universidade Federal de Goiás (UFG) e do Curso de Medicina da Pontifícia Universidade Católica de Goiás (PUC Goiás).

Fernando Oliveira Mateus
Especialista em Pediatria e Infectologia Pediátrica.

Flávia Castro Velasco
Especialista em Pneumologia. Médica Pneumologista do Hospital das Clínicas da Universidade Federal de Goiás (UFG).

Flávio Dantas
Especialista em Clínica Médica, Homeopatia e Acupuntura. Doutor em Ciências pela Universidade Federal de São Paulo (UNIFESP). Livre-Docente em Clínica Homeopática pela Universidade Federal do Estado do Rio de Janeiro (UNIRIO). Advogado Especialista em Direito Médico.

Flávio Henrique Alves de Lima
Especialista em Pediatria (Área de atuação em Medicina do Adolescente). Mestre em Saúde Coletiva pela Universidade Federal de Goiás (UFG). Doutor em Ciências da Saúde pela UFG. Professor da Faculdade de Medicina da UFG e do Curso de Medicina da Pontifícia Universidade Católica de Goiás (PUC Goiás). Médico da Unidade de Cuidados Intermediários Neonatais do Hospital Materno Infantil de Goiânia.

Flavio Marques dos Santos
Especialista em Urologia.

Francisco Albino Rebouças Júnior

Especialista em Cirurgia Geral e Endoscopia Digestiva. Professor do Departamento de Cirurgia Geral da Faculdade de Medicina da Universidade Federal de Goiás (UFG). Membro Titular da Sociedade Brasileira de Cirurgia Bariátrica e Metabólica.

Frederico Barra de Moraes

Especialista em Ortopedia e Traumatologia. Mestre em Ciências da Saúde pela Universidade de Brasília (UnB). Doutor em Ciências da Saúde pela Universidade Federal de Goiás (UFG). Professor do Departamento de Ortopedia e Traumatologia da Faculdade de Medicina da UFG. Professor de Farmacologia Clínica do Centro Universitário Alfredo Nasser (UNIFAN). Membro Titular da Sociedade Brasileira de Ortopedia e Traumatologia. Membro Titular da Sociedade Brasileira para Estudo da Dor.

Frederico Porto Luciano Coimbra

Médico graduado pela Faculdade de Medicina da Pontifícia Universidade Católica de Goiás (PUC Goiás). Residente de Clínica Médica do Hospital de Urgência de Goiânia.

Gabriela Alves de Oliveira Hidalgo

Mestre em Medicina pela Universidade Federal de São Paulo (UNIFESP). Mestre em Educação.

Gabriela Cardoso Barreto

Especialista em Clínica Médica. Residente de Reumatologia no Hospital Geral de Goiânia Alberto Rassi.

Gabriela Cunha Fialho Cantarelli

Especialista em Clínica Médica e Geriatria. Especialista em Docência do Ensino Superior. Professora de Geriatria da Faculdade de Medicina da Universidade Federal de Goiás (UFG). Professora do Curso de Medicina da Pontifícia Universidade Católica de Goiás (PUC Goiás). Líder de Grupos Balint.

Gabriella Assumpção Alvarenga Schimchak

Doutora em Ciências da Saúde pela Universidade Federal de Goiás (UFG). Professora do Departamento de Fonoaudiologia da Pontifícia Universidade Católica de Goiás (PUC Goiás).

Gabriella Mendonça Leão de Oliveira

Acadêmica de Medicina do Curso de Medicina da Universidade de Rio Verde (UniRV).

Genésio Borges de Andrade Neto

Especialista em Radiologia e Radiologia Musculoesquelética.

Geraldo Paulino Santana Filho

Especialista em Cirurgia Cardíaca. Mestre em Cirurgia Cardíaca pela Fundação São Francisco de Assis. Membro do Corpo Clínico da Santa Casa e do Hospital Santa Helena de Goiânia.

Gilson Cassem Ramos

Especialista em Clínica Médica. Mestre e Doutor em Anestesiologia pela Universidade de Brasília (UnB).

Giordanne Guimarães Freitas

Mestre em Gerontologia pela Universidade Católica de Brasília (UCB).

Gleicy-Mar Machado Fagundes

Especialista em Infectologia. MBA em Gestão de Saúde e Controle de Infecção pelo Instituto Nacional de Ensino Superior e Pesquisa.

Giuliana Macedo Mendes

Especialista em Neurologia e Medicina do Sono. Mestre em Neurologia pela Universidade de São Paulo-Ribeirão Preto (USP-RP). Professora de Neurologia da Pontifícia Universidade Católica de Goiás (PUC Goiás). Preceptora de Residência de Neurofisiologia do Hospital Geral de Goiânia. Membro Titular da Academia Brasileira de Neurologia. Diretora do Instituto de Especialidades e Sono.

Guilherme de Andrade Gagheggi Ravanini

Mestre em Medicina pela Universidade Federal do Estado do Rio de Janeiro (UNIRIO). Mestrado Profissional em Videoendoscopia Digestiva pela Universidade Federal do Rio de Janeiro (UFRJ). Professor de Cirurgia Geral da Universidade Federal do Estado do Rio de Janeiro. Especialista em Cirurgia Geral e Ginecológica.

Gustavo Maurílio de Nascimento Garcia Pereira

Especialista em Oftalmologia. Membro do Conselho Brasileiro de Oftalmologia. Membro da Sociedade Brasileira de Cirurgia Plástica Ocular.

Helena Rezende Silva Mendonça

Especialista em Clínica Médica e Neurologia. Mestre e Doutora em Ciências Médicas pela Universidade Estadual de Campinas (UNICAMP). Professora da Faculdade de Medicina da Universidade federal de Goiás (UFG) e do Curso de Medicina da Pontifícia Universidade Católica de Goiás (PUC Goiás). Preceptora de Residência Integrada em Neurologia da Secretaria de Estado da Saúde do Estado de Goiás e da Santa Casa de Misericórdia. Membro Titular da Academia Brasileira de Neurologia.

Hélio Fernandes da Silva Filho

Especialista em Neurologia, Neurofisiologia Clínica e Dor. Membro Titular da Academia Brasileira de Neurologia, da Sociedade Brasileira de Neurofisiologia Clínica e da Sociedade Brasileira para o Estudo da Dor. Neurologista do Hospital das Clínicas da Universidade Federal de Goiás (UFG). Preceptor da Residência Médica em Neurologia do Hospital das Clínicas da UFG. Diretor do Centro Brasileiro de Biologia e Medicina do Sono.

Hélio Moreira

Especialista em Proctologia. Doutor em Coloproctologia pela Universidade Federal de Goiás (UFG). Professor do Departamento de Cirurgia da Faculdade de Medicina da UFG. Membro Titular da Academia Goiana de Medicina.

Hélio Moreira Júnior

Especialista em Coloproctologia. Professor do Departamento de Cirurgia da Faculdade de Medicina da Universidade Federal de Goiás (UFG). Membro do Serviço de Coloproctologia do Hospital das Clínicas da UFG. Membro do Corpo Clínico do Hospital Albert Einstein de Goiânia.

Henri Naves e Siqueira
Médico.

Henrique de Campos Reis Galvão
Especialista em Genética e Oncogenética. Mestre em Genética Aplicada pela Universidade Federal do Rio Grande do Sul (UFRGS). Coordenador do Departamento de Oncogenética do Hospital de Amor de Barretos.

Hildoberto Carneiro de Oliveira (*in memoriam*)
Especialista em Ginecologia e Obstetrícia. Mestre e Doutor em Medicina pela Universidade Federal do Rio de Janeiro (UFRJ). Professor de Ginecologia da Faculdade de Ciências Médicas da Universidade do Estado do Rio de Janeiro (UERJ) e da Faculdade de Medicina da UFRJ. Professor de Saúde da Mulher da Universidade Iguaçu (UNIG). Livre-Docente em Ginecologia da Universidade Federal do Estado do Rio de Janeiro (UNIRIO). Membro Titular do Colégio Brasileiro de Cirurgiões. Membro Titular da Academia Nacional de Medicina.

Hugo Belotti Lopes
Especialista em Cardiologia.

Ingrid Luise Soares Pinto
Especialista em Hematologia e Hemoterapia. Médica Pesquisadora em Hematologia do Instituto Nacional do Câncer.

Isabela Theodoro Pacheco
Especialista em Dermatologia. Professora da Universidade Estadual de Goiás (UEG).

Isadora Crosara Alves Teixeira
Especialista em Clínica Médica e em Geriatria. Pós-Graduação em Cuidados Paliativos pela Pallium Latinoamerica/Oxford International Center for Palliative Care. Professora do Departamento de Clínica Médica da Faculdade de Medicina da Universidade Federal de Goiás (UFG).

Jader Bueno Amorim
Especialista em Cirurgia Cardiovascular. Membro Titular da Sociedade Brasileira de Cirurgia Cardiovascular.

Jair de Carvalho e Castro
Mestre em Otorrinolaringologia pela Universidade Federal do Rio de Janeiro (UFRJ). Doutor em Otorrinolaringologia pela Universidade Federal de São Paulo (UNIFESP). Professor de Otorrinolaringologia da UFRJ. Chefe do Serviço de Otorrinolaringologia da Santa Casa de Misericórdia do Rio de Janeiro.

João Alírio Teixeira da Silva Júnior
Especialista em Ortopedia e Traumatologia. Mestre em Ortopedia pela Universidade Federal de São Paulo (UNIFESP). Professor do Departamento de Ortopedia e Traumatologia da Faculdade de Medicina da Universidade Federal de Goiás (UFG).

João Alves de Araújo Filho
Especialista em Infectologia. Doutor em Medicina Tropical pela Universidade Federal de Goiás (UFG). Médico Infectologista do Hospital Estadual de Doenças Tropicais Dr. Anuar Auad.

João Damasceno Porto
Especialista em Gastroenterologia. Mestre em Gastroenterologia pela Universidade Federal de Goiás (UFG). Professor do Departamento de Clínica Médica da Faculdade de Medicina da UFG. Membro Titular da Academia Goiana de Medicina.

João Guimarães de Andrade
Especialista em Infectologia. Professor do Departamento de Medicina Tropical e Dermatologia do Instituto de Patologia Tropical e Saúde Pública da Universidade Federal de Goiás (UFG). Médico do Hospital Estadual de Doenças Tropicais Dr. Anuar Auad.

João Vitor Soares Santos
Acadêmico de Medicina da Universidade Estadual do Maranhão (UEMA).

Joffre Rezende Filho
Especialista em Gastroenterologia. Doutor em Gastroenterologia pela Universidade de São Paulo (USP). Professor do Departamento de Clínica Médica da Faculdade de Medicina da Universidade Federal de Goiás (UFG).

Jorge Rezende Filho
Especialista em Ginecologia e Obstetrícia. Mestre e Doutor pela Universidade Federal do Rio de Janeiro (UFRJ). Professor Titular de Obstetrícia da Faculdade de Medicina da UFRJ. Professor da Escola de Medicina Souza Marques e da Faculdade de Medicina Gama Filho. Livre-Docente pela Faculdade de Medicina da Universidade de São Paulo (USP). Membro Titular da Academia Nacional de Medicina.

José Abel Alcanfor Ximenes
Especialista em Gastroenterologia e Endoscopia Digestiva. Mestre em Medicina Tropical pela Universidade Federal de Goiás (UFG). Professor do Departamento de Clínica Médica da Faculdade de Medicina da UFG. Membro Titular da Academia Goiana de Medicina.

José Albuquerque de Figueiredo Neto
Especialista em Cardiologia. Doutor em Cardiologia pela Universidade de São Paulo (USP). Professor de Cardiologia do Curso de Medicina da Universidade Federal do Maranhão (UFMA).

José Carlos do Valle
Especialista em Oncologia Clínica. Doutor em Clínica Médica pela Universidade Federal do Estado do Rio de Janeiro (UNIRIO). Livre-Docente em Clínica Médica da UNIRIO. Membro Titular Emérito da Sociedade Brasileira de Cancerologia. Membro Efetivo da American Society of Clinical Oncology. Fundador da Sociedade Brasileira de Oncologia Clínica. Membro Titular da Academia Nacional de Medicina.

José Gilson de Oliveira
Especialista em Clínica Médica e Cardiologia. Membro do Corpo Clínico do Hospital Santa Helena de Goiânia.

José Laerte Rodrigues da Silva Júnior
Especialista em Clínica Médica e Pneumologia. Mestre em Medicina Tropical pela Universidade Federal de Goiás (UFG). Doutor em Ciências da Saúde pela UFG.

José Paulo Teixeira Moreira
Especialista em Coloproctologia. Mestre em Medicina Tropical pela Universidade Federal de Goiás (UFG). Médico do Serviço de Coloproctologia do Hospital das Clínicas da UFG.

José Reinaldo do Amaral
Especialista em Psiquiatria. Mestre em Psiquiatria pela Universidade Federal do Rio de Janeiro (UFRJ). Professor do Departamento de Saúde Mental e Medicina Legal da Faculdade de Medicina da Universidade Federal de Goiás (UFG). Membro Titular da Academia Goiana de Medicina.

José Tadeu Colares Monteiro
Especialista em Pneumologia. Mestre em Biologia e em Pneumologia pela Universidade do Estado do Pará (UEPA). Professor do Centro Universitário do Pará.

Jozelia Rêgo
Especialista em Clínica Médica e Reumatologia. Doutora em Ciências da Saúde pela Universidade Federal de Goiás (UFG). Professora da Faculdade de Medicina da UFG e do Curso de Medicina da UniEvangélica. Membro da Comissão de Vasculites da Sociedade Brasileira de Reumatologia.

Juarez Antônio de Sousa
Especialista em Mastologia, Ginecologia e Obstetrícia. Mestre e Doutor pela Universidade Federal de São Paulo (UNIFESP). Professor do Departamento de Ginecologia e Obstetrícia da Faculdade de Medicina da Universidade Federal de Goiás (UFG).

Kalil do Carmo Cunha Porto
Médico graduado pela Faculdade de Medicina do Centro Universitário Alfredo Nasser (UNIFAN).

Karen Thalyne Pereira e Silva Domingos
Especialista em Gastroenterologia. Membro Titular da Federação Brasileira de Gastroenterologia.

Kelly Cristina Borges Tacon
Doutora em Ciências da Saúde pela Universidade Federal de Goiás (UFG). Professora do Centro Universitário de Anápolis.

Laiana Azevedo Quagliato
Especialista em Psiquiatria. Mestre em Psiquiatria e Saúde Mental pela Universidade Federal do Rio de Janeiro (UFRJ). Doutoranda de Psiquiatria pela UFRJ. Quadro de Oficiais Médicos da Aeronáutica da Força Aérea Brasileira.

Laize Mariane Gonçalves Silva Castro
Especialista em Clínica Médica. Médica do Instituto Sócrates Guanaes.

Lara de Melo y Longo
Acadêmica de Medicina do Centro Universitário de Anápolis.

Larissa Crysthine Aguiar Brasil
Acadêmica de Medicina da Universidade Federal de Goiás (UFG).

Laura Sterian Ward
Especialista em Clínica Médica e Genética. Professora da Faculdade de Ciências Médicas da Universidade Estadual de Campinas (UNICAMP). Chefe do Laboratório de Genética Molecular da UNICAMP.

Lauro Desidério Jesuíno Júnior
Especialista em Clínica Médica e Neurologia. Especialista em Medicina da Família e Comunidade. Professor do Curso de Medicina da Pontifícia Universidade Católica de Goiás (PUC Goiás). Membro Titular da Sociedade Brasileira de Clínica Médica.

Leandro Gonçalves de Oliveira
Médico graduado pela Faculdade de Medicina Universidade de Rio Verde (UniRV). Residente em Anestesiologia pelo Uberlândia Medical Center e Hospital Santa Genoveva de Uberlândia.

Ledice Inácia de Araújo Pereira
Especialista em Infectologia. Mestre e Doutora em Medicina Tropical pela Universidade Federal de Goiás (UFG). Professora do Departamento de Medicina Tropical e Dermatologia do Instituto de Patologia Tropical e Saúde Pública da UFG.

Ledismar José da Silva
Especialista em Neurocirurgia. Mestre em Gerontologia pela Universidade Católica de Brasília (UCB). Membro Titular da Sociedade Brasileira de Neurocirurgia. Coordenador Científico e Preceptor da Residência Médica em Neurocirurgia do Hospital Santa Mônica. Professor do Curso de Medicina da Pontifícia Universidade Católica de Goiás (PUC Goiás).

Leonardo Rocha-Carneiro García-Zapata
Especialista em Neurocirurgia. Neurocirurgião do Instituto de Neurologia e Hospital de Urgências de Goiânia. Diretor Técnico do TUMI Espaço Clínico (Goiânia). Membro da Sociedade Brasileira de Neurocirurgia. Membro da Academia Brasileira de Neurocirurgia e da North American Spine Society.

Letícia Ferreira Neves
Especialista em Pneumologia. Professora de Pneumologia da Faculdade de Medicina da Universidade Federal de Goiás (UFG). Médica Pneumologista do Hospital do Coração e da Clínica Prevenção. Médica Plantonista de Terapia Intensiva do Hospital Samaritano de Goiânia.

Leticia Gontijo Porto
Especialista em Hematologia e Transplante de Medula Óssea. Hematologista da Rede D'Or.

Letícia Mara Conceição Aires
Especialista em Pediatria e Infectologia. Mestre em Ciências da Saúde pela Universidade Federal de Goiás (UFG). Médica Infectologista do Hospital de Doenças Tropicais de Goiânia.

Lindomar Guimarães Oliveira (*in memoriam*)
Especialista em Ortopedia e Traumatologia. Especialista em Densitometria Clínica pelo The International Society for Clinical Densitometry (USA). Professor Voluntário do Instituto Ortopédico de Goiânia. Membro Titular da Academia Goiana de Medicina.

Lísia Gomes Martins de Moura Tomich
Especialista em Infectologia. Mestre em Medicina Tropical pela Universidade Federal de Goiás (UFG). Professora da Universidade de Rio Verde (UniRV).

Loiane Moraes Ribeiro Victoy
Especialista em Clínica Médica e Geriatria.

Lorena Tassara Quirino Vieira
Acadêmica do Curso de Medicina da Pontifícia Universidade Católica de Goiás (PUC Goiás).

Lórimer Sandoval Carneiro
Especialista em Neuro-oncologia. Médico Neurocirurgião do Hospital das Clínicas da Universidade Federal de Goiás (UFG). Membro Titular da Sociedade e da Academia Brasileira de Neurocirurgia. Preceptor de Neuroanatomia da Pontifícia Universidade Católica de Goiás (PUC Goiás). Professor do Curso de Medicina da UniEvangélica.

Lucas Campos Muniz Helou Rocha
Acadêmico da Faculdade de Medicina da Universidade Federal de Goiás (UFG).

Lucas Leite Cunha
Especialista em Clínica Médica. Doutor em Clínica Médica pela Universidade Estadual de Campinas (UNICAMP).

Lucas Vaz Peixoto
Médico graduado pela Faculdade de Medicina da Universidade Federal de Goiás (UFG).

Lucca Lopes Martins
Acadêmico do Curso de Medicina da Universidade Federal de Goiás (UFG).

Luciana Barbosa Leite
Especialista em Saúde da Família e em Infectologia.

Luciana Cristina Nahas
Especialista em Clínica Médica e em Hematologia. Hematologista do Hospital das Clínicas da Universidade Federal de Goiás (UFG).

Luciana de Souza Lima Oliveira Barreto
Especialista em Infectologia.

Luciana Leite Pineli Simões
Especialista em Infectologia e Acupuntura. Mestre em Medicina Tropical pela Universidade Federal de Goiás (UFG). Professora do Departamento de Medicina Tropical do Instituto de Patologia Tropical e Saúde Pública. Professora do Curso de Medicina da Pontifícia Universidade Católica de Goiás (PUC Goiás).

Lúcio Kenny Morais
Especialista em Cirurgia Geral e Cirurgia do Aparelho Digestivo. Mestre em Ciências da Saúde pela Universidade Federal de Goiás (UFG). Professor do Departamento de Cirurgia da Faculdade de Medicina da UFG. Coordenador da disciplina Bases da Técnica Operatória e Laboratório de Cirurgia

Experimental da Faculdade de Medicina da UFG. Médico do Serviço de Cirurgia e Transplante Hepático do Hospital das Clínicas da UFG.

Luiz Alves da Silva Neto
Especialista em Infectologia.

Luiz Antônio Batista de Sá
Especialista em Cardiologia e Estimulação Artificial. Mestre e Doutor em Ciências da Saúde pela Universidade Federal de Goiás (UFG). Médico do Hospital das Clínicas da UFG. Responsável pelo Setor de Marca-passo do Hospital do Coração de Goiás e do Hospital das Clínicas da UFG.

Luiz Antônio Freitas de Oliveira Júnior
Especialista em Neurologia.

Luiz Carlos Silva Souza
Especialista em Infectologia. Mestre em Medicina Tropical pela Universidade Federal de Goiás (UFG). Professor do Departamento de Medicina Tropical e Dermatologia do Instituto de Patologia Tropical e Saúde Pública da UFG. Médico Infectologista do Hospital de Doenças Tropicais Dr. Anuar Auad de Goiânia.

Luiz Eduardo Wildemberg
Especialista em Endocrinologia. Doutor em Medicina (Endocrinologia) pela Universidade Federal do Rio de Janeiro (UFRJ). Pesquisador do Centro de Pesquisa em Neuroendocrinologia do Hospital Universitário Clementino Fraga Filho da UFRJ. Médico do Serviço de Neuroendocrinologia do Instituto Estadual do Cérebro Paulo Niemeyer.

Luiz Felipe Silveira Sales
Especialista em Infectologia. Membro do Corpo Clínico do Hospital de Doenças Tropicais Dr. Anuar Auad de Goiânia.

Marcelo da Silva Muniz
Especialista em Clínica Médica. Médico Clínico Geral do Governo do Estado do Amapá.

Marcelo Fouad Rabahi
Especialista em Pneumologia e Medicina Intensiva. Doutor em Pneumologia pela Universidade Federal do Rio de Janeiro (UFRJ). Professor do Departamento de Clínica Médica da Faculdade de Medicina da Universidade Federal de Goiás (UFG). Professor do Programa de Pós-Graduação em Ciências da Saúde da UFG. Membro Titular da Academia Goiana de Medicina.

Marcelo Quitero Rosenzweig
Especialista em Ortopedia e Traumatologia. Membro Titular da Sociedade Brasileira de Ortopedia e Traumatologia (SBOT), da Sociedade Brasileira de Cirurgia de Ombro e Cotovelo (SBCOC) e da Associação Brasileira Ortopédica de Osteometabolismo (ABOOM). Membro Titular da Sociedade Latino-Americana de Ombro e Cotovelo.

Marcia Lyrio Sindorf
Especialista em Clínica Médica e Gastroenterologia. Mestre em Neurociências pela Universidade Federal do Estado do Rio de Janeiro (UNIRIO). Professora de Clínica Médica do Curso de Medicina da UNIRIO.

Marcia Maria Amendola Pires

Especialista em Gastroenterologia, Mestre em Gastroenterologia pela Universidade Federal do Rio de Janeiro (UFRJ). Médica da Disciplina de Gastroenterologia/Hepatologia do Hospital Universitário Gaffrée Guinle. Médica da Secretaria Municipal de Saúde do Rio de Janeiro

Marco Antônio Mendes Castilho Júnior

Médico Intensivista pela Associação Médica Brasileira/Sociedade Brasileira de Pneumologia e Tisiologia (AMB/SBPT). Coordenador Médico das UTIs do Hospital Órion e do Hospital Santa Helena de Goiânia.

Marco Aurélio Fraga Borges

Especialista em Neurologia. Membro do Corpo Clínico do Instituto de Neurologia de Goiânia. Membro da Academia Brasileira de Neurologia.

Marco Henrique Chaul

Especialista em Dermatologia. Médico do Serviço de Dermatologia do Hospital das Clínicas da Universidade Federal de Goiás (UFG).

Marco Tulio Antonio García-Zapata

Especialista em Medicina Interna e Medicina Tropical. Mestre em Medicina Tropical pela UnB. Doutor em Medicina Tropical pela Universidade Federal de Minas Gerais (UFMG). Pós-Doutorado pela London School of Hygiene and Tropical Medicine (UK). Professor do Departamento de Medicina Tropical e Dermatologia do Instituto de Patologia Tropical e Saúde Pública da Universidade Federal de Goiás (UFG). Professor do Programa de Pós-Graduação em Ciências da Saúde da UFG.

Marcos Alexandre Carvalho Alves

Especialista em Neurologia Clínica e Neurofisiologia.

Marcos Ávila

Especialista em Oftalmologia. Doutor em Oftalmologia pela Universidade Federal de Minas Gerais (UFMG). Professor do Departamento de Cirurgia da Faculdade de Medicina da Universidade Federal de Goiás (UFG). Chefe do Centro de Referência em Oftalmologia (CEROF) do Hospital das Clínicas da UFG. Professor do Programa de Pós-Graduação em Ciências da Saúde da UFG. Membro Titular da Academia Goiana de Medicina.

Marcus Vinicius Santos Andrade

Doutor em Medicina e Saúde Humana pela Escola Bahiana de Medicina e Saúde Pública. Professor de Clínica Médica da Escola Bahiana de Medicina e Saúde Pública. Preceptor do programa de Residência Médica em Cardiologia do Hospital Santa Izabel, Santa Casa da Bahia. Médico do Serviço de Insuficiência Cardíaca do Hospital Santa Izabel. Médico do Serviço de Cardiologia do Hospital Aliança de Salvador.

Maria Amélia Dias Pereira

Especialista em Psiquiatria. Mestre em Psiquiatria pela Universidade Federal do Rio de Janeiro (UFRJ). Doutora em Ciências da Saúde pela Universidade Federal de Goiás (UFG). Professora do Departamento de Saúde Mental e Medicina Legal da Faculdade de Medicina da UFG. Psiquiatra do Programa de Transexualismo do Hospital das Clínicas da UFG.

Maria Ângela Tolentino

Especialista em Neurofisiologia Clínica e Medicina do Sono pela Universidade de Mac Master e Otawa (Canadá). Mestre em Medicina Tropical pela Universidade Federal de Goiás (UFG). Especialista em Epilepsia pela Universidade de Bielefeld (Alemanha). Professora do Departamento de Clínica Médica da Faculdade de Medicina da UFG. Membro Titular da Academia Goiana de Medicina.

Maria Aparecida Barone Teixeira

Especialista em Clínica Médica. Doutora em Clínica Médica pela Universidade Estadual de Campinas (UNICAMP). Professora-Doutora Titular de Medicina Interna da Faculdade de Ciências Médicas da Pontifícia Universidade Católica de Campinas (PUC-Campinas). Membro do Grupo de Estudo de Correlação Anatomoclínica.

Maria Auxiliadora do Carmo Moreira

Especialista em Pneumologia. Mestre em Pneumologia pela Universidade Federal de São Paulo (UNIFESP). Doutora em Ciências da Saúde pela Universidade Federal de Goiás (UFG). Professora do Departamento de Clínica Médica da Faculdade de Medicina da UFG.

Maria Conceição de Castro Antonelli Monteiro Queiroz

Especialista em Pneumologia. Doutora em Ciências da Saúde pela Universidade Federal de Goiás (UFG). Médica do Serviço de Pneumologia do Hospital das Clínicas da UFG.

Maria das Graças Nunes Brasil

Especialista em Psiquiatria. Mestre em Psiquiatria pela Universidade Federal do Rio de Janeiro (UFRJ). Doutora em Ciências da Saúde pela Universidade Federal de Goiás (UFG). Professora do Departamento de Saúde Mental e Medicina Legal da Faculdade de Medicina da UFG. Professora do Curso de Medicina da Pontifícia Universidade Católica de Goiás (PUC Goiás).

Maria do Rosário Ferraz Roberti

Especialista em Hematologia e Hemoterapia. Doutora em Clínica Médica, área de Hematologia. Professora do Departamento de Clínica Médica da Faculdade de Medicina da Universidade Federal de Goiás (UFG). Médica Hematologista do Hemocentro de Goiânia.

Maria Ignez Braghiroli

Especialista em Cancerologia. Médica Oncologista do Instituto do Câncer do Estado de São Paulo.

Maria Laura de Almeida Porto

Doutoranda do Programa de Pós-Graduação em Ciências da Saúde pela Universidade Federal de Goiás (UFG).

Maria Luísa Alves Montes

Especialista em Ginecologia e Obstetrícia. Médica do Departamento de Ginecologia e Obstetrícia da Universidade Federal de Goiás (UFG).

Mariana Belizário Vieira

Especialista em Clínica Médica e Gastroenterologia.

Mariana Pigozzi Veloso
Especialista em Clínica Médica e Nefrologia.

Marianna Peres Tassara
Especialista em Infectologia. Mestre em Medicina Tropical e Saúde Pública pela Universidade Federal de Goiás (UFG). Médica Infectologista do Hospital das Clínicas da UFG.

Marianne de Oliveira Falco
Especialista em Nutrição Clínica. Especialista em Nutrição Enteral e Parenteral. Doutora em Ciências da Saúde pela Universidade Federal de Goiás (UFG). Professora do Curso de Nutrição da Pontifícia Universidade Católica de Goiás (PUC Goiás).

Marília Dalva Turchi
Especialista em Infectologia. Doutora em Doenças Infecciosas pela Universidade Federal de São Paulo (UNIFESP). Professora do Departamento de Medicina Tropical e Dermatologia do Instituto de Patologia Tropical e Saúde Pública da Universidade Federal de Goiás (UFG). Professora do Programa de Pós-Graduação em Ciências da Saúde da UFG.

Mário da Silva Approbato
Especialista em Ginecologia e Obstetrícia. Doutor em Ginecologia e Obstetrícia pela Universidade de São Paulo (USP). Professor do Departamento de Ginecologia e Obstetrícia da Faculdade de Medicina da Universidade Federal de Goiás (UFG). Professor do Programa de Pós-Graduação em Ciências da Saúde da UFG. Diretor do Laboratório de Reprodução Humana do Hospital das Clínicas da UFG.

Marisa de Melo Álvares Miranda
Especialista em Infectologia.

Marta Antunes de Souza
Especialista em Infectologia.

Marta Maria Alves da Silva
Especialista em Epidemiologia e em Serviços de Saúde pela Johns Hopkins Bloomberg School of Public Health. Especialista em Medicina Preventiva e Social. Especialista em Medicina do Trabalho. Mestre em Saúde Coletiva pela Universidade Estadual de Campinas (UNICAMP).

Matheus Ferreira Gonçalves
Acadêmico do Curso de Medicina da Universidade Federal de Goiás (UFG).

Matheus Freitas Cardoso de Azevedo
Especialista em Clínica Médica e Gastroenterologia.

Matheus Rabahi
Médico-Residente de Clínica Médica do Hospital Geral de Goiânia Alberto Rassi.

Mauri Félix de Sousa
Especialista em Medicina Interna e Nefrologia. Mestre em Nefrologia pela Universidade Federal do Rio Grande do Sul (UFRGS). Doutor em Ciências (Nefrologia) pela Universidade de São Paulo (USP). Professor do Departamento de Clínica Médica da Faculdade de Medicina da Universidade Federal de Goiás (UFG).

Maurício Sérgio Brasil Leite
Especialista em Patologia. Professor aposentado do Departamento de Patologia da Faculdade de Medicina da Universidade Federal de Goiás (UFG). Membro Titular da Academia Goiana de Medicina.

Mauricio Staib Younes-Ibraim
Especialista em Clínica Médica e Terapia Intensiva do Instituto do Câncer do Estado de São Paulo.

Mauricio Younes-Ibraim
Especialista em Nefrologia. Doutor em Ciências pela Universidade de Paris VI. Professor da Universidade do Rio de Janeiro e da Pontifícia Universidade Católica do Rio de Janeiro (PUC Rio de Janeiro). Membro Titular da Academia Nacional de Medicina.

Max Weyler Nery
Especialista em Cardiologia. Mestre em Medicina Tropical pela Universidade Federal de Goiás (UFG). Professor do Curso de Medicina da Pontifícia Universidade Católica de Goiás (PUC Goiás).

Mayara Rêgo Zarour
Especialista em Hematologia e Hemoterapia. Hematologista da Marinha do Brasil.

Melaine Stefane Barbosa
Especialista em Clínica Médica e Hematologia. Médica Hematologista do Hospital das Clínicas da Universidade Federal de Goiás (UFG).

Melissa Ameloti Gomes Avelino
Especialista em Otorrinolaringologia. Mestra e Doutora em Medicina (Otorrinolaringologia) pela Universidade Federal de São Paulo (UNIFESP). Pós-Doutorado em Otorrinolaringologia e Cirurgia da Cabeça e Pescoço pela UNIFESP. Professora do Departamento de Cirurgia da Faculdade de Medicina da Universidade Federal de Goiás (UFG). Professora do Programa de Pós-Graduação em Ciências da Saúde da UFG.

Michelle Bafutto Gomes Costa
Especialista em Clínica Médica e Gastroenterologia. Membro Titular da Federação Brasileira de Gastroenterologia.

Miguel Ângelo Peixoto de Lima
Especialista em Clínica Médica. Professor da Faculdade de Medicina da Universidade do Estado do Amazonas (UEA).

Milton Lopes de Souza
Especialista em Clínica Médica. Doutor em Ciências Médicas pela Universidade Estadual de Campinas (UNICAMP). Professor Assistente Doutor da UNICAMP.

Mirna de Souza
Especialista em Cardiopediatria. Médica do Serviço de Cardiopediatria do Hospital das Clínicas da Universidade Federal de Goiás (UFG).

Moara Alves Santa Bárbara Borges
Especialista em Infectologia e MBA em Gestão em Saúde e Controle de Infecção. Mestre em Ciências da Saúde pela

Universidade Federal de Goiás (UFG). Professora do Instituto de Patologia e Saúde Pública da UFG. Médica do Serviço de Infectologia do Hospital das Clínicas da UFG.

Mohamed Kassem Saidah
Especialista em Ginecologia e Obstetrícia. Mestre em Ciências da Saúde pela Universidade Federal de Goiás (UFG). Médico da Secretaria Municipal de Saúde de Aparecida de Goiânia.

Mônica Nascimento de Melo
Especialista em Neurologia e Neurofisiologia Clínica. Membro Titular da Sociedade Brasileira de Neurofisiologia.

Mônica Roberto Gadelha
Especialista em Endocrinologia e Metabologia. Doutora em Medicina (Endocrinologia) pela Universidade Federal do Rio de Janeiro (UFRJ). Professora do Departamento de Clínica Médica da Faculdade de Medicina da UFRJ. Professora Visitante da Queen Mary University of London. Coordenadora do Centro de Pesquisas de Neuroendocrinologia do Hospital Universitário Clementino Fraga Filho. Chefe do Laboratório de Biologia Molecular do Instituto Estadual do Cérebro Paulo Niemayer. Membro Titular da Academia Nacional de Medicina.

Monike Lourenço Dias Rodrigues
Especialista em Endocrinologia. Doutora em Endocrinologia pela Universidade Federal de São Paulo (UNIFESP). Professora do Departamento de Clínica Médica da Faculdade de Medicina da Universidade Federal de Goiás (UFG).

Murilo Bufaiçal Marra
Especialista em Otorrinolaringologia e Cirurgia Cervicofacial. Mestre em Medicina (Otorrinolaringologia) pela Universidade Federal de São Paulo (UNIFESP). Médico do Serviço de Otorrinolaringologia do Hospital das Clínicas da Universidade Federal de Goiás (UFG).

Murilo Fraga Oliveira Calábria
Especialista em Infectologia.

Nádia do Lago Costa
Professora Adjunta da Faculdade de Odontologia da Universidade Federal de Goiás (UFG).

Nadya Maciel Bomtempo
Especialista em Infectologia, Mestre em Medicina Tropical pela Universidade Federal de Minas Gerais (UFMG).

Natália Cruz e Melo
Mestre em Oncologia Molecular pela Universidade de São Paulo (USP). Doutoranda da Universidade Federal de São Paulo (UNIFESP).

Natália Laso Fonseca
Especialista em Hematologia e Transplante de Medula Óssea. Hematologista do Serviço de Transplante de Medula Óssea do Instituto Nacional de Câncer.

Natalino da Cunha Peixoto
Especialista em Cirurgia Geral. Membro do Corpo Clínico do Hospital Santa Helena de Goiânia. Membro Titular da Academia Goiana de Medicina.

Nathalia Ventura Stefli
Médica graduada pela Faculdade de Medicina da Universidade Federal de Goiás (UFG).

Nathany Ribeiro Barbosa
Especialista em Clínica Médica e em Medicina do Tráfego.

Nelcivone Soares de Melo
Especialista em Hematologia e Patologia Clínica. Professor aposentado do Departamento de Clínica Médica da Faculdade de Medicina da Universidade Federal de Goiás (UFG).

Nelson Alves dos Santos
Especialista em Cirurgia Torácica. Professor de Cirurgia Torácica da Faculdade de Medicina da Universidade Federal de Goiás (UFG).

Nelson Rassi
Especialista em Endocrinologia. Doutor em Ciências da Saúde pela Universidade Federal de Goiás (UFG). Pós-Graduação em Medicina Interna pela Universidade de Miami – Flórida, EUA. Professor Visitante de Medicina Interna da Universidade de Miami – Flórida, EUA. Chefe da Divisão de Clínica Médica do Hospital Geral de Goiânia. *Fellow* de Endocrinologia na Duke University (USA). Diretor do Centro Estadual de Atenção ao Diabetes (CEAD). Chefe do Serviço de Endocrinologia do Hospital Geral de Goiânia. Membro Titular da Academia Goiana de Medicina.

Nilzio Antonio da Silva
Especialista em Reumatologia. Doutor em Reumatologia pela Universidade de São Paulo (USP). Professor do Departamento de Clínica Médica da Faculdade de Medicina da Universidade Federal de Goiás (UFG). Professor do Programa de Pós-Graduação em Ciências da Saúde da UFG. *International Fellow* do American College of Rheumatology. Master da Liga Panamericana de Reumatologia. Membro Titular da Academia Goiana de Medicina.

Osvaldo José Moreira Nascimento
Especialista em Neurologia. Mestre e Doutor em Neurologia pela Universidade Federal do Rio de Janeiro (UFRJ). Pós-Doutorado em Neuropatias Periféricas na Mayo Clinic (USA). Professor de Neurologia da Universidade Federal Fluminense (UFF). Professor do Programa de Pós-Graduação em Neurologia e Neurociências da UFF. Membro Titular da Academia Nacional de Medicina.

Patricia Gabriella Rocha Carneiro García-Zapata
Especialista em Pediatria e em Pneumopediatria pelo Instituto da Criança da Faculdade de Medicina da Universidade de São Paulo (USP). Mestra em Medicina Tropical pela Universidade Federal de Goiás (UFG). Membro Titular do TUMI Espaço Clínico.

Patrícia Gonçalves Evangelista
Mestre em Ciências da Saúde pela Universidade Federal de Goiás (UFG). Doutoranda do Programa em Ciências da Saúde (UFG).

Patrícia Mendonça Leite
Médica graduada pela Faculdade de Medicina da Universidade Federal de Goiás (UFG).

Paulo César Brandão Veiga Jardim
Especialista em Cardiologia. Doutor em Cardiologia pela Universidade de São Paulo (USP). Professor do Departamento de Clínica Médica da Faculdade de Medicina da Universidade Federal de Goiás (UFG). Professor do Programa de Pós-Graduação em Ciências da Saúde da UFG. Membro da Liga de Hipertensão Arterial da Faculdade de Medicina da UFG. Membro Titular da Academia Goiana de Medicina.

Paulo Cesar Ragazzo
Especialista em Neurologia. Doutor em Neurologia pela Universidade Estadual de Campinas (UNICAMP). Neurofisiologista Clínico do Instituto de Neurologia de Goiânia e do Hospital Unique de Goiânia. Membro Titular da Academia Brasileira de Neurologia e da Sociedade Brasileira de Neurofisiologia.

Paulo Eduardo Neves Ferreira Velho
Especialista em Dermatologia e Infectologia. Professor do Departamento de Clínica Médica da Faculdade de Ciências Médicas da Universidade Estadual de Campinas (UNICAMP).

Paulo Fellipe Silverio Razia
Acadêmico do Curso de Medicina da Faculdade de Medicina da Universidade Federal de Goiás (UFG).

Paulo Humberto Siqueira
Especialista em Otorrinolaringologia. Professor Aposentado do Departamento de Cirurgia da Faculdade de Medicina da Universidade Federal de Goiás (UFG).

Paulo Phelipe Barbosa Monteiro
Especialista em Neurologia. Médico Neurologista do Hospital das Clínicas da Universidade Federal de Goiás (UFG). Treinamento em Distúrbio do Movimento pelo Hospital das Clínicas da UFG. Membro Titular da Academia Brasileira de Neurologia.

Paulo Renato de Paula
Especialista em Cirurgia Plástica. Mestre em Cirurgia Geral pela Universidade Federal do Rio de Janeiro (UFRJ). Professor do Departamento de Ortopedia, Traumatologia e Cirurgia Plástica da Faculdade de Medicina da Universidade Federal de Goiás (UFG).

Pedro Baptista de Castro
Especialista em Otorrinolaringologia e em Otologia e Saúde Auditiva pelo Instituto Portmann (Bordeaux, França). Chefe de Clínica da Enfermaria de Otorrinolaringologia da Santa Casa de Misericórdia do Rio de Janeiro.

Pedro Paulo Teixeira e Silva Torres
Especialista em Radiologia. Médico do Serviço de Radiologia do Hospital das Clínicas da Universidade Federal de Goiás (UFG).

Priscila Ribeiro Guimarães Pacheco
Especialista em Infectologia. Mestra e Doutora em Medicina Tropical e Saúde Pública pelo Instituto de Patologia Tropical e Saúde Pública da Universidade Federal de Goiás (UFG). Professora do Instituto de Patologia Tropical da UFG.

Priscilla Souza de Faria
Especialista em Clínica Médica e Gastroenterologia. Membro Titular da Federação Brasileira de Gastroenterologia.

Priscilla Yoshiko Sawada
Especialista em Prevenção e Controle de Infecção Hospitalar. Infectologista do Hospital Geral de Goiânia Alberto Rassi.

Rafael Dangoni de Souza Pires
Especialista em Radiologia e Diagnóstico por Imagem. Membro do Colégio Brasileiro de Radiologia. *Fellow* em Tomografia Computadorizada e Ressonância Magnética do Grupo Fleury - São Paulo-SP.

Rafael Navarrete Fernandez
Especialista em Reumatologia. Mestre em Infectologia pela Universidade Federal de Goiás (UFG). Professor de Reumatologia do Curso de Medicina Pontifícia Universidade Católica de Goiás (PUC Goiás).

Rafael Oliveira Ximenes
Especialista em Clínica Médica e Gastroenterologia. Pesquisador do Serviço de Gastroenterologia Clínica do Hospital das Clínicas da Universidade Federal de Goiás (UFG).

Rafael Rocha Luzini
Médico graduado pela Faculdade de Medicina da Universidade Federal de Goiás (UFG).

Raíssa Carneiro Rezende
Especialista em Clínica Médica e Endocrinologia. Doutoranda do Programa de Crescimento da Faculdade de Medicina da Universidade de São Paulo (USP).

Raquel Pereira Rios
Especialista em Clínica Médica.

Raquel Prudente de Carvalho Baldaçara
Especialista em Pediatria e em Alergia e Imunologia. Mestre em Ciências pelo Hospital do Servidor Público Estadual do Estado de São Paulo. Doutora em Ciências pela Universidade Federal de São Paulo (UNIFESP). Professora da Universidade Federal do Tocantins (UFT).

Raniere Rodrigues Isaac
Especialista em Coloproctologia. Médico do Serviço de Coloproctologia do Hospital das Clínicas da Universidade Federal de Goiás (UFG).

Raimundo Nonato Leite Pinto
Especialista em Infectologia. Mestre e Doutor em Ciências da Religião pela Pontifícia Universidade Católica de Goiás (PUC Goiás). Professor da Escola Superior de Educação Física de Goiás.

Regina Maria Innocencio Ruscalleda
Especialista em Clínica Médica e Reumatologia. Doutora em Clínica Médica e Reumatologia pela Universidade Estadual de Campinas (UNICAMP). Professora do Departamento de Clínica Médica da Faculdade de Ciências Médicas da UNICAMP.

Rejane Faria Ribeiro-Rotta
Especialista em Estomatologia e Radiologia Bucomaxilofacial. Mestre e Doutora em Diagnóstico Bucal pela Universidade de São Paulo (USP)-Bauru. Professora Titular da Faculdade de Odontologia da Universidade Federal de Goiás (UFG). Professora dos Programas de Pós-Graduação de Odontologia e de Ciências da Saúde da UFG.

Renata Ferreira Magalhães
Especialista em Clínica Médica. Doutora em Clínica Médica pela Universidade Estadual de Campinas (UNICAMP). Professora-Doutora da Disciplina de Dermatologia da Faculdade de Ciências Médicas da UNICAMP.

Renata Pedroso Carvalho
Acadêmica do Curso de Medicina da Universidade de Rio Verde (UniRV).

Renato Duarte Carneiro
Especialista em Radiologia. Radiologista da Clínica Multimagem do Hospital Jardim América de Goiânia. Professor do Departamento de Radiologia da Faculdade de Medicina da Universidade Federal de Goiás (UFG).

Renato Sampaio Tavares
Especialista em Hematologia e Hemoterapia. Mestre em Doenças Infecciosas Parasitárias pela Universidade Federal de Goiás (UFG). Professor do Departamento de Clínica Médica da Faculdade de Medicina da UFG. Coordenador do Centro de Pesquisas Clínicas do Serviço de Hematologia do Hospital das Clínicas da UFG.

Ricardo Henrique Almeida Barbosa
Especialista em Genética Médica. Médico Geneticista do Hospital Geral de Goiânia Dr. Alberto Rassi.

Rita de Cássia Oliveira Saldanha
Acadêmica do Curso de Medicina da Universidade de Rio Verde (UniRV).

Rita Francis Gonzalez y Rodrigues Branco
Especialista em Cardiologia. Mestre e Doutora em Educação Brasileira pela Universidade Federal de Goiás (UFG). Ex-Professora da Faculdade de Medicina da UFG e do Curso de Medicina da Pontifícia Universidade Católica de Goiás (PUC Goiás). Líder de Grupo Balint. Psicanalista pelo Instituto Sedes Sapientiae.

Roberta Celles Cordeiro Soares
Especialista em Hepatologia. Médica Hepatologista do Hospital Universitário Gaffrée Guinle e do Hospital Federal da Lagoa.

Roberto Luciano Coimbra
Especialista em Urologia. Médico Urologista do Hospital Santa Helena de Goiânia.

Rodolfo Nunes Campos
Especialista em Psiquiatria. Doutor em Psiquiatria pela Universidade de São Paulo (USP). Professor do Departamento de Saúde Mental e Medicina Legal da Faculdade de Medicina da Universidade Federal de Goiás (UFG). Professor do Programa de Pós-Graduação em Ciências da Saúde da UFG.

Rodrigo Alves de Carvalho Cavalcante
Especialista em Neurocirurgia. Doutor em Neurociências pela Universidade Estadual de Campinas (UNICAMP). Professor de Neurocirurgia da Faculdade de Medicina da Universidade Federal de Goiás (UFG).

Rodrigo Ambrósio Fock
Especialista em Genética Médica. Mestre em Tecnologias e Atenção à Saúde pela Universidade Federal de São Paulo (UNIFESP). Membro Titular da Sociedade Brasileira de Genética Médica e Genômica.

Rodrigo Costa Gonçalves
Especialista em Nefrologia. Professor do Curso de Medicina da Pontifícia Universidade Católica de Goiás (PUC Goiás).

Rodrigo Marques Paranahyba
Especialista em Ortopedia e Traumatologia. Pós-Graduação em Osteometabolismo e Dor pela Associação Paulista de Medicina (APM).

Rodrigo Oliveira Ximenes
Especialista em Clínica Médica e Gastroenterologia. Mestre em Ciências da Saúde pela Universidade Federal de Goiás (UFG). Médico do Serviço de Endoscopia Digestiva do Hospital das Clínicas da UFG.

Rodrigo Rosa de Lima
Especialista em Urologia e Transplante Renal. Urologista e Preceptor da Residência de Urologia do Hospital das Clínicas da Universidade Federal de Goiás (UFG).

Rodrigo Sebba Aires
Especialista em Infectologia. Mestre e Doutor em Medicina Tropical pela Universidade Federal de Goiás (UFG). Responsável pelo Ambulatório de Hepatites Virais do Hospital de Doenças Tropicais Anuar Auad (Goiânia). Professor da Disciplina de Gastroenterologia e Hepatologia da Faculdade de Medicina da UFG. Coordenador do Programa de Residência Médica de Gastroenterologia e Hepatologia da Faculdade de Medicina da UFG.

Rogério de Oliveira Santiago
Especialista em Neurologia. Treinamento Avançado em Transtorno do Movimento do Hospital das Clínicas da Universidade Federal de Goiás (UFG). Membro Titular da Academia Brasileira de Neurologia.

Rogério Gayer Machado de Araujo
Especialista em Neurologia e Neurofisiologia Clínica.

Ronaldo Damião
Especialista em Urologia. Doutor em Urologia pela UNIFESP. Professor Titular da Universidade do Estado do Rio de Janeiro, da Escola de Medicina Souza Marques e da PUC - Rio de Janeiro. Chefe da 14ª Enfermaria da Santa Casa de Misericórdia do Rio de Janeiro. Diretor Geral do Hospital Universitário Pedro Ernesto da UERJ. Membro Titular da Academia Nacional de Medicina.

Ronaldo Nascentes da Silva
Especialista em Clínica Médica e Pneumologia.

Rosane Gouveia Vilela Machado
Especialista em Reumatologia. Mestre em Ciências da Saúde pela Universidade Federal de Goiás (UFG). Professora do Curso de Medicina da Universidade Federal de Jataí (UFJ).

Rubens Carneiro dos Santos Júnior
Especialista em Radiologia. Professor do Departamento de Radiologia da Faculdade de Medicina da Universidade Federal de Goiás (UFG). Chefe do Serviço de Neuroimagem do Instituto de Neurologia de Goiânia.

Ruffo de Freitas Junior
Especialista em Mastologia. Mestre e Doutor em Mastologia pela Universidade Estadual de Campinas (UNICAMP). Professor do Departamento de Cirurgia da Faculdade de Medicina da Universidade Federal de Goiás (UFG). Coordenador do Programa de Mastologia do Hospital das Clínicas da UFG. Médico do Serviço de Ginecologia e Mama do Hospital Araújo Jorge de Goiânia. Professor do Programa de Pós-Graduação em Ciências da Saúde da UFG. Membro Titular da Academia Goiana de Medicina.

Sabrina Sgambatti de Andrade
Especialista em Infectologia. Mestre e Doutora em Medicina Tropical e Saúde Pública pela Universidade Federal de Goiás (UFG). Professora do Curso de Medicina da Pontifícia Universidade Católica de Goiás (PUC Goiás). Médica Infectologista do Hospital de Doenças Tropicais Dr. Anuar Auad de Goiânia.

Salvador Rassi
Especialista em Cardiologia. Doutor em Cardiologia pela Universidade de São Paulo (USP). Professor do Departamento de Clínica Médica da Faculdade de Medicina da Universidade Federal de Goiás (UFG). Professor do Programa de Pós-Graduação em Ciências da Saúde da UFG. Membro Titular da Academia Goiana de Medicina.

Samara Theodoro Pacheco
Especialista em Clínica Médica e Oncologia Clínica.

Sandro da Silva Reginaldo
Especialista em Ortopedia e Traumatologia. Especialista em Cirurgia do Ombro e Cotovelo. Mestre em Medicina pela Faculdade de Ciências Médicas da Santa Casa de São Paulo. Chefe do Grupo de Ombro e Cotovelo do Hospital das Clínicas da Universidade Federal de Goiás (UFG). Membro do Corpo Clínico do Hospital Santa Helena de Goiânia.

Sarah Monte Alegre
Especialista em Medicina Interna. Doutora em Clínica Médica pela Universidade Estadual de Campinas (UNICAMP). Professora do Departamento de Clínica Médica da Faculdade de Medicina de Ciências Médicas da UNICAMP.

Sarah Raquel M. A. Silva-Susuki
Especialista em Neurologia. Pós-Graduação em Doença de Parkinson e Transtornos do Movimento. Neurologista do Instituto Integrado de Neurociências do Hospital das Clínicas da Universidade Federal de Goiás (UFG).

Sebastião Alves Pinto
Especialista em Patologia Clínica. Mestre em Ciências pela Universidade de Brasília (UnB). Professor do Departamento de Patologia da Faculdade de Medicina da Universidade Federal de Goiás (UFG).

Sebastião Eurico de Melo-Souza
Especialista em Neurologia. Coordenador de Ensino e Pesquisa do Instituto de Neurologia de Goiânia. Ex-Professor da Faculdade de Medicina da Universidade Federal de Goiás (UFG). Membro Titular da Academia Brasileira de Cirurgia. Membro Titular da Academia Goiana de Medicina.

Silvia de Paula Ungarelli
Especialista em Pediatria e Acupuntura.

Silvia Regina Mendes Pereira
Especialista em Geriatria. Doutora em Envelhecimento e Saúde do Idoso. Professora de Geriatria da UNIGRANRIO.

Siulmara Cristina Galera
Especialista em Clínica Médica e Geriatria. Mestre em Cardiologia pela Universidade Federal do Paraná (UFPR). Doutora em Cirurgia (Área de Concentração de Metabolismo e Estresse) pela Universidade Federal do Ceará (UFC). Professora do Curso de Medicina da Universidade de Fortaleza (UNIFOR).

Tárik Kassem Saidah
Especialista em Ginecologia e Obstetrícia. Doutor em Ciência da Saúde pela Universidade Federal de Goiás (UFG).

Tatiana de Oliveira Rassi
Especialista em Endocrinologia Pediátrica.

Taysa Alexandrino Gonsalves Jubé Ribeiro
Especialista em Neurologia. Mestre em Ciências da Saúde pela Universidade Federal de Goiás (UFG). Professora da Faculdade de Medicina da UFG. Membro Efetivo da Academia Brasileira de Neurologia.

Tereza Raquel Alcântara-Silva
Especialista em Reabilitação Neuropsicológica. Mestre em Música pela Universidade Federal de Goiás (UFG). Doutora em Ciências da Saúde pela UFG. Professora da Escola de Música e Artes Cênicas da UFG. Treinamento em Neurologic Music Therapy (Colorado University - USA).

Thaís Bomfim Teixeira
Especialista em Genética Médica e Oncogenética pela Universidade Federal de Minas Gerais (UFMG). Médica do Hospital das Clínicas da Universidade Federal de Goiás (UFG).

Thaís Gomes Abrahão Elias
Especialista em Otorrinolaringologia. Mestre em Otorrinolaringologia pela Universidade Estadual Paulista Júlio de Mesquita Filho. Doutoranda de Otorrinolaringologia na Universidade Federal de São Paulo (UNIFESP).

Thales Simões Nobre Pires
Especialista em Manometria Esofágica. Médico Endoscopista da Universidade Federal de Alagoas (UFAL).

Thaynara de Moraes Pacheco
Acadêmica do Curso de Medicina da Universidade Federal de Goiás (UFG).

Thiago de Souza Veiga Jardim
Especialista em Cardiologia. Mestre e Doutor em Ciências da Saúde pela Universidade Federal de Goiás (UFG). Professor do Departamento de Clínica Médica da Faculdade de Medicina da UFG. Professor do Programa de Pós-Graduação em Ciências da Saúde da UFG.

Valéria Soares Pigozzi Veloso
Especialista em Nefrologia. Mestre em Ciências da Saúde pela Universidade de Brasília (UnB). Professora do Departamento de Clínica Médica da Faculdade de Medicina da Universidade Federal de Goiás (UFG).

Vanessa Maia da Costa
Especialista em Neurologia. Professora do Departamento de Clínica Médica da Universidade Federal de Goiás (UFG). Neurologista do Hospital Neurológico de Goiânia.

Vanessa Milani
Mestre em Odontologia. Doutoranda do Programa de Pós-Graduação em Odontologia da Universidade Federal de Goiás (UFG).

Vergilio Pereira Carvalho
Médico graduado pela Faculdade de Medicina da Universidade de Rio Verde (UniRV).

Viviane Melo e Silva de Figueiredo
Acadêmica de Medicina da Universidade Federal do Maranhão (UFMA).

Vitalina de Souza Barbosa
Especialista em Clínica Médica e Reumatologia. Doutora em Ciências da Saúde pela Universidade Federal de Goiás (UFG). Professora do Departamento de Clínica Médica da Faculdade de Medicina da UFG.

Waldemar Naves do Amaral
Especialista em Ginecologia e Obstetrícia. Especialista em Diagnóstico por Imagem (Ultrassonografia). Mestre e Doutor em Doenças Infecciosas e Parasitárias pelo Instituto de Patologia Tropical e Saúde Pública da Universidade Federal de Goiás (UFG). Livre-Docência pela Universidade Federal de São Paulo (UNIFESP). Professor do Departamento de Ginecologia e Obstetrícia da Faculdade de Medicina da UFG. Membro da Academia Nacional de Saúde das Polícias Militares e Bombeiros Militares do Brasil. Membro Titular da Academia Goiana de Medicina.

Waldemar Naves do Amaral Filho
Especialista em Ginecologia e Obstetrícia. Médico do Hospital e Maternidade Dona Íris de Goiânia.

Waldemar Naves do Amaral Neto
Acadêmico de Medicina da Faculdade Morgana Potrich (FAMP).

Wander Nasser Naves
Especialista em Neurocirurgia e Neuro-oncologia. Professor de Anatomia da Faculdade de Medicina do Centro Universitário Alfredo Nasser (UNIFAN). Neurocirurgião do Hospital das Clínicas da Universidade Federal de Goiás (UFG). Membro Titular da Academia Brasileira de Neurocirurgia e da Sociedade Brasileira de Neurologia.

Weimar Kunz Sebba Barroso de Souza
Especialista em Cardiologia. Mestre e Doutor em Ciências da Saúde pela Universidade de Brasília (UnB). Professor do Departamento de Clínica Médica da Faculdade de Medicina da Universidade Federal de Goiás (UFG). Médico da Liga de Hipertensão Arterial da Faculdade de Medicina da UFG. Professor do Programa de Pós-Graduação em Ciências da Saúde da UFG.

Wesley Lobo Avelar Junior
Especialista em Cirurgia Geral e em Medicina do Esporte.

Wilmar José Manoel
Especialista em Mastologia e Cirurgia Oncológica. Mestre e Doutor em Ciências da Saúde pela Universidade Federal de Goiás (UFG). Oncologista do Hospital Araújo Jorge de Goiânia. Preceptor da Residência de Cirurgia Oncológica do Hospital Araújo Jorge de Goiânia. Membro Titular da Academia Goiana de Medicina.

Winston Roque da Silva
Médico graduado pela Faculdade de Medicina da Universidade Federal de Goiás (UFG).

Yana de Sousa Rabelo
Especialista em Hematologia e Hemoterapia. Médica Hematologista e Hemoterapeuta do Hospital das Clínicas da Universidade Federal de Goiás (UFG).

Yosio Nagato
Especialista em Angiologia e Cirurgia Vascular. Médico do Serviço de Angiologia do Hospital das Clínicas da Universidade Federal de Goiás (UFG). Membro Titular da Academia Goiana de Medicina.

Zenon Borges Ribeiro Guimarães
Médico-Legista da Polícia Técnica Científica do Estado de Goiás.

COLABORADOR ESPECIAL

Maria de Fátima Azevedo
Clínica Geral. Especialista em Medicina do Trabalho. Pós-Graduação em Medicina Interna pela Sociedade Brasileira de Medicina Interna. Médica do Ministério da Saúde e do Município do Rio de Janeiro. Autora do livro GPS, Guia Prático em Saúde. Medicamentos, Editora Guanabara-Koogan, 2017.

Dedicatória

Em primeiro lugar quero reverenciar a memória das pessoas que não estão mais entre nós, mas que sempre terão um lugar especial em minhas recordações: meus pais, Calil e Lourdes, que tudo fizeram para que eu estivesse preparado para bem viver as oportunidades que surgissem para mim; e minha primeira esposa, Virgínia, companheira solidária em todos os momentos dos longos anos em que vivemos juntos.

Com o coração transbordando de gratidão e com o máximo destaque que eu possa dar, dedico este livro aos meus filhos, genro, nora, netos, netas e bisnetas – Arnaldo, Liliana, Godiva, Roberto, Moema, Bruna, Camila, Kalil, Artur, Frederico, Eduardo, Maria Fernanda e Ana Laura – que tecem com gestos, palavras e ações os laços de uma rede de cuidados e amor em que encontro o principal alimento espiritual que me faz uma pessoa muito feliz na última etapa de minha longa vida.

À Indiara e sua família, também inesquecíveis, quero prestar uma homenagem pelos anos em que tive o privilégio de desfrutar de uma convivência que me marcaram de maneira indelével.

Aos estudantes de medicina, com os quais quero expressar o prazer de compartilhar meus conhecimentos e vivências na esperança de estar contribuindo de alguma maneira na formação de médicos com competência científica, princípios éticos e que valorizam, em cada encontro clínico, o lado humano da profissão médica.

Celmo Celeno Porto

Agradecimentos

Em primeiro lugar agradeço aos colegas que compartilharam comigo e com o Arnaldo a proposta de organizar uma nova edição do livro *Clínica Médica na Prática Diária*, colaborando com temas que abordaram os conhecimentos essenciais das doenças, sem perder de vista os objetivos do livro, ilustrando-os com fluxogramas, esquemas e figuras que facilitassem a difícil tarefa dos estudantes de medicina e dos médicos recém-formados de atuar na linha de frente do sistema de saúde. Agradeço a todos e peço desculpas pelas minhas impertinências!

Por reconhecer sua relevante participação desde a fase de planejamento desta nova edição, quero fazer um agradecimento especial ao Professor José Carlos do Valle, amigo fraterno e confrade da Academia Nacional de Medicina, que não foi apenas um competente colaborador, escrevendo ou fazendo a revisão da maior parte dos capítulos sobre neoplasias malignas, organizando-os de maneira a despertar o interesse pelo diagnóstico precoce de modo a permitir o encaminhamento correto dos pacientes. Mais do que isso, ao tornar-se um parceiro competente e crítico no preparo desta edição, assumiu a trabalhosa tarefa de ler e examinar o livro da primeira à última página, o que lhe permitiu fazer inúmeras sugestões que tiveram grande influência para que este livro alcançasse o mais alto padrão.

Por fim, quero expressar minha gratidão a todos os membros da Editora Guanabara Koogan, responsáveis por um projeto gráfico moderno, esteticamente original e belo, que resultou em uma leitura agradável, com destaque para Mauro Lorch, CEO Presidente do Grupo GEN; Juliana Affonso, diretora editorial *publisher*; Maria Fernanda Dionysio, editora de conteúdo sênior; Tatiane Carreiro da Silva, editora de produção; Renato Mello, desenhista. Ao Aluísio Affonso, faço um agradecimento especial pela criação da capa, na qual é fácil reconhecer sua competência técnica e seu talento artístico.

Celmo Celeno Porto

Prefácio

O primeiro atendimento define o futuro do paciente e a qualidade do sistema de saúde

As raízes mais profundas deste livro se formaram ao longo de 30 anos, enquanto trabalhava no Posto de Saúde dos Ferroviários de Goiânia, atuando tal como propôs o Programa Saúde da Família em 1993. Na perspectiva da integralidade, cuidava da saúde de funcionários e seus familiares, ao mesmo tempo que colocava em prática atividades de promoção de saúde e prevenção de doenças e acidentes de trabalho. Foi vivenciando o dia a dia de um posto de saúde que entendi o que é Atenção Primária e a sua importância em um Sistema de Saúde.

Para aumentar a qualidade de minha prática médica, percebi, logo de início, que era necessário estabelecer intercâmbio com especialistas e serviços de emergência. Por sorte, isto foi possível com meus colegas docentes da Faculdade de Medicina da Universidade Federal de Goiás (UFG), onde eu coordenava o ensino de Semiologia Médica. Intuitivamente, estava criando um sistema de referência e contrarreferência que funcionava por meio de memorandos com os dados essenciais dos pacientes que encaminhava e recebia de volta.

Esse intercâmbio era bom para o paciente e foi ótimo para mim, pois redundava em permanente aprendizado em cada paciente referenciado, verdadeira educação continuada do mais alto padrão.

Aliás, foi assim que comprovei que a Atenção Primária precisa ser de alto nível para ser valorizada pelos pacientes, pela equipe de profissionais e pela comunidade. Não pode ser um sistema caótico que, em razão da baixa qualidade do atendimento, provoca insatisfação em todos os que dele participam.

Nesse posto de saúde havia enfermeira, dentista e farmacêutico, os quais participavam efetivamente e tinham o dever de anotar no prontuário do paciente todas as ações por eles praticadas. Posso dizer que isso resultava em um verdadeiro trabalho de equipe.

Essas anotações foram o embrião do livro *Clínica Médica na Prática Diária,* agora em sua 2ª edição, em formato físico e em *e-book,* organizado com o objetivo de servir de apoio aos estudantes de medicina na fase do internato e aos jovens médicos em início de carreira, quase sempre atuando em postos de saúde, Unidades Básicas de Saúde (UBS), Unidades de Pronto Atendimento (UPAs) ou plantões em prontos-socorros e nas mais diversas instituições relacionadas à saúde.

Para exemplificar minhas ações de promoção da saúde e prevenção de doenças, além de vacinação e de orientação que faziam parte da rotina, vou relatar um projeto ao qual dei o nome de PROFER, cujo objetivo era a promoção de saúde e a prevenção de doenças e acidentes dos trabalhadores ao longo da linha férrea, tendo como inspiração os determinantes sociais do processo saúde-doença, tal como propôs Lalonde, em 1974, considerado o pilar principal do eficiente sistema de saúde do Canadá.

Acompanhado de uma enfermeira e de um engenheiro de segurança, em um lento e barulhento auto de linha – um Land Rover com rodas de aço no lugar dos pneus para poder rodar nos trilhos da linha férrea – eu percorria, quinzenalmente, o trecho sob minha jurisdição, parando em todas as estações e alojamentos dos trabalhadores que faziam a conservação da linha férrea. Atendia os ferroviários e seus familiares, numa associação "inevitável" entre assistência médica, promoção de saúde e prevenção de doenças e acidentes. Um dos resultados desse projeto foi a redução quase a zero de acidentes de mãos e pés – muito frequentes, provocados pela queda de dormentes e trilhos – e de presença de corpo estranho no olho – fragmentos de madeira ou de aço. A propósito, lembro-me muito bem da reunião com os gestores do Departamento de Medicina do Trabalho da RFFSA, no Rio de Janeiro, na qual apresentei o Projeto, justificando-o com dados coletados ao longo de alguns anos, relacionando dias de licença e custos dos tratamentos dos ferroviários. Propus, com uma pitada de ironia, que em vez do crachá, totalmente inútil naquelas condições, fossem fornecidos luvas de raspas de couro, botinas com biqueiras de aço e óculos de proteção para os que trabalhavam carregando trilhos e pregando dormentes.

Também eram objetivos do PROFER melhorar a alimentação e o conforto nos alojamentos por meio de aquisição de geladeira e freezer, troca de colchões e, ainda, proporcionar equipamentos de lazer; na verdade, apenas um rádio na área de descanso e refeições.

Não era de estranhar certo espanto dos gestores ao ouvir um médico que falava de dias de licença, bem-estar, lazer, produtividade e colchões, e que demonstrava que os gastos com a prevenção seriam muito menores que os custos dos tratamentos. O Projeto foi aprovado e, no fim da reunião, o diretor me convidou para participar de uma "Comissão Nacional de Promoção da Saúde e Prevenção de Acidentes de Ferroviários" – para a qual nunca fui convocado!

Fiz o curso de medicina na Universidade Federal de Minas Gerais. Sem dúvida, uma boa escola, mas aprisionada nos limites do modelo biomédico de Flexner, inclusive recebendo recursos da Fundação Rockfeller para implementá-lo. Mas, devo dizer, nada aprendi sobre os aspectos sociais da profissão médica. Fui adquirir tais conhecimentos vivenciando os problemas dos pacientes quando trabalhava no posto de saúde. Tornei-me consciente, então, de que era possível exercer com mais abrangência minhas atividades médicas. Para isso era necessário ampliar os limites de minha atuação, principalmente na promoção da saúde e prevenção das doenças, representadas principalmente por acidentes relacionados às péssimas condições do ambiente de trabalho.

Outro aprendizado relevante foi sobre a importância do correto encaminhamento dos pacientes. Reconheci, por exemplo, a minha incompetência para tratar as neoplasias malignas e outras doenças que exigiam tratamento especializado. Percebi, então, que fazia parte de uma boa prática profissional aventar hipóteses diagnósticas consistentes para fazer o encaminhamento dos pacientes. Descobri que essa tarefa não era uma mera triagem. Era tão importante quanto a prescrição correta de medicamentos.

Ainda, verifiquei que era necessário fazer em todos os pacientes aquilo que passei a considerar um exame clínico essencial, que pode ser realizado em curto espaço de tempo desde que se siga alguns princípios: (a) delegar para outros membros da equipe a obtenção de alguns dados do exame clínico; (b) fazer concomitantemente a anamnese e uma parte do exame físico – a inspeção – mas gastando o tempo que fosse necessário para investigar a queixa que levara o paciente à consulta; (c) continuar a anamnese durante a realização do exame físico, com o paciente sentado ou deitado na mesa de exame; (d) fazer a inspeção associada à palpação e, às vezes, a percussão, abrangendo cabeça, pescoço e extremidades, e nunca deixando de fazer a palpação do abdome e a ausculta do tórax.

Para ganhar tempo, antes de o paciente entrar no consultório, os dados de uma completa identificação eram obtidos pela funcionária da recepção. A seguir, uma enfermeira fazia uma pré-consulta para determinar a altura e o peso, calculando o IMC, além de medir a temperatura e a pressão arterial. Todos esses dados eram anotados no mesmo prontuário que me seria entregue pelo próprio paciente. Às vezes, a enfermeira registrava alguma informação que havia chamado sua atenção, a qual sempre se mostrava relevante.

Hoje, vejo que o exercício da profissão médica e minha carreira docente foram profundamente influenciados pelo meu trabalho no posto de saúde, e que, a base de tudo, é *ver, tocar e ouvir o paciente*.

A respeito desta nova edição do *Clínica Médica na Prática Diária* quero destacar dois aspectos importantes: o primeiro foi o papel do coeditor Arnaldo Lemos Porto na reestruturação do livro que, com base em sua formação como clínico e cardiologista e em suas vivências em um hospital de cuidados terciários e de alta complexidade, procurou identificar os conhecimentos essenciais para quem se dedica a cuidados primários e secundários; outro aspecto que merece ser ressaltado foi o preparo de um apêndice sobre "Medicamentos na prática médica", no formato eletrônico, que pode ser baixado gratuitamente pelos que adquirirem este livro, tendo sido organizado pela Dra. Maria de Fátima Azevedo, que tem excelentes conhecimentos de farmacologia e terapêutica, como ficou evidente em seu livro *GPS Medicamentos*, publicado pela Editora Guanabara Koogan.

A criação deste apêndice partiu da premissa de que a prescrição de medicamentos é a principal ação dos médicos que prestam cuidados primários ou secundários, que atendem emergências ou exercem a clínica geral em seus consultórios.

Nele encontram-se a quase totalidade dos medicamentos de uso ambulatorial, com suas respectivas ações e seus nomes comerciais.

Ninguém desconhece que quase todos os estudantes de medicina na fase final do curso, às vezes antes disso, e os médicos recém-formados atuam na atenção primária ou fazem plantão em serviços de emergência. Contudo, os cursos de medicina não são organizados de maneira a oferecer-lhes uma base adequada de conhecimentos e habilidades para exercerem essa tarefa. Por serem especialistas, é compreensível que os docentes alimentem a ilusão de que todos os graduandos vão fazer residência para se tornarem especialistas como eles. O desejo pode ser esse, mas nem sempre será possível alcançá-lo, seja pela inexistência de vagas para a totalidade dos graduandos ou pela necessidade premente de sobrevivência. Ao se comparar o número de graduandos com o de vagas ofertadas para residência constata-se que há uma diferença espantosa, não causando surpresa que mais da metade dos médicos que estão em pleno exercício da profissão não possuem registro de especialidade no Conselho Federal de Medicina. E essa desproporção só faz aumentar. Portanto, o preparo para atuar em cuidados primários e secundários fica restrito aos 2 anos de internato, sem que haja preceptores preparados, além de ser comum a precariedade das condições de trabalho. Para piorar ainda mais a situação existe a irracional obrigação de atender um grande número de pacientes.

Essa triste realidade precisa ser reconhecida pelos professores, gestores, legisladores, pois é vivenciada pelos estudantes e médicos recém-formados com frustração e sofrimento, às vezes com desespero, lutando com todas as suas forças para exercerem a profissão com dignidade. Fui um desses médicos no início de minha carreira médica e jamais me frustrei porque atendia de maneira correta os pacientes que me procuravam no posto de saúde ou no consultório onde atuava como clínico geral.

Por isso, desde o 1º dia de minha carreira docente escolhi como principal objetivo auxiliar os estudantes de medicina no difícil aprendizado do exame clínico – o ato médico básico – que precisa ser realizado com competência científica, princípios éticos e boa relação médico-paciente, pois, somente assim os conhecimentos técnicos ficarão indissociáveis do lado humano da medicina de excelência.

Foi pensando em ajudar esses milhares de estudantes de medicina e médicos recém-formados, que atendem milhões de pacientes todos os dias, que este livro foi organizado.

Por fim, como procuramos expressar no início deste prefácio, quero enfatizar que o primeiro atendimento decide o futuro do paciente. Porém, é mais do que isso: a qualidade do primeiro atendimento definirá, também, o nível do sistema de saúde do país, cuja base é o SUS, do qual dependem 150 milhões de brasileiros.

Goiânia, abril de 2022.

Celmo Celeno Porto
Editor
celmo1934@gmail.com

Arnaldo Lemos Porto
Coeditor
arnaldolemosporto@
yahoo.com.br

Material Suplementar

Este livro conta com o seguinte material suplementar:

- Apêndice: Medicamentos na Prática Diária.

O acesso ao material suplementar é gratuito. Basta que o leitor se cadastre e faça seu *login* em nosso *site* (www.grupogen.com.br), clique no menu superior do lado direito e, após, em Ambiente de aprendizagem. Em seguida, clique no menu retrátil (▤) e insira o código (PIN) de acesso localizado na primeira capa interna deste livro.

O acesso ao material suplementar online fica disponível até seis meses após a edição do livro ser retirada do mercado.

Caso haja alguma mudança no sistema ou dificuldade de acesso, entre em contato conosco (gendigital@grupogen.com.br).

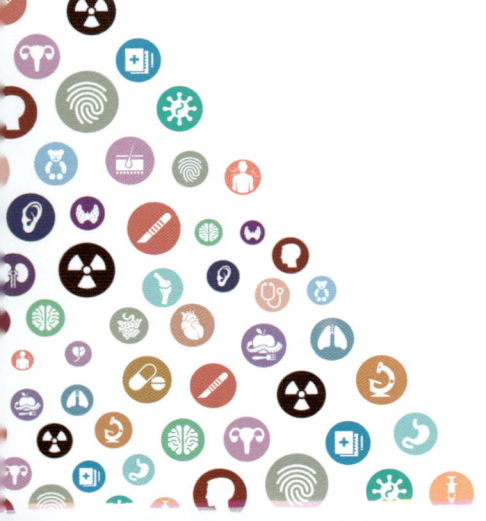

Academia de Medicina
GUANABARA KOOGAN
www.academiademedicina.com.br

Atualize-se com o melhor conteúdo da área.

Conheça a **Academia de Medicina Guanabara Koogan**, portal online, que oferece conteúdo científico exclusivo, elaborado pelo GEN | Grupo Editorial Nacional, com a colaboração de renomados médicos do Brasil.

O portal conta com material diversificado, incluindo artigos, *podcasts*, vídeos e aulas, gravadas e ao vivo (*webinar*), tudo pensado com o objetivo de contribuir para a atualização profissional de médicos nas suas respectivas áreas de atuação.

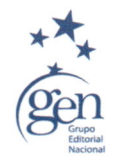 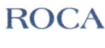

Sumário

Parte 5
Olhos, 263

Parte 10
Sistema Endócrino, 797

Parte 11
Sistema Metabólico, 847

Parte 19

Transtornos Mentais e Comportamentais, 1535

Parte 20

Intoxicações Exógenas, 1577

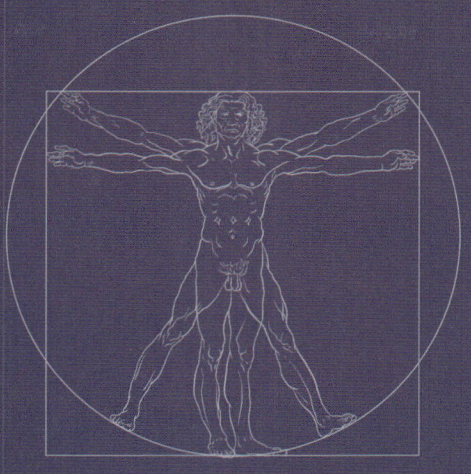

Parte 1

Aspectos Especiais
da Prática Médica

1

O Clínico e a Relação Médico-Paciente

Celmo Celeno Porto ◆ Rita Francis Gonzalez y Rodrigues Branco ◆ Gabriela Cunha Fialho Cantarelli

INTRODUÇÃO

A relação médico-paciente é a parte fundamental do trabalho do clínico. Embora, em sua essência, seja uma relação interpessoal, apresenta particularidades que a fazem ímpar e especial, com seus princípios e regras, apresentando significados e consequências como nenhuma outra.

Estudar, aprender e compreender a relação que ocorre entre o médico e o paciente em um encontro clínico são de extrema importância para a melhor abordagem da pessoa e de seu processo de adoecimento. Isso colabora para a satisfação da equipe que assiste o paciente, além de atuar como elemento protetor de doenças do trabalho, como a síndrome de *burnout*.

A prática médica exige o cultivo de qualidades humanas que não se confundem com o nível de informações que o médico detém, tampouco com suas habilidades psicomotoras e cognitivas.

As qualidades humanas fundamentais na relação com o paciente são: *integridade*, que é a disposição para agir de maneira correta, seja o paciente pobre ou rico, jovem ou idoso, inteligente ou não; *respeito*, que significa a capacidade de aceitar a condição humana do paciente, sabendo que ele se torna mais frágil e mais sensível pela própria doença; e *compaixão*, representada pela capacidade e interesse em compreender o sofrimento do paciente, fazendo tudo que estiver ao seu alcance para aliviá-lo.

Conhecer e adotar os princípios bioéticos – *autonomia, beneficência, não maleficência e justiça* – também são condições fundamentais para o exercício da profissão médica, fazendo de todo ato médico uma oportunidade para colocá-las em prática.

Beneficência (fazer o bem) e não maleficência (em primeiro lugar, não fazer o mal) devem fazer parte, de maneira visível e invisível, da relação médico-paciente. Deve-se adotar o princípio da autonomia, cuja manifestação prática é ter como base do exercício da profissão o consentimento livre e esclarecido, respeitando a necessidade de o paciente reivindicar o direito de decidir juntamente com o médico o que é melhor para ele. Como parte do princípio da autonomia e da justiça, ou como elemento independente, devemos colocar o princípio do sigilo, nele embutido o direito da privacidade, como outro elemento de destaque do conjunto de regras que regulam a ação do médico.

O clínico consciente de seu papel aceita e põe em prática as normas de condutas codificadas no Código de Ética Médica, que dispõe em seus princípios fundamentais que "o alvo de toda a atenção do médico é o ser humano, em benefício do qual deverá agir com o máximo zelo e o melhor de sua capacidade profissional", o que significa dizer que à capacidade técnica é necessário associar qualidades humanas e princípios éticos.

A habilidade do clínico em estabelecer com o paciente uma relação harmoniosa e terapêutica é aperfeiçoada ao longo do tempo pela experiência na prática médica diária, sendo construída a partir do contato com outros pacientes e também com base em características inatas da personalidade do médico.

Não se pode esquecer de que, sempre que uma pessoa procura um médico para qualquer questão relacionada à sua saúde – e esta é a própria definição de paciente –, entram em jogo mecanismos psicodinâmicos próprios do relacionamento entre profissional e paciente.

Nesse contexto, os fenômenos psicodinâmicos básicos da relação médico-paciente – *transferência, contratransferência e resistência* – são conceitos relevantes e interferem na maneira como médico e paciente interagem. Transferência diz respeito aos fenômenos ativos que o paciente transfere para a relação que estabelece com o médico, podendo ser positiva ou negativa. Já a contratransferência diz respeito aos fenômenos transferidos do médico para o paciente, e também pode ser positiva ou negativa. A resistência é um mecanismo de defesa, consciente ou inconsciente, que traduz uma tentativa de fugir de um sofrimento. É expressa na forma de negação de fatos ou de sintomas e esquecimento de compromissos. O fenômeno da resistência é bastante valorizado na clínica psicanalítica, mas faz parte também da relação médico-paciente na prática clínica diária. Pode ser, por exemplo, um fator decisivo na adesão ao tratamento.

O primeiro passo para entender as principais características da relação médico-paciente consiste em admitir que esses mecanismos existem, embora não sejam visíveis ou mensuráveis, procurar conhecê-los e compreendê-los, sendo importante para que o médico tire o máximo de proveito na tarefa de cuidar do paciente.

Teoria balintiana e a relação médico-paciente

A *teoria balintiana*, desenvolvida pelo médico psicanalista húngaro Michael Balint no século XX, é a única destinada ao estudo da relação médico-paciente bem estabelecida até os dias atuais. Seus estudos permanecem como ferramenta na compreensão dos aspectos envolvidos no encontro clínico, sendo útil para desenvolver e estabelecer uma relação bem-sucedida com o paciente.

A categoria fundamental da teoria de Balint consiste na concepção do *"médico como droga"*. Significa que o médico, ao fazer uma prescrição para o paciente, também prescreve a si mesmo, possibilitando uma resposta que pode ser terapêutica ou não. Essa categoria enfatiza a importância do papel de atuação do clínico no tratamento do paciente.

A função "droga" do médico interfere de modo inconsciente no curso do tratamento proposto, fazendo com que o paciente tenha boa adesão ao tratamento, resultando em melhora do processo de adoecimento ou, se o médico atuar de maneira incorreta, pode levar à piora, com desistência e abandono do tratamento proposto, caracterizando um efeito iatrogênico do médico, o qual pode ter graves consequências. A ação do médico pode ser benéfica (efeito terapêutico) ou maléfica (efeito iatrogênico). Ela raramente é neutra. Para reforçar a ação terapêutica, é necessário ter consciência desse fato. Ela pode ser intensificada quando se estabelece uma sólida aliança (aliança terapêutica) entre o médico e o paciente.

FATORES QUE INFLUENCIAM A RELAÇÃO MÉDICO-PACIENTE

Inúmeros fatores participam da relação médico-paciente, dentre os quais destacam-se as características da doença:

- Nas doenças de início recente, de pouca gravidade e que não produzem impacto emocional no paciente (p. ex., gripe, diarreia aguda, tonsilite, pequenas lesões traumáticas), a relação médico-paciente é superficial e de pequena duração. Nesses casos, os fenômenos psicodinâmicos são de fraca intensidade ou ausentes
- Nas doenças de início recente, porém de caráter grave, que põem em risco a vida do paciente (p. ex., infarto agudo do miocárdio, acidente vascular cerebral, grandes traumatismos), o lado emocional é fortemente mobilizado e a relação médico-paciente adquire, de imediato, grande intensidade, podendo criar laços que terão longa duração
- Nas doenças que exigem cuidados médicos permanentes (p. ex., hipertensão arterial, doença arterial coronariana, diabetes, artrite reumatoide, doença pulmonar obstrutiva crônica, asma, osteoartrite, insuficiência renal, insuficiência cardíaca, cirrose hepática, epilepsia, doenças mentais), a relação médico-paciente prolonga-se por anos, estreitam-se os laços entre um e outro, e é necessário que assim seja, para que haja adesão do paciente às medidas terapêuticas que geralmente incluem dietas, mudanças no estilo de vida e uso contínuo de medicamentos
- Nas doenças que ameaçam a continuidade da vida, principalmente em fase avançada (p. ex., neoplasias malignas, síndrome da imunodeficiência adquirida [AIDS], doença renal crônica, cirrose hepática, insuficiência cardíaca, síndromes demenciais, síndrome de fragilidade), os aspectos psicológicos passam a ter significado igual ou maior que os medicamentos ou outras formas de tratamento. Nesses casos, o componente emocional assume especial significado para o paciente, seus familiares e o médico, e a relação entre tais personagens adquire características diferentes. Nessas situações, é importante a aplicação dos cuidados paliativos, garantindo o conforto do paciente e evitando a distanásia. Vale salientar que quanto menos possibilidades terapêuticas existirem, mais pesará a personalidade do médico. Torna-se fundamental sua adequada assistência no intuito de promover uma boa qualidade de morte ao doente e visando auxiliar os familiares na elaboração do

luto. Maturidade emocional – e não mais o preparo científico – torna-se o componente preponderante, e muitos fenômenos adormecidos no inconsciente do médico podem despertar e vir à tona, marcando sua conduta de maneira favorável ou negativa.

Nunca esquecer que, sejam quais forem as características da doença, desde a mais branda até a mais grave, ocorre a função do "médico como droga" e, em alguns casos, a função droga é o principal "remédio", ao qual se denomina "efeito placebo". O efeito placebo, presente não apenas quando se prescreve medicamentos, mas em qualquer tipo de intervenção, está intimamente relacionado com os fenômenos psicodinâmicos da relação médico-paciente, porém seus mecanismos neuro-humorais não são bem conhecidos.

FASES PELAS QUAIS PASSA UM PACIENTE

É necessário ter em mente as fases pelas quais um paciente passa ao saber que tem uma enfermidade que põe em risco sua profissão, seu projeto de vida ou sua própria vida. Assim, podem-se aplicar a todos os pacientes as fases descritas por Kübler-Ross ao estudar pacientes terminais.

A primeira fase é a de *negação*, quando o paciente usa todos os meios para desconhecer o que está se passando com ele. É comum que se expresse assim: "Não, não é possível que isso esteja acontecendo comigo!". O próprio médico pode contribuir para reforçar essa negação, dando ao paciente uma ideia falsamente otimista de seu estado de saúde antes de uma investigação diagnóstica adequada. Não alarmar o paciente nem reforçar esse sentimento deve ser a posição do clínico, que precisa manter-se sereno e seguro para ajudar o paciente a vencer rapidamente a fase de negação, que não traz qualquer vantagem para ele. Pelo contrário, pode retardar a investigação diagnóstica ou intervenções terapêuticas, tanto mais eficientes quanto mais precoces. Nos casos em que se chega à conclusão de que não há possibilidades terapêuticas, não adianta o médico confrontar a negação do paciente, sendo mais conveniente calar-se e deixá-lo vivenciar sua frustração, só falando o essencial, respondendo às questões de maneira sincera e demonstrando claramente que fará tudo o que estiver ao seu alcance para ajudá-lo. E sempre haverá algo a fazer.

A segunda fase é a de *raiva*, que, às vezes, vem junto com a negação. O paciente torna-se hostil com os familiares e com os profissionais – inclusive com o médico que lhe presta assistência. Alguns expressam desencanto com a medicina, proferem blasfêmias e se revoltam contra Deus. Sem dúvida, nessa fase, a relação com o paciente é sempre difícil. Se houver possibilidades terapêuticas, e sempre há alguma, mesmo que seja paliativa, o médico deve esperar o momento adequado para analisá-la com o paciente. Quando são praticamente nulas, é preciso saber mais ouvir do que falar e, quando falar, saber o momento exato e o que vai falar. Quando a raiva passa, a relação médico-paciente torna-se mais fácil. O paciente quase sempre deseja conversar claramente sobre sua doença com o médico. Nessa hora o mais importante é saber ouvir.

A terceira fase é a de *negociação*. Depois de negar e protestar, o paciente descobre que a negação e a raiva de nada adiantam, e passa a procurar uma solução para seu problema. Quando o clínico sabe ultrapassar as primeiras fases, a relação médico-paciente recebe um grande reforço. Quando há possibilidades terapêuticas, mesmo que não sejam curativas, o paciente passa a cobrar do médico decisões e orientação.

Relação com familiares e cuidadores

Fator que exerce grande influência na relação médico-paciente é a *relação com familiares e cuidadores*. Há, na prática clínica, tanto entes próximos que atuam em aliança terapêutica com o médico e o paciente, agindo em consonância e auxiliando as medidas terapêuticas propostas, quanto os que dificultam o estabelecimento de uma boa relação médico-paciente, os quais, muitas vezes, fazem com que o ambiente domiciliar não esteja propício ao desenvolvimento da terapia indicada, ou mesmo não ofereçam o suporte psicossocial necessário para que o paciente enfrente a doença e o tratamento de modo tranquilo e adequado. É importante que o médico reconheça o importante papel da família para o sucesso terapêutico, a fim de que não sejam poupados esforços para certificar a compreensão dos familiares quanto aos aspectos da consulta, garantindo aliados imprescindíveis na assistência ao paciente.

Mais uma vez, são necessárias serenidade e segurança para tomar decisões ou compartilhá-las com outros médicos, geralmente especialistas de áreas específicas.

O paciente percebe quando não há possibilidades terapêuticas, mesmo que as informações e os resultados da investigação diagnóstica sejam omitidos ou atenuados. Assim, quase inevitavelmente, o paciente entra na fase de *depressão*. Nessa fase, o paciente costuma questionar sua vida, seus valores, seus desejos. Manifesta desinteresse por questões que lhe eram importantes, como negócios, projetos de vida e problemas familiares. A revolta e a raiva costumam dar lugar a sentimentos de grande perda. O paciente pode manifestar o desejo de ficar só, conversar menos e até entrar em profundo silêncio.

Certamente, não é fácil a relação com o paciente nesse momento. Nessa fase, a presença de um médico, de preferência o clínico que vem acompanhando o paciente há mais tempo e que saiba compreender o que ele está passando, é decisiva para o alívio de suas angústias. Nunca é necessário dizer palavras duras. Dizer a verdade, ou melhor, toda a verdade, quase nunca é necessário. Em contrapartida, enganar o paciente com falsa esperança também não se justifica. O clínico precisa ter vivência para saber como se conduzir nesses momentos. Competência técnica sempre é necessária na prática médica, mas, em alguns momentos, é necessário colocar as qualidades humanas acima de tudo.

A última fase observável em pacientes com doença em fase terminal que foram passando pelas outras fases é a de *aceitação*. É uma vivência que só pode ser compreendida em sua plenitude por quem passou por essa situação ou a viveu muito de perto, seja como médico, amigo ou familiar. A essência da aceitação é o encontro do paciente com seu mundo interior. Perceber a realidade não é desistir da luta ou sentir-se derrotado. Quando isso acontece, o paciente ameaça ou atenta contra a própria vida. A aceitação é a plena consciência de um fato – a morte próxima – como parte de seu ciclo vital. O clínico pode ter uma participação importante nessa fase. Primeiro, assumindo que é sua obrigação como médico permanecer ao lado do paciente, mesmo sabendo que a "ciência médica" nada mais tem a oferecer para recuperar a sua saúde. Seu objetivo principal passa a ser envidar esforços para alívio do sofrimento, usando todos os recursos que a medicina dispõe para isso. Saber usar analgésicos e outras medidas paliativas é um dos grandes trunfos de que se deve lançar mão (ver Capítulo 7, *Cuidados Paliativos*).

Vale ressaltar que nem sempre as fases se sucedem nessa ordem. Há tanto a possibilidade de o paciente não vivenciar determinada fase quanto a de, em vez de avançar em direção à aceitação, regredir às fases de negação ou raiva. É necessário o reconhecimento de cada uma delas para que o médico adote atitudes mais adequadas em relação ao momento pelo qual o paciente está passando, e para que o auxilie a alcançar a fase de aceitação da melhor maneira possível.

Novos aspectos da relação médico-paciente

Nos últimos anos, os avanços tecnológicos vêm modificando a dinâmica da relação médico-paciente. Do ponto de vista do médico, as revistas científicas e a literatura médica eram de difícil acesso, demoravam a circular e já estavam muitas vezes desatualizadas quando chegavam ao alcance do profissional.

Do ponto de vista do paciente, as informações acerca das doenças chegavam a eles apenas por rádio e TV, em pequena monta. Nos dias atuais, com o advento da *internet*, as informações inundam o cotidiano da maioria da população. É grande e crescente o número de usuários das redes sociais (médicos e pacientes) que tem utilizado esse tipo de recurso para buscas relacionadas com a saúde e também para tudo que se refere à saúde, incluindo a formação dos médicos, medicamentos, hospitais e planos de saúde. As facilidades de acesso a um sem número de informações trouxeram uma nova realidade à relação entre o médico e o paciente.

O médico precisa estar cada vez mais atualizado em relação aos conceitos e condutas, para que consiga discutir os casos com o novo tipo de paciente, o "paciente expert", que muitas vezes já consultou o "Dr. Google" e chega ao encontro clínico munido de dados sobre diagnóstico, exames e tratamentos. A anamnese passou a ser mais um diálogo do que um relato, como se fazia antes da internet.

Contudo, apesar de todo o avanço tecnológico, a pedra angular da medicina continua sendo o exame clínico. Os recursos disponíveis só são aplicados em sua plenitude e com o máximo de proveito quando se parte de um exame clínico bem-feito. O "Dr. Google" apresenta ao paciente apenas informações genéricas, não individualizadas, nem sempre corretas, de forma que somente o médico é capaz de reunir os dados e realizar o raciocínio clínico apropriado.

Ainda nesse contexto, é importante ressaltar que, em virtude do uso deliberado de meios eletrônicos de comunicação, tornou-se inevitável a disseminação de informações falsas e mentirosas, muitas vezes para se tirar proveito financeiro, e isso vem se tornando uma fonte de conflitos e uma ameaça à saúde pública.

As *fake news* apresentam-se como um desserviço a toda a população, e é papel dos profissionais de saúde a divulgação de informações de cunho científico verdadeiro.

Medicina de excelência só é possível se o exame clínico for excelente

- Clínico é todo médico, especialista ou não, que atua em contato direto com pacientes, tomando decisões diagnósticas e terapêuticas
- A relação médico-paciente está na essência da prática médica, e dela pode depender o sucesso ou o fracasso de medidas terapêuticas
- Para entender o relacionamento com o paciente, é necessário ter uma boa compreensão dos mecanismos psicodinâmicos envolvidos nesse processo
- A teoria balintiana debruça sobre os preceitos da relação médico-paciente, e seu conhecimento atua como ferramenta para se estabelecer uma relação bem-sucedida do clínico com o paciente
- O médico que sabe estabelecer aliança terapêutica com o paciente obtém melhores resultados com qualquer tipo de tratamento (o "médico como droga")
- Adesão do paciente a tratamento longo ou contínuo depende diretamente de uma boa relação médico-paciente
- A relação médico-paciente nasce, cresce ou morre durante a realização do exame clínico, que continua sendo a base da prática médica
- As relações médico-família e médico-cuidador são adjuvantes imprescindíveis para o desenvolvimento de um ambiente domiciliar propício à adesão do paciente ao tratamento medicamentoso e não medicamentoso, além de auxiliar no suporte psicossocial necessário para o melhor enfrentamento do processo de adoecimento
- Apesar de todo o avanço tecnológico, a pedra angular da medicina continua sendo o exame clínico.

Em um dado momento, resta ao clínico reconhecer as limitações da medicina, pondo sua condição humana e a do paciente acima de tudo. Assim fazendo, a relação médico-paciente alcança suas raízes mais profundas, certamente as mesmas que fizeram florescer a profissão médica desde o seu nascimento.

Devido à pandemia da Covid-19, a Lei nº 13.989, de 15 de abril de 2020, publicada no Diário Oficial da União, autorizou o uso da telemedicina enquanto durar a crise sanitária ocasionada pelo novo coronavírus. Em seguida, o Conselho Federal de Medicina estabeleceu normas éticas para sua utilização. Deve ficar bem claro que a telemedicina está autorizada neste momento em caráter emergencial e não substitui de forma completa o encontro clínico. Este precisa ser preservado, pelo fato de que, quando paciente e médico se encontram, em uma relação que não se compara a nenhuma outra, é quando se decide de maneira ideal o futuro de ambos.

BIBLIOGRAFIA

Balint M. The doctor, his patient and the illness. 2. ed. Pitman Paperbooks; 1957.

Branco RFGR. A relação com o paciente: teoria, ensino e prática. Rio de Janeiro: Guanabara Koogan; 2004.

Branco RFGR, Cantarelli GCF, Freitas FGM. Grupos Balint. In: tratado de medicina de família e comunidade. 2. ed. Artmed, 2019.

De Nucci G. Tratado de farmacologia clínica. Rio de Janeiro: Guanabara Koogan; 2021.

Kubler-Ross E. Morte, estágio final da evolução. Rio de Janeiro: Record; 1984.

Moseley JB, O'Malley K, Petersen NJ et al. A controlled trial of arthroscopic surgery for osteoarthritis of the knee. N Engl J Med. 2002;347(2):81-8.

Porto CC, Branco RFGR, Cantarelli GCF et al. Iniciação ao exame clínico. 8. ed. Rio de Janeiro: Guanabara Koogan; 2017.

Porto CC, Branco RFGR, Cantarelli GCF et al. Relação médico-paciente. In: Porto CC. Semiologia médica. 8. ed. Rio de Janeiro: Guanabara Koogan; 2019.

Porto CC. O clínico e as doenças do coração. In: Porto CC. Doenças do coração. Prevenção e tratamento. 2. ed. Rio de Janeiro: Guanabara Koogan; 2005.

Smailhodzic E, Hooijsma W, Boonstra A et al. Social media use in healthcare: a systematic review of effects on patients and on their relationship with healthcare professionals. BMC Health Services Research. 2016;16:442.

2

O Clínico e a Saúde Coletiva

Marco Tulio Antonio García-Zapata • Leticia Mara Conceição Aires • Leonardo Rocha-Carneiro García-Zapata • Elisa Franco de Assis Costa • Isadora Crosara Alves Teixeira • Celmo Celeno Porto

INTRODUÇÃO

Primeiramente, deve-se partir da premissa de que ser médico implica prática social que precisa ser refletida e contemporizada, colocando os saberes e as técnicas para além do modelo

Aspectos históricos

No que se refere à saúde pública e à saúde coletiva, há diversas instituições de pesquisa, ensino e prestação de serviços que as reconhecem como pertencentes à mesma área, ou seja, ambas têm significados equivalentes. No entanto, em 1979, na Associação Brasileira de Pós-Graduação e Saúde Coletiva (ABRASCO) surgiu o nome *saúde coletiva* como um espaço de crítica à *saúde pública*.

Contudo, embora a saúde da coletividade tenha sido sempre objeto de intervenções, foi Rosen, em 1980, que demonstrou o momento que a consolidação dos Estados, o mercantilismo e o absolutismo das populações passaram a ser considerados uma riqueza a ser preservada e multiplicada, surgindo, então, o papel do poder público ao conhecer as condições de vida dessa população para promover o crescimento e a saúde da população.

Historicamente, essa corrente surgiu em 1687, quando William Petty criou o "Conselho de Saúde" de Londres, concomitante com a organização da "Polícia Médica", que expressava a responsabilidade do Estado pela definição de leis e regulamentos sobre a saúde das pessoas; mais tarde, essa proposta teve continuação com a institucionalização da higiene na França, que, no desdobramento em conjuntura com a radicalização política, surgiu o movimento de *Medicina Social*, e na evolução, na chegada aos EUA, resultou na criação do Departamento Nacional de Saúde.

No Brasil, nos primórdios da República, na época de Oswaldo Cruz, com as medidas de saneamento voltadas à febre amarela, as campanhas se institucionalizaram, e, seguindo o modelo norte-americano, foi criado o "Serviço Especial de Saúde Pública" (Fundação SESP), em circunstâncias que a assistência médica individual se desenvolvia sem articulação com a saúde pública.

Toda essa concatenação de movimentos político-ideológicos, com inspiração na medicina social, deu origem à criação da saúde coletiva no Brasil. Nesse ínterim, surgiram outros movimentos acadêmicos educativos gerados nos EUA e expandidos para a América Latina que partiram de uma *medicina preventiva* (acadêmica) para uma *medicina comunitária* (populacional).

Nessa nova visão, o médico não fica aprisionado nos estreitos limites das ciências biológicas, restrito ao ato de cuidar de pacientes. Assim, seu campo de ação passa a incluir todos os aspectos relacionados com o processo saúde-doença, assumindo a missão de integrar a saúde em seu conceito individual com os outros componentes que recebem a designação de saúde coletiva.

biomédico e valorizando a sabedoria prática no exercício da medicina; ou seja, na lógica aristotélica, seria cumprir a função professada de uma maneira integral à realidade da saúde do indivíduo.

Formam-se médicos com uma ampla visão da profissão, integrando conhecimentos científicos, qualidades humanas, espírito crítico e reflexivo, com capacidade de intervir tanto nos diferentes níveis de atenção de saúde quanto no enfoque individual e coletivo. Todavia, há limitações para efetivação de uma prática ampliada e integral nos diversos cenários de saúde. Para isso, é necessária a reorganização no Sistema de Saúde para que se propicie espaços de execução da sua prática em conjunto com as equipes que nele atuam.

Nesse contexto, o papel do médico, independentemente da especialidade, é fundamental na busca de universalidade, equidade e integralidade, visando à saúde e à qualidade de vida de seus pacientes. Para tanto, o papel do *clínico* vai além do atendimento rotineiro dos pacientes, pois é indispensável estar preparado e motivado para atuar na promoção da saúde, na prevenção, em busca permanente de um *diagnóstico eficiente e precoce* para o correto manejo terapêutico, seja adulto (internista) ou criança/adolescente (pediatra/hebiatra), da mesma maneira que o *cirurgião*, ao avaliar os riscos da intervenção da técnica cirúrgica e os benefícios, saberá decidir o que é melhor para cada paciente.

Sempre é salutar uma integração entre as especialidades de maneira a possibilitar um diálogo entre os pares sobre a dinâmica da saúde dos seus pacientes. O médico mais completo teria idealmente uma sapiência racional e equilibrada entre a clínica, o laboratório, a epidemiologia e a decisão cirúrgica.

O CLÍNICO E O SANITARISTA

O *clínico* é o médico que atua principalmente na prevenção, diagnóstico e orientação do manejo terapêutico de adolescentes, adultos e idosos.

Em vários países do mundo, é considerado o líder ou a peça fundamental, devido à amplitude e profundidade de seus conhecimentos científicos, que dinamiza, desenvolve e mantém um diálogo permanente e atitudes de competência profissional com os diversos componentes das equipes de saúde. No Brasil, ainda há muita ambiguidade entre os termos clínico, clínico geral e até mesmo médico de família ou simplesmente médico.

Quando se diz que um médico é um clínico, pode-se referir ao seu método de avaliação do paciente. Ao longo da história, com o avanço do conhecimento, a medicina sofreu progressiva especialização. Portanto, o clínico começa a perder valor, pois o ser humano é "fatiado", só se veem "órgãos" e não mais pacientes. Com o avanço científico, há, ainda, a incerteza e a complexidade do paciente real, o que reforça a importância pragmática na formação de todos os médicos, com firmes atitudes clínicas e que trabalhem com contrastes e limites. Por tal motivo, para ensinar medicina, é necessário assumir essa forma de ser e de olhar.

O papel do clínico, especialista ou não, é necessário e transcendente e precisa ser revalorizado. Há cada vez menos clínicos e, portanto, menos professores de Clínica Médica, o que compromete o seu ensino. Situação semelhante está acontecendo com a deficiência e a falta de interesse na formação dos médicos de família. Esta situação precisa ser revertida para que um sistema de saúde funcione adequadamente.

O *sanitarista* é o profissional com formação adequada para trabalhar com as questões políticas e sociais da saúde, incluindo planejamento e avaliação de programas de saúde.

Atua ainda em práticas coletivas de proteção de saúde, seja dentro do campo da saúde pública ou coletiva.

A *saúde pública* (Figura 2.1) consiste em um conjunto de ações e serviços de caráter sanitário, cujo objetivo é prevenir ou combater doenças ou quaisquer outros cenários que coloquem em risco a saúde da população. Como é dever do estado assegurar serviços e políticas voltadas para a promoção da saúde e bem-estar da população, o termo "saúde pública" é consideravelmente mais conhecido e utilizado que o termo "saúde coletiva".

A *saúde coletiva* (Figura 2.2) consiste em um movimento sanitário de caráter social que surgiu no Sistema Único de Saúde (SUS). Caracteriza-se pela integração das ciências biológicas, humanas e sociais com as políticas de saúde pública. Identifica variáveis de cunho social, econômico e ambiental que possam atuar no desenvolvimento de cenários de epidemia em determinada região, por meio de projeções feitas pela associação dos dados socioeconômicos.

A saúde coletiva não é restrita às instituições públicas – apresenta também aplicações dentro da iniciativa privada.

Toda saúde pública é coletiva, mas nem toda saúde coletiva é pública. Pode se afirmar que o planejamento da saúde pública é mais amplo que o da saúde coletiva, além de dispor de mais recursos do estado, ao passo que a saúde coletiva é planejada de acordo com as particularidades de cada região, tornando-se mais funcional, em especial no aspecto preventivo.

O CLÍNICO E AS ESTRATÉGIAS DE DETECÇÃO

As atividades do clínico, especialista em alguma área da medicina ou não, são muito amplas e complexas, sendo salutar que sempre estejam integradas com o sanitarista, pois englobam cuidados primários com práticas clínicas, rastreamento, *triagem* e *diagnóstico*, *intervenções preventivas precoces* baseadas em evidências e engajadas na promoção da saúde e nas diversas atividades de saúde pública, vigilância populacional, controle de doenças, promoção da saúde e ações baseadas em determinantes sociais da saúde, que serão a base para a geração de políticas de saúde e que facilitam e aperfeiçoam a capacidade da atenção primária para funcionar em um sistema de saúde organizado em todos os níveis de cuidados (Figura 2.3).

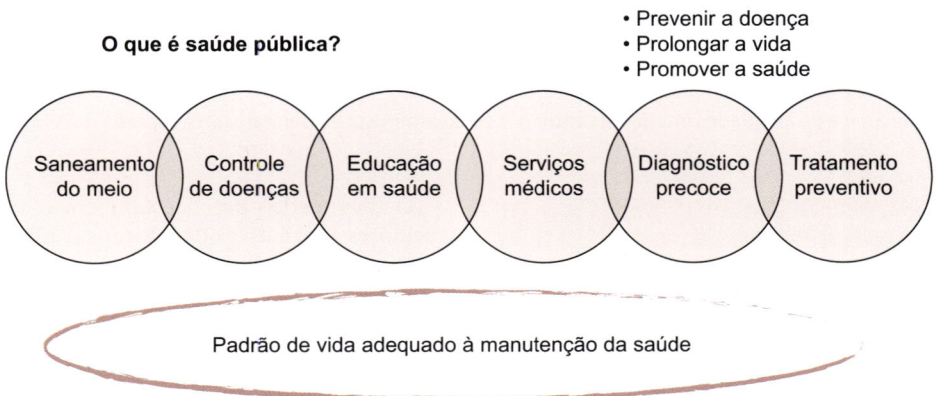

Figura 2.1 Papel e significado de saúde pública. (Adaptada de Winslow, 1920.)

Conhecimento em saúde e em saúde coletiva

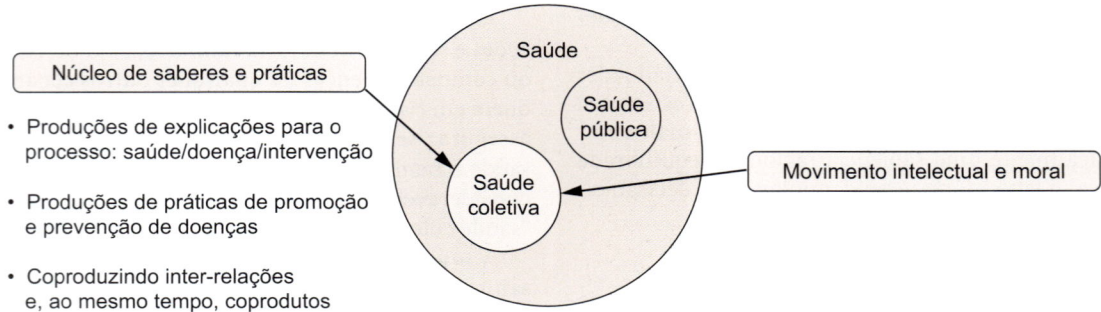

Figura 2.2 Espectro do conhecimento em saúde coletiva. (Adaptada de Campos, 2000.)

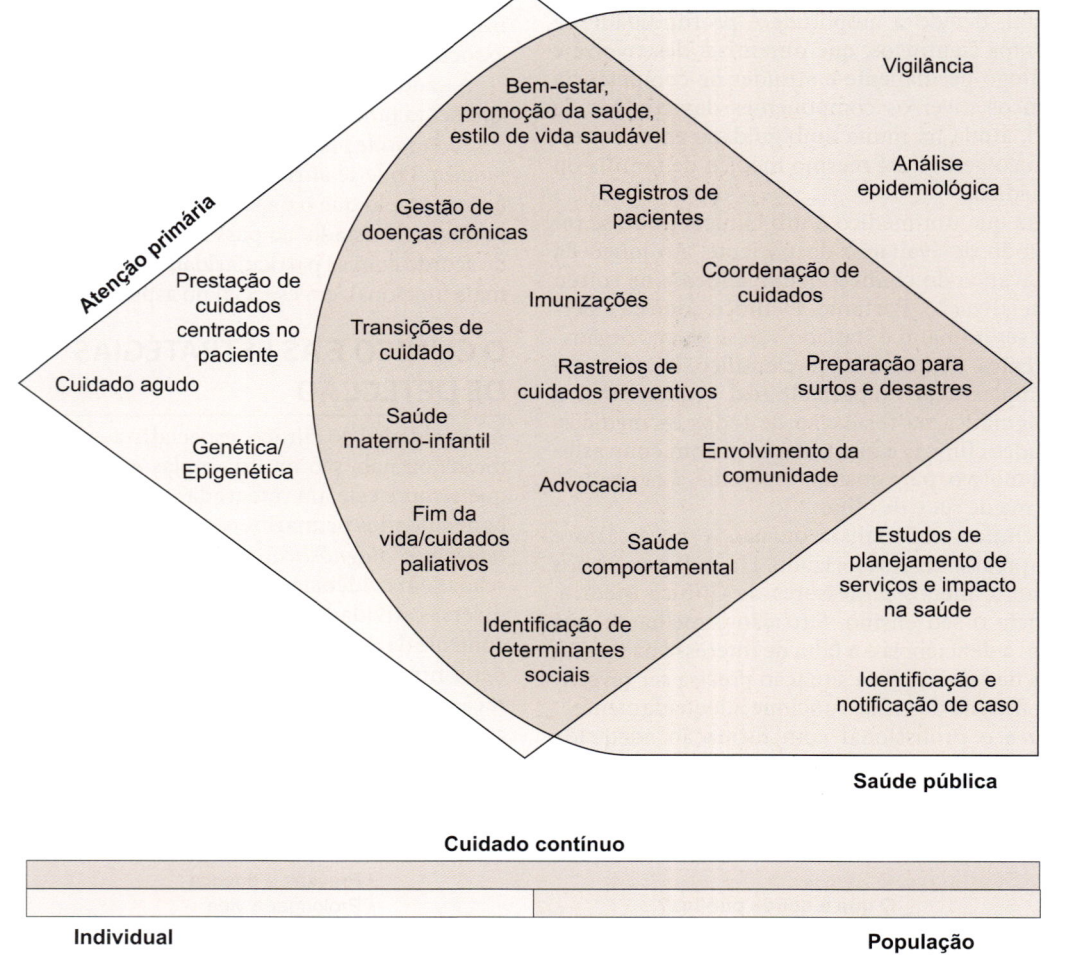

Figura 2.3 Proposta da dinâmica de atividades integradas entre o médico internista e o sanitarista. (Adaptada de American Academy of Family Physicians, 2019.)

O encontro clínico e a saúde individual e coletiva

O encontro do médico com o paciente – presencial, um diante do outro, olho no olho – em um diálogo sincero, respeitoso e de empatia é a melhor estratégia para cuidar da saúde individual, ao mesmo tempo que atua na saúde coletiva, tendo em vista que, naquele momento, ambos estão vivenciando o elo mais forte da relação médico-paciente, em que se encontra a essência da medicina de excelência.

O diagnóstico precoce também é considerado uma das melhores alternativas para alcançar níveis terapêuticos curativos e visa detectar uma doença em estágios iniciais. Baseia-se em duas estratégias: o exame clínico e o rastreamento. O reconhecimento de fatores de risco (*i. e.*, a intervenção antes do aparecimento de uma doença) constitui umas das estratégias mais eficazes.

É responsabilidade dos gestores e dos profissionais de saúde aliar as ações de detecção precoce com garantia de comprovação diagnóstica e medidas terapêuticas em tempo oportuno.

O *diagnóstico precoce* objetiva identificar pessoas com sinais e sintomas iniciais de uma determinada doença. Trata-se de uma estratégia que possibilita o início de terapias efetivas com maior probabilidade de bons resultados que alterarão a evolução e o prognóstico. Válido para todas as doenças transmissíveis ou degenerativas, agudas ou crônicas, e deve ser uma das metas dos profissionais que atuam na atenção primária.

O diagnóstico precoce utiliza duas técnicas distintas: rastreamento e triagem.

O *rastreamento* é uma ação dirigida a uma população assintomática, aparentemente sadia, e cujo intuito é identificar a doença em sua fase pré-clínica. Qualquer método de rastreamento só deve ser recomendado para a população após a sua eficácia ter sido comprovada por meio de estudos científicos. O Ministério da Saúde do Brasil restringe essa metodologia para os cânceres de mama e de colo de útero, embora possa ser útil também em outras patologias.

O diagnóstico precoce pode ser realizado com outro método chamado "triagem". A finalidade da *triagem* é separar ou selecionar indivíduos sintomáticos ou assintomáticos, portadores de uma determinada doença ou agravo. Ela pode ser *clínica*, ou seja, ocorrer por meio de anamnese e/ou exame físico, ou *laboratorial*.

O método laboratorial deve ter elevada sensibilidade, de tal maneira que separe todos os possíveis indivíduos suspeitos dessa doença. Contudo, não são muito confiáveis (em decorrência dos "falso-positivos"), sendo necessário associar técnicas de maior especificidade ou padrão-ouro que

Clínica *versus* diagnóstico laboratorial

Para o estabelecimento de um diagnóstico eficiente, deve-se partir do conceito bem arraigado de que o exame clínico é *fundamental*. Assim, o médico, além de seu domínio na avaliação anamnésica e do exame físico de seu paciente, deve ter conhecimento de fisiopatologia, etiopatogênese, ecobioepidemiologia e distribuição geográfica da doença a ser diagnosticada. Assim, ele saberá indicar com racionalidade o teste laboratorial a ser executado. Contudo, é necessário lembrar-se sempre de que o *diagnóstico laboratorial* é um exame complementar que orienta, confirma, sugere ou define o prognóstico de uma determinada doença ou agravo. Em outras palavras, laudo de exame complementar não é "decisão diagnóstica"; esta é prerrogativa e responsabilidade legal e ética do médico, que dispõe de dados obtidos no exame do paciente.

consigam, indiscutivelmente, confirmar a doença. Tal metodologia é muito utilizada em inquéritos de grandes populações (p. ex., diante do surgimento de surtos), em virtude do custo-benefício e das facilidades logísticas na execução (p. ex., testes rápidos), para o estabelecimento do perfil epidemiológico de determinada doença ou, ainda, pelo fato de, em determinadas situações, não ser possível ou não se dispor de uma técnica confirmatória.

A Figura 2.4 apresenta as diferenças entre precisão e exatidão do exame laboratorial.

O clínico, o SUS e os planos de saúde

No SUS, a atenção primária está na base do sistema de saúde, e as atividades do clínico na saúde coletiva estão claramente

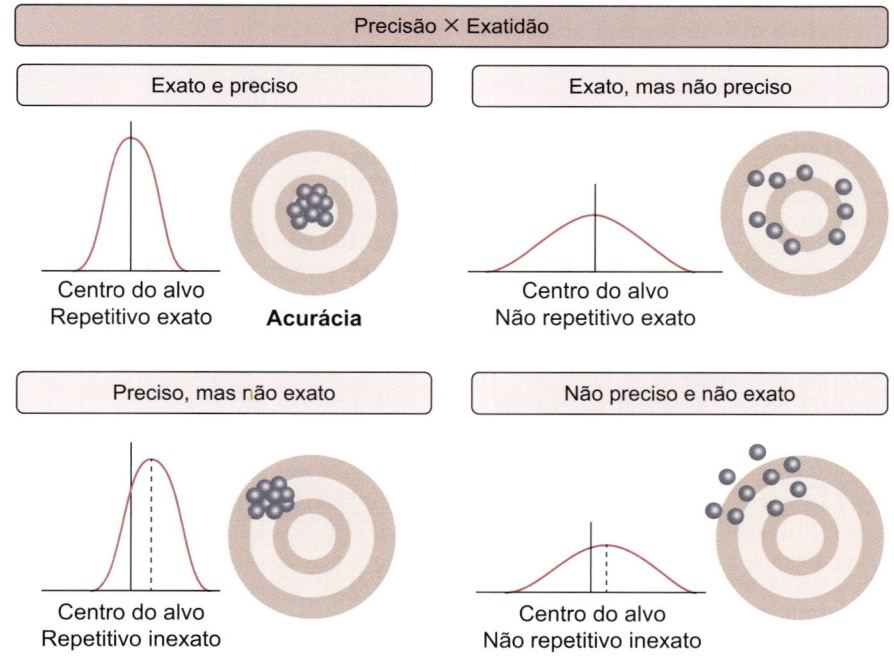

Precisão:
Grau de concordância entre valores apurados, obtidos por medições repetidas no mesmo ponto.
Exatidão:
Grau de concordância entre um valor medido e um valor de referência.

Figura 2.4 Diferenças entre precisão e exatidão do exame laboratorial. A precisão reflete o grau de concordância entre valores apurados obtidos por medições repetidas do mesmo ponto. A exatidão reflete o grau de concordância entre um valor medido e um valor de referência. (Adaptada de García-Zapata, 2020.)

estabelecidas em promoção da saúde, prevenção das doenças e na prestação de cuidados primários aos pacientes matriculados nas unidades básicas e serviços equivalentes, mesmo que tenham em sua estrutura particularidades como nos casos das unidades de pronto atendimento de ambulatórios de especialidades.

A Figura 2.5 apresenta o nível de validade do teste.

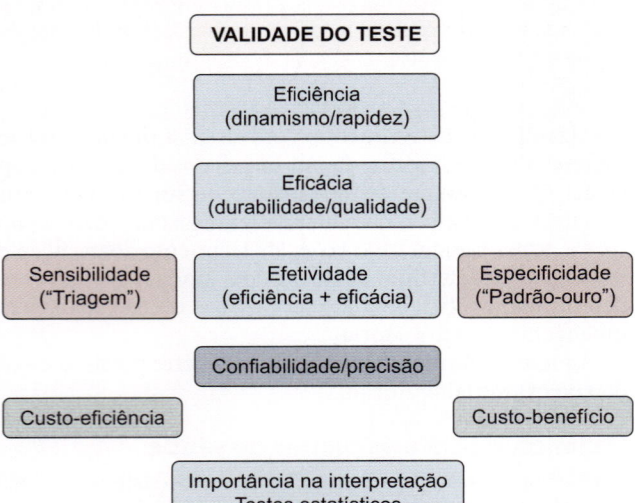

Figura 2.5 Validade do teste.

Notificação compulsória

Obrigatória a todos os profissionais de saúde – médicos, enfermeiros, odontólogos, médicos-veterinários, biólogos, biomédicos, farmacêuticos e outros no exercício da profissão –, bem como a responsáveis por organizações e estabelecimentos públicos e particulares de saúde e de ensino.

Trata-se da notificação obrigatória de doenças, agravos e eventos de saúde pública constantes nas Portarias nº 204 e 205, de fevereiro de 2016, do Ministério da Saúde.

A ocorrência de casos novos de uma doença (transmissível ou não) ou agravo (inusitado ou não), passível de prevenção e controle pelos serviços de saúde, indica que a população está em risco e pode representar ameaças à saúde e precisam ser detectadas e controladas ainda em seus estágios iniciais.

Além disso, alguns eventos ambientais e doenças ou morte de determinados animais também se tornaram de notificação obrigatória.

As doenças, os agravos e os eventos devem ser notificados às Secretarias Municipais de Saúde em, no máximo, 24 horas. As notificações podem ser feitas à Vigilância Epidemiológica dos Distritos Sanitários em horário comercial durante a semana, inclusive fins de semana e feriados, e após às 18 h no Plantão da Epidemiologia.

A notificação compulsória é um componente essencial em saúde pública porque costuma ser o elo inicial de uma corrente que vai resultar em reconhecimento de epidemias e na tomada de medidas sanitárias coletivas.

Importante salientar que 70% da população brasileira – em torno de 150 milhões de pessoas e, em algumas regiões, quase 100% – são usuários do SUS e dependem dele para assistência à saúde, fato que permite enquadrar todos os médicos que dele participam em uma mesma proposta de trabalho no que diz respeito à integração entre o atendimento individual dos pacientes e a saúde coletiva.

O mesmo raciocínio não se aplica, atualmente, aos usuários de planos de saúde ou dos que dispõem de seguro para cobertura dos gastos. Isso porque esse contingente da população, cerca de 30%, entra no sistema de saúde em serviços de emergência e urgências privados ou atendimentos por especialistas. Nessas condições, as relações entre saúde individual e saúde coletiva ficam parcial ou totalmente desconectadas. Modificações desse panorama dependem de profundas alterações na estrutura de atendimento dos planos de saúde, representadas principalmente pela maneira de entrar no sistema de saúde, ou seja, o estabelecimento de cuidados primários como base do atendimento pelos médicos que atendem por tais planos.

O cirurgião na saúde pública

A cirurgia está no final do espectro do modelo curativo clássico. Contudo, intervenções cirúrgicas precoces podem ocupar lugar de destaque na área de saúde coletiva, o que demonstra a necessidade de participação de todos os profissionais na saúde coletiva.

Na atenção básica, a atuação do clínico é fundamental na *prevenção dos fatores de risco* e na *proteção*, bem como, sobretudo, no *diagnóstico precoce* de doenças potencialmente cirúrgicas. O profissional deve estar preparado para identificar, por meio da anamnese e do exame clínico, os casos suspeitos e referenciá-los, o mais breve possível, para a atenção especializada, em que o *cirurgião* viabilizará a investigação diagnóstica final e tomará a decisão do procedimento a ser executado, dentro das unidades ambulatoriais e hospitalares, que ofertam serviços adequados para sua realização.

As ações cirúrgicas são essenciais para prevenção de incapacidades crônicas e mortalidade. Muitas vezes, consistem na única solução para evitá-las em casos de lesões, acidentes de trânsito, queimaduras, catástrofes, violência doméstica, complicações obstétricas, ortopédicas, neurocirúrgicas, condições abdominais e não abdominais de emergência e outras que possam afetar de modo significativo a qualidade de vida.

O acesso aos serviços especializados deve ser baseado em protocolos de regulação gerenciados pelas Secretarias Estaduais e Municipais de Saúde, às quais compete organizar o atendimento dos pacientes na rede assistencial, definindo os estabelecimentos para os quais os pacientes que precisam de cuidados especializados, secundários ou terciários deverão ser encaminhados.

Contudo, como os serviços cirúrgicos essenciais, nem sempre estão garantidos. É fundamental que o *binômio clínico-cirurgião* atue de forma racional e integrada, tentando aperfeiçoar o acesso e a regulação ao SUS, com eficiência e qualidade na avaliação e manejo dos pacientes.

BIBLIOGRAFIA

American Academy of Family Physicians. Integration of primary care and public health (position paper). Leawood: American Academy of Family Physicians; 2015. Disponível em: https://www.aafp.org/about/policies/all/integprimarycareandpublichealth.html. Acesso em: 27 nov 2019.

Campos GWS. Papel da rede de atenção básica em saúde na formação médica. Diretrizes Cadernos da ABEM. 2007;3:6-10.

Campos GWS. Saúde Pública e saúde coletiva: campo e núcleo de saberes e práticas. Sociedade e Cultura. 2000;1-2(3):51-74.

Favoretto CAO. A prática clínica e o desenvolvimento do cuidado integral à saúde no contexto da atenção primária. Rev APS. 2008;11(1):100-8.

Grupo de Estúdios en Medicina Interna y Salud Pública, Sociedad Médica de Santiago/Sociedad Chilena de Medicina Interna. Medicina interna y salud pública: claves para una relación virtuosa. Rev Med Chile. 2009;137:1096-8.

Hafner MLMB. A formação médica e a clínica ampliada: resultados de uma experiência brasileira. Ciênc Saúde Coletiva [online]. 2010;15(suppl. 1):1715-24.

Issa AHTM, Garcia-Zapata MTA, Dutra ACF et al. Fatores influenciadores na escolha pela Medicina da família, segundo estudantes em uma região neotropical do Brasil. Rev Educação em Saúde. 2017;5(2):56-65.

Lurie N, Fremont A. Building bridges between health care and public health: a critical piece of the health reform infrastructure. JAMA. 2009;302(1):84-6.

Machado LJC, Chaimowicz F, Guimarães MMM. Quem é e o que deveria fazer o clínico no Brasil: conceito, história e identidade. Rev Médica Minas Gerais. 2016;26:1-7.

Porto A. Conceito, limites e formação. Acta Méd Portuguesa. 1993;6:499-500.

Souza LEPF. Saúde pública ou saúde coletiva? Rev Espaço para a Saúde. 2014;15(4):7-21.

Winslow C-EA. The untilled fields of public health. Science. 1920;1306(51):22-33.

3
O Clínico e o Adolescente

Eliane Terezinha Afonso ◆ Elisa Oliveira Dafico Pfrimer ◆ Flávio Henrique Alves de Lima

INTRODUÇÃO

Crescente interesse pelo estudo e conhecimento da adolescência tem sido observado no Brasil e no mundo. É inegável a importância demográfica dessa faixa etária estimada em cerca de 16% da população mundial ou 1,2 bilhão de pessoas entre 10 e 19 anos (UNICEF, 2016), enquanto, no Brasil, constitui aproximadamente 14,8% da população, cerca de 30 milhões de adolescentes (IBGE, 2019).

Aliado a esse fator, uma maior vulnerabilidade e a exposição a riscos verificadas nesse ciclo da vida predispõem os adolescentes a problemas de saúde específicos e de alta gravidade, com significativo impacto na saúde individual e coletiva.

Para efeitos práticos, foram adotados os limites cronológicos da adolescência propostos pela Organização Mundial da Saúde (OMS), ou seja, dos 10 aos 19 anos. Todavia, reconhecendo a maior vulnerabilidade do grupo de 15 a 24 anos, a OMS considera também o conceito de juventude, e estende a especificidade do atendimento em saúde à faixa etária de 10 a 24 anos.

ATENÇÃO À SAÚDE DO ADOLESCENTE

O acentuado e complexo processo de maturação corporal e o desenvolvimento psicossocial vivenciado pelos adolescentes conferem a essa faixa etária um momento especial da vida, com demandas específicas na atenção à saúde.

No cenário atual da assistência à saúde, observa-se que grande parte do atendimento do adolescente é realizada por clínicos gerais ou por médicos de diferentes especialidades, e não por pediatras.

O pequeno número de médicos especializados e com disponibilidade para atender o adolescente tem gerado preocupação nos setores competentes do Ministério da Saúde e de sociedades científicas como a Sociedade Brasileira de Pediatria. A capacitação de um número maior de médicos para o atendimento do adolescente certamente contribuirá para a mudança dessa realidade. Contudo, de imediato, é importante fornecer os conhecimentos básicos a todos os alunos dos cursos de graduação em medicina e aos médicos em fase de especialização para uma adequada atenção à saúde do adolescente (Quadro 3.1).

MODIFICAÇÕES BIOLÓGICAS

Uma das principais modificações é o chamado "estirão da puberdade", que é a fase de grande crescimento físico, principalmente do esqueleto, mas também de todos os tecidos e órgãos do corpo, com exceção do tecido linfoide, que involui.

Quadro 3.1 Conhecimentos básicos e habilidades para atendimento do adolescente.

- Principais mudanças que ocorrem no âmbito biológico na adolescência
- Particularidades do desenvolvimento psicossocial que conferem o caráter de maior vulnerabilidade peculiar a esse grupo
- Princípios da consulta médica na adolescência e de uma relação médico-paciente diferenciada. O adolescente como foco da atenção
- Aspectos éticos que permeiam a atenção ao adolescente
- Situações e patologias mais frequentes na adolescência. Atuação na assistência, na prevenção e na promoção da saúde
- Habilidade ou disponibilidade para atender adolescentes
- Habilidade para trabalhar interdisciplinarmente e/ou em equipe multiprofissional

Outra modificação corporal importante é a maturação sexual, consubstanciada no aparecimento e desenvolvimento dos caracteres sexuais secundários e na capacidade reprodutiva. Há amplas variações individuais, determinadas especialmente por fatores genéticos, tanto em relação à idade do início da puberdade quanto à sua magnitude e duração. É necessário conhecer os estágios de Tanner da maturação sexual, os quais possibilitam uma avaliação adequada do desenvolvimento físico do adolescente.

No sexo feminino, os estágios de Tanner baseiam-se no desenvolvimento mamário e nos pelos pubianos (Figuras 3.1 e 3.2); no sexo masculino, nos pelos pubianos e órgãos genitais (Figuras 3.3 e 3.4).

Para o acompanhamento do crescimento estatural, é fundamental conhecer a relação entre o estirão e a maturação sexual; isso porque o grande crescimento físico nesta fase da vida relaciona-se muito mais com a maturação sexual do que com a idade cronológica. Portanto, a velocidade de crescimento esperada ou estimada por ano depende do estágio de maturação sexual observado para ambos os sexos (Figura 3.5).

No sexo feminino, o estirão ou aceleração do crescimento ocorre nas fases iniciais da puberdade, enquanto, no sexo masculino, ocorre mais tarde, no estágio 3 de Tanner (ver Figura 3.5). A *velocidade* de crescimento deve ser monitorada minimamente a cada 4 meses na fase de crescimento puberal.

O Quadro 3.2 pontua os sinais de alerta que devem ser observados a partir do desenvolvimento puberal.

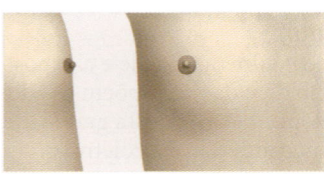

M-1
Mama infantil, com elevação somente da papila.

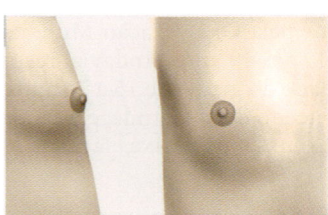

M-2
Broto mamário: aumento inicial da glândula mamária, com elevação da aréola e papila, formando uma pequena saliência.
Aumenta o diâmetro da aréola, e modifica-se sua textura.

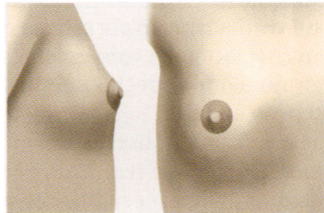

M-3
Maior aumento da mama e da aréola, mas sem separação de seus contornos.

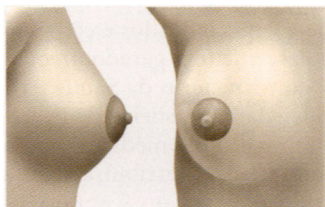

M-4
Maior aumento da mama e da aréola, sendo que esta agora forma uma segunda saliência acima do contorno da mama.

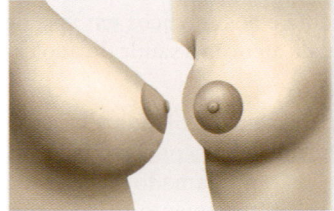

M-5
Mamas com aspecto adulto. O contorno areolar novamente incorporado ao contorno da mama.

Figura 3.1 Estágios do desenvolvimento mamário no sexo feminino (Tanner).

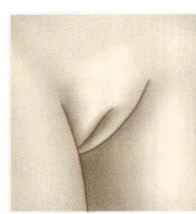

P-1
Ausência de pelos pubianos. Pode haver uma leve penugem semelhante à observada na parede abdominal.

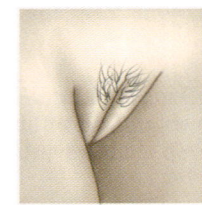

P-2
Aparecimento de pelos longos e finos, levemente pigmentados, lisos ou pouco encaracolados, ao longo dos grandes lábios.

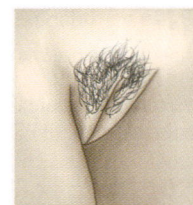

P-3
Maior quantidade de pelos, agora mais grossos, escuros e encaracolados, espalhando-se esparsamente pela sínfise púbica.

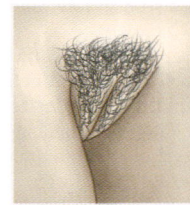

P-4
Pelos do tipo adulto, cobrindo mais densamente a região púbica, mas ainda sem atingir a face interna das coxas.

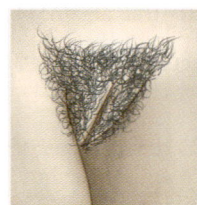

P-5
Pilosidade pubiana igual à do adulto, em quantidade e distribuição, invadindo a face interna das coxas, que assume tamanho e forma adulta.

Figura 3.2 Estágios do desenvolvimento dos pelos pubianos no sexo feminino (Tanner).

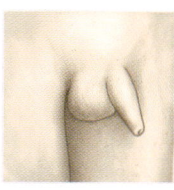
G-1
Pênis, testículos e escroto de tamanho e proporções infantis.

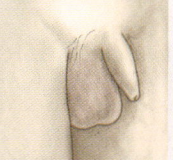
G-2
Aumento inicial do volume testicular (> 4 mℓ). Pele escrotal muda de textura e torna-se avermelhada.
Aumento mínimo ou ausente do pênis.

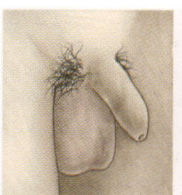
G-3
Crescimento peniano, principalmente em comprimento.
Maior crescimento dos testículos e do escroto.

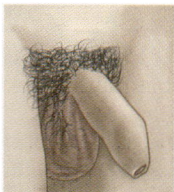
G-4
Continua o crescimento peniano, agora principalmente em diâmetro, e com maior desenvolvimento da glande.
Maior crescimento dos testículos e do escroto, cuja pele se torna mais pigmentada.

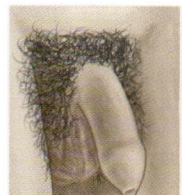
G-5
Desenvolvimento completo da genitália.

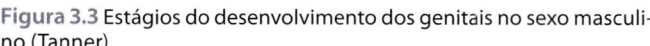

Figura 3.3 Estágios do desenvolvimento dos genitais no sexo masculino (Tanner).

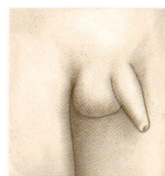
P-1
Ausência de pelos pubianos. Pode haver uma leve penugem semelhante à observada na parede abdominal

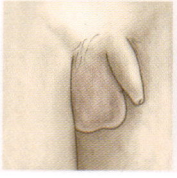
P-2
Aparecimento de pelos longos e finos, levemente pigmentados, lisos ou pouco encaracolados, principalmente na base do pênis.

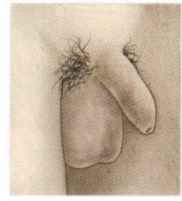
P-3
Maior quantidade de pelos, agora mais grossos, escuros e encaracolados, espalhando-se esparsamente pela sínfise púbica.

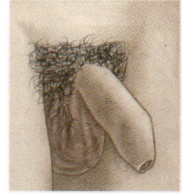
P-4
Pelos do tipo adulto, cobrindo mais densamente a região púbica, mas ainda sem atingir a face interna das coxas.

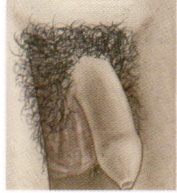
P-5
Pilosidade pubiana igual à do adulto, em quantidade e distribuição, invadindo a face interna das coxas, que assume tamanho e forma adulta.

Figura 3.4 Estágios do desenvolvimento dos pelos pubianos no sexo masculino (Tanner).

TRANSFORMAÇÕES PSICOSSOCIAIS DA ADOLESCÊNCIA

A fragilidade psíquica é uma importante característica da adolescência. Advém de vários fatores, sendo o mais relevante a necessidade da conquista de sua identidade, incluindo a sexual.

Ao mesmo tempo em que busca se tornar independente, separar-se de sua família, ainda necessita muito da proteção que ela oferece. Grande parte dos adolescentes atravessa essa fase sem graves problemas, devido, provavelmente, a uma infância sem grandes questões de ordem psíquica, uma vez que, à luz da teoria psicanalítica, a adolescência pode ser entendida como o resultado de vivências da infância que podem gerar dificuldades na adolescência.

Durante seu desenvolvimento psicológico, o adolescente vivencia os "lutos da adolescência", que são as perdas psíquicas marcantes, cuja elaboração se faz necessária para que a identidade adulta seja alcançada (Quadro 3.3).

No processo de elaboração dos lutos, o adolescente apresenta formas de atuação emocional e comportamental que, nessa fase, podem ser consideradas normais.

As expressões das atitudes e condutas podem variar em contextos culturais diferentes; no entanto, a essência é a mesma, resultando em um conjunto de manifestações psíquicas e comportamentais que caracterizam a adolescência.

Essas características foram agrupadas por Aberastury e Knobel (2003) com a denominação *síndrome da adolescência normal* ou *crise da adolescência,* que pode se manifestar com intensidades diferentes, dependendo da história e do contexto de cada um (Quadro 3.4).

Observa-se, muitas vezes, que se o adolescente vive em um meio desfavorável, este pode ser potencializador de conflitos que refletem a inadequação vivenciada, percebida ou relatada.

Ressalta-se que o limite entre a normalidade do comportamento e alterações psicoemocionais, por vezes, não é facilmente identificado na adolescência, exigindo conhecimentos e atuação cuidadosa do médico, além do envolvimento de outros profissionais da área de saúde mental, tais como psicólogos(as) e/ou psiquiatras no atendimento ao adolescente.

RISCOS PECULIARES DA ADOLESCÊNCIA

O clínico deve estar ciente da maior vulnerabilidade desse grupo a determinados riscos para desenvolver prontamente

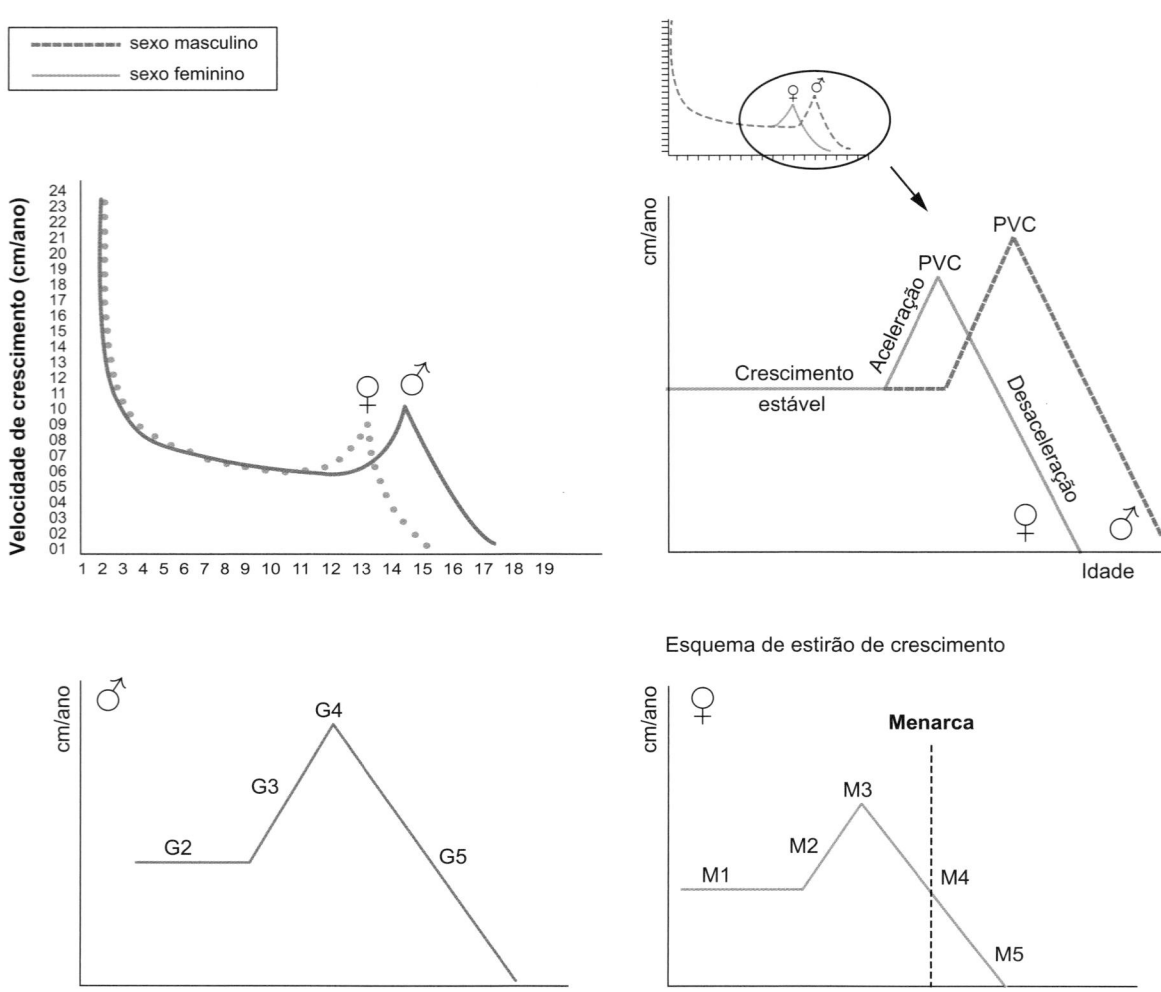

Figura 3.5 Relação entre velocidade de crescimento e estágios de Tanner. PVC, pico de velocidade de crescimento. (Adaptada de Saito et al., 2014.)

Quadro 3.2 Desenvolvimento puberal e sinais de alerta.

Adolescente com puberdade normal	Aparecimento do broto mamário e pelos pubianos, entre 8 e 13 anos no sexo feminino
Adolescente com puberdade normal	Aumento do volume testicular (≥ 4 m ℓ) e pelos pubianos, entre 9 e 14 anos no sexo masculino
Puberdade tardia	Ausência de caracteres sexuais secundários: no sexo feminino, com mais de 13 anos; no sexo masculino, com mais de 14 anos
Puberdade precoce	Presença de caracteres sexuais secundários: no sexo feminino, com menos de 8 anos; no sexo masculino, com menos de 9 anos
Amenorreia primária	Ausência da menarca em uma adolescente de 16 anos com desenvolvimento puberal normal ou em adolescente há mais de 2 anos após a maturação sexual completa
Ginecomastia patológica	Presença de ginecomastia persistente, não compatível com o estágio puberal, ou grau 3
Baixa estatura familiar? Baixa estatura constitucional? Baixa estatura patológica?	Indicador estatura/idade abaixo de z –2 (desvios-padrões) na curva de crescimento
Baixa estatura patológica provável	Velocidade de crescimento abaixo do esperado para a fase de crescimento ou estágio de Tanner

Quadro 3.3 Lutos da adolescência.

Pela perda do corpo infantil	O corpo transforma-se à revelia da sua vontade, podendo ocasionar ansiedade e desconforto
Pela perda da identidade infantil	O adolescente assume comumente diferentes identidades ou papéis transitórios na busca da sua própria identidade e/ou começa a exibir um comportamento diferente daquele assumido até então, no que diz respeito a responsabilidades e deveres
Pela perda dos pais na infância	Os pais passam a ser vistos com um olhar marcadamente crítico, e não mais de forma idealizada, sendo comum a adesão a grupos que irão influenciar a construção de sua identidade adulta

Quadro 3.4 Síndrome da adolescência normal ou crise da adolescência.

Busca de si mesmo e da identidade	Fase de experimentação com comportamentos transitórios. Períodos de isolamento para reflexão
Separação progressiva dos pais	Ambiguidade de sentimentos tanto dos filhos quanto dos pais (independência × riscos) gerando conflitos familiares
Tendência grupal	Busca de grupos com quem se identifique (roupas, falas), muitas vezes de interesse transitório
Necessidade de intelectualizar e fantasiar	Desenvolve a aptidão de pensar de forma abstrata, com tendência ao exercício de sua capacidade mental, de elaboração de hipóteses
Crises religiosas	Frequente o questionamento da religião da família. Pode ir do agnóstico ao religioso fervoroso; comum a transitoriedade da escolha
Distorção temporal	Voltado para o presente de maneira imediatista. O que importa é o agora e o seu desejo; o tempo é existencial e não real
Contradições sucessivas na manifestação de conduta	A necessidade de experimentar papéis na busca de sua identidade leva a atitudes contraditórias
Atitude social reivindicatória	Contestação dos padrões vigentes, podendo ser agressivo; crença nas mudanças da sociedade
Constantes flutuações de humor	Mudanças repentinas do humor, variando sem aparente motivo da tristeza à alegria
Evolução sexual	Na adolescência, a sexualidade evolui sequencialmente do comportamento autoerótico na fase inicial da adolescência para a exploração sem compromisso do outro, como objeto de desejo, na fase intermediária da adolescência. Na fase final da adolescência, habitualmente, predomina a preocupação com o parceiro e maior estabilidade emocional

Fonte: Aberastury e Knobel, 2003.

ações de promoção, proteção e recuperação da saúde do adolescente quando o atende em consulta ou atuando em equipe multiprofissional e intersetorial (Quadro 3.5).

ÉTICA NO ATENDIMENTO DO ADOLESCENTE

Levando-se em conta as peculiaridades do paciente adolescente, o seu atendimento apresenta princípios éticos específicos que devem nortear a sua consulta, os quais são descritos nos Quadros 3.6 e 3.7.

No caso de necessidade de quebra do sigilo, o adolescente deve ser informado antes e incentivado a estar presente.

Quadro 3.5 Principais riscos e questões de saúde frequentes na adolescência.

- Acidentes de trânsito relacionados ao uso de bebida alcoólica e ferimentos por armas
- Violências intrafamiliares e interpessoais com acentuado crescimento dos índices de homicídios atualmente
- Transtornos psíquicos: tentativas de autoextermínio com indicadores alarmantes e crescentes nessa fase da vida, e, ainda, depressão, automutilação e ansiedade
- Uso abusivo de substâncias: especialmente álcool
- Infecções sexualmente transmissíveis (IST) com taxas elevadas e crescentes de infecção pelo HIV, clamídia e gonorreia em comparação a outros grupos etários
- Gravidez com índices crescentes da chamada "gravidez precoce" (menores de 15 anos)
- Alterações alimentares: erros alimentares, obesidade, anorexia, bulimia, vigorexia, entre outros
- Questões relacionadas à puberdade: puberdade precoce ou atrasada, ginecomastia, distúrbios menstruais, cefaleias e desvios na coluna
- Preocupação com a imagem corporal: acne e outras dermatoses, baixa estatura, atividade física
- Evasão escolar com indicadores expressivos no Ensino Médio
- Tempo de tela excessivo/comprometimento do sono, especialmente celulares
- Ocorrência de bullying,* cyberbullying** e sexting***

*Bullying é a prática de atos violentos, intencionais e repetidos contra uma pessoa indefesa, capazes de causar danos físicos e psicológicos às vítimas. **Cyberbullying significa usar internet ou tecnologias relacionadas para intimidar e hostilizar uma pessoa, difamando, insultando ou ridicularizando-a. ***Sexting é a prática de enviar mensagens, fotos ou vídeos com conteúdo erótico ou sensual por meios eletrônicos, principalmente por telefones celulares.

Situações próprias da adolescência sem riscos para o adolescente ou terceiros não requerem quebra de sigilo.

No entanto, o manual de orientação do Departamento Científico de Adolescência da Sociedade Brasileira de Pediatria apresentou as seguintes recomendações, em publicação de janeiro de 2019, em que o sigilo deve ser quebrado:

- Identificação de qualquer tipo de violência: emocional, maus-tratos, sexual, interpessoal no namoro, *bullying*, *cyberbullying*, *sexting*
- Uso cada vez maior de bebidas alcoólicas e outras drogas ilícitas; sinais de dependência química
- Experimentação de psicoativos

Atendimento do adolescente

O médico deve reconhecer o adolescente como indivíduo progressivamente capaz e atendê-lo de forma diferenciada, respeitando sua individualidade e mantendo uma postura de acolhimento, centrada em valores de saúde e bem-estar do jovem.

A principal habilidade do médico para estabelecer uma relação construtiva consiste em saber compreender a adolescência. Por outro lado, o adolescente demonstra necessitar que o mundo adulto reconheça suas ansiedades e estabeleça limites e segurança. Por isso, é fundamental o médico manter sua postura de adulto e não se transformar em um adolescente (Quadro 3.6).

Quadro 3.6 Atitudes profissionais na consulta do adolescente.

- Mostrar disponibilidade e interesse em atender essa faixa etária
- Utilizar linguagem clara, simples e objetiva
- Ter atitude acolhedora que inspire confiança sem autoritarismos, preconceitos ou julgamentos
- Escutar o que o adolescente sente diante de situações difíceis
- Incentivar iniciativas para criação de saídas e busca de soluções para os problemas
- Permitir a expressão dos sentimentos de tristeza, raiva e medo
- Oferecer o apoio e agilizar as ações necessárias para que os adolescentes se sintam seguros em situações de vulnerabilidades de diferentes ordens
- Estabelecer vínculos com os adolescentes atendidos e suas famílias
- Respeitar o sigilo e a confidencialidade da consulta conforme preceitos éticos

- Autoagressão, ideações suicidas ou de fuga de casa; tendência homicida
- Gravidez; abortamento
- Sorologia positiva de HIV (comunicar aos familiares e à parceria sexual)
- Não adesão a tratamentos, deixando adolescente ou terceiros em risco
- Diagnóstico de doenças graves, quadros depressivos e outros transtornos de ordem mental.

Para assegurar a privacidade e a confidencialidade ao adolescente, a consulta médica é dividida em três momentos ou etapas. A ordem dos tempos pode variar conforme a necessidade do caso, as circunstâncias e os protocolos do serviço (Quadros 3.8 e 3.9).

Para as consultas de retorno, é necessário seguir as etapas da primeira consulta, permitindo que o adolescente possa se expressar sozinho (Figura 3.6).

Quadro 3.7 Componentes éticos do atendimento do adolescente.

- Privacidade (o ambiente de atendimento deve garantir)
- Confidencialidade e sigilo (garantido pelo código de ética e com exceções ao risco próprio ou de terceiros)
- Princípio da autonomia (o código de ética garante este princípio desde que o adolescente consiga por seus próprios meios solucionar a questão analisada)
- Doutrina do menor maduro (compreensão dos riscos e benefícios da conduta podendo assumir o tratamento ou não à revelia dos pais – *conceito novo e ainda controverso*)
- Respeito ao pudor

Quadro 3.8 Tópicos que devem ser abordados na consulta do adolescente.

Motivo da consulta	Pode variar desde situações vivenciadas a diferentes patologias. O médico tem de usar sua perspicácia e sensibilidade para captar o verdadeiro motivo da consulta
História da doença atual e pregressa	Por vezes, diz respeito a questões comportamentais ou psicossociais
Interrogatório sintomatológico	Apetite, ganho ou perda de peso recentes, características dos ciclos menstruais, sono, estado emocional, ritmo intestinal, sintomas respiratórios, urinários, dores ou outras queixas
Antecedentes pessoais e fisiológicos	Gestação, tipo de parto, peso ao nascimento, condições do nascimento, período neonatal e intercorrências; crescimento e o desenvolvimento neuropsicomotor; alterações emocionais ou distúrbios de conduta
Antecedentes patológicos e familiares	Morbidades pregressas pessoais e familiares
Imunização	Imunização atual e da infância. Verificar o cartão de imunização
Alimentação atual	Diário alimentar com horários
Condições socioeconômicas	Avaliar renda familiar e exposição a ambientes insalubres ou violentos
Tempo de tela	Uso de tecnologia da informática e impacto nas atividades diárias, incluindo sono (tempo em celular, *video games*, computador)
Vida escolar	Série, rendimento escolar, dificuldades de aprendizagem e socialização
Relações familiares	Conflitos, disfunções, violências, papel na família
Características psicológicas	Temperamento, ansiedades, medos, afetividade, autoestima, aspirações, imagem corporal
Atividades sociais	Religião, amigos, namoro, trabalho, lazer e outros
Hábitos de vida	Prática de exercícios, atividades artísticas. Uso e experimentação de tabaco, álcool e drogas ilícitas
Sexualidade	Abordar de acordo com a receptividade e a fase do desenvolvimento do adolescente. Investigar quais são suas dúvidas, seu comportamento, as medidas de proteção e o cuidado à saúde
Orientação do adolescente e da família	Quanto às situações identificadas, hipóteses diagnósticas percebidas e condutas propostas

Quadro 3.9 Recomendações para o exame físico do adolescente.

- Permanecer no recinto durante o exame físico, além do médico, sempre que possível, outro profissional de saúde ou o seu acompanhante
- Respeitar o pudor e explicar sobre os procedimentos a serem realizados e a importância do exame
- Garantir privacidade ao adolescente, de modo que perceba que no recinto onde está sendo realizado o exame não entrará outra pessoa sem permissão
- Explicar ao adolescente, de modo claro e cuidadoso, acerca de qualquer problema de saúde que tiver sido encontrado, a fim de evitar o aumento de sua ansiedade
- Avaliar peso, altura, velocidade de crescimento e índice de massa corporal – utilizar gráficos e critérios da Organização Mundial da Saúde
- Aferir pressão arterial e compará-la às curvas de pressão arterial para a idade
- Avaliar coluna vertebral, postura e membros
- Examinar tireoide e cavidade oral
- Realizar maturação sexual (utilizar critérios de Tanner)
- Avaliar se existem sinais de ginecomastia no sexo masculino
- Excluir exame de genitais quando não houver queixa específica, intervalo curto da última avaliação ou tiver completado desenvolvimento puberal

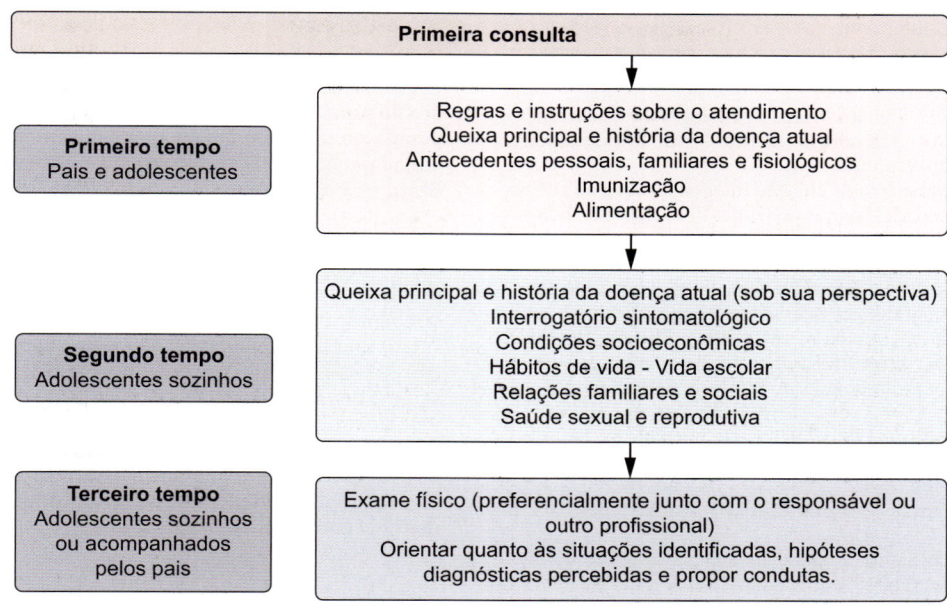

Figura 3.6 Etapas da consulta médica do adolescente.

Eixos do atendimento integral do adolescente

Eixos	O que avaliar ou fazer
Crescimento e desenvolvimento	Avaliação da estatura, peso e estado nutricional Realizar avaliação de estágio de maturação sexual Avaliação clínica da saúde integral Preencher a Caderneta de Saúde do Adolescente
Imunização	Verificar o cartão de vacina na Caderneta de Saúde do Adolescente Orientar a vacinação conforme o calendário vacinal Orientar sobre possíveis efeitos adversos decorrentes da vacina
Saúde mental	Identificar fatores de risco ao uso abusivo de álcool e outras drogas Prestar esclarecimentos, promover ações preventivas e realizar aconselhamento a respeito do uso de álcool, tabaco e outras drogas Identificar distúrbios comportamentais ou psiquiátricos, encaminhando-os, quando necessário (Centros de Atenção Psicossocial [CAPS] e Núcleo de Atenção à Saúde da Família [NASF] e/ou serviço de referência do município quando no setor público) Garantir e realizar o tratamento de adolescentes usuários(as) de bebidas alcoólicas e outras drogas Em caso de prescrição medicamentosa psicotrópica, orientar o adolescente e os familiares/responsáveis quanto a utilização, efeitos adversos, interações e cuidados necessários a partir do uso Deverá informar aos pais sobre a situação de saúde do adolescente, caso o mesmo esteja impossibilitado clinicamente ou em risco
Prevenção de violências e acidentes	Identificar fatores de risco e de proteção para violências, incluindo violência doméstica, urbana e sexual, e para acidentes, incluindo acidentes domésticos e de trânsito Prestar esclarecimentos, promover ações educativas e preventivas e ações de promoção da saúde e da cultura de paz Realizar a notificação compulsória de violência doméstica, sexual e outras violências contra adolescentes e enviar cópia ao Conselho Tutelar e para a vigilância epidemiológica do município Encaminhar para os serviços de referência (CAPS e NASF) os casos que necessitem de atendimento especializado Encaminhar os casos identificados de adolescentes em situação de vulnerabilidade ou que sofreram violências para a rede de proteção social e de garantia de direitos, incluindo Conselhos Tutelares, Centro de Referência Especializado em Assistência Social [CREAS] e Centro de Referência de Assistência Social [CRAS] do município ou região
Saúde sexual e reprodutiva	Orientar e reforçar a dupla proteção Realizar aconselhamento, priorizando a reflexão sobre o contexto de vulnerabilidade de adolescentes e jovens Garantir o direito ao sigilo e à autonomia do adolescente **Violência sexual e outros tipos de violência:** Realizar todas as ações previstas no protocolo básico e realizar os exames necessários. Tratar IST/AIDS e acompanhar a evolução clínica Evitar a gravidez indesejada pós-estupro, com a anticoncepção de emergência Preencher a ficha de notificação compulsória de violência sexual e encaminhar uma cópia ao Conselho Tutelar ou Ministério Público ou Vara da Infância e Juventude ou Delegacias da Criança e Adolescentes ou delegacias locais Orientar os pais ou responsáveis quanto aos direitos de adolescentes e suas responsabilidades de proteção sobre os adolescentes **Gravidez:** Encaminhar para consultas de pré-natal e puerpério Incluir os adolescentes nas ações de planejamento sexual e reprodutivo Notificar, dependendo do caso, a gravidez de adolescente de 10 a 14 anos, guardadas as recomendações sobre o sigilo

Adaptado do Manual do Ministério da Saúde, 2013.

BIBLIOGRAFIA

Aberastury A, Knobel M. Adolescência normal: um enfoque psicanalítico. São Paulo: Artmed; 2003.

Afonso ET, Pfrimer EOD, Canuto MHA. Semiologia da adolescência. In Porto CC, Porto AL. Semiologia médica. 8. ed. Rio de Janeiro: Guanabara Koogan; 2019. pp. 1269-74.

Brasil MdS. Orientações básicas de atenção integral à saúde de adolescentes nas escolas e unidades básicas de saúde. 1st ed. Brasília: Editora do Ministério da Saúde; 2013.

Fundo das Nações Unidas para a Infância (UNICEF). UNICEF for every child. [Online]. 2016. Disponível em: https://data.unicef.org/topic/adolescents/demographics/. Acesso em: 27 ago 2019.

Instituto Brasileiro de Geografia e Estatística (IBGE). [Online]. 2018. Disponível em: https://www.ibge.gov.br/estatisticas/sociais/populacao/9109-projecao-da-populacao.html?=&t=resultados. Acesso em: 26 ago 2019.

Leal MM, Saito MI. Síndrome da adolescência normal. In: Saito MI, Silva LEVd, Leal MM. Adolescência – prevenção e risco. 3. ed. São Paulo: Atheneu; 2014. pp. 75-82.

Porto CC, Porto AL. Pediatria na prática diária. Rio de Janeiro: Guanabra-Koogan; 2021.

Secretária Municipal de Saúde. Manual de atenção à saúde do adolescente. São Paulo: Secretaria Municipal de Saúde da cidade de São Paulo; 2006.

Sociedade Brasileira de Pediatria. Consulta do adolescente: abordagem clínica, orientações éticas e legais como instrumentos ao pediatra. Manual de Orientação – Departamento de Adolescência; 2019.

4

O Clínico e o Idoso

Elisa Franco de Assis Costa ◆ Siulmara Cristina Galera ◆ Gabriela Cunha Fialho Cantarelli ◆ Isadora Crosara Alves Teixeira ◆ Celmo Celeno Porto

INTRODUÇÃO

O envelhecimento populacional ocorre quando a participação de idosos no total da população aumenta, fato acompanhado pelo aumento da sua idade média. Resulta da somatória de aumento da expectativa média de vida da população com redução das taxas de fecundidade.

O processo do envelhecimento populacional é muito mais amplo que a modificação de proporções de determinada população. Ele altera a vida dos indivíduos, as estruturas familiares, a demanda por políticas públicas e por serviços de saúde, assim como também muda a maneira como esses serviços devem funcionar (Camarano & Kanso, 2016).

Em 2020, o mundo foi assolado pela pandemia da Covid-19, que se estendeu por 2021, com aumento na mortalidade de jovens. Seus impactos serão sentidos por muito tempo e poderão quebrar a tendência secular de aumento da expectativa de vida. Segundo dados do IBGE, a expectativa de vida do brasileiro ao nascer deve cair em até 2 anos e será a primeira queda desse indicador no país desde 1940. Com a expectativa de vida tornando-se um indicador-chave do desenvolvimento

Envelhecimento populacional no Brasil

O envelhecimento populacional brasileiro é um dos mais rápidos do mundo, pois, em 1990, os idosos correspondiam a 7% da população total. Em 2017, a porcentagem aumentou para aproximadamente 12,5% da população. Estima-se que, em 2030, o Brasil será o sexto país do mundo em número de idosos (Freitas et al., 2016).

Do ponto de vista cronológico, o Estatuto do Idoso e a Política Nacional do Idoso definem como população idosa os indivíduos com 60 anos ou mais. Convém ressaltar que a velhice também se prolongou.

A esperança de vida aos 60 anos aumentou cerca de 5 anos entre 1980 e 2013, passando de 16,7 para 21,1 anos, de forma que, a partir dos 60 anos, inicia-se a fase que pode ser a mais longa da vida de uma pessoa, ultrapassando a infância e a adolescência juntas. Vivenciar essa fase hoje no Brasil não é mais privilégio de poucos, e a população que mais aumenta proporcionalmente é a de indivíduos muito idosos, ou seja, daqueles com 80 anos ou mais (Camarano & Kanso, 2016).

humano, o aumento da mortalidade, especialmente entre os subgrupos vulneráveis da população, colocaria o país de volta no caminho do desenvolvimento humano; no entanto, o envelhecimento populacional continuará sendo uma tendência (Marois et al., 2020).

Cuidar da população idosa é um grande desafio. Primeiro por sua heterogeneidade, visto que nela estão incluídas pessoas de 60 a mais de 100 anos, que também podem ser diferentes dentro de seus grupos etários, de forma que nos deparamos com idosos jovens (60 a 70 anos) em piores condições que aqueles mais idosos. Isso dificulta o uso da idade cronológica nas tomadas de decisões diagnósticas e terapêuticas, demandando o uso conjunto de outros fatores para essas decisões, como capacidade funcional, doenças crônicas, além de outras.

A outra situação que contribui para o desafio é o fato de que a proporção de pessoas muito longevas aumenta exponencialmente, e o processo de envelhecimento caracteriza-se por diminuição contínua e progressiva da reserva funcional, que, somada aos anos de exposição a inúmeros fatores de risco, torna os idosos mais vulneráveis a doenças. Os muito idosos geralmente são portadores de múltiplas enfermidades crônicas e incapacitantes e, por isso, mais frágeis e com mais indicações para cuidados paliativos (ver Capítulo 7, *Cuidados Paliativos*).

No entanto, convém ressaltar que o processo de envelhecimento é extremamente heterogêneo, dependendo de fatores biológicos, genéticos, ambientais e socioculturais. Desse modo, é possível ter idosos jovens em condições de saúde muito piores do que idosos acima de 80 anos. Entretanto, quanto maior a idade, maior o risco de fragilidade e de incapacidade. Dados da Organização Mundial da Saúde demonstram que mais da metade das pessoas que necessitam de cuidados paliativos anualmente tem 60 anos ou mais.

O atendimento do idoso é feito, na maioria dos casos, pelos clínicos e, muitas vezes, por diferentes especialistas, que geralmente cuidam do sistema ou órgão comprometido. Entretanto, esse atendimento pode não ser o ideal, pois, além do desafio da heterogeneidade, da perda da reserva funcional, do aumento do número de idosos e da maior necessidade de cuidados paliativos, existe a complexidade do cuidado determinada por situações especiais extremamente comuns entre idosos, tais como multimorbidade, polifarmácia, síndromes geriátricas, perda da capacidade funcional, fragilidade e apresentações atípicas das doenças.

Diante disso, é importante ressaltar que os conceitos e determinantes, bem como os princípios gerais para a abordagem das situações complexas do idoso, não devem ser de conhecimento exclusivo de especialistas em geriatria. Todos os médicos precisam estar aptos a realizar o atendimento clínico do paciente idoso, de modo que se sintam confortáveis e mais seguros ao abordá-los, tendo em vista que, com o envelhecimento populacional, qualquer médico irá se deparar com pacientes idosos em sua prática diária (Quadro 4.1).

Discriminação e preconceitos

Em 1969, Robert Butler cunhou o termo *"ageism"*, traduzido como "idadismo" ou "etarismo", para definir a discriminação de indivíduos com base na sua idade. Durante o atendimento ao idoso, deve-se ter cuidados com o *ageism*. Para isso, deve-se evitar:

- Os estereótipos e preconceitos em relação aos idosos, tais como o de que são poliqueixosos, pessimistas, ranzinzas e pouco comunicativos. Esses comportamentos, em geral, decorrem de uma doença de base, orgânica ou psíquica, e não do processo de envelhecimento
- A tendência de infantilizar o idoso, o que traz graves prejuízos na relação médico-paciente. O idoso deve ser sempre tratado como um indivíduo capaz e dono de suas vontades
- A tomada de decisões clínicas levando-se em conta apenas a idade cronológica, pois ela guarda pouca ou nenhuma relação com as condições clínicas e o prognóstico do paciente. As capacidades funcional e cognitiva são melhores marcadores prognósticos do que a idade em si e são elas que devem ser levadas em consideração nas tomadas de decisão, além dos fatores relacionados com a gravidade da(s) doença(s).

FATORES QUE CONTRIBUEM PARA A COMPLEXIDADE DO ATENDIMENTO AO IDOSO

Multimorbidade

Multimorbidade é a coexistência de duas ou mais doenças crônicas em um mesmo paciente, sendo que nenhuma é mais importante que a(s) outra(s) para o seu cuidado, pois todas interagem entre si para determinar o quadro clínico e contribuem para aumentar os riscos de desfechos desfavoráveis.

Na população idosa, é comum o que se denomina "multimorbidade complexa", que é quando coexistem três ou mais doenças crônicas, comprometendo três ou mais sistemas orgânicos (Harrison et al., 2016).

Quadro 4.1 Desafios no atendimento ao idoso.

- Heterogeneidade
- Aumento exponencial da população de muito idosos
- Maior necessidade de cuidados paliativos
- Complexidade, determinada por:
  - Multimorbidade
  - Polifarmácia
  - Síndromes geriátricas
  - Fragilidade
  - Incapacidade funcional
  - Apresentações atípicas

Convencionou-se chamar "doença índice" a condição principal em um estudo ou em um atendimento, e de comorbidades uma ou mais doenças agudas ou crônicas que coexistem no momento do diagnóstico da enfermidade principal ou, posteriormente, mas que não são consequências desta. Complicações são eventos adversos que ocorrem após o diagnóstico como consequência da doença índice (Quadro 4.2).

Portanto, a expressão "comorbidade" (doenças coexistentes com a doença primária ou doença índice) não parece ser a mais adequada na população idosa, pois, na maioria das vezes, é impossível definir qual a doença principal/primária em determinado paciente com múltiplos problemas. Daí a preferência pela denominação "multimorbidade" (Gorzoni et al., 2016).

Cerca de um quarto de todos os pacientes e mais da metade daqueles com doenças crônicas sofrem com a multimorbidade, sejam jovens ou idosos; porém, a frequência dessa situação aumenta com a idade. Aproximadamente, 65% dos indivíduos entre 65 e 84 anos e 82% daqueles com 85 anos ou mais têm duas ou mais doenças crônicas (Barnett et al., 2012).

A multimorbidade está associada a inúmeros desfechos desfavoráveis, tais como morte, hospitalização, institucionalização, incapacidade, piora da qualidade de vida, maior risco de iatrogenia e mais uso dos recursos de saúde.

Na maior parte das vezes, os pacientes procuram ajuda médica para seus vários problemas, e não apenas para uma doença especial. Fato que deve ser ressaltado é que pacientes com multimorbidades são sistematicamente excluídos dos estudos baseados em técnicas estatísticas (medicina baseada em evidências), o que torna esses estudos inadequados na prática.

Quadro 4.2 Exemplos de multimorbidade, multimorbidade complexa, comorbidade e complicações.

Condição	Exemplo	Racional
Multimorbidade	Paciente com doença de Parkinson, hipotiroidismo e diabetes	Paciente têm duas ou mais doenças crônicas sem que nenhuma possa ser considerada a doença índice e que acometem dois sistemas orgânicos (nervoso e endócrino)
Multimorbidade complexa	Paciente com doença de Alzheimer, doença pulmonar obstrutiva crônica e doença arterial coronariana	Paciente têm duas ou mais doenças crônicas sem que nenhuma possa ser considerada a doença índice e que acometem três sistemas orgânicos (nervoso, respiratório e cardiovascular)
Comorbidade	Paciente internado com Covid-19, portador de hipertensão e diabetes	A Covid-19 é, no momento, a doença índice e as demais são comorbidades que podem tornar-se fator de risco para a maior gravidade da Covid-19
Complicação	Paciente diabético com neuropatia e retinopatia Paciente com Covid-19 apresentando tromboembolismo pulmonar	A neuropatia e a retinopatia são complicações crônicas do diabetes Os fenômenos tromboembólicos são complicações da Covid-19

Para cuidar adequadamente dos idosos, o médico precisa ter um pensamento abrangente, pois a multimorbidade é complexa e difícil de ser abordada nos consensos, diretrizes e protocolos propostos para nortear a prática médica.

Além da lista de medicamentos usados, a lista de doenças deve ser obtida durante o exame clínico do idoso.

Para a tomada de decisões, é importante conhecer se há base de evidências com diretrizes e/ou *guidelines* para as doenças específicas que poderiam ser alinhadas com as prioridades de saúde dos pacientes, ou seja, com as metas de resultado de saúde que os pacientes mais desejam, de acordo com o que estão dispostos e são capazes de fazer para alcançá-las (preferências).

Aqueles com doenças crônicas avançadas, expectativa de vida menor que 2 anos, com incapacidade funcional e/ou cognitiva e/ou frágeis devem receber, também de acordo com suas preferências, cuidados paliativos (ver Capítulo 7, *Cuidados Paliativos*).

Dessa maneira, com o objetivo de orientar a avaliação e o manejo dos idosos portadores de multimorbidade, a American Geriatrics Society elaborou, em 2012, com atualização em 2019, um roteiro, cujos princípios orientadores são apresentados no Quadro 4.3 e na Figura 4.1 (Boid et al., 2019).

Um idoso com multimorbidade, cujas doenças não estão controladas e está evoluindo com perda da capacidade funcional e fragilização, deve ser submetido a uma avaliação geriátrica ampla (AGA), pois, além da identificação das doenças, os diagnósticos funcional, cognitivo, psicossocial e nutricional são necessários para se propor um plano de cuidados e para estabelecer a trajetória, as metas e as prioridades do paciente (Freitas et al., 2016).

Polifarmácia

A polifarmácia (uso de cinco ou mais medicamentos) eleva o risco de iatrogenia, condição mórbida decorrente do uso de medicamentos ou de procedimentos diagnósticos ou terapêuticos, o que complica ainda mais a situação dos pacientes com multimorbidades.

A polifarmácia aumenta com o envelhecimento, principalmente pela necessidade de controlar várias doenças crônicas (multimorbidade). Entretanto, outros fatores também contribuem, como o fato de que, atualmente, para o controle de uma única condição crônica – hipertensão arterial ou diabetes, por exemplo –, podem ser necessários vários medicamentos. Além

do uso de medicação para a prevenção de problemas de saúde, para controle de sintomas e de fatores de risco, deve-se estar atento à automedicação, muito frequente em idosos.

A polifarmácia nem sempre é errada, podendo ser até necessária, porém, mesmo nesse caso, não deixa de ser uma situação de risco, pois existe uma relação direta entre o número de medicamentos usados e o risco de eventos adversos e de desfechos desfavoráveis na população idosa, como fragilidade, incapacidade, mortalidade e quedas.

Quadro 4.3 Princípios orientadores para o cuidado de idosos com multimorbidades e definição de termos usados na estrutura de ação.

Princípios orientadores

- Identificar e incorporar as preferências do paciente (e da família/cuidador) na tomada de decisão médica
- Reconhecer as limitações das evidências disponíveis para saber aplicar corretamente os dados da literatura médica especificamente para essa população
- Enquadrar as decisões de gestão clínica dentro do contexto de danos, ônus, benefícios e prognóstico (p. ex., expectativa de vida restante, estado funcional e qualidade de vida)
- Considerar a complexidade e a viabilidade do tratamento ao tomar decisões de gerenciamento clínico
- Usar estratégias para escolher terapias que otimizem benefícios, minimizem danos e melhorem a qualidade de vida

Definição de termos

- *Objetivos (metas) de resultados de saúde*: as atividades mais importantes para o indivíduo. Quanto mais específicos, mais podem ajudar na tomada de decisões (p. ex., "eu quero estar menos cansada para poder cuidar dos netos duas manhãs por semana")
- *Trajetória de saúde*: probabilidade de morte (prognóstico), bem como padrões prováveis de mudança de função, estado de saúde e qualidade de vida, durante um período definido
- *Carga de cuidado (ou tratamento)*: carga imposta pelos cuidados de saúde aos pacientes e seu efeito na qualidade de vida, incluindo medicamentos, reabilitação, tecnologia de auxílio, procedimentos, testes, utilização de serviços de saúde, visitas médicas e hospitalizações
- *Preferências de cuidados de saúde (ou tratamento)*: carga imposta pelos cuidados de saúde que os pacientes estão dispostos e/ou são capazes (ou não estão dispostos e/ou não são capazes) de fazer ou receber
- *Prioridades de saúde*: metas de resultados de saúde que os pacientes mais desejam dentro do contexto de suas preferências de cuidados de saúde (i. e., quais metas de resultado de saúde desejam mais de acordo com o que estão dispostos e/ou são capazes de fazer para alcançá-las).

Fonte: Boyd et al., 2019.

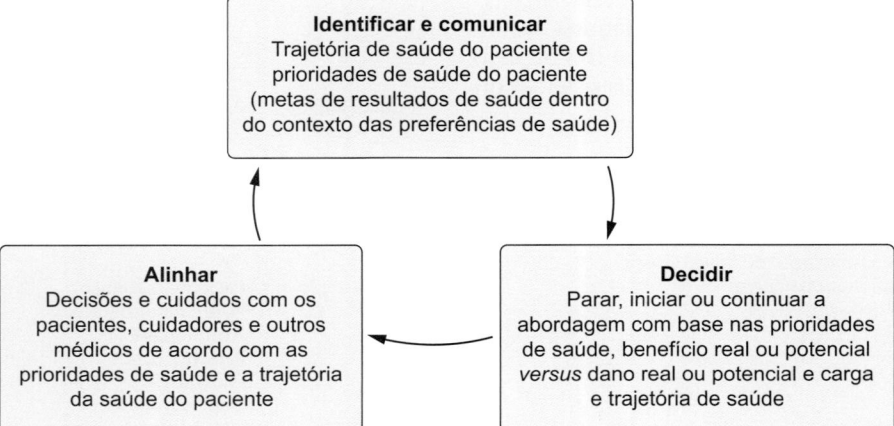

Figura 4.1 Tomada de decisão alinhada às prioridades de pacientes idosos com multimorbidade. (Fonte: Boyd et al., 2019.)

Além do número de medicamentos, o risco está relacionado com o uso de medicamentos inapropriados, ou seja, aqueles que não apresentam evidência clara de eficácia, ou cujo risco de reações adversas excede os benefícios esperados e que podem ser substituídos por alternativas melhor toleradas.

Os Quadros 4.4 e 4.5 mostram as situações em que deve ser considerada a descontinuação de medicamentos. A AGA também é importante para o paciente com polifarmácia, pois ela contribui para que se possa determinar situações e momentos de vida em que um medicamento pode não estar mais trazendo benefícios, mesmo que o paciente apresente doenças para as quais ele foi indicado (Freitas et al., 2016).

Medicamentos inapropriados para idosos

Existem inúmeros critérios e consensos com recomendações baseadas em evidências de medicamentos considerados inapropriados para idosos. Os mais usados são os critérios de Beers, da Sociedade Americana de Geriatria, cuja última atualização é de 2019, e o Consenso Brasileiro de Medicamentos Inapropriados para Idosos, de 2016.

Portanto, além da lista de doenças, o inventário dos medicamentos usados, prescritos ou não, deve fazer parte da anamnese no exame clínico do idoso.

À medida que o médico identifica a polifarmácia, o uso de medicamentos inapropriados e/ou a presença de reações adversas ou de desfechos desfavoráveis para os quais os medicamentos podem estar contribuindo, como quedas e fragilização, convém avaliar a possibilidade de "desprescrição", que é um processo planejado e supervisionado de redução da dose e/ou suspensão de medicamentos que podem estar causando danos ou que não estejam mais proporcionando benefícios (Scott et al., 2015).

Quadro 4.4 Situações em que a descontinuação de medicamentos deve ser considerada para qualquer idoso.

- Sintomas ou síndromes sugestivos de eventos adversos a medicamentos
- Uso de medicamentos potencialmente inapropriados
- Uso de combinações de medicamentos de alto risco
- Uso de medicamentos preventivos em um cenário em que não ocorra aumento do risco se o medicamento for descontinuado
- Doença incurável avançada, demência e/ou fragilidade graves ou total dependência para as atividades básicas da vida diária (ABVDs)
- Fase final de vida

Quadro 4.5 Guia geral para descontinuação segura de medicamentos.

- Entender o processo de descontinuação como um teste no qual pode não ocorrer consequências adversas para o paciente ou reações de retirada, de abstinência e síndrome de rebote ou ocorrer o agravamento da doença preexistente
- Descontinuar um medicamento de cada vez, de forma que qualquer evento de retirada/abstinência possa ser atribuído ao medicamento em questão
- Avaliar se o medicamento pode ser suspenso de uma vez ou se necessita de redução gradual de dose para a retirada
- Suspender de uma vez aqueles que estejam causando efeitos adversos graves, com risco de vida
- Reduzir a dose pela metade e, na próxima visita, geralmente dentro de 15 dias, deve-se avaliar a possibilidade de manter a metade da dose e reavaliar ou continuar a reduzir a dose (p. ex., para ¼) e reavaliar ou suspender o medicamento
- Entender que o tempo necessário para a retirada gradual pode variar de dias a meses
- Avaliar os benefícios e os danos depois da retirada de cada medicamento

Síndromes geriátricas

Síndromes geriátricas referem-se a condições clínicas comuns em pacientes idosos que não se enquadram em categorias distintas de doenças, como o *delirium*, a demência, as quedas, a sarcopenia, a fragilidade, a incontinência, a imobilidade e a iatrogenia.

Apesar de a prevalência aumentar com a idade, não são exclusivas de idosos, podendo ocorrer em indivíduos mais jovens, como as quedas, a incontinência e até mesmo o *delirium*. O que as torna diferentes quando acometem idosos é o fato de que, nas faixas etárias mais avançadas, são geralmente o resultado de múltiplos processos patogênicos que interagem entre si e não de um único processo patogênico específico.

As síndromes clínicas tradicionais são resultantes de uma única alteração, e o exemplo mais clássico é a síndrome de Cushing, cujo fator patogênico é a hipercortisolemia.

Foram descritas pela primeira vez por Bernard Isaacs, na segunda metade do século passado, como os gigantes ou 5 "is" da geriatria, e englobavam insuficiência cognitiva (*delirium*, demência, depressão geriátrica), instabilidade postural e quedas, imobilidade, incontinência urinária e fecal e iatrogenia. Entretanto, à medida que se compreendia que essas síndromes eram multifatoriais, outras condições clínicas foram incorporadas e, atualmente, as síndromes geriátricas englobam, além dos clássicos 5 "is", o comprometimento cognitivo leve, a fragilidade e a sarcopenia (Quadro 4.6).

Um exemplo é o *delirium* que raramente ocorre em indivíduos jovens, sendo, em geral, relacionado com doença grave e com causa bem determinada, como o caso do *delirium* do indivíduo internado em unidade de terapia intensiva (UTI) com quadro de insuficiência respiratória e hipoxemia por sepse grave. Já no idoso, o *delirium* ocorre como consequência de múltiplos fatores predisponentes e precipitantes que interagem entre si para determinar o quadro clínico. Um exemplo típico é o idoso hospitalizado com infecção, distúrbio hidreletrolítico, em uso de diversos medicamentos, fora de seu ambiente familiar, contido no leito, com dor, com demência prévia, desnutrido. Nesse caso, mesmo que se identifique um fator desencadeante principal – a infecção, por exemplo –, a intervenção nesse único fator nem sempre é suficiente para melhorar o quadro. Somente a intervenção multifatorial pode ser eficaz (Gorzoni et al., 2016).

Além de serem mais prevalentes em idosos e terem causa multifatorial, as síndromes geriátricas caracterizam-se por:

- Não trazer risco de morte iminente, mas se associar a importante comprometimento da qualidade de vida
- Relacionar-se a desfechos desfavoráveis, como perda funcional, incapacidade, dependência, necessidade de cuidados de longa duração e hospitalizações prolongadas

Quadro 4.6 Síndromes geriátricas: tradicionais e novos gigantes da geriatria.

- *Delirium*
- Demência
- Depressão
- Comprometimento cognitivo leve
- Instabilidade postural e quedas
- Incontinência urinária e fecal
- Iatrogenia e polifarmácia
- Síndrome de fragilidade (síndrome do idoso frágil)
- Sarcopenia

Fonte: Morley, 2016.

- Aumentar o risco de que doenças, em especial as afecções agudas, manifestem-se de forma atípica
- Ocorrer concomitantemente e compartilhar fatores de risco entre si, sendo comum uma síndrome geriátrica contribuir para o aparecimento de outra
- Requerer abordagem ampla e multidimensional.

O idoso com essas síndromes deve ser avaliado de maneira multidimensional com a AGA, de forma que o plano de cuidados seja elaborado levando-se em conta os diversos fatores que podem estar contribuindo para elas.

Algumas dessas síndromes, tais como *delirium*, demência, quedas, sarcopenia e síndrome de fragilidade são abordadas adiante.

Fragilidade

Síndrome de causa desconhecida, cuja incidência e prevalência aumentam com a idade, acometendo um quarto dos indivíduos com 85 anos ou mais. Caracteriza-se pela maior vulnerabilidade a desfechos clínicos adversos como consequência da diminuição das reservas funcionais de múltiplos sistemas orgânicos e da incapacidade progressiva de adaptação a estressores.

A fragilidade está associada a pior prognóstico em doenças agudas e/ou exacerbação de doenças crônicas preexistentes, apresentações atípicas, infecções de repetição, perda funcional, instabilidade postural, quedas e morte.

O idoso deve ser rastreado para fragilidade, pois a sua presença torna a abordagem de qualquer problema agudo ou crônico mais complexa. Se o rastreio for positivo, ele deve receber uma AGA para implementação do plano de cuidados. (A síndrome de fragilidade do idoso é abordada adiante.)

Incapacidade funcional

A capacidade funcional é definida como a aptidão do idoso para realizar tarefas que lhe possibilitem cuidar de si mesmo e ter uma vida independente (Freitas et al., 2016).

A capacidade funcional do idoso é que determinará seu grau de autonomia e independência. Entretanto, a avaliação funcional se faz importante não só porque contribui para determinar o grau de dependência do paciente idoso e a sua necessidade de cuidados, mas porque a incapacidade funcional prévia é relevante marcador de prognóstico desfavorável para idosos com afecções agudas, como infecções, ou que necessitam de intervenção cirúrgica, procedimentos intervencionistas, tratamento oncológico e hospitalizações.

Portanto, determinar a capacidade funcional do idoso é importante para qualquer tomada de decisão diagnóstica ou terapêutica.

A capacidade funcional é avaliada com aplicação de instrumentos específicos. Em geral, avalia-se a capacidade para executar as atividades básicas da vida diária (ABVDs) e as atividades instrumentais da vida diária (AIVDs) (Quadros 4.7 e 4.8). No Brasil, os instrumentos mais usados para avaliação das ABVDs são a escala de Katz e o índice de Barthel (Freitas et al., 2016), a escala de Lawton e o questionário de Pfeffer para as atividades funcionais (Freitas et al., 2016).

Apresentações clínicas atípicas

Na população geriátrica, as doenças podem se apresentar de maneiras muito diferentes das habitualmente descritas nos livros de medicina (Quadro 4.9).

Quadro 4.7 Atividades básicas da vida diária (ABVDs).

Cuidados pessoais	• Comer • Banhar-se • Fazer a higiene pessoal • Vestir-se
Mobilidade	• Andar com ou sem ajuda • Passar da cama para a cadeira e vice-versa • Mover-se na cama
Continência	• Urinária • Fecal

Quadro 4.8 Atividades instrumentais da vida diária (AIVDs).

Dentro de casa	• Preparar a refeição • Realizar serviço doméstico • Lavar o vestuário e cuidar dele • Fazer trabalhos manuais • Manusear a medicação • Manusear o telefone • Manusear o dinheiro
Fora de casa	• Fazer compras (alimentos, roupas) • Usar os meios de transporte • Deslocar-se (ir ao médico, compromissos sociais e religiosos)

Quadro 4.9 Apresentações clínicas atípicas das doenças nos idosos.

Fatores predisponentes	Apresentações atípicas mais comuns	Doenças que comumente manifestam-se de maneira atípica
• Idade avançada • Diminuição da reserva funcional • Incapacidade de manter a homeostase • Percepções equivocadas sobre o envelhecimento • Síndrome de idoso frágil • Multimorbidade • Incapacidade funcional • Deficiência cognitiva • Polifarmácia	• Alterações inexplicáveis de capacidade funcional • Mudanças cognitivas e *delirium* • Início ou intensificação de incontinência urinária e/ou fecal • Astenia • Anorexia • Quedas recorrentes • Taquipneia • Febre ausente ou de valor inferior à gravidade do processo infeccioso • Alterações de ± 2°C da temperatura basal	• Pneumonias • Infecções urinárias • Meningite • Tuberculose • Endocardite • Infarto agudo do miocárdio • Insuficiência cardíaca • Tromboembolismo pulmonar • Abdome agudo • Hematoma subdural crônico • Hipo e hipertireoidismo • Hipo e hiperparatireoidismo • Diabetes • Neoplasias • Depressão • Iatrogenias e reações adversas

Fonte: Gorzoni et al., 2016.

Os idosos, principalmente os mais frágeis, podem apresentar alterações em dados clínicos comuns, o que gera maior risco de diagnósticos tardios e, consequentemente, retardo nas ações terapêuticas, contribuindo para o aumento de sequelas e mortalidade nessa faixa etária.

QUANDO ENCAMINHAR O IDOSO AO ESPECIALISTA EM GERIATRIA

É importante que o clínico possa identificar qual é o paciente capaz de se beneficiar de uma AGA e reconhecer situações

Avaliação geriátrica ampla

A AGA é um processo diagnóstico multidimensional que serve para determinar as deficiências ou habilidades do ponto de vista médico, psicossocial e funcional. Ela deve ser parte integrante da avaliação clínica do idoso, principalmente daqueles com múltiplas doenças crônicas (multimorbidade), em uso de inúmeros medicamentos (polifarmácia) e com síndromes geriátricas (depressão, demência, *delirium*, instabilidade postural e quedas, iatrogenia, sarcopenia, fragilidade, incontinência, imobilidade) (Freitas et al., 2016).

A AGA faz parte da avaliação clínica do especialista em geriatria e é listada na Classificação Brasileira Hierarquizada de Procedimentos Médicos (CBHPM) como procedimento diagnóstico e terapêutico, porém muitos de seus componentes podem ser utilizados por outros especialistas, principalmente quando atendem pacientes idosos.

Os objetivos da AGA são:
- Melhorar a precisão diagnóstica e identificar o declínio funcional como uma forma de manifestação de qualquer doença em um idoso
- Determinar o grau e a extensão da incapacidade (motora, mental, psíquica)
- Servir de guia para a escolha de medidas que visem restaurar e preservar a saúde (farmacoterapia, fisioterapia, terapia ocupacional, psicoterapia, suporte nutricional)
- Servir de orientação para mudanças e adaptações no ambiente em que o paciente vive, a fim de preservar sua independência.

Todo médico deve estar familiarizado com seus conceitos e compreender sua importância como determinante de prognóstico e norteador da tomada de decisão terapêutica, principalmente em idosos frágeis e com multimorbidade.

A AGA avalia parâmetros fundamentais para a saúde do idoso, tais como equilíbrio e mobilidade, força muscular, cognição, humor, capacidade para executar as atividades básicas e instrumentais da vida diária, estado nutricional, deficiências sensoriais, fragilidade, estado funcional, necessidade de cuidados paliativos, suporte social e familiar e condições ambientais.

Essa avaliação é feita por meio de testes e escalas e, dependendo da pontuação obtida em cada um deles, são descritos os riscos do paciente e seu diagnóstico funcional para o planejamento terapêutico e a tomada de decisão.

Recomendações para avaliação adequada de um paciente idoso

- Conhecer as particularidades do processo de envelhecimento
- Vencer as barreiras para realização do exame clínico completo
- Anamnese detalhada é fundamental
- Rastrear a necessidade de encaminhar para uma AGA, usando escalas de triagem ou avaliando de modo abreviado mobilidade, cognição, humor, estado nutricional, ABVDs e AIVDs
- Ter cuidado na interpretação de exames complementares, levando sempre em conta a faixa etária
- Evitar a abordagem baseada em um único sistema, órgão ou doença
- Identificar as situações que aumentam a complexidade do cuidado, tais como multimorbidades, polifarmácia, síndromes geriátricas (em especial, a fragilidade), declínio funcional e apresentações atípicas
- Elaborar um plano de cuidado levando em conta as preferências do paciente e/ou familiares, riscos, evidências de benefícios e viabilidade
- Reavaliar sempre.

nas quais ele pode apresentar dificuldades no acompanhamento de seu paciente idoso. Nesse caso, é conveniente que o encaminhe a um geriatra, sob pena de perpetuar o declínio funcional e aumentar o risco de iatrogenia e terapêutica inadequada para esse paciente.

As situações em que esse encaminhamento deve ocorrer são:
- Pacientes muito idosos (80 anos ou mais)
- Pacientes frágeis e/ou portadores de incapacidades
- Pacientes de alto risco (viúvos, que moram sós, deprimidos, com reação prolongada ao luto, residentes em instituições de longa permanência – asilos)
- Pacientes com dependência química (etilismo, drogas ilícitas, psicotrópicos)
- Pacientes com múltiplas doenças crônicas (multimorbidade)
- Pacientes que usam cinco ou mais medicamentos (polifarmácia) ou estão sob risco de iatrogenia
- Quando se detecta um novo fator de risco (p. ex., etilismo) ou um novo problema (p. ex., sintomas depressivos, perda cognitiva)
- Pacientes com uma ou mais "síndromes geriátricas" (demência, *delirium*, depressão, sarcopenia, fragilidade, imobilidade, incontinência, instabilidade postural e quedas)
- Pacientes em declínio funcional (diminuição da capacidade para executar as atividades da vida diária)
- Pacientes que já apresentaram uma doença que se manifestou de maneira atípica e por isso foi de difícil diagnóstico e tratamento.

Pode-se realizar testes de triagem para detecção de idosos que se beneficiam de uma avaliação mais ampla, e estes podem e devem ser realizados por clínicos e médicos da atenção básica de saúde ou até mesmo de serviços especializados, como os de oncologia, cirurgia e ortopedia. Para isso, já existem instrumentos (escalas) de fácil aplicação como o *Geriatric 8* (G8), a avaliação geriátrica ampla abreviada (aAGA) e o *vulnerable elders survey* (VES-13).

Se o rastreio indicar risco ou vulnerabilidade, o idoso deverá ser encaminhado e submetido à AGA. Caso contrário, a avaliação termina, recomendando-se avaliação de rastreio periódica. A Figura 4.2 mostra como se deve proceder nessa triagem (rastreio).

SÍNDROME DE FRAGILIDADE

Síndrome do idoso frágil

Síndrome multifatorial cuja incidência e prevalência aumentam com a idade, acometendo 1/4 dos indivíduos com 85 anos ou mais. Entretanto, a síndrome de fragilidade pode ocorrer

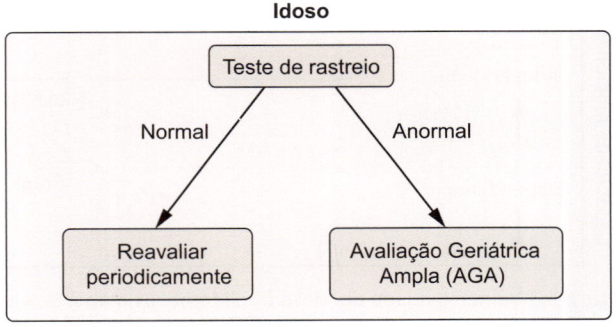

Figura 4.2 Rastreio do paciente idoso.

em indivíduos com menos de 70 anos com doenças crônicas, como insuficiência renal, doença pulmonar obstrutiva crônica (DPOC), doença renal crônica, doença de Parkinson e infecção pelo HIV.

Caracteriza-se pela maior vulnerabilidade a desfechos clínicos adversos em consequência da diminuição das reservas funcionais de múltiplos sistemas e incapacidade progressiva de adaptação a estressores.

A fragilidade está associada a pior prognóstico de doenças agudas e/ou exacerbação de doenças crônicas preexistentes, apresentações atípicas, infecções de repetição, perda funcional, instabilidade postural, quedas e morte. Apesar de existir uma superposição, não há uma concordância na ocorrência de fragilidade, multimorbidade (coexistência de duas ou mais doenças crônicas) e incapacidade (Figura 4.3).

A Covid-19 acomete de forma mais grave os idosos. Além disso, estudos têm demostrado que a fragilidade está associada ao risco de maior mortalidade em pacientes hospitalizados, tanto que instrumentos de avaliação, como a escala clínica de fragilidade, têm sido utilizados, junto com outros parâmetros de gravidade da doença, para as tomadas de decisão nos casos de idosos com Covid-19.

FISIOPATOLOGIA E COMPLICAÇÕES DA FRAGILIDADE

A fisiopatologia da fragilidade é complexa e envolve vários sistemas do organismo, principalmente o endócrino, o cardiovascular, o respiratório, o imunológico e o renal, somados à perda da massa e às funções musculares (sarcopenia).

A perda gradual da reserva funcional dos órgãos faz parte do processo de envelhecimento. Entretanto, na fragilidade, esse declínio é acelerado, e os mecanismos homeostáticos

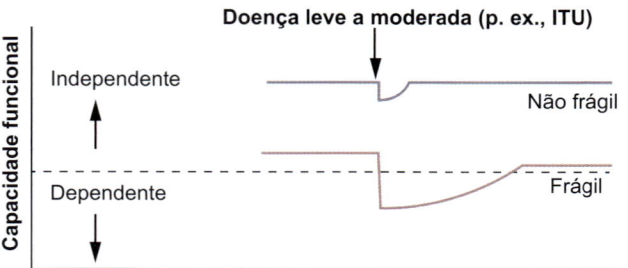

Figura 4.3 Vulnerabilidade do idoso frágil frente às menores agressões, como doenças não muito graves. ITU: infecção do trato urinário. (Adaptada de Clegg et al., 2013.)

começam a falhar (Figura 4.4). A fragilidade está associada também a deficiência cognitiva, resistência à insulina, diabetes e aumento do risco de fenômenos tromboembólicos.

MANIFESTAÇÕES CLÍNICAS

A apresentação clínica da síndrome de fragilidade é geralmente inespecífica, sendo mais frequente: fadiga extrema, inapetência, perda de peso involuntária e sem explicação e infecções de repetição. É importante ficar atento às situações apresentadas a seguir.

Quedas. Alterações da marcha e do equilíbrio são as principais formas de apresentação da fragilidade e aumentam o risco de quedas. É comum a ocorrência de queda relacionada com doença aguda, mesmo sem gravidade aparente, pois a fragilidade reduz a estabilidade postural abaixo de um limiar necessário para a manutenção do equilíbrio diante de pequenas demandas. As quedas espontâneas e repetidas acontecem nos mais frágeis, quando os sistemas de controle postural (visão, equilíbrio e força muscular) não são mais compatíveis com a deambulação segura mesmo em ambientes onde não há muita demanda. Muitos pacientes desenvolvem o "medo de cair", levando-os a restringir a mobilidade.

Delirium. Está relacionado com a redução da reserva funcional cerebral que também acontece em idosos frágeis. É comum quando idosos são admitidos em hospitais. Pode ser precipitado por doença aguda, muitas vezes sem gravidade aparente.

Flutuação da capacidade funcional

O paciente apresenta dias bons com independência para as atividades da vida diária, porém, sem explicação aparente, ocorrem dias ruins, requerendo ajuda de cuidadores.

Essas situações podem estar presentes como manifestações atípicas de doenças, que, muitas vezes, são seriam tão graves se não fosse a vulnerabilidade do idoso frágil.

DIAGNÓSTICO E AVALIAÇÃO DO IDOSO FRÁGIL

A identificação do idoso frágil ou em risco de fragilidade (pré-frágil) é complexa e requer a Avaliação Geriátrica Ampla (AGA), que é composta de vários instrumentos (escalas e testes), os quais avaliam: equilíbrio e mobilidade, força muscular, cognição, humor, capacidade para executar as atividades básicas e instrumentais da vida diária, estado nutricional, deficiências sensoriais.

Cumpre ressaltar que os exames complementares em nada contribuem para o diagnóstico. O uso de instrumentos de triagem pode ser a forma mais adequada de o clínico identificar indivíduos com indicação para uma avaliação mais ampla, dentre eles são ciatados a escala de fragilidade de Tilburg, o G8 (*Geriatric 8*), a Avaliação Geriátrica Ampla Abreviada (aAGA), o VES-13, a escala FRAIL e a PRISMA-7.

A escala FRAIL, muito prática, baseia-se em cinco perguntas:

1. F (do inglês *fatigue*: fadiga) – sente-se fadigado a maior parte do tempo?
2. R (do inglês *resistance*: resistência) – não é capaz de subir um lance de escadas?

3. A (do inglês *ambulation*: deambulação) – não é capaz de caminhar uma quadra?
4. I (do inglês *illness*: doenças) – tem mais de cinco doenças?
5. L (do inglês *loss of weight*: perda de peso) – perdeu mais de 5% de peso em 6 meses?

A resposta positiva a cada pergunta corresponde a 1 ponto, sendo o idoso considerado frágil quando atinge 3 pontos e pré-frágil, 1 a 2 pontos. Quando todas as respostas são negativas, é considerado robusto.

O indivíduo frágil demanda avaliação mais complexa por meio da AGA ou confirmação pelo modelo do fenótipo da fragilidade proposto por Fried (2001), apresentado a seguir:

• Idoso frágil: presença de 3 ou mais dos seguintes critérios:

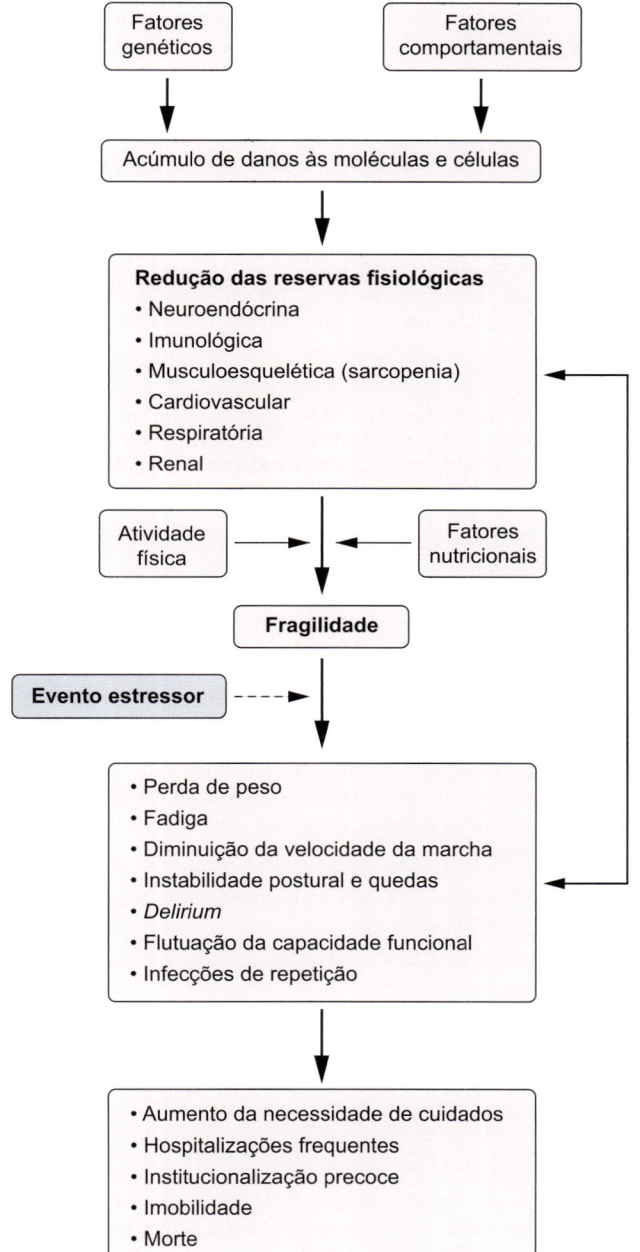

Figura 4.4 Esquema da fisiopatologia da fragilidade e de seus desfechos. (Adaptada de Clegg et al., 2013.)

■ Perda não intencional de peso (maior que 4,5 kg ou mais de 5% do peso corporal no último ano)
■ Velocidade lenta da marcha (abaixo do percentil 20 da população, corrigida pelo gênero, estatura e medida no teste de caminhada de 4,6 m)
■ Inatividade física (abaixo do percentil 20 da população, medida pelo dispêndio semanal de quilocaloria por meio do questionário específico: *Minnesota Leisure Time Activity Questionnaire*)
■ Sensação de exaustão autorreferida (avaliada por questões de escala específica de depressão: CES-D)
■ Fraqueza muscular (medida pela redução da força de preensão manual abaixo do percentil 20 da população, ajustada pelo IMC e gênero)
• Idoso pré-frágil: estágio precoce, no qual o idoso apresenta menos de 3 dos critérios do fenótipo.

A escala proposta por Rockwood et al. (2005), conhecida como escala clínica de fragilidade (ECF), tem sido recomendada para a tomada de decisão referente a idosos com doença aguda e grave. Foi desenvolvida e validada, inclusive no Brasil, para resumir o julgamento clínico, completando uma AGA.

A ECF baseia-se em uma visão holística do paciente, e foca a saúde geral e a capacidade de realizar atividades da vida diária (AVDs). Diferentemente de outros sistemas de pontuação, essa escala tem uma apresentação visual com representações dos diversos graus de fragilidade e não se concentra em questões de atitudes quanto à saúde, mas no estado funcional do indivíduo.

Trata-se de um instrumento composto por nove itens clínicos, no qual os idosos podem ser classificados como frágeis, pré-frágeis e não frágeis:

• Sem fragilidade: ≤ 3 pontos
• Pré-frágeis: 4 pontos
• Levemente frágeis: 5 pontos
• Moderadamente, muito e gravemente frágeis: 6 a 8 pontos
• Fase final de vida: 9 pontos, independente de terem ou não vivido com fragilidade prévia.

Em doenças agudas, recomenda-se que os dados funcionais sejam os de 2 semanas antes. As Figuras 4.5 e 4.6 apresentam, respectivamente, a ECF e seu algoritmo de aplicação.

Síndrome da ausência de sucesso (Kumeliauskas et al., 2013)

Síndrome de declínio global que pode acometer o idoso na fase final de sua vida e que agrega fragilidade, deficiência cognitiva, desnutrição grave e incapacidade funcional, complicadas por descompensação de doenças crônicas e por fatores psicossociais, como depressão, isolamento e insuficiência de suporte social e/ou familiar. Esses idosos são encontrados em hospitais e unidades de emergência ou de terapia intensiva, de onde, apesar do cuidado adequado, não recebem alta ou a recebem para retornarem precocemente. A morte sobrevém como consequência de infecções, geralmente respiratórias, complicações de doenças crônicas preexistentes e/ou de quedas e fenômenos tromboembólicos. Trata-se do estágio final da síndrome do idoso frágil, entretanto uma abordagem multidisciplinar pode melhorar a sua qualidade de vida e evitar intervenções inúteis ou iatrogênicas.

A redução da velocidade de marcha é um importante fator preditivo de vulnerabilidade futura. Ela pode ser medida em teste simples de caminhada ou mesmo pelo teste do

"Levantar e Andar Cronometrado" (*Timed Get Up and Go Test* – TGUG). Velocidades abaixo de 0,8 m/s indicam necessidade de avaliação mais ampla.

Os idosos frágeis são frequentemente identificados quando ocorrem eventos adversos, como quedas, doenças agudas, *delirium*, infecções de repetição ou desenvolvem incapacidade funcional permanente ou temporária.

É importante ressaltar que, apesar de a perda de peso ser uma das características da síndrome, a fragilidade também pode acontecer em idosos obesos, porém inativos e com importante perda da massa muscular, ou seja, nos portadores de obesidade sarcopênica, a qual está associada a maior risco de morte e perda funcional do que obesidade ou sarcopenia isoladas.

TRATAMENTO

- Identificar correta e precocemente o idoso frágil e o pré-frágil
- Alimentação hiperproteica (1,2 a 1,5 g de proteínas/kg/dia) distribuídas igualitariamente entre as principais refeições, e que aqueles que necessitam ganhar peso devem receber alimentação hipercalórica. A ressalva deve ser feita nos pacientes com doença renal crônica, filtração glomerular < 30 m ℓ/min/1,73 m^2 que não estejam em diálise. Para esses, a oferta proteica deve ser de 0,8 a 1 g/kg/dia
- Alimentação hipercalórica e hiperproteica (30 a 40 cal/kg/dia), se os pacientes estiverem desnutridos e/ou necessitarem ganhar peso

---

Escala clínica de fragilidade

1. Muito ativo - Pessoas robustas, ativas, com energia e motivadas. Essas pessoas normalmente se exercitam regularmente.
Elas são as mais ativas para a sua idade.

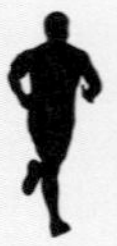

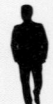
2. Ativo - Pessoas que não apresentam nenhum sintoma ativo de doença, mas estão menos ativas que as de categoria I. frequentemente se exercitam ou são muito ativas ocasionalmente, por exemplo: em determinada época do ano.

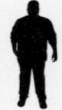
3. Regular - Pessoas com problemas de saúde bem controlados, mas não se exercitam regularmente além da caminhada de rotina.

4. Vulnerável - Apesar de não depender dos outros para ajuda diária, frequentemente os sintomas limitam as atividades. Uma queixa comum é sentir-se mais lento e/ou mais cansado ao longo do dia.

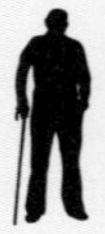

5. Levemente frágil - Essas pessoas frequentemente apresentam lentidão evidente e precisam de ajuda para atividades instrumentais da vida diária (AIVDs) mais complexas (finanças, transporte, trabalho doméstico pesado, medicações). Tipicamente, a fragilidade leve progressivamente prejudica as compras e passeios desacompanhados, o preparo de refeições e as tarefas domésticas.

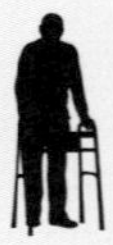

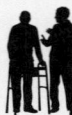
6. Moderadamente frágil - Pessoas que precisam de ajuda em todas as atividades externas e na manutenção da casa. Em casa, frequentemente têm dificuldades com escadas e necessitam de ajuda no banho e podem necessitar de ajuda mínima (apoio próximo) para se vestirem.

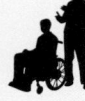
7. Muito frágil - Completamente dependentes para cuidados pessoais, por qualquer causa (física cognitiva). no entanto, são aparentemente estáveis e sem alto risco de morte (dentro de 6 meses).

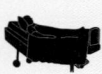
8. Severamente frágil - Completamente dependentes, aproximando-se do fim da vida. Tipicamente incapazes de se recuperarem de uma doença leve.

9. Doente terminal - Aproximando-se do fim da vida. Essa categoria se aplica a pessoas com expectativa de vida < 6 meses, sem evidência de fragilidade.

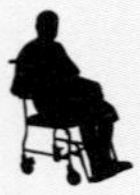

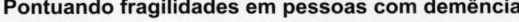

Pontuando fragilidades em pessoas com demência

O grau de fragilidade corresponde ao grau de demência. Sintomas comuns na demência leve incluem esquecimento dos detalhes de um evento recente, apesar da recordação do evento em si, repetindo a mesma pergunta/história e afastamento de eventos sociais.

Na demência moderada, a memória recente está muito comprometida apesar de aparentemente lembrar bem de fatos do passado. Quando socialistas, elas são capazes de fazer o cuidado pessoal.

Na demência severa, elas não conseguem realizar cuidados pessoais sem ajuda.

Figura 4.5 Escala clínica de fragilidade traduzida e adaptada culturalmente para a língua portuguesa. (Adaptada de Rodrigues et al., 2020.)
*1, Canadian Study on Health & Aging, Revised 2008. 2. K. Rockwood et al. A global clinical measure of fitness and fraity in elderly people. CMAJ 2005; 113:489-495.

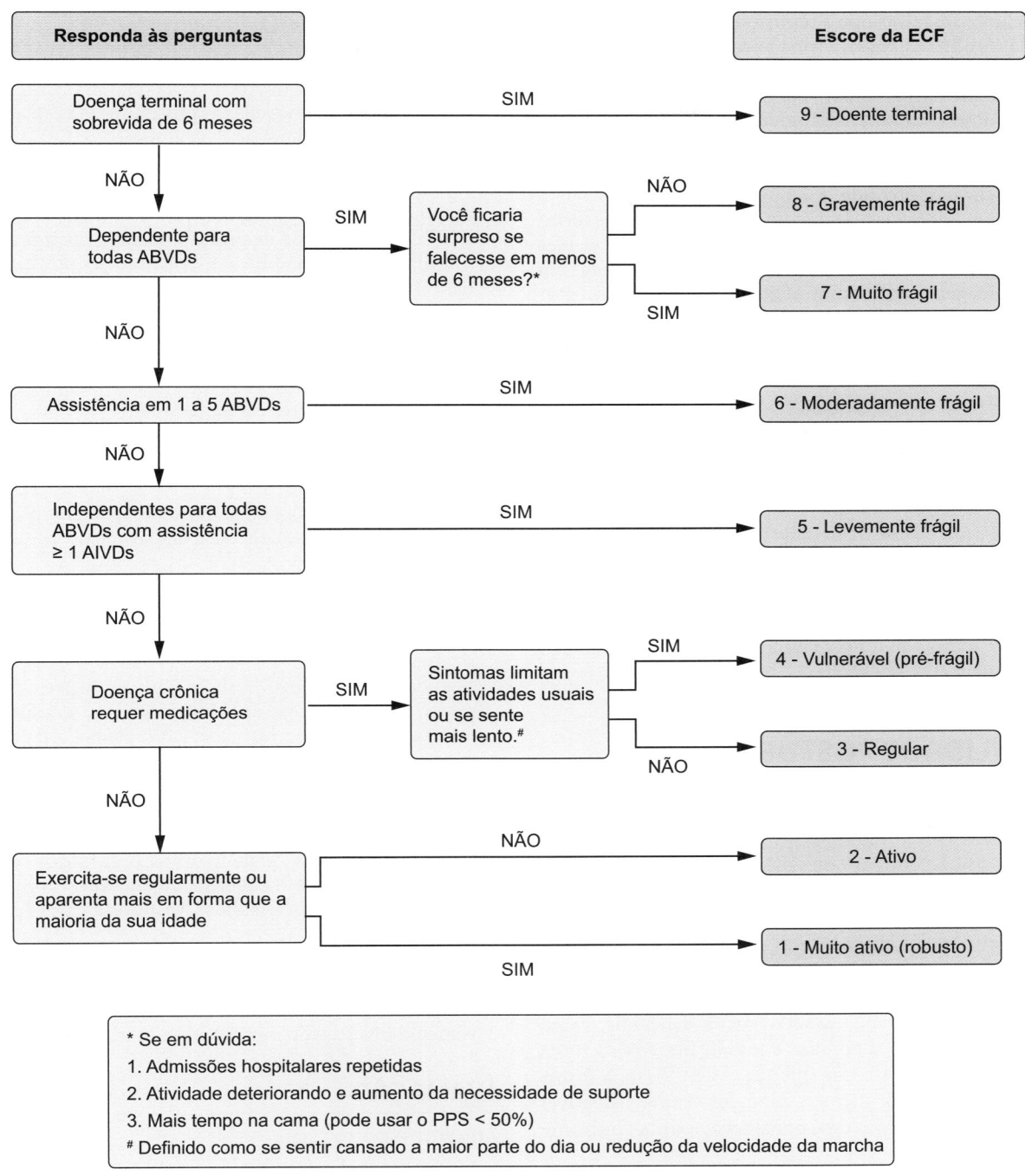

Figura 4.6 Algoritmo para a aplicação da escala clínica de fragilidade (ECF). (Adaptada de Chong et al., 2019.)

- Suplementos nutricionais orais e suplementos proteicos para aqueles que não conseguem alcançar as necessidades calculadas pela alimentação
- Reabilitação física personalizada
- Exercícios contra a resistência (musculação/exercícios resistidos) por 30 minutos, 2 vezes/semana, com supervisão profissional
- Tratamento das doenças crônicas coexistentes e da depressão
- Otimizar a prescrição medicamentosa
- Reduzir a polifarmácia
- Apoio familiar e social aos idosos frágeis e pré-frágeis
- Prevenção de quedas e *delirium*.

TRATAMENTO MEDICAMENTOSO

Não existe nenhum medicamento que tenha demonstrado eficácia para o tratamento específico da síndrome de fragilidade. Foram estudados suplementos vitamínicos, orexígenos e hormônios, sem obter evidência científica de eficácia. Entretanto, recomenda-se a suplementação de vitaminas deficientes, inclusive a vitamina D quando for detectada deficiência ou insuficiência pela dosagem sérica de 25(OH)-vitamina D. Para idosos que não apresentam insuficiência ou deficiência, recomenda-se, como manutenção, 800 a 1.000 UI de vitamina D3 diariamente.

Importante ressaltar que a reposição hormonal (estrogênio para as mulheres, testosterona para os homens, desidroepiandrosterona [DHEA] e hormônio do crescimento) pode aumentar a massa muscular, porém já existem inúmeros ensaios clínicos e metanálises demonstrando que não contribuem para a melhora da força muscular e do desempenho físico. Sua indicação fica restrita a alguns casos específicos de deficiência comprovada e com outros objetivos, visto não existirem evidências de que possa prevenir ou reverter a fragilidade, mesmo nos indivíduos com carência desses hormônios. Ademais, o uso de hormônios anabolizantes em indivíduos frágeis pode causar efeitos adversos e aumentar riscos, principalmente de intolerância à glicose e tromboembolismo.

Atenção

- Síndrome do idoso frágil representa falha em integrar os sistemas orgânicos, psíquicos e sociais necessários para garantir a independência, a autonomia e, por fim, a vida. O médico deve reconhecer o idoso frágil como paciente de risco, mas não como "terminal"
- A identificação e o estadiamento do idoso frágil ou em risco de fragilidade são feitos pela Avaliação Geriátrica Ampla (AGA), porém o clínico pode lançar mão de instrumentos de triagem ou de teste único, como a velocidade de marcha, para indicar avaliação mais abrangente

INSTABILIDADE POSTURAL E QUEDAS

Deslocamento não intencional do corpo para um nível inferior à posição inicial com incapacidade de correção em tempo hábil, determinado por circunstâncias multifatoriais que comprometem a estabilidade. Não se inclui neste conceito a mudança súbita de posição, em consequência de paralisia, crise convulsiva ou por ação de forças externas.

Em idosos, adquirem características especiais, pois, com o envelhecimento, a perda gradual de massa e de força muscular aumenta o risco de quedas. Além disso, a diminuição da massa óssea torna o esqueleto mais suscetível às fraturas. Por isso, a queda é considerada uma síndrome geriátrica.

Das causas externas de morte entre idosos, cerca de 15 a 20% são em virtude de quedas. E, entre jovens, menos de 5%. Idosos que sobrevivem a quedas apresentam elevada morbidade com maior incidência de lesões graves, como traumatismo cranioencefálico (TCE) e fraturas (principalmente da extremidade proximal do fêmur); medo de futuras quedas; altos índices de hospitalização; maior risco de perda funcional e de institucionalizações (serem albergados em asilos).

Aproximadamente 30% dos idosos da comunidade caem pelo menos uma vez ao ano, e essa porcentagem sobe para 60% quando experimentaram uma queda no ano anterior. Entre população asilada, a incidência é três vezes maior.

FATORES DE RISCO

- Relacionados com a idade: diminuição da massa muscular (sarcopenia), alterações da marcha (marcha senil) e da postura, diminuição dos reflexos profundos, da capacidade de dividir a atenção, da visão e da audição
- Doenças específicas: doença de Parkinson, demência, depressão, miopatias (inclusive medicamentosas), neuropatia periférica, vertigem postural paroxística benigna (VPPB), hidrocefalia de pressão normal, mielopatia cervical, disfunção autonômica, hipotensão postural, cardiopatias (arritmias, doença valvar, doença arterial coronariana, insuficiência cardíaca), doença cerebrovascular, doença renal crônica
- Estado confusional agudo (*delirium*) e distúrbios comportamentais associados às demências, principalmente se o paciente fica agitado e perambulando
- Deformidades articulares (principalmente joelhos, tornozelos e pés), deformidades dos pés e das unhas (onicogrifose)
- Uso de bebidas alcoólicas e outras substâncias psicoativas
- Incapacidade funcional: incapacidade para as atividades da vida diária
- Fatores ambientais: iluminação inadequada, solo ou piso irregular, escadas inadequadas e sem corrimão, banheiros e cozinhas sem adaptação, tapetes soltos, móveis mal posicionados
- Medicamentos: benzodiazepínicos, antidepressivos tricíclicos, antipsicóticos, anti-hipertensivos, antiarrítmicos, anticonvulsivantes e fármacos com efeitos sedativos e/ou anticolinérgicos. O risco é ainda maior se o paciente usar cinco ou mais medicamentos diferentes (polifarmácia), ou seja, polifarmácia, por si só, é um risco independente para quedas, morte, perda funcional e fragilização
- Vestuário: roupas e, principalmente, calçados inadequados (chinelos, sapatos abertos atrás, saltos altos e finos, solados lisos e escorregadios), vestidos e calças arrastando no chão
- História prévia de queda: quem já caiu uma vez tem maior risco de cair novamente. Um paciente que apresentou duas ou mais quedas inexplicáveis em 6 meses deve ser exaustivamente investigado e encaminhado para reabilitação.

AVALIAÇÃO

Anamnese

- Informações dadas sobre as condições da queda por paciente, familiares, testemunhas, pessoas que prestaram assistência
- Informações sobre o que sentiu ou foi observado antes, durante e depois do acidente
- História de doenças prévias, história medicamentosa (investigar a introdução de novos medicamentos nas últimas 2 semanas), consumo de bebida alcoólica e/ou outras substâncias, função mental e capacidade funcional prévia.

Avaliação do risco ambiental

- Deve-se fazer uma visita domiciliar, pois 60% das quedas de idosos ocorrem dentro do domicílio. Nessa visita, deve-se avaliar tapetes, pisos, mobiliário, degraus, iluminação inadequada que podem aumentar o risco de quedas. A avaliação pelo terapeuta ocupacional e pelo fisioterapeuta são importantes para a adaptação ambiental.

Dispositivos ou instrumentos auxiliares de marcha

O uso inadequado desses dispositivos, como bengalas, muletas e, principalmente, andadores, está relacionado com maior risco de queda. Portanto, o dispositivo ou instrumento auxiliar de marcha (DAM) deverá ser prescrito após avaliação de força muscular, resistência, equilíbrio, marcha, função cognitiva, dor e demandas ambientais, a fim de orientar qual instrumento é o mais indicado para a condição do paciente. É imprescindível que o paciente receba orientações de como utilizá-lo, pois, caso contrário, um instrumento indicado para evitar um problema pode se tornar a causa deste mesmo problema (Quadro 4.10).

Exame físico

- Avaliação detalhada da marcha, equilíbrio e mobilidade das articulações, principalmente de extremidades inferiores
- Avaliação neurológica, incluindo: cognição, nervos periféricos de membros inferiores, propriocepção, reflexos, testes de funções cortical, extrapiramidal e cerebelar
- Avaliação da força muscular
- Avaliação das condições cardiovasculares
- Avaliação da acuidade visual
- Exames dos pés.

Avaliação funcional

- Avaliar mobilidade, uso prévio de instrumentos auxiliares da marcha, capacidade mental, audição, visão e capacidade para executar as atividades da vida diária. A incapacidade funcional aumenta o risco de quedas, e estas, por sua vez, podem agravar ou desencadear incapacidade funcional
- Em resumo, a avaliação adequada do idoso que cai ocorre por meio da AGA.

COMPLICAÇÕES

- Traumatismos físicos:
  - Lesões de tecidos moles (cortes, lacerações, contusões, equimoses, hematomas, distensões musculares), quando de pequena monta, não são valorizadas, perdendo-se então grande oportunidade para prevenir futuras quedas
  - Fraturas: 3 a 5% das quedas entre idosos resultam em fraturas
  - Traumatismo cranioencefálico: hematoma subdural crônico é mais comum nos idosos
  - Traumatismos torácicos e abdominais
  - Cerca de dois terços das fraturas do fêmur proximal ocorrem em indivíduos com mais de 70 anos e 90% delas resultam de quedas
- Trauma social: o medo de cair leva o indivíduo a reduzir suas atividades sociais, de lazer e esportivas. Há risco aumentado para imobilidade.

Quadro 4.10 Orientação adequada dos dispositivos auxiliares de marcha (DAM).

DAM	Função e indicações	Modelos
Bengala	Aumentar a base de apoio, melhorando, assim, o equilíbrio	Convencional, ajustável de alumínio convencional, ajustável de alumínio com recuo, quatro pontas do tipo andador, com rodas
Muletas	Útil para indivíduos que necessitam usar seus membros superiores para sustentação de peso e propulsão	Muleta axilar, muleta de Lofstrand, muleta de descarga antebraquial
Andador	Fornecem três a quatro pontos de contato com o solo, melhorando o equilíbrio por meio do aumento da base de suporte, maior estabilidade anterior e lateral e suporte do peso da pessoa	Articulado, fixo, com rodas dianteiras, com quatro rodas, com três rodas

PREVENÇÃO

- Programas multidimensionais de prevenção de queda e manejo individual de cada fator de risco identificado (ver Figura 4.4)
- Atividades físicas, principalmente com treino de marcha, equilíbrio e força, reabilitação motora e reeducação postural
- Nutrição
- Tratamento das doenças subjacentes
- Correção das deficiências sensoriais
- Manejo adequado das doenças subjacentes, principalmente das associadas a hipotensão postural, arritmias cardíacas e/ou sarcopenia
- Prescrição e orientação adequada dos dispositivos auxiliares de marcha, bem como acompanhamento e treinamento de marcha com fisioterapeuta (Quadro 4.11)
- Redução ou abolição de bebidas alcoólicas
- Suplementação de cálcio e vitamina D; tratamento da deficiência de vitamina D
- Otimização da terapêutica medicamentosa com redução do número de medicamentos, suspensão de medicamentos inapropriados para o idoso e reavaliação periódica da real necessidade dos que foram prescritos
- Adaptação ambiental (escadas, banheiros, cozinhas, pisos, iluminação)
- Utilização de tecnologia de auxílio: instrumentos desenhados para auxiliar o indivíduo a realizar tarefas para as quais encontra-se incapacitado ou que não pode realizar com segurança (sapatos, vestimentas, talheres, camas e cadeiras adaptadas)
- Em instituições de longa permanência (asilos) as recomendações são semelhantes: avaliação multidimensional, programas de exercícios individualizados e suplementação de vitamina D para aqueles com deficiência vitamínica ou quando há vários fatores de risco de queda associados. O uso de protetores pélvicos reduz o risco de fratura de fêmur.

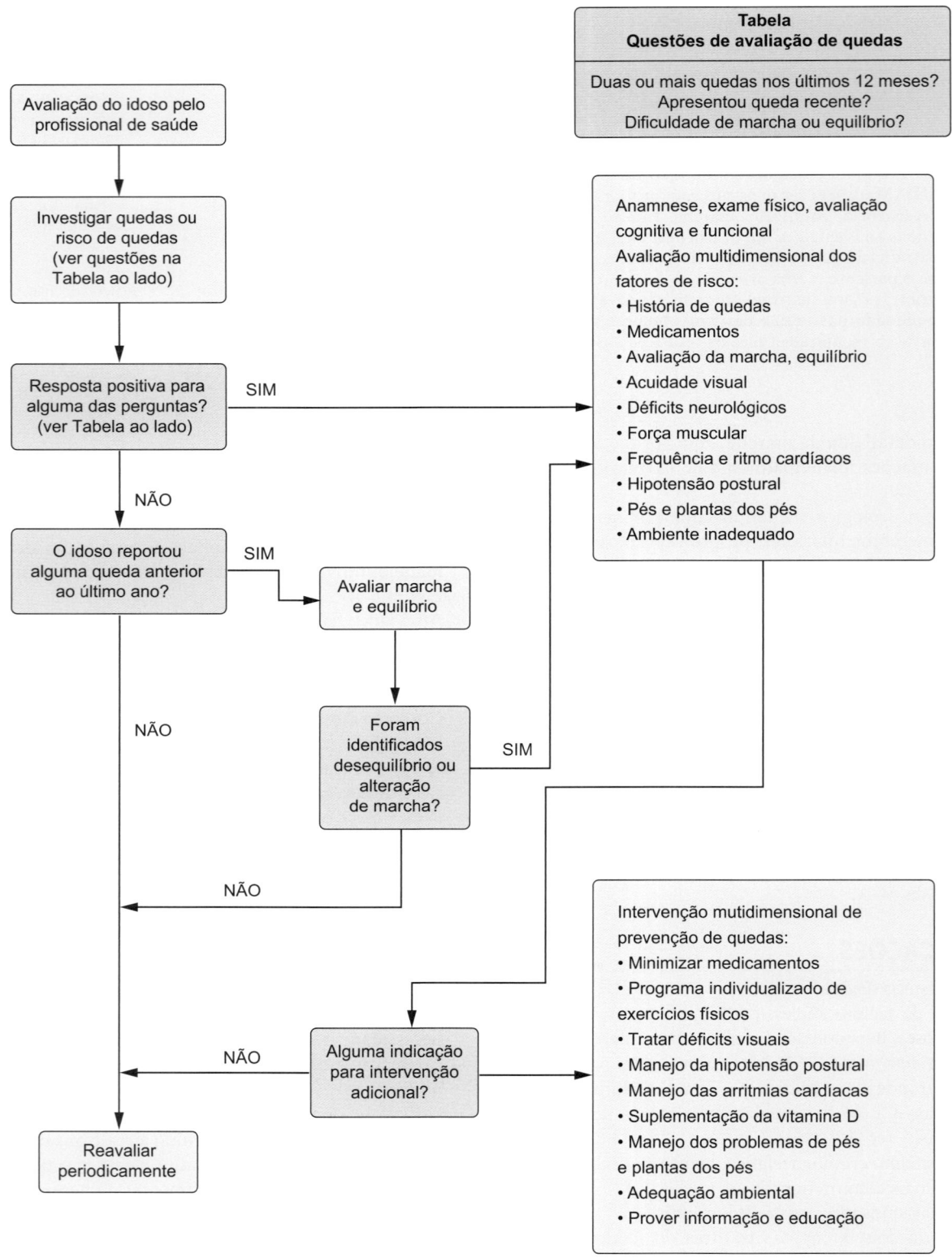

Figura 4.7 Algoritmo de prevenção de quedas para idosos da comunidade. (Adaptada de Summary of the Updated American Geriatrics Society, 2001.)

Avaliação do risco de queda

A mobilidade e o risco de queda podem ser avaliados pelo teste do "Levantar e Andar Cronometrado" (*Timed Get Up and Go Test* – TGUG). Para executá-lo, pede-se ao paciente para levantar-se de uma cadeira reta e com encosto, caminhar cerca de 3 m, fazer uma rotação de 180°, voltar e sentar-se. O paciente que demora mais de 30 s para completar o teste tem maior risco de queda. É importante observar as dificuldades que ele apresenta ao levantar-se e ao virar-se, como também a sua marcha e postura.

Avaliação útil é a velocidade de marcha. Idosos com velocidade de marcha menor que 0,8 metro por segundo apresentam maior risco de quedas.

Queda como manifestação atípica

A instabilidade postural e as quedas podem representar uma forma de apresentação atípica das doenças nos idosos. Infarto agudo do miocárdio, tromboembolismo pulmonar e algumas infecções podem ter como único sintoma um episódio de queda.

Queda no pronto-socorro

As quedas são uma das mais importantes causas de atendimento de urgência de idosos. Mais de 50% das internações hospitalares de idosos por causas externas deve-se às quedas, suplantando os acidentes automobilísticos. Portanto, é no pronto-socorro que se deve iniciar a correta abordagem do idoso que cai, pois se não for feita, o paciente depois de ter suas lesões decorrentes da queda tratadas, mas a causa da mesma não elucidada, fatalmente sofrerá novo episódio de queda e retornará ao hospital. É bom lembrar que as unidades de urgência não foram desenhadas para atendimento de idosos, e eles têm maior risco de sofrerem alguma queda nesses tumultuados ambientes.

Queda no hospital

As quedas de idosos hospitalizados não são incomuns. Este risco é um dos motivos para que seja garantida, por lei, a presença de um acompanhante para o idoso hospitalizado. Os principais fatores de risco para quedas de idosos no hospital são: agitação psicomotora, *delirium*, uso de benzodiazepínicos e contenção física do idoso agitado (amarrar os braços e as pernas do idoso).

Síndrome pós-queda (medo de futuras quedas)

Idosos que caem passam a ter tanto medo de cair novamente que se tornam apáticos e com dificuldades para deambular, sem que tenham sofrido lesões motoras que justifiquem a incapacidade. A síndrome pós-queda caracteriza-se por:
- Alterações da postura: o indivíduo passa a sentar-se na borda da cadeira com os ombros encostados no respaldo. Levanta-se sozinho, mas é incapaz de fazer a propulsão do corpo e começar a andar
- Alterações da marcha: quando é possível, só acontecem após muita persuasão e com ajuda. A marcha é lenta, hesitante e de passos curtos sem, no entanto, haver lesões que a justifique
- Alterações psíquicas: apatia, bradipsiquismo, tendência a tornar-se muito dependente, ansiedade e medo intenso ao passar da posição sentada para a de pé, isolamento social, depressão.

BIBLIOGRAFIA

American Geriatrics Society 2019 Updated AGS Beers Criteria® for Potentially Inappropriate Medication Use in Older Adults. J Am Geriatr Soc. 2019;67(4):674-94.

Azevedo MF. GPS Medicamentos. Guia prático em saúde. Rio de Janeiro: Guanabara Koogan; 2017.

Barnett K, Mercer SW, Norbury M et al. Epidemiology of multimorbidity and implications for health care, research, and medical education: a cross-sectional study. Lancet. 2012;380:37-43.

Bauer J, Biolo G, Cederholm T et al. Evidence-based recommendations for optimal dietary protein intake in older people: a position paper from the PROT-AGE Study Group. J Am Med Dir Assoc. 2013;14(8):542-59.

Boyd C, Smith CD, Masoudi FA et al. Decision making for older adults with multiple chronic conditions: executive summary for the American Geriatrics Society guiding principles on the care of older adults with multimorbidity. J Am Geriatr Soc. 2019;67(4):665-73.

Butler RN. "Ageism: another form of bigotry". The Gerontologist. 1969;9(4):243-6.

Camarano AA, Kanso S. Envelhecimento da população brasileira: uma contribuição demográfica. In: Freitas IV, Py L. Tratado de geriatria e gerontologia. 4. ed. Rio de Janeiro: Guanabara Koogan; 2016. pp. 54-65.

Chong E, Chia JQ, Law F et al. Validating a standardised approach in administration of the clinical frailty scale in hospitalised older adults. Ann Acad Med Singap. 2019;48(4):115-24.

Clegg A, Young J, Iliffe S et al. Frailty in elderly people. Lancet. 2013;381:752-62.

Costa EFA, Galera SC, Cipullo JP et al. Semiologia do idoso. In: Porto CC, Porto AL. Semiologia médica. 8. ed. Rio de Janeiro: Guanabara Koogan; 2019. pp. 1275-306.

Costa EFA. Manejo clínico prático das principais síndromes geriátricas associadas. In: Caixeta L. Psiquiatria geriátrica. Porto Alegre: Artmed; 2015; pp. 483-501.

Ferreira FPC, Soares AT, Cabral KN et al. Dispositivos auxiliares de marcha: orientações quanto ao uso, adequação e prevenção de quedas nos idosos. Geriatrics Gerontology and Aging. 2012;6(3):261-72.

Freitas IV, Costa EFA, Galera SC. Avaliação geriátrica ampla. In: Freitas IV, Py L. Tratado de geriatria e gerontologia. 4. ed. Rio de Janeiro: Guanabara Koogan; 2016. pp. 152-67.

Fried LP, Ferrucci L, Darer J et al. Untangling the concepts of disability, frailty, and comorbidity: implications for improved targeting care. J Gerontol A Biol Sci Med Sci. 2004;59:255-63.

Fried LP, Tangen CM, Walston J et al. Frailty in older adults: evidence for a phenotype. J Gerontol A Biol Sci Med Sci. 2001;56(3):M146-57.

Geriatric Medicine Research Collaborative. Age and frailty are independently associated with increased COVID-19 mortality and increased care needs in survivors: results of an international multicenter study. Age Ageing. 2021;afs026.

Gorzoni ML, Costa EFA, Lencastre MC. Apresentações atípicas das doenças nos idosos. In: Freitas IV, Py L. Tratado de geriatria e gerontologia. 4. ed. Rio de Janeiro: Guanabara Koogan; 2016. pp. 965-79.

Harrison C, Henderson J, Miller G et al. The prevalence of complex multimorbidity in Australia. Aust N Z J Public Health. 2016;40(3):239-44.

Hubbard RE, Maier AB, Hilmer SH et al. Frailty in the face of COVID-19. Age Ageing. 2020;49(4):499-500.

Kumeliauskas L, Fruetel K, Holroyd-Leduc JM. Evaluation of older adults hospitalized with a diagnosis of failure to thrive. Canadian Geriatrics Journal. 2013;16:49-53.

Marois G, Muttarak R, Scherbov S. Assessing the potential impact of COVID-19 on life expectancy. PLoS ONE. 2020;15(9):e0238678.

Morley JE. Frailty and sarcopenia: the new geriatric giants. Rev Inves Clin. 2016;68:59-67.

Morley JE, Malmstrom TK, Miller DK. A simple frailty questionnaire (FRAIL) predicts outcomes in middle aged African Americans. J Nutr Health Aging. 2012;16(7):601-8.

Oliveira MC, Amorim WW, Oliveira CRB et al. Consenso Brasileiro de Medicamentos Potencialmente Inapropriados para Idosos. Geriatr Gerontol Aging. 2016;10(4):168-81.

Panel on Prevention of Falls in Older Persons, American Geriatrics Society, British Geriatrics Society. Summary of the Updated American Geriatrics Society/British Geriatrics Society Clinical Practice Guideline for Prevention of Falls in Older Persons. J Am Geriatr Soc. 2011;59(1):148-57.

Robertson MC, Gillespie LD. Fall prevention in community – dwelling older adults. JAMA. 2013;309:1406-7.

Rodrigues MK, Nunes Rodrigues I, DJ Vasconcelos Gomes da Silva et al. Clinical Frailty Scale: Translation and Cultural Adaptation into the Brazilian Portuguese Language. J Frailty Aging. 2021;10(1):38-43.

Scott I, Hilmer S, Reeve S et al. Reducing inappropriate polypharmacy: the process of deprescribing. JAMA. 2015;175:827-34.

Solomon CG. Prevention of falls in community-dwelling older adults. N England J Med. 2020:382(8):734-43.

US Preventive Services Task Force. Interventions to prevent falls in community-dwelling older adults. US Preventive Services Task Force Recommendation Statement. JAMA. 2018;319(16):1696-704.

Van Kan A, Rolland Y, Andrieu S et al. Gait speed at usual pace as a predictor of adverse outcomes in community-dwelling older people. An International Academy on Nutrition and Aging (IANA) Task Force. J Nutr Health Aging. 2009;13:881-9.

Viccaro LJ, Perera S, Studenski SA. Is Timed Up and Go better than gait speed in predicting health, function, and falls in older adults? J Am Geriatr Soc. 2011;59:887-92.

World Health Organization. Worldwide palliative care alliance. Global Atlas of Palliative Care at the End of Life, 2014. Disponível em: https://www.who.int/nmh/Global_Atlas_of_Palliative_Care.pdf. Acesso em: 12 ago 2019.

5
O Clínico e o Paciente com Câncer

José Carlos do Valle • Celmo Celeno Porto

INTRODUÇÃO

O termo *câncer* engloba centenas de tipos de doenças (não se sabe o número exato), certamente mais de 300, que tem como denominador comum o crescimento celular descontrolado, com invasão de estruturas próximas e formação de conglomerados celulares regionais ou à distância, denominados "metástases".

Dependendo da origem do tumor, ele pode ser de linhagem ectodérmica, endodérmica ou mesodérmica, ou mista. Por isso, cada tipo de tumor maligno tem evolução, prognóstico, abordagem diagnóstica e terapêutica muito distintos.

Os tumores crescem lentamente levando, em geral, anos para produzirem sintomas e, quando o fazem, a doença está avançada.

PRINCÍPIOS FUNDAMENTAIS

1. A anamnese cuidadosa é fundamental e, embora a maior incidência de neoplasias ocorra em adultos acima dos 45 anos, os mais jovens não estão isentos. Atenção para

Pensar oncologicamente

O médico deve estar sempre atento à possibilidade de o seu paciente ter câncer, pelas múltiplas formas de apresentação dissimuladas que podem existir. Nos primeiros decênios do século passado, o grande simulador era a sífilis. "Pensar sifiliticamente!", diziam os clínicos nos primórdios dos anos 1900; nos tempos atuais, poderíamos inferir, dizendo: "pensar oncologicamente!".

O câncer apresenta relevante mimetismo e simula outras doenças. É muito importante o médico estar atento à possibilidade de tumores, principalmente os malignos, para não cair em armadilhas da história natural dessas doenças.

O médico jamais diagnosticará precocemente a doença se ele não pensar nela.

Cumpre salientar que o câncer ocorre em qualquer idade.

hábitos como tabagismo, ingestão abusiva de álcool, práticas sexuais promíscuas e sem a devida proteção; profissão de risco (mineração, trabalho com grande exposição de substâncias tóxicas como monóxido de carbono, poluição ambiental), próteses dentárias inadequadas e má higiene oral.

2. Lesões cutâneas de suspeição: nevos que mudaram de aparência ou de tipo nodular ou ulcerações de pele que não cicatrizam.

3. Inquirir sempre sobre sangramentos – expectoração hemoptoica, hematúria, sangramento anal, corrimento sanguinolento, hematêmese e melena.

4. A dor, de modo geral, é sintoma de doença avançada. Os tumores malignos nos estádios iniciais dificilmente produzem dor, que é mais observada nos tumores sólidos.

5. Emagrecimento sem causa aparente pode denotar neoplasia oculta em franca progressão.

6. A febre é importante sintoma nas leucemias agudas, linfoma de Hodgkin e linfomas não Hodgkin. Nos tumores sólidos, somente em fases avançadas com oclusão de um conduto essencial, por exemplo, brônquio, ureter, via biliar, ocorre febre. A febre também é observada em tumores como o carcinoma de células claras do rim (hipernefroma), carcinoma hepatocelular e sarcomas viscerais.

7. As denominadas síndromes paraneoplásicas podem ser a manifestação inicial de muitas neoplasias, apresentando-se como síndrome miasteniforme – carcinoma de pequenas células do pulmão; dermatomiosite – linfoma não Hodgkin, câncer de mama; febre de origem não infecciosa – carcinoma de células claras do rim, doença de Hodgkin, sarcomas viscerais; osteopatia hipertrófica – carcinoma de células escamosas do pulmão.

O câncer se distingue de outros crescimentos anormais, como os tumores benignos, por sua independência dos sistemas controladores do organismo. Os tumores benignos podem crescer e comprimir estruturas adjacentes, mas não as ataca ou invade seus tecidos. Células malignas ignoram barreiras anatômicas, membranas celulares e basais, com invasão circunjacente e propagação anárquica. Produz substâncias químicas que são tóxicas para as células circunvizinhas, as comprimem e matam. Invadem a circulação sanguínea ou linfática, propagam-se e disseminam-se por todo o corpo.

Para surgir um câncer, é preciso que um fator inicial (iniciador) se relacione com um outro diferente (promotor) durante muito tempo e de modo sequencial, como mostra a

Figura 5.1. Alguns exemplos são: consumo de cigarros (iniciador) seguido de uso aumentado de bebidas alcoólicas (promotor); paciente que tem mononucleose infecciosa seguida de surtos de malária (linfoma de Burkit); infecção por vírus Epstein-Barr seguida por contaminantes químicos (carcinoma da nasofaringe) ou contaminação pelo HPV associada ao tabagismo ou alcoolismo (câncer da orofaringe e da boca).

CLASSIFICAÇÃO E ESTADIAMENTO

Número de células malignas. Outro conceito importante diz respeito ao volume do tumor e ao número de células malignas nele existentes, conforme mostra o Quadro 5.1.

Na prática diária, o diagnóstico das neoplasias malignas é feito quando o tumor tem pelo menos 1 cm³ (gigacitoma = 1 bilhão de células malignas).

Considerado como "inicial", na verdade, já é doença avançada, embora, ainda, passível de cura.

No Brasil, muitas vezes, no primeiro atendimento o paciente já apresenta volumes tumorais em torno de 10 cm³ (teracitoma = 1 trilhão de células malignas), ou seja, próximo da doença terminal.

Aliás, o niilismo que cerca o tratamento de muitas neoplasias maligna advém do início tardio do tratamento. Contudo, a maioria dos casos de tumores com 1 mg a 1 g (megacitoma ou gigacitoma) é curável.

Tipos de neoplasias malignas. Os principais tipos de neoplasias malignas estão exibidos no Quadro 5.2.

Estadiamento. Antes de se iniciar o planejamento terapêutico de qualquer paciente com neoplasia maligna, é obrigatório o estadiamento da doença e a realização dos exames complementares fundamentais.

Os estadiamentos mais empregados, principalmente para os tumores sólidos, seguem as recomendações da União Internacional contra o Câncer (UICC) e do American Joint Comitee on Cancer (AJCC), e têm como diretrizes fundamentais as exibidas no Quadro 5.3.

O estadiamento do câncer atende aos seguintes objetivos:

- Ajudar o médico no planejamento do tratamento
- Dar alguma indicação do prognóstico
- Auxiliar na avaliação do resultado do tratamento
- Facilitar a troca de informações entre os centros de tratamento
- Contribuir para a pesquisa contínua sobre o câncer humano.

O sistema TNM também é um estadiamento e o pTNM, oriundo do exame histopatológico acurado da peça operatória ao lado da graduação histopatológica. Como é uma

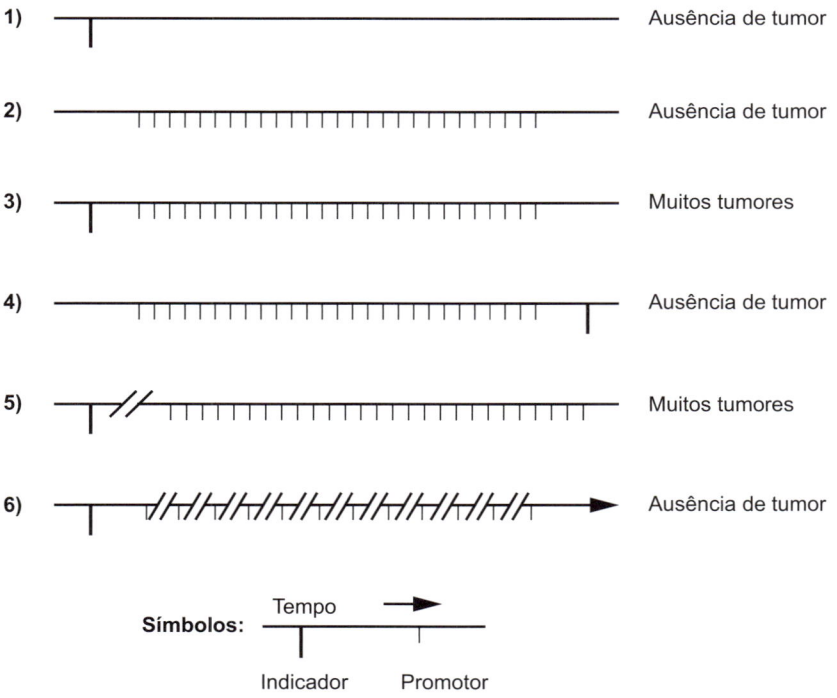

Figura 5.1 Carcinogênese: sequência dos eventos fundamentais.

Quadro 5.1 Classificação dos policitomas e respectivos números de células malignas.

Número exponencial	Número de células	Volume	Peso	Policitomas
10³	1.000	1 μ³	1 μcg	Kilocitoma
10⁶	1.000.000	1 mm³	1 mg	Megacitoma
10⁹	1.000.000.000	1 cm³	1 g	Gigacitoma
10¹²	1.000.000.000.000	1 dm³	1 kg	Teracitoma

Adaptado de Cancer Medicine – Holland & Frei. Editores: Lea & Febger; Filadélfia,1982.

Quadro 5.2 Classificação das neoplasias malignas.

Tipo de neoplasia	Célula ou tecido de origem	Exemplos
Carcinoma	Origem ectodérmica	Carcinomas de pele, brônquio, rim
	Endodérmica	Carcinomas de pulmão, cólon, mama
	Mesodérmica	Coriocarcinoma, tumores testiculares
Sarcomas	Origem mesodérmica	Sarcomas de partes moles (lipossarcoma, fibrossarcoma, hemangiossarcoma)
		Sarcomas ósseos e cartilaginosos (osteossarcoma, condrossarcoma)
Gliomas	Origem ectodérmica	Glioblastoma, astrocitoma anaplásico, ependimoma anaplásico
Leucemias (células hematolinfocíticas crônicas)	Origem mesodérmica	Leucemia linfoblástica, leucemia mieloide aguda e crônica, leucemia hematopoiéticas e linfoides crônicas
Linfomas (linfócitos ou seus precursores da linhagem T ou B)	Origem mesodérmica	Linfoma de Hodking Linfoma não Hodgkin
Mieloma (plasmócitos)	Origem mesodérmica	Mieloma múltiplo Mieloma solitário

classificação mais complexa e destinada aos especialistas que tratam da doença em questão pode ser consultada nos textos especializados citados na bibliografia deste capítulo.

CAUSAS E FATORES DE RISCO

As neoplasias malignas (cânceres) são doenças genéticas (hereditárias ou adquiridas) de origem multifatorial. Não há uma causa isolada para sua etiologia. As mais comuns são as adquiridas, fruto da exposição aos seguintes agentes:

- Tabagismo, principalmente o consumo de cigarros – câncer de pulmão, boca, laringe, faringe, esôfago e bexiga (sinergismo com o uso abusivo de bebidas alcoólicas)
- Alcoolismo – boca, faringe, laringe, fígado, pâncreas, cólon
- Vírus: hepatites B e C – hepatocarcinoma; papilomavírus humano (HPV) – câncer de colo uterino, vulva, pênis e cavidade oral; HHV-8 – sarcoma de Kaposi (frequente na AIDS); vírus Epstein-Barr – câncer da nasofaringe

Quadro 5.3 Estadiamento pela União Internacional contra o Câncer (UICC) – Sistema TNM.

Classificação clínica	Características
Categoria T (tumor)	
Tx	O tumor não pode ser avaliado (mensurado)
T0	Não há evidência de tumor primário
Tis	Carcinoma in situ
T1, T2, T3, T4	De acordo com o tamanho do tumor ou invasão do órgão
Categoria N (presença ou não de metástases em linfonodos)	
Nx	Os linfonodos regionais não podem ser avaliados
N0	Ausência de metástases em linfonodos regionais
N1, N2, N3	Acometimento crescente de linfonodos regionais
Categoria M (metástase)	
Mx	Metástase à distância não pode ser avaliada
M0	Ausência de metástase
M1	Presença de metástase

- Radiação ultravioleta (exposição excessiva aos raios solares) – carcinomas basocelular, espinocelular e melanoma
- Uso de androgênios e anabolizantes – hepatocarcinoma
- Infecção crônica pelo *Helicobacter pylori* – linfoma MALT do estômago e câncer gástrico
- Alimentação com alto teor de gorduras e baixo teor de fibras – câncer colorretal
- Produtos de combustão dos derivados do petróleo – câncer das vias respiratórias
- Radiação ionizante – leucemias e câncer em diversos órgãos
- Asbestos – mesotelioma torácico e abdominal
- Aflatoxinas – hepatocarcinoma
- Hereditárias – retinoblastoma, osteossarcoma, neoplasia endócrina múltipla, tumor de Wilms, polipose colônica familiar, alguns tipos de câncer de mama e estômago
- Corantes de aminas aromáticas – câncer de bexiga.

CARCINOGÊNESE

A evolução de um tumor maligno pode ser demostrada pela Figura 5.2, e o seu desenvolvimento é apresentado na Figura 5.3, tendo como modelo o câncer de mama. No entanto, o crescimento imaginado não é do tipo linear (aritmético) como faz supor a Figura 5.3, mas, sim, do tipo exponencial (logarítmico), como mostrado com mais detalhes na Figura 5.4.

A designação de crescimento gompertziano é referente a Benjamin Gompertz, que, em 1825, descreveu a fórmula matemática usada amplamente na biomatemática, na qual mostra o ritmo de crescimento aritmético e exponencial (logarítmico). No crescimento gompertziano, a curva ascendente vai se achatando ao final e corresponde ao efeito de massa aliado à necrose das células tumorais por insuficiente suprimento na vascularização. Esse modelo estudado inicialmente no câncer de mama aplica-se aos linfomas, sarcomas da infância e a outros tipos de tumores. Possivelmente, é onipresente em todas as neoplasias.

INCIDÊNCIA

O registro nacional de câncer é um desafio para os países em desenvolvimento, principalmente para o Brasil com suas dimensões continentais. A estratégia tem sido manter e fortalecer centros de informação (Registros de Câncer de Base

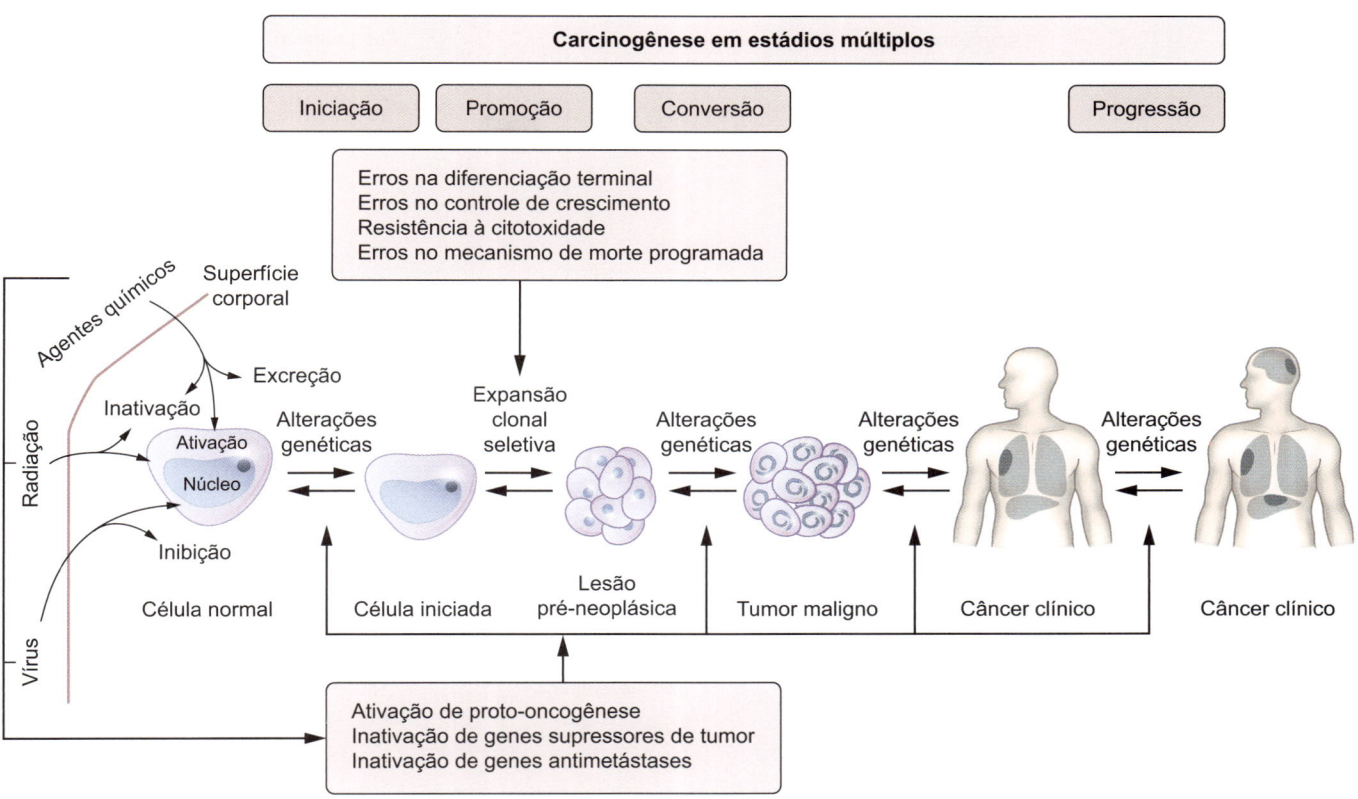

Figura 5.2 Carcinogênese em estádios múltiplos.

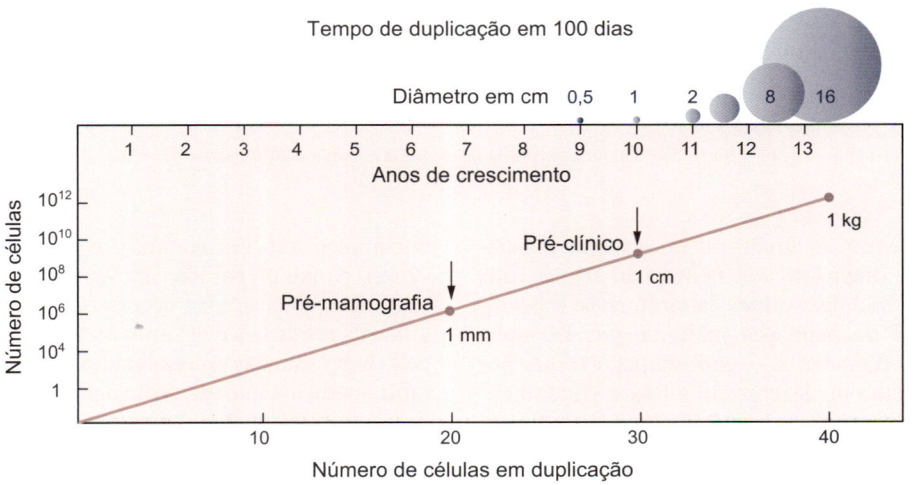

Figura 5.3 Tempo de duplicação imaginada para o câncer de mama.

Populacional e Hospitalares [RCBP/RHC]) que permitem monitorar a situação de câncer como parâmetro para todo o país e cujo programa está implementado desde 1995. As Estimativas de Incidência de Câncer (INCA-MS) anual para o triênio 2020-2022 referentes aos 10 principais tipos de neoplasias malignas para homens e mulheres são apresentadas no Quadro 5.4. Ressalta-se nesse quadro o predomínio do câncer de próstata no homem e o de mama na mulher, seguidos pelo câncer colorretal e do pulmão em ambos os sexos. Em virtude do programa continuado de prevenção do câncer do colo uterino, a sua incidência vem diminuindo, mas ainda é alta.

DIAGNÓSTICO

Em muitos pacientes, a suspeita parte do exame clínico, de achado laboratorial ou de exame de imagem indicado por diferentes razões. Tal fato exige que os médicos que fazem o atendimento inicial de pacientes nas Unidades Básicas de Saúde ou em quaisquer outras instituições que prestam cuidados primários tenham conhecimentos adequados para levantar a possibilidade de câncer em fase inicial. Isso porque, a partir de qualquer suspeita ou indício, a investigação tem que prosseguir até a confirmação ou exclusão do câncer.

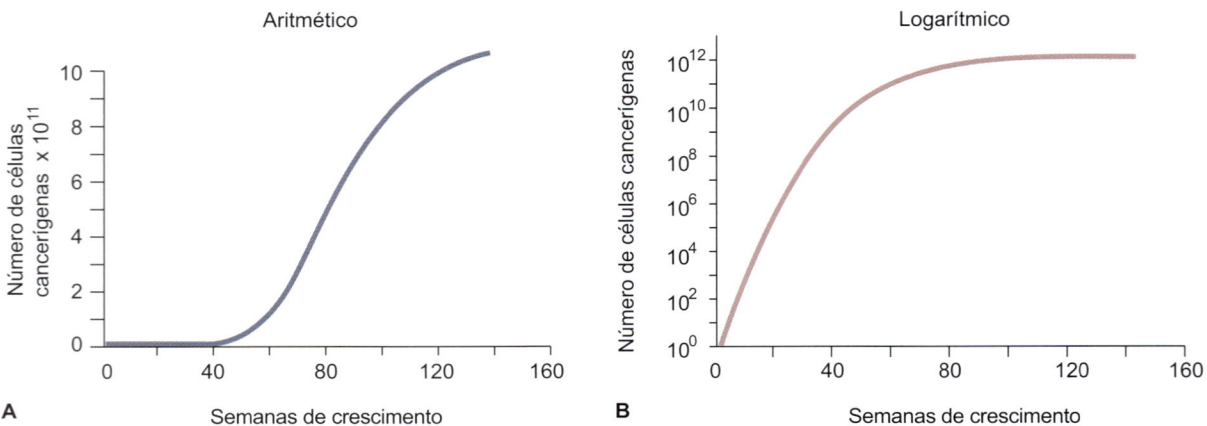

Figura 5.4 A. Modelo de crescimento aritmético de um tumor sólido. **B.** Modelo logarítmico (início da curva) e gompertziano no final da curva.

Quadro 5.4 Distribuição proporcional dos 10 tipos de câncer por sexo mais incidentes no Brasil e estimados para 2020 (exceto pele não melanoma*).

Homens			Mulheres		
Localização primária	Casos	Percentual**	Localização primária	Casos	Percentual**
Próstata	65.840	29	Mama feminina	66.280	30
Cólon e reto	20.520	9	Cólon e reto	20.470	9
Traqueia, brônquio e pulmão	17.760	8	Colo do útero	16.590	7
Estômago	13.360	6	Traqueia, brônquio e pulmão	12.440	6
Cavidade oral	11.180	5	Glândula tireoide	11.950	5
Esôfago	8.690	4	Estômago	7.870	3,5
Bexiga	7.590	3	Ovário	6.650	3
Linfoma não Hodgkin	6.580	3	Corpo do útero	6.540	3
Laringe	6.470	3	Linfoma não Hodgkin	5.450	2
Leucemias	5.920	3	SNC	5.220	2

*Números arredondandos para múltiplos de 10. **Números arredondados para o inteiro. (Fonte: Estimativa 2020: Incidência de Câncer no Brasil. Instituto Nacional de Câncer, Ministério da Saúde; 2019.)

Em geral, dependendo do órgão ou do sistema relacionado com a hipótese diagnóstica, é necessário seguir uma sequência que pode incluir exames laboratoriais específicos para investigação da neoplasia maligna, por exemplo, marcadores tumorais (Quadro 5.5), endoscopia, exames por imagem, ou de medicina nuclear, como a óssea, fundamental para a detecção de metástases esqueléticas, muito comuns nas neoplasias malignas.

Os marcadores tumorais não são específicos. São indicadores que devem ser analisados à luz da clínica e dos exames de imagem, haja vista que as células malignas podem deixar de expressar seus antígenos ou passar a produzir antígenos que as células normais de sua origem não expressariam. Todavia, quando os níveis do marcador são bem elevados, é um forte indicador da natureza do tumor que mais se relaciona com ele. Não são utilizados para prevenção ou diagnóstico precoce, portanto, não devem ser solicitados em exames de rotina.

O exame final para comprovação diagnóstica será sempre o histopatológico, complementado pela citologia e imuno-histoquímica.

A investigação diagnóstica quase sempre tem sido conduzida por um especialista em um órgão (p. ex., mastologista), parte de um sistema (p. ex., proctologista) ou de um sistema (p. ex.,

pneumologista). Entretanto, é o oncologista (especialista em câncer) o mais preparado para ver o paciente como um todo, por sua formação básica ser necessariamente na clínica médica seguida da residência em 3 anos na especialidade. É o responsável pela integração das especialidades afins como cirurgia, radioterapia, medicina nuclear, radiologia tradicional e intervencionista, e com psicólogos, enfermeiros e fisioterapeutas. No entanto, o médico oncologista é, principalmente, capacitado a usar a quimioterapia, a imunoterapia, a terapêutica-alvo (bioterapia) e o mais apto a ser o "médico do paciente com câncer".

DIAGNÓSTICO PRECOCE

O diagnóstico precoce é fundamental para se conseguir a cura na maioria das neoplasias malignas e, quando esta não for possível, o controle e o aumento da sobrevida. Alguns dos principais tumores podem ser prevenidos ou detectados no início por uma série de procedimentos, a maioria simples, que devem fazer parte dos conhecimentos de todo médico e difundidos por programas permanentes do governo, entidades sociais, fundações, clubes de serviço e quantos outros se dispuserem nesse mister.

O Quadro 5.6 enumera os principais procedimentos que podem ser empregados e implementados.

Quadro 5.5 Marcadores tumorais no soro.

Marcador tumoral	Tipo de câncer
Alfafetoproteína (AFP)	Câncer de testículo; carcinoma hepatocelular
β_2-microglobulina	Mieloma múltiplo
Antígeno prostático específico (PSA)	Câncer de próstata
CA 15.3	Câncer de mama
CA 19.9	Câncer de pâncreas e de vias biliares
CA 125	Câncer de ovário
Antígeno carcinoembrionário (CEA)	Câncer colorretal
Calcitonina	Carcinoma medular de tireoide
Desidrogenase láctica (DHL)	Linfoma não Hodgkin; tumores germinativos
Gonadotrofina coriônica β-humana	Câncer de testículo; coriocarcinoma

METÁSTASE DE TUMOR PRIMÁRIO DESCONHECIDO

O carcinoma metastático de tumor primário desconhecido (CPD) consiste em um grupo heterogêneo de doenças, que responde por 2 a 4% de todas as neoplasias malignas.

Pode-se considerar como CPD o tumor que se comprovou maligno à biópsia da lesão (na maioria das vezes, um carcinoma) cuja origem não foi detectada por anamnese e exame físico, exames de sangue, inclusive hemograma completo, testes de função hepática e renal, TC de tórax, abdome e pelve, mamografia para as mulheres e exame de antígeno prostático específico (PSA) para os homens.

A investigação se concentra, na maioria das vezes, nas seguintes neoplasias: adenocarcinoma, neoplasia maligna indiferenciada, carcinoma pouco diferenciado, carcinoma escamoso e carcinoma neuroendócrino. Eventualmente, melanoma ou sarcoma podem ser incluídos nesse contexto (Figura 5.5).

Atenção

A avaliação inicial dos pacientes com CPD deve incluir:
- História clínica detalhada
- Exame físico completo com exame pélvico (toque retal e nas mulheres, vaginal)
- Exames laboratoriais: hemograma completo, função hepática e renal, eletrólitos, desidrogenase láctica (DHL), pesquisa de sangue oculto nas fezes e exame de urina (EAS)
- TC do tórax e abdome total
- Mamografia digital para as mulheres
- PSA
- PET-TC em casos selecionados
- Avaliação histopatológica e imuno-histoquímica essencialmente para CK7, CK20, TTF-1 e CDX2. Não é recomendado um amplo painel de marcadores iniciais porque não tem valia e aumenta o custo. Da mesma maneira, os marcadores tumorais séricos são desnecessários, pois não auxiliam na identificação do tumor primário.

Avaliação do paciente

Muitos pacientes com CPD desenvolvem sinais e sintomas no local da metástase (p. ex., fígado, pulmões, linfonodos e

Quadro 5.6 Estratégias para o diagnóstico precoce de câncer.

Câncer de pele

Exame clínico periódico, principalmente em pessoas de pele muito clara e que se expõem frequentemente ao sol. Em toda lesão suspeita, deve-se fazer biópsia: as pequenas devem ser removidas por completo com uma margem de segurança de pelo menos 5 mm em lateralidade e profundidade. Nas lesões volumosas, realizar biópsia incisional. Todas as lesões removidas devem ser enviadas para exame histopatológico (sem exceção)

Câncer de mama

Embora o autoexame tenha baixa sensibilidade, ele deve ser estimulado com a frequência de uma vez ao mês após o término das menstruações. Nas mulheres após a menopausa, uma vez ao mês, em qualquer data.
O exame clínico feito pelo mastologista ou oncologista, embora muito útil, tem baixa sensibilidade para lesões menores que 1 cm. A mamografia tem sensibilidade em torno de 90% e é recomendada após os 45 anos para a maioria das mulheres e após os 40 anos para aquelas com história familiar da doença em parentes próximos (mãe e irmã). A ultrassonografia complementa a mamografia, mas não deve precedê-la

Câncer de colo do útero

Exame ginecológico anual para as mulheres sexualmente ativas com coleta de material para o exame citológico (Papanicolau). Naquelas com lesões suspeitas de HPV, deve ser feita a pesquisa de DNA do HPV por captura híbrida

Câncer de próstata

Toque retal anual ou bianualmente após os 50 anos com detecção de PSA no soro. Níveis de PSA entre 4 e 10 ng/mℓ devem ser analisados com cautela para evitar biópsias sextantes da próstata desnecessárias. Após 75 ou 80 anos, é duvidoso o valor do exame periódico

Câncer colorretal

A prevenção é baseada nas categorias de risco, que levam em consideração: doenças inflamatórias intestinais, pólipos, história familiar de câncer colorretal ou síndromes hereditárias.
A videocolonoscopia é o padrão-ouro para as categorias de risco, recomendada para aqueles entre 50 e 75 anos.
A retossigmoidoscopia e o teste FIT (teste de imuno-histoquímica fecal) também têm importância relevante. Pesquisa de sangue oculto nas fezes tem baixa sensibilidade e especificidade

Câncer de pulmão

Até o momento, nenhuma das intervenções se provou válida na prevenção de câncer de pulmão. Afora a abolição do tabagismo, poucas ações têm sido produtivas. O estudo radiológico do tórax, a tomografia computadorizada (TC) do tórax ou a citologia do escarro não se demonstraram úteis. A técnica mais corrente da TC do tórax em baixa dose e cortes finos está em avaliação, mas ainda não foi consolidada como estratégia para o diagnóstico precoce do câncer de pulmão

Câncer de tireoide

Exame clínico e ultrassonografia, principalmente para as mulheres (incidência três vezes mais que nos homens)

ossos), sendo que, em número expressivo, as metástases acometem mais de um órgão.

Durante a evolução da doença, o tumor primário se torna evidente somente em 5 a 10% dos pacientes. Os locais mais comuns incluem pâncreas, fígado, vias biliares e pulmão, representando 40 a 50% de todos os casos. Carcinomas de mama e de próstata foram encontrados em menor frequência, embora constituam neoplasias mais frequentes.

Neoplasia maligna indiferenciada

Esse laudo é dado quando o patologista não identifica características que possam diferenciar entre carcinoma e outras neoplasias como sarcomas, melanoma e linfomas. O que

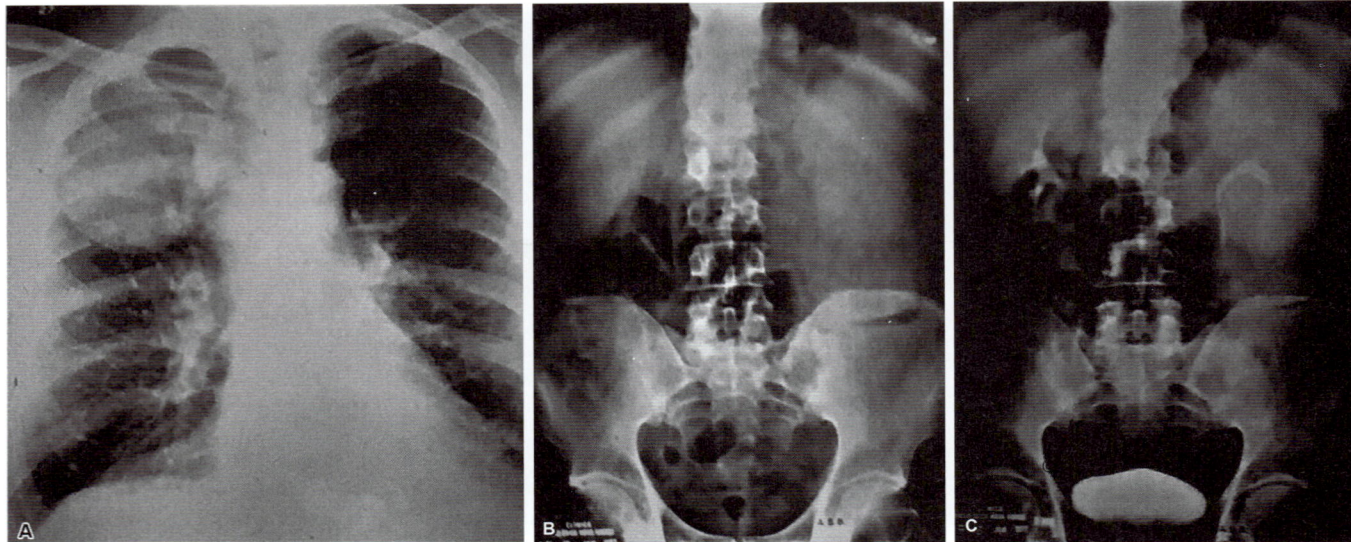

Figura 5.5 A. Tumor no lobo superior. Possível câncer de pulmão afastado por broncoscopia e mediastinoscopia negativas. **B.** Após 30 dias, dor lombar com irradiação para o flanco. A radiografia do abdome mostrou massa retroperitoneal. **C.** Pielografia excretora evidenciou rim normal e tumor retroperitoneal volumoso. A biópsia percutânea revelou sarcoma pouco diferenciado e a lesão pulmonar era metastática.

ocorre cerca de 5% das vezes no exame histopatológico, mas, raramente, no imuno-histoquímica (IHQ).

Adenocarcinoma e carcinoma pouco diferenciados

Essas duas formas histopatológicas de metástase sem tumor primário identificado apresentam superposição quanto às características clínicas. A abordagem inicial é feita de acordo com o padrão já mencionado. Contudo, avaliação adicional é necessária de acordo com os aspectos específicos de subgrupos de pacientes, conforme Quadro 5.7.

SÍNDROME PARANEOPLÁSICA

"Síndrome paraneoplásica", denominação cunhada por Boudin em 1962, tem importância pelas seguintes razões:

- Pode ser o primeiro sinal de neoplasia
- Eventualmente, simula doença metastática
- Manifestações metastáticas podem se confundir com síndromes paraneoplásicas

- Funcionam como marcadores de doenças. Nesse sentido, podem representar mau prognóstico ou desaparecer com o tratamento da doença maligna
- Na doença avançada, se o câncer não é curável ou controlável, seu tratamento pode ser a melhor opção.

Com relação à sua origem:

- Podem ser oriundas de polipeptídeos criados pelo tumor
- Resposta imune desencadeada pelo tumor (linfócitos T e anticorpos) com agressão colateral aos diversos tecidos normais
- Bloqueio competitivo do hormônio normal por hormônio inativo oriundo do tumor
- Síntese pelo tumor de enzimas ou produtos anormais
- Causas desconhecidas.

As síndromes paraneoplásicas podem ser cutâneas, osteoarticulares, metabólicas, endócrinas, hematopoéticas, neuromusculares e cardiovasculares.

As Figuras 5.6 e 5.7 mostram casos de síndromes paraneoplásicas.

Quadro 5.7 Avaliação adicional para subgrupos de pacientes após a avaliação inicial.

Subgrupo de pacientes	Avaliação clínica	Avaliação histopatológica
Mulher com características de câncer de mama (metástases em osso, pulmão, fígado; CK7+)	Imagiologia por ressonância magnética das mamas	IHQ: ER, GATA3 FISH: HER2
Mulher com características de câncer de ovário (metástases pélvica/peritoneal; CK7+)	Ultrassonografia pélvica transvaginal	IHQ: WT-1, PAX8
Características de câncer de pulmão (linfonodomegalia hilar/mediastinal; TTF-1+)	Broncoscopia	IHQ: Napsin A FISH: ALK/ROS-1
Características de câncer de cólon (metástases de fígado/peritônio; CK20+/CK7-/CDX2)	Colonoscopia	Mutação de *KRAS*
Massa mediastinal/retroperitoneal	Ultrassonografia testicular; hormônio gonadotrófico (hCG) e alfafetoproteína (AFP)	IHQ: OCT4, PLAP FISH: i(12 p)
Carcinoma pouco diferenciado	–	IHQ: cromogranina, sinaptofisina, RCC, Hepar-1, HMB-45, Melan-A; AFP sérica; octreoscan (se coloração neuroendócrina +); mutação: *BRAF* (se coloração melanoma +)

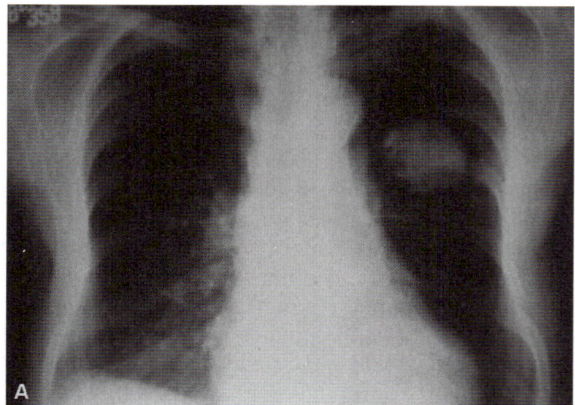

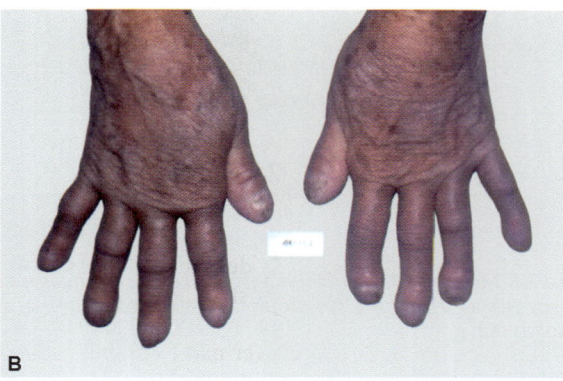

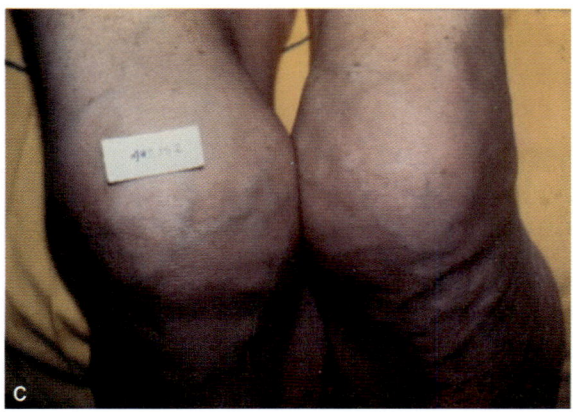

Figura 5.6 A. Paciente do sexo feminino com sarcoma de partes moles e metástase pulmonar isolada. B e C. Artrite de aparecimento recente (paraneoplásica) nas mãos e joelhos. (Cortesia do Prof. José Carlos do Valle.)

TRATAMENTO

Cabe ao médico especialista (de preferência, um oncologista), treinado para isso, de forma educada e com confiança, dar ao paciente e sua família as más notícias, mas, sem jamais eliminar a esperança. Isso será o alimento, o combustível, para que a pessoa acometida pela doença possa lutar e participar de seu tratamento, seja ele curativo ou paliativo. Nessas circunstâncias, o médico de confiança da família, junto com a equipe especializada multidisciplinar, liderada pelo oncologista, irá conduzir o tratamento, cujo referencial será o oncologista.

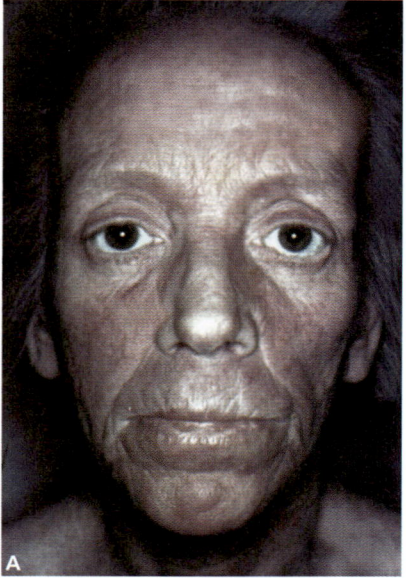

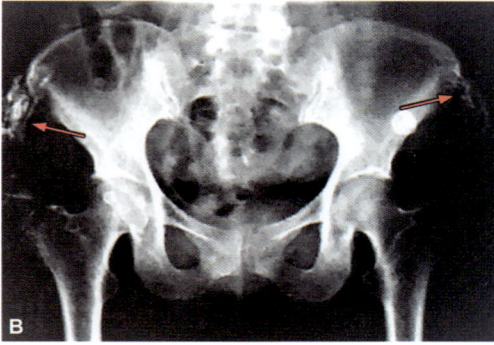

Figura 5.7 Linfoma de Hodgkin. A. Lesões na face e nos membros superiores de dermatomiosite com evolução por muitos anos. Anorexia e artralgias. B. Radiografia da bacia mostra calcificações em partes moles. Linfonodomegalias supra e infradiafragmáticas.

A missão do clínico geral

A missão do clínico geral consiste em aventar hipótese diagnóstica, comprovar o diagnóstico, fazer o estadiamento (se possível) e encaminhar ao especialista adequado ou oncologista clínico.

Mais do que isso, jamais se afastar do seu paciente! Muitas vezes, a família deposita plena confiança no seu "médico de família", e ele sempre será um baluarte para todos. O paciente e sua família estão vivendo um momento de grande intensidade, para o qual o suporte emocional que o médico de sua confiança pode prover será de vital importância. O câncer passa a ser uma doença familiar!

Muito comum é o cenário da conspiração do silêncio, na qual o médico sabe o diagnóstico, o paciente ou suspeita ou sabe, a família sabe, mas, ninguém comenta. Esta circunstância jamais deverá existir, porque está sobejamente demonstrada a sua falácia, além do tremendo malefício que causa para todos.

Toda a informação, sobretudo técnica, sempre que possível, deve ser transmitida pelos dois: o médico da família e o oncologista: isso trará calma e confiança ao contexto familiar.

Falar a verdade

O momento em que o paciente precisa saber a verdade sobre a sua doença, os procedimentos do tratamento e o prognóstico será escolhido pelos dois principais médicos que cuidam do paciente e com a anuência da família. Certamente, este é o mais relevante momento de se exercer a arte da medicina.

Os aspectos emocionais envolvidos nesse contexto não podem ser menosprezados. Os próprios profissionais precisam estar atentos e preparados para enfrentar momentos difíceis, que incluem dúvidas, hostilidades, desesperança, angústia, decepção, medo e *burnout*, sendo este último caracterizado por esgotamento físico e mental causado por excesso de trabalho ou estresse profissional.

Tratamento do câncer e capacidade funcional do paciente

Todo o tratamento de câncer tem como base uma avaliação das condições clínicas do paciente, seu desempenho na dimensão existencial, sua capacidade funcional e sua condição física. Nesse sentido, foram designados determinantes consolidados internacionalmente para a correta indicação de um tratamento e levado em conta especificamente a capacidade funcional do paciente, como mostra o Quadro 5.8.

Os pacientes identificados como PS 0 a 2 são os mais adequados para receber quimioterapia, imunoterapia, terapia-alvo, radioterapia e tratamentos da medicina nuclear. Aqueles com PS 3 ainda podem receber os tratamentos mencionados, mas após avaliação clínica pelo oncologista.

Os considerados PS 4 não têm condições de suportar o tratamento específico para a doença, mas podem se beneficiar das medidas de suporte terapêutico. Nessa condição, são considerados fora de possibilidade terapêutica atual (FPTa), não significando que, com o tratamento de suporte, não seja possível melhorar para um nível de PS superior (3 ou 2) e, então, receber a terapia sistêmica antineoplásica. Isso leva em conta a toxicidade da quimio, da imuno e da radioterapia, da terapêutica-alvo que lesionam também células normais e o paciente tem que ter condições clínicas para superar esses efeitos (ver Capítulo 7, *Cuidados Paliativos*).

Efeito da quimioterapia e da radioterapia

A Figura 5.8 demonstra o efeito da quimio ou radioterapia sobre as células sensíveis e a diferente recuperação dos

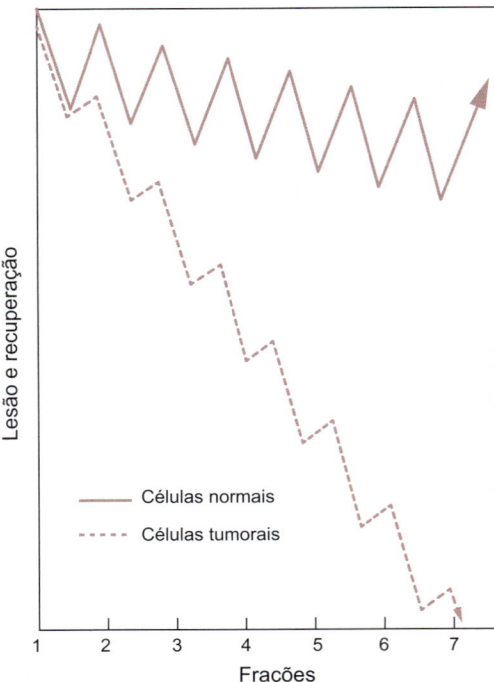

Figura 5.8 Morte celular e recuperação de células normais e tumorais expostas às sessões de radioterapia. O mesmo modelo se aplica à quimioterapia.

tecidos normais e malignos tumorais. As células normais se recuperam bem antes que as malignas. Com a sequência do tratamento, o acúmulo de células que morrem pela indução à apoptose é maior, levando à redução ou ao desaparecimento do tumor.

Tratamento

Uma vez firmado o diagnóstico, sobretudo em bases histopatológicas e imuno-histoquímicas, o tratamento é fundamentado por consenso internacional. Na atualidade, ele é sistematizado e consolidado por evidências de estudos randomizados de fase 3 e metanálises, que nos dão segurança de fazer o melhor pelos nossos pacientes.

O tratamento de qualquer tipo de neoplasia envolve múltiplas especialidades, tais como cirurgia, oncologia clínica (incluindo quimioterapia, imunoterapia e terapia-alvo molecular), radioterapia, medicina nuclear, radiologia e radiologia intervencionista, genética, psiquiatria, enfermagem, fisioterapia, atividade física, além de outras também importantes conforme o perfil do paciente: ioga, meditação e diferentes expressões de religiosidade.

As modalidades terapêuticas para cada tipo de neoplasia serão abordadas nos capítulos referentes aos órgãos ou sistemas ao longo deste livro, assim como os cuidados paliativos para os pacientes terminais de câncer (ver Capítulo 7, *Cuidados Paliativos*).

Quanto à ocorrência, o câncer pode ser esporádico ou hereditário (familial). O esporádico corresponde à maioria, sendo o hereditário entre 5 e 10% da totalidade. A disponibilidade cada vez maior dos testes laboratoriais para identificar predisposição genética ao câncer no adulto está acarretando uma demanda crescente pelos mesmos, exigindo o contínuo aperfeiçoamento pelos profissionais envolvidos (ver Parte 3, *Anomalias Genéticas*).

Quadro 5.8 Escala para capacidade funcional (*performance status* [PS]) *Eastern Cooperative Oncology Group* (ECOG) – 1982.

Grau	Nível de atividade
0	Completamente ativo, capaz de realizar todas as atividades tal como antes da doença, sem restrições
1	Restrição de atividades fisicamente extenuantes, mas deambulando e capaz de resolver tarefas leves ou sedentárias (p. ex., trabalhos domésticos, leves, serviços de escritório)
2	Deambulando e capaz de cuidar de si próprio, mas incapaz de realizar qualquer trabalho; de pé e ativo mais de 50% das horas em que passa acordado
3	Limitação da capacidade de se autocuidar; confinado ao leito ou a uma poltrona durante mais de 50% do período em que permanece acordado
4	Completamente incapacitado; não consegue executar qualquer autocuidado; totalmente confinado ao leito ou à poltrona

Atenção

- O diagnóstico precoce deve ser um objetivo permanente do clínico. Para isso, precisa identificar e valorizar as manifestações iniciais de todas as neoplasias malignas
- A escolha da melhor opção de tratamento é da alçada do especialista, mas o clínico precisa estar ciente das possibilidades terapêuticas porque, com frequência, o paciente recorre a ele, mesmo estando sob os cuidados de outro médico
- É necessário conhecer os efeitos colaterais das múltiplas medicações antineoplásicas para participar corretamente dos cuidados ao paciente
- Nos casos sem possibilidades terapêuticas específicas para o tumor, passam para primeiro plano os cuidados paliativos – que propiciam melhor qualidade de vida
- Nunca se esquecer de que o diagnóstico de câncer tem grande repercussão na vida do paciente e de sua família, e o clínico deve estar preparado para atuar como ponto de apoio nesses momentos difíceis. Nessa hora, é indispensável associar os conhecimentos científicos a uma visão humanística da medicina, que confere ao médico a capacidade de antever as consequências psicológicas e sociais ao diagnóstico e do tratamento do câncer, e atuar ativamente para prover o suporte necessário.

Quadro 5.9 Estudo genético molecular indicado nas predisposições ao câncer familiar.

Tipos de câncer	Testes genéticos
Múltiplos casos de câncer de mama e/ou ovário, geralmente bilateral e na pré-menopausa	BRCA1, BRCA2 PTEN
Múltiplos casos de câncer de cólon acompanhados de outros cânceres, como útero, ovário, renal (síndrome de Lynch)	hMSH2, hMLH1, hPMS1, hPMS2
Polipose infantil acarretando câncer de cólon e outros cânceres	APC
Câncer medular da tireoide e outros tumores endócrinos	RET
Sarcoma na infância, câncer de mama e outros tumores no adulto	P53
Retinoblastoma familiar	RB1
Tumor de Wilms familiar	WT1
Câncer renal associado a angioma retiniano e hemangioblastoma cerebelar	VHL
Múltiplos casos de melanoma ou lesões pré-malignas (nevos displásicos)	CDKN2 p16, CD4

O aconselhamento genético (AG) voltado ao câncer compreende a avaliação de risco ao tipo hereditário com opções para sua redução, e o AG para os sobreviventes da doença ou seus familiares referentes aos riscos reprodutivos.

O processo de AG inicia-se entre o médico e o cliente, em cuja pessoa o heredograma (árvore genealógica) será baseado e construído. Além disso, os interessados poderão ser indivíduos sadios com risco da doença semelhante ao da população em geral.

O objetivo principal do AG no câncer é definir se a doença ocorreu de forma isolada (esporádica) naquele indivíduo ou associada a uma predisposição hereditária. Todo câncer tem componente genético, ou seja, os eventos que condicionam uma única célula a sofrer modificação do seu destino celular, acarretando sua imortalidade e disseminação incontrolável, é de caráter genético. Contudo, isso não significa que todos os cânceres sejam hereditários. O que torna o câncer hereditário é a presença incondicional de um único gene mutante transmitido a gerações futuras capaz de expressar sua disfunção celular no desenvolvimento de câncer em idade geralmente precoce, diferente das formas esporádicas.

O AG para o câncer é mais solicitado para as famílias com os tipos mais comuns: mama, ovário, próstata e cólon.

No Quadro 5.9 estão indicados os diferentes tipos de cânceres hereditários cujos testes estão disponíveis para o estudo genético molecular.

BIÓPSIA LÍQUIDA

A obtenção de tecido de um tumor para a análise histopatológica requer procedimento invasivo e um considerável dispêndio de recursos e acessa somente uma porção da neoplasia.

A denominada "biópsia líquida" contorna essas limitações, examinando o sangue periférico ou outros fluidos orgânicos. Testes poderão ser realizados para identificação de células tumorais circulantes (CTCs), do DNA ou seus fragmentos.

As células tumorais circulantes ou fragmentos do DNA, desprendidas do tumor maligno, alcançam o sistema linfovascular e podem ser detectadas em sangue, urina, saliva e liquor por meio de técnicas de biologia molecular.

Quando se conseguir desenvolver adequadamente esse tipo de exame, as neoplasias malignas poderão ser diagnosticadas em sua fase inicial, antes mesmo de adquirirem tamanho suficiente para serem reconhecidas em exames de imagem, o que poderá modificar radicalmente a abordagem terapêutica.

No presente momento, tal possibilidade ainda está em fase de desenvolvimento, sendo que alguns testes já foram propostos, mas a sensibilidade para a detecção de ctDNA tem variado de 49 a 78% para tumores localizados e 86 a 100% para os metastáticos, dependendo do tipo de tumor.

Contudo, à medida que a sensibilidade na detecção desses biomarcadores melhora, é provável que a biópsia líquida se torne rotineira na prática diária.

BIBLIOGRAFIA

American Joint Commitee on Cancer (AJCC). TNM Staging Classification. 8. ed. AJCC; 2017.
Bast Jr. RC, Croce CM, Hait WN et al. Holland-Frei Cancer Medicine. 9. ed. John Wiley & Sons Inc; 2017.
Brasil. Estimativa 2020: Incidência de Câncer no Brasil. Instituto Nacional de Câncer (Ministério da Saúde); 2019.
Ferreira CG, Rocha JCC. Oncologia molecular. 2. ed. São Paulo: Atheneu; 2010.
Franco S. Bioinforme – suplemento de genética. Sérgio Franco Medicina Diagnóstica; 2006.
Lima MBC, Valle JC, Alves JG. A semiologia e a oncologia: síndromes paraneoplásicas. In: A semiologia e a clínica nos tempos dos exames complementares. Academia Nacional de Medicina e Fundação Oswaldo Cruz; 2012.
National Comprehensive Cancer Network (NCCN). Guidelines for Detection, Prevention & Risk Reduction. NCCN; 2019.
Niederhuber J, Armitage J, Doroshow J et al. Abellof's clinical oncology. 6. ed. Elsevier; 2020.

6
Medicina de Viagens

Marco Tulio Antonio García-Zapata • Letícia Mara Conceição Aires • Leonardo Rocha-Carneiro García-Zapata • Elisa Franco de Assis Costa • Isadora Crosara Alves Teixeira

INTRODUÇÃO

A medicina de viagens é resultante da percepção de que o deslocamento de pessoas, devido ao fenômeno da globalização, assim como o encurtamento das distâncias e do tempo das viagens, é capaz de gerar o surgimento de doenças, principalmente infecciosas, tornando necessário sistematizar medidas preventivas para reduzir esse risco.

O atendimento ao viajante vai além da preocupação com o indivíduo e deve considerar os riscos existentes para a população. O viajante é geralmente quem introduz ou reintroduz doenças em um lugar.

EPIDEMIOLOGIA

As principais causas de óbitos entre viajantes são traumatismos (Europa) e doenças cardiovasculares (EUA). No Brasil, não há estudos sobre o tema. Em geral, afogamentos, assaltos e terrorismos são causas mais raras de óbitos.

Embora as doenças infecciosas não sejam causas importantes de óbitos, são a principal causa de morbidade. As diarreias representam 50 a 68% dos problemas de saúde, afecções de vias respiratórias superiores estão na segunda posição, com 14 a 31% de incidência, e a febre é a terceira, com 12 a 15%. Dermatoses e doenças sexualmente transmissíveis são, respectivamente, a quinta e sexta causas de morbidade entre viajantes.

A medicina de viagens é primordialmente preventiva e tem como objetivo estabelecer, antes da partida, um programa de vacinação, quimioprofilaxia contra malária, se necessário, além de informações ao viajante sobre as precauções a serem tomadas, de acordo com as particularidades do viajante e do destino (ver Capítulo 9, *O Clínico e a Vacinação de Crianças, Adolescentes, Adultos e Idosos*).

Outra face da medicina de viagens é o atendimento ao viajante após o retorno. Tendo em vista as características de grande parte das doenças apresentadas pelos viajantes, esta passou a ser uma atribuição do médico infectologista; entretanto, não se deve perder de vista que o atendimento ao viajante é multidisciplinar e inclui outras especialidades médicas, como epidemiologia, imunologia, cardiologia, pneumologia, dermatologia e psiquiatria, e adicionalmente se apoia em princípios de ciências comportamentais e geografia médica. Contudo, muitas vezes, é o clínico que faz o primeiro atendimento desses pacientes.

TIPOS DE VIAJANTES

Os viajantes se dividem entre turistas que viajam com propósito de lazer (50%) e os demais que viajam por outras razões: trabalho, estudo, imigração, motivos religiosos, políticos e outros.

Entre esses viajantes há pessoas que necessitam de orientações específicas:

- Gestantes: companhias aéreas em geral não permitem o embarque de gestantes após a 36ª semana sem liberação do seu ginecologista
- Crianças: atualização do cartão vacinal, transporte seguro de bebês durante viagens de carro, cuidados com variação de temperatura e com exposição solar, além de cuidados com mordeduras ou contato com animais, devem ser enfatizados
- Idosos: prever algum tipo de limitação de locomoção, reforçar os cuidados com traumas e doenças cardiovasculares, não se esquecendo da maior propensão à aquisição de doenças respiratórias
- Imunodeprimidos/imunossuprimidos e indivíduos com doenças crônicas: pessoas em tratamento de qualquer doença (diabetes, cardiopatias, nefropatias, doenças pulmonares, AIDS) ou em uso de medicamento (anticonvulsivantes, hipoglicemiantes, anti-hipertensivos, antirretrovirais, antibióticos, imunossupressores) devem consultar o seu médico antes de viajar e providenciar medicação em quantidades maiores que o habitual, separando a metade para ser acondicionada na bagagem de mão, em virtude da possibilidade de extravio de bagagem ou dificuldade para conseguir os medicamentos no destino
- Viajantes que visitam familiares: são os indivíduos que apresentam o maior número de complicações e agravos no retorno, pois subestimam o risco de adquirir doenças pela familiaridade com o ambiente, mesmo que há muitos anos estejam afastados da região.

ACONSELHAMENTO PRÉ-VIAGEM

A orientação é feita com base no seguinte tripé:

- Características do indivíduo: idade, sexo, antecedentes vacinais e patológicos, estado atual de saúde, uso de medicamentos
- Características da viagem: meio de transporte, época do ano, roteiro, duração, tipo de atividade (lazer, trabalho, ecoturismo, turismo de aventura), condições de hospedagem (hotel, pousada, albergue, casa de parentes, acampamentos)
- Local de destino: tipo de clima, fuso horário, altitude, segurança, prevalência de doenças infecciosas, disponibilidade de assistência médica – quanto mais subdesenvolvido o local, mais detalhada tem de ser a avaliação dos riscos, em virtude da dificuldade de acesso ao sistema de saúde –, condições de saneamento básico, áreas de conflito, áreas propensas a acidentes naturais.

PRINCIPAIS DOENÇAS QUE PODEM ACOMETER VIAJANTES

- Doenças transmitidas por água e alimentos: diarreia dos viajantes, cólera, parasitoses intestinais, hepatite A e E e febre tifoide
  - Orientações: enfatizar os cuidados na escolha dos alimentos, observando os locais de preparo e evitando alimentos vendidos por ambulantes. Alimentos de maior risco são os malcozidos ou crus, frutos do mar, preparados com ovos, molhos, bebidas não engarrafadas industrialmente, leite não pasteurizado, sucos, sorvetes e gelos. Vacinação contra hepatite A, febre tifoide e cólera pode ser indicada (ver Capítulo 9, *O Clínico e a Vacinação de Crianças, Adolescentes, Adultos e Idosos*)

- Doenças transmitidas por artrópodes: malária, dengue, febre amarela, leishmaniose cutânea e visceral, doença de Chagas
  - Orientações: vacinação contra febre amarela (obrigatória pelo Regulamento Sanitário Internacional da OMS), uso de repelentes e mosquiteiros, usar calças e camisas de manga comprida, quimioprofilaxia contra malária
- Infecções sexualmente transmissíveis (IST): gonorreia, sífilis, hepatite B, HIV, condiloma acuminado, herpes genital
  - Orientações: prática de sexo seguro e vacinação contra hepatite B. O risco de IST é maior entre os viajantes, devido à frequente prática de sexo casual desprotegido. Quebra de tabus, sensação de anonimato e liberdade favorecem esse comportamento e facilitam a transmissão desse grupo de doenças (ver Capítulo 601, *Aspectos Práticos das Infecções Sexualmente Transmissíveis*)
- Doenças transmitidas por via respiratória: gripe, Covid-19, sarampo, varicela, tuberculose, doença meningocócica
  - Orientações: vacinação contra sarampo, caxumba, rubéola, varicela, doença pneumocócica, doença meningocócica, *influenza*, difteria, coqueluche. Evitar aglomerações, adiar viagens para locais onde houver surtos de doenças às quais o viajante é suscetível. O uso de máscaras cirúrgicas é pouco eficaz para evitar a transmissão da maior parte dessas doenças; devem ser adotadas medidas como lavar as mãos com frequência e evitar contatos próximos com pessoas doentes
- Doenças transmitidas por contato com a água: leptospirose, esquistossomose
  - Orientações: hospedar-se em áreas com infraestrutura de água tratada e esgoto, evitar locais com inundações, evitar banhos em lagoas, usar botas impermeáveis quando for necessário andar em terrenos alagados e lama
- Doenças adquiridas por meio de ferimentos ou acidentes com animais: acidentes ofídicos, raiva
  - Orientações: manter vacinação contra tétano em dia, certificar-se da necessidade da vacinação pré-exposição contra raiva, usar botas de cano longo em áreas com risco de picadas por animais peçonhentos.

ATENDIMENTO PÓS-VIAGEM

Os viajantes que apresentarem alguma manifestação clínica no retorno devem procurar assistência médica o mais rápido possível.

Essa avaliação deve levar em conta a probabilidade de transmissão de agentes infecciosos no local onde o indivíduo esteve, analisando fatores como a suscetibilidade pessoal, o propósito da viagem, as condições de hospedagem, o tempo de permanência e possíveis falhas nas medidas de prevenção adotadas. Deve-se considerar ainda que a doença atual pode não estar relacionada com a viagem.

A diarreia é o principal problema entre viajantes e pode ocorrer durante ou após a viagem. Em mais de 90% dos casos, é de curta duração e causada por agentes bacterianos, não necessitando de tratamento específico; em 5 a 10%, permanece por mais de 14 dias; e em 1 a 3%, por mais de 4 semanas. Nestes últimos casos, é necessária a investigação de parasitas intestinais, sendo os mais comuns: *Giardia lamblia*, *Entamoeba histolytica*, *Cryptosporidium parvum* e *Cyclospora cayetanensis*.

A febre deve ser avaliada rapidamente, sendo a malária a principal causa de febre entre viajantes (33% dos casos); o uso de quimioprofilaxia não exclui essa possibilidade e pode prolongar o período de incubação por meses. Outras causas de febre entre viajantes são: dengue, febre amarela, leptospirose, hepatites virais, febre tifoide, meningites, riquetsioses.

Nos viajantes provenientes de cidades grandes, especialmente em meses frios, a febre pode se associar a infecções respiratórias (gripe, pneumonia). No sexo feminino, as infecções do trato urinário são causa importante de febre.

Devido ao amplo espectro de manifestações das IST e a possibilidade de permanecerem silenciosas durante anos, pode ser necessária uma avaliação laboratorial para algumas dessas doenças (HIV, hepatite B, sífilis) e, no caso de manifestações como lesão ulcerada ou verrucosa em genitália, linfonodos inguinais, corrimento uretral ou vaginal e disúria, é necessário fazer a avaliação e o tratamento baseado na abordagem sindrômica das IST (ver Capítulo 601, *Aspectos Práticos das Infecções Sexualmente Transmissíveis*).

As lesões de pele podem ser decorrentes de problemas comuns como queimaduras, alergias e picadas de insetos, ou podem fazer parte de uma doença sistêmica grave como meningococcemia, dengue, leptospirose, febre amarela e hepatites.

VACINAS INDICADAS PARA VIAJANTES

As vacinas indicadas para viajantes de acordo com o calendário do Programa Nacional de Imunizações (PNI) e a Sociedade Brasileira de Imunizações (SBIM) são:

- Vacinas de rotina: difteria, tétano, coqueluche (dT ou dTpa), *Haemophilus influenzae b* (hib), poliomielite, pneumococo (situações especiais, crianças menores de 5 anos), sarampo, caxumba, rubéola (tríplice viral), varicela (para quem não tem histórico da doença) (ver Capítulo 9, *O Clínico e a Vacinação de Crianças, Adolescentes, Adultos e Idosos*)
- Vacinas exigidas: febre amarela (obrigatória pelo Certificado Internacional de Vacinação da OMS) e meningite meningocócica/Meningo A e C, W135, Y (Arábia Saudita e Meca)
- Vacinas recomendadas: hepatite A, hepatite B, varicela, cólera, febre tifoide, HPV e raiva (pré-exposição, caso necessário)
- Vacinas específicas: tuberculose (BCG), pneumococo, *influenza* (hemisfério Norte, Sul), encefalite japonesa (Ásia).

VIAGENS AÉREAS

As pessoas têm viajado de avião cada vez mais. Com esse aumento, observa-se maior número de ocorrências médicas relatadas por passageiros. Dezesseis de cada 1 milhão de passageiros apresentam alguma emergência médica durante o voo.

Os aeroportos propiciam inúmeros riscos à saúde dos viajantes, principalmente transmissão de infecções, acidentes e problemas relacionados com longas esperas e multidões. As cabines das aeronaves podem ser prejudiciais para os viajantes por apresentarem baixa pressão, baixos teores de oxigênio e baixa umidade. As crianças pequenas, os idosos, as gestantes e pessoas com doenças crônicas são os mais vulneráveis. Os indivíduos com doenças agudas, principalmente respiratórias, como pneumonias e crises de asma, apresentam grandes riscos durante voos prolongados. Quando ocorrem emergências médicas, o acesso ao cuidado é limitado, portanto, o médico deve estar preparado para advertir seus pacientes e minimizar os riscos dessas viagens e para atender intercorrências a bordo quando for solicitado. Em estudo publicado recentemente, constatou-se que a maioria das 1.920 emergências ocorridas em voos na aviação comercial americana no período de 2 anos (1 emergência para cada 604 voos) foi relacionada com síncope, sintomas respiratórios e sintomas gastrintestinais, e que frequentemente um médico se apresentava como voluntário (Peterson et al., 2013).

Incidentes durante o voo

Os problemas médicos mais comuns durante viagens aéreas são:

- Ansiedade e pânico
- Dificuldades de acessibilidade pelos portadores de incapacidade funcional, déficit auditivo, visual ou cognitivo
- Alteração do ritmo circadiano (*jet lag*) com fadiga, alterações do sono e do apetite, obstipação, bradipsiquismo e distúrbios funcionais, inclusive cognitivos
- Ressecamento das vias respiratórias, da córnea (lente de contato) e da pele
- Sintomas de abstinência à nicotina em tabagistas
- Hipoxia, que pode se manifestar com infarto agudo do miocárdio (IAM), angina de peito, acidente vascular encefálico (AVE) e piora da doença pulmonar obstrutiva crônica (DPOC)
- Devido à permanência na posição sentada por tempo prolongado, podem ocorrer edema de membros inferiores, trombose venosa profunda (TVP), tromboembolismo pulmonar (TEP; ver Quadro 6.1), isquemia dos membros inferiores por oclusão arterial aguda, principalmente em gestantes, cardiopatas e idosos. Tais situações eram conhecidas como "síndrome da classe econômica", porém hoje o nome mais adequado é "trombose do viajante", pois podem acometer viajantes em todas as classes de assentos nos aviões
- Expansão dos gases estomacais, intestinais, das cavidades dentárias e da pleura e pulmões, ocasionando náuseas, flatulência, odontalgia, pneumotórax e dispneia
- Problemas nos ouvidos e seios paranasais (barotrauma, obstrução dos seios paranasais)
- Síncope e convulsões, principalmente em idosos
- *Delirium* em idosos
- Vertigens, náuseas e vômitos (*motion sickness*) que podem causar desidratação, distúrbios eletrolíticos, fraturas de costelas e síndrome de Mallory-Weiss, principalmente em gestantes e idosos
- Infecções por contágio devido à aglomeração e proximidade das pessoas em um espaço pequeno, que é a cabine das aeronaves. Os riscos maiores são para transmissão de gripe e outras infecções respiratórias virais (inclusive a síndrome da angústia respiratória grave [SARS]), tuberculose e diarreias infecciosas
- Cefaleia da viagem aérea, cefaleia grave unilateral e periorbitária, sem sintomas autonômicos associados, aparecem durante o voo e têm remissão logo após o término da viagem.

Contraindicações para viagens em aviões comerciais

Em algumas situações, a viagem é necessária e deve ser realizada em avião especial, com acompanhamento médico e suporte de terapia intensiva

- Condições cardiovasculares: infarto recente do miocárdio não complicado (até 3 semanas antes do embarque); infarto recente do miocárdio complicado (até 6 semanas antes do embarque); angina instável; cirurgia de revascularização miocárdica realizada até 2 semanas antes do embarque; insuficiência cardíaca descompensada; arritmias cardíacas não controladas; doença valvar cardíaca sintomática grave; hipertensão arterial maligna ou não controlada e crise hipertensiva (aguardar 4 dias); síndrome de Eisenmenger
- Condições respiratórias: pneumotórax até 3 semanas antes do voo; derrame pleural de grande volume; enfisema bolhoso; capacidade vital menor que 50%; Pa_{O_2} menor que 60 mmHg com oxigênio muito baixo; doença respiratória aguda com taquipneia; doença pulmonar contagiosa, como gripe, pneumonia, SARS e tuberculose pulmonar bacilífera; crise asmática; exacerbação aguda de DPOC
- Condições neuropsiquiátricas: AVC recente (menos de 1 semana); epilepsia mal controlada (48 horas da última crise); demência com sintomas psicológicos e comportamentais não controlados; surto psicótico agudo; *delirium*; trauma cranioencefálico (7 dias e nova tomografia computadorizada de crânio sem alterações)
- Gravidez: a partir da 36ª semana (32ª se gravidez múltipla) com autorização médica; a partir da 38ª semana, somente acompanhada do médico responsável; gravidez complicada, dores ou sangramentos
- Crianças: na primeira semana de vida

Quadro 6.1 Profilaxia de tromboembolismo.

Risco	Definição	Recomendações
Baixo	Voos de menos de 8 h ou distância inferior a 5.000 km	Evitar roupas apertadas, principalmente nos punhos e nos membros inferiores; evitar desidratação, caminhar durante o voo, observando os avisos de afivelar cintos, fazer exercícios com os pés
Moderado	Voos de mais de 8 h ou distância superior a 5.000 km e obesidade, e/ou varizes importantes, e/ou gravidez, e/ou tabagismo, e/ou terapia hormonal, e/ou uso de anticoncepcionais, e/ou imobilidade	Evitar roupas apertadas, principalmente nos punhos e nos membros inferiores; evitar desidratação, caminhar durante o voo, observando os avisos de afivelar cintos, fazer exercícios com os pés, sentar nos corredores e usar meias elásticas de média compressão
Alto	Voos de mais de 8 h ou distância inferior a 5.000 km e história prévia de tromboembolismo, e/ou estados de hipercoagulabilidade, e/ou cirurgia de grande porte 6 semanas antes da viagem, e/ou neoplasia maligna	Evitar roupas apertadas, principalmente nos punhos e nos membros inferiores; evitar desidratação, caminhar durante o voo, observando os avisos de afivelar cintos, fazer exercícios com os pés, sentar nos corredores e usar meias elásticas de média compressão. Heparina de baixo peso molecular injetada antes da decolagem em pacientes que não usam anticoagulantes

Adaptado de Silverman e Gendreau, 2008.

- Outras condições: doença contagiosa (diarreia infecciosa, sarampo, varicela); exacerbação de anemia falciforme até 10 dias antes do voo; anemia grave (hemoglobina menor que 8,5 g/dℓ, a não ser quando crônica); cirurgia torácica, abdominal, oftalmológica, otorrinolaringológica, cardiovascular e cerebral, recentes (menos de 2 semanas); sinusite aguda; otite média aguda; realização de mergulho em alta profundidade nas últimas 24 horas; fraturas instáveis não tratadas; conjuntivite.

Recomendações práticas

O médico deve estar preparado para orientar seus pacientes que irão fazer viagens aéreas, principalmente se os voos tiverem mais de 4 horas de duração ou a distância for maior que 2.000 km. Os idosos, as gestantes e os portadores de doenças crônicas são os que mais necessitam de recomendações especiais.

O médico deve orientar seus pacientes sobre alguns cuidados antes e durante o embarque

- Antes do embarque:
  - Fazer imunização básica se já não for imune (sarampo, varicela, rubéola, caxumba, difteria, tétano, *H. influenzae*, pólio e BCG) e imunização suplementar, dependendo do destino e do tempo de permanência (cólera, hepatites A e B, encefalite japonesa, meningites, raiva, tifo e febre amarela)
  - Levar repelentes, camisas e calças longas e claras para locais de doenças transmitidas por insetos
  - Iniciar os preparativos com antecedência
  - Se for idoso, em certas situações, considerar a possibilidade de viagens em grupo ou acompanhado de uma pessoa mais jovem
  - No caso de crianças, devem ser acompanhadas por um adulto
  - Fazer seguro saúde, principalmente nas viagens internacionais. Para muitos países, principalmente europeus, o seguro de saúde é obrigatório para a entrada no destino
  - Portadores de doença pulmonar, cardiovascular ou neurológica ou pessoas recém-hospitalizadas devem fazer avaliação médica antes de embarcar
  - Marca-passos cardíacos geralmente não são afetados pelos aparelhos de segurança dos aeroportos, porém os portadores devem avisar à equipe de segurança antes de atravessar os detectores de metais
  - Se autorizadas pelo médico, baixas doses de ansiolíticos e de antieméticos ou anti-histamínicos podem ser tomadas antes do embarque
  - Não embarcar caso apresente dispneia, cianose, palidez, extremidades frias, taquicardia, hipotensão arterial, febre alta, náuseas, vômitos, diarreia, alterações da consciência e dor torácica ou abdominal forte
- Durante o voo:
  - Levar os medicamentos de uso habitual com a respectiva prescrição na mala de bordo. Cardiopatas devem levar o último eletrocardiograma (ECG)
  - Os diabéticos devem levar insulina, agulhas, seringas e testes de glicemia capilar em dois lugares, como bagagem de mão e despachada, acompanhadas da prescrição médica
  - Ajustar o horário das doses para o novo fuso horário, principalmente da insulina

- Usar roupas e sapatos confortáveis. Levar agasalhos adequados (as cabines são frias)
- Se tiver problemas auditivos ou neurológicos, se for idoso ou gestante, procurar sentar-se nos corredores e longe das turbinas
- Na decolagem, engolir frequentemente, mastigar ou realizar leve manobra de Valsalva
- Evitar sentar-se nas saídas de emergência se não for capaz de abri-las, caso seja necessário
- Evitar alimentos que possam produzir gases e bebidas gaseificadas
- Ingerir líquidos adequadamente (nem de mais, nem de menos)
- Evitar bebidas alcoólicas e café
- Evitar permanecer muito tempo sentado. Levantar e caminhar dentro do avião, obedecendo às recomendações da tripulação quanto à segurança. Fazer alongamento frequentemente (ver Quadro 6.1)
- Fazer exercícios periódicos, contraindo a musculatura das pernas, além do usar meias de compressão
- Caso sinta-se mal, comunicar imediatamente à tripulação
- Insistir com a tripulação para que os passageiros sejam desembarcados no caso de o sistema de ventilação do avião não funcionar e houver necessidade de permanecer mais de 30 minutos em solo, pois a circulação do ar é reduzida e aumenta o risco de transmissão de doenças respiratórias infecciosas, como gripe e tuberculose
- Portadores de colostomias devem utilizar bolsa maior ou fazer trocas frequentes
- Observar a qualidade da alimentação servida a bordo. Levar consigo alimentos, como um pacote de bolachas, para o caso de a alimentação servida não apresentar boas condições. Diabéticos e pessoas com recomendações dietéticas especiais, como fenilcetonúricos, em caso de viagens prolongadas, têm o direito e o dever de informar previamente à companhia aérea e solicitar dieta especial
- Ler com atenção as informações sobre medidas de segurança
- Respeitar as orientações da tripulação quanto ao uso de celulares e aparelhos eletrônicos
- Atentar aos avisos de afivelar os cintos de segurança, pois as turbulências podem causar lesões graves a passageiros
- Aguardar a parada completa da aeronave para o desembarque.

Indicações de suplementação de oxigênio durante o voo

Alguns pacientes com doença pulmonar podem fazer hipoxemia importante, apresentando falta de ar, que necessita de suplementação de oxigênio durante o voo. As indicações são:

- Saturação de oxigênio menor que 92% ou Pa_{O_2} menor que 67 mmHg em ar ambiente no chão
- Pa_{O_2} prevista durante o voo menor que 55 mmHg. A seguinte fórmula pode ser usada: Pa_{O_2} prevista durante o voo (em mmHg) = 0,453 × Pa_{O_2} no chão (em mmHg) + 0,386 (VEF_1 previsto) + 2,44
- Os portadores de anemia falciforme com hemoglobina abaixo de 8,5 mg/dλ também devem utilizar oxigenoterapia durante o voo.

Intercorrências médicas em voos comerciais

Os médicos devem estar preparados, pois não é raro que sejam solicitados a se identificarem e comprovarem sua habilitação profissional (mostrar a documentação comprobatória do grau de médico) para atender intercorrências a bordo, principalmente durante voos mais prolongados, como os internacionais.

A legislação difere muito entre os países, sendo que, em alguns, o médico é obrigado a identificar-se e em outros não. A jurisdição a bordo durante o voo é a do país ao qual pertence a companhia aérea. A bordo de aeronaves paradas em aeroportos, é a do país em que se localiza o aeroporto.

No Brasil, a legislação é falha quanto a esse assunto. Entretanto, preceitos éticos condicionam o médico a apresentar-se sempre que for solicitado a identificar-se profissionalmente. É seu dever não se omitir ao chamado da tripulação para atender uma intercorrência médica a bordo. O fato de o médico ser brasileiro e estar voando em uma companhia de outro país não o exime da obrigação ética de se identificar quando for solicitado médico a bordo, já que se trata de emergência. A grande questão, no entanto, é se o médico pode ser responsabilizado civil ou penalmente por possível erro durante atendimento emergencial a bordo de aeronaves.

Nos EUA, no Canadá e em alguns países de língua inglesa, a Lei do Bom Samaritano protege o médico que presta assistência durante os voos, garantindo-lhe imunidade, de modo que nunca poderá ser processado em decorrência desse ato humanitário. Essa lei parte do princípio de que, nessas situações, o serviço prestado é voluntário, de boa-fé, sem compensação monetária, e que o profissional procura fazer o melhor diante de circunstâncias difíceis e recursos escassos. Felizmente, a maioria das intercorrências médicas durante voos é leve e melhora rapidamente. Convém ressaltar que indivíduos de 70 anos ou mais são os mais suscetíveis a problemas de saúde em voos e que, ocasionalmente, os eventos podem ser graves, inclusive com óbito a bordo. Portanto, ao ser chamado, o médico deve:

- Estar preparado para mostrar suas credenciais (identificação de médico – CRM) e responder questões sobre o seu treinamento
- Agir dentro de seus conhecimentos e habilidades
- Obter o consentimento do passageiro que necessita de assistência. O consentimento é presumido se o passageiro encontra-se incapacitado ou inconsciente
- Não ter medo de processo ético ou legal. Mesmo que impetrado por passageiros, nenhum processo foi adiante nesses casos
- Solicitar o "*kit* de emergência" médica da aeronave. Todo *kit* deve ter uma lista descrevendo o seu conteúdo e as instruções de uso
- Solicitar o desfibrilador externo automático, caso esteja diante de uma emergência cardíaca
- Solicitar o apoio da tripulação para manobras de reanimação, contenção física do passageiro, liberação de espaço na aeronave para atendimento e transferência do passageiro para local mais reservado na aeronave
- Solicitar comunicação com o suporte médico da companhia aérea em terra e informar a gravidade do evento
- Recomendar o redirecionamento da aeronave para o aeroporto mais próximo, se julgar necessário. O redirecionamento deve ser considerado se o passageiro tiver dor torácica típica, dispneia, cianose, dor abdominal intensa que não melhora com o primeiro atendimento, parada cardiorrespiratória, acidente vascular cerebral, convulsões refratárias, agitação psicomotora intensa ou permanecer inconsciente. Caso sua recomendação não seja respeitada, cabe-lhe o dever de registrar o fato junto ao DAC e ao Conselho Regional de Medicina logo após o desembarque
- Nunca declarar o passageiro oficialmente morto, mesmo que tenha concluído que as manobras de reanimação foram infrutíferas, principalmente em voos internacionais.

VIAGENS EM NAVIOS (CRUZEIROS)

Viagens em cruzeiros apresentam uma combinação *sui generis* de preocupações com a saúde. Os viajantes procedentes de diversas regiões reunidos em ambientes quase sempre lotados e semifechados a bordo dos navios podem facilitar a disseminação de doenças de pessoa a pessoa, de origem alimentar ou transmitidas pela água.

Surtos em navios podem ser mantidos por tempo prolongado devido à transmissão entre os próprios membros da tripulação que permanecem a bordo ou por contaminação ambiental persistente. Por outro lado, as paradas e visitas a diversos portos podem expor os viajantes a doenças transmitidas por vetores locais. Devido à localização remota dos viajantes no mar, embora fique subentendido que eles podem confiar nas capacidades e suprimentos médicos disponíveis a bordo do navio por longos períodos, tanto os viajantes do cruzeiro como seus médicos devem estar cientes das limitações médicas dos navios e se preparar adequadamente.

Capacidades médicas dos navios

Instalações médicas em navios de cruzeiro podem variar muito, dependem do tamanho do navio, do itinerário, da duração do cruzeiro e da demografia dos passageiros. Em geral, os centros médicos de bordo podem oferecer assistência médica comparável à dos centros de atendimento ambulatorial; alguns podem fornecer serviços de hospitalização. Embora nenhuma agência oficialmente regule a prática médica a bordo de navios de cruzeiro, diretrizes baseadas em consenso para instalações médicas de navios de cruzeiro foram publicadas pelo Colégio Americano de Emergência Médica (ACEP) em 1995 e atualizadas em 2013, e são seguidas pelas principais linhas de cruzeiro.

As instalações médicas dos navios de cruzeiro devem manter as seguintes capacidades mínimas: fornecer atendimento médico de emergência para passageiros; estabilizar o estado de saúde dos pacientes e iniciar intervenções diagnósticas e terapêuticas razoáveis; facilitar a evacuação de pacientes seriamente doentes ou feridos, caso seja necessário.

Incidentes durante a viagem

Centros médicos de cruzeiros lidam com uma grande variedade de doenças e ferimentos. Aproximadamente 3 a 11% das condições relatadas aos centros médicos dos navios de cruzeiro são urgentes ou emergenciais; 95% das doenças são tratadas ou administradas a bordo e 5% requerem evacuação e consulta na área da saúde para problemas médicos, cirúrgicos ou odontológicos; aproximadamente 50% dos passageiros que procuram atendimento médico têm mais de 65 anos.

A maioria das visitas ao centro médico é decorrente de doenças agudas, das quais doenças respiratórias (19 a 29%), enjoo (10 a 25%), lesões por quedas, escorregões ou tropeções ou quedas (12 a 18%) e distúrbios gastrintestinais (9 a 10%) são os diagnósticos mais frequentemente relatados. As taxas de mortalidade para passageiros de cruzeiros, na maioria das vezes de eventos cardiovasculares, variam de 0,6 a 9,8 mortes por milhão de noites de passageiros.

Os surtos de navios de cruzeiro mais frequentes envolvem infecções respiratórias, infecções gastrintestinais (como o norovírus) e outras doenças evitáveis por vacinação que não a gripe, como a varicela (catapora). Para reduzir o risco de introdução de doenças contagiosas a bordo pelo embarque de passageiros, os navios podem realizar triagem médica durante o embarque para identificar passageiros doentes, impedindo-os de embarcar ou exigindo isolamento se tiverem permissão para embarcar.

Recomendações para limitar a introdução e propagação de doenças transmissíveis

- Os passageiros e seus médicos devem consultar os *sites* úteis em medicina de viagem (ver boxe *Sites* úteis em medicina de viagens, adiante) antes de viajar, a fim de obter atualizações sobre surtos e avisos de saúde para viagens
- Passageiros acometidos com doenças contagiosas antes de uma viagem devem atrasar a viagem até que não haja risco de contaminação
- Os passageiros que adoeceram durante a viagem devem procurar atendimento no centro médico do navio o quanto antes, para receber tratamento clínico, facilitar medidas de controle de infecção e maximizar a notificação de possíveis eventos de saúde pública.

Alguns agravos específicos que acontecem nos navios

Transtornos gastrintestinais

Mais de 90% dos surtos gastrintestinais com uma causa confirmada são em virtude do norovírus. As características do norovírus que facilitam os surtos são uma dose infecciosa baixa, fácil transmissibilidade de pessoa para pessoa, eliminação viral prolongada, imunidade a longo prazo e capacidade do organismo de sobreviver a procedimentos de limpeza de rotina. Outros surtos gastrintestinais são também associados a *Salmonella* spp., *Escherichia coli* enterotoxigênica, *Shigella* spp., *Clostridium perfringens* e *Cyclospora cayetanensis*.

Para se proteger dessas infecções e reduzir a propagação de doenças gastrintestinais, as recomendações são:

- Lavar as mãos com sabão e água com frequência, especialmente antes de comer e depois de usar o banheiro
- Ligar imediatamente para o centro médico do navio e seguir as orientações do navio de cruzeiro sobre isolamento e outras medidas de controle de infecção, mesmo para sintomas leves de uma doença gastrintestinal.

Doenças respiratórias

As doenças respiratórias são a queixa médica mais comum, e a *gripe* é a doença evitável por vacinação mais comumente relatada em navios de cruzeiro. Como os passageiros e a tripulação são originários de todas as regiões do mundo, os surtos de influenza A e B podem ocorrer durante o ano todo, e os viajantes em navios de cruzeiro podem ser expostos a diversas cepas que circulam em diferentes partes do mundo.

Para tanto, durante o ano todo, deve-se seguir as recomendações para proteger os viajantes da gripe:

- Todos os viajantes que planejam um cruzeiro devem ter a vacina contra influenza sazonal atual (desde que não haja contraindicação e se disponível) pelo menos 2 semanas antes da viagem
- Os passageiros com alto risco de complicações da gripe devem discutir o tratamento antiviral e a quimioprofilaxia com seu médico antes de viajar
- Os passageiros devem praticar boa higiene respiratória e utilizar máscaras, se necessário
- Os passageiros devem comunicar prontamente sua doença respiratória ao centro médico e seguir as recomendações de isolamento, se indicado.

Outros surtos de doenças infectocontagiosas

Embora a maioria dos passageiros de navios de cruzeiro seja de países com programas de vacinação rotineira, muitos membros da tripulação são originários de países em desenvolvimento com baixas taxas de imunização. Por tal razão, surtos de *sarampo*, *rubéola*, *doença meningocócica* e, mais comumente, varicela, foram relatados em navios de cruzeiro.

Assim, é necessário seguir medidas preventivas para reduzir a propagação dessas doenças a bordo de navios de cruzeiro:

- Todos os passageiros (inclusive a tripulação) devem estar em dia com as vacinas de rotina antes da viagem, bem como qualquer vacinação necessária ou recomendada específica para seus destinos
- As mulheres em idade fértil devem ser imunes ao sarampo, varicela e rubéola antes da viagem do navio de cruzeiro
- Os membros da tripulação devem ter provas documentadas de imunidade das doenças infectocontagiosas de maior risco de transmitir e propagar.

Doenças transmitidas por vetores

As visitas a portos de cruzeiros podem incluir locais em que doenças transmitidas por vetores como *malária*, *encefalite japonesa* e *diversas arboviroses* são endêmicas (febre amarela, dengue, Chikungunya, Mayaro, Zika vírus, Oropouche). Contudo, novas doenças podem surgir ou ressurgir em locais inesperados, como a febre do leste do rio Nilo.

Os passageiros devem seguir as recomendações para evitar picadas de mosquito e infecções por vetores:

- Usar repelente de insetos
- Impregnar mosquiteiros, roupas e equipamentos com inseticidas piretroides, como a permetrina
- Quando estiver ao ar livre, usar camisas de mangas compridas, calças compridas, botas e lenços no pescoço
- Enquanto estiver dentro de casa, permanecer em áreas bem protegidas, com telas metálicas nas janelas ou com ar-condicionado
- Obter a vacinação contra febre amarela, única vacina obrigatória para viagens internacionais (Regulamento Sanitário Internacional)
- Tomar quimioprofilaxia antimalárica em áreas malarígenas ou quando necessário.

Outras preocupações sanitárias

O *estresse* da viagem de um navio de cruzeiro inclui condições climáticas e ambientais variadas, bem como mudanças não usuais na dieta e na atividade física.

Viagens ao exterior podem aumentar a probabilidade de *comportamentos de risco*, como uso abusivo de bebidas alcoólicas, uso de drogas ilícitas e sexo inseguro. Apesar dos sistemas estabilizadores modernos, a *cinetose* (enjoo) é uma queixa comum, afetando até um quarto dos viajantes (ver boxe *Sites* úteis em medicina de viagens, adiante).

A maioria dos cruzeiros não permite mulheres grávidas após a 24ª semana de gestação, daí a importância de mulheres grávidas entrarem previamente em contato com a administração de tais cruzeiros para recomendações de políticas específicas antes da reserva.

Para relatos de viajantes que adoeceram com suspeita de doença transmissível depois de terem retornado para casa após navegar em um navio de cruzeiro, é importante relatar às autoridades sanitárias de sua região para as providências necessárias.

Medidas preventivas para viajantes de navio de cruzeiros

Viajantes de cruzeiros costumam ter itinerários complexos devido a múltiplas visitas curtas. Embora a maioria dessas visitas não inclua pernoites fora do navio de cruzeiro, algumas viagens têm opções para os viajantes se aventurarem fora do navio por 1 noite ou mais. Portanto, viajantes em navios de cruzeiro podem ter dúvidas sobre exposições potenciais e quais profilaxias antimicrobianas, imunizações e medidas preventivas devem ser consideradas.

Os viajantes com necessidades médicas especiais como cadeiras de rodas, tanques de oxigênio ou diálise devem informar previamente a administração do cruzeiro. De acordo com cada caso, devem ter um resumo escrito das informações essenciais de saúde (eletrocardiograma; radiografia de tórax, se anormal; tipo sanguíneo; condições crônicas; alergias; tratamento de informações de contato do médico; e lista de medicamentos) que facilitariam seus cuidados durante uma emergência médica.

Certificado Internacional de Vacinação e Profilaxia e cartilhas

A *Agência Nacional de Vigilância Sanitária (ANVISA/MS)* disponibiliza informações para proteger sua saúde e oferece Unidades Emissoras do Certificado Internacional de Vacinação e Profilaxia (CIVP) credenciadas para emissão do CIVP. Do mesmo modo, há *cartilhas de orientação* emitidas *especificamente para seu país de destino* e outras orientações gerais para quem quer fazer uma viagem segura. Disponíveis *em arquivos PDF para* download *nos seguintes endereços eletrônicos*:

- http://portalarquivos.saude.gov.br/campanhas/2013/Saude_do_Viajante/SV_MS_CARTILHA_87x125 mm.pdf
- http://www.riocomsaude.rj.gov.br/Publico/MostrarArquivo.aspx?C=1WBw%2FqG4SAU%3D
- http://portal.anvisa.gov.br/documents/375992/3517921/Manual+do+Centro+de+Orienta%C3%A7%C3%A3o+de+Viajantes.pdf/1b571616-f5b8-4562-a3 d4-14ªf9a88e38 f

O *Conselho Federal de Medicina (CFM)* disponibiliza, em sua página eletrônica, uma cartilha para que o médico possa orientar adequadamente o seu paciente sobre viagens aéreas: Doutor, posso viajar de avião? Cartilha de Medicina Aeroespacial da Faculdade de Ciências Médicas da Santa Casa de São Paulo. Brasília: Conselho Federal de Medicina, 2011. Disponível *em arquivo pdf para* download *no endereço eletrônico*:

http://portal.cfm.org.br/images/stories/biblioteca/cartilhaaviao.pdf.

Sites úteis em medicina de viagens

Assunto	Endereço	Nome do *site* e observações
Cinetose (doença do movimento)	https://wwwnc.cdc.gov/travel/yellowbook/2020/travel-by-air-land-sea/motion-sickness	Travelers Health/Yellow book/CDC Vaccines, Medicine, Advices/CDC
Dissincronose (*jet-lag*)	https://wwwnc.cdc.gov/travel/yellowbook/2020/travel-by-air-land-sea/jet-lag	
Vacinas e orientações	http://wwwnc.cdc.gov/travel	
Viagens aéreas	https://wwwnc.cdc.gov/travel/yellowbook/2020/travel-by-air-land-sea/air-travel	
Viagens em navios (cruzeiros)	https://wwwnc.cdc.gov/travel/yellowbook/2020/travel-by-air-land-sea/cruise-ship-travel	
Medicina dos viajantes	http://www.cdc.gov/features/yellowbook/	
Saúde dos viajantes	http://www.sbmviagem.org.br/	Sociedade Brasileira de Medicina de Viagem
	http://www.slamviweb.org/es/acercaSlamvi.asp	Sociedad Latinoamericana de Medicina del Viajero
	http://portal.anvisa.gov.br/dicas-de-saude-paraviagem	Saúde do Viajante –Agência Nacional de Vigilância (ANVISA)
	http://www.cives.ufrj.br	Centro de Informação em Saúde para viajantes (CIVES)
Turismo e saúde	http://www2.unwto.org/ http://www.worldtourism.org/	World Tourism Organization

BIBLIOGRAFIA

Aires LMC. Implantação de uma unidade sentinela centro de referência em medicina internacional e de viagem no Hospital das Clínicas da Universidade Federal de Goiás. Dissertação de mestrado. PPGCS/FM, UFG, Goiânia-GO, 2010.

Igreja RP. Medicina de viagens: uma nova área de atuação para o especialista em doenças infecciosas e parasitárias. Revista da Sociedade Brasileira de Medicina Tropical. 2003;36(4):539-40.

Jong E, Sanford C. The travel and tropical medicine manual. London: Elsevier; 2008.

Matos V, Barcelos C. Relações entre turismo e saúde: abordagens metodológicas e propostas de ação. Revista Panamericana de Salud Pública. 2010;28(2):128-34.

Peterson DC, Martin-Gill C, Guyette FX et al. Outcomes of medical emergencies on commercial airline flights. N Engl J Med. 2013;368:2075-83.

Silva VHM. A saúde do viajante na visão de três atores: gestores da saúde pública, gestores do turismo e o turista. Tese de Doutorado, ENSP, Fiocruz, Rio Janeiro, 2011.

Silverman D, Gendreau M. Medical issues associated with commercial flights. Lancet. 2008;373:2067-77.

Tardivel K, White SB, Duong KD. Cruise ship travel. In: Travel by Air, Land & Sea. CDC; 2019.

Yung A, Leder K, Torresi J et al. Manual of travel medicine. Melbourne: IP Communications; 2011.

7
Cuidados Paliativos

Érika Aguiar Lara Pereira ◆ Gabriela Alves de Oliveira Hidalgo

Quadro 7.1 Definição de cuidados paliativos.

	OMS – 1989	OMS – 2002	IAHPC – 2018
Para quem	Pacientes	Pacientes e familiares	Pessoas em qualquer fase do ciclo de vida, especialmente próximas da fase final de vida
Quando	Doença não responsiva ao tratamento de cura	Doença ou agravo que ameace a continuidade da vida	Sério sofrimento atrelado a uma condição de saúde grave
Como	Controle da dor Outros sintomas Problemas psicossociais e espirituais	Prevenção e alívio de sofrimento Identificação precoce Dor Demais sintomas físicos, sociais, psicológicos e espirituais	Cuidado holístico ativo
Objetivo	Qualidade de vida do paciente e seus familiares	Qualidade de vida do paciente e seus familiares	Melhor qualidade de vida para o paciente, seus familiares e cuidadores

INTRODUÇÃO

A definição de cuidados paliativos passou por muitas transformações ao longo da história. Como mostra o Quadro 7.1, a primeira definição foi proposta pela Organização Mundial da Saúde (OMS) em 1989 e modificada em 2014.

Em 2017, uma Comissão do Lancet, denominada Lancet Commission on Global Access to Palliative Care and Pain Relief, recomendou que a definição da OMS fosse revisada para abranger avanços no sistema de saúde e ambientes de baixa renda, em que os médicos frequentemente têm a difícil tarefa de cuidar de pacientes sem os medicamentos, equipamentos ou treinamentos necessários.

Assim, em 2018, a International Association for Hospice and Palliative Care (IAHPC), com apoio da OMS, chegou à seguinte definição: "cuidados holísticos ativos, ofertados a pessoas de todas as idades que se encontram em intenso sofrimento relacionados à sua saúde, proveniente de doença grave, especialmente os pacientes que estão no final da vida. O objetivo dos cuidados paliativos é, portanto, melhorar a qualidade de vida dos pacientes, de suas famílias e de seus cuidadores" (ver Quadro 7.1).

CONTROLE DE SINTOMAS

O controle dos sintomas é parte fundamental dos cuidados paliativos, pois eles são responsáveis pelo sofrimento que torna o fim da vida um momento difícil para pacientes, familiares e cuidadores.

Dor

A dor é um sintoma muito frequente entre os pacientes em cuidados paliativos e deve ser abordada como uma experiência de múltiplas dimensões, devendo o médico e/ou uma equipe interdisciplinar estarem aptos para utilizar com competência os recursos farmacológicos e não farmacológicos disponíveis. Isso porque avaliar adequadamente e intervir corretamente nesse sintoma melhora a qualidade de vida do paciente.

Existem várias escalas de avaliação da dor e suas aplicações devem estar de acordo com as possibilidades e limitações do paciente para uma resposta compatível com sua percepção (ver Capítulo 15, *Dor*).

Abordagem farmacológica
Analgésicos não opioides

Em cuidados paliativos são utilizados para dores de intensidade leve (primeiro degrau da escada analgésica da OMS), além de atuarem como medicamentos adjuvantes aos opioides. Entre eles estão os analgésicos simples e os anti-inflamatórios

Princípios do manejo da dor em cuidados paliativos

- Administração: *s*empre que possível, os analgésicos devem ser administrados por via oral (VO) para proporcionar ao paciente maior grau de independência e conforto. Deve-se evitar a via intramuscular (IM) por ser dolorosa e estar relacionada com diversas complicações
- Intervalos fixos: os analgésicos devem ser prescritos em intervalos regulares de tempo. Isso porque a dose subsequente precisa ser administrada antes que o efeito da dose anterior tenha terminado, sempre respeitando a meia-vida do medicamento, ou seja, abolir a prescrição "SOS"
- Individualização: não existem doses rigidamente padronizadas para os opioides. Assim, a dose correta é aquela que causa alívio da dor com o mínimo de efeitos adversos
- Atenção: ficar atento aos detalhes, reavaliando frequentemente a presença e as características da dor, para adequar o tratamento.

não esteroides (AINEs). Os AINEs são divididos em duas classes: inibidores de COX-1 e de COX-2 não seletivos e os inibidores seletivos de COX-2 (Quadro 7.2).

Adjuvantes

Esse grupo de medicamentos é muito utilizado no manejo da dor em cuidados paliativos. Apesar de não terem indicação primária para alívio da dor, em conjunto com outros medicamentos analgésicos (opioides e não opioides), apresentam eficácia no controle da dor, possibilitando a diminuição da dose do opioide, reduzindo seus efeitos colaterais (Quadro 7.3)

Opioides

São indicados pela escada analgésica da OMS para o controle da dor de intensidade moderada (4 a 6) os chamados "opioides fracos" (codeína, tramadol), e para dor de intensidade forte (7 a 10) a morfina, a metadona, a oxicodona, a fentanila e a hidromorfona (Quadro 7.4).

Codeína. A codeína é um alcaloide natural com propriedade analgésica, antitussígena e antidiarreica. Tem um décimo da potência da morfina (1/10), sua meia-vida é de 2,5 a 3,5 horas, com tempo de ação aproximadamente de 4 a 6 horas e pico de ação em 30 a 60 minutos. A administração deve ser por via oral, com dose variando entre 15 e 60 mg a cada 4 horas, com dose máxima diária de 360 mg.

Tramadol. O tramadol é caracterizado como analgésico de ação central com ação agonista em receptores opioides e ativação da via de inibição monoaminérgica espinal. Sua excreção é urinária e a eliminação pode estar reduzida em pacientes com disfunção renal. A administração pode ser pelas vias oral, intravenosa, subcutânea, intramuscular, sublingual, intranasal ou retal. Pela via parenteral, o efeito dose analgésico equivalente à morfina na proporção de 10:1 e via oral de 5:1 (devido à maior biodisponibilidade). Tem meia-vida de 6 horas, com tempo de ação de aproximadamente 4 a 9 horas (VO), com dose entre 50 e 100 mg a cada 6 horas e com dose máxima diária de 400 mg. Pode apresentar eventos adversos secundários como a diminuição do limiar convulsivo. Deve ser administrado com cautela em pacientes em uso de inibidores da recaptação de serotonina pelo risco aumentado de síndrome seritoninérgica.

Morfina. A morfina é um potente analgésico, agonista de receptores *mi*. Tem excreção renal, e pacientes com insuficiência renal podem prolongar a meia-vida do metabólito após repetidas doses, aumentando o risco de intoxicação por opioide. Pode ser administrada por via oral, intravenosa, intramuscular, subcutânea, intraespinal e retal. A equivalência entre a via parenteral e oral é de 1:3, ou seja, 10 mg de morfina intravenosa ou subcutânea equivalem a 30 mg de morfina via oral. Em pacientes com função renal preservada, a meia-vida é de 2 a 3 horas, mas como o tempo de analgesia é de 3 a 6 horas, recomenda-se que os intervalos de administração sejam a cada 4 horas.

Não há dose teto, mas seu uso deve ser cauteloso e titulado, visando ao melhor controle da dor com menores efeitos adversos. No Brasil, estão disponíveis as formulações injetável e oral (suspensão e comprimido), esta última na forma de liberação imediata e de liberação lenta, a qual deve ser administrada a cada 12 horas.

Metadona. A metadona é um opioide sintético com importante ação analgésica no tratamento da dor neuropática. No Brasil, está disponível nas apresentações oral e parenteral com potência equivalente oral-parenteral de 2:1. O início da atividade analgésica ocorre em cerca de 30 minutos, com pico de ação de 4 horas. A meia-vida tem grande variabilidade individual, podendo chegar a intervalos de 5 a 130 horas e, por isso, a recomendação de uso é a cada 12 horas (eventualmente havendo necessidade de doses a cada 8 horas), com aumento de doses em intervalos maiores, o que aumenta, por vezes, o tempo de controle dos sintomas. A excreção principal é por via fecal, mas também urinária, sendo considerado um medicamento seguro para uso em pacientes com disfunção renal.

Fentanila. Opioide semissintético, a fentanila é 80 a 100 vezes mais potente que a morfina parenteral. Em virtude de sua característica lipolifílica, é capaz de se acumular no tecido adiposo e, quando utilizado por via intravenosa, seu tempo de ação é curto (30 minutos) em razão do sequestro adiposo. Tem meia-vida de 3 a 12 horas, dependendo da quantidade acumulada e do tempo de administração prévia. Esse fato indica que fentanila não é medicamento de escolha para controle de dor aguda ou para titulação até a dose necessária. É eliminado por via urinária, sendo considerado seguro para

Quadro 7.2 Analgésicos não opioides indicados para dores de intensidade leve.

AINEs não seletivos	Dosagem/Apresentação
Ibuprofeno	Comprimidos de 200 mg, 300 mg, 400 mg e 600 mg; ibuprofeno, cápsulas moles de 200 mg; ibuprofeno, cápsulas de 30 mg, 400 mg e 600 mg; ibuprofeno, solução oral, 200 mg/mℓ
Diclofenaco	Comprimido dispersível de 46,5 mg e 50 mg; diclofenaco, comprimido solúvel de 50 mg; diclofenaco, comprimidos de 50 mg; diclofenaco sódico, cápsula de 100 mg; diclofenaco sódico, comprimidos de 100 mg e 150 mg
Naproxeno	Cápsula de 120 mg; naproxeno sódico, comprimidos de 250 mg, 275 mg, 500 mg, 550 mg
Indometacina	Cápsulas de 20 mg, 25 mg e 50 mg; indometacina, solução oral, 1 mg/mℓ
Meloxicam	Comprimidos de 7,5 mg e 15 mg
Celecoxibe	Cápsulas de 100 mg e 200 mg
Etoricoxibe	*Receita C1, branca, 2 vias, venda com retenção da receita.* Arcoxia®, comprimidos revestidos de 60 mg e 90 mg
Dipirona	Comprimidos de 500 mg e 1 g; dipirona, cápsulas de 150 mg; dipirona, comprimido orodispersível de 500 mg; dipirona, solução gotas com 500 mg/mℓ
Ácido acetilsalicílico	Comprimidos de 500 mg; ácido acetilsalicílico, comprimidos efervescentes de 500 mg
Paracetamol	Comprimidos efervescentes de 500 mg; paracetamol, comprimido dispersível de 500 mg; paracetamol, pó para solução oral (sachê de 5 g com 500 mg); paracetamol, comprimidos de 650 mg e 750 mg

Quadro 7.3 Medicamentos adjuvantes no manejo da dor.

Medicamento	Dose inicial	Dose usual	Observações
Antidepressivos			
Amitriptilina (VO) Nortriptilina (VO)	10 a 25 mg/dia	50 a 100 mg	Cuidado com idosos, doença cardíaca, retenção urinária e convulsão. Contraindicação em glaucoma de ângulo estreito e infarto recente
Duloxetina (VO)	30 mg/dia	60 mg/dia	Cuidado em hipertensão/convulsões
Venlafaxina XR (VO)	75 mg	75 a 100 mg	Cuidado em hipertensão; reduzir 25% em doença renal leve a moderada e 50% em dialíticos
Anticonvulsivantes			
Gabapentina (VO)	100 a 300 mg, titulando 100 a 300 mg a cada 1 a 3 dias até dose eficaz	300 a 1.200 mg, 1 a 3 vezes/dia	Cuidados em disfunção renal (reduzir dose); retirada rápida associada a cefaleia, náuseas e insônia
Pregabalina (VO)	25 a 75 mg/dia	150 a 300 mg	Alguns pacientes diabéticos sob tratamento com pregabalina que obtiverem ganho de peso podem necessitar de ajuste da medicação hipoglicêmica. O tratamento com pregabalina está associado com tontura e sonolência, que pode aumentar a ocorrência de queda na população idosa. Houve também relatos pós-comercialização de perda de consciência, confusão e dano mental
Carbamazepina (VO)	100 a 200 mg 2 vezes/dia	300 a 800 mg, 2 vezes/dia	Cuidados em insuficiência cardíaca, renal e hepática; monitorar leucócitos, plaquetas, função renal/hepática e sódio
Oxcarbazepina (VO)	150 mg/dia; titular 150 a 300 mg a cada 3 a 5 dias	150 a 600 mg, a cada 12 h	Monitorar sódio Em pacientes com função renal comprometida (*clearance* de creatinina menor que 30 m ℓ /min), a terapia com oxcarbazepina deve ser iniciada com a metade da dose habitual, ou seja, 300 mg/dia e aumentada lentamente para atingir a resposta clínica necessária
Corticoides			
Dexametasona (VO)	4 a 10 mg	4 a 16 mg, 1 a 2 vezes dia	Para dor neuropática: até 10 mg pela manhã em dose única Para edemas relacionados com neoplasias: até 16 mg divididos em 1 a 2 doses ao dia. Pode causar insônia e agitação
Relaxantes musculares			
Ciclobenzaprina (VO)	5 a 10 mg	5 a 10 mg/noite	Cuidado com idosos, risco aumentado de quedas. Monitorar efeitos cognitivos e sedação
Baclofeno (VO)	5 a 10 mg	5 a 20 mg, 3 a 4 vezes dia	Monitorar fraqueza muscular, efeitos cognitivos, sedação
Bisfosfonatos			
Ácido zoledrônico (IV)	4 mg em 15 min, a cada 3 a 4 semanas		

VO: via oral; IV: via intravenosa. Adaptado de Carvalho et al., 2018.

Quadro 7.4 Opioides utilizados na prática clínica.

Medicamento	Meia-vida	Início de ação	Tempo para pico plasmático	Duração
Codeína	2,5 a 3,5 h	30 a 60 min (VO)	1 a 2 h (VO)	4 a 6 h (VO)
Tramadol	6 h	30 a 60 min (VO)	2 h	4 a 9 h (VO)
Morfina	2 a 3 h (IV) 1,5 a 4,5 h (VO)	5 a 10 min (IV) 30 min (VO	20 min (IV) < 60 min (VO) 30 a 60 min (IM) 50 a 90 min (SC)	3 a 6 h 12 h (liberação prolongada)
Metadona	Variável (5 a 130 h)	< 30 min (VO) 15 min (IM)	4 h (VO) 1 h (IM)	8 a 12 h (após repetidas doses)
Fentanila	13 a 23 h (TD)	3 a 23 h (TD)	24 a 72 h (TD)	72 h (TD)

IM: via intramuscular; IV: via intravenosa; TD: via transdérmica; VO: via oral.

uso em pacientes com disfunção renal. No Brasil, está disponível na formulação transdérmica, em forma de adesivos nas doses 12,5, 25, 50, 75 e 100 µg/hora. Após aplicação do adesivo, a concentração sérica terapêutica é alcançada após 12 a 16 horas, sendo máxima em 36 horas. A troca do adesivo deve ser realizada a cada 72 horas. Após sua retirada, o nível sérico cai pela metade em aproximadamente 17 horas. Os principais locais de aplicação são a parte anterossuperior do tórax, as regiões proximais dos braços e dorso, sendo importante que a pele local esteja integra, livre de pelos (não raspar devido ao risco de lesão e consequente aumento da absorção) e pouca movimentação. A colocação do adesivo em uma pele lesionada pode aumentar em até cinco vezes a absorção. O aumento da temperatura corporal (p. ex., febre) acelera a absorção por aumento do fluxo sanguíneo. Já pacientes com diminuição do fluxo sanguíneo e, por conseguinte, da temperatura (p. ex., paciente em processo ativo de morte) podem ter o risco de analgesia inadequada aumentado.

Abordagem não farmacológica da dor

Estratégias como fisioterapia, acupuntura, meditação, massagem e ioga podem ser eficazes e devem ser incentivadas. Práticas corporais, como massagens e toque, podem ser utilizadas à beira leito por equipe capacitada e/ou por cuidadores/familiares devidamente orientados.

Dispneia

A dispneia é um dos sintomas que causam mais sofrimento aos pacientes em cuidados paliativos (ver Capítulo 13, *Dispneia*). Manifesta-se por desconforto respiratório, avidez por ar, sensação de sufocamento ou receio de não conseguir mais respirar.

Entre as causas, estão: insuficiência cardíaca, doenças pulmonares (doença pulmonar obstrutiva crônica [DPOC], fibrose pulmonar, hipertensão pulmonar), neoplasias, doenças neurodegenerativas (esclerose lateral amiotrófica [ELA], ataxias cerebelares) e outras.

Na avaliação da intensidade da dispneia, em uma escala numérica de sintomas (isolados ou globais), pode ser utilizada a escala de avaliação de sintomas de Edmonton (ESAS-r) para pacientes em cuidados paliativos (Quadro 7.5).

Quadro 7.5 Escala de Avaliação de Sintomas de Edmonton (ESAS-r).

Por favor, circule o número que melhor descreve como você está se sentindo agora.		
Sem dor	0 1 2 3 4 5 6 7 8 9 10	Pior dor possível
Sem cansaço Cansaço = falta de energia	0 1 2 3 4 5 6 7 8 9 10	Pior cansaço possível
Sem sonolência Sonolência = sentir-se com sono	0 1 2 3 4 5 6 7 8 9 10	Pior sonolência possível
Sem náuseas	0 1 2 3 4 5 6 7 8 9 10	Pior náuseas possível
Com apetite	0 1 2 3 4 5 6 7 8 9 10	Pior falta de apetite possível
Sem falta de ar	0 1 2 3 4 5 6 7 8 9 10	Pior falta de ar possível
Sem depressão Depressão = sentir-se triste	0 1 2 3 4 5 6 7 8 9 10	Pior depressão possível
Sem ansiedade Ansiedade = sentir-se nervoso	0 1 2 3 4 5 6 7 8 9 10	Pior ansiedade possível
Com bem-estar Bem-estar/Mal-estar = como você se sente em geral	0 1 2 3 4 5 6 7 8 9 10	Pior mal-estar possível
Sem_____ Outro problema (p. ex., prisão de ventre)	0 1 2 3 4 5 6 7 8 9 10	Pior_____ possível

Abordagem inicial

Tratar causas corrigíveis de maneira a otimizar o tratamento da doença de base como DPOC, insuficiência cardíaca e cirrose.

Abordagem farmacológica da dispneia

O tratamento da dispneia é feito com três classes de medicamentos: opioides, benzodiazepínicos e neurolépticos.

Opioides

Morfina. É o padrão-ouro no tratamento da dispneia. Em doses baixas, apresenta ação central no bloqueio da dispneia. Além disso, tem efeito ansiolítico. *Deve ser dada atenção especial aos pacientes com insuficiência renal, pois nem sempre será a melhor escolha ou a dose deverá ser ajustada.*

Iniciar com doses de 2,5 a 10 mg VO, ou 1 a 3 mg IV, ou 1,5 a 5 mg SC/hipodermóclise, a cada 4 horas.

Caso não seja obtido alívio de pelo menos 10% da intensidade da dispneia, aumentar a dose de 25% a cada 24 horas. Para os pacientes que já utilizam a morfina, recomenda-se utilizar apenas aumento da dose em 25%.

Metadona. Indicada para pacientes ambulatoriais com insuficiência renal e dispneia. Iniciar com 2,5 mg, 12/12 horas, progredindo até 5 mg, 12/12 horas.

Codeína. Utilizada como alternativa para pacientes que apresentam contraindicação para uso de morfina. Doses de 3 a 7,5 mg a cada 4 horas. Atenção em pacientes que precisam do reflexo de tosse para higiene brônquica, pois a codeína inibe esse reflexo.

Tosse

A avaliação inicial da tosse inclui duração (aguda, subaguda ou crônica), tipo (produtiva/não produtiva), fatores desencadeantes, padrão noturno ou diurno, gravidade e impacto na qualidade de vida (ver Capítulo 25, *Tosse*).

Abordagem farmacológica

Nos últimos dias ou horas de vida, a tosse ocorre em até 80% dos pacientes, sendo fatores contribuintes a astenia, a fraqueza muscular e o aumento das secreções respiratórias. Opioides são os medicamentos de primeira linha em pacientes com tosse crônica moderada a grave, particularmente aqueles com câncer intratorácico. Quando não responsivo a opioides, gabapentina e pregabalina são alternativas.

Nebulização de anestésicos locais, como lidocaína, é utilizada em casos graves, mas pode estar associada a broncospasmo e broncoaspiração (Quadro 7.6).

Quadro 7.6 Tratamento da tosse.

Medicamento	Doses
Morfina	5 mg a cada 4 h
Codeína	15 mg a cada 4 h
Gabapentina	300 mg/dia, aumento gradativo até 900 mg a cada 12 h
Pregabalina	75 mg/dia, aumento gradativo até 300 mg/dia
Lidocaína	2% 5 mℓ a cada 6 h

Observação: evitar medicamentos que tenham benefício limitado nos pacientes em cuidados paliativos, como os mucolíticos, os expectorantes e as nebulizações. Podem trazer mais desconforto do que alívio, uma vez que muitos pacientes não são capazes de tossir o muco liquefeito.

Sialorreia

Sialorreia refere-se ao aumento do fluxo salivar, acompanhado ou não de corrimento pelos lábios, tendo origem em diversos fatores, como disfunção primária da glândula, função prejudicada ou redução da frequência da deglutição, disfunção autonômica orofaríngea ou laríngea, má postura da cabeça, incapacidade de fechar a cavidade oral e tosse fraca com pouca depuração das secreções.

Abordagem farmacológica

Para sialorreia clinicamente significativa, os medicamentos anticolinérgicos podem ser úteis, sendo mais frequentemente utilizados a atropina, a escopolamina (hioscina), este último com menores efeitos no sistema nervoso central. Amitriptilina, cloridrato de triexifenidil e brometo de propantelina são outras opções (Quadro 7.7).

Secreção de vias respiratórias

A ocorrência de alteração na viscosidade ou aumento de secreções de vias respiratórias é frequente em pacientes em cuidados paliativos, principalmente nos últimos dias ou horas de vida, e decorre da incapacidade de deglutição e/ou expulsão de secreções das vias respiratórias superiores.

Quando surge precocemente, pode interferir na qualidade do sono, precipitar períodos de tosse desconfortáveis e predispor a infecções.

É um sintoma esperado no fim de vida, trazendo mais desconforto aos familiares do que ao paciente nessa fase.

Abordagem não farmacológica

A percepção familiar de sofrimento ou desconforto em pacientes que estão morrendo está associada ao aumento do risco de luto complicado. Logo, educação em saúde sobre final de vida, sintomas esperados e alterações fisiológicas normais é fundamental para reduzir o nível de angústia de cuidadores e familiares, favorecendo o luto saudável.

Do ponto de vista não farmacológico, pode-se usar o posicionamento da cabeça e das vias respiratórias para facilitar drenagem de secreções, avaliar se a aspiração de vias respiratórias está apropriada, visto que se trata de procedimento doloroso que gera grande desconforto.

Para pacientes em final de vida, descontinuação de fluidos intravenosos e alimentação enteral, mantendo dieta baseada no prazer e aceitação, podem auxiliar no controle da broncorreia.

Abordagem farmacológica

Apesar da falta de evidências, o tratamento farmacológico deve ser oferecido por ser um sintoma angustiante para cuidadores e membros da família. Há indicação de atropina ou escopolamina (Quadro 7.8).

Quadro 7.7 Tratamento da sialorreia.

Medicamento	Dosagem
Atropina*	0,4 mg a cada 4 a 6 h, sublingual
Escopolamina	40 mg/dia, divididos em 2 ou 3 doses VO, SC ou IV Emplastro em região pós-auricular a cada 72 h, transdérmico
Cloridrato de triexifenidil	0,02 a 0,04 mg/kg/dia, dividido em 2 ou 3 doses VO
Amitriptilina	Dose inicial de 10 mg VO
Propantelina	30 mg/dia, dividido em 2 ou 3 doses VO Gel tópico de 10 mg/g

*Atropina 1% solução (farmácia de manipulação) 1 a 2 gotas (0,5 a 1 mg), de 4 a 6 h quando necessário (não excedendo 10 mg/diário), por via sublingual.

Náuseas e vômitos

Náuseas e vômitos são sintomas frequentes em pacientes em cuidados paliativos, sendo descritos como desagradáveis e angustiantes, impactando na qualidade de vida dos pacientes, associando-se a perdas físicas, sociais e emocionais, além de causarem grande estresse familiar.

No Quadro 7.9 estão as principais causas de náuseas e vômitos.

O tratamento que deve ser priorizado é identificar e tratar causas reversíveis, manter antieméticos de horário, avaliar a necessidade de via alternativa à oral (subcutânea ou intravenosa) e realizar abordagem aos múltiplos fatores etiológicos.

Abordagem farmacológica

Depende principalmente da etiologia e da intensidade dos sintomas. O Quadro 7.10 resume as causas e o tratamento dos pacientes com náuseas e vômitos.

Abordagem não farmacológica

Medidas ambientais, nutricionais e práticas integrativas são úteis no manejo das náuseas e dos vômitos e devem ser instituídas assim que surgem, independentemente da etiologia. Dessa

Quadro 7.8 Tratamento da broncorreia.

Medicamento	Dosagem
Atropina, colírio	2 gotas a cada 4 ou 6 h, sublingual
Escopolamina	10 mg a cada 4 ou 6 h (VO, IV ou SC)

Quadro 7.9 Causas de náuseas e vômitos.

Distúrbios tóxicos/metabólicos
• Medicamentos ▪ Quimioterapia, opioides, anti-inflamatórios não hormonais, ácido acetilsalicílico, digoxina, ferro, antibióticos, teofilina, inibidores seletivos da reabsorção de serotonina, bupropiona, anticonvulsivantes, outras • Falência orgânica ▪ Insuficiência hepática, insuficiência renal • Distúrbios metabólicos ▪ Hipercalcemia, hiponatremia, cetoacidose • Envenenamento ou uso abusivo de substâncias • Infecção

Distúrbios viscerais
• Obstrução ▪ Estômago, intestino delgado, intestino grosso, vias biliares • Hepatomegalia • Constipação intestinal grave • Gastroparesia

Distúrbios tóxicos/metabólicos
• Inflamação/irritação ▪ Anti-inflamatórios não hormonais, quimioterapia, radioterapia, gastrite, gastrenterite, hepatite, colecistite, pancreatite • Tumores do trato gastrintestinal e tórax • Ascite

Sistema nervoso central
• Hipertensão intracraniana ▪ Neoplasias (primárias e metastáticas), hemorragia, irradiação craniana, abscesso • Infiltração meníngea • Sistema vestibular ▪ Efeitos de medicamentos, labirintopatia • Ansiedade ▪ Náuseas e vômitos antecipatórios • Dor

Fonte: Coradazzi et al., 2019.

Quadro 7.10 Causas e tratamento de náuseas e vômitos.

Identificação da(s) causa(s)	Tratamento
Medicamentos/ processos infecciosos	Haloperidol 1 a 2,5 mg VO ou SC, 1 a 2 vezes/dia ou Ondansetrona 8 mg VO, SC ou IV 8/8 h
Radioterapia/ Quimioterapia	Esquema antiemético de acordo com o potencial de emetogenicidade do tratamento rádio/quimioterápico
Distúrbios metabólicos	Haloperidol 1 a 2,5 mg VO ou SC, 1 a 2 vezes/dia
Hipertensão intracraniana	Dexametasona 4 a 16 mg IV ou SC em 24 h
Obstrução intestinal	Octreotida 300 a 1.000 mg SC em 24 h + haloperidol 1 a 2,5 mg VO ou SC, 1 a 2 vezes/dia
Gastroparesia/ estase gástrica	Metoclopramida 10 a 20 mg VO, IV ou SC 6/6 h + domperidona 10 a 20 mg VO 8/8 h
Irritação gástrica	Omeprazol 20 a 40 mg ou pantoprazol 20 a 40 mg ou esomeprazol sódico 20 a 40 mg VO ou IV, 1 vez/dia. Considerar ondansetrona 8 mg VO ou IV a cada 8 a 12 h
Obstrução pilórica	Omeprazol 20 a 40 mg ou pantoprazol 20 a 40 mg ou esomeprazol 20 a 40 mg VO ou IV, 1 vez/dia + dexametasona 4 a 8 mg VO, IV ou SC ao dia e metoclopramida 10 a 20 mg VO ou IV 6/6 h
Fatores psicológicos	Antidepressivos e/ou ansiolíticos associados a apoio psicológico; considerar avaliação psiquiátrica

VO: via oral; IV: via intravenosa; SC: subcutânea.

maneira, manter um ambiente limpo e arejado, livre de odores desagradáveis, evitar jejum prolongado, fracionar a dieta, priorizar alimentos da preferência do paciente e realizar acupuntura são algumas das recomendações na abordagem não farmacológica desse sintoma.

Delirium

Delirium é uma síndrome complexa e com múltiplas causas e uma das mais frequentes e graves complicações em pacientes com doenças avançadas, principalmente em idosos. A prevalência de *delirium* em pacientes em cuidados paliativos internados varia de 26 a 62% na admissão e 88% nos últimos dias ou horas de vida. Além da alta prevalência, o *delirium* por si só é um indicativo de alta mortalidade.

Tratamento

O tratamento do *delirium* deve ser voltado para resolução da causa e controle de sintomas associados, como aumento da psicomotricidade e agitação.

Em cuidados paliativos, nem sempre a causa é reversível, e torna-se de extrema importância o manejo adequado de medicamentos para controle de agitação e flutuações.

Abordagem inicial

Sempre que possível, deve-se tratar as causas relacionadas ao desencadeamento do *delirium*. Tratar eventos agudos e subagudos, mesmo com quadros leves de *delirium*, deve ser a prioridade. Quanto mais rápido for instituído o tratamento da causa base, melhor o prognóstico do paciente.

É necessário considerar a funcionalidade prévia e atual do paciente, a fase de doença em que ele se encontra e o potencial

que esse tratamento tem para reverter o *delirium*. Assim, evita-se a obstinação terapêutica em paciente em fase final de vida ou processo ativo de morte, sem deixar de tratar rapidamente os pacientes com maior chance de recuperação.

Pacientes em fase final de vida, especialmente câncer, apresentam quadro muito semelhante ao *delirium* hipoativo. Nessa fase da doença, normalmente as pessoas tornam-se menos responsivas, dormem na maior parte do tempo mesmo durante o dia, apresentam anorexia acentuada e tendência à desidratação, o que culmina com o processo ativo de morte.

A observação desses achados em um paciente já em terminalidade deve ser considerada parte da história natural da doença.

Investigação com exames complementares pode fatalmente trazer resultados alterados, o que não indica a necessidade de tratamento específico, incorrendo em riscos aumentados de medidas desproporcionais nessa fase da vida/doença.

Abordagem farmacológica

Manter analgésicos opioides já em uso prévio pelo paciente, exceto se houver quadro clínico de intoxicação, situação esta que autoriza a suspensão desses medicamentos ou após ter excluído outras causas.

A escolha do medicamento deve levar em consideração a intensidade do quadro clínico, suas características e os aspectos relacionados ao paciente (idoso, fase final de vida, comorbidades) e ao ambiente (ambulatorial/domiciliar, hospitalar, UTI).

O Quadro 7.11 mostra os medicamentos utilizados no manejo do *delirium*.

Neurolépticos

Considerando um predomínio dos casos de *delirium* hipoativo e a dificuldade de acessos para realização de medicamentos que podem ocorrer nos pacientes em terminalidade, algumas recomendações quanto ao uso dos neurolépticos estão listadas no Quadro 7.12.

Abordagem não farmacológica

Esta abordagem é de grande importância no manejo do *delirium* e deve ser instituída assim que o diagnóstico for realizado, independentemente da causa. As principais ações não farmacológicas estão descritas no Quadro 7.13.

Insônia

É uma queixa muito comum em cuidados paliativos, estimando-se prevalência de 70% em pacientes com câncer, 30 a 70% nos pacientes com doença pulmonar obstrutiva crônica, de 74 a 98% em pacientes com doença de Parkinson e pelo menos em um terço dos pacientes com insuficiência cardíaca crônica.

Fator preditor do desenvolvimento de distúrbios psiquiátricos, no contexto de cuidados paliativos, a insônia está frequentemente associada a outros sintomas, tais como dor, depressão e ansiedade, em que a presença de um exacerba o outro, contribuindo para a diminuição da qualidade de vida.

Além disso, a insônia pode afetar significativamente a qualidade do sono e de vida do cuidador, o que leva ao aumento de irritabilidade, depressão, raiva, culpa e diminuição da capacidade geral de prestar cuidados (ver Capítulo 522, *Transtornos do Sono*).

Quadro 7.11 Tratamento do *delirium*.

Medicamento	Intensidade, dose e via de administração	Observações
Haloperidol (VO/SC) (antipsicótico típico)	*Leve a moderado*: 1 a 2 mg (VO), 2 a 3 vezes dia ou 1 a 2 mg (SC) a cada 6 a 12 h *Grave*: 1,5 a 3 mg (SC) a cada 2 a 4 h (pode ser administrado a cada 30 min até estabilização)	Aumenta risco de efeitos extrapiramidais; dose máxima 2,5 mg a cada 6 h
Olanzapina (VO) (antipsicótico atípico)	*Leve a moderado*: 2,5 a 5 mg (VO), a cada 12 a 24 h *Grave*: 2,5 a 7,5 mg (VO), a cada 2 a 4 h	Aumenta risco de sedação; dose máxima 30 mg/24 h
Risperidona (VO) (antipsicótico atípico)	*Leve a moderado*: 0,5 a 1 mg cada 12 a 24 h	Aumenta risco de efeitos extrapiramidais; dose máxima 4 mg/24 h
Quetiapina (VO) (antipsicótico atípico)	*Leve a moderado*: 25 a 200 mg (VO), a cada 12 a 24 h	Aumenta risco de sedação e hipotensão ortostática; dose efetiva em geral fica entre 40 e 100 mg/24 h

Quadro 7.12 Recomendações para o uso de neurolépticos.

1. Pacientes com *delirium* hipoativo com flutuação mais discreta, priorizar medicamentos com menor efeito sedativo. Quetiapina e risperidona podem causar sedação adicional
2. Priorizar um medicamento que seja de fácil manejo, tenha apresentações parenteral e oral, seja de fácil utilização e baixo custo
3. Pacientes com parkinsonismo, dar preferência a medicamentos com menor efeito antidopaminérgico. Considerar uso de medicamentos atípicos como a clozapina
4. Usar a VO para manutenção sempre que possível, mas utilizar a via parenteral nos casos mais graves de agitação, flutuação mais importante do nível de consciência ou dificuldades de deglutição
5. Evitar combinação de neurolépticos, se possível. Por exemplo: quetiapina sistemático e resgates com haloperidol
6. Usar medicamentos de maneira sistemática, não ignorar o processo de flutuação que ocorre no *delirium*. O paciente com períodos de hiperatividade ou confusão importante merece manutenção sistemática do antipsicótico

Fonte: Carvalho et al., 2018.

Quadro 7.13 Ações não farmacológicas no manejo do *delirium* (Diretrizes, 2019).

- Adaptação ambiental (relógios, calendários, objetos familiares, iluminação adequada, redução de ruídos, evitar entrada constante da equipe no quarto)
- Presença constante de familiar ou cuidador
- Retirada de dispositivos desnecessários
- Retirada de contenção física, sempre que possível
- Terapias integrativas que favoreçam o relaxamento e o descanso noturno
- Mobilização
- Correção de déficits sensoriais (visual/auditivo), se possível
- Promoção da normalização do ciclo sono-vigília: mais iluminação (janelas) no período diurno, menos ruídos no período noturno

Abordagem não farmacológica

A abordagem não farmacológica dos transtornos do sono baseia-se em quatro pilares: gerenciamento do ambiente, modificações no estilo de vida, higiene do sono e modificação comportamental (Quadro 7.14).

Abordagem farmacológica

Tratar as causas e os sintomas potencialmente reversíveis como dor, tosse, *delirium* e transtorno depressivo-ansioso deve ser o primeiro passo ao pensar em medicamentos para insônia.

Ao instituir tratamento para alguma condição associada à insônia, escolher medicamentos que apresentem sonolência

Quadro 7.14 Abordagem não farmacológica dos distúrbios do sono.

Gerenciamento do ambiente
- Manter o ambiente fresco, bem ventilado e com pouca luz à noite
- Evitar ruídos de máquinas
- Limitações no uso de televisão, celulares, aparelhos de som
- Promover o conforto físico (colchão, travesseiro)

Modificações no estilo de vida
- Evitar: cochilos diurnos, refeições grandes ou líquidos em excesso na hora de dormir e estimulantes (cafeína)
- Incentivar ciclo sono-vigília saudáveis: aumento do exercício e exposição regular à luz do dia por pelo menos 1 h todas as manhãs
- Minimizar interrupções: evitar a administração de medicamentos, líquidos e/ou nutrição durante a noite, limitar visitas noturnas

Higiene do sono
- Durante o dia:
  - Exercitar-se regularmente. Mesmo uma caminhada de 20 min durante o dia pode ajudá-lo a relaxar. Não se exercitar à noite
  - Limitar os cochilos, se puder. Se precisar tirar uma soneca, limitá-la a 30 min
- Antes de dormir:
  - Evitar álcool, cafeína, chocolate e nicotina no fim da tarde e à noite
  - Limitar os líquidos à noite antes de ir para a cama
  - Desligar a TV 1 h antes de dormir. Ouvir música calma ou tomar um banho quente
  - Se você se preocupa ou "não consegue desligar o cérebro" ao tentar dormir, recomenda-se fazer uma lista das tarefas que precisa cumprir antes de ir para a cama
- Na hora de dormir:
  - Ir para a cama e levantar-se no mesmo horário todos os dias, mesmo nos fins de semana
  - Um lanche na hora de dormir com leite morno pode ajudar
  - Usar o quarto apenas para dormir e fazer sexo, sem ler, assistir TV ou trabalhar
  - Para adormecer, ficar na posição em que normalmente se encontra quando acorda
  - Ir para a cama ao mesmo tempo que seu cônjuge
- Se você não conseguir adormecer:
  - Se não adormeceu em 15 min, ir para outra sala. Ouvir música tranquila. Evitar estímulos em sua mente (TV, livros emocionantes). Voltar para a cama quando estiver com sono. Se ainda não conseguir adormecer, levantar-se novamente.

Terapias comportamentais
- Terapia cognitivo-comportamental
- Mindfulness
- Técnicas de relaxamento

como efeito colateral (p. ex., mirtazapina para depressão, náuseas ou estimulação do apetite).

A abordagem para a seleção de indutor do sono deve ser individualizada, e administrar a menor dose efetiva (Quadro 7.15).

Quadro 7.15 Tratamento farmacológicos dos distúrbios do sono.

Medicamento	Dosagem	Indicação
Antidepressivos		
Mirtazapina	7,5 a 15 mg	Depressão maior, transtorno de ansiedade e dores de cabeça do tipo tensional
Amitriptilina	10 a 25 mg	Dor crônica, depressão maior, transtorno de ansiedade
Trazodona	25 a 50 mg	Depressão maior, transtorno de ansiedade, retenção urinária
Antipsicóticos		
Clorpromazina	10 a 25 mg	*Delirium*, náuseas
Anti-histamínicos		
Primeira geração: prometazina, hidroxizina e clorfenidramina, dexclorfeniramina	–	Prurido, alergias
Hipnóticos não benzodiazepínicos		
Zolpidem	5 a 10 mg	Distúrbio do sono, contraindicado em *delirium*
Benzodiazepínicos		
Clonazepam, midazolam, diazepam	–	Distúrbio do sono, crise de ansiedade, dispneia, evitar em doença pulmonar obstrutiva crônica (DPOC)

Prurido

Prurido é uma sensação subjetiva desagradável e angustiante que leva à necessidade de coçar, podendo acometer a camada superficial da pele, mucosa ou conjuntiva.

Apesar de não estar entre os sintomas mais comuns, é relativamente frequente no final de vida. Quando persistente ou grave, provoca grande desconforto ao gerar inquietude, ansiedade, depressão, prejuízo do sono e outras situações que afetam de forma adversa a qualidade de vida.

Dependendo da sua duração, o prurido pode ser classificado como agudo (duração menor que 6 semanas) ou crônico (maior que 6 semanas).

Pode ser classificado também conforme a etiologia: dermatológico, sistêmico, neurológico, psicogênico e misto (ver Capítulo 23, *Prurido*).

Avaliação

Em pacientes com prurido, é fundamental realizar anamnese detalhada e exame físico focado em lesão cutânea primária identificável.

Na ausência de sinais e sintomas que indiquem a dermatose pruriginosa específica, deve-se direcionar o raciocínio clínico para causas gerais de prurido (Quadro 7.16).

Tratamento

A abordagem do prurido deve ser individualizada, guiada por gravidade, circunstâncias clínicas e objetivos do tratamento, uma vez que a erradicação da causa primária do prurido não é uma opção viável para a maioria dos pacientes e a terapia é direcionada à redução do sintoma.

Independentemente da etiologia, medidas de cuidado com a pele são recomendadas para todos os pacientes, pois pele

Quadro 7.16 Causas gerais do prurido.

Causas	Manifestações clínicas
Prurido urêmico Doença renal crônica	• Prurido geralmente generalizado • Pode ser intermitente ou contínuo • Frequente em pacientes em diálise de manutenção • É exacerbado pela presença de pele seca • Não ocorre na insuficiência renal aguda
Colestase Doença hepática Primária ou secundária	• Prurido pode ser generalizado • Pior nas palmas das mãos e nas solas dos pés
Malignidade Paraneoplásico Distúrbios hematológicos Tumores sólidos	• Prurido é geralmente generalizado • Antecede o diagnóstico de meses a anos • Tende a aumentar com o avanço da doença • Prurido aquagênico em distúrbios linfoproliferativos • Metástases cutâneas ou infiltração linfocítica • Prurido localizado em locais específicos em tumores sólidos (escroto: câncer de próstata; região perianal: câncer colorretal e anal; vulva: câncer colo uterino; narina: tumores cerebrais com infiltração intravenosa no ventrículo) • Sintoma comum em: Hodgkin, linfoma não Hodgkin, policitemia vera, leucemias e câncer gástrico produtor de histamina
HIV/AIDS	• Prurido pode ser generalizado ou localizado • Com ou sem lesões cutâneas • Prurido localizado com neuropatia periférica • Atenção a erupções medicamentosas, infecções de pele e infestações
Medicações Opioides*	• Via epidural/intratecal • Sintoma frequente • Começa na parte superior da face e nariz • Uso sistêmico • Sintoma pouco frequente • O prurido é generalizado • Pode ser acompanhado de resposta papular
Neurológicas	• Prurido que segue padrão dermátomo • Prurido, parestesia ou dor – sintomas de neuropatia
Dermatológicas Xerose Dermatofitoses Cicatrizes Queimaduras	• Xerose: pacientes idosos. Lesão: descamação atrasada das células superficiais da pele, o que produz escamas brancas finas • Dermatofitose: comum na pele sem pelo. Lesão: avermelhada, descamativa, rendilhada ou desenhada, isolada ou confluente, de modo que a parte externa é a mais ativa • Cicatrizes cirúrgicas e pele exposta à radioterapia podem apresentar prurido, em geral relacionado com neuropatia

*Opioides são os medicamentos que mais geram prurido em pacientes em cuidados paliativos, porém sempre deve ser realizada uma revisão dos fármacos em uso e estabelecer possíveis relações com o sintoma.

seca pode acompanhar e exacerbar todas as causas de prurido. A ausência de alívio dentro de 1 dia ou alguns dias autoriza a troca de classe medicamentosa.

As terapias tópicas devem ser preferidas, inicialmente, devido à menor propensão a efeitos colaterais, sendo indicada quando o prurido é intermitente, leve e/ou localizado.

Cuidados com a pele

Recomenda-se lubrificar regularmente a pele com emolientes tópicos não perfumados, principalmente após o banho, restringir o tempo de banho e usar temperaturas amenas, manter unhas curtas e bem aparadas, usar roupas soltas e não irritantes, além de manter o ambiente fresco e umidificado.

Tratamento farmacológico

Medicamentos tópicos

Loções ou cremes contendo agentes de resfriamento (1% de mentol ou 0,5 a 2% de cânfora) substituem a sensação de um efeito de resfriamento na coceira e podem ser úteis para alguns pacientes.

Anestésicos tópicos, como creme de lidocaína, adesivo de lidocaína, creme de lidocaína + mentol ou creme lidocaína-prilocaína podem ser úteis para melhora sintomática de áreas localizadas de prurido, como no prurido neuropático. A aplicação de grandes quantidades de anestésicos tópicos deve ser evitada, pois pode ocorrer absorção sistêmica.

A capsaicina tópica pode trazer benefício no prurido urêmico, neuropático localizado e aquagênico. A aplicação inicial causa uma sensação de queimação que pode durar até 30 minutos, o que limita seu uso para prurido localizado e contribui para uma baixa adesão. Um anestésico tópico aplicado antes da capsaicina pode ajudar.

Medicamentos de ação sistêmica

A terapia farmacológica sistêmica geralmente é reservada para prurido persistente e generalizado ou quando as terapias tópicas não são eficazes para prurido localizado.

Existem poucos estudos avaliando eficácia dos anti-histamínicos orais em cuidados paliativos; no entanto, em virtude de sua relativa segurança, ampla disponibilidade e acesso, os anti-histamínicos orais H1 são frequentemente os primeiros medicamentos testados em pacientes com prurido generalizado (ver Capítulo 23, *Prurido*). Outras opções estão descritas no Quadro 7.17.

Fadiga

Fadiga, astenia ou fraqueza é o sintoma mais comum em cuidados paliativos. Com prevalência de 48 a 75% em pacientes com câncer, chega a 85% em pacientes no final de vida, independentemente da doença de base, tendo destaque a DPOC, a insuficiência cardíaca e a doença renal crônica.

Mesmo prevalente, é um dos sintomas mais subdiagnosticados, o que afeta significativamente a qualidade de vida dos pacientes.

O aumento da carga geral da doença e a diminuição da reserva funcional resultam em fadiga, identificada pela diminuição da tolerância física e declínio de funcionalidade nas atividades da vida diária, com repercussão significativa na independência e na autonomia dos pacientes.

É um sintoma que traz consequências físicas, psicossociais e econômicas substanciais aos pacientes e cuidadores. Em virtude de sua natureza subjetiva e de causas multifatoriais, a avaliação e o tratamento da fadiga podem ser complexos e merecem atenção especial (ver Capítulo 19, *Fadiga*).

Avaliação e manejo

A fadiga é tipicamente um sintoma multidimensional, geralmente com múltiplas causas (Quadro 7.18).

O rastreamento deve ser realizado com um instrumento validado e confiável, sendo uma boa opção a escala ESAS-r, baseada em pontuações de vários fatores (ver Quadro 7.5).

Quadro 7.17 Tratamento farmacológico do prurido.

Medicamento	Dosagem	Indicação
Antidepressivos inibidores seletivos da recaptação de serotonina		
Paroxetina	5 a 20 mg/dia 50 a 75 mg/dia	Uremia Colestase Malignidade
Sertralina		Opioides Sem causa estabelecida
Antidepressivos antagonistas dos receptores 5-HT$_2$, 5-HT$_3$ e H$_2$		
Mirtazapina	7,5 a 15 mg/dia	Uremia Colestase Malignidade Opioides
Antagonistas dos receptores 5-HT$_3$		
Ondansetrona	4 a 8 mg/dia	Uremia Colestase Opioides
Antagonistas do receptor opioide-mu*		
Naloxona	*Bolus* inicial 0,4 μg IV 50 mg/dia	Uremia Colestase Opioides
Naltrexona		
Anticonvulsivante		
Gabapentina	300 a 2.400 mg/dia *100 mg após diálise	Neurológica Uremia Sem causa estabelecida
Glicocorticoides		
Dexametasona	Até 8 mg Até 40 mg/dia	Inflamações dermatológicas Linfoma
Prednisona		
Agonista PXR		
Rifampicina	300 a 600 mg/dia VO	Colestase
Sequestradores de sais biliares		
Colestiramina	4 a 16 mg/dia VO	Colestase

*Não utilizar em pacientes que fazem uso de opioides para controle de dor.

Quadro 7.18 Principais condições contribuintes para fadiga.

Carga de sintomas	Medicamentos	Aspectos nutricionais e de fluidos
Dor Dispneia Anorexia Ansiedade Depressão Disfunção do sono Anemia	Analgésicos (opioides) Agentes sedativos: hipnóticos, antieméticos etc. Betabloqueadores Interações medicamentosas	Perda de peso Alterações na ingestão calórica Desequilíbrios de fluidos e eletrólitos Distúrbios da motilidade do trato gastrintestinal Constipação intestinal
Tratamento oncológico	**Comorbidades**	**Endocrinopatias**
Quimioterapia Radioterapia Imunomoduladores Agentes biológicos Terapia hormonal Cirurgias	Infecção Distúrbios cardiopulmonares Doenças do tecido conjuntivo Disfunção renal Disfunção hepática Disfunção neurológica	Hipotireoidismo Hipogonadismo Diabetes melito Insuficiência adrenal

Fadiga moderada ou grave (cansaço no ESAS-r maior que 4) demanda uma avaliação abrangente para identificar a natureza e a extensão dos sintomas de fadiga, em que o seguimento da funcionalidade pode ser útil.

Pontos importantes para identificar causas potencialmente reversíveis consistem em anamnese ampla, exame físico, revisão de todos os medicamentos em uso, incluindo terapias alternativas e possíveis interações medicamentosas, revisão do *status* da doença e comorbidades, associação com outros sintomas, início da fadiga, padrão, duração, alterações ao longo do tempo, interferência na função, na vida diária e na rotina do cuidador, podendo ser útil um diário de automonitoramento para ajudar a identificar períodos de pico de energia e a eficácia de intervenções específicas.

Tratamento farmacológico

Se uma causa específica não puder ser identificada e removida, o tratamento sintomático deve ser instituído com glicorticoides e outros medicamentos.

Glicocorticoides. Para pacientes em terminalidade e que apresentam alta carga de sintomas, inclusive fadiga, indica-se teste terapêutico com glicocorticoides, podendo ser prescrita prednisona via oral, 20 a 40 mg, ou dexametasona via oral, 4 a 8 mg, todas as manhãs. Efeitos colaterais possíveis de manejar são insônia e alterações comportamentais.

Abordagem da fadiga frente a etiologias específicas

- Controle de sintomas: o gerenciamento de sintomas como dor, náuseas e dispneia pode ajudar no manejo da fadiga
- Anemia: causa reversível comum em cuidados paliativos, principalmente em fadiga relacionada com o câncer. O tratamento requer um diagnóstico acurado da causa da anemia, como perda de sangue, deficiência de ferro, ácido fólico ou vitamina B_{12}. Se uma causa potencialmente reversível não for identificada, transfusão de hemácias pode melhorar a fadiga. No final da vida, a importância da anemia como contribuinte para a fadiga diminui
- Transtornos do sono: medidas específicas para melhorar a higiene do sono e a redução do estresse podem ajudar, como controle de estímulos, terapias de relaxamento, banho quente ou beber um copo de leite quente antes de dormir, evitar bebidas com cafeína após o jantar, esvaziar a bexiga imediatamente antes de ir para a cama e evitar cochilos frequentes durante o dia. Pacientes que não respondem a essas medidas podem precisar de medicamentos, sendo comumente utilizados benzodiazepínicos, anti-histamínicos e outros hipnóticos, como o zolpidem
- Polifarmácia: condição frequentemente esquecida nos casos de fadiga, contribui para o sintoma em decorrência de efeitos colaterais ou cumulativos de vários medicamentos e interações medicamentosas. Logo, é necessário ter um olhar cuidadoso sobre as medicações em uso e realizar desprescrição de terapêuticas fúteis ou não proporcionais
- Opioides: fadiga ou apatia associada a opioides pode ser tratada com psicoestimulantes
- Depressão: em pacientes com fadiga e sintomas depressivos, está indicado teste terapêutico com antidepressivos. Relatos de caso sugerem eficácia da bupropiona em pacientes com síndrome de fadiga crônica. Nortriptilina ou amitriptilina são boas escolhas quando os sintomas estão acompanhados de insônia
- Fim de vida: neste caso, a fadiga é sempre multifatorial e seus principais agentes são ansiedade e depressão, dor, caquexia, efeitos secundários de medicamentos, inatividade física, infecções e hipogonadismo.

Psicoestimulantes. Seu papel não está totalmente definido, principalmente em pacientes com doenças que ameaçam a vida. No entanto, recomenda-se fazer um teste com metilfenidato, começando com 5 mg VO, todas as manhãs, aumentando, se necessário, com outra dose ao meio-dia. A utilização de modafinila é justificável quando a fadiga estiver associada ao uso de opioides.

Vitaminas. As evidências atuais sugerem que a suplementação com multivitamínicos é ineficaz para tratamento de fadiga.

Ginseng e guaraná. Para pacientes que sofrem de fadiga, moderada a grave, em terapia oncológica, pode ser empregado teste terapêutico com *ginseng* americano, após cuidadosa avaliação de interações medicamentosas com essa erva, como no caso de anticoagulantes. O guaraná oral na dose de 100 mg/dia pode melhorar os escores de fadiga ao final de 21 dias de tratamento em pacientes com câncer de mama. O guaraná (*Paullinia cupana*) pode ser obtido em farmácias de manipulação na forma de extrato seco a 5%, extrato seco solúvel e pó ou na forma industrializada (p. ex., Guaraflora® na forma de cápsulas com 45 mg de cafeína).

CONSIDERAÇÕES FINAIS

Tendo em vista que cuidados paliativos constituem uma abordagem que visa minimizar o sofrimento em todas as suas dimensões quando uma doença ameaça a continuidade da vida, é importante destacar que essa abordagem independe da complexidade que cada paciente/doença apresente e, por isso, deve ser exercida como componente obrigatório de uma boa prática médica.

Uma equipe capacitada a oferecer manejo dos sintomas de maior complexidade pode ser necessária à medida que a doença avança e as demandas do paciente aumentam, mas uma atenção cuidadosa e humanizada deve priorizar sempre a pessoa em detrimento da própria doença, oferecendo alívio dos sintomas físicos, psicológicos, sociais e espirituais em consonância aos valores e preferências do paciente, além de oferecer suporte à família durante toda a trajetória da doença e após o óbito, com assistência ao luto.

BIBLIOGRAFIA

Allen L. Palliative care for patients with advanced heart failure: decision support, symptom management, and psychosocial assistance. UpToDate. 2019.

Azevedo MF. GPS Medicamentos. Guia prático em saúde. Rio de Janeiro: Guanabara Koogan; 2017.

Bruera E, Dev R. Overview of managing common non-pain symptoms in palliative care. UpToDate. 2019.

Bruera E, Yennurajalingam S. Palliative care: overview of fatigue, weakness, and astenia. UpToDate. 2019.

Carvalho R Tavares, Souza MRB, Franck EM et al. Manual da residência de cuidados paliativos: abordagem multidisciplinar. São Paulo: Manole; 2018.

Dalal S. Palliative care: overview of pruritus and sweating. UpToDate. 2019.

Duncan BB, Schmidt MI, Giugliani ERJ et al. Medicina ambulatorial: condutas de atenção primária baseadas em evidências. 4. ed. Porto Alegre: Artmed; 2013.

Escalante CP. Cancer-related fatigue: treatment. UpToDate. 2019.

Goldsmith T, Cohen AK. Swallowing disorders and aspiration in palliative care: assessment and strategies for management. UpToDate. 2018.

Gunten CV, Buckholz G. Palliative care: overview of cough, stridor, and hemoptysis. UpToDate. 2019.

Harman SD, Bailey FA. Palliative care: the last hours and days of life. UpToDate. 2019.

Hirst JM, Irwin SA. Overview of insomnia in palliative care. UpToDate. Waltham, Mass.: UpToDate; 2019.

Manual de cuidados paliativos da academia nacional de cuidados paliativos. 2. ed. ANCP; 2012.

Reinke LF, Janssen DJA, Curtis JR. Palliative care for adults with non-malignant chronic lung disease. UpToDate. 2019.

Treister NS, Villa A, Thompson L. Palliative care: overview of mouth care at the end of life. UpToDate. 2018.

8
Aspectos Legais da Prática Médica

Flávio Dantas • Camila Lemos Porto-Pena • Celmo Celeno Porto

A competência profissional do médico abrange o domínio de conhecimentos científicos, habilidades psicomotoras, comunicação interpessoal e atitudes facilitadoras da prestação de cuidados médicos tecnicamente adequados, eticamente justificados e legalmente autorizados para promover e restaurar a saúde ou prevenir doenças.

Já a relação médico-paciente exige, conforme definido no Código de Ética Médica, a aplicação de princípios e referenciais éticos nas condutas médicas, notadamente os da autonomia, beneficência, confidencialidade, não maleficência, solidariedade, honestidade, prudência e justiça, associados a leis e princípios legais como os da dignidade da pessoa, boa-fé, igualdade, imparcialidade e moralidade.

As leis são regras gerais, abstratas e permanentes, que regem o estado democrático de direito e que prescrevem determinadas condutas em função dos interesses sociais. Elas instrumentalizam a justiça para promover harmonia e bem-estar social. Integram o chamado ordenamento jurídico: no topo, a Constituição Federal (CF), seguida das leis federais, e, mais abaixo, as resoluções, portarias e outros atos federais normativos.

A Constituição Federal estabelece que a saúde é direito de todos, em que o Estado deve garantir o acesso universal e igualitário às ações e aos serviços que a cabem para sua promoção, proteção e recuperação. Cada estado da federação tem sua Constituição Estadual e há leis estaduais e municipais que devem ser cumpridas nos respectivos limites geográficos.

Algumas leis estão consolidadas em códigos – civil, penal, tributário e de defesa do consumidor, entre outros – ou estatutos, como os da Criança, do Adolescente, do Idoso e o do indígena.

De modo análogo à medicina, existem áreas de atuação gerais no direito (direito público e privado) e específicas (direito civil, penal, administrativo, internacional, constitucional, trabalhista, previdenciário, processual e tributário, entre outras), cada um com doutrinas, normas e jurisprudências específicas.

Direito público e direito privado

Genericamente, se afirma que no direito público o agente somente pode fazer o que a lei manda, enquanto no direito privado o particular pode fazer tudo o que a lei não proíbe.

Todo cidadão tem direitos e deveres legalmente estabelecidos. Com o médico, no exercício da profissão, não é diferente. Ele deve responder por seus atos, o que se denomina *responsabilidade médica*.

Sendo assim, o descumprimento de deveres sujeita o médico à punições legalmente previstas na área cível (indenização para reparação do dano), penal (penas alternativas até reclusão em regime fechado) e administrativa (com possibilidade de demissão em órgãos públicos após processo administrativo ou de advertência), censura, suspensão ou cassação do registro profissional depois do julgamento de processos ético-profissionais nos Conselhos de Medicina.

O Código de Ética Médica vigente (Resolução CFM nº 2.217/2018, modificado pelas Resoluções CFM nº 2.222/2018 e 2.226/2019) é integrado por capítulos iniciais que dispõem sobre os princípios fundamentais e os direitos dos médicos, seguidos por capítulos com normas específicas para a vedação de condutas médicas indesejadas, as quais são passíveis de punição pelos Conselhos Regionais de Medicina.

Das decisões dos Conselhos Regionais, cabe recurso ao Conselho Federal de Medicina, criado pela Lei nº 3.268, de 30 de setembro de 1957, complementada pelo Decreto nº 44.045, de 19 de julho de 1958, que aprovou o regulamento dos Conselhos. Assim, os procedimentos a serem cumpridos para as decisões dos Conselhos estão contidos no Código de Processo Ético-Profissional (Resolução CFM nº 2.145/2016).

Apesar da abordagem insuficiente nas escolas médicas, todo médico precisa ter conhecimento das normas legais pertinentes ao exercício da medicina, tanto para instruir a classe sobre os atos médicos quanto para educar o paciente sobre seus direitos legais na área da saúde. O artigo 21, por exemplo, veda ao médico "deixar de colaborar com as autoridades sanitárias ou *infringir a legislação pertinente*", o que obriga o clínico a ter conhecimento da legislação sanitária, visto que a alegação de que não se conhece a lei para deixar de cumpri-la não é legalmente amparada.

Diante da parca discussão entre os médicos sobre as normas legais e como uma possibilidade de acesso, a Biblioteca do Conselho Regional de Medicina oferece um serviço de atualização eletrônica das normas em saúde, disponível para qualquer médico no país, com envio por endereço eletrônico.

O Código de Ética Médica lista alguns direitos do médico no exercício profissional, tais como o exercício da profissão sem qualquer tipo de discriminação e a recusa a realizar atos médicos que, embora permitidos por lei, sejam contrários aos ditames de sua consciência. Assegura, também, o direito do médico, com deficiência ou doença, de exercer a profissão sem ser discriminado, nos limites de suas capacidades, garantida a segurança do paciente.

As prerrogativas profissionais foram legalmente fixadas na Lei nº 12.842, de 10.07.2013, que dispõe sobre o exercício da medicina. Outros direitos estão dispersos na legislação, como os trabalhistas (Consolidação das Leis do Trabalho e Lei nº 3.999, de 15.12.1961 sobre salário-mínimo) ou previdenciários (insalubridade).

Responsabilidade médica

A responsabilidade médica é sempre pessoal e não pode ser presumida, constituindo direito inalienável do médico a indicação dos procedimentos mais adequados ao paciente. Apesar da crescente protocolização de condutas médicas, orientada por critérios majoritariamente científicos, mas também econômicos, o médico não está obrigado a seguir estritamente os regulamentos de instituições de saúde nos casos em que, justificadamente, seu tirocínio indique o uso de outras alternativas menos prejudiciais ou mais benéficas ao paciente.

Os direitos dos pacientes, expressos em normas legais e referentes a atos médicos, geram deveres e obrigações legais aos médicos. Sendo assim, o direito de intimidade, vida privada, honra e imagem estabelece a confidencialidade daquilo que foi abordado na interação com o paciente, sendo crime a revelação, sem justa causa, de informação sigilosa que possa provocar danos a outrem.

Pacientes menores de idade com capacidade de discernimento devem ter o sigilo médico preservado, exceto se a não revelação aos responsáveis legais acarrete dano ao menor.

Se for convocado para depor em juízo, o médico deve alegar que está proibido de divulgar informações confidenciais obtidas em razão de sua profissão, a menos que a parte interessada expressamente manifeste o seu consentimento e o médico queira dar o seu testemunho. Mesmo após a morte do paciente, suas informações pessoais deverão ser mantidas confidenciais, salvo nos casos de risco à saúde pública.

Direitos dos pacientes

Os direitos dos pacientes estão descritos em declarações éticas internacionais (Declaração de Lisboa da Associação Médica Mundial, 1981) e em leis nacionais como o Código de Ética Médica (capítulo IV, em forma de vedações), a Portaria 1.820/2009 do Ministro da Saúde e, também, em leis estaduais sobre direitos dos usuários dos serviços de saúde (como a Lei nº 10.241/99 em São Paulo e a Lei nº 14.254/2003 no Paraná).

Estes dois últimos diplomas autorizam a opção dos pacientes pelo local de morte, acesso a anestesias e medicamentos ou procedimentos analgésicos para aliviar o sofrimento, assim como recusa de tratamentos indesejados.

O paciente tem direito a receber relatórios médicos ou cópias do seu prontuário e/ou documentos complementares, e poderá fazer deles o uso que quiser, não sendo lícito ao médico negar sua entrega a pacientes legalmente competentes. Quanto ao diagnóstico, codificado de acordo com a Classificação Internacional de Doenças (CID-10), só poderá ser mencionado nos relatórios ou atestados se expressamente autorizado pelo paciente.

O respeito à intimidade do paciente obriga o médico a disponibilizar cópia do prontuário apenas se autorizado por escrito, para sua própria defesa ou para cumprimento de ordem judicial, devendo expressamente, nesses dois últimos casos, requerer a proteção do sigilo profissional ao apresentar o prontuário.

Ao passo que há o direito do paciente de decidir livremente sobre sua saúde, há o dever do médico de informar o estado de saúde em que este se encontra de modo claro, objetivo, respeitoso e compreensível. Tal informação deve ser feita sobre diagnósticos presumidos, procedimentos preventivos, diagnósticos ou terapêuticos que estão indicados. Além disso, objetivos, benefícios e riscos dos procedimentos, assim como os resultados dos exames e hipóteses prognósticas devem também ser comunicados, a menos que o paciente opte por não ser informado da sua real situação de saúde (o que deverá ser anotado no seu prontuário). Após o devido esclarecimento, o paciente deve consentir sobre a realização dos procedimentos médicos a serem efetuados. Este consentimento deve ser referido no prontuário do paciente e, em determinados casos, deverá ser registrado por assinatura, em termo separado ou no próprio prontuário. Em pesquisas clínicas, deverá ser assinado pelo participante o termo de consentimento livre e esclarecido, aprovado em Comitê de Ética em Pesquisa, com garantias claras de que poderá ou não participar da pesquisa sem que sofra constrangimentos ou punições pelos prestadores dos cuidados de saúde.

Ao exercer a profissão, o médico atuará tanto para promover, proteger e recuperar a saúde como para prevenir, diagnosticar e tratar doenças, devendo agir com o máximo de zelo, com o melhor de sua capacidade profissional e sem discriminação de qualquer natureza. Sempre que possível, deverá fazer um diagnóstico biopsicossocial do paciente, esclarecendo sobre os determinantes sociais, ambientais e profissionais de sua doença. Está provado que há interferência de fatores socioeconômicos, ambientais, culturais e profissionais na saúde, e o cidadão tem direito a ter ciência disso. Por outro lado, o Código de Ética Médica considera como infração ética "deixar de esclarecer o paciente sobre as determinantes sociais, ambientais ou profissionais de sua doença".

É também dever legal do médico informar ao paciente e familiares as causas sociais ou ambientais de muitas doenças que acometem o cidadão brasileiro, tanto em áreas urbanas (violência, transportes públicos deficientes, poluição ambiental, educação de baixa qualidade, desemprego/subemprego, prestação jurisdicional lenta e pouco efetiva, que produzem estresse crônico) como rurais (condições inadequadas de moradia e saneamento básico, degradação ambiental). Ao cumprir o papel educacional que se espera de todo "doutor" (do latim *docere*, ensinar) e fazer um diagnóstico clínico integral e ético, os médicos dão exemplos de boa prática da Medicina, com foco adicional na *promoção da saúde* e na *prevenção de doenças*.

Exige um pouco mais de tempo com o paciente para melhor conhecê-lo e ajudá-lo de modo seguro. Entretanto, ao fazer isso, o médico também estará se protegendo de eventuais demandas judiciais ou denúncias no CRM; e cumprirá o que manda o ordenamento jurídico brasileiro.

O Estatuto do Idoso dispõe que é assegurado a este, no domínio de suas faculdades mentais, o direito de optar pelo tratamento de saúde que lhe for reputado mais favorável (ver Capítulo 4, *O Clínico e o Idoso*, e Capítulo 637, *Maus-Tratos Contra Pessoas Idosas*).

O Estatuto da Criança e do Adolescente obriga o médico a comunicar casos suspeitos ou confirmados de maus-tratos ao Conselho Tutelar da localidade (ver Capítulo 3, *O Clínico e o Adolescente*, e Capítulo 636, *Maus-Tratos e Violência contra Crianças e Adolescentes*), o que também está previsto para os idosos ver no *Estatuto do Idoso*).

Idosos e crianças ou adolescentes, se internados ou em observação hospitalar, têm direito a acompanhante em tempo integral, mediante autorização concedida pelo médico. Pacientes com autonomia comprometida têm esse mesmo direito. Pacientes com transtornos mentais têm seus direitos resumidos no artigo 2º da Lei nº 10.216, de 06.04.2001, inclusive o de receber o maior número de informações a respeito de sua doença e de seu tratamento. Pacientes com doenças graves (câncer, cegueira, AIDS, hanseníase, tuberculose ativa, doença de Parkinson, alienação mental e graves cardiopatias, hepatopatias ou nefropatias, entre outras) têm direito à aposentadoria pela previdência social (constatada a incapacidade total), saque dos depósitos do FGTS e do PIS-PASEP, quitação do financiamento da casa própria adquirida com empréstimo do Sistema Financeiro de Habitação e isenção de alguns impostos ou tributos (como imposto de renda, ICMS para compra de veículo até determinado valor e IPVA, entre outros), sendo que o médico pode lembrá-los de exigir seus direitos legais. Pacientes com câncer deverão receber, no máximo, até 60 dias após o diagnóstico, o primeiro tratamento no SUS.

Garantir resultado

O médico *nunca* deve garantir um determinado resultado ou prometer um estado futuro desejado. Deve, contudo, se empenhar firmemente no uso dos mais adequados e disponíveis meios de prevenção, diagnóstico e tratamento para beneficiar o paciente ou a coletividade, atuando sempre com esperança e amor ao próximo.

Essas características diferenciam a relação médico-paciente de relações comerciais, o que coaduna com o Código de Ética Médica: *"a natureza personalíssima da atuação profissional do médico não caracteriza relação de consumo"*. O paciente não é mercadoria e o Código de Ética Médica pune a mercantilização da medicina. O médico deve, portanto, agir com diligência, competência e prudência para não incorrer em atos culposos, decorrentes de negligência, imperícia e imprudência, pelos quais poderá ser responsabilizado se verificada sua culpa, tanto em atendimentos presenciais quanto remotos, os quais são normatizados por regulamentações legais vigentes sobre o uso da telemedicina e de suas diversas modalidades de atuação como triagem, interconsulta, diagnóstico e consultoria, entre outras.

Para cumprir bem sua missão, o médico deveria seguir os cinco requisitos do modelo IARAE[2]: **i**ntenção correta, **a**tenção plena, **r**aciocínio clínico integrativo, **a**ção consciente e informada e **e**mpatia, associada ao **e**xemplo em suas condutas de respeito e consideração com o paciente.

Um médico que aplica estes requisitos em sua prática dificilmente é denunciado por pacientes ou familiares, pois, com isso, eles se sentem assistidos, compreendidos e apoiados.

Denúncias na área cível ou penal deverão ser obrigatoriamente contestadas por advogado, preferencialmente com experiência em causas similares e indicados por pessoas de sua confiança. Se o médico receber uma intimação para comparecer à delegacia, é preciso pedir ao advogado que compareça anteriormente, com o intuito de se inteirar do envolvimento no caso e orientá-lo(a). Só depois de concluído o inquérito policial, e se forem constatados indícios da prática de crime, poderá ser aberta uma ação penal. Entre os crimes mais associados aos médicos estão a falsidade de atestado médico, omissão de socorro, lesão corporal e não comunicação de doenças e agravos de notificação compulsória.

Denúncia no Conselho Regional de Medicina

Caso o(a) médico(a) seja denunciado(a) no Conselho Regional de Medicina (CRM), não há motivos para precipitação. Deve-se analisar a denúncia com calma e oferecer a sua versão dos fatos, com especial atenção à alegada infração ética contida na queixa, e tudo que fizer deve ser registrado no prontuário. Deve-se estar ciente das normas processuais vigentes, tais como o seu direito de não produzir prova contra si mesmo ou a impossibilidade de alegar o desconhecimento das resoluções do CFM/CRM.

Nessa fase não é obrigatória a assistência de advogados, embora recomendável em determinados casos. Se depois dessa etapa inicial de investigação (chamada "sindicância") for concluído que há indícios de infração ética, então será instaurado o processo ético-profissional, com direito ao contraditório e ampla defesa.

Atenção

- O foco da atenção do médico deve estar voltado também para a promoção da saúde do paciente e da coletividade, ao lado da prevenção de doenças e da recuperação ou reabilitação da saúde de pacientes com enfermidades, em uma perspectiva integral e ética de cuidados de saúde
- O respeito ao paciente, e a sua dignidade, impõe o esclarecimento das causas dos seus problemas de saúde, de modo claro e compreensível, bem como dos procedimentos indicados para prevenir, diagnosticar ou tratar o seu sofrimento. Idêntico dever de esclarecimento ao paciente ou à coletividade deve ser obedecido na explicitação dos determinantes sociais, ambientais, econômicos, profissionais e culturais das doenças
- O consentimento do paciente (ou dos responsáveis legais, em casos de comprometimento da autonomia) é indispensável e deve ser obtido de maneira consciente e esclarecida em linguagem acessível, com registro no prontuário médico ou assinatura de termo específico para procedimentos mais complexos e com maiores riscos
- Logo após o diagnóstico, informar aos pacientes com alguns tipos de enfermidades sobre seus direitos legais enquanto portadores da doença, demonstra a preocupação do clínico com a melhor qualidade de vida do seu paciente e fortalece o relacionamento entre eles. Por fim, é preciso sempre documentar no prontuário os esclarecimentos feitos ao paciente e o consentimento relativo aos procedimentos indicados ou realizados nele. Documentação organizada, precisa e completa, além de indicar qualidade no cuidado, pode também ser útil para evidenciar condutas adequadas do médico na hipótese de eventual demanda judicial.

O médico deve ser o melhor advogado do paciente, pois só pode tomar um único partido, o da saúde e do bem-estar do paciente, e jamais subordinar sua atuação a outros interesses.

Suas decisões devem estar fundamentadas em estudos científicos, em valores éticos e em seu tirocínio profissional, no pleno exercício de uma medicina embasada na competência científica. Ao se aliar ao paciente, em uma relação de respeito e confiança mútuas, poderá aumentar ainda mais o desejado efeito terapêutico da sua intervenção, favorecendo o restabelecimento da saúde do paciente. O médico atua também como advogado da coletividade ao educar os cidadãos e alertar as autoridades sanitárias sobre agentes sociais, ambientais ou profissionais que estão afetando a saúde da população.

O médico e a internet

Antes de mais nada, não se deve confundir "telesaúde", denominação que abarca todas as atividades virtuais no que se refere à saúde, com a expressão "telemedicina", já que essa se restringe à profissão médica em suas ações relacionadas ao processo saúde-doença.

Sem dúvida, a telemedicina está ocupando um lugar cada vez mais importante na prática diária, mas muitas questões técnicas, legais e éticas ainda permanecem mal definidas, o que gera oportunidades para proposições de atividades que não atendem aos princípios e às normas estabelecidos pelo Código de Ética Médica.

Considerando que a consulta é o ato médico básico, tanto nos aspectos legais quanto nos princípios éticos, os médicos deverão considerá-la de maneira especial, não confundindo-a com consultoria ou assessoria, nem tratando-a na mesma perspectiva de videoconferências entre médicos, laudos de exames complementares ou outras ações de diferentes naturezas, inclusive com a intermediação de computação cognitiva, elemento básico dos robôs, entre as quais estão as cirurgias robóticas.

Por fim, é fundamental que a consulta médica não seja vista apenas pelo seu componente técnico, mas como um ato altamente complexo, que constitui o núcleo da profissão médica, cujos componentes legais, éticos e humanos exigem que seja tratada de maneira especial, isso porque está em jogo a vida de uma pessoa em busca de ajuda (ver Capítulo 1, *O Clínico e a Relação Médico-Paciente*).

BIBLIOGRAFIA

Azevedo AL, Ligiera WR. Direitos do Paciente. São Paulo: Saraiva; 2012.

Brasil. Lei nº 3.268, de 30 de setembro de 1957 [dispõe sobre os Conselhos de Medicina]. Disponível em: http://www.planalto.gov.br/ccivil_03/leis/l3268.htm. Acesso em: 05 mai 2021.

Brasil. Lei nº 12.842, de 10 de julho de 2013 [dispõe sobre o exercício da Medicina]. Disponível em: http://www.planalto.gov.br/ccivil_03/_ato2011-2014/2013/lei/l12842.htm. Acesso em: 05 mai 2021.

Conselho Federal de Medicina. Código de Ética Médica: Resolução CFM nº 2.217/2018, modificada pelas Resoluções CFM nº 2.222/2018 e 2.226/2019. Disponível em: https://portal.cfm.org.br/images/PDF/cem2019.pdf. Acesso em: 05 mai 2021.

Conselho Regional de Medicina de São Paulo. Banco Digital de Legislação. Disponível em: http://cremesp.org.br/?siteAcao=PesquisaLegislacao&dif=s. Acesso em: 05 mai 2021.

Dantas F. A relação médico-paciente em clínica médica. In: Branco RFGR. A relação com o paciente: teoria, ensino e prática. Rio de Janeiro: Guanabara Koogan; 2003. pp. 131-37.

Kfouri Neto M. Responsabilidade civil do médico. 10. ed. São Paulo: Editora Revista dos Tribunais Ltda; 2019.

Lippmann E. Manual dos direitos do médico. São Paulo: Segmento Farma; 2008.

Porto CC, Porto AL. Semiologia médica. 8. ed. Rio de Janeiro: Guanabara Koogan; 2019.

9
O Clínico e a Vacinação de Crianças, Adolescentes, Adultos e Idosos

Marco Tulio Antonio García-Zapata • Patricia Gabriella Rocha Carneiro García-Zapata • Priscila Ribeiro Guimarães Pacheco

INTRODUÇÃO

Ninguém melhor que o clínico para supervisionar a vacinação de seu paciente, seja ele criança, adolescente, adulto ou idoso. Para isso, basta que inclua na sua anamnese a pergunta: *como está seu calendário de vacinação?*

Para facilitar sua tarefa, o clínico deve entregar ao paciente ou familiar uma cópia do Calendário de Vacinação, estimulando-o a cumpri-lo, por adesão às campanhas públicas ou por iniciativa própria, além de motivar a utilização da Caderneta de Saúde da Criança, a Caderneta da Gestante e a Caderneta de Saúde da Pessoa Idosa para registro de todas as vacinações.

Vacinação é o mais eficiente método de prevenção de várias doenças infecciosas, que se baseia na produção de imunidade ativa pela administração de material antigênico purificado ou contido em microrganismos mortos, inativados ou atenuados, proteínas ou frações do material genético (RNA ou DNA) do agente infeccioso.

Crendices e notícias falsas (*fake news*)

São preocupantes as crendices e as notícias falsas (*fake news*) que ameaçam as campanhas de vacinação no Brasil e no mundo, sendo, em grande parte, as responsáveis pelo ressurgimento de surtos recentes de sarampo, poliomielite, rubéola e outras infecções.

Em 1973, foi formulado o Programa Nacional de Imunizações (PNI), por determinação do Ministério da Saúde, com o objetivo de coordenar as ações de imunizações no país.

O Calendário Nacional de Vacinação corresponde ao conjunto de vacinas consideradas de interesse prioritário à saúde pública do país. É constituído por 19 vacinas recomendadas à população, desde o nascimento até a terceira idade, e distribuídas gratuitamente nos postos de vacinação da rede pública (Figura 9.1).

A Sociedade Brasileira de Imunizações (SBIm), em concordância com as Sociedades Brasileiras de Pediatria, de Infectologia, de Medicina Tropical, de Gineco-Obstetrícia e de Geriatria e Gerontologia, tem elaborado calendários de vacinação mais detalhados (ver boxe *Sites* no fim deste capítulo).

SITUAÇÕES ESPECIAIS

VACINAÇÃO BÁSICA DE PACIENTES IMUNODEPRIMIDOS

Nestes pacientes, são contraindicadas as vacinas com vírus atenuados. Por isso, as crianças que residem com pacientes imunodeprimidos devem receber a vacina Salk.

As vacinas indicadas para esses pacientes são: DPT, *Haemophilus*, hepatite B, pneumocócica e influenza.

CALENDÁRIO NACIONAL DE VACINAÇÃO/2020/PNI/MS

Grupo Alvo	Idade	BCG	Hepatite B	VORH Rotavirus	Pentavalente (DTP+Hib+Hep B)	DTP	VIP e VOP	Pneumocócica 10	Meningocócica C	Febre Amarela	Tríplice Viral	Tetra Viral	Varicela monovalente	Hepatite A	HPV	Dupla Adulto	dTPa (adulto)
Protege contra		Formas graves da tuberculose	Hepatite B	Rotavirus	Difteria, Tétano, Coqueluche, Hepatite B e meningite por Haemophilus influenzae tipo b	Difteria, Tétano e Coqueluche	Poliomielite	Pneumonia, otite, meningite e outras doenças causadas pelo pneumococo	Doença invasiva causada pela Neisseria meningitidis	Febre Amarela	Sarampo Caxumba e Rubéola	Sarampo Caxumba Rubéola e Varicela	Varicela	Hepatite A	HPV	Difteria e Tétano	Difteria, Tétano e Coqueluche
Criança	Ao nascer	Dose Única •-0	Dose ao nascer (2)														
	2 meses			1ª dose	1ª dose		1ª dose VIP (1)	1ª dose									
	3 meses								1ª dose								
	4 meses			2ª dose	2ª dose		2ª dose VIP (1)	2ª dose									
	5 meses								2ª dose								
	6 meses				3ª dose		3ª dose VIP (1)										
	9 meses									Dose Inicial							
	12 meses							Reforço •-0	1º Reforço (1)		1ª dose						
	15 meses					1º Reforço	1º Reforço VOPb (1)					Dose Única (1)		Dose Única (1)			
	4 anos					2º Reforço	2º Reforço VOPb (1)			Reforço (3)			2ª dose (6)				
	9 anos									Uma dose (4)					2 doses (9)		
Adolescente	10 a 19 anos		3 doses: a partir de 7 anos de idade (5)						Entre 11 a 12 anos de idade: 2º Reforço com a vacina Meningocócica ACWY (7)	Uma dose (4)	2 doses (5)				2 doses	3 doses e reforço a cada 10 anos (5)	10 a 19 anos
Adulto	20 a 59 anos		3 doses (5)							Uma dose (4)	Até 29 anos: 2 doses. Entre 30 a 59 anos: 1 dose. (5) e (8)					3 doses e reforço a cada 10 anos (5)	Profissional de Saúde: 1 dose + reforços a cada 10 anos (10)
Idoso	60 anos ou mais		3 doses (5)													3 doses e reforço a cada 10 anos (5)	
	Gestante		3 doses (5)													2 doses (5)	1 dose a cada gestação (11)

(1) Até menor de 5 anos de idade;(2) Essa dose pode ser feita até 30 dias de vida do bebê;(3) Considerar intervalo mínimo de 30 dias entre as doses;(4) Pessoas entre 5 a 59 anos de idade não vacinadas - administrar uma dose e considerar vacinado;(5) A depender da situação vacinal: completar esquema;(6) Pode ser feita até menor de 7 anos de idade; Profissionais de saúde que trabalham na área assistencial devem receber uma ou duas doses a depender do laboratório produtor;(7) Para adolescentes na faixa etária de 11 a 12 anos de idade: com a vacina Meningocócica ACWY, independente de dose anterior de Meningocócica C ou dose de reforço;(8) Profissionais da saúde devem receber duas doses independente da idade;(9) Para meninas de 09 a 14 anos e meninos de 11 a 14 anos: 2 doses - 0; 6 meses a depender da situação vacinal; Adolescentes e adultos de 9 a 26 anos vivendo com HIV/aids 3 doses - 0, 2 e 6 meses;(10) Profissionais de saúde e parteiras tradicionais, como dose complementar no esquema básico da dT e reforços a cada dez anos;(11) A partir da 20ª semana gestacional (até 45 dias após o parto).

Figura 9.1 Calendário Nacional de Vacinação. (Fonte: https://sbim.org.br/calendarios-de-vacinacao.)

VACINAÇÃO BÁSICA DE GESTANTES

As vacinas para mulheres grávidas são essenciais para prevenir doenças da mãe e do concepto. Como as grávidas não podem tomar vacinas preparadas com agentes infecciosos vivos atenuados, há um esquema vacinal diferenciado para este grupo.

- Hepatite B: três doses, de acordo com a situação vacinal (0, 30, 180 dias)
- Dupla adulto (dT): difteria e tétano (completar doses de acordo com a situação vacinal)
- Tríplice bacteriana acelular do tipo adulto (dTPa): difteria, tétano e coqueluche. Pelo menos uma dose a cada gestação, independentemente do passado vacinal, a partir da vigésima semana de gestação ideal até 36 semanas ou no puerpério (até 45 dias após o parto)
- Influenza: vacinação sazonal, cepa vigente devido a possíveis mutações virais
- Vacina anti-Covid-19.

Febre amarela e gestantes

- Em áreas endêmicas de febre amarela, o médico deve avaliar o risco/benefício da imunização das gestantes. Não se indica o aborto quando ocorrer a vacinação inadvertida de gestantes, mesmo contra rubéola
- Vacinas recomendadas em situações especiais: hepatites A e B; pneumocócicas, meningocócica conjugada ACWY
- Vacinas contraindicadas: febre amarela, tríplice viral (sarampo, caxumba, rubéola); HPV; varíola/herpes-zóster; dengue.

ASSOCIAÇÃO DE VACINAS

Com o aumento do número de vacinas, tornou se necessária a associação de duas ou mais, com o objetivo de diminuir o número de consultas e/ou injeções.

- Tríplice bacteriana: DPT (difteria + tétano + coqueluche)
- Tríplice viral: MMR (sigla do inglês *measles, mumps, rubella*) (sarampo + caxumba + rubéola)
- Hepatite A e hepatite B com a tríplice bacteriana e com a anti-*Haemophilus*.

VACINAÇÃO SIMULTÂNEA

Trata-se da administração de duas ou mais vacinas no mesmo momento em diferentes regiões anatômicas e vias de administração.

Intervalo mínimo necessário entre vacinas diferentes:

- Entre duas vacinas inativadas: nenhum intervalo
- Entre uma vacina inativada e uma vacina viva atenuada: nenhum intervalo
- Entre duas vacinas vivas atenuadas injetáveis: 30 dias (alguns imunologistas admitem 15 dias)
- Entre duas vacinas vivas atenuadas por via oral: nenhum intervalo (exceção: pólio oral e rotavírus, sendo desejável esperar 15 dias, atentando para a idade máxima limite para a aplicação). Exemplo de vacinas atenuadas: BCG, rotavírus, pólio oral, tríplice viral, febre amarela, tetraviral, varicela monovalente.

CONTRAINDICAÇÕES AO USO DAS VACINAS

Incluem as contraindicações comuns a todo imunobiológico, como hipersensibilidade e reação anafilática com qualquer componente dos imunobiológicos. Pessoas alérgicas à proteína do ovo devem evitar vacina contra *influenza* e febre amarela e naquelas com relato de reação alérgica à dose anterior da mesma vacina (ver Capítulo 64, *Reações Cutâneas Medicamentosas*).

A vacinação também é contraindicada nas seguintes situações especiais:

- Indivíduos em uso de corticoide em dose imunossupressora devem ser vacinados com intervalo de, pelo menos, 3 meses após a suspensão do medicamento. Considera-se dose imunossupressora a prednisona ou equivalente em dose superior a 2 mg/kg/dia em crianças; e acima de 20 mg/dia em adultos por tempo superior a 14 dias
- Pacientes com imunossupressão importante não devem receber vacinas de vírus vivos
- Indivíduos que fizeram transplante de medula óssea (pós-transplantados) devem ser encaminhados ao Centro de Referência para Imunobiológicos Especiais (CRIE), 6 a 12 meses após o transplante, para revacinação conforme indicação
- Crianças com encefalopatia após a vacina DPT não atribuível a outra causa não devem receber a vacina com o componente *pertussis* de células inteiras
- Devido ao risco para o feto, gestantes não devem receber vacinas de vírus vivos.

VACINAÇÃO EM VIAJANTES

- Pode haver necessidade de vacinação para algumas doenças infecciosas quando se viaja ou procede-se de local endêmico ou epidêmico para determinadas doenças (ver Capítulo 6, *Medicina de Viagens*)
- Vacinas que devem ser checadas em caso de viagem: difteria-tétano, varicela, tríplice viral, poliomielite, BCG (para crianças até 10 anos, se houver risco de exposição e se o PPD for negativo)
- Diante dos recentes surtos de sarampo no Brasil e em outros países, recomenda-se checar a vacinação contra sarampo em crianças, adolescentes e adultos, assim como em profissionais de saúde, independentemente da idade. Considerar vacinado o profissional de saúde que comprovar duas doses de vacina tríplice viral observando o intervalo mínimo de 30 dias entre as doses

Certificado internacional de vacinação e comprovante de vacinação

Documento bilíngue, com validade mundial, expedido sob orientação do Regulamento Sanitário Internacional. As vacinações recomendadas ou exigidas de quem vai viajar variam conforme os países e constam de publicação da Organização Mundial da Saúde (OMS; WHO – *International Travel and Health*, 1998). A vacinação da febre amarela é uma delas.

No momento, vários países já começaram a exigir a comprovação de vacinação completa para Covid-19, considerando as vacinas que foram aprovadas pela OMS, e/ou a apresentação de teste negativo para Covid-19; e o preenchimento da declaração de saúde do viajante.

- Esta vacina pode ser administrada simultaneamente com as demais do calendário de vacinação, exceto com a vacina de febre amarela em crianças menores de 2 anos nunca vacinadas com tríplice viral
- As vacinas de uso restrito para viajantes são encefalite japonesa e cólera.

PRINCIPAIS VACINAS E IMUNIZANTES

VACINA BCG

Protege contra tuberculose, principalmente as formas graves, como meningite tuberculosa e tuberculose miliar. É uma vacina de agente vivo composta pelo bacilo de Calmette-Guérin – origem do nome BCG – obtido pela atenuação do *Mycobacterium bovis*. Completam sua composição glutamato de sódio e solução fisiológica (soro a 0,9%).

Indicação

A partir do nascimento até antes de a criança completar 5 anos. Pessoas de qualquer idade que convivem com portadores de hanseníase.

Contraindicação

Pessoas imunossuprimidas e recém-nascidos de mães desnutridas ou que usaram medicamentos que possam causar imunodepressão do feto durante a gestação. Prematuros, até que atinjam 2 kg de peso.

Esquema de doses

Dose única via intradérmica. A revacinação de crianças que não desenvolveram cicatriz deixou de ser recomendada pelo Ministério da Saúde em 2019.

Eventos adversos

Ulceração com mais de 1 cm ou que demora muito a cicatrizar; linfadenopatia ou abscesso na pele e nas axilas; disseminação do bacilo da vacina pelo corpo, causando lesões em diferentes órgãos (BCGite). Hipertrofia de linfonodos surge em cerca de 10% dos vacinados. Qualquer que seja o evento, o serviço de vacinação deve notificá-lo ao órgão de vigilância em saúde e encaminhar o paciente ao posto de saúde para acompanhamento e tratamento adequados. A vacina BCG não oferece eficácia de 100% na prevenção da tuberculose pulmonar, mas sua aplicação em massa previne formas graves da doença, como a meningite tuberculosa e a tuberculose miliar (forma disseminada). Pode ser encontrada nas unidades básicas de saúde (UBS) e nos serviços privados de vacinação.

VACINAS VOP E VIP

Protegem contra poliomielite (paralisia infantil).

A vacina oral da poliomielite (VOP) é uma vacina viva atenuada bivalente, composta pelos vírus da pólio, dos tipos 1 e 3. Contém, ainda, cloreto de magnésio, estreptomicina, eritromicina, polissorbato 80, L-arginina e água destilada.

A vacina inativada da poliomielite (VIP) é uma vacina trivalente, injetável, composta por partículas dos vírus da pólio dos tipos 1, 2 e 3. Contém, ainda, 2-fenoxietanol, polissorbato 80, formaldeído, meio Hanks 199, ácido clorídrico ou hidróxido de sódio. Pode conter traços de neomicina, estreptomicina e polimixina B, utilizados durante a produção.

Indicação

Devido à erradicação da poliomielite em diversas regiões do mundo e também para evitar a paralisia que pode ser causada pelo vírus contido na VOP, a OMS recomenda que países como o Brasil, de baixo risco para o desenvolvimento da doença, passem a utilizar a VIP, sempre que possível.

- O PNI adota a vacina VIP com as três primeiras doses no primeiro ano de vida (aos 2, 4 e 6 meses) e a VOP no reforço e campanhas anuais de vacinação
- A SBIm orienta que a VIP seja a vacina de preferência
- A vacina para poliomielite é indicada de rotina para todas as crianças menores de 5 anos e para viajantes, adolescentes e adultos, com destino a países onde a doença é endêmica, como o Paquistão e o Afeganistão, ou a locais onde há risco de transmissão e registro de casos de poliomielite causada pelo vírus vacinal (como em países africanos).

Contraindicação

- VOP: gestantes e todos os que convivem com esses grupos; pessoas que sofreram anafilaxia após o uso de componentes da fórmula da vacina (em especial, os antibióticos neomicina, polimixina e estreptomicina); pessoas que desenvolveram a pólio vacinal após dose anterior. Em pessoas com deficiência do sistema imunológico causada por doença ou medicamentos; indivíduos com vírus do HIV; gestantes e todos os que convivem com esses grupos; pessoas que sofreram anafilaxia após o uso de componentes da fórmula da vacina (em especial os antibióticos neomicina, polimixina e estreptomicina); pessoas que desenvolveram a pólio vacinal após dose anterior
- VIP: história de reação alérgica grave (anafilaxia) à dose anterior da vacina, ou a algum de seus componentes, contraindica doses futuras.

Esquema de doses

A imunização contra a poliomielite deve ser iniciada a partir dos 2 meses de vida, com mais duas doses aos 4 e 6 meses, além dos reforços entre 15 e 18 meses e aos 5 anos.

- VIP: na rotina de vacinação infantil – aos 2, 4 e 6 meses, com reforços entre 15 e 18 meses e entre 4 e 5 anos. Na rede pública, as doses a partir de 1 ano são feitas com VOP
- VOP: na rotina de vacinação infantil nas UBS, é aplicada nas doses de reforço dos 15 meses e dos 4 anos e em campanhas de vacinação para crianças de 1 a 4 anos.

A VOP é administrada por via oral, e a VIP, por via intramuscular.

Cuidados antes, durante e após a vacinação

Para ambas as vacinas, em crianças com febre moderada a alta (acima de 38°C), a vacinação deve ser adiada até que o quadro clínico melhore. Qualquer sintoma grave e/ou inesperado após a vacinação deve ser notificado ao serviço que a realizou. Sintomas de eventos adversos graves ou persistentes devem ser investigados para identificação de outras causas.

Na administração da VOP, diarreia e vômitos leves não contraindicam a vacinação, mas recomenda-se adiá-la ou repetir a dose após 4 semanas. É aconselhável interromper a amamentação por 1 hora antes e depois da administração da vacina (se o bebê golfar ou vomitar, é preciso repetir a dose).

A VOP não deve ser administrada a bebês que se encontram hospitalizados. Também não deve ser administrada em crianças que convivem com imunodeprimidos.

Efeitos e eventos adversos

- VOP: por conter vírus vivos, ainda que atenuados, a VOP pode causar alguns eventos indesejáveis:
  - Poliomielite associada à vacina (VAPP): ocorre quando o vírus da vacina consegue causar poliomielite na pessoa vacinada ou em quem convive com ela. A taxa de registros é de 0,3 a $1,6/10^6$. Para quem tem comprometimento do sistema imunológico, o risco é cerca de 3.200 vezes maior. Os sintomas começam com febre, dificuldade de movimentação, dor e fraqueza dos músculos, principalmente das pernas, mas pode acometer os músculos respiratórios. Depois de alguns dias, a dor desaparece, melhora a dificuldade de movimentação, mas os músculos começam a atrofiar e amolecer (ver Capítulo 545, *Poliomielite*)
  - Meningite asséptica e encefalite: apesar de muito rara, é um risco maior para crianças imunodeficientes. Podem surgir sintomas que afetam a consciência (alucinações, mudanças de personalidade, agitação, sonolência, torpor e coma), sintomas que refletem as áreas afetadas do cérebro, em geral relacionados com a orientação espacial ou a sensibilidade (perda localizada de movimento em determinada parte do corpo, falta de coordenação motora, movimentos involuntários, sensações estranhas ou perda de sensibilidade em partes do corpo) e sintomas de irritação do cérebro (crises convulsivas) (ver Capítulo 504, *Meningites*)
  - Reações de alergia: são raras e se devem aos componentes da vacina. Podem ocorrer urticária e erupções na pele com coceira, mas não contraindicam doses subsequentes (ver Capítulo 64, *Reações Cutâneas Medicamentosas*)
  - Poliomielite por vírus derivado da vacina (VDPV): ocorre por uma instabilidade genética do vírus da vacina ou pela combinação do material genético do vírus vacinal com outros vírus que vivem no intestino, propiciando o surgimento de vírus mutantes capazes de causar poliomielite e de serem transmitidos para outras pessoas. Até o final de 2013, nenhum VDPV foi identificado no Brasil
- VIP: com a apresentação inativada, pode ocorrer eritema discreto no local da aplicação (< de 3%), endurecimento (< 12%), e dor local geralmente leve (< 30%). A febre é rara (10%), assim como a anafilaxia, com risco adicional para pessoas que têm alergia grave aos antibióticos da fórmula (estreptomicina, neomicina e polimixina B).

Nas apresentações combinadas com outras vacinas, os eventos adversos possíveis também se relacionam às outras vacinas que estão combinadas (DTPa-Hib-VIP, DTPa-Hib-VIP-HB e dTPa-VIP).

A VIP está disponível nas UBS; nos CRIE, está disponível para crianças e adultos imunodeprimidos ou contactantes de imunodeprimidos e para pessoas em situações que contraindicam a utilização da vacina VOP. Nos serviços privados de vacinação, está disponível em apresentações combinadas com outras vacinas: DTPa-VIP/Hib e DTPa-VIP-HB/Hib (para crianças com menos de 7 anos) e dTPa-VIP (para crianças a partir de 3 anos, adolescentes e adultos).

A VOP pode ser encontrada nas UBS, para as doses de reforço e nas campanhas de vacinação.

VACINA TRÍPLICE VIRAL (SCR)

Protege contra sarampo, caxumba e rubéola (MMR). É uma vacina atenuada, contendo vírus vivos "enfraquecidos" do sarampo, da rubéola e da caxumba; além de aminoácidos; albumina humana; sulfato de neomicina; sorbitol e gelatina. Contém também traços de proteína do ovo de galinha usado no processo de fabricação da vacina. No Brasil, uma das vacinas utilizadas na rede pública contém traços de lactoalbumina (proteína do leite de vaca).

Indicação

Crianças, adolescentes e adultos.

Contraindicação

Gestantes e pessoas com comprometimento da imunidade, com história de anafilaxia após aplicação de dose anterior da vacina. A maioria das crianças com história de reação anafilática a ovo não tem reações adversas à vacina e, mesmo quando a reação é grave, não há contraindicação ao uso da vacina tríplice viral. Foi demonstrado, em muitos estudos, que pessoas com alergia ao ovo, mesmo aquelas com alergia grave, têm risco insignificante de reações anafiláticas. Teste cutâneo não é recomendado, pois não consegue prever se a reação acontecerá. No entanto, é recomendado que essas crianças, por precaução, sejam vacinadas em ambiente hospitalar ou outro que ofereça condições de atendimento de anafilaxia.

Esquema de doses

- No Calendário do PNI para a vacinação infantil, a primeira dose é aplicada aos 12 meses e aos 15 meses (quando é utilizada a vacina combinada à vacina contra varicela [tetraviral: SCR-V])
- Também podem se vacinar gratuitamente indivíduos até 29 anos (duas doses, com intervalo mínimo de 30 dias) e indivíduos entre 30 e 59 anos (uma dose)
- Como rotina para crianças, as Sociedades Brasileiras de Pediatria (SBP) e de Imunizações (SBIm) recomendam duas doses: uma aos 12 meses e a outra aos 15 meses, podendo ser usadas a vacina SCR ou a combinada SCR-V (tetraviral)
- Para crianças mais velhas, adolescentes e adultos não vacinados ou sem comprovação de doses aplicadas, a SBIm recomenda duas doses, com intervalo de 1 a 2 meses
- Em situação de risco para o sarampo – surtos ou exposição domiciliar, por exemplo –, a primeira dose pode ser aplicada a partir dos 6 meses. Essa dose, porém, não conta para o esquema de rotina. Continuam sendo necessárias duas doses a partir dos 12 meses, com intervalo mínimo de 1 mês
- Em casos de surto de caxumba ou sarampo, pode ser considerada a aplicação de uma terceira dose em pessoas com esquema completo. Indivíduos com história pregressa de sarampo, caxumba e rubéola são considerados imunizados contra as doenças, mas é preciso certeza do diagnóstico. Na dúvida, recomenda-se a vacinação.

A aplicação é por via subcutânea.

Cuidados antes, durante e após a vacinação

Pessoas que usaram medicamentos imunossupressores devem ser vacinadas pelo menos 1 mês após a suspensão do uso do medicamento, de acordo com critério médico. Pessoas em uso de quimioterápicos para tratamento de câncer, ou outros medicamentos que causem imunossupressão, só podem ser vacinadas 3 meses após a suspensão do tratamento, de acordo com critério médico. Pessoas que receberam transplante de medula óssea só podem ser vacinadas de 12 a 24 meses após a cirurgia. É aconselhável evitar a gravidez por 30 dias após a vacinação.

Caso a vacinação aconteça inadvertidamente durante a gestação, ou a mulher engravide logo depois de ser vacinada, não é indicada a interrupção da gravidez, pois o risco de problemas para o feto é teórico, por tratar-se de vacina atenuada. Não há relatos na literatura médica de anomalias fetais decorrentes nesse tipo de situação.

Efeitos e eventos adversos

Reações locais ocorrem em menos de 0,1% dos vacinados e incluem: ardência, vermelhidão, dor e formação de nódulo no local. As reações sistêmicas são: febre alta, maior que 39,5°C (5 a 15%); cefaleia, irritabilidade, febre, lacrimejamento e hiperemia conjuntival e coriza (0,5 a 4%); exantema corporal (5%); adenomegalia (< 1%); encefalite (1 a cada 1 a $2,5/10^6$); púrpura trombocitopênica, que contraindica outras doses ($1/30$ a 40×10^3); artralgia ou artrite, transitória, benigna, que não contraindica outras doses (25%); parotidite (0,7 a 2%); anafilaxia, muito rara e ocorre quase sempre nos primeiros 30 minutos depois de administrada a vacina. Neste caso, contraindicam-se doses subsequentes. A associação da vacina com autismo foi totalmente descartada (ver Capítulo 64, *Reações Cutâneas Medicamentosas*).

Pode ser encontrada nas UBS.

VACINA TETRAVIRAL (SCR-V)

Protege contra sarampo, caxumba, rubéola e varicela. Trata-se de uma vacina atenuada, contendo vírus do sarampo, da rubéola, da caxumba e da varicela (catapora), lactose anidra, sorbitol, manitol, aminoácidos, traços de neomicina e água estéril para injeção. Contém traços de proteína do ovo de galinha usado no processo de fabricação da vacina.

Indicação

Crianças e adolescentes com menos de 12 anos em substituição às vacinas tríplice viral (SCR) e varicela, quando a aplicação destas duas for coincidente.

O PNI adotou a vacina SCR-V aos 15 meses, como segunda dose da SCR e primeira da varicela.

Contraindicação

Gestantes; pessoas com comprometimento da imunidade por doença ou medicamentos; história de anafilaxia após dose anterior da vacina ou a algum componente.

Esquema de doses

O sistema público disponibiliza duas doses na rotina: na apresentação SCR-V – aplicada aos 15 meses nas crianças que já receberam a primeira dose de tríplice viral – e em formulação isolada, aos 4 anos.

A SBIm considera protegido contra as quatro doenças todo indivíduo que recebeu duas doses na vida, com intervalo mínimo de 1 mês, a partir dos 12 meses. Como a vacina inclui componente varicela, o intervalo entre as doses deve ser de 3 meses

Indivíduos com história pregressa de sarampo, caxumba, rubéola e varicela (catapora) são considerados imunizados contra as doenças, mas é preciso certeza do diagnóstico. Na dúvida, recomenda-se a vacinação.

Efeitos e eventos adversos

As reações locais (< 0,1%) são: dor, ardência, eritema. As reações sistêmicas são: febre (15 a 22%); exantema corporal (3%); cefaleia, irritabilidade, lacrimejamento, hiperemia conjuntival (0,5 a 4%); adenomegalia (< 1 %); meningite e/ou encefalite benigna ($1/1$ a $2,5 \times 10^6$); púrpura trombocitopênica ($1/30$ a 40×10^3), e sua ocorrência contraindica doses subsequentes; parotidite (0,7 a 2%). A anafilaxia é muito rara e ocorre com mais frequência nos primeiros 30 minutos, o que contraindica doses subsequentes (ver Capítulo 64, *Reações Cutâneas Medicamentosas*). A associação da vacina SCR-V com autismo está descartada.

Cuidados antes, durante e após a vacinação

Crianças que usaram medicamentos imunossupressores podem ser vacinadas pelo menos 1 mês após a suspensão do tratamento, a critério médico. Crianças em uso de quimioterapia para tratamento de câncer só podem ser vacinadas 3 meses após a suspensão do tratamento, a critério médico. Crianças que receberam transplante de medula óssea só podem ser vacinadas de 12 a 24 meses após o procedimento.

Em caso de febre, deve-se adiar a vacinação até que ocorra a melhora.

Compressas frias aliviam a reação no local da aplicação. Sintomas de eventos adversos graves ou persistentes, que se prolongam por mais de 24 a 72 horas (dependendo do sintoma), devem ser notificados ao serviço que realizou a vacinação e investigados para verificação de outras causas.

Pode ser encontrada nas UBS e nos serviços privados de vacinação.

VACINA CONTRA A VARICELA (CATAPORA)

Trata-se de uma vacina que contém vírus vivos atenuados da varicela, além de gelatina, traços de neomicina e água para injeção. Não contém traços de proteína do ovo de galinha.

Indicação

De rotina para crianças a partir de 12 meses, excepcionalmente, em situações de surto, por exemplo, também para crianças menores, a partir de 9 meses. Todas as crianças, adolescentes e adultos suscetíveis (que não tiveram catapora) devem ser vacinados.

Contraindicação

Pessoas que tiveram anafilaxia causada por qualquer dos componentes da vacina, ou após dose anterior, e gestante. Pessoas com deficiência do sistema imunológico, seja por doença ou tratamento imunossupressor, devem ser consultadas por um médico para a indicação, pois, muitas vezes, os danos causados pelo adoecimento são maiores que o risco oferecido pela vacina.

Esquema de doses

- O PNI disponibiliza uma dose da vacina varicela, aos 4 anos, correspondente à segunda dose do esquema contra varicela. A primeira dose é aplicada aos 15 meses, como parte da vacina tetraviral (SCR-V)
- A SBP e a SBIm recomendam duas doses da vacina varicela: a primeira, aos 12 meses, e a segunda, entre 15 e 24 meses. Essas doses coincidem com o esquema de vacinação da vacina SCR e, portanto, a vacina SCR-V pode ser usada nas duas doses
- Para crianças até 11 anos, o intervalo mínimo entre doses é de 3 meses. Já para adolescentes e adultos suscetíveis, são indicadas duas doses com intervalo de 1 a 2 meses
- Em situação de surto na comunidade ou na creche/escola, ou, ainda, quando há um caso de varicela dentro de casa, a vacina pode ser aplicada em bebês a partir de 9 meses. A criança deve tomar as duas doses de rotina – aos 12 meses e entre 15 e 24 meses.

A aplicação é por via subcutânea.

Cuidados antes, durante e após a vacinação

Crianças que usaram medicamentos imunossupressores podem ser vacinadas pelo menos 1 mês após a suspensão do tratamento, a critério médico. Crianças em uso de quimioterapia para tratamento de câncer só podem ser vacinadas 3 meses após a suspensão do medicamento, a critério médico. Crianças que receberam transplante de medula óssea só podem ser vacinadas de 12 a 24 meses após o procedimento.

Em caso de febre, deve-se adiar a vacinação até que ocorra a melhora.

Sintomas de eventos adversos graves ou persistentes, que se prolongam por mais de 24 a 72 horas (dependendo do sintoma), devem ser investigados para verificação de outras causas.

Efeitos e eventos adversos

É segura em indivíduos imunocompetentes. Imunodeprimidos podem apresentar eventos adversos mais intensos, embora raramente graves. As reações locais são: dor (26%), eritema (5%) e vesículas (1 a 3%). As reações sistêmicas são: exantema corporal (3 a 5%). Já as lesões que surgem 2 ou mais semanas após a aplicação da vacina são indicativas da doença provocada pelo vírus varicela-zóster, que foi adquirido antes da vacinação e ficou incubado.

Pode ser encontrada nas UBS e nos serviços privados de vacinação. Nos CRIE, estão disponíveis para pessoas com condições específicas de saúde.

VACINAS VRH1 E VRH5

Protegem contra a doença diarreica causada por rotavírus (ver Capítulo 12, *Diarreia*).

A vacina oral monovalente (VRH1) contém um tipo de rotavírus vivo atenuado, além de sacarose, adipatodissódico, meio Eagle modificado Dulbecco (DMEM) e água estéril.

A vacina oral atenuada pentavalente (VRH5) é uma vacina composta por cinco tipos de rotavírus vivos atenuados, além de sacarose, citrato de sódio, fosfato de sódio monobásico monoidratado, hidróxido de sódio, polissorbato 80, meios de cultura e traços de soro fetal bovino.

Indicação

Crianças de 6 semanas a 8 meses. A primeira dose deve ser obrigatoriamente aplicada até a idade de 3 meses e 15 dias, e a última dose, até os 7 meses e 29 dias.

Contraindicação

Crianças fora da faixa etária citada anteriormente; com deficiências imunológicas por doença ou uso de medicamentos que causam imunossupressão; com alergia grave (urticária disseminada, dificuldade respiratória e choque anafilático) provocada por algum dos componentes da vacina ou por dose anterior da mesma; e com doença do sistema digestório ou história prévia de invaginação intestinal.

Esquema de doses

- VRH1: para crianças a partir de 6 semanas: duas doses, com intervalo mínimo de 4 semanas. Esquema padrão: 2 e 4 meses
- VRH5: para crianças a partir de 6 semanas: três doses, com intervalo mínimo de 4 semanas. Esquema padrão: 2, 4 e 6 meses
- Ambas as vacinas: a idade máxima para iniciar a vacinação é 3 meses e 15 dias. Se houver atraso além dessa idade, a imunização não pode ser iniciada. Da mesma maneira, a idade máxima para a última dose é 7 meses e 29 dias.

A aplicação é por via oral.

Cuidados antes, durante e após a vacinação

- Adiar a vacinação em crianças com febre moderada a alta (acima de 38°C) ou diarreia intensa, até que ocorra a melhora desses sintomas. Não há contraindicação se a febre for baixa ou a diarreia de leve intensidade, sem provocar desidratação
- Crianças de mães portadoras do vírus HIV podem ser vacinadas se não tiverem sinais de deficiência imunológica
- Não há problema em vacinar crianças que convivem com pessoas com deficiência imunológica
- Não é preciso dar outra dose se a criança regurgitar após tomar a vacina
- Não há recomendação para cuidados especiais com as fraldas após a vacinação, além da habitual lavagem adequada das mãos.

Sintomas de eventos adversos graves ou persistentes, que se prolongam por mais de 24 a 72 horas (dependendo do sintoma), devem ser notificados e investigados para verificação de outras causas.

Efeitos e eventos adversos

- VRH1: invaginação ($1,3/10^6$). A ocorrência é muito menor que o risco de hospitalização ou óbito decorrente de gastrenterite causada por rotavírus
- VRH5: gastrenterite (< 10%) dos vacinados. Nos EUA, de 2006 e 2012, foram aplicadas 47 milhões de doses da vacina. Nesse período, ocorreram 584 casos de invaginação entre 3 e 6 dias após a primeira dose da vacina. Esse total é muito próximo da quantidade esperada em crianças não vacinadas, o que demonstra que o risco oferecido pela vacina é pequeno.

Pode ser encontrada:

- VRH1: oferecida de rotina pelo PNI, nas UBS, para crianças de 2 a 8 meses de vida. Também pode ser encontrada nos serviços privados de vacinação
- VRH5: apenas em serviços privados de vacinação, para crianças a partir de 6 semanas a 8 meses de vida.

VACINA TRÍPLICE BACTERIANA DE CÉLULAS INTEIRAS (DTPW)

Previne difteria, tétano e coqueluche. É uma vacina inativada, contém os toxoides diftérico e tetânico (derivados das toxinas produzidas pelas bactérias causadoras das doenças); bactéria morta da coqueluche (*Bordetella pertussis*); sal de alumínio como adjuvante, cloreto de sódio e água para injeção.

Indicação

Todas as crianças até 7 anos, mesmo as que já tiveram tétano, difteria e coqueluche, uma vez que essas doenças não conferem proteção permanente. A vacina é usada na rede pública como dose de reforço para crianças com idade entre 4 e 5 anos.

Contraindicação

Pessoas com mais de 7 anos. Crianças que apresentaram, após a aplicação de vacina DTPw ou combinada a ela: episódio hipotônico-hiporresponsivo (EHH) (palidez, perda de tônus muscular e da consciência); convulsões; reação anafilática; encefalopatia.

Esquema de doses

- É utilizada na rotina de vacinação infantil aos 2, 4 e 6 meses, na apresentação combinada com as vacinas Hib e hepatite B
- A vacina DTPw isolada (não combinada a outras vacinas) é usada na rede pública para os reforços do segundo ano de vida e dos 4 anos.

A aplicação é por via intramuscular.

Efeitos e eventos adversos

As reações locais são: eritema, calor, endurecimento, dor e edema no local da aplicação (37 a 50%); induração indolor, abscesso estéril ou infectado. As reações sistêmicas relacionam-se principalmente com o componente *pertussis* (coqueluche) da vacina e incluem: febre baixa a moderada (32%); hiporexia (21%); vômitos (6%); irritabilidade (50%); choro persistente em crianças (3,6%). EHH pode acontecer nas primeiras 48 horas após a vacinação (1/1.750). Em caso de convulsão nas primeiras 48 horas após a vacinação, as próximas doses devem ser feitas com a vacina acelular (DTPa ou dTPa) e suas combinações, de acordo com a idade. Encefalopatia pós-vacinal é rara (0-10, 5/10^6). Sua ocorrência requer investigação e contraindica doses posteriores com qualquer vacina que tenha componente *pertussis* (coqueluche: DTPw e DTPa), só podendo ser aplicada a vacina dupla bacteriana (DT ou dT).

Reações de hipersensibilidade são extremamente raras e dizem respeito a manifestações alérgicas, como urticária ou, em casos mais graves, anafilaxia. Sua ocorrência contraindica doses subsequentes de vacinas que contenham qualquer um dos componentes da DTPw.

Pode ser encontrada nas UBS.

VACINA TRÍPLICE BACTERIANA DE CÉLULAS INTEIRAS COMBINADA COM HIB E HEPATITE B (DTPW-HB/HIB) | PENTAVALENTE DE CÉLULAS INTEIRAS

Previne difteria, tétano, coqueluche, meningite por Hib (bactéria *Haemophilus influenzae* tipo b) e hepatite B.

É uma vacina inativada, composta por toxoides diftérico e tetânico, combinados com a célula inteira purificada da bactéria da coqueluche (*Bordetella pertussis*); partícula da superfície do vírus da hepatite B (HBsAg) e componente da cápsula do *Haemophilus influenzae* tipo b (Hib), conjugado com uma proteína. Contém também fosfato de alumínio, cloreto de sódio e água para injeção.

Indicação

Crianças até 7 anos. É utilizada nas UBS para a vacinação no primeiro ano de vida, aos 2, 4 e 6 meses. Mesmo as crianças que já tiveram tétano, difteria, doença causada pelo Hib e/ou coqueluche devem ser imunizadas, uma vez que essas doenças não conferem proteção permanente contra novas infecções.

Contraindicação

Maiores de 7 anos, com ou sem história de reação alérgica grave (anafilaxia) a algum componente da vacina; crianças que apresentaram reações vacinais consideradas graves após a aplicação da vacina DTPw ou combinada a ela.

Esquema de doses

Uma dose aos 2, 4 e 6 meses. A aplicação é por via intramuscular.

Efeitos e eventos adversos

Principalmente nas primeiras 48 a 72 horas, sendo o componente *pertussis* o principal responsável. Em geral, são eventos leves, que melhoram sem complicações ou sequelas e não contraindicam doses subsequentes. Esses eventos são os mesmos e, com frequência, semelhantes aos observados com a vacina tríplice bacteriana de células inteiras (DTPw). Pode ser encontrada nas UBS.

VACINA TRÍPLICE BACTERIANA ACELULAR INFANTIL – DTPA

Previne difteria, tétano e coqueluche. É uma vacina inativada, contendo os toxoides diftérico e tetânico (derivados das toxinas produzidas pelas bactérias causadoras das doenças), e componentes da cápsula da bactéria da coqueluche (*Bordetella pertussis*), sal de alumínio como adjuvante, fenoxietanol, cloreto de sódio e água para injeção.

Indicação

Crianças com menos de 7 anos. Mesmo as que já tiveram tétano, difteria, doença causada pelo *Haemophilus influenzae* tipo b (Hib) e/ou coqueluche devem ser imunizadas, uma vez que essas infecções não conferem proteção permanente.

Contraindicação

Crianças maiores de 7 anos. Crianças que apresentaram encefalopatia nos 7 dias que se seguiram à aplicação de dose anterior de vacina contendo componente *pertussis*. Anafilaxia causada por qualquer componente da vacina.

Esquema de doses

- Vacinação de crianças (aos 2, 4, 6 meses e entre 12 e 18 meses), preferir a vacina quíntupla (penta) ou hexa, nas quais a DTPa é combinada a outras vacinas
- Para a dose de reforço entre 4 e 5 anos, a DTPa pode ser substituída por dTPa ou dTPa-VIP.

A aplicação é por via intramuscular.

Efeitos e eventos adversos

Com a vacina DTPa, os eventos adversos são os mesmos que com a DTPw, porém menos frequentes e intensos. Nunca foi identificada qualquer relação com anafilaxia e a vacina DTPa, de modo que sua ocorrência não contraindica doses subsequentes da vacina.

Pode ser encontrada nos serviços privados de vacinação para crianças com até 7 anos. Nos CRIE, para crianças com até 7 anos que apresentaram reações adversas após a aplicação da vacina DTPw ou DTPw-HB/Hib. Apresentam risco aumentado de eventos graves à vacina DTPw ou DTPw-HB/Hib: recém-nascido prematuro extremo, crianças com câncer e/ou necessitando de quimioterapia, radioterapia ou corticoterapia e transplantadas de órgãos sólidos e células-tronco hematopoéticas (medula óssea).

VACINAS COMBINADAS À DTPA: AMBAS SÃO VACINAS INATIVADAS

Vacina quíntupla acelular (DTPa-VIP/Hib). Também conhecida como "penta", inclui a tríplice bacteriana acelular (DTPa), a poliomielite inativada (VIP) e a *Haemophilus influenzae* tipo b (Hib). Previne contra difteria, tétano, coqueluche, meningite por *Haemophilus influenzae* tipo b e poliomielite.

Vacina sêxtupla acelular (DTPa-VIP-HB/Hib). Também conhecida como "hexa", inclui a tríplice bacteriana acelular (DTPa), a poliomielite inativada (VIP), a hepatite B (HB) e a *Haemophilus influenzae* tipo b (Hib). Previne contra difteria, tétano, coqueluche, meningite por *Haemophilus influenzae* tipo b, poliomielite e hepatite B.

Indicação

As duas vacinas são recomendadas para crianças a partir de 2 meses e podem ser aplicadas até os 7 anos, sempre que seja indicada cada uma das vacinas incluídas nessas combinações.

Contraindicação

Maiores de 7 anos; crianças que apresentaram encefalopatia nos 7 dias seguintes à aplicação anterior de vacina contendo componente *pertussis*, anafilaxia a qualquer componente da vacina.

Esquema de doses

- Para a vacinação rotineira de crianças (aos 2, 4, 6 meses e entre 12 e 18 meses), preferir o uso da vacina quíntupla (penta) ou sêxtupla (hexa)
- Para reforço entre 4 e 5 anos, recomenda-se o uso de DTPa ou dTPa-VIP.

A aplicação é por via intramuscular.

Efeitos e eventos adversos

Os eventos adversos e a frequência com que ocorrem são semelhantes nas duas vacinas e devem-se, principalmente, ao componente *pertussis*. Reações no local da aplicação são: eritema, dor e edema (21%); reações sistêmicas como febre (22%), perda de apetite, vômitos, irritabilidade, choro persistente e sonolência (1%); EHH (0,01 a 1%). Transtornos neurológicos, edema transitório nas pernas e anafilaxia são muito raros. Os eventos adversos são um pouco mais frequentes nas doses de reforço. Podem ser encontradas nos serviços privados de vacinação.

VACINA TRÍPLICE BACTERIANA ACELULAR DO TIPO ADULTO (DTPA)

Previne difteria, tétano e coqueluche. É uma vacina inativada, contém os toxoides diftérico e tetânico (derivados das toxinas produzidas pelas bactérias causadoras das doenças) e componentes da cápsula da bactéria da coqueluche (*Bordetella pertussis*), sal de alumínio como adjuvante, fenoxietanol, cloreto de sódio e água para injeção.

A quantidade de toxoide diftérico e de componentes *pertussis* na vacina tríplice bacteriana acelular do tipo adulto DTPa é menor que na vacina infantil (DTPa).

Indicação

Para reforço das vacinas DTPa ou DTPw em crianças a partir de 3 anos, adolescentes e adultos, gestantes, todas as pessoas que convivem com crianças menores de 2 anos, sobretudo com bebês com menos de 1 ano, incluindo familiares, babás, cuidadores e profissionais da saúde.

Esquema de doses

- Reforço previsto para os 4 a 5 anos, na adolescência, em adultos e idosos. Para crianças com mais de 7 anos, adolescentes e adultos que não tomaram ou sem registro de três doses de vacina contendo o toxoide tetânico anteriormente, recomenda-se uma dose de DTPa seguida de duas ou três doses da dT
- As gestantes devem receber uma dose de DTPa, a cada gestação, a partir da 20ª semana. Se não vacinadas durante a gravidez, devem receber uma dose após o parto, o mais precocemente possível (de preferência ainda na maternidade)
- Para crianças com mais de 3 anos, adolescentes e adultos não vacinados, com histórico vacinal desconhecido ou esquema básico contra o tétano incompleto: uma dose de dTPa a qualquer momento, seguida de uma ou duas outras doses da dT (dependendo de quantas faltam para completar o esquema de três doses contra o tétano).

A vacina dTPa pode substituir a vacina dT.
A aplicação é por via intramuscular.

Efeitos e eventos adversos

Em crianças e adultos, podem ocorrer irritabilidade, sonolência, reações no local da aplicação (> 10%); falta de apetite, cefaleia, diarreia, vômitos e febre (< 10%). Distúrbios da atenção, irritação nos olhos e erupção na pele são incomuns (0,1 a 1%). Tontura, náuseas, distúrbios gastrintestinais, abscesso estéril (< 10%); sintomas respiratórios, faringite, aumento dos linfonodos, síncope, tosse, diarreia, vômitos, diaforese, prurido artralgia, mialgia (0,01 a 1%). Em doses repetidas, há um discreto aumento do risco de eventos adversos locais.

Pode ser encontrada nos serviços privados de vacinação e nas UBS para gestantes a partir da 20ª semana de gestação, puérperas até 45 dias após o parto e aos profissionais da saúde que atuam em maternidades e serviços de atendimento a recém-nascidos.

VACINA TETRAVALENTE ACELULAR ADULTA

Previne difteria, tétano, coqueluche e poliomielite. É uma vacina inativada, contém os toxoides diftérico e tetânico (derivados das toxinas produzidas pelas bactérias causadoras das doenças), componentes da cápsula da bactéria da coqueluche (*Bordetella pertussis*), vírus da poliomielite inativados (mortos) dos tipos 1, 2 e 3, sal de alumínio como adjuvante, 2-fenoxietanol, polissorbato 80, cloreto de sódio e água para injeção. Pode conter ainda traços de formaldeído, neomicina e polimixina B usados no processo de fabricação.

Indicação

Crianças a partir de 3 ou 4 anos, adolescentes e adultos, para os reforços de seus esquemas de vacinação; pode substituir as formulações infantis da vacina tríplice bacteriana (DTPa e suas combinações) no reforço de 4 a 5 anos; para adolescentes e adultos, pode substituir a vacina dTPa e é a alternativa para viajantes com destinos às áreas de risco para poliomielite; para gestantes, podendo substituir a dTPa na indisponibilidade desta vacina ou quando se trata de gestante viajante para área de risco para a poliomielite.

Contraindicação

Pessoas que apresentaram anafilaxia após uso de componentes da vacina ou dose anterior.

Esquema de doses

Pode substituir qualquer dose de dTPa. Em caso de viagens a locais de risco para a poliomielite, pode ser aplicada mesmo em pessoas que estejam em dia com a dTPa.

A aplicação é por via intramuscular.

Efeitos e eventos adversos

Em crianças, ocorrem sonolência e reações no local da aplicação (10%). Perda de apetite, irritabilidade, dor de cabeça e febre (1 a 10%). Adenomegalia, insônia, apatia, garganta seca, mialgias, diarreia, vômitos, dor abdominal, náuseas e cansaço (0,1 a 1%). Pode ser encontrada nos serviços privados de vacinação, para crianças a partir de 3 anos, adolescentes e adultos.

VACINA DUPLA BACTERIANA INFANTIL (DT)

Previne difteria e tétano. É uma vacina inativada, que contém toxoides diftérico e tetânico, derivados das toxinas produzidas pelas bactérias causadoras das doenças, sal de alumínio como adjuvante, cloreto de sódio e água para injeção.

Indicação

Crianças menores de 7 anos, que tenham apresentado encefalite nos 7 dias subsequentes à administração de dose anterior de vacina contendo componentes para coqueluche (DTPw ou DTPa).

Contraindicação

Pessoas a partir de 7 anos. Não deve ser utilizada de rotina. A vacina recomendada de rotina para crianças é a tríplice bacteriana e suas combinações, que também protegem contra a coqueluche.

Esquema de doses

Consiste em uma a três doses, de acordo com o histórico de cada criança e sob orientação médica.

A aplicação é por via intramuscular.

Efeitos e eventos adversos

Na maioria das vezes, ocorrem apenas manifestações leves e transitórias no local de aplicação, com melhora dos sintomas entre 24 e 48 horas. Pode ser encontrada nos CRIE, para crianças com até 7 anos que não podem tomar vacinas contra coqueluche (DTPw e DTPa).

VACINA DUPLA BACTERIANA DO TIPO ADULTO (DT)

Previne difteria e tétano. É uma vacina inativada, contém toxoides diftérico e tetânico, derivados das toxinas produzidas pelas bactérias causadoras das doenças; tem o sal de alumínio como adjuvante, cloreto de sódio e água para injeção.

A vacina é utilizada na rede pública para a proteção das pessoas que não iniciaram ou não terminaram o esquema contra difteria e tétano até os 7 anos, e para as doses de reforço a cada 10 anos.

Esquema de doses

Sempre que possível, a dT deve ser substituída pela tríplice bacteriana acelular do tipo adulto (dTPa), que também previne a coqueluche. Utilizada ainda em crianças a partir de 7 anos, adolescentes e adultos com esquema vacinal básico contra o tétano completo ou incompleto (uma dose a cada 10 anos). A vacina dTPa pode substituir a vacina dT.

Efeitos adversos

Febre (0,5 a 0,7%); mal-estar, sonolência, náuseas, vômitos e manifestações alérgicas ocorrem com frequência ainda menor. Neuropatia ou neurite do plexo braquial é rara (1/100× 10^3). A neuropatia contraindica aplicações de vacinas contendo toxoide tetânico. Pode ser encontrada nas UBS.

VACINA *HAEMOPHILUS INFLUENZAE* TIPO B (HIB)

É uma vacina inativada, previne doenças causadas pelo *Haemophilus influenzae tipo b*, principalmente meningite. É composta de pó liofilizado com polissacarídeo da cápsula da bactéria Hib conjugado com toxoide tetânico, lactose, cloreto de sódio e água para injeção.

As apresentações multidoses contêm fenol. Na vacina disponível na rede pública, há timerosal (derivado do mercúrio). Pode ser encontrada isolada ou combinada com a vacina tríplice bacteriana (DTPw ou DTPa).

Indicação

Crianças a partir de 2 meses, até 5 anos. Crianças com mais de 5 anos, adolescentes e adultos com condições clínicas que aumentam o risco para doenças por Hib: ausência de baço ou disfunção nesse órgão; antes e/ou após transplante de órgão ou medula óssea; após quimioterapia; entre outras.

Esquema de doses

- O PNI recomenda e disponibiliza a vacina em três doses: aos 2, 4 e 6 meses. A SBP e a SBIm recomendam uma quarta dose entre 12 e 18 meses, em especial para crianças vacinadas com a vacina DTPa
- Crianças com mais de 5 anos, adolescentes e adultos não vacinados e com doenças que aumentem o risco da doença: duas doses com intervalo de 2 meses
- A vacina Hib faz parte da rotina de vacinação infantil, compondo a vacina penta dos postos de saúde (tríplice bacteriana de células inteiras, hepatite B e Hib – DTPw-HB/Hib).

Nos serviços privados de vacinação, é encontrada nas vacinas penta (tríplice bacteriana acelular, VIP e Hib (DTPa-VIP/Hib) e hexa (tríplice bacteriana acelular, poliomielite inativada, Hib e hepatite B – DTPa-VIP-HB/Hib) e também na apresentação isolada. Encontrada nos CRIE, para pessoas com algumas condições clínicas específicas de risco.

VACINA CONTRA FEBRE AMARELA (FA)

Previne febre amarela. No Brasil estão disponíveis duas vacinas: a produzida por Bio-Manguinhos – Fiocruz, utilizada pela rede pública, e a produzida pela Sanofi Pasteur, utilizada pelos serviços privados de vacinação e, eventualmente, pela rede pública. Ambas são elaboradas a partir de vírus vivo atenuado, cultivado em ovo de galinha.

As duas têm perfis de segurança e eficácia semelhantes, estimados em mais de 95% para maiores de 2 anos.

Indicação

É indicada para pessoas a partir de 9 meses.

Contraindicações

Crianças com menos de 6 meses; pessoas que vivem com o HIV, sintomáticos e com imunossupressão grave comprovada por exame de laboratório; pessoas com imunodepressão grave; por doença ou uso de medicamento; pacientes que tenham apresentado doença neurológica desmielinizante no período de 6 semanas após a aplicação de dose anterior da vacina; gestantes, salvo em situações de alto risco de infecção, o que deve ser avaliado pelo médico; mulheres amamentando bebês com até 6 meses. Se a vacinação não puder ser evitada, suspender o aleitamento materno por 10 dias; pacientes submetidos a transplante de órgãos; pacientes com câncer; pessoas com história de reação anafilática relacionada a substâncias presentes na vacina (ovo de galinha e seus derivados, gelatina bovina ou outras); pacientes com história pregressa de doenças do timo (miastenia *gravis*, timoma, casos de ausência ou remoção cirúrgica do timo).

Em princípio, há contraindicação para gestantes, mas a administração deve ser analisada de acordo com o grau de risco, por exemplo, na vigência de surtos.

Grupos com precaução para vacinação

- Em situações de aumento das chances de infecção pelo vírus selvagem da febre amarela, a vacinação pode ser recomendada para pessoas com algumas condições clínicas que inicialmente seriam consideradas contraindicação. Cabe ao médico avaliar a relação risco-benefício
- Indivíduos a partir de 60 anos não previamente vacinados: embora raro, está descrito risco aumentado de eventos adversos graves na primovacinação nesta faixa etária
- Pessoas vivendo com HIV/AIDS, assintomáticas e que apresentem o LT-CD4 $\geq$ 350 células/mm^3. Pode ser utilizado o último exame de LT-CD4 (independentemente da data), desde que a carga viral atual (menos de 6 meses) se mantenha indetectável
- Pessoas após término de quimioterapia (venosa ou oral) e sem previsão de novo ciclo: administrar a vacina após 3 meses do término do tratamento
- Pessoas que fizeram uso de medicamento anticélulas B e fludarabina: aguardar 6 meses de intervalo
- Pessoas submetidas a transplante de células-tronco hematopoéticas: administrar a vacina a partir de 24 meses após o transplante se não houver doença do enxerto *versus* hospedeiro e/ou recaída da doença de base e/ou uso de imunossupressor
- Síndrome mieloproliferativa crônica: administrar a vacina se padrão laboratorial for estável e com neutrófilos acima de 1.500 células/mm^3
- Síndrome linfoproliferativa: administrar a vacina 3 meses após o término da quimioterapia (exceto no caso de uso de medicamento anticélulas B, quando o intervalo deve ser de 6 meses)
- A administração da vacina em pacientes com lúpus eritematoso sistêmico ou outras doenças autoimunes deve ser avaliada com cuidado, pois pode haver imunossupressão nesses pacientes
- Doenças hematológicas:
  - Hemofilia e doenças hemorrágicas hereditárias: administrar a vacina conforme orientação do Calendário Nacional de Vacinação. Recomenda-se o uso de compressas frias antes e depois da aplicação da vacina
  - Doença falciforme: sem uso de hidroxiureia: administrar a vacina conforme o Calendário Nacional de Vacinação; em uso de hidroxiureia: administrar a vacina somente se contagem de neutrófilos acima de 1.500 células/mm^3.

Esquema de doses

- Crianças até 4 anos: duas doses, aos 9 meses e aos 4 anos
- Acima de 4 anos: não há consenso sobre a duração da proteção conferida pela vacina. De acordo com o risco epidemiológico, uma segunda dose pode ser considerada pela possibilidade de falha vacinal.

A aplicação é por via subcutânea.

Atenção

O Ministério da Saúde usou, em 2018, **doses fracionadas** da vacina da febre amarela como forma de conter o surto vigente na ocasião. A estratégia é reconhecida pela OMS como segura e eficaz.

Efeitos e eventos adversos

- Manifestações gerais, como febre, dor de cabeça e muscular são os eventos mais frequentes e acontecem em cerca de 4% vacinados na primeira vez e menos de 2% nas segundas doses

- Manifestações locais como dor na área de aplicação ocorrem em 4% dos adultos e um pouco menos em crianças pequenas. A dor dura 1 ou 2 dias, na forma leve ou moderada.

Reações alérgicas como erupções na pele, urticária e asma acontecem com frequência de um caso para 130 mil a 250 mil vacinados (ver Capítulo 64, *Reações Cutâneas Medicamentosas*).

Apesar de ser muito raro, podem ocorrer eventos graves: reações alérgicas, doença neurológica (encefalite, meningite, doenças autoimunes com envolvimento do sistema nervoso central e periférico) e doença em órgãos (infecção pelo vírus vacinal causando danos semelhantes aos da doença). No Brasil, entre 2007 e 2012, a ocorrência desses eventos graves foi de 0,42 caso por 100 mil vacinados.

Pode ser encontrada nas UBS e nos serviços privados de vacinação credenciadas junto à Agência Nacional de Vigilância Sanitária (ANVISA).

VACINA DA FEBRE TIFOIDE

Previne febre tifoide. É uma vacina inativada, composta por polissacarídeos da cápsula da bactéria (*Salmonella typhi*), fenol, cloreto de sódio, fosfato dissódico di-hidratado, fosfato monossódico di-hidratado e água estéril para injeção.

Indicação

Crianças a partir de 2 anos, adolescentes e adultos que viajam para áreas de alta incidência da doença, em situações específicas de longa permanência e após análise médica criteriosa; profissionais que lidam com águas contaminadas e dejetos.

Contraindicação

Hipersensibilidade conhecida a qualquer um dos componentes da vacina.

Esquema de doses

Dose única. A vacina confere proteção por 3 anos, de modo que a revacinação pode ser recomendada após esse período se o risco de adoecimento persistir ou retornar. Pode ser aplicada por via intramuscular ou por via subcutânea.

Efeitos e eventos adversos

Causa poucas reações, sendo as mais frequentes relacionadas com o local da aplicação: dor (3,6 a 9,4%); exantema (2,4 a 5,4%); febre (1,5 a 16,2%); cefaleia (10 a 7,8%); prurido (1,7 a 1,8%).

Pode ser encontrada nos centros de atendimento ao viajante e serviços privados de vacinação.

VACINA CONTRA GRIPE (*INFLUENZA*): TRIVALENTE OU QUADRIVALENTE

Previne a infecção pelo vírus *influenza* A que causa a gripe. É uma vacina inativada que contém proteínas de diferentes cepas do vírus *influenza* definidas ano a ano conforme orientação da OMS, que realiza a vigilância nos hemisférios Norte e Sul. As cepas vacinais são cultivadas em ovos embrionados de galinha e, por isso, as vacinas contêm traços de proteínas do ovo.

Existe vacina trivalente, com duas cepas de vírus A e uma cepa de vírus B, e vacina quadrivalente, com duas cepas de vírus A e duas cepas de vírus B.

Indicação

Todas as pessoas a partir de 6 meses de vida, principalmente aquelas de maior risco para infecções respiratórias, que podem ter complicações e a forma grave da doença.

Contraindicação

Pessoas com alergia grave (anafilaxia) a algum componente da vacina ou à dose anterior.

Esquema de doses

- Para crianças entre 6 meses e 8 anos: duas doses na primeira vez em que forem vacinadas (primovacinação), com intervalo de 1 mês e revacinação anual
- A partir de 9 anos: dose única anual.

A aplicação é por via intramuscular.

Cuidados antes, durante e após a vacinação

- Em caso de febre, deve-se adiar a vacinação até que ocorra a melhora
- Pessoas com história de alergia grave ao ovo de galinha, com sinais de anafilaxia, devem receber vacina em ambiente com condições de atendimento de reações anafiláticas e permanecer em observação por pelo menos 30 minutos
- No caso de história de síndrome de Guillain-Barré (SGB) até 6 semanas após a dose anterior da vacina, recomenda-se avaliação médica criteriosa quanto ao risco-benefício antes de administrar nova dose.

Efeitos e eventos adversos

Manifestações locais como dor e exantema corporal (15 a 20%). Essas reações costumam ser leves e desaparecem em até 48 horas; manifestações sistêmicas também são benignas e breves. Podem ocorrer febre, mal-estar e mialgia (1 a 2%). Reações anafiláticas são raríssimas.

Sabe-se que a SGB pode ocorrer por mais de um motivo, mas, em raras ocasiões, seu surgimento pode coincidir com a aplicação de uma vacina. Até hoje não se sabe se a vacina *influenza* pode, de fato, aumentar o risco de recorrência da SGB em indivíduos que já a tiveram. Além disso, é importante saber que alguns vírus podem desencadear essa síndrome.

Pode ser encontrada na rede pública; a vacina trivalente está disponível para grupos considerados prioritários pelo Ministério da Saúde em função do maior risco de adoecimento e de evolução para quadros graves. Em 2020, eram os seguintes: crianças de 6 meses a menores de 6 anos; gestantes e puérperas (mulheres até 45 dias após o parto); adultos a partir de 55 anos; profissionais da saúde; professores e profissionais de escolas públicas e privadas; população indígena; pessoas com doenças crônicas (como diabetes, doenças cardíacas e respiratórias, imunocomprometidos, entre outras); forças de segurança e salvamento; adolescentes e jovens de 12 a 21 anos sob medidas socioeducativas, bem como a população privada de liberdade e os funcionários do sistema prisional.

Nos serviços privados de vacinação, as vacinas trivalente e quadrivalente estão disponíveis para pessoas a partir de 6 meses, sem restrições de idade.

VACINA CONTRA HEPATITE A

Previne a hepatite A. É uma vacina inativada, composta por antígeno do vírus da hepatite A, sal de alumínio amorfo, estabilizante (varia conforme o fabricante), cloreto de sódio a 0,9%. Pode conter traços de antibiótico (neomicina), fenoxietanol e formaldeído.

Indicação

Todas as pessoas a partir de 12 meses de vida.

Contraindicação

Pessoas que tiveram reação anafilática a algum componente da vacina ou a dose anterior.

Esquema de doses

Duas doses com intervalo de 6 meses.

- A SBP e a SBIm recomendam a aplicação rotineira aos 12 e 18 meses, ou o mais cedo possível, quando a vacinação não ocorrer nessas idades recomendadas
- O PNI alterou, em 2017, a faixa etária do esquema de dose única da vacina para crianças entre 15 meses e antes de completar 5 anos.

   A aplicação é por via intramuscular.

Cuidados antes, durante e após a vacinação

Seguir cuidados recomendados rotineiramente.

Efeitos e eventos adversos

Cefaleia, dor e eritema local (10%); inapetência, perda de apetite, sonolência, diarreia, náuseas, vômitos, mal-estar, febre baixa (1 a 10%); sintomas respiratórios, rinite, vertigem (0,1 a 1%); exantema corporal, mialgia, hipertonia muscular; parestesias, prurido e calafrios (0,01 a 0,001%).

   Pode ser encontrada nas UBS, para crianças de 15 meses a 4 anos, 11 meses e 29 dias; nos serviços privados de vacinação, para crianças a partir de 12 meses, adolescentes e adultos; nos CRIE, para pessoas com algumas condições clínicas de risco para a hepatite A: doenças crônicas do fígado, inclusive portadores do vírus da hepatite C e portadores crônicos do vírus da hepatite B; distúrbios de coagulação, pacientes com HIV/AIDS; imunodeprimidos por doença ou tratamento; doenças de depósito; fibrose cística; trissomias; candidatos a transplante de órgão sólido; transplantados de órgão sólido ou de medula óssea; doadores de órgão sólido ou de medula óssea; hemoglobinopatias.

VACINA CONTRA HEPATITE B

Previne hepatite causada pelo vírus da hepatite B. É uma vacina inativada, composta por proteína de superfície do vírus da hepatite B purificado, hidróxido de alumínio, cloreto de sódio e água para injeção. Pode conter fosfato de sódio, fosfato de potássio e borato de sódio.

Indicação

Pessoas de todas as faixas etárias. Faz parte da rotina de vacinação das crianças, devendo ser aplicada, de preferência, nas primeiras 12 a 24 horas após o nascimento, para prevenir hepatite crônica – forma que acomete 90% dos bebês contaminados ao nascer; especialmente indicada para gestantes não vacinadas.

Contraindicação

Não deve ser aplicada em pessoas que apresentaram anafilaxia com qualquer componente da vacina ou com dose anterior; pessoas que desenvolveram púrpura trombocitopênica após dose anterior de vacina com componente hepatite B.

Esquema de doses

- Para a vacinação rotineira de crianças, o PNI adotou o esquema de quatro doses: uma dose em formulação isolada ao nascimento e doses aos 2, 4 e 6 meses de vida, incluídas na vacina pentavalente de células inteiras
- A SBP e a SBIm recomendam os esquemas de quatro doses (adotado pelo PNI) ou de três doses: ao nascimento, em formulação isolada, e aos 2 e 6 meses de vida, como parte da vacina hexavalente acelular
- Para crianças mais velhas, adolescentes e adultos não vacinados no primeiro ano de vida, o PNI, a SBP e a SBIm recomendam três doses, com intervalo de 1 ou 2 meses entre a primeira e a segunda doses, e de 6 meses entre a primeira e a terceira.

   A aplicação é por via intramuscular.

Efeitos e eventos adversos

- No local da aplicação: dor (3 a 29%); edema e eritema (0,2 a 17%)
- Manifestações gerais: febre autolimitada (1 a 6%); tontura, cefaleia, desconforto gastrintestinal (1 a 20%)
- A púrpura trombocitopênica idiopática é um evento raro (< 0,01%), e até hoje não foi bem estabelecido se está, de fato, relacionada à vacina
- Anafilaxia também é muito rara (1-600 × 10³) em adultos.

   Pode ser encontrada na rede pública, para todas as pessoas.
   Pode ser usada a vacina hepatite B isolada ou, para as doses dos 2, 4 e 6 meses, na apresentação combinada a outras vacinas (vacina DTPw-HB/Hib); nos serviços privados, igualmente.

VACINA COMBINADA DA HEPATITE A E B

Previne as hepatites causadas pelos vírus da hepatite A e hepatite B. É uma vacina inativada, composta do vírus inativado (morto) da hepatite A e da proteína de superfície do vírus da hepatite B. Também contém em sua composição: sais de alumínio, formaldeído, sulfato de neomicina, fenoxietanol, polissorbato 20, cloreto de sódio e água para injeção.

Indicação

Crianças a partir dos 12 meses, adolescentes e adultos.

Contraindicação

Pessoas que apresentaram anafilaxia provocada por qualquer componente da vacina ou por dose anterior; pessoas que desenvolveram púrpura trombocitopênica após dose anterior de vacina com antígenos do vírus da hepatite B.

Esquema de doses

- Para crianças e adolescentes a partir de 1 ano e menores de 16: duas doses com intervalo de 6 meses
- Para adolescentes a partir dos 16 anos, adultos e idosos: três doses, sendo a segunda aplicada 1 mês após a primeira, e a terceira, 5 meses após a segunda

- Pessoas com indicação de dose dobrada da vacina hepatite B ou esquema de quatro doses devem receber complementação com a vacina contra hepatite B.

A aplicação é por via intramuscular profunda.

Efeitos e eventos adversos

Reações no local da aplicação: dor, eritema, edema (1,5%). Eventos gerais como febre, dor de cabeça, mal-estar, náuseas e vômitos (0,3 a 10%). Não há relato de eventos adversos graves, mas pode-se esperar o mesmo risco que existe para as vacinas isoladas contra hepatite A e hepatite B.

Pode ser encontrada apenas nos serviços privados de vacinação.

VACINA MENINGOCÓCICA CONJUGADA TRIVALENTE

Previne as doenças causadas pelo meningococo C, incluído meningite e meningococemia. É uma vacina inativada que contém um antígeno formado por componente da cápsula da bactéria (oligossacarídeo) do sorogrupo C conjugado a uma proteína que, dependendo do fabricante, pode ser o toxoide tetânico ou o mutante atóxico da toxina diftérica, chamado CRM 197. Contém também adjuvante hidróxido de alumínio, manitol, fosfato de sódio monobásico monoidratado, fosfato de sódio dibásico heptaidratado, cloreto de sódio e água para injeção.

Indicação

Crianças; adolescentes; adultos e idosos com condições que aumentem o risco para a doença meningocócica ou de acordo com a situação epidemiológica; viajantes com destino às regiões onde há risco aumentado da doença.

Contraindicação

Pessoas que tiveram anafilaxia após uso de algum componente da vacina ou à dose anterior.

Esquema de doses

- A vacina meningocócica conjugada quadrivalente (ACWY) deve ser preferida para crianças, adolescentes e adultos, visto que protege contra três outros tipos de meningococos, além do C (A, W, Y) (ver Calendário Nacional de Vacinação: criança, adolescente, mulher, homem e idoso)
- Para crianças, a vacinação de rotina deve iniciar aos 3 meses com duas doses no primeiro ano de vida e reforços entre 12 e 15 meses, entre 5 e 6 anos e aos 11 anos
- O PNI orienta três doses da vacina meningocócica C na infância: aos 3 e 5 meses, e um reforço aos 12 meses, que pode ser aplicado até antes de completar 5 anos. Para adolescentes, uma dose é oferecida entre os 11 e 12 anos (como reforço ou dose única, a depender da situação vacinal). Para adultos, somente em situações que justifiquem, em dose única.

A aplicação é por via intramuscular.

Efeitos e eventos adversos

No local da aplicação: dor, eritema e edema (> 10%); cefaleia dor de cabeça (principalmente em adultos). Em crianças com menos de 2 anos podem ocorrer vômitos, diarreia, inapetência e sonolência. Febre, choro intenso e mialgias (1 a 10%). Muito raramente, ocorre adenomegalia, reação alérgica grave, tontura, flacidez dos músculos, exantema corporal e prurido (< 0,01%).

Pode ser encontrada nas UBS, para crianças de 3 meses a menores de 5 anos e para adolescentes de 11 e 12 anos; nos serviços privados de vacinação, para crianças a partir de 2 meses, adolescentes e adultos; nos CRIE, para pessoas com algumas condições clínicas específicas de risco para a doença.

VACINA MENINGOCÓCICA CONJUGADA QUADRIVALENTE (ACWY)

Previne as meningites e infecções generalizadas (doenças meningocócicas) causadas por meningococo dos tipos A, C, W e Y. É uma vacina inativada que contém antígenos das cápsulas dos meningococos dos sorogrupos A, C, W e Y conjugados a uma proteína que, dependendo do fabricante, pode ser o toxoide tetânico, diftérico, ou o mutante atóxico da toxina diftérica, chamado CRM-197. Pode conter também sacarose; trometamol; fosfato de potássio di-hidrogenado; cloreto de sódio; fosfato de sódio di-hidrogenado monoidratado; fosfato dissódico hidrogenado di-hidratado; cloreto de sódio e água para injeção.

Indicação

Crianças a partir de 2 meses e adolescentes; adultos e idosos com condições que aumentem o risco para a doença meningocócica ou de acordo com a situação epidemiológica; viajantes com destino às regiões onde há risco aumentado da doença.

Contraindicação

Pessoas que tiveram anafilaxia após o uso de algum componente da vacina ou após dose anterior.

Esquema de doses

- A SBP e a SBIm recomendam o uso rotineiro dessa vacina para crianças e adolescentes. Na impossibilidade de usar a vacina ACWY, deve-se utilizar a vacina meningocócica C conjugada
- Para crianças, a vacinação de rotina deve iniciar aos 3 meses, com duas doses no primeiro ano de vida e reforços entre 12 e 15 meses, entre 5 e 6 anos e aos 11 anos. Para adolescentes que nunca receberam a vacina meningocócica conjugada ACWY, são recomendadas duas doses com intervalo de 5 anos
- Para adultos, dose única, a depender de risco epidemiológico ou condição de saúde.

A aplicação é exclusivamente por via intramuscular profunda.

Efeitos e eventos adversos

No local da aplicação: dor, edema, eritema; inapetência, sonolência, dor de cabeça; febre; calafrios; e dor muscular (10%). Sintomas gastrintestinais, hematoma, exantema e artralgias (1 a 10%). Insônia, parestesias, vertigem, prurido, mialgias (0,1 a 1%). Edema e eritema extenso no membro da aplicação da vacina (0,01 a 0,1%). As reações tendem a desaparecer em até 72 horas.

Pode ser encontrada nas UBS para adolescentes de 11 e 12 anos e nos serviços privados de vacinação.

VACINA PNEUMOCÓCICA POLISSACARÍDICA 23-VALENTE – VPP23 – PNEUMO-23

Previne doenças causadas por 23 tipos de pneumococos. É uma vacina inativada, composta de partículas purificadas (polissacarídeos) das cápsulas de 23 tipos de *Streptococus pneumoniae* (pneumococo), cloreto de sódio, água para injeção e fenol.

Indicação

Crianças acima de 2 anos, adolescentes e adultos que tenham algum problema de saúde que aumente o risco para doença pneumocócica (diabetes, doenças cardíacas e respiratórias graves; pessoas submetidas à esplenectomia ou com o funcionamento comprometido desse órgão; com problemas de imunidade, entre outras condições; pessoas a partir de 60 anos. Não é recomendada como rotina para crianças, adolescentes e adultos saudáveis.

Contraindicação

Crianças, adolescentes e adultos que apresentaram anafilaxia causada por algum componente ou dose anterior da vacina.

Esquema de doses

Recomenda-se a combinação da VPP23 com a VPC13. Idealmente, deve-se iniciar o esquema com a aplicação de vacina pneumocócica conjugada (VPC10 ou VPC13) e aplicar uma dose da VPP23 6 a 12 meses depois da dose da vacina conjugada, e outra 5 anos após a primeira dose de VPP23.

Na maioria das vezes, não se recomenda aplicar mais de duas doses de VPP23.

A aplicação é por via intramuscular.

Efeitos e eventos adversos

As reações adversas mais frequentes são: dor no local da aplicação (60,0%); inchaço ou endurecimento (20,3%); eritema (16,4%); dor de cabeça (17,6%); cansaço (13,2%) e dor muscular (11,9%). Reações locais mais intensas, com edema de todo o braço, chegando até o cotovelo, hematoma e exantema (< 10%). Todas as reações adversas são mais frequentes após revacinação em intervalos curtos em relação a doses anteriores.

Pode ser encontrada nos CRIE, para pessoas a partir de 2 anos, adolescentes e adultos com condições de saúde especiais que as tornam propensas a ter doença grave causada pelo pneumococo e nos serviços privados de vacinação.

VACINAS PNEUMOCÓCICAS CONJUGADAS

A vacina pneumocócica conjugada 10-valente (VPC10) previne cerca de 70% das doenças graves (pneumonia, meningite, otite) em crianças, causadas por 10 sorotipos de pneumococos. A vacina pneumocócica conjugada 13-valente (VPC13) previne cerca de 90% das doenças graves (pneumonia, meningite, otite) em crianças, causadas por 13 sorotipos de pneumococos.

São vacinas inativadas. A VPC10 é composta de 10 sorotipos de *Streptococcus pneumoniae* (pneumococo), oito deles conjugados com a proteína D do *Haemophilus influenzae* tipo b, um com o toxoide tetânico e outro com toxoide diftérico. Contém também cloreto de sódio, fosfato de alumínio e água para injeção. A VPC13 é composta de 13 sorotipos de *Streptococcus pneumoniae* (pneumococo) conjugados com a proteína CRM197. Contém, também, sais de alumínio, cloreto de sódio, ácido succínico, polissorbato 80 e água para injeção.

Indicação

Para crianças a partir de 2 meses e menores de 6 anos, é recomendada a vacinação rotineira com VPC10 ou VPC13; para crianças a partir de 6 anos, adolescentes e adultos portadores de certas doenças crônicas, recomenda-se esquema com as vacinas VPC13 e VPP23; para maiores de 50 anos e, sobretudo, para maiores de 60, recomenda-se esquema com as vacinas VPC13 e VPP23.

Contraindicação

Crianças que apresentaram anafilaxia após usar algum componente da vacina ou após dose anterior da vacina.

Esquema de doses

VPC10 ou VPC13

- A SBP e SBIm recomendam, sempre que possível, o uso da VPC13, devido à proteção contra mais sorotipos
- O PNI passou a adotar, na rotina de vacinação infantil, duas doses de VPC10 com intervalo mínimo de 2 meses no primeiro ano de vida e uma dose de reforço aos 12 meses
- A SBP e a SBIm recomendam a vacinação infantil de rotina com quatro doses da vacina VPC13: aos 2, 4 e 6 meses de vida e reforço entre 12 e 15 meses
- Para crianças entre 1 e 2 anos e não vacinadas: duas doses com intervalo de 2 meses
- Para crianças entre 2 e 5 anos, não vacinadas: uma dose. Para portadoras de doenças crônicas que justifiquem, pode ser necessário complementar a vacinação com a vacina pneumocócica polissacarídica 23-valente (VPP23)
- Crianças que começam a vacinação com atraso, após os 6 meses de vida, precisam que seus esquemas sejam adaptados de acordo com a idade de início. Crianças vacinadas com a VPC10 podem ser beneficiadas pela VPC13. A vacina deve ser administrada, no mínimo, 2 meses após a última VPC10, e o número de doses dependerá do recomendado para a idade em que a primeira dose de VPC13 for aplicada.

VPC13

- Para crianças a partir de 6 anos, adolescentes e adultos com doenças crônicas que justifiquem a vacinação e ainda não vacinados: dose única
- Em algumas situações, duas doses com intervalo de 2 meses podem estar indicadas. Nesses casos, pode ser necessário complementar a vacinação com a vacina pneumocócica polissacarídica 23-valente (VPP23)
- Para os maiores de 60 anos, recomenda-se, de rotina, complementar a vacinação com a vacina pneumocócica polissacarídica 23-valente (VPP23)

- Crianças menores de 6 anos que completaram o esquema de vacinação nas UBS com a vacina VPC10 têm benefícios se tomarem mais uma dose da VPC13, o que aumenta a proteção contra a doença pneumocócica
- O número de doses depende da idade em que a primeira dose de VPC13 for aplicada.

A aplicação de ambas, VPC10 e VPC13, é por via intramuscular.

Efeitos e eventos adversos

- VPC10: dor, edema e eritema local (38,3%). Entre os sintomas gerais, irritabilidade é o mais comum (52,3%). Em mais de 10% ocorre sonolência, perda de apetite e febre. Crianças com até 5 anos apresentam dificuldade respiratória, diarreia, vômitos e choro persistente (0,1 a 0,01%). Exantema e convulsões (< 0,01%)
- VPC13: em crianças, diminuição do apetite, irritabilidade, sonolência ou sono inquieto, febre e reações no local da aplicação (> 10%). Diarreia, vômitos, erupção cutânea e febre (1 a 10%). Choro persistente, convulsões, urticária, reação local intensa (0,1 a 1%). Raramente (entre 0,01 e 0,1%) ocorrem: EHH e anafilaxia (0,01 a 0,1%)
- Em adultos, inapetência, cefaleia, diarreia, erupção cutânea, artralgias, mialgias, calafrios, e reações locais (> 10%). Vômitos e febre (1 a 10%). Náuseas, alergia grave, adenomegalias no braço vacinado (0,1 a 1%).

A VPC10 pode ser encontrada nas UBS, para crianças de 2 meses a 4 anos, e nos serviços privados de vacinação, para crianças de 2 meses a 5 anos. Nos CRIE, para crianças com até 5 anos que tenham certas condições de saúde que aumentam o risco para doença pneumocócica grave.

A VPC13 pode ser encontrada nos CRIE e serviços privados de vacinação.

VACINA HPV4

Previne as infecções persistentes e lesões pré-cancerosas causadas pelos tipos 6, 11, 16, 18 de HPV. Também previne o câncer de colo do útero, da vulva, da vagina, do ânus e verrugas genitais (condiloma).

É uma vacina inativada, composta pelas proteínas L1 dos papilomavírus humano (HPV) dos tipos 6, 11, 16, 18, sulfato de hidroxifosfato de alumínio, cloreto de sódio, L-histidina, polissorbato 80, borato de sódio e água para injeção.

Indicação

O PNI disponibiliza a vacina para meninas de 9 a 14 anos; meninas de 15 anos que já tenham tomado uma dose; meninos de 11 a 14 anos; homens de 9 a 26 anos e mulheres de 9 a 45 anos vivendo com HIV/AIDS; pacientes oncológicos em quimioterapia e/ou radioterapia; transplantados de órgãos sólidos ou de medula óssea. A SBP, a SBIm e a Federação Brasileira das Associações de Ginecologia e Obstetrícia (Febrasgo) recomendam a vacinação de meninas e mulheres de 9 a 45 anos e meninos e jovens de 9 a 26 anos, o mais precocemente possível. Homens e mulheres em idades fora da faixa de licenciamento também podem ser beneficiados com a vacinação, de acordo com critério médico.

Contraindicação

Gestantes e pessoas que apresentaram anafilaxia após receber uma dose da vacina ou a algum de seus componentes.

Esquema de doses

- A vacina é licenciada para meninas e mulheres a partir dos 9 anos aos 45 anos e para meninos e homens entre 9 e 26 anos
- Esquema deve ser iniciado o mais cedo possível; sendo recomendadas duas ou três doses, dependendo da idade de início da vacinação: para meninas e meninos de 9 a 14 anos, 11 meses e 29 dias são indicadas duas doses, com intervalo de 6 meses entre elas (0 a 6 meses); a partir dos 15 anos, são três doses: a segunda, 1 a 2 meses após a primeira, e a terceira, 6 meses após a primeira dose (0-1 a 2-6 meses)
- Independentemente da idade, pessoas imunodeprimidas por doença ou tratamento devem receber três doses: a segunda, 1 a 2 meses após a primeira, e a terceira, 6 meses após a primeira dose (0-1 a 2-6 meses).

A aplicação é via intramuscular.

Cuidados antes, durante e após a vacinação

Antes da vacinação, é preciso questionar a mulher sobre a possibilidade de gravidez. Contudo, se a vacina for aplicada sem que se saiba da gravidez, nenhuma intervenção se faz necessária.

Efeitos e eventos adversos

Manifestações no local da aplicação: dor, eritema, edema (17%); manifestações alérgicas: urticária e prurido (11%); manifestações gerais como náuseas, vômitos e cefaleia (37%). Reações psicogênicas: pânico e desmaios causados pelo medo da injeção e não pela vacina (21%).

Não ocorreu nenhum caso de doença neurológica, paralisia ou doença autoimune.

Pode ser encontrada, nas UBS, a vacina HPV4, onde está disponível para meninas de 9 a 14 anos e meninos de 11 a 14 anos no esquema de duas doses (0 a 6 meses); mulheres que vivem com HIV de 9 a 45 anos – esquema de três doses (meses); pessoas de 9 a 26 anos nas seguintes condições: homens que vivem com HIV, transplantados, pacientes oncológicos em tratamento com radioterapia ou quimioterapia – podem ser vacinados nas UBS ou nos CRIE.

O esquema para esses últimos é o de três doses (0-1 a 2-6 meses) nos serviços privados de vacinação.

VACINA HERPES-ZÓSTER (VER CAPÍTULO 538, *HERPES-ZÓSTER*)

Previne o herpes-zóster, popularmente conhecido como "cobreiro", e sua principal complicação, a neuropatia pós-herpética, responsável por dor crônica, de difícil controle e extremamente debilitante. É uma vacina composta por vírus vivos atenuados da varicela-zóster (VVZ) da cepa Oka/Merck, sacarose, gelatina, ureia, cloreto de sódio, levoglutamato de sódio monoidratado, fosfato de sódio dibásico, fosfato de potássio monobásico, cloreto de potássio, traços de neomicina e de soro de bezerro e água para injeção. Não contém conservantes.

Indicação

Pessoas com 50 anos ou mais, e é recomendada como rotina para maiores 60 anos.

Contraindicação

Pessoas imunodeprimidas; em alergia grave (anafilaxia) a algum dos componentes da vacina; pessoas com tuberculose ativa não tratada; gestantes.

Esquema de doses

Uma dose via subcutânea.

Cuidados antes, durante e após a vacinação

A vacinação de pessoas portadoras do vírus HIV deve ser avaliada por médico, que pode prescrevê-la se não houver comprometimento do sistema imunológico. Em pacientes que já tiveram herpes-zóster oftálmico, ainda não existem dados suficientes para indicar ou contraindicar a vacina.

Após quadro de herpes-zóster, é preciso aguardar 1 ano para aplicar a vacina. Até o momento, não foi observada transmissão do vírus vacinal e doença (varicela) a partir de indivíduos que receberam a vacina varicela-zóster.

Efeitos e eventos adversos

Febre (< 1%); sintomas respiratórios (1,7%); diarreia (1,5%); alterações na pele (1,1%); astenia (1,0%).

Pode ser encontrada nos serviços privados de vacinação.

VACINA MENINGOCÓCICA B

Previne as meningites e infecções generalizadas (doenças meningocócicas) causadas pela bactéria meningococo do tipo B. É uma vacina inativada, composta por quatro componentes (três proteínas subcapsulares e vesículas da membrana externa do meningococo B), além de hidróxido de alumínio, cloreto de sódio, histidina, sacarose e água para injeção.

Indicação

Crianças e adolescentes, conforme recomendações da SBP e da SBIm em adultos com até 50 anos, dependendo de risco epidemiológico; viajantes com destino às regiões onde há risco aumentado da doença; pessoas de qualquer idade com doenças que aumentem o risco para a doença meningocócica.

Contraindicação

Pessoas que tiveram anafilaxia após uso de algum componente da vacina ou após dose anterior.

Esquema de doses

- Para crianças, a SBP e a SBIm recomendam o uso rotineiro de duas doses e um reforço da vacina meningocócica B: aos 3 e 5 meses de vida e entre os 12 e 15 meses
- O esquema, no entanto, pode variar de acordo com a idade de aplicação da primeira dose:
  - 3 a 11 meses: intervalo entre doses, 2 meses, reforço entre 12 e 15 meses
  - 12 a 23 meses: intervalo entre doses, 2 meses, reforço 12 a 23 meses
  - > 24 meses: intervalo entre doses, 1 mês, não há necessidade
- Para adolescentes não vacinados antes, a SBP e a SBIm recomendam duas doses com intervalo de 1 mês
- Para adultos com até 50 anos, em situações que justifiquem: duas doses com intervalo de 1 mês

- Grupos de alto risco, como pessoas vivendo com HIV, portadores de asplenia anatômica ou funcional, que tenham deficiência de complemento ou em uso de eculizumabe ou outros medicamentos biológicos que interferem na via do complemento: 3 anos após completar o esquema, tomar uma dose de reforço.

A aplicação é por via intramuscular.

Efeitos e eventos adversos

- Em crianças menores de 2 anos, febre alta (< 10%). Quando a vacina é aplicada junto com a tríplice bacteriana acelular, pneumocócica conjugada, *Haemophilus influenzae* tipo b, poliomielite e hepatite B, esse percentual aumenta para 69 a 79%. Por isso, é preferível não aplicá-las no mesmo dia
- Em crianças até 10 anos: inapetência; sonolência; choro persistente; diarreia; vômitos; erupções na pele; dor no local da aplicação e ao movimentar o membro em que foi aplicada a vacina; reações locais (> 10%). Urticária e outras reações alérgicas (0,01 a 0,1%). Até o momento, não foi observada anafilaxia
- Em crianças > 11 anos: cefaleia; náuseas; dor intensa nos músculos e articulações; mal-estar e reações locais, como dor, edema, eritema (> 10%). Não é conhecido o risco para anafilaxia.

Pode ser encontrada nos serviços privados de vacinação.

VACINA CONTRA A DENGUE

Previne a infecção causada por quatro sorotipos de dengue: DEN1, DEN2, DEN3 e DEN4. A eficácia na prevenção da doença é de 65,5%; na prevenção de dengue grave e hemorrágica, de 93%, e de internação, de mais de 80%.

É uma vacina atenuada, composta por quatro sorotipos vivos do vírus dengue, obtidos separadamente por tecnologia de DNA recombinante. Contém, ainda aminoácidos essenciais (incluindo fenilalanina), aminoácidos não essenciais, cloridrato de arginina, sacarose, trealose di-hidratada, sorbitol, trometamol e ureia. O diluente é constituído por cloreto de sódio e água para injeção.

Indicação

Licenciada para crianças a partir de 9 anos, adolescentes e adultos até 45 anos. É recomendada para indivíduos previamente infectados por um dos tipos de vírus da dengue (soropositivos com ou sem história da doença).

Contraindicação

Pessoas imunossuprimidas e com alergia grave (anafilaxia) a algum dos componentes da vacina; gestantes; mulheres amamentando; pessoas sem contato prévio com o vírus da dengue (soronegativos).

Esquema de doses

Três doses com intervalo de 6 meses.

A aplicação é por via subcutânea.

Cuidados antes, durante e após a vacinação

Em pacientes que receberam tratamento com doses elevadas de corticoides sistêmicos por 2 semanas ou mais, é preciso adiar a vacinação até a função imunológica estar restaurada (no mínimo, 4 semanas após a interrupção do tratamento).

As mulheres em idade fértil devem evitar engravidar por 4 semanas após vacinação. Preferencialmente, não aplicar no mesmo momento em que outras vacinas são administradas.

Efeitos e eventos adversos

Dor no local da injeção, cefaleia, mal-estar e mialgia. As reações foram, em geral, de gravidade leve a moderada e de curta duração (até 3 dias). O início de efeitos adversos foi observado em até 3 dias após a vacinação, com exceção da febre, que surge dentro de 14 dias após a aplicação da vacina.

As reações adversas locais e sistêmicas tendem a ser menos frequentes após a segunda e a terceira doses: cefaleia, mialgia, dor no local da injeção, mal-estar, fraqueza e febre (≥ 10%); eritema, hematoma, edema, prurido no local da injeção (1 a 10%). Linfadenopatia, tontura, enxaqueca, náuseas, erupção cutânea, urticária, artralgia, sintomas gripais (< 1%).

De acordo com estudos preliminares, pessoas que não tiveram contato com o vírus antes de se vacinar (soronegativos para dengue) apresentam mais chances de hospitalização (cinco a cada 1.000 pessoas) e de desenvolver dengue com sinais clínicos de alarme de grau 1 ou 2 (duas a cada 1.000).

Pode ser encontrada nos serviços privados de vacinação.

VACINA CONTRA RAIVA (VER CAPÍTULO 546, *RAIVA*)

VACINAÇÃO CONTRA A COVID-19

A Covid-19 é uma doença causada pelo coronavírus, denominado SARS-CoV-2, que apresenta um espectro que varia de infecções assintomáticas a quadros graves com elevada mortalidade (ver Capítulo 528, *Covid-19*).

Em menos de 1 ano após seu sequenciamento genômico, as primeiras vacinas, de diferentes tecnologias, estavam em fase de licenciamento, com potencial de redução de mortes e de formas graves da doença e, também, de controle da pandemia. Na atualidade, se encontram já liberadas para uso emergencial pela OMS (EUL WHO) as seguintes oito vacinas: ComiRNAty (Pfizer/BioNTech); Vaxzevria (AstraZeneca/Oxford/SKBio); Covishield (Serum Institute of India); Ad26.COV2.S (Janssen); mRNA-1273 (Moderna); Vero Cell (Sinopharm); CoronaVac (Sinovac); Covaxin (Bharat Biotech).

Recentes estudos revelam que os anticorpos neutralizantes do vírus, com potencial imunizante, começam a ser detectados por volta de 15 dias após a segunda dose da vacina CoronaVac e AstraZeneca. Destaca-se, ainda, que a combinação de imunizantes diferentes possa talvez ser uma estratégia para ampliar a cobertura vacinal da população no contexto de escassez global de vacinas contra a Covid-19. Assim, diretrizes de intercambialidade começaram a serem avaliadas e bem-sucedidas com a Astrazeneca e a Pfizer, e continuam sendo analisadas com outras vacinas.

Estima-se que com 70 a 80% de cobertura vacinal na população brasileira (exceto a população infantil), obtém-se a imunidade coletiva ou imunidade de rebanho.

Diferentes tecnologias continuam sendo usadas nas pesquisas: as clássicas, como as vacinas de vírus inteiros inativados e atenuados, subunitárias proteicas, recombinantes, de novas plataformas, como de ácidos nucleicos (DNA e mRNA) e vetores virais.

O principal alvo dos imunizantes é a proteína S (*spike*), responsável pela ligação do vírus SARS-CoV-2 com as células humanas.

Cumpre destacar as pesquisas prévias para elaboração de vacinas contra outros coronavírus, o SARS-CoV (2002) e o MERS (2012), que criaram as possibilidades para o rápido desenvolvimento de vacinas contra a Covid-19.

TECNOLOGIAS DAS PRINCIPAIS VACINAS CONTRA A COVID-19

Vacinas de vírus inteiros inativados

São vacinas feitas a partir do vírus SARS-CoV-2 inativado, ou seja, morto. A inativação é feita com o auxílio de substâncias químicas que destroem o material genético do vírus e, consequentemente, impedem a sua replicação, o que o torna incapaz de causar a doença. Esse processo mantém íntegra a cápsula do vírus, onde está a proteína S, responsável pela ligação e penetração em nossas células.

Uma vez no organismo, o vírus vacinal é percebido como um agente estranho e desencadeia a resposta do sistema imunológico. As primeiras células envolvidas nessa resposta (células apresentadoras de antígeno) "absorvem" o vírus, o destroem em seu interior e levam a proteína S para sua superfície.

Nesse momento, os chamados linfócitos T auxiliares entram em ação. Eles detectam a proteína, encaixam-se a ela e recrutam os linfócitos B, que produzirão os anticorpos específicos contra a proteína S. Os linfócitos B também são ativados pelo próprio vírus vacinal.

As vacinas de vírus inteiros inativados geralmente são seguras e imunogênicas, embora produzam menos anticorpos, e induzem memória imunológica não duradoura.

Exemplos de vacinas de vírus inteiros inativados são: Instituto Butantan/Sinovac (CoronaVac), Sinopharm Beijing, Sinopharm Wuhan, Bharat Biotech (Covaxin).

Vacinas de vetores virais não replicantes

Para desenvolver esse tipo de vacina, insere-se apenas o gene que codifica a produção de proteína S, responsável pela ligação do novo coronavírus com as células do organismo, dentro de outro vírus que não causa doença nem alteração no genoma das pessoas. Esse vírus "carreador" do código genético que instrui a formação da proteína S é, portanto, apenas um vetor da informação genética para que as células humanas passem a fabricar a proteína S.

Após a vacinação e a entrada do vetor vacinal na célula humana, esse gene é transformado em uma molécula chamada RNA mensageiro (mRNA), que contém instruções para a produção de proteínas S, o que ocorre fora do núcleo das células, onde está o genoma. Essas proteínas produzidas se fixam na superfície celular.

A partir desse momento, o sistema imunológico começa a atuar em diferentes "frentes":

- Os linfócitos T auxiliares detectam o agente estranho e recrutam os linfócitos B, que produzirão anticorpos específicos contra a proteína S
- Os linfócitos B entram em contato direto com a proteína S da superfície das células "vacinadas" e produzem os anticorpos

- Outro tipo de linfócitos T, chamados citotóxicos (ou assassinos), também são recrutados e destroem diretamente qualquer estrutura que exiba a proteína S
- As células "vacinadas", ao morrerem, liberam fragmentos da proteína S que também são identificados pelo nosso sistema imune, desencadeando a resposta vacinal.

Enquanto a imunidade durar, caso a pessoa vacinada tenha contato com o vírus, o organismo será capaz de "lembrar" como fazer para neutralizar rapidamente o SARS-CoV-2.

Exemplos de vacinas de vetores virais não replicantes são as seguintes: Fiocruz/Oxford/AstraZeneca – utiliza adenovírus de chimpanzé; CanSino – utiliza adenovírus humano 5 (Ad5); Janssen/J&J – utiliza adenovírus humano 26 (Ad26); Instituto Gamaleya (Sputnik V) – utiliza dois adenovírus humanos distintos (Ad26 e Ad5) na primeira e na segunda dose, respectivamente.

Vacinas de RNA mensageiro

Em laboratório, desenvolve-se o mRNA sintético, que ensinará ao nosso organismo a fabricar a proteína S do SARS-CoV-2, responsável pela ligação do vírus com as células. Por ser muito instável, o mRNA é revestido por uma capa de lipídeos (tipo de gordura) que o protege da degradação.

A molécula não contém outra informação, portanto, não é capaz de realizar qualquer outra tarefa e não penetra no núcleo das células. Então, não consegue causar a Covid-19 ou qualquer alteração no genoma.

Exemplos de vacinas de mRNA: Moderna/NIH, Pfizer/BioNTech, CureVac.

VACINAS PROTEICAS: SUBUNITÁRIAS, RECOMBINANTES OU DE PARTÍCULAS SEMELHANTES AO VÍRUS (VLP)

São baseadas em fragmentos do vírus, como a proteína S (*spike*), responsável pela ligação do SARS-CoV-2 com as nossas células. Essas partículas são percebidas como agentes estranhos e desencadeiam a resposta do sistema imunológico: as células apresentadoras de antígeno "absorvem" a substância, destruindo-a em seu interior e a conduzem até a superfície; os linfócitos T auxiliares detectam a proteína estranha e recrutam os linfócitos B, responsáveis pela produção de anticorpos; os linfócitos B entram em contato com as proteínas do vírus e produzem os anticorpos específicos contra elas, que neutralizarão o novo coronavírus. Outras células de defesa chamadas linfócitos T citotóxicos (ou assassinos) reconhecem e destroem diretamente qualquer estrutura que exiba as partículas virais envolvidas.

Exemplo de vacinas proteicas subunitárias, recombinantes ou de partículas semelhantes ao vírus (VLP): Novavax – utiliza a proteína S, com adjuvante Matrix-M1™.

VACINAS CONTRA A COVID-19 NO BRASIL

A ANVISA autorizou o uso emergencial das seguintes vacinas, já incorporadas à campanha contra a Covid-19 no Brasil.

Instituto Butantan/Sinovac (CoronaVac)

Vacina adsorvida Covid-19 (inativada). A vacina CoronaVac é composta pelo SARS-CoV-2 cultivado em células de primata não humano inativado com β-propionolactona, purificado e adsorvido em hidróxido de alumínio. A vacina deve ser conservada em temperaturas entre 2 a 8°C e administrada por via intramuscular, no músculo deltoide. Fabricante: Sinovac Life Sciences Co., Ltd. Parceria: IB/Sinovac.

É apresentada em frascos-ampola de 0,5 mℓ, volume correspondente a uma dose. O esquema é de duas doses, com intervalo de 14 a 28 dias.

A vacina é bem tolerada e demonstrou bom perfil de segurança na dosagem estudada. A maioria dos eventos adversos foi leve, sendo mais comum dor no local da aplicação.

Soroconversão de mais de 90% para anticorpos neutralizantes. Quanto à eficácia (Brasil): geral: 50,39% (IC 95%: 35,26 a 61,98); nas formas leves (categoria 3 da OMS – sem necessidade de assistência médica): 77,96% (IC 95%: 46,15 a 90,44); nas formas moderadas ou graves (categorias 4 a 6 da OMS – exigem hospitalização): não houve nenhum caso durante o estudo, mas os dados ainda não têm significância estatística ($p = 0,4967$).

Ainda não há informações sobre a eficácia dessa vacina de acordo com a idade e as condições clínicas associadas.

Fundação Oswaldo Cruz – Fiocruz (Oxford/AstraZeneca)

Trata-se de uma vacina de vetor viral não replicante (ou de replicação deficiente) composta por um adenovírus de chimpanzé que "carreia" um segmento genômico capaz de "instruir" as células humanas a produzirem a proteína S (*spike*) do SARS-CoV-2. A vacina deve ser conservada em temperaturas entre 2 a 8°C e administrada por via intramuscular. É apresentada em frascos-ampola com volume equivalente a 10 doses de 0,5 mℓ.

O esquema de doses consiste em duas doses, com intervalo entre 4 e, preferencialmente, 12 semanas. Quanto à segurança, a vacina é bem tolerada. A maioria dos eventos adversos foi leve, sendo mais frequentes dor e vermelhidão na área da aplicação.

Com relação à soroconversão, mais de 90% para anticorpos neutralizantes. Quanto à eficácia (Brasil, Reino Unido e África do Sul), geral: 70,42% (IC 95%: 54,84 a 80,63). Duas doses plenas: 62,10% (IC 95,84%: 39,96 a 76,08). Meia dose + dose plena: 90,05% (IC 95,84%: 65,84 a 97,10).

Estudos demonstram que intervalos maiores que 6 semanas entre a primeira e a segunda dose se traduzem em maior eficácia (cerca de 75%), que se mantém por até 90 dias. Após a segunda dose, a eficácia se eleva para 82%. Dessa maneira, o intervalo entre doses recomendado é de 3 meses.

Pfizer/BioNTech

A ANVISA concedeu o registro definitivo para a vacina produzida pela Pfizer/BioNTech.

Johnson & Johnson (Janssen)

Vacina produzida pela Janssen Farmacêutica que utiliza vetor viral não replicante (adenovírus AD26). Utilizada via intramuscular em dose única.

Deve ser mantida em temperatura de 2 a 8°C até 3 meses.

Produção brasileira (ButanVac, Versamune)

A ButanVac está sendo produzida pelo Instituto Butantan, em São Paulo, em parceria com um consórcio internacional com a Biologia Médica do Vietnã e a Organização Farmacêutica Governamental da Tailândia.

A ButanVac utiliza a tecnologia de inoculação de vírus em ovos embrionados de galinhas. O vírus utilizado é o da doença de Newcastle, desenvolvido por cientistas na Icahn School of Medicine, Mount Sinai, em Nova York, EUA.

Usa o vector viral da proteína S (*Spike*) estabilizada do vírus SARS-CoV-2, que foi modificado geneticamente, utilizando a tecnologia HexaPro, desenvolvida na Universidade do Texas em Austin (mesmo método utilizado na produção da vacina contra a *influenza*).

A Versamune, imunizante desenvolvido pela Faculdade de Medicina da Universidade de São Paulo de Ribeirão Preto, em parceria com a Farmacore Biotecnologia e a PDS Biotechnology, dos EUA. Utiliza a tecnologia da proteína recombinante, a mesma da Novax.

Nesta técnica, utilizam-se réplicas da proteína S-1 do SARS-CoV-2, impedindo que o vírus se conecte às células do corpo, evitando a instalação da doença. Depois de extraída e purificada, a proteína é embalada em nanopartículas lipídicas do tamanho do vírus. Assim, ainda que o vírus consiga se ligar à célula, o SARS-CoV-2 será combatido pelos linfócitos T ativados por essas nanopartículas. A ação do imunizante se baseia na interação desses dois compostos. Se a ação da proteína S-1 falhar, as partículas nanolipídicas terão "treinado" os linfócitos T para o combate ao novo coronavírus, o que, inclusive, colabora para que pessoas que tenham contraído o vírus uma vez não passem por uma reinfecção.

Vacinas brasileiras em desenvolvimento

Há em desenvolvimento várias outras pesquisas visando à fabricação de vacinas com tecnologia brasileira; uma delas é com um imunizante que vem sendo desenvolvido pela Universidade Federal de Minas Gerais (UFMG), em parceria com a Fundação Ezequiel Dias (FUNED), de Belo Horizonte.

Outro imunizante está sendo pesquisado pelas empresas PDS Biotecnologia, dos EUA, com a Farmacore Biotecnologia e a Faculdade de Medicina de Rio Preto, da Universidade de São Paulo.

A terceira iniciativa é desenvolvida pela Universidade Federal do Rio de Janeiro (UFRJ) e tem o nome de "UFRJvac".

O PLANO DE VACINAÇÃO BRASILEIRO CONTRA A COVID-19/PNI

O plano de vacinação contra a Covid-19 desenvolvido pelo PNI, em cooperação com o comitê de especialistas da Câmara Técnica, foi baseado em princípios similares aos estabelecidos pela OMS.

A vacinação teve como foco inicial a redução da morbimortalidade causada pelo novo coronavírus com a imunização de indivíduos com maior risco de desenvolvimento de formas graves e óbitos pelo vírus, bem como aqueles em situação de vulnerabilidade.

O Ministério da Saúde optou por priorizar a vacinação de determinados grupos para garantir o funcionamento dos serviços de saúde, a proteção dos cidadãos com maior risco para coronavírus, além da preservação do funcionamento dos serviços essenciais. Para isso, foi definida uma lista de grupos prioritários, que somavam mais de 77,2 milhões de brasileiros. Entre eles, destacavam-se: pessoas com 60 anos ou mais institucionalizadas; pessoas com deficiência, institucionalizadas; povos indígenas vivendo em terras indígenas;

trabalhadores de saúde; pessoas de 80 anos ou mais; povos e comunidades tradicionais ribeirinhas; povos e comunidades tradicionais quilombolas; pacientes com comorbidades.

Seguindo ordem de prioridades, o Ministério da Saúde ampliou a faixa etária do público que pode receber a vacina da Pfizer para adolescentes de 12 a 17 anos, com e sem comorbidades. Paralelamente, tem-se recomendação de Centers for Disease Control and Prevention (CDC) dos EUA e autorização da Food and Drug Administration (FDA) para o uso emergencial em crianças entre 5 e 11 anos da vacina da Pfizer. No Brasil, essa faixa etária ainda não foi contemplada.

As vacinas inativadas têm sido utilizadas há décadas em lactentes, sem nenhum risco ou prejuízo ao recém-nascido ou lactente. O puerpério, inclusive, é considerado um excelente momento de atualização do calendário vacinal da mulher. Vacinas de vírus vivos atenuados também são consideradas seguras para as nutrizes, com exceção da vacina da febre amarela.

Com relação à vacinação da Covid-19, a vacinação de gestantes e lactantes também foi orientada para ser feita com precaução, visto que a segurança e a eficácia das vacinas não foram amplamente avaliadas nesse grupo. O teste de gravidez não deve ser um pré-requisito para a administração das vacinas nas mulheres com potencial para engravidar e que se encontram em um dos grupos prioritários para vacinação.

Eventos adversos que venham a ocorrer com a gestante após a vacinação deverão ser notificados no aplicativo e-SUS Notifica, bem como quaisquer eventos adversos que ocorram com o feto ou com o recém-nascido até 6 meses após o nascimento.

Estudos de compatibilidade ou não de medicamentos e substâncias utilizadas pela mulher durante a amamentação posicionam-se a favor da vacinação de lactantes, citando como seguras nominalmente as vacinas Pfizer, Moderna e Oxford. A *Academy of Breastfeeding Medicine* (ABM) confirma que há pouca plausibilidade biológica de que a vacina cause danos aos lactentes, e chama a atenção para os anticorpos para SARS-CoV-2 provindos do leite de mulheres vacinadas que podem proteger a criança amamentada. Um benefício claro da vacinação da gestante e/ou da lactante é propiciar a proteção dessas mulheres contra a Covid-19, diminuindo, portanto, o risco de transmitir a infecção aos filhos. Além disso, o leite materno contém anticorpos (IgA contra o SARS-CoV-2) que poderiam potencialmente proteger o bebê amamentado da Covid-19.

As orientações vacinais de Centers for Disease Control and Prevention (CDC) em seu comitê de imunizações (Advisory Committee on Immunization Practices [ACIP]) defendem ser altamente improvável que os componentes das vacinas contra a Covid-19 possam ser excretados no leite materno e, mesmo que o fossem, seriam digeridos no intestino dos lactentes.

Concluindo, a SBP é enfática em recomendar a vacinação de mulheres que, na sua oportunidade de vacinação, estiverem amamentando, independentemente da idade de seu filho, sem necessidade de interrupção do aleitamento materno, ressaltando todos os benefícios de ambas as ações (imunização e amamentação).

Com relação à administração de vacinas contra a Covid-19 durante a gestação, a Febrasgo esclarece que puérperas e lactantes podem tomar a vacina com segurança se forem convocadas para tanto. As gestantes, por seu turno, devem ser avaliadas quanto ao risco de exposição e contágio, quando, então, a decisão de vacinar ou não deve ser compartilhada entre o médico e a própria gestante com base no risco apurado.

Cabe, neste momento, esclarecer que as vacinas disponíveis no Brasil são categoria B e que, nos estudos realizados em animais, não foram observados eventos teratogênicos. Deve ser informado, também, que os estudos que embasaram a aprovação das vacinas atualmente disponíveis em nosso país não foram incluídas gestantes, motivo pelo qual não há informações definitivas sobre os seus reais efeitos nessa situação específica.

Avaliação pós-vacinação Covid-19

O conhecimento acerca da Covid-19 está em contínuo crescimento. Até o momento, não existe definição da quantidade mínima de anticorpos neutralizantes necessária para conferir proteção imunológica contra a infecção pelo SARS-CoV-2, uma reinfecção, as formas graves da doença e nem contra as novas variantes circulantes. Assim, independentemente do resultado de um ensaio sorológico, devem ser seguidas as orientações e cuidados quanto ao distanciamento social, uso de máscaras e higienização das mãos. Portanto, a orientação é que os produtos para diagnóstico *in vitro* aprovados pela ANVISA para detecção de anticorpos neutralizantes sejam utilizados somente sob as condições previstas nas instruções de uso, observando suas limitações e levando em consideração que não existe, até o momento, definição da quantidade mínima de anticorpos neutralizantes necessária para conferir proteção imunológica contra a infecção pelo SARS-CoV-2.

Dessa maneira, esses produtos não devem ser utilizados para determinar proteção vacinal. Ainda não há embasamento científico que correlacione a presença de anticorpos contra o SARS-CoV-2 com a proteção à reinfecção.

DOSE DE REFORÇO OU TERCEIRA DOSE CONTRA A COVID-19

Alguns ensaios clínicos demonstraram que, após a segunda dose da vacina contra a Covid-19, ocorreu uma redução nos títulos de anticorpos neutralizantes. No caso da vacina do laboratório Moderna, houve uma discreta redução a partir do 180º dia após a segunda dose. No caso das fabricadas pela Pfizer e AstraZeneca, a redução de anticorpos foi significativa a partir do 70º dia após a segunda dose.

Neste sentido, a dose de reforço é uma estratégia utilizada mediante a verificação de uma grande propensão à redução da efetividade das vacinas contra a Covid-19, com indicação de realização a partir do quarto ou sexto mês após o esquema vacinal inicial (depende da regulamentação de cada país). Os grupos elegíveis para o recebimento da dose de reforço são os idosos com idade superior ou igual a 60 anos e os profissionais da área de saúde, aqueles com maior risco de evolução para complicações da doença e, estes, devido a maior exposição à Covid-19 e, consequentemente, maior risco de adoecimento.

As vacinas a serem utilizadas para o reforço, preferencialmente, são Pfizer, tendo como alternativa a Janssen ou AstraZeneca. Tal indicação independe do imunizante aplicado no esquema vacinal inicial.

Todavia, não sabemos exatamente quanto tempo dura a proteção das vacinas para a Covid-19. No entanto, dados atuais indicam que a maioria das pessoas tem forte proteção contra doenças graves e morte por pelo menos 6 meses. A imunidade pode reduzir mais rapidamente em pessoas mais idosas ou que tenham comorbidades, ou um alto nível de exposição ao vírus (carga viral). Diante disso, as autoridades sanitárias definirão os possíveis calendários de vacinação.

Diante do surgimento de uma nova variante do SARS-CoV-2, o impacto para a eficácia das vacinas é uma relevante pergunta. Até o momento, o que se sabe é que as vacinas em uso são potencialmente capazes de proteger o organismo dos impactos mais nocivos da infecção pela variante Ômicron. A ANVISA, junto aos órgãos reguladores internacionais e desenvolvedores dos imunizantes estão trabalhando ativamente caso seja necessária uma eventual ação rápida para conter a variante.

Terapias promissoras para a Covid-19

A ANVISA aprovou, para uso emergencial, o medicamento sintético Veklury® (**rendesivir**), produzido pela biofarmacêutica Gilead Sciences, já aprovado pela FDA para uso emergencial em adultos e em certos pacientes pediátricos com Covid-19. Trata-se de um antiviral experimental, já utilizado no tratamento de Ebola, que impede a replicação do vírus. É aplicado por via intravenosa, não vendido em farmácias. No Brasil, será usado em adultos e adolescentes com mais de 12 anos e com pelo menos 40 kg, que foram hospitalizados com pneumonia e que requerem administração suplementar de oxigênio, mas que não estejam em ventilação mecânica.

Além disso, a ANVISA aprovou, com o mesmo propósito, em caráter experimental, o **sotrovimabe**, para uso em pacientes com quadros leve e moderado, mas com risco de evolução para uma situação grave. É contraindicado para pacientes hospitalizados que precisem de suporte ventilatório. Igualmente, o medicamento não será disponibilizado para comercialização direta ao público, mas terá uso ambulatorial, devendo ser prescrito por um médico para que seja ministrado. O prazo de validade do produto é de 12 meses, armazenado em temperaturas de 2 a 8°C.

A FDA aprovou, igualmente, para uso emergencial, **anticorpos monoclonais** (neutralizantes) para o tratamento da Covid-19 leve ou moderada em pacientes adultos e pediátricos hospitalizados (com 12 anos ou mais, pesando pelo menos 40 kg) com PCR positivo para SARS-CoV-2, e que estão em alto risco de progredir para Covid-19 grave. Esses são também utilizados para tratamento preventivo (profilaxia) após exposição à SARS-CoV-2. Esse produto também não é um substituto para a vacinação contra a Covid-19.

Na atualidade, há estudos em andamento com outros medicamentos antirretrovirais como ritonavir e liponavir, e antivirais experimentais, o molnupiravir e o paxlovid. Contudo, nenhum desses medicamentos substitui as vacinas contra a Covid-19.

Sites de interesse sobre vacinação

Sociedade Brasileira de Imunizações. Vacinas anti-Covid-19 Calendário de vacinações (SBIM)	https://sbim.org.br/calendarios-de-vacinacao https://sbim.org.br/
Calendário do prematuro	https://sbim.org.br/images/calendarios/calend-sbim-prematuro.pdf
Calendário para crianças até 10 anos	https://sbim.org.br/images/calendarios/calend-sbim-crianca.pdf
Calendário do adolescente 10 a 19 anos	https://sbim.org.br/images/calendarios/calend-sbim-adolescente.pdf
Calendário do adulto 20 a 59 anos	https://sbim.org.br/images/calendarios/calend-sbim-adulto.pdf
Calendário do idoso > 60 anos	https://sbim.org.br/images/calendarios/calend-sbim-idoso.pdf
Calendário da gestante	https://sbim.org.br/images/calendarios/calend-sbim-gestante.pdf
Calendário ocupacional	https://sbim.org.br/images/calendarios/calend-sbim-ocupacional.pdf
Calendário único do nascimento à terceira idade	https://sbim.org.br/images/calendarios/calend-sbim-0 a 100.pdf
Calendário do nascimento aos 19 anos	https://sbim.org.br/images/calendarios/calend-pg-crianca-adolesc-0 a 19.pdf
Calendário dos 20 anos à terceira idade	https://sbim.org.br/images/calendarios/calend-pg-adulto-20-ou-mais.pdf
Pacientes especiais: diabetes, hepatopatias, cardiopatias, doenças reumatológicas, hematológicas e pessoas que vivem com HIV	https://sbim.org.br/images/calendarios/calend-sbim-pacientes-especiais.pdf
Pessoas transplantadas de células-tronco – hematopoéticas	https://sbim.org.br/images/calendarios/calend-sbim-tcih.pdf
Vacina Pfizer/BioNTech	https://www.cdc.gov/vaccines/covid-19/info-by-product/pfizer/pfizer-bioNTech-faqs.html
Vacina CoronaVac/Sinovac	https://agenciabrasil.ebc.com.br/saude/noticia/2021-04/coronavac-e-eficaz-contravariante-brasileira-da-covid-19
Vacina Oxford/AstraZeneca	https://agenciabrasil.ebc.com.br/saude/noticia/2021-04/anvisa-atualiza-bula-da-vacina-de-oxford
Vacina Johnson & Johnson/Janssen	https://agenciabrasil.ebc.com.br/saude/noticia/2021-02/painel-do-cdc-dos-eua-aprova-vacina-da-jj-contracovid-19
World Health Organization. Who can take the Pfizer-BioNTech COVID-19 vaccine?	https://www.who.int/news-room/featurestories/detail/who-can-take-the-pfizer-biontechcovid-19-vaccine

BIBLIOGRAFIA

Academy of Breastfeeding Medicine. Consideration for COVID-19 Vaccination in Lactation. Disponível em: https://abm.memberclicks.net/abm-statement-considerations-for-covid-19-vaccination-in-lactation. Acesso em: 10 dez 2021.

Agência Nacional de Vigilância Sanitária (ANVISA). Disponível em: https://agenciabrasil.ebc.com.br/saude/noticia/2021-09/anvisa-aprova-medicamento-paratratamento-de-covid-19. Acesso em: 09 out 2021.

Beigel JH, Kay MT, Lori ED et al. Remdesivir for the treatment of Covid-19. Final report. N Engl J Med. 2020; 383:1813-26. https://www.cdc.gov/coronavirus/2019.

Calendário nacional de vacinação. Disponível em: https://sbim.org.br/calendarios-de-vacinacao. Acesso em: 11 dez 2021.

Considerations for COVID-19 vaccination in lactation. Disponível em: https://pubmed.ncbi.nlm.nih.gov/33372846/. Acesso em: 10 dez 2021.

Conte C, Sogni F, Affanni P et al. Vaccines against Coronaviruses: the state of the art. vaccines (basel). 2020;8(2):309.

Coronavirus Disease (Covid-19): Vaccines. Disponível em: https://www.who.int/news-room/questions-and-answers/item/coronavirus-disease-(covid-19)-vaccines. Acesso em: 10 dez 2021.

Covid-19: Fiocruz vai analisar a intercambialidade de vacinas. Disponível em: https://portal.fiocruz.br/noticia/covid-19-fiocruz-vai-analisar-intercambialidade-de-vacinas. Acesso em: 10 dez 2021.

COVID-19 vaccines during pregnancy or breastfeeding. https://www.cdc.gov/coronavirus/2019-ncov/vaccines/recommendations/pregnancy.html. Acesso em: 10 dez 2021.

E-lactancia. Covid-19 Vaccine. Disponível em: http://www.e-lactancia.org/breastfeeding/covid-19-vaccine/product. Acesso em: 15 fev 2021.

European Medicines Agency. EMA starts rolling review of sotrovimab (VIR-7831) for COVID-19. Disponível em: https://www.ema.europa.eu/en/news/ema-starts-rolling-review-sotrovimab-vir-7831-covid-19. Acesso em: 10 dez 2021.

Federação Brasileira das Associações de Ginecologia e Obstetrícia (Febrasgo). Recomendações Febrasgo na vacinação de gestantes e lactantes contra a Covid-19. Disponível em: https://www.febrasgo.org.br/pt/noticias/item/1211-complemento-a-recomendacao-febrasgo-na-vacinacao-de-gestantes-e-lactantes-contra-covid-19. Acesso em: 31 mar 2021.

Fox A, Marino J, Amanat F et al. Robust and specific secretory IgA against SARS-CoV-2 detected in human milk. iScience. 2020; 23:101735

Guimarães R. Vacinas anti-Covid: Um olhar da medicina coletiva. Ciência e Saúde Coletiva. 2020;(25)9:3579-85.

Immunity Perspective SARS-CoV-2 Vaccines: Status Report Immunity. Elsevier Inc. Apr. 2020;52(4):583-9.

Instituto Butantan. Diretrizes de texto de bula – Profissional da saúde. Disponível em: https://vacinacovid.butantan.gov.br/assets/arquivos/Bulas_Anvisa/Bula_PS_vacina%20 adsorvida%20 covid-19%20(inativada).pdf. Acesso em: 15 fev 2021.

Ministério da Saúde recomenda vacinação de adolescentes seguindo ordem de prioridades. Disponível em: https://www.gov.br/saude/pt-br/assuntos/noticias/2021-1/setembro/ministerio-da-saude-recomenda-vacinacao-de-adolescentes-seguindo-ordem-de-prioridades-1. Acesso em: 11 dez 2021.

Ministério da Saúde. Fundação Osvaldo Cruz. Nota Técnica n.1/2021-DAPES/SAPS/MS. Disponível em: https://portaldeboaspraticas.iff.fiocruz.br/biblioteca/nota-tecnica-no-1-2021-dapes-saps-ms-vacinas-covid-19-em-gestantes-puerperas-e-lactantes/. Acesso em: 31 mar 2021.

Ministério da Saúde. Informe Técnico – Campanha Nacional de Vacinação contra a Covid-19. Disponível em: https://www.conasems.org.br/wp-content/uploads/2021/01/1611078163793_ Informe_Tecnico_da_Campanha_Nacional_de_ Vacinacao_contra_a_Covid_19 a 1.pdf. Acesso em: 15 fev 2021.

Ministério da Saúde. Informe Técnico Administração de Dose Reforço de Vacinas contra a Covid-19 em trabalhadores de Saúde. Nota Técnica N. 47/2021-SECOVID/MS.

Ministério da Saúde. Manual de normas de vacinação. Brasília, 2014.

Ministério da Saúde. Manual de Vigilância Epidemiológica de Eventos Adversos Pós-Vacinação. Brasília-DF. 2014.

Ministério da Saúde/Secretaria de Vigilância em Saúde. Instrução Normativa Referente ao calendário nacional de Vacinação. Brasília, 2019; 12 p.

Pereira AJCS, Andrade SS. Imunização para crianças e adolescentes. In: Andrade JG, Pereira LIA. Manual Prático de Doenças Transmissíveis. 8ª ed. CEGRAF UFG, 2017.

Rogliani P, Chetta A, Cazzola M et al.- SARS-CoV-2 Neutralizing antibodies: a network meta-analysis across vacines. 2021; 9:227.

Sharma O, Sultan A, Ding H et al. A review of the progress and challenges a developing a vaccine of Covid-19. Frontiers in immunology. 2020;11:585354.

Sociedade Brasileira de Imunizações (SBIm). Calendário de vacinação. Disponível em: https://sbim.org.br/calendarios-de-vacinacao. Acesso em: 30 mar 2021.

Sociedade Brasileira de Imunizações (SBIm). Desenvolvimento das vacinas. Vacinas licenciadas no Brasil. Programa brasileiro de vacinação contra a Covid-19. Disponível em: https://sbim.org.br/covid-19. Acesso em: 30 mar 2021.

Sociedade Brasileira de Pediatria (SBP). Vacinas. Covid-19: Atualização. Disponível em: https://www.sbp.com.br/fileadmin/user_upload/22908 f-GPA-Vacinas_COVID19_-_Atualizacao.pdf. Acesso em: 30 mar 2021.

Sociedade Brasileira de Pediatria (SBP). Vacinas disponíveis. Disponível em. https://familia.sbim.org.br/vacinas/vacinas-disponiveis. Acesso em: 05 abr 2021.

Taylor PC, Adams AC, Hufford MM et al. Nature Reviews Immunology. Neutralizing monoclonal antibodies for treatment of COVID-19. 2021;21:382-93.

The American College of Obstetricians and Gynecologists. Vaccinating Pregnant and Lactating Patients Against Covid-19. Disponível em: https://www.acog.org/clinical/clinicalguidance/practice-advisory/articles/2020/12/vaccinating-pregnant-and-lactating-patients-against-covid-19. Acesso em: 15 fev 2021.

Variante Ômicron e vacinas usadas no país: posição da Anvisa. Disponível em: https://www.gov.br/anvisa/pt-br/assuntos/noticias-anvisa/2021/variante-omicron-e-vacinas-usadas-no-pais-posicao-da-anvisa. Acesso em: 11 dez 2021

Vojtek I, Dieussaert I, Doherty TM et al. Maternal immunization: where are we now and how to move forward? Ann Med. 2018;50(3):193-208.

WHO issues emergency use list for eighth vaccine COVID-19. Disponível em: https://www.who.int/news/item/03-11-2021-who-issues-emergency-use-listing-for-eighth-covid-19-vaccine. Acesso em: 10 dez 2021.

Widge A, Jackson LA, Anderson EJ et al. Durability of Responses after SARS-CoV- mRNA-12 73 Vacination. NEJM. 2020;3:1820-31.

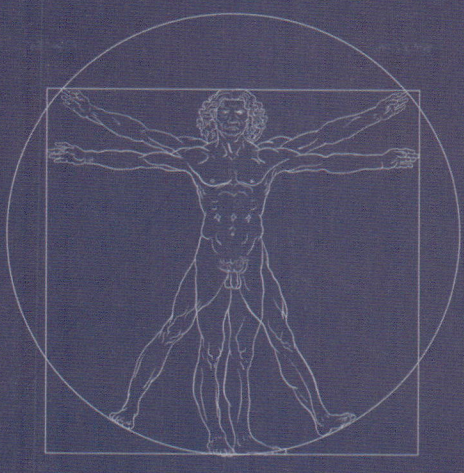

Parte 2
Sinais e
Sintomas Comuns

10
Cianose

Marcelo Fouad Rabahi

INTRODUÇÃO

Coloração azul-arroxeada da pele e das mucosas, que aparece quando a hemoglobina reduzida (não oxigenada) ultrapassa 5 g por 100 mℓ.

A metemoglobina, um derivado da hemoglobina, também produz cianose quando sua concentração chega a 20% da hemoglobina total.

Classificação e causas

A cianose pode ter causa central, periférica, mista ou por alteração da hemoglobina:

- Cianose central: oxigenação insuficiente do sangue em sua passagem pelos capilares pulmonares
  - Diminuição da tensão de O_2 no ar inspirado: locais de grandes altitudes
  - Hipoventilação pulmonar: obstrução por corpo estranho, laringotraqueobronquite aguda, epiglotite, traumatismo torácico, aumento da resistência nas vias respiratórias (doença pulmonar obstrutiva crônica [DPOC], atelectasia, hidrotórax, pneumotórax, depressão do centro respiratório, paralisia dos músculos respiratórios), síndrome pleural
  - Distúrbios da difusão: congestão pulmonar, infecções pulmonares, fibrose pulmonar, vasculites
  - Distúrbios da perfusão: embolia pulmonar, insuficiência ventricular direita, cardiopatia congênita (*shunt* de sangue da direita para a esquerda – tetralogia de Fallot, tronco comum, síndrome de Eisenmenger, transposição dos grandes vasos, atresia tricúspide, comunicações interatrial [CIA] e interventricular [CIV] com hipertensão pulmonar, fístulas vasculares pulmonares)
  - Alteração do centro respiratório: acidente vascular cerebral (AVC) pontino, processo expansivo
- Cianose periférica: por estase venosa ou diminuição (funcional ou orgânica) do calibre dos vasos da microcirculação
  - Vasoconstrição: exposição ao ar ou água fria, estresse, dor intensa, doença de Raynaud, acrocianose
  - Obstrução venosa: estase venosa periférica, trombose venosa profunda
  - Choque, desidratação, policitemia
- Cianose mista: associação de mecanismos centrais e periféricos (insuficiência cardíaca grave)
- Cianose por alteração da hemoglobina – alteração das hemácias
  - Metemoglobinemia: ocorre em decorrência da alteração do ferro ferroso (Fe^{++}) para o estado férrico (Fe^{+++}), causando incapacidade de liberação nos tecidos. Dapsona e agentes anestésicos tópicos (benzocaína, lidocaína e prilocaína) são os principais medicamentos desencadeantes. Existe também a forma hereditária, causada pela deficiência da metemoglobina redutase.

MANIFESTAÇÕES CLÍNICAS

- É importante examinar o paciente com luz natural, pois luz artificial minimiza a cianose, dificultando seu reconhecimento
- Observar lábios, ponta do nariz, regiões malares, lóbulos das orelhas, língua, palato, extremidades das mãos e dos pés (em indivíduos de pele escura, a cianose só é aparente na língua e nas mucosas)
- Início da cianose logo ao nascer (cardiopatias congênitas)
- Dispneia é observada na cianose central de origem pulmonar e/ou cardíaca
- Sonolência
- Torpor, irritabilidade
- Crises convulsivas
- Hipocratismo digital indica doença pulmonar crônica, cardiopatia congênita, neoplasias e cirrose hepática.

DIAGNÓSTICO DIFERENCIAL

- Ver Quadro 10.1.

EXAMES COMPLEMENTARES

Solicitados de acordo com a causa provável:

- Hemograma
- Gasometria arterial
- Radiografia do tórax/tomografia pulmonar
- Eletrocardiograma (ECG)
- Ecocardiograma
- Dosagem de metemoglobina.

COMPLICAÇÕES

- Hemolinfopoiéticas: eritrocitose, deficiência de ferro e diátese hemorrágica
- Sistema nervoso central (SNC): hemorragia cerebral, abscesso cerebral
- Renais: proteinúria, hiperuricemia, insuficiência renal
- Osteoarticulares: osteoartropatia hipertrófica, gota, periostite.

Quadro 10.1 Diagnóstico diferencial entre cianose central, periférica e por metemoglobinemia.

Manifestações clínicas	Cianose central	Cianose periférica	Cianose por metemoglobinemia
Localização	Generalizada	Segmentar	Generalizada
Intensidade	Estável	Instável	Estável
Dispneia	Frequente	Pouco frequente	Pouco frequente
Sinais de afecções cardiopulmonares	Frequentes	Pouco frequentes	Ausentes
Saturação da oxigenação arterial	Diminuída	Normal	Normal
Aquecimento ou massagem local	Não modifica	Diminui ou desaparece	Não modifica
Oxigenoterapia	Geralmente melhora	Não modifica	Não modifica

TRATAMENTO

- O tratamento sempre deve visar à causa da cianose
- Oxigenoterapia: utilizar 1 a 5 ℓ/min de oxigênio umidificado (não modifica a cianose de causa periférica ou por metemoglobinemia)
- Pacientes com cianose por metemoglobinemia provocada por medicamentos:
  - Casos leves: após suspensão do medicamento, a metemoglobina regride espontaneamente em 2 a 3 dias
  - Casos graves: azul de metileno por via intravenosa (IV), 1 a 2 mg/kg em soro fisiológico, durante 10 minutos. Se não ocorrer resposta adequada após 1 hora, administrar uma segunda dose
  - Exsanguinotransfusão pode ser necessária em pacientes muito graves
  - Metemoglobinemia aguda grave, com níveis de metemoglobina superior a 60%, está associada a choque, coma e óbito. Os pacientes apresentam cianose intensa e o sangue adquire coloração de chocolate.

Recomendações práticas

- Cianose leve pode passar completamente despercebida pelo paciente e pelo médico se não houver atenção para essa possibilidade
- O exame do paciente com luz fluorescente dificulta o reconhecimento da coloração azulada
- Atividade física piora a cianose central porque os músculos, ao se exercitarem, exigem uma extração aumentada de oxigênio do sangue
- Anemia dificulta a percepção de cianose, e policitemia a intensifica
- A definição se a cianose é localizada ou generalizada facilita a identificação da causa.

BIBLIOGRAFIA

Azevedo MF. GPS Medicamentos. Guia prático em saúde. Rio de Janeiro: Guanabara Koogan; 2017.
Porto CC, Porto AL. Semiologia médica. Rio de Janeiro. 8. ed. Guanabara Koogan. 2019.
Prchal JT. Clinical features, diagnosis, and treatment of methemoglobinemia. UpToDate. 2019.

11 Convulsões

Sebastião Eurico de Melo-Souza • Celmo Celeno Porto

INTRODUÇÃO

Convulsões são movimentos musculares súbitos e incoordenados, involuntários e paroxísticos, que ocorrem de maneira generalizada ou em segmentos do corpo. Há dois tipos fundamentais: convulsões tônicas e convulsões clônicas, além de um tipo que soma as características de ambas (tônico-clônicas; ver Capítulo 495, *Epilepsias*).

As convulsões tônicas caracterizam-se por enrijecimento global da musculatura com imobilização das articulações. As convulsões clônicas são movimentos rítmicos, alternando-se contrações e relaxamentos musculares em ritmo mais ou menos rápido.

As convulsões surgem em muitas condições clínicas, mas têm um denominador comum: descargas bioelétricas originadas em alguma área cerebral com imediata estimulação motora.

As convulsões costumam ser descritas pelos pacientes com as expressões "acesso", "desmaio" e "congestão".

CLASSIFICAÇÃO FISIOPATOLÓGICA

- Focal: a atividade neuronal paroxística fica limitada a uma parte do cérebro, principalmente no lobo temporal. Se permanecer localizada, os sinais e os sintomas vão depender da área comprometida
- Generalizada: a atividade eletrofisiológica anormal acomete ambos os hemisférios, simultânea e sincronicamente, originando-se provavelmente pela ativação do sistema diencefálico com disseminação para áreas corticais.

CAUSAS

- As principais causas da convulsão estão descritas no Quadro 11.1.

MANIFESTAÇÕES CLÍNICAS

Crises convulsivas generalizadas. Perda abrupta da consciência com queda ao solo, seguindo-se uma fase de enrijecimento global dos músculos (fase tônica), seguida por contrações musculares sucessivas, generalizadas e intensas (fase clônica).

Quadro 11.1 Causas de convulsões.

Condição clínica	Exemplos
Anomalias congênitas cerebrais	Alteração da migração neuronal
Distúrbios metabólicos	Hipoglicemia, hipocalcemia, hipomagnesemia, fenilcetonúria, hiper ou hiponatremia
Vasoconstrição cerebral	Eclâmpsia, encefalopatia hipertensiva
Hipoxia cerebral	Encefalopatia pós-parada cardiorrespiratória, intoxicação por monóxido de carbono, síndrome de Stokes-Adams
Infarto cerebral	Acidente vascular cerebral isquêmico
Infecções cerebrais	Encefalite, meningite, malária, neurolues, raiva, AIDS, neurocisticercose, toxoplasmose, tétano
Lesões cerebrais expansivas	Tumor cerebral, hemorragia intracraniana
Traumatismo cranioencefálico	Lesão intraparto, fratura do crânio, contusão e laceração cerebrais
Uso de substâncias tóxicas	Bebidas alcoólicas, cocaína, estricnina, chumbo, síndrome de abstinência
Febre	Convulsões febris de crianças
Distúrbio da excitabilidade de causa desconhecida	Epilepsia idiopática

Após 2 a 5 minutos, a crise cessa, entrando o paciente em relaxamento total e sono profundo, do qual dificilmente é despertado. Acorda após algum tempo sem ter noção do que aconteceu, confuso e atordoado.

As crises convulsivas generalizadas eram denominadas "grande mal", designação que foi abandonada. Existem inúmeras variantes das crises convulsivas generalizadas, e uma das mais comuns tem início não abrupto, o que torna possível ao paciente perceber a instalação da crise, sendo precedida de parestesias, desvio forçado da cabeça, dor abdominal e desconforto retroesternal. São chamadas convulsões focais com generalização secundária.

Durante o episódio convulsivo, podem surgir cianose, sialorreia, incontinência dos esfíncteres, mordedura da língua e ferimentos em diferentes regiões do corpo.

Crises convulsivas focais. Os movimentos ficam restritos a um segmento ou a um dos lados do corpo.

DIAGNÓSTICO DIFERENCIAL

- Síncope ou "desmaio"
- Tetania (convulsões localizadas)
- Isquemia cerebral focal
- Pseudocrises (ataque de pânico, crise de conversão).

EXAMES COMPLEMENTARES

Dependem das hipóteses diagnósticas (ver Causas). Podem incluir:

- Dosagem de eletrólitos
- Glicemia
- Eletroencefalograma (EEG)
- Exames de neuroimagem
- Exame do liquor.

COMPROVAÇÃO DIAGNÓSTICA

- Dados clínicos + exames complementares de acordo com a(s) hipótese(s) diagnóstica(s).

COMPLICAÇÕES

- Ferimentos durante a crise, inclusive queimaduras
- Luxações e fraturas
- Ferimentos de língua, bochechas e lábios
- Pneumonia por aspiração de vômitos
- Afogamento
- Morte.

TRATAMENTO

- Crises convulsivas localizadas: ver Capítulo 495, *Epilepsias*
- Crises convulsivas generalizadas: empregar medidas gerais e imediatas
  - Proteger a língua – se possível, colocar um tecido entre os dentes. Não usar objetos que possam ser quebrados ou quebrar os dentes e nunca colocar um dedo na boca do paciente
  - Afrouxar a roupa ao redor do pescoço
  - Colocar um travesseiro sob a cabeça
  - Deitar o paciente de lado para prevenir aspiração
  - Corrigir distúrbios eletrolíticos.

TRATAMENTO MEDICAMENTOSO

- Ver Capítulo 495, *Epilepsias*.

EVOLUÇÃO E PROGNÓSTICO

- Dependem da etiologia (ver *Causas*).

BIBLIOGRAFIA

Melo-Souza SE. Tratamento das doenças neurológicas. 3. ed. Rio de Janeiro: Guanabara Koogan; 2013.
Porto CC, Porto AL. Semiologia médica. 8. ed. Rio de Janeiro: Guanabara Koogan; 2019.
Thijs RD, Surges R, O'Brien TJ et al. Epilepsy in adults. Lancet. 2019;393(10172):689-701.

12
Diarreia

Marisa de Melo Álvares Miranda • João Damasceno Porto

INTRODUÇÃO

Aumento do número de evacuações (mais de três por dia) e do teor de líquido das fezes, que se tornam amolecidas ou aquosas.

As lesões histopatológicas dependem da causa, podendo haver processo inflamatório da mucosa intestinal, lesão ou necrose dos enterócitos, atrofia das vilosidades, hiperplasia das criptas e ulcerações superficiais.

Em muitos casos, o intestino apresenta estrutura normal ou apenas alterações funcionais. Pode ser aguda, não infecciosa e infecciosa, ou crônica.

DIARREIA AGUDA NÃO INFECCIOSA

Causas

- Uso de laxativos: fenolftaleína, antraquinonas, óleo de rícino, bisacodil, oxifenisatina, sena, aloé, sulfosuccinato, dioctil sódico, sulfato de magnésio
- Medicamentos: antibióticos de largo espectro, teofilina, furosemida, tiazidas, quinidina, colchicina, inibidores da enzima de conversão da angiotensina, ranitidina, antidepressivos, misoprostol, antiácidos, xaropes com altor teor de sorbitol, suplementos vitamínicos, sulfato ferroso
- Nutrição enteral
- Radioterapia e quimioterapia
- Exercícios vigorosos (diarreia dos corredores)
- Psicogênica.

Manifestações clínicas

- Início súbito com três ou mais evacuações por dia
- Fezes moles e líquidas, podendo conter muco ou sangue
- Restos alimentares nas fezes
- Cólicas intestinais, distensão abdominal
- Anorexia, mal-estar
- Desidratação e distúrbios eletrolíticos.

O reconhecimento da causa é fundamental para o cuidado ao paciente.

DIARREIA AGUDA INFECCIOSA

Diarreia provocada por agentes infecciosos (vírus, bactérias, fungos, parasitas):

- Vírus:
  - Rotavírus: transmissão fecal-oral; mais frequente em lactentes e crianças; relacionada com grupos fechados; diarreia dos turistas e dos viajantes (ver Capítulo 6, *Medicina de Viagens*)
  - Vírus Norwalk e símiles: transmissão fecal-oral. Pode ocorrer em todas as idades e em grupos fechados
  - Adenovírus: transmissão por secreções respiratórias. Mais frequentes no verão (cerca de 20% das diarreias aquosas na infância)
  - Enterovírus: relacionadas com o vírus de Coxsackie humano do grupo 1 e o vírus ECHO dos tipos 18 e 20. Comum em crianças
  - HIV: diarreia leve ou grave de curso prolongado, podendo observar-se fezes sanguinolentas
- Bactérias: *Escherichia coli, Salmonella, Shigella, Campylobacter jejuni, Clostridium difficile, Listeria monocytogenes, Yersinia enterocolitica, Vibrio cholerae, T. whipplei*
- Parasitos: *G. lamblia, S. stercoralis, E. histolytica, Cryptosporidium* sp., *Balantidium coli, Isospora belli*
- Enterotoxinas bacterianas (intoxicação alimentar).

Fatores de risco

- Higiene inadequada e saneamento básico deficiente
- Alimentos preparados de modo inadequado e malconservados.

Manifestações clínicas

Diarreia viral

- Autolimitada, de curta duração, mas pode durar até 2 semanas
- Febre quase sempre de baixa intensidade durante 3 a 4 dias
- Vômitos frequentes
- Cólicas abdominais acompanhadas de evacuações explosivas.

Diarreia bacteriana

- *E. coli* enterotoxigênica (ETEC): febre, calafrios e vômitos. Importante causa de diarreia em viajantes e crianças
- *Shigella* e *E. coli*: síndrome disentérica (diarreia sanguinolenta com muco e pus). Febre alta, mialgias, cólicas, tenesmo
- *E. coli* entero-hemorrágica (EHEC): colite hemorrágica; associada a síndrome hemolítico-urêmica em crianças, reação leucemoide, colite pseudomembranosa, cefaleia, meningismo, convulsões. Artrite 2 a 3 semanas após a diarreia
- *Salmonella*: início dos sintomas 8 a 48 horas após ingestão de alimentos contaminados. Febre e diarreia; às vezes, vômitos. Dor abdominal em cólica
- *Campylobacter jejuni* ou *Escherichia coli*: dor abdominal. Pode complicar com megacólon tóxico, colite pseudomembranosa, síndrome hemolítico-urêmica, polineurite pós-infecciosa, síndromes de Guillain-Barré e Reiter
- *Yersinia enterocolitica*: febre e vômitos. Adenite mesentérica. Poliartrite migratória. Complicações: síndrome de Reiter, eritema nodoso, abscesso de fígado e baço, colite inflamatória
- *Clostridium difficile*: colite pseudomembranosa, artrite (relacionada com o uso de antimicrobianos)

- *Tropheryma whippelii*: diarreia prolongada, seguida de esteatorreia com cólica; às vezes, distensão abdominal. Perda de peso, artralgia (grandes articulações). Febre de baixa intensidade. Hiperpigmentação da pele em 50% dos pacientes. Hipoalbuminemia, hipocolesterolemia, hipopotassemia e anemia. Complicações: endocardite marântica, alterações neurológicas (oftalmoplegia, demência, ataxia, mioclonias, hiper-reflexia e parestesias)
- *Vibrio cholerae*: ver Capítulo 557, *Cólera*.

Diarreia por parasitos

- Helmintíase: ver Capítulo 584, *Helmintíases*
- Giardíase: ver Capítulo 583, *Giardíase*
- Amebíase: ver Capítulo 577, *Amebíase*
- Estrongiloidíase: ver Capítulo 584, *Helmintíases*.

Diarreia em pacientes imunodeprimidos

Principais causas: *Cryptosporidium, Microsporidium, Isospora, Ciclospora*, citomegalovírus, herpes-vírus humano, *Mycobacterium, E. histolytica, Candida, G. lamblia*.

Diagnóstico diferencial

- Episódio agudo de diarreia em paciente com doença intestinal crônica
- Colite ulcerativa
- Doença de Crohn
- Colite pseudomembranosa secundária ao uso de antibióticos
- Doença diverticular do cólon, cólon irritável
- Impactação fecal (diarreia paradoxal)
- Obstrução intestinal (fase inicial).

Exames complementares

- Nem sempre são necessários
- Dependem das hipóteses diagnósticas
- Hemograma: aumento dos leucócitos com desvio para a esquerda indica processo infeccioso bacteriano agudo
- Eletrólitos séricos: aumento do sódio e potássio em consequência da desidratação (ver Capítulo 341, *Desidratação, Distúrbios Hidreletrolíticos e Ácidos-Básicos*)
- Ureia e creatinina: elevadas em caso de desidratação grave
- pH: acidose hiperclorêmica
- Exame parasitológico de fezes: para identificação de parasitas intestinais (amebíase, giardíase, estrongiloidíase, helmintíase)
- Cultura de fezes: identificação de bactérias
- Exames de imagem em pacientes com dor abdominal e suspeita de obstrução para excluir a possibilidade de megacólon tóxico e isquemia intestinal
- Retossigmoidoscopia: suspeita de colite pseudomembranosa.

Comprovação diagnóstica

- Dados clínicos
- Diagnóstico etiológico depende de isolamento do agente infeccioso.

Complicações

- Desidratação e distúrbios hidreletrolíticos
- Choque
- Sepse.

Tratamento

- Reposição de água e eletrólitos: deve ser iniciada imediatamente e não depende do diagnóstico etiológico (ver Capítulo 341, *Desidratação, Distúrbios Hidreletrolíticos e Ácidos-Básicos*). Esquema de tratamento da diarreia aguda, ver Quadro 12.1.

Tratamento medicamentoso

- Para supressão da diarreia:
  - Loperamida VO, 4 mg de início; a seguir, 2 mg, de 6/6 horas (usar com cautela em pacientes com diarreia infecciosa)
  - Subsalicilato de bismuto VO, 30 mℓ a cada meia hora, até 8 doses
  - Caulim-pectina, 6/6 horas
- Antibioticoterapia sem identificação do agente infeccioso:
  - Ciprofloxacino VO, 500 mg, 12/12 horas, durante 3 a 5 dias
- Antibioticoterapia com agente etiológico identificado:
  - *Clostridium difficile*:
    - Metronidazol VO, 500 mg, 8/8 horas
    - Vancomicina VO, 250 mg, 6/6 horas, durante 10 a 14 dias. No Brasil, só há a apresentação para uso parenteral
      - *Listeria monocytogenes*: ampicilina VO, 50 a 100 mg/kg, 6/6 horas, para crianças; 500 mg VO, 6/6 horas, para adultos
  - *Vibrio cholerae*: ciprofloxacino VO, 1 g, dose única
  - *Tropheryma whippelii*: sulfametoxazol 400 mg + trimetoprima 80 mg VO, 12/12 horas, durante 1 ano
- Pacientes imunodeprimidos:
  - *Citomegalovirus*: ganciclovir IV, 7,5 a 15 mg/kg, 8/8 horas, durante 14 a 21 dias (ver Capítulo 526, *Citomegalovirose*)
- *M. avium-intracellulare complex*: claritromicina VO, 500 mg, 12/12 horas + ciprofloxacino VO, 500 mg, 12/12 horas + etambutol VO, 25 mg/kg, durante 6 meses
- *Cryptosporidium*:
  - Paramomicina VO, 500 mg, 6/6 horas. Não comercializado no Brasil
  - Azitromicina VO, 750 mg, 1 vez/dia, durante 4 semanas
- Microsporidiose: albendazol VO, 400 mg, 12/12 horas, durante 3 a 4 semanas

- *Ciclospora* e *Isospora*: sulfametoxazol 800 mg + trimetoprima 160 mg VO, 12/12 horas, durante 14 dias
- *E. histolytica* e *G. lamblia* (pacientes imunodeprimidos ou não): metronidazol VO, 750 mg, 8/8 horas, durante 10 dias.

Prevenção

- Não usar água suspeita (em caso de dúvida quanto à qualidade, ferver e filtrar a água que possa estar contaminada)
- Evitar ingestão de frutos do mar ou de carne não cozidos ou malcozidos.

Evolução e prognóstico

- As diarreias infecciosas evoluem, em sua maioria, de maneira autolimitada
- Cura sem sequelas, com tratamento adequado
- Risco de vida em crianças e idosos com desidratação grave.

DIARREIA CRÔNICA

Diarreia com duração de mais de 4 semanas.

Causas

- Parasitoses intestinais
- Cólon irritável
- Colite pseudomembranosa medicamentosa (antibióticos)
- Câncer do cólon
- Doença de Crohn
- Retocolite ulcerativa
- Síndrome de má absorção
- AIDS
- Diabetes
- Alergia alimentar
- Intolerância à lactose
- Uso abusivo de laxativos
- Síndrome de Zollinger-Ellison
- Cirurgia gástrica
- Ressecção ileal
- Medicamentos.

Manifestações clínicas

- Início gradativo, 3 a 5 evacuações por dia, fezes pastosas
- Em geral, no início, o paciente não valoriza o aumento do número de evacuações

Quadro 12.1 Investigação diagnóstica e tratamento da diarreia aguda.

Tipo de diarreia aguda	Principais causas	Exames complementares	Tratamento
Diarreia aquosa (ausência de febre, fezes sem muco, pus ou sangue)	Vírus, *E. coli*, produção de toxinas	–	Tratamento de suporte, hidratação por via oral (VO), sintomáticos para vômitos e cólicas, orientação do paciente
Diarreia aquosa grave (muitos episódios e desidratação; do tipo "água de arroz")	*E. coli*, cólera	Na, K, hemograma, ureia, creatinina. Pesquisar cólera se caso suspeito	Reidratação vigorosa (20 mℓ/kg em 15 min + 60 mℓ/kg/dia), correção de distúrbios hidreletrolíticos. Se houver epidemia de cólera, iniciar antibioticoterapia
Diarreia com sangue e pus (toxemia, dor abdominal, puxo e tenesmo)	*Shigella, Salmonella, Yersinia, Campylobacter*	Na, K, hemograma, ureia, creatinina, coprocultura. Avaliar hemocultura	Hidratação, suporte clínico, antibioticoterapia
Diarreia com sangue (ausência de toxemia e febre)	*E. coli* entero-hemorrágica	Na, K, hemograma, ureia, creatinina, coprocultura, pesquisa de leucócitos nas fezes	Tratamento de suporte, hidratação VO, sintomáticos para vômitos e cólicas
Diarreia aquosa ou sanguinolenta + uso recente de antibiótico	Toxina do *C. difficile*	Pesquisa da toxina do *C. difficile*	Suspender antibióticos. Metronidazol ou vancomicina oral apenas para pacientes graves

- Em alguns casos, com menos de três evacuações, o paciente percebe apenas que as fezes estão com menor consistência
- Urgência para defecar
- Cólicas abdominais, principalmente na parte inferior do abdome, antes e no decorrer da defecação
- Em raros casos, incontinência fecal
- Perda de peso
- Depleção de líquidos e eletrólitos.

Atenção

Relato das características das fezes pelo paciente ou inspeção das fezes pelo médico podem fornecer informações úteis.

Diagnóstico diferencial

- Todas as causas de diarreia crônica
- Um exame clínico completo é fundamental.

Exames complementares

Dependem da hipótese diagnóstica:

- Hemograma: pode ser normal; anemia é frequente
- Eletrólitos: hipopotassemia
- Exame parasitológico das fezes: pesquisa de ovos e/ou parasitos
- Cultura das fezes: para identificar bactérias patogênicas
- Determinação da gordura fecal depois de uma dieta com 100 g de gordura/dia (anormal acima de 7 g/dia): caracteriza esteatorreia
- Pesquisa de sangue oculto nas fezes
- Enema opaco: retocolite ulcerativa, doença de Crohn
- Retossigmoidoscopia e colonoscopia: retocolite ulcerativa, doença de Crohn, amebíase.

Comprovação diagnóstica

- Dados clínicos + exames complementares, de acordo com a hipótese diagnóstica.

Tratamento

- Reposição de água e eletrólitos (ver Capítulo 341, *Desidratação, Distúrbios Hidreletrolíticos e Ácidos-Básicos*)
- Dieta específica de acordo com a causa
- Nutrição parenteral na diarreia refratária (casos especiais)
- Reduzir ou evitar derivados do leite nos casos de intolerância à lactose (ver Capítulos 351, *Intolerância à Lactose*, e 352, *Intolerância ao Glúten*).

Tratamento medicamentoso

- Tratamento sintomático: *Psyllium* ou análogos sintéticos; ou difenoxilato,* 5 a 20 mg/dia; ou loperamida VO, 4 mg de início, a seguir, 2 mg, 6/6 horas; ou caulim-pectina, 1 a 8 colheres das de sopa ao dia

---

* Resolução de Diretoria Colegiada – RDC Nº 337, de 11 de fevereiro de 2020: preparações à base de *difenoxilato* contendo por unidade posológica não mais que 2,5 mg de *difenoxilato* calculado como base, e uma quantidade de *sulfato de atropina* equivalente a, pelo menos, 1% da quantidade de *difenoxilato*, ficam sujeitas à prescrição da Receita de Controle Especial, em 2 (duas) vias e os dizeres de rotulagem e bula devem apresentar a seguinte frase "venda sob prescrição médica – só pode ser vendido com retenção da receita". Comercializado em associação com atropina (Lomotil®, cada comprimido contém 2,5 mg de cloridrato de difenoxilato e 0,025 mg de sulfato de atropina hidratado.

- Antiespasmódicos nos casos com cólicas intensas
- Tratamento específico: de acordo com a etiologia da diarreia.

Recomendações práticas

- Diante de um paciente com diarreia, responder três perguntas: trata-se de diarreia aguda ou crônica?; a diarreia é infecciosa ou não infecciosa?; há manifestações clínicas indicativas de uma condição clínica específica (p. ex., síndrome de má absorção, retocolite ulcerativa ou AIDS)? A partir das respostas a essas três perguntas, é possível fazer investigação diagnóstica correta e instituir medidas terapêuticas adequadas
- Na diarreia aguda, infecciosa ou não infecciosa, a reposição de líquido e eletrólitos pode ser mais importante que o tratamento específico, principalmente na desidratação grave (risco de vida em crianças e adultos)
- Diarreia crônica pode exigir detalhada investigação diagnóstica para definir a causa a partir da qual se institui terapêutica específica (p. ex., síndrome de má absorção, intolerância à lactose, colite pseudomembranosa e medicamentosa).

Evolução e prognóstico

Com diagnóstico correto e tratamento adequado, há cura do paciente ou controle da função intestinal.

BIBLIOGRAFIA

Azevedo MF. GPS Medicamentos. Guia prático em saúde. Rio de Janeiro: Guanabara Koogan; 2017.
Dani R. Gastroenterologia essencial. 3. ed. Rio de Janeiro: Guanabara Koogan; 2006.
Mandell D. Bennett's – Principles and practice of infectious diseases. 5. ed. Churchill Livingstone; 2000.
Meneguelli UG, Troncón LEA. Intestino delgado. In: Porto CC. Semiologia médica. 8. ed. Rio de Janeiro: Guanabara Koogan, 2019.

13
Dispneia

Ronaldo Nascentes da Silva ◆ Marcelo Fouad Rabahi

INTRODUÇÃO

Dispneia é um sintoma complexo que alerta para uma ameaça à homeostase. Quase sempre causa inatividade voluntária ou busca por atendimento médico.

Por evitar as atividades que provocam dispneia durante o esforço, o paciente torna-se sedentário e cada vez mais mal condicionado fisicamente.

Trata-se de uma sensação de desconforto, relatada das mais diversas maneiras, como cansaço, falta de ar, sensação de aperto no peito, sufocamento, incapacidade de encher o pulmão de ar.

Dispneia, fadiga e astenia

É necessário distinguir dispneia de fadiga e astenia, pois, na linguagem leiga, as denominações "cansaço" e "canseira" podem significar falta de ar e não fadiga.

Como a dispneia consiste em um sintoma (i. e., percepção de um estado anormal ou angustiante), no adulto, ela pode existir mesmo sem sinais típicos como taquipneia, uso de músculos acessórios ou retração intercostal.

Do ponto de vista da avaliação clínica, existem duas grandes categorias de pacientes: aqueles com dispneia de início recente, para os quais a causa subjacente da dispneia ainda não foi determinada e, aqueles com doença cardiovascular, respiratória ou neuromuscular já diagnosticada, que passam a apresentar agravamento da dispneia.

O Quadro 13.1 apresenta as causas da dispneia de início recente (dispneia aguda ou subaguda), de aumento gradativo ou com episódios de reagudização (dispneia crônica).

TIPOS

Dispneia fisiológica. Surge em pessoas saudáveis que fazem esforços intensos sem estarem fisicamente preparadas.

Dispneia de esforço. Pode estar relacionada com grandes, médios e pequenos esforços (a quantificação do esforço tem utilidade prática).

Dispneia aos grandes esforços. Surge após esforço acima do habitual.

Dispneia aos médios esforços. Decorre das atividades habituais, antes realizadas sem dificuldades.

Dispneia aos pequenos esforços. Ocorre durante as atividades rotineiras da vida.

Dispneia de repouso. Dificuldade respiratória que ocorre mesmo em repouso.

Ortopneia. Trata-se da dispneia que impede o paciente de ficar deitado e o obriga a sentar-se ou a ficar de pé para obter algum alívio.

Dispneia paroxística noturna. Ocorre à noite, depois que o paciente já dormiu algumas horas, sendo sugestiva de insuficiência ventricular esquerda (ver Capítulo 182, *Insuficiência Cardíaca*). Esse tipo de dispneia não deve ser confundido com a sensação de asfixia ou sufocamento relatada por pacientes com apneia obstrutiva do sono (ver Capítulo 159, *Apneia Obstrutiva do Sono*).

Trepopneia. Dispneia que aparece apenas em decúbito lateral, caso de pacientes com derrame pleural, que preferem deitar sobre o lado doente para liberar o lado são (ver Capítulo 166, *Derrame Pleural*).

Platipneia. Tipo raro de dispneia que ocorre em pé ou sentado e alivia durante o decúbito. Pode ocorrer após pneumonectomia, nas alterações arteriovenosas das bases pulmonares, na hipovolemia e na cirrose hepática.

Dispneia periódica ou de Cheyne-Stokes. Caracteriza-se por períodos de apneia, seguidos de movimentos respiratórios, a princípio superficiais, mas que se tornam cada vez mais profundos até chegar a um máximo, após o qual diminuem de amplitude paulatinamente até uma nova fase de apneia; e assim sucessivamente. As pausas de apneia têm duração variável de 10 a 30 segundos, podendo chegar até a 60 segundos. Nesses casos, o paciente pode entrar em estado de torpor, tornar-se sonolento ou inconsciente e as pupilas se contraírem (miose), com cianose ao término da fase da apneia.

A dispneia periódica surge não só nos pacientes com enfermidades cardiovasculares, em especial a hipertensão arterial e a cardiopatia isquêmica, mas também naqueles com afecções do tronco cerebrospinal, hipertensão intracraniana, hemorragia cerebral, uremia, intoxicação por barbitúricos ou opioides.

O mecanismo da respiração periódica é o seguinte: durante a fase de apneia, ocorrem diminuição gradativa da tensão de O_2 e aumento da tensão de CO_2. A tensão elevada de CO_2 estimula o centro respiratório, de maneira súbita e intensa, produzindo a hiperpneia, a qual, por sua vez, determina queda progressiva no nível de CO_2 e elevação da oxigenação arterial, até chegar a um nível insuficiente para estimular o centro respiratório, o qual deixa de gerar os estímulos responsáveis pelos movimentos respiratórios.

AVALIAÇÃO DA INTENSIDADE

A intensidade da dispneia deve ser quantificada de maneira objetiva. Uma escala utilizada tanto na prática clínica quanto na pesquisa é a Escala Modificada do Medical Research Council (mMRC; Quadro 13.2). O valor encontrado indica a intensidade da dispneia.

MECANISMOS

Múltiplos estímulos aferentes contribuem para a sensação de dispneia. Informações sensoriais do sistema respiratório ativam regiões do córtex cerebral que provocam a sensação de dispneia.

Quadro 13.1 Causas de dispneia aguda, subaguda e crônica.

Causas da dispneia	Aguda	Subaguda	Crônica
Doenças cardíacas	Insuficiência ventricular esquerda aguda Arritmias	Arritmias	Insuficiência cardíaca
Doenças brônquicas e pleuropulmonares	Pneumotórax Asma brônquica Embolia pulmonar	Asma brônquica Exacerbação de DPOC Derrame pleural Pneumonia	DPOC Pneumonites intersticiais Fibrose pulmonar Pneumoconioses Câncer brônquico ou pulmonar
Outras causas	Corpo estranho Síndrome do pânico Altitude elevada Cetoacidose Fratura de costela	Intoxicação pelo ácido acetilsalicílico Hipertireoidismo Miastenia *gravis* Insuficiência renal	Cifoescoliose Anemia Doença do neurônio motor Insuficiência renal

DPOC: doença pulmonar obstrutiva crônica.

Quadro 13.2 Avaliação da intensidade da dispneia (escala modificada do Medical Research Council – mMRC).

O que avaliar	Pontuação
Apresenta dispneia aos grandes esforços	0
Apresenta dispneia ao andar rápido ou subir ladeiras	1
Em decorrência da dispneia, anda mais devagar que os indivíduos da mesma idade ou precisa parar para descansar, mesmo andando no próprio ritmo	2
Precisa descansar após caminhar cerca de 90 m ou poucos minutos	3
Apresenta dispneia para se vestir ou sair de casa	4

Cumpre salientar que, em muitos pacientes, a causa da dispneia não fica clara. O desconforto respiratório pode surgir de uma ampla gama de condições clínicas, mas também pode ser manifestação apenas de baixa aptidão cardiovascular (Quadro 13.3).

PRINCIPAIS CAUSAS

Alterações atmosféricas. Atmosfera pobre em oxigênio ou com pressão parcial de O_2 diminuída, como ocorre nas grandes altitudes, provoca dispneia aos pequenos esforços e mesmo em repouso. De início, o organismo compensa a rarefação do ar com taquipneia, mas se tal situação perdura, surge a sensação de falta de ar. A inalação de oxigênio traz alívio imediato.

Obstrução das vias respiratórias. As vias respiratórias, da faringe aos bronquíolos, podem sofrer redução de calibre, causando dispneia. A "opressão torácica ou retroesternal" é relativamente específica à estimulação de receptores das vias respiratórias em decorrência de broncoconstrição.

As obstruções laríngeas são ocasionadas por difteria, epiglotite, laringite estridulosa, edema angioneurótico, estenose por tuberculose, blastomicose ou neoplasia (ver Seção D, *Laringe* na Parte 6).

As obstruções da traqueia e dos brônquios são decorrentes de corpo estranho ou de compressão extrínseca, por bócio,

Quadro 13.3 Causas de dispneia de acordo com o padrão ventilatório.

Drive ventilatório aumentado
• Doenças intersticiais pulmonares
• Atelectasia compressiva ou colapso pulmonar (p. ex., derrame pleural líquido)
• Doença vascular pulmonar (p. ex., tromboembolismo, hipertensão arterial pulmonar idiopática)
• Insuficiência cardíaca descompensada
• Condições agudas de hipoxemia, hipercapnia e/ou de acidose
• Neuromiopatias
• Anemia ou hemoglobinopatias
• Gestação e obesidade
• Fatores comportamentais (síndrome da hiperventilação ou distúrbios de ansiedade)

Alteração da mecânica ventilatória
• Obstrução ao fluxo aéreo (p. ex., asma, DPOC, laringospasmo, aspiração de corpo estranho, bronquites)
• Fraqueza muscular (p. ex., miastenia *gravis*, doença de Guillain-Barré, lesão na medula espinal, miopatias, sequela de poliomielite)
• Redução da complacência da parede torácica (p. ex., cifoescoliose acentuada, obesidade, derrame pleural)

neoplasia, aneurisma da aorta ou adenomegalia mediastínica. As obstruções bronquiolares decorrem da asma e das bronquiolites (ver Parte 6, *Orelhas, Nariz e Seios Paranasais, Faringe e Laringe*).

Alterações pulmonares. Todas as afecções que reduzem a área de hematose de modo intenso – como condensações parenquimatosas (pneumonia, pneumonites intersticiais, pneumoconioses, sarcoidose, fibrose pulmonar difusa, enfisema), assim como embolia pulmonar – determinam dispneia (ver Parte 6, *Orelhas, Nariz e Seios Paranasais, Faringe e Laringe*).

Alterações da dinâmica toracopulmonar. As alterações da dinâmica toracopulmonar, que reduzem sua elasticidade e sua movimentação ou provocam assimetria entre os hemitórax, podem provocar dispneia. Nessas condições, estão incluídas as fraturas dos arcos costais, a cifoescoliose e as alterações musculares (ver Parte 16, *Sistema Musculoesquelético*).

Alterações diafragmáticas. Sendo o diafragma o mais importante músculo respiratório, responsável por mais de 50% da ventilação pulmonar, toda afecção que interfira em seus movimentos pode ocasionar dispneia. As principais são paralisia, hérnias e elevações uni ou bilaterais provocadas por ascite, hepatoesplenomegalia ou gravidez (ver Parte 6, *Orelhas, Nariz e Seios Paranasais, Faringe e Laringe*).

Alterações pleurais. Nas pleurites, para evitar a dor ou seu agravamento, o paciente limita ao máximo as incursões respiratórias. Já os grandes derrames reduzem a expansão pulmonar, causando dispneia, principalmente se forem de formação rápida, mas praticamente não ocorre dor. O extravasamento de ar para o espaço pleural (pneumotórax espontâneo ou traumático) com colapso parcial ou total provoca dispneia intensa de início súbito (ver Parte 6, *Orelhas, Nariz e Seios Paranasais, Faringe e Laringe*).

Edema agudo do pulmão

Além da intensa dispneia, de início súbito, surgem tosse com expectoração espumosa, branca ou rósea, cianose, respiração ruidosa decorrente de sibilos e estertores finos. Este conjunto de sinais e sintomas caracteriza o edema agudo do pulmão, a condição mais grave da congestão pulmonar, que põe em risco a vida do paciente.

Alterações cardíacas. Decorrem de falência do ventrículo esquerdo ou de lesão valvar mitral ou aórtica, tendo como denominador comum a congestão passiva dos pulmões. Podem surgir também no derrame pericárdico e na pericardite constritiva (ver Parte 8, Sistema Cardiovascular).

A dispneia de esforço da insuficiência ventricular esquerda caracteriza-se por ser de rápida progressão, passando dos grandes aos pequenos esforços em curto período (em dias ou semanas). Este modo de evolução a diferencia da dispneia das enfermidades pulmonares e anemias, condições em que a falta de ar se agrava lentamente (em meses ou anos) ou permanece estacionária por longo tempo.

Alterações metabólicas e hematopoéticas. Incluem anemias, hipoxemia, meta-hemoglobinemia, cetoacidose, intoxicação por CO e ácido acetilsalicílico.

Dispneia relacionada com o sistema nervoso. Qualquer condição que se acompanha de hipertensão intracraniana, alterando o ritmo respiratório, pode causar dispneia. Pode ocorrer também no acidente vascular cerebral (AVC), na esclerose múltipla, na síndrome de Guillain-Barré e na doença de neurônio motor.

A dispneia periódica ou de Cheyne-Stokes é uma forma de dispneia comum nas lesões cerebrais (ver Capítulos 487, *Acidente Vascular Cerebral*, e 523, *Traumatismo Cranioencefálico*).

Dispneia psicogênica. A dispneia psicogênica está relacionada com transtornos emocionais e faz parte do quadro da ansiedade e da síndrome de hiperventilação.

Na síndrome do pânico, o paciente pode apresentar intensa dificuldade respiratória.

A dispneia psicogênica pode adquirir a forma de dispneia suspirosa.

Considerar como psicogênica a dispneia somente após rigorosa avaliação clínica.

Exame clínico e causa da dispneia

- O exame clínico sempre permite identificar a causa ou aventar hipótese(s) diagnóstica(s) consistente(s)
- Identificar os sintomas associados à dispneia facilita o raciocínio diagnóstico
- A radiografia do tórax costuma ser o exame complementar mais útil para avaliação de um paciente com dispneia.

MANIFESTAÇÕES CLÍNICAS E RACIOCÍNIO DIAGNÓSTICO

Sempre analisar a dispneia, levando em consideração outras manifestações clínicas, o que facilita o raciocínio diagnóstico:

- Chieira, chiadeira, chiado ou sibilância é como o paciente se refere a um ruído que ele pode perceber, predominantemente na fase expiratória da respiração, quase sempre acompanhando a falta de ar. A chieira resulta da redução do calibre da árvore brônquica, devido a espasmo (broncospasmo) ou edema da parede. Dependendo de seu grau, pode ser o prenúncio da crise asmática, ou a principal manifestação da própria crise. Na infância, pode surgir durante um simples resfriado, em episódios isolados, com menor significado clínico. No adulto, contudo, costuma ser a primeira manifestação da asma brônquica. Quando a sibilância for localizada ou unilateral e persistente, pode indicar a presença de tumor ou corpo estranho ocluindo um brônquio
- Cornagem consiste na dificuldade inspiratória por redução do calibre das vias respiratórias superiores, na altura da laringe, e que se manifesta por um ruído (estridor) bastante alto. As causas mais comuns são laringite, difteria, edema da glote e presença de corpo estranho
- Estridor é um tipo de respiração ruidosa, parecido com a cornagem, observado na laringite estridulosa dos recém-nascidos, traduzindo acentuada dificuldade na passagem do ar nas vias respiratórias superiores
- Tiragem corresponde ao aumento da retração dos espaços intercostais em consequência das variações da pressão entre os folhetos pleurais durante as fases da respiração. É mais visível em indivíduos magros e em crianças. Na asma brônquica, tiragem pode ser vista em todo o tórax porque o espasmo da musculatura brônquica é generalizado, assim também quando a obstrução está no nível da laringe ou acima da bifurcação da traqueia

- Tosse seca ou produtiva pode estar associada à falta de ar. Nesses casos, é importante caracterizar o tipo de expectoração
- Dor torácica cujas características semiológicas podem facilitar a distinção entre causas pleurais, pulmonares ou cardíacas
- Cianose indica oxigenação insuficiente do sangue por hipoventilação pulmonar, distúrbio da difusão ou perfusão relacionando-se com as mesmas afecções pulmonares e cardíacas que se manifestam por dispneia
- O reconhecimento da febre é fundamental para orientar o diagnóstico para uma causa infecciosa

Asma cardíaca

A insuficiência ventricular esquerda acompanhada de sibilância recebe a denominação de asma cardíaca porque clinicamente se assemelha à asma brônquica, mas está relacionada com a congestão passiva dos pulmões.

Cumpre salientar, também, que não é rara a presença de insuficiência cardíaca em paciente com doença pulmonar obstrutiva crônica (ver Capítulo 182, *Insuficiência Cardíaca*).

EXAMES COMPLEMENTARES

- Dependem da(s) hipótese(s) diagnóstica(s) aventada(s) na anamnese e no exame físico
- Radiografia e tomografia computadorizada do tórax, provas de função pulmonar, teste de caminhada de 6 minutos e ecocardiograma são os exames que podem auxiliar na avaliação de paciente com dispneia aguda.

TRATAMENTO

O mais importante é identificar a causa para instituir o tratamento específico (ver capítulos correspondentes às causas). Contudo, o dever de aliviar o sofrimento do paciente deve permanecer como prioridade máxima. Fazer o paciente se sentar pode aliviar a falta de ar. Nos pacientes acamados, a simples elevação da cabeceira da cama pode aliviar a dispneia.

Se a saturação de O_2 for menor que 90%, a administração de O_2 é útil para aliviar a falta de ar. Medidas simples, como uma corrente de ar ou ventilador na direção do rosto do paciente, também podem ajudar.

Medicamentos

Dados de investigações utilizando imagens cerebrais tridimensionais demonstram que a dispneia ativa estruturas corticolímbicas que também servem para a percepção de sensações nociceptivas, como a dor. Daí a indicação de opioides, endógenos e exógenos para aliviar a dispneia, alterando o processamento central da informação de sensores eferentes e aferentes, principalmente em cuidados paliativos (ver Capítulo 7, *Cuidados Paliativos*).

BIBLIOGRAFIA

Kiefer MM. Pocket primary care. Wolters Kluwer; 2014.

Parshall MB, Schwartzstein RM, Adams L et al. An Official American Thoracic Society Statement: update on the mechanisms, assessment, and management of dyspnea. Am J Respir Crit Care Med. 2012;185:435-52.

Porto CC, Porto AL. Semiologia médica. 8. ed. Rio de Janeiro: Guanabara Koogan, 2019.

14
Distúrbios de Temperatura

Febre, hipertermia, hipotermia

Milton Lopes de Souza ◆ Celmo Celeno Porto

INTRODUÇÃO

Os distúrbios da temperatura corporal incluem febre, hipertermia e hipotermia.

Os pacientes costumam medir a própria temperatura e suas informações sobre a presença de febre – duração, intensidade, evolução e uso de antitérmicos – devem ser valorizadas, pois são importantes no raciocínio diagnóstico. Aliás, o clássico quadro térmico pode ser construído pelos próprios pacientes.

Tipos de termômetro

- Termômetro de mercúrio – o mais antigo, sua venda está proibida por causa da toxicidade do mercúrio
- Termômetro digital – equipados com sensores de calor. Mostram a temperatura em uma pequena tela. São os mais utilizados atualmente
- Termômetro infravermelho – sem necessidade de tocar o paciente.

FEBRE

A febre é definida como a elevação da temperatura corporal acima da variação diária normal. Os valores considerados normais são:

- Temperatura axilar: 35,5 a 37°C, com média de 36 a 36,5°C
- Temperatura bucal: 36 a 37,4°C
- Temperatura auricular: 36 a 37,5°C
- Temperatura retal: 36 a 37,5°C, ou seja, 0,5°C maior que a temperatura axilar.

A febre ocorre quando o termostato do corpo (localizado no hipotálamo) é redefinido em uma temperatura mais alta em resposta a uma infecção ou outras causas.

Síndrome febril

Frequentemente, a febre está acompanhada de vários outros sintomas ou sinais, destacando-se astenia, dor no corpo, inapetência, cefaleia, taquicardia, sudorese, náuseas, vômitos.

Em idosos, pode ocorrer confusão mental e delírio.

Calafrios e sudorese profusa das febres sépticas são penosos para os pacientes.

ETIOPATOGENIA

No período de 24 horas, a temperatura oscila do menor nível, no início da manhã, até o mais alto, no fim da tarde, com variação máxima de cerca de 0,6°C.

A temperatura corporal é determinada pelo equilíbrio entre a produção de calor pelos tecidos, particularmente o fígado e os músculos, e a perda de calor da periferia.

O centro hipotalâmico de termorregulação mantém a temperatura corporal dos órgãos internos entre 37 e 38°C.

A febre ocorre quando fatores pirogênicos aumentam o ponto de equilíbrio hipotalâmico, estimulando o centro vasomotor a iniciar a vasoconstrição, que resulta na diminuição de sangue na periferia, a fim de diminuir a perda de calor, fenômeno que, algumas vezes, provoca calafrios. O processo continua até que a temperatura do sangue que banha o hipotálamo alcance um novo ponto de equilíbrio.

Ao diminuir o ponto de equilíbrio hipotalâmico (p. ex., com medicamentos antipiréticos), inicia-se a perda de calor por meio de sudorese e vasodilatação.

A capacidade de gerar febre é diminuída em certos pacientes (p. ex., alcoólatras, idosos e crianças).

CAUSAS DE FEBRE

- Infecciosa (mais comum). De modo geral, qualquer doença infecciosa pode causar febre. As principais são:
  - Infecções do sistema respiratório alto e baixo
  - Infecções do sistema digestório
  - Infecções do sistema geniturinário
  - Infecções meníngeas
  - Doenças exantemáticas
- Neoplásica
- Inflamatória (incluindo doenças reumáticas e não reumáticas e relacionadas com medicamentos).

Pirogênios

Tratam-se de substâncias que provocam febre. Pirogênios exógenos são, em geral, micróbios ou seus produtos. Os mais estudados são os lipopolissacarídeos de bactérias gram-negativas (comumente chamadas endotoxinas) e as toxinas do *Staphylococcus aureus*, as quais produzem a síndrome do choque tóxico.

A febre é o resultado de pirogênios exógenos que induzem a liberação de pirogênios endógenos, como interleucina-1 (IL-1), fator de necrose tumoral-alfa (TNF-alfa).

IL-6 e outras citocinas, que então deflagram os receptores de citocinas, ou dos pirogênios exógenos que alcançam diretamente os receptores toloides.

A síntese da prostaglandina E_2 parece desempenhar um papel crítico.

CONSEQUÊNCIAS DA FEBRE

Embora muitos pacientes acreditem que a febre possa causar algum dano, uma elevação modesta e transitória da temperatura central (38 a 40°C), causada principalmente por doenças agudas, é bem tolerada por adultos saudáveis.

No entanto, elevações extremas da temperatura (geralmente > 41°C) podem causar danos. Nessa temperatura, a desnaturação das proteínas ocorre, e as citocinas inflamatórias que ativam a cascata inflamatória são liberadas. Como resultado, ocorre disfunção celular, levando ao seu mau funcionamento e, finalmente, à disfunção dos principais órgãos. A cascata da coagulação pode ser ativada, o que causa a coagulação intravascular disseminada.

Pelo fato de a febre aumentar a taxa metabólica basal em aproximadamente 10 a 12% para cada aumento de 1°C acima de 37°C, pode fisiologicamente estressar adultos com insuficiência cardíaca ou pulmonar preexistente.

A febre também pode piorar o estado mental em pacientes com demência e, em crianças saudáveis, pode causar convulsão benigna.

AVALIAÇÃO DO PACIENTE FEBRIL

A *história da doença atual* deve incluir a magnitude e a duração da febre, levando-se em conta o método utilizado para medir a temperatura.

Tremores verdadeiros (agitação, calafrios com ranger dos dentes – não apenas sentir frio) sugerem febre decorrente de uma infecção, mas não são específicos.

Dor é uma pista importante para identificar a possível causa.

O paciente deve ser questionado quanto à localização e às demais características semiológicas da dor, pois são dados importantes para o raciocínio diagnóstico (ver Capítulo 15, *Dor*). A localização da dor, por si só, com a febre, pode levantar hipóteses diagnósticas consistentes.

Outros sintomas, tais como congestão nasal e/ou descarga nasal, tosse, diarreia e sintomas urinários (frequência, urgência e disúria), cefaleia, artralgia e alterações cutâneas, são fundamentais para o diagnóstico da causa da febre.

A presença de *rash* (incluindo natureza, localização e tempo de início em relação a outros sintomas) e de linfadenopatia pode auxiliar na identificação da causa. Contatos com pessoas infectadas devem ser esclarecidos.

A *revisão dos sistemas* deve identificar sintomas de doença crônica, inclusive febres recorrentes, sudorese noturna e perda de peso.

A *história clínica pregressa* deve cobrir os seguintes tópicos:

- Cirurgia recente
- Condições conhecidas que predisponham à infecção (p. ex., infecção pelo HIV, diabetes, câncer, transplante de órgãos, anemia falciforme e valvopatias – principalmente se uma válvula artificial estiver presente)
- Outras doenças que predisponham à febre (p. ex., artrite reumatoide, lúpus eritematoso sistêmico [LES], gota, sarcoidose, hipertireoidismo, câncer).

Perguntas devem ser feitas sobre viagens recentes, incluindo localização, tempo desde o retorno, local (zona rural, apenas zona urbana) e vacinação recebida antes da viagem (ver Capítulo 6, *Medicina de Viagens*).

Todos os pacientes devem ser questionados sobre possíveis exposições (p. ex., água ou alimentos possivelmente contaminados, picadas de insetos, contatos com animais ou sexo desprotegido).

É necessário avaliar a história vacinal, particularmente contra hepatites A e B e contra microrganismos que causam meningite, influenza ou infecção por pneumococo (ver Capítulo 9, *O Clínico e a Vacinação de Crianças, Adolescentes, Adultos e Idosos*).

Uso de medicamentos e outras substâncias e febre

- Medicamentos causadores de febre (interferonas, hidantoínas, sulfas, carbamazepina, antibióticos betalactâmicos)
- Medicamentos que predispõem a maior risco de infecção (corticoides, quimioterápicos e imunossupressores)
- Uso de drogas ilícitas, principalmente injetáveis, que predispõem a endocardite, hepatite, embolia pulmonar séptica e infecções cutâneas e subcutâneas.

EXAME FÍSICO

O exame físico permite a confirmação da presença de febre naquele momento, mas não exclui a possibilidade da existência de febre em dias ou semanas anteriores.

A forma mais acurada de medir a temperatura corporal é pela medida retal. Contudo, tal prática costuma ficar reservada para condições clínicas especiais como abdome agudo. O método mais utilizado de aferição é a medida axilar.

As temperaturas orais são, em geral, cerca de 0,6°C inferiores e podem ser falsamente baixas em muitas situações, como, por exemplo, logo após consumir bebidas geladas, na respiração pela boca, na hiperventilação e por tempo inadequado de medida. Mensuração da temperatura da membrana timpânica por sensor infravermelho é menos precisa que a temperatura retal.

Como a febre é considerada um sinal vital, os outros sinais vitais devem ser avaliados em um paciente febril. Deve-se também analisar o estado geral, inclusive fraqueza, letargia, confusão, caquexia e angústia.

Toda a pele deve ser examinada em busca de manchas, particularmente petéquias ou manchas hemorrágicas, e de lesão ou área de eritema ou bolhas, sugerindo infecção do tecido cutâneo ou subcutâneo.

As regiões do pescoço, axilar, epitroclear e inguinal devem ser examinadas para análise dos linfonodos (ver Capítulo 208, *Linfadenopatias*).

Em pacientes hospitalizados, a presença de cateteres intravenosos, nasogástricos, urinários ou de qualquer outro tubo ou linha inseridos no corpo é um dado importante no raciocínio diagnóstico.

Se o paciente foi submetido a uma cirurgia recente, os locais cirúrgicos devem ser cuidadosamente inspecionados.

No exame físico, deve-se seguir os seguintes passos:

- Cabeça e pescoço:
  - Membrana timpânica: examinada quanto à infecção
  - Seios paranasais (frontal e maxilar): percutidos para avaliar dor
  - Artérias temporais: palpadas para avaliar a sensibilidade
  - Nariz: inspecionado quanto à congestão e descarga (clara ou purulenta)
  - Olhos: inspecionados quanto à conjuntivite ou icterícia
  - Fundoscopia: inspecionados quanto a manchas de Roth (sugestivas de endocardite)
  - Orofaringe e gengiva: inspecionadas quanto à inflamação e ulceração (incluindo qualquer lesão de candidíase, que significa imunossupressão)
  - Pescoço: flexionar para detectar desconforto, rigidez, ou ambos, indicando meningismo, e palpar para detectar adenopatias
- Tórax: os pulmões devem ser examinados para avaliar se há estertores ou sinais de consolidação e o coração deve ser auscultado para analisar sopros (sugerindo a possibilidade de endocardite)
- Abdome e flancos: o abdome deve ser palpado para avaliar hepatoesplenomegalia e sensibilidade (sugerindo infecção). Os flancos devem ser percutidos para avaliar a sensibilidade acima dos rins (sinal de Giordano sugerindo pielonefrite)
- Pelve: o exame pélvico deve ser realizado em mulheres para a avaliação do movimento cervical ou da sensibilidade dos

anexos; um exame genital deve ser feito nos homens para avaliar descarga uretral e sensibilidade local. O reto deve ser avaliado para sensibilidade e edema, sugerindo abscesso retal (que pode estar oculto em pacientes imunossuprimidos)

- Articulações: todas as articulações maiores devem ser examinadas, procurando-se identificar edema, eritema e sensibilidade (sugerindo uma infecção articular ou doença reumatológica). Os pés e as mãos devem ser examinados em busca de sinais de endocardite, incluindo pontos hemorrágicos abaixo das unhas, nódulos subcutâneos eritematosos dolorosos nas polpas digitais (nódulos de Osler) e máculas hemorrágicas pouco dolorosas nas palmas das mãos ou solas dos pés (lesões de Janeway)
- Coluna vertebral: percute-se a espinha dorsal para verificar sensibilidade focal
- Exame neurológico: feito para detectar déficits focais, sinais de irritação meníngea/hipertensão intracraniana.

Sinais de alarme de gravidade em pacientes com distúrbio da temperatura corporal

- Estado mental alterado
- Cefaleia, rigidez de nuca, ou ambos
- *Rash* petequial
- Hipotensão arterial
- Dispneia
- Taquicardia ou taquipneia significativas
- Temperatura > 40°C ou < 35°C
- Viagem recente para uma região onde doenças graves (p. ex., malária) são endêmicas
- Uso recente de imunossupressores.

EXAMES COMPLEMENTARES

A escolha adequada e a interpretação correta dos exames dependem de hipóteses diagnósticas consistentes. Exames laboratoriais e de imagem costumam ser indispensáveis para identificar a causa da febre, a fim de propor tratamentos específicos.

TRATAMENTO DA FEBRE

É controverso. Se a febre decorrer de infecção, deve ser tratada com antipiréticos. Todavia, evidências experimentais, mas não estudos clínicos, sugerem que a febre melhora as defesas

Recomendações práticas

- A dose diária de paracetamol não deve exceder 4 g para evitar toxicidade
- Os pacientes devem ser alertados a não tomar simultaneamente medicamentos para gripe ou resfriado que contenham paracetamol
- Outros anti-inflamatórios não esteroides (AINE), como ácido acetilsalicílico e naproxeno, e a dipirona também são antipiréticos eficazes
- Os salicilatos não devem ser usados para controle da febre em casos suspeitos de dengue pelo risco de hemorragias em pacientes com plaquetopenia
- Se a temperatura atingir 41°C, medidas de resfriamento devem ser iniciadas, como resfriamento por evaporação com vapor de água morna e cobertores de resfriamento.

do hospedeiro. Contudo, pode ser necessário tratar a febre em pacientes que apresentem risco particular, como aqueles com insuficiência cardíaca ou respiratória ou com demência.

Tratamento medicamentoso

Os medicamentos que inibem a ciclo-oxigenase cerebral são eficazes em diminuir a febre:

- Paracetamol ou acetaminofeno, 650 a 1.000 mg VO, 6/6 horas
- Ibuprofeno, 400 a 600 mg VO, 6/6 horas
- Derivados da pirazolona: metamizol ou dipirona, 500 mg VO, 4/4 horas.

HIPERTERMIA

Síndrome provocada por exposição excessiva ao calor com desidratação, perda de eletrólitos e falência dos termorreguladores corporais. A forma clínica mais comum é a internação.

ETIOPATOGENIA

- Exposição direta e prolongada aos raios solares
- Permanência em ambiente muito quente
- Deficiência dos mecanismos de dissipação do calor corporal.

Hipertermia maligna

Síndrome neuroléptica maligna relacionada ao efeito de substâncias químicas que atuam diretamente no sistema nervoso central (SNC). Condição clínica com alta mortalidade.

FATORES DE RISCO

- Atividade física vigorosa em ambiente quente e sem ventilação
- Adaptação inadequada ao calor
- Condicionamento físico precário
- Desidratação e depleção de eletrólitos
- Obesidade
- Doenças febris ou gastrintestinais agudas
- Diabetes
- Hipertensão arterial
- Consumo abusivo de bebidas alcoólicas ou de outras substâncias psicoativas.

MANIFESTAÇÕES CLÍNICAS

- Cefaleia
- Fadiga, letargia, fraqueza
- Tontura
- Sede intensa
- Náuseas e vômitos
- Mialgias, cãibras
- Sudorese profusa
- Taquicardia, hipotensão arterial
- Parestesias
- Pele quente, seca e ruborizada
- Agitação
- Confusão, desorientação
- Coma
- Temperatura corporal elevada.

DIAGNÓSTICO DIFERENCIAL

- Doenças infecciosas com febre elevada
- Sepse
- Perda de líquidos provocada por medicamentos
- Intoxicação aguda por cocaína.

EXAMES COMPLEMENTARES

- Hemograma: hemoconcentração
- Dosagem de eletrólitos: hiponatremia, hipocloremia
- Creatina: normal ou aumentada
- Ureia e creatinina: normais ou aumentadas
- Enzimas hepáticas: normais ou aumentadas.

COMPROVAÇÃO DIAGNÓSTICA

- Dados clínicos + exames complementares.

COMPLICAÇÕES

- Arritmias cardíacas, infarto agudo do miocárdio
- Edema pulmonar, síndrome de angústia respiratória do adulto (SARA)
- Insuficiência renal aguda
- Rabdomiólise
- Coagulação intravascular disseminada
- Necrose hepatocelular
- Coma, convulsões.

TRATAMENTO

- Remoção do paciente do local se este estiver superaquecido
- Repouso com as pernas elevadas
- Remoção das roupas
- Resfriamento ativo (compressas molhadas com água fria, bolsas de gelo nas axilas, ventilador)
- Administração de líquidos frios
- Orientação para evitar cafeína e bebidas alcoólicas
- Reposição hidreletrolítica (ver Capítulo 341, *Desidratação, Distúrbios Hidreletrolíticos e Ácidos-Básicos*).

Tratamento da hipertermia maligna

- Administração de dantroleno IV, iniciando com 3 mg/kg até completar 10 mg/kg, durante 24 a 72 horas.

EVOLUÇÃO E PROGNÓSTICO

- Recuperação em 24 a 48 horas, na maioria dos casos, quando não ocorre alteração das funções mentais e os níveis séricos de enzimas não estiverem aumentados
- Complicações cardíacas.

Insolação

Síndrome decorrente da perturbação abrupta dos mecanismos de termorregulação que se manifesta por temperatura corporal elevada (> 40°C) e depressão do SNC. É mais frequente em crianças e idosos.

HIPOTERMIA

Hipotermia é a redução da temperatura corporal (retal) para menos de 35°C.

ETIOPATOGENIA

O desenvolvimento de hipotermia pode levar várias horas ou dias. As principais causas são:

- Imersão em água muito fria
- Falta de abrigo em época de inverno com exposição a chuvas e ventos frios
- Distúrbios da termorregulação.

FATORES DE RISCO

- Desnutrição, perda excessiva de líquido e hipoglicemia
- Consumo de bebidas alcoólicas
- Intoxicação medicamentosa (barbitúricos, antidepressivos, parassimpaticolíticos, benzodiazepínicos, narcóticos)
- Endocrinopatias (hipotireoidismo, hipopituitarismo, hipossuprarrenalismo)
- Disfunção hipotalâmica e do SNC
- Insuficiência hepática e insuficiência renal
- Lesões cutâneas extensas.

MANIFESTAÇÕES CLÍNICAS

- Hipotermia leve (34 a 35°C):
  - Pele fria, tremores, calafrios
  - Letargia, confusão mental
  - Taquicardia, hipertensão arterial
  - Perda da coordenação motora
- Hipotermia moderada (30 a 34°C):
  - Delírio
  - Bradicardia, arritmias, hipotensão arterial
  - Hipoventilação, cianose
  - Rigidez muscular, torpor e coma
- Hipotermia grave (< 30°C):
  - Pele muito fria, rigidez muscular
  - Apneia
  - Fibrilação ventricular ou assistolia
  - Arreflexia, pupilas fixas, coma.

DIAGNÓSTICO DIFERENCIAL

- Acidente vascular cerebral
- Intoxicações exógenas
- Superdosagem de medicamento
- Hiponatremia.

EXAMES COMPLEMENTARES

- Hemograma e contagem plaquetária: trombocitopenia, granulocitopenia
- Dosagem de eletrólitos séricos: hiperpotassemia, hiponatremia
- Tempo de protrombina e tempo de tromboplastina parcial: coagulopatia consuntiva
- Ureia/creatinina: aumentadas
- Eletrocardiograma (ECG): bradicardia sinusal, inversão da onda T, prolongamento do intervalo QT, aparecimento de onda J.

COMPROVAÇÃO DIAGNÓSTICA

- Dados clínicos.

COMPLICAÇÕES

- Arritmias cardíacas, trombose intravascular, hipotensão arterial

- Sepse e infecções bacterianas
- Pneumonia
- Necrose tubular aguda
- Acidose metabólica (ver Capítulo 341, *Desidratação, Distúrbios Hidreletrolíticos e Ácidos-Básicos*)
- Gangrena das extremidades.

TRATAMENTO

- Desobstruir as vias respiratórias (entubar o paciente, se necessário) nos casos graves
- Administrar oxigênio umidificado e aquecido
- Remover as roupas úmidas
- Proteger contra a perda de calor e de vento frio
- Monitorar a temperatura corporal e o ritmo cardíaco
- Corrigir a acidose metabólica
- Reaquecer: depende da gravidade da hipotermia, sendo que a velocidade de reaquecimento deve ser de 0,5 a 2°C/hora. (Reaquecimento rápido pode causar fibrilação ventricular e choque hipovolêmico.)

   Em caso de hipotermia leve a moderada:

- Realizar reaquecimento passivo: enrolar o paciente em cobertor ou roupa aquecida
- Administrar soluções intravenosas aquecidas (45°C)
- Se o paciente estiver consciente, fazer com que beba líquidos mornos
- Expor o paciente a fontes de calor.

   Em caso de hipotermia grave:

- Realizar reaquecimento interno ativo
- Aplicar líquidos intravenosos aquecidos
- Administrar oxigênio umidificado aquecido.

EVOLUÇÃO E PROGNÓSTICO

A taxa de mortalidade depende da gravidade e da causa da hipotermia. É muito alta em pacientes com doença concomitante.

Atenção

- Os recém-nascidos com suspeita de hipotermia devem ser mantidos sob fonte de calor. Isso é fundamental em prematuros
- Bebês que permanecem muito tempo em ambientes frios (p. ex., com ar-condicionado), não corretamente agasalhados, estão sujeitos a hipotermia mesmo quando a temperatura não é muito baixa
- Idosos têm menor taxa metabólica, sendo mais difícil manter sua temperatura corporal normal quando a temperatura do ambiente diminui para menos de 18°C
- Hipotermia pode passar despercebida, sobretudo se o paciente estiver em estado de coma
- A administração de bebidas alcoólicas é contraindicada (elas proporcionam sensação instantânea de aquecimento, porém reduzem a temperatura corporal).

BIBLIOGRAFIA

Azevedo MF. GPS Medicamentos. Guia prático em saúde. Rio de Janeiro: Guanabara Koogan; 2017.
Kiefer MM, Chong CR. Pocket Primary Care. Wolters Kluwer; 2014.
Porto CC, Porto AL. Semiologia médica. 8. ed. Rio de Janeiro: Guanabara Koogan; 2019.
Walter EJ, Hanna JS, Forni L et al. The pathophysiological basis and consequences of fever. Crit Care. 2016;20(1):200.
Yoder E. Distúrbios devidos ao calor e ao frio. In: Cecil. Tratado de medicina interna. 21. ed. Rio de Janeiro: Guanabara Koogan; 2001.

15
Dor

Corina da Cunha Peixoto ◆ Frederico Barra de Moraes ◆ Luciana Leite Pineli Simões ◆ Silvia de Paula Ungarelli ◆ Fabio Azevedo de Almeida ◆ Celmo Celeno Porto

INTRODUÇÃO

A dor é definida como "uma experiência sensorial e emocional desagradável associada a um dano tecidual real ou potencial, ou descrita em termos que sugerem tal dano" (IASP, 2020).

É a queixa mais comum na prática diária, a partir da qual frequentemente se desenvolve o raciocínio diagnóstico para a tomada de decisões terapêuticas.

A identificação da causa da dor é fundamental no diagnóstico de um grande número de doenças. Além disso, a própria dor deve receber a mesma atenção que a doença que a originou, pois a escolha de seu tratamento é tão importante quanto o tratamento de sua causa.

AVALIAÇÃO DO PACIENTE COM DOR

Para avaliar adequadamente um paciente com dor, é fundamental a compreensão de *intensidade, duração, evolução* e *mecanismo fisiopatológico*, dados indispensáveis para o planejamento terapêutico.

Outras características semiológicas também são úteis para cuidar do paciente (Quadro 15.1).

INTENSIDADE

A escala visual analógica (EVA) é a mais utilizada na prática diária para avaliação da intensidade da dor e tem grande utilidade na escolha do(s) medicamento(s) (Figura 15.1). Para isso, solicita-se ao paciente que assinale a intensidade da sensação dolorosa em uma escala de 0 a 10: 0 corresponde à ausência de dor e 10, à pior dor possível. Dor leve corresponde a valores até 2, dor moderada, valores entre 3 e 7, e dor intensa corresponde a valores iguais ou maiores que 8.

Outra maneira de aplicar a escala é solicitar ao paciente que expresse verbalmente qual a intensidade de sua dor, em uma escala de 0 a 10 (escala verbal numérica [EVN]). Em casos de dificuldade de compreensão da EVA pelo paciente, representações gráficas não numéricas, como a escala de expressão facial, podem ser empregadas (ver Figura 15.1).

Dor refratária

Considera-se uma dor refratária quando não se obtém alívio com um esquema terapêutico adequado, utilizando doses e vias corretas. Em geral, é intensa e necessita de reavaliação clínica do paciente para definir medidas especiais (Figura 15.2).

Quadro 15.1 Aplicações práticas das características semiológicas da dor.

Características semiológicas	Aplicações práticas	Exemplo
Localização e irradiação	Identificar a causa e/ou disfunção pelo conhecimento da posição anatômica dos órgãos em que a dor se originou	Dor na região lombar irradiada no trajeto do nervo ciático levanta a possibilidade de hérnia de disco comprimindo as raízes L4, L5 e S1
Duração	Reconhecer dor aguda e crônica. Fornece elementos para o diagnóstico da causa	Dor aguda em um dos flancos, em cólica, irradiando no trajeto ureteral, indica dor visceral de origem renal ou de via urinária
Intensidade	Definir o esquema de tratamento de acordo com a escada analgésica da Organização Mundial da Saúde (OMS)	Paciente com dor "9" (intensa) pela escala visual analógica (Figura 15.1) deve receber tratamento de acordo com o terceiro degrau da escada analgésica da OMS (Figura 15.2)
Qualidade ou caráter	Fornecer elementos para identificar o mecanismo fisiopatológico, o que permite caracterizar dor nociceptiva, neuropática ou mista	Dor constritiva retroesternal, referida para a face interna do braço esquerdo, sugere isquemia miocárdica (dor nociceptiva visceral)
Relação com funções orgânicas	Identificar o local e o órgão comprometido fornece dados para o diagnóstico diferencial	Dor na face lateral de um hemitórax, em pontada, que piora com inspiração profunda e tosse, indica dor de origem pleural
Sinais e sintomas Pródromos associados	Identificar uma síndrome ou a doença que causa a dor, o que influencia no planejamento terapêutico	Dor no hipocôndrio direito, tipo cólica, acompanhada de vômitos e icterícia, sugere coledocolitíase Cefaleia antecedida de alterações visuais (escotomas e fotossensibilidade) sugere enxaqueca
Fatores que aliviam ou agravam	Identificar uma síndrome ou doença que causa a dor, o que influencia no planejamento terapêutico	Dor constritiva na panturrilha durante caminhada, que alivia ao interromper a marcha, indica isquemia de extremidade
Tamanho da área dolorosa	Identificar a área de dor neuropática localizada significa uma área menor do que uma folha de papel tamanho A4	Dor localizada causada pelo hérpes-zoster em um trajeto neural com DN4 positivo

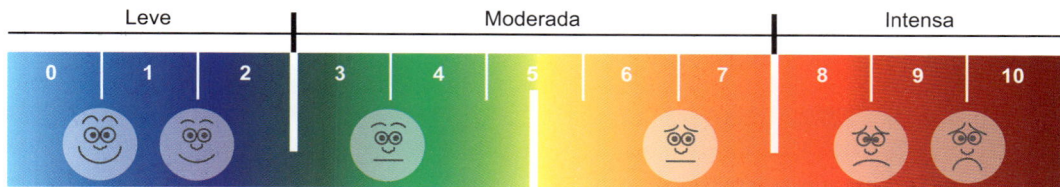

Figura 15.1 Escala para avaliar a intensidade da dor, associando a escala visual analógica com a escala de expressão facial de sofrimento.

			Dor refratária
		Dor intensa	Procedimentos intervencionais
	Dor moderada	Opioides fortes	Opioides fortes
Dor leve	Opioides fracos	–	–
Analgésicos não opioides	Analgésicos não opioides	Analgésicos não opioides	Analgésicos não opioides

Adjuvantes farmacológicos: antidepressivos, anticonvulsivantes, miorrelaxantes, lidocaína tópica, capsaicina tópica, canabinoides, entre outros
Medidas físicas e de reabilitação: fisioterapia, acupuntura, terapias manuais, tratamento por ondas de choque, entre outros. Para dor neuropática: estimulação magnética transcraniana etc.
Terapias em saúde mental: terapia cognitivo-comportamental, técnica de *biofeedback*, hipnose, psicoterapia, entre outros
Tratamento da causa específica

Figura 15.2 Esquema adaptado da escada analgésica da Organização Mundial da Saúde (OMS).

DURAÇÃO E EVOLUÇÃO

Em relação à duração e à evolução, a dor pode ser aguda, crônica ou recorrente.

Dor aguda

Indica que o organismo está sendo agredido ou que sua integridade está em risco, apresentando grande significado biológico e de proteção. Pode durar até 3 meses após a lesão ter ocorrido. Em geral, desaparece com a cura da lesão tecidual que a causou. São exemplos, a dor decorrente de traumatismo, a pós-operatória, a cólica renal e a cárie dentária.

Toda dor aguda deve ser tratada de forma efetiva, não apenas para amenizar ou eliminar o sofrimento do paciente, mas também para evitar a possibilidade de evolução para dor crônica. Esta pode ocorrer, principalmente, pela subutilização

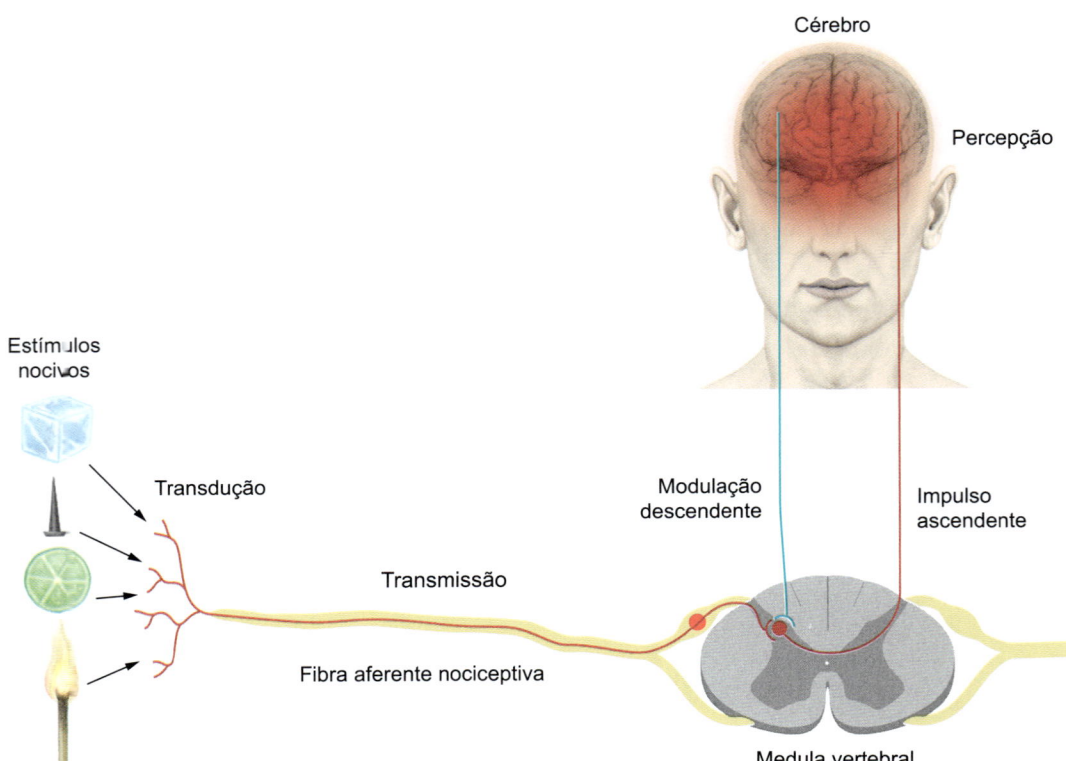

Figura 15.3 Mecanismos que participam da percepção de dor: transdução, transmissão e modulação.

Dor aguda intensa atípica e doença grave

Um paciente com dor aguda intensa atípica deve ser investigado em busca de uma doença grave que põe em risco a vida e que não tenha sido suspeitada no exame clínico inicial. Exemplos: localização lombar atípica deve levantar a suspeita de trombose mesentérica, assim como dor intensa na região epigástrica ou no dorso pode decorrer de infarto agudo do miocárdio ou dissecção aórtica aguda.

Sensibilização periférica, sensibilização central e disfunção da via inibitória de modulação descendente

- Sensibilização periférica: a transdução e a transmissão de estímulos nocivos por tempo prolongado geram sensibilização periférica crescente. Há aumento da intensidade da resposta a estímulos nocivos e a estímulos não nocivos (p. ex., tato), que passam a ser percebidos como dolorosos
- Sensibilização central: a persistência da chegada de estímulos nocivos ao sistema nervoso central gera diferentes fenômenos, tais como hiperexcitabilidade, redução do limiar de estímulo na medula e amplificação da região cortical envolvida na percepção da dor
- Disfunção da via inibitória de modulação descendente: existe uma via, proveniente de estruturas encefálicas, que faz a regulação fisiológica da passagem do estímulo doloroso no corno posterior da medula, a qual atua por meio da liberação de serotonina e norepinefrina. A sua efetividade está prejudicada na dor crônica (Figura 15.3).

de medicamentos e pela inadequada avaliação do risco de cronificação após procedimentos cirúrgicos, tais como artroplastias, amputações, cirurgias torácicas, de hérnia discal e mastectomia (Figura 15.3).

Dor crônica

É aquela que está presente após 3 meses do início da lesão ou doença, não tendo mais a função de alarme a indicar alteração em alguma estrutura corporal. Esse período corresponde ao tempo necessário para que ocorra a neuroplasticidade do sistema nervoso central.

Pode tornar-se um problema (ou doença) por si só, frequentemente desproporcional ao seu fator desencadeante. Ademais, pode permanecer mesmo que a causa seja removida.

Dor recorrente

Manifesta-se por períodos de curta duração, mas que se repete com determinada frequência. Pode ocorrer ao longo da vida do indivíduo, estando associada ou não a uma entidade nosológica específica.

O conceito de dor recorrente está associado ao mecanismo fisiopatológico de dor nociplástica, que ocorre pelo

funcionamento inadequado de estruturas que processam ou modulam o estímulo doloroso.

Os exemplos mais comuns de dores nociplásticas são as cefaleias primárias, a síndrome dolorosa miofascial, a fibromialgia e a síndrome do intestino irritável (ver Capítulos 284, *Síndrome do Intestino Irritável*, 477, *Fibromialgia*, e 485, *Síndrome Dolorosa Miofascial*).

Além do tratamento farmacológico específico e da reabilitação por meio da medicina física e fisioterapia, é fundamental a educação do paciente em relação aos mecanismos da sua dor nociplástica. Ou seja, ele deve aprender a reconhecer os fatores desencadeantes e perpetuantes das crises álgicas. Um dos principais objetivos é obter a adesão do paciente às medidas terapêuticas, muitas vezes múltiplas e de longa duração.

Dor crônica considerada doença

- A dor crônica é considerada uma "doença" de grande importância clínica, social e econômica. A OMS estima sua prevalência em 20% da população mundial. Fato relevante é que, frequentemente, os pacientes com dor crônica não recebem diagnóstico e tratamento adequados, o que resulta em sofrimento com interferência na qualidade de vida
- Lesões aparentemente idênticas não produzem, previsivelmente, dores semelhantes em diferentes pacientes. Ou seja, não existe uma associação forte entre a lesão tissular e a dor crônica
- Quando se avalia um paciente com dor crônica, fatores "somáticos" (dano tecidual) não podem ser dissociados de fatores psicológicos e socioculturais, os quais devem ser avaliados conjuntamente
- Na dor crônica, circuitos neurais relacionados com aprendizado, memória, emoção e afetividade estão frequentemente comprometidos. Costumam ocorrer alterações de limiar e de tolerância à dor. Portanto, é necessário reconhecer a variabilidade e a subjetividade da dor
- O comprometimento da qualidade de vida associa-se à ansiedade, depressão, distúrbios do sono, perda do apetite, alteração da sexualidade e incapacidade para o trabalho
- A lombalgia é a causa mais comum de dor crônica não oncológica. Causa mais incapacidade do que qualquer outra doença, com custo anual na casa de bilhões de dólares para tratamento e por perda de produtividade
- Exemplos de dor crônica: cervicalgia, dorsalgia, artralgias, dor pélvica, síndrome do intestino irritável, cefaleia, fibromialgia, neuropatias periféricas, neuralgia pós-herpética, neuralgia do trigêmeo, dor do membro fantasma e síndrome da dor complexa regional.

MECANISMO FISIOPATOLÓGICO DA DOR

Do ponto de vista fisiopatológico, a dor pode ser classificada em nociceptiva, neuropática e mista.

Cumpre ressaltar que a identificação correta do mecanismo fisiopatológico é essencial para a escolha do(s) medicamento(s) e outras medidas terapêuticas para manejo adequado de um paciente com dor (ver Figura 15.3).

Dor nociceptiva

Dor originada pela ativação de nociceptores periféricos, estando as estruturas do sistema nervoso intactas. A ativação dos receptores localizados na pele resulta em dor somática superficial e, nos músculos, tendões, ossos ou articulações, provoca dor somática profunda.

A ativação de nociceptores situados nas vísceras resulta em dor visceral, que é difusa, mal localizada e, frequentemente, referida a áreas cutâneas relacionadas ao órgão comprometido.

A dor de origem inflamatória é uma dor nociceptiva. Está relacionada com um maior grau de lesão tissular e liberação de mediadores inflamatórios que abaixam os limiares de condução, sensibilizam o sistema nervoso e potencializam a dor. Exemplos: osteoartrite, artrite reumatoide, cólica renal, cólica biliar, dores pós-operatórias, queimaduras, infecções agudas e lesões traumáticas.

Dor neuropática

É causada por lesão ou doença do sistema nervoso somatossensorial, central ou periférico. A explicação fisiopatológica mais aceita é a de que, após a lesão do nervo, alguns pacientes desenvolvem alteração na distribuição e conformação de canais iônicos (principalmente os de sódio), que vai promover aumento da excitabilidade axonal das fibras finas nociceptivas, gerando impulsos nervosos ectópicos.

Define-se dor neuropática localizada quando é possível delimitar o local da dor em uma região menor do que uma folha de papel A4. As escalas mais utilizadas para o diagnóstico do componente neuropático da dor incluem DN4, LANNS e Pain Detect.

Características da dor neuropática

Localiza-se em território compatível com a distribuição neuroanatômica. Em geral, é relatada como queimação, sensação de frio dolorosa, choque elétrico ou agulhada e acompanha-se de formigamento, adormecimento ou prurido.

Pode haver dor espontânea ou provocada por estímulos não dolorosos (alodínea), como o simples contato da região afetada com o lençol.

Ao exame neurológico, a diminuição da sensibilidade (hipoestesia ao toque ou à picada de agulha) sugere o diagnóstico de dor neuropática. Na área hipoestésica, um estímulo repetitivo não doloroso, que pode ser feito com um chumaço de algodão, pode provocar dor (hiperpatia). Pode haver alterações autonômicas sudomotoras e vasomotoras no trajeto do nervo acometido.

A avaliação do tônus muscular e dos reflexos miotáticos auxilia no diagnóstico diferencial da dor neuropática periférica e central, os quais estão aumentados nessa última. Contudo, a dor como consequência de doença que afeta o sistema somatossensorial só é confirmada por meio do exame neurológico completo.

A dor neuropática pode ser:

- Central: decorre de lesão do encéfalo ou da medula espinal. Exemplos: dor posterior a acidente vascular cerebral ("dor talâmica"), esclerose múltipla, traumatismo ou isquemia medular

Exames complementares para avaliação da dor neuropática

A *eletroneuromiografia*, indicada para avaliar fibras grossas nos casos de lesões nervosas periféricas, não tem sensibilidade para detectar lesões das fibras nociceptivas dolorosas finas (fibras C). Portanto, em pacientes com polineuropatia periférica dolorosa e sensibilidade vibratória normal ao exame neurológico (i. e., com fibras grossas preservadas), a eletroneuromiografia pode não apresentar alterações.

O estudo da condução nervosa, correspondente à primeira parte da eletroneuromiografia, pode diferenciar entre degeneração axonal e desmielinização, e distinguir mononeuropatias (isoladas ou múltiplas) de polineuropatias. Adicionalmente, pode ser usado no diagnóstico das radiculopatias e plexopatias.

Exames complementares com maior sensibilidade para avaliação das fibras finas da dor são a termografia, o teste de quantificação sensitiva (TQS) e a avaliação de potenciais evocados por estímulos dolorosos como *laser*, ainda pouco acessíveis na prática clínica diária.

A *ressonância magnética* (RM) é indicada para identificação e caracterização anatômica de lesão encefálica, medular, radicular ou de nervo periférico.

A *biópsia de pele* permite a quantificação das fibras nervosas intraepidérmicas, possibilitando uma estimativa do grau de degeneração das fibras finas C e Aδ. É útil para se definir prognóstico, mas não é um exame comum na avaliação da dor na prática diária. A termografia também pode ajudar nesse diagnóstico.

Quando há necessidade de definição da etiologia da dor neuropática por meio de *biópsia de nervo*, ela deve ser feita em ramos exclusivamente sensitivos (como o nervo sural). Cumpre ressaltar que há risco de surgir dor neuropática secundária à própria *biópsia*.

• Periférica: causada por doenças que acometem as fibras nervosas periféricas responsáveis pela condução do estímulo doloroso, sejam fibras C amielínicas ou fibras mielinizadas Aδ (A-delta).

O tipo de comprometimento poder ser classificado como focal (mononeuropatias e plexopatias) ou generalizado (polineuropatias) (ver Capítulo 509, *Neuropatias Periféricas*).

As causas mais frequentes de *polineuropatia periférica dolorosa* são: diabetes melito; alcoolismo; infecção pelo HIV; quimioterapia; medicamentos (isoniazida, AZT); intoxicação por organofosforados; doenças imunológicas e reumáticas (poliarterite nodosa, gota); carência nutricional (complexo B); doenças inflamatórias e mutações genéticas (neuropatias hereditárias).

As *neuropatias periféricas focais dolorosas* mais frequentes são: neuralgia pós-herpética; neuralgia do trigêmeo; neuralgia pós-traumática por avulsão do plexo braquial; neuropatia por compressão nervosa crônica (como na síndrome do túnel do carpo); dor do membro fantasma; síndrome dolorosa complexa regional (SDCR tipos I e II) e neuropatia associada à hanseníase.

Dor mista

Ocorre pela associação dos mecanismos de dor nociceptiva e neuropática em uma mesma doença. São exemplos a síndrome do túnel do carpo, a cervicobraquialgia, a lombociatalgia e casos de dor oncológica (Figura 15.4).

Dor psicogênica

Toda dor tem um componente emocional. Contudo, a dor denominada "psicogênica" é uma condição distinta, pelo fato de não se identificar substrato orgânico, como se observa na dor precordial em pacientes com conflitos emocionais e problemas psicossociais.

O diagnóstico de dor psicogênica só deve ser firmado após investigação rigorosa para excluir lesões estruturais e/ou funcionais.

As avaliações psiquiátrica e psicológica costumam identificar depressão, ansiedade ou transtorno somatoforme.

Sem dúvida, esses pacientes são um desafio na prática médica. Cumpre ressaltar que falar para esses pacientes que eles "não têm nada" só agrava a situação, porque a dor é uma sensação real para eles, embora inexplicável para o médico.

MANEJO DA DOR

A intensidade, a duração e o mecanismo fisiopatológico da dor são as principais características que direcionam o tratamento.

A Organização Mundial da Saúde (OMS) propôs um esquema fundamentado em uma sequência hierarquizada dos medicamentos, tendo como base a intensidade da dor, que ficou conhecido como "Escada Analgésica da OMS", que permite uma abordagem prática dos pacientes com dor (ver Figura 15.2).

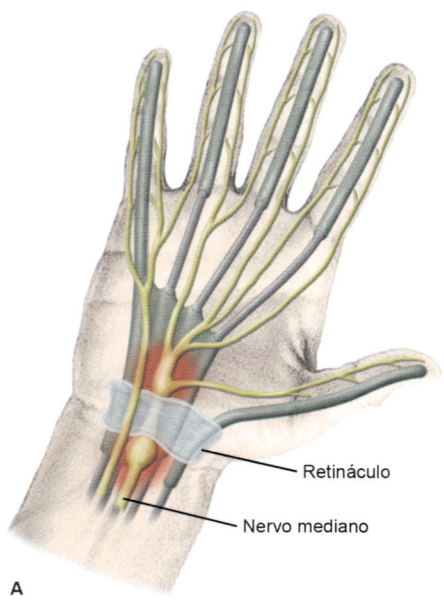

Retináculo

Nervo mediano

A

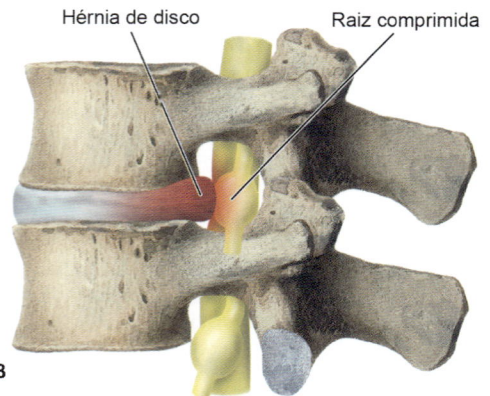

Hérnia de disco   Raiz comprimida

B

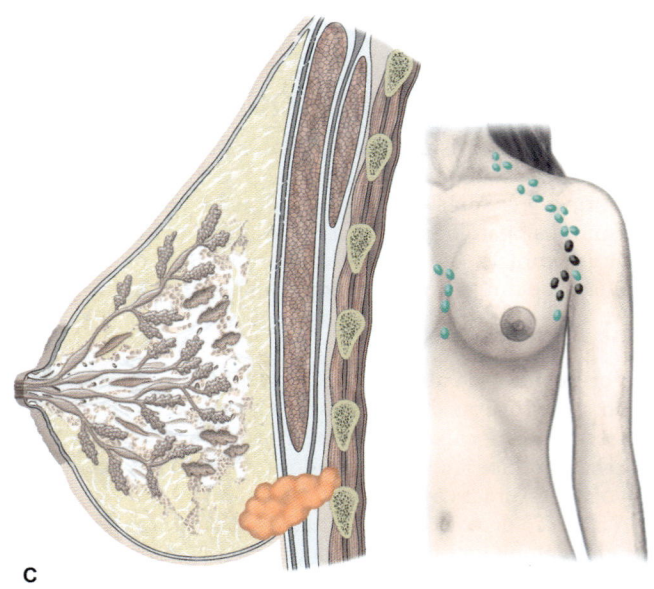

C

Figura 15.4 Condições clínicas que se manifestam com dor mista. **A.** Síndrome do túnel do carpo: dor nociceptiva provocada por inflamação das estruturas do retináculo dos tendões flexores + dor neuropática pela compressão do nervo mediano. **B.** Lombociatalgia: dor nociceptiva causada pela inflamação tecidual no disco herniado + dor neuropática pela compressão da raiz nervosa adjacente. **C.** Câncer de mama estágio IIIb: dor nociceptiva pela invasão tumoral da parede torácica ou da pele + dor neuropática pelo comprometimento dos nervos intercostais e/ou do plexo braquial e pelos tratamentos cirúrgico, quimioterápico e radioterápico.

A Figura 15.2 foi construída tendo como principal componente a Escada Analgésica, com o acréscimo de mais um degrau para a dor refratária. Além disso, foram incluídos, na base da "Escada", os recursos que podem ser associados aos analgésicos para se obter os melhores resultados no tratamento de diferentes tipos de dor.

Recomendações práticas para utilizar a escada analgésica

A cada degrau que se sobe, os medicamentos do degrau anterior são somados aos do degrau seguinte. Todavia, não se deve somar dois medicamentos de uma mesma classe (p. ex., um opioide fraco com um forte, ou dois anti-inflamatórios não esteroides simultaneamente).

A utilização da escada analgésica deve se adaptar ao perfil de cada paciente e ser feita de forma flexível, podendo-se subir, descer e pular degraus, ou realizar troca de medicamentos no mesmo degrau. Dois princípios devem ser obedecidos:

- Sempre que possível preferir a via oral
- Os analgésicos devem ser prescritos em horários fixos e por período predeterminado, e não na dependência do paciente sentir dor ao longo do dia, ou seja, *deve-se banir a tradicional prescrição SOS.*

Não se esquecer de que há uma sinergia na associação dos analgésicos opioides com os não opioides, com potencialização do efeito antálgico. Isso permite que sejam usados em doses menores e com redução dos efeitos adversos de cada fármaco.

Adjuvantes farmacológicos, medidas físicas e de reabilitação têm a função de diminuir a sensibilização do sistema nervoso e a percepção da dor, de potencializar a via inibitória de modulação descendente e de reduzir a necessidade de analgésicos, podendo inclusive substituí-los.

Terapias da área da saúde mental podem ser efetivas no controle da dor, na mudança de comportamento, na redução do sofrimento e na melhora da qualidade de vida. Estimulam o autocontrole, a autoconfiança e contribuem muito para a reintegração do paciente no convívio familiar e social, frequentemente prejudicados em pacientes com dor crônica.

Procedimentos intervencionistas nas dores refratárias são alternativas cada vez mais necessárias. É necessário ter em mente que o tratamento da causa da dor deve permanecer como objetivo fundamental nos cuidados de qualquer paciente.

Tratamento da dor aguda

O objetivo prioritário é remover a causa da dor, por exemplo: retirar o apêndice cecal inflamado, imobilizar um membro fraturado, tratar uma infecção e assim por diante. Contudo, sempre é importante tomar as medidas necessárias para aliviar a dor até que a função do nociceptor retorne ao normal.

Os anti-inflamatórios não esteroides (AINEs) são os agentes de primeira linha para as dores agudas nociceptivas musculoesqueléticas. Atuam inibindo a atividade da ciclo-oxigenase 1 (COX-1) e/ou COX-2, o que resulta na redução dos níveis de prostaglandinas envolvidas no processo inflamatório.

Miorrelaxantes devem ser adicionados quando há mialgia associada, causada por traumatismo ou sobrecarga muscular. As dores nociceptivas viscerais podem ser aliviadas com paracetamol, dipirona, opioides e antiespasmódicos (para cólicas), usados isoladamente ou em associação, dependendo do tipo e da intensidade da dor.

A dor aguda neuropática, como a decorrente de avulsão do plexo braquial, é excruciante, demandando analgesia com opioides fortes até que a ação plena de anticonvulsivantes e antidepressivos ocorra ou que procedimentos intervencionistas sejam realizados.

O opioide meperidina não deve ser usado pelo perigo de toxicidade e alto potencial de drogadição.

O alívio incompleto da dor aguda, além do sofrimento do paciente, pode ter como consequência a evolução para dor crônica. A "cronificação" da dor tem risco aumentado quando ela é neuropática ou mista, quando ocorre após determinados procedimentos cirúrgicos (artroplastias, toracotomias, mastectomias, amputações, cirurgia de hérnia discal), em pacientes muito ansiosos, depressivos e portadores de fibromialgia.

Tratamento da dor crônica

Para fins práticos, deve-se diferenciar a dor crônica não oncológica da dor crônica oncológica.

Dor crônica não oncológica

Diante das múltiplas alterações funcionais do sistema nervoso nos casos de dor crônica, o tratamento deve ser feito de forma multimodal, ou seja, combinando medidas farmacológicas e físicas que atuam nos diferentes locais de codificação dos estímulos nocivos: transdução, transmissão, modulação e percepção (ver Figura 15.3).

É necessário um plano abrangente que inclua fatores clínicos, biopsicossociais, espirituais e culturais. Muitas vezes, se faz necessária uma equipe multiprofissional, com profissionais das áreas de psicologia, fisioterapia, enfermagem, nutrição, terapia ocupacional e serviço social.

O médico precisa orientar o paciente e/ou seus familiares a respeito da longa duração do tratamento. Deve-se monitorar a evolução da intensidade da dor, o uso correto dos medicamentos, as possíveis intolerâncias, os efeitos colaterais, o conforto do paciente e a reabilitação de limitações físicas.

É importante uma assistência contínua para reduzir a ansiedade do paciente para se obter adesão ao tratamento. Vale assinalar que é pequeno o benefício do uso prolongado de opioides na dor crônica não oncológica, obtendo-se redução de apenas 2 a 3 pontos na EVA, além de não haver melhora significativa nas atividades diárias. Por outro lado, há evidentes riscos potenciais de adição, síndrome de abstinência após interrupção do tratamento, desenvolvimento de tolerância (redução do efeito), interações medicamentosas adversas e efeitos colaterais. Portanto, nesses pacientes, os opioides devem ser usados com avaliação contínua de riscos e benefícios por um período de 3 meses ou, no máximo, 6 meses.

Cumpre salientar que a retirada dos opioides deve ser gradual para a prevenção da síndrome de abstinência.

Dor crônica oncológica

O tratamento da dor em pacientes com neoplasias malignas segue os princípios gerais da escada analgésica, mas apresenta peculiaridades que não podem ser desconhecidas. Portanto, o planejamento do tratamento deve considerar, além das características da dor, o estágio da doença, as condições clínicas concomitantes e as condições psicológicas e socioculturais do paciente (ver Capítulo 5, *O Clínico e o Paciente com Câncer*).

Para pacientes em estágios terminais, os esforços para o alívio do sofrimento se sobrepõem aos que costumam ser direcionados para a recuperação da estrutura ou da função do órgão comprometido. São exemplos a administração de doses de morfina muito acima daquelas padronizadas para dores não oncológicas, assim como procedimentos neurocirúrgicos radicais (ver Capítulo 7, *Cuidados Paliativos*).

Opioides sistêmicos em altas doses e por longos períodos podem não ser tolerados devido a efeitos colaterais, sendo uma opção o implante de bomba de morfina de liberação intratecal, cuja dose é 300 vezes menor que a da morfina oral sem perda do efeito analgésico.

O desenvolvimento de tolerância aos opioides, em virtude de uso prolongado, pode ocorrer, porém a falha da sua ação analgésica em pacientes oncológicos geralmente está relacionada ao agravamento da doença, seja pelo crescimento do tumor ou surgimento de metástases.

A dor neuropática, relacionada a neoplasias malignas ou ao tratamento (cirúrgico, quimioterápico ou radioterápico), deve ser tratada pela associação de anticonvulsivantes (principalmente gabapentinoides) com antidepressivos tricíclicos ou duais.

A dor causada por metástase óssea pode ser aliviada por anti-inflamatórios não esteroides, corticoides, bifosfonatos (como o ácido zoledrônico em aplicações mensais), bloqueadores dos ligantes do receptor nuclear kappa beta/RANKL (denosumabe) e radioterapia.

Corticoides (como dexametasona, prednisona e metilprednisolona) podem ser usados para o controle de processos dolorosos oncológicos de diversas origens, como cefaleia relacionada ao aumento da pressão intracraniana, compressão medular, dor neuropática decorrente da invasão de nervos pelo tumor e distensão capsular visceral.

A prescrição de corticoides para pacientes oncológicos também deve ser considerada para diminuir a anorexia, a fadiga e as náuseas relacionadas com a neoplasia ou o seu tratamento (ver Capítulo 7, *Cuidados Paliativos*).

Dentre os corticoides, a dexametasona é o mais utilizado, por sua meia-vida mais longa e seu menor efeito mineralocorticoide, sua apresentação é em comprimidos de 0,5 mg, 0,75 mg, 4 mg e na forma de elixir, cada 5 mℓ de elixir contém 0,5 mg de dexametasona. Contudo, em situações especiais como compressão medular, pode haver necessidade de usar doses tão altas quanto 24 mg/dia, dividida em quatro tomadas. Não deve ser feita a suspensão abrupta dos corticoides devido ao risco de insuficiência adrenal.

A compressão medular por um tumor, associada a fraqueza de membros, diminuição do tato ou disfunção esfincteriana, é uma urgência médica e deve ser tratada com procedimento de descompressão cirúrgica ou radioterapia.

Tratamento da dor neuropática

A dor neuropática é de difícil controle. Responde mal aos analgésicos anti-inflamatórios, obtendo-se maior alívio com os antidepressivos e anticonvulsivantes. Vale dizer que, para as dores neuropáticas, os medicamentos adjuvantes devem ser utilizados de forma prioritária (ver Figura 15.2; Quadro 15.2).

Recomenda-se a introdução de um medicamento por vez, acrescentando-se outro se a dor persistir, conforme as recomendações do Quadro 15.2. Se não houver alívio da dor após a associação de medicamentos de primeira e segunda linhas, deve-se considerar a estimulação magnética transcraniana (EMT), procedimentos minimamente invasivos ou cirúrgicos e, em último caso, neuroestimuladores medulares, encaminhando o paciente para o especialista em dor.

Quadro 15.2 Recomendações para o tratamento farmacológico da dor neuropática.

Primeira linha
- Antidepressivos inibidores da recaptação de serotonina e norepinefrina (duais) e tricíclicos
- Anticonvulsivantes gabapentinoides (gabapentina e pregabalina)
- Carbamazepina para neuralgia do trigêmeo
- Emplastro de lidocaína para neuralgia pós-herpética e focal

Segunda linha
- Tramadol com ou sem paracetamol
- Opioides fortes

Terceira linha
- Capsaicina
- Canabinoides
- Toxina botulínica
- Neurolépticos

Adaptado de Dworkin et al., 2007; Hennemann e Sredni, 2016.

Medicamentos

Para tratamento da dor, podem ser utilizados analgésicos não opioides, além de outros medicamentos e substâncias com ação anti-inflamatória (Quadro 15.3), analgésicos opioides e medicamentos adjuvantes.

Analgésicos não opioides

Os analgésicos não opioides incluem os anti-inflamatórios não esteroides (AINEs) de diversos grupos (Quadro 15.4). Para usá-los corretamente, é necessário tomar vários cuidados:

- A principal limitação do uso dos AINEs é a ampla gama de efeitos adversos, incluindo gastrite medicamentosa, sangramento, disfunção renal e eventos cardiovasculares, como infarto agudo do miocárdio e acidente vascular cerebral.

Quadro 15.3 Medicamentos e substâncias com ação anti-inflamatória.

Corticoides
Têm ação anti-inflamatória mais potente do que os anti-inflamatórios não esteroides (AINEs), porém mais efeitos colaterais e eventos adversos. Os mais utilizados são a prednisona e o deflazocorte VO, a dexametasona, a betametasona e a triancinolona injetáveis

Colchicina
Medicação específica para o tratamento da gota, pois diminui a interleucina-1β. Usada também na artropatia por depósito de pirofosfato de cálcio e outras condições inflamatórias agudas, refratárias a AINEs tradicionais

Substâncias imunobiológicas
São representadas pelos anticorpos monoclonais com objetivos imunobiológicos terapêuticos definidos, como bloqueio do TNF-alfa e interleucina-1β. São indicadas quando não se obtém resultado com os corticoides

Substâncias imunomoduladoras
Incluem suplementos (colágeno, glicosamina com condroitina, ácido hialurônico) e fitomedicamentos (curcuma longa, *Harpagophytum*, extrato insaponificável de soja e de abacate, *Boswellia, Arnica montana, lithothamnion*). Podem ser usadas por tempo prolongado sem efeitos adversos significativos

Vitaminas e minerais
Vitamina B$_{12}$ na dor da neuropatia periférica carencial. Diminuem o estresse oxidativo dos radicais livres. São utilizados em situações especiais

Quadro 15.4 Anti-inflamatórios não esteroides.

Medicamento	Ação, indicação e reações adversas
Paracetamol	

- Analgésico de primeira linha, porém com baixo poder anti-inflamatório
- Mecanismo de ação ainda indeterminado, podendo ter ação semelhante aos AINEs, com efeito sobre as prostaglandinas no cérebro
- Pode ser usado em associação com outros AINEs
- Tem efeito poupador de opioide
- Não causa toxicidade gastrintestinal, cardiovascular ou renal. Pode ser hepatotóxico em doses superiores a 4 g/dia ou em pacientes com hepatopatia, etilistas crônicos e com deficiência de G6 PD
- Pode ser utilizado na gestação e durante a amamentação

Medicamento	Ação, indicação e reações adversas
Pirazolônicos	
Dipirona Fenilbutazona	Dipirona: • Analgésico de primeira linha, porém com baixo poder anti-inflamatório • Pode ser usado em associação com outros AINEs • É eficaz na dor pós-operatória, com efeito poupador de opioide • Pode causar erupções cutâneas, hipotensão arterial (via IV) e raríssimos casos de agranulocitose (0,025 a cada milhão de pacientes tratados, segundo Kötter et al., 2015) • Diminui a agregação plaquetária (dose dependente) Fenilbutazona: • Tem uso restrito à espondilite e a artrites graves que não responderam a outros AINEs menos tóxicos. Tem muita toxicidade gastrintestinal
Ácidos acéticos	
Diclofenaco Cetorolaco Etodolaco Aceclofenaco Indometacina Glucametacina	Diclofenaco: • Há relatos de abscesso e necrose na administração por via intramuscular • Período máximo de uso IM: 2 dias Cetorolaco: • Tem boa potência analgésica. Age principalmente na COX-1, tem risco tromboembólico baixo, porém com altos índices de úlcera gástrica e sangramento, não devendo ser usado por mais de 5 dias consecutivos • É uma opção de analgesia após cirurgias vasculares, quando a dor persiste mesmo com o uso de opioides
Ácidos propiônicos	
Ibuprofeno Cetoprofeno Naproxeno Fenoprofeno Flurbiprofeno Loxoprofeno	São considerados seguros em relação a eventos cardiovasculares em comparação com as outras classes de AINEs. Contudo, têm alto risco de efeitos secundários gastrintestinais. São uma boa opção para idosos, desde que em formulações com meia-vida curta (duração de 8 a 12 h) e associados a inibidores de bomba de prótons. Ibuprofeno, cetoprofeno e naproxeno são os principais representantes desta classe • Ibuprofeno: tem menor risco de lesão gastrintestinal, porém tem menor poder analgésico e anti-inflamatório • Cetoprofeno: tem mais eficácia analgésica na dor moderada ou intensa do que o diclofenaco
Oxicans	
Meloxicam Piroxicam Tenoxicam Lornoxicam	A dose única diária de meloxicam, piroxicam e tenoxicam apresenta vantagem em relação à comodidade, porém aumenta o risco de eventos cardiovasculares. Portanto, devem ser evitados em idosos e para uso prolongado. O tenoxicam, por ser mais acessível em prontos-socorros (baixo custo), é frequentemente administrado por via intravenosa na dose de 20 ou 40 mg (pó liofilizado), com eficácia analgésica e segurança em jovens e adultos
COX-2 específicos	
Celecoxibe Etoricoxibe Parecoxibe (prescritos em receituário de controle especial em duas vias-C1)	É a classe com maior segurança gastrintestinal. Porém, com risco cardiovascular também maior, com exceção para o celecoxibe • Celecoxibe: apresenta risco gastrintestinal e cardiovascular baixo, sendo considerado seguro para uso em idosos • Etoricoxibe: tem boa potência analgésica e anti-inflamatória, devendo ser usado apenas em adultos jovens sem risco cardiovascular, e por no máximo 7 dias
Metano-sulfonanilidas	
Nimesulida	Após relatos de casos de hepatotoxidade grave, inclusive com óbito, foi retirado do mercado de inúmeros países
Derivados do ácido nicotínico	
Clonixinato de lisina	Disponível em associação com ciclobenzaprina, sendo indicado no tratamento da dor de origem musculoesquelética, principalmente quando acompanhada de contratura muscular. Evitar em idosos ou uso a longo prazo
Fenamatos	
Ácido mefenâmico	Não oferece vantagem sobre outros AINEs. Uso frequente na dismenorreia primária
Salicilatos, acetilados	
Ácido acetilsalicílico	Efeitos anti-inflamatórios somente com doses elevadas. Pequena segurança, com risco de úlcera péptica e sangramento. Usado profilaticamente na proteção cardiovascular

Portanto, devem ser prescritos na menor dose que consiga aliviar a dor e pelo menor tempo possível

- Evitar a utilização de AINEs em pacientes com hipertensão arterial, cardiopatia, nefropatia, hepatopatia, com histórico de úlcera péptica e em gestantes
- A administração de AINEs com bloqueadores de receptores H2 ou inibidores da bomba de prótons é uma estratégia para redução de efeitos secundários gastrintestinais em pacientes com antecedente de úlcera, em uso concomitante de ácido acetilsalicílico, anticoagulantes, corticoides e em idosos
- AINEs não devem ser administrados aos pacientes asmáticos, pois, ao inibirem a via da ciclo-oxigenase (COX), potencializam a outra via da degradação do ácido araquidônico, a via da lipo-oxigenase (LOX), que leva à produção de leucotrienos, causando broncospasmo. Nesses casos, preferir os corticoides, quando há necessidade de anti-inflamatórios
- AINEs podem ser usados em formulações tópicas, sobre a área inflamada, para tratamento de dores musculoesqueléticas, com menos efeitos colaterais. Porém, é importante lembrar que, apesar de sua absorção sistêmica ser menor por essa via, ela não é desprezível e deve ser levada em consideração nos pacientes de risco.

Analgésicos opioides

Para uso com máximo proveito e segurança, é necessário seguir as diretrizes para prescrição desses medicamentos, bem como compreender o manejo dos seus efeitos adversos (Quadros 15.5 a 15.7).

Medicamentos adjuvantes

Pode-se usar um único medicamento como adjuvante, mas frequentemente há necessidade de associar medicamentos de diferentes classes. Costuma-se usá-los inicialmente em

Quadro 15.5 Diretrizes para prescrição de opioides.

Os opioides usados a longo prazo devem ser os de liberação prolongada, para maior comodidade do paciente e menos efeitos colaterais
- Doses de resgate (feitas com opioides de curta duração)
  - Podem ser necessárias e são administradas no intervalo entre as doses fixas
  - Cada dose de resgate deve corresponder a 10 a 20% da dose total diária de opioide
  - Se a dor for persistente, sendo necessárias várias doses de resgate por dia, elas devem ser somadas e incorporadas à dose total fixa diária
- Rotação de opioides
  - Estratégia utilizada para substituição de um opioide por outro
  - As principais indicações são eficácia analgésica insatisfatória mesmo com aumento da dose (tolerância), efeitos adversos intensos e necessidade de outra via de administração
  - Para calcular a dose do novo opioide, é necessário utilizar tabelas comparativas de doses equianalgésicas entre os opioides (Quadro 15.5). Cálculos especiais devem ser usados se a troca for para buprenorfina transdérmica, fentanila transdérmica e metadona, cuja relação não é linear, variando com a dose do opioide em uso
  - Para maior praticidade, pode-se calcular doses equianalgésicas de opioides por meio de aplicativos
  - Uma vez calculada a dose diária do novo opioide, este deve ser iniciado com 50 a 75% da dose. A seguir, avaliar a intensidade da dor. Se persistir dor leve a moderada, a dose de 24 h pode ser aumentada em 25 a 50%. Se persistir dor moderada a intensa, a dose de 24 h pode ser aumentada em 50 a 100%

Quadro 15.6 Manejo dos eventos adversos de opioides.

Os efeitos colaterais mais comuns do uso de analgésicos opioides são constipação intestinal (60% dos pacientes), náuseas e vômitos (30%), sonolência, sedação, disfunção cognitiva, boca seca, prurido, retenção urinária. Mioclonia, convulsões e depressão respiratória são menos frequentes, mas graves
- Obstipação intestinal: não melhora com o tempo. Portanto, a prescrição de opioide por mais de 1 semana deve ser acompanhada de prescrição de laxante, de preferência osmótico, como polietilenoglicol (15 g em 240 mℓ de água, 1 vez/dia) e lactulose (15 a 60 mℓ, com especial cuidado em diabéticos). Laxantes irritativos, como bisacodil (até 2 comprimidos de 5 mg/dia), podem ser prescritos, excepcionalmente, na falha de ação do laxante osmótico
- Náuseas: geralmente há melhora após a primeira semana. Contudo, em alguns pacientes, pode ser necessária prescrição de antiemético, como a metoclopramida
- Sedação e sonolência: tendem a melhorar após 1 semana do seu início. Havendo persistência, deve-se investigar comorbidades e suspender ou reduzir a dose de outros depressores do sistema nervoso central
- Depressão respiratória e rebaixamento do nível de consciência: atenção especial aos pacientes que entram em insuficiência renal aguda, pois podem intoxicar com a dose habitual de opioide. Deve-se suspender o opioide imediatamente, tomando cuidado de checar se os opioides em adesivos transdérmicos foram removidos. Administrar naloxona IV, em *bolus*. Ela reverte a intoxicação rapidamente, porém tem meia-vida curta, podendo ser necessário manter infusão contínua por 24 h

associação com analgésicos. Havendo controle da dor, retiram-se os analgésicos e mantêm-se os adjuvantes por mais 3 meses, em média.

O Quadro 15.8 resume quais medicamentos podem ser utilizados durante a gestação e a amamentação.

Duração do tratamento farmacológico

Em pacientes com dor aguda, o tratamento é sempre de curta duração e a atenção do médico concentra-se nas doses corretas e via de administração mais adequada, visto que, ao eliminar a causa, a dor desaparece.

Em contrapartida, na dor crônica, pela sua própria natureza, o tratamento farmacológico, quase sempre, é de longa duração, o que significa manejo mais difícil. É preciso, inicialmente, reconhecer o mecanismo fisiopatológico, fator fundamental para escolha do(s) medicamento(s), assim como especial atenção para efeitos adversos e interações medicamentosas, além da introdução de outras medidas, como mostra a escada analgésica (ver Figura 15.2).

Como regra básica, é essencial fazer uma correta avaliação do risco/benefício de todos os medicamentos e de outras medidas que entrarem no planejamento terapêutico.

Na dor oncológica, a duração do tratamento depende, fundamentalmente, do relato de dor pelo paciente. Enquanto perdurar, os opioides são os medicamentos de primeira escolha, observando-se as normas para bem utilizá-los.

Já na dor não oncológica, os opioides devem ser utilizados, no máximo, durante 6 meses. Após esse período os riscos suplantam os benefícios, devendo-se buscar outras estratégias para alívio da dor, especialmente medidas adjuvantes ou não farmacológicas.

Outro aspecto a considerar no tratamento da dor crônica é a utilização de adjuvantes farmacológicos por longo período, em virtude dos inevitáveis efeitos adversos e a progressiva diminuição da eficácia. Idealmente, devem ser utilizados por mais 3 meses após o controle da dor.

Quadro 15.7 Opioides usados no Brasil.

Medicamento	Características farmacológicas	Doses	Observações
Opioides fracos			
Codeína (C1*) Potência: 1/10 da morfina	Profármaco da morfina Metabolização hepática. Vinte por cento da população caucasiana não tem resposta analgésica com a codeína, por deficiência da isoenzima CYP2D6	15 a 60 mg VO de 4/4 h Dose máxima: 360 mg/dia Associada ao paracetamol: dose máxima: 240 mg/dia de codeína e 4.000 mg/dia de paracetamol	Pouca resposta na dor neuropática Obstipante Efeito antitussígeno
Tramadol (C1*) Potência: VO: 1/5 da morfina IV: 1/10 da morfina	1ª linha para dor moderada Útil na dor neuropática Tem propriedades múltiplas e sinérgicas. Efeito analgésico central predominantemente Inibe a recaptação de serotonina e norepinefrina Biodisponibilidade: VO maior que IV	50 a 100 mg VO ou IV (lento) de 6/6 h Comprimido de liberação prolongada: 100 mg, de 12/12 h Dose máxima: 400 mg/dia Associado ao paracetamol: dose máxima: 300 mg/dia	Seguro do ponto de vista cardiovascular e respiratório IV é muito nauseante. Reduz o limiar convulsivo Uso concomitante com antidepressivos aumenta o risco de síndrome serotoninérgica
Opioides fortes			
Morfina (A1*)	Opioide de escolha para dor oncológica Boa para titulação inicial de dose diária de opioide. Concentrações séricas máximas em 10 min IV e em 1 h VO Grande efeito de primeira passagem por via hepática (baixa biodisponibilidade VO). Na conversão de VO para IV, usar 1/3 da dose. VO para SC, usar 1/2 da dose	Dose habitual de 4/4 h: VO: 10 a 30 mg SC: 5 a 15 mg IV: 2,5 a 5 mg Comprimido de liberação prolongada: 30 mg de 12/12 h Não há dose máxima	Pode ser administrada em pacientes com insuficiência hepática (espaçar a dose para 8/8 h ou 6/6 h) O metabólito ativo M6 G é mais potente que a própria morfina (depurado no rim) Há risco de depressão respiratória, sedação e coma em pacientes com insuficiência renal
Oxicodona (C1*) Potência: 2 vezes maior que a morfina	Biodisponibilidade VO até 87%. No Brasil, comercializados apenas comprimidos de liberação prolongada Pico inicial: 40 min Pico tardio: 6 h Analgesia: 12 h	Dose inicial em virgens de opioide: 10 mg de 12/12 h Dose habitual: 20 a 80 mg/dia Teoricamente, não há dose máxima	Atenção: os comprimidos não devem ser macerados, mastigados ou partidos Evitar na insuficiência renal e hepática Alto custo
Buprenorfina transdérmica (C1*) Potência: para dose diária de morfina até 30 mg/d, 5 μg/h. De 30 a 80 mg/d, 10 μg/h. Maior que 80 mg/dia, 20 μ/h	Brasil: apresentação em adesivo transdérmico O primeiro adesivo pode levar até 72 h para alcançar o efeito máximo Deixar outro opioide prescrito nesse período	Dose inicial em virgens de opioides: Adesivo de 5 mg (5 μcg/h) de 7/7 dias Pode adicionar outro adesivo de 5 mg após 72 h Dose habitual: adesivo de 5, 10, 20 mg de 7/7 dias	Não cortar o adesivo Boa opção para idosos: pela praticidade, menor incidência de obstipação, disfunção cognitiva, depressão respiratória e menor efeito de retirada Alto custo
Metadona (A1*) Potência: para até 100 mg/d de morfina, é 5 vezes mais potente. Acima de 100 mg/d, é 10 vezes mais potente	Também age nos receptores NMDA e inibe a recaptação de serotonina e norepinefrina Boa para dor neuropática Atenção: fármaco de acúmulo com meia-vida variável, de 10 a 75 h (média de 24 h) Titular com cuidado IV: 2 vezes mais potente que VO	Dose habitual: 2,5 a 10 mg VO/IV/SC de 6/6 h, 8/8 h ou 12/12 h Aumentar dose apenas após 3 dias Acima de 60 mg/dia aumenta risco de depressão respiratória e de prolongamento do intervalo QT	Pode ser usada na insuficiência hepática e renal Não é dialisável Alcalinização da urina reduz sua excreção Reduzir a dose com antidepressivos, pelo risco de síndrome serotoninérgica
Fentanila transdérmico (A1*) Potência: 80 a 100 vezes maior que a morfina (μcg × mg)	Usado principalmente para dor oncológica Atenção: exige uso prévio de outro opioide. Há risco inicial de depressão respiratória nas primeiras 72 h. Deve ter início sob monitoramento médico	1 adesivo a cada 72 h. Aumento da dose apenas em 6 dias, no mínimo Início de ação em 6 a 12 h, equilíbrio em 3 a 6 dias	Bom para pacientes com disfagia, SNE, obstrução intestinal Bom perfil para home-care Pode ser usado na insuficiência renal Alto custo

*C1: receita de controle especial em duas vias; A1: receituário amarelo para substâncias entorpecentes; VO: via oral; IV: via intravenosa; SC: via subcutânea; SNE: sonda naso-enteral.

Quadro 15.8 Uso de analgésicos durante a gestação e a amamentação.

Gestação	Medicamento	Lactação
SIM. Analgésico de escolha	Paracetamol	SIM
SIM	Dipirona	SIM
SIM	Emplastro de lidocaína a 5%. Bloqueio de nervo periférico com lidocaína/bupivacaína guiado por ultrassonografia	SIM
SIM	Fisioterapia e acupuntura	SIM
Contraindicados no 1º e no 3º trimestre, pois podem ser teratogênicos, prolongar a gestação, causar fechamento precoce do ducto arterioso do feto e aumentar o sangramento durante o trabalho de parto	AINEs	SIM, a curto prazo. Exceto ácido acetilsalicílico, que pode aumentar o sangramento
Podem ser administrados em doses baixas e por período curto. Uso crônico pode resultar em parto prematuro, retardo do crescimento e dependência para o feto. Próximo ao termo, induz depressão respiratória no recém-nascido	Opioides	Devem ser evitados. Quando extremamente necessários, deve-se monitorar o lactente

Fonte: Teixeira MJ et al., 2019; Siqueira JTT et al., 2014.

Tratamento não farmacológico

No manejo de um paciente com dor crônica de diferentes causas, do tipo nociceptiva, neuropática ou mista, tratamento não farmacológico deve ser sempre considerado.

Dor nociceptiva musculoesquelética

Fisioterapia. A fisioterapia pode ocupar o lugar de primeira linha em muitos pacientes, tendo papel especial na recuperação da função motora e ajudando no retorno às atividades da vida diária. Utilizam-se meios físicos passivos e ativos, os quais atuam na educação apropriada sobre o movimento do corpo com ação favorável nas atividades motoras. Os exercícios físicos devem ser programados de forma estruturada, com graduação de atividade e com objetivos específicos a serem alcançados. Pode ser indicada durante a gestação e a amamentação.

Terapias manuais (osteopatia e quiropraxia). São medidas alternativas para dores musculares agudas e crônicas, incluindo síndrome dolorosa miofascial. A mobilização ou manipulação da coluna, de articulações axiais e tecidos moles (músculos, fáscias, tendões e ligamentos) produz ganho de amplitude nos movimentos, relaxamento e tem efeito analgésico e anti-inflamatório.

Tratamento por ondas de choque. Indicado em casos refratários à fisioterapia, em pacientes com tendinite, fascite plantar, síndrome dolorosa miofascial, fraturas com retardo de consolidação, úlceras de pele e feridas não cicatrizadas. As ondas de choque estimulam mecanicamente fibras sensitivas aferentes que, ao chegarem ao corno posterior da medula, ativam interneurônios inibitórios da dor. Tem efeito no local da aplicação, incluindo vasodilatação, aumento do metabolismo, ação anti-inflamatória, liberação de fatores de crescimento teciduais e estimulação de células-tronco, que levam à reparação tecidual.

Dor neuropática

Estimulação magnética transcraniana. Indicada quando há falência terapêutica medicamentosa ou intolerância aos efeitos colaterais. Pode ser utilizada na dor do membro fantasma, neuralgia do trigêmeo e outras dores neuropáticas periféricas focais, dor pós-AVC, pós-lesão medular e fibromialgia.

Acupuntura

- Indicações: após correto diagnóstico médico pelos métodos da medicina ocidental, propedêutica e encaminhamentos adequados (inclusive em urgência e emergência), a acupuntura pode ser indicada como monoterapia ou coadjuvante para dores agudas ou crônicas, nociceptivas ou neuropáticas, como, por exemplo: síndrome dolorosa miofascial, síndrome dolorosa complexa regional, lombalgias, lombociatalgias, fibromialgia, dores musculoesqueléticas decorrentes de traumatismos, analgesia pós-operatória, osteoartrite, artrite reumatoide, polineuropatia periférica dolorosa (diabetes, alcoolismo, HIV, quimioterapia, medicamentosa, reumática, por carência nutricional, herpética, neuralgia do trigêmeo), síndromes compressivas como síndrome do túnel do carpo e síndrome de Guyon, radiculopatias, dores oncológicas, psicogênica, dentre outras. Pode ser indicada para tratar as alterações autonômicas (simpáticas e parassimpáticas) e os quadros emocionais que acompanham principalmente a dor crônica, como ansiedade, distúrbios do sono, perda do apetite, alterações da sexualidade e da cognição
- Mecanismos: os efeitos da acupuntura resultam de complexas interações neuromodulatórias, explicadas atualmente por diversos mecanismos, os quais interferem na produção de vários neuropeptídeos. O bloqueio do portão da dor pela ativação das células pedunculadas encefalinérgicas no corno dorsal da medula representa o mecanismo segmentar e explica a analgesia em pontos agulhados próximos ao local da dor. Efeitos sistêmicos da acupuntura como os que interferem no aspecto emocional, assim como os miorrelaxantes e anti-inflamatórios, têm sido explicados por ação suprassegmentar serotoninérgica e noradrenérgica (via inibitória descendente da dor), atuando sobre estruturas como substância cinzenta periaquedutal, *locus coeruleus*, tálamo, hipotálamo, córtex pré-frontal e somatossensorial, substância reticular e sistema límbico. Substâncias importantes são liberadas pelo agulhamento, mediando todas essas ações como opioides endógenos (betaendorfina, encefalina, dinorfina e outros) e não opioides, como serotonina, norepinefrina, ACTH, dentre outros
- Importante saber: a acupuntura deve ser exercida por médicos habilitados e pode ser indicada durante a gestação e a amamentação
- Para saber mais, acesse a página do Colégio Médico Brasileiro de Acupuntura: https://cmba.org.br.

Atua pela modulação dos sintomas dolorosos por meio da neuroestimulação do córtex motor primário. Induz reorganização funcional cortical, reduz a dor relacionada à hiperatividade talâmica e ativa vias descendentes inibitórias da dor.

Técnicas de representação de movimento (terapia-espelho e terapia de imagem motora). Podem ser utilizadas no tratamento da dor do membro fantasma e da síndrome dolorosa complexa regional dos tipos I e II. Tem como base a observação e/ou imaginação de movimentos normais livres de dor. Mecanismos neurofisiológicos relacionados com o efeito causado pelo *feedback* visual em áreas corticais sensorimotoras.

Procedimentos intervencionistas para o manejo da dor

Indicados quando terapias farmacológicas e medidas físicas e de reabilitação não promovem analgesia eficaz, ou quando seus efeitos adversos se tornam intoleráveis. A eficácia limitada do tratamento farmacológico para dor neuropática tem aumentado a indicação de terapias intervencionistas já nas fases iniciais.

O tratamento intervencionista raramente será um método terapêutico isolado, mas deve fazer parte de um conjunto de medidas que formarão a analgesia multimodal.

Os procedimentos intervencionistas para dor são:

- Infiltração local subcutânea e de músculos (pontos-gatilho)
- Infiltração de articulações da coluna (interapofisárias) ou dos membros
- Bloqueio de nervo periférico: occipital, trigeminal, intercostal, paravertebral, gânglio estrelado, plexo celíaco, plexo braquial, entre outros
- Bloqueios nervosos centrais: subaracnóideo e peridural, bloqueio de gânglios
- Procedimentos percutâneos neuromoduladores (radiofrequência pulsada)
- Procedimentos ablativos neuromoduladores (desnervação percutânea de facetas)
- Implante de sistema de estimulação medular (colocação de eletrodos)
- Implante de bombas de infusão para fármacos
- Neurocirurgia

CONSIDERAÇÕES FINAIS

A maneira concreta de praticar a medicina com empatia e compaixão consiste em compreender a dor de um paciente e fazer tudo que for possível para aliviá-la.

A dor é a queixa mais comum na prática médica e, para exercer uma medicina de excelência, é preciso saber investigá-la para aplicar todos os conhecimentos necessários para bem cuidar de um paciente.

BIBLIOGRAFIA

Araujo MAR. Hepatotoxicidade associada à nimesulida: uma revisão da literatura. Rev Bras Farm. 2012;93(3):283-9.

Azevedo MF. GPS medicamentos. Guia prático em saúde. Rio de Janeiro: Guanabara Koogan; 2017.

Becker MC, Wang TH, Wisniewski L et al. Rationale, design, and governance of Prospective Randomized Evaluation of Celecoxib Integrated Safety *versus* Ibuprofen or Naproxen (PRECISION), a cardiovascular end point trial of nonsteroidal anti-inflammatory agents in patients with arthritis. Am Heart J. 2009;157(4):606-12.

Botan AG, Lapena SAB. Meperidina: opioide não indicado para analgesia. Rev Dor. 2015;16(1):67-70.

Centers for Disease Control and Prevention (CDC). CDC guideline for prescribing opioids for chronic pain. Aug 29, 2017.

Dagenais S, Caro J, Haldeman S. A systematic review of low back pain cost of illness studies in the United States and internationally. The Spine Journal. 2008;(8):8-20.

De Nucci G. Tratado de farmacologia clínica. Rio de Janeiro: Guanabara-Koogan; 2021.

Dworkin RH, O'Connor AB, Backonja M et al. Pharmacologic management of neuropathic pain: evidence-based recommendations. Pain. 2007;132(3):237-51.

Fishie J. Medical acupuncture. A western scientific approach. 2. ed. Elsevier; 2016.

Focks C, Marz U. Guia prático de acupuntura. 2. ed. Barueri: Manole; 2018.

George R, Jeba J, Ramkumar G et al. Interventions for the treatment of metastatic extradural spinal cord compression in adults. Cochrane Database Syst Rev. 2015;2015(9):CD006716.

Hennemann-Krause L, Sredni S. Farmacoterapia sistêmica da dor neuropática. Rev Dor. 2016;(1):91-4.

Hosomi K, Shimokawa T, Ikoma K et al. Daily repetitive transcranial magnetic stimulation of primary motor cortex for neuropathic pain: a randomized, multicenter, double-blind, crossover, sham-controlled trial. Pain. 2013;154(7):1065-72.

IASP, Taxonomy Working Group. Classification of chronic pain. 2 ed., 2011. Disponível em: https://www.iasp-pain.org/PublicationsNews/Content.aspx?ItemNumber=1673. Acesso em: 05 mai 2021.

Kötter T, Costa BR, Fässler M et al. Metamizole-associated adverse events: a systematic review and meta-analysis. PLoS One. 2015;10(4): e0122918.

Kraychete DC, Sakata RK. Neuropatias periféricas dolorosas. Rev Bras Anestesiol. 2011;61(5):649-58.

Marques Filho J. Necrose tecidual após injeção de diclofenaco de sódio. Rev Bras Reumatol. 2003;43(4):272-4.

Martins MA et al. Manual do residente de clínica médica. 2. ed. Barueri: Manole; 2017.

Mibielli MA, Geller M, Cohen JC et al. Diclofenac plus B vitamins *versus* diclofenac monotherapy in lumbago: the DOLOR study. Curr Med Res Opin. 2009;25(11):2589-99.

Moulin D, Boulanger A, Clark AJ et al. Pharmacological management of chronic neuropathic pain: revised consensus statement from the Canadian Pain Society. Pain Res Manag. 2014;19(6):328-35.

Papadakis MA, McPhee, Rabow M. Current medical diagnosis and treatment. 58. ed. McGraw Hill Education; 2019.

Porto CC, Porto AL. Semiologia médica. 8. ed. Rio de Janeiro: Guanabara Koogan; 2019.

Posso IP, Grossmann E, Fonseca PRB et al. Tratado de dor. Publicação da Sociedade Brasileira para Estudo da Dor. São Paulo: Atheneu; 2017.

Raja SN, Carr DB, Cohen M et al. The revised International Association for the Study of Pain definition of pain: concepts, challenges, and compromises. PAIN. 2020;161(9):1976-82.

Santos JC, Brito JO, Andrade DC et al. Translation to portuguese and validation of the douleur neuropathique 4 – Questionaire. J Pain. 2010;11(5):484-90.

Schestatsky P. Definição, diagnóstico e tratamento da dor neuropática. Rev HCPA. 2008;28(3):177-87.

Schestatsky P, Félix-Torres V, Chaves MLF et al. Brazilian Portuguese validation of the Leeds Assessment of Neuropathic Symptoms and Signs for patients with chronic pain. Pain Med. 2011; 12(10):1544-50.

Siqueira JTT, Henriques AA, Kraychete DC. 100 Perguntas-chave em dor. Publicação da Sociedade Brasileira para Estudo da Dor. Editora Permanyer Brasil; 2014.

Teixeira MJ, Figueiró JB, Yeng LT et al. Dor: manual para o clínico. 2. ed. São Paulo: Atheneu; 2019.

Treede RD, Rief W, Barke A et al. A classification of chronic pain for ICD-11. Pain. 2015;156(6):1003-7.

16
Dor de Cabeça

Cefaleia

Cesar Alfredo Pusch Kubiak ♦ Vanessa Maia da Costa ♦ Sebastião Eurico de Melo-Souza

INTRODUÇÃO

Dor de cabeça ou cefaleia é uma queixa com alta prevalência na prática diária, podendo apresentar-se como uma manifestação clínica leve ou um quadro de grande intensidade, evidenciando risco de vida, como ocorre na ruptura de aneurisma cerebral.

CLASSIFICAÇÃO (KIEFER, 2014)

Para correto manejo do paciente, deve-se partir de uma avaliação diagnóstica que possibilite diferenciar uma cefaleia primária de uma secundária.

Cefaleia primária. O sintoma é em si a doença; inclui enxaqueca, cefaleia tensional, cefaleia em salvas, hemicrania paroxística crônica, cefaleia pós-traumática.

Cefaleia secundária. Pode ter diferentes causas:

- Intracranianas: acidente vascular cerebral, hemorragia subaracnóidea, hematoma subdural, hipertensão intracraniana, meningite, encefalite, abscesso cerebral, hidrocefalia obstrutiva, malformações arteriovenosas, ruptura de aneurisma

Como avaliar um paciente com dor de cabeça

O exame clínico é fundamental e possibilita um diagnóstico conclusivo em 90% dos casos. Para isso, a anamnese precisa ser detalhada, valorizando-se os medicamentos em uso, doenças sistêmicas, agudas ou crônicas, febre e outras manifestações de doença infecciosa, epifenômenos associados (náuseas, vômitos, distúrbios visuais, tonturas, fotofobia, fonofobia, síncopes, convulsões, emagrecimento, anemias, parestesias).

O exame físico pode ser feito por segmento corporal, sendo obrigatórios:

- Ausculta da órbita, do crânio e das carótidas, em busca de sopros
- Palpação das articulações temporomandibulares e oclusão dentária, em busca de crepitações e deslocamentos
- Palpação da cabeça e do pescoço, em busca de contraturas musculares, pontos dolorosos (*tender points*, *trigger points*), os quais fazem parte do diagnóstico de dores miofasciais
- Funcionalidade da coluna cervical: crepitações (manobra de Spurling para avaliar radiculopatia cervical e de Roger-Bikelas, que pode evidenciar neuralgia cervicobraquial)
- Exame neurológico (tônus, motricidade, coordenação, sensibilidade, equilíbrio)
- Fundo de olho: em busca de sinais de hipertensão intracraniana – ausência de pulso venoso e embaçamento da papila do nervo óptico – e retinopatia hipertensiva.

- Extracranianas: alterações da coluna cervical (ver *Cefaleia cervicogênica*), alterações da articulação temporomandibular, glaucoma, arterite temporal, neuralgia do trigêmeo, sinusite, alterações dentárias, neurite óptica
- Sistêmicas: febre de qualquer causa, hipertensão arterial, em especial na "crise hipertensiva", anemia, síndrome de abstinência (café, tabaco, cocaína, bebidas alcoólicas), uso crônico de analgésicos, anti-inflamatórios e outras substâncias, uso de medicamentos vasoativos, hipercapnia, cefaleia que acompanha esforço físico ou atividade sexual.

QUANDO SOLICITAR EXAME DE NEUROIMAGEM

- A primeira ou a pior cefaleia, especialmente se for de início súbito
- Mudança na frequência, gravidade ou características dos episódios de cefaleia
- Cefaleia progressiva ou nova e persistente desde o início
- Exame neurológico anormal
- Sintomas neurológicos distintos daqueles de aura ou merecedores de investigação
- Déficits neurológicos persistentes
- Hemicrania fixa com sintomas neurológicos contralaterais
- Falta de resposta ao tratamento.

ENXAQUECA

- Ver Capítulo 494, *Enxaqueca*.

CEFALEIA CERVICOGÊNICA

Cefaleia causada por lesão ou disfunção das estruturas da coluna cervical (ver Capítulo 464, *Cervicalgia e Dorsalgia*).

Cefaleias de acordo com o grupo etário

Crianças e adolescentes. Dor de cabeça recorrente aguda (enxaqueca clássica ou seus equivalentes podem ocorrer em crianças), cefaleia tensional é frequente em jovens, cefaleia progressiva crônica sugere pseudotumor ou tumor cerebral, rinossinusite e infecção dentária.

Adultos jovens. Enxaqueca com ou sem aura, cefaleia relacionada com o ciclo menstrual, enxaqueca que se transforma em cefaleia crônica, dor craniofacial atípica, dor de cabeça por contração muscular, transtorno somatoforme acompanhando quadro depressivo.

Idosos. Glaucoma de ângulo agudo, neuralgias (pós-herpes-zóster, do trigêmeo e do hipoglosso), vasculites (arterite de células gigantes), doença de Parkinson, cefaleia acompanhando insônia, depressão e, principalmente, cefaleia relacionada com o uso de medicamentos (polifarmácia e vasodilatadores).

CAUSAS

Doenças degenerativas (excluindo espondilose e osteocondrite), traumáticas, inflamatórias e tumorais da coluna cervical.

CARACTERÍSTICAS CLÍNICAS

- História de traumatismo craniano ou raquimedular
- Dor de localização unilateral, sem mudança de lado

- Moderada, não pulsátil, iniciando no pescoço e irradiando para a área oculofrontotemporal, na qual, em geral, tem intensidade máxima
- Duração variável (horas) ou contínua com flutuação da intensidade
- Precipitação da dor por movimentos do pescoço ou pressão externa da região cervical posterior e superior ipsilateral ou região occipital
- Dor na mão, no ombro e no pescoço ipsilateral, de natureza vaga e não radicular; ocasionalmente, dor no braço de natureza radicular
- Redução da movimentação da coluna cervical
- Fono e fotofobia
- Vertigens
- Alteração visual ipsilateral
- Dificuldade de deglutição
- Edema e hiperemia na área periocular ipsilateral
- Alívio completo ou quase completo após bloqueio anestésico do nervo occipital maior e/ou da raiz C2 no lado comprometido.

TRATAMENTO

- Bloqueio anestésico em casos selecionados
- Descompressão cirúrgica em casos selecionados
- Estimulação transcutânea
- Secção e/ou avulsão dos nervos occipitais maior e menor, bem como de raízes e gânglios cervicais em casos selecionados
- Estabilização e/ou fusão vertebral
- Fisioterapia.

Tratamento medicamentoso

- Analgésicos e anti-inflamatórios não esteroides (AINEs) (ver Capítulo 15, *Dor*).

CEFALEIA EM SALVAS

Forma rara de cefaleia primária, que afeta mais os homens, com início na 3ª e 4ª décadas de vida e caracterizada por episódios de dor intensa de curta duração, associada a manifestações autonômicas ipsilaterais à dor.

CAUSAS

- Etiologia desconhecida
- A reação inflamatória ao redor do seio cavernoso, observada em muitos pacientes, não explica a periodicidade da dor, que seria decorrente de disfunção central (núcleo supraquiasmático do hipotálamo, o qual apresenta conexões com núcleos serotoninérgicos e trigeminais no tronco cerebral).

CARACTERÍSTICAS CLÍNICAS

Pelo menos cinco crises, com as seguintes características clínicas (critério diagnóstico):

- Dor intensa, unilateral, de localização orbitária, supraorbitária e/ou temporal, durando 15 a 180 minutos, se não for tratada
- A cefaleia ocorre associada a pelo menos um dos seguintes sinais no mesmo lado da dor: injeção conjuntival, lacrimejamento, miose, ptose, edema palpebral, congestão nasal, rinorreia, sudorese da fronte e da face

- A frequência das crises varia de uma, em dias alternados, a oito por dia, predominando no período noturno
- Crises desencadeadas por ingestão de bebida alcoólica ou medicamentos derivados de nitroglicerina.

DIAGNÓSTICO DIFERENCIAL

- Hemicrania paroxística crônica
- Enxaqueca
- Neuralgia do trigêmeo
- Arterite temporal.

EXAMES COMPLEMENTARES

- Dependem das hipóteses que entram no diagnóstico diferencial
- Velocidade de hemossedimentação (VHS) (arterite temporal)
- Tomografia computadorizada e ressonância magnética
- Angiotomografia, angiorressonância ou cateterismo em casos especiais.

TRATAMENTO

- Tratamento da crise: oxigênio com máscara nasal (10 ℓ/min) durante 10 a 15 minutos (efetivo em 70% dos casos)

Tratamento medicamentoso (ver Capítulo 15, *Dor*)

- Tratamento profilático: os medicamentos devem ser iniciados precocemente e usados diariamente no período de salvas e continuadamente na forma crônica
- Tratamento da crise: sumatriptana SC, 6 mg ou *spray* nasal, apenas uma aplicação na narina contralateral à dor (contraindicado nos pacientes com doença coronariana e hipertensão arterial não controlada). Contraindicada a pacientes com doença coronariana e hipertensão arterial não controlada
- Prednisona, comprimidos de 5 mg, 20 mg e 50 mg.

Tratamento cirúrgico

- Indicado nos casos de dor refratária ao tratamento clínico ou quando há contraindicação formal para os medicamentos profiláticos
- Recomenda-se a termocoagulação por radiofrequência do gânglio trigeminal e a estimulação cerebral profunda.

CEFALEIA PÓS-TRAUMÁTICA

Cefaleia que surge após traumatismo cranioencefálico; é mais relacionada com traumatismo acompanhado de sintomas de concussão cerebral.

Na cefaleia pós-traumática, estão envolvidos os seguintes fatores: estímulos nociceptivos causados por lesões musculares e partes moles; ativação de estímulos nociceptivos das meninges devido a traumatismo epidural, subdural ou sangramento aracnoide; estiramento de estruturas intracranianas por aumento da pressão intracraniana; hipotensão intracraniana e ativação do sistema trigeminovascular.

A cefaleia pós-traumática pode ser aguda ou crônica: a aguda surge depois do 14º dia e desaparece até o final da 8ª semana, e a crônica aparece depois do 14º dia do traumatismo e persiste por mais de 2 semanas (ver Capítulo 523, *Traumatismo Cranioencefálico*).

MANIFESTAÇÕES CLÍNICAS

As características clínicas da dor são semelhantes às das cefaleias primárias, mais frequentemente do tipo cefaleia tensional.

TRATAMENTO

Tratamento medicamentoso (ver Capítulo 15, *Dor*)

- Analgésicos, AINEs
- Cefaleia pós-traumática crônica: amitriptilina VO, 25 a 75 mg/dia; ou flunarizina VO, 5 a 10 mg/dia.

CEFALEIA TIPO TENSÃO OU TENSIONAL

Tipo de cefaleia frequente, que pode ser episódica ou crônica, cuja fisiopatologia não está elucidada, resultante de fatores centrais e periféricos, relacionados com um estado de tensão emocional crônica (contração muscular, abaixamento do limiar de dor nos músculos cervicais e cranianos, ansiedade).

MANIFESTAÇÕES CLÍNICAS

Critérios diagnósticos para cefaleia tensional episódica:

- Número de dias com cefaleia: 15/mês ou 180/ano
- Pelo menos 10 episódios de cefaleia que devem preencher os seguintes critérios:
  - Duração de 30 minutos a 7 dias
  - Pelo menos duas das seguintes características clínicas estão presentes:
    - Dor em aperto ou pressão (não pulsátil)
    - Intensidade fraca a moderada (pode limitar, mas não impede atividades)
    - Localização bilateral
    - Não é agravada por esforço físico
    - Ausência de náuseas ou vômitos (anorexia pode estar presente)
    - Fotofobia e fonofobia estão ausentes, ou apenas um desses sintomas está presente
    - História e exame físico não evidenciam alterações relacionadas com as cefaleias secundárias
- Se tais alterações estiverem presentes, as crises de cefaleia não apresentam clara relação temporal com elas.

Critérios diagnósticos para cefaleia tipo tensão crônica:

- Os mesmos critérios para a cefaleia tensional episódica, porém ocorrendo com frequência de 15 dias no mês (180 dias/ano) por 6 meses ou mais.

DIAGNÓSTICO DIFERENCIAL

- Enxaqueca sem aura (aproximadamente 60% dos pacientes que sofrem de enxaqueca apresentam também cefaleia tipo tensão, e 25% dos pacientes com cefaleia tipo tensão também apresentam enxaqueca)
- Cefaleias secundárias que causam dor contínua, geralmente progressivas e associadas a alterações no exame neurológico.

EXAMES COMPLEMENTARES

Dependem das hipóteses aventadas no diagnóstico diferencial.

COMPROVAÇÃO DIAGNÓSTICA

- Dados clínicos
- Exames complementares apenas para excluir causas secundárias.

TRATAMENTO

- Fisioterapia para aliviar a contratura da musculatura
- Técnicas de relaxamento
- Técnicas de *biofeedback*.

Tratamento medicamentoso (ver Capítulo 15, *Dor*)

- Ácido acetilsalicílico VO, 500 a 1.000 mg; ou paracetamol VO, 750 a 1.000 mg; ou dipirona VO, 500 mg; AINE – diclofenaco VO, 50 a 100 mg; ou ibuprofeno VO, 400 a 800 mg; ou naproxeno VO, 550 a 1.100 mg; ou celecoxibe VO, 200 a 400 mg/dia. *Observação:* o uso contínuo de analgésico pode se transformar em causa de cefaleia
- Tratamento profilático: amitriptilina VO, 12,5 a 75 mg/dia.

HEMICRANIA PAROXÍSTICA CRÔNICA

Crises de cefaleia semelhantes às da cefaleia em salvas, no que se refere às características da dor e às manifestações clínicas associadas, mas que têm alívio imediato com indometacina.

Mais frequentes em mulheres jovens, as crises predominam no período diurno.

MANIFESTAÇÕES CLÍNICAS

- Cefaleia em crises (ver Capítulo 494, *Enxaqueca*).

CRITÉRIOS DIAGNÓSTICOS

Pelo menos 50 crises preenchem os mesmos critérios da cefaleia em salvas, com exceção dos seguintes:

- Crises durando entre 2 e 45 minutos
- Mais de 5 crises ao dia
- Sem alívio completo da dor com indometacina.

DIAGNÓSTICO DIFERENCIAL

- Enxaqueca
- Neuralgia do trigêmeo
- Arterite temporal.

TRATAMENTO

Tratamento medicamentoso

- Indometacina VO, 75 mg 8/8 horas; ou naproxeno VO, 500 mg, inicialmente, seguido de 250 mg, 6/6 horas ou 8/8 horas; ou ácido acetilsalicílico VO, 250 a 500 mg, 4/4 horas, ou 6/6 horas; ou cetoprofeno VO, 50 a 100 mg/dia

Atenção

- Dor de cabeça não é sinônimo de enxaqueca (ver Capítulo 494, *Enxaqueca*)
- Exames complementares não substituem o exame clínico
- As cefaleias primárias não têm comprovação laboratorial ou por exame de imagem
- O uso crônico de analgésico é uma causa frequente de dor de cabeça
- O tratamento da cefaleia secundária depende da identificação da causa e de sua intensidade.

- Na hemicrania paroxística, quando falhar o tratamento com indometacina, deve-se rever as características clínicas da dor, podendo ser cefaleia em salvas.

BIBLIOGRAFIA

Azevedo MF. GPS medicamentos. Guia prático em saúde. Rio de Janeiro: Guanabara Koogan; 2017.
Kiefer MM, Chong CR. Pocket primary care. Wolters Kluwer; 2014.
Olesen J. The headaches. 2. ed. Lippincott, Willians and Wilkins; 2000.
Porto CC, Porto AL. Semiologia médica. 8. ed. Rio de Janeiro: Guanabara Koogan; 2019.
Zukerman E. Enxaqueca, cefaleia em salvas, cefaleia de tipo tensional. In: Melo-Souza SE. Tratamento das doenças neurológicas. 2. ed. Rio de Janeiro: Guanabara Koogan; 2008.

17
Dor nas Pernas

Miguel Ângelo Peixoto de Lima ◆ Celmo Celeno Porto

INTRODUÇÃO

Manifestação clínica frequente de causas diversas, podendo ser de intensidade leve a intensa, bem localizada ou sem localização precisa, em geral, em ambas as pernas.

A dor pode ter origem nociceptiva, quando é causada por danos estruturais e tem propósito de autoproteção, comumente sentida quando há lesões nos tecidos moles osteomusculares, do tipo inflamatório, ou do tipo neuropática, quando há lesão ou disfunção do sistema nervoso somatossensorial (ver Capítulo 15, *Dor*).

Pode ser descrita pelos pacientes de diferentes maneiras: sensação de peso, ardência, ferroadas, cãibras, constrição, formigamento, claudicação intermitente, podendo estar relacionada com a deambulação ou com a posição de pé por período prolongado.

CAUSAS

- Varizes/insuficiência venosa (ver Capítulo 207, *Varizes*)
- Tromboflebite (ver Capítulo 205, *Tromboflebite Superficial*)
- Trombose venosa profunda/síndrome pós-trombótica (ver Capítulo 206, *Trombose Venosa Profunda*)
- Neuropatia periférica (diabetes, alcoolismo, carência de vitamina B$_{12}$) (ver Capítulo 509, *Neuropatias Periféricas*)
- Relacionada com alteração da coluna vertebral (dor irradiada – lombociatalgia) (ver Capítulo 464, *Cervicalgia e Dorsalgia*, e Capítulo 472, *Lombalgia*)
- Isquemia crônica dos membros inferiores (aterosclerose, tromboangiite obliterante) (ver Capítulo 191, *Arteriesclerose*, e Capítulo 201, *Tromboangiite Obliterante*)
- Alterações ósseas e articulares dos membros inferiores (artrites, artroses, bursites, tendinites) (ver Capítulo 454, *Artrites*, Capítulo 457, *Osteoartrite*, Capítulo 459, *Bursite*, e Capítulo 461, *Tendinite e Entesite*)

- Síndrome das pernas inquietas
- Pode ocorrer, sem causa aparente, após exercício físico, em pacientes sem preparo adequado.

EXAMES COMPLEMENTARES

- Dependem da hipótese diagnóstica.

TRATAMENTO

- Anti-inflamatórios podem ser prescritos em função da causa da dor, e não como analgésicos. Em situações específicas, psicoterapia e antidepressivos podem ser utilizados.

BIBLIOGRAFIA

Porto CC, Porto AL. Semiologia médica. 8. ed. Rio de Janeiro: Guanabara Koogan; 2019.

18
Edema

Miguel Ângelo Peixoto de Lima ◆ Celmo Celeno Porto

INTRODUÇÃO

Edema é definido como o acúmulo de líquido no espaço intersticial (edema extracelular) ou no interior das células (edema intracelular).

A formação do edema é multifatorial, descrita como incapacidade dos linfáticos em fazer o líquido voltar do interstício para o sangue ou pelo extravasamento anormal do líquido do plasma para o espaço intersticial, que ocorre devido a um desequilíbrio nas forças de Starling.

As forças fisiológicas que controlam o movimento de fluidos ao longo de um leito capilar são as seguintes:

- Diferença entre a pressão hidráulica do interior do capilar e a do espaço intersticial
- Diferença entre a pressão oncótica do interior do capilar e a do espaço intersticial
- Permeabilidade da parede capilar.

Em geral, vários fatores ocorrem concomitantemente, sendo um ou outro mais relevante nas diferentes causas de edema (Figura 18.1).

Anasarca

As coleções líquidas nas cavidades serosas (hidrotórax, hidropericárdio, ascite) e nos espaços articulares são fisiopatologicamente afins ao edema generalizado. Quando presentes caracterizam o que se denomina anasarca.

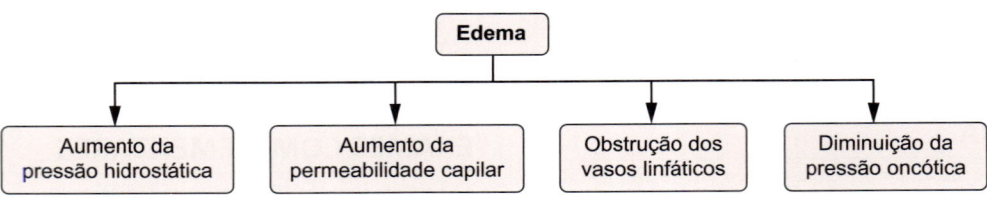

Figura 18.1 Mecanismos participantes na formação do edema.

CARACTERIZAÇÃO CLÍNICA

A caracterização clínica deve ter início na anamnese, atentando-se para a data de início que possibilita estabelecer sua duração, localização e evolução do edema. Completa-se a investigação com os dados do exame físico.

- Localização: generalizada ou localizada, sendo definida quando acomete apenas um segmento do corpo (região sacral, membros superiores, face, membros inferiores), podendo ser uni ou bilateral
- Intensidade: avaliada por meio de digitopressão por 10 segundos na região em que se localiza o edema, observando-se a formação de uma depressão denominada fóvea ou sinal do cacifo ou de Godet, graduada em uma escala de + a ++++, de acordo com sua profundidade
- Consistência: mole ou dura, também avaliada pela digitopressão
- Elasticidade: elástica ou inelástica, caracterizada pela velocidade com que a fóvea se desfaz
- Temperatura da pele circunjacente: temperatura inalterada, pele quente (processo inflamatório) ou pele fria (comprometimento da irrigação sanguínea)
- Sensibilidade da pele circunjacente: indolor ou dolorosa (como ocorre no edema inflamatório)
- Coloração, textura e espessura da pele circunjacente: avaliar palidez, vermelhidão e cianose, assim como se a pele está lisa, como no edema recente, ou espessa, característica dos edemas de longa duração, ou enrugada, que indica que o edema está em regressão.

RACIOCÍNIO DIAGNÓSTICO

Para o raciocínio diagnóstico, deve-se considerar primeiramente se o edema é localizado ou generalizado.

Edema localizado

As causas incluem: varizes, flebites, trombose venosa, síndrome da pedrada – estiramento muscular da panturrilha –, processos inflamatórios, afecções dos linfáticos, obesidade e postura.

O edema postural é causado pela longa permanência na posição sentada ou de pé, em decorrência da ação da gravidade. É mole, indolor, inelástico e desaparece rapidamente na posição deitada, com as pernas elevadas.

O edema nos pacientes com varizes – edema varicoso – localiza-se nos membros inferiores, podendo ser uni ou bilateral, quase sempre predominando em uma das pernas, e tem

Linfedema e elefantíase

O linfedema relaciona-se com as afecções linfáticas e seu principal mecanismo é a obstrução do fluxo da linfa. Caracteriza-se por ser duro, inelástico e indolor. Acompanha-se de alterações da pele que se torna grossa e áspera (no início, o edema é depressível). Nas formas avançadas, denomina-se elefantíase.

Ocorre na filariose, após surtos de celulite e como sequela de cirurgias em que há retirada de cadeias ganglionares (ver Capítulo 208, *Linfadenopatias*).

intensidade variável, acentuando-se com longa permanência na posição sentada ou de pé e desaparecendo ou atenuando na posição deitada, especialmente com as pernas elevadas. Inicialmente, tem consistência mole, mas, nos casos de longa duração, torna-se cada vez mais duro e inelástico, quando a pele vai alterando a coloração, a textura e a espessura, adquirindo tonalidade castanha ou mais escura, espessa e grossa (ver Capítulo 207, *Varizes*).

O edema da trombose venosa profunda dos membros inferiores é de instalação rápida, geralmente em uma das pernas. A pele costuma estar pálida ou cianótica.

O edema das flebites acompanha-se de sinais inflamatórios – é doloroso, elástico, com a pele adjacente lisa, vermelha e quente (ver Capítulo 206, *Trombose Venosa Profunda*).

Edema postural localiza-se quase sempre nos membros inferiores, mas há casos em que pode ocorrer nos superiores, por exemplo, quando um paciente acamado permanece em decúbito lateral ou deixa um braço pendente fora da cama.

Edema generalizado

As causas incluem: síndrome nefrítica, síndrome nefrótica, pielonefrite, insuficiência cardíaca, cirrose, hepatite crônica, desnutrição proteica, fenômenos angioneuróticos (edema alérgico), gravidez, toxemia gravídica, obesidade, queimaduras graves, medicamentos (corticoides, AINEs, antagonistas do cálcio).

Na fase inicial, em qualquer dessas condições, quase sempre o edema restringe-se aos membros inferiores, justificando um raciocínio diagnóstico diferente, como mostra a Figura 18.2.

Outro aspecto a considerar é que, seja qual for a etiologia da doença, sempre há participação de dois ou mais mecanismos, com predomínio de um ou de outro. No entanto, a retenção do sódio e da água constitui fator importante em todo paciente com edema generalizado (Quadro 18.1).

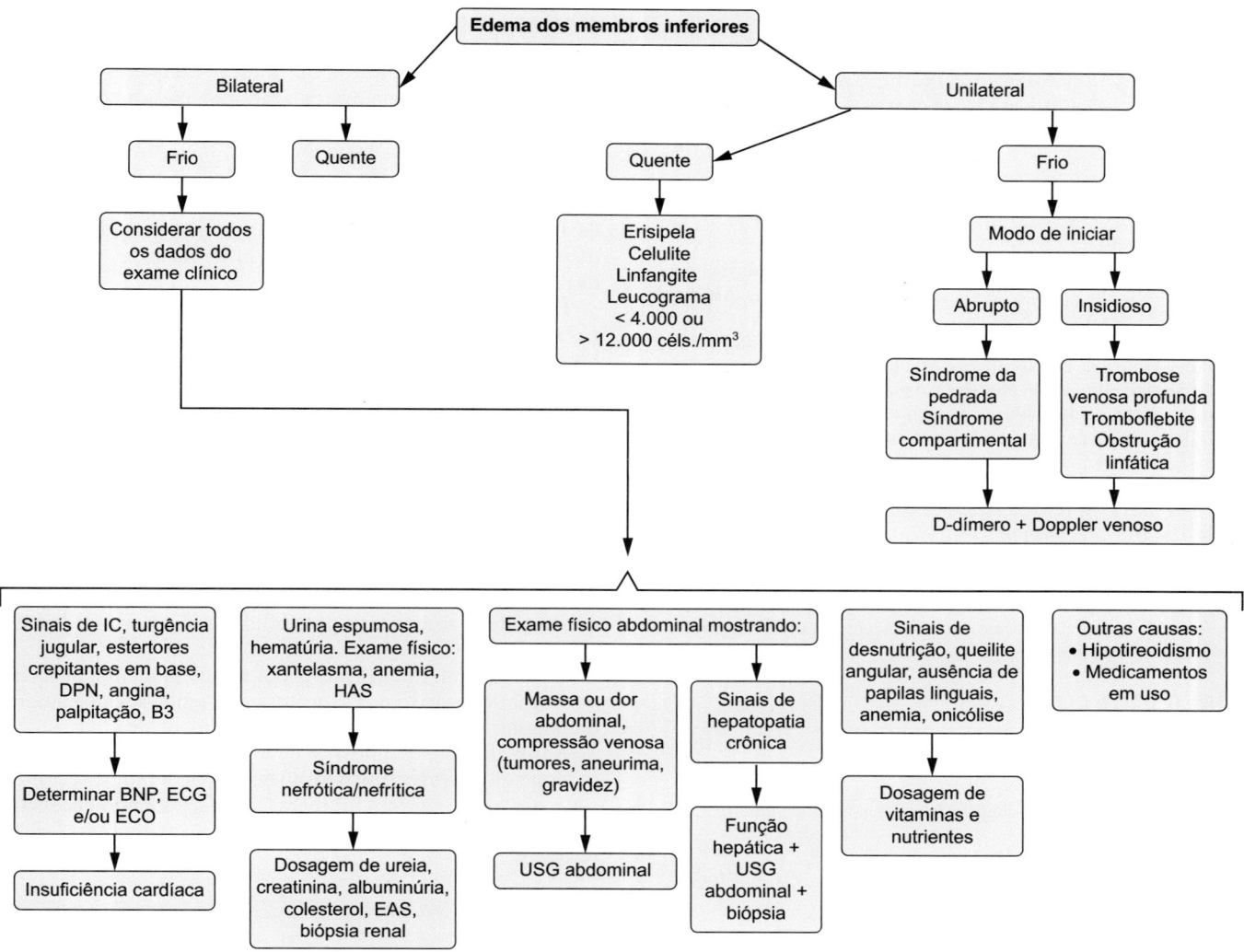

Figura 18.2 Raciocínio diagnóstico para o edema dos membros inferiores.

Quadro 18.1 Causas e características semiológicas do edema generalizado.

Causas	Localização	Intensidade	Consistência, elasticidade, sensibilidade	Pele circunjacente	Cavidades serosas
Síndrome nefrítica e nefrótica, pielonefrite (edema renal)	Predominantemente facial, regiões subpalpebrais no período matutino, instalação rápida	Intenso na síndrome nefrótica. Discreto ou moderado na síndrome nefrítica e na pielonefrite	Mole, inelástico, indolor	Temperatura e coloração normais	Hidrotórax e ascite são frequentes na síndrome nefrótica
Insuficiência cardíaca	Predomina nos membros inferiores, no período matutino. Instalação lenta	Inicialmente discreto, mas pode atingir grande intensidade	Mole, inelástico, indolor	Temperatura normal ou levemente reduzida. Pode estar cianótica	Hidrotórax na fase avançada
Cirrose hepática e hepatite crônica (edema hepático)	Predomina nos membros inferiores (chama a atenção a desproporção entre o edema e a ascite)	Quase sempre discreto	Mole, inelástico, indolor	Temperatura e coloração normais. Extremidades quentes	Ascite
Desnutrição proteica	Predomina nos membros inferiores na fase inicial	Em geral, discreto. Nos casos graves, é intenso	Mole, inelástico, indolor	Pele de temperatura normal ou diminuída. Palidez	Derrames cavitários na fase avançada
Edema alérgico	Pode ser generalizado, mas, em geral, localiza-se na área afetada (face, órgãos, genitais)	Leve a intenso	Mole, elástico, pode ser doloroso	Temperatura aumentada, coloração da pele avermelhada	Não há derrame cavitário
Edema medicamentoso	Costuma ser facial e nos membros inferiores	Leve a moderado	Mole, inelástico, indolor	Temperatura e coloração normais	Não há derrame cavitário

- Edema dos membros inferiores costuma ocorrer na fase inicial do edema generalizado de qualquer causa. Tanto é que o raciocínio clínico apresenta características especiais nesses casos (ver Figura 18.2)
- As principais condições alérgicas que se acompanham de edema generalizado são a urticária e o edema angioneurótico, embora este possa ser estritamente localizado na face ou nos órgãos genitais
- Durante a gravidez, é frequente ocorrer edema dos membros inferiores, em virtude de alterações hormonais (ver Aspectos Clínicos da Gravidez, na Parte 13, *Sistema Genital*)
- Edema acompanhado de aumento de temperatura da pele circunjacente é de causa inflamatória ou alérgica
- O mixedema, condição relacionada com hipofunção tireoidiana, tem características próprias: não se trata de retenção hídrica, decorre de acúmulo de substância mucopolissacarídica (glicoproteína) no espaço intersticial. É inelástico, indolor, pouco depressível, de pequena intensidade, e a pele circunjacente é seca, de textura espessa e temperatura fria (ver Capítulo 329, *Hipotireoidismo*)
- Não é rara a associação de edema generalizado com uma afecção que se acompanha de edema localizado, por exemplo, trombose venosa profunda em paciente com insuficiência cardíaca
- Antes de o edema ser clinicamente perceptível, pode haver retenção no espaço intersticial de até 5 ℓ de água (edema subclínico).

BIBLIOGRAFIA

Kiefer MM, Chong CR. Pocket primary care. Wolters Kluwer; 2014.
Lopes AC. Clínica médica: diagnóstico e tratamento. Volume 1. Rio de Janeiro: Atheneu; 2013.
Porto CC, Porto AL. Semiologia médica. 8. ed. Rio de Janeiro: Guanabara Koogan; 2019.

19
Fadiga

Astenia, síndrome de fadiga crônica

Carla Adriane Roballo Bartelli • Tereza Raquel Alcântara-Silva • Delson José da Silva • Vitalina de Souza Barbosa • Celmo Celeno Porto

INTRODUÇÃO

A fadiga ou astenia é a sensação de falta de energia, cansaço, letargia, exaustão, sendo um termo utilizado em diversas condições clínicas. Pode corresponder a uma resposta normal, fisiológica, relacionada com o exercício físico, mas pode ser uma manifestação clínica comum em diversas doenças. Pode estar associada ao estado emocional.

A fadiga é prevalente na população em geral e está presente em 5 a 45% dos pacientes que procuram assistência médica. Pode estar presente em 80 a 90% dos pacientes oncológicos que fazem tratamento com quimioterapia e/ou radioterapia, e aproximadamente em 50 a 96% dos pacientes com insuficiência cardíaca, dependente da diminuição do débito cardíaco e do consumo de O_2 pela musculatura esquelética.

A fadiga que acompanha esforços físicos está relacionada com alterações da fisiologia muscular, incluindo incapacidade de manter o nível de potência durante as contrações ou de força durante repetidas contrações musculares, diminuição da força de contração máxima sustentada e diminuição da disponibilidade de energéticos para o músculo esquelético durante o exercício.

É um sintoma comum em pacientes com anemia, doenças metabólicas e endócrinas (diabetes, insuficiência adrenal, hipo ou hipertireoidismo, deficiência de vitamina B_{12}), doença pulmonar obstrutiva crônica (DPOC), cirrose hepática, infecções crônicas (tuberculose, HIV, blastomicose, Covid-19), síndrome da apneia obstrutiva do sono, doenças autoimunes e, principalmente, neoplasias malignas.

Transtornos como estresse, ansiedade e depressão estão fortemente ligados à fadiga. Contudo, a etiologia psicogênica é um diagnóstico de exclusão na maioria dos casos. Quando não se encontra uma etiologia clara para a fadiga e ela torna-se um sintoma persistente, que se mantém por mais de 6 meses, deve-se aventar a possibilidade da síndrome da fadiga crônica (SFC).

A fadiga é um importante problema de saúde pública, tendo impacto negativo nos aspectos emocional, social e laboral da população, com repercussão na qualidade de vida.

A investigação diagnóstica de um paciente que relata fadiga exige um exame clínico minucioso, pois a fadiga secundária, mais frequente, tem inúmeras causas, podendo necessitar de exames complementares indicados pelas hipóteses diagnósticas.

Mecanismo da fadiga

O mecanismo responsável pela fadiga pode se originar no córtex motor, estendendo-se pelas fibras neurais até as fibras musculares. A fadiga que ocorre nas doenças crônicas está relacionada a diversos mecanismos, principalmente descondicionamento físico, hipoxemia e caquexia, nos casos mais graves. Nos pacientes com doença pulmonar crônica, a fadiga está relacionada à hipoxemia. Já na insuficiência cardíaca, depende da baixa perfusão dos tecidos musculares, dentre eles os respiratórios e periféricos.

CLASSIFICAÇÃO

Existem diversas classificações, sendo mais prática a que relaciona a fadiga à origem e à duração. Diversas escalas auxiliam na classificação e no tratamento desses pacientes.

MANIFESTAÇÕES CLÍNICAS ASSOCIADAS

- Febre
- Emagrecimento
- Dispneia
- Taquicardia
- Parestesia
- Cefaleia
- Mialgia, artralgias
- Distúrbios do sono
- Dispneia.

EXAMES COMPLEMENTARES

De acordo com as hipóteses diagnósticas, formuladas a partir da anamnese e do exame físico, pode-se direcionar corretamente a solicitação dos exames complementares (Quadro 19.1). Por exemplo, em um paciente com fadiga associada à febre, deve-se pensar primeiramente em etiologia infecciosa, sendo o hemograma, a proteína C reativa (PCR) e a velocidade de hemossedimentação (VHS) os exames iniciais a serem solicitados. Quando a queixa está associada a emagrecimento importante, a possibilidade de neoplasia maligna deve ser considerada.

DIAGNÓSTICO

A anamnese e o exame físico se mantêm primordiais no diagnóstico da doença principal relacionada à fadiga.

A síndrome da fadiga crônica é uma condição clínica rara, ocorrendo em apenas 2 a 10% dos indivíduos que apresentam fadiga crônica, sendo um diagnóstico de exclusão, após detalhada investigação.

TRATAMENTO

Tratamento da causa (ver Tratamento da síndrome da fadiga crônica).

SÍNDROME DA FADIGA CRÔNICA

Condição clínica caracterizada por fadiga intensa que não é aliviada com o repouso, associada a múltiplos sintomas, de início bem-definido, com duração de pelo menos 6 meses e que reduz e/ou prejudica as atividades habituais do paciente (ver Critérios CDC).

Ocorre mais frequentemente em adultos jovens, principalmente em mulheres.

CAUSAS

* Etiologia desconhecida na maioria dos pacientes
* Predisposição genética
* Alterações imunológicas e do eixo hipófise-adrenal
* Fatores psicossociais estão envolvidos em boa parte dos pacientes (história de trauma da infância).

MANIFESTAÇÕES CLÍNICAS

* Fadiga intensa
* Mal-estar após esforço com duração de mais de 24 horas
* Mialgias, artralgias
* Cefaleia
* Distúrbios do sono (hipersonia, insônia, sono não reparador)
* Fotofobia, escotomas visuais
* Comprometimento da memória, dificuldade de concentração, depressão
* Dor de garganta
* Adenopatia cervical ou axilar dolorosa
* Febre (37,5 a 38,6°C) em alguns pacientes.

DIAGNÓSTICO DIFERENCIAL

* Fibromialgia (ver Capítulo 477, *Fibromialgia*)
* Depressão (ver *Transtornos depressivos*, no Capítulo 619, *Transtornos do Humor*)
* Neoplasia maligna oculta
* Doenças autoimunes
* Anemia de qualquer natureza
* Infecção crônica (principalmente no sistema urinário)
* Endocardite infecciosa
* Parasitose intestinal (amebíase, giardíase, helmintíase, estrongiloidíase)
* AIDS, Covid-19
* Sarcoidose, granulomatose de Wegener
* Hepatite crônica
* Esclerose múltipla, miastenia *gravis*
* Hiper e hipotireoidismo, doença de Addison, doença de Cushing, diabetes
* Dependência ou uso abusivo de substâncias tóxicas (maconha, cocaína, anfetaminas)
* Medicamentos (betabloqueadores, tranquilizantes).

Quadro 19.1 Causas de fadiga e exames complementares.

Causas de fadiga	Exames complementares
Anemia	Hemograma, dosagem de ferro, reticulócitos, eletroforese de hemoglobina, transferrina, ferritina, vitamina B_{12}
Doenças metabólicas (diabetes, hipo e hipertireoidismo, hipocortisolismo)	Glicemia, hemoglobina glicada, cortisol basal, ACTH, TSH, T4 livre
Distúrbios eletrolíticos	Dosagem de cálcio, sódio e potássio
Doenças pulmonares (DPOC, fibrose pulmonar)	Gasometria arterial, espirometria, radiografia simples de tórax, tomografia de tórax
Insuficiência cardíaca	Eletrocardiograma, ecocardiograma, dosagem de BNP
Infecções crônicas (endocardite, tuberculose, blastomicose)	Radiografia de tórax, proteína C reativa (PCR), VHS, hemoculturas, sorologia para HIV, tomografia de tórax, cultura do escarro, lavado bronquioloalveolar
Infecções virais (HIV, Covid-19)	Ver Capítulos 524, Aids, e 528, Covid-19
Doenças autoimunes (lúpus, esclerodermia, miosite)	FAN, anti-DNA, dosagem de C3, C4, CH50, PCR, VHS, entre outros marcadores específicos
Doença renal crônica	Ureia, creatinina, *clearance* de creatinina, cálcio, bicarbonato, ultrassonografia de rins e vias urinárias
Doenças neurodegenerativas (esclerose lateral amiotrófica)	Ressonância magnética de crânio, exame do liquor, tomografia de crânio
Doenças do sistema nervoso central (AVC, neoplasias)	Tomografia de crânio, ressonância magnética de crânio
Neoplasias	Exames de imagem relacionados ao local primário da neoplasia, biópsias, marcadores tumorais (CEA, alfafetoproteína, CA19-9)
Neuropatias periféricas e doenças musculares (miastenia *gravis*)	Eletroneuromiografia, dosagem de creatinofosfoquinase (CK)

EXAMES COMPLEMENTARES

Os principais exames para excluir fadiga crônica secundária estão sumarizados no Quadro 19.1.

Critérios diagnósticos de Centers for Disease Control and Prevention

Os critérios diagnósticos de CDC consistem em fadiga grave com duração maior que 6 meses, com pelo menos quatro dos seguintes sintomas físicos:
- Mal-estar pós-esforço
- Sono não reparador
- Deficiência de memória ou concentração
- Dor muscular
- Poliartralgia
- Dor de garganta
- Linfonodos dolorosos
- Cefaleia.

TRATAMENTO

- Apoio psicológico com base em boa relação médico-paciente
- Terapia cognitivo-comportamental
- Atividades físicas programadas de acordo com a tolerância do paciente (exercícios vigorosos agravam ou desencadeiam a fadiga)
- Participação em grupos de apoio
- Homeopatia e acupuntura são úteis para alguns pacientes.

Tratamento medicamentoso

- Amitriptilina em doses baixas (10 a 20 mg/dia VO – ver Quadro 15.8) é benéfica, principalmente para melhorar o sono e o quadro depressivo
- AINEs podem ser úteis em pacientes com dor crônica (ver Capítulo 15, *Dor*).

EVOLUÇÃO E PROGNÓSTICO

- Recrudescências e remissões são comuns
- Melhora lenta no decorrer de meses ou anos
- Quadro depressivo associado é frequente.

Atenção

- A síndrome da fadiga crônica é rara; em contrapartida, fadiga crônica com duração de mais de 1 mês é frequente, podendo ser primária (causa desconhecida) ou secundária (ver *Diagnóstico diferencial*)
- Os mesmos cuidados da síndrome da fadiga crônica podem ser aplicados à fadiga crônica primária.

BIBLIOGRAFIA

Azevedo MF. GPS Medicamentos. Guia prático em saúde. Rio de Janeiro: Guanabara Koogan; 2017.

Borges JA, Quintão MMP, Chermont SMC et al. Fadiga: um sintoma complexo e seu impacto no câncer e na insuficiência cardíaca. Int J Cardiovasc Sci. 2018;31(4):433-42.

Fernández AA. Chronic fatigue syndrome: aetiology, diagnosis and treatment. BMC Psychiatry. 2009;9(Suppl 1):S1.

Finsterer J, Mahjoub SZ. Fatigue in healthy and diseased individuals. Am J Hosp Palliat Care. 2014;31(5):562-75.

Ridsdale L, Godfrey E, Chalder T et al. Chronic fatigue in general practice: is counselling as good as cognitive behaviour therapy? A UK randomised trial. Br J Gen Pract. 2001;51(462):19-24.

Yancey JR, Thomas SM. Chronic fatigue syndrome: diagnosis and treatment. Am Fam Physician. 2012;86(8):741-6.

20
Febre de Origem Indeterminada

Febre de origem obscura, febre de origem desconhecida

Caroline de Oliveira Bertuccio ✦ Eros Antonio de Almeida ✦ Carlos Osvaldo Teixeira

INTRODUÇÃO

A febre, temperatura axilar acima de 37,8°C, pode ser causada por anormalidades no cérebro ou por substância tóxica (pirógenos) que afetam o centro de regulação térmica. A fisiologia da febre está relacionada à mudança no centro regulador da temperatura no hipotálamo. Pirogênios, endógenos ou exógenos, quando degradados, liberam prostaglandinas no sangue, atuando diretamente sobre o centro regulador da temperatura no hipotálamo, elevando o seu ponto fixo. Anormalidades do hipotálamo e a compressão do hipotálamo por tumores cerebrais também podem alterar o ponto fixo do controle térmico (ver Capítulo 14, *Distúrbios de Temperatura*).

A febre de origem indeterminada (FOI), também conhecida como febre de origem obscura ou febre de origem desconhecida, é definida por temperatura axilar maior que 37,8°C em um tempo mínimo de 3 semanas, após 1 semana de investigação hospitalar ou ambulatorial adequada do paciente sem que se consiga identificar a etiologia da febre.

A FOI pode ser classificada, segundo Durack e Street, em:

- FOI clássica:
  - Febre ≥ 37,8°C em várias ocasiões
  - Duração ≥ 3 semanas
  - Ausência de diagnóstico após 3 dias de investigação ou três consultas ambulatoriais
- FOI nosocomial:
  - Pacientes internados
  - Febre ≥ 37,8°C em várias ocasiões
  - Ausência de infecção ou doença incubada à admissão
  - Ausência de diagnóstico após 3 dias, apesar de investigação adequada (incluindo, pelo menos, 48 horas de cultura microbiológica)
- FOI no paciente neutropênico:
  - Neutrófilos < 500 mm³
  - Febre ≥ 37,8°C em várias ocasiões
  - Ausência de diagnóstico após 3 dias, apesar de investigação adequada (incluindo, pelo menos, 48 horas de cultura microbiológica)
- FOI associada ao HIV:
  - Infecção pelo HIV confirmada
  - Febre ≥ 4 semanas (regime ambulatorial) ou ≥ 3 dias em pacientes internados
  - Ausência de diagnóstico após 3 dias, apesar de investigação adequada (incluindo, pelo menos, 48 horas de cultura microbiológica).

ETIOLOGIA

A busca pela causa é importante para a resolução do sintoma. Isso pode durar tempo e consumir muito recurso financeiro.

É importante documentar a febre para se ter certeza de que não se trata de um quadro autoinduzido (factício); avaliar a presença do uso de medicamentos (antibióticos e antiinflamatórios) e realizar uma interpretação correta dos exames laboratoriais.

O Quadro 20.1 descreve as principais etiologias para os quadros febris.

DIAGNÓSTICO

A investigação diagnóstica baseia-se em uma anamnese dirigida e completa, investigando possíveis viagens, contato com pessoas doentes ou animais, doenças endêmicas na região (esquistossomose, malária, tuberculose), doenças anteriores, medicamentos utilizados, cirurgias, história social (práticas sexuais, uso de drogas injetáveis), hábito alimentar (consumo de carnes cruas e produtos não pasteurizados como leite) e aspectos psíquicos do paciente.

Além disso, o médico deve realizar minucioso exame físico, repetindo-o periodicamente, sempre observando se ocorrem alterações, pesquisando lesões cutâneas, lesões na orofaringe, nos seios paranasais, nos dentes, visceromegalias, linfonodomegalias, massas abdominais ou pélvicas e sopros cardíacos. É necessário orientar a anotação diária da temperatura do paciente, desde seu início, para construir a curva térmica.

Os exames laboratoriais são sempre necessários na busca da causa. Na investigação inicial, devem ser solicitados hemograma, análise de sedimento urinário, proteína C reativa, velocidade de hemossedimentação (VHS), provas de função e lesão hepática. Como os quadros infecciosos são responsáveis por até 40% dos casos de febre obscura, é importante realizar culturas como hemoculturas, urocultura, cultura de liquor, cultura para BAAR no escarro ou de outro fluido biológico se houver indícios ou exame físico sugestivo de um processo infeccioso.

O exame direto do esfregaço sanguíneo pode fazer o diagnóstico de malária (gota espessa).

Em muitos casos, é importante realizar testes sorológicos específicos.

Todo paciente deve realizar uma radiografia de tórax. A tomografia computadorizada (TC) é importante na investigação de quadros abdominais ou para patologias da pelve. A ressonância magnética pode ser útil na investigação do sistema nervoso central ou para investigar quadros de vasculite. A ultrassonografia detecta lesões renais e hepáticas. Nos casos de endocardite bacteriana ou mixoma atrial, é fundamental realizar ecocardiografia. As cintilografias com radioisótopos apresentam altas taxas de resultados falso-positivos e negativos e, por isso, não devem ser usadas para triagem.

A biópsia é importante quando houver quadro de linfonodomegalia na pesquisa de etiologia infecciosa e neoplásica. Nos quadros de massa abdominal, a laparotomia exploradora pode auxiliar no diagnóstico em condições especiais. Nos quadros de vasculite, a biópsia de pele é indicada. Nos pacientes HIV positivos, a pesquisa de micobactérias em aspirado ou biópsia de medula pode definir a causa da FOI.

A Figura 20.1 resume o manejo da FOI.

TRATAMENTO

A febre é um sintoma e não uma doença, mas deve ser controlada para não comprometer o estado geral do paciente. É necessário administrar antitérmico, como paracetamol (15 a 30 mg/kg), ou ibuprofeno (5 a 10 mg/kg), ou ácido acetilsalicílico (10 mg/kg) ou dipirona (16 mg/kg), para que o efeito medicamentoso controle a febre em 3 ou 4 horas após a administração.

Paracetamol, solução oral, cada 1 mℓ (15 gotas) contém 200 mg de paracetamol

A terapêutica específica vai depender da causa da febre.

Deve-se evitar a realização de prova terapêutica, a não ser como último recurso, e somente nos casos em que há uma hipótese diagnóstica consistente e a medicação for específica.

Quando internar o paciente

A internação deve ser considerada quando houver rápido declínio clínico, perda ponderal importante e a hospitalização puder acelerar a investigação diagnóstica. Está indicada nos casos de pacientes imunodeprimidos, como os neutropênicos após quimioterapia ou transplantes.

Quadro 20.1 Principais etiologias para os quadros febris.

Origem infecciosa	Origem neoplásica	Doenças autoimunes	Miscelânea
Abscessos: hepáticos, esplênicos, renais, dentários e cerebrais	Linfomas: tanto Hodgkin como não Hodgkin	Lúpus eritematoso sistêmico	Doença granulomatosa de origem não infecciosa
Infecção por micobactérias	Leucemias agudas	Artrite reumatoide	Doença tromboembólica
Endocardite bacteriana subaguda	Carcinoma renal	Doença de Still	Sarcoidose
Mononucleose: Epstein-Barr, CMV e toxoplasmose	Carcinoma hepatobiliar	Arterite de células gigantes	Doença inflamatória intestinal
Osteomielite	Mixoma atrial	Crioglobulinemia	Febre induzida por medicamento
Brucelose	Câncer de pâncreas	Poliarterite nodosa	Hipertireoidismo
Malária	Câncer de cólon	Polimialgia reumática	Pancreatite
Riquetsiose	Câncer de pulmão	Tireoidite subaguda	Infarto
Febre tifoide			Hematomas
Salmonelose			Gota
Infecções por cateteres			Dissecção de aorta
Hepatites virais			Embolia pulmonar
Feridas infectadas			Hepatite alcoólica
Infecção do trato urinário			Febre factícia
Infecção pelo HIV			Desidratação hipernatrêmica
Micoses			Corpo estranho intra-abdominal

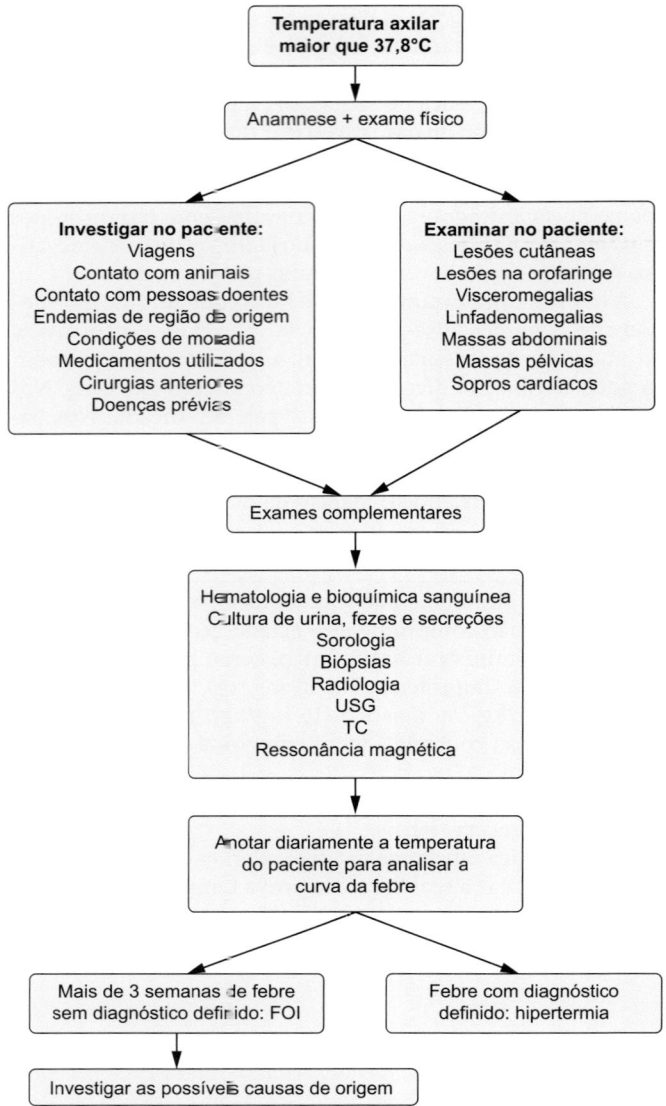

Figura 20.1 Etapas para o manejo da febre de origem indeterminada. FOI: febre de origem indeterminada; TC: tomografia computadorizada; USG: ultrassonografia.

Abordagens anteriores sem esclarecimento diagnóstico prévio devem ser rejeitadas porque não solucionam o problema, disfarçam o quadro clínico e provocam efeitos colaterais.

PROGNÓSTICO

Depende da causa e da idade do paciente. Em crianças, a etiologia mais provável inclui infecções e doenças do tecido conjuntivo. Em adultos e idosos, as causas mais comuns são leucemia aguda, linfoma de Hodgkin, infecções intra-abdominais, tuberculose e arterite temporal.

As taxas de mortalidade são mais elevadas em idosos, por serem imunocomprometidos.

BIBLIOGRAFIA

Azevedo MF. GPS medicamentos. Guia prático em saúde. Rio de Janeiro: Guanabara Koogan; 2017.
Hall JE, Guyton AC. Guyton & Hall – Tratado de fisiologia médica. 13. ed. Rio de Janeiro: Elsevier; 2017.
Lambertucci JR, Avila RE, Voieta I. Febre de origem indeterminada em adultos. Rev Soc Bras Med Trop. 2005;38(6):507-13.
Lambertucci JR, Gerspacher-Lara R. Febre de origem indeterminada: preceitos, pistas clínicas e exames complementares. Rev Soc Bras Med Trop. 1994;27(1).
Mandell GL, Douglas RG, Bennett JE. Principles and practice of infectious diseases. 6. ed. Elsevier; 2005.
Nascimento IR, Rodrigues JL, Aguiar PF. Febre de origem indeterminada. Relato de caso. Rev Bras Clin Med. 2009; 7:353-5. Disponível em: http://files.bvs.br/upload/S/1679-1010/2009/v7n5/a015.pdf.
Veronese R, Focaccia R. Tratado de infectologia. 2 ed. Editora Atheneu. 2002; 2:1753-9.

21
Hirsutismo e Hipertricose

Renata Ferreira Magalhães

INTRODUÇÃO

Hirsutismo e hipertricose são condições diferentes, embora haja semelhanças clínicas e etiopatogênicas.

HIPERTRICOSE

Trata-se do crescimento anormal de pelos em qualquer parte do corpo, desproporcional aos padrões próprios da idade, etnia ou gênero.

Pode ser: congênita, como parte de síndromes genéticas (Cornelia de Lange ou leprechaunismo); adquirida, por exemplo, como manifestação paraneoplásica de carcinomas do pulmão; localizada, como em nevos congênitos; ou generalizada (ver Síndromes paraneoplásicas no Capítulo 5, *O Clínico e o Paciente com Câncer*).

Hipertricose na região sacral requer investigação de malformações da coluna vertebral, como disrafismo espinal (espinha bífida).

Formas localizadas adquiridas podem ter várias causas, como traumatismos, medicamentos tópicos (corticoides) ou sistêmicas (corticoides, ciclosporina, hidantoína, minoxidil), desnutrição, doenças metabólicas (porfiria cutânea tardia) e autoimunes (dermatomiosite).

HIRSUTISMO

Trata-se do aumento da quantidade de pelos terminais na mulher em regiões anatômicas comuns ao homem. Pode afetar mulheres durante os anos férteis e após a menopausa. Relaciona-se com o aumento dos androgênios circulantes e pode estar associado a outros sinais de hiperandrogenismo (Figura 21.1)

MANIFESTAÇÕES CLÍNICAS

• Pelos terminais, ou seja, mais compridos, espessos e escuros, no lábio superior, mento, costeletas, ao redor das

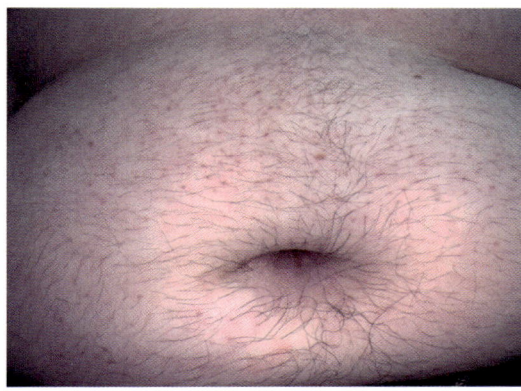

Figura 21.1 Hirsutismo em mulher com pelos de tamanho aumentado, grossos e escuros no abdome, principalmente na linha média, tendo distribuição com padrão masculino.

aréolas e no esterno, abdome inferior e membros, com padrão masculino
- Sinais de virilização, em casos mais raros, como calvície, acne, aumento da musculatura, aumento da libido, voz grave, oligo ou amenorreia, aumento do clítoris, mudança da distribuição da gordura corporal. Nesses casos, tumores adrenais e ovarianos devem ser investigados.

CAUSAS

- Síndrome dos ovários policísticos (produção de androgênios nos ovários, representa 80% dos casos (ver Capítulo 405, *Síndrome dos Ovários Policísticos*)
- Síndrome de Cushing (aumento do cortisol), ACTH-independente (por tumores da adrenal), ACTH-dependente (por tumores da hipófise ou extra-hipofisários) ou de origem iatrogênica, pela administração exógena de corticoides tópicos e sistêmicos
- Hiperplasia adrenal congênita (HAC)
- Tumores ovarianos e adrenais
- Estímulos hipofisários com hiperprolactinemia, o que compreende tumores, traumatismos e uso de medicamentos (Quadro 21.1)
- Síndromes que cursam com diabetes e/ou resistência à insulina, como na síndrome HAIR-NA (hiperandrogenemia, resistência à insulina e acantose *nigricans*)
- Pós-menopausa ou pós-ooforectomia por insuficiência ovariana
- Idiopática (até 15% dos casos; a doença cursa sem alterações hormonais, mas apresenta componente étnico, por exemplo, em mulheres de ascendência ibérica).

Quadro 21.1 Medicamentos que podem causar hirsutismo.

Ação	Medicamentos
Periférica	Fenitoína, ciclosporina, minoxidil
Hormonal	Corticoides, testosterona, anabolizantes, danazol
Hipofisária	Anticonvulsivantes, anestésicos, antidepressivos, anti-histamínicos, verapamil, metildopa, neurolépticos, cocaína, depletor de catecolaminas, estrogênios, inibidores de proteases, metoclopramida, opioides/antagonistas e outras substâncias antidopaminérgicas

CLASSIFICAÇÃO

A mais utilizada é a baseada no escore de Ferriman e Gallwey (Figura 21.2), que considera a somatória da pontuação de nove áreas do corpo, graduado de zero a quatro em cada área, portanto, variando de zero a 36, sendo que valores acima de oito indicam hirsutismo (Figura 21.2).

DIAGNÓSTICO

O diagnóstico é clínico, mas avaliação laboratorial endocrinológica deve ser realizada.

- Dosagens de testosterona livre, LH/FSH (SOP), androstenediona, sulfato de di-hidroepiandrostenediona (S-DHEA, observado na HAC ou tumores adrenais), prolactina (alterações hipofisárias)
- Obesidade e pesquisa de diabetes ou resistência à insulina, em casos em que haja fenótipo sugestivo
- Exames de imagem como ultrassonografia ou tomografia na suspeita de tumores ovarianos, adrenais ou hipofisários.

TRATAMENTO

Com a identificação da doença de base e com o tratamento adequado, o hirsutismo tende a regredir. Para amenizar as manifestações de hirsutismo, a remoção dos pelos pode ser realizada, sendo que a inibição da produção dos androgênios ou de sua ação periférica, por meio de medicamentos, pode ser necessária.

Tratamento medicamentoso

- Supressão hormonal:
  - Anticoncepcional oral combinado com acetato de ciproterona e etinilestradiol
  - Agonista de gonadotrofinas
  - Sensibilizadores de insulina (metformina, glitazona)
- Antagonista periférico dos androgênios:
  - Espironolactona (50 a 200 mg/dia)
  - Acetato de ciproterona (100 mg/dia do primeiro ao 11º dia do ciclo)
  - Flutamida (antiandrogênio, 125 a 250 mg/dia, 1 a 2 vezes, mas seu uso não está aprovado pela Anvisa para essa indicação, e há risco de hepatite fulminante; portanto, deve ser de uso restrito e monitorado)
  - Inibidores de 5-alfa redutase, como finasterida oral ou eflornitina em creme
- Síndrome adrenogenital: prednisona, comprimidos de 5 mg, 20 mg e 50 mg.

Descoloração ou remoção dos pelos

O aspecto da paciente pode ser amenizado por descoloração ou remoção dos pelos, utilizando técnicas de depilação com lâmina, cera ou outras. Depilação a *laser*, principalmente para pelos mais grossos e escuros, apresenta resultados mais duradouros.

Uso de anticoncepcional

Anticoncepcional oral combinado deve ser o tratamento de primeira linha, desde que não haja contraindicações. Antiandrogênicos podem ser usados em combinação.

Se a mulher desejar engravidar, o tratamento deve ser descontinuado para evitar feminilização do feto masculino.

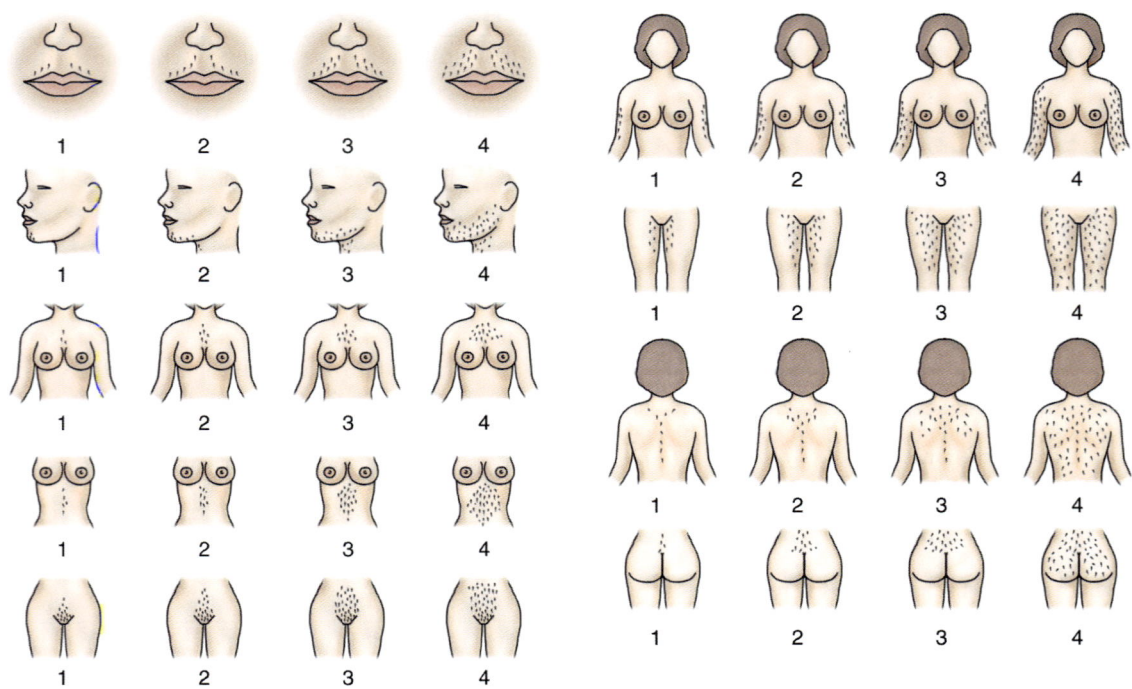

Figura 21.2 Classificação do hirsutismo segundo escore de Ferriman e Gallwey.

Tratamento cirúrgico

Nos casos em que tumores, como adenomas virilizantes ou adenocarcinomas, são detectados, a remoção cirúrgica deve controlar a causa base.

Notas práticas

- Lembrar que medicamentos ou outras condições levam ao hirsutismo, como na síndrome de Cushing e hiperprolactinemia
- Valorizar o impacto psicológico envolvido
- Sempre investigar a paciente de maneira completa antes de propor tratamento cosmético, com exame clínico, exames complementares e de imagem, se necessário
- Importante afastar gravidez antes de iniciar qualquer tratamento hormonal
- Encaminhamento para especialista se houver sinais de virilização, elevação de testosterona e níveis de sulfato de di-hidro-epiandrostenediona mais que duas vezes o normal ou sinais de síndrome de Cushing
- Seguimento clínico é importante para diagnosticar e prevenir sequelas como sangramento uterino, infertilidade e síndrome metabólica
- Lembrar que áreas em que há ausência de pelos também podem sugerir doenças, como hanseníase ou alopecia areata.

BIBLIOGRAFIA

Azevedo MF. GPS medicamentos. Guia prático em saúde. Rio de Janeiro: Guanabara Koogan; 2017.

Azulay RD, Azulay DR, Azulay-Abulafia L. Dermatologia. 7. ed. Rio de Janeiro: Guanabara Koogan; 2018.

Belda Jr. W, de Chiacchio N, Criado PR. Tratado de dermatologia. 3. ed. São Paulo: Atheneu; 2018.

Escobar-Morreale HF, Carmina E, Dewailly D et al. Epidemiology, diagnosis and management of hirsutism: a consensus statement by Androgen Excess and Polycystic Ovary Syndrome Society. Hum Reprod Update. 2012;18(2):146-70.

Liu K, Motan T, Claman P. Hirsutismo: evaluation and treatment. J Obstet Gynaecol Can. 2017;39:1054-68.

Sampaio AS, Rivitti EA. Dermatologia. 4. ed. Artes Médicas; 2018.

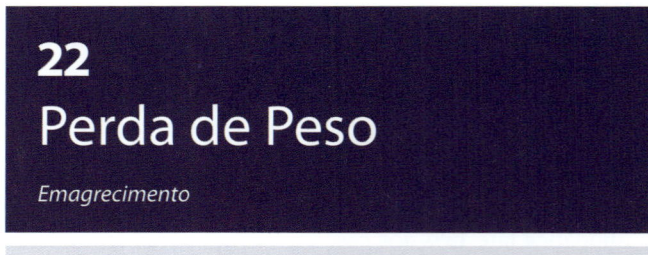

22
Perda de Peso
Emagrecimento

Adriano Cesar Bertuccio • Raquel Pereira Rios

INTRODUÇÃO

A avaliação da perda de peso deve ser iniciada esclarecendo se o emagrecimento foi ou não intencional e em quanto tempo ocorreu.

Perda de peso não intencional é definida como redução do peso corporal sem dieta ou atividade física.

Perda ponderal involuntária de 5% do peso corporal em um período de 1 a 6 meses é manifestação clínica comum e quase sempre sinal de doença grave.

Diferenciar o diagnóstico de anorexia, caquexia e sarcopenia também contribui na definição etiológica e no manejo clínico do paciente. A primeira trata-se de um quadro de perda de apetite. Já a segunda, associa a privação de alimentação com perda de peso notadamente às custas de massa muscular (ver Parte 11, *Sistema Metabólico*).

Sarcopenia

A sarcopenia é uma síndrome caracterizada pela perda de massa muscular, força e desempenho para a realização de atividades básicas da vida diária, muito comum em idosos (ver Capítulo 484, *Sarcopenia*).

Durante o interrogatório, todas as condições diretamente relacionadas com a alimentação precisam ser esclarecidas, inclusive falta ou privação de alimentos, perda de apetite, alteração do paladar, dificuldade de mastigação e deglutição, vômitos e diarreia.

CAUSAS

As causas de emagrecimento são inúmeras. Com frequência, trata-se apenas de uma manifestação secundária a uma doença, cuja sintomatologia orienta a busca da causa. Algumas vezes, contudo, é a principal e primeira manifestação clínica a partir da qual o médico vai desenvolver o raciocínio diagnóstico.

O Quadro 22.1 lista as principais causas de emagrecimento.

MANIFESTAÇÕES CLÍNICAS

Com frequência, a perda de peso está associada a outras manifestações clínicas que permitem logo aventar hipóteses que norteiam a investigação diagnóstica. Exemplos: perda de peso associada à ingestão alimentar relativamente normal ou aumentada pode sugerir diabetes, hipertireoidismo ou síndrome de má absorção. Se o paciente relata perda de peso, polidipsia, poliúria e polifagia, reforça a possibilidade de diabetes, enquanto emagrecimento em paciente com tremor, cansaço inexplicável e exoftalmia desperta de imediato a suspeita de hipertireoidismo.

Emagrecimento acentuado compõe o quadro da fase avançada das neoplasias malignas. Cumpre ressaltar que, nas fases iniciais, costuma não haver emagrecimento ou este ser de pequena monta. Quando presente, o emagrecimento tem relação com pior prognóstico e menor sobrevida desses pacientes.

Todas as doenças infecciosas e parasitárias crônicas causam perda de peso. Contudo, é necessário estar sempre atento para tuberculose, em especial se houver relato de febre e sudorese noturna.

O emagrecimento pode ser uma manifestação precoce da síndrome da imunodeficiência adquirida.

Muitas outras afecções se acompanham de perda de peso, destacando-se síndrome da má absorção, cirrose hepática, megaesôfago, insuficiência adrenal crônica, endocardite infecciosa, parasitoses intestinais, insuficiência renal crônica e insuficiência cardíaca de longa duração.

Merece referência o emagrecimento no transtorno de ansiedade ou depressivo, na anorexia nervosa e na dependência química, destacando-se o uso de bebidas alcoólicas e de cocaína (pacientes, principalmente jovens, que perdem peso sem causa aparente devem ser investigados nesse sentido).

Quadro 22.1 Principais causas de emagrecimento.

Doenças metabólicas
- Diabetes
- Hipertireoidismo
- Insuficiência adrenal
- Síndrome de má absorção

Doenças inflamatórias/infecciosas
- Tuberculose
- Síndrome da imunodeficiência adquirida (AIDS)
- Diarreia crônica
- Leishmaniose visceral

Doenças crônicas degenerativas
- Insuficiência renal crônica
- Insuficiência cardíaca
- Cirrose hepática

Doenças do sistema digestório
- Perda de dentes
- Disfagia
- Lesões bucais acompanhadas de dor
- Uso de aparelhos odontológicos

Doenças psíquicas/neurológicas
- Anorexia nervosa
- Transtorno depressivo
- Demências

Outras causas
- Neoplasias malignas
- Etilismo crônico e/ou uso de substâncias ilícitas
- Privação ou falta de alimentos
- Uso de medicamentos (quimioterápicos, laxativos, emagrecedores)
- Hipovitaminoses

Caquexia

Caquexia não é sinônimo de emagrecimento acentuado. A fisiopatologia da caquexia em diversas doenças está relacionada com mecanismos diversos e multifatoriais como produção de citocinas pró-inflamatórias, sensação de plenitude gástrica, náuseas e vômitos, má absorção intestinal e disfunção hormonal.

Perda de peso após o terceiro mês de gestação merece investigação clínica rigorosa, pois a dieta pode não estar adequada ou estar ocorrendo alguma complicação relacionada à gravidez (ver Aspectos Clínicos da Gravidez, na Parte 13, Seção B, *Sistema Genital*).

As lesões na boca, por vezes decorrentes do uso de próteses dentárias inadequadas, podem prejudicar a mastigação a tal ponto que o paciente deixa de se alimentar e emagrece rapidamente.

Perda de peso e envelhecimento

O envelhecimento é caracterizado por alterações da constituição corporal com diminuição da massa óssea, atrofia da musculatura esquelética (sarcopenia), redução da água intracelular, além de aumento e redistribuição da gordura corporal, um conjunto de alterações que costuma ser acompanhado de emagrecimento.

Cumpre ressaltar, contudo, que o idoso pode perder peso em consequência das mesmas doenças que acometem adultos jovens (tuberculose, AIDS, neoplasias malignas, hipertireoidismo, diabetes, doenças gastrintestinais) (ver Capítulo 4, *O Clínico e o Idoso*).

Outra condição frequente são as dietas com restrição de elementos como açúcar, sal e gorduras, que acabam por gerar nos pacientes perda da vontade de se alimentar.

PERDA DE PESO INEXPLICADA

Trata-se de uma condição clínica que precisa ser investigada de maneira sistematizada, como mostra a Figura 22.1.

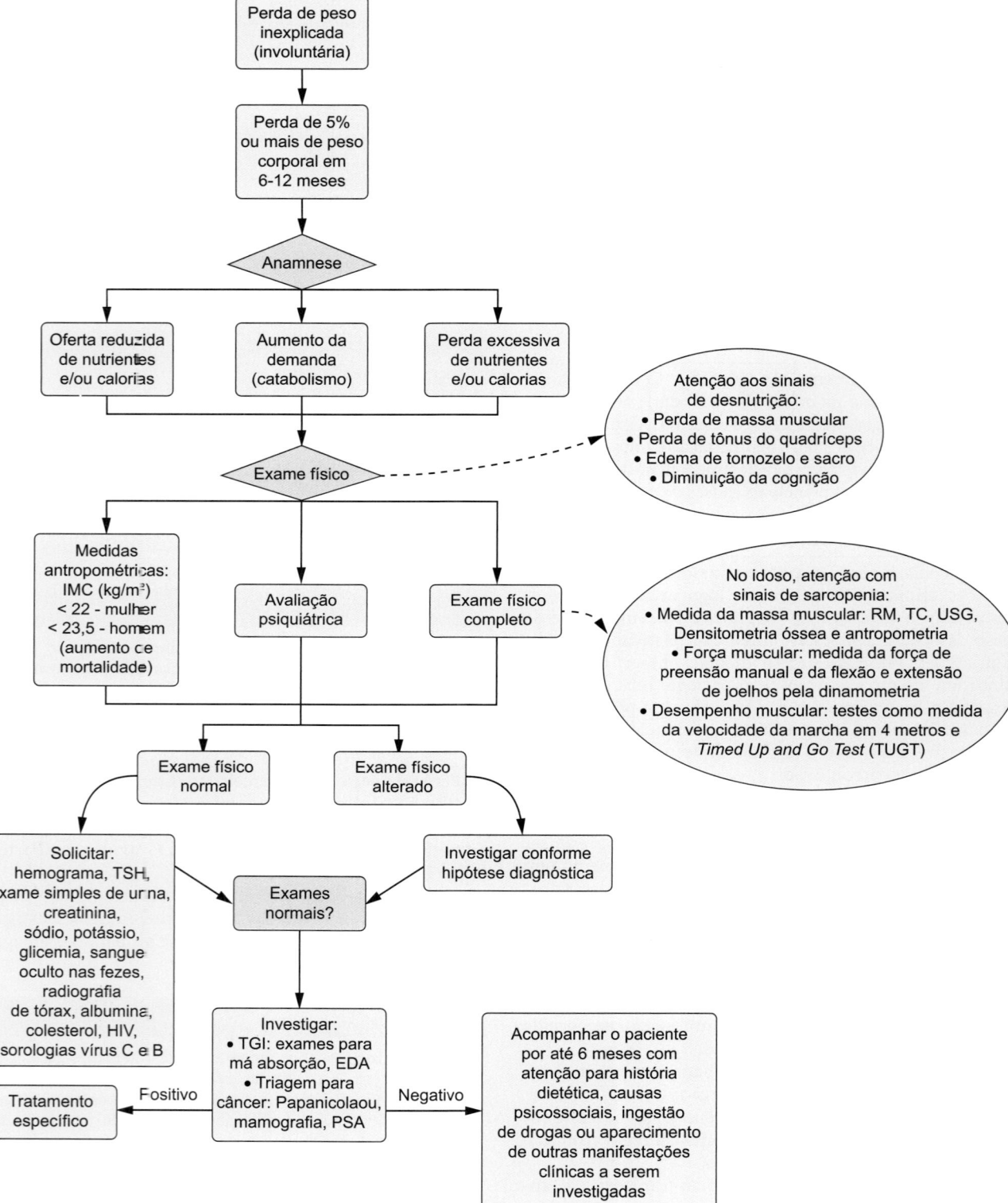

Figura 22.1 Fluxograma para avaliar paciente com perda de peso inexplicada. IMC: Índice de massa corporal; RM: ressonância magnética; TC: tomografia computadorizada; USG: ultrassonografia; TSH: hormônio tireoestimulante; TGI: trato gastrintestinal; EDA: endoscopia digestiva alta.

Magreza constitucional

Magreza constitucional é uma condição caracterizada por índice de massa corporal (IMC) abaixo de 19, não acompanhada de alterações indicativas de desnutrição, tais como deficiência de ferro, anemia, baixos níveis proteicos, de vitaminas e nutrientes.

A magreza constitucional e a dificuldade de ganhar peso, mesmo com alimentação hipercalórica, têm sido relacionadas com proteínas desacopladoras (UCP, do inglês *uncoupling proteins*) e baixos índices de leptina.

É necessário diferenciá-la de "magreza patológica", mais frequente em jovens que apresentam transtorno alimentar, principalmente anorexia nervosa.

A utilização de anti-histamínicos, com exercícios leves e dieta hipercalórica, pode ser útil em pessoas muito magras que desejam ganhar peso, quase sempre com finalidade estética. Anabolizantes são totalmente contraindicados, pelos graves efeitos secundários que provocam, tanto em homens como em mulheres.

TRATAMENTO

Cuidar de um paciente com perda de peso inclui o tratamento da doença adjacente e a suplementação calórica. As metas calóricas dependem da gravidade do quadro e variam entre 30 e 40 kcal/kg/dia (ver Capítulo 342, *Desnutrição*).

Pacientes hospitalizados podem apresentar maior dificuldade para se alimentar. Muitos necessitam de auxílio no momento da alimentação, e deve-se avaliar a indicação de dieta oral, necessidade de cateter ou ostomia, conforme o grau de dependência e a dificuldade de deglutição.

Tratamento medicamentoso da caquexia/anorexia

- Agentes progestogênios: acetato de megestrol. Dose inicial de 160 mg e progredir para 400 a 1.200 mg/dia conforme resposta clínica. Usado principalmente nos casos de caquexia de origem neoplásica
- Corticoides: para tratamento a curto prazo, com melhora do apetite e da ingestão alimentar sem assegurar ganho de peso. Pode ser usado dexametasona VO, 2 a 8 mg/dia, preferencialmente pela manhã para evitar insônia; ou prednisolona VO, 5 a 20 mg/dia, durante 7 dias
- Nos pacientes com câncer, o uso da pentoxifilina tem ganhado espaço por inibir a produção de TNF-alfa pelos monócitos e linfócitos.

Os pacientes em cuidados paliativos precisam de uma abordagem especial (ver Capítulo 7, *Cuidados Paliativos*).

BIBLIOGRAFIA

Azevedo MF. GPS mMedicamentos. Guia prático em saúde. Rio de Janeiro: Guanabara Koogan; 2017. Consenso Brasileiro de Caquexia/Anorexia em Cuidados Paliativos. Revista Brasileira de Cuidados Paliativos. 2011;3(3[Supl 1]).
Dalley SE, Vidal J, Buunk AP et al. Disentangling relations between the desirability of the thin-ideal, body checking, and worry on college women's weight-loss dieting: a self-regulation perspective. Eating Behaviors; 2019.
Feldman M, Friedman LS, Brandt LJ. Gastrintestinal and liver disease. 10. ed. Saunders; 2016.
Kiefer MM, Chong CR. Poket primary care. Wolters Kluwer; 2014.
Kinirons M, Ellis H. French's diferential diagnosis. 15. ed. Hodder Arnold; 2011.
Porto CC, Porto AL. Exame clínico. 8. ed. Rio de Janeiro: Ganabara Koogan; 2017.
Porto CC, Porto AL. Semiologia médica. 8. ed. Rio de Janeiro: Guanabara Koogan; 2019.

23
Prurido

Renata Ferreira Magalhães

INTRODUÇÃO

Prurido é a sensação que desperta o desejo de coçar a pele. O que se sente em pontos específicos da pele é uma projeção neuronal de uma sensação formada no tegumento.

Pode ser agudo ou crônico, sendo este último mais complexo com experiência sensorial semelhante à dor.

Prurigo e prurido

Prurigo não é sinônimo de prurido. É um termo utilizado quando há prurido e lesões papulosas associadas.

O prurido decorre da estimulação das terminações nervosas livres da junção dermoepidérmica. O prurido difuso é induzido pela estimulação das fibras C não mielinizadas e o localizado envolve as fibras A-d.

Receptores encontram-se na epiderme inferior ou na junção dermoepidérmica e podem ser ativados por mediadores inflamatórios. Esses nociceptores respondem a estímulos mecânicos, térmicos e químicos.

O estímulo caminha por fibras nervosas, raiz dorsal dos nervos espinais, gânglio nervoso da raiz dorsal ipsilateral, sinapses com neurônio secundário que cruza em direção ao trato espinotalâmico anterolateral contralateral, segue ao tálamo e termina no córtex somatossensorial do giro pós-central.

Mediadores inflamatórios podem ser diversas substâncias químicas (Quadro 23.1):

- Aminas: histaminas, serotonina, dopamina, epinefrina, norepinefrina, melatonina
- Neuropeptídeos: substância P, neurotensina, peptídeo intestinal vasoativo, somatostatina, hormônio estimulante do melanócito (MSH), bradicinina, endotelina etc.
- Eicosanoides: prostaglandinas (PGE1 e PGE2) e leucotrienos (LTB4)
- Citocinas: IL-2, TNF-alfa, TNF-beta, produtos dos eosinófilos
- Opioides: encefalinas, endorfinas, morfinas
- Enzimas proteolíticas: triptase, quinase, calicreína, papaína, carboxiperoxidase.

A classificação e as causas do prurido são listadas nos Quadros 23.1 e 23.2, bem como os medicamentos que desencadeiam o prurido, no Quadro 23.3.

MANIFESTAÇÕES CLÍNICAS

- Início: pode ser abrupto, gradual, episódios anteriores
- Intermitente, contínuo, noturno, cíclico
- Natureza: sensação de ardor, queimação, "pinicação", sensação dolorosa

- Duração: dias, meses, anos
- Intensidade: interfere no sono ou nas atividades habituais, na qualidade de vida (índice de qualidade de vida em dermatologia [DLQI, do inglês *Dermatology Life Quality Index*]) e escala visual analógica (VAS, do inglês *Visual Analogue Scale*) – 0 a 10 pontos
- Localização: generalizada (mais relacionada com doença sistêmica), localizada, unilateral, bilateral
- Relação com profissão, recreação, atividades diárias, casos familiares (causas infecciosas)
- Desencadeantes: água, frio, exercício (causa colinérgica), químicos
- Uso de medicamentos e drogas ilícitas
- Alergias conhecidas (alimentares, contato, atopia, respiratória)
- Doenças prévias (tireoidites, hepatopatias, nefropatias, neoplasias malignas, doenças autoimunes) e gravidez
- Uso de cosméticos, hábitos de higiene, possíveis contactantes

Quadro 23.1 Classificação de prurido, mediadores e condições clínicas.

Classificação	Mediadores	Condições clínicas
Dermatológico	Histamina, interleucinas, prostaglandinas, proteases	Dermatoses inflamatórias (eczemas, psoríase, urticária, reação a fármacos, ácaros etc.) e pele seca (xerose; Figura 23.1)
Sistêmico	Opiáceos, interleucinas	Hepatopatias (colestase: cirrose biliar primária, pancreatite crônica, hepatite crônica, hepatite C, tumores do fígado. Nefropatias crônicas (insuficiência renal crônica, neoplasia prostática) Doença hematológica (policitemia vera, paraproteinemia, mastocitose, anemia ferropriva), leucemias e linfomas, principalmente doença de Hodgkin, mieloma múltiplo, síndrome de Sèzary Doenças endócrinas (hipo e hipertireoidismo, síndrome carcinoide, diabetes) Doenças reumatológicas: síndrome de Sjögren, dermatomiosite Alterações neurológicas: pós-infarto cerebral, abscessos cerebrais, esclerose múltipla, tumores do sistema nervoso central Infecção: HIV, parasitoses intestinais
Neurogênico/ neuropático	Neuropeptídeos e proteases	Pós-herpético, notalgia parestésica, prurido braquirradial
Psicogênico/ psiquiátrico	Serotonina, norepinefrina	Delírio de parasitoses, estresse e depressão Uso de substâncias psicoativas
Misto	Vários	Diversas

Adaptado de Paus et al., 2006, modificado por Criado e Criado. In: Azulay e Azulay, 2018.

- Histórico de viagens e da vida sexual para possíveis exposições de risco
- Relação com estresse e fatores emocionais
- Exame da pele, mucosas, couro cabeludo e unhas
- Exame físico geral.

Quadro 23.2 Classificação do prurido conforme sua distribuição e as causas.

Localizado na pele com lesão cutânea

- Psoríase
- Dermatite seborreica
- Eczema asteatósico
- Eczema numular
- Dermatite de contato
- Desidrose
- Dermatite de estase
- Dermatofitose

Localizado na pele sem lesão cutânea

- Notalgia parestésica
- Meralgia parestésica
- Prurido braquiorradial
- Prurido pós-AVC
- Prurido fantasma
- Tumor ou abscesso cerebral
- Esclerose múltipla
- Mielite transversa
- Diabetes

Generalizado com lesão cutânea

- Psoríase
- Dermatite seborreica
- Eczema asteatósico
- Eczema numular
- Dermatite de contato alérgica
- Dermatite atópica
- Autoeczematização
- Linfoma cutâneo
- Mastocitose
- Urticária
- Erupção à luz
- Penfigoide bolhoso
- Dermatite herpetiforme
- Reação a fármaco
- Picada de inseto
- Ácaros animais
- Escabiose
- Pediculose
- Parasitoses

Generalizado sem lesão cutânea

- Xerose
- Prurido hiemal ou senil
- Aquagênico e colinérgico
- Doença tireoidiana
- Deficiência de ferro
- Colestase
- Linfoma
- Leucemia
- Mieloma múltiplo
- Paraproteinemia
- Policitemia vera
- Tumor carcinoide
- Tumores sólidos
- HIV
- Hepatite C
- Diabetes
- Reação a fármaco
- Prurido aquagênico do idoso
- Anorexia nervosa
- Neurodermite

Adaptado de Ward & Bernhard, 2005, modificado por Criado PR e Criado R. In: Azulay & Azulay, 2018.

Quadro 23.3 Medicamentos indutores de prurido.

Medicamento	Mecanismo causador de prurido
Anticoncepcionais orais, ácido valproico, captopril	Colestase
Anticoncepcionais orais e estrogênio, esteroides anabólicos e testosterona, azatioprina, estolato de eritromicina, penicilamina, enalapril	Hepatotoxicidade
Morfina, codeína, tramadol, fentanila, cocaína	Alterações neurológicas
Clofibrato, retinoides, betabloqueadores, tamoxifeno, bussulfan	Xerose, sebostase
Psoraleno, hidroclorotiazida, amiodarona	Fototoxicidade
Sais de ouro, cloroquina, clonidina, lítio	Idiopático

Adaptado de Weisshaar E et al. 2003, modificado por Criado PR e Criado R. In: Azulay & Azulay, 2018.

DIAGNÓSTICO

O exame dermatológico deve ser cuidadoso e buscar sinais de escoriação, liquenificação, xerose (ressecamento da pele; Figura 23.2).

Dependendo da causa de base, encontram-se lesões típicas de eczema (vesículas, descamação em colarete e eritema de fundo), urticária (pápulas e placas eritematosas edematosas, migratórias), líquen plano (pápulas violáceas achatadas), escabiose (pápulas eritematosas com arranjo linear e escoriações) etc.

Quando há doença sistêmica associada, podem ser encontrados: comprometimento do estado geral, emagrecimento, desnutrição, caquexia, aumento da tireoide, descoloração das mucosas, icterícia e linfonodomegalias.

COMPROVAÇÃO DIAGNÓSTICA

O diagnóstico da síndrome pruriginosa baseia-se em dados clínicos.

Dados do exame dermatológico são suficientes para elucidar a provável causa na maioria das vezes. Nos casos de prurido crônico, sem lesão dermatológica, exames complementares podem ser necessários.

EXAMES COMPLEMENTARES

Para investigação de paciente com prurido crônico pode ser necessário:

- Hemograma, VHS, PCR
- Ureia e creatinina
- Transaminases, bilirrubinas, fosfatase alcalina, LDH
- Glicemia de jejum, hemoglobina glicosilada
- TSH
- Cálcio e fósforo
- Ferro e ferritina
- Protoparasitológico de fezes
- Eletroforese de proteínas séricas
- FAN e anti-DNA
- Sorologias HIV, hepatites B e C
- IgE e RAST
- Exame simples de urina I
- Radiografia do tórax
- Outros exames de imagem, se necessário (investigação de doença sistêmica)
- Exame histopatológico da pele em casos com lesões dermatológicas a esclarecer (afastar dermatoses específicas).

COMPLICAÇÕES

Escoriações, liquenificação e prurido crônico, melanodermia, amiloidose macular, impetiginização, perda dos pelos, cicatrizes, linfadenopatias.

TRATAMENTO

A Figura 21.3 mostra um fluxograma para raciocínio diagnóstico e escolha do tratamento nos casos de prurido localizado e generalizado.

Orientações gerais e medidas práticas

- Evitar extremos de temperatura, transpiração

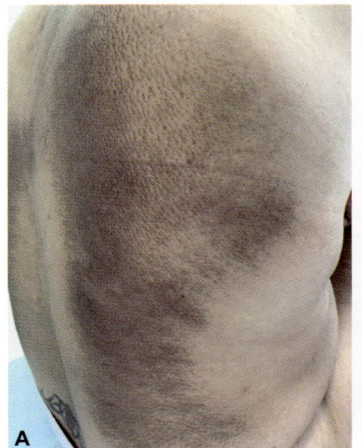 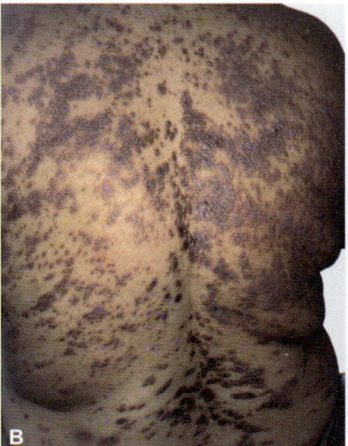 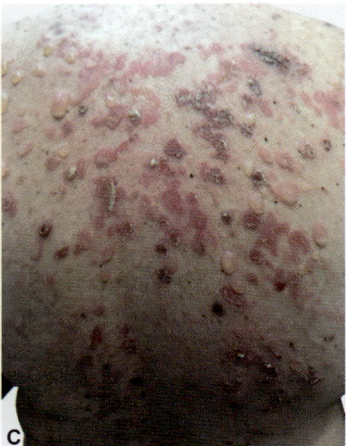

Figura 23.1 Dermatoses que cursam com prurido. **A.** Paciente com manchas acastanhadas no dorso de aspecto moteado, compatível com amiloidose macular, resultado de coçagem crônica associada à irritação de nervos cutâneos superficiais por problemas osteodegenerativos da coluna. **B.** Paciente com pápulas e placas violáceas achatadas e poligonais compatíveis com líquen plano. **C.** Paciente idoso com lesões urticadas e vesicobolhosas, com diagnóstico de penfigoide bolhoso. (Cortesia da Professora Dra. Renata Magalhães.)

- Preferir roupas leves, não oclusivas, evitando tecido sintético
- Evitar banhos quentes e demorados, sabões e esfregação
- Aumentar a ingestão de água
- Suspender possíveis desencadeantes como medicações, agentes de contato etc
- Psicoterapia em casos especiais.

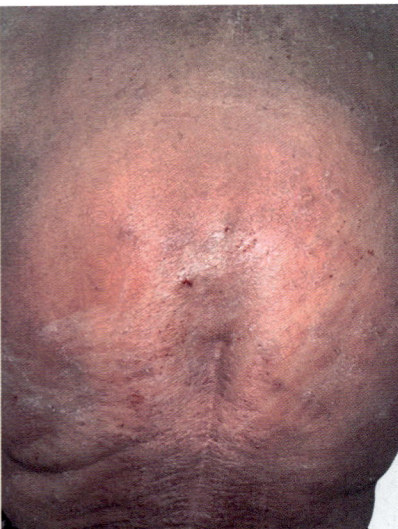

Figura 23.2 Achados de exame físico do quadro de prurido. Paciente idoso com lesões eritematosas e urticadas no dorso, com xerose e escoriações, paciente idoso com prurido crônico sem dermatose específica.

Banhos especiais

- Permanganato de potássio em pó, 100 mg. Também pode ser encontrado na forma de comprimido de coloração roxa. Os comprimidos são de 100 mg, cada 25 mg do medicamento deve ser diluído em 1 ℓ de água morna
- Banhos de amido ou aveia, com intenção de acalmar o prurido, usado para eczemas e miliária.

Umectantes

- Cremes hidratantes para reparação da barreira cutânea.

Loções antipruriginosas

- Calamina 16%, aplicar 2 a 3 vezes/dia
- Mentol 0,5 a 1% em talco
- Capsaicina 0,025 a 0,075%, 3 a 4 vezes/dia
- Doxepina 5% em creme, aplicar 2 vezes/dia.

Corticoides tópicos

- Potência baixa (hidrocortisona, desonida)
- Potência média (dexametasona, betametasona, mometasona)
- Potência alta (halobetasol, clobetasol).

Recomendações especiais para uso de corticoides

São indicados para prurido em áreas localizadas, devendo ser usados por período de alguns dias ou poucas semanas, pelo risco de causar atrofia cutânea, estrias, foliculite e púrpura, além do risco de absorção e efeito sistêmico do fármaco.

Devem ser usados com precaução e em casos de dermatoses específicas.

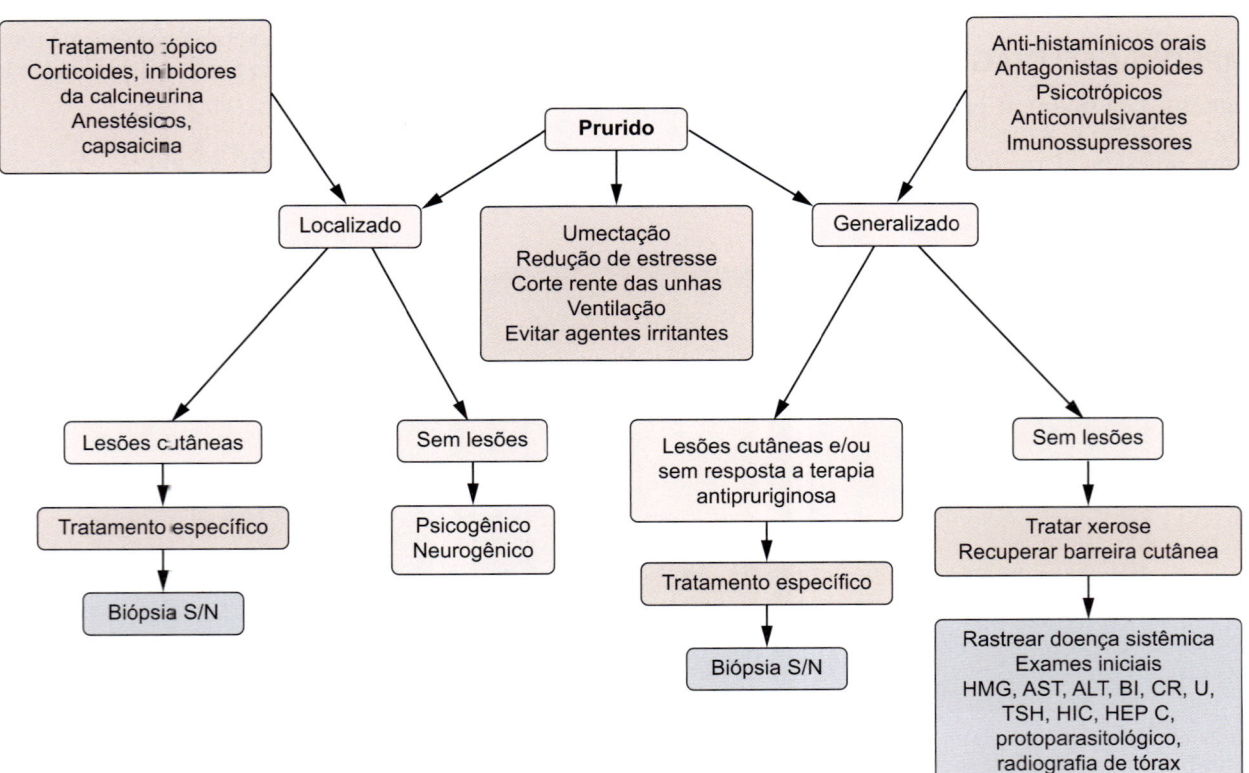

Figura 23.3 Fluxograma de investigação e conduta em casos de prurido. (Adaptada de Weisshaar et al., 2019.)

Fototerapia UVB ou PUVA (psoraleno oral mais exposição à luz ultravioleta A)

Pode auxiliar no controle do prurido em casos de insuficiência renal, insuficiência hepática, doenças hematológicas e linfomas, além de tratar dermatoses específicas como psoríase e eczemas.

Anti-histamínicos

Indicados em situações em que mecanismos imunoalérgicos ou xerose intensa possam estar envolvidos na etiologia do prurido. São classificados em:

- Primeira geração: são lipossolúveis e atravessam a barreira hematoliquórica. Apresentam ação e metabolismo rápidos e mais efeitos secundários, como sedação, xerostomia, retenção urinária e arritmia. Os mais utilizados na prática clínica são: dexclorfeniramina VO, 2 mg, 1 comprimido até 6/6 horas; ou hidroxizina VO, 25 mg, 1 vez à noite, até 50 mg, 3 vezes/dia
- Segunda geração: menos lipossolúveis, pouco atravessam a barreira hematoliquórica. Têm ação prolongada e menos eventos adversos. Os principais são: cetirizina VO, 10 mg, 1 a 2 vezes/dia; levocetirizina VO, 5 mg, 1 a 2 vezes/dia; loratadina VO, 10 mg, 1 comprimido, 1 a 3 vezes/dia; desloratadina VO, 5 mg, 1 a 2 vezes/dia; fexofenadina VO, 180 mg, 1 vez/dia; ebastina VO, 10 mg, 1 a 2 vezes/dia; bilastina VO, 20 mg/dia; rupatadina VO, 10 mg/dia.

Corticoides sistêmicos

Dependendo da causa de base, principalmente nos casos de dermatose inflamatória aguda, a dose deve ser reduzida gradualmente e o medicamento retirado quando se consegue o controle do quadro.

Pode ser necessária a associação de agentes poupadores de corticoides ou de outro imunossupressor. Importante observar os eventos adversos frequentes e as doenças que podem ser induzidas ou agravadas, tais como diabetes, hipertensão, osteoporose e dispepsia.

Os mais utilizados são:

- Prednisona VO, 0,3 a 1 mg/kg/dia
- Deflazacorte VO, 7,5 a 30 mg/dia
- Betametasona VO, 0,25 a 8 mg/dia.

Outros medicamentos

- Imunossupressores, como a talidomida, podem ter bons efeitos em condições dermatológicas inflamatórias que cursam com prurido
- Colestiramina 4 a 16 mg/dia ou ácido ursodesoxicólico 13 a 15 mg/kg/dia podem ser necessários no caso de prurido hepatobiliar.

Medicamentos com ação no sistema nervoso central

Antidepressivos

- Doxepina VO, 10 a 150 mg/noite (antidepressivo tricíclico; inibe a recaptação de norepinefrina)
- Mirtazapina VO, 7,5 a 15 mg até 30 mg/dia (antidepressivo tetracíclico, indicado para prurido associado à neoplasia e de origem metabólica, como na insuficiência renal ou hepática e tireoidopatias)
- Paroxetina VO, 5 a 20 mg/dia (inibidor da recaptação de serotonina).

Antagonistas e agonistas opioides

Situações em que são liberados opioides endógenos, além de serotonina, como no prurido colestático e na insuficiência renal. Os mais utilizados são:

- Naltrexona (antagonista do receptor mu): 25 a 50 mg/dia
- Naloxona (análogo sintético da morfina, antagonista do receptor mu): uso intravenoso em bomba de infusão e não deve ser adotado em casos de dor e insuficiência renal
- Butorfanol (analgésico opioide antagonista de receptor mu e agonista de receptor kappa): *spray* nasal, 3 a 4 mg/dia em aplicações de 1 mg. Eficiente no prurido refratário de linfomas, cirrose biliar primária e outras doenças sistêmicas.

Anticonvulsivantes

Indicados nos pruridos de origem neuropática, como pós-herpético, notalgia parestésica, pós-AVC, tumores cerebrais, radiculopatia lombossacara com prurido anal. Os principais são:

- Gabapentina (análogo do GABA): 400 a 600 mg/dia. Eventos adversos: sonolência, tontura. Início de ação mais lento
- Pregabalina (análogo do GABA): 75 a 150 mg/dia. Apresenta mais rapidez de ação e menos eventos adversos
- Carbamazepina: 100 a 200 mg/dia. Muitas vezes usado para a neuralgia pós-herpética.

Antipsicóticos

Pimozida, comprimidos de 1 e 4 mg (receita C1 sujeita a controle especial em duas vias, com retenção da receita), 2 a 4 mg/dia, sendo possível até dose máxima de 20 mg/dia, mas com mais efeitos adversos. Indicado para casos de delírio de parasitoses e outras condições psiquiátricas que cursem com prurido e escoriações.

O Quadro 23.4 mostra as possibilidades de escolha de medicamento de acordo com a causa do prurido.

Quadro 23.4 Tratamento de acordo com a causa do prurido.

Diagnóstico	Tratamento
Dermatoses inflamatórias (eczemas, psoríase, urticária, reação medicamentosa, ácaros etc.) e pele seca	Anti-histamínicos, ciclosporina, tacrolimo, corticoides
Hepatopatias (colestase: cirrose biliar primária, pancreatite crônica, hepatite crônica, hepatite C) e nefropatias crônicas (insuficiência renal crônica, neoplasia prostática)	Gabapentina, naltrexona, agonistas de receptores opioides
Pós-herpético, notalgia parestésica, prurido braquirradial	Capsaicina, gabapentina, pregabalina
Delírio de parasitoses, estresse e depressão	Olanzapina, pimozida, antidepressivos

Adaptado de Paus R et al., 2006.

Recomendações práticas

- Consultar a bula dos medicamentos a serem prescritos para orientação sobre posologia, interações medicamentosas e eventos adversos
- Há apresentação em gotas, elixir ou xarope para crianças, com doses calculadas pelo peso
- As doses de anti-histamínicos podem ser otimizadas para tratamentos de dermatoses específicas como urticária
- Corticoide injetável de depósito pode ser utilizado para situações agudas, com precaução
- Evitar uso de produtos fotossensibilizantes ou sensibilizantes tópicos como a prometazina, pelo risco de dermatite de contato.

BIBLIOGRAFIA

Azevedo MF. GPS medicamentos. Guia prático em saúde. Rio de Janeiro: Guanabara Koogan; 2017.

Azulay RD, Azulay DR, Azulay-Abulafia L. Dermatologia. 7. ed. Rio de Janeiro: Guanabara Koogan; 2018.

Belda Jr. W, de Chiacchio N, Criado PR. Tratado de dermatologia. 3. ed. São Paulo: Atheneu; 2018.

Nowak D, Yeung J. Diagnosis and treatment of pruritus. Can Fam Phisician. 2017;63:918-24.

Sampaio AS, Rivitti EA. Dermatologia. 4. ed. Artes Médicas; 2018.

Weisshaar E, Szepietowski JC, Dalgard FJ et al. European S2 k Guideline on chronic pruritus. Acta Dermatol Venereol. 2019;99(5):469-506.

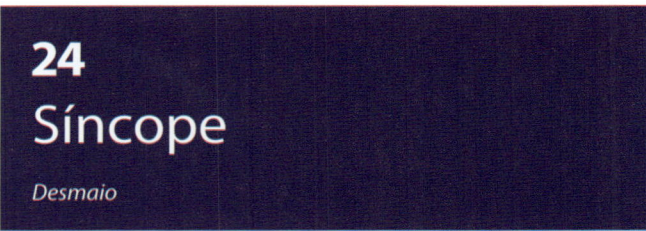

24
Síncope
Desmaio

Delson José da Silva • Giuliana Macedo Mendes

INTRODUÇÃO

Síncope é definida como uma perda súbita da consciência, na maioria das vezes, sem pródromos, causada por hipoperfusão cerebral transitória, com recuperação espontânea e completa.

A síncope pode ser o único sintoma que precede a morte súbita e é um dos mais intrigantes na prática clínica, com uma série de causas e mecanismos fisiopatológicos diversos.

Envolve desde causas benignas e de bom prognóstico até causas cardíacas, com mortalidade elevada, variando de 18 a 33%.

CLASSIFICAÇÃO

- Síncope neurocardiogênica
  - Vasovagal
  - Reflexa/situacional (esforço tosse, micção, defecção, deglutição, mudança de posição, sangue)
  - Hipersensibilidade do seio carotídeo
- Síncope por hipotensão ortostática
  - Idiopática
  - Induzida por medicamentos
  - Distúrbios disautonômicos
- Síncope cardíaca
  - Arritmia cardíaca primária
    - Disfunção do nódulo sinusal
    - Taquicardia supraventricular paroxística
    - Taquicardia ventricular paroxística
    - Doença do sistema de condução atrioventricular (AV)
    - Disfunção de marca-passo
  - Doença cardíaca estrutural
    - Infarto agudo do miocárdio
    - Insuficiência cardíaca crônica (ICC)
    - Doença valvar
    - Doença isquêmica
    - Síndrome do roubo da subclávia
    - Tamponamento pericárdico
    - Dissecção aórtica
    - Embolia pulmonar
    - Cardiopatia obstrutiva (ventrículo direito ou esquerdo)
    - Doença congênita
- Distúrbios neurológicos
  - Crises epilépticas atônicas
  - Ataque isquêmico transitório vertebrobasilar
  - Ataque cataplético da narcolepsia
  - Hidrocefalia
- Transtornos psiquiátricos
  - Ansiedade
  - Depressão
  - Pânico
  - Psicogênico.

DIAGNÓSTICO

História clínica

A história clínica é mais importante do que exames solicitados de forma aleatória, sendo fundamental investigar com o paciente e/ou o acompanhante os seguintes itens (Quadro 24.1):

- Forma de início e recuperação do evento
- Existência de pródromos ou não
- Presença ou não de sintomas autonômicos e/ou neurológicos associados
- Relação com alguma reação situacional
- Relação com algum esforço
- Uso de medicamentos (anti-hipertensivos, antiarrítmicos)
- Episódios prévios
- História familiar
- Doença cardíaca ou hipertensão arterial
- Outras doenças: diabetes, insuficiência renal, alcoolismo.

Diagnóstico diferencial entre síncope e crise epiléptica

Na maioria dos pacientes, a história clínica fornece pistas para identificar a causa da síncope. Contudo, o diagnóstico diferencial entre síncope e crise epiléptica atônica pode ser difícil. Na síncope, a recuperação é rápida, sem uma fase prolongada de confusão, respondendo rapidamente quando o paciente retorna do episódio. Já na crise epiléptica, geralmente ocorre aura como pródromo, além de náuseas, borramento visual, cefaleia, diplopia, lesão em língua, incontinência urinária, perda mais prolongada da consciência, com recuperação gradual.

Exame físico

Verificar sinais vitais (medida da pressão arterial nas posições deitada e de pé) e sinais de cardiopatia (Quadro 24.2).

Exames complementares

Exames realizados após avaliação clínica

Os exames a serem realizados após avaliação clínica inicial dependem da estratificação de risco e do possível mecanismo

Quadro 24.1 *Checklist* com dados da história clínica.

História clínica	Considerar
Relação com posição, retorno lento da consciência e cefaleia pós-evento	Crise epiléptica
Palpitação Sem pródromos Angina ou dispneia	Arritmia
Início súbito após levantar Breve sintomas de alarme	Hipotensão ortostática
Pródromos: calor/náuseas/tontura Início de duração variável após elevação do corpo Presença de fator predisponente	Síncope neurocardiogênica
Início com esforço Síncope desencadeada por movimento de um braço Esforço + precordialgia ou dispneia	Causa obstrutiva Roubo de subclávia Arritmia/isquemia
Início variável com sintoma vertebrobasilar	Doença cerebrovascular
Relação com pressão em seio carotídeo (colarinho, tumoração, movimento bruco da cabeça)	Hipersensibilidade do seio carotídeo
Lesão traumática durante o evento Início súbito, sem aviso	Arritmia (taquicardia ventricular)
Desencadeada por posição supina	Psicogênica

Quadro 24.2 *Checklist* com itens de exame físico.

Exame físico	Considerar
Sopro sistólico rude em focos de base, pulso anacrótico	Estenose aórtica
Sopro sistólico na borda esternal esquerda que aumenta com valsalva, pulsos bilaterais	Cardiomiopatia hipertrófica
Diferença da PA > 20 mmHg em membros superiores	Síndrome do roubo de subclávia
Hipotensão ortostática + sintomas	Hipotensão ortostática
Massagem de seio carotídeo: assistolia > 3 s ou queda PAS > 50 mmHg	Síncope do seio carotídeo
Bradicardia	Bradiarritmia
Extrassístoles	Taquiarritmia
Hipertrofia ventricular esquerda/ expansão sistólica do VE, aumento do coração	Arritmia Arritmia/isquemia/aneurisma de VE
Hipertrofia ventricular direita	Embolia pulmonar Cardiopatia congênita Hipertensão arterial pulmonar
Ruflar diastólico mitral	Estenose mitral/mixoma de AE
Sinais neurológicos	Doença neurológica

AE: átrio esquerdo; PA: pressão arterial; PAS: pressão arterial sistólica; VE: ventrículo esquerdo.

- O paciente pode ficar na emergência em observação ou em uma unidade de internação
- Uma vez decidido pela internação, é fundamental o monitoramento cardíaco contínuo
- Um primeiro episódio de síncope em paciente de baixo risco pode ser investigado em ambulatório.

fisiopatológico. Incluem, mas não devem ser usados rotineiramente: hemograma, bioquímica, d-dímero, peptídeo natriurético do tipo B (BNP), troponina e tomografia computadorizada de crânio. Recomenda-se realizar glicemia para afastar hipoglicemia.

Avaliação de arritmia

Eletrocardiograma. ECG anormal é encontrado em 50% dos pacientes com síncope. No entanto, esse achado não é, na maioria dos casos, suficiente para o diagnóstico. Contudo, a etiologia da síncope é definida pelo ECG em apenas 2 a 11% dos casos. Contudo, alguns achados eletrocardiográficos podem auxiliar na suspeita diagnóstica.

Holter. A principal dificuldade consiste em interpretar os achados anormais do registro e em considerá-los causadores da síncope, que devem ser relacionados com a arritmia. Não se recomenda o Holter de rotina, sendo indicado apenas quando há suspeita de etiologia cardiogênica ou na síncope recorrente.

Tilt-test. Teste de inclinação com elevação da cabeça, capaz de provocar episódios de síncope em indivíduos suscetíveis por meio de um potente estímulo ortostático, verificando a frequência cardíaca e a pressão arterial.

Eletroencefalograma

O EEG é utilizado para verificar possível crise convulsiva, em caso de suspeita de epilepsia.

Ressonância magnética ou tomografia computadorizada

São exames realizados em casos de suspeita de lesão intracraniana.

DIAGNÓSTICO DIFERENCIAL

- Crise convulsiva
- Lipotimia
- Hipoglicemia
- Ataque isquêmico transitório
- Hemorragia subaracnoide
- Ataque de queda súbita (*drop attack*)
- Enxaqueca basilar.

COMPROVAÇÃO DIAGNÓSTICA

Feita a partir de dados clínicos mais exames complementares, de acordo com a possível causa.

TRATAMENTO

O tratamento depende da causa e do mecanismo fisiopatológico identificado.

Na presença de cardiopatia estrutural, é indispensável o tratamento concomitante desta (Figura 24.1). Algumas medidas úteis incluem:

- Ao perceber pródromos de hipotensão postural, o paciente deve ter o cuidado de sentar ou deitar, de preferência com elevação dos membros inferiores
- O paciente também não deve se levantar bruscamente. É importante permanecer sentado, à beira do leito, durante 3 minutos, assim como usar meias elásticas
- Aumentar a ingestão de sódio (10 g/dia de cloreto de sódio)
- No caso de síncope vasovagal, o paciente deve evitar banhos quentes, jejum prolongado, fadiga, bebidas alcoólicas e estresse emocional
- Outra medida consiste em reduzir a dose do anti-hipertensivo, principalmente nitratos e diuréticos, e estar atento para medicamentos que podem causar hipotensão, como antidepressivos e antipsicóticos
- A midodrina e a fludrocortisona são os medicamentos com melhor evidência para corrigir a hipotensão nos casos de hipotensão postural
- Os betabloqueadores foram usados no passado, mas ensaios clínicos os contraindicam na síncope reflexa
- Na síncope cardiogênica, o tratamento depende da doença cardíaca identificada.

Os medicamentos que podem ser usados na síncope neurocardiogênica estão listados no Quadro 24.3.

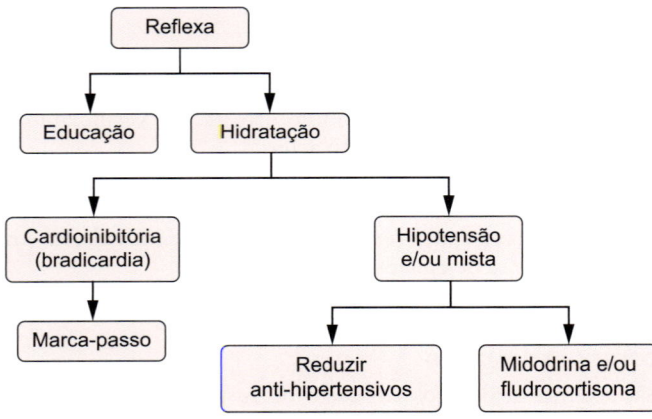

Figura 24.1 Tratamento da síncope.

Quadro 24.3 Medicamentos usados na síncope neurocardiogênica.

Medicamento	Mecanismo	Dose
Betabloqueador	Inibição de fibras C, inotrópico negativo	Metoprolol, 50 a 100 mg VO, 2 vezes/dia
Disopiramida	Inotrópico negativo, anticolinérgico	150 a 200 mg VO, 2 vezes/dia
Teofilina	Bloqueador de receptor de adenosina	200 mg VO, 2 vezes/dia
Fluoxetina	Reduz receptação serotonina	10 a 20 mg VO, 2 vezes/dia
Fludrocortisona	Prevenção de hipovolemia	0,1 mg VO, 2 vezes/dia

BIBLIOGRAFIA

Azevedo MF. GPS medicamentos. Guia prático em saúde. Rio de Janeiro: Guanabara Koogan; 2017.

Brignole M, Moya A, de Lange FJ et al. European Heart Journal. ESC Guidelines for the diagnosis and management of syncope. 2018;39(21):1883-948.

McDermott D, Quinn J. Approach to the adult patient with syncope in the emergency department. UpToDate. 2016.

Saklani P, Krahn A, Klein G. Syncope. Circulation. 2013;127(12):1330-9.

Task Force for the Diagnosis and Management of Syncope; European Society of Cardiology (ESC); European Heart Rhythm Association (EHRA) et al. Guidelines for the diagnosis and management of syncope. Eur Heart J. 2009;30(21):2631-71.

25
Tosse

Ronaldo Nascentes da Silva • Marcelo Fouad Rabahi

INTRODUÇÃO

É um mecanismo essencial para proteger as vias respiratórias contra os efeitos de substâncias nocivas inaladas, assim como para facilitar a remoção das secreções das vias respiratórias e dos pulmões.

A tosse pode ser um sinal de alerta, não apenas de doença das vias respiratórias e pulmões, mas também dos sistemas cardiovascular e digestório.

Cumpre ressaltar, contudo, que nem sempre a tosse tem função de defesa. Se for apenas manifestação reflexa, sem haver o que expelir, pode ser incômoda e até nociva, em virtude do aumento da pressão na árvore brônquica, que vai culminar na distensão dos septos alveolares.

Tosse e expectoração

O período em que ocorre a tosse e o tipo de expectoração são dados importantes no raciocínio diagnóstico. Exemplos: pacientes com bronquite e bronquiectasia tossem e expectoram mais pela manhã; tosse noturna com discreta expectoração é comum na insuficiência cardíaca, nos pacientes com abscesso do pulmão e no refluxo gastresofágico.

MECANISMOS DA TOSSE

- Estímulos mecânicos: poeira, secreções, corpos estranhos, tumores, inflamação, edema da mucosa brônquica, fumaça, compressão extrínseca das vias respiratórias (derrame pleural, tumores), alterações do calibre brônquico, distorção da árvore brônquica (atelectasia, fibrose pulmonar, derrame pleural), congestão pulmonar
- Estímulos químicos: gases e vapores irritantes
- Estímulos térmicos: frio ou calor excessivo.

CAUSAS

É importante identificar a duração da tosse para reduzir a lista de possíveis diagnósticos etiológicos, podendo ser separada em aguda, subaguda ou crônica.

Tosse aguda (menos de 3 semanas de duração). Comumente decorre de infecção das vias respiratórias superiores por vírus ou bactérias, quando se associa a rinorreia, obstrução nasal, pigarro e irritação na garganta. Nos casos de pneumonia, exacerbação de asma e doença pulmonar obstrutiva crônica (DPOC), broncoaspiração, embolia e doenças cardíacas, a tosse acompanha-se de outros sintomas, tais como dispneia e febre (Quadro 25.1).

Tosse subaguda (3 a 8 semanas de duração) e tosse crônica (mais de 8 semanas). Quando a tosse persiste por mais de 3 semanas, deve-se considerar a possibilidade de rinorreia posterior (rinossinusite, síndrome do gotejamento posterior), asma, doença do refluxo gastresofágico (DRGE), bronquite crônica e bronquicatasias.

Outras causas importantes de tosse crônica são a tuberculose e o uso dos inibidores da enzima conversora de angiotensina (Quadro 25.2).

EXAMES COMPLEMENTARES

Dependem da(s) hipótese(s) diagnóstica(s):

- Radiografia do tórax e/ou dos seios paranasais
- Tomografia computadorizada/ressonância magnética
- Provas de função pulmonar
- Endoscopia das vias respiratórias
- Pesquisa de refluxo gastresofágico
- Teste de provocação brônquica
- Pico de fluxo expiratório
- Exame de escarro.

Quadro 25.1 Causas de tosse aguda.

- Infecções do trato respiratório superior
- Infecções do trato respiratório inferior
- Asma (exacerbação)
- Doença pulmonar obstrutiva crônica (DPOC) (exacerbação)
- Broncoaspiração
- Inalação de gases tóxicos ou de grande quantidade de poeiras nocivas (p. ex., bronquite aguda)
- Embolia pulmonar
- Insuficiência ventricular esquerda

Quadro 25.2 Causas de tosse subaguda e crônica.

- Apneia obstrutiva do sono (AOS)
- Asma brônquica e tosse como variante da asma brônquica
- Bronquiectasias
- Bronquite crônica
- Carcinoma brônquico
- Doença do refluxo gastresofágico (DRGE)
- Doença pulmonar obstrutiva crônica (DPOC)
- Hipertensão arterial pulmonar crônica (HAPC)
- Infecção respiratória inferior crônica
- Medicamentos (p. ex., inibidores da enzima angiotensina convertase, alguns betabloqueadores etc.)
- Insuficiência ventricular esquerda (IVE)
- Neoplasias intratorácicas
- Pneumopatias intersticiais pulmonares (PID)
- Pós-infecciosa
- Síndrome da tosse das vias respiratórias superiores (p. ex., rinossinusopatia crônica)
- Tuberculose

Tipos de tosse e suas causas mais comuns

- Tosse seca ou improdutiva: não se acompanha de expectoração (no início das infecções das vias respiratórias, pneumonite intersticial, alergia respiratória, insuficiência cardíaca, câncer pulmonar na fase inicial, uso de inibidores da enzima de conversão da angiotensina, ansiedade)
- Tosse produtiva com expectoração mucosa ou mucopurulenta: asma brônquica, bronquite crônica, bronquiectasias, abscesso pulmonar
- Tosse produtiva com expectoração hemoptoica: ocorre em pacientes com tuberculose, pneumonia, câncer broncopulmonar, bronquiectasia, infarto pulmonar
- Tosse quintosa: surge em acessos (infecções respiratórias, principalmente coqueluche, compressão mediastínica, corpos estranhos nos brônquios e asma brônquica)
- Tosse bitonal: manifesta-se em dois tons (indica paresia ou paralisia das cordas vocais)
- Tosse metálica: lembra ruído de ar passando em um tubo metálico (compressão extrínseca da traqueia)
- Tosse rouca: observada nas afecções da laringe (inflamação, tumores, ulcerações, espasmo e paralisia das cordas vocais). É comum nos tabagistas, sendo acompanhada de expectoração escassa
- Tosse nervosa: aquela em que não se encontra causa orgânica. Relaciona-se com momentos de tensão ou emoções. Piora com a tensão e melhora ou desaparece durante o sono. É um diagnóstico de exclusão após rigorosa avaliação do paciente.

COMPLICAÇÕES

- Musculoesqueléticas: fratura de costela, hérnia inguinal, eventração da parede abdominal, principalmente no pósoperatório
- Pleuropulmonares: pneumomediastino, enfisema subcutâneo, pneumotórax
- Cardiovasculares: hipotensão arterial, hipertensão venosa, bradicardia, bloqueio atrioventricular
- Sistema nervoso central: síncope.

TRATAMENTO

Deve-se priorizar o tratamento da causa da tosse (Quadro 25.3). Para alívio do sintoma é importante estabelecer medidas gerais como afastar fatores irritantes e manter boa umidificação das vias respiratórias.

Tratamento medicamentoso

Para alívio da tosse, quando o tratamento da causa não foi suficiente, podem ser utilizados medicamentos antitussígenos:

- Codeína ou clobutinol xarope: VO, 10 mℓ, 8/8 horas
- Butamirato, fedrilato ou cloperastina: VO, 1 a 2 mg/dia
- Dextrometorfano ou dropropizina (xarope): VO, 2 copos-medida, 6/6 horas
- Levodopropizina (xarope): VO, 10 mℓ, 8/8 horas
- Difenidramina ou codeína + simpaticomimético + estimulante do sistema nervoso central + antiespasmódico: VO, 30 a 40 gotas, 6/6 horas
- Codeína + anti-histamínico + expectorante ou paracetamol + difenidramina + dropropizina ou cloperastina suspensão: VO, 10 mℓ, 8/8 horas.

Quadro 25.3 Tratamento da tosse de acordo com a causa.

Causa	Tratamento
Asma, tosse variante da asma	Broncodilatadores, corticoides inalatórios, antileucotrienos
Bronquite eosinofílica	Corticoides inalatórios
Rinorreia posterior (rinossinusite)	Corticoides nasais, anti-histamínicos e antibióticos (infecção bacteriana)
Refluxo gastresofágico	Medidas não farmacológicas de controle do refluxo gastresofágico (RGE), inibidor de bomba de prótons
Inibidor de enzima conversora de angiotensina	Substituição por outra classe de anti-hipertensivo
Bronquite crônica/doença pulmonar obstrutiva crônica (DPOC)	Broncodilatadores, corticoide inalatório. Parar o tabagismo
Bronquiectasia	Fisioterapia respiratória e antibióticos (infecção bacteriana)
Traqueobronquite infecciosa	Antibióticos (infecção bacteriana)

Notas práticas

- As características semiológicas da tosse, ao lado de outros dados clínicos, fornecem importantes informações para o diagnóstico. Por exemplo: início agudo com expectoração sugere infecção pulmonar aguda; produção persistente de expectoração, mas pouco abundante, sugere bronquite tabágica; tosse com expectoração volumosa indica bronquiectasia; tosse com expectoração fétida é própria de infecção por microrganismos anaeróbicos
- Mais ainda, os dados clínicos, juntamente com os achados da radiografia do tórax e dos seios paranasais, permitem identificar quase todas as causas de tosse
- A tosse pode ser um sintoma muito desagradável em pacientes terminais, exigindo medidas especiais (ver Capítulo 7, *Cuidados Paliativos*).

BIBLIOGRAFIA

Courtney Broaddus V, Mason RJ, Ernst JD et al. Tratado de medicina respiratória. 6. ed. Rio de Janeiro: Guanabara Koogan; 2017.
Irwin RS, French CL, Chang AB et al. CHEST Expert Cough Panel. Classification of cough as a symptom in adults and management algorithms: CHEST guideline and expert panel report. Chest. 2018;153(1):196-209.
Porto CC, Porto AL. Exame clínico. 8. ed. Rio de Janeiro: Guanabara Koogan; 2019.

26
Tremor

Delson José da Silva • Paulo Phelipe Barbosa Monteiro

INTRODUÇÃO

O tremor é o movimento involuntário mais comum na prática clínica, podendo ser definido como oscilação rítmica de determinada parte do corpo, devido a contrações alternadas ou síncronas de grupos musculares agonistas e antagonistas.

Pode ser fisiológico ou patológico.

CLASSIFICAÇÃO

Pode ser classificado de acordo com a fenomenologia, a frequência, a localização e a etiologia:

- Fenomenologia: leva em consideração a circunstância em que o tremor se manifesta; pode ser de repouso e de ação (Quadro 26.1)
- Frequência: considera o número de oscilações em uma unidade de tempo; pode ser classificada como frequências baixa (< 4 Hz), média (4 a 7 Hz) e alta (> 7 Hz)
- Localização: o tremor pode ocorrer em qualquer parte do corpo, sendo os membros superiores e a cabeça os segmentos mais acometidos, porém outras partes também podem ser afetadas
- Etiologia: parkinsonismo, hipertireoidismo, hipoglicemia, distonias, tremor essencial, medicamentos.

PRINCIPAIS TIPOS DE TREMOR

Tremor fisiológico

Todas as pessoas exibem tremor fisiológico de extremidades, quase imperceptível na maioria e mais evidente em algumas. Existem determinadas condições clínicas que podem exacerbá-lo, tais como ansiedade, estresse, fadiga muscular, hipoglicemia, hipertireoidismo, uso de alguns medicamentos como antidepressivos, ácido valproico, valproato de sódio, aminifilina, teofilina e uso abusivo de cafeína.

Diferentemente do tremor essencial, não há componente de intenção na manobra indicador-nariz. Quando ocorre, é denominado tremor fisiológico exacerbado.

Tremor essencial

É o tipo mais comum de tremor, afeta principalmente os membros superiores e o segmento cefálico, podendo atingir qualquer parte do corpo. A voz pode ser acometida. Apresenta componente cinético e postural. Frequência de 4 a 12 Hz.

Existe história familiar em mais de 50% dos casos (herança autossômica dominante). Ansiedade, estresse, jejum e esforço físico podem piorar o tremor, enquanto pequenas doses de bebida alcoólica o melhoram.

Apresenta início insidioso e lento, entre 20 e 50 anos. Geralmente é bilateral e simétrico, porém pode ser assimétrico e unilateral, de ação ou postura. Em geral desaparece ou melhora com o repouso e o sono.

Na maioria dos casos, não causa incapacidade, porém 15 a 25% dos pacientes podem necessitar de tratamento.

Quadro 26.1 Classificação do tremor de acordo com a fenomenologia.

Fenomenologia	Características
Tremor de repouso	Adução e abdução Pronação e supinação
Tremor de ação	Postural Cinético Intencional/cerebelar Tarefa específica Isométrico

Tremor parkinsoniano

Tremor de repouso, lento e regular (frequência de 4 a 6 Hz). Geralmente é unilateral, mas, com a evolução da doença de Parkinson e nos casos de parkinsonismo atípico, pode haver acometimento bilateral. Costuma ser comparado aos movimentos dos dedos no ato de "contar dinheiro" ou "rolar pílulas".

Observa-se diminuição ou desaparecimento do tremor ao se executar movimentos e durante o sono; piora com estresse, ao andar e quando o paciente se distrai.

Acomete mais frequentemente os membros superiores, seguido dos membros inferiores e do mento. Pode ocorrer associado com tremor de ação ou postura em um terço dos casos.

Quando o tremor de repouso é monossintomático puro, sem estar associado a outros sinais parkinsonianos (principalmente bradicinesia), não se pode firmar o diagnóstico de doença de Parkinson.

Tremor cerebelar

Tremor lento (de 2 a 5 Hz), também denominado tremor intencional (piora ao tentar atingir um alvo), pode ser uni ou bilateral. O paciente pode apresentar o fenômeno de titubeação, que consiste na oscilação rítmica da cabeça/tronco.

As características clínicas são variáveis, de acordo com o local da lesão cerebelar. Os sintomas são ipsilaterais à lesão. Em geral, acompanha-se de outros sinais de lesão cerebelar, tais como ataxia, hipotonia, nistagmo, dismetria e disartria.

Tremor de Holmes

Antigamente denominado tremor rubral ou mesencefálico por acreditar-se que era decorrente somente de lesão do núcleo rubro e suas conexões (mesencéfalo), porém pode ocorrer por lesão em outras estruturas do encéfalo (tálamo, cerebelo ou nigroestriatal).

Trata-se de um tremor unilateral, de repouso, postural e de ação (misto), de baixa frequência (< 4,5 Hz). Apresenta-se de forma grosseira e incapacitante.

Tremor distônico

Tremor associado às distonias. Pode ser de ação, apresenta frequência variável e amplitude irregular. O tremor cefálico é típico da distonia cervical. Pode ser aliviado temporariamente por truques sensoriais, como tocar no mento para aliviar o tremor cefálico.

Tremor desencadeado por medicamentos

Vários medicamentos podem desencadear ou piorar os tremores. As características desse tipo de tremor dependem do medicamento e de eventual predisposição do indivíduo.

Ciclosporina, levotiroxina, valproato, teofilina, cinarizina, flunarizina e carbonato de lítio são alguns dos medicamentos que podem produzir tremor.

O começo coincide com o início da medicação, piora com aumento da dose e melhora com a retirada do medicamento.

Tremor ortostático

É uma condição rara, na qual o paciente apresenta tremor nos membros inferiores quando se coloca em posição ortostática.

DIAGNÓSTICO

Consiste em considerar os dados do exame clínico, mais os exames neurológicos e complementares, de acordo com a possível causa.

Exame clínico

É importante diferenciar entre tremor de repouso, ou seja, que surge na ausência de movimentação do segmento corporal, ou de ação, postural ou cinético/intencional, que podem surgir durante posturas específicas ou ao realizar movimento.

Observar qual o segmento está acometido pelo tremor, idade de início, forma de aparecimento, súbito ou gradual, evolução, progressivo ou estático e fatores atenuantes ou agravantes.

Exame neurológico

É fundamental diferenciar o tremor de repouso do de ação.

A maneira de examinar o tremor de repouso é com o paciente sentado, com as mãos repousando sobre as pernas; enquanto, para o tremor cinético, usa-se a prova do indicador-nariz. Para avaliar o tremor postural, realiza-se a prova dos braços estendidos. Pode-se pedir ao paciente para fazer o desenho da espiral de Arquimedes e uma linha espiral contínua (Figura 26.1).

Exames complementares

- Exames laboratoriais: glicemia, provas das funções tireoidiana e hepática
- Eletroencefalograma (EEG): crise mioclônica
- Eletroneuromiografia (ENMG): neuropatias associadas ao tremor
- Ressonância magnética de crânio: lesão estrutural.

DIAGNÓSTICO DIFERENCIAL

- Mioclonia
- Coreias
- Discinesias.

TRATAMENTO

Os principais tratamentos do tremor estão listados no Quadro 26.2.

Tremor essencial

Deve-se instituir tratamento somente quando o tremor interferir nas atividades de vida diária, laboral e social do paciente. Propranolol e primidona são os medicamentos de primeira escolha.

Toxina botulínica pode ser usada no tremor cefálico, uma vez que os medicamentos orais são pouco ou nada eficazes.

O tratamento cirúrgico deve ser reservado para os casos graves, de preferência unilaterais e refratários ao tratamento medicamentoso otimizado (ver Quadro 26.2).

Tremor parkinsoniano

- Ver Capítulo 492, *Doença de Parkinson*.

Tremor cerebelar

O tratamento medicamentoso tem pouca eficácia. Podem ser utilizados propranolol e anticolinérgicos. Em alguns casos,

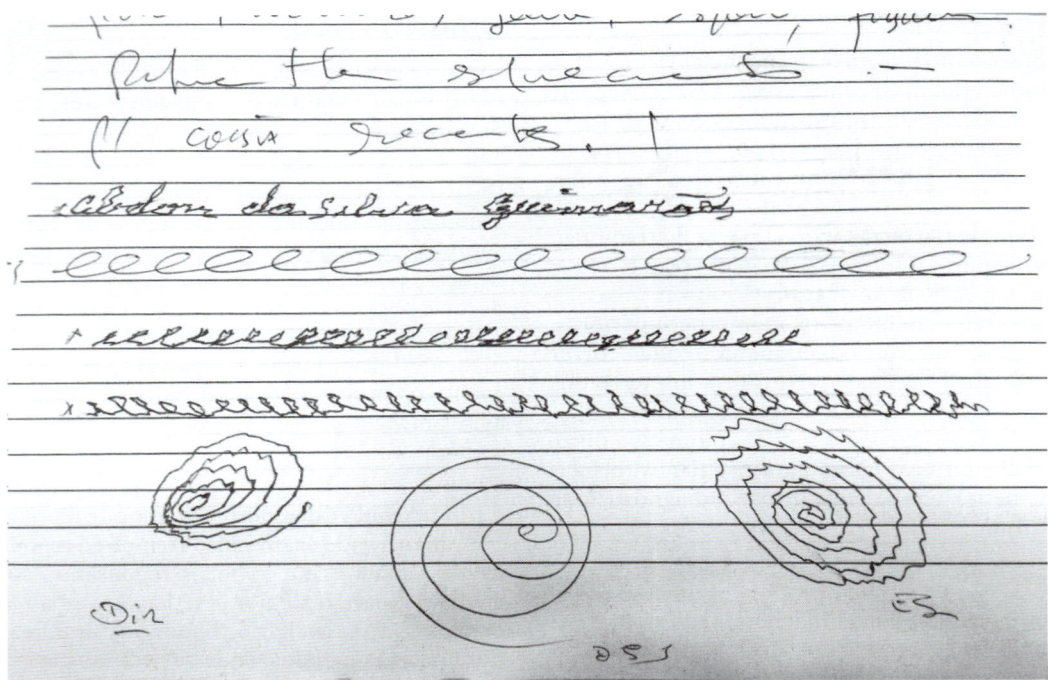

Figura 26.1 Execução de uma linha contínua e de uma espiral, que permite avaliar graficamente o ritmo e a frequência do tremor.

Quadro 26.2 Tratamento do tremor.

Medicamento/procedimento	Dose	Efeitos adversos
Propranolol	80 a 320 mg	Redução da frequência cardíaca e da pressão arterial, fadiga, tontura, impotência, dispneia
Propranolol LA	80 a 320 mg	Tontura, erupção cutânea
Primidona	100 a 750 mg	Sonolência, tontura, náuseas, confusão mental, fadiga, ataxia
Topiramato	50 a 200 mg	Tontura, fadiga, perda de peso, parestesias, alteração da memória
Gabapentina	300 a 1.800 mg	Tontura, sonolência
Toxina botulínica	Uso local para tratar o tremor cefálico e das mãos	Fraqueza muscular
Talamotomia	–	Disartria

a talamotomia e a estimulação cerebral profunda do núcleo ventral intermediário do tálamo podem ser eficazes.

Tremor de Holmes

A resposta ao tratamento farmacológico é pequena, mas pode melhorar com levocopa e levetiracetam. Em casos refratários, pode-se tentar a cirurgia.

Tremor distônico

A resposta ao tratamento farmacológico é pequena. Nos casos de distonias focais, injeções de toxina botulínica nos músculos afetados podem ter bons resultados.

Tremor desencadeado por medicamentos

O tratamento consiste na diminuição ou na retirada do medicamento causador do tremor.

Tremor ortostático

Apresenta pouca resposta ao tratamento, podendo ser usado clonazepam com alguma possibilidade de melhora.

BIBLIOGRAFIA

Azevedo MF. GPS medicamentos. Guia prático em saúde. Rio de Janeiro: Guanabara Koogan; 2017.

Bhatia KP, Bain P, Bajaj N et al. Consensus Statement on the Classification of Tremors. From the Task Force on Tremor of the International Parkinson and Movement Disorder Society. Movement Disorders. 2018;33(1).

Jankovic J, Tolosa E. Parkinson's disease & movement disorders. 6. ed. Philadelphia: Lippincott Williams & Wilkins; 2015.

Martins Jr. CR, França Jr. MC, Martinez ARM. Semiologia neurológica. Rio de Janeiro: Revinter; 2017.

Silva DJ, Fen HC, Dela Coletta MV. Transtornos do movimento: diagnóstico e tratamento. 2. ed. Ominfarma; 2016.

27
Vertigem e Tontura

Gabriella Assumpção Alvarenga Schimchak • Murilo Bufaiçal Marra • Paulo Humberto Siqueira • André Valadares Siqueira

INTRODUÇÃO

Vertigem é uma condição clínica na qual o paciente tem a impressão de estar girando em torno dos objetos (vertigem subjetiva), enquanto na vertigem "objetiva" é o meio que se move em relação ao paciente.

Pode ser descrita, também, como sensação de rotação e flutuação, ou perda da noção de profundidade.

É uma sensação angustiosa, geralmente acompanhada de perda do equilíbrio, por vezes com queda, náuseas, vômitos, palidez, sudorese e zumbidos.

A sensação vertiginosa independe da posição em que se encontra o paciente, mas piora com qualquer mudança de posição, podendo obrigá-lo a permanecer imóvel no leito.

Tontura, também referida como tontice, zonzeira, "cabeça vazia", não se acompanha da sensação de estar girando, ou seja, é uma manifestação que pode ser diferenciada da vertigem pela descrição do paciente.

A tontura, em geral, é resultado de redução transitória no fluxo sanguíneo cerebral.

CARACTERÍSTICAS CLÍNICAS DA TONTURA

- Tontura com sensação de iminente desmaio, na qual o paciente se torna pálido, com escurecimento visual e sudorese. Em geral, o sintoma regride quando o paciente assume a posição deitada. Pode-se confundir com lipotimia, pré-síncope e síncope (ver Capítulo 24, *Síncope*)
- Tontura com sensação de desequilíbrio, podendo, inclusive, causar queda, mas não se confunde com a sensação de rotação, que é própria de vertigem. Ocorre, geralmente, quando o paciente se põe a andar e desaparece quando se senta ou deita
- Tontura com "sensação desagradável ou de vazio na cabeça" é de difícil caracterização por ser mal definida e imprecisamente descrita pelos pacientes. De qualquer maneira, deve ficar claro que não é acompanhada da sensação de rotação para diferenciá-la da vertigem.

FORMAS CLÍNICAS

Vertigem fisiológica. É a que ocorre no transtorno do movimento e na vertigem das alturas. A vertigem é de pequena intensidade, com predomínio de manifestações neurovegetativas.

Vertigem postural paroxística benigna (VPPB). É uma das mais frequentes afecções vestibulares. Trata-se do deslocamento de cristais de carbonato de cálcio (otólitos) do utrículo para o canal semicircular, podendo se alojar na cúpula do canal (cupulolitíase) ou ficar soltos se movendo na endolinfa do canal semicircular (canalitíase).

Habitualmente os otólitos se deslocam para o canal semicircular posterior, por ser este o que apresenta maior declive na posição de pé.

Manifestações clínicas. Episódios repetidos de sensação rotatória (vertigem) ao mudar de posição a cabeça. Pode ser acompanhada de sudorese, náuseas e vômitos.

O nistagmo é um sinal importante nesta doença, podendo ser visualizado na maioria dos casos; ocorre exclusivamente com o movimento da cabeça na direção do ouvido afetado. É fatigável, dura de 5 a 30 segundos, e suas características apontam o canal semicircular afetado.

Causas. Idiopática, traumatismo cranioencefálico, neurite vestibular, labirintopatias.

Diagnóstico. Pode ser fundamentado na história clínica do paciente e no exame físico. Os pacientes, em geral, relatam "tontura", na maioria das vezes caracterizada como rotatória, desencadeada por movimentos como deitar ou levantar da cama, olhar para cima, endireitar o corpo depois de curvar-se. Os sintomas podem ser acompanhados de náuseas e/ou vômitos. A vertigem dura cerca de 30 segundos, mas, por vezes, os sintomas são tão intensos que o paciente tem a sensação de que a tontura tem duração de horas, após o episódio vertiginoso.

No exame físico, para analisar os canais semicirculares posteriores e anteriores, utiliza-se a manobra de Dix-Hallpike que é capaz de provocar a vertigem e/ou o nistagmo, o que confirma o diagnóstico de VPPB.

Para a avaliação dos canais semicirculares horizontais, o nistagmo pode ser provocado pela manobra de Dix-Hallpike; entretanto, a maneira mais confiável de diagnosticar a VPPB do canal semicircular horizontal é pela manobra de Pagnini-McClure, que consiste em girar a cabeça com o paciente em decúbito dorsal.

Complicações. Náuseas, vômitos, desmaio e conversão de VPPB do canal lateral, durante o curso do tratamento, devido ao deslocamento dos otólitos para o canal semicircular horizontal, que ocorre em 6% dos casos. Nesse caso, é necessário ressaltar a importância de reconhecer o canal lateral variante da VPPB e proceder à manobra de Barbecue.

Tratamento. As opções terapêuticas são:
- 1ª escolha: manobras de reposicionamentos dos otólitos no ouvido interno. Manobra de Epley para os deslocamentos nos canais semicirculares posteriores e anteriores e manobra de Lempert Roll Maneuver para os canais semicirculares laterais
- Cupulolitíase: manobra de Sémont, a fim de propiciar o desprendimento dos otólitos da cúpula do canal semicircular para, então, fazer o reposicionamento com as manobras de Epley para os canais semicirculares posterior e anterior.

Restrições pós-tratamento. Faltam evidências para recomendar restrições após a manobra em pacientes tratados com terapias de reposição canalicular, embora geralmente não haja dano associado a instruções de usar o colar cervical ou de dormir duas noites na posição vertical após o tratamento.

Vestibulopatia periférica aguda ("labirintite aguda"). Vertigem de início súbito, acompanhada de náuseas e vômitos, com duração de vários dias e não associada a sintomas auditivos ou neurológicos. Pode estar relacionada com doença das vias respiratórias superiores, surgida 1 a 2 semanas antes do quadro vertiginoso (ver Capítulo 118, *Vestibulopatias Periféricas*).

Síndrome de Ménière. Caracteriza-se por episódios de vertigem acompanhados de alterações auditivas (ver Capítulo 118, *Vestibulopatias Periféricas*).

Vertigem pós-traumática. Vertigem, perda auditiva e zumbido que surgem após golpe na cabeça sem fratura do osso temporal ("concussão labiríntica").

Vertigem da insuficiência vertebrobasilar. Vertigem pode ser sintoma inicial de isquemia da área irrigada pelas artérias vertebral e basilar (ver Capítulo 487, *Acidente Vascular Cerebral*).

Enxaqueca. A vertigem pode vir antes da cefaleia (ver Capítulo 494, *Enxaqueca*). Mais de 1/4 dos indivíduos que têm enxaqueca apresentam sintomas vestibulares. Os episódios duram de minutos a horas.

Tumores do ângulo cerebelopontino (neuroma do acústico, meningioma). Vertigem posicional ou sensação de desequilíbrio podem ocorrer nesses pacientes.

CAUSAS PERIFÉRICAS

- Vertigem postural paroxística benigna (VPPB)
- Doença de Ménière
- Vertigem medicamentosa
- Labirintite bacteriana
- Falência vestibular súbita
- Vertigem por traumatismo craniano
- Neurinoma do acústico/tumor ângulo pontocerebelar
- Doenças metabólicas (diabetes, dislipidemias, hiperinsulinemia)
- Hipertensão ou hipotensão arterial
- Síndrome do pânico
- Medicamentos (aminoglicosídios, anticonvulsivantes – fenobarbital, fenitoína, carbamazepina, furosemida, antidepressivos, anti-hipertensivos, quimioterápicos e metais pesados).

CAUSAS CENTRAIS

- Isquemia vertebrobasilar
- Acidente vascular de tronco ou cerebelo
- Neoplasias
- Esclerose múltipla
- Crises epilépticas vestibulares.

EXAMES COMPLEMENTARES

Os exames complementares são geralmente de pouca valia, podendo o diagnóstico ser feito, na maioria das vezes, clinicamente.

TRATAMENTO

- Tratamento específico, depende da identificação da causa
- Permanecer deitado com os olhos fechados em quarto escuro e tranquilo alivia ou faz desaparecer a vertigem.

Tratamento medicamentoso

- VPPB: reabilitação labiríntica – manobras de reposição canalicular de Epley, Semónt ou Barbecue (ver Capítulo 118, *Vestibulopatias Periféricas*)
- Vestibulopatia periférica aguda ("labirintite aguda"): crise – dexametasona 10 mg IV, de 12/12 horas + dimenidrinato

com vitamina B_6, 1 ampola IV, de 8/8 horas, ou meclizina 25 mg VO, de 8/8 horas; cinarizina (25 mg/dia) ou flunarizina (10 mg/dia) + ácido acetilsalicílico 100 mg/dia
- Enxaqueca vestibular: primeira escolha: cinarizina 25 mg/dia ou flunarizina 10 mg/dia como prevenção por 3 meses; segunda escolha: topiramato 25 mg/dia durante 3 meses
- Crises: analgésicos (ver Capítulo 494, *Enxaqueca*).

Atenção

- A reabilitação labiríntica tem se mostrado útil na recuperação desses pacientes
- Vertigem e tontura são sintomas com etiologias diversas. O diagnóstico etiológico é muito importante para o tratamento adequado.

BIBLIOGRAFIA

Azevedo MF. GPS medicamentos. Guia prático em saúde. Rio de Janeiro: Guanabara Koogan; 2017.

Caldas Neto S, Mello Jr JF, Martins RHG et al. Tratado de otorrinolaringologia e cirurgia cervical. 2. ed. São Paulo: Roca; 2011.

Porto CC, Porto AL. Semiologia médica. 7. ed. Rio de Janeiro: Guanabara Koogan; 2014.

28
Zumbidos

Gabriella Assumpção Alvarenga Schimchak ◆ Murilo Bufaiçal Marra ◆ Celmo Celeno Porto

INTRODUÇÃO

Zumbido é a percepção de um som na ausência de um estímulo sonoro, sendo uma manifestação auditiva originada na cóclea, no nervo coclear, em estruturas circunvizinhas (palato, articulação temporomandibular, artéria carótida, veia jugular, cadeia ossicular, musculatura da orelha média) ou nas vias auditivas centrais.

O zumbido pode ser semelhante a apito, sibilo, tinido, sussurro, rugido, sensação de ar escapando, água corrente, ruído de campainha e de jato de vapor.

Pode ser contínuo, intermitente ou pulsátil, ou sincronizado com os batimentos cardíacos.

CAUSAS

- Vasculares: malformações arteriovenosas, estenose da carótida, displasia fibromuscular da artéria carótida interna, persistência da artéria estapediana, artéria carótida ectópica, compressão vascular do nervo coclear, tumores glômicos, rumor venoso, bulbo jugular deiscente, fístula arteriovenosa, aneurisma intracraniano, hipertensão arterial

- Não vasculares: medicamentos ototóxicos, schwannoma vestibular, neoplasias intracranianas, distúrbios metabólicos, disfunção da articulação temporomandibular, doenças da orelha média, doença de Ménière, surdez súbita, mioclonia palatal, mioclonia da orelha média, tuba auditiva patente, hipertensão intracraniana sem causa conhecida, otosclerose, traumatismo acústico, fístula perilinfática, traumatismo cranioencefálico.

MANIFESTAÇÕES CLÍNICAS

- Zumbido pulsátil: a pulsação pode parecer sopro, rumor venoso (turbulência da veia jugular interna) ou variação anatômica de vasos normais, acidente vascular cerebral (AVC) prévio, pós-traumatismo cranioencefálico (fístula arteriovenosa com comprometimento do seio cavernoso). A dissecção da artéria carótida cervical costuma produzir um sopro agudo
- Zumbido não pulsátil: são os mais frequentes e descritos como chiados, sons de motores, cachoeira, panela de pressão, havendo fatores de melhora ou piora, como o silêncio. São mascarados pelo ruído do meio ambiente
- Manifestações clínicas associadas, dependendo da causa: hipoacusia uni ou bilateral, tontura, desequilíbrio, plenitude auricular, cefaleia, paralisia facial.

EXAMES COMPLEMENTARES

- Oroscopia: mioclonia palatal e lesão de mucosa faríngea podem gerar zumbidos e otalgia via nervo glossofaríngeo
- Rinoscopia: obstrução nasal, rinite alérgica hipertrófica, sinusites e hiperplasia de adenoides podem levar à disfunção da tuba auditiva por edema e secreção, bem como patologias da orelha média, como otites médias agudas e otites médias crônicas, podem gerar zumbidos
- Otoscopia: investigar otite externa, rolha de cerume, eczema do conduto auditivo externo. Avaliar aspecto da membrana timpânica (opacificação, hiperemia, nível líquido, abaulamento)
- Audiometria tonal e vocal: verificar o limiar auditivo e, se houver hipoacusia, classificá-la em condutiva, mista ou neurossensorial, bem como a discriminação vocal (muito importantes na detecção da causa do zumbido)
- Potencial evocado de tronco cerebral: descartar a possibilidade de lesões retrococleares e confirmar o limiar auditivo
- Emissões otoacústicas: verificar objetivamente o limiar auditivo e a função coclear através das células ciliadas externas
- Vectoeletronistagmografia: indicada quando o zumbido for associado à tontura

- Tomografia computadorizada (TC) e ressonância magnética (RM) na suspeita de lesões do ângulo pontocerebelar e/ou outras causas neurológicas. Evidente superioridade da RM sobre TC no diagnóstico do shwannoma vestibular e da TC para avaliar as doenças da orelha média e da mastoide
- Exames laboratoriais: devem ser solicitados em pacientes com suspeita de doenças metabólicas (hipercolesterolemia, hipo ou hiperglicemia), hipertensão arterial, doenças autoimunes e distúrbios da tireoide.

TRATAMENTO

- Dieta: evitar cafeína, açúcar e sal em excesso, diminuir o estresse emocional, praticar atividades físicas, evitar grandes intervalos entre as refeições
- TRT (do inglês *tinnitus retraining therapy*) ou terapia da habituação: tem como princípio um estímulo sonoro de diferente frequência do zumbido, a fim de estimular uma área cortical que não seja o sistema límbico por cerca de 12 a 18 meses, com o objetivo de diminuir a percepção do zumbido pelo paciente
- Aparelho de amplificação sonora individual (AASI): para pacientes com zumbido e perda auditiva. Ao estimular as células sensoriais, melhora o seu funcionamento e diminui o incômodo gerado pelo zumbido.

Tratamento medicamentoso

- Fármacos vasodilatadores e hemorreológicos (extrato de *Ginkgo biloba*, pentoxifilina, cinarizina, betaistidina) que aumentam a oxigenação da orelha interna e medicamentos que atuam nos neurotransmissores e nas vias auditivas centrais (benzodiazepínicos, gabapentina, antidepressivos – tricíclicos, inibidores de recaptação de serotonina –, acamprosato e mementina), na tentativa de diminuir a percepção e o incômodo gerados pelo zumbido nessas vias
- Primeira escolha: clonazepam 0,5 mg à noite + betaistidina 24 mg, de 12/12 horas
- Segunda escolha: cinarizina 25 mg/dia ou flunarizina 10 mg/dia + betaistidina 24 mg de 12/12 horas
- Terceira escolha: piracetam 800 mg de 12/12 horas + extrato de *Ginkgo biloba* 80 mg de 12/12 horas.

BIBLIOGRAFIA

Azevedo MF. GPS medicamentos. Guia prático em saúde. Rio de Janeiro: Guanabara Koogan; 2017.

Caldas Neto S, Mello Jr JF, Martins RHG et al. Tratado de otorrinolaringologia e cirurgia cervical. 2. ed. São Paulo: Roca; 2011.

Porto CC, Porto AL. Semiologia médica. 8. ed. Rio de Janeiro: Guanabara Koogan; 2019.

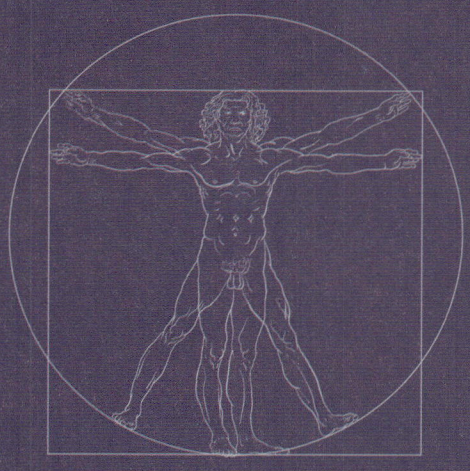

Parte 3

Anomalias Genéticas

29

Anomalias Genéticas na Prática Diária

Thaís Bomfim Teixeira

INTRODUÇÃO

Os estudos genéticos tiveram início em 1865 com a descoberta dos princípios mendelianos. Em 1953, foi descrita a estrutura do DNA e, em 1956, estabeleceu-se o número correto de cromossomos.

Em 2003, ficou conhecida a sequência completa do DNA humano, o que possibilitou o desenvolvimento de inúmeras linhas de pesquisas, cujos resultados estão tendo progressiva influência na prática médica.

O DNA humano é composto por 23 pares de cromossomos, que consistem em 22 pares autossomos (semelhantes em homens e mulheres) e um par de cromossomos sexuais, sendo que o sexo masculino contém um cromossomo X e um Y, e o sexo feminino, dois cromossomos X.

Um membro de cada par de cromossomos é herdado do pai e o outro da mãe.

Cada cromossomo é constituído de uma única fita dupla de DNA, composta por uma sequência de bases: adenina (A), guanina (G), timina (T) e citosina (C). Essa sequência codifica aproximadamente 20 mil genes.

Além do DNA nuclear, existe também o DNA mitocondrial, que codifica 37 genes. O produto desses genes atua na mitocôndria (Figura 29.1).

AVALIAÇÃO GENÉTICA

A avaliação genética é necessária em pacientes com suspeita clínica de diferentes condições clínicas, incluindo malformações, dismorfismos, deficiência intelectual, atraso no

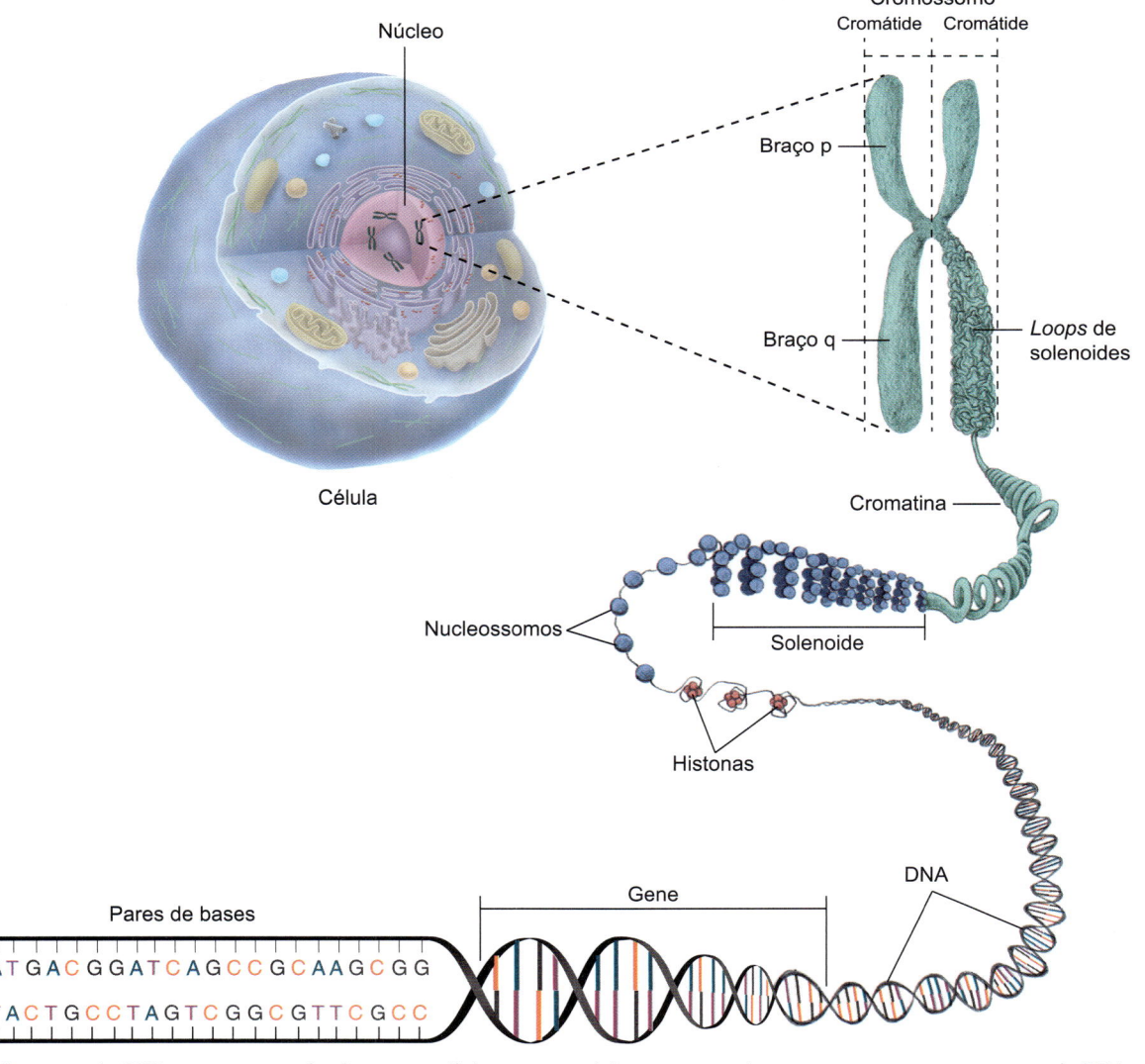

Figura 29.1 Estrutura do DNA, em que se pode observar a célula com seu núcleo, as partes de um cromossomo e a estrutura do DNA em hélice, além de uma parte da sequência das bases nitrogenadas.

desenvolvimento neuropsicomotor, atraso na fala, abortos de repetição, infertilidade, consanguinidade, doenças relacionadas com etnias específicas, alterações neuromotoras, história pessoal e/ou familiar de câncer, alterações no pré-natal (alterações morfológicas fetais identificadas por ultrassonografia) ou exposição a teratógenos, história familiar de doença genética.

EXAMES COMPLEMENTARES

Para o estudo genético de um paciente, além dos dados clínicos, são utilizados os exames: cariótipo humano, hibridização *in situ* por imunofluorescência (denominação simplificada para FISH [do inglês *fluorescence in situ hybridization*]), *multiplex ligation-dependent probe amplification* (MLPA), hibridização genômica comparativa (CGH-*array*) e sequenciamento do DNA, além de outros.

Cariótipo humano

Exame que permite avaliar a quantidade, o tamanho e a morfologia dos cromossomos, em geral realizado através de sangue periférico, sendo mais utilizada a técnica do bandeamento G. Pelo conhecimento do cariótipo, é possível analisar alterações quantitativas (aumento ou diminuição do número de cromossomos) e estruturais, tais como:

- Deleções: perda de um segmento cromossômico, gerando uma monossomia, parcial ou total
- Duplicação: presença de uma cópia adicional de determinado segmento cromossômico, levando a uma trissomia, parcial ou total
- Inversões: após duas quebras no mesmo cromossomo, esse segmento é inserido invertido no cromossomo
- Translocações: troca de material genético entre dois cromossomos, podendo ser recíproca ou não (Figura 29.2).

Hibridização *in situ* por fluorescência

O FISH é usado para identificar a presença ou a ausência de determinada sequência de DNA ou para avaliar o número ou a organização de um segmento específico de um cromossomo.

Multipex ligation dependent probe amplification

O MLPA é utilizado para avaliar deleções ou duplicações de determinada região do DNA, sendo um método capaz de analisar pequenas deleções ou duplicações que não são detectadas na maioria dos outros exames. Utilizado quando há suspeita diagnóstica de síndromes específicas que cursam com deleções ou duplicações.

Hibridização genômica comparativa

Utilizada para avaliar perda ou ganho de material genético ao longo do DNA. Todo o DNA é avaliado quanto ao aumento ou à diminuição do número de cópias de determinada região, podendo corresponder à duplicação ou à deleção.

Essa técnica informa apenas o número relativo de cópias de sequências de DNA, não sendo possível por ele detectar translocações, inversões ou outros rearranjos, os quais são importantes para se fazer um adequado aconselhamento sobre o risco de recorrência em familiares. É necessária a análise do cariótipo para avaliar esses rearranjos.

Sequenciamento do DNA

Trata-se da análise da sequência de nucleotídeos que pode ser feita desde uma pequena região do gene, do gene inteiro, de vários genes associados (painel), de todo o exoma (sequenciamento dos éxons) e até o genoma (todo o DNA).

O sequenciamento pode ser realizado por diferentes métodos, e a escolha do tipo de sequenciamento e da técnica depende da suspeita diagnóstica.

Aconselhamento genético

O aconselhamento genético, parte integrante da consulta genética, caracteriza-se pelo esclarecimento dos pais, pacientes e familiares sobre história natural, gestão, herança e risco de doenças genéticas.

Tem como objetivo ajudar os pacientes e os membros da família a entender e lidar com as implicações de um diagnóstico genético para que possam tomar decisões médicas e pessoais.

O aconselhamento deve abordar aspectos a respeito do diagnóstico, informando as possíveis características das síndromes e suas prováveis complicações, a fisiopatologia, a evolução e os tratamentos disponíveis.

É necessário informar sobre o modo de transmissão e quais familiares teriam um risco aumentado para apresentarem sintomas e/ou risco de descendentes com a doença. Além disso, deve-se auxiliar no planejamento familiar, orientando sobre as possíveis formas de prevenir ou evitar a doença.

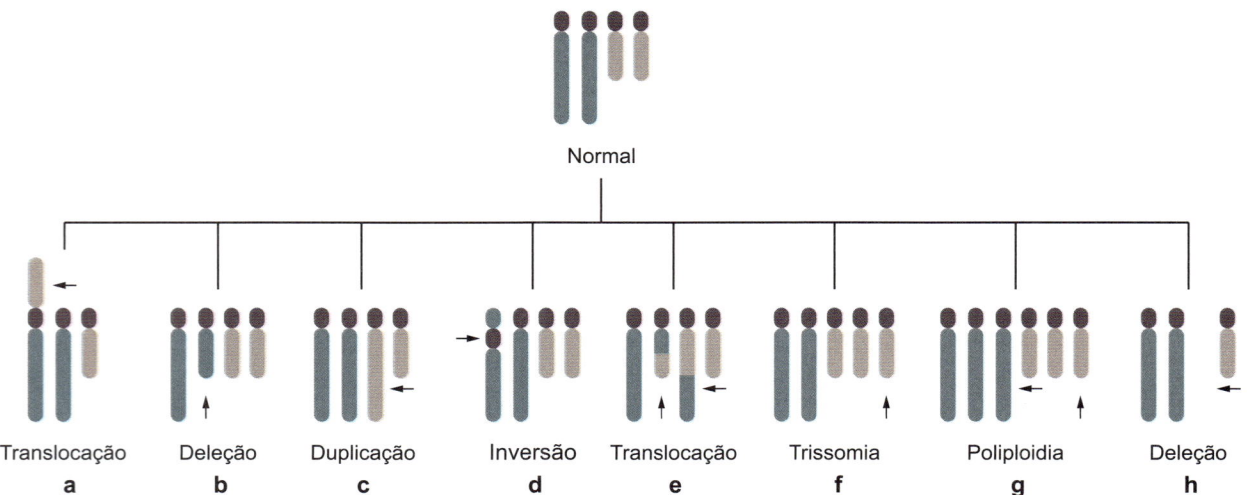

Normal

Translocação | Deleção | Duplicação | Inversão | Translocação | Trissomia | Poliploidia | Deleção
a | b | c | d | e | f | g | h

Figura 29.2 Esquema mostrando diversas representações cromossômicas (translocação, deleção, duplicação, inversão, trissomia e poliploidia).

CONSIDERAÇÕES FINAIS

A genética está presente em todas as especialidades e subespecialidades médicas. Portanto, a compreensão dos fatores genéticos pode facilitar o entendimento de fisiopatologia, transmissibilidade, tratamento e prevenção das mais diversas doenças.

Os avanços na tecnologia genômica estão tornando a genética clínica uma área de grande importância para todo profissional da saúde. Para isso, é necessário conhecer os conceitos fundamentais com os quais os profissionais poderão dialogar com os pacientes, orientando-os de maneira correta.

BIBLIOGRAFIA

Brunoni D, Perez ABA (Org.). Guia de Genética Médica. 1 ed. Barueri-SP: Manole. 2013; 1:1116 pp.
Cassidy SB, Allanson JE. Management of genetic syndromes. John Wiley & Sons. 2010.
Jones KL, Jones MC, Del Campo M. Smith's recognizable patterns of human malformation. Elsevier Health Sciences. 2013.
Kim CA, Albano LMJ, Bertola DR. Genética na prática pediátrica. Barueri, SP. Manole. 2010; 131-5.
Nussbaum RL, McInnes RR, Willard HF. Thompson & Thompson: genética médica. 8ª ed. Rio de Janeiro: Elsevier Editora; 2016; 546 pp.
Pina-Neto JM. Genetic counseling. J Pediatr (Rio J). 2008; 84(4 Suppl): S20-26.
Porto CC, Porto Al. Semiologia médica. 8ª ed. Rio de Janeiro: Guanabara Koogan, 2019.

30 Anomalias Cromossômicas

Síndrome de Down, síndrome de Klinefelter, síndrome de Turner, síndrome da deleção 22q11.23

Thaís Bomfim Teixeira • Ricardo Henrique Almeida Barbosa • Rodrigo Ambrósio Fock

INTRODUÇÃO

As anomalias cromossômicas são caracterizadas por perda ou ganho de material cromossômico – podendo acometer um cromossomo inteiro (aneuploidia) – e por perda ou ganho de material genético de um segmento cromossômico (deleções e/ou duplicações).

A maioria das anomalias cromossômicas está associada a atraso no desenvolvimento neuropsicomotor, deficiência intelectual e malformações.

As aneuploidias, causadas por erros na segregação durante a formação dos gametas, são as alterações mais frequentes, ocorrendo mais comumente na ovogênese, com risco maior em idade materna avançada.

Os distúrbios de deleções e duplicações apresentam fenótipos variáveis, mesmo em pacientes com a mesma alteração.

São, em geral, causados por alterações *de novo* com baixo risco de recorrência em irmãos do paciente.

As principais anomalias cromossômicas são: síndrome de Down, síndrome de Klinefelter, síndrome de Turner e síndrome da deleção 22q11.23.

SÍNDROME DE DOWN

Trissomia do 21

A síndrome de Down ou trissomia do 21 é a causa genética mais comum de deficiência intelectual moderada, com incidência de 1 caso a cada 600 a 800 nascidos vivos. Causada pela presença de um cromossomo 21 extra, apresenta fenótipo bem-definido, embora nem sempre todas as características clínicas descritas nesta síndrome estejam presentes (Figura 30.1).

CARACTERÍSTICAS CLÍNICAS

Logo ao nascimento, é possível notar características sugestivas, como hipotonia do recém-nascido, fenda palpebral voltada para cima, reflexo de Moro mais fraco, excesso de pele na região posterior do pescoço, fontanela posterior palpável, fácies plana, prega simiesca ou prega palmar única.

Os pacientes apresentam atraso no desenvolvimento neuropsicomotor, dificuldade de aprendizado, atraso na fala, baixa estatura, atraso na dentição, aumento de peso a partir da adolescência, instabilidade atlantoaxial, frouxidão ligamentar e pés planos.

A síndrome está associada a déficit auditivo, otite média, alterações oculares, apneia obstrutiva do sono, cardiopatias congênitas, distúrbios gastrintestinais, luxação de quadril, doenças da tireoide, alterações neurológicas e disfunções hematopoiéticas e imunológicas.

DIAGNÓSTICO

Durante o pré-natal, é possível identificar alterações ultrassonográficas sugestivas da cromossomopatia, como aumento da transluscência nucal e hipoplasia do osso nasal, as quais, quando presentes, tornam necessários exames confirmatórios que podem ser feitos ainda no período neonatal, como o cariótipo de material extraído através de amniocentese ou cordocentese.

É possível fazer pesquisa de DNA fetal livre em sangue materno, no qual é avaliado, em geral, os cromossomos 13, 18, 21, X e Y. Como é um exame de triagem, exige confirmação por amniocentese ou cordocentese.

Mesmo sendo fácil o diagnóstico clínico no período pós-natal, é importante a realização do cariótipo para um melhor aconselhamento genético (ver Figuras 30.1 e 30.2).

Em cerca de 95% dos casos, a trissomia é livre e o paciente apresenta 47 cromossomos, sendo baixo o risco de recorrência.

Em 4% dos pacientes, o cromossomo 21 extra pode apresentar uma translocação (estar ligado a outro cromossomo); nesse caso, é importante avaliar o cariótipo dos pais, visto que eles podem apresentar uma translocação balanceada (um cromossomo ligado a outro, porém sem uma quantidade extra de DNA), o que aumenta o risco de recorrência em outros filhos.

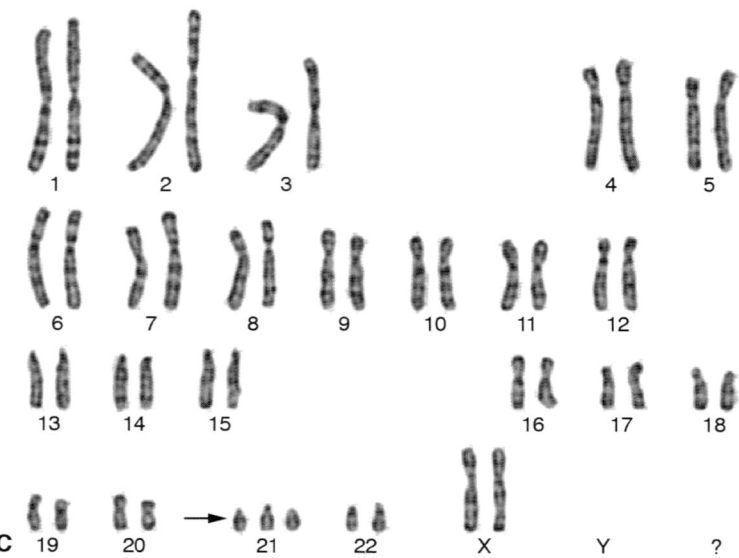

Figura 30.1 Cariótipo na síndrome de Down.

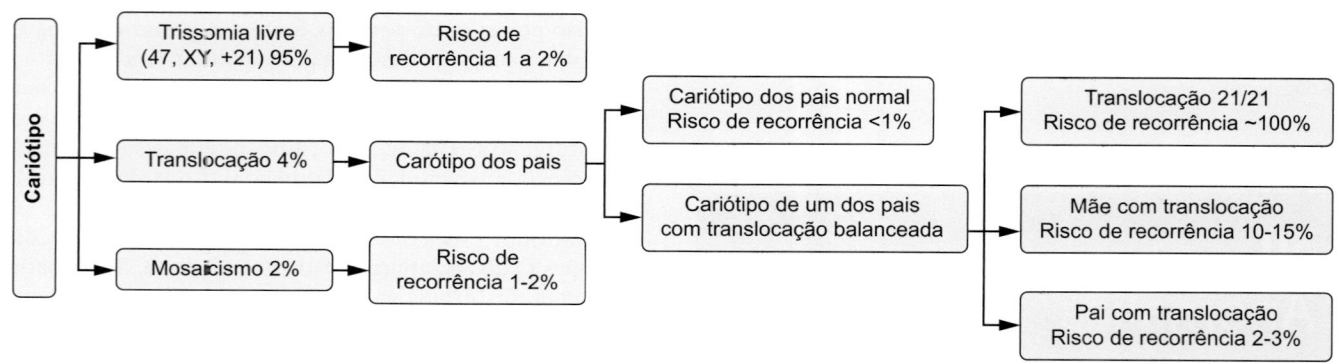

Figura 30.2 Cariótipo na síndrome de Down.

CONDUTA

O acompanhamento deve ser iniciado precocemente com a realização do ecocardiograma, mesmo na ausência de sintomas e independentemente do ecocardiograma fetal.

É recomendado realizar o cariótipo, triagem auditiva e encaminhamento para estimulação precoce com fisioterapia, fonoaudiologia e terapia ocupacional.

A avaliação do médico deve ser minuciosa e frequente, fazendo-se uma abordagem sistêmica. O paciente deve ser acompanhado por uma equipe multiprofissional.

A estimulação precoce melhora o desenvolvimento das crianças com síndrome de Down e aumenta a expectativa de vida, que passou de 25 anos, em 1983, para 60 anos, atualmente.

SÍNDROME DE KLINEFELTER

A síndrome de Klinefelter é um distúrbio do cromossomo sexual em meninos, decorrente da presença de um cromossomo X extra. Afeta 1 a cada 650 recém-nascidos do sexo masculino.

Pode cursar com alterações físicas e intelectuais; no entanto, os sinais e os sintomas variam entre as pessoas com essa condição. Em alguns casos, as características clínicas são tão leves que a doença permanece não diagnosticada até a puberdade ou a idade adulta.

CARACTERÍSTICAS CLÍNICAS

- Dificuldades de aprendizagem, atraso da fala e da linguagem, deficiência intelectual e distúrbios psiquiátricos
- Alta estatura, ginecomastia, diminuição de pelos faciais e pubianos, criptorquidia e micropênis
- Hipogonadismo hipergonadotrófico, síndrome metabólica, osteopenia e diabetes melito
- Malformações congênitas, dentre elas fissura palatina, hérnia inguinal e prolapso mitral
- Aumento do risco de câncer de mama (50 vezes) e do mediastino (500 vezes)
- Infertilidade em 90 a 99% nos adultos com azoospermia não obstrutiva.

DIAGNÓSTICO

Após suspeita clínica, o diagnóstico deve ser confirmado pelo cariótipo de sangue periférico, sendo possível identificar as alterações numéricas dos cromossomos sexuais.

O cariótipo mais comum é 47, XXY (mais de 90% dos casos), seguidos por mosaicos, como o 46, XY/47, XXY e outras aneuploidias, como 48, XXXY e 49, XXXXY.

A gravidade do fenótipo parece estar correlacionada com a quantidade de material adicional do cromossomo X presente.

CONDUTA

* Acompanhamento multiprofissional
* Dosagens séricas periódicas dos hormônios sexuais e tireoidianos, perfil lipídico e glicêmico, dosagem da vitamina D e do cálcio
* Densitometria óssea
* Avaliação psicossocial
* Ecocardiograma
* Espermograma (em adultos)
* Correção cirúrgica da ginecomastia
* Aconselhamento genético.

SÍNDROME DE TURNER

Thaís Bomfim Teixeira

Trata-se de uma condição genética caracterizada pela presença de um único cromossomo X com ausência completa ou parcial de um segundo cromossomo sexual, sendo a única monossomia compatível com a vida.

Apresenta uma incidência de 1 a cada 2.000 a 5.000 meninas nascidas vivas. Cerca de 50% dos casos são caracterizados por cariótipo 45,X em todas as células, 25% apresentam anomalias estruturais no outro cromossomo X (isocromossomo, deleção parcial, cromossomo em anel) e os outros 25% são mosaicos (duas ou mais linhagens celulares podendo ter células 45,X e 46,XX, entre outras).

A ausência de um dos cromossomos sexuais pode ser devido à inexistência de um cromossomo sexual em um dos gametas (ocorrendo em 70 a 80% de um espermatozoide sem o cromossomo sexual) ou pela perda do cromossomo sexual no zigoto ou embrião (provavelmente a causa dos mosaicismos). Cerca de 99% dos embriões 45,X evoluem para aborto espontâneo.

CARACTERÍSTICAS CLÍNICAS

Durante o período pré-natal, é possível identificar hidropisia fetal não imune, higroma cístico (geralmente grande e septado, que pode desaparecer no segundo trimestre), hipoplasia do coração esquerdo e anomalias renais (rim em ferradura).

Ao nascimento, já é possível notar baixa estatura (presente em praticamente todos os casos), pescoço alado, implantação baixa dos cabelos em região posterior, linfedema em mãos e pés e unhas displásicas.

Alterações endócrinas e metabólicas, assim como aumento de risco de doenças autoimunes podem estar presentes. A maioria das pacientes apresenta desenvolvimento intelectual normal, porém com coordenação motora prejudicada, dificuldades com matemática, déficit de atenção e baixa autoestima.

Apenas 10 a 20% das pacientes apresentam desenvolvimento puberal normal e apenas 2 a 5%, menstruação espontânea. A maioria é infértil, porém existem relatos de gestações espontâneas.

DIAGNÓSTICO

Após suspeita clínica, o diagnóstico deve ser feito por meio de cariótipo coletado de sangue periférico, sendo possível distinguir quadros de monossomia, alterações estruturais do segundo cromossomo sexual e mosaicismo.

A presença do cromossomo Y aumenta os riscos para câncer gonadal; por isso, para mulheres com cromossomo Y, deve ser indicada a realização de gonadectomia.

CONDUTA

O diagnóstico precoce é importante para que o tratamento com hormônio de crescimento (GH) seja iniciado precocemente.

O tratamento com GH em meninas com síndrome de Turner tem efeito benéfico na estatura final, com aumento de aproximadamente 7 cm, na composição corporal e no perfil lipídico.

A reposição hormonal com estrogênio e progesterona é necessária na maioria das mulheres com síndrome de Turner para alcançar o desenvolvimento adequado das características sexuais femininas, tamanho uterino normal e massa óssea adequada.

Técnicas de reprodução com doação de óvulos de mulheres 46,XX podem ser indicadas para as pacientes que desejam engravidar.

O acompanhamento deve ser multidisciplinar, incluindo geneticista, endocrinologista, cardiologista, ginecologista e psicólogo.

As pacientes apresentam expectativa de vida de 13 a 15 anos menor que a população geral.

SÍNDROME DA DELEÇÃO 22Q11.23

Síndrome de DiGeorge, síndrome velocardiofacial

A região 11.23 do braço longo do cromossomo 22 apresenta fragilidade aumentada para quebras cromossômicas durante o processo de meiose, o que leva a uma maior chance de ocorrer desbalanços cromossômicos da região.

A deleção envolvendo a região crítica, de aproximadamente 1,5 a 3 Mb dessa localização cromossômica, gera um quadro clínico reconhecível clinicamente, que recebeu diversos nomes ao longo do tempo, tais como síndrome velocardiofacial e síndrome de DiGeorge.

Apesar de ainda serem usados, a denominação mais utilizada é a síndrome da deleção 22q11.23.

A prevalência estimada é de 1 a cada 4.000 a 6.000 indivíduos.

CARACTERÍSTICAS CLÍNICAS

A variabilidade fenotípica é ampla por apresentar uma expressividade variável. Apesar de 93% dos casos serem considerados uma mutação *de novo*, parte deles pode ser herdada de um progenitor afetado e, em determinadas situações, o diagnóstico de um pai ou de uma mãe com a síndrome só é feito após o diagnóstico da anomalia no filho. Isso acontece em especial nos casos em que o progenitor tem um fenótipo mais leve, apenas com algumas características fenotípicas, mas sem malformação ou comprometimento neurológico.

As características mais comuns incluem deficiência intelectual ou dificuldade de aprendizagem, presente em algum grau em 70 a 90% dos casos. Malformação cardíaca, caracterizada por defeito conotruncal, como a tetralogia de Fallot, interrupção do arco aórtico e tronco arterioso (*truncus arteriosus*) estão presentes em 74% dos indivíduos.

A incompetência velofaríngea também é comum, podendo o indivíduo apresentar fenda palatina, inclusive submucosa, e úvula bífida em até 69% dos casos.

Algum grau de deficiência imunológica é comum em 77% dos pacientes. Do ponto de vista fenotípico, esses indivíduos tendem a apresentar um nariz tubular, caracterizado por raiz, ponte e ponta nasal mais alargada e proeminente, ou com característica bulbosa.

Hipertelorismo pode ser observado, assim como craniossinostose. Dedos longos são uma característica morfológica comum que pode auxiliar no diagnóstico. Outros achados são: hipocalcemia; dificuldades alimentares e de deglutição; anomalias gastrintestinais, podendo apresentar má rotação intestinal, ânus imperfurado e doença de Hirschsprung; perda auditiva mista (condutiva e neurossensorial), deficiência de hormônio de crescimento; epilepsia; alterações oculares, que podem variar de estrabismo até anoftalmia; transtornos do neurodesenvolvimento, com possibilidade de apresentar transtorno do espectro autista e esquizofrenia.

Malformações cardíacas são comuns na deleção do 22q11.23, sendo que 20% dos casos são de tetralogia de Fallot; 14%, de defeito de septo ventricular; 13%, de interrupção de arco aórtico; e tronco arterioso em 6%. Outras malformações cardíacas incluem defeito de septo atrial, comunicação interatrial ou interventricular e anel vascular. Apenas 24% dos indivíduos com a síndrome não apresentam cardiopatia, sendo, portanto, uma característica clínica muito importante.

A hipocalcemia, outra característica clínica relevante, pode ocorrer em até 60% dos casos, em especial no período neonatal. Os valores de cálcio geralmente normalizam com o tempo, tornando-se menos comuns na adolescência e na vida adulta. Apesar de se tornar menos frequente, a função paratireoidiana deve ser acompanhada ao longo da vida do paciente, visto que existem relatos de indivíduos com hipocalcemia na quarta década de vida.

DIAGNÓSTICO

Por se tratar de uma síndrome de microdeleção, diversas técnicas que analisam alterações cromossômicas devem ser utilizadas na investigação genética.

Tanto o MLPA como o FISH permitem identificar variantes do número de cópias em região específica. As técnicas de *microarray*, como CGH ou SNP, também devem ser consideradas para a investigação.

Vale lembrar que podem ocorrer deleções de tamanhos diferentes, sendo que a maioria dos indivíduos afetados (cerca de 80%) apresentará uma deleção de aproximadamente 3 Mb, o que engloba aproximadamente 40 genes. Uma quantidade pequena de indivíduos (menos de 1%) apresenta um rearranjo cromossômico envolvendo o 22q11.23 e outro cromossomo.

CONDUTA

No momento do diagnóstico, a investigação das possíveis complicações da síndrome deve ser realizada o mais precoce possível, o que deve incluir:

- Avaliação cardiológica, com ecocardiograma, eletrocardiograma e ressonância magnética de tórax
- Investigação de paratireoidismo, com dosagem sérica de cálcio ionizado e de hormônio paratireoidiano
- Avaliação da função tireoidiana
- Hemograma com contagem diferencial, devido ao risco de leucemia
- Avaliação imunológica
- Ultrassonografia renal
- Avaliação oftalmológica
- Avaliação audiológica
- Radiografia de coluna, para investigar hemivértebra
- Avaliação otorrinolaringológica, para verificar condições do palato.

O acompanhamento clínico, assim como terapias de estimulação global, é fundamental para esses pacientes. O acompanhamento multidisciplinar deve ser focado em:

- Monitoramento de hipocalcemia a cada 3 meses na infância e, posteriormente, bienal
- Avaliação tireoidiana anual
- Avaliação imunológica no primeiro ano de vida e, novamente, caso a clínica do paciente levante suspeita de imunodeficiência
- Avaliação de linguagem e audição na infância
- Avaliação de escoliose
- Avaliação do desenvolvimento, com avaliação neuropsicológica e psiquiátrica, se necessário.

BIBLIOGRAFIA

Bassett AS, Chow EW, Husted J et al. Clinical features of 78 adults with 22q11 deletion syndrome. Am J Med Genet A. 2005;138:307-13.

Bassett AS, McDonald-McGinn DM, Devriendt K et al. International 22q11.2 Deletion Syndrome Consortium. Practical guidelines for managing patients with 22q11.2 deletion syndrome. J Pediatr. 2011; 159:332-9.e1.

Bonomi M, Rochira V, Pasquali D et al. Klinefelter syndrome (KS): genetics, clinical phenotype and hypogonadism. J. Endocrinol. Invest. 2017 Feb; 40(2):123-34.

Brasil. Ministério da Saúde. Secretaria de Atenção à Saúde. Departamento de Ações Programáticas Estratégicas. Diretrizes de atenção à pessoa com síndrome de Down. Brasília: Ministério da Saúde; 2013.

Brunoni D, Perez ABA (Org.). Guia de Genética Médica. 1 ed. Barueri-SP: Manole. 2013;1:1116 pp.

Cassidy SB, Allanson JE. Management of genetic syndromes. John Wiley & Sons, 2010.

Gravholt CH, Viuff MH, Brun S et al. Turner syndrome: mechanisms and management. Nature Reviews E. 2019.

Groth KA, Skakkebæk A, Høst C et al. Klinefelter syndrome – A clinical update. The Journal of Clinical Endocrinology & Metabolism. 2013;98(1):20-30. doi:10.1210/jc.2012-2382.

Ivan D, Cromwell P. Clinical practice guidelines for management of children with down syndrome: Part I. J Pediatr Health Care. 2014; 28(1):105-10.

Ivan D, Cromwell P. Clinical practice guidelines for management of children with down syndrome: Part II. J Pediatr Health Care. 2014; 28:280-4.

Jones KL, Jones MC, Del Campo M. Smith's recognizable patterns of human malformation. Elsevier Health Sciences, 2013.

Kim CA, Albano LMJ, Bertola DR. Genética na prática pediátrica. Barueri, SP. Manole, 2010; 131-5.

Kobrynski LJ, Sullivan KE. Velocardiofacial syndrome, DiGeorge syndrome: the chromosome 22q11.2 deletion syndromes. Lancet. 2007; 370:1443-52.

McDonald-McGinn DM, LaRossa D, Goldmuntz E et al. The 22q11.2 deletion: screening, diagnostic workup, and outcome of results; report on 181 patients. Genet Test. 1997a;1:99-108.

Nieschlag E. Review article: Klinefelter syndrome. The commonest form of hypogonadism, but often overlooked or untreated. Dtsch Arztebl Int. 2013;110(20):347-53.

Nussbaum RL, McInnes RR, Willard HF. Thompson & Thompson: genética médica. 8. ed. Rio de Janeiro: Elsevier Editora; 2016. 546 pp.

Paladini D, Volpe P. Ultrasound of congenital fetal anomalies. Differential diagnosis and prognostic indicators. Informa Healthcare; 2007.

Pina-Neto JM. Genetic counseling. J Pediatr (Rio J). 2008; 84(4 Suppl): S20-26.

Porto CC, Porto AL. Semiologia médica. 8. ed. Rio de Janeiro: Guanabara Koogan, 2019.

Radicioni AF, Ferlin A, Balercia G et al. Consensus statement on diagnosis and clinical management of Klinefelter syndrome. Journal of Endocrinological Investigation. 2010; 33(11):839-50. doi:10.1007/bf03350351.

Shiraishi K, Matsuyama H. Klinefelter syndrome: From pediatrics to geriatrics. Reprod Med Biol. 2019;18:140-50. https://doi.org/10.1002/rmb2.12261.

31
Padrão de Herança Autossômica Dominante

Síndrome de predisposição hereditária ao câncer, neurofibromatose tipo 1, síndrome de Marfan, acondroplasia, esclerose tuberosa

Henrique de Campos Reis Galvão ◆ Ricardo Henrique Almeida Barbosa ◆ Sarah Monte Alegre ◆ Paulo Eduardo Neves Ferreira Velho ◆ Thaís Bomfim Teixeira

INTRODUÇÃO

As síndromes genéticas com padrão de herança autossômica dominante são distúrbios monogênicos que seguem os padrões de herança mendelianos. Os cromossomos autossômicos (1-22) estão presentes aos pares no DNA, de tal modo que cada gene apresenta dois alelos (cada um herdado de um genitor).

As síndromes autossômicas dominantes cursam com presença de fenótipo clínico quando um dos alelos está mutado (heterozigose). Como o paciente apresenta um alelo mutado e um normal, o risco de transmissão para filhos é de 50%. Por se tratar de autossomos, não depende do sexo.

As características clínicas podem estar presentes em todas as gerações, exceto quando a variante resultar de uma variante *de novo*, quando o paciente é o primeiro caso da família.

É importante levar em consideração fatores como expressividade (graus variados de manifestação fenotípica) e penetrância (porcentagem de pacientes com variante patogênica que apresentam fenótipo). A penetrância é considerada incompleta quando a porcentagem for menor que 100%.

As principais síndromes com padrão de herança autossômica dominante são: síndromes de predisposição hereditária de câncer, neurofibromatose do tipo 1, síndrome de Marfan e acondroplasia.

SÍNDROMES DE PREDISPOSIÇÃO HEREDITÁRIA AO CÂNCER

Em cerca de 5% dos pacientes diagnosticados com neoplasia maligna, encontra-se a síndrome de predisposição hereditária ao câncer (SPHC). Sinais de alerta para suspeição de SPHC incluem: idade jovem do paciente (geralmente abaixo dos 50 anos), múltiplos casos de câncer na família (ou mesmo no próprio indivíduo) e subtipos histológicos específicos de determinado tumor (como câncer de mama "triplo negativo" ou carcinoma do córtex da adrenal).

As neoplasias mais relacionadas à SPHC são: feocromocitoma/paraganglioma, carcinoma de ovário, de pâncreas, de mama e sarcomas. Algumas síndromes são definidas por achados característicos ao exame clínico. Todavia, o diagnóstico da maioria das SPHCs depende da realização de exames complementares para identificação de possível variante patogênica germinativa em genes específicos (certos genes supressores tumorais ou, em menor proporção, oncogenes).

SÍNDROME DO CÂNCER DE MAMA E DE OVÁRIOS HEREDITÁRIOS

A síndrome do câncer de mama e de ovários hereditários (HBOC, do inglês *hereditary breast and ovarian cancer*), com prevalência de aproximadamente 1:150 indivíduos, indica risco aumentado de câncer de mama (tanto em mulheres quanto em homens), câncer de ovário e, em menor proporção, carcinoma de próstata e de pâncreas.

Está relacionada com os genes *BRCA1* e *BRCA2*, atuantes no reparo de quebras de fita dupla de DNA por recombinação homóloga. História familiar com múltiplos casos dessas neoplasias e idade precoce de aparecimento levam à suspeita da síndrome.

CARACTERÍSTICAS CLÍNICAS

Aos 20 anos, portadoras assintomáticas de variante patogênica em *BRCA1* apresentam risco cumulativo vital de:

- Desenvolvimento de câncer de mama: 72%
- Câncer de mama contralateral: 40%
- Carcinoma de ovário: 44%.

Há também o risco aumentado de desenvolvimento de câncer de pâncreas. Indivíduos do sexo masculino apresentam maior risco para câncer de mama e próstata.

Aos 20 anos, portadoras assintomáticas de variante patogênica em *BRCA2* apresentam risco cumulativo vital de:

- Desenvolvimento de câncer de mama: 69%
- Câncer de mama contralateral: 26%
- Carcinoma de ovário: 17%.

Há também o risco aumentado de desenvolvimento de câncer de pâncreas, estômago, vias biliares e melanoma. Indivíduos do sexo masculino apresentam mais risco para câncer de mama e próstata.

DEFINIÇÃO DIAGNÓSTICA

Variante patogênica no gene *BRCA1* ou *BRCA2* define o diagnóstico. Cabe lembrar que grandes rearranjos gênicos, por vezes não detectados por *Next-Generation Sequencing* (NGS), são responsáveis por 5 a 10% dos casos de HBOC. Na presença de fenótipo característico e sequenciamento normal, essa possibilidade deve ser investigada.

DIAGNÓSTICO DIFERENCIAL

Variante patogênica em outros genes deve ser considerada nas famílias com fenótipo semelhante, mas que não apresentam variante patogênica em *BRCA1* ou *BRCA2*. Dentre estes genes, destacam-se *TP53* (ver discussão adiante), *PALB2*, *ATM* e *CHEK2*.

CONDUTA

O Quadro 31.1 apresenta as principais condutas de acordo com a idade do paciente.

SÍNDROME DE LYNCH

Síndrome com prevalência estimada de 1:280 indivíduos, indica maior risco de câncer colorretal e de endométrio. Em menor proporção, associa-se a outras neoplasias de sistema digestório, geniturinário, pele e do sistema nervoso central.

Está relacionada com variante patogênica nos genes *MLH1*, *MSH2, MSH6, PMS2* e *EPCAM*, atuantes no reparo de erros de pareamento de bases (MMR, do inglês *mismatch repair*) entre as fitas complementares de DNA. História familiar com múltiplos casos e idade precoce de aparecimento levam à suspeita da síndrome de Lynch.

A penetrância de variantes patogênicas nos genes *MLH1* e *MSH2* (e provavelmente *EPCAM*) é maior que nos demais genes.

Dessa maneira, portadores assintomáticos de variantes nos genes *MLH1* ou *MSH2*, aos 20 anos de idade, apresentam risco cumulativo vital de:

• Carcinoma colorretal: 34 a 47%
• Carcinoma de endométrio: 18 a 53%.

Já portadores de variante patogênica em *MSH6* ou *PMS2* apresentam risco cumulativo vital de:

• Carcinoma colorretal: 6 a 25%
• Carcinoma de endométrio: 13 a 26%.

Há ainda associação com carcinoma gástrico, ovariano, urotelial, da pele (adenocarcinoma sebáceo), do pâncreas, duodeno, vias biliares, próstata e glioblastoma.

DEFINIÇÃO DIAGNÓSTICA

Suspeita clínica levantada pela idade jovem ao aparecimento de neoplasia relacionada com a síndrome ou história familiar indicam necessidade de pesquisar pelo fenótipo patológico na peça cirúrgica do tumor.

A solicitação de um dos exames a seguir é o primeiro passo para elucidação diagnóstica:

• Imuno-histoquímica dos produtos MMR
• Pesquisa molecular de instabilidade de microssatélites, (seguida por pesquisa de metilação de *MLH1* e variante patogênica em *BRAF*, para afastar etiologia esporádica).

Caso algum desses exames seja compatível com suspeita de SPHC, deve ser realizada pesquisa de variante patogênica nos genes *MLH1, MSH2, MSH6* e *PMS2*. Na presença de fenótipo característico e sequenciamento normal, essa possibilidade deve ser investigada.

DIAGNÓSTICO DIFERENCIAL

Outras síndromes relacionadas com graus variáveis de polipose intestinal devem ser consideradas em famílias com casos de carcinoma colorretal. Entre os genes mais comumente associados, citam-se: *APC, MUTYH* (síndrome autossômica recessiva), *PTEN, STK11, BMPR1A, SMAD4, POLD* e *POLE1*.

CONDUTA

O Quadro 31.2 apresenta as principais condutas de acordo com a idade do paciente.

SÍNDROME DE LI-FRAUMENI

Distúrbio de relevância para a população brasileira, com prevalência de 0,3% na população das regiões sul e sudeste do Brasil (variante p.Arg337 His).

Quadro 31.1 Conduta nos casos de síndrome do câncer de mama e do câncer de ovários hereditários.

Conduta	Idade	Frequência
Atenção às mamas	A partir dos 18 anos	Mensal
Exame das mamas por profissional capacitado	A partir dos 25 anos	Semestral
Mamografia	A partir dos 25 anos	Anual
Ressonância magnética das mamas	A partir dos 25 anos	Anual*
Ultrassonografia transvaginal	A partir dos 30 anos	Semestral
CA-125 sérico	A partir dos 30 anos	Semestral
Exame da próstata por profissional capacitado	A partir dos 45 anos	–
PSA sérico	A partir dos 45 anos	–
Oferecer opção de mastectomia contralateral/ bilateral redutora de risco	Não definida**	–
Indicar salpingo-ooforectomia e omentectomia redutoras de risco	35 a 40 anos***	–

*Intercalada com mamografia. **Quanto mais cedo, maior a proteção. ***Após constituição definitiva de prole.

Quadro 31.2 Conduta na síndrome de Lynch conforme a idade.

Procedimento	Idade de início do acompanhamento	Frequência
Colonoscopia	A partir dos 25 anos	Anual
Endoscopia digestiva alta	A partir dos 25 anos	Bianual
Erradicação de *Helicobacter pylori*	Se presente à EDA	–
Ultrassonografia transvaginal	A partir dos 30 anos	Anual
CA-125 sérico	A partir dos 30 anos	Anual
Ultrassonografia de rins e vias urinárias	A partir dos 45 anos	Anual
Citologia oncótica urinária	A partir dos 45 anos	Anual
Exame físico neurológico	Não definida	Anual
Oferecer opção de salpingo-ooforectomia e histerectomia redutoras de risco	Após prole constituída	–

A síndrome de Li-Fraumeni (SLF) é causada por variante patogênica no gene *TP53*. A proteína p53, expressa por este gene, tem múltiplas funções na manutenção da integridade do genoma.

Variante patogênica em um dos alelos de *TP53* indica predisposição para vários tipos de neoplasia, destacando-se câncer de mama em idade jovem, sarcomas de partes moles e sarcomas ósseos, tumores de sistema nervoso central, carcinoma de adrenal, carcinoma de pulmão, leucemias, linfomas e síndrome mielodisplásica.

DEFINIÇÃO DIAGNÓSTICA

Critérios para diagnóstico clínico da síndrome:

- Sarcoma < 45 anos de idade
- Outro caso de câncer < 45 anos de idade
- Outro caso de sarcoma ou outro caso de câncer < 45 anos de idade.

Para maior detecção da síndrome, utilizam-se os critérios de Chompret modificados:

- Tumor do espectro < 46 anos de idade e familiar até 2º grau com tumor do espectro < 56 anos de idade (exceto se os dois forem de mama)
- Indivíduo com dois ou mais tumores do espectro (exceto dois de mama), sendo o primeiro < 46 anos de idade
- Isoladamente: carcinoma adrenocortical, ou carcinoma de plexo coroide, ou carcinoma de mama < 31 anos de idade, ou rabdomiossarcoma embrionário anaplásico.

Nos critérios de Chompret modificados, são considerados tumores do espectro apenas sarcoma, tumor de sistema nervoso central, câncer de mama pré-menopausa, carcinoma adrenocortical, leucemias e carcinoma de pulmão.

CONDUTA

Tanto os indivíduos assintomáticos quanto os sobreviventes de tumores relacionados à SLF devem ser submetidos a exames de rastreamento, conforme recomendado pelo protocolo de Toronto (Quadro 31.3).

Devido à indisponibilidade dos exames de alto custo e à ausência de validação na população brasileira, outras alternativas são adotadas na prática para o acompanhamento desses indivíduos.

NEUROFIBROMATOSE TIPO 1

A neurofibromatose está relacionada com uma variante patogênica germinativa no gene supressor tumoral *NF1*. Prevalência de 1:3.000 de nascidos vivos.

DEFINIÇÃO DIAGNÓSTICA

Presença de dois ou mais dos critérios clínicos (NIH, 1988):

- Seis ou mais manchas café com leite > 5 mm em indivíduos pré-púberes ou > 15 mm em indivíduos durante ou após a puberdade
- Dois ou mais neurofibromas de qualquer tipo ou um neurofibroma plexiforme, sardas (*freckling*) axilar ou inguinal
- Glioma em via óptica (nódulos de Lisch)

Quadro 31.3 Conduta para síndrome de Li-Fraumeni conforme a idade.

Procedimento	Idade para o procedimento	Frequência
Exame clínico abrangente (incluindo exame neurológico)	Por toda a vida	4/4 meses
Ultrassonografias abdominal e pélvica	Por toda a vida	4/4 meses
Hemograma, VHS e LHD	Por toda a vida	4/4 meses
17-OH-progesterona, testosterona, S-DHEA, androstenediona	Recém-nascido até os 40 anos	4/4 meses
Ressonância magnética de encéfalo	Por toda a vida	Anual
Ressonância magnética de corpo inteiro	Por toda a vida	Anual
Atenção às mamas	A partir dos 18 anos	Mensal
Exame das mamas por profissional capacitado	A partir dos 20 anos	Semestral
Mamografia	A partir dos 20 anos	Anual
Ressonância magnética de mamas	A partir dos 20 anos	Anual*
Colonoscopia	A partir dos 25 anos	Bianual
Exame dermatológico abrangente	A partir dos 18 anos	Anual
Oferecer opção de mastectomia contralateral/bilateral redutora de risco	Não definida**	

*Intercalada com mamografia. **Quanto mais cedo, maior a proteção. LHD: lactato desidrogenase; S-DHEA: sulfato de deidroepiandrosterona; VHS: velocidade de hemossedimentação.

- Lesão óssea característica, como displasia de esfenoide ou pseudoartrose tibial
- Familiar de primeiro grau afetado por neurofibromatose.

MANIFESTAÇÕES CLÍNICAS

- Alterações cutâneas: manchas café com leite, sardas (*freckling*) axilar ou inguinal, neurofibromas cutâneos, lipomas, xantogranulomas, múltiplos *nevi*
- Alterações osteoarticulares e vasculares: macrocrania, escoliose, pseudoartroses, vasculopatias (estenoses, dilatações, aneurismas, fístulas arteriovenosas), hipertensão arterial
- Alterações neurológicas: dificuldade de aprendizado em até 50% dos casos, convulsões
- Neoplasias: neurofibroma plexiforme; tumor maligno de bainha de nervo periférico em até 30% dos neurofibromas plexiformes; glioma geralmente em pré-escolar localizado em vias ópticas; rabdomiossarcoma; carcinoma de mama; feocromocitoma; tumor carcinoide; e neoplasias hematológicas.

CONDUTA

- Exame clínico anual
- Avaliação oftalmológica para identificação de nódulos de Lisch e rastreamento de glioma

- Atentar para dor ou aumento rápido de neurofibroma plexiforme (potencial de malignização)
- Evitar tratamento com radioterapia, quando possível.

SÍNDROME DE MARFAN

A síndrome de Marfan, caracterizada por alteração do tecido conjuntivo com alto grau de variabilidade clínica, compreende uma ampla gama fenotípica que varia de leve (características da síndrome de Marfan em um ou de alguns sistemas) até doença neonatal grave e rapidamente progressiva.

CARACTERÍSTICAS CLÍNICAS

- Alterações oculares: miopia (mais comum), *ectopia lentis* (60% dos indivíduos afetados), maior risco de descolamento de retina, glaucoma e catarata precoce
- Manifestações esqueléticas: frouxidão ligamentar, envergadura maior que a estatura (dolicostenomelia), *pectus excavatum* ou *pectus carinatum* e escoliose
- Alterações cardiovasculares: dilatação da aorta ao nível dos seios de Valsalva (risco de aneurisma e ruptura da aorta), prolapso da valva mitral e tricúspide.

DIAGNÓSTICO

- Indivíduos sem história familiar positiva e que tenham um dos seguintes conjuntos de dados (Quadro 31.4):
  - Alargamento da raiz da aorta (escore Z ≥ 2) e *ectopia lentis*; ou uma combinação de características em todo o corpo, com um escore sistêmico ≥ 7 (Quadro 31.4)
  - Presença de variante patogênica no gene *FBN1* em heterozigose, conhecida por estar associada à síndrome de Marfan, e um dos seguintes dados clínicos:
    - Alargamento da raiz da aorta (escore Z ≥ 2)
    - *Ectopia lentis*.

Indivíduos com história familiar positiva confirmada por teste genético ou história familiar definida clinicamente e com presença de um ou mais dos seguintes achados:

- *Ectopia lentis*
- Pontuação no escore sistêmico ≥ 7 (ver Quadro 31.4)
- Dilatação da raiz da aorta (escore Z ≥ 2 se idade ≥ 20 anos ou escore Z ≥ 3 com < 20 anos).

CONDUTA

- Cuidados por equipe multiprofissional: geneticista clínico, cardiologista, oftalmologista, ortopedista e cirurgião cardiotorácico
- Lentes corretivas para erros de refração e tratamento cirúrgico para luxação do cristalino
- Escoliose pode necessitar de estabilização cirúrgica
- Correção da deformidade torácica (estética)
- Correção cirúrgica da dilatação da aorta pode ser necessária
- Uso de betabloqueadores e bloqueadores dos receptores da angiotensina (BRA) para reduzir a pós-carga e, consequentemente, minimizar o estresse hemodinâmico na parede da aorta
- Aconselhamento genético.

Quadro 31.4 Cálculo do escore de risco sistêmico.

Achados	Valor	Inserir o valor se o achado estiver presente
Sinal de punho e polegar	3	
Sinal de punho ou polegar	1	
Pectus carinatum	2	
Pectus excavatum ou assimetria torácica	1	
Deformidade em calcanhar	2	
Pés planos	1	
Pneumotórax	2	
Ectasia dural	2	
Protrusão acetabular	2	
Dolicoestenomelia	1	
Escoliose ou cifose toracolombar	1	
Extensão de cotovelo reduzida	1	
3 de 5 características faciais* presentes	1	
Estrias da pele	1	
Miopia	1	
Prolapso da valva mitral	1	
Total		

*Características faciais: face longa e estreita com enoftalmia, fendas palpebrais oblíquas inferiores, hipoplasia malar, micrognatia/retrognatia, palato arqueado e estreito com apinhamento dentário. (Adaptado de Dietz, 2017.)

ACONDROPLASIA

Acondroplasia é a causa mais comum de baixa estatura desproporcionada. Os indivíduos afetados apresentam encurtamento rizomélico dos membros, macrocefalia e alterações faciais características. Na infância, a hipotonia é típica, e o desenvolvimento motor frequentemente aberrante e atrasado.

A inteligência e o tempo de vida são geralmente quase normais, embora a compressão da junção craniocervical aumente o risco de morte na infância.

Outras características incluem apneia obstrutiva do sono, disfunção da orelha média, cifose e estenose espinal.

CARACTERÍSTICAS CLÍNICAS

No recém-nascido, observa-se encurtamento proximal de braços, macrocefalia, tórax estreito e dedos curtos (em forma de tridente). Radiografias mostram ilíaco quadrado e acetábulo horizontal, incisura sacroilíaca estreita, radioluscência proximal dos fêmures e anormalidade metafisária generalizada.

Em qualquer idade, podem ser vistos: baixa estatura desproporcionada, macrocefalia com bossa frontal, hipoplasia da face média, ponte nasal deprimida, encurtamento rizomélico (proximal) dos membros com dobras cutâneas, limitação da extensão do cotovelo, dedos curtos e em formato de tridente, geno varo, cifose toracolombar (principalmente na infância) e lordose lombar exagerada.

Dentre os achados radiográficos, encontram-se ossos tubulares curtos e alargados, estreitamento caudal da distância interpendicular da coluna, asa ilíaca quadrada, ilíaco quadrado e acetábulo horizontal, incisura sacrilíaca estreita, radiolucência proximal dos fêmures e anormalidade metafisária generalizada.

DIAGNÓSTICO

É realizado por meio de dados clínicos e radiográficos, característicos na maioria dos indivíduos afetados. Em indivíduos nos quais há incerteza diagnóstica ou achados atípicos, pode ser realizado o estudo molecular do gene *FGFR3* com a pesquisa das variantes c.1138 G>A (presente em 98% dos casos) ou c.1138 G>C (presente em 1% dos casos).

CONDUTA

- Acompanhamento multiprofissional
- Avaliação da junção craniocervical (exame neurológico e de neuroimagem)
- Neuroimagem (risco de hidrocefalia)
- Avaliação audiológica
- Monitoramento de sinais e sintomas de apneia do sono
- Modificação na escola e no ambiente de trabalho para facilitar as atividades
- Gestantes com acondroplasia devem ser submetidas a parto cesariano devido ao tamanho reduzido da pelve
- Aconselhamento genético.

ESCLEROSE TUBEROSA

INTRODUÇÃO

Distúrbio genético do grupo das facomatoses, que são doenças que cursam com lesões cutâneas, lesões cerebrais e retardo mental. O coração, os rins e os pulmões podem estar comprometidos. É também conhecida por doença de Bourneville e por epiloia, iniciais da tríade de manifestações clínicas epilepsia (*Epilepsy*), que ocorre em mais de 80% dos pacientes, baixa inteligência (*Low Intelligence*) e angiofibromas.

Neste grupo estão incluídas a neurofibromatose, a doença de Sturge-Weber, a síndrome von Hippel-Lindau e a ataxia-telangiectasia.

CLASSIFICAÇÃO

- Definida: duas características maiores ou uma maior e duas menores
- Provável: uma maior e uma menor
- Possível: uma maior ou mais que uma menor.

Características maiores. Angiofibromas faciais ou placas frontais, fibromas ungueais não traumáticos, máculas hipocrômicas (mais de duas), placas de Shagreen (nevos do tecido conjuntivo), múltiplos hamartomas nodulares da retina, tuberosidade cortical e/ou nódulos subependimários, astrocitoma subependimário de células gigantes, rabdomioma(s) cardíaco(s), linfangiomatose e/ou angiomiolipoma renal.

Características menores. Múltiplos *pitz* do esmalte dentário de distribuição aleatória, pólipos hamartomatosos retais, cistos ósseos, linhas radiais de migração na substância branca cerebral (desde que não concomitantes à displasia cortical), fibromas gengivais, hamartoma extrarrenal, placas acrômicas retinianas, lesões cutâneas em confete, múltiplos cistos renais.

CAUSAS E FATORES DE RISCO

- Distúrbio genético de expressão variável, autossômico dominante, podendo ser herdado ou causado por uma variante *de novo* (em até 2/3 dos casos), que acomete 1 a cada 6.000 nascidos
- Variante patogênica no gene *TSC1* ou *TSC2* é observada em cerca de 85% daqueles com diagnóstico, ou seja, o gene *TSC1* está localizado na região 9q34.13 e o *TSC2* na região 16p13.3 (em aproximadamente 2/3 dos casos)
- História familiar.

MANIFESTAÇÕES CLÍNICAS

- Estigmas podem ser observados ao nascimento, pouco depois, ou tornarem-se aparentes ao final da infância, ou na idade adulta (Figura 31.1)
- Com frequência, o primeiro sinal consiste em áreas hipocrômicas, principalmente no tronco e nas extremidades (encontrados ao nascimento em 90% dos casos)
- Angiofibromas (conhecidos erroneamente como adenomas sebáceos) são a principal manifestação cutânea. Apresentam-se como pápulas faciais cujo tamanho varia de 0,1 a 1 cm, com distribuição em forma de "asa de borboleta" (47 a 90% dos pacientes)
- Fibromas ungueais múltiplos (tumores de Koenen)
- A pele é acometida em praticamente 100% dos pacientes
- Deficiência mental pode ser leve a grave, porém um terço dos indivíduos afetados apresenta inteligência normal. Outras alterações do sistema nervoso central (SNC) incluem epilepsia, alterações de comportamento e autismo. Os tumores do SNC são a principal causa de morbimortalidade
- Espasmos infantis
- Cistos e angiomiolipomas renais (o comprometimento renal é a segunda causa de morte precoce)
- Linfangiomatose pulmonar
- Calcificações periventriculares múltiplas
- Astrocitomas retinianos/hamartomas
- Hamartomas cerebrais desorganizando a arquitetura dos hemisférios cerebrais
- Rabdomiomas cardíacos
- Depressões dentárias
- Hamartomas hepáticos.

CRITÉRIOS DIAGNÓSTICOS

- Dados clínicos + exame histopatológico.

DIAGNÓSTICO DIFERENCIAL

- Outras causas de distúrbios convulsivos, deficiência intelectual, transtorno do espectro autista, fibromas ungueais traumáticos, tricoepiteliomas múltiplos
- Síndromes neurocutâneas.

EXAMES COMPLEMENTARES

Dependem das manifestações clínicas. Para a classificação, podem ser necessários exames que permitam a identificação de lesões assintomáticas. São indicados:

- Avaliação oftalmológica e neurológica
- Radiografia do tórax
- Ecocardiograma

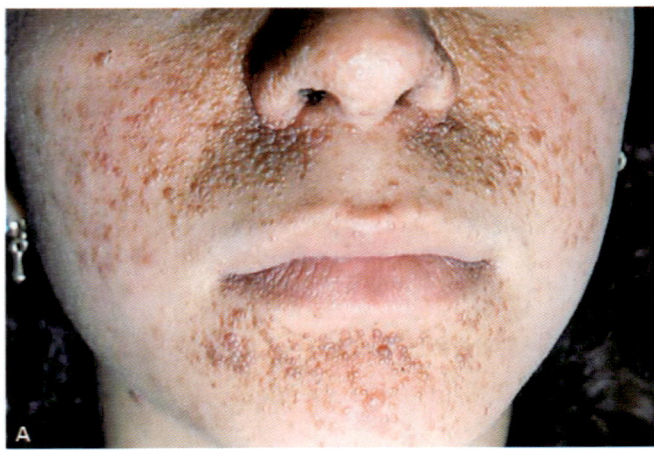 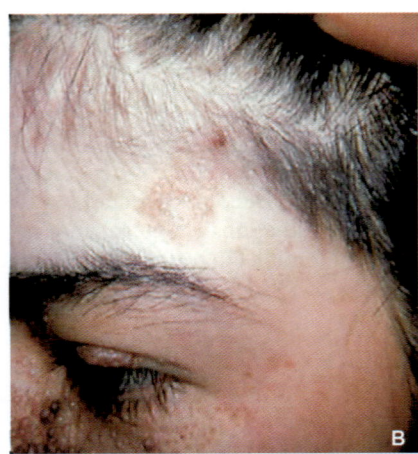

Figura 31.1 A. Múltiplas lesões papulosas eritemato-acastanhadas nasais, paranasais, nos lábios e no mento. **B.** Lesão hipercrômica e eritemato-sa, de superfície papulosa, na região frontal.

- Ultrassonografia do coração e abdome
- Tomografia computadorizada ou ressonância de crânio.

Recomenda-se avaliação neuropsíquica na infância e no início da vida adulta. A necessidade de colonoscopia e radiografia de ossos deve ser considerada.

COMPROVAÇÃO DIAGNÓSTICA

- Exame histopatológico, cujos principais achados são lesões nodulares constituídas de grupos irregulares de fibrilas gliais, células ganglionares e células atípicas; angiofibroma facial, fibromas ungueais e angiolipomas renais.

TRATAMENTO

- Controle sintomático de manifestações de epilepsia.

Tratamento cirúrgico

- Excisão cirúrgica dos tumores, se necessário
- Indicado para epilepsia e complicações (hidrocefalia).

Atenção

- Suspeitar de esclerose tuberosa em pacientes com lesões cutâneas e deficiência intelectual ou epilepsia
- Investigar a doença em parentes próximos para detecção precoce e prevenção de complicações possíveis
- Realizar exames ultrassonográficos seriados de coração e abdome para diagnóstico de tumores (em casos suspeitos)
- Aconselhamento genético.

BIBLIOGRAFIA

Biller LH, Syngal S, Yurgelun MB. Recent advances in Lynch syndrome. Fam Cancer. 2019 Apr; 18(2):211-9.

Bougeard G, Renaux-Petel M, Flaman JM et al. revisiting li-fraumeni syndrome from TP53 Mutation Carriers. J Clin Oncol. 2015 Jul 20; 33(21):2345-52.

Brunoni D, Perez ABA (Org.). Guia de Genética Médica. 1 ed. Barueri-SP: Manole. 2013; 1:1116 pp.

Curatolo P, Bombardieri R, Cerminara C. Current management for epilepsy in tuberous sclerosis complex. Current Opinion in Neurology, 2006; 19:119-23.

Curatolo P, Bombardieri R, Jozwiak S. Tuberous sclerosis. Lancet, 2008; 372:657-68.

Devlin LA, Shepherd CH, Crawford H, Morrison PJ. Tuberous sclerosis complex: clinical, features, diagnosis, and prevalence within Northern Ireland. Developmental Medicine – Child Neurology, 2006; 18:195-99.

Dietz H. Marfan syndrome. GeneReviews. Seattle, 2017. Disponível em: https://www.ncbi.nlm.nih.gov/books/NBK1335/. Acesso em: 17 de agosto de 2019.

Firth HV, Hurst JA. Oxford desk reference clinical genetics and genomics. Oxford University Press. 2 ed. 2017.

Hashmi SS, Gamble C, HooverFong J l Pathogenic germline variants in 10,389 adult cancers. Cell. 2018 Apr 5; 173(2):355-70.e14.

Jones KL. Smith's recognizable patterns of human malformation. Elsevier Health Sciences, 2006.

Kim CA, Albano LMJ, Bertola DR. Genética na prática pediátrica. Barueri, SP. Manole. 2010; 131-5.

Kuchenbaecker KB, Hopper JL, Barnes et al. Risks of breast, ovarian, and contralateral breast cancer for BRCA1 and BRCA2 mutation carriers. JAMA. 2017 Jun 20; 317(23):2402-16.

Lacro RV, Dietz HC, Sleeper LA et al. Atenolol versus losartan in children and young adults with Marfan's syndrome. N Engl J Med. 2014; 371:2061-71.

National Comprehensive Cancer Network (NCCN). Updates in version 3.2019 of the NCCN guidelines for genetic/familial high-risk assessment: Breast and ovarian cancer. 2019.

National Institutes of Health (NIH). National Institutes of Health Consensus Development Conference Statement: Neurofibromatosis. Bethesda, Md, USA, 2018 July; 13-5. Neurofibromatosis. 1988; 1:172-8.

Nussbaum RL, McInnes RR, Willard HF. Thompson & Thompson: genética médica. 8ª ed. Rio de Janeiro: Elsevier Editora. 2016; 546 pp.

Online Mendelian Inheritance in Man, OMIM (TM). Johns Hopkins University, Baltimore, MD. MIM Number: #191100: 08 14 2009: World Wide Web URL: http://www.ncbi.nlm.nih.gov/omim.

Ornitz DM, Legeai-Mallet L. Achondroplasia: development, pathogenesis, and therapy. Dev Dyn. 2017 April; 246(4):291-309. doi:10.1002/dvdy.24479.

Pauli RM, Legare JM. Achondroplasia. GeneReviews. Seattle, 2018. Disponível em: https://www.ncbi.nlm.nih.gov/books/NBK1152/. Acesso em: 17 de agosto de 2019.

Perez ABA, Carvalho AC. Síndrome de Marfan. São Paulo: Atheneu. 2015.

Pina-Neto JM. Genetic counseling. J Pediatr (Rio J). 2008; 84(4 Suppl): S20-26.

Pinto EM, Billerbeck AE, Villares MC et al. Founder effect for the highly prevalent R337 H mutation of tumor suppressor p53 in Brazilian patients with adrenocortical tumors. Arq Bras Endocrinol Metabol. 2004 Oct; 48(5):647-50.

Porto CC, Porto AL. Semiologia médica. 8ª ed. Guanabara Koogan, 2019.

Rebbeck TR, Friebel TM, Friedman E et al. Mutational spectrum in a worldwide study of 29,700 families with BRCA1 or BRCA2 mutations. Hum Mutat. 2018 May; 39(5):593-620.

Villani A, Shore A, Wasserman JD. Biochemical and imaging surveillance in germline TP53 mutation carriers with Li-Fraumeni syndrome: 11 year follow-up of a prospective observational study. Lancet Oncol. 2016 Sep; 17(9):1295-305.

Weiner HL, Carlson C, Ridgway et al. Epilepsy surgery in young children with tuberous sclerosis: results of a novel approach. Pediatrics, 2006; 117(5):1494-502.

32
Padrão de Herança Autossômica Recessiva

Xeroderma pigmentoso, fibrose cística, anemia de Fanconi, síndrome ataxia-telangiectasia

Thaís Bomfim Teixeira • Ricardo Henrique Almeida Barbosa • Henrique de Campos Reis Galvão

INTRODUÇÃO

As síndromes genéticas com padrão de herança autossômica recessiva são distúrbios monogênicos que seguem os padrões de herança mendelianos.

Os cromossomos autossômicos (1-22) estão presentes aos pares no DNA, determinando assim que cada gene presente neles apresente dois alelos (cada um herdado de um genitor).

As síndromes autossômicas recessivas são aquelas que cursam com a presença de fenótipo clínico quando os dois alelos estão mutados. Quando a variante encontrada é a mesma nos dois alelos, é chamada "homozigose"; quando cada alelo do mesmo gene apresenta uma variante diferente, é chamado "heterozigose composta". Nesse caso, os genitores contêm um alelo mutado e um alelo normal e, por isso, não apresentam fenótipo clínico, porém são portadores da variante patogênica.

O risco de recorrência em futuros filhos do casal é de 25% – por se tratar de autossomos, não há distinção entre os sexos.

Casais que apresentam algum parentesco entre si têm risco maior de ter herdado uma variante patogênica de um antecessor comum, aumentando o risco de filhos com síndromes recessivas.

Em geral, o quadro clínico não está presente em outras gerações, exceto em caso de casamentos consanguíneos nessas outras gerações.

As principais síndromes são xeroderma pigmentoso (XP), fibrose cística, anemia de Fanconi, síndrome ataxia-telangiectasia.

XERODERMA PIGMENTOSO

Ricardo Henrique Almeida Barbosa

O XP é uma doença rara, caracterizada como uma hipersensibilidade à radiação ultravioleta. Subdivide-se em oito grupos de acordo com o gene afetado: XPA, XPB, XPC, XPD, XPE, XPF, XPG e a variante do XP (XPV).

Até o momento, são conhecidos 8 genes relacionados ao XP. Sua ocorrência aumenta substancialmente em comunidades com alto grau de consanguinidade, como no interior do estado de Goiás, onde foi identificada uma prevalência de 17 pacientes para cada 1.000 indivíduos da população.

CARACTERÍSTICAS CLÍNICAS

É caracterizado por:

- Pele: queimaduras solares graves com eritema persistente e bolhas após exposição mínima ao sol; aumento da pigmentação semelhante a sardas (lentigos) na face antes dos 2 anos de idade na maioria dos indivíduos afetados; maior risco de carcinoma basocelular, carcinoma de células escamosas e melanoma
- Olhos: fotofobia, ceratite, atrofia da pele das pálpebras e perda de cílios
- Sistema nervoso (25% dos indivíduos): microcefalia adquirida, diminuição ou ausência de reflexos de estiramento dos tendões profundos, perda auditiva neurossensorial progressiva e comprometimento cognitivo progressivo.

As causas mais comuns de morte são alterações neurodegenerativas e câncer.

DIAGNÓSTICO

O diagnóstico de XP é estabelecido com base nos achados clínicos e na história familiar e/ou pela identificação de variantes patogênicas bialélicas nos genes *DDB2, ERCC1, ERCC2, ERCC3, ERCC4, ERCC5, POLH, XPA* ou *XPC*.

CONDUTA

- Tratamento clínico e cirúrgico das lesões cutâneas pré-malignas e malignas
- Correção da surdez com aparelho auditivo
- Proteção dos olhos com óculos apropriados
- Uso de fotoprotetores com alto fator de proteção solar
- Proteção intensiva com roupas de manga longa, calças compridas e chapéu com abas
- Rigorosa vigilância em relação às formas pré-malignas e tumores de pele
- Reposição de vitamina D
- Acompanhamento periódico multiprofissional
- Aconselhamento genético.

ANEMIA DE FANCONI

Henrique de Campos Reis Galvão

Distúrbio genético que cursa com baixa estatura, dismorfismos faciais, anomalias de membros, falência medular e predisposição a neoplasias. Prevalência estimada em 1:360.000 nascidos vivos. A alteração genética, de padrão autossômico recessivo na grande maioria dos casos, envolve genes relacionados com o reparo de lesões no DNA.

MANIFESTAÇÕES CLÍNICAS

- Alterações morfológicas (75% dos indivíduos): baixo peso ao nascer, microssomia, alterações da pele (hiperpigmentação generalizada, manchas café com leite, áreas hipopigmentadas) e alterações esqueléticas
- Alterações longitudinais: hipoplasia ou duplicação de polegar, hipoplasia de rádio), microcefalia, alterações oculares (catarata, astigmatismo, estrabismo, ptose palpebral), anomalias renais e genitais, deficiência intelectual, anomalias de ouvido, malformações cardíacas, gastrintestinais e sistema nervoso central
- Falência de medula óssea (geralmente na primeira década de vida): iniciada com plaquetopenia ou leucopenia, evoluindo com pancitopenia progressiva, grave em até 10% dos casos aos 10 anos de idade e até 55% aos 50 anos
- Predisposição a neoplasias malignas: leucemia mieloide aguda, síndrome mielodisplásica, além de cânceres de cabeça e pescoço, pele, esôfago, fígado e vulva.

EXAMES COMPLEMENTARES

- Citogenética: detecção de aumento de quebras ou rearranjos cromossômicos em cultura celular com diepoxibutano ou figuras radiais com mitomicina C. Em 10 a 20% dos casos, o exame pode ser normal
- Painéis de sequenciamento de nova geração contendo os 21 genes já relacionados à síndrome é definidor de diagnóstico: *FANCA, FANCB, FANCC, FANCD1/BRCA2, FANCD2, FANCE, FANCF, FANCG, FANCI, FANCJ/ BRIP1/BACH1, FANCL, FANCM, FANCN/PALB2, FANCO/RAD51C, FANCP/SLX4, FANCQ/XPF/ERCC4, FANCR/RAD51, FANCES/BRCA1, FANCT/UBE2T, FANCU/ XRCC2, REV7/MAD2 L2.*

DIAGNÓSTICO DIFERENCIAL

Outras síndromes de falência medular e/ou instabilidade cromossômica apresentam sobreposição de fenótipos. Todavia, há como diferenciá-las pela clínica ou por testes moleculares específicos. Como exemplo, citam-se síndrome de quebras de Nijmegen, síndrome de Rothmund-Thomson, síndrome de Bloom, síndrome de Werner, anemia de Blackfan-Diamond, disqueratose congênita e deficiência de GATA2.

CONDUTA

- Monitorar hemograma
- Realizar biópsia ou aspirado de medula óssea anual
- Efetuar avaliação ortopédica, endocrinológica e audiométrica
- Realizar ultrassonografia de rins e vias urinárias
- Atentar para exame ginecológico e de orofaringe
- Utilizar androgênios a fim de postergar a falência medular (monitorar função hepática e realizar ultrassonografia abdominal anual)
- Transplante de células-tronco hematopoiéticas é a única terapia curativa
- Evitar exposição à radiação ionizante
- Investigar a síndrome nos irmãos do probando.

SÍNDROME ATAXIA-TELANGIECTASIA

Ricardo Henrique Almeida Barbosa

Ataxia-telangiectasia é uma síndrome caracterizada por degeneração cerebelar, imunodeficiência, suscetibilidade ao câncer e sensibilidade à radiação. Prevalência estimada entre 1:40.000 e 1:100.000 nascidos vivos.

CARACTERÍSTICAS CLÍNICAS

Caracteriza-se por ataxia cerebelar progressiva que tem início entre 1 e 4 anos, apraxia oculomotora (incapacidade de seguir um objeto através dos campos visuais), coreoatetose, telangiectasias da conjuntiva ocular e imunodeficiência com infecções frequentes.

Os indivíduos são sensíveis à radiação ionizante com aumento do risco de neoplasias malignas, particularmente leucemia e linfoma.

Pode ocorrer envelhecimento prematuro com mechas de cabelos grisalhos e alterações endócrinas, incluindo diabetes melito resistente à insulina e insuficiência ovariana prematura.

Apesar de ser uma doença autossômica recessiva, o risco de câncer para indivíduos heterozigotos para uma variante patogênica no gene ATM é aproximadamente quatro vezes maior do que na população geral, principalmente devido ao aumento do risco de câncer de mama.

DIAGNÓSTICO

Deve ser suspeitada em indivíduos que tenham os seguintes achados clínicos, de ressonância magnética e laboratoriais:

- Achados clínicos: disfunção cerebelar progressiva iniciada entre 1 e 4 anos de idade que se manifesta como ataxia da marcha e do tronco, cabeça inclinada, fala arrastada, apraxia oculomotora
- Ressonância magnética de encéfalo: atrofia frontal e posterior do *vermis* e de ambos os hemisféricos cerebelares
- Exames laboratoriais preliminares: triagem neonatal para imunodeficiência combinada grave alterada, elevação sérica de alfafetoproteína e presença de translocação cromossômica envolvendo os cromossomos 7 e 14.

O diagnóstico é confirmado por testes genéticos moleculares com estudo do gene ATM por sequenciamento e análise de deleções/duplicações com a presença de variantes patogênicas em homozigose ou heterozigose composta.

CONDUTA

- Acompanhamento multiprofissional
- Neurológico: terapia de apoio e medicamentos (quando necessário), fisioterapia precoce e continuada para reduzir o risco de contraturas e escoliose
- Imunodeficiência: reposição de imunoglobulinas conforme necessário para infecções frequentes e graves e baixos níveis de IgG
- Respiratório: monitoramento de infecção recorrente, função pulmonar e deglutição
- Câncer: uso de radiação ionizante e alguns agentes quimioterápicos requer monitoramento cuidadoso
- Aconselhamento genético.

BIBLIOGRAFIA

Bellon G. Cystic fibrosis. 2006. Disponível em: https://www.orpha.net/ consor/cgi-bin/Disease_Search.php?lng=PT&data_id=104&Disease_ Search_diseaseGroup=ataxia-&Disease_Disease_Search_ diseaseType=Pat&Grupo%20de%20doen%E7as%20relacionadas=Ataxi a-telangiectasia&title=Ataxia%20-%20telangiectasia&search=Disease_ Search_Simple. Acesso em: 18 de agosto de 2019.

Brunoni D, Perez ABA (Org.). Guia de genética médica. 1 ed. Barueri-SP: Manole. 2013; 1:1116 pp.

Galvão HCR, Melquiades MM, Lima FT. Genética Clínica – Orientações aos Pediatras/Hematologistas e Dados do Grupo Cooperativo Brasileiro de Mielodisplasias em Pediatria. In: Lopes LF. (Org.). Mielodisplasia em Pediatria. 1 ed. São Paulo: Lemar. 2018; 427-34.

Gatti R, Perlman S. Ataxia-telangiectasia. Gene Reviews. Seattle, 2016. Disponível em: https://www.ncbi.nlm.nih.gov/books/NBK26468/. Acesso em: 17 de agosto de 2019.

Hodgson SV, Foulkes WD, Eng C et al. A Practical Guide to Human Cancer Genetics. Springer. 2014.

Jones KL. Smith's recognizable patterns of human malformation. Elsevier Health Sciences, 2006.

Kim CA, Albano LMJ, Bertola DR. Genética na prática pediátrica. Barueri, SP. Manole. 2010; 131-5.

Kraemer KH, Digiovanna JJ. Xeroderma pigmentosum. GeneReviews. Seattle, 2016. Disponível em: https://www.ncbi.nlm.nih.gov/books/NBK1397/. Acesso em: 05 de fevereiro de 2019.

Ministério da Saúde. Protocolo Clínico e Diretrizes Terapêuticas. Fibrose Cística – Manifestações Pulmonares. Portaria SAS/MS nº 224, de 10 de maio de 2010. (Retificada em 27.08.10.)

Munford V, Castro LP, Souto R et al. A genetic cluster of patients with variant xeroderma pigmentosum with two different founder mutations. British Journal of Dermatology. 2017;176:1270-8.

Nussbaum RL, McInnes RR, Willard HF. Thompson & Thompson: genética médica. 8. ed. Rio de Janeiro: Elsevier Editora. 2016; 546 pp.

Ong T, Marshall SG, Karczeski BA et al. Cystic fibrosis and congenital absence of the vas deferens. 2001 Mar 26 [Updated 2017 Feb 2]. In: Adam MP, Ardinger HH, Pagon RA et al., editors. GeneReviews® [Internet]. Seattle (WA): University of Washington, Seattle; 1993-2019.

Pina-Neto JM. Genetic counseling. J Pediatr (Rio J). 2008;84(4 Suppl):S20-26.

Porter CC, Druley TE, Erez A et al. Recommendations for surveillance for children with leukemia-predisposing conditions. Clin Cancer Res. 2017 Jun 1; 23(11):e14-e22.

Porto CC, Porto AL. Semiologia médica. 8. ed. Rio de janeiro: Guanabara Koogan, 2019.

Rothblum-Oviatt C, Wright J, Lefton-Greif MA et al. Ataxia telangiectasia: a review. Orphanet Journal of Rare Diseases. 2016;11:159.

van Os NJH, Haaxma CA, Flier MVD et al. Ataxia-telangiectasia: recommendations for multidisciplinary treatment. Developmental Medicine & Child Neurology. 2017;59(7):680-9.

van Os NJH, Roeleveld N, Weemaes CMR et al. Health risks for ataxia-telangiectasia mutated heterozygotes: a systematic review, meta-analysis and evidence-based guideline. Clin Genet. 2016.

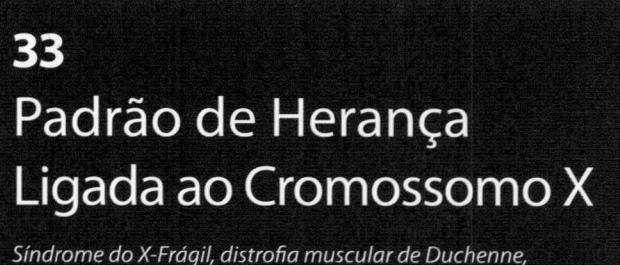

33
Padrão de Herança Ligada ao Cromossomo X

Síndrome do X-Frágil, distrofia muscular de Duchenne, deficiência de glicose-6-fosfato-desidrogenase, displasia ectodérmica hipoidrótica ligada ao X

Thaís Bomfim Teixeira ✦ Rodrigo Ambrósio Fock

INTRODUÇÃO

O DNA humano é formado por 23 pares de cromossomos, sendo do 1º ao 22º par constituídos pelos cromossomos autossomos, não tendo distinção entre os sexos. O 23º par na mulher é formado por dois cromossomos X e, no homem, por um cromossomo X e outro Y. Portanto, nos padrões de herança que envolvem o cromossomo X, é muito importante a distinção entre os sexos.

As síndromes dominantes ligadas ao X cursam com fenótipo clínico quando um dos alelos na mulher (heterozigose) ou quando o único alelo do homem (hemizigose) está mutado.

Como a mulher apresenta um alelo mutado e um alelo normal, o risco de transmissão para filhos é de 50%, independentemente do sexo, e como o homem tem o cromossomo X mutado e o Y normal, o risco de transmissão é de 100% para as filhas (herdam o cromossomo X) e não irá transmitir para os filhos (herdam o cromossomo Y). Apesar de ser dominante, o fenótipo feminino apresenta uma expressão mais leve.

As síndromes recessivas ligadas ao X ocorrem quando o cromossomo X está mutado no homem ou quando os dois alelos do cromossomo X estão mutados na mulher.

A mulher que contém um alelo mutado e um alelo normal é considerada portadora da variante, e o risco de transmissão é de 50% para que os filhos homens apresentem fenótipo, e de 50% para que as filhas mulheres sejam portadoras da variante (considerando que o pai não tenha o cromossomo X alterado).

O homem com variante patogênica no cromossomo X irá ter 100% das filhas portadoras da variante e nenhum filho com a síndrome (considerando que a mãe não tenha variante patogênica no gene).

Em geral, as síndromes recessivas ligadas ao X não apresentam fenótipo em mulheres; no entanto, como, nelas, um dos cromossomos X está parcialmente inativado, se a inativação for feita no cromossomo normal, a expressão fenotípica será a do cromossomo alterado, esses casos são raros e o fenótipo também se apresenta mais leve.

As principais síndromes com padrões de herança ligadas ao cromossomo X são: síndrome do X-frágil, distrofia muscular de Duchene, deficiência de glicose-6-fosfato-desidrogenase e displasia ectodérmica hipoidrótica ligada ao X.

SÍNDROME DO X-FRÁGIL

A síndrome do X-frágil é uma das principais causas de deficiência intelectual em meninos, com prevalência estimada de 16 a 25 a cada 100 mil homens.

Ocorre por perda de função no gene *FMR1*, localizado no braço longo do cromossomo X. A região promotora do gene contém um número de repetições de trinucleotídeos CGG que varia de 5 a 44 repetições. Homens com o alelo de *FMR1*, contendo mais de 200 repetições, apresentam a síndrome.

Apesar da herança ligada ao X, vale observar que mulheres com síndrome do X-frágil foram descritas, geralmente em associação a um quadro de história familiar com vários meninos e homens com deficiência intelectual, em um típico heredograma ligado ao X.

As pessoas que apresentam um alelo entre 55 e 200 repetições CGG na região promotora são ditas com pré-mutação no gene; uma mulher pré-mutada pode formar um gameta com mutação completa, devido ao processo de expansão dos trinucleotídeos, e, portanto, ter um filho com a síndrome. Aquelas com expansão entre 45 e 54 repetições são consideradas na zona cinzenta e têm uma chance bem menor de ter filhos com a expansão completa quando comparadas com pré-mutação.

Além da síndrome do X-frágil, o gene *FMR1* é relacionado a outros quadros clínicos, como insuficiência ovariana precoce, o que leva a menopausa antes do esperado, e síndrome de tremor/ataxia, também com relação à pré-mutação.

Vale ressaltar que é possível observar em uma mesma família uma confluência desses três fenótipos; portanto, heredograma de três gerações, no mínimo, é fundamental para observar a segregação da doença, que vai garantir um diagnóstico correto e aconselhamento genético mais preciso.

CARACTERÍSTICAS CLÍNICAS

Indivíduos com a síndrome do X-frágil apresentam os elementos principais de um desenvolvimento normal ou levemente atrasado. As características relacionadas ao neurodesenvolvimento só são observadas claramente pelo atraso da fala e do aprendizado, sendo que fica evidente a dificuldade de aprendizagem, evoluindo com uma deficiência intelectual, muitas vezes com QI entre 30 e 50.

Algumas características comportamentais são: crises de birra e hiperatividade.

Quadro de transtorno do espectro autista também é observado, estimando-se que cerca de 5% dos autistas apresentem síndrome do X-frágil.

Entre os achados morfológicos mais comuns, a macro-orquídia é característica, assim como uma tendência a hipercrescimento durante a infância, porém com uma estatura final dentro do padrão familiar, às vezes, até abaixo da estatura-alvo. Hiperextensibilidade articular também está presente, muitas vezes na forma de pés planos.

Entre as características morfológicas mais comuns nos homens, está face alongada, muitas vezes, com prognatismo, orelhas amplas e largas. Esses pacientes também têm uma pele mais "fofa", uma característica que chama atenção ao toque.

DIAGNÓSTICO

A suspeita da síndrome do X-frágil deve ser considerada frente a um quadro de dificuldade de aprendizagem ou deficiência intelectual, em especial em meninos com macro-orquídia ou história familiar de deficiência ligada ao X.

O exame genético que confirma o diagnóstico é a análise do número de repetições de trinucleotídeo CGG na região promotora do gene *FMR1*. A análise pode ser realizada pela técnica de PCR ou pela técnica de *Southern-Blot*.

Vale ressaltar que, dependendo do *kit* utilizado para análise do número de repetições, a técnica de PCR pode não distinguir dois alelos diferentes; por isso, caso seja para investigação de mulheres, deve ser considerado o uso de Souther-Blot quando o resultado não for conclusivo. O diagnóstico é confirmado quando o número de repetições CGG for acima de 200.

CONDUTA

- Avaliação neurológica, psiquiátrica e psicológica, em busca de comprometimento comportamental, concentração e atenção, além de ansiedade, transtorno obsessivo-compulsivo, agressividade e depressão
- Investigação de atividade epileptiforme
- Avaliação oftalmológica, devido a estrabismo
- Investigação de prolapso de valva mitral, com ecocardiograma

- Avaliação do sistema digestório, pela possibilidade de refluxo gastresofágico
- Atenção à otite média recorrente
- Avaliação de hipertensão arterial.

O acompanhamento multidisciplinar, com foco na necessidade de terapia de estimulação, é fundamental.

DISTROFIA MUSCULAR DE DUCHENNE

A distrofia muscular de Duchenne faz parte de um grupo de doenças genéticas chamadas "distrofinopatias", que englobam a distrofia muscular de Becker e a cardiomiopatia dilatada associada a *DMD*. Todos esses quadros têm herança ligada ao X – o que diferencia a apresentação clínica é a gravidade dos sintomas. A causa da distrofia está na presença de variante patogênica no gene *DMD*, responsável por formar a distrofia.

Enquanto a distrofia muscular de Duchenne inicia seus sintomas precocemente, podendo haver histórico de atraso do desenvolvimento, a distrofia muscular de Becker é de início tardio, evolução mais lenta e menos grave.

CARACTERÍSTICAS CLÍNICAS

A distrofia muscular de Duchenne pode ser suspeitada no caso de uma criança que apresenta fraqueza muscular simétrica, mais importante em segmentos proximais dos membros em comparação aos segmentos distais, associando-se com hipertrofia de panturrilha e valores aumentados de creatina fosfoquinase sérica (CPK).

Esses sinais já estão presentes antes dos 5 anos de idade e, muitas vezes, a dependência de cadeira de rodas chega por volta dos 13 anos. Devido à baixa mobilidade, a densidade óssea frequentemente está diminuída, o que aumenta o risco para fraturas.

O sinal de Gowers é um indicativo importante nesses pacientes e consiste em uma manobra para se levantar do chão, na qual o paciente utiliza as mãos para começar a dar suporte para seu corpo, apoiando-se também com as mãos no próprio joelho antes de ficar totalmente ereto (Figura 33.1).

Cardiomiopatia geralmente está presente, tendo início por volta dos 14 anos. Deficiência intelectual é observada em aproximadamente 25% dos casos, enquanto 32% podem ter algum nível de transtorno de déficit de atenção e hiperatividade, 27% de ansiedade e 15% podem apresentar transtorno do espectro autista.

Disfunção retiniana é descrita e pode ser mais bem observada por eletrorretinografia.

A principal causa de óbito são complicações respiratórias e cardíacas, sendo que a sobrevida média é de 24 anos. Por se tratar de uma síndrome ligada ao X, as mulheres que carregam apenas uma cópia do gene *DMD* mutado são assintomáticas, sendo raros os casos de mulheres homozigotas ou heterozigotas com manifestações clínicas.

DIAGNÓSTICO

O diagnóstico pode ser realizado pelo quadro clínico do paciente com aumento de CPK. É necessário considerar a realização da investigação molecular, com sequenciamento e

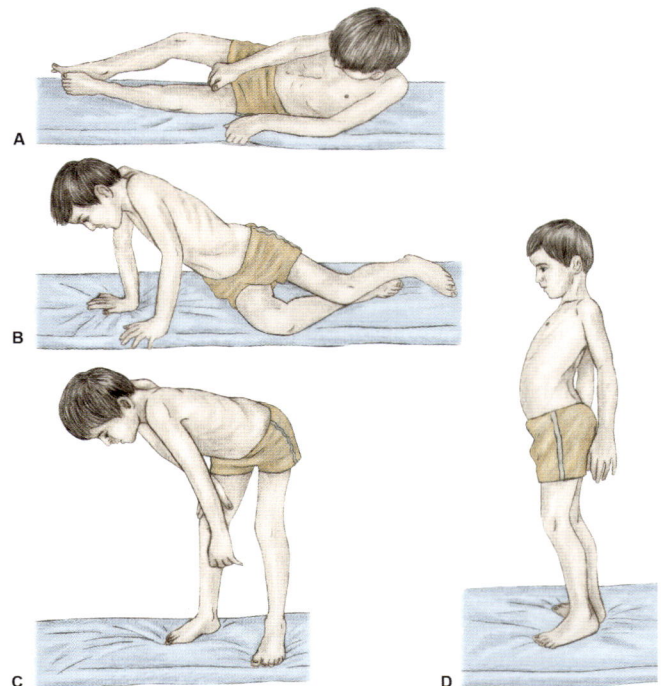

Figura 33.1 A. Criança em decúbito dorsal, rola para o lado e usa as mãos para se apoiar. **B.** Levantar miopático, com as mãos apoiadas no solo para suspender o tronco. **C.** Levantar miopático, apoiando as mãos sobre as coxas. **D.** É possível observar a postura lordótica e o pé equino.

MLPA do gene *DMD*. Deleções e duplicações de segmentos do gene são a causa mais comum, representando 65 a 80% dos casos, enquanto mutações no gene são responsáveis por 20 a 35% dos casos.

CONDUTA

O manejo desses pacientes exige equipe multiprofissional, incluindo neurologistas, ortopedistas, cardiologistas, geneticistas e fisioterapeutas.

A prevenção de complicações respiratórias é fundamental, visto que é uma das principais causas de óbito. Deve incluir vacina antipneumocócica e vacinação anual contra influenza.

O uso de dispositivos respiratórios mecânicos, de insuflação e exaustão, assim como técnicas de expectoração espontânea, pode ser necessário. A avaliação cardiológica é fundamental a partir dos 10 anos de idade.

Medicamentos

Diversas substâncias estão em estudo para tratamento da distrofia muscular de Duchenne, com resultados preliminares promissores, merecendo destaque o ataluren, que possibilita que a transcrição "ignore" mutações sem sentido (do tipo *stop* códon) no gene *DMD,* conseguindo produzir uma distrofia mais funcional; e o eteplirsen, que permite um éxon *skipping* durante o processo de *splice* do RNA mensageiro, restaurando a expressão da distrofia.

DEFICIÊNCIA DE GLICOSE-6-FOSFATO-DESIDROGENASE

DEFICIÊNCIA DE G6PD

A deficiência de glicose-6-fosfato-desidrogenase (G6PD) é uma das condições genéticas mais comuns em todo o mundo. Em áreas onde a malária é endêmica, tem uma prevalência de 5 a 25% (variante patogênica em heterozigose no gene *G6PD* confere alguma resistência à malária); em áreas não endêmicas, a prevalência é de menos de 0,5%, sendo assim, mais frequente na África, na Ásia e no Mediterrâneo.

Trata-se de uma condição de predisposição hereditária à hemólise, e sua gravidade depende da variante específica no gene *G6PD*.

Os pacientes geralmente são assintomáticos e a hemólise é desencadeada apenas em situações específicas.

CARACTERÍSTICAS CLÍNICAS

As primeiras manifestações podem ocorrer ao nascimento com icterícia neonatal, ocorrendo no segundo e terceiro dias de vida, cuja gravidade pode variar de subclínica a níveis compatíveis com *kernicterus*.

Pode surgir anemia hemolítica, mas raramente são quadros graves. Infecções virais e bacterianas, alguns medicamentos e toxinas podem desencadear hemólise, a qual ocorre dentro de 24 horas a 3 dias após a ingestão do agente oxidante.

A anemia aumenta até 7 a 8 dias após a interrupção do medicamento causal e se recupera em 8 a 10 dias. O favismo, quadro de hemólise após ingestão de feijão-fava, é acompanhado por sinais frequentemente mais precoces e graves do que os observados após a administração de medicamentos oxidantes.

DIAGNÓSTICO

Deve-se suspeitar da deficiência de G6PD em pacientes com ancestralidade africana, mediterrânea ou asiática que apresentem episódios de hemólise ou icterícia neonatal.

O diagnóstico pode ser feito por meio da dosagem da atividade da G6PD nos eritrócitos. No momento da dosagem, o paciente não deve apresentar quadro de hemólise nem ter recebido transfusão de sangue recentemente.

Pelo estudo molecular, é possível determinar a variante patogênica presente e se está relacionada a quadros graves ou não da doença. No homem, a variante patogênica está presente em hemizigose (o único alelo do cromossomo X está alterado). Na mulher, apresenta-se em heterozigose (um alelo do cromossomo X alterado e outro normal), sendo, portanto, portadora da variante e, na maioria das vezes, não apresenta fenótipo.

O diagnóstico na triagem neonatal pode ser realizado; contudo, em virtude de baixa morbidade e mortalidade, essa conduta é questionável.

CONDUTA

Baseia-se em prevenir episódios de hemólise aguda por tratamento precoce de infecções, assim como evitar o uso de medicamentos que possam desencadear os episódios.

A hemólise aguda, na maioria dos casos, dura pouco tempo e não precisa de tratamento específico. Em casos raros (geralmente crianças), leva à anemia grave, podendo exigir transfusões sanguíneas.

A icterícia neonatal é tratada com hidratação, fototerapia e, em casos mais graves, exsanguinotransfusão.

DISPLASIA ECTODÉRMICA HIPOIDRÓTICA LIGADA AO X

Síndrome de Christ-Siemens-Touraine

A displasia ectodérmica hipoidrótica, também conhecida como síndrome de Christ-Siemens-Touraine, é uma anomalia genética que cursa com malformação de estruturas ectodérmicas, como pele, cabelo, dentes e glândulas sudoríparas.

O quadro clínico é caracterizado por diminuição da sudorese, hipotricose, hipodontia e intolerância ao calor, levando a episódios hipertérmicos recorrentes. A pigmentação do cabelo geralmente é ausente ou leve. A mulher geralmente é assintomática ou apresenta um fenótipo mais leve.

CARACTERÍSTICAS CLÍNICAS

Logo ao nascimento, é possível notar características sugestivas como pele descamada (semelhante a pele de bebês pós-termo) e hiperpigmentação periorbital. O recém-nascido pode ficar irritado devido à intolerância ao calor, e temperaturas corporais elevadas podem levar á suspeita de quadros infecciosos.

Suspeita-se desse diagnóstico geralmente entre 6 e 9 meses em virtude do atraso na dentição ou, mais tarde, por alterações dentárias. Durante a infância, ficam mais evidentes os cabelos finos, levemente pigmentados e quebradiços, hipoidrose com dificuldade em controlar a temperatura corporal, pele ressecada, alterações nas secreções nasais (mais solidificadas), diminuição das secreções sebáceas, olhos secos, hiperpigmentação periorbital, pneumonias de repetição (glândulas brônquicas anormais) e rouquidão. O crescimento e o desenvolvimento neuropsicomotor estão dentro dos limites normais.

As mulheres podem exibir manifestações leves de qualquer uma ou de todas as características cardinais: alguma escassez do cabelo, distribuição irregular da disfunção do suor e alguns dentes pequenos ou ausentes. Pode ocorrer também mamilos subdesenvolvidos e deficiência na produção de leite durante a amamentação.

DIAGNÓSTICO

Deve-se suspeitar dessa anomalia com base nas características clínicas e na função das glândulas sudoríparas, que pode ser avaliada colocando a pele em contato com uma solução de iodo e elevando a temperatura ambiente para induzir a transpiração. A solução de iodo fica corada quando exposta ao suor e pode ser usada para determinar a quantidade e a localização da transpiração.

Radiografias dentárias são úteis para determinar a extensão da hipodontia. Sessenta a 80% das mulheres com variante patogênica apresentam algum grau de hipodontia.

O diagnóstico molecular pode ser feito pelo sequenciamento de nova geração e análise de deleção/duplicação do gene *EDA*. A presença de uma variante patogênica em hemizigose em homens confirma o diagnóstico. As mulheres portadoras apresentam variante patogênica em heterozigose, e seus filhos podem ter a síndrome.

CONDUTA

O acompanhamento baseia-se nas manifestações clínicas, tendo como objetivo otimizar o desenvolvimento psicossocial, estabelecendo a função oral ideal e prevenindo a hipertermia.

Em ambientes quentes, os pacientes devem ter acesso a um suprimento adequado de água e a um ambiente fresco, o que pode significar ar-condicionado, camiseta molhada e/ou um borrifador de água.

Com o tempo, aprendem a controlar a exposição ao calor e a minimizar suas consequências. Em cidades muito quentes, o médico poderá prescrever ar-condicionado em sala de aula para melhora no aprendizado, visto que a hipertermia pode levar a mal-estar e dificuldade de concentração.

O tratamento capilar pode ajudar no crescimento do cabelo. Em alguns casos, pode ser necessário o uso de perucas. Cremes hidratantes devem ser prescritos para ajudar no controle de eczema e pele seca.

A consulta com o dentista deve começar logo no primeiro ano de vida, para acompanhamento da dentição e da hipodontia, sendo necessário o uso de próteses dentárias na maioria dos casos.

A hipossalivação está presente em alguns indivíduos, predispondo à cárie dentária.

O paciente também deve manter acompanhamento com otorrinolaringologista, oftalmologista, imunologista e dermatologista. O aconselhamento genético é importante para orientação dos pais tanto com relação ao tratamento quanto à informação sobre o risco de recorrência.

BIBLIOGRAFIA

Bocchini CA. Anemia, nonspherocytic hemolytic, due to G6 PD deficiency. # 300908. OMIM. 2018. Disponível em: https://omim.org/entry/300908#editHistory. Acesso em: 25 de agosto de 2019.

Brunoni D, Perez ABA (Org.). Guia de genética médica. 1 ed. Barueri-SP: Manole. 2013;1:1116 pp.

Bushby K, Finkel R, Birnkrant DJ et al. Diagnosis and management of Duchenne muscular dystrophy, part 2: implementation of multidisciplinary care. 2010 Feb; 9(2):177-89.

Bushby K, Finkel R, Wong B et al. Ataluren treatment of patients with nonsense mutation dystrophinopathy. Muscle Nerve. 2014; 50:477.

Cappellini MD, Fiorelli G. Glucose-6-phosphate dehydrogenase deficiency. Lancet. 2008;371:64-74.

HAS. Protocole National de Diagnostic et de Soins (PNDS) Déficit en G6 PD ou Favisme. 2017.

Jacquemont S, Hagerman RJ, Hagerman PJ et al. Fragile-X syndrome and fragile X-associated tremor/ataxia syndrome: two faces of FMR1. Lancet Neurol. 2007;6:45-55.

Kim CA, Albano LMJ, Bertola DR. Genética na prática pediátrica. Barueri, SP. Manole. 2010;131-5.

Luzzatto L, Nannelli C, Notaro, R. Glucose-6-phosphate dehydrogenase deficiency. Hemat. Oncol. Clin. North Am. 2016;30:373-93.

Machado-Ferreira MC, Costa-Lima MA, Boy RT et al. Premature ovarian failure and FRAXA premutation: Positive correlation in a Brazilian survey. Am J Med Genet. 2004;126A:237-40.

McKusick VA. Ectodermal dysplasia 1, hypohidrotic, X-linked; XHED. 1986 [Updated 2018]. In: O'Neill MJF. OMIM. Disponível em: https://omim.org/entry/305100#creationDate.

Mendell JR, Rodino-Klapac LR, Sahenk Z et al. Eteplirsen for the treatment of Duchenne muscular dystrophy. Ann Neurol. 2013; 74:637-47.

Monaghan KG, Lyon E, Spector EB. ACMG Standards and Guidelines for fragile X testing: a revision to the disease-specific supplements to the Standards and Guidelines for Clinical Genetics Laboratories of the American College of Medical Genetics and Genomics. 2013 Jul;15(7):575-86.

Nussbaum RL, McInnes RR, Willard HF. Thompson & Thompson: genética médica. 8ª ed. Rio de Janeiro: Elsevier Editora. 2016; 546 pp.

Passamano L, Taglia A, Palladino A et al. Improvement of survival in Duchenne muscular dystrophy: retrospective analysis of 835 patients. Acta Myol. 2012; 31:121-5.

Pina-Neto JM. Genetic counseling. J Pediatr (Rio J). 2008; 84(Suppl 4):S20-26.

Porto CC, Porto AL. Semiologia médica. 8ª ed. Rio de Janeiro: Guanabara Koogan, 2019.

Wright JT, Grange DK, Fete M. Hypohidrotic ectodermal dysplasia. 2003 Apr 28 [Updated 2017 Jun 1]. In: Adam MP, Ardinger HH, Pagon RA et al., editors. GeneReviews® [Internet]. Seattle (WA): University of Washington, Seattle; 1993-2019. Disponível em: https://www.ncbi.nlm.nih.gov/books/NBK1112/.

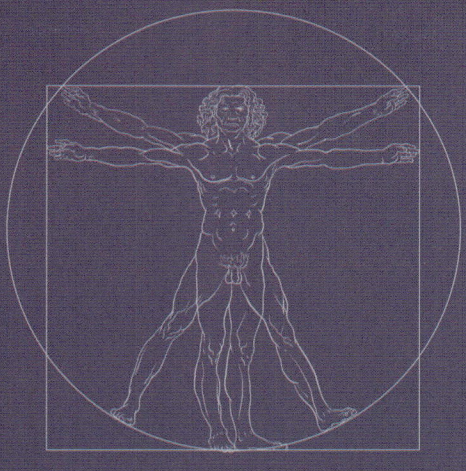

Parte 4

Sistema Tegumentar

34

Acne Vulgar

Espinhas, cravos, comedões

Aiçar Chaul ♦ Fernanda Rodrigues da Rocha Chaul ♦ Marco Henrique Chaul

INTRODUÇÃO

A acne vulgar é uma afecção inflamatória crônica dos folículos pilossebáceos, com formação de comedões, pápulas, cistos, nódulos e pústulas que resultam, algumas vezes, em cicatrizes. Localiza-se principalmente no rosto, no peito e no dorso.

Os principais achados de acne vulgar são hipersecreção sebácea, que torna a pele oleosa; hiperceratose do ducto pilossebáceo (Figura 34.1); hipertrofia das glândulas sebáceas; perifoliculite; e fibrose.

Bactérias (*Propionibacterium acnes*) estão presentes no conduto pilossebáceo.

A acne vulgar surge na puberdade, em quase todos os jovens, de ambos os sexos. Torna-se menos ativa ou desaparece na idade adulta. Nas mulheres, esse distúrbio pode persistir até a 4ª década.

FATORES DE RISCO

- Hereditariedade
- Oleosidade na pele
- Fricção ou oclusão da superfície cutânea ("acne mecânica")
- Clima quente e úmido

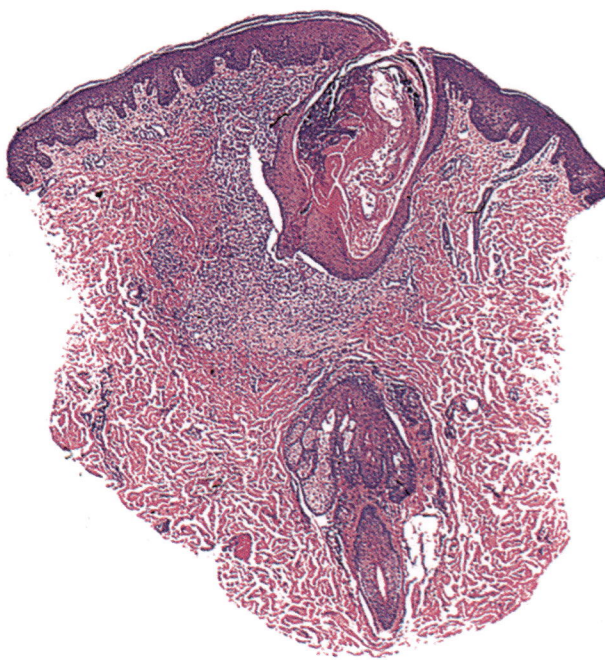

Figura 34.1 Hiperceratose do ducto pilossebáceo.

- Tensão emocional
- Modificações hormonais do ciclo menstrual
- Uso de cosméticos oleosos, incluindo cremes de limpeza e umectantes da pele
- Uso de corticoides sistêmicos e outros medicamentos (fenitoína, lítio, iodetos, brometos, dissulfiram, azatioprina, ciclosporina, inibidores do fator de crescimento epidérmico, vitaminas B_2, B_6 e B_{12})
- Contato com alcatrão, óleos e graxa, e atividades laborais ("acne ocupacional")
- Exposição à radiação ionizante.

MANIFESTAÇÕES CLÍNICAS

- Comedões fechados e abertos
- Pápulas, nódulos, pústulas e microabscessos
- Cicatrizes e manchas residuais
- Lesões localizadas na face, nos membros, nos ombros e nas porções superior e anteroposterior do tórax.

CLASSIFICAÇÃO

- Acne grau I (comedônica)
- Acne grau II (papulopustulosa)
- Acne grau III (nodulocística)
- Acne grau IV (conglobata)
- Acne grau V (fulminante).

CARACTERÍSTICAS DAS FORMAS CLÍNICAS DA ACNE

- Grau I (comedônica): principalmente comedões, poucas pápulas e raramente pústulas (Figura 34.2A e B)
- Grau II (papulopustulosa): presença de comedões, pápulas e pústulas (Figura 34.3)
- Grau III (nodulocística): presença de comedões, pápulas, pústulas e nódulos inflamatórios (Figura 34.4)
- Grau IV (conglobata; forma grave): comedões, pápulas, pústulas e numerosos nódulos purulentos formando abscessos e fístulas (Figura 34.5)
- Grau V (fulminante; grave): acne nodulocística ou conglobata associada a sintomas sistêmicos, febre, leucocitose, poliartralgia (Figura 34.6).

DIAGNÓSTICO DIFERENCIAL

- Rosácea (ver Capítulo 65, *Rosácea*)
- Exposição ocupacional a alcatrão, óleos e graxas
- Foliculite (ver Capítulo 45, *Infecções Cutâneas*)
- Dermatite perioral por corticoide fluorado.

EXAMES COMPLEMENTARES

- Não são necessários, exceto na forma fulminante.

COMPROVAÇÃO DIAGNÓSTICA

- Dados clínicos.

TRATAMENTO

- Extração de comedões por profissional de saúde habilitado
- Evitar cosméticos comedogênicos
- Usar sabonetes adequados
- Tratar estresse, em casos específicos.

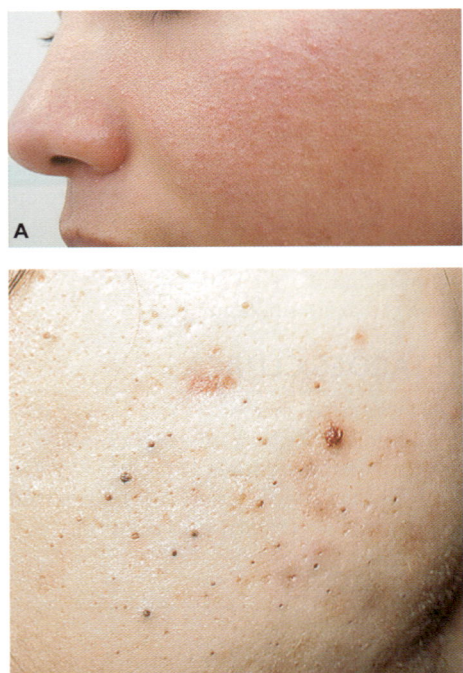

Figura 34.2 Acne vulgar (A) e comedônica (B). (Cortesia de Azulay, 2017.)

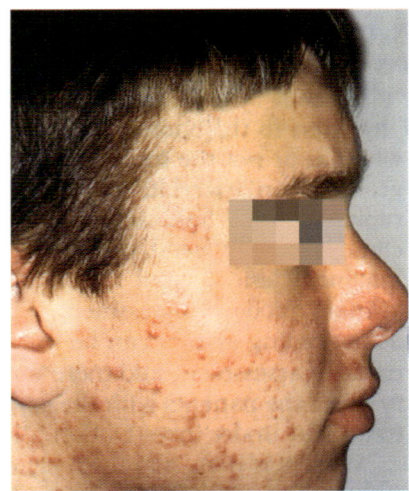

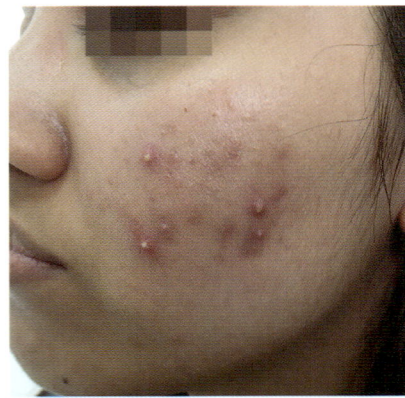

Figura 34.3 Acne papulopustulosa. (Cortesia de Azulay, 2017.)

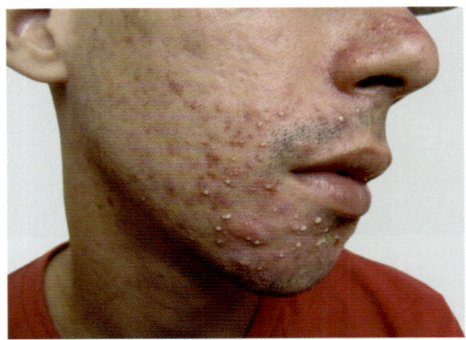

Figura 34.4 Acne nodulocística. (Cortesia de Azulay, 2017.)

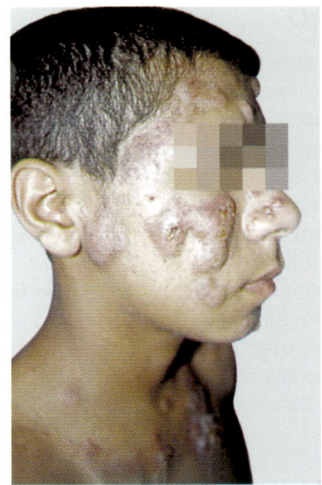

Figura 34.5 Acne conglobata.

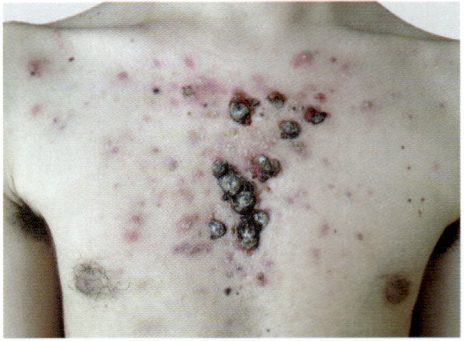

Figura 34.6 Acne fulminante. (Cortesia de Azulay, 2017.)

Tratamento medicamentoso

- Medicamentos tópicos: ácido retinoico a 0,025% a 0,1%, em gel ou creme, à noite; adapaleno a 0,1% a 0,3%, em gel ou creme, à noite; ácido azelaico a 15%, em gel, ou a 20%, em creme; peróxido de benzoíla a 5% a 10%, à noite. Pode ser associado à clindamicina, geralmente em casos com sinais de infecção
- Medicamentos sistêmicos:
  - Antibioticoterapia com tetraciclina, 250 mg a 1.000 mg/dia, limeciclina, 150 a 300 mg/dia, ou azitromicina 500 mg/dia, ou minociclina, 100 mg/dia. Outras alternativas menos utilizadas são eritromicina 500 mg, 2 vezes/dia, ou doxiciclina, 100 mg/dia ou sulfametoxazol-trimetoprima, 400 a 800 mg, 2 vezes/dia

- Isotretinoína oral a 0,5 a 1 mg/kg/dia, durante 5 a 6 meses – é um fármaco teratogênico e hepatotóxico, devendo somente ser utilizado sob acompanhamento clínico e laboratorial
- Corticoides sistêmicos estão indicados nas formas muito inflamatórias da acne cística e conglobata: prednisona 20 mg, dose única diária, com redução gradativa
- *Peelings* químicos (ácido retinoico, ácido salicílico, ácido glicólico, entre outros) e *peelings* mecânicos são indicados, principalmente na acne comedônica e para o tratamento de cicatrizes de acne
- Infiltração com triancinolona, que está indicada nas grandes lesões nodulocísticas.

Atenção

- A acne pode ter importante impacto psicossocial
- Cura rápida para a acne não existe (qualquer tratamento leva, no mínimo, 4 semanas para obter resultado)
- A automanipulação das lesões deve ser evitada
- As manifestações clínicas da acne fulminante incluem febre, artralgias, além de dados laboratoriais (leucocitose, hemossedimentação acelerada, proteinúria)
- As mulheres com sinais de hiperandrogenismo devem ser investigadas quanto à possibilidade de ovários policísticos.

EVOLUÇÃO E PROGNÓSTICO

- A melhora é gradual com o passar do tempo
- As cicatrizes são frequentes, sendo que as faciais podem representar relevante problema estético.

BIBLIOGRAFIA

Azevedo MF. GPS medicamentos. Guia prático em saúde. Rio De Janeiro: Guanabara Koogan; 2017.
Azulay RD, Azulay DR, Azulay-Abulafia L. Dermatologia. 7. ed. Rio de Janeiro: Guanabara Koogan; 2017.
Kiefer MM, Chong CR. Pocket primary care. Wolters Kluwer; 2014.
Porto CC, Porto AL. Semiologia médica, 8. ed. Rio de Janeiro: Guanabara Koogan, 2019.
Ramos E, Silva M, Castro MCR. Fundamentos da dermatologia. Atheneu; 2009.
Rivitti EA. Dermatologia de Sampaio e Rivitti. 4. ed. Artes Médicas; 2018.

35
Alopecia

Queda capilar

Aiçar Chaul • Fernanda Rodrigues da Rocha Chaul • Marco Henrique Chaul

INTRODUÇÃO

A alopecia é a diminuição de pelos ou cabelos. Pode ser difusa ou localizada, decorrente de alterações na formação ou no ciclo capilar ou por destruição dos folículos.

MANIFESTAÇÕES CLÍNICAS

- Perda parcial ou geral dos cabelos ou dos pelos do corpo
- Prurido e descamação do couro cabeludo (tinha da cabeça)
- Cabelos quebradiços (tinha da cabeça e alopecia de tração)
- Redução dos pelos nas bordas da placa de alopecia (alopecia areata)
- História familiar de calvície
- Estresse físico ou psicológico.

FORMAS CLÍNICAS E CAUSAS

- Eflúvio telógeno (Figura 35.1): perda difusa dos pelos com redução da densidade pilosa:
  - Pós-parto (inicia-se 2 a 3 meses após o parto)
  - Nutricional (desnutrição, deficiência de ferro, de zinco e/ou de proteínas). Dietas de emagrecimento podem ser a causa das deficiências nutricionais
  - Doenças sistêmicas (lúpus eritematoso sistêmico, anemias, diabetes, hipotireoidismo e hipertireoidismo, hepatites, dermatomiosite)
  - Estresse (físico ou psicológico)
  - Medicamentos (contraceptivos orais, heparina, dicumarínicos, retinoides, betabloqueadores, quimioterápicos)
- Eflúvio anágeno (Figura 35.2): queda difusa dos pelos, incluindo os pelos em fase de crescimento:
  - Doenças infecciosas agudas, micoses, sífilis secundária
  - Quimioterapia antineoplásica
  - Radioterapia
  - Intoxicação exógena (arsênio, ouro, ácido bórico, tálio)

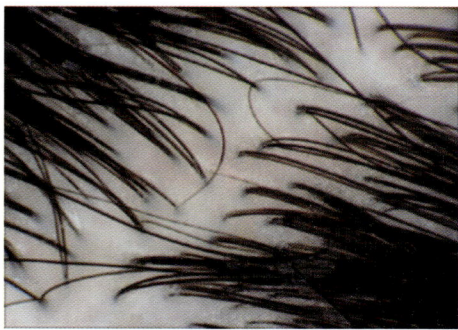

Figura 35.1 Eflúvio telógeno.

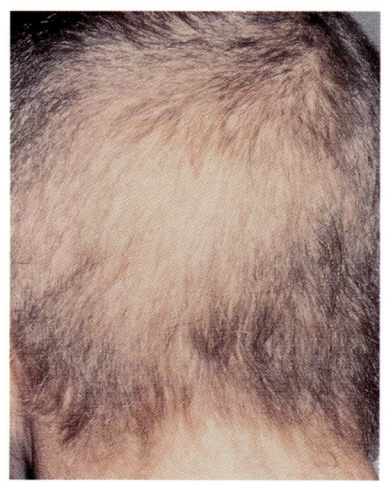

Figura 35.2 Eflúvio anágeno.

- Alopecia cicatricial: por destruição de folículos pilosos (Figura 35.3):
  - Infecções fúngicas, virais, bacterianas, sífilis terciária
  - Nevo epidérmico
  - Penfigoide cicatricial, líquen plano, sarcoidose
  - Colagenoses (lúpus eritematoso sistêmico, esclerodermia)
  - Neoplasias malignas
  - Agentes físicos ou químicos (ácidos e álcalis), queimaduras, congelamento, radiodermatite
- Alopecia androgenética (calvície de padrão masculino; Figura 35.4):
  - Decorrente de estímulo das raízes pilosas por hormônios masculinos (ação androgênica)
  - Mais frequente no homem do que na mulher
  - Geneticamente determinada (autossômica dominante)
- Alopecia areata: perda de pelos em placas, sem sinais inflamatórios ou atrofia da pele (Figura 35.5):

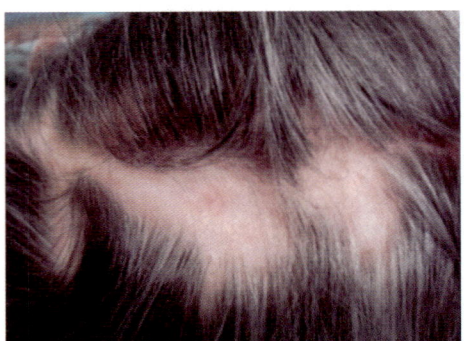
Figura 35.3 Alopecia cicatricial.

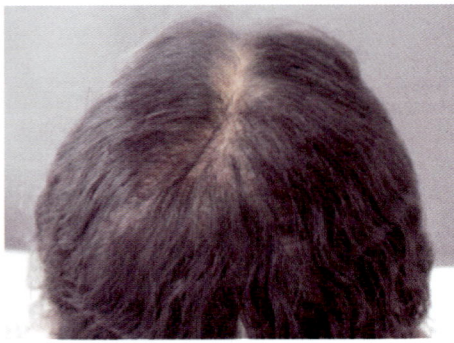
Figura 35.4 Alopecia androgenética.

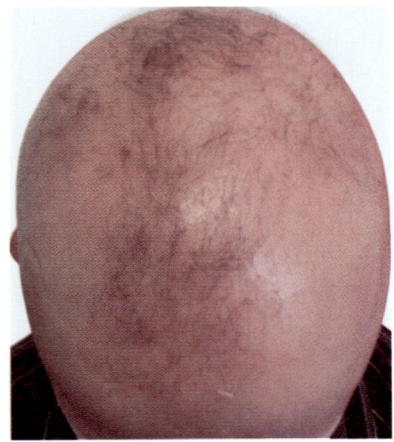
Figura 35.5 Alopecia areata universal.

- Autoimune, provavelmente
- Fatores infecciosos (bacterianos), emocionais, endócrinos
- Alopecia de tração: perda pilosa irregular:
  - Tricotilomania (hábito de arrancar os próprios cabelos ou pelos)
  - Faixas ou fitas apertadas na cabeça
- Tinha da cabeça: infecção fúngica (espécies de *Microsporum* e *Trichophyton*)
- Dermatite seborreica: fator agravante das diversas formas clínicas de alopecia:
  - Placas de pelos quebradiços próximas ao couro cabeludo, com sinais inflamatórios.

EXAMES COMPLEMENTARES

- Reações sorológicas para sífilis
- Hemograma, dosagem de ferro sérico e ferritina
- Provas de função tireoidiana e dosagem de hormônios sexuais em mulheres adultas
- Investigação laboratorial para lúpus eritematoso sistêmico
- Biópsia do couro cabeludo em casos especiais
- Antiestreptolisina O (ASLO).

COMPROVAÇÃO DIAGNÓSTICA

- Dados clínicos + exames complementares para comprovar etiologia.

TRATAMENTO

Tratamento medicamentoso

- Alopecia androgenética: minoxidil tópico a 2 a 5%, ou finasterida por via oral (VO), 1 mg/dia (contraindicado para mulheres em idade fértil; os pacientes do sexo masculino que têm planos de ter filhos devem evitar o uso 3 meses antes de começar a tentar). Mulheres com alterações hormonais devem usar espironolactona 200 mg/dia ou acetato de ciproterona
- Alopecia areata: corticoides tópicos de alta potência ou intralesionais
- Tinha da cabeça: griseofulvina VO, 15 a 20 mg/kg/dia (em crianças durante 8 semanas) (ver Tinha da cabeça, no Capítulo 51, *Micoses Superficiais*).

EVOLUÇÃO E PROGNÓSTICO

- Eflúvio telógeno: raramente calvície permanente
- Eflúvio anágeno: raramente calvície permanente
- Alopecia cicatricial: irreversível
- Alopecia androgenética: pode haver recuperação com tratamento em alguns casos
- Alopecia areata: cerca de 80% têm remissão completa em 1 ano (recorrências são comuns)
- Alopecia de tração: depende de modificação do comportamento.

BIBLIOGRAFIA

Azevedo MF. GPS Medicamentos. Guia Prático em Saúde. Rio de Janeiro: Guanabara Koogan; 2017.

Azulay RD, Azulay DR, Azulay-Abulafia L. Dermatologia. 7. ed. Rio de Janeiro: Guanabara Koogan; 2017.

Martins JEC, Paschoal LHC. Dermatologia terapêutica. São Paulo: Dilivros; 2006.

Porto CC, Porto, AL. Semiologia Médica, 8. ed. Guanabara Koogan, 2019

Ramos E, Silva M, Castro MCR. Fundamentos da dermatologia. São Paulo: Atheneu; 2009.

Rivitti EA. Dermatologia de Sampaio e Rivitti. 4. ed. Artes Médicas; 2018.

Wolff K, Goldsmith LA, Stephen IK et al. Fitzpatrick's dermatology in general medicine. McGraw-Hill; 2008.

36
Ceratose Actínica
Ceratose senil

Aiçar Chaul • Fernanda Rodrigues da Rocha Chaul • Marco Henrique Chaul • Elisa Franco de Assis Costa

INTRODUÇÃO

A ceratose actínica é representada por lesões cutâneas pré-malignas, localizadas em áreas expostas à luz solar, sendo frequente em adultos de pele clara, principalmente após os 40 anos de idade.

Os principais achados histopatológicos de ceratose actínica são hiperceratose e paraceratose, células espinhosas com atipias, permanecendo intacta a camada basal (Figura 36.1).

FATORES DE RISCO

• Exposição excessiva ao sol (dano cumulativo)
• Pele clara
• Imunossupressão.

MANIFESTAÇÕES CLÍNICAS

• Lesões planas, eritematosas, bem delimitadas, ásperas ao tato, em áreas expostas, cobertas com escamas secas e aderentes, de 0,5 a 1,0 cm de diâmetro

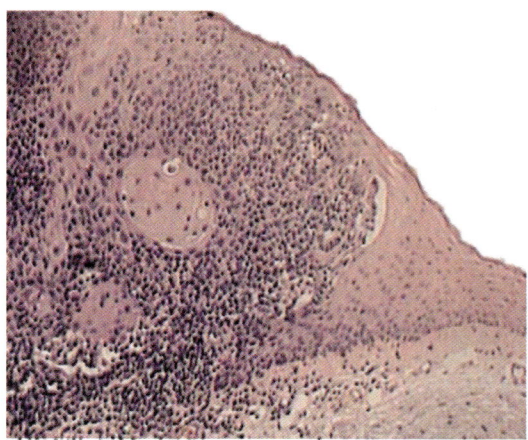

Figura 36.1 Achado histopatológico da ceratose actínica.

• Hiperestesia leve no local das lesões
• Cornos verrucosos hipertróficos, chamados "cornos cutâneos" (pode ser impossível diferenciá-los clinicamente do carcinoma de células escamosas)
• Variante pigmentada (lesões de cor castanha)
• Localização em áreas expostas ao sol – face, braços, pescoço, mãos, couro cabeludo
• Queilite actínica (comprometimento apenas do lábio inferior)
• Com frequência, há outras lesões cutâneas indicativas de comprometimento actínico crônico (lentigos, elastose actínica, atrofia da pele)
• Aparecimento de halo eritematoso e de infiltração na base da lesão podem indicar transformação carcinomatosa.

DIAGNÓSTICO DIFERENCIAL

• Carcinoma de células escamosas
• Verruga vulgar (tipo hipertrófica)
• Ceratose seborreica
• Psoríase
• Lentigo maligno (melanose circunscrita pré-cancerosa)
• Lúpus eritematoso discoide (lúpus cutâneo crônico)
• Doença de Bowen (carcinoma intraepitelial)
• Eritroplasia de Queyrat (doença de Bowen localizada no sulco balanoprepucial)
• Radiodermatite
• Lesões provocadas por ingestão de arsênio e exposição prolongada ao calor.

EXAMES COMPLEMENTARES

• Biópsia em casos selecionados, como aqueles nos quais é necessário diagnóstico diferencial de neoplasias cutâneas malignas.

COMPROVAÇÃO DIAGNÓSTICA

• Dados clínicos + exame histopatológico.

COMPLICAÇÕES

• Sangramento provocado pela remoção das escamas
• Transformação em neoplasia maligna.

TRATAMENTO

As lesões de pacientes com ceratose actínica devem ser removidas por dermatologista experiente nesse tipo de tratamento, podendo-se usar os seguintes procedimentos:

• Crioterapia (nitrogênio líquido ou neve carbônica)
• Eletrocoagulação com curetagem
• Ácido tricloroacético: 50 a 80%
• Terapia fotodinâmica.

Tratamento medicamentoso

• 5-fluoruracila a 5%, creme, 2 vezes/dia, durante 3 semanas ou imiquimode a 5%, creme, 2 vezes/dia, durante 3 semanas ou tretinoína a 0,05 a 0,1%, creme, 1 vez/dia, durante alguns meses ou diclofenaco sódico a 3%, creme, 1 vez/dia, por alguns meses.

PREVENÇÃO

• Evitar exposição excessiva ao sol
• Usar chapéus, roupas com mangas compridas e golas altas
• Usar filtros solares.

EVOLUÇÃO E PROGNÓSTICO

- Cura com tratamento adequado
- Possibilidade de aparecimento de novas lesões quando não se faz proteção contra a luz solar.

BIBLIOGRAFIA

Azulay RD, Azulay DR, Azulay-Abulafia L. Dermatologia. 7. ed. Rio de Janeiro: Guanabara Koogan; 2017.

Martins JEC, Paschoal LHC. Dermatologia terapêutica. São Paulo: Dilivros; 2006.

Porto CC, Porto AL. Semiologia médica. 8. ed. Rio de Janeiro: Guanabara Koogan, 2019.

Porto CC, Porto AL (Editores), Costa PSS, Naghettini AV. Pediatria na prática diária. Rio de Janeiro: Guanabara Koogan, 2021.

Ramos E, Silva M, Castro MCR. Fundamentos da dermatologia. São Paulo: Atheneu; 2009.

Rivitti EA. Dermatologia de Sampaio e Rivitti. 4. ed. Artes Médicas; 2018.

Sampaio SAP, Rivitti EA. Dermatologia. Artes Médicas; 2007.

Wolff K, Goldsmith LA, Stephen IK et al. Fitzpatrick's dermatology in general medicine. McGraw-Hill; 2008.

37
Dermatites

Dermatite amoniacal, dermatite atópica, dermatite cercariana, dermatite de contato, dermatite de estase, dermatite esfoliativa, dermatite factícia, dermatite herpetiforme, dermatite numular, dermatite peroral, dermatite seborreica, dermatite serpiginosa

Aiçar Chaul • Fernanda Rodrigues da Rocha Chaul •
Marco Henrique Chaul

INTRODUÇÃO

A dermatite é a denominação geral que inclui vários processos patológicos da pele, podendo ser de causa infecciosa, alérgica, por agentes físicos ou químicos, ou de causa desconhecida.

Deve-se preferir à denominação eczema.

FORMAS CLÍNICAS

Ver Capítulo 585, *Larva Migrans*.

TRATAMENTO

- Diagnosticar corretamente o tipo de dermatite para tratamento adequado
- Aliviar o prurido (ver Capítulo 23, *Prurido*)
- Instituir medidas terapêuticas específicas (ver Formas clínicas).

DERMATITE AMONIACAL

Dermatite das fraldas

A dermatite amoniacal, também denominada "dermatite das fraldas", caracteriza-se por erupção nas áreas que ficam recobertas pelas fraldas, as quais retêm urina e fezes, levando à maceração e à lesão eczematosa, e alterando o pH e a flora da pele (Figura 37.1).

A dermatite amoniacal é observada em lactentes, crianças, adultos e idosos usuários de fraldas. A intensidade do quadro depende, principalmente, de higiene, indo de leve eritema até pápulas erosivas.

CAUSAS E FATORES DE RISCO

- Contato prolongado com fezes e urina
- Atrito pele-fralda e pele-pele
- Ambiente quente e úmido no local das fraldas, favorecendo a proliferação de microrganismos fúngicos e bacterianos
- Alergia aos materiais constituintes das fraldas ou dos produtos utilizados para a higiene da região.

MANIFESTAÇÕES CLÍNICAS

- Erupção nas nádegas e na pele da região circunjacente
- Inicialmente surgem lesões com superfície brilhosa de cor vermelho-fosca, seguida de escoriações e formação de placas. Pode haver exsudação
- Dobras da pele relativamente poupadas
- Infecção secundária por *Candida* é frequente.

DIAGNÓSTICO DIFERENCIAL

- Dermatite de contato
- Dermatite seborreica (predomina nas dobras)
- Candidíase (predomina nas dobras)
- Dermatite atópica
- Acrodermatite enteropática.

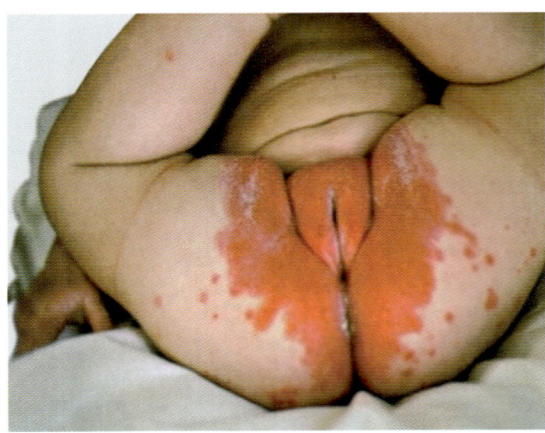

Figura 37.1 Dermatite amoniacal.

Dermatite das fraldas e candidíase estão, com frequência, associadas (ver Capítulo 593, *Candidíase*).

TRATAMENTO

- Aumentar frequência das trocas de fraldas
- Deixar as nádegas da criança expostas ao ar o maior tempo possível
- Não utilizar fraldas impermeáveis durante o tratamento
- Expor ao sol toda a área afetada (5 minutos de cada lado), protegendo bem os olhos da criança
- Não utilizar sabão ou ácido bórico para lavar a área afetada. Limpá-la com algodão umedecido em água morna
- Utilizar cremes-barreiras (com óxido de zinco) às trocas de fraldas.

Tratamento medicamentoso

- Utilizado em casos intensos e em casos com infecção secundária
- Hidrocortisona 1%, 2 vezes/dia, pelo menor tempo possível
- Quando houver infecção bacteriana secundária, utilizar cremes antibióticos como ácido fusídico, gentamicina e mupirocina, 2 vezes/dia, até melhora da infecção
- Em casos de infecção por *Candida*, utilizar cremes de nistatina 100.000 UI/g ou imidazólicos (cetoconazol, isoconazol, clotrimazol, miconazol), 2 vezes/dia durante 7 a 10 dias
- Em casos excepcionais, pode-se utilizar antibióticos orais ou nistatina oral.

EVOLUÇÃO E PROGNÓSTICO

- Resolução rápida e completa com tratamento adequado
- Infecção secundária por bactérias ou *Candida albicans* exige tratamento específico (ver Capítulo 593, *Candidíase*)
- Hipocromia da região afetada.

A higiene local e a troca frequente das fraldas são as medidas mais importantes (dia e noite).

DERMATITE ATÓPICA

Eczema atópico

A dermatite atópica, também conhecida por "eczema atópico", é uma inflamação crônica da pele, intensamente pruriginosa, com surtos de agudização (Figura 37.2). Faz parte do complexo atópico que inclui a asma e a rinite.

São observadas diversas alterações imunológicas, representadas por depressão da imunidade celular e aumento da IgE sérica contra vários alérgenos.

Fatores genéticos e não imunológicos de dermatite atópica também participam da patogênese da doença.

O quadro clínico de dermatite atópica é o de um eczema nas fases aguda, subaguda e crônica.

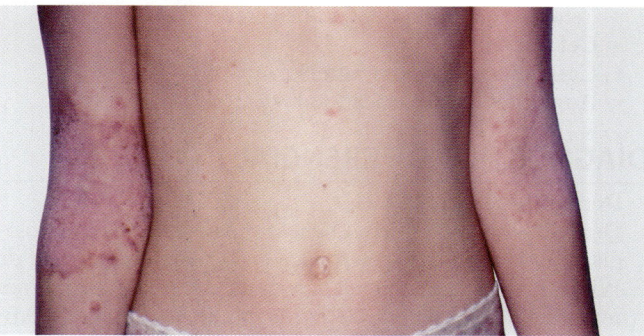

Figura 37.2 Dermatite atópica.

Existem três formas clínicas de eczema atópico, dependendo da idade:

- **Lactente (3 meses aos 2 anos):** lesões eritemato-papulovésico-exsudativas, no couro cabeludo, na face, no pescoço e nas extremidades
- **Infantil (2 aos 10 anos):** lesões mais crônicas, com eritema, pápulas, liquenificação discreta, e predominam nas áreas flexoras dos cotovelos e nas regiões poplíteas. É frequente o eritema periorbitário
- **Adolescente e adulto:** quadro crônico de eczema, com liquenificação nas dobras dos cotovelos e dos joelhos.

FATORES AGRAVANTES/DESENCADEANTES

- Inalantes: poeira domiciliar e seus componentes (ácaros, fungos, fragmentos de baratas)
- Alimentos: proteínas do leite de vaca e da clara de ovo
- Infecções: bactérias (*Staphylococcus aureus*), fungos (*Pityrosporum ovale*)
- Substâncias irritantes: desinfetantes, perfumes
- Fatores emocionais (inter-relações entre os sistemas imune, nervoso e endócrino).

CRITÉRIOS DIAGNÓSTICOS

A história familiar, a história pessoal de alergia respiratória, a eosinofilia e o aumento da IgE circulante podem auxiliar na conclusão diagnóstica.

Para o diagnóstico clínico, são necessários três critérios maiores e três ou mais critérios menores, descritos a seguir:

- Critérios maiores:
  - Prurido intenso
  - Lesões eczematosas com morfologia e distribuição típicas (face, pescoço, flexuras)
  - Tendência à cronicidade e à recidiva
  - História pessoal ou familiar de atopia
- Critérios menores:
  - Dermografismo branco
  - Xerose (secura intensa da pele)
  - Hiperlinearidade palmar
  - Pitiríase alba
  - Palidez perioral
  - Escurecimento infraorbitário
  - Prurido ao suar
  - Prega de Dennie Morgan (segunda prega infraorbital)
  - Afinamento ou ausência das partes laterais da pálpebra inferior (sinal de Hertog)
  - Tendência a dermatites crônicas inespecíficas

- Tendência a infecções cutâneas repetidas
- Ceratocone
- Catarata subcapsular anterior
- Aumento da IgE sérica total.

DIAGNÓSTICO DIFERENCIAL

- Dermatite seborreica
- Dermatite que ocorre em doenças metabólicas ou imunológicas (fenilcetonúria, enteropatia pelo glúten, síndrome de Wiskott-Aldrich, ataxia-telangiectasia, hipergamaglobulinemia por IgE, deficiência seletiva de imunoglobulina A [IgA])
- Escabiose
- Dermatofitoses
- Psoríase
- Líquen simples crônico
- Reação cutânea a medicamentos.

EXAMES COMPLEMENTARES

- Testes cutâneos somente na intercrise (considerar o risco de anafilaxia)
- Dosagem da IgE específica (quando não for possível realizar os testes cutâneos).

COMPROVAÇÃO DIAGNÓSTICA

- Dados clínicos + testes cutâneos (e/ou dosagem da IgE específica).

COMPLICAÇÕES

- Infecções virais: erupção variceliforme de Kaposi (disseminação do herpes-vírus humano ou do vírus vacinal antivariólico)
- Infecções bacterianas em áreas extensas de pele, principalmente estafilocócicas.

TRATAMENTO

- Orientar o paciente ou seus pais a respeito do caráter crônico da doença e de como evitar os fatores desencadeantes
- Evitar banhos prolongados
- Não usar água muito quente para lavar o rosto ou no banho
- Tomar banhos coloidais com diluição do amido contido em aveia, maisena ou creme de arroz. Usar sabonetes glicerinados
- Usar roupas leves, macias e folgadas
- Evitar situações que favoreçam sudorese excessiva (exposição a calor intenso e excesso de roupas)
- Cortar unhas 2 vezes/semana para evitar escoriações ao coçar
- Manter os ambientes limpos, livres de aeroalérgenos.

Tratamento medicamentoso

Tratamento tópico

- Hidratantes em todo o corpo, 2 vezes/dia
- Corticoides tópicos não fluorados, hidrocortisona creme, desonida creme, mometasona creme nas lesões eczematosas, 2 vezes/dia, até melhora, ou imunomoduladores tópicos, como: tacrolimo pomada: 0,03% em crianças ou 0,1% em adultos, 2 vezes/dia, até melhora, passando a seguir para esquema de manutenção, 2 vezes/semana, por tempo prolongado ou pimecrolimo creme: 1%, 2 vezes/dia, indicado para crianças acima de 6 meses

- Antibióticos tópicos em casos de infecção bacteriana secundária: mupirocina, ácido fusídico, gentamicina, 2 vezes/dia, durante 7 a 10 dias
- Permanganato de potássio 0,10 g: diluir 1 comprimido em 4 ℓ de água (1:40.000 UI) e fazer compressas em áreas exsudativas, 3 vezes/dia, até melhora
- Anti-histamínicos tópicos devem ser evitados.

Tratamento sistêmico

- Corticoides devem ser evitados em função do efeito rebote e da necessidade de uso prolongado. Entretanto, em casos não responsivos a outros tratamentos, utilizar prednisona 1 a 2 mg/kg/dia, reduzindo a dose de acordo com a melhora
- Anti-histamínicos são usados para o controle do prurido. Os sedativos, como hidroxizina, clorfeniramina e cetirizina, devem ser administrados à noite e os não sedativos, como a loratadina, desloratadina, bilastina e fexofenadina, pela manhã, conforme descrito a seguir:
  - Hidroxizina, 25 a 50 mg/dia, à noite, para adultos e para crianças maiores de 12 anos, ou 0,5 a 1 mg/kg, à noite, para crianças menores de 12 anos
  - Clorfeniramina, 2 mg, à noite, para adultos e crianças maiores de 12 anos, 1 mg, à noite, para crianças de 6 a 11 anos e 0,5 mg, à noite, para crianças de 2 a 5 anos
  - Cetirizina, 10 mg/dia, à noite, para adultos e crianças maiores de 12 anos e 5 mg/dia, à noite, para menores de 12 anos
  - Loratadina, 10 mg/dia, pela manhã, para adultos e crianças com mais de 30 kg e 5 mg/dia para crianças com menos de 30 kg
  - Desloratadina, 5 mg/dia, pela manhã, para adultos e crianças maiores de 12 anos
  - Bilastina, 20 mg/dia, pela manhã, para adultos e crianças maiores de 12 anos
  - Fexofenadina, 120 a 180 mg/dia para adultos e crianças maiores de 12 anos, e 30 mg, 1 vez/dia ou de 12 em 12 horas, para crianças de 2 a 11 anos
- Imunossupressores, como os listados a seguir, que estão indicados nas formas graves e resistentes:
  - Ciclosporina, 2,5 a 5 mg/kg/dia, por tempo indeterminado. Evitar uso em crianças
  - Metotrexato, 15 mg/semana
  - Azatioprina, 100 a 200 mg/dia, durante 6 semanas
  - Micofenolato de mofetila, 1,5 a 2 g/dia
- Imunobiológico, como o listado a seguir, que está indicado para pacientes maiores de 12 anos, graves, não responsivos a outros tratamentos prévios:
  - Dupilumabe, dose inicial de 400 a 600 mg, seguida de 200 a 300 mg, a cada 15 dias, por tempo indeterminado.

Atenção

- As lesões eritematosas e pruriginosas localizadas na face, nas dobras do cotovelo e nos joelhos, em crianças, levantam sempre a suspeita de dermatite atópica
- O círculo vicioso prurido-coçadura-liquenificação-prurido é interrompido com o alívio do prurido (ver Capítulo 23, *Prurido*)
- As unhas devem ser bem aparadas e, se o prurido for muito intenso, colocar luvas, principalmente nas crianças
- O ambiente (toda a casa) deve ser arejado e deve-se evitar carpetes, cortinas, poeira, pelos de animais, tecidos de lã
- O paciente atópico deve ter a pele sempre hidratada.

Outros tratamentos

- Suplementação com prebióticos, probióticos e simbióticos
- Fototerapia.

Imunoterapia específica

- Não é usada na dermatite atópica, isoladamente
- Quando há concomitância com asma e rinite, obtém-se melhor controle do complexo atópico.

EVOLUÇÃO E PROGNÓSTICO

- Dermatite atópica pode iniciar-se a partir do 3º mês de vida, evoluir em surtos e ter remissão espontânea aos 2 ou 3 anos de idade, mas pode persistir até a idade adulta, quando ocorrem surtos agudos superpostos ao quadro crônico
- Podem ocorrer períodos de regressão espontânea.

DERMATITE DE CONTATO

Eczema de contato

A dermatite de contato ou "eczema de contato", é uma afecção inflamatória aguda ou crônica da pele causada por contato com alguma substância que atua como sensibilizante ou como irritante (Figuras 37.3 e 37.4).

A dermatite de contato alérgica só afeta indivíduos previamente sensibilizados pela substância que constitui o alérgeno.

Os principais dados histopatológicos de dermatite de contato são edema intercelular e fendas intraepidérmicas (vesículas).

FORMAS CLÍNICAS

- Inflamação da pele causada ou desencadeada pelo contato de substância alergizante
- Dermatite de contato por substâncias irritantes: inflamação causada por substâncias que irritam a pele

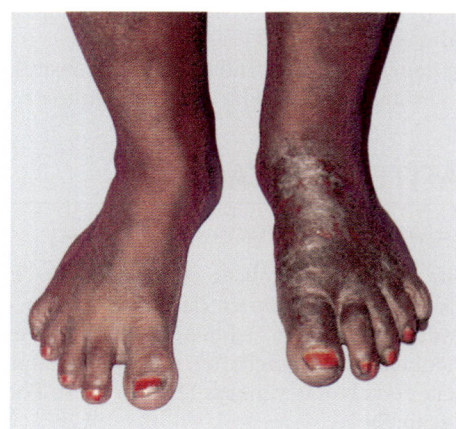

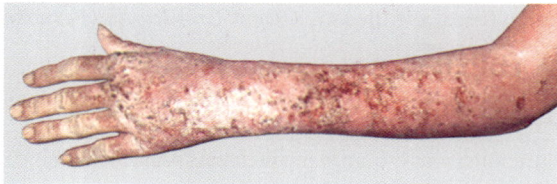

Figura 37.3 Dermatites de contato.

- Dermatite de contato fototóxica: tem o mesmo mecanismo etiopatogênico da dermatite de contato por irritante primário, com a diferença de que o sol modifica a estrutura química da substância (ver Fotodermatite, adiante)
- Dermatite de contato fotoalérgica: tem o mesmo mecanismo etiopatogênico da dermatite de contato alérgica. A substância torna-se antigênica na presença de luz solar (uso de anti-histamínicos como a prometazina na pele).

CAUSAS

É possível ocorrer dermatite de contato com qualquer substância que entra em contato com a pele (Quadro 37.1), como:

- Plantas: hera venenosa, carvalho, urtiga
- Substâncias químicas: níquel (joias, ganchos, relógio); dicromato de potássio (couros, cimento); parafenilenodiamina (tintas para cabelos, corantes para peles de animais, produtos químicos industriais); terebentina (detergentes, lustra-móveis, ceras); sabões e detergentes; herbicidas, fertilizantes; defensivos agrícolas
- Medicamentos tópicos: antibióticos (neomicina); timerosal (conservantes presentes em medicamentos tópicos); anestésicos (benzocaína); parabenos (medicamentos tópicos); formol (cosméticos, xampus, esmalte de unhas).

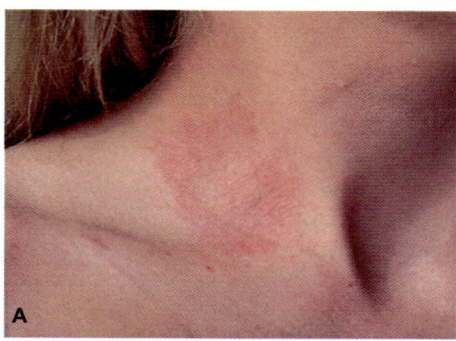

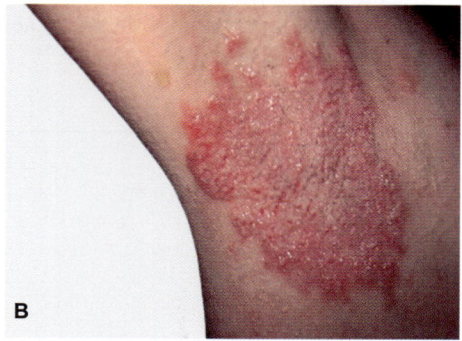

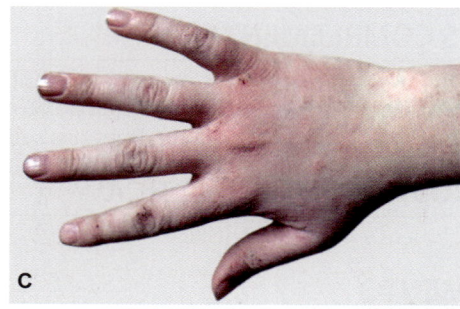

Figura 37.4 Dermatite de contato no pescoço por bijuterias (A), na axila por desodorante (B) e nas mãos (C).

Quadro 37.1 Dermatites de contato – local das lesões e causas.

Local	Causas
Couro cabeludo	• Xampus • Tinturas e química • Chapéus
Orelhas	• Brincos • Óculos
Face	• Pasta dental • *Piercings* • Cosméticos (maquiagem, esmaltes) • Perfumes • Colírios • Medicamentos tópicos
Pescoço	• Bijuterias (colares, brincos) • Perfumes • Roupas
Axilas	• Desodorante • Roupas • Perfumes
Tronco, períneo e genitais	• Roupas • Cremes • Tatuagens
Braços, mãos e punhos	• Cimento • Sabão • Plantas • Bijuterias (pulseiras, anéis)
Pernas e pés	• Medicamentos • Roupas • Cremes • Calçados (couro, borracha)

FASES CLÍNICAS

- Fase aguda: prurido, pápulas, vesículas e bolhas circundadas por eritema. Pode haver formação de crosta e exsudação
- Fase subaguda: área eritematosa, pápulas e descamação. Prurido presente na maioria dos casos
- Fase crônica: área eritematosa com descamação, espessamento com liquenificação, fissuras.

DIAGNÓSTICO DIFERENCIAL

- Herpes simples
- Reação fototóxica
- Dermatite seborreica
- Dermatite atópica
- Dermatite de estase
- Psoríase
- Urticária.

EXAMES COMPLEMENTARES

- Testes cutâneos (*patch-test*) nas alergias por sensibilizantes: são úteis para identificar dermatite de contato alérgica, mas não para demonstrar efeito irritante de muitas substâncias.

COMPROVAÇÃO DIAGNÓSTICA

- Dados clínicos + testes cutâneos.

TRATAMENTO

- Remover o agente agressor
- Evitar substâncias irritantes.

Tratamento medicamentoso

- Formas agudas e subagudas:
  - Banhos ou compressas com soluções antissépticas (permanganato de potássio 1:40.000 ou solução de ácido bórico 1 a 2%) é indicado nos casos de lesões exsudativas localizadas
  - Corticoides, como betametasona, mometasona, dexametasona, 2 vezes/dia, até a melhora. Na face e nas pregas cutâneas, utilizar corticoide de menor potência (hidrocortisona, desonida), por curto período de tempo
- Formas crônicas:
  - Corticoides de média e alta potência, em pomadas ou fitas adesivas, como betametasona, clobetasol, fludroxicortisona, 1 a 2 vezes/dia, até melhora e sob acompanhamento clínico
  - Infiltração com triancinolona, que está indicada em casos mais resistentes
- Anti-histamínicos, que são indicados, principalmente, em casos pruriginosos, como:
  - Bilastina, 20 mg/dia, ou azelastina, 10 mg/dia, ou loratadina, 10 mg/dia, ou desloratadina, 5 mg/dia
- Antibioticoterapia em casos de infecção secundária, como:
  - Casos localizados: mupirocina, creme, 2 vezes/dia; ácido fusídico, creme, 2 vezes/dia
  - Casos extremos e graves: cefalosporinas de 1ª e 2ª gerações são indicadas (cefalexina 2 g/dia, cefadroxila 1 a 2 g/dia, cefuroxima 500 mg a 1 g/dia) durante 7 a 14 dias
- Corticoides orais, como prednisona 0,5 a 1 mg/kg/dia, em doses diárias regressivas, está indicado para quadros graves, extensos ou de difícil tratamento.

PREVENÇÃO

- Evitar contato com substâncias suspeitas ou comprovadamente nocivas
- Usar luvas protetoras (com revestimento de algodão).

EVOLUÇÃO E PROGNÓSTICO

- Cura, se não houver mais contato com a substância responsável
- Erupção generalizada secundária à autossensibilização
- Infecção bacteriana secundária, que é frequente.

DERMATITE DE ESTASE

Eczema de estase, eczema varicoso

A dermatite de estase, também conhecida por "eczema de estase", é a inflamação crônica da parte inferior da perna, caracterizada por prurido, edema, escoriações, exsudação, hiperpigmentação e formação de crostas, relacionada com insuficiência de válvulas venosas (Figura 37.5). Pode evoluir para ulceração.

É frequente em mulheres, principalmente, no período pós-parto (ver Capítulos 67, *Úlcera Crônica das Pernas e dos Pés*, e 207, *Varizes*).

CAUSAS

- Insuficiência valvular venosa (veias varicosas, síndrome pós-trombótica)
- Traumatismo da pele, em especial se estiver edemaciada.

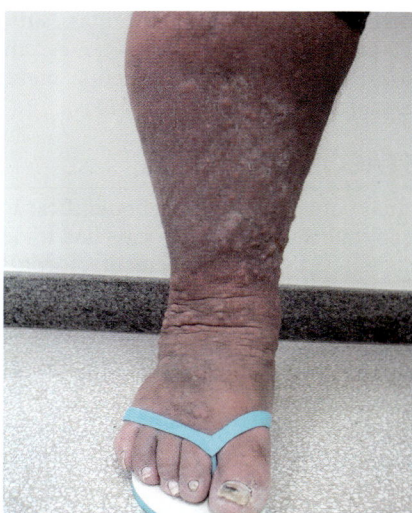

Figura 37.5 Dermatite de estase.

FATORES DE RISCO

- Varizes
- Trombose venosa
- Atopia
- Gravidez
- Obesidade
- Traumatismo
- Dieta com baixo teor de proteínas.

FORMAS CLÍNICAS

- Erupção cutânea, que é precedida de edema não inflamatório
- Lesão eritematosa, vesicossecretante na fase aguda
- Lesões eritematovioláceas na fase subaguda
- Lesões liquenificadas na fase crônica
- Hiperpigmentação localizada na face medial do tornozelo, com extensão frequente para pés e pernas, também chamada "dermatite ocre"
- Úlcera de estase (quase sempre acompanha a dermatite de estase). Pode ser provocada por traumatismos mínimos (ver Capítulo 67, *Úlcera Crônica das Pernas e dos Pés*)
- Prurido leve
- Dor (quando existe úlcera crônica)
- Infecção bacteriana secundária (celulite) que ocorre com frequência, e pode evoluir para erisipela.

EXAMES COMPLEMENTARES

- Hemograma
- Glicemia
- Biópsia (para afastar doenças parasitárias e neoplásicas) em casos especiais
- Ultrassonografia com Doppler para avaliação do sistema venoso.

DIAGNÓSTICO DIFERENCIAL

- Dermatite atópica
- Dermatite de contato
- Dermatofitose.

COMPROVAÇÃO DIAGNÓSTICA

- Dados clínicos.

TRATAMENTO

- Repousar com as pernas elevadas durante várias horas por dia
- Usar atadura de crepe ou meias elásticas para compressão do sistema venoso
- Evitar permanecer longo tempo na posição de pé
- Não utilizar cintos, ligas ou calcinhas com elástico apertado
- Aplicar compressas úmidas com solução de Bürow ou permanganato de potássio 1:40.000 em lesões secretivas
- Não coçar
- Usar cremes e hidratantes.

Tratamento medicamentoso

- Corticoides tópicos, como betametasona, metilprednisolona, fludrocortisona, em pomada ou creme, 2 vezes/dia, até melhora clínica
- Antibióticos tópicos ou sistêmicos, em casos de infecção bacteriana secundária.

PREVENÇÃO

- Hidratantes corporais, óleo mineral, 2 vezes/dia, para prevenir fissuras e prurido
- Instituição do tratamento das varizes e insuficiência venosa, causadoras da estase.

EVOLUÇÃO E PROGNÓSTICO

- Evolução crônica com exacerbações e remissões
- Infecção bacteriana é frequente
- Trombose venosa profunda (TVP)
- Sangramento da úlcera (espontânea ou com pequenos traumatismos)
- Risco de carcinoma de células escamosas nas bordas da úlcera de estase de longa duração
- Fibrose progressiva que provoca maior comprometimento do fluxo sanguíneo.

Atenção

- Avaliação clínica por angiologista para o tratamento adequado da doença das veias
- As neoplasias malignas (principalmente carcinoma espinocelular) podem surgir nas bordas das úlceras crônicas
- A obesidade facilita a estase e dificulta o tratamento.

DERMATITE ESFOLIATIVA

Eritrodermia esfoliativa

A dermatite esfoliativa ou eritrodermia esfoliativa é uma erupção descamativa generalizada da pele, de natureza idiopática ou secundária a alguma afecção da própria pele ou sistêmica.

Os principais achados histopatológicos de dermatite esfoliativa são hiperceratose, paraceratose, acantose da epiderme, edema, vasodilatação, infiltrados perivasculares. Podem estar associadas a doença cutânea subjacente ou, então, desenvolvida por reação alérgica (Figuras 37.6 e 37.7).

É mais frequente em homens entre 40 e 65 anos de idade.

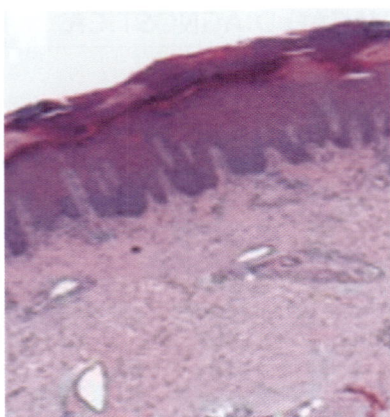

Figura 37.6 Achado histopatológico da eritrodermia esfoliativa.

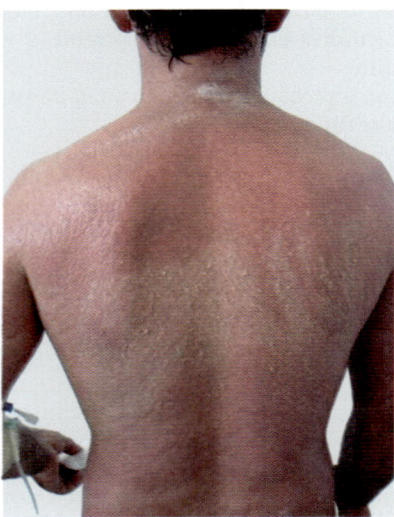

Figura 37.7 Dermatite esfoliativa.

CAUSAS

As dermatites esfoliativas são de etiologia desconhecida em cerca de 25% dos casos.

Existem três principais grupos de causas de eritrodermia, que são:

- Evolução ou agravamento de dermatoses preexistentes
- Reação alérgica a medicamentos
- Manifestação clínica de linfomas cutâneos.

DOENÇAS ASSOCIADAS

- Dermatites atópica, de contato e seborreica
- Eritrodermia ictiosiforme congênita
- Linfoma, principalmente micose fungoide e síndrome de Sézary
- Pênfigo foliáceo
- Pitiríase rósea e pitiríase rubra
- Psoríase
- Neoplasias (carcinoma de cólon e dos pulmões, leucemia, mieloma múltiplo)
- Escabiose

- Reações medicamentosas (sulfonamidas, sulfonas, penicilinas, cefalosporinas, anticonvulsivantes, anti-inflamatórias não esteroides [AINEs], codeína, metais pesados, quinidina, captopril, iodo, antimaláricos).

MANIFESTAÇÕES CLÍNICAS

- Escamas finas com eritema leve e liquenificação da pele
- Descamação, que se inicia nos locais das lesões da doença cutânea associada e, posteriormente, torna-se generalizada. Quando não há doença cutânea associada, a descamação, em geral, começa na região genital, no tronco e na cabeça antes de se generalizar
- Distrofia ungueal, em geral, está associada
- Queda de cabelos (25% dos casos)
- Prurido
- Febre e calafrios (50% dos pacientes)
- Fraqueza
- Anemia (70% dos casos) e desnutrição
- Linfadenopatia generalizada
- Esteatorreia
- Hepatomegalia (20 a 35% dos casos)
- Esplenomegalia nos casos de linfoma/leucemia
- Ginecomastia
- Mucosas são poupadas.

EXAMES COMPLEMENTARES

- Hemograma
- Dosagem de proteínas
- Radiografia do tórax
- Ultrassonografia do abdome
- Dosagem de antígeno prostático específico (PSA)
- Biópsia de pele, linfonodos ou medula.

COMPROVAÇÃO DIAGNÓSTICA

- Dados clínicos + exame histopatológico da pele, de linfonodos ou da medula óssea, para investigar a possibilidade de doença subjacente. (A biópsia da pele deve ser feita em três locais diferentes e repetida a cada 6 a 12 meses, até que se chegue a um diagnóstico.)

TRATAMENTO

- Suspensão do(s) medicamento(s) suspeito(s)
- Tratamento da doença subjacente.

Tratamento medicamentoso

- Corticoides tópicos, 2 vezes/dia, até melhora (betametasona, mometasona), nas formas localizadas da doença
- Prednisona, VO, 1 mg/kg/dia, durante 2 semanas, reduzindo gradativamente a dose, em casos graves
- Anti-histamínicos para aliviar o prurido (ver Capítulo 23, *Prurido*), como bilastina, 20 mg/dia, ou ebastina, 10 mg/dia, ou desloratadina, 5 mg/dia
- Cremes hidratantes em todo o corpo, 2 a 3 vezes/dia.

Neoplasia maligna "oculta"

Quando não se conhece a causa da eritrodermia, é importante realizar uma avaliação clínica minuciosa, pois pode haver uma neoplasia maligna "oculta" (prostática, ginecológica, pulmonar, gastrintestinal etc.), a qual se manifesta por eritrodermia.

EVOLUÇÃO E PROGNÓSTICO

- Em pacientes com causa subjacente identificada, os dois dependem da doença primária
- Na dermatite esfoliativa de etiologia desconhecida, o prognóstico é reservado, com frequentes recidivas ou sintomas crônicos, exigindo corticoterapia prolongada
- Infecção bacteriana secundária é frequente
- Desidratação/distúrbios eletrolíticos
- Insuficiência cardíaca.

DERMATITE HERPETIFORME

Dermatite de Duhring-Brocq

A dermatite herpetiforme, denominada também por dermatite de Duhring-Brocq, é uma afecção papulovesicular ou vesicobolhosa pruriginosa, simetricamente distribuída sobre pele sã ou sobre base eritematosa urticariforme.

Pode ser uma manifestação cutânea de sensibilidade ao glúten (ver Capítulo 352, *Intolerância ao Glúten*).

Os principais achados histopatológicos de dermatite herpetiforme são microabscessos dérmicos papilares e vesículas subepidérmicas (Figura 37.8).

É mais frequente em adultos, mas pode ocorrer em crianças.

CAUSAS

- Etiologia desconhecida
- Provável distúrbio imunológico
- Predisposição genética.

FATORES DE RISCO

- Enteropatia glúten-dependente
- História familiar de dermatite herpetiforme
- História pessoal de doença autoimune.

MANIFESTAÇÕES CLÍNICAS

- Erupção papulovesicular simétrica intensamente pruriginosa
- Bolhas tensas, simétricas, de tamanhos variados, com tendência à confluência (aspecto herpetiforme)
- Cotovelos e superfícies extensoras dos antebraços são os locais mais comprometidos
- Comprometimento de nádegas, joelhos, parte superior das costas, parte superior do pescoço e couro cabeludo também é frequente

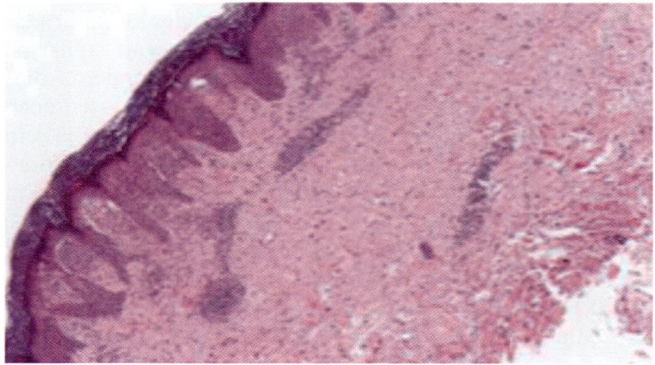

Figura 37.8 Dermatite herpetiforme.

- Lesões da mucosa da boca (30% dos casos)
- Escoriações secundárias podem ser proeminentes por causa do prurido intenso
- Sensação de queimadura ou de ardência na pele
- Não há comprometimento do estado geral.

DIAGNÓSTICO DIFERENCIAL

- Escabiose
- Eritema multiforme
- Penfigoide bolhoso
- Dermatose acantolítica transitória
- Urticária papular
- Eczema
- Pênfigo
- Dermatite por IgA linear.

EXAMES COMPLEMENTARES

- Imunofluorescência, que detecta presença de IgA granular nas papilas e na zona de membrana basal
- Exame histopatológico (biópsia de pele)
- Pesquisa de anticorpos antitransglutaminase, antiendomísios, antirreticulina e antigliadina.

COMPROVAÇÃO DIAGNÓSTICA

- Dados clínicos + exame histopatológico
- Exame imuno-histoquímico para a pesquisa de depósito de IgA.

TRATAMENTO

- Dieta isenta de glúten (ver Capítulos 352, *Intolerância ao Glúten*, e 265, *Espru Tropical*).

Tratamento medicamentoso

- Dapsona, VO, na dose de 100 a 200 mg/dia para adultos; para crianças, de 1 a 2 mg/kg/dia. Após o controle das manifestações clínicas, reduzir a dose progressivamente. *Observação*: a dapsona tem efeitos colaterais importantes. Assim, deve-se monitorar funções hemolinfopoética e hepática
- Colchicina a 1 a 2 g/dia, ou sulfassalazina a 2 a 4 g/dia, que são outras opções.

EVOLUÇÃO E PROGNÓSTICO

- Resposta geralmente boa ao tratamento com dapsona
- Dieta isenta de glúten melhora os sintomas clínicos e reduz a necessidade de dapsona na maioria dos pacientes.

Atenção

- A dermatite herpetiforme piora com medicamentos iodados, ingestão de frutos do mar e aplicação de flúor
- O hemograma completo, a transaminase glutâmico-pirúvica/transaminase glutâmico-oxalacética (TGP/TGO) e a bilirrubina total/fração devem ser feitos periodicamente, em função da intolerância que alguns pacientes têm à dapsona
- Os pacientes devem ser orientados a confirmarem se, no rótulo dos alimentos industrializados, está escrito que não contêm glúten.

DERMATITE SEBORREICA

Eczema seborreico, seborreia

Também conhecida por eczema seborreico, a dermatite seborreica é uma afecção inflamatória crônica que afeta áreas cutâneas ricas em glândulas sebáceas, principalmente couro cabeludo e face e, eventualmente, dobras (Figura 37.9).

Os principais achados histopatológicos de dermatite seborreica são paraceratose, acantose, espongiose e infiltrado mononuclear na derme (Figura 37.10).

CAUSAS E FATORES DE RISCO

- Etiologia desconhecida
- Ação de agentes antimicrobianos, particularmente leveduras do gênero *Malassezia*
- Fatores favorecedores da dermatite seborreica: calor, umidade, estímulos androgênicos, uso de roupas que retêm sebo e suor, estresse, doenças neurológicas (siringomielia, poliomielite, epilepsia, paralisia facial, doença de Parkinson), etilismo, ingestão de alimentos condimentados, diabetes, obesidade, imunodeficiências, medicamentos (cimetidina, neurolépticos, metildopa, vemurafenibe).

MANIFESTAÇÕES CLÍNICAS

- Lactentes/crianças:
  - Crosta láctea: eritema e descamação gordurosa e aderente no couro cabeludo
  - Erupção em região das fraldas, face, dobras e tronco
  - Possibilidade de, eventualmente, evoluir para eritrodermia
  - Prurido leve

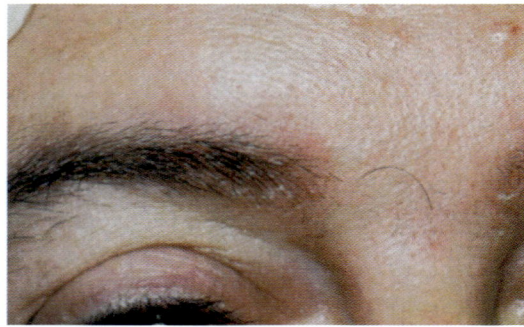

Figura 37.9 Dermatite seborreica em sobrancelhas.

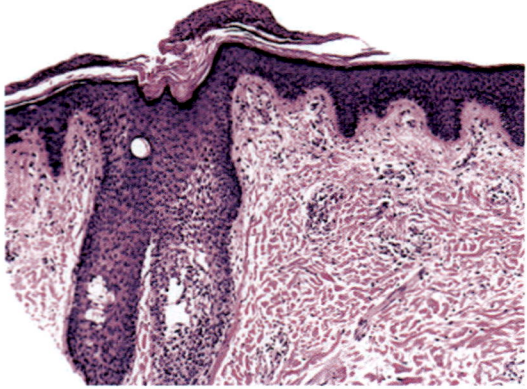

Figura 37.10 Achado histopatológico da dermatite seborreica.

- Adultos e adolescentes:
  - Prurido
  - Lesões eritematoescamosas em couro cabeludo, face, região pré-esternal e dorso superior
  - Aspecto avermelhado e vitrificado da pele nas dobras cutâneas
  - Comprometimento bilateral e simétrico
  - Descamação intensa
  - Possibilidade de evoluir para eritrodermia.

DIAGNÓSTICO DIFERENCIAL

- Dermatite atópica
- Psoríase
- Tinha inguinal e da cabeça
- Rosácea
- Lúpus eritematoso discoide
- Histiocitose X.

COMPROVAÇÃO DIAGNÓSTICA

- Dados clínicos.

COMPLICAÇÕES

- Atrofia ou estrias cutâneas provocadas pelo uso crônico de corticoides fluorados
- Ceratite herpética.

TRATAMENTO

Tratamento medicamentoso

- Lactentes/crianças:
  - Crosta láctea: remoção das escamas espessas por meio da aplicação de azeite de oliva ou de óleo mineral morno, lavando a área comprometida algumas horas depois
  - Tronco e áreas intertriginosas: limpeza com água boricada, solução de Bürow ou permanganato de potássio 1:40.000
  - Eritema intenso: corticoides não fluorados por períodos curtos (5 a 7 dias) – hidrocortisona a 1%, ou desonida a 0,05%, 1 a 2 vezes/dia
  - Sabonetes e/ou xampus antisseborreicos podem ser indicados
- Adultos:
  - Comprometimento do couro cabeludo: iniciar com xampus antisseborreicos a remoção das escamas do couro cabeludo (pode necessitar de 1 a 3 semanas). Xampus de cetoconazol a 2%, ou piritionato de zinco a 2%, ou piroctona olamina ou xampus de clobetasol, 3 vezes/semana, até melhora. Loções capilares com corticoides são indicadas em casos mais intensos – betametasona loção capilar ou clobetasol loção capilar, 1 a 2 vezes/dia, durante 5 a 7 dias
  - Face: corticoides tópicos de baixa potência – hidrocortisona a 1%, desonida a 0,05%, mometasona a 0,1% em cremes ou gel, 1 a 2 vezes/dia, durante 5 a 7 dias. Sabonetes contendo ácido salicílico e enxofre, 2 a 3 vezes/dia. Em alguns casos, indica-se o uso de cremes antifúngicos, como cetoconazol a 2%, 1 vez/dia, durante 14 a 28 dias
  - Orelhas e margens do couro cabeludo: triancinolona a 0,1%, creme ou pomada, aplicação 1 ou 2 vezes/dia
  - Pálpebras: hidrocortisona a 1% em base de pomada oftálmica, 1 vez/dia. Retirar as crostas das pálpebras com azeite de oliva ou óleo mineral

- Tórax: xampu antisseborreico; corticoides tópicos, como betametasona, metilprednisolona, mometasona, 2 vezes/dia, até melhora
- Pregas cutâneas: corticoides tópicos de baixa potência, 1 a 2 vezes/dia, durante 5 a 7 dias. Na presença de cândida, adicionar miconazol, nistatina creme ou clotrimazol
- Infecção bacteriana secundária: mupirocina, creme, durante 14 a 28 dias, ou ácido fusídico, creme, ou gentamicina, creme, 2 vezes/dia, durante 10 dias
- Formas resistentes: calcipotriol e calcitriol, pomada e gel, são indicados, 2 vezes/dia, associados ou não à betametasona. Fototerapia também pode ser indicada nesses casos. No Brasil só há calcitriol (análogo da vitamina D) nas formas oral e injetável
- Formas disseminadas: corticoides orais, como prednisona 1 mg/kg/dia, em doses regressivas. Em casos resistentes, pode ser utilizada a tetraciclina 500 mg a 1 g/dia, durante 30 dias, ou, então, isotretinoína, VO, 1 mg/kg/dia, durante 6 meses.

EVOLUÇÃO E PROGNÓSTICO

- Nos lactentes, a dermatite seborreica, em geral, sofre remissão aos 8 ou 12 meses
- Nos adultos, a dermatite seborreica é crônica, tem evolução imprevisível, com exacerbações e remissões, mas pode ser controlada com xampus e corticoides tópicos.

Atenção

- Nos pacientes HIV-positivos, a dermatite seborreica é um marcador clínico importante
- Deve-se lavar a cabeça com frequência
- Tensão emocional agrava a doença
- Bebidas alcoólicas e comidas gordurosas agravam o quadro.

FOTODERMATITE

Fotodermatose

Fotodermatites ou fotodermatoses são erupções cutâneas induzidas pela luz solar, compreendendo as seguintes formas clínicas:

- **Reações fototóxicas:** decorrem do efeito direto dos raios ultravioletas na pele, isoladamente (queimadura solar) ou em associação com substância fotossensibilizante (não alérgica)
- **Reações fotoalérgicas:** forma de dermatite alérgica que decorre dos efeitos combinados de uma substância fotossensibilizante (medicamento ou substância química) e dos raios ultravioletas (hipersensibilidade imunológica tardia)
- **Erupção polimórfica à luz (EPL):** erupção intermitente e crônica induzida pela luz, com pápulas eritematosas, lesões urticariformes ou vesículas nas áreas expostas à luz solar.

CAUSAS E FATORES DE RISCO

- Luz solar
- Bronzeamento artificial
- Medicamentos, como fenotiazinas, tetraciclinas, sulfonamidas, contraceptivos orais, tiazidas, inibidores da enzima conversora de angiotensina (IECAs), AINEs
- Agentes tópicos, como psoralenos, alcatrão, corantes fotoativos (eosina, laranja de acridina).

MANIFESTAÇÕES CLÍNICAS

- Reações fototóxicas:
  - Queimadura solar
  - Agente fototóxico e radiação solar
  - Eritema, edema e até bolhas, a depender do agente fototóxico e da intensidade da radiação solar
  - Limitada aos locais de contato do agente
  - Linhas de demarcação acentuadas entre a pele afetada e a não afetada
- Reações fotoalérgicas:
  - Pápulas com eritema e, por vezes, vesículas na área exposta à luz solar, mas as bordas são menos nítidas
  - Lesões surgem 24 horas ou mais após a exposição à luz solar
  - Pode disseminar para áreas não expostas
  - Prurido
- EPL:
  - Pápulas eritematosas disseminadas sobre áreas não expostas
  - Lesões urticariformes ou vesículas em alguns pacientes
  - Lesões podem ser precedidas de sensação de queimadura ou prurido.

EXAMES COMPLEMENTARES

- Biópsia da pele em casos especiais.

DIAGNÓSTICO DIFERENCIAL

- Lúpus eritematoso sistêmico.

COMPROVAÇÃO DIAGNÓSTICA

- Dados clínicos.

PREVENÇÃO E TRATAMENTO

- Evitar ou limitar a exposição à luz solar
- Utilizar roupas protetoras e/ou protetores solares
- Aplicar compressas de gelo ou água fria na fase aguda
- Evitar o uso de substâncias fotossensibilizadoras
- Usar protetores solares (fator de proteção solar [FPS] ≥ 30 para proteção adequada)
- Romper bolhas com agulha estéril.

Tratamento medicamentoso

- Corticoides tópicos (betametasona, creme a 0,1%)
- AINEs (indometacina, VO, 25 mg, de 8 em 8 horas)
- Prednisona, VO, 0,5 a 1 mg/kg/dia, durante 5 a 10 dias, para reações graves
- Anti-histamínicos para aliviar o prurido (ver Capítulo 23, *Prurido*), como bilastina, 20 mg/dia, ou ebastina, 10 mg/dia, ou desloratadina, 5 mg/dia, ou loratadina, 10 mg/dia.

Ação da luz solar sobre a pele

- A luz solar causa, de início, apenas bronzeamento e queimadura na pele, mas, com o passar do tempo, ocorre fotoenvelhecimento
- Alguns pacientes apresentam reação anormal aos efeitos da luz solar (fotodermatose idiopática: reação fototóxica, reação fotoalérgica e EPL)
- As dermatoses que se agravam pela luz solar são herpes simples, lúpus eritematoso, porfiria, rosácea, vitiligo.

EVOLUÇÃO E PROGNÓSTICO

- A evolução e o prognóstico são satisfatórios com medidas de prevenção.

BIBLIOGRAFIA

Azevedo MF. GPS medicamentos. Guia prático em saúde. Rio de Janeiro: Guanabara Koogan; 2017.

Azulay RD, Azulay DR, Azulay-Abulafia L. Dermatologia. 7. ed. Rio de Janeiro: Guanabara Koogan; 2017.

Kiefer MM, Chong CR. Pocket primary care. Wolters Kluwer; 2014.

Martins JEC, Paschoal LHC. Dermatologia terapêutica. São Paulo: Dilivros; 2006.

Porto CC, Porto AL. Semiologia médica, 8. ed. Rio de Janeiro: Guanabara Koogan, 2019.

Porto CC, Porto AL (Editores); Costa, PSS, Naghettini, AV. Pediatria na prática Diária. Rio de Janeiro: Guanabara Koogan, 2019.

Ramos E, Silva M, Castro MCR. Fundamentos da dermatologia. São Paulo: Atheneu; 2009.

Rivitti EA. Dermatologia de Sampaio e Rivitti. 4. ed. Artes Médicas; 2018.

Sampaio SAP, Rivitti EA. Dermatologia. 3. ed. Artes Médicas; 2007.

Wolff K, Goldsmith LA, Stephen IK et al. Fitzpatrick's dermatology in general medicine. McGraw-Hill; 2008.

38
Desidrose

Eczema disidrótico

Aiçar Chaul • Fernanda Rodrigues da Rocha Chaul • Marco Henrique Chaul

A desidrose é uma erupção vesicular recorrente que afeta as palmas das mãos e as plantas dos pés. Em geral, está associada à hiperidrose (sudorese excessiva), a qual não é a causa dessa síndrome eczematosa.

Os achados histopatológicos de desidrose são: no eczema disidrótico, vesículas espongióticas de 1 a 2 mm, de localização intradérmica; na desidrose lamelar, esfoliação da camada espinhosa da epiderme (Figura 38.1).

FATORES ETIOLÓGICOS

- Dermatite atópica (ver Dermatite atópica) – alguns casos de desidrose podem representar manifestação de atopia
- Dermatite de contato (ver Dermatite de contato) – numerosas substâncias podem determinar erupção disidrótica
- Dermatofitose (a distância, então denominada dermatofitide) – reação cutânea a distância nas infecções por dermatofitoses
- Infecções bacterianas – participação de antígenos bacterianos
- Alimentos e condimentos (cebola, alho, pimenta, pimenta-do-reino)
- Estresse emocional
- Medicamentos (penicilina, ácido acetilsalicílico, AINEs, anticoncepcionais, níquel).

FORMAS CLÍNICAS

- Eczema disidrótico:
  - Vesículas superficiais pequenas nas palmas das mãos, nas plantas dos pés e nas áreas interdigitais
  - Vesículas podem coalescer, formando bolhas
  - Lesões bilaterais quase sempre simétricas
  - Vesículas podem ser acompanhadas de fissuras e liquenificação
  - Sensação de queimadura e prurido
  - Vesículas podem sofrer ruptura, resultando em descamação fina
- Desidrose lamelar:
  - Máculas brancas pequenas com descamação.

DIAGNÓSTICO DIFERENCIAL

- Tinha das mãos ou dos pés
- Dermatite de contato
- Dermatite atópica
- Dermatite seborreica
- Psoríase pustulosa
- Acrodermatite
- Reação medicamentosa.

COMPROVAÇÃO DIAGNÓSTICA

- Dados clínicos
- Exame histopatológico em casos especiais.

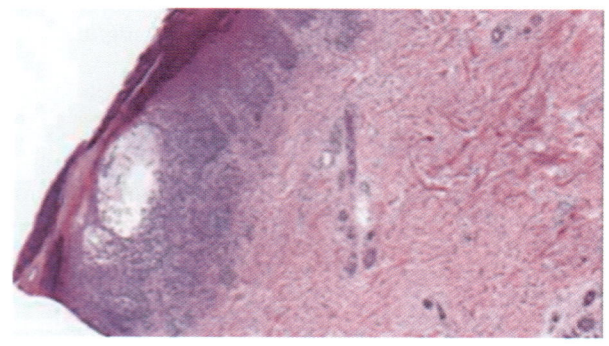

Figura 38.1 Exame histopatológico da desidrose.

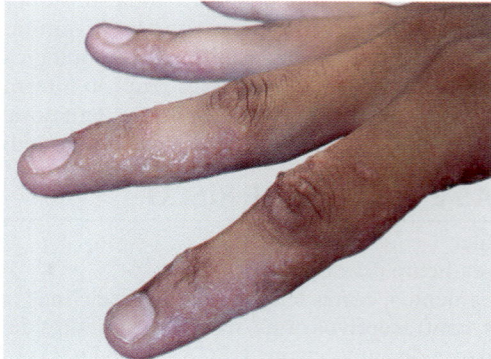

Figura 38.2 Vesículas pequenas localizadas em áreas interdigitais. (Cortesia de Azulay, 2017.)

COMPLICAÇÕES

- Infecções bacterianas secundárias.

TRATAMENTO

- Usar cremes hidratantes promovem alívio sintomático das lesões secas, descamativas
- Usar somente sapatos com solas de couro se houver comprometimento dos pés. Não usar calçado que tenha borracha ou plástico (p. ex., tênis)
- Usar meias de algodão
- Retirar sapatos e meias sempre que possível, para permitir evaporação do suor dos pés
- Usar água quente e sabão sem perfume para lavar as mãos
- Evitar trabalhar com água e sabão, se possível, ou usar luvas
- Evitar manuseio de detergentes e solventes.

Tratamento medicamentoso

- Eczema disidrótico: em casos leves a moderados, corticoides tópicos (betametasona, triancinolona, mometasona, dexametasona), 2 vezes/dia, até melhora clínica. Em casos graves, prednisona, VO, 1 mg/kg/dia, durante 10 a 15 dias, reduzindo gradativamente a dose
- Desidrose lamelar: preparações de alcatrão em pomada; corticoides, VO ou tópicos; ceratolíticos e cremes hidratantes, até melhora do quadro. Coaltar a 1%, bisnaga com 100 g ou mandar aviar: coaltar a 1 a 5% + ácido salicílico a 3% (para melhorar a absorção) + de pomada, gel, vaselina sólida qsp 100 g (aplicação: 1×/noite. Na manhã seguinte, tomar sol por 40 minutos, antes do banho. Orientar que suja as roupas de cama e o pijama. O odor é *sui generis*).

EVOLUÇÃO E PROGNÓSTICO

- Lesões quase sempre têm resolução espontânea
- Tratamento adequado acelera a resolução
- Recidivas são frequentes
- Não há ocorrência de formação de cicatriz nos locais das lesões.

Atenção

- Fator desencadeante, quando identificado, deve ser afastado
- Água, sabão, produtos químicos, principalmente os derivados do petróleo, agravam a desidrose, qualquer que seja a etiologia
- Estresse pode ser a causa ou um agravante (ver Capítulos 37, *Dermatites*, e 51, *Micoses Superficiais*).

BIBLIOGRAFIA

Azevedo MF. GPS Medicamentos. Guia prático em saúde. Rio de Janeiro: Guanabara Koogan; 2017.

Azulay RD, Azulay DR, Azulay-Abulafia L. Dermatologia. 7. ed. Rio de Janeiro: Guanabara Koogan; 2017.

Martins JEC, Paschoal LHC. Dermatologia terapêutica. São Paulo: Dilivros; 2006.

Porto CC, Porto AL. Semiologia médica. 8. ed. Guanabara Koogan, 2019

Ramos E, Silva M, Castro MCR. Fundamentos da dermatologia. São Paulo: Atheneu; 2009.

Rivitti EA. Dermatologia de Sampaio e Rivitti. 4. ed. Artes Médicas; 2018.

Sampaio SAP, Rivitti EA. Dermatologia. 3. ed. Artes Médicas; 2007.

Wolff K, Goldsmith LA, Stephen IK et al. Fitzpatrick's dermatology in general medicine. McGraw-Hill; 2008.

39
Eritema Endurado

Eritema endurado de Bazin

Aiçar Chaul • Fernanda Rodrigues da Rocha Chaul • Marco Henrique Chaul

INTRODUÇÃO

O eritema endurado é constituído por nódulos inflamatórios ocasionados por reação de hipersensibilidade tardia a antígenos do *Mycobacterium tuberculosis*. É considerada uma tubercúlide.

FATORES DE RISCO

- Infecção pelo *Mycobacterium*
- Mulheres jovens.

MANIFESTAÇÕES CLÍNICAS

- Nódulos inflamatórios (eritematosos e dolorosos) localizados predominantemente na porção posterior dos membros inferiores (Figura 39.1)
- Com frequência evolui para ulceração
- Pode acometer membros superiores, tronco e nádegas
- Eritrocianose, livedo reticular e hiperidrose palmoplantar podem acompanhar o quadro.

DIAGNÓSTICO DIFERENCIAL

- Eritema nodoso
- Paniculites (Inflamação do tecido subcutâneo).

EXAMES COMPLEMENTARES

- Teste tuberculínico (PPD)

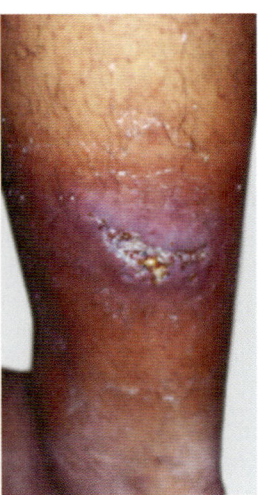

Figura 39.1 Eritema endurado de Bazin localizado na panturrilha. (Cortesia de Azulay, 2017.)

- Reação em cadeia da polimerase (PCR)
- Exame histopatológico.

TRATAMENTO

- Ver Capítulo 576, *Tuberculose*.

Tratamento medicamentoso

- Isoniazida deve ser mantida por mais 6 meses nos casos de tuberculose cutânea
- Corticoides orais, como prednisona, 40 mg/dia, podem ser utilizados em casos mais intensos, em esquema de redução gradual da dose.

BIBLIOGRAFIA

Azevedo MF. GPS medicamentos. Guia prático em saúde. Rio de Janeiro: Guanabara Koogan; 2017.

Azulay RD, Azulay DR, Azulay-Abulafia L. Dermatologia. 7. ed. Rio de Janeiro: Guanabara Koogan; 2017.

Rivitti EA. Dermatologia de Sampaio e Rivitti. 4. ed. Artes Médicas; 2018.

Sampaio SAP, Rivitti EA. Dermatologia. 3. ed. Artes Médicas; 2007.

40
Eritema Multiforme

Eritema polimorfo

Aiçar Chaul • Fernanda Rodrigues da Rocha Chaul • Marco Henrique Chaul

INTRODUÇÃO

Reação de hipersensibilidade autolimitada e, com frequência, recorrente, o eritema multiforme, ou polimorfo, é uma erupção cutânea aguda com lesões eritematopapulosas, de aspecto multiforme, que pode comprometer as mucosas.

Os principais achados histopatológicos são necrólise epidérmica (Figura 40.1), espongiose, edema intracelular, alterações vacuolares na junção dermoepidérmica, edema e extravasamento de eritrócitos na derme.

FORMAS CLÍNICAS

- Eritema multiforme *minor*: evolução benigna (Figura 40.2)
- Eritema multiforme *major* (síndrome de Stevens-Johnson): lesões graves na pele (Figura 40.3) e nas mucosas (oral, genital, ocular; ver Capítulo 66, *Síndrome de Stevens-Johnson*).

CAUSAS

- Desconhecida em 20 a 30% dos pacientes
- Infecções virais: em geral, herpes-vírus humano
- Infecções bacterianas: *Mycobacterium leprae, Mycoplasma pneumoniae*, brucelose, difteria, *Yersinia*, tuberculose, tularemia, blenorragia

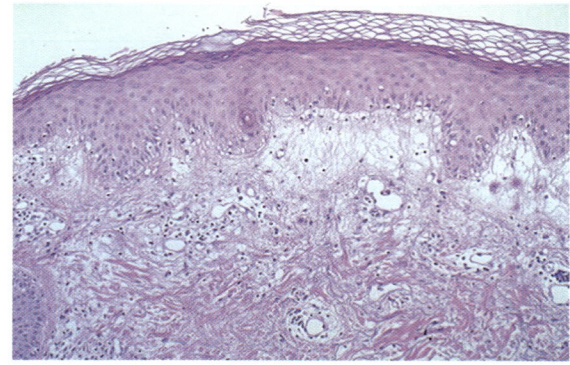

Figura 40.1 Necrólise epidérmica no eritema multiforme.

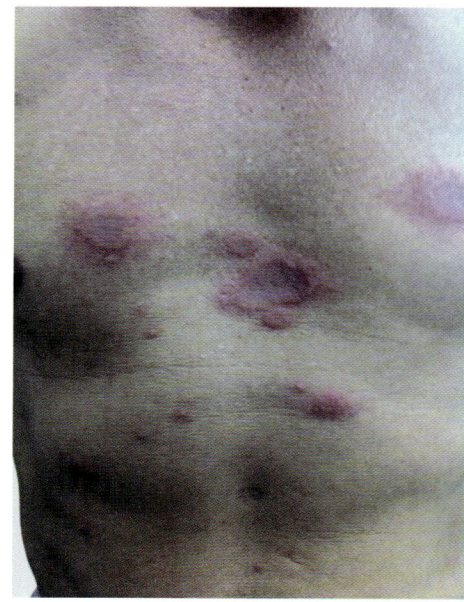

Figura 40.2 Eritema multiforme *minor*.

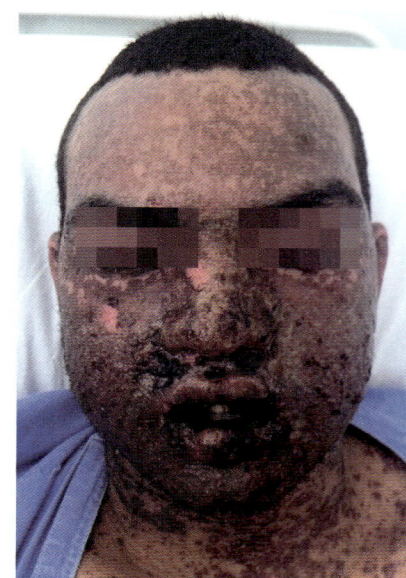

Figura 40.3 Eritema multiforme *major* de Stevens-Johnson.

- Infecções por protozoários
- Infecções micóticas: coccidioidomicose e histoplasmose
- Colagenoses: LES, dermatomiosite, poliarterite nodosa (PAN)
- Neoplasias malignas
- Medicamentos antibióticos, sulfas, analgésicos, AINEs, anticonvulsivantes, cimetidina, tiabendazol, cetoconazol
- Vacinas, tétano/difteria, BCG, vacina oral da pólio.

FATOR DE RISCO

- História pregressa de eritema multiforme.

MANIFESTAÇÕES CLÍNICAS

- Erupção cutânea clássica: "lesão em alvo", que consiste em eritema, com ou sem vesiculação, circundada por pele de aspecto normal e um anel externo de eritema (Figura 40.4)
- Lesões simétricas, de início súbito e rapidamente progressivas, afetando as regiões palmares e plantares, o dorso das mãos, a superfície extensora das extremidades e da face
- Vesículas/ulcerações nas mucosas em 20 a 45% dos pacientes
- Sensação de queimadura na pele e nas mucosas
- Prurido discreto
- Ulcerações corneanas.

DIAGNÓSTICO DIFERENCIAL

- Urticária
- Dermatite de contato
- Erupções medicamentosas
- Pitiríase rósea
- Sífilis secundária
- Tinha
- Pênfigo vulgar
- Penfigoide gestacional
- Dermatite herpetiforme
- Doença do soro
- Colagenoses
- Exantemas virais
- Síndrome de Behçet
- Granuloma anular
- Eczema numular.

COMPROVAÇÃO DIAGNÓSTICA

- Dados clínicos
- Exame histopatológico da pele em casos especiais.

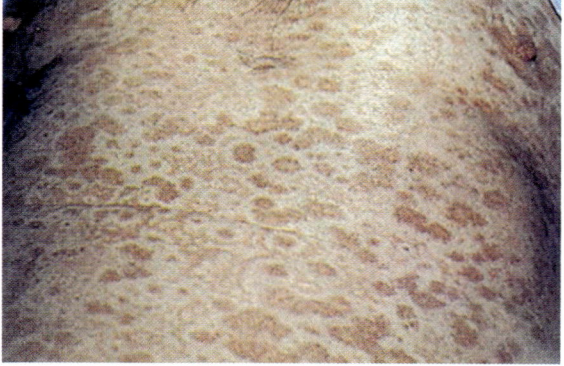

Figura 40.4 Eritema multiforme.

COMPLICAÇÕES

- Progressão para a síndrome de Stevens-Johnson
- Infecção bacteriana secundária
- Complicações oculares (ulcerações da córnea).

TRATAMENTO

- Suspender todos os medicamentos em uso
- Internar nos casos graves
- Tratar infecção ou doença subjacente (ver Causas).

Tratamento medicamentoso

- Prednisona, VO, 0,5 a 1 mg/kg/dia, durante 10 dias; em seguida, redução gradual da dose.

PREVENÇÃO

- Evitar os agentes capazes de causar essa reação.

EVOLUÇÃO E PROGNÓSTICO

- A erupção evolui em 1 a 2 semanas, com resolução dentro de 2 a 3 semanas.

BIBLIOGRAFIA

Azevedo MF. GPS medicamentos. Guia prático em saúde. Rio de Janeiro: Guanabara Koogan; 2017.

Azulay RD, Azulay DR, Azulay-Abulafia L. Dermatologia. 7. ed. Rio de Janeiro: Guanabara Koogan; 2017.

Martins JEC, Paschoal LHC. Dermatologia terapêutica. São Paulo: Dilivros; 2006.

Porto CC, Porto AL. Semiologia médica. 8. ed. Rio de Janeiro: Guanabara Koogan; 2019.

Ramos E, Silva M, Castro MCR. Fundamentos da dermatologia. São Paulo: Atheneu; 2009.

Rivitti EA. Dermatologia de Sampaio e Rivitti. 4. ed. Artes Médicas; 2018.

Sampaio SAP, Rivitti EA. Dermatologia. 3. ed. Artes Médicas; 2007.

Wolff K, Goldsmith LA, Stephen IK et al. Fitzpatrick's dermatology in general medicine. McGraw-Hill; 2008.

41
Eritema Nodoso

Aiçar Chaul ◆ Fernanda Rodrigues da Rocha Chaul ◆ Marco Henrique Chaul

INTRODUÇÃO

Mais frequente na faixa dos 20 aos 30 anos, o eritema nodoso é uma afecção cutânea decorrente de reação de hipersensibilidade a agentes infecciosos, medicamentos e outras causas, caracterizado por nódulos eritematosos cutâneos.

Os principais achados histopatológicos de eritema nodoso são paniculite septal (Figura 41.1), infiltrado de neutrófilos nos septos do tecido adiposo, predomínio de células mononucleares e histiócitos na fase tardia. Pode haver comprometimento da derme inferior, bem como fibrose septal.

CAUSAS

- Infecção estreptocócica (agente causal mais comum), tuberculose, hanseníase
- Sarcoidose
- Micoses profundas, como coccidioidomicose, histoplasmose, blastomicose
- Infecções virais e por clamídia
- Enteropatias, como retocolite ulcerativa, doença de Crohn
- Neoplasias malignas, como linfomas, leucemias, sarcomas
- Doenças diversas, como nefropatia por IgA, síndrome de Sjögren, doença de Behçet
- Gestação
- Após radioterapia
- Medicamentos sulfonamidas, clortalidona, contraceptivos orais, brometos, penicilinas/analgésicos.

Observação: em 30% dos casos, não se consegue definir a causa.

MANIFESTAÇÕES CLÍNICAS

- Nódulos eritematosos elevados, dolorosos, com diâmetro de 1 a 5 cm, localizados principalmente na superfície anterior da tíbia e nos antebraços, que regridem após poucas semanas, sem ulcerar (Figura 41.2)
- Febre, mal-estar e artralgia são frequentes
- Pigmentação azulada na fase tardia
- Adenopatia satélite.

DIAGNÓSTICO DIFERENCIAL

- Tromboflebite superficial
- Celulite
- Eritema endurado
- Doença de Weber-Christian (nódulos violáceos)
- Paniculite do lúpus; PAN
- Granulomas da sarcoidose; linfoma
- Tuberculose cutânea.

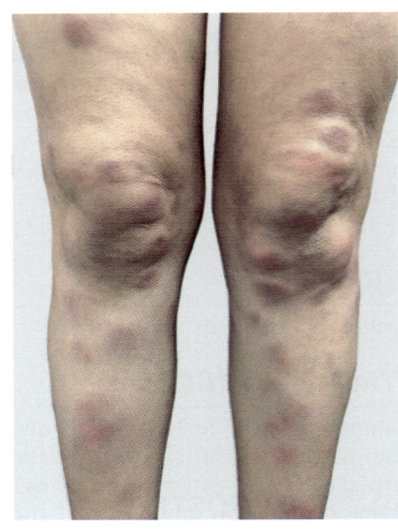

Figura 41.2 Eritema nodoso em membros inferiores. (Cortesia de Azulay, 2017.)

EXAMES COMPLEMENTARES

- Velocidade de hemossedimentação (VHS): aumentada
- Hemograma: leucocitose
- Radiografia do tórax: pesquisa de adenopatia hilar e infiltrados pulmonares
- Exame de escarro: pesquisa de bacilo álcool-ácidorresistente (BAAR)
- Dosagem de ASLO
- Linfa dos cotovelos ou lóbulos das orelhas: pesquisa de BAAR
- Outros exames conforme a hipótese diagnóstica.

COMPROVAÇÃO DIAGNÓSTICA

- Dados clínicos
- Exame histopatológico da pele, incluindo a gordura subcutânea, em casos selecionados (Figura 41.3).

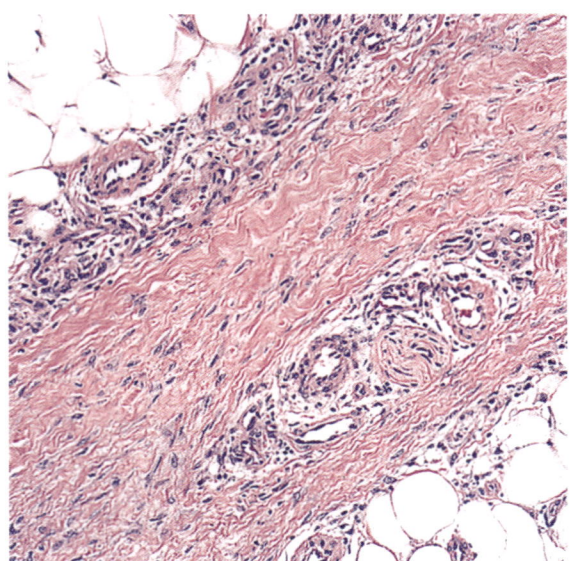

Figura 41.1 Paniculite septal no eritema nodoso.

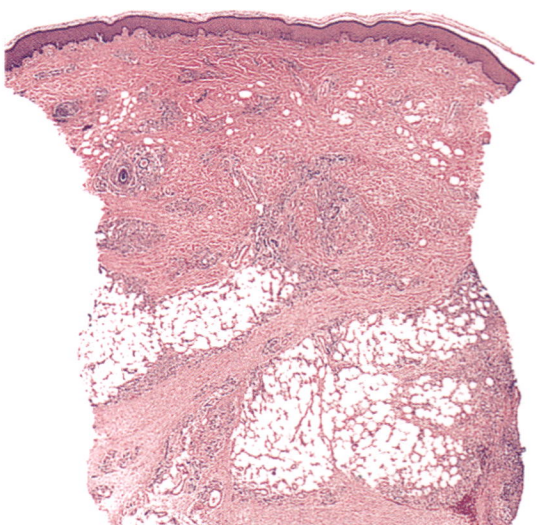

Figura 41.3 Eritema nodoso: exame histopatológico da pele do eritema nodoso.

TRATAMENTO

- Repouso no leito, mantendo as pernas elevadas
- Compressas úmidas
- Suspensão dos medicamentos capazes de provocar esse tipo de reação
- Tratamento da causa (o mais importante).

Tratamento medicamentoso

- Ácido acetilsalicílico, VO, 2 a 3 g/dia, ou o VO, 500 a 1.000 mg/dia, de 12 em 12 horas
- Corticoide oral em casos graves, como prednisona VO, 1 mg/kg/dia, por 10 a 15 dias, com redução gradual da dose
- Iodeto de potássio, VO, 300 a 1.000 mg/dia, por 3 a 6 semanas
- Talidomida, VO, 100 mg/dia, para eritema nodoso hanseniano (ver Capítulo 44, *Hanseníase*).

EVOLUÇÃO E PROGNÓSTICO

- Resolução das lesões em um período de 3 a 6 semanas
- Lesões não deixam cicatrizes
- Dores articulares podem persistir durante anos
- Recidivas podem ocorrer (14% dos casos).

Atenção

Em todo paciente com eritema nodoso, deve-se pensar em infecção estreptocócica, hanseníase e tuberculose, as causas mais frequentes.

BIBLIOGRAFIA

Azevedo MF. GPS medicamentos. Guia prático em saúde. Rio de Janeiro: Guanabara Koogan; 2017.
Azulay RD, Azulay DR, Azulay-Abulafia L. Dermatologia. 7. ed. Rio de Janeiro: Guanabara Koogan; 2017.
Martins JEC, Paschoal LHC. Dermatologia terapêutica. São Paulo: Dilivros; 2006.
Porto CC, Porto AL. Semiologia médica. 8. ed. Rio de Janeiro: Guanabara Koogan; 2019.
Ramos E, Silva M, Castro MCR. Fundamentos da dermatologia. São Paulo: Atheneu; 2009.
Rivitti EA. Dermatologia de Sampaio e Rivitti. 4. ed. Artes Médicas; 2018.
Sampaio SAP, Rivitti EA. Dermatologia. Artes Médicas; 2007.
Wolff K, Goldsmith LA, Stephen IK et al. Fitzpatrick's dermatology in general medicine. McGraw-Hill; 2008.

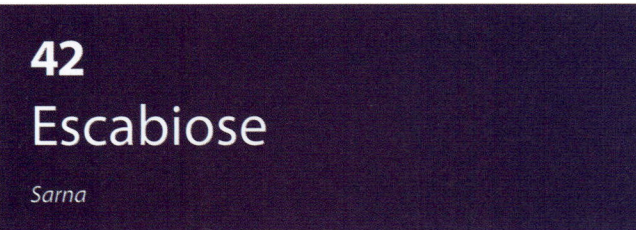

42
Escabiose

Sarna

Aiçar Chaul • Fernanda Rodrigues da Rocha Chaul •
Marco Henrique Chaul

INTRODUÇÃO

A escabiose, também conhecida como sarna, é a parasitose causada pela infestação da pele por ácaros.

Os principais dados histopatológicos de escabiose são processo inflamatório e galerias nas camadas profundas da epiderme, onde se encontram porções do ácaro e dos ovos (Figura 42.1).

A escabiose é mais frequente em crianças e em adultos jovens.

Os pacientes idosos e imunossuprimidos estão sujeitos a infecções extensas, relacionadas com declínio da imunidade celular.

CAUSA

- *Sarcoptes scabiei.*

FATORES DE RISCO

- Contato com pessoas infectadas
- Promiscuidade sexual
- Baixo nível socioeconômico
- Dermatite atópica
- Imunodepressão.

MANIFESTAÇÕES CLÍNICAS

- Localizações preferenciais: pregas interdigitais ou de punhos, cotovelos, axilas, tornozelos e pés, podendo estender-se até virilha, órgãos genitais, mamas e nádegas
- Prurido (mais intenso à noite)
- Vesículas e pápulas escoriadas
- Nódulos em áreas cobertas (nádegas, genitália, axilas)
- Descamação
- Eritema
- Pústulas (quando secundariamente infectadas)
- Eritrodermia (rara)
- Manifestações atípicas em pacientes imunodeprimidos.

DIAGNÓSTICO DIFERENCIAL

- Dermatite atópica
- Dermatite herpetiforme
- Picadas de insetos
- Pitiríase rósea
- Dermatite seborreica
- Sífilis.

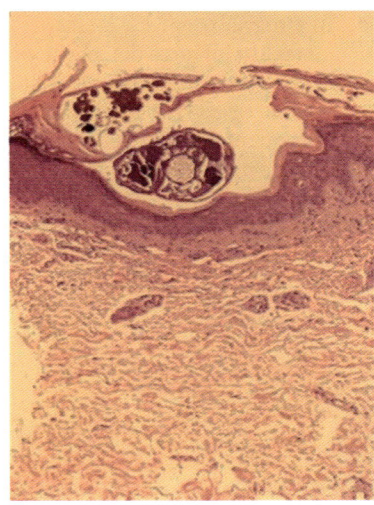

Figura 42.1 Lesões histopatológicas da escabiose.

COMPROVAÇÃO DIAGNÓSTICA

- Exame da pele com lente de aumento para pesquisa de túneis nos espaços interdigitais, nas superfícies flexoras dos punhos e no pênis. Procurar na extremidade do túnel um ponto escuro, que é o ácaro
- O ácaro pode ser extraído com agulha de calibre 25
- Raspado sob as unhas dos dedos pode ser positivo
- Preparação a fresco com hidróxido de potássio: transferir o raspado diretamente para uma lâmina, adicionar uma gota de hidróxido de potássio e colocar lamínula sobre o material
- Técnica da fita gomada: também pode ser usada para demonstrar os parasitos.

COMPLICAÇÕES

- Infecções bacterianas secundárias
- Lesões generalizadas em pacientes imunodeprimidos.

TRATAMENTO

- Tratar todos os membros da família e contatos íntimos (empregados, babás) concomitantemente
- Lavar todas as vestes, roupas de cama e toalhas durante o tratamento.

Tratamento medicamentoso

- Permetrina a 5%, loção cremosa, aplicada do pescoço até a cabeça e até a planta dos pés, durante 8 a 14 horas, deve ser a 1ª escolha; a seguir, remover o medicamento. Fazer uma segunda aplicação após 24 horas. Repetir após 1 semana
- Pomada de enxofre a 10 ou 20%, aplicada em todo o corpo, a partir do pescoço, por 3 dias
- Ivermectina, VO, 200 mg/kg, em dose única, em casos selecionados (evitar o uso em idosos e em menores de 5 anos de idade)
- Anti-histamínicos em caso de prurido intenso – usar desloratadina 5 mg VO, 1 vez/dia, ou loratadina 10 mg VO, 1 vez/dia, ou hidroxizina 25 mg VO, 2 vezes/dia, até melhora do prurido.

EVOLUÇÃO E PROGNÓSTICO

- Lesões começam a regredir em 1 a 2 dias
- Ocorre persistência de prurido e dermatite por 10 a 14 dias. O prurido pode ser aliviado com anti-histamínicos e/ou corticoides tópicos ou orais (ver Capítulo 23, *Prurido*)
- Lesões nodulares podem persistir por várias semanas, necessitando de aplicação de corticoides intralesionais ou, eventualmente, sistêmicos
- Infecção bacteriana secundária é frequente (pode necessitar de antibioticoterapia).

Atenção

- Uso excessivo de escabicida piora o quadro
- Lesões nodulares, se manipuladas diariamente, persistem e pioram
- Contatos (todos) devem fazer o tratamento concomitantemente.

BIBLIOGRAFIA

Azevedo MF. GPS medicamentos. Guia prático em saúde. Rio de Janeiro: Guanabara Koogan; 2017.

Azulay RD, Azulay DR, Azulay-Abulafia L. Dermatologia. 7. ed. Rio de Janeiro: Guanabara Koogan; 2017.

Martins JEC, Paschoal LHC. Dermatologia terapêutica. São Paulo: Dilivros; 2006.

Ramos E, Silva M, Castro MCR. Fundamentos da dermatologia. São Paulo: Atheneu; 2009.

Rivitti EA. Dermatologia de Sampaio e Rivitti. 4. ed. Artes Médicas; 2018.

Sampaio SAP, Rivitti EA. Manual de dermatologia clínica. Artes Médicas; 2014.

Wolff K, Goldsmith LA, Stephen IK et al. Fitzpatrick's dermatology in general medicine. McGraw-Hill; 2008.

43
Granuloma Anular

Aiçar Chaul • Fernanda Rodrigues da Rocha Chaul • Marco Henrique Chaul

INTRODUÇÃO

O granuloma anular é uma inflamação crônica benigna e autolimitada da pele, caracterizada por pápulas de disposição anular.

Mais frequente em mulheres, o granuloma anular pode ser localizado (mais comum em crianças e adultos jovens) ou disseminado (mais comum em adultos entre a 4ª e a 7ª década).

Os principais achados histopatológicos de granuloma anular são histiócitos e células epiteliais (em paliçada), circundando uma zona central de colágeno degenerado na região média ou superior da derme (Figura 43.1).

CAUSAS

- Etiologia desconhecida
- Pode representar reação imune a vários antígenos: vírus, bactérias, irradiação ultravioleta, picadas de insetos e

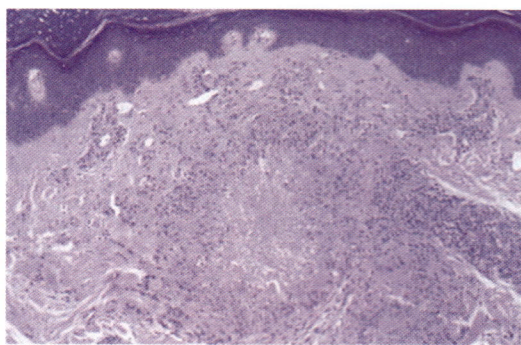

Figura 43.1 Achados histopatológicos do granuloma anular.

alguns medicamentos (alopurinol, anlodipino, terapia com anti-TNF, topiramato e anti-inflamatórios não esteroides).

FATORES DE RISCO

- História familiar positiva
- Diabetes, artrite reumatoide, sarcoidose, tireoidopatia.

MANIFESTAÇÕES CLÍNICAS

- Lesões papulares, circulares ou semicirculares, geralmente assintomáticas
- Localização: na superfície dorsal das mãos (Figura 43.2), dos dedos das mãos, dos pés, das superfícies extensoras dos braços e das pernas, mais raramente na face e no tronco
- Lesões pruriginosas em raras ocasiões
- Formas atípicas menos características:
  - Micropápulas umbilicadas
  - Formas perfurantes (granuloma anular perfurante)
  - Formas nodulares: nódulos subcutâneos em pernas, nádegas e couro cabeludo (granuloma anular profundo).

DIAGNÓSTICO DIFERENCIAL

- Lesões papulares de outras causas, como necrobiose lipoídica, amiloidose cutânea, sarcoidose papular, líquen plano anular, tinha, hanseníase tuberculoide, molusco contagioso, líquen simples crônico
- Nódulos subcutâneos, como nódulos reumatoides.

COMPROVAÇÃO DIAGNÓSTICA

- Dados clínicos e/ou raspado de pele para descartar infecção fúngica e/ou exame histopatológico
- Imunofluorescência direta – presença de complemento C_3, IgM e fibrinogênio nos vasos dérmicos e na função dermoepidérmica.

TRATAMENTO

Tratamento medicamentoso

- Forma localizada: triancinolona intralesional, 5 mg/mℓ, injetada apenas nas bordas elevadas. A aplicação pode ser repetida mensalmente. Corticoides tópicos em curativo oclusivo: betametasona a 0,1%, ou fludrocortisona, em adesivo. Crioterapia sobre as lesões por 10 segundos
- Forma disseminada: hidroxicloroquina, 6 mg/kg/dia, ou dapsona, 100 mg/dia, ou ciclosporina, 3 a 6 mg/kg/dia, ou isotretinoína, 1 mg/kg/dia, por 4 a 6 meses, anti-TNF-α (adalimumabe 80 mg dose inicial, seguida de 40 mg, a cada 2 semanas, por tempo indeterminado

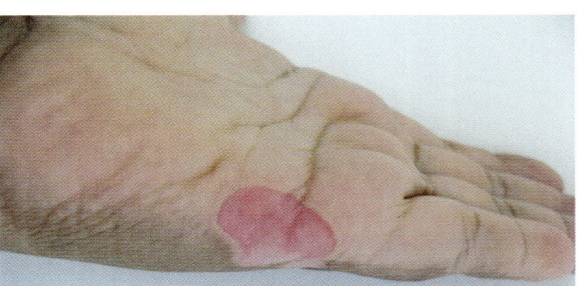

Figura 43.2 Granuloma anular em mão.

- Tratamentos adjuvantes para ambas as formas: alfatocoferol – vitamina E –, 400 mg/dia, ou pentoxifilina, 400 mg/dia
- Fototerapia em casos disseminados e resistentes.

PREVENÇÃO

- Tanto na forma disseminada quanto na localizada, os pacientes devem evitar exposição à luz solar.

EVOLUÇÃO E PROGNÓSTICO

- As lesões desaparecem sem qualquer cicatriz em 75% dos pacientes, dentro de 2 anos. Há recidiva em 40% dos pacientes.

Atenção

- O simples fato de se fazer biópsia da lesão pode determinar a regressão do granuloma anular em muitos casos
- As lesões não devem ser confundidas com hanseníase tuberculoide.

BIBLIOGRAFIA

Azevedo MF. GPS medicamentos. Guia prático em saúde. Rio de Janeiro: Guanabara Koogan; 2017.
Azulay RD, Azulay DR, Azulay-Abulafia L. Dermatologia. 7. ed. Rio de Janeiro: Guanabara Koogan; 2017.
Martins JEC, Paschoal LHC. Dermatologia terapêutica. São Paulo: Dilivros; 2006.
Ramos E, Silva M, Castro MCR. Fundamentos da dermatologia. São Paulo: Atheneu; 2009.
Rivitti EA. Dermatologia de Sampaio e Rivitti. 4. ed. Artes Médicas; 2018.
Sampaio SAP, Rivitti EA. Dermatologia. Artes Médicas; 2007.
Wolff K, Goldsmith LA, Stephen IK et al. Fitzpatrick's dermatology in general medicine. McGraw-Hill; 2008.

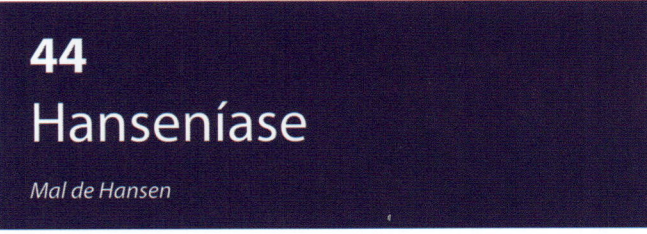

44
Hanseníase

Mal de Hansen

Aiçar Chaul • Fernanda Rodrigues da Rocha Chaul • Marco Henrique Chaul

INTRODUÇÃO

A hanseníase, também conhecida como mal de Hansen, é uma infecção crônica da pele e dos nervos periféricos causada por *Mycobacterium leprae*.

A hanseníase tem alta infectividade e baixa patogenicidade, sendo contagiosa nos casos altamente infectados (pacientes multibacilíferos), os quais eliminam bacilos principalmente pelas vias respiratórias, mas pode ocorrer, também, pelas áreas de pele e mucosas erodidas, dependendo da suscetibilidade do indivíduo e de contato prolongado.

O período de incubação é de 2 a 5 anos para casos pauci-bacilares e de 5 a 10 anos para os multibacilares.

FORMAS CLÍNICAS

- Indeterminada
- Tuberculoide
- Virchowiana
- Dimorfa.

MANIFESTAÇÕES CLÍNICAS

A maioria dos pacientes permanece assintomática por longo tempo, sendo que as manifestações de hanseníase dependem da forma clínica (Quadro 44.1).

Pesquisas ao longo de décadas têm contribuído para mostrar que fenótipos da hanseníase estão sob controle genético.

As principais manifestações clínicas incluem:

- **Hanseníase indeterminada** (HI)
  - Máculas hipocrômicas e/ou eritematosas em face, superfície extensora dos membros, regiões glúteas e no tronco (Figura 44.1)
  - Hipoestesia térmica
  - Anidrose e alopecia nas áreas das lesões
- **Hanseníase tuberculoide**
  - Placas eritematosas, hipo ou anestésicas, de limites externos nítidos, com centro esmaecido e hipopigmentado, sem localização preferencial (Figura 44.2)
  - Alopecia na área da lesão (Figura 44.3)
  - Espessamento do nervo relacionado com a lesão cutânea
  - Pode ocorrer apenas comprometimento do nervo com dor, edema do nervo, anestesia e/ou fraqueza muscular na região correspondente (neuropatia hansênica) (ver Capítulo 509, *Neuropatias Periféricas*)
  - Ausência de lesões mucosas e manifestações sistêmicas
- **Hanseníase virchowiana** (HV)
  - Máculas eritematosas, acastanhadas ou hipopigmentadas, de limites imprecisos
  - Pápulas, placas e nódulos localizados na face, nos membros e nas regiões glúteas
  - Pele espessada difusamente (Figura 44.4)
  - Hipossensibilidade térmica, dolorosa e tátil, que se inicia nas áreas distais
  - Queda de supercílios e cílios
  - Espessamento dos pavilhões auriculares

- Fácies leonina (fase avançada)
- Espessamento e irregularidade de nervos periféricos (cubital, mediano, radial, ramos do facial, ciático, poplíteo externo)
- Paralisias e amiotrofias
- Lesões das mucosas da boca e do nariz, podendo haver perfuração
- Obstrução nasal com secreção serossanguinolenta

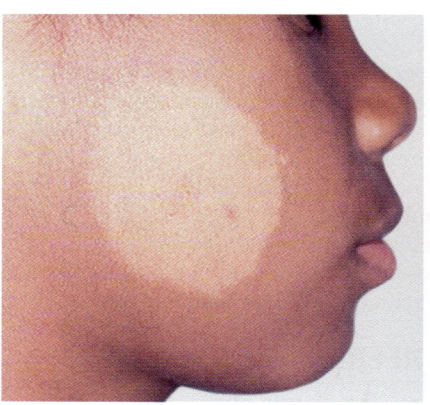 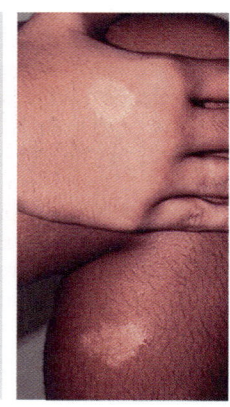

Figura 44.1 Hanseníase indeterminada. (Cortesia de Azulay, 2017.)

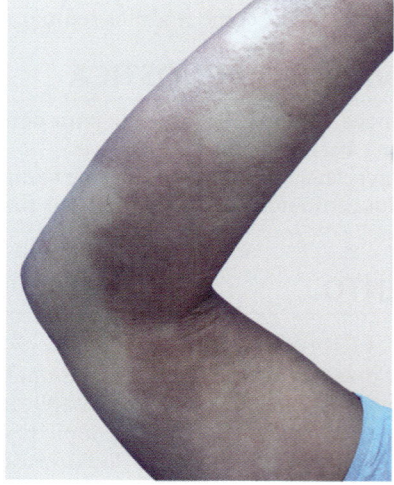

Figura 44.2 Placas eritematosas na hanseníase tuberculoide.

Quadro 44.1 Sinais e sintomas, baciloscopia, formas clínicas e classificação operacional da hanseníase.

Sinais e sintomas	Baciloscopia	Forma clínica	Classificação operacional vigente para a rede básica
Área de hipoestesia ou anestesia, parestesias, manchas hipocrômicas com ou sem diminuição da sudorese e rarefação de pelos	Negativa	HI	Paucibacilares ≤ 5 lesões de pele e/ou apenas 1 tronco nervoso acometido (> 5 lesões, fazer esquema multibacilar)
Placas eritematosas eritemato-hipocrômicas, bem-definidas, hipo ou anestésicas; comprometimento do nervo	Negativa	Hanseníase tuberculoide (HT)	Paucibacilar
Lesões pré-foveolares (eritematosas planas com o centro claro) e lesões foveolares (eritematopigmentares de tonalidade ferruginosa ou pardacenta)	Positiva (bacilos e globias ou com raros bacilos) ou negativa	HD	Multibacilares > 5 lesões de pele e/ou mais de 1 tronco acometido
Eritema e infiltração difusos, placas eritematosas infiltradas, de bordas mal definidas, tubérculos e nódulos, madarose, lesões das mucosas, com alteração da sensibilidade	Positiva (bacilos abundantes e globias)	HV	Multibacilar

Fonte: Ministério da Saúde, 2016.

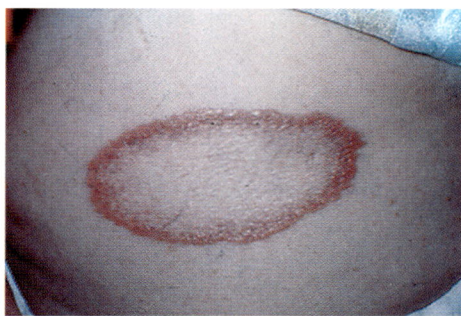

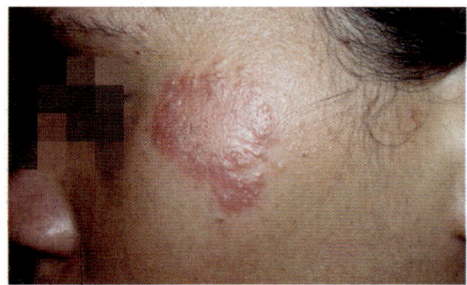

Figura 44.3 Hanseníase tuberculoide. (Cortesia de Azulay, 2017.)

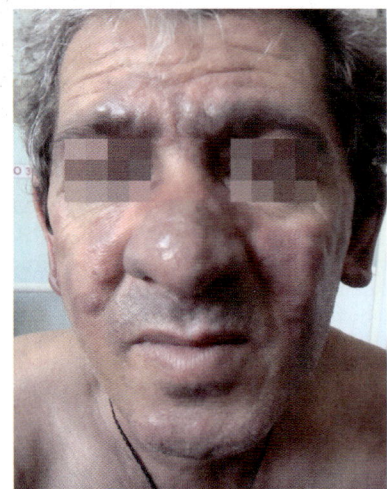

Figura 44.4 Hanseníase virchowiana.

- ■ Edema dos membros inferiores
- ■ Comprometimento sistêmico (fígado, baço, linfonodos, adrenais, medula óssea, testículos, rins)
- • **Hanseníase dimorfa** (HD)
  - ■ Associação de manifestações clínicas das formas tuberculoide e virchowiana (Figura 44.5).

DIAGNÓSTICO DIFERENCIAL

- • Eczemátide, nevo acrômico, pitiríase versicolor, vitiligo, pitiríase rósea de Gilbert, eritema polimorfo, eritema nodoso, granuloma anular, eritema anular, LES, pelagra, sífilis, alopecia areata, sarcoidose, tuberculose, xantomas, esclerodermia, farmacodermias, fotodermatite
- • Neuropatia periférica de outras causas.

EXAMES COMPLEMENTARES

- • Pesquisa da sensibilidade térmica, dolorosa e tátil

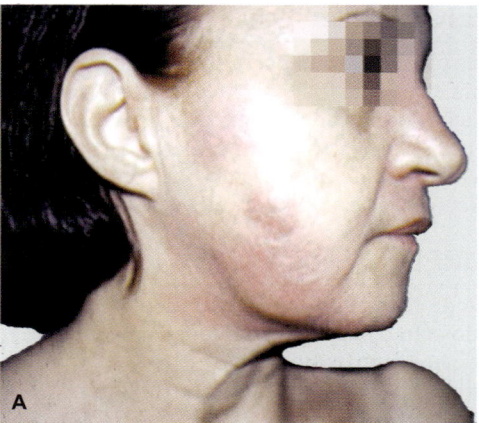

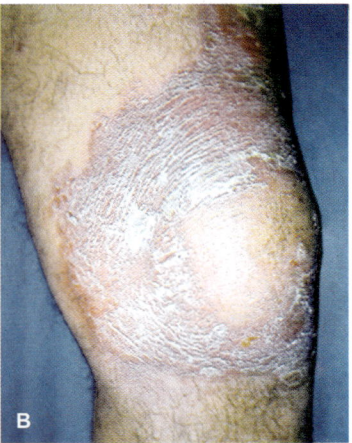

Figura 44.5 Hanseníase. **A.** Espessamento ou infiltrado da pele. **B.** Hanseníase reacional.

- • Reação de Mitsuda, que não tem valor diagnóstico, mas é útil para a classificação e o prognóstico da doença. Fortemente positiva na hanseníase tuberculoide; fracamente positiva na HI; negativa nas HD e HV
- • Baciloscopia (pesquisa de BAAR), que se trata em esfregaço obtido de suco tissular e lesões cutâneas (máculas, pápulas, nódulos), áreas infiltradas (lóbulos auriculares, cotovelos, joelhos)
- • Eletroneuromiografia, que pode ser útil em casos de dificuldade diagnóstica
- • Biópsia de lesões ativas, que é o exame mais utilizado atualmente para exame histopatológico e imuno-histoquímico.

COMPROVAÇÃO DIAGNÓSTICA

- • Dados clínicos e epidemiológicos + baciloscopia + exame histopatológico.

  O resultado negativo da baciloscopia não exclui o diagnóstico de hanseníase.

Para saber mais

Para o diagnóstico de hanseníase em criança, recomenda-se utilizar o "Protocolo complementar de investigação diagnóstica de casos de hanseníase em menores de 15 anos" (Portaria Secretaria de Vigilância em Saúde/Secretaria de Atenção à Saúde/Ministério da Saúde [SVS/SAS/MS] nº 125, de 26 de março 2009).

COMPLICAÇÕES

- Úlceras plantares (mal perfurante plantar)
- Anemia e hepatite (pelo uso de dapsona)
- Mutilações provocadas pelas reabsorções ósseas nas mãos e nos pés e pelas atrofias musculares causadas pelos comprometimentos de troncos nervosos importantes
- Perfurações nas cavidades oral e nasal.

TRATAMENTO

- Exame de todas as pessoas que mantiveram contato prolongado com o paciente, para localizar fontes de transmissão e de novos infectados
- Cuidados especiais com calor, queimaduras e ferimentos.

Classificação operacional dos casos de hanseníase com base no número de lesões cutâneas

- Paciente paucibacilar: até cinco lesões de pele
- Paciente multibacilar: mais de seis lesões de pele.

Tratamento medicamentoso

O tratamento é feito com a associação de fármacos na apresentação de blisteres de acordo com a Nota Técnica Nº 16/2021 do Ministério da Saúde (Quadro 44.2).

Atenção

O tratamento deve ser supervisionado pelo SUS com medicamentos fornecidos pelo Ministério da Saúde.

PREVENÇÃO

- Diagnóstico precoce e tratamento supervisionado
- Busca ativa e exame das pessoas que mantiveram contato com o paciente.

Reações hansênicas

As manifestações inflamatórias agudas ou subagudas são de dois tipos:
- Tipo 1 ou reação reversa: caracteriza-se pelo aparecimento de novas lesões cutâneas, infiltração, alterações da cor, edema das lesões antigas e neurite
- Tipo 2 (eritema nodoso hansênico): nódulos subcutâneos dolorosos, acompanhados ou não de febre, artralgias, mal-estar, neurite.

  É importante reconhecer precocemente os estados reacionais, visando prevenir incapacidades.

  Tratamento das reações hansênicas:
- Reações graves: prednisona, VO, 1 mg/kg/dia, com diminuição progressiva da dose
- Reação tipo eritema nodoso: talidomida, VO, 100 a 400 mg/dia (proibido o uso em mulheres em idade fértil, em função do alto risco de ação teratogênica sobre o feto).

Quadro 44.2 Poliquimioterapia única (PQTU).

Adultos

- Rifampicina: dose mensal de 600 mg (2 cápsulas de 300 mg)
- Clofazimina: dose mensal de 300 mg (3 cápsulas de 100 mg)
- Dapsona: dose mensal de 100 mg (1 comp de 100 mg)

Crianças

- Rifampicina: dose mensal de 450 mg (1 cápsula de 150 mg e 1 cápsula de 300 mg)
- Clofazimina: dose mensal de 150 mg (3 cápsulas de 50 mg)
- Dapsona: dose mensal de 50 mg (1 cápsula de 50 mg)

EVOLUÇÃO E PROGNÓSTICO

- Cura sem sequelas com tratamento adequado nas formas indeterminada e tuberculoide
- Recidivas devem ser prontamente detectadas para a prescrição de novo esquema terapêutico. Portanto, o acompanhamento após a interrupção dos medicamentos é imprescindível
- Hanseníase virchowiana pode ter sequelas.

Atenção

- A hanseníase é uma doença de notificação compulsória.

Recomendações práticas

- O paciente, em função de a doença ser estigmatizante, deve receber apoio psicológico e orientação segura com relação ao convívio familiar e social e ao trabalho
- A dosagem de glicose-6-fosfato desidrogenase (G6 PD) deve ser usada para pesquisar intolerância ao uso de dapsona
- As reações hansênicas podem surgir antes, no início, no fim ou depois do esquema terapêutico
- O controle laboratorial (hemograma completo, TGP, TGO, bilirrubinas) deve ser feito de 15 em 15 dias no 1º mês, 1 vez/mês no 2º mês e mais vezes se for preciso, em função do risco de mielotoxicidade e hepatotoxicidade da dapsona, que podem ser fatais
- A clofazimina provoca hiperpigmentação na pele, que desaparece meses após o término do tratamento
- O SUS está apto a tratar o paciente, inclusive com o fornecimento dos medicamentos
- O nome "lepra" foi abolido pelo MS e, oficialmente, não pode mais ser usado (Lei nº 9.010, de 29 de março de 1995).

BIBLIOGRAFIA

Azulay RD, Azulay DR, Azulay-Abulafia L. Dermatologia. 7. ed. Rio de Janeiro: Guanabara Koogan; 2017.

Brasil. Ministério da Saúde. Doenças infecciosas e parasitárias. 8. ed. Brasília: Ministério da Saúde; 2010.

Martins JEC, Paschoal LHC. Dermatologia terapêutica. São Paulo: Dilivros; 2006.

Ramos E, Silva M, Castro MCR. Fundamentos da dermatologia. São Paulo: Atheneu; 2009.

Rivitti EA. Dermatologia de Sampaio e Rivitti. 4. ed. Artes Médicas; 2018.

Sampaio SAP, Rivitti EA. Manual de dermatologia clínica. Artes Médicas; 2014.

Wolff K, Goldsmith LA, Stephen IK et al. Fitzpatrick's dermatology in general medicine. McGraw-Hill; 2008.

45

Infecções Cutâneas

Abscessos, celulite, erisipela, foliculite, hidradenite supurativa, impetigo, furunculose, pseudofoliculite da barba

Aiçar Chaul ♦ Fernanda Rodrigues da Rocha Chaul ♦ Marco Henrique Chaul

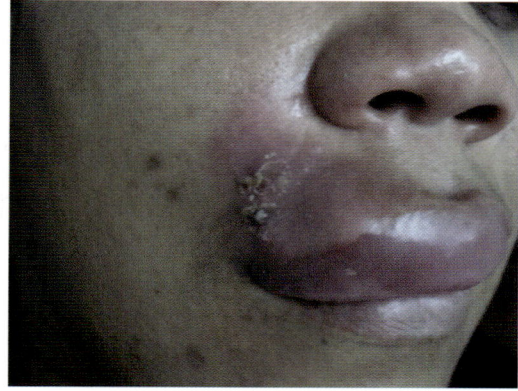

Figura 45.2 Celulite em face. (Cortesia de Azulay, 2017.)

INTRODUÇÃO

As principais infecções cutâneas são abscesso, celulite, erisipela, foliculite, hidradenite supurativa, impetigo (bolhoso, perifoliculite e ectima).

As infecções cutâneas e de partes moles, com frequência, coexistem, pois os limites entre derme, tecido subcutâneo e os tecidos subjacentes não impedem a passagem de agentes infecciosos (ver Capítulos 46, *Infecções de Partes Moles*, 564, *Estafilococcias*, e 565, *Estreptococcias*).

ABSCESSOS CUTÂNEOS

A infecção cutânea trata-se de uma inflamação aguda da pele com formações circunscritas, causada por infecção bacteriana.

MANIFESTAÇÕES CLÍNICAS

- Abscessos: nódulo inflamatório localizado, com tendência à flutuação (Figura 45.1)
- Celulites: placa eritematosa, dolorosa, com bordas nítidas. Sintomas gerais (febre, mal-estar, calafrios); adenopatia satélite (Figura 45.2)
- Erisipela: mancha eritematosa, dolorosa, com bordas elevadas, podendo haver formação de vesículas e bolhas. Sintomas gerais associados; formas crônicas costumam ser recidivantes (Figura 45.3)
- Foliculite: pústulas circundadas por eritema. Ausência de manifestações sistêmicas (Figura 45.4)
- Hidroadenite supurativa: pápula ou nódulos eritematosos e dolorosos; cicatrizes e fístulas (Figura 45.5)

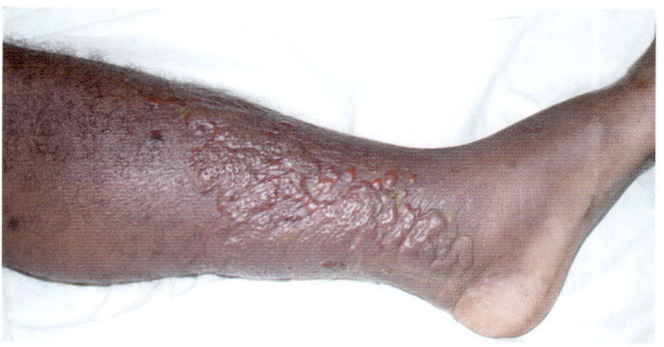

Figura 45.3 Erisipela bolhosa. (Cortesia de Azulay, 2017.)

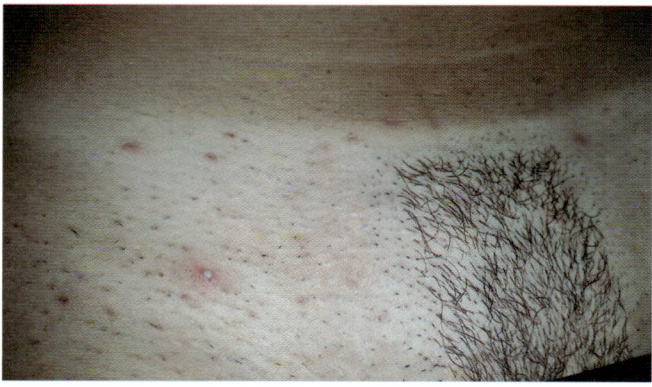

Figura 45.4 Foliculite em região inguinal. (Cortesia de Azulay, 2017.)

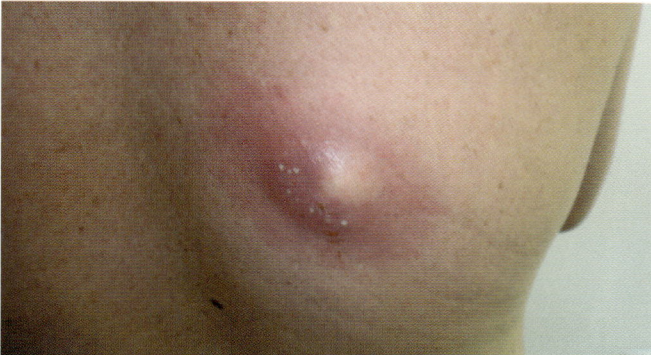

Figura 45.1 Abscesso cutâneo em dorso. (Cortesia de Azulay, 2017.)

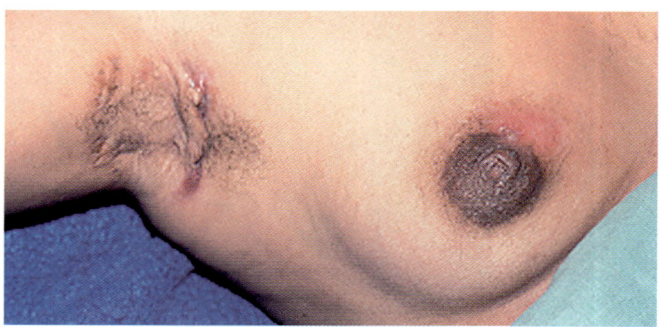

Figura 45.5 Hidroadenite em axila e aréola mamária. (Cortesia de Azulay, 2017.)

- Impetigo: não bolhoso (lesões vesicopapulares sobre eritema com crosta melicérica associada (Figura 45.6); bolhoso (lesões vesicobolhosas associadas a erosões e crostas finas acastanhadas).

CAUSAS

- *Streptococcus* beta-hemolíticos do grupo A
- *S. aureus*
- *Haemophilus influenzae*
- Micobactérias.

FATORES DE RISCO

- Traumatismo prévio
- Infecção e lesões cutâneas prévias, como erisipela, foliculites
- Queimaduras
- Diabetes.

MANIFESTAÇÕES CLÍNICAS (VER QUADRO 45.1)

- Eritema e dor local
- Nódulo inflamatório, com tendência à flutuação e posterior drenagem de secreção purulenta.

DIAGNÓSTICO DIFERENCIAL

- Foliculite
- Acne
- Furúnculo.

EXAMES COMPLEMENTARES

- Hemograma
- Cultura de secreção da lesão em casos especiais
- Glicemia.

COMPLICAÇÕES

- Bacteriemia
- Septicemia (raramente).

COMPROVAÇÃO DIAGNÓSTICA

- Dados clínicos + cultura da secreção da lesão em casos especiais.

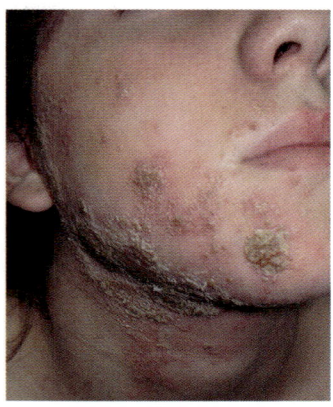

Figura 45.6 Impetigo não bolhoso. (Cortesia de Azulay, 2017.)

TRATAMENTO

- Compressas úmidas e mornas durante 15 a 30 minutos, 4 vezes/dia.

Tratamento medicamentoso

- Antibioticoterapia: cefadroxila, VO, 0,5 a 1 g, de 12 em 12 horas, durante 7 a 10 dias, ou cefalexina, VO, 500 mg, de 6 em 6 horas, durante 7 a 10 dias, ou oxacilina VO, 0,5 a 1,0 g, de 6 em 6 horas, durante 7 a 10 dias
- Antibióticos tópicos, como mupirocina, em pomada; gentamicina, em creme, ou ácido fusídico, em creme, 2 vezes/dia, durante 7 a 14 dias.

Tratamento cirúrgico

- Incisão e drenagem da lesão.

EVOLUÇÃO E PROGNÓSTICO

- Podem deixar cicatrizes
- Casos resistentes ou graves necessitam de avaliação clínica para descartar diabetes ou imunodeficiência.

CELULITE

A celulite é a inflamação aguda da derme profunda e do tecido celular subcutâneo, circunscrita ou difusa, sem formação de abscesso. Com frequência, é causada por estreptococos; porém, o processo inflamatório é mais profundo que na erisipela.

Os principais achados histopatológicos de celulite são alterações inflamatórias e infiltração da derme por neutrófilos (Figura 45.7).

CAUSAS

- *Streptococcus* beta-hemolíticos do grupo A, *Streptococcus pyogenes*, *S. pneumoniae* (ver Capítulo 565, *Estreptococcias*)
- *Haemophilus influenzae*
- *S. aureus* (ver Capítulo 564, *Estafilococcias*)
- *Clostridium perfringens*, *C. septicum*, *C. ramosum*
- Pseudomonas (*Pseudomonas aeruginosa*)
- Flora aeróbia-anaeróbia mista (celulite necrosante)
- Bactérias (*Serratia*, *Proteus* e outras Enterobacteriaceae) em pacientes imunocomprometidos
- Micobactérias atípicas, fungos (*Cryptococcus neoformans*).

FATORES DE RISCO

- Traumatismo prévio e lesão cutânea subjacente
- Linfedema de membro inferior

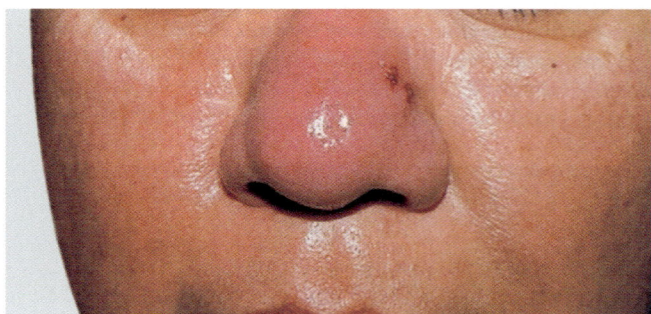

Figura 45.7 Celulite em dorso nasal.

- Mastectomia
- Diabetes
- Queimaduras
- Uso de drogas ilícitas intravenosas.

MANIFESTAÇÕES CLÍNICAS

- Mal-estar, febre e calafrios
- Placa avermelhada sensível ou dolorosa na região comprometida, com bordas elevadas, sem demarcação nítida da pele circunjacente
- Linfadenopatia regional.

FORMAS CLÍNICAS

- Celulite recorrente da perna após a retirada da safena (dor, eritema e edema que surgem meses ou logo depois da cirurgia)
- Celulite dissecante do couro cabeludo: secreção purulenta originada em abscessos subcutâneos interligados
- Celulite facial em adultos:
  - Inicia com faringite
  - Edema e eritema na face e em região anterior do pescoço
  - Mal-estar, anorexia, vômitos
  - Edema na região anterior do pescoço
  - Disfagia em alguns pacientes
- Celulite periorbitária (a causa mais frequente é complicação de sinusite paranasal):
  - Edema, dor e sensibilidade palpebral e periorbital
  - Hiperemia conjuntival
  - Ptose palpebral
  - Limitação da movimentação ocular
  - Aumento da pressão intraocular
  - Comprometimento da sensibilidade corneana
  - Congestão das veias retinianas
  - Estrias coriorretinianas
  - Gangrena da pálpebra
  - Cefaleia, rinorreia
- Celulite perianal (mais frequente em crianças):
  - Eritema perianal que se estende da borda do ânus à região perianal
  - Dor à defecação, fezes com rajas de sangue
  - Prurido perianal
- Celulite vulvar, que pode causar inflamação difusa do tecido conjuntivo da vulva, que, em geral, decorre de procedimentos obstétricos ou ginecológicos. Caracteriza-se por edema, eritema e dor perivulvar.

TRÍADE DIAGNÓSTICA

- Eritema + edema + dor no local.

DIAGNÓSTICO DIFERENCIAL

- Fasciite/miosite/linfangite
- Tromboflebite/trombose de veia profunda
- Osteomielite.

EXAMES COMPLEMENTARES

- Hemograma: leucocitose com desvio para a esquerda
- Hemocultura: patógenos são isolados em apenas 25% dos pacientes
- Cultura de secreção da lesão em casos especiais
- Radiografia e tomografia computadorizada (TC) da face (celulite periorbitária).

COMPROVAÇÃO DIAGNÓSTICA

- Dados clínicos
- Isolamento do agente etiológico em cultura de secreção ou exame histopatológico da pele em casos especiais.

COMPLICAÇÕES

- Bacteriemia/sepse
- Abscessos locais
- Linfangite, tromboflebite
- Celulite facial em crianças: meningite
- Celulite com formação de gás: gangrena.

TRATAMENTO

- Imobilização e elevação da extremidade afetada nos casos de celulite de membros inferiores
- Aplicação de calor úmido
- Desbridamento cirúrgico da lesão se houver formação de gás e/ou coleções purulentas nos casos de celulite por *Clostridium* (ver Capítulo 46, *Infecções de Partes Moles*).

Tratamento medicamentoso

- Etiologia estreptocócica (suspeitar precocemente): benzilpenicilina aquosa, intramuscular (IM), 1.200.000 unidades, seguida por penicilina procaína, IM, 400.000 unidades, de 12 em 12 horas, durante 10 dias (ver Capítulo 565, *Estreptococcias*)
- Etiologia estafilocócica ou sem indício do germe responsável: oxacilina, VO, 0,5 a 1 g, de 6 em 6 horas, durante 10 dias (ver Capítulo 564, *Estafilococcias*)
- Bacilos gram-negativos como possível etiologia: gentamicina, IV, 3 mg/kg, divididos em três doses, de 8 em 8 horas, durante 10 dias
- Mordedura humana como causadora de celulite: amoxicilina + ácido clavulânico, VO, 875 mg/125 mg, de 12 em 12 horas, durante 10 dias
- Pacientes diabéticos (até que o resultado da cultura esteja disponível): cefalexina, VO, 500 mg, de 6 em 6 horas
- Pacientes imunocomprometidos: clindamicina, IV, 600 mg, de 8 em 8 horas, durante 10 dias, ou gentamicina, IV, 3 mg/kg/dia, de 8 em 8 horas, durante 10 dias
- Pacientes queimados: vancomicina, IV, 1 g, de 12 em 12 horas, durante 10 dias, ou gentamicina, IV ou IM, 3 mg/kg/dias, de 8 em 8 horas, durante 10 dias
- Infecção grave de causa não definida ou resistente à penicilina: naficilina, 1 a 1,5 g IV, de 4 em 4 horas, durante 7 dias
- Celulite com formação de gás: metronidazol, 500 mg IV, de 6 em 6 horas, durante 10 dias, ou clindamicina, 600 mg IV, de 8 em 8 horas, durante 10 dias, ou cefalotina, IV, 1 a 2 g, de 6 em 6 horas, durante 10 dias.

Celulite e trombose venosa profunda (TVP)

- Embora seja fácil diferenciar celulite de TVP, quando há edema dos membros inferiores, em alguns pacientes pode haver alguma confusão, observando-se as seguintes diferenças:
  - Celulite: pele quente e vermelha
  - TVP: pele fria ou com temperatura normal, de coloração normal ou cianótica.

ERISIPELA

A erisipela é a infecção bacteriana aguda que afeta a pele e o tecido celular subcutâneo, causada por *S. pyogenes* (ver Celulite, neste capítulo, e o Capítulo 565, *Estreptococcias*).

Os principais dados histopatológicos de erisipela são dilatação e aumento dos vasos linfáticos, infiltração de leucócitos polimorfonucleares, linfócitos e outras células inflamatórias, edema das células endoteliais e existência de cocos gram-positivos.

A erisipela pode ocorrer em ambos os sexos, em todas as faixas etárias, mas é mais frequente em pessoas idosas.

FATORES DE RISCO

- Feridas cutâneas
- Fissuras na pele (principalmente em extremidades, nariz, orelhas)
- Escoriações traumáticas
- Dermatites
- Úlcera da perna
- Doenças crônicas (diabetes, desnutrição, síndrome nefrótica)
- Paciente imunodeprimido ou debilitado
- Retirada da veia safena para *bypass* coronário.

MANIFESTAÇÕES CLÍNICAS

- Pródromos: mal-estar, febre, calafrios, cefaleia, náuseas
- Início súbito na forma de mancha eritematosa com bordas elevadas, nitidamente demarcadas, seguida de linfangite (Figura 45.8)
- Centro da lesão que sofre regressão à medida que a infecção se estende para as áreas adjacentes
- Possibilidade de descamação e formação de vesículas
- Prurido
- Edema
- Artralgias
- Membros inferiores são os locais mais afetados, seguidos pela face
- Pode haver recidiva após alguns dias ou anos que costuma ser no mesmo local da infecção anterior

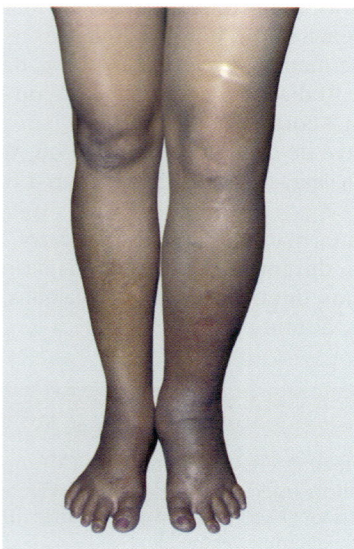

Figura 45.8 Erisipela, observando-se mancha eritematosa em paciente com trombose venosa profunda.

- Febre, que é um dado importante no diagnóstico diferencial de doenças cutâneas com lesões semelhantes. Costuma ser menos intensa em idosos.

DIAGNÓSTICO DIFERENCIAL

- Dermatite de contato
- Edema angioneurótico
- Escarlatina
- Lúpus (da face)
- Hanseníase tuberculoide
- Celulite (ver Celulite neste capítulo).

EXAMES COMPLEMENTARES

- Hemograma: leucocitose (geralmente > 15.000)
- Cultura de material coletado nas áreas afetadas
- Dosagem de antiestreptolisina (ASLO): aumentada.

COMPROVAÇÃO DIAGNÓSTICA

- Dados clínicos
- Isolamento do *S. pyogenes* em casos especiais.

COMPLICAÇÕES

- Bacteriemia
- Escarlatina
- Pneumonia
- Abscesso
- Embolia
- Gangrena
- Meningite
- Sepse
- Celulite.

TRATAMENTO

- Repouso
- Alívio da dor (ver Capítulo 15, *Dor*)
- Compressas frias no local.

Tratamento medicamentoso

- Antibiótico oral: cefadroxila, VO, 1 a 2 g/dia, durante 10 a 14 dias, ou cefalexina, 2 a 4 g/dia, durante 10 a 14 dias, ou amoxicilina com ácido clavulânico, 875 mg, 2 vezes/dia, durante 10 a 14 dias
- Penicilina procaína, IM, 400.000 U, de 12 em 12 horas, durante 10 dias, ou penicilina benzatina, IM, 1.200.000 U, de 15 em 15 ou de 20 em 20 dias, nos casos de erisipela recidivante
- Eritromicina, VO, 250 mg, de 6 em 6 horas, durante 10 dias, para os pacientes alérgicos à penicilina
- Vancomicina IV, 1 g, de 12 em 12 horas, durante 10 dias, ou clindamicina, IV, 300 a 600 mg, de 12 em 12 horas, durante 10 dias, ou gentamicina, IV, 3 a 5 mg/kg/dia, dividida em três doses diárias, a cada 8 horas, durante 10 dias, para os casos graves (ver Capítulo 565, *Estreptococcias*).

EVOLUÇÃO E PROGNÓSTICO

- Recuperação completa com tratamento adequado
- Sequelas (edema e fibrose) que podem ocorrer na forma crônica recidivante

- Nos casos recorrentes, investigar outras fontes de infecção estreptocócica (tonsilas, seios paranasais, dentes, unhas dos pés).

FOLICULITE

A foliculite é a infecção pustulosa de folículos pilosos, a qual pode ocorrer em todas as idades.

CAUSAS

- Infecções por bactérias e fungos:
  - *S. aureus*: agente mais comum
  - *P. aeruginosa*: mais comum em frequentadores de casas de banhos termais e saunas
  - *Candida albicans*: pacientes submetidos à terapia imunossupressora ou antibioticoterapia a longo prazo. Pode ocorrer, também, nas costas de pacientes hospitalizados e febris
  - Fungos dermatófitos (raramente).

FATORES DE RISCO

- Escoriações e ato de barbear frequente
- Folículos pilosos próximos a feridas cirúrgicas ou abscessos
- Roupas apertadas ("foliculite da calça jeans")
- Higiene inadequada
- Exposição a hidrocarbonetos (derivados de petróleo)
- Imunodeficiência, obesidade, diabetes
- Medicamentos iodetos, antineoplásicos, tratamento prolongado com antibióticos.

MANIFESTAÇÕES CLÍNICAS

- Pústulas amarelas ou cinza circundadas por eritema e perfuradas por um pelo (lesões agrupadas)
- Possibilidade de ocorrer em qualquer área da superfície corporal. Mais comum no couro cabeludo, na face (área da barba) e nos membros (Figura 45.9), nas regiões inguinais e nas nádegas
- Pode ser pruriginosa
- Ausência de febre e de manifestações sistêmicas.

DIAGNÓSTICO DIFERENCIAL

- Pelos encravados (sobretudo na barba de homens negros que se barbeiam)
- Ceratose pilar (pápulas foliculares sobre as superfícies extensoras das extremidades em indivíduos atópicos)

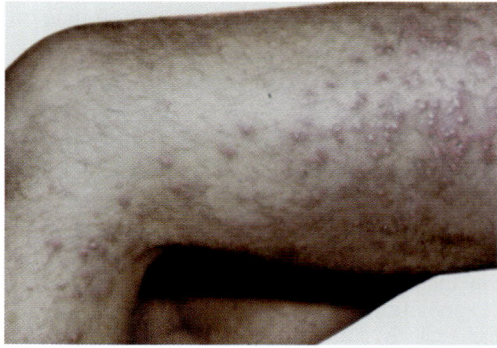
Figura 45.9 Foliculite.

- Dermatite de contato
- Tinha (foliculite tricofítica da barba)
- Acne
- Miliária pustular.

EXAMES COMPLEMENTARES

- Exame bacteriológico de secreção: cultura e antibiograma podem ser necessários para tratamento adequado
- Pesquisa de fungos.

COMPROVAÇÃO DIAGNÓSTICA

- Dados clínicos
- Exame histopatológico, que pode ser necessário nos casos resistentes ou se houver dúvida quanto ao diagnóstico.

TRATAMENTO

- Lavar a área 2 vezes/dia com sabonete antisséptico
- Usar calor úmido para acelerar a drenagem da lesão
- Mudar diariamente de lâmina de barbear (localização na face)
- Evitar aplicação de óleos tópicos
- Pode necessitar de drenagem cirúrgica.

Tratamento medicamentoso

- *S. aureus*: oxacilina, VO, 0,5 a 1 g, de 6 em 6 horas, ou eritromicina, VO, 250 mg, de 6 em 6 horas, durante 10 dias
- *P. aeruginosa*: ciprofloxacino, VO, 500 mg, de 12 em 12 horas, ou ofloxacino, 400 mg, de 12 em 12 horas, durante 10 dias
- Casos resistentes: isotretinoína, 1 mg/kg/dia, durante 16 semanas (uso sob supervisão dermatológica)
- Tratamento adjuvante: antibióticos tópicos, como mupirocina, ácido fusídico, neomicina, 2 vezes/dia, durante 2 semanas.

PREVENÇÃO

- Realizar a higiene adequada e não compartilhar toalhas ou roupas de banho. Descartar todas as compressas
- Detectar e tratar os membros da família ou contatos que possam constituir fonte de reinfecção.

EVOLUÇÃO E PROGNÓSTICO

- Possibilidade de evolução para furunculose
- Recidivas são frequentes nos pacientes com estafilococos
- Familiares podem necessitar de tratamento
- Casos resistentes ou graves demandam avaliação diagnóstica minuciosa para descartar diabetes ou imunodeficiência.

Atenção

- Foliculite: infecção de folículos pilosos
- Furúnculo: infecção do folículo piloso e da glândula sebácea anexa (ver Capítulo 564, *Estafilococcias*)
- Antraz: confluência de vários furúnculos, localizados geralmente na nuca. Não confundir com carbúnculo, que é toxinfecção causada pelo *Bacillus anthracis* (ver Capítulo 553, *Antraz*)
- Sicose: foliculite supurada que afeta principalmente a região da barba e do bigode, causada por estafilococos. Tendência de cronicidade.

FURUNCULOSE

A furunculose é a infecção estafilocócica aguda do folículo piloso e da glândula sebácea anexa (ver Capítulo 564, *Estafilococcias*).

Os principais achados histopatológicos de furunculose são necrose perifolicular contendo material fibrinoide e neutrófilos (Figura 45.10). Na extremidade profunda do tampão necrótico, forma-se um abscesso com colônias de *S. aureus*.

A furunculose é mais frequente em adolescentes e adultos jovens; rara em crianças pequenas, a não ser na vigência de imunodeficiência.

FATORES DE RISCO

- Cepas patogênicas de estafilococos nas narinas, na pele, nas axilas e no períneo
- Raramente, defeito dos leucócitos polimorfonucleares ou síndrome de hiperimunoglobulina E
- Diabetes, desnutrição, etilismo, obesidade
- Imunodeficiência primária (doença granulomatosa crônica, síndrome de Chédiak-Higashi, deficiência de complemento C3, hipogamaglobulinemia transitória dos lactentes, imunodeficiência com timoma, síndrome de Wiskott-Aldrich)
- Imunodeficiência secundária (leucemia, leucopenia, neutropenia, imunossupressão por medicamentos, principalmente corticoides e imunossupressores).

MANIFESTAÇÕES CLÍNICAS

- Pápulas ou nódulos de 1 a 5 cm, eritematosos e dolorosos, com pustulação central
- Distribuição que se limita às regiões pilosas do corpo, sobretudo nas áreas sujeitas à fricção ou ao traumatismo (abaixo da cintura, na parte anterior das coxas)
- Possibilidade de um ou múltiplos nódulos
- Ausência de febre e de manifestações sistêmicas
- Edema perifolicular, com drenagem subsequente de pus e tampão necrótico
- Drenagem espontânea do pus, que ocorre em geral.

DIAGNÓSTICO DIFERENCIAL

- Foliculite
- Pseudofoliculite
- Ruptura de cisto epidérmico.

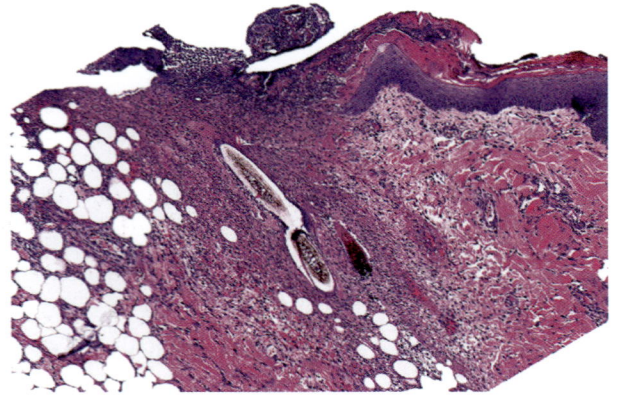

Figura 45.10 Achados histopatológicos da furunculose.

EXAMES COMPLEMENTARES

- Hemograma
- Glicemia
- Determinação dos níveis de imunoglobulinas em casos especiais (furúnculos recidivantes)
- Cultura do material coletado do furúnculo (raramente necessária).

COMPROVAÇÃO DIAGNÓSTICA

- Dados clínicos
- Cultura do material do abscesso e antibiograma em casos especiais para orientar o tratamento.

COMPLICAÇÕES

- Artrite séptica, endocardite infecciosa, raramente septicemia.

TRATAMENTO

- Fazer compressas úmidas e mornas, aplicadas durante 30 minutos, 4 vezes/dia, pois produzem alívio e aceleram a evolução
- Fazer incisão e drenagem
- Realizar medidas terapêuticas especiais para os casos em que for recorrente, já que é provável que o paciente seja portador de estafilococos nas narinas ou na pele
- Lavar todo o corpo e as unhas dos dedos das mãos (com escova), diariamente, com sabão antisséptico
- Realizar medidas higiênicas, como trocar de toalha; lavar as vestes e os lençóis diariamente; lavar os aparelhos de barbear; não colocar os dedos no nariz; mudar frequentemente os curativos.

Tratamento medicamentoso

- Antibióticos tópicos para os casos de lesões abertas (drenadas) e menores: mupirocina, pomada, ou ácido fusídico, 2 vezes/dia, durante 10 dias
- Cefalexina, 2 g/dia, ou cefadroxila, 1 g/dia, ou amoxicilina com ácido clavulânico, 875 mg, 2 vezes/dia, durante 10 dias
- Rifampicina, 600 mg/dia, ou clindamicina, 150 mg/dia durante 10 dias, para os casos resistentes
- Descolonização bacteriana com o uso de sabonetes antissépticos e de mupirocina, pomada, nas fossas nasais, por 30 dias, é recomendada em casos recorrentes.

EVOLUÇÃO E PROGNÓSTICO

- Doença autolimitada: em geral, ocorre drenagem espontânea do pus

Recomendações práticas

- Antraz é a união de vários furúnculos, mas essa denominação deve ser usada apenas como sinônimo de carbúnculo, infecção causada pelo *Bacillus anthracis* (ver Capítulo 553, *Antraz*)
- Carnicão ou carnegão é o resto necrosado da glândula sebácea e do folículo piloso com material purulento
- Uso de antibiótico tópico (mupirocina, por exemplo) nas bordas das fossas nasais, à noite, durante 30 dias, é recomendado na furunculose de repetição.

- Nos casos recorrentes, duração de vários meses ou anos
- Pode deixar cicatriz.

HIDRADENITE SUPURATIVA

A hidradenite supurativa é uma inflamação crônica e supurativa das unidades pilossebáceas associadas a glândulas apócrinas. As axilas são as regiões mais atingidas, mas também podem ocorrer nas áreas anogenitais, inguinais e aréolas mamárias.

Nos casos mais extensos, acontece desenvolvimento de fístulas com drenagem intermitente e abscessos recidivantes.

A hidradenite supurativa predomina no fim da puberdade até 40 anos de idade.

CAUSAS

- Bloqueio dos ductos glandulares, tal como ocorre na acne, após a estimulação hormonal, a partir da puberdade
- Bloqueio dos folículos apócrinos, que pode ser causado por malformação congênita do ducto apócrino, por compressão do ducto em consequência de retenção do suor ou por infecção bacteriana, desodorantes e antitranspirantes; depilação e roupas sujas facilitam a obstrução
- Microrganismos mais frequentes, como estafilococos, estreptococos, *Escherichia coli*.

Para saber mais

A tríade oclusiva folicular é composta por acne conglobata, celulite dissecante do couro cabeludo e hidradenite supurativa (ver Capítulo 34, *Acne Vulgar*).

FATORES DE RISCO

- Doenças sistêmicas, como diabetes, anemia, acne
- Obesidade
- Irritação cutânea, depilação, desodorantes, roupas justas
- Etnia negra ou parda.

MANIFESTAÇÕES CLÍNICAS

- Pápulas ou nódulos de 1 a 3 cm de diâmetro, localizados nas axilas, na região anogenital e nas mamas
- Comedões com secreção purulenta, eritema e cicatrizes
- Cicatrização com fibrose e fístulas
- Recidivas múltiplas no mesmo local.

DIAGNÓSTICO DIFERENCIAL

- Furunculose
- Actinomicose
- Tuberculose cutânea.

EXAMES COMPLEMENTARES

- Raramente são necessários
- Cultura de secreção deve ser realizada em casos recidivantes.

COMPROVAÇÃO DIAGNÓSTICA

- Dados clínicos
- Exames histopatológicos em casos especiais.

COMPLICAÇÕES

- Formação de plastrão fibroso nos casos crônicos
- Carcinoma espinocelular nas cicatrizes
- Secreção purulenta persistente nos casos crônicos.

TRATAMENTO E CUIDADOS ESPECIAIS

- Fazer limpeza local com sabonete antisséptico
- Não usar desodorante nas axilas
- Perder peso em caso de obesidade.

Tratamento medicamentoso

- Antibióticos tópicos, como mupirocina, ácido fusídico, gentamicina, 2 vezes/dia
- Isotretinoína, VO, 1 mg/kg/dia, durante 4 a 6 meses, que é indicada para os casos mais graves ou resistentes ao tratamento com antibiótico
- Antibióticos orais, como eritromicina, VO, 1 a 1,5 g/dia, durante 2 a 3 meses, ou tetraciclina, VO, 500 mg, de 12 em 12 horas, durante 2 a 3 meses, ou doxiciclina, VO, 50 mg/kg/dia, divididos em 6 tomadas (de 4 em 4 horas), durante 2 a 3 meses (outros antibióticos, dependendo da cultura)
- Medicamento coadjuvante, como contraceptivos orais antiandrogênicos para os pacientes do sexo feminino.

Tratamento cirúrgico

- Incisão e drenagem das lesões
- Cirurgia excisional dos nódulos fibróticos ou das lesões fistulares, em casos recorrentes.

EVOLUÇÃO E PROGNÓSTICO

- Lesões (com ou sem drenagem) cicatrizam lentamente em 10 a 30 dias
- Recidivas podem ocorrer durante vários anos
- Resolução raramente espontânea
- Linfedema e cicatrizes retráteis podem ocorrer.

Atenção

- O controle da obesidade é importante
- A assepsia da região afetada deve ser feita 2 a 3 vezes/dia com sabonete antisséptico
- Casos rebeldes ao tratamento clínico devem ser tratados com exérese cirúrgica, às vezes, ampla.

IMPETIGO

O impetigo é uma infecção cutânea por estafilococos ou estreptococos. Surge na forma de pápula eritematosa, que rapidamente progride, passando para o estágio vesicular e vesiculopustular, culminando com a formação de crostas (Figura 45.11).

É mais comum em crianças (ver Capítulos 564, *Estafilococcias*, e 565, *Estreptococcias*).

FORMAS CLÍNICAS

São reconhecidas duas formas clínicas:
- Impetigo não bolhoso: lesões vesicocrostas (70% dos casos), causadas por estafilococos e estreptococos
- Impetigo bolhoso: lesões bolhosas (30% dos casos), causadas por estafilococos.

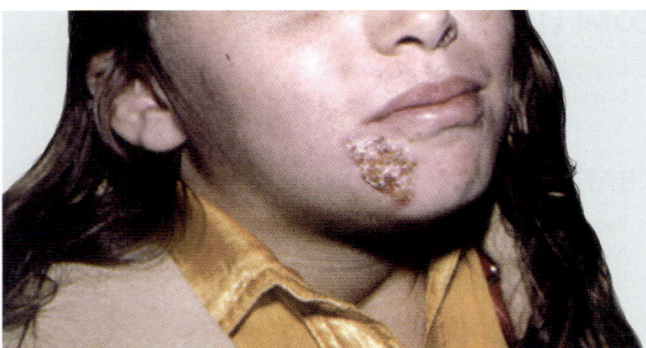

Figura 45.11 Impetigo bolhoso.

Ectima

Piodermite mais profunda que o impetigo, quase sempre ulcerada e com linfadenite. As lesões predominam nos membros inferiores e evoluem para a cura com a formação de cicatriz (Figura 45.12).

CAUSAS

- Estafilococos
- Estreptococos.

FATORES DE RISCO

- Contato direto com pessoas contaminadas
- Falta de higiene
- Ambiente quente e úmido
- Traumatismos mínimos (picada de insetos)
- Anemia, desnutrição
- Dermatite de contato, pediculose, escabiose, varicela, eczema.

MANIFESTAÇÕES CLÍNICAS

- Impetigo não bolhoso: inicialmente, surge uma mácula eritematosa que logo se transforma em vesicopápula e com formação de crosta melicérica. Mais comum na face (perioral e perinasal)

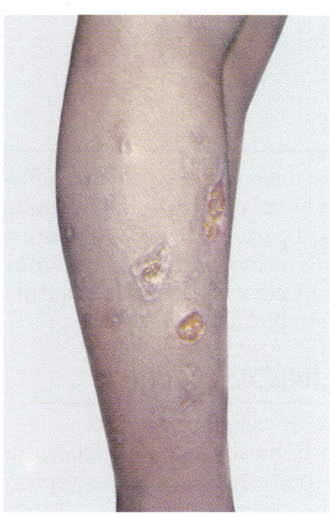

Figura 45.12 Ectima.

- Impetigo bolhoso: lesões vesicobolhosas que evoluem para pustulização, associada a erosões e crostas finas e acastanhadas. Ocorrem, principalmente, na face, no períneo, nas nádegas e nas extremidades.

DIAGNÓSTICO DIFERENCIAL

- Pênfigo
- Penfigoide bolhoso
- Síndrome de Stevens-Johnson
- Varicela
- Herpes
- Erisipela
- Picada de inseto
- Escabiose
- Tinha do corpo
- Dermatite eczematosa
- Queimaduras.

EXAMES COMPLEMENTARES

- Em geral, não são necessários
- Cultura de secreção em casos especiais.

COMPROVAÇÃO DIAGNÓSTICA

- Dados clínicos + cultura (em casos especiais).

COMPLICAÇÕES

- Erisipela
- Celulite
- Bacteriemia
- Glomerulonefrite pós-estreptocócica
- Endocardite bacteriana.

TRATAMENTO

Tratamento medicamentoso

- Permanganato de potássio, 1:40.000, ou solução de Bürow, 1:30, 3 vezes/dia, para limpeza das lesões
- Antibióticos tópicos, como mupirocina ou ácido fusídico ou neomicina, de 8 em 8 horas, durante 7 a 10 dias
- Eritromicina VO, para adultos, 500 mg, de 6 em 6 horas; para crianças, 30 a 40 mg/kg/dia, de 6 em 6 horas; ou oxacilina, VO, para adultos, 500 mg, de 6 em 6 horas; ou cefalexina, VO, para adultos, 500 mg, de 6 em 6 horas; para crianças, 25 a 50 mg/kg/dia, de 6 em 6 horas; ou cefadroxila, VO, 1 g, de 12 em 12 horas, para crianças VO, 30 mg/kg/dia, de 12 em 12 horas; ou amoxicilina/ácido clavulânico, VO, para adultos, 500 mg, de 8 em 8 horas; para crianças, 20 a 40 mg/kg/dia, de 8 em 8 horas.

EVOLUÇÃO E PROGNÓSTICO

- Resolução completa em 7 a 10 dias com tratamento adequado
- Tratamento antibiótico precoce evita glomerulonefrite.

Atenção

- Contato direto das lesões com outras crianças deve ser evitado
- Cuidados com fraldas, roupas, buchas de banho e escovas de cabelo são necessários
- Manipulação das lesões provoca disseminação por autoinoculação.

PSEUDOFOLICULITE DA BARBA

A pseudofoliculite da barba é uma reação inflamatória a corpo estranho que circunda um pelo encravado, geralmente na área da barba, embora possa ocorrer no couro cabeludo, nas axilas ou na virilha, se os pelos ou cabelos dessas regiões forem raspados ou arrancados.

Os principais achados histopatológicos de pseudofoliculite da barba são pápulas, pústulas e abscessos intraepidérmicos.

A pseudofoliculite da barba ocorre em pessoas de cabelos crespos, sobretudo negros e pardos, cujos pelos da barba têm tendência a serem recurvados. Predomina na idade pós-puberal e na meia-idade.

CAUSAS

- Reentrada na pele de uma ponta de fio de barba
- Crescimento anormal do pelo em folículos lesionados.

MANIFESTAÇÕES CLÍNICAS

- Pápulas ou pústulas foliculares eritematosas, de 2 a 4 mm de tamanho, exsudativas e hipersensíveis, localizadas na área da barba e, menos comumente, no couro cabeludo, nas axilas e na virilha
- Dor ao barbear
- Alopecia
- Pelos quebradiços e sem brilho.

DIAGNÓSTICO DIFERENCIAL

- Foliculite bacteriana (estafilocócica; ver Foliculite).

EXAMES COMPLEMENTARES

- Cultura de material das pústulas.

COMPROVAÇÃO DIAGNÓSTICA

- Dados clínicos
- Cultura em casos selecionados.

COMPLICAÇÕES

- Infecção com formação de abscesso
- Formação de cicatrizes queloidianas.

TRATAMENTO

- Remover o pelo encravado com agulha estéril
- Não fazer a barba até resolução das pápulas (mínimo de 3 ou 4 semanas)
- Massagear a área da barba com toalha, esponja ou escova, várias vezes por dia
- Usar barbeador elétrico.

Tratamento medicamentoso

- Clindamicina em solução, uso tópico, 2 vezes/dia, até melhora do quadro
- Peróxido de benzoíla a 5%: aplicar após barbear, até melhora do quadro
- Creme de hidrocortisona a 1%: aplicar ao deitar, por poucos dias
- Cefalexina, 2 g/dia, ou cefadoxila, 1 g/dia, ou amoxicilina + ácido clavulânico, 875 mg, 3 vezes/dia, durante 10 dias.

PREVENÇÃO

- Utilizar uma pequena pinça de plástico para remover os pelos encravados, antes de barbear
- Barbear com lâmina nova e ajustável no ponto largo ou com barbeador elétrico
- Fazer *laser* para destruir os folículos pilosos remanescentes.

EVOLUÇÃO E PROGNÓSTICO

- Recidivas frequentes, se o paciente não seguir as medidas preventivas
- Fibrose progressiva e formação de granuloma de corpo estranho com formação de cicatrizes
- Hiperpigmentação pós-inflamatória
- Impetiginização da pele inflamada.

Recomendações práticas

- Fazer a barba após o banho
- Aplicar creme de barbear com água morna por 2 a 4 minutos
- Usar lâmina nova
- Não fazer a barba forçando a pele e não escanhoar
- Passar a lâmina só na direção dos pelos
- Lavar com sabonete antisséptico antes e depois de barbear
- Fazer depilação a *laser* nos casos refratários e intensos.

BIBLIOGRAFIA

Azevedo MF. GPS medicamentos. Guia prático em saúde. Rio de Janeiro: Guanabara Koogan; 2017.
Azulay RD, Azulay DR, Azulay-Abulafia L. Dermatologia. 7. ed. Rio de Janeiro: Guanabara Koogan; 2017.
Kiefer MM, Chong CR. Pocket primary care. Wolters Kluwer; 2014.
Martins JEC, Paschoal LHC. Dermatologia terapêutica. São Paulo: Dilivros; 2006.
Porto CC, Porto AL. Semiologia médica. 8. ed. Rio de Janeiro: Guanabara Koogan; 2019.
Porto CC, Porto AL (Editores); Costa PSS, Naghettini AV. Pediatria na prática diária, Rio de Janeiro: Guanabara Koogan, 2021.
Ramos E, Silva M, Castro MCR. Fundamentos da dermatologia. São Paulo: Atheneu; 2009.
Rivitti EA. Dermatologia de Sampaio e Rivitti. 4. ed. Artes Médicas; 2018.
Sampaio SAP, Rivitti EA. Manual de dermatologia clínica. Artes Médicas; 2014.
Wolff K, Goldsmith LA, Stephen IK et al. Fitzpatrick's dermatology in general medicine. McGraw-Hill; 2008.

46
Infecções de Partes Moles

Fernando Corrêa Amorim • Félix André Sanches Penhavel • Fernanda Rodrigues da Rocha Chaul

INTRODUÇÃO

As infecções de partes moles afetam pele e seus anexos ao mesmo tempo, incluindo tecido subcutâneo, fáscias, aponeuroses, além dos músculos esqueléticos.

Dependendo dos tecidos afetados, as infecções de partes moles podem se manifestar como:

- Celulites: derme e subcutâneo (ver Capítulo 45, *Infecções Cutâneas*)
- Fascite: fáscias e aponeuroses
- Miosite: músculos esqueléticos.

Infecções necrosantes e não necrosantes

As infecções de partes moles podem se apresentar com características necrosantes e não necrosantes.

As necrosantes são graves, rapidamente progressivas, acompanhadas de altas taxas de morbidade e mortalidade; acometem inicialmente o tecido subcutâneo e a fáscia muscular. O comprometimento da pele e dos músculos é mais tardio.

As infecções de partes moles podem ocasionar a formação de abscesso, condição em que há necrose localizada de tecidos, rico em neutrófilos mortos, tornando o material liquefeito amarelado ou amarelo-esverdeado, envolvido por tecido com intenso processo inflamatório agudo, apresentando, também, os sinais cardinais da inflamação – calor, dor, rubor e diminuição da função (ver Abscessos cutâneos no Capítulo 45, *Infecções Cutâneas*).

FORMAS CLÍNICAS E CAUSAS

Celulite. A maioria dos casos de celulite é monobacteriana. Os principais agentes etiológicos são o *S. aureus* e o *S. pyogenes* (ver Capítulo 45, *Infecções Cutâneas*).

Fascite necrosante tipo 1. Infecção geralmente polimicrobiana, causada por patógenos de origem entérica. Em geral, acomete a parede abdominal e o períneo (gangrena de Fournier).

Fascite necrosante tipo 2. Infecção geralmente causada por germes de origem cutânea (estreptococos beta-hemolíticos do grupo A e *S. aureus*). Em geral, acomete extremidades.

Miosite. Aproximadamente, 80% dos casos têm como agente etiológico o *S. aureus*. Cerca de 20% dos pacientes com polimiosite são portadores do vírus HIV. Miosite gangrenosa é rara e com alta morbidade e mortalidade, sendo causada por bactérias do gênero *Clostridium*.

FATORES DE RISCO

- Imunodeficiência em pacientes portadores do vírus HIV, sendo esta a principal manifestação musculoesquelética nesses pacientes
- Rabdomiólise (exercício físico extenuante ou trauma muscular)
- Picadas de insetos
- Uso de drogas ilícitas injetáveis
- Diabetes
- Obesidade
- Desnutrição
- Idade maior que 50 anos
- Doença vascular periférica
- Uso de anti-inflamatórios.

MANIFESTAÇÕES CLÍNICAS

- Manifestações locais:
  - **Infecção necrosante:** dor, eritema, edema, necrose cutânea, bolhas e crepitação

  - **Infecção não necrosante:** dor, calor, hiperemia, edema e diminuição da função
- Manifestações sistêmicas:
  - Febre e outras manifestações da síndrome infecciosa.

DIAGNÓSTICO

A presença de manifestações sistêmicas em pacientes com infecção de partes moles, como sepse grave, choque séptico ou disfunção de múltiplos órgãos, sugere o diagnóstico de infecção necrosante.

A profundidade do processo infeccioso dificulta o diagnóstico clínico de miosite.

Os exames de imagem, como ultrassonografia e TC, podem ser necessários.

É importante identificar se há fator(es) predisponente(s) de miosite.

Existe, atualmente, um escore para o diagnóstico precoce de infecções necrosantes, chamado *Laboratory Risk Indicator for Necrotizing Fasciitis* (LRINEC), que define riscos e pode auxiliar na abordagem terapêutica mais adequada (Quadro 46.1 e Figura 46.1).

EXAMES COMPLEMENTARES

A ressonância magnética (RM) tem alta sensibilidade e especificidade para o diagnóstico das infecções necrosantes, pois permite identificar gás, edema e alterações inflamatórias em planos profundos. A ausência de realce após a injeção de gadolínio sugere tecido não vascularizado.

A biópsia por congelação, realizada à beira do leito, possibilita diagnóstico rápido de fascite necrosante. É uma alternativa interessante, que pode substituir a RM. Contudo, requer patologista com experiência.

TRATAMENTO

- Melhorar as condições gerais
- Usar analgésicos (ver Capítulos 15, *Dor*, e 14, *Distúrbios de Temperatura*), se necessário.
- Ter suporte em unidade de terapia intensiva nos casos de infecções necrosantes com grave comprometimento sistêmico.

Quadro 46.1 Indicadores de fascite necrosante (LRINEC).

Variáveis	Escore
Proteína C reativa:	
• Menor que 150	0
• Maior ou igual a 150	4
Contagem geral de glóbulos brancos (mil/mm³):	
• Menor que 15	0
• Entre 15 e 25	1
• Maior que 25	2
Hemoglobina (g/dℓ):	
• Maior que 13,5	0
• Entre 11 e 13,5	1
• Menor que 11	2
Dosagem de sódio sérico (mEq/ℓ):	
• Maior ou igual a 135	0
• Menor que 135	2
Dosagem de creatinina (mg/dℓ):	
• Menor ou igual a 1,4	0
• Maior que 1,4	2
Glicemia (mg/dℓ):	
• Menor ou igual a 100	0
• Maior que 100	1

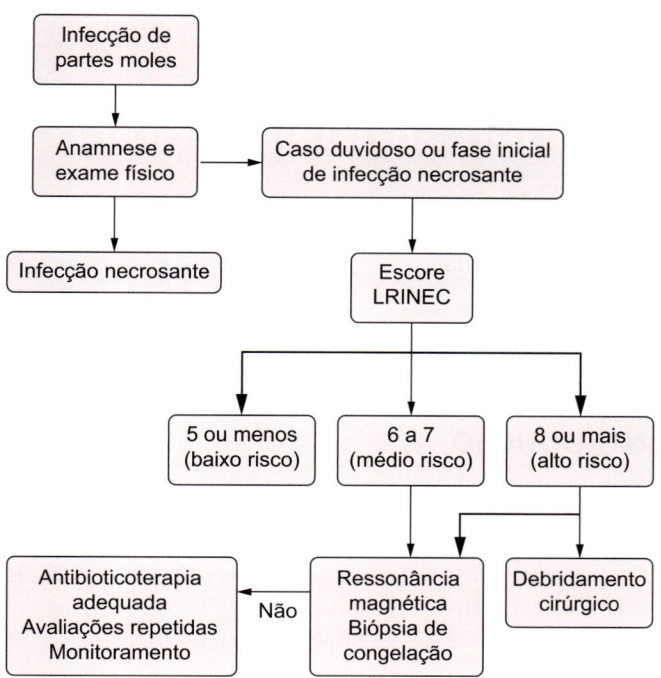

Figura 46.1 Algoritmo de conduta com base no escore LRINEC.

Tratamento medicamentoso

Para a indicação do antimicrobiano no caso de infecções de partes moles, exige-se conhecimento dos principais germes causadores dos diferentes tipos de infecções e sua sensibilidade.

Em indivíduos imunossuprimidos, deve-se dar início à terapia precocemente e, sempre que possível, coletar material para cultura e antibiograma.

Na suspeita de infecção polimicrobiana, os antibióticos deverão cobrir bactérias gram-positivas, gram-negativas e anaeróbias.

Ressecção cirúrgica na fascite necrosante

Nas infecções necrosantes, a ressecção cirúrgica de tecidos necrosados deve ser tão precoce quanto possível, em função da rapidez de propagação do(s) germe(s) pelo tecido e do grave comprometimento do estado geral do paciente.

Nas infecções necrosantes extensas, podem-se usar, com bons resultados, a câmara hiperbárica e os curativos a vácuo como métodos auxiliares.

Tratamento cirúrgico
- Drenagem do abscesso
- Ressecções amplas dos tecidos necrosados
- Amputações de membros (casos especiais).

BIBLIOGRAFIA

Azulay RD, Azulay DR, Azulay-Abulafia L. Dermatologia. 7. ed. Rio de Janeiro: Guanabara Koogan; 2017.
Correa L. Infecções de partes moles. In: Galvão-Alves J. Emergências clínicas. Rio de Janeiro: Rubio; 2007.
Fayad LM, Carrino JA, Elliot K et al. Musculoskeletal infection: role of CT in the emergency department. RadioGraphics. 2007;27:1723-36.
Kiefer MM, Chong CR. Pocket primary care. Wolters Kluwer; 2014.
Porto CC, Porto AL. Semiologia médica. 8. ed. Rio de Janeiro: Guanabara Koogan; 2019.
Rivitti EA. Dermatologia de Sampaio e Rivitti. 4. ed. Artes Médicas; 2018.
Wong CH, Khin LW, Heng KS et al. The LRINEC (Laboratory Risk Indicator for Necrotizing Fasciitis) score: a tool for distinguishing necrotizing fasciitis from other soft tissue infections. Crit Care Med. 2004;32(7):1535-41.

47
Líquen Plano

Aiçar Chaul ♦ Fernanda Rodrigues da Rocha Chaul ♦ Marco Henrique Chaul

INTRODUÇÃO

O líquen plano é uma dermatose caracterizada por pequenas pápulas achatadas, violáceas, brilhantes e pruriginosas; eventualmente, pápulas brancas localizam-se na boca.

Os principais achados histopatológicos de líquen plano são infiltrado inflamatório com hiperceratose, aumento da camada granular, acantose irregular, espessamento da membrana basal e infiltrado de linfócitos na derme superior.

Há participação de mecanismo autoimune na iniciação e na perpetuação do quadro clínico de líquen plano.

CAUSA
- Etiologia desconhecida (talvez esteja associada a medicamentos ou diferentes tipos de infecção).

FATORES DE RISCO
- Estresse emocional
- Radiação solar.

MANIFESTAÇÕES CLÍNICAS

Podem ter início abrupto ou gradual e ser intermitente durante vários anos:

- Lesões em locais de traumas ou coçaduras (fenômeno de Köbner)
- Lesões em pele, cabelos, unhas e mucosas, como:
  - Prurido intenso
  - Pápulas de 1 a 10 mm, de forma poligonal ou oval, brilhantes, achatadas, cor violácea, isoladas ou agrupadas
  - Linhas brancas (estrias de Wickham) sobre as pápulas, mais nítidas após a aplicação de óleo mineral
  - Localização mais comum, como em punhos, antebraços, glande, pés, virilhas, couro cabeludo
  - Lesões verrucosas no terço inferior das pernas
  - Alopecia cicatricial no couro cabeludo
  - Espessamento de uma ou todas as unhas

- Lesões da mucosa oral em 30 a 40% dos pacientes (lesões esbranquiçadas lineares, em qualquer local da boca, às vezes, ulceradas e dolorosas). Podem tornar-se malignas.

DIAGNÓSTICO DIFERENCIAL

- Leucoplasia, psoríase, candidíase, carcinoma de células escamosas, carcinoma basocelular, aftas, língua geográfica, estomatite herpética, sífilis secundária, escabiose, erupção medicamentosa.

COMPROVAÇÃO DIAGNÓSTICA

- Dados clínicos + exame histopatológico.

COMPLICAÇÕES

- Candidíase
- Alopecia
- Carcinoma de células escamosas (boca)
- Destruição das unhas.

TRATAMENTO

- Alívio da dor (ver Capítulo 15, *Dor*) e do prurido (ver Capítulo 23, *Prurido*)
- Caso se suspeite de algum medicamento ou agente químico, seu uso deve ser suspenso
- Fotoquimioterapia com psoralenos e raios ultravioleta para os casos de líquen generalizado ou resistente.

Tratamento medicamentoso

- Betametasona a 0,1%, ou clobetasol (creme em curativos oclusivos), ou triancinolona a 0,1% em orobase (lesões mucosas), ou corticoide intralesional em lesões hipertróficas, ou tacrolimo a 0,1%, 2 vezes/dia, durante 4 semanas, ou anti-histamínicos orais (loratadina) VO, 10 a 20 mg/dia, ou hidroxizina VO, 25 a 100 mg/dia, ou cetirizina, VO, 10 mg/dia, ou ebastina VO, 10 mg/dia, para o controle do prurido.
- Retinoides, em casos relacionados
- Prednisona, VO, 40 mg/dia, durante 2/4 semanas, em dose decrescente, ou ciclosporina, VO, 3 a 6 mg/kg/dia, até o controle da doença, para os casos graves.

EVOLUÇÃO E PROGNÓSTICO

- Resolução espontânea; eventualmente, a doença pode persistir durante anos, sobretudo as lesões da boca e das pernas
- Recidivas frequentes em pacientes com lesões generalizadas, podendo estar relacionadas com estresse emocional
- Risco de carcinoma de células escamosas na boca.

BIBLIOGRAFIA

Azevedo MF. GPS medicamentos. Guia prático em saúde. Rio de Janeiro: Guanabara Koogan; 2017.
Azulay RD, Azulay DR, Azulay-Abulafia L. Dermatologia. 7. ed. Rio de Janeiro: Guanabara Koogan; 2017.
Martins JEC, Paschoal LHC. Dermatologia terapêutica. São Paulo: Dilivros; 2006.
Ramos E, Silva M, Castro MCR. Fundamentos da dermatologia. São Paulo: Atheneu; 2009.
Rivitti EA. Dermatologia de Sampaio e Rivitti. 4. ed. Artes Médicas; 2018.
Sampaio SAP, Rivitti EA. Dermatologia. Artes Médicas; 2007.
Wolff K, Goldsmith LA, Stephen IK et al. Fitzpatrick's dermatology in general medicine. McGraw-Hill; 2008.

48
Líquen Simples Crônico

Neurodermite

Aiçar Chaul ◆ Fernanda Rodrigues da Rocha Chaul ◆ Marco Henrique Chaul

INTRODUÇÃO

O líquen simples crônico, também conhecido por neurodermite, é uma dermatose crônica, papulosa e verrucosa, caracterizada por prurido intenso e evolução progressiva, ocorrendo espessamento de todas as camadas da pele, com infiltrado linfocítico na derme superior.

Pode ocorrer em qualquer idade.

CAUSAS

- Etiologia desconhecida na maioria dos casos
- Pode ser secundária a outra afecção cutânea pruriginosa como dermatite de estase, dermatite atópica, tinha do corpo, dermatite seborreica, xerose e dermatite atópica
- O prurido desencadeia e perpetua as lesões.

FATORES DE RISCO

- Dermatose pruriginosa preexistente.

MANIFESTAÇÕES CLÍNICAS

- Localizações principais: nuca, partes inferiores das pernas, tornozelos, punhos, superfície extensora dos antebraços, couro cabeludo, orelhas e região perineal
- Placa liquenificada, pruriginosa e escamosa
- Acentuação das linhas cutâneas normais
- Escoriações por coçadura
- Vesículas ou transudação são raras
- Hipopigmentação ou hiperpigmentação nas áreas comprometidas
- Formação de cicatriz raramente, exceto após infecção secundária.

DIAGNÓSTICO DIFERENCIAL

- Dermatite atópica, de contato, seborreica, de estase
- Líquen plano
- Psoríase
- Micoses superficiais.

COMPROVAÇÃO DIAGNÓSTICA

- Dados clínicos + exame histopatológico, em caso de dúvidas no diagnóstico (Figura 86.1).

TRATAMENTO

- Evitar exposição a substâncias pruriginosas.

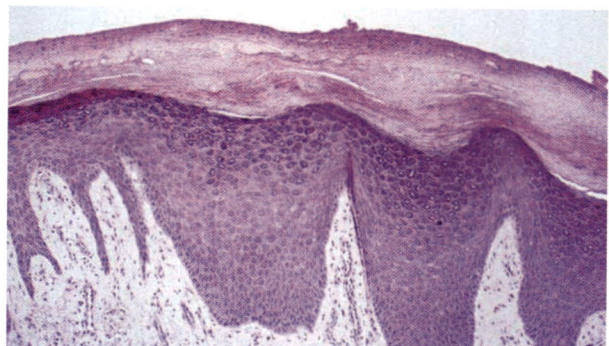

Figura 48.1 Líquen plano crônico.

Tratamento medicamentoso

- Emolientes (óleos minerais ou hidratantes potentes) nas lesões, 2 a 3 vezes/dia
- Interrupção do círculo vicioso *prurido → escoriação → prurido* com corticoide tópico (betametasona)
- Corticoide tópico fluorado: betametasona a 0,1%, ou clobetasol a 0,1%, em cremes e pomadas, 2 vezes/dia, até obtenção da melhora
- Corticoides oclusivos: fludrocortisona em adesivo, 1 vez/dia; ou corticoides intralesionais, como triancinolona, 10 mg, injetado na lesão; ou imunomoduladores tópicos, como tacrolimo a 0,1%, em pomada, ou pimecrolimo a 1%, em creme, 2 vezes/dia, até obtenção da melhora
- Anti-histamínicos para controle do prurido: loratadina, VO, 10 a 20 mg/dia, ou hidroxizina, VO, 25 a 100 mg/dia, ou ebastina, VO, 10 mg/dia, ou cetirizina, VO, 10 mg/dia.

EVOLUÇÃO E PROGNÓSTICO

- Evolução crônica
- Infecção bacteriana secundária é frequente
- Prognóstico bom para os pacientes em que o círculo vicioso (*prurido → escoriação → prurido*) pode ser rompido.

Atenção

- A doença é um círculo vicioso de prurido, que causa escoriação (provocada por arranhadura), que, por sua vez, gera mais prurido (ver Capítulo 23, *Prurido*)
- O curativo oclusivo com corticoide pode ter um duplo efeito: ação antipruriginosa e impedimento do ato de coçar
- O estresse é um agravante.

BIBLIOGRAFIA

Azevedo MF. GPS medicamentos. Guia prático em saúde. Rio de Janeiro: Guanabara Koogan; 2017.
Azulay RD, Azulay DR, Azulay-Abulafia L. Dermatologia. 7. ed. Rio de Janeiro: Guanabara Koogan; 2017.
Martins JEC, Paschoal LHC. Dermatologia terapêutica. São Paulo: Dilivros; 2006.
Porto CC, Porto AL. Semiologia médica. 8. ed. Rio de Janeiro: Guanabara Koogan, 2019.
Ramos E, Silva M, Castro MCR. Fundamentos da dermatologia. São Paulo: Atheneu; 2009.
Rivitti EA. Dermatologia de Sampaio e Rivitti. 4. ed. Artes Médicas; 2018.
Sampaio SAP, Rivitti EA. Dermatologia. Artes Médicas; 2007.
Wolff K, Goldsmith LA, Stephen IK et al. Fitzpatrick's dermatology in general medicine. McGraw-Hill; 2008.

49
Manifestações Cutâneas de Doenças Sistêmicas

Aiçar Chaul ◆ Fernanda Rodrigues da Rocha Chaul ◆ Marco Henrique Chaul

INTRODUÇÃO

As manifestações cutâneas das doenças sistêmicas são numerosas, variadas e dependem, portanto, de um exame clínico minucioso para diagnóstico e tratamento da condição sistêmica subjacente.

As principais manifestações cutâneas das doenças sistêmicas são:

- Doenças cardiovasculares:
  - Pseudoxantoma elástico
  - Síndrome de Marfan
  - Doenças de Kawasaki
  - Vasculites (granulomatose de Wegener e síndrome de Churg-Strauss)
- Doenças pulmonares:
  - Sarcoidose
  - Síndrome de unhas amareladas
  - Eritema *gyratum repens*
- Doenças reumáticas:
  - Dermatomiosite
  - LES
  - Esclerose sistêmica
- Doenças gastrintestinais:
  - Síndrome de Peutz-Jeghers
  - Acrodermatite enteropática
  - Síndrome carcinoide
  - Doenças inflamatórias intestinais
- Doenças renais:
  - PAN
  - Doença de Fabry
  - Calcifilaxia (arteropatia urêmica de calcificação)
- Doenças endócrinas:
  - Diabetes melito
  - Doença de Graves (hipertireoidismo)
  - Hipotireoidismo
- Neoplasias malignas:
  - Metástases cutâneas de câncer visceral
  - Dermatoses paraneoplásicas.

PSEUDOXANTOMA ELÁSTICO

Síndrome de Grönblad-Strandberg ou elastorrexe sistematizada

- Doença hereditária autossômica recessiva
- Fibras elásticas sofrem processo de calcificação e fragmentação progressiva
- Pápulas amareladas que lembram xantomas surgem na pele, além de apresentar perda quase total da elasticidade, formando pregas pendentes pelo corpo (Figura 49.1)

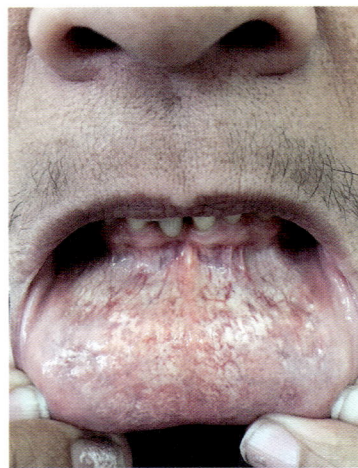

Figura 49.1 Pseudoxantoma elástico. (Cortesia de Azulay, 2017.)

- Manifestações oculares, como sangramento de retina e perda da visão
- Manifestações cardiovasculares, que atingem grandes e pequenos vasos, com calcificação da lâmina elástica interna das artérias resultando em quadros oclusivos.

SÍNDROME DE MARFAN

- Doença hereditária do tecido conjuntivo, caracterizada por alterações esqueléticas, cardiovasculares e oculares e discretas alterações cutâneas (ver Capítulo 31, *Padrão de Herança Autossômica Dominante*)
- Diminuição da gordura subcutânea e estrias na pele. Há, ainda, associação com a elastose perfurante serpiginosa, atrofoderma vermiculata, neurofibromatose, síndrome de Leopard.

DOENÇA DE KAWASAKI

- Doença inflamatória aguda multissistêmica com vasculite, afetando crianças (ver Capítulo 220, *Doença de Kawasaki*)
- Erupções cutâneas eritematosas generalizadas, acometimento da mucosa oral, edema, eritema e descamação na pele em mãos e pés.

GRANULOMATOSE DE WEGENER

- Doença multissistêmica com exame histopatológico evidenciando vasculite granulomatosa necrosante (ver Capítulo 222, *Granulomatose de Wegener*)
- Na pele, podem ocorrer lesões polimorfas: púrpura palpável, nódulos, ulcerações necróticas, vesículas, pústulas e lesões do tipo pioderma gangrenoso
- Lesões edematosas e ulceronecróticas em região nasal são frequentes (Figura 49.2).

SÍNDROME DE CHURG-STRAUSS

- Vasculite rara caracterizada por asma, eosinofilia sanguínea e vasculite necrosante com granulomas extravasculares (ver Capítulo 223, *Granulomatose Eosinofílica*)

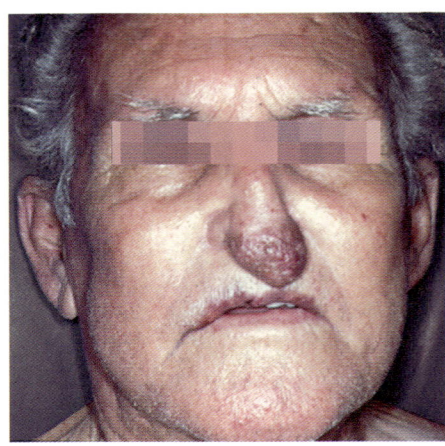

Figura 49.2 Granulomatose de Wegener – acometimento nasal. (Cortesia de Azulay, 2017.)

- Manifestações cutâneas em 40% dos casos, incluindo petéquias e púrpura palpável em membros inferiores, pápulas e nódulos cutâneos, em especial nos cotovelos.

SARCOIDOSE

- Doença inflamatória sistêmica de etiologia desconhecida (ver Capítulo 149, *Sarcoidose Pulmonar*)
- Quadro histopatológico específico, representado por granulomas de células epitelioides sem caseificação (Figura 49.3)
- Principais manifestações cutâneas: eritema nodoso; lúpus pérnio (pápulas, nódulos e placas eritematovioláceas e telangiectasias localizadas, principalmente, nas porções centrais da face); placas eritematovioláceas com centro atrófico regressivo em face, dorso, nádegas e membros inferiores; lesões maculopapulosas liquenoides que, à vitropressão, tornam-se amareladas em face e dorso; nódulos subcutâneos; lesões cicatriciais sarcóideas.

SÍNDROME DE UNHAS AMARELADAS

- Causada por anomalia linfática
- Unhas espessadas, ligeiramente encurvadas, de cor amarelo-esverdeada
- Pacientes afetados, em geral, apresentam bronquite recorrente e linfedema nos membros inferiores (Figura 49.4).

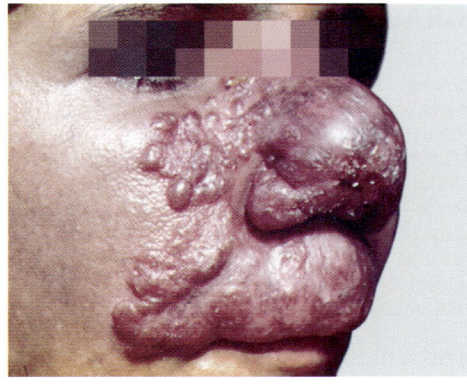

Figura 49.3 Sarcoidose. (Cortesia de Azulay, 2017.)

EYITHEMA GYRATUM REPENS

- Quadro cutâneo caracterizado por lesões eritematodescamativas concêntricas, bizarras, de rápida expansão e pruriginosas. Predominam em tronco e extremidades (Figura 49.5)
- Associa-se quase invariavelmente a neoplasias malignas, especialmente pulmonares
- Outras condições associadas são tuberculose pulmonar, lúpus eritematoso, CREST (calcinose, fenômeno de Raynaud, alteração da motilidade esofágica, esclerodactilia, telangiectasias), hipertrofia mamária, psoríase.

DERMATOMIOSITE

- Distúrbio inflamatório envolvendo os músculos e a pele (ver Capítulo 437, *Dermatomiosite*)
- Principais lesões cutâneas são eritema róseo violáceo e edema em região periorbital (eritema heliotrópico); pápulas e manchas eritematosas localizadas sobre as articulações de mãos e dedos, cotovelos e joelhos, pápulas de Gottron; placas eritematocianóticas na base da unha; máculas eritematovioláceas no V do decote, ombro e dorso (sinal do xale); alopecia (Figura 49.6)

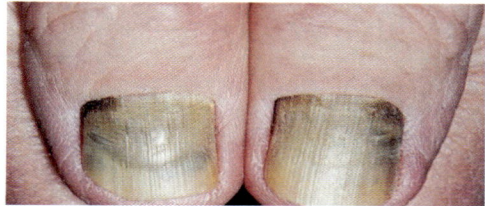

Figura 49.4 Síndrome das unhas amareladas.

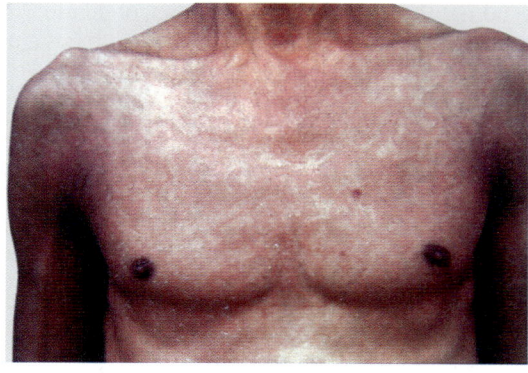

Figura 49.5 *Erythema gyratum repens*. (Cortesia de Azulay, 2017.)

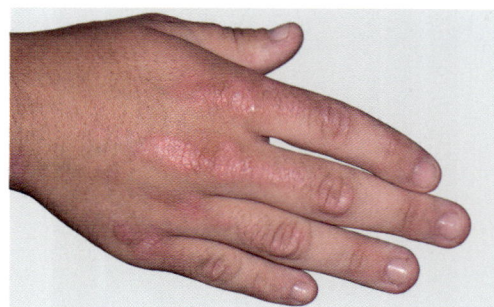

Figura 49.6 Sinal de Gottron. (Cortesia de Azulay, 2017.)

- Pode estar associada a neoplasias malignas – nesses casos, o quadro é mais grave, evolução rápida e resistente ao tratamento.

LÚPUS ERITEMATOSO SISTÊMICO

- Doença autoimune do tecido conjuntivo, que se caracteriza pela presença de lesões cutâneas, localizadas ou disseminadas, e/ou um amplo espectro de manifestações sistêmicas (ver Capítulo 442, *Lúpus Eritematoso Sistêmico*)
- Lesões cutâneas ocorrem particularmente em áreas expostas à radiação solar e a fração ultravioleta é particularmente responsável pela indução ou pelo agravamento das lesões da pele (Figura 49.7)
- Caracteriza-se por pápulas e placas eritematosas, com atrofia central, infiltradas, localizadas preferencialmente em face (regiões malares e dorso nasal), pavilhões auriculares, couro cabeludo e lábios, que deixam cicatrizes ao involuírem
- Alopecia cicatricial é frequente
- Com menor frequência, atingem região superior do tórax, antebraços e mãos
- Fenômeno de Raynaud, livedo reticular, vasculite urticariforme e vasculopatias também são manifestações cutaneovasculares frequentes no LES.

ESCLERODERMIA

- Doença do tecido conjuntivo, multissistêmica e progressiva, caracterizada por depósito de colágeno nos vasos da pele e nos órgãos internos (ver Capítulo 439, *Esclerodermia*)
- Lesões cutâneas caracterizam-se por infiltração e esclerose da pele e do subcutâneo, de progressão lenta, com subsequente atrofia e fibrose (Figura 49.8)

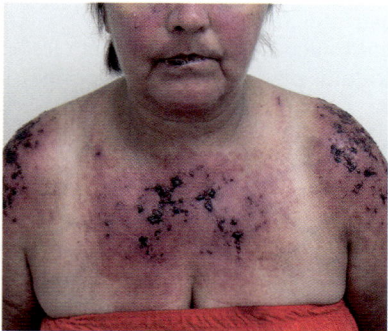

Figura 49.7 Lúpus eritematoso sistêmico – acometimento de lesões em áreas fotoexpostas. (Cortesia de Azulay, 2017.)

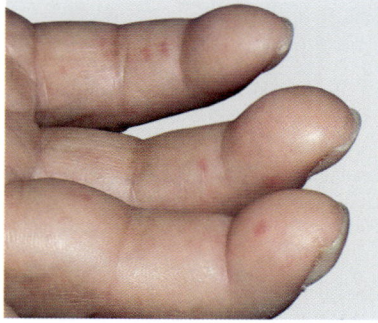

Figura 49.8 Esclerodermia. (Cortesia de Azulay, 2017.)

- Pode ocorrer esclerodactilias e, em geral, são precedidas pelo fenômeno de Raynaud nas extremidades
- Ocorre, na face, a microstomia com a diminuição ou o desaparecimento da mímica
- Calcinose cutânea, ulcerações e gangrenas também podem ser encontradas
- Pacientes com anticorpos anti-SCL-70 apresentam prognóstico ruim, com alterações renais e hipertensão maligna
- Síndrome CREST ocorre nas formas intermediárias e apresenta progressão mais lenta.

SÍNDROME DE PEUTZ-JEGHERS

- Doença hereditária que se caracteriza por pólipos hamartomatosos no intestino delgado e cólon, os quais estão associados a manchas pigmentadas em lábios, mucosa oral, região central de face, mãos e pés (ver Capítulo 280, *Pólipos Colorretais*) (Figura 49.9).

ACRODERMATITE ENTEROPÁTICA

- Doença de herança autossômica recessiva (ver Capítulo 32, *Padrão de Herança Autossômica Recessiva*)
- Lesões cutâneas caracterizam-se por placas eritematosas, escamosas, erosivas e crostosas na face (perioral), no couro cabeludo, nas regiões anogenitais e nas extremidades
- Diarreia com fezes espumosas e volumosas é sintoma importante.

SÍNDROME CARCINOIDE

- Caracteriza-se por episódios de rubor que podem estar associados a dor abdominal, diarreia e sibilos
- Noventa por cento dos tumores carcinoides originam-se no trato gastrintestinal
- Outras manifestações cutâneas incluem lesões esclerodermatosas, nódulos profundos e lesões pelagra-símile.

DOENÇAS INFLAMATÓRIAS INTESTINAIS

Ver Capítulos 264, *Doença de Crohn*, e 283, *Retocolite Ulcerativa Inespecífica*).

- Lesões cutâneas associadas às doenças inflamatórias intestinais são classificadas em lesões específicas e lesões inespecíficas

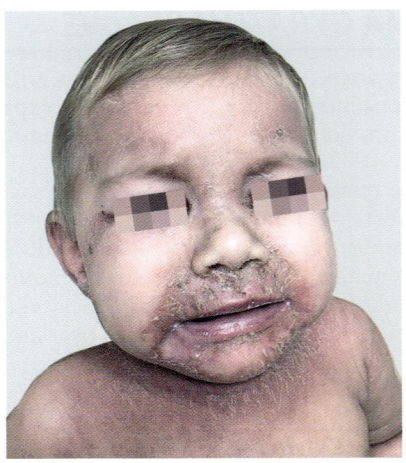

Figura 49.10 Acrodermatite enteropática. (Cortesia de Azulay, 2017.)

- Lesões específicas apresentam contiguidade com o trato digestivo e localizam-se em regiões perianais. São elas: erosões, ulcerações, fissuras, abscessos, fístulas
- Lesões inespecíficas: eritema nodoso, pioderma gangrenoso, ulcerações aftoides. Mais raramente, estomatite vegetante e epidermólise bolhosa adequada (Figura 49.11).

POLIARTERITE NODOSA

- Inflamação necrosante dos vasos de pequeno e médio calibres acarretando microaneurismas que se rompem, levando à hemorragia e à trombose (ver Capítulo 225, *Poliarterite Nodosa*)
- Lesão cutânea principal é a púrpura palpável (nódulos violáceos subcutâneos). Livedo reticular nos casos brandos e grandes úlceras nos casos mais graves. Localizam-se em especial na porção inferior das pernas, podendo ascender às coxas e às nádegas e, eventualmente, em mãos e pés.

DOENÇA DE FABRY

- Doença hereditária, recessiva, ligada ao cromossomo X, na qual há ausência ou deficiência da enzima alfagalactosidade-A que resulta na deposição de glicoesfingolipídeos nos tecidos corpóreos (ver Capítulo 33, *Padrão de Herança Ligada ao Cromossomo X*)

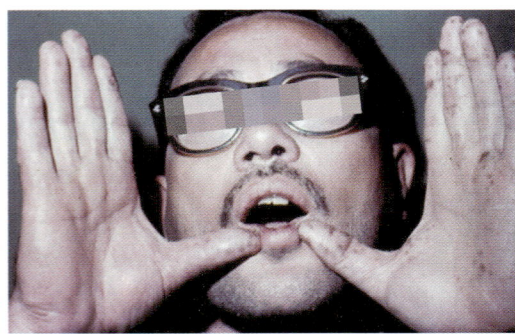

Figura 49.9 Síndrome de Peutz-Jeghers. (Cortesia de Azulay, 2017.)

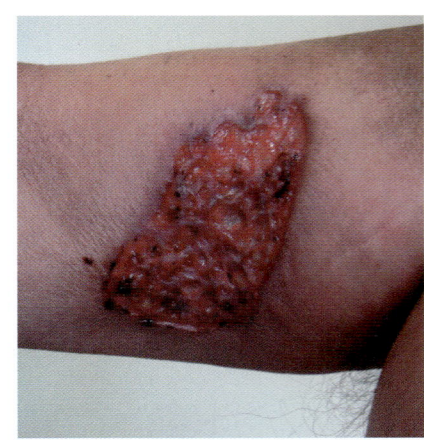

Figura 49.11 Pioderma gangrenoso em braço.

- Lesões cutâneas consistem em angioceratomas, que são pápulas vermelho-escuras semelhantes a hemangiomas. Ocorrem, de preferência, em região periumbilical e joelhos, mais raramente em mucosa oral e conjuntiva.

CALCIFILAXIA

- Condição observada em pacientes com insuficiência renal, na qual áreas localizadas da pele se tornam necrosadas em decorrência de calcificação vascular (ver Capítulo 361, *Doença Renal Crônica*)
- Inicia-se como manchas dolorosas, purpúricas liberando livedo reticular que progridem para placas endurecidas, ulcerações e necrose. Muitas vezes, há necessidade de amputação do membro.

DIABETES MELITO (VER CAPÍTULO 304, *DIABETES MELITO TIPO 2*)

Síndrome em que ocorrem alterações do metabolismo de carboidratos, gorduras e proteínas em decorrência de deficiência absoluta ou relativa de insulina (ver Capítulos 303, *Diabetes Melito Tipo 1*, e 304, *Diabetes Melito Tipo 2*).

Associado a numerosas manifestações cutâneas, sendo as principais:

- Necrobiose lipoídica: manchas eritematosas, com bordas em expansão e centro levemente atrófico e amarelado, localizadas principalmente nos membros inferiores (Figura 49.12). Pode estar associada à nefropatia e à retinopatia diabética
- Dermatopatia diabética relacionada à microangiopatia diabética; esta condição se manifesta por manchas atróficas de 1 a 2 cm, irregulares e acastanhadas, assintomáticas em regiões pré-tibiais
- Acantose *nigricans*: placas aveludadas, acastanhadas, localizadas em áreas de dobras (principalmente axilar e cervical). Não está relacionada apenas com o diabetes, mas também com as outras endocrinopatias que apresentam resistência à insulina (síndrome dos ovários policísticos, síndrome de Cushing, acromegalia, tireoidopatia); também está associada a neoplasias malignas, em particular ao adenocarcinoma gástrico ou outros adenocarcinomas gastrintestinais

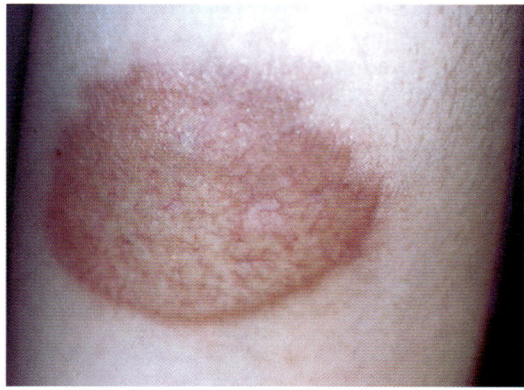
Figura 49.12 Necrobiose lipoídica. (Cortesia de Azulay, 2017.)

- Escleredema: consiste no aparecimento de lesões cutâneas endurecidas no dorso e na região cervical. Associado à obesidade
- Úlceras diabéticas: lesões ulceradas predominantemente nas pernas e nos pés. Inclui-se, nesse grupo, o mal perfurante plantar.

DOENÇA DE GRAVES

- Doença autoimune, de etiologia multifatorial e com forte evidência de predisposição genética (ver Capítulo 328, *Hipertireoidismo*)
- Tríade clássica: exoftalmo, hipertireoidismo e mixedema pré-tibial
- Mixedema pré-tibial apresenta-se como nódulos normocrômicos e placas infiltradas que se estendem desde a área pré-tibial até o dorso dos pés.

HIPOTIREOIDISMO

- Acúmulo de mucopolissacarídios ocorre na pele, acarretando espessamento cutâneo e sensação de aspereza, além de edema não depressível (ver Capítulo 329, *Hipotireoidismo*)
- Alopecia e xerose cutânea são manifestações frequentes.

METÁSTASES CUTÂNEAS DE CÂNCER VISCERAL

- Metástases de tumores malignos de qualquer origem
- Manifestam-se, clinicamente, como nódulos subcutâneos ou intradérmicos, de consistência pétrea, de crescimento rápido, geralmente aderidos a planos profundos. Podem ser únicos ou múltiplos e ulcerar
- Metástase cutânea mais comum nas mulheres é a do carcinoma de mama (70%), seguida de melanoma (12%), ovário (3,3%), localização desconhecida (3%)
- Metástases cutâneas ocorrem com a seguinte frequência no homem: melanoma (32%), carcinoma de pulmão (12%), intestino grosso (11%), cavidade oral e localização desconhecida (8,7%)
- Metástase cutânea é um sinal de péssimo prognóstico
- Localização e respectivos sítios de neoplasias:
  - Couro cabeludo: trato gastrintestinal, pulmão, sistema geniturinário
  - Parede torácica: mama
  - Parede abdominal: estômago e outras localizações do tubo gastrintestinal, ovários
  - Pelve: trato geniturinário.

DERMATOSES PARANEOPLÁSICAS

- São dermatoses variadas que, em geral, antecedem ou acompanham o aparecimento de um câncer interno (ver Capítulo 5, *O Clínico e o Paciente com Câncer*)
- Divididas em dois grupos:
  - Dermatoses altamente reveladoras de câncer interno (Quadro 49.1)
  - Dermatoses eventualmente reveladoras de câncer interno

Quadro 49.1 Dermatoses altamente reveladoras de neoplasias.

Forma clínica	Manifestações cutâneas	Prováveis locais de neoplasias
Eritema *gyratum repens*	• Lesões eritematoescamosas, com desenhos bizarros migratórios (arabescos)	Neoplasias de pulmão, mama, estômago, próstata, faringe, útero e mieloma múltiplo
Acantose *nigricans* maligna	• Placas papilomatosas, castanho-escuras, localizadas em dobras cutâneas	Adenocarcinomas da cavidade abdominal, neoplasias gástricas, carcinoma espinocelular do pulmão e do colo do útero, sarcomas
Síndrome do glucagonoma	• Máculas eritematosas, anulares ou irregulares, com vesículas flácidas na superfície, erosões e crostas, em abdome inferior, região inguinocrural e nádegas	Glucagonoma
Síndrome carcinoide	• Rubor facial, telangiectasias e pele pelagroide, associados à dor abdominal e diarreia • Asma e alterações cardiovasculares podem estar presentes	Tumores gastrintestinais
Dermatomiosite	• Eritema heliotrópico • Pápulas de Gottron • Sinal do xale	Neoplasias ovarianas, estômago, mama, brônquios
Ictiose adquirida	• Ressecamento cutâneo com grandes escamas (localizado em membros ou disseminado)	Linfomas, adenocarcinoma de mama
Doença de Bazex (acroceratose paraneoplásica)	• Lesões eczematosas, psoriasiformes em dedos, nariz e orelhas • Unhas com hiperceratose e onicólise • Ceratodermia palmoplantar	Carcinoma espinocelular do trato aerodigestivo

• Dermatoses altamente reveladoras de neoplasias são eritema *gyratum repens*, acantose *nigricans* maligna, síndrome do glucagonoma, síndrome carcinoide, dermatomiosite do adulto, ictiose adquirida, hipertricose lanuginosa adquirida e síndrome de Bazex

• Dermatoses eventualmente reveladoras de neoplasias são eritrodermia (linfomas), melanodermia (tumores de adrenais, hipófise e ovário), mucinose folicular (micose fungoide), amiloidose primária sistêmica (melanoma múltiplo), síndrome de Sweet (leucemias, câncer de mama), urticária pigmentosa (linfoma), eritema nodoso (leucoses e carcinomas), doença de Bowen (carcinoma gastroduodenal), pênfigos (linfomas, timoma), prurido (linfomas, leucemias).

50
Melanose Senil

Melanose solar, lentigo senil, lentigo solar

Elisa Franco de Assis Costa

INTRODUÇÃO

A melanose senil, também chamada melanose solar ou lentigo senil ou solar, trata-se de manchas de cor castanho-claro a escura, localizadas na face, nas mãos, nos antebraços, na região esternal e em outras áreas expostas ao sol. Acomete a maioria dos idosos, mas pode ser encontrada a partir da quarta década de vida, e seu aparecimento depende do tipo de pele e do tempo de exposição ao sol.

Decorre de alterações no número e na função de melanócitos que acompanham o processo de fotoenvelhecimento da pele. A não ser o incômodo do ponto de vista estético, não causa problemas para o paciente nem apresenta risco de se tornar maligna.

MANIFESTAÇÕES CLÍNICAS

• Lesões planas, lisas, hipercrômicas, sem sinais inflamatórios, localizadas principalmente no dorso das mãos, na parte externa dos braços, ombros, antebraços, colo e da face.

Não devem ser confundidas com ceratose senil. Não são observadas em regiões protegidas do sol, como axilas e parte interna dos braços (Figura 50.1).

COMPROVAÇÃO DIAGNÓSTICA

• Dados clínicos
• Não é necessário biópsia para confirmação.

TRATAMENTO

• Aplicações de neve carbônica, dermoabrasão, criocirurgia, *peelings* químicos ou com *laser*, eletrocauterização e cauterização química com ácido retinoico, ácido glicólico, derivados de vitamina A tópicos (tretinoína)
• A inclusão do *laser* e da luz intensa pulsada no arsenal terapêutico da melanose senil facilitou o seu tratamento, pois os resultados costumam ser bons, desde que a técnica seja empregada de maneira adequada.

Atenção

O exagero na aplicação de qualquer um dos tratamentos para melanose senil pode deixar manchas claras ou até mesmo cicatrizes residuais.

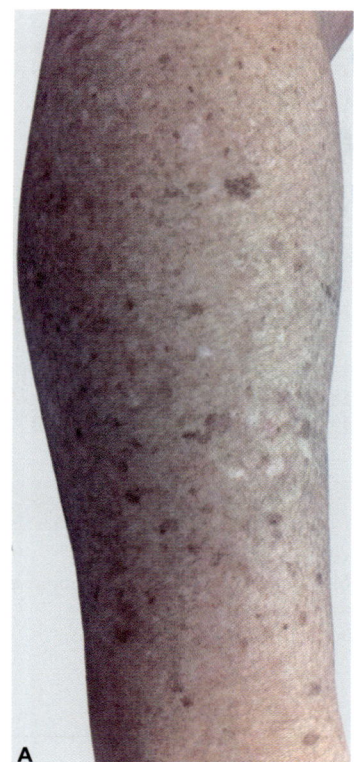

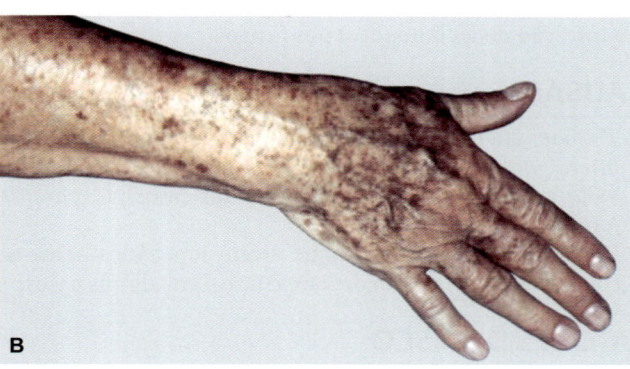

Figura 50.1 Melanose senil. Manchas de cor castanho-claro a escura (mão e antebraço).

PREVENÇÃO

- Evitar exposição excessiva ao sol
- Hidratar a pele
- Usar chapéus, roupas com mangas compridas e golas altas
- Aplicar filtros solares com espectro para raios ultravioleta A (UVA) e raios ultravioleta B (UVB).

BIBLIOGRAFIA

Azulay RD, Azulay DR, Azulay-Abulafia L. Dermatologia. 7. ed. Rio de Janeiro: Guanabara Koogan; 2017.

Baumann L. Skin ageing and its treatment. Journal of Pathology. 2007;211:241-51.

Porto CC, Porto AL. Semiologia médica. 8. ed. Rio de Janeiro: Guanabara Koogan; 2019.

Rivitti EA. Dermatologia de Sampaio e Rivitti. 4. ed. Artes Médicas; 2018.

51
Micoses Superficiais

Aiçar Chaul ◆ Fernanda Rodrigues da Rocha Chaul ◆ Marco Henrique Chaul

INTRODUÇÃO

As micoses superficiais constituem um grupo de infecções causadas por diferentes fungos que comprometem a camada córnea da pele, os pelos e as unhas.

Os principais agentes de micoses superficiais são representados por algumas espécies dos gêneros *Epidermophyton*, *Tricophyton* e *Microsporum*, que constituem o grupo das tinhas ou dermatofitoses, do gênero *Candida*, e pela *Malassezia furfur*.

FORMAS CLÍNICAS

- Tinha da cabeça
- Tinha das unhas
- Tinha do corpo
- Tinha dos pés
- Tinha inguinal
- Tinha versicolor.

TINHA DA CABEÇA

Tinha do couro cabeludo, *tinea capitis*

É uma infecção fúngica do couro cabeludo, decorrente do contato com indivíduos ou animais infectados ou com a própria terra. É contagiosa e pode se tornar epidêmica.

Os principais achados histopatológicos são processo inflamatório crônico com pústulas foliculares e abscessos, hifas em folículos e ceratinização da pele.

Predomina em crianças, sendo rara a infecção no adulto.

CAUSAS

- *Trichophyton violaceum* (90% dos casos), *Trichophyton tonsurans*, *Microsporum canis* e *Trichophyton schoenleinii*.

FATORES DE RISCO

- Creches, escolas e alojamentos
- Higiene precária
- Imunodepressão.

MANIFESTAÇÕES CLÍNICAS

- A infecção, em geral, começa com placas arredondadas na cabeça com tonsura dos cabelos (pelada) (Figura 51.1)
- As placas podem se tornar múltiplas e apresentar pontos pretos e fios de cabelo quebradiços. Com menos frequência, a infecção manifesta-se por descamação crônica, com pouca inflamação e alopecia.

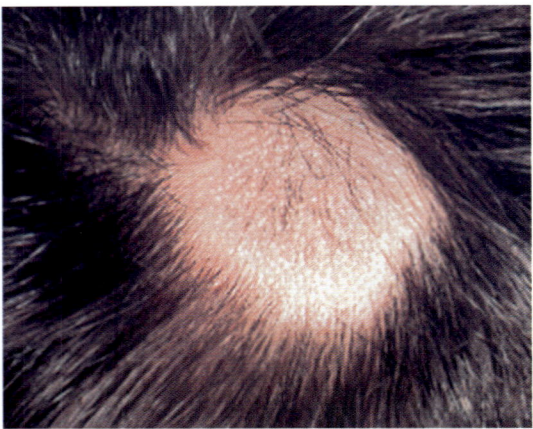

Figura 51.1 Tinha de cabeça – lesão única e grande com tonsura, tipicamente causada por *Microsporum*. (Cortesia de Azulay, 2013.)

DIAGNÓSTICO DIFERENCIAL

- Psoríase
- Dermatite seborreica
- Alopecia areata
- Tricotilomania
- Piodermite.

Para saber mais

O quérion consiste na forma inflamatória da tinha do couro cabeludo.

EXAMES COMPLEMENTARES

- Exame micológico direto
- Cultura para fungos
- Exame com lâmpadas de Wood: 10% das infecções causadas por espécies de *Microsporum* emitem fluorescência com luz verde; 90% das infecções causadas por *Trichophyton* não apresentam fluorescência.

COMPROVAÇÃO DIAGNÓSTICA

- Dados clínicos + identificação dos fungos.

COMPLICAÇÕES

- Infecção bacteriana secundária
- Alopecia cicatricial (nas infecções pelo *T. schoenleinii*).

TRATAMENTO

- Lavar cuidadosamente as mãos
- Lavar toalhas, roupas, bonés e chapéus dos indivíduos infectados
- Examinar e tratar outros membros da família.

Tratamento medicamentoso

- 1ª escolha: griseofulvina, VO, 15 a 20 mg/kg/dia, por 8 a 12 semanas
- Terbinafina VO, 250 mg/dia, por 6 semanas; crianças: 3 a 6 mg/kg/dia; ou fluconazol, VO, 150 mg/dia, durante 6 semanas; crianças: 6 mg/kg/dia.

PREVENÇÃO

- Fazer higiene pessoal adequada
- Não partilhar bonés e chapéus
- Identificar e tratar os indivíduos infectados no domicílio e animais domésticos.

EVOLUÇÃO E PROGNÓSTICO

- Sem tratamento, as lesões cronificam
- Podem ter cura espontânea na puberdade
- Lesões com inflamação acentuada têm mais probabilidade de regressão com cicatriz
- Fibrose permanente do couro cabeludo (alopecia cicatricial)
- Perda dos cabelos em consequência de *quérion* e, principalmente, na tinha favosa (*T. schoenleinii*).

Atenção

- As tinhas apresentam alta contagiosidade
- Escovas, pentes, toalhas, travesseiros e roupas têm que ser exclusivos do paciente até a cura
- Frequentes contaminações de cães e gatos.

TINHA DAS UNHAS

Onicomicose, *tinea unguium*

É a infecção do leito ungueal por fungos.

CAUSAS

- *Trichophyton rubrum*, *Trichophyton mentagrophytes* (var. *interdigitale*), *Epidermophyton floccosum*, *Trichophyton violaceum*, *Candida albicans* (70% dos casos), *C. parapsilosis*, *C. tropicalis*, *C. krusei*
- Fungos não dermatófitos (que vivem saprofiticamente no solo e nas madeiras em decomposição) em alguns casos.

FATORES DE RISCO

- Onicomicose por dermatófitos:
  - Calor
  - Umidade – hiperidrose, sapatos de borracha
  - Doença vascular periférica
  - Imunidade celular deprimida
- Onicomicose por *Candida*:
  - Contaminação direta – prurido anovulvar e perirretal
  - Lesão química ou mecânica da cutícula
  - Maceração
  - Hiperidrose
  - Onicólise psoriática
  - Diabetes
  - Hiperparatireoidismo
  - Doença de Addison
  - Desnutrição
  - Discrasias sanguíneas
  - Neoplasias malignas
  - Pós-operatório
  - Imunodepressão
- Onicomicose por fungos não dermatófitos:
  - Manipulação de terra e madeira
  - Sobreposição de artelhos

- Onicogrifose – crescimento excessivo e deformante das unhas (unhas encurvadas)
- Doença vascular periférica.

MANIFESTAÇÕES CLÍNICAS

- Onicomicose por dermatófitos:
  - Forma mais frequente em adultos; comumente precedida por infecção por dermatófitos em outro local. Em 80% dos casos, a localização é nas unhas dos primeiros pododáctilos, em especial do hálux.
  Pode haver infecção simultânea dos dedos e dos artelhos
  - Formas clínicas: onicomicose subungueal distal, onicomicose lateral, onicomicose proximal, onicomicose branca superficial
- Onicomicose subungueal distal:
  - Dissemina a partir do hiponíquio para o leito ungueal e a placa ungueal
  - Hiperceratose subungueal – massa amarelo-acinzentada que deixa a borda ungueal livre
  - Espessamento da região subungueal que eleva a placa ungueal (paquioníquia)
  - Onicólise (descolamento da unha a partir do leito ungueal)
  - Alterações distróficas – espessamento, deformação, friabilidade
  - Descoloração da unha – adquire cor amarelo-acastanhada
  - Unha adquire aspecto de madeira corroída por cupim em fase avançada
  - Descolamento da unha ou avulsão traumática pode ocorrer
  - Sintomas subjetivos mínimos, exceto quando há infecção secundária ou deformidade
- Onicomicose lateral (comum):
  - Coloração amarelada no sulco ungueal
  - Onicólise progressiva, proximal ou distal
  - Comprometimento da placa ungueal e extensão para a dobra lateral oposta raramente ocorre
- Onicomicose proximal (rara):
  - Mãos ou pés
  - Leuconiquia: máculas amarelo-esbranquiçadas que iniciam sob o sulco ungueal posterior, estendendo-se para a placa ungueal e lúnula
- Onicomicose branca superficial:
  - Afeta, de preferência, o hálux
  - Infecção da parte superior da placa ungueal
  - Manchas opacas esbranquiçadas na placa ungueal, que vão ocupando toda a superfície da unha
- Onicomicose por cândida:
  - Predomina em mulheres adultas
  - Localiza-se, principalmente, nas mãos
  - Dedo médio é o mais afetado
  - Dor discreta, a menos que haja infecção secundária
  - Dor aumenta com o contato frequente ou prolongado com água
  - Compromete os tecidos moles circunvizinhos à unha
  - Penetra somente na ceratina de modo secundário
  - Inicia com deslocamento da cutícula da placa ungueal
  - Zona amarelo-escura a negro-acastanhada ao longo da borda lateral da unha
  - Alterações ungueais secundárias, como unha convexa, irregular, estriada, com superfície áspera
  - Onicólise frequente
  - Possibilidade de ocorrência de onicomicose subungueal (placa ungueal fina, opaca, acastanhada, deformada por sulcos transversos)
  - Edema/eritema periungueal
- Onicomicose por fungos não dermatófitos:
  - Mais comum acima dos 60 anos de idade
  - Predomina nas unhas do polegar
  - Assemelha-se à onicomicose distal e lateral.

DIAGNÓSTICO DIFERENCIAL

- Paroníquia ungueal negra
- Paroníquia herpética
- Eczema
- Psoríase
- Doença de Darier
- Pitiríase rubra pilosa
- Alterações tróficas das unhas na doença vascular periférica
- Traumatismo
- Líquen plano
- Unha amarelada na icterícia, carotenemia, amiloidose
- Traumatismo, infecção aguda, intoxicação por tálio ou arsênio, cirrose hepática
- Pigmento negro-acastanhado (melanótico, hematoma)
- Discromia esverdeada (*P. aeruginosa*)
- Medicamentos e substâncias químicas aplicados nas unhas.

EXAMES COMPLEMENTARES

- Microscopia direta de fragmento da placa ungueal ou de escamas do estrato córneo da área mais proximal
- Cultura: negativa em 30% dos casos
- Comprovação diagnóstica
- Dados clínicos, exame micológico direto de material raspado da unha e cultura
- Biópsia em casos especiais.

COMPLICAÇÕES

- Infecção secundária bacteriana com formação de abscessos
- Distrofias ungueais permanentes.

TRATAMENTO

- Tratar a doença subjacente
- Tratar infecções fúngicas em outras localizações
- Tratar infecção secundária
- Extirpar a unha (só em casos especiais).

Tratamento medicamentoso

- Dermatófitos:
  - Uso tópico (menos eficaz que sistêmico):
    - Derivados imidazólicos, como clotrimazol, tioconazol, econazol, cetoconazol, oxiconazol em solução, 1 vez/dia
    - Esmalte medicamentoso à base de amorolfina ou ciclopirox olamina é eficiente quando as unhas não estão muito afetadas, 2 vezes/semana
  - Uso sistêmico de:
    - Itraconazol, VO, 200 mg/dia, durante 3 a 6 semanas; ou pulsoterapia: itraconazol VO, 400 mg/dia, durante 7 dias, 1 vez/mês, por 3 a 6 meses; ou terbinafina, VO,

250 mg/dia, por 4 a 6 meses; ou pulsoterapia: terbinafina, VO, 500 mg/dia, durante 7 dias, 1 vez/mês, por 3 a 6 meses
  - Griseofulvina, VO, adultos 500 mg/dia, durante 6 meses
  - Fluconazol, VO, 150 a 300 mg/semana, por 3 a 6 meses
- Cândida:
  - Derivados imidazólicos para uso tópico
  - Itraconazol, VO, 200 mg/dia; ou fluconazol VO, 150 mg, 1 a 2 vezes/semana
- Fungos não dermatófitos:
  - Álcool iodado a 1%, nitrato de prata, glutaraldeído, derivados imidazólicos
  - Itraconazol, VO, 200 mg, 1 vez/dia durante 3 meses.

Monitoramento

- Medicamentos tópicos: resposta terapêutica lenta
- Griseofulvina: hemograma e provas de função hepática no início de tratamento; em seguida, a cada 3 meses
- Cetoconazol: provas de função hepática a cada 3 semanas nos 3 primeiros meses; depois, mensalmente.

PREVENÇÃO

- Manter as unhas comprometidas limpas e secas
- Evitar calçados de borracha
- Não usar sapato apertado ou mal-adaptado
- Usar meias de algodão (evitar lã ou fibras sintéticas).

EVOLUÇÃO E PROGNÓSTICO

- Recidivas são comuns
- Prognóstico especialmente ruim quando uma das mãos, os dois pés ou múltiplas unhas estão comprometidos
- 20 a 40% dos casos não respondem ao tratamento
- 40 a 70% dos pacientes sofrem recidiva a longo prazo
- Infecção secundária com progressão para erisipela, celulite ou osteomielite.

Atenção

- Os antifúngicos podem ter seus níveis séricos alterados ou podem alterar os níveis dos seguintes medicamentos:
  - Griseofulvina: barbitúricos, contraceptivos orais, varfarina, ciclosporina e álcool
  - Itraconazol e cetoconazol: rifampicina, isoniazida, fenitoína, fenobarbital, hipoglicemiantes orais, digoxina, antipirina, ciclosporina, benzodiazepínicos e contraceptivos orais
  - Terbinafina: cimetidina, rifampicina e fenobarbital
- O uso excessivo de água e sabão favorece as onicomicoses
- Os antifúngicos orais só devem ser usados após a comprovação etiológica
- Os esquemas em pulsoterapia estão se mostrando mais eficazes.

TINHA DO CORPO

Tinea corporis, tinea circinata

É a infecção cutânea causada por dermatófitos.

As infecções zoofílicas são encontradas em crianças e adultos, adquiridas de animais. As antropofílicas, mais frequentes em adultos, são adquiridas em contato direto com a pessoa infestada ou os objetos contaminados.

A tinha do corpo ocorre em ambos os sexos e em todas as idades.

CAUSAS

- *Microsporum canis, Trichophyton rubrum, Trichophyton mentagrophytes.*

  Outros dermatófitos.

FATORES DE RISCO

- Temperatura elevada
- Trabalho com animais
- Imunodepressão
- Uso prolongado de corticoide tópico.

MANIFESTAÇÕES CLÍNICAS

- Lesões anulares com bordas bem-definidas, ligeiramente elevadas, com atividade na periferia e resolução no centro (Figura 51.2)
- Placas descamativas e eritematosas sem tendência à cura central (menos frequentes)
- Pápulas e, em certas ocasiões, pústulas ou vesículas nas bordas
- Face, tronco e extremidades afetados
- Prurido leve (em alguns pacientes prurido intenso).

DIAGNÓSTICO DIFERENCIAL

- Pitiríase rósea
- Eczema
- Dermatite de contato
- Sífilis
- Psoríase
- Lúpus eritematoso sistêmico
- Hanseníase na forma tuberculoide
- Eritema anular.

EXAMES COMPLEMENTARES

- Exame micológico direto
- Cultura para fungos.

COMPROVAÇÃO DIAGNÓSTICA

- Dados clínicos + identificação do fungo.

TRATAMENTO

- Higiene adequada.

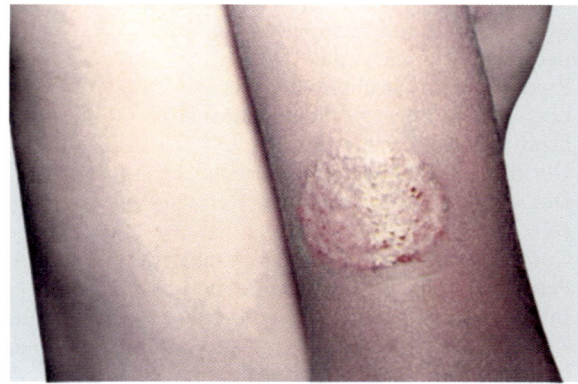

Figura 51.2 Tinha do corpo. Lesões anulares eritematopapulosas, bem-definidas e ligeiramente elevadas.

Tratamento medicamentoso

- Antifúngicos tópicos, como miconazol, clotrimazol, cetoconazol, terbinafina, econazol, oxiconazol, ciclopirox, com aplicação 2 vezes/dia, durante 3 a 4 semanas
- Antifúngicos orais, como griseofulvina VO, 20 mg/kg/dia (crianças) e 500 mg/dia (adultos), durante 20 dias; ou itraconazol, VO, 100 mg/dia, por 14 dias, ou 200 mg/dia, durante 7 dias; ou terbinafina, VO, 3 a 6 mg/kg/dia (crianças), 250 mg/dia (adultos), durante 14 dias; ou cetoconazol (mais tóxico), VO, 200 mg/dia, por 10 dias, nos casos de infecções resistentes, extensas e/ou invasivas.

EVOLUÇÃO E PROGNÓSTICO

- Cura sem sequela após 3 a 4 semanas de tratamento
- Infecção secundária bacteriana frequente
- Possibilidade de infecção generalizada por dermatófitos, em pacientes imunossuprimidos.

Atenção

Os animais domésticos (cães e gatos) podem ser portadores sãos.

TINHA DOS PÉS

Pé de atleta, frieira, dermatose interdigital, *tinea pedis*

É a micose localizada nos pés causada por dermatófitos.

A infecção é adquirida, em geral, nos lugares de banhos em comum.

Ocorre em ambos os sexos e em todas as idades.

CAUSAS

- *Trichophyton mentagrophytes* (var. *interdigitalis*), *Trichophyton rubrum*, *Epidermophyton floccosum*.

FATORES DE RISCO

- Temperatura quente e umidade elevada
- Calçados fechados
- Imunodepressão
- Aplicação prolongada de corticoides tópicos.

MANIFESTAÇÕES CLÍNICAS

- Forma aguda: lesões vesicobolhosas
- Forma crônica: lesões escamosas
- Lesões surgem primeiramente nos espaços interdigitais, mas podem afetar a região plantar e os arcos plantares
- Vesículas, bolhas
- Descamação
- Maceração
- Prurido.

DIAGNÓSTICO DIFERENCIAL

- Psoríase
- Intertrigo
- Hiperceratose
- Dermatite de contato
- Eczema
- Desidrose.

EXAMES COMPLEMENTARES

- Exame micológico direto
- Cultura para fungos.

COMPROVAÇÃO DIAGNÓSTICA

- Dados clínicos + identificação do fungo.

COMPLICAÇÕES

- Infecção bacteriana secundária
- Reação eczematoide
- Celulite.

TRATAMENTO

Tratamento medicamentoso

- Estágio vesicular agudo: compressas úmidas de solução de Burow ou permanganato de potássio 1:40.000
- Estágio subagudo (maceração, descamação) e crônico: creme ou loção de derivados imidazólicos (miconazol, isoconazol, cetoconazol, tioconazol, oxiconazol, bifonazol), ciclopirox olamina, amorolfina, terbinafina, 2 vezes/dia, durante 6 semanas
- Casos refratários ao tratamento tópico: itraconazol, VO, 100 mg/dia, durante 14 dias; ou terbinafina, VO, 250 mg/dia, durante 14 dias; ou griseofulvina, VO, 500 mg/dia, durante 30 dias.

PREVENÇÃO

- Fazer higiene pessoal rigorosa
- Usar sandálias de borracha ou tamancos em banheiro de uso coletivo
- Secar cuidadosamente entre os dedos dos pés após o banho
- Aplicar pó antimicótico nos pés e entre os dedos, pela manhã e à noite
- Mudar frequentemente de meias.

EVOLUÇÃO E PROGNÓSTICO

- Cura com tratamento adequado
- Reinfecções frequentes
- Infecção bacteriana secundária é frequente
- Reação eczematoide.

Atenção

- A forma vesicular (aguda) infecta com frequência, o que impossibilita a deambulação
- A calosidade interdigital é confundida com a tinha intertriginosa. A primeira é dolorosa.

TINHA INGUINAL

Tinha crural, *tinea cruris*

É a infecção na virilha, na face interna das coxas e nas áreas do períneo, causada por fungos dermatófitos.

Ocorre em qualquer idade, mas é rara antes da puberdade. Predomina no sexo masculino.

CAUSAS

- *Trichophyton rubrum*, *Trichophyton mentagrophytes*, *Epidermophyton floccosum*.

FATORES DE RISCO

- Temperaturas elevadas
- Sudorese excessiva
- Roupas úmidas
- Depressão da resposta imune mediada por células (indivíduos atópicos, AIDS)
- Obesidade
- Diabetes.

MANIFESTAÇÕES CLÍNICAS

- Placas eritematosas, marginadas, em forma de meia-lua, localizadas nas dobras inguinais, que podem se estender à parte superior das coxas e ao períneo
- Bordas bem-definidas, quase sempre com escamas finas; algumas vezes erupções vesiculares nas margens
- Pele no interior da lesão cicatriza, adquirindo coloração vermelho-acastanhada, com permanência de pápulas vermelhas. Em geral, as lesões são bilaterais e, normalmente, não afetam o escroto nem o pênis, mas podem se estender às nádegas e à fenda glútea
- Prurido (coçadura pode causar lesões de aspecto eczematoso)
- Aplicação de corticoides tópicos altera o aspecto das lesões, pelo aparecimento de erupção mais extensa com bordas irregulares eritematosas, dificultando o diagnóstico e o tratamento.

DIAGNÓSTICO DIFERENCIAL

- Intertrigo: processo inflamatório das superfícies úmidas da pele que entram em contato com outra
- Dermatite de contato
- Dermatite seborreica
- Psoríase
- Candidíase
- Eritrasma.

EXAMES COMPLEMENTARES

- Exame micológico direto (demonstração de hifas ramificadas)
- Cultura em casos selecionados
- Biópsia da pele, que revela hifas na epiderme (raramente necessária).

COMPROVAÇÃO DIAGNÓSTICA

- Dados clínicos + identificação dos fungos.

TRATAMENTO

- Evitar fatores predisponentes
- Manter a área o mais seca possível.

Tratamento medicamentoso

- Antifúngicos tópicos, como oxiconazol, clotrimazol, ciclopirox, econazol, terbinafina, cetoconazol, tolnaftato, miconazol, com aplicação 2 vezes/dia, durante 20 a 30 dias
- Antifúngicos sistêmicos, como itraconazol, terbinafina, griseofulvina, cetoconazol (pouco usado; ver Tinha do corpo, descrita anteriormente), em casos refratários ao tratamento tópico.

Monitoramento

- Provas de função hepática a intervalos regulares durante o tratamento com cetoconazol
- Hemograma, função renal e função hepática nos pacientes tratados com griseofulvina.

EVOLUÇÃO E PROGNÓSTICO

- Cura com tratamento adequado.

Atenção

- O uso de corticoide tópico é contraindicado, mesmo quando associado a antimicótico
- As roupas íntimas sintéticas favorecem a sudorese e pioram a micose.

TINHA VERSICOLOR

Pitiríase versicolor

É a micose superficial com comprometimento do estrato córneo da pele causada por fungos saprófitas.
A tinha versicolor ocorre em ambos os sexos.
Predomina em adolescentes e adultos jovens.

CAUSAS

- *Malassezia furfur* (mais frequente), *Pityrosporum orbiculare*, *Pityrosporum ovale*.

FATORES DE RISCO

- Temperaturas elevadas
- Umidade alta
- Sudorese excessiva
- Diabetes
- Imunossupressão.

MANIFESTAÇÕES CLÍNICAS

- Manchas múltiplas na pele, geralmente assintomáticas, de cor variada (brancas a castanhas), predominantemente no tronco e nos membros superiores
- Lesões costumam ser hipopigmentadas em negros
- Quase sempre são castanhas ou castanho-avermelhadas, com tendência a coalescer, em áreas protegidas de raios solares
- Escamas finas, às vezes, apenas visíveis ao se raspar a pele (sinal de Besnier)
- Prurido discreto, mais frequente no verão
- Descamação após o estiramento da pele (sinal de Zilerí).

DIAGNÓSTICO DIFERENCIAL

- Pitiríase alba
- Vitiligo
- Dermatite seborreica.

EXAMES COMPLEMENTARES

- Exames laboratoriais não são necessários
- Pesquisa direta de fungos (presença de esporos e pseudo-hifas).

COMPROVAÇÃO DIAGNÓSTICA

- Dados clínicos + identificação do fungo
- Fluorescência rósea dourada à luz de Wood.

TRATAMENTO

Tratamento medicamentoso

- Xampu de sulfeto de selênio: deixar secar durante 15 minutos antes de enxaguar, aplicação diária, durante 3 semanas; *ou*
- Derivados imidazólicos em loção ou creme, como tioconazol, econazol, miconazol, oxiconazol, ciclopirox, 1 vez/dia, durante 30 dias; *ou*
- Cetoconazol, VO, 200 mg/dia, após o almoço, durante 10 dias; *ou*
- Itraconazol, VO, 200 mg/dia, após o almoço, durante 5 dias; *ou*
- Fluconazol, VO, 150 mg/semana, durante 4 semanas.

EVOLUÇÃO E PROGNÓSTICO

- Recorrência frequente.

Atenção

- Nos casos extensos e recorrentes, avaliar a glicemia
- Alguns casos cursam com hipocromia residual após o tratamento
- Há uma predisposição individual, já que alguns nunca desenvolvem a micose, e outros têm recorrências com maior ou menor frequência.

BIBLIOGRAFIA

Azevedo MF. GPS medicamentos. Guia prático em saúde. Rio de Janeiro: Guanabara Koogan; 2017.
Azulay RD, Azulay DR, Azulay-Abulafia L. Dermatologia. 7. ed. Rio de Janeiro: Guanabara Koogan; 2017.
Coura JR. Síntese das doenças infecciosas e parasitárias. Rio de Janeiro: Guanabara Koogan; 2008.
Kiefer MM, Chong CR. Pocket primary care. Wolters Kluwer; 2014.
Porto CC, Porto AL. Semiologia médica. 8. ed. Rio de Janeiro: Guanabara Koogan; 2019.
Ramos E, Silva M, Castro MCR. Fundamentos da dermatologia. São Paulo: Atheneu; 2009.
Rivitti EA. Dermatologia de Sampaio e Rivitti. 4. ed. Artes Médicas; 2018.

52
Miliária

Brotoeja

Aiçar Chaul ♦ Fernanda Rodrigues da Rocha Chaul ♦ Marco Henrique Chaul

INTRODUÇÃO

Frequente em lactentes, a miliária, também conhecida por "brotoeja", é uma erupção vesicopapular causada por tampões ceratinosos dos ductos sudoríparos, produzidos por bactérias e calor intenso. Há, também, ruptura de ductos das glândulas écrinas por retenção de suor.

FORMAS CLÍNICAS

- **Miliária cristalina** (camada córnea): a obstrução do ducto é principalmente na epiderme; as lesões são vesículas transparentes
- **Miliária rubra** (camada malpighiana): obstrução com inflamação; as lesões são vermelhas
- **Miliária profunda** (junção dermoepidérmica): obstrução na entrada do ducto, nas papilas dérmicas. É uma forma mais grave.

FATORES DE RISCO

- Ambiente úmido e quente
- Roupas que favorecem sudorese
- Curativos oclusivos
- Febre alta
- Dermatoses com paraceratose (eczemas)
- Contato com formol, glutaraldeído e detergentes.

MANIFESTAÇÕES CLÍNICAS

- Prurido ou sensação de ferroadas nas áreas afetadas
- Pápulas e vesículas sobre uma base eritematosa que podem se transformar em pústulas (miliária pustulosa) no tronco, na área das fraldas, no pescoço, na virilha, nas axilas e na face
- Localização principal: áreas de fricção, provocadas por roupas, e áreas de flexão
- Lesões aparecem ou agravam-se após o paciente permanecer em ambiente úmido e quente, que provoca sudorese
- Folículos pilossebáceos, regiões palmares e plantares são poupados.

DIAGNÓSTICO DIFERENCIAL

- Acne
- Foliculite
- Exantemas virais
- Erupções medicamentosas
- Eritema tóxico
- Infecções por fungos
- Infecções piogênicas.

EXAMES COMPLEMENTARES

- Não são necessários.

COMPROVAÇÃO DIAGNÓSTICA

- Dados clínicos.

COMPLICAÇÃO

- Infecção bacteriana secundária.

TRATAMENTO E PREVENÇÃO

- Evitar roupas pesadas e apertadas que provocam fricção
- Evitar vestes ou ataduras elásticas ou oclusivas em ambientes quentes
- Evitar o uso de sabão e o contato com substâncias irritantes

- Tomar banhos frios frequentes
- Propiciar ambiente frio e seco por 8 a 10 horas ao dia
- Evitar atividade física que provoque sudorese.

Tratamento medicamentoso

- Corticoide tópico (hidrocortisona ou betametasona creme), para aliviar o prurido, de 12 em 12 horas, durante 3 dias. Pasta d'água, 2 a 3 vezes/dia
- Antibióticos sistêmicos para os casos de infecção bacteriana secundária, durante 10 dias, cefalosporinas de 1ª ou 2ª geração ou betalactâmicos.

EVOLUÇÃO E PROGNÓSTICO

- Cura com cuidados adequados.

BIBLIOGRAFIA

Azevedo MF. GPS medicamentos. Guia prático em saúde. Rio de Janeiro: Guanabara Koogan; 2017.
Azulay RD, Azulay DR, Azulay-Abulafia L. Dermatologia. 7. ed. Rio de Janeiro: Guanabara Koogan; 2017.
Martins JEC, Paschoal LHC. Dermatologia terapêutica. São Paulo: Dilivros; 2006.
Ramos E, Silva M, Castro MCR. Fundamentos da dermatologia. São Paulo: Atheneu; 2009.
Rivitti EA. Dermatologia de Sampaio e Rivitti. 4. ed. Artes Médicas; 2018.
Sampaio SAP, Rivitti EA. Dermatologia. Artes Médicas; 2007.
Wolff K, Goldsmith LA, Stephen IK et al. Fitzpatrick's dermatology in general medicine. McGraw-Hill; 2008.

53
Neoplasias da Pele

José Carlos do Valle ◆ Aiçar Chaul ◆ Fernanda Rodrigues da Rocha Chaul ◆ Marco Henrique Chaul

INTRODUÇÃO

As neoplasias de pele podem ser benignas ou malignas.

As neoplasias cutâneas malignas são as mais frequentes nos seres humanos, correspondendo a cerca de 30% de todos os tumores malignos.

O Instituto Nacional de Câncer estimou em 176 mil novos casos por ano para o triênio 2020-2022 das denominadas neoplasias cutâneas não melanoma e de 8.450 de melanoma.

Há dois grupos principais de tumores malignos: os que surgem nas células basais ou nas escamosas (carcinoma basocelular e espinocelular), aproximadamente 80% dos casos, e o melanoma, originário nos melanócitos, em cerca de 20% dos casos, além de alguns tipos raros.

Nos transplantados de órgãos sólidos, 15 a 43% irão desenvolver um tipo de câncer cutâneo em 10 anos.

Diagnóstico precoce do câncer de pele

Todos os médicos, particularmente os que atuam na atenção primária, precisam saber identificar as manifestações clínicas que levam à suspeita de uma neoplasia maligna. Isso porque essas lesões são curáveis quando o diagnóstico é feito na fase inicial e se institui tratamento adequado.

É necessário que se tenha consciência de que a comprovação do diagnóstico necessita de avaliação especializada, com exame histopatológico, imuno-histoquímico, além de outros testes, como os estudos genéticos para identificar mutações na linha germinativa (causadas por mutações hereditárias) ou somáticas (causadas por mutações adquiridas), fundamentais para a escolha dos medicamentos disponíveis.

A melhor alternativa terapêutica depende do tipo de neoplasia, localização, tamanho, profundidade na pele e estadiamento, devendo-se levar em conta, também, as peculiaridades de cada paciente. Por isso, o paciente deve ser encaminhado a um serviço ou centro especializado.

NEOPLASIAS BENIGNAS

Compreendem acrocórdons (fibromas moles), nevos, ceratose seborreica, ceratose actínica, cisto epidermoide (cisto sebáceo), hiperplasia sebácea, corno cutâneo, neurofibroma, hemangiomas, lipoma subcutâneo, papilomas.

Um cuidadoso exame clínico é o passo inicial, que pode ter como base o método ABCDE para diagnóstico diferencial entre neoplasias benignas e neoplasias malignas.

Método ABCDE para analisar as lesões cutâneas nas quais há suspeita de neoplasia

A – Assimetria: quando a metade da lesão é diferente da outra metade

B – Bordas: regulares e irregulares, denteadas, chanfradas ou com sulcos

C – Cor: diferentes tons de marrom e preto na mesma lesão, ou, às vezes, tons de azul, vermelho ou branco

D – Diâmetro: maior que 6 cm (o exame dermatoscópico possibilita o diagnóstico de lesões menores)

E – Evolução: mudanças de tamanho, forma ou cor com o passar do tempo.

A comprovação diagnóstica pode necessitar de avaliação especializada e exame histopatológico.

Cumpre salientar que existem inúmeras modalidades de tratamento, dependendo de tipo da lesão, localização e tamanho, algumas necessitando de cirurgia plástica.

Acrocórdons (fibromas moles). Pápulas marrons ou rosadas, arredondadas, de 1 mm a 1 cm, que aparecem com a idade, mais comuns em pescoço, axilas, virilha e cintura. Em geral, são múltiplas, não causam sintomas, mas podem incomodar pelo aspecto estético.

Nevos. Denominados *pintas* ou *sinais*, são lesões congênitas, de coloração marrom ou negra (nevos melanocíticos), bordas bem-definidas, ligeiramente elevadas, localizadas com mais frequência na cabeça, no pescoço e no tronco. As lesões pigmentadas devem receber atenção especial para o diagnóstico diferencial com o melanoma.

Ceratose seborreica. Ver Capítulo 37, *Dermatites*.

Ceratose actínica. Ver Capítulo 36, *Ceratose Actínica*.

Cisto epidermoide. Formação cística arredondada, móvel, que pode atingir vários centímetros. É mais frequente nas costas, no rosto e no tórax. O cisto é preenchido com ceratina e revestido por um epitélio escamoso estratificado. A ruptura do cisto provoca uma resposta inflamatória com produção de secreção, que pode drenar para a superfície ou ser absorvida.

Hiperplasia sebácea. Pápula de consistência mole, arredondada, de cor amarelada, às vezes, com um centro umbilicado. Mais comuns na testa, nas bochechas e no nariz. A hiperplasia sebácea é frequente em pessoas idosas e deve ser diferenciada do carcinoma basocelular.

Corno cutâneo. Crescimento anormal da pele, ceratinizada, bem circunscrita, de coloração branco-amarelada, com aspecto de pequeno "chifre"; daí, sua denominação, podendo atingir vários centímetros. O corno cutâneo é mais comum em pessoas idosas. Pode sofrer transformação maligna.

Neurofibroma. Pápula de consistência mole, de 0,2 cm a 2 cm, pseudopedunculada, formada de tecido mesenquimal. No caso de múltiplas lesões, investigar a possibilidade de neurofibromatose do tipo 1 (ver Capítulo 506, *Neurofibromatose*).

Lentigo maligno. Mancha marrom ou negra, menor que 1,5 cm, que pode aparecer nos primeiros anos de vida e ir se multiplicando com a idade. É o melanoma *in situ* que, na maioria das vezes, não evolui para lentigo maligno melanoma, mas precisa de investigação e tratamento adequados.

Papiloma. Ver Capítulo 70, *Verrugas*.

Hemangioma. Ver Capítulo 217, *Hemangioma*.

Lipomas. Originado de células adiposas, de origem genética (herança autossômica dominante), em geral quando as lesões são múltiplas. Mais frequente em obesos ou nas pessoas com variação de peso.

FORMAS CLÍNICAS

- Isolado: lesões nodulares subcutâneas, indolores, isoladas ou em pequeno número, com pele adjacente normal
- Múltiplos: lesões nodulares pequenas, múltiplas, de caráter familiar, conhecidas como lipomatose múltipla familiar
- Angiolipoma: variante do lipoma em que os nódulos apresentam coloração azulada e são dolorosos à palpação.

DIAGNÓSTICO DIFERENCIAL

- Cisto epidermoide e fibroma.

COMPROVAÇÃO DIAGNÓSTICA

- Dados clínicos + exame histopatológico.

NEOPLASIAS MALIGNAS

As neoplasias malignas compreendem carcinoma basocelular, carcinoma espinocelular, carcinoma de células espumosas, melanoma, ceratoacantoma, carcinoma sebáceo, carcinoma de células de Merkel (CCM) e sarcomas cutâneos (dermatofibrossarcoma *protuberans*, angiossarcoma, leiomiossarcoma, sarcoma epitelioide, tumores mixoides e sarcoma de Kaposi).

Atenção

Sempre aplicar o método ABCDE para avaliar uma lesão suspeita de malignidade.

CARCINOMA BASOCELULAR

Neoplasia maligna da pele que se origina basocelular da epiderme e de seus apêndices. Raramente, surgem metástases; porém, pode ocorrer invasão dos tecidos locais.

Os principais achados histopatológicos de carcinoma basocelular são ilhotas de células basais, com grandes núcleos basofílicos e ovais que invadem a derme. As células tumorais dispõem-se em "paliçada" na periferia.

O carcinoma basocelular é a mais frequente das neoplasias malignas da pele. Predomina em pacientes com mais de 40 anos de idade; contudo, a incidência está crescendo em pessoas mais jovens.

Patogênese molecular

Tem sido estudada na gênese do carcinoma basocelular hereditário e esporádico, a denominada via *Sonic Hedgehog* (SHH), que compreende os genes *IHH*, *DHH* e *SHH*. Essa via está implicada no ciclo celular, em especial nas transições G1-S e G2-M. Em adultos, essa via está desligada e a sua ativação se correlaciona com o aparecimento do carcinoma basocelular e alguns outros tumores. Do mesmo modo, as mutações do gene *TP53* que codifica a proteína p53 (guardiã do genoma) têm sido implicadas em gênese de ceratose actínica, carcinomas espinocelular e basocelular. Além disso, as mutações do gene *RAS* são apontadas como indutoras dessas lesões.

Causas e fatores de risco

- Pele clara
- Exposição prolongada ao sol (irradiação UV)
- Tendência à queimadura solar
- Cicatriz fibrótica
- Radiação ionizante
- Bronzeamento artificial com irradiação UV.

Manifestações clínicas

- Lesão inicial, em geral, é uma pequena pápula, bem-definida, de superfície lisa, de coloração róseo-avermelhada
- Borda "perolada" translúcida
- Vasos dilatados (telangiectasias) ao redor da lesão
- Graus variados de pigmento de melanina
- Forma-se, à medida que o nódulo aumenta, uma ulceração, na parte central, que se recobre de crosta
- Localiza-se predominantemente em locais expostos ao sol: ao redor do nariz, canto interno das pálpebras, região temporal, antebraços e mãos (Figuras 53.1 a 53.4).

Diagnóstico diferencial

- Ceratose seborreica
- Hiperplasia sebácea
- Nevo intradérmico
- Molusco contagioso
- Ceratoacantoma
- Melanoma
- Carcinoma espinocelular.

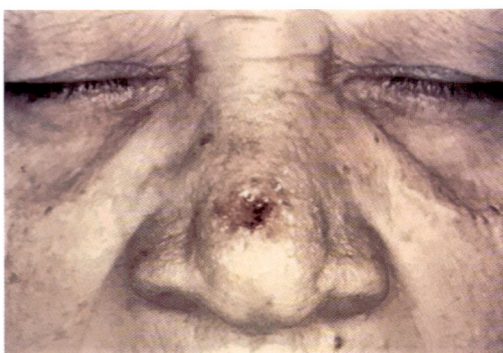

Figura 53.1 Carcinoma basocelular no dorso do nariz.

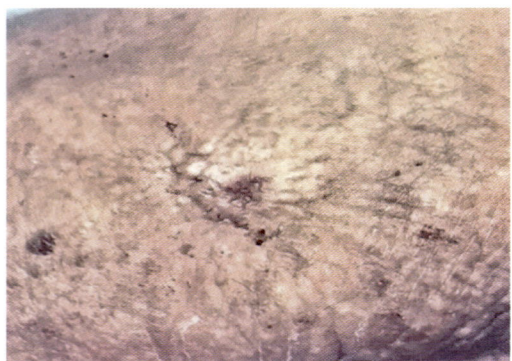

Figura 53.2 Carcinoma basocelular no antebraço.

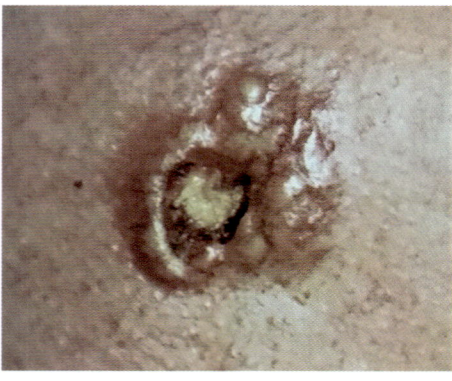

Figura 53.3 Carcinoma basocelular com ulceração central e borda perolada.

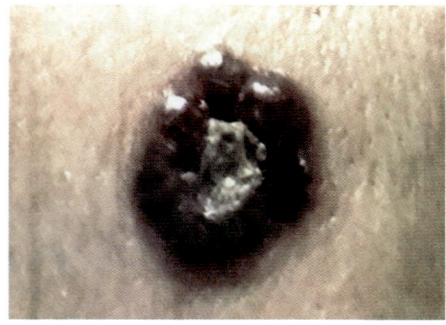

Figura 53.4 Carcinoma basocelular pigmentado com ulceração central e borda perolada.

Comprovação do diagnóstico
- Dados clínicos + dermatoscopia + exame histopatológico.

Tratamento
- Exérese cirúrgica da lesão com margens de segurança (laterais e em profundidade)
- Radioterapia, que é opção à cirurgia, principalmente em áreas que possam trazer prejuízo estético com a cirurgia, ou, então, por preferência do paciente
- Quimioterapia local com fluoruracila a 5%, creme (50 mg/g) ou retinoides
- Doença metastática é muito rara e não existe quimioterapia padronizada, embora várias associações possam ser tentadas.

Prevenção
- Proteger contra exposição solar (radiação UV)
- Não fazer bronzeamento artificial (radiação UV)
- Usar filtros solares e bonés fotoprotetores
- Evitar exposição solar no horário entre 10 às 16 horas (principalmente nos trópicos).

Evolução e prognóstico
- Cura em 90 a 95% dos casos, mas podem aparecer novos carcinomas basocelulares em 30% dos pacientes, em 5 anos.

CARCINOMA ESPINOCELULAR

Neoplasia epitelial maligna que se origina de proliferação atípica de células escamosas com caráter invasor e potencial metastático. Predomina em pessoas idosas e de pele clara.

A histopatologia de carcinoma espinocelular é representada por células epiteliais anormais que invadem a derme a partir da epiderme, com graus variados de atipias.

Causas e fatores de risco
- Exposição ao sol
- Radiação ionizante
- Infecção por HPV
- Exposição ao arsênico, derivados de petróleo e de carvão
- Imunossupressão por medicamentos ou doença
- Ulceração crônica (úlcera de Marjolin)
- Cicatriz fibrótica
- Tabagismo (lesões labiais).

Manifestações clínicas
- Inicia-se como pequeno nódulo firme, com bordas imprecisas ou pequena placa de superfície lisa, verrucosa ou ulcerada
- Coloração avermelhada, acastanhada ou bronzeada
- Coloração esbranquiçada é adquirida em áreas úmidas
- Ulceração, erosão, crosta ou nódulo
- Localiza-se mais frequentemente nas áreas expostas ao sol (lábio inferior, pescoço, membros superiores, dorso das mãos, parte superior do pavilhão auditivo)
- Surge, muitas vezes, em área da pele previamente lesionada (ceratose actínica, queilite actínica, úlcera por estase venosa)
- Pode surgir em cicatrizes, principalmente de queimaduras
- Origina, com frequência, em placas de leucoplasia no lábio
- Evolução pode ser com invasão das áreas próximas. Em alguns pacientes, o crescimento da neoplasia é rápido, com aparecimento precoce de metástases em linfonodos (Figuras 53.5 a 53.10).

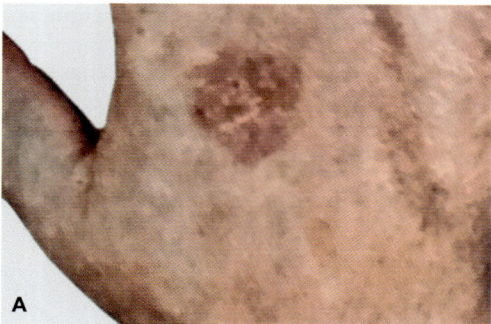

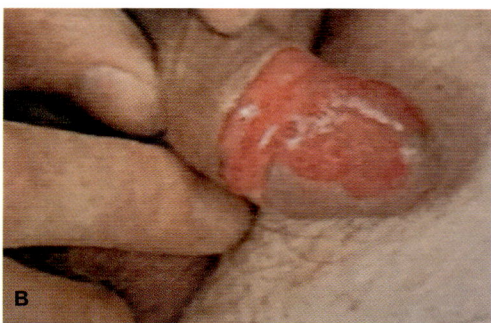

Figura 53.5 Carcinoma espinocelular *in situ*. **A.** Doença de Bowen. **B.** Eritroplasia de Queyrat.

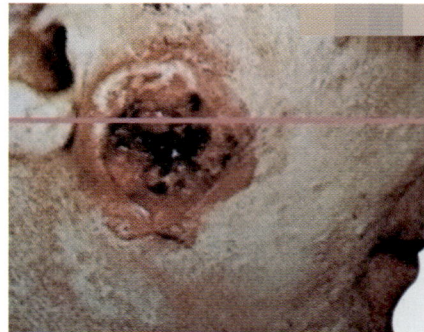

Figura 53.6 Carcinoma espinocelular avançado e ulcerado.

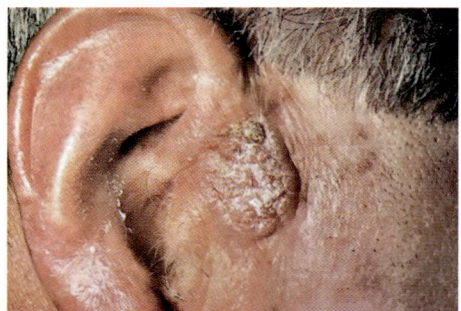

Figura 53.7 Carcinoma espinocelular vegetante.

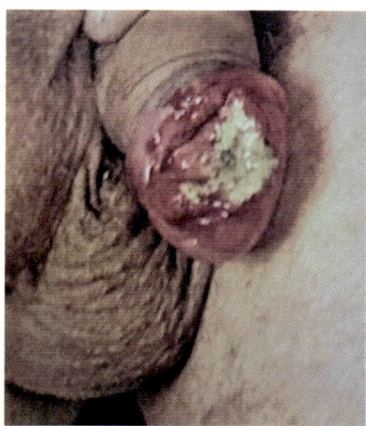

Figura 53.8 Carcinoma espinocelular avançado e ulcerado na glande.

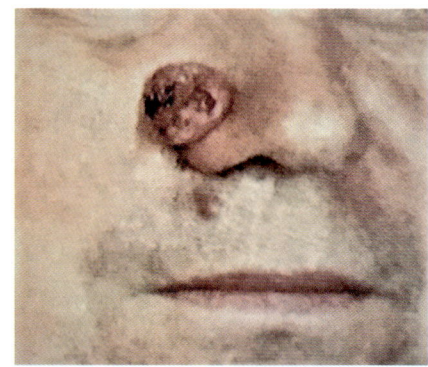

Figura 53.9 Carcinoma espinocelular ulcerado.

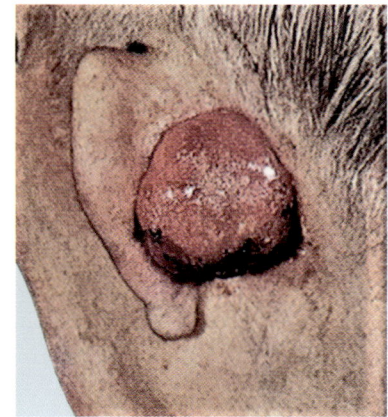

Figura 53.10 Volumoso carcinoma espinocelular retroauricular.

Diagnóstico diferencial

- Ceratose seborreica
- Carcinoma basocelular
- Ceratoacantoma
- Ceratose actínica
- Melanoma.

Comprovação diagnóstica e avaliação de extensão da doença

- Dados clínicos, ermatoscopia, exame histopatológico e exame imuno-histoquímica (quando necessário)
- TC ou imagem por RM da região do tumor, para avaliar acometimento das estruturas adjacentes
- Tomografia computadorizada por emissão de pósitrons (PET-TC) é indicada na suspeita ou evidência de metástase linfonodal, para avaliar metástases sistêmicas.

Tratamento

- Cirurgia com margens adequadas, livres de infiltração na lateralidade e profundidade (necessária a presença do anatomopatologista na sala cirúrgica com exame de congelação, para orientar a correta ressecção de toda a lesão)
- Biópsia do linfonodo sentinela está indicada na suspeita de metástase linfonodal. Se positiva, considerar o esvaziamento linfonodal regional
- Radioterapia está indicada nos casos em que a cirurgia pode ter efeitos estéticos negativos ou como adjuvante à cirurgia (margem cirúrgica acometida ou pós-esvaziamento linfonodal), ou, ainda, por preferência do paciente
- Quimioterapia está indicada como adjuvante para os tumores de alto grau de malignidade e na doença metastática. Embora não bem avaliadas, as possibilidades incluem cisplatina isolada, cisplatina ou carboplatina associada a fluoruracila. Nessas circunstâncias, é absolutamente indispensável o concurso do oncologista clínico
- Imunoterapia reservada a situações especiais: cemiplimabe (Libtayo® – cada 1 mℓ da solução para diluição para infusão contém 50 mg de cemiplimabe). Indicada para os casos de doença avançada, sem condições para a cirurgia ou radioterapia, ou metastáticos. As taxas de respostas favoráveis estão em torno de 47% com doença controlada acima de 6 meses. Na atualidade, se exequível, é o tratamento de escolha para a doença avançada agressiva ou metastática.

Prevenção

- Proteção contra raios solares e qualquer exposição persistente e prolongada à irradiação UV.

Evolução e prognóstico

- Cura em 90 a 95% dos casos tratados adequadamente
- Lesão igual ou superior a 2 cm tem mais propensão para a recidiva
- Metástases podem aparecer precocemente.

Doença de Bowen

- É o carcinoma espinocelular *in situ* que se caracteriza pelo aparecimento de uma ou mais áreas de coloração avermelhada, de bordas irregulares, recoberta de crostas
- Localiza-se em qualquer região, inclusive nas áreas anal e perianal. Pode evoluir para câncer invasivo
- Aparece em regiões secas da pele. Quando surge na glande e, mais raramente, na vulva (regiões úmidas), é chamada "eritroplasia de Queyrat" (ver Figura 53.5A e B).

CERATOACANTOMA

Proliferação epitelial de comportamento benigno que, no exame histopatológico, pode ser indistinguível do carcinoma espinocelular.

O ceratoacantoma caracteriza-se por lesão exofítica com aspecto de uma cúpula, com centro deprimido preenchido por material ceratinocítico. Apresenta comportamento biológico em três fases: a primeira de crescimento rápido, a segunda de fase estável (madura) e a terceira, com frequente regressão espontânea.

Variantes clínicas do ceratoacantoma:

1. Solitário gigante – lesão entre 5 e 9 cm
2. Marginado centrífugo – lesão única maior que 20 cm
3. Múltiplo regressivo – de herança recessiva, que se inicia na infância, podendo deixar cicatrizes
4. Eruptivo múltiplo não regressivo – centenas de lesões de 2 a 3 cm iniciadas na adolescência
5. Múltiplo – lesões múltiplas pequenas ou grandes, podendo acometer a boca.

A imuno-histoquímica pode auxiliar no diagnóstico de ceratoacantoma pela presença de anti-CD30+.

Tratamento

- Exérese completa da lesão (Figura 53.11).

CARCINOMA DE CÉLULAS DE MERKEL

O CCM é um tumor raro, classificado como neoplasia neuroendócrina primária da pele. Sua incidência vem aumentando nas duas últimas décadas.

Trata-se de uma neoplasia agressiva, com elevado índice de recidiva local, regional e sistêmica.

Entre os tumores malignos da pele, o CCM é o mais fatal, com mortalidade relativa maior do que o melanoma.

Fatores de risco e etiologia

- Exposição solar (irradiação UV)
- Presença do poliomavírus de células de Merkel (MCPyV)
- Imunossupressão (transplantados de órgãos sólidos)
- Infecção pelo HIV
- Doenças autoimunes
- Leucemia linfocítica crônica
- Existência de carcinomas basocelular ou espinocelular
- Idade avançada.

Manifestações clínicas

- Nódulo pouco endurecido, eritematoso ou violáceo, indolor, superfície brilhante e em áreas expostas ao sol (principalmente cabeça e pescoço) em pessoa acima de 70 anos
- Lesão pode ser de pequenas dimensões ou volumosa, de rápido crescimento (Figuras 53.12 e 53.13)
- Percentual de áreas atingidas oscila entre cabeça e pescoço (41 a 50%), extremidades (32 a 38%), tronco (12 a 14%)
- Até 15% podem ser de tumores primários ocultos
- Acometimento extracutâneo, embora raro, pode ocorrer em glândulas salivares, cavidade nasal, lábios, linfonodos, vulva, vagina e esôfago.

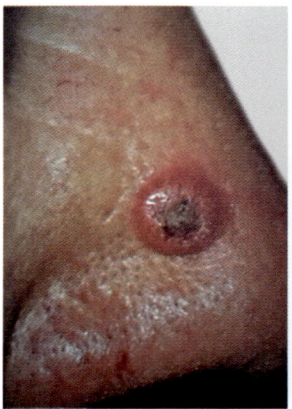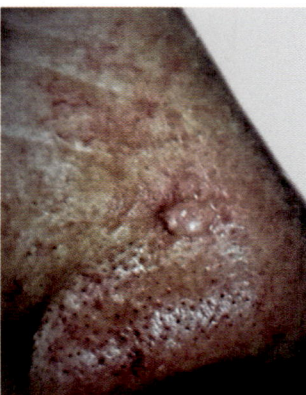

Figura 53.11 Ceratoacantoma nasal. A foto à direita mostra a regressão espontânea após alguns anos.

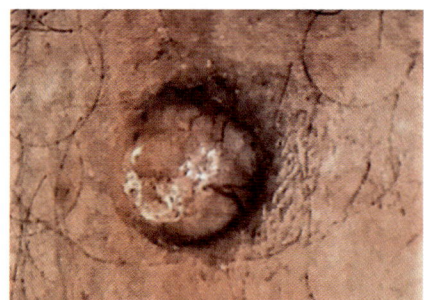

Figura 53.12 Carcinoma de células de Merkel na face anterior da perna.

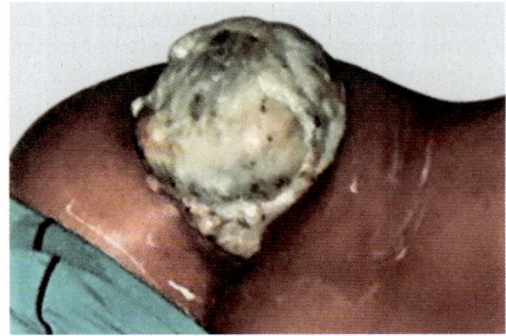

Figura 53.13 Carcinoma de células de Merkel. Massa volumosa sobre o quadril. (Foto cedida gentilmente pelo Prof. Carlos Alberto Basílio-de-Oliveira.)

Carcinoma de células de Merkel

Os dois principais fatores de risco identificados para o CCM são a luz UV e o poliomavírus de células de Merkel (MCPyV), descoberto em 2008 e classificado como carcinógeno 2A.

O MCPyV é encontrado integrado ao genoma do tumor em 80% dos casos e induz a formação do tumor pela inativação das proteínas p53 e Rb. Os 20% dos CCM que não contêm o vírus têm grande quantidade de células tumorais induzidas pela irradiação UV que apresentam mutações nos genes *TP53* e *RB*.

A identificação de grânulos neurossecretados no CCM indica como hipótese mais provável a sua origem nas células de Merkel, que são células receptoras especializadas ao toque, localizadas na camada basal da epiderme.

Manifestações clínicas e exames complementares

Em se tratando de doença tão agressiva, a anamnese é fundamental para avaliar o início da doença e sua evolução, as doenças pregressas e atuais que possam estar relacionadas com o CCM.

O exame físico deve dar ênfase ao aspecto da lesão, à palpação de regiões linfonodais tributárias do tumor e aos possíveis indícios de doença sistêmica (exame clínico de pulmões, fígado, abdome e esqueleto). Exame neurológico dada a possibilidade relevante de metástase cerebral.

Os exames complementares são: de sangue, com ênfase na rotina hematológica, acrescida dos testes de função hepática e renal.

Os exames de imagens, como a radiografia de tórax, TC do tórax e abdome total, são recomendados, embora de baixa sensibilidade para metástases (20%).

Utilizar o acrônimo **AEIOU** para caracterizar o carcinoma de células de Merckel:
- **A** – assintomático/lesão indolor
- **E** – expansão rápida
- **I** – imunossupressão
- **O** – *old* (idoso acima de 50 anos)
- **U** – locais expostos à irradiação UV.

O CCM é local em cerca de 65% dos casos, podendo ter metástases para linfonodos por ocasião do diagnóstico em aproximados 26% ou metástases sistêmicas em cerca de 8% das vezes.

Os locais mais acometidos por metástases são linfonodo, pulmão, fígado, osso e cérebro.

A ultrassonografia local e regional deve ser feita para avaliar a relação do tumor com o seu entorno e as cadeias linfonodais tributárias à lesão.

Comprovação diagnóstica

- Dados clínicos + exame histopatológico + exame imuno-histoquímica (positiva para citoceratina 20 (CK20) em mais de 90% dos casos e para os marcadores cromogranina e sinaptofisina, em decorrência de sua natureza neuroendócrina)
- Nas evidências clínicas ou histopatológicas de metástases para linfonodos estará indicado o PET-TC para rastrear possíveis metástases sistêmicas.

Estadiamento

O estadiamento do CCM clínico-patológico pelo TNM (edição de 2017) é extenso e complexo, e a referência bibliográfica informa as maneiras de fazê-lo.

Tratamento da lesão primária

A ressecção da lesão com margens de segurança de 2,5 cm em lateralidade e profundidade, incluindo a fáscia e o músculo quando possível, é o padrão-ouro para o CCM. Entretanto, para as lesões da face, essa profundidade não é possível.

Em todos os casos, deve-se proceder à biópsia do linfonodo sentinela e, se positiva, a dissecção radical linfonodal se impõe, seguida de radioterapia.

Nas lesões sem margens adequadas de ressecção, está indicada a radioterapia na área do tumor e dos linfonodos regionais.

O CCM é radiossensível e, nas situações em que a cirurgia não for exequível, ou acarretar danos inaceitáveis (principalmente estéticos), ou, em presença de metástase em linfonodo, ou, ainda, nos muito idosos que a recusarem, a radioterapia poderá ser o tratamento primário.

Não existem estudos que comprovem a eficácia da quimioterapia adjuvante no aumento da sobrevida nesses pacientes.

Tratamento da doença avançada ou metastática

A doença avançada (locorregional ou no estádio III – metástase em linfonodo) é tratada com cirurgia radical e radioterapia na área do tumor e nas cadeias linfonodais adjacentes.

Na doença metastática, consegue-se paliação com inúmeras associações de quimioterápicos, como cisplatina, doxorrubicina, etoposido, vincristina, ciclofosfamida, metotrexato e 5-fluoruracila, associadas ou não com a radioterapia. Todavia, não há estudos que comprovem o aumento da sobrevida.

O CCM é sensível aos inibidores de *checkpoint* PD-1 (do inglês *programed death* – morte programada; indutor de apoptose), como o pembrolizumabe (Keytruda®)e nivolumabe (Opdivo®). Entretanto, esses estudos ainda não estão consolidados.

Prognóstico

Há sobrevida em 5 anos nos pacientes tratados, a saber:
- Doença local: 51%
- Metástase em linfonodos: 35%
- Metástase a distância: 14%.

CARCINOMA DE GLÂNDULAS SEBÁCEAS

Neoplasia maligna rara, com evolução agressiva local, podendo ocorrer em qualquer local da pele. Contudo, a cabeça e o pescoço são os locais mais afetados (± 70%), com propensão para as pálpebras, originada das glândulas de Meibomius (glândulas sebáceas modificadas). A sétima década de vida é a mais atingida, e a lesão ocular, em geral, é em forma de pápula ou nódulo, lisa ou ulcerada, de coloração da pele ou avermelhada, associada a eritema e edema palpebral (Figura 53.14).

O carcinoma de glândulas sebáceas pode ser confundido com calázio ou blefaroconjuntivite, o que induz o atraso no diagnóstico (ver Capítulos 76, *Blefarite*, e 77, *Calázio*).

A biópsia da lesão é indispensável e, na histopatologia, pode-se confundir com o carcinoma basocelular, mas a imuno-histoquímica é indispensável para o diagnóstico, por ser positiva para o antígeno de membrana epitelial (EMA), e para o receptor de androgênio, sendo negativa para os antígenos S100 e antígeno carcinoembriônico (CEA).

Evolução

Diagnosticado precocemente, o carcinoma de glândulas sebáceas tem bom prognóstico, mas seu retardo leva à invasão dos tecidos adjacentes.

Na pálpebra, pode evoluir para a invasão ocular com graves consequências.

Tardiamente, o carcinoma de glândulas sebáceas pode produzir metástases sistêmicas, principalmente para linfonodos regionais, e raramente para pulmão, fígado, osso e cérebro.

Tratamento

A exérese cirúrgica com margens de segurança de 4 mm a 6 mm é o tratamento primário recomendado para o carcinoma de glândulas sebáceas. Na pálpebra com invasão ocular, é indicada a exenteração da órbita. As recidivas locais ocorrem quando a ressecção não foi adequada.

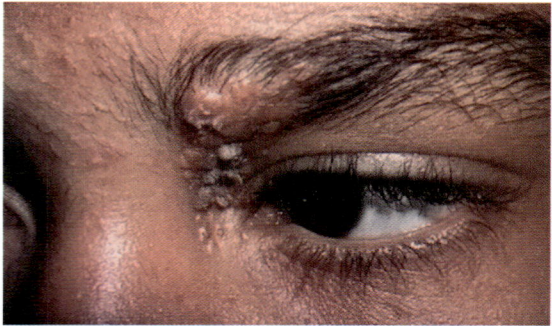

Figura 53.14 Carcinoma de glândulas sebáceas. (Foto gentilmente cedida pelo Prof. Omar Lupi.)

A radioterapia local pode ser indicada nas recidivas. As metástases distantes podem ser ressecadas, ou pode ser tentada a quimioterapia, mas não existem estudos consolidados para recomendar a melhor associação de fármacos.

MELANOMA

Neoplasia maligna originária do melanócito (produtor de melanina), célula da camada profunda da epiderme com múltiplas funções, como proteção da pele dos efeitos da irradiação UV-B e intensa participação no sistema imune.

Os melanócitos predominam na pele, mas existem em olhos (úvea), mucosas do sistema digestório, orelha interna, epitélio vaginal, meninges, ossos e coração. Portanto, o melanoma pode surgir em qualquer uma dessas localizações, embora raramente.

Há disseminação metastática para qualquer região do corpo, sendo a mais maligna das neoplasias cutâneas, ao lado do CCM (este bem raro).

Acomete, principalmente, pessoas na faixa dos 55 a 65 anos, mas, também, com menor frequência em todas as faixas etárias, sendo raro em crianças.

O Instituto Nacional de Câncer estimou para o biênio 2018-2019, no Brasil, cerca de 6.260 novos casos por ano de melanoma.

Formas clínicas

- Melanoma extensivo superficial
- Melanoma lentigo maligno
- Melanoma nodular
- Melanoma lentiginoso acral.

Fatores de risco

- História familiar de melanoma
- Pele clara e sardenta, olhos e/ou cabelos claros
- Exposição solar excessiva
- Lesões pigmentadas prévias (sobretudo, nevos displásicos)
- Imunossupressão – pacientes com AIDS e transplantados com órgãos sólidos
- Risco duas vezes maior naqueles que apresentaram, na adolescência, queimaduras solares com formação de bolhas
- Exposição à radiação artificial com UV (bronzeamento artificial).

Manifestações clínicas

- Qualquer alteração em lesão pigmentada (hipopigmentação, hiperpigmentação, sangramento, descamação, prurido, alteração de tamanho, mudança de textura) pode ser o primeiro sinal do melanoma
- Localização principal em caucasianos é face, dorso e nas pernas; nos pardos e negros, é nas palmas das mãos, nas regiões plantares dos pés e subungueais.

Etiologia e características biológicas

O melanoma surge da transformação dos melanócitos originados da crista neural. A maioria dos melanócitos reside na camada basal da epiderme ou no interior dos nevos benignos.

O melanoma induzido pela radiação UV é um processo em múltiplas etapas concorrendo, ambas UVB e UVA; a progressão tumoral é consequência de múltiplos eventos genéticos.

O melanoma é uma das neoplasias com as maiores cargas de alterações genéticas e somáticas, e muitas delas relacionadas com o tipo de assinatura da irradiação ultravioleta.

Características clínicas e biológicas dos subtipos de melanoma

- Melanoma extensivo superficial:
  - Incidência: 70% de todos os melanomas. Ocorre na idade mediana de 50 anos
  - Localização: qualquer local, predominando tronco e extremidades associadas com exposição intermitente ao sol
  - Aspecto: modificação na aparência de uma grande verruga ou em uma pequena verruga quanto a: assimetria, bordos irregulares, variação na coloração (marrom, preto, rosa, branco, cinza ou azul)
  - Possibilidade de associação com a mutação em BRAF (Figura 53.15)
- Melanoma lentigo maligno:
  - Incidência: 4 a 10% de todos os melanomas; tende a ocorrer em pacientes mais idosos
  - Localização: áreas de exposição crônica ao sol, como cabeça e pescoço e extremidades
  - Aspecto: lesão macular (plana) oriunda de lentigo maligno, lesão de pele plana, castanho-claro
  - Fato de poder estar associada com mutação do KIT (Figura 53.16)
- Melanoma nodular:
  - Incidência: 15% dos melanomas
  - Localização: qualquer local na pele
  - Aspecto: crescimento rápido e elevado, ou lesão polipoide frequentemente surgindo em pele normal; lesão habitualmente azulada, negra ou rosa, podendo ser amelanótica (Figura 53.17)
- Melanoma lentiginoso acral:
  - Incidência: 5 a 10%
  - Localização: mais frequente nas palmas das mãos, na planta dos pés ou subungueal
  - Aspecto: lesão pigmentada escura, plana ou nodular, com bordas muito irregulares
  - Fato de poder estar associada com mutação no KIT (Figuras 53.18 e 53.19).

Diagnóstico diferencial

- Ceratose seborreica
- Ceratose actínica pigmentada
- Nevo melanocítico benigno
- Tumores cutâneos vascularizados (hemangiomas)
- Carcinoma espinocelular e basocelular pigmentado.

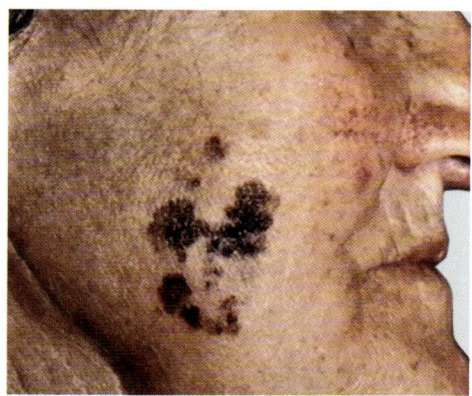

Figura 53.16 Melanoma lentigo maligno.

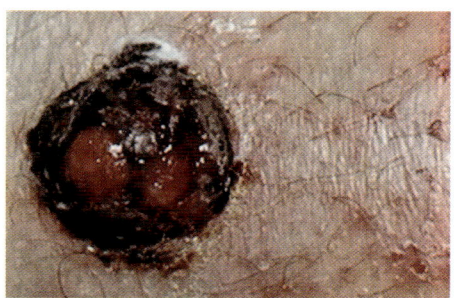

Figura 53.17 Melanoma nodular.

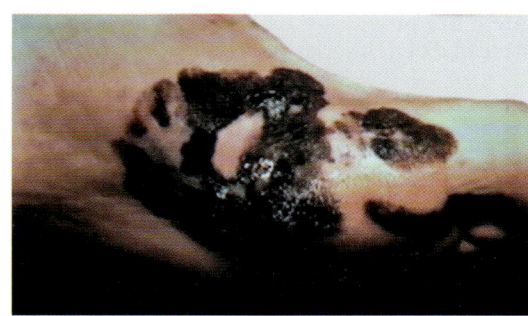

Figura 53.18 Melanoma lentiginoso acral.

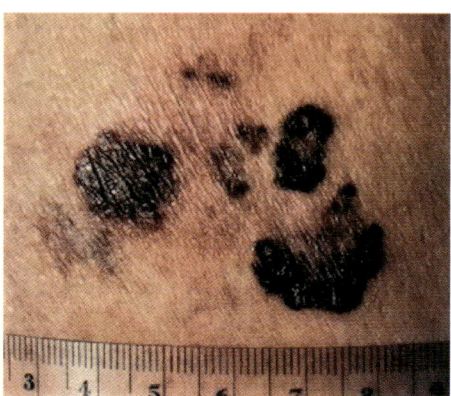

Figura 53.15 Melanoma de expansão superficial.

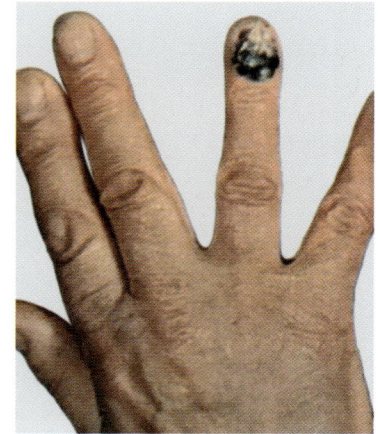

Figura 53.19 Melanoma lentiginoso acral (subungueal).

Comprovação diagnóstica

- Dados clínicos + biópsia + histopatologia + imuno-histoquímica (dupla finalidade: diagnóstico diferencial com outros cânceres e identificação de mutação nos genes *BRAF V600*, *NRAS*, *NF1* e mutação ou amplificação de *MEK* e *KIT*).

Exames complementares

- Exames de sangue de rotina, com dosagem sérica da desidrogenase láctica (DHL), que, quando aumentada, é de mau prognóstico
- Exames de imagens para a avaliação de extensão da doença – radiografia do tórax, ultrassonografia de linfonodos e abdominal, TC ou RM de tórax e abdome
- RM do cérebro (pesquisa de metástase cerebral)
- PET-TC (detecção de metástases em fígado, pulmões, linfonodos, ossos e cérebro).

Critério TNM para o estadiamento (*American Joint Committee on Cancer* – 2018)

O critério primário para a classificação do tumor (T) se baseia na espessura do acometimento da pele em milímetros e ulceração histológica. Também conhecido como espessura de Breslow, sofreu modificação no que tange à profundidade (Quadro 53.1).

A existência de ulceração do tumor primário, metástases em trânsito (satelitose), número de metástases linfonodais e metástases microscópicas ou macroscópicas no(s) linfonodo(s) são determinantes da classificação do estádio III, de mau prognóstico. A metástase distante e sua localização confere um prognóstico mais grave, ao lado de elevada concentração da DHL sérica.

Quadro 53.1 Estadiamento do melanoma.

Categoria T	Espessura (milímetros)	Ulceração
TX*	Não determinada	Não aplicável
T0	Não aplicável	Não aplicável
Tis**	Não aplicável	Não aplicável
T1	≤ 1 mm	Não especificada
- T1a	< 0,8 mm	Sem ulceração
- T1b	< 0,8 mm	Com ulceração
	0,8 a 1,0 mm	Com ou sem ulceração
T2	> 1,0 a 2,0 mm	Desconhecida ou não especificada
- T2a	> 1,0 a 2,0 mm	Sem ulceração
- T2b	> 1,0 a 2,0 mm	Com ulceração
T3	> 2,0 a 4,0 mm	Desconhecida ou não especificada
- T3a	> 2,0 a 4,0 mm	Sem ulceração
- T3b	> 2,0 a 4,0 mm	Com ulceração
T4	> 4,0 mm	Desconhecida ou não especificada
- T4a	> 4,0 mm	Sem ulceração
- T4b	> 4,0 mm	Com ulceração

*A espessura do tumor não pode ser acessada (p. ex., diagnóstico por curetagem).
**Melanoma *in situ*.

Tratamento

Melanoma primário localizado

Todo o melanoma primário requer ampla excisão local da pele circunjacente para diminuir o risco de recidiva local e satélite.

A abordagem cirúrgica de linfonodos clinicamente normais é determinada pelas características do tumor primário.

Há relação direta entre a espessura do melanoma e o risco de metástase linfonodal. A biópsia do linfonodo sentinela (BLNS) é o método-padrão para a abordagem do estadiamento patológico, além de recomendada para os tumores de espessura > 1 mm.

A identificação do LNS pode ser efetuada com linfocintilografia utilizando tecnécio 99, com o corante azul patente ou, de preferência, pela combinação dos dois métodos. A realização da pesquisa do LNS requer a participação de médicos experientes da cirurgia, da medicina nuclear e da patologia.

O exame histopatológico do LNS é feito com a inclusão do espécime em parafina e os cortes analisados pela hematoxilina e eosina (H&E) e pela imuno-histoquímica. Não deve ser empregado o método de congelação em função da sua pouca acurácia.

Identificada metástase no LNS, o procedimento-padrão é a dissecção completa dos linfonodos, embora não existam estudos consistentes de que isso aumente a sobrevida.

O tratamento adjuvante sistêmico está indicado para os casos com alto risco de recidiva. Os inibidores de BRAF e MEK (dabrafenibe e trametinibe) e os bloqueadores de proteína de morte programada celular (PD-1) – nivolumabe e pembrolizumabe – são aprovados para os pacientes do estádio III ressecados e IV, e aumentam tanto o intervalo livre de doença quanto a sobrevida no melanoma.

Melanoma localmente avançado

Os pacientes com suspeita de metástase linfonodal por ocasião do diagnóstico (estádio clínico III) devem ser avaliados por aspiração com agulha fina, e a biópsia com excisão do linfonodo somente realizada nos casos em que a aspiração for indeterminada. Confirmada a metástase em linfonodo, procede-se à avaliação para as metástases a distância antes de se efetuar a dissecção linfonodal. A dissecção axilar acarreta linfedema nos membros superiores de 10 a 15% das vezes.

O risco de recidiva local pós-linfadenectomia pode ser reduzido pelo uso criterioso da radioterapia em pacientes selecionados, principalmente os de alto risco, como em doença volumosa local (*bulky disease*), quatro ou mais linfonodos metastáticos e acometimento extracapsular.

As metástases em trânsito (satelitose) são nódulos cutâneos ou subcutâneos próximos ao tumor primário ou da drenagem linfática. Nessas circunstâncias, procede-se à avaliação da extensão da doença e, se negativa, sempre que possível, as lesões são ressecadas com margens de segurança (Figura 53.20).

Melanoma metastático

As metástases de melanoma podem acometer qualquer órgão do corpo, sendo os mais frequentes: pulmão, pele, linfonodos, fígado e cérebro (Figura 53.21). Antes de 2011, a sobrevida global (SG) para os pacientes com melanoma metastático variava entre 5 e 11 meses, com SG mediana de 9 meses. Entretanto, os recentes tratamentos efetivos que estão disponíveis melhoram esse cenário.

Os referidos tratamentos baseiam-se no funcionamento normal de crescimento celular por meio dos estímulos externos e dos receptores transmembrana de tirosinoquinase. Os sinais recebidos por esses receptores são transmitidos ao núcleo por mediadores do sinal em um sistema de cascata.

O melanoma tem esses sinais amplificados ou descontrolados por mutações nos genes produtores das proteínas responsáveis por essa condução.

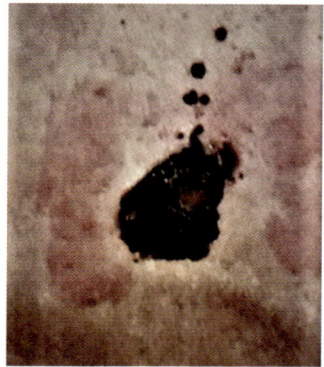

Figura 53.20 Melanoma primário com satelitose.

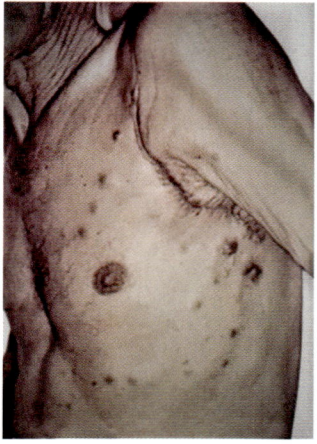

Figura 53.21 Disseminação cutânea de melanoma pós-linfadenectomia radical axilar.

A Figura 53.22 mostra, de forma esquemática, a principal via de transmissão de sinal – a proteinoquinase ativada por mitógenos (MAPK) – e os pontos de intervenção medicamentosa.

A PD-1 e seu receptor ligante PD-L1 formam outra via que regula os linfócitos T que tem conduzido a novas formas de tratamento do melanoma. A PD-1 é uma proteína que age como *checkpoint* expressa pelo antígeno estimulante dos linfócitos T, que inibe a proliferação de linfócitos T, liberação de citocinas e citotoxicidade. A PD-1 e o PD-L1 são expressos na superfície das células tumorais e células estromais. A terapia com anticorpos anti-PD-1 e PD-L1 pode reverter a supressão dos linfócitos T e induzir a respostas prolongadas em alguns pacientes com melanoma avançado (Figura 53.23).

O tratamento depende de múltiplos fatores, como comorbidades, capacidade funcional (*performance status* [PS]), local e número de metástases, velocidade de crescimento da doença e preferência do paciente pelo tratamento. As novas formas de imunoterapia e de terapia-alvo molecular levaram a Food and Drug Administration (FDA) americana à aprovação de inúmeros novos medicamentos, também aprovados no Brasil pela Agência Nacional de Vigilância Sanitária (Anvisa) com participação da Sociedade Brasileira de Oncologia Clínica (SBOC), conforme mostra o Quadro 53.2.

As opções de tratamento do melanoma metastático incluem imunoterapia, terapia-alvo molecular, quimioterapia citotóxica, terapia intralesional e ressecção de metástases isoladas. Não se dispõe de dados para a sequência apropriada desses tratamentos. Entretanto, a seleção do tratamento tem que ser individualizada.

A existência de mutação ou não do BRAF é essencial nas decisões do tratamento. Na ausência de mutação do BRAF, está indicada a imunoterapia com agentes anti-PD-1 (nivolumabe ou pembrolizumabe) ou a combinação de nivolumabe com ipilimumabe. Para os pacientes com mutação do BRAF, está recomendada a terapia-alvo combinada com inibidores de BRAF e MEK (verumafenibe e cobimetinibe ou dabrafenibe e trametinibe). A Figura 53.24 apresenta as curvas comparativas de SG e projetadas de recentes estudos controlados sobre a ação dos inibidores de *checkpoint* no melanoma metastático, mostrando os grandes avanços obtidos no tratamento.

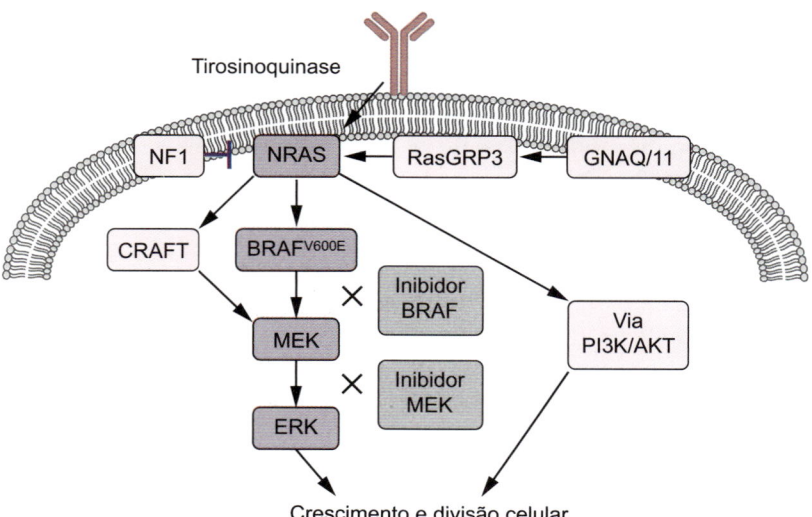

Figura 53.22 Via MAPK e pontos de ação dos inibidores (terapia-alvo molecular).

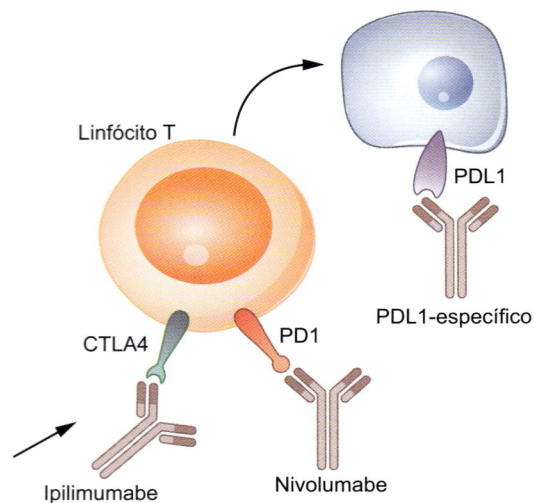

Figura 53.23 Bloqueio de *checkpoint*.

Quadro 53.2 Medicamentos para o tratamento do melanoma (aprovados pela Anvisa – Ministério da Saúde, 2020).

Terapia-alvo	Imunoterapia	Quimioterapia
Dabrafenibe (Tafinlar® – Novartis)	Interferona alfa-2b	Dacarbazina (DTIC)
Trametinibe (Mekinist® – Novartis)	Interferona alfapeguilado (Pegintron® – Splough)	
Vemurafenibe (Zelboraf® – Roche)	Interleucina-2 (Proleukin® – Zodiak)	
Cobimetinibe (Cotellic® – Roche)	Ipilimumabe (Yervoy® – Bristol-Myers Squibb)	
	Pembrolizumabe (Keytruda® – Merck-Sharp & Dhome)	
	Nivolumabe (Opdivo® – Bristol-Meyer Squibb)	

É importante assinalar que o tratamento com interferona, interleucina-2 e quimioterapia raramente tem sido utilizado no presente.

Prevenção

* Evitar exposição excessiva ao sol, principalmente no horário de 10 às 16 horas
* Usar sempre filtros solares
* Consultar dermatologista em caso de surgimento de lesões cutâneas ou modificações de nevos ou manchas preexistentes.

Evolução e prognóstico

* A evolução do melanoma quando não tratado corretamente é invariavelmente fatal. Os pacientes que, desafortunadamente, têm o seu primeiro atendimento errado ou tardio, tendo o não reconhecimento de um melanoma confundido como nevo ou mancha sem gravidade, ou, mais grave ainda, a lesão curetada restando doença residual, são aqueles em que o prognóstico agrava muito
* Toda a lesão suspeita ou que muda de aspecto deve ser excisada por especialista treinado, removida com margens de segurança em lateralidade e profundidade
* O exame histopatológico realizado por patologista experiente é fundamental para a classificação de Breslow e, consequentemente, o planejamento terapêutico estabelecido pelas diretrizes internacionais
* Os estádios avançados III e IV têm mau prognóstico, embora os recentes avanços no tratamento com imunoterapia e terapia-alvo estejam propiciando regressões completas da doença com aumento expressivo de sobrevida
* As Figuras 53.25 a 53.27 mostram a expectativa de sobrevida em 7 anos e 6 meses de melanoma nos estádios I e II segundo a sua localização em análise de 1983, a qual pouco modificou até o ano de 2000.

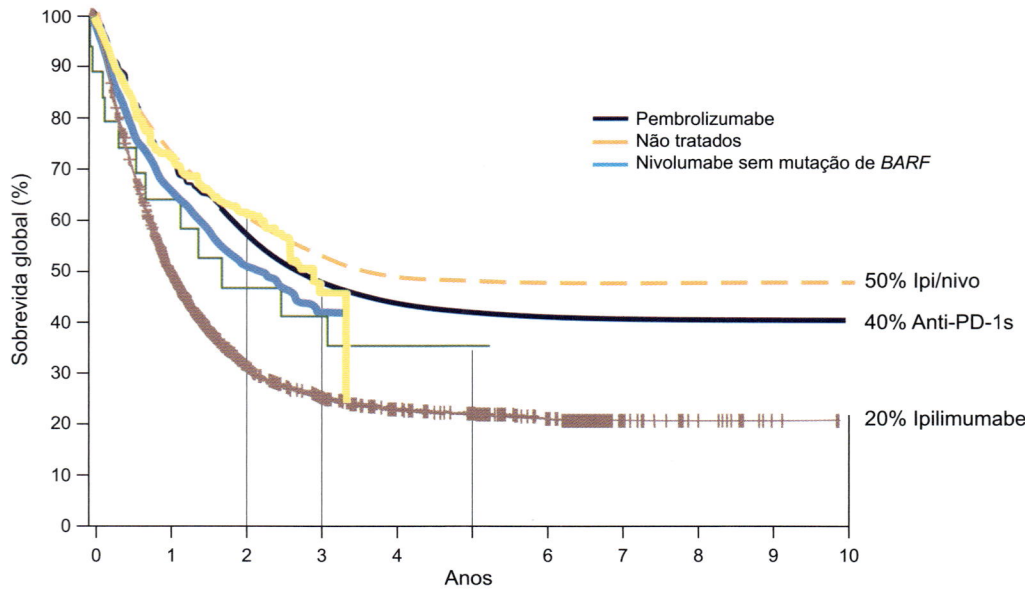

Figura 53.24 Curvas de sobrevida global (*linhas contínuas*) e projeções de sobrevida (*linhas tracejadas*) de recentes estudos clínicos com inibidores de *checkpoint* no melanoma metastático. (In: Imunotherapy in Melanoma. Grimaldi AM et cols. Cancer Imunotherapy Principles and Practice; p. 634. demosMEDICAL. 2017.)

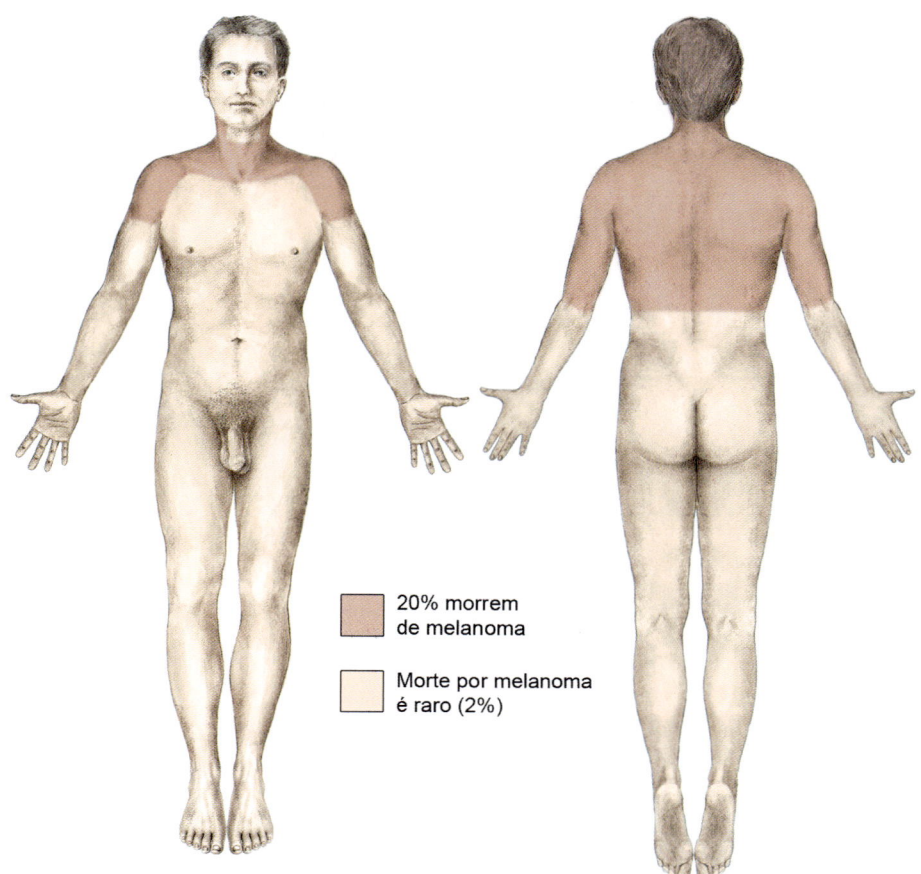

20% morrem
de melanoma

Morte por melanoma
é raro (2%)

Figura 53.25 Risco de morte por melanoma em 7 anos e 6 meses após o diagnóstico clínico no estádio I (< 0,85 mm de espessura).

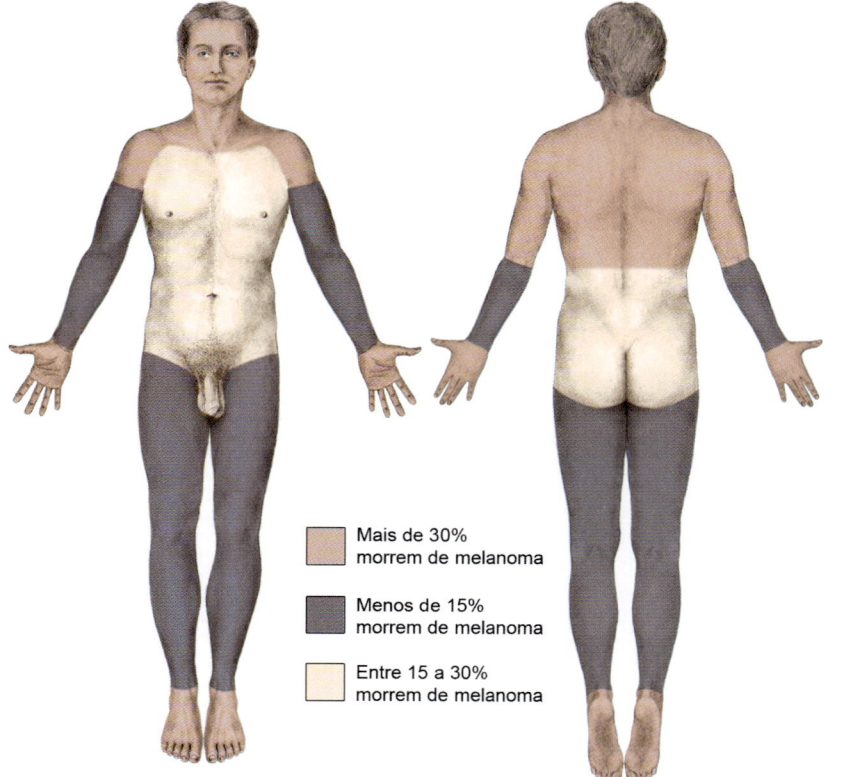

Mais de 30%
morrem de melanoma

Menos de 15%
morrem de melanoma

Entre 15 a 30%
morrem de melanoma

Figura 53.26 Risco de morte por melanoma em 7 anos e 6 meses após o diagnóstico clínico no estádio IIA (1,70 mm a 3,64 mm de espessura).

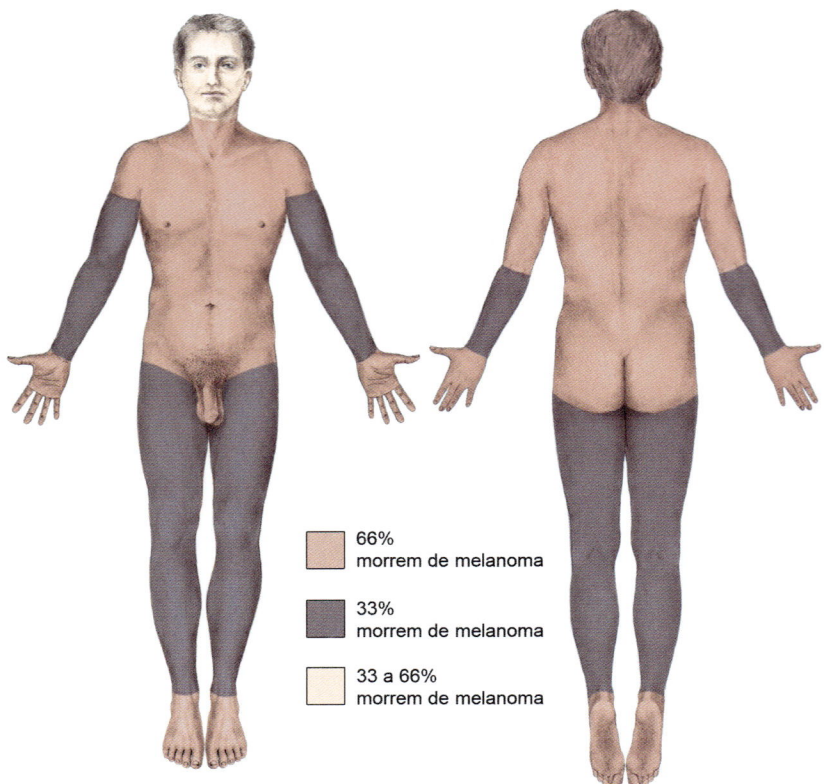

66%
morrem de melanoma

33%
morrem de melanoma

33 a 66%
morrem de melanoma

Figura 53.27 Risco de morte por melanoma em 7 anos e 6 meses após o diagnóstico clínico no estádio IIB (> 3,60 mm de espessura).

SARCOMA DE KAPOSI

Neoplasia vascular multifocal maligna primitiva da pele que, antes da epidemia de AIDS, incidia apenas em indivíduos idosos, principalmente na África e na Europa Oriental, como tumor de origem mesenquimal.

As principais lesões histopatológicas são células fusiformes e espaços vasculares irregulares, com infiltração de macrófagos carregados de hemossiderina e hemácias extravasadas (Figura 53.28).

Cerca de 10 vezes mais frequente no sexo masculino, é considerada doença oportunista entre pacientes imunodeprimidos.

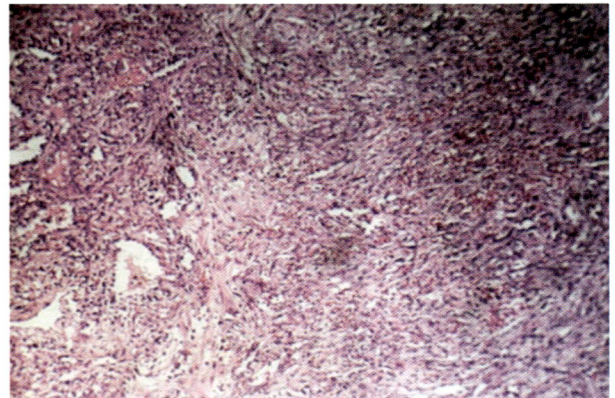

Figura 53.28 Sarcoma de Kaposi. Observam-se numerosos capilares e fendas vasculares, além de células fusiformes e atípicas.

CAUSAS E/OU FATORES DE RISCO

- Etiologia desconhecida
- Imunodepressão grave (AIDS) (ver Capítulo 524, *AIDS*)
- Infecção por herpes-vírus (tipo 8).

MANIFESTAÇÕES CLÍNICAS

- Edema difuso e doloroso que se inicia nas extremidades e se generaliza
- Lesões maculares a papulares formando nódulos e placas vermelho-violáceas coalescentes, que podem ulcerar ou tornar-se verrucosas
- Lesões papulonodulares eritematosas
- Comprometimento das mucosas, dos linfonodos e das vísceras.

EXAMES COMPLEMENTARES

- Biópsia.

COMPROVAÇÃO DIAGNÓSTICA

- Dados clínicos + biópsia.

TRATAMENTO

Tratamento medicamentoso

- Lesões localizadas:
  - Infiltração de quimioterápico
- Lesões disseminadas:
  - Quimioterapia (vincristina, doxorrubicina, bleomicina)
  - Interferona gama.

Tratamento cirúrgico

- Lesões localizadas: criocirurgia, *laser* ou excisão cirúrgica.

EVOLUÇÃO E PROGNÓSTICO

- Óbito a curto prazo.

BIBLIOGRAFIA

Azevedo MF. GPS medicamentos. Guia prático em saúde. Rio de Janeiro: Guanabara Koogan; 2017.

National Comprehensive Cancer Network (NCCN) Guidelines Version 1.2022. Cutaneous Melanoma.

National Comprehensive Cancer Network (NCCN) Guidelines Version 1.2021. Merkel Cell Carcinoma. Abeloff's Clinical Oncology. 6. ed. Elsevier; 2020.

Lupi O, Ribeiro RC, Hoff PM. Câncer cutâneo. Atheneu; 2019.

Cancer Chemotherapy, Immunotherapy and Biotherapy. Principles and Practice. 6. ed. Wolters Kluwer; 2019.

Cartilha Melanoma AC Camargo Cancer Center; 2019.

Estimativa 2018. Incidência de Câncer no Brasil. INCA. Rio de Janeiro, Brasil. 2018.

AJCC Cancer Staging Manual. Eight Edition.Spring International Publishing. 2017. (www.spinger.com).

Cancer Immunotherapy Principles and Practice. demosMEDICAL.Society for Immunotherapy of Cancer. 2017.

Azulay RD, Azulay DR, Azulay-Abulafia L. Dermatologia. 6. ed. Rio de Janeiro. Guanabara Koogan; 2013.

Ramos E, Silva M, Castro MCR. Fundamentos da dermatologia. Atheneu; 2009.

Wolff K, Goldsmith LA, Stephen IK et al. Fitzpatrick's dermatology in general medicine. McGraw-Hill; 2008.

54
Paroníquia e Outras Alterações das Unhas

Afecções congênitas e adquiridas das unhas, unheiro, unha encravada, onicocriptose, onicomicose

Aiçar Chaul • Fernanda Rodrigues da Rocha Chaul • Marco Henrique Chaul

AFECÇÕES CONGÊNITAS E ADQUIRIDAS DAS UNHAS

As alterações patológicas das unhas são multiformes, podendo ser congênitas (hereditárias) ou adquiridas por noxas locais ou repercussões de dermatoses e doenças sistêmicas) (Quadros 54.1 e 54.2).

CAUSAS

- Congênitas
  - Unha em raquete
  - Displasia ou defeito ectodérmico

Quadro 54.1 Afecções congênitas das unhas.

Forma clínica	Manifestação clínica
Unha em raquete (braquioníquia)	• Herança autossômica dominante • Falange terminal é mais curta e mais larga, levando à alteração ungueal
Displasia ectodérmica	• Herança dominante ou recessiva • Unhas finas de crescimento lento e incompleto • Eventualmente anoníqua
Disceratose congênita	• Herança recessiva • Somente em homens • Hipoplasia das unhas associada a hiperceratoses palmoplantares e leucoceratoses
Paquioníquia congênita	• Autossômica dominante • Espessamento intenso da lâmina ungueal nas 20 unhas • Outras alterações apresentadas, como hiperceratose palmoplantar, leucoceratose de mucosa e da córnea ocular, alterações dentárias, mentais e de crescimento
Síndrome ungueal patelar	• Autossômica dominante • Anoníquia ou hiponíquia associada a patelas dominantes ou ausentes
Pterígio ungueal inverso	• Eventualmente familiar • Proliferação do hiponíquio que se eleva em cima da unha, impedindo o corte das unhas rente à pele, pois há dor e sangramento

Quadro 54.2 Afecções adquiridas das unhas.

Causas	Alterações ungueais
Afecções cutâneas	**Psoríase:** depressões cupuliformes, onicólise, hiperceratose subungueal **Líquen plano:** sulcos nas lâminas ungueais nos casos leves e onicoatrofia, pterígio e anoníquia nos casos mais graves **Alopecia areata:** depressões puntiformes ou lineares, superfície rugosa **Doença de Darier:** estrias brancas ou avermelhadas da cutícula à borda, chanfradura triangular **Epidermólise bolhosa:** atrofia ou perda da unha **Incontinência pigmentar:** ceratoses subungueais circunscritas e dolorosas
Doenças sistêmicas	**Cardiorrespiratórias:** unhas hipocráticas ou "em vidro de relógio" as quais apresentam convexidade exagerada, cianose no leito ungueal e dedos em baqueta de tambor; síndrome das unhas amarelas (unhas espessadas, encurvadas, de cor amarelo-esverdeada) **Cirrose hepática:** unha de Terry (esbranquiçamento do leito ungueal) **Colites:** onicorrexe, coiloníquia e onicólise **Doenças renais crônicas:** "unha meio a meio" (esbranquiçamento da porção proximal e cor vermelha-rósea na porção proximal), coiloníquia, melanoníquia, onicorrexe **Tireoidopatias:** onicorrexe, onicólise e estrias **Anemias:** onicorrexe e onicólise **Síndrome de Raynaud:** onicólise, onicomadese, onicosquizia **Lúpus eritematoso sistêmico:** eritema periungueal e hemorragias subungueais
Afecções locais	**Paroníquia:** inflamação da dobra ungueal **Onicomicose:** onicólise, hiperceratose subungueal **Verrugas:** lesão verrucosa periungueal ou do leito ungueal causando deformidade da lâmina ungueal **Traumas:** onicólise, hematoma subungueal **Onicocriptose:** unhas encravadas – penetração do canto da unha nos tecidos circunjacentes **Tumor glômico:** tumoração única subungueal, de coloração vermelho-azulada e dolorosa **Melanoma ungueal:** estria longitudinal acastanhada, a princípio fina, que, com o tempo, torna-se mais longa

- Disceratose congênita
- Paroníquia congênita
- Síndrome ungueal patelar
- Pterígio ungueal inverso
- Adquiridas
  - Afecções cutâneas: psoríase, líquen plano, alopecia, doença de Darier, epidermólise bolhosa, incontinência areata pigmentar
  - Doenças sistêmicas: cardiorrespiratórias (unhas em vidro de relógio, síndrome das unhas amarelas), hepáticas, gastrintestinais, renais, endócrinas, hematológicas, vasculares, metabólicas, colagenoses, infecciosas
  - Afecções locais: paroníquias, onicomicoses, verrugas ungueais, traumas físicos e químicos, neoplasias ungueais.

PARONÍQUIA

Unheiro

É a inflamação aguda ou crônica dos tecidos ao redor das unhas. Ocorre em todas as idades.

CAUSAS

- Forma aguda: *Staphylococcus aureus* (menos frequentemente estreptococos, *Proteus* e *Pseudomonas*), herpesvírus simples
- Forma crônica: *Candida albicans*.

FATORES DE RISCO

- Traumatismo da pele ao redor da unha (lesões de manicure) na forma aguda
- Unhas encravadas
- Onicofagia
- Imersão frequente das mãos em água (cozinheiros, lavadeiras) na forma crônica.

MANIFESTAÇÕES CLÍNICAS

- Dor local
- Edema
- Pele avermelhada ao redor da placa ungueal
- Secreção purulenta à compressão da unha
- Separação da dobra ungueal da placa ungueal.

COMPROVAÇÃO DIAGNÓSTICA

- Dados clínicos + exame micológico direto + cultura (em casos especiais).

COMPLICAÇÕES

- Distrofias ungueais
- Abscessos subungueais.

TRATAMENTO

- Forma aguda: fazer compressas ou imersão em água quente, elevação do membro afetado
- Forma crônica: manter os dedos secos.

Tratamento medicamentoso

- Forma aguda (diabéticos, lesões supurativas em casos mais graves): oxacilina VO, 250 a 500 mg, de 12 em 12 horas; ou eritromicina VO, 500 mg, de 6 em 6 horas; ou cefalexina VO, 500 mg, de 6 em 6 horas; ou cefadroxila VO, 500 mg, de 12 em 12 horas
- Forma crônica: nistatina, clotrimazol, cetoconazol em uso tópico, durante 2 a 3 meses
- Formas graves: agentes secantes, permanganato de potássio 0,10 g: diluir 1 comprimido em 4 ℓ de água (1:40.000) e fazer compressas, 2 vezes/dia; ou cetoconazol VO, 200 mg/dia, por 10 dias; ou itraconazol VO, 100 mg/dia, durante 7 a 10 dias.

Tratamento cirúrgico

- Fazer incisão e drenagem do abscesso, quando existente
- Fazer retirada completa ou parcial da unha se houver abscesso subungueal ou unha encravada.

PREVENÇÃO

- Evitar o umedecimento excessivo das mãos na forma crônica
- Usar luvas de borracha
- Controlar o diabetes.

EVOLUÇÃO E PROGNÓSTICO

- Com o tratamento adequado, cura sem sequelas
- A forma crônica pode deixar sequelas.

Atenção

- Evitar uso excessivo de água, detergentes e sabão (usar luvas).

ONICOCRIPTOSE

Unha encravada

A onicocriptose resulta da penetração do canto da unha, principalmente nos hálux, no tecido circunjacente, desencadeando reação inflamatória.

CAUSAS

- Convexidade exagerada da lâmina ungueal
- Calçados apertados
- Corte inadequado da unha.

MANIFESTAÇÕES CLÍNICAS

- Eritema, edema e dor nos cantos laterais das unhas
- Tecido de granulação periungueal que surge com frequência.

COMPLICAÇÕES

- Infecção bacteriana secundária, erisipela, celulite.

COMPROVAÇÃO DIAGNÓSTICA

- Dados clínicos.

TRATAMENTO

- Separar a lâmina ungueal do tecido circunjacente utilizando, sob os cantos, pequeno chumaço de algodão – mantido até desencravar a unha nas formas leves

- Realizar cirurgia nas formas graves
- Fazer antibioticoterapia, que é indicada nos casos de infecção secundária, com os seguintes fármacos: mupirocina pomada ou ácido fusídico, 2 vezes/dia, por 2 semanas, em casos leves, e cefadroxila 1 g/dia, ou cefalexina 2 g/dia, por 10 dias, em casos graves.

ONICOMICOSE

Ver Tinha das unhas, no Capítulo 51, *Micoses Superficiais*.

BIBLIOGRAFIA

Azevedo MF. GPS medicamentos. Guia prático em saúde. Rio de Janeiro: Guanabara Koogan; 2017.
Azulay RD, Azulay DR, Azulay-Abulafia L. Dermatologia. 7. ed. Rio de Janeiro. Guanabara Koogan; 2017.
Rivitti EA. Dermatologia de Sampaio e Rivitti. 4. ed. Artes Médicas; 2018.
Sampaio SAP, Rivitti EA. Dermatologia. Artes Médicas; 2007.

55
Pediculose
Pediculose do púbis

Aiçar Chaul • Fernanda Rodrigues da Rocha Chaul • Marco Henrique Chaul

INTRODUÇÃO

A pediculose é a infestação de qualquer parte do corpo por piolhos (cabeça, corpo e púbis).

A transmissão de pediculose ocorre por contato direto ou por objetos, como pentes, chapéus, toalhas.

A *Pthirus pubis* (pediculose do púbis) é transmitida pelo contato sexual.

CAUSAS

- *Pediculus humanus capitis*: piolho-da-cabeça
- *Pediculus humanus corporis*: piolho-do-corpo
- *Pthirus pubis*: piolho-do-púbis, chato.

FATORES DE RISCO

- Má higiene corporal na pediculose do corpo
- Contato sexual com pessoa infestada na pediculose pubiana
- Falta de higiene pessoal e limpeza das roupas.

FORMAS CLÍNICAS

- Prurido intenso em todas as formas
- Pediculose da cabeça (mais frequente em crianças) (Figura 55.1):
  - Piolhos preferem região dorsal da cabeça e do pescoço e atrás das orelhas (áreas mais quentes da cabeça)
  - Lêndeas são encontradas na haste dos pelos (não podem ser removidas com facilidade, o que as distingue das caspas) (Figura 55.2)
  - Cílios podem ser afetados (Figura 55.3)
- Pediculose do corpo:
  - Urticas com pontos purpúricos centrais, principalmente em regiões de dorso superior, face, axilas e nádegas
  - Afeta pessoas de pouca higiene
  - Piolhos depositam ovos nas costuras das roupas
  - Infecção secundária ou eczematização ocorre nos estágios mais avançados
  - Picadas não infectadas se apresentam como pápulas vermelhas com base eritematosa
- Pediculose pubiana (chato, piolho pubiano, ftiríase) (Figura 55.4):
  - Pode não haver sintomas durante um período de 30 dias
  - Piolhos adultos fixam-se na base dos pelos pubianos
  - Lêndeas localizam-se na haste dos pelos
  - Adenopatia na virilha é observada com frequência
  - Máculas de cor azul-acinzentada na virilha e em áreas adjacentes à infestação podem ser observadas

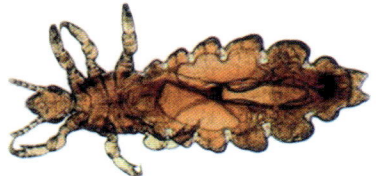

Figura 55.1 Pediculose.

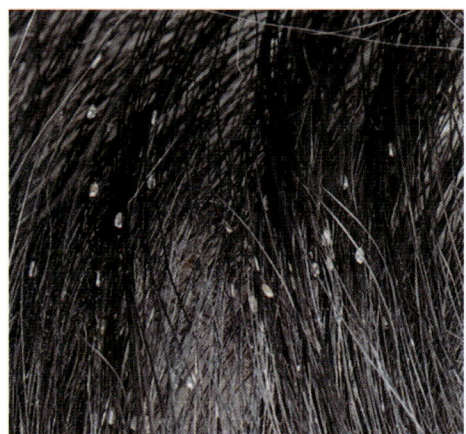

Figura 55.2 Lêndeas aderidas à haste do cabelo.

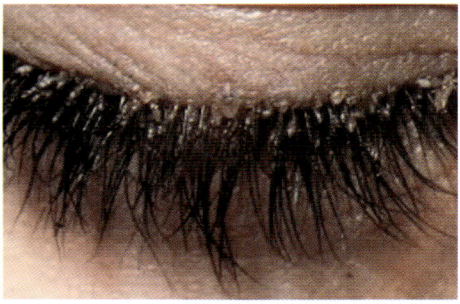

Figura 55.3 Pediculose nos cílios.

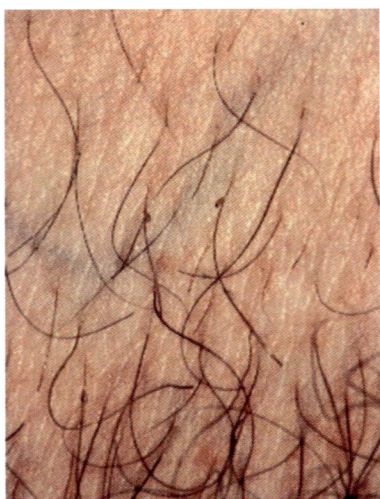

Figura 55.4 Pediculose na região pubiana.

- Piolhos podem se disseminar para os pelos ao redor do ânus, do abdome, das axilas, do tórax, das sobrancelhas e dos cílios
- Adultos infectados podem transmitir os piolhos para os cílios de crianças, manifestando-se como blefarite com prurido e/ou infecção
- Piolhos e lêndeas são facilmente observados com lupa
- Lêndeas vivas exibem fluorescência branca, e as lêndeas vazias, a cor cinzenta no exame com lâmpada de Wood
- Exame das costuras das roupas, em particular entre as pernas e os braços, revela piolhos e ovos.

DIAGNÓSTICO DIFERENCIAL

- Escabiose e outras infestações por ácaros.

COMPROVAÇÃO DIAGNÓSTICA

- Dados clínicos e identificação do *Pediculus humanus* ou *Pthirus pubis* ou das lêndeas.

TRATAMENTO

- Tratar todos os membros da família concomitantemente
- Fazer remoção manual dos piolhos e das lêndeas ou aplicação de vaselina, 3 ou 4 vezes/dia, durante 10 dias, no caso de infestação dos cílios. Não usar pediculicidas
- Fazer remoção de lêndeas: mesmo após tratamento com xampu ou loção, as lêndeas permanecem no couro cabeludo ou nos pelos pubianos. Para removê-las, utilizar um pente fino. A remoção é facilitada ao se aplicar uma solução em partes iguais de água e de vinagre branco nos cabelos, que, em seguida, devem ser envolvidos em toalha durante, pelo menos, 15 minutos. Repetir o procedimento periodicamente, para remover as lêndeas remanescentes
- Fazer a higiene e a lavagem das roupas é suficiente para a cura na pediculose do corpo.

Tratamento medicamentoso

- Piolhos-da-cabeça, do púbis e do corpo:
  - Deltametrina a 0,02%; ou permetrina a 5%; ou monossulfiram a 1%, diluído (1 parte em 3 partes de água). Aplicar uma única vez, deixando o produto agir por 12 horas. Repetir após 7 dias
  - Ivermectina, VO, 100 a 200 mg/kg, em dose única. Não usar em crianças menores de 7 anos, nem em idosos.

PREVENÇÃO

- Fazer a troca frequente e a lavagem das roupas
- Fazer o acompanhamento cuidadoso das crianças em escolas, para evitar recorrência e disseminação dos piolhos
- Lavar pentes, escovas, chapéus, casacos, colares, lençóis, fronhas para evitar a reinfestação dos piolhos da cabeça.

EVOLUÇÃO E PROGNÓSTICO

- Cura em 100% dos casos com tratamento adequado
- Recidiva é comum, sobretudo por reinfestação e por falta de adesão ao tratamento.

BIBLIOGRAFIA

Azevedo MF. GPS medicamentos. Guia prático em saúde. Rio de Janeiro: Guanabara Koogan; 2017.
Azulay RD, Azulay DR, Azulay-Abulafia L. Dermatologia. 7. ed. Rio de Janeiro. Guanabara Koogan; 2017.
Ramos E, Silva M, Castro MCR. Fundamentos da dermatologia. Atheneu; 2009.
Rivitti EA. Dermatologia de Sampaio e Rivitti. 4. ed. Artes Médicas; 2018.
Sampaio SAP, Rivitti EA. Manual de dermatologia clínica. Artes Médicas; 2014.
Wolff K, Goldsmith LA, Stephen IK, Gilchrest BA, Paller AS, Leffell DJ. Fitzpatrick's dermatology in general medicine. McGraw-Hill; 2008.

56
Pênfigo Foliáceo

Aiçar Chaul • Fernanda Rodrigues da Rocha Chaul • Marco Henrique Chaul

INTRODUÇÃO

É uma dermatose bolhosa, potencialmente fatal, caracterizada por bolhas intradérmicas elevadas pela presença de células acantolíticas.

Endêmica no Brasil, principalmente nos estados de Goiás, Mato Grosso, Mato Grosso do Sul, Minas Gerais, Tocantins, Paraná, São Paulo, Rondônia, Acre, Amazonas e Distrito Federal, é mais frequente em adultos jovens, do sexo masculino.

CAUSAS

- Etiologia desconhecida
- Possivelmente, mecanismo autoimune.

FATORES DE RISCO

- Trabalhar em zona rural
- Residir em zona endêmica
- Ter história familiar dessa dermatose.

MANIFESTAÇÕES CLÍNICAS

- Frustra ou pré-invasiva (lesões localizadas), invasiva (bolhas generalizadas), eritrodérmica (crônica; Figura 56.1) e período de regressão (quando o paciente sobrevive à doença) nas fases evolutivas
- Lesões eritematobolhocrostosas, inicialmente na face e no tórax (fase pré-invasiva)
- Possibilidade de regredir ou evoluir para bolhas e crostas disseminadas por todo o corpo (fase invasiva) após algumas semanas ou meses
- Manifestações sistêmicas: febre, mal-estar, prurido e ardor no corpo (daí o nome "fogo selvagem")
- Regressão das lesões ou evolução após essa fase, que pode durar meses, para a fase eritrodérmica, que tem evolução crônica durante anos, podendo levar à caquexia e morte
- Ausência de comprometimento das mucosas.

DIAGNÓSTICO DIFERENCIAL

- Pênfigo vulgar
- Penfigoide bolhoso
- Impetigo bolhoso
- Eritema multiforme
- Dermatite herpetiforme
- Erupção medicamentosa.

EXAMES COMPLEMENTARES

- Radiografia do tórax
- Glicemia
- Biópsia da pele para exame histopatológico e imunofluorescência.

COMPROVAÇÃO DIAGNÓSTICA

- Dados clínicos + exame histopatológico (Figura 56.2).

Sinal de Nikolsky

A epiderme, aparentemente normal, pode ser separada na camada basal e removida quando pressionada com o movimento de deslizamento.

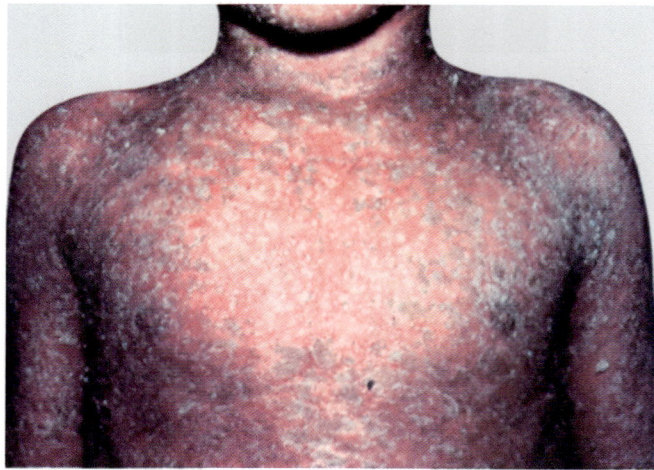

Figura 56.1 Pênfigo foliáceo – eritrodermia. (Cortesia de Azulay, 2013.)

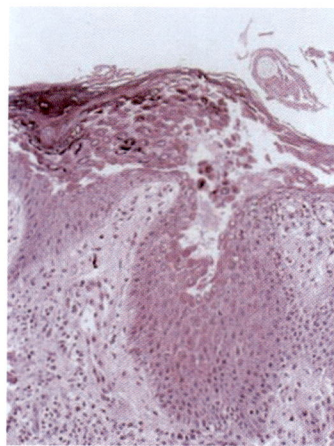

Figura 56.2 Dados histopatológicos do pênfigo foliáceo.

COMPLICAÇÕES

As complicações de pênfigo foliáceo ocorrem quase sempre em função da corticoterapia prolongada, a saber: diabetes, osteoporose, síndrome de Cushing, tuberculose pulmonar, dermatofitoses, candidíase, estrongiloidíase disseminada, piodermites, verrugas vulgares, herpes.

TRATAMENTO

- Banhos de permanganato de potássio a 1:40.000
- Vaselina sólida nas lesões cutâneas, hidratação, dieta hiperproteica.

Tratamento medicamentoso

- Prednisona, VO, 1 a 2 mg/kg/dia, reduzindo a dose a cada 10 dias, conforme melhora clínica; dose de manutenção de 5 a 10 mg/dia
- Dapsona VO, 100 mg/dia, associado à prednisona, nos casos refratários. A duração do tratamento depende da evolução clínica
- Albendazol, VO, 400 mg/dia, durante 3 dias (prevenção de estrongiloidíase sistêmica)
- Antibioticoterapia para o tratamento de infecção bacteriana secundária.

EVOLUÇÃO E PROGNÓSTICO

- Remissão é espontânea em 10% dos pacientes
- Controle com o tratamento adequado de todos os pacientes
- Risco de estrongiloidíase disseminada e septicemia
- Nanismo, quando acomete crianças.

Atenção

- O prognóstico é melhor quando o paciente não volta à região onde adquiriu a doença
- A higiene corporal ajuda no controle.

BIBLIOGRAFIA

Azevedo MF. GPS medicamentos. Guia prático em saúde. Rio de Janeiro: Guanabara Koogan; 2017.
Azulay RD, Azulay DR, Azulay-Abulafia L. Dermatologia. 7. ed. Rio de Janeiro. Guanabara Koogan; 2017.
Rivitti EA. Dermatologia de Sampaio e Rivitti. 4. ed. Artes Médicas; 2018.

57
Pênfigo Vulgar

Aiçar Chaul ✦ Fernanda Rodrigues da Rocha Chaul ✦ Marco Henrique Chaul

INTRODUÇÃO

O pênfigo vulgar é uma dermatose debilitante e potencialmente fatal, caracterizada por vesículas e bolhas que aparecem na pele e nas mucosas que permanecem com aspecto normal, sem inflamação circundante.

Os principais dados histopatológicos são fendas acantolíticas suprabasais e leve infiltrado inflamatório por células mononucleares e eosinófilas na derme papilar (Figura 57.1).

Ocorre em ambos os sexos, sendo mais frequente após a 4ª década de vida.

CAUSAS E FATORES DE RISCO

- Fatores genéticos
- Distúrbio autoimune com anticorpos imunoglobulina G (IgG) circulantes e detectáveis no cimento intercelular epidérmico
- Medicamentos (particularmente penicilamina, captopril e rifampicina).

MANIFESTAÇÕES CLÍNICAS

- Vesículas e bolhas
- Lesões cutâneas quase sempre são precedidas de lesões da mucosa oral que podem surgir, algumas vezes, várias semanas ou vários meses
- Localização, inicialmente, na parte superior do tronco ou das costas; a partir daí, disseminam para o rosto, a virilha e as axilas
- Bolhas surgem em pele de aspecto normal
- Erosões superficiais múltiplas que cicatrizam lentamente
- Bolhas intactas observadas apenas no primeiro ou no segundo dia do aparecimento delas
- Erosão superficial, vermelho-viva ou crostosa, que ocorre após a ruptura da bolha e requer semanas ou meses para cicatrizar (Figura 57.2)
- Sinal de Nikolsky positivo.

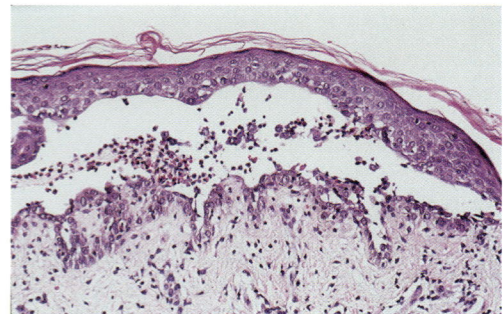

Figura 57.1 Achados histopatológicos do pênfigo vulgar.

DIAGNÓSTICO DIFERENCIAL

- Pênfigo foliáceo ("fogo selvagem")
- Herpes simples
- Herpes-zóster
- Eritema multiforme
- Dermatite herpetiforme
- Impetigo bolhoso
- Penfigoide bolhoso
- Erupção medicamentosa
- Epidermólise bolhosa adquirida.

EXAMES COMPLEMENTARES

- Radiografia do tórax para excluir reativação de tuberculose pulmonar
- Glicemia
- Exame de urina para detectar glicosúria
- Dosagem de autoanticorpos
- Biópsia de pele para exame histopatológico e imunofluorescência.

COMPROVAÇÃO DIAGNÓSTICA

- Dados clínicos + exame histopatológico da pele.

TRATAMENTO

- Promover alívio da dor (ver Capítulo 15, *Dor*)
- Usar vaselina para evitar aderência da pele lesionada aos lençóis
- Tomar banhos com permanganato de potássio a 1:40.000.

Tratamento medicamentoso

- Prednisona, VO, 1 a 2 mg/kg/dia, com redução da dose gradualmente, ou dapsona VO, 100 mg/dia em casos

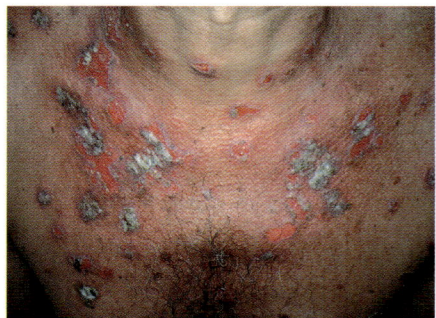

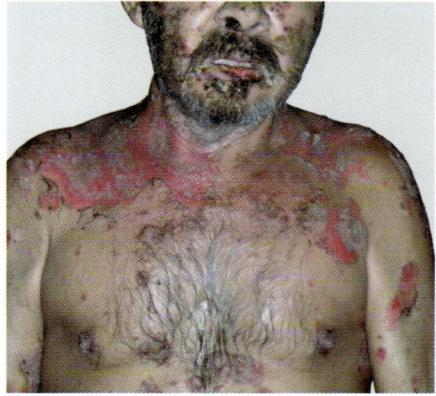

Figura 57.2 Pênfigo vulgar. (Cortesia de Azulay, 2013.)

selecionados, ou uso concomitante de imunossupressores como azatioprina, VO, 100 a 200 mg/dia, metotrexato 20 mg/semana, ciclofosfamida 100 mg/dia, em casos graves
- Rituximabe, que é um anticorpo quimérico monoclonal anti-CD20 do linfócito B que tem sido utilizado com grande sucesso em casos refratários de pênfigo vulgar
- Albendazol, VO, 400 mg/dia, durante 3 dias (prevenção de estrongiloidíase sistêmica).

EVOLUÇÃO E PROGNÓSTICO

- As bolhas que sofrem ruptura demoram semanas para cicatrizar
- A evolução pode ser fatal se a doença não for tratada de forma adequada, sendo a morte resultante de infecções
- A taxa de mortalidade é de 10%, mesmo com o tratamento intensivo.

Atenção

- O prognóstico é pior do que no pênfigo foliáceo
- O pênfigo vulgar não é endêmico no Brasil e bem menos frequente que o pênfigo foliáceo
- As bolhas, quando se rompem, deixam exulcerações dolorosas, em função da localização da clivagem suprabasal
- As lesões orais, que podem preceder de meses ou até anos a lesão cutânea, são frequentemente confundidas com aftas.

BIBLIOGRAFIA

Azevedo MF. GPS medicamentos. Guia prático em saúde. Rio de Janeiro: Guanabara Koogan; 2017.
Azulay RD, Azulay DR, Azulay-Abulafia L. Dermatologia. 7. ed. Guanabara Koogan; 2017.
Porto CC, Porto AL. Semiologia médica. 8. ed. Rio de Janeiro: Guanabara Koogan; 2019.
Rivitti EA. Dermatologia de Sampaio e Rivitti. 4. ed. Artes Médicas; 2018.

58
Penfigoide Bolhoso

Aiçar Chaul • Fernanda Rodrigues da Rocha Chaul • Marco Henrique Chaul

INTRODUÇÃO

O penfigoide bolhoso é uma erupção cutânea caracterizada por bolhas tensas subepidérmicas.

Os principais achados histopatológicos são bolhas subepidérmicas com pouco dano epidérmico e infiltrado inflamatório perilesional rico em eosinófilos.

Ocorre em ambos os sexos e predomina em idosos.

CAUSAS

- Etiologia desconhecida
- Mecanismo autoimune.

MANIFESTAÇÕES CLÍNICAS

- Bolhas com 2 a 5 cm de diâmetro que surgem em área de pele de aspecto normal ou eritematosa
- Bolhas que permanecem intactas durante muitos dias
- Localização, inicialmente, nas extremidades; em seguida, no tronco
- Localização, em alguns casos, no couro cabeludo, nas palmas das mãos, nas plantas dos pés e nas mucosas
- Bolhas intactas são mais numerosas do que as erosões decorrentes de bolhas rompidas (o inverso do que ocorre nos pênfigos)
- Bolhas são preenchidas com líquido transparente, às vezes, sanguinolento
- Prurido (pode ser intenso)
- Comprometimento de 10 a 20% da superfície cutânea, podendo se generalizar
- Acometimento mucoso em 10 a 35% dos casos.

DIAGNÓSTICO DIFERENCIAL

- Pênfigo foliáceo
- Pênfigo vulgar
- Eritema multiforme bolhoso
- Dermatite herpetiforme
- Erupção medicamentosa
- Síndrome de Stevens-Johnson
- Epidermólise bolhosa adquirida.

EXAMES COMPLEMENTARES

- Pesquisa de anticorpos
- Biópsia da pele para exame histopatológico e imunofluorescência.

COMPROVAÇÃO DIAGNÓSTICA

- Dados clínicos + exame histopatológico (Figura 58.1).

COMPLICAÇÕES

- Infecções bacterianas na pele
- Estrongiloidíase disseminada.

TRATAMENTO

- Banhos de permanganato de potássio a 1:40.000
- Vaselina sólida, que pode evitar a aderência da pele lesionada às roupas.

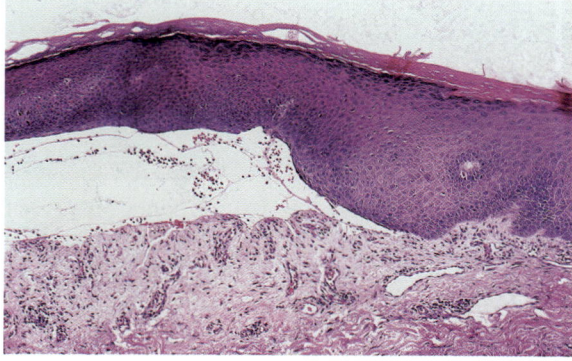

Figura 58.1 Achados histopatológicos de bolhas subepidérmicas no penfigoide bolhoso.

Tratamento medicamentoso

- Prednisona, VO, 1 a 2 mg/kg/dia, em dose única, pela manhã; reduzir gradualmente a dose no decorrer de várias semanas até 10 a 20 mg/dia
- Dapsona, VO, 50 a 200 mg/dia. A duração do tratamento depende da evolução clínica
- Terapia adjuvante com azatioprina, se a corticoterapia não tiver êxito VO, 100 a 200 mg/dia
- Ciclosporina, VO, 3 a 6 mg/kg/dia, ou ciclofosfamida, VO, 2 mg/kg/dia
- Corticoides tópicos, como betametasona 0,1%, ou fludrocortisona, ou metilprednisolona creme, ou corticoides intralesionais, em pacientes com lesões localizadas
- Anti-histamínicos para aliviar o prurido (ver Capítulo 23, *Prurido*)
- Antibióticos na infecção bacteriana secundária
- Albendazol, 400 mg/dia, por 3 dias, pelo risco de estrongiloidíase disseminada.

EVOLUÇÃO E PROGNÓSTICO

- As lesões tornam-se crônicas em alguns casos
- Lesões antigas cicatrizam rapidamente à medida que novas lesões vão aparecendo
- A debilitação não é tão pronunciada quanto nos pênfigos
- Idosos podem apresentar maior incidência de neoplasia maligna (doença paraneoplásica)
- A forma grave da doença, se não for tratada de maneira adequada, pode ser fatal
- Infecção bacteriana secundária é frequente.

Atenção

- O penfigoide bolhoso, raramente apresenta lesões mucosas
- A pesquisa de neoplasia maligna associada, principalmente gastrintestinal, deve ser feita
- O sinal de Nikolski é negativo, ao contrário dos pênfigos.

BIBLIOGRAFIA

Azulay RD, Azulay DR, Azulay-Abulafia L. Dermatologia. 7. ed. Guanabara Koogan; 2017.
Porto CC, Porto AL. Semiologia médica. 8. ed. Rio de Janeiro: Guanabara Koogan; 2019.
Rivitti EA. Dermatologia de Sampaio e Rivitti. 4. ed. Artes Médicas; 2018.

59
Picada de Insetos

Estrófulo

Aiçar Chaul • Fernanda Rodrigues da Rocha Chaul • Marco Henrique Chaul • Raquel Prudente de Carvalho Baldaçara

INTRODUÇÃO

A picada de insetos pode causar prurigo estrófulo e reação alérgica. O prurigo estrófulo é uma síndrome de caráter exsudativo, mais comum em crianças na faixa etária de 4 meses a 6 anos, decorrente de picada de mosquitos, pernilongos, borrachudos, mutucas, muriçocas, pulgas e percevejos.

FORMAS CLÍNICAS

- Prurigo-estrófulo:
  - Inicialmente, lesões eritematosas; em seguida, pápulas que evoluem para microvesículas (Figura 59.1)
  - Espontaneamente ou pela coçadura, as microvesículas são rompidas, originando lesões crostosas
  - Como sequelas, podem ficar manchas pigmentadas ou hipocrômicas. Infecção secundária é frequente
- Reação alérgica ao veneno de abelhas, marimbondos e formigas:
  - Reações imediatas:
    - Lesões locais: lesões eritematosas, papulares e pruriginosas, que permanecem de 48 horas a 1 semana. Infecção secundária é frequente
    - Manifestações sistêmicas: urticária, angioedema, broncospasmo, dispneia, náuseas, vômitos, dor abdominal, diarreia, incontinência urinária, queda da pressão arterial (choque anafilático), ansiedade
  - Reações tardias:
    - Doença do soro, lesões renais, encefalopatia, neurites e vasculites.

DIAGNÓSTICO DIFERENCIAL

- Prurigo estrófulo:
  - Dermatite herpetiforme
  - Varicela
  - Urticária
  - Escabiose
- Alergia a veneno de abelhas, marimbondos e formigas:
  - Urticária e angioedema por outros fatores (substâncias inaláveis, alergia alimentar) (ver Capítulo 69, *Urticária*)
  - Choque anafilático.

EXAMES COMPLEMENTARES

- Testes cutâneos de leitura imediata (risco de anafilaxia durante os testes)
- Pesquisa de IgE específica no soro.

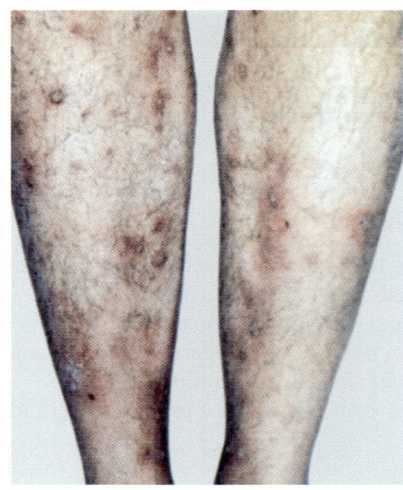

Figura 59.1 Picada de inseto. Lesões eritematosas e papulares (prurigo estrófulo).

COMPROVAÇÃO DIAGNÓSTICA

* Dados clínicos
* Testes cutâneos de leitura imediata, os quais têm mais valor preditivo que a pesquisa da IgE específica (10 a 15% dos pacientes com testes positivos podem apresentar IgE específica negativa ou baixa).

COMPLICAÇÕES

* Infecção bacteriana secundária
* Choque anafilático
* Falência de múltiplos órgãos.

TRATAMENTO

* Realizar tratamento de emergência (risco de vida) se houver história de alergia ou intoxicação grave
* Remover o ferrão com pinça ou raspando-o (não espremê-lo)
* Aplicar gelo no local da picada
* Manter vias respiratórias livres (entubação, traqueostomia) nos casos graves
* Fazer oxigenoterapia – 4 a 6 ℓ/minuto
* Realizar imunoterapia específica (hipossensibilização), que é indicada para diminuir a sensibilidade aos venenos, principalmente de abelhas, de marimbondos e de formigas. Utilizar extratos padronizados e doses individualizadas para cada paciente por um período de 3 a 5 anos. Podem ocorrer reações adversas; por isso, o médico deve estar bem-preparado e orientar, de maneira adequada, o paciente.

Tratamento medicamentoso

* Tratamento tópico: hidrocortisona a 1% ou betametasona a 0,1%, em creme ou pomada
* Tratamento sistêmico:
  * Anti-histamínicos, como hidroxizina, para adultos e crianças acima de 12 anos, 25 a 50 mg VO, de 6 em 6 horas, ou de 12 em 12 horas. Para crianças, 0,5 a 1 mg/kg/dia; ou
  * Difenidramina, para adultos, 25 a 50 mg VO, de 6 em 6 horas. Para crianças, 5 mg/kg/dia, de 6 em 6 horas; ou
  * Prometazina, VO. Para adultos, 25 mg, de 6 em 6 horas. Para crianças, xarope, 0,125 mg/kg, de 6 em 6 horas. Para adultos (ampolas de 2 mℓ), 25 a 50 mg, repetir após 2 horas, se necessário. Para crianças, 0,125 mg/kg, IM, repetir após 2 horas, se necessário; ou
  * Loratadina, VO, para adultos e crianças acima de 12 anos, 10 mg/dia. Para crianças de 2 a 12 anos com peso abaixo de 30 kg, 5 mg/dia, acima de 30 kg usar 10 mg/dia; ou
  * Desloratadina, VO, para adultos e crianças acima de 12 anos, 5 mg/dia; ou cetirizina, VO, para adultos e crianças acima de 12 anos: 1 comprimido ou 10 mℓ, 1 vez/dia. Para crianças de 6 a 12 anos: meio comprimido ou 5 mℓ, 1 vez/dia. Para crianças de 2 a 6 anos: 2,5 mℓ, 1 vez/dia; ou
  * Fexofenadina, VO, para adultos e crianças acima de 12 anos, 180 mg/dia. Para crianças de 6 a 11 anos: 30 mg, de 12 em 12 horas; ou
  * Epinastina VO, para adultos, 20 mg/dia; ou
  * Dicloridrato de levocetirizina, VO, para adultos e crianças acima de 6 anos, 1 comprimido, 1 vez/dia
* Casos graves: prednisona, VO, para adultos e crianças, 1 mg/kg de peso/dia; ou hidrocortisona IV, para adultos, 100 a 500 mg, de 6 em 6 horas. Para crianças: 4 mg/kg/dose, de 6 em 6 horas; ou epinefrina milesimal IM (na região lateral coxa). Casos refratários, para adultos, 0,2 a 0,3 mℓ, IM; crianças, 0,01 mℓ/kg, IM.
* Protocolo para casos graves (anafilaxia): epinefrina milesimal, IM, na região lateral da coxa, para adultos, 0,2 a 0,3 mℓ; para crianças, 0,01 mℓ/kg; hidrocortisona, para crianças IV, 4 mg/kg/dose, de 6 em 6 horas, ou 16 mg/kg/dia, dividida em 4 doses) para adultos IV, 100 a 500 mg, de 6 em 6 horas.

EVOLUÇÃO E PROGNÓSTICO

* Prurigo estrófulo: na maioria dos casos, pode apresentar melhora espontânea após vários surtos
* Imunoterapia específica abrevia a evolução da doença, sendo indicada nos casos mais graves
* Reações graves podem ser fatais.

Kit de emergência alérgica

Os pacientes que já apresentaram reações alérgicas graves por picada de abelhas, marimbondos e formigas devem portar um "kit de emergência alérgica" para anafilaxia, composto de epinefrina milesimal, prometazina ou difenidramina e hidrocortisona (injetáveis).

PREVENÇÃO

* Diminuir as áreas expostas do corpo, usando camisas de manga longa, calças compridas, bonés
* Colocar telas nas portas e nas janelas
* Evitar manter água parada
* Evitar acúmulo de lixo
* Fazer imunoterapia específica.

Atenção

* É importante ter em mente as reações não alérgicas a picadas de insetos. São reações tóxicas e que podem ser locais ou sistêmicas. As primeiras caracterizam-se por dor, edema, prurido e calor, desaparecendo de forma espontânea. As reações tóxicas sistêmicas ocorrem após a inoculação de carga alta de veneno por grande número de insetos, caracterizando-se por vômitos, diarreia e dor abdominal (risco de vida)
* O choque anafilático tem início imediato após o contato com o agente desencadeante (10 a 15 minutos), com sensação de mal-estar, prurido generalizado, dispneia, sudorese, hipotensão arterial e perda dos sentidos. Náuseas, vômitos e dores abdominais podem fazer parte do quadro clínico. O tratamento tem de ser imediato
* A observação do paciente deve ser por um período mínimo de 24 horas, porque os sintomas podem recrudescer (curso bifásico). Em pacientes em uso de betabloqueador, deve-se adicionar glucagon IV na dose de 5 a 15 mg/minutos.

BIBLIOGRAFIA

Azevedo MF. GPS medicamentos. Guia prático em saúde. Rio de Janeiro: Guanabara Koogan; 2017.
Azulay RD, Azulay DR, Azulay-Abulafia L. Dermatologia. 7. ed. Guanabara Koogan; 2017.
Kiefer MM, Chong CR. Pocket primary care. Wolters Kluwer; 2014.
Rivitti EA. Dermatologia de Sampaio e Rivitti. 4. ed. Artes Médicas; 2018.

60
Pitiríase Alba

Eczemátide, "dartos volantes"

Aiçar Chaul • Fernanda Rodrigues da Rocha Chaul • Marco Henrique Chaul

INTRODUÇÃO

A pitiríase alba é uma dermatose crônica caracterizada por manchas e por placas brancas de bordas mal definidas, localizadas nas bochechas e na superfície lateral dos braços de crianças e de adultos jovens. Mais comum em pessoas de pele escura, é rara após os 30 anos de idade.

Os principais achados histopatológicos de pitiríase alba são pigmentação melânica irregular da camada basal, espongiose, obstrução folicular, atrofia das glândulas sebáceas.

CAUSAS

- Etiologia desconhecida
- Possivelmente, distúrbio na produção ou na fixação da melanina.

FATORES DE RISCO

- Crianças atópicas
- Exposição ao sol.

MANIFESTAÇÕES CLÍNICAS

- Assintomática com frequência
- Manchas hipocrômicas pequenas localizadas nas bochechas, na superfície lateral dos braços e nas pernas (Figura 60.1)
- Lesões são lisas ou ligeiramente ásperas e secas à palpação
- Escamas finas e brilhantes

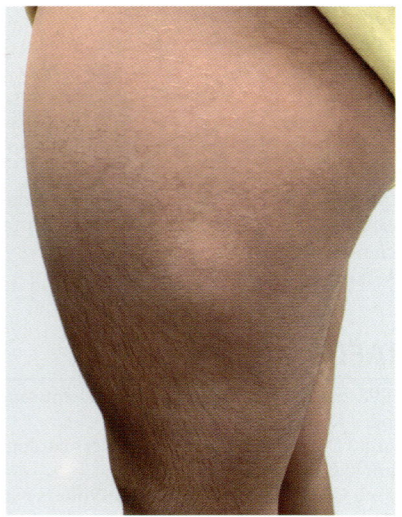

Figura 60.1 Mancha hipocrômica em perna.

- Vermelhidão das lesões, que é provocada mesmo com pequena exposição à luz solar
- Prurido (raramente).

DIAGNÓSTICO DIFERENCIAL

- Pitiríase versicolor
- Vitiligo
- Hanseníase (forma indeterminada).

COMPROVAÇÃO DIAGNÓSTICA

- Dados clínicos.

TRATAMENTO

- Ter ciência de que não existe cura rápida; tratamento durante 2 a 3 meses
- Evitar exposição ao sol.

Tratamento medicamentoso

- Corticoide tópico, como hidrocortisona a 1%, em crianças, e betametasona a 0,1%, em adultos.

PREVENÇÃO

- Proteção contra o sol (protetor solar FPS 30)
- Hidratação da pele.

EVOLUÇÃO E PROGNÓSTICO

- Evolução, às vezes, crônica
- Prognóstico bom na maioria dos pacientes.

Atenção

- A pitiríase alba é comum nos pacientes atópicos
- A pitiríase alba piora com o sol
- A hidratação da pele é importante.

BIBLIOGRAFIA

Azulay RD, Azulay DR, Azulay-Abulafia L. Dermatologia. 7. ed. Rio de Janeiro. Guanabara Koogan; 2017.
Rivitti EA. Dermatologia de Sampaio e Rivitti. 4. ed. Artes Médicas; 2018.

61
Pitiríase Rósea

Pitiríase Rósea de Gilbert

Aiçar Chaul • Fernanda Rodrigues da Rocha Chaul • Marco Henrique Chaul

INTRODUÇÃO

A pitiríase rósea, também chamada "pitiríase rósea de Gilbert", é a erupção cutânea caracterizada por lesões papuloescamosas disseminadas.

Os achados histopatológicos mais comuns de pitiríase rósea são acantose moderada, espongiose e infiltrados focais da epiderme por células inflamatórias; infiltrado inflamatório perivascular papilar, predominantemente linfocitário, além de extravasamento de hemácias, eventualmente na epiderme sobre as papilas (Figura 61.1).

A pitiríase rósea pode ocorrer em todos os grupos etários, predominando dos 10 aos 35 anos de idade.

CAUSAS

- Etiologia desconhecida
- Possibilidade de etiologia viral ou distúrbio autoimune.

MANIFESTAÇÕES CLÍNICAS

- Erupção quase sempre precedida de uma lesão inicial (lesão-mãe), que surge dias ou semanas antes da erupção generalizada
- Lesões com 1 a 2 cm de diâmetro em forma de placas ovais, castanho-claras, com finas escamas na parte central circundadas por escamas maiores nas bordas – surgem 1 a 2 semanas após lesão-mãe (Figura 61.2)

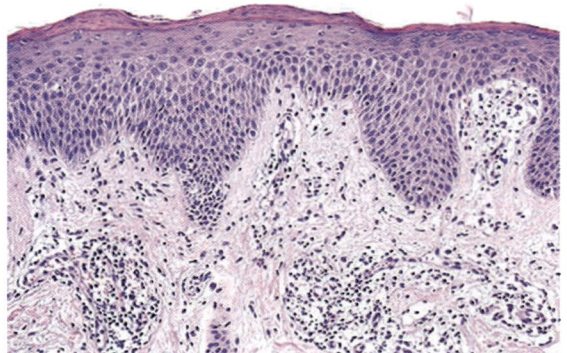

Figura 61.1 Achados histopatológicos de pitiríase rósea.

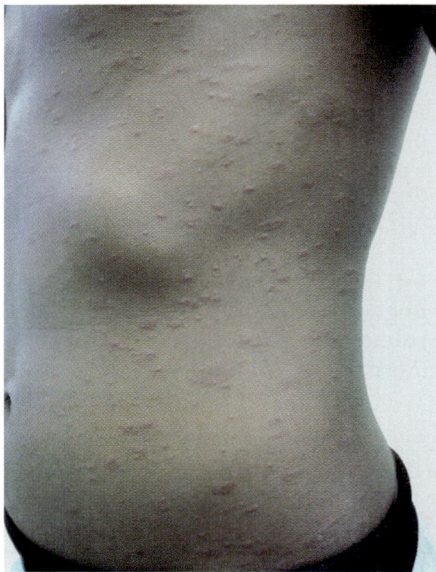

Figura 61.2 Pitiríase rósea no tronco.

- Poupam, em geral, a face, as mãos e os pés
- Distribuídas, no dorso, na direção dos metâmeros, com aspecto de "árvore-de-natal"
- Prurido leve
- Possibilidade de ocorrer lesões purpúricas, urticariformes, vesiculares e, raramente, eritrodermia.

DIAGNÓSTICO DIFERENCIAL

- Sífilis secundária
- Exantemas virais
- Erupção causada por medicamentos
- Psoríase
- Eczema
- Líquen plano
- Tinha do corpo.

EXAMES COMPLEMENTARES

- Exame micológico para distinguir pitiríase rósea de tinha do corpo (ver Capítulo 51, *Micoses Superficiais*)
- Sorologia para sífilis.

COMPROVAÇÃO DIAGNÓSTICA

- Dados clínicos.

TRATAMENTO

- Informar o paciente quanto à natureza autolimitada da doença.

Tratamento medicamentoso

- Corticoides tópicos (betametasona 0,1%, creme ou pomada, 1 vez/dia)
- Anti-histamínicos, VO (loratadina, cetirizina, desloratadina, levocetirizina, lexofenitadina), se tiver prurido (ver Capítulo 23, *Prurido*)
- Prednisona, VO, 20 mg/dia, durante 7 dias, se as lesões forem mais intensas.

EVOLUÇÃO E PROGNÓSTICO

- Resolução gradual em 4 a 8 semanas
- Infecção bacteriana secundária pode ocorrer.

Atenção

- Helioterapia (exposição ao sol) por 10 a 15 minutos, antes das 10 horas ou após as 16 horas, por 5 dias
- Doença autolimitada
- Comumente confundida com tinha do corpo
- Normalmente, não há recidiva.

BIBLIOGRAFIA

Azevedo MF. GPS Medicamentos. Guia Prático em Saúde. Rio de Janeiro: Guanabara Koogan; 2017.

Azulay RD, Azulay DR, Azulay-Abulafia L. Dermatologia. 7. ed. Rio de Janeiro. Guanabara Koogan; 2017.

Rivitti EA. Dermatologia de Sampaio e Rivitti. 4. ed. Artes Médicas; 2018.

62
Psoríase

Aiçar Chaul ◆ Fernanda Rodrigues da Rocha Chaul ◆ Marco Henrique Chaul

INTRODUÇÃO

A psoríase é uma dermatose inflamatória de caráter crônico, não infecciosa, caracterizada por placas e pápulas eritematosas recobertas por escamas prateadas, que evolui com remissões e exacerbações.

Os principais achados histopatológicos de psoríase são paraceratose (focal), hiperceratose, hipogranulose, hiperplasia epidérmica, prolongamento e espessamento das cristas interpapilares, adelgaçamento da epiderme sobre as papilas dérmicas, pústulas espongiformes, microabscessos (Figuras 62.1 e 62.2).

Em geral, surge entre 20 e 40 anos de idade. Pode ocorrer em lactentes e em idosos.

FORMAS CLÍNICAS

- Psoríase discoide numular ou em placas (forma clínica mais comum – Figura 62.3). As placas localizam-se no couro cabeludo, no tronco e nos membros; as unhas podem exibir sulcos e/ou espessamento
- Psoríase gutata (mais frequente em crianças) (Figura 62.4). Numerosas pequenas pápulas em amplas áreas da pele, predominando no tronco e nos membros
- Psoríase pustulosa (Figura 62.5). Pequenas pústulas disseminadas no corpo ou limitadas a uma região (palma das mãos e plantas dos pés)
- Psoríase flexural inversa (mais comum em idosos) (Figura 62.6). Afeta as áreas flexurais; as lesões são úmidas e não apresentam escamas
- Psoríase eritrodérmica. Eritema intenso e generalizado, com descamação. Pode ocorrer na evolução de qualquer forma clínica

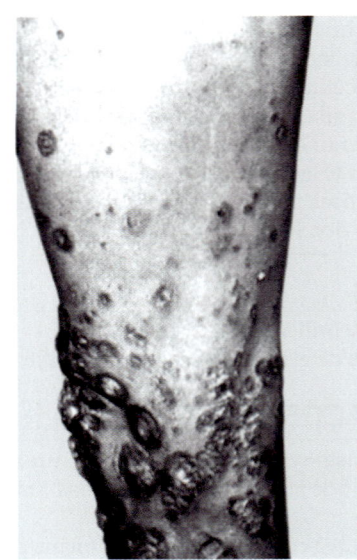

Figura 62.2 Psoríase. Crostas localizadas no joelho e nas proximidades.

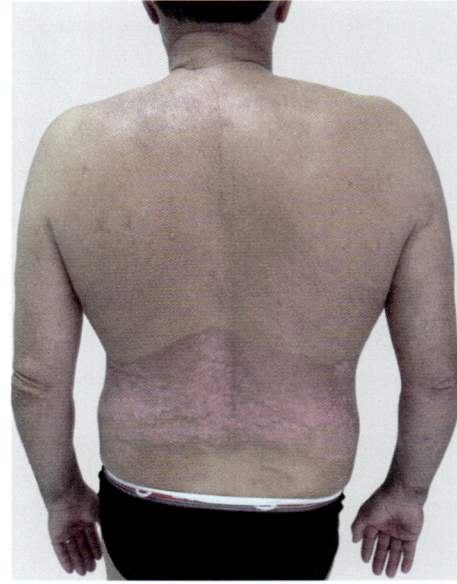

Figura 62.3 Psoríase em placas.

- Psoríase ostrácea. Placas hiperceratóticas
- Psoríase ungueal (Figura 62.7). Placas ao redor das unhas
- Psoríase palmoplantar. Placas nas regiões palmar e plantar (Figura 62.8A e B).

CAUSA

- Etiologia desconhecida.

FATORES DE RISCO

- Traumatismo
- Irritação local

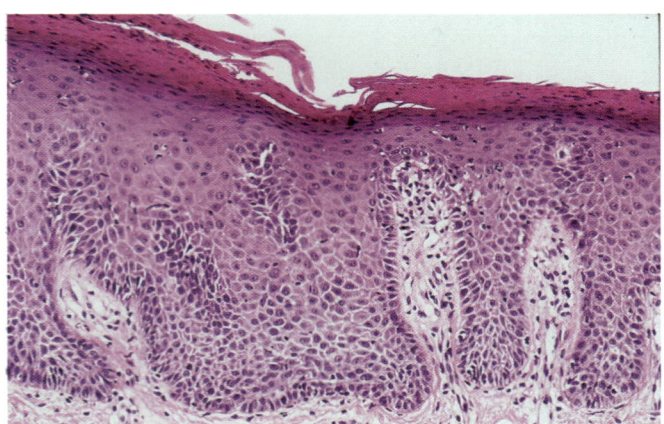

Figura 62.1 Aspecto histopatológico da psoríase.

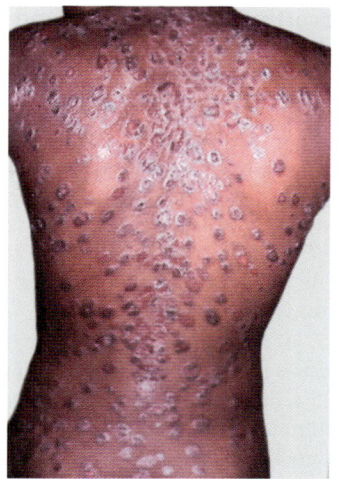

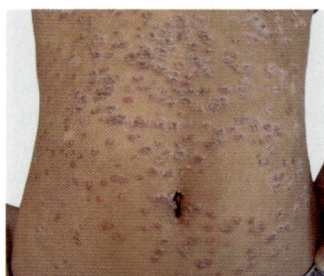

Figura 62.4 Psoríase gutata.

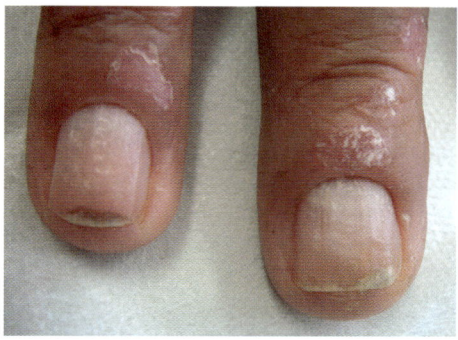

Figura 62.7 Psoríase ungueal.

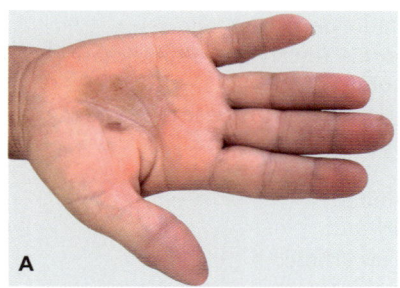

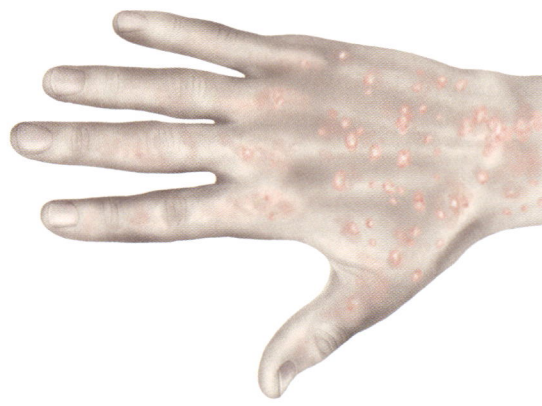

Figura 62.5 Psoríase pustulosa.

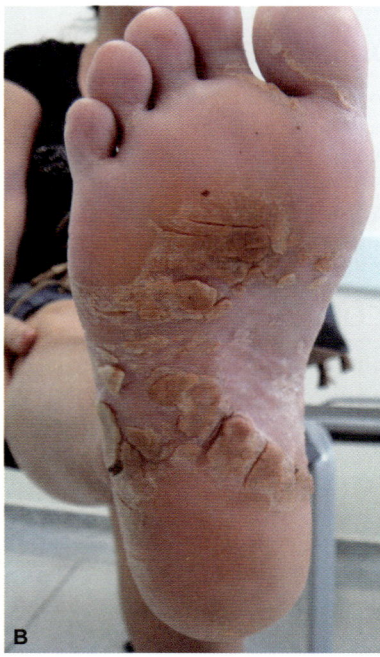

Figura 62.8 Psoríase nas regiões palmar (A) e plantar (B).

- Luz solar excessiva
- Infecção (faringite estreptocócica pode estimular a psoríase gutata)
- Alterações endócrinas
- Estresse (físico e emocional)
- Suspensão súbita de corticoides sistêmicos e/ou tópicos potentes
- Alcoolismo
- Obesidade
- Medicamentos (betabloqueadores, lítio, antimaláricos e anti-inflamatórios).

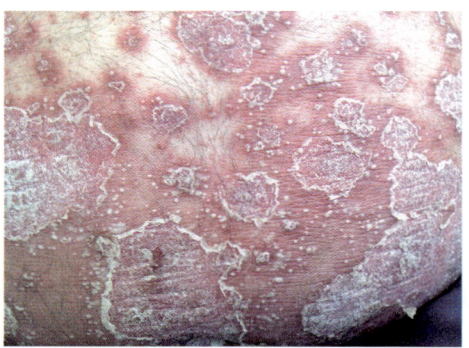

Figura 62.6 Psoríase flexural inversa.

MANIFESTAÇÕES CLÍNICAS

- Prurido
- Placas eritematosas de forma e distribuição variáveis, conforme a forma clínica, revestidas de escamas prateadas
- Lesões quase sempre simétricas
- Unhas com depressões cupuliformes
- Sinal de Auspitz positivo (sangramento em forma de pontos quando se retira a escama)
- Fenômeno de Köebner (resposta psoriática em uma área não afetada dentro de 1 a 2 semanas após a lesão da pele)
- Artrite (ver Artrite psoriásica, no Capítulo 454, *Artrites*).

DIAGNÓSTICO DIFERENCIAL

- Couro cabeludo: dermatite seborreica
- Pregas corporais: intertrigo ou candidíase
- Unhas: onicomicose
- Tronco: pitiríase rósea, pitiríase rubra pilar, tinha do corpo
- Sífilis secundária e terciária
- LES
- Eczema (numular)
- Líquen plano
- Líquen simples crônico
- Micose fungoide.

EXAMES COMPLEMENTARES

- Em geral, não são necessários
- Dependem da doença que entrar no diagnóstico diferencial
- Biópsia de pele.

COMPROVAÇÃO DIAGNÓSTICA

- Dados clínicos + exame histopatológico em casos especiais.

COMPLICAÇÕES

- Eritrodermia (ver Dermatite esfoliativa, no Capítulo 37, *Dermatites*)
- Mutilações importantes e irreversíveis nas formas artropáticas graves
- Atrofia cutânea e piodermite em função do uso abusivo de corticoides tópicos de alta potência
- Comprometimento articular (ver Artrite psoriásica, no Capítulo 454, *Artrites*).

TRATAMENTO

- Agentes para amolecer as escamas (óleos vegetais, vaselina branca)
- Fototerapia associada a psoralênico (PUVA) em casos de manifestações generalizadas.

Tratamento medicamentoso

- Formas leves:
  - Emolientes para iniciar o tratamento
  - Corticoide tópico, na forma de creme e pomada, de potência média a elevada, 1 a 2 vezes/dia (uso de curativo oclusivo durante a noite acelera a resolução)
  - Derivados do alcatrão podem ser benéficos, quando alternados com corticoide tópico, sobretudo quando há hiperceratose

  - Solução de corticoide e xampu de alcatrão para o tratamento das lesões no couro cabeludo
  - Calcipotriol ou calcitriol, pomada, 2 vezes/dia, até melhora
  - Tacrolimo 0,1%, pomada, 2 vezes/dia, até melhora
  - Pimecrolimo 1% creme, 2 vezes/dia, até melhora
  - Ditranol a 1% como tratamento adjuvante (deve ser utilizada antes da terapia com luz ultravioleta). Aviado em farmácias de manipulação
- Formas graves:
  - Aplicação de alcatrão antes do uso de luz ultravioleta (acentua resposta terapêutica)
  - Metotrexato: 10 a 25 mg/semana (necessário monitoramento clínico e laboratorial – substância teratogênica)
  - Acitretina 25 a 50 mg/dia (em especial na forma pustulosa): substância teratogênica, necessita de monitoramento clínico e laboratorial. Proibida gestação durante 3 anos após a interrupção da medicação
  - Triancinolona (intralesional): associar com procaína ou solução salina normal, para obter uma concentração de 4 mg/mℓ. Eficaz no tratamento de placas solitárias resistentes e da psoríase que afeta as unhas
  - Ciclosporina, VO, 3 mg/kg/dia, somente em casos rebeldes (necessário monitoramento clínico e laboratorial)
- Casos graves e resistentes a tratamentos habituais – está indicado o uso de imunobiológicos por tempo indeterminado. Atualmente, os principais imunobiológicos recomendados para psoríase são:
  - Infliximabe, 5 mg/kg IV, a cada 8 semanas
  - Etanercepte, 25 a 50 mg/semana por via subcutânea (SC)
  - Adalimumabe, 40 mg SC, a cada 14 dias
  - Ustequinumabe, 45 a 90 mg SC, a cada 12 semanas
  - Secuquinumabe, 300 mg SC, a cada 4 semanas
  - Ixequisumabe, 180 mg SC, a cada 4 semanas
  - Guselcumabe, 100 mg SC, a cada 8 semanas
  - Risanquizumabe, 150 mg SC, a cada 12 semanas.

Para saber mais

Os imunobiológicos são medicamentos de anticorpos monoclonais que atuam como antagonistas dos receptores ou, então, como bloqueadores das ações das citocinas presentes na cascata inflamatória.

Os imunobiológicos apresentam respostas terapêuticas satisfatórias, o que promove melhora importante na qualidade de vida dos pacientes.

PREVENÇÃO

- Evitar produtos irritantes
- Fazer exposição moderada ao sol (o excesso é prejudicial)
- Evitar agentes estimulantes (lítio, betabloqueadores, antimaláricos, tetraciclina, AINEs)
- Exacerbações pustulosas com o uso de corticoides, amiodarona, morfina, procaína, iodeto de potássio, salicilatos, sulfapirina, sulfonamidas e penicilina.

EVOLUÇÃO E PROGNÓSTICO

- A evolução, em geral, é benigna
- Há formas clínicas graves, potencialmente fatais

- A doença pode ser refratária ao tratamento
- Há rebote do processo psoriático após a suspensão do corticoide
- Pode ser acompanhada de artrite, miopatia, enteropatia e uveíte.

Atenção

- Lembrar que a antralina é irritante e mancha, de forma permanente, roupas e móveis
- Atentar que os corticoides tópicos devem ser usados por pouco tempo para se evitar a taquifilaxia
- Evitar corticoides sistêmicos devido ao efeito rebote relevante
- Oferecer apoio psicológico ao paciente
- Assegurar ao paciente e à família que a doença não é contagiosa
- Lembrar que existem casos de regressão total
- Saber que, na maioria das vezes, a doença é apenas controlada.

BIBLIOGRAFIA

Azevedo MF. GPS medicamentos. Guia prático em saúde. Rio de Janeiro: Guanabara Koogan; 2017.
Azulay RD, Azulay DR, Azulay-Abulafia L. Dermatologia. 7. ed. Rio de Janeiro. Guanabara Koogan; 2017.
Kiefer MM, Chong CR. Pocket primary care. Wolters Kluwer; 2014.
Rivitti EA. Dermatologia de Sampaio e Rivitti. 4. ed. Artes Médicas; 2018.

63
Queloide

Aiçar Chaul • Fernanda Rodrigues da Rocha Chaul • Marco Henrique Chaul

INTRODUÇÃO

O queloide é uma cicatriz exuberante e saliente por deposição excessiva de tecido conjuntivo na pele e tecido subcutâneo, em consequência de traumatismo ou incisão cirúrgica.

Os principais dados histopatológicos são feixes de colágeno hialinizado em espiral, com adelgaçamento da derme papilar e quantidade mínima de tecido elástico (Figura 63.1).

Mais comum em negros e asiáticos, o queloide ocorre em ambos os sexos e em todas as idades, sendo mais frequente na adolescência.

CAUSAS

- Predisposição individual
- Tendência família – padrões de herança dominante e recessiva –, que ocorre eventualmente.

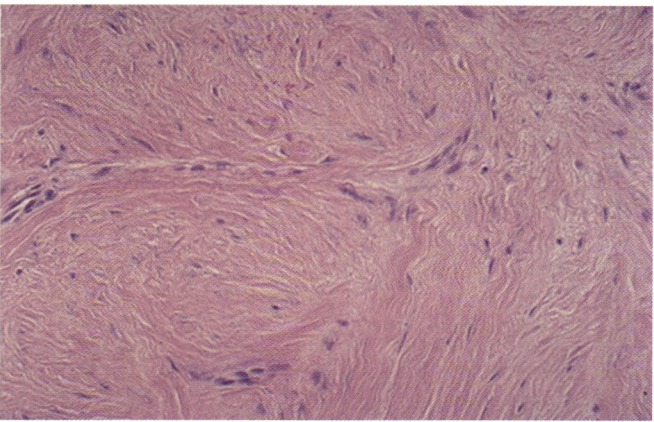

Figura 63.1 Aspecto histopatológico da queloide.

FATORES DE RISCO

- História familiar de queloide
- Pele parda ou negra
- Incisão cirúrgica
- Queimaduras
- Traumatismo cutâneo
- Vacina
- Acne e foliculite da barba.

MANIFESTAÇÕES CLÍNICAS

- Localização mais frequente em deltoide, tórax, lobos das orelhas (Figura 63.2)
- Hipersensibilidade e hiperestesia na área do queloide
- Prurido
- Fibrose firme, lisa e elevada, com bordas bem demarcadas (a fibrose estende-se além dos limites da ferida inicial)
- Lesões mais antigas que são hipopigmentadas ou hiperpigmentadas
- Queloide continua a crescer e pode desenvolver projeções na sua parte periférica no decorrer dos anos.

DIAGNÓSTICO DIFERENCIAL

- Fibrose ou cicatriz hipertrófica (em geral, regride de forma espontânea e não ultrapassa os limites da lesão inicial)

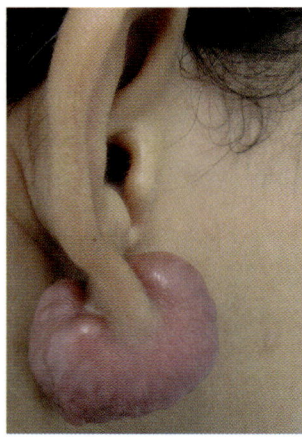

Figura 63.2 Queloide em orelha.

- Dermatofibroma
- Carcinoma basocelular infiltrante
- Tumores cutâneos.

COMPROVAÇÃO DIAGNÓSTICA

- Dados clínicos
- Exame histopatológico e biópsia em casos especiais, quando se faz necessário diagnóstico diferencial com tumores cutâneos.

TRATAMENTO

- Radioterapia em casos selecionados
- Crioterapia
- Uso de placas de silicone
- Fisioterapia como tratamento adjuvante.

Tratamento medicamentoso

- Fazer a aplicação intralesional de corticoide, como triancinolona, 10 mg/kg.
  Técnica: (a) utilizar agulha de calibre 27 a 30 e uma seringa TB com capacidade para 20 a 30 mg do corticoide; (b) aplicar 10 mg por lesão; (c) injetar a triancinolona à medida que se introduz a agulha, para obter distribuição uniforme do medicamento
- Reaplicar a triancinolona a cada 4 semanas, para redução do queloide até a superfície da pele
- Aplicar uma dose de 40 mg/kg, o que pode ser feito se não houver resposta à triancinolona, na dose de 10 mg
- Associar à triancinolona (5 a 10 mg/kg) um anestésico local
- Aplicar imiquimode à noite e remover pela manhã
- Fazer infiltração intralesional de interferona alfa.

Tratamento cirúrgico

- Taxa elevada de recidiva. Só indicado para a remoção de grandes queloides ou para as lesões que não respondem às injeções de corticoides (aplicação de corticoide após o tratamento cirúrgico, dentro de 2 a 4 semanas, e, em seguida, mensalmente, durante 6 meses, ajuda a evitar as recidivas)
- *Laserterapia.*

EVOLUÇÃO E PROGNÓSTICO

- As lesões diminuem de forma gradual após o tratamento com corticoide, no decorrer de um período de 6 a 12 meses, deixando uma cicatriz plana e brilhante
- A atrofia da pele, a ulceração, a despigmentação e as telangiectasias podem ocorrer em consequência do tratamento com triancinolona.

Atenção

- A possibilidade de recidiva existe com qualquer forma de tratamento
- O queloide recidivado após tratamento cirúrgico pode ser mais grave do que o inicial
- O queloide pode ocorrer de forma espontânea, ou seja, sem trauma prévio
- Os queloides recentes respondem melhor ao tratamento com corticoide do que os mais antigos.

BIBLIOGRAFIA

Azevedo MF. GPS medicamentos. Guia prático em saúde. Rio de Janeiro: Guanabara Koogan; 2017.
Azulay RD, Azulay DR, Azulay-Abulafia L. Dermatologia. 7. ed. Rio de Janeiro. Guanabara Koogan; 2017.
Rivitti EA. Dermatologia de Sampaio e Rivitti. 4. ed. Artes Médicas; 2018.
Sampaio SAP, Rivitti EA. Dermatologia. 3. ed. Artes Médicas; 2007.

64
Reações Cutâneas Medicamentosas

Farmacodermias

Aiçar Chaul • Fernanda Rodrigues da Rocha Chaul • Marco Henrique Chaul

INTRODUÇÃO

As erupções cutâneas ou mucocutâneas constituem reações adversas comuns de vários medicamentos. Outros órgãos e sistemas também podem estar comprometidos (rins, fígado, sistema nervoso central [SNC], trato gastrintestinal).

A maioria das reações surge dentro de 1 semana após o início do uso do medicamento, mas podem aparecer depois de 4 semanas. Contudo, quando ocorre reexposição ao medicamento, as lesões podem surgir em minutos ou horas.

O início das reações cutâneas medicamentosas pode ser súbito, como ocorre, por exemplo, com a urticária e o angioedema provocados pela penicilina.

Tais reações podem ocorrer em todas as idades e em ambos os sexos, mas são mais frequentes em mulheres.

CAUSAS

- Podem estar relacionadas a:
  - Efeitos farmacológicos dos medicamentos
  - Predisposição constitucional
  - Distúrbios enzimáticos
  - Distúrbios imunológicos
  - Interações medicamentosas e interações com agentes infecciosos
- Principais medicamentos causadores de reações cutâneas são AINEs, corticoides, compostos iodados, sulfonamidas, penicilinas, barbitúricos, lítio, hidantoína, antimaláricos, dipirona, alopurinol.

FATORES DE RISCO

- Associação de medicamentos
- Antecedentes de reação medicamentosa.

FORMAS CLÍNICAS

- Erupções maculopapulares (inúmeros medicamentos, praticamente qualquer fármaco), a manifestação clínica mais comum, como:
  - Máculas e pápulas eritematosas, pruriginosas, quase sempre confluentes e simétricas. Após alguns dias ocorre esfoliação (Figura 64.1)
  - Pode haver comprometimento das mucosas, das regiões palmares e plantares
  - Começo 7 a 10 dias após o início do medicamento; duração de 1 a 2 semanas
  - Lesões podem ser indistinguíveis de exantema viral
- Urticária (ácido acetilsalicílico, AINEs, penicilinas, procaína, produtos hemoderivados) (ver Capítulo 69, *Urticária*):
  - Placas vermelhas, pruriginosas, disseminadas na pele e nas mucosas
  - Lesões desaparecem em 24 horas; entretanto, podem reaparecer após algumas horas
  - Edema dérmico profundo e subcutâneo caracterizam o angioedema (potencialmente fatal quando afeta as mucosas das vias respiratórias)
- Erupções acneiformes (contraceptivos, corticoides, anabolizantes, brometos, compostos iodados, lítio, hidantoína, haloperidol), como:
  - Lesões pustulosas (ao contrário da acne verdadeira, não se formam comedões) (ver Capítulo 34, *Acne Vulgar*)
- Reações eczematosas (inúmeros medicamentos) (ver Dermatite atópica, no Capítulo 37, *Dermatites*), como:
  - Lesões eritematosas, pruriginosas, semelhantes às da dermatite atópica, localizadas nas superfícies flexoras dos braços e das pernas
- Eritema multiforme (sulfonamidas, penicilinas, barbitúricos, tetraciclinas, cefalosporinas, carbamazepina) (ver Capítulo 40, *Eritema Multiforme*), como:
  - Lesões em alvo ou bolhosas
  - Comprometimento das mucosas
- Dermatite ou eritrodermia esfoliativa (inúmeros medicamentos, hidantoínas) (ver Dermatite esfoliativa, no Capítulo 37, *Dermatites*), como:
  - Eritema generalizado e descamação
  - Potencialmente fatal
- Eritema fixo (contraceptivos, barbitúricos, ácido acetilsalicílico, salicilatos, naproxeno, metronidazol, sulfonamidas, tetraciclinas, dipirona), como:
  - Placas únicas ou múltiplas, arredondadas, bem-definidas e de cor castanho-escura (Figura 64.2)

- Surgem cerca de 2 horas após o uso do medicamento e reaparecem no mesmo local após a nova ingestão. As lesões podem se localizar em qualquer área do corpo
- Alguns pacientes apresentam um período durante o qual o medicamento não reativa as lesões
- Erupções semelhantes ao líquen plano (ouro, antimaláricos, tetraciclinas, clorpromazina) (ver Capítulo 47, *Líquen Plano*), como:
  - Pápulas violáceas na superfície extensora dos punhos
  - Padrão reticular na mucosa oral
- Reação semelhante ao LES (ver Capítulo 442, *Lúpus Eritematoso Sistêmico*)
  - Eritema malar
- Reação de fotossensibilidade (tiazídicos, fenotiazinas, griseofulvina, sulfonamidas, tetraciclinas, AINEs, amiodarona) (ver Fotodermatite, no Capítulo 37, *Dermatites*), como:
  - Reações fototóxicas 24 horas após a exposição à luz solar
  - Reações fotoalérgicas (menos comuns)
- Vasculites (tiazídicos, AINEs, sulfonamidas, ouro, tetraciclinas, alopurinol), como:
  - Petéquias ou púrpuras na parte inferior das pernas
  - Descolamento dermoepidérmico generalizado, semelhante à queimadura extensa
  - Reação medicamentosa mais grave. Pode ser fatal
- Acometimento de mucosas (orais, genitais, oculares)
- Febre, mialgias e artralgias estão associadas
- Erupções vesicobolhosas (AINEs, tiazídicos, barbitúricos, furosemida, captopril, cefalosporinas), como:
  - Bolhas isoladas pequenas, eritema multiforme, pode evoluir para a síndrome de Stevens-Johnson ou necrólise epidérmica tóxica (potencialmente fatais)
- Eritema nodoso (contraceptivos, sulfonamidas, penicilinas, ácido retinoico, clortalidona) (ver Capítulo 41, *Eritema Nodoso*), como:
  - Nódulos eritematosos e dolorosos na face anterior das pernas
- Necrólise epidérmica tóxica (síndrome de Lyell – condição clínica em que grande parte da pele [> 30% da superfície cutânea] se torna intensamente eritematosa com áreas de necrose epidérmica, semelhantes à queimadura de segundo grau) – barbitúricos, hidantoínas, penicilina, sulfonamidas.

Atenção

Em pacientes em uso de vários medicamentos, pode haver dificuldade para definir qual o responsável pela reação cutânea.

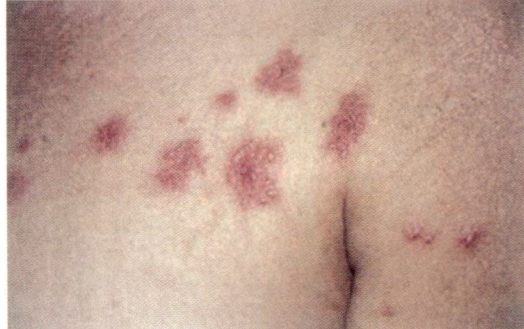

Figura 64.1 Lesões eritematopapulares por ação medicamentosa.

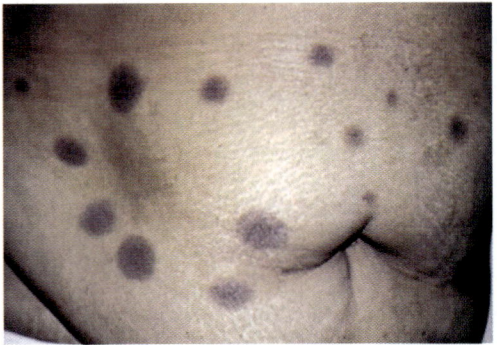

Figura 64.2 Eritema fixo medicamentoso.

DIAGNÓSTICO DIFERENCIAL

- Exantema viral: pode ser difícil distinguir o eritema viral dos exantemas medicamentosos. A presença de febre, de linfocitose e de outras manifestações sistêmicas auxilia no diagnóstico diferencial
- Desaparecimento da erupção com a suspensão do medicamento e reaparecimento com o uso ajudam no diagnóstico diferencial.

EXAMES COMPLEMENTARES

- Exames laboratoriais não são necessários
- Biópsia no eritema medicamentoso fixo (aspecto histopatológico característico, com lesões semelhantes ao líquen plano ou eritema multiforme)
- Teste cutâneo (útil nas reações mediadas por IgE).

COMPROVAÇÃO DIAGNÓSTICA

- Dados clínicos (inventário medicamentoso detalhado, inclusive remédios populares)
- Desaparecimento da erupção após a suspensão do medicamento suspeito
- Hemograma (eosinofilia é um indicador laboratorial importante quando há manifestações sistêmicas)
- Testes especiais quando se suspeita de reações mediadas por IgE.

TRATAMENTO

- Suspensão do medicamento suspeito
- Em pacientes que recebem vários medicamentos, a decisão quanto à suspensão de um ou outro medicamento baseia-se na probabilidade de cada um deles produzir a reação, bem como na relação risco–benefício
- Reações eczematosas ou urticária aguda com prurido intenso: banhos tépidos podem ser úteis
- Internação de pacientes com quadro anafilático ou lesões bolhosas disseminadas, incluindo Stevens-Johnson e necrólise epidérmica tóxica, para o tratamento intensivo (risco de vida) (ver Capítulo 66, *Síndrome de Stevens-Johnson*).

Tratamento medicamentoso

- Lembrar que a maioria dos pacientes não necessita de "outro medicamento", o qual, aliás, pode ser o início da "cascata iatrogênica"
- Usar anti-histamínicos para aliviar o prurido (ver Capítulo 23, *Prurido*), como bilastina 20 mg/dia, ou desloratadina 5 mg/dia, ou hidroxizina 25 mg, de 12 em 12 horas, por 15 dias
- Usar epinefrina 1:1.000, 0,3 m ℓ SC, para anafilaxia ou urticária grave (ver Capítulo 69, *Urticária*)
- Usar corticoides por via parenteral, como hidrocortisona, IV, 1 a 2 g/dia, por 3 dias, para urticária grave e eritema multiforme
- Corticoide tópico para erupções limitadas de tipo eczematoso ou para erupção liquenoide
- Corticoide sistêmico por 3 dias nas reações medicamentosas graves, como prednisona 1 a 2 mg/kg/dia.

PREVENÇÃO

- Evitar os medicamentos suspeitos e seus análogos
- Ficar atento a reações cruzadas (cefalosporinas com penicilinas, hidantoína com barbitúricos e carbamazepina).

EVOLUÇÃO E PROGNÓSTICO

- As erupções desaparecem em 1 a 3 dias após a suspensão do medicamento
- A urticária, o angioedema e as reações bolhosas são mais graves e colocam em risco a vida do paciente.

Atenção

- Reações medicamentosas são mais comuns em idosos, em virtude do grande número de fármacos por eles usados. Nesses pacientes, não é incomum o que se passou a denominar "cascata iatrogênica": uma sucessão de eventos provocados pelo uso de medicamentos para combater efeitos colaterais, incluindo reações cutâneas provocadas por outros fármacos
- Lesões maculopapulares sempre despertam a suspeita de erupção medicamentosa
- Lesões eritematosas associadas a manifestações sistêmicas e eosinofilia caracterizam condição clínica grave.

BIBLIOGRAFIA

Azevedo MF. GPS medicamentos. Guia prático em saúde. Rio de Janeiro: Guanabara Koogan; 2017.
Azulay RD, Azulay DR, Azulay-Abulafia L. Dermatologia. 7. ed. Guanabara Koogan. 2017.
Kiefer MM, Chong CR. Pocket primary care. Wolters Kluwer. 2014.
Rivitti EA. Dermatologia de Sampaio e Rivitti. 4. ed. Artes Médicas. 2018.
Sampaio SAP, Rivetti EA. Dermatologia. Artes Médicas. 2007.

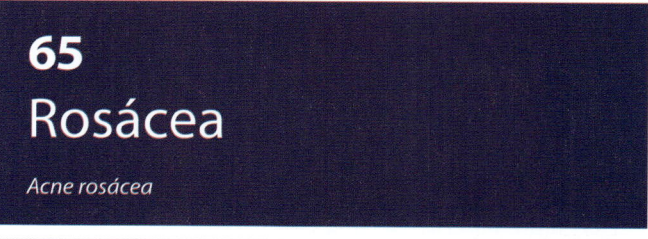

65
Rosácea

Acne rosácea

Aiçar Chaul ◆ Fernanda Rodrigues da Rocha Chaul ◆ Marco Henrique Chaul

INTRODUÇÃO

A acne rosácea é uma doença inflamatória crônica da face, caracterizada por eritema, telangiectasias, pápulas, pústulas e nódulos. Não tem relação etiopatogênica com a acne vulgar.

Os achados histopatológicos variam com a forma clínica, observando-se, em geral, ductos dilatados contendo material ceratinoso, dilatação vascular e infiltrado linfocítico e granulomatoso (Figura 65.1).

Ocorre, principalmente, na 3ª e 4ª décadas de vida. É mais frequente em mulheres, porém atinge também homens, e, neles, o quadro tende a ser mais grave.

CAUSAS

- Não são bem-definidas
- Predisposição genética – 30% dos casos têm história familiar positiva
- Predisposição constitucional – doença gastrintestinal, colecistopatia, hipertensão arterial.

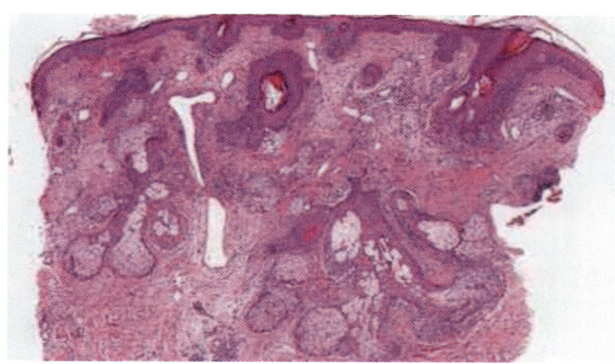

Figura 65.1 Achados histopatológicos da rosácea.

FATORES DESENCADEANTES OU AGRAVANTES

- Estresse
- Exposição social
- Calor excessivo
- Bebidas alcoólicas
- Bebidas e comidas quentes (chá, café, sopa)
- Alimentos condimentados
- Infecção por *Helicobacter pylori*
- Presença de ácaro *Demodex folliculorum*.

MANIFESTAÇÕES CLÍNICAS

- Rubor cutâneo, discreto no início (é o primeiro sintoma)
- Eritema persistente e telangiectasias (centro facial)
- Pápulas, pústulas, edema, abscessos
- Rinofima (algumas vezes), que é mais comum em homens
- Blefarite e conjuntivite em 30% dos pacientes.

DIAGNÓSTICO DIFERENCIAL

- Acne vulgar
- Erupções medicamentosas (iodetos e brometos)
- Dermatite perioral por corticoide fluorado
- Dermatite seborreica
- LES
- Síndrome carcinoide
- Doença de Dowling-Degos (genodermatose que lembra rosácea).

EXAMES COMPLEMENTARES

- Não são necessários.

COMPROVAÇÃO DIAGNÓSTICA

- Dados clínicos.

TRATAMENTO

- Evitar fatores desencadeantes, como exposição solar, bebidas alcoólicas, ambientes e alimentos quentes, estresse
- Usar sabonetes adequados e filtros solares de amplo espectro.

Tratamento medicamentoso

- Medicamentos tópicos:
  - Antibióticos tópicos, como metronidazol em gel ou loção, eritromicina ou clindamicina
  - Ácido azelaico, em gel ou creme
  - Loção à base de enxofre e sulfacetamida sódica
  - Agentes oxidantes como peróxido de benzoíla
- Medicamentos sistêmicos:
  - Tetraciclina 500 mg, 2 vezes/dia durante até 6 semanas, e após, 500 mg, 1 vez/dia, por 12 semanas
  - Doxiciclina 100 mg/dia
  - Limecidina 300 mg/dia, por 12 semanas
  - Metronidazol 20 mg, 2 vezes/dia
  - Isotretinoína 0,5 a 1,0 mg/kg/dia para os casos graves
  - Ansiolíticos em casos selecionados
- Luz interna pulsada e/ou *lasers* vasculares são indicados para o tratamento das telangiectasias e do eritema
- Eletrocoagulação e *lasers* ablativos são indicados para o tratamento das telangiectasias e do eritema.

EVOLUÇÃO E PROGNÓSTICO

- Pode haver melhoras espontâneas
- Progressão lenta
- Recidivas frequentes.

Atenção

- Os corticoides tópicos não devem ser usados, pois podem agravar o quadro clínico
- As bebidas alcoólicas, o estresse e a exposição ao sol sempre pioram o quadro clínico da rosácea.

BIBLIOGRAFIA

Azevedo MF. GPS medicamentos. Guia prático em saúde. Rio de Janeiro: Guanabara Koogan; 2017.

Azulay RD, Azulay DR, Azulay-Abulafia L. Dermatologia. 7. ed. Rio de Janeiro. Guanabara Koogan; 2017.

Martins JEC, Paschoal LHC. Dermatologia terapêutica. Dilivros; 2006.

Ramo, E, Silva M, Castro MCR. Fundamentos da dermatologia. Atheneu; 2009.

Rivitti EA. Dermatologia de Sampaio e Rivitti. 4. ed. Artes Médicas; 2018.

Wolff K, Goldsmith LA, Stephen IK et al. Fitzpatrick's dermatology in general medicine. McGraw-Hill; 2008.

66
Síndrome de Stevens-Johnson

Aiçar Chaul • Fernanda Rodrigues da Rocha Chaul • Marco Henrique Chaul

INTRODUÇÃO

Reação de hipersensibilidade aguda, grave, geralmente autolimitada, afetando a pele e as mucosas. Mas, pode comprometer múltiplos órgãos.

Os principais achados histopatológicos da síndrome de Stevens-Johnson são necrose epidérmica, espongiose, edema intracelular, alterações vacuolares na junção dermoepidérmica, edema e extravasamento de eritrócitos na derme.

A síndrome de Stevens-Johnson é mais comum em crianças e adultos em jovens.

CAUSAS

- Infecções virais, como herpes-vírus humano, vírus Epstein-Barr, vírus Coxsackie humano, vírus ECHO, varicela, caxumba e poliovírus
- Infecções bacterianas, como *Mycoplasma pneumoniae*, *Brucella*, *Yersinia*, difteria, tuberculose, tularemia e blenorragia
- Infecções por protozoários
- Colagenoses
- Neoplasias malignas
- Medicamentos, como sulfonamidas, penicilinas, anticonvulsivantes, salicilatos, analgésicos
- Vacinas, como difteria e vacina oral da pólio.

FATORES DE RISCO

- História pregressa de eritema multiforme.

MANIFESTAÇÕES CLÍNICAS

- Início súbito, com erupção pleomórfica (vesículas e bolhas) na pele e nas mucosas rapidamente progressiva (as lesões cutâneas são semelhantes às do eritema multiforme)
- Sensação de queimadura na pele e nas mucosas, algumas vezes, hipersensibilidade cutânea
- Ausência de prurido
- Febre elevada, calafrios, mal-estar, cefaleia
- Artralgias e mialgias
- Rinite, epistaxe, crostas no nariz
- Pneumonite
- Conjuntivite, ulcerações da córnea
- Vulvovaginite erosiva ou balanite
- Hematúria, albuminúria
- Arritmias
- Pericardite
- Alterações do estado mental, convulsões, coma
- Sepse.

DIAGNÓSTICO DIFERENCIAL

- Impetigo bolhoso
- Pênfigo vulgar
- Penfigoide
- Sepse
- Meningococcemia
- Doença do soro
- Colagenoses
- Síndrome de Behçet
- Síndrome da pele escaldada estafilocócica.

COMPROVAÇÃO DIAGNÓSTICA

- Dados clínicos.

COMPLICAÇÕES

- Infecção secundária da pele e/ou das mucosas
- Sepse
- Desidratação/distúrbios eletrolíticos
- Necrose tubular aguda
- Complicações oculares (ulceração da córnea ou uveíte)
- Arritmias cardíacas.

TRATAMENTO

- Tratamento de suporte para a manutenção do equilíbrio hidreletrolítico e balanço proteico
- Suspensão de qualquer medicamento suspeito.

Tratamento medicamentoso

- Compressas com solução de Burow ou permanganato de potássio 1:40.000 nas lesões cutâneas. A solução de Burow é preparada com água e acetato de alumínio (subacetato de alumínio a 5%); permanganato de potássio, comprimidos com 100 mg
- Colutórios de soro fisiológico morno ou solução de difenidramina com lidocaína a 2% nas lesões da boca
- Corticoides sistêmicos nos casos graves e só no início da doença (primeiras 48 a 72 horas), como hidrocortisona, IV, 1,5 a 2 g/dia ou prednisona, 1 a 2 mg/kg/dia, com redução gradativa e rápida
- Ciclosporina em casos especiais
- Antibiótico adequado para o tratamento de infecção subjacente.

MONITORAMENTO

- Necessário monitorar sinais de infecção secundária, desidratação, desequilíbrio eletrolítico e desnutrição.

EVOLUÇÃO E PROGNÓSTICO

- Evolui em 1 a 2 semanas, com resolução em 4 a 6 semanas
- Comprometimento da pele pode deixar cicatriz
- Pode ocorrer cegueira ou opacidade corneana
- Taxa de mortalidade de 5 a 15%.

Atenção

- É importante descobrir e afastar a causa
- Nos casos de lesões extensas, deve-se ter os mesmos cuidados de um grande queimado
- Isolamento
- Oftalmologista e clínico geral deverão participar do tratamento.

BIBLIOGRAFIA

Azevedo MF. GPS medicamentos. Guia prático em saúde. Rio de Janeiro: Guanabara Koogan; 2017.

Azulay RD, Azulay DR, Azulay-Abulafia L. Dermatologia. 7. ed. Rio de Janeiro. Guanabara Koogan; 2017.

Rivitti EA. Dermatologia de Sampaio e Rivitti. 4. ed. Artes Médicas; 2018.

Simon C, Everitt H, Kendrick T. Oxford handbook of general practice. 2nd ed. Oxford University Press; 2005.

67

Úlcera Crônica das Pernas e dos Pés

Úlcera crônica de origem venosa, úlcera de origem arterial, úlcera de origem neuropática

Aiçar Chaul

INTRODUÇÃO

A úlcera crônica das pernas e dos pés é a perda da epiderme e parte da derme, podendo comprometer o tecido subcutâneo e as outras estruturas adjacentes, que se localiza no terço inferior das pernas e na planta dos pés.

É uma doença extremamente frequente, com múltiplos aspectos e numerosas causas. Os principais fatores predisponentes são ortostatismo, vulnerabilidade a traumas e infecções, efeitos do aumento da pressão venosa e da diminuição do fluxo arterial.

Podem ser de origem venosa, arterial ou neuropática.

ÚLCERAS DE ORIGEM VENOSA

Estão relacionadas com hipertensão venosa persistente causada por varizes, veias perfurantes incompetentes e síndrome pós-trombótica.

Mais frequentes em pessoas idosas (ver Capítulos 207, *Varizes*, 204, *Síndrome Pós-Trombótica*, e 206, *Trombose Venosa Profunda*).

As úlceras de origem venosa localizam-se predominantemente na face medial ou lateral da perna, estando associadas a edema, hiperpigmentação, alterações eczematosas e endurecimento da pele circundante (ver Dermatite de estase, no Capítulo 37, *Dermatites*).

São invariavelmente colonizadas por bactérias. Podem ser iniciadas com pequenos traumatismos ou infecções cutâneas.

Devem ser diferenciadas das úlceras causadas por doença arterial periférica, diabetes, hanseníase, vasculites e anemia falciforme.

TRATAMENTO

- Perder peso no caso de pessoas obesas
- Fazer exercícios físicos
- Usar ataduras de compressão, meia elástica, bota de Unna.

Tratamento medicamentoso

- Limpeza da úlcera com remoção do exsudato com nitrato de prata, água oxigenada a 5% ou permanganato de potássio diluído a 1:10.000
- Curativo compressivo diariamente; inicialmente, com substâncias não aderentes e ácido acético a 5%; a seguir, curativo seco ou impregnado com óxido de zinco, removido em dias alternados ou de 3 em 3 dias

- Aplicação de corticoide tópico nos casos com dermatite de estase ou de contacto (ver Dermatite de estase, no Capítulo 37, *Dermatites*)
- Administração de cefalexina 500 mg VO, de 6 em 6 horas, 7 a 10 dias, ou cefadroxila 500 mg VO, de 12 em 12 horas, por 7 a 10 dias nos casos de infecção intensa, principalmente, acompanhada de celulite (ver Celulite, no Capítulo 45, *Infecções Cutâneas*).

Tratamento cirúrgico

- Enxerto de pele em casos selecionados.

ÚLCERAS DE ORIGEM ARTERIAL

Também chamadas "úlceras isquêmicas", as úlceras de origem arterial são decorrentes de isquemia causada por aterosclerose de artéria periférica, tromboangiite obliterante ou vasculite.

São dolorosas e a localização mais frequente é no tornozelo e no dorso do pé. Claudicação intermitente é comum nesses pacientes.

O pé torna-se cianótico e frio e a pele que circunda a úlcera é atrófica e desprovida de pelos. Pulsos retromaleolar e pedioso diminuídos ou ausentes.

Comprova-se o diagnóstico da insuficiência arterial com Ecodoppler ou *duplex-scan*.

TRATAMENTO

- Depende das causas (ver Capítulo 200, *Síndrome Isquêmica Crônica dos Membros Inferiores*).

ÚLCERAS DE ORIGEM NEUROPÁTICA

As principais causas de úlceras de origem neuropática são diabetes e hanseníase (ver Capítulos 304, *Diabetes Melito Tipo 2*, e 44, *Hanseníase*).

As úlceras de origem neuropática localizam-se quase sempre na planta dos pés, em áreas de maior compressão (mal perfurante).

A pele em torno da úlcera torna-se calosa e insensível. A úlcera pode ficar recoberta de crosta aderente e exalar intenso mau cheiro.

A ulceração começa com pequenos traumatismos, seguida por infecção e necrose. Pode haver formação de abscessos, osteomielite e sepse.

TRATAMENTO

- Remover a pele calosa, combater a infecção, controlar o diabetes com:
  - Cefalexina 2 g/dia, ou cefadroxila 1 g/dia, por 7 a 10 dias
- Alertar para o risco de amputação em casos resistentes ao tratamento, principalmente quando se associa isquemia de origem arterial (angiopatia diabética e/ou aterosclerose) (ver Capítulos 304, *Diabetes Melito Tipo 2*, e 44, *Hanseníase*).

PREVENÇÃO

- Uso de sapatos especiais e cuidados permanentes de calosidades e unhas, de preferência, com profissional especializado, são fundamentais.

BIBLIOGRAFIA

Azevedo MF. GPS medicamentos. Guia prático em saúde. Rio de Janeiro: Guanabara Koogan; 2017.

Azulay RD, Azulay DR, Azulay-Abulafia L. Dermatologia. 7. ed. Rio de Janeiro. Guanabara Koogan; 2017.

Kauffman P, Aguiar ET. Doença arterial obstrutiva periférica. Lemos Editorial; 2001.

Maffei FHA. Doenças vasculares periféricas. 3. ed. Medsi; 2002.

Rivitti EA. Dermatologia de Sampaio e Rivitti. 4. ed. Artes Médicas; 2018.

Sampaio SAP, Rivetti EA. Manual de dermatologia. 3. ed. Artes Médicas; 2007.

Simon C, Everitt H. Oxford Handbook of General Practice. 2nd ed. 2005.

68
Úlcera por Pressão

Lesão por pressão, úlcera de decúbito, escara de decúbito

Elisa Franco de Assis Costa • Isadora Crosara Alves Teixeira

INTRODUÇÃO

Lesão localizada na pele e/ou no tecido e na estrutura subjacente, geralmente sobre uma proeminência óssea, sendo resultante de pressão isolada ou combinada com fricção e/ou cisalhamento.

Ocorre, principalmente, em idosos e em imobilizados, sobretudo quando debilitados, com alteração da sensibilidade dolorosa ou em tratamento prolongado.

As localizações mais frequentes são isquiática, sacrococcígea, trocantérica e calcânea. Já as mais raras são regiões occipital, dorsal e escapular, cotovelos, joelhos, nariz, queixo e testa.

A presença de lesão por pressão aumenta em até 5 vezes o período de internação hospitalar e em 2 a 4 vezes o risco de morte em idosos internados em unidade de terapia intensiva, além de apresentar impacto negativo na qualidade de vida.

Em um terço dos casos de úlcera por pressão há recorrência, independentemente do tipo de tratamento, clínico ou cirúrgico.

Úlcera de decúbito e escara de decúbito

As denominações "úlcera de decúbito" e "escara de decúbito" não devem ser utilizadas, pois o termo "decúbito" se relaciona com a posição horizontal e muitas úlceras se formam em pacientes que assumem outras posições; além disso, o termo "escara" refere-se exclusivamente à presença de crosta necrótica, o que nem sempre ocorre.

CAUSAS

Pressão. Pressão sobre uma região dura, que frequentemente excede a pressão de enchimento capilar – 32 mmHg – (aplicação de alta pressão durante 2 horas provoca isquemia tecidual irreversível e necrose)

Deslizamento. Forças de cisalhamento que se desenvolvem quando uma pessoa, na posição sentada, desliza em direção ao chão ou em direção ao pé da cama, quando deitada

Fricção. Forças friccionais que se desenvolvem quando se puxa o paciente sobre o lençol, provocando perda do estrato córneo cutâneo

Umidade. A umidade, decorrente de incontinência ou transpiração, provoca maceração da pele, que se torna mais aderente, aumentando o efeito da fricção. Contribui, também, para o desenvolvimento de infecção ao criar condições favoráveis à proliferação de germes

Isquemia de reperfusão. Mecanismo proposto recentemente, em que se postula que a restauração do fluxo sanguíneo para uma área isquêmica pode ampliar a úlcera ou torná-la mais crônica em decorrência de produção continuada de mediadores inflamatórios e radicais livres.

ESTAGIAMENTO

O estagiamento das úlceras de pressão, proposto pelo *National Pressure Ulcer Advisory Panel,* foi adotado internacionalmente e está descrito a seguir:

- **Suspeita de lesão tissular profunda.** Área localizada de pele intacta, de coloração púrpura ou castanha ou bolha sanguinolenta em função de dano no tecido mole, decorrente de pressão e/ou cisalhamento. Pode ser de difícil detecção em indivíduos com pele de tonalidade mais escura (Figura 68.1A)
  - **Estágio I.** Pele intacta com hiperemia persistente e hipersensibilidade (Figura 68.1B)
  - **Estágio II.** Perda parcial da espessura dérmica, escoriação, formação de vesículas, eritema nitidamente definido e edema local (Figura 68.1B e C)
  - **Estágio III.** Formação de úlcera que atinge o tecido subcutâneo. A fáscia muscular é visualizada, mas a lesão não a atravessa. Pode incluir descolamento e túneis (Figura 68.1C)
  - **Estágio IV.** Perda total de tecido com exposição óssea, de músculo ou tendão. Pode haver esfacelo ou escara em algumas partes da ferida. Com frequência, inclui descolamento e túneis (Figura 68.1D)
- **Úlceras que não podem ser classificadas.** Lesão com perda total de tecido, na qual a base da úlcera está revestida por tecido esfacelado (amarelo, marrom, cinza, esverdeado ou castanho) e/ou há escara no leito da lesão
- **Úlceras em cicatrização.** Continuam com a última classificação recebida.

FATORES DE RISCO

- Imobilidade, que é o fator mais importante
- Quadriplegia, paraplegia, estado de coma, doenças neurológicas, idade avançada com alterações cutâneas senis, percepção diminuída da dor, alteração dos mecanismos de defesa e cicatrização lenta de feridas
- Neuropatia, insuficiência vascular, alterações da consciência ou cognição, atrofia muscular, rigidez ou hipertonia muscular, incontinência, desnutrição (hipoalbuminemia, anemia), diabetes, edema, higiene e vestuário inadequados, pressão contra superfícies duras (camas, cadeiras), fricção, cisalhamento, contato com agentes físicos e químicos (sabonetes, adesivos, curativos), medicamentos sedativos ou hipnóticos, neoplasias malignas, fratura de quadril e trombose venosa profunda, são outros fatores significativos.

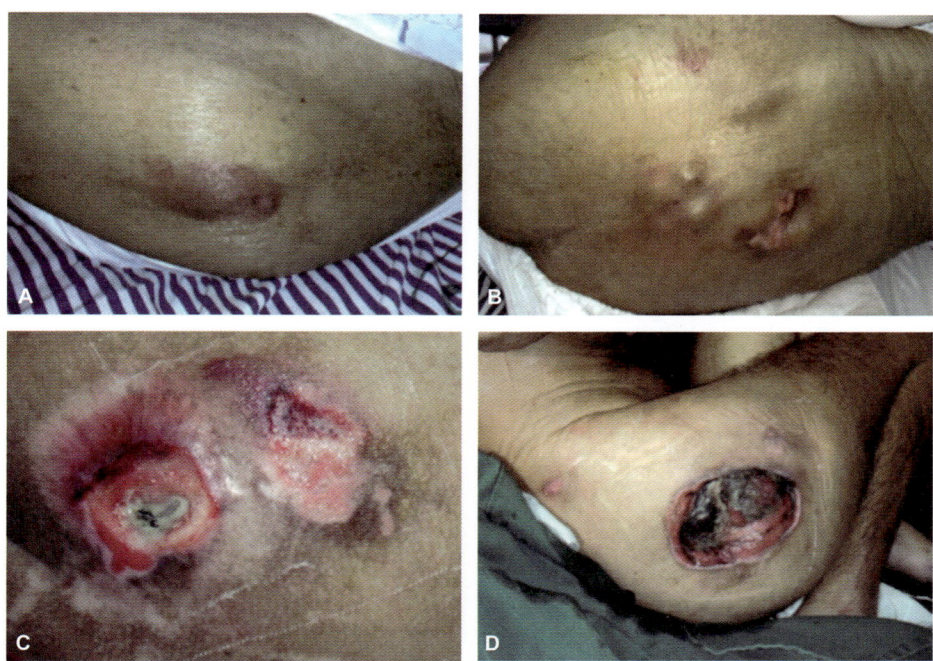

Figura 68.1 Úlcera por pressão. **A.** Área de pele, de coloração púrpura, na região trocantérica, com suspeita de lesão tissular profunda. **B.** Estágios I e II. **C.** Estágios II e III. **D.** Estágio IV.

> **Atenção**
>
> A úlcera de pressão pode ser difícil de ser avaliada em pacientes com gesso, aparelhos ortopédicos ou meias elásticas de suporte.
> Os pacientes com estado mental alterado ou com sequela neurológica podem não se queixar de dor.

MANIFESTAÇÕES CLÍNICAS

Dependem do estágio em que se encontra a lesão:

- Exsudação
- Secreção purulenta
- Sinais de necrose
- Odor fétido
- Dor.

DIAGNÓSTICO DIFERENCIAL

- Úlcera de estase ou isquêmica
- Vasculites
- Câncer ulcerado
- Lesão por irradiação
- Pioderma gangrenoso.

EXAMES COMPLEMENTARES

- Dependem da doença de base
- Hemograma – leucocitose indica inflamação ou infecção
- VHS – para a avaliação de inflamação ou infecção
- Proteinograma, dosagem de ferritina, ferro sérico e colesterol total – para a avaliação do estado nutricional
- Exame simples de urina e urocultura – em caso de incontinência urinária
- Exame parasitológico de fezes e exames para a investigação do *Clostridium difficile* – em caso de incontinência fecal

- Hemocultura – se houver sinais de infecção (eritema circundante, secreção purulenta, odor fétido), bacteriemia ou sepse
- Indicações de biópsia – feridas que não cicatrizam, apesar do tratamento adequado, úlcera com exposição de osso, suspeita de úlcera de *Marjolin* (neoplasia maligna que se origina de uma cicatriz).

COMPLICAÇÕES

- Infecção local (bastonetes gram-negativos; cocos gram-positivos, principalmente estafilococos; anaeróbios e fungos), celulite, artrite séptica, osteomielite, bacteriemia, sepse, endocardite infecciosa, necrose e perda importante de tecido, meningite, infestação da úlcera por larvas (miíase), amiloidose, formação de osso heterotópico, carcinoma de células escamosas na úlcera (úlcera de Marjolin).

> **Atenção**
>
> Não realizar cultura de *swab* para diagnosticar o agente infeccioso de úlcera de pressão, uma vez que possui baixo valor diagnóstico, pois essa técnica identifica apenas a colonização da superfície.

TRATAMENTO

- Avaliar o paciente em sua totalidade pela história e exame físico, completos, dando atenção especial aos estados nutricional e neurológico, às capacidades funcional e cognitiva e às condições da residência, para planejamento adequado do tratamento
- Identificar e tratar as doenças de base
- Realizar a nutrição da seguinte forma: 30 a 40 cal/kg/dia, sendo 1,25 a 1,50 g/kg/dia de proteínas. Vitaminas e suplementos só são recomendados se houver indicação. Manter

albumina sérica maior que 3,5 g/ℓ, zinco plasmático maior que 10 mmol/ℓ e saturação de oxigênio maior 95%. Não foi demonstrada a eficácia da suplementação nutricional entérica ou parenteral na prevenção e no tratamento das úlceras de pressão, a não ser que haja indicação e a alimentação por via oral não esteja sendo suficiente para manter o paciente adequadamente nutrido

- Reduzir a pressão sobre a pele utilizando camas especiais e mudança de posição do paciente a cada 2 horas. Colchões com fluidos, gel ou ar, ou colchões de pressão estática e de espuma são indicados. Superfícies que proporcionam menor retenção de calor e menor chance de lesão por fricção ou cisalhamento apresentam vantagens
- Atentar que, no banho, deve-se evitar água quente, fricção da pele, produtos irritativos e que ressecam a pele
- Hidratar a pele
- Evitar a umidade da pele com cuidados de higiene e controle da incontinência fecal e urinária (sonda vesical, trocas frequentes de fraldas – realizar desvio cirúrgico do trânsito intestinal, se necessário)
- Manter cobertas as úlceras de estágios III e IV e as não classificadas
- Fazer a limpeza da úlcera usando solução salina em forma de irrigação, com pressões entre 8 e 15 psi. Evitar soluções "limpadoras" ou agentes antissépticos
- Realizar o desbridamento, pois a retirada de tecidos necróticos permite o correto estagiamento da lesão e acelera a cicatrização. O desbridamento pode ser cirúrgico (bisturi), mecânico não cirúrgico (solução salina sob pressão), autolítico (a partir de enzimas da própria lesão), enzimático (papaína colagenase, estreptoquinase, tripsina, fibrinolisina, desoxirribonuclease) ou a laser
- Tratar a infecção secundária
- Quando necessário, substituir o tecido perdido por enxertos, o que é indicado para as úlceras de pressão de estágios III e IV, de difícil cicatrização. Os pacientes debilitados, hemodinamicamente instáveis ou com doença grave devem ter cuidados especiais.

Tratamento medicamentoso

- Antibióticos de ação sistêmica nos casos de infecção local que não responde ao tratamento com curativos. Celulite, abscessos, osteomielite, artrite, bacteriemia e sepse necessitam de tratamento específico
- Antibióticos tópicos para os pacientes em cuidados paliativos. Considerar também em caso de feridas que não cicatrizam após 2 a 4 semanas de tratamento adequado
- Amoxicilina-clavulanato 500 mg VO, de 8 em 8 horas; ou ampicilina-sulbactam 375 a 750 mg VO, de 12 em 12 horas;* ou levofloxacino 250 a 500 mg/dia VO; ou moxifloxacino 400 mg/dia VO (tem maior cobertura anaeróbia do que as demais quinolonas) para os casos mais leves
- Amoxicilina-clavulanato 1 g IV, de 8 em 8 horas; ou ampicilina-sulbactam 1,5 a 3 g IV, de 8 em 8 horas; ou levofloxacino 500 mg/dia IV; ou moxifloxacino 400 mg/dia IV; ou clindamicina 600 a 900 mg IV, de 8 em 8 horas, + aminoglicosídeo (amicacina ou gentamicina) – opção pouco usada em idosos, em função dos efeitos adversos e da necessidade de ajuste das doses de acordo com a idade e a função renal; ou clindamicina 500 a 900 mg IV, de 8 em 8 horas, + ciprofloxacino

200 a 400 mg IV, de 12 em 12 horas; ou clindamicina 600 a 900 mg IV, de 8 em 8 horas, + ceftriaxona 1 a 2 g IV ou IM, de 12 em 12 ou 24 em 24 horas; ou ceftriaxona 1 a 2 g IV ou IM, de 12 em 12 ou 24 em 24 horas + metronidazol 200 a 500 mg IV, de 8 em 8 horas; ou ciprofloxacino 200 a 400 mg IV, de 12 em 12 horas + metronidazol 200 a 500 mg IV, de 8 em 8 horas para os casos graves
- Ertapeném 1.000 mg IM ou IV, de 24 em 24 horas, exceto se houver suspeita ou confirmação de infecção por Pseudomonas; ou imipeném* 500 a 1.000 mg IV, de 6 em 6 horas; meropeném 500 a 2.000 mg IV, de 8 em 8 horas; ou ticarcilina-clavulanato 3,1 g IV, de 4 em 4 horas para os casos muito graves
- Terapias adjuvantes – existem evidências de benefício no tratamento com estimulação elétrica, terapia hiperbárica e terapia por pressão negativa. O uso de luz infravermelha ou ultravioleta, ultrassonografia e laser ainda não tem utilidade comprovada.

Curativos para a úlcera de pressão

Os curativos, que são importantes para proteger a ferida e promover a cicatrização, devem ser úmidos na região central da ferida. A pele na periferia da lesão deve permanecer seca
- Os hidrocoloides e os hidrogéis são indicados para a úlcera de pressão seca ou pouco exsudativa (estágios I e II). Podem ser usados em áreas de alto risco como prevenção. As trocas devem ser feitas a cada 7 dias ou a cada 3 dias, se houver necrose. Não são recomendados para as úlceras infectadas
- O alginato é indicado para a úlcera de pressão muito exsudativa (estágios II, III e IV). Tem propriedades hemostáticas. Deve ser trocado quando úmida, não excedendo 7 dias. Pode ser usado em feridas infectadas
- As espumas devem ser usadas em úlceras de pressão exsudativas
- As hidrofibras são indicadas para as úlceras de pressão altamente exsudativas e cavitadas. Têm duração de 4 a 7 dias
- Os filmes poliméricos são folhas adesivas transparentes. Podem ser usados sobre curativos não aderentes, como cobertura complementar
- O carvão ativado é recomendado para as úlceras de pressão exsudativas com odor fétido/contaminação bacteriana. Deve-se trocar quando úmido
- Os curativos com prata têm ação bactericida. São indicados para as úlceras infectadas ou colonizadas. Deve-se evitar o uso prolongado
- Os ácidos graxos devem ser usados em úlceras de pressão com tecido de granulação
- Os fatores de crescimento podem estimular a angiogênese, formação de colágeno, granulação, epitelização e cicatrização (alguns estudos mostram benefício, porém não há evidência para o uso rotineiro).

PREVENÇÃO

A informação mais importante sobre as úlceras de pressão é que elas são preveníveis.

- Identificar, de forma precoce, indivíduos de alto risco e eliminar os fatores de risco. Há muitas escalas de avaliação, sendo a Braden uma das mais usadas
- Prevenir e reduzir a imobilidade
- Reduzir a pressão com protocolos de mobilização, com frequentes mudanças (2 em 2 horas) de posição do paciente,

---

*No Brasil só é comercializada para administração parenteral.

* No Brasil só é comercializado com cilastatina.

camas e colchões especiais, sendo os colchões de pressão alternantes os que evidenciaram maior benefício

- Manter decúbitos laterais de 30° e cabeceira da cama, no máximo, a 30°
- Lembrar que não estão recomendadas a proteção com luvas com água e almofadas circulares do tipo *donut*
- Não arrastar o paciente na cama; usar dispositivos de elevação, rolamentos ou lençóis de transferência
- Dar suporte nutricional, pois o paciente apresenta maior necessidade calórica ao repouso
- Prestar cuidados de higiene, como usar absorventes (sem ser de tecido) para reduzir a umidade
- Tratar incontinência urinária e/ou fecal
- Identificar, de forma precoce, áreas de vermelhidão da pele
- Realizar manejo da dor
- Tratar doenças concomitantes
- Fornecer orientação para a família e a equipe de saúde.

EVOLUÇÃO E PROGNÓSTICO

- Cicatrização na maioria dos casos, com tratamento adequado
- Causas de não cicatrização são manutenção da pressão, infecção local e/ou sistêmica e/ou piora das condições clínicas do paciente.

BIBLIOGRAFIA

Azevedo MF. GPS medicamentos. Guia prático em saúde. Rio de Janeiro: Guanabara Koogan; 2017.
Azulay RD, Azulay DR, Azulay-Abulafia L. Dermatologia. 7. ed. Rio de Janeiro. Guanabara Koogan; 2017.
Brasil. Ministério da Saúde. Guia do cuidador de pacientes acamados. 2. ed. Disponível em http://www1.inca.gov.br/inca/Arquivos/Orientacoespacientes/orientacoes_aos_cuidadores_de_pacientes_acamados.pdf. Acesso em 21/05/2015.
Cereda E, Klersy C, Rondanelli M, Caccialanza R. Energy balance in patients with pressure ulcers: a systematic review and meta-analysis of observational studies. J Am Dietetic Association. 2011;111:1868-1876.
McInnes E, Jammali-Blasi A, Bell-Syer et al. Support surfaces for pressure ulcer prevention (review). The Cochrane Library. 2011; issue 4.
Rivitti EA. Dermatologia de Sampaio e Rivitti. 4. ed. Artes Médicas; 2018.

69
Urticária

Aiçar Chaul • Fernanda Rodrigues da Rocha Chaul • Marco Henrique Chaul

INTRODUÇÃO

A urticária é uma afecção cutânea, aguda ou crônica, caracterizada por áreas ou placas eritematosas, elevadas, com bordas serpiginosas, bem demarcadas, em geral acompanhadas de prurido intenso (Figura 69.1).

Os principais achados histopatológicos de urticária são edema e perivasculite, que comprometem apenas a derme (Figura 69.2). No angioedema, o edema atinge o tecido subcutâneo.

Angioedema ou edema angioneurótico

O angioedema ou edema angioneurótico, em geral, associa-se à urticária, mas pode ocorrer de forma isolada. O edema, por vezes acompanhado de prurido, localiza-se, sobretudo, nas regiões periorbitais, perioral, lábios, língua, couro cabeludo, bolsa escrotal, dorso das mãos e dos pés. O comprometimento das vias respiratórias superiores produz estridor, rouquidão, dispneia, com risco de asfixia. Há uma forma hereditária de angioedema, transmitida como caráter autossômico dominante e caracterizada por deficiência parcial de alfa-2-neuroaminoglicoproteína, que inibe a ativação do primeiro componente do complemento. Para comprovar o diagnóstico nesses casos, é necessário dosar C4 e C1-INH durante as crises.

CAUSAS

- Medicamentos, como analgésicos, AINEs, antibióticos
- Alimentos, como leite de vaca, ovo, cacau, peixe, camarão, amendoim, trigo
- Aditivos alimentares, como antioxidantes, aromatizantes (glutamato monossódico), edulcorantes (aspartame, ciclamatos), conservantes (ácido benzoico, sulfitos), corantes (eritrosina, tartrazina)
- Inalantes, como inseticidas, poeira, pólens, cosméticos (perfumes, desodorantes)
- Venenos de insetos, como abelhas, marimbondos, formigas

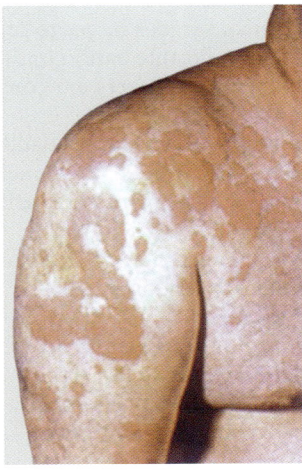

Figura 69.1 Urticária, observando-se lesões eritematosas em placas com bordas bem demarcadas.

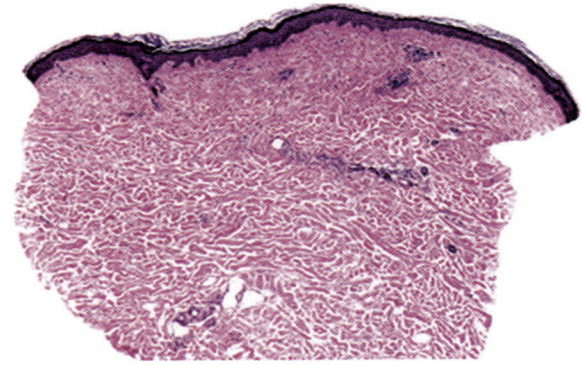

Figura 69.2 Achados histopatológicos da urticária.

- Infecções virais, como vírus das hepatites B e C, herpesvírus humano, HIV
- Infecções bacterianas, como *Streptococcus, Helicobacter pylori*
- Infecções fúngicas, como *Candida albicans, Trichophyton rubrum*
- Parasitos intestinais, como *Giardia lamblia, Ascaris lumbricoides, Ancylostoma duodenale, Strongyloides stercoralis, Enterobius vermicularis, Necator americanus, Taenia solium, Taenia saginata*
- Agentes físicos, como: frio, calor, luz solar, estímulo vibratório da pele ou pressão mecânica
- Doenças sistêmicas, como LES, doenças hematológicas linfoproliferativas, câncer visceral, hipertireoidismo
- Fatores psicogênicos podem ser importantes em alguns pacientes.

FORMAS CLÍNICAS

- Lesões eritematosas, em placas, com bordas serpiginosas, bem demarcadas, pruriginosas
- Outras características dependem da forma clínica
- Urticária aguda: as lesões desaparecem no decorrer de algumas horas ou em poucos dias. Resposta a múltiplos estímulos, mediada por IgE, com liberação de histamina dos mastócitos. Pode ser provocada por medicamentos e alimentos
- Urticária crônica: as lesões persistem por mais de 6 semanas. Não é mediada pela IgE
- Urticária do frio: exposição ao frio e reaquecimento
- Urticária colinérgica: vergões na parte superior do tronco provocados por calor durante banho muito quente
- Dermografismo: vergões lineares em consequência de coçadura ou compressão da pele
- Urticária adrenérgica: urticas circundadas por halo branco após estresse ou após injeções de epinefrina
- Urticária aquagênica: rara, placas urticariformes surgem 2 a 30 minutos após imersão em água
- Urticária tardia por pressão mecânica: surge após pressão sobre a pele (elástico, calçados, sutiãs)
- Urticária solar: decorrente da exposição à luz solar. Inicia-se poucos minutos após exposição, desaparecendo em 1 ou 2 horas. Necessário excluir fotossensibilizantes, endotantes, contatantes, LES e protoporfirias eritropoéticas
- Urticária idiopática (aguda ou crônica) – ocorre em todas as idades. A forma aguda é observada principalmente em crianças e em adultos jovens. A forma crônica é mais frequente em mulheres de idade mais avançada.

EXAMES COMPLEMENTARES

- Urticária do frio: teste da pedra de gelo sobre a pele durante 5 minutos. Observar a região por um período de 10 a 15 minutos. Aparecimento de placa eritematosa indica urticária do frio
- Urticária colinérgica ou induzida por exercício: teste provocativo com exercício. Teste cutâneo com metacolina (reação local à administração intradérmica de 0,01 mg de metacolina em 0,05 mℓ de soro fisiológico; 50% de resultados falso-negativos)
- Dermografismo: roçar a pele com objeto rombo
- Urticária solar: exposição à luz de comprimento de onda definido (necessário excluir protoporfiria eritropoética) (ver Capítulo 355, *Porfiria*)

- Urticária tardia por pressão mecânica: aplica-se um peso de cerca de 2,5 a 5 kg durante 3 horas sobre a pele e se observa a região comprimida
- Testes cutâneos: somente na intercrise (indicados para o diagnóstico de alergia ao veneno de abelhas, de marimbondos e de formigas) (ver Capítulo 59, *Picada de Insetos*)
- Cultura de amostra da faringe, dosagem de ASLO, provas de função hepática, teste para a mononucleose
- Anticorpo antinuclear (FAN), fator reumatoide (FR), complemento, crioglobulina, eletroforese das proteínas do soro
- Biópsia de pele (em casos especiais).

DIAGNÓSTICO DIFERENCIAL

- Picada de insetos
- Eritema multiforme
- Vasculites
- LES
- Exantemas virais
- Urticária pigmentosa (mastocitose)
- Dermatite herpetiforme (estágio de urticária)
- Alergia a alimentos e medicamentos
- Reação hansênica (ver Capítulo 44, *Hanseníase)*
- Sífilis secundária (ver Capítulo 574, *Sífilis*).

COMPROVAÇÃO DIAGNÓSTICA

- Dados clínicos e testes especiais ou dosagem de IgE.

COMPLICAÇÕES

- Choque anafilático
- Síndrome de Cushing, por uso prolongado de corticoides
- Acidente com veículos e máquinas após o uso de anti-histamínicos que alteram os reflexos e produzem sonolência.

TRATAMENTO

- Afastar ou evitar os agentes sensibilizantes.

Tratamento medicamentoso

- Forma aguda:
  - Casos graves, com risco de vida com angioedema, broncospasmo, hipotensão: epinefrina 1:1.000, na subcutânea, 0,5 a 1 mℓ, a cada 2 a 3 horas, até a melhora dos sintomas
  - Casos extremamente graves: epinefrina 1:1.000 – diluir 1 mℓ e 10 mℓ de soro fisiológico e administrar lentamente por via intravenosa
  - Casos sem risco de vida, porém disseminados:
    - Prednisona 0,5 a 1,0 mg/kg/dia, por 5 a 7 dias, associada a anti-histamínicos (loratadina 10 mg/dia ou desloratadina 5 mg/dia, ou ebastina 10 mg/dia, ou bilastina 20 mg/dia). Manter anti-histamínicos até 2 semanas após o desaparecimento das urticas
- Forma crônica:
  - Primeira opção:
    - Anti-histamínicos H_1 não sedantes; caso sem resposta por 2 a 4 semanas, usar anti-histamínicos H_1 não sedantes pela manhã, mais anti-histamínicos H_1 sedantes ao deitar; caso sem resposta por 2 a 4 semanas, usar anti-histamínicos H_1 não sedantes pela manhã, mais anti-histamínicos H_1 sedantes ao deitar e mais anti-histamínicos H_2 (Quadro 69.1)

Quadro 69.1 Anti-histamínicos.

Anti-histamínicos H₁ sedantes
• Difenidramina – 12,5 a 50 mg/dia
• Clorfeniramina – 6 a 18 mg/dia
• Hidroxizina – 25 a 100 mg/dia
• Cipro-heptadina – 12 a 16 mg/dia
• Cetirizina – 10 mg/dia
• Levocetirizina – 5 mg/dia

Anti-histamínicos H₁ não sedantes
• Loratadina – 10 mg/dia
• Desloratadina – 5 mg/dia
• Fexofenadina – 180 mg/dia
• Ebastina – 10 mg/dia
• Rupatadina – 10 mg/dia
• Epinastina – 10 a 20 mg/dia
• Bilastina – 20 mg/dia

Anti-histamínicos H₂
• Cimetidina – 400 a 1.200 mg/dia
• Ranitidina – 300 mg/dia

- ■ Segunda opção:
  - ○ Aumento das doses dos anti-histamínicos não sedantes; posteriormente, aumento das doses dos anti-histamínicos sedantes
  - ○ Pode-se ainda, em casos extremos, tentar fazer a substituição dos anti-histamínicos ou, então, realizar ciclos de corticoides por via oral – prednisona 0,5 a 1,0 mg/kg/dia. Anti-histamínicos associados a antileucotrienos (montelucaste 10 mg/dia ou zafirlucaste 20 mg, a cada 12 horas) também estão indicados para a fase de tratamento
- ■ Terceira opção:
  - ○ Outras opções terapêuticas podem ser utilizadas, associadas ou não a anti-histamínicos, na tentativa de controle do quadro. São elas colchicina 0,5 a 1,5 mg/dia; dapsona 50 a 150 mg/dia, metotrexato 15 mg/semana, ciclosporina 3 a 5 mg/kg/dia, por, no máximo, 3 meses, hidroxicloroquina 400 mg/dia, sulfassalazina 2 a 3 g/dia
- • Fototerapia associada ou não com psoraleno (PUVA) também está indicada em casos resistentes
- • Omalizumabe – imunobiológico com início de utilização recém-aprovado, poderá representar uma opção importante nas urticárias crônicas resistentes ao tratamento; a dose utilizada é 300 mg, subcutânea, a cada 4 semanas.

A tendência atual de tratamento da urticária crônica seria a administração apenas de anti-histamínicos H₁ não sedantes, podendo dobrar, triplicar e até quadriplicar as doses recomendadas em bula. Caso não haja resposta ao tratamento com dose quadruplicada, iniciar o uso da medicação imunobiológica omalizumabe por 6 meses.

PREVENÇÃO

- • Se as causas forem conhecidas, tomar todas as medidas para evitá-las.

EVOLUÇÃO E PROGNÓSTICO

- • Em 70% dos casos, há melhora em menos de 72 horas
- • Em 20% dos pacientes, as crises repetem-se por mais de 20 anos

- • Cronificação em 75% dos pacientes
- • Pode ocorrer reação sistêmica grave, com broncospasmo e anafilaxia em alguns pacientes.

Atenção

- • A urticária e o angioedema são afecções semelhantes do ponto de vista etiopatogênico, mas com manifestações clínicas diferentes
- • O angioedema hereditário é uma doença autossômica dominante. Em geral, surge na infância, com episódios afetando a laringe e o trato gastrintestinal
- • A urticária pode ser indicativa de doença sistêmica (linfomas, colagenoses)
- • O tratamento da urticária crônica inclui uma combinação de medidas: dieta com eliminação de alimentos suspeitos, exclusão de produtos de higiene pessoal, exceto aqueles que não contenham metilparabeno, como cosméticos e perfumes, afastamento de medicamentos, uso de anti-histamínicos. Os corticoides devem ser reservados para os casos selecionados.

BIBLIOGRAFIA

Azevedo MF. GPS Medicamentos. Guia prático em saúde. Rio de Janeiro: Guanabara Koogan; 2017.
Azulay RD, Azulay DR, Azulay-Abulafia L. Dermatologia. 7. ed. Rio de Janeiro. Guanabara Koogan; 2017.
Kiefer MM, Chong CR. Pocket primary care. Wolters Kluwer; 2014.
Rivitti EA. Dermatologia de Sampaio e Rivitti. 4. ed. Artes Médicas; 2018.

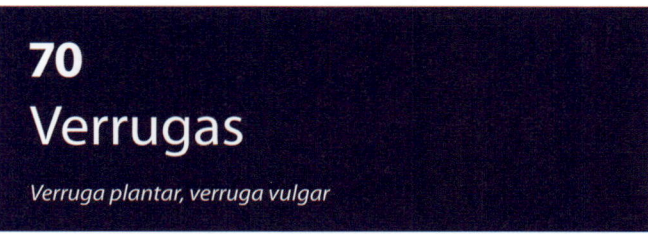

70
Verrugas

Verruga plantar, verruga vulgar

Aiçar Chaul ✦ Fernanda Rodrigues da Rocha Chaul ✦ Marco Henrique Chaul

VERRUGA PLANTAR

INTRODUÇÃO

Lesão equivalente à verruga vulgar, com localização na planta dos pés, o que a torna achatada. As lesões podem ser isoladas ou agrupadas.

Os principais achados histopatológicos de verruga plantar são epiderme acantótica com hiperceratose, papilomas e paraceratose (Figura 70.1).

A verruga plantar ocorre em ambos os sexos e em qualquer idade; mais comum em crianças e adultos jovens.

CAUSA

- • Papilomavírus humano (HPV).

FATORES DE RISCO

- • Dermatite atópica
- • Linfomas

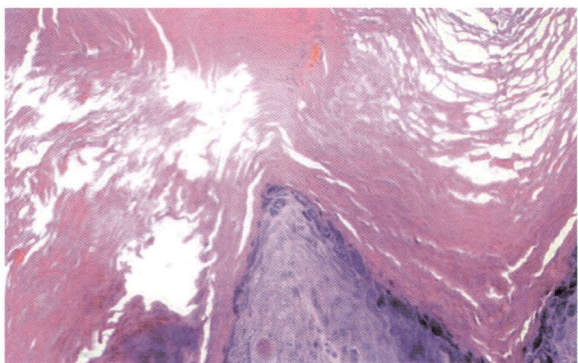

Figura 70.1 Aspecto histopatológico da verruga plantar.

- AIDS
- Uso de agentes imunossupressores.

MANIFESTAÇÕES CLÍNICAS

- Lesões com área central anfractuosa envolta por anel hiperceratósico
- Dor no local da verruga agravada por deambulação
- Dor nas pernas ou no dorso do pé com repercussão na postura e na marcha
- Formação de calosidade.

DIAGNÓSTICO DIFERENCIAL

- Calosidade por outras causas
- Para fazer diferenciação entre calosidade e verruga, usar lentes de aumento (verrugas apresentam padrão em mosaico bem-definido).

COMPROVAÇÃO DIAGNÓSTICA

- Dados clínicos
- Exame histopatológico em casos de dúvida diagnóstica ou em casos não responsivos a tratamentos.

COMPLICAÇÕES

- Infecção secundária bacteriana
- Desvios de coluna em função de alteração na maneira de pisar
- Cicatrizes fibróticas dolorosas após a eletrocoagulação
- Aparecimento de novas lesões em decorrência de manipulação inadequada (lixar, cortar).

TRATAMENTO

- Cauterização química com fenol ou ácido tricloroacético ou ácido nítrico fumegante
- Eletrocauterização em casos selecionados
- Crioterapia – fazer quatro aplicações com intervalos semanais ou de duas em 2 semanas.

Tratamento medicamentoso

- Substâncias ceratolíticas, como ácido acetilsalicílico e ácido láctico em coloide elástico, 1 vez/dia.

PREVENÇÃO

- Usar sandálias de plástico ou borracha nas áreas de banho coletivo.

EVOLUÇÃO E PROGNÓSTICO

- Evolução variável
- A maioria tem resolução espontânea em semanas ou meses
- Fibrose no local da verruga com tratamento muito agressivo.

Atenção

- Os métodos terapêuticos agressivos (cirúrgicos) devem ser evitados
- A verruga, pelo peso do corpo, aprofunda-se na pele, funcionando como uma pedra no sapato, dificultando a deambulação.

VERRUGA VULGAR

As verrugas vulvares são lesões cutâneas, indolores, caracterizadas por espessamento epitelial bem circunscrito.

As verrugas vulvares são transmitidas por contato direto, de um indivíduo infectado para outro, ou com vírus recentemente eliminados, mantidos intactos, em ambiente quente e úmido.

Ocorrem em todas as idades. Os principais achados histopatológicos são hipertrofia das papilas cutâneas e espessamento das camadas espinhosa e granulosa (Figura 70.2). O HPV pode ser encontrado no estrato granuloso e nas camadas superficiais da epiderme.

CAUSA

- HPV.

FATORES DE RISCO

- Dermatite atópica
- Traumatismos cutâneos
- AIDS e outras doenças que causam imunodepressão
- Uso de agentes imunossupressores.

FORMAS CLÍNICAS

- Verruga comum ou vulgar: pápulas elevadas, cor da pele, com 5 a 10 mm de diâmetro e superfície irregular, geralmente múltiplas. Podem coalescer, formando placas verrucosas. Algumas verrugas faciais são "filiformes", com projeções digitiformes finas.

Aparecem com mais frequência em regiões sujeitas a traumas (dedos, cotovelos, joelhos e face), podendo disseminar para outras regiões. São comuns em torno da unha (verrugas periungueais), onde se tornam achatadas, por causa da pressão, cercadas por epitélio cornificado

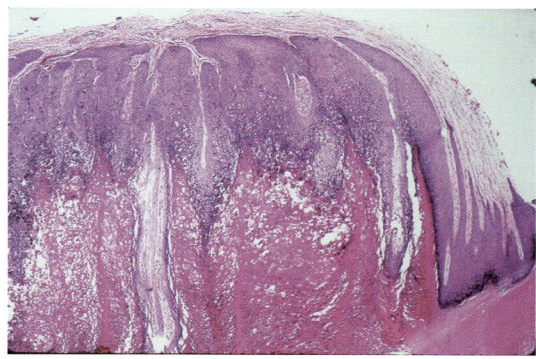

Figura 70.2 Aspecto histopatológico da verruga vulgar.

- Verrugas plantares: pápulas achatadas, cor da pele, com superfície irregular, localizadas nas plantas dos pés
- Verrugas planas: pápulas discretamente elevadas, cor da pele ou ligeiramente castanhas, com 1 a 3 mm de diâmetro, mais comuns na face; algumas vezes apresentam-se em forma linear
- Verrugas venéreas (condiloma acuminado): pápulas moles, flexíveis, elevadas, localizadas na região anogenital, às vezes adquirem aspecto de couve-flor. Não apresentam a ceratina visível ou palpável dos outros tipos de verruga (ver Capítulo 527, *Condiloma Acuminado*)
- Epidermodisplasia verruciforme: lesões achatadas, de cor avermelhada, localizadas nas mãos e nos ombros, que surgem na infância e persistem por toda a vida (distúrbio genético com deficiência imunológica seletiva para o HPV).

DIAGNÓSTICO DIFERENCIAL

- Calosidades: ao serem desbastadas, vê-se um único "olho" de ceratina, enquanto, na verruga, observam-se manchas ou "raízes" hemorrágicas
- Molusco contagioso: apresenta umbilicação central. Após a curetagem, surge aspecto característico de pérola
- Condiloma plano (sífilis secundária): pápulas achatadas
- Ceratose seborreica.

EXAMES COMPLEMENTARES

- Em geral, não são necessários
- Biópsia deve ser feita em casos de dúvida diagnóstica ou de falha terapêutica.

COMPROVAÇÃO DIAGNÓSTICA

- Dados clínicos
- Desbaste ou desbridamento comprova o diagnóstico em casos duvidosos
- Pesquisa de ácido desoxirribonucleico (DNA) viral por captura de híbridos ou por PCR
- Exame histopatológico em casos especiais.

TRATAMENTO

- Depende de localização, tipo, extensão e duração das lesões, idade e estado imunológico do paciente
- Dar preferência a tratamento conservador que não deixe cicatrizes
- Crioterapia: formação de fibrose mínima.

Tratamento medicamentoso

- Substâncias ceratolíticas (desbastam progressivamente a verruga): ácido salicílico e ácido láctico em coloide, 1 vez/dia, durante 2 a 3 meses. Indicadas em verrugas vulgares, planas e plantares
- Retinoides tópicos: indicados nas verrugas planas. Melhor alternativa para as verrugas localizadas na face. Tretinoína 0,025 a 0,1%, em creme – aplicar em cima das verrugas, 1 vez/noite, por 4 a 6 semanas
- Ácido tricloroacético: indicado em verrugas venéreas (ver Capítulo 527, *Condiloma Acuminado*). Aplicação realizada pelo médico, na concentração de 30 a 70%, 1 vez/semana
- Podofilina: indicada em verrugas venéreas; aplicar nas lesões, 1 vez/dia (ver Capítulo 527, *Condiloma Acuminado*)

- 5-fluoruracila: indicada em verrugas planas; aplicar nas lesões, 1 vez/dia
- Ácido nítrico fumegante: indicado em verrugas plantares, aplicação feita pelo médico, 1 vez a cada 15 dias.

Tratamento cirúrgico

- Excisão com eletrocautério, ablação a *laser* e curetagem: adequada para as verrugas únicas ou pouco numerosas, grandes, que não responderam a terapêuticas prévias ou em lesões suspeitas de transformação maligna (*atenção*: o vírus está presente na fumaça; portanto, deve-se utilizar máscaras, luvas, óculos de proteção)
- *Laser* de CO_2.

PREVENÇÃO

- Não há medidas preventivas.

EVOLUÇÃO E PROGNÓSTICO

- Resolução espontânea com ou sem tratamento, em 20 a 30% dos casos, provavelmente relacionados com as condições imunológicas do paciente
- Autoinoculação é frequente
- Formação de fibrose
- Dor crônica após a remoção de verruga plantar e formação de fibrose
- Deformidade da unha após a lesão da matriz ungueal
- Em um terço dos pacientes ocorre recidiva ou aparecimento de novas verrugas, seja qual for o tratamento efetuado.

Atenção

- Um terço das verrugas do tipo epidermodisplasia torna-se maligno
- Os métodos agressivos devem ser evitados
- Na maioria das vezes, há cura, sem sequelas, que pode ser espontânea ou desencadeada por estímulos otimistas (efeito psicológico sobre os mecanismos imunológicos) em condutas terapêuticas não convencionais.

BIBLIOGRAFIA

Azulay RD, Azulay DR, Azulay-Abulafia L. Dermatologia. 7. ed. Rio de Janeiro. Guanabara Koogan; 2017.
Rivitti EA. Dermatologia de Sampaio e Rivitti. 4. ed. Artes Médicas; 2018.
Sampaio SAP, Rivetti EA. Dermatologia. Artes Médicas; 2007.
Simon C, Everitt H, Kendrick T. Oxford handbook of general practice. 2nd ed. Oxford University Press; 2005.

71
Vitiligo

Aiçar Chaul • Fernanda Rodrigues da Rocha Chaul • Marco Henrique Chaul

INTRODUÇÃO

O vitiligo é afecção cutânea caracterizada por perda progressiva, parcial ou completa, dos melanócitos produtores de pigmento, resultando no aparecimento de manchas hipocrômicas ou acrômicas.

O principal achado histopatológico é ausência de melanócitos (Figura 71.1). Nas margens ou em lesões recentes, podem-se observar alguns melanócitos dopa-positivos e grânulos de melanina em células basais.

O vitiligo tem história familiar em 30% dos casos. Pode surgir em qualquer idade, mas 50% dos casos aparecem antes dos 20 anos e 95% antes dos 40 anos.

CAUSAS

- Etiopatogenia multifatorial, decorrente de uma dinâmica interação entre fatores genéticos e ambientais que terminam por iniciar um mecanismo de autoimunidade contra os melanócitos da pele
- Quatro teorias tentam explicar a destruição dos melanócitos:
  - Teoria citotóxica: baseia-se no fato de que os derivados da hidroquinona são tóxicos *in vitro* para os melanócitos
  - Teoria imunológica: formação de anticorpos antimelanócitos
  - Teoria neural: aparecimento de um mediador neuroquímico que destruiria ou inibiria a produção de melanina
  - Estresse oxidativo: acúmulo de espécies reativas de oxigênio.

MANIFESTAÇÕES CLÍNICAS

- Áreas hipocrômicas ou acrômicas de forma e tamanho variados, bem delimitadas, em geral simétricas, principalmente em regiões perioral, periorbitária, malares, punhos, axilas, pré-tibiais, genitália, dorso das mãos e dedos (Figura 71.2A e B)
- Pele normal nas margens da lesão é aparentemente mais pigmentada
- Estende-se por todo o corpo em alguns casos
- Encanecimento prematuro (35% dos casos).

DIAGNÓSTICO DIFERENCIAL

- Pitiríase versicolor
- Pitiríase alba
- Hanseníase
- Albinismo
- Dermatite atópica

- Exposição a substâncias químicas (hidroquinona)
- Hipopituitarismo
- Hipertireoidismo
- *Nevus* acrômico.

Albinismo

O albinismo é um distúrbio hereditário autossômico recessivo, no qual os melanócitos estão presentes, mas não formam melanina. Os albinos têm grande sensibilidade à luz solar e, com frequência, desenvolvem câncer de pele.

EXAMES COMPLEMENTARES

- Não há indicadores laboratoriais específicos. Os exames complementares dependem das possíveis condições clínicas associadas.

COMPROVAÇÃO DIAGNÓSTICA

- Dados clínicos
- Biópsia da pele normal e da pele lesada da mesma região para exame histopatológico.

CONDIÇÕES ASSOCIADAS

- Doença de Addison, alopecia areata, diabetes melito tipo 1, hipoparatireoidismo, melanoma, hipertireoidismo e hipotireoidismo, uveíte, hanseníase.

TRATAMENTO

- Orientar o paciente quanto à cronicidade
- Fornecer apoio psicológico

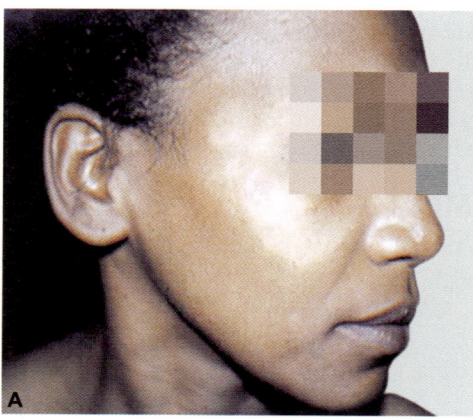
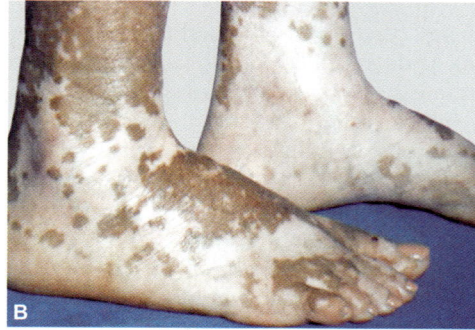

Figura 71.2 Vitiligo. Lesões hipocrômicas e acrômicas na face (A) e nas extremidades inferiores (B).

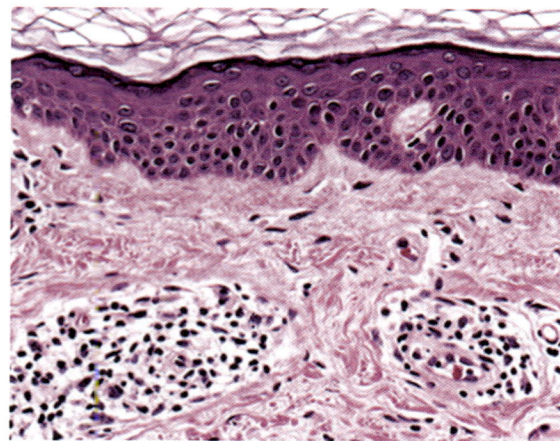

Figura 71.1 Aspecto histopatológico do vitiligo.

- Orientar quanto ao uso de maquiagens camufladoras
- Realizar fototerapia.

Tratamento medicamentoso

- Tópico:
  - Corticoides tópicos (betametasona), 1 vez/dia, durante meses, com intervalos de descanso
  - Imunomoduladores, como tacrolimo 0,03% e 0,1%; pimecrolimo 1%, 1 a 2 vezes/dia
  - Psoralenos,* como 5-metoxipsoraleno; 8-metoxipsoraleno; trimetil psoraleno, medicamentos fotossensibilizantes, em que há risco de queimadura.
- Análogos da vitamina D₃, como calcipotriol 50 mcg/g, 1 a 2 vezes/dia. Apresenta melhor resultado quando associado a corticoides tópicos
- Sistêmico:
  - Corticoides orais em casos de rápida progressão. Prednisona 0,5 a 1,0 mg/kg/dia, em doses regressivas até o controle da progressão
  - Psoralenos, como trioxsaleno VO, 0,3 a 0,6 mg/kg, 3 vezes/semana
  - Mama-cadela (*Brosimum gaudichaudii*) – manipular cápsulas de 400 mg, orientar uso de 1 a 2 cápsulas ao dia VO, aguardar 2 horas e expor ao sol as lesões por 15 a 20 minutos
- Despigmentação com o monobenzil éster da hidroquinona, que é indicada nos casos em que o vitiligo é quase universal, restando apenas ilhotas de pele normal. Provoca acromia irreversível (contraindicada para menores de 12 anos) – utilizada na concentração de 10%, 2 vezes/dia, por 1 a 3 meses.

Tratamento cirúrgico

- Enxertos autólogos em áreas acrômicas localizadas
- *Laser* 308 nm – *Excimer laser* está indicado em lesões localizadas, em monoterapia ou em combinação com outras modalidades terapêuticas.

PREVENÇÃO

- Evitar raios solares (a luz solar acentua a diferença entre a pele normal e as áreas hipocrômicas ou acrômicas).

EVOLUÇÃO E PROGNÓSTICO

- Cerca de 5% dos pacientes apresentam repigmentação espontânea
- Um pequeno número de pacientes responde à terapia tópica
- Os melhores resultados são obtidos com a terapia PUVA (70% dos casos apresentam repigmentação satisfatória da cabeça e do pescoço e menos em outras áreas corporais)
- Nenhuma resposta terapêutica em cerca de 20% dos pacientes.

BIBLIOGRAFIA

Azevedo MF. GPS medicamentos. Guia prático em saúde. Rio de Janeiro: Guanabara Koogan; 2017.
Azulay RD, Azulay DR, Azulay-Abulafia L. Dermatologia. 7. ed. Rio de Janeiro. Guanabara Koogan; 2017.
Rivitti EA. Dermatologia de Sampaio e Rivitti. 4. ed. Artes Médicas; 2018.
Simon C, Everitt H, Kendrick T. Oxford handbook of general practice. 2nd ed. Oxford University Press; 2005.

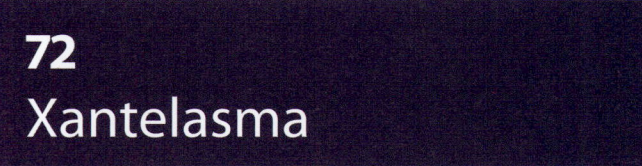

72
Xantelasma

Marcos Ávila ◆ David Isaac ◆ Celmo Celeno Porto

INTRODUÇÃO

Os xantelasmas são lesões amareladas, levemente elevadas, presentes em número variado, com caráter benigno e geralmente bilaterais. Afetam, principalmente, as pálpebras superiores, medialmente e, com menos frequência, as pálpebras inferiores (Figura 72.1).

Ocorrem mais frequentemente em indivíduos com mais de 50 anos de idade.

O exame histopatológico de xantelasma demonstra lesões subcutâneas constituídas por colesterol e outros lipídeos (Figuras 72.2 e 72.3).

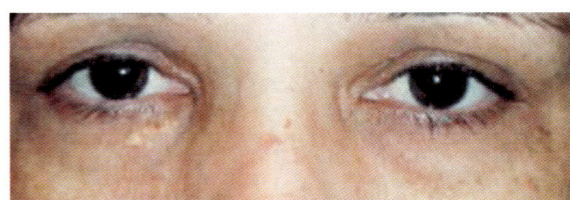

Figura 72.1 Xantelasma: lesão na pálpebra inferior direita.

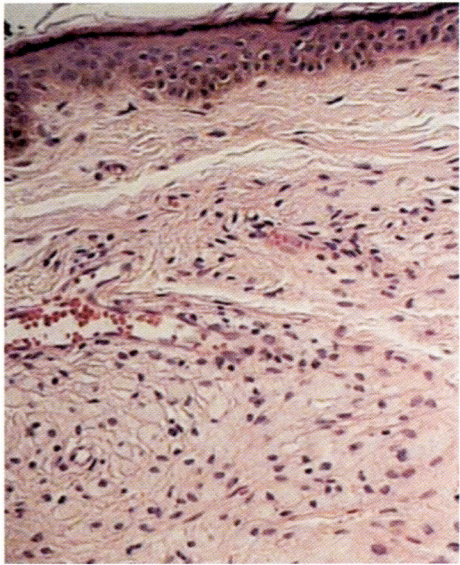

Figura 72.2 Xantelasma: macrófagos repletos de lipídeos e leve infiltrado linfocitário circunjacente.

* Fornecidos gratuitamente em algumas farmácias de manipulação de universidades públicas (metoxisaleno é comercializado para uso oral como Oxsoralen®, cápsulas gelatinosas moles contendo 10 mg).

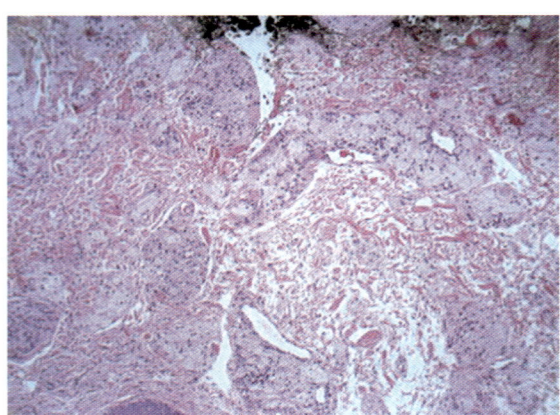

Figura 72.3 Aspecto histopatológico do xantelasma.

CAUSAS E FATORES DE RISCO

- Dislipidemias
- Podem ocorrer em indivíduos com níveis lipídicos normais.

MANIFESTAÇÕES CLÍNICAS

- Placas amareladas, pouco elevadas, localizadas próximo ao canto medial das pálpebras, geralmente bilaterais.

DIAGNÓSTICO DIFERENCIAL

- Tumores palpebrais
- Neurofibroma
- Calázio
- Nevo.

TRATAMENTO

- Tratamento da dislipidemia
- Tratamento das lesões com:
  - Aplicação de ácido tricloroacético 30 a 70%
  - Eletrocoagulação
  - Exérese das lesões
  - Nitrogênio líquido (crioterapia)
  - *Laser* CO$_2$ fracionado, *pulsed dye laser* ou érbio
- Recidivas são frequentes.

PREVENÇÃO

- Controle dos níveis de colesterol e triglicerídeos.

FORMAS CLÍNICAS

- Xantomas eruptivos: aparecem ou regridem rapidamente, segundo o nível plasmático de lipídeos e triglicerídeos; formam pequenas placas de coloração entre amarelo-alaranjado e castanho-avermelhado, localizadas nas nádegas, nas coxas, nos joelhos e nos cotovelos
- Xantomas tendinosos: nódulos amarelados localizados nos tendões de Aquiles e extensores dos dedos das mãos e dos pés
- Xantomas tuberosos: caracterizados por lesões achatadas ou elevadas, coalescentes, situadas sobre as articulações, sobretudo do joelho e do cotovelo
- Xantomas planos: associados à cirrose biliar primária, aparecem como linhas amarelas nas dobras cutâneas, particularmente nos sulcos palmares, nas pálpebras, no pescoço e no tronco
- Xantomas de caráter familiar: caracterizados pelo acúmulo de esteróis no sangue e nos tecidos (xantomas tuberosos e tendíneos), aterosclerose prematura e anormalidade das hemácias.

Xantomatose

As xantomatoses são infiltrações dérmicas constituídas por histiócitos, carregados com material lipídico, que se caracterizam pela formação de placas ou nódulos de coloração amarelada. Podem resultar de dislipidemias, como o xantelasma, mas ocorrem, também, em pacientes com doenças malignas linfoproliferativas e mixedema.

BIBLIOGRAFIA

Azulay RD, Azulay DR, Azulay-Abulafia L. Dermatologia. 7. ed. Rio de Janeiro. Guanabara Koogan; 2017.
Biccas HEA, Jorge AAH. Oftalmologia. 1. ed. Tecmed; 2007.
Kansky JJ. Clinical ophthalmology. 5th ed. Elsevier; 2003.
Rivitti EA. Dermatologia de Sampaio e Rivitti. 4. ed. Artes Médicas; 2018.
Simon C, Everitt H. Oxford handbook of general practice. 2nd ed. Oxford University Press; 2005.

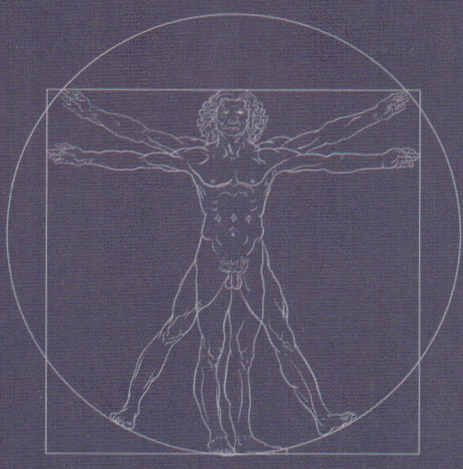

Parte 5

Olhos

73
Ambliopia

David Isaac ◆ Marcos Ávila

INTRODUÇÃO

Redução da acuidade visual na ausência de anormalidade estrutural do olho. Surge na primeira década de vida, época em que há desenvolvimento e consolidação das vias ópticas, não ocorrendo agravamento após essa faixa etária.

Atenção

A ambliopia não é passível de correção pela utilização de óculos ou lentes de contato após a primeira década de vida, principalmente depois de 7 anos de idade.

CLASSIFICAÇÃO

Ambliopia por estrabismo. Perda da acuidade visual decorrente de supressão cerebral das imagens do olho não fixador (o cérebro da criança "apaga" a imagem não fixada para evitar diplopia).

Ambliopia anisometrópica. Ocorre quando um dos olhos apresenta um erro de refração significativamente diferente do outro, em geral maior que três dioptrias, causando diferença no tamanho da imagem percebida pelo cérebro (aniseiconia).

Ambliopia refracional. Decorrente de um erro de refração não corrigido, resultando em borramento visual em um ou nos dois olhos (p. ex., alta hipermetropia não corrigida – os míopes apresentam menos ambliopia, pois têm visão nítida para perto, o que, em geral, garante o desenvolvimento visual).

Ambliopia deprivacional. Decorre de privação visual relativa ou completa em um dos olhos. Pode ser causada por uma anormalidade congênita ou adquirida nos primeiros anos de vida (p. ex., opacidades na córnea, catarata, ptose palpebral).

MANIFESTAÇÕES CLÍNICAS

- Redução da acuidade visual, sem alterações oculares anatômicas que justifiquem a deficiência
- Em geral, a acuidade visual é melhor com optotipos isolados (números ou letras) do que com os apresentados em tabelas, em que há linhas de letras a serem lidas.

COMPROVAÇÃO DIAGNÓSTICA

- Dados clínicos
- É necessário exame oftalmológico completo para excluir todas as causas orgânicas que possam reduzir a acuidade visual.

TRATAMENTO

- Correção do distúrbio subjacente deve ser feita o mais precocemente possível

- Correção total do erro de refração e/ou oclusão do olho com melhor visão para estimular o desenvolvimento visual do olho com ambliopia em crianças com até 7 anos de idade
- Tratamento com tampão, óculos e correção cirúrgica para estrabismo, catarata e ptose pode resultar em excelente prognóstico visual quando instituído precocemente.

EVOLUÇÃO E PROGNÓSTICO

- Possibilidade de recuperação visual total quando o tratamento é precoce
- Quando não se institui tratamento adequado precocemente, pode ocorrer perda visual permanente.

Recomendações práticas

- A ambliopia nunca se corrige de forma espontânea
- Toda criança com suspeita de redução da acuidade visual deve ser avaliada por oftalmologista o mais breve possível
- Toda criança com até 1 ano de idade deve ser avaliada para pesquisar a possibilidade de ambliopia e de outras afecções oculares.

BIBLIOGRAFIA

Ávila MP, Paranhos Jr. A. Farmacologia e terapêutica ocular. Cultura Médica; 2013.
Azevedo MF. GPS medicamentos. Guia prático em saúde. Rio de Janeiro: Guanabara Koogan; 2017.
Bowling B. Kanski – Oftalmologia clínica. 8. ed. Elsevier; 2016.
Carvalho KM, Zin A, Bicas HEA et al. Oftalmologia pediátrica e estrabismo. Série Oftalmologia Brasileira. 4. ed. Cultura Médica; 2017.
Costa PS, Naghettini AV, Porto CC et al. Pediatria na prática diária. Rio de Janeiro: Guanabara Koogan; 2020.
Porto CC, Porto AL. Semiologia médica. 8. ed. Rio de Janeiro: Guanabara Koogan; 2019.

74
Ametropias

Miopia, hipermetropia, astigmatismo, presbiopia, anisometropia

Marcos Ávila ◆ David Isaac

INTRODUÇÃO

Ametropias ou vícios de refração constituem as causas mais comuns de visão borrada

- Emetropia: ausência de erro refracional
- Ametropia: visão sem nitidez por "erro refrativo".

FORMAS CLÍNICAS

Miopia. A imagem é focada antes da retina (Figura 74.1).

Hipermetropia. A imagem é focada depois da retina (Figura 74.1). Mais comum na idade pré-escolar, escolar e na senectude. A maior parte das pessoas nasce com hipermetropia, porém, com o desenvolvimento e o crescimento do globo ocular, os olhos vão se aproximando do tamanho normal, ou seja, da emetropia. Se ultrapassam os limites de normalidade, tornam-se míopes. Durante a juventude, os hipermetropes conseguem, em sua maioria, compensar o grau; contudo, a partir da quarta década de vida, essa capacidade diminui e o grau volta a se manifestar.

Astigmatismo. Ocorre quando há diferença de curvatura entre os meridianos do sistema dióptrico do olho. Assim, a imagem que se projeta na retina apresenta diferentes focos (Figura 74.1).

Presbiopia. Diminuição na capacidade de leitura para perto pela redução gradual na capacidade acomodativa. Torna-se clinicamente importante a partir dos 40 anos de idade, aumentando com a idade até a estabilização, próximo aos 70 anos.

Anisometropia. Olhos adelfos, apresentando diferentes dioptrias (diferenças maiores que três dioptrias têm, em geral, maior significado clínico).

MANIFESTAÇÕES CLÍNICAS

Miopia
- Dificuldade visual para longe
- Boa visão para perto
- Paciente tende a estreitar a fenda palpebral para enxergar melhor para longe (fenda estenopeica).

Hipermetropia
- Dificuldade para ver de perto e melhor visão para longe
- Os sintomas variam com a idade e o grau da ametropia. Crianças e jovens tendem a apresentar menor necessidade de correção devido à maior capacidade acomodativa (compensação). Adultos com idade acima de 35 anos podem apresentar dificuldades visuais para longe e para perto.

Astigmatismo
- Visão borrada para perto e para longe boa visão aparente; no entanto, com dificuldades para definição de detalhes. Pacientes podem apresentar cefaleia e desinteresse por atividades que exigem imagens nítidas.

Anisometropia
- Astenopia (desconforto, fadiga ocular para ler), cefaleia, borramento visual
- Em crianças com diferenças de grau maiores que três dioptrias, pode ocorrer ambliopia se não for feita a correção precocemente.

Presbiopia
- Dificuldade de visão para perto ("braço curto"). O indivíduo pode apresentar cefaleia no início da presbiopia.

DIAGNÓSTICO DIFERENCIAL
- Outras causas de baixa acuidade visual.

EXAMES COMPLEMENTARES
- Refratometria manual (retinoscopia) ou automatizada (autorrefrator) e refração objetiva e subjetiva com refrator.

COMPROVAÇÃO DIAGNÓSTICA
- Dados clínicos + refração com lentes de prova e/ou computadorizada.

TRATAMENTO
- Óculos
- Lentes de contato
- Cirurgia em casos selecionados.

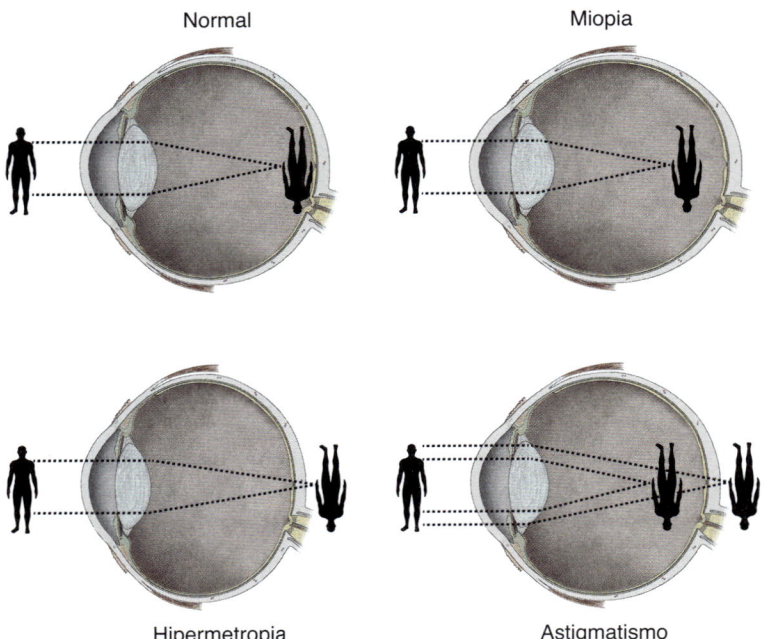

Normal   Miopia

Hipermetropia   Astigmatismo

Figura 74.1 Ametropias ou vícios de refração.

Atenção

- Crianças após 1 ano de idade devem ser avaliadas quanto à presença de ametropias, para tratamento precoce
- O tratamento cirúrgico das ametropias (cirurgia refrativa) pode ser indicado após estabilização da ametropia, mediante a correlação, por meio de exames do grau, da curvatura corneana e da espessura corneana
- Pacientes com erros refrativos devem ser avaliados uma vez por ano, ou antes, caso haja piora visual
- Pacientes que utilizam lentes de contato devem estar bem informados sobre seu uso, além de se submeterem a exames periódicos com médico oftalmologista para acompanhamento. Nesses pacientes, há riscos adicionais, tais como alergias e maior predisposição a infecções conjuntivais e corneanas.

BIBLIOGRAFIA

Alves AA. Refração. 6. ed. Rio de Janeiro: Guanabara Koogan; 2014.
Alves MR, Bicas HEA. Refratometria ocular e visão subnormal. 4. ed. Cultura Médica; 2017.
Ávila MP, Paranhos Jr. A. Farmacologia e terapêutica ocular. Cultura Médica; 2013.
Costa PS, Naghettini AV, Porto CC et al. Pediatria na prática diária. Rio de Janeiro: Guanabara Koogan; 2020.
Porto CC, Porto AL. Semiologia médica. 8. ed. Rio de Janeiro: Guanabara Koogan; 2019.

75
Atrofia Óptica

David Isaac • Marcos Ávila

INTRODUÇÃO

Condição clínica caracterizada por palidez no nervo óptico, resultado final da perda de células ganglionares e/ou de axônios que formam o nervo óptico. A atrofia óptica não constitui doença isolada, mas um sinal importante de doença crônica ou sequela de evento prévio.

Pode ser congênita ou adquirida, primária (surge sem edema ou lesão ao nervo óptico aparente) ou secundária (associada à doença no nervo óptico).

CAUSAS E FATORES DE RISCO

- Anomalias congênitas
- Glaucoma (ver Capítulo 90, *Glaucoma*)
- Oclusão da artéria ou da veia central da retina
- Neuropatia óptica isquêmica
- Neurite óptica (ver Capítulo 94, *Neurite Óptica*)
- Papiledema crônico
- Compressão do quiasma, do trato ou do nervo óptico por tumor ou aneurisma
- Traumatismo
- Sífilis
- Distrofias retinianas (p. ex., retinose pigmentar)
- Neuropatia por radiação
- Deficiência de tiamina
- Intoxicação pelo metanol
- Neuropatia óptica por medicamento: amiodarona, cloroquina, etambutol, estreptomicina, vincristina
- História familiar de atrofia óptica
- Diabetes
- Hipertensão arterial
- Exposição à radiação ionizante
- Alcoolismo
- Insuficiência renal
- Doença aterosclerótica.

EXAME OFTALMOLÓGICO

- Perda ou redução da acuidade visual
- Perda ou redução dos reflexos pupilares
- Defeitos do campo visual, que podem ser avaliados inicialmente confrontando-se o campo visual do examinador com o do paciente (campo de confrontação)
- Palidez do disco óptico (aparece cerca de 8 a 12 semanas após o evento que levou à atrofia óptica. Nas primeiras semanas, o nervo, mesmo acometido, pode ter aspecto normal)
- Alterações da sensibilidade a cores.

EXAMES COMPLEMENTARES

- Exame do campo visual
- Testes sorológicos para sífilis
- Tomografia computadorizada (TC) ou ressonância magnética (RM) do crânio
- Estudos de eletrofisiologia ocular (eletrorretinografia, eletro-oculografia e potencial visual evocado)
- Hemossedimentação (especialmente em pacientes idosos, associação de velocidade de hemossedimentação (VHS) muito elevada e perda visual com neuropatia óptica isquêmica indica arterite temporal).

TRATAMENTO

- Tratar a causa básica (raramente possível)
- Suspender o medicamento desencadeante, se for o caso
- Quando a compressão do nervo óptico for a causa, tratamento adequado possibilita a recuperação parcial da visão
- Em caso de arterite temporal, o paciente deve receber pulsoterapia sistêmica com corticoides pelo risco de acometimento bilateral da visão e de eventos isquêmicos cardiovasculares.

BIBLIOGRAFIA

Ávila MP, Paranhos Jr. A. Farmacologia e terapêutica ocular. Cultura Médica; 2013.
Bowling B. Kanski – Oftalmologia clínica. 8. ed. Elsevier; 2016.
Monteiro MLR. Neuro-oftalmologia. Série Oftalmologia Brasileira. 4. ed. Cultura Médica; 2017.
Porto CC, Porto AL. Semiologia médica. 8. ed. Rio de Janeiro: Guanabara Koogan; 2019.

76
Blefarite

Marcos Ávila • David Isaac

INTRODUÇÃO

Inflamação aguda ou crônica da borda palpebral.

FORMAS CLÍNICAS

- Seborreica (excesso de produção oleosa pela glândula meibomiana)
  - Disfunção das glândulas sebáceas
  - Pode haver colonização por *Corynebacterium acnes*
  - Oleosidade das células cutâneas facilita infecção
- Estafilocócica
  - Colonização das glândulas de Zeis da reborda palpebral e das glândulas meibomianas posteriores por *Staphylococcus aureus*
  - Em geral, associa-se à blefarite seborreica
- Forma mista: dermatite seborreica com infecção estafilocócica.

FATORES DE RISCO

- Dermatite seborreica
- Acne rosácea
- Diabetes
- Imunodeficiência (AIDS, quimioterapia).

MANIFESTAÇÕES CLÍNICAS

Blefarite seborreica

- Eritema da borda palpebral
- Secreção oleosa nos cílios e/ou bordas palpebrais (aspecto oleoso e aderido dos cílios)
- Caspa no couro cabeludo e sobrancelhas
- Eritema nasolabial em alguns pacientes.

Blefarite estafilocócica

- Hiperemia palpebral com crostas nas raízes dos cílios e telangectasias nas bordas palpebrais
- Hiperemia conjuntival com ardor e desconforto principalmente pela manhã ou no fim da tarde
- Sensação de corpo estranho
- Ulcerações na base dos cílios
- Reação micropapilar tarsal.

Blefarite mista

- Sintomas e sinais de blefarite estafilocócica e seborreica (Figura 76.1).

DIAGNÓSTICO DIFERENCIAL

- Carcinoma de células escamosas, basocelular ou de células sebáceas (50% dos carcinomas de células sebáceas

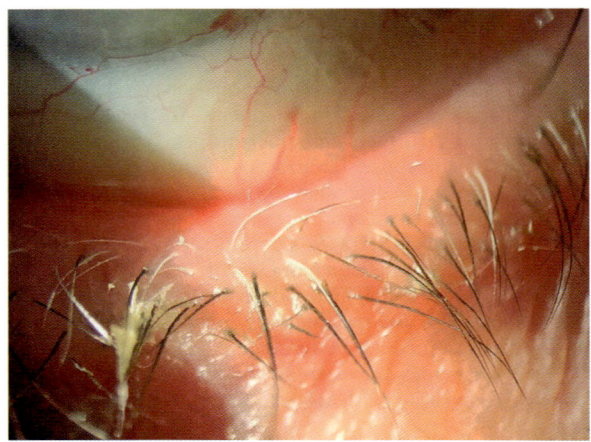

Figura 76.1 Blefarite mista (observam-se crostas nas raízes dos cílios).

assemelham-se a doenças inflamatórias benignas, apesar de raro) (ver Capítulo 93, *Neoplasias Oculares*).

EXAMES COMPLEMENTARES

- Necessários em casos refratários ao tratamento e quando há suspeita de neoplasia corneana
- Cultura de material coletado na margem palpebral nos casos de blefarite atípica
- Biópsia nos casos em que se suspeita de neoplasia.

COMPLICAÇÕES

- Hordéolo (terçol)
- Calázio recorrente
- Fibrose da borda da pálpebra
- Triquíase (direcionamento anormal dos cílios)
- Madarose (perda dos cílios)
- Ceratite infecciosa.

TRATAMENTO

Blefarite seborreica

- Higiene da borda palpebral com xampu neutro diluído (1:1) ou agentes emolientes específicos para a higiene palpebral
- Lavagem da margem palpebral (raiz dos cílios) 1 vez/dia
- Compressas mornas (15 minutos, 4 vezes/dia, 10 dias)
- Lubrificantes.

Blefarite estafilocócica

- Higiene palpebral
- Pomada ou colírio antibiótico (tobramicina, ciprofloxacino, tetraciclina, moxifloxacino ou gatifloxacino)
- Casos leves: aplicar pomada antibiótica à noite
- Casos graves: aplicar pomada antibiótica/colírio 4 vezes/dia. Interromper o uso de lentes de contato até o controle do processo inflamatório. Em casos de "olho seco", aplicar lágrimas artificiais.

Blefarite associada a acne rosácea e meibomite recorrente

- Semelhante aos anteriormente descritos mais antibioticoterapia sistêmica com doxiciclina por via oral (VO), 100 mg,

12/12 horas, durante 6 semanas; ou tetraciclina VO, 250 a 500 mg, 6/6 horas, durante 6 a 8 semanas.

Atenção: lembrar que tetraciclinas (inclusive doxiciclina) não devem ser prescritas para gestantes, para mulheres em idade fértil que possam engravidar durante o tratamento e para crianças com menos de 8 anos de idade.

Atenção

Em casos com componente inflamatório importante, associar corticoide tópico ao antibiótico.

BIBLIOGRAFIA

Ávila MP, Paranhos Jr. A. Farmacologia e terapêutica ocular. Cultura Médica; 2013.
Azevedo MF. GPS medicamentos. Guia prático em saúde. Rio de Janeiro: Guanabara Koogan; 2017.
Bowling B. Kanski – Oftalmologia clínica. 8. ed. Elsevier; 2016.
Hofling-Lima AL, Dantas MCN, Alves MR. Doenças externas oculares e córnea. Série Oftalmologia Brasileira. 4. ed. Cultura Médica; 2017.
Porto CC, Porto AL. Semiologia médica. 8. ed. Rio de Janeiro: Guanabara Koogan; 2019.

77
Calázio

David Isaac • Marcos Ávila

INTRODUÇÃO

Nodulação intrapalpebral que afeta a glândula meibomiana.

Caracteriza-se por inflamação crônica, granulomatosa e retenção intraglandular de secreção sebácea.

Ocorre, com frequência, devido ao entupimento dos ductos das glândulas meibomianas, sendo mais prevalente em indivíduos com blefarite crônica ou acne rosácea.

MANIFESTAÇÕES CLÍNICAS

- Pequena tumoração arredondada, endurecida, geralmente indolor, não aderida à pele, localizada no interior do tarso
- Ao everter a pálpebra, pode-se observar massa nodular ou polipoide (granuloma conjuntival – granuloma piogênico).

DIAGNÓSTICO DIFERENCIAL

- Hordéolo externo ou interno (inflamação aguda)
- Celulite pré-septal
- Carcinoma de glândula sebácea
- Carcinoma basocelular de pálpebra
- Verruga vulgar.

EXAMES COMPLEMENTARES

- Exame histopatológico é indicado sempre que se fizer excisão cirúrgica para comprovação diagnóstica.

COMPLICAÇÕES

- Astigmatismo induzido (compressão corneana pelo calázio)
- Fibrose e cicatrização da borda palpebral
- Triquíase (direcionamento anormal dos cílios)
- Celulite orbitária pré-septal.

TRATAMENTO

- Compressas mornas (5 vezes/dia, durante 15 minutos, por 30 dias) podem promover redução ou desaparecimento da lesão.

Tratamento medicamentoso

- Corticoide intralesional: como tentativa terapêutica antes da realização de cirurgia, com eficácia em 80% dos casos (triancinolona acetonida, 40 mg/mℓ, injetar 0,1 a 0,5 mℓ)
- Casos recidivantes: tetraciclina VO, 250 mg, 6/6 horas; ou doxiciclina VO, 100 mg 12/12 horas, durante 1 mês. A utilização de antibiótico altera a secreção da glândula meibomiana, diminuindo a incidência de novos calázios.

Tratamento cirúrgico

- Quando não há regressão com tratamento clínico.

PREVENÇÃO

- Higiene palpebral a longo prazo (faz-se limpeza diária ou 3 vezes/semana da margem palpebral e da raiz dos cílios)
- Tratar as condições predisponentes: acne, dermatite seborreica, blefarite.

EVOLUÇÃO E PROGNÓSTICO

- Cura sem sequelas na maioria dos pacientes
- Recidivas são frequentes.

Atenção

- No início, calázio pode ser indistinguível de hordéolo (infecção aguda das glândulas sebáceas ou meibomianas). Após alguns dias, a inflamação desaparece, deixando uma massa indolor, arredondada e de crescimento lento sobre a pálpebra, que é o calázio
- Persistência da lesão inflamatória e/ou recidiva no mesmo local deve levantar a suspeita de neoplasia palpebral (carcinoma de glândulas sebáceas).

BIBLIOGRAFIA

Ávila MP, Paranhos Jr. A. Farmacologia e terapêutica ocular. Cultura Médica; 2013.
Azevedo MF. GPS Medicamentos. Guia prático em saúde. Rio de Janeiro: Guanabara Koogan; 2017.
Bowling B. Kanski – Oftalmologia clínica. 8. ed. Elsevier; 2016.
Hofling-Lima AL, Dantas MCN, Alves MR. Doenças externas oculares e córnea. Série Oftalmologia Brasileira. 4. ed. Cultura Médica; 2017.
Porto CC, Porto AL. Semiologia médica. 8. ed. Rio de Janeiro: Guanabara Koogan; 2019.

78
Catarata

Marcos Ávila ◆ David Isaac

INTRODUÇÃO

Catarata significa opacificação do cristalino. Pode ser congênita ou adquirida, e constitui a principal causa de cegueira reversível.

CAUSAS E FATORES DE RISCO

Congênita

- Anomalia genética
- Corticoides no primeiro trimestre da gestação, sulfonamidas, diabetes materno, galactosemia no feto, infecção intrauterina (rubéola, herpes, caxumba).

Adquirida

- Catarata senil (90% dos casos)
- Doenças sistêmicas: diabetes, hipocalcemia, doença de Wilson, hipoparatireoidismo, desnutrição grave, distrofia miotônica, dermatite atópica
- Secundária à doença ocular (uveíte)
- Medicamentos: tamoxifeno, amiodarona, corticoides
- Radiação ultravioleta e raios infravermelhos (sopradores de vidro), contato com agrotóxicos.

MANIFESTAÇÕES CLÍNICAS

Congênita

- Assintomática (os pais podem notar estrabismo ou desatenção visual da criança)
- Opacificação do cristalino presente ao nascimento ou até 3 meses de idade
- Leucocoria (reflexo pupilar esbranquiçado), estrabismo, nistagmo
- Manifestações clínicas da doença subjacente (rubéola congênita, síndrome de Down)
- Testes de acuidade visual anormais em um ou ambos os olhos (ver Teste do olhinho).

Teste do olhinho

Deve ser realizado em todos os recém-nascidos logo após o nascimento. Consiste na identificação de um reflexo vermelho que aparece quando um feixe de luz de uma lanterninha ilumina o olho do bebê.

Pode detectar qualquer causa de obstrução do eixo visual, como catarata congênita e retinoblastoma, cuja identificação precoce possibilita tratamento adequado e desenvolvimento normal da visão.

Catarata relacionada com a idade (catarata senil)

- Diminuição progressiva da acuidade visual
- Visão turva
- Alteração da acuidade visual sob luz intensa ou dirigindo à noite (ofuscamento)
- Opacificação do cristalino.

DIAGNÓSTICO DIFERENCIAL

- Congênita: persistência de vítreo primário hiperplásico, aniridia, colobomas, microftalmia, buftalmia, radiação materna, melanoma amelanótico, retinoblastoma
- Opacificação do cristalino por neoplasia, descolamento da retina, cicatrização.

COMPROVAÇÃO DIAGNÓSTICA

- Exame oftalmológico + biomicroscopia (Figura 78.1).

TRATAMENTO

Tratamento cirúrgico

- Extração da catarata e implante de lente intraocular.

EVOLUÇÃO E PROGNÓSTICO

- Na catarata congênita, o prognóstico é frequentemente ruim por causa do alto risco de ambliopia
- Bom prognóstico após extração da catarata, caso não haja lesão ocular prévia.

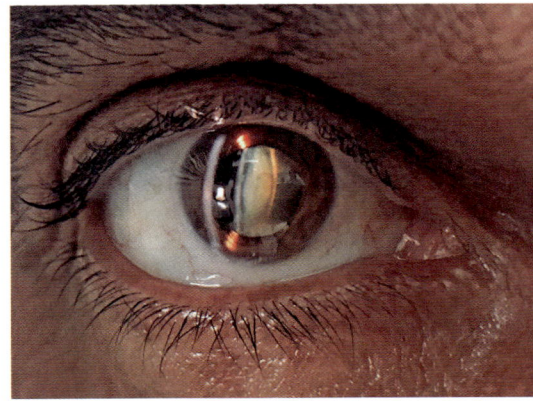

Figura 78.1 Catarata nuclear senil.

BIBLIOGRAFIA

Ambrósio Jr. R, Crema A. Tratado brasileiro de catarata e cirurgia refrativa. Cultura Médica; 2014.

Arieta CEL, Faria MAR. Cristalino e catarata. Série Oftalmologia Brasileira. 4. ed. Cultura Médica; 2017.

Ávila MP, Paranhos Jr. A. Farmacologia e terapêutica ocular. Cultura Médica; 2013.

Costa PS, Naghettini AV, Porto CC et al. Pediatria na prática diária. Rio de Janeiro: Guanabara Koogan; 2020.

Porto CC, Porto AL. Semiologia médica. 8. ed. Rio de Janeiro: Guanabara Koogan; 2019.

79
Ceratite

David Isaac ◆ Marcos Ávila

INTRODUÇÃO

Processo inflamatório da córnea resultante de agressões diversas, podendo comprometer o epitélio, o estroma e até o endotélio corneano, levando à formação de ulcerações.

CAUSAS E FATORES DE RISCO

- Causas infecciosas: bactérias (estafilococos, estreptococos, *Haemophilus, Pseudomonas*; Figura 79.1), vírus (sarampo, Epstein-Barr, HSV-1 e 2, herpes-zóster), fungos (*Aspergillus, Fusarium, Candida*; Figura 79.2), protozoários (*Acanthamoeba* sp.)
- Traumatismos, cirurgias oculares (Figura 79.3)

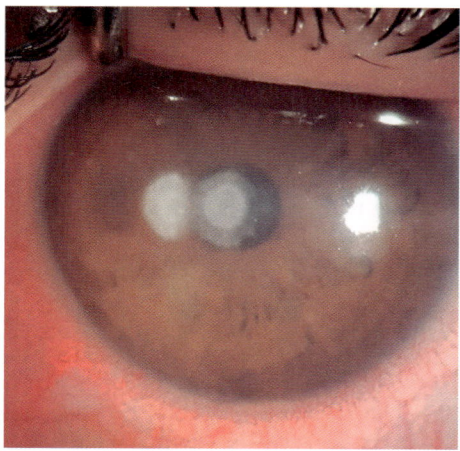

Figura 79.1 Ceratite bacteriana inicial.

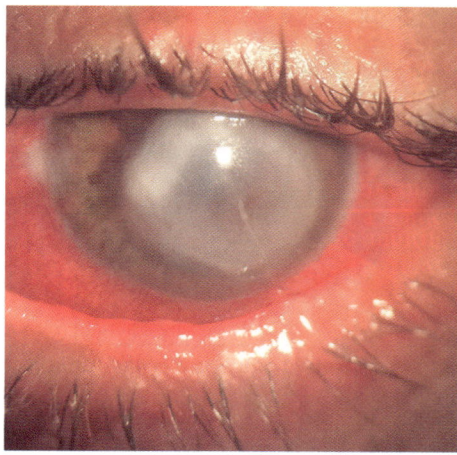

Figura 79.2 Ceratite fúngica.

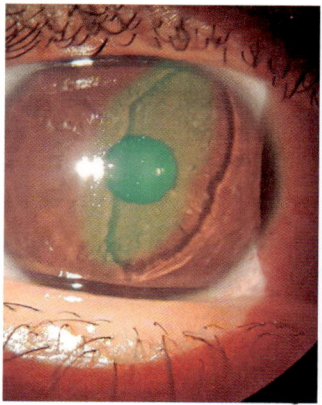 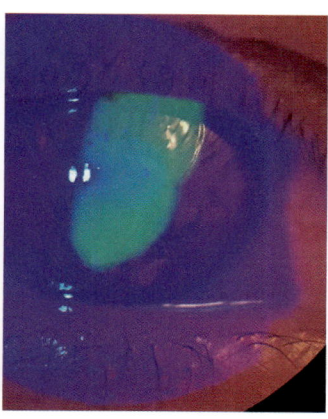

Figura 79.3 Erosão corneana por traumatismo com unha. Observa-se a desepitelização corada por fluoresceína.

- Doenças autoimunes (p. ex., artrite reumatoide, poliarterite nodosa)
- Condições ambientais (p. ex., queimaduras com raios ultravioleta, poluentes atmosféricos, substâncias químicas, exposição excessiva da córnea sem adequada lubrificação, traumatismo direto)
- Uso inapropriado de lentes de contato
- Diabetes (lesão neurotrófica corneana)
- Dermatite atópica.

MANIFESTAÇÕES CLÍNICAS

Ceratites infecciosas

- Hiperemia conjuntival (ver Capítulo 96, *Olho Vermelho*)
- Dor (intensidade variável; pode ser muito leve ou ausente em ceratites por herpes e muito intensa, como nas ceratites por *Acanthamoeba*)
- Borramento visual de intensidade leve à intensa
- Sensação de corpo estranho
- Fotofobia
- Pode haver alteração corneana visível a olho nu
- Hipópio, em casos mais graves (coleção de leucócitos, com formação de nível esbranquiçado na câmara anterior)
- Quemose (edema conjuntival); edema palpebral
- Úlcera epitelial dendrítica em casos de herpes
- Linfadenopatia pré-auricular.

EXAMES COMPLEMENTARES

- Bacterioscopia, cultura e antibiograma de material coletado na lesão.

COMPROVAÇÃO DIAGNÓSTICA

- Dados clínicos + identificação do agente infeccioso.

Atenção

Todos os casos suspeitos de úlcera de córnea devem ser encaminhados ao oftalmologista com urgência (necessário diagnóstico precoce e tratamento adequado para preservar a visão). Apesar de o aspecto da lesão poder indicar o eventual patógeno causador, é fundamental a coleta de material para os exames complementares.

COMPLICAÇÕES

- Leucoma (cicatriz com opacidade localizada)
- Perfuração ocular
- Vascularização anômala da córnea
- Endoftalmite.

TRATAMENTO

- Limpeza ocular com soro fisiológico (NaCl a 0,9%) 4 vezes/dia
- Evitar colocação de bandagem sobre o olho
- Internação em casos graves.

Tratamento medicamentoso

- Atropina 1% ou cicloplégico (para alívio dos sintomas), fotofobia, espasmo ciliar. *Observação*: o fármaco não deve ser aplicado durante o uso de lentes de contato gelatinosas ou hidrofílicas, porque o cloreto de benzalcônio presente na fórmula pode ser absorvido pelas lentes. Por esse motivo, os pacientes devem ser instruídos a retirar as lentes antes da aplicação do colírio e aguardar pelo menos 15 minutos para recolocá-las
- Corticoides tópicos (prednisolona 1% ou dexametasona 0,1%) devem ser usados com cautela, a não ser que a lesão seja de natureza autoimune ou alérgica.

Observação: em doenças que causem o adelgaçamento da córnea ou da esclera, são conhecidos casos de perfuração com o uso de esteroides tópicos. É aconselhável medir, com frequência, a pressão intraocular. Este produto deve ser usado sob contínua supervisão médica.

Ceratites virais

- Medicação específica (ver Capítulo 540, *Herpes Ocular*).

Ceratites bacterianas

- Associação de aminoglicosídeo com cefalosporina: cobertura de bactérias gram-positivas e gram-negativas – cefazolina 50 mg/mℓ e gentamicina 10 a 20 mg/mℓ
- Quinolona tópica (indicada principalmente em úlceras de córnea bacterianas menores que 3 mm – por exemplo, ciprofloxacino 0,3%, gatifloxacino 0,3%, moxifloxacino 0,5%). Tanto em monoterapia quanto com o uso de colírios compostos, utiliza-se o seguinte regime terapêutico: 1 gota de 5 em 5 minutos nos primeiros 30 minutos, seguido por 1 gota a cada 1 hora. Com a evolução, pode-se distanciar as aplicações
- Antibioticoterapia sistêmica: indicada em úlceras próximas ao limbo corneano e nunca utilizada isoladamente, sempre em associação com medicação tópica – ciprofloxacino VO, 750 mg, 2 vezes/dia ou moxifloxacino 400 mg, 1 vez/dia, durante 7 dias.

Observação: ciprofloxacino, como outras fluoroquinolonas, sabidamente desencadeia convulsões ou diminui o limiar convulsivo. Em pacientes com epilepsia ou com transtornos do sistema nervoso central (SNC) (p. ex., limiar convulsivo reduzido, história pregressa de convulsão, redução do fluxo sanguíneo cerebral, lesão cerebral ou acidente vascular cerebral), ciprofloxacino deve ser administrado somente se os benefícios do tratamento forem superiores aos possíveis riscos.

Ceratites fúngicas

- Anfotericina B, 0,15%, tópica (fungos leveduriformes) ou natamicina 5% (fungos filamentares). Pode-se utilizar ainda: clotrimazol, miconazol, cetoconazol ou fluconazol por via tópica ou subconjuntival
- Casos graves: cetoconazol, anfotericina ou fluconazol sistêmicos (ver Parte 18, *Doenças Infecciosas e Parasitárias*).

PREVENÇÃO

- Evitar abrasão ou lesão da córnea por manipulação inadequada de lentes de contato
- Uso de protetores oculares em profissões expostas ao risco de corpos estranhos.

EVOLUÇÃO E PROGNÓSTICO

- Cura com tratamento adequado e precoce
- Risco de perda da visão.

Atenção

- Suspeita de úlcera de córnea torna obrigatória a avaliação diária do paciente
- Em ceratites com antecedente de lesão com vegetais, deve-se suspeitar de ceratite fúngica
- O colírio anestésico proporciona melhora imediata da dor corneana; entretanto, deve ser evitado, pois seu uso indiscriminado pode causar necrose tecidual e dificultar o processo de cicatrização.

BIBLIOGRAFIA

Ávila MP, Paranhos Jr. A. Farmacologia e terapêutica ocular. Cultura Médica; 2013.
Azevedo MF. GPS Medicamentos. Guia prático em saúde. Rio de Janeiro: Guanabara Koogan; 2017.
Bowling B. Kanski – Oftalmologia clínica. 8. ed. Elsevier; 2016.
Hofling-Lima AL, Dantas MCN, Alves MR. Doenças externas oculares e córnea. Série Oftalmologia Brasileira. 4. ed. Cultura Médica; 2017.
Porto CC, Porto AL. Semiologia médica. 8. ed. Rio de Janeiro: Guanabara Koogan; 2019.

80
Conjuntivite

Marcos Ávila ◆ David Isaac

INTRODUÇÃO

Inflamação da conjuntiva palpebral e/ou bulbar, causada por agentes infecciosos, alergia, irritação mecânica ou química.

Pode ser hiperaguda (aparecimento em 12 horas), aguda (duração de até 3 semanas) e crônica (duração além de 3 semanas).

CAUSAS

- Viral: adenovírus (agente mais frequente), SARS-CoV-2, enterovírus, poxvírus (molusco contagioso), herpes simples, herpes-zóster
- Bacteriana: *Staphylococcus aureus, Streptococcus pneumoniae, Haemophilus influenzae, Neisseria gonorrhoeae, Chlamydia trachomatis*
- Fungos e outros parasitas: *Acanthamoeba, Candida* sp.
- Alérgica: rinoconjuntivite, conjuntivite papilar gigante
- Irritação mecânica ou química: produtos químicos domiciliares/industriais, vento, fumaça, luz ultravioleta, medicamentos de uso tópico
- Associada à doença sistêmica: gota, síndrome carcinoide, sarcoidose, psoríase, síndrome de Stevens-Johnson, síndrome de Reiter.

MANIFESTAÇÕES CLÍNICAS

- Hiperemia conjuntival (ver Capítulo 96, *Olho Vermelho*)
- Sensação de queimação e corpo estranho
- Prurido (mais pronunciado na conjuntivite alérgica)
- Lacrimejamento e secreção (aquosa, mucinosa, purulenta)
- Quemose (edema conjuntival)
- Fotofobia
- Hipertrofia papilar ou folicular
- Borramento visual leve ou ausente (a presença de diminuição importante da acuidade visual pode indicar gravidade ou diagnóstico incorreto).

Covid-19 e comprometimento dos olhos

A Covid-19 pode apresentar manifestações oculares associadas ao comprometimento de outros órgãos ou ser o único sintoma. A lesão mais frequente é a conjuntivite folicular aguda (88,8% dos casos), com sensação de corpo estranho, hiperemia conjuntival, lacrimejamento, coceira, dor ocular e secreção (ver Figura 80.1).

A conjuntivite causada pelo SARS-CoV-2 assemelha-se a outras conjuntivites virais.

O segmento posterior do olho pode ser afetado, resultando em baixa acuidade visual. Nesses casos, deve-se avaliar a possibilidade de neurite óptica ou oclusões venosas retinianas (tromboses venosas). Um estudo brasileiro demonstrou, em 22% dos pacientes internados com Covid-19 grave, a presença de hemorragias retinianas em chama de vela e exsudatos algodonosos.

O adenovírus, principal causador das conjuntivites virais, apresenta via de transmissão semelhante à do SARS-CoV-2 e, por isso, medidas de higiene e distanciamento social também podem resultar na redução nos índices de conjuntivites infecciosas.

FORMAS CLÍNICAS

- Conjuntivite viral
  - Quase sempre bilateral
  - Associada a sinais e sintomas sistêmicos (febre faringoconjuntival)
  - Pouco prurido
  - Lacrimejamento intenso
  - Linfadenopatia pré-auricular frequente
  - Pode haver hemorragia subconjuntival
  - Folículos na conjuntiva forniceal inferior
  - Podem aparecer opacidades corneanas subepiteliais (ceratoconjuntivite epidêmica – causa de baixa visual mais importante na conjuntivite adenoviral; Figura 80.2)
- Conjuntivite bacteriana
  - Geralmente unilateral (ou inicialmente unilateral; Figura 80.3)
  - Evolução aguda
  - Prurido de pequena intensidade
  - Lacrimejamento moderado com secreção purulenta (especialmente na conjuntivite gonocócica)
  - Pequenas papilas nas placas tarsais ("tarso aveludado")

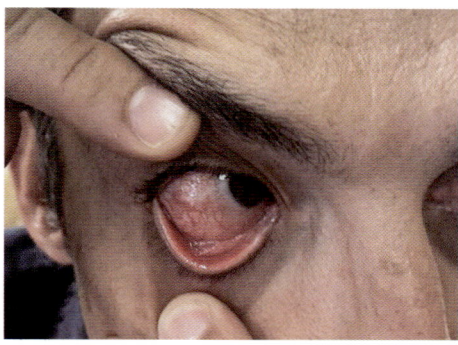

Figura 80.1 Paciente com Covid-19 apresentando hiperemia conjuntival no olho direito. Nos dias seguintes, evoluiu com sintomas respiratórios e anosmia. Seu diagnóstico de Covid-19 foi confirmado pelo RT-PCR.

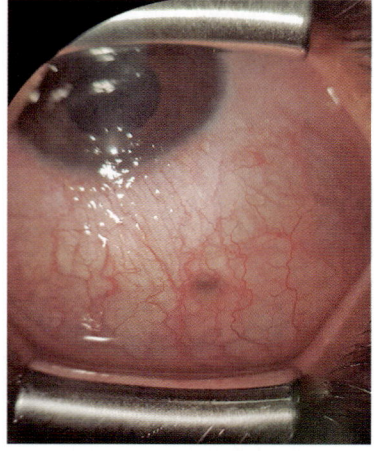

Figura 80.2 Conjuntivite viral. Hiperemia importante da conjuntiva bulbar com secreção aquosa.

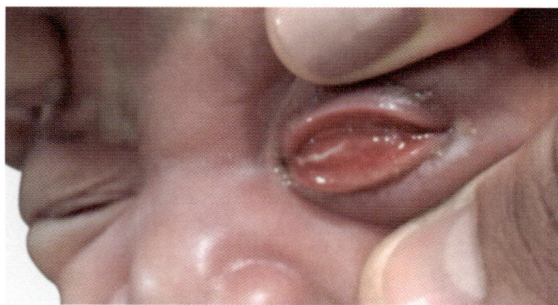

Figura 80.3 Conjuntivite bacteriana em recém-nascido (oftalmia neonatal).

- Conjuntivite por *Chlamydia*
  - Quase sempre bilateral
  - Evolução subaguda ou crônica
  - Prurido mínimo
  - Lacrimejamento moderado a intenso
  - Secreção menos intensa do que nas conjuntivites bacterianas típicas
  - Presença de folículos nas placas tarsais e na conjuntiva bulbar
  - Linfadenopatia pré-auricular. Pode estar associada a sintomas geniturinários em adultos jovens
- Conjuntivite alérgica
  - Bilateral
  - Prurido intenso
  - Lacrimejamento moderado
  - Ausência de secreção purulenta (em conjuntivites alérgicas crônicas, pode haver secreção mucinosa)
  - Quemose (edema conjuntival)
  - Papilas tarsais gigantes (nas conjuntivites primaveril, atópica e papilar gigante)
  - Associação frequente com alergia respiratória, dermatite atópica e rinite alérgica
- Conjuntivite por irritação mecânica ou química
  - Folículos tarsais com conjuntivite em consequência do uso de medicamentos tópicos
  - A ocorrência de lacrimejamento e exsudação depende da toxicidade do produto químico.

Tracoma

Conjuntivite contagiosa causada por *Chlamydia trachomatis* (subtipos A, B, Ba e C), transmitida por contato direto, objetos contaminados com secreções oculares (lenços e toalhas) ou insetos. Período de incubação de 5 a 12 dias.

Início insidioso ou súbito, com evolução prolongada, podendo durar anos quando não tratado adequadamente.

Manifestações clínicas. Fotofobia, lacrimejamento, edema palpebral, hiperplasia folicular e papilar na conjuntiva, formando granulações amarelo-acinzentadas, seguidas de vascularização da córnea a partir da região límbica superior e formação de pano (*pannus*).

Em fase avançada, há alterações cicatriciais que podem deformar as pálpebras com possível diminuição progressiva da acuidade visual e cegueira.

Comprovação diagnóstica. Exame bacteriológico e/ou imunofluorescência.

Tratamento medicamentoso. Doxiciclina VO, 100 mg, 12/12 horas; tetraciclina VO, 500 mg ou tópica, durante 2 semanas; eritromicina VO, 500 mg, 6/6 horas, azitromicina 1 g, dose única (em crianças, a dose varia de acordo com idade e peso).

Prevenção. Cuidados higiênicos e tratamento coletivo de casos.

DIAGNÓSTICO DIFERENCIAL

- Uveítes (irite, iridociclite, coroidite)
- Glaucoma agudo
- Lesões corneanas traumáticas e corpo estranho
- Obstrução canalicular (canaliculite, dacriocistite)
- Esclerite e episclerite (ver Capítulo 96, *Olho Vermelho*).

EXAMES COMPLEMENTARES

- Exame bacteriológico (bacterioscopia e cultura)
- Pesquisa de *Chlamydia* e *Neisseria*.

COMPROVAÇÃO DIAGNÓSTICA

- Dados clínicos + dados laboratoriais
- Conjuntivite bacteriana: isolamento do agente infeccioso
- Conjuntivite viral: presença de células mononucleares (linfócitos)
- Conjuntivite por *Chlamydia*: neutrófilos polimorfonucleares, plasmócitos, corpúsculos de inclusão em grandes células linfoblásticas fracamente coradas
- Conjuntivite alérgica: presença de eosinófilos e basófilos.

COMPLICAÇÕES

- Blefarite marginal crônica
- Fibrose conjuntival
- Úlceras ou perfuração corneana.

TRATAMENTO

- Não fazer curativo oclusivo
- Evitar corticoides tópicos inicialmente na conjuntivite infecciosa
- Compressas frias para conjuntivite alérgica ou irritativa
- Remover o material purulento e restos celulares com soro fisiológico a 0,9% de hora em hora, se necessário
- Conjuntivite viral:
  - Limpeza das membranas e pseudomembranas com cotonete ou pinça
  - Compressas frias (várias vezes ao dia, durante 1 a 2 semanas)
- Conjuntivite alérgica:
  - Identificar e afastar o agente causador
  - Compressas frias (diversas vezes/dia).

Tratamento medicamentoso
Conjuntivite viral
- Colírios anti-inflamatórios não esteroides
- Lubrificantes oculares (lágrimas artificiais)
- Anti-inflamatórios orais em casos de edema palpebral importante ou de adenomegalia dolorosa
- Corticoides tópicos em casos de pseudomembranas e infiltrados corneanos.

Conjuntivite bacteriana
- Tobramicina, 3 mg/mℓ; ou ciprofloxacino, 3 mg/mℓ; ou gatifloxacino, 3 mg/mℓ; ou moxifloxacino, 5 mg/mℓ; colírio 1 gota, 4/4 horas, durante 5 a 7 dias
- *Neisseria*: ceftriaxona, 1 g IV, dose única + antibioticoterapia tópica.

Conjuntivite por *Chlamydia*
- Doxiciclina VO, 100 mg, 12/12 horas; ou tetraciclina VO, 250 a 500 mg, 6/6 horas; ou eritromicina VO, 500 mg, 6/6 horas, durante 3 semanas
- Sulfacetamida* ou ciprofloxacino tópico por 4 semanas.

Conjuntivite alérgica
- Colírios lubrificantes
- Anti-histamínico tópico: cetotifeno, epinastina, alcaftadina ou olopatadina colírios

---

* Somente é comercializada em associação com outras substâncias. É possível prescrever fórmulas magistrais.

- Estabilizadores de mastócitos: cromoglicato de sódio
- Corticoides tópicos: dexametasona, metilprednisolona (casos mais graves)
- Imunossupressores tópicos (casos refratários): ciclosporina 1%, tacrolimo pomada 0,03%.

PREVENÇÃO

- Cuidados de higiene para prevenir a propagação da conjuntivite infecciosa.

EVOLUÇÃO E PROGNÓSTICO

- Conjuntivite bacteriana: resolução em 2 a 4 dias, com tratamento adequado
- Conjuntivite viral: evolução de 10 dias nos casos de faringite com conjuntivite
- Ceratoconjuntivite epidêmica: 2 a 4 semanas
- Conjuntivite por *Chlamydia*: duração de 3 a 5 semanas no tracoma com tratamento adequado e de 3 a 9 meses para a conjuntivite de inclusão não tratada.

BIBLIOGRAFIA

Ávila MP, Paranhos Jr. A. Farmacologia e terapêutica ocular. Cultura Médica; 2013.

Azevedo MF. GPS Medicamentos. Guia prático em saúde. Rio de Janeiro: Guanabara Koogan; 2017.

Costa PS, Naghettini AV, Porto CC et al. Pediatria na prática diária, 1ª Edição, 2020.

Gold DM, Galetta SL. Neuro-ophthalmologic complications of coronavirus disease 2019 (COVID-19). Neurosci Lett. 2021;742:135531.

Gomes JAP. Superfície ocular. Cultura Médica; 2006.

Hofling-Lima AL, Dantas MCN, Alves MR. Doenças externas oculares e córnea. Série Oftalmologia Brasileira. 4. ed. Cultura Médica; 2017.

Invernizzi A, Torre A, Parrulli S et al. Retinal findings in patients with COVID-19: results from the SERPICO-19 study. EClinicalMedicine. 2020;27:100550.

Isaac DLC, Magacho L, Iwamoto KOF et al. Reduction in eye emergency attendance and the correlation between COVID-19 and conjunctivitis diagnoses during COVID-19 pandemic. Arq Bras Oftalmol. 2021.

Porto CC, Porto AL. Semiologia médica. 8. ed. Rio de Janeiro: Guanabara Koogan; 2019.

81
Dacriocistite

David Isaac • Marcos Ávila

INTRODUÇÃO

Infecção do saco lacrimal, geralmente secundária à obstrução parcial ou completa do ducto lacrimonasal. Pode ser aguda ou crônica e geralmente é unilateral. Ocorre mais frequentemente em mulheres após a menopausa, podendo afetar, em menor frequência, crianças (Figura 81.1).

FORMAS CLÍNICAS

- Dacriocistite aguda e dacriocistite crônica.

Dacriocistite aguda

Infecção aguda ou subaguda do saco lacrimal.

Manifestações clínicas

- Dor, hiperemia e edema doloroso do canto medial da fenda palpebral
- Lacrimejamento (aumento de produção de lágrima) e epífora (diminuição do escoamento da lágrima por obstrução)
- Conjuntivite bacteriana associada
- Secreção purulenta à compressão do canto medial (pelos pontos lacrimais).

Causas

- *Staphylococcus aureus*: principal agente etiológico
- *S. pneumoniae, H. influenzae*
- *Actinomyces israelii*: principalmente associada à canaliculite.

Diagnóstico diferencial

- Celulite orbitária pré-septal: pode ocorrer como complicação de dacriocistite aguda não tratada
- Sinusite frontal ou etmoidal aguda
- Neoplasia de canto medial
- Canaliculite.

Exames complementares

- Cultura de secreção em casos especiais.

Atenção

Mesmo após a resolução da dacriocistite aguda, pode persistir a obstrução, sendo necessário realizar intervenção cirúrgica para desobstrução de vias lacrimais.

Dacriocistite crônica

Infecção crônica do saco lacrimal.

Manifestações clínicas

- Sinais flogísticos menos intensos do que na forma aguda: edema leve e não doloroso do canto medial (ver Figura 81.1)
- Lacrimejamento e epífora
- Conjuntivites recidivantes
- Secreção purulenta à compressão do canto medial (pelos pontos lacrimais).

Causas

- Idênticas às da dacriocistite aguda.

Exames complementares

- Dacriocistografia com TC
- Cultura de secreção em casos especiais.

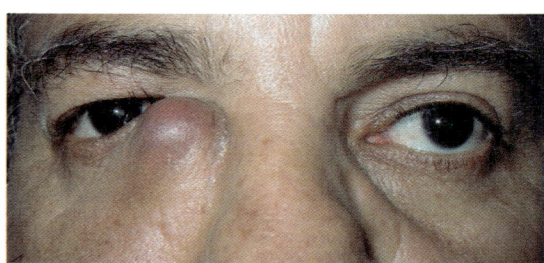

Figura 81.1 Dacriocistite crônica em adulto.

Tratamento das dacriocistites aguda e crônica

- Evitar a sondagem da via lacrimal na fase aguda
- Promover alívio da dor
- Fazer compressas mornas e massagens sobre o canto interno do olho de 6/6 horas.

Tratamento medicamentoso

- Antibioticoterapia:
  - Crianças: amoxicilina/clavulanato VO, 20 a 40 mg/kg/dia, 8/8 horas
  - Adultos: cefalexina VO, 500 mg, 6/6 horas; ou amoxicilina/clavulanato VO, 500 mg, 8/8 horas
- Casos graves (com piora do estado geral e febre): cefazolina, 1 g IV, 8/8 horas ou vancomicina IV, 40 mg/kg/dia, 12/12 horas; ou ceftriaxona VO, 100 mg/kg/dia, 12/12 horas
- Medicação tópica: colírio de ciprofloxacino, ofloxacino, moxifloxacino ou gatifloxacino, 6/6 horas.

Tratamento cirúrgico

- Dacriocistorrinostomia com ou sem tubo de Lester-Jones na dacriocistite crônica
- Em casos de abscesso, drenagem cirúrgica.

EVOLUÇÃO E PROGNÓSTICO

- Possibilidade de cura sem sequelas na forma aguda, com tratamento adequado. No entanto, a maior parte dos pacientes evolui com dacriocistite crônica e requer tratamento cirúrgico (dacriocistorrinostomia).

BIBLIOGRAFIA

Ávila MP, Paranhos Jr. A. Farmacologia e terapêutica ocular. Cultura Médica; 2013.
Azevedo MF. GPS medicamentos. Guia prático em saúde. Rio de Janeiro: Guanabara Koogan; 2017.
Bowling B. Kanski – Oftalmologia clínica. 8. ed. Elsevier, 2016.
Costa PS, Naghettini AV, Porto CC et al. Pediatria na prática diária. Rio de Janeiro: Guanabara Koogan; 2020.
Porto CC, Porto AL. Semiologia médica. 8. ed. Rio de Janeiro: Guanabara Koogan; 2019.
Vital Filho J, Velasco-Cruz AA, Schelini S et al. Órbita, sistema lacrimal e oculoplástica. Série Oftalmologia Brasileira. 4. ed. Cultura Médica; 2017.

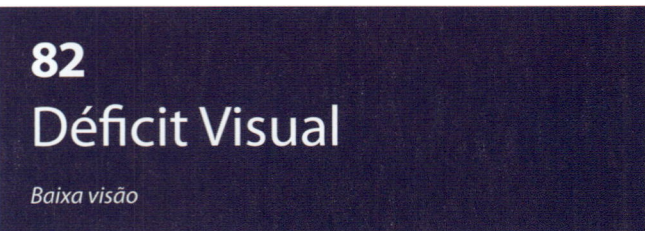

82
Déficit Visual

Baixa visão

David Isaac • Marcos Ávila

INTRODUÇÃO

O déficit visual pode ser observado em diversas doenças oculares que interferem na acuidade visual.

Pode ser bilateral ou unilateral e associado ou não à dor.

Classificação (baixa visão e cegueira legal)

- Baixa visão (visão subnormal): é a presença de acuidade visual, com melhor correção no melhor olho, menor ou igual a 20/60 na escala de Snellen ou 0,3 em escala decimal
- Cegueira legal (pessoa legalmente cega): é a denominação dada ao indivíduo que enxerga, mas não consegue exercer atividades laborativas. Trata-se da presença de acuidade visual, com melhor correção no melhor olho menor ou igual a 20/200 na escala de Snellen ou 0,1 em escala decimal.

CAUSAS E MANIFESTAÇÕES CLÍNICAS

- Baixa acuidade visual unilateral com dor
  - Ceratites bacterianas ou fúngicas: dor ocular intensa, baixa acuidade visual (BAV) variável, opacidades corneanas, lacrimejamento e hiperemia. Pode haver secreção
  - Abrasão corneana: história de traumatismo, dor intensa, BAV variável, lacrimejamento
  - Glaucoma agudo: mais frequente em mulher de meia-idade, BAV importante, dor intensa, midríase, olho endurecido e hiperemiado, náuseas
  - Uveítes: dor de intensidade variável, fotofobia, hiperemia ocular pericerática – ao redor da córnea, olho hipotônico, miose das pupilas. Menos frequentemente, pode acometer ambos os olhos
- Baixa acuidade visual unilateral sem dor
  - Descolamento da retina: pode ou não haver história de traumatismo, BAV abrupta ou progressiva após *flashes* luminosos ou sensação de "cortina se fechando". Mais frequente em míopes
  - Oclusão vascular da retina: BAV abrupta, indolor e sem sinais externos visíveis de doença ocular
  - Degeneração macular relacionada à idade neovascular: BAV em indivíduo com mais de 50 anos, manchas ou percepção de imagens tortas. Mais frequentemente unilateral, mas pode acometer os dois olhos em tempos diferentes
- Baixa acuidade visual bilateral sem dor
  - Ametropias: erros refracionais não corrigidos são uma das principais causas de BAV tratável
  - Catarata: paciente idoso, BAV progressiva geralmente bilateral e simétrica. Não há dor ou sinais externos, exceto em cataratas maduras em que há percepção de pupila branca – leucocoria
  - Glaucoma crônico: completamente assintomático até que haja dano visual irreversível. BAV progressiva, ausência de sinais externos. No glaucoma crônico, não há dor, e é difícil inferir que o olho apresenta pressão aumentada apenas pela palpação bidigital
  - Retinopatia diabética: pacientes diabéticos com BAV progressiva, indolor, bilateral.

Atenção

Conjuntivites levam a desconforto (sensação de corpo estranho), hiperemia ocular e lacrimejamento, mas quase nunca a BAV ou apresenta dor significativa.

BIBLIOGRAFIA

Ávila MP, Paranhos Jr. A. Farmacologia e terapêutica ocular. Cultura Médica; 2013.

Biccas HEA, Jorge AAH. Oftalmologia. Tecmedd; 2007.

Bowling B. Kanski – Oftalmologia clínica. 8. ed. Elsevier; 2016.

Costa PS, Naghettini AV, Porto CC et al. Pediatria na prática diária. Rio de Janeiro: Guanabara Koogan; 2020.

Porto CC, Porto AL. Semiologia médica. 8. ed. Rio de Janeiro: Guanabara Koogan; 2019.

83
Degeneração Macular Relacionada à Idade

Degeneração macular senil

Marcos Ávila ◆ David Isaac

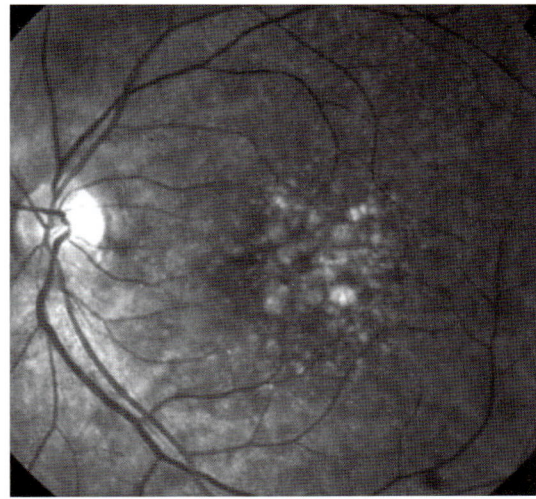

Figura 83.1 Retinografia monocromática mostrando quadro de degeneração macular relacionada à idade (DMRI) seca, caracterizada por drusas grandes em toda a mácula.

INTRODUÇÃO

A degeneração macular relacionada à idade (DMRI), também chamada "degeneração macular senil", consiste em alterações maculares relacionadas com o envelhecimento da retina e do epitélio pigmentar retiniano (drusas, alterações pigmentares e neovascularização da coroide) em pacientes com idade superior a 50 anos. É a principal causa de perda da visão central em pessoas nessa faixa etária.

FORMAS CLÍNICAS

Forma seca ou não neovascular. A forma mais frequente (90% dos casos) e a que menos se relaciona com perda visual grave.

As manifestações clínicas são:

- Diminuição ausente ou pequena da acuidade visual em casos leves até diminuição importante em casos com atrofia geográfica do epitélio pigmentado da retina
- Drusas: corpos hialinos branco-amarelados, arredondados, localizados abaixo do epitélio pigmentado da retina (EPR). Podem variar em tamanho e são as alterações mais precoces e características da DMRI (Figura 83.1)
- Alterações puntiformes hiperpigmentadas do EPR
- Atrofia geográfica: áreas de atrofia bem delimitadas do EPR macular
- Metamorfopsia: imagens distorcidas.

Forma exsudativa ou neovascular. Constitui a forma menos frequente (10% dos casos), sendo a mais relacionada com a perda de visão central (Figura 83.2).

As manifestações clínicas são:

- Diminuição importante da visão central
- Neovascularização de coroide: lesão característica da DMRI neovascular. Caracteriza-se pela formação de neovasos sub-retinianos com a formação de edema, sangramentos, descolamento localizado da mácula e evolução com cicatrização e fibrose – cicatriz disciforme (Figura 83.3)

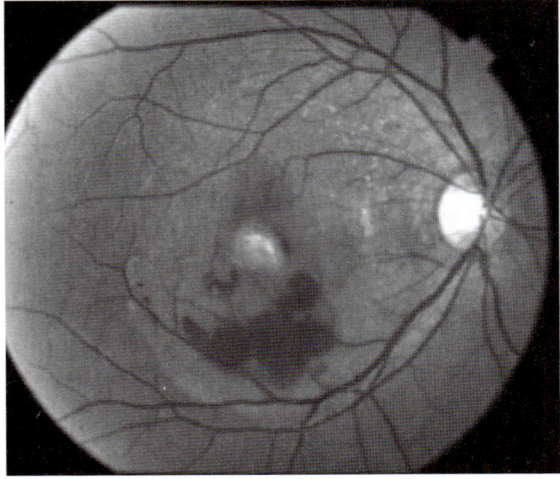

Figura 83.2 Retinografia monocromática mostrando quadro de DMRI neovascular.

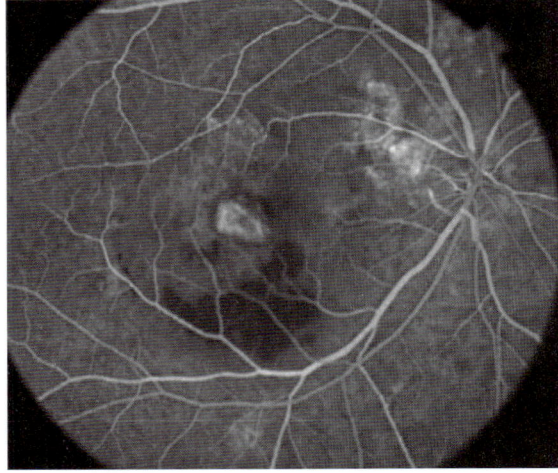

Figura 83.3 Angiofluoresceinografia mostrando neovascularização de coroide e área com bloqueio de fluorescência devido à hemorragia.

- Outros sinais comuns à forma seca (drusas, alterações do EPR e atrofia geográfica)
- Metamorfopsia: imagens distorcidas.

FATORES DE RISCO

- Idade avançada
- Pele clara ou íris clara
- Tabagismo
- Exposição excessiva à luz solar
- Dislipidemias.

DIAGNÓSTICO DIFERENCIAL

- Neovascularização sub-retiniana idiopática
- Histoplasmose ocular
- Retinopatia diabética
- Retinopatia hipertensiva.

EXAMES COMPLEMENTARES

- Angiografia com fluoresceína: exame padrão-ouro para o diagnóstico da forma neovascular
- Tomografia de coerência óptica (OCT, do inglês *optical coherence tomography*): exame que se baseia em corte "anatômico" da retina, por meio da captação da imagem por *laser*. É importante no diagnóstico e acompanhamento
- Angio-OCT: método de visualização e circulação da retina e coroide sem a utilização de corantes
- Videoangiografia com indocianina verde: exame complementar à angiofluoresceinografia na definição de neovascularização oculta (localizada sub-EPR).

COMPROVAÇÃO DIAGNÓSTICA

- Dados clínicos + angiografia com fluoresceína ou angio-OCT + videoangiografia com indocianina verde (em casos selecionados).

TRATAMENTO

Degeneração macular seca relacionada com a idade

- Nenhum tratamento promove regressão das lesões existentes
- Reabilitação visual com auxílios ópticos para baixa visão (lupas, sistemas de TV).

Tratamento medicamentoso

- Complexo vitamínico: luteína, zeaxantina, vitamina C, vitamina E, zinco e cobre. Indicado em pacientes com formas intermediárias. Seu uso pode diminuir a progressão para a forma neovascular.

Degeneração macular neovascular relacionada com a idade

- Fotocoagulação com *laser* térmico: neovascularização de coroide extrafoveal
- Reabilitação visual para baixa visão após cicatrização (lupas, telescópios, sistemas de TV).

Tratamento medicamentoso

- Terapia antiangiogênica: ranibizumabe e aflibercepte, por meio de injeções intravítreo, repetidas. O bevacizumabe pode ser utilizado em pacientes do SUS por meio de protocolo da Anvisa (RDC111), em uso *off-label*.

Prevenção da DMRI

- Pacientes de pele clara com história familiar de degeneração macular devem prevenir a doença com uso de óculos escuros e dieta rica em verduras que contenham antioxidantes naturais
- É necessária a realização do exame oftalmológico de rotina (anual) em pessoas com mais de 50 anos de idade.

BIBLIOGRAFIA

Ávila MP, Paranhos Jr. A. Farmacologia e terapêutica ocular. Cultura Médica; 2013.
Bowling B. Kanski – Oftalmologia clínica. 8. ed. Elsevier; 2016.
Moreira Jr. CA, Lavinsky J, Ávila MP. Retina e vítreo. Série Oftalmologia Brasileira. 4. ed. Cultura Médica; 2017.
Porto CC, Porto AL. Semiologia médica. 8. ed. Rio de Janeiro: Guanabara Koogan; 2019.

84
Descolamento da Retina

David Isaac • Marcos Ávila

INTRODUÇÃO

Separação entre a retina neurossensorial e o epitélio pigmentado da retina, com acúmulo de líquido entre ambos.

FORMAS CLÍNICAS

- Descolamento por ruptura localizada da retina (regmatogênico): o líquido tem acesso ao espaço sub-retiniano a partir do vítreo através de uma ruptura ou orifício da retina
- Descolamento exsudativo: ruptura da barreira hematorretiniana, com acúmulo de líquido sob a retina
- Descolamento por tração: decorrente de tração sobre a retina, geralmente por tecido fibroso ou fibrovascular anormal.

CAUSAS

- Descolamento regmatogênico: alteração pelo envelhecimento, degeneração periférica da retina, traumatismos (Figura 84.1)
- Descolamento exsudativo: neoplasias, doenças inflamatórias, derrame uveal, hipertensão arterial maligna, hipermetropia significativa
- Descolamento por tração: retinopatia proliferativa (diabetes; Figura 84.2), corpos estranhos intraoculares, retinopatia hipertensiva, oclusão da veia central da retina.

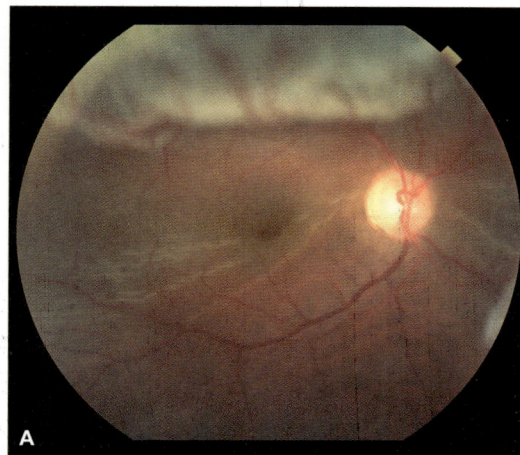

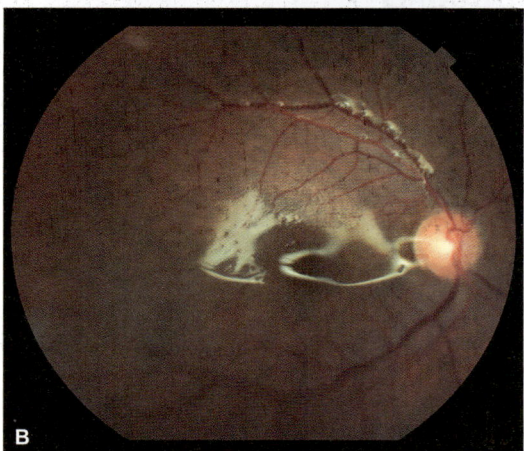

Figura 84.1 A. Retinografia mostrando descolamento da retina regmatogênico. **B.** Retinografia pós-operatória mostrando a retina colada e presença de óleo de silicone na cavidade vítrea.

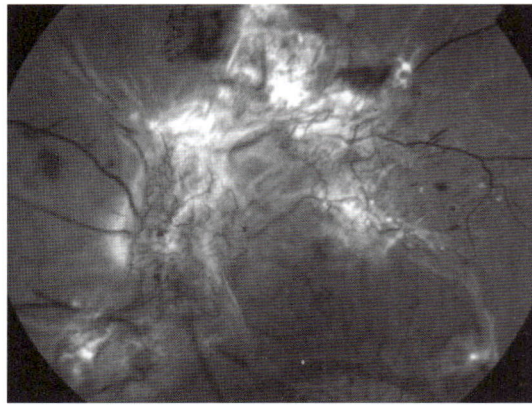

Figura 84.2 Retinografia monocromática de paciente com deslocamento de retina por retinopatia diabética. Observa-se descolamento retiniano com fibrose e troncos de neovasos.

FATORES DE RISCO

- Miopia
- Afacia (ausência do cristalino do olho)
- Traumatismos
- Descolamento retiniano do outro olho
- Degeneração retiniana predisponente (paliçada).

MANIFESTAÇÕES CLÍNICAS

- Início súbito
- Fotopsia (*flashes*)
- Partículas flutuantes em forma de teia de aranha – *floaters* (entopsia)
- Partículas flutuantes em forma de cinza de cigarro
- Redução do campo visual ("cortina" em parte do campo visual)
- Visão central e acuidade visual podem ser preservadas se não houver descolamento macular
- Acuidade visual diminuída
- Deficiência da visão de cores
- Exame do fundo de olho com oftalmoscopia binocular indireta: mostra elevação da retina neurossensorial associada a uma ou mais rupturas da retina no descolamento regmatogênico, ou elevação da retina sem rupturas no descolamento exsudativo.

COMPROVAÇÃO DIAGNÓSTICA

- Dados clínicos + oftalmoscopia binocular indireta.

COMPLICAÇÕES

- Perda parcial ou total da visão.

TRATAMENTO

- Tratamento clínico nos casos exsudativos.

Tratamento cirúrgico

- Quando há descolamento regmatogênico ou tracional.

PREVENÇÃO

- Pacientes com alta miopia devem ser acompanhados anualmente
- Pacientes com degenerações predisponentes ou rupturas devem ser tratados com fotocoagulação a *laser* (Figura 84.3)
- Pacientes que tiveram descolamento da retina em olho contralateral devem ser acompanhados periodicamente
- Pacientes com história familiar de descolamento da retina devem ser examinados periodicamente.

EVOLUÇÃO E PROGNÓSTICO

- Descolamento regmatogênico
  - Perda visual progressiva, que pode resultar em cegueira completa
  - Se o descolamento tiver menos de 1 semana de duração, 75% dos pacientes obtêm visão pós-operatória de 20/70 ou mais, em contraste com 50% dos pacientes com descolamento macular de 1 a 8 semanas de duração. Pacientes mais jovens têm melhor visão final
  - Prognóstico para os casos de descolamento retiniano sem descolamento da mácula é mais satisfatório do que os casos que apresentam comprometimento macular
  - Tratamento eficiente em 90% dos casos de descolamento da retina

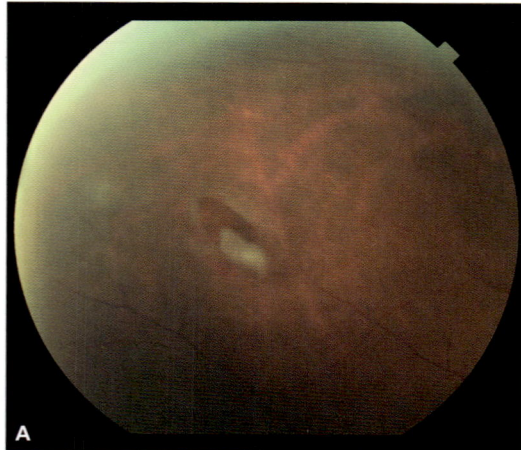

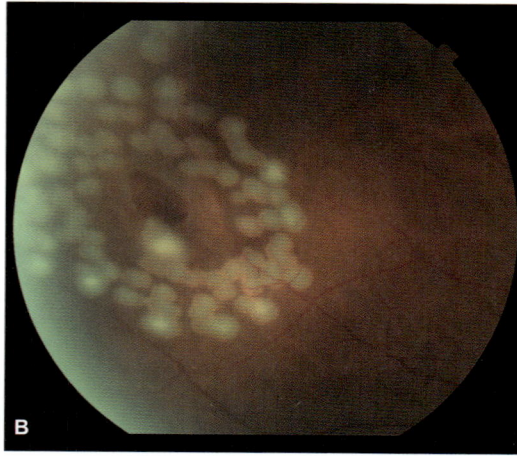

Figura 84.3 A. Retinografia mostrando ruptura retiniana. **B.** Retinografia após tratamento da ruptura com fotocoagulação a *laser*.

- Descolamento exsudativo e por tração
  - O prognóstico depende da gravidade do distúrbio subjacente e do controle adequado da causa.

Atenção

- O ato de coçar os olhos deve ser evitado, pois microtraumatismos podem induzir ao descolamento da retina em altos míopes
- Todo indivíduo com redução visual súbita, com *flashes* luminosos e moscas volantes, deve ser encaminhado ao oftalmologista com urgência, pois o prognóstico quanto à visão depende do tempo entre o descolamento retiniano e o tratamento.

BIBLIOGRAFIA

Ávila MP, Isaac DLC. Vitrectomia 20.23 e 25 G. 1. ed. Cultura Médica; 2010.

Ávila MP, Paranhos Jr. A. Farmacologia e terapêutica ocular. Cultura Médica; 2013.

Bowling B. Kanski – Oftalmologia clínica. 8. ed. Elsevier; 2016.

Moreira Jr. CA, Lavinsky J, Ávila MP. Retina e vítreo. Série Oftalmologia Brasileira. 4. ed. Cultura Médica; 2017.

Porto CC, Porto AL. Semiologia médica. 8. ed. Rio de Janeiro: Guanabara Koogan; 2019.

85
Distúrbios do Aparelho Lacrimal

Olho seco, epífora

Marcos Ávila ◆ David Isaac

INTRODUÇÃO

Os distúrbios do aparelho lacrimal incluem diversas alterações que podem ser oriundas tanto de alterações na produção quanto na drenagem das lágrimas. Entre essas alterações podemos citar o olho seco, a epífora e a dacriocistite (abordada no Capítulo 81, *Dacriocistite*).

O distúrbio mais comum do aparelho lacrimal é o "olho seco".

OLHO SECO

Condição em que não há lubrificação adequada da superfície ocular. Pode ocorrer por deficiência na produção das lágrimas pela glândula lacrimal (associada ou não à síndrome de Sjögren; ver Capítulo 103, *Síndrome de Sjögren*), ou devido ao ressecamento da superfície ocular por instabilidade do filme lacrimal (disfunção meibomiana), ou por deficiência no piscar (paralisia facial, ectrópio).

Ocorre mais frequentemente em mulheres após a menopausa.

CAUSAS E FATORES DE RISCO

- Produção deficiente das lágrimas ou alteração da composição do filme lacrimal
- Desidratação (principalmente em pessoas idosas)
- Ambientes desfavoráveis (ar-condicionado, climas secos e quentes)
- Uso de medicamentos: diuréticos, antialérgicos, anticoncepcionais orais, anti-hipertensivos
- Doenças do tecido conjuntivo (artrite reumatoide, lúpus eritematoso sistêmico, síndrome de Sjögren)
- Paralisia do nervo facial (paralisia de Bell)
- Anormalidade das pálpebras (entrópio, ectrópio, retração palpebral, blefarite)
- Hipo ou hipertireoidismo
- Hipovitaminose A.

MANIFESTAÇÕES CLÍNICAS

- Sensação de corpo estranho
- Hiperemia conjuntival na região da fenda palpebral
- Lacrimejamento reflexo (ocorre ocasionalmente em pessoas com sintomas de olho seco secundários à instabilidade do filme lacrimal, podendo haver lacrimejamento reflexo ao ressecamento de determinadas áreas da córnea e/ou conjuntiva)

- Secreção mucinosa
- Menisco lacrimal diminuído (em geral, menor que 1 mm na junção pálpebra/conjuntiva bulbar) e tempo de quebra do filme lacrimal com fluoresceína reduzido (normal: maior do que 10 segundos).

COMPROVAÇÃO DIAGNÓSTICA

- Exame oftalmológico
- Teste de Schirmer.

Teste de Schirmer

A produção das lágrimas pode ser avaliada utilizando-se uma tira de filtro de Schirmer após instilação de anestésico tópico.

O umedecimento de menos de 10 mm da tira depois de 5 minutos indica produção insuficiente de lágrima.

EPÍFORA

Lacrimejamento constante por insuficiência de drenagem das lágrimas. Não há aumento na produção lacrimal, mas diminuição no seu escoamento.

Ocorre frequentemente por mau posicionamento do ponto lacrimal (ectrópio), falência na bomba lacrimal (p. ex., frouxidão palpebral ou disfunção do músculo orbicular – paralisia do nervo facial), obstrução proximal (estenose de ponto lacrimal) ou distal das vias lacrimais (ducto lacrimonasal).

A identificação do problema é realizada por meio do exame oftalmológico, podendo ser realizadas sondagem e irrigação das vias lacrimais e, em casos mais graves, dacriocistografia.

Epífora em recém-nascido

No recém-nascido, é frequente a observação de epífora. Nesses casos, até o 6º mês de vida, deve ser realizada massagem para estabelecer a perfusão do ducto lacrimonasal.

Em geral, após essa época, é necessária a sondagem de vias lacrimais para o estabelecimento da fisiologia lacrimal normal.

TRATAMENTO

- Tratar a doença subjacente.

Tratamento medicamentoso

- Lágrimas artificiais nas doenças sistêmicas que predispõem ao ressecamento dos olhos e para as pessoas que residem em climas secos ou para aquelas com mais de 60 anos de idade
- Gel oftálmico lubrificante entre a pálpebra e o olho, durante o dia, em casos de olho seco mais grave ou ao deitar-se, para evitar o ressecamento dos olhos à noite
- Havendo quantidade excessiva de muco, usar colírios mucolíticos (N-acetilcisteína a 10%, 3 a 4 vezes/dia)
- Possível benefício com o uso de isoflavona VO, 50 mg, 3 vezes/dia, ou de óleo de semente de linhaça e de outros óleos ricos em ômega-3.

Soro autólogo

Em casos mais graves, pode-se utilizar soro autólogo (do próprio paciente) a 50% para lubrificação dos olhos (3 a 4 vezes/dia)

Tratamento cirúrgico

- Casos refratários: cirurgia de oclusão de pontos lacrimais (plugues de silicone reversíveis, cauterização definitiva) e uso de câmaras úmidas
- No caso de bloqueio dos canais lacrimais: dilatação com sonda e/ou dacriocistorrinostomia.

Atenção

- Em caso de obstrução congênita das vias lacrimais (lacrimejamento excessivo de lactentes), fazer massagem do saco lacrimal várias vezes por dia, assepsia diária com soro fisiológico (lavar secreções) e, em caso de infecção associada, aplicar colírios antibióticos durante 1 semana, até a remissão do quadro. Em geral, são aguardados de 6 meses a 1 ano de idade; caso contrário, faz-se sondagem das vias lacrimais
- Ver Capítulo 81, *Dacriocistite*.

EVOLUÇÃO E PROGNÓSTICO

- Tratamento adequado obtém bom resultado, principalmente evitando complicações.

BIBLIOGRAFIA

Ávila MP, Paranhos Jr. A. Farmacologia e terapêutica ocular. Cultura Médica; 2013.

Azevedo MF. GPS medicamentos. Guia prático em saúde. Rio de Janeiro: Guanabara Koogan; 2017.

Costa PS, Naghettini AV, Porto CC et al. Pediatria na prática diária. Rio de Janeiro: Guanabara Koogan; 2020.

Gomes JAP. Superfície ocular. Cultura Médica; 2006.

Hofling-Lima AL, Dantas MCN, Alves MR. Doenças externas oculares e córnea. Série Oftalmologia Brasileira. 4. ed. Cultura Médica; 2017.

Porto CC, Porto AL. Semiologia médica. 8. ed. Rio de Janeiro: Guanabara Koogan; 2019.

86
Ectrópio Palpebral

David Isaac • Marcos Ávila

INTRODUÇÃO

Rotação externa da margem palpebral.

O mau posicionamento palpebral provoca diminuição na eficiência da lubrificação ocular e drenagem lacrimal, cursando com epífora e ceratoconjuntivite crônica.

FORMAS CLÍNICAS

- Mecânico: secundário a tumores ou cicatrizes palpebrais
- Involucional ou senil: afeta a pálpebra inferior e ocorre devido à frouxidão da pálpebra e dos tendões cantais medial e lateral (Figura 86.1)

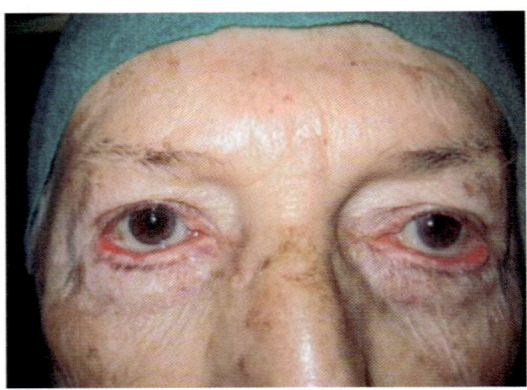

Figura 86.1 Ectrópio senil bilateral.

- Cicatricial: secundário à cicatrização pós-traumatismo ou pós-cirurgias palpebrais
- Paralítico: secundário à paralisia do nervo facial ipsilateral.

MANIFESTAÇÕES CLÍNICAS

- Rotação externa da margem palpebral
- Sensação de corpo estranho ocular
- Hiperemia conjuntival
- Borramento ocular leve
- Epífora ("lacrimejamento" por obstrução).

COMPROVAÇÃO DIAGNÓSTICA

- Dados clínicos.

TRATAMENTO

Tratamento medicamentoso

- Tratamento sintomático da irritação ocular com lubrificantes
- Ectrópio paralítico: lubrificação corneana frequente com pomadas oftálmicas
- Tratamento da paralisia facial.

Tratamento cirúrgico

- Ectrópio senil ou involucional: excisão de tecido palpebral em sua espessura total e sutura das margens (encurtamento horizontal ou *tarsal strip*)
- Ectrópio cicatricial: retirada de tecido fibrótico e retrações; aplicação de enxerto, recobrindo a espessura total da área lesionada
- Ectrópio paralítico: em casos graves, tarsorrafia medial.

EVOLUÇÃO E PROGNÓSTICO

- Ectrópio de longa evolução pode provocar ceratinização conjuntival, hipertrofia conjuntival secundária e ceratopatia por exposição
- Ressecamento pronunciado dos olhos pode resultar em ulceração corneana, invasão secundária por bactérias e infecções oculares.

BIBLIOGRAFIA

Ávila MP, Paranhos Jr. A. Farmacologia e terapêutica ocular. Cultura Médica; 2013.

Bowling B. Kanski – Oftalmologia clínica. 8. ed. Elsevier; 2016.
Porto CC, Porto AL. Semiologia médica. 8. ed. Rio de Janeiro: Guanabara Koogan; 2019.
Vital Filho J, Velasco-Cruz AA, Schelini S et al. Órbita, sistema lacrimal e oculoplástica. Série Oftalmologia Brasileira. 4. ed. Cultura Médica; 2017.

87
Entrópio Palpebral

Marcos Ávila • David Isaac

INTRODUÇÃO

Consiste na inversão (rotação interna) da margem da pálpebra em direção ao globo ocular.

FORMAS CLÍNICAS

- Congênito primário: ocorre por desenvolvimento anômalo da aponeurose do músculo retrator inferior
- Congênito secundário: é associado a epibléfaro (prega palpebral inferior), microftalmia
- Involucional ou senil: acomete a pálpebra inferior e frequentemente se associa a sintomas de irritação ocular (Figura 87.1)
- Cicatricial: sequela de tracoma, penfigoide ocular, síndrome de Stevens-Johnson
- Espástico: blefarospasmo.

MANIFESTAÇÕES CLÍNICAS

Os sintomas relacionados com o entrópio se devem principalmente ao atrito dos cílios na superfície ocular. Incluem:

- Fotofobia
- Dor
- Sensação de corpo estranho
- Lacrimejamento reflexo
- Borramento visual
- Ao exame físico, observa-se rotação interna da margem palpebral em direção ao globo ocular.

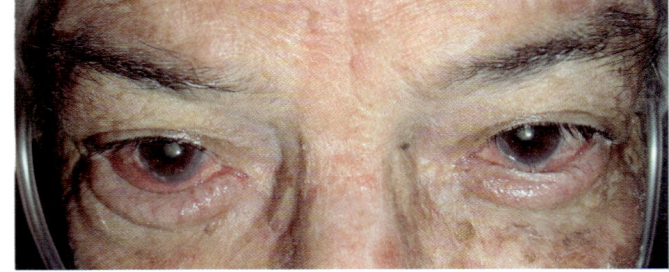

Figura 87.1 Entrópio involucional ou senil. Observa-se a rotação da pálpebra (inversão) em direção à conjuntiva bulbar.

COMPROVAÇÃO DIAGNÓSTICA

- Dados clínicos.

TRATAMENTO

- Medidas de suporte e conforto, como o uso de lubrificantes oculares
- Entrópio congênito secundário: em geral, não é necessário tratar o epibléfaro.

Há resolução espontânea, na maior parte dos casos, com o crescimento da criança.

Tratamento cirúrgico

- Entrópio congênito primário: cirurgia com fixação tarsal da aponeurose dos retratores
- Entrópio involucional ou senil: sutura de eversão, cirurgia de Jones ou Weis
- Entrópio cicatricial: cirurgia corretora com fratura tarsal e eversão palpebral. Pode ser necessário utilizar enxerto para reconstrução tarsal ou conjuntival
- Entrópio espástico agudo: toxina botulínica ou cirurgia em casos avançados.

EVOLUÇÃO E PROGNÓSTICO

- Bons resultados com tratamento adequado
- Risco de ceratite e úlcera com perfuração e perda do globo ocular.

Atenção

- É necessário distinguir entrópio (rotação interna da margem palpebral) de triquíase (direcionamento errôneo dos cílios) e distiquíase (fileira adicional de cílios)
- Ver Capítulo 86, *Ectrópio Palpebral*.

BIBLIOGRAFIA

Ávila MP, Paranhos Jr. A. Farmacologia e terapêutica ocular. Cultura Médica; 2013.
Bowling B. Kanski – Oftalmologia clínica. 8. ed. Elsevier; 2016.
Porto CC, Porto AL. Semiologia médica. 8. ed. Rio de Janeiro: Guanabara Koogan; 2019.
Vital Filho J, Velasco-Cruz AA, Schelini S et al. Órbita, sistema lacrimal e oculoplástica. Série Oftalmologia Brasileira. 4. ed. Cultura Médica; 2017.

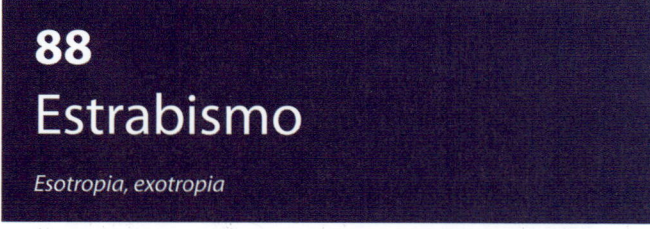

88
Estrabismo

Esotropia, exotropia

David Isaac • Marcos Ávila

INTRODUÇÃO

Desvio ocular latente ou manifesto, congênito ou adquirido, evidenciado pela observação dos movimentos oculares.

O estrabismo ocorre em 4% da população. Em crianças, o tratamento deve ser iniciado o mais precocemente possível, a fim de se desenvolver a sensorialidade binocular e evitar o desenvolvimento de ambliopia (ver Capítulo 73, *Ambliopia*).

ESTRABISMOS PARALÍTICOS

Geralmente associados a traumatismos ou eventos compressivos (tumores) ou vasculares. Podem ser classificados em:

- Paralisia de 3º nervo (nervo oculomotor): limitação de movimento ocular unilateral em todas as direções, exceto lateralmente (exodesvio, ou seja, estrabismo divergente, com hipotropia, desvio vertical), caracterizada por ptose, acometimento pupilar variável, podendo ser observada midríase
- Paralisia de 4º nervo (nervo troclear): estrabismo vertical com piora da diplopia à inclinação da cabeça para o lado da paralisia (sinal de Bielschowsky), geralmente secundário a traumatismos (Figura 88.1)
- Paralisia de 6º nervo (nervo abducente): esotropia (estrabismo convergente) com limitação ou impossibilidade de olhar lateralmente com o olho afetado. Diplopia, podendo-se adotar posição viciosa de cabeça (lateralização) para combatê-la.

ESTRABISMO NA INFÂNCIA

- Esotropias: desvio ocular para dentro (Figura 88.2)
  - Esotropia congênita: ocorre em crianças por volta do 6º mês de vida. O erro refracional apresentado é pequena hipermetropia (como esperado para a idade). Pode haver história familiar e deve ser tratada precocemente para evitar ambliopia
  - Esotropia acomodativa: ocorre em crianças por volta do 2º ano de vida. O erro refracional é a hipermetropia (entre 3,00 e 8,00 dioptrias) e a correção completa da hipermetropia leva à correção do desvio. Se tratada adequadamente, é raro o desenvolvimento de ambliopia

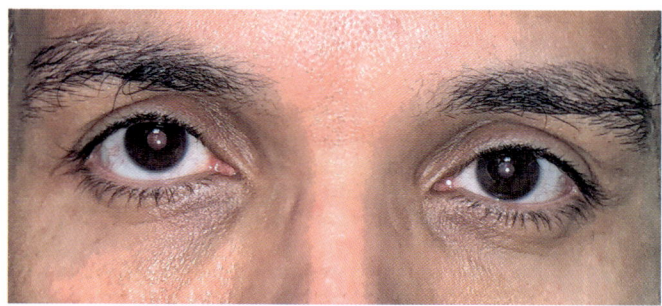

Figura 88.1 Hipertropia do olho direito (desvio vertical).

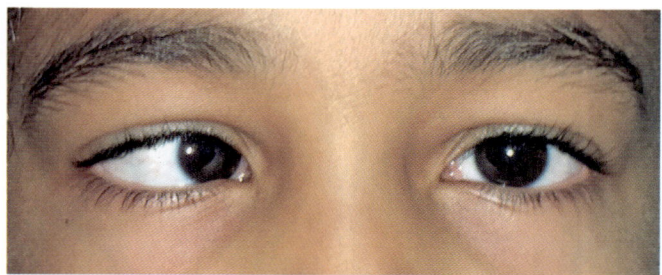

Figura 88.2 Esotropia (estrabismo convergente).

- Exotropias: desvio ocular para fora (Figura 88.3)
  - Exotropia intermitente: ocorre em crianças por volta do 4º ano de vida. Olho desviado para fora com períodos de alinhamento. Ocorre principalmente em situações de cansaço ou doença associada. É comum e referido que a criança fecha o olho que desvia ocasionalmente ao sol
  - Exotropia por privação: ocorre em qualquer etapa da vida. Surge quando um dos olhos se torna cego ou com baixa visual grave. Nesses casos, como não há estímulo sensorial, a correção é estética, podendo haver recidivas
  - Exotropia manifesta: desvio ocular fixo para fora. Pode haver alternância de fixação entre os olhos e apresentar características hereditárias.

COMPROVAÇÃO DIAGNÓSTICA

- Exame oftalmológico com estudo da motilidade ocular.

COMPLICAÇÕES

- Ambliopia.

TRATAMENTO

- Suspeita ou reconhecimento de estrabismo implica encaminhar o paciente ao oftalmologista
- Correção da ametropia, se houver
- Prevenção da ambliopia (a maturação do sistema visual binocular completa-se por volta dos 7 anos. Assim, os melhores resultados são obtidos quanto mais precoce sua instituição)
- Quando o tratamento clínico com óculos e colírios não é suficiente, está indicada correção cirúrgica
- A criança com estrabismo deve ser acompanhada periodicamente
- É importante verificar se o tratamento oclusivo está sendo feito corretamente
- Conscientizar a família do paciente quanto à importância e ao tempo limitado para o tratamento da ambliopia.

Atenção

- A avaliação da acuidade visual em crianças deve ser feita precocemente, observando-se a fixação em objetos coloridos, se mantêm a fixação, se reagem igualmente à oclusão de um dos olhos ou se há preferência por algum deles. Podem-se utilizar cartões de olhar preferencial (Teller). Em crianças maiores, pode-se usar a tabela de acuidade visual
- A prevenção da ambliopia é o principal objetivo do tratamento, pois esta se torna irreversível com o desenvolvimento da criança. O desvio ocular pode ser corrigido cirurgicamente em qualquer época.

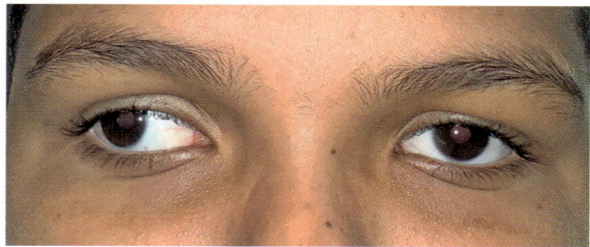
Figura 88.3 Exotropia (estrabismo divergente).

BIBLIOGRAFIA

Ávila MP, Paranhos Jr. A. Farmacologia e terapêutica ocular. Cultura Médica; 2013.
Biccas HEA, Jorge AAH. Oftalmologia. Tecmedd; 2007.
Bowling B. Kanski – Oftalmologia clínica. 8. ed. Elsevier; 2016.
Costa PS, Naghettini AV, Porto CC et al. Pediatria na prática diária. Rio de Janeiro: Guanabara Koogan; 2020.
Porto CC, Porto AL. Semiologia médica. 8. ed. Rio de Janeiro: Guanabara Koogan; 2019.
Souza-Dias C, Almeida HC, Bicas HEA. Estrabismo. Série Oftalmologia Brasileira. 4. ed. Cultura Médica; 2017.

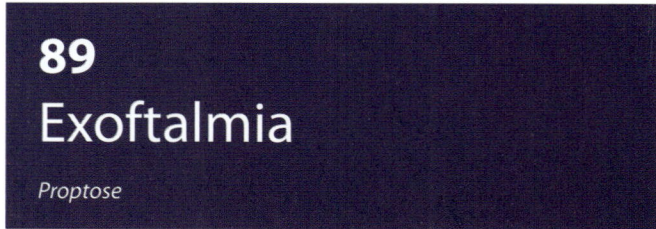

89
Exoftalmia

Proptose

Marcos Ávila ◆ David Isaac

INTRODUÇÃO

Exoftalmia, ou proptose, consiste na protrusão anormal de um ou de ambos os olhos.

Ocorre, em geral, quando há distância maior que 22 mm, medida com régua, entre o canto lateral da pálpebra e o ápice corneano. Diferença maior que 2 mm entre os olhos levanta a suspeita de proptose unilateral (Figura 89.1).

CAUSAS

- Hipertireoidismo (tireotoxicose): ocorre com retração palpebral e infiltração de partes moles da órbita e músculos perioculares (exoftalmia distireóidea; ver Capítulo 328, *Hipertireoidismo*)
- Hemorragia ou inflamação orbitária (traumatismos, pseudotumor orbitário)
- Celulite orbitária (doença infecciosa que requer tratamento imediato)
- Tumor orbitário
- Trombose do seio cavernoso
- Fístula carotideocavernosa.

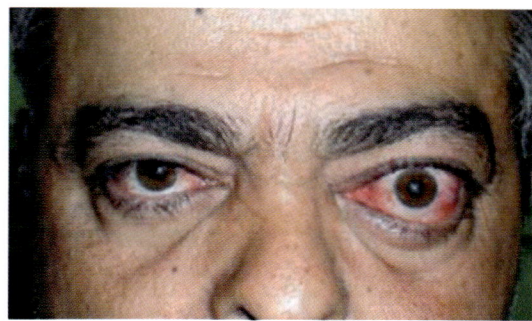
Figura 89.1 Exoftalmia unilateral à esquerda.

MANIFESTAÇÕES CLÍNICAS

A exoftalmia pode apresentar poucos ou vários sinais e sintomas, dependendo da causa:

- Protrusão dos olhos (Figura 89.2)
- Dor ocular, cefaleia
- Sensação de corpo estranho
- Hiperemia conjuntival
- Limitação dos movimentos oculares, retração palpebral
- Quemose (edema conjuntival)
- Ceratite por exposição permanente da córnea.

EXAMES COMPLEMENTARES

- Medida da proptose com exoftalmômetro
- Exames para avaliação da função tireoidiana
- Ultrassonografia da órbita
- Tomografia computadorizada (TC) ou ressonância magnética (RM) da órbita
- Biópsia da lesão, se necessário.

COMPROVAÇÃO DIAGNÓSTICA

- Dados clínicos + exames complementares direcionados pela hipótese diagnóstica.

COMPLICAÇÕES

- Estrabismo, astigmatismo
- Ceratite de exposição, úlcera, perfuração da córnea e/ou infecção
- Atrofia óptica, cegueira.

TRATAMENTO

- Tratamento sintomático: lágrimas artificiais e géis lubrificantes oculares
- Tratamento da doença de base
- Exoftalmia do hipertireoidismo pode reduzir, em alguns casos, com a indução do eutireoidismo; se persistir, pode ser tratada com corticoides sistêmicos, radioterapia ou cirurgias para correção de retração palpebral ou descompressão orbitária
- Tratamento cirúrgico em casos especiais.

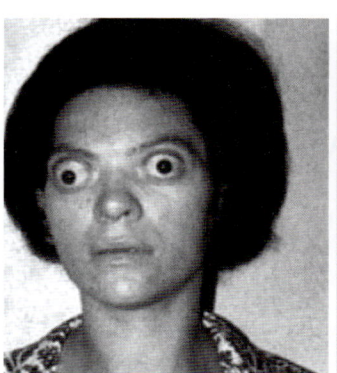 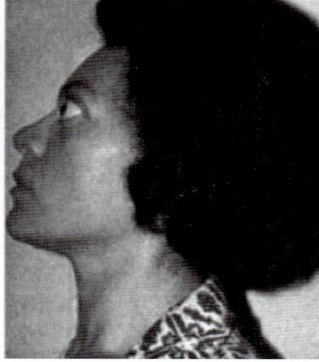

Figura 89.2 Exoftalmia grave bilateral.

EVOLUÇÃO E PROGNÓSTICO

- Bom prognóstico, se realizados diagnóstico e tratamento adequadamente
- Casos graves podem ficar com sequelas, como diminuição permanente da visão, diplopia, proptose permanente e alterações de superfície ocular secundárias a lagoftalmo (ver Capítulo 92, *Lagoftalmo*).

Atenção

- Em casos de lesões rapidamente progressivas, a adaptação do globo à nova posição é menor, sendo maior o risco de dano ao nervo óptico
- Celulite orbitária pode evoluir para meningite
- Sopro audível no olho protruso é sugestivo de fístula carotideocavernosa
- O hipertireoidismo é a causa mais comum de exoftalmia uni ou bilateral no adulto (ver Capítulo 328, *Hipertireoidismo*).

BIBLIOGRAFIA

Ávila MP, Paranhos Jr. A. Farmacologia e terapêutica ocular. Cultura Médica; 2013.
Bowling B. Kanski – Oftalmologia clínica. 8. ed. Elsevier; 2016.
Monteiro MLR. Neuro-oftalmologia. Série Oftalmologia Brasileira. 4. ed. Cultura Médica; 2017.
Porto CC, Porto AL. Semiologia médica. 8. ed. Rio de Janeiro: Guanabara Koogan; 2019.

90
Glaucoma

David Isaac • Marcos Ávila

INTRODUÇÃO

Constitui uma neuropatia em que há dano ao nervo óptico e à camada de fibras nervosas da retina, em decorrência de pressão intraocular (PIO) maior que a adequada para o nervo óptico.

Na maioria das vezes, a PIO é maior que 21 mmHg, associada a dano ao nervo óptico. Entretanto, há pacientes com PIO acima dos valores normais sem alteração de nervo (hipertensão ocular) ou pacientes com pressão normal e evolução glaucomatosa (glaucoma de pressão normal).

CLASSIFICAÇÃO

- Glaucoma primário: glaucoma primário de ângulo aberto e de ângulo fechado
- Glaucoma secundário: glaucoma pigmentar, pseudoesfoliativo, cortisônico, traumático, neovascular, entre outros.

GLAUCOMA PRIMÁRIO DE ÂNGULO ABERTO

No glaucoma primário de ângulo aberto, a secreção do humor aquoso pelo corpo ciliar e seu fluxo entre o cristalino e a íris, através da pupila para a câmara anterior, apresenta-se normal. Todavia, há redução na drenagem do humor aquoso pela malha trabecular, resultando em aumento da PIO.

Aproximadamente, 1% da população com idade acima de 40 anos apresenta esse tipo de glaucoma, caracterizado por PIO maior que 21 mmHg, ângulo aberto da câmara anterior, dano ao disco óptico (aumento de escavação) e perda de campo visual.

CAUSAS E FATORES DE RISCO

- Etiologia desconhecida
- Idade acima de 40 anos
- História familiar positiva
- Raça negra.

MANIFESTAÇÕES CLÍNICAS

- Assintomático, exceto em fases tardias da doença, quando podem aparecer diminuição da acuidade visual e perda de campo visual
- Lesão do nervo óptico (aumento concêntrico ou localizado na escavação do nervo óptico)
- Alterações na perimetria computadorizada (campo visual e presença de escotomas).

DIAGNÓSTICO DIFERENCIAL

Outras causas de baixa acuidade visual e perda de campo visual (ver Capítulo 82, *Déficit Visual*)

- Oclusões arteriais retinianas
- Glaucoma secundário
- Atrofia óptica/neurite óptica
- Degenerações e distrofia retinianas.

COMPROVAÇÃO DIAGNÓSTICA

- Dados clínicos + medida da pressão intraocular + papiloscopia (avaliação da escavação do nervo óptico) + paquimetria (medida da espessura corneana) + redução do campo visual (determinada pela perimetria computadorizada em casos avançados) + tomografia de coerência óptica (medida da camada de fibras nervosas da retina).

TRATAMENTO

Tratamento medicamentoso

Medicamentos para uso tópico:

- Betabloqueadores: timolol 0,5%, 12/12 horas, ou betaxolol 0,5%, 12/12 horas
- Inibidores da anidrase carbônica: dorzolamida 2%, 8/8 horas, ou brinzolamida 1%, 8/8 horas (pode-se usar VO a acetazolamida, 250 mg, 8/8 horas)
- Agentes alfa-adrenérgicos: brimonidina 0,1 ou 0,2%, 8/8 horas
- Análogos de prostaglandinas: latanoprosta, bimatoprosta ou travoprosta, 1 vez/dia
- Associações: combinações do maleato de timolol a 0,5% com latanoprosta, bimatoprosta, travoprosta, dorzolamida ou brimonidina, 1 ou 2 vezes/dia.

Tratamento cirúrgico

Indicado nos casos em que o tratamento clínico não consegue reduzir a PIO para níveis adequados para o indivíduo (relação PIO com escavação do nervo óptico).

MONITORAMENTO

- Controle periódico da PIO, campo visual computadorizado e retinografia de papila.

PREVENÇÃO

- Acompanhamento oftalmológico periódico com tonometria, exame fundoscópico e campimetria visual.

EVOLUÇÃO E PROGNÓSTICO

- Prognóstico visual excelente, se detectado precocemente e tratado.

GLAUCOMA PRIMÁRIO DE ÂNGULO FECHADO

O glaucoma de ângulo fechado ou estreito é aquele em que há obstrução da drenagem do humor aquoso através da rede trabecular, por bloqueio desta rede pela íris do paciente, com consequente elevação da PIO.

Pode apresentar evolução crônica, sem sintomas, com aumento relativo da PIO e dano glaucomatoso semelhante ao do glaucoma de ângulo aberto, ou apresentar evolução aguda, com bloqueio pupilar e aumento substancial da PIO com risco de cegueira (glaucoma agudo).

Diagnóstico precoce do glaucoma

- A detecção precoce do glaucoma e o tratamento adequado evitam a perda da visão em praticamente todos os pacientes
- É indicado exame oftalmológico anual em indivíduos com idade acima de 40 anos, para detecção precoce de glaucoma e de doenças oculares.

CAUSAS

- Fechamento agudo ou crônico do fluxo do humor aquoso por uma câmara anterior anatomicamente estreita.

FATORES DE RISCO

- História familiar
- Córnea de pequeno diâmetro
- Catarata
- Hipermetropia
- Medicamentos: anticolinérgicos sistêmicos ou tópicos, simpaticomiméticos tópicos, anti-histamínicos, fenotiazinas, antidepressivos tricíclicos (em indivíduos com predisposição).

FORMAS E MANIFESTAÇÕES CLÍNICAS

- Glaucoma agudo
  - Dor no olho de início súbito com borramento visual e lacrimejamento
  - Halo visual com sensação de luzes intensas
  - Cefaleia frontal, náuseas e vômitos
  - Edema palpebral, hiperemia conjuntival e edema de córnea
  - Pupila fixa e moderadamente dilatada, quase sempre oval

- Elevação da pressão intraocular perceptível ao toque bidigital
- Glaucoma subagudo (crises subentrantes)
  - Dor no olho ou ao redor dele e borramento visual
  - Pupila aumentada
  - Íris convexa (abaulada anteriormente)
  - Pressão intraocular normal
  - Câmara anterior de pouca profundidade
  - Oclusões periféricas intermitentes do ângulo da câmara anterior
  - Resolução espontânea dos sintomas
- Glaucoma crônico
  - Geralmente assintomático
  - Fechamento do ângulo por aposição ou goniossinequias (à gonioscopia)
  - Lesão do nervo óptico (aumento concêntrico ou localizado na escavação do nervo óptico)
  - Alterações na perimetria computadorizada (campo visual – presença de escotomas).

COMPROVAÇÃO DIAGNÓSTICA

- Dados clínicos + gonioscopia + tonometria.

COMPLICAÇÕES

- Edema crônico da córnea, fibrose e vascularização da córnea, atrofia da íris, catarata, atrofia óptica, cegueira.

TRATAMENTO

Tratamento medicamentoso

- Forma aguda (medidas urgentes para normalizar a pressão intraocular):
  - Tratamento tópico com colírios anti-hipertensivos (ver Glaucoma primário de ângulo aberto, anteriormente)
  - Acetato de prednisolona 1%, de 30/30 minutos; a seguir, de 6/6 horas
  - Acetazolamida VO, 250 mg, 6/6 horas.
  - Manitol 20% IV, 2 g/kg em 30 minutos.
- Formas subaguda e crônica:
  - Tratamento clínico com colírios anti-hipertensivos.

Tratamento cirúrgico

- Iridotomia a *laser* no olho contralateral após normalização da pressão intraocular, iridectomia cirúrgica ou trabeculectomia em casos de difícil controle da PIO.

EVOLUÇÃO E PROGNÓSTICO

- Dependem do momento do tratamento e da gravidade da crise
- Recidivas são raras após iridotomia periférica ou iridectomia
- Atrofia óptica nos casos graves, com risco de cegueira.

BIBLIOGRAFIA

Ávila MP, Paranhos Jr. A. Farmacologia e terapêutica ocular. Cultura Médica; 2013.
Azevedo MF. GPS medicamentos. Guia prático em saúde. Rio de Janeiro: Guanabara Koogan; 2017.
Biccas HEA, Jorge AAH. Oftalmologia. Tecmedd; 2007.
Bowling B. Kanski – Oftalmologia clínica. 8. ed. Elsevier; 2016.
Costa PS, Naghettini AV, Porto CC et al. Pediatria na prática diária. Rio de Janeiro: Guanabara Koogan; 2020.
Porto CC, Porto AL. Semiologia médica. 8. ed. Rio de Janeiro: Guanabara Koogan; 2019.

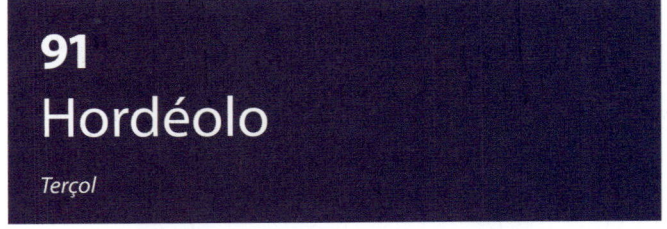

91
Hordéolo

Terçol

Marcos Ávila • David Isaac

INTRODUÇÃO

Infecção da margem da pálpebra, também conhecida como terçol.

FORMAS CLÍNICAS

- Hordéolo externo: infecção estafilocócica com formação de pequeno abscesso na raiz de um cílio ou glândula de Zeis (sebácea) ou Moll (sudorípara) adjacentes. Afeta principalmente crianças (Figura 91.1)
- Hordéolo interno: infecção estafilocócica da glândula meibomiana (localizada na placa tarsal). Ocorre formação de abscesso, em geral mais profundo e com sinais flogísticos mais intensos do que no hordéolo externo (Figura 91.2). Pode evoluir com o desenvolvimento de inflamação granulomatosa (ver Capítulo 77, *Calázio*).

CAUSAS

- *Staphylococcus aureus*
- Mais raramente outras bactérias.

FATORES DE RISCO

- Higiene facial inadequada
- Uso de lentes de contato
- Maquiagem
- Blefarite (inflamação da margem palpebral (ver Capítulo 76, *Blefarite*)
- Dermatite seborreica.

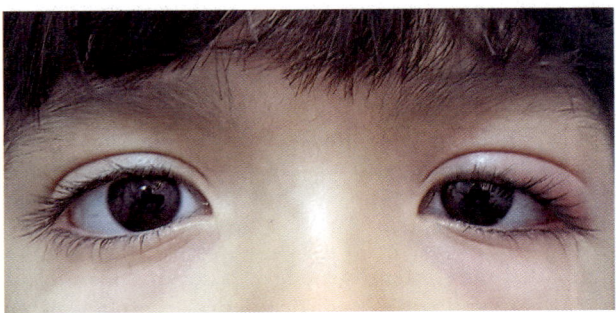

Figura 91.1 Hordéolo externo no olho esquerdo da criança.

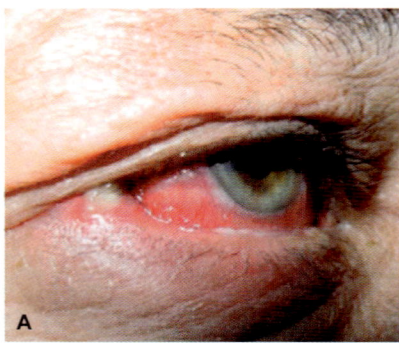

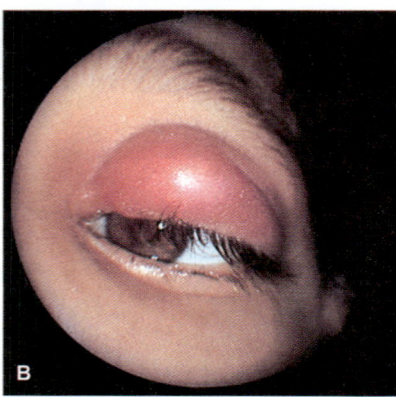

Figura 91.2 A. Hordéolo no olho direito. Observam-se sinais flogísticos na pálpebra inferior, assim como secreção purulenta leve na conjuntiva. **B.** Hordéolo interno da pálpebra.

MANIFESTAÇÕES CLÍNICAS

- Dor e hipersensibilidade palpebral localizada
- Hiperemia e tumoração da margem da pálpebra com ou sem descamação
- Hiperemia da conjuntiva bulbar
- Secreção pode ocorrer.

DIAGNÓSTICO DIFERENCIAL

- Calázio
- Blefarite
- Carcinoma de glândulas sebáceas
- Dacriocistite aguda
- Canaliculite.

COMPROVAÇÃO DIAGNÓSTICA

- Dados clínicos.

TRATAMENTO

- Compressas mornas aplicadas na área inflamada (15 minutos, 4 vezes/dia)
- Limpeza com soro fisiológico (NaCl a 0,9%).

Tratamento medicamentoso

- Em casos mais intensos, pode-se associar colírio ou pomada com antibiótico + corticoides (p. ex., tobramicina + dexametasona ou ciprofloxacino + dexametasona).

Tratamento cirúrgico

- Hordéolos internos podem requerer drenagem cirúrgica e curetagem caso não haja drenagem espontânea.

EVOLUÇÃO E PROGNÓSTICO

- Resolução com tratamento adequado
- Hordéolo interno pode resultar em celulite palpebral
- Evolução para calázio em alguns pacientes
- Novos episódios são frequentes.

PREVENÇÃO

- Tratar as condições predisponentes: acne, dermatite seborreica, blefarite.

Atenção

- Pacientes com acne ou dermatite seborreica são mais sujeitos à infecção da margem da pálpebra
- Assepsia diária, com xampu infantil, da margem palpebral (raiz dos cílios) pode impedir recidivas
- Em casos de persistência da lesão inflamatória por mais de 30 dias ou recidivas no mesmo local, deve-se suspeitar de neoplasia palpebral
- Antibióticos sistêmicos são indicados se ocorrer celulite orbital ou em pacientes imunossuprimidos.

BIBLIOGRAFIA

Ávila MP, Paranhos Jr. A. Farmacologia e terapêutica ocular. Cultura Médica; 2013.
Azevedo MF. GPS Medicamentos. Guia prático em saúde. Rio de Janeiro: Guanabara Koogan; 2017.
Bowling B. Kanski – Oftalmologia clínica. 8. ed. Elsevier; 2016.
Hofling-Lima AL. Doenças externas oculares e córnea. Série Oftalmologia Brasileira, 4. ed. Cultura Médica; 2017.
Porto CC, Porto AL. Semiologia médica. 8. ed. Rio de Janeiro: Guanabara Koogan; 2019.

92
Lagoftalmo

David Isaac ◆ Marcos Ávila

INTRODUÇÃO

Condição em que há fechamento palpebral incompleto, podendo resultar em lubrificação ocular insuficiente, com exposição e ressecamento da córnea e conjuntiva.

FORMAS CLÍNICAS E CAUSAS

- Congênito: disgenesia do músculo levantador da pálpebra superior, malformação palpebral, glaucoma congênito (buftalmia), ceratoglobo

- Cicatricial: cicatrizes palpebrais com comprometimento funcional palpebral (traumatismos mecânicos, queimaduras, sequelas de inflamação, pós-cirurgia plástica, esclerodermia)
- Paralítico: paralisia do nervo facial (Figura 92.1), hanseníase, miastenia
- Involucional ou senil: ectrópio senil (ver Capítulo 86, *Ectrópio Palpebral*).

MANIFESTAÇÕES CLÍNICAS

- Fotofobia
- Dor
- Sensação de corpo estranho
- Lacrimejamento reflexo
- Diminuição da acuidade visual leve
- Hiperemia conjuntival
- Ceratite (ver Capítulo 79, *Ceratite*)
- Leucoma (opacidade) corneano (em casos avançados).

COMPROVAÇÃO DIAGNÓSTICA

- Dados clínicos + exames complementares de acordo com as manifestações clínicas.

TRATAMENTO

- Tratamento da causa de base
- Lentes de contato terapêuticas (atuam como "curativo", protegendo a córnea em casos de despitelização).

Tratamento medicamentoso

- Pomadas e colírios lubrificantes.

Tratamento cirúrgico

- Tarsorrafia provisória ou definitiva (em casos avançados).

EVOLUÇÃO E PROGNÓSTICO

- Dependem de diagnóstico precoce e tratamento adequado para evitar ceratites de exposição, ceratites infecciosas (úlcera de córnea), perfurações oculares, endoftalmites, leucomas e ceratinização conjuntival.

Lagoftalmo e condições associadas

- Em caso de lagoftalmo adquirido, deve-se estar atento às condições associadas, como hanseníase e lesões no sistema nervoso central (SNC)
- O acompanhamento oftalmológico é indispensável.

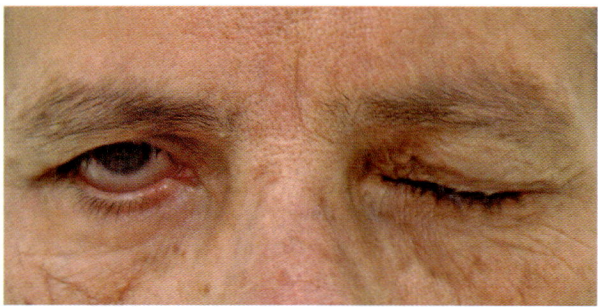

Figura 92.1 Lagoftalmo por paralisia facial.

BIBLIOGRAFIA

Ávila MP, Paranhos Jr. A. Farmacologia e terapêutica ocular. Cultura Médica; 2013.
Azevedo MF. GPS medicamentos. Guia prático em saúde. Rio de Janeiro: Guanabara Koogan; 2017.
Biccas HEA, Jorge AAH. Oftalmologia. Tecmedd; 2007.
Bowling B. Kanski – Oftalmologia clínica. 8. ed. Elsevier; 2016.
Porto CC, Porto AL. Semiologia médica. 8. ed. Rio de Janeiro: Guanabara Koogan; 2019.
Vital Filho J, Velasco-Cruz AA, Schelini S et al. Órbita, sistema lacrimal e oculoplástica. Série Oftalmologia Brasileira. 4. ed. Cultura Médica; 2017.

93
Neoplasias Oculares

Marcos Ávila ◆ David Isaac

INTRODUÇÃO

Neoplasias podem ter origem em quaisquer estruturas dos olhos. Podem ser benignas ou malignas.

LOCALIZAÇÃO E TIPOS DE NEOPLASIAS

Neoplasias da córnea e conjuntiva

- Papiloma
- Neoplasia intraepitelial da conjuntiva (carcinoma *in situ*)
- Carcinoma de células escamosas (lesão que pode surgir espontaneamente ou a partir de uma neoplasia intraepitelial conjuntival; Figura 93.1)
- Nevo conjuntival
- Melanose primária adquirida
- Melanoma de conjuntiva
- Sarcoma de Kaposi (ocorre em indivíduos imunodeprimidos)
- Linfomas conjuntivais.

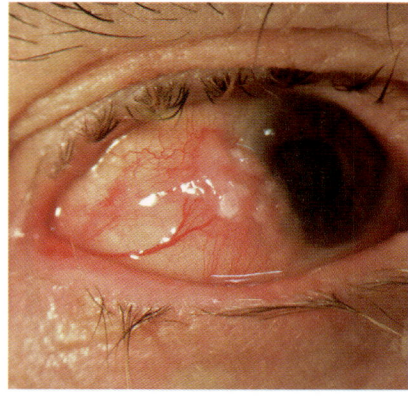

Figura 93.1 Carcinoma de células escamosas da conjuntiva. A lesão pode ser confundida com pterígio. Em geral, tem vasos menos organizados, o tumor tem aspecto gelatinoso e avança sobre a córnea.

Principais neoplasias oculares

Melanoma de coroide. O melanoma de coroide constitui a mais frequente neoplasia primária em adultos. É responsável por cerca de 85% dos melanomas da úvea. Ocorre na vida adulta, com maior frequência após os 50 anos de idade. Caracteriza-se pela presença de massa elevada, de cor escura, localizada no espaço sub-retiniano, podendo levar à diminuição da acuidade visual, dependendo do tamanho e da localização do tumor.

O diagnóstico é realizado pelo exame clínico (oftalmoscopia binocular indireta), complementado pela angiofluoresceinografia, ultrassonografia.

O paciente com suspeita de melanoma deve ser encaminhado ao oftalmologista para diagnóstico o mais precocemente possível (Figura 93.2).

Metástases na coroide. Constituem os tumores intraoculares mais frequentes no adulto. Podem apresentar evolução silenciosa, motivo pelo qual não são diagnosticadas frequentemente. Têm como origem principal os carcinomas de pulmão e mama.

Os sinais e os sintomas incluem baixa acuidade visual e lesões esbranquiçadas sub-retinianas associadas ou não a descolamento da retina.

O tratamento inclui abordagem do tumor primário e radioterapia adicional em casos específicos.

Retinoblastoma. Constitui o mais frequente tumor intraocular primário na infância. O retinoblastoma surge a partir da transformação maligna de células da retina, podendo ocorrer de forma esporádica (60% dos casos) ou geneticamente herdada (40%).

Os principais sintomas são leucocoria (pupila branca, presente em 60% dos casos), estrabismo (20%), glaucoma, uveíte e dor ocular. O diagnóstico é feito pelo exame clínico (Figura 93.3), complementado por tomografia computadorizada (TC), ressonância magnética (RM) e ultrassonografia.

O tratamento das neoplasias oculares citadas depende da fase e do tamanho do tumor, podendo variar desde fotocoagulação a *laser* até enucleação e quimioterapia sistêmica ou intrarterial seletiva.

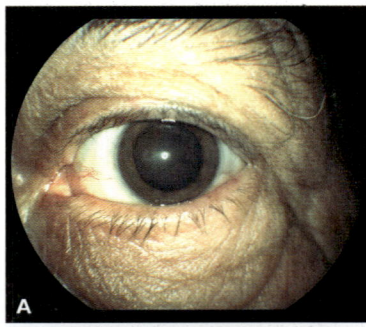
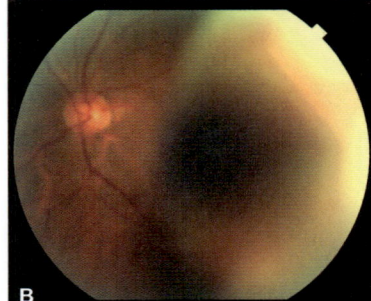

Figura 93.2 A. Fotografia mostrando grande massa retrocristaliniana (melanoma maligno de coroide). **B.** Retinografia do mesmo paciente vendo-se melanoma de coroide ocupando grande parte da cavidade vítrea.

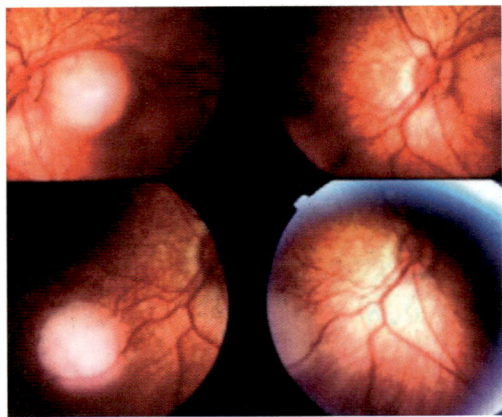

Figura 93.3 Retinografia colorida de paciente com retinoblastoma.

Neoplasias da íris

- Nevo, melanoma, adenoma, adenocarcinoma, leiomioma, meduloepitelioma, teratoneuroma, hiperplasia reativa
- Tumores secundários de íris (linfomas, leucemias, metástases).

Neoplasias da coroide

- Hemangioma de coroide
- Melanoma de coroide
- Osteoma coróideo
- Metástases na coroide.

Neoplasias da retina

- Retinoblastoma
- Hemangioma capilar
- Hemangioma cavernoso
- Melanocitoma de nervo óptico.

DIAGNÓSTICO

- Dados clínicos + exames de imagem (TC e RM, biomicroscopia ultrassônica, ultrassonografia)
- Teste do reflexo vermelho ou "teste do olhinho" (ver Capítulo 78, *Catarata*)
- O diagnóstico definitivo é dado pelo exame histopatológico.

TRATAMENTO

Depende do tipo de neoplasia. O tratamento inclui:
- Radioterapia e braquiterapia
- Quimioterapia
- Crioterapia
- Fotocoagulação a *laser*
- Tratamento cirúrgico.

Atenção

- Todo paciente com suspeita de neoplasia ocular deve ser encaminhado para avaliação oftalmológica
- Toda criança recém-nascida ou lactente deve ser submetida a exame oftalmológico (fundoscopia, "teste do olhinho").

EVOLUÇÃO E PROGNÓSTICO

• Dependem do tipo da neoplasia e do estadiamento.

BIBLIOGRAFIA

Ávila MP, Paranhos Jr. A. Farmacologia e terapêutica ocular. Cultura Médica; 2013.
Azevedo MF. GPS medicamentos. Guia prático em saúde. Rio de Janeiro: Guanabara Koogan; 2017.
Biccas HEA, Jorge AAH. Oftalmologia. Tecmedd; 2007.
Bowling B. Kanski – Oftalmologia clínica. 8. ed. Elsevier; 2016.
Costa PS, Naghettini AV, Porto CC et al. Pediatria na prática diária. Rio de Janeiro: Guanabara Koogan; 2020.
Porto CC, Porto AL. Semiologia médica. 8. ed. Rio de Janeiro: Guanabara Koogan; 2019.

94
Neurite Óptica

David Isaac • Marcos Ávila

INTRODUÇÃO

Inflamação infecciosa ou desmielinizante que atinge o nervo óptico. Pode ocorrer sem que haja alteração aparente no nervo óptico por acometimento posterior à inserção do nervo no globo ocular (neurite óptica retrobulbar, mais frequente em adultos), com edema na papila óptica por acometimento primário do disco óptico (papilite – maior frequência em crianças) e com acometimento papilar com vazamento e edema macular (neurorretinite – mais associada a infecções). Acometimento mais frequentemente unilateral, mas pode atingir os dois olhos.

CAUSAS

• Esclerose múltipla (ver Capítulo 497, *Esclerose Múltipla*)
• Infecções virais (sarampo, caxumba, varicela, mononucleose, herpes-zóster, zika vírus, coronavírus)
• Infecção por contiguidade (meningite ou celulite orbitária)
• Inflamações granulomatosas (tuberculose, criptococose e sarcoidose)
• Autoimune (associada a doenças sistêmicas)
• Desconhecida.

MANIFESTAÇÕES CLÍNICAS

• Dor à movimentação ocular
• Diminuição da sensibilidade ao contraste, acuidade visual e da visão de cores, comparada ao lado contralateral (em casos unilaterais)
• Piora dos sintomas visuais pelo aumento da temperatura corporal
• Escotoma central ao campo visual
• Nervo óptico com aspecto normal (neurite retrobulbar) ou hiperemiado e com edema (papilite e neurorretinite)

• Defeito pupilar aferente relativo: pupila de Marcus-Gunn (com uma lanterna ou com o oftalmoscópio ilumina-se os olhos. Ao se iluminar o olho normal, a pupila do olho acometido se contrai. Ao se mudar a luz imediatamente para o olho acometido, a pupila se dilata, não mantendo a miose devido à incapacidade relativa de condução do estímulo pelo nervo óptico afetado).

DIAGNÓSTICO DIFERENCIAL

• Papiledema (edema de papila por hipertensão intracraniana)
• Neuropatia óptica isquêmica anterior
• Hipertensão arterial maligna
• Neuropatia óptica tóxica/nutricional
• Tumor orbitário comprimindo o nervo óptico
• Neuropatia óptica hereditária de Leber.

EXAMES COMPLEMENTARES

• Campimetria visual
• Hemograma
• Anticorpo antinuclear (FAN)
• Velocidade de hemossedimentação (VHS)
• Testes sorológicos para sífilis
• Ressonância magnética (RM) do crânio ou tomografia computadorizada (TC) do crânio e das órbitas.

COMPROVAÇÃO DIAGNÓSTICA

• Dados clínicos (exame oftalmológico) + exames específicos para determinar a etiologia.

COMPLICAÇÕES

• Perda da acuidade visual, que pode ser total e permanente.

TRATAMENTO

• Tratamento da causa de base.

Tratamento medicamentoso

• Neurites idiopáticas e desmielinizantes: pulsoterapia com corticoides – metilprednisolona IV, 250 mg, 6/6 horas, por 3 dias. A seguir, prednisona VO, 1 mg/kg/dia, durante 11 dias (em regressão).

EVOLUÇÃO E PROGNÓSTICO

• A acuidade visual começa a melhorar após 2 a 3 semanas
• A melhora continua durante vários meses e, com frequência, a visão retorna à normalidade ou a níveis quase normais; contudo, pode haver perda permanente da visão.

Neurite óptica e esclerose múltipla

• Mais de 50% dos pacientes adultos com neurite óptica desenvolvem esclerose múltipla. Dessa maneira, o paciente deve ser monitorado clinicamente por oftalmologista e neurologista
• Em casos de neurite óptica idiopática ou por esclerose múltipla, é indicada pulsoterapia com corticoides. Demonstrou-se que o tratamento com corticoides pulsados reduz o tempo de recuperação; no entanto, ao final de 1 ano, mesmo pacientes não tratados apresentam recuperação semelhante. Não se deve, por outro lado, utilizar corticoides orais isoladamente, uma vez que há um maior número de recidivas nesse grupo de pacientes.

BIBLIOGRAFIA

Ávila MP, Paranhos Jr. A. Farmacologia e terapêutica ocular. Cultura Médica; 2013.

Azevedo MF. GPS medicamentos. Guia prático em saúde. Rio de Janeiro: Guanabara Koogan; 2017.

Bowling B. Kanski – Oftalmologia clínica. 8. ed. Elsevier; 2016.

Monteiro MLR. Neuro-oftalmologia. Série Oftalmologia Brasileira. 4. ed. Cultura Médica; 2017.

Porto CC, Porto AL. Semiologia médica. 8. ed. Rio de Janeiro: Guanabara Koogan; 2019.

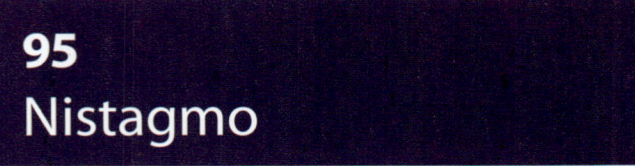

95
Nistagmo

Marcos Ávila • David Isaac

INTRODUÇÃO

Movimentos involuntários repetitivos dos olhos, de vaivém, horizontais, verticais ou de torção. Podem ser congênitos ou adquiridos, fisiológicos ou patológicos.

O nistagmo deve ser avaliado com relação à direção do componente rápido e lento, ao seu caráter, ao momento de aparecimento, à presença ou não de zona neutra e à posição da cabeça.

CLASSIFICAÇÃO

Nistagmo fisiologicamente induzido

Nistagmo optocinético. Ocorre em indivíduos normais quando objetos ou listras se deslocam e sucessivamente atravessam o campo visual. Inicialmente, os olhos fixam e seguem lentamente um objeto e rapidamente voltam à posição primária do olhar para fixar outro objeto (p. ex., postes de luz observados da janela de um carro em movimento). Esse mecanismo fisiológico pode ser utilizado para a avaliação da acuidade visual em recém-nascidos e lactentes (cartões de olhar preferencial – teste de Teller).

Nistagmo do olhar extremo. Ocorre em cerca de metade dos indivíduos normais quando os olhos estão em posições extremas do olhar (p. ex., olho direito olhando para a sua extrema direita).

Nistagmo patológico

Nistagmo vestibular. Pode ser demonstrado em indivíduos normais. Ocorre, patologicamente, em lesões do sistema vestibular (esteatoma, labirintopatia, neoplasias vestibulares). O nistagmo pode ser horizontal, vertical ou oblíquo. Quando há componente rotatório, é geralmente patológico (ver Capítulo 27, *Vertigem e Tontura*)

Nistagmo congênito. Herdado geneticamente por herança ligada ao X ou autossômica dominante. Inicia-se por volta dos 2 meses de vida, perdurando por toda a vida.

Nistagmo latente. Ocorre em crianças com estrabismo ou menor acuidade visual em um dos olhos. O indivíduo apresenta nistagmo quando um dos olhos é ocluído. Com a oclusão ocular, o nistagmo torna-se manifesto com componente rápido em direção ao olho fixador.

Nistagmo amaurótico ou por privação visual. Ocorre por grave diminuição da visão central em crianças (cicatrizes maculares de coriorretinite, albinismo, catarata congênita, hipoplasia macular). Apresenta-se horizontal e pendular, sua gravidade depende do grau de perda visual e perdura por toda a vida.

Nistagmo em gangorra. Nistagmo pendular no qual um dos olhos se eleva e sofre rotação interna enquanto o outro desce e sofre extorsão. Acentua-se com a fixação ocular. Pode ser encontrado em pacientes com tumores parasselares.

Spasmus nutans. Condição rara, presente entre 3 e 18 meses, com resolução espontânea após 1 ano e meio de vida. Pode estar associado a gliomas anteriores, síndrome da sela vazia e cistos porencefálicos.

Vertigem postural paroxística benigna

Vertigem intensa que dura menos de 30 s, acompanhada de nistagmo, desencadeada por certas posições da cabeça. Está relacionada com a presença de massas (otólitos) no canal semicircular (ver Capítulo 27, *Vertigem e Tontura*).

CAUSAS

- Medicamentos (fenitoína e barbitúricos)
- Malformações vasculares
- Esclerose múltipla
- Acidentes vasculares cerebrais
- Tumores intracranianos.

MANIFESTAÇÕES CLÍNICAS

- Movimentos repetitivos dos olhos na horizontal, na vertical ou em movimentos rotatórios.

TRATAMENTO

- Óculos para corrigir o déficit visual e óculos escuros podem diminuir os sinais e os sintomas associados e reduzir a frequência do nistagmo
- Tratar as condições predisponentes (estrabismo, neoplasias).

Atenção

- A presença de nistagmo indica a necessidade de exame oftalmológico
- Em casos de nistagmo adquirido, é indispensável avaliação neurológica.

BIBLIOGRAFIA

Ávila MP, Paranhos Jr. A. Farmacologia e terapêutica ocular. Cultura Médica; 2013.

Azevedo MF. GPS medicamentos. Guia prático em saúde. Rio de Janeiro: Guanabara Koogan; 2017.

Bowling B. Kanski – Oftalmologia clínica. 8. ed. Elsevier; 2016.

Monteiro MLR. Neuro-oftalmologia. Série Oftalmologia Brasileira. 4. ed. Cultura Médica; 2017.
Porto CC, Porto AL. Semiologia médica. 8. ed. Rio de Janeiro: Guanabara Koogan; 2019.

96
Olho Vermelho

David Isaac • Artur Carmo Cunha Porto • Marcos Ávila

INTRODUÇÃO

Olho vermelho é uma síndrome caracterizada por hiperemia ocular (vermelhidão) em um ou ambos os olhos, podendo estar associada a secreção, lacrimejamento, fotofobia, ardência, dor, prurido e alterações pupilares.

Atenção

Todo médico precisa ter conhecimentos básicos sobre essa frequente condição clínica, uma vez que algumas causas (p. ex., uveítes, ceratites infecciosas e glaucoma agudo) exigem tratamento imediato, pois colocam em risco a visão do paciente.

CAUSAS

Corpo estranho. Acomete mais comumente apenas um dos olhos. O problema pode ser resolvido pela produção de lágrimas e pelo ato de piscar.

Quando corpos estranhos aderem à superfície ocular, provocam intenso desconforto, o que leva o paciente a procurar atendimento em postos de saúde ou pronto-socorro. Quase sempre, o paciente consegue informar o local e o tipo provável de corpo estranho.

A lesão pode ser superficial ou atingir o estroma corneano, o que exige tratamento especializado.

Conjuntivite. Uma das principais causas do olho vermelho. Em geral, há comprometimento dos dois olhos, principalmente na conjuntiva bulbar e na parte interna das pálpebras. Acompanha-se de secreção, lacrimejamento, ardência e fotofobia. Prurido leve. Não costuma se associar à diminuição importante da acuidade visual. Pode ser viral ou bacteriana.

Um tipo especial de conjuntivite é a alérgica, cuja característica principal é o prurido intenso. Pouca ou nenhuma secreção. Com frequência, está associada a outras manifestações alérgicas – rinite, sinusite e asma (ver Capítulo 80, *Conjuntivite*).

Uveíte. Geralmente acomete apenas um dos olhos, mas pode ser bilateral. Caracteriza-se por dor, fotofobia, borramento visual e hiperemia conjuntival pericerática (ao redor da córnea), sem secreção (ver Capítulo 105, *Uveíte*).

Blefarite. Em geral, apresenta hiperemia na margem palpebral e na conjuntiva bulbar, associada à sensação de corpo estranho ("areia nos olhos"). Pode haver aumento da oleosidade na margem palpebral com cílios "grudados", descamação da margem palpebral ("caspas") ou perda de cílios ("madarose"), cronicamente (ver Capítulo 76, *Blefarite*).

Episclerite e esclerite. Inflamação da camada que recobre a esclera (parte branca do olho) ou da própria esclera. Limita-se a uma parte do olho. Na esclerite, a vermelhidão é difusa. Dor variando de leve (episclerite) a intensa (esclerite necrosante com inflamação). Frequentemente associa-se a doenças sistêmicas autoimunes.

Hemorragia subconjuntival. Também chamada "hiposfagma". Vermelhidão intensa determinada pela presença de sangue abaixo da conjuntiva. Pode ocorrer espontaneamente ou por traumatismo.

Não causa dor, não tem secreção e não prejudica a visão. Desaparece espontaneamente em um período de 7 a 21 dias.

Pterígio. A hiperemia se restringe à parte do olho onde fica o pterígio, ou seja, na parte medial da conjuntiva bulbar. Acompanha-se de ardência e lacrimejamento. Piora quando o olho fica exposto a vento, calor e claridade intensa (ver Capítulo 97, *Pterígio*).

Ceratite infecciosa. Hiperemia ocular associada à diminuição da acuidade visual e dor intensa. Pode ser viral (herpética) ou estar associada a traumatismo ocular (ceratites fúngicas) ou a uso de lentes de contato (ceratites bacterianas ou por *Acanthamoeba*).

Na suspeita de ceratite, deve-se encaminhar o paciente ao oftalmologista, com urgência, pelo risco de cegueira (ver Capítulo 79, *Ceratite*).

Glaucoma agudo. Diminuição abrupta da visão, dor intensa com irradiação craniana, náuseas e vômitos, olho doloroso ao toque e com tônus muito aumentado em comparação ao olho contralateral (palpação bidigital). Mais frequentemente, atinge mulheres de meia-idade, hipermétropes, e ocorre principalmente à noite. Trata-se de urgência oftalmológica que deve ser prontamente tratada pelo risco de perda de visão irreversível (ver Capítulo 90, *Glaucoma*).

BIBLIOGRAFIA

Ávila MP, Paranhos Jr. A. Farmacologia e terapêutica ocular. Cultura Médica; 2013.
Azevedo MF. GPS medicamentos. Guia prático em saúde. Rio de Janeiro: Guanabara Koogan; 2017.
Bowling B. Kanski – Oftalmologia clínica. 8. ed. Elsevier; 2016.
Hofling-Lima AL. Doenças externas oculares e córnea. Série Oftalmologia Brasileira. 4. ed. Cultura Médica; 2017.
Porto CC, Porto AL. Semiologia médica. 8. ed. Rio de Janeiro: Guanabara Koogan; 2019.

97
Pterígio

Marcos Ávila • David Isaac

INTRODUÇÃO

Pterígio consiste no crescimento de tecido fibrovascular da conjuntiva e cápsula de Tenon sobre o limbo corneano (Figura 97.1).

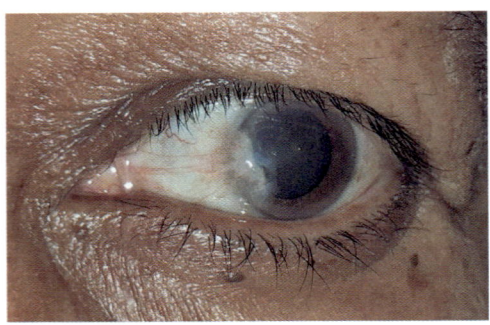

Figura 97.1 Pterígio invadindo a área pupilar. Observam-se vasos paralelos e organizados na lesão, o que pode auxiliar na diferenciação de lesões malignas.

Ocorre, mais frequentemente, em homens adultos, sendo mais prevalente em países tropicais, em pessoas expostas a fatores ambientais externos como vento, poeira e luz solar.

Admite-se que haja fatores genéticos ou propensão individual para seu aparecimento.

MANIFESTAÇÕES CLÍNICAS

- Lesão de forma triangular na conjuntiva bulbar, com aspecto de lesão vascularizada geralmente nasal e com ápice voltado para a córnea
- Lacrimejamento
- Hiperemia conjuntival
- Dor ocular
- Fotofobia
- Ardência ocular.

DIAGNÓSTICO DIFERENCIAL

- Papiloma conjuntival
- Carcinoma de células escamosas da conjuntiva e melanoma amelanótico da conjuntiva (ver Capítulo 93, *Neoplasias Oculares*)
- Cistos conjuntivais
- Pseudopterígio (crescimento e cicatrização corneoconjuntival de etiologia pós-traumática)
- Granuloma conjuntival.

COMPROVAÇÃO DIAGNÓSTICA

- O diagnóstico do pterígio é dado pelos dados clínicos e pela observação em lâmpada de fenda
- Necessário exame histopatológico quando feita exérese da lesão para diagnóstico diferencial com lesões neoplásicas.

COMPLICAÇÕES

- Astigmatismo induzido por compressão corneana
- Diminuição da acuidade visual quando atinge o eixo visual.

TRATAMENTO

- Pterígio pequeno: uso de óculos escuros.

Tratamento medicamentoso

- Pterígio pequeno: colírios lubrificantes, colírios com anti-inflamatórios não hormonais (p. ex., diclofenaco, cetorolaco de trometamina, nepafenaco), vasoconstritores (colírio de nafazolina 0,012%).

Tratamento cirúrgico

- Excisão cirúrgica indicada em lesões muito sintomáticas, esteticamente insatisfatórias e que ameacem comprometer o eixo visual
- Taxas de recidiva de 5 a 90%, dependendo do tamanho do pterígio e da idade do paciente.

PREVENÇÃO

- Evitar exposição excessiva ao sol (uso de óculos escuros), poeira, vento e ar-condicionado.

EVOLUÇÃO E PROGNÓSTICO

- Evolução lenta
- Pode permanecer estacionário ou progredir até a obstrução do eixo visual.

BIBLIOGRAFIA

Ávila MP, Paranhos Jr. A. Farmacologia e terapêutica ocular. Cultura Médica; 2013.
Azevedo MF. GPS medicamentos. Guia prático em saúde. Rio de Janeiro: Guanabara Koogan; 2017.
Gomes JAP. Superfície ocular. Cultura Médica; 2006.
Hofling-Lima AL. Doenças externas oculares e córnea. Série Oftalmologia Brasileira. 4. ed. Cultura Médica; 2017.
Porto CC, Porto AL. Semiologia médica. 8. ed. Rio de Janeiro: Guanabara Koogan; 2019.

98
Ptose Palpebral

Blefaroptose

David Isaac ✦ Marcos Ávila

INTRODUÇÃO

Ptose palpebral, ou blefaroptose, é a condição clínica em que a margem da pálpebra superior se situa em posição mais baixa que o normal (Figura 98.1).

Pode ser congênita ou adquirida.

FORMAS CLÍNICAS E CAUSAS

Ptose miogênica. Causada por miopatia congênita ou adquirida do músculo levantador da pálpebra, ou transmissão deficiente de impulsos na junção neuromuscular.

Ptose miogênica congênita. Decorre da disgenesia do músculo levantador da pálpebra superior. Há pouca ou nenhuma função muscular. Nesses casos, é importante pesquisar ambliopia e tratá-la quando houver obstrução do eixo visual. Aproximadamente 50% dos pacientes com ptose congênita têm ambliopia associada.

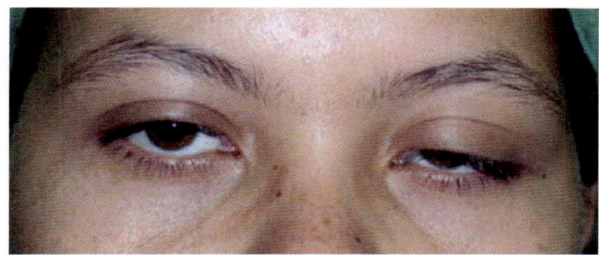

Figura 98.1 Paciente com ptose palpebral à esquerda.

Ptose miogênica adquirida. Causada por miastenia *gravis* (ver Capítulo 479, *Miastenia* Gravis), distrofia miotônica e miopatia ocular. O comprometimento ocular (ptose, diplopia, movimentos nistagmoides ao olhar na extrema periferia) é o sintoma inicial em 60% dos pacientes e está presente em 90% dos casos no momento do diagnóstico de miastenia.

Ptose neurogênica. Ocorre por defeito de inervação, congênito ou adquirido (nervo oculomotor inervando o músculo levantador da pálpebra superior e inervação simpática para o músculo de Müller).

Ptose neurogênica por regeneração anômala do 3º nervo (nervo oculomotor). Geralmente ocorre em adultos, póstraumatismo.

Síndrome de Horner (ptose, enoftalmia, anidrose facial, miose). Ausência da inervação simpática (ver Capítulo 102, *Síndrome de Horner*).

Síndrome de Marcus-Gunn ("mastigar-piscar"). Consiste em retração da pálpebra superior ptótica ao executar a mastigação, abrir a boca, sugar ou mover a mandíbula em direção ao lado contralateral. Corresponde a 5% dos casos de ptose congênita.

Ptose aponeurótica. Causa mais frequente de ptose em idosos. Ocorre por desinserção da aponeurose do músculo levantador da pálpebra superior. Há boa função muscular e caracteriza-se por sulco palpebral alto.

Ptose mecânica. Causada por cicatrização conjuntival ou peso excessivo da pálpebra superior, prejudicando a mobilidade palpebral, como dermatocálase (excesso de pele na pálpebra superior), edema palpebral e tumores.

DIAGNÓSTICO DIFERENCIAL

Pseudoptose, que pode resultar das seguintes condições:

- Altura da fissura vertical diminuída: falta de suporte do globo para as pálpebras (p. ex., atrofia ocular)
- Retração da pálpebra contralateral (p. ex., exoftalmo endócrino)
- Hipotropia ipsilateral: quando o olho com ptose está desviado para baixo em relação ao olho contralateral, que fixa um objeto. Quando se oclui o olho contralateral, o olho com a suposta ptose se eleva e a pálpebra o acompanha.

COMPROVAÇÃO DIAGNÓSTICA

O diagnóstico da ptose palpebral é dado clinicamente por meio do exame oftalmológico.

Exames complementares e avaliações adicionais devem ser feitos em casos de suspeita de doença sistêmica.

COMPLICAÇÕES

- Ambliopia.

TRATAMENTO

- Ptose congênita: tratamento de ambliopia utilizando-se tampão ocular ou com a realização de correção cirúrgica
- Ptose adquirida: tratamento da causa.

Tratamento cirúrgico

Visa primariamente ao restabelecimento funcional e, em segundo plano, ao ganho estético, com técnicas apropriadas, de acordo com a causa da ptose.

EVOLUÇÃO E PROGNÓSTICO

Ptose congênita não corretamente tratada pode levar à ambliopia com dano funcional permanente.

> **Atenção**
>
> Cirurgia de ptose em alguns casos pode causar exposição excessiva da córnea e desenvolver ceratite secundária e leucoma de córnea (ver Capítulo 102, *Síndrome de Horner*).

BIBLIOGRAFIA

Ávila MP, Paranhos Jr. A. Farmacologia e terapêutica ocular. Cultura Médica; 2013.

Azevedo MF. GPS medicamentos. Guia prático em saúde. Rio de Janeiro: Guanabara Koogan; 2017.

Bowling B. Kanski – Oftalmologia clínica. 8. ed. Elsevier; 2016.

Porto CC, Porto AL. Semiologia médica. 8. ed. Rio de Janeiro: Guanabara Koogan; 2019.

Vital Filho J, Velasco-Cruz AA, Schelini S et al. Órbita, sistema lacrimal e oculoplástica. Série Oftalmologia Brasileira. 4. ed. Cultura Médica; 2017.

99
Queimaduras Oculares Químicas

Marcos Ávila • David Isaac

INTRODUÇÃO

Lesões decorrentes do contato dos olhos com produtos químicos.

CAUSAS

- Queimaduras com álcalis: amônia, soda cáustica, hidróxido de magnésio, hidróxido de potássio e cal. O álcali penetra mais facilmente nos tecidos, produzindo lesões de pálpebras, conjuntiva, córnea, esclera, íris, cristalino e retina

- Queimaduras com ácidos: ácido clorídrico, fluorídrico, acético, nitroso, sulfúrico. Em geral, não há lesão das estruturas internas, uma vez que a coagulação das proteínas limita sua penetração. As lesões são mais restritas, afetando com mais frequência pálpebras, conjuntiva e córnea superficialmente.

FATORES DE RISCO

- Trabalho com argamassa, cimento e cal
- Manuseio de detergentes (p. ex., amônia)
- Contato com soluções de bateria (p. ex., ácido sulfúrico)
- Contato com substâncias de uso industrial (diversos agentes).

MANIFESTAÇÕES CLÍNICAS

- Queimaduras leves:
  - Dor leve a moderada, podendo haver borramento visual
  - Eritema e edema da pálpebra
  - Alterações do epitélio corneano (ceratite puntiforme superficial)
  - Quemose conjuntival, hiperemia e hemorragias sem isquemia perilímbica
- Queimaduras moderadas e graves:
  - Dor intensa e redução da visão acentuada
  - Queimaduras de 2º e 3º graus das pálpebras
  - Edema e opacificação da córnea
  - Quemose conjuntival pronunciada e descoramento perilímbico
  - Aumento da pressão intraocular e uveíte
  - Necrose de estruturas oculares
  - Nas queimaduras por álcalis, pode ocorrer dor no início, que, em geral, diminui ou desaparece subsequentemente.

DIAGNÓSTICO DIFERENCIAL

- Queimaduras térmicas.

COMPROVAÇÃO DIAGNÓSTICA

- Dados clínicos + exame com lâmpada de fenda, oftalmoscopia, tonometria e determinação da acuidade visual.

COMPLICAÇÕES

- Lesão epitelial corneana persistente
- *Pannus* fibrovascular e leucomas (opacidade)
- Perfuração ou ulceração da córnea
- Simbléfaro (aderência da conjuntiva palpebral à conjuntiva bulbar) e entrópio progressivos
- Cegueira
- Hipotonia ocular
- Catarata
- Glaucoma.

TRATAMENTO

- No momento do acidente: utilizar soro fisiológico, *Ringer* ou água corrente para a limpeza dos olhos (é importante iniciar a irrigação ocular o quanto antes, fazendo-a por cerca de 30 minutos)
- Tratamento inicial: irrigação do(s) olho(s) e remoção de corpos estranhos na córnea ou na conjuntiva. Manter a irrigação até o pH das lágrimas tornar-se neutro e estável
- Pode ser necessário usar lente de contato gelatinosa (terapêutica) ou lentes para evitar simbléfaro.

Tratamento medicamentoso

- Antibioticoterapia tópica: ciprofloxacino, tobramicina, moxifloxacino ou gatifloxacino, gotas de 2/2 horas
- Lágrimas artificiais estéreis de 4/4 horas
- Para fotofobia e/ou uveíte: ciclopentolato a 1%, 8/8 horas; ou atropina 1%, 12/12 horas
- Nos casos de pressão intraocular (PIO) elevada: tratamento da PIO (ver Capítulo 90, *Glaucoma*)
- No caso de inflamação intraocular ou da córnea: acetato de prednisolona a 1% ou dexametasona a 0,1%, 4/4 horas, durante 10 a 14 dias. Nos casos graves, prednisona VO, 20 a 60 mg, durante 5 a 7 dias
- Tampão oclusivo com pomada antibiótica.

MONITORAMENTO

- Dependendo da gravidade da lesão ocular, deve-se fazer acompanhamento diário ou semanal até que as lesões regridam.

EVOLUÇÃO E PROGNÓSTICO

- Dependem da gravidade da lesão inicial
- Quanto maior a área de isquemia do limbo corneano e a opacificação corneana, pior é o prognóstico.

Atenção

- Queimaduras químicas oculares constituem emergência clínica. A demora no atendimento pode resultar em sequelas graves, incluindo perda da visão
- Todo paciente com queimaduras oculares químicas ou térmicas deve ser encaminhado para avaliação oftalmológica.

BIBLIOGRAFIA

Azevedo MF. GPS medicamentos. Guia prático em saúde. Rio de Janeiro: Guanabara Koogan; 2017.
Bicas HEA, Jorge AAH. Oftalmologia. Tec Med; 2007.
Porto CC, Porto AL. Semiologia médica. 8. ed. Rio de Janeiro: Guanabara Koogan; 2019.
Takahashi WY. Traumatismos e emergências oculares. São Paulo: Roca; 2003.

100
Retinopatias

Retinopatia da prematuridade, fibroplasia retrolenticular, retinopatia diabética, retinopatia hipertensiva

Marcos Ávila • David Isaac

INTRODUÇÃO

Toda e qualquer afecção da retina, as retinopatias compreendem a retinopatia da prematuridade (RP), a retinopatia diabética e a retinopatia hipertensiva.

RETINOPATIA DA PREMATURIDADE (FIBROPLASIA RETROLENTICULAR)

Também conhecida por fibroplasia retrolenticular, a RP é o distúrbio proliferativo dos vasos sanguíneos retinianos periféricos que ocorre em prematuros, especialmente aqueles que permanecem em ambientes com alta concentração de oxigênio.

A vascularização normal da retina humana se dá, de forma gradual, durante a gestação. Estima-se que os vasos da retina nasal atinjam a periferia por volta do 8º mês de vida intrauterina e que a vascularização periférica temporal se complete após 1 mês do nascimento.

Atenção

Maior risco de desenvolvimento da RP: crianças com idade gestacional menor que 32 semanas ou com peso menor que 1.500 gramas.

CAUSAS E FATORES DE RISCO

- Prematuros com idade gestacional menor que 32 semanas (pode ocorrer em crianças com idade gestacional maior, principalmente se submetidos à oxigenoterapia e se houver comorbidade)
- Peso ao nascer menor que 1.500 g (risco maior com peso < 1.100 g)
- Pacientes internados em UTI neonatal por longos períodos e submetidos a altas concentrações de oxigênio.

CLASSIFICAÇÃO

- RP estágio 1: há uma linha de demarcação entre a retina vascularizada e a avascular
- RP estágio 2: crista na região anteriormente ocupada pela linha e correspondente à formação de anastomoses vasculares
- RP estágio 3: crista periférica com proliferação fibrovascular extrarretiniana
- RP estágio 4: descolamento da retina (estágio 4a: descolamento sem acometimento macular; estágio 4b: descolamento com acometimento macular)
- RP estágio 5: descolamento da retina total.

Retinopatia da prematuridade limiar

Caracteriza-se por RP estágio 3 com acometimento retiniano em "5 horas contínuas de relógio" ou "8 horas descontínuas" em associação à doença *plus*.

Doença *plus*

Caracterizada por dilatação e tortuosidade vascular no polo posterior, impossibilidade de dilatação pupilar, opacidade vítrea.

MANIFESTAÇÕES CLÍNICAS

- Tortuosidade de vasos retinianos e alterações periféricas
- Descolamento da retina, hemorragia vítrea e fibroplasia retrolenticular
- Estrabismo
- Leucocoria.

DIAGNÓSTICO DIFERENCIAL

- Persistência do vítreo primário hiperplásico
- Doença de Coats (retinite crônica caracterizada pela deposição de colesterol nas camadas externas da retina e no espaço sub-retiniano)
- Toxocaríase (ver Capítulo 585, *Larva Migrans*)
- Retinoblastoma (ver Capítulo 93, *Neoplasias Oculares*)
- Vitreorretinopatia exsudativa familiar
- Catarata congênita (ver Capítulo 78, *Catarata*).

EXAMES COMPLEMENTARES

- Fundo de olho
- Ultrassonografia.

COMPROVAÇÃO DIAGNÓSTICA

- Oftalmoscopia indireta com depressão escleral a partir de 4 a 6 semanas do nascimento, com avaliação periódica até que haja o desenvolvimento total da vascularização retiniana periférica
- Na fase cicatricial, além da oftalmoscopia, emprega-se a ultrassonografia para detectar descolamento da retina.

TRATAMENTO

- Fotocoagulação, crioterapia ou tratamento a *laser* em pacientes com RP limiar
- Vitrectomia e/ou introflexão escleral podem ser utilizadas para tratar o descolamento da retina associado à fibroplasia retrolenticular.

EVOLUÇÃO E PROGNÓSTICO

- Regressão espontânea em algumas semanas, na maioria dos casos
- Pode haver complicações (descolamento da retina, hemorragia vítrea, glaucoma, estrabismo, alta miopia)
- Risco de cegueira irreversível.

Atenção

- Recém-nascidos com peso menor que 1,5 kg devem ser avaliados por um oftalmologista entre a 4ª e a 6ª semana de vida
- É importante que a criança internada seja avaliada, mesmo que esteja internada em UTI neonatal e que seu estado geral seja grave. Em casos de doença limiar, a evolução é rápida e a cegueira decorrente é irreversível. Assim, não é possível aguardar a alta hospitalar para realizar o exame fundoscópico e o tratamento, quando necessário.

RETINOPATIA DIABÉTICA

Alterações vasculares da retina, caracterizadas por dano à parede dos capilares e formação de microaneurismas e áreas de não perfusão retiniana. Essas alterações levam ao aparecimento de hemorragias, edema e exsudatos duros. A isquemia crônica libera fatores angiogênicos que estimulam a neovascularização da retina, do nervo óptico ou da íris, evoluindo com hemorragia vítrea, descolamento tracional da retina e da cegueira.

Cerca de 50% dos pacientes com diabetes desenvolvem retinopatia diabética (ver Capítulos 303, *Diabetes Melito Tipo I*, e 304, *Diabetes Melito Tipo II*).

CAUSA

- Diabetes melito.

FATORES DE RISCO

- Tempo de duração do diabetes
- Controle inadequado da glicemia
- Hipertensão arterial
- Doença renal
- Gravidez
- Processos inflamatórios/infecciosos.

MANIFESTAÇÕES CLÍNICAS

- Retinopatia diabética leve a moderada:
  - Microaneurismas, hemorragias intrarretinianas (micro-hemorragias, hemorragias em borrão)
  - Edema macular, exsudatos duros intrarretinianos (depósitos lipídicos; Figura 100.1)
- Retinopatia diabética não proliferativa grave:
  - Regra 4:2:1: microaneurismas ou micro-hemorragias nos quatro quadrantes retinianos, ou ensalsichamento venoso ("veias em conta de rosário") em dois quadrantes ou microanormalidades vasculares intrarretinianas (IRMA) em um quadrante
- Retinopatia diabética proliferativa:
  - Proliferação de vasos sanguíneos (neovascularização) sobre a superfície retiniana, nervo óptico e íris (Figura 100.2). Os neovasos podem evoluir, levando a descolamento tracional da retina e/ou hemorragia vítrea.

DIAGNÓSTICO DIFERENCIAL

- Trombose venosa retiniana
- Retinopatia hipertensiva
- Retinopatia por radiação
- Anemia falciforme.

COMPROVAÇÃO DIAGNÓSTICA

- Dados clínicos + angiografia com fluoresceína.

COMPLICAÇÕES

- Catarata
- Hemorragia vítrea

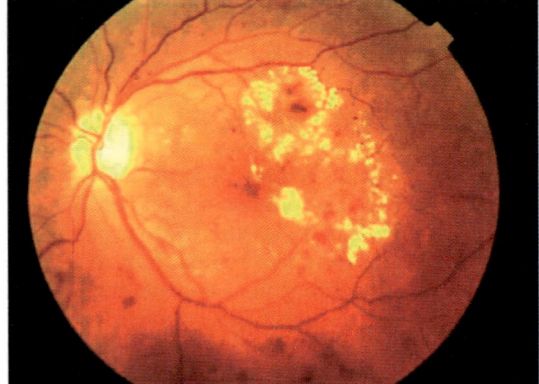

Figura 100.1 Retinografia colorida de paciente com retinopatia diabética não proliferativa e edema macular. Observam-se microaneurismas maculares e exsudatos duros em toda a mácula.

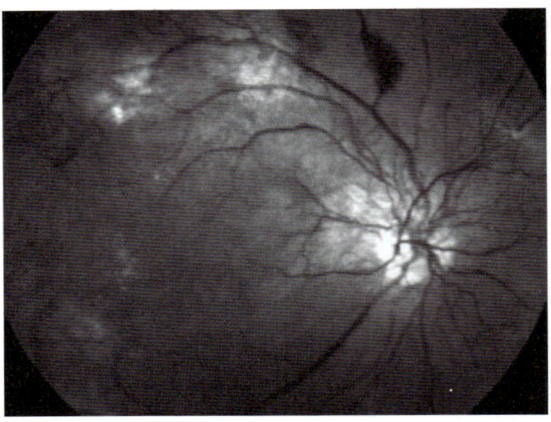

Figura 100.2 Retinografia monocromática de paciente com retinopatia diabética proliferativa. Observam-se grandes neovasos na papila e arcadas vasculares.

- Deslocamento tracional da retina
- Cegueira
- Glaucoma neovascular.

TRATAMENTO

- Rigoroso controle do diabetes.

Tratamento oftalmológico

- Fotocoagulação a *laser*
- Injeções intravítreas de medicação antiangiogênica (ranibizumabe ou aflibercepte) ou implante intravítreo de dexametasona para o tratamento do edema macular
- Vitrectomia (indicada para pacientes com retinopatia diabética proliferativa com descolamento da retina por tração envolvendo a mácula e/ou hemorragia vítrea).

EVOLUÇÃO E PROGNÓSTICO

- Quando tratada na fase inicial, o prognóstico é satisfatório. Se o tratamento for retardado, pode ocorrer perda da visão.

Monitoramento oftalmológico do paciente diabético

- Todo paciente diabético deve ser acompanhado anualmente pelo oftalmologista
- Paciente com retinopatia diabética leve deve ser examinado a cada 6 meses
- Paciente com retinopatia diabética moderada e/ou grave deve ser avaliado a cada 3 ou 4 meses
- Toda gestante diabética deve ser avaliada com periodicidade que varia de 3 em 3 meses (ausência de retinopatia ou retinopatia leve) até mensalmente (retinopatia moderada a grave).

RETINOPATIA HIPERTENSIVA

Alterações vasculares e teciduais da retina secundárias à hipertensão arterial (HA). Atualmente, prefere-se que os achados referentes à retinopatia hipertensiva sejam descritos, e não agrupados em classificações.

São observadas duas formas de retinopatia hipertensiva. Uma decorre de alterações crônicas da HA, havendo predomínio de estreitamento vascular por fenômenos arterioloescleróticos, e a outra decorre de HA maligna, em que a rápida e grave elevação da HA determina quebra da autorregulação vascular retiniana e aparecimento de fenômenos congestivos (hemorragias, edema e exsudatos).

Atenção

A arterioloesclerose é uma vasculopatia diretamente relacionada à hipertensão arterial e não deve ser confundida com a aterosclerose (ver Capítulo 191, *Arteriosclerose*).

CAUSA

- Hipertensão arterial (ver Capítulo 228, *Hipertensão Arterial*).

MANIFESTAÇÕES CLÍNICAS

- Frequentemente assintomática
- Borramento visual (a intensidade depende do nível de comprometimento retiniano)
- Alterações fundoscópicas:
  - Vasoconstrição arteriolar e espessamento de sua parede (alteração do reflexo dorsal dos vasos)
  - Cruzamentos arteriovenosos patológicos (Figura 100.3)
  - Hemorragias em chama de vela (camadas superficiais da retina)
  - Exsudatos duros
  - Exsudatos algodonosos
  - Edema da papila.

DIAGNÓSTICO DIFERENCIAL

- Oclusão venosa
- Retinopatia diabética
- Macroaneurisma retiniano
- Leucemias
- Retinopatia por radiação.

EXAMES COMPLEMENTARES

- Angiofluoresceinografia: pode ser necessária em casos com congestão retiniana para determinação de edema ou isquemia.

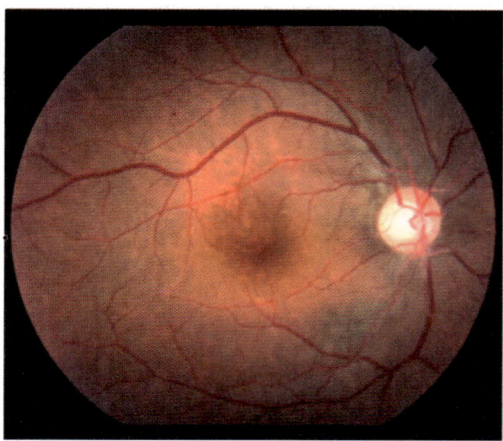

Figura 100.3 Retinopatia hipertensiva. Retinografia colorida evidenciando aumento do brilho arteriolar e presença de esmagamento venoso pelas arteríolas (cruzamentos patológicos).

COMPROVAÇÃO DIAGNÓSTICA

- Dados clínicos + exame de fundo de olho.

TRATAMENTO

- Tratamento da HAS (ver Capítulo 228, *Hipertensão Arterial*).

MONITORAMENTO

- Exame oftalmológico com fundoscopia, anualmente.

EVOLUÇÃO E PROGNÓSTICO

- Regressão espontânea das lesões, na fase inicial da doença, desde que a hipertensão arterial seja controlada
- Possibilidade de perda da visão em casos graves.

Atenção

- Nos pacientes com difícil controle da hipertensão arterial, deve-se realizar fundoscopia mais frequentemente
- Na hipertensão arterial maligna, as lesões retinianas são mais graves e de evolução mais rápida
- Controle rigoroso da hipertensão arterial é a única maneira de impedir o aparecimento da retinopatia hipertensiva.

BIBLIOGRAFIA

Ávila MP, Paranhos Jr. A. Farmacologia e terapêutica ocular. Cultura Médica; 2013.
Azevedo MF. GPS medicamentos. Guia prático em saúde. Rio de Janeiro: Guanabara Koogan; 2017.
Bowling B. Kanski – Oftalmologia clínica. 8. ed. Elsevier; 2016.
Costa PS, Naghettini AV, Porto CC et al. Pediatria na prática diária. Rio de Janeiro: Guanabara Koogan; 2020.
Moreira Jr. CA, Lavinsky J, Ávila MP. Retina e vítreo. Série Oftalmologia Brasileira. 4. ed. Cultura Médica; 2017.
Porto CC, Porto AL. Semiologia médica. 8. ed. Rio de Janeiro: Guanabara Koogan; 2019.

101
Retinose Pigmentar

David Isaac ◆ Marcos Ávila

INTRODUÇÃO

Denominação utilizada para um grupo de distrofias retinianas com comprometimento dos bastonetes. A intensidade das manifestações clínicas, assim como a época de aparecimento, depende do tipo de herança envolvida.

Pode ser autossômica dominante, recessiva, ligada ao X ou esporádica. As formas de herança recessiva e ligada ao X apresentam pior prognóstico.

MANIFESTAÇÕES CLÍNICAS

- Diminuição progressiva da acuidade visual com perda do campo visual periférico (visão tubular)
- Dificuldade visual à noite (nictalopia)
- Palidez de nervo óptico
- Afilamento arteriolar retiniano
- Presença de pontos de hiperpigmentação do epitélio pigmentado da retina com formato em "espículas ósseas" (média e extrema periferia; Figura 101.1)
- Pode haver catarata, glaucoma e edema cistoide de mácula.

DIAGNÓSTICO DIFERENCIAL

- Sequela de retinopatia congênita infecciosa (rubéola, citomegalovirose, sífilis)
- Sequela de resolução de descolamento exsudativo da retina
- Sequela de traumatismos oculares
- Retinopatias associadas ao câncer
- Retinopatias terminais de depósito (cloroquina, tioridazina).

EXAMES COMPLEMENTARES

- Angiografia com fluoresceína e retinografias colorida ou monocromática
- Testes eletrofisiológicos (eletrorretinograma, eletro-oculograma, potencial visual evocado): importantes na determinação da estrutura visual acometida, assim como para confirmação diagnóstica e diagnóstico diferencial
- Perimetria manual ou computadorizada: permite a determinação da constrição do campo visual periférico
- Audiometria (em pacientes com comprometimento auditivo – síndrome de Usher).

COMPROVAÇÃO DIAGNÓSTICA

- Dados clínicos + exames complementares (em casos selecionados).

TRATAMENTO

Não há tratamento curativo ou para estabilização da doença. Alguns estudos demonstram benefício na utilização de vitamina A, 15.000 UI, VO, 3 vezes/dia.

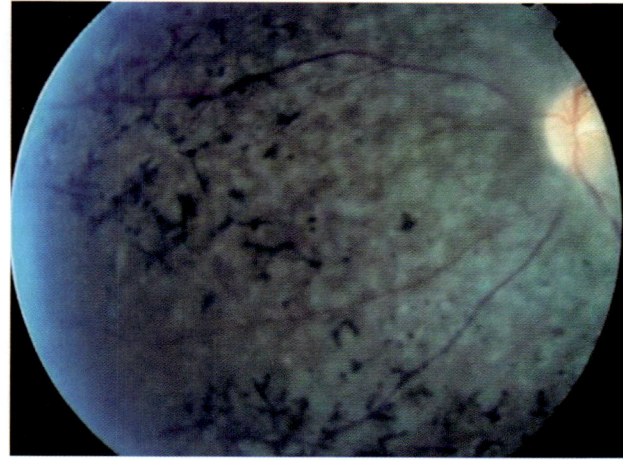

Figura 101.1 Retinose pigmentar. Retinografia mostrando palidez de nervo óptico, afilamento arteriolar, além de pontos de hiperpigmentação na média periferia da retina.

A prótese digital (Argus 2) é indicada em casos de cegueira por retinose; ela é implantada cirurgicamente e possibilita visão rudimentar.

EVOLUÇÃO E PROGNÓSTICO

- Difícil previsão da progressão da doença em cada paciente
- O prognóstico é, em geral, pior quando a doença se inicia na infância
- Apresenta, com frequência, evolução crônica lentamente progressiva
- A presença de catarata pode piorar ainda mais a visão.

BIBLIOGRAFIA

Ávila MP, Paranhos Jr. A. Farmacologia e terapêutica ocular. Cultura Médica; 2013.
Azevedo MF. GPS medicamentos. Guia prático em saúde. Rio de Janeiro: Guanabara Koogan; 2017.
Bowling B. Kanski – Oftalmologia clínica. 8. ed. Elsevier; 2016.
Moreira Jr. CA, Lavinsky J, Ávila MP. Retina e vítreo. Série Oftalmologia Brasileira. 4. ed. Cultura Médica; 2017.
Porto CC, Porto AL. Semiologia médica. 8. ed. Rio de Janeiro: Guanabara Koogan; 2019.

102
Síndrome de Horner

Marcos Ávila • David Isaac

INTRODUÇÃO

Síndrome caracterizada por miose, ptose discreta por fraqueza do músculo de Müller, anidrose facial ipsilateral e enoftalmia em consequência da interrupção da atividade simpática.
Pode ocorrer em qualquer idade e em ambos os sexos.

CAUSAS

- Congênita
- Carcinoma broncogênico apical (tumor de Pancoast)
- Aneurisma da aorta
- Aneurisma das artérias carótida ou subclávia
- Cefaleia em salvas (cerca de 20% desses pacientes apresentam síndrome de Horner homolateral)
- Lesão do sistema simpático (1º e 2º gânglios da cadeia torácica)
- Siringomielia
- Complicação da cirurgia para tratamento de hiperidrose palmar.

MANIFESTAÇÕES CLÍNICAS

- Miose
- Ptose
- Anidrose (ausência de sudorese na face e pescoço)

- Enoftalmia leve (em alguns pacientes)
- Pigmentação acinzentada da íris (na síndrome de Horner congênita)
- A instilação de solução de epinefrina 1:1.000 no saco conjuntival produz dilatação da pupila na síndrome de Horner causada por lesão simpática periférica.

DIAGNÓSTICO DIFERENCIAL

- Ptose congênita
- Miastenia *gravis*
- Tumores cerebrais
- Pupila tônica de Adie
- Pupila de Argyll-Robertson
- Miose medicamentosa.

EXAMES COMPLEMENTARES

- Tomografia computadorizada (TC) e/ou ressonância magnética (RM) do crânio, tórax e medula espinal
- Punção lombar (em casos selecionados).

COMPROVAÇÃO DIAGNÓSTICA

- Dados clínicos.

Síndrome de Pancoast

Dor, dormência e fraqueza do braço decorrente da infiltração do plexo braquial e de costelas e vértebras vizinhas de neoplasias localizadas no ápice do pulmão. Um mesmo paciente pode ter as síndromes de Pancoast e de Horner.

BIBLIOGRAFIA

Ávila MP, Paranhos Jr. A. Farmacologia e terapêutica ocular. Cultura Médica; 2013.
Azevedo MF. GPS medicamentos. Guia prático em saúde. Rio de Janeiro: Guanabara Koogan; 2017.
Bowling B. Kanski – Oftalmologia clínica. 8. ed. Elsevier; 2016.
Monteiro MLR. Neuro-oftalmologia. Série Oftalmologia Brasileira. 4. ed. Cultura Médica; 2017.
Porto CC, Porto AL. Semiologia médica. 8. ed. Rio de Janeiro: Guanabara Koogan; 2019.

103
Síndrome de Sjögren
Síndrome do olho seco

David Isaac • Marcos Ávila

INTRODUÇÃO

Também chamada de síndrome do olho seco, é a afecção inflamatória crônica, sistêmica, que afeta as glândulas exócrinas, caracterizada por diminuição da secreção lacrimal e salivar, resultando em ceratoconjuntivite seca e xerostomia.

Os principais achados histopatológicos são infiltração linfocitária por células T-CD4, células B e plasmócitos em torno dos ductos e destruição das glândulas exócrinas, particularmente das glândulas lacrimais e salivares.

Pode ser primária ou associada a doenças do tecido conjuntivo, principalmente artrite reumatoide, esclerodermia e lúpus eritematoso sistêmico (ver Parte 8, *Vasculites*, e Parte 15, *Sistema Imunológico*). Acomete ambos os sexos, mas predomina em mulheres acima de 40 anos (ver Capítulo 85, *Distúrbios do Aparelho Lacrimal*).

CAUSAS

- Etiologia desconhecida
- Mecanismo autoimune
- Infecção viral (?).

MANIFESTAÇÕES CLÍNICAS

- Ressecamento ocular ("olho seco")
- Sensação de queimação e corpo estranho nos olhos ("areia no olho")
- Prurido ocular
- Fotofobia
- Vermelhidão dos olhos
- Boca seca (xerostomia)
- Disfagia (dificuldade na mastigação e na deglutição)
- Fissuras nos lábios e comissuras labiais
- Ausência do lago salivar sublingual
- Aumento de cáries dentárias
- Aumento bilateral das parótidas
- Poliartrite simétrica não erosiva e artralgia
- Pneumopatia intersticial
- Neuropatia periférica
- Vasculite de pequenos vasos
- Artralgias ou artrite
- Sinais de artrite reumatoide e lúpus eritematoso sistêmico (forma secundária)
- Fenômeno de Raynaud (20% dos pacientes)
- Candidíase oral
- Ressecamento da mucosa vaginal
- Teste de Schirmer comprova a baixa produção de lágrima
- Manifestações de comprometimento de múltiplos órgãos nos casos avançados.

DIAGNÓSTICO DIFERENCIAL

- Secura de mucosas provocada por medicamentos (antidepressivos, diuréticos, anti-hipertensivos, anti-histamínicos, neurolépticos, antipsicóticos, broncodilatadores, antieméticos, ansiolíticos, hipnóticos)
- Desidratação subclínica em idosos
- Outras doenças do tecido conjuntivo: artrite reumatoide e lúpus eritematoso sistêmico
- Doenças infecciosas: hepatite C e infecção pelo HIV.

EXAMES COMPLEMENTARES

- Hemograma: anemia, leucopenia, eosinofilia
- Velocidade de hemossedimentação (VHS): aumentada
- Proteína C reativa: aumentada (não tanto quanto a VHS)

- Fator reumatoide: positivo em 50% dos pacientes
- Anticorpo antinuclear (FAN): positivo em 50 a 90% dos pacientes
- Anticorpos anti-Ro e anti-La: presentes
- Sialografia e cintilografia salivar: em casos especiais
- Biópsia de glândula salivar para exame histopatológico e imuno-histoquímico.

COMPROVAÇÃO DIAGNÓSTICA

- Dados clínicos + exames laboratoriais + biópsia.

COMPLICAÇÕES

- Ulceração da córnea, cáries dentárias e risco aumentado de linfoma.

TRATAMENTO

- Higiene rigorosa dos olhos e da boca
- Ingestão frequente de pequenas quantidades de água e sucos
- Lesões oculares necessitam de cuidados especializados (ver Capítulo 79, *Ceratite*)
- Consulta periódica com odontólogo para prevenção e tratamento das complicações bucais
- Tratamento da doença de base na síndrome de Sjögren secundária.

Tratamento medicamentoso

- Lágrimas artificiais aplicadas várias vezes por dia
- Colírio de metilcelulose a 0,5%
- Soro fisiológico para uso nasal
- Bromexina VO, 48 mg/kg (aumenta a secreção de lágrimas e melhora a xerostomia)
- Pilocarpina VO, 5 mg 8/8 horas
- Casos graves com manifestações extraglandulares: prednisona VO, iniciar com 60 mg/dia; redução progressiva até 5 a 10 mg/dia
- Antimalárico: hidroxicloroquina
- Imunossupressor: azatioprina e ciclofosfomida
- Imunobiológico: rituximabe.

EVOLUÇÃO E PROGNÓSTICO

- Doença lentamente progressiva, podendo ficar estabilizada por longo tempo em muitos pacientes
- Cálculos em glândulas salivares são frequentes
- Surgimento de distúrbios linfoproliferativos, principalmente linfoma não Hodgkin
- A presença do anti-Ro e do anti-La pode levar ao bloqueio cardíaco congênito.

BIBLIOGRAFIA

Ávila MP, Paranhos Jr. A. Farmacologia e terapêutica ocular. Cultura Médica; 2013.
Azevedo MF. GPS medicamentos. Guia prático em saúde. Rio de Janeiro: Guanabara Koogan; 2017.
Bowling B. Kanski – Oftalmologia clínica. 8. ed. Elsevier; 2016.
Hofling-Lima AL, Dantas MCN, Alves MR. Doenças externas oculares e córnea. Série Oftalmologia Brasileira. 4. ed. Cultura Médica; 2017.
Porto CC, Porto AL. Semiologia médica. 8. ed. Rio de Janeiro: Guanabara Koogan; 2019.

104
Traumatismo Ocular

Marcos Ávila ◆ David Isaac

INTRODUÇÃO

Diversas formas de traumatismo podem afetar os olhos, e as mais frequentemente observadas em serviços de urgência são: abrasão de córnea, queimaduras por solda elétrica, corpo estranho corneano, laceração do bulbo ocular, laceração palpebral, traumatismo ocular contuso (fechado), hifema, fratura orbitária e lesões químicas (Figura 104.1).

Traumatismos aparentemente pequenos podem ser graves se houver perfuração ocular ou infecção secundária.

CAUSAS E FATORES DE RISCO

- Traumatismos mecânicos (lesões corporais e acidentes no trabalho, domésticos e automobilísticos)
- Agentes químicos (ver Capítulo 99, *Queimaduras Oculares Químicas*)
- Agentes físicos (corpos estranhos, radiação ultravioleta, calor)
- Ausência de equipamento de proteção individual em ambiente de trabalho.

MANIFESTAÇÕES CLÍNICAS

- Diminuição na acuidade visual
- Dor ocular
- Alteração da movimentação do olho
- Sensação de corpo estranho
- Hiperemia conjuntival (ver Capítulo 96, *Olho Vermelho*)
- Em caso de desepitelização corneana ou conjuntival, o uso do colírio de fluoresceína e da luz azul-cobalto do oftalmoscópio ou da lâmpada de fenda é importante para pesquisa de corpos estranhos, perfurações oculares e ceratites abrasivas.

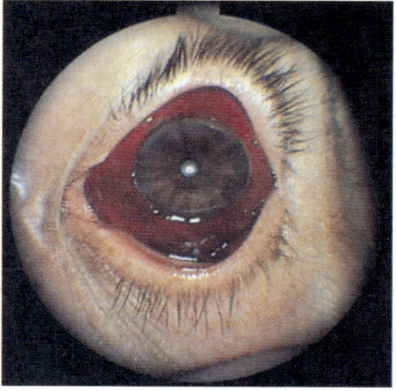

Figura 104.1 Traumatismo ocular, observando-se hemorragia subconjuntival.

TRATAMENTO

- Retirar o corpo estranho com cotonete umedecido após eversão da pálpebra (Figura 104.2)
- Pomada antibiótica e curativo oclusivo.

ABRASÃO DE CÓRNEA

CAUSAS

- Objetos cortantes
- Traumatismo com unha
- Uso inadequado de lentes de contato
- Queimaduras oculares.

MANIFESTAÇÕES CLÍNICAS

- Dor ocular
- Borramento visual
- Fotofobia
- Lacrimejamento
- Sensação de corpo estranho
- Desepitelização corneana.

DIAGNÓSTICO DIFERENCIAL

- Ceratite viral
- Ceratite bacteriana
- Queimaduras por solda elétrica.

TRATAMENTO

- Limpeza com soro fisiológico e oclusão do olho após uso de colírio cicloplégico (tentativa de diminuição da dor ocular causada por espasmo da musculatura ciliar)
- Pomada antibiótica e reavaliação após 24 horas (risco de evolução com ceratite infecciosa).

QUEIMADURA POR SOLDA ELÉTRICA

CAUSAS

- Queimadura do epitélio corneano por exposição não protegida à solda (radiação ultravioleta).

MANIFESTAÇÕES CLÍNICAS

- Dor ocular (geralmente iniciando de 4 a 8 horas após a exposição)

Atenção

Na ocorrência de abrasão de córnea, sempre afastar a hipótese de corpo estranho na superfície ocular por meio da inspeção do fórnice conjuntival inferior e da inspeção da conjuntiva tarsal pela eversão da pálpebra superior.

- Borramento visual
- Fotofobia
- Lacrimejamento
- Sensação de corpo estranho
- Com a utilização de colírio de fluoresceína, observa-se o padrão de ceratopatia epitelial difusa.

DIAGNÓSTICO DIFERENCIAL E TRATAMENTO

Idênticos aos da abrasão corneana.

CORPO ESTRANHO CORNEANO

Os corpos estranhos mais frequentes são: metal (limalha), poeira, madeira, vidro, vegetais, cabelo e pedra. Deve-se investigar a possibilidade de corpo estranho intraocular.

TRATAMENTO MEDICAMENTOSO

- Instilar 1 gota de colírio anestésico e remover o corpo estranho com auxílio da lâmpada de fenda com agulha calibre 25 ou 27
- Após a retirada do corpo estranho, ocluir o olho do paciente com pomada antibiótica e reavaliá-lo em 24 horas
- Caso haja persistência de desepitelização, prescrever colírio antibiótico (p. ex., tobramicina, ciprofloxacino, moxifloxacino ou gatifloxacino; ver Capítulo 96, *Olho Vermelho*).

LACERAÇÃO DO GLOBO OCULAR

MANIFESTAÇÕES CLÍNICAS

- Indicativas de perfuração ocular
- Diminuição da acuidade visual
- Hipotonia ocular
- Estreitamento da câmara anterior (diminuição da profundidade da câmara anterior)
- Vazamento de humor aquoso pela lesão corneana corada com fluoresceína (sinal de Seidel positivo) ou encarceramento vítreo

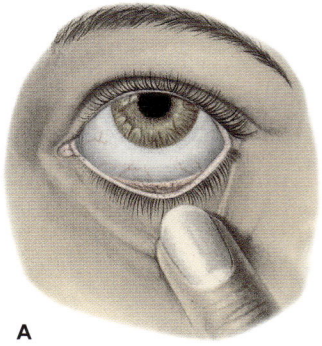 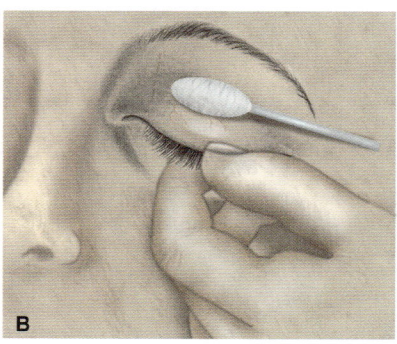 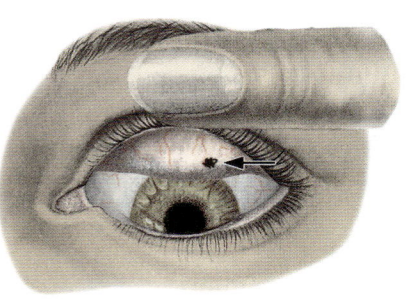

A **B** **C**

Figura 104.2 A. Técnica de eversão da pálpebra inferior. **B.** Técnica de eversão da pálpebra superior, vendo-se corpo estranho facilmente localizado (**C**).

- Alteração de tamanho, formato e/ou posição da pupila (corectopia)
- Edema conjuntival importante (quemose) ou hemorragia subconjuntival (hiposfagma)
- Hifema (sangue na câmara anterior).

TRATAMENTO

- Repouso
- Profilaxia para tétano
- Antibioticoterapia sistêmica
- Proteção ocular com concha ocular rígida
- Encaminhamento, com urgência, ao oftalmologista para reconstrução precoce do olho.

LACERAÇÃO PALPEBRAL

Todo paciente com laceração palpebral deve ser meticulosamente avaliado devido à possibilidade de lesões oculares associadas (lesões de vias lacrimais, traumatismo oculto do globo ocular, fratura de parede orbitária, laceração de músculo ocular e corpo estranho incrustado).

TRATAMENTO

- Sutura de reparo (não exceder 72 horas), preferencialmente realizada por oftalmologista para se tentar preservar a função palpebral
- Profilaxia contra tétano
- Antibioticoterapia sistêmica caso seja necessário.

TRAUMATISMO OCULAR CONTUSO

CAUSA

Traumatismo direto no olho por objeto rombo. Podem ocorrer, com mais frequência, as seguintes alterações oculares: hemorragia subconjuntival, hifema, luxação do cristalino, ruptura do globo ocular, fratura de parede orbitária, iridodiálise (desinserção iriana), glaucoma, ruptura do esfíncter da íris e irite traumática.

Alterações de segmento posterior (hemorragia, edema retiniano, ruptura de coroide, neuropatia óptica traumática, descolamento da retina) podem ser diagnosticadas pelo exame de fundo de olho com o oftalmoscópio indireto ou a biomicroscopia de fundo.

Na vigência apenas de contusão ocular, a conduta é expectante, prescrevendo-se tratamento sintomático.

FRATURA ORBITÁRIA

Geralmente associada a traumatismos contusos de face, que causam compressão do globo ocular e rompimento do assoalho e/ou da parede medial da órbita.

CAUSAS

- Soco, bastão, boladas (p. ex., tênis, *squash*), entre outras.

MANIFESTAÇÕES CLÍNICAS

- Equimose
- Edema palpebral e facial
- Sangramento nasal
- Enfisema orbitário e palpebral
- Limitação do olhar para baixo e/ou para cima, com diplopia, enoftalmo ou exoftalmo, podendo haver diminuição da visão em casos mais graves (dano ao nervo óptico ou ao olho).

EXAMES COMPLEMENTARES

- Tomografia computadorizada (TC) de crânio e órbitas. Observa-se, em fraturas do assoalho orbitário, o padrão de "gota" referente ao prolapso do conteúdo orbitário para o seio maxilar.

TRATAMENTO

- Descongestionante nasal, gelo, anti-inflamatórios sistêmicos e antibioticoterapia profilática. Tratamento cirúrgico em casos selecionados.

EVOLUÇÃO E PROGNÓSTICO

- Depende da extensão da lesão, das características do agente causal e das condições associadas. Pode haver recuperação visual total ou cegueira, dependendo do tipo e da intensidade do traumatismo.

BIBLIOGRAFIA

Azevedo MF. GPS medicamentos. Guia prático em saúde. Rio de Janeiro: Guanabara Koogan; 2017.

Biccas HEA, Jorge AAH. Oftalmologia. Tecmedd; 2007.

Kanski JJ. Clinical ophthalmology: a systematic approach. 5. ed. Butterworth-Heinamann; 2003.

Paiva GC. Traumatologia ocular. São Paulo: Atheneu; 1998.

Porto CC, Porto AL. Semiologia médica. 8. ed. Rio de Janeiro: Guanabara Koogan; 2019.

Takahashi WY. Traumatismos e emergências oculares. São Paulo: Roca; 2003.

105
Uveíte

David Isaac • Marcos Ávila

INTRODUÇÃO

Uveíte é a inflamação do tecido uveal, composto por íris, corpo ciliar e coroide.

Pode haver o acometimento de outras estruturas oculares como o vítreo, a retina e o nervo óptico.

FORMAS CLÍNICAS

Uveíte anterior. Inflamação que acomete predominantemente a íris (irite) ou a íris e o corpo ciliar (iridociclite).

Uveíte intermediária. Inflamação das estruturas posteriores ao cristalino sem o acometimento da coroide (*pars plana*, vítreo anterior e extrema periferia retiniana).

Uveíte posterior. Inflamação da coroide (coroidite), da retina (retinite) ou de ambas (coriorretinite).

Uveíte difusa (pan-uveíte). Inflamação das várias estruturas intraoculares.

CAUSAS

- Causa desconhecida em 25% dos pacientes
- Doenças sistêmicas: sarcoidose, doença de Behçet, doença de Vogt-Koyanagi-Harada, espondiloartropatias soronegativas, síndrome de Reiter
- Doenças infecciosas: tuberculose, sífilis, hanseníase, candidíase, herpes, toxoplasmose, toxocaríase, citomegalovirose
- Doenças oculares idiopáticas específicas: ciclite heterocrômica de Fuchs, crises glaucomatocíclíticas.

MANIFESTAÇÕES CLÍNICAS

- Uveíte anterior (80% dos casos)
  - Fotofobia
  - Dor ocular
  - Borramento visual
  - Dilatação de vasos perilímbicos conjuntivais, episclerais e esclerais (hiperemia pericerática)
  - Miose no olho afetado
  - Precipitados ceráticos ("PK"): depósitos celulares no endotélio corneano. Podem variar quanto a tamanho, distribuição e aspecto, oferecendo dados para a caracterização da etiologia
  - Celularidade: células inflamatórias no humor aquoso são indício de inflamação intraocular ativa
  - *Flare*: presença de proteína na câmara anterior
  - Sinéquias posteriores: aderências entre a íris e o cristalino
  - Hipópio (nível de células inflamatórias na câmara anterior; Figura 105.1)
- Uveíte intermediária e posterior

- Moscas volantes
- Borramento visual
- Mais frequentemente bilateral
- Menor dor ou hiperemia que uveíte anterior.

DIAGNÓSTICO DIFERENCIAL

- Conjuntivites
- Episclerites
- Esclerites
- Ceratites
- Glaucoma agudo e glaucoma neovascular.

COMPROVAÇÃO DIAGNÓSTICA

- Anamnese detalhada para o estabelecimento do diagnóstico diferencial
- Biomicroscopia com lâmpada de fenda
- Biomicroscopia do segmento anterior e da retina
- Exames complementares direcionados para a suspeita à anamnese.

EXAMES COMPLEMENTARES

- Exames complementares para esclarecer a etiologia (exames sorológicos, antígenos de histocompatibilidade, dosagens de enzimas e exames de imagem).

COMPLICAÇÕES

- Deposição de precipitado cerático na córnea ou nas superfícies do cristalino
- Formação de sinéquias ou catarata
- Aumento da pressão intraocular
- Vasculite com oclusão vascular e infarto retiniano
- Lesão do nervo óptico
- Edema macular.

TRATAMENTO

- Tratamento específico da causa
- Medidas de controle da inflamação e sintomas.

Tratamento medicamentoso

- Tratamento da causa específica quando possível (ver Capítulos 591, *Toxoplasmose*, 574, *Sífilis*, e 576, *Tuberculose*)

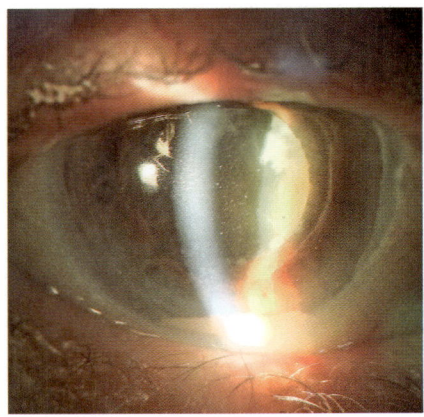

Figura 105.1 Uveíte anterior com hipópio (pus na câmara anterior).

- Prednisolona 1% colírio ou dexametasona 0,1%: instilar 1 gota com intervalos variando de 2/2 horas em casos intensos a 12/12 horas em casos brandos. A medicação deverá ser gradualmente diminuída com a melhora clínica do paciente
- Atropina 1% colírio ou ciclopentolato 1%: 1 gota no olho afetado 2 a 4 vezes/dia (para diminuir o espasmo do músculo ciliar e evitar a formação de sinéquias)
- Corticoterapia sistêmica e/ou imunossupressão em casos refratários.

EVOLUÇÃO E PROGNÓSTICO

- Relacionados com as doenças causais ou condições associadas
- Uveíte resultante de infecção (sistêmica ou local) pode ser curada com erradicação da infecção subjacente
- Uveíte associada a artropatias soronegativas costuma ter curso agudo e, em geral, recorrente
- Pode resultar em perda da visão permanente.

Atenção

- Deve-se evitar o uso de corticoides tópicos em pacientes com suspeita de ceratite herpética ativa
- Pacientes em uso de corticoides tópicos por períodos maiores que 3 semanas devem ter a pressão intraocular monitorada, devido ao risco de aumento da pressão intraocular.

BIBLIOGRAFIA

Ávila MP, Paranhos Jr. A. Farmacologia e terapêutica ocular. Cultura Médica; 2013.

Azevedo MF. GPS medicamentos. Guia prático em saúde. Rio de Janeiro: Guanabara Koogan; 2017.

Belfort Jr. R, Oréfice F. Uveítes. Conselho Brasileiro de Oftalmologia. São Paulo: Roca; 2000.

Bowling B. Kanski – Oftalmologia clínica. 8. ed. Elsevier; 2016.

Porto CC, Porto AL. Semiologia médica. 8. ed. Rio de Janeiro: Guanabara Koogan; 2019.

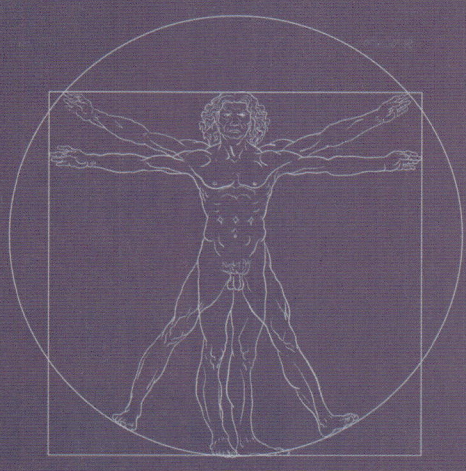

Parte 6

Orelhas,
Nariz e Seios Paranasais,
Faringe e Laringe

Melissa Ameloti Gomes Avelino ✦ Thaís Gomes Abrahão Elias ✦ Gabriella Assumpção Alvarenga Schimchak ✦ Murilo Bufaiçal Marra ✦ Paulo Humberto Siqueira ✦ André Valadares Siqueira

106
Cerume

INTRODUÇÃO

Cerume é a secreção produzida pelas glândulas apócrinas localizadas no terço externo do meato acústico externo. As funções do cerume são limpar, lubrificar e proteger o meato acústico externo. Ele pode sofrer modificações e acumular no meato, causando sintomas.

MANIFESTAÇÕES CLÍNICAS

- Plenitude aural
- Hipoacusia
- Zumbido
- Otalgia (cerume impactado no conduto).

EXAME OTOSCÓPICO

- Meato acústico externo ocupado, parcial ou totalmente, por uma substância de coloração amarelo-amarronzada e consistência semilíquida ou endurecida (Figura 106.1)
- Às vezes, não se consegue visualizar a membrana timpânica
- Em geral, não se observa hiperemia ou edema no meato acústico externo, a não ser quando o paciente manipula e traumatiza a orelha na tentativa de remover o cerume.

DIAGNÓSTICO DIFERENCIAL

- Corpo estranho em meato acústico externo (ver Capítulo 107, *Corpo Estranho em Meato Acústico Externo*)
- Otite externa (ver Capítulo 109, *Otite Externa Aguda*).

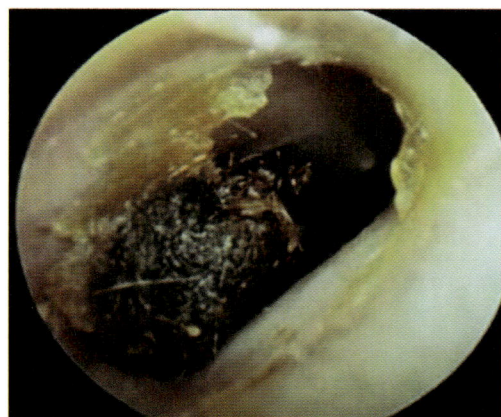

Figura 106.1 Exame otoscópico mostrando cerume obstruindo o meato acústico externo.

COMPROVAÇÃO DIAGNÓSTICA

- Dados clínicos
- Exame otoscópico.

CONDUTA

- Explicar ao paciente como manipular a orelha e orientá-lo a não usar cotonetes para limpeza
- Orientar o paciente a procurar um otorrinolaringologista para a retirada adequada do cerume.

Técnica para remover o cerume

Lavagem com água morna pode ser feita quando a consistência do cerume está amolecida e o paciente **não apresenta perfuração de membrana timpânica**. Contudo, quando o cerume tem consistência endurecida ou adquire o aspecto de "rolhas de cerume", é necessário utilizar pinças adequadas, como curetas, aplicando gotas tópicas solventes (hidroxiquinolina/trolamina em solução otológica na dose de 0,4 mg/mℓ/140 mg/mℓ, 3 a 4 gotas em cada orelha, a cada 8 horas ou a cada 12 horas por 7 a 10 dias) antes da retirada do cerume.

COMPLICAÇÕES

Durante a manipulação da orelha na tentativa de retirar o cerume, pode-se traumatizar o conduto e provocar otite externa, perfuração da membrana timpânica e/ou agudização de otite média crônica.

107
Corpo Estranho em Meato Acústico Externo

INTRODUÇÃO

Consiste na presença de qualquer objeto no meato acústico externo, como grãos, sementes, pedaços de papel, espuma, algodão de hastes flexíveis, tarraxas de brincos, pequenas pedras, insetos, larvas e brinquedos (Figura 107.1).

Os corpos estranhos inanimados (objetos) são mais frequentes em crianças, já os animados (insetos e larvas) podem ser observados em qualquer faixa etária.

MANIFESTAÇÕES CLÍNICAS

- Pode ser assintomático, sendo um achado durante o exame otoscópico de crianças
- Plenitude aural

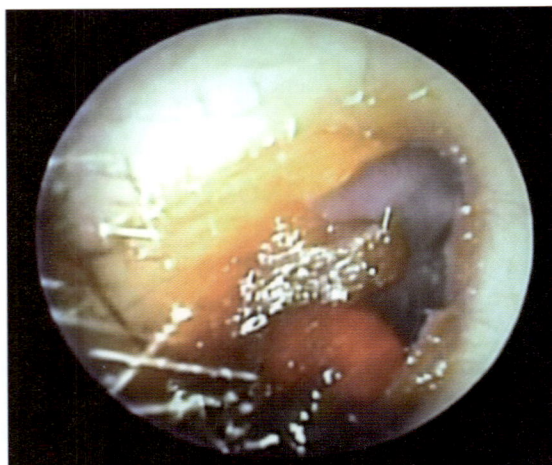

Figura 107.1 Brinquedo em meato acústico externo.

- Hipoacusia
- Otalgia
- Otorreia.

DIAGNÓSTICO DIFERENCIAL

- Cerume (ver Capítulo 106, *Cerume*)
- Otite externa (ver Capítulo 109, *Otite Externa Aguda*)
- Otomicose (ver Capítulo 114, *Otomicose*).

EXAME OTOSCÓPICO

- Meato acústico externo ocupado parcial ou totalmente pelo corpo estranho
- Às vezes, não é possível visualizar a membrana timpânica, o que é mais comum quando se trata de grãos e corpos estranhos de menor tamanho
- Se houver suspeita de presença de inseto ou larva, pode ser necessário maior tempo durante o exame para que se visualize o corpo estranho, uma vez que ele pode se mover
- Em geral, não se encontra hiperemia ou edema no meato acústico externo, exceto nos casos em que o paciente manipulou e traumatizou a orelha.

COMPROVAÇÃO DIAGNÓSTICA

- Dados clínicos
- Exame otoscópico.

Como retirar um corpo estranho

- Em princípio, quem deve fazer a retirada de um corpo estranho do meato acústico externo é o otorrinolaringologista que dispõe de equipamentos adequados. Assim, serão evitadas complicações secundárias à manipulação inadequada
- Para isso, utiliza-se instrumentos adequados, como curetas ou pinça de Hartmann com serrilha. Nos casos de dificuldade ou impossibilidade de encaminhamento ao especialista, e quando se tem certeza da integridade da membrana timpânica, pode-se fazer lavagem com soro fisiológico 0,9% morno aplicado por meio de uma seringa. Contudo, essa conduta deve ser **sempre** evitada quando se tratar de grãos, como milho e feijão, pois estes podem absorver o soro e aumentar de tamanho, causando dor e dificultando ainda mais sua retirada.

CONDUTA

- Orientar o paciente a não manipular a orelha
- Não manipular a orelha do paciente se não se dispuser de material adequado para identificar o corpo estranho. Nesses casos, encaminhar o paciente ao otorrinolaringologista
- Se o corpo estranho estiver vivo (p. ex., inseto) no momento do exame, pode-se utilizar alguma substância para imobilizá-lo, como vaselina líquida, antes de encaminhar o paciente ao otorrinolaringologista.

COMPLICAÇÕES

Durante a manipulação da orelha na tentativa de retirar o corpo estranho, pode-se causar otite externa, ferimento e sangramento no conduto, perfuração da membrana timpânica ou agudização de otite média crônica.

108
Herpes-Zóster da Orelha e Região Circunjacente

Síndrome de Ramsay-Hunt

INTRODUÇÃO

Reativação do herpes-vírus simples do tipo 3 latente nos gânglios das raízes nervosas dorsais (ver Capítulo 538, *Herpes-Zóster*).

ETIOLOGIA

- Vírus varicela-zóster.

FATORES DE RISCO

- Pacientes com quadro clínico de varicela que já contraíram o vírus herpes-zóster.

MANIFESTAÇÕES CLÍNICAS

- Dor intensa, do tipo nevralgia (ver Capítulo 510, *Nevralgias Cranianas*)
- Paresia/paralisia facial
- Vertigem
- Hipoacusia.

DIAGNÓSTICO DIFERENCIAL

- Otite externa aguda (ver Capítulo 109, *Otite Externa Aguda*)
- Miringite bolhosa (infecção viral ou bacteriana do tímpano).

EXAME OTOSCÓPICO E INSPEÇÃO DE ORELHA, FACE E REGIÃO CERVICAL

- Vesículas sobre base eritematosa, seguindo a distribuição cutânea do nervo acometido

- As vesículas surgem gradualmente e podem coalescer e formar crostas localizadas na concha auricular e na parede superior do meato acústico externo. Podem acometer lóbulo e regiões adjacentes do pescoço (Figura 108.1).

COMPROVAÇÃO DIAGNÓSTICA

- Dados clínicos: o diagnóstico tem maior probabilidade de ser herpes-zóster em pessoas com história prévia de varicela e com as manifestações clássicas: erupção cutânea e distribuição em dermátomos (ver Capítulo 538, *Herpes-Zóster*).

CONDUTA

- Analgesia (ver Capítulo 15, *Dor*)
- Aciclovir VO, 800 mg, 5 vezes/dia ou valaciclovir VO, 1.000 mg, a cada 8 horas, por 7 dias
- Antibiótico tópico, se houver infecção secundária associada em orelha externa, como Otociriax®, 3 gotas a cada 12 horas por 7 a 10 dias
- Uso de corticoides associados ao antiviral nos casos de complicações, como paralisia facial periférica (síndrome de Ramsay-Hunt).

Síndrome de Ramsay-Hunt

Caracteriza-se por paresia/paralisia facial transitória ou permanente, vesículas no meato acústico externo, hipoacusia e vertigem.

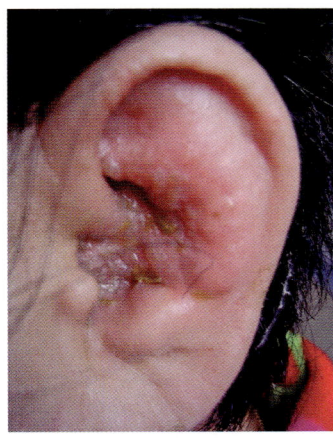

Figura 108.1 Herpes-zóster em pavilhão auricular esquerdo. Observam-se lesões crostosas e vesículas na concha auricular.

109
Otite Externa Aguda

INTRODUÇÃO

Inflamação do meato acústico externo, podendo atingir o pavilhão da orelha e a membrana timpânica.

ETIOLOGIA

- *Staphylococcus aureus* e *Pseudomonas aeruginosa* são os agentes bacterianos mais frequentes.

FATORES DE RISCO

- Exposição excessiva à água
- Manipulação com cotonete
- Doenças da pele que alteram sua integridade.

MANIFESTAÇÕES CLÍNICAS

- Otalgia intensa, às vezes, com irradiação para as regiões temporal e mandibular
- Hipoacusia
- Plenitude aural
- Prurido aural
- Otorreia.

DIAGNÓSTICO DIFERENCIAL

- Rolha de cerume (ver Capítulo 106, *Cerume*)
- Corpo estranho em conduto (ver Capítulo 107, *Corpo Estranho em Meato Acústico Externo*)
- Otomicose (ver Capítulo 114, *Otomicose*)
- Otite média aguda supurada (ver Capítulo 111, *Otite Média Aguda*).

EXAME OTOSCÓPICO

- Meato acústico externo com aspecto eritematoso e edemaciado (Figura 109.1)
- Às vezes, não é possível visualizar a membrana timpânica devido a intenso edema do conduto
- Otorreia purulenta, bolhas, falsas membranas e lesões crostosas
- Nos casos mais avançados, podem ocorrer febre e linfanodomegalia, pré e pós-auricular, e na região cervical anterior.

COMPROVAÇÃO DIAGNÓSTICA

- Dados clínicos
- Exame otoscópico.

TRATAMENTO

- Antibiótico tópico (certificar antes a integridade da membrana timpânica do paciente) com cobertura para

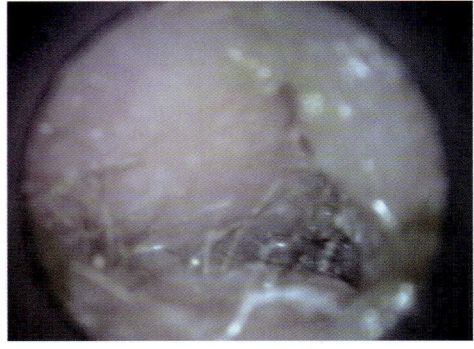

Figura 109.1 Otite externa aguda observada ao exame otoscópico, com edema e hiperemia do meato acústico externo.

Staphylococcus e Pseudomonas; ciprofloxacino tópico, 3 gotas na orelha a cada 12 horas por 7 a 10 dias
- Analgesia com dipirona ou paracetamol VO a cada 6 horas, ou anti-inflamatório a cada 12 horas
- Orientar o paciente a não deixar penetrar água na orelha, não fazer esportes aquáticos e, sempre que for tomar banho, utilizar tamponamento com algodão embebido em solução hidrofóbica, como óleo
- Orientar o paciente a procurar um otorrinolaringologista para acompanhar o caso e realizar curativos otológicos quando houver edema importante do conduto auditivo externo
- Estar atento em pacientes diabéticos ou imunocomprometidos, devido ao risco de otite externa maligna ou necrotizante (ver Capítulo 110, *Otite Externa Necrotizante*).

110
Otite Externa Necrotizante

INTRODUÇÃO

Infecção que tem início no meato acústico externo e se estende até a base do crânio. A maioria dos casos ocorre em pacientes imunocomprometidos, principalmente diabéticos, idosos, insulinodependentes e mal controlados. Pode ocorrer também em pacientes com leucemia, hipogamaglobulinemia, em quimio ou corticoterapia, ou com condições acompanhadas por imunossupressão.

ETIOLOGIA

- *Pseudomonas aeruginosa*.

FATORES DE RISCO

- Idade avançada
- Diabetes melito
- Imunossupressão.

MANIFESTAÇÕES CLÍNICAS

- Ver Quadro 110.1.
- Otalgia intensa e persistente, às vezes, superior a 1 mês
- Otalgia lancinante, resistente ao uso de analgésicos comuns e que irradia para as regiões frontotemporais e parietais, piorando à noite (ver Capítulo 15, *Dor*)

Quadro 110.1 Dados clínicos que sugerem otite externa necrotizante.

- Otalgia com duração > 1 mês
- Diabetes melito ou qualquer condição clínica acompanhada por imunossupressão
- Otorreia purulenta persistente com tecido de granulação por várias semanas
- Acometimento de nervos cranianos

- Cerca de 45 a 100% dos casos são acompanhados de otorreia fétida e purulenta
- Paralisia facial periférica.

DIAGNÓSTICO DIFERENCIAL

- Otite externa aguda (ver Capítulo 109, *Otite Externa Aguda*)
- Neoplasia de meato acústico externo (é necessário realizar biópsia do tecido de granulação presente no meato acústico externo).

EXAME OTOSCÓPICO

- Meato acústico externo eritematoso e edemaciado, doloroso durante manipulação
- Em geral, não é possível visualizar a membrana timpânica
- Otorreia purulenta
- Presença de tecido de granulação ocluindo parcial ou totalmente o meato acústico externo.

EXAMES COMPLEMENTARES

- Tomografia computadorizada (TC) de ossos temporais é útil no diagnóstico inicial, sendo possível identificar a erosão de meato acústico externo e a extensão da doença para a articulação temporomandibular até a base do crânio
- Ressonância magnética (RM), em casos especiais, complementa a avaliação inicial e auxilia na investigação do comprometimento do sistema nervoso central
- Cintilografia com tecnécio permite o diagnóstico precoce de osteomielite, que permanece positivo por aproximadamente 1 ano, não sendo um indicador de resolução da doença
- Cintilografia com gálio é o exame de escolha para monitoramento clínico e avaliação da resposta terapêutica. Este exame torna-se negativo com a resolução do quadro clínico.

COMPROVAÇÃO DIAGNÓSTICA

- Dados clínicos
- Cintilografia com tecnécio (diagnóstico precoce de osteomielite)
- Biópsia de lesão polipoide de meato acústico externo.

CONDUTA

- Analgesia (Ver Capítulo 15, *Dor*)
- Monitoramento e controle de comorbidades
- Antibioticoterapia intravenosa com espectro contra *Pseudomonas* sp., sendo o tempo de tratamento variável, devendo o paciente ser acompanhado até negativação da cintilografia com gálio.

Atenção

Solicitar avaliação do otorrinolaringologista para acompanhar o quadro e realizar curativos otológicos.

COMPLICAÇÕES

- Acometimento dos nervos cranianos VII, X e XI
- Trombose de seio sigmoide
- Alta mortalidade nos casos em que múltiplos nervos cranianos são acometidos.

111
Otite Média Aguda

INTRODUÇÃO

Inflamação aguda da orelha média, geralmente secundária a congestão e edema da mucosa do trato respiratório superior. Caracteriza-se por efusão na orelha média. Maior incidência entre 6 e 11 meses de idade, com segundo pico entre os 4 e 5 anos.

ETIOLOGIA

- *Streptococcus pneumoniae, Haemophilus influenzae, Moraxella catarrhalis.*

FATORES DE RISCO

- Crianças institucionalizadas
- Pequena duração de aleitamento materno
- Tabagismo ambiental
- Uso de chupeta
- História familiar de otite
- Meses de inverno (período em que há mais infecções de vias respiratórias superiores).

MANIFESTAÇÕES CLÍNICAS

- Otalgia
- Irritabilidade e dificuldade para se alimentar (em crianças)
- Febre
- Hipoacusia
- Plenitude aural.

DIAGNÓSTICO DIFERENCIAL

- Otite média com efusão (ver Capítulo 112, *Otite Média com Efusão*)
- Hemotímpano (sangramento em orelha média).

EXAME OTOSCÓPICO

- Abaulamento da membrana timpânica (Figura 111.1)

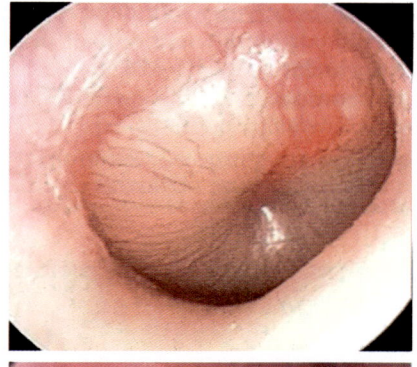

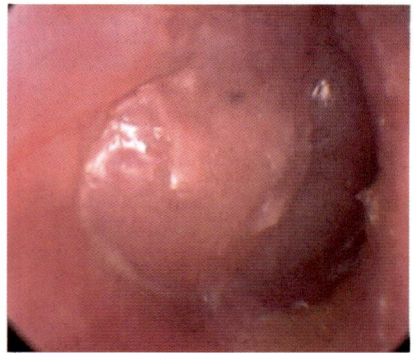

Figura 111.1 Otite média aguda, visualizando-se membrana timpânica abaulada.

- Membrana timpânica com perda da transparência e presença de líquido em orelha média.

EXAMES COMPLEMENTARES

- Avaliação audiológica.

COMPROVAÇÃO DIAGNÓSTICA

- Dados clínicos + exame otoscópico.

CONDUTA

- Analgesia: dipirona VO ou paracetamol VO a cada 6 horas; anti-inflamatório VO a cada 12 horas (ver Capítulo 15, *Dor*)
- Antibioticoterapia nas seguintes situações (Quadro 111.1):
  - Crianças menores de 6 meses de idade

Quadro 111.1 Antibioticoterapia na otite média aguda.

Antibioticoterapia inicial		Após 48 a 72 h sem melhora do quadro	
Primeira linha de tratamento	Tratamento alternativo (alergia a penicilina)	Primeira linha de tratamento	Tratamento alternativo (alergia a penicilina)
Amoxicilina (80 a 90 mg/kg/dia divididos em 2 doses)	Cefdinir (14 mg/kg/dia em 1 ou 2 doses)	Amoxicilina com clavulanato (90 mg/kg/dia de amoxicilina e 6,4 mg/kg/dia de clavulanato em 2 doses)	Ceftriaxona (3 dias) Clindamicina (30 a 40 mg/kg/dia divididos em 3 doses)
ou	Cefuroxima (30 mg/kg/dia em 2 doses)	ou	Falha do segundo antibiótico
Amoxicilina com clavulanato (90 mg/kg/dia de amoxicilina e 6,4 mg/kg/dia de clavulanato em 2 doses)	Cefpodoxima (10 mg/kg/dia em 2 doses) ou ceftriaxona IM ou IV (50 mg/dia durante 1 ou 3 dias)	Ceftriaxona IM ou IV (50 mg por 3 dias)	Clindamicina (30 a 40 mg/kg/dia em 3 doses) associada a cefalosporina de terceira geração Se não houver melhora, encaminhar o paciente a um especialista para avaliar possível timpanocentese

- Crianças maiores de 6 meses de idade com doença grave (otalgia moderada ou intensa por mais de 48 horas, ou temperatura maior ou igual a 39°C)
- Presença de otorreia
- Otite média aguda bilateral.

112
Otite Média com Efusão

INTRODUÇÃO

Presença de fluido na orelha média na ausência de sinais ou sintomas de infecção otológica aguda. O fluido pode ser mucoide, seroso, sanguinolento ou purulento.

MANIFESTAÇÕES CLÍNICAS

- Plenitude aural
- Hipoacusia
- Atraso no desenvolvimento da fala
- Dificuldade de aprendizagem.

EXAME OTOSCÓPICO

- Membrana timpânica íntegra com bolhas de secreção ou nível hidroaéreo (Figura 112.1)
- Membrana timpânica apresentando aumento da vascularização radial na parte tensa. Pode-se observar horizontalização do cabo do martelo.

EXAMES COMPLEMENTARES

- Avaliação audiológica
- Videoendoscopia nasal para avaliação de rinofaringe (em adultos).

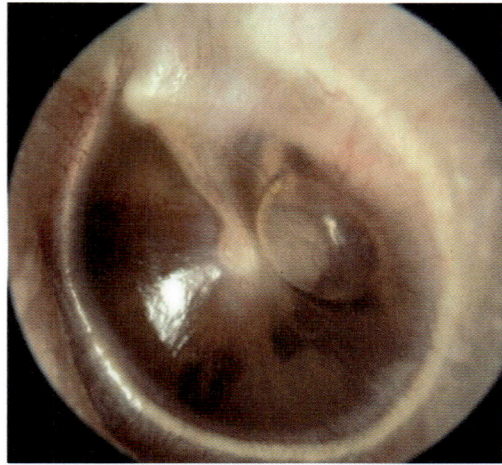

Figura 112.1 Otite média com efusão, visualizando-se bolhas e secreção amarelada em orelha média.

COMPROVAÇÃO DIAGNÓSTICA

- Dados clínicos + exame otoscópico
- Audiometria em pacientes com perda auditiva condutiva (mais comum) e curva na impedanciometria do tipo B (mais comum).

CONDUTA

- Monitoração clínica: reavaliação em até 3 meses, exceto para crianças com fatores de risco para atraso na aquisição de linguagem, na fala ou dificuldade de aprendizado
- Em casos de evolução insatisfatória, a timpanotomia com colocação de tubo de ventilação é a conduta de escolha.

COMPLICAÇÕES

- Membrana timpânica atelectásica
- Otite média crônica colesteatomatosa
- Granuloma de colesterol.

113
Otite Média Crônica

INTRODUÇÃO

Processo inflamatório associado a alterações teciduais irreversíveis da orelha média com duração superior a 3 meses.

FORMAS CLÍNICAS

Otite média crônica não colesteatomatosa (simples e supurativa) e otite média crônica colesteatomatosa (congênita, adquirida primária e adquirida secundária).

Otite média crônica não colesteatomatosa simples

Caracteriza-se por perfuração na membrana timpânica, ou seja, perda da sua integridade (Figura 113.1).

Etiologia

- Aeróbios (*Pseudomonas aeruginosa, Staphylococcus aureus, Proteus mirabilis, E. coli, Klebsiella pneumoniae*)
- Anaeróbios (*Bacterioides* sp., *Peptococcus* sp., *Prevotella* sp., *Fusobacterium* sp.).

Fatores de risco

- Pequena pneumatização do osso temporal
- Baixa ventilação da orelha média
- Pacientes com imunodeficiência
- Diabetes melito.

Manifestações clínicas

- Hipoacusia
- Plenitude aural

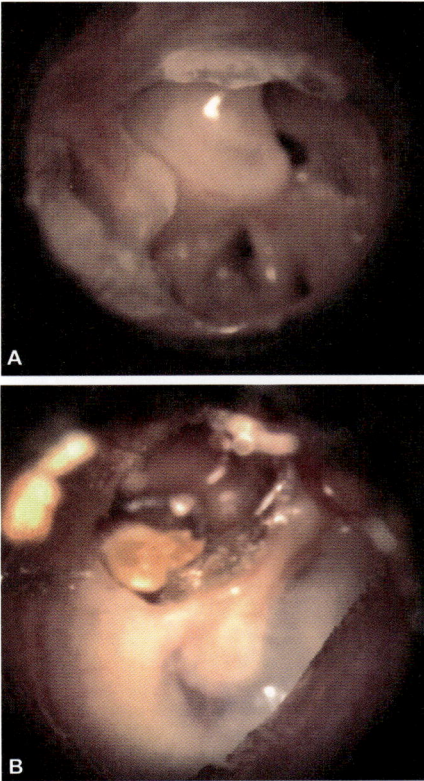

Figura 113.1 A. Otite média crônica simples com perfuração central. B. Otite média crônica simples com perfuração marginal.

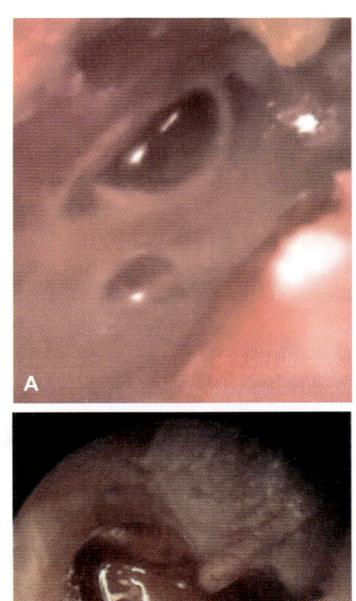

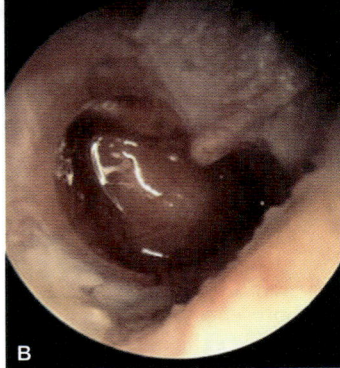

Figura 113.2 A. Secreção purulenta em grande quantidade em conduto auditivo externo, impedindo visualização da membrana timpânica. B. Após curativo, observa-se secreção e perfuração da membrana timpânica.

- Otorreia intermitente, geralmente associada a episódios de infecções de vias respiratórias superiores ou história de contaminação extrínseca pelo contato com água.

Diagnóstico diferencial
- Otite média crônica não colesteatomatosa supurativa.

Exame otoscópico
- Membrana timpânica com perfuração central ou marginal (Figura 113.2)
- Mucosa de orelha média com aparência quase sempre normal, exceto hiperemia
- Otorreia nos casos de agudização.

Exames complementares
- Avaliação audiológica
- Tomografia computadorizada (TC) de ossos temporais, para confirmação diagnóstica ou quando se suspeita de complicações.

Comprovação diagnóstica
- Dados clínicos
- Exame otoscópico
- Audiometria evidenciando perda auditiva.

Conduta
- Evitar fatores desencadeantes, principalmente a entrada de água na orelha
- Na fase de agudização; antibioticoterapia tópica (gotas otológicas, como Otociriax®, Otosynalar® ou Otosporin®, 3 gotas na orelha a cada 12 horas, por 7 a 10 dias).

Casos especiais
- Encaminhar ao otorrinolaringologista para acompanhamento e realização de curativos otológicos
- Timpanoplastia.

Otite média crônica não colesteatomatosa supurativa
Otorreia mucoide ou mucopurulenta de longa duração e que se acentua durante os episódios de infecções de vias respiratórias superiores.

Manifestações clínicas
- Hipoacusia
- Plenitude aural
- Otorreia persistente que piora quando o paciente apresenta infecção de via respiratória superior.

Diagnóstico diferencial
- Otite média crônica simples
- Otite média crônica colesteatomatosa.

Exame otoscópico
- Membrana timpânica com perfuração de grande tamanho (ver Figura 113.2)
- Mucosa da orelha média com sinais inflamatórios
- Otorreia persistente
- Erosões ossiculares frequentes que atingem a bigorna, o martelo e o estribo, em ordem decrescente.

Exames complementares

- Avaliação audiológica
- TC de ossos temporais, útil no diagnóstico inicial e na avaliação da extensão da doença.

Comprovação diagnóstica

- Dados clínicos
- Exame otoscópico
- Conteúdo de partes moles observado na TC, ocupando orelha média e osso mastoide.

Conduta

- Evitar a entrada de água na orelha
- Antibioticoterapia tópica com gotas otológicas como Otociriax® ou Otosporin®, 3 gotas na orelha acometida a cada 12 horas por 7 a 10 dias.

Quando encaminhar ao otorrinolaringologista

- Para avaliação especializada do paciente
- Para tratamento cirúrgico com a realização de timpanomastoidectomia.

Otite média crônica colesteatomatosa

Caracteriza-se pela presença de pele na cavidade timpânica, constituindo uma matriz externa formada por epitélio estratificado pavimentoso ceratinizado, repousando sobre perimatriz de tecido conjuntivo.

A matriz descama em lamelas de ceratina para dentro do espaço por ela delimitado, preenchendo-o e distendendo-o.

Classificação

Congênita, adquirida primária e adquirida secundária (Quadro 113.1).

Manifestações clínicas

São apresentadas no Quadro 113.2.

Quadro 113.1 Classificação do colesteatoma.

Colesteatoma congênito	Origina-se de restos embrionários de tecido epitelial na orelha média Não há perfuração de membrana timpânica nem infecção prévia
Colesteatoma adquirido primário	Origina-se de retração de parte flácida da membrana timpânica
Colesteatoma adquirido secundário	Origina-se pela migração de pele através de membrana timpânica previamente comprometida por uma perfuração

Quadro 113.2 Manifestações clínicas de acordo com a classificação do colesteatoma.

Colesteatoma congênito	Colesteatoma primário	Colesteatoma secundário
Assintomática durante anos Paralisia facial Vertigem Hipoacusia Plenitude aural Zumbido	Hipoacusia Plenitude aural Zumbido Paralisia facial Vertigem Casos mais avançados podem apresentar otorreia fétida persistente	Otorreia purulenta, fétida e constante Hipoacusia Vertigem Paralisia facial periférica

Exame otoscópico

- Congênito: observa-se massa esbranquiçada através da porção anterior da membrana timpânica, adjacente ao cabo do martelo (Figura 113.3)
- Adquirido: colesteatomia com infecção (Figura 113.4) e formação polipoide (Figura 113.5)
- Neoplasia da orelha média.

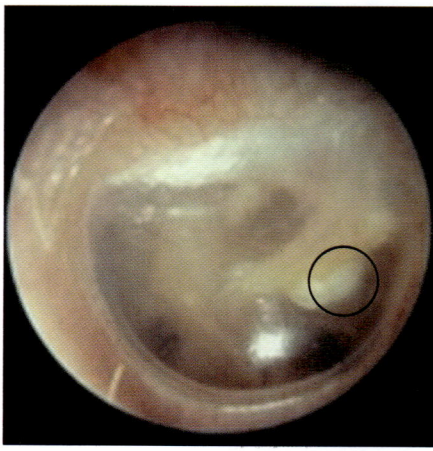

Figura 113.3 Otomicroscopia de colesteatoma congênito observando-se massa esbranquiçada retrotimpânica (círculo preto).

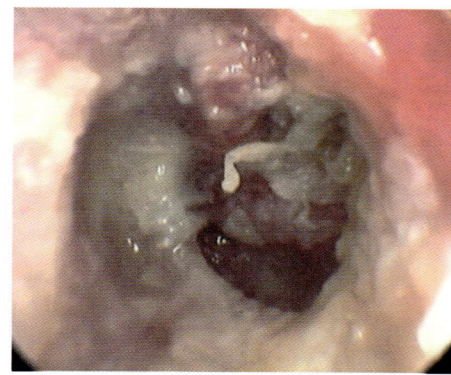

Figura 113.4 Colesteatoma adquirido secundário em orelha direita com infecção ativa.

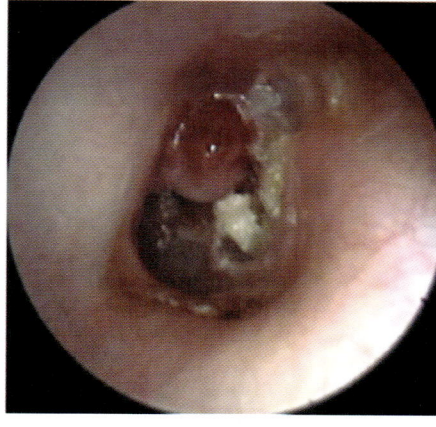

Figura 113.5 Formação polipoide sugestiva de colesteatoma.

Exames complementares

- Avaliação audiológica
- TC de ossos temporais (útil no diagnóstico inicial para avaliação da extensão da doença).

Comprovação diagnóstica

- Dados clínicos
- Exame otoscópico
- TC de ossos temporais demonstra conteúdo de partes moles ocupando a orelha média, erosão do esporão de Chausse e alargamento do espaço de Prussak. Pode ainda evidenciar erosão de estruturas adicionais da orelha média, como nervo facial, tegmen timpânico e canal semicircular.

Conduta

- Evitar a entrada de água na orelha
- Antibioticoterapia tópica, gotas otológicas como Otociriax®, Otosynalar® ou Otosporin®, 3 gotas na orelha acometida a cada 12 horas por 7 a 10 dias.

Quando encaminhar ao otorrinolaringologista

- Para acompanhamento e indicação do tratamento adequado
- Timpanomastoidectomia aberta ou fechada para erradicação do colesteatoma.

COMPLICAÇÕES DAS OTITES MÉDIAS

Complicações extracranianas

Mastoidite aguda coalescente

Erosão inflamatória aguda das septações da mastoide.

Manifestações clínicas

- Otalgia
- Plenitude aural
- Hipoacusia
- Febre
- Proptose do pavilhão auricular
- Otorreia.

Exame otoscópico

- Edema retroauricular
- Hiperemia retroauricular
- Abaulamento da membrana timpânica
- Desaparecimento do sulco retroauricular.

Exames complementares

- TC de ossos temporais para avaliar a extensão da doença e possíveis complicações associadas.

Comprovação diagnóstica

- Dados clínicos
- Exame otoscópico
- TC de ossos temporais.

Conduta

- Colher secreção para cultura, quando presente
- Antibioticoterapia com ceftriaxona IV, 50 a 100 mg/kg/peso, ou amoxicilina + clavulanato, 50 a 90 mg/kg/peso, por cerca de 10 dias

- Tratamento cirúrgico a depender da extensão da doença e falta de resposta à antibioticoterapia.

Abscesso subperiosteal

Coleção purulenta adjacente à mastoide.

Manifestações clínicas

- Otalgia
- Febre
- Proptose pavilhão auricular.

Exame otoscópico e inspeção da orelha

- Orelha deslocada anteroinferiormente com eritema e ponto de flutuação.

Comprovação diagnóstica

- Dados clínicos
- Exame otoscópico
- TC de ossos temporais.

Conduta

- Internação
- Antibioticoterapia com ceftriaxona IV, 50 a 100 mg/kg/peso, podendo ser associada ou não a clindamicina 40 mg/kg/peso ou amoxicilina + clavulanato 50 a 90 mg/kg/peso por cerca de 10 dias
- Drenagem de abscesso.

Labirintite

Processo inflamatório e/ou infeccioso do labirinto.

Classificação

- Serosa, causada pela liberação de toxinas
- Supurativa, causada por bactérias.

Manifestações clínicas

- Otalgia
- Início abrupto de vertigem grave
- Hipoacusia
- Plenitude aural
- Nistagmo espontâneo e/ou semiespontâneo.

Exame otoscópico e do equilíbrio

- Abaulamento de membrana timpânica
- Romberg positivo.

Comprovação diagnóstica

- Dados clínicos
- Exame otoscópico
- TC de ossos temporais.

Conduta

- Pode ser necessária internação para controle da crise labiríntica, com repouso no leito, uso de benzodiazepínicos e dimenidrato (ver Capítulos 27, *Vertigem e Tontura*, e 118, *Vestibulopatias Periféricas*)
- Antibioticoterapia nos casos de labirintite supurativa, com ceftriaxona IV, 50 a 100 mg/kg/peso
- A timpanotomia pode ser indicada para drenagem da orelha média, acompanhada ou não de colocação de tubos de ventilação.

Paralisia facial periférica (ver Capítulo 511, *Paralisia Facial Periférica*)

Lesão do nervo facial localizada além dos núcleos do nervo facial na ponte.

Manifestações clínicas

- Paresia facial
- Xeroftalmia.

Exame físico

- Fechamento incompleto dos olhos
- Assimetria no sorriso forçado
- Espasmos, contraturas e sincinesias.

Conduta

- Internação para antibioticoterapia intravenosa
- Nos casos de otite média crônica, os pacientes devem ser submetidos a tratamento cirúrgico visando ao controle da doença.

Complicações intracranianas

- Meningite (ver Capítulo 504, *Meningites*)
- Abscesso extradural ou subdural (ver Capítulo 552, *Abscessos*)
- Tromboflebite de seios durais (ver Capítulo 205, *Tromboflebite Superficial*)
- Abscesso cerebral (ver Capítulo 486, *Abscesso Cerebral*).

114
Otomicose

INTRODUÇÃO

Infecção aguda ou crônica do meato acústico externo causada por fungos, habitualmente presentes na pele.

ETIOLOGIA

- *Aspergillus*
- *Candida*.

FATORES DE RISCO

- Falha nos mecanismos de defesa em virtude de alteração do epitélio de revestimento, mudança de pH, modificação qualitativa e excessiva quantidade de cerume
- Otite externa
- Uso de aparelhos de amplificação sonora individual
- Traumas ocasionados por manipulação de meato acústico externo
- Natação.

MANIFESTAÇÕES CLÍNICAS

- Prurido aural

- Hipoacusia
- Plenitude aural
- Otorreia.

DIAGNÓSTICO DIFERENCIAL

- Rolha de cerume (ver Capítulo 106, *Cerume*)
- Corpo estranho em meato acústico (ver Capítulo 107, *Corpo Estranho em Meato Acústico Externo*)
- Otite externa aguda (ver Capítulo 109, *Otite Externa Aguda*).

EXAME OTOSCÓPICO

- Meato acústico externo hiperemiado com edema discreto
- Nas infecções por *Aspergillus*, é possível visualizar micélios fúngicos que apresentam coloração própria da espécie: preta para *A. nigrans*, verde para *A. viridans*, amarela para *A. flavus*, marrom para *A. fumigatus* (Figura 114.1)
- Nas infecções por *Candida*, o meato acústico externo pode estar preenchido por massa esbranquiçada.

COMPROVAÇÃO DIAGNÓSTICA

- Dados clínicos
- Exame otoscópico.

CONDUTA

- Utilizar antifúngico tópico (nistatina, miconazol, cetoconazol), certificando-se da integridade da membrana timpânica. Encaminhar o paciente ao otorrinolaringologista para acompanhar o caso e realizar curativos otológicos

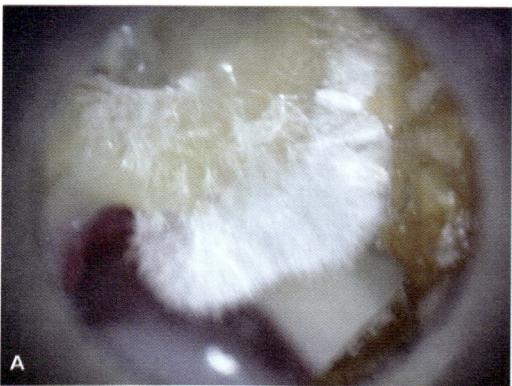
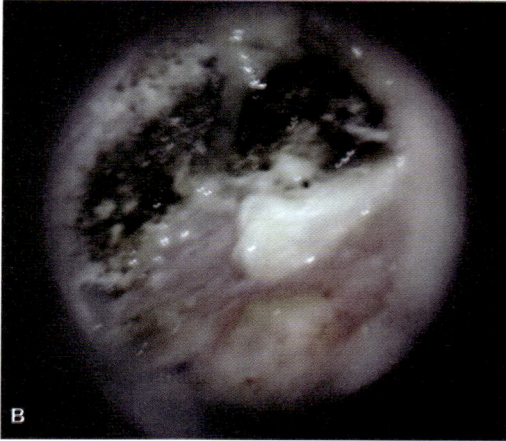

Figura 114.1 Otomicose. **A.** Infecção por *Aspergillus albicans*. **B.** Infecção por *Aspergillus nigrans*.

- Analgesia com dipirona ou paracetamol VO a cada 6 horas, ou anti-inflamatórios VO a cada 12 horas)
- Orientar o paciente a não molhar a orelha; não fazer esportes aquáticos e, sempre que for tomar banho, utilizar tampão com algodão embebido em solução hidrofóbica, como óleo.

115
Otosclerose

INTRODUÇÃO

Hipoacusia originada por anquilose da platina do estribo, e/ou acometimento generalizado da cápsula óptica.
  Mais frequente entre os 15 e 35 anos de idade.

FATORES DE RISCO

- Raça branca
- História familiar de perda auditiva.

MANIFESTAÇÕES CLÍNICAS

- Perda auditiva progressiva
- Perda auditiva bilateral (maioria dos casos)
- Zumbido persistente.

DIAGNÓSTICO DIFERENCIAL

- Malformação/disjunção de cadeia ossicular
- Deiscência de canal semicircular superior
- Osteogênese imperfeita
- Doença de Paget
- Otossífilis.

EXAME OTOSCÓPICO

- Não se observam alterações na maioria dos casos
- Em raras ocasiões, pode-se visualizar o sinal de Schwartz (mancha róseo-avermelhada na membrana timpânica).

EXAMES COMPLEMENTARES

- Teste com diapasão – Rinne negativo e Weber lateralizado para o lado comprometido
- Avaliação audiológica (audiometria e impedanciometria). Nas fases iniciais, pode-se identificar perda auditiva condutiva. Posteriormente, a maioria dos pacientes apresenta perda auditiva mista. Em fases avançadas, quando há comprometimento coclear, pode-se detectar perda auditiva sensorineural
- Tomografia computadorizada de ossos temporais (para casos de perda auditiva neurossensorial, dúvida diagnóstica, avaliação de indicação cirúrgica).

COMPROVAÇÃO DIAGNÓSTICA

- Dados clínicos
- Exame otoscópico

- Perda auditiva mista na maioria dos casos, com curva denominada Ar na impedanciometria e ausência de reflexos do estapédio.

CONDUTA

- Encaminhar ao otorrinolaringologista para:
  - Avaliar uso de aparelho de amplificação sonora individual
  - Cirurgia de estapedotomia ou estapedectomia em casos especiais.

116
Perda da Audição
Surdez, déficit de audição, hipoacusia

INTRODUÇÃO

Déficit de audição que pode ocasionar prejuízo na aquisição de linguagem e no desenvolvimento social, emocional e cognitivo.

CLASSIFICAÇÃO

Quanto a intensidade ou grau (pela audiometria):
- Perda leve: 26 a 40 dB NA
- Perda moderada: 41 a 55 dB NA
- Perda moderada a grave: 56 a 70 dB NA
- Perda grave: 71 a 90 dB NA
- Perda profunda: > 90 dB NA.
  Quanto ao tipo:
- Perda condutiva ou de transmissão: curva óssea normal e curva aérea rebaixada, com o aparecimento do chamado *gap* aéreo-ósseo (diferença ≥ 10 dB entre as curvas aérea e óssea)
- Perda sensorineural: curvas óssea e aérea rebaixadas, sem *gap* aéreo-ósseo
- Perdas auditivas mistas: curvas aérea e óssea rebaixadas, com *gap* entre elas.

FATORES DE RISCO PARA PERDA SENSORINEURAL

- Pré-natais e/ou perinatais:
  - Baixo peso ao nascer
  - Prematuridade
  - Internação em unidade de terapia intensiva (UTI)
  - Ventilação extracorpórea
  - Uso de medicamento ototóxico (como aminoglicosídeos)
  - Hiperbilirrubinemia
  - Infecções congênitas (toxoplasmose, rubéola, citomegalovírus, sífilis, HIV, Zika vírus)
  - Infecções perinatais (meningite, varicela, herpes, sarampo)
  - Síndromes genéticas (Waardenburg, Alport, Pendred)
- Adultos e idosos:
  - Exposição a ruído (uso de fones de ouvido em volume alto, ambiente de trabalho com ruído intenso, sem uso de equipamentos de proteção individual)

- Alterações vasculares
- Alterações metabólicas
- História familiar de perda auditiva
- Traumatismo cranioencefálico
- Medicamentos ototóxicos (aminoglicosídeos, diuréticos de alça, quimioterápicos).

CAUSAS

- Perda auditiva condutiva:
  - Cerume
  - Otite externa
  - Otite média com efusão
  - Otite média aguda
  - Otite média crônica simples
  - Otosclerose
- Perda auditiva mista:
  - Otite média aguda (mais raramente)
  - Otite média com efusão (mais raramente)
  - Otosclerose
- Perda sensorineural:
  - Tumor em meato acústico interno
  - Malformação coclear
  - Presbiacusia
  - Perda auditiva induzida por ruído
  - Ototoxicidade (aminoglicosídeos, furosemida, quimioterápicos, salicilatos)
  - Doenças infecciosas (meningite, rubéola, sífilis, HIV, citomegalovírus).

EXAMES COMPLEMENTARES

- Avaliação audiológica (audiometria e impedanciometria, emissões otoacústicas, potencial de tronco encefálico)
- Tomografia computadorizada (TC) de ossos temporais sem contraste, indicada em perdas condutivas e mistas
- Ressonância magnética (RM) de orelha interna com gadolínio, indicada em perdas neurossensoriais.

CONDUTA

- Encaminhar ao otorrinolaringologista para identificação da etiologia da perda auditiva e tratamento especializado
- Em geral, nas perdas auditivas neurossensoriais, está indicado o uso de aparelho de amplificação sonora individual.

ETIOLOGIA

- *Staphylococcus aureus, Pseudomonas aeruginosa.*

FATORES DE RISCO

- Trauma
- Picada de insetos
- Perfuração da orelha ao nível da cartilagem para colocação de *piercing*
- Condições inflamatórias sistêmicas.

MANIFESTAÇÕES CLÍNICAS

- Otalgia intensa
- Hipoacusia
- Plenitude aural.

EXAME OTOSCÓPICO

- Hiperemia acompanhada de dor, com endurecimento de parte ou de todo o pavilhão, podendo haver oclusão do meato acústico externo (Figura 117.1)
- Podem existir pontos de flutuação, inclusive com drenagem espontânea de secreção purulenta
- A pele sobre a área afetada pode apresentar descamação, com crostas ou ulceração em casos mais graves.

Pericondrite induzida por *piercing*

A pericondrite do pavilhão auricular induzida por *piercing* constitui uma afecção frequente, principalmente em jovens.

Os primeiros sinais e sintomas surgem dias a semanas após a colocação do *piercing* (Figura 117.2).

COMPROVAÇÃO DIAGNÓSTICA

- Dados clínicos
- Exame otoscópico.

CONDUTA

- Coleta de material para cultura antes do uso de antibiótico
- Nos casos não tratados anteriormente e com pequenas coleções, deve-se prescrever antibiótico via oral, com reavaliações periódicas do paciente. O antibiótico mais utilizado

---

117
Pericondrite e Condrite Auricular

INTRODUÇÃO

Processo inflamatório do pericôndrio e da cartilagem da orelha externa. Pode ser causado pela extensão de processo infeccioso decorrente de trauma acidental ou cirúrgico.

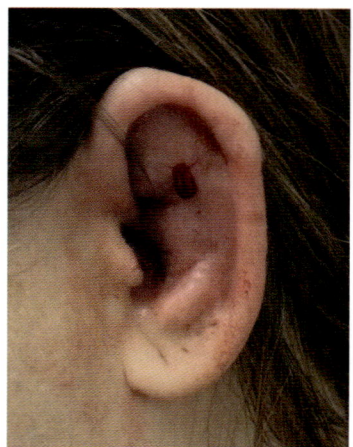

Figura 117.1 Pericondrite em orelha esquerda.

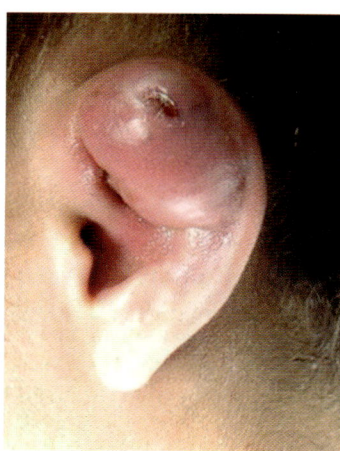

Figura 117.2 Pericondrite e abscesso em pavilhão auricular causados pela colocação de um *piercing*.

é o ciprofloxacino VO, 500 mg a cada 12 horas, por ser a única opção que cobre *P. aeruginosa*. A duração do tratamento depende da resposta do paciente, mas geralmente é longa, de 4 a 6 semanas
- Pode ser necessária hospitalização para antibioticoterapia intravenosa nos casos refratários ao tratamento via oral e em infecções graves, com coleções purulentas e formação de abscesso, causadas por *P. aeruginosa*
- Alguns pacientes necessitam de drenagem de coleções, colocação de drenos e ressecção de tecido necrótico.

COMPLICAÇÕES

- Destruição da cartilagem
- Deformidade auricular.

118
Vestibulopatias Periféricas

Síndrome de Ménière, hidropisia endolinfática, vertigem posicional paroxística benigna (VPPB)

INTRODUÇÃO

Distúrbios decorrentes do comprometimento do sistema vestibular periférico.

MANIFESTAÇÕES CLÍNICAS

- Sensação de rotação do ambiente ou do próprio corpo (ver Capítulo 27, *Vertigem e Tontura*)
- Náuseas
- Vômitos

- Hipoacusia
- Plenitude aural
- Zumbido.

EXAME FÍSICO

- Alteração do equilíbrio e da marcha
- Presença de nistagmo espontâneo ou semiespontâneo
- Romberg positivo.

DIAGNÓSTICO DIFERENCIAL ENTRE VESTIBULOPATIA DE ORIGEM CENTRAL E DE ORIGEM PERIFÉRICA

- Vestibulopatia de origem central (Quadros 118.1 e 118.2)
- Vestibulopatia de origem cardiovascular
- Síncope
- Desequilíbrio
- Nistagmo (Quadro 118.2).

Conduta na crise vertiginosa

- Monitoramento do paciente, repouso no leito, hidratação, dimenidrato, benzodiazepínicos (risco de depressão do sistema nervoso central), bloqueadores de canal de cálcio (utilizar pelo menor tempo possível, principalmente em idosos, devido ao risco de parkinsonismo)
- Diagnóstico etiológico da vertigem.

SÍNDROME DE MÉNIÈRE (HIDROPISIA ENDOLINFÁTICA)

Tríade composta por zumbido, perda auditiva e vertigem de aparecimento periódico.

Causas

- Labirintite
- Trauma
- Tumores (p. ex., schwannoma)
- Doença imunomediada de orelha interna.

Manifestações clínicas

- Crises recorrentes de vertigem, hipoacusia e zumbido
- Vertigem:
  - Aparecimento súbito
  - Associada a náuseas, vômitos, diarreia e sudorese
  - Duração de minutos a horas

Quadro 118.1 Diferença entre vestibulopatia periférica e vestibulopatia central.

	Vestibulopatia periférica	Vestibulopatia central
Romberg	Desvio para o lado lesado	Sem direção preferencial
Teste de coordenação	Sem alterações	Disdiadococinesia, dismetria, hipo ou hipermetria
Perda de consciência	Ausente	Pode estar presente
Acometimento de demais pares cranianos	Ausente	Presente

Quadro 118.2 Características do nistagmo em vestibulopatias periféricas e centrais.

Nistagmo	Direção	Fixação ocular	Fisiopatologia	Topodiagnóstico
Periférico	Horizontal ou torcional	Inibe	Assimetria ou perda do tônus vestibular	Labirinto ou nervo vestibular
Central	Vertical puro ou horizontal ou torcional	Pouco ou nenhum efeito	Assimetria no tônus oculomotor central	Sistema nervoso central e conexões vestibulares ou tronco encefálico ou cerebelo

- Hipoacusia
  - Perda neurossensorial
  - Em geral inicia para frequências graves
  - Flutuante
  - Progressiva
- Zumbido
  - Caráter variável
  - Não pulsátil
  - Piora com a crise de vertigem.

Diagnóstico

Os critérios para o diagnóstico da síndrome de Ménière são os seguintes:

- Dois ou mais episódios de vertigem com duração igual ou superior a 20 minutos
- Audiometria evidenciando perda auditiva em pelo menos uma ocasião
- Zumbido ou plenitude aural
- Exclusão de outras causas.

Diagnóstico diferencial

- Enxaqueca vestibular
- Neurite vestibular
- Deiscência de canal semicircular superior
- Schwannoma vestibular
- Vestibulopatia de origem central.

Exames complementares

- Audiometria e impedanciometria. Em geral, os pacientes apresentam perda auditiva sensorineural em frequências graves
- Videonistagmografia
- Eletrococleografia:
  - Auxilia no diagnóstico de hidropisia endolinfática
  - Exame normal, não exclui o diagnóstico de hidropisia
- Potencial evocado miogênico vestibular (VEMP; 54% dos pacientes com síndrome de Ménière apresentam atraso na resposta ou ausência de resposta)
- *Head Impulse Test* (13% dos pacientes apresentam atraso do reflexo vestíbulo-ocular)
- Ressonância magnética (RM) de orelha interna (se o paciente apresentar perda auditiva e/ou zumbido unilateral).

Comprovação diagnóstica

- Dados clínicos
- Exames especiais
- Perda auditiva e/ou flutuação da audição
- Testes vestibulares.

Conduta

- Orientações gerais: evitar longos períodos em jejum e o uso de substâncias estimulantes, como café, chá-mate e bebidas alcoólicas

- Beta-histina auxilia no controle das crises de vertigem quando usada profilaticamente. O tempo total de tratamento depende da resposta clínica do paciente
- Diuréticos (hidroclorotiazida 25 mg, 1 vez/dia) são utilizados em alguns casos para reduzir a pressão endolinfática na hidropisia. No entanto, as evidências de eficácia são escassas
- Em casos refratários, pode-se tentar tratamento intratimpânico com dexametasona ou gentamicina
- Em casos especiais, tratamento cirúrgico: descompressão do saco endolinfático, labirintectomia, secção do nervo vestibular.

VERTIGEM POSICIONAL PAROXÍSTICA BENIGNA

A vertigem posicional paroxística benigna (VPPB) é uma das patologias mais frequentes do sistema vestibular; caracteriza-se por episódios recorrentes de vertigens desencadeados por movimentos cefálicos ou mudanças de posição. Está relacionada com cúpula e ductolitíase:

- Cupulolitíase: degeneração do utrículo, levando à liberação de otocônias (cristais de carbonato de cálcio) que se alojam na crista ampular do ducto semicircular
- Ductolitíase: debris de endolinfa dos canais semicirculares que causam alteração de sua corrente durante a movimentação da cabeça.

Ver Capítulo 27, *Vertigem e Tontura*.

Manobra de Dix-Hallpike

a) Paciente inicialmente sentado com as pernas estendidas sobre a mesa de exame ou cama
b) Com o paciente sentado, vira-se a cabeça dele passivamente em um ângulo de 45° com o plano sagital para o lado testado
c) Faz-se movimento rápido e contínuo, deitando o paciente e finalizando a manobra com sua cabeça ultrapassando a borda da cama e pendurando para trás em torno de 15°
d) O paciente deve permanecer com a cabeça pendente e com os olhos abertos por cerca de 30 segundos
e) O canal posterior testado em cada lado é aquele que está em posição mais inferior ao fim da manobra. O nistagmo que aparece alguns segundos é:
  - Geotrópico (componente rápido em direção ao solo)
  - Torcional
  - Desaparece com a repetição da manobra.
  Observação: exame normal não exclui o diagnóstico de vertigem posicional paroxística benigna.

Diagnóstico

- Dados clínicos
- Manobra de Dix-Hallpike.

Diagnóstico diferencial
- Schwannoma vestibular
- Vestibulopatia central.

Conduta
- Tratamento medicamentoso é utilizado apenas para retirar o paciente da crise
- Manobras de reposicionamento, como de Epley e Semont.

BIBLIOGRAFIA

Aberg B, Westin T, Tjellsrom A, Edstrom S. Clinical characteristics of cholesteatoma. Am J Otolaryngol. 1991;12:254-8.

Alexander TH, Harris JP. Epidemiology of Menière's syndrome. Otolaryngol Clin North Am. 2010; 43:965-70.

Azevedo MF. GPS medicamentos. Guia prático em saúde. Rio de Janeiro: Guanabara Koogan; 2017.

Belinchon A, Perez-Garrigues H, Tenias JM, Lopez A. Hearing assessment in Menière's disease. Laryngoscope. 2011;121:622-26.

Bento RF, Martins GSQ, Pinna MH. Tratado de otologia. 2. ed. São Paulo: Atheneu, 2013.

Caldas Neto S, Mello Junior JF, Martins RHG, Costa SS. Tratado de otorrinolaringologia. 2. ed. v. 2. São Paulo: Roca, 2011.

Caovilla HH, Ganança MM, Munhoz MSL, Silva MLG. Audiologia clínica. Eletrococleografia. São Paulo: Atheneu, 2000.

Committee on Hearing and Equilibrium. Guidelines for the diagnosis and evaluation of therapy in Meniere's disease. Otolaryngol Head Neck Surg. 1995;113:181-5.

Cruz OLC, Caldas Neto S. Manual tridimensional de dissecção cirúrgica do osso temporal. Rio de Janeiro: Revinter, 2011.

Frolenkov GI, Atzori A, Kalinec F, Mammano F, Kachar B. The membrane-based mechanism of cell motility in cochlear outer hair cells. Molecular Biology of the Cell. 1998;9:1961-8.

Kanashiro AM, Pereira CB, Melo AC, Scaff M. Diagnosis and treatment of the most frequent vestibular syndromes. Arq Neuropsiquiatr. 2005;63:140-4.

Kiefer MM, Chong CR. Pocket primary care. Philadelphia: Wolters Kluwer, 2014.

Lieberthal AS, Carroll AE, Chonmaitree T, Ganiats TG, Hoberman A, Jackson MA et al. The diagnosis and management of acute otitis media. American Academy of Pediatrics Clinical Practice Guideline. 2013;131(3).

Lopez-Escamez JA, Carey J, Chung WH, Goebel JA, Magnusson M, Mandalà M et al. Diagnostic criteria for Meniere's disease. J Vestib Res. 2015; 25;1-7.

Mezzalira R, Bittar RAM, Albertino S. Otoneurologia clínica. São Paulo: Revinter, 2013.

Niederhuber JF, Armilage JO, Doroshow JH et al.

Onishi ET. Conceitos básicos em zumbido para residentes. 2013.

Parnes LS, Agrawal SK, Atlas J. Diagnosis and management of benign paroxysmal positional vertigo (BPPV). CMAJ. 2003;169: 681-93.

Plitcher OB, Kosugi EM, Sakano E, Mion O, Testa JRG, Romano FR et al. Como evitar o uso inadequado de antibióticos nas infecções de vias aéreas superiores? Posição de um painel de especialistas. Braz J Otorhinolaryngol. 2018;84(3).

Porto CC, Porto, AL. Semiologia médica. 8. ed. Rio de Janeiro: Guanabara Koogan, 2019.

Rosito LP, da Silva MN, Selaimen FA, Jung YP, Pauletti MG, Jung LP et al. Characteristics of 419 patients with acquired middle ear cholesteatoma. Braz J Otorhinolaryngol. 2017;83:126-31.

Zenner HP, Plinkert PK. A.C. and D.C. motility of mammalian auditory sensory cells-a new concept in hearing physiology. Otolaryngol Pol. 1992;46(4):333-49.

Seção B • Nariz e Seios Paranasais

Melissa Ameloti Gomes Avelino ◆ Thaís Gomes Abrahão Elias

119
Corpo Estranho em Fossa Nasal

INTRODUÇÃO

Presença de diferentes objetos em fossa nasal, como grãos, sementes, pedaços de papel, espuma, algodão, brinquedos, tarraxas de brincos, insetos, larvas, entre outros.

A maioria localiza-se na porção anterior das fossas nasais, o que torna sua retirada relativamente fácil.

É mais frequente em crianças.

MANIFESTAÇÕES CLÍNICAS

- Pode ser assintomática, sendo identificada durante a rinoscopia ao se fazer o exame clínico das fossas nasais
- Rinorreia mucopurulenta unilateral de odor fétido.

DIAGNÓSTICO DIFERENCIAL

- Rinites (ver Capítulo 126, *Rinites*)
- Rinossinusite aguda (ver Capítulo 127, *Rinossinusite Aguda*).

EXAME RINOSCÓPICO

- Fossa nasal parcial ou totalmente ocupada por um corpo estranho.

EXAMES COMPLEMENTARES

- Endoscopia nasal óptica flexível ou rígida para avaliar a cavidade nasal no terço posterior. É útil quando o corpo estranho não é visualizado ao exame rinoscópico
- Radiografia pode ser útil quando a endoscopia nasal não for possível no local de atendimento e se o corpo estranho for radiopaco (pilhas, baterias, entre outros).

CONDUTA

- Orientar o paciente e os familiares a não manipularem o nariz
- Não tentar retirar o corpo estranho se não dispuser de equipamento adequado, pois ele pode se deslocar posteriormente, o que vai dificultar sua retirada
- Encaminhar com urgência ao especialista nos casos em que o corpo estranho tem chances de liberar substâncias

corrosivas, como pilhas e baterias, pois estas podem causar necrose e destruição de estruturas da cavidade nasal, levando a alterações da função nasal e/ou desestruturação da pirâmide nasal (nariz em sela).

COMPLICAÇÕES

Durante a manipulação de uma fossa nasal na tentativa de se retirar um corpo estranho com técnica inadequada, pode-se provocar:

- Ferimentos e sangramento
- Risco de fazer o corpo estranho progredir para a via respiratória, causando broncoaspiração
- Vestibulite.

120
Desvio de Septo Nasal

INTRODUÇÃO

O desvio do septo ósseo e/ou cartilaginoso para um dos lados pode interferir na função respiratória.

O desvio pode ocorrer ao longo do desenvolvimento dos ossos da face ou ser decorrente de trauma por quedas, acidentes ou prática de esportes de impacto corporal.

MANIFESTAÇÕES CLÍNICAS

- Pode ser assintomático ou apresentar sintomas discretos
- Obstrução nasal unilateral fixa
- A obstrução pode ser bilateral, porém mais intensa em um dos lados
- Respiração bucal
- Assimetria da pirâmide nasal ou narinas
- Cefaleia
- Roncos e alteração na qualidade do sono
- Aumento da incidência de rinossinusites.

DIAGNÓSTICO DIFERENCIAL

- Rinites (ver Capítulo 126, *Rinites*)
- Neoplasias nasais (nasioangiofibroma)
- Pólipos nasais (ver Capítulo 125, *Polipose Nasal*).

EXAME RINOSCÓPICO

- Assimetria entre o espaço das fossas nasais
- Desvio da parte óssea ou cartilaginosa do septo nasal.

COMPROVAÇÃO DIAGNÓSTICA

- Endoscopia nasal
- Tomografia computadorizada (TC) de seios da face.

CONDUTA

- Encaminhar ao especialista para realização de septoplastia, quando interfere na qualidade de vida do paciente.

121
Epistaxe

INTRODUÇÃO

Sangramento que ocorre na cavidade nasal, causado por comprometimento da integridade da mucosa, podendo ser classificado em epistaxe anterior e posterior (Quadro 121.1).

FATORES DE RISCO

- Trauma nasal
- Processo inflamatório da mucosa nasal (infecção de vias respiratórias superiores, rinossinusites, processos alérgicos e neoplasias da cavidade nasal, como nasoangiofibroma)
- Doenças sistêmicas (doença de Rendu-Osler-Weber ou telangiectasia hemorrágica hereditária, doença de Von Willebrand, hemofilias, malformações vasculares de cabeça e pescoço)
- Medicamentos (anticoagulantes, antiagregantes plaquetários e medicamentos tópicos inalatórios).

MANIFESTAÇÕES CLÍNICAS

- Aparecimento súbito de sangramento pela fossa nasal
- Alguns fatores podem anteceder o quadro de sangramento, como trauma, prurido, rinorreia e obstrução nasal.

DIAGNÓSTICO DIFERENCIAL

- Sangramento de trato gastrintestinal (Capítulo 250, *Hemorragia Digestiva Alta*)
- Hemoptise (ver Capítulo 162, *Hemoptise*).

EXAME RINOSCÓPICO E FARINGOSCÓPICO

- Sangramento nasal pela fossa nasal
- Sangramento e coágulos podem ser evidenciados na parede posterior da orofaringe
- Após fazer o curativo nasal, sempre que possível, tentar identificar o local do sangramento; pode-se evidenciar mucosa nasal pálida e friável à manipulação.

EXAMES COMPLEMENTARES

- Endoscopia nasal
- Na presença de lesões expansivas, solicitar tomografia computadorizada (TC) de seios da face.

Quadro 121.1 Epistaxe anterior e posterior.

Epistaxe	Anterior	Posterior
Frequência	90% dos casos, menos grave	10% dos casos, mais grave
Origem	Região anterior do septo nasal, principalmente na área de Kiesselbach	Parede posterolateral do nariz, abaixo da concha média
Idade dos pacientes	Crianças e adultos jovens	Acima de 50 anos

CONDUTA

- Avaliação do estado geral do paciente: nível de consciência, pressão arterial, frequência cardíaca e respiratória
- Identificar possíveis fatores causais (questionar sobre doenças e uso de medicamentos).

Controle do sangramento com curativo compressivo

- Orientar o paciente sobre como comprimir a região nasal
- Utilizar em casos de sangramento ativo difuso ou não localizado
- Materiais para realização do procedimento: dedo de luva, esponja hemostática, gaze com soro fisiológico a 0,9%
- Sempre que possível, encaminhar ao otorrinolaringologista para avaliar o local do sangramento por endoscopia e definir se há necessidade de intervenção cirúrgica.

122
Hiperplasia das Adenoides

INTRODUÇÃO

Aumento das tonsilas faríngeas, componentes do anel linfático de Waldeyer.

MANIFESTAÇÕES CLÍNICAS

- Obstrução nasal
- Maior frequência de infecções de vias respiratórias superiores
- Respiração bucal (permanência de boca entreaberta)
- Roncos noturnos
- Sono agitado
- Paradas respiratórias durante o sono
- Déficit de concentração
- Déficit de aprendizado
- Irritabilidade
- Agitação diurna
- Sonolência diurna (em crianças maiores).

DIAGNÓSTICO DIFERENCIAL

- Rinites (ver Capítulo 126, *Rinites*)
- Desvios septais (ver Capítulo 120, *Desvio de Septo Nasal*)
- Pólipos nasais (ver Capítulo 125, *Polipose Nasal*)
- Malformações nasais (ver Capítulo 123, *Malformações Nasais*).

EXAME FÍSICO

- Maxila atrésica
- Protrusão dos incisivos superiores
- Mordida aberta e cruzada
- Eversão de lábio inferior
- Lábio superior hipodesenvolvido
- Narinas estreitas
- Hipotonia da musculatura perioral (Figura 122.1).

EXAMES COMPLEMENTARES

- Radiografia de cavum: permite avaliar a coluna aérea e o tamanho das adenoides, mas deve ser realizado fora do período de infecção aguda. A criança deve permanecer em posição adequada para uma boa sensibilidade do exame
- Videonasofibroscopia (endoscopia flexível): permite avaliar sob visão direta o tamanho das adenoides e o grau de obstrução em relação às coanas.

COMPROVAÇÃO DIAGNÓSTICA

- Dados clínicos
- Exame rinoscópico
- Radiografia de cavum ou videonasofibroscopia.

CONDUTA

- Encaminhar ao otorrinolaringologista para avaliação clínica e realização de adenoidectomia.

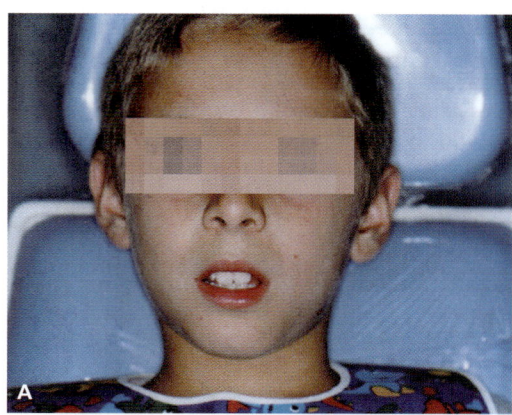

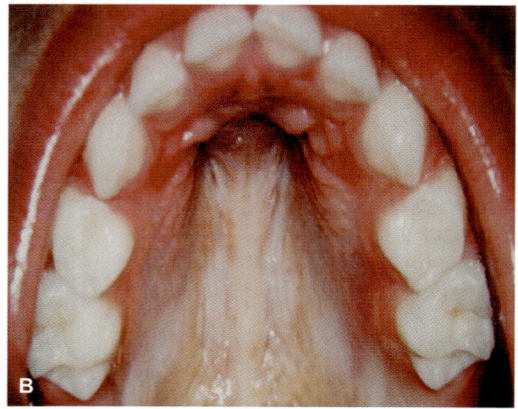

Figura 122.1 Hiperplasia adenoideana. **A.** Paciente com hipodesenvolvimento de lábio superior e eversão do lábio inferior. **B.** Palato ogival.

123
Malformações Nasais

INTRODUÇÃO

Alterações estruturais com obstrução nasal potencialmente grave em recém-nascidos, que são respiradores nasais preferenciais, característica que se mantém, em média, até o 5º mês de vida.

Inclui atresia de coanas, cistos dermoides, estenose de abertura piriforme, gliomas e encefaloceles.

Todas as malformações se manifestam pela dificuldade de respiração da criança, podendo ser leve, moderada ou grave, com necessidade de entubação ainda na sala de parto.

CAUSAS

- Atresia de coanas (uni ou bilateral)
- Dacriocistocele congênita
- Estenose congênita da abertura piriforme
- Meningoencefalocele
- Gliomas nasais.

MANIFESTAÇÕES CLÍNICAS

- Malformação nasal unilateral:
  - Dificuldade para se alimentar
  - Necessidade de pausas entre as mamadas para respirar
  - Episódios de cianose aos esforços
- Malformação nasal bilateral com obstrução grave:
  - Esforço ventilatório
  - Cianose
  - Taquipneia
  - Pode ser necessária entubação orotraqueal ainda na sala de parto.

EXAME RINOSCÓPICO

- Não progressão de uma sonda pela cavidade nasal
- Obstrução de uma ou de ambas as fossas nasais por malformação óssea, membranosa ou cística.

COMPROVAÇÃO DIAGNÓSTICA

- Dados clínicos
- Exame rinoscópico
- Exames especiais com videonasofibroscopia (endoscopia nasal flexível)
- Tomografia computadorizada (TC) dos seios da face para avaliação da extensão da malformação e planejamento cirúrgico
- Ressonância magnética (RM) para avaliação de lesões com extensão para o sistema nervoso central, como nas encefaloceles e/ou meningoencefaloceles.

CONDUTA

- Solicitar avaliação do otorrinolaringologista para obter o diagnóstico etiológico e iniciar o tratamento adequado.

124
Perfuração do Septo Nasal

INTRODUÇÃO

Lesão da cartilagem do septo nasal que leva à perda da integridade do mucopericôndrio que a reveste, com interrupção do aporte sanguíneo e necrose, culminando em perfuração.

ETIOLOGIA

- Cirurgia nasal prévia
- Cauterização química
- Trauma nasal
- Uso de sonda nasogástrica por longos períodos
- Uso prolongado de descongestionante nasal
- Uso de drogas, como cocaína
- Granulomatose de Wegener
- Sarcoidose
- Lúpus eritematoso sistêmico
- Sífilis
- Hanseníase
- Leishmaniose
- Tuberculose
- Rinoscleroma
- Carcinoma.

MANIFESTAÇÕES CLÍNICAS

- A maioria dos pacientes é assintomática
- Respiração ruidosa
- Formação excessiva de crostas nasais
- Sangramento nasal
- Obstrução nasal
- Cacosmia.

EXAME RINOSCÓPICO

- Visualização da perfuração septal pela rinoscopia anterior
- Necessário definir a dimensão da perfuração e as características da mucosa adjacente à perfuração para planejar a conduta.

EXAMES COMPLEMENTARES

- Biópsia de mucosa da perfuração e mucosa adjacente
- Exames laboratoriais:
  - Fator antinúcleo (FAN)
  - Fator reumatoide
  - Hemograma
  - Proteína C reativa (PCR)
  - Anticorpos anticitoplasma de neutrófilos (ANCA).
- Sorologia:
  - Leishmaniose

■ VDRL/FTA-ABS
■ Paracoccidioidomicose
■ Histoplasmose
■ Aspergilose.

CONDUTA

• Encaminhar o paciente ao otorrinolaringologista para identificar o fator etiológico e iniciar tratamento adequado.

125
Polipose Nasal

INTRODUÇÃO

Lesões polipoides constituídas de edema associado à degeneração de extensão variável da mucosa nasossinusal, localizado na cavidade nasal e nos seios paranasais.

Em geral, é bilateral, iniciando na região do meato médio, mas pode se estender a toda a cavidade nasal, acometendo todos os seios paranasais.

MANIFESTAÇÕES CLÍNICAS

• Obstrução nasal
• Rinorreia anterior
• Rinorreia posterior
• Hiposmia.

EXAME RINOSCÓPICO

• Rinorreia hialina ou purulenta
• Edema e hiperemia da mucosa nasal
• Degeneração da mucosa nasal nos meatos médios, podendo se estender para a cavidade nasal e se exteriorizar.

DIAGNÓSTICO DIFERENCIAL

• Rinossinusite crônica sem polipose nasal (ver Capítulo 128, *Rinossinusite Crônica*)
• Rinites (ver Capítulo 126, *Rinites*).

EXAMES COMPLEMENTARES

• Videoendoscopia nasal
• Tomografia computadorizada (TC) de seios da face.

CONDUTA

• Lavagem nasal com soro fisiológico
• Corticoide tópico nasal (mometasona ou budesonida, ou fluticasona, um a dois jatos aplicados em cada lado das narinas a cada 12 horas)
• Encaminhar ao otorrinolaringologista para avaliação especializada e definição de indicação cirúrgica.

126
Rinites

INTRODUÇÃO

Rinite é a inflamação da mucosa nasal. Pode ser decorrente de várias causas.

FORMAS CLÍNICAS

Compreende as seguintes formas clínicas: rinite alérgica, rinite eosinofílica não alérgica, rinite viral, rinite bacteriana, rinite fúngica, rinite hormonal, rinite neurogênica, rinite atrófica, rinite medicamentosa, rinite associada a refluxogastresofágico (Quadro 126.1).

As rinites podem apresentar sintomas em comum, principalmente a obstrução nasal, mas outras manifestações clínicas permitem o diagnóstico das diferentes formas clínicas.

MANIFESTAÇÕES CLÍNICAS

• Obstrução nasal
• Coriza
• Espirros
• Alteração do olfato.

DIAGNÓSTICO DIFERENCIAL

• Desvio de septo nasal (ver Capítulo 120, *Desvio de Septo Nasal*)
• Hiperplasia de conchas nasais.

Quadro 126.1 Classificação das rinites segundo o fator etiológico.

Infecciosa
• Viral
• Bacteriana
• Fúngica
Alérgica
Não alérgica
• Induzida por medicamentos e outras substâncias:
■ Vasoconstritores tópicos (rinite medicamentosa)
■ Anti-inflamatórios não hormonais
■ Anti-hipertensivos
■ Psicotrópicos (antipsicóticos)
■ Cocaína
• Hormonal
• Rinite eosinofílica não alérgica (RENA)
• Rinite neurogênica:
■ Gustativa
■ Emocional
■ Irritantes (ar frio)
■ Senil
• Rinite atrófica
• Rinite associada a refluxo gastresofágico
Outras
• Rinite mista
• Rinite ocupacional:
■ Alérgica
■ Não alérgica
• Rinite alérgica local

RINITE ALÉRGICA

A rinite alérgica é uma reação imunológica a partículas inaladas, chamadas alérgenos, sendo mediada por IgE. A resposta inflamatória é representada por edema e congestão.

MANIFESTAÇÕES CLÍNICAS

- Obstrução nasal crônica
- Coriza ou rinorreia hialina
- Espirros em salvas
- Prurido nasal, ocular e na orofaringe
- Hiposmia.

EXAME RINOSCÓPICO

- Prega cutânea acima da prega nasal
- Boca entreaberta sem fechamento completo dos lábios
- Mucosa nasal pálida e edemaciada
- Rinorreia hialina em ambas as fossas nasais
- Edema das pálpebras
- Cianose periorbitária
- Linhas de Dennie-Morgan (pregas nas pálpebras inferiores).

FATORES DESENCADEANTES (QUADRO 126.2)

Alimentos raramente desencadeiam sintomas respiratórios de forma isolada.

COMPROVAÇÃO DIAGNÓSTICA

- Dados clínicos
- Exame rinoscópico.

CONDUTA

- Ver Figura 126.1 e Quadro 126.3
- Conscientização do paciente para que evite ou diminua o contato com os fatores desencadeantes
- Medidas de controle ambiental

Quadro 126.2 Fatores desencadeantes de alergia respiratória.

Aeroalérgenos	
Ácaros, pó domiciliar	*Dermatophagoides pteronyssinus, Dermatophagoides farinae, Blomia tropicalis*
Baratas	*Blatella germanica, Periplaneta americana*
Fungos	*Aspergillus* sp., *Cladosporium* sp., *Alternaria* sp., *Penicillium notatum*
Animais de pelo	Gato, cão, coelho, cavalo e roedores (*hamster, guinea pig*, furão doméstico, camundongos)
Pólens	Gramíneas – *Lolium multiflorum* (azevém), *Phleum pratense*
Ocupacionais	Trigo, poeira de madeira, detergentes, látex
Poluentes	
Intradomiciliares	Fumaça de cigarro, material particulado (PM 10) e dióxido de nitrogênio (NO_2) derivados da combustão do gás de cozinha ou fogão a lenha
Extradomiciliares	Ozônio, óxido de nitrogênio (NO) e dióxido de enxofre
Irritantes	
Odores fortes, perfumes, ar condicionado, produtos de limpeza	

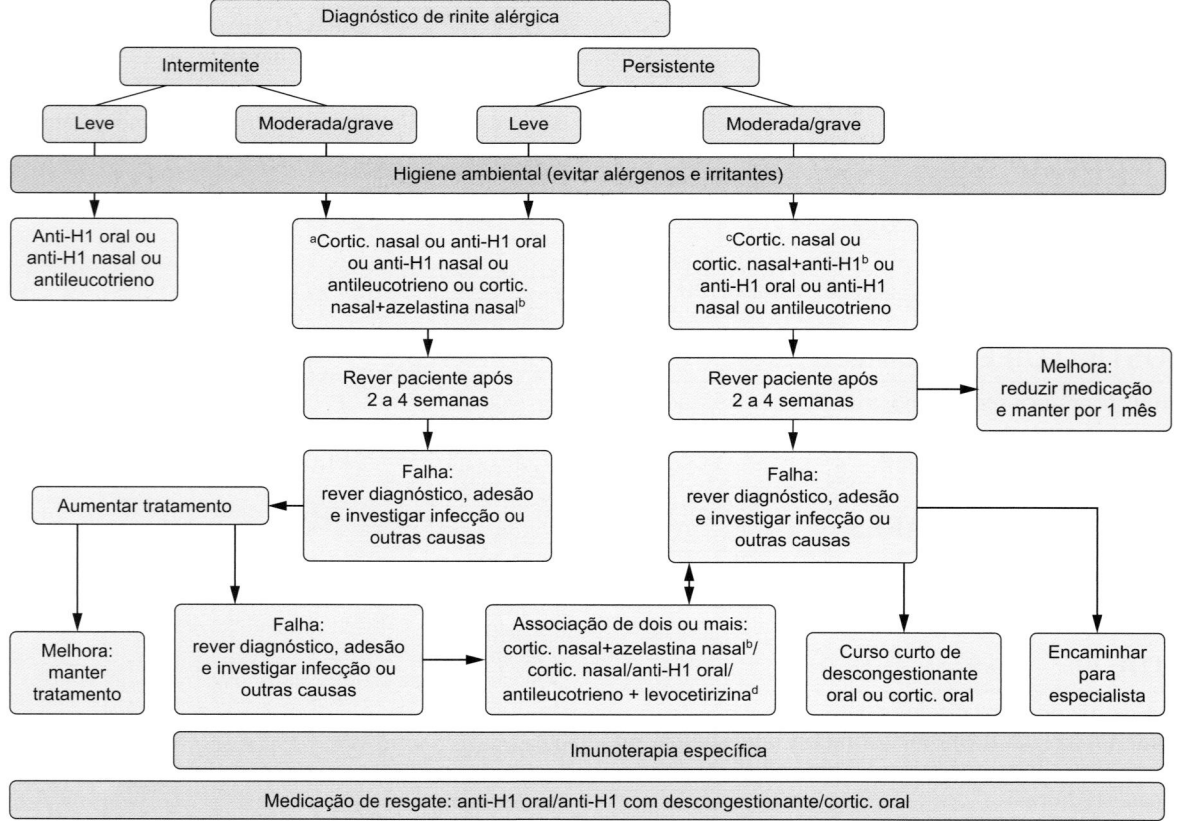

Figura 126.1 Fluxograma para o diagnóstico e o tratamento da rinite alérgica. Anti-H1: anti-histamínico H1; Cortic.: corticoide; a: sem ordem de preferência; b: acima de 6 anos; c: em ordem de preferência; d: acima de 18 anos.

Quadro 126.3 Formas clínicas e tratamento das rinites.

Formas clínicas	Manifestações clínicas	Tratamento
Rinite idiopática	Obstrução nasal	Corticoide tópico nasal
Rinite eosinofílica não alérgica	Espirros e prurido nasal intenso; obstrução nasal	Retirada dos agentes irritantes da mucosa nasal e corticoide tópico nasal
Rinite hormonal (gravidez, menstruação, uso de contraceptivos orais, hipotireoidismo)	Obstrução nasal sem espirros, prurido ou rinorreia	Corticoide tópico nasal, anti-histamínicos
Rinite induzida por medicamentos (metildopa, IECA, prazosina, betabloqueadores, AAS, AINE, sildenafila)	Obstrução nasal refratária	Tratar a causa que levou o paciente a fazer uso de fármaco, lavagem nasal com soro fisiológico e corticoide tópico nasal
Rinite atrófica (ozenosa)	Obstrução nasal, formação de crostas e secreção mucopurulenta, exalando odor fétido	Lavagem nasal com solução salina

IECA: inibidor da enzima conversora de angiotensina; AAS: ácido acetilsalicílico; AINE: anti-inflamatório não esteroide. (Fonte: Consenso Rinites, 2018.)

- Lavagem nasal com soro fisiológico a 0,9% (pode-se utilizar seringas, *sprays* nasais e jatos contínuos nas narinas, 3 a 4 vezes/dia)
- Corticoides tópicos nasais (mometasona, budesonida, fluticasona, furoato de fluticasona, aplicando-se um a dois jatos em cada narina a cada 12 horas)
- Anti-histamínicos (desloratadina VO, 5 mg, 1 comprimido/dia, ou loratadina VO, 10 mg, 1 comprimido/dia, ou fexofenadina VO, 120 mg ou 180 mg, 1 comprimido/dia, ou bilastina VO, 20 mg, 1 comprimido/dia, entre outros), quando o paciente tem queixas sistêmicas que interferem nas atividades diárias.

127
Rinossinusite Aguda
Sinusite aguda

INTRODUÇÃO

Inflamação da mucosa do nariz e dos seios paranasais. Pode ser aguda, com duração inferior a 12 semanas e resolução completa dos sintomas com tratamento, ou crônica, persistindo por mais de 12 semanas (ver Capítulo 128, *Rinossinusite Crônica*).

ETIOLOGIA

- Viral (coronavírus, *influenza*, *parainfluenza*, adenovírus, coronavírus; ver Capítulo 547, *Resfriado Comum*)
- Bacteriana (*H. influenzae*, *M. catarrhalis*, *S. pneumoniae*)
- Fúngica
- Alérgica.

FATORES DE RISCO

- Rinite alérgica
- Gripes e resfriados
- Tabagismo
- Hiperplasia de adenoides
- Desvio de septo nasal

- Polipose nasal
- Concha média bolhosa
- Presença de células de Haller (células etmoidais inferiormente à bula etmoidal, no assoalho da órbita).

MANIFESTAÇÕES CLÍNICAS

- Obstrução nasal
- Rinorreia anterior
- Rinorreia posterior
- Odinofagia
- Disfonia
- Tosse
- Pressão e plenitude aural
- Febre
- Cefaleia
- Alteração do olfato.

DIAGNÓSTICO DIFERENCIAL

- Rinites (ver Capítulo 126, *Rinites*)
- Resfriado comum ou gripe (ver Capítulo 547, *Resfriado Comum*)
- Corpo estranho em fossa nasal (ver Capítulo 119, *Corpo Estranho em Fossa Nasal*)
- Infecções odontogênicas.

EXAME RINOSCÓPICO

- Rinorreia hialina ou purulenta
- Edema e hiperemia da mucosa nasal
- Crostas em fossas nasais
- Secreção purulenta proveniente de rinofaringe visualizada na parede posterior da orofaringe ou oriunda de meato médio, dado clínico muito sugestivo
- A coloração da secreção não é indicativa de infecção bacteriana.

EXAMES COMPLEMENTARES

- Endoscopia nasal (endoscopia rígida ou flexível)
- Tomografia computadorizada (TC) de seios da face quando se tem dúvida diagnóstica ou há suspeita de complicações.

COMPROVAÇÃO DIAGNÓSTICA

- Dados clínicos
- Exame rinoscópico.

CONDUTA

- O tempo de evolução do quadro clínico é um fator importante para diferenciar etiologia viral de bacteriana
- Além do tempo de evolução, deve-se identificar outros fatores que sugerem etiologia bacteriana (reagudização ou deterioração após a fase inicial de sintomas, febre > 38°C, dor intensa localizada na face, no seio correspondente)
- Lavagem nasal com soro fisiológico
- Corticoide tópico nasal e antibioticoterapia (Quadro 127.1)
- Encaminhar ao otorrinolaringologista nas seguintes condições: edema periorbitário, globo ocular descolado, visão dupla, oftalmoplegia, acuidade visual reduzida, sinais de irritação meníngea, sinais de acometimento neurológico.

COMPLICAÇÕES

- Orbitárias (necessário TC com contraste):
  - Celulite periorbital (infecção com edema e hiperemia da pálpebra – pré-septal ou anterior ao septo orbitário)
  - Celulite orbital (infecção dos tecidos da órbita posteriores ao septo orbitário – pós-septal)
  - Abscesso subperiosteal (acúmulo de secreção subperiosteal)
  - Abscesso orbital (acúmulo localizado de secreção dentro da gordura orbitária)
- Ósseas:
  - Osteomielite de osso frontal
- Intracranianas:
  - Meningite
  - Abscesso extradural
  - Abscesso subdural
  - Abscesso cerebral.

Quadro 127.1 Antibioticoterapia na rinossinusite aguda.

Medicamentos	Dose e posologia	Tempo de tratamento	Considerações
Principais opções antimicrobianas			
Amoxicilina	500 mg, 3 vezes/dia	7 a 14 dias	Antibiótico preferencial para pacientes sem suspeita ou confirmação de resistência bacteriana, sem uso de antibiótico prévio nos últimos 30 dias para o mesmo quadro
Amoxicilina	875 mg, 2 vezes/dia	7 a 14 dias	Antibiótico preferencial para pacientes sem suspeita ou confirmação de resistência bacteriana, sem uso de antibiótico prévio nos últimos 30 dias para o mesmo quadro
Amoxicilina-clavulanato	500 mg/125 mg, 3 vezes/dia	7 a 14 dias	Indicado para bactérias produtoras de betalactamase Diarreia ocorre em 1 a 10% dos casos
Amoxicilina-clavulanato	875 mg/125 mg, 2 vezes/dia	7 a 14 dias	Indicado para bactérias produtoras de betalactamase Diarreia ocorre em 1 a 10% dos casos
Acetilcefuroxima	250 a 500 mg, 2 vezes/dia	7 a 14 dias	Espectro de ação semelhante à da amoxicilina-clavulanato Opção em casos de reações alérgicas não anafiláticas a penicilinas Evidências de indução aumentada de resistência bacteriana em relação às penicilinas
Opções para pacientes alérgicos a betalactâmicos			
Claritromicina	500 mg, 2 vezes/dia	7 a 14 dias	Considerar resistência elevada Contraindicação para uso concomitante com estatinas
Levofloxacino	500 mg, 1 vez/dia	5 a 7 dias	A Food and Drug Administration determina que a prescrição de fluorquinolonas a pacientes com rinossinusite bacteriana deve ocorrer apenas quando não houver outras opções de tratamento antimicrobiano, pois os riscos superam os benefícios nesses casos
Levofloxacino	750 mg, 1 vez/dia	5 a 7 dias	
Moxifloxacino	400 mg, 1 vez/dia	5 a 7 dias	
Doxiciclina	100 mg, 2 vezes/dia	7 a 14 dias	Reação de fotossensibilidade
Opções em falha terapêutica			
Amoxicilina	1.000 mg, 3 vezes/dia	7 a 14 dias	Conduta de exceção proposta por alguns especialistas a partir de conhecimento microbiológico, sem evidência clínica comprovada Considerar efeitos gastrintestinais exarcebados
Amoxicilina em altas doses + clavulanato	2.000 mg/125 mg, 2 vezes/dia	7 a 14 dias	Conduta de exceção proposta por alguns especialistas a partir de conhecimento microbiológico, sem evidência clínica comprovada Considerar efeitos gastrintestinais exarcebados
Levofloxacino	750 mg, 1 vez/dia	5 a 7 dias	A Food and Drug Administration determina que a prescrição de fluorquinolonas a pacientes com RSA bacteriana deve ocorrer apenas quando não houver outras opções de tratamento antimicrobiano, pois os riscos superam os benefícios nesses casos
Moxifloxacino	400 mg, 1 vez/dia	5 a 7 dias	
Clindamicina	300 mg, 3 a 4 vezes/dia	7 a 10 dias	Opção em caso de suspeita de infecção por *S. aureus* Tomar com 300 mℓ de água, pelo risco de lesão esofágica Precaução: risco de pseudocolite membranosa e diarreia por *Clostridium difficile*

128
Rinossinusite Crônica

Sinusite crônica

INTRODUÇÃO

Inflamação do nariz e dos seios paranasais com duração superior a 12 semanas, sem resolução completa dos sintomas durante esse período, mas podendo haver melhora parcial.

A rinossinusite crônica (RSC) pode ocorrer com ou sem polipose. Contudo, a separação em rinossinusite crônica sem polipose e rinossinusite crônica com polipose não é suficiente para uma total compreensão dessa condição, visto que a etiopatogenia ainda é controversa na literatura (ver Capítulo 125, *Polipose Nasal*).

Além dessa classificação, em relação à presença da polipose nasossinusal, há outras condições etiopatogênicas, como infecção fúngica, neoplasia, infecção odontogênica ou imunodeficiência que devem entrar no diagnóstico diferencial.

ETIOLOGIA

- *Staphylococcus aureus*
- Anaeróbios (*Prevotella*, *Porphyromonas*, *Fusobacteria* e *Peptostreptococcus* sp.)
- *Pseudomonas aeruginosa* e outros gram-negativos (mais frequentes em pacientes com diabetes melito).

FATORES DE RISCO

- Fatores genéticos:
  - Hiper-reatividade de vias respiratórias superiores
  - Imunodeficiência (diabetes melito, neoplasias)
  - Disfunção ciliar
  - Fibrose cística
  - Doenças autoimunes
  - Doenças granulomatosas
- Fatores ambientais:
  - Tabagismo
  - Poluição
  - Presença de ácaros na poeira domiciliar (*Dermatophagoides pteronyssinus*, *D. farinae* e *Blomia tropicalis*)
- Fatores estruturais:
  - Desvio de septo nasal
  - Concha média bolhosa
  - Concha média paradoxal
  - Células de Haller
  - Células frontais
  - Infecções odontogênicas.

MANIFESTAÇÕES CLÍNICAS

- Obstrução nasal
- Rinorreia anterior
- Rinorreia posterior
- Odinofagia
- Disfonia
- Tosse
- Pressão e plenitude aural
- Febre
- Cefaleia
- Alteração do olfato.

DIAGNÓSTICO DIFERENCIAL

- Rinites (ver Capítulo 126, *Rinites*)
- Tumores nasais
- Corpo estranho em fossa nasal (ver Capítulo 119, *Corpo Estranho em Fossa Nasal*)
- Infecções odontogênicas.

EXAME RINOSCÓPICO

- Rinorreia hialina ou purulenta
- Edema e hiperemia da mucosa nasal
- Crostas em ambas as fossas nasais
- Polipose nasossinusal e degeneração da mucosa nasossinusal (Figura 128.1)
- Secreção purulenta proveniente de rinofaringe, visualizada na parede posterior da orofaringe ou oriunda do meato médio.

EXAMES COMPLEMENTARES

- Videoendoscopia nasal
- Tomografia computadorizada (TC) de seios da face, sempre indicada nos casos crônicos.

CONDUTA

- Lavagem nasal com soro fisiológico
- Corticoide tópico nasal (mometasona, budesonida, fluticasona ou fluorato de fluticasona, 1 a 2 jatos em cada narina a cada 12 horas)
- Avaliação endoscópica e tomográfica para avaliar a extensão da doença
- Encaminhar ao otorrinolaringologista para avaliar a necessidade de abordagem cirúrgica e/ou seguimento clínico.

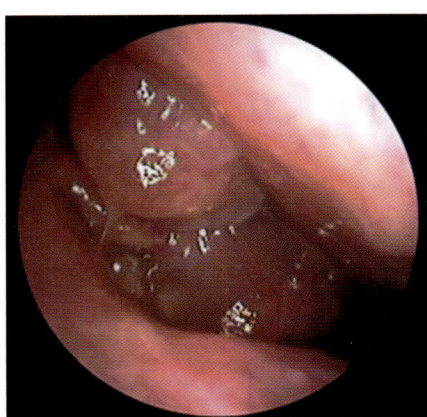

Figura 128.1 Endoscopia de fossa nasal esquerda com polipose nasal com origem em meato médio estendendo-se para a cavidade nasal.

BIBLIOGRAFIA

Ahmad I, Lee WC, Nagendran V, Wilson F, Shortridge RT. Localized Wegener's granulomatosis in otolaryngology: rewiew of 6 cases. J Otolaryngol. 2000;17:226-31.

Anselmo-Lima WT, Sakano E, Tamashiro E, Nunes A A, Fernandes AM, Pereira EA et al. Rhinosinusitis: evidence and experience: October 18 and 19, 2013 – Sao Paulo. Braz J otorhinolaryngol. 2015;81:S1-S49.

Benninger MS, Sedory Holzer SE, Lau J. Diagnosis and treatment of uncomplicated acute bacterial rhinosinusitis: summary of the Agency for Health Care Policy and Research evidence-based report. Otolaryngol Head Neck Surg. 2000;122(1):1-7.

Brozek JL, Bousquet J, Baena-Cagnani CE, Bonini S, Canonica GW, Casale TB et al. Global Allergy and Asthma European Network; Grading of Recommendations Assessment, Development and Evaluation Working Group. Allergic Rhinitis and its Impact on Asthma (ARIA) guidelines: 2010 revision. J Allergy Clin Immunol. 2010;126(3):466-76.

Dass K, Peters AT. Diagnosis and management of rhinosinusitis: highlights from the 2015 practice parameter. Current Allergy and Asthma Reports 2016;16:29.

Engels EA, Terrin N, Barza M, Lau J. Meta-analysis of diagnostic tests for acute sinusitis. J Clin Epidemiol. 2000;53(8):852-62.

Fokkens WJ, Lund VJ, Mullol J, Bachert C, Alobid I, Baroody F et al. European position paper on rhinosinusitis and nasal polyps 2012. Rhinology; 2012;50(1):1-12.

Manning SC, Biavati MJ, Phillips DL. Correlation of clinical sinusitis signs and symptoms to imaging ndings in pediatric patients. Int J Otorhinolaryngol. 1996;37(1):65-74.

Motonaga SM, Berte LC, Anselmo-Lima WT. Respiração bucal: causas e alterações no sistema estomatognático. Rev Bras Otorrinolaringol. 2000;66(4):373-9.

Porto CC, Porto Al. Semiologia médica. 8. ed. Rio de Janeiro: Guanabara Koogan, 2019.

Ramos RTT, Daltro CHC, Gregório PM, Souza LSF, Andrade NA, Filho ASA et al. SAHOS em crianças: perfil clínico e respiratório polissonográfico. Rev Bras Otorrinolaringol. 2006;72(3):355-61.

Sociedade Brasileira de Otorrinolaringologia. Tratado de Otorrinolaringologia. São Paulo: Roca, 2003.

Valera FCP, Demarco RC, Anselmo-Lima WT. Síndrome da apnéia e da hipopnéia obstrutivas do sono (SAHOS) em crianças. Rev Bras Otorrinolaringol. 2004;70(2):232-7.

Voegles RL, Angélico-Júnior FV, Moraes FV, Kii MA, Medeiros FE, Sennes LU et al. Papilomas invertidos: aspectos clínicos e cirúrgicos. Rev Bras Otorrinolaringol. 2000;66(1):18-21.

Seção C • Faringe

129
Dor de Garganta

Paulo Humberto Siqueira • André Valadares Siqueira • Celmo Celeno Porto

INTRODUÇÃO

Manifestação dolorosa de diferentes causas, sendo mais frequentes os processos infecciosos causados por vírus e bactérias. Mas pode ser sintoma de alergia respiratória, tabagismo, Síndrome PFAPA, neoplasias da orofaringe e refluxo gastresofágico.

Agentes infecciosos que podem causar dor de garganta

- Vírus: adenovírus, rinovírus, herpes-vírus humano, vírus Epstein-Barr, vírus Coxsackie humano, vírus *influenza* e *parainfluenza*, vírus sincicial respiratório (VSR), coronavírus (Sars-CoV-2), citomegalovírus, fusoespirilos
- Bactérias: *Streptococcus, Staphylococcus, Haemophylus influenzae, Moxarella catarrhalis, Chlamydia, Klebsiella pneumoniae, Corynebacterium diphtheriae.*

FORMAS CLÍNICAS

- Gripe (ver Capítulo 534, *Gripe*)
- Covid-19 (ver Capítulo 528, *Covid-19*)
- Infecção por vírus sincicial respiratório (ver Capítulo 541, *Infecção por Vírus Sincicial Respiratório*)
- Amigdalite (tonsilite; ver Capítulo 130, *Faringotonsilite*)
- Faringite (ver Capítulos 130, *Faringotonsilite*, e 565, *Estreptococcias*)

- Laringite (ver Capítulo 135, *Laringites*)
- Infecção de adenoides (ver Capítulo 122, *Hiperplasia das Adenoides*)
- Mononucleose infecciosa (ver Capítulo 543, *Mononucleose Infecciosa*)
- Abscesso periamigdaliano (ver Capítulo 130, *Faringotonsilite*)
- Alergia (ver Capítulos 126, *Rinites*; 127, *Rinossinusite Aguda*; e 128, *Rinossinusite Crônica*)
- Tabagismo (ver Capítulo 164, *Tabagismo*)
- Refluxo gastresofágico (ver Capítulo 246, *Doença do Refluxo Gastresofágico*)
- Doenças hematológicas (ver Parte 14, *Sistema Hematopoético*)
- Câncer de faringe (ver Capítulo 131, *Neoplasias Malignas da Faringe*)
- Câncer de laringe (ver Capítulo 137, *Neoplasias da Laringe*)
- Inalação de substâncias irritantes.

MANIFESTAÇÕES CLÍNICAS

- Dor de garganta pode ocorrer em todas as doenças de faringe, tonsilas, seios paranasais e laringe. A intensidade da dor é leve a moderada na maioria dos casos, mas pode ser intensa e acompanhada por dificuldade de deglutição nos pacientes com abscesso periatonsilar
- Outros sintomas associados dependem da causa e da localização das lesões. Deve-se investigar a presença de odinofagia, febre, espirros, tosse e hipertrofia de linfonodos.

DIAGNÓSTICO

- Pelo exame clínico é possível identificar a localização e o aspecto das lesões, o que permite, muitas vezes, fazer o diagnóstico de probabilidade. É necessário investigar o comprometimento de linfonodos do pescoço e da cabeça, assim como o acometimento de outros sistemas
- O hemograma pode ser útil na detecção de leucocitose com neutrofilia e desvio para a esquerda (indica infecção bacteriana) e de linfocitose com linfócitos atípicos (sugere mononucleose infecciosa)

- Testes rápidos para identificar infecção por estreptococos do grupo A, *influenza* e Sars-CoV-2 (Covid-19) podem ser de grande utilidade para a decisão da conduta na prática diária
- Cultura de secreção é indicada em casos especiais, mas apresenta como desvantagem o fato de o resultado demorar de 3 a 7 dias
- Dosagem de imunoglobulinas e anticorpos neutralizantes.

> **Atenção**
>
> - O alívio da dor pode ser obtido com analgésicos (ver Capítulo 15, *Dor*)
> - O uso de antibiótico só se justifica nas infecções bacterianas (ver Capítulos 130, *Faringotonsilite*; e 565, *Estreptococcias*).

130
Faringotonsilite

Anginas, amigdalites

Melissa Ameloti Gomes Avelino ◆ Thaís Gomes Abrahão Elias

INTRODUÇÃO

As faringites e as tonsilites, ou faringotonsilites, constituem um grupo heterogêneo de doenças, incluindo causas infecciosas e de outras naturezas que se manifestam por dor de garganta (ver Capítulo 129, *Dor de Garganta*).

As infecções se desenvolvem na mucosa faríngea e no tecido linfoide do anel linfático de Waldeyer, e podem ser classificadas de acordo com o aspecto das lesões em:

- Eritematosas (maioria de etiologia viral)
- Eritematopultáceas (podem ser de etiologia viral, como na mononucleose, ou de etiologia bacteriana)
- Pseudomembranosas (maioria bacteriana)
- Ulcerosas.

MANIFESTAÇÕES CLÍNICAS

- Dor de garganta (ver Capítulo 129, *Dor de Garganta*)
- Febre
- Mialgia
- Linfonodomegalia cervical
- Irritabilidade
- Obstrução nasal (infecção viral; ver Capítulo 126, *Rinites*)
- Coriza hialina (infecção viral; ver Capítulo 126, *Rinites*).

DIAGNÓSTICO DIFERENCIAL

- Faringotonsilites virais
- Faringotonsilites bacterianas

- Síndrome PFAPA (febre periódica, estomatite aftosa, faringite e adenite cervical; da sigla em inglês *periodic fever with aphthous stomatitis, pharyngitis and adenitis cervical*, que pode ser traduzida por febre periódica, estomatite aftosa, faringite e adenomegalia cervical)
- Mononucleose infecciosa
- Neoplasias de orofaringe.

FARINGOTONSILITES VIRAIS

Representam cerca de 75% de todos os casos de faringotonsilites, preponderando nos primeiros anos de vida. Os agentes etiológicos são: rinovírus, coronavírus, herpes simples, *influenza, parainfluenza*, coxsackie.

MANIFESTAÇÕES CLÍNICAS

- Dor de garganta
- Disfagia
- Febre
- Tosse, quase sempre de baixa intensidade, podendo acompanhar-se de expectoração escassa
- Sinais de rinite: obstrução nasal e coriza.

DIAGNÓSTICO DIFERENCIAL

- Resfriado comum (ver Capítulo 547, *Resfriado Comum*)
- Gripe (ver Capítulo 534, *Gripe*)
- Faringotonsilites bacterianas
- Síndrome PFAPA.

EXAME FÍSICO

- Edema e hiperemia da mucosa faríngea e das tonsilas palatinas
- Exsudato na faringe e nas tonsilas (mais raro; Figura 130.1)
- Ausência de adenopatia.

CONDUTA

- Orientar o paciente sobre a benignidade do quadro, explicando que é autolimitado, com resolução espontânea
- Informar que a existência de exsudato isoladamente não é indicativo de infecção bacteriana, não indicando o uso de antibióticos
- Analgésico e anti-inflamatório.

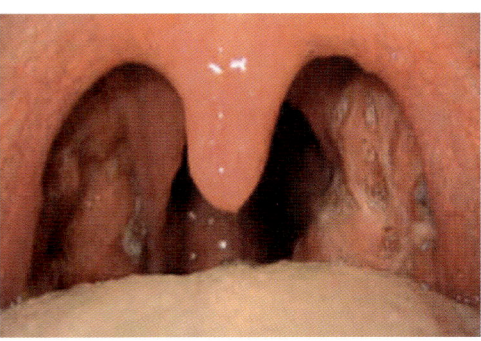

Figura 130.1 Faringotonsilite viral, observando-se tonsilas hiperemiadas com exsudato purulento.

MONONUCLEOSE INFECCIOSA

Doença sistêmica que acomete principalmente adolescentes e adultos jovens (15 a 25 anos), causada pelo vírus Epstein-Barr (ver Capítulo 543, *Mononucleose Infecciosa*).

MANIFESTAÇÕES CLÍNICAS

- Dor de garganta
- Febre
- Linfonodomegalia cervical
- Linfonodomegalia em outras cadeias (p. ex., axilar e inguinal)
- Hepatomegalia
- Esplenomegalia.

DIAGNÓSTICO DIFERENCIAL

- "Síndrome mononucleose-*like*", como citomegalovírus, rubéola, toxoplasmose, HIV, entre outros
- Faringotonsilite bacteriana
- Síndrome PFAPA
- Outras faringotonsilites virais.

EXAME FÍSICO

- Hiperemia da orofaringe com mucosa edemaciada
- Tonsilas palatinas com exsudato e criptas com pontos purulentos recobertos por secreções incrustadas (Figura 130.2)
- Linfonodomegalia submandibular dolorosa.

EXAMES COMPLEMENTARES

- Hemograma: linfocitose, com 10% ou mais de linfócitos atípicos
- Transaminases podem estar aumentadas
- Sorologia: teste de Paul-Bunnel-Davidsohn positivo após 10 a 20 dias de evolução da doença (sensibilidade de 90% e especificidade de 98%)
- Pesquisa de IgM e IgG contra antígenos do capsídio viral desde o início do quadro clínico, atingindo seu pico entre 4 e 6 semanas.

CONDUTA

- Orientar o paciente sobre a benignidade da doença, explicando que é autolimitada, com resolução espontânea
- Medidas de suporte, como hidratação e analgésico
- Pode-se utilizar corticoides, como prednisolona VO, 1 mg/kg/dia, para alívio da dor e do edema, embora esta indicação ainda seja controversa.

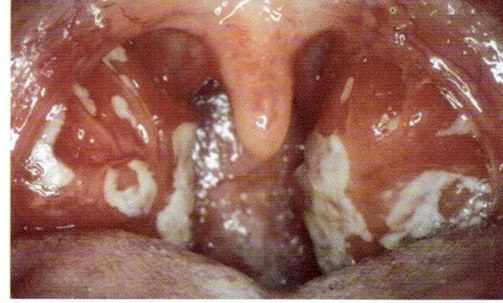

Figura 130.2 Mononucleose infecciosa, tonsilas com pontos purulentos revestidos por secreção incrustada.

Antibióticos não são indicados em todos os casos, e o uso de amoxicilina pode provocar exantema na pele ou *rush* cutâneo.

Em caso de faringotonsilite exsudativa que não apresenta melhora com uso de antibióticos, deve-se sempre pensar na mononucleose como agente etiológico.

HERPANGINA

Processo inflamatório com presença de pequenas vesículas no palato mole, na úvula e nos pilares das tonsilas palatinas, que se rompem e deixam ulcerações esbranquiçadas, causado pelos vírus Coxsackie A, Coxsakie B e vírus ECHO.

Pode acometer toda a orofaringe.

MANIFESTAÇÕES CLÍNICAS

- Dor de garganta
- Dificuldade para se alimentar (odinofagia)
- Febre.

DIAGNÓSTICO DIFERENCIAL

- Faringotonsilites bacterianas
- Mononucleose.

EXAME FÍSICO

- Lesões hiperemiadas com vesículas no centro, principalmente nos pilares das tonsilas, no palato mole e na úvula
- Vesículas normalmente evoluem para úlceras rasas (Figura 130.3).

CONDUTA

- Orientar o paciente sobre a benignidade do quadro, explicando que é autolimitado, com resolução espontânea entre 5 e 10 dias
- Analgésicos e anti-inflamatórios (prednisolona VO, 1 mg/kg/dia)
- Antibióticos não são indicados.

FARINGOTONSILITE ESTREPTOCÓCICA

Faringotonsilite causada pelo *Streptococcus pyogenes* (estreptococo beta-hemolítico do grupo A).

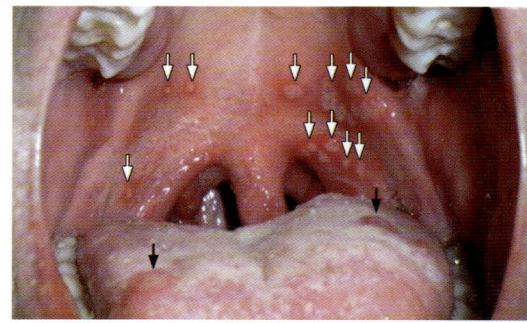

Figura 130.3 Herpangina, observando-se lesões ulceradas em palato duro, palato mole, tonsilas faríngeas e língua.

A faringotonsilite estreptocócica é importante não apenas por ser o agente bacteriano mais frequente, mas por suas complicações, como febre reumática e glomerulonefrite, e que necessita do uso de antibiótico.

MANIFESTAÇÕES CLÍNICAS

- Dor de garganta
- Febre alta
- Mialgia
- Prostração
- Linfonodomegalia submandibular
- Ausência de sinais de infecções virais como sintomas nasais (obstrução e coriza), mialgia.

DIAGNÓSTICO DIFERENCIAL

- Mononucleose infecciosa
- Síndrome PFAPA
- Outras faringotonsiltes virais.

Exames complementares na infecção estreptocócica (ver Capítulo 565, *Estreptococcias*)

- Hemograma: leucocitose com neutrofilia
- "Teste rápido" ou teste de detecção do antígeno do *Streptococcus*, que pode ser realizado no consultório ou pronto-socorro em 15 minutos (sensibilidade de 30 a 90% e especificidade de 95%). Muito útil para decidir sobre a prescrição de antibiótico
- Cultura de exsudato faríngeo, cuja principal desvantagem é o tempo prolongado para se obter o resultado (≥ 48 horas), mas é o padrão-ouro para diagnóstico da faringotonsilite estreptocócica.

EXAME FÍSICO

- Hiperemia da faringe e edema da mucosa (Figura 130.4)
- Exsudatos nas tonsilas
- Linfonodos cervicais anteriores dolorosos à palpação.

CONDUTA

- Analgésicos (ver Capítulo 15, *Dor*)
- Primeira escolha: penicilina G benzatina IM, 600.000 UI a 1.200.000 em dose única, ou penicilina sintética amoxicilina

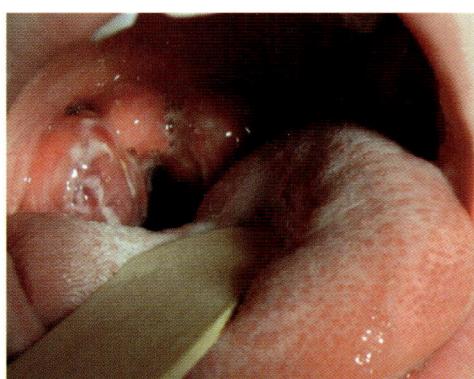

Figura 130.4 Faringotonsilite estreptocócica. Observam-se hiperemia, edema e exsudato das tonsilas faríngeas.

VO, 45 a 90 mg/kg/dia, divididos em duas ou três doses, por 10 dias, podendo ser associada a inibidores de betalactamase em pacientes com confirmação de infecção resistente (ineficácia do antibiótico em tratamentos anteriores, uso de amoxicilina nos últimos 30 dias) ou que apresentam comorbidades (p. ex., diabetes).

Em pacientes com alergia à penicilina, optar, preferencialmente, pelos macrolídeos (claritromicina VO é o mais utilizado), podendo-se administrar também cefalosporinas VO, de segunda ou terceira geração, ou clindamicina VO, 40 mg/kg.

Complicações

Com objetivo de prevenir a febre reumática, o antibiótico deve ser prescrito até o 7º ou 9º dia do início dos sintomas
- Febre reumática (sintomas aparecem 2 a 3 semanas após a faringotonsilite; ver Capítulo 440, *Febre Reumática*)
- Glomerulonefrite aguda (paciente evolui com síndrome nefrítica 1 a 2 semanas após a infecção; ver Capítulo 362, *Glomerulopatias*)
- Escarlatina (*rash* cutaneopapular e eritematoso, deixando a pele áspera, além de linfonodomegalia, vômitos e febre; ver Capítulo 563, *Escarlatina*)
- Síndrome do choque tóxico (o paciente apresenta hipotensão arterial associada a pelo menos duas das seguintes condições: insuficiência renal, coagulopatia, alteração na função hepática, síndrome da angústia respiratória do adulto, necrose tecidual e *rash* eritematomacular).

Abscesso peritonsilar e parafaríngeo

- O paciente evolui com piora da odinofagia, salivação, alteração do timbre da voz e trismo. Ao exame, observa-se edema unilateral com deslocamento da úvula (Figura 130.5).
  Pode ser necessário fazer drenagem da coleção purulenta.

ANGINA DE PLAUT-VINCENT

Causada pela simbiose entre o bacilo fusiforme *Fusobacterium plautvincenti* e o espirilo *Spirochaeta dentuim*, saprófitos normais da cavidade bucal que adquirem capacidade patogênica quando associados a má higiene bucal e mau estado dos dentes e das gengivas.

Acomete principalmente adultos jovens e adolescentes.

MANIFESTAÇÕES CLÍNICAS

- Dor de garganta
- Dor à deglutição (unilateral)

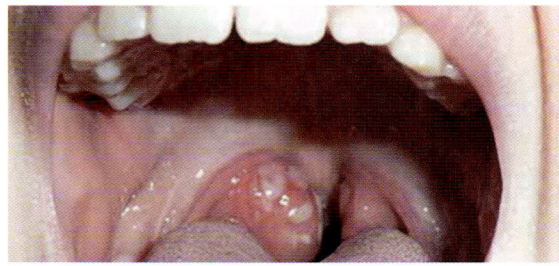

Figura 130.5 Abscesso peritonsilar à direita, observando-se abaulamento e deslocamento da tonsila direita.

- Febre
- Halitose.

DIAGNÓSTICO DIFERENCIAL

- Sífilis (ver Capítulo 574, *Sífilis*)
- Neoplasias de orofaringe.

EXAME FÍSICO

- Lesões ulceronecróticas em uma das tonsilas, revestidas por exsudato pseudomembranoso fétido (Figura 130.6).

EXAME COMPLEMENTAR

- Exame bacteriológico.

DIAGNÓSTICO DIFERENCIAL

- Cancro sifilítico
- Tumor de tonsilas palatinas.

CONDUTA

- Higiene bucal (gargarejo com soluções antissépticas) e tratamento dentário
- Analgésicos (ver Capítulo 15, *Dor*)
- Antibióticos (metronidazol ou penicilina).

SÍNDROME PFAPA

Síndrome de etiologia desconhecida, relacionada a alteração da imunidade, que se caracteriza pela presença de febre periódica, estomatite aftosa, faringite e adenomegalia cervical.

Ocorre com mais frequência em crianças entre 2 e 5 anos de idade.

MANIFESTAÇÕES CLÍNICAS

- Dor de garganta
- Febre alta
- Linfonodomegalia
- Recorrência periódica de febre elevada, que dura de 3 a 6 dias e se repete a cada 3 a 6 semanas.

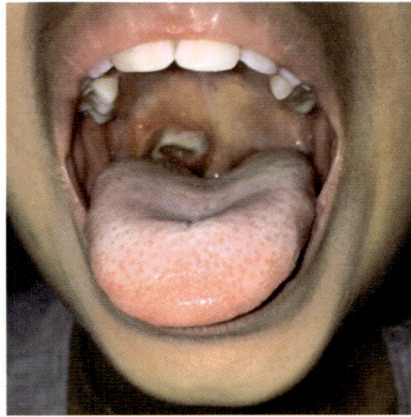

Figura 130.6 Angina de Plaut-Vincent. Observa-se lesão ulcerada na tonsila direita, recoberta por exsudato pseudomembranoso.

Exames complementares na PFAPA

Exames laboratoriais (hemograma e cultura da secreção da orofaringe) podem auxiliar no diagnóstico, mas a recorrência periódica e a prova terapêutica de uma ou duas doses de corticoide sistêmico no início do quadro indicam o diagnóstico de PFAPA.

EXAME FÍSICO

- Hiperemia de tonsilas palatinas com presença de fibrina amarelada e lesões eritemato-pultáceas
- Presença de linfonodomegalia submandibular.

DIAGNÓSTICO DIFERENCIAL

- Faringotonsilite viral
- Faringotonsilite bacteriana.

CONDUTA

- Analgésicos (ver Capítulo 15, *Dor*)
- Corticoide (prednisolona VO, 1 mg/kg/dia) no início dos sintomas leva à rápida remissão do quadro clínico
- Orientar aos pais sobre o caráter recorrente da faringite e a ausência da necessidade de uso de antibióticos
- Em casos refratários, pode-se tentar o uso de cimetidina ou mesmo amigdalectomia
- Encaminhar ao otorrinolaringologista.

ANGINA DIFTÉRICA

Ver Capítulo 559, *Difteria*.

131
Neoplasias Malignas da Faringe

José Carlos do Valle • Melissa Ameloti Gomes Avelino • Pedro Baptista de Castro

INTRODUÇÃO

Podem se localizar na nasofaringe, na orofaringe e na hipofaringe. As neoplasias mais frequentes são o fibroma da nasofaringe, o carcinoma de tonsilas e *cavum* e os linfomas.

NASOFARINGE

MANIFESTAÇÕES CLÍNICAS

- Assintomática nos estádios iniciais
- Obstrução nasal unilateral
- Epistaxe:
  - Adenopatia cervical geralmente indolor (pode ser o único achado)
  - Hipoacusia ou plenitude aural unilateral.

DIAGNÓSTICO DIFERENCIAL

- Papiloma de nasofaringe
- Pólipo de nasofaringe
- Fibromixoma
- Teratoma.

EXAME FÍSICO

- Linfonodomegalia cervical, unilateral, de consistência endurecida, indolor à palpação, aderida a planos profundos (Figura 131.1)
- Nível líquido em orelha média, unilateral, por obstrução da tuba auditiva ocasionando acúmulo de secreção.

CONDUTA

O tratamento das neoplasias da rinofaringe depende do exame histopatológico e do estadiamento da doença.

OROFARINGE

MANIFESTAÇÕES CLÍNICAS

- Assintomática nos estádios iniciais
- Disfagia
- Odinofagia persistente, geralmente unilateral e que não melhora com o uso de analgésicos
- Trismo
- Halitose.

DIAGNÓSTICO DIFERENCIAL

- Lesões vesicobolhosas da cavidade oral
- Sífilis

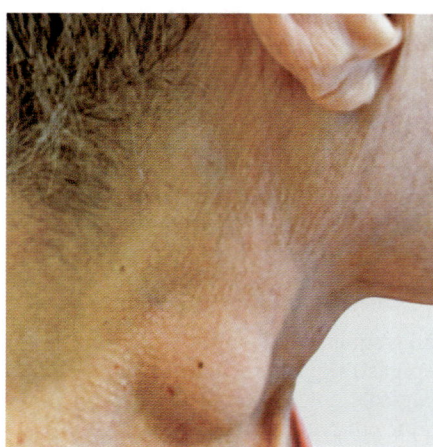

Figura 131.1 Linfonodomegalia à direita como primeira manifestação de paciente com neoplasia de nasofaringe.

- Fibroma
- Lesões papilomatosas por HPV.

EXAME FÍSICO

- Linfonodomegalia cervical, unilateral, de consistência endurecida, indolor à palpação, aderida a planos profundos
- Lesão ulcerada unilateral de tonsila faríngea
- Assimetria de tonsilas faríngeas (Figura 131.2).

CONDUTA

O tratamento depende do tipo histológico e do estadiamento do tumor.

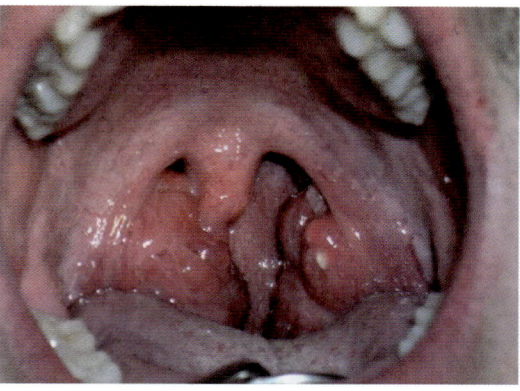

Figura 131.2 Paciente com linfoma de tonsila faríngea caracterizado por assimetria da tonsila direita quando comparada com a esquerda.

BIBLIOGRAFIA

Hungria H. Otorrinolaringologia. 8. ed. Rio de Janeiro: Guanabara Koogan, 2000.

Kiefer MM, Chong CR. Pocket primary care. Philadelphia: Wolters Kluwer, 2014.

Liu JC, Ridge JA, Brizel DM, O'Sullivan B, Cohen EW, Mann BS et al. Current status of clinical trials in head and neck cancer 2014. Otolaryngol Head Neck Surg. 2015;152:410-7.

Nandi S, Kumar R, Ray P, Vohra H, Ganguly NK. Clinical score card for diagnosis of group A streptococcal sore throat. Indian J Pediatr. 2002;69:471-5.

Pfister DG, Spencer S, Brizel DM, Burtness B, Busse PM, Caudell JJ et al. Head and neck cancers, Version 2.2014. Clinical practice guidelines in oncology. J Natl Compr Cancer Netw. 2014;12:1454-87.

Pignataria RI, Shirley SN, Anselmo Lima WT. Tratado de otorrinolaringologia. 3. ed. Rio de Janeiro: Elsevier; 2018. 991 p.

Porto CC, Porto AL. Semiologia médica. 8. ed. Rio de Janeiro: Guanabara Koogan, 2019.

Serres LM, Derkay C, Sie K, Biavati M, Jones J, Tunkel D, Manning S et al. Impact of adenotonsillectomy on quality of life in children with obstructive sleep disorders. Arch Otolaryngol Head Neck Surg. 2002;128:489-96.

Tanz RR, Gerber MA, Kabat W, Rippe J, Seshadri R, Shulman ST. Performance of a rapid antigendetection test and throat culture in community pediatric offices: implications for management of pharyngitis. Pediatrics 2009;123:43744.

132
Anomalias Congênitas da Laringe

Laringomalácia

Melissa Ameloti Gomes Avelino • Thaís Gomes Abrahão Elias

INTRODUÇÃO

As anomalias congênitas da laringe podem se manifestar ao nascimento ou após algumas semanas.

O principal sintoma é o estridor, que pode ser inspiratório, expiratório ou ambos, persistente ou intermitente, podendo acompanhar-se por taquipneia, retração da fúrcula e de costelas, cianose, apneia e disfagia.

A principal anomalia é a laringomalácia.

LARINGOMALÁCIA

Caracteriza-se por flacidez dos tecidos do aparelho vocal, o que provoca o colabamento das estruturas supraglóticas durante a inspiração. Ocorre logo após o nascimento e a primeira manifestação costuma ser respiração ruidosa.

MANIFESTAÇÕES CLÍNICAS

- Estridor inspiratório que piora com agitação, choro, alimentação ou na posição supina. Melhora quando a criança está em repouso e com hiperextensão da coluna cervical
- Cianose
- Engasgo
- Ganho de peso e crescimento insatisfatórios
- Apneia
- Retração da fúrcula e, às vezes, da parede costal.

DIAGNÓSTICO DIFERENCIAL

- Cisto supraglótico
- Paralisia de pregas vocais
- Estenose subglótica congênita
- Membrana laríngea
- Traqueomalácia.

EXAMES COMPLEMENTARES

- Nasofibroscopia (endoscopia flexível): observa-se colabamento supraglótico, que é um achado característico, além de redundância da mucosa das aritenoides, encurtamento das pregas ariepiglóticas e queda da epiglote no sentido anteroposterior.

CONDUTA

- Confirmação diagnóstica pela endoscopia. *Observação*: o estridor é um sintoma importante, mas, mesmo junto de outras manifestações clínicas sugestivas, não define o diagnóstico
- Explicar aos pais a natureza e a história natural da doença, que sofre resolução espontânea, na maioria dos casos leves e moderados, até os 24 meses de idade
- Orientar sobre a importância de reconhecer sinais de gravidade: cianose, apneia, ganho de peso e/ou crescimento insatisfatórios, engasgos frequentes com risco de aspiração e que exigem intervenção de urgência
- Encaminhamento ao otorrinolaringologista para avaliação da indicação de tratamento cirúrgico.

133
Disfonia

Rouquidão

Melissa Ameloti Gomes Avelino • Thaís Gomes Abrahão Elias

INTRODUÇÃO

Distúrbio caracterizado por alteração na qualidade vocal (frequência ou intensidade) acompanhada por esforço que limita a comunicação ou impacta negativamente na qualidade de vida do paciente. Pode ser aguda ou crônica.

FATORES DE RISCO

- Infecção no trato respiratório superior
- Uso indevido ou abusivo da voz, como cantores, professores e locutores (profissionais da voz)
- Tabagismo e consumo de bebidas alcoólicas
- Cirurgia recente envolvendo o pescoço ou o nervo laríngeo recorrente
- Entubação traqueal
- Pirose e epigastralgia (ver Capítulo 246, *Doença do Refluxo Gastresofágico*)
- Radioterapia em região cervical
- Malformações congênitas da laringe
- Tosse crônica
- Pigarro.

CLASSIFICAÇÃO

- Disfonia funcional: pode ocorrer por inadaptação vocal, como nas alterações estruturais mínimas ou por alterações psicogênicas
- Disfonia orgânico-funcional: lesões secundárias ao uso abusivo e incorreto da voz (p. ex., lesões fonotraumáticas)

- Disfonia orgânica: lesões que independem do uso da voz (p. ex., doenças infecciosas, lesões tumorais, traumatismo por entubação, anomalias congênitas, doenças sistêmicas e alterações do sistema nervoso periférico e central).

CAUSAS

- Disfonia funcional e orgânico-funcional
- Lesões estruturais mínimas
- Lesões fonotraumáticas (nódulos de pregas vocais, pólipos de pregas vocais, edema de Reinke)
- Laringite aguda
- Disfonia orgânica
- Lesões tumorais (neoplasias e papilomatose laríngea)
- Laringite crônica não infecciosa (doença do refluxo gastresofágico, lesões inalatórias por agentes traumáticos térmicos ou químicos, laringite inespecífica)
- Manifestações laríngeas das doenças sistêmicas (sífilis, tuberculose, hanseníase, histoplasmose, blastomicose, paracoccidioidomicose, granulomatose de Wegner, sarcoidose, amiloidose)
- Lesões neurológicas.

CONDUTA

Ver Capítulos específicos.

134
Epiglotite

Melissa Ameloti Gomes Avelino • Thaís Gomes Abrahão Elias

INTRODUÇÃO

Infecção aguda das estruturas da supraglote, localizadas acima das pregas vocais, compreendendo a epiglote, as aritenoides e as pregas ariepiglóticas, provocando desconforto respiratório súbito que pode levar a óbito.

MANIFESTAÇÕES CLÍNICAS

- Instalação súbita e de evolução rápida, com evidência de angústia respiratória
- Sintomas iniciais discretos de odinofagia e febre
- Disfagia para sólidos e líquidos
- Aumento da salivação e acúmulo de secreção
- Insuficiência respiratória, nos casos graves.

DIAGNÓSTICO DIFERENCIAL

- Laringotraqueíte viral
- Aspiração de corpo estranho
- Laringite catarral aguda
- Traqueíte bacteriana.

EXAME FÍSICO

- Paciente em posição sentada, com pescoço estendido e boca aberta, para facilitar a inspeção da laringe.

Risco de obstrução respiratória

- O exame da laringe na sala de emergência pode precipitar uma obstrução respiratória; por isso, quando necessário, deve ser realizado por especialista em sala adequada.

EXAMES COMPLEMENTARES

- Videonasofibroscopia para visualização de laringe e traqueia
- Radiografia lateral cervical (permite observar espessamento de tecidos moles, alteração denominada sinal do "polegar", que indica edema de epiglote; Figura 134.1).

Observação: exames complementares não são essenciais e não devem retardar a terapêutica do paciente.

CONDUTA

- Levar o paciente diretamente para a sala de emergência
- Manter via respiratória pérvia. Em muitos casos, necessita-se de entubação orotraqueal
- Antibioticoterapia que cubra *Haemophilus influenzae B*, sendo ceftriaxona 50 a 100 mg/kg, 1 vez/dia (no máximo 2 g), por 10 a 14 dias, o mais utilizado.

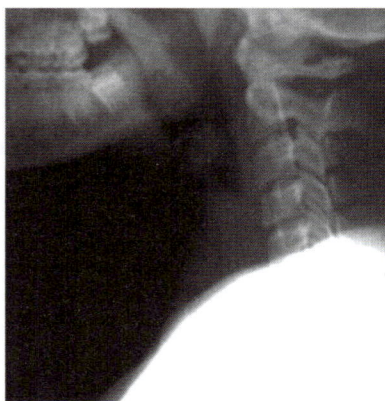

Figura 134.1 Epiglotite. Radiografia cervical com o sinal do dedo polegar.

135
Laringites

Laringotraqueíte, laringotraqueobronquite, crupe viral

Melissa Ameloti Gomes Avelino • Thaís Gomes Abrahão Elias

INTRODUÇÃO

As laringites podem ser agudas ou crônicas e compreendem as seguintes formas clínicas: laringite catarral aguda, laringotraqueíte ou laringotraqueobronquite (crupe viral).

LARINGITE CATARRAL AGUDA

Forma mais comum de laringite aguda, geralmente de aparecimento súbito após um resfriado comum (ver Capítulo 547, *Resfriado Comum*).

FATORES DE RISCO

- Uso abusivo da voz
- Refluxo gastresofágico
- Ambientes poluídos
- Tabagismo.

MANIFESTAÇÕES CLÍNICAS

- Sensação de constrição e dor na área de projeção da laringe
- Tosse de início seca, mas que evolui para produtiva com expectoração de aspecto mucoso
- Disfonia ou rouquidão que pode ser discreta ou intensa, chegando à afonia.

DIAGNÓSTICO DIFERENCIAL

- Laringotraqueítes virais e bacterianas
- Abscesso da faringe
- Doença do refluxo gastresofágico (ver Capítulo 246, *Doença do Refluxo Gastresofágico*).

EXAMES COMPLEMENTARES

- Nasofibroscopia
- Laringoscopia, com ou sem estroboscopia, que evidencia congestão e edema da mucosa laríngea, principalmente nas regiões glótica e supraglótica
- As pregas vocais apresentam-se hiperemiadas com aumento da vascularização (Figura 135.1).

CONDUTA

- Eliminação de fatores predisponentes, como uso abusivo da voz, refluxo gastresofágico, ambientes poluídos, tabagismo
- Antibióticos (amoxicilina com clavulanato VO, 50 mg/kg, 2 vezes/dia; ou macrolídeos, como claritromicina VO, 7,5 a 15 mg/kg, 2 vezes/dia; ou cefalosporinas de terceira geração, como ceftriaxona VO, 50 a 100 mg/kg, a cada 24 horas em casos refratários aos tratamentos anteriores com ação sobre *H. influenzae* e *Branhamella catarrhalis* por 10 dias.

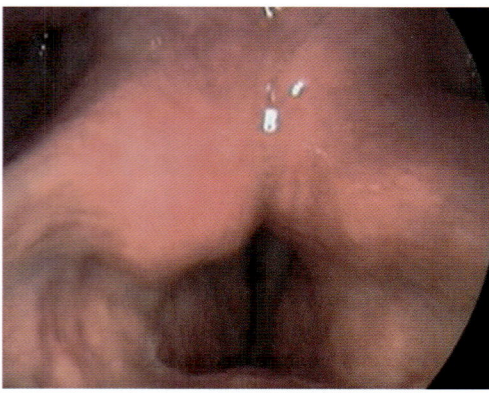

Figura 135.1 Laringite catarral aguda.

LARINGOTRAQUEÍTE OU LARINGOTRAQUEOBRONQUITE OU CRUPE VIRAL

Infecção causada pelos vírus parainfluenza 1 e 2 e influenza do tipo A. Ocorre mais frequentemente em crianças de 1 a 3 anos de idade.

MANIFESTAÇÕES CLÍNICAS

- Tosse seca do tipo latido de cachorro, sem expectoração
- Disfonia ou rouquidão
- Estridor inspiratório
- Desconforto respiratório
- Em geral, é precedida por sinais de infecção de vias respiratórias superiores (febre, obstrução nasal, rinorreia).

DIAGNÓSTICO DIFERENCIAL

- Aspiração de corpo estranho
- Epiglotite
- Laringite catarral aguda
- Faringolaringite diftérica (ver Capítulo 559, *Difteria*).

EXAMES COMPLEMENTARES

- Radiografia lateral cervical pode evidenciar estreitamento da traqueia subglótica, caracterizando o sinal da torre da igreja (Figura 135.2). Apesar de sugestivo, pode ser encontrado em crianças saudáveis que apresentam estreitamento subglótico
- Radiografia de tórax pode ser necessária no diagnóstico diferencial
- Exames laboratoriais: hemograma, velocidade de hemossedimentação (VHS) e proteína C reativa (PCR)
- Dependendo da evolução clínica, o exame de nasofibroscopia deve ser realizado em pacientes que não respondem ao corticoide sistêmico e à inalação de epinefrina, para afastar aspiração de corpo estranho em crianças
- Broncoscopia pode ser necessária em casos especiais.

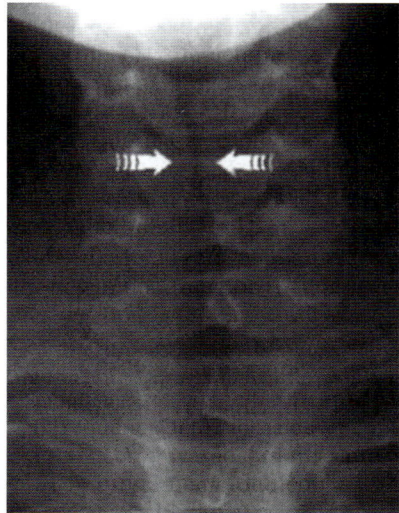

Figura 135.2 Radiografia com sinal da torre da igreja.

CONDUTA

- Inalação com epinefrina a 0,5 m ℓ /kg e corticoides sistêmicos (dexametasona IM, 0,6 mg/kg, até melhora do desconforto respiratório)
- Estar atento aos sinais de alarme (sinais de insuficiência respiratória aguda), analisando sempre a gravidade do estridor. Pode-se utilizar a classificação de Alberta (Quadro 135.1)
- Orientar os pais sobre a benignidade do quadro e sua etiologia viral
- Casos atípicos, nos quais não há melhora do desconforto respiratório com uso de epinefrina e corticoide, podem exigir internação.

Quadro 135.1 Classificação da laringotraqueíte de Alberta.

Gravidade leve	Tosse estridulosa, sem estridor inspiratório em repouso, sem ou com leve tiragem intercostal/supraesternal
Gravidade moderada	Estridor em repouso, pouca ou nenhuma agitação
Gravidade grave	Estridor expiratório, agitação e confusão mental
Gravidade que ameaça a vida	Estridores pouco audíveis, letargia, rebaixamento do nível de consciência, cianose

136
Lesões Fonotraumáticas
Nódulos de pregas vocais, pólipos, edema de Reinke

Melissa Ameloti Gomes Avelino • Thaís Gomes Abrahão Elias

INTRODUÇÃO

Alterações decorrentes de uso inadequado ou excessivo de voz, podendo ser consideradas disfonias orgânico-funcionais.

Compreendem os nódulos de pregas vocais, pólipos e o edema de Reinke.

São mais frequentes em pessoas que usam excessivamente a voz no trabalho (cantores, professores, locutores).

NÓDULOS DE PREGAS VOCAIS

Alterações em forma de espessamento da borda livre de ambas as pregas vocais, localizadas na junção do terço anterior com o terço médio, local de maior amplitude de vibração.

FATORES DE RISCO

- Uso intensivo da voz
- Obstrução nasal (respirador bucal)
- Infecção de vias respiratórias superiores
- Poluição ambiental
- Refluxo gastroesofágico.

MANIFESTAÇÕES CLÍNICAS

- Disfonia ou rouquidão
- Disfonia que, em geral, piora com o uso excessivo da voz
- Voz áspera e soprosa.

DIAGNÓSTICO DIFERENCIAL

- Cistos vocais
- Pólipos vocais
- Alterações estruturais mínimas (sulcos, pontes, vasculodisgenesias)
- Papilomatose laríngea
- Câncer de laringe.

EXAMES COMPLEMENTARES

- Nasofibroscopia flexível: permite avaliar as cavidades nasais, a faringe e a laringe, inclusive durante fonação e canto. Pode ser necessária para complementar a avaliação laringoscópica. Em pacientes não colaborativos (crianças pequenas, pacientes neurológicos ou com náuseas exacerbadas ou acamados) pode ser a única opção para exame da laringe
- Laringoscopia (telescopia rígida), associado ou não à estroboscopia. Técnica que lentifica as ondas mucosas das pregas vocais, permitindo avaliação mais precisa. Podem-se observar lesões bilaterais, geralmente simétricas, localizadas no terço anterior das pregas vocais, com fenda triangular na região médio-posterior (Figura 136.1).

CONDUTA

- Orientar o paciente sobre a benignidade das lesões e o uso correto da voz
- Fonoterapia
- Em casos selecionados, tratamento cirúrgico.

PÓLIPO DE PREGAS VOCAIS

Processo inflamatório crônico, geralmente unilateral, de uma prega vocal (Figura 136.2), relacionado com trauma vocal.

MANIFESTAÇÕES CLÍNICAS

- Disfonia, geralmente de início súbito e relacionada com abuso da voz
- Disfonia constante, podendo ter agravamento progressivo
- Voz rouca, soprosa e, às vezes, áspera, nos casos crônicos.

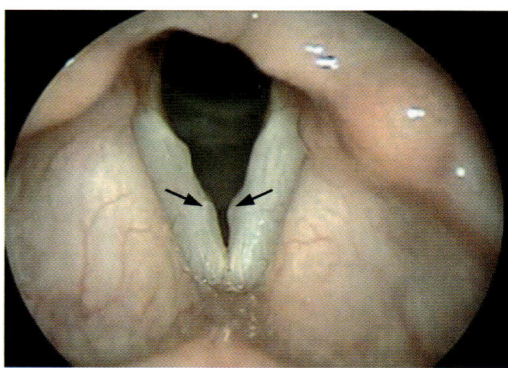

Figura 136.1 Nódulos de pregas vocais. Observa-se espessamento da borda livre de ambas as pregas vocais, localizadas na junção do terço anterior com o terço médio.

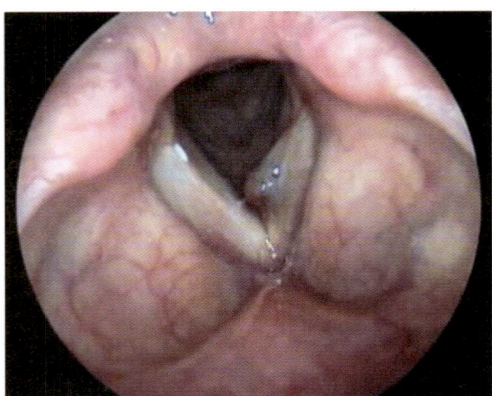

Figura 136.2 Pólipo em prega vocal esquerda.

DIAGNÓSTICO DIFERENCIAL

- Cistos vocais
- Nódulos vocais
- Alterações estruturais mínimas (sulcos, pontes, vasculo-disgenesias)
- Papilomatose laríngea
- Câncer de laringe.

EXAMES COMPLEMENTARES

- Nasofibroscopia
- Laringoscopia com ou sem estroboscopia, podendo-se observar uma lesão cuja massa é maior que sua base, com aspecto gelatinoso, fibroso ou edematoso.

CONDUTA

- Tratamento cirúrgico
- Fonoterapia.

EDEMA DE REINKE

Processo inflamatório crônico que acomete de forma assimétrica a camada superficial da lâmina de ambas as pregas vocais. Está relacionado com o tabagismo e é mais frequente em mulheres.

FATORES DE RISCO

- Sexo feminino
- Idade entre 40 e 50 anos
- Tabagismo
- Refluxo gastresofágico
- Poluentes ambientais.

MANIFESTAÇÕES CLÍNICAS

- Disfonia ou rouquidão
- Disfonia lentamente progressiva
- A voz se torna cada vez mais grave. Mulheres se queixam de que sua voz é confundida com a de homens
- Alguns casos evoluem com desconforto respiratório.

DIAGNÓSTICO DIFERENCIAL

- Lesões fonotraumáticas (pólipo e nódulo em prega vocal)

- Alterações estruturais mínimas (sulcos, pontes, vasculo-disgenesias)
- Papilomatose laríngea
- Câncer de laringe.

EXAMES COMPLEMENTARES

- Nasofibroscopia
- Laringoscopia, com ou sem estroboscopia, permite observar edema das pregas vocais de grau variável, com mucosa geralmente translúcida e hiperemiada (Figura 136.3).

CONDUTA

- Orientar o paciente sobre a necessidade de abandonar o tabagismo
- Dependendo dos achados da laringoscopia e dos sintomas, o tratamento cirúrgico pode ser necessário.

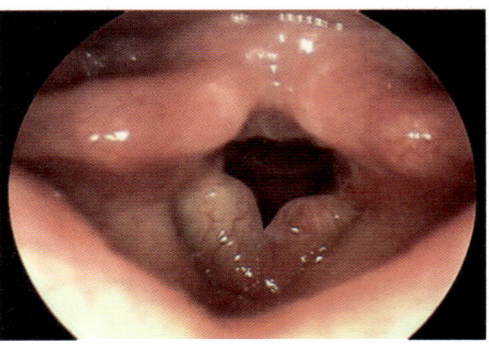

Figura 136.3 Edema de Reinke.

137
Neoplasias da Laringe

Jair de Carvalho e Castro ◆ José Carlos do Valle ◆ Pedro Baptista de Castro

INTRODUÇÃO

Para o Brasil, estimam-se 6.470 casos novos de câncer de laringe em homens e 1.180 em mulheres para cada ano do triênio 2020-2022. O risco estimado será de 6,20 casos a cada 100 mil homens, ocupando a 8ª posição, e a 16ª mais frequente, com 1,06 caso a cada 100 mil mulheres.

Entre os tumores de cabeça e pescoço, o câncer de laringe ocupa a primeira posição e representa o segundo tipo de câncer respiratório mais comum no mundo, atrás apenas do câncer de pulmão.

Esse tipo de câncer é mais incidente em homens com idade superior a 40 anos. Casos diagnosticados em estádio inicial da doença têm melhores chances de cura, daí a necessidade de diagnóstico precoce.

A neoplasia maligna da laringe mais frequente é o carcinoma, sendo mais comum o de células escamosas bem diferenciado, quando se inicia na prega vocal. O carcinoma verrucoso, uma variante rara de carcinoma de células escamosas, origina-se na região glótica. Representa cerca de 25% dos tumores malignos que acometem essa área e 2% de todas as doenças malignas.

CARCINOGÊNESE

- Uso contínuo do tabaco e de bebidas alcoólicas
- Dieta pobre em nutrientes
- Refluxo gastresofágico
- Infecções pelo HPV
- Síndromes genéticas
- Exposição ocupacional de alguns elementos, como pó de madeira, produtos químicos utilizados na metalurgia, petróleo, plásticos, têxteis e amianto.

ESTADIAMENTO

O estadiamento das neoplasias de laringe está apresentado no Quadro 137.1.

MANIFESTAÇÕES CLÍNICAS

- Rouquidão persistente (sintoma mais precoce)
- Dispneia e estridor
- Tosse seca
- Disfagia e odinofagia (fase avançada)
- Perda de peso em virtude de desnutrição (fase avançada)
- Halitose
- Massa no pescoço por metástase em linfonodos cervicais.

Os sintomas estão diretamente ligados à localização da lesão. Assim, a dor de garganta, principalmente durante a deglutição, indica tumor supraglótico, e a rouquidão indica tumor glótico ou subglótico.

O câncer supraglótico geralmente é acompanhado por outros sinais, como alteração na qualidade da voz, disfagia leve (dificuldade de engolir) e sensação de "caroço" na garganta. Nas lesões avançadas das cordas vocais, além da rouquidão, podem ocorrer dor na garganta, disfagia mais acentuada e dispneia.

DIAGNÓSTICO

O diagnóstico é feito por meio de exame clínico e laringoscopia, que pode ser direta ou indireta (espelho de Garcia, laringoscópio rígido ou flexível). Se for visualizada alguma lesão suspeita e a biópsia for possível, esta deve ser realizada, pois o diagnóstico precoce contribui para um melhor resultado oncológico. Caso não seja possível a realização da biópsia durante a laringoscopia, o paciente deve ser encaminhado para um centro onde a biópsia será feita sob anestesia geral e demais condições necessárias.

A tomografia computadorizada (TC) e a ressonância magnética (RM) da laringe dão informações importantes quanto à extensão das estruturas acometidas, além de auxiliarem no diagnóstico diferencial com lesões benignas.

O PET-CT pode ser indicado para os tumores avançados com suspeita de acometimento em linfonodos regionais ou metástases à distância.

DIAGNÓSTICO DIFERENCIAL

- Laringite aguda ou crônica

Quadro 137.1 Estadiamento das neoplasias de laringe. Sistema TNM da UICC e AJCC (*American Joint Committee on Cancer – 8ª edição – 2017*).

Supraglote	
T1	Tumor limitado a um subsítio da supraglote com mobilidade de corda vocal normal
T2	Tumor invade a mucosa de mais de um subsítio da supraglote ou glote ou alguma região fora da supraglote (mucosa da base da língua, valécula, parede medial do seio piriforme), sem fixação da laringe
T3	Tumor limitado à laringe com fixação da corda vocal e/ou invasão de uma das seguintes estruturas: área pós-cricoide, espaço pré-epiglótico, espaço paraglótico e/ou córtex interno da cartilagem tireóidea
T4a	Tumor invade a cartilagem tireoide e/ou estruturas além da laringe, como traqueia, partes moles do pescoço (incluindo musculatura extrínseca profunda da base da língua), tireoide e/ou esôfago
T4b	Tumor invade espaço pré-vertebral, engloba a artéria carótida ou estruturas mediastinais

Glote	
T1	Tumor limitado a corda vocal com mobilidade normal da mesma (pode acometer comissura anterior ou posterior)
T1a	Tumor limitado a uma corda vocal
T1b	Tumor acomete ambas as cordas vocais
T2	Tumor invade a cartilagem tireóidea ou cricóidea e/ou invade tecidos além da laringe, como traqueia, partes moles do pescoço (incluindo musculatura extrínseca profunda da base da língua), tireoide e/ou esôfago
T3	Tumor invade espaço pré-vertebral, engloba a artéria carótida ou estruturas mediastinais
T4	Tumor invade além da córtex interna da cartilagem tireóidea e/ou estruturas além da laringe, como traqueia, partes moles do pescoço (incluindo musculatura extrínseca profunda da base da língua), tireoide e/ou esôfago
T4b	Tumor invade espaço pré-vertebral, engloba a artéria carótida ou estruturas mediastinais

Subglote	
T1	Tumor limitado à subglote
T2	Tumor se estende à corda vocal, com mobilidade normal ou diminuída
T3	Tumor limitado à laringe, com fixação da corda vocal
T4a	Tumor invade a cartilagem tireoide ou cricoide e/ou invade tecidos além da laringe, como traqueia, partes moles do pescoço (incluindo musculatura extrínseca profunda da base da língua), tireoide e/ou esôfago
T4b	Tumor invade espaço pré-vertebral, engloba a artéria carótida ou estruturas mediastinais

Categoria clínica N (simplificada)	
NX	Os linfonodos não podem ser acessados
N0	Sem metástase em linfonodos
N1	Metástase em um único linfonodo ipsilateral com dimensão igual ou maior do que 3 cm
N2	Metástase ipsilateral em um único linfonodo maior do que 3 cm, porém menor do que 6 cm em sua maior dimensão; ou metástases em múltiplos linfonodos ipsilaterais menores do que 6 cm; ou metástases em linfonodos bilaterais ou contralaterais, nenhum maior do que 6 cm em sua maior dimensão
N3	Metástase em linfonodo(s) maior do que 6 cm

Categoria clínica M	
M0	Sem metástase à distância
M1	Metástase à distância

Observação: para o estadiamento completo consultar a bibliografia no final deste capítulo.

- Lesões benignas das pregas vocais (pólipos, nódulos e papilomas)
- Tuberculose ou infecção fúngica da laringe
- Lesões pré-malignas: leucoplasia, eritroplasia (ceratose e displasia).

EXAMES COMPLEMENTARES

- Laringoscopia
- TC ou RM em casos para doença mais avançada (T3 e T4)
- Cintilografia óssea, quando se suspeita de metástase óssea
- Radiografia do tórax para excluir metástases pulmonares.

COMPROVAÇÃO DIAGNÓSTICA

- Dados clínicos
- Videolaringoscopia
- Biópsia e exame histopatológico.

COMPLICAÇÕES

- Obstrução respiratória
- Hemorragia
- Obstrução esofágica.

TRATAMENTO

O tratamento do câncer de laringe depende do estádio da doença e das condições clínicas do paciente. Normalmente, em estádios iniciais, pode ser feita a radioterapia localizada ou cirurgias menores (endoscópicas e cirurgias parciais). Em estádios avançados, dependendo da extensão dos tumores, a associação de quimio e radioterapia tem indicação, com resultados satisfatórios do ponto de vista oncológico e funcional. Entretanto, para tumores avançados, a laringectomia total associada à radioterapia ainda é o tratamento de escolha com melhor resultado, mesmo diante de sequelas funcionais, como perda da voz laríngea e traqueostomia definitiva. Nesses casos, existe a possibilidade da reabilitação desses pacientes (voz esofágica, eletrolaringe ou próteses traqueoesofágicas). Contudo, para alcançar bons resultados no controle da doença e na função, é importante que o paciente seja avaliado por um profissional especializado e que tenha oportunidade de fazer seu tratamento em um centro com equipe multiprofissional

- Doença inicial (T1 e T2): radioterapia ou cirurgia conservadora 80 a 95% de controle total
- Doença avançada (T3 e T4):
  - Laringectomia parcial ou total e radioterapia pós-operatória
  - Quimiorradioterapia: cisplatina + paclitaxel ou cisplatina + 5-fluoruracila seguida de IMRT (controle total de 70 a 80% para T3)
  - Laringectomia de resgate pode ser realizada em caso de recidiva ou doença residual após os tratamentos anteriormente mencionados
  - Toda estratégia terapêutica tem como prioridade preservar a voz
  - Nutrição adequada para pacientes com câncer de cabeça e pescoço, particularmente àqueles submetidos à quimiorradioterapia. É controversa a colocação de gastrostomia endoscópica percutânea, mas pode ser considerada para casos selecionados
- Doença metastática: cisplatina + paclitaxel em ciclos a cada 21 dias. Sobrevida mediana em torno de 6 a 9 meses.

BIBLIOGRAFIA

American Joint Comittee on Cancer (AJCC) Cancer Staging Manual. 8. ed. 2017. Springer International Publishing (www.springer.com).
Cancer of the Head and Neck. In Abeloff's Clinical Oncology. 6. ed. Elsevier; 2020.
Diretrizes da Sociedade Brasileira de Oncologia Clínica para Neoplasias de Cabeça e Pescoço, 2017.
Manual do INCA de Incidência de Câncer no Brasil. Estimativa 2020; 2019.
National Comprehensive Cancer Network (NCCN) Guidelines Version 3.2021. Head and Neck Cancers; 2021.
The MD Anderson Manual of Medical Oncology. 3rd ed. McGraw Hill; 2016.

138
Nódulos das Pregas Vocais

Paulo Humberto Siqueira ◆ André Valadares Siqueira

INTRODUÇÃO

São formações arredondadas ou ovaladas na superfície mucosa das pregas vocais. O exame histopatológico apresenta dados variados, dependendo da etiologia, da fase ou da duração da lesão. Inicialmente, há vasodilatação e edema subepitelial, seguidos de depósito de fibrina e aspecto mixoide, com ou sem infiltrado inflamatório. Com o passar do tempo, tornam-se fibrosas.

Podem ter aspecto angiomatoide.

CAUSAS

- Etiologia desconhecida em alguns pacientes
- Uso excessivo da voz
- Tabagismo
- Inalação crônica de substâncias irritantes (fumaças industriais).

MANIFESTAÇÕES CLÍNICAS

- Rouquidão
- À laringoscopia, observam-se pólipos ou nódulos (Figura 138.1).

EXAMES COMPLEMENTARES

- Videolaringoscopia
- Biópsia.

DIAGNÓSTICO DIFERENCIAL

- Neoplasia maligna da laringe.

COMPROVAÇÃO DIAGNÓSTICA

- Dados clínicos
- Exame histopatológico (biópsia).

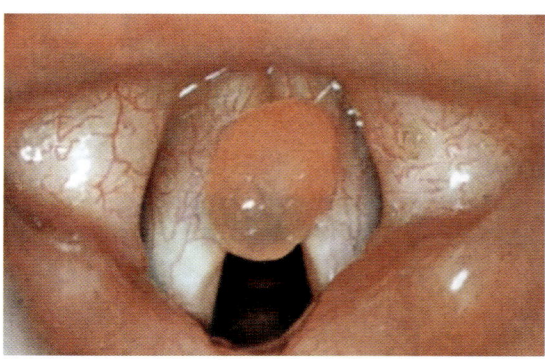

Figura 138.1 Pólipo nas pregas vocais.

TRATAMENTO

- Reeducação vocal.

Tratamento cirúrgico

- Remoção do pólipo ou nódulo.

PREVENÇÃO

- Uso adequado da voz, principalmente por professores, cantores, locutores, leiloeiros.

EVOLUÇÃO E PROGNÓSTICO

- Cura com tratamento adequado.

BIBLIOGRAFIA

Caldas Neto S, Mello Jr JF, Martins RHG, Costa SS. Tratado de otorrinolaringologia e cirurgia cervical. 2. ed. São Paulo: Roca, 2011.

Hungria H. Otorrinolaringologia. 8. ed. Rio de Janeiro: Guanabara Koogan, 2002.

Porto CC, Porto AL. Semiologia médica. 8. ed. Rio de Janeiro: Guanabara Koogan, 2019.

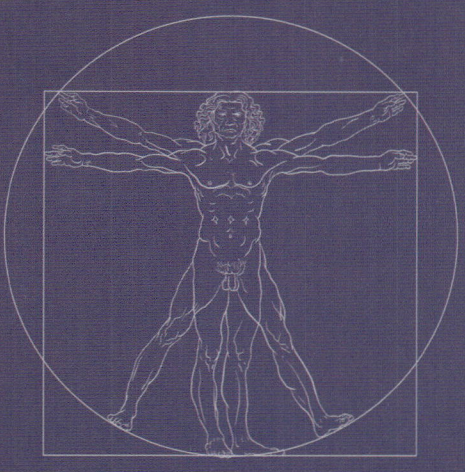

Parte 7

Sistema Respiratório

139
Asma Brônquica

Amanda Rocha de Oliveira ♦ Flávia Castro Velasco ♦ Marcelo Fouad Rabahi

INTRODUÇÃO

Doença heterogênea, que afeta todas as faixas etárias, caracterizada por inflamação crônica das vias respiratórias. É caracterizada pela história de sintomas respiratórios, como sibilos, dispneia, opressão torácica e tosse, que variam em intensidade e ao longo do tempo, associados com limitação do fluxo aéreo.

Os sintomas respiratórios e a limitação ao fluxo aéreo podem resolver-se espontaneamente ou após tratamento.

A asma pode ser classificada conforme seu fenótipo (características vistas nos indivíduos) e endótipo (fisiopatologia do fenótipo), o que possibilita um tratamento mais individualizado, proporcionando grandes mudanças no manejo farmacológico.

Os fenótipos inflamatórios podem ser divididos em eosinofílico ou não eosinofílico, e alérgico ou não alérgico. Os endótipos são divididos em resposta inflamatória T2 alta ou baixa.

A inflamação T2 alta está relacionada com fenótipos eosinofílicos e/ou alérgicos, com elevação de IGE específicos e eosinofilia no escarro ou no sangue, início precoce da doença e boa resposta aos corticoides.

Os classificados em T2 baixa não apresentam relação com eosinófilos e IGE, têm início tardio da doença e são pouco responsivos aos corticoides.

A fenotipagem e a endotipagem são especialmente importantes em casos graves nos quais há a necessidade de imunobiológico.

Cumpre ressaltar que a inflamação brônquica pode estar presente mesmo nos pacientes assintomáticos, mas, em geral, quanto mais inflamação existir nas vias respiratórias, mais sintomático é o paciente, sendo o oposto também verdadeiro.

Observam-se lesões no epitélio, alteração do controle autonômico das vias respiratórias, da permeabilidade vascular, hipersecreção de muco, mudança na função mucociliar e aumento da reatividade da musculatura brônquica, podendo haver alteração na arquitetura das vias respiratórias. Nos casos não tratados, em que essas lesões são recorrentes ou crônicas, pode ocorrer obstrução fixa ao fluxo aéreo (remodelamento).

O remodelamento, por sua vez, caracteriza-se por hipertrofia e hiperplasia dos músculos lisos dos brônquios, aumento das células caliciformes e das glândulas da submucosa, depósito de colágeno na membrana basal e degradação da matriz extracelular.

No Brasil, em 2013, ocorreram 129.728 internações e 2.047 mortes por asma, ou seja, aproximadamente 5 óbitos/dia.

O custo da asma não controlada é elevado para as famílias e para o sistema público de saúde.

De acordo com inquérito nacional, a prevalência de asma bem controlada ainda é baixa, em torno de 12,3% dos pacientes.

CAUSAS E/OU FATORES DESENCADEANTES

- Inalantes: poeira domiciliar e seus componentes (ácaros, fungos, baratas)
- Alimentos: proteínas do leite de vaca em lactentes
- Infecções virais respiratórias
- Mudanças climáticas
- Poluição ambiental
- Exercício físico
- Aditivos alimentares: corantes
- Fator emocional: inter-relações entre os sistemas imunológico e neuroendócrino
- Medicamentos: ácido acetilsalicílico, dipirona, anti-inflamatórios não esteroides (AINEs) e betabloqueadores.

MANIFESTAÇÕES CLÍNICAS

- Dispneia (ver Capítulo 13, *Dispneia*)
- Tosse (ver Capítulo 25, *Tosse*)
- Sibilância (chiado ou "chieira")
- Opressão torácica (principalmente à noite ou de manhã).

Os sintomas ocorrem de forma variável ao longo do tempo, com diferentes intensidades, sendo mais comuns à noite ou ao acordar.

Os sintomas variam ao longo do tempo e em intensidade, sendo desencadeados por diversos fatores (exercício, risada, alérgenos). Melhoram espontaneamente ou após medicação específica para asma, e podem ficar ausentes por semanas a meses.

O exame físico tende a ser normal, sendo os sibilos na ausculta pulmonar o achado mais frequente, principalmente, em expiração forçada.

Início dos sintomas na infância, associação com rinite alérgica e/ou dermatite atópica, com história familiar de asma, aumentam a possibilidade da confirmação do diagnóstico da doença.

EXAMES COMPLEMENTARES

- Espirometria: obstrução ao fluxo aéreo (relação VEF_1/CVF menor que o limite inferior), prova broncodilatadora positiva (aumento do VEF_1 em 200 mℓ e 12% em relação ao basal, em adultos).

  O exame deve ser realizado antes de iniciar o tratamento, após 3 a 6 meses de tratamento e, periodicamente, na avaliação do controle da asma e predição dos riscos futuros

- Podem ser realizados outros exames para documentar a variação ao fluxo aéreo (teste de broncoprovocação) ou para avaliação fenotípica (IgE total e IgE específica, eosinofilia sérica, eosinofilia no escarro e testes alérgicos), além de exames para identificar comorbidades ou diagnósticos diferenciais.

COMPROVAÇÃO DIAGNÓSTICA

- Dados clínicos + obstrução ao fluxo aéreo na espirometria, com reversibilidade após o teste broncodilatador ou melhora na função pulmonar após tratamento com corticoide inalado
- Em algumas situações, a função pulmonar pode ser normal e a confirmação diagnóstica é feita pela melhora clínica e/ou funcional após tratamento.

DIAGNÓSTICO DIFERENCIAL

- Rinossinusite, polipose nasal
- Síndrome de tosse de via respiratória superior
- Disfunção de cordas vocais
- Disfunção respiratória, síndrome de hiperventilação
- Doença pulmonar obstrutiva crônica (DPOC), bronquiolite, fibrose cística, bronquite, bronquiectasia
- Aspergilose broncopulmonar alérgica (ABPA)
- Câncer brônquico, obstrução de vias respiratórias por corpo estranho
- Anel vascular, fístula traqueoesofágica, traqueomalácia
- Apneia do sono, aspergilose broncopulmonar alérgica, síndrome de Löeffler
- Doenças difusas do parênquima pulmonar
- Doença do refluxo gastresofágico (DRGE)
- Doenças da circulação pulmonar (hipertensão pulmonar e embolia)
- Insuficiência cardíaca (asma cardíaca), estenose mitral
- Ansiedade, depressão.

Comorbidades

A asma comumente se associa a outras afecções, o que contribui para o não controle da doença, as quais devem ser manejadas de forma adequada. As principais são:
- Rinossinusopatia e pólipos nasais (ver Capítulos 125, *Polipose Nasal*; 127, *Rinossinusite Aguda*; 128, *Rinossinusite Crônica*)
- Doença do refluxo gastresofágico (ver Capítulo 246, *Doença do Refluxo Gastresofágico*)
- Tabagismo (ver Capítulo 164, *Tabagismo*)
- Obesidade (ver Capítulo 354, *Obesidade*)
- Apneia obstrutiva do sono (ver Capítulo 159, *Apneia Obstrutiva do Sono*)
- Transtorno de ansiedade e depressão (ver Capítulos 609, *Transtorno de Ansiedade Generalizada*, e 619, *Transtornos do Humor*).

AVALIAÇÃO DO CONTROLE DA ASMA

O controle da asma deve ser avaliado em dois domínios: controle dos sintomas e avaliação dos riscos futuros de condições adversas.

Há vários instrumentos para avaliação do controle dos sintomas da asma. Um deles, denominado GINA (do inglês *Global Initiative for Asthma*), compreende quatro questões relativas aos sintomas da asma apresentados nas últimas 4 semanas, podendo ser classificada em controlada, parcialmente controlada e não controlada (Quadro 139.1).

Quadro 139.1 Nível de controle dos sintomas da asma.

Nas últimas 4 semanas, o paciente apresentou:		Bem controlado	Parcialmente controlado	Não controlado
Sintomas diurnos mais que 2/ semana?	( ) S ( ) N	Nenhum item	1 a 2 itens	3 a 4 itens
Qualquer despertar noturno por asma?	( ) S ( ) N			
Medicação de alívio mais que 2/semana?	( ) S ( ) N			
Qualquer limitação de atividade devido à asma?	( ) S ( ) N			

O paciente é considerado com a doença bem controlada se nenhum dos itens foi assinalado; com a doença parcialmente controlada se foram assinalados até dois itens; e com a doença não controlada se assinalados três itens ou mais. (Adaptado de GINA, 2021.)

Além do GINA, há outras 2 ferramentas para o monitoramento da asma, adaptadas para a língua portuguesa: o Questionário de Controle da Asma e o Teste de Controle da Asma.

FATORES DE RISCOS FUTUROS (EXACERBAÇÕES E PERDA ACELERADA DA FUNÇÃO PULMONAR)

Devem ser avaliados periodicamente para se tomar medidas precoces.

Fatores modificáveis

- Medicamentos: má adesão ao tratamento, corticoide inalado não prescrito, técnica inalatória incorreta, uso frequente de broncodilatador de curta ação (> 1 frasco/mês)
- Comorbidades: obesidade, rinossinusite crônica, DRGE, alergia alimentar confirmada, gestação
- Exposição a substâncias: tabagismo, alérgenos, poluentes do ar
- Baixa função pulmonar: VEF_1 baixo, principalmente se < 60% do predito, alta reversibilidade ao broncodilatador
- Problemas socioeconômicos ou psicológicos
- Outros testes: eosinofilia sérica, fração expirada de óxido nítrico (FENO) elevado (em adultos com asma alérgica usando corticoide por via inalatória).

Fatores independentes

- Uma ou mais exacerbações graves nos últimos 12 meses (exacerbação com uso de corticoide sistêmico)
- Ter sido entubado ou internado em UTI previamente.

AVALIAÇÃO DA GRAVIDADE

A gravidade da asma é avaliada de forma retrospectiva, e refere-se à quantidade de medicamentos necessária para atingir o controle da doença (Quadro 139.2).

Asma leve é aquela bem controlada com baixa intensidade de tratamento (etapas 1 e 2); já a asma moderada requer intensidade média de tratamento (etapa 3 ou 4) e a asma grave, intensidade alta (etapa 5).

Quadro 139.2 Etapas do tratamento da asma.

Tratamento	Etapa 1	Etapa 2	Etapa 3	Etapa 4	Etapa 5
1ª escolha para controle	Baixa dose de CI – formoterol SOS		Baixa dose de CI/LABA de manutenção	Média dose de CI/LABA de manutenção	Alta dose de CI/LABA Adição de LAMA Referenciar para avaliação, fenótipo +/– anti-IgE, anti-IL5/5R, anti-IL4R
Medicação para alívio	Baixa dose de CI – formoterol SOS				
Opção alternativa de tratamento de controle	Baixa dose de CI sempre que SABA necessário	Baixa dose de CI de manutenção	Baixa dose CI/LABA de manutenção	Média/alta dose de CI/LABA	Alta dose de CI/LABA Adição de LAMA Referenciar para avaliação, fenótipo +/– anti-IgE, anti-IL5/5R, anti-IL4R
Opção alternativa para alívio	SABA (SOS)				

Anti-IgE: anti-imunoglobulina E; anti-IL4: antirreceptor de interleucina 4; anti-IL5: anti-interleucina 5; anti-IL5R: antirreceptor de interleucina 5; CI: corticoide inalado; CO: corticoide oral; LABA: broncodilatador beta$_2$-agonista de longa duração; LAMA: broncodilatador anticolinérgico de longa duração; SOS: usar a medicação conforme necessidade; SABA: broncodilatador beta$_2$-agonista de curta duração. (Adaptado de GINA, 2021.)

O Quadro 139.3 mostra a equivalência de doses estimadas dos corticoides inalados em adultos.

Quadro 139.3 Doses de corticoides inalados para adultos e adolescentes (> 12 anos).

Corticoide inalado	Doses (mcg)		
	Baixa	Média	Alta
Beclometasona	100 a 200	> 200 a 400	> 400
Budesonida	200 a 400	> 400 a 800	> 800
Fluticasona – furoato	100		200
Fluticasona – propionato	100 a 250	> 250 a 500	> 500
Mometasona – furoato	200 a 400	> 400	

Manejo do paciente com asma

O objetivo do manejo do paciente com asma é atingir e manter o controle dos sintomas, propiciar atividades da vida diária normais, incluindo exercícios, manter a função pulmonar normal ou a mais próxima possível do normal e prevenir riscos futuros (exacerbações, instabilidade da doença, perda acelerada da função pulmonar, efeitos colaterais dos medicamentos e prevenir a mortalidade).

ETAPAS DO CUIDADO DO PACIENTE ASMÁTICO

Cuidados básicos

- Educação do paciente, abordando informações sobre a doença, controle ambiental, adesão ao tratamento, técnica inalatória, diferença entre os medicamentos para controle da doença e aqueles para alívio dos sintomas, potenciais efeitos colaterais dos medicamentos, identificação de fatores que dificultam a adesão
- Identificação e controle dos fatores de risco modificáveis (tabagismo, exposições domiciliares e ocupacionais) e comorbidades associadas a pior controle da asma
- Orientação sobre terapias e estratégias não farmacológicas: atividade física, perda de peso, cessação do tabagismo, evitar medicamentos que podem piorar a asma (ácido acetilsalicílico, AINEs, betabloqueadores em formulações orais ou oftálmicas). Evitar sensibilizantes no ambiente interno e externo

- Plano de ação por escrito e individualizado para auxiliar o paciente a reconhecer e ajustar o tratamento precocemente na piora do controle da asma. Ele deve conter a especificação do tratamento de manutenção; quando usar a medicação de resgate, e por quanto tempo; quando o corticoide oral está indicado; e as indicações de quando procurar o médico ou um serviço de emergência
- Vacinas: pacientes com asma moderada a grave devem vacinar-se contra influenza anualmente. A Sociedade Brasileira de Pneumologia e Tisiologia (SBPT) recomenda o uso sequencial das vacinas antipneumocócicas: vacina 13-valente conjugada seguida da vacina polissacarídica 23-valente após 6 meses.

Os pacientes devem vacinar-se contra Covid-19, seguindo as recomendações do Ministério da Saúde.

Tratamento medicamentoso

A base do tratamento da asma é constituída de CI associado ou não a broncodilatadores.

Os Quadros 139.4 e 139.5 descrevem os medicamentos inalatórios disponíveis para tratamento da asma e suas associações. A escolha do medicamento depende de preferências individuais, capacidade do paciente de usar determinado dispositivo, disponibilidade do medicamento e julgamento clínico.

O tratamento de controle é dividido em 5 etapas, nas quais a dose de CI é aumentada progressivamente, com adição de outros medicamentos (ver Quadro 139.2).

Os CIs podem causar efeitos adversos locais, como irritação da garganta, disfonia e candidíase oral. Recomenda-se higiene oral após a inalação do medicamento para reduzir esses efeitos e uso de espaçador acoplado ao inalador pressurizado dosimetrado. O uso de CI em doses altas por tempo prolongado aumenta o risco de efeitos adversos sistêmicos, como redução da densidade mineral óssea, infecções respiratórias (incluindo tuberculose), catarata, glaucoma e supressão do eixo hipotálamo-pituitária-adrenal.

Os broncodilatadores beta$_2$-agonista de longa duração (LABA) apresentam efeitos adversos mais comuns, como taquicardia e tremores de extremidades. Os LABAs são poupadores de dose de CI, portanto, a associação de LABA com CI permite redução de dose dos CIs.

Os LABAs não devem ser prescritos como monoterapia na asma, pois estão associados à piora do controle da asma e aumento das exacerbações.

Quadro 139.4 Medicamentos inalatórios para tratamento da asma.

Medicamento	Ação	Dose (μg)	Posologia
Broncodilatadores de curta duração			
Salbutamol	SABA	MDI, 100	200 μg 4 a 6/h
Ipratrópio	SAMA	MDI, 20 e 40	40 a 80 μg 6 a 8/h
Broncodilatadores beta-adrenérgicos de longa duração			
Formoterol	LABA	DPI, 12	12/12 h
Broncodilatadores anticolinérgicos de longa duração			
Glicopirrônio	LAMA	DPI, 50	24/24 h
Tiotrópio	LAMA	SMI, 2,5	24/24 h
Umeclidínio	LAMA	DPI, 62,5	24/24 h
Corticoide			
Budesonida	CI	DPI, 200, 400	12/12 h
Beclometasona	CI	DPD, 50, 200, 250 DPI, 200, 400	12/12 h
Fluticasona	CI	DPD, 50, 250 DPI, 50, 250	12/12 h
Mometasona	CI	DPD, 200, 400	12 a 24 h

LABA: broncodilatador beta$_2$-agonista de longa duração; LAMA: broncodilatador anticolinérgico de longa duração; SABA: broncodilatador beta$_2$-agonista de curta duração; SAMA: broncodilatador anticolinérgico de curta duração; CI: corticoide inalado; DPI: dispositivo de pós-inalatório, DPD: dispositivo pressurizado dosimetrado; SMI: inalador de névoa úmida.

Quadro 139.5 Medicamentos inalatórios em associação para tratamento da asma.

Medicamento	Ação	Dose (μg)	Posologia
Formoterol/ Budesonida	LABA/CI	DPI, 6/100, 6/200, 12/400 DPD, 6/100, 6/200	12/12 h
Formoterol/ Beclometasona	LABA/CI	DPD, 6/100, DPI, 6/100	12/12 h
Formoterol/ Fluticasona	LABA/CI	DPI, 12/250	12/12 h
Salmeterol/ Fluticasona	LABA/CI	DPD, 25/50, 25/125, 25/250 DPI, 50/100, 50/250, 50/500	12/12 h
Vilanterol/ Fluticasona	LABA/CI	DPI, 25/100, 25/200	24/24 h 24/24 h
Beclometasona/ Formoterol/ Glicopirrônio	CI/LABA/ LAMAL	MDI, 6/100/12,5	12/12 h
Furoato de Fluticasona/ Umeclidínio/ Vilanterol/	CI/LAMA/ LABA	DPI, 100/62,5/25	24/24 h

LABA: broncodilatador beta$_2$-agonista de longa duração; LAMA: broncodilatador anticolinérgico de longa duração; CI: corticoide inalatório; DPI: dispositivo de pós-inalatório; DPD: dispositivo pressurizado dosimetrado.

Etapa 1

Tratamento preferencial. Corticoide inalado em dose baixa (ver Quadro 139.3) associado a formoterol, se necessário, para alívio dos sintomas, e antes de exercícios.

A etapa 1 é recomendada para:

• Pacientes com sintomas pouco frequentes (< 2 vezes ao mês) e sem fatores de risco para exacerbações

• Pacientes em redução de tratamento (*step-down*), bem controlados na etapa 2 de tratamento.

O uso de corticoide inalado em dose baixa associado a broncodilatador de demanda em pacientes com asma leve, em detrimento ao uso de broncodilatador de resgate de forma isolada, é mais eficaz em reduzir o risco de exacerbações graves. Mesmo pacientes com asma leve podem apresentar crises graves e fatais.

Em geral, pacientes que apresentam sintomas pouco frequentes apresentam baixa adesão ao tratamento com corticoide inalado contínuo, ficando expostos ao risco de uso isolado de broncodilatador beta$_2$-agonista de curta duração (SABA) SOS.

Opção alternativa. Corticoide inalado em dose baixa sempre que SABA for necessário.

Não é recomendado o uso de SABA de forma isolada no tratamento da asma, mesmo em pacientes que apresentem sintomas leves ou infrequentes, pois seu uso está relacionado a maior risco de morte em adultos e adolescentes com asma.

Etapa 2

Tratamento preferencial. Corticoide inalado em dose baixa (Quadro 139.3) associado a formoterol, se necessário, para alívio dos sintomas, e antes de exercícios.

Opção alternativa. Corticoide inalado em dose baixa em uso contínuo + SABA SOS.

Outras opções de tratamento. Corticoide inalado em dose baixa sempre que SABA for necessário (em associação ou inaladores separados), antagonistas dos receptores de leucotrienos (LTRA).

Etapa 3

Tratamento preferencial. Corticoide inalado em dose baixa associado a formoterol, de forma contínua, e para alívio dos sintomas.

A combinação de CI/formoterol não deve ser usada para alívio dos sintomas, quando outra associação CI/LABA for a terapia de manutenção.

Opção alternativa. Corticoide inalado em dose baixa associado a LABA de manutenção, e SABA SOS.

Outras opções de tratamento. Corticoide inalado em dose média + SABA SOS; corticoide inalado em dose baixa associado a LTRA + SABA SOS. Considerar terapia aditiva com imunoterapia sublingual em pacientes adultos com rinite alérgica, com controle subótimo da asma, e com $VEF_1 > 70\%$. Deve-se ter cautela com o uso de LTRA devido ao risco de eventos neuropsiquiátricos.

Etapa 4

Tratamento preferencial. Corticoide inalado em dose média associado a formoterol, de forma contínua, e para alívio dos sintomas; corticoide inalado (associação de CI em baixa dose + formoterol).

Opção alternativa. Corticoide inalado em dose média associado a broncodilatador de longa duração, e SABA para alívio dos sintomas.

Outras opções de tratamento. Corticoide inalado em dose alta, adição de LAMA em dispositivo isolado ou em tripla terapia (beclometasona-formoterol-glicopirrônio ou furoato de fluticasona-vilanterol-umeclidínio), adição de LTRA. Considerar terapia aditiva com imunoterapia sublingual em pacientes adultos com rinite alérgica, com controle subótimo da asma, e com $VEF_1 > 70\%$.

Etapa 5

Tratamento preferencial. Referenciar paciente para avaliação por especialista, avaliação fenotípica e terapia aditiva. Corticoide inalado em dose alta associado a broncodilatador de longa duração. Adição de antagonista muscarínico de longa duração (LAMA). Adição de azitromicina 3 vezes/semana (necessário avaliação prévia com microbiologia de escarro e eletrocardiograma). Adição de anti-imunoglobulina E (anti-IgE), anti-interleucina 5 (anti-IL5), antirreceptor de interleucina 5 (anti-IL5R), anti-interleucina 4R (anti-IL4R). Adição de baixa dose de corticoide sistêmico (≤ 7 mg prednisona).

Manter uso da associação de CI em dose baixa + formoterol para alívio dos sintomas.

No que se refere ao uso de formoterol nas associações com corticoide inalado para alívio dos sintomas, a dose máxima deste medicamento em 24 horas é de 72 mcg para associação de budesonida-formoterol, e de 48 mcg para beclometasona-formoterol.

MONITORAMENTO PARA CONTROLE DA ASMA

O tratamento deve ser ajustado de acordo com o estado do controle.

A avaliação da resposta deve ser feita após 1 a 3 meses do início do tratamento, e então a cada 3 a 12 meses, após obtido o controle.

Os pacientes devem ser avaliados quanto ao controle dos sintomas, fatores de risco, e ocorrência de exacerbações, adesão aos medicamentos, exposição domiciliar e ocupacional, tabagismo e comorbidades.

Pode-se considerar a redução das doses dos medicamentos quando a asma estiver bem controlada após 3 meses de tratamento, com baixo risco de exacerbações; assim, a meta é utilizar a menor dose de CI para manter o controle da asma.

Antes de aumentar a etapa de tratamento (*step up*), avaliar possíveis situações como técnica inalatória, adesão ao tratamento, exposições ambientais, comorbidades associadas e confirmar se os sintomas são realmente devido à asma. Se, apesar de boa adesão aos medicamentos, satisfatória técnica inalatória, tratamento das comorbidades e controle das exposições, o paciente não atingir bom controle da asma, a etapa de tratamento pode ser prolongada, com reavaliação da resposta clínica após 2 a 3 meses.

Para o paciente que atingir e sustentar o bom controle da asma após 3 meses, com estabilidade da função pulmonar, pode-se avaliar a redução da etapa de tratamento (*step down*). Importante fazer uma avaliação criteriosa dos fatores de risco para exacerbações futuras antes de realizar o *step down* e escolher o momento apropriado (ausência de infecção respiratória, sem viagem programada, não gestante).

A cessação completa de corticoide inalado é contraindicada por aumentar o risco de exacerbações.

- Iniciar a utilização de SABA e oxigenoterapia enquanto avalia o paciente
- Investigar tempo de início e causa da exacerbação aguda, gravidade dos sintomas da asma, sintomas de anafilaxia, fatores de risco para morte relacionada à asma, medicamentos em uso para controle e alívio da asma
- Realizar exame físico completo, com medidas de frequência respiratória, uso de musculatura acessória, frequência cardíaca, saturação periférica de oxigênio, função pulmonar (PFE), nível de consciência, temperatura
- Considerar outras causas de dispneia aguda: insuficiência cardíaca, obstrução laríngea, inalação de corpo estranho, embolia pulmonar
- Transferir imediatamente para UTI se houver sinais de exacerbação grave – paciente sonolento, confuso, tórax silencioso. Administrar SABA, brometo de ipratrópio, oxigênio e corticoide sistêmico
- Iniciar tratamento com doses repetidas de SABA (4 a 10 jatos a cada 20 minutos na primeira hora), corticoide sistêmico precoce (dose recomendada de prednisolona 1 mg/kg/dia, até máxima de 50 mg/dia em adultos), monitorar Sa_{O_2}, titular oferta de O_2 para manter Sa_{O_2} em 93 a 95% em adultos e adolescentes, e em 94 a 98% em crianças de 6 a 12 anos. Reavaliar resposta e Sa_{O_2} frequentemente e medir PFE após 1 hora
- Em casos de exacerbações graves, adicionar brometo de ipratrópio e considerar nebulização com SABA. Considerar uso de sulfato de magnésio intravenoso se não houver resposta ao tratamento intensivo inicial
- Não é necessário realizar rotineiramente radiografia de tórax, hemograma e gasometria arterial nas crises de asma.
- O uso de antibióticos de forma sistemática não é indicado, exceto nas situações em que há evidência de quadro infeccioso (escarro purulento e consolidação em exame de imagem)
- Monitorar o paciente frequentemente durante o tratamento e definir o tratamento de acordo com a resposta. A decisão sobre hospitalização depende do quadro clínico inicial, sintomas, resposta ao tratamento, história recente ou prévia de exacerbações e habilidade para o manejo em domicílio
- Na alta, manter corticoide sistêmico por 5 a 7 dias e ajustar medicamentos para tratamento de controle da asma, orientando técnica inalatória e adesão medicamentosa, e manter medicamentos para alívio dos sintomas quando necessário
- O paciente deve ser avaliado em ambulatório preferencialmente após 2 a 7 dias após alta.

- As exacerbações da asma são manifestações comuns na vida do asmático
- Caracteriza-se por uma piora aguda ou subaguda dos sintomas e da função pulmonar habitual
- Pode ocorrer em pacientes com diagnóstico prévio de asma, ou como apresentação inicial da doença
- As causas mais comuns são infecções virais, exposição a alérgenos ambientais, poluição ambiental ou ocupacional, e uso de medicamentos que interferem no controle da asma (AINEs e betabloqueadores).

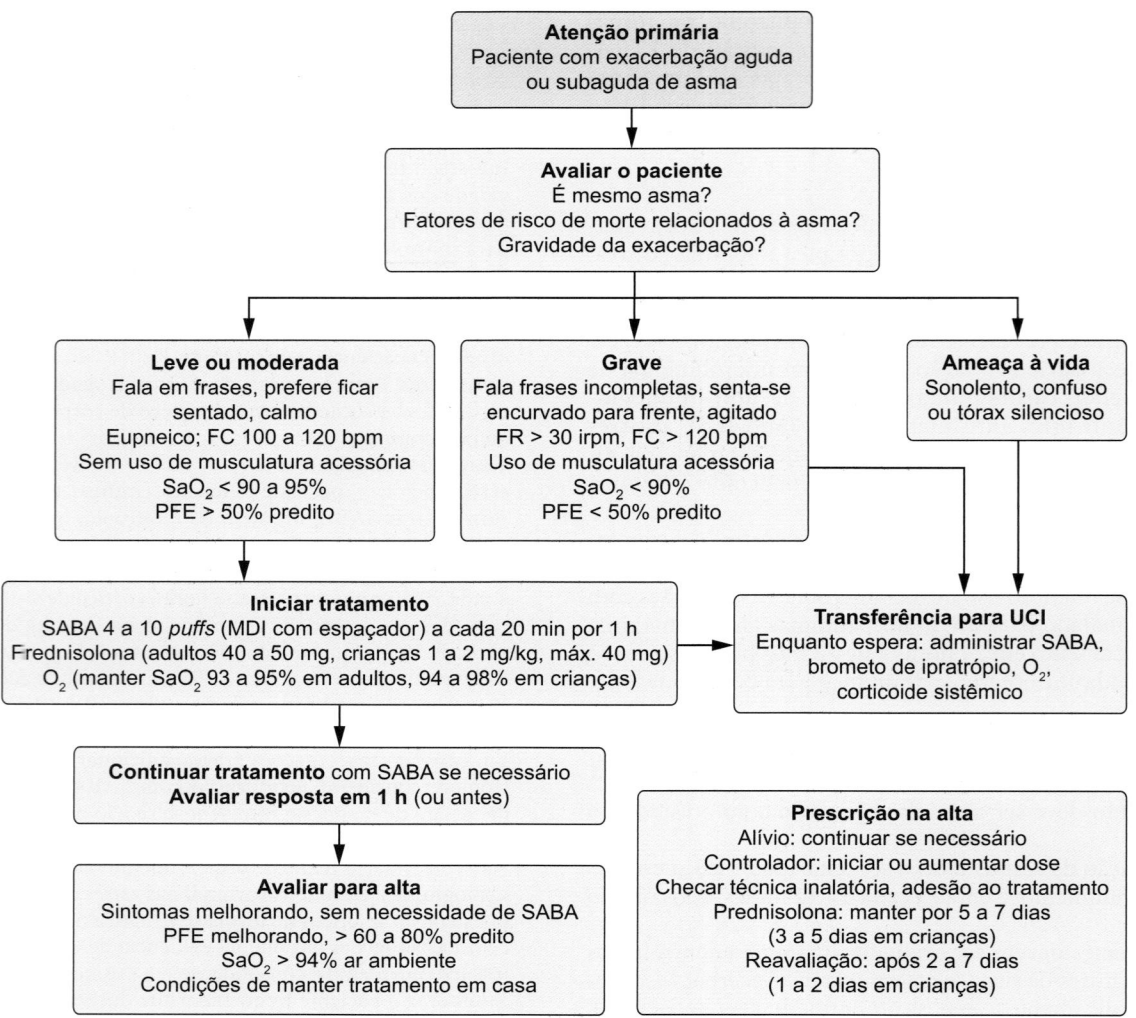

Figura 139.1 Fluxograma de tratamento da crise asmática.

CRITÉRIOS PARA AVALIAÇÃO DE RISCO DE VIDA

A presença de um ou mais desses fatores de risco deve ser prontamente identificada, para o manejo mais rápido de uma exacerbação de asma.

- Crise grave prévia com necessidade de entubação
- História de hospitalização ou visita ao pronto-socorro nos últimos 12 meses
- Uso atual ou recente de corticoide sistêmico
- Ausência de uso de corticoide inalado; baixa adesão ao tratamento com corticoide inalado
- Uso excessivo de SABA (um ou mais tubos por mês)
- História de doença psiquiátrica
- Problemas psicossociais
- Asma lábil
- Má percepção do grau de obstrução por parte do paciente
- Alergia alimentar confirmada
- Ausência de plano de ação por escrito
- Comorbidades graves, incluindo pneumonia, diabetes, arritmias.

BIBLIOGRAFIA

Azevedo MF. GPS Medicamentos. Guia prático em saúde. Rio de Janeiro: Guanabara Koogan; 2017.

Cardoso TA, Roncada C, Silva ER, Pinto LA, Jones MH, Stein RT, Pitrez PM. Impacto da asma no Brasil: análise longitudinal de dados extraídos de um banco de dados governamental brasileiro. J Bras Pneumol. 2017;43(3):163-168.

Carvalho-Pinto MR, Cançado JED et al. Recomendações para o manejo da asma grave da Sociedade Brasileira de Pneumologia e Tisiologia-2021. J. Bras. Pneumol. 2021;47(6):e20210273.

Diretrizes da Sociedade Brasileira de Pneumologia e Tisiologia para o manejo da asma. J Bras Pneumol. 2012;38(1):S1-46.

GINA 2021. Global Initiative for Asthma. Disponível em https://gin-asthma.org/gina-reports/.

Grumach AS. Alergia e imunologia na infância e na adolescência. São Paulo: Atheneu; 2002.

Mendes E. Doenças alérgicas. São Paulo: Sarvier; 1998.

Ostermayer AL. Sistema imunológico. In: Porto C, Porto AL. Semiologia médica. 8. ed. Rio de Janeiro: Guanabara Koogan; 2019.

Pizzichini MMM, Carvalho-Pinto MR, Cançado JED, Rubin AS, Cerci Neto A. Cardoso AP, Cruz AA, Fernandes ALG, Blanco DC, Vianna EO, Cordeiro Jr G et al. Recomendações para o manejo da asma da Sociedade Brasileira de Pneumologia e Tisiologia. J Bras Pneumol. 2020;46(1):e20190307.

Porto CC, Porto AL. Semiologia médica. 8. ed. Rio de Janeiro: Guanabara Koogan; 2019.

Sociedade Brasileira de Pneumologia e Tisiologia (SBPT).

140
Bronquiectasias

Síndrome de Kartagener

José Tadeu Colares Monteiro ◆ Fernanda Miranda de Oliveira
◆ Marcelo Fouad Rabahi

INTRODUÇÃO

Condição crônica caracterizada por dilatação brônquica ir-reversível, responsável por episódios de infecções, com comprometimento da qualidade de vida dos pacientes.

A fisiopatologia baseia-se em um círculo vicioso, no qual o processo inflamatório crônico decorrente de infecções repetidas resulta em destruição progressiva dos componentes elásticos e musculares da parede brônquica, formando novas bronquiectasias.

Dados de prevalência são escassos, estimando-se que a mortalidade mundial fique em torno de 1.500 por 100 mil habitantes.

As bronquiectasias podem ser localizadas ou focais e difusas ou generalizadas.

CAUSAS E FATORES PREDISPONENTES

As principais causas secundárias são infecções respiratórias de repetição e tuberculose pulmonar. Entre as causas primárias, destaca-se a fibrose cística (ver Capítulo 145, *Fibrose Cística*).

Forma localizada ou focal

- Obstrução brônquica: corpo estranho, neoplasia, compressão de brônquio por linfonodo aumentado
- Pós-infecciosa: pneumonias repetidas, tuberculose pulmonar.

Forma generalizada ou difusa

- Fibrose cística (principal causa)
- Comprometimento imunológico primário (hipogamaglobulinemia, deficiência de imunoglobulinas) e secundário (infecção pelo HIV)
- Discinesia ciliar (síndrome de Kartagener)
- Aspergilose broncopulmonar alérgica
- Doença inflamatória intestinal, artrite reumatoide
- Anomalias congênitas (síndrome de Mounier-Kühn, Young).

Síndrome de Kartagener

Condição que associa bronquiectasias, *situs inversus* e sinusite (a discinesia ciliar primária é responsável por infecções brônquicas supurativas que culminam na formação de bronquiectasia).

Pode haver também rinite crônica, otite média serosa, esterilidade, anormalidades da córnea, hiposmia ou anosmia (Figura 140.1).

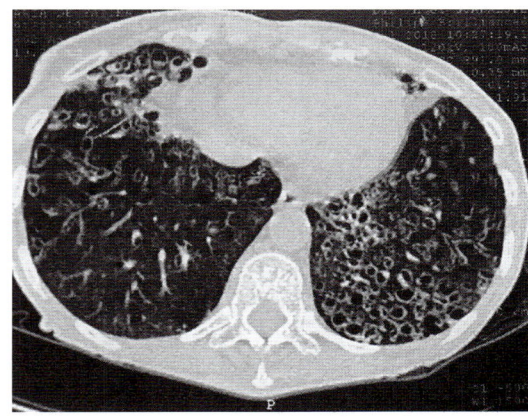

Figura 140.1 Tomografia do tórax em janela de pulmão, evidenciando múltiplas bronquiectasias cilíndricas em lobos inferiores de ambos os pulmões e lobo médio, além do *situs inversus* (síndrome de Kartagener).

FORMAS CLÍNICAS

Do ponto de vista clínico, as bronquiectasias são divididas em dois grupos: bronquiectasias associadas à fibrose cística e não associadas à fibrose cística (bronquiectasia não fibrocística).

A bronquiectasia não fibrocística ocorre em associação com diferentes situações clínicas:

- Doença autoimune:
  - Doença reumatoide
  - Síndrome de Sjögren
- Anormalidades ciliares:
  - Discinesia ciliar primária
- Doença do tecido conjuntivo:
  - Traqueobroncomegalia (síndrome de Mounier-Kühn)
  - Doença de Marfan
  - Deficiência congênita de cartilagem (síndrome de Williams-Campbell)
- Hipersensibilidade:
  - Aspergilose broncopulmonar alérgica (ABPA)
- Deficiência imunológica:
  - Deficiência de imunoglobulina
  - Infecção pelo HIV
  - Síndrome de Job
- Doença inflamatória intestinal:
  - Colite ulcerativa
  - Doença de Crohn
- Dano pulmonar:
  - Pós-infecção (algumas broncopneumonias, infecções infantis como sarampo, influenza, adenovírus tipo 7, coqueluche)
  - Broncoaspiração
  - Inalação de fumaça
- Neoplasias malignas:
  - Linfoma linfocítico
  - Transplante de medula óssea; doença enxerto *versus* hospedeiro
- Obstrução:
  - Tumor
  - Corpo estranho
  - Linfadenomegalia comprimindo brônquio

- Outros:
  - Deficiência de alfa 1-antitripsina
  - Síndrome das unhas amarelas
  - Síndrome de Young.

SINAIS E SINTOMAS

- Tosse: sintoma mais comum, quase sempre acompanhada de expectoração abundante, principalmente matinal, muitas vezes com escarros hemoptoicos
- Dispneia
- Hemoptise
- Estertores de finas e grossas bolhas na área das bronquiectasias
- Desnutrição (baixo IMC)
- Baqueteamento digital.

DIAGNÓSTICO DIFERENCIAL

As principais condições são aquelas que evoluem com hipersecreção pulmonar e/ou escarros hemoptoicos:

- Rinossinusite bacteriana
- DPOC – fenótipo de bronquite crônica
- Tuberculose pulmonar
- Neoplasia pulmonar
- Malformações vasculares
- Sequestro pulmonar
- Aspergiloma.

COMPROVAÇÃO DIAGNÓSTICA

- Dados clínicos + exames de imagem.

EXAMES COMPLEMENTARES

- Radiografia de tórax: pode ser normal. Em alguns pacientes são visualizadas paredes brônquicas espessadas, opacidades tubulares e cavidades císticas nos casos graves
- Tomografia computadorizada: evidencia lesões mínimas com alterações características (Figuras 140.2 e 140.3)
- Espirometria: útil para quantificar o comprometimento funcional, além da sobreposição com asma ou DPOC. Geralmente consiste em um distúrbio obstrutivo, e, eventualmente, em componente restritivo

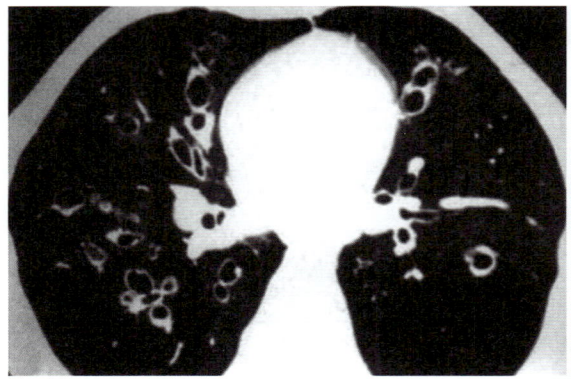

Figura 140.2 Tomografia computadorizada (TC) de alta resolução mostrando aumento do diâmetro brônquico em relação à artéria, formando imagens em "anel de sinete" e espessamento das paredes brônquicas.

- Gasometria: em casos avançados, em pacientes com saturação periférica de oxigênio menor que 92%, para titulação de oxigenoterapia domiciliar
- Hemograma: geralmente normal, pode haver leucocitose nas exacerbações infecciosas. Eosinofilia em pacientes com asma e hematócrito acima de 55% caracteriza doença pulmonar avançada com poliglobulia
- Exame de escarro: importante para excluir tuberculose. A cultura do escarro é indicada periodicamente para avaliar infecções por micobactérias não tuberculosas e colonização por *Pseudomonas aeruginosa*, fator que piora o prognóstico
- Broncoscopia: útil em emergências para controlar sangramento e quando há corpo estranho. Necessária para coletar lavado broncoalveolar a fim de identificar agentes etiológicos.

COMPLICAÇÕES

- Exacerbações infecciosas
- Hemoptise
- Pneumonias de repetição, empiema, abscesso pulmonar
- Broncospasmo
- Pneumotórax
- Insuficiência respiratória crônica
- *Cor pulmonale*.

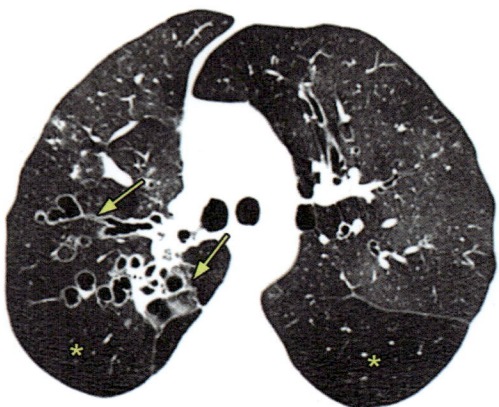
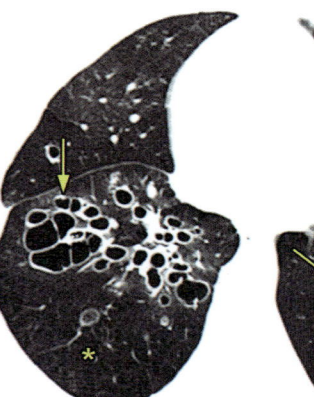
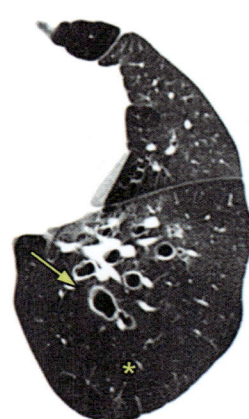

Figura 140.3 Tomografia do tórax em janela de pulmão evidenciando bronquiectasias esparsas (*setas*). Notar ainda focos de distúrbio perfusional relacionados com acometimento de pequenas vias respiratórias (*asteriscos*).

TRATAMENTO

Quando possível, identificar e tratar a causa-base. Além do tratamento visando melhorar os sintomas (tosse, expectoração e dispneia), atenção para exacerbações e prevenção de infecções com vacinação anti-influenza e pneumocócica.

Tratamento medicamentoso

- Broncodilatadores: são úteis nos pacientes que apresentam broncospasmo (ver Capítulo 139, *Asma Brônquica*)
- Corticoides inalatórios: indicados somente aos pacientes com sobreposição de asma. Seu uso deve ser feito com parcimônia em decorrência do risco de infecções (ver Capítulo 139, *Asma Brônquica*)
- Mucolíticos: N-acetilcisteína indicada em pacientes com dificuldade na eliminação do muco. A rhDNAse é indicada apenas em pacientes com fibrose cística (ver Capítulo 145, *Fibrose Cística*)
- Antibióticos: indicados de forma profilática em pacientes exacerbadores. Pode-se utilizar macrolídeos (azitromicina) por longo período (6 a 12 meses) nos pacientes que apresentam múltiplas exacerbações no decorrer do ano em virtude do efeito imunomodulador
- Antibióticos inalatórios.

Tratamento das exacerbações

Devem ser considerados principalmente os antibióticos com cobertura para bacilos gram-negativos (*Pseudomonas*) como: ciprofloxacino 1 g/dia, VO, ou levofloxacino 750 mg, VO, por 14 dias.

Tratamento cirúrgico

- Embolização de artérias brônquicas: indicada nos casos de hemoptises graves recorrentes em pacientes sem condições cirúrgicas
- A cirurgia é indicada em pacientes com bronquiectasias localizadas que persistem sintomáticas, apesar do tratamento medicamentoso otimizado
- Transplante pulmonar: nos casos de lesões extensas com insuficiência respiratória crônica grave.

BIBLIOGRAFIA

Azevedo MF. GPS Medicamentos. Guia prático em saúde. Rio de Janeiro: Guanabara Koogan; 2017.

Bogossian M, Santoro I, Jamnik S et al. Bronquiectasias: estudo de 314 casos tuberculose × não tuberculose. Jornal Brasileiro de Pneumologia e Tisiologia. 1998;24.

Grenier P, Cordeau MP, Beigelman C. High resolution computed tomography of the airways. J Thorac Imaging. 1993;8(3):213-29.

King PT, Hokdsworth SR, Freezer NJ et al. Characterization of the onset and presenting clinical features of adult bronchiectasis. Respir Med. 2006;100:2183-9.

Mauchley DC, Daley CL, Iseman MD, Mitchell JD. Pulmonary resection and lung transplantation for bronchiectasis. Clin Chest Med. 2012 Jun;33(2):387-96.

Polverino E, Goeminne PC, McDonnell MJ et al. European Respiratory Society guidelines for the management of adult bronchiectasis. Eur Respir. J. 2017;50:1700629.

Tay GT et al. Inhaled antibiotics in cystic fibrosis (CF) and non-CF bronchiectasis. Semin Respir Crit Care Med. 2015 Apr;36(2):267-86.

Yang D, Liu BC, Luo J, Huang TX, Liu CT. Kartagener syndrome. QJM. 2019 Apr 1;112(4):297-8.

141
Bronquiolite

Marcelo Fouad Rabahi

INTRODUÇÃO

Síndrome clínica, caracterizada por reação inflamatória inespecífica que afeta as pequenas vias respiratórias (menores que 2 mm de diâmetro) e causa obstrução do lúmen dessas estruturas.

O processo se inicia com lesão inflamatória do epitélio, seguida de reparação por proliferação de tecido de granulação, que oblitera o lúmen bronquiolar. Pode haver resolução do processo ou aparecimento de fibrose. Forma aguda ou subaguda, mas em geral tem curso crônico.

Algumas formas de bronquiolites são histologicamente distintas e frequentemente estão associadas a síndromes clínicas características.

CAUSAS E FORMAS CLÍNICAS

Para o diagnóstico das bronquiolites, a história clínica, com avaliação das doenças concomitantes, antecedentes patológicos, uso de medicamentos e exposição ambiental, é de extrema importância, dada a diversidade de causas e associações nessas doenças.

Classificação histopatológica

A bronquiolite pode ser classificada, de acordo com a alteração histopatológica principal, em infiltrados celulares e fibróticos (Figura 141.1).

Infiltrados celulares

Bronquiolite respiratória. Associada a tabagismo, pode ser acompanhada de pneumonia intersticial. Caracteriza-se pela presença de macrófagos à luz dos bronquíolos respiratórios e membranosos. Contudo, só raramente a doença causa repercussão funcional clinicamente significativa. Vale ressaltar que, em alguns pacientes, os sintomas respiratórios e as alterações tomográficas regridem totalmente com a cessação do tabagismo.

Bronquiolite folicular. Caracteriza-se por folículos linfoides hiperplásicos distribuídos ao longo dos bronquíolos, secundária a doenças do colágeno (artrite reumatoide e síndrome de Sjögren), imunodeficiência congênita ou adquirida e doenças linfoproliferativas.

Bronquiolite crônica/celular. Caracteriza-se por infiltrado celular no lúmen e na parede bronquiolar. A maioria dos casos associa-se a infecções virais, fúngicas e bacterianas, incluindo as micobacterianas. Pode ser observada, também, nas pneumonites de hipersensibilidade, asma brônquica e bronquiectasias.

Bronquiolite peribrônquica/intersticial (panbronquiolite difusa – PBD). Prevalente em asiáticos, associa-se à sinusite e à obstrução crônica das vias respiratórias. Apresenta

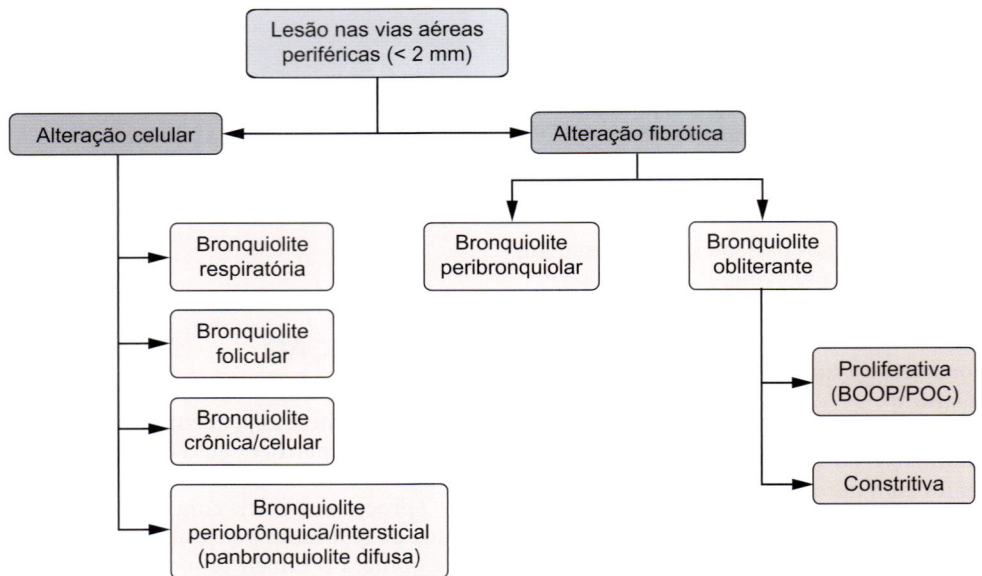

Figura 141.1 Classificação histopatológica das bronquiolites.

acúmulo bronquiolocêntrico de macrófagos vacuolizados (*foamy macrophages*) e inflamação crônica. Achados semelhantes são vistos em pacientes com bronquiectasias, o que torna importante avaliar a associação de PBD.

Fibrótica

Bronquiolite obliterante. A bronquiolite obliterante (BO) pode ser dividida pelas características histopatológicas e clínicas em BO proliferativa e BO constritiva.

BO proliferativa. Definida por presença de tecido fibroblástico em organização polipoide intramural. Quando o tecido de granulação se estende para dentro dos alvéolos, passa a ser conhecida como bronquiolite obliterante com pneumonia em organização (BOOP) ou pneumonite organizante criptogênica (POC). Pode ser de causa desconhecida (forma idiopática) ou associada a colagenoses, pneumonite de hipersensibilidade e pneumonia aspirativa.

BO constritiva. Há estreitamento concêntrico dos bronquíolos, que evolui para fibrose da submucosa e peribronquiolar, com completa e irreversível obliteração do lúmen. Relacionada a reação enxerto-hospedeiro, pós-infecciosa, colagenoses, reações a medicamentos/drogas ilícitas, fumaças, toxinas e aspiração. Algumas situações são como fase avançada das bronquiolites proliferativas graves, descrita, principalmente, nas doenças do tecido conjuntivo.

Bronquiolite peribronquiolar. Caracterizada por bronquiolite respiratória com fibrose, é encontrada em doenças intersticiais com componente de pequenas vias respiratórias, pneumonite de hipersensibilidade e doenças do colágeno associadas à doença intersticial.

Formas clínicas especiais

Tendo em conta o agente etiológico, algumas formas de bronquiolite constituem um grupo especial:

- Bronquiolite infecciosa: rara em adultos, é comum em recém-nascidos e crianças. Vírus respiratórios são as causas mais comuns, especialmente o vírus sincicial respiratório.

Começa como uma infecção aguda de vias respiratórias e evolui com tosse intensa, febre e dispneia
- Bronquiolite por toxinas inaladas: gás, vapor, fumaça ou aerossóis contendo irritantes (p. ex., óxido de nitrogênio, diacetil, bussulfano) danificam as pequenas vias áreas e podem causar inflamação aguda e bronquiolite constritiva e proliferativa.

MANIFESTAÇÕES CLÍNICAS

- Febre em alguns pacientes
- Tosse, que pode ser seca ou produtiva
- Dispneia com sibilância e estertores finos
- Manifestações clínicas da doença de base.

EXAMES COMPLEMENTARES

- Radiografia do tórax em pacientes com dispneia, a radiografia simples de tórax, demonstra apenas hiperinsuflação pulmonar não associada à doença pulmonar obstrutiva crônica (DPOC) ou asma brônquica, pode indicar bronquiolite. Nesses casos, são indicadas a tomografia computadorizada de alta resolução (TCAR) em inspiração e expiração e a espirometria
- Tomografia do tórax de alta resolução evidencia espessamento peribrônquico; acentuação das marcas intersticiais pulmonares; hiperinsuflação; perfusão em mosaico; áreas de transparências diferentes em virtude do contraste entre os locais com perfusão normal; nódulos centrolobulares; atenuação em "vidro fosco" e aspecto de "árvore em brotamento". Nos diversos tipos de bronquiolite, pode-se associar um ou mais desses achados radiológicos (Figura 141.2)
- Espirometria (importante para avaliar o distúrbio funcional predominante)
  - Bronquiolite constritiva: distúrbio ventilatório obstrutivo. Distúrbio obstrutivo fixo em pacientes não tabagistas sugere a possibilidade de bronquiolite constritiva
  - Bronquiolite obliterante: distúrbio restritivo ou misto
- Biópsia pulmonar: em casos selecionados.

- Para o diagnóstico de bronquiolite, a história clínica, com avaliação das doenças concomitantes, dos antecedentes patológicos, do uso de medicamentos e da exposição ambiental, é de extrema importância, dada a diversidade de causas e associações nessas doenças
- Em pacientes com dispneia, a radiografia simples de tórax, demonstrando apenas hiperinsuflação pulmonar não associada à DPOC ou asma brônquica, indica possibilidade de bronquiolite. Nesse caso, indicam-se TCAR em inspiração e expiração e espirometria.

DIAGNÓSTICO DIFERENCIAL

- Asma
- DPOC
- Imunodeficiência primária
- Fibrose cística
- Deficiência de alfa-1-antitripsina
- Tuberculose pulmonar
- Pneumonite de hipersensibilidade
- Pneumonia eosinofílica.

COMPROVAÇÃO DIAGNÓSTICA

- Dados clínicos + radiografia, e TCAR em inspiração e expiração + espirometria
- Biópsia pulmonar em casos selecionados.

TRATAMENTO

Tratamento medicamentoso

- Tratamento da doença de base
- Nas formas agudas graves e idiopáticas (principalmente bronquiolite obliterante com pneumonia em organização): metilprednisolona, IV, por 3 a 5 dias, seguida de prednisona, VO, 1 mg/kg por 1 a 3 meses, e de 40 mg por mais 3 meses. Diminui-se então a dose para 10 a 20 mg, mantendo-a até completar 1 ano de tratamento
- Formas de evolução lenta: prednisona, VO, 40 mg/dia durante 3 meses; a seguir, 10 a 20 mg/dia.

EVOLUÇÃO E PROGNÓSTICO

- Prognóstico mais favorável na bronquiolite pós-infecciosa e idiopática do que nos casos de exposição a gases tóxicos e doenças do tecido conjuntivo.

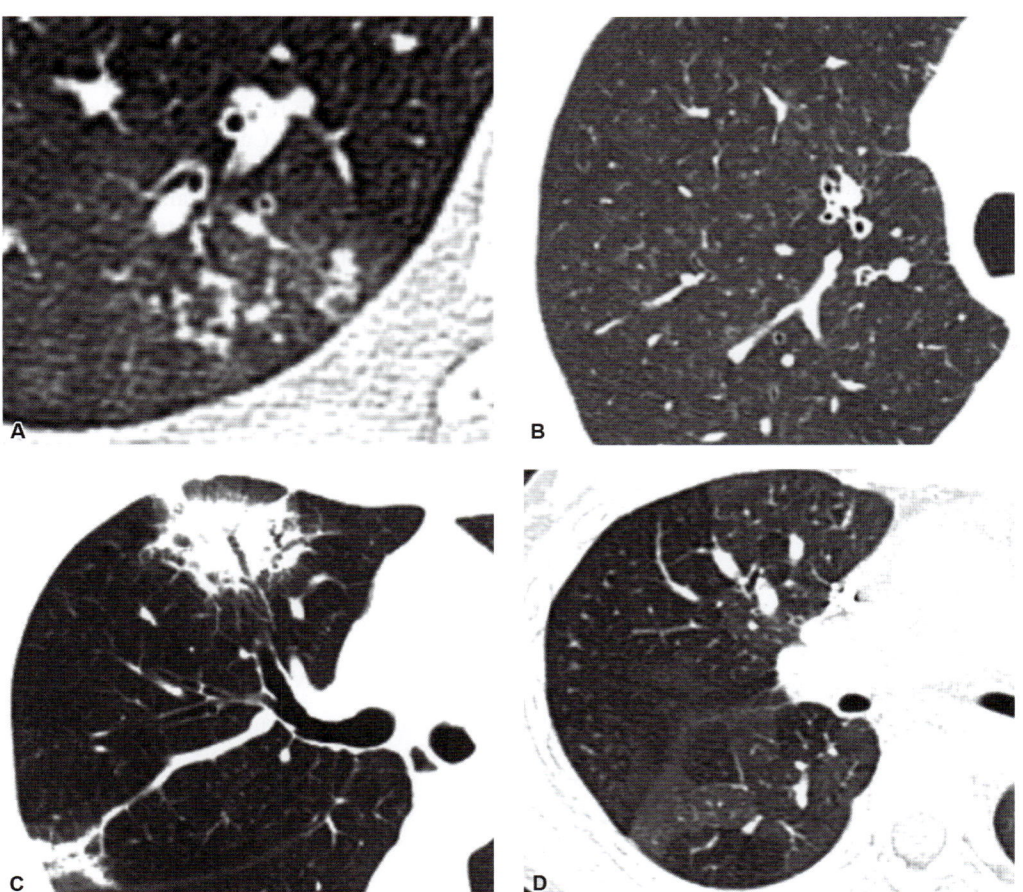

Figura 141.2 Exames de imagem das formas clínicas de bronquiolites. **A.** Bronquiolite infecciosa: opacidades centrolobulares confluentes. **B.** Bronquiolite respiratória: opacidades centrolobulares em vidro fosco. **C.** Bronquiolite obliterante com pneumonia em organização: focos de consolidação. **D.** Bronquiolite constritiva: focos de aprisionamento aéreo.

BIBLIOGRAFIA

Azevedo MF. GPS Medicamentos. Guia prático em saúde. Rio de Janeiro: Guanabara Koogan; 2017.

Brasileiro Filho G. Bogliolo patologia. 8. ed. Rio de Janeiro: Guanabara Koogan; 2011.

Broaddus VC, Mason RJ, Ernst JD et al. Murray & Nadel. Tratado de medicina respiratória. 6. ed. Rio de Janeiro: Elsevier; 2017.

142
Bronquite

Bronquite aguda, bronquite crônica

Ronaldo Nascentes da Silva • Marcelo Fouad Rabahi

INTRODUÇÃO

Processo inflamatório dos brônquios que pode ser agudo ou crônico.

O patógeno invade o brônquio promovendo obstrução devido ao acentuado edema de parede, acúmulo de muco e de células epiteliais descamadas no lúmen. Dependendo da intensidade do processo inflamatório e do diâmetro do brônquio, pode haver resistência à passagem do ar.

Pode acompanhar-se de broncospasmo.

FORMAS CLÍNICAS

De maneira geral, a bronquite pode ser aguda ou crônica.

BRONQUITE AGUDA

Inflamação autolimitada dos brônquios, com manifestação predominante de tosse e duração de até 3 semanas.

CAUSAS

- Vírus (causa mais comum): rinovírus, enterovírus, influenza A e B, parainfluenza, coronavírus, metapneumovírus humano e vírus sincicial respiratório
- Bactérias (1 a 10% dos casos): bactérias atípicas (*Mycoplasma pneumoniae*, *Chlamydophila pneumoniae* e *Bordetella pertussis*). Cerca de 10% dos pacientes com tosse que perdura pelo menos 2 semanas apresentam evidências de infecção por *B. pertussis*. Antibióticos podem erradicar a bactéria da nasofaringe, mas não encurtam o curso da doença, a menos que administrados na primeira semana dos sintomas
- Em pacientes que sofreram manipulação da via respiratória, como entubação orotraqueal e traqueostomia, ou com exacerbação aguda da bronquite crônica, os principais agentes infecciosos são: *Streptococcus pneumoniae*, *Haemophilus influenzae*, *Staphylococcus aureus*, *Moraxella catarrhalis*, bacilos gram-negativos e *Bordetella pertussis*.

FATORES DE RISCO

- Alergia respiratória
- Atopia
- Más condições de moradia
- Comorbidades: asma, DPOC, rinite, imunossupressão
- Poluentes atmosféricos
- Tabagismo (ativo ou passivo).

MANIFESTAÇÕES CLÍNICAS

- Nos primeiros dias: congestão nasal, cefaleia, febre baixa, dor torácica ao tossir
- Tosse com ou sem expectoração, que perdura por 2 a 3 semanas
- Sinais de infecção do trato respiratório inferior (dispneia)
- Exame físico: febre em 30% dos pacientes, sibilos e roncos, que geralmente diminuem ao tossir.

DIAGNÓSTICO DIFERENCIAL

- Resfriado comum (ver Capítulo 547, *Resfriado Comum*)
- Bronquite crônica (ver Capítulo 142, *Bronquite*)
- Pneumonia: geralmente o paciente apresenta febre, comprometimento do estado geral, presença de consolidação pulmonar visto no exame de imagem do tórax e infiltrado pneumônico (ver Capítulo 155, *Pneumonia*)
- Asma: em geral, os sintomas são intermitentes, recorrentes, com sazonalidade, e os exames de função pulmonar podem demonstrar obstrução. Contudo, são doenças que podem coexistir em momentos de reagudização, além de indistinguíveis na primeira crise de asma (ver Capítulo 139, *Asma Brônquica*)
- Exacerbação de DPOC (ver Capítulo 143, *Doença Pulmonar Obstrutiva Crônica*)
- Rinite: gotejamento pós-nasal pode simular sintomas semelhantes, porém com fatores alérgicos presentes (ver Capítulo 126, *Rinites*)
- Refluxo gastresofágico: causa comum de tosse intermitente, inclusive sem sintomas digestivos evidentes (ver Capítulo 246, *Doença do Refluxo Gastresofágico*)
- Insuficiência cardíaca (ver Capítulo 182, *Insuficiência Cardíaca*)

EXAMES COMPLEMENTARES

- Hemograma: costuma ser normal; porém, eventualmente, pode mostrar leucocitose (infecções bacterianas)
- Testes para influenza e coqueluche podem ser considerados se houver suspeita alta e o tratamento puder impactar o curso da doença (ver Capítulo 558, *Coqueluche*)
- Biomarcadores de processo inflamatório: (proteína C reativa) podem ajudar a identificar pacientes que se beneficiarão do uso de antibióticos
- Radiografia de tórax: desnecessária em pacientes com sinais vitais e exame físico normais. Costuma ser feita para afastar diagnóstico de pneumonia.

Indicações para realização da radiografia de tórax em adultos com sintomas de bronquite aguda
• Dispneia, escarro sanguinolento, escarro de cor de ferrugem • FC > 100 bpm • Temperatura corporal > 37,8°C • Consolidação focal, egofonia ou frêmito no exame físico.

COMPLICAÇÕES

- Insuficiência respiratória e desidratação, especialmente em crianças e idosos
- Complicações bacterianas como pneumonia e otite média, em raros casos.

TRATAMENTO

- Tratamento de suporte e manejo dos sintomas.

Tratamento medicamentoso

- Anti-histamínicos: não há benefícios no uso, tanto empregados de maneira isolada quanto associados a descongestionantes orais
- Antitussígenos: por apresentar pouco benefício na redução da tosse, a codeína não é recomendada. A guaifenesina pode diminuir a frequência e a intensidade da tosse
- Beta$_2$-agonista: pode beneficiar adultos com sibilância
- Fitoterápicos: poucos dados sobre evidências. O mel pode diminuir a frequência e a intensidade da tosse, bem como melhorar a qualidade do sono
- Antibióticos: emprega-se macrolídeo quando confirmada a infecção por *Bordetella pertussis* ou se houver alta suspeita decorrente de tosse persistente, acompanhada por sintomas como tosse paroxística, vômitos após tosse ou exposição recente à bactéria (ver Capítulo 558, *Coqueluche*).

Deve-se avaliar o uso de antibióticos em pacientes com comorbidades graves e risco potencial para complicações.

Apesar de 90% dos quadros de bronquite aguda serem de causa viral, os antibióticos são comumente prescritos; contudo, não alteram a evolução natural da doença, podendo causar vários efeitos adversos.

Estratégias para minimizar o uso de antibióticos
• Empregar estratégias de retardar a prescrição, como solicitar aos pacientes para telefonarem antes de buscarem a prescrição de antibiótico ou reter a receita por determinado período, caso não haja boa evolução dos sintomas • Abordar as preocupações dos pacientes de maneira compassiva • Informar sobre o curso esperado da doença e da duração da tosse (2 a 3 semanas) • Explicar que o uso de antibióticos não diminui a duração da doença e está associado a efeitos adversos e resistência a antibióticos • Conversar com o paciente sobre o plano de tratamento, inclusive o uso de medicamentos não antibióticos para controlar os sintomas • Descrever a doença como uma infecção viral, de evolução benigna e autolimitada.

PREVENÇÃO

- Vacinação contra pneumococos, influenza e coqueluche.

EVOLUÇÃO E PROGNÓSTICO

- Resolução sem sequelas
- Pode evoluir para formas graves, com risco de óbito em crianças de baixa idade, idosos ou indivíduos com comorbidades.

BRONQUITE CRÔNICA

Apresenta-se nos pacientes com DPOC, nos quais os sintomas estão presentes por mais de 3 meses em cada ano, por pelo menos 2 anos seguidos (ver Capítulo 143, *Doença Pulmonar Obstrutiva Crônica*).

Mais informações podem ser encontradas nos Capítulos 139, *Asma Brônquica*, e 143, *Doença Pulmonar Obstrutiva Crônica*.

TRATAMENTO

- Controle da febre e da tosse
- Inalação de vapor de água (vaporizadores)
- Não fumar.

Tratamento medicamentoso

- Broncodilatadores, se houver broncospasmo
- Descongestionantes, quando há comprometimento do nariz e seios paranasais
- Trimetoprima + sulfametoxazol; ampicilina; ou cloranfenicol; ou doxiciclina, VO, 100 mg, 12/12 horas, durante 14 dias; ou ciprofloxacino, VO, 250 a 500 mg, 12/12 horas, durante 7 dias.

EVOLUÇÃO E PROGNÓSTICO

- Cura com tratamento adequado
- Pode ser grave em lactentes, idosos ou pacientes debilitados.

BIBLIOGRAFIA

Azevedo MF. GPS Medicamentos. Guia prático em saúde. Rio de Janeiro: Guanabara Koogan; 2017.

Braman SS. Chronic cough due to acute bronchitis: ACCP evidence-based clinical practice guidelines. Chest. 2006;129(1 suppl): 95S-103S.

Evertsen J, Baumgardnera JD, Regnerya A et al. Diagnosis and management of pneumonia and bronchitis in outpatient primary care practices. Prim Care Respir J. 2010.

Kiefer MM, Chong CR. Pocket primary care. Philadelphia: Wolters Kluwer; 2014.

Kinkade S, Long NA. Acute bronchitis. Am Fam Physician. 2016;94(7): 560-5.

Pereira ZM. Pneumologia – diagnóstico e tratamento. São Paulo: Atheneu; 2006.

Porto CC, Porto AL. Semiologia médica. 8. ed. Rio de Janeiro; Guanabara Koogan; 2019.

Sousa CA, César CLG, Barros MBA et al. Doenças respiratórias e fatores associados: estudo de base populacional em São Paulo, 2008-2009. Rev Saúde Pública. 2012.

Tarantino AB. Doenças pulmonares. 6. ed. Rio de Janeiro: Guanabara Koogan; 2008.

143
Doença Pulmonar Obstrutiva Crônica

DPOC

Ronaldo Nascentes da Silva • Marcelo Fouad Rabahi

INTRODUÇÃO

DPOC é a sigla usada para descrever as doenças pulmonares crônicas que causam permanente limitação ao fluxo aéreo. Manifestam-se por sintomas respiratórios crônicos e persistentes, por vezes, progressivos. Em pessoas suscetíveis, geralmente é causada por significativa exposição inalatória nociva a partículas ou gases, principalmente por tabagismo.

A DPOC, doença prevenível e tratável, representa um grande desafio de saúde pública. É uma importante causa de morbidade crônica e de mortalidade em todo o mundo. Pode evoluir com exacerbações, ou seja, momentos de piora dos sintomas e da função respiratória.

Muitos pacientes sofrem dessa condição ao longo de vários anos e morrem prematuramente ou por suas complicações. Estima-se que no Brasil, cerca de 6 milhões de pessoas tenham DPOC; porém, apenas 12% são diagnosticadas e só 18% seguem o tratamento, o que caracteriza um sério problema – a falta de adesão ao tratamento.

Os pacientes com DPOC têm considerável prevalência de comorbidades isoladas ou associadas, como infecções respiratórias baixas, distúrbios do sono, doença do refluxo gastresofágico, doenças cardiovasculares, transtornos psicológicos, osteoporose e câncer de diferentes naturezas.

FISIOPATOLOGIA

A permanente e progressiva limitação ao fluxo aéreo é característica da DPOC. É causada pela associação da inflamação difusa das pequenas vias respiratórias juntamente com lesões destrutivas dos septos alveolares pulmonares decorrentes da prolongada inalação de substâncias nocivas ao ser humano.

As principais lesões histopatológicas são:

- Bronquite crônica: espessamento das paredes brônquicas, aumento da quantidade de muco intraluminal, disfunção mucociliar e aumento da tonicidade da musculatura lisa brônquica

Bronquite crônica e enfisema pulmonar

- Bronquite crônica: aumento da secreção brônquica por, pelo menos, 3 meses por ano, em 2 anos consecutivos (OMS)
- Enfisema pulmonar: alargamento anormal e permanente dos espaços alveolares distais ao bronquíolo terminal com destruição de suas paredes.

- Enfisema pulmonar: destruição de septos alveolares (e, consequentemente, de suas fibras elásticas), perda de força da retração elástica pulmonar e consequente colapso expiratório precoce.

CAUSAS

A DPOC é resultado da combinação de uma variedade de fatores, destacando-se suscetibilidade do indivíduo e prolongada exposição cumulativa a gases e partículas nocivas ao sistema respiratório.

FATORES DE RISCO

- Tabagismo de cigarro: principal causa
- Poluentes atmosféricos, ocupacionais e intradomiciliares (inalação de gases provenientes de combustíveis fósseis, de outros produtos químicos e da combustão de biomassa).

MANIFESTAÇÕES CLÍNICAS

- Pode ser assintomática nos estágios iniciais e apresentar tosse crônica, produtiva ou não, em geral pela manhã, bem como dispneia de esforço, progressiva (com ou sem chiado no peito)
- Nos pacientes mais graves, podem ocorrer: tórax em tonel; hipersonoridade à percussão; frêmito toracovocal diminuído; murmúrio vesicular diminuído; roncos e/ou sibilos difusos; estertores bolhosos finos
- Durante a doença avançada ou os períodos de agudização, há aumento da dispneia e da frequência da tosse com ou sem expectoração, taquipneia, tempo expiratório prolongado, respiração com lábios semicerrados (respiração freno labial), uso da musculatura acessória da respiração, cianose, sudorese, tórax "em tonel", abaulamento das fossas supraclaviculares, retração intercostal e das fossas supraclaviculares
- *Cor pulmonale* quando houver cianose, turgência jugular, edema de membros inferiores, hepatomegalia, hiperfonese da segunda bulha pulmonar (ver Capítulo 179, *Cor Pulmonale*).

DIAGNÓSTICO

A DPOC deve ser considerada em qualquer adulto com história de exposição a fatores de risco e quadro crônico ou recorrente de dispneia e/ou opressão torácica (com ou sem sibilância torácica), tosse seca ou com expectoração e/ou infecções respiratórias baixas.

Contudo, isoladamente, nenhum desses indicadores clínicos são diagnósticos, e a espirometria forçada com prova farmacológica broncodilatadora torna-se necessária. Estabeleceu-se que a presença da relação VEF_1/CVF menor que 70% diagnostica limitação ao fluxo aéreo expiratório. Quando a relação VEF_1/CVF permanece menor que 70% após teste de broncodilatação farmacológica protocolar, diagnostica-se limitação ao fluxo aéreo expiratório *persistente*.

Limitação persistente ao fluxo aéreo expiratório nos indivíduos com exposição prévia significativa a estímulos nocivos e com queixas respiratórias condizentes *confirma o diagnóstico de DPOC*.

DIAGNÓSTICO DIFERENCIAL

- Asma brônquica
- Bronquiectasias

- Bronquiolites crônicas (folicular, proliferativa e panbronquiolite difusa)
- Tuberculose pulmonar
- Câncer do pulmão
- Fibrose pulmonar
- Insuficiência cardíaca.

Estadiamento dos pacientes com DPOC

O estadiamento dos pacientes com DPOC é fundamental para uma adequada avaliação prognóstica e para abordagem terapêutica.

A classificação leva em consideração o nível de limitação ao fluxo aéreo expiratório, a intensidade dos sintomas e o histórico de exacerbações moderadas e graves, dados que serviram de base para a classificação "GOLD ABCD" (GOLD COPD).

Para obter essas informações, precisa-se mensurar os seguintes aspectos do paciente:

- A frequência e a intensidade dos sintomas respiratórios utilizando a escala de dispneia mMRC (ver Capítulo 13, *Dispneia*) e o teste de avaliação da DPOC CAT™ (Quadro 143.1)
- A intensidade da limitação ao fluxo aéreo e o grau de resposta broncodilatadora obtida pela espirometria forçada com prova farmacológica broncodilatadora, bem como a frequência das exacerbações moderadas ou graves nos últimos 12 meses (piora aguda dos sintomas respiratórios) resultam em terapia adicional (Figura 143.2).

EXAMES COMPLEMENTARES

Servem para confirmar o diagnóstico de DPOC e definir sua magnitude, bem como detectar comorbidades.

Exames com resultados normais não afastam o diagnóstico de DPOC e algumas alterações são observadas apenas em casos de doença avançada. Os principais exames são:

- Radiografia do tórax: avalia hiperinsuflação pulmonar e bolhas (Figura 143.1)
- Tomografia computadorizada de alta resolução do tórax: possibilita evidenciar o tipo de enfisema pulmonar (centroacinar, panacinar e parasseptal); bronquiectasias; bolhas; perfusão "em mosaico" (denota obstrução de pequenas vias respiratórias)
- Espirometria forçada com teste farmacológico broncodilatador: é a medida diagnóstica objetiva mais reprodutível de limitação ao fluxo aéreo expiratório

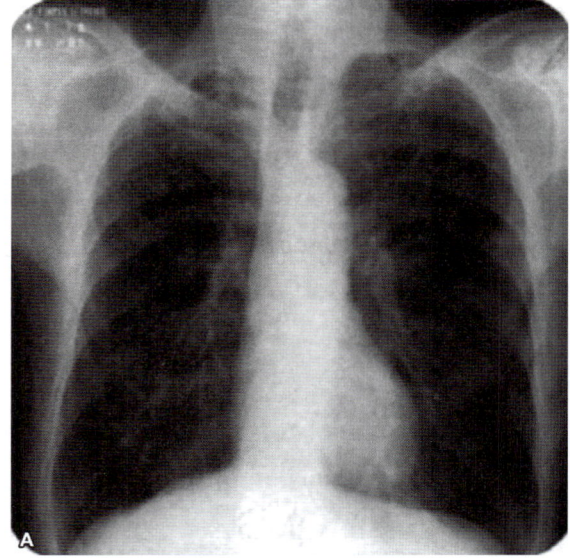

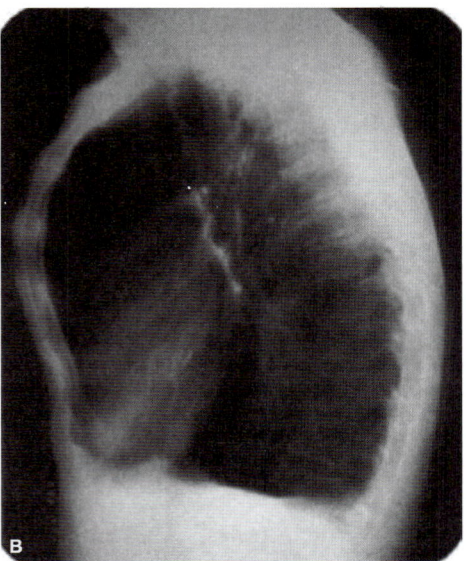

Figura 143.1 Radiografia do tórax em PA e em perfil, evidenciando hiperinsuflação pulmonar.

Quadro 143.1 Versão em português do teste de avaliação da DPOC (CAT™).

O paciente deve marcar apenas uma pontuação para cada item e, depois de finalizar, informar a soma total dos pontos.							
Nunca tenho tosse	0	1	2	3	4	5	Tenho tosse o tempo todo
Não tenho nenhum catarro no peito	0	1	2	3	4	5	O meu peito está cheio de catarro
Não sinto nenhuma pressão no peito	0	1	2	3	4	5	Sinto uma grande pressão no peito
Não sinto falta de ar quando subo uma ladeira ou um lance de escada	0	1	2	3	4	5	Sinto bastante falta de ar quando subo uma ladeira ou um lance de escada
Não sinto nenhuma limitação nas minhas atividades em casa	0	1	2	3	4	5	Sinto-me muito limitado nas minhas atividades em casa
Sinto-me confiante para sair de casa, apesar da minha doença pulmonar	0	1	2	3	4	5	Não me sinto nada confiante para sair de casa, por causa da minha doença pulmonar
Durmo profundamente	0	1	2	3	4	5	Não durmo profundamente por causa da minha doença pulmonar
Tenho muita disposição	0	1	2	3	4	5	Não tenho nenhuma disposição
Total da soma dos pontos							

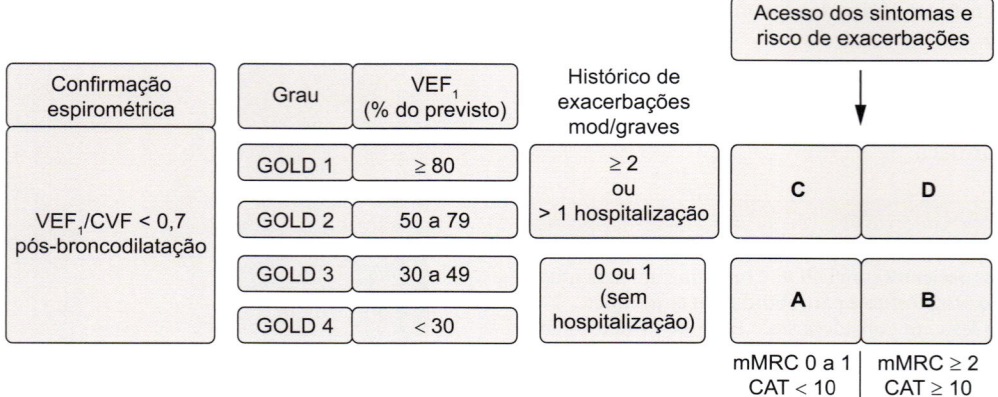

Figura 143.2 Estadiamento da DPOC de acordo com dados espirométricos e clínicos. (Adaptada de *Global initiative for chronic obstructive pulmonary disease*, 2019.)

- Pletismografia: mede os volumes pulmonares estáticos
- Medida da difusão do monóxido de carbono (D_{CO})
- Oximetria de pulso: quando a Sp_{O_2} estiver menor que 92% em ar ambiente, prosseguir com a gasometria arterial para avaliar distúrbio acidobásico e da Pa_{CO_2}
- Gasometria arterial (apenas nos pacientes com Sp_{O_2} menor que 92% em ar ambiente): avalia distúrbio acidobásico e da pressão parcial de gás carbônico no sangue arterial (Pa_{CO_2})
- ECG: diagnostica arritmia cardíaca ou sobrecarga ventricular direita (*cor pulmonale*)
- Ecocardiograma transtorácico: evidencia hipertensão arterial pulmonar e/ou sobrecarga de câmaras direitas do coração (*cor pulmonale*)
- Hemograma: policitemia, leucocitose e eosinofilia
- Exame do escarro: pode indicar atopia e/ou hiper-responsividade brônquica se houver aumento de eosinófilos
- Dosagem sérica da enzima α_1-antitripsina: deve ser feita em pacientes jovens (menos de 45 anos de idade) com DPOC
- Dosagem de marcadores inflamatórios inespecíficos agudos (proteína C reativa) e crônicos (velocidade de hemossedimentação)
- Teste da distância caminhada em 6 minutos (TC6M): avalia o nível de condicionamento cardiorrespiratório
- Polissonografia (PSG): avalia a presença, o tipo e a magnitude dos distúrbios do sono
- Questionários de qualidade de vida (QV).

TRATAMENTO: ABORDAGEM INICIAL DOS PACIENTES COM DPOC ESTÁVEL

Os objetivos principais são reduzir os sintomas, aumentar a tolerância para atividades físicas, sobretudo as atividades da vida diária e melhorar a qualidade de vida (QV) dos pacientes com DPOC estável. Quando possível, espera-se também reduzir a taxa de queda da função respiratória, bem como prevenir e tratar as exacerbações.

A abordagem terapêutica não pode ficar limitada ao tratamento farmacológico, devendo ser complementada com intervenções não farmacológicas:

- Cessação do tabagismo de cigarro: é fundamental. A dependência do cigarro é uma condição crônica que demanda abordagem persistente até a completa abstinência ser alcançada
- Trata-se de uma medida de alta eficácia, que pode reduzir a taxa de declínio da função respiratória em qualquer momento da vida do paciente com DPOC
- A terapia de substituição da nicotina (oral ou transdérmica) aumenta a taxa de sucesso da abstinência de tabagismo (ver Capítulo 164, *Tabagismo*)
- Além disso, outros fatores de risco precisam ser identificados e devem ser removidos. Mudanças no estilo de vida para a redução à exposição da poluição aérea extra e intradomiciliar requerem a combinação de vontade política e mudanças do estilo de vida
- Imunização adequada: imunizar pacientes de qualquer idade com DPOC estável diminui a incidência das infecções no trato respiratório inferior. As principais vacinas indicadas são: anti-influenza anualmente e antipneumocócica com vacina conjugada de 13 valências (PCV13) e, após 6 meses, vacina com 23 valências (PPSV23).

Tratamento medicamentoso

O tratamento medicamentoso pode reduzir os sintomas, a frequência e a gravidade das exacerbações. Melhora a tolerância ao exercício físico e o estado geral. Contudo, até o presente momento, não existe nenhuma evidência de que qualquer medicação modifique o declínio progressivo da função respiratória nos pacientes com DPOC.

Cada esquema de tratamento farmacológico deve ser individualizado, tendo em vista a intensidade dos sintomas, o risco de exacerbações, efeitos colaterais, comorbidades, disponibilidade e custo do medicamento, habilidade do paciente ao usar os diferentes dispositivos inalatórios e preferência dele.

Em função das variadas técnicas e dispositivos inalatórios disponíveis e dos diferentes níveis de conhecimentos dos pacientes, o tratamento inalatório deve merecer uma atenção especial por parte da equipe de saúde que cuida do paciente. Vale dizer, a escolha do dispositivo inalatório deve ser individualizada.

Antes de iniciar o tratamento inalatório, deve-se ensinar a maneira correta de usar cada dispositivo, e depois verificar periodicamente se a aplicação da técnica está sendo correta e sua adesão.

A seguir são listadas as classes medicamentosas de manutenção comumente usadas na DPOC estável.

Broncodilatadores

Os broncodilatadores (BD) são medicamentos que podem reduzir a limitação ao fluxo aéreo e, quando utilizados regularmente, diminuem ou previnem os sintomas. Promovem a redução do tônus da musculatura lisa brônquica. São usados por aerossolterapia, por intermédio de dispositivos inalatórios portáteis, e constituem o pilar do tratamento farmacológico sintomático dos indivíduos com DPOC estável.

Os medicamentos com ação de longa duração são mais adequados para tratar a DPOC estável; no entanto, deve-se sugerir a todos os pacientes um broncodilatador inalatório de curta duração para rápido alívio dos sintomas.

Os pacientes podem iniciar o tratamento com monoterapia e progredir para terapia combinada.

Os broncodilatadores disponíveis no Brasil como "medicação de manutenção" em pacientes com DPOC estável são:

* BALD – produzem relaxamento da musculatura lisa das vias respiratórias, estimulando receptores de membrana celular beta$_2$-adrenérgicos (Quadro 143.2)
  * **Efeitos colaterais dos beta$_2$-agonistas:** a estimulação dos receptores beta$_2$-adrenérgicos pode produzir taquicardia sinusal, mesmo em repouso, arritmias cardíacas em pacientes suscetíveis, tremor de extremidades independentemente da via de administração, hipopotassemia, especialmente se usados concomitantemente com diuréticos espoliadores de potássio e aumento do consumo de oxigênio em pacientes com insuficiência cardíaca. Cumpre ressaltar que esses efeitos tendem a diminuir com o decorrer do tempo. Pode ocorrer, também, discreta e passageira queda na Pa$_{O_2}$ após o uso inalatório de beta$_2$-agonistas
  * Na DPOC, não existe relação entre o uso regular de beta$_2$-agonistas e a perda de função respiratória ou aumento da mortalidade
* Anticolinérgicos de longa duração (ACLD) – são medicamentos antimuscarínicos que promovem broncodilatação pelo bloqueio dos efeitos da acetilcolina (Ach) nos receptores colinérgicos muscarínicos M3, expressos na musculatura lisa das vias respiratórias. Alguns estudos verificaram que o tiotrópio aumenta a tolerância ao exercício físico e, consequentemente, a eficácia da reabilitação cardiorrespiratória. Antimuscarínicos de curta duração (ACCD) também bloqueiam os receptores neuronais inibitórios M2, impedindo, dessa forma, a broncoconstrição reflexa vagal (Quadro 143.3)
  * **Efeitos colaterais:** por via inalatória são medicamentos de baixa absorção e, por isso, bastante seguros.

    Seu principal efeito adverso é boca seca. Alguns pacientes referem a sensação de gosto amargo ou metálico na boca. São de baixo risco cardiovascular, mas o uso de soluções por aerossolterapia com máscaras faciais pode precipitar glaucoma agudo
* Combinação fixa de BALD com ACLD – a terapia combinada reduz a limitação ao fluxo expiratório (aumenta o VEF$_1$) e os sintomas respiratórios mais do que a monoterapia.

  Alguns trabalhos demonstraram redução na taxa de exacerbações quando comparada com monoterapia
* Metilxantinas (MTX; teofilina) – não são recomendadas para o tratamento a longo prazo, exceto quando outros broncodilatadores inalatórios não estiverem disponíveis (Quadro 143.4). As MTX parecem agir como inibidores não seletivos da fosfodiesterase (FDE$_i$). Vários trabalhos mostraram que a teofilina exerce um pequeno efeito broncodilatador na DPOC estável; no entanto, alguns estudos apontaram um benefício sintomático modesto. Todos os estudos que indicaram eficácia da teofilina na DPOC foram realizados com preparações de liberação prolongada. Muitas variáveis fisiológicas e de associação medicamentosa modificam o seu metabolismo.

  A associação de teofilina com salmeterol, um BALD, produz aumento do VEF$_1$ e redução da dispneia, se comparada ao uso isolado do salmeterol. Efeitos colaterais das MTX –

Quadro 143.2 Beta$_2$-agonistas de longa duração.

Fármaco	Apresentação	Dose unitária	Duração da ação	Doses médias diárias
Formoterol	Inalador de pó (*dry powder inhaler* – DPI)	12 µg	12 h	24 µg
Indacaterol	Inalador de pó (*dry powder inhaler* – DPI)	150 ou 300 µg	24 h	150 ou 300 µg
Olodaterol	Respimat®	2,5 µg	24 h	5 µg
Salmeterol	inalador de pó (Diskus®)	50 µg	12 h	100 µg

Quadro 143.3 Anticolinérgicos de longa duração.

Fármaco	Apresentação	Dose unitária	Duração da ação	Doses médias diárias
Brometo de glicopirrônio	Inalador de pó (*dry powder inhaler* – DPI)	50 µg	12 a 24 h	50 µg
Brometo de umeclidínio	Inalador de pó (Ellipta®)	62,5 µg	24 h	62,5 µg
Tiotrópio	Respimat®	2,5 µg	24 h	5 µg

Quadro 143.4 Metilxantinas.

Fármaco	Apresentação	Dose unitária	Duração da ação	Doses médias diárias
Aminofilina injetável	Ampola de 10 mℓ (24 mg/mℓ)	Variável*	cerca de 6 h	Variável*
Aminofilina oral	Comprimido oral (100 mg) Solução oral (240 mg/mℓ)	100 a 200 mg	cerca de 6 h	400 a 800 mg
Teofilina de liberação prolongada	Cápsula (100 ou 200 mg)	100 a 200 mg	cerca de 12 h	200 a 400 mg

a toxicidade é dose-dependente e seu índice terapêutico é pequeno. Apresenta ampla gama de efeitos tóxicos, mesmo com níveis séricos de teofilina dentro da faixa terapêutica. Os mais frequentes são cefaleia, náuseas, vômitos, pirose, insônia e convulsões do tipo grande mal, mesmo em pacientes sem história de epilepsia, além de arritmia atrial ou ventricular, que podem ser fatais.

Agentes anti-inflamatórios

Corticoides inalatórios (CI). O tratamento com CI isolado em paciente com DPOC estável não modifica a taxa de declínio do VEF_1 e tampouco a taxa de mortalidade.

A combinação de CI com um BALD melhora a função respiratória, a qualidade de vida e reduz exacerbações em pacientes com DPOC moderada a grave, com exacerbações frequentes ($\geq$ 2/ano).

A terapia combinada com CI + ACLD + BALD aumenta a função respiratória, melhora os sintomas, reduz exacerbações e melhora a qualidade de vida, quando comparada com a monoterapia.

Os CIs mais utilizados em combinação fixa são o dipropionato de beclometasona (BCL), a budesonida (BDS), o propionato de fluticasona (PF) e o furoato de fluticasona (FF).

No entanto, o uso de CI está associado a maior prevalência de candidíase oral, disfonia, equimoses e/ou adelgaçamento cutâneo e tuberculose broncopulmonar.

Alguns estudos sugerem dificuldade do controle do diabetes melito, risco de progressão de catarata e infecção por micobactérias.

Contudo, não se comprovou que o uso prolongado de CI aumenta o risco de redução da densidade óssea e fraturas. O uso prolongado de CI aumenta o risco de pneumonia.

Glicocorticoides orais (GCO). O uso prolongado de GCO produz inúmeros efeitos colaterais adversos. Por causa disso, o seu uso deve ficar restrito a curtos períodos e nas exacerbações.

Inibidores seletivos da fosfodiesterase 4 ($_i$FDE4). Seu principal mecanismo de ação é reduzir a inflamação da mucosa respiratória, inibindo a degradação do AMP cíclico (cAMP) intracelular.

O roflumilaste é o $_i$FDE4 mais estudado. Em pacientes com *DPOC grave e muito grave com bronquite crônica*, o $_i$FDE4 melhora a função respiratória e reduz a taxa das exacerbações moderadas e graves, mesmo nos pacientes em uso da associação de BALD + CI.

Os efeitos colaterais mais frequentes são: diarreia, náuseas, anorexia, perda de peso, dor abdominal, distúrbios do sono e cefaleia. Deve ser usado com muito critério em pacientes com depressão.

Foi sugerido pelo comitê de *experts* COPD GOLD, um fluxograma para o início do tratamento farmacológico, que leva em consideração a classificação do paciente quanto à intensidade dos sintomas, limitação ao fluxo expiratório e frequência de exacerbações (Figura 143.3).

Antibióticos

A terapia prolongada com azitromicina, VO, 250 mg/dia ou 500 mg 3 vezes/semana, ou eritromicina, VO, 500 mg 2 vezes/dia reduz a taxa das exacerbações em "pacientes ex-tabagistas exacerbadores". No entanto, pode produzir prolongamento do intervalo QT corrigido (QTc), aumento da incidência de

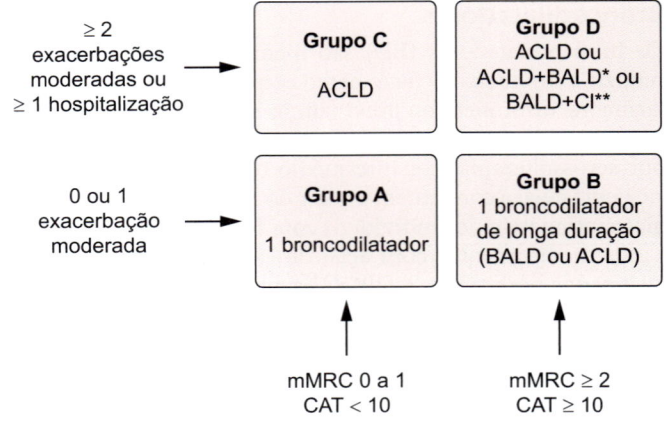

*se CAT $\geq$ 20.
**se eosinófilo sanguíneo $\geq$ 300.

Figura 143.3 Fluxograma para o início do tratamento farmacológico.

resistência bacteriana aos macrolídeos e perda auditiva, que pode ser reversível com a redução da dose ou a suspensão do medicamento.

Mucorreguladores e agentes antioxidantes

Alguns trabalhos mostraram que o uso regular de mucolíticos (erdosteína, carbocisteína e N-acetilcisteína) reduz o risco de exacerbações.

Reposição intravenosa de alfa-1 antitripsina

Pacientes não fumantes ou ex-fumantes, com progressão da limitação expiratória e deficiência absoluta de alfa-1 antitripsina (A1AT), são os mais indicados para receber esse tratamento. Vários estudos sugerem redução da progressão da limitação expiratória nesses pacientes.

Reabilitação pulmonar

A *reabilitação pulmonar* ou cardiorrespiratória é um conjunto de medidas ajustadas para cada paciente, dentre elas, treinamento físico, orientação do auto manejo da doença, promoção da adesão ao tratamento e suporte psicológico.

Indica-se a reabilitação respiratória para a maioria dos pacientes com DPOC estável, o que pode demandar uma equipe multiprofissional atuando de forma integrada.

Uma programação individualizada de reabilitação domiciliar também se mostrou eficaz e com maior adesão.

Nos pacientes com DPOC estável, a reabilitação melhora a dispneia, a tolerância aos exercícios físicos, as atividades da vida diária e o estado geral de saúde. Além disso, é uma das estratégias terapêuticas de melhor relação custo/benefício.

Ventilação não invasiva

A *ventilação não invasiva* (VNI) prolongada com pressão positiva contínua nas vias respiratórias (CPAP) pode diminuir a mortalidade e prevenir exacerbações graves em pacientes com DPOC estável. Quando instituída, deve ser monitorada continuamente por um familiar ou acompanhante e periodicamente por um profissional de saúde.

Em pacientes com DPOC e síndrome da apneia obstrutiva do sono (SAOS), a utilização da VNI no modo CPAP, sobretudo durante o sono, aumenta a sobrevida e diminui a internação hospitalar.

Oxigenoterapia

A oxigenoterapia domiciliar prolongada (ODP > 15 horas/dia) para pacientes com insuficiência respiratória crônica pode reverter a policitemia, prevenir e melhorar a insuficiência cardíaca direita, aumentar a capacidade para os exercícios físicos e para as atividades da vida diária.

A oxigenoterapia durante o exercício físico não mostrou ganho de qualidade de vida; no entanto, *aumenta a sobrevida* em pacientes com acentuada hipoxemia em repouso.

A dose do fluxo de oxigênio recomendada é aquela necessária para manter a Sp_{O_2} em repouso, entre 90 e 94%. A essa dose desejada, acrescenta-se 1 ℓ/minutos durante o sono.

Os pacientes em ODP devem ser periodicamente reavaliados em repouso e em ar ambiente.

Os benefícios da oxigenoterapia são observados apenas com o uso acima de 15 horas por dia.

A oxigenoterapia está indicada nas seguintes condições:

- $Sp_{O_2} \leq 88\%$ (ou $Pa_{O_2} \leq 55$ mmHg) em repouso e em ar ambiente, com ou sem hipercapnia (confirmada em duas aferições ao longo de 3 semanas)
- $Sp_{O_2} = 88\%$ (ou 55 mmHg $\leq Pa_{O_2} \leq 60$ mmHg) em repouso e em ar ambiente, na presença de hipertensão arterial pulmonar (HAP) ou com sinais clínicos de insuficiência cardíaca (IC) ou policitemia (hematócrito > 55%).

Suporte nutricional

Deve-se sugerir ao paciente medidas para que ele alcance um índice de massa corporal (IMC) próximo do ideal. Sabe-se que pacientes com IMC baixo têm piores desfechos. Nesses casos, a suplementação nutricional pode produzir melhora na QV.

Tratamento paliativo

O *tratamento paliativo* (clínico ou cirúrgico) é indicado para controlar os sintomas do paciente com DPOC avançada e conduzir do melhor modo os momentos finais dos pacientes que estão próximos de morrer.

Tratamento da dispneia. Opiáceos, estimuladores neuromusculares, vibração torácica e vento na face podem aliviar a dispneia. A oxigenoterapia é capaz de oferecer algum alívio da dispneia, mesmo aos pacientes não hipoxêmicos. A VNI também pode reduzir a dispneia.

Não existem dados científicos suficientes para recomendar a audição de música, técnicas de relaxamento ou psicoterapia para alívio da dispneia (ver Capítulo 7, *Cuidados Paliativos*).

DOENÇA PULMONAR OBSTRUTIVA CRÔNICA EXACERBADA

A exacerbação da DPOC é definida pelo *Global Initiative for Obstructive Lung Disease* (GOLD) como uma piora súbita dos sintomas respiratórios que necessitam de terapia adicional.

Esses eventos estão associados com aumento de inflamação das vias respiratórias, da produção e da viscosidade do muco das vias respiratórias, o que acentua aprisionamento aéreo.

O impacto da exacerbação é significativo nas taxas de hospitalização e readmissão, na progressão da doença e no estado geral do paciente. Uma exacerbação predispõe a outras em sequência.

Enfisema pulmonar avançado

Em pacientes com enfisema pulmonar avançado e refratário ao tratamento clínico *otimizado*, intervenções terapêuticas cirúrgicas ou endoscópicas podem ser úteis:

- Cirurgia/pneumoplastia redutora de volume pulmonar (CRVP) – é um procedimento cirúrgico, de grande investimento emocional, estrutural e financeiro, no qual são ressecadas regiões pulmonares muito hiperinsufladas. Dessa forma, reduz-se a hiperinsuflação pulmonar global com o objetivo de melhorar a mecânica muscular respiratória.

  Essa abordagem melhora a sobrevida apenas dos pacientes muito graves com enfisema heterogêneo predominante nos lobos superiores e com baixa capacidade para o exercício físico, após programa de reabilitação
- Bulectomia – procedimento relativamente simples para tratar pacientes com enfisema bolhoso, cujo objetivo é descomprimir o parênquima pulmonar adjacente com a retirada de uma grande bolha. Em pacientes com parênquima pulmonar relativamente preservado, a bulectomia reduz a dispneia e aumenta a tolerância ao exercício físico
- Transplante de pulmão (TxP) – em pacientes com DPOC muito grave, melhora a capacidade funcional e o estado global de saúde, porém não prolonga a sobrevida (SV). A SV mediana para os pacientes com DPOC é de 5,5 anos. Esse procedimento é limitado pelo elevado investimento emocional, estrutural, financeiro e pela escassez de doadores de órgãos.

  As complicações mais frequentes são a rejeição aguda, bronquiolite obliterante, infecções oportunistas e doença linfoproliferativa
- Intervenções broncoscópicas para reduzir a hiperinsuflação pulmonar localizada – existem diferentes técnicas que visam diminuir o volume torácico para melhorar a mecânica pulmonar e dos músculos respiratórios.

  Nos primeiros 12 meses após a *colocação endobrônquica de válvulas unidirecionais*, observou-se melhora da dispneia, da capacidade para a prática de exercício físico e da QV nos pacientes com enfisema pulmonar heterogêneo e pouca ou nenhuma ventilação colateral interlobar. Seus benefícios são comparáveis aos da CRVP, porém com menos efeitos colaterais. A *ablação térmica por vapor de água* de segmentos pulmonares mais comprometidos e o *implante de molas de nitinol* produziram melhora da função pulmonar e do estado geral do paciente. No entanto, esses procedimentos ainda são pouco estudados e de pouca disponibilidade na prática diária.

Os sintomas relacionados com função pulmonar podem levar várias semanas para retornar aos valores basais.

Em geral, após a 8ª semana do início da exacerbação, 20% dos pacientes ainda podem não ter recuperado o seu estado geral de saúde prévio.

Alguns pacientes são particularmente propensos a ter exacerbações frequentes, em geral aqueles com maior morbidade e pior estado geral.

O principal preditor da frequência de futuras exacerbações é o número de exacerbações ocorridas nos 12 meses antecedentes.

As exacerbações da DPOC devem ser diferenciadas de eventos agudos relacionados com suas comorbidades.

CLASSIFICAÇÃO DAS EXACERBAÇÕES

- Leves: manejadas apenas com broncodilatadores inalatórios de curta duração (BICD)
- Moderadas: manejadas com BICD para resgate e antibióticos e/ou glicocorticoide oral (GCO)

- Graves: quando o paciente necessita ser avaliado em ambiente de emergência ou necessita de internação hospitalar. Muitas vezes, o paciente está evoluindo com insuficiência respiratória aguda (IRpA).

FATORES PRECIPITANTES

- Infecções das vias respiratórias inferiores: as infecções respiratórias virais agudas são o principal fator desencadeador e podem ser complicadas por infecções bacterianas. Em geral, as exacerbações são mais graves e prolongadas quando associadas a infecções respiratórias virais
- Fatores ambientais: poluição aérea e/ou ocupacional e/ou temperatura ambiente podem deflagrar ou agravar uma exacerbação
- Tromboembolia pulmonar
- Pneumotórax
- Deterioração da doença de base
- Doenças cardiovasculares
- Uso excessivo de diuréticos, sedativos e outros medicamentos.

MANIFESTAÇÕES CLÍNICAS

O paciente pode apresentar taquidispneia, taquicardia, alteração dos valores habituais da pressão arterial sistêmica, uso da musculatura acessória, tiragem intercostal, movimentação paradoxal do tórax, roncos, sibilos, sinais de descompensação ventricular direita, cianose, sudorese, dessaturação da oxi-hemoglobina (baixa Sp_{O_2}) e comprometimento do nível de consciência (hipoxemia e/ou hipercapnia).

EXAMES COMPLEMENTARES

- Oximetria de pulso: quando a Sp_{O_2} em ar ambiente estiver menor que 92%, prosseguir com a gasometria arterial para a avaliação de distúrbios acidobásicos e da Pa_{CO_2}
- Hemograma: policitemia, leucocitose e eosinofilia
- Eletrólitos do sangue: uso prévio de beta$_2$-agonistas e corticoides pode reduzir o nível sérico de potássio
- Dosagem da proteína C reativa: para controle evolutivo da resposta ao tratamento
- Radiografia do tórax
- ECG: para identificar doença coronariana aguda, arritmia cardíaca ou sobrecarga ventricular direita (*cor pulmonale*)
- Ecocardiograma transtorácico: nos pacientes hipoxêmicos para identificar e quantificar hipertensão pulmonar e/ou sobrecarga de câmaras direitas do coração (*cor pulmonale*)
- Exame do escarro: identificar um agente infeccioso.

Indicações de internação

- Insuficiência respiratória aguda refratária ao tratamento inicial

Tratamento da exacerbação

De acordo com a gravidade da exacerbação, o paciente pode ser cuidado em ambiente hospitalar ou não.

Nesse momento, é imperioso afastar qualquer poluente aéreo, sobretudo o tabagismo de cigarro.

A maioria dos casos são conduzidos de modo satisfatório ambulatorialmente com o tratamento da causa da exacerbação, intensificação da terapêutica broncodilatadora inalatória e a associação de glicocorticoide sistêmico (por no máximo 7 dias) e/ou antibioticoterapia por via oral.

- Alteração do nível de consciência
- Instabilidade cardiovascular
- Presença de comorbidade grave
- Suporte domiciliar insuficiente
- Falência da abordagem inicial.

Medidas adicionais para casos graves

- Internação em unidade semi-intensiva ou intensiva
- Terapia de reposição da nicotina para aqueles que ainda persistem com o tabagismo de cigarro
- Monitoramento cardiorrespiratório contínuo
- Oxigenoterapia (suficiente para manter a Sp_{O_2} entre 88 e 92%)
- Ventilação não invasiva (VNI): na ausência de contraindicação, deve sempre ser tentada nos pacientes com insuficiência ventilatória aguda (acidose respiratória). Pode melhorar as trocas gasosas, reduzir o trabalho respiratório e a necessidade de entubação, diminuir a duração da internação e aumentar a chance de sobrevivência
- Monitoramento hidreletrolítico
- Suporte nutricional
- Suporte ventilatório mecânico pleno com entubação orotraqueal, indicado para:
  - Aqueles que não suportaram ou responderam à VNI
  - Pacientes que não conseguem eliminar as secreções respiratórias ou que necessitam de sedação
  - Nos casos de vômitos recorrentes ou bronco aspiração maciça
  - Instabilidade hemodinâmica refratária
  - Após parada cardiorrespiratória.

Após internação por exacerbação da DPOC, o prognóstico é de 50% de mortalidade em 5 anos.

Fatores independentes de pior prognóstico

- Acentuada limitação ao fluxo expiratório
- Idade avançada
- Baixa tolerância para a realização de atividade física
- Baixo índice de massa corporal
- Comorbidades
- Histórico de hospitalizações prévias por exacerbações da DPOC
- Necessidade de oxigenoterapia domiciliar por ocasião da alta hospitalar.

Alta hospitalar e seguimento

Além das condições clínicas, o contexto socioeconômico de cada paciente e a facilidade de acesso a um serviço médico vão determinar o momento adequado para a alta hospitalar.

Um conjunto de medidas deve ser enfatizado por ocasião da alta hospitalar, as quais incluem uma prescrição legível e bem estruturada (inclusive com a programação de "desmames" medicamentosos) com medicamentos acessíveis ao nível econômico e cultural de cada paciente, ensinamento da técnica inalatória e programação do melhor momento de retorno eletivo para o seguimento ambulatorial.

Um adequado juízo clínico decidirá o melhor momento para o retorno ou início do programa de reabilitação.

BIBLIOGRAFIA

Albert RK, Connett J, Bailey WC et al. Azithromycin for prevention of exacerbations of COPD. N Engl J Med 2011;365(8):689-98.
Azevedo MF. GPS Medicamentos. Guia prático em saúde. Rio de Janeiro: Guanabara Koogan; 2017.

Brasileiro Filho G. Bogliolo patologia. 8. ed. Rio de Janeiro: Guanabara Koogan; 2011.

Fletcher C, Peto R. The natural history of chronic airflow obstruction. Br Med J. 1977 Jun 25;1(6077):1645-8.

Global initiative for chronic obstructive lung disease: global strategy for the diagnosis, management and prevention of chronic obstructive disease. Report. 2019.

Lopez-Boado YS, Rubin BK. Macrolides as immunomodulatory medications for the therapy of chronic lung diseases. Current Opinion in Pharmacology 2008;8(3):286-91.

Porto CC, Porto AL. Semiologia médica. 8. ed. Rio de Janeiro: Guanabara Koogan; 2019.

Seemungal TAR, Wilkinson TMA, Hurst JR et al. Long-term erythromycin therapy is associated with decreased chronic obstructive pulmonary disease exacerbations. Am J Respir Crit Care Med 2008;178(11):1139-47.

Silva GPF, Morano MTAP, Viana CMS, Magalhães CBA, Pereira EDB. Validação do teste de avaliação da DPOC em português para uso no Brasil. J Bras Pneumol. 2013;39(4):402-8.

Van Schayck CP, Loozen JMC, Wagena E et al. Detecting patients at a high risk of developing chronic obstructive pulmonary disease in general practice: cross sectional case finding study. BMJ. 2002;321:1370-3.

Wedzicha JA, Calverley PMA, Rabe KF. Roflumilast: a review of its use in the treatment of COPD. Int J Chron Obstruct Pulmon Dis. 2016;11:81-90.

Yan JH, Gu WJ, Pan L. Efficacy and safety of roflumilast in patients with stable chronic obstructive pulmonary disease: a meta-analysis. Pulmonary Pharmacology and Therapeutics. 2014;27(1):83-9.

144
Estenose Traqueal

Marcelo Fouad Rabahi • Nelson Alves dos Santos

INTRODUÇÃO

Redução do lúmen traqueal que pode ser estrutural (anatômica) ou dinâmica (funcional). A asfixia decorrente de uma obstrução, aguda ou progressiva, é uma situação angustiante e requer do médico intervenção imediata e eficaz.

CAUSAS

- Congênita: doença rara, caracterizada pela formação de tecido fibroso, circunferencial e denso, em geral localizado na região subglótica, mas que pode se estender até as pregas vocais
- Adquirida: a mais comum é a lesão traumática decorrente de entubação orotraqueal, traqueostomia e cricotireoidostomia.

A lesão obstrutiva após a entubação pode ocorrer nos seguintes locais: estoma (traqueostomia), local do balonete, segmento entre o estoma e o balonete e local correspondente à ponta do tubo endotraqueal.

MANIFESTAÇÕES CLÍNICAS

- Antecedente de entubação orotraqueal é um dado fundamental

- Dispneia
- Sibilos
- Tosse seca
- Cornagem (respiração ruidosa)
- Tiragem intercostal.

DIAGNÓSTICO DIFERENCIAL

O diagnóstico deve ser feito após a exclusão de outras causas de estenose de traqueia, como queimadura química, trauma externo com fratura laringotraqueal, neoplasia ou tuberculose.

Causas mais raras: poliangiite granulomatosa eosinofílica, colagenoses, sarcoidose e policondrite atrófica crônica.

EXAMES COMPLEMENTARES

- Broncoscopia: para visualização direta da estenose (Figura 144.1)
- TC de tórax: para avaliar a extensão da estenose.

COMPROVAÇÃO DIAGNÓSTICA

- Dados clínicos, broncoscopia e TC com reconstrução da traqueia é importante para avaliar a extensão da área estenótica.

TRATAMENTO

- O tratamento ideal das estenoses traqueais fibróticas e extensas é a ressecção seguida de anastomose terminoterminal
- Em algumas situações, existe necessidade de dilatação prévia da área estenótica por visão direta por broncoscopia ou laringoscopia de suspensão e colocação de prótese traqueal, ficando o tratamento cirúrgico para um momento posterior.

Atenção

Em paciente com quadro de dispneia com sibilos sugerindo asma brônquica, com história prévia de entubação orotraqueal, é mandatória a investigação de estenose traqueal.

Em pacientes sabidamente com estenose de traqueia, a entubação orotraqueal deve ser judiciosa, pois pode agravar a lesão existente e acarretar insuficiência respiratória grave.

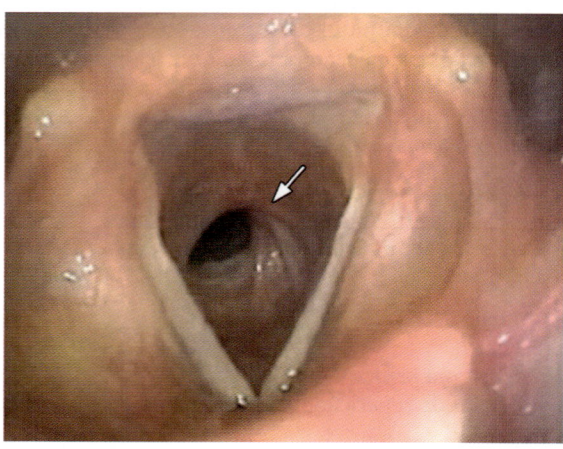

Figura 144.1 Broncofibroscopia da região subglótica, mostrando estenose traqueal concêntrica.

BIBLIOGRAFIA

Avelar LMG, Rossette MC, Barbosa PM et al. Estenose: complicação tardia de vias aéreas definitivas. Rev Med Minas Gerais. 2011;21(4 Supl 6):S1-143.

Camargo JJ. Cirurgia torácica contemporânea. Rio de Janeiro: Thieme Revinter; 2019.

García JHG, Vivas MF, Ruiz RN. Postintubation tracheal stenosis. Med Intensiva. 2009;33(5):263.

Terra RM, Minamoto H, Mariano LC et al. Surgical treatment of congenital tracheal stenosis. J Bras Pneumol. 2009;35(6):515-20.

145
Fibrose Cística

Mucoviscidose

Patricia Gabriella Rocha Carneiro García-Zapata ◆
Marco Tulio Antonio García-Zapata

INTRODUÇÃO

Doença genética rara de herança autossômica recessiva que acomete o braço longo do cromossomo 7. São conhecidas mais de 2 mil mutações genéticas relacionadas com a fibrose cística (FC). A mais comum é chamada F508del, presente em aproximadamente 70% dos pacientes.

Estima-se uma incidência na população brasileira de um caso a cada 7.576 nascidos vivos. Acomete as glândulas exócrinas, evolui de forma crônica e progressiva e caracteriza-se por disfunção do gene *CFTR* (*cystic fibrosis transmembrane conductance regulator*), responsável pela codificação de uma proteína reguladora de condutância transmembrana de cloro.

Essa disfunção (ausência ou deficiência) possibilita que as células epiteliais apresentem uma impermeabilidade relativa ao cloro, prejudicando seu transporte adequado, com formação de secreções mais viscosas, que resultarão em obstrução dos ductos dessas glândulas.

Em virtude do acúmulo de secreção viscosa, os pacientes apresentam mais propensão para colonização e infecção endobrônquica por várias espécies de bactérias (*Staphylococcus aureus*, *Pseudomonas aeruginosa*, *Stenotrophomonas maltophilia* e *Burkholderia cepacia*).

MANIFESTAÇÕES CLÍNICAS

A fibrose cística acomete múltiplos órgãos, com espectro clínico bastante variável, incluindo:

- Pansinusite crônica
- Pólipo nasal
- Tosse (sintoma principal)
- Pneumonias de repetição
- Atelectasia
- Bronquiectasias
- Insuficiência respiratória (evolução tardia)

- Taquipneia
- Aumento do diâmetro anteroposterior do tórax
- Baqueteamento digital
- Esteatorreia
- Desnutrição proteicocalórica
- Íleo meconial
- Síndrome da obstrução intestinal distal (equivalente a íleo meconial)
- Prolapso retal
- Colecistite calculosa
- Colestase neonatal
- Fibrose periporta
- Cirrose hepática
- Esterilidade
- Desidratação hiponatrêmica.

DIAGNÓSTICO

O diagnóstico da FC é feito conforme os critérios estabelecidos no consenso da *Cystic Fibrosis Foundation* (CFF) de 2017, inclusive as diretrizes brasileiras (Athanazio, 2017).

Triagem neonatal (Figura 145.1)

A triagem neonatal visa detectar, o mais precocemente possível, pacientes com fibrose cística com o objetivo de introduzir o tratamento na fase inicial da doença.

É feita por meio da dosagem de tripsinogênio (*Immunoreactive trypsinogen* [IRT]) no sangue. O nível detectado indica o quanto essa enzima pancreática refluiu para o sangue, decorrente da obstrução dos ductos. Nos recém-nascidos com fibrose cística, o valor é aproximadamente 2 a 5 vezes superior ao de referência.

Recomendações práticas

Para a identificação da FC devem ser investigados os pacientes com as seguintes condições clínicas:
- Pneumonias de repetição
- Histórico de íleo meconial
- Esteatorreia
- Isolamento de *Pseudomonas aeruginosa* em escarro
- Sinusopatia crônica
- Déficit pondoestatural
- Azoospermia obstrutiva
- Histórico familiar de fibrose cística.

DIAGNÓSTICO DIFERENCIAL

- Discinesia ciliar primária
- Imunodeficiências
- Bronquiolite obliterante
- Sequelas infecciosas graves
- Asma
- Doenças pulmonares obstrutivas crônicas (DPOC) em pacientes adultos.

EXAMES COMPLEMENTARES

- Radiografia de tórax: bronquiectasias, atelectasias, espessamento brônquico, hiperinsuflação pulmonar. O lobo superior direito é a região mais acometida (Figura 145.2)
- Tomografia computadorizada de tórax: impactações mucoides e atelectasias, define o grau das bronquiectasias

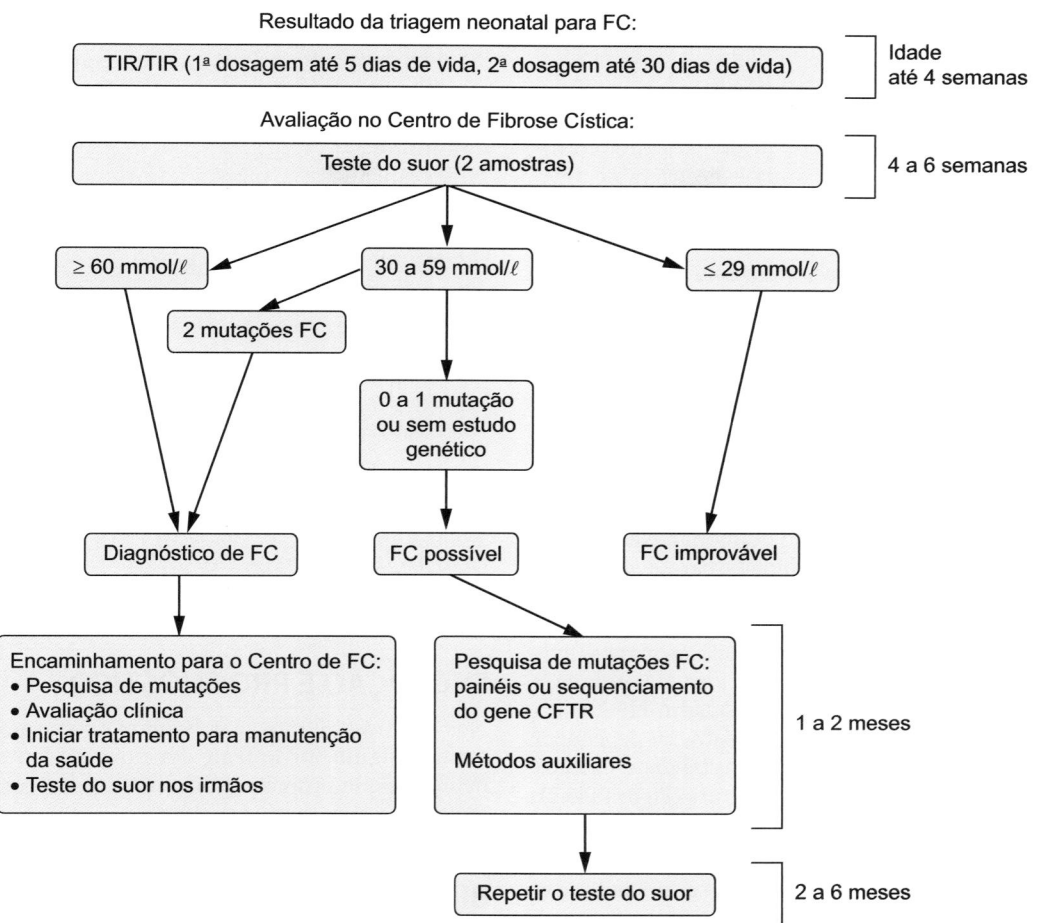

Resultado da triagem neonatal para FC:

TIR/TIR (1ª dosagem até 5 dias de vida, 2ª dosagem até 30 dias de vida) — Idade até 4 semanas

Avaliação no Centro de Fibrose Cística:

Teste do suor (2 amostras) — 4 a 6 semanas

≥ 60 mmol/ℓ   30 a 59 mmol/ℓ   ≤ 29 mmol/ℓ

2 mutações FC

0 a 1 mutação ou sem estudo genético

Diagnóstico de FC   FC possível   FC improvável

Encaminhamento para o Centro de FC:
• Pesquisa de mutações
• Avaliação clínica
• Iniciar tratamento para manutenção da saúde
• Teste do suor nos irmãos

Pesquisa de mutações FC: painéis ou sequenciamento do gene CFTR

Métodos auxiliares

1 a 2 meses

Repetir o teste do suor — 2 a 6 meses

Figura 145.1 Fluxograma para condução dos pacientes com triagem neonatal positiva para FC. (Adaptada de Farrel et al., 2017.)

• Prova de função pulmonar: habitualmente padrão obstrutivo, com a evolução da doença pode adquirir padrão restritivo associado
• Gasometria arterial
• Dosagem de elastase fecal: avalia insuficiência pancreática.

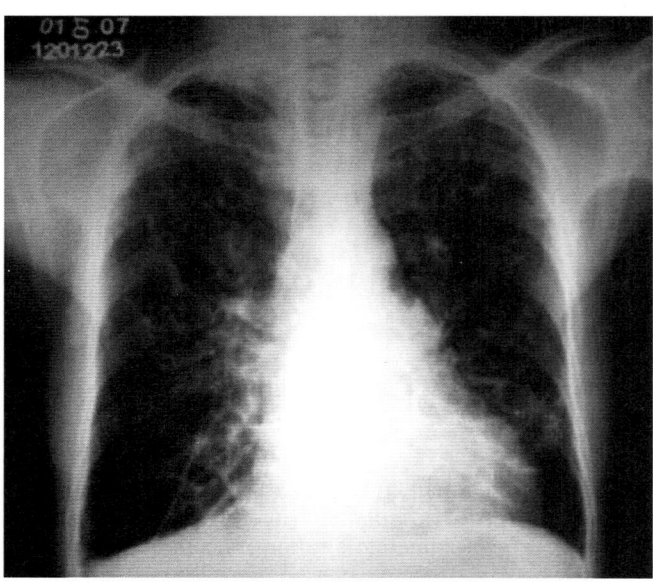

Figura 145.2 Radiografia de tórax de paciente com FC.

COMPROVAÇÃO DIAGNÓSTICA

• Teste do cloro no suor ≥ 60 mmol/ℓ (2 amostras)
• Testes genéticos evidenciando duas mutações CFTR causadoras de FC
• Alteração de testes fisiológicos (diferença de potencial nasal, medida de corrente elétrica intestinal).

COMPLICAÇÕES

• Pneumotórax
• Hemoptise
• Diabetes melito
• Refluxo gastresofágico
• Pancreatite
• Osteoartropatia hipertrófica
• Atelectasia
• Osteoporose
• Nefrotoxicidade e ototoxicidade (pelo emprego de antibioticoterapia da classe dos aminoglicosídeos para tratamento de exacerbações pulmonares)
• *Cor pulmonale.*

TRATAMENTO

Devido aos múltiplos aspectos clínicos, os pacientes devem ser acompanhados em centros especializados em que exista equipe multiprofissional, incluindo médicos de diversas especialidades, fisioterapeutas, psicólogos, assistentes sociais, nutricionistas, enfermeiros e farmacêuticos.

Destacam-se as condutas listadas a seguir.

Doença pulmonar. As infecções respiratórias representam um dos principais problemas enfrentados pelos pacientes, estando associadas à morbidade e redução da expectativa de vida. Têm-se como objetivos evitar a cronificação de agentes patológicos, ocorrência de fluidificação e remoção das secreções.

Medicamentos mucolíticos. Dornase alfa e soluções salinas hipertônicas que auxiliam no *clearance* mucociliar.

Antibióticos. Para uma cobertura adequada durante o seguimento dos pacientes, a cada consulta, com intervalo máximo de 3 meses, deve ser realizada coleta de escarro ou de orofaringe para cultura em crianças que não conseguem escarrar. Desse modo, é possível erradicar bactérias *Pseudomonas aeruginosa* quando identificadas. Pode-se evitar ou postergar a cronificação da infecção nas vias respiratórias, condição que contribui para grande perda de função pulmonar. Não se deve fazer monoterapia, mas terapia combinada para evitar resistência microbiana.

Se o paciente apresentar exacerbação pulmonar, deve-se instituir antibióticos VO, intravenosa ou por inalação, para se evitar mais comprometimento estrutural e funcional dos pulmões, obedecendo-se os critérios apresentados no Quadro 145.1.

A escolha do antibiótico e a via de administração dependem das condições clínicas do paciente e da sensibilidade da cepa do(s) microrganismo(s) identificado(s) na cultura (Figura 145.2). A azitromicina é utilizada de forma contínua, em dias alternados, nos pacientes com colonização crônica para *P. aeruginosa*.

Oxigenoterapia. A administração de O_2 deve ser iniciada com $Pa_{O_2} \leq 55$ mmHg ou saturação de $O_2 \leq 88\%$.

Fisioterapia respiratória. Indicada para eliminar secreções.

Alimentação. A alimentação do paciente deve ser hipercalórica, hiperproteica, com teor de gordura normal ou hipergordurosa. A ingestão energética deve atingir 120 a 150% das recomendações alimentares diárias. Alguns pacientes têm indicação do uso de suplementos orais hipercalóricos.

Em pacientes que, apesar do uso de enzimas pancreáticas e suplementos hipercalóricos adequados, apresentam falha nutricional (percentil do IMC/idade < 10 ou escore Z com IMC/idade < –2), pode haver indicação de gastrostomia para infusão de dieta hipercalórica no período noturno, de modo a manter um padrão alimentar normal no período diurno e garantir uma recuperação nutricional para melhor estabilização da doença pulmonar.

A suplementação de vitaminas lipossolúveis (A, D, E, K) é fundamental.

Quadro 145.1 Antimicrobianos mais utilizados no tratamento de exacerbações pulmonares.

Bactéria	Antibióticos
Staphylococcus aureus	Cefalexina; cefuroxima; amoxicilina + clavulanato; sulfametoxazol + trimetoprima; oxacilina; linezolida
Pseudomonas aeruginosa	Ciprofloxacino; amicacina; tobramicina; cefepima; ceftazidima; piperacilina + tazobactam; meropeném
Stenotrophomonas maltophilia	Sulfametoxazol + trimetoprima
Burkholderia cepacia	Sulfametoxazol + trimetoprima; meropeném

Um bom estado nutricional propicia melhor prognóstico.

Doença pancreática. Para pacientes com insuficiência pancreática, é indicada a administração de enzimas pancreáticas antes de cada refeição de modo a melhorar a absorção intestinal de gordura.

Recomenda-se a ingestão de 500 a 2 mil unidades de lipase/kg/refeição, desde que não ultrapasse 10 mil U/kg/dia.

Transplante pulmonar

O transplante pulmonar ainda é uma alternativa para pacientes com comprometimento pulmonar avançado. Contudo, ainda é questionável o melhor momento para se encaminhar os pacientes para transplante. Um critério utilizado por alguns centros especializados é $VEF_1 \leq 30\%$. Vale ressaltar que a fibrose cística não reincide no pulmão transplantado.

Terapias para correção e potencializadores do CFTR

Trata-se de tratamento recentemente descrito e que já está sendo utilizado em alguns pacientes em poucos centros brasileiros.

EVOLUÇÃO E PROGNÓSTICO

Nos últimos 15 anos, a sobrevida de pacientes com FC aumentou significativamente devido à implantação de triagem neonatal, que propicia o diagnóstico precoce e melhores esquemas terapêuticos. Atualmente, a expectativa de vida gira em torno de 50 anos.

BIBLIOGRAFIA

Athanazio RA, Silva Filho LVRF, Vergara AA et al. Diretrizes brasileiras de diagnóstico e tratamento da fibrose cística. J Bras Pneumol. 2017;43(3):219-45.

Farrel PM, White TB, Ren CL et al. Diagnosis of cystic fibrosis: consensus guidelines from the Cystic Fibrosis Foundation. J Pediatrics. 2017;181S:S4-15.

Ong T, Ramsey BW. Update in cystic fibrosis 2014. Am J Respir Crit Care Med. 2015.

Rodrigues JC, Adde FV, Silva Filho LVRF et al. Doenças respiratórias. In: Schvartsman BGS, Maluf Jr PT, Sampaio MC. Pediatria/Instituto da Criança/Hospital das Clínicas. 3. ed. Barueri: Manole; 2019.

146
Traqueíte

Laringotraqueíte, laringotraqueobronquite

Letícia Ferreira Neves ◆ Marcelo Fouad Rabahi

INTRODUÇÃO

Traqueíte é o processo inflamatório da traqueia. Denomina-da laringotraqueíte quando a inflamação compromete também a laringe, e laringotraqueobronquite, quando se estende até brônquios e bronquíolos.

Causa mais comum de obstrução de vias respiratórias superiores em crianças, responsável por 90% dos casos de estridor e 15% das doenças do trato respiratório na infância.

Mais frequente entre 6 meses e 3 anos, no sexo masculino, nos meses do outono e inverno, com manifestações clínicas durando em média 7 dias.

A infecção tem início na nasofaringe e dissemina-se pelo epitélio respiratório da laringe, traqueia e árvore broncoalveolar. Há inflamação difusa, eritema e edema das paredes da traqueia e alteração de mobilidade das cordas vocais.

A mucosa da região subglótica é pouco aderente, possibilitando a formação de edema importante com comprometimento potencial das vias respiratórias, o que restringe o fluxo de ar significativamente e gera estridor inspiratório.

De acordo com o grau de extensão da lesão do epitélio respiratório, encontram-se os diferentes achados no exame físico.

Em lactentes, 1 mm de edema na região subglótica causa 50% da diminuição do calibre da traqueia.

CAUSAS

Etiologia viral é a mais comum, sendo os principais agentes o vírus parainfluenza (tipos 1, 2 e 3), o vírus influenza A e B, o vírus sincicial respiratório e o rinovírus.

Infecção bacteriana pode ser encontrada, apesar de, em geral, ser precedida por uma infecção viral, sendo mais frequente o *Staphylococcus aureus*, *Haemophilus influenzae*, *Streptococcus pyogenes* e *Moraxella catarrhalis*.

MANIFESTAÇÕES CLÍNICAS

- Inicialmente surgem rinorreia clara, faringite, tosse leve e febre baixa
- Após 12 a 48 horas, evolui com febre alta, tosse metálica, sinais de obstrução de vias respiratórias superiores e de insuficiência respiratória. A regressão dos sintomas, nos casos leves, ocorre em 3 a 7 dias
- Casos graves: aumento da frequência cardíaca e respiratória, retração de clavícula, esterno e diafragma, batimento de asa nasal, cianose e alteração do nível de consciência
- Crianças abaixo de 6 meses de idade: estridor em repouso, alteração do nível de consciência, hipercapnia e cianose indicam doença avançada e falência respiratória iminente.

DIAGNÓSTICO DIFERENCIAL

- Epiglotite: pode apresentar-se com obstrução de via respiratória superior, febre, toxemia, além de disfagia, babação e ansiedade. O achado radiográfico difere; porém, em alguns casos, a traqueoscopia pode ser necessária para confirmação diagnóstica (ver Capítulo 134, *Epiglotites*)
- Abscesso retrofaríngeo, peritonsilar ou celulite: difere da traqueíte por apresentar dor em orofaringe, babação, mudança na qualidade da voz e posição de extensão do pescoço (ver Capítulo 129, *Faringotonsilite*)
- Pneumonia bacteriana: pode haver falência respiratória nas duas entidades e são diferenciadas pelos achados radiográficos (ver Capítulo 155, *Pneumonias, Pneumonites e Broncopneumonias*)

- Aspiração de corpo estranho: obstrução parcial com edema de via respiratória e estridor, porém normalmente os achados são mais agudos e relacionados com a aspiração (ver Capítulo 161, *Corpo Estranho nas Vias Respiratórias*)
- Difteria: a apresentação clínica e as membranas diftéricas podem simular traqueíte bacteriana, porém é rara em países com programa de imunizações (ver Capítulo 559, *Difteria*).

EXAMES COMPLEMENTARES

Dependem da apresentação ou evolução clínica. Podem ser desnecessários em casos leves e típicos

- Hemograma: normal nas infecções virais e com leucocitose e desvio para esquerda nas infecções bacterianas
- Radiografia cervical: pode apresentar estreitamento da traqueia subglótica (sinal da ponta de lápis ou torre de igreja), além de irregularidade da margem da mucosa traqueal e/ou presença de membranas lineares ou irregulares
- Radiografia de tórax: útil na avaliação dos diagnósticos diferenciais
- Endoscopia (laringoscopia direta ou broncoscopia): indicada para casos graves, com insuficiência respiratória, para confirmação diagnóstica, sucção das membranas traqueais e coleta de material para cultura
- Cultura de secreções: indicada para os casos que foram submetidos à avaliação endoscópica ou imediatamente após entubação orotraqueal
- Hemocultura: raramente é positiva em crianças com traqueíte bacteriana, mas deve ser obtida nos imunodeprimidos, com sinais de sepse ou aqueles que não tiveram secreção traqueal colhida após entubação orotraqueal e antes da terapia antimicrobiana inicial.

COMPROVAÇÃO DIAGNÓSTICA

- Dados clínicos
- Exames complementares para avaliação dos diagnósticos diferenciais e pacientes com evolução atípica ou formas graves.

COMPLICAÇÕES

- Sepse
- Broncospasmo
- Síndrome da angústia respiratória aguda
- Edema pulmonar pós-obstrutivo
- Estenose subglótica residual.

TRATAMENTO

Tratamento medicamentoso

- Objetivo: manter vias respiratórias desobstruídas
- Nebulização com solução fisiológica ou ar umidificado
- Broncodilatador: pode auxiliar na redução do broncospasmo ou edema subglótico e na eliminação de secreção traqueal
- Corticoides: uso controverso, porém parecem reduzir a gravidade dos sintomas, a necessidade e o tempo de internação hospitalar
- Epinefrina: diminui o estridor e os sintomas de falência respiratória em pacientes graves ou com procedimento ou manipulação prévia de vias respiratórias. O efeito é breve,

com recorrência dos sintomas após aproximadamente 2 horas da utilização

- Antibióticos: para pacientes com evidências de traqueíte bacteriana
- Antiviral: para pacientes com evidências de traqueíte por influenza.

EVOLUÇÃO E PROGNÓSTICO

- Em casos típicos, sem complicações, recuperação em 4 a 7 dias.

PREVENÇÃO

- Vacinação contra pneumococos e vírus influenza.

BIBLIOGRAFIA

Charles RW. Bacterial traqueitis in children: clinical features and diagnosis. UpToDate.
Charles RW. Bacterial traqueitis in children: treatment and prevention. UpToDate.
Interamerican Association of Pediatric Otorhinolaryngology (IAPO). V Manual de Otorrinolaringologia Pediátrica da IAPO. Guarulhos: Lis Gráfica e Editora; 2006.

Seção B • Doenças Pulmonares Intersticiais

147
Pneumonite por Hipersensibilidade
Alveolite alérgica extrínseca

Maria Auxiliadora do Carmo Moreira

INTRODUÇÃO

Pneumonite por hipersensibilidade (PH), também denominada alveolite alérgica extrínseca, é uma doença intersticial pulmonar (DIP) de caráter inflamatório, provocada por um grande número de antígenos, geralmente orgânicos, como agentes microbianos e proteínas animais e por substâncias químicas de baixo peso molecar, que quando inaladas, desencadeiam uma resposta imunológica exagerada em indivíduos suscetíveis.

Foram descritos mais de 300 agentes etiológicos. Segundo estimativas, quando expostos, 1 a 10% dos indivíduos podem desenvolver PH.

A incidência da PH nos diversos continentes e países é variável, provavelmente devido a diferenças nas condições geográficas e no meio ambiente.

Não há estimativas brasileiras consistentes, mas em decorrência de condições ambientais e características ocupacionais, a incidência se mostra significativa, estando entre as principais causas de DIP.

Na patogênese da PH, participam a exposição ao antígeno, a sensibilização do indivíduo e, dependendo de fatores genéticos e ambientais, exagerada reação imune e inflamação pulmonar.

A liberação de citocinas tem como consequência a formação de granulomas que representam um dos marcadores histopatológicos da doença.

Quando a exposição ao antígeno persiste, há deposição de imunocomplexos, ativação macrofágica e recrutamento de células mononucleares. Exposição contínua provoca alterações progressivas nos pulmões que culminam com fibrose.

CLASSIFICAÇÃO

Pode ser classificada como não fibrótica (aguda/inflamatória) e fibrótica (crônica), de acordo com os aspectos clínicos, radiológicos e anatomopatológicos.

MANIFESTAÇÕES CLÍNICAS

Os sintomas da PH podem ser agudos e crônicos. Tosse, dispneia, chiado, mal-estar e febre, simulando gripe, são sintomas agudos que têm relação temporal com a exposição ao antígeno.

As manifestações crônicas, relacionadas à progressão da doença e frequentemente à presença de fibrose pulmonar, são: dispneia progressiva, tosse seca; ao exame físico, estertores finos nas bases pulmonares e sibilos inspiratórios curtos (grasnidos). O grasnido é causado por acometimento bronquiolar.

Em um terço dos casos, há baqueteamento digital, que é um sinal de mau prognóstico. A PH é infrequente em tabagistas, que perfazem apenas cerca de 5% dos casos.

DIAGNÓSTICO

O diagnóstico de PH baseia-se principalmente na história de exposição com relação temporal e compatível com a doença, achados tomográficos, citológicos e histopatológicos, quando se realiza biópsia (Figura 147.1).

Detecção do agente de exposição

A pesquisa de agente causal da PH demanda uma história minuciosa de exposição a substâncias que possam estar relacionadas à doença.

Detecção do agente causal

A detecção do agente de exposição pode ser feita por meio de painéis antigênicos testados com soro dos pacientes.

Uma exposição específica pode ser determinada pela demonstração de anticorpos da classe IgG, o que significa que a intensidade da exposição foi suficiente para causar sensibilização.

Os painéis mais comuns são os de antígenos aviários, fungos e isocianatos. Contudo, no Brasil é difícil o acesso a esses painéis, já disponíveis em outros países.

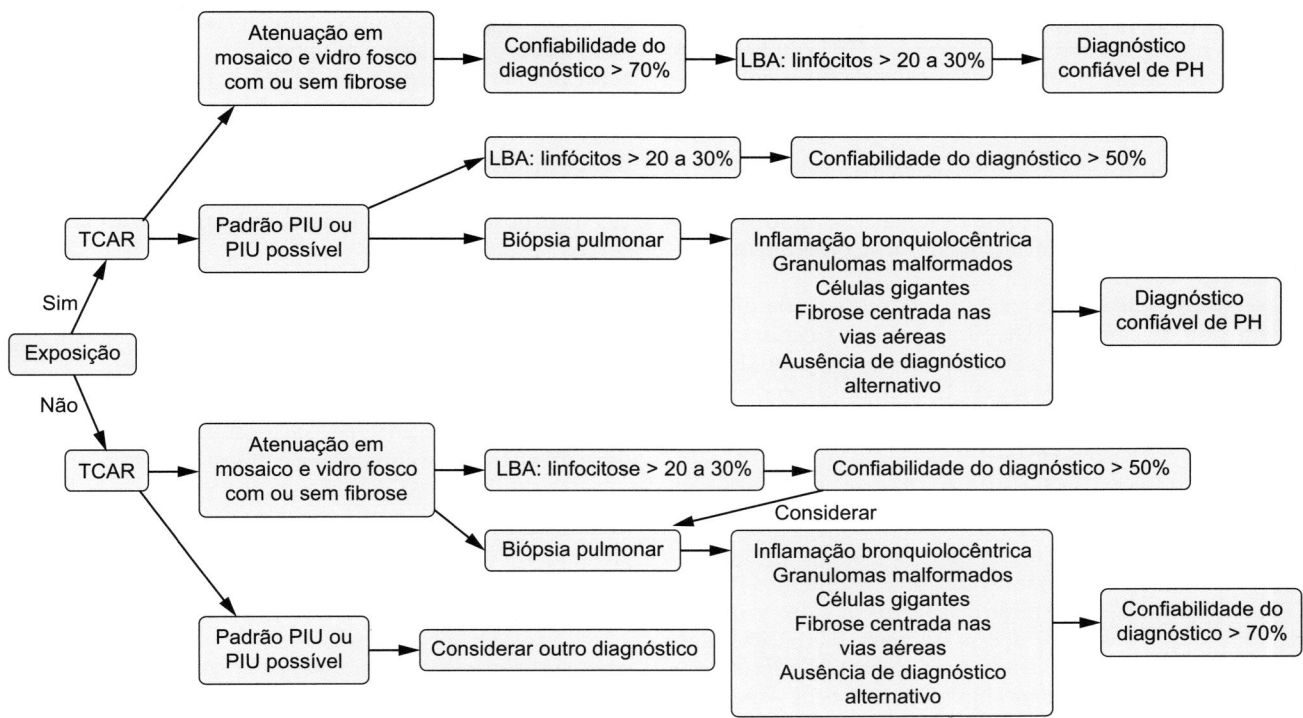

Figura 147.1 Fluxograma de investigação diagnóstica na pneumonite de hipersensibilidade. TCAR: tomografia de tórax de alta resolução; PIU: padrão de pneumonia intersticial usual; LBA: lavado broncoalveolar. (Adaptada de Morisset et al., 2018.)

Os agentes mais comuns são fungos (mofo doméstico) e antígenos aviários, frequentes em ambientes com pombos, periquitos, calopsitas e canários, em criação doméstica e em outras situações que levem à exposição prolongada.

O mofo pode ser percebido não só visualmente, mas pelo odor característico. Os agentes devem ser pesquisados no ambiente doméstico, no trabalho e, inclusive, relacionados a *hobbies*.

Além de fungos, outros agentes podem causar PH, tais como actinomicetos termofílicos, que podem contaminar reservatórios de água, cascas de árvores, madeira e serragem. Exposição a compostos químicos de baixo peso molecular, dentre eles os isocianatos, utilizados nas fábricas de plásticos, em pintura e na indústria eletrônica podem provocar PH (Quadro 147.1).

Quadro 147.1 Agentes causais da pneumonite por hipersensibilidade.

Agente	Fonte	Ocupações/situações
Proteína animal	Penas e excrementos de aves (antígenos aviários) Peles de animais	Criadores de aves, especialmente pássaros Utilização de travesseiros e cobertas de penas de ganso Peleteiros
Bactérias	Grãos estocados (paiol), esterco, palha, silagem	Fazendeiro
	Umidificadores	Uso de umidificadores
	Material mofado: palha, madeira, plantas	Fazendeiro, artesões
	Contaminação de máquinas e de fluidos, banheiras	Operador de máquinas Uso de banheiras de hidromassagem
Fungos	Umidificadores, sauna	Uso de umidificadores e sauna
	Mofo nas paredes de casas	Moradores de casas com mofo
	Material mofado: palha, madeira, plantas	Fazendeiro, artesãos
	Saunas, banheiras, ar-condicionado	Utilização de saunas e banheiras
	Cogumelos, queijo, embutidos defumados	Fábrica de queijos e de alimentos embutidos Manuseio de cogumelos
	Saxofones	Músicos
Produtos químicos	Fermento	Padeiros, cervejeiros
	Isocianato e anidridos	Manuseio de espuma de poliuretano, tintas em *spray*, colas
	Cloroetileno	Manuseio de produtos de limpeza

EXAMES COMPLEMENTARES

Avaliação da função pulmonar. Os testes de função pulmonar são importantes na determinação da gravidade da PH e devem ser solicitados na avaliação inicial e periodicamente para monitorar a evolução da doença e a resposta ao tratamento.

A espirometria, em geral, mostra padrão restritivo, por diminuição dos volumes pulmonares, mas, em alguns casos, o padrão espirométrico é misto, devido ao acometimento das pequenas vias respiratórias.

Observa-se redução, frequentemente precoce, da difusão do monóxido de carbono ($D_{L_{CO}}$). Considera-se como parâmetro de melhora, piora ou estabilização a alteração de 10% na capacidade vital forçada ou de 15% de $D_{L_{CO}}$. Pode haver hipoxemia em repouso, estimada pela oximetria de pulso e gasometria arterial e aos exercícios.

Teste de caminhada de 6 minutos (TC6m). Avalia a hipoxemia aos exercícios, bem como a distância caminhada pelo paciente.

Tomografia computadorizada de alta resolução (TCAR). Na PH não fibrótica, predomina o aspecto em vidro fosco difuso, nódulos centrolobulares, espessamento das paredes dos bronquíolos e áreas de hipoatenuação, denotando aprisionamento aéreo por obstrução bronquiolar, mais bem visíveis na TCAR realizada na expiração.

Na fase crônica, fibrótica, persistem os nódulos centrolobulares e o aspecto em vidro fosco em áreas de opacidades reticulares, eventualmente associadas a faveolamento, bronquiolectasias e bronquiectasias de tração. Cistos de paredes finas são vistos em ambas as fases da PH.

A PH diferencia-se da pneumonia intersticial não específica (PINE) e da fibrose pulmonar idiopática (FPI) por predominar na região superior dos pulmões, pela presença de nódulos centrolobulares e de aprisionamento aéreo, incomuns nessas doenças (Figura 147.2).

Lavado broncoalveolar (LBA). A porcentagem de linfócitos no LBA de pacientes com PH pode variar de 29 a 57%. Considera-se que um percentual acima de 20 a 30% é sugestivo

da doença. Outras células, como plasmócitos, macrófagos xantomatosos e mastócitos, podem ser encontradas, o que contribui para o diagnóstico de PH.

Linfocitose no LBA ocorre também em outras pneumopatias intersticiais como na sarcoidose, beriliose, PINE, toxicidade a medicamentos e na pneumonia organizante.

O estágio da PH, tabagismo, tipo de agente causal e cessação da exposição podem alterar a celularidade do LBA.

Biópsia transbrônquica (BTB). É uma opção quando o LBA não for acessível ou for inconclusivo. A BTB não tem bom rendimento quando há fibrose extensa, tornando difícil diferenciar a PH da FPI ou PINE. Há possibilidade de diagnóstico conclusivo, de doenças intersticiais, pela BTB, apenas em cerca de 25% dos casos. A criobiópsia transbrônquica, método relativamente recente, parece promissora quanto à efetividade diagnóstica se comparada à biópsia cirúrgica.

Biópsia cirúrgica. Pode ser realizada se o quadro clínico, a identificação da exposição, o LBA e a BTB não forem suficientes para o diagnóstico da PH.

Deve ser feita biópsia em, no mínimo, duas áreas do pulmão, que inclua área livre de fibrose conforme a TCAR.

Anatomopatologia da pneumonite por hipersensibilidade

O quadro anatomopatológico clássico da PH inclui a presença de granulomas malformados e/ou histiócitos epitelioides, doença intersticial com predomínio peribrônquico (bronquiolocêntrica), infiltrado linfoplasmocitário peribrônquico, áreas de bronquiolite obliterante e, ocasionalmente, metaplasia peribronquiolar.

Na PH fibrótica, observa-se fibrose, por vezes extensa, distorção arquitetural e faveolamento semelhante à FPI ou aspectos compatíveis com PINE. Nesses casos, a tendência de localização bronquiolocêntrica da fibrose e algum outro achado de PH direcionam o diagnóstico para essa doença.

TRATAMENTO

Medidas gerais

A cessação da exposição é imprescindível, e os pacientes devem ser orientados a evitar não somente o agente relacionado a sua doença, mas a qualquer antígeno relacionado à PH.

Mudanças ambientais, domésticas e ocupacionais podem ser necessárias e, a cada consulta, o paciente deve ser indagado sobre a eventual permanência da exposição.

Antígenos aviários podem permanecer por meses no ambiente, mesmo após retirada das aves e limpeza do local.

Tratamento medicamentoso

Corticoides e/ou agentes citotóxicos (Quadro 147.2). A resposta ao tratamento está relacionada à presença de inflamação ativa, que inclui padrão de vidro fosco, nódulos centrolobulares, linfocitose no LBA e granulomas.

Quando há predomínio de fibrose, deve-se reavaliar a indicação desses medicamentos.

A duração do tratamento ainda não foi estabelecida com segurança, devendo-se considerar a evolução funcional e tomográfica.

Agentes imunomoduladores como micofenolato, leflunamida e rituximabe são utilizados no tratamento da PH fibrótica, mas sem eficácia comprovada. Estão sendo desenvolvidos estudos clínicos para avaliar o efeito de antifibróticos.

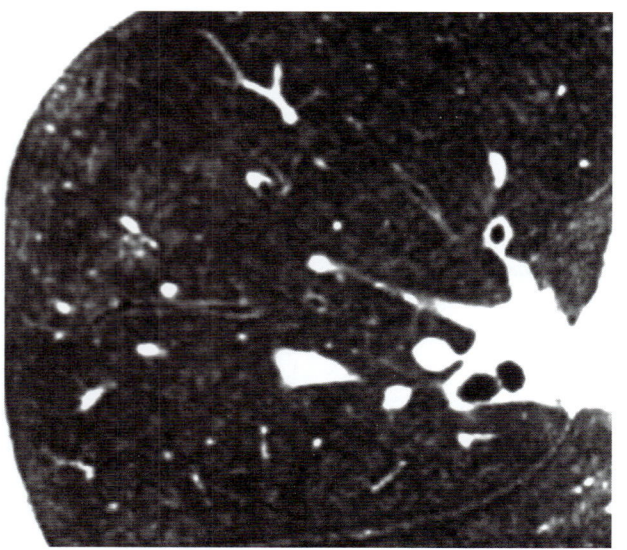

Figura 147.2 Tomografia computadorizada de tórax em alta resolução evidenciando opacidades centrolobulares em vidro fosco, características da pneumonite por hipersensibilidade.

Quadro 147.2 Tratamento da pneumonite de hipersensibilidade.

Se houver sinais sugestivos de inflamação ativa:

- Fazer avaliação ambiental e cessar a exposição ao antígeno
- Tratar com imunossupressor. Reconsiderar no caso de doença leve e estável
- Administrar prednisona ou prednisolona 0,5 a 1 mg/kg/dia, associado ou não a um agente citotóxico, por exemplo, azatioprina (iniciar com 50 mg e aumentar progressivamente até 150 mg)
- Avaliar espirometria e D$_{LCO}$ a cada 1 a 2 meses
- Após 30 a 45 dias, diminuir a dose do corticoide por 3 meses até 10 mg se houver melhora ou estabilidade da função pulmonar
- Se o paciente piorar durante a diminuição da dose de corticoide, associar citotóxico (se não associado antes) e avaliar possibilidade de reexposição ao antígeno ou infecção pulmonar
- Avaliar espirometria a cada 3 meses e TCAR após 3 a 6 meses
- Se houver melhora ou estabilização mantida por vários meses, considerar suspensão do tratamento ou manutenção com dose reduzida
- No caso de doença progressiva por vários meses, apesar do tratamento, considerar suspensão do tratamento

Se houver ausência de achados sugestivos de inflamação ativa:

- Considerar corticoides por 3 meses. Suspender se não houver melhora
- Em caso de melhora ou estabilização, diminuir para 10 mg ou manter com dose baixa de citotóxico

Considerar:

- Enfatizar a abordagem de exposições, principalmente se não identificada inicialmente, e considerar possibilidade de diagnóstico alternativo
- Reabilitação pulmonar
- Tratamento de comorbidades
- Vacinação anti-influenza e antipneumocócica
- Tratamento de infecções
- Indicação de transplante de pulmão na PH crônica progressiva

PROGNÓSTICO

O tempo de exposição, o tipo e a concentração do antígeno são fatores que influenciam no prognóstico. Outros fatores: tabagismo, ocorrência de exacerbações, idade avançada e fibrose extensa.

A PH não fibrótica tem bom prognóstico se houver diagnóstico precoce e retirada total da exposição. A PH fibrótica, mesmo com a cessação da exposição, pode evoluir com recuperação parcial ou com perda progressiva da função pulmonar e insuficiência respiratória grave e fatal.

Dados sobre a mortalidade devido à PH são ainda insuficientes, mas na forma fibrótica a média de sobrevida do paciente é de 7 anos.

BIBLIOGRAFIA

Azevedo MF. GPS Medicamentos. Guia prático em saúde. Rio de Janeiro: Guanabara Koogan; 2017.
Morisset HP, Johannson KA, Jones KD et al. Identification of diagnostic criteria for chronic hypersensitivity pneumonitis: an International Modified Delphi Survey. Am J Respir Crit Care Med. 2018 Apr 15;197(8):1036-44.
Nogueira R, Melo N, Novais E et al. Hypersensitivity pneumonitis: antigen diversity and disease implications. Pulmonology. 2019 Mar-Apr;25(2):97-108.
Pereira CAC, Lima MS, Coletta ENA. Pneumonite de hipersensibilidade. Temas em Revisão. Sociedade Brasileira de Pneumologia e Tisiologia. 2008 [acesso em: ago 2019]. Disponível em: <http://itarget.com.br/newclients/sbpt.org.br/2011/downloads/arquivos/Revisoes/REVISAO_09_PNEUMONITE_HIPERSENSIBILIDADE.pdf>.
Pereira CAC, Soares MR, Boaventura R et al. Squawks in interstitial lung disease prevalence and causes in a cohort of one thousand patients. Medicine (Baltimore). 2019 Jul;98(29):e16419.
Salisbury LM, Myers JL, Belloli EA et al. Diagnosis and treatment of fibrotic hypersensitivity pneumonia. Where we stand and where we need to go. Am J Respir Crit Care Med. 2017 Sep 15;196(6):690-9.
Selman M, Buendía-Roldán I. Immunopathology, diagnosis, and management of hypersensitivity pneumonitis. Semin Respir Crit Care Med 2012;33:543-54.

148
Fibrose Pulmonar Idiopática

Maria Auxiliadora do Carmo Moreira

INTRODUÇÃO

A fibrose pulmonar idiopática (FPI) é uma das formas clínicas mais frequentes entre as doenças intersticiais pulmonares.

Caracteriza-se por ser crônica, fibrosante, progressiva e apresentar-se com variados graus de inflamação, destruição alveolar e fibrose.

O processo patogênico se inicia com agressão ao epitélio alveolar, apoptose e reparo tecidual anormal. Há exsudação de fibrina, formação de focos fibroblásticos e deposição de matriz extracelular, com dano arquitetural e prejuízo da função pulmonar.

Os principais achados histopatológicos são: fibrose, áreas de faveolamento (áreas císticas semelhantes a favos de mel), reação fibroblástica de distribuição irregular, comprometimento da periferia dos ácinos ou dos lobos pulmonares, especialmente do parênquima subpleural, infiltrado de linfócitos, plasmócitos e histiócitos nos septos alveolares, associado a hiperplasia das células alveolares do tipo II.

Pneumonia intersticial usual (PIU) é o padrão histopatológico encontrado nas biópsias de pacientes com fibrose pulmonar idiopática.

MANIFESTAÇÕES CLÍNICAS

Predomina em idosos do sexo masculino, na 6ª e 7ª décadas de vida. O tempo do início dos sintomas até o diagnóstico varia de 6 a 24 meses.

O paciente apresenta tosse seca e dispneia que progride dos grandes para os pequenos esforços, sem ortopneia ou dispneia paroxística noturna, unhas em vidro de relógio e baqueteamento digital, que ocorre em 25 a 50% dos pacientes.

A ausculta pulmonar revela, em 90% dos pacientes, estertores finos do tipo "velcro" nas bases pulmonares, especialmente no fim da inspiração.

Durante a fase tardia da doença, o paciente pode apresentar *cor pulmonale* crônico e insuficiência cardíaca direita.

Na FPI, episódios de exacerbação aguda que levam à piora da dispneia e da hipoxemia agravam o quadro funcional basal e ocasionam alta taxa de mortalidade.

EXAMES COMPLEMENTARES

Radiografia do tórax. Opacidades pulmonares reticulares, com predomínio basal e subpleural. Diminuição do volume pulmonar.

Tomografia computadorizada de tórax de alta resolução (TCAR). Opacidades reticulares, faveolamento, com ou sem bronquiectasias ou bronquiolectasias de tração, e/ou com predomínio basal e subpleural e distribuição heterogênea. Ausência de outros sinais tomográficos sugestivos de outra doença intersticial.

Provas de função pulmonar. Distúrbio ventilatório restritivo, com redução da capacidade vital forçada (CVF) na espirometria, hipoxemia e diminuição da capacidade de difusão do monóxido de carbono ($D_{L_{CO}}$). Aumento $\geq$ 10% na CVF e $\geq$ 15% na $D_{L_{CO}}$ são critérios de melhora funcional.

Teste de caminhada de 6 minutos. Considera-se dessaturação de oxigênio queda $\geq$ 4% na saturação de pulso ao findar a caminhada. Oximetria de pulso $\leq$ 88%, no teste realizado sem uso de oxigênio, é indicativo de redução significativa na sobrevida, e uma distância caminhada < 250 m é associada a maior risco de mortalidade em seguimento de 4 anos.

CRITÉRIOS DIAGNÓSTICOS

- Pacientes, em geral, com mais de 60 anos de idade, sintomáticos ou assintomáticos, com doença pulmonar fibrosante de causa desconhecida e padrão PIU na TCAR
- História clínica detalhada excluindo exposições a antígenos ambientais no trabalho, ambiente doméstico e outros locais. Exclusão de toxicidade a medicamentos
- Ausência de quadro clínico sugestivo de colagenoses e autoanticorpos negativos.

As diretrizes internacionais vigentes não recomendam lavado broncoalveolar, biópsia transbrônquica e biópsia cirúrgica. Todavia, em casos em que o padrão PIU tomográfico não é definido, as alterações histopatológicas são importantes como critério diagnóstico.

DIAGNÓSTICO DIFERENCIAL

Pneumonite por hipersensibilidade crônica, pneumoconioses, principalmente a asbestose, sarcoidose e pneumonia intersticial não específica.

TRATAMENTO

Corticoides (prednisona), imunossupressores, antagonistas de endotelina (ambresentana, bosentana, macitentam), inibidores de fosfodiesterase (sildenafila) e N-acetilcisteína já foram utilizados no tratamento da FPI sem eficácia comprovada, o que não justifica sua indicação.

Antifibróticos (perfinidona e nintedanibe) foram testados em vários estudos clínicos, demonstrando eficácia por reduzir a taxa de declínio da CVF e diminuir o risco de exacerbações agudas, podendo, indiretamente, diminuir a mortalidade.

Tratamento medicamentoso com antifibróticos

O nintedanibe é um inibidor de receptores ligados às tirosinoquinases e, consequentemente, inativa os receptores celulares FGF e PDGF, mediadores do desenvolvimento de fibrose. Inibe, também, receptores VEGF, reduzindo a proliferação de fibroblastos e deposição de matriz extracelular.

A perfinidona age diminuindo a expressão genética de substâncias pré-colágenas, TGF-β e PDGF e inibe produção de TNF-α.

Devido aos efeitos colaterais dos antifibróticos e a dificuldade em se determinar o prognóstico de cada paciente, ainda é controversa a utilização desses medicamentos na fase precoce da FPI, quando a função pulmonar é normal. Nesses casos, deve-se monitorar a função pulmonar e iniciar o tratamento, se houver deterioração.

Por se tratar de tema controverso, a tomada de decisão em conjunto com o paciente é recomendada. A resposta a antifibróticos, na fase avançada da FPI, ainda não foi comprovada.

Alguns exames laboratoriais são necessários antes do início e durante o tratamento com antifibróticos. Devido aos efeitos adversos, podem ser necessárias alterações na dose inicial (Quadro 148.1).

Tratamento dos sintomas

Alguns sintomas são frequentes, de difícil controle e, têm impacto considerável na qualidade de vida dos pacientes com FPI, dentre eles: tosse, dispneia, depressão e ansiedade.

A tosse tem como causa a própria doença e refluxo gastresofágico (RGE). Além do tratamento do RGE, alguns desses medicamentos como codeína, prednisona VO, 20 a 30 mg/dia, talidomida* VO, 50 a 100 mg/dia e gabapentina VO, 300 a 1.800 mg/dia podem ter efeito benéfico.

As causas da dispneia em pacientes com FPI podem ser a própria doença e outros fatores, como a ansiedade e a disfunção muscular.

A morfina em doses de até 20 mg/dia tem efeito benéfico no controle desse sintoma. A dose deve ser ajustada conforme a resposta e a ocorrência de eventos adversos, como a obstipação intestinal e a sonolência.

A oxigenoterapia contribui para diminuição da dispneia e está indicada em pacientes com oximetria de pulso $\leq$ 88% em repouso, durante esforços e durante o sono, e naqueles com oximetria de pulso > 88%, na vigência de hipertensão pulmonar.

Agentes ansiolíticos e antidepressivos, acompanhamento psicológico e tratamento da dispneia são recursos para controle da ansiedade e depressão, que podem atingir até 50% dos pacientes com FPI.

OUTRAS ABORDAGENS EM PACIENTE COM FPI

Identificação de comorbidades. Os pacientes com FPI, por serem em geral idosos e ex-fumantes, podem apresentar comorbidades que necessitam ser reconhecidas e tratadas. As mais frequentes são: doenças cardiovasculares, enfisema pulmonar, distúrbios do sono, hipertensão pulmonar, RGE e câncer de pulmão.

---

*O Ministério da Saúde tem um manual de orientação do uso controlado de talidomida. Ver em: https://bvsms.saude.gov.br/bvs/publicacoes/talidomida_orientacao_para_uso_controlado.pdf.

Quadro 148.1 Tratamento da FPI com antifibróticos.

Medicamento	Contraindicações	Exames iniciais e monitoramento	Dose	Efeitos adversos mais comuns	Interações medicamentosas
Perfinidona Cápsula de 267 mg	Insuficiência hepática e renal graves Gravidez	Função renal e hepática mensal durante 6 meses e, após, de 3/3 meses	3 cp 8/8 h, com as refeições**	Hiporexia, perda de peso, erupção cutânea e fotossensibilidade Elevação de transaminases	Aumentam o nível sérico da perfinidona: fluvoxamina, ciprofloxacino Diminuem o nível sérico da perfinidona: omeprazol, rifampicina
Nintedanibe Cápsula de 100 e 150 mg	Insuficiência hepática moderada e grave Insuficiência renal grave (CrCl < 30 m ℓ / minutos) Gravidez Precaução no uso em cardiopatas	Hemograma completo, função hepática e renal a cada consulta ou quando clinicamente indicado	150 mg de 12/12 h, com as refeições	Náuseas, diarreia, dor abdominal, hiporexia, perda de peso, aumento de transminases e sangramentos Plaquetopenia (incomum)	Aumentam nível sérico do nintedanibe: cetoconazol e eritromicina Diminuem o nível sérico do nintedanibe: rifampicina, carbamazepina, fenitoína

Tratamento não medicamentoso. São indicadas a vacinação anti-influenza e antipneumocócica e a reabilitação pulmonar. O transplante pulmonar resulta em sobrevida de cerca de 50% em 5 anos e deve ser indicado no momento adequado, devido à evolução, em geral, rápida da doença.

Cuidados paliativos (ver Capítulo 7, *Cuidados Paliativos*). Cuidados paliativos nas doenças intersticiais pulmonares (DPI) graves não se resumem a cuidados de final de vida; consistem em uma abordagem holística para melhorar a qualidade de vida do paciente, durante todo o curso da doença, visando também cuidadores e familiares. Devem ser discutidas as limitações do tratamento e as preferências do paciente quanto ao momento da morte com relação a modo, local e utilização de recursos como entubação, ventilação mecânica e reanimação.

Os cuidados paliativos podem ser oferecidos pela própria equipe que trata do paciente e/ou por um grupo multidisciplinar de cuidados paliativos.

Tratamento da exacerbação da FPI

Pacientes com FPI podem apresentar exacerbação no curso da doença, cuja etiologia ainda não foi esclarecida. Pode decorrer tanto devido à aceleração do processo fibrótico, como ser consequente da agressão externa, como infecção viral, aspiração ácida, cirurgia (biópsia pulmonar), toxicidade de medicamentos e transfusão sanguínea, que promovem injúria pulmonar aguda. A incidência varia de 4 a 20% em pacientes/ano, dependendo do método de diagnóstico utilizado nos estudos.

Diagnóstico prévio de FPI. Piora da dispneia nos últimos 30 dias; TCAR mostrando áreas de vidro fosco e/ou consolidações que se superpõem ao padrão PIU preexistente e acentuação da hipoxemia. É importante a exclusão de outras causas de piora clínica da FPI, como insuficiência cardíaca, tromboembolismo pulmonar e pneumonia.

Tratamento. Embora ainda sem adequada comprovação, tem sido feito com doses altas de corticoides (pulso de metilprednisolona 500 a 1.000 mg/dia durante 3 dias).

Há relatos de tratamento com ciclofosfamida, ciclosporina, rituximabe e tacrolimo. A exacerbação tem importante impacto no prognóstico da FPI, com alta mortalidade, que chega a 50% durante o episódio e a sobrevida média após o evento de apenas 3 a 4 meses.

EVOLUÇÃO E PROGNÓSTICO

A FPI é uma doença grave, com sobrevida de 2 a 5 anos após início dos sintomas.

A história natural é imprevisível. Alguns pacientes têm evolução lenta e outros mais rápida; a maioria apresenta piora gradual.

O tratamento da FPI com antifibróticos pode ter efeito positivo sobre a mortalidade.

Como nas demais doenças pulmonares intersticiais, o diagnóstico precoce influencia positivamente no prognóstico.

BIBLIOGRAFIA

American Thoracic Society. Diagnosis of idiopathic pulmonary fibrosis. An Official ATS/ERS/JRS/ALAT Clinical Practice Guideline. 2018 Sep 1;198(iss5):e44-E68.

Azevedo MF. GPS Medicamentos. Guia prático em saúde. Rio de Janeiro: Guanabara Koogan; 2017.

Baddini-Martinez J. Six-minute walk test in patients with idiopathic pulmonary fibrosis. J Bras Pneumol. 2018;44.(4):257-258.

Baddini-Martinez J, Baldi BG, Costa CH et al. Atualização no diagnóstico e tratamento da fibrose pulmonar idiopática. J Bras Pneumol. 2015;41(5):454-66.

Brasil. Ministério da Saúde. Agência Nacional de Vigilância Sanitária (Anvisa). Bulário eletrônico. Disponível em: <http://www.anvisa.gov.br/datavisa/fila_bula/frmVisualizarBula.asp?pNuTransacao=414015 2018&pIdAnexo=10551118>.

Brasil. Ministério da Saúde. Agência Nacional de Vigilância Sanitária (Anvisa). Bulário eletrônico. Disponível em: <http://www.anvisa.gov.br/datavisa/fila_bula/frmVisualizarBula.asp?pNuTransacao=100119 02019&pIdAnexo=11559224>.

Collard HR, Ryerson CJ, Corte TJ et al. Acute exacerbation of idiopathic pulmonary fibrosis. An International Working Group Report. Am J Respir Crit Care Med. 2016 Aug 1;194(3):265-75.

Hyzy R, Huang S, Myers J et al. Acute exacerbation of idiophatic pulmonary fibrosis. Chest. 2007 Nov;132(5):1652-8.

Kreuter M, Bendstrup E, Russell AM et al. Palliative care in interstitial lung disease: living well. Lancet Respir Med. 2017 Dec;5(12):968-80.

Maher TM, Strek ME. Antifibrotic therapy for idiopathic: time to treat. Respir Res. 2019 Sep 6;20(1):205.

Raghu G, Richeldi L, Jagerschmidt A et al. Idiopathic pulmonary fibrosis prospective, case-controlled study of natural history and circulating biomarkers. Chest. 2018 Dec;154(6):1359-70.

Torrisi SE, Ley B, Kreuter M et al. The added, value of comorbidities in predicting survival in idiopathic pulmonary fibrosis: a multicenter observational study. Eur Respir J. 2019 Mar 7;53(3).

149
Sarcoidose Pulmonar

Síndrome de Lofgren

Maria Auxiliadora do Carmo Moreira

INTRODUÇÃO

Sarcoidose é uma doença granulomatosa, sistêmica, de causa desconhecida, mediada por linfócitos T da classe CD4. Inicia-se por exposição a antígenos exógenos, provavelmente relacionados a agentes infecciosos. Há, também, relatos de sarcoidose induzida por medicamentos que interferem no sistema imunológico, como anticorpos monoclonais, interferona, antirretrovirais e quimioterápicos (ver Capítulo 357, *Sarcoidose*).

FATORES DE RISCO

- Suscetibilidade genética
- Exposição a inseticidas, sílica e produtos agrícolas
- Obesidade
- Menopausa.

MANIFESTAÇÕES CLÍNICAS

As manifestações clínicas, bem como a evolução, são variáveis e dependem de mecanismos regulatórios imunológicos que modulam a extensão e a gravidade do acometimento sistêmico. A doença pode, inclusive, ser assintomática. As principais formas da doença são:

- Forma aguda (síndrome de Lofgren): caracterizada por eritema nodoso, febre, artralgia de extremidades, acometimento linfonodal hilar e, em alguns casos, uveíte anterior aguda. Pode ter resolução clínica espontânea. Pode apresentar, também, sintomas neurológicos e cardiológicos
- Forma crônica: evolução lentamente progressiva, com grande variação individual, sendo os pulmões acometidos em 90% dos casos. O comprometimento extrapulmonar é observado em 50% dos pacientes. Em apenas 5 a 9% dos casos, a sarcoidose não apresenta lesões pulmonares. Em 50% dos pacientes é autolimitada, com resolução espontânea em 2 a 5 anos, sendo esse tipo de resolução infrequente após esse período. Como a sarcoidose acomete vários órgãos (Quadro 149.1), pode ser classificada, conforme o órgão mais envolvido, em pulmonar, cardíaca e neurossarcoidose, considerados de maior gravidade e responsáveis por 20 a 25% da mortalidade. As manifestações clínicas são decorrentes de granulomas nos vários órgãos ou por liberação de mediadores, que podem causar hipercalcemia em 10% e hipercalciúria em 40% dos pacientes. A fadiga é comum e está relacionada à liberação de citocinas, diminuição de ACTH e cortisol, insônia, depressão e redução da capacidade de exercício.

Quadro 149.1 Manifestações clínicas relacionadas aos órgãos acometidos na sarcoidose.

Órgão	Sintomas	Prevalência do envolvimento (%)
Pulmão	Tosse, dispneia, chiado	89 a 99
Pele	Pápulas, nódulos, placa, lúpus pérnio	16 a 32
Linfonodos	Linfadenopatia periférica	13 a 15
Olhos	Perda da visão, dor, hiperemia	5 a 23
Fígado	Dor abdominal, hepatomegalia, elevação das transaminases	12 a 20
Baço	Dor abdominal, esplenomegalia	5 a 10
Sistema nervoso	Paralisia facial, distúrbio da marcha, fadiga, cefaleia, perda auditiva, dormência, parestesias, tonturas, vertigens	3 a 9
Coração	Arritmias, distúrbios de condução, dispneia, sincope	2 a 5
Parótidas	Aumento de volume	5%
Rins	Nefrolitíase, nefrite	< 1%
Articulações, ossos	Cistos ósseos	< 1%

Adaptado de Grunewald et al., 2019.

DIAGNÓSTICO

Os consensos sobre sarcoidose têm recomendado, para o diagnóstico da doença, a presença de granulomas não caseosos em exame histopatológico de biópsia de órgão acometido (Quadro 149.1).

Considera-se que esse achado deve ser complementado pela exclusão de várias doenças, inclusive infecciosas, que se apresentam com alterações clínicas e aspectos anatomopatológicos semelhantes, como tuberculose, micobacteriose atípica, brucelose, micoses sistêmicas, linfomas, leishmaniose, hanseníase, tularemia, poliangiite granulomatosa, síndrome de Sjögren e pneumonite de hipersensibilidade.

Na investigação da sarcoidose, o acometimento de mais de um órgão confere maior segurança no diagnóstico; contudo, comprovação histopatológica é suficiente em apenas um órgão.

Devido ao grande percentual de acometimento pulmonar pela sarcoidose, a confirmação da doença é feita pelo comprometimento desse órgão. A biópsia transbrônquica é indicada para diagnóstico e apresenta rendimento maior que 80% nos estágios II e III da sarcoidose pulmonar.

A indicação de biópsia cirúrgica fica restrita aos casos em que se esgotaram as possibilidades de investigação pulmonar menos invasiva ou não existem locais extrapulmonares factíveis para biópsia.

Confirmado o diagnóstico da sarcoidose pulmonar, deve ser realizada a investigação clínica de acometimento sistêmico (Quadros 149.2 e 149.3).

A ressonância magnética pode ser necessária, quando houver sintomas cardíacos e/ou alterações eletrocardiográficas com ecocardiograma normal ou Holter anormal, mesmo sem sintomas e alterações eletrocardiográficas.

Quadro 149.2 Investigação diagnóstica da sarcoidose pulmonar.

Exames	Alterações
Radiografia de tórax (escala de Scadding)	Adenomegalia hilar/mediastinal bilateral (grau I) Adenomegalia e lesões parenquimatosas (grau II) Lesões parenquimatosas sem adenomegalias (grau III) Sinais de fibrose pulmonar (grau IV)
TCAR	Predominância nos lobos superiores e regiões peri-hilares e peribroncovasculares, nódulos perilinfáticos, infiltrado reticular, consolidações
Biópsia transbrônquica	Alterações anatomopatológicas sugestivas
Espirometria, DL$_{CO}$ e TC6	Alterações de fluxo e/ou volume pulmonares. Alterações nas trocas gasosas

TCAR: tomografia de tórax de alta resolução; DL$_{CO}$: teste de difusão do monóxido de carbono. TC6: teste de caminhada de 6 minutos.

Quadro 149.3 Investigação da sarcoidose extrapulmonar.

Órgão acometido	Exames
Rim	Testes de função renal, calciúria
Fígado	Testes de função hepática
Coração	Eletrocardiograma, ecocardiograma, Holter, ressonância magnética cardíaca
Olhos	Exame oftalmológico
Metabolismo	Calcemia
Outros	Hemograma completo e imunoeletroforese

TRATAMENTO

A decisão de iniciar ou não o tratamento baseia-se em dois aspectos: risco de acometimento dos vários órgãos e deterioração da qualidade de vida do paciente.

A sarcoidose pulmonar pode se apresentar no estágio I, em que a possibilidade de resolução espontânea varia de 55 a 90%.

Nesse estágio, a tendência é de não iniciar tratamento e monitorar a evolução, desde que não haja comprometimento sistêmico ou que resulte em deterioração da qualidade de vida. A presença de hipertensão pulmonar e áreas de fibrose pulmonar maior que 20% são fatores de risco para mortalidade.

Os comprometimentos cardíaco e do sistema nervoso central têm prognóstico desfavorável se não forem tratados.

Tratamento medicamentoso

- 1ª linha: corticoides
- 2ª linha: metotrexato ou azatioprina, leflunomida, micofenolato de mofetila (para pacientes que apresentam intolerância aos corticoides)
- 3ª linha: inibidores de TNF-alfa (infliximabe, adalimumabe) quando há ineficácia dos medicamentos de 1ª e 2ª linha (Quadro 149.4).

O objetivo do tratamento de 2ª linha é propiciar o controle da doença e, ao mesmo tempo, permitir redução dos efeitos adversos dos corticoides.

O metotrexato pode ser a escolha inicial de 2ª linha, tendo como alternativas os demais medicamentos. Havendo boa resposta ao metotrexato ou a outro medicamento de 2ª linha, o corticoide deve ser mantido com a menor dose tolerável (Figura 149.1).

Quadro 149.4 Medicamentos utilizados no tratamento da sarcoidose.

Medicamento	Dose inicial (mg)	Redução (meses)	Manutenção (mg)
Corticoides (prednisona ou prednisolona)	20 a 40	2 a 3	5 a 10
Metotrexato	5 a 15	–	5 a 15
Azatioprina	100 a 150	–	100 a 150
Infliximabe	3 a 5 kg IV	–	3 a 5 a cada 4 a 6 semanas

O mesmo critério se aplica quando se utilizam medicamentos de 3ª linha. A dose de corticoide (prednisona ou prednisolona) deve ser reduzida a cada 2 a 3 meses até 10 mg/dia ou menos, dependendo da resposta ao tratamento e efeitos tóxicos.

A duração do tratamento ainda não é consensual, variando de 3 a 18 meses.

Relata-se um percentual de recidiva de 30 a 80% quando os medicamentos são interrompidos entre 6 e 24 meses.

O tratamento por mais de 2 anos pode ser necessário em pacientes idosos, afrodescendentes, com disfunção pulmonar acentuada, indivíduos com neurossarcoidose, sarcoidose cardíaca e lúpus.

O transplante é uma alternativa para pacientes com doença progressiva, apesar do tratamento medicamentoso otimizado.

Os pacientes com sarcoidose devem ter, de maneira geral, seguimento de ao menos 5 anos após o diagnóstico.

Em casos de sarcoidose pulmonar, devem ser realizadas reavaliações radiológica e da função pulmonar.

Pacientes com sarcoidose cardíaca devem ser reavaliados com eletrocardiograma e ecocardiograma periódicos e, a critério clínico, ressonância magnética cardíaca.

Nos casos de neurossarcoidose, exames periódicos de ressonância magnética podem ser necessários.

Para pacientes assintomáticos, é preconizada reavaliação a cada 3 meses no primeiro ano e a cada 6 meses, nos anos subsequentes.

Aqueles que necessitaram de tratamento sistêmico inicial, devem ser avaliados com maior frequência.

A duração de seguimento deve ser de, no mínimo, 5 anos, após o tratamento, devido à possibilidade de recidiva, sendo anual naqueles que persistem com alterações nos exames.

Tratamento das comorbidades, reabilitação respiratória e oxigenoterapia para pacientes com comprometimento pulmonar moderado a acentuado e vacinação contra gripe e pneumonia pneumocócica integram os cuidados dos pacientes com sarcoidose.

PROGNÓSTICO

O prognóstico da sarcoidose é variável devido à diversidade de comportamentos da doença. Cerca de um terço dos pacientes sequer necessitam de tratamento. Após 2 a 5 anos a doença regride totalmente em 50% dos casos. Vinte e cinco por cento dos pacientes com sarcoidose pulmonar e fibrose permanecem estáveis.

Sarcoidose crônica progressiva é observada em 25% dos casos.

São sinais de bom prognóstico: pacientes assintomáticos no momento do diagnóstico, sarcoidose pulmonar estágio I e presença de eritema nodoso. Os preditores de doença crônica

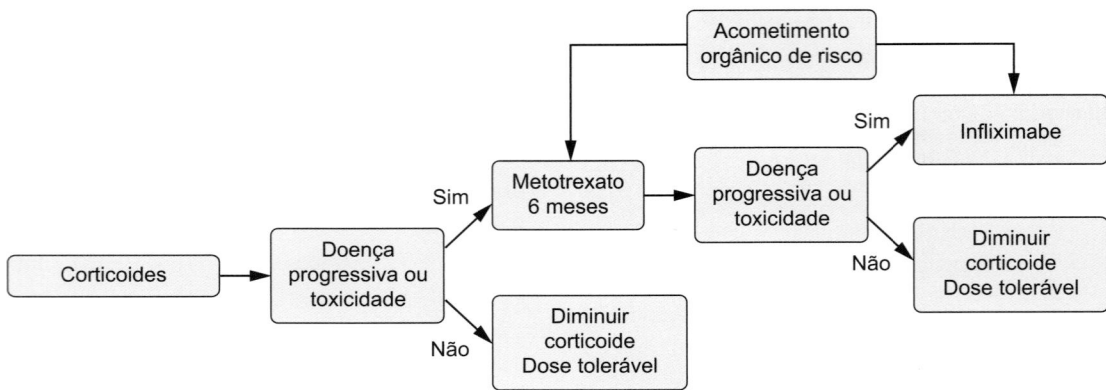

Figura 149.1 Fluxograma de manejo da sarcoidose. (Adaptada de Baughman e Grutters, 2015.)

ou mau prognóstico são: lúpus pérnio, acometimento cardíaco, neurológico, ósseo e cálculo renal. Cerca de 5% dos pacientes com sarcoidose morrem devido ao envolvimento pulmonar e cardíaco.

BIBLIOGRAFIA

Azevedo MF. GPS Medicamentos. Guia prático em saúde. Rio de Janeiro: Guanabara Koogan; 2017.

Bargagli E, Prasse A. Sarcoidosis: a review for the internist. Intern Emerg Med. 2018 Apr;13(3):325-31.

Baughman RP, Culver DA, Judson MA. A concise review of pulmonary sarcoidosis. Am J Respir Crit Care Med. 2011 Mar 1;183(5):573-81.

Baughman RP, Grutters JC. New treatment strategies for pulmonary sarcoidosis antimetabolites, biological drugs, and other treatment approaches. Lancet Respir Med. 2015 Oct;3(10):813-22.

Grunewald J, Grutters JC, Arkema EV et al. Sarcoidosis. Nat Rev Dis Primers. 2019 Jul 16;5(1):1-22.

James WE, Baughman R. Treatment of sarcoidosis: grading the evidence. Expert Rev Clin Pharmacol. 2018 Jul;11(7):677-87.

James WE, Koutroumpakis E, Saha B et al. Clinical features of extrapulmonary sarcoidosis without lung involvement. Chest. 2018 Aug;154(2):349-56.

Kouranos V, Tzelepis GE, Rapti A et al. Complementary role of CMR to conventional screening in the diagnosis and prognosis of cardiac sarcoidosis. JACC Cardiovasc Imaging. 2017 Dec;10(12):1437-47.

O'Regan A, Berman JS. Sarcoidosis. Risk factors and clinical features. Ann Internal Medicine. 2012 May 2012;15(9):ITC5-1.

Sociedade Brasileira de Pneumologia e Tisiologia. Diretrizes de Doenças Intersticiais. J Bras Pneumol. 2012;Supl 2(38):S1-133.

150
Pneumoconioses

Silicose, asbestose, siderose, beriliose, talcose, pneumoconiose por metal duro

Maria Auxiliadora do Carmo Moreira

INTRODUÇÃO

Pneumoconioses são afecções pulmonares causadas pela inalação de poeiras minerais geralmente em ambiente de trabalho (Quadro 150.1).

As poeiras fibrogênicas, como sílica, asbesto, carvão mineral, talco e berílio, ocasionam reação tecidual e fibrose pulmonar, já a siderose não se associa à fibrose pulmonar.

A silicose é a pneumoconiose mais frequente no Brasil. Em 2007, estimou-se entre 100 mil e 3 milhões o número de trabalhadores expostos à sílica.

A subnotificação de casos tem dificultado o cálculo de prevalência das pneumoconioses no país.

O grau de reação tecidual depende da natureza química da poeira, do tamanho, do formato, da distribuição e da concentração das partículas, bem como da duração da exposição e da suscetibilidade individual.

Após a inalação, as partículas de poeira são fagocitadas por macrófagos alveolares. Quando a quantidade de partículas é grande, há acúmulo do material fagocitado no interstício peribrônquico e perivascular com obliteração alveolar e, no caso das poeiras fibrogênicas, proliferação de fibras colágenas e consequente fibrose.

DIAGNÓSTICO

As manifestações clínicas variam de acordo com a gravidade da doença.

Os pacientes podem ser assintomáticos ou terem poucos sintomas por longo período.

Dispneia aos esforços, lentamente progressiva, e tosse são os sintomas mais frequentes.

Os pacientes com silicose desenvolvem quadro de broncopatia crônica como na DPOC, e apresentam tosse crônica, com estertores grossos e sibilos à ausculta. Pode haver exacerbações no decorrer da evolução.

Nos pacientes com insuficiência respiratória grave e hipoxemia crônica, sinais de insuficiência cardíaca direita podem ser observados.

A história ocupacional detalhada é fundamental para detecção de exposição e estabelecimento do nexo causal nas pneumoconioses.

Inúmeras ocupações estão relacionadas às diversas pneumoconioses (Quadro 150.1). Especialmente na silicose, a associação com tuberculose pulmonar é mais frequente que na população em geral (silicotuberculose), e há casos de desenvolvimento de doenças do tecido conjuntivo, como esclerose sistêmica e artrite reumatoide.

Quadro 150.1 Pneumoconioses e exposições relacionadas.

Pneumoconioses	Exposições ocupacionais relacionadas	Alterações tomográficas
Silicose	Mineração de ouro e de pedras preciosas, extração e beneficiamento de granito e pedras em geral, perfuração de poços; indústrias de cerâmica, de borracha, na fabricação de vidro, fertilizantes (rocha fosfática), em fundições, na produção de talco (contaminado com sílica); operação de jateamento de areia, retífica e polimento de metais e minerais com abrasivos contendo sílica, e em atividades de manutenção e limpeza de fornos, moinhos e filtros; confecção de prótese dentária	Forma aguda (meses e poucos anos de exposição): opacidades alveolares bilaterais (silicoproteinose) Forma acelerada (5 a 10 anos de exposição): alterações radiológicas semelhantes à forma crônica Forma crônica: micronódulos bilaterais, massas bilaterais devido à coalescência de nódulos (fibrose maciça progressiva). Calcificação em "casca de ovo" de linfonodos mediastinais
Doenças asbestorrelacionadas	Inalação de fibras de asbesto, que são minerais de alta resistência à fricção, ao fogo, à abrasão e também são isolantes térmicos e acústicos com largo emprego industrial Exposições relacionadas: mineração e beneficiamento do asbesto, indústria de fibrocimento (telhas e caixas d'água), fabricação de pastilhas, lonas de freios, discos de embreagem	Alterações pleurais: espessamento pleural circunscrito (placas pleurais) na parede lateral e inferior do tórax, atelectasia redonda, derrame pleural Alterações parenquimatosas (asbestose): espessamento septal, bandas arenquimatosas, bronquiectasia de tração e faveolamento, acometimento basal posterior e periférico dos lobos inferiores
Siderose	Inalação de minério de ferro na mineração de hematita, fabricação de esmeril, siderúrgicas, fundição de ferro e solda metálica	Micronódulos difusos bilaterais, com radiodensidade pronunciada. Linhas B de Kerley por acúmulo de óxido de ferro nos vasos linfáticos interlobulares
Beriliose	Fabricação de rebolos, trabalho em indústria eletrônica e prótese dentária (fabricação de ligas)	Opacidades parenquimatosas, espessamento septal, nódulos, áreas de vidro fosco e fibrose pulmonar
Pneumoconiose por metal duro (pneumoconiose do metal pesado, pulmão do metal pesado, pneumonite de células gigantes e pulmão do cobalto)	Pneumoconiose devido à inalação de cobalto ou de uma liga do cobalto e outros metais pesados. O metal duro consiste em uma liga de carboneto de tungstênio, cobalto, titânio e tântalo. Ocupações relacionadas são: polimento de diamantes, galvanização de armamentos, perfuração de poços de petróleo e afiação de ferramentas	Espessamento septal interlobular, opacidades centrilobulares, consolidações esparsas e áreas de vidro fosco, reticulação, bronquiectasias, faveolamento, áreas de enfisema, de tração e distorção parenquimatosa
Talcose	Mineração de silicatos e indústria de borracha. Aplicação intravenosa (usuários de drogas injetáveis) associada a exposições em mineração relacionadas com sílica e asbesto	Nódulos centrolobulares associados a massas de alta densidade e enfisema

EXAMES COMPLEMENTARES

Radiografia de tórax e tomografia computadorizada de alta resolução (TCAR), associada à exposição ocupacional, são suficientes na maioria dos casos para diagnóstico definitivo das pneumoconioses (Figura 150.1).

Na espirometria, observa-se distúrbio obstrutivo ou misto (obstrutivo e restritivo), este último relacionado à obstrução crônica de vias respiratórias, associada a fibrose pulmonar.

A biópsia pulmonar está indicada quando há alterações radiológicas sugestivas de silicose na ausência de história ocupacional compatível e em litígios judiciais, quando o paciente puder se beneficiar da obtenção do diagnóstico. A biópsia transbrônquica deve ser realizada, como opção de procedimento menos invasivo, antes da indicação de biópsia cirúrgica.

TRATAMENTO

Não há tratamento efetivo para as pneumoconioses.

O paciente deve ser acompanhado para monitoramento da evolução da doença e para identificar, precocemente, complicações infecciosas, como tuberculose, doenças do tecido conjuntivo, especialmente nos pacientes com silicose, neoplasia de pulmão e pleura naqueles com doenças asbesto-relacionadas.

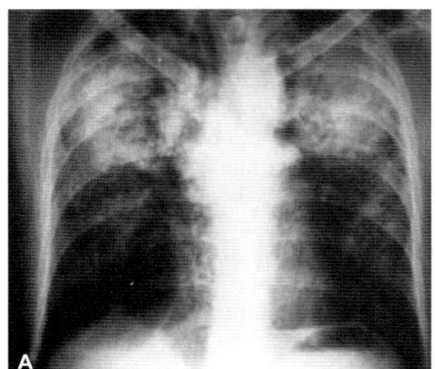
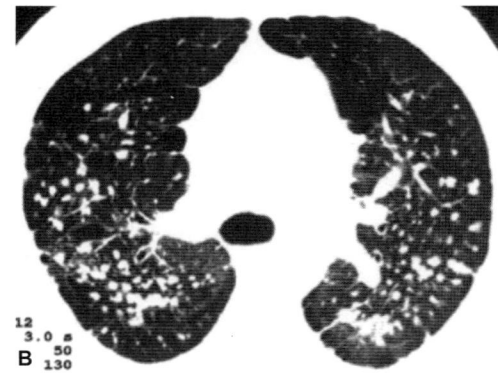

Figura 150.1 Silicose. **A.** Radiografia de tórax em PA, evidenciando consolidações bilaterais que predominam na parte posterossuperior dos campos pulmonares. **B.** TC de tórax mostrando consolidações nos pulmões e nos linfonodos mediastinais.

Broncodilatadores de curta e longa ação, corticoides inalatórios para controle da broncopatia crônica, antibióticos para tratamento de infecções bacterianas e oxigenoterapia podem ser indicados.

As vacinas contra influenza e pneumonia pneumocócica devem ser prescritas.

A reabilitação pulmonar tem papel importante nos pacientes com insuficiência respiratória moderada a acentuada.

COMPLICAÇÕES

Insuficiência respiratória crônica, *cor pulmonale*, associação com tuberculose e doenças do tecido conjuntivo.

PREVENÇÃO

Controle eficaz da produção de poeiras na extração e no processamento industrial das substâncias passíveis de serem inaladas.

Uso de equipamento de proteção individual e coletivo, controle clínico, espirométrico e radiológicos periódicos nos trabalhadores em locais de risco.

BIBLIOGRAFIA

Brasil. Ministério da Saúde. O mapa da exposição à sílica no Brasil [acesso em: 1 out 2019]. Disponível em: <http://bvsms.saude.gov.br/bvs/publicacoes/mapa_exposicao_silica_brasil.pdf>.

Carneiro AP, Ferreira LR, Pinheiro TMM et al. Silicose em lapidários de pedras semipreciosas de Belo Horizonte: atendimento ambulatorial revela grave problema de saúde pública. Rev Bras Med Trab. 2004;2(1)69-73.

Cullinan P, Reid P. Pneumoconiosis. Prim Care Respir J. 2013;22(2):249-52. Global iniciative for chronic obstructive pulmonary disease [acesso em: 1 out 2019]. Disponível em: <https://goldcopd.org/wp-content/uploads/2018/11/GOLD-2019-POCKET-GUIDE-FINAL_WMS.pdf>.

Karkhanis VS, Joshi JM. Pneumoconiosis. Am J Ind Med. 2017 Mar;60(3):239-47.

Moreira MAC, Cardoso ARO, Silva DGST et al. Pneumoconiose por exposição a metal duro com pneumotórax bilateral espontâneo. J Bras Pneumol. 2010;36(1):148-51.

Sociedade Brasileira de Pneumologia e Tisiologia (SBPT). Diretrizes de doenças respiratórias ambientais e ocupacionais. J Bras Pneumol. 2006;32(Supl 2):S1-134.

Seção C • Doenças da Circulação Pulmonar

151
Hipertensão Arterial Pulmonar

Daniela Graner Schwartz Tannus Silva

INTRODUÇÃO

No 1º Simpósio Mundial de Hipertensão Pulmonar, em 1973, definiu-se arbitrariamente como hipertensão pulmonar (HP) o achado de pressão média da artéria pulmonar (PAPm) maior que 25 mmHg no cateterismo direito realizado em repouso.

Ao longo dos últimos anos, estudos em indivíduos saudáveis mostraram que o valor normal da PAPm é 14 ± 3,3 mmHg. Essas evidências levaram à mudança do limite superior da normalidade para 20 mmHg desde o último Simpósio Mundial em 2018. No entanto, várias situações podem se associar com medidas de PAPm acima de 20 mmHg sem representar doença vascular pulmonar, como nas condições em que há aumento do débito cardíaco, doenças cardíacas esquerdas e hiperviscosidade.

Assim, a definição de HP pré-capilar inclui ainda pressão da artéria pulmonar ocluída (POAP) ≤ 15 mmHg e resistência vascular pulmonar (RVP) > 3 unidades Wood.

CLASSIFICAÇÃO

A classificação clínica de HP, atualizada em 2018, categoriza as condições clínicas associadas a HP em cinco grupos de acordo com mecanismos fisiopatológicos, manifestações clínicas, características hemodinâmicas e manejo terapêutico (Quadro 151.1).

Em relação às características hemodinâmicas de cada grupo, enquanto a HP é pré-capilar nos grupos 1, 3, 4 e, algumas vezes, 5; o grupo 2 se caracteriza por HP pós-capilar, que pode ser isolada ou combinada à HP pré-capilar.

A HP pós-capilar isolada se caracteriza por PAPm > 20 mmHg, POAP > 15 mmHg e RVP < 3 UW. Já na HP pós-capilar combinada, a RVP está ≥ 3 UW.

Como o manejo da hipertensão pulmonar depende diretamente da sua etiologia, torna-se fundamental diagnosticá-la e classificá-la adequadamente antes de iniciar o tratamento específico.

Neste capítulo, serão abordados o diagnóstico e o tratamento da hipertensão arterial pulmonar classificados no grupo 1.

MANIFESTAÇÕES CLÍNICAS

Os sintomas da HAP incluem dispneia, fraqueza, fadiga, dor anginosa e síncope. Nos casos iniciais, o único sintoma pode ser intolerância aos esforços. Muitas vezes, o paciente demora meses ou anos para ter um diagnóstico correto. Sintomas em repouso só ocorrem nas fases avançadas da doença.

No exame físico, pode haver hiperfonese do componente pulmonar da segunda bulha, sopro de regurgitação tricúspide e sopro diastólico da insuficiência pulmonar.

Nos casos mais graves, pode haver sinais de insuficiência ventricular direita com ingurgitamento jugular, hepatomegalia, edema e ascite.

Alguns dados clínicos podem contribuir para identificação da causa associada à HP, como estertores finos basais nas doenças parenquimatosas pulmonares; esclerodactilia, úlceras digitais e telangiectasias na esclerose sistêmica; aranhas vasculares e eritema palmar nas doenças hepáticas.

Quadro 151.1 Classificação clínica da hipertensão pulmonar.

1.	**Hipertensão arterial pulmonar (HAP):**
1.1	HAP idiopática
1.2	HAP hereditária
1.3	HAP induzida por drogas e toxinas
1.4	HAP associada a:
1.4.1	Doenças do tecido conjuntivo
1.4.2	Infecção pelo HIV
1.4.3	Hipertensão portal
1.4.4	Esquistossomose
1.5	HAP responsiva a longo prazo aos bloqueadores do canal de cálcio
1.6	HAP com achados de envolvimento venoso/capilar (hemangiomatose capilar/doença veno-oclusiva)
1.7	Síndrome de HP persistente do recém-nascido
2.	**HP devido a doenças cardíacas esquerdas:**
2.1	HP devido a insuficiência cardíaca com fração de ejeção preservada
2.2	HP devido a insuficiência cardíaca com fração de ejeção reduzida
2.3	Doença cardíaca valvular
2.4	Condições cardiovasculares congênitas/adquiridas levando a HP pós-capilar
3.	**HP devido a doenças pulmonares e/ou hipoxemia:**
3.1	Doenças pulmonares obstrutivas
3.2	Doenças pulmonares restritivas
3.3	Outras doenças pulmonares com padrão misto restritivo/obstrutivo
3.4	Hipóxia sem doença pulmonar
3.5	Doenças pulmonares do desenvolvimento
4.	**HP devido a obstruções da artéria pulmonar:**
4.1	Hipertensão pulmonar tromboembólica crônica
4.2	Outras obstruções da artéria pulmonar
5.	**HP com mecanismos multifatoriais ou obscuros:**
5.1	Desordens hematológicas
5.2	Desordens sistêmicas e metabólicas
5.3	Outras
5.4	Doenças cardíacas congênitas complexas

Adaptado de Frost et al., 2019.

DIAGNÓSTICO

A investigação diagnóstica de um paciente com suspeita de HAP requer a confirmação diagnóstica da HP para esclarecer o grupo clínico e a etiologia dentro de cada grupo de HAP, além de avaliar o comprometimento hemodinâmico e funcional.

EXAMES COMPLEMENTARES

Radiografia de tórax. É um dos primeiros exames realizados na avaliação do paciente com queixa de dispneia. Nos casos de HAP, podem ser observadas as seguintes alterações: dilatação das artérias pulmonares e pobreza vascular periférica e aumento do átrio direito nos casos mais avançados. É importante a identificação de doenças associadas, como pneumopatias ou doenças cardíacas esquerdas.

Eletrocardiograma (ECG). Pode evidenciar dilatação do átrio direito, desvio do eixo para a direita e sobrecarga do ventrículo direito.

Ecocardiograma. É o principal exame na avaliação inicial da HP. Permite estimar a pressão sistólica da artéria pulmonar (Figura 151.1) e avaliar sinais indiretos de HP, levantando a probabilidade de o paciente ter HP (Quadro 151.2).

O ecocardiograma é fundamental na avaliação de causas de HP para identificar doenças cardíacas esquerdas e cardiopatias congênitas. Fatores prognósticos, como função do

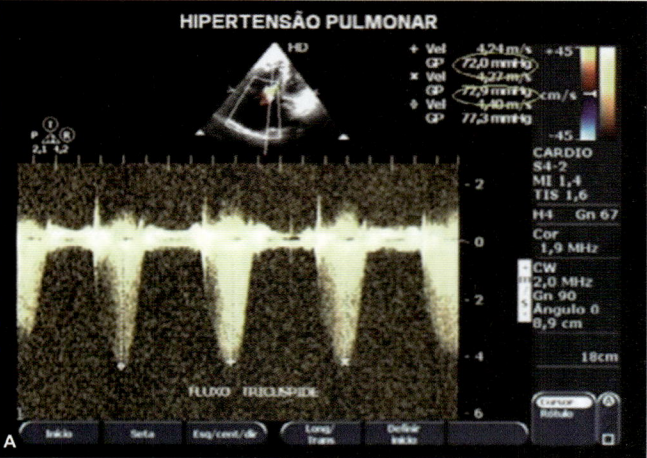

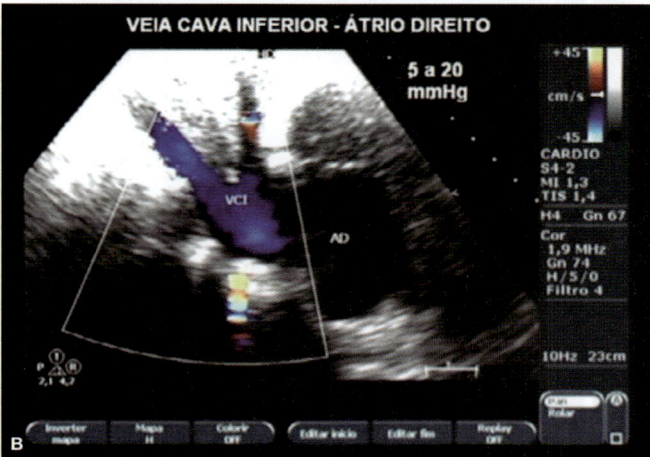

Figura 151.1 Ecocardiograma. **A.** Mediante a análise do pico da velocidade do fluxo da insuficiência tricúspide, é possível avaliar a probabilidade ecocardiográfica de haver hipertensão pulmonar e estimar a pressão sistólica da artéria pulmonar. Nesse paciente, o pico da velocidade medido é de 4,2 m/s, o que resulta em uma pressão estimada de aproximadamente 73 mmHg. **B.** É possível observar a veia cava inferior (VCI) com fluxo em cor azul drenado no átrio direito (AD). Esta apresenta-se dilatada, compatível com os altos níveis pressóricos apresentados pelo fluxo tricúspide (conforme observado em **A**).

ventrículo direito, tamanho do átrio direito e presença de derrame pericárdico também podem ser avaliados por esse exame.

Exames específicos para as causas associadas a HP. Devem ser realizados em uma sequência com base na suspeita clínica:

- Provas de função pulmonar, gasometria arterial e tomografia computadorizada de tórax para avaliação de doenças pulmonares
- Polissonografia na suspeita de apneia do sono
- Cintilografia pulmonar de ventilação e perfusão para excluir embolia pulmonar e hipertensão pulmonar associada a tromboembolismo crônico
- Ultrassonografia de abdome para avaliação de fibrose periporta e aumento do lobo esquerdo nos pacientes de áreas endêmicas para esquistossomose

Exames laboratoriais para avaliar etiologia e outras doenças associadas. Sorologia para HIV; hepatites B e C; função da tireoide; autoanticorpos para pesquisa de doenças

Quadro 151.2 Probabilidade ecocardiográfica de hipertensão pulmonar em pacientes com suspeita clínica.

Pico da velocidade de regurgitação tricúspide m.s^{-1}	Outros sinais ecocardiográficos de HP	Probabilidade ecocardiográfica de HP
≤ 2,8 ou não mensurável	Não	Baixa
≤ 2,8 ou não mensurável	Sim	Intermediária
2,9 a 3,4	Não	
2,9 a 3,4	Sim	Alta
> 3,4	Desnecessários	

Outros sinais de HP
A. Ventrículos:
• Relação entre o diâmetro basal ventrículo direito/esquerdo > 1
• Retificação do septo interventricular
B. Artéria pulmonar:
• Tempo de aceleração na via de saída do ventrículo direito < 105 ms
• Velocidade do jato de regurgitação pulmonar no início da diástole > 2,2 m.s^{-1}
• Diâmetro da artéria pulmonar > 25 mm
C. Veia cava inferior (VCI) e átrio direito (AD):
• Diâmetro VCI > 21 mm com colapso inspiratório diminuído
• Área do átrio direito ao final da sístole > 18 cm^2

Observação: para alterar o nível de probabilidade de HP devem estar presentes sinais de pelo menos duas categorias A/B/C. (Adaptado de Frost et al., 2019.)

do tecido conjuntivo como FAN e fator reumatoide; exame parasitológico de fezes em busca de ovos de *Schistosoma mansoni* nos pacientes de áreas endêmicas.

Cateterismo cardíaco direito. A confirmação do diagnóstico de HAP requer um cateterismo direito mostrando hipertensão pré-capilar quando outras causas de HP pré-capilar (grupos 2, 4 e 5) forem descartadas.

Além da confirmação diagnóstica, a avaliação hemodinâmica possibilita determinar parâmetros prognósticos, como o índice cardíaco, a pressão no átrio direito e a saturação venosa mista.

Por fim, pelo teste de vasorreatividade, é possível identificar os pacientes que respondem aos bloqueadores de canal de cálcio entre os pacientes com HAP idiopática, HAP hereditária e HAP induzida por toxinas e medicamentos (Figura 151.2).

Estratificação de risco

A avaliação do prognóstico é parte importante do cuidado dos pacientes com HAP. As principais variáveis são: classe funcional da Organização Mundial da Saúde (CFOMS), distância percorrida no teste de caminhada de 6 minutos (TC6 minutos), peptídeo natriurético cerebral (BNP) ou fragmento N-terminal do peptídeo natriurético do tipo B (NT-proBNP), índice cardíaco, pressão no átrio direito e saturação venosa mista de oxigênio (Sv$_{O_2}$) (Quadro 151.3).

Classificação funcional da Organização Mundial da Saúde (CFOMS)

• Teste de caminhada de 6 minutos (TC6 min), BNP: peptídeo natriurético cerebral, Sv$_{O_2}$: saturação venosa mista de oxigênio
• Interpretação: para cada um dos 6 parâmetros atribui-se uma pontuação de 1 a 3 (1: baixo risco, 2: risco intermediário, 3: alto risco)
• O resultado da soma de todos os pontos dividido pelo número de parâmetros disponíveis é aproximado para definir qual a categoria de risco do paciente.

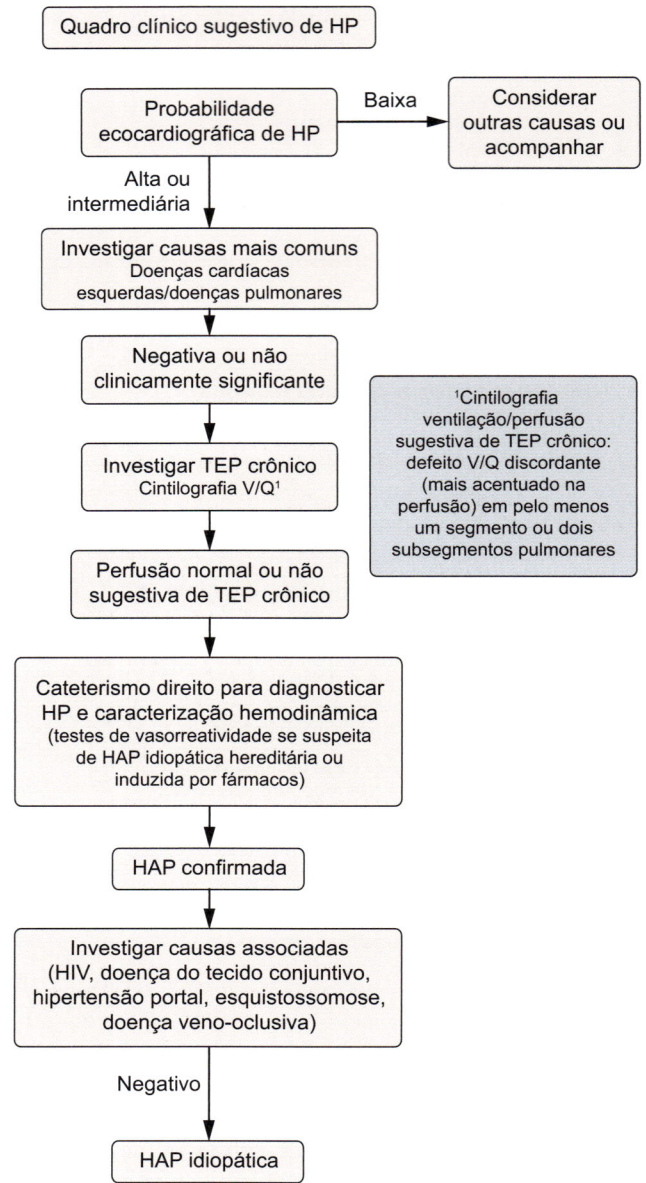

Figura 151.2 Fluxograma diagnóstico de HP. (Adaptada de Frost et al., 2019.)

CFOMS dos pacientes com hipertensão pulmonar

• Classe I: hipertensão pulmonar sem limitação da atividade física. A atividade física normal não causa dispneia, fadiga, dor torácica ou síncope
• Classe II: hipertensão pulmonar que resulta em leve limitação da atividade física. O paciente permanece confortável durante o repouso. A atividade física normal causa dispneia ou fadiga, dor torácica ou quase síncope
• Classe III: hipertensão pulmonar que resulta em limitação acentuada da atividade física. O paciente permanece confortável durante o repouso. Atividade abaixo do normal causa dispneia ou fadiga, dor torácica ou quase síncope
• Classe IV: hipertensão pulmonar com incapacidade de realizar qualquer atividade física sem apresentar sintomas. O paciente manifesta sinais de falência cardíaca direita. Pode ocorrer dispneia e/ou a fadiga mesmo durante o repouso. O desconforto aumenta durante qualquer atividade física.

Quadro 151.3 Estratificação de risco para pacientes com HAP.

Parâmetros	Baixo risco (1 ponto)	Risco intermediário (2 pontos)	Alto risco (3 pontos)
CFOMS	I/II	III	IV
Distância no TC 6 minutos	> 440	165 a 440	< 165
BNP (ng. ℓ^{-1}) ou NT-proBNP (ng. ℓ^{-1})	< 50/< 300	50 a 300/300 a 1.400	> 300/ > 1.400
Pressão no átrio direito (mmHg)	< 8	8 a 14	> 14
Índice cardíaco (ℓ.min^{-1}.m^{-2})	≥ 2,5	2 a 2,4	< 2
Porcentagem de Sv_{O_2}	> 65	60 a 65	< 60

Para cada um dos seis parâmetros atribui-se uma pontuação de 1 a 3. O resultado da soma de todos os pontos, dividido pelo número de parâmetros disponíveis, define aproximadamente a categoria de risco do paciente.

Um desses escores de avaliação de risco foi proposto por um grupo sueco e validado pelo COMPERA (registro Europeu de HP).

TRATAMENTO

Medidas gerais e tratamento de suporte

- Evitar gravidez
- Imunização anti-influenza e antipneumocócica
- Exercícios físicos supervisionados em pacientes estáveis
- Suporte psicossocial
- Oxigênio domiciliar com pO_2 < 60 mmHg
- Considerar O_2 suplementar durante viagens aéreas em pacientes mais sintomáticos e naqueles com oximetria de pulso < 92%.

Tratamento medicamentoso

- Diuréticos: empregar furosemida e/ou espironolactona nos pacientes com retenção de líquido ou sinais de insuficiência cardíaca direita
- Digitálicos: digoxina pode ser utilizada nos pacientes que desenvolvem taquiarritmias atriais para reduzir a frequência cardíaca
- Vasodilatadores: indicados a pacientes com teste de vasorreatividade positivo. Usar nifedipino, 120 a 240 mg/dia (na maior dose tolerada), VO, em três doses diárias (iniciar com 60 mg/dia); ou diltiazem, 240 a 720 mg/dia (na maior dose tolerada), VO, em três doses diárias (iniciar com 180 mg/dia).

Não utilizar anticoagulantes orais em pacientes com forma associada de HAP; nas formas idiopática, hereditária e relacionada com medicamentos, avaliar caso a caso.

- Inibidores da fosfodiesterase do tipo 5 (PDE-5): indicados para pacientes com HAP não responsivos ao teste de vasorreatividade: sildenafila, VO, 60 a 240 mg/dia (3 doses diárias) e tadalafila, VO, 5 a 40 mg/dia (1 dose diária)
- Antagonistas dos receptores de endotelina: bosentana, VO, 125 mg/dia durante 4 semanas e, a seguir, 250 mg/dia (duas doses diárias); ambrisentana, VO, 5 a 10 mg/dia (uma dose diária), macitentana, VO, 10 mg/dia (uma dose diária)
- Análogos das prostaciclinas e agonistas dos receptores da prostaciclina: iloprosta, 6 a 9 inalações/dia de 2,5 a 5 mg, selexipague 400 a 3.200 mcg/dia divididos em 2 doses diárias, iniciando-se com 200 µg 2 vezes/dia com elevações semanais até a maior dose tolerada dentro da faixa recomendada (Figura 151.3).

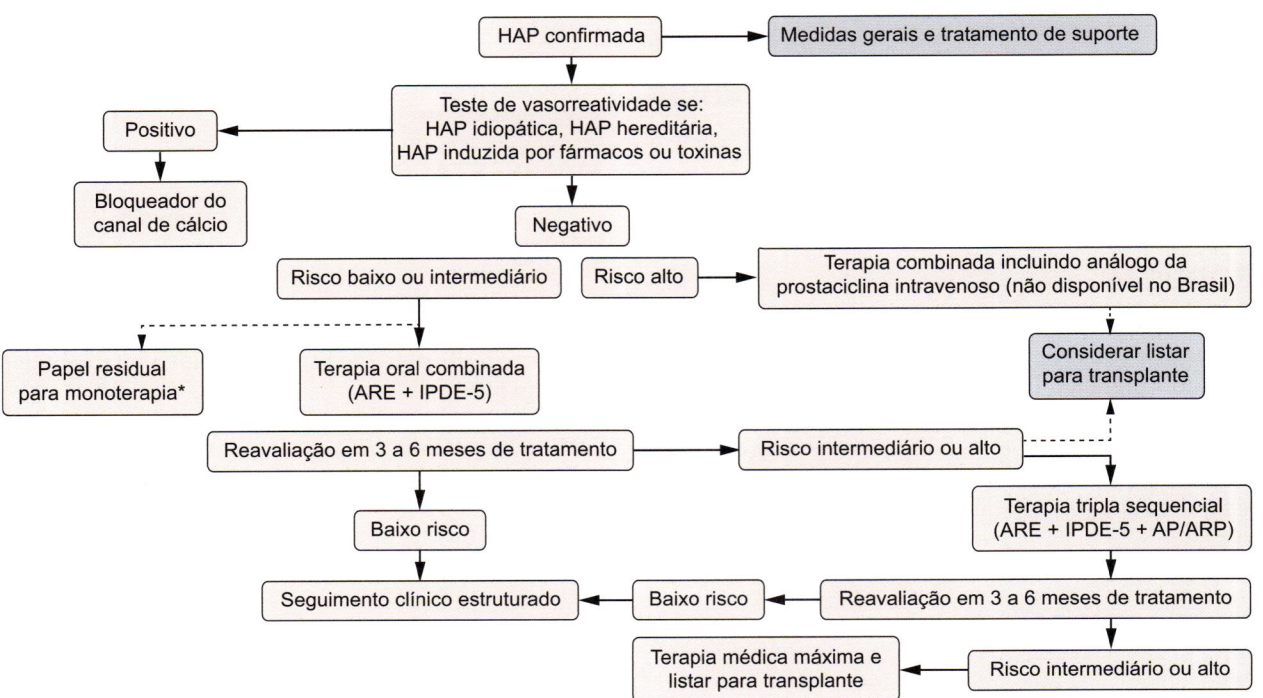

Figura 151.3 Fluxograma de tratamento da HAP. *Incluir: pacientes com perfil de baixo risco e tratados há 5 a 10 anos com monoterapia; HAPI > 75 anos e múltiplos fatores de risco para IC com fração de ejeção preservada; HAP associada a HIV, hipertensão portal e cardiopatias congênitas não corrigidas; alta suspeita de doença veno-oclusiva/hemangiomatose; paciente com doença muito leve; contraindicação para terapia combinada. ARE: antagonista dos receptores de endotelina; IPDE-5: inibidores de fosfodiesterase 5; AP: análogos de prostaciclina; ARP: agonistas dos receptores da prostaciclina. (Adaptada de Galiè et al., 2019.)

Tratamento cirúrgico

- Septostomia atrial pode ser uma alternativa como tratamento paliativo ou ponte para transplante nos pacientes que estão em máxima terapia medicamentosa, mas deteriorando progressivamente
- Transplante de pulmão deve ser considerado em todos os pacientes já em terapia tripla máxima.

SEGUIMENTO

Um seguimento estruturado, com a mesma avaliação de risco realizada na investigação inicial, deve ser feito a cada 3 a 6 meses, para que se defina manutenção ou necessidade de mudanças no tratamento.

BIBLIOGRAFIA

Azevedo MF. GPS Medicamentos. Guia prático em saúde. Rio de Janeiro: Guanabara Koogan; 2017.

Frost A, Badesh D, Gibbs JSR et al. Diagnosis of pulmonary hypertension. Eur Resp J. 2019;53(1):1801904.

Galiè N, Channick RN, Frantz RP et al. Risk stratification and medical therapy of pulmonary arterial hypertension. Eur Respir J. 2019;53:1801-89.

152

Tromboembolismo Pulmonar

Embolia pulmonar

Daniela Graner Schwartz Tannus Silva

INTRODUÇÃO

Tromboembolismo pulmonar (TEP) é a oclusão brusca, parcial ou total, de uma artéria pulmonar ou de seus ramos por um coágulo sanguíneo (trombo) que se desprende de uma veia ou do coração (Figura 152.1).

Os trombos originam-se mais frequentemente em veias dos membros inferiores e da pelve, mas podem se formar também nas câmaras cardíacas e, mais raramente, nos membros superiores.

É uma complicação frequente em pacientes hospitalizados.

FATORES DE RISCO

- Idade avançada
- Repouso prolongado no leito
- Insuficiência cardíaca
- Neoplasia maligna
- AVC
- Gravidez/puerpério

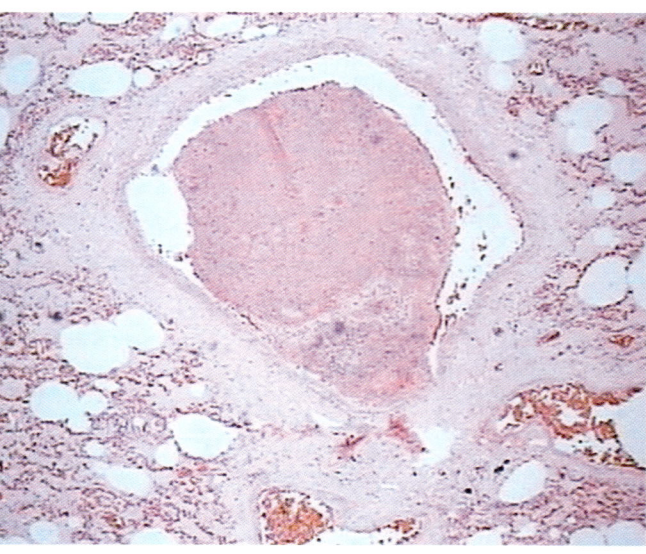

Figura 152.1 Tromboembolismo pulmonar. Corte histológico exibindo êmbolo recente em ramo de médio calibre da artéria pulmonar. (Cortesia de Brasileiro Filho, 2011.)

- Pós-operatório de cirurgia de grande porte
- Lesões traumáticas de membros inferiores
- Obesidade
- Infarto agudo do miocárdio
- Cardiomiopatia
- Lesão da medula espinal
- Cateter venoso central
- Episódio prévio de embolia pulmonar
- Doença pulmonar obstrutiva crônica (DPOC)
- Infecção grave/sepse
- Varizes
- Hipercoagulabilidade
- Uso de contraceptivos
- Viagens longas.

MANIFESTAÇÕES CLÍNICAS

- Taquipneia de instalação súbita, acompanhada de dispneia
- Febre
- Tosse seca
- Dor torácica (pode ser do tipo angina do peito ou pleurítica)
- Taquisfigmia desproporcional ao grau de febre
- Escarro hemoptoico ou hemoptise (indica infarto pulmonar)
- Atrito pleural
- Estertores pulmonares
- Hiperfonese da 2ª bulha pulmonar
- Ritmo de galope
- Cianose
- Ingurgitamento jugular
- Sinais de trombose venosa profunda.

Probabilidade clínica de tromboembolismo pulmonar (escore de Wells)

Todo paciente com suspeita deve ser avaliado quanto à probabilidade de TEP para correta interpretação dos exames complementares. Utilizam-se vários escores auxiliares para essa classificação. Um dos mais simples é o escore de Wells (Quadro 152.1).

Quadro 152.1 Escore de Wells para avaliar a probabilidade clínica de tromboembolismo pulmonar.

Variável	Pontos
TVP ou TEP prévios	1,5
Cirurgia ou imobilização recente (últimas 4 semanas)	1,5
Frequência cardíaca > 100 bpm	1,5
Hemoptise	1
Neoplasia	1
Sinais clínicos de TVP	3
Diagnóstico alternativo menos provável que TEP	3

Probabilidade clínica – TEP improvável: ≤ 4 pontos; TEP provável: > 4 pontos. TVP: trombose venosa profunda; TEP: tromboembolismo pulmonar. Adaptado de Wells et al., 2000.

- Síncope
- Hipotensão arterial e choque
- Arritmias.

EXAMES COMPLEMENTARES

- Radiografia de tórax: normal em 30% dos pacientes. Elevação da hemicúpula diafragmática, opacidade alveolar, derrame pleural, atelectasias (Figura 152.2). Sinal ou corcunda de Hampton (10 a 30% dos casos) – opacidade triangular com base voltada para pleural. Sinal de Westermark – área de hipoperfusão localizada (25 a 30% dos casos)
- Gasometria arterial: pode ser normal. Hipocapnia e hipoxemia são as alterações mais frequentes
- Dímero-D: aumentado no plasma em situações de coagulação e fibrinólise. Dosado pelo método ELISA, tem sensibilidade > 95% e especificidade de cerca de 40%. Se negativo, exclui TEP em pacientes com probabilidade clínica baixa ou moderada
- ECG: pode ser normal; padrão S1Q3T3 sugere TEP
- Ecocardiograma: pode evidenciar trombose intracavitária e sinais de sobrecarga ventricular e atrial direita
- Ecodoppler de membros inferiores: para o diagnóstico da trombose venosa profunda

- Angiotomografia: método de imagem de escolha para TEP. Possibilita a visualização direta do trombo (falhas de enchimento nos vasos)
- Cintilografia pulmonar de ventilação e perfusão: classificada em quatro categorias: normal, baixa, intermediária ou alta probabilidade. Quando normal, exclui TEP. Alta frequência de resultados não conclusivos (Figura 152.3)
- Arteriografia: raramente utilizada atualmente por ser invasiva e passível de complicações graves. Pode ser realizada se os métodos de imagem forem inconclusivos e sempre por profissionais experientes.

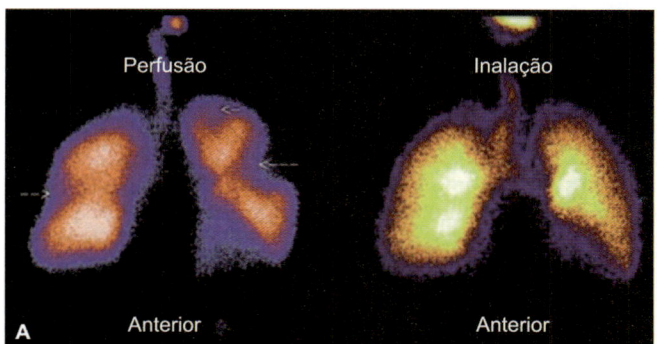

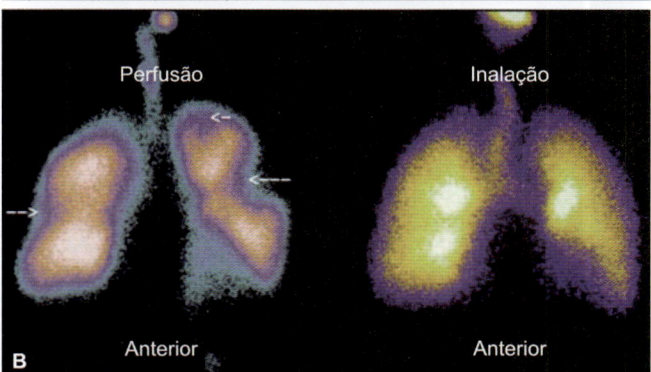

Figura 152.3 Aspecto cintilográfico do tromboembolismo pulmonar.

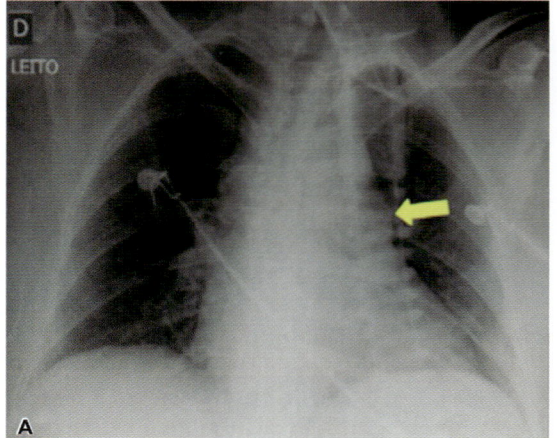

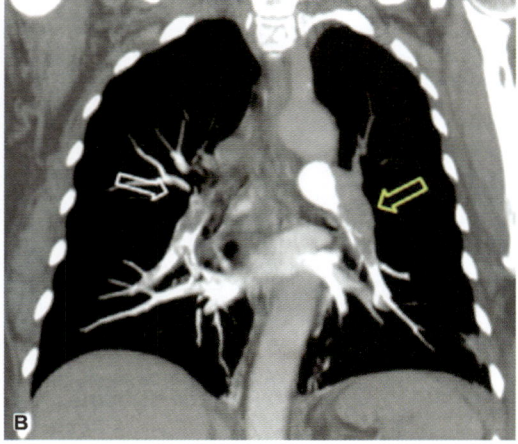

Figura 152.2 Tromboembolismo pulmonar. **A** e **B.** Radiografia de tórax em incidência posteroanterior (PA) e imagem coronal de tomografia computadorizada de tórax em janela de mediastino após injeção de contraste iodado, respectivamente. Observa-se abaulamento do arco médio no contorno mediastinal esquerdo (*seta* em **A**), aspecto que sugere hipertensão arterial pulmonar e falhas de enchimento no interior dos ramos interlobares inferiores das artérias pulmonares (*setas vazadas* em **B**).

DIAGNÓSTICO DIFERENCIAL

- Pneumonia
- Pleurite
- Pericardite
- Pneumotórax
- Síndrome isquêmica aguda do miocárdio
- Infarto agudo do miocárdio
- Dissecção aórtica aguda.

COMPLICAÇÕES

- Infarto pulmonar
- Infecção pulmonar
- Embolia pulmonar recorrente
- Hipertensão pulmonar tromboembólica crônica
- *Cor pulmonale* (agudo e crônico).

DIAGNÓSTICO

A Figura 152.4 apresenta um fluxograma para orientar o diagnóstico de tromboembolismo pulmonar.

- Marcadores de disfunção de VD:
  - Ecocardiograma: sinais de disfunção de VD
  - Tomografia de tórax: avalia dimensões do VD; relação VD/VE > 0,9 ou 1 no fim da diástole sugere disfunção do VD
  - Peptídeo natriurético cerebral (BNP): aumentado quando há disfunção ventricular

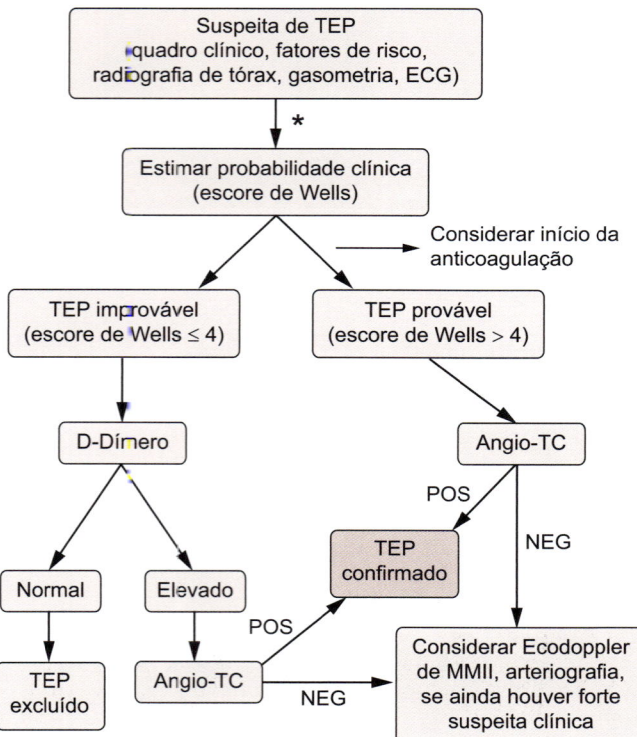

Figura 152.4 Fluxograma diagnóstico. *Em pacientes instáveis hemodinamicamente e com alto risco durante o transporte para realizar angio-TC, pode-se fazer ecocardiograma (ECG) e/ou Ecodoppler de membros inferiores (MMII) à beira do leito. POS: positivo; NEG: negativo.

Estratificação de risco

A avaliação sistematizada dos pacientes com TEP permite a categorização em baixo risco, risco intermediário e alto risco de mortalidade, o que tem impacto na realização de exames complementares e no tratamento.

O primeiro passo é identificar pacientes com alto risco de morte, pela presença de hipotensão arterial ou choque cardiogênico. Esses pacientes devem ser prontamente encaminhados para unidade de terapia intensiva para receberem suporte respiratório e hemodinâmico e terapia de reperfusão.

Pacientes estáveis hemodinamicamente devem ser clinicamente avaliados, preferencialmente por escores clínicos capazes de identificar pacientes com risco muito baixo de complicações e candidatos a receberem tratamento domiciliar (ver Figura 152.5).

O PESI simplificado (PESIs) inclui apenas seis parâmetros clínicos de fácil avaliação (Quadro 152.2). Pacientes que não pontuam no PESI podem ser tratados ambulatorialmente desde que não apresentem nenhum critério de exceção (Quadro 152.3). Pacientes estáveis hemodinamicamente, mas que pontuam no PESI, são classificados com risco intermediário e devem fazer exames complementares adicionais para uma melhor avaliação de risco.

- Marcadores de lesão miocárdica:
  - Troponina: níveis elevados associam-se com maior mortalidade em pacientes hemodinamicamente estáveis.

Ver Quadro 152.4 para avaliação prognóstica do tromboembolismo pulmonar.

TRATAMENTO

- Suporte respiratório e hemodinâmico
- Paciente com alta probabilidade clínica de embolia pulmonar: iniciar tratamento até resultados dos exames complementares
- Pacientes com diagnóstico confirmado de TEP devem ser anticoagulados por, pelo menos, 3 meses e então ser avaliados quanto à necessidade de terapia prolongada.

Pacientes com alto risco de morte (instabilidade hemodinâmica)

Deve ser adotada a terapia de reperfusão. Empregar trombolítico sistêmico quando não houver alto risco de sangramento:

- rtPA, 100 mg durante 2 horas ou 0,6 mg/kg por 15 minutos
- Uroquinase 4.400 UI/kg por 10 minutos, seguida de 4.400 UI/horas durante 12 a 24 horas ou 3 milhões/UI durante 2 horas
- Estreptoquinase 25.0000 UI durante 30 minutos, seguida por 100.000 UI/horas durante 12 a 24 horas ou 1,5 milhão UI durante 2 horas.

Em situações especiais, como alto risco de sangramento ou falha da trombólise sistêmica, e em locais com acesso à trombólise dirigida por cateter ou à remoção de trombos assistida por cateter, essas técnicas podem ser indicadas.

Durante a infusão de uroquinase e estreptoquinase, a infusão de heparina deve ser suspensa; após o término, manter preferencialmente heparina não fracionada nas primeiras horas, enquanto o risco de sangramento e a necessidade de reversão rápida são maiores.

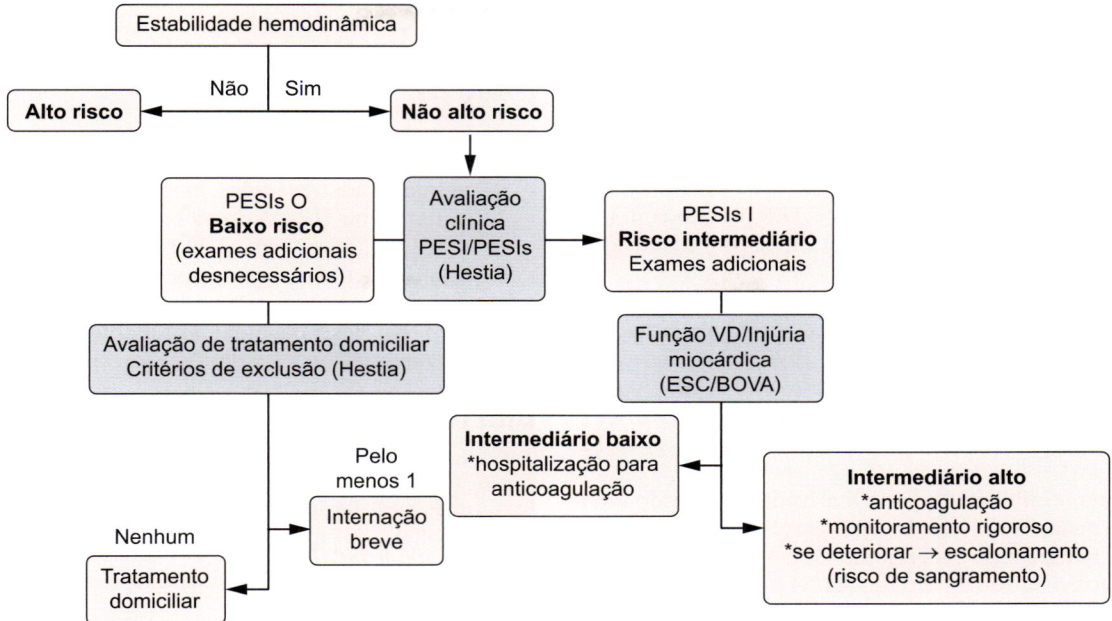

Figura 152.5 Fluxograma para avaliação de risco e tratamento do tromboembolismo pulmonar.

Quadro 152.2 Índice de gravidade da embolia pulmonar simplificado.

Variável	Pontos
Idade > 80 anos	1
História de câncer	1
Insuficiência cardíaca	1
Doença crônica pulmonar	1
Pulso ≥ 110 bpm	1
PAS < 100 mmHg	1
Oximetria de pulso < 90%	1

0 ponto: baixo risco; ≥ 1 ponto: alto risco.

Quadro 152.3 Critérios de exceção para decisão de tratamento domiciliar (estudo HESTIA).

- Paciente é hemodinamicamente instável?
- Trombólise ou embolectomia são necessárias?
- Há sangramento ativo ou alto risco de sangramento?
- Necessário mais de 24 h de O_2 para manter saturação > 90%?
- O TEP foi diagnosticado durante o tratamento com anticoagulante?
- Dor intensa com necessidade de analgésico IV por mais de 24 h?
- Razão médica ou social para tratamento hospitalar por amis de 24 h?
- *Clearance* de creatinina < 30 m ℓ /min?
- Comprometimento importante da função hepática?
- Gravidez?
- História documentada de trombocitopenia induzida por heparina?

Pacientes com risco baixo ou intermediário

Novos anticoagulantes são a primeira escolha:

- Apixabana 10 mg a cada 12 horas por 7 dias, seguida por 5 mg a cada 12 horas; ou
- Dabigatrana 150 mg a cada 12 horas (necessário terapia parenteral com heparina nos primeiros 5 a 10 dias); ou
- Edoxabana 60 mg a cada 24 horas (necessária terapia parenteral com heparina nos primeiros 5 a 10 dias); ou
- Rivaroxabana 15 mg a cada 12 horas por 21 dias, seguida por 20 mg a cada 24 horas.

Nos casos em que esses anticoagulantes não estiverem disponíveis, o tratamento é iniciado com uma das opções de heparina disponíveis ou fondaparinux, seguidos de anticoagulante oral (varfarina)

- Heparina de baixo peso molecular (HBPM):
  - Enoxaparina, 2 mg/kg/dia SC, 12/12 horas (cada 0,2 m ℓ = 20 mg); ou
  - Dalteparina, 200 unidades/kg/dia SC, 12/12 horas (1 amp. = 10 m ℓ = 10.000 unidades; ou
  - Nadroparina, 225 unidades/kg/dia SC, 12/12 horas (cada 0,3 m ℓ = 3.075 unidades)
  - Não há necessidade de monitorar laboratorialmente
  - Pode ser utilizada com segurança em obesos mórbidos de até 150 kg com dose conforme o peso

Quadro 152.4 Avalição prognóstica do tromboembolismo pulmonar.

Risco de mortalidade	Choque ou hipotensão	Disfunção de VD	Lesão miocárdica	Tratamento
Alto (> 15%)	Sim*	Sim	Sim	Trombólise ou embolectomia
Intermediário (3 a 15%)	Não	Sim	Sim	Admissão hospitalar
		Sim	Não	
		Não	Sim	
Baixo (< 1%)	Não	Não	Não	Alta precoce ou tratamento domiciliar

*Na presença de choque ou hipotensão, o paciente já é classificado como de alto risco, sem necessidade de confirmar disfunção ou lesão de VD. (Adaptado de Torbicki et al., 2014.)

- Heparina não fracionada (HNF) IV:
  - *Bolus* IV, 80 UI/kg ou 5.000 UI
  - Infusão contínua, 18 UI/kg/hora ou 1.300 UI/hora, ajustado a seguir para manter o TTPA entre 1,5 e 2,5 o controle. Determinar TTPA a cada 6 horas e ajustar a dose conforme necessário até TTPA ideal. A seguir, TTPA diariamente
  - Preferir esse esquema em casos de TEP maciço com necessidade de trombolítico, em pacientes com insuficiência renal grave (Cl creatinina < 30 mℓ/minuto)
- Heparina não fracionada (HNF) SC, dose ajustada:
  - Dose inicial de 17.500 UI ou 250 UI/kg SC, de 12/12 horas, ajustar a dose para manter TTPA entre 1,5 e 2,5 o controle (dosar o TTPA 6 horas após a infusão)
- Heparina não fracionada (HNF) SC, dose fixa:
  - Dose inicial de 333 UI/kg e, a seguir, 250 UI/kg, 12/12 horas
- Fondaparinux (inibidor do fator X ativado) de acordo com o peso do paciente:
  - Peso < 50 kg: 5 mg, 24/24 horas
  - Peso entre 50 e 100 kg: 7,5 mg, 24/24 horas
  - Peso > 100 kg: 10 mg, 24/24 horas
  - Não há necessidade de monitorar laboratorialmente
  - É contraindicado se a depuração de creatinina < 30 mℓ/minuto
  - Não deve ser utilizado em gestantes
- Varfarina: 5 mg/dia, VO, iniciar no 1º dia e, após o 3º dia, ajustar dose aumentando ou diminuindo a dose semanal em 20%, de acordo com o tempo de protrombina (RNI deve ficar entre 2 e 3 vezes o controle normal)
- Suspender heparina após atingir RNI ideal por 2 dias consecutivos (manter heparina e anticoagulante oral por, no mínimo, 5 dias).

É importante ressaltar que anticoagulante oral é contraindicado para gestante; paciente anticoagulado que continua apresentando episódios de embolia; paciente com contraindicação absoluta a anticoagulante (avaliar possibilidade de colocar filtro de veia cava). Pacientes com risco intermediário a alto devem ser rigorosamente monitorados após o início da anticoagulação quanto à possibilidade de deterioração clínica e necessidade de trombólise.

Atenção

- Na impossibilidade de fazer angiotomografia ou cintilografia pulmonar, raciocinar com dados clínicos + Ecodoppler de membros inferiores.
  A comprovação de trombose venosa profunda ou intracardíaca em pacientes com manifestações pulmonares fortalece acentuadamente a suspeita diagnóstica de embolia pulmonar
- Se o ecodoppler de membros inferiores também não estiver disponível, persistindo forte suspeita clínica e não sendo possível excluir outros diagnósticos (ECG, radiografia do tórax, gasometria), iniciar tratamento anticoagulante e encaminhar o paciente para investigação especializada
- Trombose em veias pélvicas é de difícil diagnóstico. Considerar essa possibilidade principalmente no puerpério de gestação de risco com parto complicado em paciente com suspeita clínica de embolia pulmonar
- Embolia pulmonar sem infarto pode manifestar-se apenas por taquipneia acompanhada de falta de ar. Contudo, ansiedade e inquietação podem ser proeminentes.

PREVENÇÃO

Identificar fatores de risco para implementação de medidas profiláticas:

- Risco baixo: medidas mecânicas (deambulação precoce, dispositivos de compressão intermitente, meias elásticas)
- Risco moderado: medidas mecânicas + HNF 5.000 UI, 12/12 horas, ou HBPM doses baixas (enoxaparina, 0,2 mℓ SC, 1 vez/dia, dalteparina, 2.500 UI SC, 1 vez/dia)
- Risco alto: medidas mecânicas + HBPM (enoxaparina, 0,4 mℓ SC, 1 vez/dia, ou dalteparina, 5.000 UI SC, 1 vez/dia) ou HNF em dose ajustada para manter TTPA em 1,5 vez o controle.

BIBLIOGRAFIA

Azevedo MF. GPS Medicamentos. Guia prático em saúde. Rio de Janeiro: Guanabara Koogan; 2017.

Brasileiro Filho G. Bogliolo Patologia. 8. ed. Rio de Janeiro: Guanabara Koogan; 2001.

Sociedade Brasileira de Pneumologia e Tisiologia (SBPT). Prática pneumológica. Org, Sergio Saldanha Menna Barreto. Rio de Janeiro: Guanabara Koogan; 2010.

Kearon C, Aki E, Orneals J et al. Antithrombotic therapy for VTE disease. CHEST Guideline and Expert Panel report. CHEST 2016;149(2): 315-52.

Konstantinides V, Torbicki A, Agnelli G et al. 2014 ESC Guidelines on the diagnosis and management of acute pulmonary embolism. Eur Respir J 2014;35:3033-80.

Wells OS, Anderson DR, Rodger M et al. Derivation of a simple clinical model to categorize patients probability of pulmonary embolism: increasing the model utility with the SimpliRED D-dimer. Thromb Haemost 2000;83:416-20.

Zondag W, Mos ICM, Creemers-Schild D et al. Outpatient treatment in patients with acute pulmonary embolism: the Hestia study. J Thromb Haemost 2011;9(8):1500-7.

153
Embolia Gordurosa

Síndrome de embolia gordurosa

Marcelo Fouad Rabahi • Matheus Rabahi

INTRODUÇÃO

A síndrome de embolia gordurosa (SEG) é caracterizada pela presença de insuficiência respiratória associada a alterações neurológicas podendo levar à morte. Ocorre em cerca de 2% dos indivíduos com fratura de ossos longos, e em 10% dos pacientes com fraturas múltiplas e lesões pélvicas. O diagnóstico é um desafio e deve ser feito de forma precoce para que o paciente receba os cuidados adequados.

É definida pela presença de gotículas de gordura na circulação pulmonar. A maioria dos casos é decorrente de fraturas de ossos longos e da pelve com o deslocamento de gotículas de gordura da medula óssea desses ossos, portanto, a presença de trauma ortopédico e não ortopédico estão entre os fatores associados principais. Causas não ortopédicas são raras (Quadro 153.1).

Teoria mecânica e teoria bioquímica

Na teoria mecânica da patogênese da SEG, admite-se que as células adiposas possam ter um potencial protrombótico ativando o gatilho da agregação de plaquetas e fibrina, o que resultaria em obstruções importantes do leito vascular pulmonar, inflamação localizada, hemorragia e edema. Em situações mais graves, esse processo pode levar à falha ventricular direita e choque obstrutivo.

Na teoria bioquímica, entende-se que a degradação da gordura em intermediários protrombóticos leva à SEG, corroborando com o quadro clínico tardio de SEG (24 a 72 horas após o trauma), sendo esse o tempo que a gordura demoraria para se degradar e trombosar o vaso.

Quadro 153.1 Condições associadas à síndrome de embolia gordurosa.

Traumáticas

- Causas ortopédicas
  - Fraturas de ossos longos (fêmur)
  - Fraturas pélvicas
  - Fraturas de outros ossos contendo medula (costelas)
  - Procedimentos ortopédicos
  - Acessos ou infusões intraósseos
- Causas não ortopédicas
  - Lesões de tecidos moles
  - Compressão torácica com ou sem fraturas de costelas
  - Queimadura
  - Lipoaspiração, lipoinjeção, enxerto de gordura
  - Coleta e transplante de medula óssea

Não traumáticas (raras)

- Pancreatite
- Diabetes
- Osteomielite e paniculite
- Tumores ósseos
- Terapia prolongada de corticoide
- Hemoglobinopatias
- Doença gordurosa do fígado
- Infusão lipídica
- Metástases de tumores gordurosos
- Osteonecrose
- Necrose de medula óssea

MANIFESTAÇÕES CLÍNICAS

As manifestações clínicas costumam ocorrer em 24 a 72 horas após o evento inicial, mas podem raramente surgir de 12 horas até 2 semanas após o evento incitante. São elas:

- Disfunção respiratória – achados precoces mais frequentes:
  - Hipoxemia
  - Dispneia
  - Taquipneia
- Disfunção neurológica
  - Confusão mental aguda
  - Alteração do nível de consciência
  - Convulsões
  - Déficit focal
- Erupções petequiais, locais preferenciais: cabeça, pescoço, tórax anterior e região subconjuntival
  - *Rash* petequial marrom-avermelhado.

A tríade clássica da embolia gordurosa inclui hipoxemia, anormalidades neurológicas e erupção petequial. As manifestações menos comuns são anemia, trombocitopenia, febre, lipidúria e anormalidades de coagulação; depressão do miocárdio e choque são raros.

EXAMES COMPLEMENTARES

Os exames laboratoriais não são específicos e podem revelar anemia, trombocitopenia e anormalidades da coagulação.

Nenhum biomarcador específico foi validado para uso clínico na SEG.

Imagens pulmonares e cerebrais são frequentemente realizadas para investigar a etiologia das anormalidades

- Radiografias de tórax: normais na maioria dos pacientes
- TC de tórax: pode ser normal, mas opacidades em vidro fosco bilaterais ou nódulos centrolobulares são descritos
- Angiografia pulmonar por TC: não é realizada rotineiramente para o diagnóstico, mas pode ajudar a excluir o tromboembolismo pulmonar
- Ressonância magnética: pode estar associada a um padrão "campo estrela" de lesões difusas, pontuais e hiperintensas.

COMPROVAÇÃO DIAGNÓSTICA

O diagnóstico de SEG é mais comumente feito quando manifestações clínicas (p. ex., hipoxemia mais comprometimento neurológico) ocorrem no ambiente clínico apropriado e não existe explicação alternativa, portanto, é um diagnóstico de exclusão (Figura 153.1).

DIAGNÓSTICOS DIFERENCIAIS

- Tromboembolismo pumonar (TEP)
- Síndrome da embolia por líquido amniótico
- Embolia tumoral
- Embolia de corpo estranho
- Embolia aérea
- Distúrbios de preenchimento alveolar (pneumonia, aspiração, contusão pulmonar, IC, SARA).

TRATAMENTO

Tratamento não medicamentoso

- Tratamento da causa: imobilizar lesões e fixar cirurgicamente as fraturas em qualquer estágio da doença
- Cuidados de suporte: reposição volêmica, oxigenação e, quando indicado, ventilação mecânica
- Evitar transporte desnecessário
- Evitar manter tração esquelética em paciente acamado.

Tratamento medicamentoso

- Em pacientes com SEG e risco de vida, indica-se hidrocortisona 100 mg (3 vezes/dia) IV durante 1 a 5 dias; ou metilprednisolona 1 a 1,5 mg/kg/dia. Deve-se ponderar o seu uso em relação ao risco aumentado de infecções associadas aos corticoides
- A administração de heparina não é recomendada por falta de estudos que demonstrem seus benefícios e danos.

PREVENÇÃO

- Imobilização gessada ou estabilização cirúrgica da fratura dentro de 24 horas
- Limitação da pressão intraóssea.

EVOLUÇÃO E PROGNÓSTICO

- Alta mortalidade, com prognóstico reservado nos pacientes com SARA ou em coma.

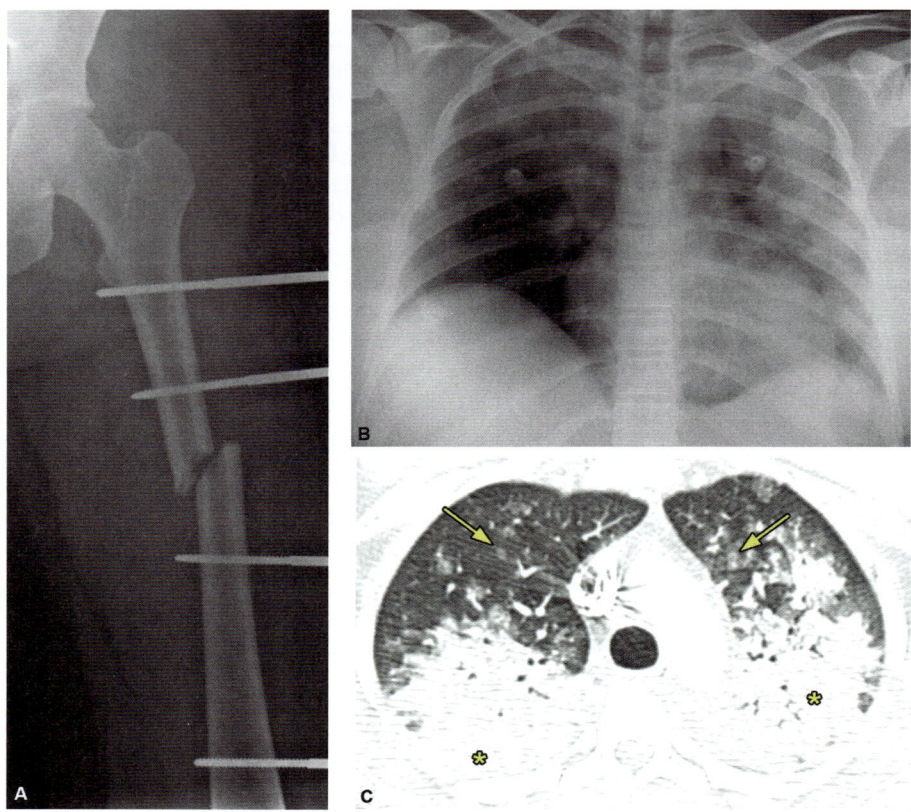

Figura 153.1 Síndrome da embolia gordurosa. **A.** Pós-operatório de fixação de fratura diafisária do fêmur. Após 48 horas, quadro de dispneia progressiva. **B.** Radiografia de tórax em incidência anteroposterior evidenciando opacidades alveolares esparsas bilaterais. **C.** Tomografia de tórax de alta resolução em janela de pulmão evidenciando extensas consolidações de predomínio nos campos pulmonares pendentes (*asteriscos*), além de opacidades centrolobulares em vidro fosco bilaterais (*setas*).

Atenção

Na maioria dos casos de SEG, os sintomas são transitórios e totalmente reversíveis dentro de alguns dias, embora, no SEG grave, possam persistir por mais de 1 semana.

BIBLIOGRAFIA

Fukumoto LE, Fukumoto KD. Fat embolism syndrome. Nurs Clin North Am. 2018, Sep;53(3):335-47.

Pellegrini VD Jr, Evarts CM. The fat embolism syndrome. In: Surgery of the musculoskeletal system. 2. ed. New York: Churchill Livingstone; 1989.

Seção D • Infecções Pulmonares

154
Abscesso Pulmonar
Pneumonia necrotizante

Fernanda Miranda de Oliveira ◆ José Tadeu Colares Monteiro ◆ Marcelo Fouad Rabahi

INTRODUÇÃO

Caracteriza-se por supuração, necrose e formação de cavidade no parênquima pulmonar causada por aspiração de germes piogênicos ou por mecanismo embólico, habitualmente limitada a uma área circunscrita com a presença de nível líquido, podendo evoluir com a formação de fístula broncopulmonar.

Quando o quadro é caracterizado por múltiplos abscessos, denomina-se pneumonia necrotizante.

Mais comum em homens, com idade entre 30 e 50 anos.

CLASSIFICAÇÃO

- Duração: agudo, menos de 6 semanas, e crônico, mais de 6 semanas
- Etiopatogenia:
  - Primários: forma aspirativa, a principal, que ocorre a partir de material séptico proveniente da boca, infecções dentais ou periodontais (gengivite, doença periodontal) e/ou vias respiratórias superiores, esôfago ou estômago

- Secundários: obstruções brônquicas, disseminação hematogência, drenagem direta de lesões localizadas no mediastino, subfrênicos, complicação de cirurgia, pacientes imunodeprimidos
- Disseminação:
  - Broncogênica: por aspiração, obstrução por tumores, corpos estranhos, aumento de linfonodos ou malformação
  - Hematogênica: secundária a sepse abdominal, endocardite ou embolia séptica.

Agentes etiológicos de abscesso primário

Na maioria dos casos de abscesso primário por aspiração, o agente etiológico é um microrganismo anaeróbio presente em gengivas com dentes em mau estado, incluindo os gram-negativos (*Fusobacterium nucleatum*, *Prevotella melaninogenica*, *Prevotella intermedia*, *Prevotella oralis*, grupo de *Bacteroides fragilis*) ou gram-positivos (*Peptostreptococcus* sp., estreptococo anaeróbio, estreptococo microaerofílico), de forma isolada ou acompanhados de aeróbios (*Streptococcus pyogenes*, *Staphylococcus aureus*, *Klebsiella pneumoniae*, *Escherichia coli*, *Pseudomonas aeruginosa*).

FATORES PREDISPONENTES

- Idade avançada, alcoolismo, drogas ilícitas, diabetes melito, rebaixamento do nível de consciência (coma, convulsões, ventilação mecânica, distúrbios neuromusculares), desnutrição, uso de corticoides, imunossupressores, refluxo gastresofágico, disfagia e tosse ineficiente
- Doenças do esôfago: megaesôfago, neoplasias, estenose, divertículo, hérnia de hiato, presbiesôfago
- Fatores que interferem na deglutição: distúrbios neurológicos, miastenia *gravis*, tumores na orofaringe ou laringe, pacientes traqueostomizados
- Forma obstrutiva: tumores endobrônquicos, corpo estranho, tampões mucosos brônquicos, compressões brônquicas extrínsecas (linfonodos, aneurismas, cistos)
- Pós-pneumônico (*Klebsiella* e estafilococos)
- Via hematogênica: septicemia bacteriana, embolia pulmonar com infarto, manipulação do sistema geniturinário, abscesso hepático
- Por contiguidade: extensão do processo inflamatório infradiafragmático (abscesso subfrênico, abscesso hepático)
- Traumatismo torácico: contusões, hematomas
- Outras causas: sequestro pulmonar, cisto brônquico, cisto hidático, pneumatocele, bolhas subpleurais.

MANIFESTAÇÕES CLÍNICAS

- Febre, calafrios, sudorese, mal-estar, astenia
- Dor pleurítica, dispneia, taquipneia
- Tosse (inicialmente seca, depois produtiva)
- Expectoração purulenta volumosa e com odor fétido (vômica)
- Halitose
- Hemoptise
- Baqueteamento digital (abscesso crônico > 4 semanas)
- Ausculta: sinais de consolidação pulmonar (murmúrio vesicular aumentado ou estertores crepitantes de finas bolhas localizados) ou de cavidade pulmonar, (sopro tubário) dependendo da fase evolutiva do abscesso.

DIAGNÓSTICO DIFERENCIAL

- Carcinoma brônquico escavado
- Bronquiectasia
- Tuberculose
- Empiema com fístula broncopleural
- Micose pulmonar (actinomicose, nocardiose)
- Metástases (pneumonia necrotizante)
- Pneumoconiose (forma cavitária)
- Hérnia hiatal
- Hematoma pulmonar
- Cisto hidático.

EXAMES COMPLEMENTARES

- Radiografia e TC do tórax: cerca de 75% dos abscessos pulmonares localizam-se nos segmentos posteriores do lobo superior direito ou segmento apical de lobos inferiores (Figura 154.1)
- Hemograma: leucocitose com desvio à esquerda, granulações tóxicas nos neutrófilos
- Exame bacteriológico e cultura do escarro: apenas para afastar tuberculose, destaca-se a importância do teste rápido molecular com sensibilidade e especificidade em torno de 90%

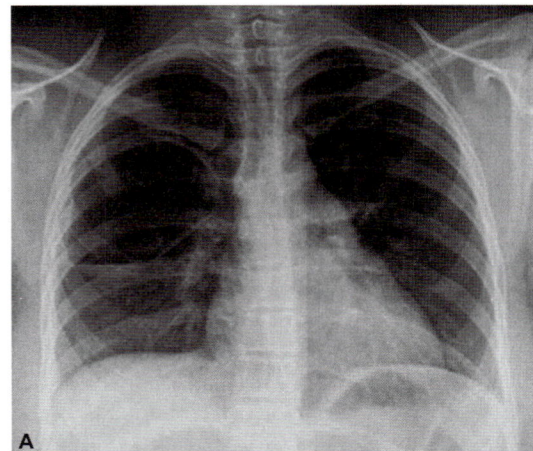

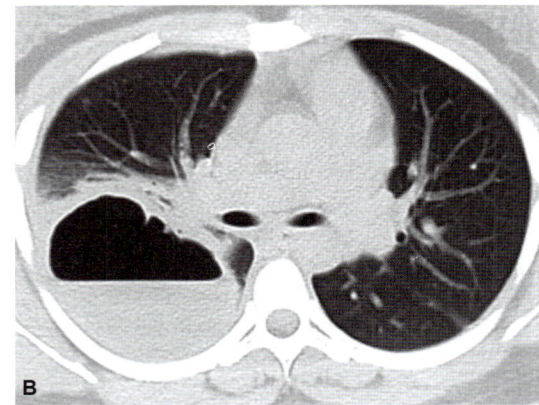

Figura 154.1 Abscesso pulmonar. **A.** Radiografia simples de tórax revela a formação cavitária com nível líquido. **B.** Tomografia computadorizada mostra cavidade de paredes finas e nível líquido.

- Broncoscopia com lavado broncoalveolar: útil para diagnóstico diferencial e coleta de material para análise bacteriológica
- Toracocentese e pesquisas de rotina do líquido pleural onde houver derrame pleural associado ao quadro
- Hemocultura: indicada se houver critérios de sepse e falha terapêutica.

COMPROVAÇÃO DIAGNÓSTICA

- Dados clínicos + radiografia de tórax
- O diagnóstico etiológico pode ser difícil.

COMPLICAÇÕES

- Abscesso cerebral
- Meningite
- Empiema
- Pneumotórax
- Hemoptise maciça
- Fístula broncopleural.

TRATAMENTO

Medidas gerais

- Fisioterapia respiratória e manobras de drenagem
- Suporte nutricional e tratamento de comorbidades.

Tratamento medicamentoso

Os abscessos geralmente são causados por germes de flora mista, com predomínio de anaeróbios, fato que deve ser considerado na escolha dos antibióticos

- 1ª escolha: clindamicina, 600 mg, 6/6 horas IV ou 300 mg, 6/6 horas; quando comparada às penicilinas, demonstra menor tempo de recuperação dos sintomas; metronidazol, como única terapia, não parece efetivo devido à flora polimicrobiana
- Outros esquemas: amoxicilina-clavulanato, 1.000 mg/200 mg, 8/8 horas IV ou 875 mg/125 mg, 12/12 horas VO; ou ampicilina-sulbactam, 1.000 mg/500 mg, 8/8 horas IV ou 875 mg/125 mg, 6/6 horas VO; ou moxifloxacino, 400 mg, 24/24 horas IV ou 400 mg, 24/24 horas VO.

A duração do tratamento é de 4 a 6 semanas, devendo-se usar a via intravenosa nas primeiras 3 semanas.

Em caso de falha terapêutica, considerar a possibilidade de resistência bacteriana. Nesses casos, o tratamento deve ser baseado em cultura com antibiograma.

Tratamento cirúrgico

- Drenagem externa, percutânea, guiada por tomografia ou ultrassonografia ou broncoscopia, indicada em pacientes com resposta desfavorável aos antibióticos
- Ressecção pulmonar em casos selecionados (necrose maciça, hemoptise com risco à vida).

EVOLUÇÃO E PROGNÓSTICO

- Cura com tratamento adequado
- Risco à vida em pacientes imunodeprimidos ou com abscessos múltiplos.

BIBLIOGRAFIA

Azevedo MF. GPS Medicamentos. Guia prático em saúde. Rio de Janeiro: Guanabara Koogan; 2017.

Bartlett JG. The role of anaerobic bacteria in lung abscess. Clin Infect Dis. 2005;40:923-5.

Gonçalves AM, Menezes Falcão L, Ravara L. Pulmonary abcess, a revision. Rev Port Pneumol. 2008;14:141-9.

Kuhajda I, Zarogoulidis K, Tsirgogianni K et al. Lung abscess-etiology, diagnostic and treatment options. Ann Transl Med. 2015;3(13):183.

Magalhães L, Valadares D, Oliveira JR et al. Lung abscesses: review of 60 cases. Rev Port Pneumol. 2009;15:165-78.

Moreira JS, Camargo JJ, Felicetti JC et al. Lung abscess: analysis of 252 consecutive cases diagnosed between 1968 and 2004. J Bras Pneumol. 2006;32:136-43.

Pagès PB, Bernard A. Lung abscess and necrotizing pneumonia: chest tube insertion or surgery? Rev Pneumol Clin. 2012;68:84-90.

Porto AL, Porto CC. Semiologia médica. 8. ed. Rio de Janeiro: Guanabara Koogan; 2019.

Seo H, Cha SI, Shin KM et al. Focal necrotizing pneumonia is a distinct entity from lung abscess. Respirology. 2013;18:1095-100.

Stock CT, Ho VP, Towe C et al. Lung abscess. Surg Infect. (Larchmt) 2013;14:335-6.

Yazbeck MF, Dahdel M, Kalra A et al. Lung abscess: update on microbiology and management. Am J Ther. 2014;21:217-21.

155
Pneumonia

Pneumonites, broncopneumonias

Fernanda Miranda de Oliveira ◆ José Tadeu Colares Monteiro ◆ Marcelo Fouad Rabahi

INTRODUÇÃO

Pneumonias são doenças infecciosas agudas causadas por vírus, bactérias ou fungos que acometem os espaços aéreos.

A pneumonia adquirida na comunidade (PAC) é aquela adquirida fora do ambiente hospitalar ou de unidades de atenção à saúde ou que se manifesta em até 48 horas após a admissão hospitalar. É a principal causa de morbidade, hospitalização e mortalidade no mundo, com diagnóstico e tratamento desafiadores, sendo a etiologia pneumocócica a de maior prevalência.

No Brasil, são escassos os dados sobre a prevalência da PAC. Contudo, registros do Datasus informam ser a principal causa de hospitalização (excluindo causas relacionadas à gravidez, parto e puerpério).

Dentre as pneumonias, a PAC é a de maior impacto, sendo a terceira causa de mortalidade no Brasil.

ETIOLOGIA

Os patógenos mais comuns das pneumonias, de acordo com a gravidade e o local de internação, estão descritos no Quadro 155.1.

MANIFESTAÇÕES CLÍNICAS

Os sintomas são agudos, predominando tosse, além de um ou mais dos seguintes sintomas: expectoração, falta de ar e dor torácica.

Quadro 155.1 Principais patógenos associados às pneumonias.

PAC ambulatorial (leve)	Internados (não em UTI)	Internados em UTI (grave)
S. pneumoniae	S. pneumoniae	S. pneumoniae
M. pneumoniae	M. pneumoniae	Bacilos gram-negativos
C. pneumoniae	C. pneumoniae	H. influenzae
Vírus respiratório	Vírus respiratório	Legionella sp.
H. influenzae	H. influenzae	S. aureus
–	Legionella sp.	–

As manifestações gerais são frequentes: cefaleia, sudorese, calafrios, mialgia, febre e confusão mental, em particular em idosos. A esses dados se acrescentam os obtidos no exame físico do tórax.

A tríade propedêutica diagnóstica é formada por anamnese, exame físico e radiografia de tórax posteroanterior e perfil.

As faixas etárias mais suscetíveis a quadros mais graves são crianças com menos de 5 anos e idosos com mais de 70 anos de idade.

EXAMES COMPLEMENTARES

- Radiografia de tórax: deve ser solicitada em todos os pacientes com suspeita de PA. Porém, se o médico estiver seguro do diagnóstico, a ausência da radiografia não deve protelar o início do tratamento. Em caso de dúvida diagnóstica ou necessidade de diagnóstico diferencial, seguimento do tratamento ou se a resposta ao tratamento não for boa, a radiografia de tórax é indispensável
- Tomografia computadorizada de tórax (TC): exame útil quando a acurácia da radiografia de tórax for baixa, como em pacientes obesos, imunossuprimidos ou com alterações radiológicas prévias. É importante para a avaliação de complicações, como abscesso de pulmão e na investigação da má resposta ao tratamento.
- Exame direto e cultura de amostras de escarro: um estudo mostrou que a sensibilidade e a especificidade do exame de escarro variaram de acordo com a etiologia: 62,5 e 91,5% para *Streptococcus pneumoniae*; 60,9 e 95,1% para *Haemophilus influenzae*; 68,2 e 96,1% para *Moraxella catarrhalis*; 39,5 e 98,2% para *Klebsiella pneumoniae*; 22,2 e 99,8% para *Pseudomonas aeruginosa*; 9,1 e 100% para *Staphylococcus aureus*. O tratamento dos casos nos quais se identificou o patógeno foi semelhante ao tratamento iniciado empiricamente
- Hemocultura: empregada em casos selecionados
- Testes para detecção de antígenos urinários para *S. pneumoniae* e *Legionella* sp: empregados em casos selecionados
- Testes moleculares: podem ser úteis, quando disponíveis, testes rápidos para influenza, *M. tuberculosis*, vírus respiratórios e para detectar patógenos atípicos (*M. pneumoniae*, *C. pneumoniae*, *Legionella* sp. e *B. pertussis*)

Investigação da causa

Nos casos de PAC tratados ambulatorialmente, não é necessário fazer a investigação da causa; contudo, em pacientes com PAC grave ou que não respondem à terapia empírica inicial, ela se torna indispensável.

Coleta de amostras de forma invasiva

Nos casos com derrame pleural, a coleta de amostra é feita de forma invasiva, por via broncoscópica, aspiração endotraqueal ou toracocentese.

- Testes sorológicos e cultura para germes atípicos.
- Biomarcadores no manejo da PAC:
  - Proteína C reativa: marcador de atividade inflamatória, com valor prognóstico no acompanhamento do tratamento. A manutenção de níveis elevados após 3 a 4 dias de tratamento e redução inferior a 50% do valor inicial sugere pior prognóstico ou surgimento de complicações. Contudo, não há dados consistentes para utilizar essa informação como guia na decisão para utilização ou não de antibióticos
  - Procalcitonina: eleva-se dentro de 2 horas após o estímulo bacteriano, mais rapidamente do que a elevação da proteína C reativa, sendo ainda mais específica para infecções bacterianas. Contudo, é pouco disponível.

A avaliação combinada pode ser uma boa opção para melhora na acurácia diagnóstica quando se acrescenta a dosagem de procalcitonina e proteína C reativa aos sinais e sintomas clínicos nos pacientes com suspeita de PAC atendidos na assistência primária e na emergência.

ESCORES DE AVALIAÇÃO DA GRAVIDADE

- *Pneumonia Severity Index* (PSI) (escore de gravidade da pneumonia)
- CURB-65
- CRB-65
- Diretrizes da American Thoracic Society/Infectious Diseases Society of America (ATS/IDSA) 2007
- SMART-COP (pressão sanguínea sistólica, envolvimento multilobar, albumina, frequência respiratória, taquicardia, confusão mental, oxigenação e pH)
- Pneumonia adquirida na comunidade grave (SCAP, do inglês *Severe Community-Acquired Pneumonia*)

Os três últimos estão relacionados à pneumonia grave e à internação em UTI e não serão abordados neste capítulo. Além dos escores, outros fatores devem ser levados em consideração antes de optar pelo local de tratamento: viabilidade do uso de medicamentos por via oral, comorbidades associadas, fatores psicossociais e características socioeconômicas do indivíduo.

Pneumonia Severity Index

No Quadro 155.2 está descrito o escore de pontos utilizado no PSI. A estratificação do risco em cinco categorias com sugestão do local de tratamento está resumida no Quadro 155.3.

CURB-65 e CRB-65

Simples e com aplicabilidade imediata. Não incluem comorbidades. Para cada um dos itens a seguir, soma-se 1 ponto e, com isso, obtém-se uma estratificação para direcionamento do tratamento, conforme descrito na Figura 155.1:

- Confusão mental (escore ≤ 8, segundo o teste minimental)
- Ureia > 50 mg/d ℓ

Quadro 155.2 Escore de pontos utilizado no *Pneumonia Severity Index*.

Fatores demográficos	Escore	Achados laboratoriais e radiológicos	Escore
Idade, anos	–	pH < 7,35	30
Homens	n	Ureia > 65 mg/ℓ	20
Mulheres	n – 10	Sódio < 130 mEq/ℓ	20
Procedência de asilos	Mais 10	Glicose > 250 mg/ℓ	10
		Hematócrito < 30%	10
		P_{O_2} < 60 mmHg	10
		Derrame pleural	10
Comorbidades	–	Exame físico	–
Neoplasia	30	Alteração do estado mental	20
Doença hepática	20	FR > 30 ciclos/min	20
IC	10	PAS < 90 mmHg	20
Doença cerebrovascular	10	Temperatura < 35° ou > 40°C	15
Doença renal	10	FC ≥ 125 bpm	10

IC: insuficiência cardíaca; PAS: pressão arterial sistólica. Adaptado de Corrêa et al., 2018.

Quadro 155.3 Estratificação de risco segundo o *Pneumonia Severity Index* em cinco categorias com sugestão do local de tratamento.

Classe	Pontos	Mortalidade (%)	Local sugerido de tratamento
I	–	0,1	Ambulatório
II	≤ 70	0,6	Ambulatório
III	71 a 90	2,8	Ambulatório ou internação breve
IV	91 a 130	8,2	Internação
V	> 130	29,2	Internação

Adaptado de Corrêa et al., 2018.

- Frequência respiratória > 30 ciclos/minuto
- Medida da pressão arterial sistólica < 90 mmHg ou pressão arterial diastólica < 60 mmHg
- Idade ≥ 65 anos.

TRATAMENTO

Pacientes ambulatoriais

- Sem comorbidades, uso recente de antibióticos, fator de risco para resistência, contraindicação ou história de alergia a estes medicamentos: amoxicilina isoladamente ou amoxicilina + ácido clavulânico VO, ou macrolídeos (azitromicina ou claritromicina VO)
- Com fatores de risco, doença mais grave, uso recente de antibióticos: betalactâmico + macrolídeo VO
- Em caso de alergia a betalactâmicos/macrolídeos: moxifloxacino ou levofloxacino VO.

Pacientes internados

- Cefalosporinas de terceira geração (ceftriaxona ou cefotaxima) ou ampicilina/sulbactam + macrolídeo (azitromicina ou claritromicina); ou

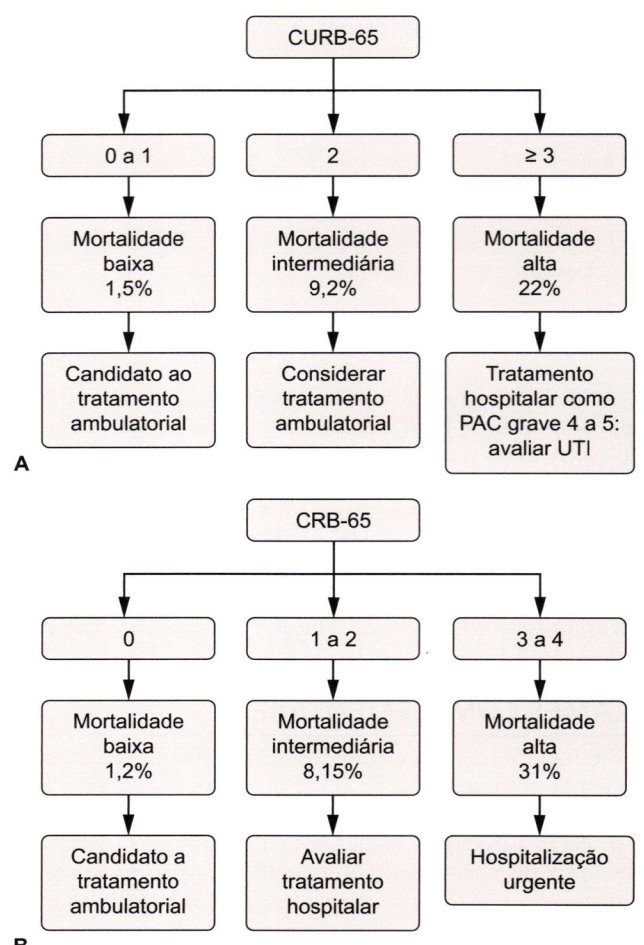

A

B

Figura 155.1 Fluxogramas de estratificação de risco segundo CURB-65 (**A**) e CRB-65 (**B**) em três categorias, com sugestão de local do tratamento.

- Cefalosporinas de terceira geração (ceftriaxona ou cefotaxima) ou amoxicilina + ácido clavulânico; ou
- Levofloxacino ou moxifloxacino em monoterapia.

Pacientes internados em UTI

- Cefalosporinas de terceira geração (ceftriaxona ou cefotaxima) ou ampicilina/sulbactam + macrolídeo (azitromicina ou claritromicina); ou
- Cefalosporinas de terceira geração (ceftriaxona ou cefotaxima) + quinolona respiratória.

Duração do tratamento

- PAC de baixa gravidade, paciente ambulatorial e monoterapia, duração do tratamento: 5 dias
- PAC de moderada a alta gravidade: deve ser tratada com os mesmos esquemas antibióticos por 7 a 10 dias. O tratamento pode ser estendido até 14 dias, dependendo da evolução clínica.

BIBLIOGRAFIA

Almirall J, Bolíbar I, Toran P et al. Contribution of C-reactive protein to the diagnosis and assessment of severity of community-acquired pneumonia. Chest. 2004;125(4):1335-42.

Bantar C, Curcio D, Jasovich A et al. Updated acute community-acquired pneumonia in adults: Guidelines for initial antimicrobial therapy based on local evidence from the South American Working Group (ConsenSur II) [Article in Spanish]. Rev Chil Infectol. 2010;27 Suppl 1:S9-38.

Capelastegui A, España PP, Quintana JM et al. Validation of a predictive rule for the management of community-acquired pneumonia. Eur Respir J. 2006;27(1):151-7.

Charles PG, Wolfe R, Whitby M et al. SMART-COP: a tool for predicting the need for intensive respiratory or vasopressor support in community-acquired pneumonia. Clin Infect Dis. 2008;47(3):375-84.

Corrêa RA, Costa NA, Lundgren F et al. Recomendações para o manejo da pneumonia adquirida na comunidade 2018. J Bras Pneumol. 2018;44(5):405-23, out. 2018 [acesso em: 26 jun 2019]. Disponível em: <http://www.scielo.br/scielo.php?script=sci_arttext&pid=S1806-37132018000500405&lng=pt&nrm=iso>.

Datasus [homepage na Internet]. Brasília: Ministério da Saúde. Morbidade hospitalar do SUS – por local de residência – Brasil [acesso em: jul 2010]. Disponível em: <http://tabnet.datasus.gov.br/cgi/tabcgi.exe?sih/cnv/mruf.def>.

España PP, Capelastegui A, Quintana JM et al. Validation and comparison of SCAP as a predictive score for identifying low-risk patients in community-acquired pneumonia. J Infect. 2010;60(2):106-13.

Fine MJ, Auble TE, Yealy DM et al. A prediction rule to identify low-risk patients with community-acquired pneumonia. N Engl J Med. 1997;336(4):243-50.

Fukuyama H, Yamashiro S, Kinjo K et al. Validation of sputum Gram stain for treatment of community-acquired pneumonia and healthcare-associated pneumonia: a prospective observational study. BMC Infect Dis. 2014;14:534.

Gaydos CA. What is the role of newer molecular tests in the management of CAP? Infect Dis Clin North Am. 2013;27(1):49-69.

Lim WS, Lewis S, Macfarlane JT. Severity prediction rules in community acquired pneumonia: a validation study. Thorax. 2000;55(3):219-23.

Mandell LA, Wunderink RG, Anzueto A et al. Infectious Diseases Society of America/American Thoracic Society consensus guidelines on the management of community-acquired pneumonia in adults. Clin Infect Dis. 2007;44 Suppl 2:S27-72

Müller B, Harbarth S, Stolz D et al. Diagnostic and prognostic accuracy of clinical and laboratory parameters in community-acquired pneumonia. BMC Infect Dis. 2007;7:10.

Prina E, Ranzani OT, Torres A. Community-acquired pneumonia. Lancet. 2017;386(9998):1097-108.

Rozenbaum MH, Pechlivanoglou P, van der Werf TS et al. The role of Streptococcus pneumoniae in community-acquired pneumonia among adults in Europe: a meta-analysis. Eur J Clin Microbiol Infect Dis. 2013;32(3):305-16.

Welte T, Torres A, Nathwani D. Clinical and economic burden of community-acquired pneumonia among adults in Europe. Thorax. 2012;67(1):71-9.

Seção E • Insuficiência Respiratória

156
Edema Pulmonar

Marcelo Fouad Rabahi

INTRODUÇÃO

Definido como excesso de líquido extravascular nos pulmões, é uma situação clínica que pode ser fatal.

O principal mecanismo patogênico é a passagem de uma quantidade de líquido pelos pulmões maior do que sua capacidade de remoção, causando extravasamento e prejudicando as trocas gasosas.

Tendo em conta as forças propulsoras do fluxo sanguíneo pulmonar e as pressões coloidosmóticas desse fluido, há dois tipos: edema pulmonar por pressão elevada e edema pulmonar por permeabilidade aumentada.

FORMAS CLÍNICAS

Edema pulmonar por pressão elevada

Aumento das forças osmóticas proteicas e/ou hidrostáticas que atuam através das barreiras normalmente responsáveis pela restrição de líquidos e solutos nos pulmões, que ocorre nas seguintes condições clínicas:

- Edema pulmonar cardiogênico, associado à insuficiência cardíaca esquerda com pressões atriais elevadas transmitidas de forma retrógrada à circulação pulmonar, por:
    - Disfunção ventricular esquerda: IAM, arritmias, pericardite constritiva, estenose ou regurgitação aórtica, regurgitação mitral, ruptura de cordoalhas tendíneas, hipertensão arterial
    - Obstrução mecânica do fluxo atrial esquerdo: estenose mitral, mixoma atrial esquerdo
- Sobrecarga volêmica em paciente sem doença cardíaca
- Hipertensão venosa pulmonar, sem doença cardíaca (doença venoclusiva primária, mediastinite fibrosante crônica)
- Edema pulmonar das grandes altitudes, relacionadas ao aumento das pressões vasculares pulmonares
- Edema pulmonar neurogênico, associado ao aumento das pressões vasculares pulmonares e da permeabilidade capilar, que pode ocorrer no traumatismo cranioencefálico e aumento da pressão intracraniana.

Edema pulmonar por permeabilidade aumentada

Resulta de danos das propriedades de barreira normais do endotélio e/ou epitélio pulmonar, ocasionando aumento na passagem de líquidos e proteínas para o interstício e alvéolos pulmonares, que podem estar associados a várias condições clínicas:

- Edema pulmonar não cardiogênico (Figura 156.1)
- Lesão pulmonar aguda
- Síndrome do desconforto respiratório agudo (ver Capítulo 158, *Síndrome do Desconforto Respiratório Agudo*).

Atenção

O edema pulmonar por permeabilidade aumentada pode ser agravado pela pressão intravascular pulmonar associada.

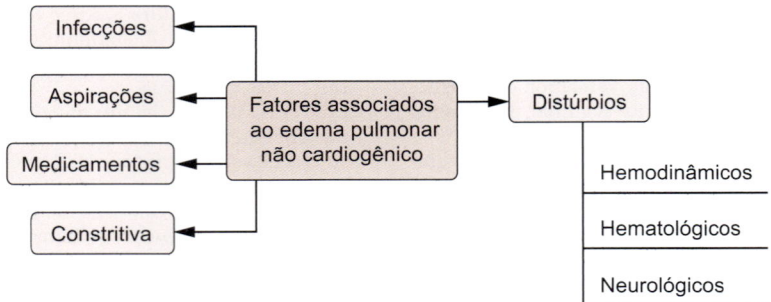

Figura 156.1 Fatores associados ao edema pulmonar não cardiogênico por aumento da permeabilidade capilar.

MANIFESTAÇÕES CLÍNICAS

- Variam com a gravidade do edema e dependem da fisiopatologia de base e da quantidade de líquido acumulada nos pulmões
- Formas leves: dispneia aos esforços; dispneia paroxística noturna; tosse seca; asma cardíaca (dispneia acompanhada de broncospasmo); estertores finos nas bases pulmonares
- Formas graves: dispneia intensa, ortopneia, cianose, ansiedade, palidez, pele fria, tosse com expectoração rósea e espumosa, hemoptise, diminuição do nível de consciência, colapso circulatório, estertores finos e sibilos.

DIAGNÓSTICO

O diagnóstico nas formas moderadas e graves, particularmente nos casos associados à insuficiência cardíaca não apresenta dificuldade, entretanto, descobrir as causas de outros tipos de edema pulmonar pode não ser fácil e o retardo no diagnóstico leva a situações de grande risco ao paciente.

A história e o exame físico são importantes na diferenciação entre edema pulmonar cardiogênico e não cardiogênico, pois no primeiro, em geral, os pacientes apresentam sinais de doença cardíaca.

EXAMES COMPLEMENTARES

- Radiografia do tórax (pode ser normal): infiltrado intersticial nas bases e peri-hilar (Figura 156.2); linhas B de Kerley; redistribuição do fluxo sanguíneo para áreas pulmonares altas; sinais de hipertensão pulmonar; infiltrado alveolar confluente, irregular, mal definido, bilateralmente
- Tomografia computadorizada: imagens de opacidade alveolar difusa com padrão em "vidro fosco" com predomínio do comprometimento hilar nas fases iniciais
- Gasometria arterial com avaliação de Pa_{O_2}, Pa_{CO_2} e pH: trazem informações importantes sobre as trocas gasosas e possibilita a estratificação do quadro clínico em leve, moderado e grave (ver Capítulo 158, *Síndrome do Desconforto Respiratório Agudo*)
- Teste de função pulmonar: distúrbio ventilatório restritivo; redução da complacência e dos volumes pulmonares; aumento da resistência das vias respiratórias.

TRATAMENTO

Edema pulmonar por pressão elevada

O objetivo principal é reduzir a pressão hidrostática, causa principal na formação do edema pulmonar, com a busca de um balanço hídrico negativo.

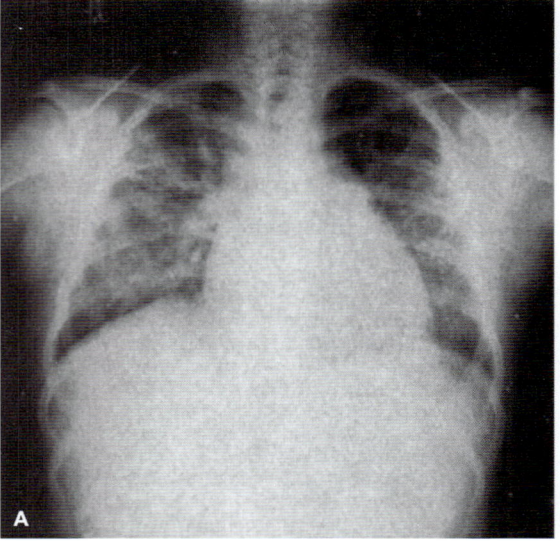
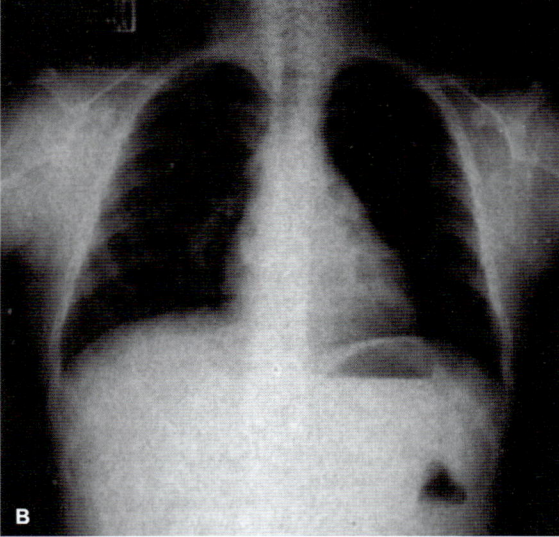

Figura 156.2 Edema pulmonar. **A.** Radiografias de tórax na incidência posteroanterior (PA), evidenciando infiltrado intersticial difuso que predomina nas regiões peri-hilares e inversão da trama vascular. **B.** Resolução completa do quadro após terapêutica adequada em paciente com insuficiência renal aguda.

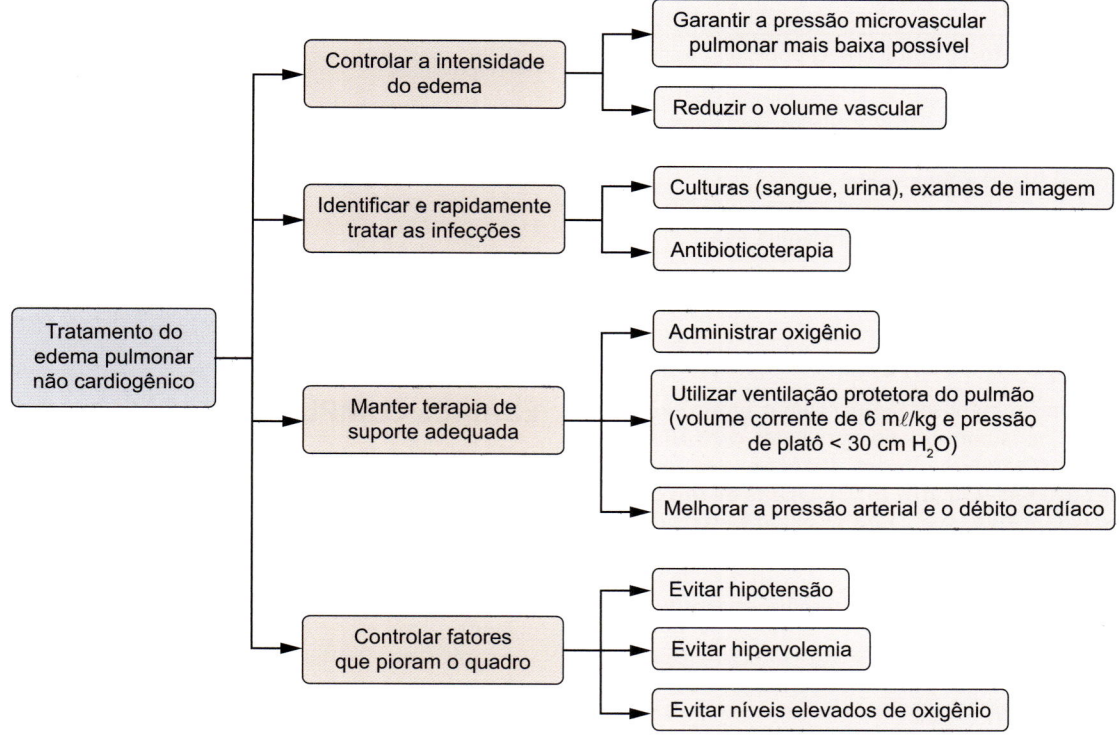

Figura 156.3 Medidas gerais do tratamento do edema pulmonar não cardiogênico por aumento da permeabilidade capilar.

É fundamental elucidar as causas de uma possível insuficiência cardíaca e tratá-las prontamente.

No tratamento de emergência, administra-se sulfato de morfina, 5 a 10 mg, IV, injetado lentamente para não causar hipotensão arterial.

Podem ser aplicados torniquetes rotativos nos membros e flebotomia com retirada de 100 a 500 m ℓ, com o intuito de reduzir o retorno venoso.

Em seguida, vasodilatadores e diuréticos podem ser utilizados.

Agentes inotrópicos nos casos mais graves com choque cardiogênico também são indicados.

Edema pulmonar por permeabilidade aumentada

O tratamento desse tipo de edema difere substancialmente daquele causado por aumento de pressão, pois, nesse caso, as barreiras epitelial e endotelial estão danificadas e o edema se perpetua mesmo com baixas pressões.

Além das medidas gerais descritas na Figura 156.3, terapias específicas podem ser instituídas como corticoides e agentes bloqueadores neuromusculares nos casos mais graves que necessitam de ventilação mecânica.

Recomendações práticas

- O tratamento para o edema pulmonar cardiogênico deve incluir a suplementação de oxigênio, uso imediato de morfina e medidas farmacológicas e não farmacológicas para reduzir a pré-carga
- O melhor manejo dos pacientes com edema pulmonar por aumento de permeabilidade consiste em uma avaliação detalhada da causa infecciosa tratável, pulmonar e/ou extrapulmonar.

BIBLIOGRAFIA

Azevedo MF. GPS Medicamentos. Guia prático em saúde. Rio de Janeiro: Guanabara Koogan; 2017.
Murray & Nadel. Tratado de medicina respiratória. 6. ed. Rio de Janeiro: Elsevier; 2017.

157
Insuficiência Respiratória Aguda

Marco Antonio Castilho • Marcelo Fouad Rabahi

INTRODUÇÃO

A respiração consiste no processo de realizar trocas gasosas entre o ambiente e o organismo, compreendendo um conjunto de mecanismos para adequado fornecimento de oxigênio, assim como remoção do dióxido de carbono (ou seja, da troca gasosa), do sangue e dos tecidos.

Os mecanismos que levam à insuficiência respiratória são: oxigenação inadequada do sangue quando de sua passagem para os pulmões, transporte prejudicado de O_2 para os tecidos, eliminação deficiente de CO_2 pelos pulmões.

CLASSIFICAÇÃO

A insuficiência respiratória aguda (IRA) pode ser classificada em dois tipos:

- Tipo 1 – IRA hipoxêmica: provocada por oxigenação inadequada, traduzida pela redução da pressão de oxigênio no sangue arterial (Pa_{O_2}) < 60 mmHg
- Tipo 2 – IRA hipercápnica: perturbação na eliminação do CO_2 (acima de 45 mmHg) com redução na Pa_{O_2}.

Os principais mecanismos e causas de IRA estão descritos nos Quadros 157.1 e 157.2.

MANIFESTAÇÕES CLÍNICAS

Dispneia, taquipneia, cianose, taquicardia e sudorese são os achados clínicos mais comuns nos pacientes com IRA. Nas situações mais críticas pode haver alterações dos níveis de consciência e até coma (Quadro 157.3). Diante de um quadro clínico sugestivo de IRA, sua causa básica deve ser identificada, que pode ser de origem pulmonar ou extrapulmonar.

Quadro 157.1 Mecanismos e causas de insuficiência respiratória aguda hipoxêmica.

Mecanismos	Causas
Redução da pressão alveolar de oxigênio	Rarefação em altitudes elevadas ou regiões com elevada combustão sem renovação adequada do ar circulante
Hipoventilação alveolar	Déficit na renovação do gás alveolar, ou seja, a depuração do CO_2 está diminuída, o que acarreta deslocamento insuficiente deste em detrimento do O_2 (descritas nas causas de IRA hipercápnica)
Desequilíbrio da relação ventilação-perfusão (V/Q)	Alterações alveolares e/ou capilares comprometendo a troca gasosa Embolia pulmonar
Shunt direita-esquerda	Representa a perfusão de alvéolos não ventilados Edema pulmonar cardiogênico e não cardiogênico
Distúrbios da difusão	Doenças intersticiais pulmonares Fibrose pulmonar idiopática

Quadro 157.2 Mecanismos e causas de insuficiência respiratória aguda hipercápnica.

Mecanismos	Causas
Redução na distensão da parede torácica	Distensão abdominal, ascite, obesidade, derrame pleural, pneumotórax
Redução da expansibilidade pulmonar	Edema pulmonar
Aumento da demanda ventilatória	Sepse, hipovolemia
Aumento da resistência ao fluxo aéreo	Corpo estranho, espasmo da laringe, estenose traqueal
Comprometimento do estímulo respiratório	Doenças intersticiais pulmonares Fibrose pulmonar idiopática
Comprometimento da transmissão neuromuscular	Miastenia *gravis*, poliomielite, síndrome de Guillain-Barré, traumatismo medular
Fraqueza muscular	Fadiga, desnutrição, miopatias

Quadro 157.3 Manifestações clínicas da insuficiência respiratória aguda.

IRA hipoxêmica	IRA hipercápnica
• Confusão mental	• Sonolência
• Grande inquietação	• Desorientação progressiva
• Agressividade	• Cefaleia (encefalopatia)
• Taquicardia	• Asteríxis
• Hipertensão arterial	• Vermelhidão cutânea
• Vasoconstrição periférica	• Hiperemia das mucosas
• Cianose (fase final)	• Aumento da sudorese
• Bradicardia (fase final)	• Edema da papila
	• Taquicardia e hipertensão moderada
	• Ingurgitamento das veias da retina

EXAMES COMPLEMENTARES

- Radiografia do tórax
- Gasometria arterial: mandatória para confirmar o diagnóstico de insuficiência respiratória e auxiliar em sua classificação
- Oximetria de pulso
- Capnografia (monitoramento da concentração do CO_2 exalado)
- Exames que podem auxiliar na identificação da causa base: hemograma; cultura de sangue e de secreções respiratórias; dosagem de eletrólitos; função tireoideana; testes de função pulmonar; eletrocardiograma; ecocardiograma; broncoscopia; eletroneuromiografia.

COMPROVAÇÃO DIAGNÓSTICA

- Dados clínicos + determinação da concentração de O_2 e CO_2 no sangue arterial.

TRATAMENTO

Tratamento da causa base

O tratamento da causa base visa à correção da patologia que está levando à insuficiência respiratória. Inclui a administração de antibióticos para as pneumonias, a angioplastia para as síndromes coronarianas e a imunoglobulina para pacientes com síndrome de Guillain-Barré.

Medidas de suporte

Visam à estabilização e à manutenção das funções orgânicas do paciente para preservação da vida enquanto o tratamento da causa base é realizado:

- Mudanças de posição do paciente podem aumentar o volume pulmonar
- Remoção das secreções das vias respiratórias superiores e inferiores ajuda na estabilização
- Umidificação de todas as misturas gasosas inspiradas pelo paciente.

Administração de oxigênio

A administração de oxigênio para correção da hipoxemia é realizada por diferentes métodos. O alvo de saturação deve ser individualizado e prescrito no prontuário médico.

É importante lembrar que a *administração de oxigênio* é feita para *tratar a hipoxia e não a falta de ar*. Não há dados que mostrem efeito clínico do oxigênio em pacientes com falta de ar e *sem* hipoxia. No entanto, os pacientes sem evidência de hipoxia, devem ser avaliados de forma contínua com oximetria, pois uma queda de mais de 3% no índice de saturação pode ser o primeiro sinal de piora clínica.

Pacientes com risco elevado de retenção de CO_2 devem ter um alvo inicial de 88 a 92% de oxigenação, com futuras correções a depender do resultado das gasometrias. Para a maioria dos pacientes, o alvo deve ser uma saturação máxima de 96%; contudo, saturações menores são seguras. O alvo inferior não está bem estabelecido para todas as patologias. O Quadro 157.4 sumariza as recomendações de oxigenoterapia de acordo com as patologias de base.

Cumpre salientar que a hiperóxia pode ser deletéria para os pacientes agudamente enfermos, com aumento da mortalidade. Isso porque o uso excessivo de oxigênio pode reduzir o débito cardíaco, causar vasoconstrição, induzir inflamação e aumentar o estresse oxidativo. Por isso, as recomendações atuais sugerem o não uso de oxigênio para pacientes com acidente vascular cerebral e síndrome coronariana aguda com saturação acima de 90% (recomendação fraca para saturação de 90 a 92% e forte para 93 a 100%).

Métodos de administração de oxigênio

- Cânulas nasais: fluxo de 1 a 6 ℓ/min. Cada acréscimo de 1 ℓ aumenta a $F_{I_{O_2}}$ em aproximadamente 4%. Fornecem até 40% de $F_{I_{O_2}}$
- Máscaras Venturi: maior controle da $F_{I_{O_2}}$ ministrada. Disponíveis nas cores azul (2 a 3 ℓ/min), branco (4 a 6 ℓ/min), amarelo (8 a 12 ℓ/min), vermelho (10 a 15 ℓ/min) e verde (12 a 15 ℓ/min). Lembrar: usar o fluxo de limite superior em pacientes com frequência respiratória acima de 30 irpm. Fornecem $F_{I_{O_2}}$ respectivamente de: 24, 28, 35, 40 e 60%

Quadro 157.4 Oxigenoterapia de acordo com a patologia de base.

Causa	Recomendações
Hipoxia aguda (causa ainda não definida)	Se saturação abaixo de 85%, usar máscara com reservatório a 15 ℓ/min. Em outras situações, utilizar cateter nasal ou máscara facial simples
Asma aguda Pneumonia Câncer de pulmão Deterioração de fibrose pulmonar ou outra doença intersticial	Se saturação abaixo de 85%, usar máscara com reservatório a 15 ℓ/min. Em outras situações, utilizar cateter nasal ou máscara facial simples
Pneumotórax	Deve ser drenado se houver hipoxia. A maior parte dos pacientes não requer oxigenoterapia. Se admitido para observação, usar máscara com reservatório a 15 ℓ/min. Meta de saturação de 100% (o oxigênio acelera a reabsorção do pneumotórax)
Derrame plural	A maior parte dos pacientes não possui hipoxia e não necessita de oxigênio. Se houver hipoxia, drenar o tórax e ministrar oxigênio
Embolia pulmonar	A maior parte dos pacientes não possui hipoxia e não necessitam de oxigênio. Se houver hipoxia, ministrar oxigênio
Insuficiência cardíaca	Se edema pulmonar, considerar CPAP ou ventilação não invasiva
Anemia grave	A maior parte dos pacientes não necessita de oxigênio, e sim de transfusão
Pós-operatório	Manejar de acordo com a causa base
IAM e síndrome coronariana aguda	A maior parte dos pacientes não está hipoxêmica e o risco/benefício do uso de O_2 não está bem estabelecido. É possível que o uso desnecessário de O_2 em altas doses leve ao aumento da área de infarto. Ver texto
Acidente vascular cerebral	A maior parte dos pacientes não está com hipoxia. O uso desnecessário de O_2 pode ser deletério. Ver texto
Hiperventilação	Pacientes com ataque de pânico puro não necessitam de O_2. Reinalar em um saco de papel pode causar hipoxia e não deve ser feito
Maioria das intoxicações e *overdose*	Hipoxemia é mais provável com depressores respiratórios. Fazer o antídoto apropriado. Checar a gasometria para avaliar o CO_2. Cuidado em casos de aspirações de conteúdo ácido: uso de O_2 pode ser deletério nessas condições
Intoxicações por paraquat ou bleomicina	Oxigênio pode ser deletério. Evitar uso. Saturação alvo de 85 a 88%
Distúrbios metabólicos e renais	A maior parte dos pacientes não necessita de oxigênio. A taquipneia pode ser causada pela acidose
Doenças neurológicas e musculares agudas e subagudas com fraqueza muscular	Pacientes com elevado risco de necessitar de suporte ventilatório. Se a oxigenação cair, realizar gasometria com urgência
Gestação	Oxigênio pode ser deletério para o feto em caso de não haver hipoxia
PCR	Dar a maior quantidade de O_2 possível durante a reanimação. Evitar hiperóxia após ROSC
Traumatismo cranioencefálico	Fazer entubação traqueal e ventilação mecânica no paciente comatoso
Intoxicação por monóxido de carbono	Dar a maior concentração de O_2 possível. Checar a carboxi-hemoglobina. A oximetria de pulso não é confiável nesses casos (não diferencia oxi-hemoglobina de carboxi-hemoglobina). Pa_{O_2} normal não exclui também hipoxia tissular
DPOC e outras condições que causam obstrução fixa (p. ex., bronquiectasia)	Fazer oxigênio com meta inicial de saturação de 88 a 92%. Se controle gasométrico adequado e não houver história prévia de ventilação mecânica por insuficiência respiratória hipercápnica, ajustar para saturação de 94 a 96% e fazer nova gasometria em 30 a 60 minutos

- Máscaras faciais simples: podem ser usadas para fornecer Fi_{O_2} de 40% (5 a 6 ℓ/min) a 60% (7 a 10 ℓ/min)
- Máscara reservatório a 15 ℓ/min: fornecem Fi_{O_2} de até 100%
- Cânula nasal de alto fluxo: necessidade de dispositivo especial, com um misturador de oxigênio e ar comprimido. O sistema é umidificado e aquecido. Fluxos de até 60 ℓ/min são possíveis, o que permite uma Fi_{O_2} mais independente do fluxo respiratório do paciente. Fornecem Fi_{O_2} de 2 ℓ a 100%
- Ventilação mecânica não invasiva: possibilidade de se aplicar PEEP e ajustar o nível de pressão de suporte para auxílio na ventilação do paciente. Especialmente útil no DPOC e no edema agudo de pulmão
- Ventilação mecânica invasiva: fornece proteção de vias respiratórias. Pode ser utilizada em pacientes sedados e comatosos. Deve ser realizada de forma protetora. Lembrar: evitar correção de Pa_{CO_2} em pacientes retentores crônicos; ajustar ventilação para manter Pa_{CO_2} basal do paciente.

Maneiras de avaliar e otimizar a capacidade neuromuscular

O diafragma é o principal músculo respiratório, responsável por dois terços da carga de trabalho respiratória. Um padrão respiratório paradoxal indica falência diafragmática.

Pacientes com falência respiratória por fraqueza muscular podem parecer eupneicos, mas se mostram inquietos. Uma forma de avaliar esses pacientes é conversar com eles. Uma pausa para respirar no meio de sentenças (fala em Staccato) pode ser um valioso sinal.

Hipoxia e hipercapnia são achados tardios e denotam falência dos mecanismos compensatórios.

Espirometria à beira do leito, com mensuração da capacidade vital, pressão inspiratória máxima e pressão expiratória máxima, é fundamental para avaliar a gravidade do quadro e instituir assistência ventilatória adequada.

Na síndrome de Guillain-Barré, capacidade vital forçada menor que 20 mmHg (ou queda de 30% em 24 horas), pressão inspiratória máxima menor que –30 cmH$_2$O ou pressão expiratória máxima menor que –40 cmH$_2$O denotam falência respiratória e necessidade de entubação traqueal, a despeito do padrão respiratório do paciente. A eletroneuromiografia pode ser útil no diagnóstico diferencial.

É fundamental instituir o tratamento das doenças neuromusculares, com destaque para o uso de imunoglobulina e plasmaférese em pacientes com síndrome de Guillain-Barré.

Pode-se realizar repouso da musculatura respiratória com as ventilações mecânicas invasivas e não invasivas. A ventilação não invasiva é particularmente útil na crise da miastenia e deve ser evitada nos pacientes com síndrome de Guillain-Barré.

É importante lembrar de *não usar succinilcolina para entubar pacientes com doenças neuromusculares*, pois há risco de hiperpotassemia.

Treinamento fisioterápico dos músculos respiratórios, nutrição adequada, ajuste do equilíbrio hidreletrolítico e evitar medicamentos que afetam a musculatura (corticoides, relaxantes musculares e aminoglicosídeos) são medidas de suporte que auxiliam a melhora dos pacientes.

Maneiras de diminuir a carga respiratória

- Por meio da redução da taxa metabólica e da produção de CO$_2$, diminuir o volume-minuto necessário – (controle da febre, agitação e hipertireoidismo)
- Utilizar suporte ventilatório invasivo ou não invasivo
- Diminuir auto-PEEP ou PEEP intrínseco com broncodilatadores ou CPAP
- Reduzir carga elástica – (resolução do edema, pneumotórax, derrame pleural, atelectasia e distensão abdominal)
- Diminuição da carga restritiva das vias respiratórias: broncodilatadores, drenagem de secreção e desobstrução de vias respiratórias superiores.

EVOLUÇÃO E PROGNÓSTICO

- Dependem da doença de base e da gravidade da insuficiência respiratória.

BIBLIOGRAFIA

Chu DK, Kim LH, Young PJ et al. Mortality and morbidity in acutely ill adults treated with liberal *versus* conservative oxygen therapy (IOTA): a systematic review and meta-analysis. Lancet 2018;391:1693-705.

Eman Shebl; Bracken Burns. Respiratory failure. Treasure Island (FL): StatPearls Publishing; 2019.

Fraser RS, Paré FD. Diagnosis of diseases of the chest. 4. ed. Philadelphia: W.B. Saunders; 1999.

Hocker S. Primary acute neuromuscular respiratory failure. Neurol Clin. 2017 Nov;35(4):707-21.

O'Driscoll BR, Howard LS, Earis J et al. BTS guideline for oxygen use in adults in healthcare and emergency settings. Thorax. 2017 Jun;72(Suppl 1):ii1-90.

Siemieniuk RAC, Chu DK, Kim LH-Y et al. Oxygen therapy for acutely ill medical patients: a clinical practice guideline. BMJ 2018;363:k4169.

Sociedade Brasileira de Pneumologia e Tisiologia (SBPT). Manual de pneumologia. Brasília: SBPT; 2002.

Sociedade Paulista de Pneumologia (SPPT). Pneumologia – atualização e reciclagem, volume II. São Paulo: Atheneu; 1997.

158
Síndrome do Desconforto Respiratório Agudo

SDRA, síndrome da angústia respiratória do adulto (SARA)

Marco Antônio Mendes Castilho Júnior • Marcelo Fouad Rabahi

INTRODUÇÃO

A síndrome do desconforto respiratório agudo (SDRA) ou síndrome da angústia respiratória do adulto (SARA) pode ser definida como uma forma de edema pulmonar não cardiogênico, produzida por lesão alveolar secundária a um processo inflamatório, que pode ter origem pulmonar ou sistêmica.

Trata-se de um processo inflamatório difuso agudo, acompanhado de aumento da permeabilidade vascular pulmonar, aumento do peso pulmonar e perda de tecido pulmonar aerado. As características clínicas são hipoxemia e opacidades radiográficas bilaterais, associadas ao aumento da mistura venosa, aumento do espaço morto fisiológico e diminuição da complacência pulmonar.

A característica morfológica principal da fase aguda é o dano alveolar difuso (i. e., edema, inflamação, membrana hialina ou hemorragia).

Descrita por Ashbaugh em 1967, como uma síndrome, pode ser identificada por vários critérios (Quadro 158.1).

PREVALÊNCIA

A SDRA é comum em pacientes críticos, sendo subdiagnosticada em até 50% dos pacientes.

No estudo Lung Safe, que englobou 29.144 pacientes, em 459 UTI, em 50 países, comprovou-se a SDRA em 10% dos pacientes. No entanto, o diagnóstico correto foi realizado em apenas 51,3% dos pacientes com SDRA leve e 78,5% dos pacientes com SDRA grave. Ademais, somente 34% dos pacientes tiveram o diagnóstico realizado de forma precoce.

CAUSAS

A SDRA é uma síndrome e a pesquisa da causa deve ser meticulosa, pois o tratamento adequado depende da sua identificação. As causas podem ser:

- Pulmonares: pneumonia, aspiração, contusão pulmonar e lesão por inalação
- Sistêmicas: sepse, trauma, pancreatite, grandes queimaduras, choque, transfusão sanguínea e *overdose* de drogas ilícitas e/ou fármacos.

Fatores modificadores de risco

Alguns fatores aumentam o risco de o paciente desenvolver SDRA, como tabagismo, uso de bebidas alcoólicas, hipoalbuminemia, uso de oxigênio, quimioterapia e hemotransfusão. Em contrapartida, o diabetes melito diminui a chance de um paciente desenvolver SDRA.

MANIFESTAÇÕES CLÍNICAS

- Dispneia progressiva
- Aumento da necessidade de oxigênio

Quadro 158.1 Critérios para definir a síndrome do desconforto respiratório agudo (SDRA).

Critérios	Murray, 1988	AECC, 1994	Ferguson, 2005	Berlin, 2012
Início	Agudo ou crônico, não especificado	Agudo, não especificado	Dentro de 72 h	Agudo, dentro de 7 dias após um fator de risco
Fatores de risco	Necessário	Não necessário	Necessário	Incluído. Quando ausente, é necessário excluir causa hidrostática
Oxigenação (mmHg)	$Pa_{O_2}/F_{I_{O_2}} > 300$ (0) $Pa_{O_2}/F_{I_{O_2}}$ 225 a 299 (1) $Pa_{O_2}/F_{I_{O_2}}$ 175 a 224 (2) $Pa_{O_2}/F_{I_{O_2}}$ 100 a 174 (3) $Pa_{O_2}/F_{I_{O_2}} < 100$ (4)	Lesão pulmonar aguda: $Pa_{O_2}/F_{I_{O_2}} < 300$ SDRA: $Pa_{O_2}/F_{I_{O_2}} \leq 200$	$Pa_{O_2}/F_{I_{O_2}} < 200$	Leve: Pa_{O_2} 201 a 300 Moderada: Pa_{O_2} 101 a 200 Grave: $Pa_{O_2} \leq 100$
PEEP (cmH_2O)	≤ 5 (0) 6 a 8 (1) 9 a 11 (2) 12 a 14 (3) ≥ 15 (4)	Não especificada	≥ 10	Mínimo necessário: 5
Infiltrado no Rx	Zero quadrantes (0) Um quadrante (1) Dois quadrantes (2) Três quadrantes (3) Quatro quadrantes (4)	Infiltrado bilateral em radiografia frontal	Doença do espaço aéreo bilateral envolvendo dois ou mais quadrantes em radiografia frontal	Infiltrados bilaterais envolvendo dois ou mais quadrantes em radiografia de tórax frontal ou tomografia computadorizada
Insuficiência cardíaca	–	Pressão de oclusão da artéria pulmonar ≤ 17 mmHg. Ausência de hipertensão atrial esquerda	Nenhuma evidência clínica de insuficiência cardíaca (baseada em cateter de artéria pulmonar com ou sem ecocardiograma)	A insuficiência ventricular esquerda não explica totalmente o estado clínico (pode porém coexistir)
Complacência estática (m ℓ / cmH_2O)	≥ 80 (0) 60 a 79 (1) 40 a 59 (2) 20 a 39 (3) ≤ 19 (4)		Complacência estática < 50 (com paciente sedado, volume corrente 8 m ℓ/kg de peso corporal ideal, PEEP ≥ 10)	
Gravidade	Leve Moderada Grave	Baseado na oxigenação		Leve: Pa_{O_2} 201 a 300, com PEEP ou CPAP ≥ 5 cmH_2O Moderada: Pa_{O_2} 101 a 200, com PEEP ≥ 5 cmH_2O Grave: $Pa_{O_2} \leq 100$, com PEEP ≥ 5 cmH_2O
Especificidade para dano alveolar difuso	Necrópsia: 74% para escores iguais ou acima de 2,5	Necrópsia: de 30 a 70% Biópsia: de 29 a 47%	Necrópsia: 69%	Necrópsia: 45% Biópsia: 58%

Fonte: ARDS Definition Task Force et al., 2012.

Como identificar o paciente de risco

O *The Lung Injury Prediction Score* (LIPS) pode ajudar a prever a probabilidade de um paciente desenvolver SDRA. Mais importante, 97% dos pacientes com LIPS de 4 ou menos não desenvolverão o problema.

Já o *Early Acute Lung Injury Score* (EALI) é mais simples (Quadro 158.2). Pacientes com um *EALI Score* maior ou igual a 2 têm 53% de chance de evoluir com ventilação mecânica e SDRA (sensibilidade de 89% e especificidade de 75%). Sua curva ROC é superior à do LIPS.

Quadro 158.2 *Early Acute Lung Injury Score* para identificação de risco em pacientes com SDRA.

Pacientes com infiltrado pulmonar bilateral SEM hipertensão atrial esquerda isolada	
Imunossupressão	1 ponto
Uso de O_2 de 2 a 6 ℓ/min	1 ponto
Uso de O_2 acima de 6 ℓ/min	2 pontos
FR ≥ 30 irpm	1 ponto

Fonte: De Bellani et al., 2016.

- Infiltrado alveolar na radiografia do tórax, que ocorre predominantemente de 6 a 72 horas *após um fator precipitante* (como sepse), mas que pode demorar até 7 dias para surgir (como visto nos critérios de Berlim)
- No exame físico, evidencia-se taquipneia, taquicardia e crepitações difusas
- Em casos graves pode haver cianose, confusão mental e sudorese.

DIAGNÓSTICO

O diagnóstico deve ser realizado seguindo os critérios de Berlim (Quadro 158.3), sendo importante excluir causa cardíaca exclusiva (embora essa coexista em 29% dos pacientes) e identificar um fator causal relevante.

DIAGNÓSTICO DIFERENCIAL

Em aproximadamente 7,5% dos pacientes com critérios para SDRA (quando se seguem os critérios de Berlim), não se identificam fatores de risco na fase inicial da síndrome. Nesses casos, a procura por outros diagnósticos é fundamental.

Quadro 158.3 Diagnóstico de SDRA, utilizando os critérios de Berlim.

Tempo	Dentro de 1 semana após insulto clínico conhecido OU sintomas respiratórios novos ou agravados
Imagem de tórax	Opacidades bilaterais, não totalmente explicadas por derrames, colapso lobar/pulmonar ou nódulos
Origem do edema	Insuficiência respiratória não totalmente explicada por insuficiência cardíaca ou sobrecarga de fluidos. É necessária uma avaliação objetiva (p. ex., ecocardiografia) para excluir edema hidrostático se nenhum fator de risco estiver presente
Oxigenação	Leve: Pa_{O_2} 201 a 300, com PEEP ou CPAP ≥ 5 cmH$_2$O Moderada: Pa_{O_2} 101 a 200, com PEEP ≥ 5 cmH$_2$O Grave: Pa_{O_2} ≤ 100, com PEEP ≥ 5 cmH$_2$O

De Thille et al., 2013.

De fato, a especificidade dos critérios de Berlim para SDRA é de apenas 63% (quando requerido o achado histológico de dano alveolar difuso).

Os critérios de Berlim tentam excluir processo puramente cardíaco e doenças pulmonares crônicas, mas algumas patologias podem levar a infiltrado pulmonar bilateral, hipoxemia e ausência de sinais de disfunção de ventrículo esquerdo.

O processo fisiopatológico e o tratamento podem ser completamente diferentes dos da SDRA (Quadro 158.4).

EXAMES COMPLEMENTARES

- Gasometria arterial: útil no estadiamento da gravidade, para cálculo da relação $Pa_{O_2}/F_{I_{O_2}}$. Podem ocorrer alcalose respiratória, acidose mista, entre outros achados
- Radiografia do tórax: infiltrado pulmonar difuso, embora possa ser eventualmente discreto
- TC do tórax: aumento homogêneo da permeabilidade vascular, edema pulmonar não gravitacional, colapso de regiões pulmonares, lesões pulmonares de distribuição não homogênea com lesão estrutural
- Ecocardiograma: para avaliação do ventrículo esquerdo (excluir causa cardíaca contribuinte) e do ventrículo direito (que pode estar comprometido pela própria SDRA)
- Provas sorológicas (anticorpos antinucleares para hemorragia alveolar difusa associada ao lúpus, anticorpos anti-GM-CSF para proteinose alveolar pulmonar),
- Broncoscopia e biópsia pulmonar: para diagnóstico diferencial.

COMPLICAÇÕES

- Falência de múltiplos órgãos
- Fibrose pulmonar
- Barotrauma
- Toxicidade pelo oxigênio
- Infecção secundária.

TRATAMENTO

O Quadro 158.5 descreve de forma resumida os pontos primordiais no tratamento da SDRA.

Anteriormente ao ARMA *trial*, o tratamento da SDRA objetivava a normalização do pH, P_{CO_2} e P_{O_2}. Tal estratégia é hoje sabidamente deletéria, com aumento de mortalidade.

O princípio básico de suporte à SDRA é o tratamento da doença de base e impedir dano pulmonar adicional. Deve-se evitar também volutrauma, barotrauma e atelectrauma.

Para impedir dano pulmonar adicional, é fundamental a ventilação mecânica protetora:

- Pressão de platô abaixo de 30 cmH$_2$O e volume corrente abaixo de 6 mℓ/kg de peso predito
- O peso predito pode ser calculado com a fórmula: (altura em cm − 152,4) × 0,91 + 50 (homens) ou (altura em cm − 152,4) × 0,91 + 45,5 (mulheres)
- Lembrar que o pulmão disponível para troca corresponde ao de uma criança de 5 a 6 anos de idade (200 a 500 g)
- Hipercapnia permissiva pode ser necessária. Ajustar frequência respiratória para "lavar" Pa_{CO_2} (evitando, no entanto, autoPEEP). Ajustar $F_{I_{O_2}}$ para manter SO_2 acima de 92%

Quadro 158.4 Situações clínicas consideradas no diagnóstico diferencial de SDRA.

Situações clínicas	Imagem de tórax	Testes diagnósticos	Potencial alteração da terapia
Hemorragia alveolar difusa	Infiltrados alveolares e em vidro fosco bilaterais	Broncoscopia com lavagem broncoalveolar	Corticoides, transfusão, terapia imunossupressora
Proteinose alveolar pulmonar	Infiltrados alveolares da zona pulmonar central e inferior, aparência de "asa de morcego", "pavimentação em mosaico" na TC	Tomografia computadorizada de alta resolução (TC), broncoscopia com lavagem broncoalveolar	Lavagem pulmonar total, fator estimulador de colônias de macrófagos de granulócitos
Pneumonia intersticial aguda	Infiltrados alveolares e em vidro fosco bilaterais, espessamento septal, bronquiectasias de tração	Nenhuma causa alternativa de SDRA identificada, biópsia pulmonar aberta ou toracoscópica	Corticoides
Pneumonia organizativa criptogênica	Distribuição periférica de infiltrados alveolares, infiltrados migratórios	Broncoscopia com biópsia pulmonar transbrônquica	Corticoides
Exacerbação aguda de fibrose pulmonar idiopática	Opacidades em vidro fosco sobrepostas a alterações fibróticas periféricas basilares	Tomografia computadorizada de alta resolução (TC)	Corticoides
Pneumonia eosinofílica aguda	Infiltrados alveolares e em vidro fosco bilaterais	Broncoscopia com lavagem broncoalveolar	Corticoides

Quadro 158.5 Medidas prioritárias no tratamento da SDRA, considerando a relação $Pa_{O_2}/F_{I_{O_2}}$ como marcador inicial.

Terapia	Relação $Pa_{O_2}/F_{I_{O_2}}$		
	300 a 200	200 a 100	100 a 0
PRONA	Não recomendado	Recomendado	
Volume corrente < 6 m ℓ/kg	Sempre recomendado		
Cisatracúrio	Não recomendado	Avaliar caso a caso	
Pressão platô < 30 cmH₂O	Sempre recomendado		
PEEP elevada	Não recomendado	Recomendado de forma individualizada	
Balanço conservador	Sempre recomendado		
Manobras de recrutamento	Não recomendado		
ECMO	Não recomendado		Avaliar
Óxido nítrico	Não recomendado		Avaliar
Ventilação de alta frequência	Não recomendado		

- A PEEP deve ser ajustada de forma individualizada. Evitar usar tabelas de PEEP. A melhor estratégia é escolher a PEEP que possibilita a melhor complacência (melhor pressão de distensão). *É importante evitar PEEP elevadas na disfunção de ventrículo direito*
- Pode ser benéfico manter a pressão de distensão abaixo de 15 cmH₂O
- Os parâmetros ventilatórios nos pacientes com SDRA devem ser revistos de forma rotineira, e não menos do que uma vez a cada 24 horas
- A ventilação em PRONA melhora a relação V/Q, reduz a lesão pulmonar secundária à ventilação e beneficia pacientes com relação $Pa_{O_2}/F_{I_{O_2}}$ abaixo de 150. Deve ser usada de maneira prolongada – pelo menos 16 horas seguidas nesses pacientes.

Após a publicação do estudo ART, descobriu-se que manobras de recrutamento devem ser evitadas, visto que podem aumentar a mortalidade dos pacientes (embora haja limitações no estudo referido).

O uso de bloqueadores neuromusculares ainda é controverso. Na SDRA, a pressão transpulmonar durante a respiração espontânea é concentrada em zonas gravidade-dependente. Pode haver o efeito *pendelluft* (movimento de ar das zonas não dependentes para dependentes), o que causa lesão pulmonar secundária à ventilação.

Nos pacientes com relação $Pa_{O_2}/F_{I_{O_2}}$ abaixo de 120, o estudo ACURASYS mostrou redução de 9% na mortalidade. No entanto, o ROSE *trial*, mais recente, não reproduziu o mesmo feito. É possível que o achado do estudo ACURASYS tenha se dado por *trigger* reverso no braço controle (decorrente do excesso de sedação). Então, de modo geral, desde que o paciente esteja confortável e não necessite ser sedado de forma profunda, não há indicação de uso rotineiro de curare na SDRA.

Na maior parte dos pacientes com SDRA, deve-se empregar uma estratégia de fluidos conservadora (aumentando os dias livres de UTI e de ventilação mecânica).

Óxido nítrico não tem efeito na mortalidade e pode aumentar a insuficiência renal. Portanto, só deve ser utilizado na hipoxemia refratária após ajuste de PEEP e PRONA. O uso deve ser feito com muita cautela.

A ECMO pode ser utilizada em casos de hipoxemia refratária, embora ainda haja escassez de trabalhos mostrando seu benefício.

Não existem também evidências consideráveis para uso rotineiro de corticoides na SDRA, embora eles sejam benéficos em condições específicas (p. ex., na pneumocistose).

EVOLUÇÃO E PROGNÓSTICO

A SDRA pode ser dividida em resolvida e não resolvida. Um aumento da relação $Pa_{O_2}/F_{I_{O_2}}$ em 100 mmHg no sétimo dia da doença indica resolução.

Pacientes que falham em melhorar após o sétimo dia podem estar evoluindo com fibroproliferação. Biópsia pulmonar ou biomarcadores (*N-terminal peptide for type III procollagen* – NT-PCP-III) podem auxiliar no diagnóstico.

No estudo Lung Safe, a mortalidade foi de 34,9% na SDRA leve, 40,3% na SDRA moderada e 46,1% na SDRA grave.

BIBLIOGRAFIA

Amato MBP, Meade MO, Slutsky AS et al. Driving pressure and survival in the acute respiratory distress syndrome. N Engl J Med. 2015;372:747-55.

ARDS Definition Task Force, Ranieri VM, Rubenfeld GD et al. Acute respiratory distress syndrome: the Berlin definition. JAMA. 2012;307:2526-33.

Ashbaugh DG, Bigelow DB, Petty TL et al. Acute respiratory distress in adults. Lancet. 1967;2:319-23.

Bellani G, Laffey JG, Pham T et al., on behalf of the LUNG SAFE Investigators and the ESICM Trials Group. Epidemiology, recognition, management and outcome of acute respiratory distress syndrome in the 21 st century: the LUNG SAFE Study. JAMA. 2016;315:788-800.

Guérin C, Reignier J, Richard J-C et al. Prone positioning in severe acute respiratory distress syndrome. N Engl J Med. 2013;368:2159-68.

Janz DR, Ware LB. Approach to the patient with the acute respiratory distress syndrome. Clin Chest Med. 2014;35:685-96.

Moss M, Huang DT, Brower RG et al. Early neuromuscular blockade in the acute respiratory distress syndrome. N Engl J Med. 2019;380(21):1997-2008.

Papazian L, Aubron C, Brochard L et al. Formal guidelines: management of acute respiratory distress syndrome. Ann Intensive Care. 2019;9:69.

Papazian L, Forel J-M, Gacouin A et al. Neuromuscular blockers in early acute respiratory distress syndrome. N Engl J Med. 2010;363:1107-16.

Sweeney RM, McAuley DF. Acute respiratory distress syndrome. Lancet. 2016 Nov 12;388(10058):2416-30.

The Acute Respiratory Distress Network. Ventilation with lower tidal volumes as compared with traditional tidal volumes for acute lung injury and the acute respiratory distress syndrome. N Engl J Med. 2000;342:1301-8.

Thille AW, Esteban A, Fernández-Segoviano P et al. Comparison of the Berlin definition for acute respiratory distress syndrome with autopsy. Am J Respir Crit Care Med. 2013;187:761-7.

Villar J, Suárez-Sipmann F, Kacmarek RM. Should the ART trial change our practice? J Thorac Dis. 2017;9:4871-7.

Writing Group for the Alveolar Recruitment for Acute Respiratory Distress Syndrome Trial (ART) Investigators, Cavalcanti AB, Suzumura ÉA et al. Effect of lung recruitment and titrated positive end-expiratory pressure (peep) vs low peep on mortality in patients with acute respiratory distress syndrome: a randomized clinical trial. JAMA. 2017;318:1335-45.

Seção F • Temas Especiais

159
Apneia Obstrutiva do Sono

Apneia das vias respiratórias superiores, síndrome de hipoventilação

Maria Ângela Tolentino

INTRODUÇÃO

A síndrome da apneia obstrutiva do sono é caracterizada por episódios recorrentes de obstrução parcial das vias respiratórias superiores, com redução da saturação da oxigenação (hipopneia).

A obstrução pode ser total (apneia), com duração entre 10 e 30 segundos, repetindo-se cinco ou mais episódios de apneia ou hipopneia por hora de sono (IHA). A redução da saturação do oxigênio coincide com esforços inspiratórios toracoabdominais na tentativa de forçar a passagem do ar.

O padrão típico da apneia obstrutiva é acompanhado por roncos de sonoridade elevada, intercalados por períodos de silêncio.

MANIFESTAÇÕES CLÍNICAS

A síndrome da apneia obstrutiva do sono inclui sintomas diurnos e noturnos, como sonolência, cansaço e irritabilidade. O paciente acorda frequentemente com sensação de asfixia e apresenta episódios de microdespertar dos quais não se lembra.

Tem dificuldade para despertar na manhã seguinte, mostra-se letárgico, com sensação de cansaço e, não raramente, sofre episódios de sonolência diurna, principalmente em situações de monotonia, podendo causar perda do emprego; acidentes de trânsito que levam à invalidez.

A sonolência pode ser avaliada mediante o uso de questionários específicos, como a escala de sonolência de Epworth. Essa escala estratifica a chance que o indivíduo tem de cochilar.

Nas formas avançadas da doença, os pacientes com apneia podem se levantar e caminhar pela casa em estado de automatismo ou serem encontrados dormindo em posições estranhas, desconfortáveis, em locais inapropriados.

FATORES DE RISCO E DIAGNÓSTICO

Obesidade no sexo masculino (80% dos pacientes), aumento do índice de massa corporal, aumento de circunferência do pescoço e hipertensão arterial (49% dos pacientes) são fatores que devem ser valorizados.

Também são considerados sinais importantes as alterações anatômicas (desproporção craniofacial e retrognatismo), macroglossia, hipertrofia de adenoides e amígdalas.

Com frequência, a apneia é diagnosticada em crianças, sendo causa da dificuldade de aprendizagem, déficit de atenção e distúrbios de comportamento.

O exame físico pode evidenciar hipertrofia de adenoide e cornetos, com palato e úvulas alongados, aumento da base da língua, alterações craniofaciais, fácies finas e alongadas, boca semiaberta, arcada dentária protrusa e exposta, respiração bucal, alteração na articulação da fala e voz com som anasalado.

EXAMES COMPLEMENTARES

Polissonografia (sem ou preferencialmente com cânula) confirma a apneia obstrutiva do sono, estratificando-a em três níveis (leve, entre 5 e 15 episódios por hora de sono; moderada, entre 15 e 30; e grave, com mais de 30 episódios).

O registro de dessaturação da oxi-hemoglobina e as alterações dos percentuais dos estágios de sono, com consequente redução de sua eficiência, estão muitas vezes associadas à fragmentação da arquitetura normal do sono.

COMPLICAÇÕES

Hipertensão arterial em 40 a 60% dos casos; distúrbios psíquicos, cognitivos e emocionais; apatia, ansiedade ou depressão (em 15% dos casos); dificuldade de concentração e empobrecimento da memória e da atenção; diminuição da libido ou impotência (em cerca de 40% dos indivíduos do sexo masculino).

Em determinadas fases da doença, pode ocorrer cefaleia matutina e enurese noturna, doença cardiovascular, embolia pulmonar, *cor pulmonale*, falência cardíaca e acidente vascular cerebral.

TRATAMENTO

Inclui medidas de higiene do sono para adquirir novos hábitos de vida. Outras medidas são: perda de peso, limitação de bebidas alcoólicas, supressão de alimentos de difícil digestão e de medicamentos relaxantes ou benzodiazepínicos principalmente à noite.

Avaliação otorrinolaringológica, odontológica e endocrinológica

- Pode ser necessária para completar a investigação diagnóstica.

O tratamento inclui alguns recursos farmacológicos como nortriptilina que, por seu efeito sobre o tônus do músculo glossofaríngeo, reduz os roncos e a apneia do sono e diminui o sono REM, no qual a apneia é mais prolongada e mais frequente e as dessaturações são maiores.

O uso de oxigênio é útil, recomendando-se a aplicação de 1 a 2 ℓ/minuto, através de cânula nasal, em pacientes com saturação noturna de O_2 inferior a 80%.

A utilização de 250 mg de inibidores da anidrase carbônica ao deitar, estimula os quimiorreceptores, facilitando a respiração.

Casos graves

Nos casos graves, a opção é o uso de pressão positiva contínua das vias respiratórias (CPAP) durante o sono. Consta de uma máscara que, adaptada à face, cobre o nariz e libera ou através de um tubo flexível, conectado a um compressor que gera fluxo de ar com pressão específica contínua. Contudo, em geral, os pacientes consideram esse equipamento incômodo, de difícil utilização.

Sua ação pode ser explicada pelo aumento no volume respiratório final dos pulmões, reduzindo o número de despertares e apneias.

Considera-se a redução da sonolência diurna como importante parâmetro clínico da eficácia do tratamento, que pode ser alcançada nas primeiras 2 semanas.

Em casos leves ou moderados, o uso de aparelhos intraorais e ortodônticos pode beneficiar o paciente, por apresentar boa relação custo-benefício, alto índice de sucesso (87%) e ausência de efeitos colaterais indesejáveis.

Tratamento cirúrgico

Recomendado para correção de alterações anatômicas (obstrução nasal, hipertrofia de adenoides e amígdalas e desproporção craniofacial).

Indica-se a uvuloplastia e a cirurgia maxilomandibular para correção do retrognatismo.

BIBLIOGRAFIA

American Psychiatric Association. Diagnostic and statistical manual of mental disorders (DSM-IV). 4. ed. Washington, DC: APA; 1994.

American Sleep Disorders Association. International classification of sleep disorders. Revised. Diagnostic and coding manual. Rochester, Minnesota: American Sleep Disorders Association; 1997.

Douglas N. Treatment of the obstructive sleep apnea/hypopnea syndrome: the effect on blood pressure. SLEEP 2004;27(5):934-41.

Lewis KE, Seale L, Bartle IE et al. Early predictors of CPAP use for the treatment of obstructive sleep apnea. SLEEP 2004;27(1):134-8.

Shepertycky M, Banno K, Kryger M. Differences between men and women in the clinical presentation of patients diagnosed with obstructive sleep apnea syndrome. SLEEP 2005;28(3):309-14.

160
Atelectasia

Marcelo Fouad Rabahi

INTRODUÇÃO

A atelectasia é consequência da ausência de ventilação pulmonar por obstrução das vias respiratórias inferiores, geralmente obstrução brônquica.

A região pulmonar atelectasiada apresenta-se como "pulmão murcho", que pode interferir na dinâmica respiratória ou se infectar.

CAUSAS

- Obstrução intrínseca das vias respiratórias: corpo estranho, conteúdo gástrico, escarro espesso, neoplasia endobrônquica, tuberculose endobrônquica, lesões endobrônquicas benignas
- Obstrução extrínseca das vias respiratórias (compressão dos pulmões): linfonodomegalia mediastinal e/ou intraparenquimatosa, cardiomegalia, neoplasia, pneumotórax, derrame pleural, empiema, hemotórax, quilotórax.

FATORES DE RISCO

- Tabagismo
- Obesidade
- Anestesia geral

- Alteração da parede torácica
- Escoliose
- Paralisia do nervo frênico.

MANIFESTAÇÕES CLÍNICAS

Dependem da magnitude da atelectasia:

- Pequena atelectasia (subsegmentar, segmentar):
  - Em geral assintomática
- Grande atelectasia (lobar ou de todo um pulmão):
  - Taquipneia
  - Tosse seca
  - Hipoxemia (colapso maciço)
  - Hipotensão arterial
  - Expansibilidade torácica reduzida
  - Retração dos espaços intercostais (tiragem)
  - Frêmito toracovocal diminuído ou abolido
  - Macicez à percussão
  - Respiração broncovesicular se as vias respiratórias estiverem permeáveis
  - Ressonância vocal diminuída
  - Ausência de ruídos respiratórios se as vias respiratórias estiverem obstruídas
  - Deslocamento do *ictus cordis* para o lado da atelectasia.

DIAGNÓSTICO DIFERENCIAL

- Pneumonia
- Derrame pleural.

EXAMES COMPLEMENTARES

- Radiografia do tórax: opacificações lineares, arredondadas, cuneiformes ou de todo hemitórax (Figura 160.1A); atelectasia do lobo médio direito e da língula obscurece a borda cardíaca (Figura 160.1B); atelectasia do lobo inferior eleva o diafragma; estruturas mediastinais deslocadas para o lado da atelectasia; áreas não atelectasiadas podem mostrar hiperinsuflação compensatória
- Tomografia computadorizada: os cortes axiais permitem a avaliação pulmonar sem a superposição de estruturas anatômicas. É importante no diagnóstico diferencial entre atelectasia com imagem arredondada e tumor pulmonar
- Broncoscopia: demonstra a causa da obstrução de vias respiratórias.

COMPROVAÇÃO DIAGNÓSTICA

- Dados clínicos + radiografia de tórax em PA e perfil ou TC do tórax
- Broncoscopia quando se suspeita de obstrução das vias respiratórias.

COMPLICAÇÕES

- Infecção secundária
- Insuficiência respiratória.

TRATAMENTO

- Depende da causa da atelectasia (retirada broncoscópica de corpo estranho)
- Desobstrução da via respiratória (tapotagem, drenagem postural ou broncoscópica)
- Oxigenação e umidificação adequadas
- Exercícios respiratórios e ventilação com pressão positiva.
- Ver também Capítulo 161, *Corpo Estranho nas Vias Respiratórias.*

Tratamento medicamentoso

- Depende da causa, e não da atelectasia propriamente dita.

PREVENÇÃO

- Medidas para evitar obstrução brônquica
- Cessar tabagismo
- Avaliação pneumológica pré-operatória.

EVOLUÇÃO E PROGNÓSTICO

- Resolução com tratamento adequado.

BIBLIOGRAFIA

Porto CC, Porto AL. Semiologia médica. 8. ed. Rio de Janeiro: Guanabara Koogan; 2019.

Tarantino AB. Doenças pulmonares. 5. ed. Rio de Janeiro: Guanabara Koogan; 2002.

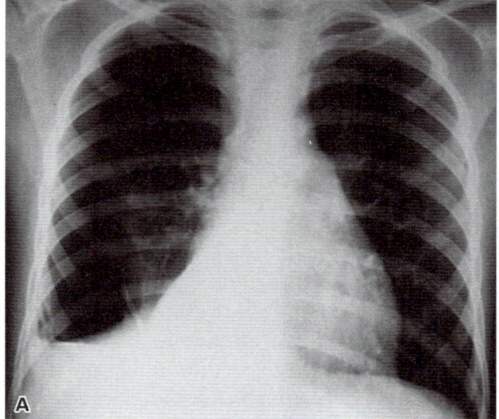 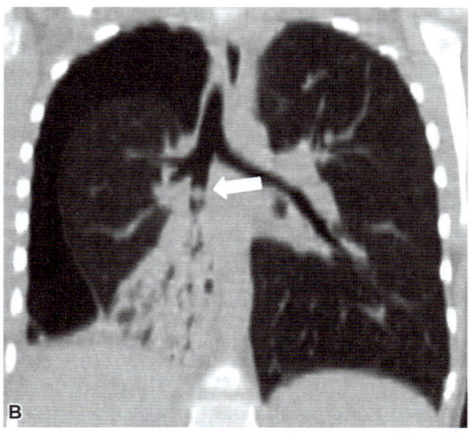

Figura 160.1 Atelectasia. **A.** Radiografia simples de tórax em PA. **B.** TC de tórax em janela de pulmão. Sinais de atelectasia do lobo inferior direito e corpo estranho no brônquio para o lobo inferior direito (*seta*), causando atelectasia do lobo correspondente. Pneumotórax decorrente de complicação pneumônica.

161
Corpo Estranho nas Vias Respiratórias

Nelson Alves dos Santos ◆ Marcelo Fouad Rabahi

INTRODUÇÃO

Presença de substância estranha de natureza sólida, líquida ou gasosa, de origem animal, vegetal ou mineral, em qualquer segmento das vias respiratórias (ver Capítulo 119, *Corpo Estranho em Fossa Nasal*).

A aspiração de corpo estranho é uma condição clínica séria e potencialmente fatal. Ocorre mais frequentemente em crianças, pessoas idosas, pacientes anestesiados ou em coma.

CAUSAS

- Substâncias endógenas, incluindo dentes e próteses dentárias, secreções e parasitos
- Substâncias exógenas de qualquer natureza: vegetal (sementes, grãos) animal (fragmentos de ossos), metal (brincos), plástico e outros objetos aspirados de forma involuntária.

FATORES DE RISCO

- Descuido no preparo dos alimentos
- Descuido na ingestão das refeições (distração, comer com pressa, alcoolizado ou conversando)
- Crise convulsiva, traumatismo, acidente vascular cerebral, reanimação cardiorrespiratória
- Negligência na vigilância das crianças
- Uso de próteses dentárias com defeitos ou mal ajustadas
- Colocar na boca objetos, como alfinetes, pregos, botões, clipes, tampas de canetas, brinquedos
- Ingestão de forma voluntária de objetos ou substâncias tóxicas (pacientes com distúrbios mentais ou que tentam esconder objetos ou substâncias tóxicas, como drogas).

MECANISMO DAS LESÕES

Objetos duros, cortantes ou com pontas (agulhas, clipes, pregos, ossos, espinha de peixe) ocasionam ferimento agudo.

Os de natureza vegetal, por não apresentarem superfície traumatizante, raramente produzem lesões agudas, mas causam inflamação brônquica, com grande reação tecidual que pode levar a asfixia e morte, principalmente em crianças.

Sementes ou pequenos objetos podem se movimentar com a respiração, criando mecanismo valvular.

Com o passar do tempo, podem impactar em um brônquio, causando atelectasia e resposta inflamatória adjacente, podendo evoluir para estenose cicatricial no local da estenose.

DIAGNÓSTICO DIFERENCIAL

- Asma
- Abscesso pulmonar
- Pneumonia.

MANIFESTAÇÕES CLÍNICAS

A intensidade dos sintomas depende da localização do corpo estranho (Quadro 161.1) e do grau de obstrução:

- Corpos estranhos vegetais provocam laringotraqueobronquite aguda, com febre, tosse, toxemia e leucocitose
- Corpo estranho de origem animal, como ossos, dentes e substâncias inorgânicas; o paciente pode passar dias, semanas ou meses sem apresentar manifestações clínicas, que surgem quando aparecem complicações (abscesso, bronquiectasia, atelectasia).

Após um período assintomático, o paciente passa a apresentar tosse seca ou produtiva, eventualmente com odor fétido, denotando formação de abscesso.

EXAMES COMPLEMENTARES

- Radiografia simples do tórax (pode ser normal em alguns casos)
- Radiografia do tórax em inspiração e na expiração profunda possibilita o reconhecimento de atelectasia e balanço do mediastino
- TC deve ser utilizada para localizar o corpo estranho, principalmente quando a radiografia é normal
- Broncoscopia pode ter indicação imediata para diagnóstico e retirada do corpo estranho.

COMPROVAÇÃO DIAGNÓSTICA

- Dados clínicos + exames de imagem
- Exame videolaringoscópico e broncoscópico, dependendo da provável localização.

COMPLICAÇÕES

- Lacerações ou perfuração dos órgãos atingidos
- Hemorragia
- Abscesso retrofaríngeo e pulmonar
- Mediastinite
- Pneumotórax
- Pneumomediastino
- Fístulas
- Estenoses.

TRATAMENTO

Em situações de obstrução grave ou completa em indivíduos adultos e conscientes, a tentativa de desobstrução deve ser imediata, com a manobra de Heimlich (Figura 161.1).

O procedimento pode ser repetido até a desobstrução da via área; entretanto, caso não haja sucesso, o paciente deve ser

Quadro 161.1 Manifestações clínicas de corpo estranho nas vias aéreas de acordo com o local da obstrução.

Hipofaringe	Tosse, náuseas, sensação de engasgar
Laringe	Disfonia/afonia, respiração sibilante, sensação de algo estranho na garganta
Traqueia e brônquios	Estridor, tosse, dispneia, sibilos (por vezes localizados, sensação de sufocamento

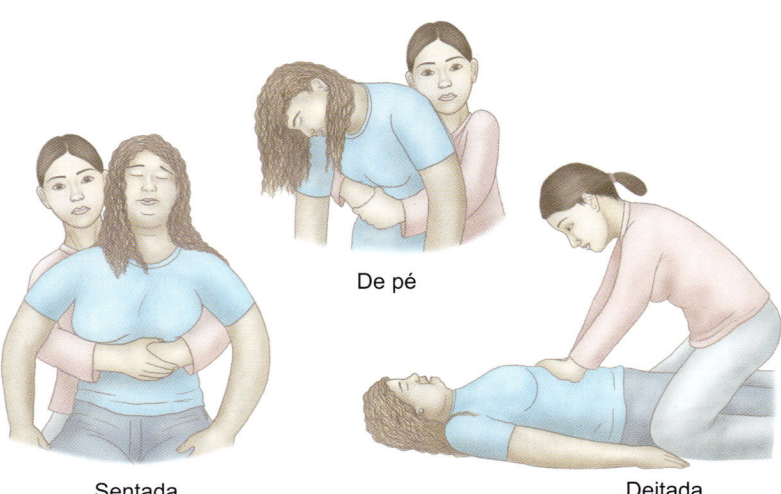

De pé

Sentada

Deitada

Figura 161.1 Manobra de Heimlich. Se a pessoa não consegue mais ficar de pé (está inconsciente ou esgotada) ou se você não tem força suficiente, a manobra pode ser aplicada com ela sentada ou deitada. Não importa se a pessoa está ficando sem reação, parecendo já estar desfalecida. Inicie a manobra o quanto antes.

imediatamente encaminhado para procedimento com broncoscopia para confirmação diagnóstica e retirada do corpo estranho.

Nas situações sem insuficiência respiratória grave, a presença de corpo estranho deve ser avaliada por exame de imagem (radiografia e TC) e, em seguida, realizar broncoscopia para confirmação diagnóstica e sua retirada.

Antibióticos e corticoides podem ser utilizados em casos selecionados.

Raramente é necessária intervenção cirúrgica.

Manobra de Heimlich

Para realizá-la, o socorrista deve se posicionar atrás da vítima, fechar o punho e posicioná-lo com o polegar para dentro entre o umbigo e o esterno; em seguida, deve-se agarrar o punho com a outra mão e pressioná-lo contra o abdome do paciente para cima e para trás, com rapidez.

EVOLUÇÃO E PROGNÓSTICO

- Com o diagnóstico imediato e tratamento adequado, há recuperação total
- Retardo no diagnóstico e na retirada do corpo estranho propiciam o aparecimento de complicações
- Pode oferecer risco à vida em crianças e idosos.

BIBLIOGRAFIA

Pedreira Jr. WL, Jacomelli M. Broncoscopia. São Paulo: Atheneu; 2005.
Porto CC, Porto AL. Semiologia médica. 8. ed. Rio de Janeiro: Guanabara Koogan; 2019.
Sociedade Brasileira de Pneumologia. Prática pneumológica. Rio de Janeiro: Guanabara Koogan; 2010.

162
Hemoptise

Marcelo Fouad Rabahi

INTRODUÇÃO

Hemoptise é todo e qualquer sangramento proveniente das vias aéreas inferiores, geralmente associado a doenças respiratórias, cardiovasculares e hemopoéticas.

A hemoptise é considerada volumosa quando atinge um volume ≥ 600 mℓ em 24 horas. Quase sempre está associada à doença inflamatória, particularmente a tuberculose pulmonar ativa ou suas sequelas.

Deve-se fazer o diagnóstico diferencial com epistaxe, sangramento orofaríngeo e hematêmese (ver Capítulos 121, *Epistaxe*, e 250, *Hemorragia Digestiva Alta*).

CAUSAS

- A principal causa de hemoptise é a tuberculose ativa ou lesões sequelares
- Outras causas:
  - Broncopulmonares: pneumonia, traqueobronquite, câncer, bronquiectasia, corpo estranho

Expectoração hemoptoica ou escarro sanguíneo

- Significa eliminação de raias de sangue com ou sem secreção.

- Cardiovasculares: embolia pulmonar, estenose mitral, insuficiência ventricular esquerda aguda, aneurismas, malformações arteriovenosas
- Vasculites, poliarterite nodosa, micose pulmonar, aspergiloma, diátese hemorrágica.

DIAGNÓSTICO

É importante caracterizar:

- Volume da hemoptise
- Duração da hemoptise
- Manifestações clínicas associadas (febre, dispneia, tosse, vômito)
- Repercussão sobre a função pulmonar
- História de tabagismo
- Doenças cardíacas
- Doenças hematopoéticas
- Uso de anticoagulantes
- Sinais de instabilização hemodinâmica.

EXAMES COMPLEMENTARES

- Radiografia do tórax: opacidade alveolar localizada, massa, lesão cavitária
- TC do tórax: inundação alveolar e detalhes da extensão da doença pulmonar
- Broncoscopia: importante no diagnóstico e controle da hemoptise, identificando o sítio do sangramento
- Arteriografia: na suspeita de aneurismas, malformações arteriovenosas e fístulas.

TRATAMENTO

- Posicionar o paciente em decúbito lateral com o hemitórax para baixo de onde se origina o sangramento
- Sedativo da tosse (ver Capítulo 25, *Tosse*)
- Não utilizar aerossol ou qualquer outro método que possa estimular a tosse
- Broncoscopia com lavagem endobrônquica utilizando soro fisiológico gelado: procedimento realizado sob anestesia geral ou anestesia tópica sob sedação. A lavagem consiste na instilação de 30 a 50 mℓ de soro gelado por vez, aspirado a intervalos de 15 a 20 segundos, repetida até o controle do sangramento
- Bloqueios endobrônquicos, utilizando cânulas orotraqueais de duplo lúmen ou balonetes do tipo Fogarty
- Embolização das artérias brônquicas.

Atenção

- O fluxo de sangramento é importante: quando estiver acima de 600 mℓ em 24 horas, há grande risco desses pacientes morrerem asfixiados por sangramento
- Sinais de instabilização hemodinâmica exigem internação em UTI para se instituir terapêutica adequada.

BIBLIOGRAFIA

Conde MB, Souza GRM. Pneumologia e tisiologia: uma abordagem prática. São Paulo: Atheneu; 2009.

Porto CC, Porto AL. Semiologia médica. 8. ed. Rio de Janeiro: Guanabara Koogan; 2019.

Sociedade Brasileira de Pneumologia. Prática pneumológica. Rio de Janeiro: Guanabara Koogan; 2010.

163
Neoplasias Malignas do Pulmão

Câncer do pulmão, carcinoma pulmonar

Daniel Messias Moraes Neto ◆ Marcelo Fouad Rabahi ◆ José Carlos do Valle ◆ Nelson Alves dos Santos

INTRODUÇÃO

As neoplasias malignas do pulmão originam-se em células da mucosa dos brônquios e alvéolos, sendo também denominadas tumores broncogênicos, os quais são responsáveis por mais de 90% das neoplasias desse órgão.

Predominam em homens de 50 a 70 anos, com história de tabagismo, contudo a incidência nas mulheres vem aumentando.

CLASSIFICAÇÃO HISTOPATOLÓGICA

Os principais tipos de neoplasias malignas do pulmão são:

- Carcinoma pulmonar de pequenas células (CPPC), identificado em 15% dos pacientes com câncer do pulmão (Figura 163.1)
- Carcinoma pulmonar de não pequenas células (CPNPC), com os seguintes subtipos: adenocarcinoma, o mais frequente com 40% dos casos (Figura 163.2), carcinoma espinocelular ou epidermoide ou escamoso, representando 20% (Figura 163.3), carcinoma de grandes células, em 5% dos casos (Figura 163.4) e adenoescamoso em 2%
- Tumores neuroendócrinos.

CAUSAS

- Tabagismo ativo ou passivo está diretamente relacionado com 80% dos casos. O risco de câncer do pulmão é proporcional ao número de cigarros fumados, e também tem associação com início precoce, quantos anos durou o tabagismo, o teor de nicotina e o uso de filtros ou não.

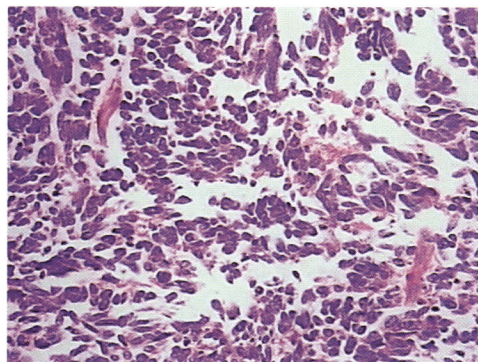

Figura 163.1 Carcinoma de pequenas células. Células pequenas e uniformes, com pouco citoplasma e sem arranjo definido. (Cortesia de Brasileiro Filho, 2011.)

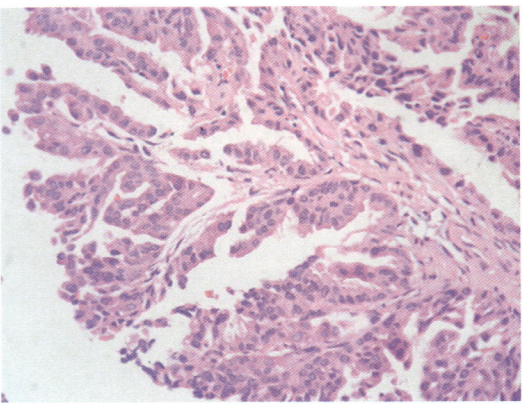

Figura 163.2 Adenocarcinoma papilífero. Observar projeções com feixe fibrovascular. (Cortesia de Brasileiro Filho, 2011.)

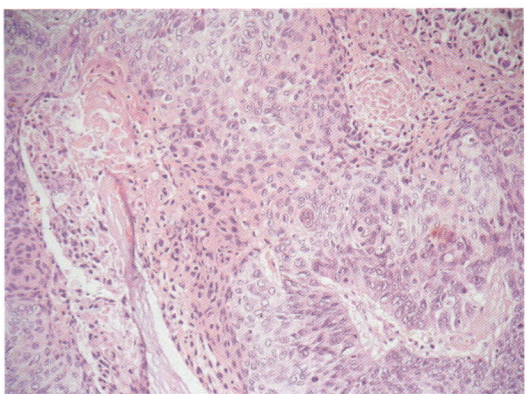

Figura 163.3 Carcinoma epidermoide bem diferenciado, com distinção escamosa evidente. (Cortesia de Brasileiro Filho, 2011.)

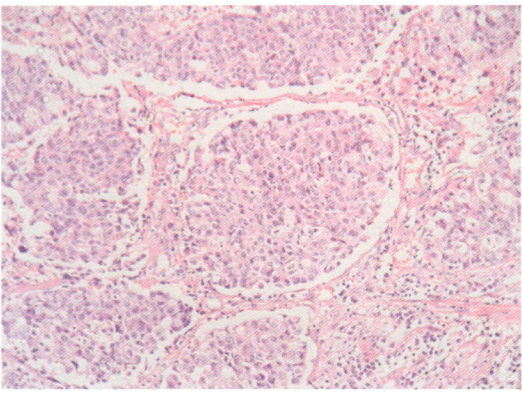

Figura 163.4 Carcinoma de grandes células. Agrupamentos de células anaplásicas no interior dos espaços alveolares. (Cortesia de Brasileiro Filho, 2011.)

- Contudo, cerca de 20% dos casos ocorrem em não fumantes, principalmente mulheres.
- Outras causas:
  - Poluição ambiental e ocupacional
  - Exposição ao asbesto
  - Radiação ionizante
  - Contato com metais pesados (cromo, níquel).

O câncer de pulmão é doença prevenível

- As campanhas contra o uso do tabaco no Brasil, desenvolvidas pelo Instituto Nacional de Câncer, têm logrado sucesso com redução considerável do consumo de cigarro (de 37% para 9% nos homens entre 1980 e 2017). Entretanto, entre as mulheres, o câncer de pulmão não tem diminuído de maneira significativa. Em 1980, morriam 3,6 homens para cada mulher e, em 2017, a relação é de 1,7 homens para cada mulher
- Parar de fumar reduz o risco de câncer de pulmão (ver Capítulo 164, *Tabagismo*)
- Campanhas para prevenção, utilizando radiografia do tórax e citologia do escarro não reduziram a mortalidade pelo câncer de pulmão
- Estudos em curso estão avaliando se a tomografia computadorizada (TC) em espiral do tórax com baixa dose de irradiação pode ser útil na detecção inicial da doença, assim como a relação custo/benefício.

EPIDEMIOLOGIA

- O câncer de pulmão em todo o mundo é a neoplasia maligna mais comum (1,61 milhão entre 12,7 milhões de novos casos) e o mais mortal (1,38 milhão entre 7,6 milhões das mortes relacionadas ao câncer).
- No Brasil, no biênio 2018 e 2019, estavam previstos 18.740 novos casos anuais (taxa bruta de 18,16%) para homens e 12.350 (taxa bruta de 11,81%) para mulheres.
- É o segundo câncer de maior frequência no sexo masculino e o quarto no sexo feminino, excetuando-se os tumores malignos de pele não melanoma para ambos os sexos.

MANIFESTAÇÕES CLÍNICAS

- Geralmente assintomático até a fase avançada
- Tosse persistente
- Dor torácica constante e progressiva
- Hemoptise
- Roncos e sibilos
- Rouquidão (paralisia de corda vocal)
- Dispneia persistente
- Pneumonias de repetição
- Manifestações gerais: anorexia, consumpção, fadiga, anemia
- Manifestações torácicas extrapulmonares: síndrome da veia cava superior, síndrome de Claude Bernard-Horner, paralisia diafragmática, disfagia
- Manifestações paraneoplásicas: osteoartropatia hipertrófica (dedos em vaqueta de tambor, unhas em "vidro de relógio"), alterações neuromusculares, síndrome de Eaton-Lambert (miasteniforme), síndrome Schwartz-Bartter (secreção inadequada de hormônio antidiurético; ver Capítulo 5, *O Clínico e o Paciente com Câncer*).

DIAGNÓSTICO DIFERENCIAL

- Nódulo pulmonar ou massa pulmonar: tuberculose, hamartoma, micoses pulmonares (coccidioidomicose, blastomicose), metástase de outro câncer primário (mama, estômago, melanoma, cólon)
- Consolidação pulmonar: pneumonia, tuberculose
- Atelectasia: corpo estranho, pneumonia
- Derrame pleural: pneumonia, tuberculose.

EXAMES COMPLEMENTARES

- Radiografia e TC do tórax: nódulos, massa, alargamento do mediastino, consolidação pulmonar, atelectasias, derrame pleural (Figura 163.5)
- Exame do escarro: pesquisa de células neoplásicas
- Exame do líquido pleural: pesquisa de células neoplásicas
- Broncoscopia: lavado broncoalveolar, escovado e biópsia para diagnóstico histológico e estadiamento do tumor (Figura 163.6)
- Punção transtorácica guiada por TC: indicada para lesões periféricas sem comprovação diagnóstica prévia
- Mediastinoscopia: biópsia de linfonodos mediastinais para diagnóstico e estadiamento
- Videotoracoscopia e toracotomia exploradora: em último caso para diagnóstico e eventual tratamento após biópsia com exame por congelação.

Radiografia do tórax e câncer de pulmão

Os tumores pulmonares podem se manifestar praticamente por qualquer imagem radiológica: nódulo, massa, consolidação, atelectasia, derrame pleural, sendo que a comprovação diagnóstica depende de exames especializados.

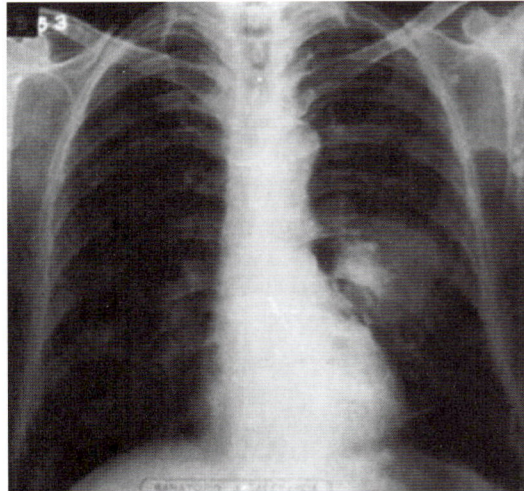

Figura 163.5 Neoplasia do pulmão. Radiografia simples do tórax mostrando imagem macronodular no pulmão esquerdo.

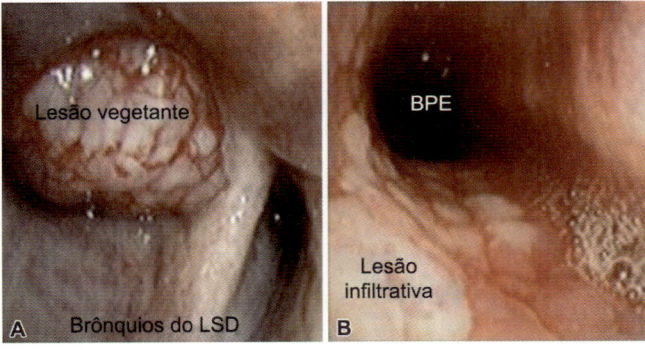

Figura 163.6 Neoplasia do pulmão. Exame broncoscópico mostrando lesão vegetante (A) e lesão infiltrativa (B).

COMPROVAÇÃO DO DIAGNÓSTICO

- Dados clínicos + exames de imagem + exame citológico e histopatológico
- Exame imuno-histoquímico.

Avaliação da extensão da doença

- Cintilografia óssea
- Ressonância magnética ou TC do crânio
- PET-CT em casos selecionados de possível câncer ou pesquisa de metástases não evidenciadas pelos exames anteriores.

COMPLICAÇÕES

- Derrame pleural ou pericárdico
- Atelectasia
- Paralisia do nervo laríngeo recorrente
- Paralisia do nervo frênico (diafragmática)
- Síndromes paraneoplásicas
- Fraturas patológicas.

ESTADIAMENTO

O estadiamento segue o sistema TNM (T = tumor, N = linfonodo e M = metástase) tanto da União Internacional Contra o Câncer (UICC) ou *American Joint Committee on Cancer* (AJCC) (Quadro 16.3.1).

O estadiamento da doença antes de qualquer tratamento é absolutamente indispensável.

Trata-se de uma informação importante para o médico geral saber se a doença é inicial ou avançada e o respectivo prognóstico. Também é prudente ele não informar qualquer dado sobre o prognóstico ao paciente e seus familiares. Somente após o estadiamento e, principalmente, depois do primeiro tratamento efetuado pelo cirurgião de tórax ou oncologista clínico, esses terão melhores condições de conversar com o paciente e sua família.

Os especialistas sabem que não devem concordar com a omissão do diagnóstico, no qual o médico não informa o diagnóstico e o doente e os familiares fingem não sabê-lo. Essa mentira, aparentemente piedosa, já é comprovadamente nociva e em nada ajuda.

TRATAMENTO

- Necessita de equipe multidisciplinar (oncologista, cirurgião, enfermeiro especializado, nutricionista, fisioterapeuta e apoio psiquiátrico em situações especiais)
- O tratamento depende do estadiamento e do tipo histopatógico:
  - Carcinoma de células pequenas: quimioterapia e radioterapia (radioquimioterapia). A cirurgia é indicada somente em casos bem selecionados e iniciais
  - Carcinoma de células não pequenas: cirurgia nos estadiamentos I e II; no estádio IIIA, procede-se com a cirurgia e, então, radioquimioterapia; nos estádios IIIB e IV, recomenda-se radioquimioterapia a depender do caso
- Quimioterapia, tanto adjuvante quanto da doença avançada, é baseada na associação dos derivados da platina (cisplatina ou carboplatina) com outro medicamento, como vinorelbina, pemetrexede, paclitaxol, docetaxol, etoposídeo e gencitabina
- Terapia-alvo vem crescendo em importância. É indicada como primeira linha nos estádios avançados e na doença

Quadro 163.1 Estadiamento do câncer do pulmão.

Categoria T

- TX: o tumor primário não é identificado. Mas células malignas foram isoladas na citologia do escarro ou lavado brônquico sem ter sido visualizadas na broncoscopia ou exame de imagem
- T0: sem evidência do tumor primário
- Tis: carcinoma *in situ*
- T1: tumor de 3 cm ou menos
  - T1(mi): adenocarcinoma minimamente invasivo
  - T1a: tumor de 1 cm ou menos
  - T1b: tumor maior do que 1cm, porém não mais que 2 cm
  - T1c: tumor maior do que 2 cm, porém não mais que 3 cm
- T2: tumor maior do que 3 cm, porém não mais que 5 cm; ou tumor com qualquer das seguintes características: acomete o brônquio principal sem atingir a carina, ou invade a pleura visceral, ou acarreta atelectasia ou pneumonite obstrutiva
  - T2a: tumor maior do que 3 cm, porém não mais que 4 cm
  - T2b: tumor maior do que 4 cm, porém não mais que 5 cm
- T3: tumor maior do que 5 cm, porém não mais que 7 cm ou que invade diretamente: pleura parietal, parede torácica, nervo frênico, pericárdio parietal ou nódulo(s) separado(s) no mesmo lobo
- T4: tumor maior do que 7 cm ou qualquer tamanho que invade uma das seguintes estruturas: diafragma, mediastino, carina, coração, grandes vasos, traqueia, nervo laríngeo recorrente, esôfago, corpo vertebral; ou nódulos tumorais separados em lobo ipsilateral diferente do lobo do tumor primário.

Categoria N (linfonodo)

- NX: os linfonodos regionais não puderam ser acessados
- N0: ausência de metástase em linfonodos
- N1: metástase em linfonodo ipsilateral peribronquial ou ipsilateral hilar, intrapulmonar ou extensão direta
- N2: metástase no mediastino ipsilateral ou subcarinal
- N3: metástase no mediastino contralateral, hilar contralateral, escaleno ipsilateral ou contralateral, ou supraclavicular

Categoria M (metástase)

- M1a: nódulos tumorais separados em um lobo contralateral; tumor com metástases pleurais ou no pericárdio, ou derrame pleural ou pericárdico
- M1b: metástase única extratorácica em um único órgão
- M1c: múltiplas metástases extratorácicas em um único ou múltiplos órgãos

Estádio

- Estádio IA: Ti, N0, M0
  - Estádio IA1: T1(mi), T1a, N0, M0
  - Estádio IA2: T1b, N0, M0
  - Estádio IA3: T1c, N0, M0
- Estádio IB: T2a, N0, M0
- Estádio IIA: T2b, N0, M0
- Estádio IIB: T1a-c, T2a,b, N1, M0, T3
- Estádio IIIA: T1a-c, T2a,b, N2, M0, T3, N1, T4, N0, N1, M0
- Estádio IIIB: T1a-c, T2a,b, N3, M0, T3, T4, N3, M0
- Estádio IIIC: T3, T4, N3, M0
- Estádio IV: qualquer T, qualquer N, M1
- Estádio IVA: qualquer T, qualquer N, M1a,b
- Estádio IVB: qualquer T, qualquer N, M1c

De Brierley et al., 2016.

metastática. O fundamento está nos inibidores da tirosina quinase (Nibs) e anticorpos monoclonais (Mabs). No primeiro caso, há inúmeras possibilidades como nos tumores com mutação positiva dos genes *EGFR*, *BRAF V600E* ou rearranjo dos genes *ALK*, *ROS1* (erlotinibe, afatinibe, gefitinibe e crizotinibe), bem como nos tumores positivos para os inibidores de *checkpoint*, como os anti-PD-1/PD-L1 e anti-CTLA4 (ipilimumabe e nivolumabe). Essas expressões de mutações gênicas dos tumores são evidenciadas por exames específicos de imuno-histoquímica

- Tratamento da dor, dispneia, infecções e derrame pleural.

EVOLUÇÃO E PROGNÓSTICO

Em geral, o prognóstico é reservado, pois 85% dos pacientes já chegam ao médico em fase avançada da doença, sendo possível apenas tratamento paliativo. A sobrevida em 5 anos está relacionada ao estadiamento:

- Estádio I: 60%
- Estádio II: 30%
- Estádio III: 5%
- Estádio IV: menos de 2%.

Diagnóstico precoce do câncer de pulmão

- Só é possível quando qualquer suspeita de câncer de pulmão leva a uma rigorosa investigação diagnóstica.

BIBLIOGRAFIA

American College of Chest Physicians Evidence-Based Clinical Practice Guidelines. Diagnosis and Management of Lung Cancer, 3rd ed. Chest 2013.
Brasileiro Filho G. Bogliolo patologia. 8. ed. Rio de Janeiro: Guanabara Koogan; 2011.
Brierley JD, Gospodarowicz MK, Wittekind C. TNM Classification of malignant tumours. 8.ed. Oxford: Wiley-Blackwell; 2016.
Hoff PMG, Katz A, Chammas R et al. Tratado de oncologia. Sã Paulo: Atheneu; 2013.
Kantarjian HM, Wolff RA. The MD Anderson manual of medical oncology. 3. ed. New York: McGraw-Hill; 2016.
National Cancer Comprehensive Network. NCCN Guidelines Version 7.2019. Non-Small Cell Lung Cancer.
Tarantino AB. Doenças pulmonares. 6. ed. Rio de Janeiro: Guanabara Koogan; 2008.

164
Tabagismo
Dependência de nicotina

Marcelo Fouad Rabahi ◆ José Laerte Rodrigues da Silva Júnior

INTRODUÇÃO

Dependência da nicotina mantida por diferentes mecanismos, que incluem processos químicos cerebrais relacionados à ação dessa substância e condicionamento comportamental.

Além de produzir doença respiratória (DPOC) e cardiovascular (doença arterial coronariana e hipertensão arterial, acidente vascular encefálico, tromboangiite obliterante), o tabagismo está associado a gengivite, otite, sinusite, labirintopatia, osteoporose, catarata, impotência sexual, gravidez tubária, placenta prévia, recém-nascido com baixo peso e câncer de boca, lábios, seios paranasais, laringe, faringe, esôfago, estômago, pâncreas, rins, bexiga, útero, cólon, reto, ovário e leucemia mieloide.

Segundo dados do Vigitel (2018), em pesquisa sobre doenças crônicas na população adulta realizada nas capitais dos 26 estados brasileiros e Distrito Federal, a prevalência de adultos fumantes no Brasil é de 9,3%, sendo maior em homens (12,1%) do que em mulheres (6,9%). Diminui com o aumento da escolaridade, sendo elevada entre homens com até 8 anos de estudo (17,0%).

Cumpre assinalar que houve uma redução da prevalência de tabagismo no Brasil, mas nos últimos anos houve aumento em jovens, com utilização de outras formas de consumo do tabaco, como narguilé e cigarro eletrônico.

MANIFESTAÇÕES CLÍNICAS

- Assintomático
- Tosse seca ou com expectoração
- Dispneia
- Rouquidão
- Dor torácica
- Disfagia
- Manifestações associadas a doenças causadas pelo tabagismo.

Avaliação clínica do fumante

Deve ser feita de forma ativa no atendimento médico por qualquer motivo:
- Avaliar a história do tabagismo (idade de início, carga tabágica, verificar se houve tentativas prévias de interrupção do tabagismo e se ocorreram sintomas de abstinência, uso de medicamentos para tratar a doença, verificar se há outros fumantes na família, no trabalho e no círculo de amizades e determinar se há condicionamentos (p. ex., uso de café ou álcool e fumar; dirigir, consumir refeições, telefonar e fumar; assistir TV, ouvir música e usar internet e fumar)
- Verificar o grau de motivação, separando os indivíduos em dois grupos:
  - **Paciente desmotivado para tratamento imediato**: pré-contemplação (não há intenção de parar de fumar) e contemplação (há conscientização da necessidade de parar, porém existe ambivalência, não é capaz de marcar a data a curto prazo para interromper o tabagismo). Para esse grupo, não há indicação de tratamento de tabagismo, mas o paciente deve ser informado de que a cessação do tabagismo é a medida mais importante para melhorar a saúde e aumentar a qualidade de vida, além de deixar claro que está aberto a realizar um tratamento para interromper tabagismo no futuro, caso deseje fazer uma tentativa
  - **Paciente motivado para tratamento imediato**: preparação (há perspectiva de mudança em futuro imediato, o indivíduo consegue marcar data a curto prazo para uma tentativa) e ação (já fez algo no sentido de interromper o tabagismo, como reduzir o número de cigarros por dia, tem atitude focada na estratégia para abstinência)
- *Observação*: necessário avaliar o grau de dependência para verificar se há indicação de tratamento medicamentoso (teste de Fargeström, Quadro 164.1).

EXAMES COMPLEMENTARES

- Se disponível, realizar a medida do monóxido de carbono no ar expirado (CO_{ex}) para acompanhar/monitorar o progresso alcançado com o tratamento do tabagismo com medidas seriadas. Medidas de CO_{ex} < 5 a 6 ppm indicam interrupção do tabagismo
- A maioria dos exames complementares em pacientes fumantes é normal

- Espirometria: normal ou com distúrbio ventilatório obstrutivo nos casos com doença pulmonar obstrutiva crônica (DPOC)
- Radiografia de tórax: normal ou com hiperinsuflação nos casos com DPOC
- ECG e teste ergométrico: doença arterial coronariana
- Outros exames dependendo do órgão afetado.

Doenças relacionadas ao tabagismo

- Câncer (pulmão, boca, laringe, faringe, esôfago, estômago, pâncreas, bexiga, rim, colo do útero e leucemia mieloide aguda)
- DPOC (bronquite crônica e enfisema pulmonar)
- Doença arterial coronariana e hipertensão arterial
- Acidente vascular encefálico
- Tromboangiite obliterante
- Gengivite, otite, sinusite, labirintopatia
- Osteoporose
- Catarata
- Impotência sexual
- Gravidez tubária, placenta prévia
- Recém-nascido com baixo peso.

TRATAMENTO

- Terapia comportamental: os métodos baseados na terapia cognitivo-comportamental são fundamentais na abordagem do fumante em todas as condições clínicas, mesmo quando é necessário apoio medicamentoso
- Medidas gerais: orientar o início de exercícios físicos para evitar o ganho de peso e reduzir o estresse. Quando ocorrer a fissura (desejo intenso de fumar), beber líquidos, mastigar alimentos hipocalóricos (p. ex., cenoura ou maçã cortada em pequenos pedaços), tentar modificar a rotina (removendo os gatilhos para fumar como café, álcool ou outra atividade em que está condicionado a fumar), procurar fazer atividades em ambientes onde é proibido o tabagismo, como cinema, teatro, e reduzir as situações de estresse que favorecem recaída.

Quadro 164.1 Teste de Fargeström.

1. Quanto tempo após acordar você fuma seu primeiro cigarro?	
Dentro de 5 min (3)	Entre 6 e 30 min (2)
Entre 31 e 60 min (1)	Após 60 min (0)
2. Você acha difícil não fumar em lugares proibidos como igrejas, bibliotecas etc.?	
Sim (1)	Não (0)
3. Qual o cigarro do dia que traz mais satisfação?	
O primeiro da manhã (1)	Outros (0)
4. Quantos cigarros você fuma por dia?	
Menos de 10 (0)	De 11 a 20 (1)
De 21 a 30 (2)	Mais de 31 (3)
5. Você fuma mais frequentemente pela manhã?	
Sim (1)	Não (0)
6. Você fuma mesmo doente, quando precisa ficar de cama a maior parte do tempo?	
Sim (1)	Não (0)
Resultado	
Grau de dependência:	
• 0 a 2 = muito baixo	• 3 a 4 = baixo
• 5 = médio	• 6 a 7 = elevado
• 8 a 10 = muito elevado.	

Tratamento medicamentoso

Indicado apenas para aqueles com dependência à nicotina (Teste de Fargeström ≥ 5 pontos).

- Terapia de reposição de nicotina (TRN):
  - Gomas de 2 a 4 mg: mascar uma goma sempre que for necessário até surgir sabor intenso ou formigamento, que indica liberação de nicotina; em seguida, guardar a goma entre a gengiva e a bochecha até que o sabor ou o formigamento tenha desaparecido. Repetir o procedimento até completar 30 minutos, quando toda a quantidade de nicotina já tiver sido liberada.

    Não usar mais de 24 gomas de 4 mg ou 30 gomas de 2 mg em 24 horas; iniciar com gomas de 4 mg para fumantes de mais de 1 carteira por dia. Evitar alimentos ou bebidas 15 minutos durante ou após o uso
  - Pastilhas de 2 a 4 mg: mover a pastilha, dentro da boca, até que dissolva. Usar da 1ª à 6ª semana 1 pastilha de 1 em 1 hora ou de 2 em 2 horas. Na 7ª à 9ª semana, 1 pastilha de 2 em 2 horas ou de 4 em 4 horas. Na 10ª à 12ª semana, 1 pastilha de 4 em 4 horas ou de 8 em 8 horas.

    Iniciar com pastilhas de 4 mg para fumantes de mais de 1 carteira por dia. Evitar alimentos ou bebidas 15 minutos durante ou após o uso.

    Não usar mais de 20 pastilhas em 24 horas
  - Adesivos de nicotina transdérmica: aplicar de manhã um adesivo a cada 24 horas. Iniciar com 21 mg/dia durante 4 semanas; a seguir, 14 mg/dia durante 4 semanas, e depois 7 mg/dia durante 2 semanas. Aplicar no tronco, em uma região que tenha menos pelos. Fazer rodízio do local de aplicação para evitar irritação local. De forma opcional, pode-se utilizar 16 horas por dia, retirando para dormir, se provocar insônia
  - Contraindicações relativas da TRN: arritmias graves, coronariopatia, diabetes, hipertireoidismo e feocromocitoma (devido à ativação de receptores colinérgicos nicotínicos em gânglios autonômicos com liberação de mediadores beta-adrenérgicos, que têm como efeitos taquicardia e hipertensão arterial)
- Bupropiona: iniciar com 150 mg, VO, pela manhã, durante 3 dias. A seguir, 150 mg ao acordar e às 16 horas por 4 dias (não tomar após as 16 horas para evitar insônia). Após,

Narguilé e cigarro eletrônico

Narguilé

- Para o consumo de narguilé, um tabaco aromatizado é submetido a altas temperaturas através da combustão de carvão. A fumaça produzida passa através de um recipiente contendo água e é inalada pelos usuários de forma intermitente, que compartilham o dispositivo. Em uma sessão de narguilé de até 1 hora, os usuários têm exposição equivalente à fumaça de 100 a 200 cigarros, oferecendo assim maiores níveis de exposição a nicotina, metais pesados e monóxido de carbono que o uso convencional do cigarro
- No Brasil, a prevalência do uso de narguilé é pouco conhecida. Em alunos do nono ano do ensino fundamental, a taxa de uso de outros produtos do tabaco (cigarrilha, narguilé ou rapé) foi de 6,1%, mas foi observada alta prevalência de experimentação e uso regular em universitários (60 e 28%, respectivamente)
- Visto que muitos usuários não consideram o uso do narguilé como ato de fumar, além da investigação habitual se o indivíduo fuma, o médico deve questionar o uso de narguilé durante o atendimento clínico.

Tratamento

- São escassos os estudos de intervenção para cessação do uso de narguilé. A evidência atual sugere que há maior probabilidade de cessação quando é utilizada terapia cognitivo-comportamental
- A vareniclina foi testada em um ensaio controlado duplo-cego e não foi mais efetiva que o placebo para cessação do uso do narguilé
- Em um outro ensaio clínico randomizado, os autores não conseguiram demonstrar benefício ao associar bupropiona à terapia cognitivo-comportamental
- Não há publicação até o momento do uso da TRN para cessação do uso de narguilé.

Cigarro eletrônico

- São dispositivos não combustíveis, que funcionam com uma bateria que aquece uma resistência metálica produzindo um vapor que habitualmente contém uma mistura de nicotina, agentes aromatizantes, glicerina vegetal, propilenoglicol, entre inúmeros outros componentes
- Quando esses componentes são submetidos a altas temperaturas, são gerados compostos como o formaldeído, o acetaldeído, a acroleína e a acetona, que são substâncias potencialmente citotóxicas, carcinogênicas e irritantes. Foram encontrados também cádmio, chumbo e traços de nitrosaminas cancerígenas no vapor dos cigarros eletrônicos
- Até outubro de 2019, 1.299 casos de lesão pulmonar causada por cigarro eletrônico, que produziram 26 mortes, foram relatados nos Estados Unidos (CDC). Os indivíduos apresentam sintomas respiratórios (tosse, dor torácica e dispneia), associados frequentemente (77%) com dor abdominal, vômito, náusea e diarreia.

Os sintomas respiratórios ou gastrintestinais são acompanhados por sintomas gerais (febre, calafrios) em 85% dos casos. Ao exame físico, os pacientes apresentam taquipneia, taquicardia e hipoxemia.

A radiografia de tórax demonstrou infiltrados e a TC de tórax evidenciou lesões em "vidro fosco", mesmo em casos de radiografia de tórax sem anormalidades.

Tratamento

- O tratamento é realizado com administração de corticoides, mas deve-se sempre considerar o uso de antibióticos, quando não for possível descartar a possibilidade de associação com infecção pulmonar
- Há controvérsia na literatura a respeito do uso do cigarro eletrônico como medida para tratamento do tabagismo. No entanto, em duas metanálises publicadas, uma concluiu que não é possível determinar se o cigarro eletrônico promove, não tem efeito ou dificulta a cessação do tabagismo, e a outra, que ele dificulta a cessação do tabagismo
- Ainda não há estudos sobre a eficácia da terapia cognitivo-comportamental ou de terapia farmacológica para cessação do cigarro eletrônico. Da mesma forma, não há guia específico sobre como deve ser o aconselhamento para a interrupção do cigarro eletrônico
- Como o processo de dependência química e psicológica é similar a outros tipos de abuso de substância química, é provável que casos selecionados se beneficiem de terapia cognitivo-comportamental ou de terapia farmacológica de reposição de nicotina, pois alguns estudos mostraram que consumidores regulares de cigarro eletrônico podem ter concentrações plasmáticas de nicotina iguais às de usuários de cigarro comum.

Como muitos usuários não se consideram fumantes, mas vaporizadores, o médico também deve questionar especificamente sobre o uso de cigarros eletrônicos durante o atendimento clínico.

orientar o paciente a parar de fumar e manter as duas tomadas até completar 12 semanas
- ■ Contraindicações absolutas: epilepsia, convulsão febril na infância, neoplasia de sistema nervoso central, anormalidades no eletroencefalograma, traumatismo craniencefálico recente e utilização de inibidor da monoaminoxidase
- ■ Contraindicações relativas: hipertensão arterial não controlada
- Vareniclina: iniciar com 0,5 mg, 1 vez/dia, durante 3 dias; depois 0,5 mg, 2 vezes/dia, durante 4 dias; a seguir, parar de fumar e manter 1 mg, 2 vezes/dia, até completar 12 semanas
- ■ Contraindicação absoluta: hipersensibilidade à vareniclina ou insuficiência renal grave
- Associações: a combinação de TRN adesivo + TRN em reposição oral é mais efetiva para interrupção do tabagismo que o uso isolado da TRN (aumento de 15 a 36% da chance de sucesso).

A combinação bupropiona + TRN é mais efetiva que o uso isolado da TRN.

Em indivíduos com alta dependência à nicotina (teste de Fargeström > 6 pontos e fumando ≥ 20 cigarros por dia) e que não conseguiram cessação com monoterapia, há benefício da associação da vareniclina com a bupropiona. Mas como há maior risco de efeitos colaterais e aumento de custo, as associações devem ser reservadas para indivíduos com dependência alta ou muito alta e indivíduos com múltiplas recaídas.

Tabagismo passivo

A poluição tabagística ambiental é o principal poluente de ambientes fechados, e o tabagismo passivo é a 3ª causa de morte evitável no mundo.

Recomendações práticas

- O hábito de fumar costuma ter início na adolescência, por imitação e estímulo pela publicidade. Portanto, a prevenção tem que começar precocemente, na infância
- A associação de pílula anticoncepcional com tabagismo aumenta significativamente o risco de infarto do miocárdio e acidente vascular cerebral em mulheres jovens
- Os melhores resultados no tratamento são obtidos pela combinação de aconselhamento, técnicas comportamentais e tratamento medicamentoso
- Para gestantes não é recomendado o uso de vareniclina, bupropiona ou adesivo de nicotina. Se for necessário usar tratamento farmacológico, utilizar TRN com pastilha ou goma e alertar para suspensão da TRN, se a gestante voltar a fumar (toxicidade da nicotina para o SNC do feto)
- Para crianças e adolescentes não é recomendado o uso de vareniclina, bupropiona ou TRN. Usar somente terapia cognitivo-comportamental e deve ser oferecido tratamento para tabagismo para os pais fumantes
- É importante manter sempre o estímulo ao paciente. Mesmo que não ocorra a interrupção do tabagismo na primeira tentativa, deve-se estimular estratégias individuais para romper o condicionamento comportamental.

FATORES QUE DIFICULTAM A CESSAÇÃO

- Baixa motivação
- Síndrome de abstinência
- Ansiedade e/ou depressão
- Aumento do peso corporal.

PREVENÇÃO

- Proibição do uso de tabaco em lugares públicos, meios de transporte e instituições de saúde
- Campanhas educativas nas escolas e na mídia
- Aconselhamento durante a consulta médica.

BIBLIOGRAFIA

Azevedo MF. GPS Medicamentos. Guia prático em saúde. Rio de Janeiro: Guanabara Koogan; 2017.
Brasil. Ministério da Saúde. Secretaria de Vigilância em Saúde. Departamento de Análise em Saúde e Vigilância de Doenças não Transmissíveis. Vigitel Brasil 2018: vigilância de fatores de risco e proteção para doenças crônicas por inquérito telefônico: estimativas sobre frequência e distribuição sociodemográfica de fatores de risco e proteção para doenças crônicas nas capitais dos 26 estados brasileiros e no Distrito Federal em 2018 / Ministério da Saúde, Secretaria de Vigilância em Saúde, Departamento de Análise em Saúde e Vigilância de Doenças não Transmissíveis. – Brasília: Ministério da Saúde; 2019.
Carvalho AM. Cigarros eletrônicos: o que sabemos? estudo sobre a composição do vapor e danos à saúde, o papel na redução de danos e no tratamento da dependência de nicotina. Rev Bra de Cancerologia. 2018; 64(4):587-89.
Doescher MP, Wu M, Rainwater E, Khan AS, Rhoades DA. Patient perspectives on discussions of electronic cigarettes in primary care. J Am Board Fam Med. 2018 Jan-Feb; 31(1):73-82. doi: 10.3122/jabfm.2018.01.170206.
Dogar O, Zahid R, Mansoor S, Kanaan M, Ahluwalia JS, Jawad M, Siddiqi K. Varenicline versus placebo for waterpipe smoking cessation: a double-blind randomized controlled trial. Addiction. 2018 Dec; 113(12):2290-99. doi: 10.1111/add.14430.
Ebbert JO, Agunwamba AA, Rutten LJ. Counseling patients on the use of electronic cigarettes. Mayo Clin Proc. 2015 Jan; 90(1):128-34. doi: 10.1016/j.mayocp.2014.11.004.
Ebbert JO, Hays JT, Hurt RD. Combination pharmacotherapy for stopping smoking: what advantages does it offer? Drugs 2010; 70(6):643-50. doi: 10.2165/11536100-000000000-00000.
El Dib R, Suzumura EA, Akl EA, Gomaa H, Agarwal A et al. Electronic nicotine delivery systems and/or electronic non-nicotine delivery systems for tobacco smoking cessation or reduction: a systematic review and meta-analysis. BMJ Open. 2017 Feb 23;7(2):e012680. doi: 10.1136/bmjopen-2016-012680.
Gotts JE, Jordt SE, McConnell R, Tarran R et al. What are the respiratory effects of e-cigarettes? BMJ. 2019 Sep 30; 366:l5275. doi: 10.1136/bmj.l5275.
Jawad M, Jawad S, Waziry RK, Ballout RA et al. Interventions for waterpipe tobacco smoking prevention and cessation: a systematic review. Sci Rep. 2016 May 11; 6:25872. doi: 10.1038/srep25872.
Lindson N, Chepkin SC, Ye W, Fanshawe TR, Bullen C et al. Different doses, durations and modes of delivery of nicotine replacement therapy for smoking cessation. Cochrane Database of Syst Rev. 2019; 4(4):CD013308. doi: 10.1002/14651858.CD013308.
Martins SR, Santos UPB. Waterpipe smoking, a form of tobacco consumption that is on the rise. J Bras Pneumol. 2019; 45(5):e20190315.
O'Neill N, Dogar O, Jawad M, Kellar I, Kanaan M, Siddiqi K. Which behavior change techniques may help waterpipe smokers to quit? An expert consensus using a modified delphi technique. Nicotine Tob Res. 2018; 20(2):154-60. doi: 10.1093/ntr/ntw297.
Rahman MA, Hann N, Wilson A, Mnatzaganian G, Worrall-Carter L. E-cigarettes and smoking cessation: evidence from a systematic review and meta-analysis. PLoS One. 2015; 10(3):e0122544. doi: 10.1371/journal.pone.0122544. Review. PubMed PMID: 25822251; PubMed Central PMCID: PMC4378973.

Rose JE, Behm FM. Combination varenicline/bupropion treatment benefits highly dependent smokers in an adaptive smoking cessation paradigm. Nicotine Tob Res 2017; 19(8):999-1002. doi: 10.1093/ntr/ntw283.

Shields PG, Herbst RS, Arenberg D, Benowitz NL, Bierut L, Luckart JB et al. Smoking Cessation, Version 1.2016, NCCN Clinical Practice Guidelines in Oncology. J Natl Compr Canc Netw. 2016; 14(11):1430-. doi: 10.6004/jnccn.2016.0152.

Siegel DA, Jatlaoui TC, Koumans EH, Kiernan EA et al. Update: interim guidance for health care providers evaluating and caring for patients with suspected e-cigarette, or vaping, product use associated lung injury — United States, October 2019. MMWR Morb Mortal Wkly Rep. 2019; 68:919-27. doi: http://dx.doi.org/10.15585/mmwr.mm6841e3external icon.

Sociedade Brasileira de Pneumologia e Tisiologia (SBPT). Diretrizes para cessação do tabagismo – 2008. Jornal Brasileiro de Pneumologia. 2008; 34(10):1-70.

Verbiest M, Brakema E, van der Kleij R et al. National guidelines for smoking cessation in primary care: a literature review and evidence analysis. NPJ Prim Care Respir Med. 2017; 27(1):1-11. doi: 10.1038/s41533-016-0004-8.

Zhaoshuang Z, Shijie Z, Yan Z, Xia S. Combination therapy of varenicline and bupropion in smoking cessation: a meta-analysis of the randomized controlled trials. Compr Psychiatry. 2019; 95:1-6., 2019. Doi: 0.1016/j.comppsych.2019.152125.

165
Traumatismo do Tórax

Traumatismo do tórax, abdome e pelve

Félix André Sanches Penhavel • Fernando Corrêa Amorim

INTRODUÇÃO

Lesão do tronco (tórax, abdome e pelve) provocada por agente externo, que pode ser, de acordo com o mecanismo do traumatismo, de natureza contusa (acidentes automobilísticos, quedas, agressões e impactos em geral) ou penetrante (lesões por projéteis de arma de fogo, arma branca ou outros objetos perfurantes). Há também a possibilidade de associação de ambos os mecanismos.

Para saber mais

O tronco compreende as regiões do corpo humano localizadas entre as clavículas e os ligamentos inguinais, anteriormente, e entre o trapézio e as pregas glúteas, posteriormente. Cranialmente, os ápices dos pulmões e as cúpulas pleurais insinuam-se na base do pescoço, de maneira que ferimentos nessa topografia interessam também ao conteúdo torácico. Por outro lado, a sobreposição da base do tórax sobre órgãos abdominais torna possível que ferimentos na transição toracoabdominal possam acometer estruturas desses dois segmentos corporais.

AVALIAÇÃO DO PACIENTE TRAUMATIZADO

A avaliação e os cuidados iniciais ao paciente devem ser garantidos ainda na fase pré-hospitalar de atendimento. Deve ser feita de maneira global, obedecendo aos mesmos passos das avaliações primária e secundária do paciente politraumatizado, conforme sistematização proposta pelo ATLS do American College of Surgeons.

Avaliação primária

Compreende a sequência conhecida como "ABCDE dos pacientes traumatizados", que é capaz de identificar e, ao mesmo tempo, iniciar o tratamento das principais lesões que ameaçam sua vida (dificuldade respiratória, perda de sangue potencialmente letal, distúrbios da consciência). Essas medidas devem ser implementadas sempre com proteção da coluna cervical.

A (via respiratória). Garantir a desobstrução das vias respiratórias (remoção de corpos estranhos, aspiração de secreções, elevação do mento, tração da mandíbula e máscara laríngea); contar com a possibilidade ou necessidade de ter que se estabelecer via respiratória definitiva (entubação orotraqueal, traqueostomia, cricotireoidostomia).

B (ventilação e respiração). Assegurar respiração e ventilação adequada; ofertar oxigênio, por máscara com reservatório, ou por via respiratória definitiva; tratar, ainda que provisoriamente, as lesões que comprometam essas funções (punção de um pneumotórax).

C (circulação com controle da hemorragia). Estabelecer acesso venoso, inicialmente periférico; coletar sangue para tipagem e análise laboratorial; iniciar a restauração volêmica, por meio da infusão rápida de 2.000 mℓ de soro fisiológico (NaCl 0,9%) aquecido (37 a 40°C); coibir sangramentos visíveis.

D (estado neurológico). No caso de alteração do nível de consciência, considerar a possibilidade de trauma do sistema nervoso, má perfusão, hipoglicemia, uso de narcóticos, intoxicação por álcool ou drogas.

E (exposição com controle do ambiente). Retirar as vestes para exame completo; manter o paciente encoberto e aquecido para evitar hipotermia.

Atenção

- Vítimas de contusão frequentemente têm traumatismos multissistêmicos e ferimentos penetrantes, com maior risco de hemorragia letal
- Reavaliar repetidamente as funções vitais.

Avaliação secundária

Realizada após reanimação e normalização das funções vitais. Trata-se de uma etapa mais demorada, que compreende:

- Reavaliação de sinais vitais
- História clínica pormenorizada
- Exame físico geral detalhado
- Avaliação neurológica minuciosa
- Levantamento das medidas terapêuticas instituídas e respostas obtidas
- Complementação da história clínica e do exame físico, relacionando-os com o mecanismo e o tempo do trauma: velocidade do veículo, tipo de colisão, uso de dispositivos de segurança (cinto de segurança, airbags etc.); história de ocorrência de vítimas fatais; instrumento que provocou a

lesão; topografia e número de lesões (no caso de arma branca); tipo de arma e calibre, distância do disparo, exame dos orifícios de entrada e saída (no caso de arma de fogo)
- Realização de exames complementares.

MANIFESTAÇÕES CLÍNICAS

- Dor
- Hipotensão arterial
- Taquicardia
- Cianose
- Escoriações
- Equimoses
- Hematomas
- Marcas de cinto de segurança
- Ferimentos penetrantes na região do tronco.

Sinais de alarme (identificáveis na avaliação primária)

- Obstrução da via respiratória
- Tórax instável
- Desvio da traqueia cervical
- Impossibilidade de manter oxigenação ou ventilação adequada
- Manutenção de instabilidade hemodinâmica após reposição volêmica inicial
- Hipofonese de bulhas
- Turgência jugular
- Instabilidade pélvica
- Trauma penetrante de tórax medial à linha dos mamilos ou das escápulas (em pacientes instáveis hemodinamicamente, considerar necessidade de toracotomia)
- Perda de consciência.

Exame do tórax

O exame deve se estender do pescoço à transição toracoabdominal, incluindo o dorso. Valorizar:

- Dispneia, desconforto respiratório
- Ferida torácica aspirativa (pneumotórax aberto)
- Retalho costal móvel (tórax instável)
- Dor à palpação de clavículas, esterno, cartilagens ou arcos costais
- Enfisema subcutâneo
- Timpanismo ou macicez
- Murmúrio vesicular diminuído ou abolido; abafamento de bulhas cardíacas
- Ruídos anormais na inspiração e expiração, estase jugular, desvio da traqueia, ferimentos penetrantes observados ao exame do pescoço.

Exame do abdome e da pelve

O exame deve se estender da base do tórax ao períneo, incluindo dorso, flancos e nádegas, e deve incluir toque retal. Valorizar:

- Silêncio abdominal (íleo paralítico)
- Macicez difusa (hemoperitônio)
- Dor à descompressão (irritação peritoneal)
- Tensão da parede (contratura involuntária)
- Instabilidade pélvica (fratura grave no quadril)
- Sangue no meato uretral e hematoma de bolsa escrotal (lesão de uretra)
- Atonia do esfíncter anal (lesão neurológica); próstata elevada (lesão de uretra posterior); sangramento retal (lesão

de cólon) e crepitação na parede posterior do reto (lesão retroperitoneal de duodeno), condições que poderão ser sugeridas ou indicadas durante o toque retal
- Hematúria à micção espontânea ou após cateterismo vesical (lesão renal ou da via urinária).

Atenção

- Exame físico normal não afasta a possibilidade de lesão intracavitária que demande tratamento de urgência
- Considerar a possibilidade de acometimento de mais de um segmento corporal para ferimentos por projéteis de arma de fogo
- O abdome poderá ser o local principal de sangramento, necessitando de tratamento imediato.

EXAMES COMPLEMENTARES

Podem ser realizados precocemente, como medidas auxiliares à avaliação primária, desde que não interrompam ou retardem o processo de reanimação.

Exames que podem ser realizados durante a avaliação primária

- Coleta de sangue para dosagens laboratoriais: tipagem sanguínea e provas cruzadas, hematócrito/hemoglobina, leucometria, amilasemia, dosagem de álcool ou outras drogas ilícitas e testes de gravidez
- Radiografia do tórax
- Radiografia da pelve
- Radiografia da coluna cervical.

Exames que devem ser realizados somente durante a avaliação secundária

Devem ser solicitados conforme demanda, após estabilização hemodinâmica em hospital estruturado para atendimento ao trauma.

- Radiografias de extremidades
- Radiografias da coluna torácica e da lombar
- Avaliação ultrassonográfica orientada para o trauma (FAST, *focused abdominal sonography in trauma*)
  - Método rápido para identificação de líquido intraperitoneal, pleural ou no saco pericárdico
  - Exequível também durante a fase de reanimação
  - Sensibilidade entre 80 e 99% na detecção de hemorragia intra-abdominal
  - Realizado à beira do leito
  - Não invasivo
  - Pode ser repetido
  - Requer executor bem treinado
- Lavado peritoneal diagnóstico (LPD)
  - Indicado nas contusões e nos ferimentos penetrantes anteriores da parede abdominal
  - Método rápido para o diagnóstico de hemorragia ou ruptura de víscera oca intraperitoneal
  - Requer treinamento cirúrgico mínimo
  - Invasivo
  - Exequível também durante a reanimação
  - Limitações: não mostra a localização ou extensão das lesões intraperitoneais; tem baixa acurácia para o diagnóstico de lesões de diafragma e retroperitônio (pâncreas, rins e porção retroperitoneal do duodeno)

- Tomografia de tórax
  - Requer estabilidade hemodinâmica
  - Detecta hemotórax, pneumotórax e contusão pulmonar
  - Boa acurácia para o rastreio de lesão aórtica e hemorragia mediastinal no exame contrastado
- TC de abdome (Figura 165.1)
  - Requer estabilidade hemodinâmica e uso de contraste venoso
  - Sensível e específica para o diagnóstico de lesão vascular e de vísceras sólidas
  - Pouco sensível para identificar lesão de diafragma
  - Mais sensível e específica que a radiologia convencional para identificar fraturas pélvicas
  - Em pacientes com hematúria pode excluir ou diagnosticar lesão de bexiga
  - Tempo de exposição menor nos equipamentos helicoidais
  - Dispensável para pacientes que necessitem de laparotomia imediata
- Exames com administração de contraste no tubo digestivo
  - O exame radiológico convencional ou tomográfico pode identificar lesões diafragmáticas e do tubo digestivo alto (esôfago, estômago e intestino delgado proximal)
  - O exame tomográfico pode identificar lesões retroperitoneais de cólon.

Laparotomia imediata

Considerar a necessidade de laparotomia imediata para pacientes em choque com evidência de hemorragia intra-abdominal detectada por lavado peritoneal, ultrassonografia ou tomografia computadorizada.

PROCEDIMENTOS INVASIVOS UTILIZADOS COMO MÉTODO DIAGNÓSTICO E EVENTUALMENTE TERAPÊUTICO

Aspectos técnicos dos procedimentos mais comuns

- LPD por minilaparotomia:
  - Paciente em decúbito dorsal
  - Passagem de sonda gástrica e vesical
  - Antissepsia da pele com solução de clorexidina

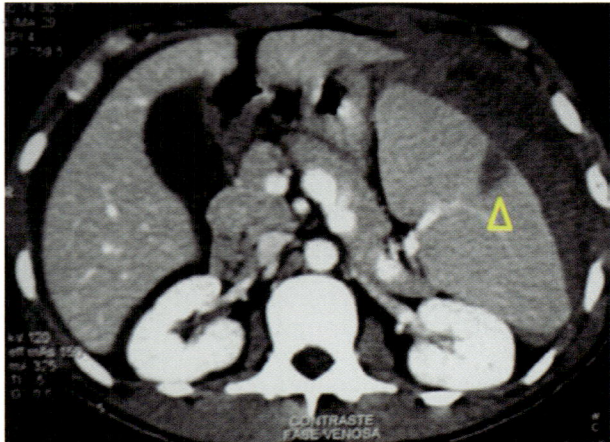

Figura 165.1 Tomografia computadorizada de abdome, observando-se ruptura do baço.

- Anestesia local infraumbilical (lidocaína a 2%, com vasoconstritor, frasco de 20 mℓ, diluída em soro fisiológico ou água destilada, 1:1)
- Incisão abdominal mediana (1 a 2 cm), 2 cm inferior à cicatriz umbilical
- Abertura do peritônio e introdução de cateter de diálise peritoneal na cavidade
- Tentativa de aspirar com seringa o conteúdo da cavidade
- Se não houver aspiração de sangue ou conteúdo entérico (10 mℓ), infundir 1.000 mℓ de solução cristaloide aquecida (10 mℓ/kg em crianças)
- Drenar o líquido infundido
- Enviar material para exame laboratorial, se necessário
- No caso de LPD positivo:
  - Aspiração fácil de volume maior que 10 mℓ de sangue ou conteúdo entérico
  - Efluente do lavado francamente hemorrágico, com restos alimentares, bile ou conteúdo fecal
  - Efluente com número maior que 100 mil hemácias ou 500 leucócitos por mℓ ou com identificação de bactérias ou fibras vegetais à microscopia
- Exploração de ferimentos sob anestesia local:
  - Antissepsia da pele com clorexidina
  - Irrigação do ferimento com solução fisiológica
  - Infiltrar solução de lidocaína diluída a 1%, diretamente no subcutâneo, em todas as direções e no trajeto profundo do ferimento
  - Proceder à exploração digital ou instrumental cuidadosa do ferimento até o peritônio, de forma a constatar a penetração e de não oferecer risco de falso trajeto.

Procedimentos básicos em qualquer centro de atendimento médico

- Pericardiocentese para diagnóstico ou descompressão temporária
- Lavado peritoneal diagnóstico
- Drenagem de tórax
- Exploração de ferimentos por arma branca sob anestesia local, para definir se há lesão intracavitária (não indicada em ferimento do tórax).

TRATAMENTO

- Decisões terapêuticas iniciais devem ser implementadas pela equipe de resgate no cenário do acidente ou pelo socorrista, geralmente durante a avaliação primária, podendo seguir a sequência do ABCDE
- Medidas complementares:
  - Descompressão gástrica por meio de sonda (18 a 22 F)
  - Descompressão vesical por inserção de sonda vesical
  - Tratamento da dor (durante o resgate)
  - Prevenção e combate da infecção (cuidados locais, antibióticos, imunoglobulina humana e/ou vacina antitetânica).

Tratamento medicamentoso

Para tratamento da dor, ver Quadro 165.1.

Antibióticos para uso durante as principais intervenções estão relacionados a seguir e no Quadro 165.2:

- Primeira opção: gentamicina (1,6 a 2,0 mg/kg, IV) + clindamicina (600 mg, IV) ou metronidazol (500 mg, IV)
- Segunda opção: cefoxitina (2 g, IV)

Quadro 165.1 Analgésicos (dar preferência para a via intravenosa).

Medicamento	Via de administração	Intervalo entre doses (h)	Dose (mg)	Dose máxima diária (mg)
Dipirona	VO, IV	4 a 6	500 a 1.000	5.000
Morfina	VO, IV, SC	4	2 a 4	–
Tramadol	VO, IV	6 a 8	50 a 100	400
Ibuprofeno	VO, VR	6 a 8	200 a 400	2.400
Cetoprofeno	VO, VR	8 a 12	50 a 150	200
Tenoxicam	VO, IV, IM	24	20 a 40	40
Paracetamol	VO, VR	4	500 a 1.000	3.000 a 5.000

VO: via oral; IV: via intravenosa; SC: via subcutânea; VR: via retal.

Quadro 165.2 Escolha do antibiótico conforme a lesão.

Órgão lesado	Fatores de risco	Opções	Quando usar
Vísceras sólidas	Sim	1ª, 2ª, outras opções	Antes e durante
Vísceras sólidas	Não	1ª, 2ª, outras opções	Antes (dose única)
Vísceras ocas*	Sim	1ª, 2ª, outras opções	Antes e durante
Vísceras ocas	Não	1ª, 2ª, outras opções	Antes (dose única)
Trauma urológico**	Sim	Outras opções	Antes e durante
Trauma esofágico	Sim	Outras opções	Antes e durante
Trauma pulmonar	Sim	Outras opções	Antes e durante

*Ferimentos tratados após 6 horas de trauma, indicar antibioticoterapia por 3 a 5 dias. **Associado a fratura e hematoma em bacia + permanência de sonda vesical, indicar antibioticoterapia por 10 a 14 dias. Adaptado de Neto, 2002.

Procedimentos em centros mais avançados de atendimento

Nesse caso, requerem cirurgião geral experiente ou especialista.
- Janela pericárdica
- Laparotomia exploradora
- Toracoscopia (diagnóstico e tratamento de lesões diafragmáticas à esquerda)
- Laparoscopia (diagnóstico e tratamento de lesões toracoabdominais)
- Endoscopia digestiva alta
- Broncoscopia.

Atenção

- Para a escolha do antibiótico, considerar: tempo de trauma, órgãos lesados e fatores de risco para infecção (idade avançada, transfusão > 1.500 mℓ, choque, gravidade das lesões)
- No trauma prevalece a indicação profilática de antibióticos, que serão aplicados precocemente, antes de atos cirúrgicos. Na vigência de fatores de risco, deve ser reaplicado durante o ato cirúrgico, obedecendo-se à duração da vida média do medicamento.

- Outras opções: sulbactam/ampicilina (3 g, IV); ou amoxicilina/ácido clavulânico (2 g, IV); ou cefalotina (2 g, IV) ou cefazolina (1 g, IV).

Tratamento cirúrgico

Cirurgia para coibir sangramento (laparotomia, toracotomia, fixação de fratura pélvica) deve ser cogitada diante da falha de normalização hemodinâmica após reposição volêmica inicial (excluir a possibilidade de lesões que possam cursar com hipotensão arterial e choque, e que requerem outras abordagens terapêuticas, como pneumotórax hipertensivo e traumatismo de miocárdio).

O tratamento definitivo das lesões traumáticas geralmente é cirúrgico e deve ser coordenado por um cirurgião experiente, que decidirá sobre a sequência de tratamento, convocando outros especialistas de acordo com as necessidades do paciente.

Atenção

- Na falha ou resposta parcial à infusão volêmica inicial, procurar identificar lesões que representem risco imediato à vida do paciente. Lembrar que procedimentos cirúrgicos rápidos, bem indicados e sob anestesia local (drenagem de tórax, janela pericárdica, minilaparotomia para lavado peritoneal diagnóstico) podem identificar e/ou tratar essas lesões
- Na laparotomia de emergência, o objetivo principal é a hemostasia seguida da interrupção da contaminação da cavidade por secreções digestivas (considerar a conveniência de procedimentos para controle de danos).

Considerar as seguintes possibilidades de tratamento:
- Drenagem torácica fechada: tratamento definitivo para a maior parte dos ferimentos pleuropulmonares; obrigatória no pneumotórax hipertensivo (procedimento médico)
- Toracotomia
  - Indicação imediata ou de emergência
    - Ferimentos do coração
    - Hemoptise maciça
    - Hemotórax volumoso (> 1.500 mℓ), com instabilidade hemodinâmica ou exsanguinação
  - Indicação de urgência relativa
    - Hemotórax persistente
    - Ferimentos da traqueia e dos brônquios
    - Ferimentos do esôfago
    - Ferimentos do ducto torácico
- Laparotomia
  - Indicação imediata ou de emergência: na evidência de estruturas intra-abdominais serem responsáveis por sangramento principal ou exclusivo, em qualquer tipo de trauma (fechado, arma de fogo, arma branca)
  - Indicação retardada

Materiais e medicamentos para atendimento de pacientes com traumatismo do tronco

- Colar cervical, pranchas longas; outros dispositivos para imobilização e/ou hemostasia
- Máscara para oxigênio com reservatório
- Máscara laríngea
- Cânulas de Guedel
- Laringoscópio; tubos orotraqueais; cânulas para traqueostomia
- Ambu e máscaras para ventilação
- Drenos e frascos para drenagem de tórax
- Jelco número 14
- Instrumentais para pequenas cirurgias
- Equipamentos e materiais para proteção universal e antissepsia (escovas, avental, luvas, máscaras cirúrgicas, gorro)
- Sonda nasogástrica (18, 20 e 22 F)
- Sonda vesical de alívio e de demora
- Agulhas para punção
- Equipamentos para monitoramento (cardioscópio, oxímetro de pulso)
- Oxigênio
- Anestésico local com e sem vasoconstritor
- Solução fisiológica aquecida
- Hemoderivados
- Analgésicos sedativos e relaxantes musculares
- Vacina e imunoglobulina antitetânica
- Antibióticos.

○ Traumatizados de abdome hemodinamicamente estáveis, em condição que possibilite investigação mais detalhada
○ Cogitar a remoção do paciente para centros com recursos materiais e humanos mais especializados
- Fixação de fraturas pélvicas e embolização de vasos: indicado para fraturas pélvicas instáveis, como procedimento temporário ou definitivo, na evidência de sangramento ósseo persistente.

BIBLIOGRAFIA

American College of Surgeons. Suporte avançado de vida no trauma para médicos – ATLS: manual do curso para alunos. 8. ed. Chicago: American College of Surgeons; 2008.

Azevedo MF. GPS Medicamentos. Guia prático em saúde. Rio de Janeiro: Guanabara Koogan; 2017.

Kool DR, Blickman JG. Advanced Trauma Life Support®. ABCDE from a radiological point of view. Emerg Radiol, 2007;14(3):135-41.

Neto GPB. Antibioticoterapia do trauma. Colégio Brasileiro de Cirurgiões. 2002;1(1).

Parreira JG, Soldá SC, Rasslan S. Análise dos indicadores de hemorragia letal em vítimas de trauma penetrante de tronco admitidas em choque: um método objetivo para selecionar os candidatos ao "controle de danos". Rev Col Bras Cir. 2002;29(5):256-66.

Pogetti R, Fontes B, Birolini D. (org.). Cirurgia do trauma. São Paulo: Roca; 2007.

Whitehouse JS, Weigelt JA. Diagnostic peritoneal lavage: a review of indications, technique, and interpretation. Scand J Trauma Resusc Emerg Med. 2009;17:13.

Seção G • Doenças das Pleuras

166
Derrame Pleural

Hidrotórax

José Laerte Rodrigues da Silva Júnior • Marcelo Fouad Rabahi

INTRODUÇÃO

O derrame pleural consiste no acúmulo de líquido na cavidade pleural por aumento da produção ou diminuição da reabsorção. Pode ser agudo ou crônico.

CLASSIFICAÇÃO

- Derrame pleural do tipo transudato
- Derrame pleural do tipo exsudato.

Derrame pleural do tipo transudato

É resultado geralmente de alterações das pressões hidrostática/coloidosmótica.

As principais causas são:

- Insuficiência cardíaca
- Cirrose hepática

Critérios de Light e a dosagem de albumina para determinar se o derrame é transudato ou exsudato (Quadro 166.1)

Se utilizados os três critérios, pode-se confirmar a presença de exsudato com sensibilidade de 98% e especificidade de 83%. Se o derrame parece ser clinicamente transudato e os critérios de Light indicarem exsudato, deve-se pesquisar o gradiente de albumina, pois os critérios de Light podem classificar erroneamente um transudato em exsudato, principalmente em indivíduos sob terapia diurética.

O gradiente de albumina não deve ser utilizado isoladamente para distinguir transudato de exsudato, pois classifica erroneamente 13% dos exsudatos como transudatos.

- Insuficiência renal
- Doenças renais (glomerulonefrite aguda, síndrome nefrótica)
- Hipoproteinemia
- Mixedema
- Diálise peritoneal
- Síndrome de compressão da veia cava superior.

Derrame pleural do tipo exsudato

Geralmente de origem inflamatória que provoca formação anormal de líquido pleural.

As principais causas incluem:

- Derrame pleural parapneumônico, empiema, tuberculose, neoplasia primária ou metastática

Quadro 166.1 Critérios de Light e cálculo do gradiente de albumina para caracterizar o tipo de derrame pleural.

Critérios*	Transudato	Exsudato
1. Proteína do líquido pleural/proteína sérica	≤ 0,5	> 0,5
2. DHL do líquido pleural/ DHL sérica	≤ 0,6	> 0,6
3. DHL do líquido pleural	≤ 2/3 do limite superior da normalidade do DHL sérico	> 2/3 do limite superior da normalidade do DHL sérico
Gradiente de albumina:** albumina sérica – albumina do líquido pleural	> 1,2 g/dℓ	≤ 1,2 g/dℓ

*Pelo menos um dos três critérios já classifica o derrame como exsudato. **Usar gradiente de albumina em vez dos critérios de Light em pacientes em uso de diuréticos.

- Tromboembolismo pulmonar, trauma, distúrbios de coagulação, quilotórax, síndrome pós-lesão cardíaca
- Actinomicose, derrame pleural fúngico, por vírus e parasitas (*Entamoeba histolytica*, *Echinococcus granulosus*)
- Derrame por artrite reumatoide, lúpus eritematoso sistêmico, sarcoidose, síndrome de Meigs (derrame pleural associado a tumor do ovário, de resolução espontânea após remoção do tumor)
- Doenças do pâncreas (pancreatite aguda/crônica com fístula pleuropancreática), abscesso subdiafragmático
- Pós-operatório de cirurgia cardíaca
- Vasculites.

Derrame causado por lúpus induzido por medicamentos

Os principais medicamentos são hidralazina, procainamida, isoniazida, fenitoína, quinidina, metildopa, clorpromazina, sulfasalazina, propranolol

Os medicamentos que afetam o espaço pleural seletivamente incluem: bromocriptina, metisergida e dantroleno sódico.

Já os medicamentos que afetam o espaço pleural não seletivamente são: bleomicina, mitomicina C, bussulfano, melfalana, arabinosídeo citosina, metotrexato, nitrofurantoína, minociclina, metronidazol, amiodarona, aciclovir, propiltiouracila, minoxidil, ergotamina e etclorvinol.

Derrames pleurais que podem ser exsudatos ou transudatos

Trata-se de derrame pleural causado por: amilodoise, quilotórax, pericardite constritiva, hipotireoidismo, neoplasia maligna, embolia pulmonar, sarcoidose, síndrome da veia cava superior.

DIAGNÓSTICO

A história clínica é essencial para definir a causa e determinar a conduta. Algumas manifestações clínicas podem sugerir o provável diagnóstico:

- História de tosse com sintomas sistêmicos (comumente febre e comprometimento do estado geral) sugere derrame parapneumônico ou empiema
- História de doença crônica cardíaca, hepática ou renal sugere derrame pleural do tipo transudato
- Idade avançada, perda de peso e tabagismo apontam para derrame neoplásico

- Dispneia de início súbito, dor torácica ventilatório-dependente, tosse com sangue, associada a edema e empastamento da panturrilha sugerem derrame por embolia
- Trauma pode resultar em hemotórax ou quilotórax
- Exposição a asbesto pode indicar derrame associado à mesotelioma
- Febre, dispneia e dor torácica em pontada durante inspiração em até 3 semanas após cirurgia cardíaca levantam a suspeita de síndrome pós-lesão cardíaca
- História compatível com doença do tecido conjuntivo ou uso de certos medicamentos podem sugerir a etiologia do derrame
- Ascite pode indicar cirrose ou síndrome de Meigs.

O paciente pode ainda apresentar somente tosse seca e dispneia progressiva, aumentando à medida que o volume do líquido pleural cresce.

Outro sintoma é a dor torácica em pontada, bem localizada e ventilatório-dependente (dor por inflamação nos folhetos pleurais), que tende a desaparecer à medida que o líquido pleural aumenta de volume e as pleuras parietal e visceral perdem o contato.

O exame físico do tórax pode revelar anormalidades em derrame com mais de 300 mℓ de líquido no tórax. Nesse caso, há redução da expansibilidade, macicez à percussão, redução do frêmito toracovocal, murmúrio vesicular diminuído ou abolido no local. Cumpre salientar que esses achados estão presentes também nas atelectasias.

Em derrames de pequeno volume, pode-se observar redução da expansibilidade devido à dor e, frequentemente, é possível palpar e auscultar atrito pleural no caso de inflamação dos folhetos pleurais.

Em derrame de grande volume, pode-se observar taquipneia e o sinal de Lemos-Torres (abaulamento dos espaços intercostais no fim da expiração).

Exames de imagem são necessários antes de se realizar procedimentos invasivos.

EXAME COMPLEMENTAR

- Radiografia do tórax: se o derrame for livre, na incidência em PA ou AP, o líquido ocupa as porções inferiores do tórax, formando uma opacidade homogênea que oblitera o seio costofrênico e distribui-se no contorno lateral do pulmão, em forma de menisco, de modo que sua borda superior fique côncava (parábola de Damoiseau).

No perfil, se o menisco também for visto, ele pode ajudar a identificar um derrame subpulmonar, que simula uma elevação diafragmática (Figuras 166.1 a 166.3).

Se a radiografia for feita com paciente em decúbito, o derrame livre pode produzir uma redução homogênea da transparência de um hemitórax, sem obscurecer as marcas vasculares (Figura 166.4).

Se houver dúvida da presença de derrame pleural livre, deve-se realizar a radiografia de tórax com raios horizontais, pois essa incidência é muito mais sensível que a radiografia de tórax em posição supina. Pela ação da gravidade, forma-se uma camada de líquido entre a parede torácica e a borda lateral do pulmão (Figura 166.5). Se a camada tiver mais de 1 cm de espessura, é segura a toracocentese para avaliação do líquido pleural.

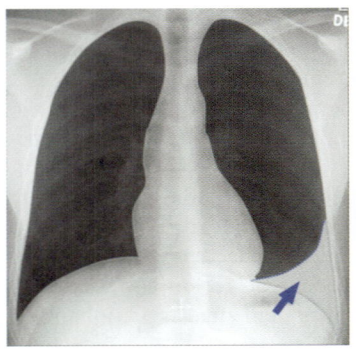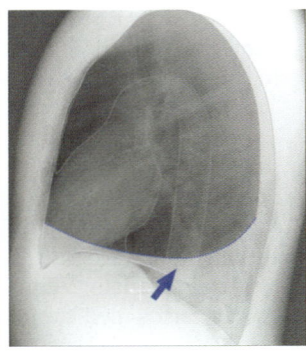

Figura 166.1 Representação esquemática do derrame pleural livre na radiografia em PA e perfil. (Fonte: Lababede, 2013.)

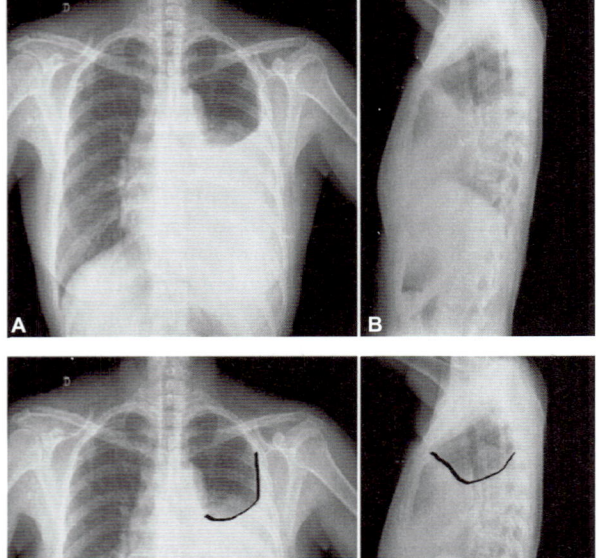

Figura 166.2 Derrame pleural livre de grande volume no hemitórax esquerdo. Marcação das parábolas. (Adaptada de Cardinale et al., 2012.)

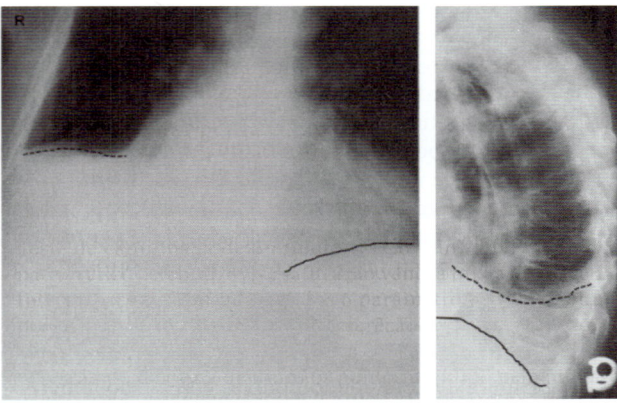

Figura 166.3 Derrame subpulmonar, AP e perfil. (Fonte: Blanchette e Grenier, 2014.)

Em um derrame pleural loculado, o líquido pleural pode ficar encapsulado na periferia dos campos pleuropulmonares, alteração mais comum no hemotórax e no empiema (Figura 166.6). Essa mesma imobilidade, que indica a presença de loculações, pode ser demonstrada quando se faz um decúbito lateral com raios horizontais e o líquido não escorre (Figura 166.7). Em um derrame pleural muito volumoso, que ocupa todo o hemitórax, observa-se obscurecimento da borda cardíaca do lado do derrame e o efeito de massa deslocando as estruturas do mediastino para o lado oposto (Figura 166.8).

- Ultrassonografia e tomografia de tórax: são utilizadas como complementares à radiografia de tórax.

A USG de tórax serve para diferenciar as lesões pleurais líquidas de sólidas; distinguir derrame subpulmonar de elevação diafragmática em vez de decúbito lateral com raios horizontais; como guia para introdução de agulha na biópsia pleural e na toracocentese; e como exame diagnóstico da causa do derrame pleural no caso de enfermidades subfrênicas. Tem ainda alta especificidade para se identificar septos, espessamento pleural e grumos no líquido pleural.

A TC de tórax pode ser utilizada no lugar da USG de tórax, pois, além de servir aos mesmos propósitos da USG, apesar de ser menos sensível na detecção de septações, tem capacidade de obter dados do parênquima pulmonar, do mediastino e, no caso de suspeita de tromboembolismo pulmonar, pode identificar a obstrução da circulação durante uma angiotomografia do tórax.

COMPROVAÇÃO DIAGNÓSTICA

- Toracocentese: punção do tórax com agulha fina no caso de derrame pleural clinicamente significativo (mais de 1 cm de espessura no decúbito lateral com raios horizontais ou ultrassonografia) sem causa conhecida. Indicada para retirada do líquido pleural para análise. Proporciona também alívio da dispneia quando o derrame pleural causa desconforto respiratório. Nesse caso, realizar a retirada lenta do volume necessário para evitar edema pulmonar de reexpansão. O aspecto do líquido pleural fornece informação clínica útil (Quadro 166.2)

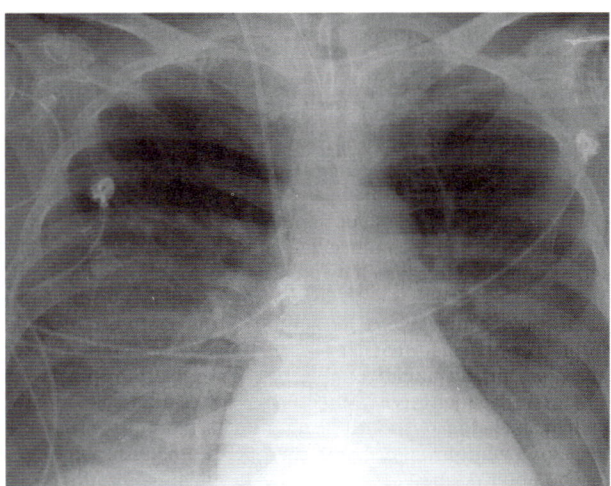

Figura 166.4 Derrame pleural livre em paciente em decúbito dorsal. (Fonte: Kitazono et al., 2010.)

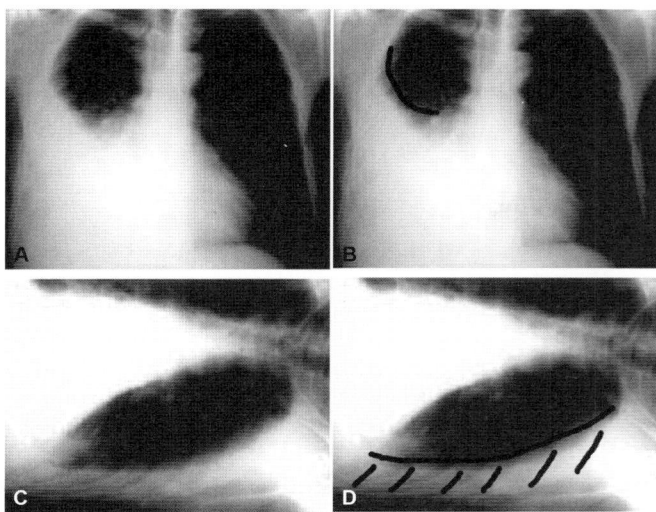

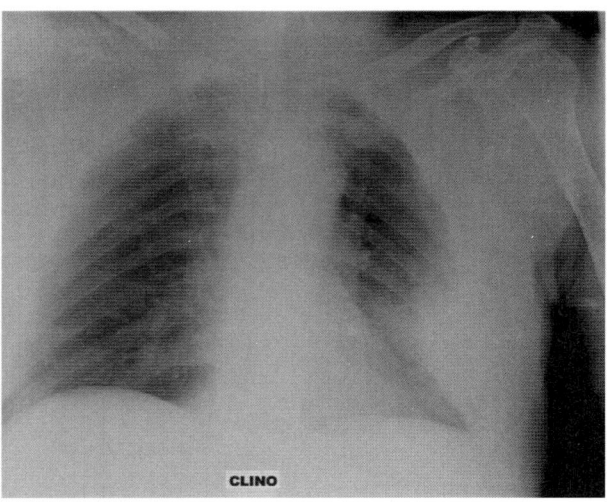

Figura 166.5 Derrame pleural livre de grande volume no hemitórax direito. **A** e **B.** Radiografia em PA. **C** e **D.** Radiografia em decúbito lateral direito com raios horizontais, mostrando a camada de líquido que escorreu com a ação da gravidade. Marcação das parábolas. (Adaptada de Souza Junior, 1999.)

Figura 166.6 Derrame pleural loculado em hemitórax esquerdo. (Fonte: Mantarro et al., 2010.)

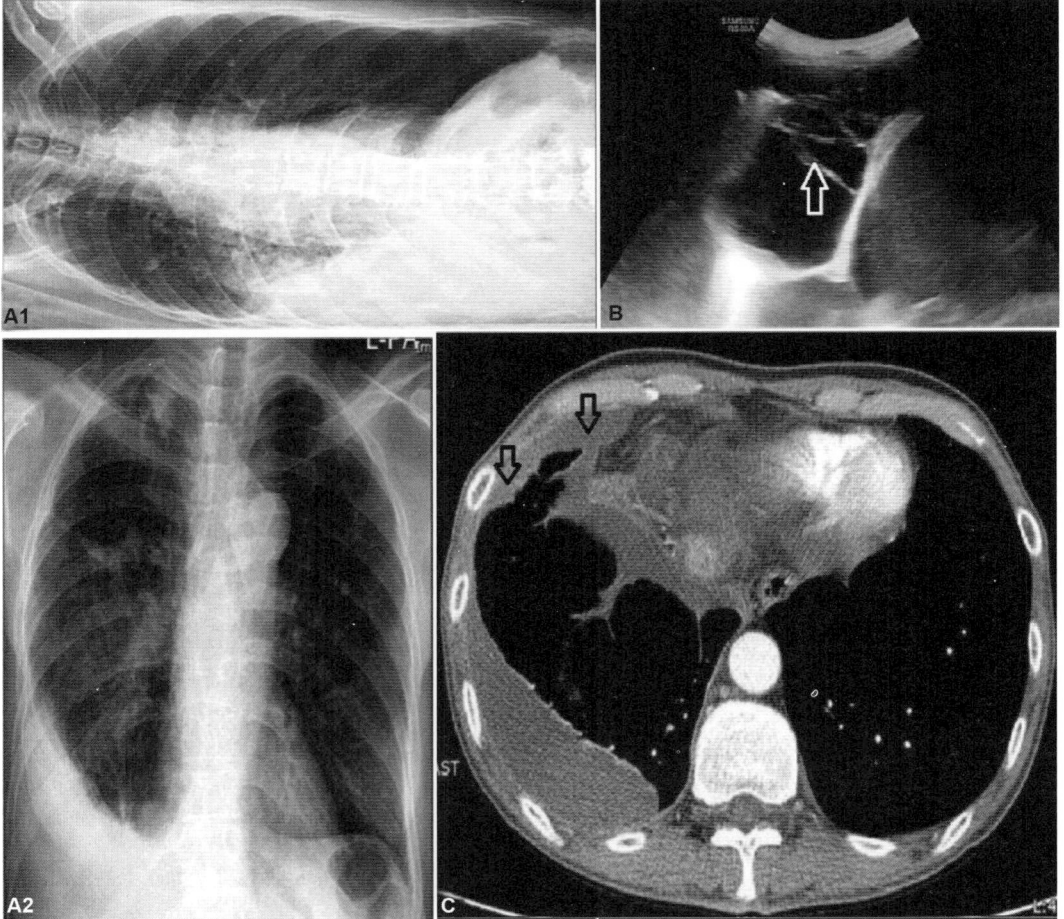

Figura 166.7 Derrame loculado. **A1** e **A2.** Radiografia em decúbito lateral com raios horizontais mostrando que o derrame pleural observado em PA não está livre. **B.** USG de tórax mostrando septações (*seta branca*). **C.** TC de tórax mostra derrame pleural loculado, pois há derrame pleural "preso" na face anterior do tórax (*seta preta*). (Fonte: Ko et al., 2018.)

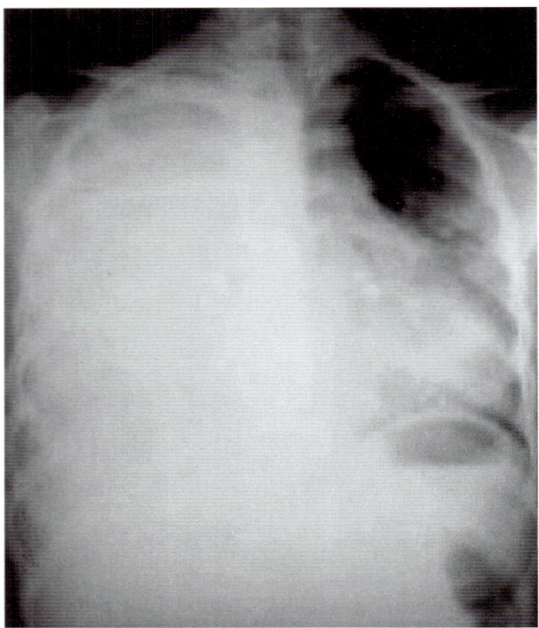

Figura 166.8 Derrame pleural no hemitórax direito, que produz hemotórax opaco com desvio do mediastino para a esquerda. (Fonte: Souza Junior, 1999.)

Quadro 166.2 Exames laboratoriais indicados de acordo com a aparência do líquido pleural.

Aspecto do líquido pleural	Exame	Interpretação
Sanguinolento	Hematócrito	< 1% ou 5 a 10.000 hemácias/mm ≥ → insignificante 1 a 20% ou > 100.000 hemácias/mm ≥ → câncer, embolia pulmonar ou trauma > 50% do hematócrito sanguíneo → hemotórax
Turvo/leitoso	Dosagem de triglicerídeos	> 110 mg/d ℓ → quilotórax < 110 mg/d ℓ, mas paciente em jejum ou desnutrido → dosagem de quilomícrons no líquido pleural → presente → quilotórax 110 a 50 mg/d ℓ → dosagem de quilomícrons no líquido pleural → presente → quilotórax < 50 mg/d ℓ em paciente que não está em jejum e não é desnutrido → afastado quilotórax
Odor pútrido	Culturas e pesquisas de microrganismos em exame direto	Possível infecção por germes anaeróbios

Adaptado de Light, 2002.

- Exame do líquido pleural retirado:
  - Dosagem de proteínas e frações
  - DHL – para avaliar se transudato ou exsudato (também coletar, no momento da toracocentese, as dosagens de DHL e proteínas do sangue)

- Glicose – baixa em empiema, artrite reumatoide, tuberculose e derrames neoplásicos
- PH – medir em gasômetro, quando < 7,2 e derrame associado à pneumonia, drenar obrigatoriamente, pois se trata de empiema
- Citologia oncótica – tem rendimento diagnóstico variado na dependência do tipo de neoplasia, mas de maneira geral identifica neoplasia maligna em 60 a 65% dos casos. A repetição da toracocentese aumenta o rendimento diagnóstico
- Pesquisa de BAAR e fungos – pesquisa de fungos pode evidenciar o agente causal, mas a pesquisa de BAAR raramente é positiva na tuberculose pleural, exceto se o derrame for um empiema tuberculoso
- Gram, cultura para micobactérias, fungos e bactérias aeróbias.
- Na suspeita de urinotórax, solicitar dosagem de creatinina (relação creatinina pleural/creatinina soro > 1 é diagnóstica)
- Na tuberculose pleural, solicitar dosagem de adenosina deaminase (ADA)
- Nas doenças do esôfago e pâncreas, solicitar dosagem de amilase.
- Biópsia pleural: pode ser realizada com agulha de Cope às cegas ou guiada por USG/tomografia, ou por via cirúrgica (toracotomia ou videotoracotomia) para possibilitar exame anatomopatológico da pleura quando outros procedimentos não esclarecerem o diagnóstico.

Em 15 a 20% dos casos, um diagnóstico não é estabelecido, apesar de intensa investigação diagnóstica.

TRATAMENTO

- O tratamento do derrame pleural depende do tratamento de sua causa básica
- A tuberculose pleural é tratada como a forma pulmonar (ver Capítulo 576, *Tuberculose*)
- Nos derrames secundários à pneumonia, só estará indicada a drenagem torácica quando houver empiema
- O tratamento do derrame pleural de causa neoplásica tem como objetivo aliviar a dispneia e, em casos volumosos ou de repetição, deve-se realizar pleurodese para se evitar recidiva
- O manejo do derrame pleural é resumido na Figura 166.9.

Recomendações práticas

- Derrame pleural unilateral exsudativo com predomínio de linfócitos (> 80%) e ADA > 40 U/ ℓ em pacientes jovens (< 45 anos) tem alta probabilidade de tuberculose. O exame anatomopatológico do fragmento obtido por biópsia pleural identifica o granuloma em aproximadamente 70% dos casos. Se for associado à cultura do fragmento, pode-se confirmar a etiologia tuberculosa em até 90% dos casos
- Derrame pleural bilateral comumente sugere doença sistêmica
- Em situações em que haja indicação de toracocentese, sempre realizar a rotina laboratorial de análise do líquido. Muitas vezes, é a única oportunidade de confirmação etiológica da causa do derrame pleural.

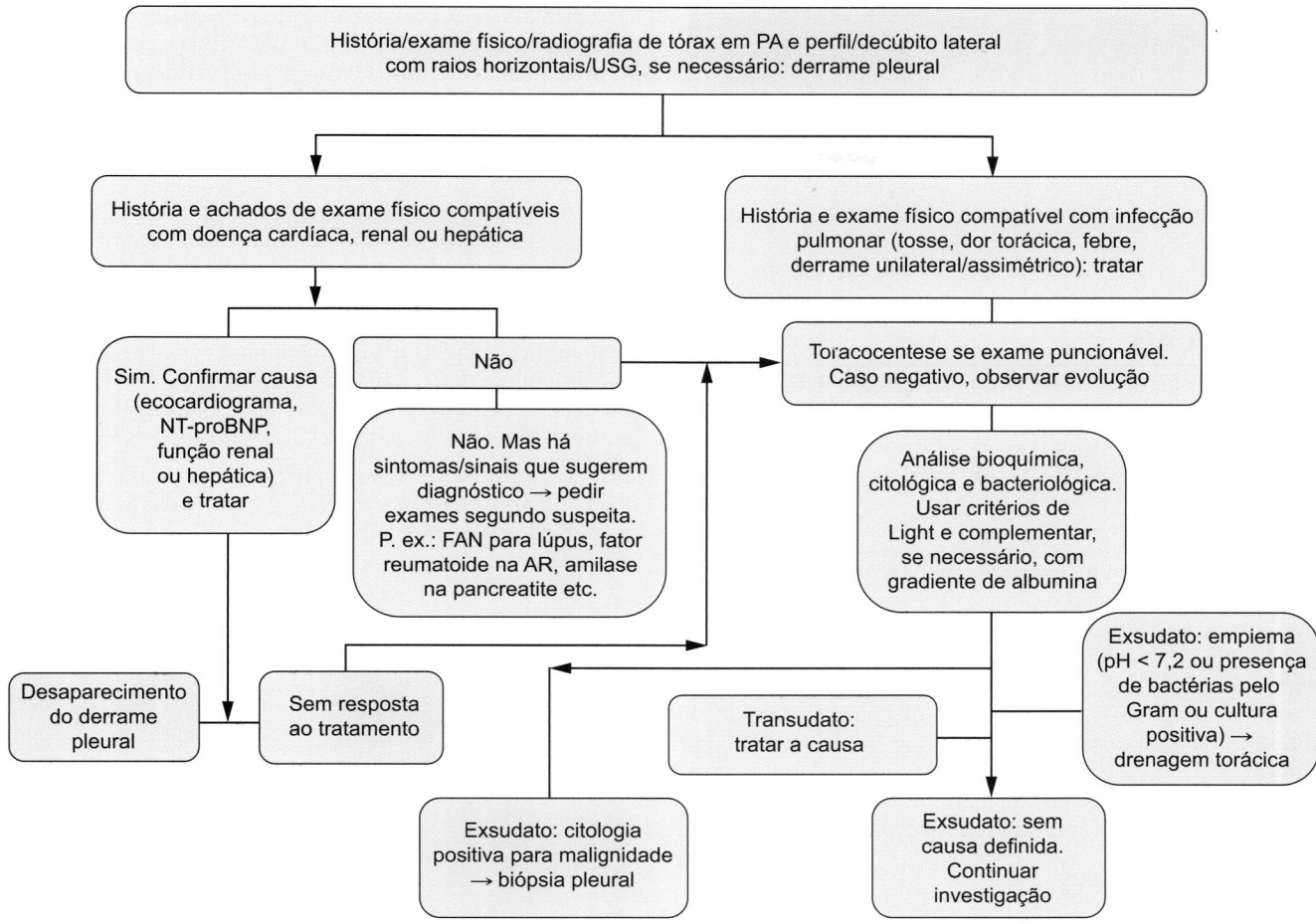

Figura 166.9 Fluxograma para manejo do derrame pleural. AR: artrite reumatoide; FAN: fator antinuclear; NT-proBNP: porção N-terminal do peptídeo natriurético do tipo B.

BIBLIOGRAFIA

Antonangelo L, Capelozzi VL. Coleta e preservação do líquido pleural e biópsia pleural. J Bras Pneumol. 2006;32(4):S163-9 [acesso em: 26 out 2019]. Disponível em: <http://www.scielo.br/scielo.php?script=sci_arttext&pid=S1806-37132006000900001&lng=en&nrm=iso>.

Bhatnagar R, Maskell N. The modern diagnosis and management of pleural effusions. BMJ. 2015;8:26-30.

Blanchette MA, Grenier JM. Subtle radiographic presentation of a pleural effusion secondary to a cancer of unknown primary: a case study. The Journal of the Canadian Chiropractic Association. 2014;58(3):273-9.

Brasil. Ministério da Saúde. Secretaria de Vigilância em Saúde. Departamento de Vigilância das Doenças Transmissíveis. Manual de recomendações para o controle da tuberculose no Brasil. Brasília: Ministério da Saúde; 2018.

Cardinale L, Volpicelli G, Lamorte A et al. Revisiting signs, strengths and weaknesses of standard chest radiography in patients of acute dyspnea in the emergency department. J Thorac Dis. 2012 Aug;4(4):398-407.

Fraser RS, Fraser RG, Pare JAP. Fraser and Pare's diagnosis of diseases of the chest. 4. ed. Philadelphia: Saunders; 1999.

Karkhanis VS, Josh JM. Pleural effusion: diagnosis, treatment, and management. Open Access Emerg Med. 2012;4:31-52.

Kitazono MT, Lau CT, Parada AN et al. American Journal of Roentgenology. 2010;194:2:407-12.

Ko Y, Kim C, Chang B et al. Loculated tuberculous pleural effusion: easily identifiable and clinically useful predictor of positive mycobacterial culture from pleural fluid. Tuberculosis and Respiratory Diseases. 2018;80(1):35-44.

Lababede O. Pleural effusion imaging. Medscape. 2013 [acesso em: 1 mar 2021]. Disponível em: <https://emedicine.medscape.com/article/355524-overview>.

Light RW. Clinical practice. Pleural effusion. N Engl J Med. 2002;25:1971-7.

Maciel R, Aidé MA. Prática pneumológica. 2. ed. Rio de Janeiro: Guanabara Koogan; 2017.

Mantarro A, Bemi P, Sighieri E et al. Chronic loculated thoracic empyema with fade and nonspecific infectious symptoms in an elderly patient with diabetes mellitus. Eurorad [acesso em: 1 mar 2021]. Disponível em: <https://www.eurorad.org/case/8921>.

Porto CC, Porto AL. Semiologia médica. 8. ed. Rio de Janeiro: Guanabara Koogan; 2019.

Skouras V, Kalomenidis I. Chylothorax: diagnostic approach. Curr Opin Pulm Med. 2010;16(4):387-93.

Souza Jr AS. Curso de diagnóstico por imagem do tórax: Capítulo II – Imagenologia da pleura. J Pneumologia. 1999;25(2):102-13 [acesso em: 26 out 2019]. Disponível em: <http://www.scielo.br/scielo.php?script=sci_arttext&pid=S0102-35861999000200007&lng=en&nrm=iso>.

167
Empiema Pleural

Nelson Alves dos Santos ◆ Marcelo Fouad Rabahi

INTRODUÇÃO

O empiema pleural é uma condição clínica definida pela presença de pus no espaço pleural, manifestando-se por um amplo espectro de características clínicas e radiológicas de acordo com a fase evolutiva da infecção.

CAUSAS

A causa mais comum do empiema pleural (em torno de 60% dos pacientes) é infecção pulmonar preexistente. A segunda causa, cerca de 20% dos pacientes, ocorre após procedimentos cirúrgicos torácicos, sendo infrequente após procedimentos como drenagem, toracocentese e biópsia de pleura. A terceira causa mais frequente são os traumas torácicos, sobretudo os de natureza penetrante ou que evoluam com hemotórax.

Causas menos frequentes incluem perfurações do esôfago por corpo estranho ou após procedimentos invasivos.

FATORES DE RISCO

Pode ocorrer em todas as idades, mas é mais comum entre idosos, bem como em classes sociais economicamente desfavorecidas e em pacientes debilitados ou com múltiplas comorbidades.

São fatores de risco também as neoplasias, AIDS, doenças pulmonares crônicas, diabetes, alcoolismo, drogadição, sequelas neurológicas graves e imunossupressão.

Têm pior prognóstico pacientes que desenvolvem empiema pleural quando houve exposição a ambiente hospitalar ou pacientes institucionalizados.

MANIFESTAÇÕES CLÍNICAS

- Febre
- Dispneia
- Dor torácica
- Prostração
- Diminuição ou ausência do murmúrio vesicular
- Macicez à percussão no lado afetado
- Escoliose antálgica.

FASES EVOLUTIVAS DO EMPIEMA PLEURAL

Fase aguda I (exsudativa). Rápido acúmulo de líquido no espaço pleural como resposta à reação inflamatória pleural. Líquido livre na cavidade pleural, sem septações nessa fase.

Fase de transição II (fibrinopurulenta). Líquido progressivamente mais turvo e formação de *debris* de fibrina sobre a pleura parietal e visceral. Aumento dos níveis de LDH e leucocitose e queda do pH e glicose.

Fase crônica III (organização). Aparece em cerca de 3 a 4 semanas, podendo se arrastar por mais tempo, caso o paciente permaneça sem nenhuma terapêutica instituída ou com terapêutica inadequada.

EXAMES COMPLEMENTARES

Radiografia de tórax. A distinção entre líquido pleural, consolidação parenquimatosa ou abscesso nem sempre é simples. Além disso, depende e varia de acordo com a fase do empiema no paciente. Na fase inicial, achado radiológico clássico é uma opacidade homogênea, de contorno definido, descrevendo uma parábola cuja vértice aponta para a porção medial da hemicúpula diafragmática do mesmo lado ao afetado. Incidência de raios horizontais em decúbito lateral pode auxiliar no diagnóstico (decúbito de Laurel; Figuras 167.1 e 167.2).

Ultrassonografia torácica. Indicada para casos em que é difícil o diagnóstico por radiografia de tórax e também para marcar o local da punção no derrame pleural pequeno e/ou encistado.

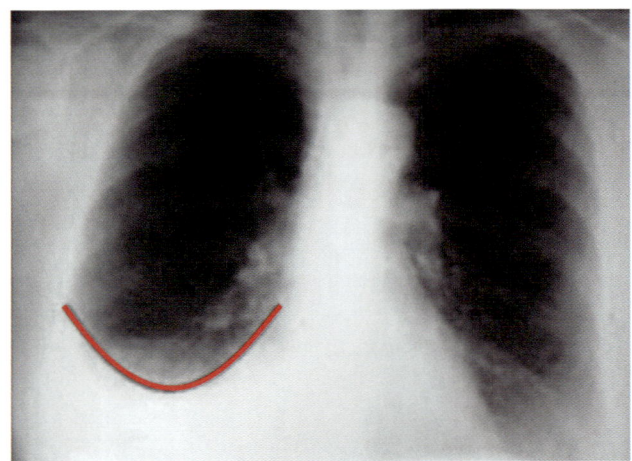

Figura 167.1 Empiema pleural (parábola Damoiseau).

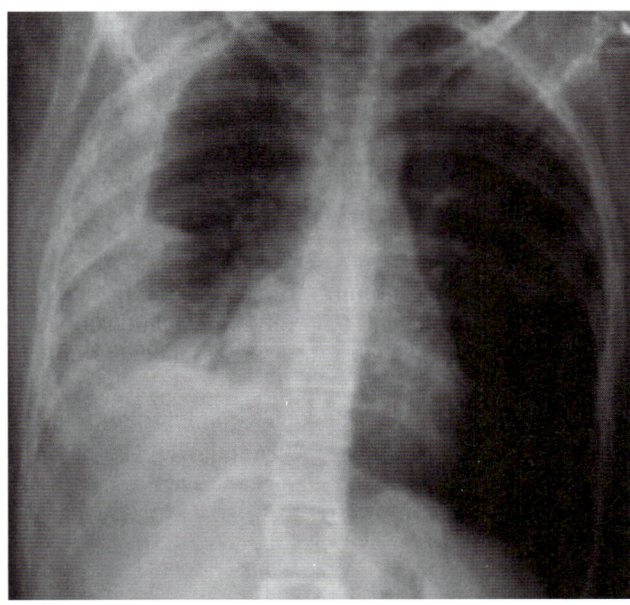

Figura 167.2 Radiografia em decúbito lateral.

Tomografia computadorizada. Possibilita melhor distinção entre pulmão, espaço pleural e parede torácica, bem como a presunção da etiologia de um derrame pleural a partir da identificação de diferentes coeficientes de atenuação (densidade menor para os transudatos do que para os exsudatos; Figuras 167.3 e 167.4).

Ressonância magnética do tórax e PET-CT/PET-Scan. Não apresentam acurácia maior que a alcançada pela tomografia computadorizada no diagnóstico das coleções pleurais.

Toracocentese. Procedimento realizado preferencialmente com o paciente sentado, sob bloqueio anestésico local, puncionando-se um ou dois espaços intercostais abaixo da ponta da escápula. Nos casos de derrame septado, pode-se lançar mão do auxílio (punção guiada) de métodos de imagem, como ultrassonografia ou tomografia computadorizada.

O aspecto purulento do líquido obtido à punção define a presença de empiema pleural. A análise laboratorial do líquido puncionado poderá indicar, de acordo com os critérios de Light e mesmo com aspecto amarelo citrino, um "derrame parapneumônico complicado", que poderá evoluir para fases

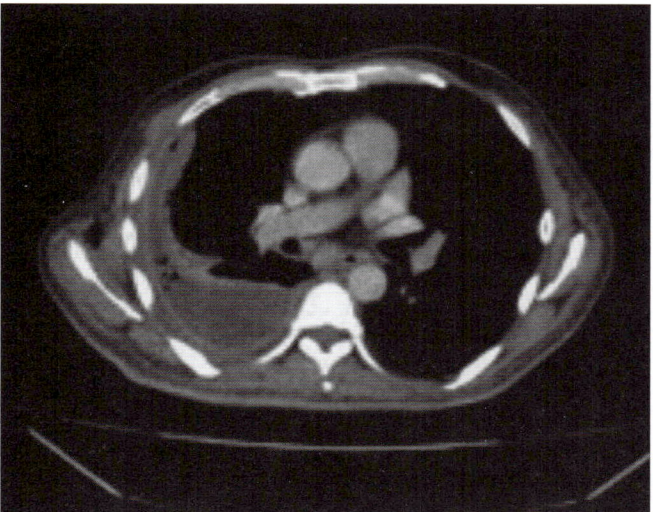

Figura 167.3 Empiema pleural fase II.

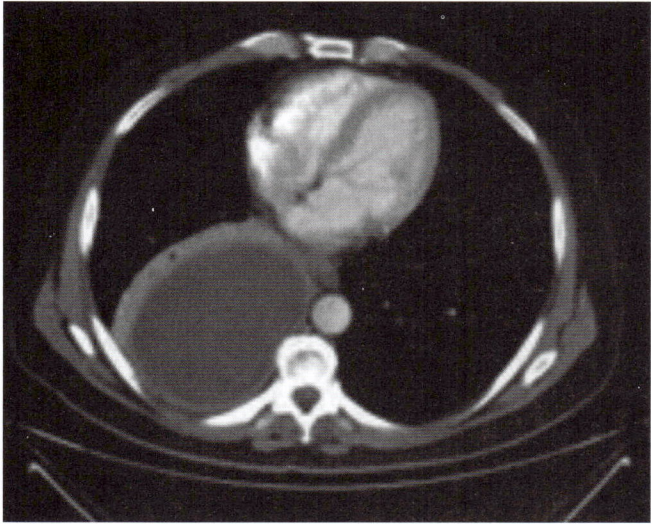

Figura 167.4 Empiema pleural fase III.

mais avançadas da doença e ulterior formação de pus em uma ou múltiplas "coleções" ou "lojas" no espaço pleural. O pH < 7,20, glicose < 60 mg/d ℓ e desidrogenase láctica (DHL) acima de 1.000 UI/d ℓ são os critérios bioquímicos que definem essa última situação.

Além disso, o líquido deve ser analisado à procura de germes por métodos de bacterioscopia e cultura, sendo a positividade determinante da necessidade de drenagem do empiema em fase inicial.

COMPROVAÇÃO DIAGNÓSTICA

• Dados clínicos + exames de imagem + toracocentese.

Atenção

• Estabelecido o diagnóstico de derrame pleural sem causa conhecida subjacente, são mandatórias a investigação diagnóstica por punção pleural/toracocentese e a análise do líquido pleural para confirmar ou excluir etiologia infecciosa
• Deve-se considerar estados de discrasia sanguínea ou uso de anticoagulantes como contraindicação relativa à realização de toracocentese
• O início rápido de antibioticoterapia eficaz em processos pneumônicos pode minimizar e mesmo mudar o curso da evolução do derrame parapneumônico.

TRATAMENTO

A identificação da fase evolutiva da doença é fundamental para a decisão terapêutica.

Antibioticoterapia deve ser instituída o mais precocemente possível, guiada pelo perfil epidemiológico do paciente e seu histórico de infecção comunitária ou ligado à exposição de ambiente hospitalar, bem como a eventual condição de convalescença pós-operatória.

Na *fase exsudativa*, a drenagem torácica tende a ser eficaz, uma vez que o líquido exsudativo gerado pelo processo inflamatório/infeccioso se encontra livre na cavidade pleural.

Com a evolução para a *fase fibrinopurulenta*, quando o líquido se torna cada vez mais espesso, a drenagem torácica isolada pode ter maior índice de insucesso, sendo mais indicado o debridamento cirúrgico por meio da chamada "decorticação pulmonar precoce", que consiste na remoção de fibrina e conteúdo espesso e purulento.

Para saber mais

A videotoracoscopia/cirurgia torácica videoassistida (VATS) está indicada nas fases iniciais do empiema, em especial na fase de transição para fibrinopurulenta. Reduz o tempo de internação e traz mais conforto no pós-operatório.

Na *fase de organização*, pode-se fazer drenagem aberta (drenagem tubular ou pleurostomia), decorticação pulmonar e toracoplastia.

Sinais indicativos de não reexpansão pulmonar, após decorticação clássica, como pneumonia necrotizante ou destruição do parênquima pulmonar por processo tuberculoso, podem levar à necessidade de pleurostomia ou toracoplastia (obliteração do espaço pleural por "desabamento" cirúrgico dos arcos costais).

A Figura 167.5 resume o tratamento do empiema pleural.

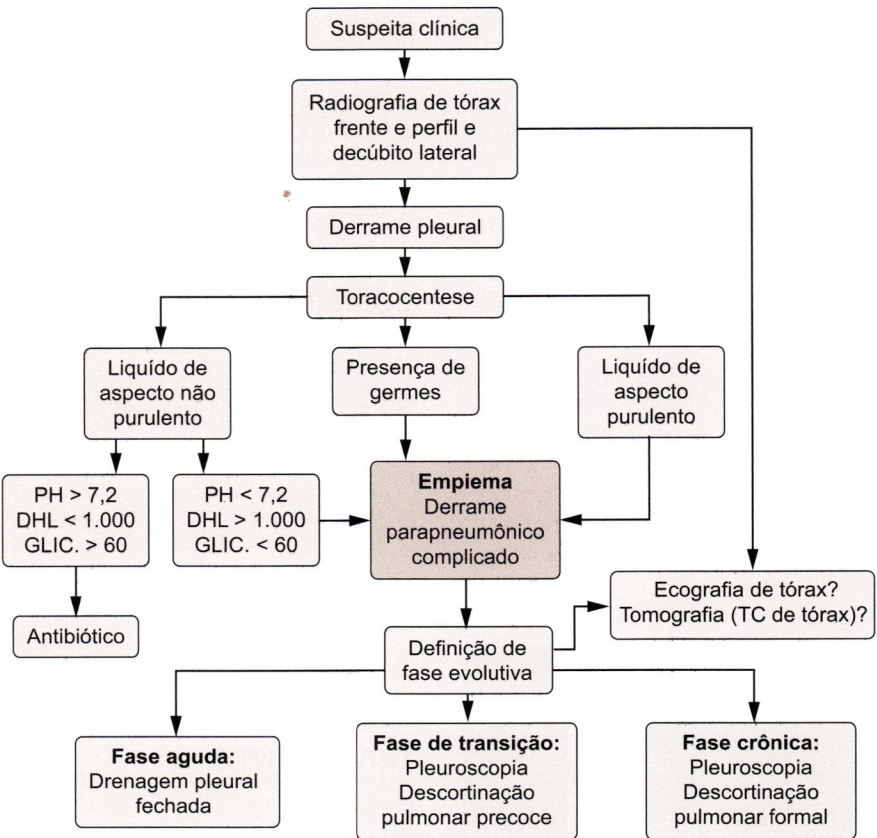

Figura 167.5 Fluxograma para tratamento do empiema pleural.

BIBLIOGRAFIA

Camargo JJ. Cirurgia torácica contemporânea. Rio de Janeiro: Thieme Revinter; 2019.

Camargo JJ, Pinto Filho DR. Tópicos de atualização em cirurgia torácica. São Paulo: FMO; 2011.

Hanley ME. Medicina pulmonar. Diagnóstico e tratamento. Rio de Janeiro: McGrawHill; 2005.

Light RW. Pleural diseases. 3. ed. Baltimore: Williams & Wilkins; 1995.

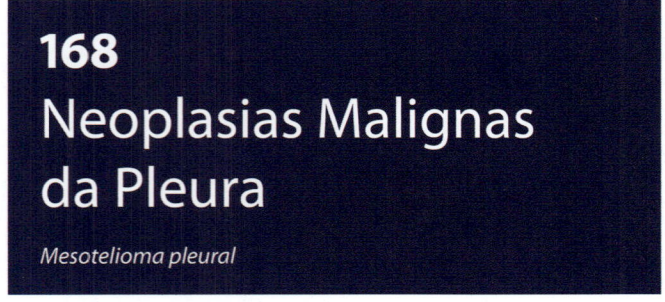

168
Neoplasias Malignas da Pleura

Mesotelioma pleural

José Carlos do Valle

INTRODUÇÃO

A neoplasia maligna mais frequente das pleuras é o mesotelioma, porém pode ser sede de metástases de câncer de diferentes órgãos.

MESOTELIOMA PLEURAL

INTRODUÇÃO

O mesotelioma pleural é um tumor primário agressivo da pleura e praticamente o único tumor originário dela. As demais neoplasias que acometem a pleura são metastáticas. O mesotelioma é muito raro, tanto o pleural como o peritoneal. No Brasil, não temos estimativas quanto à sua incidência. A exposição ao asbesto (amianto) tem sido apontada como a principal causa da doença, e a sua comercialização desde 1940 alcança 200 mil toneladas/ano, e cerca de 10 mil trabalhadores expostos a ele. O período de latência pode exceder mais de 20 anos. No Brasil, é esperado o aumento de incidência do mesotelioma entre os anos 2020 e 2030. Há uma forte política internacional no sentido de banir todos os produtos à base de asbesto. No Brasil, sua comercialização estava proibida, mas por meio de recursos dos produtores, conseguiram que o Supremo Tribunal Federal, em fevereiro de 2020, liberasse as fábricas a produzirem o produto utilizado na confecção de telhas, caixas d'água e outros produtos.

Outros fatores imputados na etiologia são o tabagismo e a irradiação prévia do tórax. Há predominância do sexo masculino com idade mediana de 60 anos.

CLASSIFICAÇÃO

São quatro os subtipos histopatológicos do mesotelioma: epitelioide, sarcomatoso, epitelial bifásico (ou misto) e desmoplástico.

O epitelioide é o mais comum e de melhor prognóstico.

DIAGNÓSTICO DIFERENCIAL

- Hiperplasia mesotelial reativa
- Carcinoma de pulmão de não pequenas células com características histológicas adenomatosas
- Adenocarcinoma metastático.

A imuno-histoquímica é essencial para o diagnóstico diferencial entre mesotelioma maligno pleural (MMP) e adenocarcinoma, conforme apresentado no Quadro 168.1.

AVALIAÇÃO INICIAL

- Anamnese minuciosa com ênfase aos fatores de risco como a exposição a asbesto (amianto), tabagismo e radioterapia torácica pregressa
- Exame físico completo com ênfase ao tórax: inspeção, palpação do frêmito torácico. Percussão em busca de macicez e ausculta pulmonar para evidenciar estertores e zonas com ausência do murmúrio vesicular
- O exame do abdome deve pesquisar possível ascite
- Nos membros inferiores é importante averiguar a possibilidade de trombose ou tromboflebite.

EXAMES COMPLEMENTARES

- Hemograma completo com contagem de plaquetas, enzimas hepáticas, função renal, PCR e desidrogenase lática (DHL)

Quadro 168.1 Histoquímica do mesotelioma maligno central (MMP) e adenocarcinoma.

Coloração	Adenocarcinoma	MMP
Citoceratina AE1/AE3	–	+
Ceratinas	–	+
Calretinina	–	+
WT1	–	+
D2 40	–	+
CEA	+	–
TTF-1	+	–

- Radiografia panorâmica do tórax em duas incidências. Em locais em que não se disponha de condições mais resolutivas, como a tomografia computadorizada (TC), a radiologia convencional bem-feita pode ser decisiva (Figuras 168.1 a 168.3)
- TC do tórax e abdome
- A imagem por ressonância magnética está indicada para elucidar a extensão pleural (para o espaço pleural contralateral) e o acometimento diafragmático e peritoneal
- O PET-CT fica reservado para avaliação posterior, sobretudo da extensão da doença e metástases a distância
- Estabelecer a capacidade funcional do paciente (PS – *performance status*) segundo os critérios vigentes do ECOG 1 a 4, o mais usado no Brasil, ou Karnofsky 10 a 100 (ver Capítulo 4, *O Clínico e o Idoso*, e Quadro 4.7).

ESTADIAMENTO

O estadiamento segue as normas internacionais do sistema TNM do *American Joint Committee on Cancer – AJCC Cancer Staging Manual*, publicado pela Springer (8. ed., 2017) International Publishing e, também, disponível *online* no *National Comprehensive Cancer Network – NCCN Guidelines Version* 1.2020.

A história natural do MMP é de crescimento ao longo das superfícies pleurais da cavidade torácica com invasão do pulmão e linfonodos regionais, seguido pela extensão transdiafragmática e peritoneal e, ocasionalmente, metástases a distância.

A tomografia computadorizada (TC) do tórax e do abdome é o procedimento padrão do estadiamento.

A TC por emissão de pósitrons associada à tomografia computadorizada (PET-TC) pode aprimorar a avaliação dos linfonodos e do tumor primário e detectar metástases distantes em 10 a 25% dos pacientes e, nessa última circunstância, impedir uma cirurgia fútil.

A extensão transdiafragmática é contraindicação para cirurgia. O estadiamento do mediastino inclui a ultrassonografia endobrônquica e/ou mediastinoscopia. A laparoscopia está indicada quando se suspeita de invasão subdiafragmática.

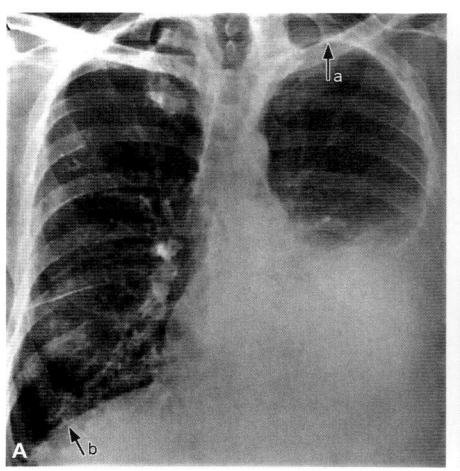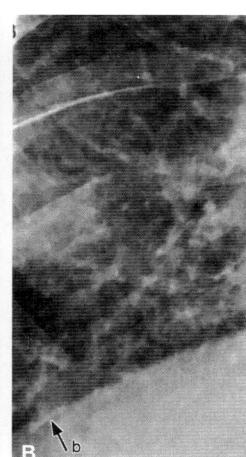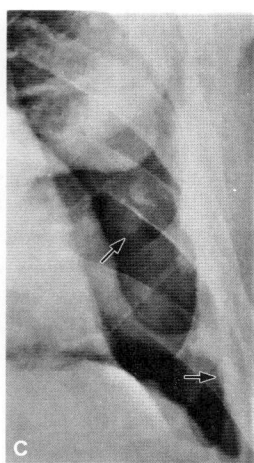

Figura 168.1 Homem de 60 anos, trabalhador, com asbesto. Queixas de dispneia moderada e dor no ombro esquerdo. **A.** Derrame pleural com marcado espessamento pleural no ápice esquerdo (*seta a*). Fibrose intersticial difusa no lobo inferior direito. Pequeno segmento de calcificação no diafragma direito (*seta b*). **B.** *Close-up* da lesão na base direita. **C.** *Close-up* pós-toracocentese com pequena instilação de ar que revelou nódulos pleurais. Biópsia pleural – mesotelioma maligno pleural.

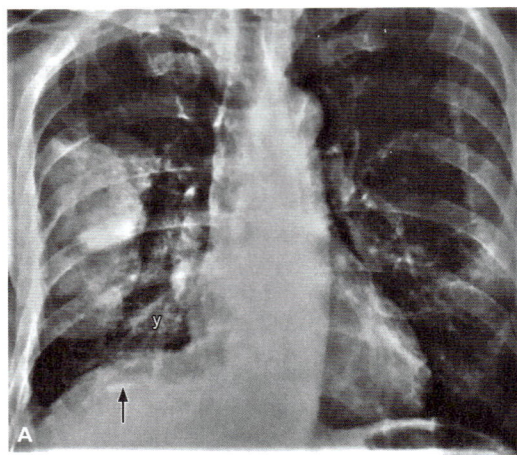
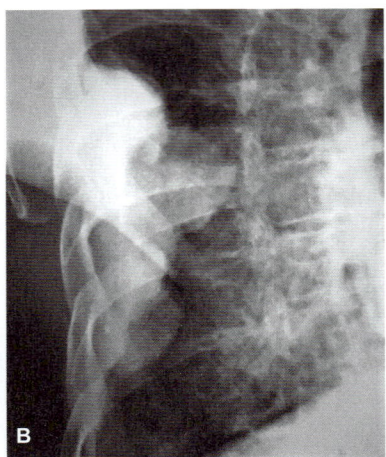

Figura 168.2 Homem de 55 anos, com dispneia, trabalhou com asbesto por muitos anos. **A.** Massa lobulada com margens nítidas situada lateralmente no hemitórax direito; fibrose no lobo inferior direito e pequeno segmento de calcificação no hemidiafragma direito (*seta*). **B.** *Close-up* da massa e da fibrose. A biópsia da massa revelou mesotelioma maligno pleural.

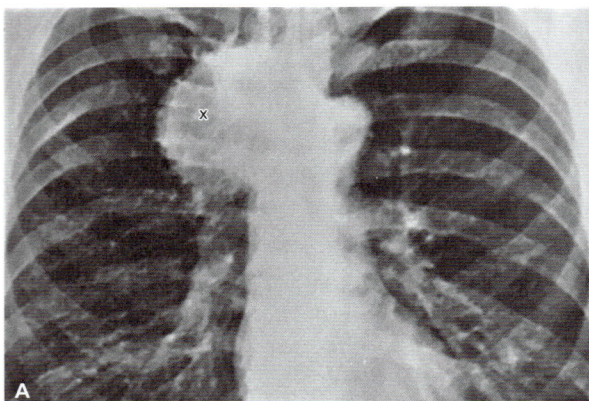
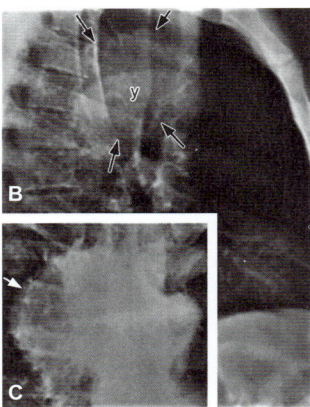

Figura 168.3 Homem de 50 anos, trabalhador em estaleiro naval, assintomático, que durante uma radiografia de rotina descobriu as alterações pulmonares. Ele havia trabalhado com asbesto anos antes. **A.** Radiografia do tórax em PA mostra massa de contornos irregulares que se projeta do mediastino para o pulmão direito (**x**). Espessamentos lineares grosseiros são visíveis em ambos os pulmões e mais conspícuos nas bases. **B.** A projeção de perfil evidencia a massa (*setas*) se sobrepondo ao arco aórtico (**y**). **C.** *Close-up* da lesão em que o arco aórtico é visível sob a massa, cujo bordo lateral parece estar em continuidade com os espessamentos pulmonares que distorcem o parênquima. O tumor foi removido por toracotomia e o resultado confirmou mesotelioma maligno pleural.

TRATAMENTO

Quimioterapia

Os pacientes elegíveis para quimioterapia (QT) têm que ser os ambulatoriais, PS 0 a 2, com funções orgânicas adequadas e sem comorbidades relevantes. A primeira linha de QT mais utilizada para o mesotelioma pleural é a associação de um derivado da platina (cisplatina ou carboplatina) com um agente antifolato (pemetrexede ou raltitrexato). Essas associações têm a mesma efetividade, com respostas objetivas entre 23 e 41% e sobrevida entre 12 e 18 meses na doença avançada ou metastática.

A QT pode ser empregada como indução (neoadjuvante) à cirurgia. Para qualquer das associações escolhidas devem ser feitos quatro ciclos pré-operatórios. Se a cirurgia conseguir ressecção completa (R0), o paciente pode receber a radioterapia ou, somente, acompanhamento clínico.

As associações de QT mais utilizadas em qualquer circunstância (neoadjuvante, recidiva ou doença metastática) são:

- Pemetrexede 500 mg/m^2, dia 1; cisplatina 75 mg/m^2, dia 1: administrados a cada 3 semanas

- Pemetrexede 500 mg/m^2, dia 1; carboplatina AUC 5 dia 1 ± bevacizumabe 15 mg/kg, dia 1: Para a doença avançada ou metastática, a cada 3 semanas por 6 ciclos.

Radioterapia

O papel da radioterapia (RT) recai em duas situações: como parte da associação terapêutica (cirurgia + QT + RT) nos estadiamentos iniciais e no alívio/paliação da dor e da dispneia na doença localmente avançada ou metastática. Nessas circunstâncias, as doses da RT pós-operatória variam entre 180 cGy × 25 a 28 frações, com dose total de 4.500 a 5.040 cGy, em 5 semanas, e na paliação da dor ou dispneia, em cursos mais curtos com 300 cGy × 10 frações e dose total de 3.000 cGy nas áreas supostas de acarretarem os sintomas.

Tratamento cirúrgico

Quando a cirurgia é considerada, o estadiamento cirúrgico é o padrão para definir a extensão da doença. A mediastinoscopia pode ser útil para a detecção de acometimento mediastinal. A lavagem peritoneal ou laparoscopia estão indicadas se houver suspeita de doença peritoneal.

Derrame pleural maligno

Os tumores mais associados com derrame pleural são o câncer de pulmão (± 37%), câncer de mama (± 17%), linfoma (± 11%) e tumor primário desconhecido (± 10%). O câncer de pulmão é a causa mais frequente de derrame pleural nos homens e o câncer de mama, o mais frequente entre as mulheres. A presença do derrame pleural significa doença metastática e é de mau prognóstico, com sobrevida mediana de 5 a 15 meses. A variação no prognóstico reflete a variabilidade da eficácia do tratamento para o tumor primário e em qual ponto da história natural da doença o derrame se desenvolveu.

A maioria desses pacientes é sintomática com dispneia devido à redução da complacência da parede torácica, redução do volume pulmonar, compressão do diafragma ipsilateral e balanço do mediastino.

Outros sintomas incluem tosse, desconforto torácico e os sintomas constitucionais relacionados a neoplasia avançada. Ao exame físico há macicez à percussão e diminuição ou ausência do murmúrio vesicular.

Os derrames pleurais malignos são tipicamente sero-hemorrágicos ou hemorrágicos.

Para os pacientes com doença operável sem comorbidades significativas, as opções cirúrgicas incluem a pneumonectomia, pleurectomia e decorticação (remoção de toda a pleura do pulmão afetado). As ressecções incompletas (R1, R2) e metástases para linfonodos têm mau prognóstico. Em virtude da dificuldade de se obter a ressecção R0 (completa), a proposta vigente é a terapêutica com integração das diferentes modalidades (cirurgia, quimioterapia e radioterapia).

O papel da cirurgia no tratamento integrado é promover ao máximo a citorredução – remoção ótima da lesão neoplásica (ressecções R0 ou R1). A cirurgia representa a base potencial do tratamento curativo ou o alívio dos sintomas.

EXAMES COMPLEMENTARES

- Rotina hematológica, proteínas totais e frações, desidrogenase lática (DHL)
- Radiografias de tórax (PA e perfil): a obstrução do seio costofrênico com um menisco indica pelo menos 500 mℓ de fluido no espaço pleural
- A USG ajuda na detecção de quantidades diminutas de líquido, como 50 mℓ no espaço pleural, e pode ser de valia para orientar a toracocentese
- A TC pode determinar a causa do derrame pleural, demonstrando suas características (loculação) e auxiliando no planejamento terapêutico
- Para a caracterização do derrame pleural se utiliza a relação dos níveis séricos e do derrame (critério de Light) demonstrada no Quadro 168.2

Quadro 168.2 Critérios de Light para definição de derrame pleural.

Critérios	Transudato	Exsudato
Relação proteína líquido pleural/ proteína sérica	< 0,5	> 0,5
Relação DHL líquido pleural/proteína sérica	< 0,6	> 0,6
DHL no líquido pleural	< 2/3 do sérico	> 2/3

DHL: desidrogenase lática.

- Outros exames no líquido pleural podem se fazer necessários para reafirmar ser um exsudato, como medida do pH (< 7,20), glicose (< 60 mg/dℓ), predominância de linfócitos, aumento de basófilos (hemopatias malignas) e citologia (positiva em 33 a 84%)
- Se a toracocentese com exame do líquido pleural não consolidar o diagnóstico, o próximo passo é a toracoscopia com biópsia pleural.

TRATAMENTO

A maioria dos pacientes que desenvolve um derrame maligno hemorrágico não são curáveis, entretanto, toda a atenção deve ser dada para se conseguir a paliação efetiva. Alguns derrames malignos são quimiossensíveis e, após seu esvaziamento, a quimioterapia específica se impõe e eles podem ser controlados. Quando isso não for possível ou tiver falhado, impõe-se a terapêutica local.

Se a toracocentese foi bem-sucedida com alívio dos sintomas e ocorreu a expansão do pulmão, a pleurodese tem que ser considerada. A pleurodese consiste na esclerose das pleuras visceral e parietal, causando a sínfise pleural para prevenção de novo acúmulo de líquido. Na atualidade, a substância mais utilizada é o talco com bons resultados.

O cirurgião torácico, o oncologista clínico e o radioterapeuta formam a tríade básica no tratamento desses graves pacientes.

BIBLIOGRAFIA

American Joint Cancer Cometee – AJCC. Cancer staging mannual. 8. ed. Chicago: Springer; 2017.
Azevedo MF. GPS Medicamentos. Guia prático em saúde. Rio de Janeiro: Guanabara Koogan; 2017.
Brierley JD, Gospodarowicz MK, Wittekind C. TNM Classification of Malignant Tumours. 8. ed. International Union Against Cancer. Hoboken, NJ: Wiley; 2017.
Hoff PMG, Katz A. Tratado de oncologia. São Paulo: Atheneu; 2013.
Instituto Nacional de Câncer. Estimativa/2020 Incidência de Câncer no Brasil. Rio de Janeiro: INCA; 2019.
National Comprehensive Cancer Network. NCCN Guidelines Version 1.2020, Malignant Pleural Mesotelioma.
Niederhuber JF, Armilage JO, Doroshow JH et al. Abeloff's clinical oncology. 6. ed. Philadelphia: Elsevier; 2020.
Porto CC, Porto AL. Semiologia médica. 8. ed. Rio de Janeiro: Guanabara Koogan; 2019.

169
Pleurite

Pleurisia

José Laerte Rodrigues da Silva Júnior ◆ Marcelo Fouad Rabahi

INTRODUÇÃO

Pleurite ou pleurisia é a inflamação da pleura, quase sempre acompanhada de derrame pleural exsudativo, observando-se infiltração celular e exsudato fibrinoso na superfície da serosa (Figura 169.1).

O exsudato pode ser reabsorvido ou se organizar em tecido fibroso, provocando aderências pleurais.

As pleurites podem ser agudas ou crônicas.

Ver Capítulo 166, *Derrame Pleural*.

CAUSAS

- Enfermidades de potencial gravidade que devem ser consideradas em primeiro lugar: embolia pulmonar, infarto do miocárdio, pneumotórax, pneumonia e pericardite
- Cardíacas: síndrome pós-injúria cardíaca, síndrome de Dressler (pericadite pós-infarto por mecanismo autoimune que ocorre de 3 semanas a 6 meses após o infarto), síndrome pós-pericardiotomia
- Pulmonar: tuberculose pulmonar
- Ambientais: asbestose e medicamentos (derrame causado por lúpus induzido por fármacos: hidralazina, procainamida, isoniazida, fenitoína, quinidina, metildopa, clorpromazina, sulfasalazina, propranolol; fármacos que afetam espaço pleural seletivamente: bromocriptina, metissergida, dantroleno sódico; fármacos que afetam espaço pleural não seletivamente: bleomicina, mitomicina C, bussulfano, melfalana, arabinosídeo citosina, metotrexato, nitrofurantoína, minociclina, metronidazol, amiodarona, aciclovir, propiltiouracila, minoxidil, ergotamina e etclorvinol)
- Gastrintestinais: doença inflamatória intestinal, abscesso hepático, ruptura do esôfago, possibilitando entrada de germes na cavidade pleural
- Genética: febre familiar do mediterrâneo (doença genética que ocorre antes dos 30 anos, caracterizada por episódios de febre recorrente associada a dor torácica e/ou abdominal decorrente de serosite – peritonite, pleurite ou pericardite –, associada a sinovite ou artrite de grandes articulações e eritema erisipeloide)
- Hematológica/oncológica: metástase pleural, anemia falciforme
- Infecciosas: infecção viral (p. ex., influenza, parainfluenza, adenovírus, citomegalovírus, Epstein-Barr, vírus Coxsackie, vírus da caxumba, vírus sincicial respiratório), infecção bacteriana (p. ex., pleurite parapneumônica, tuberculosa), infecção por parasitas (p. ex., amebíase, paragonimíase)
- Traumáticas: fratura de costela, fratura de esterno
- Inflamatórias/reumatológicas: pleurite eosinofílica reativa, pleurite por lúpus, síndrome de Sjögren, pleurite reumatoide.

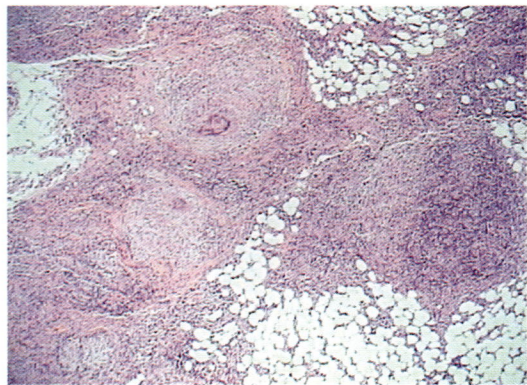

Figura 169.1 Pleurite tuberculosa. Múltiplos granulomas com células gigantes e células epitelioides. (Cortesia de Brasileiro Filho, 2011.)

MANIFESTAÇÕES CLÍNICAS

- Dor localizada no tórax "em facada" ou "pontada", que piora com a respiração e a tosse (dor pleurítica)
- Dor referida no andar superior do abdome, quando há comprometimento da pleura diafragmática
- Dor referida no ombro e/ou no pescoço quando há comprometimento da porção central da pleura diafragmática, que é inervada pelos nervos frênicos
- A dor diminui ou desaparece quando ocorre derrame pleural
- Respiração rápida e superficial
- Movimentação torácica diminuída na área torácica correspondente
- Murmúrio vesicular pode estar diminuído
- Atrito pleural é o sinal característico, mas pode não estar presente
- A presença de pulso paradoxal ou atrito pericárdico sugere pericardite
- Acometimento agudo (minutos ou horas) sugere infarto do miocárdio, tramboembolismo pulmonar, pneumotórax
- Acometimento subagudo (horas a dias) sugere infecção ou processo inflamatório
- Acometimento crônico (dias a semanas) sugere tuberculose, malignidade e artrite reumatoide
- Acometimento recorrente sugere febre familiar do Mediterrâneo
- Uma história recente, associada a murmúrio vesicular reduzido, frêmito toracovocal reduzido e hipersonoridade à percussão sugere pneumotórax
- Ver Figura 169.2.

EXAMES COMPLEMENTARES

- Inicia com radiografia simples do tórax: possibilita avaliação do parênquima pulmonar da área correspondente à dor com o objetivo de verificar presença de infiltrado inespecífico (considerar pneumonia), ar no espaço pleural (pneumotórax), aumento de área cardíaca (suspeitar de pericardite) ou alterações radiológicas infrequentes, mas compatíveis com embolia pulmonar: área de oligoemia (sinal de Westermark), aumento unilateral do tronco da artéria pulmonar (sinal de Fleischner) ou consolidação triangular com base voltada para pleura e ápice para o hilo (sinal de Hampton). Para avaliação detalhada da abordagem na suspeita de tromboembolismo pulmonar
- Hemograma
- ECG
- Toracocentese, se derrame significativo de causa não definida para análise do líquido pleural (ver Capítulo 166, *Derrame Pleural*)
- Outros exames dependem da hipótese diagnóstica.

DIAGNÓSTICO DIFERENCIAL

- Herpes-zóster (a presença de vesículas na região da dor esclarece o diagnóstico) (ver Capítulo 538, *Herpes-Zóster*)
- Pericardite (ver Capítulo 186, *Pericardites*)
- Infarto do miocárdio (ver Infarto do miocárdio, no Capítulo 180, *Doença Arterial Coronariana*)
- Tromboembolismo pulmonar (ver Capítulo 152, *Tromboembolismo Pulmonar*)
- Pneumotórax (ver Capítulo 170, *Pneumotórax*).

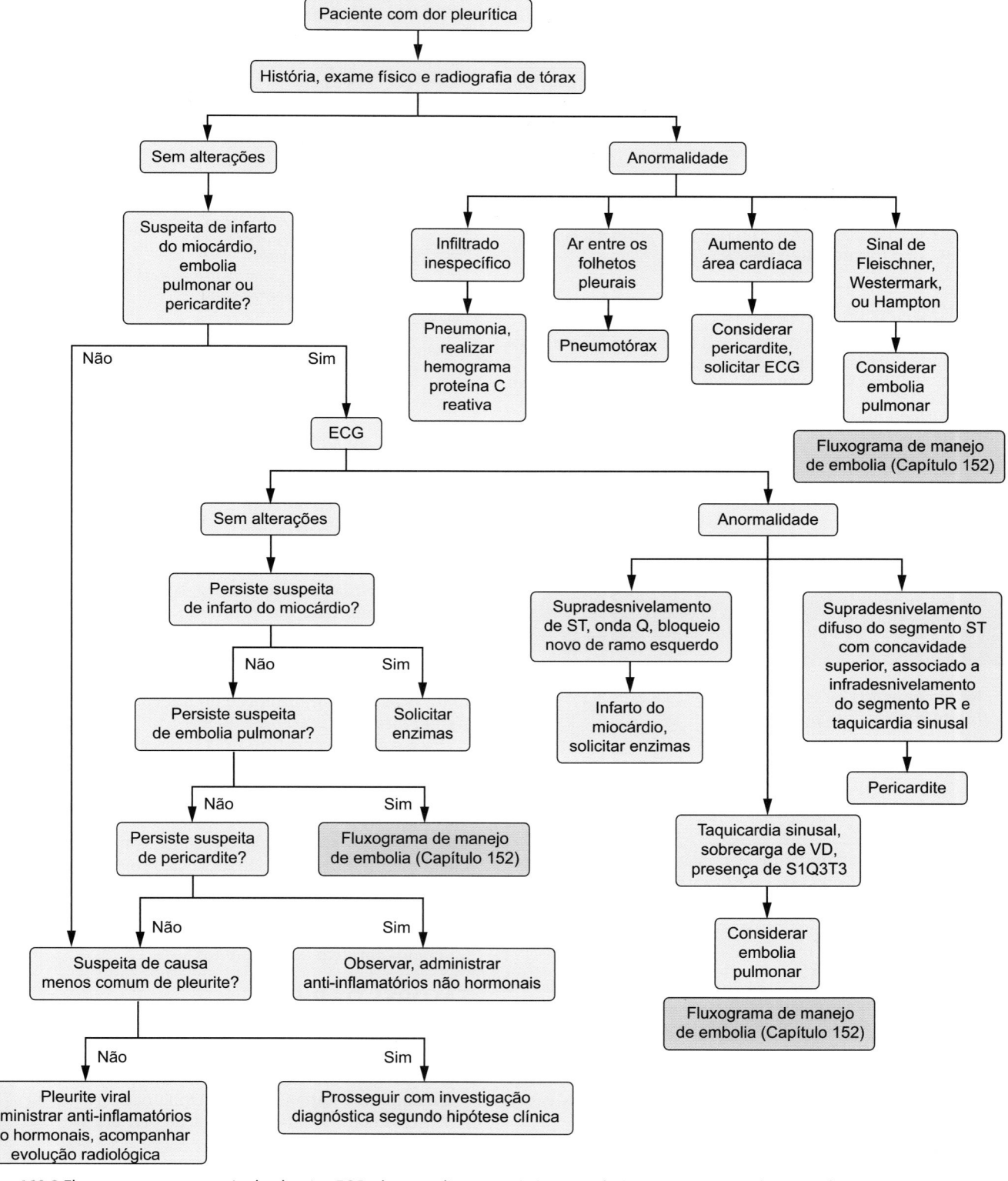

Figura 169.2 Fluxograma para manejo da pleurite. ECG: eletrocardiograma; S1Q3T3: onda S em D1, em D3 onda Q e onda T negativa. (Adaptada de Kass et al., 2007.)

TRATAMENTO

- Anti-inflamatórios e analgésicos
- A dor pode ser aliviada pela imobilização da base do tórax com bandagens elásticas não adesivas
- Tratamento da doença de base.

EVOLUÇÃO E PROGNÓSTICO

- Formação de derrame pleural (ver Capítulo 166, *Derrame Pleural*)
- Cura com sequela (aderências pleurais).

Atenção

O surgimento de pleurite sem causa aparente justifica a hipótese de causa viral (pleurodinia epidêmica).

BIBLIOGRAFIA

Fraser RS, Fraser RG, Pare JAP. Fraser and Pare's diagnosis of diseases of the chest. 4. ed. Philadelphia: Saunders,1999.

Kass SM, Williams PM, Reamy BV. Pleurisy. Am Fam Physician. 2007;75(9):1357-64.

Porto CC, Porto AL. Semiologia médica. 8. ed. Rio de Janeiro: Guanabara Koogan; 2019.

170
Pneumotórax

Nelson Alves dos Santos • Marcelo Fouad Rabahi • José Laerte Rodrigues da Silva Júnior

INTRODUÇÃO

Pneumotórax é o acúmulo de ar ou gás entre as pleuras parietal e visceral. O ar pode ser resultante da ruptura da pleura visceral ou da pleura parietal. O gás pode ser formado também por fermentação pútrida de empiema.

FORMAS CLÍNICAS

Pneumotórax espontâneo ou adquirido (Quadro 170.1).

Pneumotórax espontâneo. É subdividido em espontâneo primário – PEP (que ocorre em indivíduo hígido) e espontâneo secundário – PES (que ocorre em indivíduo com doença pulmonar prévia, por exemplo, doença pulmonar obstrutiva crônica – DPOC).

PEP é geralmente causado por ruptura de uma bolha (*bleb*) no parênquima pulmonar. As bolhas são encontradas em 76 a 100% dos pacientes submetidos a videotoracoscopia.

Predomina em adultos do sexo masculino, entre 20 e 40 anos.

O tabagismo aumenta os riscos de PEP.

Quadro 170.1 Tipos e causas de pneumotórax.

Espontâneo	
Primário	Ruptura de bolhas subpleurais (*blebs*)
Secundário	Doença pulmonar obstrutiva crônica
	Neoplasias
	Infecções (*Pneumocystis jiroveci*, pneumonia abscedada)
	Ruptura espontânea de esôfago (síndrome de Boerhaave)
	Fibrose cística
	Síndrome de Marfan
	Granuloma eosinofílico
	Catamenial
Neonatal	–
Adquirido	
Iatrogênico	Punções de veias centrais
	Biópsias transtorácicas
	Biópsias transbrônquicas
	Toracocentese
	Drenagem torácica inadequada
	Cirurgia laparoscópica
Barotrauma	–
Traumático	Trauma fechado
	Trauma penetrante

Pneumotórax adquirido. Pode ser iatrogênico (p. ex., punção torácica), por barotrauma ou traumático. Esse último é resultado de trauma direto ou indireto do tórax.

Condições especiais

Pneumotórax hipertensivo. Ocorre quando surge um mecanismo de válvula numa fístula broncopleural ou mesmo numa bolha, fazendo com que a pressão intrapleural se eleve em níveis acima da pressão atmosférica. Nesse caso, o paciente pode desenvolver dispneia intensa e até mesmo instabilidade hemodinâmica grave, por desvio de mediastino e pinçamento de veias cavas, diminuição do retorno venoso para o ventrículo direito.

Essa condição constitui uma emergência e deve ser reconhecida clinicamente, pois necessita de intervenção rápida (punção com agulha, p. ex.), sem atraso que pode decorrer da realização de exames complementares.

Pneumotórax aberto. Ocorre como consequência de ferimentos complexos da região torácica, provocando hipoxemia e alterações cardiovasculares devido a "balanço do mediastino", que pode levar à morte.

Algumas vezes, pode ser tratado com medida pré-hospitalar como "curativo de três pontos".

FATORES DE RISCO

- DPOC
- Asma brônquica
- Tuberculose pulmonar
- Pneumonia estafilocócica (pneumatoceles)
- Abscesso pulmonar de localização periférica
- Pneumonia por *P. carinii*
- Pneumoconiose
- Tromboembolia pulmonar
- Câncer de pulmão
- Fibrose cística
- Ventilação mecânica (barotrauma)

- Procedimentos realizados no tórax: punção venosa central, toracocentese, biópsia pleural, biópsia transbrônquica, biópsia transtorácica
- Tabagismo.

MANIFESTAÇÕES CLÍNICAS

- Pneumotórax normotenso
  - Dor do tipo pleurítica (repentina e inesperada)
  - Dispneia, taquipneia, tosse seca
  - Respiração superficial
  - Diminuição ou ausência do frêmito toracovocal
  - Hipersonoridade ou som timpânico à percussão
  - Diminuição ou ausência do murmúrio vesicular
  - Ressonância vocal diminuída
- Pneumotórax hipertensivo
  - Dispneia progressiva
  - Cianose
  - Taquicardia
  - Hipotensão arterial
  - Turgência venosa cervical
  - Enfisema subcutâneo.

DIAGNÓSTICO DIFERENCIAL

- Pneumonia
- Pleurite
- Embolia pulmonar
- Infarto agudo do miocárdio
- Pericardite
- Hérnia diafragmática
- Dissecção aórtica aguda.

EXAMES COMPLEMENTARES

- Radiografia do tórax: ar na cavidade pleural, desvio do mediastino para o lado contrário (pneumotórax pequeno só é evidenciado em radiografia em expiração forçada ou em decúbito lateral)
- Pneumotórax hipertensivo: desvio do mediastino, rebaixamento do diafragma e alargamento dos espaços intercostais (Figura 170.1)
- Gasometria arterial: hipoxemia com hipocapnia secundária à hiperventilação compensatória

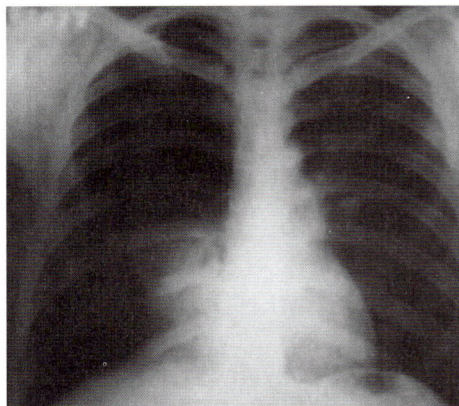

Figura 170.1 Pneumotórax com colapso do pulmão. À direita, imagem de condensação uniforme de limites precisos fazendo corpo com o mediastino. O restante do hemitórax mostra-se com hipertransparência uniforme.

- ECG: desvio do eixo do QRS, alterações inespecíficas do segmento ST, inversão da onda T, diminuição da amplitude do QRS (no pneumotórax à esquerda).

COMPROVAÇÃO DIAGNÓSTICA

- Dados clínicos + radiografia do tórax.

COMPLICAÇÕES

- Edema pulmonar por reexpansão após esvaziamento rápido da cavidade pleural
- Insuficiência respiratória (20% de óbito)
- Enfisema subcutâneo (pode ocorrer após drenagem)
- Piopneumotórax (comum em pneumotórax pós-pneumonia necrotizante, estafilocócica, gram-negativos e anaeróbios)
- Fístula broncopleural.

TRATAMENTO

Os parâmetros a serem observados para escolha do tratamento são: tamanho do pneumotórax e quadro clínico (Quadro 170.2).

- Pneumotórax pequeno: na radiografia de tórax em PA, com paciente de pé, distância entre a cúpula pulmonar e a parede torácica < 3 cm
- Pneumotórax grande: distância ≥ 3 cm
- Quadro clínico estável: frequência respiratória (FR) < 24 rpm; frequência cardíaca (FC) > 60 ou < 120 bpm. Pressão arterial normal, saturação de oxigênio (Sa_{O_2}) > 90%
- Quadro clínico instável: FR > 24 rpm, FC < 60 bpm > 120 bpm, Sa_{O_2} < 90%
- Tratamento conservador (pneumotórax pequeno e paciente clinicamente estável. Os casos de pneumotórax secundário requerem hospitalização devido a doença pulmonar associada):
  - Alívio da dor (ver Capítulo 15, *Dor*)
  - Repouso
  - Antitussígeno
  - Leve sedação
  - Oxigênio por cateter nasal (acelera a reabsorção do ar da cavidade pleural).

Tratamento cirúrgico

Indicado em pneumotórax recorrente, ou seja, dois ou mais episódios de pneumotórax espontâneo. Objetivo: fechar fístula aérea, remover *blebs*, fazer pleurodese química. Pode ser realizado por vídeo ou toracotomia aberta.

Drenagem pleural fechada

- Pneumotórax pequeno, secundário, em paciente estável; pneumotórax primário ou secundário grande; pneumotórax secundário de qualquer tamanho em paciente

Quadro 170.2 Fatores a serem considerados na abordagem terapêutica do pneumotórax.

- Tamanho do pneumotórax
- Intensidade dos sintomas e repercussão clínica
- Primeiro episódio ou recorrência
- Pneumotórax simples ou complicado (p. ex., hemotórax ou infecção)
- Doenças pulmonares associadas
- Outras doenças ou traumas associados
- Ventilação mecânica
- Ocupação do paciente

instável; pneumotórax hipertensivo (toracocentese de urgência até realização da drenagem): drenagem torácica (abordagem pela linha axilar média, 6º ou 7º espaço intercostal, sob anestesia local, incisão de 2,5 a 3 cm para introdução do dreno tubular em direção ao ápice pulmonar)
  - Monitoramento: radiografia do tórax, ausculta pulmonar e verificação de escape aéreo observando borbulhamento no frasco de drenagem
- Pneumotórax hipertensivo (em geral pós-traumático e/ou devido a ventilação mecânica): introdução de agulha de grosso calibre na cavidade pleural seguida de drenagem sob selo d'água
- Pneumotórax aberto: inicialmente se deve ocluir a ferida para interromper a comunicação com o ambiente, transformando pneumotórax aberto em fechado e proceder à drenagem torácica fechada.

Toracoscopia

Propicia melhor posicionamento do dreno torácico no pneumotórax septado. Indicado também para:

- Ablação de bolhas subpleurais com diâmetro < 2 cm
- Tratamento de fístula broncopleural, persistente após drenagem pleural
- Pneumotórax recorrente
- Pleurodese química: indicada após o segundo episódio, no caso de pneumotórax espontâneo primário; no primeiro episódio, quando secundário ou quando, mesmo que o pneumotórax seja primário, o paciente tenha risco aumentado (aviadores, mergulhadores).

EVOLUÇÃO E PROGNÓSTICO

- Recuperação espontânea ou com tratamento conservador no pneumotórax pequeno
- Recidivas em 50 a 60% dos casos
- No pneumotórax grande, há risco de complicações
- No pneumotórax hipertensivo, há risco de vida.

BIBLIOGRAFIA

Andrade Filho LO, Campos JRM, Hadad R. Pneumotórax. J Bras Pneumol. 2006;32(4).
Baumann H. Management of spontaneous pneumothorax: An American College of Chest Physicians Delphi Consensus Statement. Chest. 2001;119:590-602.
Camargo JJ. Cirurgia torácica contemporânea. Rio de Janeiro: Thieme Revinter; 2019.
Light RW. Pleural diseases. 3. ed. Philadelphia: Williams & Wilkins; 1995.
Sociedade Brasileira de Pneumologia. Prática pneumológica. Rio de Janeiro: Guanabara Koogan; 2010.
Sociedade Paulista de Pneumologia (SPPT). Pneumologia – Atualização e Reciclagem. v. II. São Paulo: Atheneu; 1998.
Tarantino AB. Doenças pulmonares. 6. ed. Rio de Janeiro: Guanabara Koogan; 2008.

Seção H • Diafragma e Mediastino

171
Doenças do Diafragma

Daniel Messias de Moraes Neto • Nelson Alves dos Santos • Marcelo Fouad Rabahi

INTRODUÇÃO

As afecções do diafragma compreendem eventrações, paralisias, paresias, hérnias e neoplasias.

MANIFESTAÇÕES CLÍNICAS

- Podem ser assintomáticas
- Dispneia é o principal sintoma
- Dor torácica localizada na área de projeção da hemicúpula afetada, com irradiação para o ombro e pescoço do mesmo lado (dor referida)
- Febre nos casos de infecção associada
- Soluços
- Alterações da posição e da mobilidade do diafragma ao exame físico do tórax, traduzidos por redução do murmúrio vesicular na base acometida.

DIAGNÓSTICO DIFERENCIAL

- Derrame pleural
- Atelectasias pulmonares
- Pneumonias
- Neoplasias da pleura ou dos pulmões.

COMPROVAÇÃO DIAGNÓSTICA

- Dados clínicos + exames de imagem.

EVENTRAÇÕES

Elevação permanente de parte ou de toda a hemicúpula diafragmática, uni ou bilateral.

Na maioria dos casos, localizam-se na região anteromedial à direita, com o fígado deslocado superiormente (Figura 171.1).

EXAMES COMPLEMENTARES

- Radiografia e TC do tórax: hemicúpula comprometida em nível mais alto; diminuição, ausência ou inversão dos movimentos; desvio do mediastino para o lado sem lesão; maior convexidade da cúpula lesionada
- Ultrassonografia: pode demonstrar a existência de vísceras na eventração.

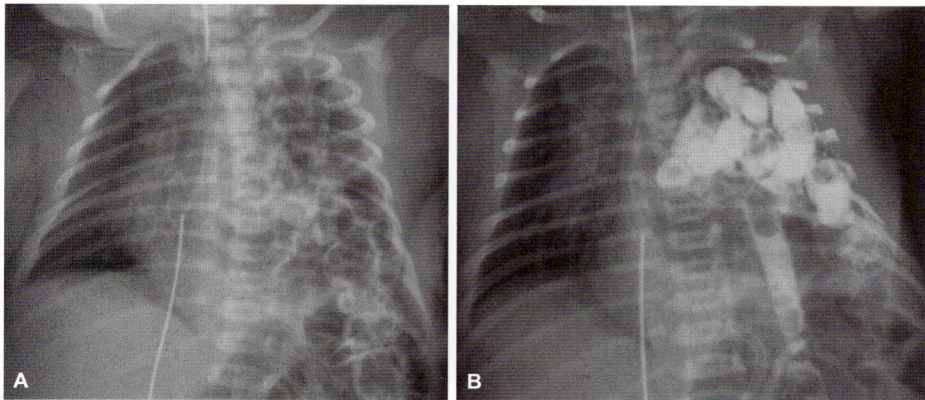

Figura 171.1 Radiografias do tórax na projeção anteroposterior em paciente neonato com hérnia diafragmática congênita no hemitórax esquerdo. **A.** Caracterizam-se opacidades heterogêneas com conteúdo aéreo com morfologia de alças intestinais, ocupando o hemitórax esquerdo e proporcionando desvio contralateral do mediastino. **B.** Após a administração do meio de contraste oral via sonda nasogástrica, observa-se opacificação do conteúdo intestinal no hemitórax esquerdo, confirmando a hipótese diagnóstica de hérnia hiatal.

TRATAMENTO

• Correção cirúrgica em caso de eventração grave, caso haja dispneia.

PARALISIA

Geralmente unilateral, por comprometimento da inervação do diafragma, com elevação e alteração de sua mobilidade (Figura 171.2).

CAUSAS

• Invasão de nervo frênico por neoplasias pulmonares e do mediastino; lesão cirúrgica; traumatismo da região cervical; doenças neurológicas; doenças neuromusculares (miastenia *gravis*, dermatomiosite); neuroviroses.

EXAMES COMPLEMENTARES

• Radiografia e TC do tórax: dados semelhantes aos das eventrações.

TRATAMENTO

• Relacionado com o agente causal, sendo necessário em alguns casos o tratamento cirúrgico para rebaixamento do diafragma (plicatura do diafragma).

PARESIA

Alterações temporárias da posição e da mobilidade diafragmática em virtude de processos inflamatórios de órgãos adjacentes (pneumonia em lobos inferiores, abscesso subfrênico, peritonites ou procedimentos cirúrgicos abdominais).

EXAMES COMPLEMENTARES

• Radiografia e TC do tórax: elevação parcial ou total de uma hemicúpula, velamento do seio costofrênico, diminuição da mobilidade na base correspondente
• Radiografia e TC do abdome: gás no interior do abscesso formando nível hidroaéreo, desvio do fígado no sentido

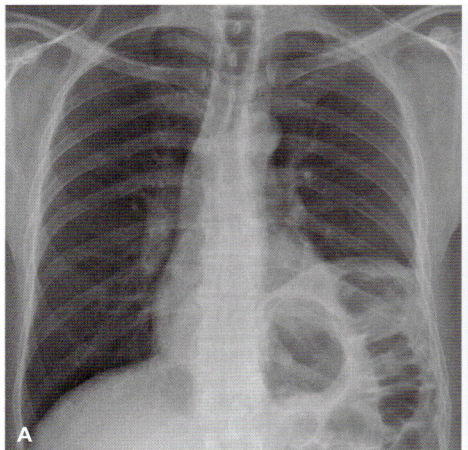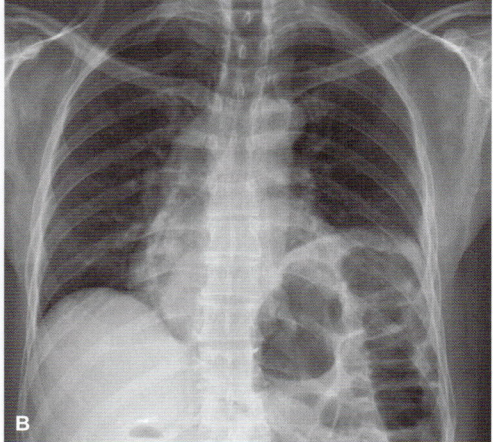

Figura 171.2 Radiografias do tórax na projeção anteroposterior em inspiração (**A**) e expiração (**B**). Observa-se importante elevação da hemicúpula diafragmática esquerda, sem mobilidade na aquisição expiratória (**B**), sugerindo paralisia diafragmática.

caudal (abscesso à direita), desvio do estômago e do ângulo esplênico do cólon (abscesso à esquerda)
- Ultrassonografia de abdome superior: presença de abscesso subfrênico à direita ou à esquerda ou presença de abscesso hepático.

HÉRNIAS

Protrusão de conteúdo abdominal através de orifícios naturais ou adquiridos do diafragma.

- Hérnia de hiato esofágico
  - Hérnia com esôfago curto
  - Hérnia paraesofágica
  - Hérnia por deslizamento
- Hérnia de Bochdalek
- Hérnia de Morgagni (Figura 171.3)
- Hérnias traumáticas.

EXAMES COMPLEMENTARES

- Radiografia e TC do tórax: imagem com conteúdo aéreo retrocardíaco (hérnia de hiato esofágico), imagem de alças intestinais ocupando parcialmente o hemitórax acometido (hérnias congênitas e traumáticas)
- Endoscopia digestiva alta e exame contrastado de esôfago-estômago-duodeno: deslocamento da junção gastresofágica superiormente (hérnia de hiato por deslizamento), deslocamento do fundo gástrico para o tórax (hérnia paraesofágica).

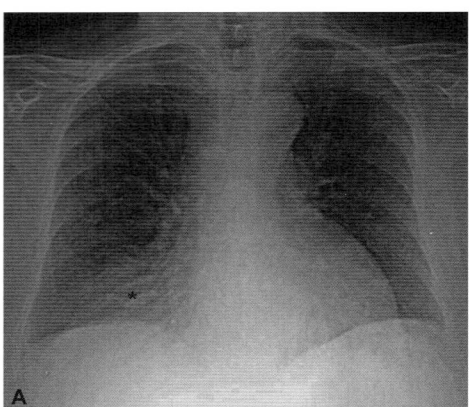

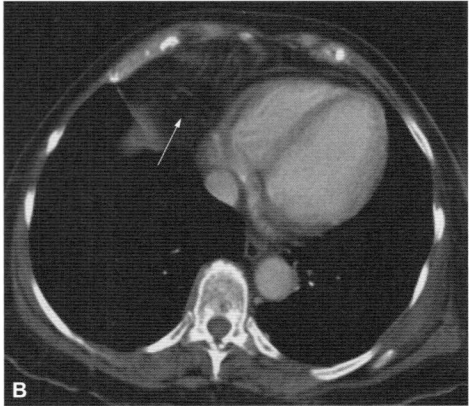

Figura 171.3 Hérnia diafragmática (Morgagni), observando-se na radiografia do tórax opacidade arredondada em situação paracardíaca (**A**) (*asterisco*) e na tomografia de tórax, após administração de contraste (**B**).

DIAGNÓSTICO DIFERENCIAL

- Divertículo epifrênico do esôfago, lesões cavitárias e hidroaéreas do pulmão, cisto broncogênico.

TRATAMENTO

- Hérnias congênitas e traumáticas: tratamento cirúrgico
- Hérnias de hiato esofágico: tratamento clínico (caso refluxo esteja presente) ou cirúrgico em alguns casos escolhidos.

NEOPLASIAS

Neoplasias primitivas do diafragma são raras, e as benignas e malignas têm incidência semelhante (lipomas, cistos broncogênicos, teratoma e sarcomas).

EXAMES COMPLEMENTARES

- Radiografia, TC e/ou RM do tórax
- Angiografia de artérias diafragmáticas, toracotomia e/ou laparoscopia em casos selecionados.

BIBLIOGRAFIA

Junior RS, Forte V. Cirurgia torácica geral, 2. ed. São Paulo: Atheneu; 2011.
Porto CC, Porto AL. Semiologia médica. 8. ed. Rio de Janeiro: Guanabara Koogan; 2019.

172
Massas Mediastinais

Daniel Messias Moraes Neto ♦ Nelson Alves dos Santos ♦ Marcelo Fouad Rabahi

INTRODUÇÃO

Estruturas anatômicas do mediastino ou vizinhas, com volume aumentado por causas diversas. Frequentemente detectadas em radiografia do tórax de rotina.

CAUSAS

- Neoplasias de estruturas anatômicas próprias do mediastino
- Bócio mergulhante, adenomegalias, cistos e aneurismas.

MANIFESTAÇÕES CLÍNICAS

As manifestações são determinadas geralmente por compressão de estruturas adjacentes a outros órgãos (nervos, vasos sanguíneos e linfáticos, sistemas digestório e respiratório) pela massa, constituindo, portanto, síndrome compressiva.

A dor é a manifestação clínica mais frequente possuindo característica indeterminada, profunda, geralmente descrita como dor "surda".

MANIFESTAÇÕES NEUROLÓGICAS

- Síndrome de Horner (compressão do gânglio estrelado): miose, enoftalmia, anidrose unilateral, ptose palpebral
- Compressão do nervo laríngeo recorrente: rouquidão, voz bitonal
- Compressão do nervo frênico: paralisia diafragmática
- Compressão braquial: paralisia atrófica e hipotônica de músculos da mão, abolição do reflexo tricipital, hipoestesia.

MANIFESTAÇÕES VASCULARES

- Síndrome da veia cava superior: turgência jugular, estase e pletora facial, edema facial, pescoço e membros superiores, circulação colateral torácica, cefaleia
- Síndrome da veia cava inferior: ascite, hepatomegalia, edema de membros inferiores, circulação colateral toracoabdominal.

MANIFESTAÇÕES LINFÁTICAS

- Quilotórax: derrame pleural quiloso por compressão de vasos linfáticos do mediastino, habitualmente o ducto torácico, por tumores do mediastino.

MANIFESTAÇÕES DIGESTIVAS

- Por compressão do esôfago: sialorreia, disfagia, odinofagia e regurgitação.

MANIFESTAÇÕES RESPIRATÓRIAS

- Por compressão ou invasão do sistema respiratório: tosse, dispneia, hemoptise.

MANIFESTAÇÕES SISTÊMICAS RELACIONADAS ESPECIFICAMENTE COM A ESTRUTURA DA MASSA

- Timoma: miastenia *gravis*, anemia aplásica, hipogamaglobulinemia
- Bócio intratorácico: hipertireoidismo
- Adenoma de paratireoide: hiperparatireoidismo
- Feocromocitoma: hipertensão arterial paroxística.

EXAMES COMPLEMENTARES

- Radiografia do tórax: demonstra alargamento do mediastino
- TC do tórax: informa a localização exata da massa, bem como sua densidade e relação com estruturas vizinhas; possibilita a realização de biópsias guiadas. Deve ser realizada com contraste
- RM do tórax: possibilita avaliar limites entre o tumor, a coluna vertebral e os grandes vasos, bem como características cística ou sólida da lesão
- Endoscopia: avalia a invasão e a comunicação de cistos com o esôfago
- Mediastinoscopia: possibilita biópsia de massas do mediastino anterossuperior
- Videotoracoscopia e toracotomia convencional: possibilita avaliar massas do mediastino médio e posterior, inacessíveis a outros métodos.

COMPROVAÇÃO DIAGNÓSTICA

- Dados clínicos + exames de imagem + exame histopatológico (biópsia ou peça cirúrgica).

TIPOS E TRATAMENTO

- Timoma
  - Massa mais frequente do mediastino (30% dos casos)
  - Maior incidência entre 40 e 65 anos
  - Associado a miastenia *gravis* em 30% dos casos
  - Pode ser encapsulado ou invasivo
  - Tratamento com ressecção cirúrgica dos não invasivos e quimio e radioterapia dos invasivos, com posterior ressecção
- Tumores de células germinativas
  - Dividem-se em seminomatosos (seminoma) e não seminomatosos (os demais)
  - O seminoma é uma neoplasia maligna e requer tratamento com quimioterapia
  - O teratoma (Figura 172.1) é o principal tumor não seminomatoso, com tratamento por resseção cirúrgica; é benigno
  - Demais tumores não seminomatosos (coriocarcinoma, teratocarcinoma, tumor de saco vitelínico, tumor de seio endodérmico) são muito raros, com tratamento inicial por quimioterapia e posterior ressecção cirúrgica

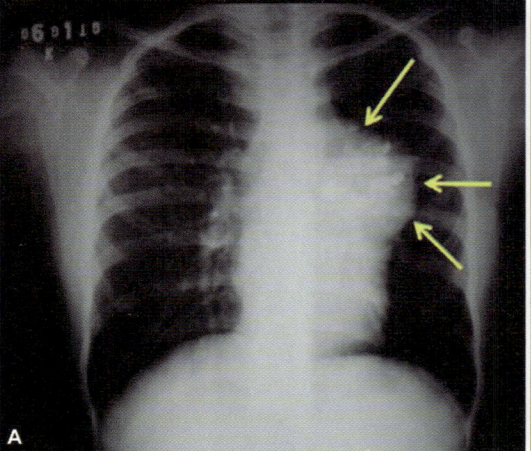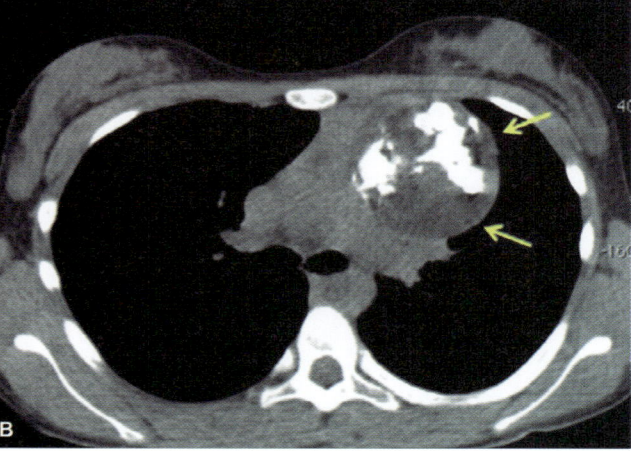

Figura 172.1 Teratoma. Radiografia do tórax (**A**) e TC de tórax em janela de mediastino (**B**). Lesão expansiva no mediastino anterior (*setas*) determinando alargamento mediastinal à esquerda, com baixos coeficientes de atenuação (gordura) e focos de calcificação em seu interior.

- Linfoma
  - O mais frequente é a doença de Hodgkin no mediastino, subtipo esclerose nodular
  - Sintomas gerais: perda de peso, sudorese noturna e febre vespertina
  - Tratamento com quimioterapia após biópsia por agulha guiada por TC ou cirúrgica
- Adenomegalias
  - Metástases: geralmente carcinoma broncogênico ou linfoma
  - Benignas: tuberculose, histoplasmose e sarcoidose
- Cisto broncogênico
  - Geralmente assintomáticos, podem infectar-se e romper
  - Tratamento com ressecção cirúrgica
- Cistos pericárdicos
  - Benignos e de crescimento lento e assintomáticos
  - Tratamento com resseção cirúrgica
- Tumores neurogênicos
  - Podem se originar dos nervos intercostais (neurofibroma e schwannoma) (Figura 172.2) ou da cadeia simpática (ganglioneuroma, ganglioneuroblastoma ou neuroblastoma)
  - Tratamento com ressecção cirúrgica.

EVOLUÇÃO E PROGNÓSTICO

- Depende do tipo de tumor e de seu estadiamento.

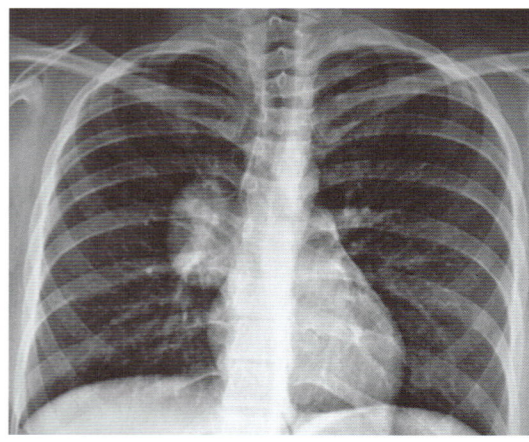

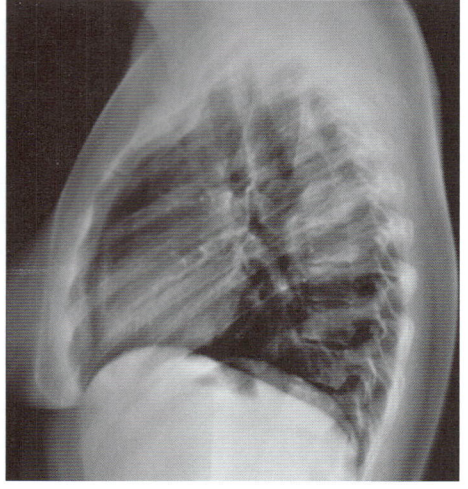

Figura 172.2 Radiografias de tórax em PA e perfil, evidenciando massa mediastinal posterior em paciente jovem.

BIBLIOGRAFIA

Junior RS, Forte V. Cirurgia torácica geral. 2. ed. São Paulo: Atheneu; 2011.

Porto CC, Porto AL. Semiologia médica. 8. ed. Rio de Janeiro: Guanabara Koogan; 2019.

173
Mediastinite

Marcelo Fouad Rabahi • Matheus Rabahi

INTRODUÇÃO

A mediastinite se refere ao processo inflamatório envolvendo o mediastino, a região no meio do tórax limitada pelo esterno e cartilagens costais anteriormente e os corpos vertebrais torácicos posteriormente.

Raramente, infecções primárias do mediastino se desenvolvem como resultado de trauma penetrante ou disseminação hematogênica de uma infecção.

Atualmente, a maioria dos casos representa uma complicação pós-operatória de procedimentos cardiovasculares ou outros procedimentos cirúrgicos torácicos.

Tem baixa incidência, ocorrendo entre 0,2 e 5% dos pacientes submetidos a esternotomia mediana.

Apresenta alta mortalidade, entre 15,4 e 50% nos estudos mais atuais. Alguns estudos mostram prevalência maior no sexo masculino.

FATORES DE RISCO E AGENTES INFECCIOSOS

- Fatores de risco
  - Tabagismo
  - Diabetes melito
  - DPOC
  - Corticoterapia
  - Permanência prolongada em UTI
- Agentes infecciosos
  - *Staphylococcus aureus*
  - *Staphylococcus epidermidis*
  - *Escherichia coli*
  - *Pseudomonas* sp.

MANIFESTAÇÕES CLÍNICAS

O diagnóstico é praticamente garantido quando esses achados ocorrem na presença de bacteriemia ou sintomas sistêmicos, como febre, calafrios e/ou sinais de sepse.

Pacientes geralmente manifestam o padrão clínico característico com:

- Febre
- Leucocitose

- Instabilidade esternal
- Drenagem da ferida esternal, podendo conter bolhas.

Em geral, esses pacientes são levados imediatamente para a cirurgia, onde o diagnóstico pode ser estabelecido de forma definitiva pelo achado de pus no mediastino.

Cumpre salientar que a cultura do exsudato mediastinal pode ser negativa, já que na maioria das vezes isso se dá pelo uso prévio de antibióticos.

EXAMES COMPLEMENTARES

- Tomografia computadorizada: apresenta sensibilidade de 100%, mas especificidade de apenas 33% nos casos de mediastinite pós-operatória, quando realizada antes do 14º dia pós-operatório; no entanto, tanto a especificidade quanto a sensibilidade atingem 100% quando a tomografia computadorizada foi realizada posteriormente (Figura 173.1)
- Portanto, vale ressaltar a pouca confiabilidade dos achados tomográficos nos primeiros 14 dias após a cirurgia. Logo,

o alto índice de suspeitabilidade clínica em pacientes submetidos a esternotomia mediana deve ser o grande aliado na propedêutica.

TRATAMENTO

- Drenagem torácica para remover o exsudato no espaço mediastinal
- Antibioticoterapia, de forma empírica, logo após a coleta de material para culturas
- Ademais, tratar especificamente a causa da mediastinite é mandatório.

Chaves para o manejo de mediastinite

Reconhecimento precoce e tratamento agressivo, incluindo reabertura do tórax, drenagem mediastinal e desbridamento do esterno (Figura 173.2).

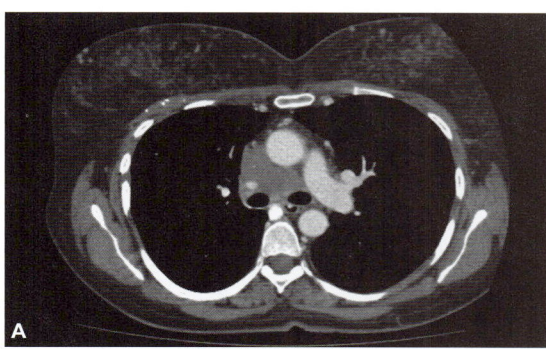 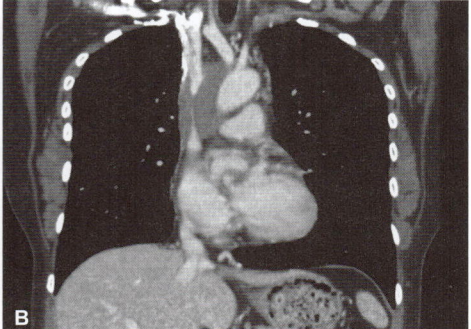

Figura 173.1 Tomografia computadorizada – paciente do sexo feminino, 32 anos, diagnóstico clínico/histopatológico de mediastinite fibrosante, etiologia não definida. Imagens de tomografia do tórax em janela de mediastino, após administração do meio de contraste no plano axial (**A**) e reformatação coronal (**B**). Lesão expansiva sólida mediastinal com epicentro na cadeia paratraqueal inferior direita, determinando importante estreitamento da veia cava superior.

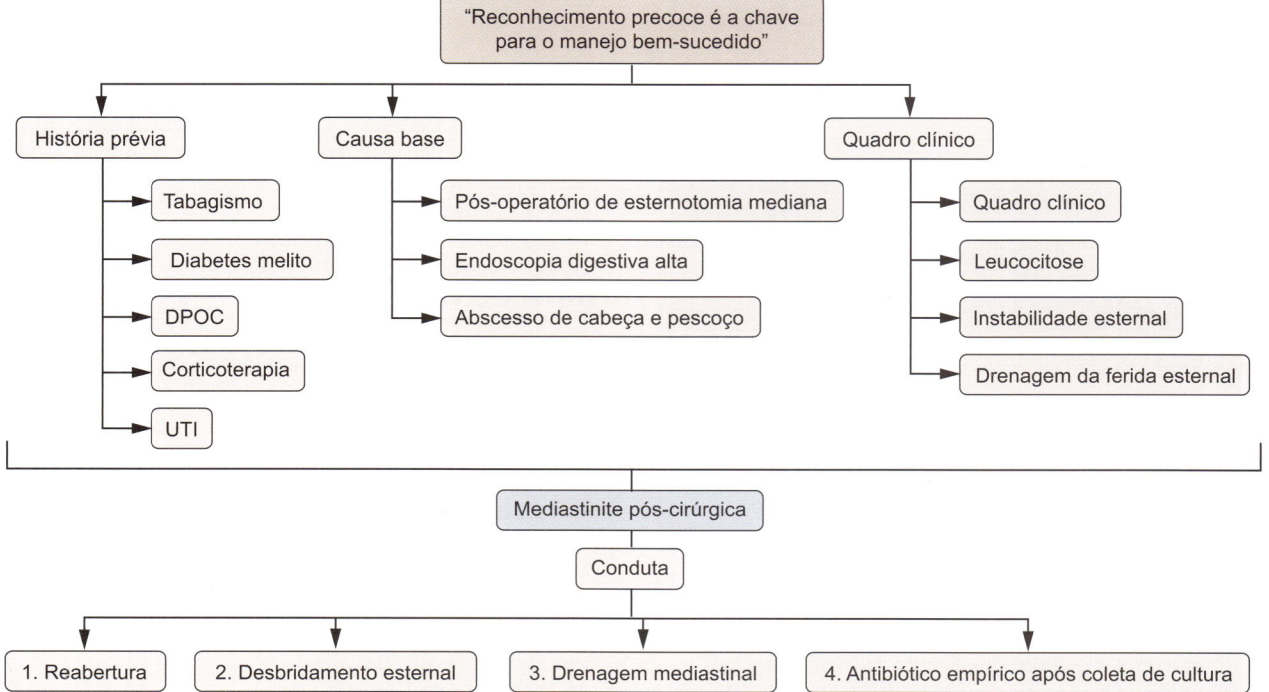

Figura 173.2 Fluxograma para manejo da mediastinite pós-cirúrgica.

COMPLICAÇÕES

Lesão renal aguda, insuficiência respiratória, sepse e empiema pleural.

PREVENÇÃO

Considerando que a principal causa para mediastinite seja a esternotomia mediana, deve-se embasar a prevenção no cuidado com a ferida operatória. É provável que o grau e o tipo de contaminação interajam com os fatores do hospedeiro, como a adequação do suprimento de sangue local, nutrição e estado imunológico, para resultar em infecção em um pequeno número de pacientes, mesmo se cuidado meticuloso for exercido pela equipe cirúrgica.

BIBLIOGRAFIA

El Oakley RM, Wright JE. Postoperative mediastinitis: classification and management. Ann Thorac Surg 1996;61:1030.

Exarhos DN, Malagari K, Tsatalou EG, Benakis SV, Peppas C, Kotanidou A et al. Acute mediastinitis: spectrum of computed tomography findings. Eur Radiol. 2005 Aug;15(8):1569-74. doi: 10.1007/s00330-004-2538-3. Epub 2004 Dec 31.

Macrí P, Jiménez MF, Novoa N et al. Descriptive of a series of patients diagnosed with acute mediastinitis. Arch Bronconeumol. 2003;39(9): 428-30.

Sampaio DT, Alves JCR, Silva AF et al. Mediastinite em cirurgia cardíaca: tratamento com epíploon. Rev Bras Cir Cardiovasc. 2000;15(1): 23-31.

San Juan R, Chaves F, López Gude MJ et al. Staphylococcus aureus poststernotomy mediastinitis: description of two distinct acquisition pathways with different potential preventive approaches. J Thorac Cardiovasc Surg 2007;134:670.

Sancho LM, Minamoto H, Fernandez A et al. Descending necrotizing mediastinitis: a retrospective surgical experience. Eur J Cardiothorac Surg. 1999;16(2):200-5.

Souza VC, Freire ANM, Tavares-Neto J. Mediastinite pós-esternotomia longitudinal para cirurgia cardíaca: 10 anos de análise. Rev Bras Cir Cardiovasc. 2002;17(3):266-70.

Trouillet L, Vuagnat A, Combes A et al. Acute poststernotomy mediastinitis managed with debridement and closed-drainage aspiration: factors associated with death in the intensive care unit. J Thorac Cardiovasc Surg 2005;129:518.

174
Soluço

Celmo Celeno Porto

INTRODUÇÃO

Soluço é um ato involuntário, com espasmos clônicos dos músculos intercostais e do diafragma, causando súbita inspiração, seguida de fechamento abrupto da glote, resultando em som característico. Normalmente, surge no pico de uma inspiração, mas pode ocorrer em qualquer momento do ciclo respiratório.

Em geral, as crises de soluços têm duração de alguns segundos ou poucos minutos.

Episódios de soluço de duração longa (horas ou dias) sugerem alteração anatômica (hérnia hiatal, doença diafragmática) ou metabólica.

CLASSIFICAÇÃO

- Agudo (transitório, ocorre comumente)
- Crônico (com duração de 48 horas ou ataques recorrentes)
- Iatrogênico (induzido por medicamento)
- De causa desconhecida (idiopático).

CAUSAS E FATORES DE RISCO

- Etiologia desconhecida em alguns pacientes
- Ingestão de bebidas alcoólicas
- Doenças do sistema nervoso central (tumores do tronco cerebral, lesões vasculares, doença de Parkinson)
- Irritação diafragmática (neoplasias, pericardite, eventração, esplenomegalia, hepatomegalia, peritonite)
- Faringite, laringite
- Lesões mediastinais e aneurisma aórtico, adenomegalia, infarto agudo do miocárdio
- Doenças pulmonares (pneumonia, câncer de pulmão)
- Doenças esofagogástricas (hérnia hiatal, úlcera péptica, distensão gástrica, câncer do estômago)
- Doenças hepáticas (hepatite, hepatoma)
- Doenças pancreáticas (pancreatite, pseudocistos, câncer)
- Doença intestinal inflamatória
- Colelitíase, colecistite
  - Causas metabólicas (uremia, hiponatremia, gota, diabetes)
  - Procedimentos cirúrgicos abdominais (pós-operatórios)
  - Psicogênico.

EXAMES COMPLEMENTARES

Dependem da hipótese diagnóstica.

COMPROVAÇÃO DIAGNÓSTICA

- Dados clínicos + exames complementares de acordo com a causa.

COMPLICAÇÕES

- Incapacidade de alimentar-se (perda ponderal pode ser acentuada no soluço crônico)
- Insônia, exaustão
- Deiscência de ferida cirúrgica.

TRATAMENTO

- Tratar a causa subjacente
- Prender a respiração e aumentar a pressão no diafragma (manobra de Valsalva)
- Respirar dentro de um saco de papel (não de plástico)
- Chupar gelo
- Aliviar a distensão gástrica (lavagem gástrica, aspiração nasogástrica, indução de vômitos) em casos especiais.

Tratamento medicamentoso

- Baclofeno, 5 a 6 mg/dia VO
- Clorpromazina, 25 a 50 mg IV, em 30 a 60 minutos, em seguida, 50 a 60 mg/dia VO
- Metoclopramida 10 mg IV, depois de 10 a 40 mg/dia VO
- Haloperidol 2 mg, IM, 5 a 10 mg/dia VO

Recomendações práticas

- Soluços em recém-nascidos são frequentes e estão relacionados com refluxo gastresofágico
- Soluços de curta duração são frequentes; o paciente não procura o médico, e eles desaparecem espontaneamente ou com manobras simples
- Em alguns pacientes, mesmo quando a causa é conhecida, os soluços não cessam com as medidas terapêuticas, podendo tornar-se um grave problema que perdura por longo tempo, interferindo na qualidade de vida
- Sem função definida, o soluço pode ocorrer no feto, após a oitava semana de gestação. Esse sintoma é observado no recém-nascido. Em seguida, torna-se menos frequente com o aumento da idade
- Soluços em pacientes com marca-passo cardíaco artificial podem ser causados por estímulos do diafragma, pela ponta do eletrodo localizado no ventrículo direito
- Soluços podem ser muito incômodos em pacientes terminais, os quais devem ser adequadamente medicados (ver Capítulo 7, *Cuidados Paliativos*).

- Amitriptilina 25 a 90 mg/dia VO
- Carbamazepina 600 a 1.200 mg/dia VO
- Difenil-hidantoína 200 mg IV, em seguida, 300 a 400 mg/dia VO
- Amantadina 100 mg/dia, VO
- Gabapentina 300 a 900 mg/dia VO
- Ácido valproico 5 mg/kg, 1 vez/dia, até 500 mg, 8/8 horas VO
- Nifedipino 10 a 80 mg/dia VO.

EVOLUÇÃO E PROGNÓSTICO

- Em geral, cessam durante o sono
- Podem ser um problema grave em idosos e em pacientes terminais.

BIBLIOGRAFIA

Azevedo MF. GPS Medicamentos. Guia prático em saúde. Rio de Janeiro: Guanabara Koogan; 2017.
Porto CC, Porto AL. Exame clínico. 8. ed. Rio de Janeiro: Guanabara Koogan; 2019.
Porto CC, Porto AL. Semiologia médica. 8. ed. Rio de Janeiro: Guanabara Koogan; 2019.

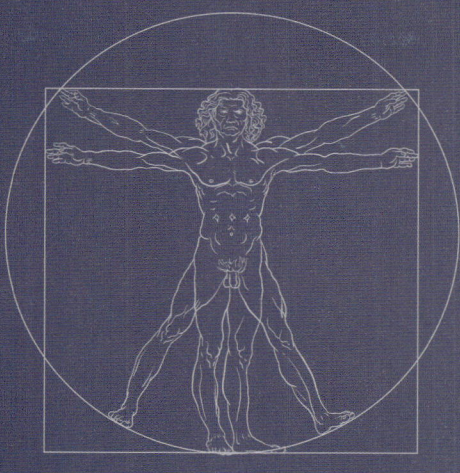

Parte 8

Sistema Cardiovascular

175
Alterações das Valvas Cardíacas

Valvopatias

Arnaldo Lemos Porto ◆ Artur Henrique de Souza ◆ Celmo Celeno Porto ◆ Daniela Carmo Rassi Frota ◆ Débora Rodrigues Santana ◆ Geraldo Paulino Santana Filho

ESTENOSE AÓRTICA

Estreitamento do orifício aórtico e alterações na anatomia da via de saída do ventrículo esquerdo, com abertura inadequada dos folhetos valvares dificultando a saída de sangue durante a sístole.

O principal dado histopatológico na estenose aórtica de etiologia reumática é o processo inflamatório que provoca fusão das comissuras e endurecimento das estruturas do aparelho valvar, enquanto na degeneração senil, o que ocorre é fibrose e calcificação da valva aórtica.

CAUSAS

- Congênita (valva bicúspide): estenose aórtica congênita é observada em crianças e adolescentes, e costuma estar associada a outras anomalias vasculares (coarctação da aorta, persistência do canal arterial) (Figura 175.1)
- Febre reumática: estenose aórtica reumática é mais frequente em adultos jovens e raramente é isolada. Em geral está associada à lesão mitral (ver Capítulo 440, *Febre Reumática*)
- Degeneração senil com calcificação dos folhetos valvares.

MANIFESTAÇÕES CLÍNICAS

- Assintomática em muitos pacientes (estenose aórtica leve)
- Dispneia progressiva
- Dor do tipo angina do peito em 70% dos pacientes, principalmente idosos
- Síncope durante ou após esforço físico em 25% dos pacientes
- Sopro sistólico de ejeção com máxima intensidade na área aórtica, rude, com irradiação para o pescoço
- Segunda bulha hipofonética no foco aórtico.

EXAMES COMPLEMENTARES

- Eletrocardiograma (ECG): sobrecarga ventricular esquerda. Bloqueio atrioventricular (AV) de 1º grau; bloqueio de ramo esquerdo nos pacientes com calcificação da valva aórtica
- Radiografia do tórax: pode ser normal. Crescimento do ventrículo esquerdo; dilatação aórtica pós-estenose; calcificações da valva aórtica
- Ecocardiograma (exame essencial para o diagnóstico e indicação do tratamento): define o nível da estenose (valvar, subvalvar, supravalvar); quantifica o gradiente de pressão e a função do ventrículo esquerdo; esclarece se a valva é bi ou tricúspide; avalia o grau de calcificação e a mobilidade dos folhetos (Figuras 175.2 e 175.3)
- Teste ergométrico e ecocardiograma de estresse podem ser utilizados na estratificação da gravidade de estenose aórtica
- Cateterismo cardíaco: necessário quando há dúvida diagnóstica e indicado para pacientes acima de 40 anos para estudar as artérias coronárias. Aortografia é útil nos pacientes com regurgitação aórtica
- A ressonância magnética pode ser útil na avaliação da aorta ascendente para o planejamento cirúrgico.

DIAGNÓSTICO DIFERENCIAL

- Sopro funcional (anemia, hipertireoidismo, gravidez)
- Sopro inocente (ver Capítulo 189, *Sopros Cardíacos*)
- Insuficiência mitral quando o sopro é pancardíaco
- Comunicação interventricular
- Cardiomiopatia hipertrófica.

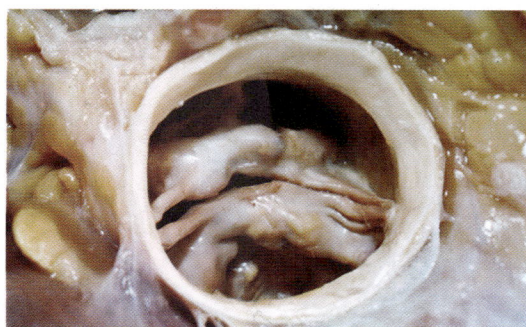

Figura 175.1 Valva aórtica bicúspide, observando-se que uma das cúspides é maior, além de espessamento, pontos de fibrose e calcificação. (Fotografia cedida pela Dra. Vera Demarchi Aiello, Serviço de Anatomia Patológica do Instituto do Coração – Hospital das Clínicas da Faculdade de Medicina da Universidade de São Paulo [HCFMUSP] – São Paulo.)

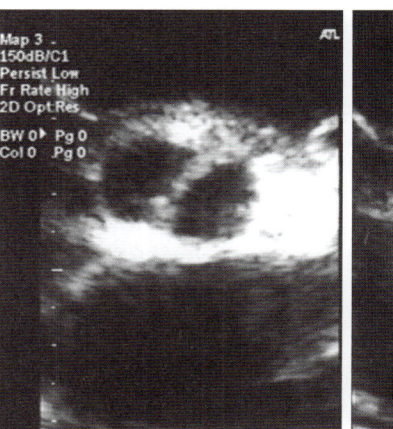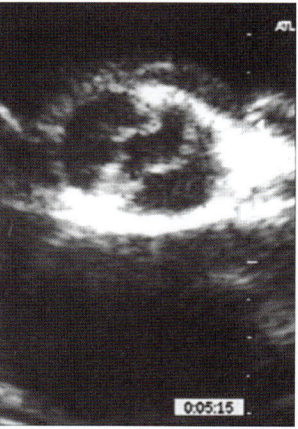

Figura 175.2 Imagem ecocardiográfica de valva aórtica bicúspide em sístole (aberta) e diástole (fechada), observando-se duas cúspides espessadas.

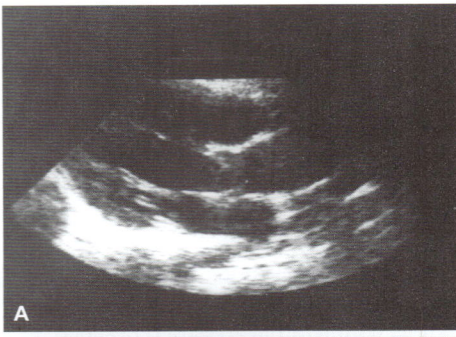

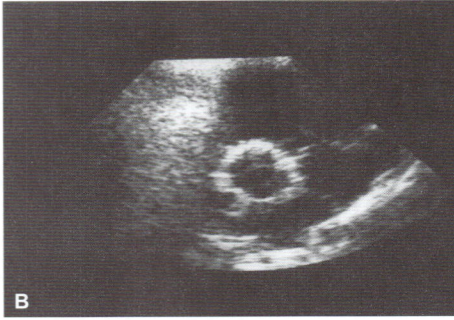

Figura 175.3 Ecocardiograma de um paciente com estenose aórtica. A. Eixo do ventrículo esquerdo mostrando uma valva aórtica bicúspide. B. Eixo menor do ventrículo esquerdo mostrando área valvar reduzida por fusão comissural.

COMPROVAÇÃO DIAGNÓSTICA

- Dados clínicos + ECG + ecocardiograma + outros exames de imagem em casos selecionados
- Cateterismo em casos selecionados.

COMPLICAÇÕES

- Síncope
- Insuficiência cardíaca
- Arritmias
- Embolia cerebral
- Endocardite infecciosa.

TRATAMENTO

- Evitar esforços físicos intensos e esportes competitivos (risco de síncope ou morte súbita)
- Profilaxia da endocardite infecciosa (ver Endocardite infecciosa, no Capítulo 181, *Endocardites*)
- Valvopatia com balão em crianças ou em adultos quando a cirurgia é contraindicada
- Implante aórtico transcateter (TAVR, do inglês *transcatheter aortic valve replacement*): indicado para pacientes com estenose aórtica grave com calcificação significativa, quando o acesso femoral é adequado em serviços com experiência no procedimento.

Atualmente é o tratamento preferencial em pacientes idosos.

Tratamento cirúrgico

O tratamento cirúrgico é indicado para pacientes sintomáticos e os assintomáticos com estenose aórtica grave (avaliação ecocardiográfica) quando não existe a alternativa do tratamento por cateter (Figura 175.4).

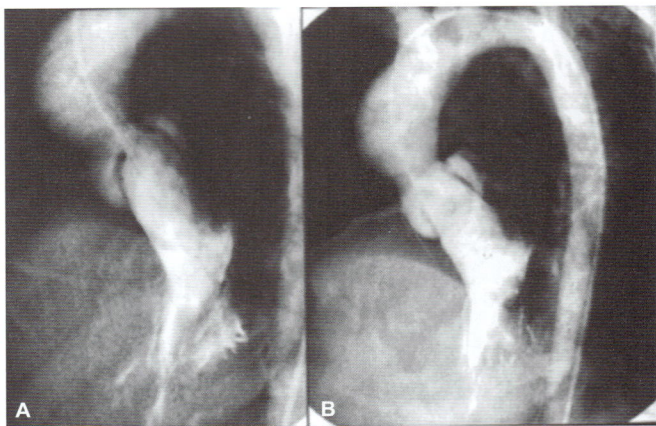

Figura 175.4 Estudo angiográfico do ventrículo esquerdo na incidência de quatro câmaras, antes (A) e após (B) valvoplastia aórtica, mostrando grande abertura da valva.

EVOLUÇÃO E PROGNÓSTICO

- Bom prognóstico quando a cirurgia é realizada antes de surgir disfunção ventricular esquerda
- O aparecimento de disfunção ventricular piora a evolução do quadro, e o prognóstico é reservado mesmo quando se faz cirurgia
- Risco de morte súbita.

INSUFICIÊNCIA AÓRTICA

Condição na qual a valva aórtica não é capaz de evitar o refluxo de sangue da aorta para o ventrículo esquerdo durante a diástole. Devido ao inadequado funcionamento dos folhetos, ocorre dilatação da raiz e do anel aórtico ou combinação desses fatores (Figura 175.5).

CAUSAS

As causas mais frequentes são doença reumática, valva aórtica bicúspide e doença valvar degenerativa calcificada (Quadro 175.1).

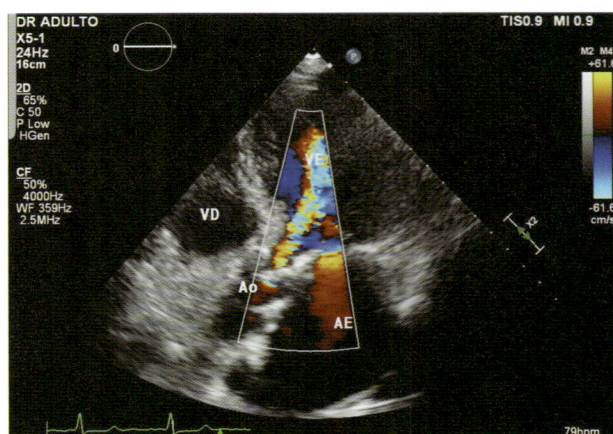

Figura 175.5 Insuficiência aórtica: ecocardiograma em modo bidimensional colorido, demonstrando jato regurgitante da aorta para o ventrículo esquerdo no início da diástole. AE: átrio esquerdo; Ao: aorta; VE: ventrículo esquerdo.

Quadro 175.1 Causas de insuficiência aórtica.

Doença valvar primária

- Reumática: frequente em adultos jovens; geralmente associada a lesão reumática da valva mitral
- Congênita: valva aórtica bicúspide; estenose subaórtica discreta; comunicação interventricular supracristal
- Endocardite*
- Alteração degenerativa calcificada (aterosclerótica)
- Ruptura traumática de folhetos*
- Outras causas inflamatórias: artrite reumatoide, degeneração mixomatosa, arterite de células gigantes, uso de medicamentos anorexígenos

Insuficiência aórtica secundária

- Doenças relacionadas à alteração da geometria da raiz da aorta: hipertensão arterial; dilatação idiopática; síndrome de Marfan; espondilite anquilosante; aortite sifilítica; osteogênese imperfeita; síndrome de Ehlers-Danlos; síndrome de Reiter
- Dissecção aórtica:* comprometimento do anel valvar aórtico; prolapso do retalho intimal com integridade de folhetos e anel

*Causas mais frequentes de insuficiência aórtica aguda.

MANIFESTAÇÕES CLÍNICAS

- O paciente pode permanecer assintomático por longos anos
- Dispneia de esforço e fadiga são os sintomas mais frequentes
- Angina de peito não é comum, mas pode estar presente especialmente à noite, quando a bradicardia do sono aumenta a regurgitação valvar
- *Ictus cordis* hiperdinâmico, impulsivo e desviado para a esquerda e para baixo
- A pressão arterial é divergente e o pulso de ascensão rápida e alta amplitude é característico, denominado "pulso em martelo d'água" ou "de Corrigan"
- Os sinais da insuficiência aórtica devem-se à amplitude da pressão de pulso e são:
  - Dança das artérias: pulsação carotídea
  - Sinal de Musset: leve oscilação da cabeça
  - Sinal de Becker: expansão da íris
  - Sinal de Minervini: pulsação na base da língua
  - Sinal de Müller: balanço da úvula
  - Sinal de Quincke: pulso capilar do leito ungueal
  - Sinal de Rosenbach: impulsão do fígado
  - Sinal de Gerhard: impulsão do baço
  - Sinal de Traube: sopro nas artérias femorais
  - Sinal de Duroziez: intensificação do sopro femoral com compressão da artéria
  - Sinal de Mayne: queda de 15 mmHg da pressão diastólica com a elevação do braço
  - Sinal de Hill: diferença da pressão sistólica poplítea e braquial ≥ 60 mmHg
- À ausculta do coração, encontra-se sopro protodiastólico de alta frequência, de caráter aspirativo decrescente. Nos casos de dilatação da aorta, é mais bem audível no foco aórtico e nos casos de lesão valvar, no foco aórtico acessório
- As posições de cócoras e supina com flexão do tronco acentuam o sopro
- A primeira bulha é normal ou hipofonética. A segunda bulha pode ser de difícil análise, com componente aórtico hipofonético. Nos casos em que há disfunção ventricular esquerda, uma terceira bulha pode estar presente

- Na insuficiência aórtica grave, pode ser encontrado o sopro de Austin-Flint, que se caracteriza por ser mesodiastólico de baixa frequência, auscultado no foco mitral, sendo resultante de vibrações no aparelho mitral geradas pelo grande volume regurgitado (estenose mitral relativa). Pode ser diferenciado da estenose mitral orgânica por B1 normal e ausência de estalido de abertura mitral.

Insuficiência aórtica aguda

Na insuficiência aórtica aguda, a súbita sobrecarga de pressão e do aumento do volume suplantam as possibilidades de compensação do ventrículo esquerdo pelo mecanismo de Frank-Starling.

A taquicardia compensatória não é suficiente e o débito cardíaco cai. Assim, instala-se rapidamente dispneia de repouso.

EXAMES COMPLEMENTARES

- ECG: pode apresentar graus variados de sobrecarga ventricular esquerda. Sobrecarga atrial esquerda e distúrbio da condução intraventricular são achados menos frequentes
- Radiografia de tórax: aumento da área cardíaca especialmente às custas de ventrículo esquerdo e sinais de aumento (dilatação ou ectasia) da aorta. Na insuficiência aórtica aguda, a área cardíaca pode ter tamanho normal na radiografia de tórax
- Ecocardiograma: os parâmetros ecocardiográficos que definem insuficiência aórtica grave são: *vena contracta* > 0,6 cm, largura do jato > 0,65, área do jato ≥ 60%, fração regurgitante ≥ 50% volume regurgitante ≥ 60 m ℓ/batimento, orifício regurgitante efetivo (ERO, do inglês *effective regurgitant orifice*) ≥ 0,3 cm
- Tomografia computadorizada e ressonância magnética: maior acurácia do que o ecocardiograma para as medidas do diâmetro da aorta realizadas em quatro níveis – anel aórtico, seio de Valsalva, junção sinotubular e aorta ascendente, obtidas no final da diástole. Quando o ecocardiograma revela aumento de 3 mm do diâmetro aórtico em relação à avaliação anterior, ou a qualquer tempo indicar uma medida ≥ 40 mm, a tomografia é necessária para avaliar corretamente a valva aórtica.

A ressonância magnética pode ser útil nos casos em que a função ventricular esquerda é limítrofe.

TRATAMENTO

- A terapia medicamentosa melhora os sintomas de pacientes com insuficiência aórtica crônica, especialmente daqueles que não têm indicação de correção cirúrgica
- O uso de inibidores da enzima conversora da angiotensina (IECA) tende a atenuar o jato regurgitante
- Em pacientes hipervolêmicos, os diuréticos de alça auxiliam na melhora da dispneia
- Após a cirurgia valvar, os IECAs ou bloqueadores dos receptores de angiotensina associados a betabloqueadores atuam na reversão do remodelamento ventricular
- Nos pacientes assintomáticos, não há indicação para uso de vasodilatadores, exceto nos pacientes hipertensos
- O tratamento medicamentoso na insuficiência aórtica aguda possibilita um temporário suporte até que a cirurgia seja realizada, contudo não deve atrasar o procedimento. Nesse

contexto, vasodilatadores (nitroprussiato e nitroglicerina) reduzem a pós-carga melhorando o fluxo anterógrado
- Os inotrópicos (dobutamina) podem ser utilizados para melhorar o débito cardíaco.

Tratamento cirúrgico

- A insuficiência aórtica aguda requer cirurgia de urgência, tanto por seu contexto etiológico (endocardite ou dissecção aórtica) como pela má adaptação ventricular esquerda
- A Figura 175.6 sintetiza a indicação de tratamento cirúrgico e o seguimento clínico de pacientes com insuficiência aórtica grave
- O aparecimento de sintomas e a redução da função sistólica do ventrículo esquerdo são os principais fatores de pior prognóstico e a base da indicação cirúrgica no tratamento da insuficiência aórtica
- Pacientes sintomáticos com insuficiência aórtica crônica grave têm indicação de tratamento cirúrgico, independentemente da repercussão ventricular, desde que o risco operatório não seja proibitivo.

ESTENOSE MITRAL

Estreitamento do orifício mitral com dificuldade de passagem do sangue do átrio para o ventrículo esquerdo, causando elevação da pressão no átrio esquerdo, a qual se transmite à circulação pulmonar (Figura 175.7).

Os principais achados anatomopatológicos são: fibrose dos folhetos valvares, com redução da sua mobilidade; retração valvar, quase sempre com deformação (aparelho valvar em forma de funil), o que aumenta o estreitamento; encurtamento e fusão das cordoalhas, que limitam ainda mais o fluxo de sangue para o ventrículo esquerdo; dilatação do átrio esquerdo; trombos no átrio esquerdo; hipertrofia ventricular direita.

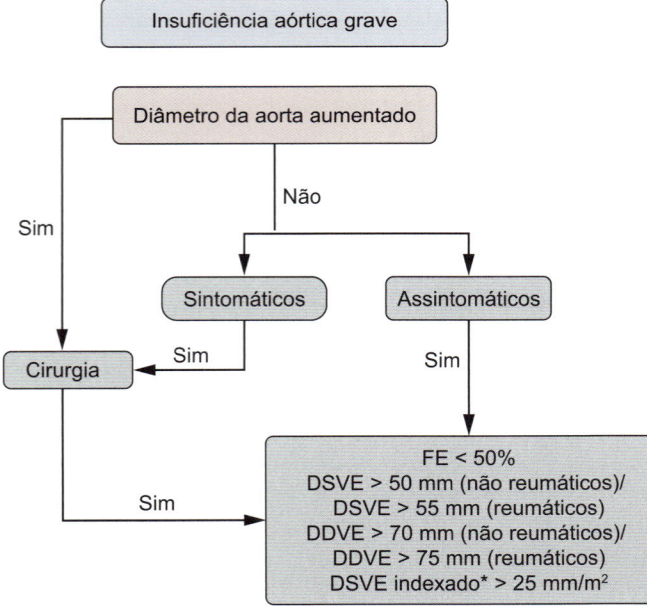

Figura 175.6 Fluxograma da abordagem terapêutica do paciente com insuficiência aórtica grave. FE: fração de ejeção do ventrículo esquerdo; DSVE: diâmetro sistólico do ventrículo esquerdo; DDVE: diâmetro diastólico do ventrículo esquerdo. *Diâmetro sistólico do ventrículo esquerdo indexado pela área de superfície corpórea que deve ser usado em pacientes com pequeno tamanho corporal.

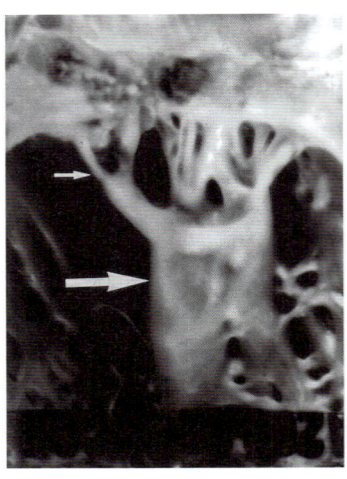

Figura 175.7 Estenose mitral de origem reumática: aspecto da face ventricular, notando-se encurtamento, espessamento e acolamento das cordas (*seta fina*) e dos músculos papilares (*seta grossa*). (Cortesia do Serviço de Anatomia Patológica do INCOR-FMUSP.)

CAUSAS

- Febre reumática (ver Capítulo 440, *Febre Reumática*)
- Raramente de origem congênita.

MANIFESTAÇÕES CLÍNICAS

- Manifestações clínicas costumam surgir após a 3ª década de vida
- História de febre reumática apenas em 50% dos pacientes
- Dispneia aos esforços
- Dispneia paroxística noturna
- Ortopneia
- Palpitações
- Fadiga
- Tosse
- Rouquidão
- Dor precordial atípica
- Hemoptise (tardia)

DIAGNÓSTICO DIFERENCIAL

- Mixoma atrial
- Estreitamento mitral por vegetações de endocardite infecciosa.

Ausculta do coração

- 1ª bulha hiperfonética no estágio inicial da doença, mas, à medida que a valva se torna mais estreita e menos flexível, a 1ª bulha perde essa característica
- Estalido de abertura da mitral, cuja intensidade pode diminuir com a acentuação da estenose
- Ruflar diastólico na área mitral quase sempre com reforço pré-sistólico (mais bem audível em decúbito lateral esquerdo e após exercício)
- Fibrilação atrial (FA; ver Capítulo 176, *Arritmias*)
- Quando se instala hipertensão pulmonar (HP), observam-se impulsão ventricular direita, 2ª bulha hiperfonética no foco pulmonar, sopro diastólico em decrescendo, de alta intensidade, indicativo de insuficiência pulmonar (sopro de Graham Steell).

- Ao se desenvolver insuficiência ventricular direita, surgem ingurgitamento jugular, hepatomegalia e edema periférico, sopro sistólico de regurgitação tricúspide na borda esternal esquerda
- Embolias cerebrais ou periféricas relacionadas com trombo no átrio esquerdo
- Baqueteamento digital na fase avançada.

EXAMES COMPLEMENTARES

- ECG: aumento do átrio esquerdo. Desvio para a direita do eixo do QRS; FA é frequente
- Teste ergométrico: indicado para pacientes em classe funcional I ou II para comprovar a real ausência de dispneia
- Radiografia do tórax: aumento do átrio esquerdo e do ventrículo direito; alteração do padrão vascular pulmonar com redistribuição do fluxo sanguíneo para os ápices; artérias pulmonares proeminentes no hilo. Linhas B de Kerley e padrão de edema pulmonar (Figuras 175.8 e 175.9)
- Ecocardiograma: espessamento da valva mitral com diminuição da excursão diastólica e "abaulamento" do folheto anterior na diástole, calcificação valvar, diminuição do orifício mitral, aumento do átrio esquerdo e do ventrículo direito, trombose intra-atrial, gradiente de pressão transvalvar.

O ecodopplercardiograma transesofágico mostra imagens de alta resolução da valva mitral que auxiliam na avaliação hemodinâmica (Figuras 175.10 e 175.11)
- Cateterismo cardíaco: aumento da pressão atrial esquerda ou da pressão de cunha capilar pulmonar (PCCP), elevação da pressão atrial esquerda ou da PCCP em relação ao gradiente da pressão ventricular esquerda, calcificação da valva mitral, regurgitação mitral concomitante; necessário investigar as artérias coronárias em pacientes acima de 40 anos quando indicada a cirurgia
- Ressonância magnética: ainda não é um exame indicado rotineiramente na análise das doenças valvares, porém tem a mesma qualidade do Ecodoppler, sendo até superior na análise da função ventricular, dimensões e cálculo de volume regurgitante.

COMPROVAÇÃO DIAGNÓSTICA

- Dados clínicos + exames de imagem.

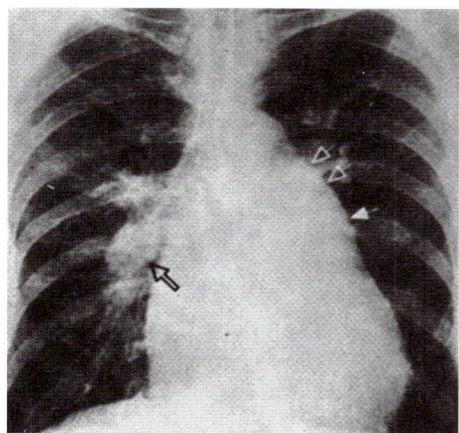
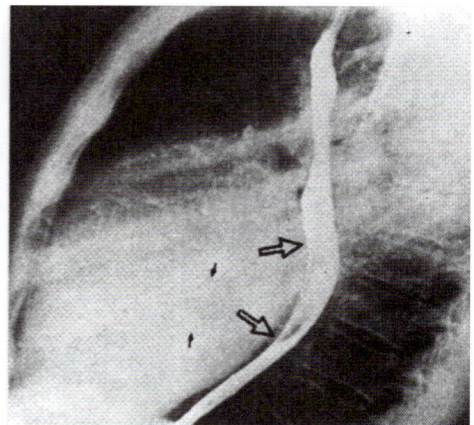

Figura 175.8 Estenose mitral. Radiografias de tórax em incidências posteroanterior e perfil, mostrando silhueta do tipo mitral com arco médio abaulado, pela dilatação da artéria pulmonar e da auriculeta esquerda, e crescimento ventricular direito. No perfil, destaca-se a dilatação do átrio esquerdo, desviando o esôfago para trás.

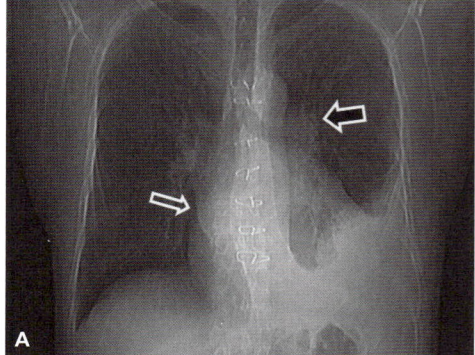
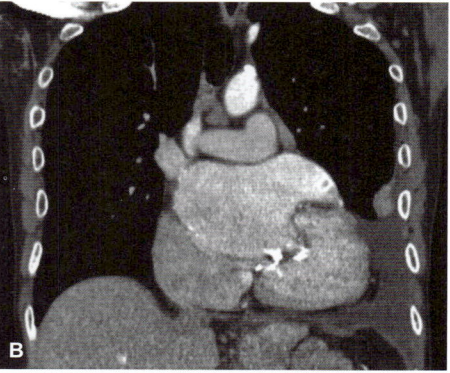

Figura 175.9 Estenose mitral. Radiografia de tórax em incidência posteroanterior (**A**) e imagem coronal de tomografia computadorizada de tórax em janela de mediastino após a injeção do meio de contraste iodado (**B**). O principal achado é o aumento do átrio esquerdo que se reflete no duplo contorno à direita (*seta vazada*). Abaulamento do arco médio no contorno mediastinal esquerdo (*seta preta*), aspecto que sugere hipertensão pulmonar.

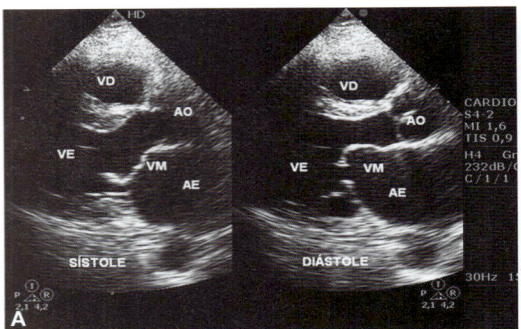 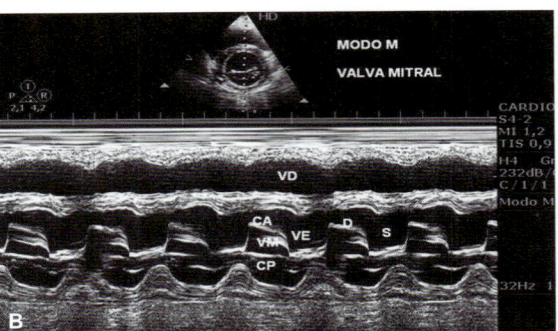

Figura 175.10 Estenose mitral. A. Exame ecocardiográfico. Observa-se nesta projeção paraesternal a valva mitral (VM) com restrição de sua abertura na diástole (D), mas com amplitude em domo da cúspide anterior (CA). B. Mesmo paciente da imagem A em modo M, mostrando a restrição da abertura das cúspides anterior e posterior (CP) na D. AE: átrio esquerdo; Ao: aorta; VD: ventrículo direito; VE: ventrículo esquerdo; S: sístole.

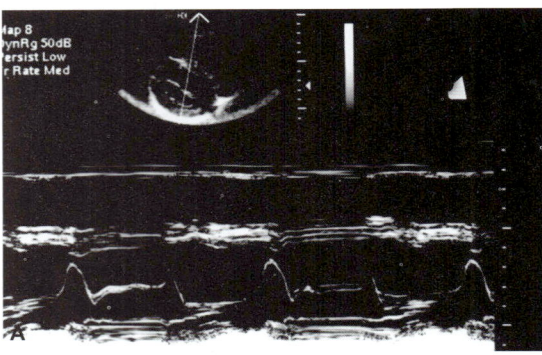 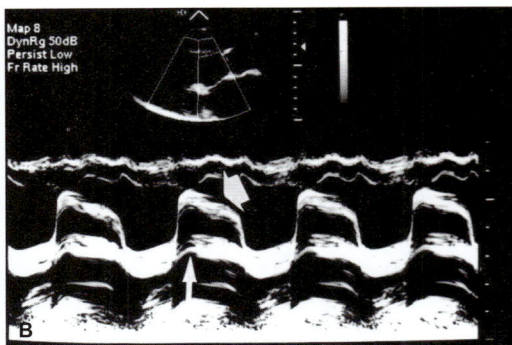

Figura 175.11 Estenose mitral A. Estudo ecocardiográfico modo M ao nível da valva mitral de paciente normal. As lacínias mitrais são delgadas e têm movimentação diastólica normal. B. Mesmo corte ecocardiográfico em paciente com estenose mitral grave. As lacínias encontram-se bastante espessadas. A fusão comissural faz o folheto posterior, que, habitualmente, tem movimento posterior durante a diástole, passar a se movimentar anteriormente (seta fina). Existe diminuição da rampa E-F (seta grossa) e ausência da onda A. (Cortesia do Dr. Caio Medeiros. Médico Supervisor de Serviço de Ecocardiografia da Divisão de Diagnóstico por Imagem do INCOR-FMUSP.)

COMPLICAÇÕES

- Embolias cerebrais ou periféricas
- Reativação da febre reumática
- Endocardite infecciosa
- HP
- Edema pulmonar agudo
- Hemoptise.

TRATAMENTO

- Profilaxia da febre reumática (ver Capítulo 440, *Febre Reumática*)
- Profilaxia da endocardite, antes de procedimentos dentários ou invasivos (ver Endocardite infecciosa, no Capítulo 181, *Endocardites*)
- Se surgir FA, é necessário reverter para ritmo sinusal ou reduzir a frequência cardíaca (FC; ver Fibrilação atrial, no Capítulo 176, *Arritmias*).

Tratamento medicamentoso

- Anticoagulantes, indicados para pacientes com história de embolia, se o paciente tiver FA, aumento do átrio esquerdo ou evidência de trombo no átrio esquerdo no estudo ecocardiográfico.

A anticoagulação deve ser feita com um dicumarínico com o objetivo de manter o RNI entre 2 e 3. Os novos anticoagulantes não são indicados na estenose mitral grave.

Tratamento cirúrgico

- Aparecimento de sintomas, quando claramente atribuíveis à estenose mitral, é indicação absoluta para intervenção cirúrgica
- Valvotomia percutânea: a comissurotomia mitral por cateter-balão é o método preferencial para o tratamento da estenose mitral nos pacientes com anatomia favorável, por ser tão eficiente quanto a cirurgia a céu aberto e com menores taxas de mortalidade/morbidade. Os pacientes com anatomia desfavorável, mas com alto risco cirúrgico, também devem ser tratados com o cateter-balão
- A cirurgia convencional é indicada para os pacientes que não têm anatomia adequada para o tratamento percutâneo.

EVOLUÇÃO E PROGNÓSTICO

- Doença geralmente progressiva
- Taxa de mortalidade operatória de 1 a 2% para a comissurotomia mitral; de 2 a 5% para a substituição da valva mitral.

INSUFICIÊNCIA MITRAL

Alteração da válvula que possibilita a ocorrência de fluxo sanguíneo do ventrículo esquerdo para o átrio esquerdo durante a sístole.

Pode ser aguda ou crônica, *primária* ou *secundária*.

CAUSAS

- Primárias
  - Doença reumática
  - Degeneração mixomatosa das valvas cardíacas ou doença de Barlow
  - Endocardite infecciosa
  - Alterações congênitas (*cleft* mitral)
  - Lúpus eritematoso sistêmico
  - Síndrome de Marfan
  - Calcificação do anel mitral
  - Medicamentos anorexígenos (fenfluramina, dexfenfluramina, fentermina)
- Secundárias
  - Ruptura ou disfunção de papilares associada a infarto agudo do miocárdio
  - Miocardiopatia dilatada
  - Processos infiltrativos
  - Miocardiopatia hipertrófica

MANIFESTAÇÕES CLÍNICAS

Na insuficiência mitral aguda, o paciente quase sempre é sintomático, e a queixa mais comum é dispneia de início súbito.

As principais causas são: infarto agudo do miocárdio, endocardite infecciosa, disfunção da prótese valvar, trauma torácico fechado e ruptura de cordoalhas na síndrome de Marfan.

Na insuficiência mitral crônica, o paciente pode ser assintomático por vários anos. Isso porque o jato regurgitante aumenta gradualmente à medida que o átrio e o ventrículo esquerdos se remodelam para tolerar a sobrecarga de volume. Palpitações podem ocorrer durante a evolução da doença.

Exame físico do coração

À palpação do precórdio, observa-se desvio do *ictus cordis* para baixo e para fora indicando a dilatação do ventrículo esquerdo, além de frêmito sistólico no foco mitral.

À ausculta percebe-se, sopro holossistólico no foco mitral do tipo regurgitativo, irradiado para as regiões axilar e da borda esternal esquerda.

À medida que ocorre remodelamento ventricular, ocorre hipofonese da 1ª e 2ª bulhas, aparecimento da 3ª bulha.

A presença de ingurgitamento jugular, hepatomegalia e edema de membros inferiores caracteriza a insuficiência cardíaca.

EXAMES COMPLEMENTARES

- ECG: as anormalidades eletrocardiográficas mais frequentes são sobrecarga atrial esquerda e FA.

  Nos casos de miocardiopatia isquêmica pode se encontrar sinais de insuficiência coronariana, como zonas eletricamente inativas e alterações da repolarização ventricular
- Radiografia de tórax: pode revelar aumento da área cardíaca às custas das câmaras esquerdas, além de congestão pulmonar. O aumento do ventrículo esquerdo é um parâmetro importante para avaliar o grau de repercussão da insuficiência mitral.

Atenção

Nos casos de insuficiência mitral aguda podem surgir sinais radiológicos de congestão pulmonar sem aumento da área cardíaca.

- Teste ergométrico: pode ser útil no seguimento e na orientação das atividades diárias do paciente
- Ecocardiograma transtorácico: exame fundamental para o diagnóstico da insuficiência mitral. Avalia a repercussão hemodinâmica, o mecanismo da regurgitação, fornece dados sobre a anatomia valvar e das cavidades cardíacas, analisa a função do ventrículo esquerdo (FE) e ocorrência de HP, também orienta quanto à etiologia e em caso de potencial reparo cirúrgico.

  É necessário no seguimento de pacientes assintomáticos para escolher o momento apropriado para a correção cirúrgica
- Ecocardiograma transesofágico é indicado quando o transtorácico não fornece imagens adequadas para avaliar a gravidade e o mecanismo da insuficiência mitral e/ou quanto ao estado da função ventricular esquerda (Quadro 175.2)
- Estudo hemodinâmico: deve ser realizado nos pacientes com antecedentes de angina ou infarto, naqueles com um ou mais fatores de risco para doença arterial coronariana (DAC) e quando há suspeita de isquemia relacionada à insuficiência mitral, especialmente em pacientes acima de 40 anos.

Insuficiência mitral funcional ou secundária

A insuficiência mitral funcional ou secundária deve-se a alterações da função ou da geometria ventricular do aparelho valvar, geralmente progressiva e, quase sempre, irreversível, sendo resultado de má coaptação das cúspides valvares que resulta no aparecimento de refluxo valvar.

Trata-se de uma condição com múltiplas causas, dentre as quais predomina a cardiopatia isquêmica, mas ocorre também na cardiomiopatia dilatada por taquimiopatias, doenças de depósito e/ou metabólicas, virais, pós-parto, incluindo causas idiopáticas (ver Capítulo 177, *Cardiomiopatias*)

O ecocardiograma é essencial para o diagnóstico e para quantificar o grau de regurgitação.

A gravidade da insuficiência mitral é mais bem avaliada após tratamento clínico otimizado, pois a hipervolemia superestima a regurgitação.

Quadro 175.2 Parâmetros ecocardiográficos de gravidade da insuficiência mitral.

	IM leve	IM moderada	IM grave
Área do orifício regurgitante efetivo (ERO)	< 0,2 cm²	> 0,2 e < 0,4 cm²	> 0,4 cm²
Área do jato regurgitante	< 0,2 cm²	> 0,2 e < 0,7 cm²	> 0,7 cm²
Relação entre área do jato/área do átrio esquerdo	20%	> 20 e < 50%	> 50%
Vena contracta	< 0,2 cm	> 0,2 e < 0,5 cm	> 0,5 cm

IM: insuficiência mitral.

TRATAMENTO

Deve-se considerar não só a etiologia e a gravidade, mas se há HP e FA, que são marcadores de prognóstico.

Na insuficiência mitral *aguda*, o objetivo é diminuir a congestão pulmonar e aumentar o débito cardíaco com a administração parenteral de vasodilatadores (nitroprussiato e nitroglicerina) e inotrópicos (dobutamina e levosimendana).

O balão intra-aórtico pode ser utilizado para estabilização hemodinâmica e como ponte para a cirurgia (ver Capítulo 182, *Insuficiência Cardíaca*).

Na insuficiência mitral *crônica primária*, não há necessidade de medicamentos para os pacientes assintomáticos que apresentam função de ventrículo esquerdo normal. Para os pacientes com FA, o tratamento baseia-se no controle da FC e na anticoagulação (RNI entre 2 e 3). Quando existe disfunção ventricular, o tratamento convencional de insuficiência cardíaca deve ser instituído.

O paciente com insuficiência mitral grave deve ser avaliado clinicamente, com radiografia de tórax e ECG a cada 6 a 12 meses, ou assim que se perceber qualquer mudança nas manifestações clínicas.

O ecocardiograma deve ser repetido a cada 6 meses.

Tratamento cirúrgico

Na insuficiência mitral aguda, a cirurgia de urgência é indicada nos casos de ruptura parcial ou total de músculo papilar ou nos casos de endocardite infecciosa com ruptura de folhetos de prótese biológica.

A intervenção é recomendada para pacientes sintomáticos (classe funcional II-IV da New York Heart Association) que apresentem os fatores complicadores (fração de ejeção do ventrículo esquerdo [FE] < 60%, diâmetro sistólico do ventrículo esquerdo [DSVE] ≥ 40 mm, pressão sistólica na artéria pulmonar [PSAP] ≥ 50 mmHg e FA de início recente; Figura 175.12).

A correção cirúrgica na insuficiência mitral secundária é controversa, sendo indicada se houver necessidade de revascularização miocárdica.

A intervenção percutânea com clipe mitral tem sido aplicada, em casos de grave regurgitação, FE ≥ 30%, em pacientes sintomáticos, a despeito do tratamento otimizado para insuficiência cardíaca, e que tenham morfologia favorável para tal procedimento (avaliada por ecocardiograma transesofágico).

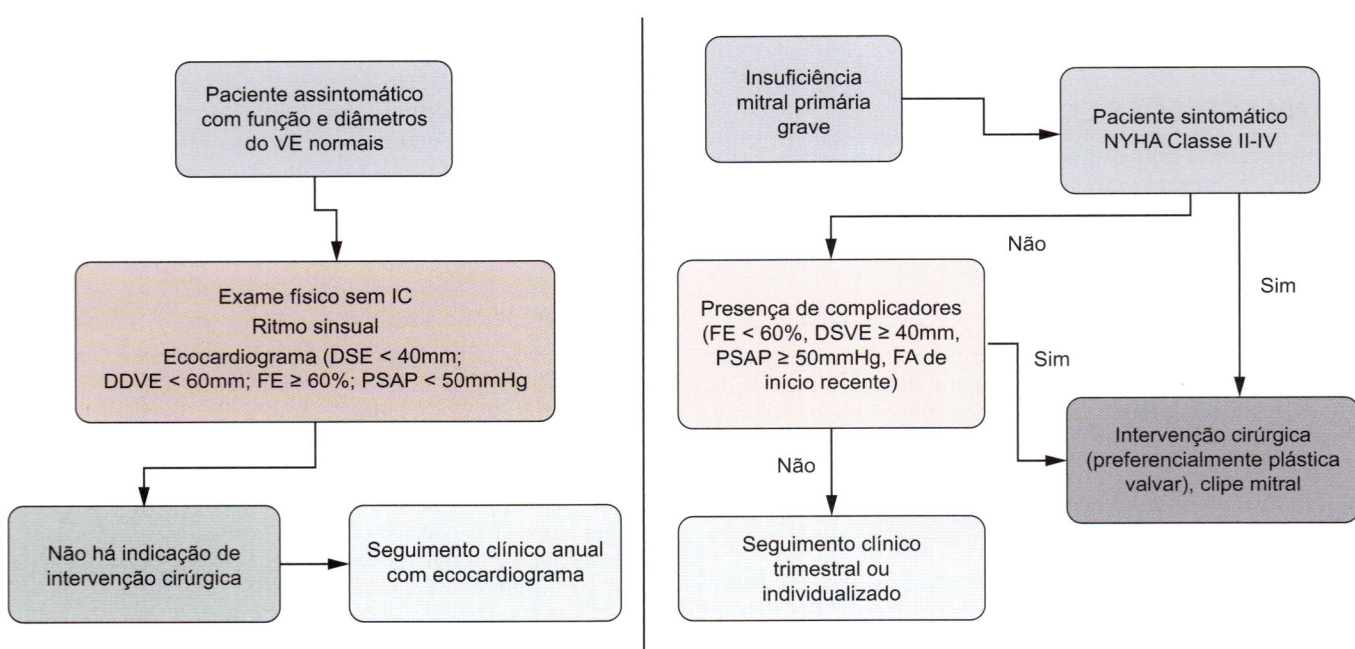

Figura 175.12 Fluxograma de conduta na insuficiência mitral primária. DDVE: diâmetro diastólico do ventrículo esquerdo; DSVE: diâmetro sistólico do ventrículo esquerdo; FA: fibrilação atrial; FE: fração de ejeção do ventrículo esquerdo; IC: insuficiência cardíaca; NYHA: New York Heart Association; PSAP: pressão sistólica na artéria pulmonar; VE: ventrículo esquerdo.

INSUFICIÊNCIA TRICÚSPIDE

Regurgitação tricúspide

A insuficiência tricúspide (IT) decorre de fechamento incompleto da valva tricúspide, causando regurgitação de sangue para o átrio direito durante a sístole ventricular. Pode ser primária (orgânica ou estrutural) ou secundária (funcional), esta última mais frequente.

Na IT orgânica, de etiologia reumática, observam-se retração fibrótica dos folhetos, dilatação do anel valvar e calcificações.

Na IT funcional, o aparelho valvar não apresenta alterações estruturais. Resulta da dilatação do ventrículo e do átrio direitos, e do anel orovalvar que ocorre nas cardiomiopatias, no infarto do ventrículo direito e na HP.

CAUSAS

- Febre reumática
- Dilatação do ventrículo direito
- Endocardite
- Síndrome carcinoide

- Degeneração valvar mixomatosa
- Fechamento incompleto devido à presença de eletrodo de dispositivo de estimulação elétrica.

MANIFESTAÇÕES CLÍNICAS

- Pode ser assintomática
- Bem tolerada na ausência de hipertensão pulmonar
- Estase venosa jugular com onda V proeminente
- Ascite e edema
- Pulsação hepática sistólica
- Hepatomegalia com refluxo hepatojugular
- FA
- Perda de peso, caquexia, cianose ou icterícia na fase avançada
- Impulso ventricular direito (região paraesternal esquerda)
- 2ª bulha hiperfonética na área pulmonar (HP)
- 3ª bulha originada do ventrículo direito (aumento de intensidade na inspiração)
- Sopro holossistólico de alta frequência, tipo regurgitativo, de intensidade variável (+ a ++++), audível na área tricúspide, que aumenta na inspiração profunda (sinal de Rivero-Carvallo). O hiperfluxo atrioventricular pode produzir um ruflar diastólico precoce, de curta duração, na região paraesternal esquerda, após a 3ª bulha, lembrando o sopro da estenose mitral.

DIAGNÓSTICO DIFERENCIAL

- Insuficiência mitral
- Estenose aórtica.

EXAMES COMPLEMENTARES

- ECG: sobrecargas atrial e ventricular direitas; FA é frequente. Alterações relacionadas com as câmaras esquerdas na IT secundária
- Radiografia do tórax: aumento do átrio direito, dilatação do ventrículo direito, HP venosa
- Ecocardiograma: dilatação do átrio e do ventrículo direitos; movimento paradoxal do septo interventricular, secundário à sobrecarga de volume no ventrículo direito; jato regurgitante sistólico do ventrículo para o átrio direito. Detecção de vegetações nos casos de endocardite. Análise da pressão pulmonar através do fluxo regurgitante. Considerar que PSAP > 55 mmHg sugere IT secundária e PSAP < 40 mmHg, IT primária
- Cateterismo cardíaco: regurgitação de sangue do ventrículo para o átrio direito. Pressão no ventrículo direito ou na artéria pulmonar < 40 mmHg sugere IT orgânica, quando > 60 mmHg, indica regurgitação funcional, secundária a alteração do miocárdio
- Ressonância magnética: não é um exame indicado rotineiramente na análise das doenças valvares, porém tem a mesma qualidade do Ecodoppler, sendo até superior na análise da função ventricular direita, das dimensões e do cálculo do volume regurgitante.

COMPROVAÇÃO DIAGNÓSTICA

- Dados clínicos + exames de imagem, principalmente ecocardiograma.

TRATAMENTO

- Se for secundária à disfunção valvar esquerda, o tratamento da IC pode atenuar os sintomas; porém, havendo hipertensão pulmonar, esses medicamentos serão de pouca valia
- Bloqueador de canal de cálcio, digital e betabloqueador devem ser usados para controle da FC se houver FA.

Tratamento cirúrgico

- Anuloplastia ou substituição da valva
- Reparo cirúrgico é benéfico na IT grave em pacientes que se submeterão à troca valvar mitral. Cirurgia é indicada em IT primária grave sintomática.

PREVENÇÃO

- Tratamento da febre reumática
- Profilaxia de novos surtos de febre reumática
- Profilaxia de endocardite infecciosa.

EVOLUÇÃO E PROGNÓSTICO

- Correção cirúrgica melhora o prognóstico.

PROLAPSO DA VALVA MITRAL

Consiste no abaulamento para o interior do átrio esquerdo de uma ou ambas as cúspides da valva mitral durante a sístole ventricular. A cúspide posterior é a mais frequentemente afetada.

Pode ser acompanhado de insuficiência mitral (Figura 175.13).

É a forma mais comum de disfunção mitral em adultos jovens.

Quando sintomática, acomete principalmente mulheres jovens, embora homens mais velhos tenham regurgitação valvar mais importante.

CAUSAS

- Ausência de lesões orgânicas na maioria dos pacientes (diagnóstico pela ausculta ou ecocardiograma)
- Alterações mixomatosas (espessamento tecidual e acúmulo de glicosaminoglicana) em uma minoria de casos
- Doenças do tecido conjuntivo, como síndromes de Marfan e Ehlers-Danlos.

MANIFESTAÇÕES CLÍNICAS

- Assintomática (maioria dos pacientes)
- Palpitações
- Dor precordial atípica
- Clique mesossistólico em foco mitral
- Sopro sistólico em foco mitral se houver regurgitação valvar (ver Insuficiência mitral, anteriormente)
- Arritmias.

EXAMES COMPLEMENTARES

- Radiografia de tórax: normal
- ECG: normal na maioria dos casos, porém pode demonstrar alterações da repolarização em parede inferior (DII, DIII e aVF)

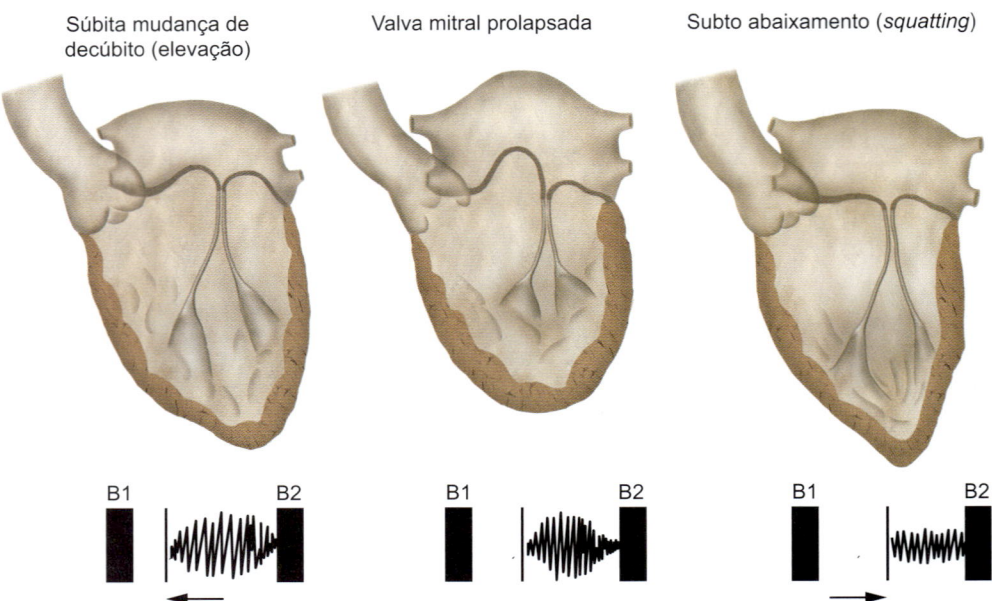

Súbita mudança de decúbito (elevação)

Valva mitral prolapsada

Subto abaixamento (*squatting*)

Figura 175.13 Prolapso mitral: alterações dos dados estetoacústicos com a postura do paciente.

- Ecocardiograma: demonstra o abaulamento das cúspides para o átrio esquerdo durante a sístole ventricular (Figura 175.14).

Quando há insuficiência mitral, observa-se o jato regurgitante inicialmente mesotelessistólico que, com o agravamento da doença, pode tornar-se holossistólico.

O ecocardiograma também define a morfologia valvar, avaliando espessamento, calcificação e complicações, como ruptura de corda tendínea.

O diagnóstico de degeneração mixomatosa pode ser sugerido pelo ecocardiograma, porém só é confirmado pelo exame histopatológico.

Prolapso mitral e variantes da morfologia valvar

Devem-se usar critérios ecocardiográficos rígidos durante a avaliação valvar para o diagnóstico de prolapso, a fim de se evitar o "rótulo" de casos que são, na verdade, "variantes do normal", e não uma condição patológica.

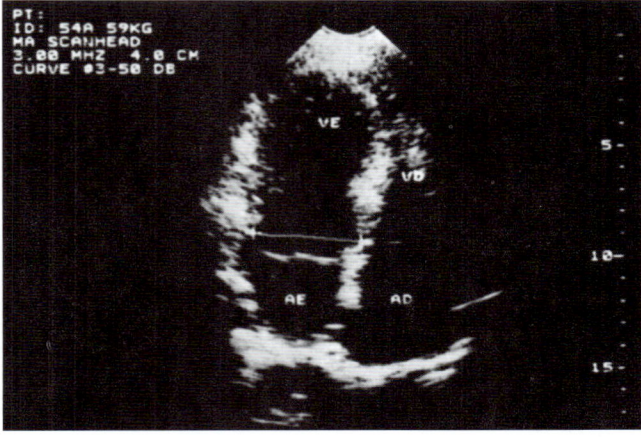

Figura 175.14 Ecocardiograma mostrando prolapso da valva mitral.

COMPROVAÇÃO DIAGNÓSTICA

- Dados clínicos + ecocardiograma
- Demonstração da degeneração mixomatosa pelo exame histopatológico.

TRATAMENTO

- Na maioria dos casos não há necessidade de tratamento
- Tranquilizar o paciente quanto a este diagnóstico
- Afastar fatores que provoquem ou agravem as arritmias como tabagismo, consumo excessivo de café, chá-preto, refrigerantes tipo "cola" e bebidas alcoólicas
- Tratamento da insuficiência mitral (ver Insuficiência mitral, neste capítulo).

Tratamento medicamentoso

- Propranolol por via oral (VO), 40 mg a cada 8 horas em pacientes sintomáticos.

EVOLUÇÃO E PROGNÓSTICO

- Bom prognóstico
- Havendo insuficiência mitral, o prognóstico dependerá do grau da regurgitação valvar.

BIBLIOGRAFIA

ACC/AHA. Guidelines for the Management of Patients with Valvular Heart Disease, 2006.

Avierinos JF et al. Natural history of asymptomatic mitral valve prolapse in community. Circulation. 2002;106:1355-61.

Baumgartner H, Falk V, Bax JJ, de Bonis M, Hamm C, Holm PJ et al. 2017 ESC/EACTS Guidelines for the Management of Valvular Heart Disease. Eur Heart J. 2017;38(36):2739-91.

Curti HJV, Ferreira MCF, Sanches PCR. Prolapso idiopático da valva mitral. In: Porto CC, Porto AL. Doenças do Coração. Prevenção e Tratamento. 2. ed. Guanabara Koogan; 2005.

Frank S, Johnson A, Ross JJ. Natural history of valvar aortic stenosis. Br Heart J. 1997;35:41-6.

Lavítola PL, Dallan LAO. Estenose aórtica. In: Porto CC, Porto AL. Doenças do Coração. Prevenção e Tratamento. 2. ed. Guanabara Koogan; 2005.

Nishimura RA, Otto CM, Bonow RO, Carabello BA, Erwin JP, Fleisher LA et al. 2017 AHA/ACC focused update of the 2014 AHA/ACC guideline for the management of patients with valvular heart disease: a report of the American College of Cardiology/American Heart Association Task Force on Clinical Practice Guidelines. J Am Coll Cardiol. 2017;70(2):252-89.

Porto CC, Porto AL. Semiologia médica. 8. ed. Guanabara Koogan; 2019.

Rossi EG, Cardoso LF. Estenose mitral. In: Porto CC, Porto AL. Doenças do Coração. Prevenção e Tratamento. 2. ed. Guanabara Koogan; 2005.

Santana Filho GP, Gomes OM, Oliveira GJ, Rodrigues D, Nogueira AC, Sales R et al. Echocardiographic evaluation of patients undergoing mitral valve replacement with crossed papillopexy. Arq Bras Cardiol. 2009;93(2):92-6.

Simon C, Everitt H, van Dorp F, Hussain N, Nash E et al. Oxford Handbook of General Practice. 2nd ed. Oxford University Press; 2005.

Sociedade Brasileira de Cardiologia (SBC). Diretrizes Brasileiras de Valvopatias, 2011. Tarasoutchi F, Montera M, Grinberg M, Barbosa M, Piñeiro D, Sánchez C et al. Diretriz Brasileira de Valvopatias – SBC 2011/I Diretriz Interamericana de Valvopatias – SIAC 2011. Arq Bras Cardiol. 2011;97(5):1-67.

Tarasoutchi F, Montera MW, Ramos AIO, Sampaio RO, Rosa VEE, Accorsi TAD et al. Atualização das Diretrizes Brasileiras de Valvopatias: abordagem das lesões anatomicamente importantes. Arq Bras Cardiol. 2017;109(6):1-34.

Zupiroli A, Rinaldi M, Kramer-Fox R et al. Natural history of mitral valve prolapse. Am J Cardiol. 1995;75:1028-32.

176
Arritmias

Bloqueio atrioventricular, bradiarritmias, doença do nó sinusal, taquiarritmias, extrassistoles, fibrilação atrial, flutter atrial, taquicardia atrial, taquicardia ventricular, taquiarritmias na emergência, síndrome de Wolff-Parkinson-White

Arnaldo Lemos Porto • Luiz Antonio Batista de Sá • Hugo Belotti Lopes • Celmo Celeno Porto

INTRODUÇÃO

Arritmia é qualquer alteração no local de origem ou na condução do estímulo responsável pela ativação elétrica do coração.

MECANISMOS ELETROFISIOLÓGICOS

Reentrada. Regiões do coração com propriedades eletrofisiológicas diferentes em relação ao período refratário e à velocidade de condução (p. ex., taquiarritmia por reentrada nodal).

Pós-potenciais. Pequenas oscilações no potencial que ocorrem na fase 3 (precoce) ou 4 (tardia), capazes de gerar um novo potencial de ação (p. ex., arritmias da intoxicação digitálica).

Arritmias na prática diária

As arritmias são condições frequentes na atenção primária, nas emergências, nos prontos-socorros e nos consultórios dos clínicos gerais.

Podem ser assintomáticas ou provocarem graves manifestações clínicas, inclusive parada cardíaca e morte súbita.

Os sintomas mais frequentes são palpitações, mas podem se acompanhar de dispneia, tonturas, dor precordial e desmaio.

São inúmeras as causas relacionadas a lesões estruturais do coração, como anomalias congênitas, valvopatias, cardiomiopatias, doença arterial coronariana (DAC), doenças endócrinas, distúrbios metabólicos, mas, em alguns pacientes, são decorrentes de fatores externos, destacando-se uso excessivo de bebidas alcoólicas ou que contêm cafeína, uso de drogas ilícitas, medicamentos, intoxicações exógenas, além de outras causas.

Cumpre salientar que podem ocorrer sem lesão estrutural do coração.

O exame clínico é fundamental. Todavia, para identificação correta da arritmia podem ser necessários exames complementares, tendo como ponto inicial o eletrocardiograma (ECG). Em muitos casos, a investigação diagnóstica abrange outros exames, incluindo Holter, estudo eletrofisiológico e ecocardiograma, indispensáveis para uma decisão terapêutica adequada, que pode ser uso de medicamento, ablação por alta frequência ou outro tipo de intervenção.

Hiperautomatismo. É a capacidade de um foco ectópico gerar potenciais de ação de maneira espontânea (p. ex., taquicardia juncional).

CLASSIFICAÇÃO ELETROCARDIOGRÁFICA

Alterações na formação dos estímulos
- Sinusais
  - Taquicardia sinusal
  - Bradicardia sinusal
  - Arritmia sinusal
  - Bloqueio sinoatrial
  - Parada sinusal
- Extrassinusais
  - Ritmos juncionais
  - Extrassistolia (supraventricular, ventricular)
  - Taquicardia paroxística (supraventricular, ventricular).

Alterações na condução dos estímulos
- Bloqueio atrioventricular (BAV)
  - De 1º grau
  - De 2º grau do tipo Mobitz I (Wenckebach); tipo Mobitz II; tipo 2.1
  - De grau avançado (3:1, 4:1 etc.)
  - De 3º grau (total)
- Bloqueio de ramo (direito, esquerdo)
- Síndrome de Wolff-Parkinson-White (WPW).

Alterações na formação e na condução dos estímulos
- Dissociação atrioventricular
- *Flutter* atrial
- Fibrilação atrial (FA)
- *Flutter* ventricular
- Fibrilação ventricular
- *Torsade de pointes.*

CAUSAS

- Arritmias podem surgir sem alteração estrutural do coração
- Doença intrínseca do nó sinusal
- Feixes anômalos
- Miocardites
- Cardiomiopatias
- DAC
- Pneumonias
- Doenças infiltrativas do miocárdio (amiloidose, sarcoidose)
- Hipo e hipertireoidismo
- Feocromocitoma
- Distúrbios hidreletrolíticos (hipopotassemia, hipomagnesemia, hipocalcemia)
- Distúrbios metabólicos (acidose metabólica)
- Bebidas alcoólicas (ver boxe Síndrome do coração pósferiado [*holiday heart syndrome*])
- Intoxicações exógenas, principalmente inseticidas (ver Parte 20, *Intoxicações Exógenas*)
- Tabagismo (efeito da nicotina e de outras substâncias)
- Bebidas que contêm cafeína (café, chá, energéticos, bebidas tipo "cola")
- Traumatismo intracraniano
- Acidente vascular cerebral
- Hipóxia, hipercapnia
- Medicamentos (digitálicos, betabloqueadores, antidepressivos tricíclicos, antiarrítmicos, L-dopa, doxorrubicina).

MANIFESTAÇÕES CLÍNICAS

- Podem ser assintomáticas
- Principal sintoma: palpitações (Figura 176.1)
- Dor precordial
- Dispneia
- Tonturas
- Pré-síncope e síncope
- Irregularidade do pulso venoso, do pulso radial e do ritmo cardíaco
- Interferência na medida da pressão arterial.

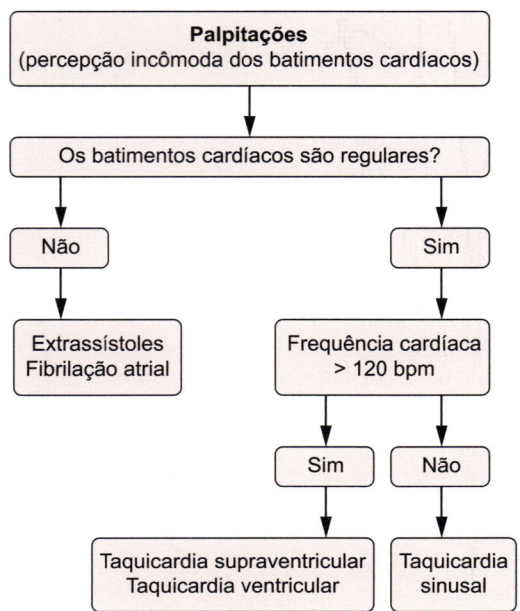

Figura 176.1 Fluxograma para investigação de palpitações.

EXAMES COMPLEMENTARES

- ECG: exame fundamental e suficiente na maioria dos pacientes
- Holter: pode ser necessário para caracterizar melhor a arritmia
- Teste ergométrico
- Ecocardiograma
- Teste de inclinação (*tilt test*)
- Estudo eletrofisiológico em casos selecionados
- Monitor de eventos sintomáticos (Looper)
- Outros exames dependendo das possibilidades etiológicas.

BLOQUEIO ATRIOVENTRICULAR

O BAV é a dificuldade ou o impedimento total de o estímulo elétrico passar dos átrios para os ventrículos através do sistema de condução (nó atrioventricular, feixe de His, ramos direito e esquerdo, e fascículos).

Seu significado clínico, em geral, relaciona-se com a localização do bloqueio: nodal (benigno) ou infranodal (grave).

CAUSAS

- DAC
- Cardiopatia chagásica crônica
- Cardiomiopatia (alcoólica, hipertrófica, hipertensiva, idiopática) e miocardites
- Fibrose do sistema de condução (doença de Lev-Lenègre)
- Valvopatias (aorta, mitral e tricúspide)
- Doenças infiltrativas (amiloidose, sarcoidose)
- Endocardite infecciosa
- Doença de Lyme
- Distúrbios hidreletrolíticos (hiperpotassemia)
- Doenças neuromusculares (distrofia miotônica, distrofia fascioescapuloumeral, ataxia de Friedreich)
- Após cirurgia cardíaca ou ablação de vias acessórias ou dupla via nodal
- Doenças do tecido conjuntivo (atrite reumatoide, lúpus eritematoso sistêmico, espondilite anquilosante)
- Medicamentos (diltiazem, verapamil, betabloqueadores, digitálicos, amiodarona, sotalol).

CLASSIFICAÇÃO (CRITÉRIO ELETROCARDIOGRÁFICO)

Ver Figura 176.2.

- BAV de 1º grau: aumento do intervalo PR acima de 0,20 s. Tem localização habitualmente nodal

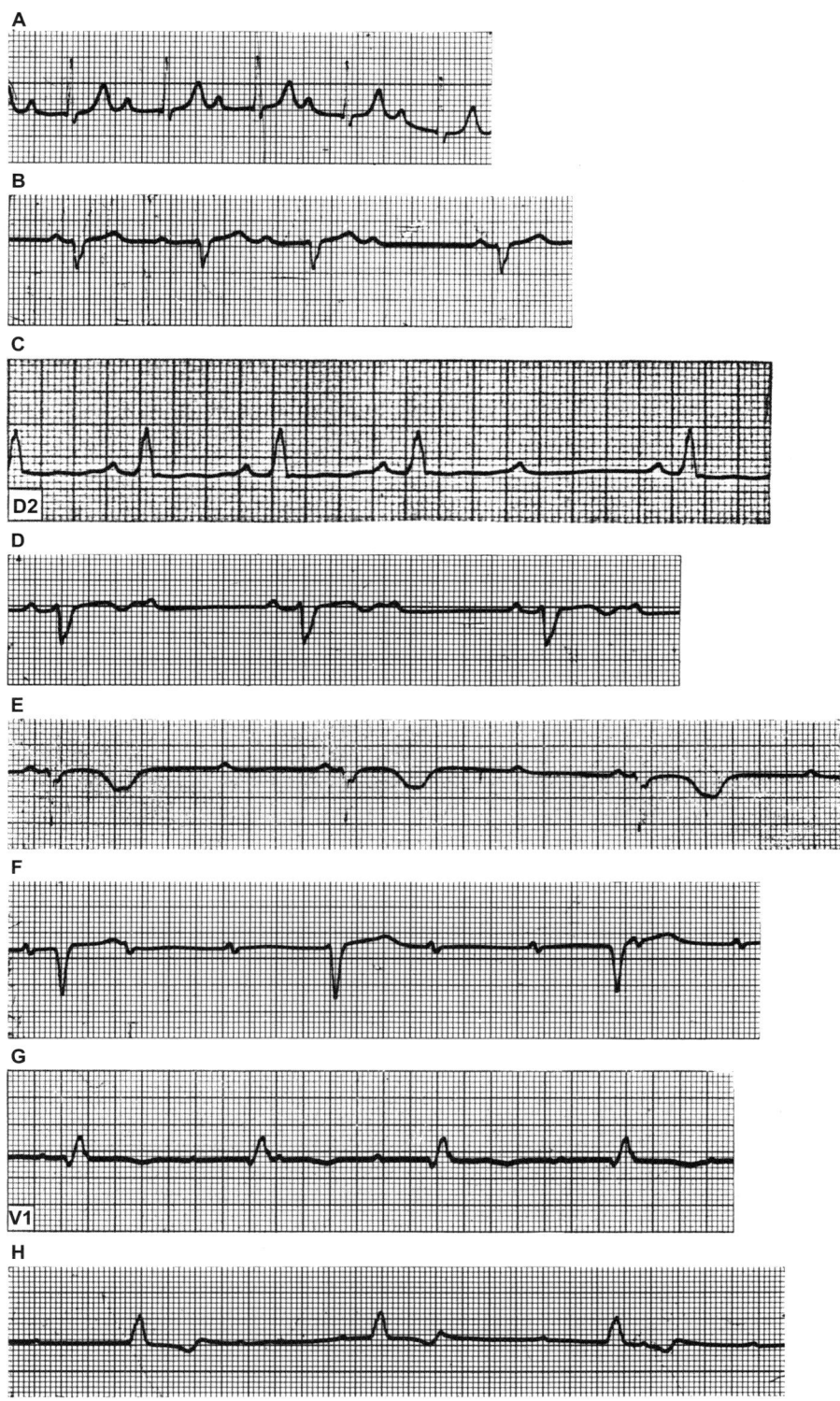

Figura 176.2 Tipos de bloqueio atrioventricular: **A.** Bloqueio atrioventricular de 1º grau, observando-se simples alargamento do intervalo PR. **B.** Bloqueio atrioventricular de 2º grau tipo Mobitz I. Observa-se alargamento progressivo do intervalo PR até ocorrer impossibilidade de transmissão do estímulo dos átrios para os ventrículos e que corresponde a uma onda P não seguida de QRS. **C.** Bloqueio atrioventricular de 2º grau tipo Mobitz II. Ao contrário do traçado anterior, os intervalos PR são constantes e a pausa observada à ausculta não é precedida de hipofonese progressiva da 1ª bulha. **D.** Bloqueio atrioventricular de 2º grau tipo 2:1. Para cada complexo ventricular há duas ondas P, uma seguida de QRS, outra não. **E.** Bloqueio atrioventricular de grau avançado. Observar que, após duas ondas P não seguidas de QRS, inscreve-se uma terceira onda P que se acompanha de complexo ventricular, caracterizando o tipo 3:1. **F.** Bloqueio atrioventricular de 3º grau ou total com QRS tipo supraventricular, observando-se completa independência entre as ondas P e os complexos QRS. **G.** Bloqueio atrioventricular de 3º grau ou total com QRS tipo ventricular (bloqueio de ramo direito). **H.** Bloqueio atrioventricular de 3º grau ou total com QRS tipo ventricular (bloqueio de ramo esquerdo). Traçado obtido em V6. Bradicardia sinusal, bloqueio atrioventricular de 2º grau tipo 2:1, bloqueio atrioventricular de grau avançado e bloqueio atrioventricular total constituem o grupo das bradiarritmias que têm como denominador comum uma frequência cardíaca (FC) baixa.

- BAV de 2º grau tipo 1 (Wenckebach): aumento progressivo do intervalo PR até que surge uma onda P bloqueada. Tem habitualmente localização nodal
- BAV de 2º grau tipo 2: ondas P bloqueadas de modo intermitente, sem variação do intervalo PR. É sugestivo de localização infranodal
- BAV de 3º grau ou total (BAVT): incapacidade completa de os estímulos originados nos átrios atingirem o ventrículo, surgindo, neste caso, um ritmo de escape.

MANIFESTAÇÕES CLÍNICAS

- Bloqueios de origem nodal são assintomáticos ou oligossintomáticos
- BAV de 2º grau tipo 2 e BAVT apresentam, em geral, sintomas de baixo débito cerebral como síncope, pré-síncope, tonturas e insuficiência cardíaca
- Hipofonese da 1ª bulha no BAV de 1º grau
- Variação da intensidade da 1ª bulha cardíaca no BAV de 2º grau
- BAV de 3º grau (BAVT): FC baixa (entre 30 e 50 bpm), pressão arterial sistólica aumentada, sístole em ecocardiograma, ruído de canhão, ondas A gigantes no pulso venoso.

EXAMES COMPLEMENTARES

- ECG: faz o diagnóstico na maioria dos casos
- Holter: evidencia bloqueios intermitentes
- Estudo eletrofisiológico é indicado em pacientes com sintomas de baixo débito, em que o ECG ou Holter não foram suficientes para esclarecer o diagnóstico ou a localização do bloqueio (nodal ou infranodal)
- Ecocardiograma: avaliação estrutural do coração para avaliar a causa da arritmia
- Outros exames podem ser necessários para avaliação da etiologia do bloqueio (cineangiocoronariografia, dosagem de eletrólitos e enzimas cardíacas).

COMPROVAÇÃO DIAGNÓSTICA

- Dados clínicos + ECG e/ou Holter
- Estudo eletrofisiológico em casos especiais.

TRATAMENTO

- Pacientes assintomáticos e com BAV de localização nodal: apenas acompanhamento clínico
- Pacientes sintomáticos e com causas transitórias (p. ex., BAV na vigência de infarto agudo do miocárdio [IAM], intoxicação digitálica): estimulação com marca-passo temporário até a reversão do bloqueio
- Pacientes sintomáticos (com bloqueio nodal ou infranodal) e assintomáticos (com bloqueio infranodal): indicado o implante de marca-passo cardíaco artificial
- BAVT congênito sem cardiopatia associada e assintomático: pode ser acompanhado clinicamente até o surgimento de sintomas (em geral na 2ª ou 3ª década de vida), quando, então, indica-se a colocação de marca-passo.

Monitoramento de paciente com marca-passo

Paciente com marca-passo cardíaco artificial deve ser avaliado periodicamente por intermédio de sistema de telemetria para verificar seu funcionamento (nível da bateria, limiares e integridade dos eletrodos).

BRADIARRITMIAS

Distúrbios do ritmo, em que a FC encontra-se abaixo de 60 bpm no adulto em vigília.

CLASSIFICAÇÃO

- Disfunção do nó sinusal (DNS): causada por alterações na função do nó sinusal, na junção sinoatrial ou na parede dos átrios. Causas, mecanismos e alterações eletrocardiográficas:
  - Bradicardia sinusal (FC < 50 bpm): tem causas diversas e pode ser de três tipos: funcional, ocasionada por vagotonia (atletas, hipertensão intracraniana); orgânica, por distúrbio primário das células P do nó sinusal; e farmacológica, quando é induzida por medicamentos
  - Bloqueio sinoatrial (1º, 2º, 3º graus):
    - Bloqueio sinoatrial de 1º grau: não pode ser reconhecido no ECG. É identificado pelo estudo eletrofisiológico, que mostra o prolongamento do tempo de condução na junção sinoatrial
    - Bloqueio sinoatrial de 2º grau: decorre de bloqueio da passagem de um ou mais estímulos na junção sinoatrial. Pode ser de dois tipos:
      - Bloqueio de 2º grau tipo I: observa-se um encurtamento progressivo do intervalo PP até ocorrer a pausa, que tem duração menor do que o dobro do PP precedente. Tem como mecanismo o aumento progressivo do tempo de condução na junção sinoatrial, até um batimento não conseguir passar (bloqueio)
      - Bloqueio sinoatrial de 2º grau tipo II: não há alteração no intervalo PP antes ou após a pausa, que tem duração múltipla dos intervalos PP de base. A causa é o bloqueio súbito e intermitente na junção sinoatrial, sem modificação nos intervalos PP antes ou após a pausa que tem duração múltipla (dobro, triplo) do ciclo PP basal
    - Bloqueio sinoatrial de 3º grau: observa-se um bloqueio completo na junção sinoatrial, e o estímulo sinusal não atravessa a junção sinoatrial, não ativando o átrio. No ECG ocorre ausência de ondas P e um ritmo de escape assume o comando, porém o diagnóstico com certeza é feito pelo estudo eletrofisiológico
  - Parada sinusal: falha intermitente na atividade do nó sinusal. O ECG registra um ciclo PP com duração superior a 1,5 vez o ciclo PP básico como no bloqueio sinoatrial tipo II. A pausa é seguida por batimento de escape. Apresenta maior importância clínica quando ocorre em vigília, é sintomático e tem duração > 3 segundos
  - Síndrome bradi-taqui: caracteriza-se pela alternância entre bradicardia sinusal ou parada sinusal e taquiarritmia, em geral taquicardia atrial, *flutter* atrial ou FA
  - Incompetência cronotrópica: definida como a inabilidade do coração em elevar a FC de modo proporcional ao aumento da demanda metabólica. A incompetência cronotrópica traz prejuízos à qualidade de vida e é um previsor independente de eventos adversos cardiovasculares e mortalidade geral
- BAV: ver Bloqueio atrioventricular neste capítulo

- Ritmo juncional
- Taquicardia ventricular (TV) lenta (ritmo idioventricular acelerado).

CAUSAS

- Tônus vagal aumentado: durante vômito ou quadros vaso-vagais; situações como na passagem de sonda nasogástrica; tônus simpático deprimido durante o sono de algumas pessoas hígidas
- Efeito de medicamentos que deprimem o nó sinusal: beta-bloqueadores, bloqueadores de canal de cálcio, digitálicos, amiodarona, propafenona, lítio
- Doenças com repercussão sistêmica (meningite, tumores de sistema nervoso central com hipertensão intracraniana), hipoxia grave, hipotermia, hipotireoidismo, hiperpotassemia, degeneração senil do nó sinusal, sepse por germes gram-negativos, predisposição hereditária (autossômica dominante)
- IAM
- Treinamento físico intenso (atletas).

MANIFESTAÇÕES CLÍNICAS

- Podem ser assintomáticas
- FC lenta (abaixo de 60 bpm)
- Hipofonese de 1ª bulha (BAV de 1º grau)
- Ritmo cardíaco irregular (BAV de 2º grau)
- Síndrome de baixo débito cerebral (tonturas, pré-sincopes, síncopes, palpitações e fadiga) (ver Capítulo 24, *Síncope*).

TRATAMENTO

- De maneira geral, os pacientes assintomáticos não necessitam de tratamento
- Se há bradicardia e o débito cardíaco está inadequado, a administração em atendimento de urgência de atropina 0,5 mg por via intravenosa (IV; até 2 a 3 mg), pode ser efetiva, por curtos períodos
- Identificar e tratar causas subjacentes
- Suspender ou reduzir a dose de medicamentos bradicardizantes
- Para bradicardias sinusais sintomáticas e persistentes, indica-se implantar marca-passo definitivo (não existem medicamentos para uso crônico com objetivo de aumentar a FC, sem que ocorram importantes efeitos colaterais).

EXAMES COMPLEMENTARES

- ECG: pode ser suficiente para identificar a bradiarritmia
- Holter 24 horas: importante para pacientes com períodos transitórios de bradiarritmia
- Teste de esforço: avalia a resposta da bradiarritmia ao aumento de catecolaminas (competência cronotrópica)
- Monitor de eventos (Looper): em pacientes sintomáticos sem evidência no Holter 24 horas
- Estudo eletrofisiológico: útil em casos selecionados
- Outros exames dependem da provável causa.

COMPROVAÇÃO DIAGNÓSTICA

- Dados clínicos + ECG e/ou Holter
- Outros exames, quando necessário.

DOENÇA DO NÓ SINUSAL

Síndrome do nó sinoatrial

A doença do nó sinusal, também conhecida por síndrome do nó sinoatrial, é a condição clínica em que há alterações não fisiológicas do ritmo sinusal.

É secundária à alteração do automatismo sinusal ou da condução sinoatrial.

FATORES DE RISCO

- DAC
- Cardiomiopatia
- Cardiopatia chagásica crônica
- Distúrbios hidreletrolíticos
- Miocardites
- Hipotireoidismo
- Hipotermia
- Doenças infiltrativas (amiloidose, sarcoidose)
- Medicamentos: betabloqueadores, bloqueadores dos canais de cálcio, amiodarona, sotalol, digitálicos, antidepressivos tricíclicos, fenotiazínicos, lítio, fenitoína.

MANIFESTAÇÕES CLÍNICAS

- Pode ser assintomática
- Sintomas maiores: síncope, pré-síncope e tonturas
- Sintomas menores: intolerância aos esforços, dispneia, fadiga e palpitações (síndrome bradi-taqui).

EXAMES COMPLEMENTARES

- ECG: identifica a bradiarritmia
- Holter: possibilita correlacionar os sintomas com alterações eletrocardiográficas
- Teste ergométrico: avalia resposta cronotrópica
- Estudo eletrofisiológico: quando a avaliação não invasiva não foi suficiente para avaliar a disfunção sinusal
- Ecocardiograma: avaliação estrutural do coração.

CRITÉRIOS DIAGNÓSTICOS

- Sintomas associados às seguintes alterações eletrocardiográficas: bradicardia sinusal, bloqueios sinoatriais, pausas e paradas sinusais, síndrome bradi-taqui.

TRATAMENTO

- Pacientes assintomáticos necessitam apenas de acompanhamento clínico
- Eliminar fatores agravantes ou desencadeantes, reavaliando a necessidade e as doses de medicamentos bradicardizantes
- Implante de marca-passo cardíaco artificial.

EVOLUÇÃO E PROGNÓSTICO

- Depende da cardiopatia de base, na ausência de comprometimento cardíaco grave.
  O prognóstico é bom.

EXTRASSÍSTOLES

São sístoles extras, isto é, batimentos prematuros resultantes de estímulos originados em focos ectópicos.

CLASSIFICAÇÃO (CRITÉRIO ELETROCARDIOGRÁFICO)

- Quanto à localização: supraventriculares (originadas nos átrios ou na junção atrioventricular) ou ventriculares (originadas nos ventrículos)
- Quanto à forma: monomórficas ou polimórficas
- Quanto ao modo de aparecimento: isoladas, aos pares, bigeminadas ou trigeminadas.

CAUSAS E FATORES DE RISCO

- Podem ocorrer em indivíduos sem cardiopatia
- Cardiomiopatias
- DAC
- Cardiopatia chagásica crônica
- Prolapso da valva mitral
- Síndrome do QT longo
- Miocardites
- Lesões valvares
- Distúrbios hidreletrolíticos
- Medicamentos antiarrítmicos (efeito pró-arrítmico)
- Tabagismo
- Bebidas alcoólicas
- Cafeína
- Hipertensão arterial
- Medicamentos (derivados anfetamínicos, descongestionantes nasais, broncodilatadores)
- Substâncias tóxicas (cocaína, piretroides)

MANIFESTAÇÕES CLÍNICAS

- Pacientes podem ser assintomáticos ou relatar sensação de falhas, arrancos ou disparos do coração
  A palpação do pulso radial evidencia alteração do ritmo (falhas)
- A ausculta do coração pode evidenciar batimentos prematuros e pausas
- As extrassístoles ventriculares podem gerar uma onda de pulso de difícil percepção (a contração, por ser prematura, é feita com pouco sangue na cavidade ventricular); assim, há uma dissociação entre a frequência aferida pela ausculta daquela medida no pulso (déficit de pulso)
- O exame físico revela batimentos prematuros seguidos de pausa.

EXAMES COMPLEMENTARES

Eletrocardiograma

- Essencial para o diagnóstico, evidencia as extrassístoles e permite classificá-las (Figura 176.3)
- Pode evidenciar cardiopatia subjacente como distúrbios da condução, sinais de sobrecarga, sinais de infarto antigo e alteração da repolarização ventricular.

Classificação eletrocardiográfica

- Quanto ao local de origem:
  - Extrassístole sinusal: apresenta onda P sinusal prematura, seguida de QRS-T normal e pausa compensatória
  - Extrassístole atrial: apresenta onda P que se inscreve antes do tempo e com morfologia diferente da P sinusal, que está relacionada com o foco de estimulação

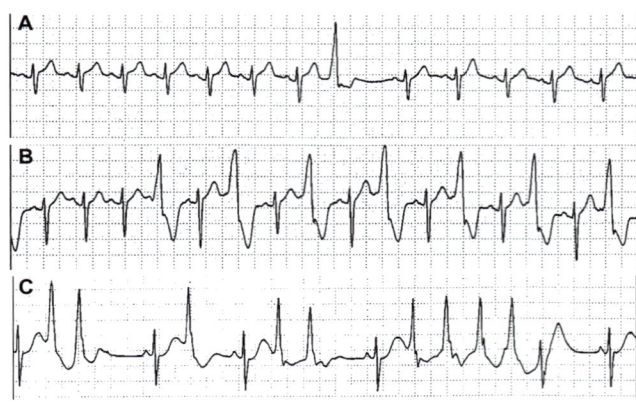

Figura 176.3 Extrassístoles ventriculares isoladas (A), bigeminadas (B), em pares ou salvas (C).

  - Extrassístole juncional: a reentrada do complexo elétrico ou foco ectópico que origina o complexo prematuro localiza-se na junção atrioventricular. Pode apresentar diferentes posições da onda P' e pausa pós-extrassistólica. Todo batimento juncional é acompanhado de onda P' negativa em D2
  - Extrassístole ventricular (ESV): o impulso elétrico ou foco ectópico que origina o complexo prematuro localiza-se no miocárdio ventricular. Apresentam QRS alargado não precedido de onda P e acompanhado de pausa pós-extrassistólica
- Quanto à morfologia:
  - Monomórficas: ocorrem várias extrassístoles com a mesma morfologia em uma mesma derivação; sugere foco único ou circuito único de reentrada
  - Polimórficas: ocorrem várias extrassístoles com diferentes morfologia em uma mesma derivação; sugere focos múltiplos ectópicos ou circuitos variados de reentrada
- Quanto à periodicidade:
  - Isoladas e/ou ocasionais: ocorrem esporadicamente em qualquer pessoa com pouco significado clínico
  - Múltiplas ou frequentes: acima de 30 ESV por hora
- Quanto ao padrão: ritmadas ou organizadas – ESV repetem-se em determinado padrão
  - Bigeminadas: comuns na intoxicação digitálica
  - Trigeminadas
  - Quadrigeminadas
  - Pareadas:
    - ESV interpolada: localiza-se entre dois complexos do ritmo de base, sem interferir nos mesmos. Ausência de pausa compensadora
    - ESV em salvas (TV não sustentada): série de 3 ou mais complexos extrassistólicos ventriculares consecutivos. Podem conduzir a arritmias graves como TV sustentada e fibrilação ventricular.

Holter

Define quantidade, ocorrência de arritmias associadas e relação com sintomas.

Teste ergométrico

Avaliação de isquemia como fator precipitante da arritmia.
  Nos casos de arritmias benignas, as extrassístoles desaparecem com o esforço.

Ecocardiograma

Avaliação estrutural e funcional do coração.

Outros exames dependem das hipóteses diagnósticas.

DIAGNÓSTICO DIFERENCIAL

- FA
- Arritmia sinusal.

COMPROVAÇÃO DIAGNÓSTICA

- Dados clínicos + ECG e/ou Holter.

TRATAMENTO

- Eliminar fatores extracardíacos que podem precipitar ou agravar a arritmia
- Identificar se há uma cardiopatia é uma condição essencial para o tratamento, que deve ser sempre orientado para a doença subjacente, controle da hipertensão arterial, otimização do tratamento da insuficiência cardíaca, correção da isquemia, tratamento dos distúrbios hidreletrolíticos
- Pacientes de baixo risco, ou seja, aqueles sem cardiopatia evidenciada por exames complementares (ECG, teste ergométrico) devem ser mantidos sem medicação, exceto quando sintomáticos.

Tratamento medicamentoso

- Amiodarona VO, 200 a 400 mg/dia; ou propafenona VO, 300 mg 12/12 horas; ou metoprolol VO, 25 a 100 mg/dia; ou atenolol VO, 25 a 100 mg/dia; ou propranolol, VO, 10 a 40 mg 8/8 horas; ou sotalol, VO, 80 a 160 mg, 2 vezes/dia.

EVOLUÇÃO E PROGNÓSTICO

- Dependem da causa
- Relacionada com a ocorrência de morte súbita.

FIBRILAÇÃO ATRIAL

A FA é uma arritmia originada nos átrios, caracterizada pelo aparecimento de atividade elétrica irregular e desorganizada, em frequência que varia de 400 a 600 bpm (Figura 176.4).

Em virtude dessa frequência elevada e desorganizada, não ocorrem contrações atriais.

Pode surgir em indivíduos normais, porém é mais frequente em pacientes com doença cardiovascular.

É uma arritmia comum, com prevalência de 2% na população, predominando em indivíduos acima de 80 anos (10% nesta faixa etária).

Dos indivíduos com episódios de FA, 21% podem apresentar apenas um evento isolado, sem recorrências posteriores.

FATORES DE RISCO

- Fatores de risco modificáveis
  - Hipertensão arterial
  - Obesidade
  - Atividade física de alta *performance*
  - Pacientes com doença da tireoide
  - Apneia obstrutiva do sono
  - Consumo de bebidas alcoólicas
  - Uso de cocaína
  - Síndrome de WPW
  - Sepse
- Fatores de risco não modificáveis
  - Idade
  - Sexo
  - Doença cardíaca valvar
  - Cardiomiopatias
  - IAM
  - Doença do nó sinusal
  - *Cor pulmonale*
  - Pós-operatório de cirurgia cardíaca.

Fisiopatologia da fibrilação atrial

Em 85 a 90% dos casos, os episódios de FA paroxística iniciam-se por atividade elétrica (*trigger*) de alta frequência produzida no interior das veias pulmonares, que é capaz de alterar a estabilidade elétrica, gerando a fibrilação atrial.

O sistema nervoso autônomo pode induzir o aparecimento dos *triggers* e ativar o remodelamento elétrico da parede atrial, facilitando a perpetuação da FA.

A atividade atrial desorganizada pode causar acúmulo de cálcio intracelular, o que desencadeia mecanismos oxidativos com formação de fibrose atrial, que é o substrato para a manutenção dos episódios de FA, passando a ser uma condição relevante na FA persistente.

Quanto mais frequentes os episódios de FA paroxística, maior o remodelamento elétrico e mais intensa a fibrose na parede atrial, aumentando a probabilidade de evolução para FA persistente.

Até 15% dos indivíduos com FA paroxística podem evoluir para FA persistente em 12 meses.

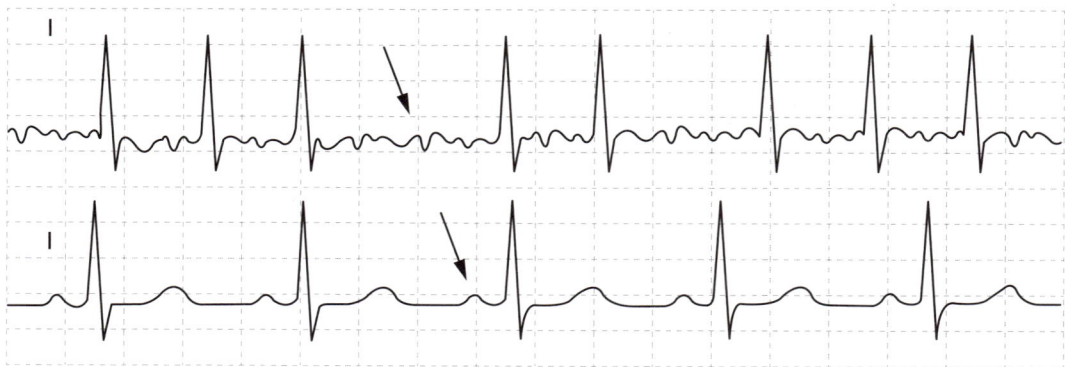

Figura 176.4 Na imagem, observa-se ondas irregulares (FA) no traçado superior. No traçado inferior, ritmo sinusal com onda P normal.

CLASSIFICAÇÃO CLÍNICA

- FA paroxística: episódio com duração de até 7 dias com interrupção espontânea ou mediante intervenção
- FA persistente: episódio com duração maior que 7 dias
  - FA persistente de curta duração: duração até 3 meses
  - FA persistente de curta duração: duração maior que 12 meses
- FA permanente: situação em que o paciente e o médico decidiram não adotar medidas para a reversão da fibrilação
- FA silenciosa
- FA assintomática diagnosticada em ECG realizado em algum momento.

Preditores de progressão de fibrilação atrial paroxística para fibrilação atrial persistente

- Idade
- Hipertensão arterial
- AVC prévio
- Doença pulmonar obstrutiva crônica (DPOC).

Consequências da fibrilação atrial

- Aumento de 5 vezes na incidência de AVC
- AVC relacionado à FA apresenta sequelas mais graves
- Aumento da mortalidade a longo prazo
- Maior incidência de morte súbita a longo prazo
- Maior possibilidade de insuficiência cardíaca
- Aumento da probabilidade de desenvolvimento de demência.

MANIFESTAÇÕES CLÍNICAS

- Palpitações
- Fadiga
- Diminuição da tolerância ao esforço
- Piora da qualidade de vida
- Variação da intensidade da 1ª bulha
- Déficit de pulso em FA com resposta ventricular elevada
- Evolução para taquicardiomiopatia
- Em pacientes com cardiopatia subjacente, a FA pode precipitar outros eventos (p. ex., cardiopatia isquêmica com quadro de angina, estenose mitral [edema agudo de pulmão], cardiomiopatia dilatada [insuficiência cardíaca]).

DIAGNÓSTICO DIFERENCIAL

- *Flutter* atrial com condução atrioventricular variável
- Taquicardia atrial
- Extrassístoles atriais muito frequentes.

COMPROVAÇÃO DIAGNÓSTICA

- Dados clínicos + ECG e/ou Holter.

TRATAMENTO

Os objetivos do tratamento são: controle dos sintomas, normalização do ritmo e prevenção de tromboembolismo.

O controle do ritmo não deve ser realizado nos casos em que o médico e o paciente decidirem conjuntamente por não utilizar medidas para restabelecer ou manter o ritmo sinusal.

A prevenção do tromboembolismo com o uso de anticoagulantes é indicada para pacientes com escore CHA2DS2-VASc acima de 2.

Ao iniciar a anticoagulação, deve-se calcular o risco de sangramento para a identificação do paciente de alto risco.

Risco elevado de sangramento não contraindica a anticoagulação, entretanto, nestes pacientes, devem ser implementadas medidas, como ajuste da dose dos anticoagulantes e a eliminação de fatores de risco que aumentem a taxa de sangramento (p. ex., uso de medicamentos que facilitam sangramento).

Anticoagulantes

- Cumarínicos: manter RNI (Relação Internacional Normatizada) entre 2 e 3
- Novos anticoagulantes (NOACS) – exceto em pacientes com estenose mitral moderada ou grave e com válvulas mecânicas: dabigatrana 150 mg, VO, 2 vezes/dia; 110 mg, 2 vezes/dia (maiores de 80 anos ou dois dos seguintes critérios – *clearance* de creatinina (ClCr) 30 a 50 mℓ, idade entre 75 e 80 anos, menos de 60 kg, sangramento prévio do trato gastrintestinal [TGI], uso de antiplaquetários); ou rivaroxabana 20 mg, VO, 1 vez/dia; 15 mg 1 vez/dia (ClCr entre 15 e 50); ou apixabana 5 mg, VO, 2 vezes/dia; 2,5 mg 2 vezes/dia (ClCr entre 15 e 30 ou dois dos seguintes critérios: maiores de 80 anos, menos de 60 kg, Cr > 1,5); ou edoxabana 60 mg, VO, 1 vez/dia; 30 mg 1 vez/dia (ClCr entre 15 e 50 ou menos de 60 kg, ou se uso de ciclosporina, dronedarona, eritromicina, cetoconazol, quinidina, verapamil).

Em casos selecionados, principalmente quando o paciente é de alto risco para fenômenos tromboembólicos e apresenta contraindicação para anticoagulação crônica, o implante do oclusor de apêndice atrial esquerdo deve ser considerado.

Antiarrítmicos para prevenção de recorrências

- Amiodarona 200 a 400 mg/dia, VO, em 1 tomada; ou propafenona, VO, 100 a 300 mg/dia a cada 8 horas; ou sotalol, VO, 160 a 480 mg/dia a cada 12 horas.

Nos casos de FA permanente ou persistente em que o paciente necessite de controle da frequência cardíaca, os seguintes medicamentos podem ser utilizados: betabloqueadores, bloqueadores dos canais de cálcio, amiodarona e digitálicos.

Cardioversão para ritmo sinusal

Pode ser elétrica ou química.

A decisão de se controlar o ritmo deve ser tomada de acordo com as características clínicas da FA, em comum acordo com o paciente (Figura 176.5).

Para se realizar cardioversão para ritmo sinusal em pacientes com FA de duração maior que 48 horas, deve-se realizar ecocardiograma transesofágico (TE) para descartar presença de trombo no apêndice atrial esquerdo.

Caso não seja possível a realização de ecocardiograma TE, é obrigatória a anticoagulação prévia por no mínimo 3 semanas. Após a cardioversão, o paciente deve manter a anticoagulação por no mínimo 4 semanas.

Cardioversão elétrica (CVE). Deve ser realizada em jejum, com o botão de sincronismo ativado, com o paciente sedado (propofol ou etomidato), utilizando-se choques escalonados, iniciando com 100 J.

Cardioversão química. Propafenona 600 mg, VO. Deve ser utilizada associada com betabloqueador para evitar a

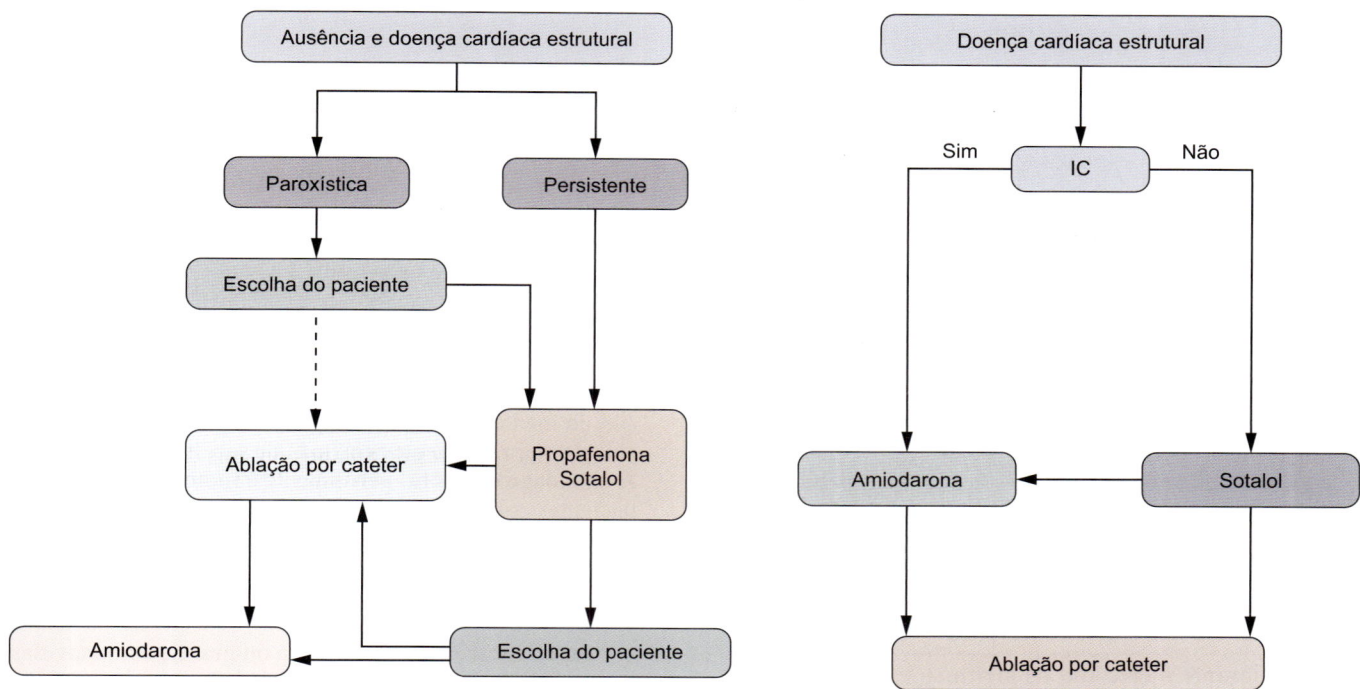

Figura 176.5 Fluxograma para tratamento da fibrilação atrial. IC: insuficiência cardíaca.

ocorrência de *flutter* atrial 1:1. Recomenda-se que a primeira vez se realize com o paciente internado; ou amiodarona, dose de ataque, 5 mg/kg, IV, seguida de dose de manutenção de 10 a 20 mg/kg em 24 horas.

Recomenda-se que a dose de ataque seja realizada em 40 minutos pelo risco de hipotensão grave.

Ablação por radiofrequência ou cirúrgica

Devido às pequenas taxas de controle dos episódios e efeitos colaterais significativos com o tratamento medicamentoso, a ablação por radiofrequência deve ser preferida por ser uma alternativa mais eficaz.

Pode ser utilizada nos casos de ineficácia ou de efeitos colaterais dos medicamentos antiarrítmicos, ou como opção para o paciente que não deseja fazer uso de medicamentos.

Taxa de recorrência de 20 a 15% nos casos de FA paroxística e de 35 a 55% nos casos de FA persistente de longa duração.

Nos casos em que a manutenção do ritmo sinusal é improvável (grande aumento do átrio esquerdo, idade avançada e múltiplas comorbidades) e o paciente apresenta FC elevada refratária ao tratamento clínico, pode-se realizar ablação do nó atrioventricular associado ao implante de marca-passo.

A ablação cirúrgica de FA com exclusão do apêndice atrial esquerdo pode ser realizada nos indivíduos que estão em programação de cirurgia cardíaca.

FLUTTER ATRIAL

Arritmia originada nos átrios, decorrente de atividade elétrica regular e organizada, porém, dependente de um circuito macrorreentrante.

Caracteriza-se por ausência de ondas P no ECG, substituídas por ondas designadas como F que são regulares, com frequência variando entre 230 e 430 bpm (Figura 176.6).

Pode ocorrer em pacientes sem cardiopatia aparente.

Fatores predisponentes: processo inflamatório, hipertrofia, isquemia, fibrose ou infiltração do miocárdio.

A morbidade do *flutter* atrial está relacionada com as complicações tromboembólicas ou seus efeitos adversos no músculo cardíaco, especialmente em pacientes com resposta ventricular persistentemente elevada, que ocasiona uma condição clínica designada taquicardiomiopatia.

FATORES DE RISCO

- Insuficiência cardíaca
- DAC
- Cardiopatia chagásica crônica
- Cardiomiopatias
- Hipertensão arterial
- Doença valvar (principalmente estenose mitral)
- IAM
- Doença do nó sinusal
- Pós-operatório de cirurgia cardíaca
- Síndrome de WPW
- Hipertireoidismo
- Bebidas alcoólicas (ver boxe Síndrome do coração de feriado [*holiday heart syndrome*])
- Diabetes
- Embolia pulmonar
- Sepse.

MANIFESTAÇÕES CLÍNICAS

- Pode ser assintomática
- Palpitações: sensação de ritmo cardíaco rápido
- Ritmo cardíaco taquicárdico com frequência entre 130 e 180 bpm
- Taquisfigmia sem déficit de pulso
- Ondas A com frequência rápida no pulso jugular

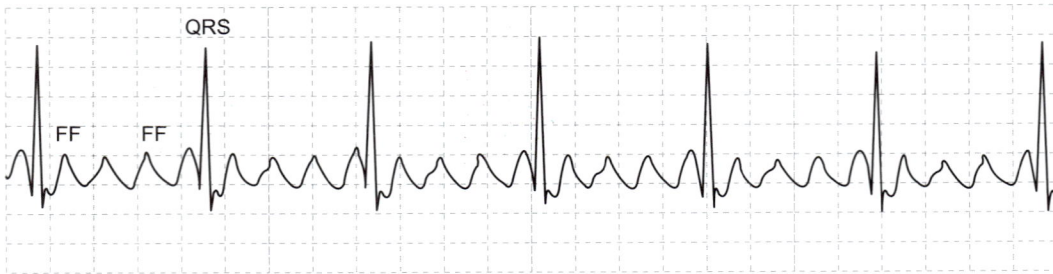

Figura 176.6 *Flutter* atrial, observando-se ondas F.

- Déficit de pulso ocorre quando a resposta ventricular é muito elevada
- Em paciente com cardiopatia subjacente, o *flutter* atrial pode precipitar outras manifestações clínicas (angina na cardiopatia isquêmica, edema agudo de pulmão na estenose mitral, insuficiência cardíaca na cardiomiopatia dilatada).

EXAMES COMPLEMENTARES

- ECG: durante o episódio de arritmia, este exame confirma o diagnóstico. Pode evidenciar sinais de cardiopatia subjacente
- Holter: pode evidenciar a arritmia quando ocorre em episódios paroxísticos
- Estudo eletrofisiológico: indicado quando há forte suspeita clínica da arritmia, sem comprovação por exames anteriores (ECG e/ou Holter)
- Ecocardiograma: avaliação estrutural do coração.

DIAGNÓSTICO DIFERENCIAL

- FA
- Taquicardia atrial.

COMPROVAÇÃO DIAGNÓSTICA

- Dados clínicos + ECG e/ou Holter.

TRATAMENTO

- Excluir ou tratar os fatores extracardíacos (hipertireoidismo, processo infeccioso)
- CVE é a primeira opção, pois as taxas de sucesso são superiores à cardioversão química.

    No caso de falha do procedimento, pode ser realizada sensibilização com medicamentos antiarrítmicos (amiodarona, propafenona, quinidina), efetuando-se em seguida nova tentativa de CVE
- Pacientes com *flutter* atrial com mais de 48 horas de duração (ou duração desconhecida) devem ser submetidos à anticoagulação oral ou, então, realizar previamente ecocardiograma TE para verificação de trombos, antes da CVE
- Após reversão para ritmo sinusal, a manutenção de um medicamento antiarrítmico depende dos fatores precipitantes e da cardiopatia subjacente.

    Em pacientes de baixo risco, pode não ser necessária a manutenção do antiarrítmico. Quando se opta por mantê-lo, o mais eficaz é a amiodarona, em doses de 100 a 200 mg/dia

- Em paciente com recidiva ou em que não se deseja a utilização de medicamentos antiarrítmicos, pode ser realizada a ablação por radiofrequência (taxa de sucesso acima de 90%)
- A anticoagulação oral permanente é indicada em todos os pacientes com *flutter* atrial crônico, pois o risco de tromboembolismo é considerado alto.
  As recomendações são:
  - Cumarínicos: manter INR entre 2 e 3
  - Novos anticoagulantes (NOACS) – exceto em pacientes com estenose mitral moderada ou grave e com válvulas mecânicas: dabigatrana 150 mg, VO, 2 vezes/dia; 110 mg, 2 vezes/dia (maiores de 80 anos ou dois dos seguintes critérios – *clearance* de creatinina (ClCr) 30 a 50 m ℓ, idade entre 75 e 80 anos, menos de 60 kg, sangramento prévio do trato gastrintestinal [TGI], uso de antiplaquetários); ou rivaroxabana 20 mg, VO, 1 vez/dia; 15 mg 1 vez/dia (ClCr entre 15 e 50); ou apixabana 5 mg, VO, 2 vezes/dia; 2,5 mg 2 vezes/dia (ClCr entre 15 e 30 ou dois dos seguintes critérios: maiores de 80 anos, menos de 60 kg, Cr > 1,5); ou edoxabana 60 mg, VO, 1 vez/dia; 30 mg 1 vez/dia (ClCr entre 15 e 50 ou menos de 60 kg, ou se uso de ciclosporina, dronedarona, eritromicina, cetoconazol, quinidina, verapamil).

EVOLUÇÃO E PROGNÓSTICO

- Dependem da causa
- Risco de fenômenos tromboembólicos.

TAQUIARRITMIAS

Ritmos cardíacos rápidos (acima de 100 bpm). O aumento da FC pode ser decorrente de maior atividade do nó sinusal, exacerbação do tônus simpático, ou aparecimento de um ou mais focos ectópicos nos átrios ou ventrículos.

CLASSIFICAÇÃO

Taquicardias atriais

- Taquicardia sinusal
- Taquicardia atrial (ver Taquicardia atrial, adiante)
- *Flutter* atrial (ver *Flutter* atrial, neste capítulo)
- Fibrilação atrial (ver Fibrilação atrial, neste capítulo).

Taquicardias juncionais

- Taquicardia por reentrada nodal (ver Taquicardia por reentrada nodal, adiante)
- Taquicardia juncional ectópica
- Taquicardias atrioventriculares (síndrome de WPW)

- Taquicardia atrioventricular ortodrômica
- Taquicardia atrioventricular antidrômica.

Taquicardias ventriculares

- TV sustentada, TV não sustentada (ver Taquicardia ventricular, adiante).

CAUSAS

- Condições fisiológicas (esforço físico, emoção)
- Febre
- Hipertireoidismo
- Anemia
- Insuficiência cardíaca
- Miocardites
- Cardiomiopatias
- Cardiopatia chagásica crônica
- DAC
- Síndrome de WPW
- Estenose mitral
- Medicamentos: digitálicos e antiarrítmicos.

MANIFESTAÇÕES CLÍNICAS

- Podem ser assintomáticas
- Palpitações
- FC aumentada
- Arritmia cardíaca (FA)
- Precordialgia (angina do peito)
- Tonturas, síncope
- Ver Arritmias, neste capítulo.

EXAMES COMPLEMENTARES

- ECG: pode ser suficiente para caracterizar a taquiarritmia
- Holter: taquiarritmias episódicas
- Estudo eletrofisiológico: em casos selecionados
- Ecocardiograma: para avaliação estrutural e funcional do coração
- Outros exames dependem da hipótese diagnóstica.

TRATAMENTO

- Pode não necessitar de tratamento específico para a taquiarritmia.

Tratamento da causa subjacente

- Depende do tipo de taquiarritmia
- Ver Taquiarritmias nas emergências, adiante.

TAQUICARDIA ATRIAL

Taquiarritmia originada no átrio, cuja frequência varia entre 150 e 230 bpm. É uma arritmia que pode ocorrer de forma primária (mais percebida em crianças) ou secundária, sendo observada em casos avançados de insuficiência cardíaca, DPOC ou na intoxicação digitálica.

Fatores predisponentes: hipertrofia, isquemia, fibrose ou infiltração do miocárdio.

Formas não sustentadas de taquicardia atrial podem ser observadas em indivíduos sem cardiopatia (2%). Em pacientes com DPOC, a incidência atinge 20%. Formas sustentadas estão relacionadas com cardiopatia isquêmica, valvopatias, cardiopatias congênitas e cardiomiopatias.

CLASSIFICAÇÃO

Taquicardia atrial por reentrada. Observada em crianças em pós-operatório de cirurgia, quando há manipulação do átrio, por exemplo, na correção de comunicação interatrial (CIA) (ver tópico Taquicardia por reentrada nodal, adiante).

Taquicardia atrial automática. Por hiperautomatismo, ocorrendo em casos de intoxicação digitálica e em crianças com coração estruturalmente normal.

Taquicardia atrial multifocal. Observada em casos de DPOC avançada e insuficiência cardíaca (IC) grave. Múltiplos focos originam batimentos atriais ectópicos. Em geral, é um ritmo pré-fibrilatório atrial.

CAUSAS E FATORES DE RISCO

- Insuficiência cardíaca
- DAC
- DPOC
- Intoxicação digitálica
- Pós-operatório de cirurgia cardíaca
- Distúrbios hidreletrolíticos
- Hipertireoidismo
- Bebidas alcoólicas, cocaína, *crack*
- Medicamentos: teofilina, broncodilatadores (salbutamol).

MANIFESTAÇÕES CLÍNICAS

- Pode ser assintomática
- Crises de taquicardia (início e término súbito)
- Palpitações
- Dispneia
- Ritmo cardíaco taquicárdico regular (mais comum) ou irregular com onda A no pulso jugular com frequência rápida
- Taquisfigmia.

DIAGNÓSTICO DIFERENCIAL

- Taquicardia sinusal
- TV.

EXAMES COMPLEMENTARES

- ECG: útil durante a crise ou para evidenciar cardiopatia subjacente
- Holter 24 horas: crises paroxísticas de taquicardia sem comprovação eletrocardiográfica da arritmia
- Estudo eletrofisiológico: forte suspeita clínica de arritmia, porém sem comprovação por exames anteriores; ou a arritmia foi identificada, porém não foi possível estabelecer diagnóstico correto
- Ecocardiograma: avaliação estrutural do coração.

COMPROVAÇÃO DIAGNÓSTICA

- Dados clínicos + ECG e/ou Holter.

TRATAMENTO

- Eliminar fatores precipitantes ou agravantes: correção da hipoxemia, correção dos distúrbios hidreletrolíticos (potássio e magnésio) e suspensão do digitálico na suspeita de intoxicação
- Pacientes com instabilidade hemodinâmica: CVE

- Ablação de focos em pacientes sem cardiopatia tem alto índice de sucesso
- Em casos refratários e com resposta ventricular elevada pode-se indicar ablação do nó atrioventricular e implante de marca-passo.

Tratamento medicamentoso

- Para reversão:
  - Propafenona 600 mg, VO; a seguir, 300 mg, VO, a cada 8 horas; ou amiodarona 5 mg/kg, VO; a seguir, 10 a 20 mg/kg em 24 horas
- Para controle da resposta ventricular:
  - Amiodarona: 5 mg/kg (ataque), seguidos de 10 a 20 mg/kg; ou
  - Betabloqueadores: atenolol, 50 a 100 mg/dia; metoprolol, 50 mg/dia, e propranolol, 80 a 240 mg/dia (afastar DPOC e ICC); ou
  - Bloqueadores dos canais de cálcio: diltiazem, 90 a 240 mg/dia (contraindicados se houver ICC); ou
  - Digoxina 0,25 mg/dia, VO.

EVOLUÇÃO E PROGNÓSTICO

- Depende da causa
- Recidivas frequentes quando há lesão estrutural
- Ver Taquiarritmias nas emergências, adiante.

TAQUICARDIA POR REENTRADA NODAL

Forma mais comum de taquicardia supraventricular, causada por mecanismo reentrante ativado pela presença de duas vias de condução dentro do nó atrioventricular com propriedades distintas, resultando tipicamente na condução do impulso de forma anterógrada por uma via lenta e de forma retrógrada por uma via rápida.

MANIFESTAÇÕES CLÍNICAS

- Palpitações, ansiedade, dor precordial, sensação de aperto no pescoço ou no tórax, fadiga e dispneia
- No exame físico, pode-se evidenciar o *sinal de frog* pela estase venosa jugular proeminente devido a contração atrial contra a valva tricúspide fechada
- Geralmente, os episódios são repentinos em seu começo e término (paroxísticos) e podem ser desencadeados por cafeína ou consumo de bebida alcoólica.

DIAGNÓSTICO DIFERENCIAL

- TV por WPW
- Taquicardia atrial.

EXAMES COMPLEMENTARES

- ECG e/ou Holter
- Estudo eletrofisiológico em casos selecionados.

A taquicardia por reentrada nodal apresenta intervalo RR regular e ausência de onda P (geralmente há onda P "dentro" dos complexos QRS) ou sua atividade pode deformar o complexo QRS, originando a onda pseudo-R em V1 ou pseudo-S nas derivações inferiores do ECG (D2, D3, aVF). A FC permanece entre 150 e 250 bpm (Figuras 176.7 e 176.8).

CRITÉRIOS DIAGNÓSTICOS

- QRS estreito
- RP' < P'R
- RP' < 70 ms
- P' muito próxima do QRS
- RR constante
- Frequência atrial e ventricular elevadas
- Onda S arrastada.

  Ver Figuras 176.7 a 176.9.

TRATAMENTO

Ver Figura 176.10.

- Durante a crise de taquicardia: instabilidade hemodinâmica – CVE (100 a 200 J monofásico)
- Paciente estável: manobra vagal – compressão do seio carotídeo. Movimentos circulares logo abaixo do arco da mandíbula (palpa-se a cartilagem cricoide e deslizam-se os dedos lateralmente até encontrar o pulso carotídeo) por cerca de 5 a 10 segundos
- Ablação por radiofrequência da via lenta é o tratamento de eleição com sucesso variando de 94 a 99%.

Tratamento medicamentoso

Caso não haja resposta com a manobra vagal:

- Adenosina 6 mg IV, em *bolus* seguida de *flush* de solução fisiológica (classe I). Caso não ocorra reversão da arritmia, em 1 a 2 minutos deve ser utilizada 12 mg da mesma forma; ou
- Verapamil: dose inicial – 2,5 a 5 mg IV, em 2 minutos. Pode repetir 5 a 10 mg IV, a cada 15 a 30 minutos até 30 mg; ou
- Diltiazem: dose inicial – 0,25 mg/kg IV, em 2 minutos. Depois, 0,35 mg/kg se necessário. Infusão contínua de 5 a 15 mg/h para manutenção
- Metoprolol: dose inicial – 5 mg IV, em 1 a 2 minutos; repetir a cada 5 minutos até a dose máxima de 15 mg; ou

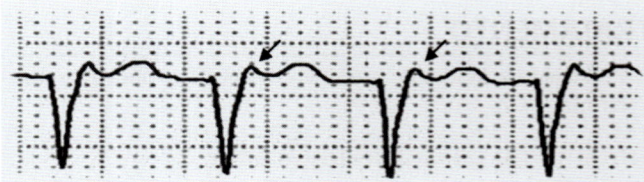

Figura 176.7 Taquicardia por reentrada nodal – regular de início e fim súbitos, distância do segmento "RP" curto < 70 ms. Observe pseudo-R em V1 (*setas*).

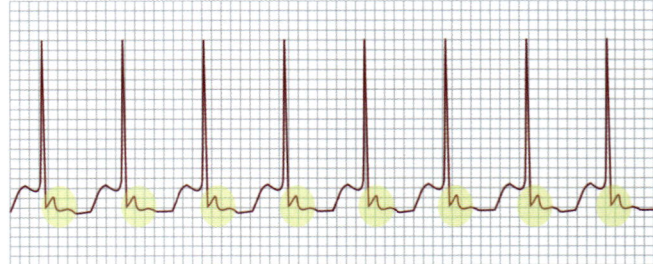

Figura 176.8 Condução V-A aparente no eletrocardiograma durante a crise.

• Esmolol: dose inicial – 500 mg/kg (0,5 mg/kg) em 1 minuto, seguida por infusão de 50 mg/kg/min (0,05 mg/kg/min); se a resposta for inadequada, administrar outra dose de ataque: 0,5 mg/kg em 1 minuto e infusão contínua de 100 mg/kg (0,1 mg/kg) por minuto; no máximo 300 mg/kg (0,3 mg/kg) por minuto.

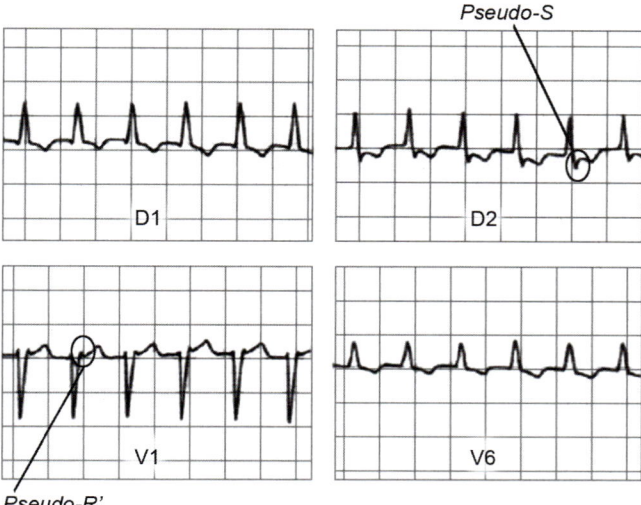

Figura 176.9 Taquicardia supraventricular paroxística por reentrada nodal (em indivíduos com dupla via nodal). Observe o pseudo-R' de V1 e o pseudo-S de D2.

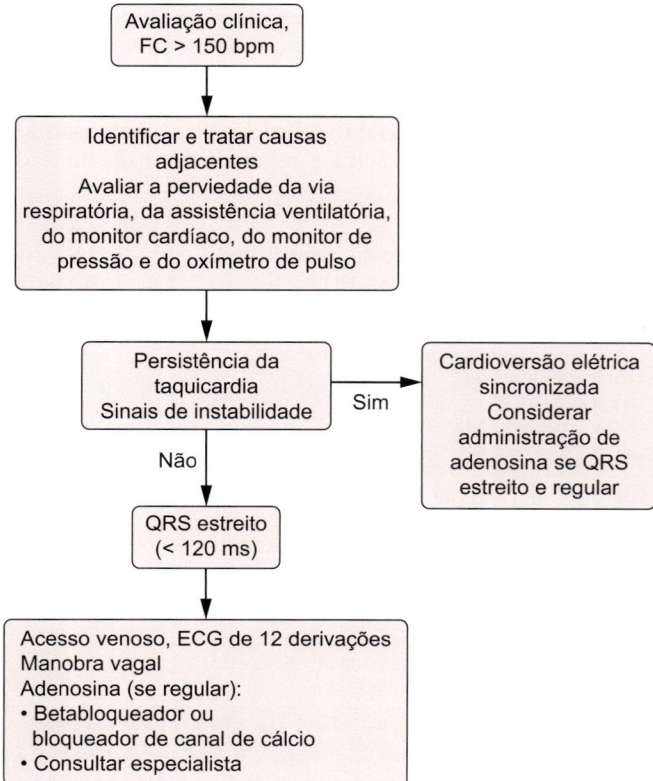

Figura 176.10 Fluxograma para avaliação e tratamento da taquicardia. ECG: eletrocardiograma; FC: frequência cardíaca.

TAQUICARDIA VENTRICULAR

A TV é uma arritmia caracterizada por três ou mais batimentos extrassistólicos de origem ventricular, com frequência acima de 100 bpm e potencial de evolução para fibrilação ventricular. O mecanismo mais frequente é por reentrada.

A TV não sustentada é caracterizada por duração menor que 30 segundos, sendo, muitas vezes, assintomática. Caso contrário, define-se como TV sustentada. Pode ser encontrada em indivíduos saudáveis, porém é mais comum quando existe cardiopatia estrutural subjacente.

CAUSAS

• DAC (geralmente fase tardia de IAM)
• Cardiopatia chagásica crônica
• Cardiomiopatia dilatada e hipertrófica
• Valvopatias que levam à sobrecarga ventricular (lesão aórtica, mitral ou pulmonar)
• Displasia arritmogênica de ventrículo direito
• Intoxicação por cocaína.

MANIFESTAÇÕES CLÍNICAS

• Hipotensão arterial
• Baixo débito cardíaco (tontura, lipotimia, síncope)
• Palpitação de início e término súbito
• Sudorese fria
• Pode desencadear choque cardiogênico e edema agudo de pulmão.

EXAMES COMPLEMENTARES

• ECG na crise: taquicardia com QRS alargado (> 0,12 segundos) e FC > 100 bpm (Figuras 176.11 e 176.12)
• Holter: registra crises paroxísticas
• Teste ergométrico: avaliação de esforço como fator precipitante
• Ecocardiograma: para avaliação estrutural do coração.

DIAGNÓSTICO DIFERENCIAL

• Taquicardia supraventricular com aberrância de condução
• Taquicardia sinusal, *flutter* atrial em paciente com bloqueio de ramo.

COMPROVAÇÃO DIAGNÓSTICA

• Dados clínicos + ECG e/ou Holter.

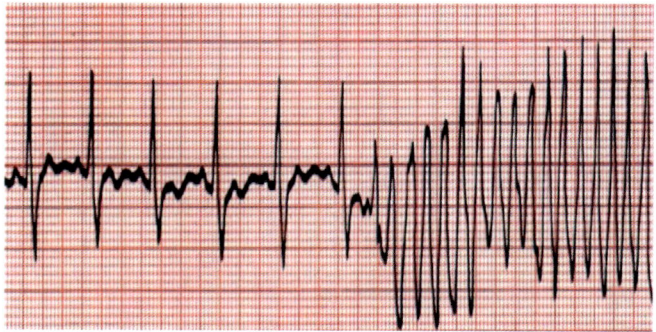

Figura 176.11 Início de taquicardia ventricular do tipo *torsade de pointes*.

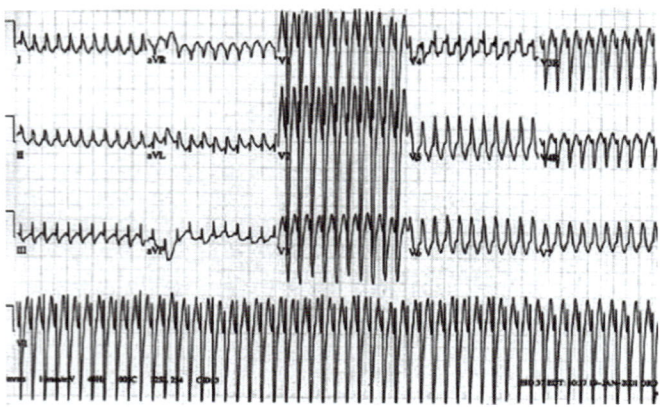

Figura 176.12 Taquicardia com alta resposta ventricular.

TRATAMENTO

- Quando a TV ocorrer com pulso, deve-se proceder à pesquisa de instabilidade hemodinâmica pela presença de hipotensão arterial sistêmica, choque, sinais e sintomas de insuficiência cardíaca, diminuição do nível de consciência, dor torácica persistente, congestão pulmonar, IAM
- TV em pacientes instáveis:
  - Sedação: utilizar se o paciente estiver acordado, com propofol IV
  - CVE sincronizada, começando com a energia de 100 J
  - Antiarrítmicos: utilizar na manutenção do paciente em dose semelhante à de pacientes estáveis.

Tratamento medicamentoso

- TV em pacientes estáveis: cardioversão química
  - Amiodarona: dose de ataque de 150 mg IV, em 10 minutos, seguida de manutenção com infusão de 1 mg/min por 6 horas + 0,5 mg/min por 18 horas. Suplementar com dose de 150 mg em 10 minutos, no caso de TV recorrente ou permanente à primeira dose de ataque. A não reversão deve ser tratada com CVE; ou
  - Lidocaína: dose de ataque de 1 a 1,5 mg/kg IV; manutenção com lidocaína 1 a 4 mg/min IV. Em infusões prolongadas pode causar uma síndrome neuroléptica excitatória, por isso é recomendável usar por períodos menores que 12 horas; ou
  - Procainamida: dose de ataque de 15 a 17 mg/kg, com velocidade de infusão de 20 mg/min e manutenção de 1 a 4 mg/min. (Não é mais comercializada no Brasil.)

Ver Figura 176.13.

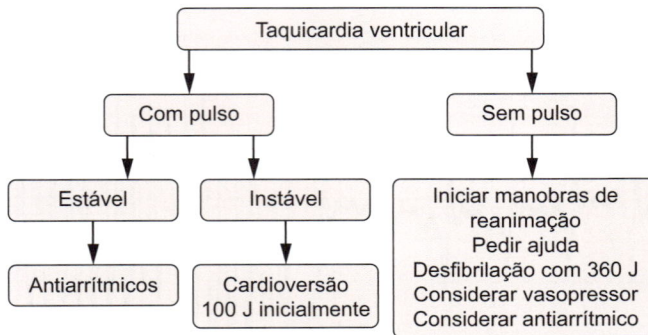

Figura 176.13 Fluxograma para avaliação e conduta terapêutica de taquicardia ventricular.

Prevenção das crises taquicárdicas

- Amiodarona é a melhor opção para o tratamento de manutenção (dose de 300 a 600 mg/dia)
- Quando a arritmia for mal tolerada e sem fatores precipitantes modificáveis, em pacientes com disfunção ventricular grave (fração de ejeção [FE] do ventrículo esquerdo < 35%), é indicado implante de desfibrilador automático
- A ablação por radiofrequência oferece bons resultados nos casos de taquicardia com coração sem cardiopatia aparente (TV de via de saída de ventrículo direito ou ventrículo esquerdo).

EVOLUÇÃO E PROGNÓSTICO

- Quase sempre traduz disfunção ventricular grave
- Risco de morte súbita em pacientes com FE < 35%.

TAQUIARRITMIAS NA EMERGÊNCIA

As taquiarritmias compreendem vários tipos de alterações do ritmo cardíaco que têm como característica comum o aumento da FC, incluindo taquicardias supraventriculares com FC regular, com FC irregular, com QRS alargado (Quadros 176.1 e 176.2).

São frequentes nas salas de emergência e exigem diagnóstico e tratamento adequados pelo alto risco de óbito ou complicações.

O correto atendimento destes pacientes inclui uma avaliação clínica rápida e a realização de um eletrocardiograma.

TRATAMENTO

Após reversão da crise, manter monitoramento do paciente, iniciar medicamentos para prevenção de recorrência e encaminhar ou contatar o cardiologista.

A abordagem inicial deve ser realizada com intuito de identificar sinais de instabilidade clínica (hipotensão arterial, dispneia, dor torácica e rebaixamento do nível de consciência).

Quadro 176.1 Classificação das taquiarritmias.

Taquicardias supraventriculares com frequência cardíaca regular
Taquicardia por reentrada nodal
Taquicardia mediada por via acessória oculta
Taquicardia juncional
Taquicardia atrial
Flutter atrial (ver *Flutter* atrial)
Taquicardias supraventriculares com frequência cardíaca irregular
Fibrilação atrial (ver Fibrilação atrial)
Flutter atrial com bloqueio da condução atrioventricular variável
Taquicardia atrial com bloqueio da condução atrioventricular variável
Taquicardias com frequência cardíaca regular e complexos QRS alargados
Taquicardia supraventricular com aberrância de condução
Taquicardia ortodrômica mediada por via acessória
Taquicardia ventricular monomórfica
Taquicardias com frequência cardíaca irregular e complexos QRS alargados
Taquicardia supraventricular com aberrância de condução (fibrilação atrial ou *flutter* atrial com condução aberrante)
Taquicardia ventricular polimórfica (*torsade de pointes*)

Passos para avaliação de um paciente com taquicardia

- Abordagem inicial:
  - Avaliação clínica
  - Monitoramento cardíaco
  - Oximetria
  - Acesso venoso
  - Avaliar sinais vitais
- Diagnóstico da taquicardia por meio do monitor cardíaco:
  - Taquicardia com QRS estreito, regulares ou irregulares
  - Taquicardia com QRS largo, regulares ou irregulares.

Observação: no atendimento inicial, não é necessário o diagnóstico eletrocardiográfico específico para o tratamento correto.

Ocorrendo taquicardia que promova qualquer um dos sinais de instabilidade clínica, o paciente deve ser submetido à CVE sincronizada.

Com os dados clínicos, os pacientes podem ser divididos em estáveis e instáveis, condições que exigem condutas diferentes.

Tratamento das taquicardias regulares estáveis

Medidas não farmacológicas

- Manobras vagais: compressão do seio carotídeo, manobra de Valsalva. Essas manobras são capazes de induzir bloqueio da condução elétrica no nó atrioventricular por estímulo vagal. Por isso, somente as taquicardias que dependem da condução pelo nó atrioventricular podem ser interrompidas (taquicardia por reentrada nodal, taquicardia mediada por via acessória oculta e taquicardia ortodômica mediada por via acessória). As demais taquicardias supraventriculares com origem nos átrios (*flutter* atrial, FA) e na junção atrioventricular (taquicardia juncional) podem sofrer alentecimento momentâneo por bloqueio na condução atrioventricular.

Manobras vagais não são capazes de interromper taquicardias ventriculares
- CVE sincronizada: pode ser utilizada nos pacientes refratários ao tratamento medicamentoso.

Observação: a realização de compressão do seio carotídeo é desaconselhável se houver sopro carotídeo. Dessa forma, a ausculta da região do pescoço é imprescindível.

Tratamento medicamentoso

- Adenosina (6 a 12 mg IV, em *bolus*). Deve ser administrada rapidamente devido ao seu efeito fugaz. Contraindicação: asma e DPOC grave; pode interromper taquicardias ventriculares em indivíduos com o coração estruturalmente normal
- Betabloqueadores: metoprolol (5 mg IV, em *bolus*, pode-se repetir a cada 15 minutos até 15 mg); esmolol (dose inicial 0,5 mg/kg em 1 minuto, seguido de infusão contínua de 0,05 mg/kg/min; se a resposta for inadequada, administrar outra dose de ataque: 0,5 mg/kg em 1 minuto e infusão contínua de 0,1 mg/kg/min; no máximo 0,3 mg/kg/min. Contraindicação: asma, DPOC grave e pacientes com disfunção ventricular importante, principalmente quando houver insuficiência cardíaca descompensada
- Bloqueadores do canal de cálcio: verapamil (2,5 a 5 mg IV, em 2 minutos – pode-se repetir 5 a 10 mg IV, a cada 15 a 30 minutos, no máximo até 30 mg); diltiazem (0,25 mg/kg IV, em 2 minutos – posteriormente, pode-se realizar 0,35 mg/kg se necessário; infusão contínua de 5 a 15 mg/h para manutenção; não deve ser utilizado em pacientes com insuficiência cardíaca descompensada)
- Amiodarona: dose de ataque de 150 a 300 mg IV, diluída em 100 mℓ de soro fisiológico. Deve ser administrada lentamente (30 a 60 minutos) para evitar episódios de hipotensão grave. A dose de ataque pode ser repetida por 3 vezes. Após a dose de ataque, deve-se realizar a dose de manutenção (900 mg diluídos em solução fisiológica por 24 horas

Quadro 176.2 Principais características eletrocardiográficas das taquicardias.

Taquicardia por reentrada nodal	QRS estreito, taquicardia regular, RP´ < P´R, intervalo RP´< 90 ms, inscrição da onda P´ no interior do QRS (não sendo possível a visualização da onda P no traçado da taquicardia) ou na porção final do QRS (originando a pseudo-onda r` em V1 e pseudo-onda s em DII)
Taquicardia por via acessória oculta	QRS estreito, taquicardia regular, RP´< P`R, intervalo RP` > 90 ms, alternância elétrica e infradesnivelamento do segmento ST nas precordiais
Taquicardia juncional	QRS estreito, taquicardia regular, inscrição da onda P no interior do QRS (não sendo possível a visualização da onda p no traçado da taquicardia). Por vezes, pode ocorrer dissociação ventrículo atrial sendo observado dissociação atrioventricular
Taquicardia atrial	QRS estreito, taquicardia regular ou irregular, inscrição da onda P previamente aos complexos QRS, quando apresentam-se com bloqueio da condução atrioventricular 2:1 é possível observar intervalo isoelétrico entre as ondas P
***Flutter* atrial**	QRS estreito, taquicardia regular ou irregular, as ondas P são substituídas por ondas F regulares com aspecto em "serrote". Não há intervalo isoelétrico entre as ondas F
Fibrilação atrial	QRS estreito, taquicardia irregular, as ondas P são substituídas por ondas F que variam em sua forma e amplitude
Taquicardia supraventricular com condução aberrante	Taquicardia regular, de QRS alargado (ocorre alargamento da porção final do QRS). Os complexos QRS tornam-se alargados durante episódios de taquicardia supraventricular muito rápidos, que promovem bloqueio funcional da condução elétrica dos ramos do feixe de His ou de bloqueio de ramo prévio
Taquicardia ventricular monomórfica	Taquicardia regular de complexo QRS alargado. O alargamento do QRS ocorre em sua porção inicial. Como o estímulo elétrico é originado nos ventrículos, a propagação inicial da onda elétrica ocorre de miócito a miócito, sem utilizar o sistema de condução inicialmente. Desta forma, a porção inicial do QRS é empastada e lenta
Taquicardia ventricular polimórfica	Taquicardia de complexos QRS alargados de múltiplas morfologias e diferentes. É um quadro grave que, se ocorrer de forma sustentada, evolui com instabilidade hemodinâmica e parada cardiorrespiratória
Taquicardia ortodrômica mediada por via acessória	Taquicardia regular de complexo QRS alargado. Como as vias acessórias inserem-se no miocárdio, o estímulo elétrico não utiliza o sistema de condução inicialmente. Desta forma, o alargamento inicial do QRS ocorre pelo mesmo mecanismo das taquicardias ventriculares, sendo difícil sua diferenciação. As seguintes situações favorecem o diagnóstico: ausência de cardiopatia estrutural, pacientes jovens e presença de onda delta no eletrocardiograma basal

Conduta na cardioversão elétrica sincronizada

Em pacientes clinicamente instáveis

- Avisar o paciente
- Fazer sedação: propofol (aplicar lentamente, pois, pode causar hipotensão arterial) ou etomidato (preferência em pacientes sabidamente com cardiopatia estrutural)
- Promover assistência ventilatória com oxigênio através de cateter nasal ou ventilação bolsa-máscara, se necessário
- Pressionar o botão de sincronismo e se certificar de que todos os complexos QRS estejam demarcados no monitor cardíaco
- Colocar gel nas pás do desfibrilador
- Colocar as pás do desfibrilador sobre o tórax do paciente na posição correta (observar indicativos das pás referentes ao ápex e ao esterno)
- Pressionar o tórax do paciente com as pás. A força ideal de pressão sobre o tórax é de 8 a 10 kg. Alguns equipamentos com sensores nas próprias pás são capazes de informar se a carga de pressão sobre o tórax está adequada
- Avisar aos membros da equipe de atendimento para que se afastem e observar se o próprio corpo do operador não está em contato com o do paciente
- Carregar o desfibrilador e administrar choques de forma escalonada. Iniciar com 100 J e, posteriormente, com 200 J, se necessário. Caso seja necessário a realização de mais de 1 choque, o operador sempre deve pressionar o botão de sincronismo novamente. Aplicações de choques sem o botão de sincronismo ativado pode degenerar a taquicardia em questão para fibrilação ventricular
- Após a realização de cada choque, o operador deve checar o monitor para ver se a taquicardia persiste ou se houve reversão para o ritmo sinusal.

  Sempre que houver ritmo organizado ao monitor após a realização do choque, seja taquicardia ou ritmo sinusal, o examinador deve checar o pulso do paciente
- Após a reversão da taquicardia para ritmo sinusal, o examinador deve checar os sinais vitais, garantir suporte ventilatório do paciente e prescrever medicamentos antiarrítmicos para prevenção de novas crises.

Em pacientes clinicamente estáveis

Na ausência de instabilidade clínica, o médico deve avaliar a taquicardia para a escolha do tratamento adequado.

Ao eletrocardiograma, as taquicardias podem se apresentar com frequência cardíaca regular ou irregular, com complexos QRS estreitos (taquicardia supraventricular) ou complexos QRS alargados (taquicardia supraventricular com aberrância, taquicardia supraventricular antidrômica ou taquicardia ventricular).

Observação: devido à potencial evolução das taquicardias ventriculares para fibrilação ventricular, toda taquicardia de QRS largo deve ser encarada inicialmente como taquicardia ventricular até a realização do diagnóstico correto (ver Quadro 176.1).

IV). As taquicardias ventriculares devem ser tratadas preferencialmente com amiodarona.

Tratamento das taquicardias irregulares estáveis

- FA, *flutter* atrial e taquicardia atrial (ver Fibrilação atrial e *Flutter* atrial, neste capítulo).

Se o paciente apresentar algumas dessas arritmias há mais de 48 horas, um ecocardiograma TE deve ser realizado previamente para descartar a presença de trombos no interior do átrio esquerdo. Caso o paciente já fizer uso de anticoagulantes previamente por 4 semanas, o ecocardiograma TE pode ser dispensável. Nessa situação, o paciente necessariamente deve estar com o RNI na faixa entre 2 e 3, se estiver em uso de cumarínicos, ou ter feito uso ininterrupto dos novos anticoagulantes nas últimas 4 semanas.

Se o paciente se apresentar à emergência com menos de 48 horas do início da taquicardia, a reversão química ou elétrica pode ser realizada sem o uso do ecocardiograma TE. A anticoagulação deve ser iniciada imediatamente.

Nos casos em que o paciente se apresentar à emergência com mais de 48 horas do início da taquicardia ou não seja possível determinar o início do episódio, somente o controle da FC deverá ser realizado caso o ecocardiograma TE não esteja disponível no momento.

Os medicamentos mais usados para o tratamento das taquicardias supraventriculares irregulares são betabloqueadores, bloqueadores dos canais de cálcio, digitálicos e amiodarona (Quadros 176.3 e 176.4).

Quadro 176.3 Medicamentos para reversão farmacológica das taquicardias.

Medicamento	Dose	Efeitos colaterais
Adenosina	6 a 18 mg	*Flush* cutâneo, broncospasmo, indução de fibrilação atrial, bloqueio atrioventricular transitório
Metoprolol	5 mg IV, em 2 min; pode ser repetido até 3 vezes	Hipotensão arterial, bradicardia, broncospasmo, insuficiência cardíaca descompensada
Esmolol	500 μg IV, em *bolus* por 1 min; manutenção de 50 a 300 μg/kg/min	Bradicardia, hipotensão arterial, insuficiência cardíaca descompensada
Verapamil	Dose de ataque: 5 a 10 mg IV, em *bolus* durante 2 min. Pode ser repetido até 10 mg após 30 min da primeira dose. Dose de manutenção: 0,005 mg/kg/min	Bradicardia, hipotensão arterial, hepatite, piora da insuficiência cardíaca em pacientes com disfunção ventricular preexistente
Diltiazem	0,25 mg/kg IV, em *bolus* por 2 min	Bradicardia, hipotensão arterial, hepatite, piora da insuficiência cardíaca em pacientes com disfunção ventricular preexistente
Deslanosídeo	0,25 a 0,5 mg IV, em *bolus*. Pode ser repetido até dose máxima de 1 mg em 24 h	Anorexia, náuseas, vômito, alterações visuais

(continuação)

Quadro 176.3 Medicamentos para reversão farmacológica das taquicardias. (*continuação*)

Medicamento	Dose	Efeitos colaterais
Propafenona	Dose para reversão química de fibrilação atrial (*pill in the pocket*) Dose de ataque: 1 a 2 mg/kg ou 600 mg VO, seguidos de 600 a 900 mg/dia	Alterações do paladar, intolerância gastrintestinal, alargamento do QRS, bloqueio atrioventricular, prolongamento do intervalo QT, *torsade de pointes*, *flutter* atrial 1:1 (por isso, deve ser prescrito associado a betabloqueador). É recomendado que a primeira vez seja administrada com o paciente internado. Não deve ser utilizada em pacientes com distúrbio da condução cardíaca, pacientes com doença arterial coronariana, pacientes com disfunção ventricular, pacientes com síndrome de Brugada
Amiodarona	Dose de ataque: 150 a 300 mg IV, diluídos em 100 m ℓ de SF a 0,9% em 30 min Dose de manutenção: 1 mg/min nas primeiras 6 h e 0,5 mg/min nas próximas 18 h Dosagem para cardioversão química de fibrilação atrial/*flutter*: ataque – 5 mg/kg; manutenção – 10 a 20 mg/kg em 24 h	Hipotensão arterial, bradicardia, hepatite, flebite, prolongamento do intervalo QT, *torsade de pointes*, pneumonite

Adaptado de Page et al., 2016.

Quadro 176.4 Medicamentos para prevenção das recorrências* ou controle da frequência cardíaca** das arritmias cardíacas.

Medicamento	Dosagem (mg/dia)
Atenolol*,**	25 a 100
Metoprolol*,**	25 a 200
Propranolol*,**	30 a 160
Diltiazem*,**	120 a 360
Verapamil*,**	120 a 480
Propafenona*,**	300 a 900
Sotalol*,**	30 a 320
Amiodarona*,**	100 a 600
Digoxina**	0,125 a 0,25

Adaptado de Page et al., 2016.

BIBLIOGRAFIA

Alves JG. Emergências clínicas. Rubio; 2007.

Azevedo MF. GPS Medicamentos. Guia prático em saúde. Rio de Janeiro: Guanabara Koogan; 2017.

Ettinger, PO et al. Arrhythmias and the "Holiday heart": alcohol-associated cardiac rhythm disorders. Am Heart J. 1978;95(5):555-62.

Gillis AM. Pacing for sinus node disease: indications, techniques, and clinical trials. In: Ellenbogen KA, Neal KG, Lau CP, Wilkoff BL. Clinical Cardiac Pacing, Defibrillation, and Resynchronization Therapy. 3rd ed. Philadelphia Saunders Company; 2007.

Kiefer MM, Chong CR. Pocket primary care. Wolters Kluwer; 2014.

Kirchhof P, Benussi S, Kotecha D, Ahlsson A, Atar D, Casadei B et al. 2016 ESC Guidelines for the management of atrial fibrillation developed in collaboration with EACTS. Eur Heart J. 2016;37(38):2893-962.

Lip GYH, Nieuwlaat R, Pisters R, Lane DA, Crijns HJGM et al. Refining clinical risk stratification for predicting stroke and tromboembolism in atrial fibrilation using a novel risk factor-based approach. Chest. 2010;137(2):263-72.

Lorga AM, Lorga Filho AM, Garzon SAC. Bradiarritmias. In: Porto CC, Magalhães LP, Figueiredo MJO, Cintra FD, Saad EB, Kuniyishi RR et al. II Diretrizes Brasileiras de Fibrilação Atrial. Arq Bras Cardiol. 2016;106(4Supl.2):1-22.

Martinelli Filho M, Zimerman LI, Lorga AM, Vasconcelos JTM, Rassi Jr. A. Guidelines for implantable electronic cardiac devices of the Brazilian Society of Cardiology. Arq Bras Cardiol. 2007;89(6):e210-38.

Olgin JE, Zipes DP. Specific arrhythmias: diagnosis and treatment. In: Braunwald E, Zipes DP, Libby P. Heart Disease. 8th ed. Philadelphia: W.B. Saunders Company; 2008.

Page RL, Joglar JA, Caldwell MA, Calkins H, Conti JB, Deal BJ et al. 2015 ACC/AHA/HRS Guideline for the Management of Adult Patients with Supraventricular Tachycardia: a report of the American College of Cardiology/American Heart Association Task Force on Clinical Practice Guidelines and the Heart Rhythm Society. Circulation. 2016;133(14):e506-74.

Porto CC, Porto AL. Doenças do Coração. Prevenção e Tratamento. 2. ed. Guanabara Koogan; 2005.

Porto CC, Porto AL. Semiologia médica. 8. ed. Rio de Janeiro: Guanabara Koogan; 2019.

Porto CC, Rassi S, Paula e Silva E. Sistema cardiovascular. In: Porto CC, Porto AL. Semiologia Médica. 8. ed. Rio de Janeiro: Guanabara Koogan; 2019.

Rassi SG. Taquiarritmias. In: Porto CC, Porto AL. Doenças do Coração. Prevenção e Tratamento. 2. ed. Guanabara Koogan; 2005.

177
Cardiomiopatias
Miocardiopatias

Aguinaldo Figueiredo de Freitas Júnior • Estevão Lanna Figueiredo • José Albuquerque de Figueiredo Neto • João Vitor Soares Santos • Viviane Melo e Silva de Figueiredo • André Melo e Silva de Figueiredo • Carlos Eduardo Lucena Montenegro • Marcus Vinicius Santos Andrade • Luiz Antônio Batista de Sá

INTRODUÇÃO

Cardiomiopatias ou miocardiopatias são definidas como um grupo heterogêneo de doenças do miocárdio associadas a disfunção mecânica e/ou elétrica, as quais, frequentemente, mas nem sempre, apresentam hipertrofia ventricular inadequada ou dilatação, podendo ocorrer por diferentes causas.

As cardiomiopatias podem ser uma condição clínica restrita ao coração ou fazer parte de uma doença sistêmica, que pode levar à incapacidade ou ao óbito por insuficiência cardíaca (IC) progressiva. Há risco de morte súbita.

CLASSIFICAÇÃO

- Cardiomiopatias primárias: as lesões restringem-se ao músculo cardíaco, sendo classificadas em genéticas, adquiridas e mistas
- Cardiomiopatias secundárias: caracterizam-se pelo comprometimento miocárdico como parte de um distúrbio sistêmico ou de vários órgãos.

No Quadro 177.1 podem-se observar as principais características anatomofuncionais das cardiomiopatias.

Neste capítulo, serão abordados os principais tipos de cardiomiopatias, com base na classificação anatomofuncional e, ao final, dois subtipos: periparto e alcoólica.

CARDIOMIOPATIA DILATADA

A CMD ou miocardiopatia dilatada compreende um grupo heterogêneo de doenças miocárdicas que se caracterizam por dilatação de um ou de dois ventrículos, associada à disfunção sistólica.

História familiar de cardiomiopatia pode ser detectada em 30 a 50% dos casos, e um determinante genético em até 40% dos pacientes.

MANIFESTAÇÕES CLÍNICAS

- Os pacientes podem desenvolver IC, mas não é incomum pacientes com dilatação ventricular e assintomáticos

Quadro 177.1 Principais características das cardiomiopatias.

Classificação anatomofuncional	Principais características	Ilustração
Dilatada	Dilatação e comprometimento da contração ventricular esquerda ou biventricular. Causas: fatores familiares/genéticos, agentes infecciosos de diferentes naturezas, mecanismo autoimune, consumo de bebidas alcoólicas ou substâncias tóxicas, idiopática em muitos pacientes	
Hipertrófica	Hipertrofia ventricular esquerda e/ou direita, muitas vezes assimétrica com ou sem o envolvimento do septo interventricular. Causas: anomalias genéticas. A disfunção ventricular esquerda é diastólica	
Restritiva	Enchimento restritivo com redução do diâmetro diastólico e FE preservada ou reduzida discretamente. Causas: amiloidose ou outras doenças do endomiocárdio; idiopática em muitos pacientes	
Arritmogênica do VD	Substituição progressiva do miocárdio do VD e parte do VE por tecido fibrogorduroso. Causa: anomalia genética	
Não classificadas	Doenças que não preenchem os critérios para as categorias mencionadas. Apresentam disfunção diastólica e mínima dilatação	

FE: fração de ejeção do VE; VD: ventrículo direito; VE: ventrículo esquerdo.

Cumpre salientar que a classificação tradicional das cardiomiopatias combina designações anatômicas e funcionais, as quais não são excludentes.

Aliás, não há inconveniência em combinar a classificação anatomofuncional com a etiológica, pelo contrário, assim a cardiomiopatia é mais bem caracterizada. Exemplos: (a) a cardiomiopatia chagásica crônica (cardiomiopatia inflamatória), em sua fase avançada, pode ser classificada como cardiomiopatia dilatada (CMD); (b) a cardiomiopatia hipertensiva e a cardiomiopatia reumática, na fase crônica, com alterações valvares, podem ser enquadradas como cardiomiopatia hipertrófica (CMH), desde que o espessamento das paredes ventriculares interfira na disfunção cardíaca; (c) cardiomiopatia da amiloidose, da hemossiderose e da sarcoidose podem se comportar do ponto de vista anatomofuncional como cardiomiopatia restritiva.

Para evitar confusão de nomenclatura, basta associar as duas denominações, assim: "CMD de etiologia chagásica", "CMH de causa hipertensiva", e assim por diante.

Quando não se consegue definir sua etiologia, pode-se acrescentar a denominação "primária" (p. ex., CMD primária).

- Sinais e sintomas de IC, como fadiga, dispneia e edema estão presentes em 70% dos pacientes com doença avançada (ver Capítulo 182, *Insuficiência Cardíaca*)
- Ao exame físico, observam-se 3ª e 4ª bulhas, *ictus cordis* hipodinâmico e deslocado para baixo e para a esquerda, indicando a dilatação do ventrículo esquerdo, pulso arterial filiforme ou alternante, além de extremidades frias em situações de baixo débito
- Sopros de regurgitação mitral e tricúspide, resultantes da dilatação do anel atrioventricular, podem estar presentes
- Turgência jugular também é frequente
- A ausculta pulmonar pode revelar crepitações nas bases em intensidade proporcional ao grau de congestão
- Pulso venoso: ondas A e V aumentadas com colapsos X e Y preservados, até que a insuficiência tricúspide aumente a onda V e amorteça o colapso X.

EXAMES COMPLEMENTARES

- Dosagem de peptídeo natriurético do tipo B (BNP) e NT-pró-BNP: biomarcadores cardíacos com valor diagnóstico e prognóstico.

    São úteis para diagnóstico diferencial da dispneia quando se tem dúvida se a causa é cardíaca ou pulmonar
- Eletrocardiograma (ECG): raramente normal; alterações da repolarização ventricular, distúrbios da condução em 80% dos pacientes; hipertrofia ventricular esquerda, ondas QS patológicas e baixa amplitude da onda R são alterações comuns; fibrilação atrial em 20% dos pacientes
- Radiografia de tórax: confirma a cardiomegalia e é útil para avaliar o acometimento pulmonar (congestão) e descartar outras causas de dispneia
- Ecocardiograma: fundamental na avaliação e manejo da CMD. Possibilita determinar o grau de dilatação das câmaras cardíacas, a função ventricular (pela medida da fração de ejeção), e afastar doenças valvares primárias, cardiopatias restritivas e doenças pericárdicas
- Holter: para diagnóstico e quantificação de arritmias ventriculares e supraventriculares, quando presentes ou suspeitadas

- Cintilografia miocárdica: em geral não é necessária, mas pode ser útil quando a aquisição de imagens ecocardiográficas não é de boa qualidade
- Ressonância magnética cardíaca: utilizada no reconhecimento de fibrose e inflamação miocárdica, para avaliação estrutural e diagnóstico de miocardite
- Cateterismo cardíaco: necessário em alguns casos para descartar possibilidade de doença arterial coronariana (DAC).

TRATAMENTO

- Tratamento da IC (ver Capítulo 182, *Insuficiência Cardíaca*)
- Tratamento de arritmias (ver Capítulo 176, *Arritmias*).

CARDIOMIOPATIA HIPERTRÓFICA

A CMH ou miocardiopatia hipertrófica é uma doença autossômica dominante que se caracteriza pela disfunção no fluxo ventricular esquerdo devido a uma anormal distensão ventricular esquerda. Por esse fato, há um grande prejuízo da função cardíaca em virtude da dificuldade de relaxamento dos ventrículos durante a diástole, caracterizando a disfunção diastólica.

De acordo com a localização do aumento da espessura da parede, a CMH pode ser septal, medioventricular, apical, lateral ou concêntrica.

O ventrículo direito raramente é acometido.

São descritos pelo menos 16 tipos de defeitos genéticos relacionados com a CMH, sendo os mais comuns a cadeia pesada da miosina β cardíaca, o primeiro identificado, e a miosina cardíaca ligada à proteína C.

A forma familiar da CMH é identificada em 50 a 60% dos membros da família e é a única doença cardiovascular que pode ocorrer em qualquer idade, da infância à velhice.

MANIFESTAÇÕES CLÍNICAS

- Dispneia aos esforços e, em fase avançada, em repouso
- Fadiga
- Dor torácica
- Síncope e pré-síncope
- *Ictus cordis* propulsivo
- 4ª bulha cardíaca (B4) intensa
- Arritmias: extrassístoles, taquicardia ventricular (TV) paroxística, fibrilação atrial
- Nos casos de obstrução da via de saída do ventrículo esquerdo, sopro sistólico ejetivo, após a 1ª bulha, mais audível no foco mitral e borda esternal esquerda inferior, sem irradiação para o pescoço
- Sopro mitral holossistólico decorrente da regurgitação mitral
- Pulso *bisferiens*.

EXAMES COMPLEMENTARES

- ECG: sobrecarga atrial e ventricular esquerda, ondas Q nas derivações referentes às paredes lateral e inferior, ondas T negativas e simétricas
- Radiografia do tórax: aumento do átrio esquerdo. O tamanho e o contorno do ventrículo esquerdo podem estar normais
- Ecocardiograma: espessura desproporcional do septo ventricular em relação à parede posterior, hipercontratilidade da parede livre do ventrículo esquerdo e septo relativamente hipocontrátil. Movimento sistólico anterior do folheto

mitral. O Ecodoppler possibilita avaliar a regurgitação mitral e o gradiente de pressão interventricular
- Ressonância magnética cardíaca: pode localizar os segmentos hipertrofiados. Indicada quando as lesões são difíceis de serem visualizadas com ecocardiograma.

DIAGNÓSTICO DIFERENCIAL

- Cardiomiopatia hipertensiva
- Estenose aórtica
- Infarto agudo do miocárdio (IAM; forma septal assimétrica)
- Valvopatia mitral.

DIAGNÓSTICO

- Dados clínicos + exames de imagem + estudos genéticos.

TRATAMENTO

Tratamento medicamentoso

- Dose máxima tolerada de betabloqueadores que não provocam vasodilatação ou verapamil são indicados para diminuir a frequência cardíaca (FC), prolongar a diástole, reduzir a obstrução ventricular esquerda durante o exercício e melhorar as relações entre oferta e demanda de oxigênio miocárdico
- Não é recomendado o uso de verapamil por pacientes com obstrução no ventrículo esquerdo, pois há relato de casos em que houve piora da obstrução
- Diuréticos tiazídicos podem ser adicionados quando houver congestão pulmonar e edema de membros inferiores.

Tratamento cirúrgico

- Alcoolização do septo interventricular por cateter: promove a necrose do septo interventricular pela oclusão do primeiro ramo septal da artéria descendente anterior com cateter-balão ou alcoolização do primeiro ramo septal
- Ventriculomiectomia: ressecção da porção hipertrofiada do septo interventricular.

EVOLUÇÃO E PROGNÓSTICO

A maioria dos pacientes permanece assintomática por toda a vida. Contudo, alguns apresentam deterioração rápida, com acentuado remodelamento miocárdico, provavelmente devido à carga isquêmica imposta ao coração.

Morte súbita

Pode ocorrer morte súbita (MS) em pacientes assintomáticos ou pouco sintomáticos

A CMH é a principal causa de MS em crianças e adultos jovens (< 30 anos de idade), decorrente de fibrilação ventricular ou TV primária.

Marcadores de risco para MS. História familiar de MS prematura associada a CMH; síncope associada a esforço; resposta pressórica reduzida ou hipotensão ao esforço; TV não sustentada repetitiva no Holter; hipertrofia maciça (≥ 30 mm de espessura da parede).

Prevenção de MS. Pode ser feita com implante de desfibrilador cardioversor após parada cardíaca (prevenção secundária) ou como prevenção primária, na presença de um ou mais fatores de risco.

CARDIOMIOPATIA RESTRITIVA

Cardiomiopatia restritiva ocorre por anormalidade primária da função diastólica, decorrente de comprometimento do enchimento ventricular.

O déficit de enchimento pode ocorrer por doenças infiltrativas (amiloidose), de depósito (hemocromatose, doença de Fabry), ou por causas não definidas (endomiocardiofibrose).

Caracteriza-se por ventrículos de tamanho normal, sem hipertrofia (embora na amiloidose e na doença de Fabry, pode haver hipertrofia), fração de ejeção normal (principalmente nas fases iniciais da doença) e aumento pronunciado dos volumes atriais.

Pode ser difícil a diferenciação entre cardiomiopatia restritiva e dificuldade de enchimento ventricular de causa endocárdica ou pericárdica – pericardite constritiva –, pois são condições características da síndrome restritiva.

Indicadores de cardiomiopatia restritiva

Presença de B3, alterações de ECG (sinais de hipertrofia ventricular esquerda, alterações de repolarização, bloqueios atrioventriculares e ondas Q patológicas), BNP bastante elevado (> 100 pg/ml), cardiomegalia, alterações da textura miocárdica, regurgitação mitral e/ou tricúspide, ausência de variação respiratória no enchimento ventricular.

A causa mais comum de cardiomiopatia restritiva é a amiloidose (ver Capítulo 340, *Amiloidose*).

CLASSIFICAÇÃO

- Forma infiltrativa: a causa mais frequente é a amiloidose. Cerca de 13% dos casos de IC com fração de ejeção preservada são secundários à amiloidose cardíaca por depósito de transtirretina

Anatomicamente, há uma combinação de ventrículos pequenos e átrios grandes, associada à obliteração dos ápices das cavidades ventriculares. Podem-se formar trombos nas cavidades com aspecto de placa fibrosada, de tamanho e espessura variáveis.

É comum a baixa voltagem no plano frontal do ECG.

É necessário fazer a diferenciação entre amiloidose por depósito de transtirretina e outros tipos, já que a primeira tem possibilidade de tratamento, que, quando instituído em fase precoce da doença, pode reduzir a mortalidade.

A sarcoidose cardíaca, referida como uma miocardiopatia restritiva, é uma patologia inflamatória, que pode ter fenótipo semelhante a outras síndromes restritivas
- Doenças do depósito: hemocromatose, doença de Fabry (ver Capítulo 348, *Hemocromatose*, e Doença de Fabry, no Capítulo 353, *Lipidoses*)
- Endomiocárdica: a mais comum é a endomiocardiofibrose
- Forma familiar.

MANIFESTAÇÕES CLÍNICAS

- Intolerância ao esforço, dispneia e astenia
- Edema de membros inferiores, hepatomegalia, estase jugular, edema, ascite e anasarca
- 3ª e 4ª bulhas
- Complicações tromboembólicas
- Sopro de regurgitação mitral ou tricúspide

- Pulso jugular: não se observa o colapso durante a inspiração, que pode até aumentar nessa fase respiratória (sinal de Kussmaul)
- Cardiomegalia
- Nos casos avançados, sinais de IC
- Fibrilação atrial, principalmente na amiloidose e na sarcoidose.

EXAMES COMPLEMENTARES

- ECG: baixa voltagem de QRS, sobrecarga atrial e distúrbio da condução atrioventricular e intraventricular
- Radiografia do tórax: normal ou discreta cardiomegalia. Nas formas graves, observam-se congestão venosa pulmonar e derrame pleural
- Ecocardiograma: redução da complacência ventricular, função sistólica normal (exceto em fases avançadas), cavidade ventricular normal ou reduzida. Aumento da velocidade de enchimento diastólico precoce, redução da velocidade de enchimento atrial, diminuição do tempo de aceleração e do tempo de relaxamento isovolumétrico
- Cateterismo cardíaco e angiocardiografia: possibilitam avaliar o grau de comprometimento das cavidades ventriculares. Observam-se padrão restritivo da curva de pressão de enchimento diastólico, imagem de obliteração da via de entrada e da zona trabeculada do ventrículo direito com perda de sua forma triangular e dilatação da via de saída, insuficiência tricúspide, dilatação de átrio direito, falhas de enchimento localizadas no ventrículo esquerdo, principalmente na ponta, insuficiência mitral
- Estudos genéticos: principalmente em casos de amiloidose (ajudam no diagnóstico de amiloidose por depósito de transtirretina) e de cardiomiopatia restritiva familiar (ver Capítulo 340, *Amiloidose*).

DIAGNÓSTICO DIFERENCIAL

- Pericardite constritiva.

COMPROVAÇÃO DIAGNÓSTICA

- Dados clínicos + exames de imagem.

COMPLICAÇÕES

- Embolias (cerebral, pulmonar, periférica)
- Endocardite infecciosa.

TRATAMENTO

Tratamento medicamentoso

- Diuréticos para aliviar a congestão pulmonar e sistêmica
- Anticoagulantes: nos pacientes com fibrilação atrial (ver Fibrilação atrial, no Capítulo 176, *Arritmias*).

Tratamento cirúrgico

- Marca-passo artificial: na IC com bradiarritmia
- Troca de valvas disfuncionais na endomiocardiofibrose.

EVOLUÇÃO E PROGNÓSTICO

IC refratária com a evolução da doença. Prognóstico sombrio, com taxa de mortalidade de 50% em 2 anos após o início dos sintomas.

CARDIOMIOPATIA ARRITMOGÊNICA DO VENTRÍCULO DIREITO

Também conhecida como "miocardiopatia arritmogênica do ventrículo direito", a displasia arritmogênica do ventrículo direito é uma doença do músculo cardíaco de origem genética, que se caracteriza pela substituição, parcial ou total, das miofibrilas do ventrículo direito por tecido fibroso e gorduroso.

A alteração inicial que causa morte celular está relacionada com a mutação genética dos desmossomos.

O tecido fibrogorduroso progride do epicárdio para o endocárdio, envolvendo a parede livre do ventrículo direito, que vai resultar em afilamento e dilatação aneurismática, tipicamente localizada na via de saída do ventrículo direito.

O comprometimento do ventrículo esquerdo é raro.

A cicatriz fibrogordurosa propicia a alteração na condução do impulso cardíaco, aumentando o risco de arritmias ventriculares (circuito de macrorreentrada), que podem ser induzidas pelo esforço, com risco de morte súbita em jovens.

Predomina no sexo masculino e em adultos jovens, com manifestações clínicas entre a segunda e a terceira década de vida.

Tem o padrão autossômico dominante e o gene mais comumente afetado é *PKP2* (em 10 a 45%), seguido pelo *DSP* (10 a 15%), *DSG2* (7 a 10%) e *DSC2* (2%).

MANIFESTAÇÕES CLÍNICAS

- Palpitações relacionadas com exercício físico
- Síncope
- Fadiga
- Redução progressiva na capacidade de fazer esforço
- Propulsões sistólicas no precórdio, indicando crescimento do ventrículo direito
- 3ª e 4ª bulhas nas fases avançadas da doença.

EXAMES COMPLEMENTARES

- Ecocardiograma: ventrículo direito dilatado e hipocinético (Figura 177.1)
- Radiografia do tórax: normal ou com evidência de crescimento ventricular direito
- ECG: bloqueio do ramo direito e ondas T invertidas nas derivações precordiais direitas, com QRS com duração > 110 m em V1. Onda épsilon. Nos episódios de TV, observa-se padrão de bloqueio do ramo esquerdo
- Holter: arritmia ventricular (extrassístoles ventriculares, TV)
- Teste ergométrico: taquiarritmias induzidas pelo esforço
- Estudo eletrofisiológico: pode detectar potenciais elétricos de ativação durante a diástole. A estimulação ventricular programada possibilita a indução e o término da TV monomórfica
- Ressonância magnética: exame de imagem de escolha, pois evidencia a substituição do miocárdio por tecido fibrogorduroso no ventrículo direito.

DIAGNÓSTICO DIFERENCIAL

- Cardiopatia chagásica crônica
- Sarcoidose cardíaca
- Outras causas de arritmias ventriculares em jovens.

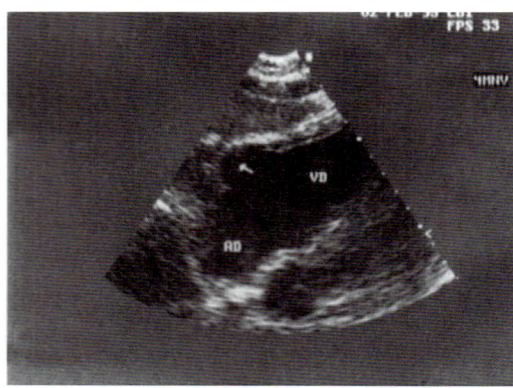
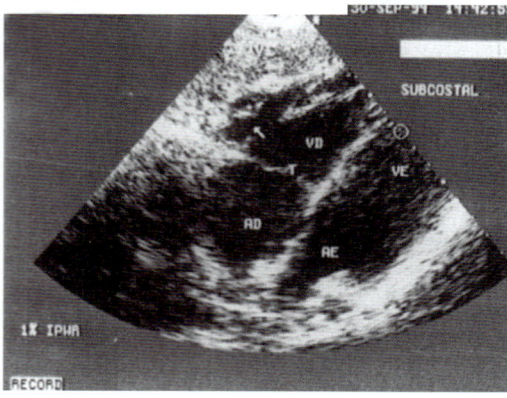

Figura 177.1 Aspecto ecocardiográfico característico da cardiomiopatia arritmogênica do ventrículo direito, com microaneurismas localizados na cavidade ventricular direita. AD: átrio direito; AE: átrio esquerdo; VD: ventrículo direito; VE: ventrículo esquerdo.

COMPROVAÇÃO DIAGNÓSTICA

- Dados clínicos + exames de imagem + estudo eletrofisiológico + estudos genéticos.

TRATAMENTO

- Restrição para esportes que exigem esforços intensos
- Cardioversor desfibrilador implantável (CDI) é o tratamento de escolha para grupos de alto risco (parada cardiorrespiratória recuperada por fibrilação ventricular, TV sustentada, síncope inexplicada, grave disfunção ventricular direita, TV não sustentada e alta densidade de extrassístoles ventriculares.

Tratamento medicamentoso

- Amiodarona 200 a 400 mg/dia por via oral (VO); ou sotalol 160 a 320 mg/dia, VO
- Ablação com cateter de radiofrequência como terapia adjuvante para minimizar terapias pelo CDI (tempestade elétrica).

Tratamento cirúrgico

- Transplante cardíaco em casos selecionados.

EVOLUÇÃO E PROGNÓSTICO

- Evolução progressiva com deterioração funcional
- Risco de morte súbita.

CARDIOMIOPATIA PERIPARTO

A cardiomiopatia periparto é uma condição clínica em que o coração se encontra insuficiente (fração de ejeção [FE] do ventrículo esquerdo < 50%) no último mês da gestação ou nos primeiros 5 meses do puerpério, sem lesão estrutural do coração prévia.

Muitas hipóteses foram aventadas para explicar a cardiomiopatia periparto, incluindo miocardite viral, deficiências nutricionais, autoimunidade e estresse hemodinâmico. Contudo, a causa ainda não está bem definida, admitindo-se a participação de disfunção vascular, agressões hormonais e causas genéticas.

É frequente a ocorrência de fenômenos tromboembólicos.

Em mais de 50% dos casos, a mulher tem mais de 30 anos e, em mais de 40%, é de raça negra.

Pré-eclâmpsia, hipertensão arterial e gestação múltipla apresentam forte relação com a cardiomiopatia periparto.

FATORES DE RISCO

- Pré-eclâmpsia, eclâmpsia, gemelaridade, desnutrição
- Raça negra
- Múltiplas gestações
- Obesidade, tabagismo, etilismo.

MANIFESTAÇÕES CLÍNICAS

- Sinais e sintomas de IC (ver Capítulo 182, *Insuficiência Cardíaca*).

EXAMES COMPLEMENTARES

- Radiografia do tórax: cardiomegalia
- ECG: pode apresentar hipertrofia ventricular esquerda e alterações da repolarização ventricular
- Ecocardiograma: fração de ejeção reduzida, dilatação das câmaras cardíacas e hipocinesia difusa.

DIAGNÓSTICO DIFERENCIAL

- Necessário avaliação de doença cardíaca estrutural antes da gestação, tal como na CMD que descompensa após o 3º trimestre
- Alteração congênita ou valvar preexistente
- Miocardites que iniciam ou exacerbam durante a gravidez (p. ex., miocardite lúpica) (ver Capítulo 183, *Miocardites*).

COMPROVAÇÃO DIAGNÓSTICA

- Dados clínicos de IC + fração de ejeção reduzida no ecocardiograma.

TRATAMENTO

- Tratamento da IC (ver Capítulo 182, *Insuficiência Cardíaca*).

EVOLUÇÃO E PROGNÓSTICO

- Risco aumentado de recorrência em gestações subsequentes, mesmo nas mulheres que melhoraram ou normalizaram a função ventricular após o parto
- Nos casos de persistência de disfunção cardíaca, devem ser evitadas outras gestações
- Taxa de mortalidade alta
- Em geral, a maioria das pacientes se recupera em 6 meses, após tratamento da IC.

CARDIOMIOPATIA ALCOÓLICA

Cardiomiopatia alcoólica ou miocardiopatia alcoólica é a CMD decorrente do consumo crônico e abusivo de bebidas alcoólicas por indivíduos suscetíveis.

Cumpre ressaltar que 30 a 50% dos etilistas, mesmo assintomáticos, apresentam certo grau de deficiência ventricular esquerda à cintilografia miocárdica ou ao ecocardiograma.

A cardiomiopatia alcóolica é responsável por 4 a 10% dos casos de CMD.

O desenvolvimento das lesões depende do tempo de consumo de bebidas alcoólicas e de sua quantidade.

As mulheres são mais sensíveis aos efeitos tóxicos do etanol.

É mais frequente no sexo masculino entre 35 e 60 anos.

Tem potencial de reversibilidade, principalmente se o tratamento clínico e a abstenção alcoólica forem instituídas nas fases iniciais da doença.

MANIFESTAÇÕES CLÍNICAS

* Assintomática na fase inicial
* Arritmias: extrassístoles, fibrilação atrial (*holiday heart syndrome*)
* Manifestações clínicas de IC.

EXAMES COMPLEMENTARES

* ECG: alteração da repolarização ventricular, arritmias, sobrecarga ventricular esquerda
* Ecocardiograma: diminuição da fração de ejeção, hipocinesia difusa ou segmentar, aumento das cavidades cardíacas
* Radiografia do tórax: cardiomegalia.

DIAGNÓSTICO DIFERENCIAL

* Outras causas de CMD.

COMPROVAÇÃO DIAGNÓSTICA

* Dados clínicos (história de etilismo é fundamental) + ECG + exames de imagem.

TRATAMENTO

* Com o abandono do etilismo, pode haver regressão parcial ou total das lesões do miocárdio, mas depende do grau do comprometimento
* Tratamento da IC.

EVOLUÇÃO E PROGNÓSTICO

* Recuperação com afastamento da ação tóxica do etanol
* Persistindo o consumo de bebidas alcoólicas, as lesões progridem, ocorrendo intensa e difusa fibrose do miocárdio, tornando-as irreversíveis.

BIBLIOGRAFIA

Arany Z, Elkayam U. Peripartum cardiomyopathy. Circulation. 2016; 133(14):1397-409.
Argulian E, Sherrid MV et al. Misconceptions and facts about hypertrophic cardiomyopathy. Am J Med. 2016;129(2):148-52.
Azevedo MF. GPS Medicamentos. Guia prático em saúde. Rio de Janeiro: Guanabara Koogan; 2017.
Bozkurt B, Colvin M, Cook J et al. Current diagnostic and treatment strategies for specific dilated cardiomyopathies: a scientific statement from the American Heart Association. Circulation. 2016;134:e579.
Brasileiro Filho G. Bogliolo Patologia. 8. ed. Guanabara Koogan; 2011.
Canesin MF, Barretto ACP. Miocardites e miocardiopatias. In: Porto CC, Porto AL. Doenças do Coração. Prevenção e Tratamento. 2. ed. Guanabara Koogan; 2005.
Elliot P, Anderson E et al. Classification of the cardiomyopathies: a position statement from the European Society of Cardiology Working Group on Myocardial and Pericardial Diseases. Eur Heart J. 2008;29:270-6.
Falk RH, Hershberger RE. Chapter 77 – The dilated, restrictive and infiltrative cardiomyopathies. In: Zipes DP, Libby P, Bonow RO, Mann DL, Tomaselli GF, Bhatt D, Braunwald E (Ed.). Braunwald's Heart Disease: a Textbook of Cardiovascular Medicine. 11th ed. Elsevier; 2018. pp. 1580-6.
Fauchier L, Babuty D, Poret P et al. Comparison of long-term outcome of alcoholic and idiopathic dilated cardiomyopathy. Eur Heart J. 2000; 21:306.
Gonçalves A, Claggett B, Jhund PS et al. Alcohol consumption and risk of heart failure: the Atherosclerosis Risk in Communities Study. Eur Heart J. 2015;36:939.
Guzzo-Merello G, Cobo-Marcos M, Gallego-Delgado M, Garcia-Pavia P. Alcoholic cardiomyopathy. World J Cardiol. 2014;6:771.
Guzzo-Merello G, Segovia J, Dominguez F et al. Natural history and prognostic factors in alcoholic cardiomyopathy. JACC Heart Fail. 2015;3:78.
JCS Joint Working Group. Guidelines for diagnosis and treatment of patients with hypertrophic cardiomyopathy (JCS 2012). Digest Version. Circ J. 2016;80(3):753-74.
Maron BJ, Maron MS. Hypertrophic cardiomyopathy. Lancet. 2013; 381(9862):242-55.
Mesquita ET, Ianni BM, Mady C. Cardiomiopatias dilatadas. In: Moreira MCV, Montenegro ST, Paola AAV (Ed.). Livro-Texto da Sociedade Brasileira de Cardiologia. 2. ed. Manole; 2015. pp. 1086-90.
Patel PA, Roy A, Javid R, Dalton JA. A contemporary review of peripartum cardiomyopathy. Clin Med (Lond). 2017;17(4):316-21.
Porto CC, Porto AL. Semiologia médica. 8. ed. Guanabara Koogan; 2019.
Seferovic PM et al. Heart failure in cardiomyopathies: a position paper from the Heart Failure Association of the European Society of Cardiology. Eur J Heart Fail. 2019;21:553-76.
WHO/ISFC. Report of the 1995 WHO/ISFC task force on the definition and classification of cardiomyopathies. Circulation. 1996;93:841-2.
Yancy CW, Jessup M, Bozkurt B, Butler J, Casey Jr. DE, Drazner MH et al. 2013 ACCF/AHA guideline for the management of heart failure: a report of the American College of Cardiology Foundation/American Heart Association Task Force on Practice Guidelines. Circulation. 2013;128:e240-327.

178
Cardiopatias Congênitas

Mirna de Souza • Celmo Celeno Porto

INTRODUÇÃO

Os principais defeitos cardiovasculares congênitos são coarctação da aorta (ver Capítulo 193, *Coarctação da Aorta*), persistência do canal atrial, comunicação interventricular, estenose pulmonar, canal atrioventricular, prolapso de valva mitral, retorno venoso anômalo, atresia tricúspide, transposição dos grandes vasos, tetralogia de Fallot.

COARCTAÇÃO DA AORTA

Ver Capítulo 193, *Coarctação da Aorta*.

COMUNICAÇÃO INTERATRIAL

A comunicação interatrial (CIA), também denominada "defeito do septo interatrial", é a comunicação entre os átrios que possibilita a passagem de sangue entre as duas câmaras, com aumento do volume sistólico do ventrículo direito, causando hiperfluxo pulmonar.

É a segunda mais frequente anomalia cardíaca em adultos, sobrepujada apenas pela valva aórtica bicúspide.

Quando suspeitar e o que fazer

A suspeita de uma alteração cardíaca ou vascular congênita é levantada, principalmente, quando há sopros e cianose, além de outras manifestações clínicas como fadiga fácil, sudorese ao sugar, irritabilidade, crises de hipoxia, déficit ponderal, policitemia, além de outras, o que justifica uma avaliação especializada para uma conduta correta.

Cumpre salientar que alguns defeitos cardiovasculares são assintomáticos e a suspeita nasce ao se auscultar um sopro; no entanto, este sinal não é sinônimo de cardiopatia (ver Capítulo 189, *Sopros Cardíacos*).

TIPOS

Ostium secundum (75% dos casos). Comunicação situada na região da fossa oval. Comunicação localizada com mais frequência posteriormente à fossa oval. Frequente a associação com drenagem anômala das veias pulmonares em sua forma total ou parcial.

Ostium primum (15% dos casos). O forame oval, que na vida fetal mantém-se aberto, pode permanecer assim, após o nascimento, em 25 a 30% das crianças. Constitui uma variante de normalidade.

CAUSA

- Desconhecida.

FATORES DE RISCO

- História familiar de cardiopatia congênita
- Anomalias genéticas
- Sífilis, toxoplasmose, rubéola, Zika vírus, citomegalovírus, herpes-vírus humano e síndrome da imunodeficiência adquirida (AIDS) congênitos
- Consumo de drogas ilícitas e bebidas alcoólicas pela gestante
- Radiação ionizante.

MANIFESTAÇÕES CLÍNICAS

- Assintomática na CIA pequena e de pouca repercussão
- CIA grande pode provocar sintomas na infância ou na vida adulta
- Déficit pôndero-estatural (aspecto grácil)
- Fadiga fácil (às mamadas ou a outros esforços)
- Pneumopatias frequentes

- Hepatomegalia, taquidispneia, taquicardia e oligúria se surgir insuficiência cardíaca
- Precórdio abaulado com ventrículo direito hiperdinâmico
- Sopro protossistólico suave na borda esternal esquerda alta
- Sopro diastólico (proto ou meso) na borda esternal baixa nas grandes comunicações
- B2 com desdobramento fixo e constante
- Arritmias
- Síncope
- Cianose: quando coexistir hipertensão pulmonar ou de grandes válvulas do seio venoso que permita desvio de sangue da veia cava inferior pela CIA.

DIAGNÓSTICO DIFERENCIAL

- Sopro inocente (ver Capítulo 189, *Sopros Cardíacos*)
- Estenose valvar pulmonar de pequena repercussão hemodinâmica
- Drenagem anômala das veias pulmonares.

EXAMES COMPLEMENTARES

- Eletrocardiograma (ECG): padrão de bloqueio incompleto do ramo direito; intervalo P-R prolongado; onda P sugerindo aumento atrial direito; arritmias atriais; hipertrofia ventricular direita
- Radiografia do tórax: pode ser normal em comunicações pequenas. Aumento do átrio direito, ventrículo direito proeminente, arco médio abaulado e hiperfluxo pulmonar (Figura 178.1)
- Ecodoppler colorido: possibilita visualização da CIA, determinando localização e tipos; avaliação das dimensões das cavidades direitas e da repercussão hemodinâmica; diagnóstico de lesões associadas
- Ecocardiograma transesofágico (TE): ajuda a definir os detalhes anatômicos não visualizados ecocardiograma transtorácico (Figura 178.2)
- Cateterismo cardíaco: apenas nos casos de dúvida diagnóstica.

COMPLICAÇÕES

- Insuficiência cardíaca
- Hipertensão pulmonar com síndrome de Eisenmenger (pouco frequente).

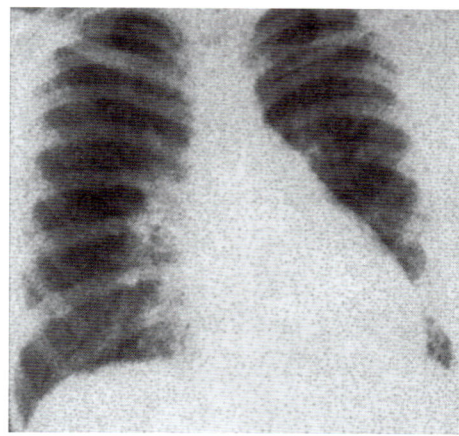

Figura 178.1 Radiografia torácica de paciente com comunicação interatrial e hiperfluxo pulmonar.

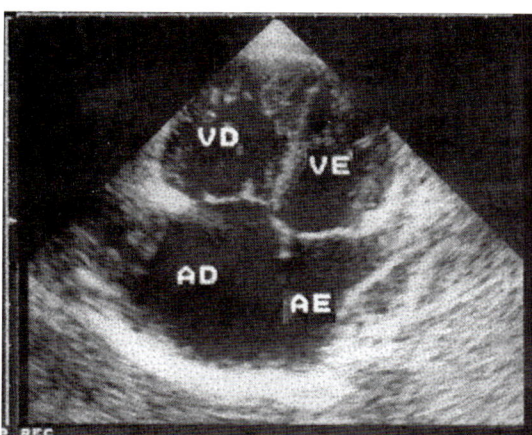

Figura 178.2 Ecocardiograma em corte apical de quatro câmaras mostrando comunicação interatrial do tipo *ostium secundum*. AD: átrio direito; AE: átrio esquerdo; VD: ventrículo direito; VE: ventrículo esquerdo.

TRATAMENTO

- Depende de avaliação clínica e hemodinâmica
- Na maior parte dos casos o tratamento pode ser feito por via percutânea com o cateter guiado por exame de imagem (ecocardiograma TE) para colocação de uma prótese que fecha o orifício que permitia a passagem de sangue de um átrio para o outro
- Em pacientes com CIA do tipo *ostium primum*, é indicada a correção cirúrgica. Após a intervenção deve-se fazer a prevenção de endocardite bacteriana e a formação de coágulos ao redor da prótese.

EVOLUÇÃO E PROGNÓSTICO

- Em 30% dos lactentes, pode haver fechamento espontâneo até 1 ano de idade
- Em adultos pode evoluir com complicações (hipertensão pulmonar, embolia paradoxal, IC).

Atenção

- Mesmo depois da correção ou do fechamento espontâneo de uma CIA, o ECG pode manter o padrão de bloqueio de ramo direito, o que não tem significado patológico
- Em mulher adulta com arritmia atrial, hipertensão pulmonar ou IC sem causa aparente, deve-se pesquisar CIA.

COMUNICAÇÃO INTERVENTRICULAR

Defeito congênito ou adquirido do septo interventricular, que possibilita a passagem de sangue entre os ventrículos, podendo ser isolado, múltiplo ou associado a outras lesões cardíacas.

Quando a comunicação interventricular (CIV) é adquirida, quase sempre decorre de complicação do infarto agudo do miocárdio (IAM).

TIPOS

- Congênito: membranosa, muscular, supracristal
- Adquirido: (pós-IAM): septo muscular.

CAUSAS

- Desconhecida
- Pode estar associada à síndrome de Down
- Em adultos, complicação de IAM.

FATORES DE RISCO

- História familiar; gemelaridade
- Consumo de drogas ilícitas e bebidas alcoólicas pela gestante
- Alterações genéticas (trissomias do 13, 18 e 21)
- IAM (CIV adquirida).

MANIFESTAÇÕES CLÍNICAS

- Recém-nascidos e lactentes:
  - Período neonatal: assintomático
  - Após 2 semanas de vida: início dos sintomas e surgimento do sopro
  - *Shunts* pequenos: o lactente desenvolve-se normalmente, porém apresenta sopro holossistólico rude no mesocárdio, 6+/6+, podendo ser pancardíaco. Pode ter frêmito
  - *Shunts* moderados: o lactente pode ter dispneia ao sugar e pneumopatias de repetição, ou a "síndrome do bebê chiador"
  - Grandes *shunts*: o lactente geralmente é muito sintomático (insuficiência cardíaca). Apresenta-se agitado, gemente, com taquidispneia e sudorese fria que piora ao sugar, às vezes com discreta cianose de extremidades, déficit pôndero-estatural, oligúria, tiragem intercostal e diafragmática, e pneumopatias de repetição
- Crianças, adolescentes e adultos jovens:
  - *Shunts* pequenos: paciente assintomático com sopro intenso, inclusive com frêmito
  - *Shunts* moderados: poucos sintomas (dispneia aos grandes esforços, fadiga, crises de sibilância)
  - Grandes *shunts*: sopro suave e sinais de insuficiência cardíaca, B3, elevação da pressão venosa, taquicardia, perda de peso, hepatomegalia e pneumonias de repetição
  - Quando se instala hipertensão pulmonar, hiperfonese de P2.

DIAGNÓSTICO DIFERENCIAL

- Sopro cardíaco inocente (ver Capítulo 189, *Sopros Cardíacos*)
- Persistência do canal arterial
- Tetralogia de Fallot de boa anatomia (*pink Fallot*)
- Regurgitação mitral; estenose pulmonar em lactente.

EXAMES COMPLEMENTARES

- ECG: pode ser normal. Sobrecarga de ventrículo esquerdo, sobrecarga de átrio esquerdo, supradesnivelamento de ST, onda Q, ou outros sinais de isquemia e IAM
- Radiografia do tórax: pode ser normal. Aumento de ventrículo esquerdo, aumento de átrio esquerdo, cardiomegalia importante, hiperfluxo pulmonar (Figura 178.3)
- Ecodoppler colorido: visualização da CIV, podendo ser medido o tamanho do defeito, aumento das cavidades esquerdas ou hipertrofia do ventrículo esquerdo, lesões cardíacas associadas; na CIV pós-IAM é possível detectar zonas de acinesia ou hipocinesia (Figura 178.4)
- Cateterismo cardíaco: útil na avaliação da resistência vascular pulmonar, para indicação cirúrgica em casos com hipertensão pulmonar.

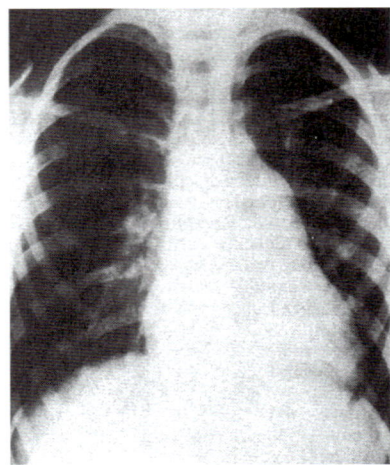

Figura 178.3 Radiografia de tórax mostrando hiperfluxo pulmonar do tipo arterial, abaulamento do arco médio e aumento das cavidades esquerdas.

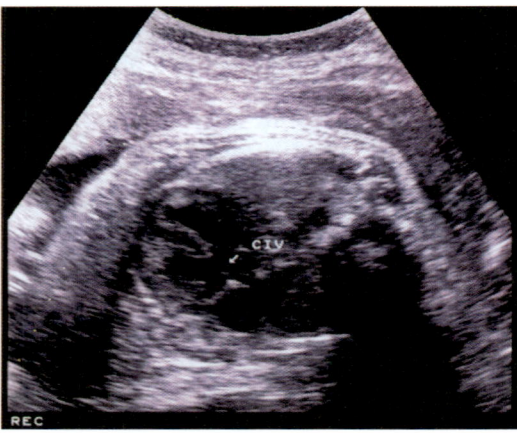

Figura 178.4 Comunicação interventricular (CIV) membranosa. Projeção de quatro câmaras de um feto com 39 semanas, notando-se desproporção no tamanho das cavidades ventriculares e descontinuidade do septo interventricular perimembranoso (*seta*).

COMPLICAÇÕES

- Insuficiência cardíaca, choque cardiogênico, endocardite infecciosa, hipertensão pulmonar.

TRATAMENTO

- Profilaxia de endocardite (ver Endocardite infecciosa, no Capítulo 181, *Endocardites*)
- Fechamento percutâneo da comunicação através do cateterismo cardíaco com colocação de uma prótese
- Correção cirúrgica em casos selecionados.

Tratamento medicamentoso

- Insuficiência cardíaca: ver Capítulo 182, *Insuficiência Cardíaca*.

EVOLUÇÃO E PROGNÓSTICO

- CIV congênita com *shunt* pequeno fecha espontaneamente até 1 ano de idade em 90% dos casos
- CIV congênita com *shunt* pequeno ou moderado desenvolve lesão de jato na parede do ventrículo direito

- Cura completa quando o fechamento da CIV é concluído antes de haver dilatação das câmaras esquerdas
- Quando a intervenção é tardia, pode ocorrer cardiomiopatia dilatada
- Hipertensão pulmonar
- CIV pós-IAM tem evolução grave.

DEFEITOS DO SEPTO ATRIOVENTRICULAR

Canal atrioventricular completo

Defeito congênito da porção atrioventricular do septo cardíaco e das valvas mitral e tricúspide, formando um canal que promove grande *shunt* esquerda-direita, denominado "canal atrioventricular completo".

Corresponde a 3 a 4% das cardiopatias congênitas.

É o defeito cardíaco mais frequente nos indivíduos com síndrome de Down.

CAUSA

- Desconhecida.

FATORES DE RISCO

- Trissomia do cromossomo 21 (síndrome de Down)
- Síndrome de DiGeorge, síndrome de Ellis-van Creveld
- Idade materna avançada.

MANIFESTAÇÕES CLÍNICAS

Dependem da forma da doença (a total é sempre mais grave):
- Forma parcial: manifestações clínicas semelhantes a CIA, CIV ou insuficiência mitral
- Forma total: ausência de sopros, sinais progressivos de insuficiência cardíaca (irritabilidade, sibilância, agitação, dispneia e sudorese ao sugar, palidez, extremidades frias, oligúria, déficit pôndero-estatural, sinais de desnutrição, baixa saturação de oxigênio com cianose). Crianças maiores ou adolescentes que sobrevivem à primeira infância sem tratamento podem apresentar síndrome de Einsenmenger (hipertensão pulmonar).

DIAGNÓSTICO DIFERENCIAL

- CIA (forma parcial)
- CIV (forma parcial)
- Insuficiência mitral (forma parcial)
- CIA com prolapso de valva mitral (forma parcial)
- Persistência do canal arterial
- *Truncus* (forma total)
- Cardiomiopatia com IC (forma total)
- Síndrome do bebê chiador (forma total)
- Doença vascular obstrutiva (hipertensão pulmonar primária)
- Retorno venoso anômalo
- Sopro cardíaco inocente (ver Capítulo 189, *Sopros Cardíacos*).

EXAMES COMPLEMENTARES

- ECG: bloqueio de ramo direito e da divisão anterossuperior do ramo esquerdo, eixo QRS superior, hipertrofia ventricular direita e/ou esquerda, ondas P apiculadas (quando existe hipertensão pulmonar)

- Radiografia do tórax: crescimento cardíaco progressivo com hiperfluxo pulmonar. Na forma parcial, a imagem assemelha-se à da CIA ou da CIV
- Ecodoppler colorido: alongamento da via de saída do ventrículo esquerdo, alinhamento das valvas atrioventriculares em um mesmo plano, nas formas parciais; é possível avaliar hipertensão pulmonar
- Cateterismo: evidencia canal atrioventricular e as alterações associadas; avalia o grau de hipertensão pulmonar para indicação cirúrgica.

COMPLICAÇÕES

- Hipertensão pulmonar
- Hipoxia e cianose
- Policitemia
- Tromboembolismo
- Retardo do crescimento
- IC/edema agudo de pulmão
- Infecções respiratórias.

TRATAMENTO

- Controle de fatores desencadeantes ou agravantes da IC: anemia, acidose, hipoxemia, infecções.

Tratamento medicamentoso

- Insuficiência cardíaca: ver Capítulo 182, *Insuficiência Cardíaca*.

Tratamento cirúrgico

- Em crianças com síndrome de Down, deve ser realizado preferencialmente até o 3º mês de vida, para evitar doença vascular pulmonar.

EVOLUÇÃO E PROGNÓSTICO

- Alívio completo dos sinais e dos sintomas com tratamento cirúrgico
- Crianças com síndrome de Down podem evoluir para hipertensão pulmonar mesmo após a correção cirúrgica, principalmente se esta for realizada após os 3 meses de idade.

ESTENOSE PULMONAR CONGÊNITA

Deformidade congênita da valva pulmonar, com obstrução do fluxo de sangue pela via de saída do ventrículo direito (VSVD).

Corresponde a 8 a 10% dos defeitos cardíacos congênitos.

CAUSA

- Desconhecida.

FATORES DE RISCO

- História familiar
- Rubéola congênita, síndrome congênita pelo Zica vírus
- Associação com anomalias genéticas (síndrome de Noonan) (ver Capítulo 29, *Anomalias Genéticas na Prática Diária*)
- Associação com outras cardiopatias congênitas (CIA).

MANIFESTAÇÕES CLÍNICAS

- Dependem da gravidade da estenose
- Estenose pulmonar leve (gradiente entre ventrículo direito e tronco pulmonar [VD/TP] próximo ao normal):
  - Ausência de sintomas
  - Ausência de cianose
  - Sopro sistólico, ejetivo, suave, em foco pulmonar, desde o nascimento, que pode ser confundido com sopro inocente (ver Capítulo 189, *Sopros Cardíacos*)
- Estenose pulmonar moderada (gradiente VD/TP em torno de 50 mmHg):
  - Ausência de cianose
  - Dispneia aos grandes esforços e fadiga
  - Sopro mesossistólico, ejetivo, em foco pulmonar
  - P2 suave, com retardo do componente pulmonar, podendo haver desdobramento fixo e constante
- Estenose pulmonar grave (gradiente VD/TP > 50 mmHg):
  - Sopro holossistólico, rude, ejetivo, em foco pulmonar
  - Frêmito palpável no foco pulmonar
  - Cianose aos grandes esforços
  - Dispneia intensa ao sugar
  - Irritabilidade
  - Tontura ou síncope, sobretudo aos esforços
  - Dor torácica do tipo anginosa aos esforços
  - Onda A proeminente no pulso venoso jugular (em adolescentes e adultos)
  - Impulso ventricular direito visível e palpável
- Estenose pulmonar crítica do recém-nascido:
  - Pode apresentar-se cianótico
  - Crises de hipoxia, com perda da consciência
  - Pode ocorrer choque cardiogênico.

DIAGNÓSTICO DIFERENCIAL

- Sopro inocente (ver Capítulo 189, *Sopros Cardíacos*)
- Estenose infundibular; estenose pulmonar supravalvar
- Estenose de ramos da artéria pulmonar
- CIA
- Tetralogia de Fallot
- CIV (em recém-nascidos).

EXAMES COMPLEMENTARES

- ECG: pode ser normal. Arritmias supraventriculares ocasionais; ondas P apiculadas e proeminentes; eixo elétrico desviado para a direita; hipertrofia ventricular direita
- Ecocardiograma: define claramente o diagnóstico de estenose pulmonar (Figura 178.5)
- Radiografia do tórax: nos casos sem repercussão hemodinâmica é normal; dilatação pós-estenótica do tronco arterial pulmonar; proeminência de átrio e ventrículo direitos; nos casos mais graves, nota-se hipofluxo pulmonar (Figura 178.6)
- Ventriculografia (Figura 178.7)
- Cateterismo cardíaco: indicado para escolha do tipo de tratamento.

COMPLICAÇÕES

- Endocardite infecciosa
- Choque e/ou óbito em recém-nascidos com estenose pulmonar crítica

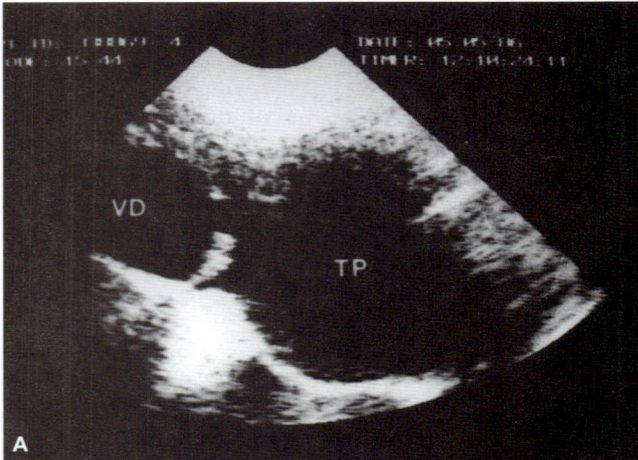

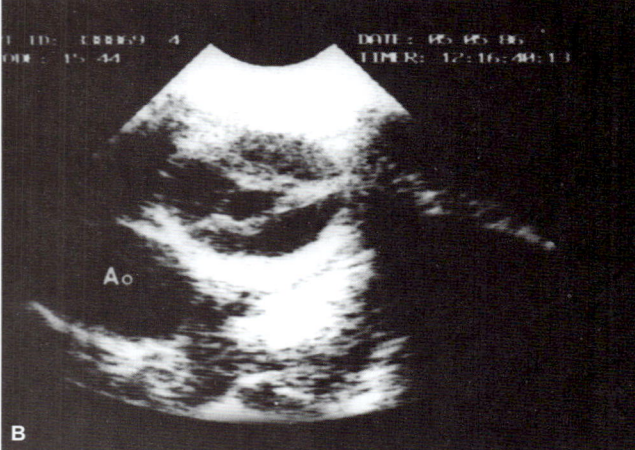

Figura 178.5 Estenose pulmonar. Ecocardiograma. **A.** Corte paraesternal mostrando a via de saída do ventrículo direito. A valva pulmonar apresenta folhetos espessados, fusão de comissuras, abertura central grande. Há dilatação do tronco pulmonar. **B.** Corte paraesternal alto mostrando ambas as valvas semilunares. Valvas pulmonar e tricúspide, com espessamento de folhetos e fusão comissural. O anel pulmonar é normalmente desenvolvido. TP: tronco pulmonar; VD: ventrículo direito.

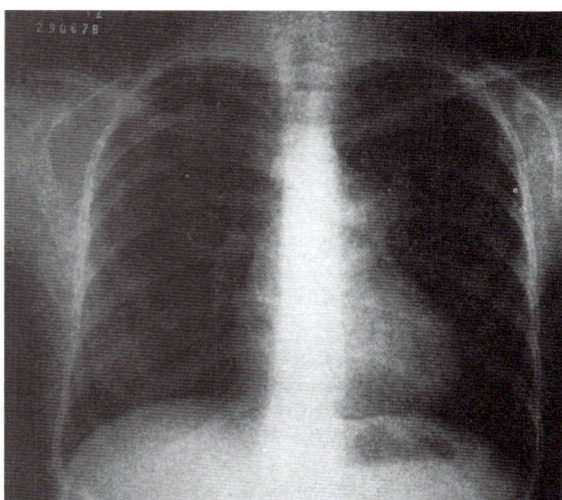

Figura 178.6 Radiografia de tórax mostrando hipofluxo pulmonar, abaulamento do arco médio (dilatação pós-estenótica) e hipertrofia ventricular direita.

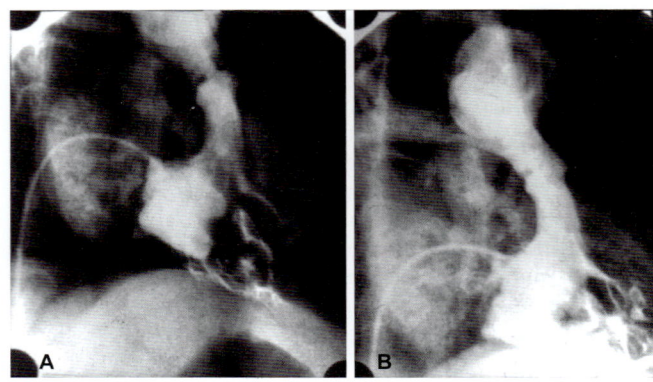

Figura 178.7 Ventriculografia direita tomada na incidência oblíqua anterior direita alongada antes (**A**) e depois (**B**) da valvoplastia pulmonar, mostrando ampla abertura da valva pulmonar.

- Regurgitação tricúspide e dilatação de átrio direito em casos graves
- Arritmias atriais.

TRATAMENTO

- Depende da gravidade
- Profilaxia de endocardite (ver Endocardite infecciosa, no Capítulo 181, *Endocardites*).

Tratamento cirúrgico

- Valvotomia com balão percutâneo
- Valvoplastia por cateterismo com colocação de prótese
- Correção cirúrgica em casos selecionados.

EVOLUÇÃO E PROGNÓSTICO

- Doença bem tolerada e, quando apresenta gradiente próximo ao normal, não requer tratamento nem interfere na qualidade de vida do paciente
- Estenose pulmonar crítica do recém-nascido é muito grave e pode causar óbito
- Em mulheres assintomáticas com estenose leve, a gravidez é geralmente bem tolerada

PERSISTÊNCIA DO CANAL ARTERIAL

Ver Capítulo 198, *Persistência do Canal Arterial*.

TETRALOGIA DE FALLOT

Defeito cardíaco congênito, caracterizado por: (a) CIV grande e não restritiva; (b) obstrução, de grau variável, da VSVD – estenose pulmonar infundibular e/ou valvar (pode coexistir estenose supravalvar); (c) hipertrofia do ventrículo direito; (d) cavalgamento do septo interventricular pela aorta, que pode estar dextroposta em 25% dos casos.

É a cardiopatia cianogênica mais frequente após 1 ano de idade e predomina no sexo masculino.

Persistência do canal arterial em recém-nascidos prematuros pode estar associada a diferentes alterações pulmonares, intestinais e em outros órgãos.

As artérias coronárias são anormais em 2 a 10% dos casos.

CAUSAS E FATORES DE RISCO

- Etiologia desconhecida
- Uso de drogas ilícitas pela mãe durante a gravidez
- Exposição do feto à radiação ionizante
- Uso de medicamento durante a gestação (anti-inflamatórios e antidepressivos)
- Gemelaridade, prematuridade
- Cardiopatia congênita materna
- Herança genética (3% da incidência ocorre em irmãos)
- Trissomia do cromossomo 21 (síndrome de Down).

MANIFESTAÇÕES CLÍNICAS

- Recém-nascidos e lactentes:
  - Cianose generalizada, progressiva e tardia (difícil evidenciação em bebês da raça negra)
  - Sopro sistólico na borda esternal esquerda
- Crianças:
  - Cianose generalizada
  - Pulsos arteriais e venosos normais
  - Frêmito sistólico na borda esternal esquerda quando a estenose de VSVD é muito importante
  - Sopro sistólico na borda esternal esquerda, podendo ser pancardíaco
  - B2 única (hipofonese de P2), podendo ser desdobrada no Fallot de boa anatomia (*pink Fallot*)
  - Estalido protossistólico aórtico, de ejeção
  - Baqueteamento digital e unhas em vidro de relógio
  - Posição de cócoras: provoca elevação da resistência periférica, aumentando o fluxo pulmonar e diminuição do retorno venoso com melhora da saturação de oxigênio arterial
  - Dispneia aos esforços
  - Hipodesenvolvimento
  - Policitemia
- Adolescentes e adultos:
  - Agravamento da cianose e do baqueteamento digital
  - Arritmia, síncope
  - Sopro contínuo nos vasos colaterais brônquicos
  - Fenômenos tromboembólicos
  - Cefaleia.

DIAGNÓSTICO DIFERENCIAL

- Transposição das grandes artérias
- Atresia pulmonar
- Estenose pulmonar acentuada
- Atresia tricúspide com estenose pulmonar
- Ventrículo único
- Hipertensão pulmonar primária
- Síndrome de Eisenmenger.

EXAMES COMPLEMENTARES

- ECG: desvio do eixo elétrico para a direita; hipertrofia de VD; aumento do átrio direito; extrassístoles ventriculares; pode ocorrer fibrilação ou *flutter* atrial
- Radiografia do tórax: coração de tamanho normal; ponta do coração virada para cima e arco médio escavado, sugerindo a forma de tamanco holandês (*coeur en sabot*); hipofluxo pulmonar, aorta grande
- Ecodoppler colorido: visualização da CIV, do cavalgamento do septo interventricular pela aorta, da estenose da VSVD e da hipertrofia de VD. Possibilita quantificar o gradiente e o fluxo da VSVD
- Ventriculografia (Figura 178.8)
- Cateterismo cardíaco e cineangiocardiografia (estão sendo substituídos pelo ecodoppler colorido): indicados para estudar os ramos pulmonares, após cirurgia de Blalock-Taussig, ou fazer análise das artérias coronárias e colaterais em pacientes adultos. Também para avaliar a posição das artérias coronárias.

COMPLICAÇÕES

- Crises de hipoxemia
- Tromboembolismo
- Abscesso cerebral
- Endocardite infecciosa
- Arritmias ventriculares.

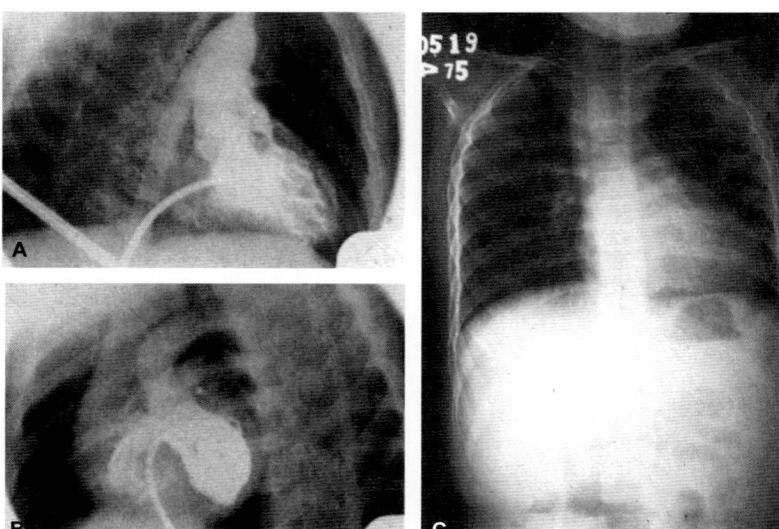

Figura 178.8 A. Tetralogia de Fallot. Ventriculografia direita evidenciando estenose pulmonar infundibulovalvar. **B.** Ventriculografia esquerda mostrando a dextroposição da aorta, que cavalga o septo e a comunicação interventricular. **C.** Radiografia de tórax mostrando hipofluxo pulmonar, arco aórtico à direita, arco médio deprimido e hipertrofia ventricular direita.

TRATAMENTO

- Operação de Blalock-Taussig para alívio da cianose
- Correção cirúrgica parcial ou total das alterações anatômicas.

EVOLUÇÃO E PROGNÓSTICO

- Diminuição da expectativa e da qualidade de vida
- Nos casos mais graves, pode ocorrer óbito precoce devido às crises hipoxêmicas
- Quando tratado adequadamente, tem bom prognóstico
- Podem surgir arritmias graves
- A policitemia e as anormalidades coronarianas podem predispor ao IAM
- Mulheres operadas com pressão de artéria pulmonar normal toleram bem a gravidez; o mesmo não acontece com as que apresentam hipertensão pulmonar pós-cirúrgica
- Mulheres submetidas à cirurgia de Blalock-Taussig, em caso de gravidez, têm risco aumentado para si e para o feto.

BIBLIOGRAFIA

Borges MJAF. Comunicação interventricular. In: Porto CC, Porto AL. Doenças do Coração. Prevenção e Tratamento. 2. ed. Guanabara Koogan; 2005.

Costa GB, Oliveira SRF. Comunicação interatrial. In: Porto CC, Porto AL. Doenças do Coração. Prevenção e Tratamento. 2. ed. Guanabara Koogan; 2005.

Emmanouilides GC et al. Moss e Adams – Doenças do coração na criança e no adolescente. Medsi; 2000.

Mattos S. Defeitos do septo atrioventricular. In: Porto CC, Porto AL. Doenças do Coração. Prevenção e Tratamento. 2. ed. Guanabara Koogan; 2005.

Pedra SRFF, Fontes VF. Estenose pulmonar. In: Porto CC, Porto AL. Doenças do Coração. Prevenção e Tratamento. 2. ed. Guanabara Koogan; 2005.

Porto CC, Porto AL. Semiologia médica. 8. ed. Guanabara Koogan; 2019.

Raposo REL, Gelerim MCE. Persistência do canal arterial. In: Porto CC, Porto AL. Doenças do Coração. Prevenção e Tratamento. 2. ed. Guanabara Koogan; 2005.

Souza CCE. Tetralogia de Fallot. In: Porto CC, Porto AL. Doenças do Coração. Prevenção e Tratamento. 2. ed. Guanabara Koogan; 2005.

179
Cor Pulmonale

Aguinaldo Figueiredo de Freitas Júnior • Celmo Celeno Porto

INTRODUÇÃO

Alteração na função e na estrutura do ventrículo direito, secundária a distúrbios nos pulmões ou na circulação pulmonar. Pode ser agudo ou crônico.

COR PULMONALE AGUDO

Falência cardíaca direita de instalação súbita decorrente do aumento abrupto da resistência vascular pulmonar.

CAUSAS

- Trombose ou embolia pulmonar maciça, síndrome de angústia respiratória.

MANIFESTAÇÕES CLÍNICAS

- Sinais e sintomas de embolia pulmonar maciça predominam no quadro clínico (ver Capítulo 152, *Tromboembolismo Pulmonar*)
- Dispneia, dor torácica que lembra angina do peito, síncope
- No pulso jugular, onda A ou C proeminente
- 4ª bulha cardíaca; hiperfonese da 2ª bulha cardíaca.

EXAMES COMPLEMENTARES

- Eletrocardiograma (ECG): sinais de sobrecarga ventricular direita
- Ecocardiograma: aumento do diâmetro do ventrículo direito, elevação da pressão da artéria pulmonar
- Cintilografia pulmonar: zonas de hipoperfusão
- Angiografia pulmonar: padrão-ouro para o diagnóstico.

COMPROVAÇÃO DIAGNÓSTICA

- Dados clínicos + ECG + ecocardiograma.

TRATAMENTO

Ver Capítulo 152, *Tromboembolismo Pulmonar*.

COR PULMONALE CRÔNICO

Hipertrofia do ventrículo direito resultante de afecções que comprometem a função e/ou a estrutura dos pulmões. As afecções, por sua vez, não decorrem de doenças que afetam primariamente o lado esquerdo do coração, nem de cardiopatias congênitas.

CAUSAS

- Doença pulmonar obstrutiva crônica, fibrose pulmonar, doenças infiltrativas pulmonares (sarcoidose, silicose, beriliose), infiltração neoplásica, colagenoses, hipertensão pulmonar primária, anemia falciforme, trombose pulmonar primária, doença pulmonar cística, hipoventilação relacionada com obesidade, alterações da caixa torácica (cifoescoliose).

MANIFESTAÇÕES CLÍNICAS

- Sinais e sintomas relacionados com a doença pulmonar podem predominar no quadro clínico
- Sinais sugestivos de hipertrofia ventricular direita à inspeção e palpação do precórdio
- Hiperfonese da 2ª bulha no foco pulmonar
- Insuficiência cardíaca direita (jugulares ingurgitadas, refluxo hepatojugular, hepatomegalia, edema dos membros inferiores).

EXAMES COMPLEMENTARES

- Radiografia do tórax: alterações relacionadas com a doença pulmonar, hipertensão pulmonar; aumento de ventrículo e átrio direitos
- ECG: QRS desviado para a direita e para trás (+90° a +180°); sobrecarga atrial direita, sobrecarga ventricular direita
- Ecocardiograma: sobrecarga sistólica do ventrículo direito; hipertensão pulmonar
- Cateterismo cardíaco: em casos selecionados.

COMPROVAÇÃO DIAGNÓSTICA

- Dados clínicos + radiografia do tórax + ECG + ecocardiograma.

TRATAMENTO

- Tratamento da doença pulmonar
- Oxigenoterapia (fluxo de oxigênio deve ser suficiente para manter a pressão parcial de oxigênio no sangue arterial [Pa_{O_2}] acima de 60 mmHg)
- Oxigênio por cateter nasal da seguinte maneira: (a) uso contínuo nos pacientes que apresentam hipoxemia, em repouso, Pa_{O_2} inferior a 55 mmHg, e nos que apresentam poliglobulia, mesmo tendo Pa_{O_2} igual ou superior a 55 mmHg; (b) uso noturno nos pacientes que apresentam hipoxemia relacionada com o sono (obesidade grave, apneia obstrutiva do sono); (c) durante ou após esforço físico acompanhado de hipoxemia
- Tratamento de insuficiência cardíaca (ver Capítulo 182, *Insuficiência Cardíaca*).

Tratamento cirúrgico

- Transplante de pulmão ou coração-pulmão em bloco.

EVOLUÇÃO E PROGNÓSTICO

- Dependem da doença pulmonar, mas o *cor pulmonale* apresenta, por si só, mau prognóstico
- Taxa de mortalidade elevada.

BIBLIOGRAFIA

Clausell N, Ribeiro JP. *Cor pulmonale* agudo. In: Porto CC, Porto AL. Doenças do Coração. Prevenção e tratamento. 2. ed. Guanabara Koogan; 2005.
Pereira LC et al. *Cor pulmonale* crônico. In: Porto CC, Porto AL. Doenças do Coração. Prevenção e Tratamento. 2. ed. Guanabara Koogan; 2005.
Porto CC, Porto AL. Semiologia médica. 8. ed. Guanabara Koogan; 2019.

180
Doença Arterial Coronariana

Doença isquêmica do coração, doença coronariana aterosclerótica, cardiopatia isquêmica, angina do peito, angina estável, angina instável, infarto agudo do miocárdio, isquemia silenciosa, IAM

Arnaldo Lemos Porto • José Gilson de Oliveira

INTRODUÇÃO

A doença arterial coronariana (DAC) pode se apresentar nas seguintes formas: doença subclínica, isquemia silenciosa, angina estável, angina instável, infarto agudo do miocárdio (IAM), cardiomiopatia isquêmica ou morte súbita.

A aterosclerose é a principal causa.

A evolução é crônica e progressiva, passando por longos períodos de estabilidade, interrompidos por episódios de desestabilização (síndromes coronarianas agudas [SCA]).

ANGINA DO PEITO

Síndrome clínica que se caracteriza por sensação de desconforto na região retroesternal, decorrente de isquemia miocárdica, mais comumente causada por obstrução fixa ou dinâmica de artéria coronária (Figura 180.1).

A angina ocorre quando a oferta de oxigênio pela circulação coronária é insuficiente para suprir as demandas metabólicas do miocárdio. Refere-se às duas possibilidades (angina estável e angina instável).

AVALIAÇÃO DA DOR TORÁCICA DE ACORDO COM O SEXO E A FAIXA ETÁRIA

A dor torácica é o sintoma principal da DAC, que pode ser caracterizada com angina típica, angina atípica e dor não anginosa (Quadro 180.1).

Ao lado das características semiológicas, a probabilidade de ser indicativa de DAC obstrutiva deve considerar idade e sexo do paciente, como mostra o Quadro 180.1.

CAUSAS

- Aterosclerose das artérias coronárias em 90 a 95% dos casos (ver Figura 180.1)
- Espasmo de artéria coronária
- Dissecção de artéria coronária
- Estenose aórtica
- Cardiomiopatia hipertrófica
- Hipertensão pulmonar
- Insuficiência aórtica
- Vasculites (ver Capítulo 218, *Aspectos Gerais das Vasculites*)
- Síndrome de isquemia miocárdica com artérias coronárias epicárdicas normais, condição clínica que exige investigação rigorosa.

FATORES DE RISCO

- História familiar de DAC precoce
- Diabetes melito
- Tabagismo
- Dislipidemia
- Hipertensão arterial
- Obesidade
- Sedentarismo
- Síndrome metabólica
- Estresse emocional
- Hiper-homocisteinemia
- Lipoproteína A elevada.

DIAGNÓSTICO DIFERENCIAL

Dor anginosa é a principal manifestação clínica, cujas características principais são: localização retroesternal, constritiva, com irradiação para o braço esquerdo, acompanhada de sudorese. Contudo, cumpre salientar, que dor anginosa típica ocorre apenas na metade dos pacientes com isquemia miocárdica. Portanto, localização e irradiação atípicas são frequentes, o que inclui no diagnóstico diferencial afecções

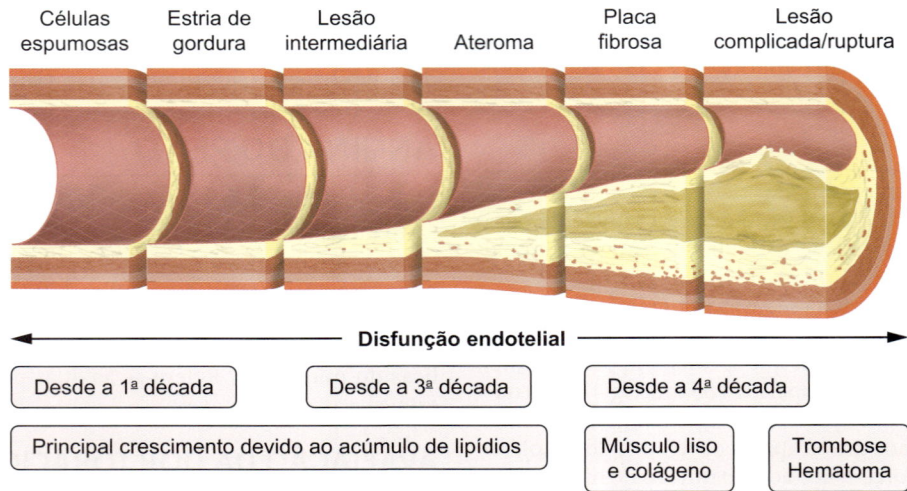

Figura 180.1 Evolução da placa ateromatosa. (Adaptada de Stary, 1995.)

Quadro 180.1 Probabilidade pré-teste de doença arterial coronariana obstrutiva em pacientes com dor torácica de acordo com faixa etária e sexo.

Anos	Angina típica		Angina atípica		Dor não anginosa	
	Homem	Mulher	Homem	Mulher	Homem	Mulher
30 a 39	59	28	29	10	18	5
40 a 49	69	37	38	14	25	8
50 a 59	77	47	49	20	34	12
60 a 69	84	58	59	28	44	17
70 a 79	89	68	69	37	54	24
> 80	93	76	78	47	65	32

As probabilidades de DAC obstrutiva mostradas refletem as estimativas para pacientes com idade entre 35, 45, 55, 65, 75 e 85 anos. (Adaptado de Genders TS et al., 2011.)

toráxicas e abdominais, da parede do tórax e dor psicogênica (Quadros 180.2 a 180.4).

ANGINA ESTÁVEL

DAC estável, síndrome coronariana crônica

Síndrome anginosa geralmente causada por obstrução fixa de uma artéria coronária, associada a aumento do consumo de oxigênio.

A sensação dolorosa é tipicamente desencadeada por esforço físico e aliviada com o repouso.

Menos frequentemente pode estar relacionada à doença de microcirculação e a espasmo coronariano.

CARACTERÍSTICAS DA DOENÇA ARTERIAL CORONARIANA ESTÁVEL

Patogênese. Alterações anatômicas ateroscleróticas estáveis e/ou funcionais dos vasos epicárdicos e/ou microcirculação (ver Figura 180.1).

História natural. Fases sintomática ou assintomática que podem ser interrompidas por episódios de SCA.

Mecanismos da isquemia miocárdica. Estenoses fixas ou dinâmicas das artérias coronárias epicárdicas, disfunção microvascular, espasmo coronariano epicárdico focal ou difuso.

Estes mecanismos podem estar associados no mesmo paciente e mudar com o passar do tempo.

FORMAS CLÍNICAS

Angina causada por: estenoses epicárdicas (mais frequente), disfunção microvascular, vasospasmo com ou sem lesão fixa, combinação de vários mecanismos.

MANIFESTAÇÕES CLÍNICAS

A história clínica é fundamental para diagnóstico e decisão sobre o tratamento.

Dor retroesternal, de intensidade leve no início (apenas desconforto), com aumento gradual até alcançar intensidade máxima em alguns minutos, durando 15 segundos a 15 minutos e que desaparece com a interrupção do esforço ou o uso de nitrato sublingual. É descrita como dor "em aperto", "peso", "sufocante" ou "queimação".

Pode ser desencadeada por refeições volumosas, esforço físico, emoções e frio.

Pode irradiar-se para o braço esquerdo, dorso, pescoço, mandíbula, epigástrio ou braço direito.

Pode acompanhar-se de dispneia, palpitações, sudorese, náuseas, sensação de fraqueza e tonturas.

Em 40% dos pacientes, a dor tem localização atípica (epigástrio, ombro, dorso, mandíbula) (ver Quadros 180.2 a 180.4).

Quadro 180.2 Diagnóstico diferencial das dores anginosas típica e atípica e doenças do tórax.

Dissecção aórtica aguda
Lesão por meio da qual o sangue delamina suas camadas, preferencialmente em sentido anterógrado. Entre as patologias que se manifestam com dor torácica, é a de maior mortalidade

Pneumotórax
Ar na cavidade pleural, acarretando colapso pulmonar parcial ou completo

Pericardite
Inflamação do pericárdio, geralmente com acúmulo de líquido

Pleurite
Inflamação da pleura acompanhada de dor, febre, tosse e dispneia

Prolapso da valva mitral
Protrusão de um ou ambos os folhetos da valva mitral para o átrio esquerdo durante a sístole

Mediastinite
Inflamação do mediastino. A mediastinite aguda geralmente resulta de perfuração do esôfago ou esternotomia mediana

Embolia pulmonar
Bloqueio agudo de uma ou mais artérias pulmonares por coágulos sanguíneos

Esofagite
Inflamação do esôfago causada principalmente pelo refluxo gastresofágico. Pode ser também infecciosa e eosinofílica

Hipertensão pulmonar
Aumento da pressão na circulação pulmonar

Espasmo esofágico
Alteração da motilidade caracterizada por diferentes contrações não propulsivas, hiperdinâmicas ou por pressão elevada

O exame físico geralmente é normal durante o episódio doloroso, mas podem ser observados 4ª bulha, estertores pulmonares ou insuficiência mitral.

Equivalentes anginosos

Manifestações clínicas, principalmente: dispneia, fadiga, tonturas, sudorese, palpitações, eructações que ocorrem durante episódios de isquemia miocárdica na ausência de dor.

Equivalentes anginosos são mais comuns em diabéticos, idosos e mulheres, pacientes com doença renal crônica ou submetidos a transplante cardíaco.

CLASSIFICAÇÃO DA DOENÇA ARTERIAL CORONÁRIA ESTÁVEL

A Sociedade Canadense de Cardiologia propôs uma classificação que tem como base a realização de atividades físicas, sendo muito útil para avaliar e orientar os pacientes (Quadro 180.5).

EXAMES COMPLEMENTARES

- Eletrocardiograma (ECG): normal em 50% dos pacientes com DAC estável, mas pode haver alterações inespecíficas do segmento ST/T em pacientes com ou sem IAM prévio.

Quadro 180.3 Diagnóstico diferencial das dores anginosas típica e atípica e doenças dos órgãos abdominais.

Úlcera péptica
Erosão em um segmento de mucosa gástrica, classicamente no estômago (úlcera gástrica), ou nos primeiros segmentos do duodeno (úlcera duodenal)

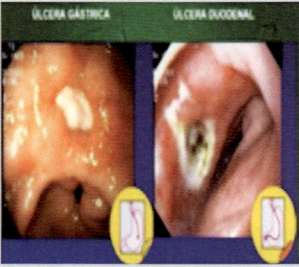

Hérnia de hiato
Protrusão do estômago pelo hiato diafragmático

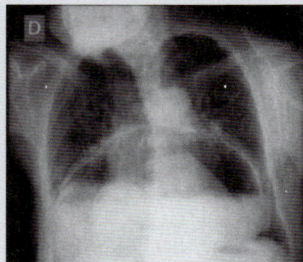

Colecistite
Inflamação aguda da vesícula biliar que evolui rapidamente, geralmente como resultado da obstrução do ducto cístico por um cálculo

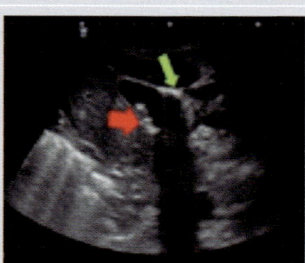

Quadro 180.4 Diagnóstico diferencial das dores anginosas típica e atípica e doenças da parede do tórax e de origem psicogênica.

Costocondrite (síndrome de Tietze)
Inflamação das cartilagens que ligam as costelas ao esterno, causando dor

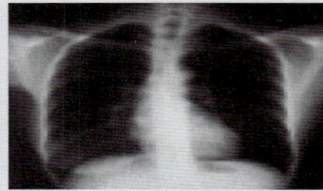

Herpes-zóster
Infecção que resulta da reativação do vírus da varicela-zóster de seu estado latente em um gânglio da raiz dorsal posterior

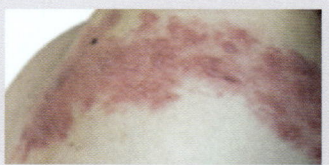

Radiculopatia (dorsalgia)
Distúrbio de raiz nervosa que resulta em sintomas segmentares previsíveis (dor ou parestesias na distribuição de um dermátomo, fraqueza nos músculos inervados pela raiz)

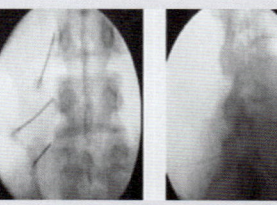

Artropatia no ombro
Dor resultante de doenças articulares ou ósseas no ombro esquerdo

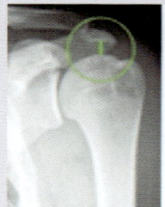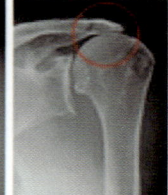

Dores muscular e articular
Relacionadas com inflamação ou trauma de segmentos musculares e/ou ósseos

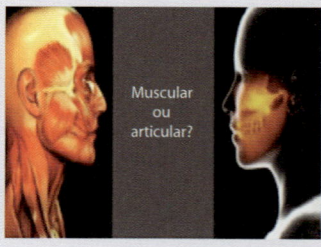

Dor psicogênica
Nenhum mecanismo nociceptivo ou neuropático pode ser identificado. Há sintomas psicológicos suficientes para estabelecer critérios de distúrbio doloroso somatoforme, depressão ou outro diagnóstico psicológico comumente associados com queixas de dor

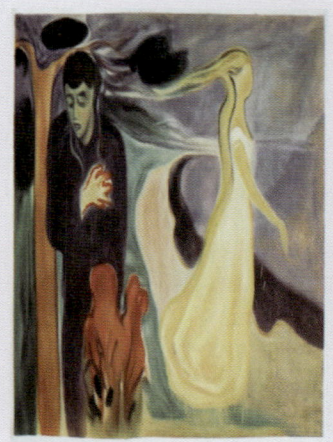

Bloqueio de ramo e síndrome de Wolff-Parkinson-White reduzem a utilidade do ECG para avaliação de isquemia miocárdica.

- Teste ergométrico: útil para diagnóstico, estratificação de risco e acompanhamento. Boa sensibilidade e alta especificidade, principalmente em homens de meia-idade sintomáticos, e probabilidade pré-teste intermediária. Baixa acurácia em mulheres pré-menopausa, pacientes com ECG basal anormal e naqueles com grande limitação funcional

- Ecocardiograma: avalia a função ventricular e auxilia no diagnóstico diferencial com outras doenças cardíacas (estenose aórtica, cardiomiopatia hipertrófica, prolapso de valva mitral). Permite avaliar várias características da estenose aórtica

- Ecocardiograma de estresse: útil no diagnóstico de isquemia miocárdica em pacientes com alterações no ECG basal e naqueles impossibilitados de realizar esforço físico. É indicado para auxiliar na estratificação do risco de pacientes com DAC estável

- Cintilografia miocárdica: indicações semelhantes às do ecocardiograma de estresse. Fornece elementos para estratificação do risco de complicações (IAM, morte súbita) e na decisão de se realizar ou não a cineangiocoronariografia

- Angiotomografia coronária: avaliação não invasiva da anatomia coronariana; fornece escore de cálcio; indicada na estratificação do risco cardiovascular e na avaliação de pacientes sintomáticos com risco intermediário

Quadro 180.5 Classificação da doença arterial coronariana estável (Sociedade Canadense de Cardiologia).

Classe I	Atividades físicas habituais não causam angina. Dor somente surge com esforço intenso, rápido ou prolongado
Classe II	Leve limitação das atividades habituais
Classe III	Grande limitação das atividades
Classe IV	Impossibilidade de desempenhar qualquer atividade sem desconforto (angina de repouso pode ocorrer)

- Ressonância magnética (RM) cardiovascular: indicada para pesquisa de isquemia miocárdica, detecção de fibrose/IAM, viabilidade miocárdica e avaliação da função ventricular
- Cineangiocoronariografia: indicada para pacientes com risco alto e que podem ser beneficiados com tratamento de reperfusão do miocárdio (cirúrgica ou por angioplastia)
- Exames laboratoriais: incluem perfil lipídico, glicemia, hemoglobina glicada, proteína C reativa ultrassensível, avaliação da função renal e hemograma.

COMPROVAÇÃO DIAGNÓSTICA

- Dados clínicos + ECG e/ou teste ergométrico e/ou ecocardiograma e/ou cintilografia miocárdica e/ou RM do coração. Os exames funcionais não invasivos são preferidos na avaliação inicial de pacientes com suspeita de angina estável
- Angiotomografia de coronárias e cineangiocoronariografia são indicadas para definir a anatomia, identificar obstruções significativas ou descartá-las, quando o diagnóstico persiste duvidoso após avaliação funcional.

COMPLICAÇÕES

- Arritmias
- Morte súbita
- IAM
- Insuficiência cardíaca
- Cardiomiopatia isquêmica.

TRATAMENTO

Tratamento clínico

- Medidas gerais (Figura 180.2)
- Mudanças no estilo de vida é parte essencial do tratamento ao reduzir os fatores de risco.

Estratificação de risco

Condição fundamental para a tomada de decisões em um paciente com angina estável é a estratificação do risco cardiovascular em:

- Pacientes de baixo risco: tratamento clínico com controle dos fatores de risco e mudanças no estilo de vida
- Pacientes de alto risco: realizar cineangiocoronariografia para avaliar a indicação de revascularização do miocárdio (cirurgia/angioplastia).

Acompanhamento periódico para ajuste das doses de medicamentos, avaliação das mudanças no estilo de vida e monitoramento da evolução da DAC.

Mudanças no estilo de vida

- Alimentação com baixos colesterol e gorduras saturadas
- Aumentar ingestão de frutas, verduras, legumes e peixes
- Fracionar a dieta e evitar refeições volumosas
- Perder peso se for obeso
- Praticar exercícios físicos
- Exercer atividades que aliviem o estresse
- Abandonar o tabagismo
- Uso moderado ou abstenção de bebidas alcoólicas.

Tratamento medicamentoso

- Ácido acetilsalicílico (AAS) 85 a 325 mg/dia por via oral (VO); ou clopidogrel 75 mg VO, 1 vez/dia (uso contínuo)
- Nitratos (5-mononitrato de isossorbida, dinitrato de isossorbida e propatilnitrato em apresentações sublinguais, orais e orais de liberação prolongada) e nitroglicerina (sublingual, transdérmica).

  Orientar o paciente a usar as preparações sublinguais na posição sentada e, assim, permanecer por 15 minutos para evitar hipotensão arterial.

  A nitroglicerina sublingual não causa dependência, pode ser usada várias vezes ao dia na prevenção de episódios anginosos (caminhadas, exercício físico, refeição volumosa, falar em público, relações sexuais e outras atividades que geram tensão emocional)
- Betabloqueadores: metoprolol 25 a 200 mg/dia VO; ou propranolol 40 a 240 mg/dia VO; ou atenolol 25 a 200 mg/dia VO. Melhor indicação para pacientes com hipertensão arterial e insuficiência cardíaca (as doses devem ser ajustadas de acordo com a resposta clínica, mantendo a frequência cardíaca [FC] em torno de 55 bpm em repouso)
- Antagonistas do cálcio: verapamil 80 a 480 mg/dia VO; ou diltiazem 90 a 360 mg/dia VO; anlodipino 2,5 a 20 mg/dia VO; nifedipino 10 a 60 mg/dia VO
- Inibidores da enzima de conversão da angiotensina (IECA) ou antagonistas de angiotensina II: indicados para pacientes com DAC estável associada a hipertensão arterial e insuficiência cardíaca e para aqueles com disfunção ventricular mesmo sem insuficiência cardíaca, e pacientes diabéticos
- Estatinas: indicadas para os pacientes com DAC comprovada e LDL-colesterol > 50 mg/dℓ
- Ivabradina: indicada para pacientes com medicação otimizada e mantendo FC > 60 bpm
- Trimetazidina: indicada para pacientes com DAC estável sintomática em uso de betabloqueadores, isoladamente ou associada a outros antianginosos
- Ansiolíticos e antidepressivos: em casos selecionados.

EVOLUÇÃO E PROGNÓSTICO

Pacientes com DAC estável controlada têm boa evolução clínica e baixa mortalidade.

O tratamento clínico otimizado é seguro, eficaz e apresenta resultados semelhantes aos tratamentos invasivos (angioplastia/cirurgia de revascularização miocárdica).

Disfunção ventricular esquerda, arritmias complexas e insuficiência cardíaca pioram o prognóstico e aumentam o risco de morte súbita.

Pacientes de alto risco, refratários ao tratamento clínico e com alterações anatômicas significativas nas artérias

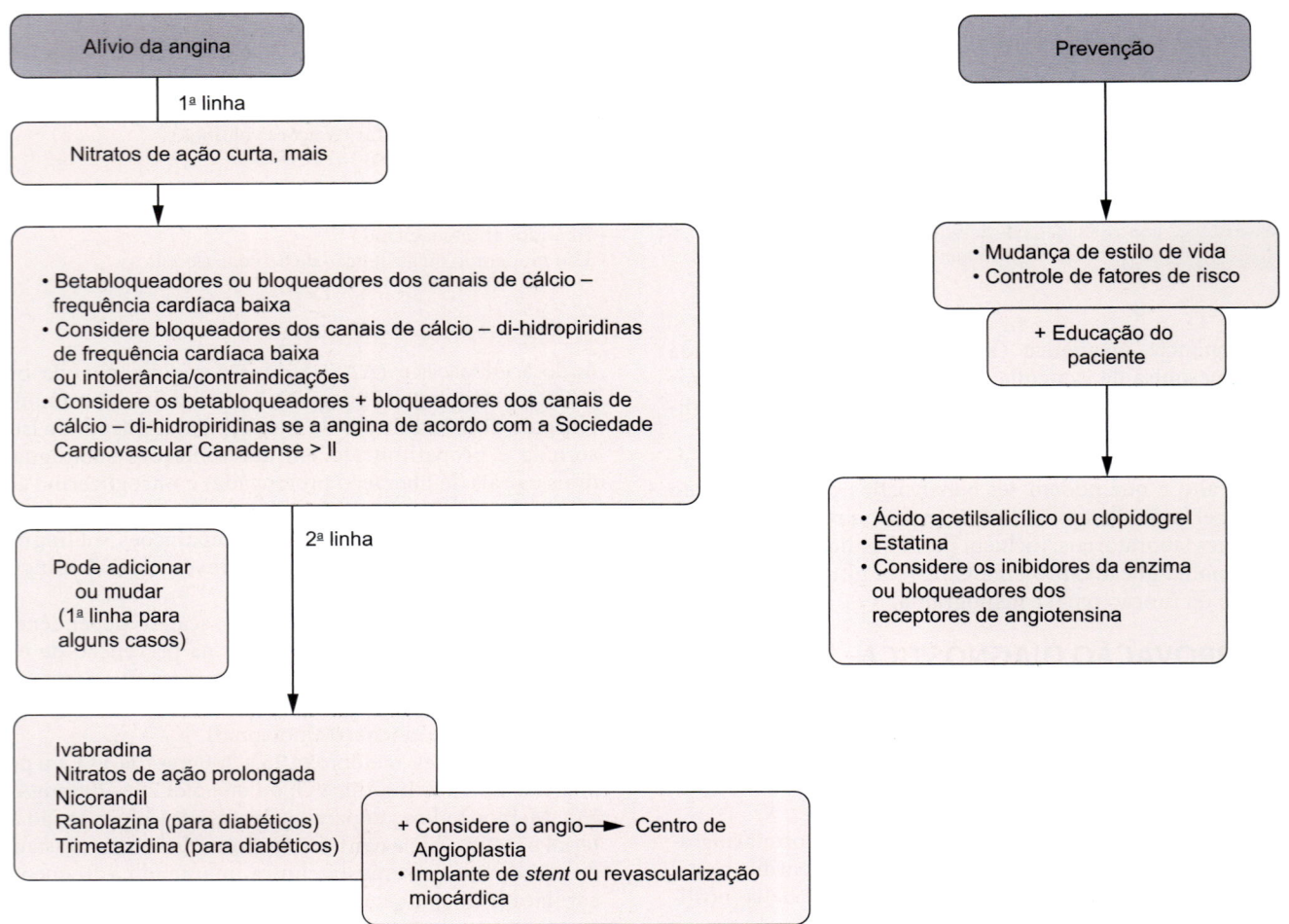

Figura 180.2 Fluxograma do tratamento clínico de pacientes com doença arterial coronariana estável. (Adaptada de Task Force Members et al., 2013.)

coronárias (p. ex., lesão de tronco de artéria coronária esquerda) são os mais beneficiados pelo tratamento invasivo – cirurgia/angioplastia.

Atenção

Cumpre salientar a necessidade de acompanhamento regular com monitoramento periódico para identificar isquemia miocárdica e função ventricular esquerda, para mudança da estratégia terapêutica, quando necessário.

ANGINA INSTÁVEL

Síndrome coronariana causada por obstrução aguda de uma artéria coronária, decorrente de trombose formada em uma placa ateromatosa que sofreu ruptura, sem IAM (Figura 180.3).

Também denominada síndrome intermediária, pré-infarto e insuficiência coronariana aguda.

MANIFESTAÇÕES CLÍNICAS

- Dor com as características da DAC estável, mas com duração acima de 20 minutos, que não se alivia totalmente ou não se altera com uso de nitratos. A dor tende ser mais intensa, prolongada e é precipitada por menos esforço ou surge mesmo em repouso
- Exame físico pode ser normal
- História de DAC prévia
- Durante o episódio de dor, podem ocorrer estertores pulmonares, 4ª bulha cardíaca, sopro de insuficiência mitral, hipotensão arterial, bradicardia ou taquicardia.

Estratificação de risco

Estratificação dos pacientes quanto ao risco é necessário para tomada de decisões terapêuticas e avaliação prognóstica, em virtude da ampla variação das manifestações clínicas das síndromes isquêmicas miocárdicas instáveis sem supradesnível do segmento ST (SIMISSST) (Quadro 180.6).

EXAMES COMPLEMENTARES

- ECG e monitoramento dinâmico: podem ser normais. Alterações dinâmicas no segmento ST (depressão ou elevação do ST) ou inversão da onda T durante episódio doloroso que se resolve pelo menos parcialmente quando os sintomas são aliviados
- São importantes marcadores de prognóstico adverso, isto é, subsequente IAM. Presença de onda Q indica necrose miocárdica. ECG deve ser repetido em até 6 horas para confirmação diagnóstica

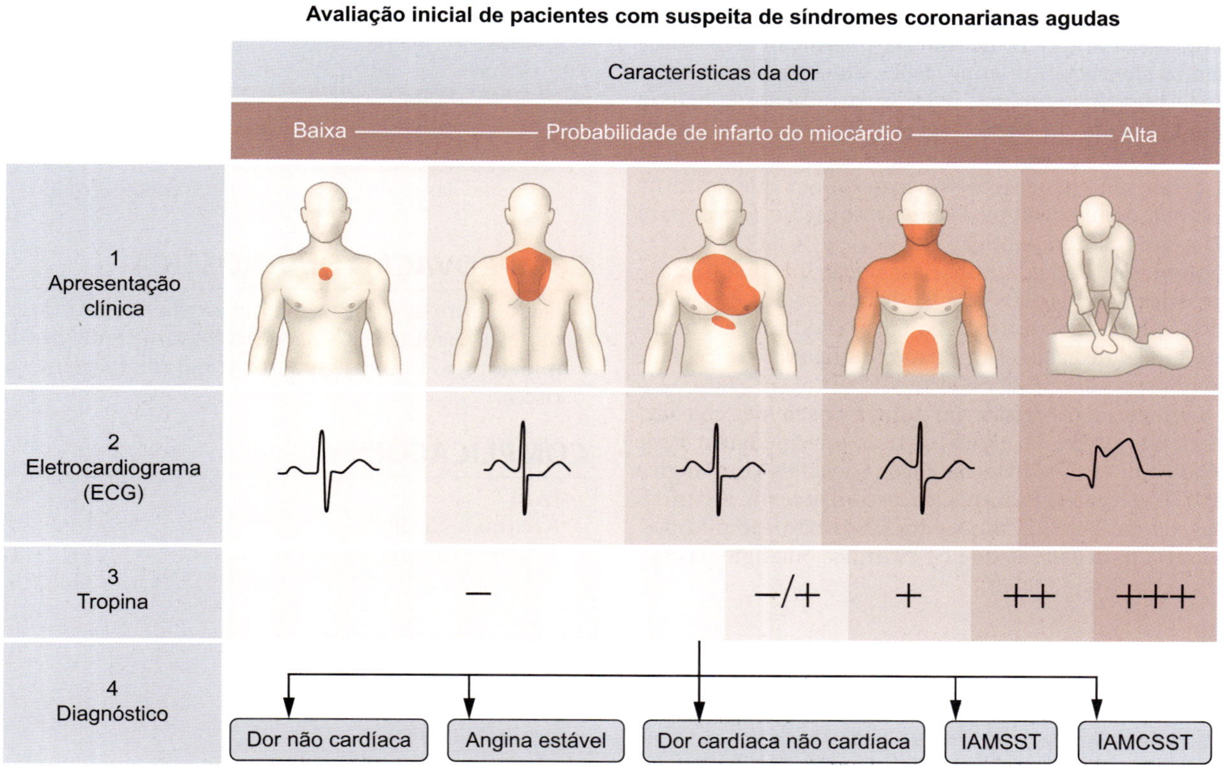

Avaliação inicial de pacientes com suspeita de síndromes coronarianas agudas

Figura 180.3 Avaliação inicial de pacientes com suspeita de síndromes coronarianas agudas. IAMSST: infarto agudo do miocárdio sem supradesnivelamento do segmento ST; IAMCSST: infato do miocárdio com supradesenvolvimento do segmento ST. (Adaptada de Diretrizes Europeias para abordagem e tratamento das síndromes coronarianas agudas sem supradesnivelamento do segmento ST.)

Quadro 180.6 Estratificação dos pacientes quanto ao risco de angina instável.

Risco alto	Risco intermediário	Risco baixo
Deve haver pelo menos um dos achados abaixo: • Dor prolongada em repouso (> 20 min) e contínua • Sinais de congestão pulmonar • Sopro de insuficiência mitral • 4ª bulha cardíaca ou estertores pulmonares • Hipotensão arterial • Alterações dinâmicas do segmento ST > 1 mm	Nenhum dado de alto risco, mas deve-se atentar para:* • Dor em repouso (> 20 min) ou que melhora com repouso ou nitroglicerina • Dor noturna • Dor de início recente, grau III ou IV (SCC) nas 2 últimas semanas, mas baixa probabilidade de DAC • Ondas Q ou depressão do segmento ST > 1 mm em várias derivações • Dor com alterações dinâmicas da onda T	Nenhum achado de risco alto ou intermediário, mas deve-se atentar para: • Dor de intensidade aumentada com maior frequência, gravidade ou maior duração • Dor desencadeada com esforço de pequena intensidade • Dor de início recente no intervalo de 2 semanas a 2 meses • ECG normal ou não alterado

DAC: doença arterial coronariana; ECG: eletrocardiograma. *Ausência de dor durante avaliação não indica baixa probabilidade de DAC. (Adaptado de Diretrizes da Sociedade Brasileira de Cardiologia sobre angina instável e infarto agudo do miocárdio, 2007.)

- CK-MB e troponinas: devem ser mensuradas em todos os pacientes com suspeita de síndromes isquêmicas miocárdicas instáveis (SIMI). Os marcadores devem ser medidos na admissão e repetidos pelo menos uma vez, 6 a 9 horas depois (preferencialmente 9 a 12 horas após o início dos sintomas). Caso o resultado dos exames seja normal ou discretamente elevado, com o uso de troponinas de alta sensibilidade, eles devem ser repetidos em 1 hora
- Teste ergométrico: indicado para avaliação da síndrome isquêmica aguda (é seguro e importante na estratificação de pacientes com dor torácica). Deve ser realizado em pacientes de baixo risco e com marcadores bioquímicos normais (realizá-lo após 12 horas de estabilização dos sintomas e com resultados de enzimas normais)

- Ecocardiograma: para avaliar contratilidade ventricular, global e regional, e calcular a fração de ejeção; para diagnóstico diferencial com dissecção aórtica, embolia pulmonar, valvopatia. Possibilita, também, detectar complicações (insuficiência mitral, trombos, disfunção ventricular). Se disponível, deve ser realizado em todos os pacientes
- RM do coração e/ou cintilografia miocárdica: utilizados como alternativa ao teste ergométrico em pacientes com impossibilidade de realizar exercícios físicos (alterações musculoesqueléticas, bloqueio completo do ramo esquerdo, sobrecarga ventricular esquerda, síndrome de Wolff-Parkinson-White, distúrbios hidreletrolíticos, uso de medicamentos). Em pacientes com risco baixo e intermediário nos quais persistem dúvidas após a realização

de teste ergométrico ou impossibilitados de submeter-se a esse teste. Para identificação da presença/extensão de isquemia em pacientes com lesões duvidosas no cateterismo. Após o cateterismo, para identificação da artéria relacionada com o evento (região a ser revascularizada), e/ou estratificação complementar de risco. Em pacientes com áreas ventriculares dissinérgicas, em que se torna necessário comprovar ou excluir miocárdio viável para guiar a conduta terapêutica

- Angiotomografia das coronárias: opção na investigação diagnóstica para decisão terapêutica em pacientes estratificados como de baixo risco. A angio-TC durante o atendimento inicial de casos selecionados aumenta a capacidade de diagnóstico das SIMISSST
- Cineangiocoronariografia: em todos os pacientes considerados de alto risco e em alguns de risco intermediário. Pode ser realizada de imediato naqueles pacientes com angina refratária ou recorrente, insuficiência cardíaca e/ou arritmias graves, ou em 24 a 72 horas para casos não complicados. Necessária para decisão de RM cirúrgica ou angioplastia

- Exames laboratoriais: lipidograma, glicemia, ureia e creatinina

Raciocínio diagnóstico

A Figura 180.4 mostra em visão de conjunto as estratégias de tratamento das síndromes coronarianas agudas.

COMPROVAÇÃO DIAGNÓSTICA

- Dados clínicos + dosagem de enzimas + ecocardiograma e/ou teste ergométrico + ecocardiograma e/ou cintilografia miocárdica + cineangiocoronariografia (pacientes de alto risco).

COMPLICAÇÕES

- IAM
- Arritmias cardíacas
- Acidente vascular cerebral

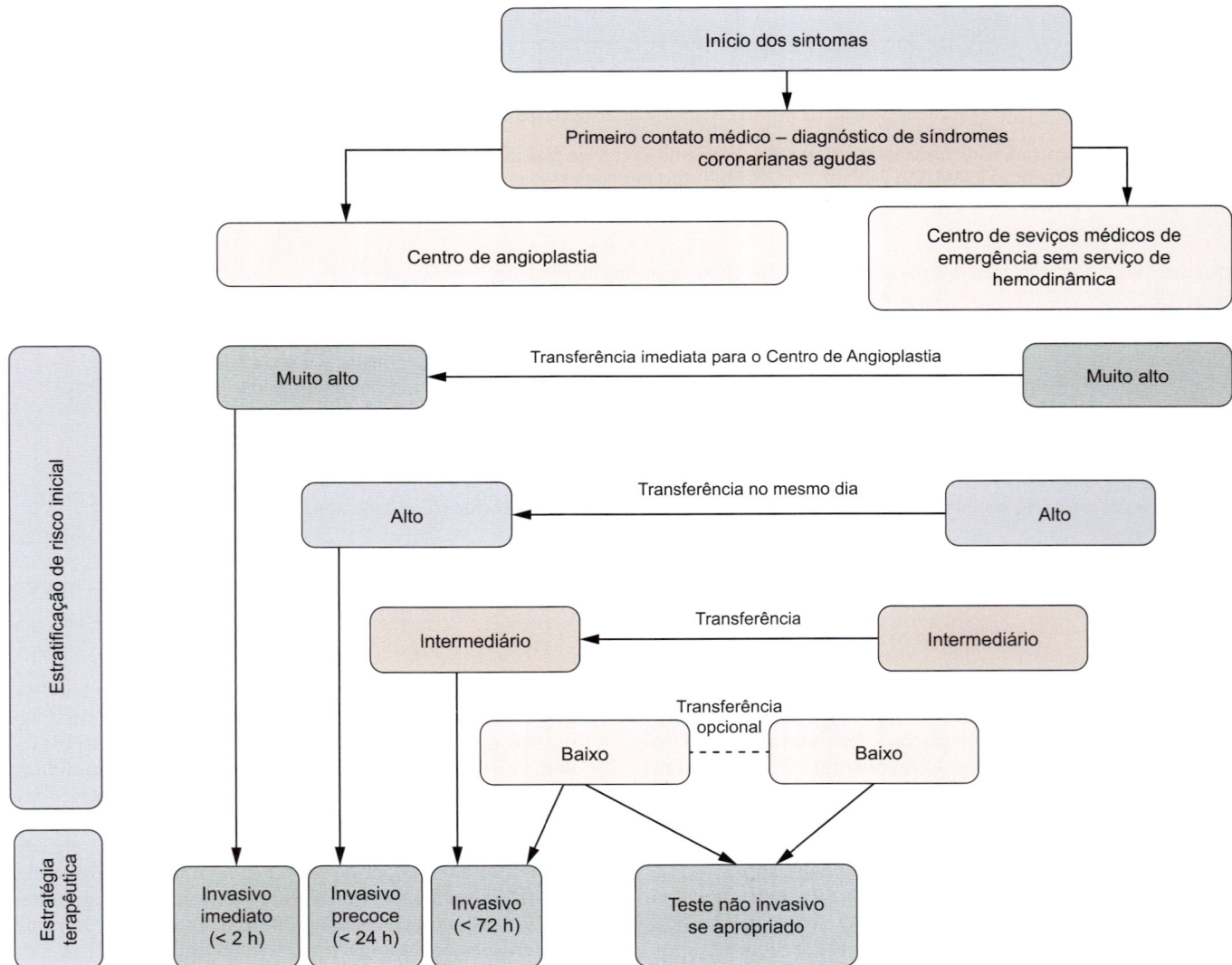

Figura 180.4 Fluxograma para tratamento de síndromes coronarianas agudas. (Adaptada de Diretrizes Europeias para abordagem e tratamento das síndromes coronarianas agudas sem supradesnivelamento do segmento SJ.)

- Bloqueio atrioventricular
- Disfunção ventricular esquerda e insuficiência cardíaca
- Morte súbita.

TRATAMENTO

Fundamentos

- Fazer a estratificação do risco cardiovascular e de sangramento para definir a conduta terapêutica
- Pacientes com angina instável devem ser admitidos no hospital para monitoramento contínuo, obter acesso venoso, ECG imediato e avaliação de enzimas
- Após estabilização clínica inicial, deve-se estratificar o risco e decidir se o paciente será enviado para hemodinâmica em caráter de urgência ou não
- Oxigenoterapia: para pacientes com riscos intermediário e alto (2 a 4 ℓ/min) por 3 horas ou por tempos maiores e com dessaturação < 90%.

Tratamento medicamentoso

- Alívio da dor e sedação (ver Capítulo 15, *Dor*)
- Administrar benzodiazepínicos a pacientes de riscos intermediário e alto
- Administrar sulfato de morfina a pacientes de riscos intermediário e alto
- Nitratos: para todos os pacientes com síndrome isquêmica aguda. Nos casos de riscos intermediário e alto, nitroglicerina intravenosa (IV). Os nitratos devem ser mantidos até 48 horas após o último episódio de dor, retirando-se gradualmente o medicamento
- Betabloqueadores: para pacientes de baixo risco, devem ser administrados por via oral, como na DAC estável, e mantidos após a estabilização clínica. Nos pacientes que apresentam dor recorrente, hipertensão arterial e FC elevada, preferir administração por via intravenosa (metoprolol ou atenolol), e passado, a seguir, para via oral
- Antagonistas dos canais de cálcio: indicados quando não se consegue controlar os sintomas com betabloqueadores e nitratos
- Uso de derivado não di-hidropiridínico em casos de contraindicação aos betabloqueadores di-hidropiridínicos de ação prolongada em isquemia refratária para pacientes em uso adequado de nitratos e betabloqueadores, e sem disfunção ventricular
- Ácido acetilsalicílico deve ser utilizado por todos os pacientes, exceto se existir alguma contraindicação absoluta: dose inicial de 150 a 300 mg, mastigada; a seguir, 85 a 325 mg/dia, VO, contínua, por tempo indeterminado
- Medicamentos antagonistas da ativação plaquetária mediada pelo difosfato de adenosina (ADP), que agem bloqueando o receptor P2Y12 plaquetário:
  - Clopidogrel (300 mg em dose de ataque, com manutenção de 75 mg/dia) em adição ao AAS, em pacientes portadores de SIMISSST de risco intermediário ou alto, por 12 meses
  - Ticagrelor (180 mg de ataque, seguidos por 90 mg, 2 vezes/dia) em pacientes portadores de SIMI sem elevação do ST de risco intermediário ou alto, independente da estratégia de tratamento posterior (clínico, cirúrgico ou percutâneo), por 12 meses
  - Prasugrel 60 mg de ataque, seguidos por 10 mg/dia, para pacientes portadores de SIMI sem elevação do ST de

risco moderado ou alto, com anatomia coronariana conhecida, tratados com ICP e sem fatores de risco para sangramento (idade ≥ 75 anos; com < 60 kg; AVC ou ataque isquêmico transitório [AIT] prévio)
- IECA para todos os pacientes de riscos intermediário e alto, com disfunção ventricular esquerda, hipertensão arterial ou diabetes
- Bloqueadores dos receptores da angiotensina II a pacientes de riscos intermediário e alto, com contraindicação aos IECA
- Anticoagulantes – heparina não fracionada (HNF) e heparina de baixo peso molecular: para os pacientes de risco intermediário ou alto, durante 3 a 7 dias, monitorando o tempo de tromboplastina parcial ativada (TTPA), que deve ser mantido entre 1,5 e 2 vezes o valor do controle laboratorial
- Uso de enoxaparina preferencialmente à HNF, a não ser que cirurgia de revascularização miocárdica esteja planejada para as próximas 24 horas
- Uso de fondaparinux 2,5 mg por via subcutânea (SC), 1 vez/dia, por 8 dias ou até a alta hospitalar (considerar interrupção da anticoagulação após a ICP, exceto se houver outra indicação para mantê-la)
- Antagonistas dos receptores da glicoproteína IIb/IIIa (tirofibana e abciximabe): apenas nos pacientes de alto risco e quando houver programação de uma intervenção percutânea nas próximas 24 horas. O uso desses fármacos não exclui o uso de AAS, clopidogrel e heparina
- Estatinas: iniciar de imediato, mesmo sem resultado do lipidograma, e continuar por tempo indeterminado.

Mudança do estilo de vida

Após estabilização clínica, esses pacientes devem ser cuidados da mesma forma que os pacientes com DAC estável.

EVOLUÇÃO E PROGNÓSTICO

Bom prognóstico e baixa mortalidade para pacientes de baixo risco. Indicadores de pior evolução incluem: fração de ejeção reduzida, insuficiência cardíaca, instabilidade hemodinâmica e angina recorrente apesar do tratamento adequado.

Avaliação de presença e extensão da isquemia e da função ventricular esquerda, após a estabilização clínica, possibilita decidir sobre a necessidade de revascularização miocárdica.

Pacientes de riscos intermediário e alto devem fazer estudo hemodinâmico precoce para indicação de revascularização miocárdica.

ANGINA VARIANTE OU ANGINA DE PRINZMETAL

Síndrome anginosa causada por espasmo associado ou não à obstrução de uma artéria coronária.

Deve-se suspeitar de angina de Prinzmetal quando o quadro clássico de angina do peito aparecer de forma súbita e imprevisível, não relacionado com esforço ou emoção. Característica importante é o surgimento de dor, sempre no mesmo período do dia, particularmente de madrugada ou pela manhã.

Deve ser diferenciada da angina instável e do espasmo esofágico.

EXAMES COMPLEMENTARES

- ECG: durante o episódio doloroso, registra supradesnivelamento do segmento ST. Algumas vezes, uma onda T negativa persiste por horas ou dias
- Ver Doença arterial coronariana estável, neste capítulo
- Cineangiocoronariografia.

TRATAMENTO MEDICAMENTOSO

- Tratamento de escolha são os nitratos e os antagonistas de cálcio.

INFARTO AGUDO DO MIOCÁRDIO

Definido como lesão aguda do miocárdio, comprovada pelo aumento sérico de biomarcadores cardíacos, na vigência de isquemia miocárdica aguda (ver Figura 180.1)

O critério para definição de lesão miocárdica é elevação da troponina a um valor superior ao percentil 99 de uma população normal de referência (limite superior de referência).

Para que a área isquêmica sobreviva, o fluxo sanguíneo para essa região deve permanecer acima de 40% dos níveis existentes antes da oclusão. A necrose torna-se completa em 4 a 6 horas.

CLASSIFICAÇÃO

O IAM é subdividido em: com supradesnivelamento do segmento ST e sem supradesnivelamento do segmento ST.

Infartos com supradesnivelamento do segmento ST correspondem aos infartos transmurais, associados a obstrução total da artéria coronária; infartos sem supradesnivelamento do segmento ST correspondem aos infartos não transmurais e são abordados de maneira semelhante que angina instável (ver Angina Instável, neste capítulo).

Tendo em conta diferentes características, Thygsen et al. classificaram o IAM em 5 tipos (Quadro 180.7).

CAUSAS

- Trombose coronária em artéria com aterosclerose (95% dos casos)
- Espasmo da artéria coronária
- Arterite
- Embolia coronária
- Anormalidades congênitas da artéria coronária
- Intoxicação por monóxido de carbono
- Consumo de cocaína
- Traumatismo (contusão torácica).

FATORES DE RISCO

- História familiar de DAC
- Dislipidemia
- Hipertensão arterial
- Tabagismo
- Sedentarismo
- Síndrome metabólica
- Obesidade
- Diabetes
- Estresse.

MANIFESTAÇÕES CLÍNICAS

- Dor anginosa típica que ocorre em apenas 50% dos pacientes: dor retroesternal e/ou epigástrica intensa
- Dor atípica: localiza-se em outras regiões do tórax, epigástrio ou ombro, com sensação de peso ou aperto

Quadro 180.7 Classificação dos tipos de infarto agudo do miocárdio (IAM).

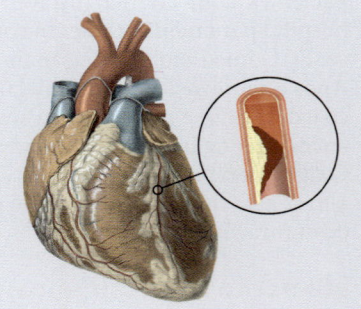

Tipo 1
Necrose miocárdica isquêmica secundária à ruptura de placa ateromatosa (IAM clássico)

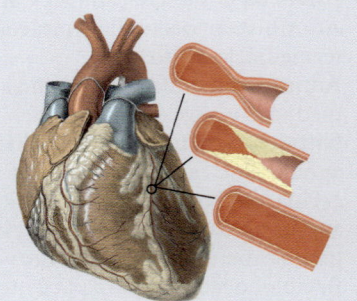

Tipo 2
Necrose miocárdica isquêmica não relacionada com a ruptura de placa ateromatosa, por desequilíbrio da oferta/demanda de O_2 (espasmo coronariano, arritmia, embolia, hipotensão arterial)

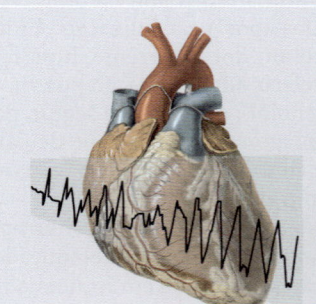

Tipo 3
Morte súbita em pacientes com sintomas sugestivos de isquemia miocárdica, mas sem dados disponíveis de biomarcadores

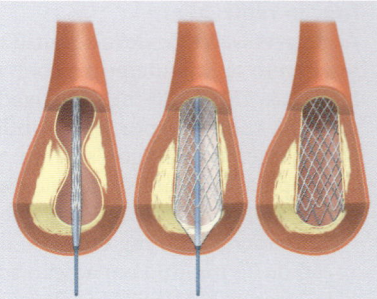

Tipo 4 A
Está relacionado com ICP (angioplastia coronária) e é arbitrariamente definido por elevação dos valores de troponina > 5 vezes o URL do percentil 99 em pacientes com valores basais normais, ou aumento dos valores de troponina > 20% quando os valores iniciais são elevados e estão estáveis ou em queda. Além disso, deve haver sintomas sugestivos, alterações no ECG e angiográficas comprobatórias, ou exame de imagem com alterações segmentares

(continua)

Quadro 180.7 Classificação dos tipos de infarto agudo do miocárdio (IAM). (*Continuação*)

Tipo 4 B
Relacionado com trombose de *stent*, detectada angiograficamente ou por necrópsia, no contexto de isquemia miocárdica e elevação de biomarcadores

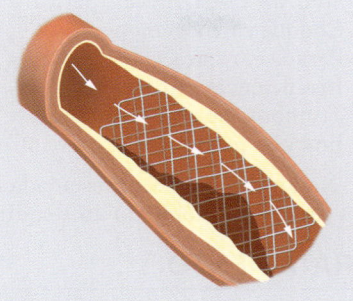

Tipo 4 C
Relacionado com reestenose *intrasstent* ou pós-angioplastia com balão detectada angiograficamente ou por necrópsia, no contexto de isquemia miocárdica e elevação de biomarcadores

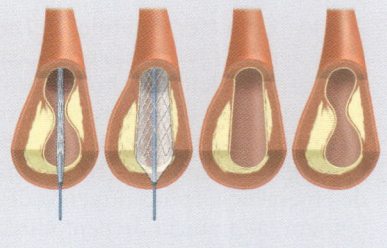

Tipo 5
Necrose miocárdica relacionada com revascularização miocárdica

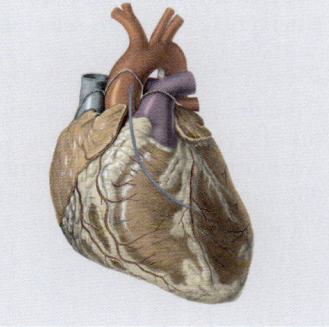

ECG: eletrocardiograma. (Adaptado de Thygsen K et al., 2018.)

- Sudorese; ansiedade
- Tosse, dispneia
- Palidez, fraqueza, síncope
- Náuseas e vômito
- Hipotensão arterial
- Hipertensão arterial na fase inicial (raramente)
- Bulhas hipofonéticas, ritmo de galope, sopro de insuficiência mitral, arritmias
- Atrito pericárdico (após o 2º dia).

TAXA DE MORTALIDADE

Taxa de mortalidade, de acordo com a classificação de Killip (com base na função cardíaca), a seguir:

- Classe I (nenhuma evidência de insuficiência cardíaca): taxa de mortalidade de 5%
- Classe II (insuficiência cardíaca leve a moderada, estertores nas bases pulmonares e/ou ritmo de galope B3): taxa de mortalidade de 10%
- Classe III (congestão dos campos pulmonares, ritmo de galope B3, edema pulmonar): taxa de mortalidade de 30%
- Classe IV (choque cardiogênico, pressão arterial (PA) < 90 mmHg (< 12 kPa) e sinais de hipoperfusão sistêmica): taxa de mortalidade de 80 a 100%.

DIAGNÓSTICO DIFERENCIAL

- Angina instável (ECG seriado e determinação das enzimas podem ser necessários para fazer o diagnóstico diferencial) (ver Angina do peito, neste capítulo)
- Dissecção aórtica aguda
- Embolia pulmonar
- Pericardite
- Espasmo esofágico
- Pancreatite aguda
- Úlcera péptica
- Colecistopatia
- Síndrome de Takotsubo.

EXAMES COMPLEMENTARES

- Creatinofosfoquinase (CPK) e suas isoenzimas: são as primeiras a se elevarem. A CPK começa a aumentar em 4 a 8 horas após o infarto, com pico máximo em 24 horas, e normaliza em 3 a 4 dias. É o marcador mais sensível de necrose miocárdica, mas há 15% de chance de resultados falso-positivos.

  As isoenzimas MM, MB e BB da CPK relacionam-se com o músculo esquelético; a BB, com cérebro e rins; e as formas MB e MM, com o tecido miocárdico. A elevação do nível sérico de CPK-MB indica IAM, exceto nos pacientes com história recente de traumatismo ou de cirurgia do cérebro, rins ou músculos
- Troponinas cardíacas (troponina T e tropina I): têm vantagens em relação à CPK-MB, pois apresentam maior especificidade para lesão cardíaca (só são encontradas no miocárdio) e sofrem alteração mesmo quando ocorrem pequenas lesões no miocárdio, não detectáveis pela determinação da CPK-MB. Quanto à sensibilidade para detecção do IAM nas primeiras 24 horas, as duas enzimas têm poder semelhante. A dosagem quantitativa das troponinas tem valor prognóstico.

  Troponinas aumentam em 24 horas após IAM, atingem um pico em 3 a 6 dias e retornam aos níveis basais em 8 a 12 dias.

  Podem ser utilizadas para estabelecer a data de um episódio recente de IAM
- Hemograma: leucocitose surge várias horas após o início do IAM, atinge um pico entre 2 e 4 dias e normaliza em 1 semana
- ECG: elevação do segmento ST (isquemia miocárdica transmural); depressão do segmento ST com inversão das ondas T (isquemia subendocárdica) (Figura 180.5). Uma porcentagem significativa de pacientes apresenta alterações eletrocardiográficas inespecíficas no início, como ondas T apiculadas e elevadas, segmento ST menor que 0,1 mV. As ondas Q, que traduzem necrose miocárdica transmural, aparecem em 24 a 48 horas do episódio. O ECG deve ser realizado de forma seriada, pois as alterações podem levar algumas horas ou dias para surgirem. Aparecimento de bloqueio completo de ramo esquerdo (BCRE) também pode ocorrer no IAM
- Ecocardiograma: para avaliação das anormalidades de contratilidade segmentar e da função ventricular esquerda. Importante nos pacientes com dados clínicos recentes, sugestivos de IAM, mas com ECG normal ou com aparecimento de BCRE. Útil para avaliar complicações mecânicas (lesão valvar, ruptura do septo). Para diagnóstico diferencial com outras afecções (dissecção aórtica, embolia pulmonar e valvopatias)

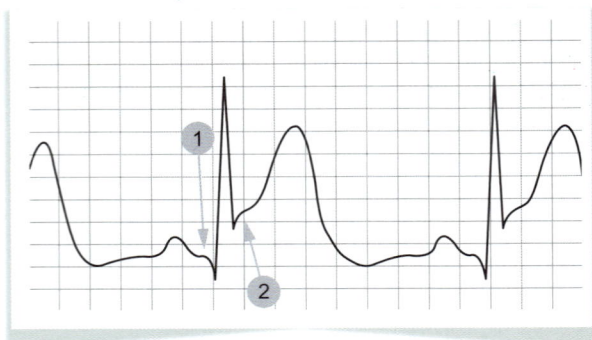

Figura 180.5 Eletrocardiograma de infarto agudo do miocárdio: (1) início do aparecimento da onda Q; (2) supradesnivelamento do segmento ST.

- Cintilografia miocárdica: indicada para avaliação de pacientes em que os métodos tradicionais não confirmam o diagnóstico de IAM
- Angiotomografia das artérias coronárias: quando disponível é útil no diagnóstico do IAM em pacientes sem alterações típicas e com alto grau de suspeição.

COMPROVAÇÃO DIAGNÓSTICA

- Do IAM: dados clínicos + ECG + dosagem de troponina
- Da oclusão coronária: cineangiocoronariografia.

COMPLICAÇÕES

- Ruptura do miocárdio
- Aneurisma ventricular esquerdo
- Perfuração do septo ventricular
- Regurgitação mitral
- Síndrome de Dressler (pericardite pós-IAM)
- Choque cardiogênico
- Parada cardíaca
- Insuficiência cardíaca
- Trombose venosa profunda
- Embolia periférica.

Na Figura 180.6 é apresentada a estratégia de tratamento em função do momento do atendimento.

TRATAMENTO

Medidas gerais

- Alívio da dor (ver Capítulo 15, *Dor*)
- Dieta zero nas primeiras horas; em seguida, dieta leve
- Repouso absoluto no leito nas primeiras 24 horas
- Administração de O_2 nas primeiras 24 a 48 horas, quando a saturação desse gás estiver < 90%
- Angioplastia coronária transluminal percutânea (ACTP) de emergência (procedimento de escolha em centros que tenham laboratório de hemodinâmica para rápida reperfusão miocárdica)
- Reperfusão miocárdica por revascularização cirúrgica de emergência (em casos selecionados).

Tratamento medicamentoso

- Opioides para alívio imediato da dor precordial (ver Capítulo 15, *Dor*)
- Ansiolíticos (benzodiazepínico)
- Nitratos, dinitrato de isossorbida ou propatilnitrato, por via sublingual

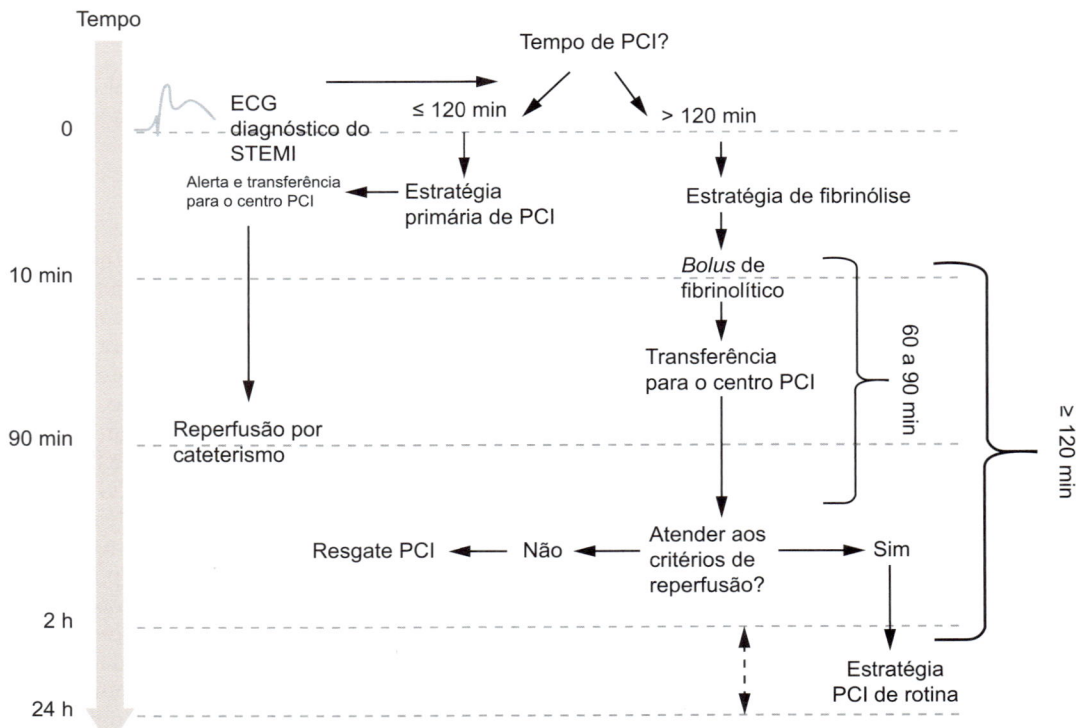

Figura 180.6 Fluxograma para tratamento em conformidade com o momento do atendimento. (Adaptada de Diretrizes Europeias para abordagem e tratamento das síndromes coronarianas agudas com supradesnivelamento do segmento SJ.)

- Antiagregantes:
  - Ácido acetilsalicílico 150 a 300 mg, logo que o paciente for atendido, seguidos de dose de manutenção de 75 a 100 mg/dia
  - Clopidogrel 300 mg, VO, como dose de ataque, seguidos de dose de manutenção de 75 mg/dia
  - Prasugrel com dose de ataque de 60 mg e manutenção de 10 mg/dia, ou ticagrelor com dose de ataque de 180 mg/dia e manutenção com dose de 90 mg a cada 2 horas são medicamentos alternativos ao clopidogrel
- Estreptoquinase na dose de 1,5 milhão de UI em 100 mℓ de soro glicosado (SG) a 5%, ou solução fisiológica (SF) a 0,9% em 30 a 60 minutos, ou ativador do plasminogênio tecidual (TPA) na dose de 15 mg IV, em *bolus*, seguidos por 0,75 mg/kg em 30 minutos e, então, 0,5 mg/kg em 60 minutos (a dose total não deve exceder 100 mg) ou tenecteplase com dose ajustada de acordo com o peso e a idade do paciente, quando não for possível realizar a angioplastia
- Heparina na dose de ataque de 60 UI/kg (máximo de 4.000 UI), seguidas de manutenção 12 UI/kg/h, no mínimo por 48 horas (manter TTPa entre 1,5 e 2 vezes o controle), ou enoxaparina na dose de ataque de 30 mg IV, em *bolus*, seguidos de 1 mg/kg SC, a cada 12 horas, durante 8 dias ou até a alta hospitalar em pacientes com menos de 75 anos. Em pacientes com mais de 75 anos, não administrar dose intravenosa e manter enoxaparina 0,75 mg/kg SC, a cada 12 horas. Utilizar 1 mg/kg/dia com depuração de creatinina ≤ 30 mℓ/min
- Betabloqueadores: metoprolol IV, 5 mg, 3 doses com intervalos de aproximadamente 2 minutos; a seguir, 50 mg IV, a cada 6 horas, durante 48 horas. Posteriormente, 100 mg, a cada 12 horas. Se a via intravenosa não for possível, utilizar uma dose menor por via oral; ou atenolol, 5 mg IV, durante 5 minutos; segunda dose após 10 minutos; a seguir, 50 mg VO, 10 minutos após a segunda dose intravenosa. Posteriormente, 50 mg VO, a cada 12 horas, durante 7 dias. Podem também ser utilizados o carvedilol, o metoprolol, o bisoprolol e o propranolol nas doses indicadas
- IECA para todos os pacientes com IAM nas doses máximas toleradas. São indicados o enalapril, captopril, ramipril, lisinopril e o trandolapril. O uso dos bloqueadores AT1 deve ser considerado como alternativa aos IECA em pacientes que não toleram/ECA
- As estatinas são indicadas para todos os pacientes com IAM, devendo o LDL-colesterol ser baixado para níveis < 50 mg/dℓ. Preferencialmente, devem ser usadas a rosuvastatina e a atorvastatina. Como alternativa às estatinas de menor potência, sinvastatina, pravastatina e lovastatina.

Tratamento das complicações

- Taquicardia ventricular: cardioversão e ou amiodarona IV (ver Capítulo 176, *Arritmias*)
- Fibrilação ventricular: cardioversão elétrica imediata; se esta medida não tiver êxito, reanimação cardiopulmonar farmacológica, ventilação assistida e eletrochoque repetido
- *Flutter* e fibrilação atriais: digitálico ou verapamil para reduzir a frequência cardíaca. Cardioversão elétrica
- Bradicardia sinusal: nenhum tratamento, a não ser que seja acompanhada de hipotensão ou comprometimento hemodinâmico
- Bloqueio atrioventricular: marca-passo transvenoso, se houver comprometimento hemodinâmico

- Extrassístoles: amiodarona 10 a 15 mg/kg em solução glicofisiológica, IV, lentamente
- Hipertensão arterial: nitratos 5 mg/min, IV; aumentar lentamente a dose. Não reduzir a PA > 20 mmHg.

EVOLUÇÃO E PROGNÓSTICO

- Taxa de mortalidade de 5 a 10% durante a fase de hospitalização, mas pode ser reduzida desde que se consiga reperfundir o paciente antes de 6 horas de evolução
- Taxa de mortalidade de 10% no decorrer do ano seguinte
- Mais de 60% dos óbitos ocorrem na primeira hora após o início do evento.

ISQUEMIA MIOCÁRDICA SILENCIOSA

Condição clínica em que se registra isquemia em algum exame complementar (teste ergométrico, Holter, cintilografia miocárdica), não acompanhada de dor anginosa ou sintomas equivalentes. A causa mais frequente é aterosclerose coronária.

CLASSIFICAÇÃO

- Tipo I: isquemia silenciosa em paciente com DAC obstrutiva, algumas vezes grave, mas que nunca apresentou angina em qualquer de suas formas (estável, instável, Prinzmetal) ou IAM. Estes pacientes são completamente assintomáticos
- Tipo II: isquemia silenciosa em paciente com DAC manifestada sob a forma de angina (estável, instável ou de Prinzmetal) ou que teve IAM. Podem apresentar sintomas de insuficiência coronariana, principalmente dor anginosa, independentemente dos períodos em que se registrou a isquemia miocárdica.

CAUSAS E FATORES DE RISCO

- Aterosclerose coronária em 95% dos pacientes (ver Figura 180.1).

EXAMES COMPLEMENTARES

- ECG: pode evidenciar alterações do segmento ST e ondas T negativas em pacientes que tiveram IAM
- Teste ergométrico: pode revelar depressão do segmento ST, não acompanhada de dor ou outros sintomas
- Holter: pode evidenciar depressão do segmento ST durante as atividades diárias (caminhar, falar ao telefone, atividades físicas diversas, ou mesmo em repouso)
- Cintilografia miocárdica, ecocardiograma-*stress* e RM do coração: indicados para obter dados adicionais quanto a gravidade, extensão da área isquêmica e função ventricular.

TRATAMENTO

- Ver Angina do peito, neste capítulo
- Correção da dislipidemia, por si só, pode diminuir ou cessar os episódios isquêmicos.

Tratamento medicamentoso

- Betabloqueadores: diminuem a quantidade dos episódios isquêmicos e sua duração, com redução significativa de eventos cardíacos

- Antagonistas dos canais de cálcio: reservados para os pacientes em que a isquemia silenciosa se manifesta em repouso ou não se relaciona a aumento da atividade simpática (cerca de 30% dos casos)
- Nitratos diminuem tanto as crises de angina do peito como os episódios de isquemia silenciosa
- Antiagregantes: indicados por diminuírem a incidência de eventos cardíacos em todas as manifestações clínicas da DAC, inclusive isquemia silenciosa.

PREVENÇÃO

- Controle dos fatores de risco (ver Capítulo 191, *Arteriosclerose*).

EVOLUÇÃO E PROGNÓSTICO

- Isquemia silenciosa se associa a um índice elevado de eventos coronários (30 a 40%) em 1 a 2 anos quando não tratada adequadamente
- Aumento de 3 a 4 vezes de risco de morte de causa cardíaca, quando a isquemia é evidenciada em teste de esforço.

CARDIOMIOPATIA ISQUÊMICA

Termo utilizado para descrever disfunção ventricular sistólica, sintomática ou não, secundária à DAC obstrutiva.

É uma das principais causas de insuficiência cardíaca com alta morbimortalidade.

Apesar de não ser uma alteração primária do miocárdio, o termo é amplamente usado na literatura médica.

Seu espectro clínico varia desde pacientes totalmente assintomáticos (com fração de ejeção < 35 a 40%) até casos de insuficiência cardíaca refratária.

MECANISMOS

- Perda irreversível de músculo cardíaco provocada por IAM, com remodelamento ventricular, dilatação e fibrose
- Disfunção sistólica por isquemia crônica, ocasionando o que se denomina miocárdio hibernado. No primeiro mecanismo, a revascularização do miocárdio não resultaria em melhora clínica, mas no segundo, a chance de melhora é real.

DIAGNÓSTICO DIFERENCIAL

- Cardiomiopatia dilatada
- Tamponamento cardíaco
- Cardiomiopatia hipertrófica
- Miocardite
- Cardiomiopatia restritiva
- Síndrome de Takotsubo.

MANIFESTAÇÕES CLÍNICAS

Pacientes geralmente relatam história de IAM prévio, angioplastia, cirurgia de revascularização miocárdica ou DAC obstrutiva conhecida.

O quadro clínico é variável. Alguns pacientes são assintomáticos, outros podem apresentar angina aos esforços, dispneia aos esforços, ortopneia, dispneia paroxística noturna, grande intolerância aos exercícios físicos e limitação funcional grave. O exame físico pode revelar estertores em bases pulmonares, estase jugular, ritmo de galope, *ictus cordis* desviado, hepatomegalia e edema de membros inferiores.

EXAMES COMPLEMENTARES

- Radiografia de tórax: cardiomegalia, sinais de hipertensão venocapilar, derrame pleural
- ECG: pode mostrar arritmias, bloqueios fasciculares, alterações no segmento ST/T, áreas eletricamente inativas
- Ecodoppler: exame essencial para avaliação da função ventricular, déficits de contração ventricular, aumento de câmaras cardíacas, disfunção valvar secundária
- Ecocardiograma de estresse/cintilografia miocárdica de perfusão: são usados para pesquisa de isquemia e viabilidade miocárdica
- RM cardíaca: excelente método para investigação da função ventricular, isquemia, necrose e viabilidade
- Angiotomografia de coronárias e cineangiocoronariografia: avaliação da anatomia coronariana. Fundamental para definir tratamento invasivo (angioplastia/cirurgia de revascularização miocárdica)
- Dosagem de peptídeos natriuréticos (BNP e NT-proBNP): importantes biomarcadores de insuficiência cardíaca, tanto para diagnóstico quanto para prognóstico.

TRATAMENTO

- Betabloqueadores: melhoram os sintomas, o remodelamento ventricular e aumentam a sobrevida; também reduzem as hospitalizações e morte súbita. Mais utilizados são o metoprolol de ação prolongada, o carvedilol e o bisoprolol
- IECA: primeira linha do tratamento medicamentoso. Melhoram remodelamento ventricular e prognóstico, reduzem internações por IC e morte súbita, além de aliviarem sintomas. Mais usados são captopril, enalapril, lisinopril e ramipril
- Bloqueadores do receptor da angiotensina II: para aqueles pacientes intolerantes aos IECA
- Espironolactona: reduz mortalidade e morbidade em paciente classes funcionais III e IV com fração de ejeção (FE) < 35%
- Inibidores do receptor da neprisilina e angiotensina (sacubitril/valsartana): último grande avanço no tratamento medicamentoso da IC. Mostrou superioridade em relação ao tratamento convencional, com redução de internações e melhora da sobrevida
- Cardiodesfibrilador implantável (CDI): para sobreviventes de parada cardíaca devido a fibrilação ventricular ou taquicardia ventricular sustentada (TVS), excluindo-se causa reversível, e na doença cardíaca estrutural e documentação de TVS espontânea estável ou instável
- Terapia de ressincronização cardíaca: para paciente com IC sintomática, apesar da terapia otimizada, FE < 35% e padrão de bloqueio de ramo esquerdo no ECG
- Revascularização do miocárdio: recomenda-se a revascularização coronária cirúrgica ou percutânea para pacientes com IC e angina persistente e limitante, apesar do tratamento medicamentoso otimizado (classes III e IV), em pacientes com DAC grave multiarterial, com anatomia coronária adequada à revascularização. Recomenda-se também a revascularização do miocárdio, visando reduzir morte cardiovascular e hospitalizações cardiovasculares, em pacientes com disfunção ventricular esquerda e lesão

obstrutiva significativa (> 50%) do tronco da coronária esquerda, com expectativa de vida acima de 1 ano, com boa capacidade funcional

- Transplante cardíaco: indicado na IC avançada refratária ao tratamento otimizado, na dependência de medicamentos inotrópicos e/ou suporte circulatório mecânico.

COMPLICAÇÕES

- IC refratária
- Morte súbita
- Arritmias
- Tromboembolismo
- Internações frequentes
- Choque cardiogênico.

PROGNÓSTICO

Nas fases iniciais, em que a disfunção sistólica está se desenvolvendo, o remodelamento ventricular pode ser interrompido ou atenuado pelo tratamento clínico otimizado. Nas fases avançadas, com dilatação ventricular grave e classe funcional III/IV, a mortalidade é alta, e o prognóstico é pior que o da cardiomiopatia dilatada. É fundamental selecionar adequadamente os pacientes que se beneficiarão da revascularização miocárdica, pois os estudos têm demostrado melhora da sobrevida, principalmente a longo prazo.

BIBLIOGRAFIA

Amino JC. Angina de Prinzmetal. In: Porto CC, Porto AL. Doenças do Coração. Prevenção e Tratamento. 2. ed. Guanabara Koogan; 2005.

Amsterdam EA, Wenger NK, Brindis RG, Caseyjr DE, Ganiats TG, Holmes Jr. DR et al. 2014 AHA/ACC Guideline for the Management of Patients with Non–ST-Elevation Acute Coronary Syndromes: a report of the American College of Cardiology/American Heart Association Task Force on Practice Guidelines. J Am Coll. 2014; 64(24):e139-228.

Azevedo MF. GPS Medicamentos. Guia prático em saúde. Rio de Janeiro: Guanabara Koogan; 2017.

Cesar LA, Ferreira JF, Armaganijan D, Gowdak LH, Mansur AP, Bodanese LC et al. Guideline for stable coronary artery disease. Arq Bras Cardiol. 2014;103(2Suppl 2):1-59.

Cesar LA, Ferrera JF, Armagonizon D et al. Diretriz de doença coronária estável. Arq Bras Cardiol. 2015;103(25 Suppl 2).

Diretrizes da Sociedade Brasileira de Cardiologia sobre Angina Instável e Infarto Agudo do Miocárdio sem Supradesnivelamento do Segmento ST, 2007.

Fihn SD, Gardin JM, Abrams J, Berra K, Blankenship JC, Dallas AP et al. 2012 ACCF/AHA/ACP/AATS/PCNA/SCAI/STS Guideline for the Diagnosis and Management of Patients With Stable Ischemic Heart Disease A Report of the American College of Cardiology Foundation/ American Heart Association Task Force on Practice Guidelines, and the American College of Physicians, American Association for Thoracic Surgery, Preventive Cardiovascular Nurses Association, Society for Cardiovascular Angiography and Interventions, and Society of Thoracic Surgeons. Circulation. 2012;126:e354-471.

Genders TSS, Steyerberg EW, Alkadhi H, Leschka S, Desbiolles L, Nieman K et al. A clinical prediction rule for the diagnosis of coronary artery disease: validation, updating, and extension. Eur Heart J. 2011;32(11):1316-30.

Haendchen RV. Infarto agudo do miocárdio sem onda Q. In: Porto CC, Porto AL. Doenças do Coração. Prevenção e Tratamento. 2. ed. Guanabara Koogan; 2005.

Ibanez B, James S, Agewall S, Antunes MJ, Bucciarelli-Ducci C, Bueno H et al. 2017 ESC Guidelines for the Management of Acute Myocardial Infarction in Patients Presenting with ST-Segment Elevation: The Task Force for the management of acute myocardial infarction in patients presenting with ST-segment elevation of the European Society of Cardiology (ESC). Eur Heart J. 2018;39(2):119-77.

Levine GN, Bates ER, Blankenship JC, Bailey SR, Bittl JA, Cercek B et al. 2015 ACC/AHA/SCAI Focused Update on Primary Percutaneous Coronary Intervention for Patients with ST-Elevation Myocardial Infarction an Update of the 2011 ACCF/AHA/SCAI Guideline for Percutaneous Coronary Intervention and the 2013 ACCF/AHA Guideline for the Management of ST-Elevation Myocardial Infarction. A report of the American College of Cardiology/American Heart Association Task Force on Clinical Practice Guidelines and the Society for Cardiovascular Angiography and Interventions. Circulation. 2015;133:1135-47.

Newby LK et al. Classification of MI types. J Am Coll Cardiol. 2012;60:2427-63.

Nicolau JC, Timerman A, Marin-Neto JA, Piegas LS, Barbosa CJDG, Franci A, Sociedade Brasileira de Cardiologia. Diretrizes da Sociedade Brasileira de Cardiologia sobre Angina Instável e Infarto Agudo do Miocárdio sem Supradesnível do Segmento ST. Arq Bras Cardiol. 2014;102(3Supl.1):1-61.

Piegas LS, Feitosa G, Mattos LA et al. Sociedade Brasileira de Cardiologia. Diretriz da Sociedade Brasileira de Cardiologia sobre tratamento do infarto agudo do miocárdio com supradesnível do segmento ST. Arq Bras Cardiol. 2009;93(6 suppl 2):e179-264.

Piegas LS, Timerman A, Feitosa GS, Nicolau JC, Mattos LAP, Andrade MD et al. V Diretriz da Sociedade Brasileira de Cardiologia sobre Tratamento do Infarto Agudo do Miocárdio com Supradesnível do Segmento ST. Arq Bras Cardiol. 2015;105(2):1-105.

Roffi M, Patrono C, Collet JP, Mueller C, Valgimigli M, Andreotti F et al. 2015 ESC Guidelines for the management of acute coronary syndromes in patients presenting without persistent ST-segment elevation: Task Force for the Management of Acute Coronary Syndromes in Patients Presenting without Persistent ST-Segment Elevation of the European Society of Cardiology (ESC). Eur Heart J. 2016;37(3):267-315.

Sociedade Brasileira de Cardiologia (SBC). Diretrizes de doença coronariana crônica e angina estável. Arq Bras Cardiol. 2004;83(2):2-43.

Task Force Members, Montalescot G, Sechtem U, Achenbach S, Andreotti F, Arden C et al. 2013 ESC guidelines on the management of stable coronary artery disease: the Task Force on the management of stable coronary artery disease of the European Society of Cardiology. Eur Heart J. 2013;34(38):2949-3003.

Thygsen K, Alpert JS, Jaffe AS, Chaitman BR, Bax JJ, Morrow DA et al. Fourth universal definition of myocardial infarction (2018). ESC Scientific Document Group. Eur Heart J. 2019;40(3):237-69.

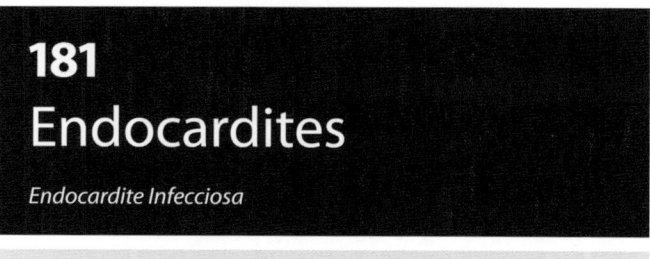

181
Endocardites
Endocardite Infecciosa

José Gilson de Oliveira

INTRODUÇÃO

Endocardite infecciosa (EI) é uma afecção da superfície endotelial do coração ou vasos adjacentes. Acomete primordialmente valvas cardíacas, contaminação de próteses valvares, *shunts* e dispositivos intracardíacos, tais como eletrodos de marca-passos/desfibriladores.

É uma condição letal, se não for adequadamente tratada com antibióticos, associados ou não a cirurgia.

A endocardite resulta de vários eventos independentes, tais como: (a) bacteriemia transitória; (b) superfície endocárdica danificada, funcionando como ponto inicial da infecção; (c) fluxo sanguíneo turbulento; (d) depósito de plaquetas e fibrina (trombo estéril); (e) adesão e proliferação de germes.

A lesão característica da endocardite é denominada "vegetação", que é um aglomerado de plaquetas, fibrina, células inflamatórias e colônias de microrganismos (Figura 181.1).

CLASSIFICAÇÃO

- Endocardite em valva natural ou anormal pode evoluir de duas formas:
  - **EI aguda:** evolução rápida, com toxemia. O óbito pode ocorrer em poucos dias ou semanas. Em geral, é causada por microrganismos mais virulentos (estafilococos, pneumococos e estreptococos do grupo A). A infecção pode situar-se em valvas normais. O prognóstico é reservado
  - **EI subaguda:** início insidioso e evolução mais prolongada. Costuma mimetizar outras doenças sistêmicas, pois evolui durante algum tempo com sintomas inespecíficos (febre baixa, sudorese noturna, anorexia, astenia, calafrios, perda de peso). Mais frequente em pacientes com lesões valvares preexistentes. Agentes etiológicos mais comuns: *Streptococcus* do grupo *viridans*, *S. mutans*, *S. mitis*, *S. mitior*, *S. sanguis*, *S. salivarius*. Outros agentes

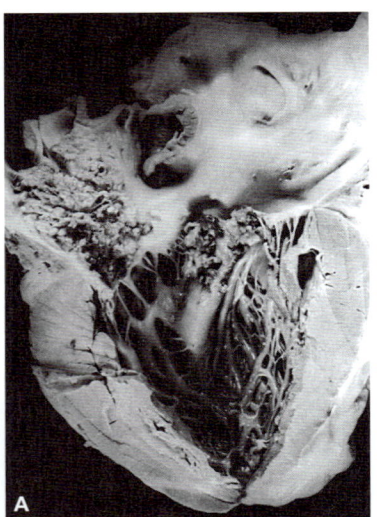

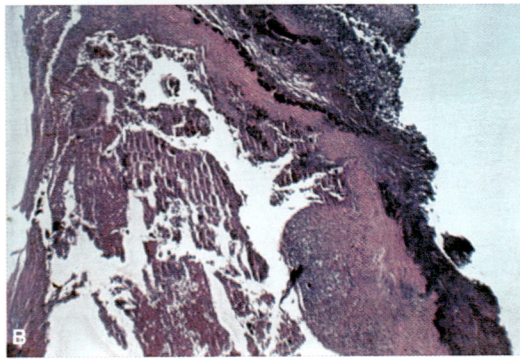

Figura 181.1 Endocardite infecciosa. **A.** Coração aberto, observando-se zona irregular, de aspecto vegetante, que se estende até a valva mitral e as cordoalhas. **B.** Corte de valva corada pela hematoxilina-eosina, vendo-se superfície recoberta por trombo de fibrina. As células inflamatórias e as colônias de bactérias conferem o aspecto escuro.

etiológicos: *Streptococcus* do grupo D não enterocócico, *S. bovis*, enterococos (*E. faecalis*, *E. faecium*), grupo HACEK (*Haemophylus*, *Actinobacillus*, *Cardiobacterium*, *Eikenella*, *Kingella*)
- **EI em usuários de drogas ilícitas:** afeta mais frequentemente a valva tricúspide. As manifestações pulmonares podem dominar o quadro clínico (dor pleurítica, abscesso pulmonar e hemoptise). Os microrganismos mais encontrados são *Staphylococcus aureus*, *Pseudomonas*, bacilos gram-negativos e fungos
- **EI pós-implante de prótese valvar:** forma grave que ocorre em paciente com prótese biológica ou mecânica. Pode ser precoce (até 60 dias) ou tardia (após 1 ano). Os germes comumente isolados na forma precoce são o *S. aureus* e o *S. coagulase*-negativos, mas pode ser causada por outros microrganismos (bacilos gram-negativos e fungos). Na forma tardia predominam germes semelhantes aos encontrados na EI de valvas naturais
- **Endocardite associada a cuidados de saúde:** infecção associada a internação hospitalar prolongada, cateteres venosos, marca-passos, ressincronizadores, desfibriladores, hemodiálise e nutrição parenteral. Os germes mais encontrados são *Staphylococcus aureus*, enterococos e bacilos gram-negativos. Menos de 50% têm fatores cardíacos predisponentes e cursam com alta mortalidade.

FATORES DE RISCO

- Doença valvar (reumática e não reumática)
- Cardiopatias congênitas cianóticas e não cianóticas
- Próteses valvares mecânicas ou biológicas
- Endopróteses
- Cardiomiopatia hipertrófica obstrutiva
- Prolapso da valva mitral com regurgitação
- Endocardite prévia
- Dispositivos intravasculares e/ou intracardíacos
- Imunodeficiência
- Doença periodontal
- Hemodiálise
- Usuários de drogas ilícitas intravenosas
- Lesões residuais após cirurgia cardíaca.

Fatores de risco associados a cuidados de saúde

- Internação hospitalar prolongada
- Cateteres venosos e marca-passo
- Uso de ressincronizadores e desfibriladores
- Hemodiálise
- Nutrição parenteral.

MANIFESTAÇÕES CLÍNICAS

- Gerais: febre (ausente em cerca de 5 a 15% dos casos), anorexia, náuseas e vômito, perda de peso, sudorese noturna, calafrios, fadiga, astenia, dores musculares e artralgias
- Neurológicas: cefaleia, rigidez da nuca, torpor, *delirium*, hemiparesia, parestesias, afasia e coma
- Renais: hematúria
- Cutaneomucosas: petéquias, nódulos de Osler (pequenas formações nodulares dolorosas na polpa e face lateral dos dedos), hemorragia conjuntival e lesões de Janeway (máculas eritematosas ou purpúricas, planas e indolores nas regiões palmares, plantares, eminências tenares e hipotenares das mãos, pontas dos dedos das mãos e superfícies plantares dos artelhos)
- Respiratórias: tosse, dor pleurítica e hemoptise
- Cardíacas: dispneia, ortopneia, dispneia paroxística noturna, mudanças das características dos sopros cardíacos e atrito pericárdico
- Abdominais: dor abdominal, esplenomegalia e hepatomegalia
- Oculares: manchas de Roth no fundo de olho.

EXAMES COMPLEMENTARES

- Hemocultura: coletar pelo menos três amostras de sangue em áreas diferentes e com intervalos de tempo variáveis
- Ecocardiograma: na suspeita de EI, um ecocardiograma transtorácico deve ser realizado o mais breve possível. O exame pode identificar vegetações, lesões valvares, abscessos, fístulas, aneurisma micótico, deiscência de próteses e pericardite
- Ecocardiograma transesofágico: superior nos casos de endocardite em prótese, nas complicações como perfuração/ruptura de cúspides, abscessos de anel perivalvar e na presença de dispositivos intracardíacos (Figura 181.2).

No caso de um primeiro exame não diagnóstico, recomenda-se repeti-lo 5 a 7 dias depois, quando a suspeita de endocardite persistir

- Marcadores de inflamação: geralmente estão alterados (mucoproteínas, velocidade de hemossedimentação [VHS], proteína C reativa (PCR)
- Eletrocardiograma (ECG): bloqueio atrioventricular (suspeitar de abscesso de anel orovalvar)
- Radiografia de tórax: infiltrados multifocais e cavitações nos casos de EI da valva tricúspide
- Hemograma: leucocitose e anemia
- Exame de urina: hematúria e proteinúria
- Fator reumatoide: positivo em 50% dos casos
- Testes sorológicos: *Brucella, Bartonella, Coxiella* e *Chlamydia*
- Técnicas moleculares como a técnica de reação em cadeia da polimerase: *Bartonella, Coxiella burnetii* e *Tropheryma whipplei*
- Tomografia computadorizada (TC) cardíaca: para detecção de complicações, como abscesso aórtico ou paravalvar e aneurisma micótico
- FDG-PET: detecta atividade inflamatória, mas não consegue distinguir infecção de inflamação. Por isso, tem menos utilidade nas valvas protéticas no pós-operatório precoce. Pode ser bastante útil na presença de próteses valvares e dispositivos intracardíacos
- Ressonância magnética (RM): diagnóstico de complicações embólicas de sistema nervoso central (SNC), fígado, baço e rins.

DIAGNÓSTICO DIFERENCIAL

- Colagenoses
- Tuberculose
- Doença reumática em atividade
- Osteomielite
- Linfomas
- Sarcoidose
- Febre de origem obscura.

COMPROVAÇÃO DIAGNÓSTICA

- Dados clínicos + ecocardiograma + hemocultura (Figura 181.3)
- Comprovação do diagnóstico etiológico depende do isolamento do agente infeccioso.

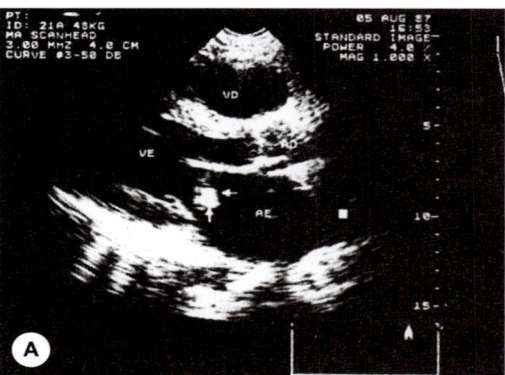 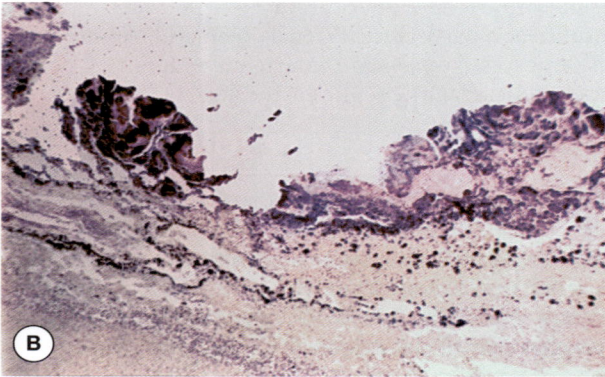

Figura 181.2 A. Ecocardiograma mostrando vegetações no folheto anterior da valva mitral. **B.** Corte histológico mostrando o processo inflamatório e as vegetações.

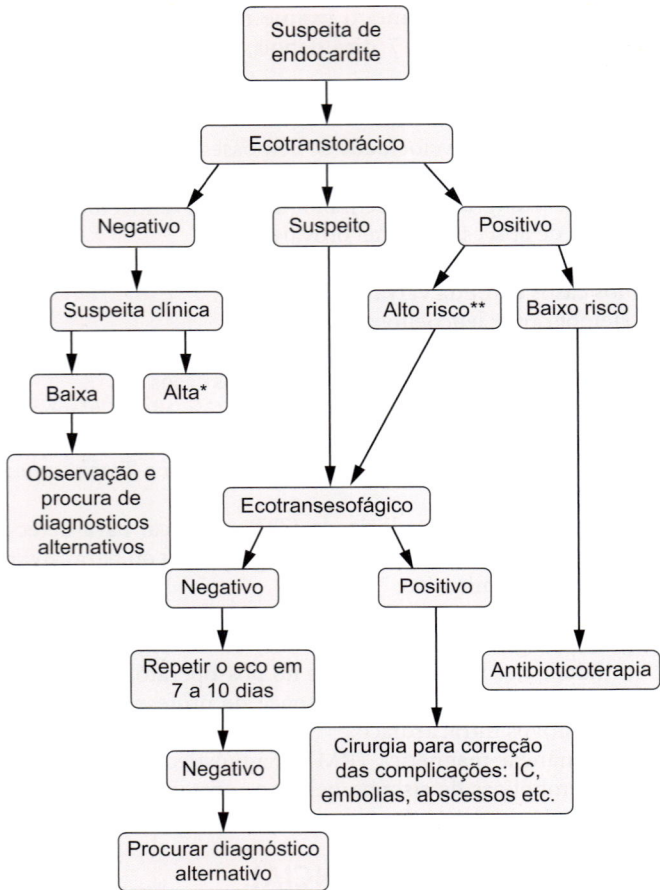

Figura 181.3 Fluxograma para diagnóstico da endocardite infecciosa com base nos dados clínicos e ecocardiográficos. *Endocardite em prótese valvar, alguns defeitos congênitos, com bacteriemia persistente. **Organismos virulentos, suspeita de complicações perivalvares ou valvares significativas. IC: insuficiência cardíaca.

COMPLICAÇÕES

- SNC: acidente vascular cerebral, aneurisma micótico, convulsões, paralisia de nervo craniano, encefalopatia tóxica, abscessos, meningite
- Respiratórias: pneumonia, abscesso pulmonar, empiema, síndrome de angústia respiratória no adulto (SARA)
- Cardíacas: insuficiência cardíaca (IC), insuficiência valvar aguda, abscesso perivalvar, abscesso miocárdico, infarto agudo do miocárdio (IAM) e pericardite
- Renais: insuficiência renal, abscesso renal e glomerulonefrite
- Abdominais: abscesso esplênico e infarto mesentérico
- Musculoesqueléticas: artrite séptica e miosite.

TRATAMENTO

- Cuidados gerais são importantes
- Tratamento de outras condições clínicas (diabetes, doença pulmonar obstrutiva crônica [DPOC], IC).

Tratamento medicamentoso

Deve ser iniciado de imediato, logo após obtenção de hemoculturas, nos casos graves, instáveis, sem condições clínicas para aguardar resultado das hemoculturas, ou naqueles cujas hemoculturas foram negativas (10 a 20%).

Sempre que possível, optar por um esquema terapêutico considerando o agente etiológico mais provável, como a seguir:

- Estreptococos do grupo *viridans* e *S. bovis* sensíveis à penicilina:
  - 1ª opção: benzilpenicilina cristalina 12 a 20.000.000 U/dia por via intravenosa (IV), a cada 4 horas, durante 4 semanas
  - 2ª opção: ceftriaxona 2 g/dia IV, 1 vez/dia, durante 4 semanas
  - Pacientes alérgicos à penicilina: vancomicina 30 mg/kg/dia, IV, a cada 12 horas, durante 4 semanas
- Enterococos e estreptococos resistentes à penicilina:
  - Benzilpenicilina cristalina 18 a 30.000.000 U/dia IV, durante 4 a 6 semanas; ou ampicilina 12 g/dia IV, + gentamicina 1 mg/kg/dia IM ou IV, durante 4 a 6 semanas
  - Pacientes alérgicos à penicilina: vancomicina 30 mg/kg/dia IV, a cada 12 horas, durante 4 a 6 semanas
- Estafilococos:
  - Oxacilina 12 g/dia IV, a cada 4 horas, durante 4 a 6 semanas (pode-se adicionar gentamicina nos 3 a 5 primeiros dias)
  - Pacientes alérgicos à penicilina: vancomicina no lugar da oxacilina
- Estafilococos resistentes à meticilina:
  - Vancomicina 30 mg/kg/dia IV, durante 4 a 6 semanas
- Bactérias do grupo HACEK (H, *Haemophylus* spp.; A, *Aggregatibacter, actinomycetemcomitans*; C, *Cardiobacterium hominis*; E, *Eikenella corrodens*; K, *Kingella* spp.):
  - 1ª opção: ceftriaxona 2 g/dia IV, 1 vez/dia, durante 4 semanas
  - 2ª opção: ampicilina 12 g/dia IV, a cada 4 horas, durante 4 semanas + gentamicina 3 mg/kg/dia IV ou IM, a cada 8 horas, durante 4 semanas
- Pacientes com prótese valvar:
  - Estafilococos sensíveis à meticilina: oxacilina* 12 g/dia, durante 6 semanas, + rifampicina 300 mg VO, a cada 8 horas, durante 6 semanas, + gentamicina 1 mg/kg/dia IV ou IM, a cada 8 horas, durante 2 semanas
  - Estafilococos resistentes à meticilina: vancomicina 30 mg/kg/dia IV, a cada 12 horas, durante 6 semanas, + rifampicina 300 mg VO, a cada 8 horas, durante 6 semanas, + gentamicina 1 mg/kg/dia IM ou IV, a cada 8 horas, durante 2 semanas.

Tratamento cirúrgico

- Quando a antibioticoterapia falha, particularmente nos portadores de prótese valvar com infecção precoce, invasão local e nos pacientes que desenvolvem insuficiência cardíaca refratária
- Nos casos de endocardite complicada por perfuração de cúspide valvar, ruptura de cordoalha, abscesso de anel, vegetações > 10 mm e múltiplos episódios embólicos
- Em infecções em que há dificuldade de erradicação do germe com antibióticos (fungos e *Pseudomonas aeruginosa*).

PREVENÇÃO

- Higiene oral adequada
- Antibioticoterapia profilática para grupos de alto risco:

---

* No Brasil, a oxacilina só é comercializada para uso parenteral.

- Pacientes com próteses valvares, incluindo (implante de valva aórtica transcateter (TAVI) ou material cirúrgico usado para reparo de cardiopatias
- Pacientes com endocardite prévia
- Pacientes com cardiopatias congênitas.

EVOLUÇÃO E PROGNÓSTICO

- Apesar dos avanços no diagnóstico e na terapêutica, a EI permanece associada a altas morbidade e mortalidade
- O prognóstico depende do agente etiológico, da inserção de próteses valvares e de complicações locais e/ou a distância
- A mortalidade em 1 ano varia de 15 a 40%, podendo ser mais elevada nos casos de EI por estafilococos, na EI em próteses valvares, nos pacientes idosos e com comorbidades (diabetes, insuficiência renal)
- Hemoculturas podem persistir positivas até 10 dias, mesmo com tratamento apropriado para endocardite estafilocócica
- Na endocardite estreptocócica, deve-se obter resposta clínica favorável 48 a 72 horas após instituição da antibioticoterapia, e as hemoculturas devem se negativar.

BIBLIOGRAFIA

Azevedo MF. GPS Medicamentos. Guia prático em saúde. Rio de Janeiro: Guanabara Koogan; 2017.

Cahill TJ, Baddour LM, Habib G et al. Challenges in infective endocarditis. J Am Coll Cardiol. 2017;69(3):325-44.

Cahill TJ, Prendergast BD. Infective endocarditis. Lancet 2016;387:882-93.

Habib G, Lancellotti P, Antunes MJ et al. 2015 ESC Guidelines for the management of infective endocarditis: The Task Force for the Management of Infective Endocarditis of the European Society of Cardiology (ESC). Endorsed by European Association for Cardio-Thoracic Surgery (EACTS) and European Association of Nuclear Medicine (EANM). Eur Heart J. 2015;36:3075-123.

Siciliano RF, Randi BA, Gualandro DM et al. Early-onset prosthetic valve endocarditis definition revisited: prospective study and literature review. Int J Infect Dis. 2018;67:3-6.

182
Insuficiência Cardíaca

Salvador Rassi • Daniela Carmo Rassi Frota • Arnaldo Lemos Porto • Celmo Celeno Porto

INTRODUÇÃO

A insuficiência cardíaca (IC) é uma síndrome caracterizada por anormalidades da função ventricular esquerda e da regulação neuro-hormonal, acompanhada de intolerância ao esforço, retenção hídrica e redução da expectativa de vida.

As alterações hemodinâmicas, a ativação simpática e os níveis plasmáticos elevados de norepinefrina desempenham papel primário na progressão da disfunção ventricular esquerda e no prognóstico da IC. Isso se deve aos efeitos nocivos diretos da norepinefrina no miocárdio, à taquicardia, ao aumento do consumo de oxigênio e ao potencial para arritmias ventriculares, além de ativação dos sistemas renina–angiotensina e arginina–vasopressina.

É a principal causa de internação no Sistema Único de Saúde (SUS) por pacientes com idade igual ou superior a 65 anos. No Brasil são realizadas cerca de 250 mil internações por ano com mortalidade hospitalar de 9,5% (Datasus, 2012).

CLASSIFICAÇÃO

A IC pode ser classificada de acordo com a fração de ejeção (FE) em preservada, intermediária ou reduzida e, também, com relação à gravidade dos sintomas (Quadro 182.1) em:

- IC com FE reduzida (FE < 40%) – ICFER. Diminuição da capacidade contrátil do miocárdio, acompanhada de queda do débito cardíaco. As manifestações clínicas são decorrentes do hipofluxo periférico
  - Causas: doença arterial coronariana (DAC), doença de Chagas, cardiomiopatia (alcoólica, periparto, dilatada idiopática)
- IC com FE preservada (FE ≥ 50%) – ICFEP. Responsável por 30% dos casos. Há preservação da capacidade contrátil miocárdica, mas a distensibilidade fica limitada, com redução da complacência ventricular. Maior resistência ao enchimento ventricular provoca manifestações clínicas predominantemente para o lado pulmonar, consequência de hipertensão venocapilar
  - Causas: hipertensão arterial, cardiopatia isquêmica, cardiomiopatia hipertrófica, amiloidose, hemocromatose, infiltração amiloide do miocárdio em idosos (presbicardia)

Manifestações clínicas na IC com FE preservada (ICFEP) e na IC com FE reduzida (ICFER)

Na ICFEP, as manifestações clínicas podem ser semelhantes às da ICFER.

Os dados clínicos sugestivos de ICFEP são: ausência de impulsões visíveis no precórdio, *ictus cordis* pouco impulsivo e sem desvio, 4ª bulha e predomínio da congestão pulmonar em relação às manifestações de baixo débito (Quadro 182.2).

Quadro 182.1 Classificação funcional da insuficiência cardíaca (IC) de acordo com a New York Association.

Classe	Características clínicas
I	Pacientes com doença cardíaca, mas sem limitações relacionadas à atividade física. Atividade física habitual não causa fadiga indevida, palpitações, dispneia, nem dor anginosa
II	Pacientes com doença cardíaca com discreta limitação da atividade física. Eles sentem-se confortáveis em repouso. Atividade física habitual provoca fadiga, palpitações, dispneia ou dor anginosa
III	Pacientes com doença cardíaca com acentuada limitação da atividade física. Eles sentem-se confortáveis em repouso. Atividade física aquém da habitual causa fadiga, palpitação, dispneia ou dor anginosa
IV	Pacientes com doença cardíaca com incapacidade de executar qualquer atividade física sem desconforto. Sintomas de IC ou da síndrome anginosa podem ocorrer mesmo em repouso. Se qualquer atividade física for realizada, o desconforto aumenta

Quadro 182.2 Dados clínicos relacionados com a etiologia da insuficiência cardíaca.

Etiologia da IC	Dados clínicos
Cardiopatia isquêmica	Especialmente se houver fatores de risco, angina ou disfunção segmentar do miocárdio
Hipertensão arterial	Frequentemente associada a hipertrofia ventricular e fração de ejeção preservada
Doença de Chagas	Especialmente se houver dados epidemiológicos sugestivos
Cardiomiopatia	Cardiomiopatia dilatada, restritiva e displasia arritmogênica do ventrículo direito
Medicamentos	Agentes quimioterápicos
Substâncias tóxicas	Bebidas alcoólicas, cocaína, microelementos (mercúrio, cobalto e arsênio)
Doenças endócrinas	Diabetes, hipo/hipertireoidismo, doença de Cushing, insuficiência adrenal, feocromocitoma, hipersecreção de hormônio do crescimento
Nutricional	Deficiência de selênio, tiamina ou carnitina, obesidade, caquexia
Infiltrativa	Sarcoidose, amiloidose, hemocromatose
Doença extracardíaca	Fístula arteriovenosa, beribéri, doença de Paget, anemia
Outras	Periparto, cardiomiopatia do HIV, doença renal crônica

- IC com FE intermediária (40% < FE ≤ 49%). Comprometimento da capacidade contrátil e da distensibilidade do miocárdio
  - Causas: cardiopatia isquêmica, cardiomiopatias.

FATORES PRECIPITANTES

- Infecção
- Interrupção de medicamentos
- Ingestão hídrica ou salina excessiva
- Isquemia miocárdica
- Embolia pulmonar
- Insuficiência renal
- Anemia
- Hipertensão arterial não controlada
- Arritmias (fibrilação atrial e taquicardia)
- Etilismo
- Disfunção tireoideana
- Medicamentos (anti-inflamatórios, bloqueadores de cálcio, tiazolidinedionas) (ver Quadro 182.2).

MANIFESTAÇÕES CLÍNICAS

As principais manifestações clínicas constam nos Quadros 182.1 e 182.3 e na Figura 182.1.

EXAMES COMPLEMENTARES

- Radiografia de tórax: auxilia no diagnóstico da doença de base e da repercussão pulmonar (redistribuição da circulação pulmonar, grau de congestão, derrame pleural) (Figura 182.2)
- Ecocardiograma: fornece informações anatômicas (dimensão das câmaras cardíacas, configuração geométrica, espessura das paredes, massa miocárdica) e funcionais (função

ventricular esquerda e direita, e função diastólica, alterações segmentares de contratilidade do miocárdio) (Figuras 182.1 e 182.3)

Quadro 182.3 Elementos essenciais para avaliação clínica do paciente com insuficiência cardíaca.

Avaliação	Dados clínicos
Manifestações clínicas	Dispneia, ortopneia, dispneia paroxística noturna, palpitações, síncope, dor torácica, fadiga, insônia, tosse
Fatores de risco	História familiar, diabetes, hipertensão arterial, etilismo, tabagismo, dislipidemia
Antecedentes	Infarto agudo do miocárdio, operação/intervenções cardíacas
Estado geral	Peso, enchimento capilar
Pulso	Frequência, ritmo, amplitude, pulso alternante
Pressão arterial	Sistólica e diastólica
Sinais de hipervolemia	Ingurgitamento jugular, edema, estertores crepitantes, ascite, hepatomegalia, ascite
Pulmões	Frequência respiratória, estertores crepitantes, derrame pleural, cianose
Coração	Cardiomegalia, 3ª ou 4ª bulha, sopro sugestivo de disfunção valvar, ritmo de galope

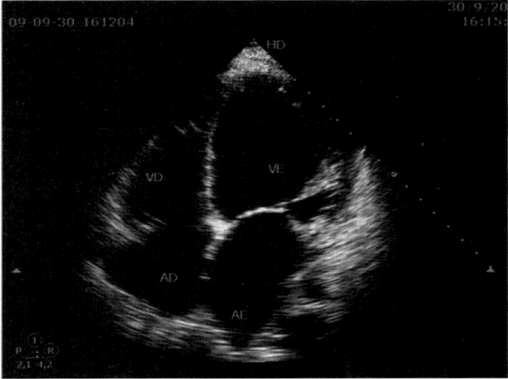

Figura 182.1 Insuficiência cardíaca: observe nesta projeção ecocardiográfica apical a dilatação das câmaras cardíacas com disfunção ventricular esquerda importante. AD: átrio direito; AE: átrio esquerdo; VD: ventrículo direito; VE: ventrículo esquerdo.

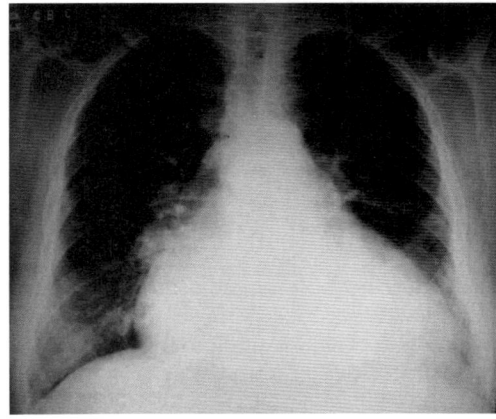

Figura 182.2 Insuficiência cardíaca: a radiografia de tórax mostra aumento importante da área cardíaca com sinais de congestão nos hilos e nas bases pulmonares.

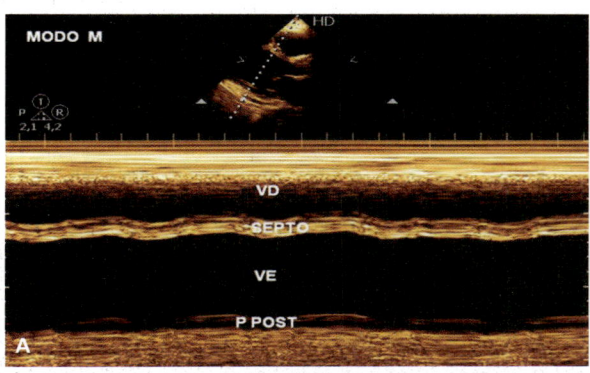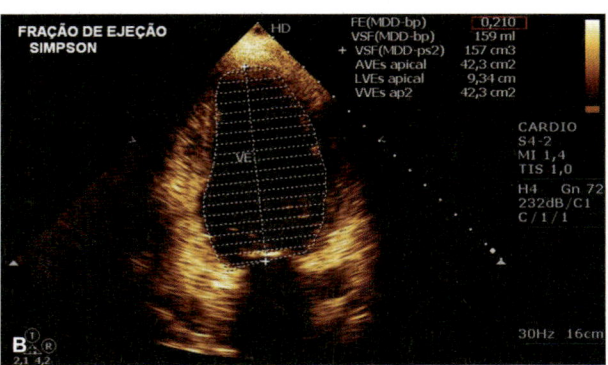

Figura 182.3 Insuficiência cardíaca. **A.** Observar ao modo M a dilatação do ventrículo esquerdo (VE) com perda da contração (espessamento sistólico do septo interventricular e da parede posterior), o que representa uma disfunção sistólica importante. **B.** No mesmo paciente foi realizado o cálculo da fração de ejeção pelo método de Simpson (21%). Valor menor que 30% significa disfunção sistólica importante. VD: ventrículo direito; P Post: parede posterior.

- Eletrocardiograma (ECG): não mostra alterações específicas de disfunção ventricular, mas pode ser importante para o diagnóstico da doença cardíaca de base e de arritmias
- Cintilografia miocárdica: útil na avaliação funcional e prognóstica da IC, particularmente em pacientes com DAC
- Avaliações hemodinâmica e angiocardiográfica: indicadas em casos selecionados para estabelecer o diagnóstico etiológico e definição de condutas terapêuticas especiais
- Peptídeo natriurético atrial (BNP): elevado em pacientes com insuficiência cardíaca, relacionando-se diretamente com a gravidade da doença e o prognóstico
- Dosagem de eletrólitos e função renal.

COMPROVAÇÃO DIAGNÓSTICA

- Dados clínicos são suficientes para o reconhecimento da síndrome clínica (ver Quadro 182.3 e Figura 182.4)
- Exames complementares possibilitam conhecer características anatômicas e funcionais do coração
- Exames complementares para comprovar a etiologia.

TRATAMENTO

- Determinar a etiologia e cessar a causa, quando possível (p. ex., tratamento cirúrgico de valvopatias, revascularização miocárdica na DAC)
- Eliminar ou corrigir fatores precipitantes (anemia, infecções, tireotoxicose, embolia pulmonar)
- Medidas não farmacológicas e modificações do estilo de vida:
  - Reduzir o peso, se o paciente for obeso
  - Dieta hipossódica (3 a 4 g de cloreto de sódio/dia)
  - Restrição hídrica nas formas mais graves
  - Reduzir ou suprimir ingestão de bebidas alcoólicas
  - Exercícios de acordo com o grau de IC.

Ver Figura 182.5 para escolha do esquema terapêutico.

Tratamento medicamentoso da IC com FE reduzida (ICFR)

- Inibidores da enzima de conversão da angiotensina (IECA) (Quadro 182.4)
- Bloqueadores de receptores de angiotensina II (BRA) – utilizados no caso de intolerância aos IECA (em torno de 20%)

- Bloqueadores de receptores de angiotensina II (BRA) associados a inibidores da neprilisina (sacubipril)
- Furosemida: doses e vias de administração são definidas pela resposta terapêutica (tiazídicos são pouco eficazes quando utilizados isoladamente)
- Espironolactona 25 a 50 mg/dia por via oral (VO). Indicada para pacientes nas classes funcionais II, III e IV
- Betabloqueadores (carvedilol, bisoprolol, metoprolol, nebivolol):
  - Antes de administrar betabloqueadores, o tratamento com diuréticos e IECA deve ser otimizado. O paciente deve ter uma condição clínica de estabilidade, sem sinais de retenção hídrica e/ou necessidade de inotrópicos venosos
  - Os betabloqueadores devem ser iniciados em doses baixas, aumentadas progressivamente, a cada 2 semanas, conforme a resposta clínica e a tolerância (Quadro 182.5)
  - O efeito secundário mais significativo é o agravamento da IC no período inicial do tratamento, devido à supressão abrupta da proteção adrenérgica mediada pelo sistema nervoso simpático
- Anticoagulantes (cumarínicos): indicados para pacientes com fibrilação atrial, trombo intraventricular, antecedentes de tromboembolismo
- Inibidores de neprilisina e receptores de angiotensina (INRA): devem substituir os IECA/BRA se o paciente estiver sintomático
- Ivabradina: deve ser adicionada se após a otimização com betabloqueadores a FC estiver acima de 70 bpm
- Digoxina 0,25 mg/dia, VO: pode ser utilizada por pacientes classes funcionais III/IV, ou por aqueles que permanecem sintomáticos após o emprego de diuréticos, IECA e betabloqueador
- Dobutamina (inotrópicos intravenosos) 0,5 a 10 kg/min, por via intravenosa (IV): tem como objetivo corrigir distúrbios hemodinâmicos graves. Usada, muitas vezes, como ponte para transplante cardíaco em casos avançados.

PREVENÇÃO

- Tratar adequadamente a hipertensão arterial, dislipidemias, insuficiência coronariana, valvopatias e diabetes
- Uso precoce de IECA, mesmo em pacientes assintomáticos, mas com disfunção ventricular comprovada pela ecocardiografia.

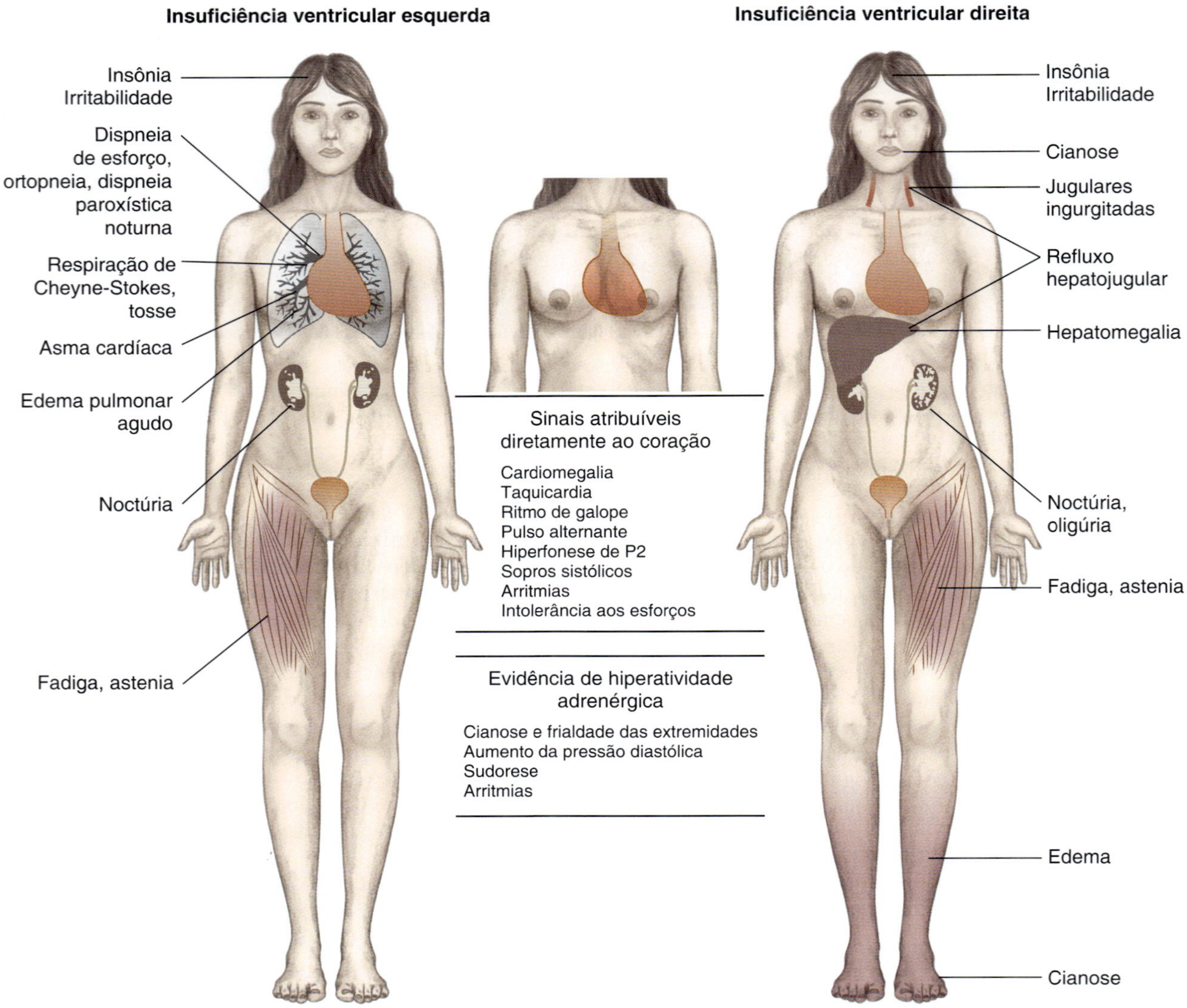

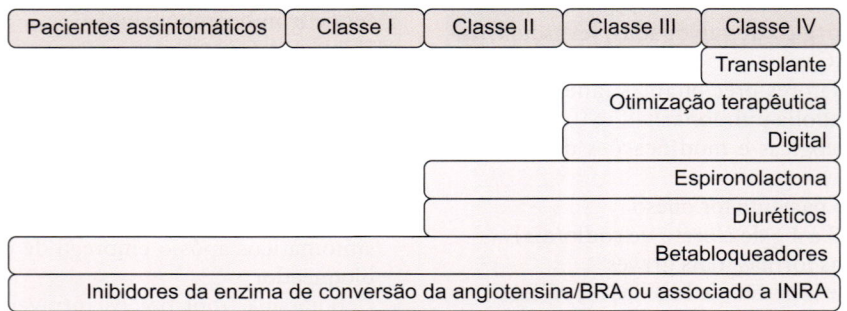

Insuficiência ventricular esquerda

Insônia
Irritabilidade

Dispneia
de esforço,
ortopneia, dispneia
paroxística
noturna

Respiração de
Cheyne-Stokes,
tosse

Asma cardíaca

Edema pulmonar
agudo

Noctúria

Fadiga, astenia

Insuficiência ventricular direita

Insônia
Irritabilidade

Cianose

Jugulares
ingurgitadas

Refluxo
hepatojugular

Hepatomegalia

Noctúria,
oligúria

Fadiga, astenia

Edema

Cianose

Sinais atribuíveis
diretamente ao coração

Cardiomegalia
Taquicardia
Ritmo de galope
Pulso alternante
Hiperfonese de P2
Sopros sistólicos
Arritmias
Intolerância aos esforços

Evidência de hiperatividade
adrenérgica

Cianose e frialdade das extremidades
Aumento da pressão diastólica
Sudorese
Arritmias

Figura 182.4 Esquema do quadro clínico da insuficiência cardíaca.

Pacientes assintomáticos	Classe I	Classe II	Classe III	Classe IV

Transplante

Otimização terapêutica

Digital

Espironolactona

Diuréticos

Betabloqueadores

Inibidores da enzima de conversão da angiotensina/BRA ou associado a INRA

Figura 182.5 Diagrama para escolha do esquema terapêutico na insuficiência cardíaca. BRA: bloqueadores dos receptores da angiotensina; INRA: inibidores de neprilisina e receptores de angiotensina.

EVOLUÇÃO E PROGNÓSTICO

Marcadores de mau prognóstico:

- Idade > 65 anos
- Classes funcionais III e IV
- Cardiomegalia acentuada (índice cardiotorácico > 0,55)
- FE < 30%
- Redução na taxa de filtração glomerular
- Fibrilação atrial
- Arritmias complexas
- Diminuição acentuada da tolerância aos esforços
- Sódio plasmático < 130 mEq/ℓ

Quadro 182.4 Sinais e sintomas de insuficiência cardíaca.

Sintomas típicos	Sinais mais específicos
Falta de ar/dispneia Ortopneia Dispneia paroxística noturna Fadiga/cansaço Intolerância ao exercício	Pressão venosa jugular elevada Refluxo hepatojugular 3ª bulha cardíaca Impulso apical desviado para esquerda
Sintomas menos típicos	Sinais menos específicos
Tosse noturna Ganho de peso Dor abdominal Perda de apetite e peso Noctúria, oligúria	Crepitações pulmonares Taquicardia Hepatomegalia e ascite Extremidades frias Edema periférico

Quadro 182.5 Inibidores da enzima de conversão da angiotensina na insuficiência cardíaca.

Medicamento	Dose inicial	Dose-alvo
Captopril	6,25 mg, 2 vezes/dia	50 mg, 3 vezes/dia
Enalapril	2,5 mg, 2 vezes/dia	10 mg, 2 vezes/dia
Ramipril	1,25 mg, 2 vezes/dia	5 mg, 2 vezes/dia
Lisinopril	2,5 mg/dia	10 mg/dia

Reações adversas: hipotensão arterial sintomática, tosse seca, hiperpotassemia, elevação transitória da creatinina.

Recomendações práticas para o tratamento da IC

- É importante identificar o mecanismo fisiopatológico: IC com FE reduzida ou preservada?
- Nenhum medicamento preenche todos os critérios como agente de primeira escolha para o tratamento da disfunção sistólica nem se consegue controlar idealmente a IC quando utilizado isoladamente. Os diuréticos controlam a retenção de fluidos e aliviam os sintomas congestivos; os IECA reduzem a morbidade e a mortalidade, mas não previnem adequadamente a retenção de fluidos. Por isso, os pacientes com IC não devem ser tratados com um único medicamento. Ao contrário, as ações e os efeitos complementares e sinérgicos desses agentes devem ser aproveitados para melhor controle dos sintomas e prolongar a vida.

    Aproximadamente 30% dos pacientes em uso de IECA desenvolvem efeitos colaterais, principalmente tosse seca, que impedem a manutenção deste medicamento. Nessa situação troca-se o IECA pelos BRA, que têm o mesmo impacto dos IECA na redução da morbimortalidade
- Adicionar betabloqueadores de terceira geração (carvedilol, bisoprolol, metoprolol, nebivolol) ao esquema diurético e IECA assim que o paciente não apresentar mais sinais congestivos. São medicamentos fundamentais no tratamento da IC com grande impacto na redução da morbimortalidade
- Se após a utilização de diuréticos, IECA ou BRA e betabloqueadores o paciente permanecer sintomático, considerar a adição de espironolactona
- Persistindo sintomático após o esquema tríplice que tem impacto na redução da morbimortalidade (IECA/BRA, betabloqueador e espironolactona), deve-se substituir o IECA/BRA por INRA (sacubitril/valsartana) com ganhos adicionais de 20% na redução de mortalidade
- Não é possível estabelecer esquemas rígidos para as diversas classes funcionais e tipos de IC, mas um diagrama para escolha do esquema terapêutico tem utilidade prática (ver Figuras 182.5 e 182.6)
- São utilizados também os inibidores da SGLT2 (sigla do inglês *Sodium-Glucose Co-Transporter-2*) que incluem empaglifozina, dapaglifozina e canaglifozina, que são capazes de melhorar significativamente os pacientes com IC com ejeção reduzida (ICFER) ou com fração de ejeção preservada (ICFEP). Têm indicação prioritária para os pacientes com ICFEP
- Quando a IC torna-se refratária, são necessárias rigorosas reavaliações clínica e laboratorial do paciente em busca de algum fator que possa ser cessado.

Edema pulmonar cardiogênico

- É uma grave manifestação de falência ventricular esquerda, resultante de edema intersticial e extravasamento de líquido para dentro dos alvéolos, podendo haver rompimento de capilares, causa da expectoração hemoptoica
- O paciente apresenta-se com taquipneia, tosse, expectoração rósea e espumosa, sensação de sufocação, sudorese, retração dos espaços intercostais e uso da musculatura respiratória acessória. Na ausculta pulmonar, percebem-se estertores desde as bases até os ápices
- Medidas terapêuticas devem ser instituídas com urgência, incluindo oxigênio, morfina, vasodilatadores (nitratos e nitroprussiato de sódio) e diuréticos (furosemida, intravenosa).

IC com FE preservada (ICFEP)

- Não há na ICFEP tratamentos que reduzam a morbimortalidade com base em ensaios clínicos
- O foco principal deve ser o tratamento da doença de base que levou à ICFEP, isto é: revascularização miocárdica, se cardiopatia isquêmica; tratamento de hipertensão arterial, se cardiopatia hipertensiva.

Quadro 182.6 Bloqueadores de receptores de angiotensina na insuficiência cardíaca.

Medicamento	Dose inicial	Dose-alvo
Candesartana	4 a 8 mg, 1 vez/dia	32 mg, 1 vez/dia
Losartana	25 a 50 mg, 1 vez/dia	100 mg, 1 vez/dia
Valsartana	40 a 80 mg, 1 vez/dia	320 mg, 1 vez/dia

Quadro 182.7 Betabloqueadores na insuficiência cardíaca.

Medicamento	Dose inicial	Dose-alvo
Bisoprolol	1,25 mg, 1 vez/dia	10 mg/dia
Metoprolol	12,5 a 25 mg, 1 vez/dia	200 mg/dia
Carvedilol	3,125 mg, 2 vezes/dia	50 mg/dia
Nebivolol	1,25 mg, 1 vez/dia	10 mg/dia

Quadro 182.8 Inibidores de neprilisina e receptores de angiotensina na insuficiência cardíaca.

Fármaco	Dose inicial	Dose-alvo
Sacubitril/valsartana	24 a 26 mg, 2 vezes/dia	97 a 103 mg, 2 vezes/dia

Quadro 182.9 Ivabradina na insuficiência cardíaca.

Fármaco	Dose inicial	Dose-alvo
Ivabradina	5 mg, 2 vezes/dia	7,5 mg, 2 vezes/dia

- Níveis elevados de BNP
- Diabetes
- Doença pulmonar associada.

    A mortalidade é elevada, chegando a 50% ao ano nas formas avançadas.

BIBLIOGRAFIA

Azevedo MF. GPS Medicamentos. Guia prático em saúde. Rio de Janeiro: Guanabara Koogan; 2017.

De Nucci G. Farmacologia clínica. Rio de Janeiro: Guanabara Koogan; 2021.
Diretriz Brasileira de Insuficiência Cardíaca Crônica e Aguda – 2018. Arq Bras Cardiol. 2018;111(3):436-539.
Porto CC, Porto AL. Semiologia médica. 8. ed. Rio de Janeiro: Guanabara Koogan; 2019.

183
Miocardites

Celmo Celeno Porto ◆ Arnaldo Lemos Porto

INTRODUÇÃO

Grupo heterogêneo de afecções caracterizadas por processo inflamatório difuso da musculatura cardíaca, provocada por microrganismos, mecanismo imunológico ou substâncias químicas.

Quase todos os microrganismos, incluindo vírus, bactérias, protozoários e fungos, podem causar miocardite.

Os principais dados histopatológicos são infiltrado leucocitário (linfócitos, eosinófilos, neutrófilos) com degeneração e, eventualmente, necrose dos miócitos adjacentes. Alterações específicas conforme a etiologia (Figuras 183.1 a 183.3).

Na miocardite diftérica, as lesões podem ser focais ou difusas, predominando degeneração das fibras miocárdicas, que evoluem com formação de áreas fibróticas (ver Capítulo 559, *Difteria*). Na miocardite chagásica aguda, além do processo inflamatório difuso, encontram-se formas amastigotas do *T. cruzi* (ver Capítulo 580, *Doença de Chagas*). Na miocardite reumática são encontrados nódulos de Aschoff e processo inflamatório difuso no interstício das miofibrilas. Invariavelmente, o processo inflamatório afeta todos os segmentos do coração (pancardite) (ver Capítulo 440, *Febre Reumática*). Na miocardite viral, observa-se processo inflamatório difuso com predomínio de linfócitos e monócitos.

Em muitos casos, a infecção primária encontra-se em outros órgãos (vias respiratórias, pulmões, sistema nervoso), e a miocardite é apenas uma complicação. Contudo, há pacientes cuja miocardite é uma condição isolada, sem relação com doenças prévias ou concomitantes. A possibilidade de um agente viral (miocardite viral) costuma ser suspeitada nesses casos, mas a comprovação etiológica é difícil.

CAUSAS

- Vírus: Coxsackie humano A e B, ecovírus, influenza, herpes-vírus humano, citomegalovírus, sarampo, rubéola, arbovírus, Zica vírus, hepatite B, adenovírus, HIV, dengue
- Bactérias: difteria, *Chlamydia* sp., estreptococos, estafilococos, salmonelas, *Leptospira*, *Neisseria*, micoplasma, riquétsias
- Fungos: *Candida*, *Aspergillus*, *Criptococcus*, *Coccidioides*, *Histoplasma*
- Protozoários: *Trypanosoma cruzi*

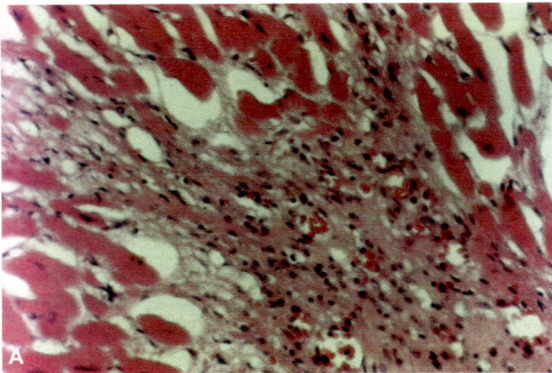

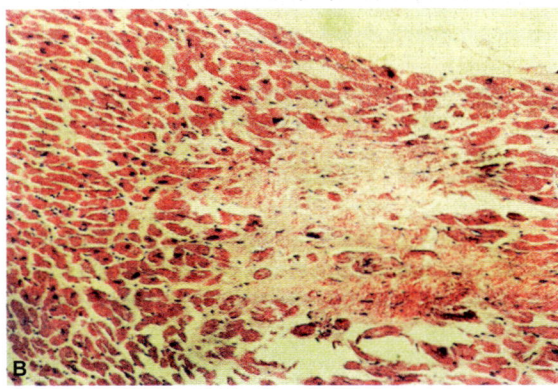

Figura 183.1 A. Miocardite no lúpus eritematoso sistêmico, observando-se infiltrado linfomononuclear intersticial. B. Infiltrado inflamatório linfomonocitário multifocal denso com destruição de fibras, miocardite por *Toxoplasma*. Fibrose focal no miocárdio sem doença coronariana compatível com miocardite crônica pelo vírus da imunodeficiência humana.

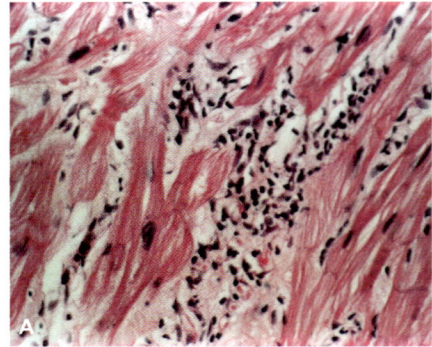

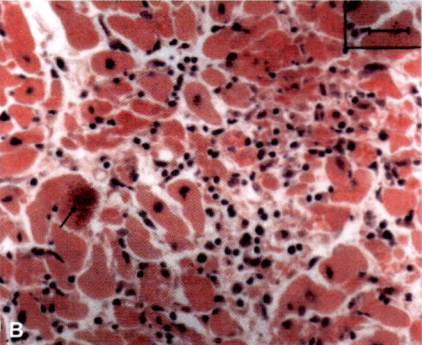

Figura 183.2 A. Miocardite linfocitária, em que é possível notar infiltrado inflamatório linfomononuclear intersticial com íntimo contato com o sarcolema miocitário. B. Processo inflamatório difuso em que é possível observar *Toxoplasma gondii*. (Cortesia do Dr. Luis Benvenuti.)

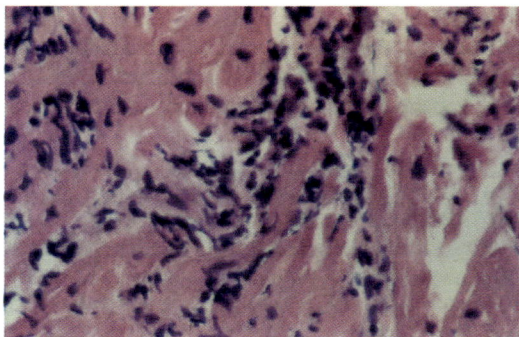

Figura 183.3 Miocardite com infiltrado linfocitário e agressão aos cardiomiócitos. (Cortesia de Brasileiro Filho, 2011.)

- Toxinas: toxina diftérica, ofidismo, escorpionismo
- Hipersensibilidade: febre reumática, doença do soro
- Substâncias químicas: cocaína, antidepressivos tricíclicos, quimioterápicos (doxorrubicina), lítio
- Sem causa definida em alguns pacientes.

MANIFESTAÇÕES CLÍNICAS

- Assintomática nos casos leves
- Febre, astenia, fadiga
- Taquicardia desproporcional ao grau de febre
- Dor precordial atípica, palpitações, dispneia
- Ritmo de galope
- Arritmias e insuficiência cardíaca nos casos graves.

DIAGNÓSTICO DIFERENCIAL

- Endocardite
- Pericardite.

EXAMES COMPLEMENTARES

- Eletrocardiograma (ECG): arritmias, bloqueio atrioventricular, alteração da repolarização ventricular
- Radiografia do tórax: pode ser normal; aumento da área cardíaca nos casos mais graves
- Ecocardiograma: dilatação das cavidades cardíacas, diminuição da fração de ejeção do ventrículo esquerdo, insuficiência mitral e/ou tricúspide, discinesias segmentares, hipocinesia global
- Cintilografia miocárdica: alterações difusas da captação do radioisótopo, diminuição da fração de ejeção; é o exame mais sensível para detectar processo inflamatório do miocárdio
- Hemocultura: dependendo da hipótese etiológica (miocardite bacteriana)
- Biópsia: indicada em casos especiais.

COMPROVAÇÃO DIAGNÓSTICA

- Dados clínicos + exames complementares
- Comprovação da etiologia necessita de exames específicos (raramente é indicada biópsia com essa finalidade).

TRATAMENTO

- Repouso
- Tratamento das arritmias e da insuficiência cardíaca
- Tratamento específico depende da causa.

PREVENÇÃO

- De acordo com a etiologia
- Tratamento precoce da faringite estreptocócica.

EVOLUÇÃO E PROGNÓSTICO

- Dependem da etiologia e da intensidade do processo inflamatório
- Cura sem sequela em muitos casos
- Pode evoluir para miocardite crônica
- Risco de morte súbita.

BIBLIOGRAFIA

Azevedo MF. GPS Medicamentos. Guia prático em saúde. Rio de Janeiro: Guanabara Koogan; 2017.

Brasileiro Filho G. Bogliolo Patologia. 8. ed. Guanabara Koogan; 2011.

Fernandes F, Mady C. Miocardite virótica. In: Porto CC, Porto AL. Doenças do Coração. Prevenção e Tratamento. 2. ed. Guanabara Koogan; 2005.

Rassi A, Rassi Jr. A, Porto CC. Miocardite chagásica aguda e reativação da infecção crônica. In: Porto CC, Porto AL. Doenças do Coração. Prevenção e Tratamento. 2. ed. Guanabara Koogan; 2005.

184
Neoplasias do Coração
Síndrome de Corney

Arnaldo Lemos Porto • Frederico Porto Luciano Coimbra

INTRODUÇÃO

As neoplasias cardíacas são as mais raras do organismo humano. Podem ser primárias (benignas ou malignas) ou secundárias (metastáticas).

CLASSIFICAÇÃO

- Primárias benignas: mixomas, fibroelastomas papilares, rabdomiomas, fibromas, hemangiomas, teratomas, lipomas, paragangliomas e cistos pericárdicos
- Primárias malignas: sarcomas, mesoteliomas pericárdicos e linfomas primários
- Metastáticas: carcinomas pulmonar, de mama e renal, melanoma e sarcoma de tecidos moles.

PRINCIPAIS NEOPLASIAS CARDÍACAS

Mixomas

- Originados do tecido conjuntivo do coração, representam 50% dos tumores, sendo que 75% localizam-se no átrio esquerdo (Figuras 184.1 a 184.3)
- Mais prevalente em mulheres (4:1)
- Fator de risco: história familiar.

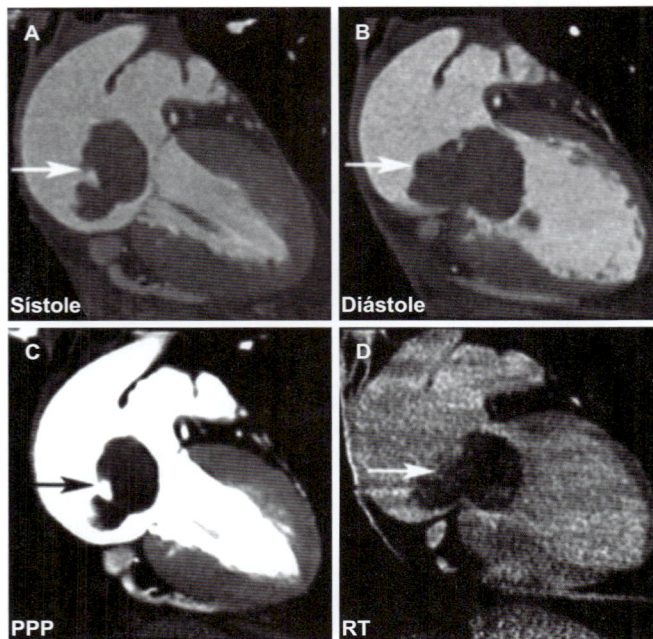

Figura 184.1 Tomografia computadorizada cardíaca mostrando: (A) grande massa (*seta*) que ocupa 1/3 do átrio esquerdo na sístole (40% fase); (B) massa (*seta*) em prolapso através da válvula mitral para o ventrículo esquerdo na diástole (90% fase); (C) perfusão de primeira passagem (PPP) – a massa estava hipoatenuada quando comparada com o miocárdio, indicando vascularidade reduzida; (D) falta de realce tardio (RT) em uma varredura de intervalo realizada 7 minutos mais tarde, consistente com a natureza benigna do mixoma.

Quando suspeitar e como investigar

- Suspeitar:
  - Insuficiência cardíaca de instalação súbita, rapidamente progressiva e refratária ao tratamento
  - Sopros cardíacos com características clínicas não habituais (p. ex., modificam suas características estetoacústicas com a mudança de decúbito)
  - Arritmias refratárias aos tratamentos
  - Fenômenos tromboembólicos
  - Derrame pericárdico hemorrágico
  - Morte súbita cardíaca (achado na necrópsia).

  A hipótese de neoplasia cardíaca surge quase sempre em uma *radiografia do tórax* com uma silhueta cardíaca bizarra (neoplasias pericárdicas) ou no *ecocardiograma* (mixomas)
- Para continuar a investigação:
  - Hemograma (anemia hemolítica) e proteína C reativa (elevada)
  - Tomografia computadorizada (TC) ou ressonância magnética (RM)
  - Cateterismo cardíaco e angiocardiografia em casos especiais
  - Biópsia (em casos selecionados).

Manifestações clínicas

- Manifestações sistêmicas: febre, perda de peso, anemia, síndrome de Raynaud
- Fenômenos embólicos: embolias pulmonares (se em átrio direito) ou periféricas (se em átrio esquerdo)
- Obstrução do fluxo sanguíneo (principalmente valva mitral): sinais de estenose mitral.

Diagnóstico

- Dados clínicos + ecocardiograma e/ou TC e RM

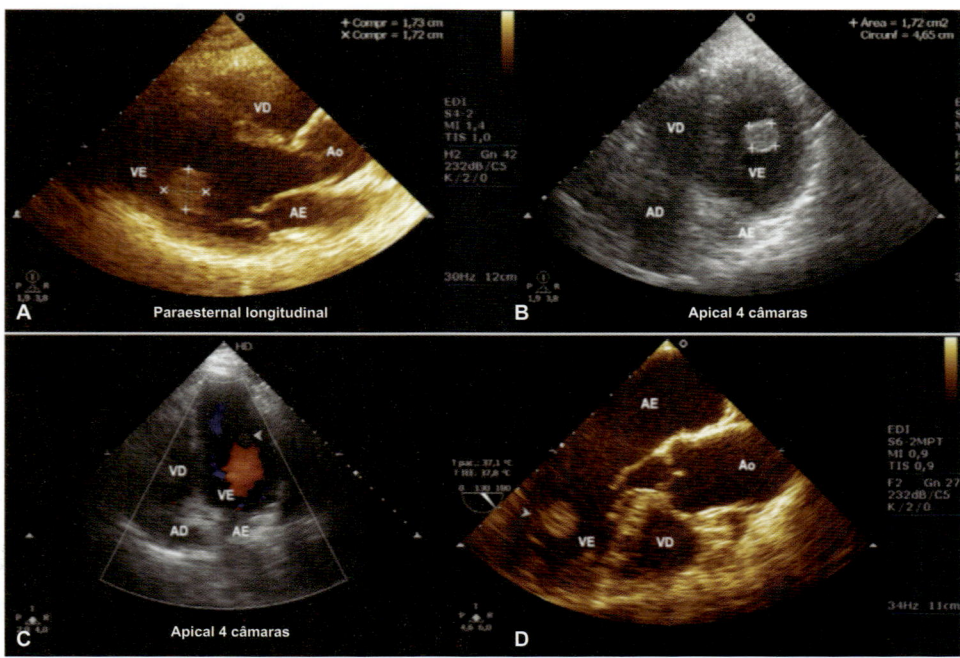

Figura 184.2 Ecocardiograma transtorácico. **A.** Visão paraesternal longitudinal mostrando massa circular medindo, localizada na parede posteromedial do ventrículo esquerdo (VE) sem comprometimento do aparelho subvalvar mitral. **B.** Corte apical de 4 câmaras evidenciando massa de área de aproximadamente 1,73 cm² e circunferência de 4,65 cm. **C.** Corte apical de 4 câmaras evidenciando, ao Ecodoppler colorido, fluxo diastólico de enchimento do VE com velocidades normais e sem evidência de gradiente pressórico significativo em via de entrada ventricular. **D.** Massa aderida à parede posteromedial do VE. AD: átrio direito; AE: átrio esquerdo; Ao: aorta; VD: ventrículo direito.

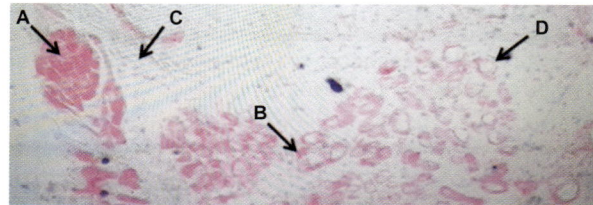

Figura 184.3 Exame histopatológico, mostrando neoplasia benigna composta por células estreladas ou globulares (A), células endoteliais (B) e células musculares lisas maduras inseridas em um tecido conjuntivo frouxo (C), células eosinofílicas, nas quais vasos sanguíneos de diferentes diâmetros (D), por vezes congestos, são observados. Achados são compatíveis com mixoma cardíaco.

Síndrome ou complexo de Corney

Neoplasia endócrina múltipla familiar associada a mixoma cardíaco ou cutâneo, lesões cutâneas hiperpigmentadas, tumores endócrinos hipersecretores e schwannomas melanóticos.

- Exame histopatológico da biópsia ou da peça cirúrgica
- A biópsia pode ser por via transtorácica ou endovascular.

Tratamento
- Ressecção cirúrgica
- Ecocardiograma seriado por 5 a 6 anos para monitorar recorrência.

Sarcomas
- Neoplasia maligna mais comum do coração, formada pela proliferação de células mesodérmicas (músculo, tecido adiposo, vasos sanguíneos (Figuras 184.4 e 184.5)
- Tipos: angiossarcoma, sarcoma indiferenciado, histiocitoma fibroso maligno; rabdomiossarcoma, fibrossarcoma, leiomiossarcoma, lipossarcoma, osteossarcoma.

Manifestações clínicas
- Sintomas de rápida progressão
- Obstrução da via de entrada ventricular e tamponamento pericárdico
- Obstrução da valva mitral e insuficiência cardíaca.

Diagnóstico
- Dados clínicos + TC e/ou RM.

TRATAMENTO
- Tratamento paliativo
- Cirurgia ou transplante cardíaco em casos selecionados.

EVOLUÇÃO E PROGNÓSTICO
- Dependem do tipo da neoplasia
- Mixomas podem ser curados com tratamento cirúrgico
- Pode haver recidivas.

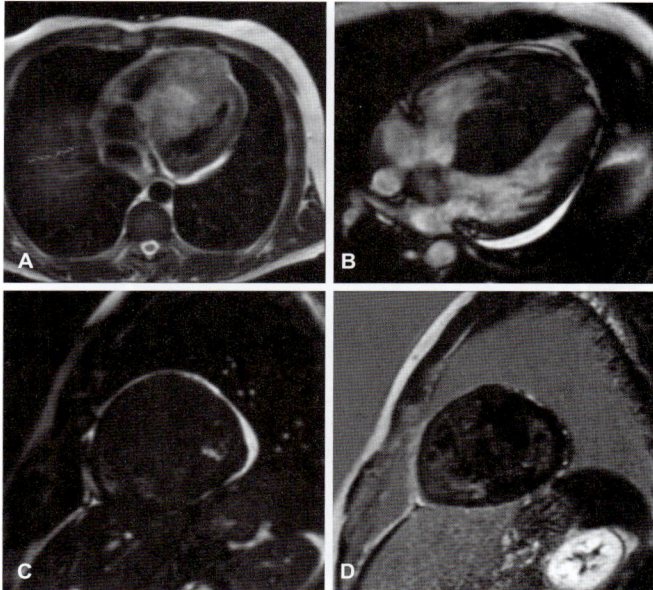

Figura 184.4 Tomografia computadorizada: sarcoma cardíaco indiferenciado; sequência axial ponderada em T2 (A), sequências de SSFP (do inglês *steady state free precession*) nos planos quatro câmaras (B) e eixo curto (C), sequência de realce tardio pelo gadolínio no eixo curto (D).

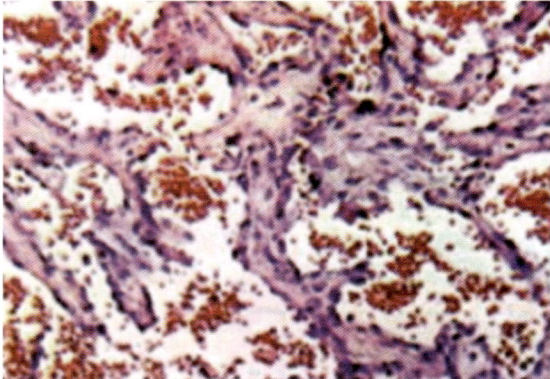

Figura 184.5 Exame histopatológico, mostrando células com intensa atipia por vezes formando canais vasculares irregulares (angiossarcoma).

BIBLIOGRAFIA

Almeida EC. Tumores do coração. In: Porto CC, Porto AL. Doenças do Coração. Prevenção e Tratamento. 2. ed. Guanabara Koogan; 2005.

Braggion-Santos MF et al. Magnetic resonance imaging evaluation of cardiac masses. Arq Bras Cardiol. 2013;101(3):263-72.

Brasileiro Filho G. Bogliolo Patologia. 8. ed. Guanabara Koogan; 2011.

Gouveia ACN. Tumores cardíacos primários – classificação, diagnóstico e tratamento. Artigo de revisão. Faculdade de Medicina da Universidade de Coimbra, 2010.

Marciniak A, Rajani R. Multidetector computed tomographic characterization of a left atrial myxoma. Arq Bras Cardiol. 2015;105(1):97-8.

185
Parada Cardíaca

Parada cardiorrespiratória, reanimação cardiorrespiratória

Max Weyler Nery

INTRODUÇÃO

A parada cardíaca é a cessação súbita e inesperada da atividade bombeadora do coração. Conduz à morte se não for imediatamente corrigida.

Morte súbita é definida como um evento não traumático, não violento, inesperado e resultante de parada cardíaca (parada cardiorrespiratória [PCR]).

A fibrilação ventricular (FV) causa cerca de 80 a 90% das PCR não traumáticas e não violentas em adultos, em ambiente extra-hospitalar, e a FV e a taquicardia ventricular (TV) são responsáveis por cerca de 25% das PCR em ambiente intra-hospitalar.

Nesse ambiente, a assistolia causa 39% das PCR e a atividade elétrica sem pulso por cerca de 37%.

Medidas imediatas de reanimação cardiorrespiratória (RCR) podem restaurar a atividade espontânea desses corações, antes que o cérebro seja permanentemente lesado.

Suporte básico de vida (SBV)

Todo profissional de saúde precisa adquirir competência para executar as manobras que fazem parte do suporte básico de vida (SBV) e saber como conduzir as etapas seguintes.

CAUSAS E FATORES DE RISCO

- Arritmia cardíaca: FV, TV, assistolia e atividade elétrica sem pulso
- Doença arterial coronariana (DAC – infarto agudo do miocárdio [IAM])
- Cardiomiopatias: chagásica, dilatada, hipertrófica e arritmogênica do ventrículo direito
- Síndrome do QT longo
- Síndrome de pré-excitação
- Acidente vascular cerebral
- Embolia pulmonar
- Pneumotórax
- Tamponamento cardíaco
- Ruptura de dissecção aórtica aguda
- Hemorragia digestiva maciça
- Hipovolemia
- Hipóxia
- Hipo/hiperpotassemia
- Hipotermia
- Acidose
- Raquianestesia alta
- Choque anafilático
- Medicamentos (hipersensibilidade, intoxicação).

COMPROVAÇÃO DIAGNÓSTICA

O paciente em PCR encontra-se inconsciente (não responde), não respira ou respira de forma ineficaz (*gasping*) e não tem pulso.

TRATAMENTO

O atendimento cardiovascular de emergência (ACE) tem a finalidade de fornecer tratamento eficaz, tão rápido quanto possível, para esses corações que param de bombear.

É realizado através do suporte básico de vida (SBV), do suporte avançado de vida em cardiologia (SAVC) e dos cuidados pós-RCR.

Os aspectos fundamentais do SBV no adulto incluem: (1) reconhecimento imediato da PCR; (2) contato com o sistema de emergência; (3) início das manobras de reanimação cardiopulmonar (RCP) de alta qualidade com compressões torácicas; (4) abertura das vias respiratórias e ventilação; (5) uso do desfibrilador externo automático (DEA) com rápida desfibrilação.

O SAVC tenta restaurar a circulação espontânea e tem a oxigenação cerebral como objetivo mais importante.

Tempo é vida

A probabilidade de se reverter uma FV a um ritmo capaz de perfundir os órgãos diminui cerca de 7 a 10% a cada minuto que passa, iniciando com uma probabilidade estimada em 70 a 80% de sobrevida no tempo zero.

Um resultado favorável pode ser obtido através de esforços e intervenções interligados, denominados "cadeia de sobrevida".

Cadeia de sobrevida
1. Reconhecimento da PCR e acionamento do serviço médico de emergência: solicite um DEA
2. RCP imediata de alta qualidade
3. Rápida desfibrilação com um DEA
4. Suporte avançado de vida
5. Cuidados pós-RCR.

Suporte básico de vida

Em uma situação de PCR no adulto, um meio mnemônico que pode ser utilizado para descrever os passos simplificados do atendimento em SBV é o "C-A-B-D", tendo estas letras os seguintes significados:

- Letra "C" corresponde às compressões torácicas (30 compressões)
- Letra "A", abertura das vias respiratórias (aéreas)
- Letra "B", boa ventilação (duas ventilações)
- Letra "D", a desfibrilação.

Esses procedimentos devem ser imediatamente realizados no atendimento do paciente.

Diante de um paciente supostamente inconsciente:

- Certifique-se se o local é seguro
- Avalie a responsividade do paciente: não havendo suspeita de traumatismo cervical, pegue-o pelos ombros, sacuda-o gentilmente e pergunte "você está bem?". Se o paciente não responder, peça ajuda ou acione o serviço médico de emergência imediatamente e solicite um DEA
- Cheque a respiração e o pulso carotídeo simultaneamente, observando se há elevação do tórax e se há pulso carotídeo

em não mais que 10 segundos. Se o paciente não respirar, ou apresentar *gasping*, e se o pulso estiver ausente (ou se houver dificuldade em detectar o pulso), inicie imediatamente as manobras de RCP (C-A-B) de alta qualidade
- Preparar para desfibrilar (D) prontamente.

Suporte avançado de vida em cardiologia

Os principais aspectos no SACV na PCR do adulto são: realização das manobras de RCP de boa qualidade, desfibrilação, tratamento medicamentoso, obtenção de via respiratória avançada, identificação e tratamento das causas reversíveis, identificação do retorno da circulação espontânea (RCE) e cuidados pós-RCR (RCP).

Manobras de RCP de boa qualidade
- Comprima com força (pelo menos 5 cm) e rapidez (100 a 120/minuto) e permita o retorno total do tórax

Suporte básico de vida: C-A-B-D

C: Circulação (compressões torácicas)
- Inicie as compressões torácicas a uma frequência entre 100 e 120 compressões por minuto
- O paciente deve estar deitado em uma superfície firme. Para cada 30 compressões torácicas, devem-se realizar duas ventilações pulmonares
- Com as mãos sobrepostas apoiadas no centro do tórax ao nível do terço inferior do esterno e com os braços estendidos, realize compressões torácicas com amplitude de, no mínimo, 5 cm; permita o retorno completo do tórax após cada compressão e minimize as interrupções das compressões
- Reveze com outro socorrista a cada 2 minutos para evitar o cansaço que vai resultar em compressões de má qualidade
- Seja rápido, seja forte, propicie a reexpansão pulmonar e evite interrupções.

A: Abertura das vias respiratórias (aéreas)
- Abra as vias respiratórias. Incline a cabeça do paciente para trás, posicionando uma das mãos na testa dele, segurando com firmeza a cabeça. Com a outra mão levante seu queixo para elevar a língua e liberar a faringe posterior
- Se houver suspeita de traumatismo cervical, realize a manobra de elevação do ângulo da mandíbula.

B: Boa respiração
- As ventilações pulmonares devem ser aplicadas em uma proporção de 30 compressões torácicas para duas ventilações, com duração de apenas 1 segundo cada
- Aplique duas ventilações com 1 segundo de duração (cada) e com volume suficiente para elevar o tórax
- Mantenha a cabeça e o pescoço do paciente estendidos e deixe o ar exalar totalmente após cada ventilação
- Se disponível, inicie a ventilação com uma máscara facial acoplada a dispositivo boca–máscara ou bolsa–válvula–máscara enriquecida com oxigênio a 100%.

D: Desfibrilação
- Assim que estiver disponível, o desfibrilador deve ser imediatamente executado no paciente. Desfibrile rapidamente o paciente que apresentar FV ou taquicardia ventricular sem pulso (TVSP)
- Aplique um choque elétrico utilizando um DEA ou, se disponível, utilizando um desfibrilador manual (200 J) para desfibrilador bifásico e 360 J para desfibrilador monofásico
- Um soco precordial somente deve ser aplicado em PCR quando ocorrer FV ou TVSP, enquanto se aguarda a chegada do desfibrilador
- O paciente em PCR que ainda permanecer em parada cardíaca, apesar das manobras de RCP utilizando o SBV, deve ser submetido a manobras avançadas denominadas "SAVC".

- Minimize as interrupções das compressões torácicas
- Mantenha as compressões torácicas por 2 minutos e pare para trocar de reanimador, para checar o ritmo cardíaco e/ou para desfibrilar
- Reinicie as compressões torácicas após a desfibrilação
- Alterne as pessoas que aplicam as compressões a cada 2 minutos ou antes, se houver cansaço
- Evite ventilação excessiva
- Obtenha acesso intravenoso (IV) ou intraósseo (IO)
- Sem via respiratória avançada, relação compressão–ventilação de 30:2
- Com via respiratória avançada, mantenha compressões contínuas e administre 1 ventilação a cada 6 segundos (10 ventilações/minuto).
- Capnografia quantitativa com forma de onda. Se dióxido de carbono exalado ao final da expiração ($PETCO_2$) < 10 mmHg, tente melhorar a qualidade da RCP
- Pressão intra-arterial: se na fase de relaxamento (diastólica) < 20 mmHg, tente melhorar a qualidade da RCP.

Desfibrilação
- Normalize rapidamente os ritmos de FV ou TVSP
- Aplique as pás do desfibrilador nas posições anterolateral (ápice cardíaco e região infraclavicular direita) ou, se necessário, anteroposterior (ápice cardíaco e região interescapular)
- Utilize 120 a 200 J em desfibriladores bifásicos e 360 J em desfibriladores monofásicos
- A segunda aplicação e as subsequentes devem ser equivalentes, podendo ser consideradas doses mais altas
- Desconecte a fonte de oxigênio durante a desfibrilação.

Tratamento medicamentoso
- Em qualquer ritmo de parada cardíaca, o primeiro medicamento a ser utilizado é a epinefrina, a ser administrada a cada 3 a 5 minutos, seguido de *"flush"* de 20 mℓ de soro-fisiológico
- Na FV ou TVSP, administre vasopressor alternando com antiarrítmico até alcançar a dose máxima do medicamento
- Caso haja persistência de FV ou TVSP, apesar da RCP, desfibrilação e vasopressor, indica-se um antiarrítmico, podendo ser amiodarona ou lidocaína
- No caso de assistolia ou atividade elétrica sem pulso, administre apenas epinefrina
  - Medicamento vasopressor: epinefrina 1 mg, IV/IO, em *bolus*
  - Medicamento antiarrítmico: amiodarona 300 mg, IV/IO, em *bolus*, como primeira dose e 150 mg, IV/IO, em *bolus*, como segunda dose; lidocaína 1 a 1,5 mg/kg, IV/IO, em *bolus*, como primeira dose e 0,5 a 0,75 mg/kg, em *bolus*, como segunda dose
- O sulfato de magnésio deve ser utilizado no tratamento da TV ou TVSP associado a prolongamento do intervalo QT, hipomagnesemia ou TV polimórfica do tipo torção das pontas
  - Sulfato de magnésio a 50%, 1 a 2 g, diluídos em 10 mℓ de soro glicosado a 5%, IV/IO, em 5 a 20 minutos; se necessário, administre mais 2 g após 15 minutos.

Via respiratória avançada
- Entubação endotraqueal ou via respiratória supraglótica avançada (tubo esofágico traqueal – com bitubo, máscara laríngea ou tubo laríngeo)

- Capnografia com forma de onda ou capnografia para confirmar e monitorar o posicionamento do tubo endotraqueal
- Quando houver uma via respiratória avançada, administrar 1 ventilação a cada 6 segundos (10 ventilações/minuto) com compressões torácicas contínuas
- Administrar oxigênio a 100% utilizando um ambu com reservatório.

Causas reversíveis de parada cardíaca

Identifique e trate as causas reversíveis ("**5 Hs e 5Ts**"):
- Hipovolemia
- Hipóxia
- Hidrogênio, íon (acidose)
- Hipo/Hiperpotassemia
- Hipotermia
- Tensão no pneumotórax
- Tamponamento cardíaco
- Toxinas
- Trombose pulmonar
- Trombose coronária.

Retorno da circulação espontânea

O emprego de monitoramento fisiológico pode otimizar a qualidade e serve como indicador de RCE.

São critérios de RCE: pulso e pressão arterial, aumento abrupto prolongado no $PETCO_2$ (normalmente ≥ 40 mmHg) e sinal de onda espontâneo na pressão arterial com o monitoramento intra-arterial.

Cuidados pós-reanimação cardiorrespiratória

A síndrome pós-reanimação abrange o dano cerebral, a disfunção miocárdica, a isquemia sistêmica facilitada pelo mecanismo de isquemia–reperfusão e também as causas precipitantes do evento.

A instalação e a gravidade das lesões na síndrome pós-reanimação são consequências diretas das causas desencadeantes da PCR, do local do evento, do tempo de RCP e das condições de saúde pregressas do paciente.

A lesão cerebral e a instabilidade cardiovascular são os principais determinantes de sobrevida após PCR.

A modulação terapêutica da temperatura (MTT) tem como finalidade conter a síndrome pós-PCR, diminuindo o consumo de oxigênio cerebral e limitando a lesão ao miocárdio e os danos sistêmicos.

A lesão coronariana aguda ocorre em 59 a 71% dos pacientes que evoluem para PCR sem etiologia cardíaca evidente.

Desse modo, um eletrocardiograma (ECG) deve ser prontamente realizado e, se indicada, a terapia de reperfusão coronariana deve ser iniciada. Se alteração sugestiva de IAM, recomenda-se o cateterismo cardíaco diagnóstico nas 2 horas iniciais após o RCE.

Frequentemente, após o RCE, há instabilidade hemodinâmica e distúrbios de ritmo, consequências do baixo débito cardíaco.

Nos pacientes com instabilidade, há indicação para uso de substâncias vasoativas e administração de fluidos.

Na persistência da instabilidade, podem ser considerados suportes circulatórios, como balão intra-aórtico (BIA) e oxigenação por membrana extracorpórea (ECMO).

Recomenda-se MTT com redução da temperatura do paciente até 32 a 36°C para adultos sobreviventes de PCR extra-hospitalar com ritmo inicial FV/TV, que permanecem em coma após o RCE e que alcançaram estabilidade hemodinâmica após o RCE, à custa de inotrópicos e vasoconstritores.

Sugere-se MTT para adultos sobreviventes de PCR extra-hospitalar com ritmo inicial não chocável, ou qualquer ritmo inicial, e que permaneçam em coma após o RCE. Idealmente, a MTT deve ser mantida por 24 horas.

Cessação dos esforços

- Não existe recomendação clara sobre o momento de cessação dos esforços durante a RCP
- A determinação de cessar os procedimentos é difícil e deve basear-se em consenso entre os membros da equipe
- Alguns instrumentos de monitoramento, como a ecografia durante a RCP e a capnografia, podem ser utilizados como parâmetros para auxiliar tal decisão.

BIBLIOGRAFIA

Azevedo MF. GPS Medicamentos. Guia prático em saúde. Rio de Janeiro: Guanabara Koogan; 2017
Bernoche C, Timerman S, Polastri TF, Giannetti NS, Siqueira AWS, Piscopo A et al. Atualização da Diretriz de Ressuscitação Cardiopulmonar e Cuidados de Emergência da Sociedade Brasileira de Cardiologia – 2019. Arq Bras Cardiol. 2019; 113(3):449-663.
Callaway CW, Soar J, Aibiki M, Böttiger BW, Brooks SC, Deakin CD et al. Advanced life support: 2015 International Consensus on Cardiopulmonary Resuscitation and Emergency Cardiovascular Care Science with Treatment Recommendations Circulation. 2015;132(16 Suppl 1):S84-145.
Panchal AR, Berg KM, Kudenchuk PJ et al. 2018 American Heart Association focused update on advanced cardiovascular life support use of antiarrhythmic drugs during and immediately after cardiac arrest: an update to the American Heart Association guidelines for cardiopulmonary resuscitation and emergency cardiovascular care. Circulation. 2018;138(23):e740-9.
Soar J, Donnino MW, Aickin R et al. 2018 International Consensus on Cardiopulmonary Resuscitation and Emergency Cardiovascular Care Science with Treatment Recommendations Summary. Circulation. 2018;128(23):e714-30.

186
Pericardites

Abrahão Afiune Júnior ◆ Abrahão Afiune Neto (*in memoriam*) ◆ Celmo Celeno Porto

INTRODUÇÃO

Pericardite é um processo inflamatório do pericárdio, com múltiplas causas, que se apresenta como doença primária ou secundária, aguda ou crônica, geralmente benigna e autolimitada, mas pode cursar com derrame e/ou constrição pericárdica.

FORMAS CLÍNICAS

- Pericardite aguda
- Pericardite crônica

- Pericardite com derrame pericárdico
- Pericardite com tamponamento cardíaco
- Pericardite constritiva
- Pericardite recorrente.

PERICARDITE AGUDA

Caracterizada pela inflamação aguda do pericárdio.

Representa 5% de todas as causas de dor torácica na sala de emergência.

Decorrente de infecções virais em 85 a 90% dos casos, mas pode ser observada também em afecções não virais e sistêmicas (Quadro 186.1).

MANIFESTAÇÕES CLÍNICAS

Na maioria dos pacientes, o quadro clínico é antecedido por sinais e sintomas de infecção viral, com febre e mialgia, e do trato gastrintestinal.

Surge em seguida dor torácica, com característica de dor pleurítica, contínua ou em pontada, de início súbito, localizada na face anterior do tórax, de forte intensidade que piora com a inspiração profunda com irradiação para o pescoço e membros superiores.

A dor pode piorar em decúbito dorsal e melhorar ao sentar.

Quadro 186.1 Causas de pericardite.

Infecciosas
Viral (Coxsackievirus, herpes-vírus, enterovírus, citomegalovírus, vírus da imunodeficiência humana, vírus Epstein-Barr, varicela, rubéola, influenza); bacteriana (pneumococo, meningococo, *Haemophillus*, *Chlamydia*, micobactérias, *Mycoplasma*, leptospira); fúngica (*Candida*, *Histoplasma*); parasitária (*Toxoplasma*, *Entamoeba hystolitica*)
Autoimunes
Lúpus eritematoso sistêmico, artrite reumatoide, febre reumática, esclerodermia, espondilite anquilosante, esclerose sistêmica, dermatomiosite, poliarterite nodosa, polimiosite, púrpura trombocitopênica, síndrome pós-cardiotomia, e pós-infarto agudo do miocárdio
Doenças de órgãos adjacentes
Miocardites, infarto agudo do miocárdio, dissecção aórtica, infarto pulmonar, pneumonia, empiema, doenças do esôfago, hidropericárdio na insuficiência cardíaca, síndromes paraneoplásicas
Metabólicas
Insuficiência renal (uremia), diálise, mixedema, doença de Addison, cetoacidose diabética
Neoplásicas
Primárias (mesotelioma, sarcoma, fibroma, lipoma); secundárias (neoplasias de pulmão, mama, estômago e cólon, leucemia e linfoma, melanoma, sarcoma)
Traumáticas
Diretas (ferimento penetrante de tórax, perfuração de esôfago, corpo estranho); indiretas (trauma de tórax não penetrante, irradiação mediastinal)
Outras causas
Síndromes de lesões pericárdica e miocárdica, doença inflamatória de Bowen, síndrome de Loffler, síndrome de Stevens-Johnson, aortite de células gigantes, síndrome eosinofílica, pancreatite aguda, gravidez.
Idiopática (sem causa definida)

No exame físico pode-se encontrar atrito pericárdico em 85% dos pacientes, representado por um som rude, irregular, mais bem audível na borda esternal esquerda.

Pode possuir caráter intermitente, sendo importante a realização de exame físico seriado para identificá-lo.

Tríade diagnóstica da pericardite aguda

- Dor torácica
- Atrito pericárdico
- Alterações eletrocardiográficas características.
  Observação: Derrame pericárdico pode ser considerado um quarto critério diagnóstico.

EXAMES COMPLEMENTARES

- Exames laboratoriais: leucocitose, proteína C reativa (PCR) e velocidade de hemossedimentação (VHS) estão elevados em 75% dos pacientes. A dosagem seriada de PCR é útil no diagnóstico e na avaliação da resposta ao tratamento
- Marcadores de necrose miocárdica (creatinofosfoquinase-MB [CK-MB] e troponinas) podem ocorrer por comprometimento do epicárdio
- Radiografia de tórax: normal na maioria dos pacientes, portanto, com pouco valor no diagnóstico; aumento da área cardíaca pode ocorrer no derrame pericárdico
- Eletrocardiograma (ECG): as alterações, geralmente são difusas, em várias derivações, mas podem ser localizadas, dificultando a diferenciação com insuficiência coronariana. Caracterizam-se por supradesnivelamento do segmento ST com concavidade para cima e infradesnivelamento de PR, em DI, DII, aVF e V3-V6
- A alternância elétrica, que aparece nos casos de derrame pericárdico importante, é sinal de complicação (Figura 186.1)
- Ecocardiograma: geralmente é normal na pericardite aguda, sendo muito útil para excluir derrame pericárdico e caracterizar comprometimento miocárdico que pode cursar com derrame pericárdico associado na pesquisa de dissecção de aorta
- Ressonância magnética (RM): exame não invasivo de mais acurácia para o diagnóstico de pericardite aguda, pois avalia a espessura e a inflamação do pericárdio, bem como o comprometimento do miocárdio. Indicado em pacientes com diagnóstico diferencial difícil.

TRATAMENTO DA PERICARDITE DE ETIOLOGIA TUBERCULOSA

A Figura 186.2 apresenta um algoritmo do diagnóstico e tratamento da pericardite aguda.

DIAGNÓSTICO DIFERENCIAL

- Doença arterial coronariana (DAC)
- Dissecção aórtica aguda
- Tromboembolismo pulmonar
- Costocondrite
- Pneumotórax
- Herpes-zóster (antes das lesões cutâneas)
- Infecções pulmonares
- Afecções abdominais (refluxo gastresofágico, pancreatite, colecistite aguda).

COMPLICAÇÕES

- Derrame pericárdico, tamponamento cardíaco e pericardite constritiva.

TRATAMENTO

- Na maioria dos casos de pericardite aguda viral o tratamento visa apenas ao controle dos sintomas

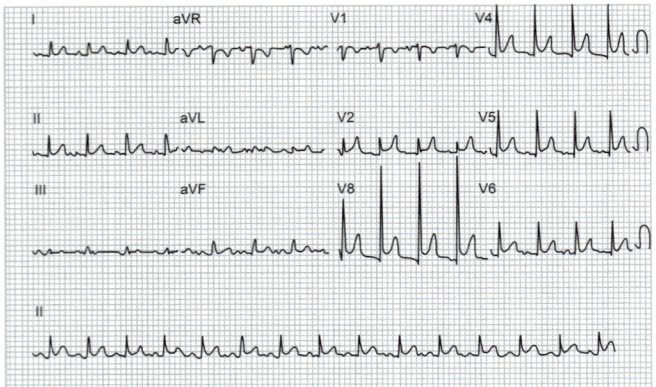

Figura 186.1 Eletrocardiograma de paciente com pericardite aguda (supradesnivelamento de ST difuso, exceto V1 e aVR com concavidade para cima, e infradesnivelamento de segmento PR.)

- Nos pacientes com sinais de alto risco de complicações ou suspeita de etiologia não viral é indicada a internação hospitalar
- Tratamento da dor (ver Capítulo 15, *Dor*).

Tratamento medicamentoso

- Anti-inflamatórios não hormonais durante 14 dias, com retirada lenta para diminuir a possibilidade de recorrência
- O nível sérico de proteína C reativa (PCR) pode ser utilizado como marcador de atividade inflamatória, auxiliando no estabelecimento da duração do tratamento
- Colchicina: como medicação coadjuvante no tratamento, tanto da pericardite aguda como da pericardite recorrente. O estudo COPE (*Colchicine for Acute Pericarditis*), mostrou que o uso de colchicina associado aos AINEs, contribui para a diminuição dos sintomas em 72 horas e de recorrências em 18 meses. Ademais, os pacientes que usaram colchicina não apresentaram tamponamento cardíaco nem pericardite constritiva na evolução
  - A dose recomendada é de 0,5 mg, 2 vezes/dia, em paciente acima dos 70 kg, caso contrário, 0,5 mg, apenas 1 vez/dia, por 3 meses. Colchicina, comprimidos de 0,5 mg (o efeito colateral mais frequente é a diarreia)
- Corticoides: seu uso está associado à melhora rápida dos sintomas, contudo observa-se aumento das taxas de recidiva; portanto, seu uso precoce deve ser evitado. Deve ser limitado aos casos de intolerância, contraindicações ou falha do tratamento com colchicina e AINEs

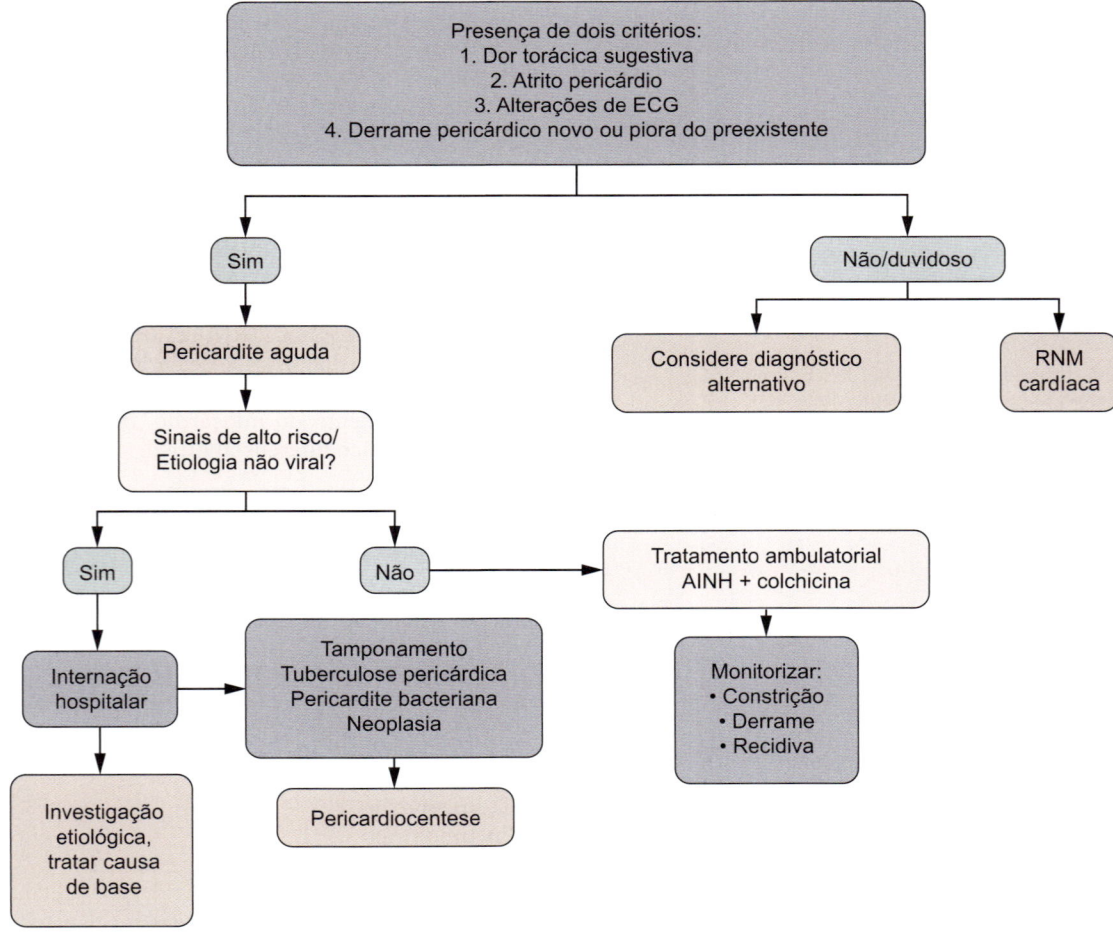

Figura 186.2 Fluxograma para diagnóstico da pericardite aguda. (Adaptada de Khandar et al., 2010.)

- No estudo COPE, o uso de prednisona aumentou em 4 vezes a probabilidade de recidiva em relação ao grupo sem corticoide.

Aspectos clínicos de maior gravidade

- Quadro clínico com semanas de evolução
- Elevação de enzimas miocárdicas, sugerindo miocardite associada, com ou sem disfunção ventricular no ecocardiograma
- Febre alta com leucocitose importante, sugerindo pericardite purulenta
- Falha de tratamento com anti-inflamatórios não esteroides (AINEs) após 1 semana
- Derrame pericárdico volumoso, com risco de tamponamento cardíaco
- Nos casos de traumatismo
- Pacientes imunossuprimidos
- Paciente em uso de anticoagulante
- Comprometimento secundário a tumores
- Pericardite intermitente ou incessante
- Pacientes do sexo feminino, pela maior probabilidade de doenças autoimunes sistêmicas.

PERICARDITE RECORRENTE

A pericardite recorrente caracteriza-se por episódios repetidos de pericardite, com caráter contínuo ou intermitente, a indicar provável etiologia autoimune.

Após a recuperação completa ou parcial do quadro agudo, 15 a 30% dos pacientes podem ter sinais de processo inflamatório ou apenas da dor, o que não caracteriza recorrência frequente.

Para caracterizar recorrência, além da dor torácica, o paciente deve apresentar algum dos seguintes sinais ou sintomas: febre, atrito pericárdico, alterações do ECG, derrame pericárdico, leucocitose ou aumento de proteína C reativa (PCR).

Atenção

A pericardite recorrente pode ser consequência de esquema terapêutico inadequado, reativação da doença de base ou reinfecção.

TRATAMENTO

No Quadro 186.2 consta o tratamento medicamentoso para as pericardites aguda e recorrente.

A pericardiectomia é uma última opção indicada para pacientes com sintomas por mais de 2 anos.

SITUAÇÕES ESPECIAIS

Pericardite pós-infarto. Atrito pericárdico é identificado em 5 a 20% dos pacientes com infarto agudo do miocárdio (IAM), manifestando-se entre o primeiro e o quarto dia de evolução, sendo mais frequente nos pacientes com extensa área de infarto, função ventricular deprimida e complicações arrítmicas.

Há casos de pericardite que ocorrem semanas ou meses após o IAM, como na síndrome de Dressler, a qual se apresenta com quadro de pleuropericardite com febre baixa de natureza autoimune e evolução autolimitada.

Síndrome pós-pericardiotomia (SPP). Consiste na pericardite que acomete 10 a 15% dos pacientes submetidos a cirurgia cardíaca, ocorrendo dias ou até meses após a intervenção. A SSP deve ser tratada de modo semelhante aos pacientes com pericardite aguda – com AINE e colchicina –, a qual é indicada também nas recorrências.

Corticoides devem ser usados apenas em pacientes não responsivos ou com sintomas recorrentes.

Segundo o estudo COPPS (*Colchicine for the Prevention of the post-Pericardiotomy Syndrome*), a colchicina também tem indicação na prevenção da SPP, pois houve diminuição da incidência, em 12 meses, das internações, de tamponamento cardíaco e de recorrência (Quadro 186.3).

Critérios diagnósticos da síndrome pós-pericardiotomia (SPP)

Pelo menos dois dos seguintes critérios:
- Febre que perdura além da primeira semana de pós-operatório sem evidência de infecção local ou sistêmica
- Dor torácica tipo pleurítica
- Ausculta de atrito pericárdico
- Derrame pleural
- Evidência de derrame pericárdico novo ou que evolui com piora do quadro.

PERICARDITE CONSTRITIVA

A pericardite constritiva é uma afecção secundaria à inflamação com perda da elasticidade do pericárdico que vai provocar restrição do enchimento diastólico dos ventrículos, queda do volume sistólico e baixo débito cardíaco.

As câmaras cardíacas passam a funcionar dentro de uma cavidade rígida e inelástica, competindo por espaço. Na inspiração,

Quadro 186.2 Tratamento das pericardites aguda e recorrente.

Medicamento	Dose	Tempo de tratamento até a resolução dos sintomas e normalização da PCR	Diminuição da dose
Ácido acetilsalicílico	1 g a cada 8 h	Pericardite aguda: 1 a 2 semanas Pericardite recorrente: 2 a 4 semanas	500 mg/dia na semana 1; 1 g/dia na semana 2; 1,5 g/dia na semana 3; retirada completa na semana 4
Ibuprofeno	600 mg a cada 8 h	Pericardite aguda: 1 a 2 semanas Pericardite recorrente: 2 a 4 semanas	200 mg/dia na semana 1; 400 mg/dia g na semana 2; 600 mg/dia na semana 3; retirada completa na semana 4
Colchicina	0,5 mg, 2 vezes/dia, quando peso ≥ 70 kg; ou 0,5 mg quando peso < 70 kg	Pericardite aguda: 3 meses Pericardite recorrente: 6 a 12 meses	–
Prednisona	0,25 a 0,5 mg/kg/dia	Pericardite aguda: 2 semanas Pericardite recorrente: 2 a 4 semanas	25 a 50 mg/dia: 5 a 10 mg a cada 1 a 2 semanas 15 a 25 mg/dia: 2,5 mg a cada 2 a 4 semanas < 15 mg/dia: 1 a 2,5 mg a cada 2 a 4 semanas

PCR: proteína C reativa.

Quadro 186.3 Utilização de colchicina na síndrome pós-pericardiotomia.

Estudo	Características	Duração do tratamento (dias)	Seguimento (meses)	Colchicina
COPPS	Duplo-cego, randomizado, controlado com placebo	30	12	1 a 2 mg no 1º dia (3º dia de pós-operatório), depois 0,5 mg, 2 vezes/dia, quando peso ≥ 70 kg, e 0,5 mg/dia quando peso < 70 kg
COPPS-2	Duplo-cego, randomizado, controlado com placebo	30	3	0,5 mg, 2 vezes/dia, quando peso ≥ 70 kg, e 0,5 mg/dia quando peso < 70 kg, 48 a 72 h antes da cirurgia

ocorre aumento das pressões de enchimento das câmaras direitas, associado à redução da pré-carga em câmaras esquerdas e ao débito cardíaco. Fenômeno oposto ocorre na expiração.

CAUSAS

- De causa desconhecida (Idiopática)
- Tuberculose
- Colagenoses
- Neoplasias
- Síndrome pós-pericardiotomia.

DIAGNÓSTICO

- Deve ser suspeitado em todo paciente com insuficiência cardíaca (IC) com predomínio de sinais de insuficiência ventricular direita com fração de ejeção preservada
- História de tuberculose e cirurgia cardíaca prévia são dados relevantes no raciocínio diagnóstico
- O início é insidioso, com fadiga, anorexia, náuseas e perda de peso
- IC direita com anasarca, ascite, distensão abdominal e edema de membros inferiores
- Ao exame físico, observam-se acentuação do pulso venoso, sinal de Kussmaul (20% dos casos).
    Knock pericárdico é um achado sugestivo de pericardite constritiva. (Trata-se de um som rude, protodiastólico, que ocorre devido à vibração da parede ventricular na fase de enchimento rápido)
- Por causa da fisiopatologia semelhante, por vezes é difícil diferencir o *knock* de uma 3ª bulha.

EXAMES COMPLEMENTARES

- ECG: alterações inespecíficas do segmento ST e da onda T, onda Q patológica, complexos QRS de baixa voltagem, bloqueio atrioventricular (BAV), fibrilação atrial, sinais de sobrecarga atrial ou distúrbios da condução intraventricular
- Ecocardiograma: identifica pacientes com função ventricular preservada e pericárdio espessado, embora a ausência desse achado não descarte o diagnóstico. Os principais achados incluem: espessamento pericárdico, movimentação anormal do septo interventricular, dilatação e ausência de colapso inspiratório da veia cava inferior, variação respiratória dos fluxos mitral e tricúspide, ondas E' com velocidade normal ou aumentada
- RM e tomografia computadorizada: a RM cardíaca com pesquisa de realce tardio pelo gadolíneo é o exame não invasivo padrão-ouro para o diagnóstico de pericardite constritiva, observando-se espessamento e calcificação pericárdica, movimentação atípica do septo interventricular e dilatação da veia cava inferior. Pode ser útil na identificação de miocardiopatia restritiva; importante no diagnóstico diferencial

- Estudo hemodinâmico: na pericardite constritiva, o pericárdio espessado limita a expansão dos ventrículos durante a diástole. Desse modo, quando se abrem as valvas atrioventriculares ocorre rápido enchimento dos ventrículos e aumento abrupto da pressão diastólica. Como resultado, observa-se que a maior parte do enchimento ventricular ocorre no terço inicial da diástole, e a partir do momento em que o pericárdio determina a máxima expansão da cavidade, cessa o aumento de volume e de pressão em seu interior. Essas alterações determinam no cateterismo direito o padrão denominado *dip* (descenso Y rápido) e *plateau* ou "sinal da raiz quadrada" na curva de pressão venosa, devido à queda inicial da pressão, ao aumento abrupto e à estabilização. Além disso, pode-se observar aumento das pressões de átrio direito, ventrículo direito e pressão capilar pulmonar, culminando com a equalização das pressões de enchimento nas quatro câmaras cardíacas.

DIAGNÓSTICO DIFERENCIAL

O principal diagnóstico diferencial da pericardite constritiva é com as miocardiopatias restritivas (Quadro 186.4).

Quadro 186.4 Diagnóstico diferencial entre pericardite constritiva e miocardiopatia restritiva.

	Constrição	Restrição
Pulso paradoxal	1/3 dos casos	Ausente
***Knock* pericárdico**	Presente	Ausente
B3, B4, sopro regurgitativo	Raros	Comuns
ECG: baixa voltagem/distúrbios de condução intraventricular	Comum/ausente	Raro/presente
Radiografia de tórax	Calcificação (20 a 30%)	Congestão pulmonar
Variação respiratória das pressões/fluxos esquerda-direita	Aumentada	Normal
Desvio do septo interventricular	Presente	Ausente
Espessura da parede do ventrículo	Normal	Aumentada
Doppler tecidual: velocidade de onda E'	Aumentada	Reduzida
Hipertensão pulmonar	Ausente (geralmente < 40 mmHg)	Presente (geralmente > 40 mmHg)
Equalização das pressões de enchimento esquerda-direita	Presente	Esquerda > direita mais que 5 mmHg
Pressões de enchimento > 25 mmHg	Raras	Comuns
Sinal da raiz quadrada	Presente	Variável
RM/TC	Espessamento do pericárdio	Sem espessamento do pericárdio

ECG: eletrocardiograma; RM: ressonância magnética; TC: tomografia computadorizada.

TRATAMENTO

- Nos pacientes com pericardite subaguda/aguda, ausência de calcificações e sinais de inflamação ativa na RM ou biópsia, deve ser considerado o tratamento com corticoides e anti-inflamatórios
- Nos casos de tuberculose ativa, o mesmo tratamento (ver Capítulo 576, *Tuberculose*)
- Nos casos crônicos, sem evidência de inflamação e com calcificação evidenciada nos exames de imagem, a pericardiectomia não deve ser adiada. O sucesso do procedimento depende diretamente do grau de atrofia e fibrose miocárdica, assim como do grau de calcificação e aderência entre epicárdio e pericárdio, que dificultam o desbridamento cirúrgico. A mortalidade relacionada ao procedimento varia de 6 a 12%, e as principais complicações incluem disfunção ventricular esquerda aguda, sangramento e ruptura de parede ventricular. Em pacientes com indicação precoce do procedimento cirúrgico, é frequente a remissão completa dos sintomas, e a sobrevida a longo prazo é igual à da população geral. Apenas 40% dos pacientes apresentam normalização da hemodinâmica cardíaca no pós-operatório em 3 meses, podendo chegar a 60% em 2 anos.

BIBLIOGRAFIA

Azevedo MF. GPS Medicamentos. Guia prático em saúde. Rio de Janeiro: Guanabara Koogan; 2017

Feng D, Glockner J, Kim K, Martinez M, Syed IS, Araoz P et al. Cardiac magnetic resonance imaging pericardial late gadolinium enhancement and elevated inflammatory markers can predict the reversibility of constrictive pericarditis after antiinflammatory medical therapy. A pilot study. Circulation. 2011;124(17):1830-7.

Hancock EW. A clearer view of effusive-constrictive pericarditis. N Engl J Med. 2004;350(5):435-7.

Hoit B. Management of effusive and constrictive pericardial heart disease 2002;105(25):2939-42.

Imazio M, Brucato A, Cermin R. A randomized trial of colchicine dor acute pericardits. N Engl J Med. 2013;369:1522-8.

Imazio M, Cecchi E, Ierna S, Trinchero R; CORP Investigators. Colchicine for recurrent pericarditis. J Cardiovasc Med (Hagerstown). 2007;8(10):830-4.

Imazio M, Cecchi E, Ierna S, Trinchero R; ICAP Investigators. Investigation on Colchicine for Acute Pericarditis. J Cardiovasc Med (Hagerstown). 2007;8(8):613-7.

Imazio M, Trinchero R, Brucato A, Rovere ME, Gandino A, Cemin R, Ferrua S et al.Colchicine for the prevention of the post-pericardiotomy syndrome. Eur Heart J. 2010;31(22):2749-54.

Jugdutt BI, Basualdo CA. Myocardial infarct expansion during indomethacin or ibuprofen therapy for symptomatic post infarction pericarditis. Influence of other pharmacologic agents during early remodelling. Can J Cardiol. 1989;5(4):211-21.

Kalil Filho R, Fuster V; editor associado Albuquerque CP. Atheneu; 2016.

Khandaker MH, Espinosa RE, Nishimura RA, Sinak LJ, Hayes SN, Melduni RM et al. Pericardial disease. Diagnosis and management. Mayo Clin Proc. 2010;85:572-93.

Moffa PJ, Sanches PCR, Stolf NAG (Ed.). Medicina cardiovascular: reduzindo o impacto das doenças. Semiologia Cardiovascular. Roca; 2013.

Montera MW, Mesquita ET, Colafranceschi AS, Oliveira Junior AM, Rabischoffsky A, Ianni BM et al. Sociedade Brasileira de Cardiologia. I Diretriz Brasileira de Miocardites e Pericardites. Arq Bras Cardiol. 2013;100(4 suppl 1):1-36; 167-8.

Paola AAV, Moreira MCV, Montenegro ST (Ed.). Cardiologia. Livro-Texto da Sociedade Brasileira de Cardiologia. 2. ed. 2015.

Rostand SG, Brunzell JD, Cannon 3rd RO, Victor RG. Cardiovascular complications in renal failure. J Am SocNephrol. 1991;2(6):1053-62.

Sagristà-Sauleda J, Angel J, Sánchez A, Permanyer-Miralda G, Soler J. Effusive-constrictive pericarditis. N Engl J Med. 2004;350(5):469-75.

Santos ECL et al. Manual de Cardiologia Cardiopapers. Atheneu; 2018.

Schifferdecker B, Spodick DH. Nonsteroidal anti-inflammatory drugs in the treatment of pericarditis. Cardiol Rev. 2003;11(4):211-7.

Schwefer M, Aschenbach R, Heidemann J, Mey C, Lapp H. Constrictive pericarditis; still a diagnostic challenge. Comprehensive review of clinical management. Eur J Cardiothorac Surg. 2009;36(3):502-10.

Talreja DR, Edwards WD, Danielson GK, Schaff HV, Tajik AJ, Tazelaar HD et al. Constrictive pericarditis in 26 patients with histologically normal pericardial thickness. Circulation. 2003;108(15):1852-7.

187
Síndrome Cardiorrenal

Arnaldo Lemos Porto • Lara de Melo y Longo

INTRODUÇÃO

A síndrome cardiorrenal caracteriza-se por alterações fisiopatológicas concomitantes dos sistemas renal e cardiovascular, em que a disfunção aguda ou crônica de um desses sistemas causa disfunção do outro.

O aparecimento desta síndrome aumenta a morbimortalidade e, por esse motivo, deve ser diagnosticada o mais precocemente possível.

Os mecanismos fisiopatológicos são múltiplos e apresentam interações das vias hemodinâmicas, neuro-humorais e imunológicas (Quadro 187.1).

Quadro 187.1 Componentes da síndrome cardiorrenal.

Componentes	Características
Hemodinâmico	O comprometimento hemodinâmico é a principal característica da síndrome cardiorrenal
Urêmico	As manifestações clínicas de uremia predominam, podendo ser agudas ou crônicas
Vascular	Manifestações cardiovasculares e/ou renovasculares podem ser ateroscleróticas, tromboembólicas e/ou por disfunção endotelial
Neuro-humoral	As principais manifestações são distúrbios hidreletrolíticos, acidobásicos e/ou disautonômicos
Anemia e/ou alteração do metabolismo do ferro	A anemia e/ou o metabolismo do ferro podem estar entre os principais achados
Metabolismo mineral	As principais manifestações são decorrentes da desregulação do metabolismo de cálcio, fósforo, vitamina D, FGF-23. Em geral, são crônicas
Desnutrição/ inflamação/ caquexia	Processo de desnutrição e estado inflamatório sistêmico são proeminentes, sendo, em geral, crônicos

FGF-23: fator de crescimento fibroblástico 23. (Adaptado de Hatamizadeh et al., 2013.)

MANIFESTAÇÕES CLÍNICAS

Incluem sinais e sintomas da insuficiência cardíaca (IC) e da doença renal, podendo ser variáveis, na dependência do mecanismo inicial da lesão, da forma de progressão e das principais disfunções sistêmicas geradas.

CLASSIFICAÇÃO (QUADRO 187.2)

Quadro 187.2 Classificação da síndrome cardiorrenal.

Tipo	Sinais e sintomas
Síndrome cardiorrenal aguda	IC aguda: astenia, adinamia, vertigem, síncope, dor torácica, tosse, taquicardia, dispneia progressiva, arritmia, ausência de murmúrio vesicular, hipertensão arterial
Síndrome renocardíaca aguda	IC aguda: febre e queda do estado geral, desidratação, exantema maculopapular, edema, taquicardia, hipotensão ortostática, dor suprapúbica ou lombar, alteração do volume urinário, hematúria
Síndrome cardiorrenal crônica	IC crônica: astenia, adinamia, ortopneia, dispneia aos esforços, dispneia paroxística noturna, tosse crônica não produtiva, congestão, 3ª bulha, aumento do índice cardíaco, elevação da pressão venosa, hepatomegalia
Síndrome renocardíaca crônica	DRC: astenia, adinamia, palidez generalizada, alteração do estado mental, anorexia, náuseas e vômito, edema, sangramentos, parestesias, anúria ou oligúria, atrito pericárdico, estertores pulmonares, cardiomegalia, hipertensão arterial, irregularidade menstrual, síndrome das pernas inquietas
Síndrome cardiorrenal secundária	Hipertemia, hipotermia, febre e/ou calafrios, taquicardia, alteração de pulso, taquipneia, exantema, confusão mental, vertigem, outras manifestações de acordo com a doença de base

DRC: doença renal crônica; IC: insuficiência cardíaca.

DIAGNÓSTICO

Baseia-se nos sinais e sintomas de IC associada a disfunção renal e comprometimento hemodinâmico.

EXAMES COMPLEMENTARES

- Ureia e creatinina sérica (marcadores indiretos da filtração glomerular – elevação significa piora da filtração glomerular)
- Filtração glomerular (sua queda pode representar progressão da doença renal)
- Exame simples de urina (auxilia na identificação da natureza da lesão renal)
- Proteinúria (em valores nefróticos > 3,5 g/24 horas, pode sugerir doença glomerular)
- Microalbuminúria (indicador de lesão renal precoce)
- Hemoglobina/hematócrito (diagnóstico de anemia que pode ser consequência da doença renal crônica (DRC) e importante comorbidade na evolução da IC)
- Outros biomarcadores renais: cistatina, lipocalina associada à gelatinase neutrofílica (NGAL), molécula de lesão tubular renal 1, N-acetil-β-D-glucosaminidase (ainda necessitam mais evidências para uso nesses pacientes)
- Ecocardiograma: possibilita monitorar a função cardíaca e estimar sua fração de ejeção
- Eletrocardiograma: identifica arritmias e alterações isquêmicas

- Dosagem de peptídeo natriurético do tipo B (BNP), como marcador de IC descompensada e sobrecarga de volume
- Dosagem de eletrólitos, marcadores de necrose miocárdica e radiografia de tórax.

TRATAMENTO

- Os diuréticos de alça (p. ex., furosemida) são o tratamento de escolha para pacientes com IC, cursando com retenção hídrica
- A ultrafiltração tem sido utilizada em pacientes refratários ao tratamento com diuréticos
- Os inibidores da enzima conversora da angiotensina (IECA – captopril, enalapril) ou dos antagonistas de receptores angiotensina (losartana) são indicados para pacientes com IC e/ou DRC; no entanto, recomenda-se a descontinuação em pacientes hospitalizados com queda importante da função renal
- Tratamento da anemia em todos os pacientes com DRC, devendo ser feito com aplicações de eritropoetina, quando a reposição isolada de ferro não for suficiente para alcançar valores entre 33 e 36% e hemoglobina entre 11 e 12 g/d ℓ
- A reposição de ferro é indicada sempre que a saturação de transferrina for inferior a 20% e/ou ferritina sérica for inferior a 100 mg/d ℓ.

EVOLUÇÃO E PROGNÓSTICO

- A associação da doença renal com IC (e vice-versa) é considerada fator de risco independente para complicações, internação hospitalar e mortalidade dos pacientes acometidos.

BIBLIOGRAFIA

Hatamizadeh P et al. Cardiorenal syndrome: pathophysiology and potential targets for clinical management. Nat Rev Nephrol. 2013;9(2): 99-111.
Rangaswami J et al. Cardiorrenal syndrome: classification, pathophysiology, diagnosis, and treatment strategies. Circulation. 2019;139:e840-78.

188
Síndrome do Seio Carotídeo

Hipersensibilidade do seio carotídeo

José Gilson de Oliveira

INTRODUÇÃO

Condição clínica caracterizada por tontura, pré-síncope ou síncope, provocadas por resposta exagerada da estimulação do seio carotídeo.

Acomete principalmente idosos do sexo masculino, sendo frequentemente negligenciada. Pode ser a causa de quedas inexplicadas, traumatismos e incapacidade funcional.

Hipersensibilidade do seio carotídeo (HSC)

Refere-se à exacerbação do reflexo fisiológico à estimulação do seio carotídeo, mas sem sintomas. Portanto, a maioria dos pacientes com HSC não apresenta síndrome do seio carotídeo (SSC).

A HSC em paciente com história de síncope pode ser um achado inespecífico, uma vez que está presente em até 40% dos pacientes idosos.

TIPOS

Cardioinibitório (70 a 75%). Caracterizado por aumento do tônus parassimpático; manifesta-se por bradicardia, assistolia, bloqueio atrioventricular. Pode ser revertida por atropina.

Vasodepressor (5 a 10%). Secundário à redução da atividade simpática, resultando em perda do tônus vascular e hipotensão arterial. Não responde à atropina.

Misto (20 a 25%). Combinação das respostas cardioinibitória e vasodepressora (ver Capítulo 24, *Síncope*).

CAUSAS

- Etiologia desconhecida na maioria dos casos
- Associação frequente com idade avançada, hipertensão arterial, doença arterial coronariana (DAC), doenças de Alzheimer, Parkinson e polifarmácia
- Tumor do bulbo carotídeo
- Linfonodos hipertrofiados ou neoplasia cervical
- Placa aterosclerótica na bifurcação das carótidas.

FATORES DE RISCO

- Aterosclerose sistêmica
- Pacientes idosos
- Uso de colarinho apertado
- Barbear na região do seio carotídeo
- Movimento brusco de lateralidade da cabeça.

MANIFESTAÇÕES CLÍNICAS

- Tontura, pré-síncope, síncope, quedas recorrentes
- Quedas inexplicadas
- Sintomas provocados por movimentos do pescoço, por colarinho apertado ou manipulação da região carotídea (avaliação do pulso carotídeo, cirurgias)
- Palidez, sudorese, borramento visual.

DIAGNÓSTICO DIFERENCIAL

- Síncope vasovagal
- Síncope cardiogênica
- Hipotensão postural
- Insuficiência autonômica primária
- Hipovolemia
- Arritmias
- Insuficiência vascular cerebral
- Distúrbios emocionais.

EXAMES COMPLEMENTARES

- Teste da massagem do seio carotídeo (MSC)
- Teste de inclinação (*tilt test*)
- Holter
- Monitoramento ambulatorial da pressão arterial (MAPA)
- Estudo eletrofisiológico do coração em casos selecionados.

COMPROVAÇÃO DIAGNÓSTICA

- Dados clínicos + MSC.

A SSC é confirmada naqueles pacientes que são sintomáticos, e a MSC é positiva e reproduz os sintomas.

TRATAMENTO

- A maioria dos pacientes pode ser tratada com orientação que inclui: hidratação adequada, adotar a posição deitada no caso de pródromos, mudanças de estilo de vida, evitando fatores capazes de estimular o seio carotídeo (colarinho apertado, barbear, girar a cabeça abruptamente)
- Suspender medicamentos com efeito depressor no sistema de condução (verapamil, diltiazem, betabloqueadores, digoxina)
- Adequar doses dos anti-hipertensivos (MAPA pode dar informações importantes)
- Marca-passo de dupla câmara é indicado em casos de síncopes recorrentes nos quais predomina a forma cardioinibitória
- Cirurgia nos casos de tumores na região cervical que comprimam o seio carotídeo
- Implantação de marca-passo em casos selecionados.

Tratamento medicamentoso

- Medicamentos são pouco efetivos
- Fludrocortisona 1 mg/dia, por via oral (VO), quando predominar resposta vasomotora.

Observação: medicamentos são pouco efetivos.

EVOLUÇÃO E PROGNÓSTICO

- A observação de resposta cardiorrespiratória e/ou vasodepressora durante MSC não implica o diagnóstico e o tratamento imediato de HSC, pois deve-se ter certeza da relação dos sintomas com os achados da estimulação do seio carotídeo
- Em pacientes idosos, a síncope pode ter consequências graves, como quedas frequentes e traumatismos. Nos casos comprovados de que a forma cardioinibitória é a responsável, o marca-passo melhora a qualidade de vida.

BIBLIOGRAFIA

Azevedo MF. GPS Medicamentos: Guia prático em saúde. Rio de Janeiro: Guananabara Koogan; 2017.

Junqueira Jr. LF. Síncope cardiovascular. In: Porto CC, Porto AL. Doenças do Coração. Prevenção e Tratamento. 2. ed. Guanabara Koogan; 2005.

Kerr SR, Pearce MS, Brayne C et al. Carotid sinus hypersensitivity in asymptomatic older persons: implications for diagnosis of syncope and falls. Arch Intern Med. 2006;166:515.

Martinelli Filho M, Zimerman LI, Lorga AM et al. Diretrizes Brasileiras de Dispositivos Cardíacos Implantáveis (DCEI). Arq Bras Cardiol. 2007;89(6):e210-38.

Porto CC, Porto AL. Semiologia médica. 8. ed. Rio de Janeiro: Guanabara Koogan; 2019.

Seifer C. Carotid sinus syndrome. Cardiol.Clin. 2013;31(1):111-21.

189
Sopros Cardíacos

Sopros inocentes, rumor venoso

Celmo Celeno Porto ◆ Frederico Porto Luciano Coimbra

INTRODUÇÃO

Sopros cardíacos são ruídos produzidos por vibrações decorrentes de alterações do fluxo sanguíneo na sua passagem pelo coração.

Podem originar-se por modificações do próprio sangue, dos aparelhos valvares ou das câmaras cardíacas (Porto, 2019).

CAUSAS

- Aumento da velocidade da corrente sanguínea (anemia, hipertireoidismo, febre, exercício físico, gestação)
- Diminuição da viscosidade sanguínea (anemia)
- Passagem do sangue através de uma área estreitada ou dilatada (cardiopatias congênitas, defeitos valvares, dilatação cardíaca)
- Passagem do sangue por uma membrana de borda livre (ruptura do folheto valvar)
- Frequentemente, dois ou mais mecanismos associam-se.

CARACTERÍSTICAS SEMIOLÓGICAS

- Situação no ciclo cardíaco: sistólico ou diastólico
- Localização: área em que é mais audível
- Irradiação: pode ter irradiação ou ser bem localizado
- Intensidade: + a ++++

- Timbre e tonalidade: pode ser suave, rude, musical, aspirativo, em jato de vapor, granuloso, piante, ruflo
- Modificações com a fase da respiração: manobra de Rivero-Carvallo na insuficiência tricúspide, posição do paciente (decúbito lateral esquerdo no ruflar da estenose mitral), exercício físico (ruflar da estenose mitral).

EXAMES COMPLEMENTARES

- Eletrocardiograma (ECG)
- Ecocardiograma
- Radiografia do tórax
- Outros exames de acordo com a(s) hipótese(s) diagnóstica(s).

Atenção

- Utilizar sempre os receptores de tambor e de campânula. Alguns sopros podem ser mais bem audíveis com um deles (p. ex., o ruflar diastólico da estenose mitral é mais nítido com a campânula)
- Caracterizar bem a 1ª e a 2ª bulhas para definir a situação do sopro no ciclo cardíaco (sistólico, diastólico ou sistodiastólico)
- Definir o local de maior intensidade do sopro (focos ou áreas clássicas de ausculta no precórdio); deslocar o receptor do estetoscópio em todos os sentidos para caracterizar a irradiação do sopro
- Nunca ficar restrito à ausculta do sopro. Analisar as bulhas cardíacas em todos os focos e outros ruídos eventualmente presentes (estalidos, cliques)
- Dos exames complementares, o que apresenta mais informações é o ecocardiograma. Mas não se esqueça: a decisão diagnóstica é do clínico que examina o paciente, e não do ecocardiografista que interpreta as imagens ultrassonográficas do coração
- Deve-se atentar para o exame cardiológico completo. O sopro pode ser "inocente", o médico não!

DIAGNÓSTICO DIFERENCIAL

Valvopatias e defeitos congênitos

- Atrito pericárdico
- Rumor ou ruído venoso.

Sopros inocentes

- Encontrados em pacientes, na maioria das vezes crianças, sem qualquer alteração orgânica ou funcional das estruturas do coração ou dos vasos da base
- Cerca de 50 a 70% das crianças terão, em algum momento da infância ou adolescência, uma alteração auscultatória classificada como sopro
- Do ponto de vista estetoacústico, suas principais características são: suaves (+ a ++ de intensidade), baixa amplitude, curta duração, limitados à sístole, podendo ser ouvidos nas áreas mitral, pulmonar e aórtica. Não tem associação com cliques ou galopes, não há irradiação, não se acompanham de frêmito, e não há alteração das bulhas cardíacas. Sua ausculta modifica-se conforme a posição ou respiração
- O sopro inocente deve ser suspeitado pelo médico após sua observação sobre as características da ausculta do sopro em questão e obtenção da história clínica detalhada e de exame físico que não revele nenhuma evidência de cardiopatia. Contudo, somente as características semiológicas não são suficientes para considerar como "inocente" ou "não patológico" qualquer tipo de sopro cardíaco. Sopros originados em lesões valvares podem ter as mesmas características semiológicas
- Clinicamente, é impossível ter certeza de que um sopro é "inocente". O diagnóstico de sopro inocente deve ser uma conclusão diagnóstica após exames complementares que incluem hemograma (excluir anemia) e ecocardiograma que possibilita avaliar a estrutura e a função das valvas cardíacas. Radiografia do tórax e ECG normais não excluem causas orgânicas e funcionais de sopros cardíacos, que podem ter as mesmas características estetoacústicas do sopro inocente
- Quando se chega à conclusão de se tratar de um sopro inocente, é preciso ter cuidado na maneira de revelar este fato aos pais da criança. Omitir o achado clínico ou simplesmente dizer que a criança "não tem nada", não é correto, pois, ao ser examinada por outro médico ele pode informar aos pais que a criança "tem um sopro no coração", criando dúvida ou despertando a suspeita de incompetência do primeiro médico. Por isso, deve-se dizer com clareza que a criança tem um sopro, mas não apresenta nenhuma alteração cardíaca, além de orientar que o filho deve seguir uma vida normal sem necessidade de acompanhamento especial, estimular a prática de atividades físicas, alimentação saudável, atividades de lazer, como toda criança saudável
- Cumpre salientar que a caracterização de um sopro como "sopro inocente" pode não ser uma tarefa fácil, sendo mais seguro encaminhar o paciente a um Cardiologista.

Rumor venoso

É um ruído contínuo (sistodiastólico), de tonalidade grave, que se ouve na base do pescoço e na parte superior do tórax, tendo máxima intensidade acima da clavícula direita, na altura da inserção do esternocleidomastóideo. Mais audível na posição sentada, chegando a desaparecer na posição deitada. Desaparece, também, ao se fazer uma compressão no nível da jugular direita ou pela rotação do pescoço.

O rumor venoso origina-se no turbilhonamento do sangue no ponto em que a jugular interna se encontra com o tronco braquicefálico, não indicando, portanto, alteração das valvas cardíacas ou dos vasos.

Dever ser diferenciado do sopro da persistência do canal arterial e dos sopros inocentes.

COMPROVAÇÃO DIAGNÓSTICA

- Dados clínicos + ecocardiograma.

BIBLIOGRAFIA

Amaral F. Sopros inocentes em crianças. In: Porto CC, Porto AL. Doenças do Coração. Prevenção e Tratamento. 2. ed. Guanabara Koogan; 2005.

Barbosa et al. Ecocardiograma: da solicitação do exame pelo pediatra à realização pelo cardiologista pediátrico. Arq Bras Cardiol Imagem Cardiovasc. 2017;30(2):39-45.

Porto CC, Porto AL. Exame clínico. 8. ed. Rio de Janeiro: Guanabara Koogan; 2017.

Porto CC, Porto AL, Rassi S, Silva EP. Sistema cardiovascular. In: Porto CC. Semiologia Médica. 8. ed. Guanabara Koogan; 2019.

Seção B • Artérias

190
Aneurismas

Pseudoaneurisma, ectasia arterial

Fábio Lemos Campedelli • Carlos Eduardo de Sousa Amorelli • Fabio Augusto Cypreste Oliveira

INTRODUÇÃO

Aneurisma é uma dilatação permanente e local, com aumento de pelo menos 1,5 vez o diâmetro normal do vaso, com participação de todas as camadas. Se menor, a dilatação é denominada ectasia arterial.

Pode acometer qualquer vaso, porém é mais comum nas artérias cerebrais e aorta.

O aneurisma falso ou pseudoaneurisma é a perda da solução de continuidade da parede do vaso, com extravasamento de sangue e contenção pelas estruturas adjacentes ao vaso, mantendo o fluxo sanguíneo.

Tipos de aneurismas (Figura 190.1)

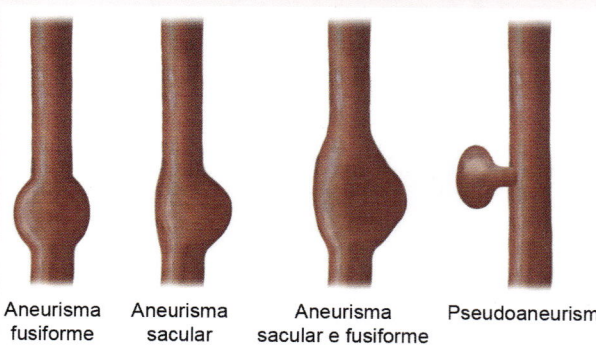

Aneurisma fusiforme | Aneurisma sacular | Aneurisma sacular e fusiforme | Pseudoaneurisma

Figura 190.1 Tipos de aneurismas.

CAUSAS

- Multifatorial: degenerativo (aterosclerose)
- Genética: alteração das metaloproteinases
- Congênita: doença do colágeno (síndrome de Marfan, síndrome de Ehlers–Danlos)
- Mecânica: pós-estenose e anastomose (pós-cirúrgico)
- Inflamatória: arterite temporal, doença de Takayasu, doença de Behçet, doença de Kawasaki, poliarterite nodosa
- Infecciosa: estafilococcia, salmonelose, estreptococcia, sífilis, tuberculose
- Traumática: pseudoaneurisma.

FATORES DE RISCO

- História familiar (parentes de 1º grau)
- Idade avançada
- Sexo masculino
- Aterosclerose, hipertensão arterial, tabagismo
- Hipercolesterolemia (ver Capítulo 343, *Dislipidemias*)
- Mutação genética – variantes do cromossomo 9p21 (risco de aneurisma de aorta abdominal aumentado em 20%)
- Homocisteinemia, altos níveis de lipoproteína A e do inibidor do fator ativador de plasminogênio
- Traumatismos e iatrogenias.

MANIFESTAÇÕES CLÍNICAS

- Em geral, os pacientes são assintomáticos, diagnosticados ao realizar o exame clínico ou de imagem
- O maior fator preditor de risco de ruptura é seu diâmetro (no aneurisma de aorta > 5 cm)
- Quando os pacientes são sintomáticos, as manifestações clínicas relacionam-se com a compressão de estruturas vizinhas, por expansão aguda do aneurisma ou ruptura
- O sintoma mais comum é dor localizada em um tumor pulsátil
- Nos aneurismas periféricos: tumor pulsátil visível ou palpável, dor, compressão de veias, nervos e linfonodos, embolização distal ou trombose arterial
- Na trombose do aneurisma, ocorre oclusão arterial local com risco de isquemia e amputação

- Nos aneurismas da croça da aorta: rouquidão, dispneia, tosse e disfagia
- Os aneurismas cerebrais cursam com cefaleia e sintomas relacionados ao local do aneurisma
- Os aneurismas de aorta abdominal, quando sintomáticos, podem ser do tipo inflamatório, micótico (infeccioso), estar em iminência de ruptura ou mesmo roto. Em caso de ruptura a dor é de forte intensidade, contínua, difusa, podendo irradiar para o dorso, associada a hipotensão arterial, palidez, diaforese, podendo causar perda da consciência (choque hipovolêmico). No exame físico, observa-se massa pulsátil a palpação
- Na obesidade, o exame físico pode estar prejudicado.

DIAGNÓSTICO DIFERENCIAL

- Neoplasias próximas a vasos.

EXAMES COMPLEMENTARES

- Radiografia simples do tórax: alargamento de mediastino ou calcificação da parede do vaso aneurismático
- Ultrassonografia da área onde se localiza o aneurisma
- Ecodoppler vascular (Figura 190.2)
- Tomografia computadorizada com contraste (angiotomografia) (Figura 190.3)
- Ressonância magnética com contraste (angiorressonância) (Figura 190.4)
- Angiografia (Figura 190.5)
- Velocidade de hemossedimentação (VHS) e proteína C reativa (PCR): aumentados nos aneurismas inflamatórios.

COMPLICAÇÕES

- Hemorragia, que pode ser fatal a curto prazo
- Compressão de órgãos circunjacentes (hidronefrose, trombose venosa, erosão de vértebra, dor neuropática)
- Embolização distal
- Oclusão arterial aguda
- Fístulas arteriovenosas e aortoentéricas (hemorragia digestiva maciça).

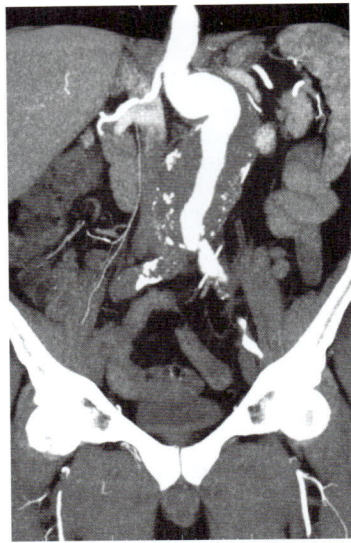

Figura 190.3 Angiotomografia abdominal: aneurisma de aorta associado a oclusão de artéria ilíaca comum direita.

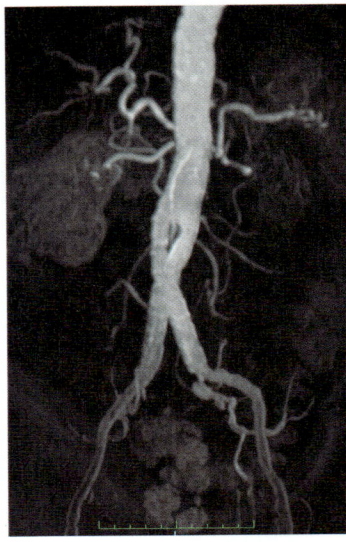

Figura 190.4 Angiorressonância magnética abdominal demonstrando correção endovascular de aneurisma de aorta abdominal com endoprótese bifurcada.

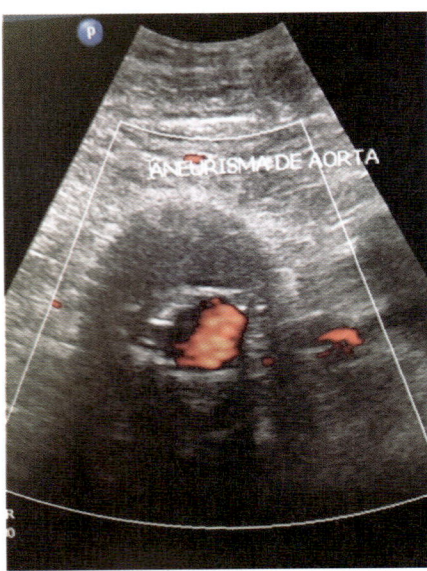

Figura 190.2 Ecodoppler de aorta evidenciando dilatação pós tratamento com implante de endoprótese.

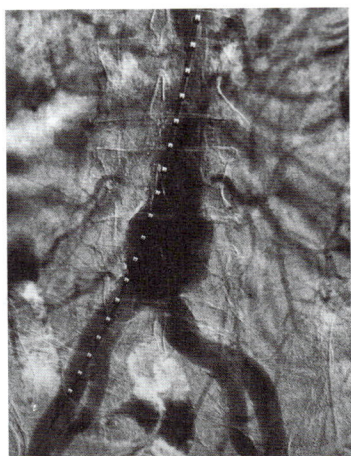

Figura 190.5 Angiografia abdominal: aneurisma fusiforme de aorta abdominal.

TRATAMENTO CLÍNICO

- Controle da pressão arterial para diminuir o risco de ruptura
- Uso de betabloqueadores em pacientes com risco cardiovascular elevado, principalmente em associação com doença arterial coronariana (DAC)
- Controle dos fatores de risco (cessação de tabagismo, controle das comorbidades)
- Acompanhamento regular, a cada 6 meses, preferencialmente com ecocardiograma Doppler vascular (aneurismas periféricos), angiotomografia ou angiorressonância.

Tratamento cirúrgico

- Indicado em todos os casos de aneurisma sintomáticos, micóticos e rotos
- Nos aneurismas assintomáticos, o diâmetro define a indicação do tratamento cirúrgico (Quadro 190.1)
- A cirurgia do aneurisma pode ser realizada por técnica endovascular ou por cirurgia convencional. Atualmente, há preferência para técnicas endovasculares por serem minimamente invasivas
- Nos pseudoaneurismas superficiais, o tratamento cirúrgico é reservado aos casos de falha à compressão manual ou compressão com o transdutor da ultrassonografia (vantajoso por visualizar compressão total do pseudoaneurisma com manutenção do fluxo arterial apenas dentro do próprio vaso), podendo ser realizada técnica endovascular (embolização, injeção de trombina ou *stents* revestidos) ou convencional (sutura da parede arterial).

EVOLUÇÃO E PROGNÓSTICO

- Os aneurismas de grande diâmetro apresentam crescimento acelerado e maior risco de ruptura
- O prognóstico é definido principalmente pelo diâmetro do aneurisma. Nos aneurismas de aorta abdominal maiores que 5,5 cm, o risco de ruptura é de 10 a 20%, chegando a 50% para os maiores de 8 cm
- A taxa de crescimento, as bolhas na parede (*blebs*), os sintomas e a localização também influenciam no prognóstico da doença
- Aneurismas originados durante a gestação têm alta tendência à ruptura
- O tratamento cirúrgico dos aneurismas da aorta abdominal, realizado eletivamente por técnica endovascular, apresenta índice de mortalidade em torno de 2%
- No tratamento endovascular eletivo dos aneurismas de aorta com anatomia adequada, há redução maior que 60% da mortalidade no operatório se comparado à cirurgia convencional

Quadro 190.1 Indicação de tratamento cirúrgico do aneurisma de aorta de acordo com diâmetro e localização.

Localização	Diâmetro em cm	Localização	Diâmetro em cm
Aorta abdominal	5	Artéria ilíaca comum	3
Aorta torácica	5,5	Artéria poplítea	2
Aorta toracoabdominal	5	Artérias viscerais	2

- O aneurisma roto da aorta abdominal tem mortalidade em torno de 90%, mesmo com o tratamento cirúrgico. A cirurgia endovascular tem se mostrado mais atrativa na tentativa de salvamento desses pacientes.

BIBLIOGRAFIA

Lobato AC et al. Cirurgia Endovascular. 3. ed. 2º vol. ICVE; 2015. (edited by) Sidawy AN, Perler BA. Rutherford's Vascular Surgery and Endovascular Therapy. 9th ed. Elsevier; 2019.

Maffei FH, Sidnei L, Yoshida WB, Rollo HA, Giannini M, Moura R. Diagnóstico clínico das doenças arteriais. In: Doenças Vasculares Periféricas. 5. ed. 1º vol. Guanabara Koogan; 2016.

Miyamotto M, Moreira RCR, Erzinger FL, França GJ, Cunha AGP. Pseudoaneurisma idiopático da artéria poplítea. J Vasc Bras. 2004;3: 169-72.

Sociedade Brasileira de Angiologia e de Cirurgia Vascular (SBVAC). Projeto Diretrizes SBACV. Aneurisma da aorta abdominal, diagnóstico e tratamento. 2015. Disponível em: http://www.sbacv.com.br.

191
Arteriosclerose

Aterosclerose, mediosclerose de Mönckeberg, fibrose senil dos grandes vasos, arterioloesclerose

Arnaldo Lemos Porto • Celmo Celeno Porto

INTRODUÇÃO

Arteriosclerose é o nome genérico de um grupo de afecções que inclui a aterosclerose, a mediosclerose de Mönckeberg, a esclerose ou fibrose senil dos grandes vasos e a arteriolosclerose, tendo como denominador comum as alterações que culminam no endurecimento das paredes das artérias e/ou das arteríolas.

A aterosclerose é caracterizada pela formação de placas ateromatosas na subíntima de artérias de diferentes regiões (aorta, carótidas, cerebrais, coronárias, renais, mesentéricas, femorais), podendo ocluir parcial ou totalmente o vaso sanguíneo (Figuras 191.1 e 191.2).

A mediosclerose de Mönckeberg caracteriza-se pela fibrose e, frequentemente, calcificação da túnica média das artérias de médio calibre (radiais, braquiais, temporais, poplíteas, uterinas) (Figura 191.3). Na mediosclerose, não há lesão da camada íntima nem redução do lúmen vascular, o que significa que, nesse tipo de arteriosclerose, não ocorre obstrução dos vasos comprometidos.

A ocorrência de mediosclerose da artéria radial e aterosclerose coronária no mesmo paciente, o que não é raro, pode induzir o erro de considerar que essas duas afecções têm relação entre si.

A fibrose senil dos grandes vasos tem como substrato anatômico o aumento do tecido fibroso da parede vascular, o que resulta na perda da elasticidade, sem alteração da camada íntima. Não há, portanto, redução do lúmen vascular.

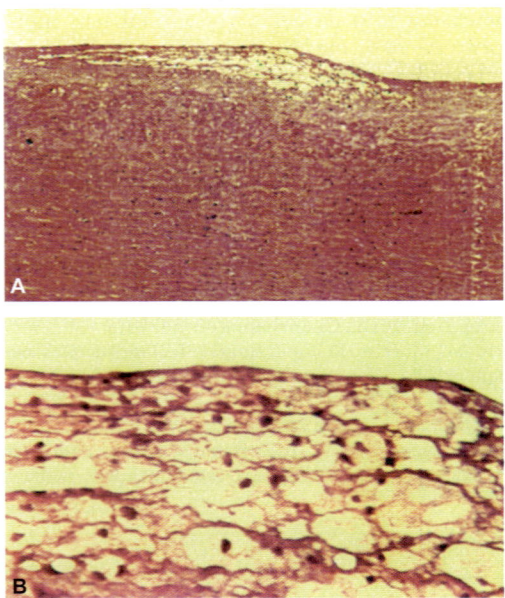

Figura 191.1 Aterosclerose em fase inicial mostrando placa ateromatosa na subíntima de uma artéria. Observam-se células espumosas logo abaixo do endotélio.

Correlação entre os tipos de arteriosclerose

- Não há correlação direta entre os vários tipos de arteriosclerose, o que pode ocorrer é a concomitância, na mesma pessoa ou no mesmo segmento vascular, de dois de seus tipos
- Em idosos, por exemplo, é frequente a associação de fibrose senil da aorta e placas ateromatosas nesse vaso (Figura 191.5).

Para saber mais

- A fibrose senil dos grandes vasos é mais evidente na aorta, podendo ser identificada em uma radiografia simples do tórax de pessoas idosas. A aorta torna-se alongada e aparece com mais nitidez na base da silhueta cardíaca. Um indicativo indireto da fibrose senil da aorta é a elevação isolada da pressão sistólica, sem aumento da diastólica
- Na fase avançada da mediosclerose de Mönckeberg, quando já ocorreram calcificações, pode-se perceber, no pulso radial, a parede arterial dura e irregular, classicamente comparada a "traqueia de passarinho". Nas radiografias simples, as paredes arteriais tornam-se visíveis, principalmente quando há deposição de cálcio
- A arteriolosclerose pode ser reconhecida no exame do fundo de olho pelas alterações de suas paredes e nos cruzamentos arteriovenosos (ver Capítulo 100, *Retinopatias*)
- A fase inicial da aterosclerose é representada por estrias gordurosas que não alteram as imagens do lúmen dos vasos quando analisados com contraste (arteriografias). À medida que as placas ateromatosas crescem, podem ser reconhecidas pela diminuição do lúmen vascular. As calcificações das placas ateromatosas podem ser observadas em radiografias simples. A principal expressão clínica da aterosclerose são os fenômenos isquêmicos do coração, do cérebro, dos rins e das extremidades.

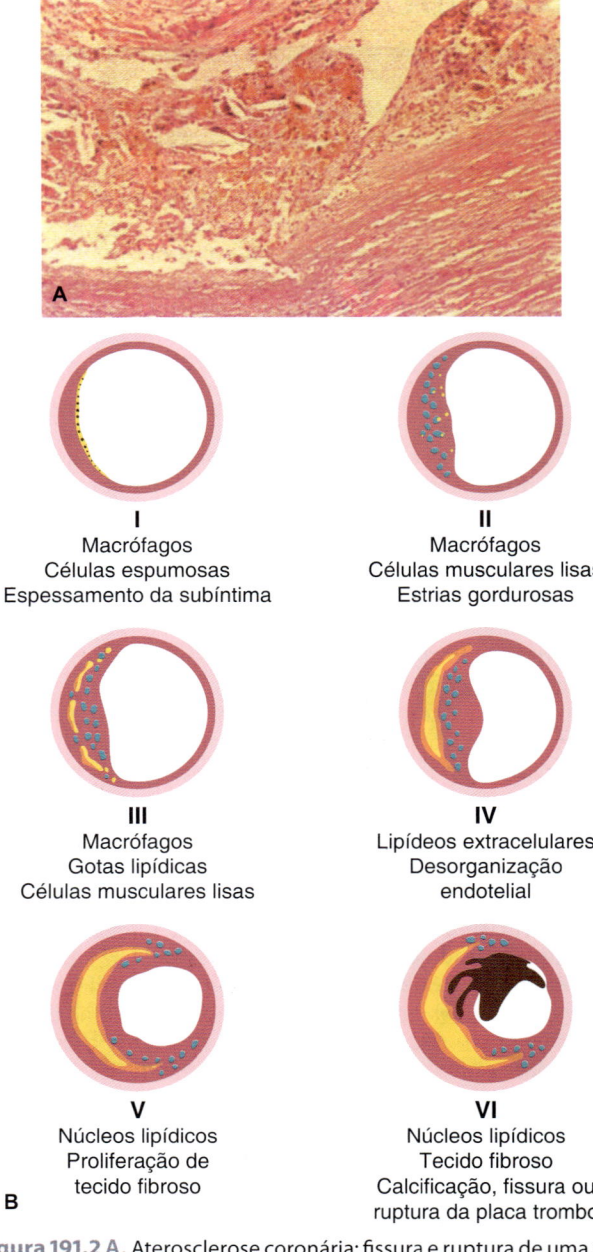

Figura 191.2 A. Aterosclerose coronária: fissura e ruptura de uma placa ateromatosa. **B.** Fases da formação de uma placa aterosclerótica com fissuras e trombo do tipo VI.

A arteriolosclerose é uma afecção das arteríolas diretamente relacionada com a hipertensão arterial. Caracteriza-se por alterações degenerativas e proliferativas com estreitamento de seu lúmen (Figura 191.4).

A arteriolosclerose pode ser diagnosticada pela observação direta das arteríolas do fundo de olho.

ATEROSCLEROSE

Doença degenerativa com componente inflamatório dos vasos arteriais, a aterosclerose caracteriza-se pela formação de placas ateromatosas na subíntima.

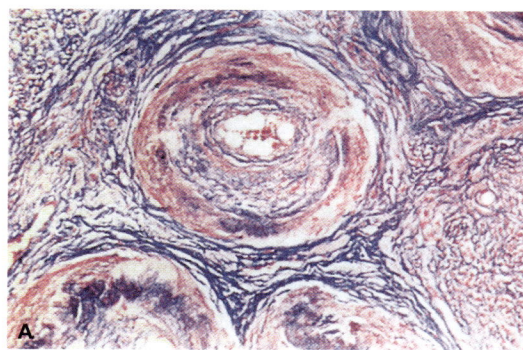

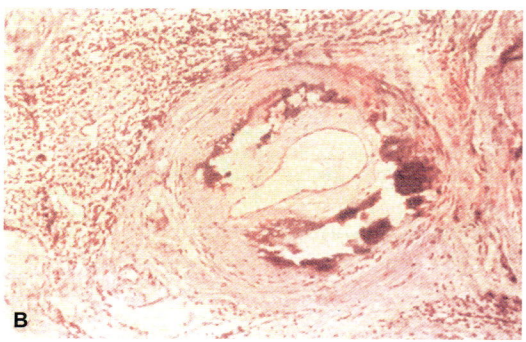

Figura 191.3 Medioesclerose de Mönckeberg. **A** e **B.** Fibrose da camada média entre miofibrilas.

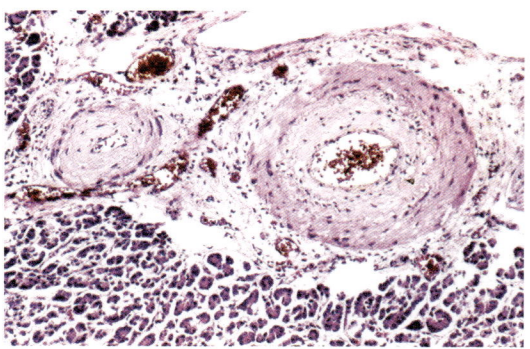

Figura 191.4 Arteriolosclerose: proliferação celular na íntima, com estreitamento do lúmen dos vasos em paciente com hipertensão arterial não controlada e de longa duração. (Cortesia de Brasileiro Filho, 2011.)

O ateroma, ou placa ateromatosa, é uma combinação de variadas alterações da parede do vaso que compromete a função endotelial e obstrui progressivamente o lúmen vascular.

As placas ateromatosas podem fissurar ou ulcerar, constituindo pontos de partida para formação de trombos plaquetários que podem ocluir parcial ou totalmente o lúmen do vaso ou embolizar-se, provocando oclusão da mesma artéria ou de outras mais distantes.

A doença afeta preferencialmente a aorta (bifurcação e origem dos grandes ramos), as artérias coronárias, carótidas, cerebrais, renais, femorais e mesentéricas.

A formação das placas ateromatosas pode iniciar-se na infância e na juventude, decorrente de mutações genéticas ou de fatores de risco, mas há possibilidade de que as placas permaneçam assintomáticas durante muitos anos ou ao longo de toda a vida.

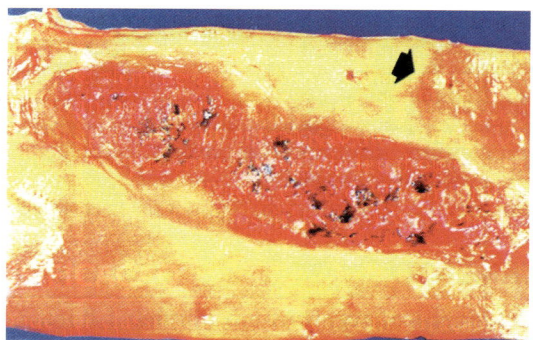

Figura 191.5 Placa ateromatosa na aorta de paciente com fibrose senil desse vaso.

Os achados histopatológicos iniciais são representados por macrófagos e células musculares lisas carregadas de lipídeos (células espumosas) e linfócitos T. Essas primeiras alterações constituem as estrias lipídicas que podem ocorrer nas artérias de grande calibre e são potencialmente reversíveis, desde que eliminados os fatores de risco.

Com a evolução do processo, há formação de tecido fibroso (capa fibrosa) que recobre o núcleo da placa, que pode sofrer necrose e hemorragia. A ruptura da capa fibrosa expõe o núcleo necrosado ou liquefeito, formando uma úlcera, onde se instala um trombo. Na fase tardia, costuma ocorrer calcificação e estabilização da placa (ver Figura 191.2).

O crescimento do vaso para o lúmen pode levar à oclusão progressiva.

FATORES DE RISCO

- Hereditariedade (incluindo etnia)
- Alimentação com excesso de gorduras
- Sedentarismo
- Dislipidemias (ver Capítulo 343, *Dislipidemias*)
- Hipertensão arterial (ver Capítulo 228, *Hipertensão Arterial*)
- Tabagismo (ver Capítulo 164, *Tabagismo*)
- Diabetes (ver Capítulos 303, *Diabetes Melito Tipo 1*, e 304, *Diabetes Melito Tipo 2*)
- Obesidade (ver Capítulos 354, *Obesidade*, e 359, *Síndrome Metabólica*)
- Etilismo (ver Capítulo 602, *Alcoolismo*)
- Hiper-homocisteinemia
- Infecção por *Chlamydia pneumoniae* (ver Capítulo 567, *Infecção por Clamídia*).

MANIFESTAÇÕES CLÍNICAS

- A doença apresenta-se assintomática até que ocorra oclusão parcial ou total do vaso que provocará isquemia do órgão por ele irrigado
- Doença arterial coronariana (DAC – angina do peito, infarto agudo do miocárdio [IAM])
- Doença renovascular
- Acidente vascular cerebral
- Aneurisma da aorta
- Dissecção aórtica
- Trombose e embolia de extremidades
- Infarto mesentérico.

EXAMES COMPLEMENTARES

- Colesterol total sérico: elevado ou normal (ver Capítulo 343, *Dislipidemias*)
- LDL-colesterol: aumentado ou normal
- HDL-colesterol: diminuído ou normal
- Triglicerídeos: podem estar aumentados
- Outros exames dependem do órgão a ser investigado.

TRATAMENTO

- Exercícios físicos regulares (no mínimo 1 hora, 3 vezes/semana)
- Redução de peso, em caso de pacientes obesos
- Cessar tabagismo
- Controle do diabetes
- Normalização da pressão arterial em pacientes hipertensos.

EVOLUÇÃO E PROGNÓSTICO

A permanência dos fatores de risco relacionados com a aterosclerose culmina no aparecimento das síndromes isquêmicas, mas a evolução da doença pode ser alterada com a introdução de medidas farmacológicas e não farmacológicas, entre as quais destacam-se modificações dietéticas e prática de exercícios físicos.

Normas básicas para prescrição de dieta

- Fase I:
  - Gordura total: 30 a 60% das calorias totais, gordura saturada de 10%
  - Carboidratos: 50 a 60% das calorias totais
  - Proteínas: 10 a 20% das calorias totais
  - Colesterol: 300 mg/dia
  - Calorias totais: necessárias para atingir e manter o peso desejável
  - Sódio: 1.650 a 2.400 mg
  - Álcool: no máximo 30 g/dia
- Fase II:
  - Gordura total: 30% das calorias totais; gordura saturada 7%
  - Carboidratos: 50 a 60% das calorias totais
  - Proteínas: 10 a 20% das calorias totais
  - Colesterol: 200 mg/dia
  - Calorias totais: necessárias para alcançar e manter o peso desejável
  - Sódio: 1.650 a 2.400 mg
  - Álcool: no máximo 30 g/dia.

EVOLUÇÃO E PROGNÓSTICO

- A prevenção contra os fatores de risco diminui as taxas de mortalidade.

BIBLIOGRAFIA

Brasileiro Filho G. Bogliolo: Patologia. 8. ed. Guanabara Koogan; 2011.

Kiefer MM, Chong CR. Pocket primary care. Wolters Kluwer; 2014.

Porto CC, Porto AL. Doenças do Coração. Prevenção e Tratamento. 2. ed. Guanabara Koogan; 2005.

Porto CC, Porto AL. Semiologia médica. 8. ed. Rio de Janeiro: Guanabara Koogan; 2019.

Simon C, Everit H, Kendrick T. Oxford Handbook of General Practice. Oxford University Press; 2005.

192
Aterosclerose Carotídea

Fábio Lemos Campedelli ◆ Carlos Eduardo de Sousa Amorelli ◆ Fabio Augusto Cypreste Oliveira

INTRODUÇÃO

A aterosclerose é uma doença sistêmica, degenerativa, que resulta na formação de placas de ateroma, com conteúdo lipídico, cristais de colesterol e células necróticas (ver Capítulo 191, *Arteriosclerose*)

Tem predileção por determinadas artérias, como coronárias, aorta abdominal e seus ramos, artérias das extremidades e, principalmente, a bifurcação carotídea.

A dilatação observada no bulbo carotídeo ocasiona um fluxo turbulento, com alterações hemodinâmicas locais e maior risco de formação de placas. Com o avanço do crescimento dessas placas pode ocorrer a formação de ulcerações e/ou trombos, que podem deslocar-se, provocando embolia em uma das artérias cerebrais que pode resultar em oclusão total.

As causas de complicações dessas placas com risco de ataque isquêmico transitório (AIT) ou acidente vascular cerebral estão diretamente relacionadas com o grau de obstrução e a morfologia da placa. Esses eventos podem estar associados a embolização de pequenos fragmentos da placa, à formação de microagregado de plaquetas em placas ulceradas ou oclusão total do vaso pelo crescimento da placa ateromatosa.

Mais frequente no sexo masculino, mas, a partir da menopausa, a incidência vai se igualando nos dois sexos.

CAUSAS E FATORES DE RISCO

- Predisposição genética
- Idade ≥ 75 anos
- Dislipidemia
- Tabagismo
- Diabetes
- Obesidade
- Hipertensão arterial (aumento de 5 vezes na frequência em relação aos normotensos)
- Sedentarismo.

MANIFESTAÇÕES CLÍNICAS

- Amaurose fugaz
- AIT
- Distúrbios da fala
- Paralisia facial ou ptose palpebral
- Cefaleia
- Vertigem
- Convulsão
- Alterações cognitivas
- Hemiplegia ou hemiparesia (acidente vascular cerebral isquêmico [AVCI])

- Sopro sistólico no trajeto carotídeo (a ausência de sopro não exclui o diagnóstico)
- Frêmito carotídeo.

DIAGNÓSTICO DIFERENCIAL

- Doença cardíaca emboligênica
- Placa ulcerada da aorta ascendente e croça da aorta
- Displasia fibromuscular das artérias carótidas
- Dissecção das artérias carótidas
- Doença de Takayasu
- Arterite temporal.

EXAMES COMPLEMENTARES

- Ecodoppler das carótidas e vertebrais: identifica a placa ateromatosa com as suas características e o grau de estenose (Figura 192.1)
- Angiorressonância: revela as características da placa ateromatosa e o grau de estenose (Figura 192.2)
- Angiotomografia: mostra a placa ateromatosa com suas características e o grau de estenose; pode mostrar as artérias carótidas e vertebrais desde a sua origem até os ramos intracranianos, tal como a angiorressonância (Figura 192.3)
- Angiografia: por ser exame invasivo, tem sido substituída pela angiotomografia e a angiorressonância, restringindose aos casos duvidosos e aos pacientes que serão submetidos a intervenções endovasculares (Figura 192.4).

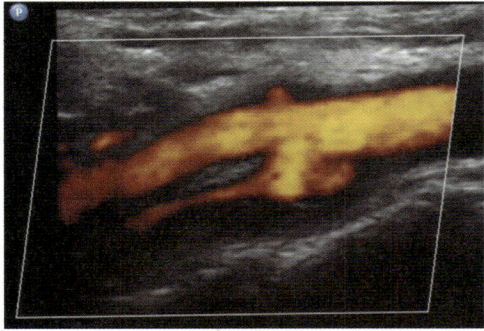

Figura 192.1 Ecodoppler demonstra mínimo fluxo entre as placas ateroscleróticas com oclusão ao final em carótida interna.

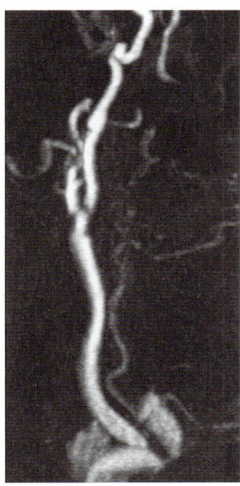

Figura 192.2 Angiorressonância mostrando estenose em artérias carótidas interna e externa.

COMPROVAÇÃO DIAGNÓSTICA

- Dados clínicos + exames de imagem.

COMPLICAÇÕES

- Acidente vascular cerebral
- Lesão de nervo durante a cirurgia.

TRATAMENTO

- Tratamento clínico para os pacientes assintomáticos com estenose inferior a 70%, atuando nos fatores de risco
- Cessar tabagismo.

Tratamento medicamentoso

- Tratamento da hipertensão arterial procurando atingir níveis inferiores a 140 × 90 mmHg
- Antiagregantes plaquetários: ácido acetilsalicílico 100 mg/dia por via oral (VO); ou clopidogrel 75 mg/dia, VO; ou ticagrelor 90 mg/dia, VO, 2 vezes/dia, continuamente
- Tratamento das dislipidemias (ver Capítulo 343, *Dislipidemias*).

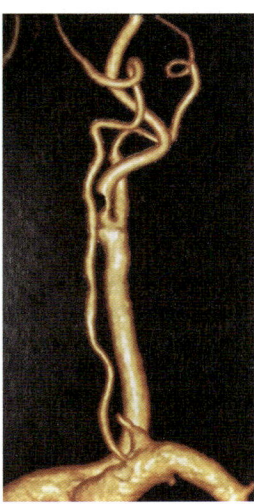

Figura 192.3 Angiotomografia com reconstrução 3D apresentando estenose crítica em artéria carótida interna.

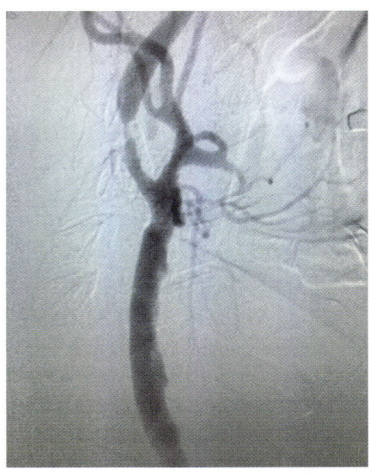

Figura 192.4 Angiografia com subtração digital mostrando estenose crítica em artéria carótida interna.

Tratamento cirúrgico aberto ou endovascular

- Pacientes assintomáticos, com estenose maior de 70%, têm mais benefícios com a cirurgia
- Pacientes sintomáticos (AIT, AVC estabilizado, não limitante), com estenose superior a 50% identificada por angiografia com cateter, têm indicação cirúrgica (endarterectomia carotídea ou angioplastia com colocação de *stent*).

PREVENÇÃO

- Controle e/ou eliminação dos fatores de risco
- Vigilância periódica com exames de imagem (preferencialmente com ecocardiograma Doppler de artérias carótidas e vertebrais).

Avaliação periódica das artérias carótidas e vertebrais

- Pacientes com doença arterial coronariana (DAC) e aterosclerose dos membros inferiores devem ser avaliados periodicamente com Ecodoppler de artérias carótidas e vertebrais
- Pacientes com aneurismas da aorta abdominal devem ser avaliados com ecocardiograma Doppler de artérias carótidas e vertebrais antes da cirurgia.

EVOLUÇÃO E PROGNÓSTICO

- As manifestações clínicas da aterosclerose das carótidas aparecem em uma faixa etária mais avançada do que nas artérias das extremidades inferiores e nas coronárias
- Mesmo uma estenose de até 99% pode ser assintomática, mas tem a possibilidade de se tornar sintomática quando ocorre queda da pressão arterial, o que pode acontecer, por exemplo, durante cirurgia de grande porte.

Atenção

Nos casos de pacientes assintomáticos com estenose crítica que necessitam de cirurgia de grande porte, é indicado fazer previamente cirurgia da estenose carotídea.

BIBLIOGRAFIA

Maffei EA et al. Doenças Vasculares Periféricas. 5. ed. Medsi; 2016.
Porto CC, Porto AL. Semiologia médica. 8. ed. Rio de Janeiro: Guanabara Koogan; 2019.
Presti C, Miranda Junior F, Silva JCCB, Stenssoro AE, Merlo I, Moura LK et al. Doença carotídea extracraniana. Diagnóstico e Tratamento. Projeto Diretrizes SBACV; 2015.

193
Coarctação da Aorta

Fabio Augusto Cypreste Oliveira • Carlos Eduardo de Sousa Amorelli • Fábio Lemos Campedelli

INTRODUÇÃO

A coarctação da aorta (CoA), definida por um estreitamento complexo da aorta, em geral situa-se na aorta torácica no nível do ligamento arterioso em localização pós-ductal (distal ao ligamento). Contudo, em muitos casos localiza-se em qualquer segmento da aorta.

A etiologia permanece incerta, mas acredita-se que sua fisiopatologia envolva eventos semelhantes aos encontrados no processo de fechamento do canal arterial.

A CoA acomete mais frequentemente o sexo masculino (5:1), em uma prevalência em torno de 3 a 5 para cada 10 mil nascidos vivos. A CoA é responsável por aproximadamente 5 a 8% de todas as cardiopatias congênitas. Principais associações: valva aórtica bicúspide, aneurismas cerebrais e síndrome de Turner.

MANIFESTAÇÕES CLÍNICAS

- Assintomática em casos leves
- Hipertensão arterial sistólica em membros superiores
- Pulsos amplos em membros superiores e ausentes ou diminuídos em membros inferiores
- Claudicação incapacitante em membros inferiores
- Níveis pressóricos mais altos nos membros superiores do que nos inferiores (gradiente pressórico superior a 20 mmHg é indicativo de CoA)
- *Ictus cordis* propulsivo, deslocado para baixo e para a esquerda
- Impulso ventricular direito, quando há hipertensão pulmonar, em lactentes com insuficiência cardíaca (IC) ou com comunicação interventricular (CIV) associada
- Sopro sistólico, mais audível no dorso ou nos espaços intercostais
- Pode haver frêmito sistólico
- Em adolescentes e adultos podem-se encontrar pulsos arteriais proeminentes em áreas intercostais e interescapulares
- Em pacientes adultos observam-se colaterais extensas a partir de ramos das artérias subclávias, mamária interna, intercostal superior e axilares
- Pode ocorrer maior desenvolvimento do tronco e dos membros superiores do que dos inferiores
- Disfunção erétil em jovens
- Sinais de IC nos casos graves.

DIAGNÓSTICO DIFERENCIAL

- Hipertensão arterial (estenose da artéria renal, hipertensão arterial primária).

EXAMES COMPLEMENTARES

- Eletrocardiograma (ECG): sobrecarga ventricular direita em recém-nascidos e lactentes; sobrecarga ventricular esquerda em adolescentes e adultos
- Radiografia do tórax: pode ser normal, apresentar cardiomegalia com congestão pulmonar ou entalhes nas bordas inferiores das costelas (colaterais)
- Ecocardiograma transtorácico com Doppler colorido: hipertrofia de ventrículo esquerdo (o ecocardiograma localiza a coarctação e a dilatação pós-estenótica)
- Tomografia computadorizada (TC) e ressonância magnética (RM): possibilitam visualizar detalhes anatômicos
- Cateterismo: mais comumente indicado em caso de tratamento endovascular.

COMPLICAÇÕES

- IC ou choque cardiogênico em recém-nascidos
- Hipertensão arterial, mesmo após cirurgia
- Endoarterite infecciosa
- Ruptura, dissecção e/ou aneurisma da aorta
- Síndrome pós-coarctectomia.

TRATAMENTO

Tratamento medicamentoso

- Em recém-nascidos graves: prostaglandina 0,01 a 0,5 mg/kg/minuto para manter o canal arterial pérvio
- Nos casos de hipertensão arterial, mesmo após correção cirúrgica: captopril 0,6 mg/kg/dia por via oral (VO), a cada 12 horas; ou enalapril 1 mg/kg/dia, VO, dose única
- IC: furosemida 1 a 2 mg/kg/dia, VO, + inibidores da enzima de conversão da angiotensina (ver Capítulo 182, *Insuficiência Cardíaca*)
- Profilaxia de endoarterite infecciosa (ver Endocardite infecciosa, no Capítulo 181, *Endocardites*).

Tratamento cirúrgico

- Correção cirúrgica convencional
- Tratamento endovascular com implante primário de *stent*.

EVOLUÇÃO E PROGNÓSTICO

- Relacionada à gravidade da lesão, idade no momento do tratamento e cardiopatias associadas
- A hipertensão arterial pode manter-se mesmo após o tratamento cirúrgico
- Recoarctação é frequente
- Quando não corrigida, pode atingir 80% de mortalidade antes dos 50 anos.

Recomendações práticas

- Procurar sopro no dorso de toda criança com hipertensão arterial
- Palpar pulsos arteriais em membros superiores e inferiores de todos os pacientes
- Em recém-nascido em choque séptico deve-se fazer diagnóstico diferencial com CoA.

BIBLIOGRAFIA

Azevedo MF. GPS Medicamentos. Guia prático em saúde. Rio de Janeiro: Guanabara Koogan; 2017.

Endean E, Maley B. Embryology. In: Rutherford's Vascular Surgery and Endovascular Therapy. 9th ed. Elsevier; 2019.

Erbel R, Aboyans V, Boileau C, Bossone E, Bartolomeo R, Eggebrecht H et al. 2014 ESC Guidelines on the diagnosis and treatment of aortic diseases: document covering acute and chronic aortic diseases of the thoracic and abdominal aorta of the adult. The Task Force for the Diagnosis and Treatment of Aortic Diseases of the European Society of Cardiology (ESC). Eur Heart J. 2014;35(41):2873-26.

Santana MVT. Coarctação da aorta. In: Porto CC, Porto AL. Doenças do Coração. Prevenção e Tratamento. 2. ed. Guanabara Koogan; 2005.

Stout KK, Daniels CJ, Aboulhosn JA, Bozkurt B, Broberg CS, Colman J et al. 2018 AHA/ACC Guideline for the Management of Adults With Congenital Heart Disease: Executive Summary – a Report of the American College of Cardiology/American Heart Association Task Force on Clinical Practice Guidelines. Circulation. 2019;139(14):e637-97.

194
Dissecção Aórtica Aguda

Síndrome aórtica aguda

Fábio Lemos Campedelli ◆ Carlos Eduardo de Sousa Amorelli ◆ Fabio Augusto Cypreste Oliveira ◆ Jader Bueno Amorim

INTRODUÇÃO

Dissecção aórtica aguda é uma condição clínica na qual ocorre delaminação (ruptura e separação) das camadas que revestem a parede arterial, viabilizando a passagem de sangue através de um falso lúmen situado entre a íntima e a camada média. A progressão da dissecção pode ser anterógrada e retrógrada.

Associada ao hematoma intramural e à úlcera penetrante de aorta, a dissecção aórtica aguda faz parte da síndrome aórtica aguda.

A taxa de mortalidade é de 3,2/100 mil/ano e a maioria dos pacientes morre nas primeiras 48 horas após a admissão.

Entre 80 e 90% dos casos de dissecção aórtica aguda ocorrem após os 60 anos.

De acordo com o(s) segmento(s) acometido(s) pela dissecção, independentemente do local de origem ou do sentido da progressão, anterógrada (no sentido do fluxo) ou retrógrada (sentido contrário ao fluxo), são usadas duas classificações: a de DeBakey e a de Stanford.

O acometimento da aorta ascendente ocorre em 65% dos casos, enquanto a aorta descendente está envolvida em 20% dos casos, o arco aórtico em 10% e a aorta abdominal em 5%.

Observação. Vale ressaltar que a dissecção com delaminação (ruptura da íntima) após a subclávia, que apresenta falso lúmen no sentido anterógrado, mas que de alguma forma evolui no sentido retrógrado (em sentido do arco), deve ser considerada do tipo A.

Classificação de DeBakey da dissecção aórtica aguda

- Tipo I: compromete a aorta ascendente, logo acima da valva aórtica, até a bifurcação das artérias ilíacas
- Tipo II: limitada à aorta ascendente
- Tipo IIIA: dissecção localizada na aorta torácica, após istmo da aorta (após subclávia esquerda), até o hiato diafragmático
- Tipo IIIB: dissecção após istmo da aorta até artérias ilíacas.

Classificação de Stanford (mais utilizada atualmente):
- Tipo A: dissecção acomete de alguma forma aorta ascendente e/ou arco aórtico (inclui os tipos I e II de DeBakey)
- Tipo B: dissecção da aorta abaixo da artéria subclávia esquerda (inclui os tipos IIIA e IIIB).

Cerca de 2/3 das dissecções são do tipo A e apenas 1/3 são do tipo B.

CAUSAS E FATORES DE RISCO

- Doenças aórticas: dilatação aórtica, aneurismas, ectasia anuloaórtica, anomalias cromossômicas (síndromes de

Turner e de Noonan), hipoplasia do arco aórtico, arterite aórtica, coarctação da aorta, valva aórtica bicúspide e doenças hereditárias do tecido conjuntivo (síndromes de Marfan e Ehlers-Danlos)

- A síndrome de Marfan é responsável pela maioria dos casos de dissecção em pacientes com idade inferior a 40 anos
- O uso de cocaína tem sido associado à dissecção aórtica em indivíduos jovens saudáveis e normotensos, pois esta substância provoca aumento abrupto da pressão arterial e da frequência cardíaca pela liberação adrenérgica
- Em mulheres com idade inferior a 40 anos, cerca de 50% das dissecções ocorrem durante a gravidez.

MANIFESTAÇÕES CLÍNICAS

- Dor precordial de forte intensidade com início abrupto e irradiação para a região interescapular
- Dor nas regiões dorsal ou abdominal, com irradiação para a região inguinoescrotal
- Manifestações clínicas de acidente vascular cerebral (10% dos pacientes)
- Assimetria de pulso, oligúria, isquemia de membros, paraplegia, isquemia mesentérica
- Insuficiência aórtica, indicada pelo aparecimento de sopro diastólico, entre 18 e 50% dos pacientes
- Pressão arterial diastólica abaixo de 70 mmHg
- Abafamento das bulhas cardíacas (tamponamento por hemorragia intrapericárdica)
- Infarto agudo do miocárdio (IAM) por dissecção do óstio coronário
- Rouquidão ou voz bitonal.

DIAGNÓSTICO DIFERENCIAL

- IAM, angina instável
- Embolia pulmonar
- Pneumotórax
- Pericardite aguda
- Úlcera péptica perfurada
- Pancreatite aguda
- Infarto mesentérico
- Lombalgia aguda.

EXAMES COMPLEMENTARES

- Exames laboratoriais: creatinofosfoquinase (CPK), creatinoquinase específica da musculatura cardíaca (CK-MB), troponina, aminotransferase de aspartato (AST ou TGO) e aminotransferase de alanina (ALT ou TGP), normalmente normais, porém quando alterados sugerem isquemia coronariana ou visceral abdominal associada. Creatinina elevada quando há comprometimento renal
- Eletrocardiograma (ECG): útil no diagnóstico diferencial, descartando IAM
- Radiografia do tórax: pode ser normal ou apresentar contorno da aorta irregular, saliência no contorno localizado da aorta proximal quando pode demonstrar o local que iniciou a dissecção ou mesmo a separação da calcificação da íntima e a borda externa do botão aórtico maior que 10 mm (sinal do cálcio)
- Ecocardiograma transesofágico: os critérios utilizados são – detecção do *flap* intimal (local da delaminação), dilatação da raiz da aorta maior que 42 mm, movimentação de forma paralela das paredes aórticas, espessamento da

parede aórtica anterior maior que 16 mm ou da parede posterior maior que 10 mm; diferença da velocidade de fluxo entre as luzes ao Doppler ou mesmo ausência de fluxo em uma das luzes (trombose).

Além disso pode avaliar extensão da dissecção, regurgitação valvar aórtica, derrame pericárdico, definir pontos de reentrada do fluxo do falso lúmen para o lúmen verdadeiro e diferenciar o lúmen verdadeiro do falso (Figura 194.1)

- Ultrassonografia intravascular (IVUS): apresenta potencial para auxílio no diagnóstico, localização e extensão da dissecção, determinação de acometimento de ramos aórticos, local de início e de comunicação do lúmen verdadeiro com o falso
- Angiotomografia: exame não invasivo, de rápida realização, que identifica o local de início da delaminação, na maioria dos casos, o falso lúmen, a extensão da dissecção, ponto(s) de reentrada, a ocorrência de derrames pericárdico e pleural, e hematoma de parede aórtica. Produz excelentes imagens pela reconstrução tridimensional das lesões e auxilia no planejamento cirúrgico em caso de indicação de intervenção (Figura 194.2)
- Angiorressonância magnética: se houver disponibilidade e o paciente estiver hemodinamicamente estável, é o exame que apresenta maior sensibilidade e especificidade. Consegue identificar melhor o ponto inicial de dissecção, extensão, comprometimento de ramos e melhor identificação da luz falsa e verdadeira. Entretanto, apresenta maior custo,

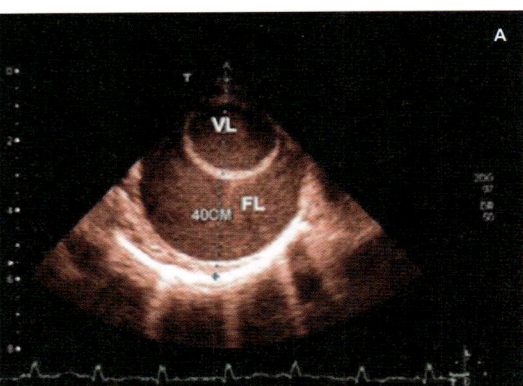

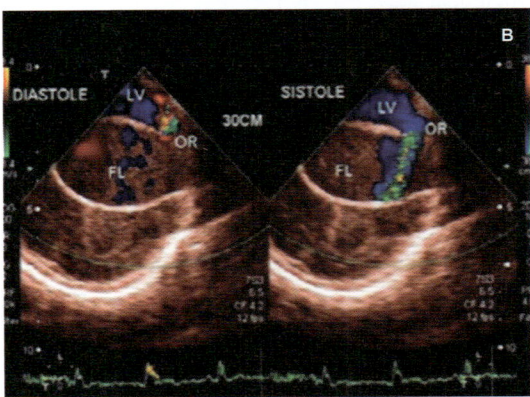

Figura 194.1 A. Ecocardiograma transesofágico demonstrando dilatação importante da aorta torácica descendente (a 40 cm da arcada dentária superior), com lâmina de dissecção. O verdadeiro lúmen (VL) tem seu diâmetro menor do que o falso lúmen (FL). **B.** Avaliação com Doppler colorido demonstrando orifício de reentrada (OR) na aorta descendente, sendo o fluxo, na sístole, direcionado do VL para o FL e, na diástole, em sentido inverso.

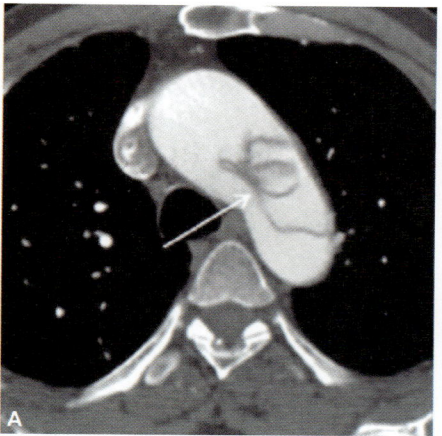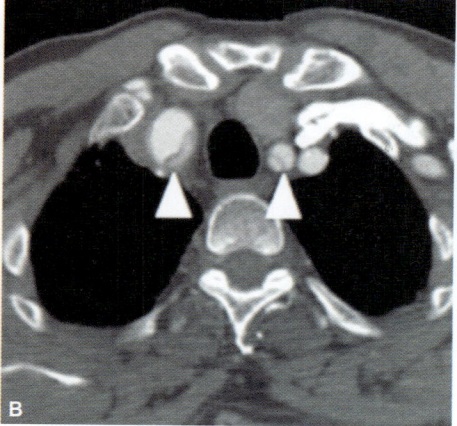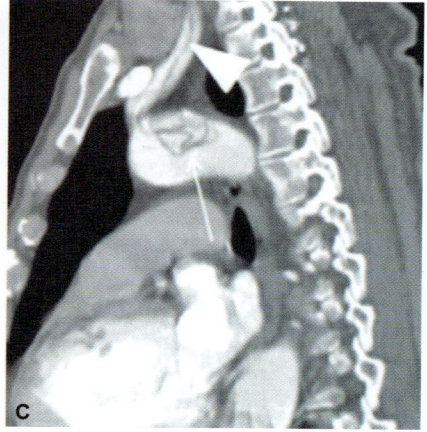

Figura 194.2 Angiotomografia da aorta torácica (axiais [A e B] e reconstrução sagital [C]), na qual se evidencia dissecção médio-intimal envolvendo a croça da aorta (*setas*), com extensão para o tronco braquicefálico e a carótida interna esquerda (*pontas de seta*).

disponibilidade e tempo para sua realização (impossibilidade de realizar em pacientes instáveis, e em pacientes com marca-passo e próteses metálicas)
- Aortografia: atualmente reservada para intervenções devido a maior invasividade e custo
- Cineangiocoronariografia: apenas realizada quando há possível comprometimento das artérias coronárias ou IAM associado
- Dosagem de um marcador da proteína de cadeia pesada miosina do músculo liso. A dissecção causa um extenso dano às células musculares lisas da média, promovendo a liberação de proteínas estruturais, incluindo a cadeia pesada miosina do músculo liso, na circulação sanguínea. O pico ocorre após 3 horas do início dos sintomas, com valor de normalidade de 2,5 µg/ℓ, e nos casos de dissecção aguda excede 22,4 µg/ℓ. É altamente sensível e específica.

COMPROVAÇÃO DIAGNÓSTICA

- Dados clínicos + exames de imagem.

COMPLICAÇÕES

- Ruptura da aorta
- Insuficiência valvar aórtica aguda grave que é a segunda causa de morte nesses pacientes
- Dissecção do óstio coronário com instalação de IAM
- Insuficiência renal
- Necrose mesentérica, necrose de membros inferiores
- Paraplegia
- Isquemia cerebral.

TRATAMENTO

Tratamento clínico nas seguintes condições:

- Dissecção do tipo B sem complicações graves
- Dissecção estável da croça da aorta
- Dissecção crônica dos tipos A e B sem complicações.

Tratamento medicamentoso

- Nitroprussiato de sódio a fim de reduzir a pressão arterial sistólica para 100 a 120 mmHg
- Suspender anticoagulante
- Betabloqueador a fim de reduzir a velocidade do fluxo sanguíneo.

Tratamento cirúrgico

Intervenção cirúrgica é indicada em caso de:

- Dissecção aguda do tipo A
- Dissecção aguda do tipo B complicada por ruptura da aorta, degeneração aneurismática (diâmetro maior que 5 cm da aorta), isquemia de membros e órgãos vitais, dissecção retrógrada para aorta ascendente
- Dor intratável
- Pacientes com síndrome de Marfan.

EVOLUÇÃO E PROGNÓSTICO

- Preditores de mortalidade intra-hospitalar: dissecção proximal, idade superior a 65 anos, característica migratória da dor, choque, déficit de pulso e alterações neurológicas
- Taxa de mortalidade elevada
- Sobrevida em 10 anos dos pacientes operados é de 40%
- Risco de nova dissecção é de 10% em 5 anos e de 20% em 10 anos.

Quando suspeitar de dissecção aórtica aguda

- Dor torácica sugestiva de IAM, sem evidência eletrocardiográfica dessa afecção
- Logo que se suspeitar de dissecção aórtica, o paciente deve ser imediatamente internado para atendimento especializado, pois o tratamento precoce aumenta a possibilidade de sobrevida
- Em geral, a dor da dissecção é de forte intensidade no início, e a do IAM vai aumentando de intensidade ao longo do tempo
- Geralmente, a dor da dissecção não se irradia para pescoço, ombro ou braço, ao contrário do IAM
- Pacientes com dissecção da aorta ascendente e do arco mais frequentemente apresentam dor na parede anterior do tórax, e na dissecção da aorta descendente a dor é nas costas e no abdome.

BIBLIOGRAFIA

Brito CJ. Cirurgia vascular: Cirurgia endovascular, Angiologia. 3. ed. Revinter; 2014.
Lobato AC et al. Cirurgia endovascular. 3. ed. vol. 2. ICVE – SP 2015. In: Sidawy AN, Perler BA (Eds.). Rutherford's vascular ssurgery and endovascular therapy. 9. ed. Elsevier; 2019.
Maffei FH et al. Diagnóstico clínico das doenças arteriais. In: Doenças vasculares periféricas. 5. ed. vol. 1. Guanabara Koogan; 2016.

195
Fístulas Arteriovenosas

Fábio Lemos Campedelli ◆ Carlos Eduardo de Sousa Amorelli ◆ Fabio Augusto Cypreste Oliveira

INTRODUÇÃO

As fístulas arteriovenosas correspondem a comunicações anômalas entre os sistemas arterial e venoso permitindo a transposição direta do sangue sem passar pelo sistema capilar.

Podem ser classificadas em:

- Congênitas: relacionadas a malformações vasculares. Possuem crescimento lento e gradual ao longo do desenvolvimento do indivíduo. Não devem ser confundidas com o hemangiomas, uma vez que esta patologia é um tumor com origem nas células endoteliais, de aparecimento no período neonatal, com crescimento rápido e involução até os 12 anos (ver Capítulo 217, *Hemangioma*)
- Adquiridas: pós-traumáticas, iatrogênicas, pós ruptura arterial
- Microfístulas: em geral congênitas
- Macrofístulas: em geral adquiridas, porém malformações vasculares também podem ter o mesmo aspecto (Figura 195.1).

CAUSAS

- Iatrogênica: acidental ou intencional (como na fístula arteriovenosa estabelecida cirurgicamente para hemodiálise ou para evitar trombose após cirurgia de ponte venovenosa)
- Ruptura de aneurisma para dentro de uma veia (Figura 195.2)
- Aneurismas micóticos, em lesões arteriais e venosas, provocados por carcinoma
- Traumatismos: lesões contusas, cortantes (arma branca), cortocontusas ou perfurocontusas (projétil de arma de fogo).

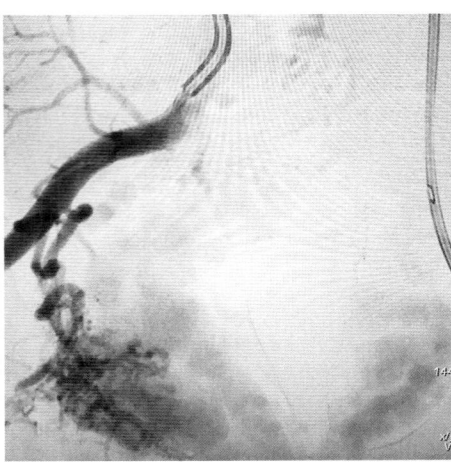

Figura 195.1 Angiografia por subtração digital, evidenciando malformação arteriovenosa pélvica com micro e macrofístulas.

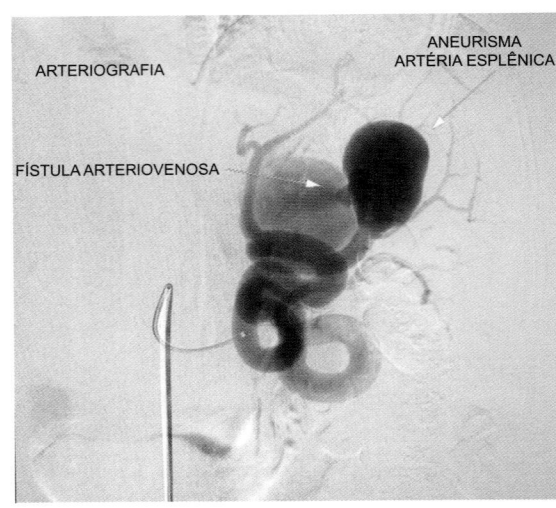

Figura 195.2 Angiografia por subtração digital demonstrando volumoso aneurisma de artéria esplênica com ruptura para veia esplênica, formando fístula arteriovenosa.

MANIFESTAÇÕES CLÍNICAS

- A localização, o tempo de instalação, o calibre e o número de colaterais e comunicações determinam as manifestações clínicas
- Fístulas menores podem ser diagnosticadas ao acaso por exames de imagem ou ser percebidas ao exame clínico, porém assintomáticas
- Aumento volumétrico no local da fístula, de uma região ou de todo um membro
- Aumento da temperatura local (maior volume de sangue local)
- Surgimento de veias calibrosas ao redor da fístula e distalmente a ela é comum
- Percepção de frêmito e sopros contínuos (sistodiastólico, em maquinaria) com reforço sistólico
- Hipertensão sistólica com pressão diferencial alta, devido à sobrecarga de volume ("curto-circuito vascular")
- Insuficiência cardíaca em pacientes com fístula de alto débito e/ou de longo tempo
- Taquicardia (compressão da fístula diminui a frequência cardíaca)
- Massa abdominal pulsátil com sopro sistodiastólico
- Em membros superiores ou inferiores podem ocorrer sinais de isquemia devido ao "roubo" por redução do fluxo distal, podendo levar a ulcerações e necrose
- Em membros superiores ou inferiores podem ocorrer sinais de hipertensão venosa, manifestando-se de modo similar à insuficiência venosa crônica em estágios avançados: edema, hiperpigmentação, celulite, úlcera de estase, lipodermatoesclerose e linfedema
- Hematúria (quando ocorre fístula arteriovenosa renal intraparenquimatosa)
- Cefaleia pulsátil (quando ocorre fístula/malformação arteriovenosa cerebral).

DIAGNÓSTICO DIFERENCIAL

- Pseudoaneurisma
- Tumor muito vascularizado (suspeitar de hemangiossarcoma)

- Doença arterial obstrutiva periférica
- Vasculites
- Insuficiência venosa crônica em estágio avançado
- Síndrome pós-trombótica.

EXAMES COMPLEMENTARES

- Dopplerimetria de ondas contínuas com registro gráfico das curvas de velocidade de fluxo
- Ecodoppler vascular arterial e venoso
- Angiografia por subtração digital: arteriografia/flebografia
- Angiotomografia fases arterial e venosa
- Angiorressonância magnética fases arterial e venosa.

COMPROVAÇÃO DIAGNÓSTICA

- Dados clínicos + exame de imagem (ecodoppler vascular, angiotomografia, angiorressonância e/ou angiografia por subtração digital).

COMPLICAÇÕES

- Insuficiência cardíaca
- Hipertensão venosa crônica
- Deformidades anatômicas
- Lesões isquêmicas
- Amputação.

Fístulas de baixo débito e iatrogênicas

- Fístulas de baixo débito e assintomáticas podem não provocar alterações hemodinâmicas
- Fístulas iatrogênicas, principalmente ocasionadas por punção, são benignas e tendem a fechar espontaneamente em 1 ano.

TRATAMENTO

- Fechamento da(s) comunicação(ões) anômala(s) para restabelecimento do fluxo normal arterial e venoso.

Tratamento clínico

- Sinais de hipertensão venosa, tais como edema e ulceração, podem ser amenizados por uso de diuréticos, elevação do membro e curativos compressivos
- Em fístulas iatrogênicas, principalmente ocasionadas por punção, pode ser realizada compressão externa local guiada por ultrassonografia, ou em caso de não disponibilidade do aparelho, bandagem compressiva local quando em local que assim o permita (como em região inguinal ou membros superiores), podendo ser mantida por 24 a 48 horas, com o cuidado de não comprimir totalmente o fluxo para evitar trombose arterial (palpar pulsos distais à compressão para confirmar a ausência de compressão total do vaso).

Tratamento cirúrgico

- Microfístulas localizadas: cirurgia endovascular, com embolização superseletiva. Nesse caso, o agente embolizante pode ser micromolas de liberação controlada, ou polímeros fluidos, como colas (cianoacrilato), polímeros elásticos (copolímero de etileno e álcool vinílico [EVOH]) e, em casos selecionados, microesferas

- Macrofístulas: ligadura da comunicação anômala, ou endovascular, mas pode ser feito tratamento endovascular com obliteração da fístula com molas ou micromolas, com controle de liberação, *plugs* vasculares, endopróteses/*stents* revestidos, colas biológicas (cianoacrilato) e polímeros elásticos (EVOH).

EVOLUÇÃO E PROGNÓSTICO

- A tendência de uma fístula arteriovenosa é persistir aberta
- Microfístulas difusas podem causar incapacidade funcional do membro acometido
- Fístulas muito volumosas, se não tratadas, provocam insuficiência cardíaca de difícil tratamento.

BIBLIOGRAFIA

Brito CJ. Cirurgia vascular: cirurgia endovascular, Angiologia. 3. ed. Revinter; 2014.

Lobato AC et al. Cirurgia Endovascular. 3. ed. vol. 2. ICVE – SP 2015. In: Sidawy AN, Perler BA (Eds.). Rutherford's Vascular Surgery and Endovascular Therapy. 9. ed. Elsevier; 2019.

Maffei FH et al. Diagnóstico clínico das doenças arteriais. In: Doenças Vasculares Periféricas. 5. ed. vol. 1. Guanabara Koogan; 2016.

Oliveira FAC, Amorelli CES, Campedelli FL, Frota Filho HW, Barreto JC, Meirelles FLS et al. Tratamento endovascular da disfunção erétil por fístula arterioesponjosa traumática: relato de caso. J Vasc Bras. 2012;11(4):317-9.

196
Gangrena

Fábio Lemos Campedelli • Carlos Eduardo de Sousa Amorelli • Fabio Augusto Cypreste Oliveira

INTRODUÇÃO

Resultado da evolução de uma lesão ocasionada por ausência de vascularização arterial local. Apresenta-se com aspecto puntiforme ou lesões extensas, podendo comprometer todo o membro.

CLASSIFICAÇÃO

- Gangrena seca: ocorre nas oclusões arteriais agudas ou crônicas. Relaciona-se com ausência de oxigenação dos tecidos, culminando com morte celular/tecidual e mumificação (Figura 196.1)
- Gangrena úmida: ocorre nas oclusões arteriais agudas ou crônicas associadas a infecções (Figura 196.2)
- Gangrena gasosa: infecção provocada por bactérias produtoras de gás, como alguns germes gram-negativos, ou germes com alta virulência, como os *Clostridium* (*Clostridium perfringens, Clostridium novyi*), produtores de exotoxinas, que causam infecção grave, de evolução rápida e agressiva, que lesam eritrócitos, músculos e membranas celulares
- Gangrena ofídica: provocada pela picada de cobra (Figura 196.3) (ver Capítulo 632, *Ofidismo*).

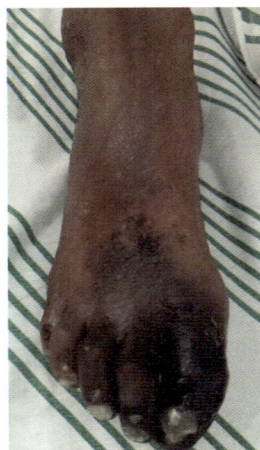

Figura 196.1 Gangrena seca de pododáctilos devido a trombose arterial.

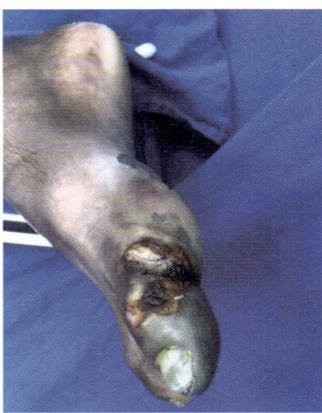

Figura 196.2 Diabético com isquemia do membro e gangrena úmida de hálux direito.

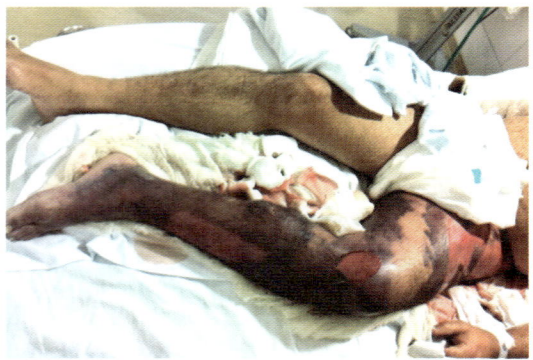

Figura 196.3 Gangrena de todo membro inferior esquerdo após picada de cobra.

CAUSAS

- Aterosclerose
- Embolia arterial
- Microangiopatia diabética
- Tromboangiite obliterante
- Trombose arterial
- Trombose venosa (p. ex., *flegmasia cerulea dolens*)

- Vasculites infecciosas (p. ex., varicela)
- Arterites
- Traumatismo
- Geladura
- Ergotismo (espasmo arterial prolongado)
- Doenças autoimunes (p. ex., esclerodermia)
- Infecção por *Clostridium welchii*, *Clostridium novyi* ou *Clostridium perfringens* (causa mais comum de gangrena gasosa)
- Substâncias químicas aplicadas via intra-arterial.

FATORES DE RISCO

- Tabagismo
- Diabetes melito
- Hipertensão arterial
- Dislipidemias
- Frio intenso
- Traumatismos
- Uso de drogas injetáveis
- Calor local excessivo em área isquêmica
- Fibrilação atrial
- Cardiopatias emboligênicas.

MANIFESTAÇÕES CLÍNICAS

- Dor, dormência, formigamento
- Hipoestesia e anestesia
- Edema
- Frialdade
- Cianose ou palidez
- Eritrocianose
- Necrose seca ou úmida
- Crepitação subcutânea (gás entre os tecidos – gangrena gasosa)
- Diminuição ou ausência de pulsos na extremidade afetada.

EXAMES COMPLEMENTARES

- Ecodoppler de ondas contínuas
- Ecografia vascular com Doppler
- Radiografia simples (osteomielite, gás entre os tecidos)
- Ressonância magnética
- Angiotomografia
- Arteriografia por subtração digital
- Cintilografia óssea
- Hemograma
- Glicemia
- Lipidograma.

COMPROVAÇÃO DIAGNÓSTICA

- Dados clínicos.

COMPLICAÇÕES

- Infecção secundária
- Sepse
- Choque séptico na gangrena gasosa.

TRATAMENTO

- Limpeza da lesão com solução fisiológica
- Proteção do membro afetado com algodão ortopédico e ataduras
- Evitar ambientes de frio intenso
- Evitar compressão da área isquêmica por enfaixamento apertado, cobertor pesado, calçado apertado
- Revascularização.

Tratamento medicamentoso

- Lesões pequenas são tratadas clinicamente com curativos e medicamentos (vasodilatadores, hemorreológicos), analgésicos, antibióticos (se houver infecção) e antiagregantes plaquetários
- Na gangrena causada por doença autoimune, utilizam-se também corticoides e medicamentos imunossupressores
- Heparinização e anticoagulantes.

Tratamento cirúrgico

- Além do tratamento clínico, em pacientes com oclusão arterial geralmente é necessário cirurgia de revascularização em caráter de urgência/emergência, associado a desbridamento e/ou amputação.

PREVENÇÃO

- Cessar tabagismo
- Corrigir dislipidemias
- Fazer exercícios
- Controlar a hipertensão arterial e o diabetes
- Controlar as doenças autoimunes
- Evitar frio excessivo.

EVOLUÇÃO E PROGNÓSTICO

- O não tratamento da doença de base ocasiona aumento da área gangrenada e aparecimento de novas áreas de gangrena
- Gangrenas extensas evoluem para amputação
- Incapacidade funcional
- Elevado risco de óbito, na gangrena gasosa por *Clostridium*.

BIBLIOGRAFIA

Duque FLV, Duque AC. Vasculites. In: Brito CJ. Cirurgia Vascular. Revinter; 2014.

Lobato AC et al. Cirurgia endovascular. 3. ed. vol. 2. ICVE – SP 2015. In: Sidawy AN, Perler BA (Eds.). Rutherford's vascular surgery and endovascular therapy. 9. ed. Elsevier; 2019.

Maffei FH et al. Diagnóstico clínico das doenças arteriais. In: Doenças Vasculares Periféricas. 5. ed. vol. 1. Guanabara Koogan; 2016.

197
Oclusão Arterial Aguda

Oclusão arterial aguda de extremidades, embolia arterial, trombose arterial

Fábio Lemos Campedelli • Carlos Eduardo de Sousa Amorelli • Fabio Augusto Cypreste Oliveira

INTRODUÇÃO

A oclusão de uma artéria das extremidades provoca deterioração súbita do suprimento sanguíneo do local por ela irrigado, ocorrendo isquemia do membro em grau variado. Excluindo-se trauma e iatrogenia, as principais causas são embolia e trombose.

Embolia e trombose arterial

Embolia é a oclusão aguda de uma artéria por um material proveniente de outra localidade, geralmente coágulo, de outro vaso ou do coração, interrompendo parcial ou totalmente o fluxo de sangue.

Trombose é a formação de um coágulo dentro da artéria, geralmente relacionada com lesão aterosclerótica, estado de hipercoagulabilidade ou dissecção arterial.

Habitualmente, após a oclusão aguda de uma artéria por embolia ou trombo, forma-se trombose secundária, distal e proximalmente à oclusão, até a emergência de uma colateral calibrosa, na qual haja fluxo sanguíneo adequado. Caso não ocorra qualquer intervenção clínica e/ou cirúrgica a trombose pode progredir, ocluindo os sistemas arterial e venoso.

CAUSAS

Embolia

- Fibrilação atrial
- Placa ateromatosa ulcerada
- Valvopatias
- Mixoma cardíaco
- Cardiomiopatias dilatadas
- Infarto agudo do miocárdio (IAM)
- Endocardite infecciosa
- Aneurisma arterial (principalmente da artéria poplítea)
- Aneurisma cardíaco
- Trombose venosa (embolia paradoxal)
- Corpo estranho.

Trombose

- Doença aterosclerótica
- Dissecção aórtica
- Tromboangiite obliterante
- Arterite de Takayasu
- Displasia fibromuscular
- Aneurisma
- Estado de hipercoagulabilidade (trombofilia, policitemia, trombocitose)
- Traumatismo arterial
- *Phlegmasia cerulea dolens* (trombose venosa profunda maciça)
- Insuficiência cardíaca
- Hiper-homocisteinemia
- Ergotismo.

MANIFESTAÇÕES CLÍNICAS

As manifestações clínicas vão depender do tamanho do vaso ocluído e da quantidade de colaterais desenvolvidas previamente à oclusão.

Por isso, na embolia observa-se início súbito, e na trombose, a oclusão pode ser insidiosa, com manifestações clínicas vagas até o aparecimento dos sintomas clássicos de forma mais tardia (ver Capítulo 200, *Síndrome Isquêmica Crônica dos Membros Inferiores*).

Os sinais e sintomas clássicos são: dor, ausência de pulsos, palidez ou cianose, diminuição da temperatura, parestesia e/ou paralisia.

Embolia

- Dor de forte intensidade, súbita (em geral, o paciente consegue determinar o momento exato de início da oclusão), acompanhada de palidez e diminuição da temperatura da extremidade comprometida
- Parestesia, paralisia e perda da sensibilidade
- Pulsos ausentes
- Na oclusão de aorta e artérias ilíacas, a manifestação inicial pode ser paraplegia, possivelmente retardando o diagnóstico em virtude da atenção voltada para causas neurológicas do quadro clínico
- Membro empalidecido pode tornar-se cianótico; a cianose desaparece à pressão digital nas fases iniciais, mas, na isquemia irreversível, indica inviabilidade dos tecidos
- Fácies de sofrimento, sudorese fria e profusa
- Localização dos êmbolos: artéria femoral (30%), artéria ilíaca (15%), bifurcação aórtica (10%), artéria poplítea (10%), artéria braquial (10%), artérias mesentéricas (5%), artérias renais (5%), artérias cerebrais (15 a 20%).

Trombose

- História clínica de claudicação intermitente progressiva, para curtas, médias ou longas distâncias (dependente da locomoção diária)
- Sinais de isquemia crônica (hipotrofia da pele, perda de pelos, espessamento das unhas, úlceras)
- Localização dos êmbolos: artéria femoral (30%), artéria ilíaca (15%), bifurcação aórtica (10%), artéria poplítea (10%), artéria braquial (10%), artérias mesentéricas (5%), artérias renais (5%), artérias cerebrais (15 a 20%).

DIAGNÓSTICO DIFERENCIAL

O Quadro 197.1 compara as diferentes apresentações clínicas entre embolia e trombose.

EXAMES COMPLEMENTARES

- Eletrocardiograma (ECG): determina a fibrilação atrial e/ou infarto agudo do miocárdio (IAM)
- Doppler de ondas contínuas: possibilita determinar a existência ou não de fluxo, seu tipo (trifásico, bifásico ou monofásico), a medida da pressão nas artérias periféricas (radial, ulnar, tibial posterior, tibial anterior, fibular) e a realização de índices (índice braço/braço; índice tornozelo/braço). Avaliação de fluxo venoso

Quadro 197.1 Diagnóstico diferencial entre embolia e trombose.

Embolia	Trombose
Instalação abrupta	Instalação mais lenta
Ausência de sintomas de isquemia prévia	Pode haver sintomas que sugerem isquemia previamente (claudicação intermitente)
História de cardiopatia: arritmias, valvopatias, infarto agudo do miocárdio	História de cardiopatia emboligênica e mais rara
Aneurisma próximo à oclusão	–
O exame vascular arterial no membro contralateral geralmente é normal	O exame vascular arterial no membro contralateral com frequência mostra alterações sugestivas de isquemia crônica

Classificação quanto à viabilidade dos tecidos

A viabilidade dos tecidos na oclusão arterial aguda irá determinar o grau de isquemia e o prognóstico do tratamento, como a seguir:
- Viável: dor isquêmica leve, exame neurológico normal, enchimento capilar, sinal de fluxo arterial e venoso no Doppler das artérias podais. Prognóstico: não necessita de tratamento imediato
- Viabilidade ameaçada:
  - Marginalmente ameaçado: dor isquêmica, déficit neurológico leve, fraqueza à dorsiflexão do pé, perda sensorial mínima, ausência de fluxo arterial audível no Doppler, fluxo venoso audível no Doppler. Prognóstico: salvamento do membro se prontamente tratado (12 a 24 horas)
  - Ameaça imediata: dor isquêmica intensa, déficit neurológico moderado, fraqueza à dorsiflexão do pé intensa, perda sensorial moderada, ausência de fluxo arterial audível no Doppler, fluxo venoso audível no Doppler. Prognóstico: salvamento do membro se tratado imediatamente (risco iminente de perda do membro)
- Inviável: perda sensorial profunda, paralisia muscular, ausência de preenchimento capilar, pele marmórea, rigidez muscular, ausência de fluxos arterial e venoso no Doppler. Prognóstico: evolução para amputação primária.

- Ecocardiograma Doppler colorido arterial e venoso: avalia o fluxo e identifica as características da parede arterial, do trombo/êmbolo, e a associação ou não com trombose venosa profunda
- Angiotomografia e angiorressonância: quando há suspeita de dissecção aórtica ou outra causa no local da aorta e das artérias ilíacas
- Arteriografia: fundamental para o diagnóstico de embolia de artérias viscerais (tronco celíaco, mesentérica superior)
- Hemograma, ureia, creatinina, coagulograma
- Creatinofosfoquinase (CPK) aumentada na isquemia aguda.

COMPROVAÇÃO DIAGNÓSTICA

- Dados clínicos + exames de imagem para definição da causa; entretanto, o tratamento não deve ser postergado pela realização de exames.

COMPLICAÇÕES

- Gangrena
- Síndrome compartimental (relacionada com tempo de revascularização e grau de colateralização)
- Hiperpotassemia
- Insuficiência renal
- Mioglobinemia
- Causalgia (neurite isquêmica)
- Contratura isquêmica
- Anquilose
- Hipotrofia/atrofia
- Paralisia, paraplegia
- Perda da sensibilidade.

TRATAMENTO

- Alívio da dor (ver Capítulo 15, *Dor*)
- Colocar o paciente em posição de proclive
- Proteger o membro comprometido com algodão ortopédico e enfaixamento não compressivo

- Corrigir distúrbios acidobásicos e hidreletrolíticos (ver Capítulo 341, *Desidratação, Distúrbios Hidreletrolíticos e Ácidos-Básicos*)
- Anticoagulação plena preferencialmente com heparina sódica não fracionada: evitar trombose secundária. Pode ser revertida prontamente com antídoto (protamina), em caso de intervenção cirúrgica+. Dose: 80 UI/kg em *bolus*. Pode ser mantida dose de manutenção 12 a 18 UI/kg/hora (preferencialmente em bomba infusora), caso não haja programação imediata de intervenção cirúrgica. Controlar anticoagulação pelo tempo de tromboplastina parcial ativada (TTPa; coletar antes da administração da heparina e a cada 6 horas para ajustes da dose)
- Avaliar plaquetas (devido à possibilidade de plaquetopenia induzida pela heparina).

Tratamento medicamentoso

- Antiagregantes plaquetários (ver Capítulo 200, *Síndrome Isquêmica Crônica dos Membros Inferiores*)
- Anticoagulantes orais (terapia fundamental na embolia, principalmente com fibrilação atrial ou IAM) – adotar uma das seguintes opções:
  - Varfarina comprimido de 2,5 e 5 mg: a dose deve ser controlada por tempo de atividade da protrombina (TAP), cuja razão normalizada internacional (RNI) deve situar-se entre 2 e 3 continuamente
  - Rivaroxabana 20 mg: 1 comprimido, 1 vez/dia, continuamente após a refeição (não necessita controle de dose)
  - Apixabana 5 mg: 1 comprimido a cada 12 horas (não necessita controle de dose)
  - Edoxabana 60 mg: 1 comprimido, 1 vez/dia (não necessita controle de dose)
  - Dabigatrana 150 mg: 1 comprimido a cada 12 horas (não necessita controle de dose)
- Hemorreológicos e vasodilatadores (ver Capítulo 200, *Síndrome Isquêmica Crônica dos Membros Inferiores*).

Tratamento cirúrgico convencional

- Embolectomia o mais rápido possível, nos casos de causa embólica
- Trombectomia, associada a tratamento cirúrgico complementar com ponte ou angioplastia
- Amputação do membro pode ser necessária em alguns casos.

Tratamento cirúrgico endovascular

- Cirurgia endovascular com trombólise por meio de cateter multiperfurado ou cateteres de trombectomia percutânea que pode ser associada ou não a infusão de enzimas trombolíticas (trombectomia fármaco-mecânica), complementando com angioplastia e implante de *stent* (dependendo do local e da necessidade)
- Avaliar a possibilidade de evolução com síndrome compartimental: revascularização com tempo de isquemia grave maior que 6 horas (mandatório). Necessária a realização de fasciotomia para prevenir necrose muscular e lesão neurológica irreversível.

PREVENÇÃO

- Anticoagulação oral ininterrupta em pacientes com fibrilação atrial sempre que possível
- Antiagregação plaquetária em pacientes com placas ulceradas ou irregulares, ou com estenose significativa
- Dupla antiagregação plaquetária em pacientes que foram submetidos a angioplastia com ou sem *stent* (ácido acetilsalicílico [AAS] + clopidogrel)
- Tratar os aneurismas trombosados
- Tratar as estenoses críticas profilaticamente com cirurgia.

EVOLUÇÃO E PROGNÓSTICO

- Em paciente jovem, na oclusão arterial aguda por êmbolo tratada precocemente, o prognóstico é bom
- Em pacientes idosos, a longo prazo, o prognóstico pode não ser tão bom, em virtude das doenças associadas à idade (cardiopatia, nefropatia, aterosclerose)
- Trombose tem prognóstico mais reservado, pois costuma ocorrer em artérias já comprometidas por aterosclerose ou processo inflamatório com evolução progressiva
- Tempo decorrido entre a instalação do quadro e o atendimento é importante, pois, quanto antes começar o tratamento, melhor o prognóstico. Após 2 horas, já pode haver lesão neurológica irreversível, e após 6 horas, a possibilidade de lesão muscular irreversível é maior (dependente da quantidade de colaterais desenvolvidas).

Atenção

A amputação (e a determinação do nível da amputação), quando necessária, deve ser realizada por especialista com experiência nessa área, não se podendo desconsiderar aspectos psicológicos e legais.

BIBLIOGRAFIA

Azevedo MF. GPS Medicamentos. Guia prático em saúde. Rio de Janeiro: Guanabara Koogan; 2017.
Lobato AC et al. Cirurgia endovascular. 3. ed. vol. 2. ICVE – SP 2015. In: Sidawy AN, Perler BA. Rutherford's vascular surgery and endovascular therapy. 9th ed. Elsevier; 2019.
Maffei FH et al. Diagnóstico clínico das doenças arteriais. In: Doenças Vasculares Periféricas. 5. ed. vol. 1. Guanabara Koogan; 2016.

198
Persistência do Canal Arterial

Canal arterial patente, PCA

Mirna de Souza • Rita Francis Gonzalez y Rodrigues Branco • Celmo Celeno Porto

INTRODUÇÃO

A persistência do canal arterial (PCA), também conhecida como canal arterial patente, consiste na persistência, por mais de 24 ou 48 horas após o nascimento, de um canal arterial existente no feto chamado *ductus arteriosus*, que comunica a aorta à artéria pulmonar.

Ocorre na proporção de 8 para 1.000 nascidos vivos prematuros, e de 1 para 2.000 nascidos vivos a termo.

CAUSAS

- Etiologia desconhecida na maioria dos pacientes
- Rubéola congênita
- Síndrome congênita pelo Zika vírus.

FATORES DE RISCO

- Prematuridade
- Gemelaridade
- Hipóxia neonatal
- Grandes altitudes (incidência 30 vezes maior).

MANIFESTAÇÕES CLÍNICAS

- O paciente pode ser assintomático
- Dependem do diâmetro do canal arterial.

Em crianças:

- Pode ocorrer déficit pôndero-estatural
- Pneumopatias recorrentes
- Fatigabilidade, dispneia aos esforços
- *Ictus cordis* visível e palpável desviado para a esquerda
- Pulsos amplos
- Pressão arterial sistólica elevada
- Frêmito na borda esternal superior esquerda
- Sopro sistodiastólico (contínuo) do tipo "maquinaria"
- Pode haver catarata ou glaucoma.

Em adultos:

- Hipodesenvolvimento, fadiga crônica, dispneia aos esforços ou mesmo em repouso, síncope
- Taquicardia, taquipneia, pulsos amplos, hipertensão sistólica
- Sopro contínuo em "maquinaria" ou sopro sistólico rude em foco pulmonar, com P2 hiperfonético
- Frêmito na borda esternal superior esquerda
- *Ictus cordis* proeminente e deslocado para baixo e para fora
- Estalido de ejeção sistólica.

Em pacientes com hipertensão arterial pulmonar com desvio de sangue da direita para a esquerda:

- Cianose progressiva, sobretudo dos membros inferiores
- Baqueteamento digital e unhas em vidro de relógio
- Sopro diastólico de Graham-Steell (insuficiência pulmonar)
- P2 hiperfonética
- Policitemia.

DIAGNÓSTICO DIFERENCIAL

- Rumor venoso, sopro inocente (ver Capítulo 189, *Sopros Cardíacos*)
- Comunicação interventricular (CIV) em recém-nascidos e lactentes
- Estenose pulmonar em recém-nascidos
- Drenagem venosa pulmonar total anômala
- Ruptura do seio de Valsalva
- Comunicações arteriovenosas
- Insuficiência aórtica com CIV
- Tronco arterial, janela aortopulmonar.

EXAMES COMPLEMENTARES

- Eletrocardiograma (ECG): pode ser normal em recém-nascidos. Há sobrecargas ventricular direita e esquerda, e atrial esquerda (Figura 198.1)
- Radiografia do tórax: geralmente normal em recém-nascidos e lactentes, pode mostrar hiperfluxo pulmonar; em crianças maiores, adolescentes e adultos, hiperfluxo pulmonar, dilatação atrial esquerda, dilatação da aorta ascendente, artérias pulmonares dilatadas e calcificações no trajeto do canal arterial (Figura 198.2). Quando se instala a síndrome de Eisenmenger, há sinais radiológicos de hipertensão arterial pulmonar
- Ecodoppler colorido: visualização do canal arterial
- Cateterismo: com finalidade diagnóstica ou terapêutica (Figura 198.3).

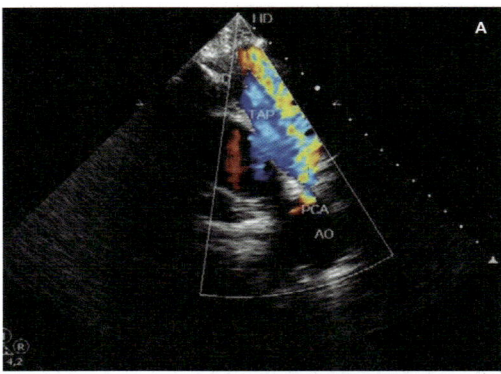

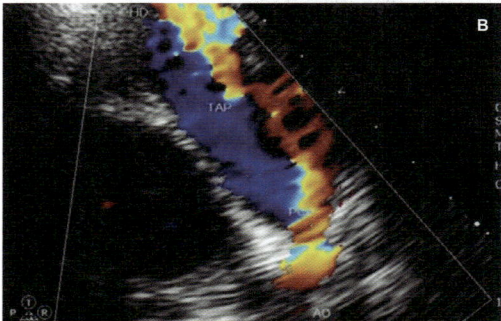

Figura 198.1 Exame ecocardiográfico demonstra fluxo turbulento (*amarelo*) da aorta torácica descendente para a artéria pulmonar esquerda, confirmando o diagnóstico de persistência do canal arterial (PCA).

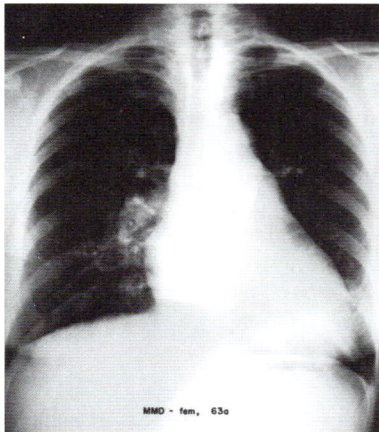

Figura 198.2 Radiografia de tórax evidenciando cardiomegalia moderada, proeminência do hilo à direita e dilatação discreta da aorta e do tronco pulmonar.

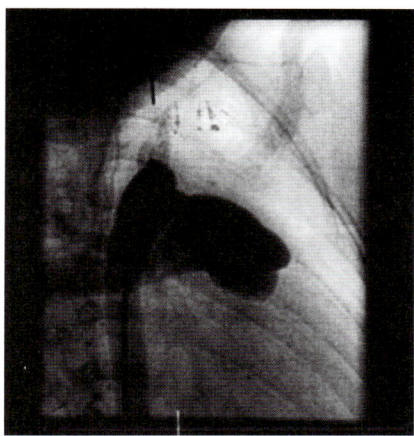

Figura 198.3 Cateterismo da aorta com visualização do canal arterial.

COMPLICAÇÕES

- Insuficiência cardíaca
- Arritmias, isquemia do miocárdio
- Hipertensão pulmonar (síndrome de Einsenmenger)
- Endoarterite infecciosa.

TRATAMENTO

Tratamento medicamentoso

- Paciente em IC: furosemida 1 a 4 mg/kg/dia por via oral (VO), dose única, + digoxina 0,008 a 0,01 mg/kg/dia, VO, a cada 12 horas, + captopril 0,6 mg/kg/dia, VO
- Recém-nascidos (até o 21º dia), principalmente prematuros: Prostaglandina, IV, 0,01 a 0,1 μg/kg/minuto; indometacina 0,1 a 0,25 mg/kg/dia (pode-se repetir por 3 a 5 dias; monitorar plaquetas e função renal), VO ou IV
- Profilaxia de endocardite infecciosa (ver *Endocardite infecciosa*, no Capítulo 181, *Endocardites*).

Tratamento cirúrgico

- Oclusão do canal arterial com *coil* (por cateterismo)
- Secção e ligadura cirúrgica para *shunts* moderados e grandes.

EVOLUÇÃO E PROGNÓSTICO

- Fechamento espontâneo em 75% dos prematuros e 40% dos recém-nascidos a termo, até o 3º mês de vida
- Melhores resultados quando o tratamento é realizado antes dos 3 anos.

Atenção

- Realizar o teste do coraçãozinho (oximetria de pulso em recémnascidos de 24 a 48 horas de vida, antes da alta hospitalar
- Sempre que houver suspeita de PCA ou de outra anomalia cardiovascular congênita, o paciente deve ser avaliado imediatamente por um cardiologista.

BIBLIOGRAFIA

Azevedo MF. GPS Medicamentos. Guia prático em saúde. Rio de Janeiro: Guanabara Koogan; 2017.

Emmanouilides GC et al. Doenças do Coração na Criança e no Adolescente. Medsi, 2000.

Raposo REL, Gelerim MCE. Persistência do canal arterial. In: Porto CC, Porto AL. Doenças do Coração. Prevenção e Tratamento. 2. ed. Guanabara Koogan; 2005.

199
Síndrome do Roubo da Subclávia

Carlos Eduardo de Sousa Amorelli ✦ Fábio Lemos Campedelli ✦ Fabio Augusto Cypreste Oliveira

INTRODUÇÃO

A síndrome do roubo da artéria subclávia decorre de uma estenose grave ou oclusão completa desta artéria em sua origem, antes da artéria vertebral.

Como forma de suprir de sangue o membro superior do lado comprometido, o sentido do fluxo sanguíneo torna-se invertido na artéria vertebral, "roubando" sangue do cérebro para nutrir o braço (Figura 199.1).

Acomete mais a artéria subclávia esquerda (85%), predominando em homens acima dos 50 anos.

CAUSAS

- Aterosclerose (95%)
- Doença de Takayasu
- Displasia fibromuscular
- Arterite temporal.

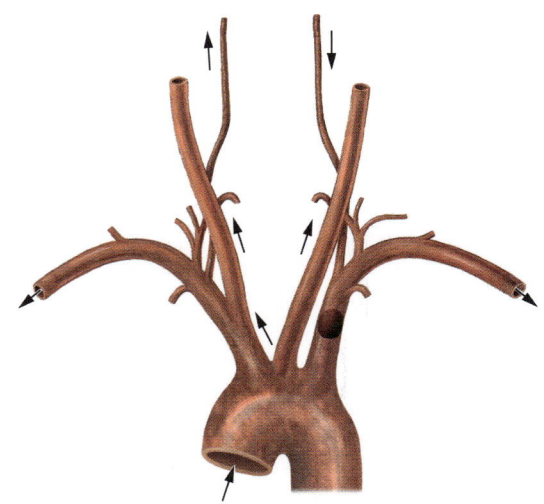

Figura 199.1 Esquema com oclusão de artéria subclávia mostrando inversão de fluxo de sangue na vertebral.

FATORES DE RISCO

- História familiar
- Tabagismo
- Diabetes
- Hipertensão arterial
- Dislipidemias
- Obesidade
- Hiper-homocisteinemia.

MANIFESTAÇÕES CLÍNICAS

- Diplopia e turvação da visão (50% dos casos)
- Cefaleia
- Tontura
- Síncope
- Desequilíbrio ao levantar
- Parestesias e dormência nas mãos
- Claudicação intermitente no braço ipsilateral à oclusão
- Sopro sistólico na região supraclavicular ipsilateral
- Diminuição ou ausência de pulsos no membro acometido.

DIAGNÓSTICO DIFERENCIAL

- Doença vascular intracraniana
- Aterosclerose das carótidas
- Doença oclusiva das artérias vertebrais
- Tumor cerebral
- Doenças otológicas.

EXAMES COMPLEMENTARES

- Ecocardiograma Doppler colorido das artérias carótidas, vertebrais e subclávias (Figura 199.2)
- Angiotomografia do pescoço e do tórax com avaliação do arco aórtico, do tronco braquiocefálico, das artérias carótidas, subclávias e vertebrais
- Angiorressonância do pescoço e do tórax com avaliação do arco aórtico, do tronco braquiocefálico, das artérias carótidas, subclávias e vertebrais (Figura 199.3)
- Angiografia do arco aórtico, do tronco braquiocefálico, das artérias carótidas, vertebrais e subclávias (considerado padrão-ouro) (Figura 199.4).

COMPROVAÇÃO DIAGNÓSTICA

- Dados clínicos + exames de imagem.

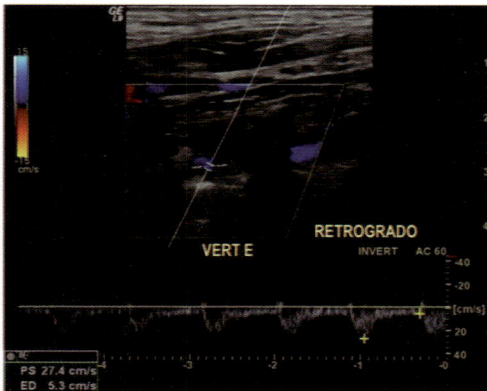

Figura 199.2 Ecodoppler colorido com inversão de fluxo em artéria vertebral.

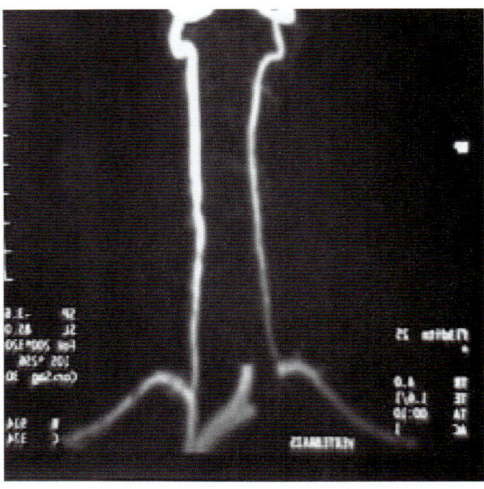

Figura 199.3 Angiorressonância magnética demonstrando oclusão da artéria subclávia esquerda na origem, com reenchimento pela artéria vertebral.

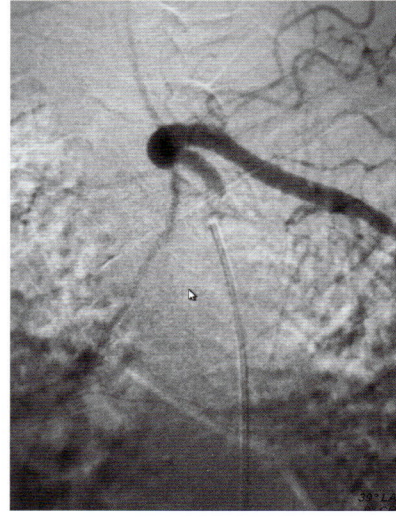

Figura 199.4 Arteriografia por subtração digital demonstrando oclusão de artéria subclávia esquerda na sua origem.

COMPLICAÇÕES

- Acidente vascular cerebral
- Ataque isquêmico transitório
- Necrose dos quirodáctilos.

TRATAMENTO

Tratamento medicamentoso

- Antiagregantes plaquetários: ácido acetilsalicílico 100 mg/dia por via oral (VO), continuamente; ou clopidogrel 75 mg/dia VO; ou ticagrelor 90 mg VO, 2 vezes/dia, continuamente
- Vasodilatador periférico: cilostazol 100 mg VO, 2 vezes/dia
- Hipolipemiantes: sinvastatina 5 a 40 mg/dia VO, continuamente; ou atorvastatina 10 a 80 mg/dia VO, continuamente; ou rosuvastatina 5 a 40 mg VO, continuamente (ver Capítulo 343, *Dislipidemias*).

Tratamento cirúrgico

- O tratamento cirúrgico pode ser aberto ou endovascular
- Angioplastia transluminal com implante de *stent* é o método de preferência (Figura 199.5); quando não factível, devem ser realizadas pontes: carotídeo-subclávia ou subclávia direita-subclávia esquerda.

EVOLUÇÃO E PROGNÓSTICO

- Evolução benigna
- A revascularização do membro por via endovascular ou aberta cessa os sintomas.

BIBLIOGRAFIA

Araújo AP, Gomes CFA. Obstruções dos troncos supra-aórticos. Tratamento endovascular. In: Brito CJ. Cirurgia Vascular. Revinter; 2014.

Aun R, Sincos IR, Sincos APW, Abraão S, Bertoldi V. Doença oclusiva das artérias subclávias e vertebrais extracranianas. In: Lobato AC. Cirurgia Endovascular. 3. ed. ICVE/SP; 2015.

Azevedo MF. GPS Medicamentos. Guia prático em saúde. Rio de Janeiro: Guanabara Koogan; 2017.

Ristow AV, Vescovi A, Massière BV. Oclusões crônicas dos troncos supra-aórticos e das vertebrais. In: Brito CJ. Cirurgia Vascular. Revinter; 2014.

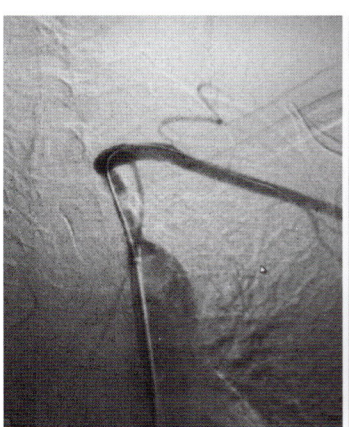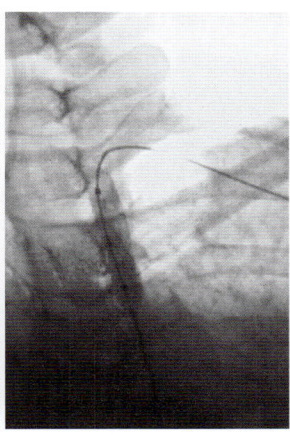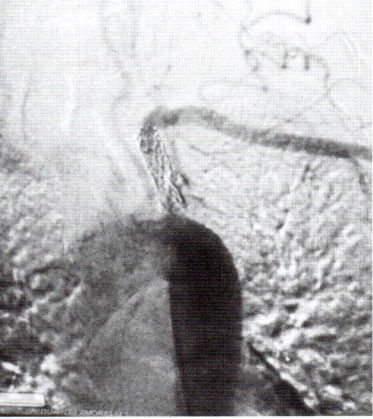

Figura 199.5 Angioplastia com implante de *stent* em artéria subclávia esquerda.

200

Síndrome Isquêmica Crônica dos Membros Inferiores

Doença arterial periférica

Fábio Lemos Campedelli • Carlos Eduardo de Sousa Amorelli • Fabio Augusto Cypreste Oliveira

INTRODUÇÃO

Também conhecida como doença arterial periférica, a síndrome isquêmica crônica dos membros inferiores é um conjunto de sinais e sintomas causados por obstrução lenta e progressiva das artérias tronculares, parcial (estenosa) ou total, resultando na deficiência de irrigação dos tecidos (Figura 200.1).

CAUSAS

- Aterosclerose periférica
- Tromboangiite obliterante
- Coarctação da aorta
- Doença de Takayasu
- Embolia
- Síndrome do aprisionamento da artéria poplítea
- Traumatismo vascular
- Degeneração cística da camada média arterial
- Displasia fibromuscular.

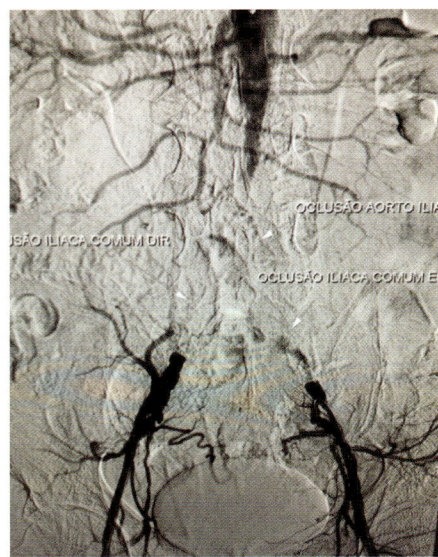

Figura 200.1 Arteriografia por subtração digital demonstrando oclusão troncular aortoilíaca bilateral.

FATORES DE RISCO

- Idade acima de 50 anos
- Tabagismo
- Diabetes
- Hipertensão arterial
- Dislipidemias
- Obesidade central
- Inflamação (elevação de marcadores inflamatórios: proteína C reativa (PCR) e fibrinogênio)
- Baixo nível sócio econômico
- Sedentarismo
- Hiper-homocisteinemia.

MANIFESTAÇÕES CLÍNICAS

- Claudicação intermitente
- Dor em repouso
- Palidez, cianose, eritrocianose
- Ausência de pulsos
- Esfriamento, sensação de frio
- Hipotrofia da pele, flebites migratórias
- Dormência, formigamento, "queimação"
- Ulceração, gangrena
- Alterações ungueais e periungueais
- Pele seca, queda de pelos, alterações tróficas.

CLASSIFICAÇÃO

As duas classificações clássicas da doença arterial periférica foram propostas por Fontaine e Rutherford e relacionam dados clínicos com critérios objetivos (Quadro 200.1).

EXAMES COMPLEMENTARES

- Ecocardiograma Doppler: identifica irregularidades da parede arterial, placas ateroscleróticas, suas características e repercussão hemodinâmica, obstrução (ausência de fluxo arterial) e recirculação em artérias distais
- Níveis tensionais de O_2 nas extremidades ($tcPO_2$)
- Angiotomografia ou angiorressonância
- Estudo angiográfico convencional ou com subtração digital: possibilita estudo anatômico das artérias quando se indicam cirurgia de revascularização e procedimentos endovasculares

- Glicemia, lipidograma, dosagem de homocisteína
- PCR ultrassensível, fibrinogênio (biomarcadores inflamatórios)
- Velocidade de hemossedimentação (VHS): normal na aterosclerose e elevada na tromboangiite obliterante
- Eletroforese de proteínas: normal na aterosclerose; alterada na tromboangiite obliterante.

COMPROVAÇÃO DIAGNÓSTICA

- Dados clínicos + exames de imagem
- Exames laboratoriais.

TRATAMENTO

Pacientes oligo ou assintomáticos, sem alteração trófica:

- Alívio da dor (ver Capítulo 15, *Dor*)
- Controlar os fatores de risco (hipertensão arterial, diabetes, tabagismo, obesidade)
- Estimular caminhadas diárias
- Usar agasalhos e roupas adequadas nas épocas de frio
- Usar calçados folgados e sempre com meias confortáveis (não usar meias elásticas de compressão)
- Exercícios de Buerger Allen para os pacientes com isquemia grave que não conseguem deambular.

Tratamento medicamentoso

- Antiagregantes plaquetários: ácido acetilsalicílico 100 mg por via oral (VO), 1 vez/dia, continuamente; ou clopidogrel 75 mg VO, 1 vez/dia, continuamente; ou prasugrel 10 mg VO, 1 vez/dia
- Hemorreológicos e vasodilatadores: cilostazol 50 a 100 mg VO, 2 vezes/dia, antes das refeições
- Pacientes com isquemia crítica sem condições de revascularização: prostaglandina E1 em ampolas de 20 µg: 2 a 3 ampolas em infusão intravenosa lenta, com 100 a 120 mℓ de soro fisiológico, 1 vez/dia.

Tratamento cirúrgico

- Revascularização por via endovascular: aterectomia percutânea, angioplastia com balão convencional ou farmacológico, com ou sem colocação de *stents* convencionais ou farmacológicos

Quadro 200.1 Estágios da doença arterial periférica (classificações de Fontaine e Rutherford).

Fontaine (grau)	Rutherford (categoria)	Manifestações clínicas	Critérios/objetivos
I	0	Assintomático	Testes ergométrico e de hiperemia reativa normais
IIa	1	Claudicação leve	Completa o teste ergométrico, porém PT após exercício > 50 mmHg, mas pelo menos 20 mmHg inferior ao valor de repouso
	2	Claudicação moderada	Entre as categorias 1 e 3
IIb	3	Claudicação grave ou incapacitante	Não completa o teste ergométrico básico, PT depois do exercício < 50 mmHg
III	4	Dor em repouso	PT de repouso < 30 a 50 mmHg, volume de fluxo ao Doppler em tornozelo ou metatarso pouco audível. PT nas artérias do pé < 30 mmHg
IV	5	Lesão trófica com perda tecidual menor	PT de repouso < 50 a 70 mmHg, volume de fluxo ao Doppler em tornozelo ou metatarso pouco audível. PT nas artérias do pé < 40 mmHg em não diabéticos, < 50 mmHg em diabéticos. Oxigênio transcutâneo < 30 mmHg
–	6	Lesão trófica com perda tecidual maior	Mesmo que Rutherford 5 (Fontaine IV)

Graus III e IV correspondem a isquemia crítica. Teste ergométrico básico: 5 minutos de 3,2 km/hora com 12% de inclinação. PT: pressão no tornozelo. Fonte: Rutherford et al., 2007; Norgren L et al., 2007.

- Revascularização por via aberta: pontes com enxertos autógenos, autólogos ou sintéticos
- Revascularização por técnica híbrida: via aberta (endarterectomia, trombectomia) associada a via endovascular (angioplastia com ou sem implante de *stents*)
- Simpatectomia lombar em pacientes com tromboangiite obliterante
- Úlceras e gangrenas devem ser desbridadas; nas lesões mais extensas, pode haver necessidade de amputação, primária ou após revascularização com melhor delimitação da área necrótica.

PREVENÇÃO

As medidas preventivas devem ser tomadas por todo paciente com os potenciais fatores de risco com seu máximo de controle.

EVOLUÇÃO E PROGNÓSTICO

- Doença progressiva
- Mesmo com tratamento a doença pode progredir
- Com as cirurgias minimamente invasivas (endovasculares), as taxas de mortalidade pós-operatória reduziram significativamente, propiciando maiores sobrevida e qualidade de vida a médio e longo prazos, desde que se faça o devido controle dos fatores de risco.

BIBLIOGRAFIA

Azevedo MF. GPS Medicamentos. Guia prático em saúde. Rio de Janeiro: Guanabara Koogan; 2017.
Brito CJ et al. Cirurgia Vascular: Cirurgia endovascular, angiologia. 3. ed. Revinter; 2014. In: Sidawy AN, Perler BA (Eds.). Rutherford's vascular surgery and endovascular therapy. 9th ed. Elsevier; 2019.
Kauffman P, Aguiar ET. Doença arterial obstrutiva periférica. Lemos Editorial; 2001.
Maffei FHA et al. Doenças Vasculares Periféricas. 5. ed. vols. 1 e 2. Guanabara Koogan; 2016.
Norgren L, Hiatt WR, Dormandy JA et al. Inter-society consensus for the management of peripheral arterial disease (TASC II). J Vasc Surg. 2007;45:534.
Rutherford RB, Baker JD, Ernst C et al. Recommended stardarts for reports dealing with lower extremity ischemia: revised version. J Vasc Surg. 1997;26(3):517-38.

calibres, principalmente dos membros inferiores, frequentemente associada a lesões nos membros superiores.

A diferença da TAO das vasculites é o acometimento do leito venoso na forma de tromboflebite migratória (Figura 201.1).

Tipicamente aparece em jovens tabagistas do sexo masculino que apresentam sintomas de isquemia distal nos membros na forma de claudicação intermitente, dor em repouso, úlceras isquêmicas ou gangrena.

Predomina no sexo masculino (9:1) entre 20 e 50 anos.

CAUSAS

- Multifatorial
- Predisposição genética
- Tabagismo: principal causa
- Hiper-homocisteinemia
- Estados de hipercoagulabilidade
- Provável componente autoimune
- Disfunção endotelial
- Processo infeccioso: riquetsiose e dermatofitose.

MANIFESTAÇÕES CLÍNICAS

- Claudicação intermitente de leve a incapacitante, inicialmente com dor localizada na região plantar
- Dor em repouso dos membros inferiores
- Lesões tróficas: úlceras, necrose cutânea, isquemia de pododáctilos (Figura 201.2)
- Neuropatia isquêmica
- Alterações sensitivas: dormência, formigamento, sensação de queimadura, hipoestesia dos pés e/ou dos dedos das mãos
- Hipersensibilidade ao frio; pés e/ou dedos das mãos frios (pecilotermia)
- Flebite superficial migratória: 25% dos pacientes apresentam flebites como pródromos da doença; recorrente em 60% dos casos (Figura 201.3)
- Nódulos cutâneos hipersensíveis nas extremidades
- Redução ou ausência dos pulsos distais, mas pulsos proximais normais
- Edema
- Hiperidrose palmar ou plantar: 30% dos casos
- Fenômeno de Raynaud: 50% dos casos; assimétrico

201
Tromboangiite Obliterante

Doença de Buerger

Carlos Eduardo de Sousa Amorelli • Fabio Augusto Cypreste Oliveira • Fábio Lemos Campedelli

INTRODUÇÃO

A tromboangiite obliterante (TAO) é uma doença arterial inflamatória, crônica, trombótica e não aterosclerótica, caracterizada pelo acometimento das artérias de pequeno e médio

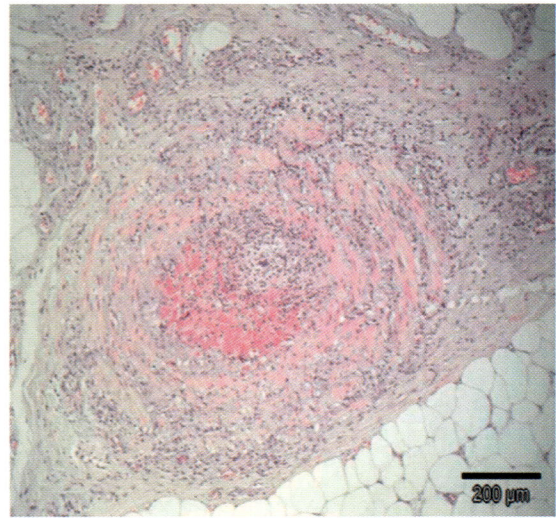

Figura 201.1 Aspecto histopatológico de nódulo tromboflebítico.

- Eritrocianose das mãos e dos pés
- Artralgias recorrentes acometendo grandes articulações, com sinais flogísticos; podem aparecer como pródromos da TAO.

DIAGNÓSTICO DIFERENCIAL

- Doença arterial obstrutiva periférica
- Polineuropatia periférica

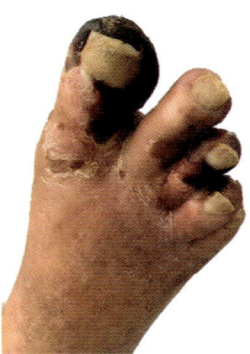

Figura 201.2 Lesão trófica: isquemia de pododáctilos.

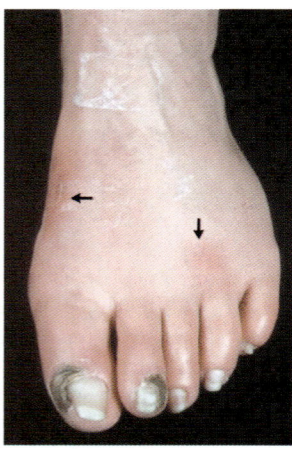

Figura 201.3 Tromboflebite em veia dorsal do pé (*setas*) e lesão trófica. (Fonte: Olin, 2000.)

- Vasculites (ver Capítulo 218, *Aspectos Gerais das Vasculites*)
- Embolia arterial e trombose
- Doenças vasoespásticas (ver Seção E, *Microcirculação*, nesta Parte)
- Colagenoses (ver Parte 15, *Sistema Imunológico*).

EXAMES COMPLEMENTARES

- Não existem exames laboratoriais específicos para diagnóstico de TAO
- Hemograma: leucocitose, anemia
- Marcadores inflamatórios: velocidade de hemossedimentação (VHS) e proteína C reativa (PCR)
- Dosagem de homocisteína: pode estar elevada
- Eletroforese das proteínas: globulinas elevadas
- Pesquisa de trombofilia: proteínas C, S, antitrombina III, fator V de Leiden
- Pesquisa de vasculites: fatores antinuclear (FAN) e reumatoide, crioglobulina, anticorpos antifosfolipídeos
- Teste de Allen: avaliação de circulação da mão (Figura 201.4)
- Ecocardiograma Doppler arterial: espessamento da parede e oclusão das artérias, ausência de doença aterosclerótica e trombose intraluminar
- Arteriografia ou angiografia de subtração digital: múltiplas áreas de oclusão de artérias de pequeno e médio calibres, nos braços e nas pernas, acometendo dedos das mãos e dos pés, artérias palmares, plantares, fibular, tíbias e interdigitais. Alteração entre segmentos ocluídos com artéria sadia com grande colateralização *corkscrew collaterals* e grande quantidade de circulação colateral acompanhando o trajeto da artéria ocluída (sinal de Martorell) (Figura 201.5)
- Eletroneuromiografia: estudo de velocidade de condução nervosa para descartar hipótese de neuropatia
- Biópsia.

COMPLICAÇÕES

- Ulcerações
- Gangrena, mutilação (amputação de repetição)
- Anquilose de membros superiores e inferiores
- Claudicação incapacitante.

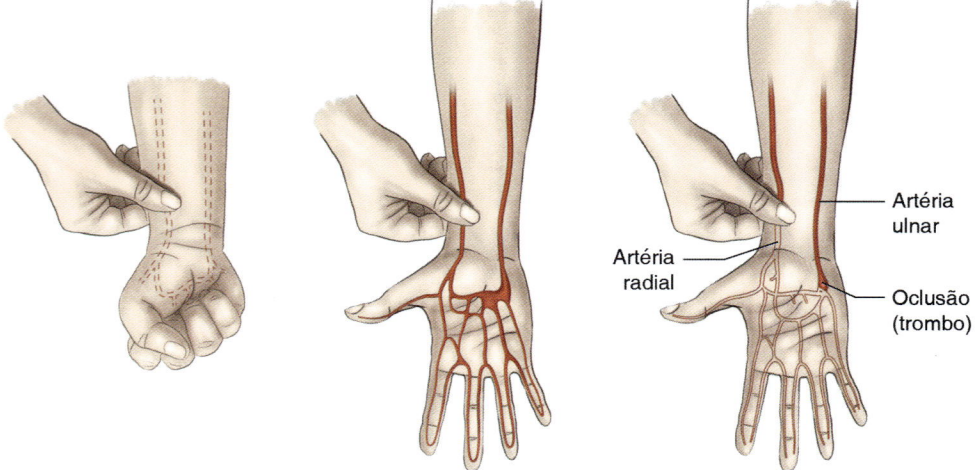

Figura 201.4 Teste de Allen. (Fonte: Olin, 2000.)

A manifestação de três sintomas concomitantes é suficiente para o diagnóstico de TAO, que deve ser confirmado por exames complementares. São eles:
- História de tabagismo
- Início antes dos 50 anos
- Lesões arteriais infrapoplíteas
- Comprometimento de membro superior ou flebite migratória
- Ausência de fatores de risco para aterosclerose, salvo tabagismo.

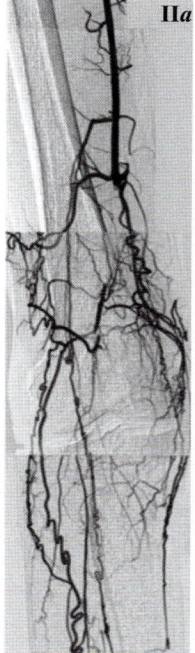

Figura 201.5 Arteriografia: sinal de Martorelli/*corkscrew collaterals* (colaterais em saca-rolha). (Fonte: Modaghegh et al., 2017.)

TRATAMENTO

- Abolição do tabagismo
- Exercícios físicos programados: 30 minutos, de 3 a 5 vezes/semana
- Proteção contra traumatismos
- Tratar infecções de pele e dermatofitoses (tínea)
- Proteção contra vasoconstrição devido ao frio e uso de medicamentos
- Desbridamentos higiênicos
- Pequenas amputações, se necessário (falanges)
- Nos casos graves, simpatectomia lombar para vasodilatação periférica e alívio da dor
- A cirurgia de revascularização de extremidade apresenta resultados insatisfatórios pelo fato de a doença ser predominantemente distal e apresentar ausência de deságue (*outflow*) para uma cirurgia bem-sucedida, porém, a revascularização deve ser considerada no caso de pacientes com deságue adequado
- Terapia trombolítica: não apresenta resultados satisfatórios, taxas de salvamento de membro 33% e de sangramento 17%
- Terapia endovascular: apresenta resultados favoráveis a curto prazo, principalmente no salvamento do membro, porém, a médio e longo prazos, não apresenta a mesma eficácia (Figura 201.6)
- Simpatectomia para casos selecionados.

Tratamento medicamentoso

- Vasodilatadores: cilostazol 100 mg por via oral (VO), 2 vezes/dia
- Bloqueadores de canal de cálcio: nifedipino 10 a 30 mg VO, 3 a 4 vezes/dia; ou anlodipino 2,5 a 10 mg VO, 1 vez/dia
- Prostaglandina E1 em ampolas de 20 µg: 2 a 3 ampolas em infusão venosa lenta em 100 a 120 mℓ de soro fisiológico, 1 vez/dia, por 28 dias

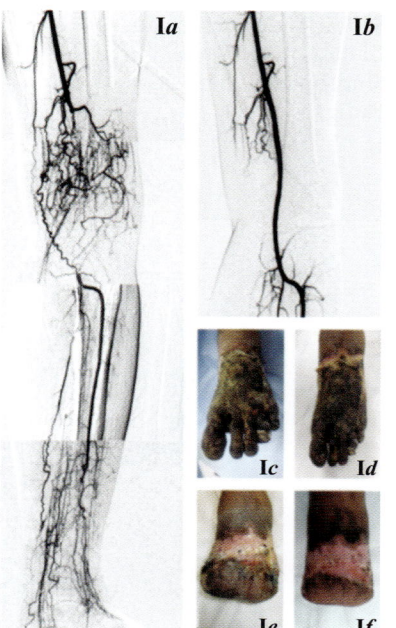
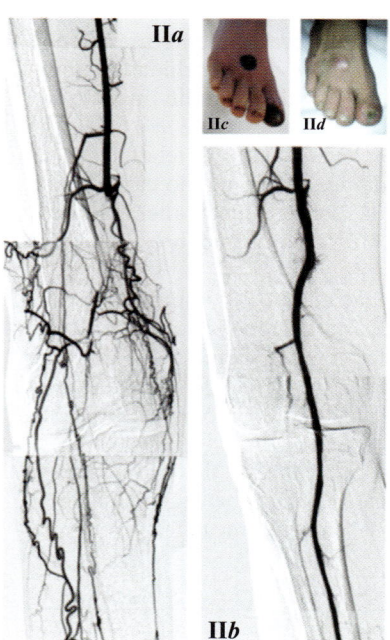

Figura 201.6 Arteriografia pós-operatória de angioplastia. (Fonte: Modaghegh et al., 2017.)

- Antiagregantes plaquetários: ácido acetilsalicílico 100 mg VO, 1 vez/dia; ou clopidogrel 75 mg VO, 1 vez/dia; ou ticagrelor 90 mg, 2 vezes/dia
- Analgesia: opioides em geral, bloqueios espinais (ver Capítulo 15, *Dor*)
- Anti-inflamatórios não esteroidais, corticoides, antibióticos para úlceras infectadas e/ou osteomielite
- Estudos com utilização de fator de crescimento endotelial e células-tronco ainda sem resultados definitivos.

EVOLUÇÃO E PROGNÓSTICO

- Cura total ou parcial com interrupção do tabagismo.

BIBLIOGRAFIA

Azevedo MF. GPS Medicamentos. Guia prático em saúde. Rio de Janeiro: Guanabara Koogan; 2017.

Klein-Weigel PF, Richter JG. Thromboangiitis obliterans (Buerger's disease). Vasa. 2014;43(5):337-46.

Landry GJ. Raynaud phonemenon. In: Rutherford's Vascular Surgery and Endovascular Therapy. 9th ed. Elsevier; 2019.

Modaghegh MHS, Hafezi S. Endovascular treatment of thromboangiitis obliterans (Buerger's disease). Vasc Endovascular Surg. 2017;52(2): 124-30.

Olin JW. Thromboangiitis obliterans (Buerger's Disease). N Eng J Med. 2000;343(12):864-9.

Seção C • Veias

202
Insuficiência Venosa Crônica

Carlos Eduardo de Sousa Amorelli ◆ Fábio Lemos Campedelli ◆ Fabio Augusto Cypreste Oliveira

INTRODUÇÃO

A insuficiência venosa crônica (IVC) é uma das doenças mais prevalentes do mundo. Estima-se que acomete 80% da população, porém com mortalidade praticamente inexistente. Cumpre ressaltar, contudo, que apresenta morbidade importante, com piora da qualidade de vida e grande impacto socioeconômico.

A doença varia de casos leves, como as telangiectasias (Figura 202.1) e as varizes de pequeno e médio calibres, até varizes calibrosas (Figura 202.2) com edema, alterações tróficas de pele (Figura 202.3) e úlceras de membros inferiores (Figura 202.4).

A IVC pode ser caracterizada como o conjunto de manifestações clínicas decorrentes de alterações da pele e do tecido subcutâneo, relacionadas com a anormalidade do fluxo venoso (refluxo, obstrução ou o somatório de ambos) no sistema venoso periférico superficial, profundo ou pela associação de ambos.

A hipertensão venosa causada por esse fluxo anormal no interior do sistema venoso é a principal alteração fisiopatológica, responsável pelas manifestações clínicas.

FATORES DE RISCO E CAUSAS

- História familiar
- Obesidade
- Sexo feminino
- Idade avançada
- História de trombose venosa profunda (ver Capítulo 206, *Trombose Venosa Profunda*)
- Veias varicosas (ver Capítulo 207, *Varizes*)
- Profissão que obriga ortostatismo prolongado
- Gravidez
- Traumatismo dos membros inferiores.

MANIFESTAÇÕES CLÍNICAS

- Dor, peso e sensação de peso e desconforto nos membros inferiores que aliviam com repouso e elevação dos membros inferiores
- Edema após permanência por longo tempo na posição sentada ou de pé
- Pigmentação cutânea
- Eczema venoso
- Ulceração cutânea
- Sensação de queimação
- Cãibras musculares
- Síndrome das pernas inquietas
- Fadiga.

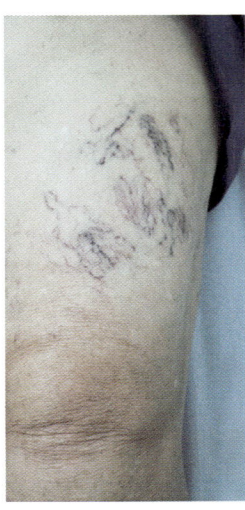

Figura 202.1 Telangiectasias.

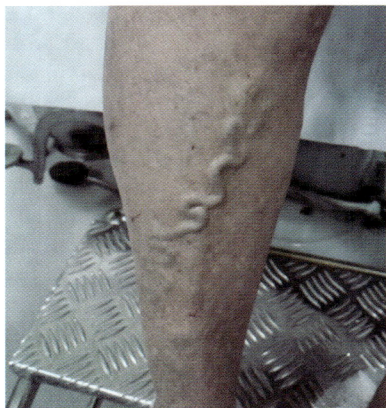

Figura 202.2 Varizes de grosso calibre.

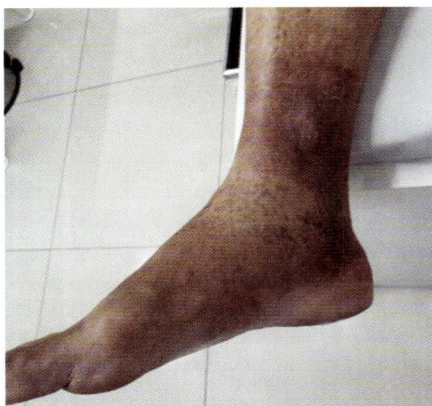

Figura 202.3 Alteração trófica de pele.

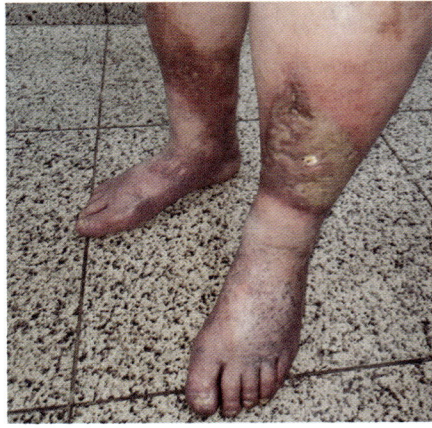

Figura 202.4 Úlcera venosa.

Quadro 202.1 Classificação CEAP da insuficiência venosa crônica.

Classificação clínica (C do inglês *clinical signs*)	
C0	Sem sinais visíveis ou palpáveis de doença venosa
C1	Telangiectasias e/ou veias reticulares
C2	Veias varicosas
C3	Veias varicosas e edemas
C4a	Hiperpigmentação ou eczema
C4b	Lipodermatoesclerose ou atrofia branca
C5	Úlcera venosa cicatrizada
C6	Úlcera ativa
Classe S	Sintomático: dor, sensação de aperto, irritação da pele, sensação de peso, cãibras musculares, outras queixas atribuíveis à disfunção venosa
Classe A	Assintomático
Classificação etiológica (E do inglês *etiology*)	
Ep	Congênita
Ec	Primária
Es	Adquirida ou secundária (pós-trombótica)
En	Sem causa definida
Classificação anatômica (A do inglês *anatomic distribution*)	
As	Veias superficiais
Ad	Veias profundas
Ap	Veias perfurantes
An	Localização não definida
Classificação fisiopatológica (P do inglês *pathophysiology*)	
Pr	Refluxo
Po	Obstrução
Pr, o	Refluxo e obstrução
Pn	Sem fisiopatologia identificada

(safênico), avaliação global do sistema venoso profundo, identificando insuficiência, alterações anatômicas, trombose venosa profunda prévia, localizar veias perfurantes incompetentes (dados importantes para planejamento do tratamento) (Figura 202.5)

- Flebografia: reservada para casos especiais, como dúvidas diagnósticas, associação de malformações vasculares, fístulas arteriovenosas
- Fotopletismografia: avalia o tempo de reenchimento venoso, fornecendo um parâmetro objetivo de quantificação do refluxo venoso.

TRATAMENTO

- Meias elásticas de compressão: reduzem a hipertensão venosa e aliviam os sintomas, mas não alteram a evolução da doença
- Medicamentos flebotônicos: diminuem a permeabilidade capilar, têm efeito anti-inflamatório, reduzem a apoptose celular endotelial e produzem efeito linfocinético, melhorando os sintomas
- Os principais são: diosmina e hesperidina, hidrosmina, dobesilato de cálcio e *Melilotus officinalis*.

Tratamento invasivo

- Escleroterapia: consiste na injeção de uma substância irritante para o endotélio vascular no lúmen da veia comprometida, podendo ser em veias tronculares com refluxo, varizes tributárias, veias reticulares e telangiectasias

CLASSIFICAÇÃO

Para estratificação dos pacientes com IVC de membros inferiores, utiliza-se a classificação CEAP: C (sinais clínicos), E (etiologia), A (anatomia), P (Fisiopatologia), conforme apresentado no Quadro 202.1.

EXAMES COMPLEMENTARES

- Ecocardiograma Doppler colorido: para detectar refluxo na junção safenofemoral, safenopoplítea, refluxo troncular

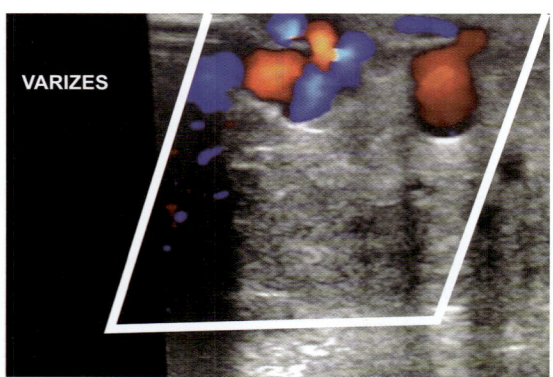

Figura 202.5 Ecocardiograma Doppler colorido: varizes de membros inferiores.

- Substâncias utilizadas: solução salina hipertônica, glicose hipertônica, glicerina cromada, oleato de monoetanolamina, polidocanol, álcool absoluto
- Nos casos de telangiectasias e veias reticulares, tem sido associada escleroterapia química ao *laser* transdérmico com potencialização do seu efeito (técnica híbrida)
- Tratamento cirúrgico: as técnicas endovasculares têm demonstrado bons resultados no tratamento das veias safenas, tributárias e perfurantes, como alternativa à safenectomia convencional e ressecção de tributárias
  - Técnicas endovasculares: *laser* intravenoso ou radiofrequência, utilizando a ultrassonografia para guiar as punções das veias a serem cauterizadas, promovendo rápida cicatrização e menor alteração cutânea
  - A extração das veias safenas (safenectomia convencional), ressecção de colaterais e ligadura de veias perfurantes ainda se mantêm na prática diária.

BIBLIOGRAFIA

Projeto diretrizes SBACV. Insuficiência Venosa Crônica – Diagnóstico e Tratamento. 2015.
Salibas OA, Giannini M, Rollo HA. Métodos de diagnóstico não invasivos para avaliação da insuficiência venosa dos membros inferiores. J Vasc Bras. 2007;6(3): Porto Alegre. Set. 2007.

203
Síndrome da Veia Cava Superior

Fabio Augusto Cypreste Oliveira ◆ Carlos Eduardo de Sousa Amorelli ◆ Fábio Lemos Campedelli

INTRODUÇÃO

A síndrome da veia cava superior (SVCS) é definida pela hipertensão venosa secundária à obstrução do fluxo sanguíneo nas veias cava superior e/ou veias inominadas, determinando congestão venosa de face, cabeça, pescoço, tórax e membros superiores.

As neoplasias do mediastino representam a principal causa da SVCS, sendo responsáveis por mais de 60% dos casos, e o câncer de pulmão é a neoplasia mais frequente.

Dentre as causas benignas, a compressão extrínseca pelo aneurisma de aorta torácica era a segunda causa mais frequente, porém, com a ampliação do uso de acessos venosos profundos de longa permanência, os cateteres venosos centrais e os fios de marca-passo assumiram a segunda posição (Figuras 203.1 e 203.2).

CAUSAS

- Neoplasias:
  - Câncer pulmonar
  - Linfoma
  - Timoma
  - Carcinoma de tireoide
  - Teratoma
  - Angiossarcoma
  - Tumor metastático
- Benignas:
  - Cateterismo venoso central (acesso venoso profundo de longa permanência e fios de marca-passo)

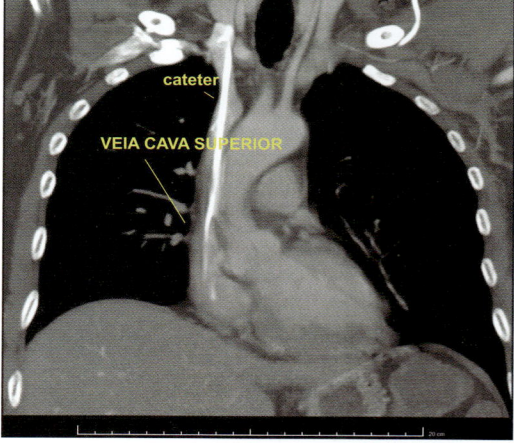

Figura 203.1 Angiotomografia em corte coronal demonstrando um cateter venoso central posicionado em veia cava superior.

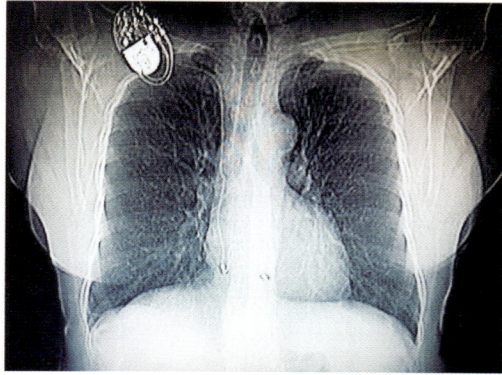

Figura 203.2 Telerradiografia de tórax de paciente com marca-passo. Note a passagem do fio do marca-passo por toda extensão da topografia da veia cava superior.

- Aneurisma e dissecção da aorta torácica
- Infecções (sífilis, tuberculose, histoplasmose e infecções secundárias ao vírus da imunodeficiência humana [HIV])
- Fibrose mediastinal
- Radioterapia prévia mediastinal
- Bócio retroesternal
- Trombofilias (síndrome do anticorpo antifosfolipídeo, deficiências de fator V de Leiden, antitrombina e proteínas C e S)
- Vasculites (doença de Behçet e granulomatose de Wegener).

MANIFESTAÇÕES CLÍNICAS

Secundárias à dificuldade de drenagem venosa de cabeça, pescoço, face, tórax e membros superiores, variando de acordo com etiologia, localização e tempo de evolução da doença.

É importante ressaltar que as manifestações clínicas podem exacerbar quando o paciente deita ou reclina o tronco para a frente.

Edema de face/pescoço associado a turgência das veias cervicais são os sinais mais encontrados ao exame físico. Entre outros estão:

- Edema de tronco e membro superior
- Dispneia e/ou ortopneia
- Dor torácica
- Tosse
- Cefaleia, tontura, sintomas visuais e perda da consciência são manifestações de hipertensão venosa cerebral
- Dilatação das veias superficial em pescoço, ombro, tórax e abdome pode ser encontrada e sugere obstrução crônica
- Cianose de face, tórax e membros superiores é descrita em alguns casos
- Manifestações relacionadas com neoplasias: disfagia, perda de peso, rouquidão, hemoptise, linfonodomegalia cervical, febre e sudorese noturna
- Outros sintomas: ptose palpebral, paralisia das cordas vocais, estridor, protrusão ocular, síndrome de Horner, dilatação dos vasos retinianos e aumento da língua
- Edema de membro superior e ingurgitamento cervical súbito após instalação de fístula arteriovenosa ipsilateral em paciente com doença renal crônica indica a possibilidade de obstrução venosa.

DIAGNÓSTICO DIFERENCIAL

- Deve ser direcionado quanto à etiologia da síndrome, visto que, apesar de variadas manifestações clínicas gerais como dispneia e tosse, os pacientes com SVCS apresentam exame físico e história clínica bastante característicos.

EXAMES COMPLEMENTARES

- Radiografia de tórax: alargamento de mediastino, derrame pleural, massa hilar à direita, infiltrado pulmonar difuso bilateral, colapso do lobo pulmonar superior direito e dilatação da veia ázigos ou intercostal superior (*aortic nipple*)
- Ecocardiograma Doppler vascular: identificação direta da obstrução no nível das veias inominadas (dificuldade técnica elevada), identificação de circulação colateral proeminente e inversão de fluxo na veia jugular; impossibilidade de análise direta da veia cava superior pelo método
- Venografia por radionucleotídeos: obstrução da veia cava superior e aspecto funcional da obstrução através de curva tempo-densidade. Este exame (padrão-ouro) identifica os pontos de obstrução, determina o padrão de rede colateral e define a programação de tratamento cirúrgico endovascular ou convencional
- Angiotomografia e angiorressonância: devem sempre ser incluídas na investigação da SVCS, sendo a angiotomografia a primeira opção e a angiorressonância reservada aos casos em que há contraindicação para uso de contraste iodado. Podem identificar a obstrução, a colateralização, a possível etiologia da obstrução (Figura 203.3) e auxiliar na programação pré-operatória
- Pesquisa de trombofilia: indicada para pacientes com SVCS sem causa aparente.

COMPROVAÇÃO DIAGNÓSTICA

- Dados clínicos + exames de imagem
- Exames para identificar a etiologia.

Classificação do padrão de obstrução da veia cava superior pela venografia
• Tipo I: obstrução parcial da veia cava superior
• Tipo II: suboclusão de veia cava superior com fluxo anterógrado pela veia ázigos
• Tipo III: suboclusão de veia cava superior com fluxo retrógrado pela veia ázigos
• Tipo IV: oclusão total da veia cava superior com retorno venoso pelas veias torácicas para a veia cava inferior.

TRATAMENTO

- Medidas iniciais: elevação da cabeça ao deitar, evitar uso de roupas apertadas na região cervical e no tórax, uso de diuréticos
- Anticoagulação plena
- Etiologia maligna: tratamento oncológico direcionado e imediato.

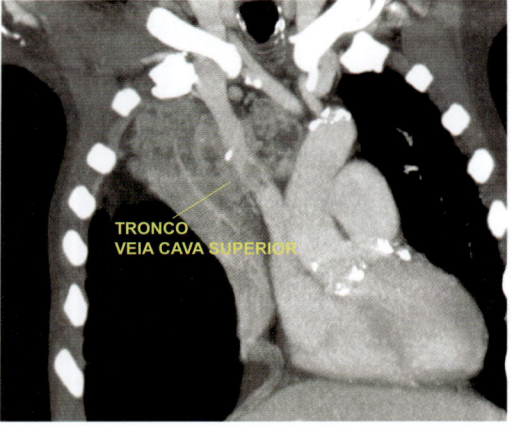

Figura 203.3 Angiotomografia de tórax de paciente com câncer de pulmão, apresentando trombose de veia cava superior.

Tratamento endovascular

- Primeira opção de tratamento: trombólise por cateter ou trombectomia percutânea nos casos agudos, seguida de angioplastia com implante de *stent* no caso de compressão extrínseca
- Angioplastia com implante de *stent* primário nos casos crônicos (Figura 203.4).

Tratamento cirúrgico

- Indicado para pacientes sintomáticos com falha ou impossibilidade do tratamento endovascular
- Ponte (*bypass*) utilizando veia safena em espiral, veia femoral, prótese de politetrafluoretileno (PTFE) ou homoenxerto criopreservado
- Reconstrução da veia cava superior com enxerto de veia safena magna remodelada, veia femoral ou de prótese de PTFE.

EVOLUÇÃO E PROGNÓSTICO

- Dependente da etiologia
- Anticoagulação deve ser mantida por 3 a 6 meses nas causas benignas e perene nas recidivas e causas malignas
- Tratamento endovascular apresenta-se como primeira opção e com melhor qualidade de vida
- Tratamento cirúrgico convencional em casos de falência ou impossibilidade do tratamento endovascular
- Reintervenções são comuns e normalmente realizadas por técnicas endovasculares
- Acompanhamento rígido e contínuo é mandatório.

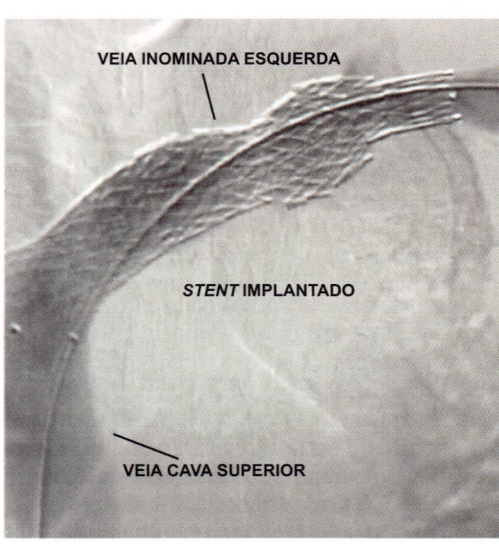

Figura 203.4 Angiografia demostrando implante de *stent* no tratamento da síndrome da veia cava.

BIBLIOGRAFIA

Correa MP, Oderich GS, Mendes BC, Souza LR, Gloviczki P. Síndrome de veia cava superior. In: Maffei FHA. Doenças Vasculares Periféricas. 5. ed. Guanabara Koogan; 2016.
Kalra M, Bjarnason HORAS, Gloviczki P. Superior vena cava occlusion and management. In: Rutherford's Vascular Surgery and Endovascular Therapy. 9th ed. Elsevier; 2019.

204
Síndrome Pós-Trombótica

Carlos Eduardo de Sousa Amorelli ◆ Fabio Augusto Cypreste Oliveira ◆ Fábio Lemos Campedelli

INTRODUÇÃO

A síndrome pós-trombótica (SPT) é uma complicação da trombose venosa profunda (TVP) do membro inferior, decorrente de destruição de válvulas, que se acompanha de refluxo venoso pós recanalização do trombo e consequente hipertensão venosa crônica (Figura 204.1).

Quanto mais proximal a trombose venosa (eixo cavoilíaco) maior a intensidade das manifestações clínicas.

A SPT inicia-se após os primeiros 2 anos de TVP, em uma incidência de 20 a 50% dos pacientes acometidos.

TVP recorrente ipsilateral aumenta a incidência de SPT.

Doença de alta morbidade, com grande diminuição da qualidade de vida e alto custo de tratamento. O diagnóstico com tratamento precoce pode diminuir a gravidade do processo.

Os achados fisiopatológicos são: formação de trombo, destruição valvular, espessamento da parede venosa, recanalização parcial ou total de veias profundas, alongamento, dilatação e tortuosidade de capilares venosos e vênulas, oclusão de capilares, depósitos de hemossiderina, celulite, lipodermatoesclerose.

FATORES DE RISCO

- Hereditários/idiopáticos:
  - Trombofilias: deficiência das proteínas C e S, de antitrombina III, de fator V de Leiden, mutação do gene da protrombina G20210A, hiper-homocisteinemia, aumento do fator VIII e do fibrinogênio

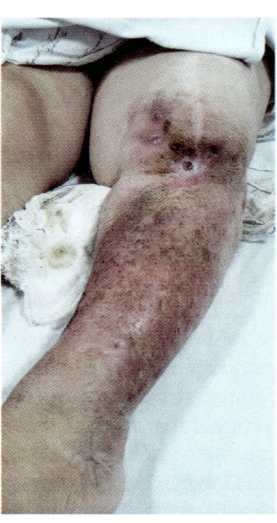

Figura 204.1 Síndrome pós-trombótica em membro inferior esquerdo.

- Adquiridos:
  - Hormonioterapia: anticoncepcionais hormonais ou reposição hormonal
  - Anticorpos antifosfolipídeos (anticorpos anticardiolipina, anticoagulante lúpico e antibeta-2-glicoproteína)
  - Policitemia vera e trombocitemia essencial
  - Insuficiência venosa crônica (varizes)
  - Traumatismo dos membros inferiores
  - Imobilização prolongada
  - Obesidade
  - Neoplasias malignas
  - Quimioterapia
  - Cateter venoso
  - Gravidez
  - Síndrome nefrótica
  - Traumatismos em geral
  - Cirurgias em geral, principalmente ortopédicas.

MANIFESTAÇÕES CLÍNICAS

São utilizados os seguintes parâmetros:

- Classificação de Porter:
  - Classe 0: ausência de sintomas
  - Classe I (insuficiência venosa crônica leve): edema maleolar, sensação de peso e cansaço nas pernas, dilatação de veias subcutâneas. Comprometimento apenas do sistema venoso superficial (Figura 204.2)
  - Classe II (insuficiência venosa crônica moderada): hiperpigmentação das pernas, edema moderado e fibrose subcutânea limitada ou afetando toda a área pré-tibial e maleolar, mas sem ulceração. Proeminência ou dilatação regional de veias subcutâneas (Figura 204.3)
  - Classe III (insuficiência venosa crônica grave): varizes de grosso calibre, lipodermatoesclerose, dor crônica nas pernas com grande peso e cansaço, associada a úlcera ou alterações tróficas da pele, eczema e grande edema. Geralmente, esses pacientes apresentam claudicação venosa (Figura 204.4)
- Classificação CEAP de acordo com a gravidade do quadro clínico:

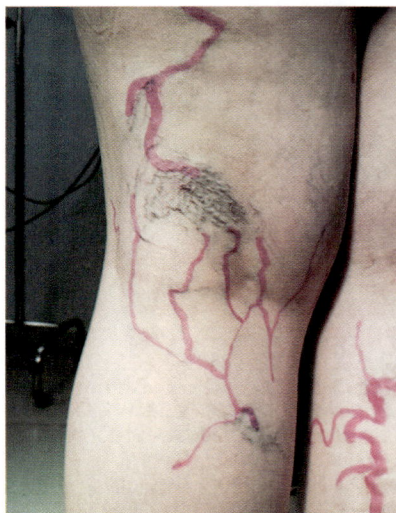

Figura 204.2 Insuficiência venosa crônica leve.

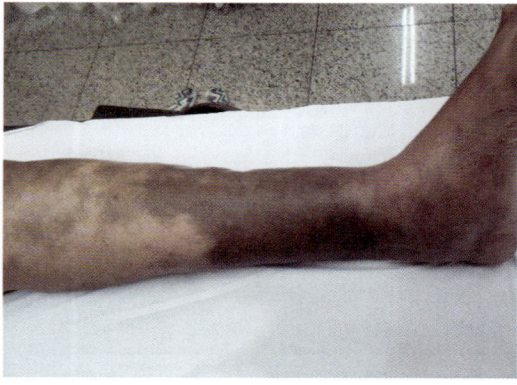

Figura 204.3 Insuficiência venosa crônica moderada.

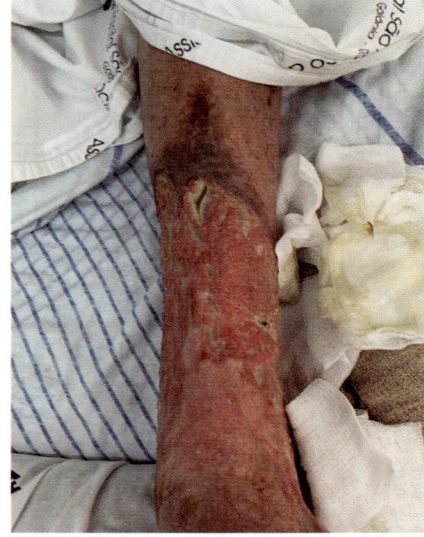

Figura 204.4 Insuficiência venosa crônica grave.

  - Classe 0: sem sinais visíveis ou palpáveis de doença venosa
  - Classe 1: telangiectasias ou veias reticulares
  - Classe 2: veias varicosas
  - Classe 3: edema
  - Classe 4: alterações tróficas (hiperpigmentação, eczema, lipodermatoesclerose)
  - Classe 5: alterações tróficas com úlcera cicatrizada
  - Classe 6: alterações tróficas com úlcera ativa.

DIAGNÓSTICO DIFERENCIAL

- Insuficiência venosa crônica de membros inferiores
- Fístulas arteriovenosas (congênitas ou adquiridas).

EXAMES COMPLEMENTARES

- Ecocardiograma Doppler colorido: demonstra trombo no interior da veia, refluxo no sistema venoso profundo, progressão de trombo do sistema superficial para o profundo e/ou vice-versa, espessamento e rigidez de parede venosa, recanalização trombótica, veias varicosas e veias perfurantes acometidas (Figura 204.5)

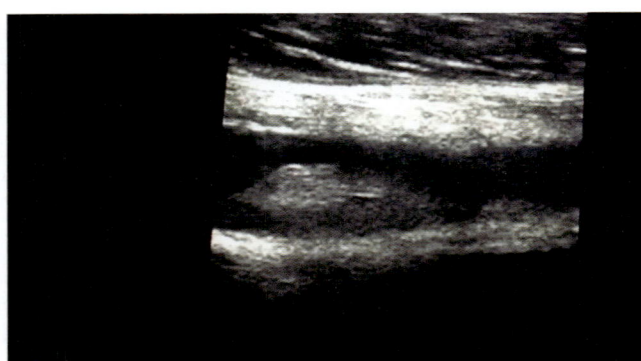

Figura 204.5 Ecocardiograma Doppler colorido: trombo no interior da veia femoral.

- Angiorressonância: indicada para avaliação de eixo cavoilíaco, veias gonadais, veias renais, veias pélvicas para diagnóstico de tromboses proximais; mostra o trombo, a oclusão venosa e sua recanalização. Imprescindível para o planejamento cirúrgico, assim como a flebografia
- Flebografia: falha de enchimento e/ou oclusão do sistema venoso profundo, insuficiência de veias perfurantes, dilatação de veias superficiais
- Pletismografia: indica retardo do esvaziamento venoso, tempo de enchimento venoso diminuído, volume residual aumentado, índice de enchimento venoso aumentado, fração de ejeção diminuída e fração de volume residual aumentada
- Arteriografia em casos selecionados: para esclarecer suspeita de malformações arteriovenosas congênitas ou adquiridas
- Pesquisa de trombofilia em pacientes jovens.

COMPROVAÇÃO DIAGNÓSTICA

- Dados clínicos + exames de imagem.

COMPLICAÇÕES

- Linfangite
- Erisipela
- Claudicação venosa incapacitante
- Eczema venoso (área descamativa e pruriginosa)
- Celulite
- Anquilose do tornozelo
- Linfedema
- Ulceração
- Hemorragia de veias varicosas
- Tromboembolismo pulmonar.

TRATAMENTO

- Anticoagulação plena para tratamento da TVP (ver Capítulo 206, *Trombose Venosa Profunda*)
- Uso diário de terapia compressiva: meias elásticas de média ou alta compressão, utilizadas para reduzir hipertensão e estase venosa é o principal recurso na prevenção da SPT
- Utilização de medicamentos flebotônicos: diosmina e hesperidina, hidrosmina, dobesilato de cálcio, *Melilotus officinalis*, cumarina, troxerrutina, escina, entre outras; tem por finalidade o aumento da drenagem venosa e linfática, diminuição do processo inflamatório e alívio dos sintomas

- Tratamento das complicações locais – lesões tróficas:
  - Úlceras (Figura 204.6): terapia sistêmica com antiobióticos (quando infectada), e terapia localizada com curativos diários, utilizando substâncias desbridantes (alginato ou colagenase); ou curativos especiais (bota de Unna, hidrocoloide, placas de carvão ativado); desbridamentos cirúrgicos com remoção de tecidos desvitalizados/infectados, drenagem de abscessos; terapia compressiva (preferencialmente inelástica – ataduras de crepom) e elevação dos membros inferiores
  - Eczema venoso: muito pruriginoso – hidratação local e utilização de corticoide tópico
  - Lipodermatoesclerose: condição muito dolorosa na fase aguda – utilizar anti-inflamatórios não esteroides, corticoide tópico e, nos casos mais graves, corticoide sistêmico.

Tratamento cirúrgico

- Trombólise locorregional percutânea com cateter multiperfurado
- Trombectomia mecânica ou fármaco-mecânica percutânea: utilização de cateteres de trombectomia percutânea
- Tratamento endovascular com angioplastia e colocação de *stent*, em casos selecionados
- Ligadura de veias perfurantes insuficientes
- Derivação venosa: *bypass* venoso
- Transplantes venosos
- Valvoplastias
- Cirurgia das varizes superficiais.

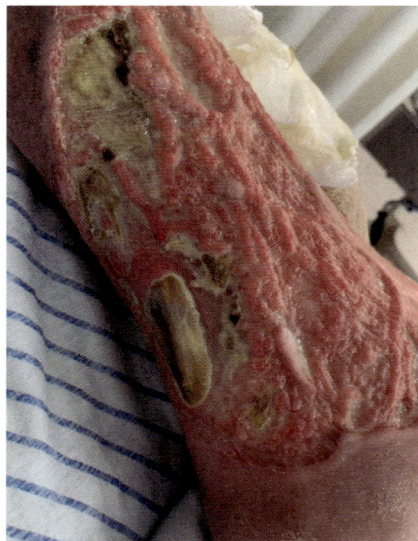

Figura 204.6 Úlcera com necessidade de desbridamento cirúrgico.

BIBLIOGRAFIA

Raffetto J, Eberhardt RT. Chronic venous disorders: general considerations. In: Cronenwett JL, Johnston KW (Eds.). Rutheford's Textbook of Vascular Surgery. 9th ed. Philadelphia: Saunders-Elsevier; 2019.

Silva MJC. Insuficiência venosa crônica: diagnóstico e tratamento clínico. In: Maffei FHA. Doenças Vasculares Periféricas. 5. ed. Medsi; 2015.

205
Tromboflebite Superficial

Flebite superficial

Carlos Eduardo de Sousa Amorelli • Fábio Lemos Campedelli • Fabio Augusto Cypreste Oliveira

INTRODUÇÃO

Tromboflebite é uma patologia em que se observa formação de trombo no interior de uma veia superficial, acompanhado de reação inflamatória local e nos tecidos adjacentes, de nível leve a grave.

Evolução benigna e complicações infrequentes.

Na tromboflebite primária, o processo trombótico ocorre sem causa aparente, estando relacionado, na maioria das vezes, com distúrbios da coagulação (trombofilias).

A tromboflebite secundária, que apresenta maior incidência, decorre de punção venosa periférica (flebóclise) para infusão intravenosa de soluções, medicamentos e coleta de sangue, traumatismos, doenças sistêmicas e infecções.

O diagnóstico precoce e correto diminui a intensidade da sintomatologia e a propagação de trombo para o sistema venoso profundo (SVP), com possibilidade de embolia pulmonar.

Pode infectar-se, principalmente quando associada a cateter venoso, causando quadro séptico com repercussão sistêmica.

Tríade de Virchow

A tromboflebite, quase sempre está associada a um ou mais componentes da tríade de Virchow: lesão endotelial, hipercoagulabilidade e estase venosa.

FATORES DE RISCO E CAUSAS

- Iatrogênica: administração intravenosa de medicamentos, aplicação IV e drogas ilícitas
- Flebóclise: canulação venosa (uso de *scalp* e gelco) e coleta de sangue
- Trombofilias: deficiência das proteínas C e S, de antitrombina III, de cofator II da heparina, fator V de Leiden (resistência à proteína C ativada [PCR]), e fator XII
- Anormalidade do plasminogênio ou do ativador tecidual do plasminogênio
- Doença autoimune: lúpus eritematoso sistêmico e síndrome de anticorpos antifosfolipídeos
- Alterações secundárias à coagulação e ou fibrinólise: neoplasias malignas, uso de contraceptivo oral e gravidez
- Disfunções endoteliais: doença de Behçet, doença de Mondor e tromboangiite obliterante (TAO)
- Alterações secundárias à estase venosa: varizes, obesidade, imobilização, trauma, pós-operatório e pós-parto.

MANIFESTAÇÕES CLÍNICAS

- Início geralmente agudo, evoluindo por 1 a 3 semanas
- Dor e hiperemia no local da veia afetada de grau variável, acompanhando o trajeto do vaso (Figuras 205.1 e 205.2)
- Pode haver piora da dor com movimentação do membro
- Formação de trombo e consequente cordão endurecido, palpável e de temperatura elevada
- Edema ao longo do trajeto venoso e distalmente ao segmento comprometido
- Em fase avançada, surge uma mancha acastanhada ao longo do trajeto venoso.

DIAGNÓSTICO DIFERENCIAL

- Eritema nodoso
- Celulite
- Linfangite
- Sarcoma de Kaposi.

EXAMES COMPLEMENTARES

- Hemograma: leucocitose
- Velocidade de hemossedimentação (VHS): aumentada
- Proteína C reativa (PCR): aumentada
- Hemocultura e cultura da ponta do cateter: quando se suspeita de processo infeccioso
- Ecocardiograma Doppler colorido: mostra espessamento da parede, trombose, aumento do diâmetro do lúmen venoso (na fase aguda) (Figura 205.3).

COMPROVAÇÃO DIAGNÓSTICA

- Dados clínicos + exames laboratoriais + exames de imagem em casos graves.

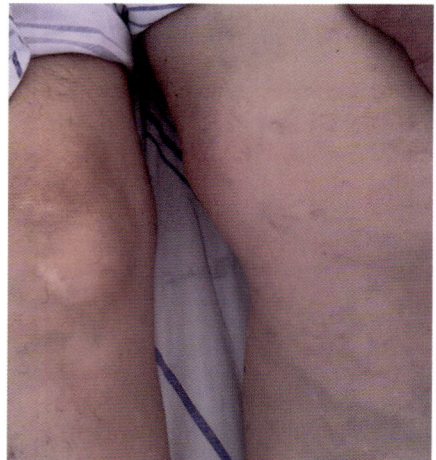

Figura 205.1 Tromboflebite aguda.

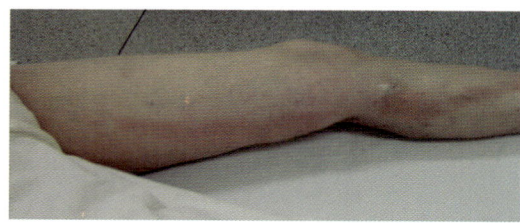

Figura 205.2 Tromboflebite aguda de veia safena magna esquerda.

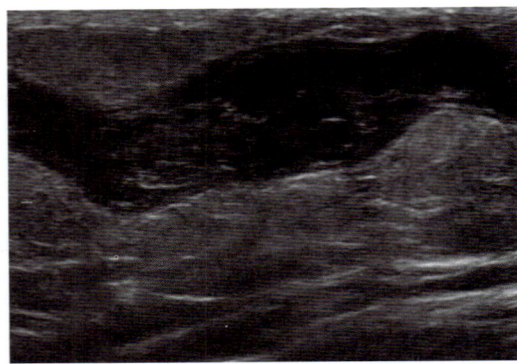

Figura 205.3 Tromboflebite superficial de veia safena magna.

COMPLICAÇÕES

- Embolia pulmonar
- TVP
- Abscesso ao longo do trajeto venoso e metastático
- Endocardite infecciosa
- Necrose tecidual
- Sepse.

TRATAMENTO

- Repouso no leito, com elevação da extremidade comprometida nos casos de dor muito intensa ou quando há incapacidade funcional

- Cessação do tabagismo
- Calor úmido local.

Na Figura 205.4 é apresentado um fluxograma com a abordagem terapêutica da tromboflebite superficial.

Tratamento medicamentoso

- Anti-inflamatórios não esteroides (AINEs)
- Pomada heparinoide ou anti-inflamatório tópico
- Heparinização, quando a tromboflebite atinge a raiz da coxa ou do braço (ver Capítulo 206, *Trombose Venosa Profunda*)
- Antibióticos, nos casos de tromboflebite séptica
- Anticoagulação oral, nos casos de tromboflebite recidivante em pacientes com trombofilia.

Tratamento cirúrgico

- Tromboflebite supurativa: desbridamento cirúrgico ao longo de toda a veia comprometida, bom como sua exérese
- Tromboflebite de safena magna que atinge a croça da aorta: fazer a ligadura da croça e, se possível, safenectomia.

MONITORAMENTO

- Na tromboflebite de safenas magna e parva, fazer acompanhamento com ecocardiograma Doppler venoso para detectar progressão do coágulo para a veia femoral
- A tromboflebite de veia cefálica e basílica deve ser acompanhada com duplex-*scan*
- Tromboflebite séptica: controle laboratorial do leucograma e do plaquetograma.

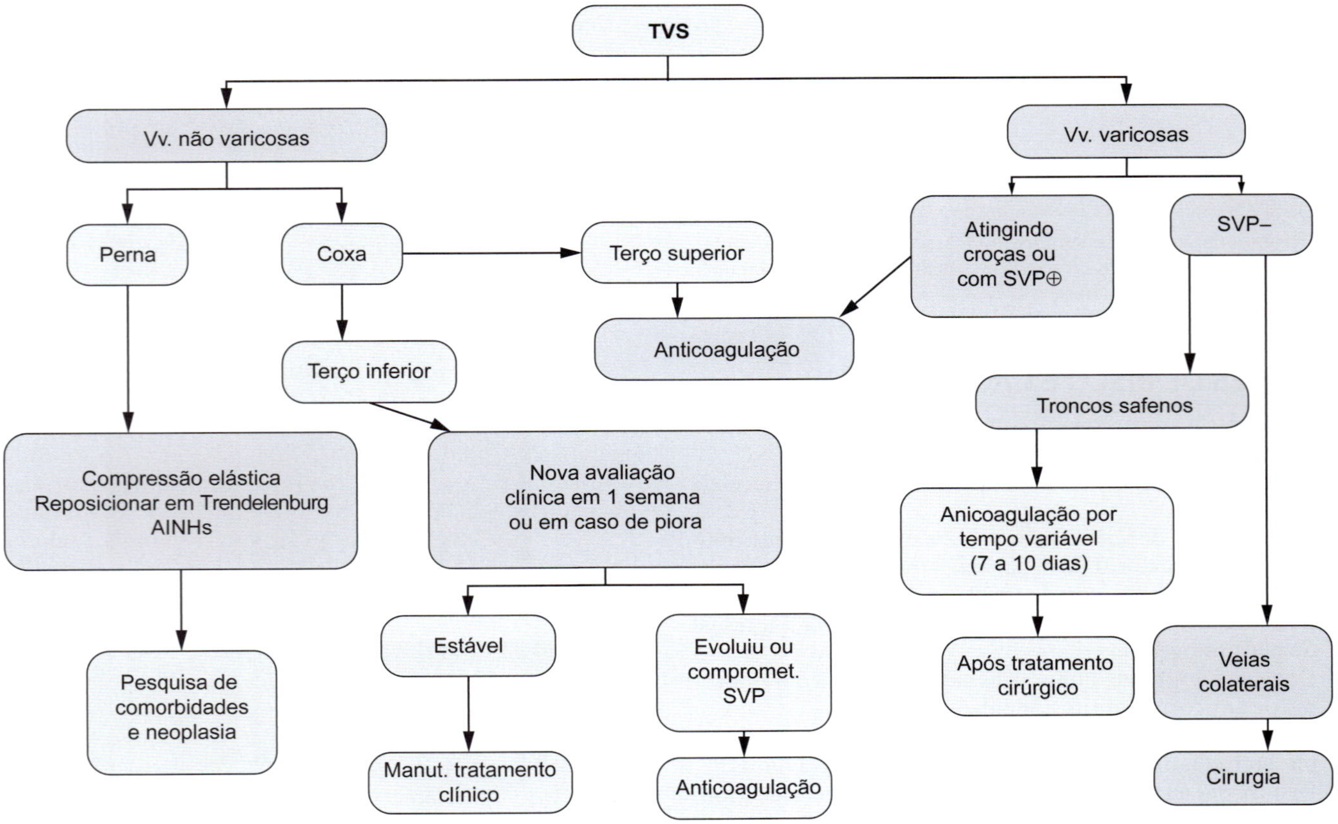

Figura 205.4 Fluxograma de tratamento da tromboflebite superficial. AINHs: anti-inflamatórios não hormonais; SVP: sistema venoso profundo; TVS: trombose venosa superficial; Vv: veias. (Fonte: Sobreira ML, Lastória S, Camargo PAB.)

- Evitar canular veias do dorso das mãos e dos membros inferiores
- Não infundir medicamentos em diluição e velocidade inadequadas
- Não deixar uma veia canulada por vários dias
- Não canular veias em membros paralisados ou imobilizados
- Nos casos de infusão de substâncias sabidamente irritantes, introduzir solução heparinizada após o término do medicamento.

EVOLUÇÃO E PROGNÓSTICO

- A maioria dos pacientes tem evolução benigna, com recuperação total em 3 a 4 semanas
- Fibrose em forma de cordão endurecido no trajeto da veia é frequente
- Pigmentação acastanhada da pele, que pode ser definitiva
- No local da pigmentação, pode haver crescimento anormal de pelos (hipertricose)
- A tromboflebite de Mondor (flebite sobre a glândula mamária ou área adjacente) pode deixar um cordão nas paredes torácica e abdominal que perdura por longo tempo
- A tromboflebite que ocorre na TAO é recidivante e migratória, principalmente se o paciente não abandonar o tabagismo (ver Capítulo 201, *Tromboangiite Obliterante*)
- A tromboflebite migratória da TAO pode surgir muito tempo antes das manifestações arteriais.

BIBLIOGRAFIA

Grondin L, Raymond-Martimbeau P. Superficial venous system disorders. In: Leclerc JR. Venous Thromboembolic Disorders. Lea & Fabiger; 1991.

Mello NA. Síndrome das flebites superficiais. Síndromes vasculares. Clínica. Diagnóstico. Tratamento. Fundo Editorial BYK; 1999.

Sobreira ML, Lastória S, Camargo PAB. Tromboflebite Superficial. In: Maffei FHA. Doenças Vasculares Periféricas. 3. ed. Guanabara Koogan; 2016.

206
Trombose Venosa Profunda

Carlos Eduardo de Sousa Amorelli • Fabio Augusto Cypreste Oliveira • Fábio Lemos Campedelli

INTRODUÇÃO

Entre todas as doenças vasculares, a trombose venosa profunda (TVP) é uma das mais relevantes, devido ao grande potencial de evoluir complicações graves, como a síndrome pós-trombótica (SPT) e embolia pulmonar (EP), que apresentam altas morbidade e mortalidade.

O tromboembolismo venoso é uma das causas de maior morbidade em pacientes submetidos a tratamento cirúrgico.

A EP permanece como causa frequente e, muitas vezes, evitável, de mortalidade pós-operatória.

A incidência de TVP é de 60 a 100 novos casos por 100 mil habitantes por ano.

São 300 mil internações ao ano com diagnóstico de TVP, e cerca de 1% desses casos evolui para EP, ficando somente atrás do infarto agudo do miocárdio e do acidente vascular cerebral como causa de morte por doença cardiovascular.

Na TVP, ocorre a formação de trombo no interior de veias profundas, podendo causar obstrução parcial ou total do vaso.

A maior incidência é nos membros inferiores (80 a 95% dos casos).

O trombo ocasiona interrupção da drenagem sanguínea, por obstrução mecânica, e pode causar danos ao sistema valvular venoso provocando insuficiência do segmento acometido (refluxo), quando recanalizado (ver Capítulo 204, *Síndrome Pós-Trombótica*)

O objetivo do tratamento clínico com a anticoagulação plena é a estabilização do trombo, evitando sua propagação e, assim, diminuindo suas sequelas.

O anticoagulante não dissolve o trombo, e sim o sistema fibrinolítico endógeno, que pode demorar um longo tempo para resolver a oclusão (em média 3 meses a 1 ano, dependendo de sua extensão).

A formação de trombos associa-se à tríade de Virchow: (1) estase venosa; (2) hipercoagulabilidade; e (3) lesão endotelial.

FATORES DE RISCO

- Hereditários/idiopáticos:
  - Trombofilias: deficiência das proteínas C e S, de antitrombina III e do fator V de Leiden, mutação do gene da protrombina G20210A, hiper-homocisteinemia, aumento do fator VIII e do fibrinogênio
- Adquiridos/provocados:
  - Hormonioterapia: anticonceptivos na população jovem e reposição hormonal na idosa
  - Anticorpos antifosfolipídeos (anticorpos anticardiolipina, anticoagulante lúpico e antibeta-2-glicoproteína)
  - Policitemia vera e trombocitemia essencial
  - Insuficiência venosa crônica (varizes)
  - Traumatismo dos membros inferiores
  - Imobilização prolongada
  - Obesidade
  - Neoplasias malignas e quimioterapia
  - Cateter venoso
  - Gravidez
  - Síndrome nefrótica
  - Traumatismos em geral
  - Cirurgias, principalmente ortopédicas.

MANIFESTAÇÕES CLÍNICAS

- Pode ser assintomática
- Edema: sinal mais importante e precoce, geralmente unilateral, de início súbito, com cacifo ou não, dependendo da extensão do trombo, estando presente em 80% dos pacientes (Figura 206.1)
- Aumento de temperatura do membro: alteração frequente
- Dor: de intensidade variável, leve a intensa, que piora com ortostatismo e deambulação, e melhora com repouso e elevação dos membros inferiores

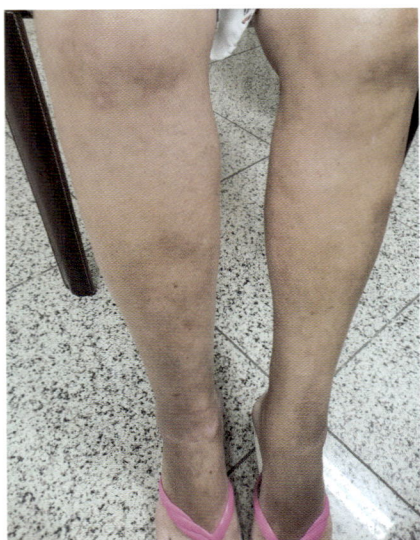

Figura 206.1 Edema na trombose venosa profunda proximal.

- Empastamento da musculatura da panturrilha (sinal da Bandeira – ausência de movimento da panturrilha; sinal de Homans – dor na perna quando se faz dorsiflexão do pé; e sinal de Olow– dor à palpação da musculatura da panturrilha)
- Turgência venosa: veias dilatadas superficiais no tecido subcutâneo, dependendo da topografia da trombose, sendo mais comum em trombose de veias tronculares maiores, denominadas veias sentinelas de Pratt ou sinal de Pratt
- Cianose: manifestação pouco frequente
- Indicador clínico indireto: tromboembolismo pulmonar.

Flegmasia alba dolens e *cerulea dolens*

- *Flegmasia alba dolens* (inflamação branca dolorosa): síndrome caracterizada por TVP maciça, com dor intensa e acentuado edema de membros inferiores, porém com circulação colateral razoável e certo grau de espasmo arterial, que causa palidez cutânea)
- *Flegmasia cerulea dolens* (inflamação azulada dolorosa): síndrome similar à citada anteriormente, porém, não atinge só o trajeto principal, mas grande quantidade de veias colaterais, apresentando oclusão arterial e pele cianótica.

DIAGNÓSTICO DIFERENCIAL

- Erisipela
- Artrite e doenças da articulação coxofemoral
- Tromboflebite superficial (ver Capítulo 205, *Tromboflebite Superficial*)
- Edema de membros inferiores, principalmente de origem cardíaca
- Celulite
- Traumatismo e fratura de extremidade
- Gota
- Eritema nodoso
- Linfedema e lipedema
- Compressão extrínseca de veia por tumor ou linfonodo aumentado
- Síndrome da pedrada (distensão muscular gastrocnêmica)
- Cisto de Baker (roto).

CLASSIFICAÇÃO

A TVP pode ser classificada segundo sua localização em:

- Proximal: quando acomete veias ilíacas e/ou femoral e/ou poplíteas – o risco da EP e a magnitude da SPT é maior nas tromboses proximais
- Distal: quando acomete veias abaixo da veia poplítea – risco da progressão do trombo para segmentos proximais da veia em 20% dos casos.

Escore de Wells. Modelo que se baseia em sinais e sintomas, fatores de risco e diagnósticos alternativos (Quadro 206.1).

EXAMES COMPLEMENTARES

- Ecocardiograma Doppler colorido venoso (primeira escolha): avalia a anatomia da veia, como compressibilidade, trombo e seu aspecto (modo B); a hemodinâmica, com análise do fluxo venoso e avaliação espectral (ausência do fluxo total ou parcial) (Figura 206.2)
- Flebografia: indicada nos casos suspeitos, não confirmados pelo Ecodoppler, porém, por ser invasivo, de alto custo e utilizar contraste, não é exame de rotina na suspeita de TVP

Quadro 206.1 Escore clínico para diagnóstico de trombose venosa profunda (TVP) dos membros inferiores.

Características clínicas	Escore (pontos)	Diagnóstico diferencial de TVP	Presença*
Câncer em atividade	1	Tromboflebite superficial	
Paresia, paralisia ou imobilização com gesso dos MMII	1	Celulite	
Imobilização (> 3 dias) ou cirurgia de grande porte recente (até 4 semanas)	1	Ruptura muscular ou tendínea	
Aumento da sensibilidade ao longo das veias do SVP	1	Cãibras	
Edema em todo o membro	1	Alterações do joelho ou do tornozelo	
Edema de panturrilha (> 3 cm em relação à perna normal)	1	Cisto de Baker	
Edema depressível (cacifo) maior na perna afetada (unilateral)	1	Alterações linfáticas	
Veias colaterais superficiais (não varicosas)	1	–	
TVP pregressa documentada	1	–	
Diagnóstico diferencial mais provável	–2	–	
Total:			

Interpretação do resultado: TVP não provável < 2; TVP provável > 2. *Qualquer diagnóstico diferencial subtrai 2 pontos. MMII: membros inferiores; SVP: sistema venoso profundo. Adaptado de Wells et al., 1995.

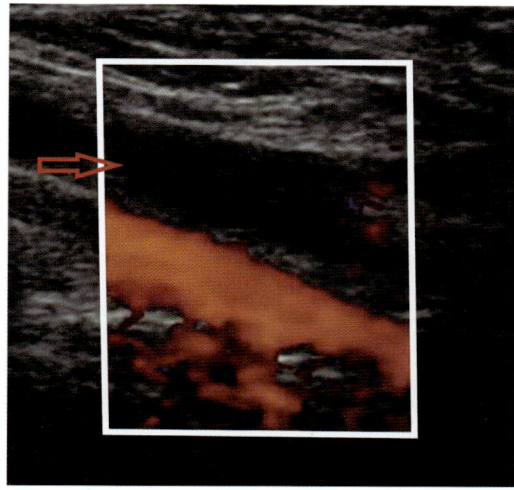

Figura 206.2 Ecodoppler colorido: trombose venosa profunda.

- Angiorressonância ou angiotomografia venosa: detecta trombos em veias profundas de todo o corpo, inclusive no sistema porta, eixo cavoilíaco; útil no diagnóstico de trombose de veias intracavitárias locais, em que o ecocardiograma Doppler apresenta limitações
- D-dímero: apresenta alta sensibilidade e baixa especificidade para TVP. Deve ser solicitado apenas em pacientes com baixa probabilidade clínica para TVP, principalmente

como critério de exclusão da doença (negativo: alta probabilidade para exclusão da doença; positivo: não confirma diagnóstico).

Na Figura 206.3 é apresentado um fluxograma para o diagnóstico da TVP.

COMPROVAÇÃO DIAGNÓSTICA

- Dados clínicos + exames de imagem.

COMPLICAÇÕES

- SPT (ver Capítulo 204, *Síndrome Pós-Trombótica*)
- Tromboembolismo pulmonar (ver Capítulo 152, *Tromboembolismo Pulmonar*)
- *Flegmasia cerulea dolens*
- Embolia paradoxal: EP com *shunt* direita-esquerda, quando o trombo se origina no sistema venoso e progride para o sistema arterial, causando oclusão arterial aguda
- Complicações relacionadas com o uso de anticoagulantes: trombocitopenia induzida por heparina, hemorragias (complicação mais comum) variando de hematomas espontâneos a hemorragia maciça (principalmente digestiva), osteoporose, necrose de pele.

TRATAMENTO

- Fase aguda:
  - Repouso no leito: Trendelenburg, porém com a melhora dos sintomas; incentivar deambulação

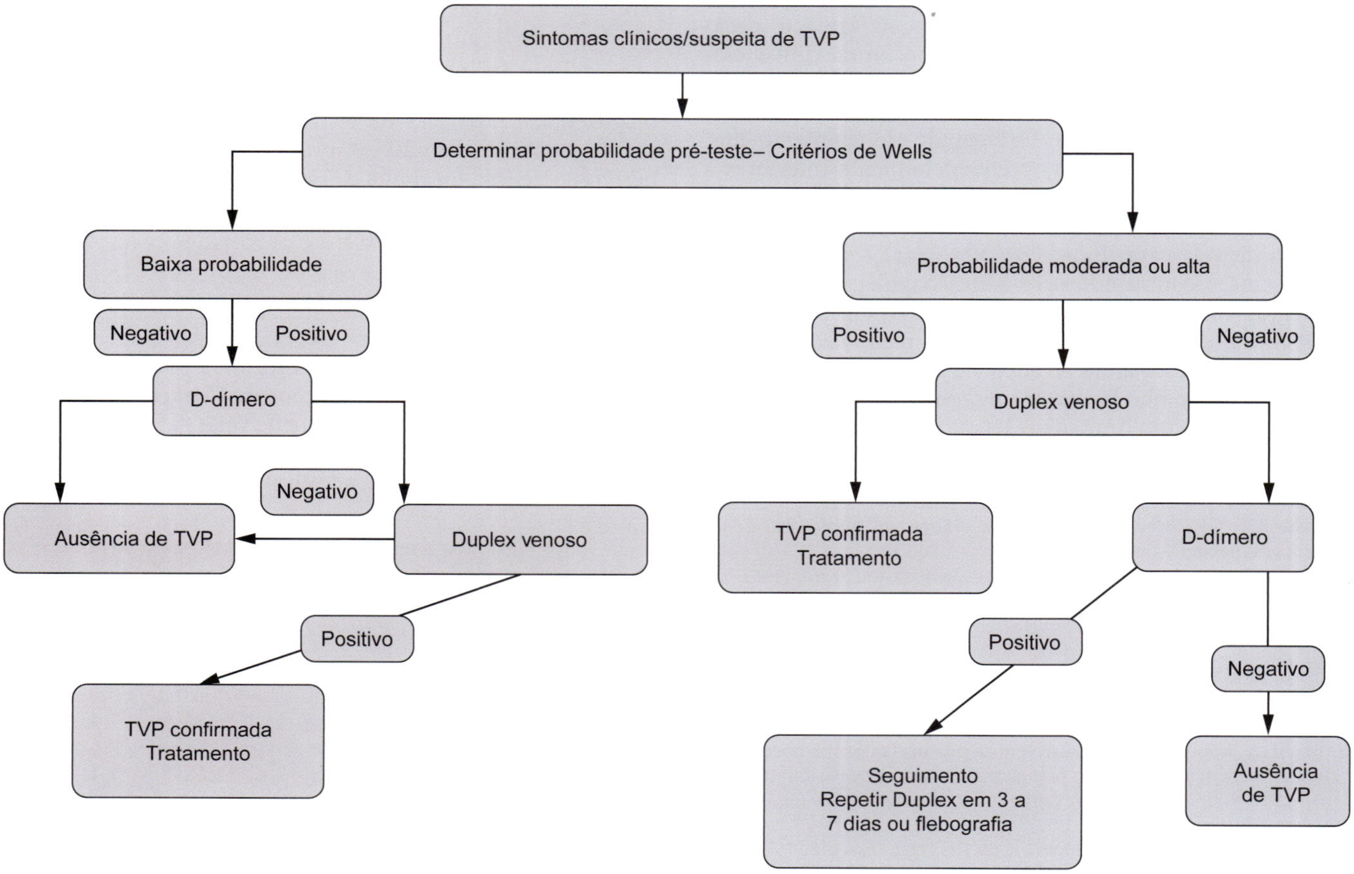

Figura 206.3 Fluxograma para diagnóstico da trombose venosa profunda (TVP).

- Terapia compressiva: meias elásticas de compressão gradual
- Flebotônicos: diosmina e hesperidina, dobesilato de cálcio e *Melilotus officinalis*
- Anticoagulantes orais de ação direta (DOAC): fácil manejo e sem necessidade de controle laboratorial de anticoagulação
- Paciente com TVP sem critérios de gravidade sistêmica:
  - Rivaroxabana (Xarelto®): dose de ataque – 15 mg, a cada 12 horas, por 21 dias, dose de manutenção – 20 mg, 1 vez/dia; edoxabana (Lixiana®): dose de ataque; enoxaparina: dose de ataque – 1 mg/kg, a cada 12 horas, por 5 dias, dose de manutenção – 60 mg, 1 vez/dia
  - Dabigatrana (Pradaxa®): dose de ataque; enoxaparina 1 mg/kg, a cada 12 horas, por 5 dias, dose de manutenção – 150 mg a cada 12 horas; apixabana (Eliquis®): dose de ataque – 10 mg, a cada 12 horas, por 7 dias, dose de manutenção – 5 mg, a cada 12 horas.

Duração do tratamento anticoagulante:

- No primeiro episódio de TVP com fator desencadeante, avaliar anticoagulação durante 3 meses
- No primeiro episódio de trombose espontânea, sem fator desencadeante, em paciente com baixo risco de sangramento, avaliar anticoagulação a longo prazo (podendo ajustar doses)
- Nos episódios recorrentes, avaliar anticoagulação a longo prazo.

Tratamento intervencionista

- Trombólise sistêmica (r-TPA), direcionada por cateter (r-TPA), como trombectomia mecânica ou fármaco-mecânica percutânea, assim como a trombectomia convencional reservam-se para EP com instabilidade hemodinâmica, nos casos de *flegmasia cerulea dolens* e casos selecionados de primeiro episódio de TVP agudo do segmento ilíaco-femoral, com sintomas preferencialmente inferiores a 14 dias de duração, baixo risco de sangramento, boa capacidade funcional e expectativa de vida ≥ 1 ano
- Filtro de veia cava: indicações absolutas – pacientes que apresentam contraindicação à anticoagulação plena, alto risco de complicações hemorrágicas com anticoagulação, EP com anticoagulação adequada ou recidivas de EP em vigência de anticoagulação adequada; indicações relativas – EP maciça; trombo flutuante no segmento cavoilíaco; TVP em pacientes com limitada reserva cardiopulmonar.

BIBLIOGRAFIA

Azevedo MF. GPS Medicamentos. Guia prático em saúde. Rio de Janeiro: Guanabara Koogan; 2017.

Caiafa JS. Trombose venosa profunda – profilaxia e tratamento. In: Brito CJ. Cirurgia Vascular. Revinter; 2014.

Campedelli FL et al. Doenças das veias. In: Porto CC , Porto AL. Semiologia médica. 8. ed. Rio de Janeiro: Guanabara Koogan; 2019.

Kearon C, Akl EA, Omelas J et al. Antithrombotic therapy for VTE disease: CHEST Guideline and Expert Panel Report. Chest. 2016;149(2): 315-22.

Maffei FHA, Rollo HA. Trombose venosa profunda dos membros inferiores: incidência, patologia, patogenia, fisiopatologia e diagnóstico. In: Maffei FHA. Doenças Vasculares Periféricas. 5. ed. Guanabara Koogan; 2016.

Sociedade Brasileira de Angiologia e de Cirurgia Vascular (SBACV). Projeto diretrizes SBACV. Trombose venosa profunda, diagnóstico e tratamento, 2015.

Wells PS, Hirsh J, Anderson DR, Lensing AW, Foster G, Kearon C, Weitz J, D'Ovidio R, Cogo A, Prandoni P. Accuracy of clinical assessment of deep-vein thrombosis. Lancet. 1995 May 27;345(8961):1326-30. doi: 10.1016/s0140-6736(95)92535-x. Erratum in: Lancet 1995 Aug 19;346(8973):516. PMID: 7752753.

207
Varizes

Carlos Eduardo de Sousa Amorelli ◆ Fábio Lemos Campedelli ◆ Fabio Augusto Cypreste Oliveira

INTRODUÇÃO

Nos membros inferiores, é muito comum o aparecimento de microvarizes (Figura 207.1), varizes reticulares, varizes de médio e grosso calibres (Figura 207.2).

Durante a vida do ser humano, se forem considerados todos os tipos de varizes, a prevalência mundial é de 85% nas mulheres e 80% nos homens, sendo mais comuns em idosos.

Varizes são veias defeituosas, tortuosas e dilatadas que apresentam um sistema valvular incompetente, promovendo o refluxo do sangue com o paciente em posição de ortostatismo e quando há aumento da pressão abdominal.

O sentido correto do fluxo do sistema venoso é podocranial, e nestas situações o fluxo se inverte (refluxo) devido à incapacidade das veias de fecharem as válvulas (cúspides) corretamente (Figura 207.3), provocando um estado de hipertensão venosa local que causa, na maioria das vezes, sintomas de variável intensidade, desde o incômodo estético até úlcera de membros inferiores.

CAUSAS

- Primária: história familiar (genética)
- Secundária: trombose venosa profunda (TVP), compressão de veias profundas (síndrome de Cockett), insuficiência venosa pélvica, insuficiência de veias safenas magna e/ou parva, insuficiência de veias perfurantes, fístulas arteriovenosas congênitas ou adquiridas.

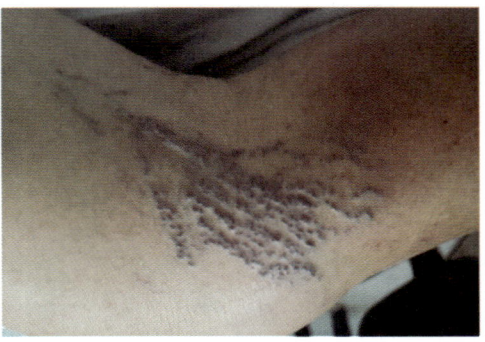

Figura 207.1 Microvarizes.

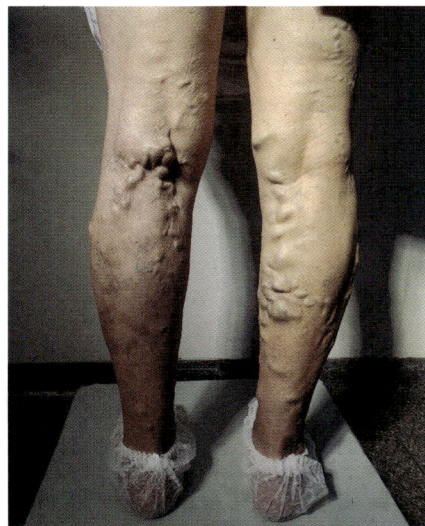

Figura 207.2 Varizes de grosso calibre.

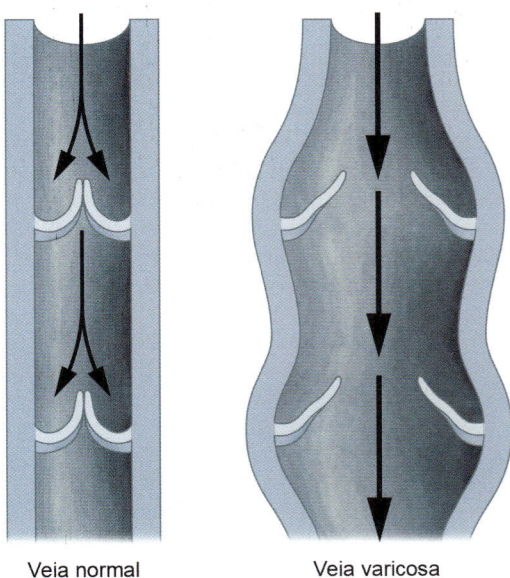

Veia normal   Veia varicosa

Figura 207.3 Insuficiência valvar.

FATORES DE RISCO

No Quadro 207.1 são apresentados os principais fatores de risco para desenvolvimento das varizes.

MANIFESTAÇÕES CLÍNICAS

- Dor com sensação de peso, fadiga e desconforto nas pernas que melhoram com repouso e elevação dos membros; piora ao fim do dia, no período pré-menstrual e no início do ciclo, com alívio no período menstrual
- Prurido
- Cãibras
- Formigamento, dormência
- Queimação
- Edema.

Quadro 207.1 Principais fatores de risco para o desenvolvimento das varizes.

Categoria	Fator de risco	Mecanismo
Hormonal	Sexo feminino	Baixos níveis de estrogênio
Estilo de vida	Ortostatismo prolongado	Hipertensão venosa
	Período prolongado na posição sentada	Hipertensão venosa
	Tabagismo	Lesão endotelial venosa
Adquirido	Obesidade	Hipertensão venosa
	Gravidez	Hipertensão venosa e hiperestrogenismo
	Trombose venosa profunda	Insuficiência valvular, obstrução do sistema venoso profundo e hipertensão venosa
Influência genética	Idade	Incompetência valvar (refluxo)
	História familiar	Incompetência valvar (refluxo)
	Grande estatura	Hipertensão venosa
	Síndromes congênitas	Incompetência valvar (refluxo), hipertensão venosa e obstrução do sistema venoso profundo

DIAGNÓSTICO DIFERENCIAL

- Fístula arteriovenosa
- Linfedema (Figura 207.4)
- Síndrome pós-trombótica
- TVP
- Malformações arteriovenosas.

EXAMES COMPLEMENTARES

- Ecodoppler colorido: indicado para detecção de refluxo nas junções safenofemoral e safenopoplítea, e refluxo troncular (safênico); avaliação global do sistema venoso profundo, como insuficiência, alterações anatômicas, TVP prévias; localização de veias perfurantes incompetentes

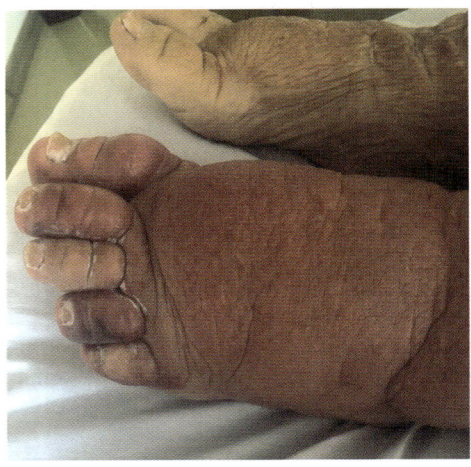

Figura 207.4 Linfedema.

- Flebografia: reservada para casos especiais com dúvidas diagnósticas, associação de malformações vasculares, fístulas arteriovenosas, intervenções endovasculares
- Fotopletismografia: avalia o tempo de reenchimento venoso, fornecendo um parâmetro objetivo de quantificação do refluxo venoso.

COMPROVAÇÃO DIAGNÓSTICA

- Dados clínicos + Ecodoppler colorido.

COMPLICAÇÕES

- Hemorragia
- Eczema venoso (lesão descamativa e pruriginosa)
- Úlcera de estase: que pode infectar e evoluir para erisipela, celulite ou linfangite (Figura 207.5)
- Linfedema secundário: linfangite (Figura 207.6) ou erisipela de repetição
- Dermatite ocre (hiperpigmentação)
- Atrofia branca (áreas circulares esbranquiçadas de pele atrófica, rodeadas por pigmentações e capilares dilatados)
- Hipodermite (eritema agudo perimaleolar endurado, doloroso, quente, porém asséptico)
- Lipodermatoesclerose (fibrose progressiva de pele e subcutânea no terço distal da perna)
- Tromboflebites
- TVP.

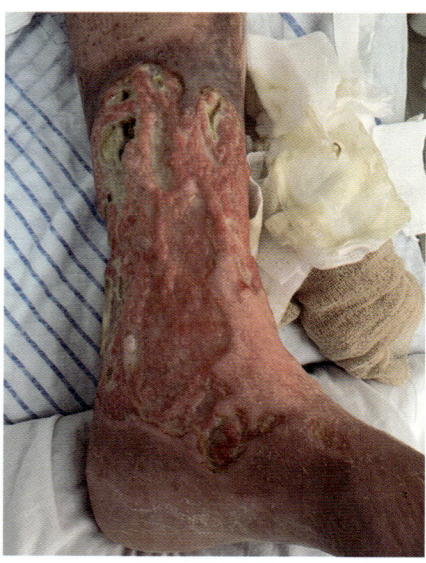

Figura 207.5 Úlcera de estase.

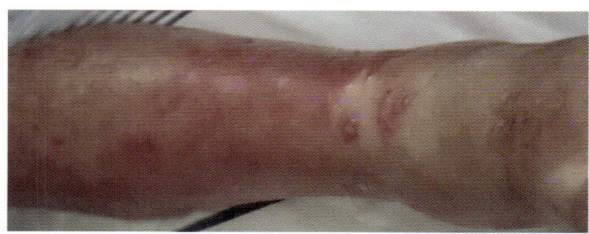

Figura 207.6 Linfangite.

TRATAMENTO

Mudança de estilo de vida e comportamental

- Estímulo à prática de exercícios físicos compatíveis com a faixa etária, de preferência aeróbicos, caminhadas e hidroginástica para idosos, corrida, ciclismo, ginástica funcional para jovens
- Emagrecimento
- Cessação de tabagismo
- Interrupção do uso de anticonceptivos (se possível)
- Orientação de descanso com membros elevados e deambulação periódica (a cada 2 horas) para pacientes que trabalham por longos períodos em ortostatismo ou sentados
- Uso de meias elásticas de compressão (suave ou média) durante trabalho, atividades domésticas e exercícios físicos
- Dormir com a cama em leve Trendelenburg.

Tratamento medicamentoso

- Medicamentos flebotônicos: diosmina 450 mg por via oral (VO), em conjunto com hesperidina 50 mg VO, a cada 12 horas; aminaftona 75 mg VO, a cada 8 horas; dobesilato de cálcio 500 mg VO, a cada 8 horas; *Melilotus officinalis* 26,7 mg VO, 1 vez/dia.

Tratamento esclerosante (telangiectasias, microvarizes e varizes reticulares)

- Escleroterapia química: solução de glicose hipertônica, oleato de etalonamina; polidocanol ou glicerina cromada e suas associações
- No caso dos tensoativos (detergentes), como o oleato de etanolamina e o polidocanol, pode-se utilizar técnica de espuma densa em microvarizes, varizes de pequeno, médio e grande calibres
- Laserterapia: escleroterapia por termoablação com *laser* transdérmico ou luz intensa pulsada (LIP), podendo associar-se à escleroterapia química convencional ou no formato de espuma (técnica híbrida).

Tratamento cirúrgico

- Indicações: varizes de pequeno, médio e grande calibres, safenas magna, parva e veias perfurantes
- Tratamento cirúrgico convencional: incisões cutâneas com retirada das varizes com utilização de pinças apropriadas (flebectomia), seguidas de síntese cutânea (sutura) ou não. Nas extrações completas de veias safenas, após dissecção nas regiões da croça e perimaleolar, e ligadura das veias tributárias locais, em seu interior um "cabo de aço" com ogiva proximal própria (fleboextrator) é amarrada e avulsionada. Após avulsão e compressão do trajeto, os acessos cirúrgicos são suturados. Podem ser realizadas extrações segmentares da veia safena, conforme necessidade, e preservação de segmentos sadios
- Tratamento endovascular (intravenoso) com *laser diodo* ou radiofrequência: utiliza-se ultrassonografia para identificação e punção (acesso ecoguiado) do vaso a ser tratado por meio de agulha do tipo abocath ou introdutores próprios introduz-se uma fibra óptica até o local necessário para o tratamento correto. É realizada intumescência com solução fisiológica entre a fibra óptica e a pele (proteção térmica) para a flebocauterização do trajeto a ser tratado. Esta técnica minimamente invasiva pode ser utilizada nas varizes, veias safenas e veias perfurantes.

Tratamento das complicações

- Úlcera de estase: geralmente apresenta tecidos desvitalizados, *debris* e fibrina. Nesse caso, há necessidade de desbridamento cirúrgico para retirada desses materiais, uso de pomadas debridantes, curativos oclusivos diários, se possível, terapia compressiva inelástica ou elástica, como meias, ataduras (com a finalidade de redução da hipertensão venosa). Podem ser utilizados curativos especiais como bota de Unna, carvão ativado, hidrocoloides e compressões elásticas especiais
- Varicorragia: complicação frequente nas emergências clínicas. Deve-se colocar o paciente em decúbito dorsal, elevar seus membros, fazer compressão manual no local do sangramento e, após higiene local, fazer curativo compressivo. Encaminhar para o cirurgião vascular para tratamento adequado da lesão (cerclagem, cauterização, escleroterapia ou fleboextração)
- Eczema venoso: devido ao prurido, sinais de traumatismos decorrentes da coçadura são comuns. Proceder a limpeza local com solução fisiológica e aplicar corticoide tópico (desonida, dexametasona e, em casos graves, corticoide oral (prednisona)
- Infecções secundárias: antibioticoterapia (oral para casos leves e intravenosa para casos graves)

- Tromboflebites: ver Capítulo 205, *Tromboflebite Superficial*
- TVP: ver Capítulo 206, *Trombose Venosa Profunda*.

EVOLUÇÃO E PROGNÓSTICO

- Não há cura para varizes dos membros inferiores, e sim controle. Após tratamento adequado, o paciente deve manter acompanhamento periódico para intervenção precoce sempre que possível
- Recidivas são frequentes
- Uso regular de elastocompressão (meias elásticas), pode evitar recidiva e/ou progressão da doença
- A prática de exercícios diminui os sintomas, porém não evita recidivas.

BIBLIOGRAFIA

Caiafa JS. Trombose venosa profunda – profilaxia e tratamento. In: Brito CJ. Cirurgia Vascular. Revinter; 2014.

Maffei Fhá, Rollo HA. Diagnóstico clínico das doenças venosas periféricas. In: Maffei FHA et al. Doenças Vasculares Periféricas. 5 ed. vols. 1 e 2. Guanabara Koogan; 2016.

Piazza G. Varicose veins. Circulation. 2014;130(7):582-7.

Sociedade Brasileira de Angiologia e de Cirurgia Vascular (SBACV). Projeto diretrizes SBACV. Insuficiência venosa crônica – diagnóstico e tratamento, 2015.

Seção D • Vasos Linfáticos e Linfonodos

208
Linfadenopatias

Maria do Rosário Ferraz Roberti • Alexandre Roberti • Celmo Celeno Porto

INTRODUÇÃO

O termo linfadenopatia significa comprometimento de linfonodos por diferentes causas (Quadro 208.1).

Em geral, consideram-se anormais linfonodos acima de 1 cm, os quais podem ser palpados. Por outro lado, podem-se considerar anormais, também, os linfonodos palpáveis das cadeias supraclaviculares, poplíteas, ilíacas e epitrocleares acima de 5 mm.

Na prática clínica, apenas 1% das linfadenopatias relaciona-se com neoplasias. Mas a incidência cresce com o envelhecimento.

CAUSAS

As principais causas de linfadenopatias incluem: neoplasias malignas, infecções, doenças autoimunes, além de outras afecções e iatrogenias, principalmente medicamentos (ver Quadro 208.1).

Quadro 208.1 Causas de linfadenopatias.

Neoplasias malignas
• Sarcoma de Kaposi, leucemias, linfomas, metástases, tumores cutâneos

Infecções
• *Bacterianas:* brucelose, doença da arranhadura do gato (*Bartonella*), cancro, impetigo (infecções cutâneas por *Staphylococcus* ou *Streptococcus*), linfogranuloma venéreo, sífilis primária ou secundária, tuberculose, tularemia, febre tifoide
• *Granulomatosas:* beriliose, coccidioidomicose, criptococose, histoplasmose, silicose
• *Virais:* adenovírus, citomegalovírus, hepatites, herpes-zóster, HIV, mononucleose infecciosa (vírus Epstein-Barr), rubéola
• *Outros microrganismos:* fungos, helmintos, doença de Lyme, Rickettsioses, toxoplasmose, tifo

Doenças autoimunes
• Dermatomiosite, artrite reumatoide, síndrome de Sjögren, doença de Still, lúpus eritematoso sistêmico

Condições não usuais/miscelânea
• Doença de Castleman (displasia angiofolicular), histiocitose, doença de Kawasaki, doença de Kikuchi, doença de Kimura, sarcoidose, doença do soro

Causas iatrogênicas
• Medicamentos: alopurinol, atenolol, captopril, carbamazepina, hidralazina, indometacina, fenitoína, primidona, quinidina, penicilina, cefalosporinas, sulfonamidas

HIV: vírus da imunodeficiência humana. Adaptado de Gaddey et al., 2016.

DIAGNÓSTICO

Frequentemente a localização auxilia na identificação da causa, uma vez que, em geral, ela está relacionada com a drenagem linfática das estruturas daquela região.

A identificação da causa é relativamente fácil quando há estreita relação entre o linfonodo comprometido e a lesão de um órgão tributário daquele grupo linfonodal (p. ex., faringite associada a comprometimento de linfonodo nível Ib ou IIa do pescoço, também conhecido como adenite satélite) (Figura 208.1).

CLASSIFICAÇÃO

As linfadenopatias podem ser localizadas ou generalizadas.

Considera-se generalizada quando há aumento de dois ou mais linfonodos não contíguos de uma mesma cadeia linfonodal.

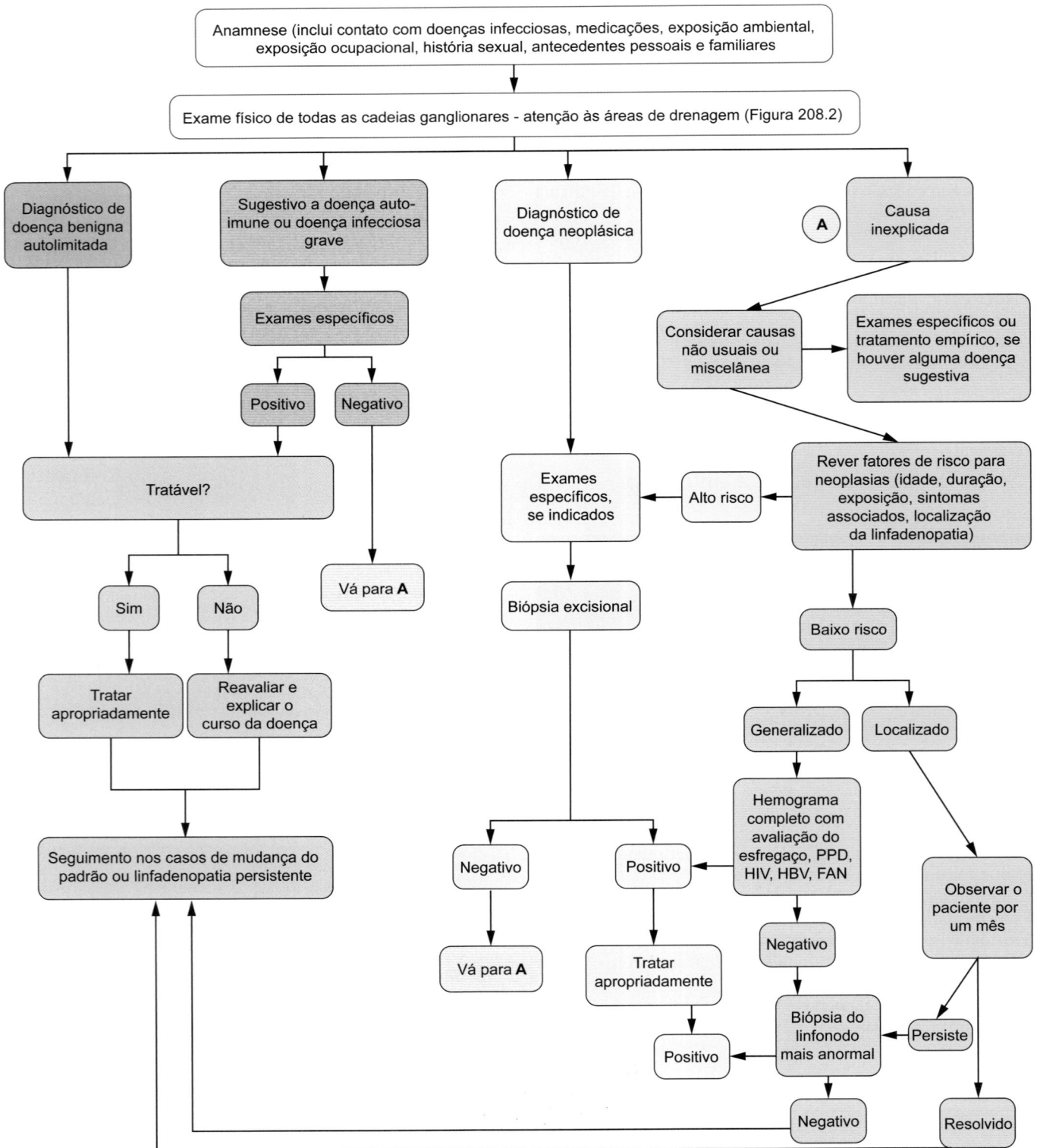

Figura 208.1 Fluxograma para a avaliação da linfadenopatia. FAN: fator antinuclear; HBV: vírus da hepatite B; HIV: vírus da imunodeficiência humana; PPD: teste tuberculíneo.

No entanto, linfadenopatias localizadas podem ser o achado inicial de várias doenças sistêmicas, muitas das quais são reconhecidas por outros dados clínicos. Isto porque, na fase inicial dessas doenças, pode estar evidente somente o crescimento de um ou mais linfonodos de uma única cadeia linfonodal.

MANIFESTAÇÕES CLÍNICAS

- Devem ser valorizados na anamnese os seguintes dados: idade do paciente, tempo de duração das manifestações, exposição a agentes epidemiológicos, sinais e sintomas sugestivos de infecções ou neoplasias (febre, emagrecimento, sudorese noturna, dor óssea) e localização (localizado ou generalizado)
- Os antecedentes epidemiológicos, como a ingestão de carne crua ou mal cozida, que favorece o diagnóstico de toxoplasmose; ou comportamento de risco, como sexo desprotegido ou aplicação intravenosa de drogas ilícitas que favorecem a infecção pelo vírus da síndrome da imunodeficiência adquirida (AIDS); arranhadura do gato, mordedura por carrapatos, além de viagens para áreas endêmicas
- A história medicamentosa deve ser detalhada, pois diversos medicamentos podem causar linfadenopatias (ver Quadro 208.1)
- A forma de início e a evolução devem ser valorizados: adenomegalias de início recente e evolução rápida sugerem infecções; e as que evoluem de maneira insidiosa levantam a possibilidade de doenças sistêmicas, como alguns tipos de neoplasia
- Deve-se estar alerta ao fato de que mais da metade das crianças saudáveis tem linfonodos palpáveis, de etiologia benigna. Tanto em adultos como em crianças, linfadenopatia com duração de menos de 2 semanas ou acima de 12 meses, sem mudança no tamanho, tem baixa probabilidade de ser de etiologia neoplásica. A exceção inclui os linfomas de Hodgkin e os não Hodgkin indolentes, os quais, em geral, são acompanhados de sintomas sistêmicos, como febre e emagrecimento
- Para a avaliação clínica adequada de paciente com adenomegalia, é necessário palpar todos os grupos de linfonodos superficiais (Figuras 208.2 e 208.3). Os linfonodos profundos, como os intratorácicos e intra-abdominais, não são acessíveis ao exame físico e, se necessário, devem ser investigados por exames de imagem.

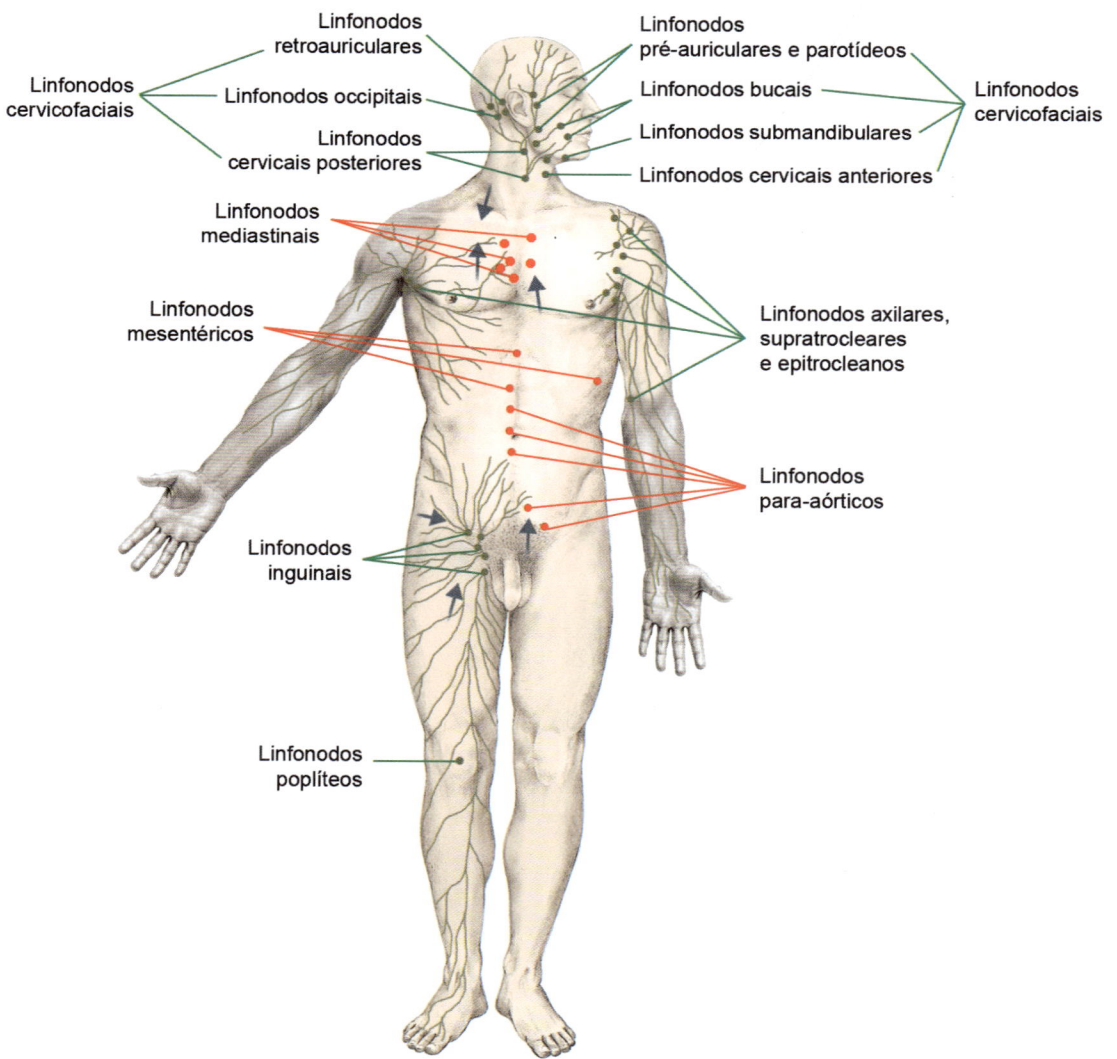

Figura 208.2 Sistema linfático superficial (em *verde*) e profundo (em *vermelho*). (Adaptada de Wolf-Heidegger, 2006.)

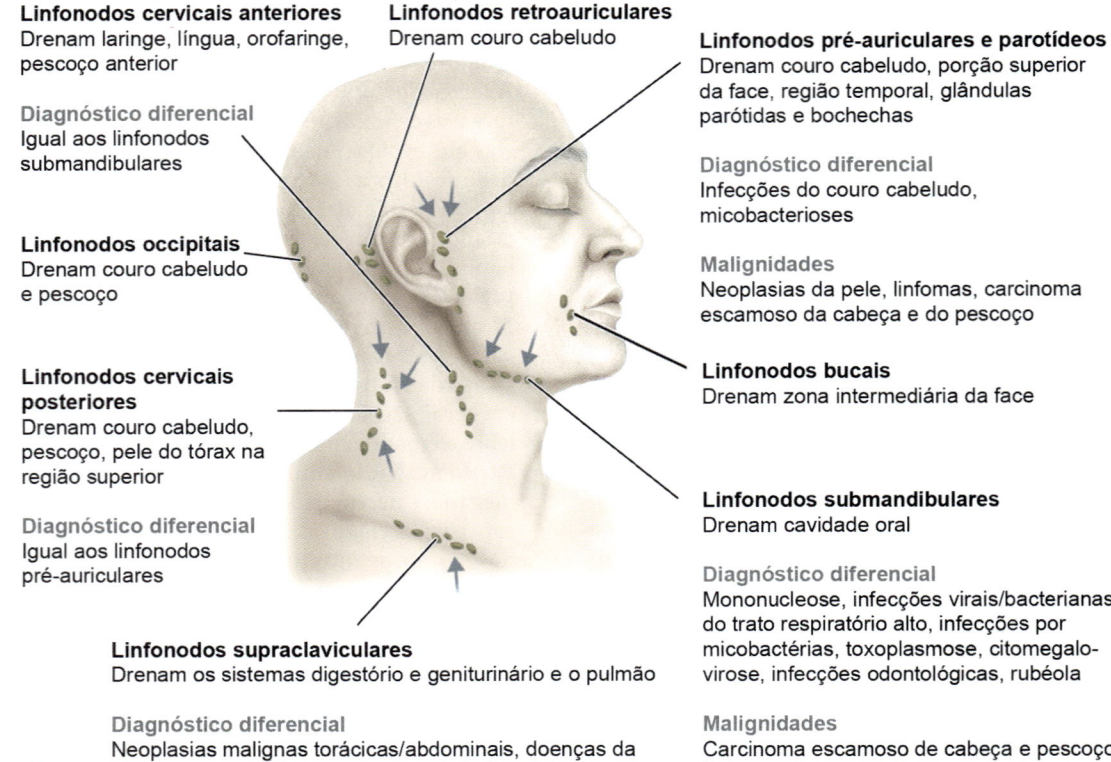

Linfonodos cervicais anteriores
Drenam laringe, língua, orofaringe, pescoço anterior

Diagnóstico diferencial
Igual aos linfonodos submandibulares

Linfonodos occipitais
Drenam couro cabeludo e pescoço

Linfonodos cervicais posteriores
Drenam couro cabeludo, pescoço, pele do tórax na região superior

Diagnóstico diferencial
Igual aos linfonodos pré-auriculares

Linfonodos retroauriculares
Drenam couro cabeludo

Linfonodos pré-auriculares e parotídeos
Drenam couro cabeludo, porção superior da face, região temporal, glândulas parótidas e bochechas

Diagnóstico diferencial
Infecções do couro cabeludo, micobacterioses

Malignidades
Neoplasias da pele, linfomas, carcinoma escamoso da cabeça e do pescoço

Linfonodos bucais
Drenam zona intermediária da face

Linfonodos submandibulares
Drenam cavidade oral

Diagnóstico diferencial
Mononucleose, infecções virais/bacterianas do trato respiratório alto, infecções por micobactérias, toxoplasmose, citomegalovirose, infecções odontológicas, rubéola

Malignidades
Carcinoma escamoso de cabeça e pescoço, linfomas, leucemia

A

Linfonodos supraclaviculares
Drenam os sistemas digestório e geniturinário e o pulmão

Diagnóstico diferencial
Neoplasias malignas torácicas/abdominais, doenças da tireoide/laringe, infecções fúngicas/micobactérias

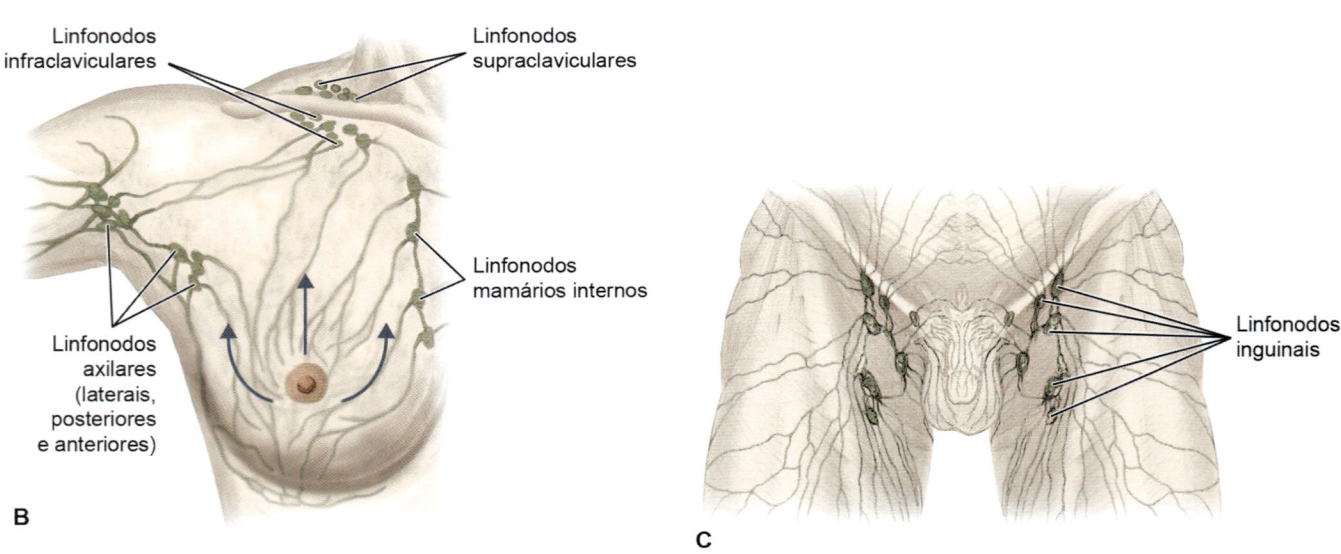

Linfonodos infraclaviculares

Linfonodos supraclaviculares

Linfonodos mamários internos

Linfonodos axilares (laterais, posteriores e anteriores)

B

Linfonodos inguinais

C

Figura 208.3 A. Linfonodos cervicais: localização e drenagem. **B.** Linfonodos axilares: localização e drenagem. **C.** Linfonodos inguinais: localização e drenagem. (Adaptada de Wolf-Heidegger, 2006.)

<table>
<tr><td colspan="2">Recomendações práticas</td></tr>
</table>

- A localização e as características semiológicas são elementos fundamentais no raciocínio diagnóstico, tendo em vista a estreita relação das cadeias linfonodais com as estruturas correspondentes (Quadro 208.2)
- Pode ou não haver dor (se houver dor, favorece linfodenopatia infecciosa)
- Consistência alterada à palpação deve ser avaliada (consistência pétrea, por exemplo, sugere processo maligno, mas não é um achado frequente)
- Sinais inflamatórios da pele circunjacente são dados importantes (indica doença infecciosa)
- Supuração com formação de fístulas (sugere tuberculose ou infecção fúngica)
- Manifestações sistêmicas (febre, prurido, fadiga, astenia, artralgias, alterações cutâneas, sudorese noturna, perda de peso), quando presentes, são essenciais no raciocínio diagnóstico
- Hepato e/ou esplenomegalia podem ser observadas em associação à linfadenopatia. Quando presentes, sugerem doenças infecciosas, neoplasias hematológicas, colagenoses e metástases. Nesses casos, o diagnóstico diferencial com malária, doenças autoimunes, sarcoidose, amiloidose, doenças metabólicas, linfomas, leucemias e metástases deve fazer parte do raciocínio clínico.

EXAMES COMPLEMENTARES

- Dependem da(s) hipótese(s) diagnóstica(s) (Quadro 208.3)
- Podem não ser necessários como, por exemplo, nos pacientes com adenopatia secundária a uma doença infecciosa localizada e facilmente reconhecida
- Quando há indicação de exame histopatológico, a escolha correta do linfonodo a ser biopsiado é fundamental. Biópsia de linfonodos inguinais deve ser evitada, porque, em adultos, eles podem estar aumentados por múltiplas causas, dificultando a interpretação do laudo histopatológico.

COMPROVAÇÃO DIAGNÓSTICA

- Depende da causa
- Exames laboratoriais específicos para as diferentes causas
- Biópsia de um linfonodo
- O tratamento depende do diagnóstico.

BIBLIOGRAFIA

Gaddey HL, Riegel AM. Unexplained lymphadenopathy: evaluation and differential diagnosis. Am Fam Physician. 2016;94(11):896-903.
Kiefer MM, Chong CR. Pocket Primary Care. Wolters Kluwer Health; 2014.
Porto CC, Porto AL. Exame Clínico. 8. ed. Guanabara Koogan; 2018.
Wolf-Heidegger. Atlas de anatomia humana, 6. ed., 2006.

Quadro 208.2 Área de drenagem relacionada com a cadeia linfonodal e suas principais causas.

Cadeia linfonodal		Área de drenagem (mais comum)	Causas
Linfonodos da cabeça e do pescoço	Nível I	Cavidade oral, glândulas submandibular e sublingual, seios paranasais e face	Mononucleose, infecções virais do sistema respiratório superior, infecções bacterianase por micobactérias, toxoplasmose, citomegalovirose, mononucleose, rubéola, infecções dentárias, neoplasias da cabeça e do pescoço, leucemias e linfomas
	Nível II	Couro cabeludo, pele da face, nasofaringe, orofaringe, parótida, laringe e corpo da língua	Infecções no couro cabeludo e por micobactérias, neoplasias da pele, linfomas e carcinoma escamoso da cabeça e do pescoço
	Níveis III e IV	Tireoide, laringe, base da língua e região anterior do pescoço, esôfago, pulmão e mama	Mononucleose, infecções virais do sistema respiratório superior, infecções bacterianas e por micobactérias, toxoplasmose, mononucleose, citomegalovirose, rubéola, infecções dentárias, neoplasias da cabeça e do pescoço, leucemias e linfomas, metástase de neoplasias de mama e pulmão
	Nível V	Couro cabeludo, pele superior do tórax, nasofaringe e faringe, esôfago, pulmão e mama	Infecções no couro cabeludo e por micobactérias, neoplasias da pele, linfomas, carcinoma escamoso da cabeça e do pescoço, e metástase de neoplasias de mama e pulmão
	Nível VI	Pulmão, laringe e tireoide. Quando do lado E (ducto torácico), sistemas gastrintestinal e geniturinário intra-abdominal	Neoplasias intra-abdominais, torácicas, doenças da laringe, da tireoide, infecções fúngicas e micobacterioses
Linfonodos infraclaviculares		Mama e parte superior do braço	Metástase de neoplasias de mama, leucemias e linfomas
Linfonodos axilares		Mama, braço e parede torácica	Infecções ou traumatismos da pele, doença da arranhadura do gato, tularemia, esporotricose, sarcoidose, sífilis, brucelose, leishmaniose, hanseníase, prótese de mama, com reação inflamatória, neoplasias de mama e pele, linfomas, leucemias e sarcoma de Kaposi
Linfonodos epitrocleanos		Forame ulnar e mão	Infecções da pele, hanseníase, linfoma e neoplasias da pele
Linfonodos inguinais		Genitália externa, períneo, ânus, órgãos genitais internos e membros inferiores	Infecções cutâneas e sexualmente transmissíveis, adenopatia reacional benigna, linfoma, neoplasias de pênis, vulva, ânus e de tecidos moles, e sarcoma de Kaposi

Quadro 208.3 Dicas para determinar a causa da adenopatia.

Dados da anamnese	Hipótese diagnóstica	Exames iniciais
Febre, sudorese noturna, emagrecimento, adenopatia supraclavicular, poplítea ou ilíaca, sangramentos (equimoses, petéquias etc.), esplenomegalia	Leucemia, linfoma, metástase de tumor sólido	Hemograma, punção aspirativa ou biópsia do linfonodo, exames de imagem (USG ou TC deverão ser consideradas, mas não deverão atrasar a indicação da biópsia)
Febre, calafrios, astenia, dor de garganta, náuseas, vômitos, diarreia, sem sinais de alarme	Faringite viral ou bacteriana, hepatite, *influenza*, mononucleose, tuberculose (se houver antecedente de exposição a doentes), rubéola	Doenças autolimitadas podem não requerer nenhum exame adicional; dependendo da avaliação clínica, considerar hemograma completo, *monotest*, testes de função hepática, culturas e sorologias específicas das doenças, conforme necessário
Comportamento sexual de risco	Cancroide, infecção pelo HIV, linfogranuloma venéreo, sífilis	Sorologia para o HIV, cultura das lesões suspeitas, PCR para Chlamydia, teste de inibição de fator de migração
Contato com gatos ou comida de gatos	Doença da arranhadura do gato (*Bartonella*), toxoplasmose	Sorologia para toxoplasmose, *Bartonella*
Contato com coelhos ou ovelhas ou lã, cuidador de gado ou manufaturador de couro de gado	Antraz, brucelose, tularemia	Diagnóstico de rastreamento de antraz, sorologia e PCR para tularemia, sorologia para brucelose, hemocultura
Alimentação com carne crua	Antraz, brucelose, tularemia	Diagnóstico de rastreamento de antraz, sorologia e PCR para tularemia, sorologia para brucelose, hemocultura
Viagens recentes para área endêmica, picada de insetos	A depender da epidemiologia do local visitado	Sorologias e testes para a identificação do agente suspeito
Artralgias, erupção cutânea, rigidez articular, febre, calafrios, fraqueza muscular	Artrite reumatoide, síndrome de Sjögren, dermatomiosite, lúpus eritematoso sistêmico	Anticorpo antinuclear, DNA de fita dupla, VHS, hemograma completo, fator reumatoide, creatinofosfoquinase, eletroneuromiografia ou biópsia muscular, se indicado

DNA: ácido desoxirribonucleico; HIV: vírus da imunodeficiência humana; PCR: reação em cadeia da polimerase; VHS: velocidade de hemossedimentação. Adaptado de Gaddey et al., 2016. Rever algoritmo para a investigação da linfadenopatia (Figura 208.1).

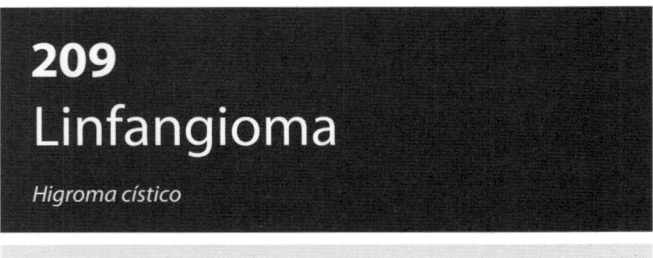

209
Linfangioma
Higroma cístico

Maria do Rosário Ferraz Roberti • Alexandre Roberti

INTRODUÇÃO

O linfangioma é uma malformação linfática (ML), de origem congênita, mais encontrada em crianças, raramente em adultos.

A maioria dos casos ocorre na região da cabeça e do pescoço, mas pode estar presente em extremidades, axilas e mediastino.

O linfangioma é uma malformação linfática, de origem endotelial, resultante de diferenciação embriológica anormal. Mais da metade dos casos manifesta-se ao nascimento e os outros, não aparentes, serão diagnosticados até os 2 anos.

É mais comum em pacientes com síndromes de Turner, de Down, de Klinefelter e na trissomia dos cromossomos 18 e 13.

Em geral, apresentam-se com o aspecto de cistos múltiplos, cheios de líquido amarelo citrino claro, às vezes, levemente hemorrágico.

Embora sejam lesões benignas, podem aderir às estruturas da região do pescoço, o que dificulta sua ressecção. Podem causar compressão da traqueia ou do assoalho da boca.

CLASSIFICAÇÃO

- Linfangioma simples: formado de pequenos capilares linfáticos
- Linfangioma cavernoso: grandes canais linfáticos
- Linfangioma cístico: contendo lojas ou cistos (higroma cístico).

MANIFESTAÇÕES CLÍNICAS

- Cerca de 75% dos linfangiomas localizam-se no pescoço, 20% nas axilas, 5% no interior do tórax e em outras regiões
- Geralmente são assintomáticos, a menos que comprometam a via respiratória ou a faringe, resultando em dispneia ou disfagia
- Apresentam crescimento lento, o que vai exigir tratamento em algum momento da vida da criança
- Nos adultos apresentam-se mais frequentemente como uma massa cística assintomática.

DIAGNÓSTICO DIFERENCIAL

- Outras tumefações localizadas no pescoço (cisto branquial, cisto dermoide)
- Adenopatias cervicais (metástases císticas do carcinoma papilar da tireoide, por exemplo).

EXAMES COMPLEMENTARES

- A avaliação diagnóstica pode ser feita pela ressonância magnética, tomografia computadorizada (TC) e ultrassonografia
- A TC helicoidal em lactentes tem a vantagem de não necessitar de anestesia, além de possibilitar estudo tridimensional.

COMPROVAÇÃO DIAGNÓSTICA

- Dados clínicos + exames de imagem
- Exame histopatológico da peça cirúrgica.

COMPLICAÇÕES

- Compressão de vias respiratórias, vasos ou nervos
- Risco de lesão dessas estruturas durante cirurgia para retirada do linfangioma.

TRATAMENTO

- Excisão cirúrgica (preferencialmente)
- Aplicação de substância esclerosante pode ser testada em casos de difícil ressecção.

EVOLUÇÃO E PROGNÓSTICO

- Pode haver resolução espontânea
- Recidivas são frequentes.

BIBLIOGRAFIA

Bakshi SS. Cystic hygroma. Acta Clin Belg. 2017;72(2):146.

Damaskos C, Garmpis N, Manousi M, Garmpi A, Margonis GA, Spartalis E et al. Cystic hygroma of the neck: single center experience and literature review. Eur Rev Med Pharmacol Sci. 2017;21(21):4918-23.

Gaddey HL, Riegel AM. Unexplained lymphadenopathy: evaluation and differential diagninosis. Am Fam Physian. 2016;1:94 (11)896-903.

Ha J, Yu CY, Lannigan F. A review of the management of lymphangiomas. Curr Pediatr Rev. 2014;10(3):238-48.

210
Linfangite

Maria do Rosário Ferraz Roberti ◆ Yosio Nagato ◆ Edvaldo de Paula e Silva

INTRODUÇÃO

A linfangite é uma lesão inflamatória e/ou infecciosa de vasos linfáticos superficiais ou profundos, provocada por bactérias (estreptococos, estafilococos), fungos, filárias ou agentes físicos e químicos (ver Celulite e erisipela nos Capítulos 45, *Infecções Cutâneas* e 565, *Estreptococcias*) (Quadro 210.1).

Desenvolve-se após a inoculação de microrganismos nos vasos linfáticos em virtude de solução de continuidade da pele ou como complicação de uma infecção a distância (Figura 210.1).

A linfangite nodular é uma forma crônica de linfangite com nódulos subcutâneos inflamados que seguem o trajeto dos vasos linfáticos do membro afetado. Geralmente tem evolução lenta.

As causas mais frequentes de linfangite nodular são a *Leishmania braziliensis*, o *Bacillus anthracis* e o *Staphylococcus aureus*.

AGENTES CAUSADORES

- *Streptococcus pyogenes* (causa mais frequente)
- *Sporothrix schenckii*
- *Bacillus anthracis*
- *Pasteurella tularensis*
- *Maleomices mallei*
- *Erysipelothrix rhusiopathiae.*

FATORES DE RISCO

- Diabetes
- Obesidade
- Etilismo
- Insuficiência cardíaca
- Insuficiência venosa crônica
- Imunossupressão (uso prolongado de corticoide e imunossupressor)
- Micoses cutâneas
- Traumatismos com lesão abrasiva da pele
- Hábitos higiênicos precários.

MANIFESTAÇÕES CLÍNICAS

As manifestações clínicas são variadas, a depender da apresentação clínica, bem como de sua etiologia. Podem manifestar-se em forma de placas eritematosas dolorosas com disseminação rápida, edema doloroso, edema nodular acompanhando os vasos linfáticos.

Anamnese detalhada incluindo antecedentes epidemiológicos e ocupacionais deve integrar a investigação clínica.

Nos indivíduos não imunodeprimidos, o agente causal, em geral, é o *Streptococcus* sp. Nos imunocomprometidos, deve-se pensar em microrganismos gram-negativos.

Entretanto, deve-se estar atento ao fato de que nem sempre a linfangite tem como agente causal bactérias. Fungos, vírus e picadas de insetos podem estar envolvidos nesse processo.

As manifestações mais comuns são:

- Escoriações, úlceras, micose interdigital (porta de entrada)
- Febre alta (39 a 40°C), com calafrios
- Astenia
- Náuseas e vômitos
- Cefaleia
- Mal-estar
- Dor, hiperemia e edema no trajeto do linfático comprometido
- Adenite regional
- Flictenas e bolhas.

EXAMES COMPLEMENTARES

- Hemograma: leucocitose com desvio à esquerda
- Velocidade de hemossedimentação (VHS): elevada
- Proteína C reativa (PCR): elevada
- Antiestreptolisina O (ASLO): elevada nas infecções estreptocócicas
- Exame bacteriológico do material coletado na lesão (raramente feito)
- Hemocultura (quando há suspeita de septicemia)
- *Swab*, aspirado, ou biópsia do tecido comprometido
- Sorologia (tularose, histoplasmose)
- Esfregaço do sangue periférico na suspeita de filariose
- Sorologia (tularose, histoplasmose).

Quadro 210.1 Causas de linfangite.

Vasos linfáticos normais com infecção aguda
Microrganismo adentra a corrente linfática em virtude de infecção ou solução de continuidade da pele por traumatismo local

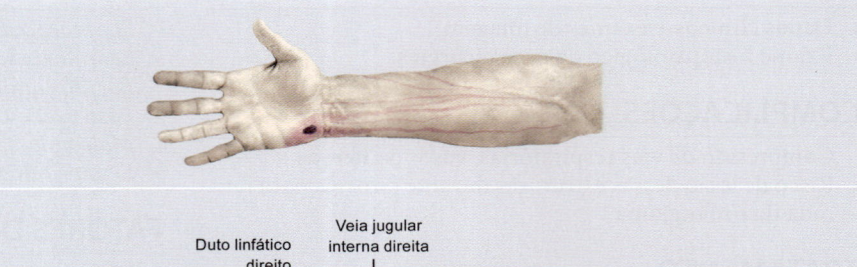

Vasos linfáticos com drenagem prejudicada
Obstrução linfática devido a procedimentos cirúrgicos, neoplasias, radioterapia ou traumatismos. Exemplos: safenectomia para revascularização miocárdica ou esvaziamento ganglionar axilar para tratamento de câncer de mama

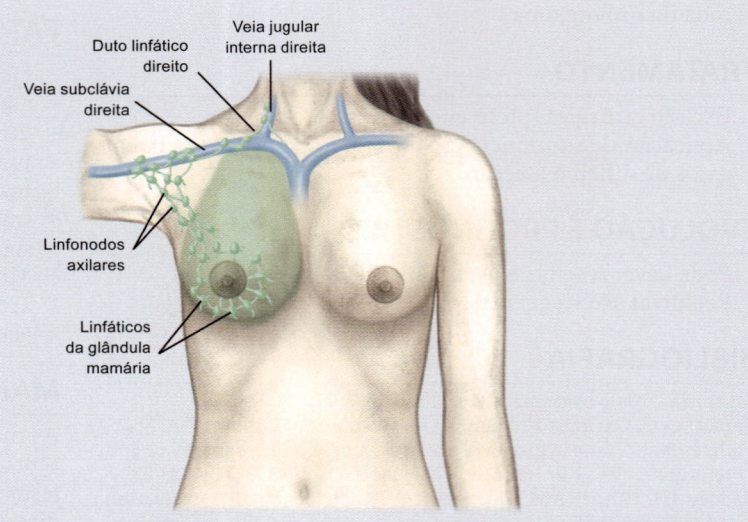

Vasos linfáticos com anormalidades anatômicas
Defeitos do desenvolvimento ou congênitos que originam vasos hipoplásicos ou hiperplásicos que causam obstrução da drenagem linfática

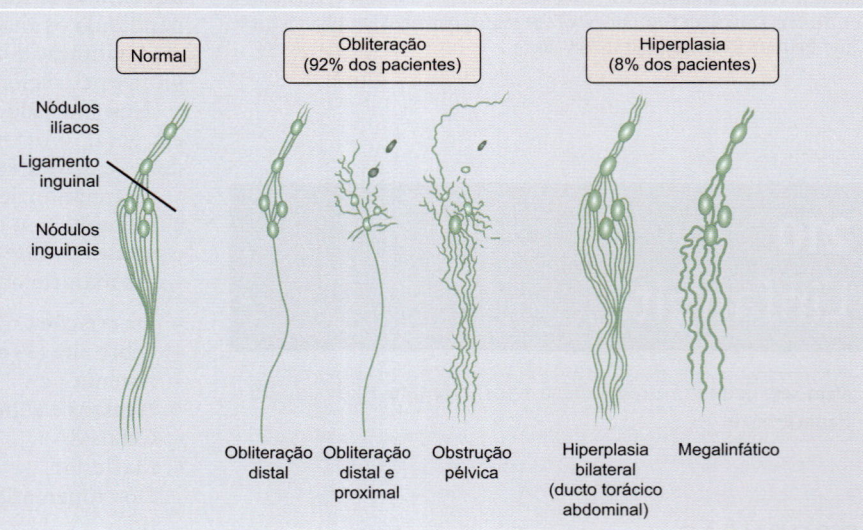

DIAGNÓSTICO DIFERENCIAL

- Tromboflebite superficial
- Trombose venosa profunda.

COMPROVAÇÃO DIAGNÓSTICA

- Dados clínicos
- Isolamento do microrganismo responsável é incomum.

COMPLICAÇÕES

- Necrose da pele e do tecido subcutâneo
- Celulite
- Úlceras

- Abscessos
- Sepse
- Miíase
- Endocardite
- Pielonefrite aguda.

TRATAMENTO

- Repouso no leito
- Alívio da dor (ver Capítulo 15, *Dor*).

Tratamento medicamentoso

- Primeira escolha: penicilina benzatina – 600.000 a 1.200.000 U por via intramuscular (IM), a cada 5 dias; ou penicilina G

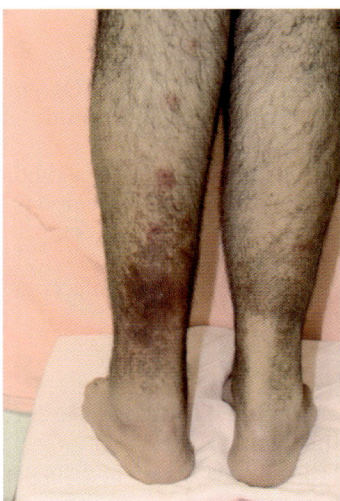

Figura 210.1 Linfangite da perna.

procaína – 300.000 a 600.000 U, IM, a cada 12 horas; ou penicilina G procaína cristalina – 2.000.000 a 4.000.000 U por via intravenosa (IV), a cada 4 horas (nos casos mais graves)
- Segunda escolha: eritromicina 2 a 4 g/dia, em 2 tomadas por via oral, por 10 dias; ou clindamicina 600 mg VO ou IV, a cada 8 horas, por 7 a 10 dias; ou lincomicina 600 mg IM ou IV, a cada 8 horas, por 7 a 10 dias; ou sulfametoxazol 400 mg VO, associado a trimetoprima 80 mg, 2 comprimidos a cada 12 horas.

PREVENÇÃO
- Hábitos higiênicos adequados
- Limpeza das lesões da pele
- Tratamento das micoses interdigitais
- Tratamento da insuficiência venosa crônica
- Cuidados rigorosos com pé diabético.

EVOLUÇÃO E PROGNÓSTICO
- Cura sem sequela com tratamento adequado
- Linfedema após recidivas.

Atenção

- Causas mais frequentes de linfangite aguda:
  - *Streptococcus pyogenes*, *Staphylococcus aureus* e microrganismos gram-negativos. Pacientes que têm contato com animais, lembrar de pesquisar *Pasteurella*, *Erysipelothrix* e *anthrax*
- Outras causas que devem ser investigadas: herpes-vírus simples, linfogranuloma venéreo e *rickettsiae*
- Causas mais frequentes de linfangite nodular incluem:
  - *Sporothrix schenckii*, *Nocardia*, *Mycobacterium marinum*, leishmaniose, tularemia, *Burkholderia pseudomallei* e micoses sistêmicas.

  O tratamento da linfangite inclui antibioticoterapia de acordo com o agente mais provável. Em alguns casos de linfangite nodular, o tratamento cirúrgico pode ser indicado, necessitando desbridamento cirúrgico. Nos casos de linfedema com obstrução linfática significativa, o tratamento cirúrgico pode ser útil.

BIBLIOGRAFIA
Azevedo MF. GPS Medicamentos. Guia prático em saúde. Rio de Janeiro: Guanabara Koogan; 2017.
Cohen BE, Nagler AR, Pomeranz MK. Nonbacterial causes of lymphangitis with streaking. J Am Board Fam Med. 2016;29(6): 808-12.
Garrido M. Linfangites e erisipelas. In: Brito CJ. Cirurgia Vascular. Revinter; 2000.
Garrido M. Linfangites e erisipelas. In: Maffei FHA. Doenças Vasculares Periféricas. 3. ed. Medsi; 2002.
Garrido M. Linfangites necrotizantes. Linfangites e erisipelas. 2. ed. Revinter; 2000.
Inghammar M, Rasmussen M, Linder A. Recurrent erysipelas – risk factors and clinical presentation. BMC Infect Dis. 2014;14:270.
Maxwell-Scott H, Kandil H. Diagnosis and management of cellulitis and erysipelas. Br J Hosp Med. 2015;76(8):C114-7. Sternick M. Linfangites: etiologia. In: Garrido M. Linfangites e Erisipelas. 2. ed. Revinter; 2000.
Tirado-Sánchez A, Bonifaz A. Nodular lymphangitis (sporotrichoid lymphocutaneous infections). Clues to differential diagnosis. J Fungi. 2018;4(2):56.

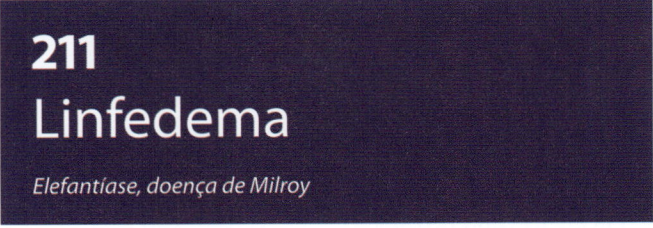

211
Linfedema

Elefantíase, doença de Milroy

Yosio Nagato • Edvaldo de Paula e Silva

INTRODUÇÃO

Linfedema resulta do comprometimento do sistema linfático, sendo responsável pelas enfermidades conhecidas como elefantíase e doença de Milroy.

Os principais dados histopatológicos são hipoplasia ou agenesia de vasos linfáticos, fibrose intersticial da pele e subcutânea, aumento de ceratinócitos, fibroblastos e da matriz intersticial. Pode ser acompanhado de linfangite, trombose de vasos linfáticos e proliferação tecidual do endotélio linfático.

CLASSIFICAÇÃO CLÍNICA
- Primária ou congênita (doença de Milroy)
- Precoce
- Tardia
- Secundária (alteração dos vasos linfáticos e dos linfonodos).

CAUSAS
- Primária: congênita (brida amniótica, doença de Milroy)
- Secundária: alteração dos vasos linfáticos (pós-surto de erisipela, pós-estase venosa crônica, pós-traumatismo, pós-cirurgia de varizes, pós-cirurgia de esvaziamento de cadeia linfonodal, pós-safenectomia para revascularização arterial, pós-dissecção inguinal para circulação extracorpórea), filariose
- Alteração dos vasos linfáticos e linfonodos (neoplasia maligna, fibrose pós-radioterapia, tuberculose).

MANIFESTAÇÕES CLÍNICAS

- Pode ser assintomático, mas com modificações estéticas da região em que se localiza
- Fase inicial: edema mole, frio, depressível e indolor
- Fase crônica: edema duro, frio, indolor e não depressível
- Edema piora em época de calor ou quando o membro comprometido fica em posição pendente
- Elefantíase na fase tardia
- Sensação de peso no membro comprometido
- Incapacidade funcional
- Impossibilidade de preguear a pele do dorso dos pododáctilos (sinal de Stemmer)
- Hiperceratose da pele
- Linfocele (acúmulo de líquido linfático, formando bolsas ou lagos)
- Úlceras
- Hiperpigmentação
- Verrucosidades
- Dor e febre quando ocorre infecção secundária (linfangite, celulite).

DIAGNÓSTICO DIFERENCIAL

- Edema de diferentes causas (renal, cardíaco, hepático, disproteinemia)
- Trombose venosa profunda (TVP)
- Insuficiência venosa crônica
- Síndrome pós-trombótica
- Edema postural
- Angioedema hereditário
- Lipedema (lipodistrofia).

EXAMES COMPLEMENTARES

- Duplex-*scan*: importante para o diagnóstico diferencial com o edema da TVP
- Linfocintilografia: pode evidenciar bloqueio dos troncos linfáticos
- Tomografia computadorizada (TC) e ressonância magnética (RM) em casos especiais
- Arteriografia: indicada nos grandes linfedemas para investigar possibilidade de microfístulas arteriovenosas.

COMPROVAÇÃO DIAGNÓSTICA

- Dados clínicos + exames de imagem em casos selecionados.

TRATAMENTO

- Orientação do paciente para evitar complicações ou recidivas infecciosas
- Drenagem linfática manual
- Controlar o peso
- Fisioterapia
- Contenção inelástica ou elástica de alta compressão
- Exercícios linfomiocinéticos
- Cuidado permanente com pele e unhas.

Tratamento medicamentoso

- Flebotônico e linfocinéticos:
  - Diosmina 450 mg por via oral (VO), em conjunto com hesperidina 50 mg VO: 1 comprimido, 2 vezes/dia, por tempo prolongado
  - Cumarina 15 mg associada à troxerrutina 90 mg VO: 1 comprimido, 2 vezes/dia, por tempo prolongado
  - *Melilotus officinalis* 26,7 mg VO, 1 comprimido, 1 vez/dia, por tempo prolongado
- Antibióticos nas complicações infecciosas (ver Capítulo 210, *Linfangite*).

Tratamento cirúrgico

- Indicado quando a terapia clínica não for suficiente para controlar o linfedema
- Linfo ou lipoaspiração em casos selecionados.

PREVENÇÃO

- Exercícios adequados
- Cuidados rigorosos com os traumatismos de pele
- Tratamento da insuficiência venosa crônica
- Profilaxia de TVP.

EVOLUÇÃO E PROGNÓSTICO

- Tratado precoce e adequadamente, o linfedema regride e se estabiliza
- Não tratado, evolui progressivamente, provocando alterações tróficas e deformidades da área comprometida, sendo a elefantíase ou paquidermia o estágio final da evolução
- Um linfedema crônico incurável pode evoluir para linfossarcoma (síndrome de Stewart-Treves).

Atenção

- Linfedema decorrente de tratamento dos cânceres de mama e de próstata é o mais frequente
- Linfedema pós-filariose ocorre nas zonas endêmicas dessa parasitose.

BIBLIOGRAFIA

Andrade MFC. Diagnóstico clínico das doenças linfáticas. In: Maffei FHA. Doenças Vasculares Periféricas. 3. ed. Medsi; 2002.

Andrade MFC. Linfedema: epidemiologia, classificação, fisiopatologia. In: Maffei FHA. Doenças Vasculares Periféricas. 3. ed. Medsi; 2002.

Andrade MFC. Linfedema – operações de ressecção. In: Brito CJ. Cirurgia Vascular. Revinter; 2002.

Azevedo MF. GPS Medicamentos. Guia prático em saúde. Rio de Janeiro: Guanabara Koogan; 2017.

Campisi C, Boccardo F. Linfedemas. Tratamento por técnicas microcirúrgicas. In: Brito CJ. Cirurgia Vascular. Revinter; 2002.

Neto HJG. Linfedema – classificação, etiologia, quadro clínico. Tratamento não cirúrgico. In: Brito CJ. Cirurgia Vascular. Revinter; 2002.

212
Acrocianose

Fabio Augusto Cypreste Oliveira • Carlos Eduardo de Sousa Amorelli • Fábio Lemos Campedelli

INTRODUÇÃO

A acrocianose é uma condição clínica caracterizada por descoloração persistente, indolor e simétrica de mãos, pés e, mais raramente, de algumas áreas da face (orelhas e nariz), sempre associada a hiperidrose da região acometida.

A exposição ao frio é um fator desencadeante frequente, sendo as mulheres jovens e as de meia-idade os principais grupos de risco.

A acrocianose é secundária a um espasmo arteriolar contínuo com dilatação venulovenular por disfunção simpática.

CAUSAS

- Primária ou idiopática: aumento da sensibilidade ao frio
- Secundária: associada a doenças sistêmicas ou uso de medicamentos:
  - Doenças sistêmicas: tromboangiite obliterante, esclerodermia, lúpus eritematoso sistêmico, crioglobulinemia, anorexia nervosa, síndrome dos anticorpos antifosfolipídeos, acidúria metilmalônica (crianças) e aglutinina fria
  - Medicamentos: gencitabina (quimioterápico), terlipressina (vasoconstritor), desipramina (antidepressivo tricíclico) e interferona alfa 2.

FATORES DE RISCO

- Exposição ao frio
- Sexo feminino.

Fenômeno da íris e sinal de Crocq

- Fenômeno da íris: a compressão da área cianótica provoca uma área de palidez que vai readquirindo a cor das bordas para o centro
- Sinal de Crocq: resolução lenta da descoloração da pele após branqueamento em um padrão radial.

MANIFESTAÇÕES CLÍNICAS

- Cianose persistente e indolor em mãos, pés e, raramente, orelhas e nariz
- Piora da cianose com o frio e o período menstrual
- Melhora da cianose com elevação e aquecimento do membro acometido, gestação e menopausa

Teste da alternância da temperatura

- Aquecer as mãos em água morna durante 5 minutos; em seguida, imergi-las em água a 12°C por mais 5 minutos
- Em pessoas sadias, a temperatura das mãos volta ao normal no máximo em 20 minutos. Nos pacientes com acrocianose, o tempo necessário para a temperatura das mãos voltar ao natural é de 30 minutos ou mais.

- Pode associar-se à hiperidrose quando da exposição ao frio e tornar-se dolorosa
- Permanência dos pulsos centrais e periféricos
- Ausência de lesões tróficas.

DIAGNÓSTICO DIFERENCIAL

- Fenômeno de Raynaud monofásico (tipo cianótico)
- Oclusão arterial
- Trombose venosa profunda.

EXAMES COMPLEMENTARES

- Não existem exames específicos
- Exames laboratoriais podem ser necessários para diagnóstico diferencial na acrocianose secundária
- Capilaroscopia em casos selecionados.

COMPROVAÇÃO DIAGNÓSTICA

- Dados clínicos
- Capilaroscopia pode confirmar a suspeita em alguns casos.

COMPLICAÇÕES

- Por si só, a acrocianose não apresenta complicações.

TRATAMENTO

- Proteção contra o frio
- Prática de exercícios
- Tratamento das doenças sistêmicas associadas
- Suspensão dos medicamentos possivelmente relacionados
- Bloqueio simpático em casos de hiperidrose associada, porém com risco de complicações.

EVOLUÇÃO E PROGNÓSTICO

- Doença benigna autolimitada com bom prognóstico
- Não determina lesão tecidual
- Pode resolver-se com remissão espontânea de acordo com a idade e o término da gestação, além de ser raríssima na infância. Fato que sugere relação hormonal com a doença.

BIBLIOGRAFIA

Bernardini E. Arteriopatias funcionais. In: Maffei FHA. Doenças Vasculares Periféricas. 5. ed. Guanabara Koogan; 2016.

Duque FLV, Duque AC. Angiopatias funcionais. In: Brito CJ. Cirurgia Vascular. Revinter; 2014.

Goodney PP. Clinical evolution of the arterial system. In: Rutherford's Vascular Surgery and Endovascular Therapy. 9. ed. Elsevier; 2019.

213
Eritromelalgia
Doença de Mitchell

Fabio Augusto Cypreste Oliveira ◆ Carlos Eduardo de Sousa Amorelli ◆ Fabio Lemos Campedelli

INTRODUÇÃO

Doença vasomotora rara, caracterizada por hiperemia dolorosa com aumento da temperatura do membro acometido.

As características histopatológicas são espessamento da membrana basal dos vasos com edema das células endoteliais, associado a hiperfluxo local com aumento de temperatura.

Há também ativação e agregação plaquetária, hipóxia e liberação de prostaglandinas com dor e eritema local.

Localiza-se, preferencialmente, nas mãos e nos pés, porém pode acometer as orelhas, sendo denominada "síndrome da orelha vermelha".

Mais comum no sexo masculino nos períodos da infância e da adolescência.

CAUSAS

- Primária ou hereditária: doença autossômica dominante causada por mutação heterozigota no gene *SCN9A*, determinando a abertura do canal de sódio (Na) V1 e aumentando o fluxo de íons de sódio nos nociceptores
- Secundária: associada às doenças sistêmicas, ao uso de medicamentos e a intoxicações:
  - Doenças sistêmicas: doenças hemopoéticas (trombocitemia essencial, policitemia vera, trombocitopenia, doenças mieloproliferativas crônicas, púrpura trombocitopênica idiopática, deficiência de vitamina B_{12} e anticorpos para células parietais, doenças autoimunes, diabetes melito, infecção pelo vírus da imunodeficiência humana (HIV – eritromelalgia periungueal) e síndrome da intoxicação por cogumelos das espécies *Clitocybe acromelalga* e *C. amoenolens*
  - Intoxicação por medicamentos e metais pesados (mercúrio): bloqueadores de canal de cálcio, bromocriptina, pergolida, penicilina e brometo de potássio.

FATORES DE RISCO

- Exposição ao calor (temperaturas elevadas e banho quente)
- Exercício físico
- Permanecer longos períodos em pé.

MANIFESTAÇÕES CLÍNICAS

- Dor em queimação nas extremidades
- Aumento da temperatura local
- Piora com temperaturas elevadas e melhora pela exposição ao frio.

- Critérios maiores: crises paroxísticas, dor em queimação da extremidade e rubor da área afetada
- Critérios menores: aumento da temperatura local, alívio da dor na exposição ao frio e piora com o calor.
  Pode haver ainda turgência venosa, edema local e necrose tecidual.

DIAGNÓSTICO DIFERENCIAL

Inclui afecções que causam dor, calor e/ou hiperemia local, sendo denominadas falsa eritromelalgia. As principais são:
- Neuropatia periférica
- Doença arterial periférica
- Insuficiência venosa crônica
- Síndrome dolorosa complexa regional (SDCR)
- Acrodinia (intoxicação por mercúrio).

EXAMES COMPLEMENTARES

- Hemograma
- Glicemia
- Velocidade de hemossedimentação (VHS)
- Ácido úrico
- Fotopletismografia
- Ecodoppler vascular
- Exame histopatológico.

COMPROVAÇÃO DIAGNÓSTICA

- Dados clínicos
- Exame histopatológico: na forma primária, observam-se proliferação de capilares com paredes defeituosas e pequena reação inflamatória; na forma secundária, acometimento de arteríolas, vênulas e nervos com edema das células endoteliais, proliferação de células musculares com vacuolização, processo inflamatório elevado e trombose vascular.

TRATAMENTO

Medidas gerais
- Evitar exposição a calor e banhos quentes
- Evitar o uso de medicamentos referidos como fatores causais
- Evitar bebidas alcoólicas
- Tratamento das doenças relacionadas.

Tratamento medicamentoso
- Forma primária ou hereditária:
  - Associação de carbamazepina com altas doses de vitamina B_{12}
  - Iloprosta, análogo sintético da prostaciclina com ação de inibição da agregação plaquetária, dilatação arteriolovenular e diminuição da permeabilidade capilar, tem apresentado melhora dos sintomas e da função simpática
  - Betabloqueadores (resultados pouco satisfatórios)

---

*O XEN402, fármaco para uso tópico, era testado pela Xenon Pharma, mas os direitos foram cedidos a Flexion Therapeutics em setembro de 2019. Está sendo desenvolvido sob o nome FX301. Os estudos clínicos foram iniciados em 2021.

- O uso de XEN402* 400 mg/dia (bloqueador de canal de sódio) por via oral (VO), tem mostrado aumento do tempo para a indução máxima com redução significativa da dor
  - Vasoconstritores, como ergotamina e epinefrina em baixas doses, podem ser usados
- Forma secundária:
  - Ácido acetilsalicílico (AAS)
  - Anti-inflamatórios não esteroides (AINEs).

EVOLUÇÃO E PROGNÓSTICO

- A eritromelalgia primária apresenta, na maioria das vezes, um bom prognóstico com evolução benigna
- A eritromelalgia secundária apresenta um prognóstico relacionado com a doença de base.

BIBLIOGRAFIA

Bernardini E. Arteriopatias funcionais. In: Maffei FHA. Doenças Vasculares Periféricas. 5. ed. Guanabara Koogan; 2016.
Duque FLV, Duque AC. Angiopatias funcionais. In: Brito CJ. Cirurgia Vascular. Revinter; 2014.

214
Livedo Reticular

Fábio Lemos Campedelli • Carlos Eduardo de Sousa Amorelli • Fabio Augusto Cypreste Oliveira

INTRODUÇÃO

Livedo reticular caracteriza-se pelo aparecimento de manchas cianóticas de aspecto rendado localizadas nas extremidades, tanto nos membros superiores como, principalmente, nos membros inferiores, circundadas por coloração normal ou pálida da pele.

Acomete principalmente mulheres jovens, e o frio intensifica as manchas (Figura 214.1).

CAUSAS E FORMAS CLÍNICAS

- *Cutis marmorata*: forma idiopática, na qual a pele adquire aspecto marmóreo, ou seja, com manchas rosadas/azuladas que se intensificam com o frio e melhoram com aquecimento. Mais frequente em crianças, mas pode acometer adultos. As manchas localizam-se principalmente nos membros inferiores. Trata-se de um fenômeno vascular puramente funcional de etiologia desconhecida
- Cútis marmórea telangiectásica congênita: observada como malformação em recém-nascidos com livedo reticular, telangiectasia e ulcerações de pele. Tende a desaparecer nos primeiros anos de vida

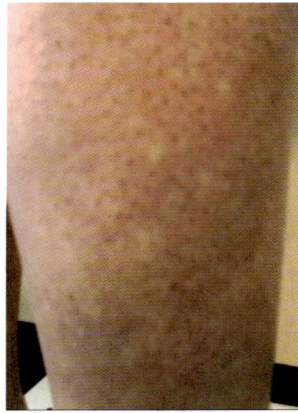

Figura 214.1 Aspecto típico do livedo reticular (manchas eritrocianóticas em forma de rede).

- Livedo reticular idiopático: acomete mulheres jovens, piora com o frio e melhora com o calor, mas não desaparece totalmente. Atinge mais os pés e o terço inferior das pernas, podendo alcançar coxas, membros superiores e tronco. Pode tornar-se permanente. Etiologia desconhecida, estando presente em alguns casos de colagenose
- Livedo reticular secundário: alteração permanente da coloração da pele, que piora no calor e pode evoluir com necrose cutânea. Apresenta microulcerações dolorosas, pouco secretantes. Causas: doenças autoimunes, tromboangiite obliterante (TAO), trombofilias, intoxicação por chumbo, arsênio e hidrocloreto de amantadina, policitemia, trombocitemia, crioglobulinemia, criofibrinogenemia, macroglobulinemia, sífilis.

FATORES DE RISCO

- Ambientes frios
- Instabilidade emocional
- Doenças: autoimunes, TAO, síndrome de Sjögren, hepatite B, hanseníase, doenças do colágeno, arterites por citomegalovírus
- Doenças neurológicas como síndrome de Sneddon (manifestações neurológicas, associadas a livedo reticular idiopático).

MANIFESTAÇÕES CLÍNICAS

- Dormência
- Formigamento
- Sensação de frio
- Dor (nos casos com ulcerações)
- Manchas cianóticas ou eritrocianóticas em forma de rede
- Cicatrizes
- Ulceração
- Hiperpigmentação parda.

DIAGNÓSTICO DIFERENCIAL

- Vasculites (ver Capítulo 218, *Aspectos Gerais das Vasculites*)
- Outras doenças (ver Causas e formas clínicas, neste capítulo).

EXAMES COMPLEMENTARES

- Dependem da hipótese diagnóstica nos casos de livedo reticular secundário
- Hemograma
- Eletroforese das proteínas
- Crioaglutininas
- Exames para diagnóstico das colagenoses (ver Capítulo 438, *Doenças Difusas do Tecido Conjuntivo*)
- Exames para pesquisa de trombofilia
- Fotopletismografia
- Biópsia da pele para exame histopatológico.

COMPROVAÇÃO DIAGNÓSTICA

- Dados clínicos + exames complementares adequados nos casos de livedo reticular secundário.

TRATAMENTO

- Proteção da pele em ambientes frios, com aquecimento do membro
- No caso de desconforto estético, o uso de cremes com base pode disfarçar o aspecto da pele
- Vasodilatadores como o cilostazol 100 mg por via oral (VO), a cada 12 horas, tem ação discreta
- Bloqueadores de canal de cálcio: nifedipino 10 a 20 mg VO, 3 a 4 vezes/dia; ou anlodipino 2,5 a 10 mg VO, 1 vez/dia, podem trazer melhora clínica
- Simpatectomia nos casos de ulcerações, porém não há regressão do livedo nem previne novas ulcerações
- Tratamento específico da causa no caso de livedo reticular secundário.

PREVENÇÃO

- Evitar exposição ao frio, inclusive se trabalhar em ambientes com baixas temperaturas
- Manter membros aquecidos.

EVOLUÇÃO E PROGNÓSTICO

- *Cutis marmorata* tem evolução benigna e tende a desaparecer com o tempo
- Livedo reticular idiopático apresenta evolução benigna na maioria dos casos. Raramente surgem úlceras ou necrose. Pode desaparecer espontaneamente
- Livedo reticular secundário evolui de acordo com a doença de base. Se essa melhorar ou se curar, o mesmo ocorrerá com o livedo reticular.

BIBLIOGRAFIA

Azevedo MF. GPS Medicamentos. Guia prático em saúde. Rio de Janeiro: Guanabara Koogan; 2017.
Bernardini E. Arteriopatias funcionais. In: Maffei FHA. Doenças Vasculares Periféricas. 5. ed. Medsi; 2016.
Campedelli FL et al. In: Porto CC, Porto AL. Semiologia médica. 8. ed. Rio de Janeiro: Guanabara Koogan; 2019.
Duque FLV, Duque AC. Vasculites. In: Brito CJ. Cirurgia Vascular. Revinter; 2002.

215
Síndrome de Raynaud
Doença de Raynaud, fenômeno de Raynaud

Fabio Augusto Cypreste Oliveira ◆ Carlos Eduardo de Sousa Amorelli ◆ Fábio Lemos Campedelli

INTRODUÇÃO

A síndrome de Raynaud caracteriza-se por espasmo das artérias e arteríolas digitais em resposta ao frio ou estresse emocional.

Esse efeito fisiológico exacerbado promove alterações na perfusão das extremidades, podendo ocorrer palidez (espasmo), cianose (estase capilar) e hiperemia (vasodilatação e retorno do fluxo).

Alguns autores consideram como "doença de Raynaud" o evento primário (idiopático) e o "fenômeno de Raynaud" o evento secundário ou associado a uma doença (Quadro 215.1).

A síndrome de Raynaud inclui essas duas condições, sendo a forma idiopática a mais comum, de evolução benigna e sem alterações estruturais vasculares; já na forma secundária, há algum grau de obstrução do fluxo sanguíneo que pode resultar em isquemia tecidual grave, manifestada por úlcera ou gangrena digital.

FATORES DE RISCO

- Exposição ao frio
- Estresse emocional
- Traumatismo
- Tabagismo
- Medicamentos.

MANIFESTAÇÕES CLÍNICAS

- Episódios autolimitados de palidez, cianose, rubor são descritos como sequência clássica, porém somente duas fases podem ocorrer
- Palidez segmentar ou de todo o dedo pode ocorrer, mas o polegar frequentemente é poupado (Figura 215.1), com diminuição da temperatura e parestesia
- Vasospasmos coronariano e cerebral podem ocorrer como possível fenômeno vasospástico generalizado
- Dor geralmente ocorre na fase tardia ou em fenômenos secundários
- Alterações ungueais e periungueais
- Tumefação dos dedos
- Atrofia da pele
- Queda de pelos
- Lesões tróficas nas polpas digitais.

DIAGNÓSTICO DIFERENCIAL

- Eritromelalgia
- Acrocianose

Quadro 215.1 Condições associadas ao fenômeno de Raynaud.

Doença do tecido conjuntivo

- Esclerodermia
- Lúpus eritematoso sistêmico
- Artrite reumatoide
- Síndrome de Sjögren
- Dermatomiosite e polimiosite
- Vasculites (pequenos e médios vasos)

Doença arterial obstrutiva

- Aterosclerose
- Tromboangiite obliterante
- Arterite de células gigantes
- Embolia arterial

Doença arterial ocupacional

- Síndrome do martelo pneumático
- Exposição à vibração

Vasospasmo fármaco-induzido

- Bloqueadores beta-adrenérgicos
- Vasopressores
- Ergotamina
- Anfetamina
- Vimblastina/bleomicina
- Cocaína

Doenças hematopoéticas e mieloproliferativas

- Policitemia vera
- Trombocitose
- Crioglobulinemia

Neoplasias malignas

- Mieloma múltiplo
- Leucemia
- Adenocarcinoma
- Astrocitoma

Doenças infecciosas

- Hepatite tipos B e C
- Parvovirose
- Púrpura fulminante

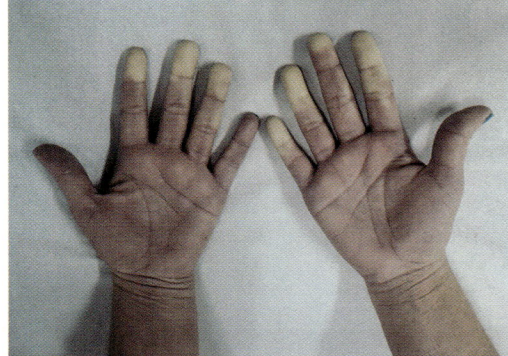

Figura 215.1 Doença de Raynaud com palidez segmentar dos quirodáctilos, sem acometimento dos polegares.

- Livedo reticular
- Oclusão arterial aguda
- Cianose por doença cardíaca ou pulmonar.

EXAMES COMPLEMENTARES

- Exames laboratoriais: hemograma, velocidade de hemossedimentação (VHS), dosagem de eletrólitos, fator reumatoide, anticorpo antinuclear, eletroforese de proteínas, crioglobulinemia, dosagem do complemento anticorpo anticentrômero, anticorpo anti-DNA
- Teste de exposição ao gelo (100% específico, porém baixa sensibilidade [50%])
- Ecodoppler do sistema arterial (pesquisa de doença arterial obstrutiva ou aneurismática)
- Capilaroscopia do leito ungueal (esclerodermia)
- Fotopletismografia digital (pulso de pico).

COMPROVAÇÃO DIAGNÓSTICA

- Dados clínicos
- Fenômeno de Raynaud secundário (exames complementares para diagnóstico da causa).

COMPLICAÇÕES

- Necrose de polpas digitais.

TRATAMENTO

Medidas preventivas

- Evitar exposição ao frio
- Proteção das mãos contra frio e microtraumatismos
- Evitar trabalho com aparelhos vibratórios
- Evitar tabagismo
- Não usar medicamentos vasoconstritores
- Utilizar luvas impregnadas com cerâmica (maior absorção de calor).

Tratamento medicamentoso

- Primeira escolha:
  - Bloqueadores de canal de cálcio: nifedipino 10 a 30 mg por via oral (VO), 3 a 4 vezes/dia; anlodipino 2,5 a 10 mg VO, 1 vez/dia
- Segunda escolha:
  - Bloqueador seletivo alfa-1-adrenérgico (simpaticolíticos): terazosina VO, começar com 1 mg/dia e aumentar gradativamente, se necessário (risco de hipotensão arterial); prazosina 1 a 5 mg VO, 2 a 3 vezes/dia
  - Bloqueadores do receptor da angiotensina II: losartana 50 mg/dia VO
  - Inibidores da enzima conversora de angiotensina: captopril 25 mg VO, 2 vezes/dia
  - Inibidor da fosfodiesterase: sildenafila 50 mg VO, 2 vezes/dia
  - Análogo da prostaciclina: iloprosta
  - Antagonista dos receptores de endotelina: bosentana 62,5 mg VO, 2 vezes/dia, por 4 semanas, seguida de 125 mg, 2 vezes/dia, por mais 4 semanas
  - Inibidores da recaptação da serotonina: fluoxetina 20 mg VO, 1 vez/dia.

Tratamento invasivo

- Indicado no caso de refratariedade às medidas preventivas e de tratamento medicamentoso ou em caso de complicações teciduais
- Desbridamento e amputações distais em pacientes com lesões tróficas graves
- Injeção de toxina botulínica interdigital
- Bloqueio simpático
- Simpatectomia toracoscópica
- Simpatectomia digital.

EVOLUÇÃO E PROGNÓSTICO

- A síndrome de Raynaud não tem cura
- A doença de Raynaud tem bom prognóstico com indicação de tratamento medicamentoso nos casos refratários e nos períodos mais frios
- No fenômeno de Raynaud (secundário), o tratamento da doença de base é fundamental, mas lesões teciduais são frequentes.

BIBLIOGRAFIA

Azevedo MF. GPS Medicamentos. Guia prático em saúde. Rio de Janeiro: Guanabara Koogan; 2017.

Bernardini E. Arteriopatias funcionais. In: Maffei FHA. Doenças Vasculares Periféricas. 5. ed. Guanabara Koogan; 2016.

Duque FLV, Duque AC. Angiopatias funcionais. In: Brito CJ. Cirurgia Vascular. Revinter; 2014.

Landry GJ. Raynaud Phonemenon. In: Rutherford's Vascular Surgery and Endovascular Therapy. 9th ed. Elsevier; 2019.

Porto CC, Porto AL. Semiologia médica. 8. ed. Rio de Janeiro: Guanabara Koogan; 2019.

216
Tumor Glômico

Paraganglioma, quimiodectoma, tumor do corpo carotídeo

Carlos Eduardo de Sousa Amorelli • Fábio Lemos Campedelli • Fabio Augusto Cypreste Oliveira

INTRODUÇÃO

Paraganglioma, quimiodectoma e tumor de corpo carotídeo são designações do mesmo tumor, raro, de crescimento lento e progressivo, geralmente benigno, mas com potencial de transformação maligna em 5 a 6% dos casos.

Em geral, é unilateral e compromete os químios e barorreceptores que formam o *glomus* carotídeo, localizado na bifurcação das carótidas.

São neoplasias derivadas de células paraganglionicas. Apesar de bem delimitados, não são capsulados. Apresentam-se altamente vascularizados por ramos da artéria carótida externa, mais comumente a artéria faríngea superior.

O tumor é revestido por uma capa fibrosa e contém uma artéria aferente, uma veia eferente e inúmeras fístulas arteriovenosas que aparecem como espaços vasculares circundados por células endoteliais e algumas camadas de células glômicas.

Não existe predileção de sexo, mas sim de faixa etária: incide da 4ª à 5ª décadas de vida. Pode ser encontrado desde a base do crânio até a pelve.

Localiza-se mais comumente em bifurcação carotídea, forame jugular, ao longo do nervo vago e no interior da orelha média. Corresponde a 0,6% dos tumores cervicais em geral.

Em 30% dos pacientes, acomete as duas carótidas concomitantemente.

CAUSA

- Desconhecida.

FATOR DE RISCO

- Hereditariedade (em 10% dos pacientes).

MANIFESTAÇÕES CLÍNICAS

- Na maioria das vezes, indolor, porém pode ocorrer dor de intensidade variável
- Massa cervical palpável, às vezes pulsátil
- Sopro carotídeo
- Disfagia
- Rouquidão
- Não se consegue mobilizar a tumoração verticalmente (sinal de Fontaine)
- Quando funcionante, libera catecolaminas, e o paciente pode apresentar cefaleia, sudorese, palpitação, palidez e hipertensão arterial
- Zumbido pulsátil e hipoacusia quando localizado na orelha média.

DIAGNÓSTICO

- Dados clínicos + exames de imagem.

EXAMES COMPLEMENTARES

- Primeira escolha: ecocardiograma Doppler colorido de artérias carótidas e vertebrais (mostra nódulo sólido, hipoecoico, hipervascularizado, podendo observar-se imagem clássica na bifurcação carotídea – sinal da lira) (Figura 216.1)
- Ressonância magnética (angiorressonância de pescoço): identifica lesões maiores de 3 mm; evidencia lesão nodular com hipossinal em T1, hiperintenso em T2 e captação homogênea do meio de contraste (gadolínio), afastando as artérias carótidas interna e externa, cortado por imagens serpiginosas, puntiformes de origem vascular, focos hiperintensos, devido a hemorragia ou alentecimento do fluxo, dando o aspecto em "sal e pimenta", característico deste tumor (Figura 216.2)
- Tomografia computadorizada (angiotomografia de pescoço): demonstra massa no espaço carotídeo, com captação intensa e homogênea após injeção de contraste; avalia os limites tumorais (invasão de estruturas adjacentes) e extensão para base do crânio (Figura 216.3)

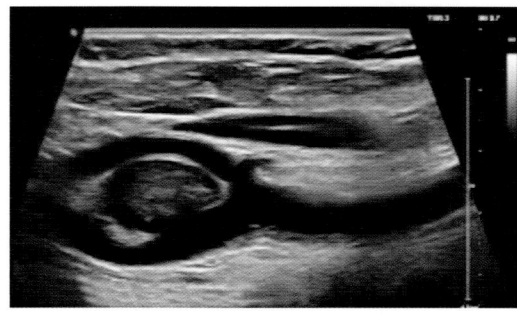

Figura 216.1 Ecodoppler mostrando o tumor glômico na bifurcação carotídea.

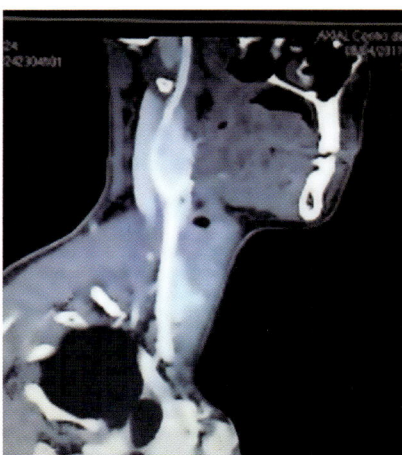

Figura 216.2 Angiorressonância evidenciando tumor glômico na bifurcação da carótida.

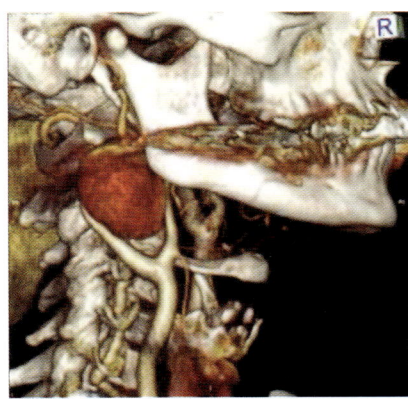

Figura 216.3 Angiotomografia mostrando tumor glômico desviando as carótidas.

- Arteriografia: exame definitivo para o fechamento diagnóstico, invasivo, avaliação individualizada dos ramos nutridores do tumor glômico; indicado para planejamento cirúrgico e definição da possibilidade de embolização (Figura 216.4)
- Dosagem de metanefrinas urinárias: avaliar liberação de catecolaminas pelo tumor.

DIAGNÓSTICO DIFERENCIAL

- Cistos branquiais
- Neoplasias do pescoço
- Higroma cístico
- Neurofibroma
- Schwannomas.

TRATAMENTO

Tratamento cirúrgico e endovascular

- Grupo I: tumor pequeno sem aderência aos vasos que pode ser ressecado sem causar danos às estruturas vizinhas – cirurgia convencional com cervicotomia e ressecção de tumoração pela técnica subadventicial de Gordon-Taylor

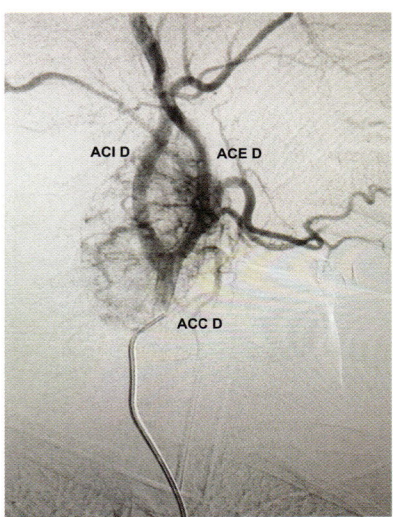

Figura 216.4 Arteriografia com subtração digital evidenciando rica circulação proveniente de ramos da artéria carótida externa.

Classificação de Shamblin

Importante do ponto de vista cirúrgico para indicar intervenção mais adequada para cada tipo de tumor (Figura 216.5).

- Grupo II: tumor de tamanho médio com pequena aderência aos vasos, cuja dissecção é mais difícil, sendo necessária, às vezes, a revascularização – cirurgia endovascular com embolização de tumor com micropartículas e, após 48 horas, cirurgia convencional
- Grupo III: tumor grande com infiltração nos vasos, cuja dissecção torna-se quase impraticável, sendo necessária cirurgia endovascular com embolização com micropartículas, seguida de ressecção em bloco da bifurcação carotídea e revascularização com veia safena ou prótese.

EVOLUÇÃO

- Recidiva em até 25% dos casos
- Os pacientes devem ser acompanhados a longo prazo, pois a doença metastática pode levar de 10 a 20 anos para se tornar evidente.

BIBLIOGRAFIA

Chung WB. The carotid body tumor. Can J Surg. 1979;22(4):319-22.

Davidovic LB, Djukic VB, Vasic DM, Sindjelic RP, Duvnjak SN. Diagnosis and treatment of carotid body paraganglioma: 21 years of experience at a clinical center of Serbia. World J Surg Oncol. 2005;3(1):10.

França LH, Bredt CG, Vedolin A, Back LA, Stahlke Jr. HJ. Surgical treatment of the carotid body tumor: a 30 years experience. J Vasc Bras. 2003;2(3):171-6.

Franklin J, Gonçalves S, Cruz EC. Tumores do corpo carotídeo (paragangliomas). Acta Med Port. 1990;3(2):89-93.

Gaylis H, Davidge-Pitts K, Pantanowitz D. Carotid body tumors: a review of 52 cases. S Afr Med J. 1987;72(7):493-6.

Irons GB, Weiland LH, Brown WL. Paragangliomas of the neck: clinical and pathological analysis of 116 cases. Surg Clin North Am. 1977;57(3):575-83.

Koishi HU, De La Cortina RA, Sennes LU, Tsuji DH, Frizzarini R. Paraganglioma cervical bilateral. Arch Otor Fund. 1998;2(3).

Matticari S, Credi G, Pratesi C, Bertini D. Diagnosis and surgical treatment of the carotid body tumors. J Cardiovasc Surg (Torino). 1995;36(3):233-9.

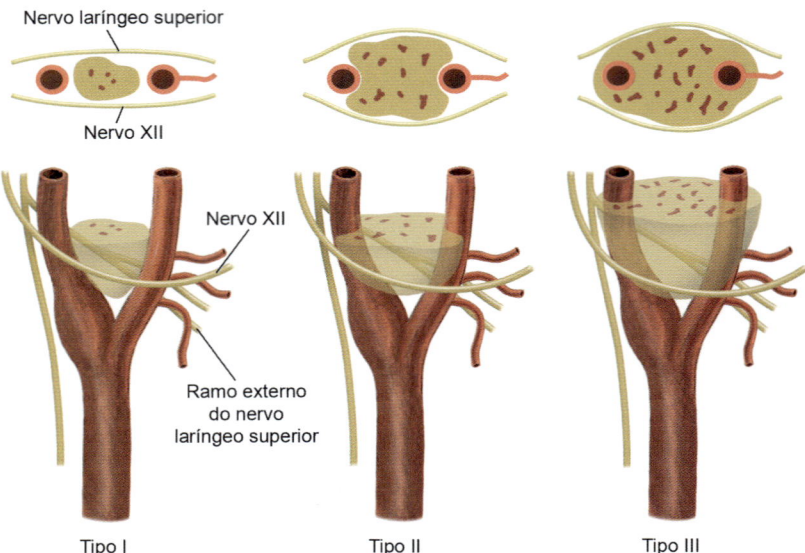

Figura 216.5 Classificação de Shamblin.

Meyer FB, Sundt Jr. TM, Pearson BW. Carotid body tumors: a subject review and suggested surgical approach. J Neurosurg. 1986;64(3):377-85.

Patiño FT, Acosta FG, Guzman CP, Parada JM, Almedaro SL. Tumor de cuerpo carotídeo: análisis de 96 casos. Rev Invest Clin. 1991;43:119-23.

Sanchez AC, Seijas EV, Matesanz JM, Trapero VL. Carotid body tumor unusual cause of trnsient ischemic attacks. Stroke. 1988;19(1):102-3.

Shamblin WR, Remine WH, Sheps SG, Harrison EG. Carotid body tumor (chemodectoma). Clinicopathologic analysis of ninety cases. Am J Surg. 1971;122(6):732-9.

Wax MK, Briant DR. Carotid body tumors: a review. J Otolaryngol. 1992;21(4):277-85.

217
Tumores Vasculares
Hemangiomas

Fabio Augusto Cypreste Oliveira ◆ Carlos Eduardo de Sousa Amorelli ◆ Fábio Lemos Campedelli

INTRODUÇÃO

Segundo a International Society for the Study of Vascular Anomalies (ISSVA), as anomalias vasculares são divididas em tumores vasculares (benignos e malignos) e malformações vasculares.

Os hemangiomas são tumores vasculares benignos com elevada incidência na infância, predominando no sexo feminino.

Em sua maioria apresentam evolução benigna com involução natural, porém um comportamento invasivo pode ocorrer (hemangiomas alarmantes) com alterações funcionais e estéticas graves.

Podem acometer pele, tecido subcelular cutâneo, mucosas e vísceras.

ETIOLOGIA

- Anomalia congênita.

FORMAS CLÍNICAS

- Hemangiomas infantis benignos: tumores vasculares benignos mais frequentes, os quais têm como base fisiopatológica uma angiogênese anômala. Apresentam padrão clássico trifásico: surgimento após o nascimento, crescimento e involução. Observa-se positividade ao marcador imuno-histoquímico transportador de glicose 1 (GLUT1) e, clinicamente, podem ser classificados em:
  - Superficiais: lesões nodulares ou em placas vermelho-vivo
  - Profundos (cavernosos): lesões nodulares azuladas ou normocrômicas
  - Combinados: lesões com características superficiais e profundas
- Hemangiomas congênitos: tumores vasculares benignos presentes ao nascimento, com características histológicas próprias e GLUT1 negativo. Apresentam-se como placa exofítica, arredondada, róseo-avermelhada, com telangiectasias superficiais e áreas de palidez central ou periféricas. São divididos em 3 variantes:
  - Hemangiomas congênitos rapidamente involutivos (*rapidly involuting congenital hemangioma* [RICH])
  - Hemangiomas congênitos parcialmente involutivos (*partially involuting congenital hemangioma* [PICH])
  - Hemangiomas não involutivos (*noninvoluting congenital hemangioma* [NICH])
- Outras formas
  - Hemangioma capilar lobular ou granuloma piogênico: tumor vascular reativo de crescimento rápido, geralmente relacionado com um traumatismo local; caracteriza-se por uma lesão vegetante eritematosa, úmida e friável
  - Hemangioendotelioma kaposiforme: tumor benigno agressivo com comportamento maligno, apresenta-se como lesão endurada, eritêmato-violácea, de crescimento rápido; frequentemente apresenta coagulopatia de consumo associada e proliferação exagerada

■ Angioma em tufos: tumor benigno congênito ou da primeira infância, caracterizado por apresentar lesões em placas vermelho-violáceas, dolorosas, com localização mais comum em tronco

■ PHACE (do inglês *posterior fossa malformations, hemangiomas, arterial anomalies, cardiac defects, eye abnormalities and sternal anomalies*): síndrome caracterizada por hemangioma segmentar associado a uma ou mais lesões descritas anteriormente. Necessita de atendimento e acompanhamento multidisciplinar (cardiologia, neurologia e endocrinologia).

DIAGNÓSTICO DIFERENCIAL

- Malformações vasculares
- Tumores vasculares malignos: angiossarcoma (tumor vascular maligno raro com elevada recorrência e possibilidade de metástase)
- Tumores de partes moles.

EXAMES COMPLEMENTARES

- Marcadores biológicos (GLUT1, FcγRII, merosina e LeY)
- Ecodopplergrafia vascular
- Ressonância magnética, tomografia computadorizada
- Exame histopatológico.

TRATAMENTO

- Conduta expectante: somente em lesões pequenas, não progressivas e sem alterações funcionais ou estéticas
- Tratamento medicamentoso: deve ser instituído sempre que possível e precocemente, de forma a evitar a proliferação endotelial
- Tratamento cirúrgico: restrito a casos precoces com mínimas lesões, cuja ressecção não promova maiores alterações

funcionais ou estéticas. Em fases avançadas, somente é indicado para a correção de sequelas secundárias à fase proliferativa

- Laserterapia: principalmente em associação ao tratamento medicamentoso. Pode ser utilizada na fase aguda com o objetivo de conter a proliferação celular ou após a fase de involução para o tratamento das lesões vasculares superficiais remanescentes.

Tratamento medicamentoso

- Betabloqueador: interrompe a proliferação das células endoteliais. Deve ser utilizado na fase precoce. Avaliar contraindicações (broncospasmo, lesões cerebrais) e efeitos colaterais (hipoglicemia e hipotensão) – propranolol 2 a 3 mg/kg/dia por via oral (VO)
- Corticoides: indicados em caso de evolução rápida, incluindo síndrome de PHACE. Devem ser substituídos pelo betabloqueador assim que possível – prednisona ou prednisolona 2 a 4 mg/kg/dia VO, por curto período.

EVOLUÇÃO E PROGNÓSTICO

- Dependem da forma clínica.

BIBLIOGRAFIA

Azevedo MF. GPS Medicamentos. Guia prático em saúde. Rio de Janeiro: Guanabara Koogan; 2017.

Byung-Boong L, Leonel V. Congenital vascular malformations. In: Rutherford's Vascular Surgery and Endovascular Therapy. 9th ed. Elsevier; 2019.

Campos HGA, Curado JH. Anomalias vasculares. In: Maffei FHA. Doenças Vasculares Periféricas. 5. ed. Guanabara Koogan; 2016.

Wassef M, Blei F, Adams D et al. Vascular anomalies classification: recommendations from the International Society for the Study of Vascular Anomalies. Pediatrics. 2015;136(1):e203-14.

Seção F • Vasculites

218
Aspectos Gerais das Vasculites

Jozelia Rêgo ✦ Camila Guimarães ✦ Regina Maria Innocencio Ruscalleda

INTRODUÇÃO

Denomina-se vasculite o processo inflamatório da parede de um vaso sanguíneo, associado a necrose fibrinoide, estreitamento do lúmen ou formação de aneurismas, que podem se romper e sangrar.

As vasculites são classificadas de acordo com o calibre dos vasos afetados (grandes, médios e pequenos), e comprometimento de um único ou de vários órgãos. Podem ser divididas em primárias, quando nenhum fator etiológico é identificado, ou secundárias, quando provocadas por infecções, medicamentos, doenças autoimunes sistêmicas, neoplasias malignas.

CLASSIFICAÇÃO

De acordo com a Conferência de Chapel Hill, de 2012, as vasculites podem ser classificadas nos grupos apresentados no Quadro 218.1.

MANIFESTAÇÕES CLÍNICAS

Nos Quadros 218.2 a 218.5 constam as manifestações clínicas mais comuns de acordo com o tipo de vasculite.

588 Parte 8 • Sistema Cardiovascular

Quadro 218.1 Classificação das vasculites de acordo com a Conferência de Chapel Hill (2012).

Tipo de vasculite	Descrição (característica principal)	Variantes (formas clínicas)
Vasculite de grandes vasos	Afeta artérias de grande calibre (aorta e ramos primários) mais frequentemente que outros vasos	Arterite de células gigantes; arterite de Takayasu
Vasculite de vasos de médio calibre	Afeta predominantemente artérias de médio calibre, como as artérias viscerais e seus ramos	Poliarterite nodosa, doença de Kawasaki
Vasculite de pequenos vasos	Afeta predominantemente artérias de pequeno calibre (intraparenquimatosas, arteríolas, capilares e vênulas); artérias de médio calibre e veias podem ser afetadas	Vasculites associadas ao ANCA: granulomatose com poliangiite (granulomatose de Wegener), poliangiite microscópica, granulomatose eosinofílica com poliangiite (doença de Churg-Strauss) Vasculites por imunocomplexos: doença do anticorpo antimembrana basal glomerular, vasculite por IgA, vasculite crioglobulinêmica, vasculite urticariforme hipocomplementêmica
Vasculite de vasos de diferentes calibres	Pode afetar vasos de qualquer calibre e de qualquer tipo (artérias, veias, capilares), sem tipo predominante	Doença de Behçet, síndrome de Cogan
Vasculite que acomete um único órgão	Afeta artérias ou veias de qualquer calibre, em um único órgão, sem manifestações que indiquem vasculite sistêmica	O órgão envolvido e o tipo de vaso devem estar incluídos na denominação (p. ex., vasculite cutânea de pequenos vasos, arterite testicular, vasculite do sistema nervoso central)
Vasculite associada a doenças sistêmicas	Associada ou secundária a uma doença sistêmica	A denominação deve ter um termo que especifique a doença (p. ex., vasculite reumatoide, vasculite lúpica)
Vasculite associada a uma etiologia provável	Associada a uma etiologia específica	A denominação deve incluir a patologia à qual se associa (p. ex., vasculite associada à hepatite B, vasculite crioglobulinêmica associada à hepatite C)

ANCA: anticorpo anticitoplasma de neutrófilo; IgA: imunoglobulina A.

Quadro 218.2 Manifestações clínicas de vasculites de grandes vasos.

Arterite de células gigantes

- Mais comum em mulheres (3:1)
- Idade > 50 anos
- Sinais e sintomas: febre, fadiga, perda de peso, cefaleia, principalmente na região temporal; sensibilidade do couro cabeludo; artéria temporal palpável, dolorosa, eritema em seu trajeto; claudicação de mandíbula; distúrbios visuais (amaurose fugaz, neurite óptica anterior isquêmica, diplopia, cegueira)

Arterite de Takayasu

- Mais comum em mulheres (8:1)
- Idade < 40 anos
- Sinais e sintomas: mialgia, artralgia/artrite, febre, perda de peso, sudorese noturna, fraqueza; dor abdominal, diarreia, hemorragia gastrintestinal; claudicação de membros; pulsos periféricos diminuídos/ausentes e/ou assimétricos; sopros vasculares (artérias carótidas, subclávias e vasos abdominais); pressão arterial assimétrica, hipertensão arterial; fotofobia, síncope, cefaleia, convulsão, AVC isquêmico, distúrbios visuais

AVC: acidente vascular cerebral.

Quadro 218.3 Manifestações clínicas de vasculites de vasos de médio calibre.

Poliarterite nodosa

- Pode ser idiopática ou relacionada à hepatite B
- Não tem predominância de sexo
- Pico de incidência: 40 a 60 anos
- Sinais e sintomas: febre, perda de peso, fadiga, fraqueza, artralgia; mononeurite múltipla, polineuropatia distal, assimétrica, com componente motor; púrpura palpável, nódulos eritematosos subcutâneos, livedo reticular, úlceras, gangrena digital, erupção vesicular ou bolhosa; dor abdominal, diarreia, má absorção, hemorragia gastrintestinal, perfuração do intestino delgado, pancreatite, acometimento hepático e esplênico; acometimento renovascular, sem glomerulopatia, hipertensão arterial secundária; orquite

Doença de Kawasaki

- Crianças < 5 anos
- Geralmente autolimitada, com resolução espontânea
- Sinais e sintomas: febre persistente por mais de 5 dias, em geral, acompanhada de irritabilidade; exantema polimorfo; conjuntivite bilateral não exsudativa; eritema e edema da mucosa oral; linfadenopatia; eritema e edema das regiões palmares e plantares, com descamação; aneurismas coronarianos (em 20 a 25% dos pacientes não tratados)

Quadro 218.4 Manifestações de vasculites de pequenos vasos.

Granulomatose com poliangiite (granulomatose de Wegener)

- Sinais e sintomas: febre, perda de peso, fraqueza, anorexia, artralgia; sinusite, rinorreia persistente, descarga nasal purulenta/sanguínea, úlceras nasais e/ou orais, obstrução nasal, deformidade nasal (nariz em sela), perfuração do septo nasal; episclerite; granuloma ou pseudotumor orbitário; otite média, mastoidite, encarceramento de nervo craniano; estenose subglótica; nódulos pulmonares, infiltrados transitórios, opacidades, adenopatia hilar, consolidação, derrame pleural; glomerulonefrite (hematúria glomerular assintomática, proteinúria, insuficiência renal)

Poliangiite microscópica

- Sinais e sintomas: glomerulonefrite rapidamente progressiva; hemorragia alveolar difusa, doença pulmonar intersticial

(continua)

Quadro 218.4 Manifestações de vasculites de pequenos vasos. (*Continuação*)

Granulomatose eosinofílica com poliangiite (doença de Churg-Strauss)

- Sinais e sintomas
  - Fase prodrômica: asma e/ou rinite alérgica, com ou sem polipose
  - Fase eosinofílica: eosinofilia no sangue periférico, infiltração tecidual por eosinófilos
  - Fase vasculítica: acometimento semelhante a outras vasculites, mononeurite múltipla, falência cardíaca, arritmias
- Comprometimento renal incomum (< 25% dos casos)

Vasculite por IgA (púrpura de Henoch-Schönlein)

- Púrpura de Henoch-Schönlein, a vasculite sistêmica mais comum da infância
- Acomete principalmente crianças entre 3 e 8 anos, afetando mais meninos do que meninas; rara na raça negra
- Sinais e sintomas: púrpura palpável nos membros inferiores, nádegas, e superfície extensora dos cotovelos; artralgia de joelhos e tornozelos; artrite transitória pode ser observada; dor abdominal, náuseas, vômitos, hemorragia gastrintestinal; acometimento renal (mais frequente em adultos [70%]; hematúria microscópica isolada e/ou proteinúria); cefaleia, transtornos do comportamento, convulsões, mononeuropatias periféricas ou de nervos cranianos, plexopatias, polirradiculoneurites

IgA: imunoglobulina A.

Quadro 218.5 Manifestações de vasculites de vasos de diferentes calibres.

Síndrome de Behçet (doença de Behçet)

- Sinais e sintomas: úlceras orais recorrentes (> 3 vezes no ano) e dolorosas; úlceras genitais (mais dolorosas e menos recorrentes do que as orais; em geral, deixam cicatrizes); uveíte bilateral e recidivante, uveíte posterior, vasculite retiniana, neurite óptica; trombose venosa (superficial ou profunda), arterite com oclusão, aneurismas; acometimento parenquimatoso, com sinais/sintomas piramidais, trombose do seio venoso, neuropatia periférica, meningite asséptica, convulsão, transtornos psiquiátricos

DIAGNÓSTICO

Na suspeita de uma vasculite sistêmica, os exames complementares a serem solicitados dependem da(s) hipótese(s) clínica(s):

- Exames laboratoriais:
  - Hemograma
  - Provas de atividade inflamatória: velocidade de hemossedimentação (VHS), proteína C reativa (PCR)
  - Dosagem de ureia e creatinina; *clearance* de creatinina
  - Transaminase glutâmico-oxalacética (TGO) e transaminase glutâmico-pirúvica (TGP): antes do início de imunossupressores
  - Eletroforese de proteínas, eletroforese de imunoglobulinas
  - Exame simples de urina, proteinúria de 24 horas, urocultura (para exclusão de infecção)
  - Anticorpo anticitoplasma de neutrófilo (ANCA)
  - Fator antinuclear (FAN)/ENA (anticorpos contra antígenos nucleares extraíveis)/dosagem de complemento (C3; C4): na suspeita de vasculite lúpica
  - Fator reumatoide: na suspeita de vasculite reumatoide
  - Anticardiolipina: na suspeita de síndrome antifosfolipídica
  - Exames sorológicos para doenças virais: vírus da hepatite tipos B e C (HBV, HCV), vírus da imunodeficiência humana (HIV)
- Exames de imagem
  - Ultrassonografia com doppler colorido da artéria temporal: arterite de células gigantes
  - Angiografia: arterite de Takayasu, poliarterite nodosa
  - Tomografia computadorizada (TC) ou ressonância magnética (RM) dos seios paranasais: granulomatose com poliangiite
  - TC do tórax: vasculites associadas ao ANCA
  - Ângio-TC
  - Ângio-RM
  - Tomografia com emissão de pósitron (PET) com 18F-fluordeoxiglicose (^{18}F-FDG); tomografia com emissão de pósitron com tomografia computadorizada (PET-CT) com ^{18}F-FDG.

Exame histopatológico

- É o exame padrão-ouro para o diagnóstico de algumas vasculites
- Os principais locais para realização de biópsia são:
  - Vasculites de pequenos vasos: pele, vias respiratórias, pulmão; rim; músculo
  - Arterite de células gigantes: artéria temporal
  - Vasculite sistêmica com comprometimento de nervos periféricos: nervo sural.

DIAGNÓSTICO DIFERENCIAL

Várias doenças podem mimetizar uma vasculite sistêmica e, nesses casos, a biópsia é fundamental no diagnóstico diferencial, demonstrando ausência de inflamação vascular nessas situações.

Condições clínicas que podem mimetizar uma vasculite:

- Infecções: endocardite infecciosa, aneurisma micótico, septicemia, tuberculose, hanseníase, sífilis
- Doença ateroembólica: mixoma atrial
- Aterosclerose: AVC, infarto agudo do miocárdio
- Estados de hipercoagulabilidade: síndrome antifosfolipídica, púrpura
- Vasospasmo induzido por drogas em geral: ergotamina, cocaína, anfetamina
- Doenças hereditárias: síndrome de Ehlers-Danlos, síndrome de Marfan
- Mieloma múltiplo
- Síndromes paraneoplásicas.

Na suspeita de vasculite secundária, as principais condições clínicas que devem ser investigadas são:

- Doenças do tecido conjuntivo: lúpus eritematoso sistêmico, artrite reumatoide, síndrome de Sjögren, esclerose sistêmica
- Infecções virais: HBV, HCV, HIV, herpes-vírus
- Linfomas
- Neoplasias de órgãos sólidos
- Medicamentos: penicilamina, propiltiouracila, hidralazina, minociclina, cocaína
- Drogas ilícitas: cocaína.

TRATAMENTO

- No caso de vasculites primárias, pode-se obter remissão da doença com a utilização de corticoides em doses adequadas e de outros medicamentos que interferem na produção de anticorpos
- Nas vasculites secundárias, o tratamento da doença de base é fundamental.

BIBLIOGRAFIA

Freitas ABSB, Ochtrop MLG, Souza AWS. Systemic vasculitis. In: Anaya JM, Shoenfeld Y, Rojas-Vilarraga A, Levy RA, Cervera R, organizers. Autoimmunity from Bench to Beside. Bogota: Imos; 2013. pp. 621-42.

Jayne D. The diagnosis of vasculitis. Best Pract Res Clin Reumatol. 2009;23:445-53.

Jennette JC, Falk RJ, Bacon PA, Basu N, Cid MC, Ferrario F et al. 2012 Revised International Chapel Hill Consensus Conference Nomenclature of Vasculitides. Arthritis Rheum. 2013;65(1):1-11.

Miller A, Chan M, Wiik A, Misbah AS, Luqmani RA. An approach to the diagnosis and management of systemic vasculitis. Clin Exp Immunol. 2010;160:143-60.

Ponte C, Águeda AF, Luqmani RA. Clinical features and structured clinical evaluation of vasculitis. Best Pract Res Clin Reumatol. 2018;32:31-51.

Prieto-González S, Espígol-Frigolé G, García-Martinez A, Alba MA, Tavera-Bahillo I, Hernández-Rodriguez J et al. The expanding role of imaging in systemic vasculitis. Rheum Dis Clin N Am. 2016;42:733-51.

Watts RA, Robson J. Introduction, epidemiology and classification of vasculitis. Best Pract Res Clin Rheumatol. 2018;32:3-20.

219
Arterite de Células Gigantes
Arterite temporal

Vitalina de Souza Barbosa

INTRODUÇÃO

A arterite de células gigantes (ACG) é uma vasculite granulomatosa sistêmica que acomete artérias de médio e grande calibres, sendo mais frequente em artérias temporais, oftálmicas, occipitais, ciliares posteriores e vertebrais.

O comprometimento da artéria oftálmica e seus ramos pode resultar em perda de visão.

Pode acometer a aorta e seus ramos proximais.

A ACG é a vasculite sistêmica mais comum em adultos. Ocorre quase exclusivamente em pacientes com mais de 50 anos e afeta mais as mulheres do que os homens.

Polimialgia reumática (PMR)

- PMR e ACG são condições intimamente relacionadas que afetam pessoas de meia-idade ou idosas
- Frequentemente ocorrem associadas.

CAUSAS

- Etiologia desconhecida
- Provável mecanismo imunológico
- Predisposição genética
- Infecção viral e/ou bacteriana (agente disparador).

FATORES DE RISCO

- Idade avançada
- Antecedentes de tabagismo e/ou tabagismo atual
- Menopausa precoce
- Transtornos relacionados com estresse.

MANIFESTAÇÕES CLÍNICAS

- Início súbito ou insidioso
- Cefaleia, em geral, de localização temporal, unilateral, mas pode ser generalizada ou occipital
- Pode interferir no sono e responde mal ao uso de analgésico
- Sensibilidade do couro cabeludo em 50% dos pacientes, piorando ao escovar ou pentear o cabelo
- Claudicação de mandíbula à mastigação é altamente sugestiva
- Perda visual parcial ou total, uni ou bilateral, em aproximadamente 15 a 20% dos pacientes
- Perda visual transitória (amaurose fugaz) ocorre com menos frequência (10 a 15%), pode evoluir para perda visual permanente
- Oftalmoplegia e diplopia transitória (em cerca de 6% dos casos)
- Perda visual súbita, dolorosa, principalmente devido à neuropatia óptica isquêmica anterior causada pela arterite oclusiva da artéria ciliar posterior (mais de 90% dos casos)
- Relato de sensação de sombra cobrindo um olho, que pode progredir para cegueira total
- Perda visual unilateral é um forte fator de risco para perda visual no olho contralateral, se o tratamento com corticoides não for iniciado
- Febre (baixa), anorexia, fadiga, mal-estar, emagrecimento
- Polimialgia reumática associada em 40 a 50% dos pacientes
- Artralgias, mialgias, artrite
- Ao exame físico, observam-se a artéria temporal tumefeita, com vermelhidão em seu trajeto, pulsações reduzidas e necrose no escalpe
- Ataque isquêmico transitório e acidente vascular cerebral (AVC)
- Vertigem, zumbido e surdez.

DIAGNÓSTICO DIFERENCIAL

- Outras causas de cefaleia (neoplasia, sinusite, artrite cervical ou da articulação temporomandibular)
- Insuficiência vascular cerebral.

EXAMES COMPLEMENTARES

- Velocidade de hemossedimentação (VHS): elevada, > 50 mm na primeira hora; é útil para acompanhar a atividade da doença
- Proteína C reativa: aumentada
- Fosfatase alcalina: elevada
- Interleucina-6 (IL-6): elevada
- Aspartato aminotransferase (AST): elevada
- Hemograma: anemia, normocrômica/normocítica, leucocitose
- Anti-CCP (do inglês *cyclic citrullinated peptide* – peptídeo citrulinado cíclico) e anticorpo anticitoplasma de neutrófilos (ANCA) negativos
- Biópsia da artéria temporal: mostra panarterite com células mononucleares inflamatórias dentro da parede do vaso, com formação de células gigantes, proliferação da íntima e fragmentação da lâmina elástica interna
- Ultrassonografia (USG) com doppler da artéria temporal: evidencia halo hipoecoico (escuro) ao redor do lúmen da artéria que reflete o edema inflamatório da parede do vaso; especificidade de 100%, se bilateral.

COMPROVAÇÃO DIAGNÓSTICA

- Dados clínicos + USG da artéria temporal + biópsia da artéria temporal (padrão-ouro).

COMPLICAÇÕES

- Cegueira
- Hemiplegia
- Aneurisma de aorta
- Demência
- Neuropatia periférica.

TRATAMENTO

- Objetivo: prevenção de alterações visuais, inclusive cegueira.

Tratamento medicamentoso

- Prednisona 40 a 60 mg/dia por via oral (VO), por 4 semanas, redução gradual de 20 a 25% a cada 4 semanas até 10 a 15 mg/dia; a seguir, redução a cada 3 meses. O tratamento dura cerca de 2 anos
- Metilprednisolona 1 g/dia (pulsoterapia), intravenosa (IV), por 3 dias consecutivos, seguida de prednisona VO. Indicada nos casos com risco de perda de visão
- Ácido acetilsalicílico VO, na prevenção de complicações isquêmicas cranianas é de indicação controversa
- Metotrexato 10 a 25 mg/dia VO (poupador de corticoide
- Azatioprina e ciclofosfamida em casos especiais
- Tocilizumabe (receptor anti-IL-6) em casos graves e refratários.

EVOLUÇÃO E PROGNÓSTICO

- Recidivas em 34 a 64% nos 2 primeiros anos com uso de menos de 10 mg/dia de prednisona

- Tratamento precoce: resolução das manifestações clínicas e preservação da perda visual
- Sem tratamento: alto risco de cegueira e AVC.

BIBLIOGRAFIA

Azevedo MF. GPS Medicamentos. Guia prático em saúde. Rio de Janeiro: Guanabara Koogan; 2017.

Fauci A, Langford CA. The vasculitis syndromes. In: Harrison's Rheumatology. 4th ed. McGraw-Hill Education; 2017. pp. 156-67.

Salvarani C, Ciccia F, Pipiton N. Polymyalgia rheumatica and giant cell arteritis In: Hochberg MC et al. Rheumatology. 7th ed. Philadelphia: Elsevier; 2018. pp. 1384-94. Souza AWS, Rêgo J. Arterite de células gigantes. In: Vasconcelos JTS et al. Livro da Sociedade Brasileira de Reumatologia. Barueri (SP): Manole; 2019. pp. 287-91.

220
Doença de Kawasaki
Síndrome do linfonodo mucocutâneo

Vitalina de Souza Barbosa

INTRODUÇÃO

Doença de Kawasaki é uma vasculite sistêmica de evolução aguda, autolimitada, com comprometimento de vasos de médio calibre, principalmente as artérias coronárias, com risco de formação de aneurismas ou isquemia do miocárdio.

É a segunda vasculite mais frequente na infância, ocorrendo principalmente em crianças menores de 5 anos, sendo rara antes de 6 meses e em adultos. O sexo masculino é mais acometido.

CAUSAS

- Etiologia desconhecida
- Predisposição genética
- Infecção (viral ou bacteriana) – agente disparador
- Resposta imunológica.

MANIFESTAÇÕES CLÍNICAS

- Febre com duração de 5 dias, podendo prolongar-se por 2 ou 3 semanas
- Erupção cutânea polimorfa (maculopapular, escarlatiniforme, morbiliforme, com eritema marginado ou, raramente, vesiculopustular)
- Hiperemia conjuntival bilateral
- Lábios avermelhados, edemaciados e brilhantes, rachaduras, fissuras e sangramento
- Língua em framboesa ou eritematosa e hiperemia da mucosa oral
- Congestão difusa da mucosa oral e faríngea, sem exsudato
- Linfadenopatia cervical
- Edema doloroso das mãos e dos pés e/ou eritema purpúrico palmar e plantar

- Descamação em placas das pontas dos dedos das mãos e dos pés na fase de convalescença
- Os sulcos transversais ao longo do leito ungueal (linhas de Beau) aparecem 4 a 6 semanas após o início da febre
- Taquicardia desproporcional à febre, ritmo de galope, pericardite
- Vômito, diarreia, dor abdominal, hepatite, pancreatite
- Pneumonite, atelectasia ou derrame pleural
- Mialgia, artralgia, artrite
- Síndrome nefrítica
- Meningite asséptica.

DIAGNÓSTICO DIFERENCIAL

- Síndrome da pele escaldada estafilocócica
- Síndrome do choque tóxico
- Síndrome de Stevens-Johnson
- Artrite idiopática juvenil
- Escarlatina, sarampo, rubéola, roséola
- Infecções pelo vírus Epstein-Barr ou pela bactéria *Mycoplasma*
- Leptospirose, doença de Lyme, toxoplasmose
- Reação medicamentosa.

EXAMES COMPLEMENTARES

- Hemograma: anemia (normocítica, normocrômica)
- Leucocitose: 12.000 a 40.000 células/mm^3, predomínio de neutrófilos
- Proteína C reativa e velocidade de hemossedimentação (VHS): aumentadas
- Contagem plaquetária: aumentada (2ª e 3ª semanas)
- Enzimas hepáticas e bilirrubinas: ligeira elevação
- Liquor: pode-se observar pleocitose
- Eletrocardiograma (ECG): alterações isquêmicas, arritmias
- Urina: piúria
- Ecocardiograma: pode indicar comprometimento miocárdico, derrame pericárdico, dilatação de artéria coronária. Deve ser solicitado imediatamente e repetido após 7 dias, 15 dias, 6 a 8 semanas e 6 meses
- Cineangiocoronariografia em casos especiais
- Angiotomografia/angiorressonância.

DIAGNÓSTICO

Critérios clínicos para diagnóstico da doença de Kawasaki clássica

Febre persistente pelo menos por 4 dias, além de quatro dos cinco critérios clínicos seguintes:
- Erupção polimorfa
- Hiperemia conjuntival bilateral sem exsudato
- Alterações na orofaringe, incluindo lábios vermelhos, fissurados, língua em morango e faringe vermelha, sem exsudato
- Alterações nas extremidades, incluindo edema do dorso das mãos e dos pés, eritema palmar e plantar, descamação periungueal durante a fase de convalescença (geralmente 2 a 3 semanas após o início da febre)
- Adenomegalia cervical de pelo menos 1,5 cm (geralmente unilateral).

COMPLICAÇÕES

- Aneurisma da artéria coronária
- Infarto agudo do miocárdio
- Hidropisia da vesícula biliar.

TRATAMENTO

- Repouso
- Monitoramento da contagem de plaquetas.

Tratamento medicamentoso

- Ácido acetilsalicílico 30 a 50 mg/kg/dia por via oral (VO), durante a fase febril; em seguida reduzir para 3 a 5 mg/kg/dia, até uma dose máxima de 80 mg/dia
- Gamaglobulina 2 g/kg, em dose única, ou 400 mg/kg/dia durante 5 dias
- Uso de corticoide é controverso, mas pode ser considerado junto com uma segunda dose de gamaglobulina nos casos refratários ao tratamento inicial
- Infliximabe, ciclofosfamida, metotrexato, ciclosporina e plasmaférese: casos refratários.

EVOLUÇÃO E PROGNÓSTICO

- Doença autolimitada, mas risco de morte súbita
- Risco de aneurisma coronariano e isquemia do miocárdio.

BIBLIOGRAFIA

Azevedo MF. GPS Medicamentos. Guia prático em saúde. Rio de Janeiro: Guanabara Koogan; 2017.

Burns JC, Tremoulet AH. Kawasaki disease. In: Hochberg MC et al. Rheumatology. 7th ed. Philadelphia: Elsevier; 2018. pp. 1401-5.

McCrindle BW et al. Diagnosis, treatment, and long-term management of Kawasaki disease: a scientific statement for health professionals from the American Heart Association. Circulation. 2017;135:e927-99.

Russo GCS, Terreri MT. Doença de Kawasaki. In: Vasconcelos JTS et al. Livro da Sociedade Brasileira de Reumatologia. Barueri (SP): Manole; 2019. pp. 297-301.

Sundel RP. Kawasaki disease. Rheum Dis Clin North Am. 2015;41(1):63-73.

221
Doença de Takayasu

Arterite de Takayasu

Jozelia Rêgo

INTRODUÇÃO

A arterite de Takayasu é uma vasculite granulomatosa, crônica, que acomete a aorta e seus grandes ramos, principalmente as artérias subclávias e as carótidas.

A artéria pulmonar e os vasos de médio calibre também podem ser comprometidos.

Em consequência da inflamação da parede dos vasos, observam-se estenoses, oclusões, dilatações e aneurismas.

Apresenta uma distribuição mundial, contudo é mais frequente nos países asiáticos, sendo incomum nos países do norte da Europa e nas Américas. Afeta, predominantemente, as mulheres.

Doença que acomete indivíduos jovens, com pico entre 20 e 30 anos, mas não é rara em pessoas acima de 40 anos.

A etiologia é desconhecida, mas alguns estudos têm demonstrado a associação com HLA-B*52 e, em menor extensão, com HLA-B*67, em diferentes etnias.

Diversos outros genes têm sido associados com a doença.

MANIFESTAÇÕES CLÍNICAS

- Sintomas gerais: febre baixa, perda de peso, fadiga, sudorese noturna
- Manifestações musculoesqueléticas: artralgia/artrite, mialgia
- Manifestações cutâneas: eritema nodoso, pioderma gangrenoso
- Pulsos diminuídos ou ausentes
- Diferença > 10 mmHg da pressão arterial nos membros superiores
- Sopros vasculares
- Claudicação intermitente das extremidades
- Aneurismas
- Acidente vascular cerebral (AVC); ataque isquêmico transitório
- Síndrome do roubo da subclávia
- Cefaleia, síncope, vertigem
- Perda visual
- Dor torácica, dispneia, hipertensão pulmonar
- Dor abdominal, diarreia, hemorragia gastrintestinal
- Hipertensão renovascular
- Hipertensão arterial grave.

DIAGNÓSTICO

Nos Quadros 221.1 e 221.2 são apresentados os critérios diagnósticos (e os modificados) para arterite de Takayasu.

EXAMES COMPLEMENTARES

- Provas de atividade inflamatória de fase aguda (velocidade de hemossedimentação [VHS], proteína C reativa [PCR])
- Pentraxina-3: produzida por células vasculares e imunes em resposta aos sinais pró-inflamatórios. Níveis elevados são descritos em pacientes com doença ativa
- Biomarcadores, como as interleucinas (IL)-6, 8, 18, fator de crescimento endotelial vascular (VEGF), dentre outros, têm sido propostos para avaliação de atividade da doença.

Quadro 221.1 Critérios diagnósticos para arterite de Takayasu (ACR 1990).

- Idade de início < 40 anos
- Claudicação de extremidades
- Diminuição do pulso da artéria braquial
- Diferença da pressão arterial > 10 mmHg nos membros superiores
- Sopro na artéria subclávia ou na aorta
- Alterações arteriográficas: estreitamento ou oclusão da aorta, de seus ramos primários, ou de grandes artérias na porção proximal das extremidades inferiores

Classifica-se como arterite de Takayasu a presença de, pelo menos, três dos seis critérios. Sensibilidade: 90,5%; especificidade: 97,8%.

Quadro 221.2 Critérios diagnósticos de Ishikawa para arterite de Takayasu (modificados).

Critérios maiores

- Lesão da porção média da artéria subclávia esquerda
- Lesão da porção média da artéria subclávia direita
- Sinais e sintomas característicos com duração de, pelo menos, 1 mês

Critérios menores

- VHS elevada
- Dor no trajeto da artéria carótida
- Hipertensão arterial
- Regurgitação aórtica ou ectasia do anel aórtico
- Lesão da artéria pulmonar
- Lesão da porção média da artéria carótida comum esquerda
- Lesão do tronco braquiocefálico distal
- Lesão da aorta torácica descendente
- Lesão da aorta abdominal
- Lesão da artéria coronária

VHS: velocidade de hemossedimentação. Alta probabilidade: presença de 2 critérios maiores ou 1 critério maior e 2 critérios menores ou 4 critérios menores. Sensibilidade: 92,5%; especificidade: 95%.

Exames de imagem

- Angiografia: útil para avaliar a extensão e a localização do(s) vaso(s) afetado(s). Permite a avaliação acurada da gravidade da estenose. Classificação conforme os achados angiográficos (seis tipos de comprometimento vascular):
  - Tipo I: ramos do arco aórtico
  - Tipo IIa: aorta ascendente, do arco aórtico, e dos ramos do arco aórtico
  - Tipo IIb: aorta ascendente, do arco aórtico, dos ramos do arco aórtico e da aorta torácica descendente
  - Tipo III: aorta torácica descendente, da aorta abdominal, e/ou das artérias renais
  - Tipo IV: aorta abdominal e/ou das artérias renais
  - Tipo V: combinação do tipo IIb e do tipo IV
- Angiotomografia computadorizada (ângio-TC) e angiorressonância (ângio-RM) são úteis para avaliação da aorta e seus ramos primários:
  - Angio-TC: permite a visualização de alterações estruturais da aorta
  - Angio-RM: permite a avaliação do espessamento, do edema, e da degeneração da parede vascular
- Ultrassonografia com Doppler: útil para avaliação das artérias temporal, carótida, axilar e femoral. Permite a visualização de alterações do lúmen, estenoses e aneurismas de grandes vasos; pode detectar sinais inflamatórios precoces
- Tomografia com emissão de pósitron (PET) com 18F-fluordeoxiglicose (^{18}F-FDG); tomografia com emissão de pósitron com tomografia computadorizada (PET-CT) com ^{18}F-FDG: (FEITA) útil para localização da inflamação ativa e avaliação da intensidade da inflamação. É o método mais sensível para detecção de inflamação precoce
- Ecocardiograma (transtorácico ou transesofágico): útil para avaliação concomitante da raiz da aorta e da valva aórtica; pode ser usado para pesquisa de hipertensão pulmonar.

DIAGNÓSTICO DIFERENCIAL

O Quadro 221.3 apresenta o diagnóstico diferencial da arterite de Takayasu.

Quadro 221.3 Diagnóstico diferencial da arterite de Takayasu.

- Aterosclerose de grandes vasos
- Aortites infecciosas: sífilis, *Mycobacterium tuberculosis,* HIV
- Aortites não infecciosas: LES, síndrome de Sjögren, artrite reumatoide, espondiloartrites, vasculites associadas ao ANCA, doença de Behçet, síndrome de Cogan, policondrite recidivante
- Aneurisma micótico
- Doença relacionada à IgG4
- Coarctação congênita da aorta
- Síndrome de Marfan
- Síndrome de Ehlers-Danlos do tipo IV
- Neurofibromatose
- Displasia fibromuscular
- Amiloidose primária

ANCA: anticorpo anticitoplasma de neutrófilo; HIV: vírus da imunodeficiência humana; IgG4: imunoglobulina G4; LES: lúpus eritematoso sistêmico.

TRATAMENTO

Medidas gerais

- Dieta com restrição de sódio
- Suplementação de cálcio e vitamina D, durante o período de uso dos corticoides
- Atividade física
- Investigação de retinopatia hipertensiva
- Antiagregação plaquetária para diminuir eventos isquêmicos.

Tratamento medicamentoso

- Corticoide: prednisona ou prednisolona 1 mg/kg/dia por via oral (VO), em dose única ou dividida em duas tomadas. A diminuição deve ser gradual, durante semanas ou meses, de acordo com a melhora das manifestações clínicas e dos marcadores inflamatórios
- Imunossupressores: podem ser utilizados isoladamente ou em combinação com corticoides, como agentes poupadores: metotrexato; azatioprina; micofenolato de mofetila e leflunomida
- Agentes biológicos (indicados para os casos refratários): agentes antifatores de necrose tumoral (anti-TNF) (infliximabe, etanercepte, adalimumabe, golimumabe); tocilizumabe; abatacepte; e rituximabe.

Tratamento cirúrgico

- Cerca de 20% dos pacientes poderão necessitar de abordagem cirúrgica das complicações vasculares, principalmente nos casos de estenose grave
- As intervenções endovasculares e/ou os procedimentos cirúrgicos devem ser evitados durante a fase de atividade da doença, pelo maior risco de reestenoses, devendo ser realizados somente após a supressão da inflamação vascular.

PROGNÓSTICO

- A arterite de Takayasu é uma doença crônica, com frequentes recidivas e elevada morbidade (Quadros 221.4 e 221.5)
- Em 10 a 20% dos casos a doença é autolimitada, com tratamento por curto período de tempo

Quadro 221.4 Fatores de mau prognóstico na arterite de Takayasu.

- Doença valvar
- Acidente vascular cerebral
- Insuficiência cardíaca
- Doença cardíaca isquêmica
- Retinopatia
- Hipertensão renovascular
- Regurgitação aórtica
- Aneurisma da aorta

Quadro 221.5 Causas de óbito em pacientes com arterite de Takayasu.

- Infarto agudo do miocárdio
- Insuficiência cardíaca
- Acidente vascular cerebral
- Falência renal
- Ruptura de aneurisma

BIBLIOGRAFIA

Alibaz-Oner F, Direskeneli H. Update on Takayasu's arteritis. Presse Med. 2015;44:e259-65.

Arend WP, Michel BA, Bloch DA, Hunder GG, Calabrese LH, Edworthy SM et al. The American College of Rheumatology 1990 criteria for the classification of Takayasu arteritis. Arthritis Rheum. 1990;33:1129-34.

Azevedo MF. GPS Medicamentos. Guia prático em saúde. Rio de Janeiro: Guanabara Koogan; 2017.

de Souza AWS, Carvalho JF. Diagnostic and classificationa criteria of Takayasu arteritis. J Autoimmun. 2014;48-49:79-83.

Keser G, Aksu K. Diagnosis and differential diagnosis of large-vessel vasculitides. Rheumatol Int. 2019;39:169-85.

Keser G, Aksu K, Direskeneli H. Takayasu arteritis: an update. Turk J Med Sci. 2018;48:681-97.

Kim ESH, Beckman J. Takayasu arteritis: challenges in diagnosis and management. Heart. 2018;104:558-65.

Onen F, Akkoc N. Epidemiology of Takayasu arteritis. Presse Med. 2017;46:e197-203.

Sharma BK, Jain S, Suri S, Numano F. Diagnostic criteria for Takayasu arteritis. Int J Cardiol. 1996;54:S141-7.

222
Granulomatose de Wegener

Granulomatose com poliangiite

Regina Maria Innocencio Ruscalleda

INTRODUÇÃO

A granulomatose com poliangiite (GPA), caracteriza-se pela vasculite autoimune de pequenos vasos (VAA), associada a anticorpos anticitoplasma de neutrófilos (ANCA, do inglês *antineutrophil cytoplasmic antibodies*).

Após a descrição por Wegener, em 1936, da tríade constituída por lesões de vias respiratórias superiores, dos pulmões e dos rins, a doença passou a ser denominada granulomatose de Wegener, expressão ainda atual na literatura médica.

Cumpre ressaltar que a classificação das vasculites, associadas ao ANCA, permanece controversa. Diante disso, o estudo Critérios de Diagnóstico e Classificação para Vasculite (DCVAS, do inglês *Diagnostic and Classification Criteria for Vasculitis*) teve como objetivo desenvolver parâmetros que definissem com mais clareza a nomenclatura e as características das afecções que fazem parte deste grupo (ver Capítulo 218, *Aspectos Gerais das Vasculites*).

A incidência anual das vasculites é de 5 a 10 casos por milhão de habitantes, com igual frequência em homens e mulheres, sendo rara na infância e em adultos jovens.

A taxa de mortalidade não difere da apresentada pela população geral.

ETIOLOGIA

A GPA pode originar-se de fatores infecciosos, ambientais, químicos, tóxicos ou farmacológicos, em pessoas geneticamente predispostas. Alguns deles serão descritos a seguir.

Fatores infecciosos. Infecções bacterianas, micobacterianas, fúngicas ou virais das orelhas, nariz e sistema respiratório. Cumpre ressaltar que o estado de portador nasal de *Staphylococcus aureus* representa um desencadeante comum dos surtos de GPA.

Fatores ambientais. Poluição ambiental, tabagismo, produtos químicos e toxinas inalados e exposição a metais, como mercúrio ou chumbo.

Medicamentos. A vasculite induzida por medicamento difere da forma primária VAA ANCA, pois tem início com a utilização do medicamento e desaparece com sua descontinuação.

Medicamentos que podem desencadear GPA associada a ANCA: cefotaxima, minociclina; antitireoidianos (benziltiouracila, carbimazol, metimazol, propiltiouracila); agentes antifator alfa de necrose tumoral (adalimumabe, etanercepte, infliximabe); medicamentos psicoativos (clozapina, tioridazina); outros medicamentos e substâncias psicoativas (alopurinol, cocaína, D-penicilamina, hidralazina, levamisol, fenitoína e sulfassalazina).

Fatores genéticos. O Quadro 222.1 apresenta as variantes genéticas relacionadas com o desenvolvimento de VAA ANCA ou GPA.

MANIFESTAÇÕES CLÍNICAS

- Sinais e sintomas gerais: febre (40%), emagrecimento (70%), mal-estar, anorexia, artralgias e mialgia
- Cutâneas: ocorrem em cerca de 60% dos pacientes – pápulas, vesículas, púrpura palpável, úlceras, nódulos subcutâneos, infarto digital, gangrena. Pioderma gangrenoso e fenômeno de Raynaud também são relatados

Quadro 222.1 Variantes genéticas relacionadas com o desenvolvimento de VAA ANCA.

Variantes genéticas	VAA	Associações	Indivíduos
Associação familiar	VAA ANCA	RR 1,56 vez	Parentes de 1º grau
MHC classe II	–	–	–
HLA-DP1*0401	PR3-VAA GPA	Forte associação	
HLA-DRB1*15	PR3-VAA	RR 36 vezes	Afro-americanos
HLA-DRB*15	PR3-VAA	RR 73 vezes	Caucasianos
PNU SERPINA1	GPA	Associação	
PNU PRTN3	GPA	Associação	
CTLA-4	GPA	Associação	

ANCA: anticorpo anticitoplasma de neutrófilos; GPA: granulomatose com poliangiite; RR: risco relativo; VAA: vasculite autoimune de pequenos vasos.

- Oculares: são observadas em 15% dos pacientes no início da doença e em até 61% no seu decorrer dela, incluindo conjuntivite, esclerite, episclerite, ceratite, uveíte, obstrução de ducto lacrimal. Proptose (15%) decorrente de lesões granulomatosas expansivas retro-orbitárias, denominadas pseudotumorais, pode manifestar-se com dor ocular, diplopia, oftalmoplegia e amaurose. Acometimento da retina, incluindo vasculite, trombose arterial ou venosa, exsudatos, hemorragias, visão turva e amaurose
- Auditivas: otalgia; otite média pode resultar em redução ou perda da acuidade auditiva, neurossensorial e de condução
- Pulmonares: ocorrem em cerca de 45% dos pacientes no início e entre 66 e 85% no decorrer da doença, manifestando-se com tosse, hemoptise, dispneia, hemorragia pulmonar, devido à capilarite alveolar, insuficiência respiratória. Os achados radiológicos mais frequentes são infiltrados pulmonares e nódulos, geralmente múltiplos, bilaterais e cavitação, derrame pleural, tumorações mediastinais e linfonodomegalias
- Vias respiratórias superiores: ocorrem em 73 a 93% dos pacientes no início e em 92% com o passar do tempo – dor nos seios paranasais, sinusite, rinorreia purulenta ou sanguinolenta persistente ou recorrente, epistaxe, obstrução nasal, úlceras e crostas. Lesões granulomatosas, ulceração, perfuração e colapso de septo nasal podem ocasionar o denominado "nariz em sela", alteração sugestiva da GPA. Observa-se, também, nesses pacientes predisposição à infecção crônica por *Staphylococcus aureus* e *Pseudomonas aeruginosa*
- Vias respiratórias inferiores: ocorrem em 37% dos pacientes – tosse, dispneia, desconforto torácico, hemoptise, estridores, sibilos, obstrução de pequenas vias respiratórias. Acometimento traqueobrônquico, como traqueobronquite, estenoses de traqueia, brônquica e subglótica, também ocorrem. Em 75% dos pacientes observam-se alterações cicatriciais à broncoscopia, sendo mais frequente a estenose subglótica. Alguns pacientes com alterações na radiografia de tórax são assintomáticos
- Renais: ocorrem entre 70 e 77% dos pacientes, expressas por hematúria, proteinúria, cilindrúria. Síndrome nefrótica, hipertensão arterial e insuficiência renal manifestam-se como lesão renal aguda, doença renal crônica ou insuficiência renal terminal, e decorrem de glomerulonefrite segmentar e focal, glomerulonefrite rapidamente progressiva, as quais frequentemente cursam com insuficiência renal grave
- Sistema musculoesquelético: poliartralgia, mono, oligo ou poliartrite, raramente erosiva ou deformante, mialgia, fraqueza muscular
- Sistema digestório: úlceras e lesões granulomatosas orais, gengivite hiperplásica, aumento doloroso de glândulas submandibulares e das parótidas. Alterações decorrentes de vasculite granulomatosa podem ser identificadas no fígado, baço e/ou intestino delgado. Quadro clínico de abdome agudo secundário a peritonite ou isquemia intestinal, cuja causa é uma vasculite mesentérica, pode ocorrer em pacientes com GPA
- Sistema cardiovascular: arritmias, dor precordial, doença vascular oclusiva, pericardite, derrame pericárdico, cardiomiopatia, lesões valvares, doença isquêmica do coração e insuficiência cardíaca

Imunopatogênese

A imunopatogênese da GPA é complexa e envolve a geração de ANCA contra as enzimas PR3 e mieloperoxidase (MPO) em cerca de 80% dos pacientes.

Os anticorpos contra a proteína-2 de membrana, associada ao lisossomo (LAMP-2), também podem desempenhar um relevante papel na patogênese da GPA por um processo de mimetismo molecular.

Basicamente, admite-se que a imunopatogênese da GPA se origine de fatores desencadeantes ambientais ou infecciosos em um indivíduo geneticamente predisposto e sem tolerância aos autoantígenos do grupo ANCA.

O *Staphylococcus aureus* representa um microrganismo comumente implicado na patogênese da GPA e na natureza recidivante dessa doença. Esta bactéria produz superantígenos que ativam os linfócitos B e T, podendo, através de um processo de mimetismo molecular induzir à VAA.

Pacientes com GPA geralmente apresentam níveis elevados de fatores estimuladores de linfócitos B, como fator ativador destas células, e uma abundância relativa de células auxiliares foliculares T, em comparação com indivíduos saudáveis.

Esses linfócitos podem amadurecer, originando células plasmáticas de vida longa que secretam ANCA, o anticorpo patogênico associado à GPA, que se liga à proteinase 3 nas superfícies de neutrófilos e monócitos.

Na presença de ANCA, neutrófilos e monócitos produzem e liberam espécies reativas de oxigênio, proteases, citocinas, assim como produtos extracelulares de neutrófilos. Tais produtos derivados da NET (do inglês *neutrophil extracellular trap*) são constituídos por filamentos de ácido desoxirribonucleico (DNA), proteínas antimicrobianas, dotados de funções de barreira física, destruição de patógenos, independentemente da fagocitose. Podem ativar células dendríticas por meio de receptores *toll-like* com liberação de interferona alfa, o que compromete a função das células reguladoras T.

A ativação da via alternativa do complemento resulta na formação do complexo de ataque à membrana (C5b6789 MAC), que promove a ativação de neutrófilos associada à ANCA, cujo resultado final é inflamação e dano tecidual.

Essas vias pró-inflamatórias promovem o desenvolvimento de vasculite sistêmica necrotizante, glomerulonefrite necrosante e inflamação granulomatosa predominantemente das vias respiratórias, que são características da GPA.

• Sistema nervoso central e periférico: o acometimento neurológico é raro no início, mas pode atingir o percentual de 33% no decorrer da doença. A manifestação mais frequente consiste em uma neuropatia periférica, manifesta como polineuropatia distal simétrica sensorimotora e mononeurite múltipla (ver Capítulo 509, *Neuropatias Periféricas*). Cefaleia, meningite, acidentes cerebrovasculares, convulsões, lesões da medula espinal, oftalmoplegia, paralisia de pares cranianos, principalmente de II, VI e VII, também pode ocorrer.

O acometimento do sistema nervoso central é menos frequente e pode se manifestar como infarto cerebral, hematoma subdural e hemorragia subaracnóidea

• Outros órgãos: sintomas podem estar relacionados com o comprometimento de mamas, testículos, próstata e vias urinárias.

DIAGNÓSTICO

Fundamenta-se em uma combinação das manifestações clínicas que sugerem a possibilidade de vasculite, associadas a sorologia ANCA positiva e evidência histológica de vasculite necrotizante, glomerulonefrite necrotizante ou inflamação granulomatosa em biópsia de órgãos ou tecidos, como pele, nariz, pulmões, rins ou sistema respiratório (Quadros 222.2 e 222.3).

As Figuras 222.1 a 222.3 ilustram achados histopatológicos característicos de GPA em biópsia de cartilagem nasal e rim.

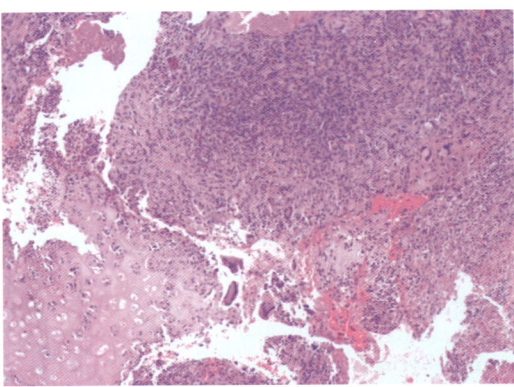

Figura 222.1 Granulomatose com poliangiite: biópsia de cartilagem nasal. Observe a destruição da cartilagem nasal (abaixo e à esquerda) pelo processo inflamatório granulomatoso, que contém algumas células gigantes multinucleadas (coloração: hematoxilina-eosina; aumento: 10×).

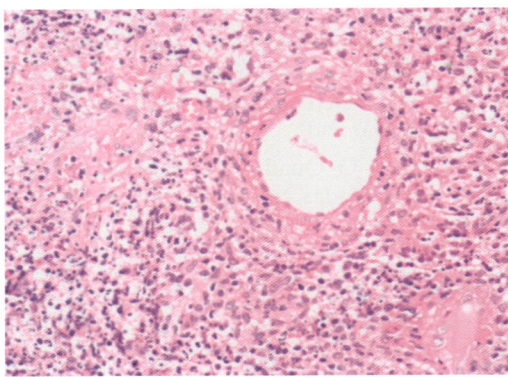

Figura 222.2 Granulomatose com poliangiite: biópsia de cartilagem nasal. Detalhe da vasculite (coloração: hematoxilina-eosina; aumento: 40×).

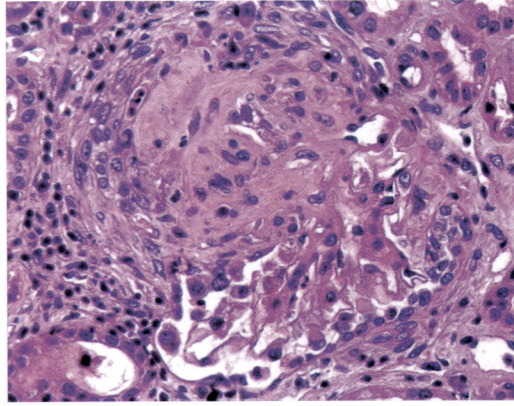

Figura 222.3 Granulomatose com poliangiite: biópsia renal. Glomerulonefrite focal segmentar necrosante com crescentes em fase cicatricial (coloração: hematoxilina-eosina; aumento: 40×).

Quadro 222.2 Exames complementares no diagnóstico de granulomatose com poliangiite.

Exame	Indicação
Hemograma completo	Anemia, leucocitose, eosinofilia (EGPA)
Ureia, creatinina, eletrólitos	Lesão renal aguda, doença renal crônica e IRT
Testes de função hepática	Hipoalbuminemia, hepatite
Perfil ósseo e ECA	Sarcoidose
VHS/PCR	Elevação de VHS e PCR em vasculite ativa
Exames imunológicos	ANCA-IF (c-ANCA ou p-ANCA) e títulos de ELISA, PR3, MPO em VAA AAN+/− ENA (LES ou outra vasculite associada a doença autoimune) FR (vasculite reumatoide) Anti-MBG (hemorragia renal-pulmonar da doença de Goodpasture) Crioglobulinas (crioglobulinemia) Imunoglobulinas (hipergamaglobulinemia)
Hemocultura	Sepse (mimetismo de vasculite)
Cultura de escarro	Tuberculose, infecções bacterianas (mimetismo de vasculite)
Sorologia para vírus	Sorologia viral (vasculite relacionada com HIV, VHB, VHC)
Exame simples de urina (sedimentoscopia)	Hematúria, proteinúria (vasculite renal), leucócitos e nitritos (infecções)
Citologia urinária	Cilindros hemáticos, hematúria microscópica (vasculite renal)
Proteinúria de 24 horas	Proteinúria urinária (vasculite renal ou síndrome nefrítica)
Radiografia de tórax	Nódulos pulmonares, linfadenopatia, infiltrados pulmonares, cavidades pulmonares, hemorragia pulmonar, consolidação pulmonar, derrame pleural
TC de tórax	Atelectasia, consolidação, massas pulmonares, estenose laríngea, estenose traqueobrônquica, bronquiectasia, espessamento pleural, derrames pleurais e linfonodos
CTAR de tórax	Opacificação em vidro fosco irregular ou difusa, hemorragia alveolar
TC de seios da face	Opacificação sinusal, espessamento da mucosa e destruição óssea
RM do cérebro e das órbitas	Lesões granulomatosas, paquimeningite, compressão do nervo orbital, vasculite cerebral
Testes de função pulmonar	Espirometria (vias respiratórias restritivas ou obstrutivas), CDPMC (hemorragia pulmonar)
Broncoscopia	Biópsia transbrônquica e lavados brônquicos
EMG/ECN	Neuropatia sensorimotora periférica, miosite
Exame histopatológico	
Da pele	Vasculite leucocitoclástica (mais comum), vasculite cutânea
De tumores	Lesões granulomatosas
Do pulmão	Vasculite pulmonar, lesões granulomatosas e não granulomatosas, sistema respiratório, vasculite tecidual
Dos rins	Glomerulonefrite necrosante, segmentar, pauci-imune crescente
De nervo periférico	Polineuropatia sensorimotora, mononeurite múltipla
Do músculo	Miosite (mimetismo de vasculite)

VAA ANCA: vasculite autoimune de pequenos vasos associada a anticorpo anticitoplasma de antineutrófilos; ECA: enzima de conversão da angiotensina; AAN: anticorpo antinuclear; c-ANCA: anticorpo anticitoplasma de antineutrófilos padrão citoplasmático à imunofluorescência (IF); CDPMC: capacidade de difusão pulmonar de monóxido de carbono; EGPA: granulomatose eosinofílica com poliangiite; ECN: estudos de condução nervosa; ELISA: ensaio de imunoabsorção enzimática; EMG: eletroneuromiografia; ENA: anticorpos contra antígenos nucleares extraíveis; FR: anticorpos contra fator reumatoide; Anti-MBG: anticorpo antiglomerular da membrana basal; IRT: insuficiência renal terminal; LES: lúpus eritematoso sistêmico; MPO: anticorpos antimieloperoxidase; PCR: proteína C reativa; p-ANCA: anticorpo anticitoplasma de antineutrófilos padrão perinuclear à IF; PR3: anticorpos contra proteinase 3; RM: ressonância magnética; TC: tomografia computadorizada; TCAR: tomografia computadorizada de alta resolução; VHB: vírus da hepatite B; VHC: vírus da hepatite C; HIV: vírus da imunodeficiência humana, do inglês *human immunodeficiency virus*; VHS: velocidade de hemossedimentação.

Quadro 222.3 Critérios diagnósticos de granulomatose com poliangiite.

Lesões nasais ou orais	Úlceras orais dolorosas ou indolores ou secreção nasal purulenta ou com sangue
Radiografia torácica anormal	Nódulos pulmonares, infiltrados pulmonares fixos ou cavidades pulmonares
Sedimento urinário anormal	Hematúria microscópica com ou sem lançamentos de glóbulos vermelhos
Inflamação granulomatosa	A biópsia de uma artéria ou área perivascular mostra inflamação granulomatosa

Dois ou mais desses quatro critérios representam sensibilidade de 88% e especificidade de 92%.

O diagnóstico precoce é importante por motivos prognósticos, pois existem regimes eficazes de imunossupressão que podem induzir remissão clínica e, a longo prazo, reduzir a morbimortalidade.

Deve-se enfatizar que a sorologia positiva para ANCA não é essencial para o diagnóstico de GPA se os achados clínicos e histopatológicos suportarem este diagnóstico.

Os ensaios qualitativos de imunofluorescência (IF) para ANCA identificam: c-ANCA citoplasmático, p-ANCA perinuclear e ANCA atípico.

Os ensaios de imunoabsorção enzimática (ELISA) são quantitativos e medem os títulos PR3-ANCA e MPO-ANCA.

O uso de IF e ELISA nos testes ANCA fornece sensibilidade de 96% e especificidade de 98,5% para VAA, com 88% de pacientes com GPA que apresentam soropositividade para o c-ANCA.

A gravidade da VAA ANCA, entre elas GPA, pode ser estimada pelo Índice de Atividade de Vasculite de Birmingham – BVAS (do inglês *Birmingham Vasculitis Activity Score*), que permite categorizar a GPA como leve, moderada, grave ou com risco de vida, dependendo da extensão do envolvimento do órgão (Quadro 222.4).

CRITÉRIOS DE CLASSIFICAÇÃO

O Quadro 222.3 apresenta os critérios da GPA, de acordo com o Colégio Americano de Reumatologia (ACR, do inglês *American College of Rheumatology*).

TRATAMENTO

Terapia de indução na GPA

- Ciclofosfamida (CY): a terapia combinada de CY e corticoide é eficaz na indução da remissão das VAA. Como há risco de toxicidade, recomenda-se monitoramento de hemograma, funções renal e hepática, e citologia da urina
- Rituximabe (RTX): o RTX, anticorpo monoclonal, constitui terapia biológica de depleção de linfócitos B, para controle de vasculite associada ao GPA e MPO-ANCA. É indicado para indução da remissão da doença e tratamento de GPA grave e recorrente, na dose de 375 mg/m^2 semanalmente, durante 4 semanas. Eventos adversos incluem imunossupressão grave, leucoencefalopatia multifocal progressiva (LEMP) associada à reativação do vírus JC (vírus John Cunningham, causador da LEMP em imunossuprimidos), hipogamaglobulinemia, infecções oportunistas, malignidade, reações alérgicas ou anafiláticas à infusão
- Metotrexato (MTX): utilizado para indução da remissão na dose de 15 a 25 mg/semana com prescrição adicional de ácido fólico. Foram relatadas recaídas mais frequentes em comparação com um regime de indução contendo CY
- Corticoides (GC): prescritos em conjunto com imunossupressores, mas não para induzir remissão na GPA. Metilprednisolona 500 a 1.000 mg é utilizada em pulso por via intravenosa (IV), durante 3 dias, seguida de prednisolona 0,5 a 1 mg/kg/dia por via oral (VO), durante 4 semanas.

Quadro 222.4 Categorização do EUVAS para VAA ANCA de acordo com diferentes níveis de gravidade (BVAS).

Categorias	Características
Localizada	Doença restrita ao sistema respiratório superior e inferior sem envolvimento sistêmico ou sintomas constitucionais
Sistêmica inicial	Envolvimento de qualquer órgão ou sistema, sem risco de dano permanente a órgãos ou de morte
Generalizada	Risco à função renal ou de outros órgãos, creatinina sérica < 500 mol/ℓ ou 5,6 mg/dℓ
Grave	Insuficiência renal ou de outros órgãos, creatinina sérica > 500 mol/ℓ ou 5,6 mg/dℓ
Refratária	Doença progressiva não responsiva à terapia com glicocorticoides e ciclofosfamida

EUVAS: *European Vasculitis Study*; VAA ANCA: vasculite autoimune de pequenos vasos associada a anticorpo anticitoplasma de antineutrófilos.

Os corticoides devem ser ministrados em altas doses na doença ativa, reduzindo-se gradualmente para manter a remissão com imunossupressores.

Terapia de manutenção na GPA

A terapia de manutenção é importante na redução de recidiva da GPA e falência de órgãos, devendo ser usada por um período mínimo de 12 e 18 meses. Em geral, usam-se:

- Azatioprina (AZA): nas doses de 2 mg/kg/dia para terapia de manutenção na GPA. Tem vantagem sobre o MTX, pois pode ser utilizada na gravidez
- MTX: eficaz para GPA leve ou moderada; após a terapia de indução da CY, há incremento da eficácia do MTX
- Leflunomida: na dose de 20 a 30 mg/dia VO, é mais eficaz na redução de recidiva na GPA do que o MTX. No entanto, está associada a vários efeitos adversos, incluindo hipertensão arterial grave, supressão acentuada da medula óssea e imunossupressão
- RTX: para redução na taxa de recaída e prolongamento do período de remissão.

Terapia adjuvante

- Prevenção de infecções com cotrimoxazol (trimetoprima 800 mg/sulfametoxazol 160 mg VO, 3 vezes/semana.

Plasmaférese

Utilizada para eliminar o ANCA da circulação periférica. Em conjunto com a CY pode ser um recurso eficaz em pacientes com vasculite renal rapidamente progressiva com risco de vida, pois pode prolongar a sobrevida livre de diálise.

Na hemorragia alveolar grave da VAA, a plasmaférese (PMF) pode ser prescrita com medicamentos imunossupressores, principalmente se forem detectados anticorpos antimembrana basal glomerular.

Tratamento de VAA

Para indução e manutenção. A primeira é prescrita para pacientes com a forma ativa da doença, tanto no início como em recidivas, durante o acompanhamento do paciente, com objetivo de alcançar remissão completa e evitar acumulação de danos teciduais.

Após a remissão, inicia-se a terapia de manutenção, com a finalidade de prevenir recidivas da doença. Acrescentam-se, quando necessário, as fases de recorrência da doença ou refratariedade à CY.

Fases do tratamento de GPA

- Fase de indução de remissão: duração em média de 3 a 9 meses:
  - Primeira escolha: prednisona 1 mg/kg/dia VO, durante 2 a 4 semanas, com redução progressiva da dose em 2,5 mg/semana até remissão, + CY 2 mg/kg/dia VO, ou na forma de pulso, 1 g/m^2/mês IV, durante 1 a 2 meses após a remissão. Ausência de hematúria e de manifestações pulmonares são indicativos de remissão da doença. Ocorrendo insuficiência renal aguda ou hemorragia alveolar difusa, pode-se optar pela associação metilprednisolona 500 a 1.000 mg/dia IV, em pulso, durante 3 dias, + CY, com ou sem PMF
  - Segunda escolha: RTX pode substituir CY na fase de indução ou se houver recorrência da doença

- Terceira escolha: MTX, doses iniciais de 0,2 mg/kg/semana VO; doses máximas de 25 mg/semana. Somente pode ser prescrito para pacientes com formas leves de GPA. As condições de utilização do MTX são *clearance* de creatinina acima de 50 mg/d ℓ e ausência de glomerulonefrite e prescrição de folato 1 mg/dia
- Fase de manutenção – inicia-se 1 a 2 meses após a remissão:
  - Primeira escolha: prednisona 5 a 10 mg/dia VO, + AZA 1 a 2 mg/kg/dia VO, durante 12 meses, ou indefinidamente
  - Segunda escolha: prednisona 5 a 10 mg/dia VO, + MTX 3 a 15 mg/semana (doses iniciais) VO; doses máximas de 20 a 25 mg/semana, durante, no mínimo, 24 meses
  - Terceira e quarta escolhas: prednisona 5 a 10 mg/dia VO, + micofenolato de mofetila (MFM) 1.000 a 3.000 mg/dia VO, + RTX 375 mg/m^2/superfície corporal/semana IV, durante 4 semanas; a cada 6 meses podem ser prescritos aos pacientes não responsivos a AZA ou MTX
- Fase de tratamento da recorrência: durante a fase de manutenção, aumentam-se as doses de corticoide e imunossupressor (AZA, MTX). Se a recorrência for leve, deve-se reiniciá-la; se houver recorrência grave, é necessário prescrever nova fase de indução
- Fase de refratariedade à CY: MFM.

COMPLICAÇÕES

Nariz em sela, insuficiência renal, surdez, perda visual, estenose de traqueia, sinusopatia crônica com infecções recorrentes, insuficiência pulmonar crônica.

EVOLUÇÃO E PROGNÓSTICO

A terapêutica com corticoides e citostáticos proporciona melhora clínica, remissão completa ou incompleta, cumprindo destacar que os fatores que influenciam na remissão, nas recidivas, na sobrevida renal e geral incluem o tipo de terapia imunossupressora, o padrão de acometimento visceral, níveis de ANCA, idade avançada e sexo masculino.

BIBLIOGRAFIA

Antunes T, Barbas CSV. Granulomatose de Wegener. J Bras Pneumol. 2005;31(Supl 1):S21-6.

Azevedo MF. GPS Medicamentos. Guia prático em saúde. Rio de Janeiro: Guanabara Koogan; 2017.

Berti A, Cornec D, Crowson, CS, Specks U, Matterson EL. The epidemiology of ANCA associated vasculitis in Olmsted County, Minnesota (USA): a 20 years population-based study. Arthritis Rheumatol. 2017;69(12):2338-50.

Bloch DA, Michel BA, Hunder GG, McShane DJ, Arend WP, Calabrese LH et al. The American College of Rheumatology 1990 criteria for the classification of vasculitis. Patients and methods. Arthritis Rheum. 1990;33:1068-73.

Cartin-Ceba R, Peikert T, Specks U. Pathogenesis of ANCA-associated vasculitis. Curr Rheumatol Rep. 2012;14(6):481-93.

Falk RJ, Gross WL, Guillevin L, Hoffman GS, Jayne DR, Jennette JC et al. For the American College of Rheumatology, the American Society of Nephrology, and the European League Against Rheumatism. Granulomatosis with polyangiitis (Wegener's): an alternative name for Wegener's granulomatosis. Arthritis Rheum. 2011;63(4):863-4. Gao Y, Zhao MH. Review article: drug-induced anti-neutrophil cytoplasmic antibody-associated vasculitis. Nephrol (Carlton). 2009;14(1):33-41.

Falk RJ, Gross WL, Guillevin L, Hoffman GS, Jayne DR, Jennette JC et al. Granulomatosis with polyangiitis (Wegener's): an alternative name for Wegener's Granulomatosis [letter]. Ann Rheum Dis. 2011;70:704.

Hoffman GS, Kerr GS, Leavitt RY, Hallahan CW, Lebovics RS, Travis WD et al. Wegener granulomatosis: an analysis of 158 patients. Ann Intern Med. 1992;116(6):488-98.

Jennette JC, Falk RJ, Andrassy K, Bacon PA, Churg J, Gross WL el al. Nomenclature of systemic vasculitides. Proposal of an international consensus conference. Arthritis Rheum. 1994;37:187-92.

Jennette JC, Falk RJ, Bacon PA, Basu N, Cid MC, Ferrario F et al. 2012 Revised International Chapel Hill Consensus Conference Nomenclature of Vasculitides. Arthritis Rheum. 2013;65(1):1-11. Kallenberg CG. Key advances in the clinical approach to ANCA-associated vasculitis. Nat Rev Rheumatol. 2014;10:484-93.

Khan I, Watts RA. Classification of ANCA-associated vasculitis. Curr Rheumatol Rep. 2013;15(12):383.

Lane SE, Watts R, Scott DG. Epidemiology of systemic vasculitis. Curr Rheumatol Rep. 2005;7(4):270-5.

Leavitt RY, Fauci AS, Bloch DA, Michel BA, Hunder GG, William PA et al. The American College of Rheumatology (ACR) 1990. Criteria for the classification of Wegener's Granulomatosis. Arthritis Rheum. 1990;33:1101-7.

Liberati A, Altman DG, Tetzlaff J, Mulrow C, Gøtzsche PC, Ioannidis JP et al. The PRISMA statement for reporting systematic reviews and meta-analyses of studies that evaluate healthcare interventions: explanation and elaboration. BMJ. 2009;339:b2700.

Lutalo PMK, D'Cruz DP. Diagnosis and classification of granulomatosis with polyangiitis (Wegener's granulomatosis). J Autoimm. 2014; 48-49:94-8.

Mukhtyar C, Guillevin L, Cid MC, Dasgupta B, de Groot K, Gross W et al. EULAR recommendations for the management of primary small and medium vessel vasculitis. Ann Rheum Dis. 2009;68(3):310-7.

Oxford Centre for Evidence-based Medicine – Levels of Evidence (March 2009) – CEBM. 2009.

Reinhold-Keller E, Beuge N, Latza U, de Groot K, Rudert H, Nolle B et al. An interdisciplinary approach to the care of patients with Wegener's granulomatosis: long – term outcome in 155 patients. Arthritis Rheum. 2000;43(5):1021-32.

Savage CO, Harper L, Cockwell P, Adu D, Howie AJ. ABC of arterial and vascular disease: vasculitis. BMJ. 2000;320(7245):1325-8.

Scott DG, Watts RA. Systemic vasculitis: epidemiology, classification and environmental factors. Ann Rheum Dis 2000;59(3):161-3.

Souza AWS, Calich AL, Mariz HA, Ochtrop MLG, Bacchiega ABS, Ferreira GA et al. Recomendações da Sociedade Brasileira de Reumatologia para a terapia de indução para vasculite associada a ANCA. Rev Bras Reumatol. 2017;57(S2):S484-96.

Watts RA, Mahr A, Mohammad AJ, Gatenby P, Basu N, Flores-Suarez LF. Classification, epidemiology and clinical subgrouping of anti-neutrophil cytoplasmic antibody (ANCA)-associated vasculitis. Nephrology, dialysis, transplantation: official publication of the European Dialysis and Transplant Association – European Renal Association. 2015;30(Suppl 1):i14-22.

Yates M, Watts RA, Bajema IM, Cid MC, Crestani B, Hauser T et al. EULAR/ERA-EDTA recommendations for the management of ANCA-associated vasculitis. Ann Rheum Dis. 2016;75:1583-94.

223
Granulomatose Eosinofílica com Poliangiite

Doença de Churg-Strauss

Vitalina de Souza Barbosa

INTRODUÇÃO

A granulomatose eosinofílica com poliangiite (GEPA), também denominada doença de Churg-Strauss, é uma vasculite granulomatosa eosinofílica de múltiplos órgãos, associada à asma e com eosinofilia periférica e tecidual.

Pode ocorrer em qualquer idade (exceto na infância) com idade média de 48 anos.

A proporção entre homens e mulheres é de 1,2:1.

É uma das vasculites associada ao anticorpo anticitoplasma de neutrófilos (ANCA) (ver Capítulo 218, *Aspectos Gerais das Vasculites*).

MANIFESTAÇÕES CLÍNICAS

- Sintomas gerais: mal-estar, anorexia e perda de peso
- Comprometimento pulmonar predominante: quadro clínico com graves ataques asmáticos que têm início na idade adulta e infiltrado pulmonar
- Vias respiratórias superiores: rinite alérgica, sinusite e pólipos nasais em até 60% dos pacientes, geralmente no início da doença
- Sistema nervoso: mononeurite múltipla, segunda manifestação mais comum, ocorrendo em até 70% dos pacientes
- Comprometimento cardíaco: em 15% dos pacientes, sendo uma causa importante de mortalidade
- Comprometimento cutâneo: púrpura, nódulos cutâneos e subcutâneos em 50% dos pacientes
- Comprometimento renal: menos comum, geralmente menos grave do que a granulomatose com poliangiite e a poliangiite microscópica.

DIAGNÓSTICO DIFERENCIAL

- Lúpus eritematoso sistêmico
- Crioglobulinemia
- Síndrome hipereosinofílica
- Infecções parasitárias, como hiperinfestação por estrongiloide
- Endocardite infecciosa
- Alergia a medicamentos
- Linfoma de Hodgkin
- Doença por imunoglobulina G4 (IgG4).

EXAMES COMPLEMENTARES

- Eosinofilia que atinge níveis > 1.000 células/$\mu\ell$ em mais de 80% dos pacientes
- Velocidade de hemossedimentação (VHS) e proteína C reativa (PCR): elevadas

- ANCA: em 50% dos pacientes
- Antimieloperoxidase (anti-MPO)
- Exames laboratoriais que refletem os órgãos envolvidos.

DIAGNÓSTICO

- Dados clínicos + exames laboratoriais (eosinofilia do sangue periférico)
- Confirmação por biópsia.

TRATAMENTO

- O tratamento da asma segue as diretrizes recomendadas para pacientes sem GEPA.

Tratamento medicamentoso

- Prednisona 1 mg/kg/dia por via oral (VO), redução gradual; baixas doses durante anos podem ser necessárias
- Quadros graves ou refratários: ciclofosfamida 2 a 3 mg/kg/dia VO; ou pulsoterapia com ciclofosfamida 1 g por via intravenosa (IV), associada a metilprednisolona, 1 g IV, mensal, por 6 a 12 meses
- Imunossupressão de manutenção: metotrexato 20 a 25 mg/semana; ou azatioprina 2 mg/kg/dia; ou leflunomida 20 mg/dia
- Imunobiológico: mepolizumabe (anticorpo monoclonal humanizado contra IL-5) 300 mg por via subcutânea (SC), a cada 4 semanas.

EVOLUÇÃO E PROGNÓSTICO

- Boa resposta ao corticoide
- Início em idade avançada e comprometimento miocárdico têm pior prognóstico.

BIBLIOGRAFIA

Balbi GGM, Bacchiega ABS, Ochtrop MLG. Vaculites associadas ao ANCA. In: Vasconcelos JTS et al. Livro da Sociedade Brasileira de Reumatologia. Barueri (SP): Manole; 2019. pp. 306-11.

Churg S, Monach PA. Antineutrophil Cytoplasmic Antibody–Associated Vasculitis. In: Firestein GS et al. Kelley and Firestein's Textbook of Rheumatology. 10th ed. Philadelphia: Elsevier; 2017. pp. 1541-58.

Fauci A, Langford CA. The vasculitis syndromes. In: Harrison's Rheumatology. 4th ed. McGraw-Hill Education; 2017. pp. 166-7.

Furuta S, Iwamoto T, Nakajima H. Update on eosinophilic granulomatosis with polyangiitis. Allergol Int. 2019;68(4):430-6.

Luqmani RA. Antineutrophil cytoplasmic antibody–associated vasculitis. In: Hochberg MC et al. Rheumatology. 7th ed. Philadelphia: Elsevier; 2019. pp. 1368-77.

224
Poliangiite Microscópica

Vitalina de Souza Barbosa

INTRODUÇÃO

A denominação "poliarterite microscópica" foi proposta por Davson em 1948, ao descrever glomerulonefrite em pacientes com poliarterite nodosa.

O termo "poliangiite microscópica" (PAM) foi adotado em 1992 na Conferência de Consenso de Chapel Hill que estabeleceu a nomenclatura das vasculites sistêmicas (ver Capítulo 218, *Aspectos Gerais das Vasculites*).

É uma vasculite necrosante que afeta pequenos vasos (capilares, vênulas ou arteríolas), com poucos ou sem imunocomplexos (pauci-imune).

A ausência de inflamação granulomatosa na poliangiite microscópica a diferencia da granulomatose com poliangiite (GPA, granulomatose de Wegener).

Mais frequente em homens, com pico de incidência entre 65 e 74 anos.

Vasculites associadas a anticorpos anticitoplasma de neutrófilos (- ANCA VAA)

- Constituem um grupo de vasculites necrosantes, sistêmicas, com acometimento predominante de vasos de pequeno calibre, com pouco ou nenhum depósito imune na parede dos vasos
- Têm como biomarcador comum a participação de ANCA
- Fazem parte desse grupo: granunomatose com poliangiite (GPA), anteriormente denominada granulomatose de Wegener; poliangiite microscópica (PAM) e granulomatose eosinofílica com poliangiite (GEPA), anteriormente intitulada síndrome de Churg-Strauss.

MANIFESTAÇÕES CLÍNICAS

- Início frequentemente agudo, mas pode ser gradual, com perda de peso, artralgia/artrite e mialgia
- Comprometimento renal: glomerulonefrite (hematúria, proteinúria, hipertensão arterial e/ou oligúria) em até 100% dos pacientes, podendo evoluir para glomerulonefrite rapidamente progressiva
- Comprometimento pulmonar: capilarite pulmonar, com hemoptise de pequena monta até insuficiência respiratória, por hemorragia alveolar (55%)
- Outras manifestações: mononeurite múltipla, vasculite cutânea (púrpura palpável, úlceras, isquemia digital), vasculite de artérias coronária e mesentérica, e de sistema nervoso central.

DIAGNÓSTICO DIFERENCIAL

- Lúpus eritematoso sistêmico
- Síndrome de anticorpos antifosfolipídeos
- Crioglobulinemia
- Endocardite infecciosa
- Uso de cocaína adulterada com levamisol
- Doença por imunoglobulina G4 (IgG4)
- Neoplasias malignas.

EXAMES COMPLEMENTARES

- Hemograma: anemia de doença crônica, leucocitose e trombocitose
- Velocidade de hemossedimentação (VHS): elevada (40 a 100 mg/hora)
- Proteína C reativa (PCR): elevada
- Exame de urina: hematúria (cilindros hemáticos), proteinúria (90% > 3,5 g/24 horas)
- Anticorpo anticitoplasma de antineutrófilos padrão perinuclear à imunofluorescência (ANCA-p) em 75% dos pacientes

- Antimieloperoxidase (anti-MPO)
- Exames radiológicos dos pulmões
- Biópsia renal.

DIAGNÓSTICO

- Baseia-se em evidências histológicas de vasculite ou glomerulonefrite pauci-imune em um paciente com manifestações clínicas compatíveis com doença sistêmica
- Forte associação com ANCA.

TRATAMENTO MEDICAMENTOSO

Dividido em terapia de indução e de manutenção

- Terapia de indução:
  - Duração: 3 a 6 meses ou até remissão:
    - Prednisona ou prednisolona 0,5 a 1 mg/kg/dia (máximo de 80 mg/dia) por via oral (VO), por 2 a 4 semanas com redução gradual a cada 2 a 4 semanas, em 6 a 9 meses. Dose de 5 a 10 mg/dia, pode ser mantida por mais 1 ou 2 anos; ou pulsoterapia intravenosa (IV) com metilprednisolona 15 mg/kg/dia, ou 0,5 a 1 g/dia, por 1 a 3 dias consecutivos se houver manifestações graves com risco de vida e envolvimento de órgãos vitais
    - Ciclofosfamida 2 mg/kg/dia (máximo de 200 mg/dia) VO; ou pulsoterapia IV com ciclofosfamida 15 mg/kg (máximo de 1,2 g por pulso), administrada 3 vezes no primeiro mês com intervalo de 2 semanas e depois a cada 3 semanas por até 3 a 6 meses ou até que haja remissão
    - Metotrexato 20 a 25 mg/semana VO, é uma opção para a indução da remissão em pacientes sem risco de dano permanente a órgãos (doença localizada ou doença sistêmica inicial)
    - Rituximabe 375 mg/m^2 semanalmente por 4 semanas, quando houver contraindicações para o uso da ciclofosfamida, como dose cumulativa alta, em pacientes jovens em idade fértil sem prole estabelecida ou em doença recorrente. Opcionalmente, o rituximabe IV, 1 g, em duas infusões com intervalos de 2 semanas
    - Plasmaférese: indicada para pacientes com glomerulonefrite rapidamente progressiva e creatinina sérica > 5,8 mg/dℓ, propiciando melhora na sobrevida renal quando associada a corticoide e ciclofosfamida
    - Imunoglobulina humana intravenosa (IGIV): 2 g/kg divididos em 2 a 5 dias é uma opção para a terapia de indução em pacientes infectados que apresentam atividade persistente da doença, refratários ao tratamento com corticoide e ciclofosfamida ou quando há contraindicação à ciclofosfamida e ao rituximabe
- Terapia de manutenção:
  - Duração: mínimo de 2 anos após a remissão e reduzir a cada 6 meses até descontinuação:
    - Metotrexato 20 a 25 mg/semana; ou azatioprina 2 mg/kg/dia; ou micofenolato de mofetila 2 g/dia; ou rituximabe 500 mg, dose única, a cada 6 meses.

Atenção

- A PAM apresenta características clínicas semelhantes às da GPA (granulomatose de Wegener) por sua predileção em comprometer os pequenos vasos
- A doença das vias respiratórias superiores e os nódulos pulmonares não ocorrem na PAM; essas manifestações clínicas sugerem GPA (granulomatose de Wegener).

BIBLIOGRAFIA

Balbi GGM, Bacchiega ABS, Ochtrop MLG. Vaculites associadas ao ANCA. In: Vasconcelos JTS et al. Livro da Sociedade Brasileira de Reumatologia. Barueri (SP): Manole; 2019. pp. 306-11.

Chung S, Monach PA. Anti-neutrophil cytoplasmic antibody – associated vasculitis. In: Firestein GS et al. Kelley and Firestein's Textbook of Rheumatology. 10th ed. Philadelphia: Elsevier; 2017. pp. 1541-58.

Fauci A, Langford CA. The vasculitis syndromes. In: Harrison's Rheumatology. 4th ed. McGraw-Hill Education; 2017. pp. 165-6.

Jennette JC, Falk RJ, Bacon PA et al. 2012 revised International Chapel Hill Consensus Conference Nomenclature of Vasculitides. Arthritis Rheum. 2013;65:1-11.

Luqmani RA. Antineutrophil cytoplasmic antibody – associated vasculitis. In: Hochberg MC et al. Rheumatology. 7th ed. Philadelphia: Elsevier; 2019. pp. 1368-77.

Souza AWS et al. Recomendações da Sociedade Brasileira de Reumatologia para a terapia de indução para vasculite associada a ANCA. Rev Bras Reumatol. 2017;57(S2):S484-96.

225
Poliarterite Nodosa

Vitalina de Souza Barbosa

INTRODUÇÃO

A poliarterite nodosa (PAN) é uma vasculite sistêmica, necrosante, que acomete as artérias musculares de pequeno e médio calibres, e tem como característica o comprometimento preferencial das artérias renais e viscerais. Essa inflamação não compromete as artérias pulmonares, embora os vasos brônquicos possam ser afetados.

O processo inflamatório atinge todas as camadas dos vasos, com aparecimento de necrose fibrinoide, lesão da camada elástica interna e externa, podendo formar aneurismas e causar estenose, trombose e infarto.

Granulomas, eosinofilia significativa e diátese alérgica não são observados.

Os homens são mais acometidos do que as mulheres, e a idade média de incidência dessa doença é 50 anos.

CAUSAS

- Etiologia desconhecida na maioria dos pacientes
- Comprometimento imunológico
- Associação com vírus da hepatite tipo B (HBV), raramente tipo C (HCV) e vírus da imunodeficiência humana (HIV)
- Relação com leucemia de células pilosas e deficiência de adenosina deaminase 2 (ADA2).

MANIFESTAÇÕES CLÍNICAS

- Sintomas gerais: febre, fraqueza, perda de peso, mal-estar, mialgia, livedo reticular, cefaleia, dor abdominal
- Sintomas são relacionados ao(s) órgão(s) afetado(s). Podem ser em um único órgão ou podem ser polivisceral.

  A pele e o sistema nervoso periférico são os mais comprometidos

- Pele: nódulos subcutâneos, necrose de extremidades, púrpura, infarto cutâneo, livedo reticular, urticária, erupções polimorfas e fenômeno de Raynaud
- Sistema nervoso periférico: mononeurite múltipla (mão e pé caídos), polineuropatia simétrica
- Sistema nervoso central: convulsões, acidente vascular cerebral (AVC), cefaleia
- Rins: hematúria (geralmente microscópica), proteinúria, hipertensão arterial, insuficiência renal progressiva (devido à estenose das artérias renais, e não por glomerulonefrite)
- Sistema musculoesquelético: mialgia, artralgia migratória, artrite
- Trato gastrintestinal: dor abdominal intensa e recorrente, infarto intestinal e perfuração, hepatomegalia, náuseas, vômitos e hemorragia
- Sistema geniturinário: dor e edema testicular (orquite, epedidimite)
- Sistema cardiovascular: pericardite, insuficiência cardíaca associada a hipertensão arterial e/ou infarto agudo do miocárdio.

DIAGNÓSTICO DIFERENCIAL

- Lúpus eritematoso sistêmico
- Síndrome dos anticorpos antifosfolipídeos
- Crioglobulinemia
- Arterite temporal (arterite de células gigantes)
- Doença de Takayasu
- Endocardite infecciosa
- Neoplasias malignas
- Uso de anfetaminas.

EXAMES COMPLEMENTARES

- Hemograma: anemia de doença crônica, neutrofilia, eosinofilia
- Velocidade de hemossedimentação (VHS): elevada (40 a 100 mm/h)
- Proteína C reativa (PCR): elevada
- Exame de urina: hematúria, proteinúria
- Hipergamaglobulinemia
- Pesquisa de infecção para HBV, HCV e HIV
- Exames de imagem (arteriografia, angiotomografia computadorizada, angiorressonância magnética): formações aneurismáticas em artérias de pequeno e médio calibres, e áreas de estenose
- Biópsia de órgão comprometido.

DIAGNÓSTICO

- Dados clínicos + exames laboratoriais + exame histopatológico.

TRATAMENTO MEDICAMENTOSO

- Se houver processo infeccioso: antivirais
- Formas clínicas leves: prednisona 1 mg/kg/dia por via oral (VO)
- Formas graves ou refratárias: associar metotrexato (MTX), azatioprina (AZA) ou micofenolato de mofetila (MMF)
- Pacientes com pelo menos 1 fator de mau prognóstico: ciclofosfamida oral (2 a 3 mg/kg/dia) ou pulsoterapia por 6 a 12 meses, e manutenção com MTX ou AZA.

EVOLUÇÃO E PROGNÓSTICO

- Evolução progressiva e fatal quando não tratada
- Fatores de mau prognóstico para PAN:
  - Insuficiência renal = Cr > 1,7 mg/dℓ
  - Comprometimento gastrintestinal e/ou cardíaco
  - Idade > 65 anos.

BIBLIOGRAFIA

Fauci A, Langford CA. The vasculitis syndromes. In: Harrison's Rheumatology. 4th ed. McGraw-Hill Education; 2017. pp. 156-67.

Forbess L. Polyarteritis nodosa and Cogan syndrome. In: Hochberg MC et al. Rheumatology. 7th ed. Philadelphia: Elsevier; 2019. pp. 1358-67.

Forbess L, Bannykh S. Polyarteritis nodosa. Rheum Dis ClinNorth Am. 2015;41(1):33-46.

226
Púrpura de Henoch-Schönlein

Púrpura não trombocitopênica, púrpura alérgica

Maria do Rosário Ferraz Roberti • Nelcivone Soares de Melo

INTRODUÇÃO

Púrpura não trombocitopênica, também conhecida como púrpura alérgica, é uma vasculite sistêmica, por imunoglobulina A (IgA), com deposição de imunocomplexos na microcirculação de pele, rins e intestinos. Vasculite leucocitoclástica, comprometendo pequenos vasos.

A maioria dos casos ocorre entre 2 e 10 anos; todavia, pode aparecer em qualquer idade. Existe uma variação sazonal com aumento do número de casos no outono e no inverno.

Fatores desencadeantes de púrpura não trombocitopênica

- Medicamentos, picada de insetos, infecções, vacinas e neoplasias têm sido descritos como potenciais fatores desencadeantes, porém, a maioria dos casos ocorre após episódio de infecção das vias respiratórias superiores.

CAUSAS

Cerca de 10 a 17% dos pacientes apresentam mutação em homozigose e heterozigose, respectivamente, no gene *MEFV*. Crianças com O HLA-A2, A11 e B35 têm maior chance de desenvolver púrpura de Henoch-Schönlein (PHS).

MANIFESTAÇÕES CLÍNICAS

- Início agudo ou insidioso

- Mal-estar e febre baixa em 50% dos pacientes
- Lesões cutâneas sob a forma de pequenos vergões ou lesões maculopapulares eritematosas, localizadas nas extremidades inferiores e nas nádegas; podem afetar a face, o tronco e as extremidades superiores
- De início, as lesões tornam-se pálidas à pressão, mas posteriormente não se alteram nessa situação
- Angioedema de couro cabeludo, lábios, pálpebras, orelhas, dorso das mãos e dos pés, costas, escroto e períneo
- Artrite em 75% dos pacientes; as grandes articulações (joelhos e tornozelos) são mais comumente afetadas
- Sintomas gastrintestinais: hematêmese, dor abdominal em cólica associada a vômito, sangue oculto ou macroscópico nas fezes em 50% dos pacientes
- Pancreatite
- Comprometimento renal: hematúria com ou sem cilindros, proteinúria
- Hepatosplenomegalia
- Linfadenopatia
- Comprometimento cardíaco
- Hemorragia pulmonar
- Nódulos do tipo reumatoide
- Edema e púrpura difusa de face e orelhas
- Crises convulsivas.

Quando suspeitar da síndrome de Henoch-Shönlein

Na ausência de plaquetopenia ou coagulopatia, a associação de púrpura com artrite ou artralgia, dor abdominal e manifestações renais sugere PHS.

DIAGNÓSTICO DIFERENCIAL

- Púrpura trombocitopênica
- Diátese hemorrágica
- Septicemia
- Apendicite aguda, doença intestinal inflamatória
- Glomerulonefrite aguda, nefropatia por IgA
- Poliarterite nodosa, lúpus eritematoso sistêmico
- Endocardite bacteriana subaguda.

EXAMES COMPLEMENTARES

- Hemograma: leucocitose
- IgA sérica elevada em 50 a 70% dos casos
- Velocidade de hemossedimentação (VHS): elevada
- Coagulação, contagem plaquetária e complemento: normais
- Imunocomplexos circulantes IgA: em 70% dos casos
- Exame de urina: proteinúria e hematúria, quando há comprometimento renal.

COMPROVAÇÃO DIAGNÓSTICA

- Dados clínicos
- A biópsia renal é raramente indicada, exceto nos casos de redução da função renal ou desenvolvimento de síndrome nefrótica (exame histopatológico – vasculite proliferativa e necrosante; imunofluorescência – depósitos de IgA no mesângio glomerular)
- O exame histopatológico de pele e intestino mostra vasculite leucocitoclástica com depósito de IgA.

COMPLICAÇÕES

- Hipertensão arterial
- Insuficiência renal
- Hemorragia intestinal
- Obstrução ou perfuração intestinal.

TRATAMENTO

- Cuidados gerais e observação nos casos leves e moderados.

Tratamento medicamentoso

- Tratamento sintomático na maioria dos casos
- Medicamentos imunossupressores ou imunomoduladores, tais como micofenolato de mofetila ou ciclosporina, podem ser usados nos casos de comprometimento renal
- Prednisona 1 a 2 mg/kg/dia por via oral (VO), nos casos de manifestações gastrintestinais intensas, angioedema ou comprometimento renal. Os corticoides não modificam a evolução da doença e seu uso é controverso
- Plasmaférese pode ser útil nos pacientes com comprometimento renal
- Anti-inflamatórios não hormonais aliviam os sintomas em alguns pacientes.

EVOLUÇÃO E PROGNÓSTICO

- Duração de poucos dias, com artrite transitória
- Em alguns casos, a duração da doença é mais longa (4 a 6 semanas); pode haver recidivas
- Cerca de 25% dos pacientes com comprometimento renal inicial apresentam sedimento urinário persistentemente anormal.

BIBLIOGRAFIA

Hetland LE, Susrud KS, Lindahl KH, Bygum A. Henoch-Schönlein purpura: a literature review. Acta Derm Venereol. 2017;97(10):1160-6.

227
Síndrome de Behçet

Doença de Behçet

Vitalina de Souza Barbosa

INTRODUÇÃO

A síndrome ou doença de Behçet é uma vasculite sistêmica que acomete artérias de diferentes calibres, incluindo as da pele, das mucosas, das articulações, dos olhos, do sistema nervoso e do trato gastrintestinal.

O comprometimento de veias é frequente e pode causar trombose venosa, enquanto a inflamação arterial pode causar oclusão, aneurisma ou ruptura do vaso.

O principal achado histopatológico é um infiltrado neutrofílico perivascular. É mais comum na 3ª e 4ª décadas.

A proporção entre mulheres e homens é igual, porém os homens apresentam manifestações clínicas mais graves e pior prognóstico.

CAUSAS E FATORES DE RISCO

- Etiologia desconhecida (viral? bacteriana?)
- Predisposição genética: HLA B51
- Alterações da regulação das respostas imunes inata e adaptativa.

MANIFESTAÇÕES CLÍNICAS

- Lesões orofaríngeas: ulcerações múltiplas e dolorosas, semelhantes à estomatite aftosa em toda a orofaringe (mucosa jugal, língua, palato, úvula e cordas vocais)
- Lesões genitais: ulcerações dolorosas no escroto e nos grandes lábios com tendência a cicatrizes; pode acometer outras partes da genitália
- Lesões cutâneas: papulovesiculares, eritema nodoso, pseudofoliculite, nódulos acneiformes
- Lesões oculares (50 a 70% dos pacientes): uveíte frequentemente bilateral anterior (iridociclite) ou posterior não granulomatosa, coriorretinite, panuveíte, papiledema, vasculite de retina e cegueira
- Manifestações neurológicas: comprometimento do parênquima, principalmente do tronco encefálico e/ou dos gânglios da base. A atrofia do tronco encefálico é quase patognomônica, expressando por sinais piramidais, hemiparesia, alterações comportamentais-cognitivas, distúrbios esfincterianos e/ou disfunção erétil. Cefaleia e confusão, paralisia de nervo craniano, hipertensão intracraniana, meningomielite, meningite recorrente, trombose de seios venosos; vasculites de substância branca podem causar acidente vascular cerebral e aneurismas
- Manifestações gastrintestinais: ulcerações, dor abdominal, diarreia e melena; colite
- Manifestações pulmonares: infiltrados pulmonares, aneurismas das artérias pulmonares; hemoptise
- Manifestações articulares (40 a 80% dos pacientes): mono ou oligoartrite não deformante, afetando predominantemente as extremidades inferiores
- Manifestações vasculares: trombose venosa profunda e superficial em membros inferiores, trombose das veias cavas, inferior e superior, síndrome de Budd-Chiari, tromboflebite recidivante, aneurisma arterial periférico e aórtico abdominal.

DIAGNÓSTICO DIFERENCIAL

- Artrite reativa
- Lúpus eritematoso sistêmico
- Doença intestinal inflamatória (doença de Crohn)
- Colite ulcerativa
- Sífilis
- Eritema nodoso
- Estomatite aftosa
- Estomatite causada pelo herpes-vírus humano
- Síndrome de Stevens-Johnson
- Tromboflebite
- Acidente vascular cerebral
- Esclerose múltipla.

EXAMES COMPLEMENTARES

- Velocidade de hemossedimentação (VHS): elevada
- Proteína C reativa (PCR): elevada
- Alfa-2 e gamaglobulinas: aumentadas
- Fator reumatoide, fator antinuclear (FAN), anticardiolipinas e anticorpo anticitoplasmático de neutrófilos ausentes (ANCA)
- HLA B51 pode estar presente
- Exames de imagem: ressonância magnética e angiorressonância.

DIAGNÓSTICO

- Dados clínicos + exames laboratoriais + biópsia de lesões mucocutâneas (Quadro 227.1).

COMPLICAÇÕES

- Fenômenos tromboembólicos
- Aneurismas
- Cegueira.

TRATAMENTO

- Individualizado de acordo com a gravidade e o órgão acometido (Figura 227.1).

Tratamento medicamentoso

- Primeira escolha: prednisona 1 mg/kg/dia por via oral (VO)
- Comprometimento mucocutâneo: corticoide tópico; colchicina 0,5 mg VO, a cada 8 horas. Lesões papulopustulares ou semelhantes à acne são tratadas como na acne vulgar (ver Capítulo 34, *Acne Vulgar*).

  Em casos refratários/recorrentes, associar azatioprina, talidomida, interferona-alfa, anticorpo antifator de necrose tumoral (anti-TNF) ou apremilast
- Comprometimento articular: colchicina 0,5 mg VO, a cada 8 horas; ou prednisona 0,5 mg/kg/dia VO. O acometimento monoarticular agudo pode ser tratado com corticoide intra-articular.

  Em casos recorrentes/crônicos: azatioprina, interferona alfa ou anti-TNF-alfa
- Comprometimento ocular:
  - Uveíte anterior: corticoide de uso ocular (considerar associação com azatioprina em homens jovens).

    Em episódio inicial grave ou recorrente: anti-TNF (infliximabe) ou interferona-alfa
  - Uveíte posterior: prednisona 1 mg/kg/dia VO, sempre associado a imunossupressores como azatioprina 2 a 3 mg/kg/dia VO, ou ciclosporina 3 a 5 mg/kg/dia VO, ou interferona-alfa ou anti-TNF (infliximabe ou adalimumabe)
- Trombose venosa profunda: prednisona 1 mg/kg/dia VO, e imunossupressor (azatioprina, ciclofosfamida ou ciclosporina).

  Em casos recorrentes: anti-TNF
- Aneurisma da artéria pulmonar, aorta e artérias periféricas: pulsoterapia com ciclofosfamida 1 g por via intravenosa (IV), mensal (por 6 meses), seguida de azatioprina. No primeiro mês, associar pulsos de metilprednisolona 1 g IV, por 3 dias consecutivos, seguidos por prednisolona/prednisona 1 mg/kg/dia VO
- Manifestações gastrintestinais: corticoides associados a mesalazina ou azatioprina. Em casos graves e/ou refratários: anti-TNF e/ou talidomida
- Comprometimento do sistema nervoso: lesão parenquimatosa – pulsos de metilprednisolona 1 g IV, por 3 dias consecutivos, seguidos de ciclofosfamida 1 g, mensal, por 12 meses, associada a prednisolona/prednisona na dose de 1 mg/kg/dia com redução lenta. Fazer manutenção com azatioprina. Evitar ciclosporina.

  Em casos de doença grave ou refratária: anti-TNF
- Trombose venosa cerebral aguda: corticoide em altas doses. Anticoagulantes podem ser adicionados por um curto período de tempo na fase aguda, podendo ser mantida a antiagregação plaquetária.

EVOLUÇÃO E PROGNÓSTICO

- Remissões e recidivas que podem durar semanas ou anos
- Expectativa de vida normal, exceto quando há comprometimento neurológico
- Comprometimento da visão tem risco de cegueira
- Os acometimentos ocular, vascular, neurológico e gastrintestinal estão associados a mau prognóstico.

Atenção

- A síndrome de Behçet costuma ser um diagnóstico de exclusão a partir das causas mais frequentes de lesões orofaríngeas, cutâneas, genitais, oculares e neurológicas
- Não há benefícios da anticoagulação.

Quadro 227.1 Critérios internacionais de diagnóstico da síndrome de Behçet.

Sinais/sintomas	Pontos
Lesões oculares	2
Aftas genitais	2
Aftas orais	2
Lesões cutâneas	1
Manifestações neurológicas	1
Manifestações vasculares	1
Teste de patergia positivo	1

Diagnóstico de síndrome de Behçet se ≥ 4.

BIBLIOGRAFIA

Ahmet Gül Behçet disease In: Hochberg MC et al. Rheumatology. 7th. ed. Philadelphia: Elsevier Ltd. 2018, p. 1395-1400.

Davatchi F, Assad-Khalil S, Calamia KT et al. The International Criteria for Behçet's Disease (ICBD): a collaborative study of 27 countries on the sensitivity and specificity of the new criteria. JEADV. 2014;28:338-47.

Hatemi G, Christensen R, Bang D, Bodaghi B, Celik AF, Fortune F et al. 2018 update of the EULAR recommendations for the management of Behçet's syndrome. Ann Rheum Dis. 2018;77:808-18.

Prado LL, Gonçalves CR. Síndrome de Behçet. In: Vasconcelos JTS et al. Livro da Sociedade Brasileira de Reumatologia. Barueri (SP): Manole; 2019. pp. 302-6.

Yazici H, Seyahi E, Hatemi G, Yazici Y. Behçet syndrome: a contemporary view. Nat Rev Rheumatol. 2018;14(2):107-19.

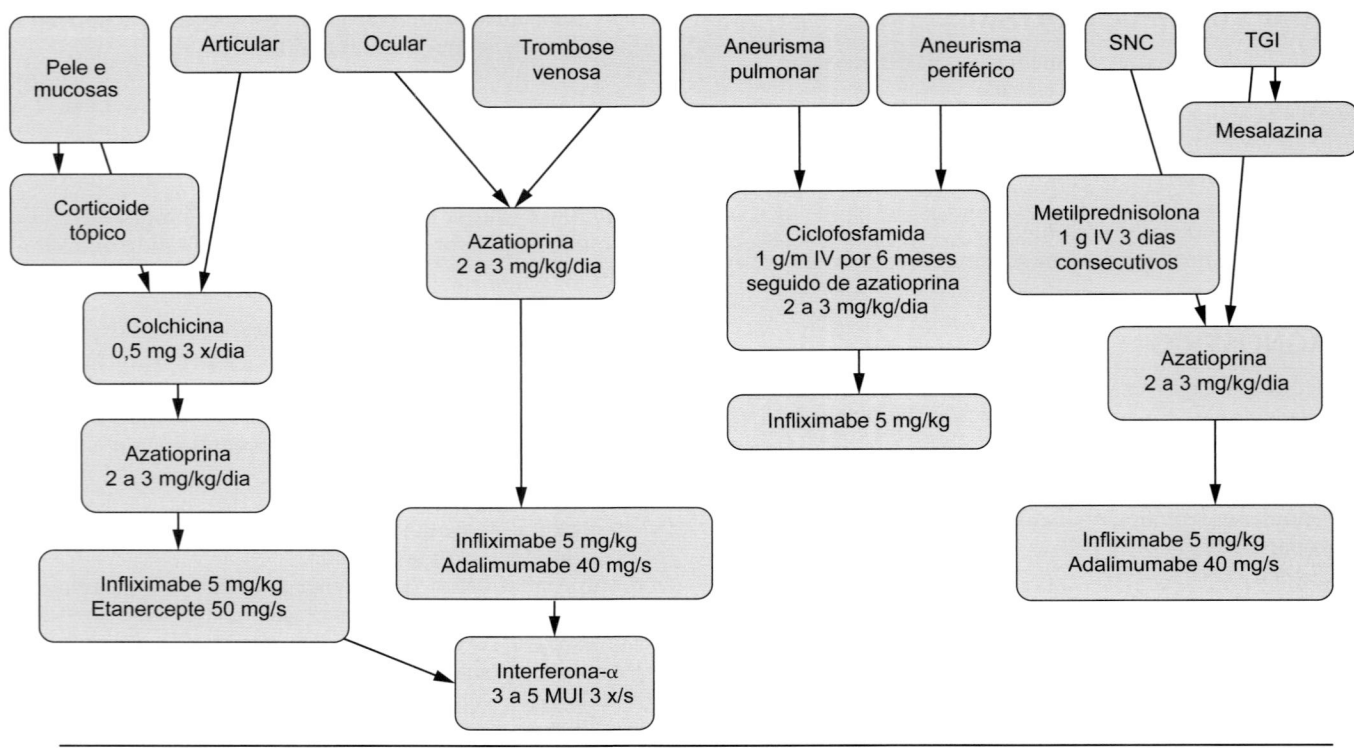

Prednisona VO, 1 mg/kg/dia

Figura 227.1 Fluxograma para tratamento da síndrome de Behçet. IV: via intravenosa; SNC: sistema nervoso central; TGI: trato gastrintestinal; VO: via oral.

Seção G • Hipertensão Arterial, Hipotensão Arterial e Choque

228
Hipertensão Arterial

Thiago de Souza Veiga Jardim ◆ Weimar Kunz Sebba Barroso de Souza ◆ Paulo César Brandão Veiga Jardim

INTRODUÇÃO

Hipertensão arterial é caracterizada por níveis tensionais sustentados acima dos valores considerados normais (pressão arterial sistólica [PAS] ≥ 140 mmHg e/ou pressão arterial diastólica [PAD] ≥ 90 mmHg) (Quadros 228.1 e 228.2).

É também definida como o nível de PA no qual os benefícios do tratamento, não farmacológico e farmacológico, são maiores do que o risco de não tratar. Quanto maiores os valores pressóricos, mais elevados os riscos de morbimortalidade cardiovascular.

A prevalência da hipertensão na população adulta é maior que 31% e varia de acordo com a região estudada; isso significa que há, no Brasil, mais de 35 milhões de pacientes hipertensos.

Em geral, a hipertensão arterial torna-se mais frequente na 3ª e na 4ª décadas de vida, elevando sua incidência com o avançar da idade, acometendo 60% dos indivíduos acima de 60 anos.

Contribui direta ou indiretamente para cerca de 50% das mortes por doenças do sistema cardiovascular.

Quadro 228.1 Classificação da pressão arterial de acordo com a medição no consultório a partir de 18 anos.

Classificação	PAS (mmHg)		PAD (mmHg)
PA ótima	< 120	e	< 80
PA normal	120 a 129	e/ou	80 a 84
Pré-hipertensão	130 a 139	e/ou	84 a 89
HA estágio 1	140 a 159	e/ou	90 a 99
HA estágio 2	160 a 179	e/ou	100 a 109
HA estágio 3	≥ 180	e/ou	≥ 110

HA: hipertensão arterial; PAS: pressão arterial diastólica. A classificação é definida de acordo com a PA no consultório e pelo nível mais elevado de PA, sistólica ou diastólica. A HA sistólica isolada, caracterizada pela PAS ≥ 140 mmHg e PAD < 90 mmHg, é classificada em 1, 2 ou 3, de acordo com os valores da PAS nos intervalos indicados. A HA diastólica isolada, caracterizada pela PAS < 140 mmHg e PAD ≥ 90 mmHg, é classificada em 1, 2 ou 3, de acordo com os vlaores da PAD nos intervalos indicados. Fonte: Barroso et al., 2021.

Quadro 228.2 Definição atualizada da pressão arterial de acordo com a faixa etária.

Crianças de 1 a 13 anos	Crianças com idade ≥ 13 anos
PA normal: < P90 para idade, sexo e altura	PA normal: < 120/80 mmHg
Pressão arterial elevada: PA ≥ P90 e < 95 percentil para idade, sexo e altura ou PA 120 a 80 mmHg < P95 (o que for menor)	Pressão arterial elevada: PA 120/< 80 mmHg a PA 129/< 80 mmHg
Hipertensão estágio 1: PA ≥ P95 para idade, sexo e altura até < P95 → 12 mmHg ou PA entre 130/80 até 139/89 mmHg (o que for menor)	Hipertensão estágio 1: PA 130/80 até 139/89 mmHg
Hipertensão estágio 2: PA ≥ P95 → 12 mmHg para idade, sexo e altura ou PA ≥ 140/90 mmHg (o que for menor)	Hipertensão estágio 2: PA ≥ 140/90 mmHg

PA: pressão arterial; P: percentil. Adaptado de Flynn et al., 2017.

HIPERTENSÃO ARTERIAL PRIMÁRIA

Etiologia
- Essencial ou idiopática (95% dos pacientes)
- Tem como característica ser multifatorial e multicausal. Nesses casos, somam-se um ou mais fatores de risco, cujo resultado final é a elevação da pressão arterial.

Fatores de risco
- Hereditariedade
- Idade
- Sexo e etnia: mais prevalente entre as mulheres e na raça negra
- Peso: quanto maior o peso, maior o risco
- Consumo excessivo de sal
- Consumo crônico e excessivo de bebidas alcoólicas
- Sedentarismo
- Fatores socioeconômicos: níveis mais baixos de escolaridade e menor condição socioeconômica.

Comprovação diagnóstica
O diagnóstico é confirmado quando a PA medida em condições ideais, em dois ou mais momentos distintos, excede os valores normais (PAS ≥ 140 mmHg e/ou PAD ≥ 90 mmHg), apresentados nos Quadros 228.1 e 228.2.

Deve-se medir a PA mais de uma vez (2 a 3 vezes) em cada momento, com intervalo de pelo menos 1 semana.

Monitoramento Residencial da Pressão Arterial (MRPA) e Monitoramento Ambulatorial da Pressão Arterial (MAPA)

- São cada vez mais estimuladas as medidas fora do consultório MRPA ou MAPA, ambos os métodos obedecendo a protocolos específicos e já apresentando valores de referência conhecidos (Quadro 228.3)
- Em algumas situações há indicação precisa de medidas fora do consultório (Quadro 228.4)
- A automedida da PA, embora não tendo protocolos específicos, pode ser útil. Dependendo do perfil do paciente, sua realização pode ser orientada
- Deve ser salientado que qualquer medida da PA, em qualquer circunstância, deve ser realizada com equipamentos validados e calibrados.

Quadro 228.3 Definição de hipertensão arterial de acordo com a pressão arterial de consultório, MRPA e MAPA.

Categoria	PAS (mmHg)		PAD (mmHg)
PA no consultório	≥ 140	e/ou	≥ 90
MAPA 24 horas	≥ 130	e/ou	≥ 80
- Vigília	≥ 135	e/ou	≥ 85
- Sono	≥ 120	e/ou	≥ 70
MRPA	≥ 130	e/ou	≥ 80

Adaptado de Barroso et al., 2021.

Quadro 228.4 Indicações para MAPA ou MRPA.

- A pesquisa de HA do avental branco é mais comum, particularmente nas seguintes situações:
  - HA estágio 1 no consultório
  - Elevação acentuada da PA no consultório, com ausência de LOA
- A pesquisa de HA mascarada é mais comum, particularmente nas seguintes situações:
  - Pré-hipertensão no consultório
  - PA normal no consultório em pacientes com LOA ou com alto risco CV
- Confirmação do diagnóstico de HA resistente
- Avaliação do controle da HA, especialmente em pacientes de alto risco CV
- Indivíduos com resposta exacerbada da PA ao exercício
- Presença de grande variabilidade da PA no consultório
- Avaliação de sintomas sugestivos de hipotensão durante o tratamento
- Indicações específicas para MAPA:
  - Avaliação da PA durante o sono e/ou descenso vigília/sono (p. ex., suspeita de HA noturna, apneia obstrutiva do sono, doença renal crônica, diabetes, HA endócrina ou disfunção anatômica)
  - Investigação de hipotensão postural e pós-prandial em pacientes não tratados e tratados

HA: hipertensão arterial; PA: pressão arterial; LOA: lesão de órgão-alvo. Adaptado de Barroso et al., 2021.

Avaliação clínica do paciente com níveis elevados da pressão arterial
- É indispensável uma avaliação clínica completa, com história e exame físico detalhados
- Deve ser destacada a história familiar, tempo de evolução, doenças concomitantes, hábitos de vida, uso de outros medicamentos ou substâncias, tempo e tipo de tratamento
- No exame físico é importante que sejam verificados os dados antropométricos (peso, altura) para cálculo do índice de massa corporal (IMC), medida da circunferência da cintura (CC), palpação dos pulsos periféricos (membros superiores, inferiores e carótidas) e ausculta cardíaca.

Manifestações clínicas
- Na maioria das vezes é assintomática ou oligossintomática. Manifestações clínicas são mais comuns após os primeiros 15 a 20 anos de evolução, associadas a complicações
- Eventualmente, pode cursar com cefaleia, zumbidos, tontura, palpitações, poliúria e nictúria; dispneia de esforço; alteração do sono

- Pesquisar diferença das características semiológicas dos pulsos de membros superiores e inferiores (coarctação da aorta)
- Crises catecolamínicas (feocromocitoma).

Exames complementares básicos

- Glicemia de jejum
- Perfil lipídico
- Creatinina sérica
- Potássio
- Ácido úrico
- Hematócrito e hemoglobina
- Exame simples de urina
- Eletrocardiograma (ECG).

Exames específicos

De acordo com a suspeita clínica e para seguimento do paciente, são solicitados:

- Microalbuminúria/albuminúria
- Hemoglobina glicada
- Hormônio tireoestimulante (TSH)
- Teste ergométrico
- Ecodopplercardiograma
- MAPA ou MRPA
- Ultrassonografia (USG) de artérias carótidas
- USG de artérias renais
- Exames de imagem do crânio (tomografia computadorizada [TC] ou ressonância magnética (RM)
- Medidas de pressão central.

HIPERTENSÃO SECUNDÁRIA

Nos pacientes com hipertensão secundária (aproximadamente 5%), há uma causa definida, cuja comprovação depende da identificação de patologia capaz de elevar a PA (Quadro 228.5).

Quando houver indícios de hipertensão secundária, os exames complementares serão indicados na dependência da suspeita diagnóstica.

Quadro 228.5 Quando suspeitar de hipertensão arterial (HA) secundária.

Sinais/sintomas	Suspeita
HA em crianças e adolescentes	Nefropatia
HA de aparecimento tardio (no idoso)	Aterosclerose renal
HA de difícil controle com boa adesão	Causa variável
Ronco intenso e sonolência diurna	Apneia obstrutiva do sono
Alterações nos exames de urina e creatinina	Nefropatia
Sopro abdominal; pulsos femorais diminuídos ou ausentes (diferença da pressão arterial entre membros inferiores e superiores)	Coarctação da aorta
Aumento de peso, fadiga, hirsutismo, amenorreia, diminuição da libido, estrias, fácies em lua cheia	Síndrome de Cushing
HA em crises, com cefaleia e palpitações	Feocromocitoma
Sinais periféricos de hipo ou hipertireoidismo	Hipo ou hipertireoidismo
Hipopotassemia significativa	Hiperaldosteronismo
Litíase urinária de repetição	Hiperparatireoidismo
Cefaleia, alterações visuais, aumento de mãos, pés e língua	Acromegalia

Causas

- Renais: doença parenquimatosa renal (glomerulonefrite aguda e crônica, pielonefrite crônica, rins policísticos, nefropatia diabética, uropatia obstrutiva, hidronefrose), doença renovascular (estenose da artéria renal, arterites intrarrenais), tumores renais produtores de renina, retenção primária de sódio
- Endócrinas: acromegalia, hipotireoidismo, hipertireoidismo, hiperparatireoidismo (hipercalcemia), tumores de células cromafins, síndrome carcinoide, feocromocitoma, síndrome de Cushing, hiperaldosteronismo primário, hiperplasia adrenal congênita
- Vascular: coarctação da aorta
- Distúrbios do sistema nervoso central (SNC): apneia obstrutiva do sono, aumento da pressão intracraniana, porfiria aguda, disautonomia familiar, síndrome de Guillain-Barré
- Doença hipertensiva específica da gravidez: em 7 a 10% das gestações, surge no 3º trimestre da gestação, acompanhada de proteinúria, edema e hiperuricemia
- Situações variadas: estresse agudo pré ou pós-cirúrgico, hipoglicemia, queimadura, pancreatite, crise de falcização de hemácias, pós-reanimação cardíaca, síndrome de abstinência alcoólica ou de outras drogas, hiperventilação psicogênica
- Medicamentos e substâncias psicoativas: anticoncepcionais hormonais, corticoides, anti-inflamatórios não esteroides (AINEs), descongestionantes nasais, antidepressivos tricíclicos, anfetaminas, ciclosporina, eritropoetina, bebidas alcoólicas, cocaína.

Complicações

- Hipertrofia ventricular esquerda
- Disfunção ventricular esquerda (sistólica e diastólica)
- Doença arterial coronária (DAC)
- Acidente vascular cerebral
- Doença arterial periférica
- Nefropatia hipertensiva
- Retinopatia hipertensiva.

ROTEIRO PARA INVESTIGAÇÃO DIAGNÓSTICA

O diagnóstico da hipertensão arterial não pode ser o resultado de uma simples e isolada medida dos níveis tensionais.

Prescrição de medicamentos desnecessários

- É necessário estar atento à facilidade com que muitas vezes se faz o diagnóstico de hipertensão arterial, que induz a prescrição de terapêutica desnecessária ou até prejudicial aos pacientes.

ROTEIRO PARA O DIAGNÓSTICO DE HIPERTENSÃO ARTERIAL

- Obedeça às normas e às recomendações para a medida correta da PA, realizando pelo menos 2 aferições com intervalo de 1 a 3 minutos entre uma e outra. Se encontrados valores alterados, repita as medidas alguns dias depois (intervalo ideal de 1 semana)

- A partir dos dados clínicos (sexo, idade, sintomas e sinais e evolução), complementados por exames laboratoriais iniciais, procure indícios de enfermidade renal, endócrina ou vascular que possam ser a causa de hipertensão arterial
- Avalie as condições dos órgãos-alvo (coração e vasos, rins e cérebro), identificando se há ou não complicações
- Feito o diagnóstico, o médico deve interpretá-lo, compreendendo o paciente como um todo, ou seja, jamais ficar restrito às cifras tensionais, considerando que elas sintetizam tudo o que ocorre com o paciente
- A estratificação de risco determinará a conduta mais adequada para cada tipo de paciente.

TRATAMENTO

Para início do tratamento, a estratificação de risco é fundamental. Esta deve considerar o risco cardiovascular adicional do indivíduo (Quadro 228.6) e se há lesão de órgão-alvo (LOA) e/ou doença cardiovascular ou renal estabelecida (Quadro 228.7).

Com base nos valores da PA, nos fatores de risco adicionais e na análise de LOA/doença cardiovascular ou renal é feita a estratificação do risco (Quadro 228.8), o que irá determinar o tipo de tratamento e as metas de pressão a serem alcançadas (Quadros 228.9 e 228.10).

Cumpridas essas etapas, estabelece-se a estratégia de tratamento que pode ser medicamentosa ou não medicamentosa.

Tratamento não medicamentoso | Estilo de vida saudável

Indicado para a população geral e particularmente para os pacientes hipertensos e pessoas com PA acima do normal (pré-hipertensos) (Quadros 228.11 e 228.12 e Figura 228.1).

Tratamento medicamentoso

Indicado quando o não medicamentoso não é suficiente para normalização da PA e/ou quando há fatores de risco associados e/ou lesões de órgãos-alvo (ver Quadro 228.12 e Figura 228.1).

Dispõe-se de medicamentos eficazes para o controle da hipertensão arterial, os quais comprovadamente promovem proteção cardiovascular, diminuindo a morbimortalidade.

Podem ser usados em monoterapia ou associados visando obtenção das metas preconizadas para maior benefício dos pacientes (Figura 228.1).

Cinco grupos de medicamentos são utilizados: (a) diuréticos; (b) inibidores da enzima conversora da angiotensina (IECA); (c) bloqueadores dos canais de cálcio (BCC); (d)

Quadro 228.6 Fatores de risco cardiovascular adicionais.

- Idade (mulher > 65 anos e homem > 55 anos)
- Tabagismo
- Dislipidemia: triglicerídeos (TG) > 150 mg/dℓ em jejum; LDL-c > 100 mg/dℓ; HDL-c < 40 mg/dℓ
- Diabetes melito (DM) já confirmado (glicemia de jejum de, pelo menos, 8 horas ≥ 126 mg/dℓ; glicemia aleatória ≥ 200 mg/dℓ ou HbA1 c ≥ 6,5%) ou pré-diabetes (glicemia de jejum entre 100 e 125 mg/dℓ ou HbA1c entre 5,7 e 6,4%)
- História familiar prematura de DCV: em mulher < 65 anos e homem < 55 anos
- Pressão de pulso em idosos (PP = PAS – PAD) > 65 mmHg
- ITB ou VOP anormais
- História patológica pregressa de pré-eclâmpsia ou eclâmpsia
- Obesidade central: IMC < 24,9 kg/m^2 (normal); entre 25 e 29 kg/m^2 (sobrepeso); > 30 kg/m^2 (obesidade)
- Relação cintura/quadril (C/Q) Cintura abdominal = mulher < 88 cm e homem < 102 cm Cintura: C = no ponto médio entre a última costela e a crista ilíaca lateral Quadril: Q = ao nível do tronco maior Cálculo (C/Q) = mulher: C/Q ≤ 0,85; homem: C/Q ≤ 0,95
- Perfil de síndrome metabólica

ITB: índice tornozelo-braquial; VOP: velocidade de onda de pulso; PP: pressão de pulso; IMC: índice de massa corporal. Adaptado de Barroso et al., 2021.

Quadro 228.7 Lesão em órgão-alvo ou doença cardiovascular ou renal estabelecida.

- Hipertrofia ventricular esquerda:
  - ECG (índice Sokolow-Lyon (SV1 + RV5 ou RV6) ≥ 35 mm; RaVL > 11 mm; Cornell voltagem > 2.440 mm.ms ou índice Cornell > 28 mm em homens e > 20 mm em mulheres (GR: I, NE: B)
  - Ecocardiograma: IMVE ≥ 116 g/m^2 nos homens ou ≥ 96 mg/m^2 nas mulheres (GR: IIa, NE: B)
  - ITB < 0,9 GR (GR: IIa, NE: B)
  - Doença renal crônica estágio 3 (RFG-e entre 30 e 60 mℓ/minuto/1,73 m^2)
  - Albuminúria entre 30 e 300 mg/24 horas ou relação albumina/creatinina urinária 30 a 300 mg/g (GR: I, NE: B)
  - VOP carótido-femoral > 10 m/s (GR: IIa, NE: A)
- Doença cerebrovascular:
  - AVC (isquêmico ou hemorrágico)
  - AIT
- DAC:
  - Angina estável ou instável
  - Infarto agudo do miocárdio
  - Revascularização do miocárdio: percutânea (angioplastia) ou cirúrgica
  - Insuficiência cardíaca com fração de ejeção reduzida ou preservada
  - Doença arterial periférica sintomática dos membros inferiores
  - Retinopatia avançada: hemorragias, exsudatos, papiledema

ECG: eletrocardiograma; ECO: ecocardiograma; IMVE: índice de massa ventricular esquerda; ITB: índice tornozelo-braquial; RFG-e: ritmo de filtração glomerular estimado; VOP: velocidade de onda de pulso; AIT: ataque isquêmico transitório; AVC: acidente vascular cerebral; DAC: doença arterial coronariana; DRC: doença renal crônica; RFG-e: ritmo de filtração glomerular estimado. Adaptado de Barroso et al., 2021.

Quadro 228.8 Classificação dos estágios de hipertensão arterial de acordo com o nível de PA, presença de FRCV, LOA ou comorbidades.

FR, presença de LOA ou doença	PA (mmHg)			
	Pré-hipertensão PAS 130 a 139 PAD 85 a 89	Estágio 1 PAS 140 a 159 PAD 90 a 99	Estágio 2 PAS 160 a 179 PAD 100 a 109	Estágio 3 PAS > 180 PAD > 110
Sem FR	Sem risco adicional	Risco baixo	Risco moderado	Risco alto
1 ou 2 FR	Risco baixo	Risco moderado	Risco alto	Risco alto
≥ 3 FR	Risco moderado	Risco alto	Risco alto	Risco alto
LOA, DRC estágio 3, DM, DCV	Risco alto	Risco alto	Risco alto	Risco alto

PA: pressão arterial; FR: fator de risco; PAS: pressão arterial sistólica; PAD: pressão arterial diastólica; LOA: lesão em órgão-alvo; DRC: doença renal crônica; DM: diabetes melito; DCV: doença cardiovascular. Adaptado de Barroso et al., 2021.

Quadro 228.9 Metas pressóricas gerais a serem obtidas com o tratamento anti-hipertensivo.

Meta	Risco cardiovascular	
	Baixo ou moderado	Alto
PA sistólica (mmHg)	< 140	102 a 129
PA diastólica (mmHg)	< 90	70 a 79

Adaptado de Barroso et al., 2021.

Adesão ao tratamento

- O maior desafio é manter a adesão ao tratamento
- Para obter a adesão ao tratamento é necessário considerar vários fatores, incluindo informação sobre efeitos colaterais, motivação para fazer o tratamento, consideração sobre os custos
- É fundamental uma boa relação médico-paciente.

bloqueadores dos receptores da angiotensina II (BRA); (e) betabloqueadores (BB) atualmente reservados para indicações específicas (ver Figura 228.1).

Outros medicamentos, outrora muito utilizados, também são opções para situações especiais. São eles: (a) inibidores adrenérgicos de ação central (metildopa ou clonidina ou alfabloqueadores); (b) vasodilatadores diretos (hidralazina e minoxidil).

Diuréticos

- Por muito tempo foram a primeira opção de tratamento. Na atualidade, já são indicadas outras opções iniciais
- Em associação, potencializam os efeitos dos demais fármacos
- A preferência é pelo grupo dos tiazídicos de longa ação ou similares, e a clortalidona e a indapamida são a primeira indicação. Cumpre ressaltar que podem ter efeitos metabólicos indesejáveis e devem ser evitados ou utilizados com cuidados em pacientes com diabetes e gota
- Os tiazídicos devem ser evitados nos indivíduos alérgicos à sulfa
- Tiazídicos e similares: clortalidona 12,5 a 25 mg por via oral (VO), 1 vez/dia; indapamida 2,5 a 5 mg VO, 1 vez/dia; ou indapamida SR 1,5 a 3 mg VO, 1 vez/dia; hidroclorotiazida 12,5 a 25 mg VO, 1 vez/dia
- Diuréticos poupadores de potássio: em geral, usados em associação com os tiazídicos ou em pacientes que apresentam hipopotassemia – espironolactona 25 a 50 mg VO, 1 vez/dia (é também indicada como o 4º fármaco nos casos de hipertensão resistente); amilorida 2,5 a 5 mg (em associação) VO, 1 vez/dia; triantereno 50 a 150 mg (em associação) VO, 1 vez/dia

Quadro 228.11 Tratamento não medicamentoso ou estilo de vida saudável.

- Manutenção do peso corpóreo normal ou diminuição do peso quando necessário (IMC normal: 18,5 a 24,9 kg/m^2); redução da circunferência da cintura
- Redução na ingestão de sódio (< 100 mEq/dia – 1 colher de chá ou 5 g de sal); não acrescentar sal aos alimentos prontos, evitar alimentos industrializados e processados (em latas ou vidros), conservas, embutidos
- Redução do consumo de bebidas alcoólicas (< 30 mℓ de etanol para homens – equivalente a 1 garrafa de cerveja, 1 dose de destilados, 2 taças de vinho por dia; para as mulheres a metade destes volumes)
- Aumento da ingestão de alimentos ricos em potássio (folhas verdes, banana, frutas cítricas, feijão, batatas etc.)
- Manutenção de atividade física regular
- Não fumar
- Diminuição do estresse e estímulo à espiritualidade/religiosidade

- Diuréticos de alça: devem ser reservados para pacientes com disfunção sistólica do ventrículo esquerdo e/ou diminuição da função renal (creatinina > 2 mg/dℓ ou ritmo de filtração glomerular < 30 mℓ/minuto) – furosemida 20 a 120 mg VO ou IV, 1 ou 2 vezes/dia; bumetanida 0,5 a 5 mg VO, 1 a 2 vezes/dia.

Inibidores da enzima de conversão de angiotensina II

- Atuam na atividade da enzima conversora de angiotensina (IECA) I, inibindo a formação da angiotensina II, que é vasoconstritora
- Reduzem a PA e a mortalidade cardiovascular, e tem ação benéfica na insuficiência cardíaca, no remodelamento após infarto agudo do miocárdio (IAM) e efeito nefroprotetor
- Enalapril 5 a 40 mg/dia VO, em 1 a 2 tomadas; benazepril 5 a 20 mg/dia VO, 1 a 2 vezes; perindopril arginina 3,5 a 14 mg/dia VO, em 1 tomada; ou perindopril erbumida 4 a 8 mg/dia VO, em 1 tomada; ramipril 2,5 a 10 mg/dia VO, 1 a 2 vezes/dia; fosinopril 10 a 20 mg/dia VO, 1 a 2 vezes; lisinopril 5 a 40 mg/dia VO, 1 a 2 vezes; delapril 15 a 30 mg/dia VO, 1 a 2 vezes; tandolapril 4 a 8 mg/dia VO, 1 vez/dia; captopril, o primeiro IECA a ser produzido, é pouco utilizado na atualidade, exceto nas urgências hipertensivas. Deve ser tomado em horário diferente das refeições, em dose de 25 a 150 mg/dia VO, em 3 tomadas
- Apresentam alguns efeitos adversos, sendo a tosse seca o mais frequente. Ação metabólica favorável ou neutra.

Bloqueadores dos receptores da angiotensina II (BRA)

- Bloqueiam os receptores da angiotensina II, impedindo a ação da angiotensina II. São eficazes na redução da PA e da morbimortalidade cardiovascular

Quadro 228.10 Metas de tratamento para idosos considerando a condição global e a medida da pressão arterial no consultório.

Condição global[1]	PAS de consultório		PAD de consultório	
	Limiar de tratamento	Meta pressórica[4,5]	Limiar de tratamento	Meta[8]
Hígidos[2]	≥ 140 (I, A)	130 a 139 (I, A)[6]	≥ 90	70 a 79
Idosos frágeis[3]	≥ 160 (I, C)	140 a 149 (I, C)[7]	≥ 90	70 a 79

1: mais importante a condição funcional que a idade cronológica; 2: incluindo fragilidade leve; 3: fragilidade moderada a grave; 4: incluindo idosos com comorbidades: DM, DAC, DRC, ACV/EIT (não se refere à fase aguda); 5: avaliar ativamente a tolerabilidade, inclusive possíveis sintomas atípicos; 6: uma meta mais rígida (125 a 135 mmHg) pode ser obtida em casos selecionados, especialmente em idosos motivados, com < 80 anos, apresentando ótima tolerabilidade ao tratamento; 7: limites mais elevados em caso de sobrevida limitada e ausência de sintomas. A redução da PA deve ser gradual; PAD = evitar < 65 a 75 mmHg em pacientes com DAC clinicamente manifesta. Adaptado de Barroso et al., 2021.

Quadro 228.12 Início de tratamento com intervenções no estilo de vida e tratamento farmacológico de acordo com a pressão arterial, a idade e o risco cardiovascular.

Situação	Abrangência	Recomendação	Classe	Nível de evidência
Início de intervenções no estilo de vida	Todos os estágios de hipertensão e pressão arterial 130 a 139/85 a 89 mmHg	Ao diagnóstico	I	A
Início de terapia farmacológica	Hipertensos estágios 2 e 3	Ao diagnóstico	I	A
	Hipertensos estágio 1 de moderado a alto risco cardiovascular	Ao diagnóstico	I	B
	Hipertenso estágio I e risco cardiovascular baixo Indivíduos com PA 130 a 139/85 a 89 mmHg e DCV preexistente ou alto risco cardiovascular	Aguardar 3 meses pelo efeito de intervenções no estilo de vida	IIa	B
	Hipertensos idosos frágeis e/ou muito idosos	PAS ≥ 160 mmHg	I	B
	Hipertensos idosos hígidos	PAS ≥ 140 mmHg	I	A
	Indivíduos com PA 130 a 139/85 a 89 mmHg sem DCV preexistente e risco cardiovascular baixo ou moderado	Não recomendado	III	

Adaptado de Barroso et al., 2021.

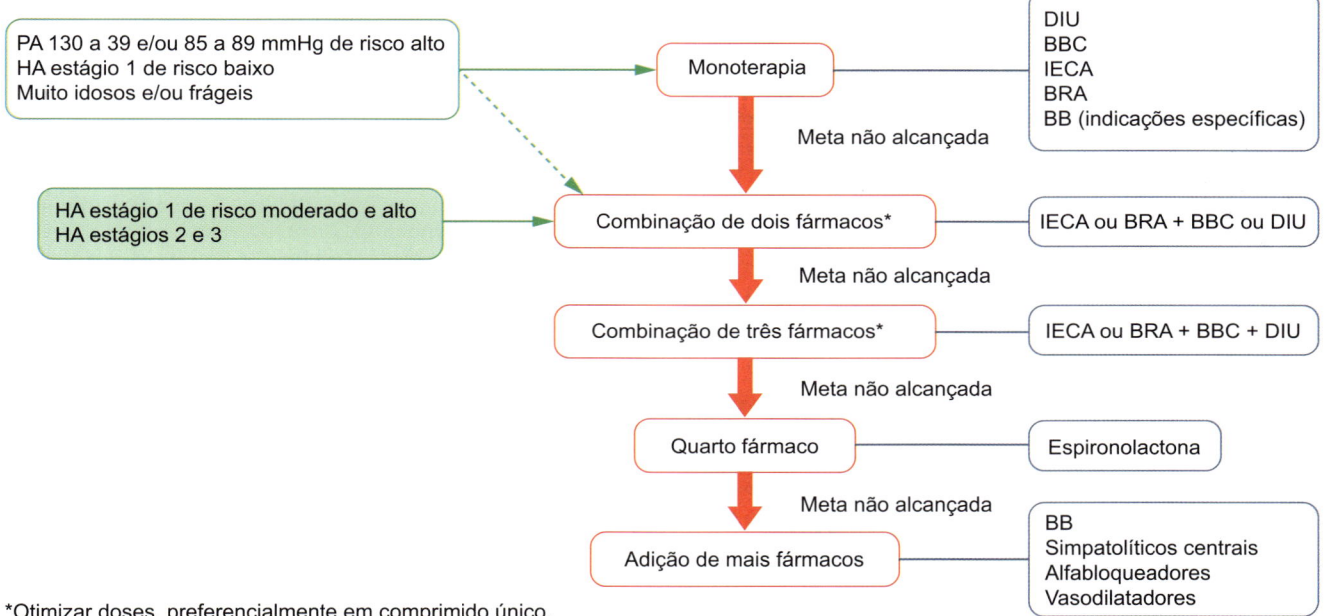

*Otimizar doses, preferencialmente em comprimido único.

Betabloqueadores devem ser indicados em condições específicas, tais como: IC, pós-IAM, angina, controle da FC, mulheres jovens com potencial para engravidar, em geral em combinação com outros fármacos

Figura 228.1 Fluxograma para o tratamento medicamentoso da hipertensão arterial. DIU: diuréticos; IECA: inibidores da enzima de conversão da angiotensina; BCC: bloqueador dos canais de cálcio; BRA: bloqueador do receptor de angiotensina; BB: betabloqueadores. (Adaptada de Barroso et al., 2021.)

- Candesartana 8 a 16 mg/dia VO, em 1 vez; olmesartana 20 a 40 mg/dia VO, 1 vez/dia; valsartana 80 a 320 mg/dia VO, 1 a 2 vezes/dia; telmisartana 40 a 80 mg/dia VO, 1 vez/dia; irbersartana 150 a 300 mg/dia VO, em 1 vez; losartana 50 a 100 mg/dia VO, 1 a 2 vezes/dia
- Virtualmente isentos de efeitos adversos; ação metabólica favorável ou neutra.

Bloqueadores dos canais de cálcio (BCC)

- Promovem redução da resistência vascular periférica, por bloqueio dos canais de cálcio e consequente diminuição da quantidade deste íon no interior das células musculares lisas, promovendo vasodilatação
- Devem ser usados apenas os de ação prolongada; são anti-hipertensivos eficazes e também diminuem a morbimortalidade
- Anlodipino 2,5 a 10 mg/dia VO, 1 vez; levanlodipino 2,5 a 5 mg/dia VO, 1 vez; manidipino 10 a 20 mg/dia VO, 1 vez; lercanidipino 10 a 20 mg/dia VO, 1 vez; nifedipino Retard 20 a 60 mg/dia VO, 1 a 2 vezes; ou nifedipino Oros 20 a 60 mg/dia VO, 1 vez; ou felodipino 5 a 20 mg/dia VO, 1 a 2 vezes; lacidipino 2 a 8 mg/dia VO, 1 a 2 vezes; nitrendipino 20 a 40 mg/dia VO, 1 a 2 vezes

- Seu efeito adverso mais comum é o edema, sem relação com retenção hídrica; como são vasodilatadores, podem provocar inicialmente cefaleia, que tende a desaparecer com a continuidade do uso
- Neutros do ponto de vista metabólico; seus efeitos adversos diminuem com o tempo de uso e em associação com IECA.

Betabloqueadores

- Bloqueiam os receptores beta, diminuindo a secreção de renina e o débito cardíaco. Os de 3ª geração (carvedilol e nebivolol) têm ação vasodilatadora associada
- Utilizados em casos específicos (hipertensos com insuficiência cardíaca ou DAC, síndrome hipercinéticas) e, eventualmente, em associação
- Devem ser evitados em pacientes bradicárdicos ou em insuficiência cardíaca descompensada e em pacientes com doença pulmonar obstrutiva crônica ou asma brônquica
- Bisoprolol 2,5 a 10 mg/dia VO, 1 a 2 vezes; nebivolol 2,5 a 10 mg/dia VO, 1 a 2 vezes; metoprolol 50 a 200 mg/dia VO, 1 a 2 vezes; carvedilol 5 a 50 mg/dia VO, 1 a 2 vezes; atenolol 25 a 100 mg/dia VO, 2 vezes/dia; propranolol 40 a 120 mg/dia VO, 2 a 3 vezes
- Seus principais efeitos colaterais são astenia, bradicardia, alterações metabólicas, broncospasmo (pouco frequente nos de última geração).

Inibidores adrenérgicos de ação central

- Utilizados apenas em situações especiais. Agem por estímulo dos receptores alfa-2-adenérgicos que têm efeito inibitório no sistema nervoso simpático

- Metildopa 250 a 1.500 mg/dia VO, 2 a 3 vezes; clonidina 0,1 a 0,8 mg/dia VO, 2 vezes/dia; alfa-1 bloqueadores – doxazosina 2 a 4 mg/dia VO, 2 a 3 vezes; ou prazosina 1 a 10 mg/dia VO, 2 a 3 vezes
- Seus principais efeitos adversos são boca seca, sonolência, hipotensão postural, disfunção erétil, entre outros.

Vasodilatadores diretos

- Utilizados em situações específicas. Atuam provocando vasodilatação por ação na musculatura lisa arterial
- Hidralazina 50 a 200 mg/dia VO, 2 a 3 vezes; minoxidil 5 a 20 mg/dia VO, 2 a 3 vezes
- Provocam muitos efeitos colaterais, sendo mais frequentes cefaleia, taquicardia reflexa, náuseas, vômitos, diarreia, *flushing*. O minoxidil provoca também hirsutismo em cerca de 80% dos pacientes.

Associação de medicamentos

- Mais de 65% dos pacientes vão necessitar da associação de medicamentos para que sejam alcançados os objetivos do tratamento
- Há uma tendência cada vez maior do uso precoce de medicamentos associados para benefícios tanto no controle da PA quanto na adesão ao tratamento
- Outra prática cada vez mais frequente é a junção de dois fármacos em um único comprimido. Favorecem a adesão ao tratamento por serem alcançadas metas pressóricas mais rapidamente com menos efeitos adversos, além de diminuir o número de comprimidos a serem ingeridos
- Devem ser usados medicamentos que tenham efeitos sinérgicos e com atuação em diferentes mecanismos efetores da PA (Figura 228.2).

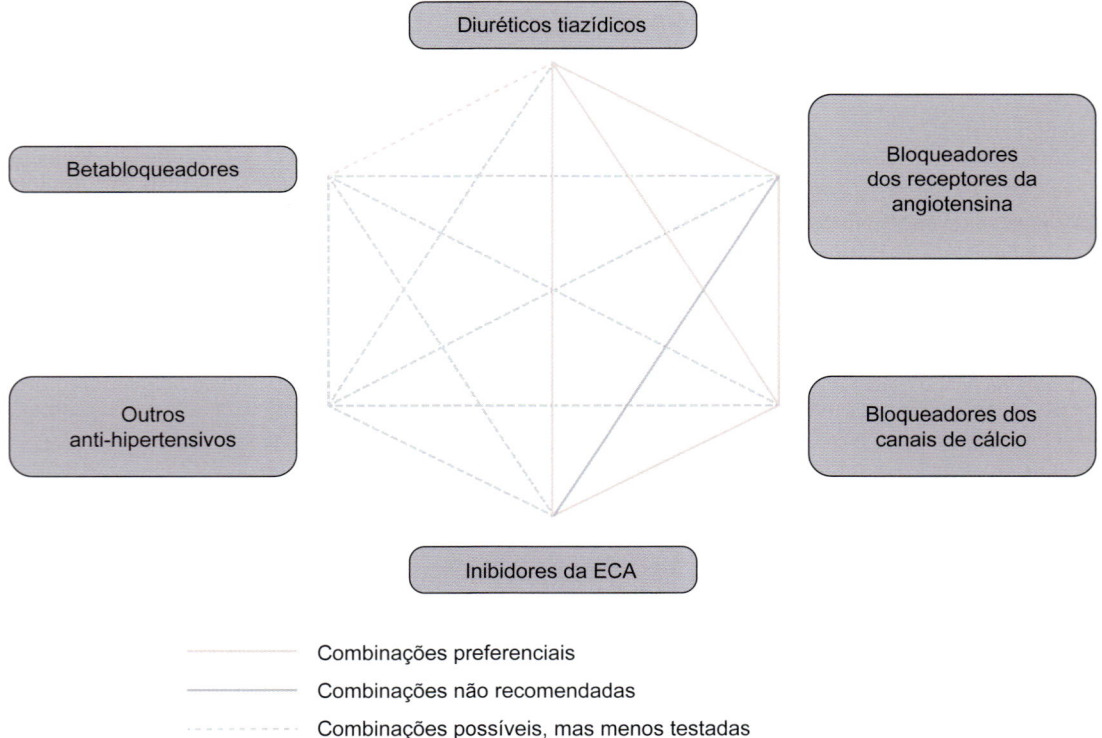

Figura 228.2 Esquema preferencial de associação de medicamentos, de acordo com mecanismos de ação e sinergia. (Adaptada de ESH-ESC Practice Guidelines for the Management of Arterial Hypertension, 2007.)

EVOLUÇÃO E PROGNÓSTICO

- Quanto à evolução, a hipertensão arterial pode ser benigna, na maioria dos casos, ou maligna, o que é cada vez mais raro
- O tipo benigno evolui lentamente, com níveis pressóricos não muito elevados, sem causar, a curto prazo, lesões em rins, coração, cérebro e leito arteriolar, exceto na ausência de tratamento
- A hipertensão arterial maligna apresenta evolução rápida, níveis tensionais muito elevados e frequentemente a pressão diastólica está acima de 140 mmHg, ocorrendo grave comprometimento de rins, coração, cérebro e olhos. Nas arteríolas, pode ocorrer necrose fibrinoide
- A hipertensão arterial não tratada ou inadequadamente controlada representa o maior desafio, pois determina importante risco para DAC, acidente vascular cerebral, insuficiência cardíaca e insuficiência renal.

Atenção

- A busca por alta adesão é importante, mas deve ser ressaltado que adesão refere-se não apenas à observância das recomendações médicas, mas também à atitude médica no sentido de identificar, investigar, prescrever e orientar o tratamento mais adequado de acordo com as metas preconizadas.

PREVENÇÃO

Algumas medidas devem ser recomendadas para toda a população com a finalidade de prevenir a hipertensão arterial, destacando-se:

- Diminuição da ingestão de sal: evitar alimentos industrializados e processados e não acrescentar sal aos alimentos prontos
- Manter o peso ideal
- Praticar atividade física regular
- Reduzir ou eliminar a ingestão de bebidas alcoólicas
- Aumentar ingestão de alimentos ricos em potássio
- Abandonar o tabagismo
- Evitar o estresse.

Atenção

- Para a escolha de um medicamento anti-hipertensivo, deve-se considerar não somente os aspectos clínicos, mas também os fatores socioeconômicos e culturais relacionados com o paciente
- Associações fixas de medicamentos anti-hipertensivos têm se tornado frequentes com o objetivo de melhorar a adesão dos pacientes ao tratamento
- Principais causas de hipertensão "resistente": não adesão ao tratamento, ganho de peso, consumo abusivo de bebidas alcoólicas, apneia do sono, uso de substâncias hipertensoras, erros de avaliação da PA, pseudo-hipertensão
- Estimular a adesão do paciente é parte fundamental do tratamento.

CRISE HIPERTENSIVA | URGÊNCIA E EMERGÊNCIA

Crise hipertensiva (CH) representa situações clínicas que cursam com elevação aguda da PA, geralmente níveis de PAS $\geq$ 180 mmHg e PAD $\geq$ 120 mmHg, que podem resultar em LOA (coração, cérebro, rins e artérias).

A CH pode apresentar-se sob duas formas em relação à gravidade e ao prognóstico: a urgência hipertensiva (UH) e a emergência hipertensiva (EH).

Urgências hipertensivas. Situações clínicas sintomáticas em que há elevação acentuada da PA (definida arbitrariamente como PAS $\geq$ 180 mmHg e PAD $\geq$ 120 mmHg), sem LOA aguda e progressiva

Emergências hipertensivas. Situações clínicas sintomáticas em que há elevação acentuada da PA (definida arbitrariamente como PAS $\geq$ 180 mmHg e PAD $\geq$ 120 mmHg) com LOA aguda e progressiva.

Dependendo de cada caso, é necessário redução imediata ou em horas da PA para aliviar os sintomas, prevenir ou evitar o agravamento de LOA.

A incidência da CH é menor que 1%, sendo a principal causa a hipertensão arterial mal controlada (não diagnosticada e/ou não tratada).

No Quadro 228.13, são apresentadas as principais diferenças entre as UH e as EH.

Tratamento das urgências e emergências hipertensivas

- UH: a pressão arterial deve ser reduzida gradativamente em 24 a 48 horas, em regime ambulatorial. Muitas vezes, a simples observação do paciente em ambiente calmo e controle de eventual sintoma (cefaleia, ansiedade) mantém a pressão em valores próximos da normalidade. Na maioria das vezes, o retorno ao uso dos medicamentos já prescritos ou o ajuste de doses é suficiente para a normalização da PA
- EH: a pressão arterial deve ser reduzida de imediato, mas não necessariamente para níveis normais. Nesse caso, o tratamento implica internação em unidade de terapia intensiva (UTI) e uso de medicamento parenteral.

Pseudocrise hipertensiva

- Atenção especial para a pseudocrise hipertensiva. Nesse caso, os valores pressóricos são altos, mas não existe indicativo de risco à vida ou LOA. Essa situação está frequentemente associada a situações de estresse. A simples tranquilização do paciente, apoiada em boa relação médico-paciente é suficiente para equilibrar os níveis de pressão a valores próximos da normalidade.

Quadro 228.13 Diferenças no diagnóstico, no prognóstico e na conduta nas urgências hipertensivas e emergências hipertensivas.

Urgências hipertensivas	Emergências hipertensivas
Nível pressórico elevado acentuado (PAD > 120 mmHg)	Nível pressórico elevado acentuado (PAD > 120 mmHg)
Sem LOA aguda e progressiva	Com LOA aguda e progressiva
Combinação medicamentosa oral	Medicamento parenteral
Sem risco iminente de morte	Com risco iminente de morte
Acompanhamento ambulatorial precoce (7 dias)	Internação em UTI

LOA: lesão de órgão-alvo; PAD: pressão arterial diastólica; UTI: unidade de terapia intensiva. Adaptado de Barroso et al., 2021.

Manifestações clínicas

- Sintomas principais: cefaleia; distúrbios visuais, alteração do nível de consciência, convulsões, dor torácica, dor na região dorsal, dispneia, tosse
- Exame físico: alteração nos pulsos, ausculta cardíaca com galope (3ª bulha sugere falência de ventrículo esquerdo e 4ª bulha indica isquemia miocárdica), ausculta pulmonar com sinais de congestão (edema agudo de pulmão), assimetria de pulsos periféricos (diferença entre membros inferiores e superiores – dissecção aguda de aorta), palpação do abdome (tumores abdominais ou doença renal policística), alterações motoras ou de consciência (acidente vascular cerebral).

Exames complementares

- Alguns podem ser orientadores para condutas e decisões terapêuticas
- Fundo de olho: para diagnóstico diferencial entre UH e EH. As alterações agudas incluem espasmo arteriolar (focal ou difuso), edema da retina, hemorragia retiniana, exsudato e papiledema (ver Retinopatia hipertensiva, no Capítulo 100, *Retinopatias*). A caracterização de EH implica conduta mais agressiva
- Gasometria: acidose metabólica sugere insuficiência renal
- Outros exames devem ser considerados caso a caso.

Tratamento

- Avaliar a duração e a gravidade da hipertensão arterial preexistente e os medicamentos hipotensores em uso
- EH: redução dos níveis tensionais ≤ 25% na primeira hora e/ou da PAD para 100 a 110 mmHg em 2 a 6 horas, e PA a 135/85 mmHg em 24 a 48 horas. Recomenda-se iniciar medicamento parenteral em UTI (Quadro 228.14)
- UH: frequentemente deixar o paciente em repouso, em local tranquilo, com uso de analgésicos e/ou tranquilizantes pode ser suficiente para a diminuição ou normalização da PA
- Nos casos em que não for obtida essa melhora, o paciente pode ser tratado com medicação oral isoladamente ou em associação, com o objetivo de reduzir a PA gradativamente, entre 24 e 48 horas
- Captopril: mastigado ou sublingual, na dose de 25 a 50 mg (podendo repetir após 60 minutos até 100 mg), com efeito relativamente rápido (60 a 90 minutos) e a clonidina com ação entre 30 e 60 minutos na dose de 0,100 a 0,200 mg, ambas sem riscos de hipotensão, são os medicamentos anti-hipertensivos de escolha, considerando as condições associadas à CH.

O nifedipino sublingual é formalmente contraindicado pelo risco de queda excessiva da pressão com complicações secundárias (principalmente em idosos).

Quadros clínicos com pressão arterial significativamente elevada

- Encefalopatia hipertensiva: BB e IECA (captopril) orais. A clonidina não deve ser usada por ser depressora do SNC
- Síndrome isquêmica cerebral: não é recomendado o uso rotineiro de hipotensores (ver Capítulo 487, *Acidente Vascular Cerebral*)
- Nos casos de hemorragia subaracnóidea com PAD > 130 mmHg, pode haver benefício do controle rápido da PA (ver Capítulo 500, *Hemorragia Subaracnóidea*)
- Doença hipertensiva específica da gravidez: nos casos graves de pré-eclâmpsia ou eclâmpsia, o sulfato de magnésio é o medicamento de primeira escolha (ver Capítulo 413, *Pré-Eclâmpsia e Eclâmpsia*). IECA e BRA II são formalmente contraindicados para essas pacientes (ver Capítulo 413, *Pré-Eclâmpsia e Eclâmpsia*)
- Isquemia miocárdica: BB para diminuir a frequência cardíaca e a contratilidade ventricular, reduzindo o consumo miocárdico de oxigênio; BCC de longa duração e os IECA podem ser usados (ver Angina do peito, no Capítulo 180, *Doença Arterial Coronariana*)
- Falência do ventrículo esquerdo: diuréticos de alça e nitratos como primeira opção, seguidos de IECA ou BRA II (ver Capítulo 182, *Insuficiência Cardíaca*)
- Insuficiência renal: antagonistas de cálcio e bloqueadores alfa-adrenérgicos; diuréticos de alça para os pacientes com retenção hídrica (ver Capítulos 363, *Insuficiência Renal Aguda*, e 361, *Doença Renal Crônica*).

BIBLIOGRAFIA

Amodeo C. Hipertensão arterial. In: Magalhães CC, Serrano Jr. CV, Consolin-Colombo FM, Nobre F, Fonseca FAH, Ferreira JFM. Tratado de Cardiologia da SOCESP. 3. ed. Barueri: Manole; 2015.

Azevedo MF. GPS Medicamentos. Guia prático em saúde. Rio de Janeiro: Guanabara Koogan; 2017.

Barroso WKS, Rodrigues CIS, Bortolotto LA, Mota-Gomes MA, Brandão AA, Feitosa ADM et al. Diretrizes Brasileiras de Hipertensão Arterial – 2020. Arq. Bras. Cardiol. 2021;116(3):516-658.

ESH-ESC Practice Guidelines for the Management of Arterial Hypertension. Journal of Hypertension 2007, 25:1751-62.

Flynn JT, Kaelber DC, Baker-Smith CM, Blowey D, Carrol AE et al. Subcommittee on Screening and Management of High Blood Pressure in Children. Clinical Practice Guideline for Screening and Management of High Blood Pressure in Children and Adolescents. Pediatrics; 2017;140(3):e20171904.

Magalhães CC, Serrano Jr. CV, Consolin-Colombo FM, Nobre F, Fonseca FAH, Ferreira JFM. (Eds.). Tratado de Cardiologia SOCESP. 3. ed. Barueri: Manole; 2015. 1612 p.

Task Force of the Latin American Society of Hypertension. Guidelines on the management of arterial hypertension and related comorbidities in Latin America. J Hypertens. 2017;35(8):1529-45.

Timerman A, Bertolami MC, Ferreira JM (Eds.). Manual de Cardiologia. São Paulo: Ateneu; 2012. 1054 p.

Vilela-Martin JF, Yugar-Toledo JC, Rodrigues MC, Barroso WKS, Carvalho LCBS, González FJT et al. Posicionamento Luso-Brasileiro de Emergências Hipertensivas – 2020. Arq Bras Cardiol. 2020; 114(4)736-751.

Williams B, Mancia G, Spiering W, Agabiti Rosei E, Azizi M, Burnier M. 2018 ESC/ESH Guidelines for the management of arterial hypertension. Eur Heart J. 2018;39(33):3021-104.

Quadro 228.14 Medicamentos de uso parenteral.

Substância (dose)	Início de ação	Duração (minutos)	Efeitos adversos
Nitroprussiato de sódio (0,25 a 10 mg/kg/minuto)	Imediato	1 a 2	Hipotensão, náuseas, vômitos, intoxicação pelo cianeto
Nitroglicerina (5 a 100 mg/minuto)	1 a 3 minutos	5 a 15	Cefaleia, vômitos

229
Hipotensão Arterial

Thiago de Souza Veiga Jardim ◆ Weimar Kunz Sebba Barroso de Souza ◆ Paulo César Brandão Veiga Jardim

INTRODUÇÃO

A dificuldade para conceituar a hipotensão arterial é porque não existe um número a partir do qual possa ser caracterizada esta situação. Por esse motivo, essa condição só deve ser considerada quando há sinais de diminuição do débito cardíaco, da volemia ou da queda da resistência periférica.

Nesses casos, há prejuízo para o organismo como um todo, pois surgem alterações que causam diminuição da perfusão tecidual, redução do débito urinário e alteração do nível de consciência.

O paciente apresenta-se com valores de pressão baixos, diminuição da amplitude dos pulsos, taquicardia, palidez e sinais de má perfusão periférica e tecidual.

Condições clínicas em que pode ocorrer hipotensão arterial incluem insuficiência cardíaca, tamponamento cardíaco, desidratação, hemorragia, septicemia, grande queimadura.

Hipotensão postural ou ortostática

- Hipotensão postural ou hipotensão ortostática é a condição em que ocorre alteração aguda dos níveis de pressão arterial (PA), com manifestações clínicas, definida como queda superior ou igual a 20 mmHg na pressão arterial sistólica (PAS) e/ou queda na pressão arterial diastólica (PAD) superior ou igual a 10 mmHg, na mudança de decúbito para a posição de pé
- Para o diagnóstico de hipotensão postural, deve ser medida a PA em decúbito dorsal, após repouso de 2 a 3 minutos, e, em seguida, repeti-la, com intervalo de 1 a 3 minutos, com o indivíduo sentado e depois de pé
- O fluxo sanguíneo cerebral resultante da interação entre PA e resistência cerebrovascular suporta, principalmente em indivíduos jovens e saudáveis, variações de até 70 mmHg. Entretanto, quedas pressóricas mais significativas ou fatores que alteram a resistência cerebrovascular, como ocorre em pessoas idosas, resultam em redução do fluxo sanguíneo cerebral e baixa perfusão tissular, com aparecimento de sintomas
- A mudança de decúbito para a posição de pé é acompanhada de significativo deslocamento de volume sanguíneo – cerca de 500 mℓ – para as extremidades inferiores e para o leito vascular esplâncnico. Caso não haja adequada e rápida resposta dos mecanismos regulatórios (aumento da atividade simpática e do sistema renina-angiotensina), o retorno venoso e o débito cardíaco serão prejudicados, com repercussão na PA
- A prevalência da hipotensão arterial aumenta com a idade, doenças associadas e uso de vários medicamentos. Cerca de 6% dos idosos jovens e 30% dos muito idosos apresentam episódios de hipotensão arterial, que pode ter graves consequências, principalmente quedas (ver Capítulo 4, *O Clínico e o Idoso*).

Fatores que predispõem à hipotensão postural em idosos

- Redução da sensibilidade dos barorreceptores
- Diminuição da capacidade de conservar sal
- Baixos níveis de renina e aldosterona
- Aumento do peptídeo natriurético atrial
- Redução do enchimento ventricular
- Diminuição da capacidade de aumentar a frequência cardíaca.

CAUSAS

- Causas mais frequentes: anemia, hemorragias, repouso prolongado, desidratação, desnutrição, hipopotassemia, medicamentos (neurolépticos, sedativos, relaxantes musculares, antidepressivos tricíclicos, anti-hipertensivos)
- Neurológicas: acidente vascular cerebral, doença de Parkinson, tumor cerebral, disautonomias, neuropatia periférica, simpatectomia
- Cardiovasculares: estenose aórtica, insuficiência cardíaca, cardiomiopatia hipertrófica, infarto agudo do miocárdio, grandes varizes
- Endócrinas: insuficiência adrenal, diabetes insípido, hipoaldosteronismo
- Causas raras: destruição dos barorreceptores por cirurgia ou radiação, atrofia multissistêmica (síndrome de Shy-Drager), tumores carcinoides.

Hipotensão arterial pós-prandial

Situação clínica, comum em idosos, geralmente pouco sintomática, mas que pode ter consequências secundárias importantes. Ocorre até 2 horas após alimentação copiosa, especialmente rica em carboidratos. Parece estar relacionada com grande vasodilatação e represamento de sangue na área esplâncnica, redução da resistência periférica e do retorno venoso.

FATORES DE RISCO

- História familiar
- Idade avançada
- Repouso prolongado
- Descondicionamento físico
- Gravidez
- Multimorbidades
- Uso de diuréticos
- Polifarmácia.

MANIFESTAÇÕES CLÍNICAS

- Tontura, borramento visual, escotomas
- Lipotimia, síncope
- Fadiga crônica, mal-estar, fraqueza
- Sinais de isquemia cerebral focal (afasia, convulsão)
- Angina do peito
- Cefaleia
- Depressão, medo, insegurança.

DIAGNÓSTICO

- Dados clínicos para caracterização correta da hipotensão arterial
- Avaliação do paciente como um todo em busca de alguma causa que possa estar relacionada com a queda da PA.

EXAMES COMPLEMENTARES

- Dependem das hipóteses diagnósticas
- Eletrocardiograma
- Eletroencefalograma
- Teste de inclinação (*tilt test*): indicado para avaliação de pacientes com hipótese diagnóstica de síncope vasovagal, hipersensibilidade do seio carotídeo e hipotensão postural
- Monitoramento Ambulatorial da Pressão Arterial (MAPA): útil na definição da curva pressórica por 24 horas, procurando correlacionar os valores da PA com os sintomas, as atividades diárias e o uso de medicamentos
- Ecocardiograma: identificação de valvopatias e alterações estruturais do coração
- Holter: avaliação de arritmias
- Teste ergométrico: necessário quando os sintomas aparecem após ou durante atividade física
- Hemograma, glicemia, creatinina, dosagem de eletrólitos, tri-iodotironina (T3), tiroxina (T4) livre, hormônio tireoestimulante (TSH).

COMPLICAÇÕES

- Traumatismo craniano (ver Capítulo 523, *Traumatismo Cranioencefálico*)
- Fraturas ósseas após queda (ver Capítulo 4, *O Clínico e o Idoso*)
- Isolamento social (ver Capítulo 4, *O Clínico e o Idoso*)
- Síndrome de fadiga crônica (ver Capítulo 19, *Fadiga*).

TRATAMENTO

Tratamento não medicamentoso

- Mudar gradualmente do decúbito para a posição de pé, principalmente em idosos e pacientes acamados
- "Treinamento postural" com manutenção na posição ereta, encostado em parede, por tempo progressivamente maior, algumas vezes por dia
- Elevar a cabeceira da cama entre 5 e 20°
- Evitar ambientes e banhos quentes
- Evitar bebidas alcoólicas
- Usar meias de compressão gradual
- Implantar marca-passo quando a hipotensão estiver associada à bradiarritmia.

Tratamento medicamentoso

- Acetato de fludrocortisona por via oral (VO): iniciar com 0,1 mg, 1 vez/dia; se necessário, aumentar gradativamente a dose até 1 mg/dia (fazer avaliação periódica do potássio sérico nesses pacientes)
- Betabloqueadores: atenolol 25 a 100 mg VO, 1 vez/dia; ou metoprolol 100 a 200 mg VO, divididos em 2 tomadas diárias; ou propranolol 40 a 240 mg VO, divididos em 3 tomadas diárias
- Indometacina 50 mg VO, a cada 8 horas (reduz a queda pressórica após mudança de postura).

   Observação. Betabloqueadores e indometacina podem ser usados em associação com a fludrocortisona.

PREVENÇÃO

- Estímulo à hidratação adequada (principalmente em idosos)
- Exercícios físicos regulares
- Tratamento das doenças crônicas
- Avaliar a polifarmácia.

EVOLUÇÃO E PROGNÓSTICO

- Dependem da doença de base.

BIBLIOGRAFIA

Azevedo MF. GPS Medicamentos. Guia prático em saúde. Rio de Janeiro: Guanabara Koogan; 2017.

Magalhães CC, Serrano Jr. CV, Consolin-Colombo FM, Nobre F, Fonseca FAH, Ferreira JFM (Eds.). Tratado de Cardiologia SOCESP. 3. ed. Barueri: Manole; 2015. 1612 p.

Porto CC, Porto AL. Semiologia médica. 8. ed. Rio de Janeiro: Guanabara Koogan; 2019.

Timerman A, Bertolami MC, Ferreira JM (Eds.). Manual de Cardiologia. São Paulo: Ateneu; 2012. 1054 p.

230
Choque

Ângelo Antonio Gomes de Carvalho

INTRODUÇÃO

Choque pode ser definido como estado de hipoperfusão sistêmica aguda que ocasiona um desequilíbrio entre a oferta de oxigênio (O_2) e seu consumo (V_{O_2}) pelos tecidos, sem que haja, necessariamente, hipotensão arterial.

Quando o organismo é incapaz de fornecer a quantidade de O_2 para satisfazer as demandas metabólicas dos tecidos, instala-se uma disfunção celular, com variadas e complexas alterações em nível molecular.

Atenção

O choque é inicialmente reversível, por isso, precisa ser reconhecido e tratado imediatamente para evitar a progressão para disfunções permanentes de diferentes órgãos.

CLASSIFICAÇÃO

Há quatro tipos de choque: distributivo, cardiogênico, hipovolêmico e obstrutivo.

Os tipos de choque não são excludentes entre si, e muitos pacientes apresentam mais de um mecanismo, como, por exemplo, choque séptico (distributivo) e disfunção miocárdica (cardiogênico).

- Choque distributivo: caracteriza-se por uma vasodilatação periférica grave que resulta em inadequação entre as necessidades metabólicas teciduais e a oferta de O_2
  - Principais causas: sepse, doenças que provocam intensa resposta inflamatória sistêmica (pancreatite, grande queimado), traumatismo cranioencefálico ou medular grave e anafilaxia

- Choque cardiogênico: causado por um distúrbio da função do coração que ocasiona redução crítica na sua capacidade de bombeamento de sangue, por disfunção sistólica ou diastólica, cuja consequência imediata é a redução da fração de ejeção ou o comprometimento do enchimento ventricular
  - Principais causas: infarto agudo do miocárdio, arritmias graves, disfunções valvares, insuficiência cardíaca, pós-operatório de cirurgia cardíaca
- Choque hipovolêmico: ocorre por redução aguda e importante do volume circulatório efetivo, que resulta na diminuição da pré-carga e, consequentemente, do volume sistólico e do débito cardíaco
  - Principais causas: hemorragia, grande queimado, cetoacidose diabética, pancreatite aguda, diabetes insípido
- Choque obstrutivo: causado pela obstrução de grandes vasos ou do próprio coração. Exemplos: tromboembolismo pulmonar, tamponamento cardíaco agudo, pericardite constritiva e pneumotórax.

FASES OU ESTÁGIOS DO CHOQUE

O choque possui os seguintes estágios evolutivos que precisam ser reconhecidos para tratamento adequado: choque oculto, choque manifestado e síndrome de disfunção múltipla de órgãos, que constituem um *continuum* que é progressivamente agravado quando o fator causador não é tratado.

Inicialmente, ocorre no choque oculto, os mecanismos homeostáticos do organismo conseguem compensar o estado de hipoperfusão.

Nesse estágio, as alterações ao exame clínico são discretas, sendo necessário exames laboratoriais, como dosagem de lactato, gasometria venosa central ou mista que são os principais marcadores de hipoperfusão.

Durante a fase de choque instalado, os mecanismos de regulação do organismo não conseguem compensar as alterações, tendo início, então, o aparecimento de sinais de disfunções orgânicas, clínica e laboratorialmente identificáveis.

Observam-se taquicardia, taquipneia, hipotensão arterial, oligúria, aumento do tempo de enchimento capilar, pele fria e pegajosa, acidose metabólica e hiperlactatemia, e rebaixamento do nível de consciência.

Quando o choque não é revertido, surgem alterações metabólicas graves, muitas vezes irreversíveis, e o paciente evolui para o quadro de disfunção múltipla de órgãos, com alta probabilidade de óbito.

MANIFESTAÇÕES CLÍNICAS

As manifestações clínicas dependem da fase do choque. Algumas são comuns, mas vale assinalar que nem sempre estão presentes em todos os tipos de choque.

As mais comuns são:

- Sistema nervoso central: alteração do nível de consciência (confusão mental, agitação e coma)
- Sistema cardiovascular: aumento do tempo de enchimento capilar (> 3 segundos), extremidades frias, hipotensão arterial, taquicardia, elevação do lactato, redução do débito cardíaco
- Sistema respiratório: desconforto respiratório (taquipneia, dispneia), hipo ou hiperventilação, hipoxemia
- Pele: livedo reticular, pele pegajosa, fria

- Sistema digestório: hipomotilidade intestinal, hiporexia, náuseas, vômitos
- Sistema hematopoético e fígado: plaquetopenia, anemia, aumento de alanina aminotransferase (ALT) e aspartato aminotransferase (AST), elevação das bilirrubinas, tendência a coagulopatia
- Rins: oligúria, aumento de ureia e creatinina.

Índice de choque

O índice de choque é um indicador útil para orientação do tratamento e monitoramento:

- Para determiná-lo leva-se em conta as alterações da frequência cardíaca (FC) e da pressão sistólica (PAS) analisadas em conjunto. Em condições patológicas, observam-se alterações não proporcionais da FC e da PAS
- O índice de choque é o produto da divisão da FC pela PAS: quando maior que 0,7, detecta precocemente diferentes condições
- Valores elevados do índice de choque diagnosticam precocemente os choques hipovolêmico, cardiogênico e séptico.

Dosagem de lactato

A hiperlactatemia pode decorrer de mecanismo anaeróbio ou aeróbio, sendo a produção anaeróbia representada principalmente pela hipoperfusão decorrente do estado de choque

- A via aeróbia está relacionada com a hiperprodução ou *clearance* reduzida por falência hepática ou renal
- O lactato sérico pode ser utilizado como marcador diagnóstico, prognóstico e orientador das intervenções terapêuticas
- A hiperlactatemia em qualquer uma das formas de choque está relacionada com aumento da mortalidade
- A velocidade de clareamento do lactato pode ser utilizada como marcador prognóstico.

Oferta e consumo de oxigênio

- Deve-se acompanhar a O_2 e o V_{O_2}. Se a oferta de O_2 não for suficiente para atender o consumo, o organismo inicia o processo de metabolismo anaeróbio com consequente acidose láctica e morte celular. Por isso, manter a oferta de D_{O_2} otimizada deve ser uma das principais metas no tratamento de todos os tipos de choque
- Para cálculo da D_{O_2}, utiliza-se o produto do conteúdo de oxigênio do sangue arterial (Ca_{O_2}) × índice cardíaco (IC) × 10 (para transformar o resultado para mℓ/minuto/m^2)
- O Ca_{O_2} é calculado pela seguinte equação: Ca_{O_2} = (1,34 × Sa_{O_2} × Hb) + (0,003 × Pa_{O_2})
- Calcula-se o V_{O_2} pela diferença entre o conteúdo de oxigênio no sangue arterial e no sangue venoso (Ca_{O_2} – Cv_{O_2}), multiplicado pelo IC × 10 (resultado em mℓ/minuto/m^2)
- A Figura 230.1 mostra a relação entre D_{O_2}, V_{O_2}, a taxa de extração e o início do metabolismo anaeróbio. Nota-se que, em condições fisiológicas V_{O_2} é bem inferior à oferta (cerca de ¼). Diante de algum evento que provoque redução de D_{O_2}, inicialmente a demanda é alcançada pela oferta, que é maior, e pelo aumento da taxa de extração
- Caso persista a redução de D_{O_2}, o consumo passará a ser dependente da oferta (D_{O_2} crítica). Nesse momento, inicia-se a redução de V_{O_2} e a produção de lactato pelo metabolismo anaeróbio
- Quando se utiliza monitoramento hemodinâmico invasivo avançado (cateter de artéria pulmonar, EV 1000, entre outros), podem-se medir variáveis que são características de cada estado de choque
- Essas medidas auxiliam tanto no diagnóstico quanto no tratamento do paciente.

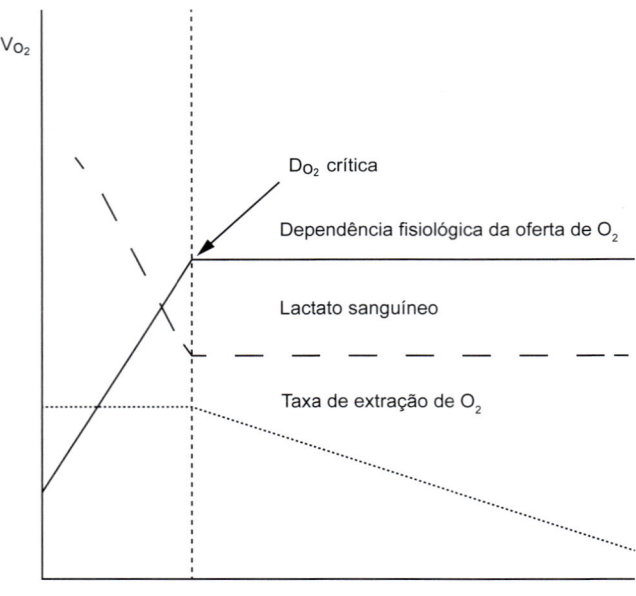

Figura 230.1 Relação entre oferta de oxigênio (D_{O_2}), seu consumo (V_{O_2}), taxa de extração e metabolismo anaeróbio.

EXAMES COMPLEMENTARES

* Os exames complementares devem ser direcionados para avaliar os possíveis agentes causadores do estado de choque
* Exames laboratoriais: hemograma, glicemia, lactato arterial, gasometria arterial, gasometria venosa central, marcadores de necrose miocárdica, amilase, lipase, ureia, creatinina, peptídeo natriurético atrial (PNA), coagulograma e bilirrubinas estão entre os mais importantes, quando são consideradas as principais causas de choque
* Exames de imagem devem ser solicitados de acordo com a avaliação clínica, incluindo radiografia de tórax, ecocardiograma transtorácico, eletrocardiograma, ultrassografia (*efast* no traumatismo), tomografia computadorizada.

TRATAMENTO

Tratamento inicial

O tratamento inicial deve ser direcionado para se obter uma boa perfusão tecidual por meio da recuperação volêmica com o uso de vasopressores e o tratamento da causa.

Atenção

A recuperação volêmica, com o objetivo de restabelecimento de fluxo adequado e consequente correção da hipoxemia, faz parte obrigatória da abordagem inicial de qualquer tipo de choque.

De acordo com a hipótese diagnóstica provável, pode-se fazer uma pequena quantidade de solução cristaloide balanceada (de preferência soro Ringer com lactato, plasma *lyte*) para paciente com choque cardiogênico ou até 30 mℓ/kg para paciente com choque séptico.

A infusão de fluidos deve ser monitorada, com início e titulação de medicamentos vasoativos e/ou inotrópicos e

hemotransfusão; medidas gerais mais frequentes no manejo do paciente.

A infusão de fluidos deve ser guiada por metas e acompanhada por algum método de avaliação da quantidade de fluido transfundido. Um paciente é considerado fluidorresponsivo se após uma prova de volume ocorrer um aumento de 10 a 15% do débito cardíaco. Cumpre salientar que nem todo paciente fluidorresponsivo necessita de volume.

Pode-se utilizar, quando não for possível o monitoramento contínuo do débito cardíaco, a variação de pressão venosa central (PVC) (> 1 mmHg) durante a inspiração, em pacientes que não estão em ventilação mecânica, a elevação passiva de membros ou a prova de volume com variação de $EtCO_2$ em 10% ou pelo acompanhamento com ecocardiograma à beira do leito para cálculo do débito cardíaco, antes e imediatamente após a intervenção.

Pacientes com insuficiência respiratória devem receber suplementação de O_2. Nos pacientes que evoluem para choque grave, é necessário aplicar altas doses de aminas vasoativas. Mesmo sem hipoxemia, devem ser entubados e colocados em ventilação mecânica para diminuir o V_{O_2}, otimizando a D_{O_2}.

Com o objetivo de otimização hemodinâmica, podem-se utilizar medicamentos, divididos nos seguintes grupos, de acordo com seu efeito predominante: vasopressores, inotrópicos e vasodilatadores.

Os vasopressores têm o objetivo de corrigir ou restaurar as condições hemodinâmicas nos casos em que a reposição de fluidos não foi suficiente. Esses medicamentos devem ser infundidos, preferencialmente, por acesso venoso central, mas, em casos de emergência, podem ser administrados por acesso periférico calibroso.

Deve-se monitorar a pressão arterial de maneira invasiva em paciente em uso de vasopressores em doses crescentes e sem possibilidade de reversão do choque de maneira precoce.

Os principais medicamentos são: norepinefrina, epinefrina, vasopressina, dopamina e fenilefrina (Quadro 230.1).

A norepinefrina tem sido o vasopressor de escolha na maioria dos casos de choques séptico e cardiogênico.

Os agentes inotrópicos são empregados principalmente com o objetivo de otimizar o débito cardíaco.

Os principais inotrópicos são: dobutamina, milrinona e levosimendana.

A dobutamina aumenta o débito cardíaco por ação na contratilidade e na FC (Quadro 230.2).

Nos casos de choques cardiogênico e séptico, a dobutamina é o medicamento de escolha para tratar a disfunção miocárdica.

O V_{O_2} aumenta de forma significativa com a adminstração da dobutamina, o que pode piorar a isquemia miocárdica.

Quadro 230.1 Medicamentos vasopressores.

Medicamento	Dose (μg/kg/minuto)	Receptor β-1	β-2	α-1
Norepinefrina	0,05 a 3	++	0	+++
Dopamina	1 a 20	+ (++)	+	+ (++)
Epinefrina	0,05 a 2	+++	++	+++
Fenilefrina	0,5 a 5	0	0	+++
Vasopressina	0,1 a 0,4 UI/minuto	V1 (músculo liso) V2 (ductos coletores renais)		

Quadro 230.2 Medicamentos inotrópicos.

Medicamento	Dose (µg/kg/minuto)	Mecanismo de ação			
		β-1	β-2	PDE	Sens can Ca
Dobutamina	2 a 20	+++++	+++	0	0
Milrinona	0,375 a 0,75	0	0	+++	0
Levosimendana	0,05 a 0,2	0	0	0	+++

A milrinona aumenta o débito cardíaco ao inibir a fosfodiesterase que degrada o monofosfato cíclico de adenosina (cAMP), devendo ser usada com cautela no choque cardiogênico em pacientes hipotensos.

Em casos de disfunção do ventrículo direito, pode ser utilizada a dobutamina pelo fato de ter efeito vasodilatador na circulação pulmonar.

A levosimendana pertence a uma classe de fármacos sensibilizadores dos canais de cálcio, melhorando a contratilidade miocárdica sem comprometer o relaxamento diastólico.

Deve ser utilizada com ponderação, pois causa hipotensão arterial, o que limita seu uso em alguns casos.

Os vasodilatadores são úteis na diminuição da pré e pós-carga dos ventrículos, o que facilita o esvaziamento ventricular e reduz a congestão pulmonar.

Em alguns casos, utilizam-se vasodilatadores intravenosos por aumentarem o debito cardíaco e reduzirem a pós-carga e a resistência vascular.

Os vasodilatadores de preferência são o nitroprussiato de sódio e a nitroglicerina. A principal limitação destes medicamentos é o fato de causarem hipotensão arterial.

O nitroprussiato (0,3 a 0,5 µg/kg/minuto) tem efeito principalmente em território arteriolar, causando acentuada queda da resistência arterial sistêmica.

O sucesso no tratamento do choque depende do reconhecimento precoce e do imediato tratamento da causa de base com o objetivo de impedir a progressão para a disfunção múltipla de órgãos.

BIBLIOGRAFIA

De Backer D, Biston P, Devriendt J, Madl C, Chochrad D, Aldecoa C et al. Comparison of dopamine and norepinephrine in the treatment of shock. N Engl J Med. 2010;362:779.

Gaieski DF, Mikkelsen ME. Definition, classification, etiology, and pathophysiology of shock in adults. https://www.uptodate.com. Acesso em: 5 dez. de 2019.

Liu YC, Liu LH, Fang ZA, Shan GL, Xu J, Qi ZW et al. Modified shock index and mortality rate of emergency patients. World J Emerg Med. 2012;3:114-7.

Rossaint R, Bouillon B, Cerny V, Coats TJ, Duranteaus J, Fernández-Mondéjar E et al. The European guideline on management of major bleeding and coagulopathy following trauma: fourth edition. Crit Care. 2016;20:100.

Shankar-Hari M, Phillips GS, Levy ML, Seymour CW, Liu VX, Deutchsman CS et al. Developing a New Definition and Assessing New Clinical Criteria for Septic Shock: for the Third International Consensus Definitions for Sepsis and Septic Shock (Sepsis-3). JAMA. 2016;315:775.

Singer M, Deutschman CS, Seymour CW, Shankar-Hari M, Annane D, Bauer M et al. The Third International Consensus Definitions for Sepsis and Septic Shock (Sepsis-3). JAMA. 2016;315:801.

Soar J, Nolan JP, Bottiger BW, Perkins GD, Lott C, Carli P et al. European Resuscitation Council Guidelines for Resuscitation 2015: Section 3 Adult advanced life support. Resuscitation. 2015;95:100-47.

Vincent JL, De Backer D. Circulatory shock. N Engl J Med. 2013;369:1726-34.

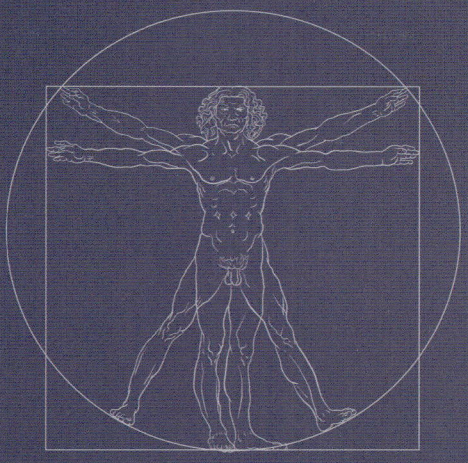

Parte 9

Sistema Digestório

231
Aftas

Estomatite aftosa recorrente, úlcera aftosa, ulceração aftosa recorrente

Nádia do Lago Costa ◆ Diego Antonio Costa Arantes ◆ Vanessa Milani ◆ Rejane Faria Ribeiro-Rotta

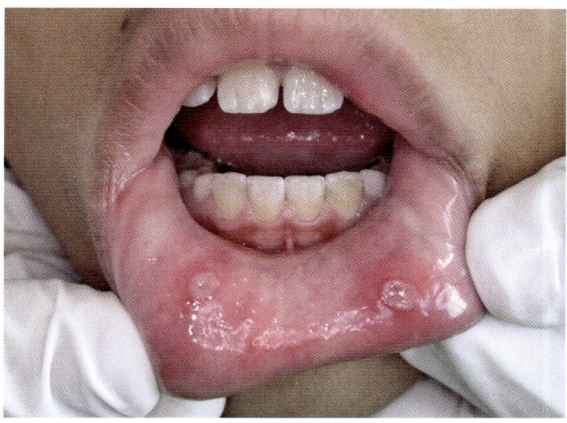

Figura 231.1 Aftas menores – ulcerações de coloração amarelada, circundadas por halo eritematoso, localizadas em mucosa labial inferior.

INTRODUÇÃO

As aftas são ulcerações dolorosas localizadas na membrana mucosa, geralmente na boca, com participação de mecanismo autoimune. É uma afecção comum da mucosa bucal, caracterizada por úlceras autolimitadas, recorrentes, que ocorrem na ausência de doença sistêmica.

Ambos os sexos, de todas as idades, raças e regiões geográficas, podem ser afetados, com maior prevalência em mulheres.

Mais de 40% dos pacientes que apresentam estomatite aftosa recorrente têm história familiar.

A lesão se caracteriza por destruição epitelial sem estágio vesicular precedente, infiltrado leucocitário na interface epitélio/tecido conjuntivo, exsudato fibrinoso na região da úlcera, com denso infiltrado de neutrófilos na superfície.

CAUSAS

A patogênese exata da doença ainda é desconhecida, tendo sido sugerida a participação de fatores genéticos.

FATORES DE RISCO

- Alteração hormonal na mulher
- Imunossupressão
- Estresse mental ou físico
- Predisposição genética
- Radioterapia/quimioterapia
- Traumatismo da mucosa bucal

Observação: não há evidência da associação de aftas com hábitos alimentares ou refluxo gastresofágico, deficiência de ferro ou vitamina B_{12}.

MANIFESTAÇÕES CLÍNICAS

- Úlceras circunscritas, com halo eritematoso e fundo amarelado ou esbranquiçado (Figura 231.1)
- Início na infância ou adolescência
- Episódios recorrentes são típicos da doença e todas as formas apresentam dor intensa em queimação
- Podem interferir na fala e na mastigação, comprometendo a qualidade de vida.

FORMAS CLÍNICAS

- **Menor**: ulceração de tamanho menor que 5 mm, formato circular ou oval, número de 1 a 5, manifesta-se em mucosa não ceratinizada com duração de 10 a 14 dias
- **Maior**: ulceração de tamanho de 5 mm a 1 cm, formato oval ou crateriforme, em número de 1 a 10, manifesta-se em mucosa ceratinizada com duração de até 8 semanas, podendo deixar cicatrizes
- **Herpetiforme**: tamanho de 2 a 3 mm, formato oval, número de 10 a 100, localizando-se em qualquer região da cavidade bucal com duração de 10 a 14 dias.

DIAGNÓSTICO DIFERENCIAL

- Estomatite herpética primária (especialmente no adulto)
- Síndrome de Behçet
- Neutropenia cíclica
- AIDS deve ser investigada nos casos mais intensos.

COMPROVAÇÃO DIAGNÓSTICA

- Dados clínicos.

TRATAMENTO

- Tratamento principalmente nos casos sintomáticos
- A higiene oral não pode ser interrompida, ainda que haja dor, para evitar as infecções secundárias e o prolongamento do tempo de cicatrização
- Não há evidências de resultados positivos com suplementos multivitamínicos
- O uso do *laser* de baixa potência pode reduzir a intensidade da sintomatologia dolorosa, o tempo de duração das lesões e a recorrência, especialmente para aftas menores.

Tratamento medicamentoso

- Nenhum medicamento mostra-se eficaz em todos os casos
- 1ª escolha: corticoides tópicos (dexametasona, elixir 0, 5 mg/5 m ℓ, bochechar por 1 minuto, 8/8 horas; ou propionato de clobetasol, 0,05 a 0,1%, gel (manipulado) 8/8 horas;

clorexidina, 0,12% sem álcool, bochechos 8/8 horas) até o desaparecimento das lesões
- 2ª escolha: para os casos mais graves: corticoides sistêmicos, azatioprina ou outro imunossupressor como dapsona e talidomida. Pode ser associado o bochecho com tetraciclina, 100 mg/10 mℓ, 8/8 horas, por 4 dias

Observação 1: se a corticoterapia sistêmica for instituída, torna-se fundamental a avaliação clínica antes e durante o tratamento para diagnosticar possíveis efeitos colaterais.

Observação 2: laserterapia de baixa intensidade tem sido recomendada como terapia alternativa, mas sem um consenso sobre o protocolo clínico mais efetivo.

EVOLUÇÃO E PROGNÓSTICO

- Redução da dor após 4 a 5 dias
- Cicatrização das lesões em 7 a 14 dias para as aftas menores e até 2 meses para as aftas maiores
- O processo de cicatrização pode se prolongar em pacientes com aftas maiores
- Pacientes com aftas maiores de difícil cicatrização, especialmente em região de orofaringe, podem requerer alimentação parenteral para evitar uma desidratação.

BIBLIOGRAFIA

Azevedo MF. GPS Medicamentos. Guia prático em saúde. Rio de Janeiro: Guanabara Koogan; 2017.
Fitzpatrick SG, Cohen DM, Clark AN. Ulcerated lesions of the oral mucosa: clinical and histologic review. Head Neck Pathol. 2019;13(1):91-102.
Neville B, Damm DD, Allen CM, Chi AC. Patologia oral & maxilofacial. 4. ed. Rio de Janeiro: Elsevier; 2016.
Suter VGA, Sjölund S, Bornstein MM. Effect of *laser* on pain relief and wound healing of recurrent aphthous stomatitis: a systematic review. Lasers Med Sci. 2017;32(4): 953-63.

232
Alterações da Língua

Língua geográfica, língua saburrosa, língua pilosa, glossite migratória, estomatite migratória

Nádia do Lago Costa • Diego Antonio Costa Arantes • Vanessa Milani • Rejane Faria Ribeiro-Rotta

As línguas saburrosa, geográfica e pilosa são condições caracterizadas por alterações clínicas e microscópicas da estrutura da língua.

LÍNGUA SABURROSA

Consiste no acúmulo de microrganismos, células epiteliais descamadas e restos alimentares no dorso da língua, porém sem a projeção das papilas filiformes semelhantes a pelos, como na língua pilosa (Figura 232.1).

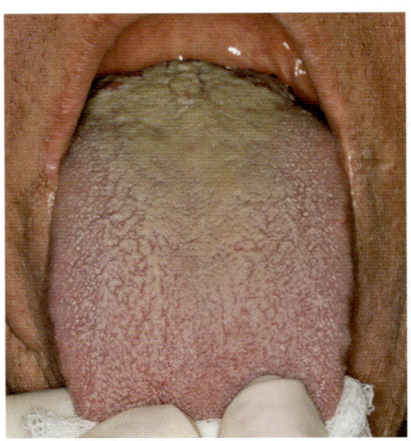

Figura 232.1 Língua saburrosa. Placa branco-amarelada no dorso lingual, raspável, formada em decorrência do acúmulo de microrganismos, muco salivar, células epiteliais descamadas e restos alimentares. É responsável por grande parte dos tipos de halitose (ver Capítulo 236, *Halitose*).

CAUSAS/FATORES DE RISCO

- Má higiene oral
- Hipossalivação
- Tabagismo
- Respiração bucal.

MANIFESTAÇÕES CLÍNICAS

- Halitose
- Presença de placas amareladas ou amarronzadas, raspáveis, localizadas principalmente nas porções média e posterior do dorso lingual.

DIAGNÓSTICO DIFERENCIAL

- Candidíase (ver Capítulo 235, *Estomatite*).

COMPROVAÇÃO DIAGNÓSTICA

- Dados clínicos.

TRATAMENTO

- Orientar sobre a higiene oral, em especial a da língua, com escova macia diariamente. Não a escovar vigorosamente para evitar trauma. Realizar movimentos da região posterior para a anterior ("varrer a língua")
- Não fumar
- Usar colutórios com clorexidina a 0,12%, 3 vezes/dia, por um período limitado.

LÍNGUA GEOGRÁFICA

Glossite migratória/estomatite migratória

- Condição benigna que se caracteriza pela atrofia das papilas filiformes localizadas, principalmente, no dorso, no ápice e na borda lateral da língua
- Tem apresentação variável, com mudança de forma e local
- Por ocorrer em diferentes sítios da mucosa bucal, recebeu a denominação glossite migratória, quando apenas na

língua, ou estomatite migratória, quando envolve outros sítios da mucosa bucal
- Nos estágios iniciais, formam-se placas brancas elevadas, não raspáveis, que progressivamente evoluem para áreas atróficas eritematosas, circundadas por bordas amarelo-esbranquiçadas (Figura 232.2)
- Pode se manifestar por períodos curtos ou longos, regredir espontaneamente e reaparecer depois em outros sítios da língua, de forma dinâmica e heterogênea quanto à forma
- Existe forte associação entre a língua geográfica e a língua fissurada (múltiplas fendas ou sulcos localizados no dorso lingual)
- Os principais achados histopatológicos consistem em áreas atróficas na porção central da lesão, perda de ceratina, espongiose e exocitose; já nas margens, observam-se hiperceratose e acantose.

CAUSAS

- Etiopatogenia desconhecida
- Estresse emocional pode desencadear as alterações
- A associação dessa condição com alergia, psoríase e ansiedade tem sido descrita.

MANIFESTAÇÕES CLÍNICAS

- Geralmente assintomática
- Pode haver dor ou ardência ao serem ingeridos alimentos quentes, ácidos ou condimentados
- Áreas atróficas avermelhadas com bordas branco-amareladas
- Podem ser múltiplas ou única
- As lesões localizam-se preferencialmente em superfície dorsal e na borda lateral da língua.

DIAGNÓSTICO DIFERENCIAL

- Candidíase (ver Capítulo 235, *Estomatite*)
- Líquen plano (ver Capítulo 237, *Manifestações Bucais das Doenças Autoimunes*)
- Eritroleucoplasia (ver Capítulo 233, *Distúrbios Bucais Potencialmente Malignos*).

COMPROVAÇÃO DIAGNÓSTICA

- Dados clínicos.

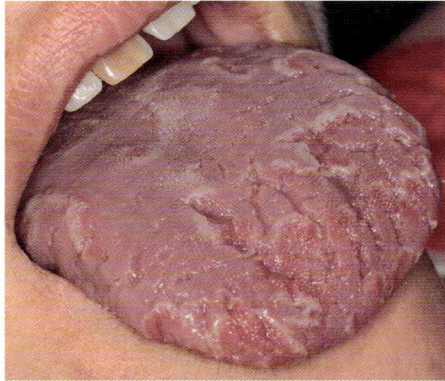

Figura 232.2 Língua geográfica. Áreas eritematosas atróficas no dorso lingual, delimitadas por bordas branco-amareladas sinuosas e levemente elevadas.

TRATAMENTO

- Não existe tratamento específico
- Orientar o paciente de que se trata de uma condição benigna
- Evitar ingerir alimentos quentes, ácidos ou condimentados, nos casos sintomáticos
- Orientar sobre a higiene oral, em especial a da língua.

EVOLUÇÃO E PROGNÓSTICO

- Duração de semanas ou meses
- Recorrências são comuns.

LÍNGUA PILOSA

- Crescimento excessivo e reacional das papilas filiformes na superfície dorsal, em decorrência do aumento da produção ou diminuição da descamação da ceratina da língua
- O exame microscópico revela hiperceratose e hiperplasia das papilas filiformes
- O tecido conjuntivo subjacente pode apresentar-se com graus variados de infiltrado inflamatório
- Frequentemente, observa-se a presença de colônias bacterianas na superfície.

CAUSAS/FATORES DE RISCO

- Etiopatogenia desconhecida
- Alterações da flora microbiana, acompanhadas da proliferação de fungos e bactérias cromogênicas
- Hipossalivação
- Uso de antibiótico de amplo espectro
- Uso de corticoides
- Tabagismo
- Má higiene oral
- Uso contínuo de enxaguatórios bucais com peróxido de oxigênio ou de carbamida
- Radioterapia na região de cabeça e pescoço.

MANIFESTAÇÕES CLÍNICAS

- Em geral assintomática
- Náuseas ou gosto desagradável na boca
- Aparência semelhante a pelos no dorso da língua
- A coloração pode variar de branco a negro, dependendo da dieta, se há tabagismo e presença de bactérias cromogênicas
- Halitose.

DIAGNÓSTICO DIFERENCIAL

- Leucoplasia pilosa (uma das manifestações bucais da AIDS).

COMPROVAÇÃO DIAGNÓSTICA

- Dados clínicos.

TRATAMENTO

- Orientar sobre a higiene oral, em especial a da língua
- Eliminar os fatores predisponentes, como tabaco, uso de antibiótico e enxaguatórios bucais oxigenados.

BIBLIOGRAFIA

González-Álvarez L, García-Pola MJ, Garcia-Martin JM. Geographic tongue: Predisposing factors, diagnosis and treatment. A systematic review. Rev Clin Esp. 2018;218(9):481-8.

Madani FM, Kuperstein AS. Normal variations of oral anatomy and common oral soft tissue lesions: evaluation and management. Med Clin North Am. 2014;98(6):1281-98.

Neville B, Damm DD, Allen CM, Chi AC. Patologia Oral & Maxilofacial. 4. ed. Rio de Janeiro: Elsevier; 2016.

Regezi JA, Sciubba JJ, Jordan RCK. Patologia oral. Correlações Clinicopatológicas. 6. ed. Rio de Janeiro: Elsevier; 2012.

van der Sleen MI, Slot DE, van Trijffel E, Winkel EG, van der Weijden GA. Effectiveness of mechanical tongue cleaning on breath odour and tongue coating: a systematic review. Int J Dent Hyg. 2010;8(4):258-68.

233
Distúrbios Bucais Potencialmente Malignos

Leucoplasia bucal, queilite actínica, líquen plano, queilite solar

Nádia do Lago Costa • Diego Antonio Costa Arantes • Vanessa Milani • Rejane Faria Ribeiro-Rotta

INTRODUÇÃO

Os distúrbios potencialmente malignos (DPM), ou desordens potencialmente malignas, representam um grupo de lesões que podem preceder o carcinoma de células escamosas (CCE), que corresponde a mais de 90% das neoplasias malignas da cavidade bucal.

A leucoplasia, a queilite actínica e o líquen plano são os mais frequentes. Em geral, as lesões se apresentam como placas leucoplásicas, eritroplásicas ou eritroleucoplásicas, algumas vezes sob a forma de ulcerações ou sangramento.

LEUCOPLASIA BUCAL

Segundo a Organização Mundial da Saúde (OMS), o termo "leucoplasia" deve ser empregado para designar placas brancas, tendo-se excluído outras doenças ou distúrbios conhecidos que não apresentem risco para o desenvolvimento de um CCE. Essa lesão é o DPM mais comum, com prevalência entre 1,4 a 22%.

A taxa de progressão para CCE é de aproximadamente 5%.

A maior probabilidade de transformação maligna está associada à presença de graus moderados e intensos de displasia epitelial.

CAUSAS E FATORES DE RISCO

- Tabagismo (sob qualquer forma de uso)
- ≥ 40 anos
- Alcoolismo
- Exposição ao papilomavírus humano (HPV).

FORMAS CLÍNICAS

As lesões podem ser assintomáticas. Afetam principalmente homens, com exceção da leucoplasia verrucosa, e podem ser classificadas como:

- **Leucoplasia homogênea**: placa branca não raspável, podendo ter aspecto nodular ou verrucoso. Acomete parte da mucosa bucal, principalmente as bordas laterais da língua e assoalho bucal (Figura 233.1). Há transformação maligna em torno de 3% das lesões
- **Leucoplasia heterogênea**: apresenta-se como placas brancas e eritematosas não raspáveis. Está associada a maior risco de transformação maligna. Nesses casos, a biópsia deve ser efetuada incluindo a área eritematosa, na qual há maior probabilidade (20%) de displasia intensa ou transformação maligna
- **Leucoplasia verrucosa proliferativa**: forma rara e mais agressiva da doença, caracteriza-se por uma placa branca de superfície corrugada, com índice de transformação maligna em torno de 70%.

DIAGNÓSTICO DIFERENCIAL

- Hiperceratose friccional: placa branca associada a traumatismo crônico na mucosa. Removido o trauma, a mucosa deve retornar ao seu aspecto normal lentamente
- Mucosa mordiscada (*morsicatio buccarum*)
- Líquen plano (ver Capítulo 237, *Manifestações Bucais das Doenças Autoimunes*)
- Cândida pseudomembranosa ou hiperplásica
- Leucoplasia pilosa: associada à AIDS ou outra doença imunossupressora. Localiza-se nas bordas laterais da língua como placas brancas de aspecto irregular
- Carcinoma de células escamosas (ver Capítulo 238, *Neoplasias da Cavidade Oral*).

COMPROVAÇÃO DIAGNÓSTICA

- Dados clínicos + exame histopatológico.

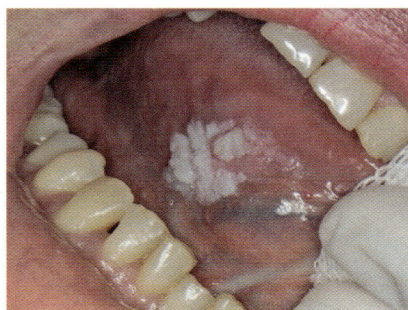

Figura 233.1 Leucoplasia. Placa branca de superfície irregular, não raspável, localizada em ventre lingual.

Exame histopatológico

As características histopatológicas das formas clínicas são variáveis e podem incluir desde atrofia até hiperplasia, com diferentes graus de orto ou paraceratose, inflamação moderada e graus variáveis de displasia epitelial.

Nos casos de sobreposição de infecção por Cândida, um tratamento antifúngico deve anteceder a realização da biópsia, para que os sinais de inflamação não sejam confundidos com displasia epitelial na análise histopatológica.

TRATAMENTO

Em geral, é necessário acompanhamento clínico de todos os pacientes com leucoplasia bucal. Porém, não existe um tratamento eficaz na prevenção de transformação maligna da leucoplasia.

Para o tratamento definitivo da leucoplasia, as opções são influenciadas pela identificação do potencial maligno da lesão, com base em características clínicas (p. ex., o local e o tipo de leucoplasia), fatores de risco e a associação de qualquer grau de displasia epitelial presente.

- Para todos os casos: remoção dos fatores de risco (tabaco, bebidas alcoólicas e uso de substâncias psicoativas)
- Leucoplasias homogêneas: biópsia incisional ou excisional a depender do tamanho da lesão; biópsias periódicas se qualquer alteração clínica for observada no acompanhamento
- Leucoplasias verrucosas proliferativas: excisão total.

EVOLUÇÃO E PROGNÓSTICO

- O paciente deve ser acompanhado por um longo período, com avaliação clínica a cada 6 meses, especialmente se for tabagista
- A duração e a frequência do acompanhamento, assim como o prognóstico, dependem da forma da leucoplasia, da presença dos fatores de risco para o câncer e da presença de displasia epitelial
- A progressão para carcinoma de células escamosas de boca está em torno de 36%, quando a displasia epitelial é moderada, elevando-se para 50% nas lesões com displasia grave. No entanto, o resultado do exame histopatológico de displasia indica apenas que a lesão tem um risco estatisticamente aumentado de transformação maligna e não pode ser utilizado, em nenhuma circunstância, para uma previsão definitiva de que esse tipo de transformação ocorrerá.

QUEILITE ACTÍNICA

Queilose solar

Trata-se de um DPM que se manifesta no vermelhão do lábio ou na semimucosa labial, principalmente inferior. Representa a principal lesão que pode preceder o câncer de lábio.

Manifesta-se como áreas erosivas, fissuradas, ulceradas e/ ou com crosta. E a lesão resulta de uma exposição excessiva aos raios solares.

O principal grupo de risco inclui pessoas de pele clara com pouca capacidade de bronzeamento e que apresentam eritema após a exposição solar.

CAUSAS

- Exposição crônica à luz solar ou radiação ultravioleta artificial.

FATORES DE RISCO

- Ocupação profissional e atividades de lazer envolvendo a exposição crônica ao sol
- Idade a partir da 5ª década de vida
- Latitude geográfica da residência
- Pessoas de pele clara.

MANIFESTAÇÕES CLÍNICAS

- Eritema e edema, progredindo com atrofia, fissuras, erosão, ulceração e crosta (Figura 233.2)
- O lábio pode perder a definição da borda e a elasticidade e apresentar placas brancas
- Ulceração, presença de nódulos e atrofia sugerem malignidade. A apresentação clínica não necessariamente se correlaciona com o grau de anormalidade histológica.

EXAMES COMPLEMENTARES

A biópsia é recomendada para investigar a presença de displasia epitelial ou descartar um CCE.

DIAGNÓSTICO DIFERENCIAL

- Líquen plano dos tipos erosivo, atrófico ou bolhoso (ver Capítulo 237, *Manifestações Bucais das Doenças Autoimunes*)
- Lesão liquenoide (ver Capítulo 237, *Manifestações Bucais das Doenças Autoimunes*)
- Pênfigo vulgar ou penfigoide benigno de membranas mucosas
- Úlceras traumáticas, factícias
- Carcinoma de células escamosas (ver Capítulo 238, *Neoplasias da Cavidade Oral*).

Critérios histopatológicos

- Incluem hiperceratose ou paraceratose, acantose, perda de polaridade dos ceratinócitos da porção inferior do epitélio, em associação à elastose solar e infiltrado inflamatório
- Atipias podem estar presentes em graus variados.

COMPROVAÇÃO DIAGNÓSTICA

- Dados clínicos + exame histopatológico.

TRATAMENTO

- Orientação sobre a necessidade do uso do protetor solar com fator de proteção solar (FPS) de, no mínimo, 30, além de uso constante de chapéus para indivíduos ocupacionalmente expostos

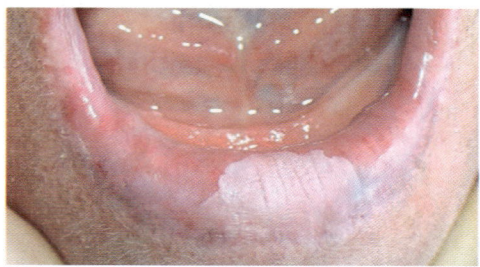

Figura 233.2 Queilite actínica. Placa branca não raspável e áreas de atrofia localizadas no vermelhão do lábio inferior.

- Uso constante e frequente de protetor labial que contenha elevado FPS
- Medicamentos e outras medidas terapêuticas:
  - Aplicação tópica de quimioterápico (5-fluoruracila)
  - Excisão cirúrgica (vermelhectomia)
  - Eletrocauterização
  - *Laser* de dióxido de carbono
  - Terapia fotodinâmica
  - Aplicação tópica de imiquimode
  - Aplicação tópica de diclofenaco sódico 3% gel
  - Descamação com ácido tricloroacético. Segundo a literatura é usado ácido tricloroacético a 50% (farmácia de manipulação).

Atenção

O paciente deve ser acompanhado por um longo período a cada 6 meses, mesmo que haja remissão completa da lesão.

EVOLUÇÃO E PROGNÓSTICO

A transformação para CCE depende da dose de exposição à radiação solar.

Após a remissão da lesão, o paciente deve ser orientado sobre sua possível recorrência, em caso de nova exposição crônica à radiação.

BIBLIOGRAFIA

van der Waal I. Potentially malignant disorders of the oral and oropharyngeal mucosa; present concepts of management. Oral Oncol. 2010;46(6):423-5.
Warnakulasuriya S. Clinical features and presentation of oral potentially malignant disorders. Oral Surg Oral Med Oral Pathol Oral Radiol. 2018;125(6):582-590.
Warnakulasuriya S. White, red, and mixed lesions of oral mucosa: A clinicopathologic approach to diagnosis. Periodontol 2000. 2019;80(1):89-104.
Warnakulasuriya S, Johnson NW, van der Waal I. J Nomenclature and classification of potentially malignant disorders of the oral mucosa. Oral Pathol Med. 2007;36(10):575-80.

234
Doença Periodontal e Gengivites

Periodontite, gengivite ulcerativa necrotizante (GUN), gengivite por medicamentos, doença periodontal

Diego Antonio Costa Arantes ◆ Nádia do Lago Costa ◆ Vanessa Milani ◆ Rejane Faria Ribeiro-Rotta

INTRODUÇÃO

Processo inflamatório crônico causado por microrganismos específicos presentes no biofilme dentário e que afeta os tecidos de proteção (gengiva) e suporte dos dentes (ligamento periodontal e osso alveolar) (Figura 234.1).

A evolução pode resultar em destruição progressiva do ligamento periodontal e osso alveolar, com formação de bolsa periodontal, recessão gengival ou ambos.

A periodontite resulta da progressão da gengivite em pacientes suscetíveis. Mas nem todos os indivíduos afetados por gengivite, mesmo sem tratamento, apresentarão periodontite com o passar do tempo.

Os principais achados histopatológicos são hiperplasia do epitélio gengival, formação de bolsa periodontal, aumento da vascularização no tecido conjuntivo subjacente e infiltrado inflamatório predominantemente linfoplasmocitário.

Prevalência elevada na população em geral.

CAUSAS

- Placa dentogengival microbiana (biofilme)
- Presença de cálculo dentário (tártaro).

FATORES DE RISCO

- Má higiene bucal levando ao acúmulo de biofilme na área dentogengival
- Fatores locais (restaurações dentárias, apinhamento, próteses) que aumentam a retenção do biofilme dentário, especialmente cálculo sub/supragengival
- Oclusão traumática, especialmente bruxismo e apertamento dental
- Predisposição genética
- Doenças sistêmicas, principalmente diabetes melito e AIDS
- Tabagismo
- Alterações hormonais
- Gravidez
- Contraceptivos orais
- Discrasias sanguíneas
- Hipovitaminoses (escorbuto e pelagra)
- Medicamentos (fenitoína)
- Leucemias
- Respiração bucal.

GENGIVITES

Gengivite associada a biofilme dentogengival

- Placa dentogengival microbiana (biofilme)
- Presença de cálculo dentário (tártaro).

Manifestações clínicas

- Edema, vermelhidão e sangramento gengival (Figura 234.1)
- Progressão lenta

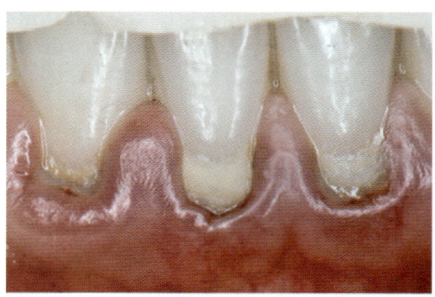

Figura 234.1 Gengivite induzida por biofilme dentogengival, fase inicial com edema e vermelhidão.

- Sintomatologia dolorosa variável
- Bolsa periodontal falsa (edema gengival e ausência de perda óssea)
- Mau hálito
- Grande quantidade de biofilme e cálculo supragengival
- Pode ser localizada ou generalizada.

Diagnóstico diferencial
- Periodontite associada a biofilme dentogengival
- Reações alérgicas
- Doenças autoimunes
- Discrasias sanguíneas
- Leucemia
- Gengivoestomatite herpética primária.

Gengivite ulcerativa necrotizante (GUN)
- Doença infecciosa bacteriana causada por uma microbiota específica constituída principalmente por bacilos fusiformes e espiroquetas (*Prevotella intermedia*, *Fusobacterium*, *Treponema* e *Selenomonas*), embora outros tipos de microrganismos possam estar envolvidos
- A simples presença dos microrganismos não é suficiente para causar a doença, e a resposta do hospedeiro, agindo de forma deficitária, desempenha um papel fundamental nesse processo (Figura 234.2).

Manifestações clínicas
- Depressões crateriformes nas papilas interdentárias, estendendo-se à gengiva marginal e raramente afetando a gengiva inserida e a mucosa bucal (Figura 234.3)
- Pseudomembranas necróticas cobrindo as crateras gengivais

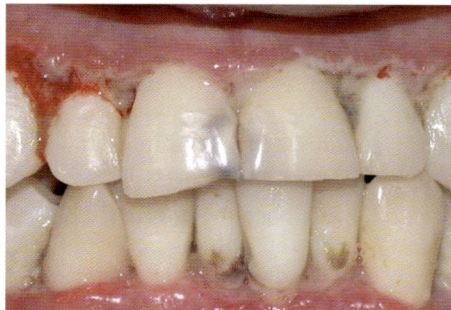

Figura 234.2 Gengivite ulcerativa necrotizante com lesões necróticas das papilas interdentárias e sangramento.

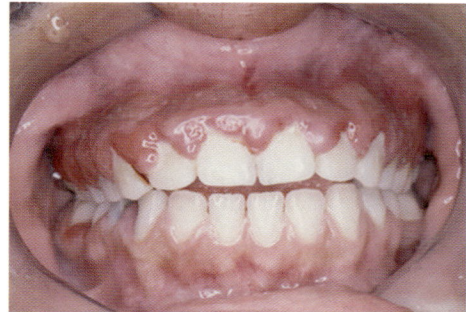

Figura 234.3 Gengivite em fase avançada, com edema e sangramento fácil na gengiva marginal e papila interdentária.

- Eritema gengival linear
- Sangramento gengival espontâneo ou após mínimo trauma
- Mau hálito intenso
- Dor na gengiva, de forma constante e irradiada, agravada pela mastigação
- Intensa sensibilidade ao toque nas lesões
- Sensação desagradável de gosto metálico
- Aumento de secreção de saliva viscosa
- Linfadenopatia regional
- Leve aumento da temperatura corporal
- Em casos graves, pode haver febre alta, taquicardia, perda do apetite e prostração.

Periodontite ulcerativa necrotizante

Quando a presença da GUN estiver associada à perda óssea, o diagnóstico é de periodontite ulcerativa necrotizante (PUN).

Diagnóstico diferencial
- Gengivite induzida por biofilme dentogengival
- Aftas
- Queimaduras químicas
- PUN
- Leucemia
- Outras condições raras devem ser consideradas, como agranulocitose, difteria, gengivoestomatite estreptocócica, gengivoestomatite gonocócica e lesões gengivais associadas a sífilis e tuberculose.

Gengivite induzida por medicamentos
- Geralmente associada à utilização de medicamentos anti-hipertensivos, anticonvulsivantes e imunossupressores (Figura 234.4).

Manifestações clínicas
- Edema difuso, vermelhidão e sangramento gengival
- Recobrimento total ou parcial dos dentes (Figura 234.5)
- Bolsa periodontal falsa generalizada, provocada pelo edema gengival difuso
- Progressão lenta
- Sintomatologia dolorosa variável
- Mau hálito
- Quantidade de biofilme variável (pequena ou grande)
- Alteração do contorno gengival.

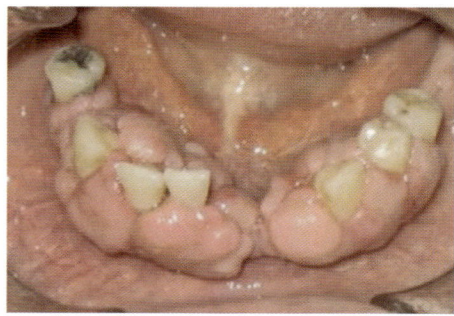

Figura 234.4 Gengivite induzida por medicamentos com aumento difuso e recobrimento parcial e total dos dentes.

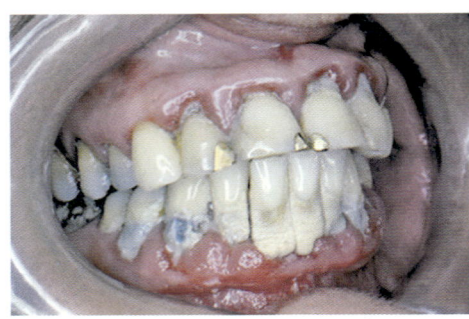

Figura 234.5 Gengivite em fase avançada com grande quantidade de biofilme dentogengival calcificado (cálculo dentário), recessão gengival.

Diagnóstico diferencial
- Gengivite induzida por biofilme dentogengival
- Fibromatoses gengivais
- Periodontite.

DOENÇA PERIODONTAL

Periodontite associada a biofilme dentogengival
- Mais prevalente em adultos, embora possa ocorrer em crianças.

Causas
- Placa dentogengival microbiana (biofilme)
- Presença de cálculo dentário (tártaro).

Manifestações clínicas
Os sinais e os sintomas da periodontite associada a biofilme dentogengival podem apresentar-se localizados em grupos de dentes ou de forma generalizada na maxila e na mandíbula.

- Sangramento gengival provocado pelo uso da escova/fio dental ou alimentação
- Edema e vermelhidão da gengiva, com alteração do seu contorno e presença de pus
- Grande quantidade de cálculo subgengival
- Recessão gengival e mobilidade dentária aumentada (Figura 234.6)
- Deslocamento dentário, com aumento de espaço entre os dentes
- Perda óssea e dentária

- Formação de bolsa periodontal, com sondagem clínica maior que 3 mm
- Gravidade da destruição periodontal proporcional à quantidade de biofilme
- Impactação alimentar causando desconforto mastigatório
- Exposição de raízes causando sensibilidade a frio, quente ou ambos
- Sensibilidade ou prurido na gengiva
- Mau-hálito
- A doença periodontal geralmente é indolor
- Progressão lenta, podendo haver surtos de progressão rápida.

Diagnóstico diferencial
- Gengivite induzida por biofilme dentogengival
- GUN
- PUN.

EXAMES COMPLEMENTARES
- Radiografias interproximais ou periapicais, para avaliar reabsorção óssea (periodontites)
- Hemograma completo, glicemia em jejum e/ou sorologia para AIDS, nos casos de suspeita de GUN e PUN
- Cultura de secreção purulenta, quando presente.

COMPROVAÇÃO DIAGNÓSTICA
- Dados clínicos, incluindo a profundidade de sondagem clínica + exames de imagem (radiografias interproximais e/ou periapicais)
- Testes sorológicos em casos especiais.

TRATAMENTO
Higiene bucal adequada, mantendo rigoroso controle do biofilme dentário por meio de escova e fio/fita dental constitui o principal recurso para prevenir a doença periodontal.

Consultas regulares ao periodontista são recomendadas, com intervalo variando de 3 meses a 1 ano.

As principais intervenções incluem:

- Instruções de higiene bucal, com orientações claras e objetivas quanto ao controle doméstico do biofilme dentário, utilizando-se escovas dentais convencionais, escovas de tufo único, escovas interdentais, associadas ao uso do fio/fita dental
- Eliminação, pelo cirurgião-dentista, de todos os fatores de retenção do biofilme dentário

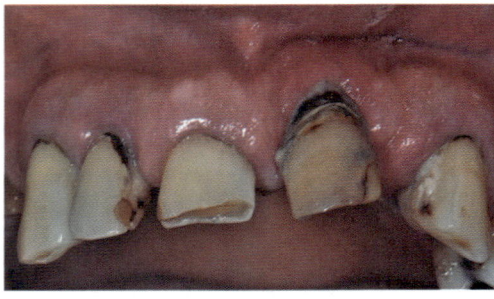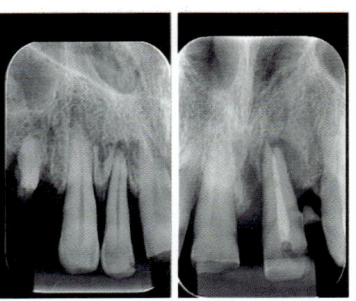

Figura 234.6 Doença periodontal com pus e evidência de perda óssea na radiografia periapical.

- Exodontias de dentes gravemente comprometidos e considerados intratáveis, de acordo com os critérios clínico-radiográficos
- Raspagem das raízes dentárias, com o objetivo de promover a remoção de cálculo e o alisamento radicular, o que pode ser realizado por desbridamento manual (com diversos tipos de curetas) e/ou desbridamento ultrassônico
- Cirurgia periodontal (p. ex., aumento da coroa dentária, afastamento gengival para raspagem radicular), com o objetivo de controlar ou eliminar a doença periodontal a longo prazo e melhorar a estética
- Em casos de gengivite induzida por medicamentos, contatar o médico responsável para avaliação de possível troca do medicamento, tratamento da doença periodontal de base e correção cirúrgica do excesso gengival.

Tratamento medicamentoso

- Medicamentos antimicrobianos sistêmicos, como amoxicilina e metronidazol, podem ser utilizados como coadjuvantes e por curtos períodos (7 a 14 dias) nos casos de GUN, PUN ou comprometimento sistêmico
- Enxaguatórios bucais, com efeito inibitório sobre a formação do biofilme dentário, também podem ser empregados como coadjuvantes ao controle mecânico.

EVOLUÇÃO E PROGNÓSTICO

- Com tratamento apropriado e controle rigoroso da higiene bucal, o prognóstico é bom
- Recidivas são frequentes em casos de higiene bucal precária
- Em casos de GUN e PUN, após a resolução da fase aguda da doença, os pacientes devem ser avaliados por periodontista para o tratamento da doença periodontal de base, caso exista, e para correção cirúrgica de possíveis sequelas causadas nos tecidos gengivais
- Dificuldade mastigatória é frequente
- Risco de endocardite infecciosa
- Risco de osteomielite
- Pesquisas científicas indicam que a doença periodontal pode aumentar o risco para o surgimento de diversas condições sistêmicas, especialmente, doenças coronarianas, doença inflamatória intestinal, artrite reumatoide e nascimento de bebês prematuros e de baixo peso
- Nas manifestações mais graves da doença periodontal, suspeitar de possível associação a doenças sistêmicas, como diabetes e AIDS.

BIBLIOGRAFIA

Kornman KS, Papapanou PN. Clinical application of the new classification of periodontal diseases: Ground rules, clarifications and "gray zones". J Periodontol, 2019.

Neville B, Damm DD, Allen CM, Chi AC. Patologia oral & maxilofacial. 4. ed. Rio de Janeiro: Elsevier; 2016.

Regezi JA, Sciubba JJ, Jordan RCK. Patologia oral. Correlações clinicopatológicas. 6. ed. Rio de Janeiro: Elsevier, 2012.

Sapp JP, Wysocki GP, Eversole LR. Patologia bucomaxilofacial contemporânea. 2. ed. São Paulo: Santos; 2012.

235
Estomatite

Gengivoestomatite herpética primária, herpes labial recorrente, candidíase pseudomembranosa e eritematosa, queilite angular, estomatite nicotínica, estomatite associada à AIDS

Rejane Faria Ribeiro-Rotta ◆ Vanessa Milani ◆ Nádia do Lago Costa ◆ Diego Antonio Costa Arantes

INTRODUÇÃO

Estomatite refere-se a qualquer tipo de inflamação das estruturas da cavidade oral, podendo apresentar diferentes padrões clínicos, de acordo com o agente causal, com participação de microrganismos ou não.

Neste capítulo, serão abordadas as estomatites de causa infecciosa viral e fúngica, uma vez que as principais estomatites bacterianas foram apresentadas no Capítulo 234, *Doença Periodontal e Gengivites*, enquanto as estomatites não infecciosas foram abordadas no Capítulo 237, *Manifestações Bucais das Doenças Autoimunes*.

GENGIVOESTOMATITE HERPÉTICA PRIMÁRIA

Infecção causada pelo herpes-vírus simples (HSV), pertencente à família do herpes-vírus humano (HHV).

O contágio se faz por meio de contato direto com a lesão ou com fluidos corpóreos infectados, como saliva ou exsudato das lesões de pessoas com o vírus.

É mais frequente em crianças entre 6 meses e 5 anos, mas pode ocorrer em adultos.

CAUSAS

- Herpes-vírus simples do tipo 1 (HSV-1) e, eventualmente, pelo herpes-vírus simples do tipo 2 (HSV-2).

MANIFESTAÇÕES CLÍNICAS

- Após um período de incubação do vírus (3 a 9 dias), podem surgir febre, mal-estar geral, cefaleia, anorexia e linfadenopatia
- A gengiva torna-se eritematosa, sangrante, dolorida e, frequentemente, aparecem ulcerações na margem gengival (Figura 235.1A e B)
- Observam-se também vesículas claras que se rompem formando úlceras rasas com halo eritematoso em toda a mucosa bucal, que desaparecem em 7 a 14 dias sem deixar cicatriz
- Salivação abundante
- Hálito fétido
- Lesões sintomáticas em adultos manifestam-se como faringotonsilite
- Pode ser oligo ou assintomática.

FATORES DE RISCO

- Níveis baixos de anticorpos protetores contra HSV.

EXAMES COMPLEMENTARES

- Em geral, não são necessários
- Isolamento viral, inoculando-se a secreção de vesículas íntegras em cultura de células
- Testes sorológicos para os anticorpos do HSV
- Citologia de material obtido por raspado de vesículas rompidas.

DIAGNÓSTICO DIFERENCIAL

- Estomatite aftosa recorrente
- Gengivite ulcerativa necrotizante (GUN)
- Eritema multiforme
- Síndrome de Stevens-Johnson
- Líquen plano bolhoso
- Gengivite descamativa.

COMPROVAÇÃO DIAGNÓSTICA

- Dados clínicos são suficientes para estabelecer o diagnóstico na maioria dos casos
- Testes sorológicos e cultural em casos selecionados.

TRATAMENTO

- Aciclovir, suspensão 10 a 15 mg/kg: bochechar e, depois, engolir, 4 a 5 vezes/dia, durante 7 dias
- Antivirais sistêmicos podem ser prescritos para os casos moderados e graves de infecção primária em pessoas saudáveis
- Analgésicos ou anti-inflamatórios não esteroides (evitar uso de ácido acetilsalicílico, pelo risco de síndrome de Reye).

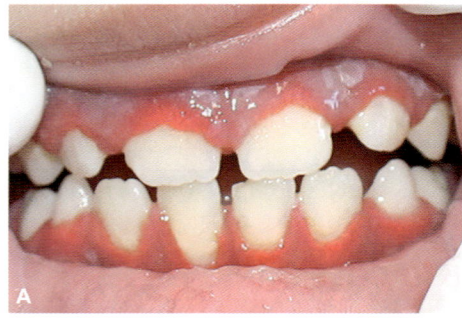

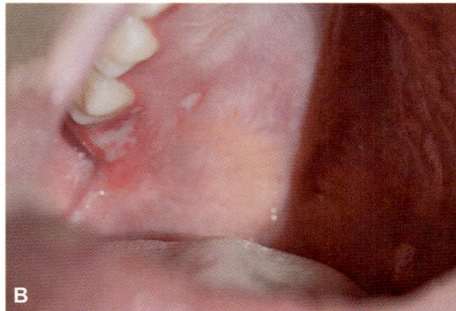

Figura 235.1 A. Gengivoestomatite herpética em criança de 6 anos, revelando margens gengivais edemaciadas e eritematosas. **B.** Áreas ulceradas rasas com halo eritematoso, provenientes da fusão e do rompimento de vesículas prévias.

- Dipirona e ibuprofeno, em gotas, são opções para o controle da dor (ver Capítulo 15, *Dor*)
- Colutório com anestésico tópico: cloridrato de diclonina, 0,5 a 1%
- Evitar o contato com as lesões ativas para prevenir a disseminação para outros locais do corpo, especialmente os olhos e, também, para outras pessoas
- Monitoramento regular da criança para acompanhar o surgimento de complicações
- Medidas de suporte: dieta suave, sucos e hidratação abundante.

EVOLUÇÃO E PROGNÓSTICO

- Prognóstico bom em pacientes imunocompetentes
- As complicações que comprometem o prognóstico são mais comuns em pacientes imunodeprimidos e incluem:
  - Ceratoconjuntivite e panarício herpético por autoinoculação
  - Superinfecção bacteriana nas lesões bucais
  - Superinfecção fúngica nas lesões bucais
  - Desidratação
  - Faringite ulcerativa
  - Esofagite herpética
  - Encefalite herpética
- As recidivas ocorrem frequentemente na forma de herpes recorrente, em geral na região labial. Outras regiões anatômicas podem ser acometidas.

HERPES LABIAL RECORRENTE

Trata-se de infecção recorrente ou secundária provocada pelos vírus HSV-1 ou HSV-2. Afeta 20 a 40% da população mundial.

Embora a dor e o desconforto não sejam intensos, a lesão pode causar restrição social pelo comprometimento estético.

É uma das manifestações bucais mais frequentes da AIDS, cuja prevalência aumenta quando a contagem de CD4+ está abaixo de 50 células/mm^3.

CAUSAS

Reativação do vírus HSV-1 ou HSV-2.

MANIFESTAÇÕES CLÍNICAS

- Afeta mais comumente o vermelhão do lábio e a pele adjacente (Figura 235.2)

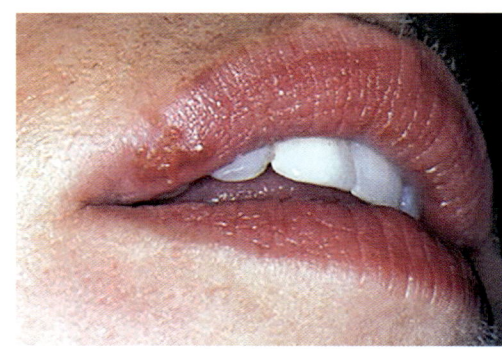

Figura 235.2 Herpes labial recorrente – vesículas em semimucosa labial e pele.

- A recorrência no mesmo sítio anatômico é uma característica típica, com sintomatologia dolorosa, duração e intensidade semelhantes
- Outras áreas podem ser afetadas, como a mucosa nasal, ocular e, mais raramente, a mucosa intraoral e outras regiões da face
- Nos indivíduos imunodeprimidos, as lesões podem ser disseminadas, ocorrendo em um padrão atípico, estendendo-se para a pele e persistindo por meses.

Estágios de desenvolvimento do herpes labial recorrente

- Estágio prodrômico: observado em 46% dos pacientes com duração em torno de 6 horas: parestesia, sensibilidade, dor, sensação de queimação, prurido
- Estágio de vesículas e úlceras: a partir do eritema, formam-se rapidamente pápulas, vesículas e úlceras. As vesículas representam a fase de maior replicação viral e maior propensão à transmissão, com duração de 3 a 4 dias
- Estágio de crosta: surge após formação de pústulas no local das vesículas e permanece como uma tumefação residual. Involui completamente dentro de 10 dias.

FATORES DE RISCO

- Fatores locais de gatilho: frio, calor, radiação ultravioleta, trauma local, febre
- Fatores sistêmicos de gatilho: imunossupressão, alterações hormonais, estresse.

EXAMES COMPLEMENTARES

- Em geral, não são necessários
- A tipagem de anticorpos monoclonais fluorescentes pode ser realizada em esfregaços diretos ou em células obtidas de cultura tecidual.

DIAGNÓSTICO DIFERENCIAL

- Gengivoestomatite herpética primária
- Herpes-zóster
- Manifestações bucais da AIDS.

COMPROVAÇÃO DIAGNÓSTICA

- Dados clínicos são suficientes na maioria dos casos
- Cultura do líquido da vesícula com isolamento do vírus pode ser necessária em casos de difícil diagnóstico
- A análise microscópica de biópsia ou esfregaço da lesão evidencia acantólise das células epiteliais, "células de Tzanck" na borda da ulceração ou entremeadas no exsudato fibrinoso.

TRATAMENTO

- O tratamento medicamentoso, tópico ou sistêmico, é mais eficaz se iniciado na fase prodrômica
- Antivirais tópicos: aciclovir creme 5%, 4 a 5 vezes/dia, por 5 dias; ou penciclovir, creme a 1%, aplicação local de 2/2 horas, durante 4 a 5 dias
- Antivirais sistêmicos:
  - 1ª escolha: aciclovir, VO, 200 mg, 5 vezes/dia; ou 400 mg 3 vezes/dia, por 5 dias
  - 2ª escolha: fanciclovir, VO, 1.500 mg, dose única; ou 500 mg 2 vezes/dia durante 7 dias; ou valaciclovir, VO, 2 g, 12/12 horas (4 g/dia), durante 2 dias

- Aplicação de *laser* de baixa potência pode reduzir a dor e o intervalo de recorrência
- Casos graves: aciclovir injetável, 5 mg/kg, 8/8 horas. Em pacientes imunocomprometidos: 10 mg/kg, 8/8 horas, se não houver comprometimento renal
- *Observação*: medicamentos antivirais melhoram os sintomas e previnem recorrências, mas não eliminam o vírus, que permanece latente ao longo da vida.

EVOLUÇÃO E PROGNÓSTICO

- As lesões cicatrizam em torno de 10 a 14 dias, sem deixar cicatriz
- Se não houver involução das lesões entre 7 e 14 dias, avaliar resistência ao medicamento utilizado
- Em pacientes com lesões recorrentes ou sem resposta ao tratamento convencional, deve-se investigar imunossupressão
- Outras complicações: paralisia de Bell e síndrome de Guillain-Barré.

Recomendações práticas

- Evitar furar as vesículas
- Evitar beijar ou falar muito próximo de outras pessoas, principalmente de crianças, se a localização for labial
- Evitar contato sexual com a área das lesões
- Lavar sempre bem as mãos após manipular as feridas, pois a virose pode ser transmitida para outros locais de seu próprio corpo, especialmente as mucosas oculares, bucal e genital.

CANDIDÍASE PSEUDOMEMBRANOSA E ERITEMATOSA

A cândida é um fungo oportunista comum na microbiota bucal normal, sendo o tipo *albicans* o mais comumente relacionado com a manifestação clínica.

As formas clínicas de candidíase mais frequentes são a pseudomembranosa e a eritematosa.

Manifestação bucal comum da infecção pelo HIV, frequentemente é o sinal que revela a manifestação clínica da doença.

CAUSAS

Sobrecrescimento de cândida, além de outros fatores biológicos, como adesão às células epiteliais e diminuição da imunidade do hospedeiro.

FORMAS CLÍNICAS

- **Candidíase eritematosa**: manchas eritematosas, acometendo a superfície da língua, além de palato duro e mole. Nos pacientes imunodeprimidos, inicia quando a contagem de linfócitos CD4 cai para 400 células/mm^3 (Figura 235.3)
- **Candidíase pseudomembranosa**: placas brancas removíveis por raspagem, surgindo nos locais áreas eritematosas e sangramento. Nos pacientes imunodeprimidos, inicia quando a contagem de linfócitos CD4 cai para 200 células/mm^3 (Figura 235.4)

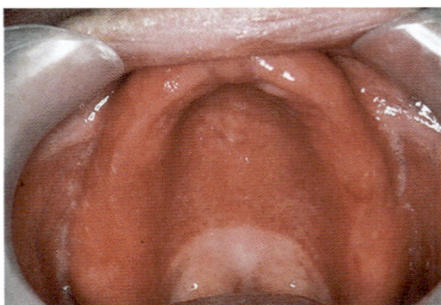

Figura 235.3 Candidíase pseudomembranosa em palato, orofaringe e língua.

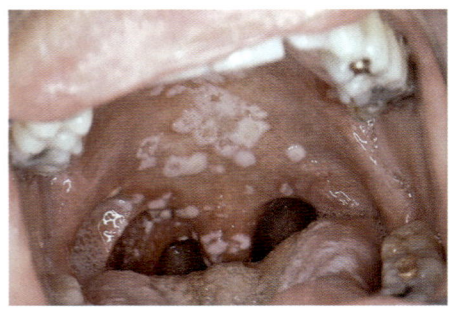

Figura 235.4 Candidíase atrófica em palato de paciente com prótese total.

- Sintomas de queimação, sensibilidade, alteração de paladar e do olfato são comuns nas duas formas clínicas
- É comum a ocorrência de lesões eritematosas e brancas simultaneamente.

FATORES DE RISCO

- Uso de próteses dentárias
- Uso de corticoides, tópico ou sistêmico
- Diabetes
- Gravidez
- Anemia e deficiência nutricional
- Imunossupressão
- Xerostomia
- Neonatos e idosos (sistema imune em desenvolvimento e em involução).

EXAMES COMPLEMENTARES

- Cultura
- Citologia esfoliativa
- Biópsia em casos especiais.

DIAGNÓSTICO DIFERENCIAL

- Forma eritematosa:
  - Queimadura por agentes físicos ou químicos
  - Glossite romboide mediana (quando localizada em dorso de língua)
- Forma pseudomembranosa:
  - Leucoplasia
  - Hiperceratose
  - Leucoedema
  - Nevo branco esponjoso.

COMPROVAÇÃO DIAGNÓSTICA

- Dados clínicos
- Prova terapêutica com prescrição de antifúngicos
- Cultura para fungos em casos selecionados.

TRATAMENTO

- Instruções de higiene bucal e das próteses dentárias (se fizer uso)
- Confecção de novas próteses (se estiverem inadequadas)
- Instruções de uso das próteses (removê-las para dormir)
- Antimicóticos tópicos:
  - Nistatina – solução oral 100.000 UI: bochechar 5 mℓ, mantendo a solução na cavidade oral durante 1 minuto antes de cuspir, 3 a 5 vezes/dia, no mínimo por 15 dias, e reavaliar. Após o bochecho, é importante orientar que não haja ingestão de líquido ou sólido por 30 minutos
  - Miconazol gel oral 2% – aplicar sobre a base da prótese 4 vezes/dia, no mínimo 15 dias e reavaliar
- Antimicótico sistêmico: cetoconazol, VO, 200 a 400 mg/dia (ingerir com a refeição para melhor absorção)
- Para indivíduos em tratamento com terapia antirretroviral, o tratamento da candidíase deve ser acompanhado pelo especialista, para evitar os efeitos das interações medicamentosas.

EVOLUÇÃO E PROGNÓSTICO

- Cura com tratamento adequado
- Recidivas frequentes se persistirem os fatores de risco.

QUEILITE ANGULAR

Processo inflamatório crônico mais frequente em idosos, localizado na comissura labial, uni ou bilateral, caracterizado por atrofia, fissuras, erosões e descamação.

CAUSAS

- Proliferação do fungo da espécie *Candida albicans*, às vezes, associada a outros microrganismos, especialmente bactérias do tipo *Staphylococcus aureus* e *Streptococcus*
- Deficiência de vitaminas do complexo B (ver Capítulo 350, *Hipovitaminoses e Hipervitaminoses*).

FATORES DE RISCO

- Perda de dimensão vertical de oclusão (refere-se a uma medida no plano vertical que estabelece a relação entre a maxila e a mandíbula, quando os dentes posteriores superiores e inferiores estão em contato, independentemente de estes serem naturais ou protéticos, hígidos ou restaurados; por exemplo, próteses desgastadas, perda dos dentes posteriores)
- Anodontia total
- Imunodeficiência associada ao HIV
- Deficiência nutricional, principalmente de ferro
- Diabetes melito
- Hipersalivação
- Idosos.

MANIFESTAÇÕES CLÍNICAS

- Dor, ardência, sensação de boca seca
- Eritema, fissuração e descamação comprometendo a comissura labial e o ângulo bucal (Figura 235.5)

- Ulceração parcial ou totalmente recoberta por uma membrana esbranquiçada
- Sangramento (ao abrir a boca).

EXAMES COMPLEMENTARES

- Exame micológico direto
- Citologia esfoliativa.

DIAGNÓSTICO DIFERENCIAL

- Dermatites
- Queimaduras químicas.

COMPROVAÇÃO DIAGNÓSTICA

- Dados clínicos
- Prova terapêutica com uso de antimicóticos e/ou restabelecimento da dimensão vertical de oclusão.

TRATAMENTO

- Tratamento tópico com antimicótico: miconazol gel oral 2%: aplicar sobre a lesão 4 vezes/dia, no mínimo por 15 dias, e reavaliar
- Instruções de higiene bucal e das próteses (se fizer uso)
- Encaminhar para o cirurgião-dentista para avaliar a relação das próteses dentárias (se fizer uso).

EVOLUÇÃO E PROGNÓSTICO

- Cura com tratamento adequado
- Recidivas frequentes se persistirem os fatores de risco.

ESTOMATITE NICOTÍNICA

Alteração ceratótica diretamente relacionada com a ação do tabaco, que se desenvolve especialmente na região da mucosa palatina.

CAUSAS

- Resposta ao calor do cigarro ou cachimbo.

MANIFESTAÇÕES CLÍNICAS

- Numerosas pápulas (glândulas salivares menores) com centros vermelhos, pequenas depressões e bordas levemente elevadas na região do palato duro
- A região acometida sofre alteração da coloração tecidual, tornando-se difusamente cinza ou branca.

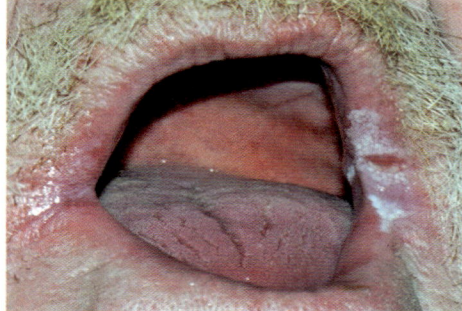

Figura 235.5 Queilite angular – fissura e placas leucoplásicas bilateralmente na comissura labial.

TRATAMENTO

- A estomatite nicotínica não requer tratamento medicamentoso
- A remoção do fator causal leva à reversão total das lesões dentro de 1 a 2 semanas.

EVOLUÇÃO E PROGNÓSTICO

- A lesão deve regredir totalmente após a remoção do fator causal
- A recidiva é comum se o fator causal não for permanentemente interrompido
- Caso a lesão branca em mucosa palatina persista após 1 mês da remoção do hábito, deve ser considerada uma leucoplasia verdadeira e ser conduzida apropriadamente (ver Capítulo 233, *Distúrbios Potencialmente Malignos*).

ESTOMATITES ASSOCIADAS À AIDS

Em indivíduos com síndrome da imunodeficiência adquirida (AIDS), as estomatites infecciosas ocorrem de maneira oportunista em decorrência da debilidade no sistema imunológico, que deixa o indivíduo vulnerável a diversas outras doenças.

MANIFESTAÇÕES CLÍNICAS

- As manifestações bucais, muitas vezes, representam um dos primeiros indícios da doença, incluindo candidíase eritematosa/pseudomembranosa, leucoplasia pilosa, sarcoma de Kaposi, linfoma não Hodgkin, doença periodontal (eritema gengival linear, gengivite ulcerativa necrotizante, periodontite ulcerativa necrotizante) (ver Capítulos 233, *Distúrbios Potencialmente Malignos*; 234, *Doença Periodontal e Gengivites*; e 238, *Neoplasias da Cavidade Oral*).

TRATAMENTO

- O tratamento para as infecções bucais oportunistas de origem viral e fúngica (herpes, candidíase), decorrentes do comprometimento do sistema imune, é o mesmo descrito anteriormente neste capítulo; para as de origem bacteriana (doença periodontal), ver Capítulo 234, *Doença Periodontal e Gengivites*; e para a leucoplasia pilosa, ver Capítulo 232, *Alterações da Língua*. Porém, quaisquer desses tratamentos devem ocorrer de forma integrada com o tratamento para a doença base – AIDS
- O tratamento para sarcoma de Kaposi e linfoma não Hodgkin inclui radioterapia, quimioterapia, imunoterapia e medicamentos para inibir a formação de novos vasos sanguíneos.

PROGNÓSTICO

- A cura das manifestações bucais da AIDS, ainda que com tratamento adequado, vai depender do grau de comprometimento do sistema imune do indivíduo pela doença.

BIBLIOGRAFIA

Azevedo MF. GPS Medicamentos. Guia prático em saúde. Rio de Janeiro: Guanabara Koogan; 2017.

Neville B, Damm DD, Allen CM, Chi AC. Patologia Oral & Maxilofacial. 4. ed. Rio de Janeiro: Elsevier; 2016.

Paulique NC, Cruz MCC, Simonato LE, MoretI LCT, Fernandes KGC. Manifestações bucais de pacientes soropositivos para HIV/AIDS. Arch Health Invest. 2017;6(6):240-4.

Regezi JA, Sciubba JJ, Jordan RCK. Patologia Oral. Correlações Clínico-patológicas. 6. ed. Rio de Janeiro: Elsevier; 2012.

Sapp JP, Wysocki GP, Eversole LR. Patologia Bucomaxilofacial Contemporânea. 2. ed. São Paulo: Santos; 2012.

236
Halitose

Mau hálito, hálito fétido

Rejane Faria Ribeiro-Rotta ◆ Vanessa Milani ◆ Nádia do Lago Costa ◆ Diego Antonio Costa Arantes

INTRODUÇÃO

Halitose, mau hálito ou hálito fétido são sinônimos que designam a mesma condição clínica, multifatorial, frequente e que podem motivar grande preocupação nos pacientes.

Consiste em um odor desagradável no ar expirado pelos pulmões que resulta do aumento da quantidade de odorivetores, que são partículas dispersas no ar.

Acomete cerca de 15% da população brasileira. Não se trata de uma doença, mas um sinal que pode estar relacionado com uma condição fisiológica ou patológica.

Essa queixa deve ser sempre valorizada e investigada, já que pode levar a transtorno social.

CAUSAS

Cerca de 80 a 90% dos casos de halitoses estão relacionados com problemas na cavidade bucal, e as principais causas estão diretamente associadas à má higiene bucal.

São causas locais:

- Saburra lingual (acúmulo de restos alimentares, celulares e bactérias no dorso da língua) (ver Capítulo 232, *Alterações da Língua*)
- Doença periodontal (ver Capítulo 234, *Doença Periodontal e Gengivites*)
- Presença de biofilme/cálculo dentário
- Cáries dentárias
- Lesões endodônticas
- Redução do fluxo salivar
- Aumento da viscosidade salivar
- Amigdalites, sinusites, infecções pulmonares.

São causas sistêmicas, fisiológica ou patológica:

- Jejum prolongado (halitose fisiológica ou matinal, dietas e regimes)
- Ingestão de certos alimentos, como alho, cebola ou uso de alguns medicamentos, quando partículas odorivetoras são absorvidas e entram na corrente sanguínea, ao passarem pelos pulmões e serem eliminadas na expiração
- Pode estar associada a diabetes, doenças renais, constipação intestinal

- Existem controvérsias, mas alguns estudos mostram que cerca de 0,5% dos casos de halitose estão relacionados com alterações do esôfago, estômago ou intestino. Associação de úlceras gástricas por *Helicobacter pylori* com mau hálito tem sido relatada.

E ainda, a halitofobia pode estar presente em associação a distúrbios psiquiátricos ou psicológicos.

FATORES DE RISCO

- Má higiene bucal
- Língua fissurada (favorece o acúmulo de restos celulares e alimentares e dificulta a higienização)
- Tabagismo
- Etilismo
- Alterações sistêmicas (diabetes, desidratação, distúrbios intestinais)
- Indivíduos em jejum prolongado (dietas e regimes)
- Indivíduos com dieta nutricional rica em alimentos como alho, cebola e carne.

MANIFESTAÇÃO CLÍNICA

Mau cheiro oriundo do ar expirado, o que nem sempre é percebido pelo próprio indivíduo que o apresenta.

TRATAMENTO

- Tratamento "mascarador" (balas/chicletes, *sprays* de essência)
- Tratamento profilático (boa higiene bucal, ajustes de restaurações e próteses, boa alimentação, hidratação, cuidados higiênicos com as próteses, evitar fumo e álcool)
- Tratamento curativo (requer diagnóstico correto para eliminar ou controlar causas locais ou sistêmicas)
- A halitose pode necessitar de uma abordagem multidisciplinar, por cirurgiões-dentistas, médicos otorrinolaringologistas, clínicos e psiquiatras.

COMPROVAÇÃO DIAGNÓSTICA

- Dados clínicos
- O exame intrabucal minucioso com atenção para higiene bucal, cáries, necrose pulpar, impactação alimentar nos espaços interdentais, periodonto, saburra lingual, condições de próteses presentes, avaliação das glândulas salivares, vias respiratórias superiores
- Halimetria com uso de equipamento (halímetro) ou como uma manobra semiotécnica (solicitar ao paciente para segurar a respiração e soltar lentamente pela boca, com obstrução das narinas. Repetir o procedimento, soltando o ar lentamente pelas narinas com a boca fechada)
- Sialometria (medida da produção de saliva).

COMPLICAÇÕES

- Restrição social
- Problemas psicológicos.

Atenção

Sempre que o clínico suspeitar de halitose, o paciente deve ser encaminhado ao cirurgião-dentista para investigação e controle das causas bucais/locais.

EVOLUÇÃO/PROGNÓSTICO

Com tratamento apropriado da(s) causa(s), controle dos fatores de risco e manutenção de uma boa higiene oral, o prognóstico é bom.

Halitofobia

Preocupação excessiva com o odor do hálito, que pode estar presente em pacientes com distúrbios psicológicos ou psiquiátricos (ver Capítulo 620, *Transtornos Fóbico-Ansiosos*).

BIBLIOGRAFIA

Seemann R, Conceicao MD, Filippi A, Greenman J, Lenton P, Nachnani S et al. Halitosis management by the general dental practitioner – Results of an international consensus workshop. J Breath Res. 2014;8(1):017101.

Tárzia O. Halitose: Um Desafio que Tem Cura. Rio de Janeiro: EPUC; 2003.

Wu J, Cannon RD, Ji P, Farella M, Mei L. Halitosis: prevalence, risk factors, sources, measurement and treatment – a review of the literature. Aust Dent J. 2020;65(1):4-11.

237
Manifestações Bucais das Doenças Autoimunes

Líquen plano, pênfigo vulgar, penfigoide de membranas mucosas

Diego Antonio Costa Arantes ◆ Nádia do Lago Costa ◆ Vanessa Milani ◆ Rejane Faria Ribeiro-Rotta

INTRODUÇÃO

Doenças autoimunes são condições inflamatórias causadas por uma reação anormal do sistema imunológico de um indivíduo a uma parte normal – tecidos ou órgãos – do próprio corpo.

Para o desenvolvimento de uma doença autoimune são necessárias a predisposição genética e a interferência de fatores ambientais que desencadeiam os mecanismos imunológicos que levam, em última análise, à lesão dos tecidos.

As doenças autoimunes que podem afetar a cavidade bucal incluem o líquen plano, o pênfigo vulgar e o penfigoide de membranas mucosas.

Ver Capítulo 436, *Aspectos Gerais das Doenças do Sistema Imunológico*.

LÍQUEN PLANO

Enfermidade mucocutânea crônica, inflamatória, de natureza autoimune, com prevalência de 0,5 a 2% na população geral.

Surge mais frequentemente em mulheres, principalmente entre 30 e 60 anos.

Não há evidência da sua associação com outras doenças autoimunes.

CAUSAS

- Etiologia desconhecida, resultado de uma resposta imunológica mediada por linfócitos T citotóxicos
- Vários estudos ressaltam o papel de fatores psicológicos no desenvolvimento do líquen plano bucal, mas uma correlação direta ainda não foi comprovada
- Hepatite C pode induzir suscetibilidade por meio de alterações da expressão de citocinas em alguns indivíduos.

MANIFESTAÇÕES CLÍNICAS

- O líquen plano bucal pode apresentar-se com vários tipos de lesões, sendo os mais comuns o reticular, o erosivo, o atrófico, o bolhoso e a placa
- Os sítios mais afetados são a mucosa jugal, a gengiva e a língua, comumente em um padrão bilateral
- Sintomas de queimação ou prurido ou alguma sensação dolorosa são mais evidentes nos tipos atrófico, erosivo ou bolhoso
- Na maioria dos pacientes com líquen plano oral, não há associação com lesões em outras regiões cutâneas ou outras mucosas.

FORMAS CLÍNICAS

- **Reticular**: lesão branca, rendilhada, com frequência bilateral, localizada na mucosa jugal. Geralmente, as lesões são assintomáticas, mas pode haver sensação de discreta aspereza ou secura dos locais afetados (Figura 237.1)
- **Papular**: lesões em forma de pequenas pápulas esbranquiçadas, especialmente na mucosa jugal e no dorso da língua, sendo uma variante que pode representar a manifestação inicial do líquen plano
- **Placa**: áreas brancas homogêneas, especialmente na mucosa jugal e no dorso de língua, mais prevalente entre fumantes (Figura 237. 2)
- **Atrófica**: áreas de mucosa atrófica que ocorrem dentro das manchas brancas, apresentando aspecto heterogêneo, branco e avermelhado na área comprometida. Queixa de queimação pode estar associada
- **Erosiva**: úlceras frequentemente nas zonas de hiperceratose. Pode não haver estrias brancas aparentes, dificultando o diagnóstico clínico. Os pacientes podem relatar ardência, especialmente com alimentos condimentados ou ácidos

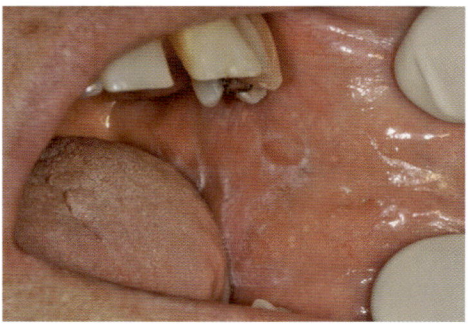

Figura 237.1 Líquen plano reticular com aspecto tipicamente rendilhado e em mucosa jugal.

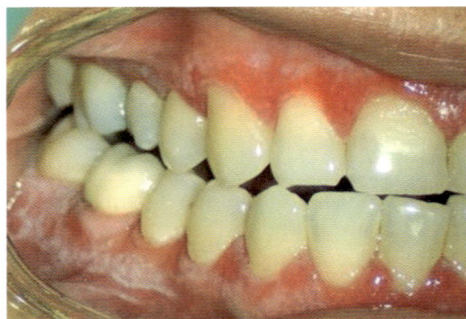

Figura 237.2 Líquen plano do tipo placa eritroleucoplásica em tecido gengival e mucosa alveolar superior e inferior.

• **Bolhosa**: forma rara que se apresenta como pequenas vesículas ou bolhas no interior das manchas brancas, o que pode provocar confusão no diagnóstico diferencial com as lesões do pênfigo ou penfigoide.

DIAGNÓSTICO DIFERENCIAL

• Reação liquenoide bucal, especialmente a de contato (hipersensibilidade do tipo IV) com algum material restaurador (amálgama) ou protético. Clinicamente, uma vez removido o fator de irritação, a lesão deve desaparecer ou diminuir de intensidade
• Mucosa mordiscata (*morsicatio buccarum*)
• Pênfigo
• Penfigoide
• Lúpus eritematoso sistêmico/discoide
• Reações alérgicas
• Leucoplasia
• Leucoplasia pilosa
• Candidose
• Ulceração não específica
• Doença do enxerto *versus* hospedeiro.

PÊNFIGO VULGAR

Pênfigo é a denominação geral de um grupo de doenças autoimunes que acometem pele e mucosas e apresenta-se com formação vesicobolhosa.

O pênfigo vulgar é a forma mais comum (70% dos casos), podendo aparecer em qualquer idade, porém, é mais frequente em pessoas a partir dos 40 a 50 anos, tanto homens quanto mulheres.

As manifestações iniciais do pênfigo vulgar frequentemente localizam-se na mucosa bucal antes do aparecimento de lesões cutâneas.

Ver Capítulo 57, *Pênfigo Vulgar*.

CAUSAS

O Pênfigo vulgar é desencadeado quando o sistema imunológico passa a produzir anticorpos (IgG) contra estruturas da pele e das mucosas, responsáveis pela união entre as células epiteliais (desmossomos), induzindo a separação entre elas. Após a separação, há passagem de líquido e formação das bolhas intraepiteliais, que acabam se rompendo após algum tempo, deixando úlceras na pele e nas mucosas, de cicatrização lenta e, às vezes, apenas parcial.

MANIFESTAÇÕES CLÍNICAS

• As bolhas na mucosa bucal, lesões primárias do pênfigo vulgar, são efêmeras, rompem-se rapidamente, deixando erosões e áreas ulceradas de tamanho e formas variadas, generalizadas e dolorosas (Figura 237.3)
• Cerca de 50% dos pacientes com diagnóstico de pênfigo vulgar apresentam apenas erosões bucais, que permanecem como lesões crônicas dolorosas por períodos variáveis
• Frequentemente, as lesões bucais precedem o comprometimento cutâneo
• Ardor intenso, odor fétido e sialorreia, resultando em dificuldade de deglutição e fonação
• As lesões podem acometer qualquer região da mucosa bucal, entretanto palato, mucosa labial, mucosa jugal, ventre de língua e gengiva (gengivite descamativa) estão entre os locais mais frequentemente afetados.

DIAGNÓSTICO DIFERENCIAL

• Penfigoide de mucosas
• Líquen plano erosivo e bolhoso
• Lúpus eritematoso sistêmico/discoide
• Síndrome de Behçet
• Eritema multiforme
• Deficiências de ácido fólico ou vitamina B_{12} ou ferro.

PENFIGOIDE DE MEMBRANAS MUCOSAS

Trata-se de doença vesicobolhosa, crônica, sistêmica e autoimune que afeta qualquer membrana mucosa.

Acomete pacientes entre 60 e 80 anos, sendo mais frequente em mulheres. Pode ocorrer comprometimento ocular.

Autoanticorpos

Os autoanticorpos que provocam a doença (IgA, IgG e C3) são encontrados na região de lâmina basal, cujos alvos são os hemidesmossomas. Assim, a formação de bolhas é o resultado da separação do tecido epitelial do conjuntivo, formando bolhas subepiteliais.

MANIFESTAÇÕES CLÍNICAS

• Múltiplas vesículas e bolhas, que sofrem ruptura (são mais resistentes que as bolhas do pênfigo) e dão origem a ulcerações doloridas e de aparência amarelada

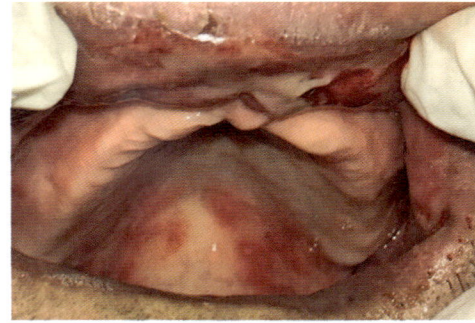

Figura 237.3 Pênfigo vulgar em mucosa labial superior e palato duro com aspecto atrófico e ulcerado.

- Qualquer região da mucosa bucal pode ser afetada, sendo o palato, a gengiva e as mucosas labial e jugal as regiões mais comprometidas
- Quando isolado em gengiva, o processo é chamado gengivite descamativa, assim como no pênfigo e no líquen plano erosivo (Figura 237.4)
- Outras membranas do organismo são frequentemente afetadas, como a conjuntiva ocular, a mucosa nasal e as regiões anal e genital.

DIAGNÓSTICO DIFERENCIAL

- Gengivite induzida por biofilme dentogengival
- Pênfigo vulgar
- Líquen plano erosivo
- Sífilis secundária
- Penfigoide bolhoso
- Lúpus eritematoso sistêmico/discoide
- Síndrome de Behçet
- Eritema multiforme
- Deficiências de ácido fólico ou vitamina B_{12} ou ferro.

EXAMES COMPLEMENTARES

- Exame histopatológico e por fluorescência do tecido afetado pode ser necessário para excluir doenças capazes de simular líquen plano, pênfigo vulgar ou penfigoide bucal (p. ex., lúpus eritematoso discoide) e identificar possível displasia epitelial
- Esfregaços para exame micológico podem ser úteis em alguns casos, uma vez que essas doenças podem sofrer infecção secundária, especialmente por cândida, em particular quando tratadas com corticoterapia tópica
- As análises hematológicas/imunológicas não são indicadas rotineiramente, mas devem ser realizadas em casos de suspeita de imunossupressão e deficiências nutricionais
- Testes sorológicos para avaliar correlação do líquen plano bucal com o vírus da hepatite C, embora essa correlação seja controversa
- Testes sorológicos para avaliar autoanticorpos na corrente sanguínea nos casos de pênfigo e penfigoide.

COMPROVAÇÃO DIAGNÓSTICA

- Dados clínicos + exame histopatológico.

TRATAMENTO

- O tratamento em geral é somente sintomático

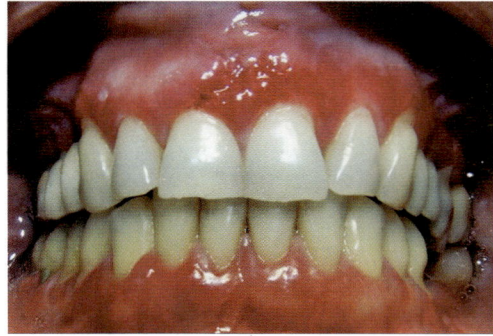

Figura 237.4 Penfigoide de membranas mucosas em tecido gengival com aspecto eritematoso e descamativo.

- Em lesões persistentes e intensamente dolorosas, o tratamento cirúrgico pode ser indicado
- Não existem exames genéticos usados clinicamente para prever o risco de doença autoimune
- Lesões gengivais respondem positivamente ao controle cuidadoso do biofilme dentogengival
- A psicoterapia deve ser indicada quando há evidência de alteração emocional associada.

Tratamento medicamentoso

- Agentes de barreira e/ou anestésico tópico na forma de colutório bucal ou gel: benzidamina na forma de colutório, lidocaína gel e *aloe vera* gel
- Os analgésicos podem proporcionar alívio da dor em alguns pacientes, no entanto anti-inflamatórios não esteroides podem piorar os sintomas
- Corticoides tópicos: dexametasona, elixir 0,5 mg/5 m ℓ, bochechar por 1 minuto, 8/8 horas; ou propionato de clobetasol 0,05 a 0,1% gel (manipulado), 8/8 horas; clorexidina 0,12% sem álcool, bochechos 8/8 horas
- Candidíase orofaríngea pode ser prevenida pela terapia antifúngica tópica concomitante
- Casos mais graves, que não respondem a terapias tópicas: corticoides sistêmicos, azatioprina ou outro imunossupressor. Podem ser associados a bochecho com tetraciclina, 100 mg/10 m ℓ, 8/8 horas, por 4 dias
- *Observação*: quando da instituição da corticoterapia sistêmica, é fundamental a avaliação clínica antes e durante o tratamento, para diagnosticar possíveis efeitos colaterais dessa terapia.

Atenção

A Organização Mundial da Saúde classifica o líquen plano bucal como distúrbio potencialmente maligno; entretanto, há ainda uma grande controvérsia na literatura sobre esse potencial. Em vista disso, tem-se recomendado acompanhar o paciente ao longo da vida a cada 3 ou 6 meses, em particular aqueles do grupo de risco para o câncer de boca (p. ex., tabagistas, etilistas).

O encaminhamento dos pacientes para avaliação dermatológica e/ou ginecológica é importante mesmo para os casos que inicialmente apresentam apenas manifestação bucal.

A associação frequente das lesões bucais do penfigoide das mucosas com lesões oculares também reforça a necessidade do encaminhamento de pacientes com a suspeita dessa lesão autoimune para o oftalmologista.

EVOLUÇÃO E PROGNÓSTICO

- As lesões crônicas podem não responder ao tratamento ou recorrer uma vez interrompidos os medicamentos. Para esses pacientes, o alívio dos sintomas torna-se fundamental
- Muitas das opções de tratamento têm efeitos colaterais indesejáveis, que requerem a atenção dos profissionais e pacientes.

BIBLIOGRAFIA

Azevedo MF. GPS Medicamentos. Guia prático em saúde. Rio de Janeiro: Guanabara Koogan; 2017.
Kuten-Shorrer M, Menon RS, Lerman MA. Mucocutaneous diseases. Dent Clin North Am. 2020;64(1):139-62.
Neville B, Damm DD, Allen CM, Chi AC. Patologia oral & maxilofacial. 4. ed. Rio de Janeiro: Elsevier; 2016.

Regezi JA, Sciubba JJ, Jordan RCK. Patologia oral. Correlações clínico-patológicas. 6. ed., Rio de Janeiro: Elsevier; 2012.

Sapp JP, Wysocki GP, Eversole LR. Patologia bucomaxilofacial contemporânea. 2. ed. São Paulo: Santos; 2012.

238
Neoplasias da Cavidade Oral

Lipomas, fibromas, hemangiomas, mixomas, papilomas, ceratoacantomas, adenoma pleomórfico, carcinoma, adenocarcinoma

Diego Antonio Costa Arantes ◆ Nádia do Lago Costa ◆ Vanessa Milani ◆ Rejane Faria Ribeiro-Rotta ◆ Pedro Baptista de Castro ◆ José Carlos do Valle

INTRODUÇÃO

As neoplasias da cavidade oral podem ser benignas ou malignas e localizam-se nos lábios, na língua, no soalho da boca, no palato duro e mole, na área retromolar, na mucosa jugal (bochecha) e na maxila e na mandíbula, constituindo cerca de 1 a 2% de todas as neoplasias.

Para o Brasil, estimam-se 11.180 novos casos de câncer da cavidade oral em homens e 4.010 em mulheres para cada ano do biênio 2020 a 2022, valores que correspondem a um risco estimado de 10,69 casos novos a cada 100 mil homens, ocupando a 5ª posição; e de 3,79 para cada 100 mil mulheres, sendo o 11º mais frequente entre todos os cânceres.

CLASSIFICAÇÃO

- Neoplasias benignas do epitélio de revestimento e de glândulas salivares (ver Capítulo 240, *Alterações das Glândulas Salivares*): papilomas (Figura 238.1), ceratoacantomas e adenoma pleomórfico

- Neoplasias malignas do epitélio de revestimento e de glândulas salivares (ver Capítulo 240, *Alterações das Glândulas Salivares*): carcinomas de células escamosas (Figura 238.2), verrucoso (Figura 238.3), mucoepidermoide e adenoide cístico e adenocarcinomas

- Neoplasias benignas dos tecidos mesenquimais: fibroma (Figura 238.4), leiomioma, hemangiomas (Figura 238.5), neurofibroma, schwannoma (Figura 238.6), lipoma (Figura 238.7), rabdomioma, osteoma e condroma

- Neoplasias malignas dos tecidos mesenquimais: fibrossarcoma, sarcoma de Kaposi, leiomiossarcoma (Figura 238.8), osteossarcoma (Figura 238.9), condrossarcoma e angiossarcoma

- Neoplasias odontogênicas: mixoma odontogênico (Figura 238.10), ameloblastoma, fibroma ameloblástico, tumor odontogênico epitelial calcificante (Figura 238.11), cementoblastoma e tumor odontogênico adenomatoide.

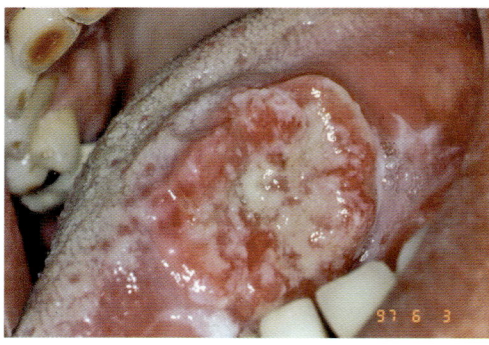

Figura 238.2 Carcinoma de células escamosas em borda lateral de língua.

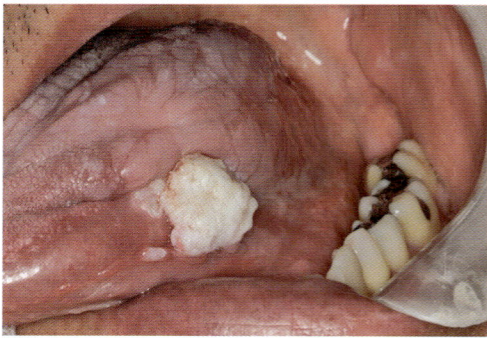

Figura 238.3 Carcinoma verrucoso em borda lateral de língua.

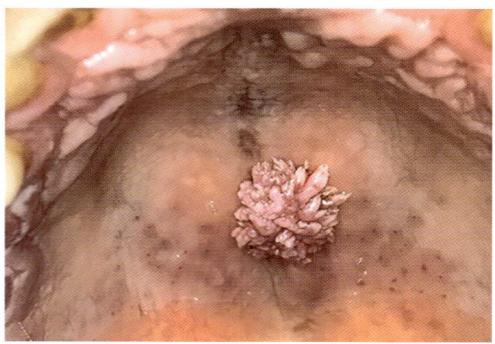

Figura 238.1 Papiloma escamoso em palato duro.

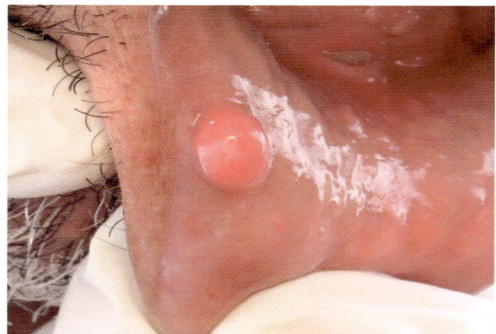

Figura 238.4 Fibroma em mucosa labial inferior.

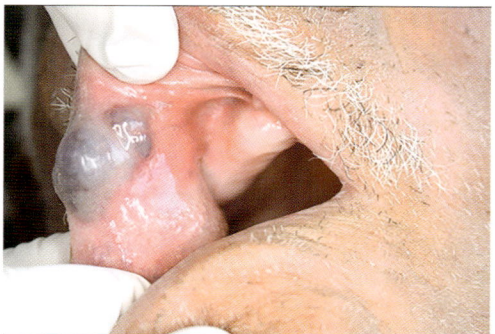

Figura 238.5 Hemangioma na região retrocomissural.

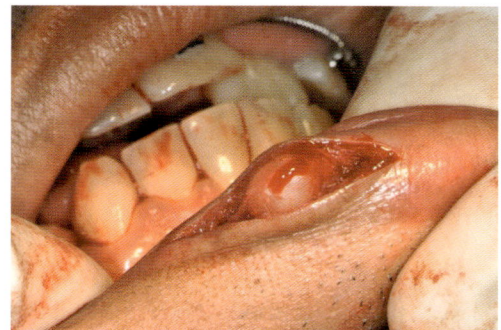

Figura 238.6 Schwannoma em lábio inferior.

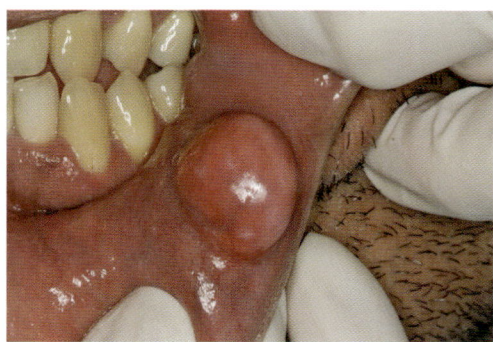

Figura 238.7 Lipoma mucosa labial inferior.

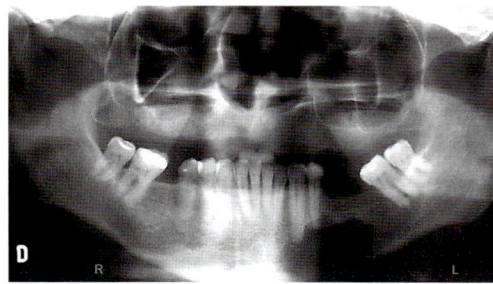

Figura 238.8 Imagem radiográfica da destruição óssea e de base de mandíbula de uma leiomiossarcoma.

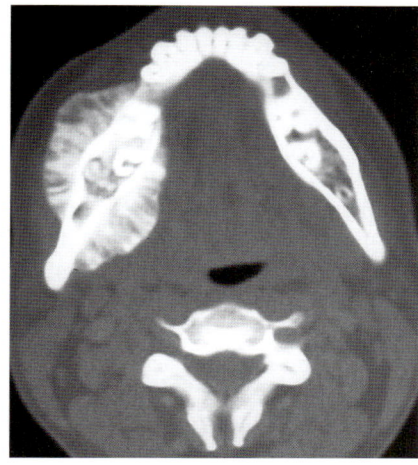

Figura 238.9 Imagem tomográfica de um osteossarcoma em mandíbula.

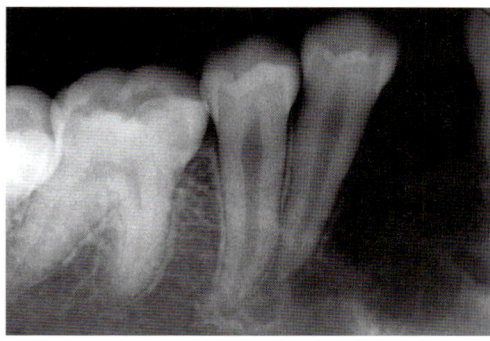

Figura 238.10 Imagem radiográfica de limites indefinidos do mixoma odontogênico.

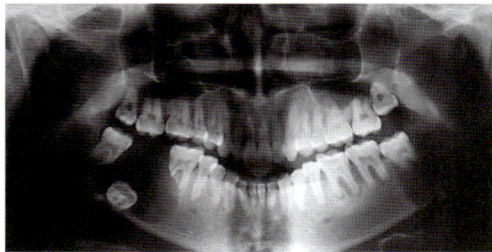

Figura 238.11 Imagem radiográfica de um tumor odontogênico calcificante cístico destruindo mandíbula e deslocando estrutura dentária.

CAUSAS E FATORES DE RISCO

- Etiologia desconhecida
- Fatores genéticos, hormonais, imunológicos, virais, físicos, químicos, radiação solar
- Tabagismo
- Alcoolismo
- Distúrbios potencialmente malignos (ver Capítulo 233, *Distúrbios Bucais Potencialmente Malignos*)
- Próteses mal-adaptadas
- Radiação ionizante
- Higiene bucal precária.

MANIFESTAÇÕES CLÍNICAS

- As lesões podem aparecer em áreas de leucoplasia ou eritroplasia
- Podem ser papulares, nodulares, ulceradas ou infiltrativas
- Podem apresentar coloração homogênea (benignas) ou heterogênea (malignas)
- Comprometimento de linfonodos que drenam a área bucal, em fase mais avançada (neoplasias malignas)
- Tumefação na maxila e na mandíbula
- Reabsorção óssea e dentária
- Metástases regionais ou a distância.

O Quadro 238.1 apresenta a classificação TNM (T = Tumor; N = Linfonodos; M = Metástases) para o estadiamento clínico das neoplasias malignas de cavidade oral.

EXAMES COMPLEMENTARES

- Citologia esfoliativa
- Exame histopatológico de biópsias incisionais ou excisionais e imuno-histoquímico
- Ultrassonografia + punção por agulha fina (PAAF) para linfonodos e diagnóstico diferencial entre lesões císticas e sólidas
- Radiografias e tomografia computadorizada
- Ressonância magnética.

COMPROVAÇÃO DIAGNÓSTICA

- Dados clínicos + exames por imagem + biópsia + exame histopatológico.

TRATAMENTO

- Depende do tipo da neoplasia
- Excisão cirúrgica
- Radioterapia
- Quimioterapia.

EVOLUÇÃO E PROGNÓSTICO

- Cura com diagnóstico precoce e tratamento adequado
- Supressão do tabagismo e de bebidas alcoólicas diminui a possibilidade de recidivas
- Lesões ulceradas em boca que não cicatrizam podem ser lesões malignas
- Entre as complicações mais frequentes no paciente submetido à radioterapia, incluem-se mucosite, xerostomia, osteorradionecrose, perda do paladar, dificuldade na fala e deglutição.

BIBLIOGRAFIA

Brasil. Ministério da Saúde. Estimativa 2020: incidência de câncer no Brasil/Instituto Nacional de Câncer José Alencar Gomes da Silva. Rio de Janeiro: INCA; 2019. Disponível em: https://www.inca.gov.br/sites/ufu.sti.inca.local/files//media/document//estimativa-2020-incidencia-de-cancer-no-brasil.pdf.

El-Naggar AK, Chan JKC, Grandis JR, Takata T, Slootweg PJ. WHO Classification of Head and Neck Tumours. 4. ed. WHO; 2017.

Neville B, Damm DD, Allen CM, Chi AC. Patologia Oral & Maxilofacial. 4. ed. Rio de Janeiro: Elsevier; 2016.

Regezi JA, Sciubba JJ, Jordan RCK. Patologia oral. Correlações Clínico-patológicas. 6. ed. Rio de Janeiro: Elsevier; 2012.

Sapp JP, Wysocki GP, Eversole LR. Patologia bucomaxilofacial contemporânea. 2. ed. São Paulo: Santos; 2012.

Quadro 238.1 Estadiamento clínico das lesões malignas.

T	Tumor
Tx	Tumor primário não pode ser avaliado
T0	Sem evidências do tumor primário
Tis	Carcinoma *in situ*
T1	Tumor ≤ 2 cm nas maiores dimensões
T2	Tumor > 2 cm e ≤ 4 cm nas maiores dimensões
T3	Tumor > 4 cm nas maiores dimensões
T4a	Tumor invade somente as estruturas adjacentes (p. ex., a musculatura profunda extrínseca da língua, como músculos genioglosso, hioglosso, palatoglosso e estiloglosso até o osso cortical da mandíbula ou da maxila ou seios maxilares, ou pele da face)
T4b	Tumor invade espaço mastigatório ou base do crânio ou envolve circunferencialmente a artéria carótida interna
N	Linfonodos
N0	Linfonodos não palpáveis
N1	Linfonodo único ipsilateral ≤ 3 cm
N2A	Linfonodo único ipsilateral 3,1 a 6 cm
N2B	Linfonodos múltiplos ipsilaterais ≤ 6 cm
N2C	Linfonodos bilateral ou contralateral ≤ 6 cm
N3	Linfonodo > 6 cm
M	Metástases
M0	Sem metástases a distância
M1	Metástases a distância

239
Processos Proliferativos Não Neoplásicos da Boca

Hiperplasia fibrosa inflamatória, hiperplasia papilomatosa, granuloma piogênico/granuloma gravídico, lesão periférica de células gigantes

Nádia do Lago Costa • Diego Antonio Costa Arantes • Vanessa Milani • Rejane Faria Ribeiro-Rotta

INTRODUÇÃO

Processos proliferativos não neoplásicos (PPNN) trata-se de uma terminologia, e não uma classe de lesões, utilizada para agrupar um conjunto de lesões que têm em comum o estímulo inflamatório para o seu crescimento, sem características neoplásicas.

Podem se localizar em qualquer região da cavidade oral, em resposta a fatores irritantes crônicos de baixa intensidade, como cálculos, próteses mal-adaptadas, dentes fraturados, restaurações com excessos.

Quando o agente etiológico é identificado e removido, as lesões tendem a diminuir de tamanho, mas, em geral, não regridem totalmente.

Essas lesões não sofrem transformação maligna.

Os PPNN mais frequentes são: hiperplasia fibrosa inflamatória, hiperplasia papilomatosa, granuloma piogênico e lesão periférica de células gigantes.

HIPERPLASIA FIBROSA INFLAMATÓRIA E HIPERPLASIA PAPILOMATOSA

A hiperplasia fibrosa inflamatória (HFI), ou epúlide fissurada, e a hiperplasia papilomatosa (HP) apresentam-se como crescimentos teciduais de formas variadas, geralmente nodulares ou cordoniformes, ulceradas ou não (HFI) ou papulares (HP), de consistência firme à palpação.

A coloração de ambas normalmente é semelhante à de uma mucosa normal ou avermelhada, comumente assintomática, dependendo da intensidade da irritação ou do tempo de evolução da lesão.

Ocorrem mais frequentemente na 4ª e 5ª décadas de vida, com predileção pelo sexo feminino, tendo prevalência variável na população (2 a 20%), em especial nos indivíduos com próteses dentárias removíveis.

Os locais de maior ocorrência da HFI são as regiões da reborda alveolar (fundo de sulco lábio-gengival anterior) e da mucosa jugal e da HP, o palato duro.

O exame anatomopatológico da HFI e da HP revela tecido conjuntivo fibroso densamente colagenizado, presença de epitélio pavimentoso estratificado, ceratinizado ou não, associado a intenso infiltrado inflamatório e grau variado de vasos sanguíneos.

CAUSAS

As HFI/HP estão relacionadas com fatores irritantes crônicos de baixa intensidade, como:

- Traumas mecânicos constantes provocados por próteses mal-adaptadas, câmara de sucção (depressão realizada na porção interna central da prótese total superior ou dentadura, com o objetivo de promover maior estabilidade)
- Traumas biológicos constantes provocados por biofilme presente em próteses mal higienizadas (HP)
- Dentes fraturados ou restos dentários sobre a mucosa bucal
- Presença de condições dentárias que favoreçam a interposição dos tecidos moles adjacentes e o trauma contínuo desses (p. ex., diastemas, apinhamentos e ausências dentárias)
- Procedimentos iatrogênicos
- Má higienização.

FATORES DE RISCO

- Prótese parcial removível (PPR) e prótese total (PT) mal-adaptadas
- PPR e PT com biofilme (mal higienizadas)
- Hábitos parafuncionais de sucção ou mordiscamento.

MANIFESTAÇÕES CLÍNICAS

As HFI/HP, em geral, são assintomáticas, com exceção dos casos em que ocorre ulceração ou trauma mais intenso.

As lesões são descritas pelos pacientes como "uma carne que cresce na gengiva". Os sinais clínicos mais comumente visualizados são:

- Nódulos e/ou cordões, de coloração semelhante à mucosa oral normal, avermelhada ou rosa-pálido, de consistência variando entre firme e flácida à palpação, com tamanho e formato irregulares, crescimento lento, e geralmente assintomático (Figura 239.1)
- Ocorrem mais frequentemente em rebordos alveolares edêntulos, mucosa jugal e labial, em áreas associadas a trauma crônico
- A HP é uma forma variante de HFI, que ocorre no palato duro como projeções papulares, de aspecto granuloso, coloração avermelhada, frequentemente associada a infecções oportunistas, como a candidíase.

A ação química das toxinas fúngicas na mucosa intensifica o trauma crônico.

COMPROVAÇÃO DIAGNÓSTICA

- Dados clínicos + exame histopatológico.

COMPLICAÇÕES

- Úlceras traumáticas
- Sangramento
- Instabilidade da prótese
- Ardência e queimação pela associação de infecções oportunistas.

EVOLUÇÃO E PROGNÓSTICO

Em qualquer modalidade terapêutica adotada, o prognóstico é excelente e as taxas de recidiva são baixas, se observadas as orientações de remoção do agente traumático (confecção de novas próteses, orientação sobre higiene bucal e protética e tratamento dos hábitos parafuncionais).

TRATAMENTO

- Eliminação do agente traumático
- Confecção de novas próteses dentárias
- Orientação quanto à higiene oral e protética

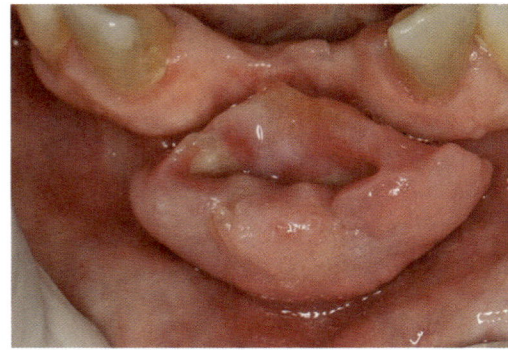

Figura 239.1 Hiperplasia fibrosa inflamatória – lesão nodular, em rebordo alveolar inferior anterior, cuja base da prótese removível mal-adaptada se encaixa na fissura localizada no centro da lesão.

- Tratamento cirúrgico – nos casos de lesões extensas ou nos casos de pequenas lesões em que a eliminação do agente traumático não resultou em regressão completa da lesão
- Sempre que o clínico suspeitar de lesões bucais, o paciente deve ser encaminhado ao cirurgião-dentista.

GRANULOMA PIOGÊNICO/ GRANULOMA GRAVÍDICO

Crescimento tecidual de natureza não neoplásica em resposta a uma irritação local ou trauma crônico. Apresenta-se, predominantemente, como um nódulo avermelhado, pediculado, localizado em gengiva ou papila interdental.

É comum a presença de áreas ulceradas na superfície e sangramento, pois são lesões altamente vascularizadas. Quando ocorre durante o período gestacional, o granuloma piogênico é denominado granuloma gravídico.

Em alguns casos, o granuloma piogênico pode apresentar um crescimento rápido e ser confundido com uma lesão maligna.

Do ponto de vista histopatológico, as lesões se caracterizam por proliferação de vasos sanguíneos em um tecido conjuntivo fibroso e presença de infiltrado inflamatório misto.

Vale ressaltar que a lesão não é um granuloma verdadeiro como o nome parece indicar, pois não apresenta as características de uma resposta imunoinflamatória granulomatosa.

CAUSAS

- Irritação ou trauma crônico por biofilme dental
- O crescimento do granuloma gravídico tem sido relacionado com alterações dos níveis de estrogênios e progesterona que ocorrem com a progressão da gravidez, em associação ao biofilme dental.

FATORES DE RISCO

- Má higiene oral
- Gravidez.

MANIFESTAÇÕES CLÍNICAS

- Normalmente assintomática
- Nódulo pediculado ou séssil
- Superfície lisa ou granular
- Coloração geralmente avermelhada, mas também pode ser rósea ou arroxeada (Figura 239.2)
- Pode ulcerar e sangrar facilmente.

DIAGNÓSTICO DIFERENCIAL

- Lesão periférica de células gigantes
- Fibroma ossificante periférico
- Sarcoma de Kaposi
- Linfoma
- Carcinoma de células escamosas (CCE).

COMPROVAÇÃO DIAGNÓSTICA

- Dados clínicos + exame histopatológico.

TRATAMENTO

- Raspagem sub e supragengival, quando necessário
- Orientações sobre higiene oral
- Excisão cirúrgica.

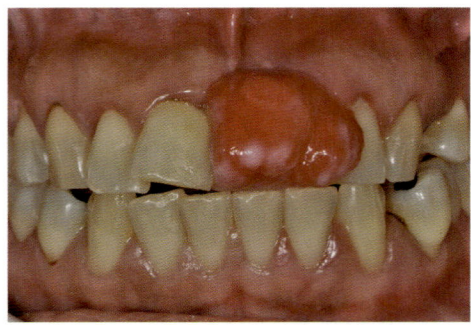

Figura 239.2 Granuloma piogênico – nódulo eritematoso e sangrante localizado em gengiva anterior superior, recobrindo a superfície vestibular dos dentes incisivos central e lateral esquerdos.

EVOLUÇÃO E PROGNÓSTICO

- Cura com excisão cirúrgica adequada
- Recidivas são comuns.

LESÃO PERIFÉRICA DE CÉLULAS GIGANTES

Caracteriza-se por um crescimento tecidual de natureza não neoplásica em resposta a uma irritação local ou trauma.

Ocorre exclusivamente no tecido gengival e rebordo alveolar edêntulo, geralmente na região dos dentes incisivos superiores e primeiros molares.

Em alguns casos, no exame por imagem, pode-se observar uma reabsorção óssea em forma de "taça" na região subjacente.

A característica histopatológica marcante é a presença de células gigantes multinucleadas.

CAUSAS

- Irritação crônica
- Trauma crônico ou agudo
- Biofilme dental.

FATORES DE RISCO

- Má higiene oral
- Trauma crônico
- Trauma agudo (p. ex., quedas com trauma na boca, exodontias traumáticas).

MANIFESTAÇÕES CLÍNICAS

- Frequentemente assintomática
- Nódulo séssil ou pediculado
- Superfície lisa ou granular
- Coloração azulada ou avermelhada (Figura 239.3)
- Pode ulcerar em áreas traumatizadas.

DIAGNÓSTICO DIFERENCIAL

- Granuloma piogênico
- Fibroma ossificante periférico.

COMPROVAÇÃO DIAGNÓSTICA

- Dados clínicos + exame anatomopatológico.

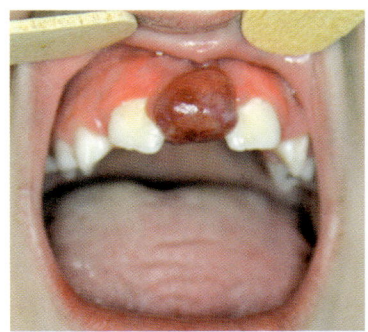

Figura 239.3 Lesão periférica de células gigantes – nódulo de coloração vermelho-arroxeada localizado em gengiva superior, entre os incisivos centrais.

TRATAMENTO

- Remoção de fatores irritantes locais
- Excisão cirúrgica.

EVOLUÇÃO E PROGNÓSTICO

- Cura com excisão cirúrgica adequada
- Podem ocorrer recidivas.

BIBLIOGRAFIA

Dutra KL, Longo L, Grando LJ, Rivero ERC. Incidence of reactive hyperplastic lesions in the oral cavity: a 10 years retrospective study in Santa Catarina, Brazil. Braz J Otorhinolaryngol. 2019;85(4):399-407.

Neville B, Damm DD, Allen CM, Chi AC. Patologia Oral & Maxilofacial. 4. ed. Rio de Janeiro: Elsevier; 2016.

Regezi JA, Sciubba JJ, Jordan RCK. Patologia oral. Correlações clínico-patológicas. 6. ed. Rio de Janeiro: Elsevier; 2012.

240
Alterações das Glândulas Salivares

Parotidite epidêmica, sialoadenite, mucocele/rânula, sialolitíase

Diego Antonio Costa Arantes • Nádia do Lago Costa • Vanessa Milani • Rejane Faria Ribeiro-Rotta

INTRODUÇÃO

Com frequência, as glândulas salivares maiores (parótida, submandibular, sublingual) e menores (distribuídas em toda a mucosa bucal) são sede de doenças que podem manifestar-se clinicamente por aumento de volume e distúrbios secretórios.

As lesões podem ser de natureza inflamatória infecciosa e/ou obstrutivas e neoplásicas (benignas e malignas).

LESÕES INFLAMATÓRIAS POR INFECÇÃO

As infecções que acometem as glândulas salivares podem ser de natureza viral, bacteriana e, mais raramente, fúngica.

Em geral, a infecção viral das glândulas salivares ocorre por disseminação hematogênica, das quais destaca-se a parotidite epidêmica (ver Capítulo 544, *Parotidite*).

As infecções bacterianas podem ocorrer quando a estase salivar permite fluxo retrógrado no ducto da glândula, possibilitando semeadura de microrganismos de flora mista oral, podendo produzir exsudato purulento ou seropurulento.

PAROTIDITE EPIDÊMICA

Caxumba

Infecção viral aguda e contagiosa que pode atingir qualquer tecido glandular e nervoso do corpo humano, embora mais comumente afete as glândulas parótidas e as submandibulares de crianças, no período escolar, e adolescentes (ver Capítulo 544, *Parotidite*).

SIALOADENITE

Infecção por bactérias das glândulas salivares.

CAUSAS

- *M. tuberculosis* (tuberculose)
- *T. pallidum* (sífilis)
- Infecção por fungos
- *Actinomyces israeli* (actinomicose).

FATORES DE RISCO

- Traumatismo
- Sialólito (cálculo salivar).

MANIFESTAÇÕES CLÍNICAS

- Dor na região correspondente à glândula
- Aumento de tamanho da glândula
- Orifício ductal vermelho e doloroso
- Diminuição da secreção salivar (xerostomia)
- Secreção purulenta drenando pelo orifício do ducto
- Inflamação crônica associada aos ductos e ácinos glandulares
- Cefaleia, febre, mal-estar.

DIAGNÓSTICO DIFERENCIAL

- Adenoma pleomórfico
- Carcinoma mucoepidermoide
- Carcinoma adenoide cístico
- Hipertrofia glandular
- Síndrome de Sjögren
- Doença de Plummer-Vinson
- Doença de Mikulicz (lesão linfoepitelial benigna)
- Radioterapia de cabeça e pescoço.

EXAMES COMPLEMENTARES

- Ultrassonografia
- Radiografia e tomografia computadorizada

- Sialografia (contraindicada nos casos de infecção aguda, com secreção purulenta)
- Ressonância magnética
- Cultura microbiológica em casos específicos.

COMPROVAÇÃO DIAGNÓSTICA

- Dados clínicos
- Compressão digital do ducto glandular para avaliar presença de secreção.

TRATAMENTO

- Analgésicos
- Penicilina por via oral (VO), 500 mg, 6/6 horas, ou eritromicina, VO, 250 mg, 6/6 horas durante 7 dias; ou amoxicilina, VO, 500 mg, 8/8 horas, durante 7 dias
- O esquema terapêutico depende da causa.

EVOLUÇÃO E PROGNÓSTICO

- Restabelecimento funcional das glândulas, na maioria dos pacientes
- Diminuição permanente da secreção salivar (xerostomia).

LESÕES INFLAMATÓRIAS NÃO INFECCIOSAS

As lesões inflamatórias não infecciosas das glândulas salivares são frequentes, sobretudo em pacientes adultos e idosos, causadas por obstrução traumática (mais comum nas glândulas menores) ou pela presença de sialólitos no sistema ductal das glândulas (mais comum nas glândulas maiores).

MUCOCELE/RÂNULA

Lesões pseudocísticas benignas, comuns, da cavidade bucal, que acometem, principalmente, a região de lábio inferior (mucoceles) e o assoalho de boca (rânula).

CAUSAS

- Ruptura do ducto glandular por traumatismo
- Ruptura do ducto glandular decorrente de procedimentos cirúrgicos
- Pode ser provocada por obstrução por sialólitos (cálculos salivares).

MANIFESTAÇÕES CLÍNICAS

- Lesões vesicobolhosas
- Nódulo em mucosa labial (Figura 240.1)
- Aumento intermitente do volume glandular
- Com a ruptura das bolhas, podem se formar úlceras bucais
- Desconforto durante a mastigação e ingestão de alimento.

DIAGNÓSTICO DIFERENCIAL

- Sialolitíase
- Sialoadenite
- Cistos
- Carcinoma mucoepidermoide.

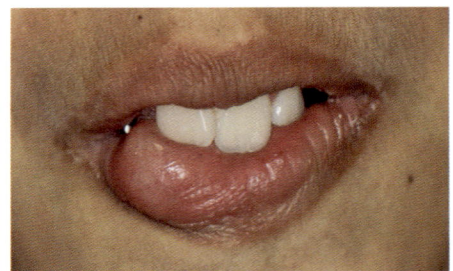

Figura 240.1 Nódulo em mucosa labial.

EXAMES COMPLEMENTARES

- Radiografia de cabeça e pescoço (a maioria dos cálculos é radiopaca)
- Ultrassonografia
- Tomografia computadorizada
- Sialografia
- Ressonância magnética (nos casos de lesões extensas no assoalho bucal).

COMPROVAÇÃO DIAGNÓSTICA

- Dados clínicos + exames de imagem + exame histopatológico.

TRATAMENTO

- Excisão cirúrgica da lesão
- Para os casos de rânulas extensas, pode ser realizada a marsupialização da lesão.

EVOLUÇÃO E PROGNÓSTICO

- Recuperação total, após tratamento adequado da lesão
- Recidivas são comuns.

SIALOLITÍASE

Presença de estruturas calcificadas (sialo litos) no sistema ductal ou em regiões do ácino da glândula, dificultando ou impedindo o fluxo salivar.

MANIFESTAÇÕES CLÍNICAS

- Os cálculos localizam-se nas glândulas submandibulares em cerca de 90% dos casos, na parótida em 10% e mais raramente em outras glândulas salivares
- Dor
- Aumento repentino da glândula, principalmente durante as refeições
- Hiperemia na região das carúnculas
- Diminuição ou estagnação do fluxo salivar, o que pode levar a disseminação retrógrada de bactérias por meio do sistema ductal
- Massa palpável no interior da boca, no pescoço ou na face (trajeto dos ductos) (Figura 240.2)
- Podem estar associados à sialoadenite.

DIAGNÓSTICO DIFERENCIAL

- Sialoadenite (infecciosa, medicamentosa)
- Abscesso dentário

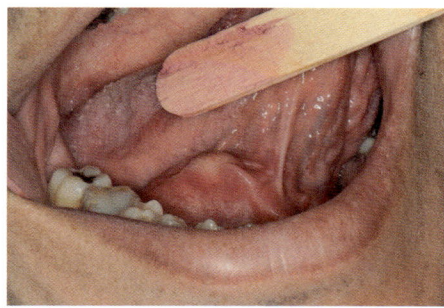

Figura 240.2 Massa no interior da boca.

- Mucocele
- Neoplasias de glândulas salivares (ver Capítulo 241, *Neoplasias das Glândulas Salivares*).

EXAMES COMPLEMENTARES

- Radiografia de cabeça e pescoço (a maioria dos cálculos é radiopaca)
- Ultrassonografia
- Tomografia computadorizada
- Sialografia
- Ressonância magnética.

TRATAMENTO

- Para sialolitos menores, recomenda-se tratamento conservador, por meio de estímulo do fluxo salivar (p. ex., sialagogos naturais, como o limão, ou medicamentosos) para que sejam expelidos
- Excisão cirúrgica intra ou extrabucal do cálculo
- Litotripsia
- Antibioticoterapia deve ser administrada quando houver infecção.

EVOLUÇÃO E PROGNÓSTICO

- Recuperação total, após remoção do cálculo, na maioria dos pacientes
- Possibilidades de recidivas em cerca de 9% dos casos.

BIBLIOGRAFIA

Azevedo MF. GPS Medicamentos. Guia prático em saúde. Rio de Janeiro: Guanabara Koogan; 2017.

Bradley PJ, Mcgurk M. Incidence of salivary gland neoplasms in a defined UK population. Br J Oral Maxillofac Surg. 2013;51(5):399-403.

El-Naggar AK, Chan JKC, Grandis JR, Takata T, Slootweg PJ. WHO Classification of Head and Neck Tumours. 4. ed. WHO; 2017.

Eveson JW. Salivary tumours. Periodontol. 2000;57(1):150-9.

Harrison JD. Causes, natural history, and incidence of salivary stones and obstructions. Otolaryngol Clin North Am. 2009;42(6):927-47.

National Comprehensive Cancer Network (NCCN). Guidelines Version 3.2019. Head and Neck Cancer, 2019.

Neville B, Damm DD, Allen CM, Chi AC. Patologia Oral & Maxilofacial. 4. ed. Rio de Janeiro: Elsevier; 2016.

Niederhuber J, Armitage J, Doroshow J, Tepper MKJ. Cancer of the head and neck. In: Abeloff's Clinical Oncology. 6. ed. Elsevier; 2020.

Regezi JA, Sciubba JJ, Jordan RCK. Patologia Oral. Correlações Clínico-patológicas. 6. ed. Rio de Janeiro: Elsevier; 2012.

Sapp JP, Wysocki GP, Eversole LR. Patologia Bucomaxilofacial Contemporânea. 2. ed. São Paulo: Santos; 2012.

Tian Z, Li L, Wang L, Hu Y, Li J. Salivary gland neoplasms in oral and maxillofacial regions: a 23-year retrospective study of 6982 cases in an eastern Chinese population. Int J Oral Maxillofac Surg. 2010;39:235-42.

241
Neoplasias das Glândulas Salivares

José Carlos do Valle ◆ Pedro Baptista de Castro

INTRODUÇÃO

As neoplasias benignas ou malignas das glândulas salivares principais (parótidas, submandibulares e sublinguais) ou das pequenas glândulas salivares (intraorais, faríngeas) incluem cistos adenoides, adenomas e carcinomas.

A maioria dos tumores das glândulas salivares incide na parótida e é benigno e representa 6 a 8% das neoplasias da cabeça e do pescoço.

As neoplasias malignas caracterizam-se por recidiva local e disseminação perineural, metástases para linfonodos (tumor mucoepidermo ide, adenocarcinoma, carcinoma de células escamosas) ou metástases a distância.

Predominam em pacientes com idade acima dos 40 anos.

CLASSIFICAÇÃO

- Adenoma pleomórfico (mais comum)
- Adenoma monomórfico
- Carcinoma mucoepidermoide
- Cistoadenocarcinoma
- Adenocarcinoma, carcinoma de células escamosas, carcinoma de células acinares, adenomas oxifílicos, tumor de Warthin
- Carcinoma do ducto salivar.

MANIFESTAÇÕES CLÍNICAS

- Nódulo em região de glândula salivar
- Dor (mais frequente nas neoplasias malignas)
- Parestesias na área do trigêmeo
- Paralisia ou disfunção do nervo facial (neoplasias malignas)
- Fixação ao masseter e pterigoide (neoplasias malignas)
- Ulceração da pele (neoplasias malignas)
- Metástases para os linfonodos cervicais em 20% dos pacientes (neoplasias malignas)
- Massa faríngea (representando tumores profundos da glândula parótida).

DIAGNÓSTICO DIFERENCIAL

- Linfonodos parotídeos e submandibulares hipertrofiados
- Síndrome de Mikulicz (lesão linfoepitelial benigna, inflamatória e crônica, das glândulas salivares)
- Toro ou protuberância do palatino
- Síndrome de Sjögren (mesmos componentes da síndrome de Mikulicz, associada a artrite reumatoide)
- Sialolitíase
- Processos proliferativos não neoplásicos (ver Capítulo 239, *Processos Proliferativos Não Neoplásicos da Boca*).

EXAMES COMPLEMENTARES

- Tomografia computadorizada e ressonância: evidenciam detalhes anatômicos, o acometimento local e regional do tumor e das cadeias linfonodais
- Ultrassonografia + punção aspirativa por agulha fina (PAAF) + exame citológico
- Biópsia e exame histopatológico
- Tomografia computadorizada por emissão de pósitrons (PET-TC) indicada para avaliar metástases distantes.

COMPLICAÇÕES

- Síndrome de Frey (lesão do nervo auriculotemporal) em cerca de 20% dos pacientes submetidos à parotidectomia
- A neurapraxia facial (perda temporária das funções motoras e sensitivas) decorrente da cirurgia desaparece em até 6 meses, mesmo nos pacientes submetidos à radioterapia
- Deformidade facial (achatamento facial do lado da parotidectomia)
- Lesão do nervo hipoglosso ou lingual durante ressecção submandibular
- Adenoma pleomórfico pode recidivar, se for excisado inadequadamente, uma vez que ele tem pseudópodos em todo o lobo.

TRATAMENTO

- Neoplasias benignas: parotidectomia ou sialadenectomia superficial ou conservadora (preservando os nervos), dependendo do local do tumor
- Neoplasias malignas: parotidectomia total ou sialadenectomia e radioterapia
- Linfadenectomia cervical, se houver linfonodos palpáveis ou dissecção eletiva do pescoço (carcinoma de células escamosas, carcinoma mucoepidermoide de alto grau, adenocarcinoma de alto grau).

EVOLUÇÃO E PROGNÓSTICO

- Adenoma pleomórfico da parótida quando não tratado sofre degeneração maligna em 2 a 10% dos casos no decorrer de 20 anos. Quando tratado adequadamente, apresenta taxa de recidiva de 1,5%
- Prognóstico quanto à malignidade depende do estágio
- Sobrevida média em 5 anos para os seguintes tumores: carcinoma adenoide cístico da parótida (73%); submandibular (50%); palato (80%); adenocarcinoma (78%); e tumor mucoepidermoide (46 a 81%).

BIBLIOGRAFIA

National Comprehensive Cancer Network (NCCN). Guidelines Version 3.2019. Head and Neck Cancers, 2019.

Niederhuber J, Armitage J, Doroshow J, Tepper MKJ. Cancer of the head and neck. In: Abeloff's Clinical Oncology. 6. ed. Elsevier; 2020.

Sociedade Brasileira de Oncologia Clínica (SBOC). Diretrizes da Sociedade Brasileira de Oncologia Clínica para Neoplasias da Cabeça e Pescoço. SBOC, 2017.

242
Transtornos da Articulação Temporomandibular

Disfunções temporomandibulares

Danilo Rocha Dias • Rejane Faria Ribeiro-Rotta

INTRODUÇÃO

Os transtornos da articulação temporomandibular (ATM) compreendem um grupo heterogêneo de condições, denominadas disfunções temporomandibulares (DTM).

As DTM afetam as ATM, os músculos da mastigação e/ou as estruturas associadas (ligamentos, ossos da maxila e da mandíbula, dentes e estruturas de suporte dentário), causando dor e/ou disfunção.

São mais comuns em mulheres (2:1) entre a 3ª e a 4ª décadas de vida.

CAUSAS

As DTM apresentam etiologia multifatorial, interpretada pelo modelo biopsicossocial da dor, embora sua fisiopatologia ainda não esteja clara. Entre possíveis fatores causais, pode-se citar:

- Predisposição genética (alterações anatômicas congênitas)
- Sobrecarga muscular (funcional, parafuncional, traumática ou postural)
- Sobrecarga articular (funcional, parafuncional, traumática ou postural)
- Doenças reumáticas e autoimunes
- Perda de dentes/instabilidade oclusal
- Tratamentos iatrogênicos.

FATORES DE RISCO

- História de trauma
- Hábitos parafuncionais como roer unhas, morder objetos, mascar chicletes
- Bruxismo
- Má-oclusão dentária
- Condição de saúde geral, como dor crônica, alterações hormonais, comorbidades
- Fatores psicossociais, como estresse psicológico, transtornos de humor e ansiedade.

SINAIS E SINTOMAS

- Dor na ATM
- Dor na região pré-auricular
- Dor e/ou hipertrofia nos músculos da face
- Cefaleia de origem muscular

- Dor nos músculos cervicais
- Limitação ou incapacidade da abertura bucal e/ou durante outros movimentos mandibulares
- Desvio mandibular, em relação à linha média, durante a abertura bucal
- Travamento ao abrir ou fechar a boca
- Ruídos articulares (crepitação e estalo durante a movimentação da ATM)
- Sintomas otológicos (plenitude no ouvido, zumbido, surdez transitória).

DIAGNÓSTICO

- História clínica do paciente com questionário e exame clínico estruturado
- A constatação de que a dor experimentada ao exame físico é familiar para o paciente e a definição do tempo ("nos últimos 30 dias") são dados importantes para excluir a dor sem relação com a DTM
- A avaliação clínica inclui localização da dor, limitações do movimento da mandíbula (lateralidade, protrusão e abertura da boca), dor aos movimentos da ATM, ruídos articulares e dor à palpação dos músculos mastigatórios e da ATM.

DIAGNÓSTICO DIFERENCIAL

- Afecções dentárias ou periodontais
- Cefaleia/enxaqueca
- Fratura e luxação da cabeça da mandíbula
- Neuralgias
- Parotidite.

EXAMES COMPLEMENTARES

- Radiografia panorâmica da maxila e da mandíbula
- Radiografia e tomografia computadorizada da ATM
- Ressonância magnética
- Artrografia
- Cintilografia óssea.

Observação: a indicação dos exames de imagem deve ser embasada em uma avaliação clínica detalhada, com o objetivo de responder a perguntas específicas de cada caso individualmente.

COMPROVAÇÃO DIAGNÓSTICA

- Dados clínicos + exames de imagem.

COMPLICAÇÕES

- Acentuada limitação de abertura bucal (trismo)
- Dificuldade de alimentação e de fonação
- Transtornos psicológicos associados à dor crônica (ver Capítulo 15, *Dor*).

TRATAMENTO

- Educação para o autocuidado (conscientização sobre necessidade da correção de hábitos parafuncionais, posturais, que provocam tensão e ansiedade)
- Aplicação local de frio (casos agudos) ou calor
- Fisioterapia
- Práticas integrativas e complementares – laserterapia, acupuntura
- Dispositivos interoclusais (estabilizadores ou de reposicionamento mandibular)
- Correção da instabilidade ortopédica (reabilitação dentária e da má-oclusão dentária, confecção de próteses adaptadas, mastigação bilateral, evitar abertura bucal prolongada e excessiva)
- Tratamento cirúrgico – artroscopia, artrocentese, condilectomia, próteses articulares.

Tratamento medicamentoso

- Analgésicos (ver Capítulo 15, *Dor*)
- Anti-inflamatórios não esteroides (AINEs) – piroxicam por via oral (VO), 10 a 20 mg; ou ibuprofeno, VO, 600 mg, 12/12 horas; ou naproxeno, VO, 1 g/dia; ou nimesulida, VO, 200 mg/dia; ou meloxicam, VO, 15 mg/dia; celecoxibe VO, 400 mg/dia; ou etoricoxibe, VO, 120 mg/dia
- Relaxante muscular – tizanidina, VO, 2 mg, 8/8 horas; ou carisoprodol,* VO, 125 a 300 mg, 6/6 horas; ou tiocolchicosídeo, VO, 4 a 8 mg/dia.

Para saber mais

- A avaliação clínica inclui, obrigatoriamente, exame com cirurgião-dentista para confirmação de diagnóstico, definição das estruturas afetadas e do tipo de disfunção, avaliação dos dentes, da oclusão e da necessidade de intervenções reabilitadoras
- Na maioria dos casos, as ATM não estão comprometidas isoladamente, havendo associação com distúrbios musculares e de outras estruturas musculoesqueléticas.

BIBLIOGRAFIA

Azevedo MF. GPS Medicamentos. Guia prático em saúde. Rio de Janeiro: Guanabara Koogan; 2017.

Kapos FP, Exposto FG, Oyarzo JF, Durham J. Temporomandibular disorders: a review of current concepts in aetiology, diagnosis and management. Oral Surg. 2020;13(4):321-334.

List T, Jensen RH. Temporomandibular disorders: old ideas and new concepts. Cephalalgia. 2017;37(7):692-704.

Liu F, Steinkeler A. Epidemiology, diagnosis, and treatment of temporomandibular disorders. Dent Clin North Am. 2013;57(3): 465-79.

Manfredini D, Lombardo L, Siciliani G. Temporomandibular disorders and dental occlusion. A systematic review of association studies: end of an era? J Oral Rehabil. 2017;44(11):908-23.

Ohrbach R, Fillingim RB, Mulkey F et al. Clinical findings and pain symptoms as potential risk factors for chronic TMD: descriptive data and empirically identified domains from the OPPERA case-control study. J Pain. 2011;12(11 Suppl.).:T27-45.

Schiffman E, Ohrbach R, Truelove E et al. Diagnostic criteria for temporomandibular disorders (DC/TMD) for clinical and research applications: recommendations of the International RDC/TMD Consortium Network and Orofacial Pain Special Interest Group. J Oral Facial Pain Headache. 2014;28(1):6-27.

Smith SB, Maixner DW, Greenspan JD et al. Potential genetic risk factors for chronic TMD: Genetic associations from the OPPERA case control study. J Pain. 2011;12(11 Suppl.).:T92-101.

*No Brasil, o carisoprodol só é comercializado em associação com outros fármacos.

243
Disfagia

José Abel Alcanfor Ximenes ◆ Rafael Oliveira Ximenes ◆
Rodrigo Oliveira Ximenes ◆ Priscilla Souza de Faria

INTRODUÇÃO

A disfagia corresponde a uma dificuldade de engolir, que pode ocorrer tanto na transferência do alimento da boca ao esôfago quanto na passagem do bolo alimentar pelo esôfago até o estômago.

A disfagia de transferência ou orofaríngea se dá tanto para sólidos quanto para líquidos, e o paciente se engasga ao tentar deglutir, pois não consegue fazer com que o bolo alimentar passe da boca ao esôfago, podendo apresentar regurgitação nasal, aspiração e tosse. Nessa situação, o problema se encontra na musculatura esquelética ou nos pares cranianos responsáveis pelo controle voluntário e pelo reflexo da deglutição.

A disfagia de condução esofágica se caracteriza pela dificuldade no transporte do bolo alimentar pelo esôfago. Quando exclusiva para sólidos, deve-se pensar em obstrução mecânica. Se for para sólidos e líquidos, trata-se de um distúrbio motor do esôfago ou de uma obstrução mecânica muito grave.

A disfagia funcional, conforme descrita pelos critérios de Roma IV (dificuldade na deglutição na ausência de anormalidades estruturais, anormalidades da mucosa e alterações motoras que justificam o sintoma), está relacionada a transtornos emocionais e não será abordada neste capítulo.

Disfagia e odinofagia

É obrigatória a diferenciação entre disfagia (dificuldade à deglutição), odinofagia (dor à deglutição) e disfagia funcional ou *globus hystericus* (sensação incômoda de bola, corpo estranho ou aperto na região cervical, que surge de modo independente da deglutição), que são sintomas diferentes e com bases fisiopatológicas distintas.

CAUSAS

Disfagia orofaríngea ou disfagia de transferência

- Sistema nervoso central: acidente vascular cerebral, síndrome extrapiramidal (doença de Parkinson, doença de Huntington), tumores do tronco encefálico, doença de Alzheimer, esclerose lateral amiotrófica
- Sistema nervoso periférico: atrofia muscular espinal, síndrome de Guillain-Barré
- Estruturais: divertículo de Zenker, membranas esofágicas, tumores de orofaringe, estenose do cricofaríngeo, radioterapia

- Miogênica: miastenia *gravis*, dermatomiosite, polimiosite, síndrome paraneoplásica, miopatia tireotóxica, esclerose sistêmica progressiva
- Medicamentos (antidepressivos, antipsicóticos, anticolinérgicos).

Disfagia esofágica ou disfagia de condução

- Distúrbios motores primários: acalasia, espasmo esofágico difuso, motilidade esofágica ineficaz, esôfago em quebra-nozes, hipertonia do esfíncter esofágico superior
- Distúrbios motores secundários: doença de Chagas, esclerose sistêmica progressiva, síndrome CREST (calcinose, síndrome de Raynaud, esclerodactilia, telangectasia), doença mista do tecido conjuntivo, lúpus eritematoso sistêmico, presbiesôfago
- Condições estruturais intrínsecas: carcinoma e lesões benignas, divertículos, esofagite eosinofílica, anéis e membranas esofágicas, corpo estranho, estenose péptica e induzida por medicamentos ou pela ingestão de substâncias cáusticas
- Condições estruturais extrínsecas: massas mediastinais, artéria subclávia direita aberrante, osteófitos vertebrais.

EXAMES COMPLEMENTARES

- Videodeglutograma (avaliação inicial da disfagia orofaríngea)
- Esofagografia convencional (melhor indicação se dá na suspeita de disfagia esofágica)
- Endoscopia digestiva alta (determinar a etiologia, excluir neoplasia maligna, avaliar possibilidade de tratamento e conduzir terapêutica apropriada)
- Manometria esofágica (considerada o exame padrão-ouro nos casos suspeitos de distúrbios motores do esôfago)
- Radiografia e/ou tomografia computadorizada de tórax.

COMPROVAÇÃO DIAGNÓSTICA

- Dados clínicos + exames de imagem
- Manometria esofágica em casos especiais.

COMPLICAÇÕES

- Aspiração de alimentos (pneumonia)
- Desnutrição.

TRATAMENTO

- Orientação sobre alimentação, especialmente para segurança de alimentação por via oral, adaptação do tipo e consistência dos alimentos, além da utilização de postura adequada durante a deglutição
- Distúrbios motores:
  - Acalasia: nitratos e bloqueadores dos canais de cálcio; utilização de balão pneumático; injeção de toxina botulínica, técnica de POEM (*peroral esophageal myotomy*), cirurgia (miotomia à Heller + fundoplicatura parcial)
  - Espasmo esofágico difuso: nitratos; antagonistas do cálcio; antidepressivos tricíclicos; cirurgia antirrefluxo; evitar alimentos e bebidas desencadeantes; evitar estresse durante as refeições

- Distúrbios obstrutivos:
  - Anéis e membranas esofágicas: dilatação endoscópica; remoção cirúrgica
  - Divertículo de Zenker: esofagomiotomia associada ou não à remoção cirúrgica
  - Tumores benignos (liomioma em 60% dos casos): liomiomas maiores que 5 cm devem ser ressecados cirurgicamente
  - Tumores malignos: passagem de próteses autoexpansíveis
  - Estenose péptica: tratamento da doença do refluxo gastresofágico.

EVOLUÇÃO E PROGNÓSTICO

- Dependem da causa e da precocidade do diagnóstico.

Recomendações práticas

- O início (gradual ou súbito), a evolução (intermitente ou progressiva) e os sintomas associados (odinofagia, dor retroesternal, pirose, perda de peso, rouquidão, infecções pulmonares, febre) são dados importantes para o diagnóstico da causa da disfagia
- Ao avaliar a disfagia em lactente ou criança pequena, prestar atenção na sua capacidade de sugar e deglutir. Tosse, engasgo e regurgitação durante a alimentação sugerem disfagia
- A disfagia é apenas um sintoma. O tratamento sempre dependerá da causa, mas exercícios sob a supervisão de um fonoaudiólogo podem melhorar a deglutição em casos especiais
- Em pessoas idosas, lembrar-se da possibilidade de presbiesôfago, condição que exige cuidados especiais para se alimentar.

BIBLIOGRAFIA

Andrade PA, Santos CA, Firmino HH, Rosa CO. Importância do rastreamento de disfagia e da avaliação nutricional em pacientes hospitalizados. Einstein. 2018;16(2):eAO4189.

3° Congresso Brasileiro de Disfagia. Revista da Faculdade de Medicina de Ribeirão Preto e Hospital das Clínicas da FMRP-USP. 2018;51(Supl. 1).

Dani R, Passos MC. Gastroenterologia essencial. 4. ed. Rio de Janeiro: GEN; 2011.

Goldman L, Ausiello D. Cecil Medicine. 23. ed. Saunders Elsevier; 2008.

Porto CC, Porto AL. Semiologia médica. 8. ed. Rio de Janeiro: Guanabara Koogan; 2019.

Zaterka S, Eisig JN. Tratado de Gastrenterologia da Graduação à Pós-graduação. 2. ed. Rio de Janeiro: Atheneu; 2016.

244
Corpo Estranho no Esôfago

José Abel Alcanfor Ximenes ◆ Rodrigo Oliveira Ximenes ◆ Rafael Oliveira Ximenes ◆ Claudia Carolina Said Ottaiano Reviglio

INTRODUÇÃO

Presença de substância estranha de natureza sólida, líquida ou gasosa, de origem animal, vegetal ou mineral, no esôfago, como alimentos (pedaços de carne em idosos representam o corpo estranho mais frequente), espinha de peixe, moedas e brinquedos (principalmente em crianças), agulhas, pregos, clipes, tampas de caneta e de garrafa, dentaduras, próteses dentárias, botões, palitos, unhas artificiais, pilhas, baterias e ímãs.

A prevalência pode variar de acordo com a região e a causa (acidental ou intencional).

Os grupos de risco são crianças, idosos, portadores de deficiência ou doença mental, pessoas anestesiadas e em estado de coma.

No esôfago normal, a impactação ocorre, em geral, em um dos três pontos de constrição: cricofaríngeo, broncoaórtico e diafragmático.

Cerca de 80 a 90% dos casos têm resolução espontânea. Em geral, o tratamento é feito por meio da endoscopia digestiva alta, restringindo-se o tratamento cirúrgico a menos de 1% dos casos.

FATORES DE RISCO

- Descuido no preparo dos alimentos
- Modo inadequado de ingerir os alimentos (distração, comer com pressa, alcoolizado, conversando)
- Descuido na alimentação de pacientes com estenose de esôfago ou com problemas motores (acalasia, estenose por substâncias cáusticas, pós-operatório, dismotilidade, idosos)
- Crise convulsiva, traumatismo, acidente vascular cerebral, reanimação cardiorrespiratória
- Negligência na vigilância das crianças
- Uso de próteses dentárias com defeitos ou mal-ajustadas
- Colocar na boca objetos como alfinetes, pregos, botões, clipes, tampas de canetas, brinquedos
- Ingestão de forma voluntária de objetos (pacientes com distúrbios mentais ou que tentam esconder objetos ou substâncias tóxicas
- Presidiários e pacientes psiquiátricos.

MANIFESTAÇÕES CLÍNICAS

- Dependem da localização e do tamanho do corpo estranho
- A queixa mais frequente é "engasgo" (ver Capítulo 243, *Disfagia*)
- Corpo estranho no esôfago: asfixia, náuseas, vômitos, sensação de corpo estranho
- Disfagia, odinofagia, sialorreia, regurgitação
- Tosse, dor retroesternal ou torácica, chiado e estridor
- Corpos estranhos grandes, pontiagudos ou cortantes costumam provocar dor intensa com sangramento ou saliva misturada com sangue
- Corpo estranho no estômago: náuseas, vômitos, sensação de plenitude, dor epigástrica
- Podem causar úlcera, erosões, hemorragia, tanto no esôfago quanto no estômago
- Febre se ocorrer perfuração ou abscesso
- Enfisema subcutâneo.

EXAMES COMPLEMENTARES

- Radiografia do tórax em posteroanterior e perfil: a princípio sem uso de contraste (atenção especial à existência de enfisema subcutâneo ou mediastinal)
- Endoscopia digestiva alta (diagnóstico e tratamento concomitantes).

COMPROVAÇÃO DIAGNÓSTICA

- Dados clínicos + exame radiológico e/ou endoscopia digestiva alta.

COMPLICAÇÕES

- Lacerações ou perfuração do esôfago
- Hemorragia
- Fístulas
- Estenose esofágica
- Mediastinite quando há perfuração do esôfago
- Pneumonia aspirativa
- Depressão respiratória no momento da retirada do corpo estranho.

TRATAMENTO

- Em caso de dúvida sobre a presença de corpo estranho não evidenciado radiologicamente, fazer exame endoscópico para a confirmação diagnóstica e sua retirada
- Restrição da alimentação em alguns pacientes, dependendo da localização e das lesões
- Corpos estranhos de superfície cortante, pontiagudos, longos e finos (maiores que 6 cm em crianças e 10 cm em adultos), além daqueles que causam obstrução esofágica, exigem retirada imediata
- Corpo estranho rombo com diâmetro maior que 2,5 cm que, se em 72 horas não ultrapassar o piloro, deve ser retirado via endoscópica (o tempo médio de um corpo estranho percorrer todo o trato gastrintestinal é de 1 semana)
- Pedaço de carne: pode ser retirado inteiramente, em uma única porção, porém, 6 horas ou mais após a ingestão, a carne torna-se mole, dificultando a sua retirada. Nesses casos, pode ser empurrada para o estômago
- Cocaína ou drogas ilícitas embaladas em látex: não é recomendada a retirada via endoscópica, devendo ser removidas cirurgicamente, quando houver falha de progressão espontânea ou sinais de obstrução intestinal
- Baterias e pilhas impactadas no esôfago, ou localizadas no estômago com sintomas sugestivos de lesões gastrintestinais graves, constituem uma emergência médica e devem ser retiradas em até 2 horas (no máximo 6 horas), pelo risco de necrose e perfuração. Quando localizadas no estômago e assintomáticas, devem ser observadas radiologicamente por até 48 horas até a tentativa de remoção
- Antibióticos devem ser prescritos em casos selecionados
- Raramente é necessária intervenção cirúrgica.

EVOLUÇÃO E PROGNÓSTICO

- Com o diagnóstico imediato e o tratamento adequado, ocorre recuperação total
- Retardo no diagnóstico e na retirada do corpo estranho propicia o surgimento de complicações
- Maior risco de vida em crianças e idosos.

BIBLIOGRAFIA

American Society for Gastrintestinal Endoscopy. Management of foreign bodies and food impactions. Gastrintestinal Endoscopy. 2011;73:1085-90.

Birk M, Bauerfeind P, Deprez PH, Häfner M, Hartmann D, Hassan C et al. Removal of foreign bodies in the upper gastrintestinal tract in adults: European Society of Gastrintestinal Endoscopy (ESGE) Clinical Guideline. Endoscopy. 2016;48(5):489-96.

Chirica M, Kelly MD, Siboni S, Aiolfi A, Riva CG, Asti E et al. Esophageal emergencies: WSES guidelines. World Journal of Emergency Surgery. 2019;14:26.

Dani R. Gastrenterologia Essencial. 4. ed. Rio de Janeiro: Guanabara Koogan; 2011.

Porto CC, Porto AL. Semiologia médica. 8. ed. Rio de Janeiro: Guanabara Koogan; 2019.

Sakai P. Tratado de endoscopia digestiva diagnóstica e terapêutica: Esôfago. 2. ed. São Paulo: Atheneu; 2014.

Sociedade Brasileira de Endoscopia Digestiva. Endoscopia digestiva diagnóstica e tratamento. São Paulo: Revinter; 2005.

245
Divertículos Esofágicos

Divertículo de Zenker, divertículo mesoesofágico, divertículo epifrênico, divertículo faríngeo

José Abel Alcanfor Ximenes ♦ Rafael Oliveira Ximenes ♦ Rodrigo Oliveira Ximenes

INTRODUÇÃO

Protrusão sacular ou hérnia da mucosa e submucosa pela túnica muscular em alguma região da parede esofágica.

CLASSIFICAÇÃO

Divertículos de Zenker. Evaginação posterior da mucosa e da submucosa hipofaríngea entre as fibras oblíquas do músculo constritor esofágico superior e as fibras transversais do músculo cricofaríngeo (Figura 245.1A). Resultam, provavelmente, de incoordenação entre a propulsão, a contração faríngea e o relaxamento do músculo cricofaríngeo. São os mais comuns entre os divertículos do esôfago e constituem achado frequente em exame radiológico contrastado do esôfago.

Divertículo mesoesofágico (divertículo de tração). Decorrente de tração provocada por lesões inflamatórias mediastinais e distúrbios motores (Figura 245.1B). Esses divertículos são mais encontrados na bifurcação da traqueia (T4-T5), sobretudo no lado direito.

Divertículo epifrênico. De origem propulsiva, está associado a distúrbios motores do esôfago (acalasia, espasmo esofágico difuso).

Divertículo faríngeo. Localizado imediatamente acima da junção da faringe com o esôfago, em virtude do aumento de pressão na faringe e da debilidade congênita do músculo cricofaríngeo. Pode complicar a acalasia ou o espasmo esofágico que acompanha o refluxo gastresofágico. Pode permanecer assintomático, mas, quando distendido por alimentos, é capaz de provocar disfagia, regurgitação, repleção do pescoço e aspiração pulmonar.

MANIFESTAÇÕES CLÍNICAS

- Podem ser assintomáticos
- Disfagia, odinofagia
- Regurgitação quando o paciente se deita
- Salivação excessiva, expectoração, desconforto na garganta e tosse paroxística.

EXAMES COMPLEMENTARES

- Radiografia do esôfago (contrastada)
- Esofagoscopia (dispensável no diagnóstico do divertículo de Zenker pelo risco de perfuração).

DIAGNÓSTICO DIFERENCIAL

- Neoplasia do esôfago
- Megaesôfago
- Esofagite
- Acalasia do esôfago
- Distúrbios motores esofágicos
- Refluxo gastresofágico
- Compressão extrínseca do esôfago.

COMPROVAÇÃO DIAGNÓSTICA

- Dados clínicos + radiografia contrastada do esôfago.

COMPLICAÇÕES

- Pneumonia por aspiração do conteúdo do divertículo
- Perfuração que provoca mediastinite.

TRATAMENTO

- Pacientes assintomáticos: em geral não necessitam de tratamento
- Tratamento endoscópico: diverticulotomia
- Tratamento cirúrgico: em casos selecionados.

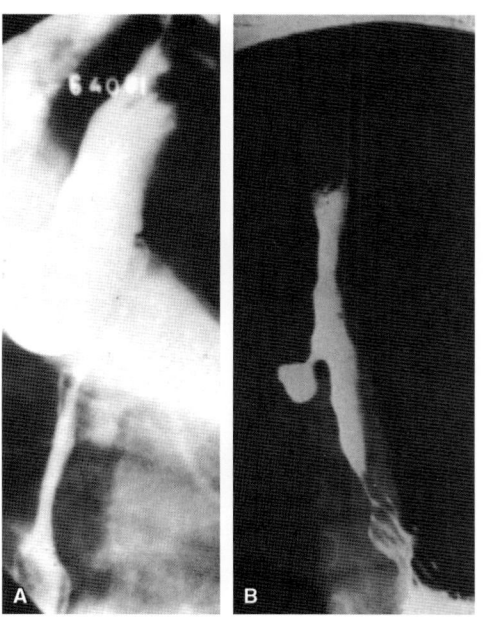

Figura 245.1 Divertículos do esôfago. **A.** Divertículo de Zenker. **B.** Divertículo de tração do esôfago torácico.

EVOLUÇÃO E PROGNÓSTICO

- Podem não interferir na sobrevida
- Cura com tratamento endoscópico ou cirúrgico.

BIBLIOGRAFIA

Porto CC, Porto AL. Semiologia médica. 8. ed. Rio de Janeiro: Guanabara Koogan; 2019.
Rezende JM, Andrade Sá NM. Esôfago. In: Porto CC, Porto AL. Semiologia médica. 7. ed. Rio de Janeiro: Guanabara Koogan; 2014.
Trentini EA, Tolentino MM, Faiter JG. Membranas, anéis e divertículos. In: Dani R. Gastrenterologia essencial. 4. ed. Rio de Janeiro: Guanabara Koogan; 2011.

246
Doença do Refluxo Gastresofágico

Refluxo gastresofágico, DRGE

José Abel Alcanfor Ximenes • Rodrigo Oliveira Ximenes • Rafael Oliveira Ximenes • Laize Mariane Gonçalves Silva Castro

INTRODUÇÃO

Afecção crônica comum na prática clínica, decorrente do refluxo de parte do conteúdo gastroduodenal para o esôfago (Figura 246.1).

Os principais dados histopatológicos são hiperplasia da camada basal do esôfago, papilomatose, acantose, hiperceratose, paraceratose, congestão capilar, edema intercelular, erosões da mucosa e infiltrado do epitélio por células inflamatórias, especialmente por eosinófilos.

CAUSAS E FATORES DE RISCO

- Fatores genéticos
- Incompetência do esfíncter esofágico inferior
- Aumento da pressão intra-abdominal (gravidez, ascite, obesidade)
- Hipersecreção e estase gástrica
- Hérnia hiatal (ver Capítulo 251, *Hérnia Hiatal*)
- Alimentação hiperlipídica ou condimentada
- Uso de anti-inflamatórios não esteroides (AINEs).

MANIFESTAÇÕES CLÍNICAS

- Manifestações típicas:
  - Pirose
  - Regurgitação ácida
- Manifestações atípicas:
  - Esofágicas: odinofagia, dor torácica não cardíaca

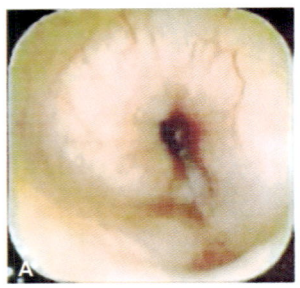
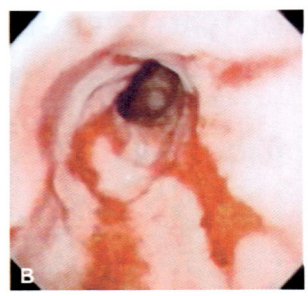
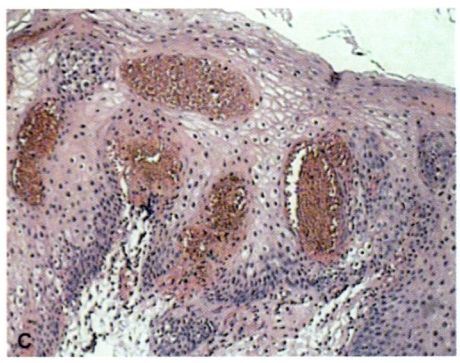

Figura 246.1 A. Esôfago normal. Observa-se a mucosa do esôfago distal, próxima à cárdia, de coloração rósea-clara, superfície lisa, ligeiramente brilhante com rede vascular submucosa visível. **B.** Esofagite erosiva. Mucosa do esôfago distal apresentando erosões lineares da mucosa convergindo para a cárdia, com edema e enantema circunjacente. **C.** Esofagite com edema e dilatação vascular nas papilas, além de infiltrado linfocítico no epitélio.

- ■ Pulmonares: tosse crônica, hemoptise, bronquite, bronquiectasias, pneumonias de repetição
- ■ Otorrinolaringológicas: rouquidão, pigarro, laringite posterior crônica, sinusite crônica, otalgia, otite média, laringospasmo, granulomas e pólipos de laringe, faringite
- ■ Orais: desgaste no esmalte dentário, halitose, aftas, alterações gengivais
- • Manifestações clínicas de alarme:
  - ■ Disfagia, odinofagia, anemia, hemorragia digestiva, emagrecimento, história familiar de câncer, náuseas ou vômitos, sintomas de grande intensidade ou de ocorrência noturna.

DIAGNÓSTICO DIFERENCIAL

- • Esofagite infecciosa (vírus, bactérias, *Candida albicans*)
- • Esofagite medicamentosa
- • Esofagite por estase
- • Esofagite química
- • Esofagite eosinofílica
- • Dor torácica de origem cardíaca (isquemia miocárdica)
- • Alterações funcionais do esôfago (acalasia, espasmo esofágico, hipomotilidade)
- • Neoplasia de esôfago
- • Úlcera péptica duodenal.

EXAMES COMPLEMENTARES

- • Endoscopia digestiva alta complementada por biópsia: pode não ser necessária em pacientes jovens, com sintomas típicos e sem sinais de alarme. No entanto, recomenda-se realização do exame antes do início do tratamento para avaliar presença de esofagite e de complicações

- • Radiografia contrastada do esôfago em casos selecionados
- • Manometria esofágica convencional e de alta resolução:
  - ■ pHmetria de 24 horas: importante para um diagnóstico definitivo de refluxo ácido, indicado em paciente que apresenta sintomas típicos com endoscopia digestiva alta sem esofagite e naqueles refratários ao tratamento
  - ■ Impedância-pHmetria: indicada na investigação de sintomas atípicos para diagnóstico de refluxo não ácido. Medida da dilatação do espaço intercelular por microscopia eletrônica (exame não facilmente disponível).

COMPROVAÇÃO DIAGNÓSTICA

- • Dados clínicos + endoscopia digestiva alta.

COMPLICAÇÕES

- • Esôfago de Barrett
- • Estenose do esôfago terminal (Figura 246.2)
- • Úlcera esofágica
- • Hemorragia digestiva
- • Anemia por perda crônica de sangue
- • Desgaste do esmalte dentário
- • Aftas
- • Complicações pulmonares (asma, bronquite, bronquiectasia, pneumonias de repetição).

TRATAMENTO

Medidas não farmacológicas

- • Elevar a cabeceira da cama (15 cm)
- • Moderar ou eliminar os seguintes alimentos (na dependência da correlação com sintomas): gordurosos, cítricos, café, bebidas alcoólicas, bebidas gasosas, menta, hortelã, produtos à base de tomate, chocolate
- • Ter cuidados especiais com medicamentos anticolinérgicos, bloqueadores dos canais de cálcio, alendronato, AINEs, antidepressivos tricíclicos, nitratos

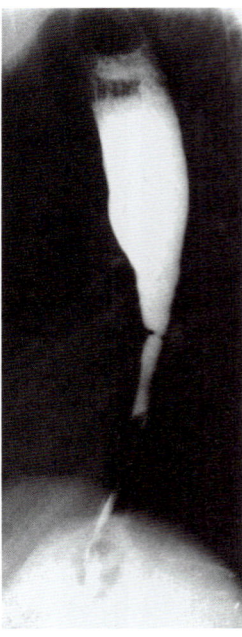

Figura 246.2 Estenose esofágica secundária à esofagite de refluxo. Observa-se redução de calibre no terço inferior com estenose anular proximal e dilatação à montante (perfil esquerdo).

- Evitar deitar-se nas 2 horas posteriores às refeições
- Evitar refeições copiosas
- Cessar tabagismo
- Redução do peso corporal em obesos.

Tratamento medicamentoso

- Inibidores da bomba protônica (medicamento de primeira escolha): omeprazol por via oral (VO), 40 mg/dia; ou lansoprazol, VO, 30 mg/dia; ou pantoprazol, VO, 40 mg/dia; ou rabeprazol, VO, 20 mg/dia; ou esomeprazol, VO, 40 mg/dia; ou dexlansoprazol, VO, 30 mg/dia durante 8 semanas. Em caso de complicações, como estenose, úlcera ou esôfago de Barrett, a dose pode ser dobrada.
- Bloqueadores dos receptores H2: cimetidina, VO, 400 mg, 12/12 horas; ou ranitidina, VO, 150 mg, 12/12 horas; ou famotidina, VO, 20 mg, 12/12 horas; ou nizatidina, VO, 150 mg, 12/12 horas
- Agentes procinéticos: domperidona, metoclopramida e bromoprida. Podem ser úteis em pacientes com quadro de dismotilidade associado à DRGE, porém não cicatrizam a esofagite
- Antiácidos e sucrafalto: usados para rápido controle dos sintomas.

Tratamento cirúrgico

- Fundoplicatura: total (técnica de Nissen), em que há envolvimento total do esôfago e a parcial (técnica de Toupet). Indicações:
  - Pacientes com esofagite redicivante, após tratamento clínico de no mínimo 6 meses
  - Pacientes com perspectiva de uso de inibidores de bomba de prótons por vários anos, principalmente pacientes jovens
  - Pacientes com complicações (esôfago de Barrett, estenose esofágica)
  - Pacientes com hérnias volumosas, com risco de vólvulo ou perfurações.

EVOLUÇÃO E PROGNÓSTICO

- Bom prognóstico com tratamento adequado
- Em alguns pacientes, a enfermidade pode progredir para estágios mais avançados
- Aproximadamente, 80% dos pacientes com esofagite de moderada a acentuada recidivam até 6 meses após a suspensão da medicação.

BIBLIOGRAFIA

Azevedo MF. GPS Medicamentos. Guia prático em saúde. Rio de Janeiro: Guanabara Koogan; 2017.

Chinzon D, Hashimoto CL, Baba ER, Moraes Filho JPP. Doença do refluxo gastroesofágico. In: Moraes Filho JPP. Tratado das Enfermidades Gastrointestinais e Pancreáticas. Rio de Janeiro: Roca; 2008.

Dani R. Gastroenterologia essencial. 4. ed. Rio de Janeiro: Guanabara Koogan; 2011.

Kahrilas PJ, Shaheen NJ, Vaezi MV, American gastroenterological association institute technical review on the management of gastroesophageal reflux disease. Gastroenterology. 2008;135:1392-413.

Longmore M, Wilkinson IB, Baldwin A. Oxford Handbook of Clinical Medicine. 6. ed. Oxford University Press; 2004.

Moraes Filho JPP, Cecconello I, Gama Rodrigues J, Castro L de P, Henry MA, Meneghelli UG et al. Brazilian consensus on gastroesophageal reflux disease: Proposals for assessment, classification, and management. Am J Gastroenterol. 2002;97(2):241-8

Moraes-Filho JPP, Rodriguez TN, Barbuti R, Eisig J, Chinzon D, Bernardo W et al. Brazilian GERD evidence-based consensus. Guidelines for the Diagnosis and Management of Gastroesophageal Reflux Disease. Arq Gastroenterol. 2010;47(1).

Porto CC, Porto AL. Semiologia médica. 8. ed. Rio de Janeiro: Guanabara Koogan, 2019.

Zaterka S, Eising JN. Tratado de gastroenterologia. 2. ed. São Paulo: Atheneu; 2016.

247
Esclerodermia do Esôfago

Esclerose sistêmica progressiva

José Abel Alcanfor Ximenes ✦ Rodrigo Oliveira Ximenes ✦ Rafael Oliveira Ximenes ✦ Laize Mariane Gonçalves Silva Castro ✦ Mariana Belizário Vieira

INTRODUÇÃO

A esclerose sistêmica progressiva (ESP) é uma doença autoimune do tecido conjuntivo, de caráter crônico e progressivo. Decorre da disfunção vascular, da produção de autoanticorpos e da fibrose tecidual sistêmica, ocasionando disfunção de múltiplos órgãos, incluindo o esôfago.

Seus principais dados histopatológicos são a grande quantidade de colágeno na lâmina própria e na submucosa, atrofia muscular e fibrose predominantemente na região dos músculos lisos do esôfago.

O acometimento do trato gastrintestinal é o mais comum, principalmente o esôfago, com cerca de 80% dos pacientes com esclerose sistêmica apresentando dismotilidade esofágica. Predomina no sexo feminino (2:1) entre 20 e 50 anos (ver Capítulo 439, *Esclerodermia*).

ETIOPATOGENIA

Admite-se ocorrer uma microangiopatia fibroproliferativa com ativação do sistema imune e produção de anticorpos, que resultará em fibrose da pele e de outros órgãos (coração, pulmões, rins e esôfago).

As alterações esofágicas decorrem das alterações das terminações nervosas gastrintestinais, causadas por isquemia (dano vascular) e compressão extrínseca das fibras nervosas pelo componente fibrótico que substitui as fibras musculares lisas.

MANIFESTAÇÕES CLÍNICAS

- Disfagia
- Dor retroesternal
- Refluxo gastresofágico.

A disfagia ocorre inicialmente para alimentos sólidos, evoluindo lentamente para líquidos.

DIAGNÓSTICO DIFERENCIAL

- Esofagite
- Esofagite pós-radiação
- Acalasia
- Esofagoneuropatia diabética
- Doença do refluxo gastresofágico
- Esofagopatia chagásica crônica
- Moniliíase esofágica
- Acometimento esofágico por herpes-vírus
- Adenocarcinoma de esôfago.

EXAMES COMPLEMENTARES

- Endoscopia digestiva alta
- Radiografia contrastada do esôfago (Figura 247.1)
- Manometria esofágica convencional e de alta resolução
- Cintilografia esofágica
- pHmetria esofágica.

COMPROVAÇÃO DIAGNÓSTICA

- Dados clínicos + manometria esofágica + exames de imagem.

COMPLICAÇÕES

- Doença do refluxo gastresofágico
- Estenose do esôfago
- Moniliíase esofágica
- Hemorragia digestiva alta
- Esôfago de Barrett
- Adenocarcinoma esofágico.

TRATAMENTO

- Comer devagar, mastigando vagarosamente os alimentos
- Redução do peso corporal em obesos

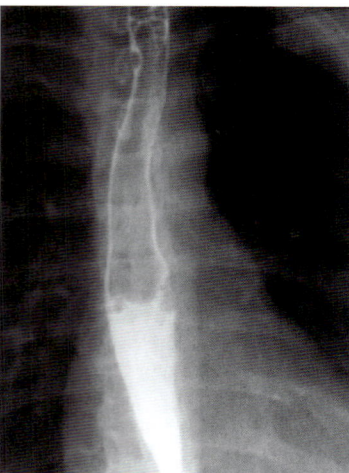

Figura 247.1 Radiografia contrastada do esôfago demonstrando dilatação do lúmen esofágico. No estudo dinâmico, observa-se diminuição do peristaltismo esofágico com atraso no esvaziamento do contraste.

- Cuidados relacionados com o tratamento da doença do refluxo gastresofágico (ver Capítulo 246, *Doença do Refluxo Gastresofágico*)
- Tratamento endoscópico com sondas de dilatação: indicado em casos selecionados (estenoses decorrentes da doença do refluxo gastresofágico).

Tratamento medicamentoso

- Omeprazol por via oral (VO), 40 mg/dia; ou lansoprazol, VO, 30 mg/dia; ou pantoprazol, VO, 40 mg/dia; ou rabeprazol, VO, 20 mg/dia; ou esomeprazol, VO, 40 mg/dia durante 6 a 12 semanas
- Substâncias procinéticas (metoclopramida, bromoprida, domperidona ou cisaprida) podem ser úteis
- Outros medicamentos: buspirona (agonista do receptor da 5 HT1A) proporciona melhora manométrica e clínica dos pacientes com efeitos colaterais pouco significativos.

EVOLUÇÃO E PROGNÓSTICO

- Complicações gastrintestinais em 75 a 90% dos doentes com esclerodermia, sendo o acometimento esofágico o mais importante pelo risco de esofagite, metaplasia escamosa e adenocarcinoma
- O esôfago de Barrett pode ser encontrado em até 38% dos casos.

O esôfago pode estar comprometido de forma isolada ou associada a alterações cutâneas, ou, ainda, como parte da síndrome CREST (calcinose, fenômeno de Raynaud, dismotilidade esofágica, esclerodactilia e telangiectasia).

BIBLIOGRAFIA

Azevedo MF. GPS Medicamentos. Guia prático em saúde. Rio de Janeiro: Guanabara Koogan; 2017.

Azzam RS, Sakai P. Distúrbios motores primários e secundários do esôfago. In: Sakai P, Ishioka S, Maluf FF. Tratado de Endoscopia Digestiva Diagnóstica e Terapêutica: Esôfago. São Paulo: Atheneu; 1999.

Chizzolini C, Brembilla NC, Montanari E, Truchetet ME. Fibrosis and immune dysregulation in systemic sclerosis. Autoimmun Rev. 2011;10(5):276-81.

Crowell MD, Umar SB, Griffing WL, DiBaise JK, Lacy BE, Vela MF. Esophageal motor abnormalities in patients with scleroderma: heterogeneity, risk factors, and effects on quality of life. Clin Gastroenterol Hepatol. 2017;15(2):207-13.e1.

Denaxas K, Ladas SD, Karamanolis GP. Evaluation and management of esophageal manifestations in systemic sclerosis. Annals of Gastroenterology. 2018;31:1-6.

Gabrielli A, Avvedimento EV, Krieg T. Scleroderma. The New England Journal of Medicine. 2009;360:1989-2003.

Kanyakorn J, Csuka ME, Almagro UA, Soergel KH. Severe gastrointestinal involvement in systemic sclerosis: Report of five cases and review of the literature. Seminars in Arthritis and Rheumatism. 2005;34(4):689-702.

Laique S, Singh T, Dornblaser D, Gadre A, Rangan V, Fass V et al. Clinical characteristics ans associates systemic diseasesin patients with esophageal "absent contractily" – A clinical algorithm. J Clin Gastroenterol. 2019;53(3):184-190.

Lam AW, Cobos RB, Mendonza LB, Lopez NP, Vasquez KC, Zamudio GL. Esclerodermia y alteraciones esofágicas documentadas por manometría en servicio de reumatología del hospital Juárez de México de enero a junio de 2014. Rev Med FCM-UCSG. 2015;19(3).

Marques Neto WF, Sampaio Barros PD, Borges CTL, Souza RBC. Esclerose sistêmica. In: Lopes AC. Tratado de Clínica Médica. São Paulo: Roca; 2006.

Morgado F, Batista M, Oliveira H, Gonçalo M. Manifestações extracutâneas da esclerose localizada. Revista SPDV. 2018;76(2).

Real A, Lopes C, Almeida I, Marinho A, Vasconcelos C. Envolvimento gastrointestinal na esclerose sistêmica. Gallicia Clin. 2018;79:12-8.

Samara AM. Doenças reumáticas e enfermidades gastrintestinais. In: Moraes Filho JPP. Tratado das Enfermidades Gastrintestinais e Pancreáticas. São Paulo: Roca; 2008.

Santos SAR. As complicações sistêmicas da esclerodermia: estudo retrospectivo. Faculdade de Medicina da Universidade de Coimbra; 2017.

Weber JR, Ryan JC. Effects on the gut of systemic disease and other extraintestinal conditions. In: Feldman M. Scharschimidt BF, Sleisenger MH. Sleisenger and Fordtran's gastrointestinal and liver disease. 6. ed. W.B. Saunders; 1998.

248
Esofagite Química

José Abel Alcanfor Ximenes ◆ Rafael Oliveira Ximenes ◆ Rodrigo Oliveira Ximenes

INTRODUÇÃO

A ingestão acidental ou proposital de substâncias químicas corrosivas pode provocar graves lesões bucofaríngeas, laríngeas, esofágicas e gástricas, representadas por processo inflamatório, hemorragia, perfuração e estenose cicatricial.

As substâncias mais frequentemente ingeridas são hidróxido de sódio (soda cáustica), ácido muriático, ácido sulfúrico e amoníaco, presentes em vários produtos de uso doméstico.

Ingestão acidental é mais comum em crianças. Em adolescentes e adultos jovens, predomina a ingestão voluntária com objetivos suicidas.

Na evolução clínica da esofagite cáustica, são descritas três fases: aguda, com 7 a 10 dias de duração; subaguda ou latente, com cura aparente, que dura de 1 a 2 meses; crônica, representada principalmente pela estenose cicatricial (Figura 248.1).

MANIFESTAÇÕES CLÍNICAS E EXAMES DE IMAGEM NAS TRÊS FASES

A extensão e a intensidade das lesões definem as manifestações clínicas.

Fase aguda. Disfagia e odinofagia intensas, dor retroesternal, hipersalivação, regurgitação sanguinolenta, febre, tosse, dispneia e sinais da desidratação. Nessa fase, o esôfago pode ficar totalmente obstruído, impedindo a deglutição de líquidos, o que impossibilita o exame radiológico, mas o exame endoscópico precisa ser realizado para avaliar a extensão e a gravidade das lesões, inclusive do estômago e do duodeno (Quadro 248.1).

Fase subaguda. Ocorre melhora das manifestações clínicas da fase aguda, parecendo haver evolução para a cura.

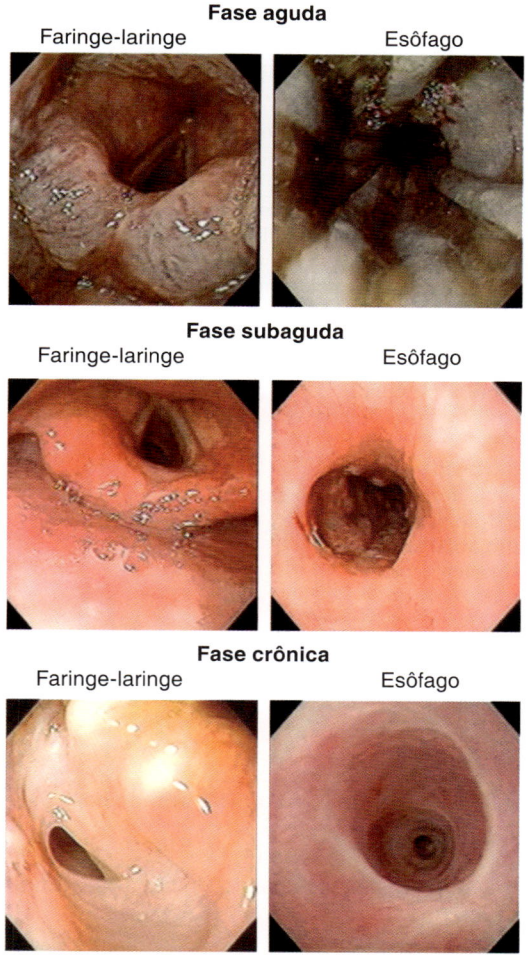

Fase aguda
Faringe-laringe   Esôfago

Fase subaguda
Faringe-laringe   Esôfago

Fase crônica
Faringe-laringe   Esôfago

Figura 248.1 Esofagite cáustica. Exame videoendoscópico.

Quadro 248.1 Classificação endoscópica de Zagar para avaliação do grau de esofagite.

Grau zero	Mucosa normal
Grau 1	Edema e hiperemia da mucosa
Grau 2	
2a	Friabilidade, hemorragia, exsudato, erosões lineares e úlceras rasas, comprometendo a mucosa e a submucosa
2b	Presença de ulcerações circunferenciais
Grau 3	
3a	Áreas pequenas com erosões e raras áreas de necrose
3b	Úlceras profundas, extensa necrose e lesão de todas as camadas do esôfago, com ou sem perfuração

Fase crônica. Estenose progressiva com disfagia que vai se acentuando. Regurgitação, aspiração pulmonar.

O exame radiológico deve ser realizado a partir da 2ª semana, quando o paciente já consegue deglutir o contraste, em virtude de regressão do processo inflamatório.

COMPLICAÇÕES

- Perfuração do esôfago com mediastinite
- Refluxo gastresofágico
- Hemorragia digestiva alta

Tratamento de acordo com o grau da lesão esofágica (classificação endoscópica de Zagar)

- Graus 1 e 2a:
  - Observação clínica por 24 horas
  - Hidratação parenteral
  - Alimentação oral precoce
  - Bloqueadores de secreção gástrica
  - Antiácidos ou protetor gástrico
- Graus 2b e 3a:
  - Hidratação parenteral
  - Bloqueadores de secreção gástrica
  - Antiácidos ou protetor gástrico
  - Nutrição parenteral total
  - Antibioticoterapia
  - Corticoides (se não houver lesão gástrica)
- Grau 3b:
  - Hidratação parenteral
  - Bloqueadores de secreção gástrica
  - Nutrição parenteral total
  - Antibioticoterapia
  - Cirurgia precoce.

- Fístula esofagotraqueal
- Broncopneumonia
- Estenose cicatricial.

TRATAMENTO

- Cuidados gerais com hidratação e alimentação parenteral, se necessário
- Alívio da dor (ver Capítulo 15, *Dor*)
- Tratamento da estenose cicatricial: dilatação com tipos variados de sondas.

Tratamento medicamentoso

- Corticoides: o papel desses medicamentos é um dos mais controversos. São utilizados com o objetivo de diminuir o processo fibrótico
- Bloqueadores da secreção gástrica e antiácidos
- Antibióticos de largo espectro.

Atenção

São medidas contraindicadas:
- Eméticos
- Lavagens gástricas
- Substâncias neutralizantes
- Sondagem esofágica.

Tratamento cirúrgico

Esofagectomia com reconstituição do trânsito por esofagogastroplastia em casos selecionados.

Recomendações práticas

- Sonda nasogástrica ou nasoenteral não deve ser utilizada
- Deve-se fazer cirurgia de urgência nos casos de perfuração do esôfago
- O paciente deve ser encaminhado para serviço capacitado a atender esse tipo de emergência.

BIBLIOGRAFIA

Dani R, Passos MGF. Gastroenterologia essencial. 4. ed. Rio de Janeiro: Guanabara Koogan; 2011.
Porto CC, Porto AL. Semiologia médica. 8. ed. Rio de Janeiro: Guanabara Koogan; 2019.
Zagar ZA, Kochhar R, Mehta S, Mehta SK. The role of endoscopy in the management of corrosive ingestion and modified endoscopy classification of burns. Gastrointest Endosc. 1991;37:165-9.

249
Espasmo Difuso do Esôfago

Espasmo esofágico distal

José Abel Alcanfor Ximenes ◆ Rafael Oliveira Ximenes ◆ Rodrigo Oliveira Ximenes ◆ Priscilla Souza de Faria

INTRODUÇÃO

Distúrbio motor primário do esôfago que pode se manifestar como dor no peito e disfagia. Mais frequente a partir dos 50 anos, predomina no sexo feminino.

Ao exame manométrico, observam-se peristaltismo normal no segmento proximal e diversas anormalidades no restante do esôfago, caracterizadas por contrações de alta pressão, que tanto podem ser peristálticas quanto incoordenadas, não propulsivas.

O esfíncter inferior mostra-se normal, mas, em alguns casos, pode ser hipertensivo ou apresentar aberturas incompletas.

MANIFESTAÇÕES CLÍNICAS

- Pode ser assintomático (achado em exame radiológico do esôfago)
- Dor retroesternal
- Disfagia de caráter intermitente, não progressiva, manifestando-se principalmente após deglutição de alimentos sólidos, bebidas geladas ou gasosas e em situações de estresse emocional
- Odinofagia de intensidade variável, ocorrendo durante as refeições ou à noite, despertando o paciente. A dor localiza-se na região esternal, podendo irradiar para o pescoço, a mandíbula e os membros superiores.

DIAGNÓSTICO DIFERENCIAL

- Outras causas de disfagia (presbiesôfago, divertículo esofágico, hérnia hiatal, doença do refluxo gastresofágico, câncer do esôfago, acalasia idiopática, megaesôfago chagásico)
- Angina do peito, quando há odinofagia
- Isquemia coronariana.

EXAMES COMPLEMENTARES

- Radiografia contrastada do esôfago (Figura 249.1)
- Manometria esofágica convencional e de alta resolução (critério diagnóstico: pressão integrada de relaxamento normal com pelo menos 20% das deglutições de teste com uma latência distal curta – menor que 4,5 segundos)
- Outros exames dependendo das características da dor.

TRATAMENTO

- Medidas comportamentis (mastigação cuidadosa dos alimentos, fracionar a dieta e preferir alimentos de consistência pastosa ou líquida)
- Bloqueadores do canal de cálcio administrados por via oral podem ser eficazes em alguns pacientes
- Injeção de toxina botulínica no esfíncter esofágico inferior.

Dificuldade do diagnóstico diferencial com angina do peito

O alívio oferecido pelo uso de nitrato pode dificultar o diagnóstico com angina do peito, pois este medicamento alicia o espasmo esofágico. Assim, faz-se necessária a avaliação cardiológica (ver Capítulo 180, *Doença Arterial Coronariana*).

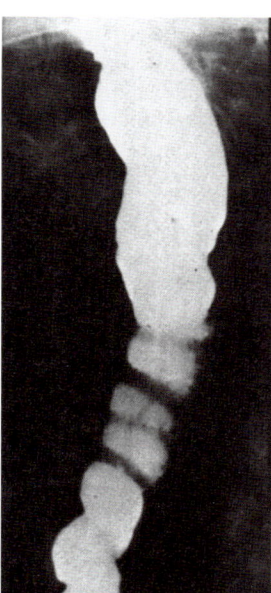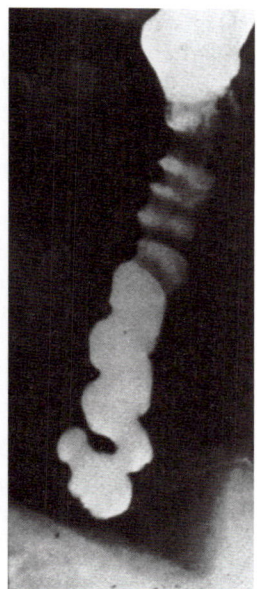

Figura 249.1 Espasmo difuso do esôfago (esôfago em saca-rolhas).

BIBLIOGRAFIA

Rezende JM et al. Doenças do esôfago. In: Porto CC, Porto AL. Semiologia médica. 8. ed. Rio de Janeiro: Guanabara Koogan; 2019.

Viebig RG. Manometria esofágica de alta resolução, pHmetria esofágica, impedâncio-pHmetria esofágica e manometria anorretal de alta resolução: como fazer e interpretar. Rio de Janeiro: Rúbio; 2019.

Zaterka S, Eisig JN. Tratado de gastrenterologia da graduação à pós-graduação. 2. ed. Rio de Janeiro: Atheneu; 2016.

250
Hemorragia Digestiva Alta

Hematêmese

José Abel Alcanfor Ximenes ◆ Rafael Oliveira Ximenes ◆ Rodrigo Oliveira Ximenes ◆ Claudia Carolina Said Ottaiano Reviglio

INTRODUÇÃO

Sangramento decorrente de lesões localizadas entre o esôfago e a transição duodenojejunal (ângulo de Treitz).

CAUSAS

- Ruptura de varizes esofágicas, gástricas ou duodenais
- Gastropatia da hipertensão portal
- Esofagite em paciente com refluxo gastresofágico
- Esofagite por agentes químicos
- Câncer de esôfago ou estômago
- Síndrome de Mallory-Weiss (lesão da mucosa causada por grande esforço de vômito)
- Úlcera péptica gastroduodenal (principal causa)
- Lesão aguda da mucosa gástrica e duodenal (LAMGD)
- Gastrite erosiva medicamentosa
- Telangiectasias hemorrágicas hereditárias
- Angiodisplasias ou angiectasias (ectasia vascular antral)
- Fístula aortoduodenal
- Lesão de Dieulafoy (arteríola submucosa anormalmente grande, localizada na parte proximal do estômago)
- Pancreatorragia
- Hemobilia.

FATORES DE RISCO

- Medicamentos (anti-inflamatórios não esteroides, ácido acetilsalicílico, anticoagulantes, trombolíticos)
- Infecção por *Helicobacter pylori*
- Queimadura extensa, traumatismo cranioencefálico
- Insuficiência respiratória, instabilidade hemodinâmica
- Insuficiência renal
- Distúrbios da coagulação
- Vômitos repetidos
- Cirrose hepática
- Hipertensão portal não cirrótica (esquistossomose, trombose da veia porta).

MANIFESTAÇÕES CLÍNICAS

- Hematêmese (vômitos com sangue vermelho vivo ou em "borra de café")
- Melena (fezes pretas, líquidas ou pastosas e de odor desagradável com aspecto de "graxa")

- Enterorragia (sangue vermelho vivo nas fezes – presentes em hemorragias volumosas)
- Manifestações relacionadas com a perda de sangue: mucosas descoradas, taquicardia, sudorese, ansiedade, sonolência, pele fria e pegajosa, hipotensão arterial, choque hipovolêmico (ver Capítulo 230, *Choque*)
- Sinais e sintomas da doença de base (cirrose hepática, hipertensão portal, úlcera gastroduodenal, linfonodos supraclaviculares palpáveis ou massa epigástrica, dor abdominal).

DIAGNÓSTICO DIFERENCIAL

- Hemorragia digestiva baixa (sangramento proveniente do cólon, reto ou canal anal) (ver Capítulo 275, *Hemorragia Digestiva Baixa*)
- Hemorragia digestiva média (sangramento proveniente do intestino delgado após o ângulo de Treitz)
- Vômitos de estase
- Sangramento originário da cavidade oral
- Eliminação de sangue deglutido nas epistaxes (ver Capítulo 121, *Epistaxe*)
- Hemoptise (ver Capítulo 162, *Hemoptise*)
- Fezes avermelhadas pela ingestão de beterraba ou alimento contendo sangue animal
- Fezes negras pelo uso de sais de ferro, bismuto ou carvão ativado.

EXAMES COMPLEMENTARES

- Endoscopia digestiva alta (exame mais importante). Deve ser realizada nas primeiras 12 a 24 horas, quando sua sensibilidade diagnóstica é maior. Confirma o diagnóstico, define a etiologia, orienta a terapêutica, fornece dados prognósticos quanto à persistência ou à possibilidade de ressangramento, além de permitir a realização de procedimentos terapêuticos imediatos
- Angiografia seletiva: em casos selecionados (quando não for possível visualização endoscópica da lesão responsável pelo sangramento)
- Cintilografia com hemácias marcadas com Tc99: indicada nos casos de hemorragia digestiva não evidenciada por endoscopia ou estudo radiológico.

AVALIAÇÃO LABORATORIAL IMEDIATA

- Hemograma com contagem de plaquetas
- Coagulograma
- Creatinina e ureia
- Tipagem sanguínea.

COMPROVAÇÃO DIAGNÓSTICA

- Dados clínicos + endoscopia digestiva alta.

TRATAMENTO

Conduta inicial

- O objetivo consiste na estabilização do paciente e na preservação da perfusão tecidual
- Avaliação de vias respiratórias e entubação orotraqueal, se necessário
- Monitoramento e suplementação de O_2 em pacientes hipoxêmicos
- Posição de Trendelenburg
- Instalação de acesso venoso calibroso
- Expansão volêmica com soro fisiológico (NaCl a 0,9%) ou lactato de Ringer
- Medicação vasoativa (norepinefrina) se a hipotensão não responder à expansão volêmica
- Transfusão de concentrado de hemácias com meta de hemoglobina entre 7 e 8 g/d ℓ (ou maiores em casos selecionados, como na doença arterial coronariana)
- Transfusão de plasma fresco congelado (PFC) se INR > 1,5 (em pacientes não cirróticos)
- Transfusão de plaquetas se plaquetopenia < 50.000/mm³ (em pacientes não cirróticos)
- Em pacientes em uso de antiplaquetários, deve-se avaliar o risco cardiovascular (se profilaxia primária ou secundária) em conjunto com cardiologista ou hematologista para decisão da suspensão do medicamento
- No caso de pacientes com instabilidade hemodinâmica em uso de antagonista da vitamina K, é recomendada a administração de vitamina K com suplementação de complexo protrombínico ou plasma fresco congelado
- Em pacientes cirróticos, não há consenso quanto ao benefício de transfusão de PFC e/ou plaquetas
- Endoscopia digestiva alta após estabilização clínica nas primeiras 12 a 24 horas
- Na ausência de contraindicações, deve-se considerar a infusão de eritromicina, 250 mg por via intravenosa (IV), 30 a 120 minutos antes da endoscopia
- Paciente sem risco imediato de recorrência pode ser alimentado precocemente e não necessita permanecer hospitalizado, sendo remota a possibilidade de ressangramento
- Paciente com hemorragia digestiva moderada ou maciça e que apresenta sinais indicativos de ressangramento deve ser hospitalizado e submetido a tratamento endoscópico de urgência, se possível
- Paciente com repercussão hemodinâmica importante deve ser internado em unidade de terapia intensiva (UTI) com instalação de acesso venoso central, monitoramento hemodinâmico e da diurese.

Tratamento de acordo com a causa da hemorragia

Úlcera gastroduodenal

- Ver Capítulo 262, *Úlcera Péptica*
- Omeprazol, IV, em *bolus* de 80 mg, ou pantoprazol, IV, em *bolus* de 40 mg; a seguir, infusão contínua de 8 mg/hora (diluídos em 100 m ℓ de soro fisiológico ou glicosado a 5%), durante 72 horas após o tratamento endoscópico
- No caso de serviços que não dispõem de omeprazol com estabilidade para infusão contínua, pode-se utilizar a dose de 80 mg em *bolus* de 12/12 horas nas primeiras 72 horas
- Após cessarem os vômitos e iniciada a alimentação: omeprazol por via oral (VO), 20 a 40 mg, a cada 24 horas
- Somatostatina ou octreotida, em casos selecionados
- Erradicação do *H. pylori* (ver Capítulo 262, *Úlcera Péptica*)
- Tratamento endoscópico: indicado nos casos em que os sinais endoscópicos são preditivos de ressangramento (Forrest Ia, Ib ou IIa) ou de mau prognóstico (indicada terapia combinada de método de injeção de epinefrina com outros métodos: termocoagulação, eletrocoagulação, injeção de substâncias esclerosantes e/ou uso de hemoclipes)

- Para pacientes com sangramento não controlado pelas terapias padrões, sugere-se o uso de *spray* hemostático tópico por endoscopia
- Tratamento radiointervencionista: em serviços com disponibilidade de radiointervenção, a embolização percutânea pode ser empregada como alternativa à cirurgia, especialmente em pacientes com alto risco cirúrgico.

Varizes do esôfago (ver Capítulo 256, *Varizes Esofágicas*)

- Medicamentos vasoativos (terlipressina, somatostatina ou octreotida) em associação ao tratamento endoscópico, mantidas por 5 dias. Terlipressina na dose de 2 μg IV, em *bolus*, seguida de 1 a 2 mg de 6/6 horas ou de 4/4 horas, é o tratamento medicamentoso de escolha. Monitorar o sódio sérico pelo risco de hiponatremia
- Octreotida na dose de 50 μg IV, em *bolus*, seguida de infusão contínua a 50 μg/hora é uma alternativa à indisponibilidade da terlipressina
- Ligadura elástica de varizes esofágicas é o tratamento endoscópico de escolha
- Uso de adesivo tissular (N-butilcianoacrilato) é recomendado para sangramento agudo de varizes gástricas isoladas e gástricas do tipo 2 (GOV 2)
- Ligadura elástica ou adesivo tissular podem ser usados em varizes gástricas do tipo 1 (GOV 1)
- Escleroterapia não é recomendada como terapia no sangramento agudo de varizes esofágicas
- Tamponamento com balão de Sengstaken-Blakemore pode ser utilizado temporariamente (menos de 24 horas) na falha do tratamento endoscópico, para controle imediato nas hemorragias digestivas ameaçadoras à vida, como último recurso e ponte para o tratamento definitivo. Como alternativa ao balão, pode-se utilizar prótese esofágica autoexpansível
- A colocação de um *shunt* portossistêmico intra-hepático transjugular (TIPS) pode ser realizada na falha do tratamento endoscópico ou associado a este nas primeiras 72 horas (ideal antes de 24 horas) em pacientes de alto risco de falha terapêutica (Child C ou Child B com sangramento ativo à endoscopia)
- Embolização percutânea por radiointervenção também pode ser empregada em casos selecionados
- Rastreamento de infecções e uso de antibioticoprofilaxia estão indicados (ciprofloxacino, 400 mg IV, 12/12 horas ou ceftriaxona,1 g IV, a cada 24 horas durante 7 dias)
- Recomenda-se o uso de lactulose 25 m ℓ de 12/12 horas até obter 2 a 3 evacuações diárias nos episódios de encefalopatia hepática
- O uso de betabloqueadores não seletivos (propranolol, nadolol ou carvedilol) diminui o gradiente de pressão venosa hepática, reduzindo a recorrência do sangramento.

Tratamento cirúrgico

- Sangramento incontrolável com grave repercussão hemodinâmica
- Perfuração associada:
  - Paciente com úlcera péptica com hemorragia maciça que não responde às medidas terapêuticas iniciais e que necessita de mais de 3 a 4 unidades de concentrado de hemácias nas primeiras 24 horas, para manutenção da volemia
  - Paciente que volta a sangrar em um curto período, após a segunda tentativa de controle endoscópico da hemorragia e que foi mantido em tratamento adequado

- Lesões difusas ou múltiplas que não são passíveis de resolução por endoscopia digestiva alta.

EVOLUÇÃO E PROGNÓSTICO

- Dependem de vários fatores: características endoscópicas da lesão, idade, comorbidades, intensidade do sangramento
- Evolução autolimitada em cerca de 80% dos pacientes não cirróticos
- Em pacientes com cirrose hepática, a mortalidade intra-hospitalar é de 20%, e a mortalidade em 1 ano, de 57%
- Em pacientes com varizes esofágicas é frequente o ressangramento nas primeiras 6 semanas.

BIBLIOGRAFIA

Azevedo MF. GPS Medicamentos. Guia prático em saúde. Rio de Janeiro: Guanabara Koogan; 2017.

Barkun AN, Bardou M, Kulpers EJ, Sung J, Hunt RH, Martel M et al. International consensus recommendations on the management of patients with nonvariceal upper gastrointestinal bleeding. Ann Intern Med. 2010;152:101-13.

Dani R. Gastroenterologia essencial. 4. ed. Rio de Janeiro: Guanabara Koogan; 2011.

Feinman M, Haut ER. Upper gastrointestinal bleeding. Surg Clin N Am. 2014;94:43-3.

Franchis R de, Faculty BVI. Expading consensus in portal hypertension. Report of the Baveno VI consensus workshop: Stratifying risk and individualizing care for portal hypertension. Journal of Hepatology. 2015;63:743-52.

Franchis R. Revising consensus in portal hypertension: report of the Baveno V consensus workshop on methodology of diagnosis and therapy in portal hypertension. J Hepatol. 2010;53:762-8.

Galvão Alves J. Emergências clínicas. Rio de Janeiro: Rúbio, 2007.

Hwang JH, Fisher DA, Ben-Menachem T, Chandrasekhara V, Chathadi K, Decker GA et al. The role of endoscopy in the management of acute non-variceal upper GI bleeding. Gastrointest Endosc. 2012 Jun;75(6):1132-8.

Karstensen JG, Ebigbo A, Aabakken L, Dinis-Ribeiro M, Gralnek I, Le Moine O et al. Nonvariceal upper gastrointestinal hemorrhage: European Society of Gastrointestinal Endoscopy (ESGE). 2018;06:E1256-63.

Sakai P. Tratado de endoscopia digestiva diagnóstica e terapêutica: estômago e duodeno. 2. ed. São Paulo: Atheneu, 2014.

Tierney Jr LM, McPhee SJ, Papadakis MA. Current medical diagnosis and treatment. 42. ed. McGraw-Hill; 2003.

251
Hérnia Hiatal

José Abel Alcanfor Ximenes ♦ Rodrigo Oliveira Ximenes ♦ Rafael Oliveira Ximenes ♦ Laize Mariane Gonçalves Silva Castro

INTRODUÇÃO

Denomina-se hérnia hiatal a passagem de parte do estômago para o tórax, pelo hiato esofágico (Figuras 251.1 e 251.2).

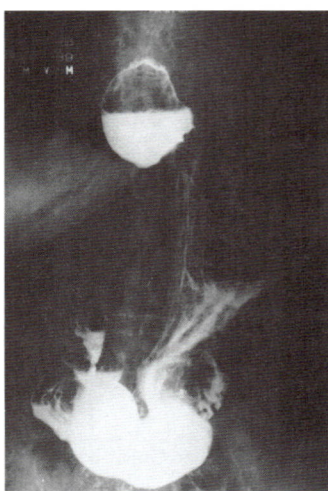

Figura 251.1 Hérnia hiatal por deslizamento com nível líquido na bolsa herniana.

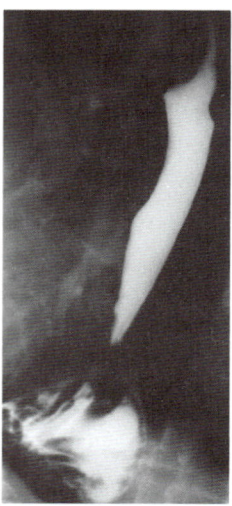

Figura 251.2 Hérnia hiatal. Radiografia contrastada do esôfago evidenciando deslocamento cranial da junção esofagogástrica para o tórax.

CLASSIFICAÇÃO

Hérnia por deslizamento (tipo I). Tipo mais comum (85 a 95% dos casos), é um achado frequente na endoscopia, com prevalência de até 25% da população. Ocorre quando a junção esofagogástrica (JGE) é deslocada para a cavidade torácica, resultando em discrepância entre o nível da JGE e o hiato diafragmático. Pode ser permanente, com fixação da parede gástrica herniada em sua nova posição, ou intermitente, dependendo do decúbito ou do aumento da pressão intra-abdominal.

Esse tipo de hérnia hiatal está frequentemente associado ao anel de Schatzki (ver Capítulo 253, *Membranas e Anéis Esofágicos*).

Hérnia paraesofágica ou por rolamento (tipo II). Nesse tipo, a JGE não se desloca para o tórax. A bolsa herniária é formada pelo fundo do estômago que se insinua entre o esôfago abdominal e a borda esquerda do hiato diafragmático.

Hérnia mista (tipo III). Coexistem os dois mecanismos, ou seja, a JGE se desloca para o tórax, ao mesmo tempo que se forma uma bolsa gástrica paraesofágica.

CAUSAS E FATORES DE RISCO

- Na maioria dos pacientes, a causa é desconhecida (genética?)
- Obesidade
- Levantamento de peso
- Idade avançada
- Tabagismo (?)
- Exposição prolongada do esôfago à secreção ácida.

MANIFESTAÇÕES CLÍNICAS

- Pode ser assintomática
- A sintomatologia pode depender do aparecimento de refluxo gastresofágico ou de suas complicações (ver Capítulo 246, *Doença do Refluxo Gastresofágico*)
- Disfagia por alterações motoras do esôfago distal ou estenose secundária à esofagite
- Odinofagia
- Regurgitação
- Eructação
- Pirose (mais frequente à noite).

EXAMES COMPLEMENTARES

- Exame radiológico com esôfago contrastado, com o paciente deitado, na posição oblíqua anterior direita ou oblíqua posterior esquerda (manobras para evidenciar pequenas hérnias: posição de Trendelenburg, compressão do abdome, manobra de Valsalva)
- Endoscopia (imprescindível em pacientes sintomáticos)
- Biópsia para avaliação de processo inflamatório (esofagite)
- Cintilografia
- pHmetria esofágica.

COMPLICAÇÕES

- Estenose esofágica
- Úlcera péptica marginal
- Metaplasia colunar (esôfago de Barrett)
- Hérnia paraesofágica encarcerada.

COMPROVAÇÃO DIAGNÓSTICA

- Dados clínicos + exame radiológico e/ou exame endoscópico.

TRATAMENTO

- Ver Capítulo 246, *Doença do Refluxo Gastresofágico*
- Tratamento cirúrgico: em casos selecionados.

BIBLIOGRAFIA

Balbinot SS, Soldera J, Pilla PC, Bernardi LS, Balbinot RÂ. Hérnia hiatal, esôfago de Barrett e a gravidade da esofagite de refluxo. Arquivos Catarinenses de Medicina. 2007;36(3).

Rezende SM et al. Doenças do esôfago. In: Porto CC, Porto ALP. Semiologia médica. 8. ed. Rio de Janeiro: Guanabara Koogan; 2019.

Sakai P. Tratado de endoscopia digestiva alta. 3. ed. Rio de Janeiro: Atheneu; 2014.

Shea B, Boyan W, Decker J, Almagno V, Binenbaum S, Matharoo G et al. Emergent repair of paraesophageal hernias and the argument for elective repair. JSLS. 2019;23(2).

Wallner B, Björ O, Andreasson A, Hellström PM, Forsberg AM, Talley NJ et al. Identifying clinically relevant sliding hiatal hernias: a population-based endoscopy study. Scandinavian Journal of Gastroenterology. 2018;53(6):657-60.

252
Megaesôfago Chagásico
Esofagopatia chagásica crônica

José Abel Alcanfor Ximenes ✦ Rafael Oliveira Ximenes ✦ Rodrigo Oliveira Ximenes ✦ Priscilla Souza de Faria

INTRODUÇÃO

Comprometimento do esôfago na doença de Chagas, caracterizado por distúrbios motores decorrentes do comprometimento do sistema nervoso autônomo (plexos mientéricos), culminando na perda do peristaltismo do corpo e na ausência do relaxamento do esfíncter inferior do esôfago às deglutições, com subsequentes dilatação e alongamento do órgão.

CAUSAS E FATORES DE RISCO

- Infecção pelo *Trypanosoma cruzi*, habitualmente transmitido por vetor (insetos da subfamília Triatominae, principalmente o *Triatoma infestans*), em virtude de condições habitacionais precárias, principalmente na zona rural (casas de "pau a pique") (ver Capítulo 580, *Doença de Chagas*)
- Outras formas de transmissão *T. cruzi* em humanos: transfusão de sangue e transmissão congênita; transplantes de órgãos sólidos e medula óssea de um doador cronicamente infectado; transmissão oral por meio da ingestão de alimentos contaminados com o protozoário (garapa, açaí), transmissão por meio de acidentes de laboratório que manejam protozoários vivos. Uma via teoricamente possível, mas extremamente rara, é a transmissão sexual.

CLASSIFICAÇÃO

- **Grupo I**: esôfago de calibre aparentemente normal ao exame radiológico, mas que apresenta pequena retenção de contraste (Figura 252.1A)
- **Grupo II**: esôfago com moderado aumento de calibre, retenção apreciável do meio de contraste e presença de ondas terciárias pela maior atividade motora incoordenada do órgão e comumente associada à hipertonia do esôfago inferior (Figura 252.1B)
- **Grupo III**: esôfago com calibre bastante aumentado, hipotônico, exibindo pouca atividade contrátil de suas paredes, com grande retenção de contraste (Figura 252.1C)
- **Grupo IV**: dolicomegaesôfago. Calibre muito aumentado, sem atividade contrátil, alongado, tortuoso, dobrando-se sobre a cúpula diafragmática e retendo grande quantidade de contraste (Figura 252.1D).

MANIFESTAÇÕES CLÍNICAS

- Disfagia de evolução progressiva lenta
- Odinofagia
- Dor retroesternal
- Regurgitação de alimento não digerido
- Pirose
- Sialose
- Eructações
- Soluço
- Desnutrição
- Hipertrofia das parótidas nos casos mais avançados.

DIAGNÓSTICO DIFERENCIAL

- Espasmo difuso do esôfago
- Acalasia esofágica idiopática
- Esclerodermia

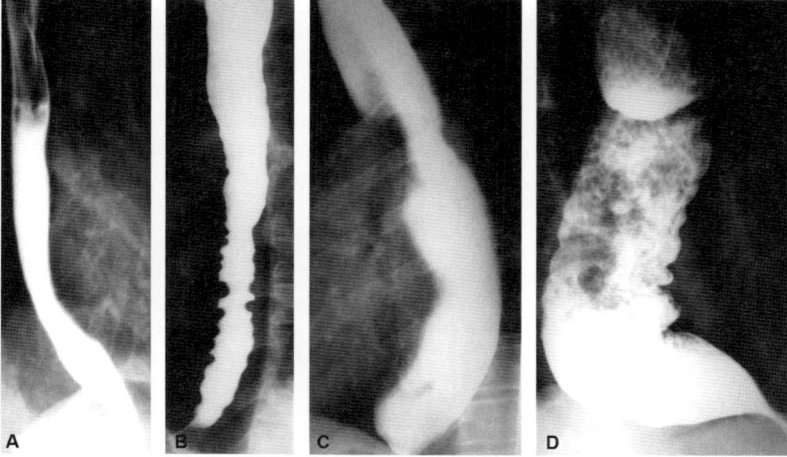

Figura 252.1 Estadiamento radiológico do megaesôfago chagásico. **A.** Grupo I: calibre mantido, discreta retenção de contraste. **B.** Grupo II: dilatação moderada, incoordenação motora. **C.** Grupo III: dilatação acentuada, hipotônico. **D.** Grupo IV: dolicomegaesôfago (atônico, dilatado e alongado).

- Estenose péptica
- Carcinoma estenosante de esôfago distal.

EXAMES COMPLEMENTARES

- Radiografia contrastada do esôfago, estômago e duodeno
- Endoscopia digestiva alta
- Manometria esofágica
- Testes sorológicos para doença de Chagas.

COMPROVAÇÃO DIAGNÓSTICA

- Dados clínicos associados à epidemiologia + exames de imagem + manometria esofágica + sorologia para doença de Chagas (ver Capítulo 580, *Doença de Chagas*).

TRATAMENTO

- O paciente deve alimentar-se sem pressa, em lugar tranquilo, mastigando bem os alimentos, evitando substâncias irritantes para a mucosa do esôfago. Optar por uma mudança na consistência do alimento, dando preferência aos líquidos e pastosos.

Tratamento medicamentoso

- Nas formas iniciais, pode-se tentar o uso de medicamentos que relaxam o esfíncter inferior do esôfago (isossorbida, 2,5 a 5 mg por via oral [VO], 5 minutos antes das refeições ou nifedipino, 10 mg VO, 45 minutos antes das refeições)
- Tratamento dilatador: balão pneumático
- Injeção endoscópica direta de toxina botulínica no esfíncter esofágico inferior.

Tratamento cirúrgico

- Cardiomiotomia
- Miotomia perioral endoscópica (POEM)
- Esofagectomia total.

Complicações do tratamento

- Pode haver ruptura, perfuração ou hemorragia do esôfago após a dilatação forçada
- Após o tratamento cirúrgico, pode haver esofagite por refluxo gastresofágico.

EVOLUÇÃO E PROGNÓSTICO

- Evolução quase sempre progressiva
- Bons resultados em cerca de 60% dos pacientes após 5 anos de dilatação.

BIBLIOGRAFIA

Azevedo MF. GPS Medicamentos. Guia prático em saúde. Rio de Janeiro: Guanabara Koogan; 2017.

Laurino-Neto RM, Herbella F, Schlottmann F, Patti M. Avaliação diagnóstica da acalasia do esôfago: dos sintomas à classificação de Chicago. ABCD Arq Bras Cir Dig. 2018;31(2):e1376.

Porto CC, Porto AL. Semiologia médica. 8. ed. Rio de Janeiro: Guanabara Koogan; 2019

Rezende JM, Lauar KM, Oliveira AR. Aspectos clínicos e radiológicos da aperistalsis do esôfago. Rev Bras Gastroenterol. 1960;12:247-62.

Souza DHS. Perfil epidemiológico e associação clínico-radiológica dos pacientes com megaesôfago chagásico acompanhados no Hospital das Clínicas da UFG, no período de 1998 a 2010. Dissertação (Mestrado em Ciências da Saúde). Universidade Federal de Goiás, Goiânia, 2013. 89 p.

Viebig RG. Manometria esofágica de alta resolução, pHmetria esofágica, Impedâncio-pHmetria esofágica e manometria anorretal de alta resolução: como fazer e interpretar. Rio de Janeiro: Rúbio; 2019.

Zaterka S, Eisig JN. Tratado de gastrenterologia da graduação à Pós-graduação. 2. ed. Rio de Janeiro: Atheneu; 2016.

253
Membranas e Anéis Esofágicos

Síndrome de Plummer-Vinson, anel de Schatzki

José Abel Alcanfor Ximenes ◆ Rodrigo Oliveira Ximenes ◆ Rafael Oliveira Ximenes ◆ Mariana Belizário Vieira

INTRODUÇÃO

São estruturas de origem congênita ou adquirida, localizadas no esôfago, capazes de causar disfagia, mas que podem ser detectadas no exame radiológico ou endoscópico do esôfago, em pacientes assintomáticos.

MEMBRANAS ESOFÁGICAS

Constituem estruturas localizadas no esôfago cervical, formadas por pregas da mucosa que se projetam na luz do esôfago. Podem ser únicas ou múltiplas. Mais frequentes no sexo feminino, entre 40 e 70 anos.

MANIFESTAÇÕES CLÍNICAS

- Podem ser assintomáticas
- A manifestação clínica mais frequente é a disfagia.

EXAMES COMPLEMENTARES

- Ao exame radiológico, a membrana aparece como uma fina reentrância na coluna de bário
- Ao exame endoscópico, observa-se uma estrutura acinzentada, fina, com pequenas arteríolas e vênulas
- A associação de membrana esofágica cervical com anemia ferropriva constitui a síndrome de Plummer-Vinson.

Síndrome de Plummer-Vinson

A tríade sugestiva de síndrome de Plummer-Vinson compreende disfagia intermitente, ferropenia e presença de membrana esofágica. Em razão da deficiência crônica de ferro, ocorre crescimento de tecido, formando membranas de pregas da mucosa, que bloqueiam parcial ou totalmente a luz esofágica.

Observam-se, também, estomatite angular, queimação na língua que adquire coloração vermelho-brilhante por atrofia das papilas gustativas e alterações das unhas. É mais frequente em mulheres acima de 50 anos (ver Capítulo 421, *Anemias*).

TRATAMENTO

- Remoção da membrana via endoscópica
- Correção da deficiência de ferro pode resultar no desaparecimento das membranas na síndrome de Plummer-Vinson.

ANEL ESOFÁGICO

O mais comum é o chamado anel de Schatzki, que consiste em subestenose localizada na transição esofagogástrica, no ponto de união do epitélio escamocelular. Pode ser observado em crianças (origem congênita), mas é mais frequente em adultos e idosos, em pacientes com refluxo esofágico e esofagite crônica.

MANIFESTAÇÕES CLÍNICAS

- A disfagia é o principal sintoma em idosos.

EXAMES COMPLEMENTARES

- Pode ser observado ao exame radiológico contrastado, mas é a fluoroscopia esofágica que possibilita observar mais detalhes
- O exame endoscópico deve ser complementado com biópsia.

TRATAMENTO

- O tratamento inicial é o do refluxo gastresofágico (ver Capítulo 246, *Doença do Refluxo Gastresofágico*)
- Em alguns casos, é necessária a dilatação endoscópica.

BIBLIOGRAFIA

Dani R, Passos MCF. Gastroenterologia essencial. 4. ed. Rio de Janeiro: Guanabara Koogan; 2014.

Feldman M, Friedman LS, Brandt LJ. Tratado Gastrointestinal e Doenças do Fígado. 9. ed. Rio de Janeiro: Elsevier; 2014. p. 684-7.

Moraes Filho SPP, Navarro-Rodriguez T, BarbutiI R, Eisig J, Chinzon D, Bernardo W et al. Guidelines for the diagnosis and management of gastroesophageal reflux disease: an evidence based consensus. Arq Gastroenterol. 2010;47:99-115.

Porto CC, Porto AL. Semiologia médica. 8. ed. Rio de Janeiro: Guanabara Koogan; 2019.

254
Neoplasias do Esôfago e Junção Esofagogástrica

Esôfago de Barrett, carcinoma do esôfago

José Abel Alcanfor Ximenes ◆ Rafael Oliveira Ximenes ◆ Rodrigo Oliveira Ximenes ◆ José Carlos do Valle

INTRODUÇÃO

As neoplasias do esôfago compreendem tumores benignos (papilomas, pólipos fibrovasculares, liomiomas, lipomas) e tumores malignos (carcinoma espinocelular e adenocarcinoma). As neoplasias benignas são raras, sendo o liomioma a mais frequente.

O carcinoma espinocelular, que está relacionado com etilismo e tabagismo, localiza-se predominantemente nos terços superior e médio. O adenocarcinoma tem localização predominantemente distal, estando relacionado com o esôfago de Barrett (Figura 254.1).

Do ponto de vista macroscópico, as neoplasias malignas podem ser vegetantes, ulceradas ou infiltrantes, além das formas mistas. Localizam-se em 20% das vezes no terço superior, 30% no médio e 50% no inferior (Figura 254.2).

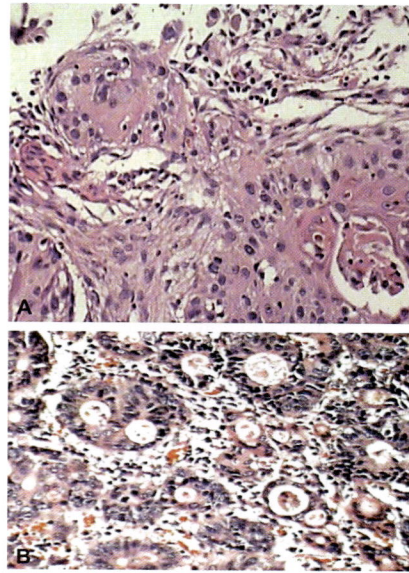

Figura 254.1 Neoplasia do esôfago. **A.** Neoplasias de células escamosas (carcinoma espinocelular). **B.** Adenocarcinoma provavelmente originado em esôfago de Barrett.

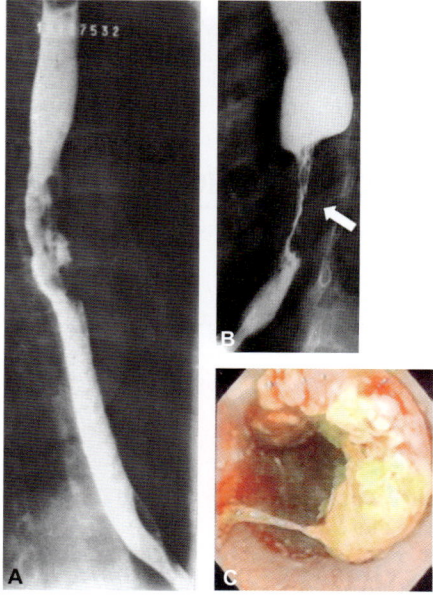

Figura 254.2 Neoplasia de esôfago. **A.** Radiografia do esôfago evidenciando neoplasia vegetante e ulcerada no terço médio do esôfago. **B.** Radiografia do esôfago exibindo neoplasia infiltrante com estreitamento acentuado da luz esofágica. **C.** Endoscopia do esôfago com lesão vegetante.

A estimativa do Instituto Nacional de Câncer (INCA) para os anos 2018/2019 é de que ocorram cerca de 10.790 casos novos por ano. Essas neoplasias ocupam o 10º lugar entre os tumores malignos e com predominância entre os homens.

CAUSAS E FATORES DE RISCO

- Esôfago de Barrett (adenocarcinoma)
- Obesidade
- Dieta rica em alimentos conservados em salmoura, defumados, enlatados ou mal armazenados (presença de nitrosaminas)
- Tabagismo
- Etilismo
- Infecção por papilomavírus humano (HPV)
- Lesões químicas do esôfago
- Exposição à radiação
- Síndrome de Plummer-Vinson
- Doença celíaca
- Megaesôfago chagásico.

Esôfago de Barrett

- Caracteriza-se pela substituição do epitélio escamoso do esôfago por epitélio colunar contendo células estratificadas do tipo intestinal (metaplasia intestinal) em qualquer extensão do órgão, cuja causa mais provável é o refluxo gastresofágico crônico
- A maioria dos adenocarcinomas do esôfago distal surge no esôfago de Barrett (ver Figura 254.1)
- O tempo de sobrevida em 5 anos está relacionado com o estadiamento, indo de 0 a 80%, comprovando a necessidade do diagnóstico precoce
- Pacientes com esôfago de Barrett devem ser submetidos à endoscopia digestiva alta (EDA) de acordo com o grau de displasia, com a seguinte periodicidade: a cada 3 anos na ausência de displasia, confirmada por 2 EDA com biópsia em intervalo de 1 ano; anual, na displasia de baixo grau, confirmada por patologista experiente em 2 EDA com biópsia com intervalo de 6 meses; ou a cada 3 meses na displasia de alto grau. No último caso, pode-se optar por intervenção em vez de seguimento, além de ser essencial para afastar adenocarcinoma
- O risco de desenvolvimento de adenocarcinoma no caso de displasia de alto grau excede 30% em 5 anos.

MANIFESTAÇÕES CLÍNICAS

- Disfagia rapidamente progressiva de alimentos sólidos para líquidos
- Perda de peso
- Regurgitação e aspiração de alimentos
- Dor retroesternal
- Halitose
- Soluço
- Tosse
- Rouquidão
- Linfonodos supraclaviculares aumentados
- Caquexia na fase avançada.

DIAGNÓSTICO DIFERENCIAL

- Acalasia do esôfago
- Tumores benignos do esôfago
- Distúrbios da motilidade do esôfago
- Compressão extrínseca do esôfago.

ESTADIAMENTO TNM DA *AMERICAN JOINT COMMITTEE ON CANCER*

- Categoria T:
  - TX: tumor primário não avaliável
  - T0: sem evidência de lesão primária
  - Tis: displasia de alto grau
  - T1: tumor invade a lâmina própria, muscular da mucosa, ou submucosa
    - T1a: tumor invade a lâmina própria ou muscular da mucosa
    - T1b: tumor invade a submucosa
  - T2: tumor invade a muscular própria
  - T3: tumor invade a adventícia
  - T4: tumor invade estruturas adjacentes
    - T4a: tumor que invade estruturas adjacentes, como pleura, veia ázigos, pericárdio, diafragma ou peritônio
    - T4b: tumor que invade outras estruturas adjacentes, como aorta, corpo vertebral ou traqueia
- Categoria N:
  - NX: linfonodos regionais não avaliáveis
  - N0: sem metástases em linfonodos regionais
  - N1: com metástases em um a dois linfonodos regionais
  - N2: com metástases em três a seis linfonodos regionais
  - N3: com metástases em sete ou mais linfonodos regionais
- Categoria M:
  - M0: sem metástase a distância
  - M1: com metástase a distância
- Gr: grau histológico (1 a 3)
- L: localização (superior, médio ou distal).

Os Quadros 254.1 e 254.2 apresentam os estadiamentos clínicos do carcinoma epidermoide e do adenocarcinoma, respectivamente.

Fundamentos para o estadiamento

- O estadiamento do câncer de esôfago deve ser feito pelo exame físico completo, por tomografia computadorizada (TC) de tórax e abdome e exames laboratoriais

Quadro 254.1 Estadiamento clínico do carcinoma epidermoide.

Estádio 0	Tis	N0	M0
Estádio I	T1	N0	M0
Estádio IIA	T1	N1	M0
Estádio IIB	T2	N0	M0
Estádio III	T1	N2	M0
	T2	N1, N0	M0
	T3, T4a	N0, N1	M0
Estádio IVA	T4b	N0, N1	M0
	Qualquer T	N2, N3	M0
Estádio IVB	Qualquer T	Qualquer N	M1

Quadro 254.2 Estadiamento clínico do adenocarcinoma.

Estádio I	T1, T2	N0	M0
Estádio IIA	T1, T2	N1, N2, N3	M0
Estádio IIB	T3, T4a	N0	M0
Estádio III	T3, T4a	N1, N2, N3	M0
Estádio IV	T4b	Qualquer N	M0
Estádio IV	Qualquer T	Qualquer N	M1

- Esofagograma e ultrassonografia endoscópica (USGE) são úteis, o último é fundamental para demonstrar a invasão das camadas do esôfago e possíveis metástases para linfonodos adjacentes
- A tomografia computadorizada por emissão de pósitrons (PET-TC) deve ser empregada, se disponível.

EXAMES COMPLEMENTARES

- Endoscopia digestiva alta: principal exame no diagnóstico do câncer de esôfago, permitindo biópsia para exame histopatológico
- Radiografia do esôfago: pode mostrar massa esofágica com erosões e obstrução parcial da luz do órgão. Útil para avaliar a extensão da lesão e a resposta ao tratamento não cirúrgico
- Tomografia computadorizada de tórax e abdome: essencial no estadiamento do tumor
- USGE: alta sensibilidade e especificidade para os estadiamentos T e N, podendo, para o último, ser associada à punção aspirativa com agulha fina (PAAF) de linfonodos suspeitos
- Broncoscopia: obrigatória nos tumores localizados no esôfago médio acima da carina para excluir acometimento brônquico
- PET-TC: mais sensível que a TC para estadiamentos N e M. Ajuda na delimitação do campo de radioterapia e na avaliação de resposta ao tratamento.

COMPROVAÇÃO DIAGNÓSTICA

- Dados clínicos + endoscopia digestiva alta + exame citológico e histopatológico, sendo o último fundamental.

COMPLICAÇÕES

- Radioterapia pode causar perfuração, estenose, fístula, esofagite, pneumonite, mielite e fibrose pulmonar
- Invasão dos nervos laríngeos recorrentes com paralisia de cordas vocais e rouquidão
- Ulceração, estenose ou fístula traqueoesofágica
- Hematêmese e melena são raras no carcinoma epidermoide e mais frequentes no adenocarcinoma.

TRATAMENTO

- Melhorar o estado nutricional. A alimentação deve ser pastosa ou líquida
- Podem ser necessárias sonda nasoenteral ou gastrostomia e, eventualmente, nutrição parenteral
- O tratamento depende do estadiamento do tumor, de seu tipo histológico e da localização (esôfago proximal, médio ou distal – Figura 254.3) e pode incluir cirurgia, quimioterapia (QT) ou radioterapia (RT)
- Tumores estádio 0 ou I (Tis e T1a) devem ser preferencialmente tratados com mucosectomia endoscópica ou outras técnicas ablativas, sem a necessidade de tratamento neoadjuvante ou adjuvante
- Tumor de esôfago superior estádio I (> T1a) tem alta mortalidade cirúrgica e deve receber quimiorradioterapia
- Tumores de esôfago médio ou distal têm como tratamento preferencial a cirurgia, por vezes complementada com QT e/ou RT neoadjuvante e adjuvante

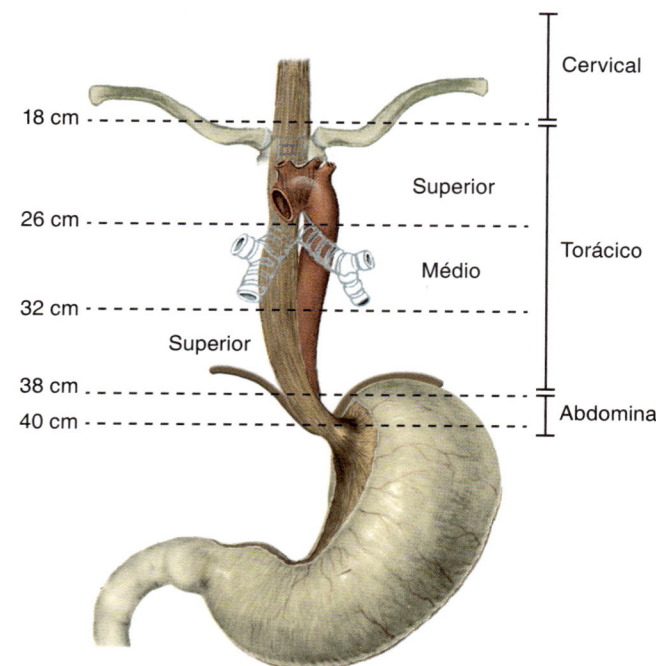

Figura 254.3 As três porções do esôfago delimitadas na endoscopia, mensuradas a partir dos dentes incisivos, e fundamentais para a decisão terapêutica.

- Tumor estádio IV deve ser tratado com QT paliativa
- Na paliação da disfagia, são opções: QT associada ou não à RT, *stent*, *laser*, terapia fotodinâmica e braquiterapia.

Quimiorradioterapia

- 1ª opção: paclitaxel, 50 mg/m^2/IV em 1 hora, seguido por carboplatina, AUC 2(*) IV, semanalmente por 5 semanas durante a RT
- 2ª opção: cisplatina, 75 mg/m^2/IV em 3 horas nos dias 1 e 29, em associação ao fluoruracila, 750 mg/m^2/IV em infusão contínua por 24 horas, diariamente nos dias D1 até D4, e D29 a D32, em um ciclo de 35 dias
- A RT nos dois esquemas apresentados é concomitante a partir do 1º dia do ciclo (5.040 cGy em 25 frações por 5 semanas)
- Outros esquemas de quimioterapia são possíveis tanto no pré-operatório quanto no pós-operatório utilizando medicamentos como oxaliplatina, cabecitabina, leucovorim e docetaxol.

Os pormenores das inúmeras modalidades de quimioterapia fogem ao escopo deste capítulo, mas podem ser observados nos textos especializados indicados.

SEGUIMENTO

- O acompanhamento de pacientes com câncer de esôfago deve ser feito a cada 3 meses por 2 anos e, a seguir, semestralmente por mais 3 anos
- A cada consulta, é preciso realizar exame físico completo e solicitar exames laboratoriais
- Exames de imagem e esofagograma ou endoscopia digestiva alta (EDA) devem ser solicitados em visitas alternadas, e a PET-TC quando houver suspeita de recidiva por exames de laboratório ou imagem convencional.

PREVENÇÃO

- Cessar tabagismo
- Evitar o consumo excessivo de bebidas alcoólicas
- Redução de peso nos obesos
- Acompanhamento dos pacientes de risco com endoscopia para detectar lesões pré-malignas e diagnóstico precoce das neoplasias.

EVOLUÇÃO E PROGNÓSTICO

- Depende da precocidade do diagnóstico
- Taxa de mortalidade após ressecção ou *bypass* é de 10 a 15%
- Taxa de sobrevida global em 5 anos é de apenas 5%
- Câncer de esôfago sem metástases submetido à cirurgia em fase precoce pode ter sobrevida elevada.

BIBLIOGRAFIA

Azevedo MF. GPS Medicamentos. Guia prático em saúde. Rio de Janeiro: Guanabara Koogan; 2017.

Buzaid AC, Maluf FC, Lima CMR. Manual de oncologia clínica. 8. ed. São Paulo: Dendrix; 2010.

Dani R. Gastroenterologia essencial. 4. ed. Rio de Janeiro: Guanabara Koogan; 2011.

Hoff PMG (ed). Tratado de Oncologia. São Paulo: Atheneu; 2013.

Magalhães AF, Cordeiro FT, Quilici FA, Machado G, Amarante HM, Prolla JC et al. Endoscopia digestiva diagnóstica e terapêutica. São Paulo: Revinter; 2005.

Orlando RC. Diseases of the esophagus. In: Goldman L, Ausiello D. Cecil Medicine. 23. ed. Saunders Elsevier; 2008.

Rezende JM, Andrade Sá NM. Esôfago. In: Porto CC, Porto AL. Semiologia médica. 7. ed. Rio de Janeiro: Guanabara Koogan; 2014.

Wang KK, Sampliner RE. Updated guidelines 2008 for the diagnosis, surveillance and therapy of Barret's esophagus. Am J Gastroenterol. 2008;103:708-97.

255
Presbiesôfago

José Abel Alcanfor Ximenes ◆ Rodrigo Oliveira Ximenes ◆ Rafael Oliveira Ximenes ◆ Laize Mariane Gonçalves Silva Castro

INTRODUÇÃO

Alteração esofágica que ocorre em pessoas idosas, provavelmente por degeneração das células ganglionares dos plexos intramurais com repercussão na motilidade, podendo ser acompanhada de espasmo difuso provocado pela retenção de alimento (ver Capítulo 249, *Espasmo Difuso do Esôfago*).

CAUSAS

- Envelhecimento natural e fisiológico das estruturas esofágicas.

MANIFESTAÇÕES CLÍNICAS

- Dificuldade para deglutir alimentos secos ou mal mastigados, principalmente pedaços de carne
- Odinofagia: dor retroesternal acompanhando a disfagia
- Pneumonia aspirativa
- Desnutrição.

EXAMES COMPLEMENTARES

- Radiografia do esôfago com contraste. Pode ser normal ou evidenciar ondulações múltiplas semelhantes às observadas no espasmo difuso do esôfago (ver Capítulo 249, *Espasmo Difuso do Esôfago*)
- Esofagomanometria em casos especiais
- Videofluoroscopia da deglutição.

DIAGNÓSTICO DIFERENCIAL

- Doença arterial coronariana nos casos de dor retroesternal
- Divertículos esofágicos, espasmo difuso do esôfago, membranas e anéis esofágicos
- Esôfago de Barrett
- Câncer do esôfago
- Disfagia em doenças neurológicas, frequentes nos idosos (doença de Alzheimer ou outras demências).

TRATAMENTO

- Explicar ao paciente a necessidade de comer vagorosamente com cuidadosa mastigação, evitando deglutir alimentos secos ou em pedaços grandes
- Acompanhar a deglutição com pequenos goles de água ou suco
- Realizar acompanhamento com fonoaudiologia.

BIBLIOGRAFIA

Capelari S et al. The dysphagia in the aging associated with mental disorder and malnutrition. Revista Inova Saúde. 2019;9(1).

Moraes Filho SPP, Navarro-Rodriguez T, Barbuti R, Eisig J, Chinzon D, Bernardo W et al. Guidelines for the diagnosis and management of gastroesophageal reflux disease: an evidence based consensus. Arq Gastroenterol. 2010;47:99-115.

Porto CC, Porto AL. Semiologia médica. 8. ed. Rio de Janeiro: Guanabara Koogan; 2019.

Rech RS, Milesa A, Allen JE. Swallowing in aging and dentistry. Revista da Faculdade de Odontologia. 2018;23(1):77-83.

256
Varizes Esofágicas

Américo de Oliveira Silvério ◆ Marcelo da Silva Muniz

INTRODUÇÃO

Dilatação do plexo venoso submucoso do esôfago, decorrente de hipertensão no sistema porta que provoca dilatação e aumento da pressão nas veias periesofágicas, com repercussão nas veias perfurantes.

Ocorrem em aproximadamente 20% dos pacientes com hipertensão portal e em cerca de 60% dos pacientes cirróticos (ver Capítulos 312, *Hipertensão Portal*, e 287, *Cirrose Hepática*).

CAUSAS

- Cirrose hepática
- Fibrose esquistossomótica
- Trombose portal
- Hepatopatia crônica.

CLASSIFICAÇÃO

- Grau I (fino calibre): cordão varicoso com diâmetro menor que 3 mm
- Grau II (médio calibre): cordão varicoso com diâmetro entre 3 e 6 mm
- Grau III (grosso calibre): cordão varicoso com diâmetro maior que 6 mm.

MANIFESTAÇÕES CLÍNICAS

- Assintomáticas até que ocorra ruptura de uma variz
- Ruptura: hematêmese, melena, enterorragia (ver Capítulos 250, *Hemorragia Digestiva Alta,* e 275, *Hemorragia Digestiva Baixa*)
- Manifestações clínicas relacionadas com as causas (circulação colateral no abdome, esplenomegalia, ascite, aranhas vasculares, icterícia, eritema palmar, hipocratismo digital).

DIAGNÓSTICO DIFERENCIAL

- Hemangioma esofágico.

EXAMES COMPLEMENTARES

- Radiografia contrastada do esôfago (Figura 256.1A)
- Endoscopia digestiva alta (Figura 256.1B)
- Ultrassonografia com Doppler do sistema porta.

COMPROVAÇÃO DIAGNÓSTICA

- Dados clínicos + endoscopia digestiva alta.

COMPLICAÇÕES

- Hemorragia digestiva (ver Capítulo 250, *Hemorragia Digestiva Alta*).

TRATAMENTO

- Tratamento da doença de base
- Tratamento do sangramento agudo
  - Octreotida, somatostatina ou terlipressina devem ser administradas imediatamente quando se suspeita de hemorragia por varizes esofágicas, mantendo-se o tratamento por 2 a 5 dias
  - Tratamento endoscópico: ligadura elástica e escleroterapia
  - Transplante de fígado nas hepatopatias avançadas
  - Cirurgia para descompressão portal ou derivação (*shunt*) portossistêmica intra-hepática transjugular (TIPS) em pacientes com falha do tratamento clínico e endoscópico (complicações: disfunção do TIPS, encefalopatia hepática).

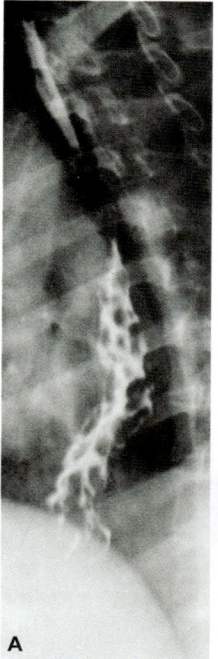
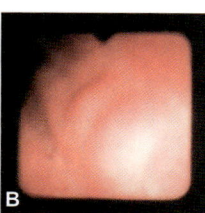

Figura 256.1 Varizes esofágicas. **A.** Volumosas varizes do esôfago (cordões ao longo da mucosa com falhas de enchimento) em um caso de hipertensão portal em decorrência de uma esquistossomose mansônica. **B.** Varizes do esôfago observadas à endoscopia.

Atenção

- O tamponamento com balão tem valor muito limitado no controle da hemorragia varicosa e deve ser usado apenas como ponte para o tratamento definitivo, no máximo durante 24 horas e de preferência em uma unidade de terapia intensiva
- Deve-se iniciar antibioticoterapia profilática na admissão dos pacientes cirróticos com hemorragia digestiva
- O betabloqueador deve ser descontinuado e reintroduzido a partir do 5º dia após parada do sangramento.

PREVENÇÃO

Endoscopia para rastreamento e acompanhamento das varizes de esôfago em todos os pacientes com hipertensão portal, a cada 2 ou 3 anos em cirróticos sem varizes e a cada 1 ou 2 anos em cirróticos compensados com varizes de fino calibre.

Prevenção de sangramento

- Prevenção do primeiro sangramento:
  - Pacientes com varizes finas não necessitam de tratamento
  - Pacientes com varizes de médio ou grosso calibre devem ser tratados com betabloqueador (propranolol), em uma dose capaz de diminuir 25% a frequência cardíaca de repouso (frequência cardíaca em torno de 55 bpm)
  - Nos pacientes com contraindicação para uso de betabloqueadores, realizar ligadura elástica das varizes
- Prevenção do ressangramento:
  - Betabloqueadores, ligadura elástica ou escleroterapia
  - Ligadura elástica constitui a opção para os pacientes com contraindicação para o uso de betabloqueadores
  - Combinação de betabloqueador com ligadura ou escleroterapia endoscópica necessita ser mais bem estudada.

EVOLUÇÃO E PROGNÓSTICO

- Varizes esofágicas surgem em 5 a 15% dos pacientes cirróticos a cada ano
- Cerca de 25 a 40% dos pacientes terão hemorragia em 2 anos
- De 30 a 70% morrerão no primeiro episódio hemorrágico
- De 60 a 70% sofrerão ressangramento em um período de 2 anos.

BIBLIOGRAFIA

Azevedo MF. GPS Medicamentos. Guia prático em saúde. Rio de Janeiro: Guanabara Koogan; 2017.

Dani R. Gastroenterologia essencial. 4. ed. Rio de Janeiro: Guanabara Koogan; 2011

Porto CC, Porto AL. Semiologia médica. 8. ed. Rio de Janeiro: Guanabara Koogan, 2019.

Strauss E. Hipertensão portal. In: Mattos AA, Dantas W. Compêndio de Hepatologia. 2. ed. Porto Alegre: Fundação BYK; 2001.

Seção C • Estômago

257
Dispepsia Funcional
Síndrome do desconforto pós-prandial

José Abel Alcanfor Ximenes ◆ Rafael Oliveira Ximenes ◆ Thales Simões Nobre Pires

INTRODUÇÃO

Síndrome caracterizada por sintomas de origem atribuída aos órgãos da região gastroduodenal, como dor ou queimação epigástrica, plenitude pós-prandial e saciedade precoce, de caráter persistente ou recorrente, na ausência de doença orgânica, sistêmica ou metabólica que os justifique (ver Capítulo 259, *Gastrites*). Tem prevalência em torno de 10% na população mundial.

CRITÉRIOS DIAGNÓSTICOS E CLASSIFICAÇÃO (ROMA IV)

A dispepsia funcional pode ser dividida em síndrome da dor epigástrica e síndrome do desconforto pós-prandial, podendo haver sobreposição entre elas. Em ambas, os sintomas devem estar presentes nos últimos 3 meses e com início há pelo menos 6 meses. Deve ainda ser afastada evidência de doença estrutural que justifique os sintomas, incluindo a realização de endoscopia digestiva alta.

- Síndrome da dor epigástrica: caracteriza-se por dor ou queimação epigástrica intermitente, pelo menos 1 vez/semana, de moderada ou forte intensidade, podendo estar relacionada ou não com alimentação, não generalizada nem localizada em outras regiões abdominais ou torácicas, não aliviada por defecação ou eliminação de flatos e que não preenche critérios para distúrbios de vesícula biliar ou esfíncter de Oddi
- Síndrome do desconforto pós-prandial: caracterizada por sensação de plenitude pós-prandial após refeições habituais e/ou saciedade precoce, impedindo o término da refeição, pelo menos 3 vezes/semana, com ou sem empachamento e eructações. Pode estar relacionada com a ingestão de determinados alimentos ou bebidas. Os sintomas podem apresentar intensidade que interfira nas atividades habituais ou impeça o término das refeições.

CAUSAS

Não há causa definida, e sim múltiplos possíveis fatores envolvidos em sua gênese:

- Hipersensibilidade gástrica e/ou duodenal
- Alterações de motilidade gastrintestinal (retardo no esvaziamento gástrico, redução na acomodação gástrica, hipomotilidade antral pós-prandial, resposta motora duodenal inadequada a ácidos e nutrientes, excesso de contrações do fundo gástrico pós-prandiais)
- Atividade mioelétrica alterada.

FATORES DE RISCO

- Ansiedade
- Depressão
- Hábitos alimentares inadequados
- Uso de antibióticos e anti-inflamatórios
- Tabagismo
- Obesidade
- Infecções como *Helicobacter pylori* (atualmente separada em uma entidade distinta no ROMA IV – dispepsia por *H. pylori*) e giardíase.

MANIFESTAÇÕES CLÍNICAS

- Dor ou queimação epigástrica
- Plenitude pós-prandial
- Saciedade precoce
- Náuseas e vômitos
- Eructações.

DIAGNÓSTICO

- O diagnóstico de dispepsia funcional só deve ser firmado após adequada investigação clínica e realização de exames complementares – endoscopia digestiva alta (EDA) e outros, conforme necessário. Se não for feita tal investigação, o diagnóstico é de dispepsia não investigada
- Pacientes com dispepsia de início recente sem sinais de alarme (maiores de 45 anos, perda de peso, disfagia,

sangramento gastrintestinal, anemia ferropriva, vômitos recorrentes, icterícia, massa epigástrica palpável, linfonodomegalia, história familiar de malignidade esofágica ou gástrica) e que não fazem uso de ácido acetilsalicílico ou AINEs não necessitam de EDA, podendo-se optar por tratamento empírico com inibidores de bomba de prótons (IBP) ou pesquisa não invasiva de *Helicobacter pylori*. Se positiva, está indicada a erradicação; caso negativa, tratar com IBs por 4 a 8 semanas. EDA será solicitada se não houver melhora dos sintomas ou caso haja recorrência

- Pacientes com sintomas refratários devem ter o diagnóstico revisto; caso confirmado, pode-se tentar antidepressivos tricíclicos em baixas doses, antiespasmódicos, psicoterapia ou, caso os sintomas de empachamento e saciedade precoce sejam proeminentes, fármacos que relaxem o fundo gástrico, como a buspirona.

EXAMES COMPLEMENTARES

- EDA: principal exame no diagnóstico de dispepsia funcional (necessária para afastar causas orgânicas)
- Pesquisa de *Helicobacter pylori*: pode ser realizada por EDA, teste respiratório, sorologia ou antígeno fecal
- Radiografia de esôfago-estômago-duodeno e ultrassonografia de abdome superior: são de menor utilidade e devem ser solicitadas, assim como outros exames, de acordo com a(s) hipótese(s) diagnóstica(s)
- Exame parasitológico de fezes: deve ser solicitado se houver suspeita de parasitose intestinal
- Ultrassonografia de abdome: indicada em casos de suspeita de doença biliar.

DIAGNÓSTICO DIFERENCIAL

- Doenças gastroduodenais: gastrites, úlcera péptica, câncer gástrico, doenças infiltrativas (gastrite eosinofílica, doença de Crohn, sarcoidose), gastroparesia diabética
- Doenças esofágicas: doença do refluxo gastresofágico, câncer esofágico
- Doenças do pâncreas e vias biliares: pancreatite crônica, adenocarcinoma pancreático, colelitíase, tumor de vias biliares, distúrbios do esfíncter de Oddi
- Dispepsia secundária ao uso de medicamentos [anti-inflamatórios não esteroides (AINEs), alendronato, orlistate, suplementos de ferro e potássio, digitálicos, teofilina, antibióticos, quimioterápicos]
- Outros: isquemia mesentérica crônica, síndrome do intestino irritável, parasitose intestinal (ancilostomíase, estrongiloidíase, giardíase), alteração da parede abdominal, radiculopatia de nervos torácicos, hipotireoidismo, hipercalcemia.

COMPROVAÇÃO DIAGNÓSTICA

- Dados clínicos + exames complementares para excluir doenças orgânicas, sistêmicas ou metabólicas.

TRATAMENTO

- Informação sobre a benignidade do quadro e orientações ao paciente muitas vezes são suficientes para a melhora dos sintomas e representam parte essencial do tratamento
- Não há evidências convincentes de que medidas dietético-comportamentais sejam eficazes, embora sejam frequentemente ressaltadas:
  - Fazer refeições mais frequentes e de menor volume
  - Evitar alimentos gordurosos e que exacerbem os sintomas
  - Evitar café, chá, chocolate, refrigerantes e outras bebidas gaseificadas, bebidas alcoólicas, pimenta e carne vermelha
  - Abandonar o tabagismo
  - Evitar o uso de ácido acetilsalicílico e AINEs
- Apesar da evidência limitada, o tratamento medicamentoso é orientado de acordo com a classificação da dispepsia funcional
- Tanto o Consenso Brasileiro de *H. pylori* quanto o de Roma IV recomendam o tratamento para *Helicobacter pylori* em pacientes com dispepsia funcional e infecção confirmada
- Tratar condições associadas (transtornos de ansiedade, transtorno do humor).

Tratamento medicamentoso

- Tratamento sintomático: antiácidos, antieméticos
- Bloqueadores H2 ou IBP, com preferência pelos IBP (ver Capítulo 262, *Úlcera Péptica*)
- Procinéticos são os medicamentos de primeira linha para a síndrome do desconforto pós-prandial: domperidona por via oral (VO), 10 mg, 3 vezes/dia (15 a 30 minutos antes das refeições e, se necessário, ao se deitar. Dose máxima diária: 80 mg); ou metoclopramida; bromoprida, VO, 10 mg, 3 vezes/dia (10 minutos antes das refeições)
- Medicamentos relaxantes do fundo gástrico: melhoram a acomodação gástrica nos pacientes com síndrome do desconforto pós-prandial: buspirona
- Neuromoduladores centrais: mirtazapina apresenta efeitos na acomodação gástrica, podendo ser utilizada em pacientes com sintomas de saciedade precoce e náuseas. Antidepressivos tricíclicos e antipsicóticos foram superiores ao placebo em estudo em pacientes com síndrome da dor epigástrica
- Antibióticos para erradicação do *Helicobacter pylori* (ver Capítulo 262, *Úlcera Péptica*).

A Figura 257.1 mostra o fluxograma de tratamento da dispepsia funcional.

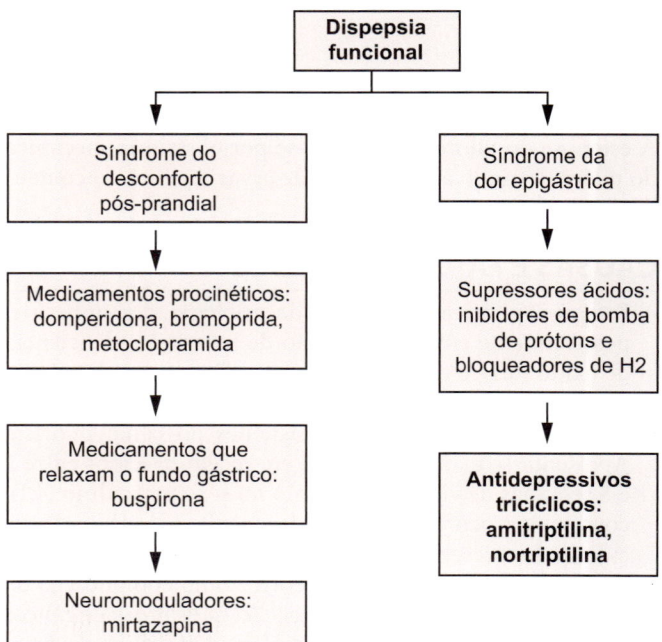

Figura 257.1 Fluxograma para tratamento da dispepsia funcional.

EVOLUÇÃO E PROGNÓSTICO

A maioria dos pacientes permanece sintomática a longo prazo, embora haja períodos de remissão.

BIBLIOGRAFIA

Azevedo MF. GPS Medicamentos. Guia prático em saúde. Rio de Janeiro: Guanabara Koogan; 2017.

Coelho LGV, Marinho JR, Genta R, Ribeiro LT, Passos M do CF, Zaterka S et al. IVth Brazilian Consensus Conference on Helicobacter pylori infection. Arq Gastroenterol. 2018;55(2).

Dani R. Gastroenterologia Essencial. 4. ed. Rio de Janeiro: Guanabara Koogan; 2011.

Enck P, Azpiroz F, Boeckxstaens G, Elsenbruch S, Feinle-Bisset C, Holtmann G et al. Functional dyspepsia. Nat Rev Dis Primers. 2017;3: 17081.

Masuy I, Van Oudenhove L, Tack J. Review article: treatment options for functional dyspepsia. Aliment Pharmacol Ther. 2019;49(9).

Porto CC, Porto AL. Semiologia médica. 8. ed. Rio de Janeiro: Guanabara Koogan; 2019.

Talley NJ, Ford AC. Functional dyspepsia. N Engl J Med. 2015;373(19): 1853-63.

Yang YX, Brill J, KrishnanP, Leontiadis G; American Gastroenterological Association Clinical Practice Guidelines Committee. American Gastroenterological Association Institute Guideline on the role of upper gastrointestinal biopsy to evaluate dyspepsia in the adult patient in the absence of visible mucosal lesions. Gastroenterology. 2015;149(4).

258
Estenose Pilórica

José Abel Alcanfor Ximenes ◆ Rafael Oliveira Ximenes ◆ Priscilla Souza de Faria

INTRODUÇÃO

A estenose do piloro caracteriza-se por obstrução mecânica do piloro, levando à dificuldade de esvaziamento do conteúdo gástrico para o duodeno.

CAUSAS E FATORES DE RISCO

- Estenose pilórica congênita: de etiologia desconhecida, possivelmente envolve alteração de inervação, deficiência de óxido nítrico e hipergastrinemia. Decorre da hipertrofia progressiva da musculatura pilórica, provocando alongamento e estreitamento persistentes do canal pilórico. Apresenta-se mais comumente em recém-nascidos entre 2 e 8 semanas de vida. Predomínio no sexo masculino (4:1), com maior ocorrência em primogênitos e em crianças cujos pais apresentaram essa afecção
- Estenose pilórica adquirida: ocorre como complicação da úlcera péptica (ver Capítulo 262, *Úlcera Péptica*), de câncer gástrico (ver Capítulo 260, *Neoplasias Malignas do Estômago*) ou, raramente, pela ingestão de cáusticos.

MANIFESTAÇÕES CLÍNICAS

- Vômitos frequentes, em jato, não biliosos, no período pósprandial
- Regurgitação
- Desidratação
- Perda de peso apesar de apetite normal
- Icterícia por hiperbilirrubinemia não conjugada
- Distensão epigástrica
- Massa muscular hipertrófica palpável (em forma de azeitona) no hipocôndrio direito
- Peristaltismo visível no epigástrio.

DIAGNÓSTICO DIFERENCIAL

- Piloroespasmo (o principal)
- Atresia congênita do piloro
- Pâncreas anular
- Refluxo gastresofágico
- Gastrenterite eosinofílica.

EXAMES COMPLEMENTARES

- Alcalose metabólica hipoclorêmica (decorrente da perda de ácido hidroclorídrico e hipovolemia simultânea)
- Hiperbilirrubinemia indireta
- Radiografia simples do abdome em posição ortostática. Principais alterações consistem em:
  - Dilatação gástrica marcante
  - Inexistência de bulbo duodenal cheio de ar
  - Escassez ou ausência de ar no intestino delgado e no intestino
  - Conteúdo gástrico espumoso e moteado; e pneumatose gástrica (rara)
- Ultrassonografia abdominal: pode revelar aumento do espessamento do piloro (tipicamente ≥ 4 mm; normal, < 2 mm) e alongamento do piloro (> 16 mm)
- Radiografia contrastada do estômago: possibilita avaliar o esvaziamento gástrico (realizada apenas quando o diagnóstico ainda não estiver bem estabelecido)
- Endoscopia digestiva pode ser necessária.

COMPROVAÇÃO DIAGNÓSTICA

- Dados clínicos + exame de imagem + endoscopia (estenose pilórica adquirida).

TRATAMENTO

- Cirúrgico, por meio da piloromiotomia, embora deva ser realizada somente quando os eletrólitos e o equilíbrio acidobásico estiverem dentro dos valores normais
- A técnica de Ramstedt consiste na excisão longitudinal extramucosa do músculo pilórico sem a necessidade de posterior sutura.

BIBLIOGRAFIA

Dani R, Passos MC. Gastroenterologia essencial. 4. ed. Rio de Janeiro: Guanabara Koogan; 2011.

Figueiredo SS, Araújo Junior CR, Nóbrega BB, Jacob BM, Esteves E, Teixeira KS et al. Estenose hipertrófica do piloro: caracterização clínica, radiológica e ecográfica. Radiol Bras. 2003;36(2).

Porto CC, Porto AL. Semiologia médica. 8. ed. Rio de Janeiro: Guanabara Koogan; 2019.

Rodrigues FHR, Caldeira Filho ML, Campos RAR, Torres SM, Elias da Silva VYN, Kashiwabara TGB et al. Estenose hipertrófica do piloro: artigo de revisão. Brazilian Journal of Surgery and Clinical Research. 2014; 6(3).

Zaterka S, Eisig JN. Tratado de Gastrenterologia da Graduação à Pós-Graduação. 2. ed. São Paulo: Atheneu; 2016.

259
Gastrites

Gastrite por Helicobacter pylori, *gastrite autoimune*

José Abel Alcanfor Ximenes ◆ Rafael Oliveira Ximenes ◆ Priscilla Souza de Faria

INTRODUÇÃO

Gastrite significa inflamação gástrica e se caracteriza pela presença de infiltrado leucocitário inflamatório na mucosa do estômago, que pode ou não se associar a alterações do aspecto endoscópico.

A gastrite por *Helicobacter pylori* e a gastrite autoimune são os dois principais representantes.

O termo "gastropatia", por sua vez, foi criado para indicar a lesão da mucosa gástrica, associada a regeneração epitelial, edema e vasodilatação, não acompanhados de infiltrado leucocitário. A gastropatia por anti-inflamatórios não esteroides (AINEs), alcoólica e por refluxo biliar são os principais exemplos.

Não há relação clara entre o grau de inflamação histológica e a gravidade dos sintomas referidos pelo paciente. Os dados clínicos devem ser analisados com os achados endoscópicos e histológicos.

Na linguagem leiga, a denominação "gastrite" é empregada para diferentes condições.

CLASSIFICAÇÃO

Diversas classificações foram criadas na tentativa de agrupar e distinguir as diferentes formas de gastrite, levando-se em conta, principalmente, seus aspectos clínicos, patogênicos e patológicos. Tal fato demonstra claramente as controvérsias existentes na literatura.

A imprecisa nomenclatura de várias classificações dificultou a compreensão da doença durante diversos anos.

Hoje, classificam-se as gastrites com base em tempo de instalação, etiologia e achados endoscópicos (Quadros 259.1 e 259.2).

CAUSAS

- *Helicobacter pylori*
- Uso de AINEs
- Várias bactérias e vírus
- Autoimunidade

Quadro 259.1 Classificação endoscópica da gastrite de Sidney.

Topografia	Categoria	Grau de intensidade
• Pangastrite • Gastrite do antro • Gastrite do corpo	• Enantematosa • Erosiva plana • Erosiva elevada • Atrófica • Hemorrágica • Refluxo • Pregas mucosas hiperplásicas	• Leve • Moderada • Grave

Termos descritivos: edema, enantema, friabilidade, exsudato, erosão plana, erosão elevada, nodosidade, hiperplasia de pregas mucosas, atrofia das pregas mucosas, visibilidade do padrão vascular, áreas de hemorragia intramural.

Quadro 259.2 Tipos de gastrite.

Aguda	Crônica	Formas especiais
• Por *H. pylori* • Outras formas infecciosas	• Associada ao *H. pylori* • Autoimune	• Linfocítica • Eosinofílica • Granulomatosa

- Gastrite linfocítica
- Gastrenterite eosinofílica
- Doença de Crohn
- Sarcoidose
- Tuberculose
- Histoplasmose.

MANIFESTAÇÕES CLÍNICAS

A gastrite é assintomática na maioria dos pacientes. Não há boa correlação entre essa condição e sintomas dispépticos. Naqueles que apresentam sintomas, os mais frequentes são:

- Epigastralgia, muitas vezes com piora pós alimentar, com ingestão de bebidas alcoólicas, uso de AINEs ou estresse emocional
- Plenitude pós-prandial
- Saciedade precoce
- Náuseas e vômitos
- Hematêmese e melena, em casos complicados com sangramento.

DIAGNÓSTICO DIFERENCIAL

- Dispepsia funcional (ver Capítulo 257, *Dispepsia Funcional*)
- Úlcera péptica (ver Capítulo 262, *Úlcera Péptica*)
- Colecistopatia litiásica (ver Capítulo 299, *Colecistite*)
- Pancreatite (aguda ou crônica) (ver Capítulo 306, *Pancreatite*).

EXAMES COMPLEMENTARES

- Endoscopia digestiva alta com exame histopatológico da mucosa gástrica (Figura 259.1).

CONDIÇÕES ASSOCIADAS

- Úlcera péptica (gástrica ou duodenal)
- Anemia perniciosa (gastrite atrófica autoimune)
- Linfoma gástrico de tecido linfoide associado à mucosa (MALT).

COMPLICAÇÕES

- Anemia perniciosa na gastrite atrófica autoimune
- Sangramento decorrente de erosão ou ulceração da mucosa.

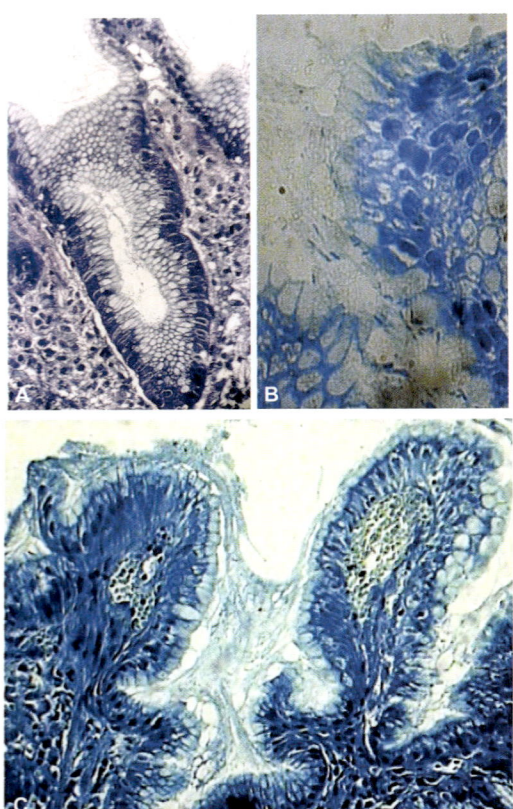

Figura 259.1 Gastrites. **A.** Negativo para *H. pylori*. **B.** Positivo para bastões interpretados como *H. pylori*. **C.** Associações de sinais de gastropatia reativa e de bastões identificáveis como *H. pylori*. Coloração pelo método de Giemsa.

TRATAMENTO

Não medicamentoso

- Restrição de alimentos que exacerbam os sintomas
- Suspensão de agentes causadores (bebidas alcoólicas, alimentos ácidos ou condimentados, uso de AINEs).

Tratamento medicamentoso

- Erradicação de *H. pylori* (ver Capítulo 262, *Úlcera Péptica*)
- Antagonista dos receptores de histamina (ranitidina)
- Antiácidos (hidróxido de alumínio, hidróxido de magnésio)
- Procinéticos (domperidona, bromoprida, metoclopramida)
- Alginatos
- Agentes de superfícies (sucralfato).

BIBLIOGRAFIA

Coelho LGV, Marinho JR, Genta R, Ribeiro LT, Passos MCF, Zaterka S et al. IVth Brazilian Consensus Conference on Helicobacter pylori infection. Arq. Gastroenterology. 2018;55.

Dani R, Passos MC. Gastroenterologia essencial. 4. ed. Rio de Janeiro: Guanabara Koogan; 2011.

Porto CC, Porto AL. Semiologia médica. 8. ed. Rio de Janeiro: Guanabara Koogan; 2019.

Shaukat A, Wang A, Acosta RD, Bruining DH, Chandrasekhara V, Chathadi KV et al. The role of endoscopy in dyspepsia. Gastrointest Endosc. 2015;82(2):227-32.

Zaterka S, Eisig JN. Tratado de Gastroenterologia da Graduação à Pós-graduação. 2. ed. São Paulo: Atheneu; 2016.

260
Neoplasias Malignas do Estômago

Adenocarcinoma do estômago, tumor estromal gastrintestinal

José Abel Alcanfor Ximenes ◆ Rafael Oliveira Ximenes ◆ Maria Ignez Braghiroli ◆ José Carlos do Valle

INTRODUÇÃO

A maioria das neoplasias gástricas é maligna. Os principais tipos histopatológicos são o adenocarcinoma (90%), os linfomas (6%) e os sarcomas (4%).

Raramente acometem indivíduos com menos de 40 anos e a incidência aumenta gradativamente com a idade, alcançando pico máximo na 7ª década de vida.

Predomina no sexo masculino (3:1).

Tumor estromal gastrintestinal

Nos últimos anos, tem sido dada atenção especial a uma forma de sarcoma gástrico denominada tumor estromal gastrintestinal (GIST), que corresponde a 1 a 3% dos tumores malignos gastrintestinais, sendo o estômago sua principal localização (Figura 260.1).

O GIST é um tipo de sarcoma de partes moles que se origina nas células de Cajal, presentes nas paredes dos órgãos do trato gastrintestinal, cuja localização é assim distribuída: estômago (50 a 60%), intestino delgado (20 a 30%), intestino grosso e ânus (5%), esôfago (5%) e outras localizações incluindo a cavidade abdominal (5%).

O manejo dessa neoplasia é diferente da do adenocarcinoma gástrico.

CLASSIFICAÇÃO

Classificação histopatológica do adenocarcinoma (Lauren)

- Tipo intestinal: localiza-se predominantemente no estômago distal, manifestando-se como ulcerações, precedidas por lesões pré-malignas (Figura 260.2A)
- Tipo difuso: espessamento gástrico difuso, especialmente da cárdia, acometendo pacientes mais jovens. Pode se apresentar como linite plástica (perda das pregas gástricas, com estômago não distensível e estreitamento de sua luz por infiltração da parede gástrica pelo tumor) (Figura 260.2B).

Classificação morfológica de Borrmann

- Tipo I: polipoide, exofítico ou vegetante
- Tipo II: ulcerado
- Tipo III: ulcerado e infiltrante
- Tipo IV: infiltração externa ou difusa de toda a parede do estômago.

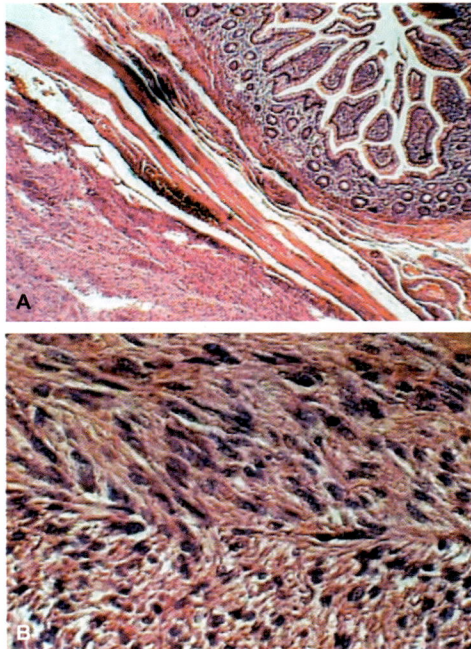

Figura 260.1 Tumor do estroma gastrintestinal. **A.** Células fusiformes em feixes que se entrecruzam, além de corpos de Verocay (núcleos lado a lado, em paliçada). **B.** Exame imuno-histoquímico confirma o diagnóstico de tumor do estroma gastrintestinal.

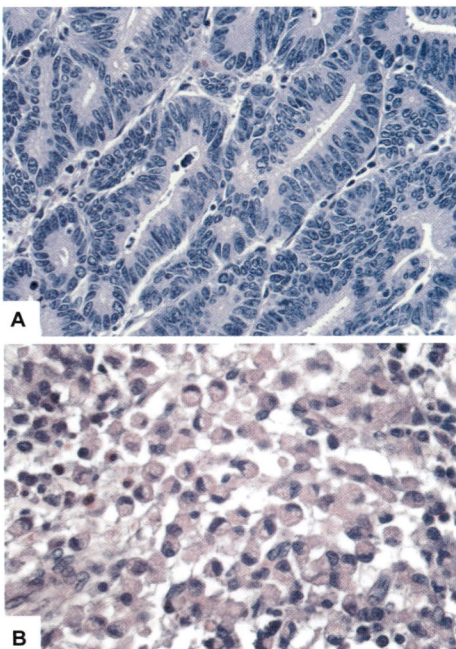

Figura 260.2 Aspectos histopatológicos do carcinoma gástrico. **A.** Tipo intestinal, formado por glândulas atípicas justapostas, com células polarizadas, sem secreção de muco e com núcleos acentuadamente hipercromáticos e pleomórficos. **B.** Tipo difuso, formado por células isoladas, de padrão monomórfico, contendo mucina (células em anel de sinete). (Cortesia de Brasileiro Filho, 2011.)

CAUSAS

- Fatores genéticos: síndromes relacionadas com câncer hereditário incluindo: câncer gástrico difuso hereditário (mutação de CDH1) e instabilidade de microssatélites de DNA
- Fatores ambientais: infecção crônica por *Helicobacter pylori*, tabagismo e dieta rica em nitrosaminas.

FATORES DE RISCO

- Infecção por *Helicobacter pylori*
- Dieta rica em alimentos conservados em salmoura, defumados, enlatados ou mal armazenados (presença de nitrosaminas)
- Tabagismo
- Gastrite crônica atrófica/metaplasia intestinal
- Anemia perniciosa
- Pólipos adenomatosos
- Polipose adenomatosa familiar e câncer colorretal não polipoide hereditário
- Fatores familiares e hereditários
- Baixo nível socioeconômico
- Gastropatia hipertrófica ou doença de Ménétrier
- Gastrectomia subtotal
- Esôfago de Barrett (tumor de cárdia)
- Obesidade (tumor de cárdia).

MANIFESTAÇÕES CLÍNICAS

- Assintomático ou oligossintomático na fase inicial, com manifestações clínicas vagas e inespecíficas, o que dificulta o diagnóstico precoce, quando ainda é passível de tratamento curativo

- Quando se localiza na cárdia ou a invade, predomina a disfagia. No corpo gástrico, são mais frequentes os sintomas dispépticos, e, no antro, dor e sintomas obstrutivos
- Perda de peso
- Anorexia, náuseas, plenitude gástrica
- Dor abdominal semelhante à da úlcera péptica
- Melena
- Tumor palpável no epigástrio (fase avançada)
- Caquexia, anemia e ascite (fase avançada)
- Linfonodo periumbilical (nódulo da "Irmã Maria José")
- Linfonodo palpável na fossa supraclavicular (sinal de Virchow-Troisier)
- Nódulos ou empastamento no fundo de saco de Douglas ao toque retal (sinal de Blumer)
- Aumento do volume do ovário ao exame ginecológico (tumor de Krukenberg).

DIAGNÓSTICO DIFERENCIAL

- Outras causas de disfagia (ver Capítulo 243, *Disfagia*) e dispepsia (ver Capítulo 257, *Dispepsia Funcional*)
- Neoplasias do sistema digestivo (esôfago, fígado, vias biliares, pâncreas e cólon)
- Tuberculose, sífilis e amiloidose (podem se apresentar como linite plástica).

ESTADIAMENTO

Estadiamento T:
- pTis: carcinoma *in situ* (neoplasia intraepitelial que não invade a lâmina própria, displasia de alto grau)

- pT1a: tumor invade a lâmina própria ou a muscular da mucosa
- pT1b: tumor invade a submucosa
- pT2: tumor invade a muscular própria
- pT3: tumor penetra o tecido conjuntivo subseroso, mas não invade o peritônio visceral ou estruturas adjacentes
- pT4a: tumor invade serosa (peritônio visceral)
- pT4b: tumor invade estruturas adjacentes/órgãos.

Estadiamento N:

- pN0: sem metástases linfonodais
- pN1: metástases em 1 ou 2 linfonodos regionais
- pN2: metástases em 3 a 6 linfonodos regionais
- pN3a: metástases em 7 a 15 linfonodos regionais
- pN3b: metástases em 16 ou mais linfonodos regionais.

Estadiamento M:

- M0: sem metástases a distância
- M1: metástases a distância.

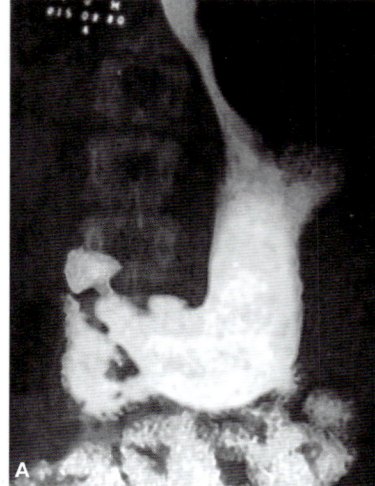

Atenção

- O estadiamento do adenocarcinoma gástrico deve ser feito no pré-operatório com EDA, TC de tórax, abdome e pelve e, em casos selecionados, USG endoscópica, PET-CT e laparoscopia perioperatória com coleta de lavado peritoneal
- Anemia ferropriva pode indicar se existem tumores gastrintestinais.

EXAMES COMPLEMENTARES

- Endoscopia digestiva alta (EDA) com citologia e biópsia: acurácia diagnóstica entre 95 e 99%. Permite o diagnóstico de certeza e do tipo histológico do tumor (Figura 260.3)
- Radiografia do esôfago-estômago-duodeno (REED): acurácia diagnóstica entre 90 e 95%. Úlcera gástrica com base lisa e regular à REED é sugestiva de benignidade, enquanto base e bordas irregulares com massa ao redor sugerem malignidade. Não substitui a EDA por não permitir biópsias (Figura 260.3). Todas as úlceras gástricas, de aspecto maligno ou não, devem ser biopsiadas por via endoscópica. No caso de linite plástica, a REED tende a ser bem característica

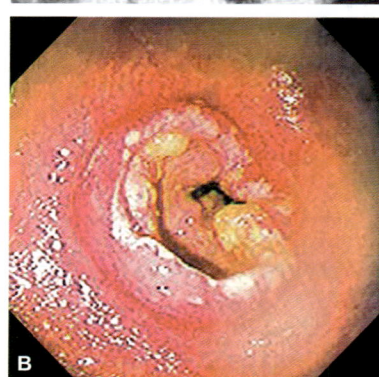

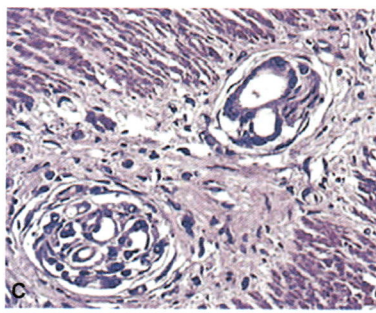

Figura 260.3 Neoplasia do estômago. **A.** Lesão ulcerada simulando úlcera péptica ao exame radiológico. A biópsia endoscópica revelou tratar-se de adenocarcinoma ulcerado. **B.** Neoplasia gástrica de antro – aspecto endoscópico. **C.** Exame histopatológico evidenciando células neoplásicas.

- Tomografia computadorizada de abdome, pelve e tórax: pode detectar linfadenopatia e acometimento de órgãos extragástricos (principalmente fígado e pulmão)
- Ultrassonografia endoscópica: importante para o estadiamento, com acurácia superior à da TC de abdome para o estadiamento T (76 a 85%) e semelhante para a detecção de metástases linfonodais (60 a 79%). Pode detectar ascite em até 10% dos pacientes em que tal alteração não foi detectada na ultrassonografia (USG) convencional ou TC. Útil ainda na avaliação do espessamento de pregas gástricas, na qual o acometimento de submucosa ou muscular própria sugere fortemente malignidade (Figura 260.4). Recomendada para pacientes sem evidência de metástase a distância
- TC por emissão de pósitrons (PET-CT): pode ser utilizada em pacientes com doença localmente avançada (cT3-4 ou linfonodo positivo) sem evidência de metástase a distância por outros métodos
- Laparoscopia pré ou perioperatória com lavado peritoneal: indicada nos indivíduos candidatos à cirurgia (exceto

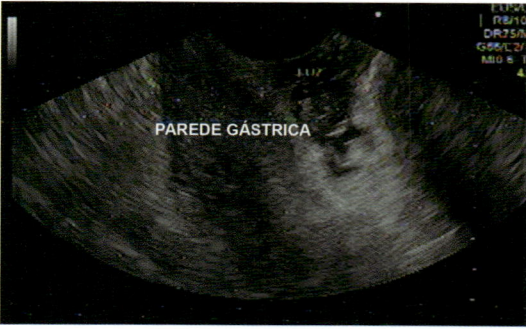

Figura 260.4 Neoplasia do estômago (linite plástica). Aspecto da ultrassonografia endoscópica. Observa-se espessamento da parede gástrica com perda da diferenciação entre as camadas.

naqueles com estadiamento T1-2N0 pela ultrassonografia endoscópica), alterando o plano de tratamento em 40% dos casos. Pode demonstrar metástase a distância em 23% dos pacientes com doença considerada localizada pelo estadiamento clínico. Lavado peritoneal positivo para células neoplásicas implica estádio IV
- CEA, CA 19-9 e CA 125: têm valor questionável no estadiamento e não apresentam valor para o diagnóstico. Podem ser utilizados no seguimento pós-operatório. CA 125 elevado é forte preditor de disseminação peritoneal
- Exame citológico e/ou histopatológico: podem ser realizados em material obtido por meio de biópsia de nódulos metastáticos ou paracentese no caso de ascite. Imuno-histoquímica pode sugerir o local primário.

COMPROVAÇÃO DIAGNÓSTICA

- Dados clínicos + exames de imagem + exame citológico e/ou histopatológico.

COMPLICAÇÕES

- Metástases (peritoneal, hepáticas, linfonodais e pulmonares)
- Caquexia
- Obstrução pilórica
- Coagulopatias (trombose).

TRATAMENTO

- Melhorar o estado nutricional e corrigir distúrbios metabólicos secundários a vômitos e diarreia. Podem ser necessárias passagem de sonda nasoenteral ou gastrostomia e até mesmo nutrição parenteral
- Tratamento endoscópico na fase precoce da doença (TisN0 M0) tem bons resultados, mas deve ser restrito a pacientes selecionados tratados em centros especializados
- Quimioterapia (QT) neoadjuvante e adjuvante melhoram a sobrevida dos doentes com tumores ressecáveis T2-4 ou N+M0
- Pode-se associar a quimioterapia à radioterapia (RT), especialmente em pacientes com o primário esofágico. RT isolada não é eficaz
- Tumores irressecáveis podem ter QT como tratamento inicial, com possibilidade cirúrgica nos casos de doença localmente avançada que se tornam ressecáveis após QT com ou sem RT
- Pacientes com metástases a distância devem ser tratados com QT, de preferência por regimes de baixa toxicidade e taxa de resposta razoável, levando em consideração a natureza paliativa do tratamento
- A análise molecular dos tumores gastresofágicos é parte importante do processo de decisão terapêutica. Recomenda-se avaliar a amplificação do Her-2 ao diagnóstico de doença avançada e expressão de PD-L1
- No tratamento paliativo, a RT pode ser benéfica nos casos de sangramento, obstrução ou dor. Nos casos de obstrução, pode-se ainda utilizar *laser* endoscópico ou colocação de próteses.

Tratamento cirúrgico

- Gastrectomia parcial ou total com linfadenectomia a D2, podendo ser necessárias pancreatectomia distal, esplenectomia e ressecção de outros órgãos acometidos, dependendo da localização e da extensão tumoral
- Para tumores TisN0M0 ou T1N0M0, recomenda-se o tratamento cirúrgico exclusivo.

Tratamento medicamentoso

Para os tumores localmente avançados, existem hoje duas formas de abordagem. Uso de quimioterapia perioperatória com esquema FLOT em que são realizados 4 ciclos de QT antes e 4 ciclos após a cirurgia. Para os pacientes já submetidos à abordagem cirúrgica, também há evidência em fazer 6 meses de QT depois, mas essas duas estratégias não foram comparadas em um mesmo estudo de fase III.

O esquema clássico de QT em primeira linha envolve a combinação de platina com fluoropirimidina, podendo-se utilizar oxaliplatina ou cisplatina associadas à capecitabina ou 5-FU. A adição de trastuzumabe depende da análise de expressão do Her-2. O uso de três medicamentos no tratamento inicial da doença avançada oferece maior taxa de resposta, mas está associado a maiores efeitos colaterais.

Após falha da primeira linha de tratamento, opções envolvem o uso de taxanos como o paclitaxel ou docetaxel, e irinotecano, além do anticorpo antiantigênico ramucirumabe. O uso de imunoterapia foi recentemente aprovado para pacientes com expressão do PD-L1 ≥ 1% após falha a duas linhas de QT anteriores (Quadro 260.1).

Para saber mais

A sobrevida em 5 anos está relacionada com o estádio de 4 a 80%. Quanto mais precoce o diagnóstico, maior o tempo de sobrevida.

EVOLUÇÃO E PROGNÓSTICO

- O prognóstico depende da fase em que forem realizados o diagnóstico e o tratamento

Quadro 260.1 Esquemas de quimioterapia neoadjuvante e de primeira linha.

Medicamento	Via	Periodicidade
Neoadjuvante		
Docetaxel 50 mg/m² D1	IV	A cada 2 semanas
Oxaliplatina 85 mg/m² D1	IV	
Leucovorina 200 mg/m² D1	IV	
5-fluoruracila 2.600 mg/m² D1 – infusão contínua por 24 h	IV	
Adjuvante		
Capecitabina 1.000 mg/m² 2 vezes/dia D1 – 14 seguido de 1 semana de pausa	VO	A cada 3 semanas
Oxaliplatina 130 mg/m² D1	IV	
Primeira linha		
Capecitabina 1.000 mg/m² VO, 2 vezes/dia D1 – 14 seguido de 1 semana de pausa **ou**	VO	A cada 3 semanas
5-fluoruracila 800 mg/m²/dia infusão contínua D1–5	IV	
Cisplatina 80 mg/m² D1	IV	
Trastuzumabe 8 mg/kg D1 do C1, seguido de 6 mg/kg no D1 dos demais ciclos*	IV	

*Caso tenha Her-2 amplificado. IV: via intravenosa; VO: via oral.

- Cirurgia em fase precoce oferece maior possibilidade de cura, que ocorre em mais de 80% desses casos
- Como a maioria das lesões somente produz sintomas em fase avançada, o adenocarcinoma gástrico costuma estar em estádio avançado por ocasião do diagnóstico, resultando em sobrevida em 5 anos menor que 20%.

BIBLIOGRAFIA

Amim MB, Edge S, Greene F, Byrd DR, Brookland RK, Washington MK et al., AJCC Cancer Staging Manual. 8. ed. Springer International Publishing; 2017.

Azevedo MF. GPS Medicamentos. Guia prático em saúde. Rio de Janeiro: Guanabara Koogan; 2017.

Brasileiro Filho G. Bogliolo Patologia 8. ed. Rio de Janeiro: Guanabara Koogan; 2011.

Buzaid AC, Maluf FC, Lima CMR. Manual de oncologia clínica do Brasil. 8. ed. São Paulo: Dendrix; 2010.

Dani R. Gastroenterologia essencial. 4. ed. Rio de Janeiro: Guanabara Koogan; 2011.

Oliveira RB. Estômago e duodeno. In: Porto CC, Porto AL. Semiologia médica. 7. ed. Rio de Janeiro: Guanabara Koogan; 2014.

Rustgi AK. Neoplasms of the stomach. In: Goldman L, Ausiello D. Cecil Medicine. 23. ed. Saunders Elsevier; 2008.

The Paris endoscopic classification of superficial neoplastic lesions: esophagus, stomach, and colon: november 30 to december 1, 2002. Gastrointest Endosc. 2002;58:S3-43.

261
Síndrome de Zollinger-Ellison

José Abel Alcanfor Ximenes • Rafael Oliveira Ximenes • Rodrigo Oliveira Ximenes • Karen Thalyne Pereira e Silva Domingos

INTRODUÇÃO

Síndrome decorrente do aumento da produção de gastrina, que estimula a hipersecreção gástrica ácida. Como consequência, o paciente pode apresentar doença péptica (com frequência grave e sem resposta à terapia convencional), principalmente no bulbo duodenal, mas que pode se situar no estômago e no jejuno, além de doença do refluxo gastroesofágico e/ou diarreia.

CAUSAS

- Gastrinoma: trata-se de um tumor endócrino produtor de gastrina frequentemente encontrado no triângulo dos gastrinomas – duodeno (70%), pâncreas (25%) e piloro (< 5%). Ao diagnóstico, 60% são malignos com metástase para linfonodos e fígado. Sua incidência anual é de 0,5 a 1,5 casos/1.000.000 pessoas, e a idade média do aparecimento dos sintomas é de 41 anos

- Hiperplasia de células G do antro gástrico
- Neoplasia endócrina múltipla do tipo 1 (NEM1): podem se associar, em até um terço dos casos, a hiperparatireoidismo primário, tumores pituitários e tumores enteropancreáticos.

MANIFESTAÇÕES CLÍNICAS

No Quadro 261.1, há uma descrição dos aspectos clínicos de pacientes com síndrome de Zollinger-Ellison.

DIAGNÓSTICO DIFERENCIAL

- Síndrome de Verner-Morrison (diarreia aquosa, hipopotassemia e hipocloridria associadas a tumores pancreáticos, neoplasia pancreática e acloridria)
- Úlcera péptica
- Úlcera pós-gastrectomia
- Síndrome de Ménétrier (hiperplasia gigante de pregas do fundo e corpo gástrico)
- Estenose pilórica.

EXAMES COMPLEMENTARES

- Níveis séricos elevados de gastrina (> 1.000 pg/mℓ) em jejum, na vigência de pH gástrico abaixo de 5, são praticamente patognomônicos. Acima de 1.500 pg/mℓ sugerem doença metastática (normal até 110 pg/mℓ; Figura 261.1)
- Teste de estimulação da secreção com infusão venosa de secretina: nível sérico de gastrina aumenta > 120 pg/mℓ (critério com sensibilidade mais alta que o de 200, 94% × 83%, sem perda de especificidade 100%)
- Cromogranina A sérica: marcador geral de tumores neuroendócrinos bem diferenciados, pode ajudar em casos de diagnóstico difícil. Pode se elevar pelo uso de inibidores de bomba de prótons (IBP), que devem ser suspensos antes de sua dosagem
- Endoscopia digestiva alta: pode revelar hipertrofia de pregas gástricas, além das consequências da hiperacidez (esofagite erosiva, úlceras duodenais e/ou gástricas; Figura 261.2)
- Tomografia computadorizada e ressonância magnética de abdome: podem revelar espessamento da parede gástrica além de localizar o gastrinoma (Figura 261.2)

Quadro 261.1 Frequência de aspectos clínicos em pacientes com síndrome de Zollinger-Ellison.

Aspectos clínicos	Frequência
Dor abdominal	75%
Diarreia	73%
Azia	44%
Náuseas	30%
Vômitos	30%
Sangramentos	25%
Neoplasia endócrina múltipla do tipo I (NEM-I)	22%
História de úlcera péptica confirmada	71%
Perfuração abdominal	5%
Estrangulamento esofágico	4%

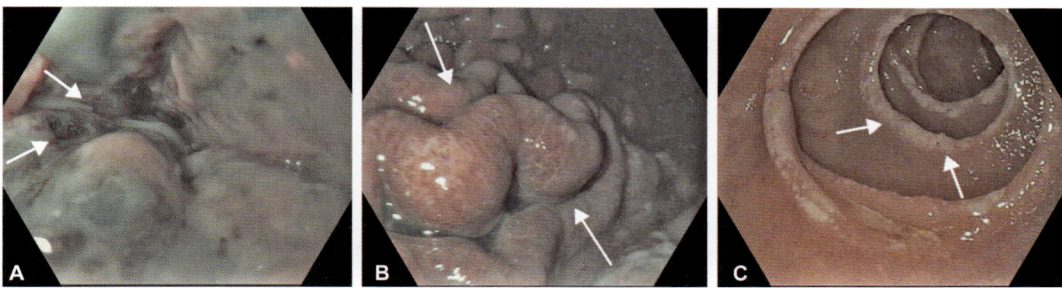

Figura 261.1 Endoscopia digestiva alta revelando: esofagite erosiva (**A**); hipertrofia de pregas do corpo gástrico (**B**); múltiplas úlceras pós-bulbares (**C**).

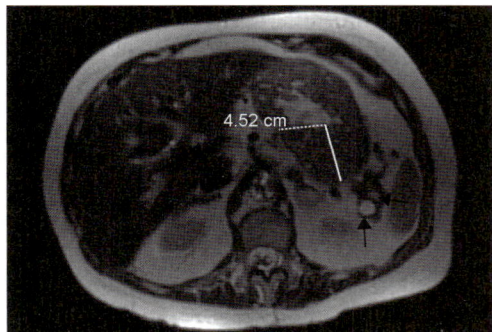

Figura 261.2 Ressonância magnética com espessamento difuso da parede gástrica (4,52 cm) e pequena lesão cística pancreática (*setas*).

- Ecoendoscopia: ajuda a localizar tumores duodenais e pancreáticos subcentimétricos não visualizados pelos outros exames de imagem, além de permitir punção aspirativa por agulha fina para citologia (Figura 261.3)
- Cintilografia de receptores de somatostatina: útil no diagnóstico e na detecção de metástases extra-abdominais, além de quantificar a expressão de receptores de somatostatina, podendo auxiliar na decisão terapêutica
- Arteriografia seletiva abdominal com infusão de cálcio: menor acurácia diagnóstica que o teste da secretina, pode ser usada quando este é negativo e há forte suspeita clínica de gastrinoma
- Cateterismo venoso seletivo com dosagem da gastrina nos tributários da veia porta.

COMPROVAÇÃO DIAGNÓSTICA

- Dados clínicos + gastrina sérica + exames de imagem e biópsia (Figura 261.4)

- Diagnóstico em média 4 a 6 anos do início dos sintomas (inicialmente indistinguível da doença ulcerosa péptica e da doença do refluxo gastresofágico, uso generalizado de IBP complica e retarda o diagnóstico).

COMPLICAÇÕES

- Complicações da doença ulcerosa (sangramento, perfuração; ver Capítulo 262, *Úlcera Péptica*)
- Tumores malignos com metástases.

TRATAMENTO

- Tumores localizados ressecáveis: tratamento cirúrgico exclusivo, com ou sem dissecção linfonodal
- Tumores metastáticos ressecáveis: tratamento cirúrgico, com ressecção do tumor primário e metástases
- Nos tumores irressecáveis assintomáticos, a conduta é expectante
- Nos tumores irressecáveis sintomáticos, octreotida e quimioterapia representam opções possíveis para o tratamento dos sintomas
- Vagotomia em alguns pacientes para reduzir a secreção ácida (gastrectomia total praticamente não é mais utilizada)
- Pacientes com NEM-1 devem ser tratados clinicamente com o objetivo de reduzir os sintomas. Nesse caso, o tratamento cirúrgico tem benefício questionável.

Tratamento medicamentoso

- O manejo tem foco principal no controle de sintomas relacionados com a hipergastrinemia
- Omeprazol por via oral (VO), 60 a 120 mg/dia, ou pantoprazol, VO, 120 a 160 mg/dia, ou lansoprazol, VO, 30 a 45 mg/dia

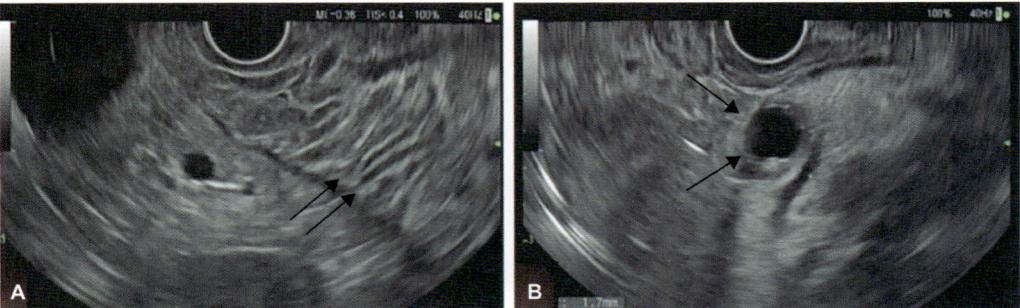

Figura 261.3 Ecoendoscopia revelando: hipertrofia de pregas gástricas (**A**) e gastrinoma (**B**).

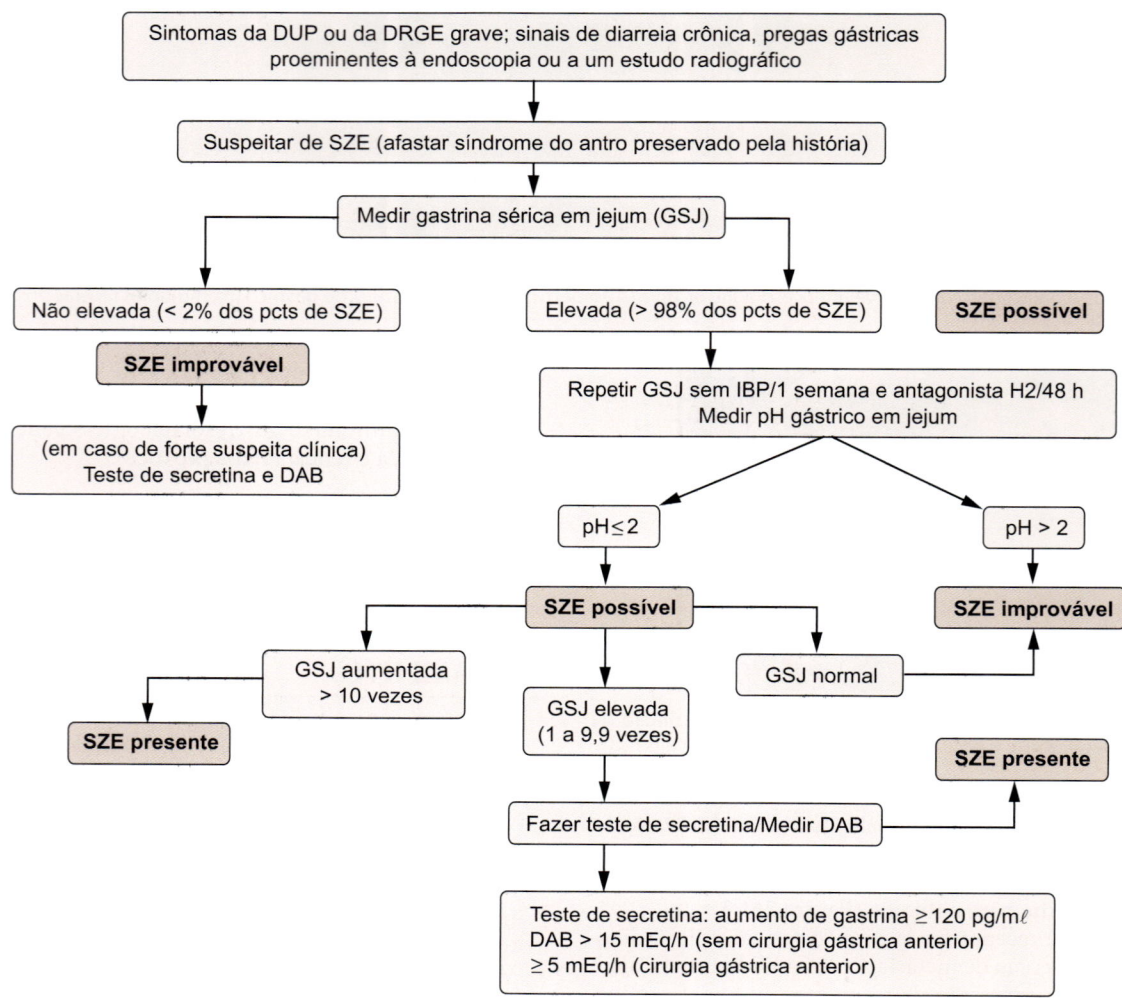

Figura 261.4 Fluxograma para diagnóstico da síndrome de Zollinger-Ellison (SZE). GSJ: gastrina sérica em jejum; DUP: doença ulcerosa péptica; DRGE: doença do refluxo gastresofágico; H₂: receptor para histamina H₂; IBP: inibidor da bomba de prótons.

- Recomenda-se verificar o controle secretor ácido anualmente após iniciar os IBP, pois a necessidade de antissecretor pode alterar com o tempo.

EVOLUÇÃO E PROGNÓSTICO

- Sobrevida em 5 anos vai de 15 a 90% conforme o estadiamento
- Sobrevida de quase 100% em 15 anos se tumor < 2 cm, sem metástase
- Pacientes com metástases hepáticas têm sobrevida em 10 anos de 30%, enquanto aqueles sem metástases apresentam sobrevida em 15 anos, de 83%
- Prognóstico melhora com a ressecção completa da neoplasia.

BIBLIOGRAFIA

Azevedo MF. GPS Medicamentos. Guia prático em saúde. Rio de Janeiro: Guanabara Koogan; 2017.

Belotto M, Crouzillard BNS, Araujo KO, Peixoto RD. Tumores neuroendócrinos ressecáveis do pâncreas: abordagem cirúrgica. ABCD Arq Bras Cir Dig. 2019;32(1):e1428.

Feldman M, Friedman LS, Brandt LJ. Fonseca AD, Fonseca AL et al. Tumores endócrinos do trato gastrintestinal e do pâncreas. Gastroenterologia e Hepatologia de Harrison. 2. ed. Porto Alegre: AMGH; 2015.

Feldman M, Friedman LS, Brandt LJ. Sleisenger & Fordtran. Tratado gastrointestinal e doenças do fígado. 9. ed. Rio de Janeiro: Elsevier; 2013.

Kasper D, Hauser SL, Jameson JL, Fauci AS, Longo DL, Loscalzo J. Medicina Interna de Harrison. 19. ed. Porto Alegre: AMGH; 2016.

Oberg K, Modlin IM, De Herder W, Pavel M, Klimstra D, Frilling A et al. Consensus on biomarkers for neuroendocrine tumour disease. Lancet Oncol. 2015;16(9):e435-e446.

Porto CC, Porto AL. Semiologia médica. 8. ed. Rio de Janeiro: Guanabara Koogan; 2019.

Raphael MJ, Chan DL, Law C, Singh S. Principles of diagnosis and management of neuroendocrine tumours. CMAJ. 2017;13(189):E398-404.

Shah I, Vyas N, Kadkhodayan KS. Zollinger Ellison syndrome in a patient with multiple endocrine neoplasia type 1: a classic presentation. Case Reports in Gastrointestinal Medicine. 2019;9605769.

262
Úlcera Péptica

Doença ulcerosa péptica

José Abel Alcanfor Ximenes ◆ Rafael Oliveira Ximenes ◆
Rodrigo Oliveira Ximenes ◆ Thales Simões Nobre Pires

INTRODUÇÃO

Doença crônica caracterizada por perda circunscrita de tecido em regiões do trato digestivo que entram em contato com a secreção cloridropéptica do estômago ou em locais ectópicos de mucosa gástrica (divertículo de Meckel), com surtos de ativação e períodos de acalmia.

Decorre de um desequilíbrio entre os mecanismos de defesa da mucosa gastroduodenal (barreira mucosa, fluxo sanguíneo, regeneração epitelial, bicarbonato, prostaglandinas) e as forças lesivas (HCl, pepsina, *Helicobacter pylori*, anti-inflamatórios, ácido acetilsalicílico, tabagismo, bebidas alcoólicas, sais biliares).

Os achados histopatológicos são ulceração, que se estende pela muscular da mucosa à submucosa ou mais profundamente, podendo deixar cicatriz, além da presença de *Helicobacter pylori*.

As úlceras duodenais são mais frequentes que as gástricas, predominando em pacientes com idade entre 20 e 50 anos. Já as úlceras gástricas são raras antes dos 40 anos.

A prevalência mundial é estimada entre 5 e 10%, porém, atualmente, essa taxa vem descrescendo, sobretudo em países desenvolvidos.

A úlcera péptica é mais comum no sexo masculino (dois terços dos pacientes) e em tabagistas.

CAUSAS E FATORES DE RISCO

- A maioria dos casos é causada pelo *Helicobacter pylori* (85% dos pacientes com úlcera gástrica e 95% dos pacientes com úlcera duodenal) ou uso de anti-inflamatórios não esteroides (AINEs), incluindo ácido acetilsalicílico
- Esteroides em doses elevadas
- Tabagismo
- Síndromes que cursam com hipergastrinemia (Zollinger-Ellison, hiperfunção das células G do antro)
- Síndromes que cursam com hiper-histaminemia (mastocitose sistêmica, leucemia mieloide com basofilia)
- Isquemia (estenose ou oclusão do tronco celíaco ou da artéria mesentérica superior)
- Úlcera de estresse (pacientes em cuidados intensivos, sepse, grandes traumas, falência de múltiplos órgãos, ventilação mecânica, coagulopatia, hipotensão, insuficiência hepática e renal)
- Úlcera de Cushing (traumatismo cranioencefálico)
- Úlcera de Curling (grande queimado)
- Úlcera de Cameron (grande hérnia hiatal)
- Úlcera marginal ou anastomótica (pós-gastrectomia parcial, síndrome do antro retido)

- Colonização por outros microrganismos (*Helicobacter heilmannii*, *Treponema pallidum*, infecção micobacteriana, citomegalovírus, herpes-vírus do tipo 1)
- Outras substâncias (bifosfonados, anfetaminas, cocaína)
- Quimioterapia (infusão intra-arterial no tronco celíaco)
- Radioterapia do abdome superior.

MANIFESTAÇÕES CLÍNICAS

- Pode evoluir de forma silenciosa, tendo como primeira manifestação uma de suas complicações (hemorragia digestiva ou perfuração)
- Dor epigástrica pouco intensa em queimação, sensação de fome ou vacuidade gástrica, com ritmo e periodicidade que se mantêm por semanas (manifestação sugestiva de úlcera péptica, mas com pequena sensibilidade e especificidade)
- Ritmicidade constitui a relação íntima da dor com a alimentação. Ritmo de três tempos para a úlcera duodenal (dói-come-passa) e de quatro tempos para a úlcera gástrica (dói-come-passa-dói)
- Periodicidade caracteriza-se por períodos de acalmia (desaparecimento da dor por meses ou mesmo anos) intercalados com períodos de atividade
- Dor noturna que desperta o paciente (*clocking*, mais frequente na úlcera duodenal)
- Sinais e sintomas de hemorragia digestiva, perfuração e obstrução pilórica fazem parte do quadro clínico da úlcera péptica complicada.

DIAGNÓSTICO DIFERENCIAL

- Dispepsia funcional
- Doença do refluxo gastresofágico (DRGE)
- Câncer gástrico (adenocarcinoma e linfoma gástrico de tecido linfoide associado à mucosa [MALT])
- Doença de Crohn
- Distúrbios inflamatórios sistêmicos (púrpura de Henoch-Schönlein, arterite de Takayasu, vasculites e sarcoidose)
- Colecistopatia litiásica
- Doença celíaca
- Policitemia vera
- Amiloidose sistêmica
- Pâncreas anular
- Bandas congênitas obstruindo o duodeno.

EXAMES COMPLEMENTARES

- Endoscopia digestiva alta: exame de escolha; possibilita a coleta de material e instituição de medidas terapêuticas, reduzindo o número de cirurgias e a gravidade das complicações. Permite a realização de biópsia, obrigatória nos casos de úlcera gástrica para a diferenciação entre lesões ulceradas benignas e malignas. Nesses casos, deve ser repetida após 6 semanas do início do tratamento para avaliar sua cicatrização e, se for o caso, realizar nova biópsia (Figura 262.1)
- Exame radiológico contrastado (menor acurácia em relação à endoscopia)
- Gastrinemia e perfil secretório gástrico (na suspeita de gastrinoma: síndrome de Zollinger-Ellison, nos casos de úlceras em locais não habituais, úlceras gigantes, úlceras resistentes ao tratamento clínico)
- Testes para diagnosticar *Helicobacter pylori* (invasivos/endoscópicos: histologia, cultura e urease, não invasivos/não

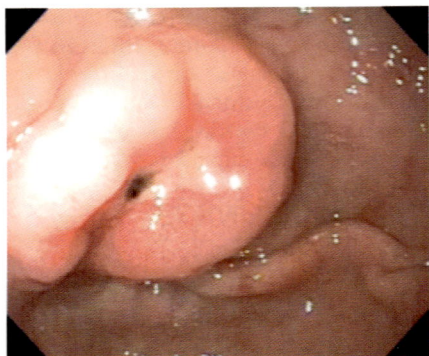

Figura 262.1 Úlcera gástrica ativa localizada em antro e apresentando bordas edemaciadas e elevadas e fundo recoberto por fibrina e pequena quantidade de hematina.

endoscópicos: teste respiratório com ureia marcada, pesquisa do antígeno fecal, sorologia).

COMPROVAÇÃO DIAGNÓSTICA

- Dados clínicos + exame de imagens:
  - Endoscopia digestiva alta
  - Exames contrastados (pior alternativa)
  - Ultrassonografia endoscópica (casos selecionados)
  - Tomografia computadorizada (casos selecionados)
- Diagnóstico etiológico:
  - Testes para diagnosticar *Helicobacter pylori*
  - Úlceras associadas a AINEs (dados clínicos, diminuição da aderência plaquetária, identificação molecular)
  - Síndromes de hipersecreção ácida (elevação do nível sérico de gastrina, teste da secretina).

COMPLICAÇÕES

Intratabilidade. Termo estritamente aplicado ao paciente com úlcera persistente mesmo após intensa e prolongada terapia com inibidores de bomba de prótons. Pode ou não haver sintomas. Esses raros casos resultam da baixa adesão ao tratamento recomendado, repetido uso de medicamentos ulcerogênicos ou de outras doenças (doença de Crohn, isquemia, infecção bacteriana por outro patógeno que não o *Helicobacter pylori*). A cirurgia, na maioria das vezes, pode ser evitada pelo reconhecimento dessas afecções.

Hemorragia. Complicação mais frequente (15 a 20% dos casos). A doença ulcerosa péptica é a causa mais comum de hemorragia digestiva alta, responsável por 50% dos casos, em sua maioria associados às úlceras duodenais e com taxas de mortalidade de 5 a 10% (ver Capítulo 250, *Hemorragia Digestiva Alta*).

Perfuração. Observada em até 5% dos casos com mortalidade de até 30%. Ocorre frequentemente na pequena curvatura gástrica e na parede anterior do bulbo duodenal. Quadro clínico agudo com dor em região epigástrica. A saída do conteúdo gástrico pela perfuração provoca peritonite localizada ou difusa. Radiografia simples de abdome pode evidenciar presença de ar livre sobre o diafragma quando realizada em posição ortostática. A tomografia de abdome (TC) apresenta maior sensibilidade e deve ser realizada em casos de dúvida. Tratamento cirúrgico de urgência após estabilização do paciente por meio de reposição de fluidos e correção de distúrbios eletrolíticos. A passagem de sonda nasogástrica pode ser útil, e a antibioticoterapia profilática é administrada (amoxicilina + clavulanato 1 g, IV, 8/8 horas).

Obstrução pilórica. Maior probabilidade de surgir em úlcera localizada próxima ao piloro. Principais sintomas: náuseas e vômitos algumas horas após as refeições. Radiografia simples do abdome mostra um estômago dilatado, com nível hidroaéreo. O tratamento consiste em aspiração nasogástrica durante 2 a 3 dias, enquanto se repõem líquidos e eletrólitos. Terapia intravenosa com inibidores da bomba de prótons (IBP) deve ser iniciada. A erradicação do *Helicobacter pylori* e a descontinuação dos AINEs são recomendadas. Em caso de não resposta ao tratamento clínico, é necessário tratamento endoscópico com dilatação com balão ou prótese ou procedimento cirúrgico. Obstrução pilórica ocorre em cerca de 5% dos pacientes com úlcera duodenal ou do canal pilórico de evolução longa e tratamento inadequado.

Pancreatite. Resulta da penetração da ulceração da parede gástrica, atingindo o corpo do pâncreas. A dor torna-se intensa e contínua, com irradiação para o dorso, não sendo aliviada com antagonistas dos receptores H_2 e inibidores da bomba de prótons. A amilase sérica costuma estar elevada. A tomografia computadorizada evidencia a penetração ulcerosa no pâncreas. O tratamento é cirúrgico (ver Capítulo 306, *Pancreatite*).

TRATAMENTO

- Deve-se buscar o alívio dos sintomas, a cicatrização das lesões e a prevenção de recidivas e complicações (hemorragia, perfuração, obstrução pilórica)
- Antes da descoberta do papel do *Helicobacter pylori* na doença ulcerosa péptica, a cicatrização era alcançada; porém, ao final de 1 ano, todas as úlceras recidivavam. Hoje, sabe-se que não basta cicatrizar a lesão, e sim erradicar a bactéria
- O tipo e a consistência dos alimentos não afetam a cicatrização, mas sabe-se que alguns alimentos aumentam ou estimulam a secreção ácida, enquanto outros são irritantes para a mucosa gástrica. Tais alimentos (frituras, alimentos condimentados, café, dentre outros) devem ser evitados
- O tabagismo deve ser abandonado
- Quando possível, eliminar o uso de ácido acetilsalicílico e AINEs.

Tratamento medicamentoso

- IBP: são os fármacos de escolha no tratamento da úlcera péptica. Omeprazol, VO, 20 a 40 mg/dia, ou pantoprazol, VO, 40 mg/dia, ou lansoprazol, VO, 30 mg/dia, ou esomeprazol, VO, 40 mg/dia, rabeprazol 20 mg/dia, ou dexlansoprazol 60 mg/dia. A via parenteral poderá ser usada em pacientes que não tolerem a medicação oral
- Antagonistas dos receptores H_2 (menor eficácia que a dos IBP). Cimetidina, VO, 400 mg, 12/12 horas ou 800 mg ao deitar; ou ranitidina, VO, 150 mg, 12/12 horas ou 300 mg ao deitar; ou famotidina, VO, 20 mg, 12/12 horas ou 40 mg ao deitar
- Antiácidos: hidróxido de magnésio, hidróxido de alumínio
- Sais de bismuto, citrato de bismuto, sucralfato
- Duração do tratamento: 4 a 8 semanas.

Erradicação do *Helicobacter pylori*

De acordo com o IV Consenso Brasileiro sobre *Helicobacter pylori*, podem ser utilizados os seguintes esquemas terapêuticos:

- Terapia tríplice-padrão: IBP VO, 2 vezes/dia + amoxicilina 1 g VO, 2 vezes/dia + claritromicina 500 mg VO, 2 vezes/dia, por 14 dias
- IBP VO, 2 vezes/dia + sal de bismuto 240 mg VO, 2 vezes/dia, tetraciclina 500 mg VO, 6/6 horas + metronidazol 400 mg VO, 8/8 horas, por 10 a 14 dias
- IBP VO, 1 a 2 vezes/dia + amoxicilina 1 g VO, 2 vezes/dia + claritromicina 500 mg VO, 2 vezes/dia + metronidazol/tinidazol 500 mg 2 vezes/dia durante 14 dias

  Se houver necessidade de retratamento (segunda e terceira linha de tratamento):
- Se o tratamento inicial foi com esquema tríplice-padrão:
  - 1ª opção: IBP VO, 2 vezes/dia + amoxicilina 1,0 g VO, 2 vezes/dia + levofloxacino 500 mg 1 vez/dia, por 10 a 14 dias ou IBP VO, 2 vezes/dia + bismuto 240 mg VO, 2 vezes/dia, tetraciclina 500 mg VO, 6/6 horas + metronidazol 400 mg VO, 8/8 horas, por 10 a 14 dias
- Outras alternativas:
  - 1ª opção: IBP + amoxicilina 1 g + furazolidona 200 mg + bismuto 240 mg 2 vezes/dia durante 10 a 14 dias
  - 2ª opção: IBP 2 vezes/dia + sal de bismuto 240 mg 2 vezes/dia + levofloxacino 500 mg/dia + amoxicilina 1 g (ou doxiciclina 100 mg 2 vezes/dia) 2 vezes/dia, por 14 dias
- Consegue-se a erradicação do *Helicobacter pylori* em 80 a 90% dos pacientes adequadamente tratados
- O controle da erradicação, no caso de úlcera gástrica ou duodenal e de linfoma MALT de baixo grau, deve ser realizado no mínimo 4 semanas após o término do tratamento, sendo o exame de escolha, quando não houver necessidade de endoscopia, o teste respiratório com ureia marcada. No caso de necessidade de endoscopia, deve-se proceder à obtenção de biópsia para estudo histopatológico, lembrando que os antissecretores devem ser suspensos 14 dias antes do controle da erradicação.

PREVENÇÃO

- Erradicação do *Helicobacter pylori*
- Abandono do tabagismo
- Suspensão de AINEs e ácido acetilsalicílico quando possível.

EVOLUÇÃO E PROGNÓSTICO

- Recidiva de úlcera após a erradicação do *H. pylori* é infrequente
- Reinfecção pelo *H. pylori* < 1% por ano.

Recomendações práticas

- De todas úlceras gástricas, 5% são malignas. A biópsia endoscópica deve ser feita em todas as úlceras gástricas suspeitas
- Em paciente com pesquisa de *H. pylori* negativa, investigar a possibilidade de síndrome de Zollinger-Ellison, doença de Crohn gastroduodenal e úlcera gástrica associada ao uso de AINEs
- Condições clínicas frequentemente associadas: doença pulmonar obstrutiva crônica, insuficiência renal crônica, cirrose, hiperparatireoidismo, síndrome carcinoide, policitemia vera, leucemia basofílica, porfiria cutânea tardia
- De acordo com o IV Consenso Brasileiro sobre *Helicobacter pylori*, a pesquisa e o tratamento de infecção por *H. pylori* devem ser realizados em pacientes que iniciarão tratamento contínuo com AINEs não seletivos e em pacientes de risco já em uso, ou que iniciarão tratamento com AINEs ou ácido acetilsalicílico, independentemente do tipo, da dose, do tempo ou da indicação para o tratamento. Entende-se como paciente de risco para o desenvolvimento de lesões no trato digestivo superior: história prévia de úlcera péptica, idade acima de 60 anos, associação de AINEs com derivados salicílicos, corticoides ou anticoagulantes
- Ainda de acordo com o IV Consenso Brasileiro sobre *Helicobacter pylori*, a utilização profilática de IBP teria lugar em casos de pacientes de risco para o desenvolvimento de lesões no trato digestivo superior, independentemente do *Helicobacter pylori*.

BIBLIOGRAFIA

Azevedo MF. GPS Medicamentos. Guia prático em saúde. Rio de Janeiro: Guanabara Koogan; 2017.

Coelho LGV, Marinho JR, Genta R, Ribeiro LT, Passos MCF, Zaterka S et al. IVth Brazilian Consensus Conference on Helicobacter pylori infection. Arq Gastroenterology. 2018;55(2).

Dani R. Gastroenterologia essencial. 4. ed. Rio de Janeiro: Guanabara Koogan; 2011.

Forones NM, Miszputen SJ. Manual de gastroenterologia. 2. ed. São Paulo: EPM – Editora de Projetos Médicos; 2004.

Kavitt RT, Lipowska AM, Anyane-Yeboa A, Gralnek IM. Diagnosis and treatment of peptic ulcer disease. Am J Med. 2019;132(4):447-56.

Kempenich JW, Sirinek KR. Acid peptic disease. Surg Clin North Am. 2018;98(5):933-44.

Lanas A, Chan FKL. Peptic ulcer disease. Lancet. 2017;390(10094):613-24.

Malfertheiner P, Megraud F, O'Morain CA, Atherton J, Axon ATR, Bazzoli F et al. Management of Helicobacter pylori infection – the Maastricht IV/Florence Consensus Report. Gut. 2012;61(5):646-64.

Oliveira RB. Estômago e duodeno. In: Porto CC, Porto AL. Semiologia médica. 7. ed. Rio de Janeiro: Guanabara Koogan; 2014.

Zaterka S, Magalhães AFN et al. Guideline em gastroenterologia. Rio de Janeiro: Elsevier; 2008.

Seção D • Intestino Delgado

263
Alterações da Microbiota Intestinal

Alterações da flora intestinal

Diogo Egídio Silva e Sousa ◆ Rafael Oliveira Ximenes ◆ José Abel Alcanfor Ximenes

INTRODUÇÃO

O elo entre várias doenças de diversos sistemas com o intestino seria a microbiota intestinal (MB ou flora intestinal), a qual se refere ao grupo de microrganismos que compreende bactérias, vírus e fungos vivendo de maneira comensal no intestino humano.

Estima-se que o número total de células correspondentes aos microrganismos seja aproximadamente 10 vezes maior que o número de células do corpo humano e a carga genética, chamada microbioma, ultrapasse 100 vezes a própria carga genética humana.

A maior parte da MB é composta por bactérias de quatro filos: Firmicutes, Bacteroidetes (os dois principais), Proteobactérias e Actinobactérias.

Desequilíbrio na quantidade das diferentes espécies, relação com a mucosa intestinal, interação com os alimentos consumidos e os efeitos dos seus metabólitos (Figura 263.1) podem influenciar todo o organismo humano, relacionando-se com várias doenças (Quadro 263.1).

MICROBIOTA E CIRROSE HEPÁTICA

• O paciente com cirrose hepática apresenta um quadro de disbiose intestinal, caracterizada por redução de bactérias autóctones (Lachnospiraceae, Ruminococcaceae e Clostridiales XIV) e aumento das não autóctones (Enterobacteriaceae, Bacteroidaceae), estas com maior potencial patogênico

• A disbiose correlaciona-se com a gravidade da cirrose (escore de Child-Pugh) e com a ocorrência de complicações, em especial a peritonite bacteriana espontânea (PBE)

• A translocação de bactérias do intestino para linfonodos mesentéricos, daí para a corrente sanguínea e, posteriormente, para o líquido ascítico seria o mecanismo para instalação da PBE (ver Capítulo 316, *Peritonite Aguda*)

• A imunossupressão no paciente cirrótico, o supercrescimento bacteriano, principalmente pelo alentecimento do trânsito intestinal e o aumento da permeabilidade da mucosa facilitam esse mecanismo fisiopatológico

• Além de bactérias, pode haver translocação de partículas dessas bactérias, como, por exemplo, endotoxinas, levando à produção de mediadores inflamatórios e maior liberação de óxido nítrico, com aumento da vasodilatação e do estado circulatório hiperdinâmico da cirrose

• Quanto mais translocação, maior a hipertensão portal, mais intenso o edema da mucosa intestinal, causando a quebra da barreira intestinal e, por consequência, mais translocação. Forma-se, então, um círculo vicioso êntero-hepático

• A disbiose pode promover também o aumento da produção de amônia e alteração na produção de neurotransmissores, o que contribui para a encefalopatia hepática

• A lactulose, um prebiótico, acidifica e muda a flora colônica, o que, com seu efeito laxativo, contribui para a redução na produção e absorção da amônia no intestino

• A rifaximina, outro modulador da microbiota, já foi experimentada na encefalopatia hepática

• Há estudos que sugerem que probióticos, como o VSL#3® (conjunto de cepas de probióticas, especialmente *bifidobacterium* e *lactobacillus*), reduzem o risco de encefalopatia

• Há também correlação de algumas cepas da flora bacteriana intestinal com o carcinoma hepatocelular.

DOENÇA HEPÁTICA GORDUROSA NÃO ALCOÓLICA

• A doença hepática gordurosa associada à disfunção metabólica (DHGADM) representa uma condição clínica que pode ser agravada pela disbiose

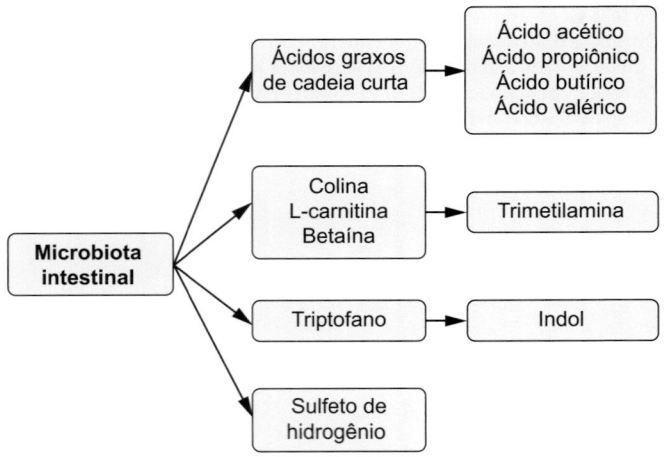

Figura 263.1 Principais metabólitos ativos da microbiota intestinal.

Quadro 263.1 Mecanismos da interferência sistêmica da microbiota intestinal.

• Relação direta com a mucosa intestinal

• Aumento da permeabilidade intestinal

• Disbiose (desequilíbrio da microbiota)

• Metabolização de alimentos

• Metabólitos produzidos

- Algumas bactérias têm o poder de liberar etanol e acetaldeído, substâncias que, ao serem absorvidas, são tóxicas para o fígado
- A suplementação de VSL#3® reduz fatores inflamatórios hepáticos, incluindo AST na DHGADM.

Eixo enterocerebral

- Denomina-se eixo enterocerebral a relação entre a microbiota intestinal e o sistema nervoso central, que tem característica bidirecional, ou seja, tanto a microbiota afeta o cérebro quanto este atua sobre a flora intestinal
- O principal mecanismo fisiopatológico reside no aumento da permeabilidade intestinal que a disbiose pode provocar. A partir de então, metabólitos de bactérias alcançam a corrente sanguínea com consequente produção de neuromoduladores (ácidos graxos de cadeia curta), neurotransmissores (serotonina) e hormônios (peptídeo YY), capazes de interferir nas funções cerebrais
- Neuromoduladores, neurotransmissores e hormônios podem afetar diretamente o cérebro pela estimulação do nervo vago, em uma via que seria bidirecional. Por sua vez, o cérebro começa, por meio da resposta ao estresse e por via hormonal, uma ativação de sistema imune, que volta a alterar a função intestinal.

MICROBIOTA INTESTINAL E SISTEMA NERVOSO CENTRAL

A microbiota interfere em funções cognitivas e no risco de doenças neuropsiquiátricas, como depressão, doença de Alzheimer, doença de Parkinson, doenças do espectro autista, esclerose múltipla e esclerose lateral amiotrófica.

- A depressão vem sendo relacionada com episódios de inflamação da micróglia com possível perda de sua função. Alguns estudos mostram relação da microbiota intestinal com o desenvolvimento, a maturação e a ativação da micróglia, levantando a possibilidade de uma relação entre a depressão e alteração da flora intestinal
- A esclerose múltipla pode ter sua patogênese relacionada com o sistema autoimune, além de fatores ambientais e genéticos. Como a microbiota intestinal tem relação com a ativação de células desse sistema, seria uma porta de entrada para fatores externos (ambientais). Nesse sentido, alguns estudos comprovaram diferenças na flora intestinal de pacientes com esclerose múltipla, porém não se sabe se são causa ou consequência uma da outra
- A avaliação da microbiota intestinal de pacientes com autismo revelou um aumento na diversidade de espécies de *Clostridium*, além de anaeróbios e bactérias microaerófilas. Em associação a essas diferenças, evidenciou-se que comorbidades gastrintestinais são significativamente mais comuns em crianças com autismo. Tais comorbidades são coincidentes com alterações da microbiota. Suturella, um gênero ausente em crianças sem autismo, mostrou associação positiva com o epitélio e sintomas gastrintestinais de crianças autistas. Ao mesmo tempo, notou-se ausência de Prevotella na microbiota de autistas
- A doença de Parkinson, caracterizada por perda de neurônios dopaminérgicos na substância nigra, acompanhada por depósito de alfa sinucleína e corpúsculos de Lewy em outras regiões, também pode ter correlação com a microbiota. Essa disfunção começaria no intestino (sistema nervoso entérico) ou no bulbo olfatório, acarretando sintomas gastrintestinais e de hiposmia, antes mesmo dos sintomas motores característicos da doença

- Observou-se também um aumento da permeabilidade intestinal em pacientes com Parkinson, correlacionando-se com aumento de *E. coli* e alfassinucleína, além de menor quantidade de plasmática de proteínas ligantes de lipopolissacarídeos, o que sugere maior exposição a endotoxinas
- Pesquisas com doença de Alzheimer (DA) encontraram moléculas de microbiota no líquido cefalorraquidiano desses pacientes que correspondem a proteínas biomarcadoras da doença (tau fosforilada e tau fosoforilada/Aβ42).

Microbiota e doenças cardiovasculares

- A colonização bacteriana intestinal poderia interferir de três maneiras na aterogênese:
  1. Causando uma resposta inflamatória que aumenta o desenvolvimento da placa de ateroma ou seu rompimento
  2. O metabolismo de lipídeos e do colesterol sofre influência da microbiota, o que pode afetar o desenvolvimento da placa de ateroma
  3. Componentes dietéticos metabolizados pela microbiota podem participar da formação da placa de ateroma. Por exemplo, o N-óxido de trimetilamina (OTMA), metabólito comum de substância presente em carnes vermelhas, ovos e mariscos, foi relacionado com aumento no risco de eventos cardiovasculares e prevalência de doenças cardiovasculares
- Níveis circulantes de OTMA foram associados à ruptura da placa e a maior risco de eventos cardiovasculares em pacientes com síndrome coronariana aguda
- Alguns estudos mostraram relação do controle pressórico com a microbiota intestinal
- A relação entre o intestino e a insuficiência cardíaca já largamente estudada, inclusive com a proposta da "hipótese intestinal da falência cardíaca". Essa hipótese sustenta que um débito cardíaco diminuído, com congestão sistêmica, pode levar a edema e isquemia da mucosa intestinal, com disfunção da barreira e da permeabilidade, permitindo a translocação bacteriana, o que possibilita a entrada na circulação de endotoxinas que contribuem para uma resposta inflamatória vista em pacientes com insuficiência cardíaca.

Microbiota e diabetes

- Os metabólitos produzidos pela microbiota podem interferir no desenvolvimento de diabetes. Pesquisas mostraram que o propionato de imidazol, resultado da metabolização de histidina, tem associação com resistência à insulina e diabetes tipo 2
- Estudos metagenômicos demonstraram diferenças na composição da microbiota de pacientes diabéticos, com aumento da relação *Firmicutes/Bacteroidetes*, além de diminuição de duas bactérias consideradas benéficas, a *bifidobacterium* e a *Akkermansia muciniphila*. A presença dessas bactérias é inversamente associada à resistência à insulina e ao diabetes tipo 2
- Não apenas a disbiose pode promover diabetes, como também o próprio diabetes pode levar a alterações na microbiota, capazes, ainda, de piorar o estado hiperglicêmico. Por exemplo, a disfunção de motilidade intestinal

ocasionada pelo diabetes provoca alterações na flora, que, por sua vez, por meio do eixo enterocerebral, pode fazer sinalização ao sistema nervoso central, para a liberação de hormônios intestinais e a alteração na permeabilidade e na sensibilidade intestinais.

Microbiota e obesidade

- O uso de sal como método de conservação de alimentos, por prevenir a proliferação bacteriana, levantou a hipótese de que indivíduos com alta ingesta desse mineral pudessem apresentar alteração na microbiota. De fato, estudos mostraram correlação entre consumo de sal, alteração da composição da microbiota e obesidade. Posteriormente, observou-se que altas concentrações de sal nas fezes constituem um preditor independente de obesidade
- Pacientes pós-cirurgia bariátrica (gastrectomia com reconstrução em Y-de-Roux) apresentam alteração na composição da microbiota, com redução de bactérias do filo Firmicutes (geralmente ruins) e aumento de bactérias do gênero Akkermansia. Relacionado com essa alteração, notou-se aumento da secreção hormonal e da sensibilidade à insulina, melhorando não somente a obesidade, como também o risco de diabetes e outras doenças da síndrome metabólica
- Algumas cepas bacterianas podem modificar a secreção de hormônios intestinais, incluindo peptídeo YY, GLP-1, leptina e grelina, afetando o apetite e a saciedade. Além disso, alguns metabólitos da microbiota, como os aminoácidos de cadeia curta, podem se ligar a receptores das células neuroendócrinas, modificando a liberação de hormônios intestinais na circulação sistêmica, levando à diminuição ou ao aumento do apetite
- A MB pode produzir serotonina e ácido gama-aminobutírico (GABA), que influem no controle central do apetite
- Componentes da dieta podem mudar a composição da microbiota. Uma dieta com alta quantidade de açúcar e gordura aumenta a proporção de bactérias Firmicutes em relação a Bacteroidetes
- Reposição de probióticos tem mostrado efeitos antiobesidade, especialmente as espécies de *Bifidobacterium* e *Lactobacillus* sp.

Microbiota e síndrome do intestino irritável

- O contato de alguns probióticos com as células epiteliais induz a expressão de receptores opioides e canabinoides no intestino, que contribuem para a modulação e a restauração da percepção da dor visceral
- A flora intestinal tem um papel importante na manutenção do pH e na nutrição das células intestinais, assim como no processo digestório que resulta na produção de gases
- A fermentação promovida pelas bactérias da microbiota produz grande parte dos gases presentes no intestino, incluindo o sulfeto de hidrogênio, reconhecido como um gás neuromodulador e neurotransmissor capaz de modular a sensibilidade e a inflamação intestinal
- Estudos demonstram diferenças na composição, principalmente com relação à variedade e à estabilidade na microbiota intestinal de pacientes com síndrome do intestino irritável (SII), quando comparados a pessoas hígidas. Notaram-se, principalmente, uma diminuição de *Lactobacillus* e *bifidobactérias* e um aumento na proporção de aeróbios/anaeróbios

- A microbiota pode provocar ativação do sistema imune intestinal, levando a uma inflamação subclínica que pode estar relacionada com o desenvolvimento dos sintomas na SII. Além disso, o desenvolvimento de sintomas após episódios de infecção do trato gastrintestinal e uso de antibióticos reforça a tese de que alterações na microbiota têm relação com a SII
- A microbiota intestinal pode também alterar a motilidade intestinal, peça-chave no desenvolvimento da SII. Por exemplo, produtos derivados das bactérias, intestinais como lipopolissacarídeos (LPS) e ácidos graxos de cadeia curta (AGCC), promovem a sobrevivência neuronal entérica e afetam a liberação de neurotransmissores, além de influenciarem nos neurônios entéricos, músculos lisos e macrófagos musculares que regulam a motilidade gastrintestinal.

Microbiota e doença inflamatória intestinal

- O desenvolvimento do sistema autoimune é altamente dependente da microbiota intestinal, o que pode impactar na suscetibilidade à doença inflamatória intestinal (DII). Assim, eventos nos primeiros anos de vida que alterem a composição da microbiota intestinal, como o tipo de parto (cesariana ou normal), uso de antibióticos e exposição a antígenos, podem ter correlação com o desenvolvimento de DII
- A microbiota de pacientes com DII tem menor diversidade e tendência a apresentar um maior número de bactérias com potencial patogênico, sugerindo uma estreita relação entre disbiose e DII
- Alguns estudos não mostraram relação direta entre o grau de disbiose e o de inflamação, não se sabendo se a associação entre disbiose e inflamação intestinal é causal, por consequência ou apenas associativa
- Assim como na associação da microbiota com outros órgãos, os metabólitos da microbiota (ou a falta deles) também podem interagir com a mucosa intestinal, alterando suas funções, produção de energia e resposta imune
- A quantidade de bactérias na camada mucosa de pacientes com DII está aumentada em relação aos controles. Isso faz com que a função de barreira da mucosa seja defeituosa
- Alguns dos genes relacionados com a DII também têm relação com o reconhecimento e o processamento de bactérias, a barreira mucosa intestinal e a autofagia. Dessa forma, uma alteração nesses genes que predisporia o indivíduo ao desenvolvimento de DII também facilitaria alguns tipos de infecção e disbiose
- Transplante de microbiota fecal e terapia com evidências no tratamento de *Clostridium difficile* também vêm apresentando resultados promissores no manejo da DII.

Uso de probióticos

O uso de probióticos, especialmente o preparado VSL#3®, tem demonstrado respostas satisfatórias em pacientes com retocolite ulcerativa.

Algumas cepas probióticas podem exibir propriedades anti-inflamatórias por sua ação em diferentes células do sistema imune, redução da secreção de citocinas inflamatórias e liberação de citocinas anti-inflamatórias.

Microbiota e antibioticoterapia

O uso de antibióticos tem sido relacionado com diarreia causada pelo *Clostridium difficile,* bactéria altamente resistente a alguns tipos de antibióticos, decorrente de disbiose intestinal.

BIBLIOGRAFIA

Cani PD. Microbiota and metabolites in metabolic diseases. Nature Reviews Endocrinology. Nat Rev Endocrinol. 2019;15(2):69-70.

Garcia-Tsao G, Wiest R. Gut microflora in the pathogenesis of the complications of cirrhosis. Best Practice & Research Clinical Gastroenterology. 2004;18(2):353-72.

Jonsson AL, Bäckhed F. Role of gut microbiota in atherosclerosis. Nat Rev Cardiol. 2017;14(2):79-87.

Ma Q, Xing C, Long W, Wang HY, Liu Q, Wang R-F. Impact of microbiota on central nervous system and neurological diseases: the gutbrain axis. Journal of Neuroinflammation. 2019;16:53.

Ni J, Wu GD, Albenberg L, Tomov VT. Gut microbiota and IBD: causation or correlation? Nat Rev Gastroenterol Hepatol. 2017;14(10):573-84.

Oikonomou T et al. Microbiome in decompensated cirrhosis. World J Gastroenterol. 2018;24(34):3813-20.

Orel R, Trop TK. Intestinal microbiota, probiotics and prebiotics in inflammatory bowel disease. World J Gastroenterol. 2014;20(33):11505-24.

Qamar AA. Probiotics in nonalcoholic fatty liver disease, nonalcoholic steatohepatitis, and cirrhosis. J Clin Gastroenterol. 2015;49:S28-S32.

Tremlett H, Bauer KC, Appel-Cresswell S, Finlay BB, Waubant E. The gut microbiome in human neurological disease: a review. Ann Neurol. 2017;81:369-82.

Zhuang X, Xiong L, Li L, Li M, Chen M. Alterations of gut microbiota in patients with irritable bowel syndrome: a systematic review and meta-analysis. J Gastroenterol Hepatol. 2017;32(1):28-38.

264
Doença de Crohn

José Abel Alcanfor Ximenes • Matheus Freitas Cardoso de Azevedo • Rafael Oliveira Ximenes

INTRODUÇÃO

A doença de Crohn (DC), ao lado da retocolite ulcerativa, é uma das formas clínicas de doença inflamatória intestinal, caracterizada por inflamação crônica, de caráter recidivante, que resulta de uma resposta imunológica inapropriada, em indivíduos geneticamente suscetíveis.

Caracteriza-se por inflamação transmural crônica do tubo digestivo, que pode acometer da boca ao ânus de forma segmentar ou salteada, com frequente comprometimento da região ileal ou ileocecal.

As úlceras resultantes tendem a ser profundas, serpiginosas, com áreas de mucosa normal ao redor e aspecto em paralelepípedo (*cobblestone*).

Acomete indivíduos de ambos os sexos em qualquer faixa etária, porém predomina entre 20 e 40 anos, com forte impacto na qualidade de vida e na atividade social, laboral e econômica.

FATORES DE RISCO

- Países industrializados (provavelmente associada aos hábitos alimentares)
- Tabagismo
- Predisposição genética.

MANIFESTAÇÕES CLÍNICAS

- Dor abdominal
- Diarreia (com ou sem sangue e muco)
- Emagrecimento
- Náuseas e vômitos
- Febre.

Manifestações extraintestinais da doença de Crohn

Podem ocorrer em cerca de 30% dos pacientes e incluem artralgia/artrite, aftas orais, eritema nodoso, pioderma gangrenoso, episclerite, uveíte, sacroileíte, espondilite anquilosante e colangite esclerosante primária (CEP), além de maior risco de eventos tromboembólicos.

DIAGNÓSTICO DIFERENCIAL

- Retocolite ulcerativa inespecífica (ver Capítulo 283, *Retocolite Ulcerativa Inespecífica*)
- Colite infecciosa (p. ex., bacteriana, viral, micobacteriana e amebiana)
- Colite isquêmica
- Vasculite intestinal (p. ex., na doença de Behçet)
- Enterite/colite actínica
- Lesão intestinal por medicamentos (p. ex., anti-inflamatórios não esteroides)
- Neoplasias (linfoma, carcinoma).

EXAMES COMPLEMENTARES

Exames laboratoriais. Anemia ferropriva, elevação das provas de atividade inflamatória, como velocidade de hemossedimentação (VHS), proteína C reativa (PCR), alfa 1-glicoproteína ácida, leucocitose e trombocitose; aumento da calprotectina fecal, deficiência de vitamina B_{12} (acometimento ileal), ASCA reagente (baixa acurácia, não deve ser utilizado de rotina).

Colonoscopia. Aspecto descontínuo (segmentar), áreas adjacentes de aspecto normal, úlceras aftoides, úlceras serpiginosas, profundas, longitudinais, aspecto em "paralelepípedo" ou *cobblestone* (Figuras 264.1 e 264.2).

Exame histopatológico. Inflamação transmural com infiltrado linfoplasmocitário e granulomas não caseosos, presentes em até 30% dos casos, geralmente nas camadas mais profundas do intestino.

Tomografia computadorizada (TC) de abdome com enterografia. Consiste na administração de contraste neutro oral (polietilenoglicol, manitol) para distensão adequada das alças intestinais, associado ao contraste por via intravenosa. Pode identificar espessamentos de alças intestinais, estenoses, abscessos e trajetos fistulosos. Tem sensibilidade maior que 95% na detecção da doença de Crohn. Possibilita ainda avaliar se a doença está em atividade (aumento da densidade da gordura mesentérica e ingurgitamento dos

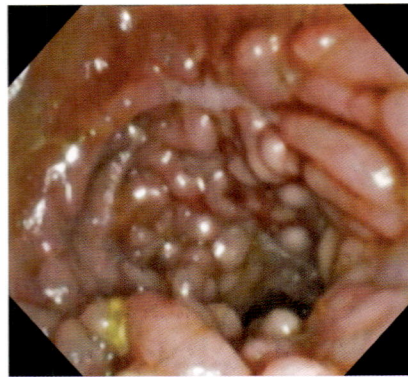

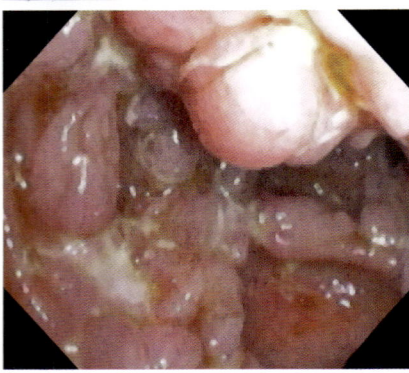

Figura 264.1 Imagens de enteroscopia anterógrada na doença de Crohn acometendo o intestino delgado. Aspecto clássico em "pedras de paralelepídedo" (*cobblestone*).

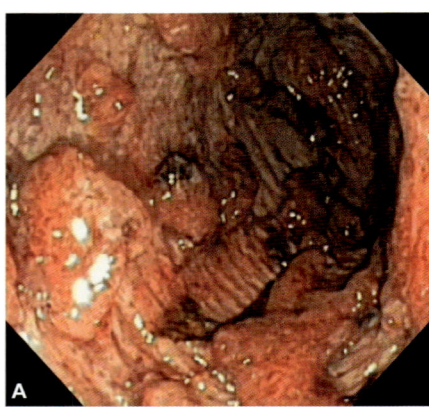

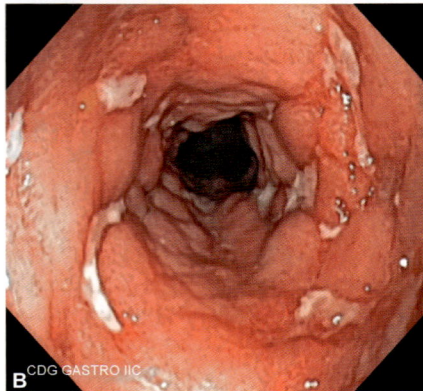

Figura 264.2 Imagens endoscópicas de doença de Crohn mostrando o acometimento colônico. **A.** Úlceras longitudinais, serpiginosas e profundas em cólon. **B.** Úlceras profundas no reto expondo a camada muscular.

vasos mesentéricos – "sinal do pente"). Uma desvantagem da TC reside na radiação ionizante, aspecto que deve ser levado em consideração, uma vez que a maioria dos pacientes com DII é jovem e pode necessitar de repetidos exames ao longo da vida, o que pode levar a uma dose alta cumulativa de radiação.

Ressonância magnética de abdome com enterografia. Superior à TC na avaliação de trajetos fistulosos na pelve e das complicações perianais. Também é capaz de oferecer imagens estáticas e dinâmicas, não envolve radiação ionizante, tem excelente resolução em partes moles e é segura na gravidez. Pode apresentar um desempenho superior ao da TC na diferenciação entre o componente fibrótico cicatricial ou atividade inflamatória atual na avaliação das estenoses da doença de Crohn, o que pode orientar diferentes condutas terapêuticas. Entretanto, ainda é um método de alto custo e indisponível em muitos centros.

COMPROVAÇÃO DIAGNÓSTICA

• Dados clínicos + exames laboratoriais + exames endoscópicos + exame histopatológico.

COMPLICAÇÕES

• Estenoses: podem levar a quadros de suboclusão ou obstrução intestinal
• Abscessos
• Fístulas: geralmente nas regiões anal e perianal e, menos frequentemente, do intestino para a pele da região abdominal, a bexiga, a vagina e entre as alças intestinais. Resultam em drenagem de conteúdo intestinal e/ou purulento pelo orifício fistuloso.

TRATAMENTO

• Informar ao paciente o caráter crônico da doença
• Dar suporte emocional e estimular a boa relação médico-paciente
• Considerar o grau de atividade da doença, a localização, a extensão, o comportamento, a eficácia do medicamento e os potenciais efeitos colaterais, a resposta prévia a algum tipo de tratamento, a presença de manifestações extraintestinais ou complicações relacionadas com a doença
• Não levar em conta apenas os sintomas, já que não apresentam boa correlação com o grau de inflamação subjacente na mucosa e na parede intestinal
• O objetivo ideal do tratamento consiste no controle sustentado da inflamação, por meio da cicatrização da mucosa e da prevenção de lesões estruturais irreversíveis e complicações
• DC leve a moderada: uso de corticoide para indução da remissão (budesonida ou prednisona), com terapia de manutenção com imunossupressores (azatioprina e, alternativamente, mercaptopurina ou metotrexato)
• DC moderada a grave: uso de corticoide na indução da remissão (prednisona, hidrocortisona) e terapias biológicas (Quadro 264.1) associadas ou não aos imunossupressores (azatioprina ou, alternativamente, metotrexato).

Tratamento medicamentoso

• Budesonida (doença ileal/ileocecal): VO, 9 mg/dia, seguida por retirada gradual

Quadro 264.1 Principais agentes biológicos na doença de Crohn e seus mecanismos de ação.

Agente biológico	Mecanismo de ação
Infliximabe Adalimumabe Certolizumabe	Inibição do TNF-alfa
Vedolizumabe	Inibidor de molécula de adesão (integrina α4β7)
Ustequinumabe	Bloqueio da via IL-12/IL-23

- Prednisona: VO, dose inicial de 40 a 60 mg/dia, seguida por retirada gradual
- Hidrocortisona: IV, 200 a 300 mg/dia, seguida por prednisona VO
- Azatioprina: VO, 2 a 3 mg/kg/dia (iniciar com dose baixa e aumentar gradualmente).

EVOLUÇÃO E PROGNÓSTICO

- Doença crônica com períodos variáveis de atividade e remissão
- Cerca de 50% dos pacientes necessitam de cirurgia em 10 anos
- Recidiva pós-operatória é frequente
- Principais fatores de mau prognóstico: pacientes jovens, doença perianal, estenose ou fístulas, envolvimento extenso do intestino delgado, úlceras profundas, tabagistas.

BIBLIOGRAFIA

Azevedo MF. GPS Medicamentos. Guia prático em saúde. Rio de Janeiro: Guanabara Koogan; 2017.

Gomollon F, Dignass A, Annese V, Tilg H, Van Assche G, Lindsay JO et al. 3rd European Evidence-based Consensus on the Diagnosis and Management of Crohn's Disease 2016: Part 1: diagnosis and medical management. J Crohns Colitis. 2017;11:3-25.

Lichtenstein GR, Loftus Jr EV, Isaacs KL, Regueiro MD, Gerson LB, Sands BE. ACG Clinical guideline: management of Crohn's disease in adults. Am J Gastroenterol. 2018;113:481-517.

Peyrin-Biroulet L, Sandborn W, Sands B, Reinisch W, Bemelman W, Bryant RV et al. Selecting therapeutic targets in inflammatory bowel disease (STRIDE): determining therapeutic goals for treat-to-target. Am J Gastroenterol. 2015;110:1324-8.

Torres J, Mehandru S, Colombel J-F, Peyrin-Biroulet L. Crohn's disease. The Lancet, 2016.

265
Espru Tropical
Síndrome de má absorção tropical

José Abel Alcanfor Ximenes ◆ Rafael Oliveira Ximenes ◆ Aguinaldo Gabarron Murcia Filho

INTRODUÇÃO

O espru tropical, ou síndrome de má absorção tropical, é uma condição clínica que ocorre nas regiões tropicais e subtropicais, em uma faixa estreita ao norte e ao sul do Equador a 30° de latitude.

Caracteriza-se por desnutrição proteica e anemia por deficiência de ácido fólico.

A etiologia é desconhecida, mas vários estudos observacionais suportam a hipótese de que se trate de uma doença infecciosa.

Os principais achados histopatológicos são atrofia das vilosidades e infiltração das criptas vilosas intestinais por células mononucleares. Do ponto de vista histopatológico, assemelha-se à enteropatia induzida por glúten (ver Capítulo 345, *Doença Celíaca*).

A doença afeta populações indígenas locais e visitantes dos trópicos que permanecem por mais de 1 mês. Raramente, o espru tropical é visto em viajantes que visitam uma área endêmica por menos de 2 semanas.

CAUSAS E FATORES DE RISCO

- Possíveis agentes infecciosos
- Possível deficiência dietética, como a de ácido fólico
- Toxinas alimentares
- Combinação de vários fatores.

MANIFESTAÇÕES CLÍNICAS

- A tríade sintomática do espru tropical consiste em diarreia, perda de peso e úlceras na língua
- Anorexia
- Cólicas abdominais
- Distensão abdominal
- Borborigmos
- Cegueira noturna
- Estomatite
- Glossite (ulcerações)
- Queilite
- Hiperpigmentação da pele
- Coiloníquia
- Edema.

DIAGNÓSTICO DIFERENCIAL

- Outras causas de anemia megaloblástica
- Outras causas de má absorção
- Doença celíaca
- Doença de Crohn
- Giardíase
- Estrongiloidíase.

EXAMES COMPLEMENTARES

- Hemograma: anemia megaloblástica em 60% dos casos
- Exame funcional das fezes
- Dosagem de ferro sérico, cálcio, ácido fólico e vitamina B_{12}: diminuída
- Exame parasitológico de fezes: parasitas intestinais
- Radiografia do intestino delgado: dilatação jejunal; espessamento das pregas jejunais; floculação e segmentação da coluna de bário (Figura 265.1)
- D-xilose, gordura e vitamina B_{12}, marcadas radioativamente: utilizadas para avaliar a capacidade de absorção intestinal
- Biópsia jejunal: dados inespecíficos (pode ser normal).

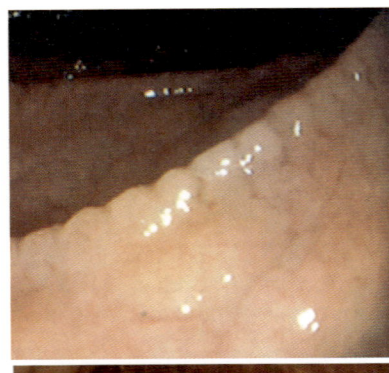
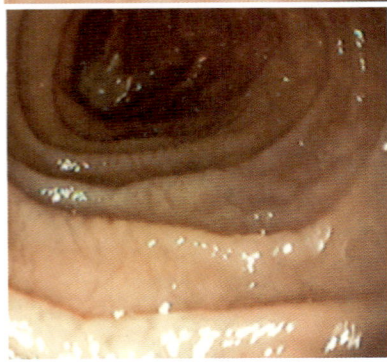

Figura 265.1 Endoscopia evidenciando sulcos serrilhados, com aparência de mosaico e sulcos mucosos em duodeno. (Fonte: https://bestpractice.bmj.com/topics/pt-br/637. Acesso em: 30 jun. 2019.)

COMPROVAÇÃO DIAGNÓSTICA

- Dados epidemiológicos + dados clínicos (má absorção de pelo menos dois nutrientes).

TRATAMENTO

- Reposição de líquidos e sangue (ver Capítulo 341, *Desidratação, Distúrbios Hidreletrolíticos e Ácidos-Básicos*)
- Tratamento das deficiências de vitaminas e micronutrientes (vitamina B_{12} e ácido fólico) (ver Capítulo 350, *Hipovitaminoses e Hipervitaminoses*)
- Controle da diarreia (ver Capítulo 12, *Diarreia*)
- Dieta com altos teores de carboidratos e proteínas, restrição de gordura, restrição de ácidos graxos de cadeia longa
- Eliminação de parasitas intestinais.

Tratamento medicamentoso

- Ácido fólico por via oral (VO), 10 mg/dia + vitamina B_{12} por via intramuscular (IM), 1.000 mg, durante 10 dias; a seguir, 1 vez/mês, durante 6 meses (ver Capítulo 350, *Hipovitaminoses e Hipervitaminoses*)
- Tetraciclina VO, 250 mg, 6/6 horas, durante 3 a 6 meses em casos selecionados.

EVOLUÇÃO E PROGNÓSTICO

- Bom prognóstico com tratamento adequado
- Recidiva se o esquema medicamentoso for interrompido precocemente.

BIBLIOGRAFIA

Azevedo MF. GPS Medicamentos. Guia prático em saúde. Rio de Janeiro: Guanabara Koogan; 2017.

Dani R. Gastrenterologia Essencial. 4. ed. Rio de Janeiro: Guanabara Koogan; 2011.

Feldman M. Sleisenger e Fordtran tratado gastrointestinal e doenças do fígado. 9. ed. Rio de Janeiro: Elsevier; 2014.

Meneghelli UG, Troncon LEA. Intestino delgado. In: Porto CC. Semiologia médica. 7. ed. Rio de Janeiro: Guanabara Koogan; 2014.

Porto CC, Porto AL. Semiologia médica. 8. ed. Rio de Janeiro: Guanabara Koogan; 2019.

Prado FC, Ramos J, Valle JR. Atualização terapêutica. 20. ed. Porto Alegre: Artes Médicas; 2001.

Singh P, Lamont T. Tropical Sprue. Disponível em: https://www.uptodate.com/contents/tropical-sprue. Acesso em: 29 jun. 2019.

Zaterka S, Eisig JN. Tratado de gastroenterelogia. São Paulo: Atheneu; 2001.

266
Íleo Paralítico

Íleo funcional, íleo adinâmico, pseudo-obstrução intestinal

José Abel Alcanfor Ximenes ✦ Rafael Oliveira Ximenes ✦ Rodrigo Oliveira Ximenes ✦ Aguinaldo Gabarron Murcia Filho

INTRODUÇÃO

Íleo paralítico, também chamado íleo funcional, íleo adinâmico, ou pseudo-obstrução intestinal, é uma síndrome clínica, aguda ou crônica, caracterizada por sinais e sintomas de obstrução intestinal em pacientes sem obstáculo mecânico.

Frequentemente, surge no período pós-operatório ou como complicação de outras doenças (peritonite, sepse, distúrbios metabólicos e neurológicos). Quanto mais proximal o processo patológico está localizado, mais rápido e mais intensamente o paciente se torna sintomático.

Pode ocorrer em qualquer segmento do trato gastrintestinal e está associado a um estado de inércia motora, parcial ou completa da área afetada.

Nos casos de íleo pós-operatório, as partes mais afetadas são as alças manipuladas durante o ato cirúrgico. Porém, evidências experimentais indicam que a inflamação do músculo intestinal se estende desde áreas manipuladas até partes não manipuladas do trato intestinal.

Alça sentinela

O íleo paralítico pode instalar-se em apenas um segmento do intestino, situação em que leva o nome de íleo localizado ou alça sentinela.

CAUSAS

- Pós-operatório
- Sobrecarga de líquido intravenoso peri e pós-operatório
- Peritonite
- Cólicas renais e biliares

- Pancreatite
- Colecistite
- Pielonefrite
- Abscesso abdominal
- Pneumonia
- Hemorragia (retroperitoneal, hematoma do músculo reto abdominal, fratura óssea)
- Infarto agudo do miocárdio
- Anestesia raquidiana
- Distúrbios metabólicos: hipofosfatemia, hipopotassemia, anemia aguda, uremia, hipotonicidade do plasma, cetoacidose diabética
- Isquemia mesentérica
- Porfiria e intoxicação por metais pesados
- Medicamentos (parassimpaticolíticos).

MANIFESTAÇÕES CLÍNICAS

- Dor difusa e pouco pronunciada, sem caráter de cólica
- Distensão abdominal
- Náuseas e vômitos
- Parada de eliminação de gases e fezes
- Diminuição acentuada ou abolição dos ruídos intestinais.

DIAGNÓSTICO DIFERENCIAL

- Obstrução mecânica do delgado ou do cólon proximal
- Apendicite aguda
- Pancreatite aguda.

EXAMES COMPLEMENTARES

- Radiografia simples do abdome: demonstra alças dos intestinos delgado e grosso dilatadas e cheias de gás e líquido. Níveis hidroaéreos podem estar presentes. Em alguns casos, é difícil diferenciar suboclusão do intestino delgado e íleo paralítico
- Radiografia seriada do intestino delgado com bário ou tomografia computadorizada do abdome (Figuras 266.1 e 266.2) podem ser úteis, especialmente no pós-operatório
- Dosagem de eletrólitos: potássio, magnésio, fósforo e cálcio.

COMPLICAÇÕES

- Deiscência de suturas
- Atelectasia pulmonar.

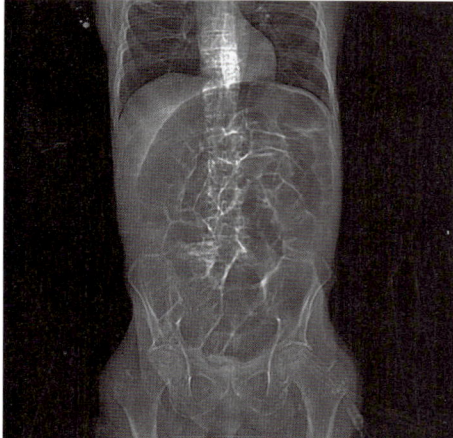

Figura 266.1 Tomografia computadorizada de abdome *scout* evidenciando intensa distensão de alças.

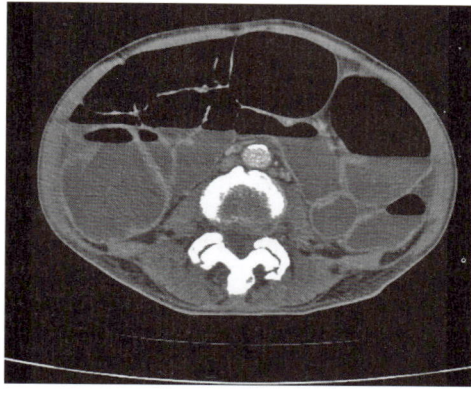

Figura 266.2 Tomografia computadorizada de abdome com corte axial com demonstração da formação de nível hidroaéreo.

TRATAMENTO

- Prevenção: cirurgias de caráter menos invasivo e análise do tipo de anestesia a ser utilizada
- Identificar os fatores relacionados com o íleo, atuando naqueles que possam ser removidos
- Corrigir distúrbios hidreletrolíticos
- Controle perioperatório de líquidos (evitar hipervolemia)
- Suspender os medicamentos que possam agravar o quadro
- Estimular uso de goma de mascar no pós-operatório
- Ingestão oral precoce: no período de 24 horas em pacientes submetidos à cirurgia gastrintestinal
- Manter estado nutricional adequado: dependendo das condições do paciente, a alimentação pode ser normal. Casos moderados toleram melhor uma dieta líquida, com pouco ou nenhum resíduo, pouca gordura e sem lactose, com proteínas hidrolisadas e suplementação de vitaminas e oligoelementos. Pacientes em estado grave necessitam de nutrição parenteral
- Sonda nasogástrica pode ser necessária, mas, atualmente, seu uso é controverso, pois tem sido associada a uma taxa mais alta de complicações pós-operatórias, como atelectasia, pneumonia aspirativa e maior tempo de internação. Além disso, há estudos em que o uso de sonda para descompressão não acelerou a recuperação do íleo
- Sonda nasoenteral pode ser utilizada para alimentação naqueles pacientes que não toleram dieta oral, em especial quando há componente de gastroparesia. Na falência da sonda nasoenteral, em caso de íleo paralítico prolongado, deve-se considerar o uso de dieta parenteral
- No íleo paralítico crônico (ou pseudo-obstrução intestinal crônica), pode-se utilizar sonda de gastrojejunostomia, que inclui uma via gástrica para descompressão e uma via jejunal para alimentação. Na falência da sonda de gastrojejunostomia, deve-se indicar nutrição parenteral domiciliar por cateter de Hickman ou, nos casos mais graves, transplante intestinal/multivisceral.

Tratamento medicamentoso

- **Domperidona** por via oral (VO), 10 mg, 6/6 horas: pode ser introduzida com a dieta via oral precoce
- **Bromoprida** por via intravenosa (IV), 10 mg, 8/8 horas: pode ser utilizada nos quadros agudos iniciais

- Eritromicina IV, 3 mg/kg, 8/8 horas: pode ser utilizada nos quadros agudos ou durante exacerbações de quadros crônicos
- Metoclopramida IV, 10 mg, 8/8 horas: alternativa à eritromicina
- Neostigmina (0,5 mg, IM) e octreotida (50 μg, SC, ao deitar) são opções descritas, porém pouco estudadas.

EVOLUÇÃO E PROGNÓSTICO

- Recuperação total a curto prazo quando as causas são prontamente identificadas e afastadas
- Nos casos de pseudo-obstrução intestinal crônica, há risco de evolução para falência progressiva do trato gastrintestinal, com períodos de piora cada vez mais frequentes e necessidade de nutrição parenteral domiciliar ou mesmo transplante multivisceral
- Risco à vida quando se retardam o diagnóstico e o tratamento.

BIBLIOGRAFIA

Azevedo MF. GPS Medicamentos. Guia prático em saúde. Rio de Janeiro: Guanabara Koogan; 2017.

Dani R. Gastroenterologia essencial. 4. ed. Rio de Janeiro: Guanabara Koogan; 2011.

Feldman M. Sleisenger e Fordtran: Tratado gastrointestinal e doenças do fígado. 9. ed. Rio de Janeiro: Elsevier; 2014.

Kalff JC, Wehner S, Litkouhi B. Postoperative ileus. Disponível em: https://www.uptodate.com/contents/postoperative-ileus. Acesso em: 24 jun. 2019.

Tierney Jr LM, McPhee SJ, Papadakis MA. Current Medical Diagnosis and Treatment. 42. ed. McGraw-Hill; 2003.

Zaterka S, Eisig JN. Tratado de gastroenterelogia. São Paulo: Atheneu; 2011.

267
Invaginação Intestinal

Intussuscepção intestinal, prolapso intestinal

José Abel Alcanfor Ximenes • Rafael Oliveira Ximenes •
Rodrigo Oliveira Ximenes • Priscilla Souza de Faria

INTRODUÇÃO

A invaginação intestinal compreende uma condição clínica resultante da penetração de um segmento do intestino, geralmente proximal, dentro de outro segmento, mais distal.

Pode acometer tanto o intestino delgado quanto o intestino grosso.

Representa a causa mais comum de oclusão intestinal em crianças com idade entre 3 meses e 6 anos, com predomínio no sexo masculino.

Na idade adulta, é uma condição rara.

CAUSAS E FATORES DE RISCO

- Crianças:
  - Idiopática na maioria dos casos
  - Hiperplasia das placas de Peyer, com ou sem linfadenopatia mesentérica
  - Reações alérgicas, alterações dietéticas e mudança na atividade intestinal podem constituir fator precipitante
  - Cirurgia recente
  - Infecção por adenovírus ou rotavírus
  - Síndrome de Peutz-Jeghers
  - Presença de ponto condutor (pólipo, divertículo de Meckel, cistos, pâncreas ectópico, linfoma, púrpura do Henoch-Schönlein, lipoma, carcinoma)
- Adultos:
  - Em 80% dos casos, está associada a lesões da parede intestinal (mais de 50% são malignas).

MANIFESTAÇÕES CLÍNICAS

- Dor abdominal em cólica
- Náuseas e vômitos
- Fezes com sangue e muco (fezes em geleia de groselha): mais frequentes em lactentes
- Diarreia ou constipação intestinal
- Massa abdominal palpável
- Distensão abdominal
- Perda de peso.

DIAGNÓSTICO DIFERENCIAL

- Obstrução do intestino delgado por brida
- Obstipação crônica
- Apendicite aguda
- Gastrenterite.

EXAMES COMPLEMENTARES

- Exames laboratoriais: hemograma, proteína C reativa e eletrólitos
- Radiografia simples do abdome com contraste pode mostrar sinais de obstrução e estimar sua topografia
- Enema baritado auxilia no diagnóstico, porém é contraindicado nos casos de suspeita de isquemia ou perfuração intestinal
- Ultrassonografia abdominal (associada ou não ao método com Doppler)
- Tomografia computadorizada de abdome.

COMPROVAÇÃO DIAGNÓSTICA

- Dados clínicos + exames de imagem.

COMPLICAÇÕES

- Perfuração intestinal
- Íleo paralítico
- Aderências com obstrução intestinal
- Isquemia intestinal
- Sepse.

TRATAMENTO

- Estabilização hemodinâmica e hidreletrolítica do paciente

- Redução da invaginação, sob controle radiológico, por meio de enema de bário, solução salina ou ar (sucesso em mais de 80% dos pacientes)
- Tratamento cirúrgico: indicado quando a redução por enema está contraindicada (peritonite, choque e perfuração), ou quando se encontra uma causa anatômica ou quando a redução por enema fracassa.

EVOLUÇÃO E PROGNÓSTICO

- Taxa de mortalidade de 1 a 2%
- Recidiva após a redução hidrostática (5 a 15%)
- Recidiva após redução cirúrgica (2 a 5%)
- Cura sem sequela na maioria dos pacientes.

BIBLIOGRAFIA

Branco M, Sequeira AI, Martins S, Bernardo T, Carneiro A. Invaginação intestinal – uma etiologia rara. Revista de Pediatria do Centro Hospitalar do Porto. 2016;XXV(4).
Cunha FM, Figueirêdo SS, Nóbrega BB, Oliveira GL, Monteiro SS, Lederman HM. Intussuscepção em crianças: avaliação por métodos de imagem e abordagem terapêutica. Radiologia Brasileira. 2005;38(3):209-18.
Dani R. Gastroenterologia essencial. 4. ed. Rio de Janeiro: Guanabara Koogan; 2011.
Hanan B, Diniz TR, Luz MMP, Conceição SA, Gomes da Silva R, Lacerda-Filho A. Intussuscepção intestinal em adultos. Revista Brasileira de Coloproctologia. 2007;27.
Porto CC, Porto AL. Semiologia médica. 8. ed. Rio de Janeiro: Guanabara Koogan; 2019.
Prado FC, Ramos J, Valle JR. Atualização terapêutica. 20. ed. Porto Alegre: Artes Médicas; 2001.
Rosa M, Martins S, Lamelas J, Rodrigues M. Invaginação intestinal. Revista Portuguesa de Coloproctologia. 2010.

268
Oclusão Intestinal

Obstrução intestinal mecânica

José Abel Alcanfor Ximenes • Rafael Oliveira Ximenes • Rodrigo Oliveira Ximenes • Michelle Bafutto Gomes Costa

INTRODUÇÃO

A oclusão intestinal é um comprometimento do trânsito do conteúdo do intestino delgado ou grosso, causado por bloqueio mecânico, podendo ser parcial ou completo.

Os principais dados histopatológicos são edema de mucosa, hipersecreção, necrose, além dos próprios da causa da oclusão.

Obstrução intestinal

A obstrução intestinal compreende dois grandes grupos: obstrução mecânica e obstrução reflexa (ver Capítulo 266, *Íleo Paralítico*).

CAUSAS (QUADRO 268.1)

- Causas intraluminais:
  - Impactação fecal
  - Cálculos biliares
  - Íleo biliar
  - Invaginação em lactentes
  - Mecônio em neonatos
  - Íleo meconial
  - Bezoares
  - Corpos estranhos
  - Neoplasias polipoides
- Invaginação intestinal (ver Capítulo 267, *Invaginação Intestinal*)
- Lesões da parede intestinal: congênitas (atresia e estenose, imperfuração anal, duplicações, divertículo de Meckel)
- Traumatismo
- Causas inflamatórias (doença de Crohn, diverticulite, colite ulcerativa, radiação, lesão isquêmica)
- Causas neoplásicas (causa mais comum na obstrução do intestino grosso)
- Compressão extrínseca: aderências (mais comuns no intestino delgado), abscesso, carcinomatose, endometriose
- Hérnia e deiscência de sutura
- Compressão por massas (pâncreas anular, vasos anômalos, hematoma, neoplasias)
- Vólvulo
- Distúrbio neuromuscular (megacólon, distúrbios neurológicos).

FATORES DE RISCO

- Cirurgia abdominal e/ou pélvica prévia
- Hérnia da parede abdominal
- Obstipação crônica
- Colelitíase
- Doença inflamatória intestinal
- Doença diverticular
- Ingestão de corpos estranhos: perversão do apetite, comprimidos de potássio com revestimento entérico.

MANIFESTAÇÕES CLÍNICAS

Dependem da altura da obstrução (ver Quadro 268.1):

- Dor abdominal: cólicas abdominais intermitentes (intervalos de 5 a 15 minutos)
- Vômitos: em geral, ocorrem imediatamente após a oclusão do intestino. São mais frequentes na obstrução proximal e incomuns na obstrução colônica até que ocorra distensão do intestino delgado. Inicialmente, são aquosos e biliosos. Com o evoluir da doença, tornam-se fecaloides
- Obstipação: o paciente pode eliminar o conteúdo distal à obstrução, em especial na oclusão intestinal alta. Dor seguida de diarreia explosiva é comum na obstrução parcial
- Distensão abdominal: mais frequente em obstrução intestinal distal
- Ausculta do abdome: ruídos intestinais aumentados, borborigmos
- Peristaltismo "de luta"
- Palpação: dor, massa e, eventualmente, presença de sinais de irritação peritoneal
- Toque retal: pode revelar impactação fecal.

Quadro 268.1 Oclusão intestinal (intestino delgado e intestino grosso).

Oclusão intestinal	Causas	Manifestações clínicas	Radiografia do abdome
Obstrução do intestino delgado (incluindo duodeno)	Aderências Hérnia de parede abdominal Tumores Câncer da cabeça do pâncreas Corpo estranho Divertículo de Meckel Infestação por áscaris Intussuscepção Atresias, anéis Doença de Crohn	Cólicas abdominais de início súbito, localizadas na região umbilical ou no epigástrio Vômitos que se iniciam praticamente com as cólicas abdominais, obstipação na obstrução completa ou um período de diarreia na obstrução parcial Ruídos intestinais aumentados, borborigmos Peristaltismo "de luta" À palpação, dor, sinais de irritação peritoneal e massa abdominal	Alças intestinais semelhantes a degraus (Figura 268.1) Níveis líquidos no intestino (Figura 268.2) Presença de massa abdominal
Obstrução do intestino grosso	Tumores Diverticulose Vólvulo Megacólon Impactação fecal Fecaloma	Dor localizada no andar inferior do abdome A síndrome se desenvolve mais gradativamente Vômitos mais tardiamente (várias horas depois do início de dor abdominal) Distensão abdominal O *vólvulo* apresenta início súbito, estando presente estrangulamento do suprimento sanguíneo	Distensão do cólon No vólvulo, pode-se ver uma bolha de gás no abdome médio ou no quadrante superior esquerdo (Figura 268.3)

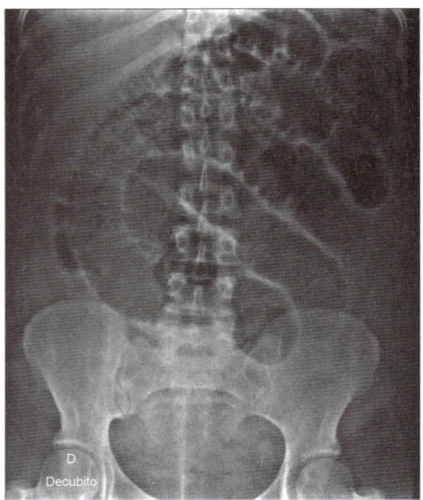

Figura 268.1 Radiografia simples de abdome em decúbito dorsal, com significativa dilatação de alças intestinais, aspecto característico das pregas coniventes do intestino delgado.

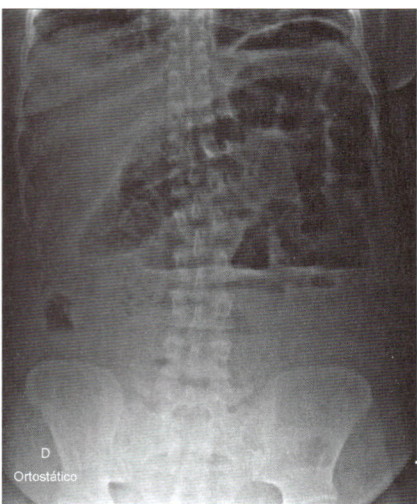

Figura 268.2 Radiografia simples de abdome em posição ortostática, demonstra níveis hidroaéreos nas alças intestinais de delgado, em diferentes alturas.

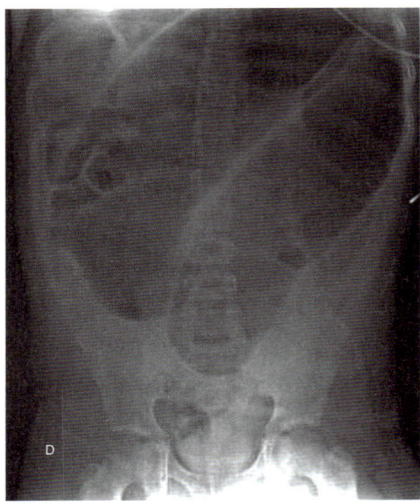

Figura 268.3 Radiografia simples de abdome evidenciando vólvulo de sigmoide.

Tríade sintomática da oclusão intestinal

- Cólicas abdominais localizadas na região umbilical ou epigástrio. Se as cólicas se tornarem mais intensas e constantes, provavelmente ocorreu estrangulamento
- Vômitos precoces na obstrução do intestino delgado e tardios na obstrução do intestino grosso
- Obstipação, em caso de obstrução completa, mas pode haver um período de diarreia na obstrução parcial.

DIAGNÓSTICO DIFERENCIAL

- Íleo paralítico
- Cólica biliar
- Úlcera péptica perfurada
- Infarto mesentérico.

EXAMES COMPLEMENTARES

- Hemograma: discreto aumento de leucócitos e hemoconcentração. Um aumento maior está associado a estrangulamento de alça intestinal

- Eletrólitos: alterações das concentrações de sódio, potássio e cloreto
- Exame simples de urina: normal
- Ureia e creatinina: aumentadas
- Amilase: pode estar elevada (dado não confiável como indicador de obstrução ou estrangulamento intestinal)
- Gasometria: pode estar normal (acidose é tardia)
- Radiografia simples do abdome e do tórax: distensão do intestino delgado ou do cólon, níveis hidroaéreos; ausência de gás no cólon, ar intraperitoneal livre (estrangulamento com perfuração), lesão em "bico de pássaro" no vólvulo colônico, visualização de corpo estranho
- Clister opaco: útil no diagnóstico de obstrução colônica (pode ser terapêutico na invaginação intestinal)
- Tomografia computadorizada de abdome: fornece informações sobre o local e a causa da obstrução.

COMPROVAÇÃO DIAGNÓSTICA

- Dados clínicos + exames de imagem.

TRATAMENTO

- Dieta zero
- Correção das alterações hidreletrolíticas (ver Capítulo 341, *Desidratação, Distúrbios Hidreletrolíticos e Ácidos-Básicos*)
- Aspiração nasogástrica
- Cateter de Foley
- Alívio da dor (ver Capítulo 15, *Dor*)
- Tratamento medicamentoso: metoclopramida
- Tratamento cirúrgico: a escolha do momento da intervenção cirúrgica é crucial, sendo necessária a correção rápida dos eletrólitos e do volume antes da cirurgia
- Antibiótico de amplo espectro direcionado para gram-negativos aeróbios e anaeróbios, em pacientes submetidos à cirurgia
- Tratamento endoscópico em casos selecionados.

EVOLUÇÃO E PROGNÓSTICO

- Bom prognóstico quando o diagnóstico é precoce e o tratamento, adequado
- Entre 1 e 20% de mortalidade, dependendo da causa e da precocidade do diagnóstico.

Recomendações práticas

- Na investigação de paciente com quadro clínico sugestivo de obstrução intestinal, deve-se responder às seguintes perguntas: a) há obstrução mecânica?; b) há estrangulamento da alça intestinal?; c) há desidratação importante?; d) qual é a causa da obstrução?; e) qual é o nível da obstrução?
- Íleo adinâmico ou paralítico é um fenômeno fisiológico que ocorre principalmente de 24 a 36 horas após cirurgia abdominal. Na cirurgia do cólon, pode prolongar-se por 72 horas (ver Capítulo 266, *Íleo Paralítico*)
- Nenhum exame laboratorial, isolado ou em série, é decisivo para o diagnóstico de estrangulamento de alça intestinal, complicação que deve ser suspeitada o mais precocemente possível
- Lembre-se: o diagnóstico de obstrução intestinal é clínico, mas o tratamento é cirúrgico.

BIBLIOGRAFIA

Chia DKA, Chan DKH, Tan K-K. Transverse colon volvulus: a rare cause of intestinal obstruction. J Gastrointest Surg. 2019;23(9):1944-1946.

Dani, R. Gastrenterologia Essencial. 4. ed. Rio de Janeiro: Guanabara Koogan; 2011.

de León Castorena E, de León Castorena MD. Intestinal stones: a rare cause of bowel obstruction. SAGE Open Med Case Rep. 2019; 7:2050313X19849837.

Fagundes DJ et al. Obstrução intestinal. In: Petroianu A. Urgências Clínicas e Cirúrgicas. Rio de Janeiro: Guanabara Koogan; 2002.

Feldman M, Friedman LS, Brandt LJ. Tratado gastrointestinal e doenças do fígado. 9. ed. Rio de Janeiro: Elsevier; 2014.

Galvão Alves J. Emergências clínicas. Rio de Janeiro: Rubio, 2007.

Omole PW, Mujinga DT, Lubosha NA, Mujinga IMW, Ntanga DI. Occlusion intestinale sur divercule de Meckel: à propos d'un cas [Intestinal occlusion due to Meckel's diverticulum: a case study]. Pan Afr Med J. 2019;32:117.

269
Supercrescimento Bacteriano no Intestino Delgado

José Abel Alcanfor Ximenes ♦ Rafael Oliveira Ximenes ♦ Rodrigo Oliveira Ximenes ♦ Michelle Bafutto Gomes Costa

INTRODUÇÃO

O supercrescimento bacteriano no intestino delgado (SBID) é uma patologia de desregulação da microbiota intestinal, caracterizada por má absorção e sintomas gastrintestinais crônicos, como diarreia, flatulência, dor e distensão abdominal.

Há aumento da concentração de bactérias, nativas ou não, no intestino delgado, relacionado com falhas dos mecanismos intestinais de controle da proliferação bacteriana. Tais mecanismos incluem peristaltismo, acidez gástrica, bile, enzimas proteolíticas, barreira de muco intestinal, válvula ileocecal e sistema imunológico. Pode causar fermentação excessiva de carboidratos, inflamação intestinal e má absorção de nutrientes.

A SBID pode ser um fator de risco para o desenvolvimento do carcinoma pancreático e do colangiocarcinoma.

Ver Capítulo 263, *Alterações da Microbiota Intestinal*.

CAUSAS E FATORES DE RISCO

- Alterações de motilidade intestinal por obstrução mecânica (estenoses, aderências, tumores) ou comprometimento funcional (diabetes melito tipo 2, esclerodermia, neuropatia autonômica autoimune, pseudo-obstrução intestinal crônica idiopática)

- Pancreatite crônica é comumente associada a supercrescimento bacteriano
- Outras condições incluem diminuição da secreção ácida (uso prolongado de inibidores de bomba de próton), gastroparesia, doença celíaca, síndrome do intestino irritável, doenças inflamatórias intestinais (doença de Crohn e retocolite ulcerativa), fístulas intestinais, síndrome do intestino curto, obesidade, esteato-hepatite não alcoólica, cirrose hepática, fibrose cística, imunodeficiências (incluindo HIV), hipogamaglobulinemia
- Anormalidades anatômicas do trato gastrintestinal, como alça cega cirúrgica, diverticulose duodenojejunal e alterações da válvula ileocecal aumentam o risco de desenvolver SBID
- O consumo, mesmo moderado, de álcool tem demonstrado ser um fator de risco para o SBID.

MANIFESTAÇÕES CLÍNICAS

- Diarreia crônica e esteatorreia
- Distensão abdominal, meteorismo e flatulência
- Menos comumente, perda de peso, fraqueza e fadiga
- Podem ocorrer ainda xeroftalmia, cegueira noturna e osteomalacia
- Anemia megaloblástica, neuropatia periférica e ataxia por deficiência de vitamina B_{12}
- Tromboembolismo venoso e distúrbios de sangramento decorrentes do déficit de vitaminas lipossolúveis.

DIAGNÓSTICO DIFERENCIAL

Com outras causas de diarreia crônica, como síndrome de má absorção, síndrome do intestino irritável, doença celíaca, pancreatite crônica, doença inflamatória intestinal, isquemia mesentérica crônica, câncer de cólon e tumores neuroendócrinos. Vale ressaltar que o supercrescimento bacteriano pode coexistir com essas condições.

EXAMES COMPLEMENTARES

- Os exames laboratoriais podem ser normais nos casos leves
- Hemograma: anemia megaloblástica, com níveis séricos de vitamina B_{12} baixos e alto nível de folato
- Aumento de gordura nas fezes confirmado por meio de testes quantitativos
- Cultura de aspirado jejunal: obtido por endoscopia ou fluoroscopia, é considerado padrão-ouro para diagnóstico de supercrescimento bacteriano no intestino delgado (concentração de bactérias > 105 organismos/mℓ). É, porém, de alto custo, difícil realização e reprodutibilidade, o que limita seu uso na prática clínica
- Testes respiratórios
- Lactulose: o paciente recebe de 12,5 a 25 g de lactulose, em jejum. Caso haja supercrescimento bacteriano, o açúcar sofrerá hidrólise com liberação de hidrogênio, que é detectado na amostra expiratória (sensibilidade inferior a 70%). Ácido biliar marcado com carbono 14 (14C) (sensibilidade entre 65 e 70%)
- Glicose H2: sofre interferência de vários fatores, como tabagismo, tipo de dieta, presença de diarreia, exercícios recentes
- D-xilose marcada com carbono 14: sensibilidade e especificidade para detecção de supercrescimento bacteriano variam bastante na literatura (de 30 a 95%). Após administração de 1 g de D-xilose, há rápida excreção de $^{14}CO_2$, detectado na respiração. Uso limitado em virtude da exposição à radiação (contraindicado em crianças e mulheres em idade fértil)
- Biópsia do intestino delgado: para afastar outras causas de má absorção.

COMPROVAÇÃO DIAGNÓSTICA

- Dados clínicos
- Testes respiratórios
- Cultura de secreção jejunal.

TRATAMENTO

- Corrigir a causa básica
- Procinéticos podem ser utilizados nos casos de diminuição de motilidade (metoclopramida, domperidona)
- Suspender medicamentos que diminuem a motilidade intestinal (narcóticos, benzodiazepínicos, antidepressivos tricíclicos)
- Suspender inibidores da bomba de prótons, se possível
- Suporte nutricional adequado
- Evitar leite e derivados
- Administrar gorduras que contenham triglicerídeos de cadeia média (gordura de coco e óleo de babaçu), que podem ser absorvidos sem a presença de sais biliares ou lipase pancreática
- Repor vitaminas lipossolúveis e vitamina B_{12}, se houver deficiência.

Tratamento medicamentoso

- Antibióticos que atuam apenas no trato gastrintestinal, como a rifaximina na dose de 1.200 a 1.600 mg/dia ou metronidazol 750 mg/dia durante 10 a 14 dias. Também podem ser usados: amoxicilina em associação com ácido clavulânico; doxiciclina; norfloxacino; ciprofloxacino; tetraciclina.
- Pacientes com anormalidades anatômicas ou com alteração da motilidade requerem tratamento permanente com antibiótico
- Probióticos (*Lactobacillus* sp. e *Bifidobacterium* sp.) têm benefício questionável. Cianocobalamina: por via intramuscular (IM), 1.000 UI/dia, do 1º ao 7º dia. A seguir, 1.000 UI, IM, 1 vez/mês, caso haja deficiência de vitamina B_{12}.

PROGNÓSTICO

- Diagnóstico e tratamento adequados impedem lesões irreversíveis da mucosa intestinal e melhoram a qualidade de vida dos pacientes.

BIBLIOGRAFIA

Augustyn M, Grys I, Kukla M. Small intestinal bacterial overgrowth and nonalcoholic fatty liver disease. Clin Exp Hepatol. 2019;5(1):1-10.

Azevedo MF. GPS Medicamentos. Guia prático em saúde. Rio de Janeiro: Guanabara Koogan; 2017.

Dani R. Gastroenterologia essencial. 4. ed. Rio de Janeiro: Guanabara Koogan; 2011.

Feldman M, Friedman LS, Brandt LJ. Tratado gastrointestinal e doenças do fígado. 9. ed. Rio de Janeiro: Elsevier; 2014.

Fowler E, Maderal A. Pyoderma faciale in a patient with small intestinal bacterial overgrowth. Int J Dermatol. 2019;58(8):e152-e153.

Ghosh G, Jesudian AB. Small intestinal bacterial overgrowth in patients with cirrhosis. J Clin Exp Hepatol. 2019;9(2):257-67.

Ma X, Heju Wang H, Zhang P, Xu L, Tian Z. Association between small intestinal bacterial overgrowth and toll-like receptor 4 in patients with pancreatic carcinoma and cholangiocarcinoma. Turk J Gastroenterol 2019;30(2):177-83.

Porto CC, Porto AL. Semiologia médica. 8. ed. Rio de Janeiro: Guanabara Koogan; 2019.

Quigley EMM. The spectrum of small intestinal bacterial overgrowth (SIBO). Curr Gastroenterol Rep. 2019;21(3).

Revaiah PC, Rakesh Kochhar R, Surinder V, Rana SV, Berry N, Ashat M et al. Risk of small intestinal bacterial overgrowth in patients receiving proton pump inhibitors versus proton pump inhibitors plus prokinetics. Journal of gastroenterol and hepatol. JGH Open. 2018;(2):47-53.

Shah A, Morrison M, Burger D, Martin N, Rich J, Jones M et al. Systematic review and meta-analysis: the prevalence of small intestinal bacterial overgrowth in inflammatory bowel disease. Aliment Pharmacol Ther. 2019;1-12.

Zaterka S, Eisig JN. Tratado de Gastroenterelogia. São Paulo: Atheneu; 2011.

Zhiqing He Z, Ding R, Wu F, Wu Z, Liang C. Excess alcohol consumption: a potential mechanism behind the association between small intestinal bacterial overgrowth and coronary artery disease. Dig Dis Sci. 2018;63(12):3516-7.

Seção E • Cólon, Reto e Ânus

270
Abscesso Anorretal

José Paulo Teixeira Moreira • Hélio Moreira • Raniere Rodrigues Isaac

INTRODUÇÃO

Trata-se de uma coleção de material purulento nos tecidos perianais ou perirretais provocada por invasão bacteriana por via criptoglandular.

O processo inicia-se como criptite, desencadeada por abrasão ou laceração no nível da linha pectínea.

Os principais achados histopatológicos são alterações inflamatórias e necrose nas áreas de supuração.

Ver Capítulo 552, *Abscessos*.

CAUSAS

- Em cerca de 90% dos casos a etiologia não é identificada
- Bactérias mais frequentes: *Escherichia coli*, *Proteus vulgaris*, estreptococos, estafilococos, *Bacteroides*, *Pseudomonas aeruginosa*
- Em geral, a infecção é polimicrobiana.

FATORES DE RISCO

- Hemorroidas internas trombosadas e com flebite
- Ferimentos perfurantes (casca de ovo, espinha de peixes, fragmento de osso de galináceo contido em alimentos)
- Trauma anorretal por introdução de objetos estranhos
- Doença inflamatória intestinal
- Infecção (tuberculose, micoses profundas, infecções sexualmente transmissíveis, AIDS)
- Diabetes, obesidade

- Iatrogênicos (hemorroidectomia, episiotomia, biópsia prostática, enemas, radioterapia)
- Neoplasias (leucemias, linfomas, carcinomas).

MANIFESTAÇÕES CLÍNICAS

- Dor perirretal e perianal que se acentua com a palpação, toque e ao defecar
- Nos casos de abscesso alto pode não haver dor
- Febre, calafrios e mal-estar
- Vermelhidão da região cutânea perianal
- Intumescimento perianal, no caso de abscessos superficiais
- Sinais e sintomas de toxemia no caso de abscessos profundos e de longa evolução.

EXAMES COMPLEMENTARES

- O diagnóstico é feito pelos dados clínicos, incluindo os obtidos por anuscopia
- Anuscopia: vermelhidão, induração do ânus; massa dolorosa à palpação
- Tomografia ou ressonância magnética da pelve: apenas para casos em que o exame clínico foi inconclusivo (obesos mórbidos, abscessos profundos, abscessos recidivados).

Toque retal

Trata-se de um exame fundamental na investigação diagnóstica. Se houver espasmo esfincteriano intenso, deve-se realizá-lo sob sedação ou anestesia.

DIAGNÓSTICO DIFERENCIAL

- Doença de Crohn
- Cisto pilonidal sacrococcígeo infectado
- Hidradenite supurativa
- Carcinoma; tumores retrorretais
- Bartolinite
- Lesões primárias da sífilis
- Ulceração de origem tuberculosa.

COMPLICAÇÕES

- Fístula anorretal (40% dos pacientes)
- Incontinência anal por lesão iatrogênica do esfíncter anal ou do músculo puborretal no ato da drenagem
- Síndrome de Fournier (fasciite necrotizante).

TRATAMENTO

- Abscesso perianal: incisão ampla, o mais próximo possível do ânus, para adequada drenagem do abscesso
- Abscesso isquiorretal: além da incisão ampla, o mais próximo possível do ânus, fazer a lise de loculações intracavitárias e drenagem com dreno do tipo Penrose
- Abscessos supraelevadores: drenagem guiada por exame de imagem (punção – técnica Seldinger), drenagem por laparotomia (laparoscopia), drenagem extraesfincteriana
- Em casos selecionados, pode-se realizar fistulotomia (tratamento da eventual sequela do abscesso) concomitantemente com a drenagem
- Após drenagem cirúrgica: banhos de assento com água morna várias vezes ao dia.

Tratamento medicamentoso

- Alívio da dor (ver Capítulo 15, *Dor*)
- Antibióticos em pacientes imunodeprimidos, diabéticos, com possibilidade de evolução para fasciite necrotizante, após drenagem do abscesso
- Metronidazol, VO, 400 mg, 8/8 horas + ciprofloxacino VO, 500 mg, 12/12 horas por 7 a 10 dias
- Emolientes fecais, fibras dietéticas, laxantes leves.

Tratamento cirúrgico

- Drenagem cirúrgica sob raquianestesia ou peridural.

EVOLUÇÃO E PROGNÓSTICO

- Geralmente evolui para cura. Deve-se informar ao paciente a respeito da possibilidade de evolução para fístula anorretal.

Recomendações práticas

- Dor anal aguda intensa: é causada geralmente por abscesso ou fissura anal
- Abscessos anorretais representam urgência cirúrgica
- O tratamento expectante, com antibióticos ou "aguardando a flutuação do abscesso", pode resultar em síndrome de Fournier, com risco à vida.

BIBLIOGRAFIA

Azevedo MF. GPS Medicamentos. Guia prático em saúde. Rio de Janeiro: Guanabara Koogan; 2017.

Cruz GMB. Tratamento dos abscessos anorreto-perineais. In: Cruz GMG. Coloproctologia: Terapêutica – Volume III. São Paulo: Revinter; 2000.

Moreira H, Moreira JPT, Moreira Jr H, Ximenes JA, Carneiro Filho O. Cólon, reto e ânus. In: Porto CC, Porto AL. Semiologia médica. 8. ed. Rio de Janeiro: Guanabara Koogan; 2019.

Simon C, Everitt H, van Dorp F, Burkes M. Oxford Handbook of General Practice, 2. ed. Reino Unido: Oxford University Press; 2005.

271
Apendicite Aguda

José Paulo Teixeira Moreira • Hélio Moreira • Hélio Moreira Júnior

INTRODUÇÃO

Trata-se da inflamação aguda do apêndice vermiforme.

Os principais achados histopatológicos são congestão vascular e edema, exsudato fibrinoleucocitário e perfuração com abscesso em alguns casos.

Ocorre em ambos os sexos e em todas as idades, e representa a causa mais comum de abdome agudo (ver Capítulo 307, *Abdome Agudo*).

CAUSAS

- Obstrução da luz apendicular por:
  - Coprólitos (mais comum)
  - Hipertrofia de tecidos linfoides
  - Restos de vegetais
  - Sementes de frutas
  - Corpos estranhos (p. ex., osso)
  - Parasitas intestinais (*Áscaris*, *Oxyurus*)
  - Bário espessado (restos de contraste utilizados em enema opaco)
- Etiologia desconhecida em alguns pacientes.

MANIFESTAÇÕES CLÍNICAS

- Dor abdominal: inicia na região umbilical; a seguir, localiza-se na fossa ilíaca direita
- Anorexia, náuseas e vômitos
- Obstipação e/ou diarreia (menos comum)
- Defesa muscular na parede abdominal (fossa ilíaca direita e áreas próximas)
- Sequência do aparecimento dos sintomas: anorexia, dor abdominal (epigástrica no início; a seguir, na fossa ilíaca direita), náuseas e vômitos (95% dos casos)
- Discreta elevação da temperatura
- O paciente costuma ficar imóvel com a coxa direita encolhida
- Hipersensibilidade na fossa ilíaca direita, no ponto de McBurney
- Hiperestesia cutânea no dermátomo T10-12
- Sinal de Rovsing: dor na fossa ilíaca direita que se manifesta após pressão na fossa ilíaca esquerda
- Sinal de Blumberg: dor que surge à descompressão súbita de uma área suspeita do abdome, indicando peritonite
- Sinal do psoas: dor à extensão da coxa direita
- Sinal do obturador: dor à rotação interna da coxa direita flexionada
- Apêndice com localização atípica (retrocecal: hipersensibilidade no flanco e na fossa ilíaca direita)

- Irritação pélvica: dor local e suprapúbica no exame retal
- Maior diferença entre a temperatura retal e axilar, sendo mais elevada no reto (ver Capítulo 307, *Abdome Agudo*).

DIAGNÓSTICO DIFERENCIAL

- Apendicite aguda faz parte obrigatória do diagnóstico diferencial do abdome agudo (ver Capítulo 307, *Abdome Agudo*)
- Pielonefrite, calculose ureteral, gestação tubária rota
- Entre os diagnósticos errôneos, 75% correspondem a linfadenite mesentérica aguda, torção de cisto ovariano, ruptura do folículo de Graaf, gastrenterite aguda e abscesso retroperitoneal (principalmente do músculo psoas)
- Em crianças e idosos: pneumonia
- Em adultos jovens: doença de Crohn de íleo terminal
- Tumor carcinoide do apêndice
- Pseudomixoma peritoneal.

EXAMES COMPLEMENTARES

- Hemograma: leucocitose moderada (10.000 a 15.000) com neutrofilia geralmente superior a 75% e/ou desvio para a esquerda. Leucocitose superior a 15.000 e neutrofilia acima de 80% são sugestivas de perfuração. Pessoas HIV-positivas podem apresentar apendicite com leucograma normal
- Exame simples de urina: normal
- Radiografia simples do abdome: apêndice pode estar preenchido com gás; fecálito radiopaco; ceco deformado; nível líquido; íleo paralítico; ar livre na cavidade abdominal (pneumoperitônio)
- Apêndice não preenchido por bário: efeito expansivo na fossa ilíaca direita
- Ultrassonografia: inflamação apendicular (permite descartar outra doença pélvica, como massa inflamatória). A ultrassonografia tem sensibilidade de 75 a 90%. *Observação importante*: "apêndice normal" é visualizado em cerca de 5% dos pacientes com apendicite aguda. A USG apresenta limitações em pacientes obesos ou com distensão abdominal
- Tomografia computadorizada (TC): Tem altas sensibilidade (90 a 100%) e especificidade (94 a 99%). Permite reconhecer abscesso periapendicular.

COMPROVAÇÃO DIAGNÓSTICA

- Dados clínicos + exames laboratoriais + exames de imagem
- Laparoscopia diagnóstica em casos selecionados
- Exame histopatológico da peça cirúrgica (Figura 271.1).

Atenção

- Levantada a suspeita de apendicite aguda, o paciente deve ser imediatamente examinado por cirurgião com experiência em urgências abdominais
- Embora a decisão diagnóstica não possa depender dos exames complementares, em alguns casos (apendicite retrocecal), o diagnóstico pode ser difícil. Nessas situações, exames de imagem podem fornecer informações para o diagnóstico.

COMPLICAÇÕES

- Perfuração (ocorre quando há necrose da parede)

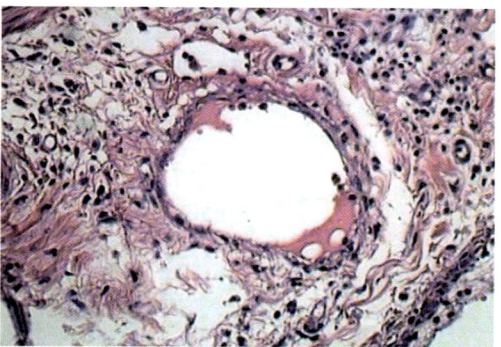

Figura 271.1 Apendicite aguda. As zonas claras correspondem ao edema com fibrina; no centro, o vaso dilatado apresenta células inflamatórias nucleadas (com marginação de leucócitos).

- Peritonite, íleo paralítico
- Abscesso intra-abdominal, algumas vezes, subdiafragmático
- Fístula estercoral
- Obstrução intestinal, hérnia incisional.

TRATAMENTO

Tratamento medicamentoso

- O uso de antibióticos não exclui a necessidade de tratamento cirúrgico. Trata-se, portanto, de orientação do uso desses medicamentos no peri e pós-operatório
- Apendicite não complicada: cefoxitina por via intravenosa (IV), durante 24 a 48 horas
- Apendicite gangrenosa ou perfurada (cobertura antibiótica para patógenos entéricos aeróbios e anaeróbios): metronidazol + gentamicina ou ampicilina + clindamicina. Continuar os antibióticos durante 7 dias após a cirurgia, ou até que o paciente se torne afebril, com contagem normal de leucócitos.

Tratamento cirúrgico

- Apendicectomia de urgência (convencional ou laparoscópica)
- Drenagem do abscesso, se houver.

EVOLUÇÃO E PROGNÓSTICO

- Cura com tratamento adequado
- Taxas de morbidade e mortalidade mais altas nos extremos etários e quando há demora no diagnóstico e tratamento
- Existe risco de morte na vigência de ruptura apendicular com peritonite purulenta localizada ou difusa.

Apendicite crônica e apendicite recorrente

Há controvérsia quanto à existência dessas patologias como entidade nosológica.

A expressão é utilizada quando há manifestações clínicas recorrentes, sem evidência de inflamação aguda.

Apêndice cecal removido algumas semanas após a crise aguda apresenta infiltrado inflamatório mononuclear (ver Capítulo 307, *Abdome Agudo*).

BIBLIOGRAFIA

Anderson REB. Meta-analysis of the clinical and laboratory diagnosis of appendicitis. Br J Med. 2004;91:28-37.

Azevedo MF. GPS Medicamentos. Guia prático em saúde. Rio de Janeiro: Guanabara Koogan; 2017.

Brasileiro Filho G. Bogliolo Patologia. 8. ed. Rio de Janeiro: Guanabara Koogan; 2011.

Coleman RJ, Blackwood JM, Swan KG. Role of antibiotic prophylaxis in surgery for nonperfurated appendicitis. An Surg. 1987;53:584-6.

Fortes PRO, Kruse CK. Apendicite aguda. In: Galvão Alves J. Emergências Clínicas. Rio de Janeiro: Rubio; 2007.

Moreira H, Moreira JPT, Moreira Jr H, Ximenes JA, Carneiro Filho O. Cólon, reto e ânus. In: Porto CC, Porto AL. Semiologia médica. 8. ed. Rio de Janeiro: Guanabara Koogan; 2019.

272
Colite Pseudomembranosa

José Paulo Teixeira Moreira • Hélio Moreira Júnior • Hélio Moreira

INTRODUÇÃO

Doença intestinal inflamatória associada ao uso de antibióticos por alteração da microbiota enterocólica causada pelo *Clostridium difficile* e, mais raramente, *Staphylococcus aureus* (ver Capítulo 263, *Alterações da Microbiota Intestinal*).

Os principais achados histopatológicos são reação inflamatória difusa, que pode estender-se até a camada muscular própria, com exsudação mucosa e material fibrinonecrótico, placas branco-amareladas sobre a mucosa do cólon e, mais raramente, no intestino delgado, além da formação de pseudomembranas espessas confluentes. É mais frequente após a 4ª década de vida.

CAUSAS

- Uso prolongado de antibióticos, principalmente fluoroquinolonas (ciprofloxacino, levofloxacino, norfloxacino) clindamicina, lincomicina, ampicilina, cefalosporinas, eritromicina e tetraciclinas; e, mais raramente, penicilinas, sulfametoxazol-trimetoprima, metronidazol
- Uso de quimioterápicos (fluoruracila, metotrexato)
- *Clostridium difficile* e suas toxinas e *Staphylococcus aureus* são os agentes infecciosos mais frequentes.

FATORES DE RISCO

- Cirurgia intestinal recente
- Choque
- Isquemia intestinal
- Uremia
- Queimaduras graves
- Enemas retais evacuatórios, à base de corticoides
- Idade avançada.

MANIFESTAÇÕES CLÍNICAS

- Febre, taquicardia e mal-estar geral
- Cólicas abdominais difusas
- Distensão abdominal
- Diarreia aquosa com pouco sangue
- Hipersensibilidade na porção inferior do abdome
- Distúrbios hidreletrolíticos.

DIAGNÓSTICO DIFERENCIAL

- Doenças inflamatórias intestinais
- Amebíase aguda
- Salmonelose e/ou shigelose.

EXAMES COMPLEMENTARES

- Hemograma: leucocitose (15.000 a 25.000/dℓ)
- Retossigmoidoscopia: pode ser normal
- Colonoscopia: pode mostrar comprometimento do reto e do sigmoide; mas, em alguns pacientes, as lesões são restritas ao cólon direito e/ou ao íleo distal
- Tomografia computadorizada: parede colônica espessa ou edematosa com inflamação pericolônica.

COMPROVAÇÃO DIAGNÓSTICA

- Dados clínicos + colonoscopia
- Coprocultura para identificar agentes microbianos: em casos especiais
- Titulação das toxinas do *Clostridium difficile* nas fezes pelo método ELISA.

COMPLICAÇÕES

- Desidratação
- Hipoalbuminemia
- Perfuração intestinal
- Megacólon tóxico
- Artrite reativa
- Choque.

TRATAMENTO

- Realizar reposição hidreletrolítica e proteico-calórica (ver Capítulo 341, *Desidratação, Distúrbios Hidreletrolíticos e Ácidos-Básicos*)
- Suspender o antimicrobiano ou quimioterápico responsável.

Tratamento medicamentoso

- Metronidazol, VO, durante 7 a 14 dias
- Carbonato de cálcio, VO, uma colher de chá 3 a 4 vezes/dia, nos casos de diarreia intensa e prolongada
- Medicamentos antidiarreicos são contraindicados (podem agravar a doença).

PREVENÇÃO

- Prescrição criteriosa de agentes antimicrobianos, bem como usá-los pelo menor tempo possível
- Prevenção de recidivas: *Lactobacillus* e outros agentes probióticos.

EVOLUÇÃO E PROGNÓSTICO

- Cura com tratamento adequado
- Em alguns pacientes, a diarreia persiste por semanas ou meses
- Nas recidivas inadequadamente tratadas, a taxa de mortalidade pode chegar a 30%.

BIBLIOGRAFIA

Azevedo MF. GPS Medicamentos. Guia prático em saúde. Rio de Janeiro: Guanabara Koogan; 2017.

Kiefer MM, Chong CR. Pocket primary care. Lippincott, Williams and Wilkins; 2014.

Moreira H, Moreira JPT, Moreira Jr H, Ximenes JA, Carneiro Filho O. Cólon, reto e ânus. In: Porto CC, Porto AL. Semiologia médica. 8. ed. Rio de Janeiro: Guanabara Koogan; 2019.

Thielman NM. Antibiotic-associated colitis. In: Mandell GL (ed.). Bennett JE, Dolin R. Douglas and Bennett's. Principles and Practice of Infectious Diseases. 5. ed. Churchill Livingstone; 2000. p. 1111.

273
Doença Diverticular do Intestino

Diverticulose do cólon

José Paulo Teixeira Moreira • Hélio Moreira • Hélio Moreira Júnior

INTRODUÇÃO

A doença diverticular do intestino corresponde a herniações da mucosa pela camada muscular circular, geralmente no local de uma artéria perfurante (Figuras 273.1 e 273.2).

Pode ser de dois tipos: doença diverticular colônica difusa ou hipotônica e doença diverticular espástica do sigmoide ou hipertônica.

Ocorre em ambos os sexos.

A forma hipertônica é mais frequente entre 40 e 60 anos e a hipotônica em pessoas idosas.

Fases anatomopatológicas da doença diverticular do intestino

Os dados patológicos dependem da fase da doença:
- Fase pré-diverticular: espessamento da camada muscular circular do cólon, encurtamento das haustrações, restrição da luz (aspecto sanfonado do cólon)
- Fase de divertículos: herniações da mucosa pela camada muscular circular que se alojarão no apêndice epiploico ou na gordura pericólica
- Fase avançada: sinais inflamatórios crônicos com fibrose e estenose.

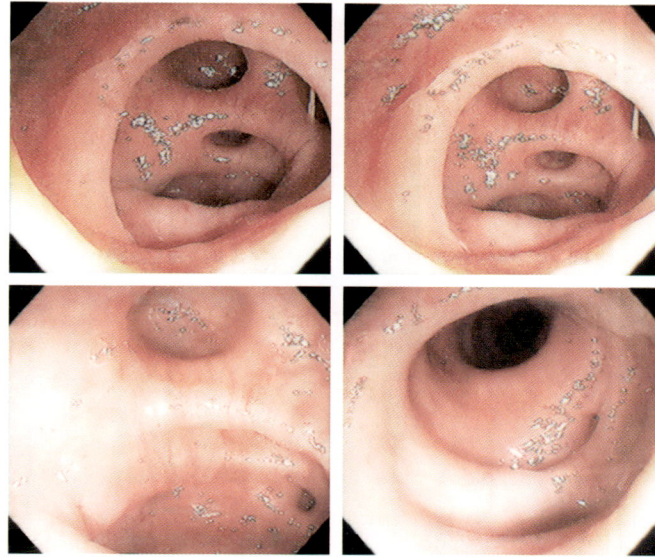

Figura 273.1 Doença diverticular dos cólons. Observam-se óstios diverticulares de cólon largo sem sinais de inflamação ou sangramento ativo.

CAUSAS

- Alterações da motilidade do cólon e aumento da pressão intraluminal, por diminuição do volume da massa fecal, em virtude de alimentação com baixo teor de fibras
- Segmentação colônica decorrente de contrações não propulsivas, produzindo segmentos isolados ou pequenas câmaras de alta pressão
- Tipo hipotônico está relacionado com alterações degenerativas do envelhecimento
- Tipo hipertônico é relacionado com o estresse crônico
- Síndrome do intestino irritável é considerada uma condição precursora da doença diverticular (ver Capítulo 284, *Síndrome do Intestino Irritável*)
- Sangramento diverticular: pode estar relacionado com o uso de medicamentos (anticoagulantes, anti-inflamatórios não esteroides [AINEs]).

FATORES DE RISCO

- Alimentação pobre em fibras
- Diverticulite anterior (risco para novas crises de infecção peridiverticular).

MANIFESTAÇÕES CLÍNICAS

- Doença diverticular hipotônica (assintomática na maioria dos pacientes):
  - Dor difusa no abdome e distensão abdominal que piora após ingestão de alimentos (alívio após defecação ou eliminação de flatos)
  - Ritmo intestinal irregular, alternando diarreia com obstipação
  - Melena e hematoquezia se houver sangramento nos divertículos
  - Hemorragia digestiva baixa
- Doença diverticular hipertônica:
  - Ritmo intestinal irregular (diarreia e/ou obstipação) associado a dor abdominal do tipo cólica, mais frequente na fossa ilíaca esquerda

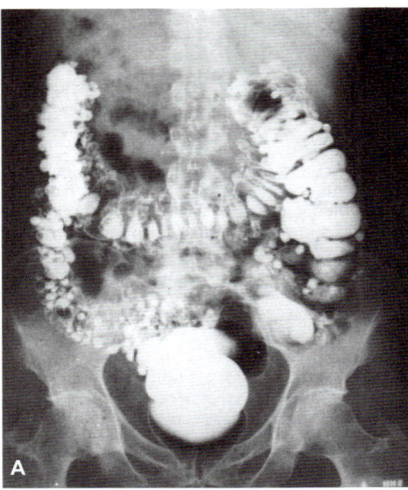 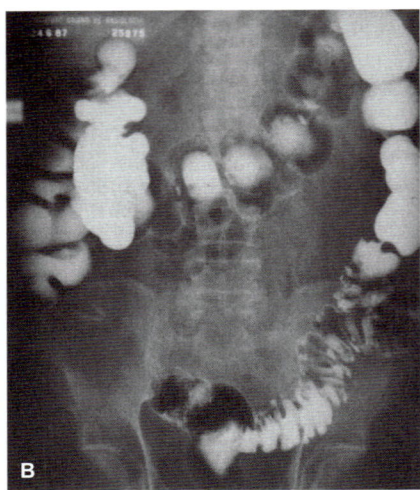

Figura 273.2 A. Doença diverticular difusa do cólon em que se observam inúmeros divertículos em todos os segmentos. **B.** Doença diverticular do sigmoide, observando-se o aspecto corrugado deste segmento.

- Massa palpável na fossa ilíaca esquerda, firme e hipersensível (se houver complicação)
- Abdome pode estar distendido e timpânico, com ausência de sinais de irritação peritoneal.

DIAGNÓSTICO DIFERENCIAL

- Síndrome do intestino irritável
- Intolerância à lactose
- Carcinoma do cólon
- Retocolite ulcerativa
- Doença de Crohn
- Colite isquêmica ou infecciosa
- Apendicite e outras causas de abdome agudo inflamatório
- Afecções do aparelho geniturinário.

Diverticulite

Trata-se de um processo inflamatório de um divertículo (ver Capítulo 307, *Abdome Agudo*):
- Dor abdominal de início agudo, localizada principalmente no quadrante inferior esquerdo, associada a hipersensibilidade nessa região
- Febre com calafrios
- Anorexia, náuseas, vômitos
- Parada de eliminação de gases e fezes (abdome distendido e timpânico)
- Descompressão dolorosa, defesa involuntária, abdome em tábua
- Massa palpável: hipersensível, firme, fixa
- Ruídos intestinais diminuídos ou ausentes
- Disúria e polaciúria, se houver comprometimento vesical (pneumatúria, fecalúria em caso de desenvolvimento de fístula colovesical)
- Exame ginecológico pode revelar hipersensibilidade, induração e massa no fundo de saco de Douglas.

EXAMES COMPLEMENTARES

- Hemograma: leucocitose com desvio para a esquerda na diverticulite; diminuição da hemoglobina ou hematócrito quando há perda de sangue crônica
- Colonoscopia e retossigmoidoscopia: identifica a doença diverticular, além de comprovar ou excluir câncer colorretal.

A colonoscopia é mais indicada na forma não complicada (difícil identificação do divertículo sangrante na vigência da hemorragia; na diverticulite aguda, deve ser indicada com bastante critério e interrompida se houver suspeita de perfuração livre na cavidade abdominal) (ver Figura 273.1)
- Enema opaco com duplo contraste: Pode identificar trajetos fistulosos. O enema opaco vem sendo substituído pela colonoscopia. Contraindicado na suspeita de diverticulite (ver Figura 273.2)
- Radiografia simples do abdome em decúbito e na posição ortostática: na peritonite e perfuração
- Tomografia computadorizada com ou sem contraste retal (indicada nos casos de diverticulite aguda): permite a localização e a mensuração da massa inflamatória, diagnóstico de abscesso(s) e fístula(s)
- Angiografia mesentérica: para diagnóstico e tratamento nos casos de hemorragia em divertículos
- Cintilografia: identifica a topografia da hemorragia, inclusive nos casos de hemorragia de pequeno volume
- Biópsia em casos selecionados, quando se suspeita de neoplasia associada.

COMPROVAÇÃO DIAGNÓSTICA

- Dados clínicos + exames de imagem + retossigmoidoscopia/colonoscopia.

COMPLICAÇÕES

- Doença diverticular hipotônica:
  - Hemorragia digestiva baixa
- Doença diverticular hipertônica:
  - Perfuração com peritonite localizada ou difusa
  - Abscesso: paracólico, pélvico, sub-hepático, subfrênico
  - Fístulas: colovesical (mais comum), colovaginal, coloentérica, colocutânea
  - Semioclusão intestinal (estenose em decorrência de diverticulites de repetição).

TRATAMENTO

- Aumento do conteúdo de fibras na alimentação e/ou suplementos de fibras

- Aumento da ingestão de líquidos
- Sangramento diverticular (ver Capítulo 275, *Hemorragia Digestiva Baixa*):
  - Dieta zero
  - Bolsa de gelo no abdome
  - Reposição volêmica: sangue e derivados, plasma humano fresco

Tratamento medicamentoso

- Terapêutica sintomática (evitar uso permanente): antiespasmódicos, antiflatulentos, antidiarreicos
- Ansiolíticos, quando necessário (forma hipertônica)
- Reguladores de trânsito intestinal
- Diverticulite aguda:
  - Casos leves: dieta líquido-pastosa; metronidazol por via oral (VO), 400 mg, 8/8 horas, associado ou não a ciprofloxacino VO, 500 mg, 12/12 horas. Havendo resposta satisfatória dentro de 24 a 48 horas, prosseguir a antibioticoterapia durante 7 a 10 dias. Geralmente não necessita de internação hospitalar. Se não houver resposta, considerar o caso como grave, internar o paciente e mudar o esquema terapêutico
  - Casos graves: dieta zero; ceftriaxona por via intravenosa (IV), 1 a 4 g/dia, dose única diária associada ao metronidazol IV, 500 mg, 8/8 horas
  - Medicamentos sintomáticos de acordo com o quadro clínico (analgésicos, ansiolíticos, antitérmicos)
- Sangramento diverticular:
  - Antiespasmódicos: fitomenadiona IV, 20 mg/dia; estrogênios conjugados IV, 25 mg 8/8 horas; ácido épsilon-aminocaproico IV, 1 g 3 a 43/dia diluídos em 250 mℓ de soro fisiológico (NaCl a 0,9%).

Tratamento cirúrgico

Diverticulite aguda. Ressecção do segmento acometido do cólon (junção retossigmoidiana, sigmoide e/ou parte do cólon descendente) com colostomia ou anastomose imediata

- Indicações: diverticulite aguda grave com perfuração, abscesso e fístula; casos que não respondem ao tratamento clínico; nos casos de evolução para fístulas internas (cirurgia eletiva); diverticulite aguda moderada/grave que não responde ao tratamento clínico; diverticulite crônica de repetição com evolução para estenose (geralmente no sigmoide)

Sangramento diverticular. Colectomia segmentar (quando é possível identificar o segmento intestinal em que está ocorrendo a hemorragia) ou total (quando não se identifica o local do sangramento)

- Indicações: sangramento que não responde ao tratamento clínico e instabilidade hemodinâmica.

PREVENÇÃO

- Alimentação rica em fibras (20 a 30 g/dia)
- *Psyllium*, ágar, metilcelulose
- Mudança no estilo de vida.

EVOLUÇÃO E PROGNÓSTICO

- Controle permanente da função intestinal permite vida normal
- Prognóstico satisfatório nos casos em que o diagnóstico e o tratamento das complicações são feitos na fase inicial do processo

- Entre os pacientes com primeiro episódio de diverticulite, cujo tratamento clínico é bem-sucedido, cerca de 2/3 não apresentam crises subsequentes, enquanto 1/3 sofre recidiva
- Duas ou três recidivas em 1 a 2 anos constituem uma indicação para remoção cirúrgica eletiva do segmento afetado (taxa de mortalidade de até 40% em pacientes com peritonite fecal)
- Entre os pacientes que apresentam sangramento diverticular, cerca de 80 a 90% respondem bem ao tratamento clínico. Nesse grupo, aproximadamente 20% sofrem novo sangramento dentro de um período de vários meses a anos.

Atenção

- O diagnóstico de doença diverticular do cólon muitas vezes somente é feito quando ocorre uma complicação (diverticulite ou sangramento diverticular)
- O paciente com doença diverticular do cólon deve estar bem informado de que as medidas dietéticas são fundamentais para prevenção de complicações e vida normal
- Regularização da função intestinal é o melhor indicador de que o paciente está seguindo as medidas dietéticas e usando os medicamentos para prevenção de complicações.

BIBLIOGRAFIA

Azevedo MF. GPS Medicamentos. Guia prático em saúde. Rio de Janeiro: Guanabara Koogan; 2017.

Commane DM, Arasaradnam RP, Mills S, Matheus JC, Bradburn M. Diet, ageing and genetic factors in the pathogenesis of diverticular disease. World J Gastroenterol. 2009;15(20):2479-88.

Janes S, Meagher A, Faragher IG, Shedda S, Frizelle FA. The place of elective surgery following acute diverticulitis in young patients: when is surgery indicated? An analysis of the literature. Dis Colon Rectum. 2009;52(5):1008-16.

Lewis M. NDSG. Bleeding colonic diverticula. J Clin Gastroenterol. 2008;42(10):1156-58.

Porto CC, Porto AL. Semiologia médica. 8. ed. Rio de Janeiro: Guanabara Koogan; 2019.

Simon C, Everitt H, van Dorp F, Burkes M. Oxford handbook of general practice. 2. ed. Oxford University Press; 2005.

Soumian S, Thomas S, Mohan PP, Khan N, Khan Z, Raju, T. Management of Hinchey II diverticulitis. World J Gastroenterol. 2008;14(47):7163-9.

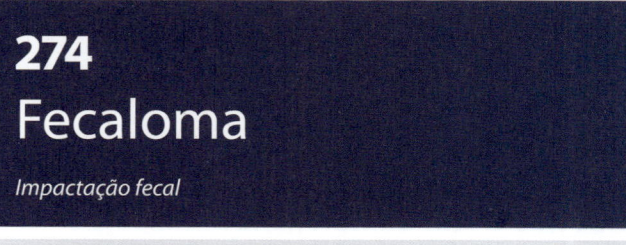

274
Fecaloma

Impactação fecal

José Paulo Teixeira Moreira • Hélio Moreira • Hélio Moreira Júnior

INTRODUÇÃO

Evacuação incompleta das fezes, seguida de formação de grande massa fecal no reto, sigmoide ou cólon proximal.

O segmento retossigmoidiano sofre progressiva dilatação para acomodar a massa fecal, que não é pastosa o suficiente para passar pelo canal anal durante o esforço evacuatório.

CAUSAS

- Obstipação de origem psicogênica em crianças
- Ausência de fibras na alimentação
- Inércia colônica
- Megacólon chagásico
- Doenças do sistema nervoso (acidente vascular cerebral, doença de Parkinson, lesões da medula espinal, demência senil, doença de Hirschsprung)
- Condições retais dolorosas que inibem a defecação voluntária (fissura anal, hemorroidas)
- Lesões obstrutivas, neoplásicas ou inflamatórias
- Hipotireoidismo, hipopotassemia, hipocalcemia
- Hormônios inibidores gastrintestinais (prolactina, endorfinas, glucagon, secretina)
- Medicamentos: uso de laxantes e estimulantes, opiáceos, benzodiazepínicos, antidepressivos tricíclicos, fenotiazinas, anti-hipertensivos, compostos de ferro, antiácidos contendo alumínio, antiparkinsonianos.

FATORES DE RISCO

- Residência em zona endêmica de doença de Chagas
- Residência em instituições para pessoas idosas
- Alimentação inadequada
- Sedentarismo
- Doença renal crônica (receptores de transplante renal).

MANIFESTAÇÕES CLÍNICAS

- Obstipação intestinal com duração de dias ou semanas
- Anorexia, perda de peso, mal-estar geral
- Dor abdominal em cólica, mais acentuada no período pós-prandial. Distensão abdominal, tenesmo, náuseas, vômitos
- Pseudoincontinência fecal, interpretada pelo paciente como "diarreia". É denominada "diarreia paradoxal"
- Grande massa fecal palpável ("moldável") no quadrante inferior esquerdo e abóbada retal
- Toque retal é imprescindível para o diagnóstico (o fecaloma, na maioria das vezes, é alcançável ao toque retal).

DIAGNÓSTICO DIFERENCIAL

- Síndrome do intestino irritável
- Doença diverticular do cólon
- Carcinoma do cólon ou reto
- Neoplasia de útero e/ou anexos.

EXAMES COMPLEMENTARES

- Radiografia simples do abdome: identifica a massa fecal ou sinais de obstrução intestinal
- Retossigmoidoscopia: pode esclarecer a natureza de massa palpável no abdome
- Enema opaco: pode diferenciar massas fecais de tumor e/ou estenoses (contraindicado na suspeita de necrose intestinal com perfuração de alça). Poucas vezes é necessário para o diagnóstico do fecaloma
- Exames laboratoriais para avaliar a função tireoideana
- Dosagem dos eletrólitos
- Dosagem de ureia em pacientes idosos
- Testes sorológicos para doença de Chagas.

COMPLICAÇÕES

- Obstrução parcial ou total das vias urinárias
- Infecções recorrentes das vias urinárias
- Obstrução intestinal; hérnia
- Ulceração estercoral com ou sem perfuração colônica
- Prolapso retal
- Complicações da desimpactação: bacteriemia; perfuração instrumental, sepse; sangramento retal.

TRATAMENTO

- Clister de soro fisiológico (pode ser água potável), gota a gota, via retal (VR) até que se consiga "hidratar" o fecaloma e promover seu amolecimento (esse procedimento pode durar até mesmo dias, sendo necessário paciência e cautela)
- Fragmentação e extração manual da massa fecal (após lubrificação do canal anal com geleia de lidocaína)
- Enema contendo 20% de meio de contraste hidrossolúvel pode ser utilizado para fragmentar o bolo fecal
- Para evacuação completa após fragmentação parcial: supositórios de bisacodil ou de glicerina, enema com solução glicerinada, água potável ou fosfato de sódio.

Tratamento cirúrgico

- Das causas subjacentes
- Dos casos refratários.

PREVENÇÃO

- Ingestão abundante de líquidos
- Alimentação rica em fibras (20 a 30 g/dia)
- Estabelecer horário regular para defecação para reforçar o reflexo gastrocólico
- Exercícios físicos (natação, caminhadas, prática de esportes)
- Muciloides hidrofílicos ou agentes umectantes quando necessários
- Enemas evacuatórios periódicos, em casos selecionados.

EVOLUÇÃO E PROGNÓSTICO

- Alta probabilidade de nova impactação se medidas preventivas não forem seguidas
- Prognóstico sombrio na perfuração com peritonite fecal.

Complicações da diverticulite

Dependendo da evolução, pode progredir, fistulizar ou perfurar a parede, causando peritonite localizada ou generalizada.

BIBLIOGRAFIA

Moreira H, Moreira JPT, Moreira Jr H, Ximenes JA, Carneiro Filho O. Cólon, reto e ânus. In: Porto CC, Porto AL. Semiologia médica. 8. ed. Rio de Janeiro: Guanabara Koogan; 2019.

Moreira H, Rezende JM. Megacólon chagásico – clínica, diagnóstico e tratamento. In: Moreira H. Coloproctologia – Conceitos. Goiânia: Escaleno; 1993.

275
Hemorragia Digestiva Baixa

Enterorragia, hematoquezia

Miguel Ângelo Peixoto de Lima ◆ Wesley Lobo Avelar Junior

INTRODUÇÃO

Hemorragia digestiva baixa é a perda de sangue pelo ânus, acompanhada ou não de fezes, cuja origem situa-se entre a transição duodenojejunal (ângulo de Treitz) e o canal anal.

Manifesta-se pela saída de sangue vivo (enterorragia ou hematoquezia) ou já digerido, quando recebe a denominação de melena.

A enterorragia, na maioria das vezes, indica a origem do sangramento no reto, mas, em cerca de 10 a 15% dos pacientes, o local do sangramento se dá no trato digestivo alto, quando o trânsito intestinal é rápido.

Quase sempre, melena indica que a origem do sangramento é no esôfago, estômago ou duodeno (ver Capítulo 250, *Hemorragia Digestiva Alta*).

CLASSIFICAÇÃO

- Pode ser aguda ou crônica. A aguda tem início súbito e duração de menos 3 dias, e a crônica tem aparecimento gradativo e progressivo, persistindo por vários dias ou semanas. Sua principal manifestação pode ser sinais e sintomas de anemia
- Quanto à intensidade pode ser leve, moderada e grave ou intensa ou maciça. Quando é leve ou moderada, não há sinais hemodinâmicos decorrentes da perda de sangue, mas, quando intensa ou maciça, acompanha-se de taquicardia, hipotensão arterial hipostática ou independente da mudança de posição e queda do hematócrito
- A perda sanguínea é avaliada pelo pulso e pela pressão arterial (ver Capítulo 250, *Hemorragia Digestiva Alta*).

MANIFESTAÇÕES CLÍNICAS

- Sangue no papel higiênico ou gotejamento no vaso sanitário sugere sangramento orificial (fissuras, hemorroidas)
- Fezes normais cobertas por sangue sugerem lesão no canal anal (fissuras, hemorroidas, neoplasias)
- Sangue misturado com fezes ou em forma de rajas sugere pólipo ou neoplasia

- Fezes marrom-avermelhadas geralmente estão associadas a sangramento do intestino delgado ou do cólon direito
- Evacuações de grande quantidade de sangue vivo, sem a presença de fezes, sugerem hemorragia relacionada à doença diverticular
- Fezes com aspecto de borra de café (melena) sugerem sangramento de origem esofágica, gástrica ou duodenal (ver Capítulo 250, *Hemorragia Digestiva Alta*)
- Sinais e sintomas de alteração de hemodinâmica (tontura, boca seca, taquicardia, hipotensão arterial queda do hematócrito), quando a perda sanguínea é intensa. Choque nos casos graves (ver Capítulo 230, *Choque*)
- Anemia quando a perda é intensa ou de longa duração
- Outras manifestações clínicas relacionadas com a causa (dor abdominal, febre).

CAUSAS

- Esôfago, estômago e duodeno: varizes esofágicas, gastrite erosiva, úlcera péptica, câncer, lesão aguda da mucosa gástrica e duodenal (ver Capítulo 250, *Hemorragia Digestiva Alta*)
- Intestino delgado: divertículo de Meckel, leiomiomas e leiomiossarcomas, doença de Crohn
- Intestino grosso: doença diverticular, ectasias vasculares, doença hemorroidária, carcinoma, pólipos, lesões actínicas, coagulopatias, retocolite ulcerativa, colite isquêmica, doença de Crohn, sarcoma de Kaposi, amebíase, doenças vasculares
- Reto: pólipos, carcinoma, retocolite ulcerativa
- Canal anal: doença hemorroidária, fissuras, papilite, câncer.

No Quadro 275.1, estão relacionadas as causas mais frequentes de sangramento em diferentes idades (crianças, adolescentes, adultos e idosos).

EXAMES COMPLEMENTARES

- Exames laboratoriais para avaliação das condições hemopoéticas e metabólicas
- Anuscopia: deve ser precedida de toque retal
- Retossigmoidoscopia: permite observar a ampola retal e o intestino grosso
- Colonoscopia: permite observar o reto e todo o intestino grosso
- Enema opaco: radiografia do intestino grosso após administração de contraste de bário (pouca utilidade para avaliação diagnóstica de paciente com hemorragia digestiva baixa)
- Cintilografia em condições clínicas especiais
- Angiografia mesentérica em condições clínicas especiais
- Cápsula endoscópica tem utilidade limitada na hemorragia digestiva baixa, pois não fornece informações nos sangramentos além do duodeno.

Quadro 275.1 Causas mais frequentes de sangramento de acordo com a faixa etária.

Crianças	Adolescentes	Adultos	Idosos
Divertículo de Meckel	Divertículo de Meckel	Doença diverticular do cólon	Hemorroidas
Pólipos	Pólipos	Pólipos	Doença diverticular do cólon
Malformações vasculares	Malformações vasculares	Doença de Crohn	Câncer colorretal
Doença de Crohn	Hemorroidas	Retocolite ulcerativa	Isquemia intestinal
	Fissuras anais	Câncer colorretal	Retocolite ulcerativa
		Hemorroidas	Angiodisplasia
		Angiodisplasia	

Sangue oculto

"Sangue oculto" significa a presença de sangue nas fezes, mas em quantidade insuficiente para caracterizar uma enterorragia ou conferir a elas o aspecto de borra de café (melena). Somente é detectado por meio de um teste químico de amostra de fezes.

Recomendações práticas

Um exame clínico bem-feito é fundamental para a avaliação diagnóstica e para as medidas terapêuticas, pois cada paciente apresenta peculiaridades que são importantes para a tomada de decisões (Figura 275.1).

Sangramento leve, com frequência, cessa espontaneamente, não provoca alteração hemodinâmica, mas pode causar grande impacto psicológico pelo medo de câncer.

Nunca fazer o "diagnóstico" de hemorroidas como causa do sangramento sem toque retal e anuscopia.

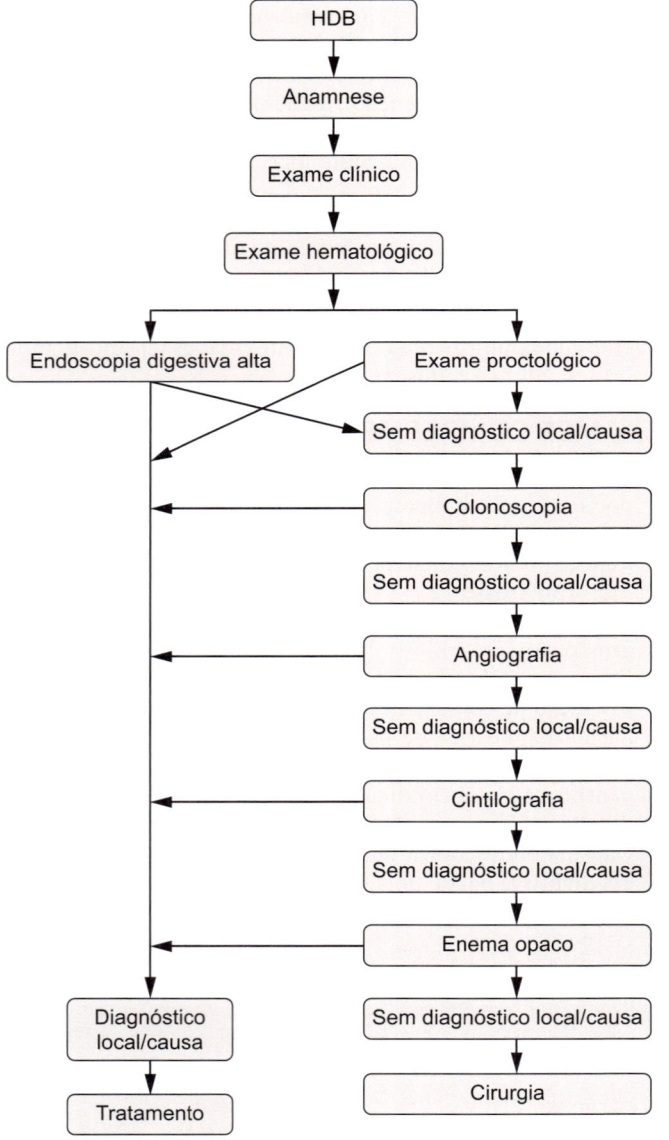

Figura 275.1 Roteiro para o diagnóstico das causas e do local do sangramento. HDB: hemorragia digestiva baixa. (Cortesia de Galvão-Alves, 2007.)

TRATAMENTO

- Depende da causa, da intensidade e da localização do sangramento
- Tratamento conservador: por medidas clínicas endoscópicas ou por arteriografia.

Tratamento cirúrgico

- Ressecção de extensão variável de acordo com a causa e o local do sangramento.

Conduta na urgência

- Reanimação: nos casos de hemorragia maciça com repercussão hemodinâmica grave
- Venóclise de uma ou mais veias periféricas para reposição volêmica e transfusão sanguínea rápida
- Sonda nasogástrica
- Monitoramento contínuo (pulso, pressão arterial, pressão venosa central, sondagem urinária)
- Limpeza intestinal por meio de laxantes hiperosmolares (manitol), via oral
- Enema retal com soro fisiológico morno, quando necessário
- Administração de antimicrobianos de amplo espectro
- Propedêutica para localização e causa do sangramento.

Tratamento endoscópico

- Colonoscopia para hemostasia, utilizando-se diferentes técnicas: pinças diatérmicas, eletrocoagulação, fotocoagulação, termocautério, esclerosantes químicos, vasoconstritores, ligadura elástica, hemoclipes
- Tratamento cirúrgico: em situações especiais.

EVOLUÇÃO E PROGNÓSTICO

Dependem da causa, da intensidade da hemorragia e das medidas terapêuticas imediatas.

BIBLIOGRAFIA

Cardoso Filho CAM, Marques OW, Popoutchi P, Averbach M. Projeto Diretrizes: hemorragia digestiva baixa. Sociedade Brasileira de Endoscopia Digestiva; 2010.
Dani R. Gastroenterologia essencial 4. ed. Rio de Janeiro: Guanabara Koogan; 2011.
Galvão-Alves J. Emergências Clínicas. Rio de Janeiro: Rubio; 2007.
Kiefer MM, Chong CR. Pocket primary care. Wolters Kluwer; 2014.

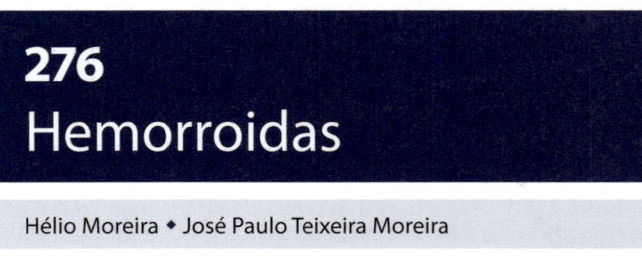

276
Hemorroidas

Hélio Moreira • José Paulo Teixeira Moreira

INTRODUÇÃO

Dilatação varicosa das veias anorretais, decorrente de pressão venosa persistentemente elevada no plexo hemorroidário (Figura 276.1).

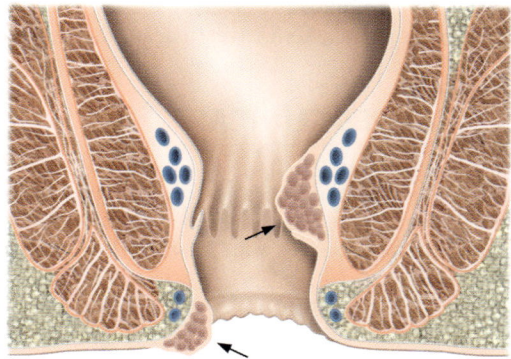

Figura 276.1 Hemorroidas internas e externas.

FORMAS CLÍNICAS

- **Hemorroidas externas**: localizam-se abaixo da linha pectínea ou denteada (plexo hemorroidário inferior) e são recobertas por pele
- **Hemorroidas internas**: localizam-se acima da linha pectínea ou denteada (plexo hemorroidário superior) e são recobertas por mucosa. Subdividem-se em quatro grupos:
  - 1º grau (somente sangram)
  - 2º grau (além de sangrarem, prolapsam, mas reduzem espontaneamente)
  - 3º grau (além de sangrarem, prolapsam e só reduzem com manobras digitais)
  - 4º grau (permanentemente prolapsadas para fora do canal anal).

As hemorroidas predominam em adultos, embora possam ocorrer em qualquer idade.

CAUSAS E FATORES DE RISCO

- Hereditariedade
- Ausência ou fragilidade das válvulas do plexo venoso hemorroidário
- Fatores desencadeantes: infecção de criptas anais (criptites), gravidez, hepatopatia crônica, hipertensão portal, obstipação intestinal crônica ou diarreias frequentes, profissões que exigem longa permanência na posição de pé, perda do tônus muscular em idosos, obesidade.

MANIFESTAÇÕES CLÍNICAS

- Sangramento retal (sangue vermelho-vivo ou em rajas nas fezes)
- Protrusão anal (dilatação e prolapso das veias hemorroidárias)
- Dor anal (ulceração ou trombose)
- Prurido (prolapso mucoso persistente)
- "Ânus úmido"
- Muco nas fezes
- Tendência à obstipação intestinal
- Incontinência fecal
- Sensação de evacuação incompleta do reto
- Infecção anal (criptite ou papilite de canal anal)
- Pseudoestrangulamento hemorroidário, trombose com sinais de flebite aguda
- Exame local (sempre complementado por toque retal, possibilita detectar as hemorroidas).

DIAGNÓSTICO DIFERENCIAL

- Fissura anal
- Prolapso retal (parcial ou completo)
- Abscesso e fístula anorretal
- Úlcera do reto, carcinoma retal ou de canal anal, melanoma.

EXAMES COMPLEMENTARES

- Retossigmoidoscopia
- Colonoscopia (se houver dúvida se os sintomas apresentados pelo paciente decorrem somente da doença hemorroidária).

COMPROVAÇÃO DIAGNÓSTICA

Dados clínicos (incluindo exame proctológico completo) + exame endoscópico.

COMPLICAÇÕES

- Trombose e pseudoestrangulamento
- Infecção secundária (abscesso)
- Ulceração, fissura anal
- Anemia (perda crônica de sangue).

TRATAMENTO

- Evitar esforço exagerado ao defecar
- Evitar a obstipação pela ingestão de alimentos ricos em fibras, cereais, frutas, legumes e verduras (uso contínuo de laxantes é prejudicial)
- Abolir bebidas alcoólicas, alimentos condimentados, frituras, pimenta, chocolate
- Não usar papel higiênico (após a defecação, lavar com água e sabão neutro)
- Para aliviar o prurido ou sensação de queimadura e pequeno sangramento:
  - Cuidados higiênicos e dietéticos
  - Corticoide tópico
  - Banhos de assento com água morna
- Para dor intensa:
  - Anestésico tópico na forma de pomada
  - Pomadas à base de heparina
  - Analgésicos ou anti-inflamatórios não esteroides (ver Capítulo 15, *Dor*)
- Protrusão e/ou sangramento das hemorroidas internas:
  - Ligadura elástica
  - Escleroterapia.

Tratamento cirúrgico

Indicado em casos de:

- Prolapso hemorroidário para fora do canal anal
- Grandes hemorroidas externas ou internas e nos casos de doença hemorroidária mista.

PREVENÇÃO

- Ter cuidados higiênicos e dietéticos
- Evitar obstipação e/ou diarreia crônica
- Perder peso nos casos de obesidade
- Evitar alimentos ou substâncias irritativas do canal anal (tabagismo, pimenta, condimentos, chocolates, bebidas alcoólicas).

EVOLUÇÃO E PROGNÓSTICO

- Resolução espontânea do quadro agudo na maioria das vezes ou com auxílio de medicamentos
- Recidivas frequentes e piora progressiva dos sintomas
- Com o tratamento cirúrgico, quando bem indicado, obtêm-se bons resultados.

Atenção

- Hemorroidas que surgem durante a gravidez quase sempre têm resolução espontânea após o parto, mas podem se tornar permanentes em algumas pacientes
- Em pacientes idosos, podem estar associadas a prolapso retal.

BIBLIOGRAFIA

Moreira JPT, Araújo SEA, Oliveira Jr O. Hemorroida: diagnóstico. Disponível em: https://diretrizes.amb.org.br/_BibliotecaAntiga/hemorroida-diagnostico.pdf. Acesso em: 9 abr. 2021.

Moreira JPT, Araújo SEA, Oliveira Jr O. Hemorroida: tratamento cirúrgico. Disponível em: https://diretrizes.amb.org.br/_BibliotecaAntiga/hemorroida-tratamento-cirurgico.pdf. Acesso em: 9 abr. 2021.

Oliveira Jr. O, Moreira JPT, Araújo SEA. Hemorroida: manejo não cirúrgico. Disponível em: https://diretrizes.amb.org.br/_BibliotecaAntiga/hemorroida-manejo-nao-cirurgico.pdf. Acesso em: 9 abr. 2021.

Porto CC, Porto AL. Semiologia médica. 8. ed. Rio de Janeiro: Guanabara Koogan; 2019.

277
Megacólon Chagásico

Colopatia chagásica

Hélio Moreira ♦ José Paulo Teixeira Moreira ♦ Hélio Moreira Júnior

INTRODUÇÃO

Dilatação e/ou alongamento do reto e do cólon em decorrência de lesões dos plexos mientéricos (Meissner e Auerbach) causados pela infecção pelo *Trypanosoma cruzi*.

Como consequência final, ocorrem incoordenação motora do cólon e acalasia do esfíncter interno do ânus.

Com a evolução da doença e as constantes contrações incoordenadas do cólon, observa-se progressiva hipertrofia das camadas musculares. A seguir, ocorre dilatação do cólon (na maioria das vezes, do reto e do sigmoide).

O achado principal histopatológico consiste em discreto infiltrado inflamatório, acompanhado de destruição total ou parcial das células nervosas mientéricas (Figura 277.1).

Maior prevalência entre a 4ª e a 6ª décadas de vida.

CAUSAS E FATORES DE RISCO

- Infecção pelo *Trypanosoma cruzi* (ver Capítulo 580, *Doença de Chagas*)

- Condições habitacionais precárias
- Transfusão sanguínea sem investigação adequada de doadores.

MANIFESTAÇÕES CLÍNICAS

- Pode ser assintomático
- Obstipação intestinal de início insidioso, tornando-se persistente e progressiva com o passar do tempo, levando ao uso constante de laxativos e até mesmo de lavagens intestinais periódicas
- Meteorismo, cólicas intestinais, aumento do volume abdominal
- Distensão e timpanismo abdominal
- Fecaloma, quando presente, pode ser identificado por palpação abdominal ou toque retal (ver Capítulo 274, *Fecaloma*)
- Manifestações clínicas relacionadas com o comprometimento pelo *T. cruzi* de outros órgãos (esôfago e coração).

EXAMES COMPLEMENTARES

- Enema opaco (Figura 277.2)
- Testes sorológicos: para diagnóstico da infecção chagásica crônica (ver Capítulo 580, *Doença de Chagas*).

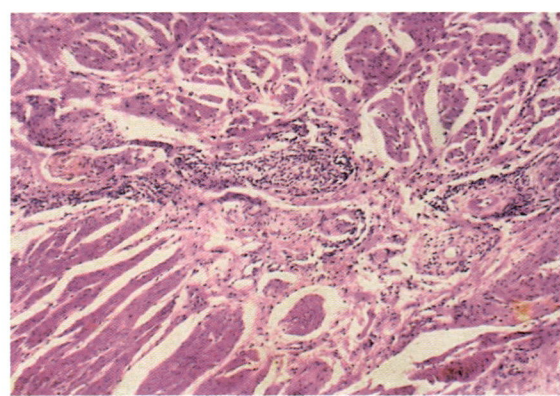

Figura 277.1 Megacólon chagásico, observando-se despovoamento neuronal, plexite e miosite predominantemente linfocitária.

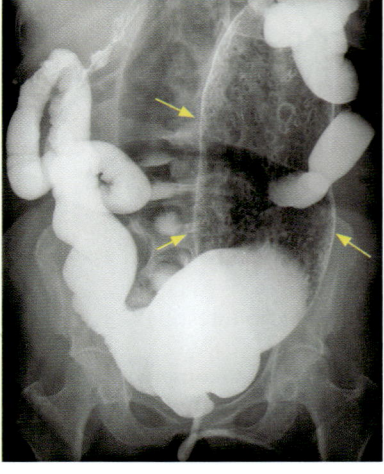

Figura 277.2 Megacólon chagásico. Enema opaco – dilatação e perda das haustrações envolvendo o sigmoide (*setas*).

DIAGNÓSTICO DIFERENCIAL

- Obstipação intestinal funcional
- Dilatações secundárias a obstáculos mecânicos: estenose anorretal benigna (pós-traumatismo, intervenções cirúrgicas), endometriose, compressão extrínseca por tumores pélvicos
- Em crianças: megacólon de origem psicogênica e doença de Hirschsprung.

COMPROVAÇÃO DIAGNÓSTICA

- Dados clínicos + exame de imagem.

COMPLICAÇÕES

- Fecaloma (ver Capítulo 274, *Fecaloma*)
- Impactação fecal: consiste na obliteração da luz intestinal por um fecaloma volumoso, instalando-se um quadro clínico de oclusão intestinal baixa. Necessita de cirurgia de urgência (alta taxa de morbimortalidade) (ver Capítulo 268, *Oclusão Intestinal*)
- Vólvulo do sigmoide: torção da alça sobre seu próprio meso (a conduta terapêutica depende do grau de torção, do tempo de evolução, do estado geral do paciente e da viabilidade do segmento torcido)
- Vólvulo sem necrose:
  - Entubação descompressiva pela introdução do retossigmoidoscópio (possível recidiva do vólvulo após esse procedimento; com a resolução do quadro agudo, indicar o tratamento cirúrgico para o megacólon)
  - Laparotomia, distorção da alça sigmoidiana e confecção de uma sigmoidostomia anterior (técnica de Moreira)
- Vólvulo com necrose do cólon: laparotomia, ressecção do segmento necrosado e realização da operação de Hartman.

TRATAMENTO

- Pacientes oligossintomáticos (obstipação intestinal e de início recente) ou nos casos com contraindicação temporária ou definitiva para cirurgia: alimentação rica em fibras, ingestão de bastante líquido e uso de laxativos
- Contraindicação temporária ou definitiva para a cirurgia: cardiopatia descompensada, gravidez, outras doenças graves em outros aparelhos ou sistemas e nos casos de caquexia por desnutrição secundária ao megaesôfago.

Tratamento medicamentoso

- Medicamentos para obstipação intestinal (ver Capítulo 279, *Obstipação Intestinal*).

Tratamento cirúrgico

- O tratamento do megacólon chagásico sintomático é cirúrgico.

Atenção

O mais importante para obter um bom resultado pós-operatório é a escolha de uma técnica que leve em consideração a fisiopatologia do megacólon chagásico, ou seja, a incoordenação motora do cólon e a acalasia do esfíncter interno do ânus.

EVOLUÇÃO E PROGNÓSTICO

- Resultados satisfatórios com o tratamento cirúrgico
- Alta taxa de mortalidade nos casos de impactação fecal ou vólvulo com necrose e perfuração livre para a cavidade abdominal.

BIBLIOGRAFIA

Moreira H, Moreira JPT, Moreira Jr H, Ximenes JA, Carneiro Filho O. Cólon, reto e ânus. In: Porto CC, Porto AL. Semiologia médica. 8. ed. Rio de Janeiro: Guanabara Koogan; 2019.
Moreira H, Rezende JM. Megacólon chagásico – Clínica, diagnóstico e tratamento. In: Moreira, H. Coloproctologia – Conceitos. Goiânia: Escaleno; 1993.

278
Neoplasias Malignas do Cólon, Reto e Ânus

Câncer colorretal e do canal anal

José Paulo Teixeira Moreira • Hélio Moreira • Hélio Moreira Júnior • Wilmar José Manoel • Eduardo Sabino de Souza Lima • José Carlos do Valle

NEOPLASIA MALIGNA COLORRETAL

Neoplasia maligna que se localiza no cólon ou no reto (Figura 278.1), sendo o tipo histopatológico mais comum o adenocarcinoma (95% dos casos).

É mais frequente em indivíduos acima de 50 anos, com incidência máxima na 7ª década de vida.

Surge como lesão ulcerada, polipoide, infiltrativa ou estenosante, podendo se estender pelas camadas da parede do órgão, infiltrar estruturas ou órgãos vizinhos e produzir metástases a distância, por via linfática e hematogênica, principalmente para o fígado e o pulmão.

O Instituto Nacional de Câncer (INCA) estima, para o Brasil, para cada ano do biênio 2018-2019, 17.380 casos novos de câncer de cólon e reto em homens e 18.980 em mulheres.

Sem considerar os tumores malignos de pele não melanoma, é o terceiro tipo de câncer em incidência no país, abaixo apenas do câncer de próstata e de mama.

No Brasil, ocorreram, em 2015, 8.163 óbitos por câncer colorretal em homens e 8.533 em mulheres.

CAUSAS E FATORES DE RISCO

Doença multifatorial em que participam:

- Fatores ambientais: alimentação rica em carnes vermelhas e gorduras, com baixo teor de fibras vegetais, alimentos industrializados, consumo excessivo de bebidas alcoólicas
- Obesidade e tabagismo

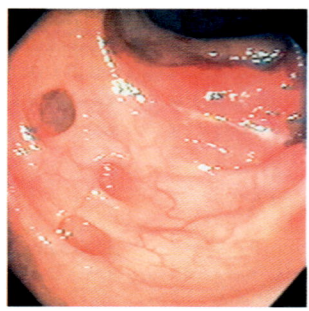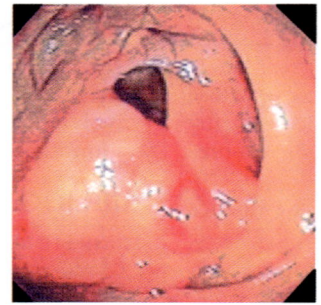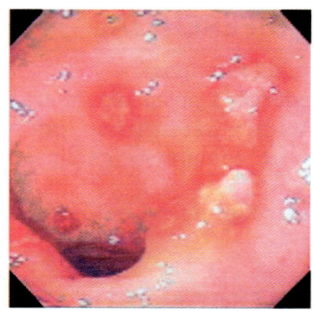

Figura 278.1 Neoplasia do reto. Aspecto endoscópico, observando-se lesão tumoral no terço médio do reto.

- Anomalia genética: polipose familiar adenomatosa e câncer colorretal hereditário não polipoide (HNPCC)
- Doença inflamatória intestinal (principalmente a retocolite ulcerativa de longa duração)
- Pólipos adenomatosos (principalmente o viloso)
- História pessoal ou familiar de câncer do intestino
- Em mulheres, história de câncer de mama, ovário e endométrio.

MANIFESTAÇÕES CLÍNICAS

- Assintomática na fase inicial
- As manifestações clínicas dependem da localização.

Adenocarcinoma do cólon direito

- Alteração do ritmo intestinal (menos frequente)
- Anemia e perda de peso
- Dor ou massa palpável no quadrante inferior direito, raramente levando à oclusão intestinal
- Sangue nas fezes, algumas vezes detectado apenas pela pesquisa de sangue oculto
- Alteração no aspecto das fezes, podendo ocorrer fezes pretas (melena).

Adenocarcinoma do cólon esquerdo

- Alteração do ritmo intestinal (pode ser obstipação, diarreia ou ambos, ocorrendo de maneira intercalada)
- Calibre reduzido das fezes
- Sangue vivo nas fezes, eventualmente com muco
- Cólicas abdominais (podendo haver suboclusão ou oclusão intestinal).

Adenocarcinoma retal

- Sangramento retal vivo, muitas vezes com muco, associado à alteração do ritmo intestinal
- Tenesmo
- Massa detectável ao toque retal (aproximadamente, 40% dos cânceres colorretais localizam-se no reto).

ESTADIAMENTO

- Categoria T (tumor primário):
  - Tx: tumor primário não pode ser localizado
  - T0: sem evidência do tumor primário
  - Tis: Carcinoma *in situ*: carcinoma confinado à mucosa (acometimento da lâmina própria sem extensão para a muscular da mucosa)
  - T1: tumor invade a submucosa

  - T2: tumor invade a muscular própria
  - T3: tumor invade pela muscular própria os tecidos pericolorretais
  - T4: tumor invade o peritônio visceral ou se adere a estruturas ou órgãos adjacentes
- Categoria N (linfonodos regionais):
  - NX: linfonodos regionais não podem ser acessados
  - N0: ausência de metástases em linfonodos regionais
  - N1: um a três linfonodos metastáticos
  - N2: quatro ou mais linfonodos metastáticos
- Categoria M (metástases a distância):
  - M0: sem evidência de metástases a distância
  - M1: metástase a um ou mais órgãos ou peritônio.

O Quadro 278.1 apresenta o estadiamento com base na anatomia e a sobrevida do paciente.

DIAGNÓSTICO DIFERENCIAL

- Doença de Crohn
- Diverticulite com abscesso
- Diverticulite de repetição no sigmoide com estenose
- Estenose anastomótica
- Endometriose cólica
- Outras neoplasias (lipoma, leiomioma, sarcoma)

Quadro 278.1 Estadiamento anatômico e sobrevida em 5 anos.

Estádio	Categorias			Sobrevida (%)
0	Tis	N0	M0	100
I	T1-T2	N0	M0	78
IIA	T3	N0	M0	66
IIB	T4a	N0	M0	60
IIC	T4b	N0	M0	46
IIIA	T1-T2	N1/N1c	M0	67
	T1	N2a	M0	64
IIIB	T3-T4a	N1/N1c	M0	52
	T2-T3	N2a	M0	52
	T1-T2	N2b	M0	51
IIIC	T4a	N2a	M0	34
	T3-T4a	N2b	M0	32
	T4b	N1-N2	M0	25
IVA	Qualquer T	Qualquer N	M1a	16
IVB	Qualquer T	Qualquer N	M1b	9
IVC	Qualquer T	Qualquer N	M1c	6

- Lesões inflamatórias (amebíase, tuberculose, blastomicose)
- Hemorroidas, fístulas, fissuras
- Abscessos, cistos, pseudocistos e fleimões.

EXAMES COMPLEMENTARES

- Pesquisa de sangue oculto (sua indicação vem diminuindo em virtude dos falso-positivos e falso-negativos)
- Hemograma: anemia, frequentemente do tipo microcítica ferropriva
- Dosagem do CEA (antígeno carcinoembrionário): somente como valor prognóstico, sem indicação na prevenção
- Retossigmoidoscopia com biópsia
- Videocolonoscopia com biópsia: para diagnóstico e exclusão de lesões colorretais
- Enema opaco: como opção em eventual impossibilidade da colonoscopia (Figura 278.1A e B)
- Radiografia e/ou tomografia computadorizada (TC) do tórax: para investigar a presença de metástase pulmonar (Figura 278.2C)
- TC e ultrassonografia de abdome: utilizada(s) para determinar a extensão do acometimento pélvico e intra-abdominal, principalmente para avaliar metástases linfonodais e hepáticas (Figura 278.2D)
- Ultrassonografia endorretal: para avaliar extensão da infiltração da lesão na parede retal e identificar possíveis metástases para linfonodos locorregionais.

COMPROVAÇÃO DIAGNÓSTICA

- Dados clínicos + colonoscopia + exame histopatológico.

TRATAMENTO

Câncer de cólon e reto superior

- Ressecção do segmento acometido pelo tumor ou hemicolectomia direita ou esquerda, na dependência de cada caso
- Nos casos de estádio avançado (IIA a IIIC), quimioterapia adjuvante
- Esquemas baseados nas fluoropirimidinas e derivados da platina, também utilizados para a doença metastática:
  - mFOLFOX; oxaliplatina 85 mg/m^2 por via intravenosa (IV) por dia; leucovorina 400 mg/m^2 IV, por dia; 5-FU 400 mg/m^2, IV em *bolus* no dia 1, em seguida 1.200 mg/m^2/dia durante 2 dias em infusão contínua (repetir a cada 2 semanas)
  - CAPEOX: oxaliplatina 130 mg/m^2, IV, dia; capecitabina 1.000 mg/m^2 por via oral (VO) 2 vezes/dia durante 14 dias por 24 semanas
  - Capecitabina 1.000 a 1.250 mg/m^2, VO, 2 vezes/dia, a cada 3 semanas por 24 semanas.

Câncer de reto médio e inferior a partir do estádio IIA

- Radioquimioterapia pré-operatória seguida de cirurgia
- Nos casos avançados, quimioterapia adjuvante
- A necessidade da radioterapia no câncer do reto resulta da falta do peritônio nas porções medial e inferior do órgão e que se constitui em uma barreira anatômica à invasão local da doença
- Evolução e prognóstico

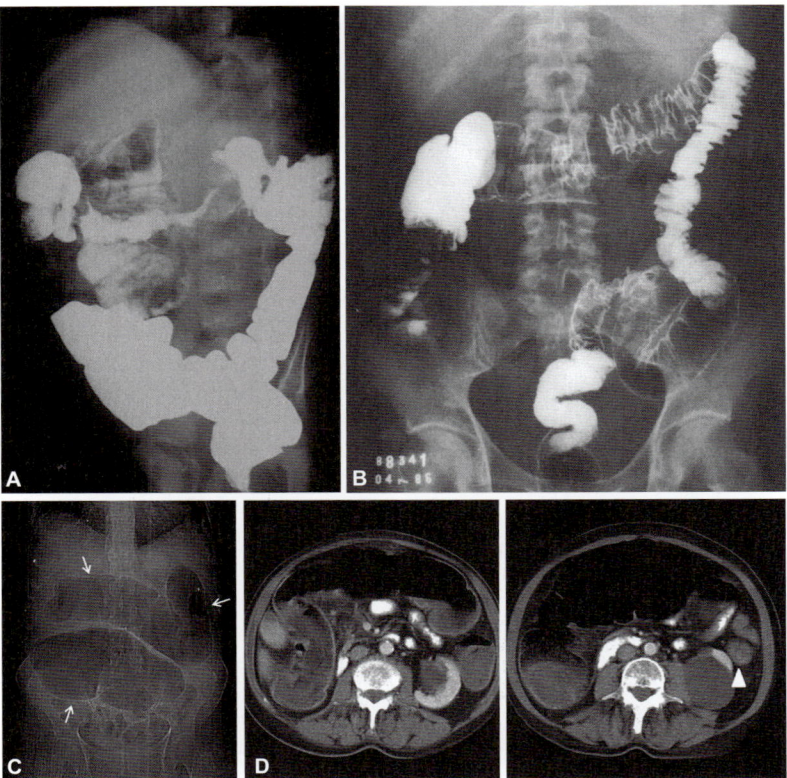

Figura 278.2 Neoplasia de cólon e reto. **A.** Enema opaco que mostra zona de diminuição irregular da luz no cólon transverso. **B.** Neoplasia do intestino grosso (em duas localizações simultâneas: cólon ascendente e sigmoide). **C.** Radiografia de abdome. Acentuada distensão do cólon (*setas*) até o nível do descendente. **D.** Tomografia computadorizada de abdome pós-contraste, via oral e intravenosa, respectivamente. Acentuada distensão do cólon até o nível do descendente, onde se observa espessamento parietal segmentar concêntrico estenosante (*ponta de seta*).

- Sobrevida global de 55% em 5 anos (ver Quadro 278.1)
- Importância de se estabelecer um programa de acompanhamento pós-operatório adequado para o diagnóstico mais precoce possível de eventuais recidivas ou metástase a distância.

PREVENÇÃO

- Corrigir hábitos (tabagismo, alimentação rica em gorduras e pobre em fibras, bebidas alcoólicas e alimentos industrializados)
- Exames periódicos para rastreamento a partir dos 50 anos e para aqueles com história familiar da doença, iniciar aos 40 anos.

NEOPLASIAS MALIGNAS DO CANAL ANAL

As neoplasias malignas do ânus são raras e representam 1 a 2% dos tumores do trato gastrintestinal. Os locais mais comuns de metástase a distância são fígado, pulmão e cavidade abdominal.

O INCA não dispõe de dados epidemiológicos sobre a doença.

É mais rara antes dos 35 anos e a idade mediana por ocasião do diagnóstico corresponde a 60 anos, sendo um pouco mais frequente nas mulheres.

Os principais tipos histológicos são o carcinoma de células escamosas (85% dos casos), os tumores basaloides ou cloacogênicos e os tumores mucoepidermoides.

Podem dar metástases para os linfonodos inguinais e gordura perirretal.

CAUSAS E FATORES DE RISCO

- Infecções sexualmente transmissíveis (IST): HPV, sífilis e blenorragia
- Coito anal habitual
- Condições higiênicas locais precárias
- Doença inflamatória crônica
- Doença de Bowen (carcinoma de células escamosas intraepidérmico)
- Condiloma acuminado (principalmente papilomavírus subtipos 16 e 18)
- Tabagismo
- Transplante de órgãos, principalmente de rim (quatro vezes mais, em decorrência de imunossupressão).

MANIFESTAÇÕES CLÍNICAS

- Evacuações dolorosas, com sangue, às vezes acompanhadas de secreção mucopurulenta
- Alteração do ritmo intestinal
- Tumor ou ulceração no canal anal
- Fissura anal que não cicatriza.

DIAGNÓSTICO DIFERENCIAL

- Lesões infecciosas (amebíase, tuberculose, blastomicose, linfogranuloma venéreo, úlcera sifilítica)
- Hemorroidas, fístulas, fissuras
- Abscessos, cistos, pseudocistos, fleimões.

Atenção

- Fissuras anais de bordas elevadas e endurecidas que não cicatrizam, de localização atípica ou nódulos endurecidos, mesmo que diminutos, devem ser biopsiadas
- Outras neoplasias malignas (carcinoma basocelular, sarcoma de Kaposi, doença de Paget, melanona, sarcoma anal) entram no diagnóstico diferencial, mas a comprovação diagnóstica só pode ser feita pelo exame histopatológico
- O estadiamento pré-operatório é fundamental para o planejamento terapêutico.

EXAMES COMPLEMENTARES

- Toque retal e exame ginecológico em mulheres, incluindo *screening* para o câncer cervical
- Retossigmoidoscopia ou anuscopia com biópsia
- Videocolonoscopia com biópsia: para o diagnóstico da neoplasia e excluir lesões simultâneas no reto ou no cólon
- Enema opaco: indicado quando a colonoscopia não for possível ou for incompleta (atinja o ceco) e não fornecer dados suficientes para o diagnóstico de certeza
- TC ou ultrassonografia de abdome: para determinar a extensão do acometimento pélvico e intra-abdominal (principalmente metástases linfonodais e hepáticas)
- Ultrassonografia endoanal: útil para avaliar infiltração da lesão na parede do canal anal
- Radiografia e/ou TC do tórax: para investigar metástases pulmonares
- Pesquisa de DNA de HPV por captura híbrida ou por reação em cadeia da polimerase
- Teste para HIV
- PAAF para linfonodomegalia inguinal
- PET-TC: pesquisa de metástases sistêmicas.

COMPROVAÇÃO DIAGNÓSTICA

- Dados clínicos + exame histopatológico.

TRATAMENTO

A abordagem terapêutica depende do estadiamento do tumor, mas, para a doença local, o esquema mais utilizado é:

- Radioquimioterapia: 5-Fu 1.000 mg/m^2/dia IV, em infusão contínua, mitomicina 10 mg/m^2, IV em *bolus*, nos dias 1 e 29
- Radioterapia (IMRT) em frações de 1,8 Gy e total de 45 Gy
- Para a doença metastática, existem inúmeras possibilidades, isoladas ou em associação, como fluoruracila e leucovorina, cisplatina, carboplatina, oxaliplatina, paclitaxel; e, para resgate na falência desses quimioterápicos, os anticorpos monoclonais nivolumabe e pembrolizumabe.

Tratamento cirúrgico

- Excisão local para o carcinoma escamoso superficialmente invasivo e os T1N0 e T2N0 moderadamente ou bem diferenciados
- Em casos de lesão residual, recidiva ou complicações, o padrão consiste na amputação abdominoperineal do reto.

EVOLUÇÃO E PROGNÓSTICO

- Taxa de recidiva local após radioquimioterapia: 10 a 60%
- Sobrevida global em 5 anos: 45 a 95%

- Sobrevida global em 5 anos pós-cirurgia radical (amputação abdominoperineal do reto sem radioquimioterapia prévia) em torno de 50%
- Taxa de recidiva local pós-ressecção abdominoperineal do reto: 10 a 40%.

PREVENÇÃO

- Abolir tabagismo
- Orientar sobre promiscuidade sexual (esclarecer a relação entre o HPV e o câncer de canal anal)
- Tratamento adequado dos processos inflamatórios crônicos (retocolite ulcerativa inespecífica, doença de Crohn, fístula perianal).

BIBLIOGRAFIA

AJCC Cancer Staging Manual. 8. ed. New York: Springer; 2017.

Azevedo MF. GPS Medicamentos. Guia prático em saúde. Rio de Janeiro: Guanabara Koogan; 2017.

Hohh PMG. Tratado de Oncologia. São Paulo: Atheneu; 2013.

Lanna D. Tratamento do câncer no ânus e canal anal. In: Cruz GMG. Coloproctologia: Terapêutica. Volume III. São Paulo: Revinter; 2000.

Moreira HORAS, Moreira JPT, Moreira Jr HORAS, Ximenes JA, Carneiro Filho O. Cólon, reto e ânus. In: Porto CC, Porto AL. Semiologia médica. 8. ed. Rio de Janeiro: Guanabara Koogan; 2019.

Nadal SR et al. Neoplasias malignas. In: Nadal SR, Mazione CR. Proctologia na AIDS. São Paulo: DiLivros; 2007.

Silva LC. Diagnóstico por imagem no carcinoma colorretal: uma visão atual. In: Tópicos em Gastroenterologia 11. Rio de Janeiro: Medsi; 2001.

Smith RA, Cokkinides V, Brawley OW. Cancer screening in the United States, 2009. Cancer J Clin. 2009;59(1):27-41.

Society for Surgery of the Alimentary Tract. SSAT patient care guidelines. Surgical treatment of cancer of the colon or rectum. J Gastrointest Surg. 2007;11(9):1200-2.

279
Obstipação Intestinal
Constipação intestinal

José Paulo Teixeira Moreira ◆ Hélio Moreira Júnior ◆ Hélio Moreira

INTRODUÇÃO

A obstipação intestinal consiste em evacuação infrequente, quase sempre difícil, com fezes muito endurecidas. Todas as idades podem ser afetadas por essa condição e a maior frequência se dá em mulheres e nos extremos da vida (crianças e idosos).

CAUSAS

- Ingestão insuficiente de líquidos e fibras (causa mais comum)
- Fatores culturais, emocionais ou ambientais
- Gravidez
- Doença de Chagas: megacólon chagásico
- Doenças endócrinas: hipotireoidismo, diabetes, feocromocitoma, hipopituitarismo
- Alterações metabólicas: hipocalcemia, amiloidose, uremia
- Comprometimento neuromuscular congênito ou adquirido: doença de Hirschsprung, doença de Parkinson, anomalias raquidianas, *tabes dorsalis*, tumores cerebrais, esclerodermia
- Evacuação fecal dolorosa decorrente de doença anal (fissuras, tumores do canal anal)
- Doenças anátomofuncionais do cólon e do reto:
  - Secundária a doenças colorretais (doença diverticular, neoplasias, estenoses colorretais, compressão extrínseca, hérnias)
  - Origem no trânsito lento nos cólons e no intestino delgado (síndrome do intestino irritável, inércia colônica)
  - Obstrução em topografia pélvica à saída do conteúdo retal (sigmoidoceles, retoceles, intussuscepção retoanal, prolapso retal)
- Uso abusivo de laxantes ou catárticos
- Medicamentos: anticolinérgicos, opiáceos, antidepressivos, antiácidos à base de hidróxido de alumínio, anti-histamínicos, antiparkinsonianos, suplementos de cálcio, antipsicóticos.

Ritmo intestinal

O ritmo intestinal varia de um indivíduo para outro. Considera-se um ritmo normal de evacuação de 3 vezes/dia até 1 vez a cada 3 dias, desde que a evacuação ocorra sem esforço e com fezes consideradas de consistência normal.

FATORES DE RISCO

- Idade avançada
- Hábitos inadequados de defecação
- Vida sedentária
- Imobilização no leito
- Uso de vários medicamentos (polifarmácia).

MANIFESTAÇÕES CLÍNICAS

- Frequência evacuatória menor do que a considerada "normal" pelo paciente e/ou evacuação com volume menor de fezes ou com consistência mais endurecida do que os considerados "normais" pelo paciente
- Ausência de desejo evacuatório
- Evacuação dolorosa
- Evacuação difícil ou sensação de esvaziamento incompleto do intestino e/ou da ampola retal
- Impactação de fezes endurecidas no reto
- Mal-estar, quase sempre incluindo sensação de plenitude na porção inferior do abdome associada a uma evacuação insatisfatória
- Tenesmo
- Diarreia paradoxal e incontinência anal.

DIAGNÓSTICO DIFERENCIAL

- Diferenciar a obstipação intestinal "funcional" daquela com fator causal identificável.

EXAMES COMPLEMENTARES

- Radiografia simples do abdome: pode mostrar a presença de fezes retidas, o que ajuda a avaliar a extensão, a gravidade e, algumas vezes, até mesmo a causa da obstipação intestinal
- Testes sorológicos para doença de Chagas em pacientes de zona endêmica (ver Capítulo 580, *Doença de Chagas*)
- Enema opaco: permite avaliação de dolicocólon com ou sem megavíscera, bem como exclui algumas doenças orgânicas (neoplasias, estenoses)
- Cinedefecografia: pode caracterizar anormalidades anatomofuncionais do aparelho pélvico e definir o mecanismo fisiopatológico do distúrbio evacuatório em casos selecionados
- Manometria anorretal: possibilita o estudo de pressões esfincterianas, sensibilidade, capacidade e complacência retais e, principalmente, do reflexo inibitório retoanal, ausente na colopatia chagásica e no megacólon congênito
- Tempo de trânsito colônico: identifica os casos cuja obstipação intestinal decorre de trânsito colônico lento (inércia colônica) e aqueles com obstrução de saída (inércia retal)
- Retossigmoidoscopia: para excluir lesões orgânicas associadas
- Colonoscopia: raramente necessária (indicada quando se detectam anormalidades pelo enema opaco, bem como quando há evidências de anemia ferropriva ou de sangue nas fezes e o exame contrastado não conseguiu evidenciar a causa).

COMPROVAÇÃO DIAGNÓSTICA

- Dados clínicos + exame proctológico completo
- Exames de imagem podem ser necessários
- Estudos fisiológicos em casos selecionados.

COMPLICAÇÕES

- Fecaloma (ver Capítulo 274, *Fecaloma*)
- Megacólon adquirido nos casos graves e de longa duração
- Abuso de laxantes: depleção hidreletrolítica (uso prolongado pode resultar no chamado "cólon catártico")
- Formação de fecaloma e impactação fecal
- Ulceração retal ("úlcera estercoral"): relacionada com a impactação fecal
- Vólvulo do sigmoide: mais comumente observado no megacólon chagásico.

TRATAMENTO

- Quando não existir nenhum impedimento ao trânsito intestinal:
  - Alimentos à base de fibras solúveis e insolúveis (frutas, vegetais, legumes, cereais integrais)
  - Recomenda-se uma ingestão de 20 a 30 g de fibra por dia, sendo 25% de fibra solúvel (pectinas, gomas, hemicelulose, flocos de aveia, cevada, legumes)
- Aumento na ingestão de líquidos (1,5 a 2 ℓ/dia)
- Exercícios físicos (caminhada, natação, musculação)
- Adotar horários regulares para defecação ("reeducação do intestino")
- Corrigir alterações metabólicas e endócrinas
- Eliminar os medicamentos capazes de causar ou agravar a obstipação

- Tratar alterações orgânicas relacionadas com a obstipação
- Corrigir as alterações encontradas na defecografia.

Tratamento medicamentoso

- Agentes expansores da massa fecal: *Psyllium*, metilcelulose e policarbofila (a dose deve ser ajustada de acordo com a necessidade de cada paciente)
- Lubrificantes intestinais: em geral pouco tolerados
- Laxantes "osmóticos": sulfato de magnésio, hidróxido e citrato de magnésio, fosfato e sulfato de sódio; lactulose (apropriado para uso a curto prazo), na dose de 15 a 30 mℓ, 1 a 2 vezes/dia; macrogol, na dose de 1 sachê, até 4 vezes/dia
- Estimulantes do peristaltismo: bisacodil, antraquinonas (sene e cáscara-sagrada) (uso prolongado pode causar melanose colônica, além de dependência medicamentosa)
- Supositórios emolientes: resposta rápida, provocando o reflexo defecatório, em casos selecionados
- Nos casos agudos, com tenesmo e formação de fecaloma de pequeno volume: enema evacuatório para alívio rápido.

Atenção

Deve-se dar preferência aos agentes expansores da massa fecal e aos laxantes osmóticos. Os estimulantes do peristaltismo devem ser empregados somente por um período curto (± 2/3 semanas).

Tratamento cirúrgico

O tratamento cirúrgico é indicado nas seguintes situações:

- Inércia colônica (colectomia) em casos selecionados (necessário apoio em laboratório de fisiologia anorretal)
- Megacólon chagásico
- Megacólon congênito
- Retoceles anteriores (acima de 3 cm, não se esvaziam após esforço evacuatório e necessitam de manipulação digital para esvaziamento do reto)
- Sigmoidoceles ou enteroceles (somente as de 3º grau – as duas localizam-se abaixo de uma linha imaginária isquiococcígea)
- Prolapso retal.

EVOLUÇÃO E PROGNÓSTICO

- Obstipação intestinal que ocorre ocasionalmente, de curta duração e que responde a medidas simples, tem bom prognóstico
- Obstipação intestinal crônica, quando não tratada adequadamente, pode trazer consequências graves.

BIBLIOGRAFIA

Azevedo MF. GPS Medicamentos. Guia prático em saúde. Rio de Janeiro: Guanabara Koogan; 2017.

Moreira H, Moreira JPT, Moreira Jr H, Ximenes JA, Carneiro Filho O. Cólon, reto e ânus. In: Porto CC, Porto AL. Semiologia médica. 8. ed. Rio de Janeiro: Guanabara Koogan; 2019.

Moreira Jr H. Megacolon. Disease of the Colon. 1. ed. Informa Healthcare; 2007.

Moreira Jr H, Wexner SD. Anorrectal physiology testing. In: Beck DE, Wexner S. D. Fundamental of Anorrectal Surgery. 2. ed. W.B. Saunders; 1998.

Wexner SD, Moreira Jr H. Surgical management of constipation. In: Cameron JL. Current surgical therapy. 6. ed. Mosby; 1998.

280
Pólipos Colorretais

Pólipos retais, síndrome de Peutz-Jeghers

José Paulo Teixeira Moreira ◆ Hélio Moreira Júnior ◆ Hélio Moreira

INTRODUÇÃO

Formações arredondadas ou ovaladas que surgem na superfície da membrana mucosa do cólon e do reto, podendo ser pediculadas ou sésseis (Figura 280.1).

Atenção

Algumas formas de pólipos são consideradas lesões pré-cancerosas.

FORMAS CLÍNICAS

- Pólipo infantil
- Síndrome de Peutz-Jeghers
- Pólipo adenomatoso
- Polipose familiar.

Classificação histopatológica

- Neoplásicos: adenoma (inclusive a polipose familiar), leiomioma, lipoma, neurofibroma, hemangioma, linfoma, endometrioma
- Não neoplásicos: hamartomas, hiperplásicos, inflamatórios
- Hamartomas: pólipo juvenil, pólipos da síndrome de Peutz-Jeghers
- Inflamatórios: retocolite ulcerativa, colite segmentar, doença de Crohn
- Hiperplásicos.

PÓLIPO INFANTIL

Pólipo colorretal que ocorre em bebês e crianças (80% com menos de 10 anos).

Por se tratar de um pólipo hamartomatoso, não há evidências de ser uma lesão pré-maligna.

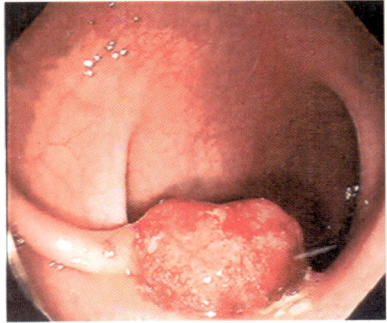

Figura 280.1 Pólipo pediculado do cólon sigmoide.

Pode ser arredondado ou oval e de superfície lisa, e apresenta um pedículo coberto por mucosa do cólon, e o corpo, por tecido de granulação.

A localização mais frequente se dá no reto e na sigmoide, sendo palpável ao toque retal em metade dos pacientes.

Lesão única em aproximadamente 70% dos pacientes.

Quando múltiplos, podem estar associados a malformações congênitas (cardíaca, má-rotação dos intestinos e hidrocefalia).

Existe risco de prolapso da lesão pelo ânus, prolapso da mucosa retal e/ou intussuscepção colorretal (autoamputação em cerca de 10% dos pacientes com expulsão nas fezes e sangramento).

TRATAMENTO

- Deve ser ressecado via anal ou por colonoscopia
- Como não é um pólipo neoplásico, não se faz necessário um seguimento posterior após a sua ressecção.

SÍNDROME DE PEUTZ-JEGHERS

Polipose do tubo digestivo, tipo hamartomas, associada a manchas pigmentares na pele e na mucosa bucal, com incidência familiar elevada (herança autossômica dominante).

Transformação maligna é rara, mas pode ocorrer no estômago e no duodeno.

Os pólipos são mais frequentes no intestino delgado e estão presentes desde a infância. Podem ser sésseis ou pediculados (até 5 cm de diâmetro), múltiplos ou únicos, de superfície lobulada e com muita frequência com muco.

MANIFESTAÇÕES CLÍNICAS

- Invaginação e sangramento (prolapso retal pode ocorrer)
- Episódios repetidos de cólicas abdominais.

TRATAMENTO

- Indicado em casos selecionados (sintomas recidivantes, com crises de dores abdominais e/ou sangramento)
- Cirurgia radical com objetivo profilático não tem indicação, em virtude da natureza disseminada da doença
- Ressecção segmentar de intestino delgado ou colectomia total ou segmentar podem ser opções.

PÓLIPO ADENOMATOSO

Pólipo colorretal mais comum, cuja incidência aumenta com a idade (1:5 em indivíduos acima dos 60 anos).

Tem correlação importante com o câncer colorretal.

De tamanhos variados (desde milímetros até tamanho de uma pequena ameixa), os pólipos podem ser pediculados ou sésseis.

Do ponto de vista histológico, os adenomas são classificados em tubular, viloso, tubuloviloso e serrilhados.

O adenoma tubular é, na maioria das vezes, pediculado (cerca de 60% dos casos) e, em menos de 30% das vezes, os pólipos são múltiplos.

O adenoma viloso é uma lesão séssil (mais de 90% das vezes), quase sempre solitária, de bordas não definidas, de tonalidade azulada, produtora de abundante secreção mucosa. Há maior incidência no segmento sigmoidorretal (80 a 85%). A transformação maligna é frequente.

MANIFESTAÇÕES CLÍNICAS

Podem ser assintomáticos ou causar sangramento, prolapso, mucorreia, diarreia, tenesmo, dor abdominal em cólica, anemia, incontinência.

EXAMES COMPLEMENTARES

- Colonoscopia é o exame indicado, por permitir uma avaliação de todo o cólon
- Enema opaco: quando a colonoscopia não for acessível, embora lesões menores que 1 cm não sejam facilmente identificadas.

TRATAMENTO CIRÚRGICO

- Excisão local pelo ânus (pólipos localizados no terço inferior do reto e, ocasionalmente, no terço médio)
- Polipectomia pelo colonoscópio
- Colotomia e polipectomia (nos casos de insucesso da ressecção por via colonoscópica)
- Para lesões vilosas inacessíveis pelo ânus, está indicada a retossigmoidectomia ou colectomia segmentar.

POLIPOSE FAMILIAR

Afecção hereditária autossômica dominante, caracterizada pelo aparecimento de inúmeros tumores adenomatosos colorretais.

Os indivíduos com polipose familiar, após 50 anos, têm alta probabilidade de desenvolver carcinoma colorretal se não tratados por cirurgia.

DOENÇAS ASSOCIADAS

- Cistos epidermoides ou sebáceos múltiplos
- Exostoses ósseas ou tumores fibrosos do tecido conjuntivo (tumores dermoides em incisões abdominais, mesentério ou em outros locais)
- Anormalidades ocasionais da dentição
- Associação com tumores ósseos (síndrome de Gardner) e do sistema nervoso central (síndrome de Turcot).

MANIFESTAÇÕES CLÍNICAS

- Aumento na frequência das evacuações, podendo evoluir para diarreia, perda de muco e sangue nas fezes
- Anemia
- Perda de peso
- Desidratação.

Atenção

- Síndrome de Gardner é uma variante da polipose familiar associada a tumores dermoides, osteomas do crânio ou mandíbula e cistos sebáceos. Alto risco de transformação maligna
- Pólipos assintomáticos são detectados em 5% dos exames de imagem do intestino grosso. A conduta terapêutica depende de rigorosa avaliação clínica.

TRATAMENTO

- Colectomia subtotal, ileorretoanastomose e fulguração dos pólipos localizados no reto (nos casos de poucos pólipos no reto e ausência de transformação maligna)
- Proctocolectomia total e ileostomia definitiva
- Colectomia total e anastomose com bolsa ileal.

Características de malignidade dos pólipos

- Idade (quanto maior a idade, maior a chance de malignização)
- Enduração na lesão ou na sua base
- Tamanho do pólipo: 10% de chance de malignização nas lesões entre 1 e 2 cm e 50% nas lesões maiores (pólipos menores que 1 cm a probabilidade de malignização é de 1%)
- Ulceração
- Coloração mais purpúrea sugere uma lesão vascular ativa com maior possibilidade de degeneração
- História familiar.

BIBLIOGRAFIA

Brasil MS. Rastreamento. Cadernos de Atenção Primária, 2010. Disponível em: https://bvsms.saude.gov.br/bvs/publicacoes/caderno_atencao_primaria_29_rastreamento.pdf. Acesso em: 9 abr. 2021.

Dani R. Gastroenterologia essencial. 4. ed. Rio de Janeiro: Guanabara Koogan; 2011.

Levine JS, Ahnen DJ. Clinical practice. Adenomatous polyps of the colon. N Engl J Med. 2006;355(24):2551-7.

Moreira H, Moreira JPT, Moreira Jr H, Ximenes JA, Carneiro Filho O. Cólon, reto e ânus. In: Porto CC, Porto AL. Semiologia médica. 8. ed. Rio de Janeiro: Guanabara Koogan; 2019.

Moreira H, Moreira JPT. Tumores colorretais benignos não adenomatosos. In: Cruz GMG. Coloproctologia: Terapêutica. Volume III. São Paulo: Revinter; 2000.

Vasen HF, Möslein G, Alonso A, Aretz S, Bernstein I, Bertario L et al. Guidelines for the clinical management of familial adenomatous polyposis (FAP). GUT. 2008;57(5):704-13.

281
Prolapso Retal

Invaginação retal

José Paulo Teixeira Moreira • Raniere Rodrigues Isaac

INTRODUÇÃO

Invaginação do reto com ou sem exteriorização pelo ânus. Pode ser parcial (apenas mucosa) ou total (toda a parede retal).

CAUSAS

- Crianças
  - Esforço defecatório excessivo
  - Tosse crônica
- Diarreia crônica
  - Parasitoses intestinais
  - Diminuição da concavidade do sacro
  - Ausência de fixação do reto ao sacro
  - Inervação anormal da musculatura do assoalho pélvico e/ou esfíncter anal
  - Em alguns pacientes não se identifica a causa
- Adultos
  - Diástase do levantador do ânus

- Afrouxamento da fixação da submucosa do reto, permitindo o deslizamento da mucosa
- Fundo de saco de Douglas profundo
- Fáscia endopélvica frouxa e retocele
- Perda da posição normal do reto
- Reto e sigmoide redundantes
- Esfíncter anal hipotônico no idoso.

Atenção

A invaginação retal é um problema comum nas pessoas idosas, com graves repercussões na qualidade de vida.

FATORES DE RISCO

- Desnutrição
- Obstipação intestinal crônica ou diarreia
- Extrofia da bexiga
- Fibrose cística
- Esclerose múltipla
- Acidente vascular cerebral
- Mielomeningocele.

MANIFESTAÇÕES CLÍNICAS

- Crianças
  - Massa no orifício anal durante esforço evacuatório
  - Sangramento retal
  - Dor (pouco frequente)
- Adultos
  - Dor anorretal ou desconforto durante a defecação
  - Protrusão de massa anal durante esforço evacuatório
  - Sensação de evacuação incompleta
  - Incontinência fecal e urinária
  - Sangramento ou secreção retal.

DIAGNÓSTICO DIFERENCIAL

- Invaginação intestinal
- Pólipos retais
- Hemorroidas.

EXAMES COMPLEMENTARES

- Retossigmoidoscopia.

COMPROVAÇÃO DIAGNÓSTICA

- Dados clínicos + retossigmoidoscopia.

COMPLICAÇÕES

- Ulcerações da mucosa com hemorragia
- Irredutibilidade e necrose da parede retal.

TRATAMENTO

- Crianças
  - Tranquilizar os pais sobre a natureza benigna da doença e a elevada taxa de resolução espontânea
  - Regularização da função intestinal (evitar colocar a criança por muito tempo sentada no vaso)
  - Tratamento da desnutrição
  - Redução manual do prolapso
  - Suporte manual do ânus e curativo compressivo
- Tratamento esclerosante: injeções de substância esclerosante na submucosa.

Tratamento cirúrgico

- Crianças:
  - Casos refratários ao tratamento clínico
- Adultos:
  - Esfincteroplastia
  - Retossigmoidectomia perineal
  - Cirurgia de Thiersch
  - Cirurgia de Delorme
  - Retossigmoidectomia abdominal
  - Sacropromonto-fixação do reto
  - Retopexia mecânica com grampeador PPH.

PREVENÇÃO

- Tratamento da obstipação intestinal (ver Capítulo 279, *Obstipação Intestinal*).

EVOLUÇÃO E PROGNÓSTICO

- Resolução espontânea, na maioria das crianças
- Taxa de recidiva de 5 a 10%, após o tratamento.

BIBLIOGRAFIA

Dani R. Gastroenterologia essencial. 4. ed. Rio de Janeiro: Guanabara Koogan; 2011.

Madiba TE, Baig MK, Mexner SD. Surgical management of rectal prolapse. Arch Surg. 2005;140(1):63-73.

Tjandra JJ, Chan MK. Systematic review of the procedure for prolapse and hemorrhoids (stapled hemorrhoidopexy). Dis Colon Rectum. 2007;50(6):878-92.

Tou S, Brown SR, Malik AL, Nelson RL. Surgery for complete rectal prolapse in adults. Cochrane Database Syst Rev. 2008;4:CD001758.

282
Prurido Anal

José Paulo Teixeira Moreira ◆ Hélio Moreira Júnior

INTRODUÇÃO

Prurido na pele da região anal e perianal. Pode ser primário ou idiopático (50 a 70% dos casos) ou secundário (doença sistêmica ou afecções locais).

Os principais achados são escoriações da camada epitelial da pele, bem como lesões específicas (carcinoma, psoríase, líquen) com prurido anal secundário.

CAUSAS

- Causa desconhecida em muitos pacientes
- Higiene pessoal inadequada: ação de resíduos irritantes, como fezes e secreções; excesso de umidade na região anal; traumatismo causado por papel higiênico. (A higiene anal adequada está prejudicada em indivíduos obesos com hipertricose perianal e naqueles com plicomas perianais

exuberantes. O excesso de higiene perianal também representa um fator desencadeador de dermatite perianal)

- Alterações da pele: alergia (sabão, anestésicos tópicos, antibióticos orais); psoríase; líquen; dermatite seborreica e de contato
- Doenças infecciosas e parasitárias: oxiuríase; escabiose (*Sarcoptes scabiei*); *Phthirus pubis*; herpes-vírus humano, molusco contagioso, condiloma acuminado; *Candida albicans* e outros fungos; tuberculose perianal; sífilis e outras doenças sexualmente transmissíveis
- Doenças anorretais: hemorroidas, fístulas anorretais, fissura anal, hidradenite supurativa, prolapso retal, neoplasias (carcinoma, doença de Bowen, doença de Paget); medicamentos
- Doenças vulvovaginais: endocervicites, vaginites por tricomonas ou cândida, dermatite amoniacal
- Prurido de causa sistêmica: diabetes; insuficiência renal crônica; hepatopatia crônica (icterícia colestática); diarreia crônica
- Alimentos: chocolate, condimentos, cítricos (atuam mais como fatores agravantes).

FATORES DE RISCO

- Obesidade
- Sudorese exagerada
- Indivíduos muito pilosos
- Ansiedade.

MANIFESTAÇÕES CLÍNICAS

- Sensação pruriginosa (leve a intensa)
- Hiperemia perianal, pele macerada
- Eritema anal, fissuras anais
- Liquenificação, escoriações
- Secreção anal.

EXAMES COMPLEMENTARES

- Pesquisa de parasitas intestinais: exame parasitológico de fezes, *swab* anal (ver Capítulo 589, *Oxiuríase*)
- Outros exames dependem da hipótese diagnóstica.

COMPROVAÇÃO DIAGNÓSTICA

- Dados clínicos
- Outros exames, inclusive biópsia, podem ser necessários.

COMPLICAÇÕES

- Infecção secundária (bacteriana ou fúngica)
- Cronificação com liquenificação.

TRATAMENTO

- Tratamento da doença de base
- Manter a região anal limpa e seca
- Evitar uso excessivo de sabonetes
- Não usar papel higiênico (fazer higiene anal somente com água e sabão neutro)
- Evitar roupas apertadas e dar preferência às de algodão
- Banhos de assento com água morna por 10 minutos, 2 vezes/dia
- Tratamento específico no prurido secundário (parasitose, fístulas, condilomas, prolapso hemorroidário, retal e tumores anoperineais).

Tratamento medicamentoso

- Tratamento sintomático: creme à base de hidrocortisona a 0,5 a 1%, aplicado à noite
- Anti-histamínicos (ver Capítulo 23, *Prurido*).

PREVENÇÃO

- Evitar uso frequente de medicamentos tópicos
- Evitar roupas íntimas apertadas, principalmente as de tecido sintético
- Cuidados com a higiene perianal.

EVOLUÇÃO E PROGNÓSTICO

- Dependem da etiologia
- O prurido pode ser persistente e recorrente.

Prurido anal em crianças

- Em crianças, geralmente o prurido é secundário a oxiuríase, fissuras anais, outras lesões inflamatórias locais ou roupas íntimas úmidas ou de tecido grosso e áspero
- Prurido noturno é o mais sugestivo de oxiuríase.

BIBLIOGRAFIA

Azevedo MF. GPS Medicamentos. Guia prático em saúde. Rio de Janeiro: Guanabara Koogan; 2017.

Godoy JA, Mazon E. Tratamento do prurido anal. In: Cruz GMG. Coloproctologia: Terapêutica. Volume III. São Paulo: Revinter; 2000.

Moreira H, Moreira JPT, Moreira Jr H, Ximenes JA, Carneiro Filho O. Cólon, reto e ânus. In: Porto CC, Porto AL. Semiologia médica. 8. ed. Rio de Janeiro: Guanabara Koogan; 2019.

283
Retocolite Ulcerativa Inespecífica

Colite ulcerativa

José Paulo Teixeira Moreira ◆ Hélio Moreira ◆ Hélio Moreira Júnior

INTRODUÇÃO

A retocolite ulcerativa inespecífica (RCUI), também conhecida por colite ulcerativa, faz parte de um grupo de doenças intestinais inflamatórias, de natureza autoimune, que se caracterizam por surtos intermitentes de inflamação do cólon e do reto intercalados por período de remissão.

Pode ser restrita ao reto (retite ou proctite), ou acometer também o sigmoide (proctossigmoidite) ou todo o intestino grosso (pancolite).

Em cerca de 20% dos casos, a inflamação afeta também o intestino delgado (ver Capítulo 264, *Doença de Crohn*).

Os principais achados histopatológicos são inflamação da mucosa do reto e do cólon, com ulcerações, pseudopólipos, friabilidade da mucosa e deposição de fibrina.

Na fase ativa, observam-se microulcerações, hiperemia, hemorragia e infiltrado inflamatório, que pode se estender até a camada submucosa, e microabscessos nas criptas.

Há maior incidência em indivíduos com familiares com essa doença, indicando um componente genético.

Predomina entre 15 e 35 anos, mas existe um segundo pico de incidência entre a 5ª e a 7ª décadas de vida.

CAUSAS E FATORES DE RISCO

- Etiologia desconhecida
- Fatores genéticos, alérgicos, infecciosos, imunológicos e psicológicos podem estar envolvidos.

MANIFESTAÇÕES CLÍNICAS

- Dor abdominal, tipo cólica
- Crises de diarreia mucopiossanguinolenta intercaladas com períodos de acalmia
- Sangramento retal
- Anorexia, perda de peso
- Febre (eventualmente)
- Artralgias e artrite, espondilite
- Complicações oculares (episclerite, uveíte, catarata, ceratopatia, ulceração corneana e retinopatia serosa central)
- Eritema nodoso, úlceras na cavidade oral
- Esteatose hepática (hepatomegalia em alguns casos)
- Colangite esclerosante primária, podendo evoluir para insuficiência hepática com indicação de transplante.

DIAGNÓSTICO DIFERENCIAL

- Outras causas de hemorragia digestiva baixa (hemorroidas, neoplasias, divertículos do cólon, malformações vasculares, colite isquêmica, doença de Crohn)
- Causas infecciosas de diarreia, incluindo bactérias (*E. coli* enteropatogênica, *E. coli*, *Salmonella* sp., *Shigella* sp., *Clostridium difficile*, *Aeromonas* sp., *Plesiomonas* sp.), protozoários (*Entamoeba histolytica*) (ver Capítulo 12, *Diarreia*)
- Colite pseudomembranosa
- Proctite por radiação ionizante.

EXAMES COMPLEMENTARES

- Hemograma: anemia por doença crônica ou perda de sangue; leucocitose durante exacerbação da doença ou no megacólon tóxico
- Velocidade de hemossedimentação: aumentada
- Hipopotassemia
- Hipoalbuminemia
- Dosagem de anticorpos
- Retossigmoidoscopia e/ou colonoscopia, incluindo biópsia para avaliação diagnóstica e rastreamento de neoplasias colorretais e para diferenciar a retocolite ulcerativa inespecífica da doença de Crohn (Figura 283.1)
- Enema opaco, na impossibilidade de realizar colonoscopia e na ausência de megacólon tóxico.

Atenção

A doença de Crohn e a retocolite ulcerativa têm diversos pontos em comum, sendo o principal a presença de um processo inflamatório inespecífico, de etiologia desconhecida, que compromete tanto o intestino delgado quanto o grosso, ou ambos. Por isso, a avaliação do paciente deve ser a mais abrangente possível.

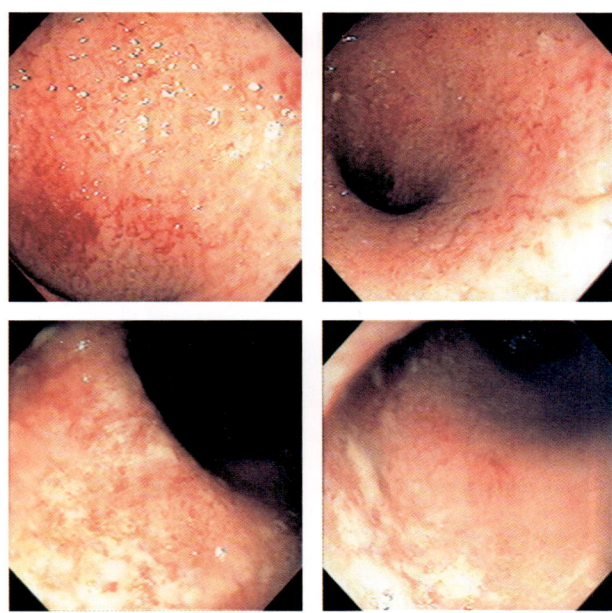

Figura 283.1 Retocolite ulcerativa, observando-se ao exame endoscópico hiperemia, edema, mucosa friável e sangrante e ulcerações.

COMPROVAÇÃO DIAGNÓSTICA

- Dados clínicos + retossigmoidoscopia e/ou colonoscopia com biópsia
- Enema opaco em casos especiais.

COMPLICAÇÕES

- Hemorragia
- Estenose
- Megacólon tóxico
- Fístulas
- Perfuração e formação de abscesso (menos comum que na doença de Crohn)
- Câncer colorretal
- Hepatopatia (esteatose, colangite, cirrose)
- Manifestações articulares, oculares e cutâneas.

TRATAMENTO

- Conscientização do paciente quanto à natureza e evolução da doença para obter adesão ao tratamento
- Dieta hiperproteica, hipercalórica e pobre em resíduos (há trabalhos que associam a ingestão do leite e seus derivados à exacerbação da doença)
- Tratamento psicológico pode ser necessário.

Tratamento medicamentoso

- Sulfassalazina por via oral (VO), 1 a 4 g/dia nas exacerbações e no tratamento de manutenção para reduzir as recidivas

- Doença limitada ao reto (proctite) ou ao lado esquerdo do cólon e do reto (proctossigmoidite): além da sulfassalazina, aplicar enemas de corticoide (250 mg a 2 g de hidrocortisona/dia). Doses mais elevadas são recomendadas por períodos curtos (no máximo 10 dias); ou budesonida em enema retal
- Surtos inflamatórios graves: prednisona, VO, 40 a 60 mg/dia, com redução gradual da dose no decorrer de 2 meses
- Doença crônica reativada: prednisona, VO, 10 a 20 mg/dia
- Para controle da diarreia: difenoxilato e loperamida; ou carbonato de cálcio, sais de bismuto, hidróxido de alumínio e antiespasmódicos (ver Capítulo 12, *Diarreia*)
- Imunomoduladores (azatioprina, 6-mercaptopurina, ciclosporina, metrotrexato) em casos selecionados
- Terapia biológica (infliximabe ou outros medicamentos deste grupo) em casos selecionados (infliximabe por via intravenosa (IV), 5 a 10 mg/kg nas primeiras semanas; 0,2 a 6 mg/kg a cada 8 a 12 semanas para manutenção da remissão).

Tratamento das crises agudas

As crises agudas constituem uma emergência clínica que exige diagnóstico correto e tratamento intensivo.

Suas manifestações clínicas são dor abdominal, diarreia e sangramento.

O tratamento tem como base o uso de corticoides IV, podendo ser associados a imunossupressores, além do controle da dor e de cuidados gerais adequados.

Tratamento cirúrgico

- Indicações: megacólon tóxico, associação com adenocarcinoma colorretal, intolerância medicamentosa, não adesão ao tratamento clínico ou nos casos refratários
- Ao contrário do que ocorre na doença de Crohn, em que a cirurgia oferece um tratamento paliativo, na colite ulcerativa esse procedimento tem caráter curativo.

EVOLUÇÃO E PROGNÓSTICO

- Recidivas frequentes (em cerca de 75 a 85% dos pacientes)
- Dos pacientes, 20% necessitam de colectomia
- Após 10 anos de doença (principalmente na pancolite), o risco de surgimento do carcinoma colorretal aumenta 10 a 20% por década, chegando a 50% após 30 anos de evolução.

BIBLIOGRAFIA

Azevedo MF. GPS Medicamentos. Guia prático em saúde. Rio de Janeiro: Guanabara Koogan; 2017.

Dani R. Gastrenterologia essencial. 4. ed. Rio de Janeiro: Guanabara Koogan; 2011.

Galvão-Alves J. Emergências Clínicas. Rio de Janeiro: Rubio; 2007.

Kozuch PL, Hanauer SB. Treatment of inflammatory bowel disease: a review of medical therapy. World J Gastroenterol. 2008;14(3): 354-77.

McLaughlin SD, Clark SK, Tekkis PP, Ciclitira PJ, Nicholls RJ. Review article: restorative proctocolectomy, indications, management of complications and follow-up – A guide for gastroenterologists. Aliment Pharmacol Ther. 2008;27(10):895-909.

Ng SC, Kamm MA. Therapeutic strategies for the management of ulcerative colitis. Inflamm Bowel Dis. 2009;15(6):935-50.

Papa A, Mocci G, Bonizzi M, Felice C, Andrisani G, De Vitis I et al. Use of infliximabe in particular clinical settings: management based on current evidence. Am J Gastroenterol. 2009;104(6):1575-86.

Peyrin-Biroulet L, Sandborn W, Sands BE, Reinisch W, Bemelman W, Bryant RV et al. Selecting therapeutic targets inflammatory bowel disease. Am J Gastroenetrology. 2015;110:1324-8.

Porto CC, Porto AL. Semiologia médica. 8. ed. Rio de Janeiro: Guanabara Koogan; 2019.

Rutgeerts P, Vermeire S, van Assche G. Biological therapies for inflammatory bowel disease. Gastroenterology. 2009;136(4):1182-97.

Simon C, Everitt HORAS, van Dorp F, Burkes M. Oxford Handbook of General Practice. 2. ed. London: Oxford University Press; 2005.

284
Síndrome do Intestino Irritável

Hélio Moreira Júnior • José Paulo Teixeira Moreira • Hélio Moreira

INTRODUÇÃO

Distúrbio funcional que cursa com alteração do ritmo intestinal, alternado diarreia e obstipação, associada à dor abdominal de intensidade variável, na ausência de lesão orgânica.

Predomina em adultos jovens, principalmente do sexo feminino.

FORMAS CLÍNICAS

- Síndrome do intestino irritável com obstipação (forma mais comum)
- Síndrome do intestino irritável com diarreia
- Síndrome do intestino irritável com alternância de obstipação e diarreia.

CAUSAS

- Etiologia desconhecida; provavelmente multifatorial
- Fatores psicossociais são importantes no desencadeamento das manifestações clínicas
- Os pacientes apresentam um limiar de sensibilidade visceral diminuído. Essa alteração sensorial determina respostas motoras do intestino que resultam no aparecimento das alterações do ritmo intestinal, seja para diarreia, seja para obstipação.

MANIFESTAÇÕES CLÍNICAS

- Diarreia e/ou obstipação (depende da forma clínica)
- Alternância de diarreia e obstipação
- Dor abdominal, geralmente no quadrante inferior esquerdo que alivia após a defecação
- Distensão abdominal é comum, mas não deve ser considerada fundamental para o diagnóstico

- Manifestações clínicas secundárias: náuseas e vômitos, esforço para evacuar fezes de consistência normal, urgência evacuatória, sensação de evacuação incompleta, flatulência, fezes em cíbalos, presença de muco nas fezes e náuseas/vômitos.

DIAGNÓSTICO DIFERENCIAL

- Alterações orgânicas:
  - Insuficiência pancreática
  - Tumores endócrinos
  - Diabetes
  - Hipo/hipertireoidismo
  - Doenças intestinais inflamatórias
  - Colites (ulcerativa, eosinofílica, colagenose)
  - Intolerância à lactose
  - Intolerância ao glúten e doença celíaca
  - Infecção intestinal (*Giardia lamblia, Entamoeba histolytica, Salmonella, Campylobacter, Yersinia, Clostridium difficile*)
  - Megacólon chagásico
  - Doença diverticular
  - Adenoma e adenocarcinoma do cólon
- Alterações funcionais do cólon:
  - Inércia colônica
  - Intussuscepção retoanal
  - Retocele e sigmoidocele
- Medicamentos: catárticos, antiácidos contendo magnésio.

EXAMES COMPLEMENTARES

- Exames laboratoriais para descartar causas de alteração do ritmo intestinal
- Colonoscopia: utilizada para descartar doença diverticular, pólipos adenomatosos, adenocarcinoma do cólon e doença inflamatória intestinal. Mesmo com aspecto endoscópico normal, pode estar indicada a realização de biópsias seriadas do cólon para investigação de colites microscópicas capazes de cursar com quadros de diarreia crônica
- Estudo do trânsito intestinal: principalmente para o diagnóstico de doença de Crohn (ver Capítulo 264, *Doença de Crohn*)
- Enema opaco: avaliação de indivíduos com predomínio de obstipação (ver Capítulo 279, *Obstipação Intestinal*)
- Exame parasitológico e cultura de fezes: uma cultura negativa não afasta uma infecção intestinal como causadora dos sintomas (ver Capítulo 12, *Diarreia*)
- Trânsito colônico com marcadores radiopacos, cinedefecografia e eletroneuromiografia do assoalho pélvico para avaliação de outras alterações funcionais do cólon.

COMPROVAÇÃO DIAGNÓSTICA

- Dados clínicos + exames complementares para excluir lesões orgânicas e/ou distúrbios de acordo com a hipótese diagnóstica.

TRATAMENTO

- Informar o paciente quanto à natureza benigna da doença
- Orientação dietética durante a crise de acordo com a forma clínica
- Aumento da ingestão de fibras nos casos de obstipação (sem exagero, uma vez que isso pode piorar os sintomas de distensão abdominal)

- Alterações dietéticas: evitar refeições copiosas, alimentos gordurosos ou que contêm cafeína, temperados, frituras (cuidado na criação de listas de restrições dietéticas, já que poderão apenas aumentar a ansiedade do paciente, sem nenhum valor terapêutico).

Tratamento medicamentoso

- Pacientes obstipados:
  - Agentes formadores de bolo fecal: produtos contendo *psyllium*, 1 colher de sopa 2 a 3 vezes/dia, ou policarbofila cálcica, 1 a 3 comprimidos (625 mg) ao dia
  - Evitar laxativos; entretanto, quando necessário, a preferência é para laxantes osmóticos (lactulose, 1 colher de sopa 12/12 horas)
  - Procinéticos: domperidona 1 comprimido (10 mg) por via oral (VO), antes das refeições
- Pacientes com diarreia:
  - Agentes constipantes: loperamida, 1 comprimido (2 mg) VO, 1 vez/dia ou de 12/12 horas. A atenção deve estar voltada para a dependência química a que a loperamida pode levar, uma vez que ela ultrapassa a barreira hematencefálica; assim, deve-se restringir o seu uso a situações especiais
  - Carbonato de cálcio (auxilia na formação do bolo fecal): utilizado na dosagem de 1 colher de sopa até 3 vezes/dia durante 10 a 15 dias
- Medicamentos específicos para síndrome do intestino irritável:
  - Brometo de pinavério (mais eficaz em pacientes com predomínio de dor abdominal e diarreia), na dose de 100 mg VO, 2 vezes/dia durante até 30 dias
  - Cloridrato de mebeverina: antiespasmódico sobre a musculatura lisa do trato gastrintestinal, em especial do intestino grosso. Utilizado na dose de 200 mg VO, 2 vezes/dia durante até 30 dias
  - Óleo essencial de menta piperita 200 mg (nos casos de predomínio de dor abdominal): 1 a 2 comprimidos VO, 3 vezes/dia durante até 15 dias
  - Antiflatulentos: dimeticona, 2 comprimidos VO, depois das refeições e ao deitar
- Antidepressivos tricíclicos: podem ser utilizados para melhor controle da ansiedade e/ou depressão. Pelo efeito colateral de obstipação intestinal, devem ser preferencialmente indicados a pacientes com predominância de diarreia (ver Capítulo 619, *Transtornos do Humor*).

EVOLUÇÃO E PROGNÓSTICO

- Não há risco de progressão para câncer ou doença inflamatória
- Recidivas são frequentes.

Atenção

O diagnóstico precisa ser feito de maneira positiva, ou seja, com dados clínicos sugestivos, e não somente por exclusão de outras doenças.

BIBLIOGRAFIA

Aggarwall A, Cutts TF, Abell TL, Cardoso S, Familoni B, Bremer J, Karas J. Predominant symptoms in irritable bowel syndrome correlate with specific autonomic nervous system abnormalities. Gastroenterology. 1994;106:1114-18.

Andrade VLA, Fonseca TN, Gouveia CA, Kobayashi TG, Leite RGS, Mattar RA, Silva FAA. Dieta restrita de FODMEP como opção terapêutica na síndrome do intestino irritável. GED. 2014;34(1):34-41.

Azevedo MF. GPS Medicamentos. Guia prático em saúde. Rio de Janeiro: Guanabara Koogan; 2017.

Camilleri M, Choi MG. Irritable bowel syndrome. Aliment Pharmacol Ther. 1997;11:3-15.

Haddad MT. Síndrome do cólon irritável. In: Dani R. Gastroenterologia essencial. 4. ed. Rio de Janeiro: Guanabara Koogan; 2011.

Kiefer MM, Chong CR. Pocket Primary Care. Wolters Kluwer; 2014.

Simon C, Everitt H, van Dorp F, Burkes M. Oxford Handbook of General Practice. 2. ed. Oxford University Press, 2005.

Seção F • Fígado

285
Abscesso Hepático

Abscesso hepático piogênico, abscesso hepático amebiano

Guilherme de Andrade Gagheggi Ravanini ♦ Carlos Eduardo Brandão-Mello

INTRODUÇÃO

Abscessos hepáticos são coleções purulentas no parênquima hepático que resultam de infecção bacteriana, parasitária ou fúngica.

Podem ser únicos, ou múltiplos, de forma e tamanho variáveis (1 mm a 4 cm), além de multiloculados ou de cavidade única.

O agente infeccioso pode advir da árvore biliar, do sistema porta, da artéria hepática ou por extensão de uma infecção adjacente ou trauma.

Quando a causa não é identificada, leva o nome de criptogênico.

O lobo direito é afetado em 75% dos casos, o lobo esquerdo em 20% e o caudado em 5% dos abscessos bacterianos, sendo polimicrobianos (geralmente gram-negativos), quando relacionados com infecções do trato digestivo, como colangite e diverticulite.

As infecções sistêmicas, por sua vez, causam abscessos provocados por um único microrganismo (Figura 285.1).

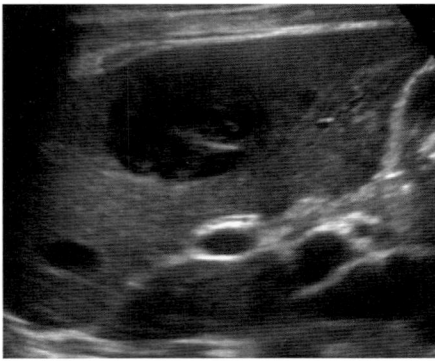

Figura 285.1 Abscesso hepático. Ultrassonografia de abdome. Abscesso no lobo esquerdo do fígado.

FORMAS CLÍNICAS

- Piogênico:
  - Relacionado com infecções bacterianas
  - Complicação por agentes fúngicos podem ocorrer em pacientes imunocomprometidos
  - Mais comum em pacientes entre 50 e 60 anos e frequentemente relacionado com doença do trato biliar
- Amebiano
  - Infecção pela *Entamoeba hystolitica* (ver Capítulo 577, *Amebíase*)
  - Em geral, pacientes de áreas endêmicas (América Central e do Sul, África e Ásia).

CAUSAS

- *Entamoeba histolytica* (abscesso amebiano do fígado)
- Germes aeróbios (*Escherichia coli, Klebsiella pneumoniae, Enterococcus, Proteus, Citrobacter, Listeria, Pseudomonas aeruginosa, Serratia, Enterobacter, Staphylococcus aureus, Streptococcus pneumoniae, Yersinia*) ou anaeróbios (estreptococos anaeróbios, *Bacteroides, Fusobacterium, Clostridium, Actinomyces*)
- Fungos e micobactérias.

FATORES DE RISCO

- Obstrução biliar
- Infecções do trato gastrintestinal (colecistite, colangite, diverticulite, apendicite, pancreatite, doença inflamatória intestinal)
- Infecções sistêmicas (endocardite, pneumonia, osteomielite)
- Doença de Caroli (fibrose hepática com dilatação das vias biliares intra-hepáticas)
- Cirurgia do trato biliar
- Ascaridíase biliar
- Diabetes melito
- História de amebíase intestinal
- Trauma (hematomas podem se infectar, traumas penetrantes)
- Doença inflamatória pélvica (DIP)
- Etilismo.

MANIFESTAÇÕES CLÍNICAS

- Dor espontânea localizada no hipocôndrio direito ou provocada pela palpação
- Febre (moderada a elevada)
- Icterícia
- Mal-estar
- Calafrios

- Sudorese noturna
- Anorexia
- Emagrecimento
- Esplenomegalia
- Tosse e dispneia (quando há acometimento do diafragma).

DIAGNÓSTICO DIFERENCIAL

- Colecistite
- Pneumonia da base do pulmão direito
- Cisto hidático
- Câncer hepático.

EXAMES COMPLEMENTARES

- Hemograma: leucocitose com neutrofilia
- Transaminases (AST, ALT) e bilirrubinas: podem estar aumentadas
- Fosfatase alcalina: elevada
- Hemocultura: pode identificar o agente infeccioso (aeróbio e anaeróbio)
- Ultrassonografia (USG) abdominal (ver Figura 285.1):
  - Área arredondada ou oval menos ecogênica que o parênquima hepático circundante
  - Diferencia lesões sólidas das lesões císticas
  - Sensibilidade de 86 a 90%
- Tomografia computadorizada (TC): mesma eficácia da ultrassonografia (Figura 285.2):
  - Lesões com menor densidade que o parênquima hepático
  - Evidencia melhor que a USG as lesões menores e múltiplas
  - Sensibilidade > 95%
- Ressonância magnética: não parece ter vantagem sobre a USG e a TC
- Exame laboratorial (cultura) do material aspirado
- Cultura de fungos e micobactérias em pacientes imunossuprimidos
- Sorologia para infecções amebianas em casos suspeitos.

Identificação do tipo de abscesso

- Distinguir o abscesso piogênico de outras causas infecciosas císticas do fígado, como o abscesso amebiano ou o cisto equinocócico (hidático), é importante, tendo em conta as diferenças no tratamento
- O diagnóstico etiológico de certeza do abscesso amebiano depende de demonstração da *E. histolytica* em material aspirado, contudo é positivo em apenas 50% dos casos
- Ocorre geralmente em pacientes jovens de áreas endêmicas, na proporção de 10:1 entre homens e mulheres, sendo solitário em 80% dos casos
- O material drenado geralmente tem coloração turva com aspecto em molho de anchova e é inodoro, a menos que haja infecção bacteriana secundária
- Nos casos de abscesso piogênico, hemocultura de duas amostras, embora seja positiva em apenas 50% dos casos
- Ocorre, principalmente, em pacientes acima de 50 anos, sem predileção por sexo.

COMPLICAÇÕES

- Choque séptico
- Ruptura do abscesso, causando peritonite
- Empiema
- Fístula pleuropulmonar ou para órgãos adjacentes (estômago, cólon, delgado ou rins)

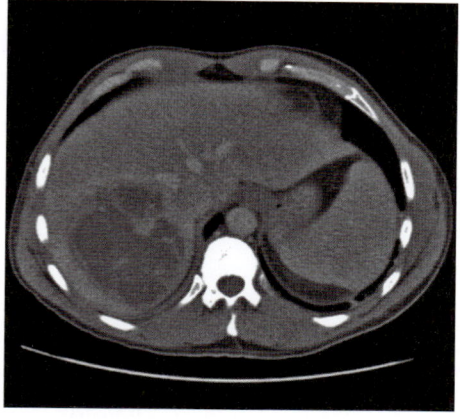

Figura 285.2 Abscesso hepático. Tomografia computadorizada de abdome com contraste iodado por via intravenosa. Abscesso no lobo direito do fígado.

- Trombose venosa abdominal ou hepática
- Insuficiência hepática
- Pancreatite aguda.

TRATAMENTO

Tratamento medicamentoso

- Analgésicos (ver Capítulo 15, *Dor*)
- Antibióticos:
  - Abscesso amebiano (ver Capítulo 577, *Amebíase*): metronidazol por via oral (VO), 750 mg 8/8 horas por 10 dias, ou tinidazol
  - Abscesso piogênico: início imediato da antibioticoterapia, mesmo com diagnóstico não confirmado, com medicamentos de amplo espectro, cobrindo germes gram-negativos, gram-positivos e anaeróbios
  - Ceftriaxona ou cefotaxima associada ao metronidazol
  - Ampicilina + aminoglicosídeo + metronidazol
- A duração do tratamento depende da evolução clínica (em geral, 3 a 4 semanas)
- Considerar a terapia empírica para *Candida* em pacientes imunocomprometidos ou neutropênicos
- Abscesso misto: associar os dois tipos de tratamento.

Tratamento cirúrgico

O abscesso piogênico deve ser drenado quando maior que 3 cm, ou na falha do tratamento medicamentoso.

Já o abscesso amebiano geralmente não é drenado, a não ser que o paciente não responda à medicação, o abscesso tenha diâmetro maior que 5 cm, esteja no lobo esquerdo ou permaneça dúvida diagnóstica.

Atenção

A identificação do agente etiológico não é indispensável para começar o tratamento.

CRITÉRIOS DE CURA

- Dados clínicos + exames de imagem (USG ou TC).

EVOLUÇÃO E PROGNÓSTICO

- Pode ser fatal.

BIBLIOGRAFIA

Azevedo MF. GPS Medicamentos. Guia prático em saúde. Rio de Janeiro: Guanabara Koogan; 2017.

Coura JR. Síntese das Doenças Infecciosas e Parasitárias. Rio de Janeiro: Guanabara Koogan; 2008.

Dani R. Gastroenterologia essencial. 4. ed. Rio de Janeiro: Guanabara Koogan; 2011.

Ministério da Saúde. Doenças Infecciosas e Parasitárias. 8. ed. Brasília: Ministério da Saúde; 2010.

Neill L, Edwards F, Collin SM, Harrington D, Wakerley D, Rao GG et al. Clinical characteristics and treatment outcomes in a cohort of patients with pyogenic and amoebic liver abscess. BMC Infect Dis. 2019;19(1):490.

Petroianu A. Urgências Clínicas e Cirúrgicas. Rio de Janeiro: Guanabara Koogan; 2002.

Santa Rosa OM, Lunardelli HS, Ribeiro-Junior MAF. Abscesso hepático piogênico: manejo dos recursos diagnósticos e terapêuticos. ABCD Arq Bras Cir Dig. 2016;29(3):194-7.

Simmons RP, Friedman LS. Abscesso hepático – best practice. BMJ Publishing Group. 2018.

Townsend CD, Beauchamp RD, Evers BM, Mattox KL. Sabiston Textbook of Surgery: the biological basis of modern surgical practice. Volumes I e II. 20. ed. Elsevier; 2017.

286
Cirrose Biliar Primária

Colangite biliar primária

Cibele Franz Fonseca • Carlos Eduardo Brandão-Mello

INTRODUÇÃO

O diagnóstico de cirrose biliar primária (CBP) deve ser suspeitado quando o paciente apresenta quadro de colestase crônica, depois da exclusão de outras causas de doenças hepáticas, principalmente das afecções colestáticas obstrutivas.

Doença autoimune colestática, resulta da destruição das células epiteliais dos ductos biliares intra-hepáticos mediada por linfócitos T citotóxicos.

É mais frequente em mulheres a partir da 5ª década de vida.

MANIFESTAÇÕES CLÍNICAS

- Geralmente, assintomática
- Fadiga
- Prurido palmoplantar (com piora noturna)
- Dislipidemia
- Osteopenia/osteoporose
- Icterícia (em fases mais avançadas)
- Xantelasma e xantoma.

DIAGNÓSTICO

Baseia-se na tríade constituída pela presença de autoanticorpo antimitocôndria (AMA), lesões dos ductos biliares e testes bioquímicos para definição de colestase (fosfatase alcalina e gamaglutamil transferase [GGT]).

O diagnóstico é provável quando existem 2 desses 3 critérios.

Nesses casos, a biópsia hepática pode não ser essencial para o diagnóstico, devendo ser realizada nos casos em que há dúvida diagnóstica ou suspeita de sobreposição com outras doenças, como hepatite autoimune.

O marcador sorológico característico da CBP é o AMA, encontrado em 90 a 95% dos pacientes com CBP.

DIAGNÓSTICO DIFERENCIAL

- Hepatite aguda (virais, autoimune) ou crônica
- Colangite esclerosante primária
- Coledocolitíase
- Neoplasia de cabeça de pâncreas.

EXAMES COMPLEMENTARES

- Exames laboratoriais: elevação das enzimas canaliculares (GGT e fosfatase alcalina), por um período > 6 meses, com ou sem elevação de bilirrubina total
- Ultrassonografia de abdome: para afastar causas obstruindo as vias biliares
- Biópsia hepática: mostra alteração histopatológica típica, a colangite não supurativa e destrutiva que acomete os ductos biliares interlobulares, associada à presença de infiltrado inflamatório portal com redução de ductos biliares
- Elastografia hepática ultrassônica: para estadiamento da fibrose hepática. Para CBP, são considerados valores normais quando menores que 6,5 KPa. Valores acima de 14 KPa são altamente específicos da presença de cirrose hepática estabelecida.

Estadiamento | Classificação de Ludwig

- Estádio 1 (estádio portal): inflamação portal e/ou anormalidades biliares ductais
- Estádio 2 (estádio periportal): a inflamação se estende até o parênquima hepático podendo apresentar hepatite de interface ou *piecemeal necrosis*
- Estádio 3 (estádio septal): fibrose septal com atividade inflamatória e/ou septo curto
- Estádio 4 (cirrose hepática): nódulos de regeneração com graus variados de inflamação.

TRATAMENTO

- Ácido ursodesoxicólico (UDCA) por via oral (VO), 13 a 15 mg/kg/dia, divididos em 2 tomadas/dia
- O tratamento é recomendado para todas as fases da CBP, pois já se mostrou eficaz em reduzir a velocidade de progressão da doença

- Porém, cerca de 40% dos pacientes não atingem níveis bioquímicos normais, tampouco há melhora da função hepática
- Recentemente, foi aprovado o ácido obeticólico para tratamento de CBP, o qual mostrou ter feitos positivos na redução de marcadores bioquímicos de colestase e na inflamação hepática.

BIBLIOGRAFIA

Azevedo MF. GPS Medicamentos. Guia prático em saúde. Rio de Janeiro: Guanabara Koogan; 2017.

Beuers U, Gershwin ME, Gish RG, Invernizzi P, Jones DEJ, Lindor K et al. Changing nomenclature for PBC: from 'cirrhosis' to 'cholangitis'. Hepatology. 2015;62:1620-2.

Boonstra K, Beuers U, Ponsioen CY. Epidemiology of primary sclerosing cholangitis and primary biliary cirrhosis: a systematic review. J Hepatol. 2012;56(5):1181-1188.

Corpechot C, Carrat F, Bahr A, Chrétien Y, Poupon R-E, Poupon R. The effect of ursodeoxycholic acid therapy on the natural course of primary biliary cirrhosis. Gastroenterology. 2005;128: 297-303.

European Association for the Study of the (EASL). Clinical Practice Guidelines: The diagnosis and management of patients with primary biliary cholangitis. J Hepatol. 2017;67(1):145-72.

Farias AQ, Bittencourt PL, Degutti MM et al. Analysis of indications for liver transplantation. In: Gayotto LCC, Alves VAF (eds.). Diseases of the liver and biliary tract. Volume II. São Paulo: Atheneu; 2001. p. 1121-50.

Kowdley KV, Luketic V, Chapman R, Hirschfield GM, Poupon R, Schramm C et al. A randomized trial of obeticholic acid monotherapy in patients with primary biliary cholangitis. Hepatology. 2018;67(5):1890-1902.

Kumagi T, Heathcote EJ. Primary biliary cirrhosis. Orphanet J Rav Dis. 2008;3:1.

Lammers WJ, Hirschfield GM, Corpechot C, Nevens F, Lindor KD, Janssen HLA et al. Development and validation of a scoring system to predict outcomes of patients with primary biliary cirrhosis receiving ursodeoxycholic acid therapy. Gastroenterology. 2015;149(7):1804-12.

Levy C. Evolving role of obethcholic acid in primary biliary cholangitis. Hepatology. 2018;67(5):1666-8.

Levy C. Primary biliary cholangitis: Treatment options finally expand. Hepatology. 2017; 65(4):1405-7.

Ludwig J, Dickson ER, McDonald GSA. Virchows Arch. 1978;379:103.

Mason AL, XU L, Guo L, Munoz S, Jaspan JB, Bryer-Ash M et al. Detection of retroviral anti-bodies in primary biliary cirrhosis and other idiopathic biliary disorders. Lancet. 1998;351:1620.

Poupon R. Non-invasive assessment of liver fibrosis progression and prognosis in primary biliary cholangitis. Dig Dis. 2015;33(Suppl. 2):115-7.

No Brasil, a incidência da cirrose ainda não é bem conhecida.

Em 2001 a 2009, foram registrados 308.290 óbitos por doença hepática, tendo sido a oitava causa de morte. A média de idade dos pacientes é de 58 anos/masculino.

Fibrose e transformação nodular

- Fibrose não é sinônimo de cirrose (p. ex., fibrose na zona 3 na IC e na zona 1 na obstrução biliar e na fibrose hepática congênita)
- Transformação nodular sem fibrose também não é sinônimo de cirrose (p. ex., transformação nodular do fígado).

CAUSAS

- Viral (vírus das hepatites B, C e D)
- Alcoólica
- Metabólica: hemocromatose, doença de Wilson, deficiência de alfa-1-antitripsina
- Esteato-hepatite não alcoólica (EHNA)
- Medicamentos e toxinas
- Autoimune e biliar: hepatite autoimune, colangite biliar primária e secundária
- Doenças vasculares: venoclusiva, síndrome de Budd-Chiari, insuficiência cardíaca e pericardite constrictiva
- Anomalias genéticas (glicogenoses, galactossemia, tirosinemia), fibrose cística
- A causa é desconhecida (criptogênica) em alguns pacientes.

MANIFESTAÇÕES CLÍNICAS

Início insidioso, com fadiga, anorexia, náuseas, desconforto e distensão abdominal, ascite, fraqueza e mal-estar (Figura 287.1).

DIAGNÓSTICO DIFERENCIAL

- Ascite decorrente de insuficiência cardíaca, trombose da veia porta, peritonite, neoplasia maligna peritoneal, doença pancreática, obstrução linfática, esquistossomose, síndrome nefrótica
- Causas de hemorragia gastrintestinal
- Encefalopatia metabólica: renal, cardiopulmonar, medicamentosa.

287
Cirrose Hepática

Carlos Eduardo Brandão-Mello

INTRODUÇÃO

Cirrose é definida anatomicamente como todo e qualquer processo inflamatório difuso e crônico do fígado, caracterizado pela presença de fibrose e nódulos de regeneração.

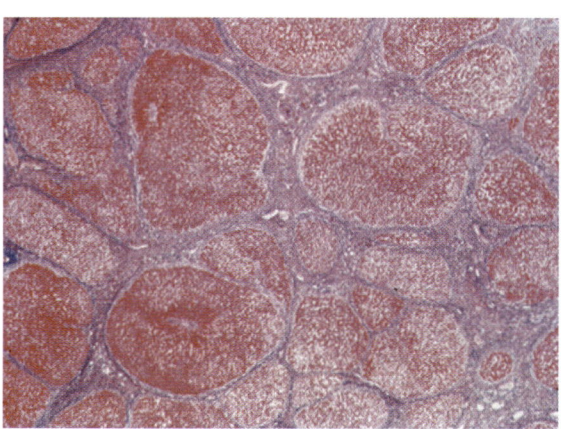

Figura 287.1 Cirrose hepática.

EXAMES COMPLEMENTARES

- ALT e AST (marcadores de necroinflamação)
- GGT, FA (marcadores de colestase)
- Bilirrubinas
- Atividade de protrombina e albumina (marcadores de síntese)
- Alfafetoproteína (marcador tumoral)
- Imunoglobulinas
- Hemograma completo + contagem de plaquetas (avaliação de hiperesplenismo).

Exames específicos

- Marcadores virais: HBsAg, anti-HBc, anti-HCV
- Autoanticorpos (FAN, antimúsculo liso, anti-LKM1: hepatite autoimune
- Anticorpo antimitocôndria (colangite biliar primária)
- Hemocromatose: ferro, ferritina, TBIC, índice de saturação transferrina
- Pesquisa de mutação do gene *HFE* (C282Y, H63D)
- Doença de Wilson: ceruloplasmina e cobre sérico e urinário
- Deficiência de alfa-1-antitripsina: dosagem de alfa-1-antitripsina.

Exames de imagem e de estadiamento

- Exames de imagem – ultrassonografia, tomografia computadorizada, ressonância magnética (RM): para a determinação do contorno, textura e volume do fígado, bem como avaliação do parênquima e detecção de nódulos, presença de ascite e de hipertensão portal (esplenomegalia) e de circulação colateral
- Dopplerfluxometria: avaliação do calibre e do fluxo na veia porta, mesentérica superior e esplênica
- Métodos não invasivos para avaliação do grau de fibrose: elastografia hepática (*fibroscan, acoustic radiation force imaging* [ARFI], *shear wave*, elastografia por RM)
- Biópsia hepática (percutânea, laparoscópica); ver Figura 287.1
- Endoscópicos: para identificação de varizes esofagogástricas; gastropatia hipertensiva portal e lesões pépticas.

COMPROVAÇÃO DIAGNÓSTICA

- Dados clínicos + exames laboratoriais + biópsia hepática (exames histopatológicos com colorações especiais podem sugerir a causa da cirrose e índices de atividade).

COMPLICAÇÕES

- Hemorragia digestiva alta
- Ascite: peritonite bacteriana espontânea
- Encefalopatia hepática
- Síndrome hepatopulmonar

Síndromes clínicas relacionadas com as complicações

- Hemorrágica: hematêmese e melena
- Encefalopatia hepática: déficits cognitivos, asterixe
- Síndrome ictérica
- Síndrome de hipertensão portal: hepatomegalia, esplenomegalia
- Síndrome edemigênica: ascite, edema
- Síndrome hormonal e metabólica: ginecomastia, atrofia testicular, eritema palmar, angiomas aracniformes (telangiectasias), cianose, hipocratismo digital, prurido.

- Síndrome hepatorrenal
- Síndrome osteometabólica e nutricional
- Hepatocarcinoma
- Insuficiência hepática aguda ou crônica.

Ver Figura 278.2.

TRATAMENTO

Medidas gerais

- Dieta hipossódica, especialmente para pacientes com ascite
- Dieta pobre em proteínas animais somente para pacientes com encefalopatia hepática
- Não ingerir bebidas alcoólicas
- Não usar sedativos (risco de encefalopatia hepática)
- Não usar anti-inflamatórios não esteroides (risco de síndrome hepatorrenal)
- Dosar alfafetoproteína e realizar ultrassonografia a cada 6 meses para pesquisa de carcinoma hepatocelular
- Endoscopia para pesquisa de varizes (ver Capítulo 256, *Varizes Esofágicas*)
- Tratamento da disfunção hepática (ver Capítulo 295, *Insuficiência Hepática Aguda*).

Tratamento específico medicamentoso

- Profilaxia da peritonite bacteriana espontânea: norfloxacino por via oral (VO), 400 mg/dia
- Doença de Wilson: penicilamina, VO, 1.000 a 1.500 mg/dia, associada à piridoxina, VO, 25 mg/dia
- Hepatite crônica autoimune: corticoides, associados ou não a azatioprina
- Hepatite B crônica: lamivudina, entecavir, tenofovir, tenofovir alafenamide (TAF)
- Hepatite C: agentes antivirais diretos (DAA): sofosbuvir + ledipasvir; sofosbuvir + velpatasvir, glecaprevir + pibrentasvir
- Cirrose biliar: ácido ursodesoxicólico
- Hemocromatose: flebotomias semanais ou quinzenais.

PREVENÇÃO

- Não ingerir bebidas alcoólicas
- Vacina para hepatite B
- Uso de medicamentos somente com orientação médica.

EVOLUÇÃO E PROGNÓSTICO

Na cirrose de causa tratável, a deterioração hepática pode ser interrompida. Por isso, é muito importante determinar a etiologia da cirrose, para que se possa instituir o tratamento específico. Em geral, a evolução é progressiva.

BIBLIOGRAFIA

Azevedo MF. GPS medicamentos. Guia prático em saúde. Rio de Janeiro: Guanabara Koogan; 2017.

Dooley JS, Lok ASF, Heathcote J. Sherlock's diseases of the liver and biliary system. 12. ed. London: Wiley-Blackwell; 2012.

Dooley SS. Diseases of the liver and biliary system. 10. ed. Wiley Blackwell, Londres; 1997.

Mattos A, Dantas-Correia E. Tratado de Hepatologia. Rio de Janeiro: Rubio; 2010.

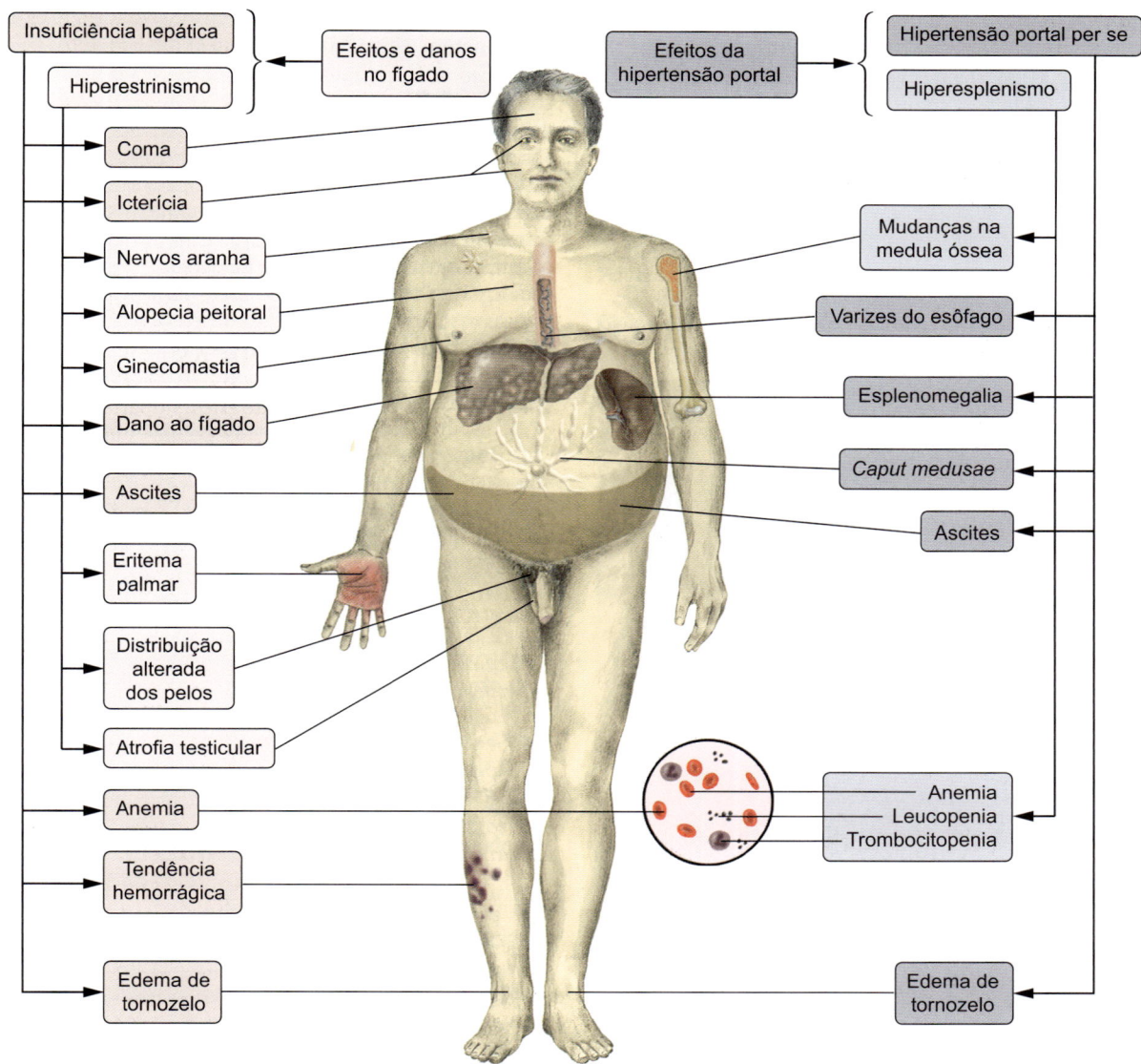

Figura 287.2 Manifestações clínicas da cirrose e suas complicações.

288
Doença de Gilbert

Roberta Celles Cordeiro Soares ◆ Carlos Eduardo
Brandão-Mello

INTRODUÇÃO

Condição hereditária com prevalência em cerca de 10% da população, principalmente pessoas de origem europeia.

Caracteriza-se por hiperbilirrubinemia leve, com níveis de bilirrubina indireta de até 3 a 4 mg/dℓ, decorrente da redução da atividade da enzima responsável pela conjugação da bilirrubina no hepatócito.

Condição benigna que raramente leva a icterícia, embora possa haver aumento da bilirrubina durante jejum ou desidratação, que se acompanha de icterícia discreta e transitória.

MANIFESTAÇÕES CLÍNICAS E LABORATORIAIS

- Em geral, é identificada na 2ª década de vida durante avaliação laboratorial de rotina
- Jejum prolongado ou desidratação, assim como uso de medicamentos de metabolização hepática, podem provocar aumento da bilirrubina
- Aumento da bilirrubina em razão da fração indireta ou não conjugada
- Restante do hepatograma normal, assim como eletroforese de hemoglobina e reticulócitos
- Teste terapêutico com fenobarbital reduz níveis de bilirrubinemia
- Não requer tratamento específico.

BIBLIOGRAFIA

Feldman M, Friedman L, Brandt LJ. Sleisenger & Fordtran. Gastrointestinal and Liver Disease: pathophysiology, diagnosis, management. 8. ed. Saunders; 2006.

McPhee SJ, Papadakis MA. Current Medical Diagnosis & Treatment. 53. ed. McGraw-Hill; 2014.

Zaterka S, Eiseig JN. Tratado de Gastroenterologia da Graduação à Pós-graduação. 2. ed. São Paulo: Atheneu; 2016.

289
Doença Hepática Gordurosa Não Alcoólica

Esteato-hepatite não alcoólica

Marcia Maria Amendola Pires ◆ Carlos Eduardo Brandão-Mello

INTRODUÇÃO

Doença hepática gordurosa não alcoólica (DHGNA) e esteato-hepatite não alcoólica (EHNA) se caracterizam pela presença de esteatose com inflamação e balonização dos hepatócitos, com ou sem fibrose, na ausência de alcoolismo e hepatite viral que justifiquem o quadro clínico (Ludwig et al., 1980).

EHNA e esteatose hepática (EH) apresentam semelhanças epidemiológicas e patogênicas (pacientes obesos, diabéticos e hiperlipêmicos).

EH com ou sem inflamação apresenta maior prevalência e baixa taxa de progressão, EHNA tem potencial evolutivo para cirrose, porém tem menor prevalência.

EPIDEMIOLOGIA E PREVALÊNCIA

- 10 a 40% da população
- Prevalência de 70 a 80% na população com obesidade
- Obesos: > 10% de risco de esteato-hepatite
- 3% da população com peso normal
- Prevalência global de DHGNA diagnosticada por imagem: 25%
- 34 a 75% dos pacientes com diabetes tipo 2
- 50% dos obesos mórbidos com diabetes
- 50% dos dislipidêmicos
- EHNA é a segunda causa de doença hepática em adultos na lista de espera por transplante hepático nos EUA.

FATORES DE RISCO

- Obesidade é o fator de risco mais importante
- A prevalência de DHGNA se correlaciona com o grau de obesidade
- Indivíduos com índice de massa corporal (IMC) > 30 apresentam um risco relativo de EHNA = 4,6

- A maioria dos indivíduos com obesidade grave e que se submetem à cirurgia bariátrica exibe DHGNA.

Estadiamento da doença hepática gordurosa não alcoólica

- Esteatose hepática
- Esteato-hepatite com inflamação mínima
- Esteato-hepatite com inflamação e fibrose leve
- Esteato-hepatite com fibrose moderada
- Cirrose hepática.

MANIFESTAÇÕES CLÍNICAS

- Geralmente assintomática
- Na maioria dos pacientes, a descoberta se dá ao acaso
- Fadiga frequentemente
- Achados incidentais
  - Provas de função hepática (PFH) anormais
  - Fígado hiperecogênico na ultrassonografia abdominal
  - Hepatomegalia incidental.

DIAGNÓSTICO DIFERENCIAL

- Hepatites virais
- Hemocromatose
- Deficiência de alfa-1-antitripsina
- Doença de Wilson
- Hepatopatia alcoólica
- DHGNA.

EXAMES COMPLEMENTARES

- Avaliação bioquímica de rotina com PFH:
  - DHGNA é o diagnóstico mais comum em pacientes com enzimas hepáticas anormais (achado incidental)
  - Enzimas hepáticas podem ser normais em cerca de 80% dos pacientes com DHGNA
- Transaminases são testes pouco sensíveis para DHGNA/EHNA
- Existe uma má correlação entre alanina aminotransferase (ALT) e dados histopatológicos
  - ALT geralmente diminui com a fibrose avançada
  - À medida que a EHNA progride, a relação ALT/aspartato aminotransferase (AST) pode reverter: ALT < AST
- Gravidade da lesão histológica na DHGNA é similar em pacientes com enzimas normais ou anormais.

EXAMES DE IMAGEM

- Ultrassonografia de abdome: para avaliar a presença de esteatose e de doença hepática crônica
- Biópsia hepática: recurso diagnóstico e de exclusão de outras hepatopatias e de estadiamento de fibrose hepática (Figuras 289.1 a 289.3)
- Elastografia hepática (*fibroscan*) e ultrassônica (ARFI): método não invasivo para estadiamento da fibrose hepática
  - Elastografia hepática acoplada à ressonância magnética é considerada o método ideal para caracterizar a doença hepática crônica, o grau de fibrose e a quantidade de gordura depositada (PDFF)
- Métodos não invasivos bioquímicos, como APRI (AST/plaquetas), relação AST/ALT e FIB-4, permitem, de forma não invasiva, a avaliação do estadiamento de fibrose.

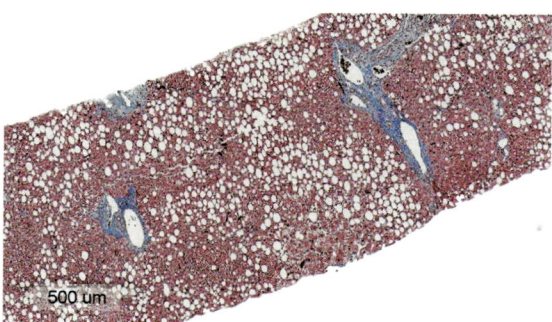

Figura 289.1 Esteatose hepática.

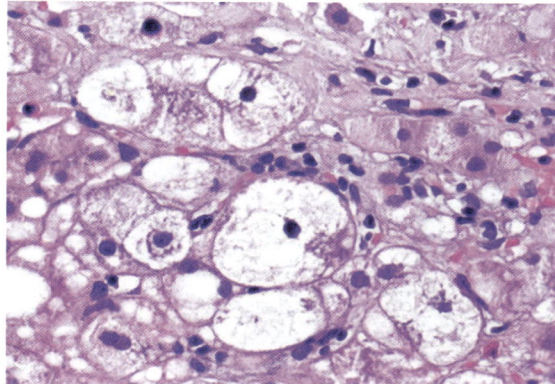

Figura 289.2 Esteato-hepatite não alcoólica.

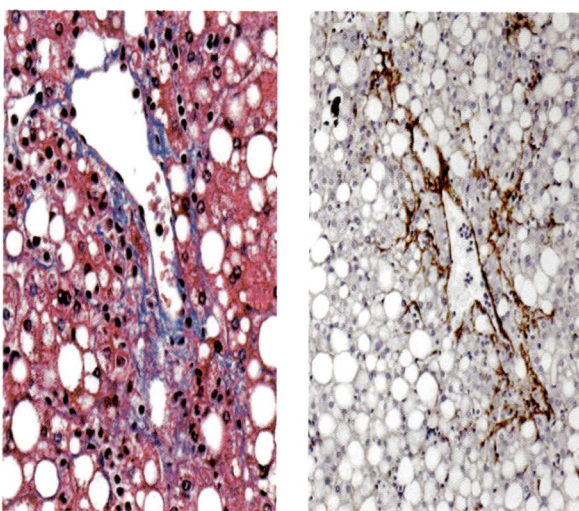

Figura 289.3 Esteato-hepatite com fibrose.

TRATAMENTO

- Redução do peso corporal e atividade física, de modo a permitir a resolução da doença gordurosa e diminuir a atividade inflamatória, impedindo a progressão para fibrose hepática
- Tratamento das condições associadas, como dislipidemia, diabetes melito tipo 2 e resistência insulínica, com a utilização de insulina, metformina e pioglitazona e de estatinas para controle da dislipidemia
- Antioxidantes: vitamina E por via oral (VO), 400 a 800 UI/dia

- Vários outros fármacos vêm sendo testados, como o ácido obeticólico, ursodesoxicólico, e em fase experimental II ou III (elafibranor, cenicriviroque, selonsertibe)*
- Cirurgia bariátrica para os casos de obesidade mórbida e esteatose hepática avançada
- Sensibilizadores de insulina, como liraglutida e semaglutida, têm sido empregados aproveitando-se dos efeitos de redução de peso corporal.

PROGNÓSTICO

Bom com regressão da esteatose e da fibrose hepática em até 45% dos casos naqueles pacientes que conseguem reduzir o peso corporal em mais de 10%.

O desenvolvimento de cirrose hepática associa-se à elevada morbimortalidade hepática.

BIBLIOGRAFIA

Azevedo MF. GPS Medicamentos. Guia prático em saúde. Rio de Janeiro: Guanabara Koogan; 2017.

Brunt ME, Wong VWS, Nobili V, Day CP, Sookoian S, Maher JJ et al. Nonalcoholic fatty liver disease. Nat Rev Dis Primers. 2015;1:15080.

Gawrieh S, Chalasani N. Pharmacotherapy for nonalcoholic fatty liver disease. Semin Liver Dis. 2015;35(3):338-48.

Hannah Jr WN, Harrison SA. Effect of weight loss, diet, exercise, and bariatric surgery on nonalcoholic fatty liver disease. Clin Liver Dis. 2016;20:339-50.

Sanyal AJ, Chalasani N, Kowdley KV, McCullough A, Diehl AM, Bass NM et al. N Engl J Med. 2010;362:1675-85.

Satapathy SK, Sanyal AJ. Epidemiology and natural history of non-alcoholic fatty liver disease. Semin Liv Dis. 2015;35(3):221-35.

290
Hemocromatose e Doença de Wilson

Adriano Cesar Bertuccio ◆ Maria Aparecida Barone Teixeira ◆ Marcia Maria Amendola Pires ◆ Carlos Eduardo Brandão-Mello ◆ Eros Antônio de Almeida

HEMOCROMATOSE

Em 1865, Trousseau descreveu a associação de diabetes bronzeado e cirrose pigmentar, e, em 1889, Von Recklinghausen cunhou o termo "hemocromatose hereditária" (definida como uma doença autossômica recessiva ligada a um defeito no braço curto do cromossomo 6 [HLA]).

Em 1996, Feder descobriu o gene *HFE*, principal gene do metabolismo de Fe+ e as duas mutações relacionadas com a HH: C282Y (maior) e H63D (menor).

Em 1999 e 2000, outros genes relacionados com a HH não *HFE* foram descobertos: *Tfr2, HJV, HAMP*.

---

*Fármacos em fase de experimentação, ainda não comercializados.

DISTÚRBIOS DE SOBRECARGA FÉRRICA

Sobrecarga férrica primária

- Hemocromatose hereditária (HH):
  - *HFE*:
    - C282Y-C282Y
    - C282Y-H63D
  - Não *HFE*:
    - TfR2, HAMP e HJV
- Hemocromatose não hereditária:
  - Doença da ferroportina
  - Aceruloplasminemia
  - Atransferrinemia.

Sobrecarga férrica secundária

- Sobrecarga de ferro na dieta
- Sobrecarga parenteral (transfusão de sangue)
- Hemólise
- Eritropoese ineficaz
- Hemodiálise
- Hepatite C, esteato-hepatite não alcoólica (EHNA)
- Hepatopatia alcoólica
- *Shunt* porto-cava
- Porfiria cutânea tarda.

Doenças hereditárias, autossômicas e recessivas

- HH-*HFE* e HH não *HFE*:
  - Sobrecarga férrica é precoce e progressiva com o acúmulo de ferro na circulação (saturação de transferrina) precedendo o acúmulo de ferro nos tecidos (ferritina)

- Depósito preferencial em células parenquimatosas; provável síntese inapropriada ou redução de hepcidina.

Hemocromatose hereditária *HFE*

- Frequência do homozigoto (C282Y-C282Y) é de 0,3 a 0,5% no norte da Europa, região de alta prevalência da doença
- A penetrância do gene *HFE* com homozigose C282Y é baixa: 13%
- Apenas 38 a 50% dos homozigotos (C282Y-C282Y) desenvolvem doença com sobrecarga férrica
- A presença de homozigose (H63D-H63D) não está relacionada com a HH
- É improvável que o heterozigoto simples (C282Y-w) e o heterozigoto composto (C282y-H63D) desenvolvam HH. Nessas situações, avaliar outras causas de sobrecarga férrica (álcool, obesidade, síndrome metabólica, hepatite C, cirrose)
- 30% de pacientes com HH não apresentam mutações descritas.

MANIFESTAÇÕES CLÍNICAS (FIGURA 290.1)

- Fase inicial:
  - Letargia
  - Fraqueza
  - Emagrecimento
  - Mudança da cor da pele
  - Dor abdominal
  - Hepatomegalia
  - Artralgias
  - Perda da libido
- Fase avançada:
  - Hiperpigmentação (90%)

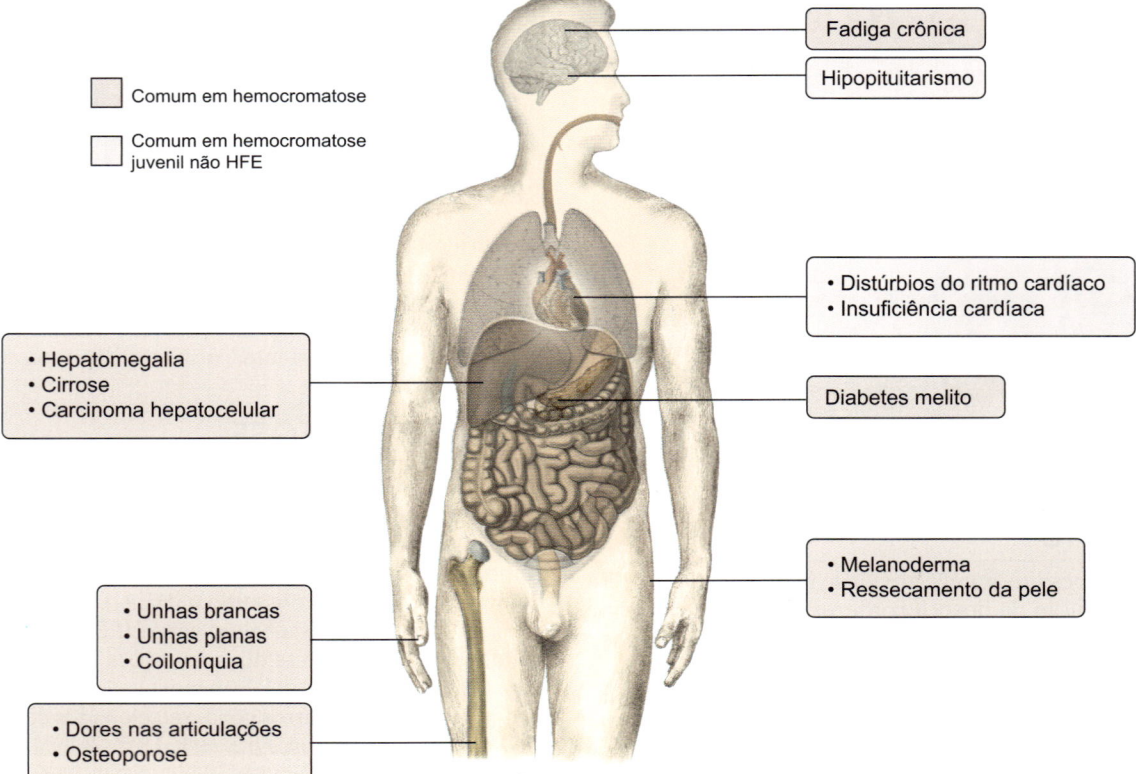

Comum em hemocromatose

Comum em hemocromatose juvenil não HFE

- Fadiga crônica
- Hipopituitarismo
- Distúrbios do ritmo cardíaco
- Insuficiência cardíaca
- Diabetes melito
- Melanoderma
- Ressecamento da pele
- Hepatomegalia
- Cirrose
- Carcinoma hepatocelular
- Unhas brancas
- Unhas planas
- Coiloníquia
- Dores nas articulações
- Osteoporose

Figura 290.1 Manifestações clínicas da hemocromatose.

- Sinais de hepatopatia crônica
- Hepatoesplenomegalia
- Diabetes
- Hipogonadismo
- Perda de pelos, atrofia testicular, ginecomastia
- Condrocalcinose
- Insuficiência cardíaca, arritmias.

DIAGNÓSTICO

- HH-HFE:
  - Sobrecarga férrica (saturação da transferrina > 45% e ferritina elevada > 300) +
  - Teste genético com homozigose C282Y
- Diagnóstico por imagem (Figura 290.2)
- Diagnóstico histológico (Figura 290.3).

DIAGNÓSTICO DIFERENCIAL

- Hepatites virais
- Deficiência de alfa-1-antitripsina

- Doença de Wilson
- Hepatopatia alcoólica
- Doença hepática gordurosa não alcoólica (DHGNA).

Tratamento

- Flebotomia (500 m ℓ de sangue) semanal ou quinzenal
- Verificar hematócrito (Ht) antes de cada flebotomia, permitindo que caia somente em até 20%
- Verificar ferritina sérica a cada 10 a 12 flebotomias
- Interromper as flebotomias se ferritina < 50 mg/m ℓ
- Flebotomias de manutenção para manter ferritina entre 25 e 50 mg/m ℓ e saturação de transferrina < 50% (trimestral).

Prognóstico

- Principais causas de morte em pacientes não tratados:
  - Cirrose e sua complicações, carcinoma hepatocelular, insuficiência cardíaca
  - Aumento da expectativa de vida com o tratamento (33% *vs.* 89% em 5 anos)

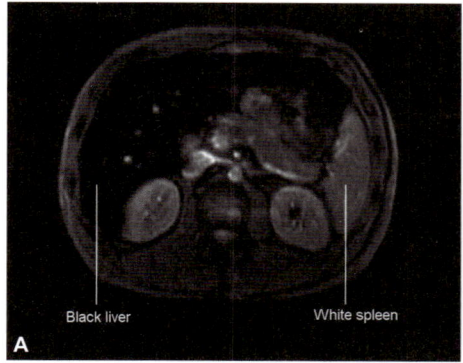
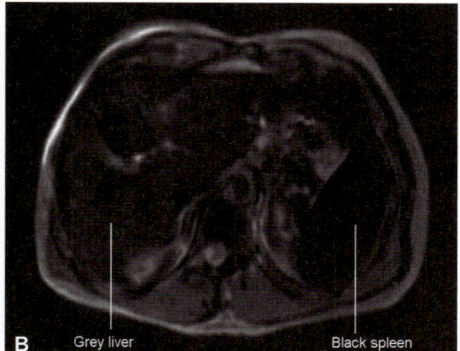

Figura 290.2 Diagnóstico por imagem da hemocromatose.

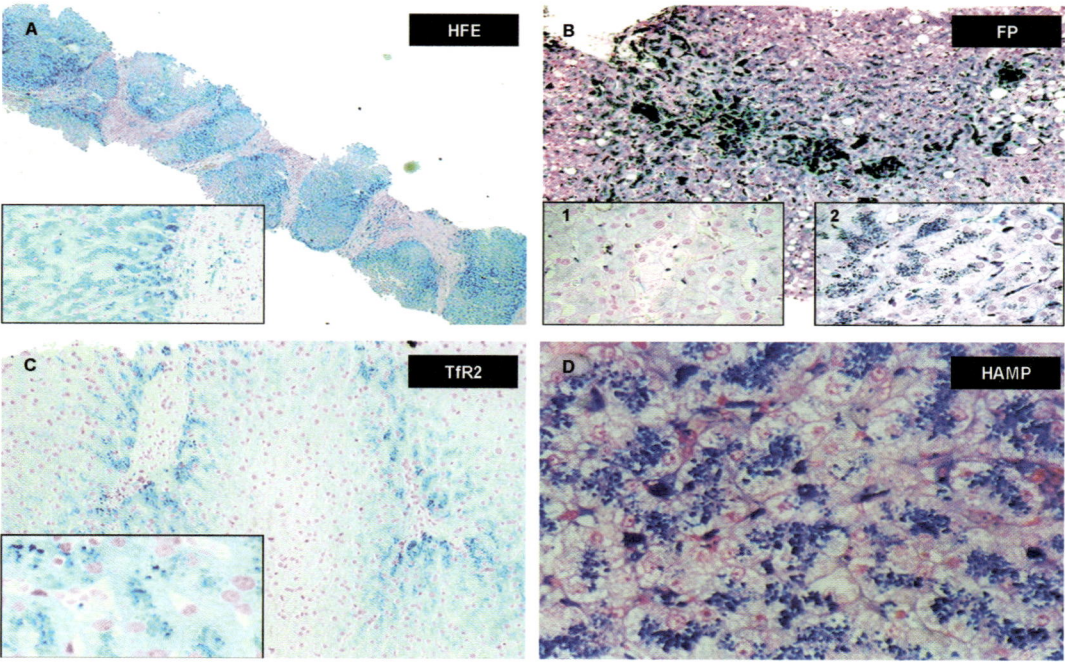

Figura 290.3 Diagnóstico histológico da hemocromatose.

- Redução da hepatoesplenomegalia, hiperpigmentação cutânea, insuficiência cardíaca e da intolerância à glicose
- Pouco ou nenhum efeito no hipogonadismo e na artropatia.

DOENÇA DE WILSON

Marcia Maria Amendola Pires ♦ Carlos Eduardo Brandão-Mello

Doença de caráter familiar que se caracterizava por degeneração dos núcleos lenticulares do cérebro associada a cirrose hepática, descrita por Samuel Kinnier Wilson em 1912. Em 1948, Cummings mostrou aumento do cobre no fígado e no cérebro, e, em 1953, Bearn demonstrou a transmissão autossômica recessiva.

Metabolismo do cobre

- Metal pesado essencial para a vida
- Ingesta diária média ± 3 mg
- Fontes de cobre: chocolate, nozes, frutos do mar, fígado, rim, passas e legumes
- 50% não absorvido. Após a absorção (estômago e duodeno), liga-se à albumina plasmática, sendo levado para o fígado
- Fígado remove 95% do cobre absorvido em 4 horas.

ASPECTOS GENÉTICOS

- Doença autossômica recessiva
- Prevalência: 1/30.000 nascimentos
- Gene identificado em 1985 (Frydman) – *ATP7B*
- ATP7B (braço longo do cromossomo 13 com ± 1.411 aa.) – codifica ATPase7B
- Família ATPase do tipo P: transporte ATP dependente de cátions por meio do plasma ou de membranas celulares
- Mutações (mais de 300 identificadas) (<http://www.ualberta.ca>)
- Ceruloplasmina (produzida no fígado): cromossomo 3.

FISIOPATOLOGIA

- Defeito genético: alteração da ATPase7B
- Defeito no transporte do cobre no fígado
- Redução da eliminação de cobre através da bile
- Acúmulo de cobre no citoplasma dos hepatócitos
- Extravasamento na circulação sanguínea, de cobre não ligado à ceruloplasmina
- Acúmulo em outros tecidos (cérebro, rins e córnea).

MANIFESTAÇÕES CLÍNICAS

- Manifestações hepáticas:
  - Ocorrem praticamente em todos os pacientes
  - Início na adolescência
  - Hepatite aguda
  - Hepatite crônica
  - Cirrose (mais comum)
  - Hepatite fulminante (rara)
- Manifestações neurológicas:
  - Início na 2ª ou na 3ª década de vida
  - Distúrbios do movimento – distonia, tremor (50% dos pacientes), coreia
  - Rigidez

  - Contraturas
  - Disfonia
  - Disartria, retração do lábio superior, salivação excessiva
  - Face em máscara
- Manifestações oftalmológicas:
  - Anéis de Kayser-Fleischer (Figura 290.4)
  - Deposição de cobre na membrana de Descemet (membrana limitante posterior da córnea)
  - Lâmpada de fenda: anel castanho-esverdeado ou acinzentado na periferia da córnea
  - Catarata em girassol (*sunflower*): deposição de cobre na cápsula anterior do cristalino
  - Anormalidades motoras
  - Dificuldades de acomodação
- Manifestações renais:
  - Deposição de cobre nos túbulos contornados proximais (aminoacidúria, uricosúria, hipercalciúria, hiperfosfatúria, glicosúria)
  - Litíase renal: relacionada com a acidose tubular
- Manifestações neuropsiquiátricas:
  - Distúrbios do comportamento: mau aproveitamento escolar, comportamento sexual anormal, ansiedade, depressão, perda de memória, psicoses afetivas
- Outras manifestações:
  - Osteoartropatia
  - Osteocondrite dissecante
  - Cardiomiopatia e/ou arritmias
  - Endocrinopatias (hipoparatireoidismo)
  - Colelitíase.

DIAGNÓSTICO

- Doença hepática, neurológica ou psiquiátrica acometendo crianças ou adultos jovens
- História familiar de doença de Wilson
- Episódios de hemólise + Coombs negativo
- Diagnóstico histopatológico (Figura 290.5).

EXAMES COMPLEMENTARES

- Exames laboratoriais (Quadro 290.1).

TRATAMENTO

- Quelação: D-penicilamina; trientina; BAL
- Bloqueio da absorção intestinal: sais de zinco; tetratiomolibdato
- Transplante
- Quelantes:
  - Acompanhamento rigoroso

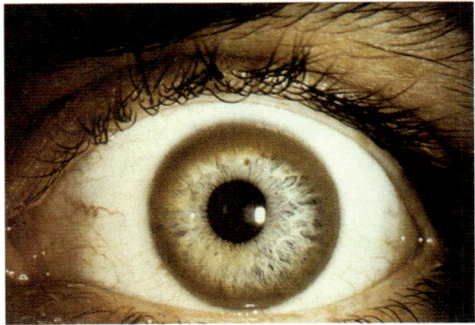

Figura 290.4 Anéis de Kayser-Fleischer.

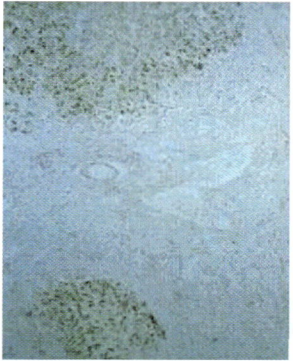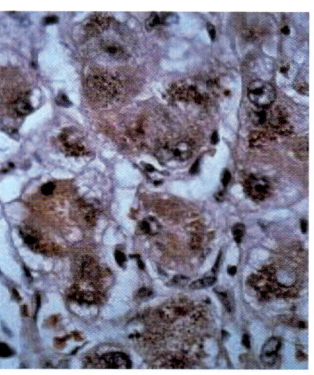

Figura 290.5 Exame histopatológico do fígado na doença de Wilson (coloração de rodanina) com demonstração de depósito de cobre.

- Atenção aos efeitos colaterais
- Provas de função hepática, dosagem de cobre urinário de 24 horas e cobre sérico livre
- Cobre urinário: inicialmente > 1.000 µg/24 horas
- Acompanhamento: 250 a 500 µg/24 horas
- Cobre sérico livre: abaixo de 10 µg/d ℓ
- Sais de zinco:
  - Cobre sérico livre: abaixo de 10 µg/d ℓ
  - Cobre urinário deve estar abaixo de 150 a 250 µg/24 horas
- Tetratiomolibdato:*
  - Redução da absorção intestinal
  - Liga-se ao cobre sérico reduzindo a captação pelas células
  - 2 a 3 mg/kg/dia, 2 vezes/dia
- Transplante hepático:
  - Correção definitiva do defeito metabólico
  - Transplante sem lesão hepática?

PROGNÓSTICO

- Melhora das provas de função hepática
- Redução ou desaparecimento dos anéis de Kayser-Fleischer
- Importante: diagnóstico precoce
- Indivíduos entre 3 e 45 anos com alterações hepáticas de etiologia incerta
- Avaliação de parentes de primeiro grau
- Sintomas neurológicos podem não regredir
- Hepatite fulminante
- Abandono de tratamento.

---

*A ANVISA autorizou estudos clínicos com tetratiomolibdato de biscolina. Ainda não comercializado.

Quadro 290.1 Dosagem da ceruloplasmina e do cobre sérico – urinário.

Teste	Normal	Resultado	Falso-positivo	Falso-negativo
Anéis de Kayser-Fleischer	Ausente	Presente	Doenças colestáticas Cirrose criptogênica	Doença de Wilson não neurológica
Ceruloplasmina	20 a 40 mg/d ℓ	< 20 mg/d ℓ	Hipoalbuminemia Insuficiência hepática fulminante	5% níveis normais
Cobre sérico livre	< 10 µg/d ℓ	> 25 µg/d ℓ		
Concentração hepática de cobre	< 50 µg/g de fígado seco	> 250 µg/g	Doenças colestáticas	
Excreção urinária do cobre em 24 horas	< 50 µg/24 horas	> 100 µg/24 horas	Terapia de quelação	
Teste da incorporação de cobre radioativo		Baixo	Portador (herizogótico)	

BIBLIOGRAFIA

Azevedo MF. GPS Medicamentos. Guia prático em saúde. Rio de Janeiro: Guanabara Koogan; 2017.

Adams P, Brissot P, Powell LW. International Consensus Conference on Hemochromatosis. J Hepatol. 2000; 33:485-504.

Almeida EA. Hemocromatose e coração. In: Porto CC, Porto AL. Doenças do coração. Prevenção e tratamento. 2. Ed. Guanabara Koogan, 2004.

Azevedo MF. GPS Medicamentos. Guia pratico em saude. Rio de Janeiro: Guanabara Koogan; 2017.

Brissot P. Hemochromatosis as the intersection of classical medicine and molecular biology. CR Acad. Sci. III. 2001; 324(9):795-804.

Bryant J, Cooper K, Picot J, Clegg A, Roderick P, Rosemberg W et al. Diagnostic strategies using DNA testing for hereditary hemochromatosis in at risk population: a systematic review and economic evaluation. Health Technol. Assess. 2009; 13(23):III, IX-XI, 1-126,

Pietrangelo A. Hereditary hemochromatosis: a new look at an old disease. The New England Journal of Medicine, 350(23): 2383-2397, 2004.

291
Hepatite Autoimune

Cibele Franz Fonseca ♦ Carlos Eduardo Brandão-Mello

INTRODUÇÃO

Hepatite autoimune (HAI) é uma doença inflamatória crônica caracterizada pela presença de autoanticorpos, hipergamaglobulinemia e hepatite de interface no exame histopatológico.

O diagnóstico é estabelecido pela combinação de características clínicas, laboratoriais, sorológicas e histopatológicas, após a exclusão de outras doenças hepáticas.

Acomete mais as mulheres (razão de 4:1) com padrão de incidência bimodal (um pico na infância/adolescência e outro entre os 40 e 60 anos).

Cirrose hepática pode estar presente em um terço dos pacientes, pois, muitas vezes, o processo inflamatório é crônico e insidioso.

MANIFESTAÇÕES CLÍNICAS

- Assintomática (30% dos casos)
- Fadiga
- Artralgia

- Anorexia
- Perda de peso
- Icterícia (em fases iniciais).

DIAGNÓSTICO DIFERENCIAL

- Hepatites virais
- Hemocromatose
- Deficiência de alfa-1-antitripsina
- Doença de Wilson
- Hepatopatia alcoólica
- Doença hepática gordurosa não alcoólica (DHGNA).

EXAMES COMPLEMENTARES

- Exames laboratoriais: elevação das aminotransferases (ALT e AST), assim como das enzimas canaliculares (GGT e fosfatase alcalina). Essas alterações têm caráter flutuante, e o hepatograma pode se normalizar espontaneamente em algumas dosagens
- Eletroforese de proteínas
- Dosagem de IgG: hipergamaglobulina com predomínio de IgG (usada também como marcador de atividade de doença e resposta ao tratamento)
- Anticorpos: FAN; anticorpo antimúsculo liso; anticorpo anti-LKM; anti-LC1 (citosol hepático tipo 1); anti-SLA (antígeno solúvel hepático). Auxiliam no diagnóstico, conforme o Quadro 291.1 a seguir.

EXAMES DE IMAGEM

- Ultrassonografia de abdome: para avaliar sinais de cirrose hepática
- Biópsia hepática: utilizada como recurso diagnóstico e para exclusão de outras hepatopatias e estadiamento de fibrose hepática
- Elastografia hepática ultrassônica: método não invasivo para estadiamento da fibrose hepática.

DIAGNÓSTICO

O diagnóstico da hepatite autoimune está resumido no Quadro 291.1.

TRATAMENTO

- O objetivo consiste em promover remissão da doença e diminuir a atividade inflamatória, impedindo a progressão da fibrose hepática
- Pacientes assintomáticos com aminotransferases normais: não há indicação de tratamento

Quadro 291.1 Escore simplificado para diagnóstico de HAI (IAHG, 2008).

Parâmetros	Cut-off	Escore
FAN ou antimúsculo liso	≥ 1:40	1
	≥ 1:80	2
Anti-LKM1	≥ 1:40	2
Anti-SLA	Positivo	2
IgG	> LSN	1
	> 1,1 × LSN	2
Histologia	Compatível com HAI	1
	Típico de HAI	2
Ausência de hepatites virais	Sim	2

Escore com pontuação ≥ 6 é HAI provável. Escore com pontuação ≥ 7, o diagnóstico de HAI é definitivo. LSN: limite superior da normalidade.

- 1ª escolha: prednisona (com ou sem azatioprina) por via oral (VO), iniciando com 60 mg/dia (isolada) ou 30 mg/dia (associada a 50 mg/dia de azatioprina). Avaliação periódica é necessária, para que a dose de prednisona seja reduzida, assim como a de azatioprina seja aumentada
- A meta é a normalização das aminotransferases (associada à normalização da gamaglobulina) com a menor dose possível de prednisona.

Efeitos colaterais do tratamento

- Prednisona: fácies cushingoide, ganho de peso, estrias violáceas, alopecia, catarata, instabilidade emocional, intolerância a glicose, osteopenia/osteoporose, hipertensão arterial, pancreatite etc
- Azatioprina: leucopenia, trombocitopenia, falência medular, náuseas, febre, artralgias, efeitos gastrintestinais (atrofia vilositária) etc.

PROGNÓSTICO

- Regressão da fibrose hepática em 50% dos pacientes. O desenvolvimento de cirrose hepática se associa à elevada morbimortalidade.

BIBLIOGRAFIA

Azevedo MF. GPS Medicamentos. Guia prático em saúde. Rio de Janeiro: Guanabara Koogan; 2017.

Manns MP, Czaja AJ, Gorham JD, Krawitt EL, Mieli-Vergani G, Vergani D et al. Diagnosis and management of autoimmune hepatitis. Hepatology. 2010;51:2193-213.

The European Association for the Study of the Liver, EASL Clinical Practice Guidelines: autoimmune hepatitis. J Hepatol. 2015;63:971-1004.

Van Gerven NMF, Boer YS de, Mulder CJJ, van Nieuwkerk CMJ, Bouma G. Auto immune hepatitis. World J Gastroenterol. 2016;22:4651-61.

292
Hepatopatia Alcoólica

Doença alcoólica do fígado, hepatite alcoólica, esteatose hepática

Marcia Maria Amendola Pires ◆
Carlos Eduardo Brandão-Mello

INTRODUÇÃO

A hepatopatia alcoólica é uma condição clínica caracterizada por alterações metabólicas, enzimáticas e estruturais das células hepáticas, induzidas por uso abusivo e crônico de bebidas alcoólicas, assim como de seus metabólitos, por mais de 6 meses com < 60 dias de abstinência antes do início.

Para que ocorram lesões hepáticas, considera-se necessária a ingestão de mais de 40 g/dia para mulheres e 50 a 60 g/dia para homens.

A doença alcoólica do fígado é assintomática na maioria dos casos, até mesmo na fase de cirrose, contudo muitos pacientes apresentam astenia, anorexia e emagrecimento.

HEPATITE ALCOÓLICA

- Nos casos de hepatite alcoólica, observa-se instalação recente de icterícia (< 8 semanas), com elevação de bilirrubinas (BT > 3 mg/dℓ) e transaminases (< 400 UI/ℓ; AST/ALT > 1.5:1)
- Ocorrem febre, dor abdominal, hepatoesplenomegalia e leucocitose
- A biópsia hepática deve ser realizada se o diagnóstico permanecer incerto (20 a 30% dos casos), mostrando esteatose, balonização dos hepatócitos, degeneração e necrose hepatocelular, infiltrado inflamatório polimorfonuclear e corpúsculos de Mallory
- O *The Alcoholic Hepatitis Histological Score* (AHHS) considera três condições: hepatite alcoólica definitiva (exame histopatológico), provável (dados clínicos) ou possível (fatores de confundimento)
- Incidência da hepatite alcoólica: 37 casos/1.000.000 em 1999; 46 casos/1.000.000 em 2008
- Mais comum em pacientes idosos, com maior frequência de cirrose e pior prognóstico a curto prazo.

ESTEATOSE HEPÁTICA (FIGURAS 292.1 E 292.2)

- Frequente em alcoolistas crônicos, microvesicular/macrovesicular
- Benigna e assintomática; hepatomegalia/elevação de GGT
- Discreto aumento das transaminases (TGO > TGP).

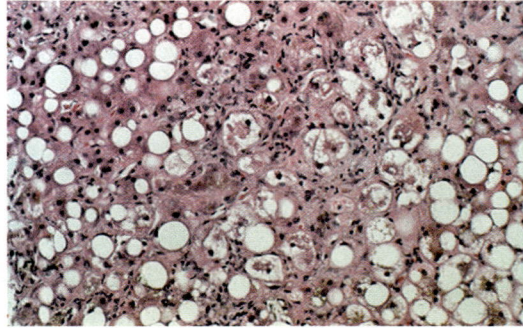

Figura 292.1 Hepatopatia alcoólica. Coloração de tricrômica de Masson para o estudo de esteatose hepática e pesquisa de outras alterações conjuntivo-hepatocitárias. Esteatose macrovesicular em torno da veia centrolobular.

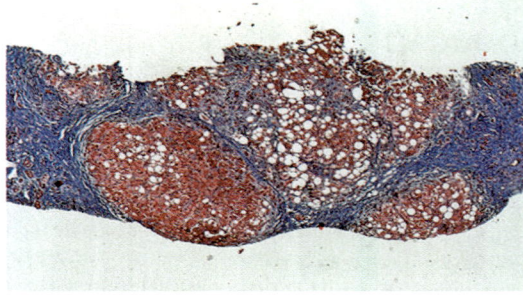

Figura 292.2 Hepatite alcoólica em evolução para cirrose.

FATORES DE RISCO

- Fatores genéticos e imunológicos
- Carências nutricionais
- Duração e quantidade de bebida alcoólica ingerida: apesar de não haver um limiar completamente seguro, hepatopatia avançada costuma ocorrer quando há ingestão de pelo menos 40 g de álcool por dia para homens e 20 g para mulheres por mais de 10 anos
- A presença de outros agressores hepáticos (particularmente hepatites virais) aumenta o risco de progressão da doença.

MANIFESTAÇÕES CLÍNICAS (FIGURA 292.2)

- Quadro típico: pouco frequente. Pensar em hepatite alcoólica em alcoolistas oligossintomáticos. Pode ser assintomática na maioria dos casos até a fase de cirrose descompensada
- Pode-se observar aumento de volume de glândulas salivares e lacrimais, diminuição do fluxo salivar e unhas com linhas de Muehrcke (linhas brancas transversais paralelas à lúnula).

Manifestações clínicas na hepatite alcoólica e na cirrose hepática

- Na fase de hepatite alcoólica: anorexia, emagrecimento, febre, dor abdominal, icterícia, ascite, encefalopatia hepática, sangramento, hepatoesplenomegalia
- Na fase de cirrose hepática: astenia, perda de peso, esplenomegalia, icterícia, circulação colateral, ascite, edema de membros inferiores, encefalopatia hepática, hemorragia digestiva alta
- Podem ocorrem também alterações da menstruação (em geral amenorreia), disfunção erétil, perda da libido, ginecomastia, aranhas vasculares, eritema palmar, distribuição anormal dos pelos e atrofia testicular
- O fígado pode ter tamanho normal, diminuído ou aumentado, com consistência endurecida (ver Capítulo 287, *Cirrose Hepática*).

DIAGNÓSTICO DIFERENCIAL

- Hepatopatia por medicamentos e toxinas
- Hepatites virais
- Cirrose de outras etiologias
- Esteato-hepatite não alcoólica (EHNA)
- Colecistite aguda
- Colelitíase
- Pancreatite.

EXAMES COMPLEMENTARES

- Hemograma: anemia macrocítica, leucocitose e plaquetopenia (nas fases avançadas)
- Hiperbilirrubinemia discreta (5 mg%)
- Transaminases AST/ALT > 2
- Gama-GT elevada: sugere etilismo ativo
- Tempo de atividade da protrombina prolongado e atividade reduzida são indicadores de mau prognóstico. Eletroforese de proteínas plasmáticas com hipergamaglobulinemia e albumina reduzida
- Ultrassonografia, tomografia computadorizada e ressonância magnética de abdome: podem revelar esteatose,

alteração de volume hepático, circulação colateral e ascite (esses últimos em hepatopatias avançadas)
- Biópsia hepática: desnecessária na maioria dos casos, pode revelar esteatose, balonização hepatocitária, corpúsculos de Mallory, infiltrado inflamatório polimorfonuclear, fibrose e alterações arquiteturais (Figura 292.1).

COMPROVAÇÃO DIAGNÓSTICA

- Dados clínicos + exames laboratoriais
- Biópsia hepática para diagnóstico histopatológico pode ser necessária.

COMPLICAÇÕES (VER CAPÍTULO 287, *CIRROSE HEPÁTICA*)

- Hemorragia digestiva (varizes do esôfago, gastropatia da hipertensão portal, úlcera gástrica e duodenal)
- Ascite e/ou hidrotórax hepático e peritonite bacteriana espontânea
- Encefalopatia hepática
- Hiperesplenismo e anemia
- Manifestações hemorrágicas (trombocitopenia, coagulopatia)
- Síndrome hepatorrenal, síndrome hepatopulmonar e hipertensão portopulmonar
- Carcinoma hepatocelular.

TRATAMENTO

- Abstinência completa de bebidas alcoólicas
- Tratamento sintomático das náuseas, vômitos e dor abdominal
- Correção dos distúrbios hidreletrolíticos e metabólicos, da desnutrição proteico-calórica, das deficiências vitamínicas e de ácido fólico (ver Capítulos 341, *Desidratação, Distúrbios Hidreletrolíticos e Ácidos-Básicos*, 342, *Desnutrição*, e 350, *Hipovitaminoses e Hipervitaminoses*)
- Tratamento do edema e da ascite (dieta hipossódica associada a furosemida e espironolactona)
- Profilaxia de hemorragia digestiva alta varicosa (betabloqueadores + ligadura elástica endoscópica)
- Tratamento e profilaxia secundária de encefalopatia hepática (lactulose, antibióticos não absorvíveis)
- Tratamento de infecções secundárias
- Estratificar a gravidade da doença utilizando os critérios de Meld, Child-Pugh e a função discriminante de Maddrey (quando > 32 pensar em tratamento medicamentoso específico com corticoide) e de Lille (> 0,45).

Tratamento medicamentoso

Deve-se empregar o tratamento medicamentoso nas seguintes circunstâncias:

- FD ≥ 32 ou MELD > 18: na ausência de obstrução biliar
- Quando houver sangramento gastrintestinal controlado e infecção bacteriana controlada
- Hepatites B e C, HIV controlados
- Corticoides (podem ser benéficos apenas para os pacientes com hepatite alcoólica grave, com função discriminante de Maddrey > 32): prednisona, 40 mg por via oral (VO), ou metilprednisolona por via intravenosa (IV) durante 4 semanas, com redução gradual da dose
- Pentoxifilina, 400 mg VO, 8/8 horas, por 4 semanas, é uma alternativa aos corticoides, podendo ser o medicamento de

escolha em pacientes infectados ou com alto risco de infecção bacteriana
  - Previne a ocorrência de síndrome hepatorrenal (ver Capítulo 297, *Síndrome Hepatorrenal*)
  - Trata-se de uma terapia segura, bem tolerada e de baixo custo, diminuindo a produção de citocinas, como tumor de necrose tumoral (TNF) e a interleucina (IL-6), mas sem inibir totalmente sua atividade
  - Efeitos protetores da pentoxifilina e dos corticoides parecem ser complementares: proteção renal e melhora da função hepática
- Substâncias com ação anticitocinas têm sido testadas, como infliximabe e etanercepte e GM-CSF.

Tratamento cirúrgico

- Transplante hepático: em casos selecionados para as formas de hepatite alcoólica grave (necessários 6 meses de abstinência alcoólica) (ver Capítulo 602, *Alcoolismo*).

EVOLUÇÃO E PROGNÓSTICO

- Dependem do grau de lesão hepática
- Pode haver recuperação completa com tratamento adequado nas fases de esteatose e hepatite
- Não há regressão das lesões na fase de cirrose.

BIBLIOGRAFIA

Azevedo MF. GPS Medicamentos. Guia prático em saúde. Rio de Janeiro: Guanabara Koogan; 2017.
Dooley JS, Lok ASF, Heathcote J. Sherlock's diseases of the liver and biliary system. 12. ed. London: Wiley-Blackwell; 2011.
Mattos AA, Dantas W. Compêndio de Hepatologia. 2. ed. São Paulo: Fundo Editorial Byk; 2001.
Sherlock S. Dooley: diseases of the liver and biliary sistem. 10. ed. London: Wiley Blackwell; 1997.

293
Hepatopatia por Medicamentos e Toxinas

Carlos Eduardo Brandão-Mello

INTRODUÇÃO

A hepatopatia induzida por medicamentos, inclusive fitoterápicos, e toxinas é uma condição clínica infrequente, mas desafiadora, dose-dependente ou idiossincrásica.

Sua incidência é estimada em 14 a 19 casos por cada 100 mil pessoas, e a icterícia pode ocorrer em até 30% dos casos.

Trata-se de uma causa de hepatite aguda grave e de insuficiência hepática.

Pode ocorrer sob a forma de hepatite aguda, hepatite granulomatosa, hepatite crônica, colestase, esteato-hepatite, fibrose hepática, doença hepática venoclusiva ou neoplasias hepáticas (adenomas, carcinoma hepatocelular, hiperplasia nodular focal, angiossarcoma).

O diagnóstico da hepatopatia por medicamentos e toxinas pode ser difícil, por se basear em diagnóstico de exclusão na maioria dos casos.

Os agentes tóxicos implicados podem ser encontrados na natureza, como os peptídeos da *Amanita phalloides* (cogumelos) e as aflatoxinas, enquanto outros são produtos industriais, incluindo poluentes ambientais e defensivos agrícolas.

CLASSIFICAÇÃO

A hepatopatia induzida por medicamentos e toxinas pode ser classificada em direta e idiossincrática, porém uma terceira forma de lesão, denominada indireta, vem sendo considerada.

A hepatotoxicidade direta é causada por substâncias intrinsecamente tóxicas ao fígado.

A lesão é relativamente comum, previsível, dose-dependente e pode ser reproduzida em modelos experimentais em animais. O período de latência é curto, surgindo, em geral, após 1 a 5 dias depois da exposição, muitas vezes com doses superiores às terapêuticas, outras vezes por sobredose acidental ou intencional.

A hepatotoxicidade idiossincrásica é provocada por substâncias que têm pouca ou nenhuma toxicidade intrínseca, mas que podem provocar, raramente, lesão hepática, ou seja, 1 caso em 2.000 a 1 caso em 100 mil pacientes-exposição.

A lesão é imprevisível, sem guardar relação com a dose, além de não poder ser reproduzida em modelos experimentais. A lesão hepática pode ser colestática, hepatocelular ou mista, na dependência da relação entre a aminotransferase (ALT) e a fosfatase alcalina.

Se os valores da relação ALT: fosfatase alcalina forem superiores a 5, define-se o padrão como hepatocelular, se inferiores a 5, como colestático, e, entre 2 e 5, como padrão misto.

A hepatotoxicidade indireta se dá quando a ação do medicamento ou da toxina não está diretamente relacionada com suas propriedades tóxicas ou idiossincrásicas. A lesão indireta pode representar a indução de uma nova condição ou a exacerbação de uma doença hepática preexistente, como a indução de uma hepatite autoimune ou a piora da hepatite B ou C.

CAUSAS

- Substâncias hepatotóxicas intrínsecas (previsíveis ou verdadeiras) provocam lesões de maneira previsível e dose-dependente, como paracetamol, ácido acetilsalicílico, niacina, ácido valproico, antirretrovirais, metotrexato, tetraciclinas, vitamina A, cocaína, tetracloreto de carbono, clorofórmio e metais pesados
- As causas mais frequentes de lesão hepatotóxica idiossincrásicas (não previsíveis) na qual a ação tóxica depende da suscetibilidade individual são a associação de amoxicilina clavulanato, isoniazida, nitrofurantoína, sulfametoxazol + trimetoprima, minociclina, cefazolina, azitromicina, ciprofloxacino, levofloxacino, diclofenaco, fenitoína, metildopa e azatioprina
- Outros fármacos potencialmente hepatotóxicos são hidralazina, lamotrigina, mercaptopurina, atorvastatina, moxifloxacino, alopurinol, rosuvastatina, duloxetina, terbinafina e ácido valproico.

FATORES DE RISCO

- Fatores genéticos
- Sexo feminino
- Pessoas idosas
- Uso simultâneo de vários medicamentos
- História pregressa de hepatotoxicidade por medicamento
- Uso crônico de bebidas alcoólicas.

MANIFESTAÇÕES CLÍNICAS

- Casos leves: assintomáticos ou com sintomas inespecíficos (anorexia, náuseas, vômitos)
- Casos graves com apresentação típica de necrose hepatocelular (insuficiência hepática aguda grave, também conhecida como "hepatite fulminante"): icterícia, encefalopatia hepática, ascite, manifestações hemorrágicas
- Formas colestáticas: início insidioso, podendo haver icterícia, prurido e astenia
- Reações de hipersensibilidade alérgica com febre, *rash* cutâneo e dores articulares sugerem reação adversa a substâncias como causa da lesão hepática
- Apresentação sob a forma de hepatite crônica, acidose láctica, doença gordurosa do fígado, doença veno-oclusiva (síndrome sinusoidal obstrutiva) e hiperplasia nodular regenerativa.

DIAGNÓSTICO DIFERENCIAL

- Hepatites virais
- Hepatite autoimune
- Hepatopatia alcoólica
- Colestases extra-hepáticas
- Cirrose biliar primária
- Colangite esclerosante primária
- Doença de Wilson.

EXAMES COMPLEMENTARES

- Aminotransferases (AST e ALT): aumentadas, às vezes, acima de 30 vezes do valor normal
- Fosfatase alcalina e gamaglutamiltransferase (gama-GT): aumentadas principalmente nos casos de colestase
- Tempo de protrombina: prolongado em casos graves
- Bilirrubinas: aumentadas em casos graves
- Albumina: pode estar diminuída
- Ultrassonografia do abdome
- Biópsia hepática: achados variam de acordo com o mecanismo de lesão do medicamento/toxina.

COMPROVAÇÃO DIAGNÓSTICA

- O diagnóstico da hepatopatia medicamentosa é de exclusão, a partir de dados clínicos e da identificação ou suspeição do uso de medicamentos ou ingestão de toxinas
- O padrão de exposição à substância, que melhora com sua suspensão e piora com a reexposição, pode ajudar no diagnóstico
- A suspeição clínica deve ser confirmada pelos exames laboratoriais com a dosagem de enzimas que caracterizam a necrose hepatocelular (ALT, AST), de enzimas canaliculares (fosfatase alcalina e gamaglutamiltranspeptidase) – que caracterizam o quadro de colestase – e de enzimas e proteínas de síntese hepática, como albumina e protrombina
- Para manifestações de insuficiência hepática grave, ver Capítulo 295, *Insuficiência Hepática Aguda*.

TRATAMENTO

Tratamento medicamentoso

- N-acetilcisteína: nos casos de hepatotoxicidade por paracetamol, possível benefício na insuficiência hepática aguda com encefalopatia de graus 1 ou 2, não relacionada com esse medicamento por via oral (VO) ou por sonda nasoenteral: dose de ataque de 140 mg/kg, seguida por 70 mg/kg, 4/4 horas, em um total de 17 doses ou por via intravenosa (IV) (diluída em SG 5%): dose de ataque de 150 mg/kg em 15 minutos, seguida por 50 mg/kg infundidos em 4 horas e, posteriormente, 100 mg/kg em 16 horas
- Corticoides trazem benefício questionável e, em geral, não devem ser utilizados.

Tratamento cirúrgico

- Transplante hepático de emergência em casos selecionados.

EVOLUÇÃO E PROGNÓSTICO

- Em geral, a evolução é favorável quando a substância (medicamento ou toxina) responsável é afastada. Casos de evolução subaguda, em pacientes idosos e com predomínio de elevação de bilirrubinas têm pior prognóstico
- Alguns pacientes podem apresentar quadro de insuficiência hepática fulminante e fatal
- Raramente, há evolução para fibrose e cirrose hepática.

BIBLIOGRAFIA

Azevedo MF. GPS Medicamentos. Guia prático em saúde. Rio de Janeiro: Guanabara Koogan; 2017.
Dani R. Gastroenterologia essencial. 4. ed. Rio de Janeiro: Guanabara Koogan; 2011.
Hoofnagle J, Bjornsson ES. Drug induced liver injury – types and phenotypes. N Engl J Med. 2019;381:3.
Kiefer MM, Chong CR. Pocket Primary Care. Walters Kluwer; 2014.

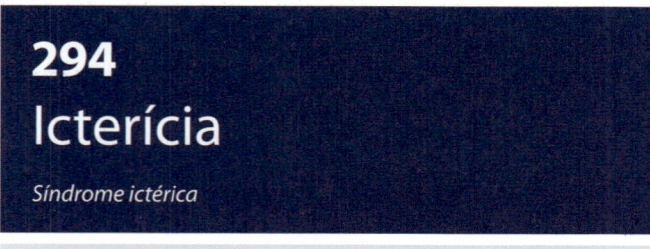

294
Icterícia

Síndrome ictérica

Roberta Celles Cordeiro Soares • Carlos Eduardo Brandão-Mello

INTRODUÇÃO

Icterícia é a coloração amarelada observada na esclerótica, nas mucosas e na pele em decorrência da impregnação de pigmentos biliares nos tecidos que ocorre quando a elevação da bilirrubina sérica alcança níveis acima de 2,5 a 3 mg/dℓ (Figura 294.1).

A bilirrubina é produto do metabolismo do heme, que, por sua vez, é liberado na degradação da hemoglobina.

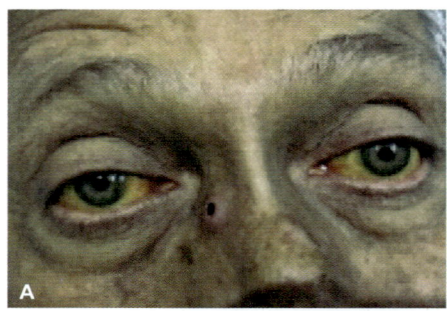
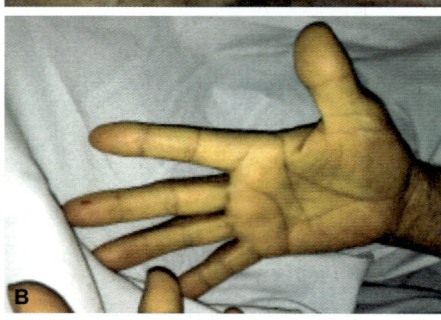

Figura 294.1 Icterícia observada nas escleróticas (**A**) e nas palmas das mãos (**B**).

Icterícia resulta de uma ou mais alterações do processo de metabolismo da bilirrubina, que pode se elevar em decorrência de aumento de sua fração direta (conjugada) ou indireta (não conjugada).

Seu valor sérico normal não ultrapassa 1 a 1,5 mg/dℓ, sendo quase totalmente composto da fração não conjugada.

CAUSAS

- Aumento de bilirrubina não conjugada
- Causas pré-hepáticas:
  - Produção aumentada de bilirrubina: hemólise, reabsorção de grandes hematomas, eritropoese ineficaz, transfusões de sangue
  - Redução da captação de bilirrubina pelos hepatócitos: uso de medicamentos ou contrastes
- Causas intra-hepáticas:
  - Redução da conjugação da bilirrubina no hepatócito: síndrome de Gilbert (ver adiante), síndrome de Crigler-Najjar, ação de medicamentos, icterícia neonatal ou icterícia do leite materno
  - Aumento de bilirrubina conjugada ou aumento misto
  - Redução da excreção da bile: síndrome de Rotor Dublin-Johnson
  - Doenças hepatocelulares: hepatopatias crônicas, as infecções agudas ou subagudas; colestases intra-hepáticas (colestase intra-hepática benigna recorrente [BRIC] ou colestase intra-hepática familiar progressiva [PFIC]), medicamentos, doenças crônicas colestáticas (colangite biliar primária [CBP] e colangite esclerosante primária [CEP]), doenças infiltrativas (amiloidose, sarcoidose, tuberculose ou linfoma)
- Causas pós-hepáticas:
  - Obstrução dos ductos biliares por coledocolitíase
  - Doenças dos ductos biliares: CEP ou colangiopatia associada ao HIV, estenose pós-cirúrgica, neoplasias

▪ Compressão extrínseca da árvore biliar: pancreatite, tumores de papila, tumores hepáticos, linfonodomegalias ou compressões vasculares.

Pseudoicterícia

Pseudoicterícia refere-se à coloração alaranjada da pele associada à ingestão rica em betacaroteno ou alguns medicamentos.

SINTOMAS ASSOCIADOS

- Anorexia, prostração, mialgia: pródromos de doença hepática infecciosa de origem viral
- Epigastralgia ou dor no quadrante superior direito: aumento agudo do fígado
- Prurido: colestase ou obstrução ao fluxo biliar
- Febre com calafrios: colangite
- Perda de peso, anemia: podem indicar neoplasia
- Ascite, ginecomastia, telangiectasias, eritema palmar: cirrose avançada
- Fezes descoradas (hipo ou acolia fecal) e urina escura (colúria): sugerem obstrução das vias biliares extra-hepáticas
- Xantelasmas: colangite biliar primária
- Esplenomegalia: anemias hemolíticas ou na hepatopatia crônica com hipertensão portal
- Vesícula biliar palpável (sinal de Courvoisier) – indicativa de obstrução de via viliar, geralmente maligna.

EXAMES LABORATORIAIS

- Dosagem da bilirrubina total e suas frações direta e indireta
- Dosagem de enzimas chamadas canaliculares (FA e GGT) e das transaminases (AST e ALT), TAP/INR
- Hiperbilirrubinemia significa níveis séricos de bilirrubina acima de 1,5 mg/dℓ (Figura 294.1)
- Aumento isolado das bilirrubinas: investigar hemólise ou erro do metabolismo das bilirrubinas
- Aumento predominante da ALT/AST sobre FA: sugere doença hepatocelular
- Aumento predominante de FA e GGT sobre transaminases: sugere obstrução do trato biliar ou colestase intra-hepática
- TAP/INR: alargados indicam síntese deficiente dos fatores de coagulação produzidos pelo fígado ou deficiência de vitamina K, cofator necessário para sua ação. Como a absorção da vitamina K depende da bile, sua administração parenteral geralmente normaliza o TINR nos casos de obstrução biliar, e não nos casos de doença hepatocelular
- Testes sorológicos
- Dosagem de autoanticorpos.

EXAMES DE IMAGEM

- Ultrassonografia (USG) de abdome: primeiro exame de imagem em paciente ictérico. Identifica vias biliares dilatadas, cálculos na vesícula biliar, massas que tenham efeito compressivo, além de hipertensão portal
- Tomografia computadorizada (TC): identifica dilatação de vias biliares e lesões hepáticas de modo não operador-dependente, como a USG, porém o custo e o uso de contraste são desvantagens

- Colangiorressonância (colângio-RM): delimita as vias biliares de maneira mais acurada que a USG ou TC. Não utiliza contraste. Porém, apresenta um custo mais elevado que a TC
- Colangiopancreatografia retrógrada endoscópica (CPRE): visualiza as vias biliares de maneira direta e permite intervenção como biópsia, desobstrução e colocação de próteses, sendo mais empregada em intervenções terapêuticas
- USG endoscópica (USGE): permite biópsia de lesões suspeitas de neoplasia.

DIAGNÓSTICO

O raciocínio diagnóstico da síndrome ictérica está resumido na Figura 294.2.

TRATAMENTO

Depende da causa da icterícia:

- Na icterícia neonatal, a fototerapia pode ser usada para prevenir *kernicterus*, encefalopatia bilirrubínica que decorre de impregnação no cérebro pela bilirrubina lipossolúvel que surge quando os níveis de bilirrubina indireta estão acima de 20 mg/dℓ
- Nas causas obstrutivas, recomenda-se intervenção endoscópica ou cirúrgica
- Nas doenças hepáticas colestáticas, atentar-se para a provável redução da absorção de vitaminas lipossolúveis e suplementá-las (ver Capítulo 350, *Hipovitaminoses e Hipervitaminoses*). Atentar-se também para prurido.

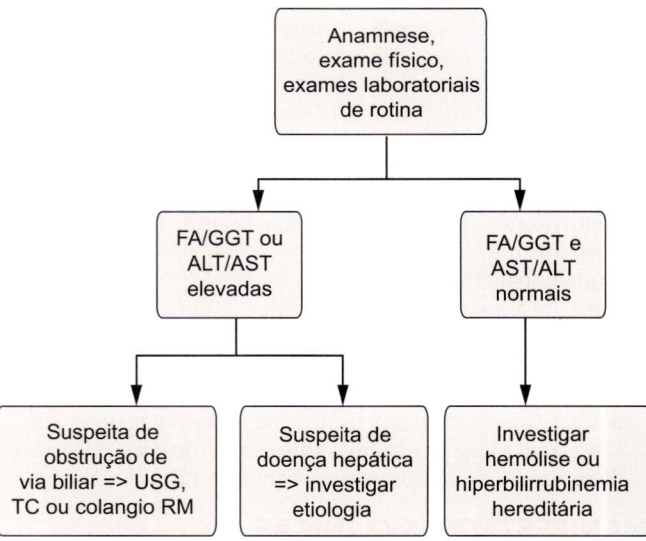

Figura 294.2 Raciocínio diagnóstico da síndrome ictérica.

BIBLIOGRAFIA

McPhee SJ, Papadakis MA. Current Medical Diagnosis & Treatment. 53. ed. McGraw-Hill; 2014.

Porto CC, Porto AL. Semiologia médica. 8. ed. Rio de Janeiro: Guanabara Koogan; 2019.

Sleisenger & Fordtran. Gastrointestinal and Liver Disease: pathophysiology, diagnosis, management. 8. ed. Saunders; 2006.

Zaterka S, Eiseig JN. Tratado de Gastroenterologia da Graduação à Pós-graduação. 2. ed. São Paulo: Atheneu; 2016.

295
Insuficiência Hepática Aguda

Cibele Franz Fonseca ◆ Carlos Eduardo Brandão-Mello

INTRODUÇÃO

Caracteriza-se pelo aparecimento de encefalopatia hepática (EH) no intervalo de 8 semanas após surgimento de icterícia, na ausência de comprometimento prévio de função hepática.

Ocorre por perda abrupta das funções metabólicas e imunológicas hepáticas, com hipoalbuminemia e coagulopatia.

Associados a esses sintomas, também podem surgir síndrome da resposta inflamatória sistêmica (SIRS), ascite, hemorragia digestiva, pancreatite aguda e falência de outros órgãos, como os rins.

CAUSAS

- Infecciosas: hepatites virais (A, B, C, D, E), paramixovírus, citomegalovírus, vírus Epstein-Barr, herpes-vírus humano, parvovírus B19, vírus varicela-zóster e febre amarela
- Metabólicas: esteatose aguda da gravidez, doença de Wilson
- Hepatopatia por medicamentos e toxinas: paracetamol, amoxicilina-clavulanato, nimesulida, tiazolidinedionas, eritromicina, estatinas, amiodarona, antidepressivos tricíclicos, fluoroquinolonas, tetraciclinas, isoniazida, rifampicina, halotano, valproato de sódio, fenitoína, extrato de valeriana, metildopa, envenenamento por *Amanita phalloides* (cogumelo), solventes industriais, propiltiouracila, nitrofurantoína, dissulfiram, cetoconazol, metildopa, metotrexato, azatioprina, sal de palmetto, entre outros
- Hepatite autoimune
- Síndrome de Budd-Chiari
- Hepatite isquêmica: choque séptico, insuficiência cardíaca
- Rejeição hiperaguda do fígado transplantado
- Outras causas: síndrome de Reye (encefalopatia de rápida progressão, com toxicidade hepática, porém, na maior parte dos casos, sem icterícia), infiltração metastática do fígado
- Em crianças: galactosemia, mitocondriopatias, distúrbios de oxidação de ácidos graxos, hemocromatose neonatal.

MANIFESTAÇÕES CLÍNICAS

- Náuseas (com ou sem vômitos)
- Astenia
- Icterícia
- Hipotensão arterial
- Febre (nos casos mais graves)
- Hemorragias
- Ascite
- Insuficiência respiratória
- Encefalopatia hepática (EH) (Quadro 295.1)
- Possível evolução com diminuição abrupta do fígado (início geralmente com hepatomegalia)
- Esplenomegalia (20 a 40% dos pacientes).

Quadro 295.1 Critérios diagnósticos de West-Haven para encefalopatia hepática.

- Grau 1: confusão leve, redução da atenção, irritabilidade, inversão do padrão sono/vigília
  - Sinais neurológicos: incoordenação, tremor, dificuldade para escrever
- Grau 2: alteração de personalidade, desorientação
  - Sinais neurológicos: *flapping*, ataxia, disartria
- Grau 3: sonolência, desorientação, confusão, alteração da fala
  - Sinais neurológicos: hiper-reflexia, rigidez muscular, sinal de Babinski
- Grau 4 – Coma hepático: **estádio mais grave**

EXAMES COMPLEMENTARES

- Aminotransferases (AST e ALT): grande elevação dos valores. Os níveis não têm relação com a gravidade do quadro clínico
- Gamaglutamiltransferase (GGT) e fosfatase alcalina: aumentadas, porém em um nível menor que as aminotransferases
- Bilirrubina: grande elevação (predomínio de bilirrubina direta)
- Fibrinogênio: diminuído
- Tempo de protrombina e de tromboplastina parcial: prolongados
- Albumina: diminuída (redução da alfa-1-globulina elevação da gamaglobulina sérica)
- Uremia: pode haver lesão renal associada
- Hipopotassemia, hiponatremia e acidose metabólica podem estar presentes
- Glicose e colesterol: diminuídos
- Hemograma: leucocitose com desvio para a esquerda sugere complicação infecciosa, mas também pode ser pela própria complicação da doença; trombocitopenia
- Amilase e lipase: elevadas se houver alteração pancreática associada
- Tomografia computadorizada e ressonância magnética de crânio: edema cerebral e hipertensão intracraniana nos casos de encefalopatia hepática grave
- Orientação para internação
- Se INR > 1,5 – internação hospitalar
- Icterícia com posterior surgimento de encefalopatia hepática: transferência para unidade de terapia intensiva para monitoramento clínico e laboratorial.

TRATAMENTO

Encefalopatia hepática

- Correção dos fatores precipitantes (infecção, desidratação, uremia, constipação intestinal/diarreia ou hemorragia digestiva)
- Entubação orotraqueal para proteção das vias respiratórias em pacientes com EH de graus III e IV
- Em paciente entubado, dieta enteral, via cateter nasoenteral (CNE)
- Lactulose CNE ou por via oral (VO): administrar até o paciente apresentar 2 a 3 evacuações/dia. Dose de 30 até 45 mℓ (20 a 30 g), 2 a 4 vezes/dia. Pode ser administrada por via retal se não houver CNE
- Neomicina: apesar de ser muito usada para tratamento de EH, quando esta ocorre na insuficiência hepática aguda grave, deve-se evitar seu uso por ser nefrotóxica.

Edema cerebral

- Entubação orotraqueal para proteção das vias respiratórias
- Sedação: propofol
- Analgesia: fentanila
- Manter cabeceira elevada a 30°
- Monitorar pressão intracraniana (PIC): atentar-se para complicações como infecção ou sangramento. Não há diferença entre as taxas de mortalidade dos pacientes com e sem PIC. Se > 20 a 25 mmHg, deve-se iniciar manitol ou solução salina hipertônica por via intravenosa (IV)
- Em casos refratários, pode-se induzir coma barbitúrico, hipotermia e hiperventilação terapêuticas.

Alterações cardiovasculares

- Uso de expansores plasmáticos (cristaloides, preferencialmente)
- Medicamentos vasoativos: norepinefrina e/ou vasopressina nos casos de hipotensão arterial grave (ver Capítulo 230, *Choque*)
- Manter pressão arterial média acima de 70 a 80 mmHg. Para garantir pressão de perfusão cerebral, manter a pressão de 60 a 80 mmHg.

Alterações renais ou distúrbios hidreletrolíticos ou acidobásicos

- Evitar medicamentos nefrotóxicos
- Corrigir fatores agravantes da disfunção renal: infecção, hipotensão arterial e hipovolemia
- Corrigir distúrbios hidreletrolíticos e acidobásicos
- Em casos de síndrome hepatorrenal, ver Capítulo 297, *Síndrome Hepatorrenal*
- Diálise em casos de falência renal.

Coagulopatia

- Reposição de fatores de coagulação e de plaquetas em casos de sangramento (não corrigir alterações laboratoriais que não estejam associadas a manifestações clínicas)
- Em casos de hemorragia digestiva, ver Capítulo 250, *Hemorragia Digestiva Alta*.

Tratamento específico

- Intoxicação por paracetamol (ver Capítulo 293, *Hepatopatia por Medicamentos e Toxinas*)
- Esteatose aguda da gestação: interromper a gestação e monitorar a gestante
- Hepatite B aguda: iniciar entecavir, 0,5 mg/dia (ou tenofovir, 300 mg/dia) independentemente dos níveis de carga viral
- Transplante hepático emergencial conforme os critérios do King's College, assim como os de Clichy (Quadro 295.2).

PROGNÓSTICO

- Quadro clínico geralmente muito grave (e rapidamente progressivo), com elevada taxa de mortalidade
- Depende da etiologia envolvida.

BIBLIOGRAFIA

Azevedo MF. GPS Medicamentos. Guia prático em saúde. Rio de Janeiro: Guanabara Koogan; 2017.

Bernal W, Auzinger G, Dhawan A, Wendon J. Acute liver failure. Lancet. 2010;376:190-201.

Kasper DL, Hauser SL, Jameson JL, Fauci AS, Longo DL, Loscalzo J. Medicina interna de Harrison. 19. ed. McGraw-Hill Education; 2017.

Quadro 295.2 Aspectos prognósticos para realização de transplante de fígado na insuficiência hepática aguda.

King's College	Clichy
Paracetamol: pH < 7,3 (independentemente do grau de EH), ou todos os três seguintes: Graus III e IV de encefalopatia hepática Tempo de protrombina > 100 s ou INR > 7,7 Creatinina sérica > 3,4 mg/dℓ	Não paracetamol: Idade < 30 anos + fator V < 20% Ou Idade > 30 anos + fator V < 30%
Não paracetamol: Tempo de protrombina > 100 s ou INR > 7,7 (independentemente do grau de EH), ou todos os três seguintes: Idade < 10 anos ou > 40 anos Etiologia não A, não B, não halotano, reação idiossincrática a fármacos Creatinina sérica > 3,4 mg/dℓ	
Doença de Wilson Período de icterícia e encefalopatia > 7 dias Tempo de protrombina > 50 s ou INR > 3,85 Bilirrubina sérica > 17 mg/dℓ	

Kaur S, Kumar P, Kumar V, Sarin SK, Kumar A. Etiology and prognostic factors of acute liver failure in children. Indian Pediatr. 2013;50:677.

Lee WM, Stravitz RT, Larson AM. Introduction to the revised American Association for the Study of Liver Diseases Position Paper on acute liver failure 2011. Hepatology. 2012;55:965.

Mattos AA, Dantas-Corrêa EB. Tratado de Hepatologia. Rio de Janeiro: Rubio; 2010.

The European Association for the Study of the Liver. EASL Clinical Practice Guidelines for the management of patients with decompensated cirrhosis. Hepatol. 2018;69(2):406-60.

Vaquero J, Fontana RJ, Larson AM, Bass NMT, Davern TJ, Shakil et al. Complications and use of intracranial pressure monitoring in patients with acute liver failure and severe encephalopathy. Liver Transpl. 2005;11:1581.

296
Neoplasias Malignas do Fígado

Carcinoma hepatocelular, hepatocarcinoma

Américo de Oliveira Silvério • Marcelo da Silva Muniz • Wilmar José Manoel • Eduardo Sabino de Souza Lima • Roberta Celles Cordeiro Soares • José Carlos do Valle • Carlos Eduardo Brandão-Mello

INTRODUÇÃO

O carcinoma hepatocelular é uma neoplasia maligna do fígado derivada de células precursoras dos hepatócitos. As lesões podem ser nodulares ou difusas.

Nas formas anaplásicas, pode ser difícil estabelecer a origem das células neoplásicas ou diferenciá-las de neoplasia metastática.

Ocorrem, com maior frequência, a partir dos 50 anos e predominam no sexo masculino.

O carcinoma hepatocelular é a quinta causa de câncer no mundo (Figura 296.1).

O carcinoma fibrolamelar é encontrado em pessoas jovens sem cirrose.

CAUSAS E FATORES DE RISCO

- Cirrose (60 a 80% dos casos)
- Infecção pelo vírus das hepatites B e C
- Micotoxinas (aflatoxinas): toxinas do fungo *Aspergillus flavus*
- Polímeros de vinil, mas não o produto final, provocam angiossarcoma
- Hepatopatia crônica (hepatite crônica)
- Hepatopatia alcoólica
- Hemocromatose
- Deficiência de alfa-1-antitripsina
- Cirrose biliar primária
- Uso prolongado de contraceptivos
- Distúrbios metabólicos (tirosinemia, doença de Niemann-Pick).

MANIFESTAÇÕES CLÍNICAS

- Dor abdominal, localizada no hipocôndrio direito, de caráter difuso ou intenso (em 80% dos doentes)
- Náuseas e vômitos
- Febre em 10 a 50% dos casos

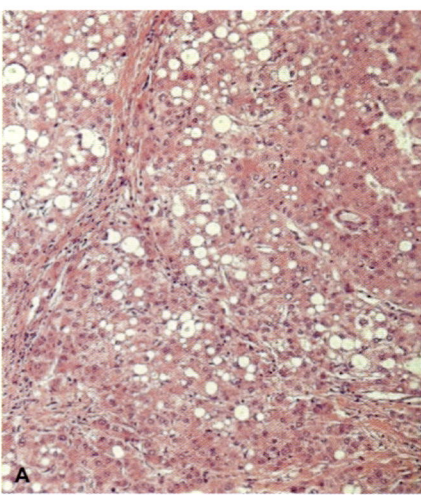

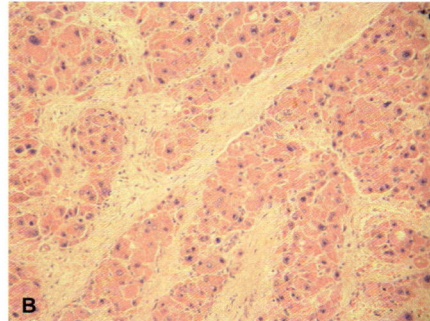

Figura 296.1 Neoplasia maligna do fígado. **A.** Carcinoma hepatocelular, observando-se neoplasia bem diferenciada. **B.** Carcinoma fibrolamelar, vendo-se hepatócitos neoplásicos com citoplasma eosinofílico separados por traves de tecido conjuntivo.

- Nódulo palpável no fígado
- Hepatomegalia com fígado de superfície irregular, nodular, firme e hipersensível (80 a 90% dos casos)
- Perda de peso (30%)
- Sopro hepático (20%)
- Atrito (mais comum nas metástases hepáticas)
- Agravamento inexplicado de cirrose estável
- Hemoperitônio
- Síndrome de Budd-Chiari
- Trombose da veia porta, da veia cava inferior e das veias renais
- Ascite serosa ou hemorrágica
- Icterícia.

DIAGNÓSTICO DIFERENCIAL

- Estádio inicial: hepatopatia subjacente (cirrose, hepatite crônica, nódulos hepáticos benignos, hamartoma, hemangioma, adenocarcinoma metastático, cálculos biliares ou pólipos da vesícula biliar)
- Estádio avançado: cisto hepático, adenoma, hemangioma, abscesso, neoplasia metastática do fígado, cirrose ativa, infarto do fígado, trombose das veias hepática, porta, cava inferior e hepatites viral ativa e alcoólica.

Metástases hepáticas

- O fígado é sede frequente de tumores metastáticos
- Neoplasias malignas de cólon, pulmões, estômago e mamas são os que mais dão metástases hepáticas
- Em geral, formam nódulos múltiplos, de tamanhos variados
- As metástases reproduzem as estruturas dos tumores primários
- Metástases hepáticas, em geral, implica mau prognóstico.

EXAMES COMPLEMENTARES

- Alfafetoproteína (AFP): teste laboratorial importante para triagem e diagnóstico do hepatocarcinoma (negativo no angiossarcoma, no colangiocarcinoma e no carcinoma fibrolamelar). Valores acima de 400 ng/mℓ são indicativos do diagnóstico, mas sem correlação com o prognóstico
- Provas de função hepática: podem estar normais
- Dosagem de glicose: hipoglicemia (em 30% dos casos)
- Dosagem do cálcio: hipercalcemia
- Hemograma: eritrocitose (em 10%)
- Perfil lipídico: hipercolesterolemia
- Biópsia hepática ou citoaspiração de nódulo suspeito
- Ultrassonografia abdominal
- Tomografia computadorizada e ressonância magnética do abdome total: permitem detectar tumores com menos de 3 cm, podendo ser positivas quando a AFP está normal; identificam invasão vascular (Figura 296.2)
- Radiografia de tórax e esqueleto para pesquisa de metástases
- Arteriografia hepática na avaliação da anatomia para planejamento terapêutico
- Cintilografia com gálio: 90% dos carcinomas hepatocelulares e 60% dos tumores hepáticos de qualquer tipo celular captam e acumulam o gálio.

DIAGNÓSTICO

- Dados clínicos + exames de imagem + exame histopatológico (biópsia hepática ou aspiração com agulha fina sob orientação ultrassonográfica)

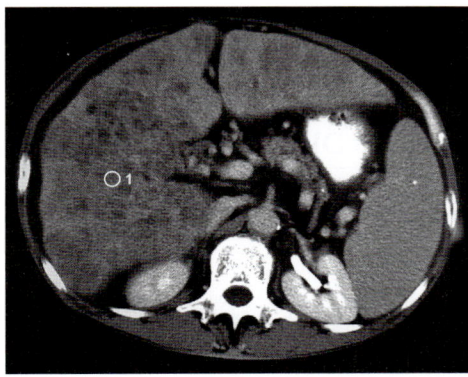

Figura 296.2 Carcinoma hepatocelular. Tomografia computadorizada mostra diversos nódulos ocupando quase toda a área hepática.

- Exames laboratoriais
- Laparotomia exploradora com biópsia cirúrgica costuma ser utilizada em crianças
- Exame imuno-histoquímico.

Diagnóstico precoce

- Diagnóstico precoce, com possibilidade de detectar tumores assintomáticos (< 3 cm), em estádio potencialmente curável, pode ser obtido com combinação da dosagem de AFP e ultrassonografia seriada de alta resolução, realizada a cada 6 meses
- Os nódulos isoecoicos podem passar despercebidos, caso não se use o ecodoppler
- Lesões maiores que 2 cm de diâmetro, sugestivas de carcinoma hepatocelular em fígado cirrótico com AFP maior que 200 ng/mℓ, confirmam o diagnóstico
- Lesões entre 1 e 2 cm devem ser biopsiadas para confirmar o diagnóstico
- Lesões menores que 1 cm devem ter acompanhamento ultrassonográfico a cada 3 a 6 meses por 2 anos.

COMPLICAÇÕES

- Ruptura do fígado
- Hemoperitônio
- Insuficiência hepática
- Icterícia obstrutiva
- Caquexia.

TRATAMENTO

Tratamento cirúrgico (Quadro 296.1)

- Lobectomia, hepatectomia ou transplante de fígado: mesmo quando o tumor é volumoso, geralmente do tipo fibrolamelar, com cura acima de 70% em crianças
- Quimioembolização: reduz em 60 a 80% do tumor, mas sem aumento comprovado na sobrevida
- Toda terapêutica por via arterial está contraindicada se a bilirrubina for maior que 3 mg/dℓ
- Alcoolização percutânea do tumor: opção para pequenos tumores e para aqueles sem condição cirúrgica
- Termoablação por radiofrequência e micro-ondas
- Radioembolização com microesferas de *yttrium-90* (somente se a bilirrubina total estiver abaixo de 2 mg/dℓ).

Quadro 296.1 Escore Child-Pugh.

Parâmetros clínicos e bioquímicos	Escores (pontos) para aumento de anormalidade		
	1	2	3
Encefalopatia (grau)	Nenhum	1 a 2	3 a 4
Ascite (g/dℓ)	> 3,5	2,8 a 3,5	< 2,8
Tempo de protrombina			
Segundos sobre o controle	< 4	4 a 6	> 6
INR	< 1,7	1,7 a 2,3	> 2,3
Bilirrubina (mg/dℓ)	< 2	2 a 3	> 3
*Para cirrose biliar primária	< 4	4 a 10	> 10

Classe A: 5 a 6 pontos; classe B: 7 a 9 pontos; classe C: 10 a 15 pontos. Classe A: bom risco cirúrgico; classe B: moderado risco cirúrgico; classe C: mau risco cirúrgico.

Tratamento medicamentoso

- 1ª escolha: sorafenibe (Nexavar®) – inibidor multiquinase por via oral (VO) para doença hepática (escore Child-Pugh classe A ou B7; ver Quadro 296.1)
- Outros medicamentos: mFOLFOX; oxaliplatina, 85 mg/m² por via intravenosa (IV) no dia 1; leucovorina, 400 mg/m² IV no dia 1
- 5-Fu 1.200 mg/m²/dia, por 2 dias, total 2.400 mg/m² em 46 a 48 horas em infusão contínua (repetir a cada 2 semanas)
- Tratamentos subsequentes (segunda linha): nivolumabe – anticorpo anti-PD1/IV (Child-Pugh classe A ou B7); regorafenibe – inibidor oral de multiquinases (somente Child-Pugh Classe A); cabozantinibe – inibidor oral de quinases c-MET e VEGFR (somente Child-Pugh classe A; ver Quadro 296.1)
- Tratamento paliativo: doxorrubicina, 60 a 75 mg/m², a cada 3 semanas, repetida na dependência da resposta (25% parciais).

PREVENÇÃO

- Prevenção das hepatites B e C
- Prevenção da cirrose
- Contenção do alcoolismo.

EVOLUÇÃO E PROGNÓSTICO

- Os tumores sintomáticos não ressecáveis têm prognóstico reservado com sobrevida raramente maior que 6 meses
- Após o transplante de fígado, a sobrevida de 2 anos é de 25 a 30%
- Após a quimioterapia ou quimioimunoterapia, ocorre remissão parcial em 25%
- Tumores assintomáticos ressecáveis: sobrevida de 5 anos em 25% e de 2 anos em 50 a 60% dos casos.

BIBLIOGRAFIA

Azevedo MF. GPS Medicamentos. Guia prático em saúde. Rio de Janeiro: Guanabara Koogan; 2017.

Bruix J, Sherman M. Management of hepatocellular carcinoma. Hepatology. 2005;42(55):1208-36.

Gonçalves CS, Gomes MPZ, Gonçalves PL, Pereira FEL. Tumores malignos do fígado. In: Dani, R. Gastrenterologia Essencial. 4. ed. Rio de Janeiro: Guanabara Koogan; 2011.

National Comprehensive Cancer Network (NCCN). Guidelines version 3.2019.

297
Síndrome Hepatorrenal

Cibele Franz Fonseca • Carlos Eduardo Brandão-Mello

INTRODUÇÃO

A injúria renal aguda (IRA) é uma complicação comum da cirrose hepática, com incidência de até 20% em pacientes hospitalizados (ver Capítulo 363, *Injúria Renal Aguda*).

Muitas são as causas que vinculam o desenvolvimento de IRA em paciente com cirrose, como infecções, desidratação, nefropatia parenquimatosa, nefrotoxicidade por medicamentos (ou por contraste em exames de imagem) e síndrome hepatorrenal (SHR).

A SHR é definida como uma insuficiência renal funcional nos pacientes com cirrose hepática avançada com ascite e insuficiência hepática.

Sua principal característica é uma vasoconstrição renal intensa, decorrente da interação entre as alterações hemodinâmicas portal e sistêmica.

FORMAS CLÍNICAS

- SHR tipo 1: de evolução rápida com progressiva redução na taxa de filtração glomerular (TFG) em um curto período (dias ou semanas). Ocorre em 5% dos pacientes internados por sangramento digestivo e 30% daqueles admitidos por peritonite bacteriana. Além disso, surge em 10% dos pacientes com ascite submetidos a paracentese total
- SHR tipo 2: moderada redução da TFG ao longo de meses.

Causas de injúria renal aguda

- IRA pré-renal: resultado da hipoperfusão renal, sem lesão tubular ou glomerular: causa mais comum – hipovolemia (sangramento gastrintestinal, uso de diuréticos ou diarreia), uso de vasodilatadores ou fatores que levam à vasoconstrição renal (p. ex., uso de anti-inflamatórios)
- IRA renal (intrínseca): necrose tubular aguda (insulto isquêmico, principalmente após sangramento digestivo vultuoso ou infecção grave)
- IRA pós-renal: causas obstrutivas (p. ex., hiperplasia prostática benigna).

FATORES PREDISPONENTES

- Ascite (principalmente refratária)
- Peritonite bacteriana espontânea (PBE)
- Hemorragia digestiva
- Paracentese (de alívio)
- Infecções (p. ex., erisipela).

MANIFESTAÇÕES CLÍNICAS

- Oligúria (mais comum)
- Tendência à hipotensão arterial

- Hálito urêmico (em casos graves)
- Anasarca
- Perda de massa muscular (sarcopenia).

DIAGNÓSTICO DIFERENCIAL

- Lesões renais agudas (ver *Causas de IRA*)
- Síndrome nefrótica
- Doença renal crônica
- Distúrbios eletrolíticos (p. ex., hipopotassemia e hiponatremia)
- Distúrbios acidobásicos (p. ex., acidose tubular renal do tipo I).

EXAMES COMPLEMENTARES

- Dosagem de creatinina e ureia
- Dosagem de eletrólitos séricos (sódio, potássio e magnésio)
- Exame simples de urina
- Proteinúria de amostra isolada
- Ultrassonografia de rins e vias urinárias.

CRITÉRIOS DIAGNÓSTICOS

- O diagnóstico da SHR requer a exclusão de outras causas de IRA na cirrose, em especial a necrose tubular aguda
- Necessária avaliação inicial quanto ao grau de IRA, conforme a Figura 297.1.

TRATAMENTO

A conduta clínica está resumida na Figura 297.1. As principais recomendações são:

- O diagnóstico da SHR requer a exclusão de outras causas de IRA na cirrose, em especial a necrose tubular aguda
- Administração de albumina venosa está indicada na profilaxia da SHR associada à PBE – dose de 1,5 g/kg de peso no primeiro e 1 g/kg de peso no 3º dia
- A combinação de vasoconstritores sistêmicos (preferencialmente terlipressina – dose 0,5 a 1 mg de 4/4 horas ou de 6/6 horas) e albumina humana 20% representa a terapêutica de escolha para o tratamento da SHR (1 g/kg de peso/dia). Após 48 horas do início, na ausência de resposta, a dose poderá chegar a 2 mg por via intravenosa (IV) de 4/4 horas
- O tratamento deve ser interrompido se a creatinina sérica não decrescer pelo menos 50% após 7 dias da dose dobrada
- Transplante hepático (é o tratamento de eleição para pacientes com SHR do tipo 2).

Complicações relacionadas com o uso de terlipressina

- Hiponatremia (reversível após suspensão do tratamento)
- Precordialgia (sendo contraindicada nos pacientes > 70 anos ou com doença arterial coronariana).

PROGNÓSTICO

- A SHR tipo 1 apresenta uma sobrevida significativamente menor (média de 15 dias) do que a tipo 2 (semanas-meses)
- Trata-se de uma das complicações com maior letalidade da hipertensão portal.

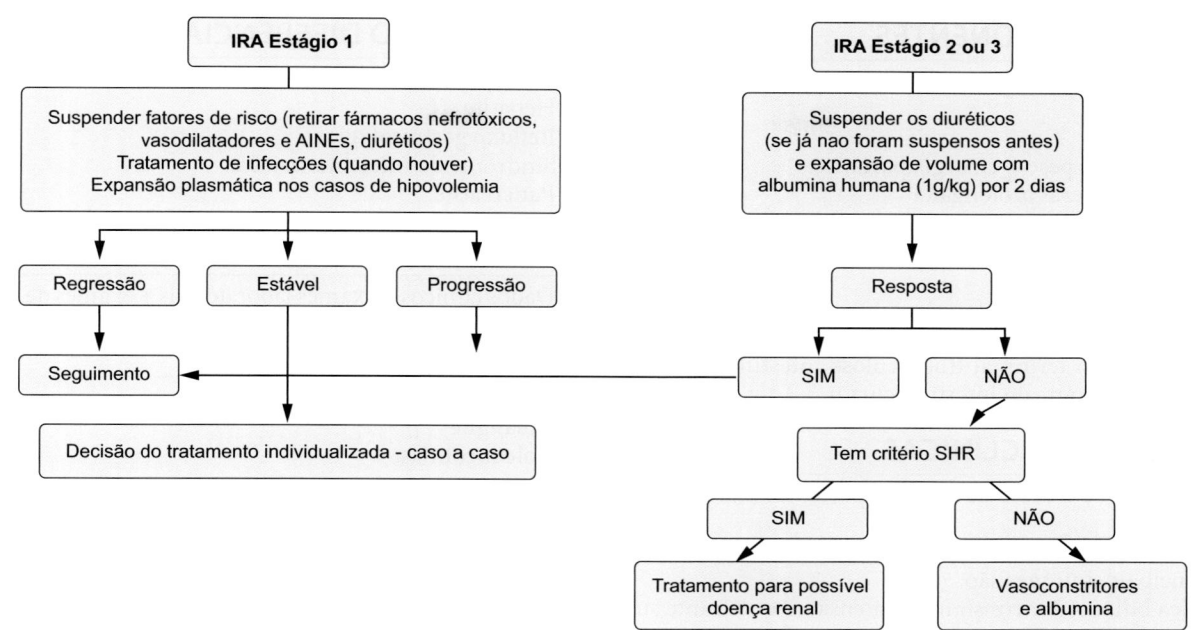

Figura 297.1 Fluxograma para conduta clínica conforme o grau de injúria renal aguda (IRA).

BIBLIOGRAFIA

Azevedo MF. GPS Medicamentos. Guia prático em saúde. Rio de Janeiro: Guanabara Koogan; 2017.

Bittencourt PL, Farias AQ, Terra C. Renal failure in cirrhosis: emerging concepts. World J Hepatol. 2015;7:2336-43.

Carvalho JR, Villela-Nogueira CA, Luiz RR, Guzzo PL, Silva Rosa JM, Rocha E et al. Acute kidney injury network criteria as a predictor of hospital mortality in cirrhotic patients with ascites. J Clin Gastroenterol. 2012;46:e21-26.

Fede G, D'Amico G, Arvaniti V, Tsochatzis E, Germani G, Georgiadis D et al. Renal failure and cirrhosis: a systematic review of mortality and prognosis. J Hepatol. 2012;56:810-8.

Garcia-Tsao G, Parikh GR, Viola A. Acute kidney injury in cirrhosis. Hepatology. 2008;48:2064-77.

Huelin P, Piano S, Sola E, Stanco M, Sole C, Moreira R et al. Validation of a staging system for acute kidney injury in patients with cirrhosis

and association with acute-on-chronic liver failure. Clin Gastroenterol Hepatol. 2017;15:438-45.

Kidney Disease: Improving Global Outcomes (KDIGO) Acute Kidney Injury Work Group KDIGO Clinical Practice Guideline for Acute Kidney Injury. Kidney International. 2012;2:1-138.

Martin-Llahi M, Guevara M, Torre A, Fagundes C, Restuccia T, Gilabert R et al. Prognostic importance of the cause of renal failure in patients with cirrhosis. Gastroenterology. 2011;140:488-96.

Salerno F, Gerbes A, Gine P, Wong F, Arroyo V. Diagnosis, prevention and treatment of hepatorenal syndrome in cirrhosis. Gut. 2007;56:1310-8.

Wong F, Pappas SC, Boyer TD, Sanyal AJ, Bajaj JS, Escalante S et al. Terlipressin improves renal function and reverses hepatorenal syndrome in patients with systemic inflammatory response syndrome. Clin Gastroenterol Hepatol. 2017;15:266-72.

Seção G • Vias Biliares

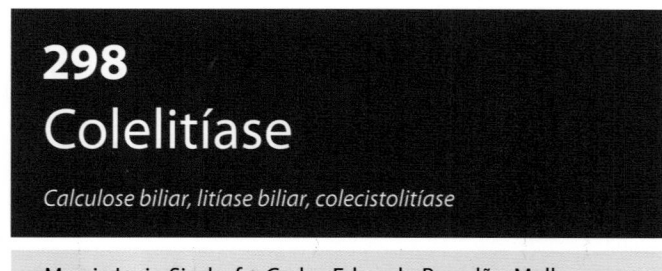

298
Colelitíase

Calculose biliar, litíase biliar, colecistolitíase

Marcia Lyrio Sindorf • Carlos Eduardo Brandão-Mello

INTRODUÇÃO

Conhecida também como calculose biliar ou litíase biliar ou colecistolitíase, colelitíase é uma condição clínica que afeta mais mulheres que homens na idade adulta e aumenta em ambos os sexos com o avançar da idade.

Os dois tipos de cálculos mais frequentes são de colesterol e pigmentares.

Cálculos biliares podem estar presentes por vários anos antes de surgirem os primeiros sintomas, e 70 a 80% permanecem assintomáticos.

Quando acompanhados por 10 a 15 anos, cerca de 18% dos pacientes apresentam cólicas biliares.

CAUSAS

- Produção de bile supersaturada com colesterol
- Diminuição do teor de fosfolipídeos ou ácidos biliares
- Estase biliar
- Doença hemolítica.

FATORES PREDISPONENTES

- Predisposição genética
- Multiparidade
- Obesidade
- Rápida perda de peso – cirurgia bariátrica
- Nutrição parenteral prolongada
- Distúrbios hemolíticos: anemia falciforme, esferocitose hereditária
- Parasitos biliares
- Cirrose (cálculos pigmentares)
- Neoplasias na infância
- Doenças do íleo terminal (tuberculose intestinal, doença de Crohn, síndrome do intestino curto).

MANIFESTAÇÕES CLÍNICAS

- Assintomática em cerca de 80% dos pacientes (diagnóstico incidental)
- Inflamação ou obstrução do ducto cístico ou do colédoco
- Os principais sintomas são:
  - Cólica biliar – dor constante e intensa no quadrante superior direito (QSD) ou no epigástrico, de início abrupto, geralmente 30 a 90 minutos após as refeições, podendo irradiar para o dorso
  - Náuseas e vômitos
- O exame físico pode ser normal ou com hipersensibilidade à palpação superficial e/ou profunda na região epigástrica ou no QSD (ponto cístico).

EXAMES COMPLEMENTARES

- Exames laboratoriais: elevação leve ou transitória de bilirrubina (< 5 mg/dℓ) acompanham a cólica biliar
- Exames de imagem:
  - Ultrassonografia abdominal: melhor recurso diagnóstico (Figura 298.1)
  - Tomografia computadorizada abdominal: pode ser necessária em alguns casos.

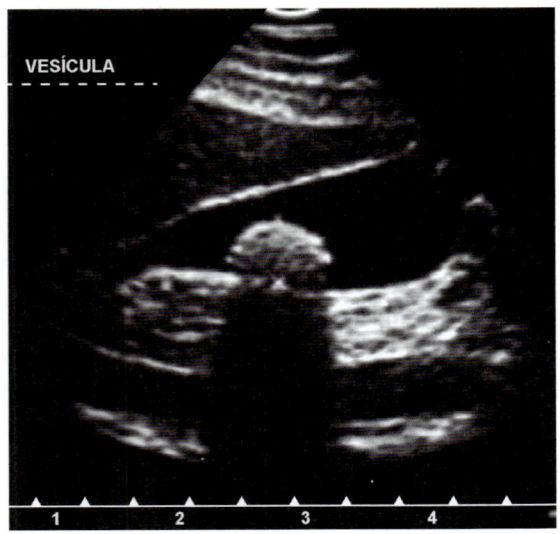

Figura 298.1 Vesícula com volumoso cálculo, observando-se sua sombra ecogênica.

DIAGNÓSTICO DIFERENCIAL

- Doença péptica
- Hepatite
- Refluxo gastresofágico
- Síndrome do intestino irritável
- Pancreatite.

DIAGNÓSTICO

- Dados clínicos + exames laboratoriais + exames de imagem.

COMPLICAÇÕES

- Colecistite aguda
- Colangite
- Coledocolitíase
- Pancreatite
- Íleo biliar.

TRATAMENTO

- Forma assintomática: acompanhamento clínico
- Forma sintomática: orientação nutricional e alívio da cólica biliar (ver Capítulo 15, *Dor*).

Tratamento para dissolver cálculos

- Ácido ursodesoxicólico: 8 a 10 mg/kg/dia VO, 8/8 horas. Dissolve parcial ou completamente pequenos cálculos radiotransparentes em 50% em 6 a 24 meses. Indicado para pacientes com contraindicação à cirurgia.

Tratamento cirúrgico

- Colecistectomia laparoscópica ou convencional.

PROGNÓSTICO

- Cerca de 10 a 15% dos pacientes apresentam coledocolitíase
- Taxa de mortalidade na colecistectomia eletiva é de 0,5% e na emergência 3,5%
- A microlitíase biliar é a grande causa de pancreatite biliar, na qual geralmente se faz o diagnóstico por colangiorressonância.

BIBLIOGRAFIA

Azevedo MF. GPS Medicamentos. Guia prático em saúde. Rio de Janeiro: Guanabara Koogan; 2017.

Cardoso JA et al. Colecistopatia crônica calculosa. In: Lopes AC. Tratado de Clínica Médica. Rio de Janeiro: Roca; 2006.

Dani R, Câmara HEB. Litíase biliar. In: Dani R. Gastroenterologia Essencial. 4. ed. Rio de Janeiro: Guanabara Koogan; 2011.

European Association for the Study of the Liver (EASL). EASL clinical practice guidelines on the prevention, diagnosis and treatment of gallstones. J Hepatol. 2016;65(1):146-81.

Galvão MC, Galvão-Alves J. Colecistite aguda, avaliação clínica. In: Alves JG. Emergências em Gastroenterologia. Rio de Janeiro: Rubio; 2007.

Nunes SI, Pinto CB, Lima EC, Fernandes CBF, Pereira GA, Chehuen Neto JA. Colelitíase assintomática: quando operar? HU Rev. 2007;3(3):69-73.

Shabanzadeh DM, Sørensen LT, Jørgensen T. Association between screen-detected gallstone disease and câncer in a cohort study. Gastroenterology. 2017;152(8):1965-74.

299
Colecistite

Colecistite acalculosa, colecistite enfisematosa

Fábio Athayde Veloso Madureira ◆ Carlos Eduardo Brandão-Mello

INTRODUÇÃO

Processo inflamatório, agudo ou crônico, da vesícula biliar, que, na maior parte das vezes, está relacionado com a colelitíase.

CAUSAS

- Cálculos biliares: 90 a 95% dos casos
- Infecção bacteriana em 50% dos pacientes
- Neoplasias em a 1 a 6% dos pacientes
- Ascaridíase (causa rara, mais frequente em crianças)
- Estenose do ducto biliar (causa rara, em geral relacionada com colangite).

Colecistite acalculosa e enfisematosa

- Colecistite aguda acalculosa (ou alitiásica): cerca de 5% dos casos. Associada a quadros clínicos graves, incluindo pacientes em unidades de terapia intensiva (UTI), imunossuprimidos, pós-operatório de cirurgia cardíaca e politraumatizados
- Colecistite enfisematosa: mais comum em pacientes idosos, sobretudo nos pacientes com diabetes melito. Infecção por microrganismos produtores de gás (1/3 dos casos por *Clostridium perfringens*).

FATORES DE RISCO

- Colelitíase (ver Capítulo 298, *Colelitíase*)
- Pacientes graves em unidade de terapia intensiva (UTI)
- Parasitoses intestinais
- Politraumatizados
- Grandes queimados.

FORMAS CLÍNICAS

Colecistite aguda (Figura 299.1)

- Diferentemente do episódio de cólica biliar que cursa com dor epigástrica, mal definida (de origem visceral), na colecistite aguda a dor é do tipo "pontada", bem localizada no ponto cístico (origem somática) em decorrência da inflamação aguda da parede da vesícula
- Náuseas e vômitos
- Febre (< 38,5)
- Anorexia
- Icterícia: 5% dos pacientes
- Vesícula palpável: 5% dos casos.

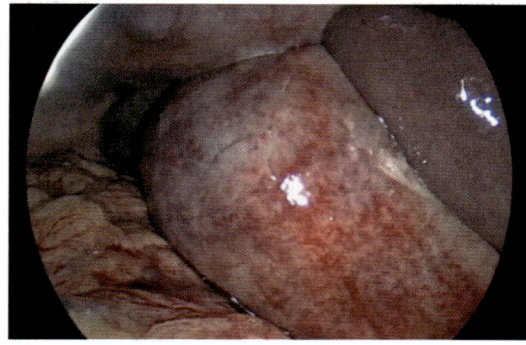

Figura 299.1 Colecistite aguda: hiperemia e edema da parede da vesícula biliar distendida.

Colecistite crônica

- Pode ser assintomática por longo tempo (20% dos pacientes), tornando-se sintomática no decorrer de 15 a 20 anos com episódios de agudização (colecistite crônica agudizada)
- Quase sempre associada a cálculos biliares (ver Capítulo 298, *Colelitíase*)
- Dispepsia após as refeições
- Vesícula retraída e de paredes espessas (vesícula escleroatrófica; Figura 299.2).

Sinal de Murphy

- Sinal de Murphy: dor acompanhada de suspensão da fase inspiratória da respiração, provocada pela palpação do ponto cístico quando se pede ao paciente para fazer uma respiração profunda
- Sinal de Murphy ultrassonográfico: reprodução do sinal de Murphy com a compressão da vesícula realizada pelo transdutor.

Empiema da vesícula biliar

- Sinais de processo inflamatório intenso (fleimão) na topografia da vesícula
- Febre
- Anorexia
- Massa abdominal no hipocôndrio direito
- Dor menos intensa comparada ao início do quadro.

DIAGNÓSTICO DIFERENCIAL

- Doença péptica (duodenite, úlcera duodenal)
- Pneumonia basal

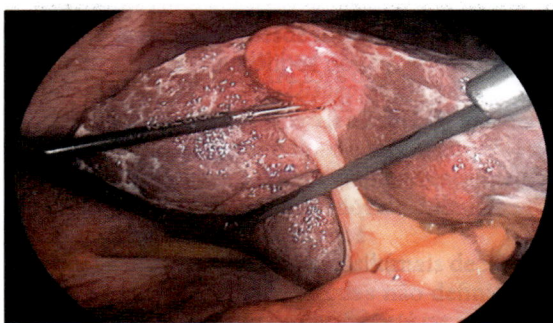

Figura 299.2 Colecistite crônica agudizada: hiperemia, retração da vesícula e fibrose de sua parede por episódios recorrentes.

- Empiema pleural
- Pancreatite
- Pielonefrite
- Diverticulite
- Apendicite retrocecal
- Abscesso hepático
- Angina precordial
- Derrame pleural
- Tromboembolismo pulmonar (periférico)
- Neoplasias hepáticas
- Síndrome do intestino irritável
- Dispepsia não ulcerosa.

EXAMES COMPLEMENTARES

- Hemograma: leucocitose de 12.000 a 15.000/mm³
- Provas de função hepática: elevação das transaminases (AST, ALT), da fosfatase alcalina e da gama-GT na vigência da obstrução do ducto hepático comum colédoco. Amilase sérica: pode estar discretamente aumentada
- Cintilografia com ácido iminodiacético (HIDA) (colecintilografia): altamente sensível (97%) para o diagnóstico da colecistite aguda. Não visualização da vesícula é altamente suspeita, indicando obstrução no cístico, devendo-se suspeitar de colecistite
- Radiografia simples do abdome (posição ortostática): apenas 20% dos cálculos são radiopacos
- Ultrassonografia abdominal: melhor método para diagnosticar cálculos biliares e colecistite aguda. Os achados mais comuns são vesícula com paredes espessadas e presença de líquido (edema) dos tecidos circunvizinhos à vesícula
- Presença de ar na parede ou na luz da vesícula, decorrente de isquemia ou gangrena da vesícula biliar e infecção com bactéria produtora de gás (colecistite enfisematosa; Figura 299.3)
- Tomografia computadorizada abdominal: não tem vantagem sobre a ultrassonografia no diagnóstico de cálculos biliares e/ou colecistite aguda, mas é útil na detecção e no dimensionamento das complicações (p. ex., abscesso).

COMPLICAÇÕES

- Gangrena e perfuração da parede da vesícula (Figura 299.4)
- Abscesso (sub-hepático e subfrênico)
- Peritonite

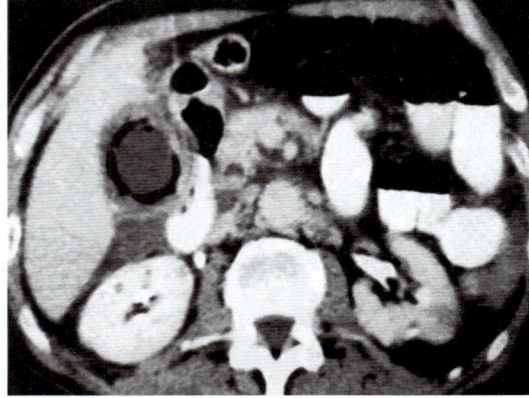

Figura 299.3 Colecistite enfisematosa: presença de gás na parede da vesícula (imagem de tomografia computadorizada).

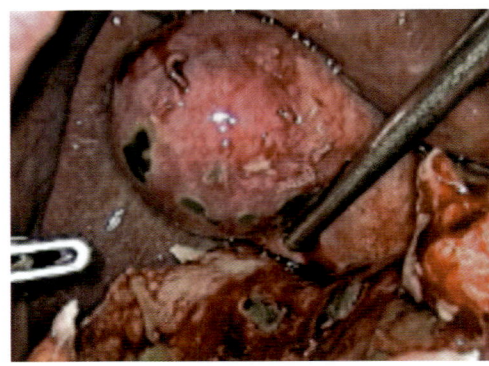

Figura 299.4 Colecistite aguda gangrenosa (grangrena = áreas escuras na parede da vesícula).

- Formação de fístula (biliointestinal ou biliocutânea)
- Empiema da vesícula
- Obstrução das vias biliares extra-hepáticas (síndrome de Mirizzi)
- Colangite
- Pancreatite
- Íleo paralítico biliar.

TRATAMENTO

Medidas gerais

- Dieta zero
- Reposição hidreletrolítica.

Tratamento medicamentoso

- Antibioticoterapia: sempre realizada, já que cerca de 50% dos pacientes apresentam infecção bacteriana associada. Cefalosporina de 1ª ou 2ª geração por via intravenosa (IV): cefazolina, 1 g IV, 8/8 horas nas primeiras 24 horas ou piperacilina/tazobactam (4,5 g IV, 8/8 horas), ampicilina/sulbactam (3 g IV, 6/6 horas), ou meropeném (1 g IV, 8/8 horas)
- Como alternativa, cefalosporina de 3ª geração associada a metronidazol (1 g, *bolus* IV, seguido de 500 mg, IV, 6/6 horas).

Tratamento cirúrgico

- Colecistectomia laparoscópica precoce (< 7 dias) ou laparotômica, conforme a disponibilidade de recursos locais
- Colecistostomia percutânea trans-hepática nos pacientes com risco cirúrgico proibitivo.

EVOLUÇÃO E PROGNÓSTICO

- Cerca de 10% dos casos complicam com perfuração tamponada e, em 1%, ocorre perfuração para peritônio livre
- Nos casos de colecistites enfisematosas, o risco de perfuração aumenta em cinco vezes quando em comparação à colecistite não complicada
- Nos casos de colecistite alitiásica, a mortalidade pode chegar a 50%.

BIBLIOGRAFIA

Azevedo MF. GPS Medicamentos. Guia prático em saúde. Rio de Janeiro: Guanabara Koogan; 2017.
Balakrishnan M, Monib S. Gallbladder perforation: a complication of severe acute calculous cholecystitis. Indian Journal of Surgery. 2019;81:591-3.

Elwood DR. Cholecystitis. Surg Clin North Am. 2008;88(6):1241-52.

Howard RJ. Acute acalculous cholecystitis. Am J Surg. 1981;141(2):194-8.

Kalloo AN, Kantsevoy SV. Gallstones and biliary disease. Prim Care. 2001;28(3):591-606.

Kaoutzanis C, Davies E, Leichtle SW, Welch KB, Winter S, Lampman RM et al. Is hepato-imino diacetic acid scan a better imaging modality than abdominal ultrasound for diagnosing acute cholecystitis? Am J Surg. 2015;210(3):473-82.

Kiewiet JJS, Leeuwenburgh MMN, Bipat S, Bossuyt PMM, Stoker J, Boermeester MA. A systematic review and meta-analysis of diagnostic performance of imaging in acute cholecystitis. Radiology. 2012;264(3):708-20.

Merriam LT, Kanaan SA, Dawes LG, Angelos P, Prystowsky JB, Rege RV et al. Gangrenous cholecystitis: analysis of risk factors and experience with laparoscopic cholecystectomy. Surgery. 1999;126(4):680-5.

Singer AJ, McCracken G, Henry MC, Thode HC, Cabahug CJ. Correlation among clinical, laboratory, and hepatobiliary scanning findings in patients with suspected acute cholecystitis. Ann Emerg Med. 1996;28(3):267-72.

Strasberg SM. Acute calculous cholecystitis. N Engl J Med. 2008;358(26):2804-11.

Terho PM, Leppäniemi AK, Mentula PJ. Laparoscopic cholecystectomy for acute calculous cholecystitis: a retrospective study assessing risk factors for conversion and complications. World J Emerg Surg. 2016;11:54.

300
Colangite

Douglas Bastos Neves • Fabio Athayde Veloso Madureira • Carlos Eduardo Brandão-Mello

INTRODUÇÃO

Colangite é a infecção da árvore biliar causada pela obstrução dos ductos biliares, condição que favorece o crescimento de bactérias na bile, provenientes do intestino delgado, via ascendente.

A maior parte dos casos está associada a cálculo em via biliar principal (colédoco), sendo a forma aguda a apresentação mais comum.

Menos frequentemente, a obstrução pode ocorrer em decorrência de neoplasia ou outras causas, com apresentação crônica ou recorrente.

Mais frequente entre 50 e 70 anos, é rara em crianças.

Trata-se de uma emergência médica que exige tratamento imediato, com potencial de evolução para quadro séptico e óbito, quando não tratada imediatamente.

CAUSAS

Obstrutivas

- Coledocolitíase
- Litíase biliar intra-hepática
- Síndrome de Mirizzi (estreitamento do ducto hepático comum causado por compressão ou inflamação de cálculo impactado no infundíbulo da vesícula biliar ou ducto cístico)
- Estenose cicatricial (pós-cirúrgica)
- Cistos da via biliar
- Obstrução de stent biliar
- Pancreatite
- Colangite esclerosante primária
- Oddite (inflamação do esfíncter de Oddi, papila duodenal)
- Colangiocarcinoma
- Neoplasia da vesícula biliar
- Neoplasia do pâncreas
- Neoplasia da papila duodenal
- Parasitas (*Ascaris lumbricoides*, *Clonorchis sinensis* e *Opisthorchis viverrini*).

Refluxo bacteriano do intestino delgado

- Fístula colecistoentérica
- Coledocoduodenostomia
- Colédoco ou hepaticojejunostomia
- Manipulação cirúrgica, endoscópica ou por radiologia intervencionista das vias biliares ou da papila duodenal:
  - Colangiografia trans-hepática percutânea
  - Colangiopancreatografia retrógrada endoscópica.

FATORES DE RISCO

- Colelitíase e coledocolitíase
- Cirurgia prévia sobre as vias biliares
- Procedimentos diagnósticos invasivos
- Manipulação cirúrgica das vias biliares
- Uso de stents e drenos na via biliar.

MANIFESTAÇÕES CLÍNICAS

- Perda de apetite
- Queda do estado geral
- Febre
- Calafrios
- Icterícia
- Dor em hipocôndrio direito
- Hipotensão
- Confusão mental.

Tríade de Charcot e pêntade de Reynolds

A colangite aguda pode ser diagnosticada clinicamente pelo reconhecimento da tríade de Charcot: febre com calafrios, icterícia e dor no hipocôndrio direito, presente em 50 a 70% dos casos.

A forma grave da colangite aguda é manifestada pela pêntade de Reynolds, composta pela tríade de Charcot associada a hipotensão arterial e confusão mental, presente em 3,5 a 7,7% dos pacientes.

A presença da pêntade de Reynolds indica necessidade de intervenção urgente para descompressão da via biliar.

CRITÉRIOS DIAGNÓSTICOS E DE GRAVIDADE

Os critérios diagnósticos e de gravidade podem ser baseados nas Diretrizes de Tóquio (Quadros 300.1 e 300.2).

DIAGNÓSTICO DIFERENCIAL

- Colecistite aguda
- Abscesso hepático
- Hepatite aguda
- Pancreatite aguda

Quadro 300.1 Critérios diagnósticos.

Diagnóstico suspeito: um item em A, somado a um item em B **OU** um item em C		
Diagnóstico definitivo: um item em A, somado a um item em B **E** um item em C		
A – Inflamação sistêmica	A-1: febre e/ou calafrios	Temperatura axilar > 38°C
	A-2: evidência de resposta inflamatória	Leucócitos < 4.000 ou > 10.000/mm³ Proteína C reativa[3]: 1 mg/dℓ
B – Colestase	B-1: icterícia	Bilirrubina total[3]: 2 mg/dℓ
	B-2: função hepática anormal	FA, GGT, AST e ALT > 1,5 vez VR
C – Imagem	C-1: dilatação biliar	
	C-2: evidência etiológica	Estenose, cálculo, prótese ou tumores
Auxilia no diagnóstico: história clínica de patologia ou manipulação das vias biliares associadas a dor abdominal em quadrante superior direito. Na suspeita de hepatite aguda, solicitar testes de hepatite para excluir a hipótese		

FA: fosfatase alcalina; GGT: gamaglutamiltransferase; AST: aspartato aminotransferase; ALT: alanino aminotransferase; VR: valor de referência. Adaptado de Kiriyama et al., 2012.

Quadro 300.2 Critérios de gravidade (TG13).

Grau I – Colangite aguda leve	
Casos que não preenchem critérios para grau II (moderada) ou grau III (grave) após o diagnóstico	
Grau II – Colangite aguda moderada	
Duas das seguintes condições: · Leucometria > 12.000/mm³ ou < 4.000/mm³ · Febre: 39°C · Idade: 75 anos · Bilirrubina total: 5 mg/dℓ · Hipoalbuminemia < 0,7 VR	
Grau III – Colangite aguda grave	
Definida como aquela associada ao início de disfunção em pelo menos um dos sistemas:	
Cardiovascular	Hipotensão necessitando de dopamina mg/kg/min³ ou norepinefrina em qualquer dose
Neurológica	Distúrbio de consciência
Respiratória	Pao₂/Fio₂ < 300
Renal	Oligúria, creatinina sérica > 2 mg/dℓ
Hepática	INR > 1,5
Hematológica	Plaquetas < 100.000/mm³

VR: valor de referência; INR: *international normal ratio*. Fonte: Kiriyama et al., 2012.

- Apendicite aguda
- Úlcera duodenal perfurada
- Nefrolitíase
- Doença inflamatória pélvica com peritonite.

EXAMES COMPLEMENTARES

- Hemograma: leucócitos < 4.000 ou > 10.000/mm³
- Fosfatase alcalina e gama-GT: > 1,5 vez o valor de referência em 90% dos casos
- Hemocultura: positiva em 50% dos casos (gram-negativos e anaeróbios)

- Ultrassonografia: permite identificar cálculos biliares e se há sinais de obstrução das vias biliares
- Colangiorressonância: avaliação das vias biliares intra e extra-hepáticas
- Ecoendoscopia alta: exame de maior sensibilidade diagnóstica, capaz de identificar cálculos na via biliar e avaliar o pâncreas e a papila duodenal
- Colangiopancreatografia retrógrada endoscópica: método diagnóstico e terapêutico tanto para cálculos no ducto biliar principal quanto para estenoses distais
- Colangiografia trans-hepática percutânea: método diagnóstico e terapêutico para as obstruções proximais, como estenose pós-cirúrgica e colangiocarcinoma hilar.

COMPROVAÇÃO DIAGNÓSTICA

- Dados clínicos + exames laboratoriais + exames de imagem.

COMPLICAÇÕES

- Abscesso hepático
- Cirrose biliar secundária
- Colangite esclerosante secundária
- Perfuração da vesícula biliar
- Pileflebite
- Sepse.

TRATAMENTO

- Início imediato de antibiótico
- Tratar a doença subjacente com o objetivo de desobstruir o trato biliar
- Os pacientes que não respondem aos antibióticos e ao tratamento de suporte nas primeiras 24 horas exigem descompressão de emergência do sistema biliar (por endoscopia, percutânea ou cirurgia)
- Pacientes com colangite aguda grave demandam descompressão imediata do trato biliar após as medidas iniciais para controle da sepse
- Em caso de obstrução secundária a cálculos, a papilotomia endoscópica e a extração de cálculos podem constituir o tratamento adequado
- Pacientes estáveis e com boa resposta ao tratamento clínico podem ser submetidos a tratamento cirúrgico definitivo
- Pacientes sem resposta clínica inicial ou com quadro de colangite aguda grave devem se submeter à abordagem cirúrgica definitiva somente após o controle clínico e a descompressão inicial do trato biliar.

Colangite esclerosante

A colangite esclerosante primária é uma inflamação das vias biliares de causa desconhecida, não ligada a outras alterações biliares de qualquer natureza e que evolui para esclerose dos ductos comprometidos. Pode estar associada à doença inflamatória intestinal.

A colangite esclerosante secundária decorre de outras alterações das vias biliares (coledocolitíase, colangite bacteriana recorrente, citomegalovírus).

Tratamento medicamentoso

- Ampicilina por via intravenosa (IV), 1 g de 6/6 horas associada à gentamicina IV ou por via intramuscular (IM), 5 mg/kg/dia, e ao metronidazol IV, 500 mg, 8/8 horas

- Cefalosporina de 3ª geração, associada a metronizadol ou clindamicina
- Piperacilina/tazobactam, 4,5 g IV, de 6/6 horas
- Quinolona + metronidazol
- Carbapenêmicos
- Ajuste do antibiótico de acordo com os exames de cultura
- Duração: graus I e II desde a admissão até o tratamento cirúrgico; colangite grau III, 4 a 7 dias após o controle clínico e o tratamento do foco biliar. Casos com abscesso associado são guiados pela clínica e por exames laboratoriais.

EVOLUÇÃO E PROGNÓSTICO

- Pode evoluir para colangite esclerosante secundária
- Taxa de mortalidade de 5%
- Taxa de mortalidade mais elevada na colangite aguda grave.

BIBLIOGRAFIA

Alves JG, Galvão MC. Colangite aguda. In: Alves JG. Emergências em Gastrenterologia. Rio de Janeiro: Rubio; 2002.

Azevedo MF. GPS Medicamentos. Guia prático em saúde. Rio de Janeiro: Guanabara Koogan; 2017.

Barros E, Bittencourt H, Caramori ML (orgs.). Antimicrobianos: consulta rápida. 3. ed. Porto Alegre: Artmed; 2001.

Dani R. Gastroenterologia essencial. 4. ed. Rio de Janeiro: Guanabara Koogan; 2011.

Gayotto LCC. Colangite piogênica recorrente. In: Gayotto LCC, Alves VAF. Doenças do Fígado e Vias Biliares. São Paulo: Atheneu; 2001.

Gomi H, Solomkin JS, Schlossberg D, Okamoto K, Takada T, Strasberg SM et al. Review of the Tokyo Guidelines 2018: antimicrobial therapy for acute cholangitis ans cholecystitis. J Hepatobiliary Pancreat Sci. 2018;25(1):3-16.

Kiriyama S, Takada T, Strasberg SM, Solomkin JS, Mayumi T, Pitti HA et al. New diagnostic criteria and severity assessment of acute cholangitis in revised Tokyo Guidelines. J Hepatobiliary Pancreat Sci. 2012;19(5):548-56.

Waechter FL, Pinto RD, Teixeira UF. Colangites. In: Torres OJM. Cirurgia do fígado, pâncreas e vias biliares. Rio de Janeiro: Rubio; 2019.

301
Coledocolitíase

Evelyn Sayuri Simabuguro Chimen •
Carlos Eduardo Brandão-Mello

INTRODUÇÃO

Coledocolitíase é definida como a presença de cálculo no ducto biliar comum.

Os cálculos que causam a coledocolitíase se originam mais comumente da vesícula biliar (coledocolitíase secundária).

Em sua maioria, são de colesterol, mas podem ser formados no próprio ducto biliar (coledocolítiase primária), os quais são pigmentares marrons.

Os cálculos que se formam no ducto biliar geralmente ocorrem em topografia proximal a uma estenose. Com frequência, estão associados à colangite.

A obstrução do ducto biliar aumenta a pressão a montante, ocasionando sua dilatação.

Em 75% dos pacientes, observa-se dilatação detectável pela ultrassonografia ou tomografia computadorizada.

Dilatação ductal não ocorre nos casos em que a obstrução promove um baixo gradiente pressórico ou é intermitente, assim como nas situações de ducto fibrótico por episódios recorrentes de colangite.

MANIFESTAÇÕES CLÍNICAS

- A velocidade de desenvolvimento da obstrução, sua extensão e o grau de contaminação bacteriana da bile são fatores determinantes dos sinais e dos sintomas
- Pode ser assintomática em 10 a 25% dos casos. Em caso de obstrução intermitente da via biliar, o paciente pode ser assintomático ou apresentar icterícia flutuante
- A obstrução aguda geralmente ocasiona cólica biliar, náuseas e vômitos e sinais clínicos de colestase (icterícia, colúria e acolia fecal). Por sua vez, uma obstrução que se desenvolve ao longo de meses pode se manifestar inicialmente apenas com prurido ou icterícia
- Quando ocorre proliferação bacteriana na via biliar obstruída, desenvolve-se colangite.

Colangite e sepse

- Tríade de Charcot: febre, cólica abdominal e icterícia
- Pêntade de Reynolds (evolução para sepse): hipotensão arterial e confusão mental acrescidas à tríade de Charcot (ver Capítulo 300, *Colangite*).

DIAGNÓSTICO DIFERENCIAL

- Colelitíase
- Neoplasia maligna das vias biliares ou do pâncreas
- Estenose benigna das vias biliares
- Colangite esclerosante primária
- Disfunção do esfíncter de Oddi.

EXAMES COMPLEMENTARES

Exames laboratoriais

- Elevação do nível sérico de fosfatase alcalina e GGT
- Elevação do nível sérico de bilirrubina total, às custas da bilirrubina direta (a BT geralmente encontra-se na faixa entre 2 e 5 mg/dℓ e raramente excede 12 mg/dℓ)
- Elevações discretas e transitórias das transaminases e amilase séricas podem ocorrer quando há a passagem do cálculo da via biliar para o duodeno.

EXAMES DE IMAGEM

- Ultrassonografia de abdome (USG): detecta a presença de cálculo na via biliar em 50% dos casos e dilatação do ducto biliar > 6 mm em 75% dos casos
- A USG pode sugerir ou confirmar a presença de cálculo na via biliar, mas não consegue excluir definitivamente o diagnóstico de coledocolitíase
- Em pacientes com risco intermediário para coledocolitíase, em que o diagnóstico não foi confirmado por USG, é indicada a realização de colangiorressonância ou ecoendoscopia. Os dois métodos têm especificidade semelhante para

esse diagnóstico (90 a 92%), mas a ecoendoscopia apresenta uma sensibilidade maior (97% *vs.* 87%). A escolha por um ou outro método deve levar em consideração custo, preferência do paciente e experiência do médico

- Colangiopancreatografia endoscópica retrógrada (CPRE): padrão-ouro para diagnóstico de tratamento da coledocolitíase, com sensibilidade e especificidades de 95%. Por se tratar de um método invasivo e passível de complicações, não é recomendado como primeiro exame na investigação diagnóstica de um paciente com risco baixo ou intermediário de coledocolitíase (Figura 301.1)
- Colangiografia trans-hepática percutânea: opção quando a CPRE não está disponível ou não obtém sucesso
- Colangiografia intraoperatória: realizada no ato cirúrgico da colecistectomia.

COMPLICAÇÕES

- Colangite
- Pancreatite aguda
- Abscesso hepático
- Cirrose biliar secundária (obstrução crônica)
- Fístula bilioentérica.

TRATAMENTO

- Em razão da possibilidade de evolução para complicações graves, a coledocolitíase deve ser tratada em quase todos os casos
- A melhor terapia depende da gravidade dos sintomas, da coexistência de outras comorbidades e da experiência da equipe médica
- Em geral, quando há disponibilidade de equipe endoscópica, o tratamento compreende colecistectomia laparoscópica e remoção dos cálculos do colédoco por CPRE
- Nos casos de pacientes com cálculos grandes e de difícil remoção, sugere-se a dilatação endoscópica da papila após esfincterotomia ou a realização de colangioscopia endoscópica com terapia intraductal (litotripsia a *laser* ou eletro-hidráulica)
- Nos casos em que não há disponibilidade de equipe que realize CPRE ou que não se obtém sucesso na remoção endoscópica dos cálculos, procede-se à exploração cirúrgica do colédoco

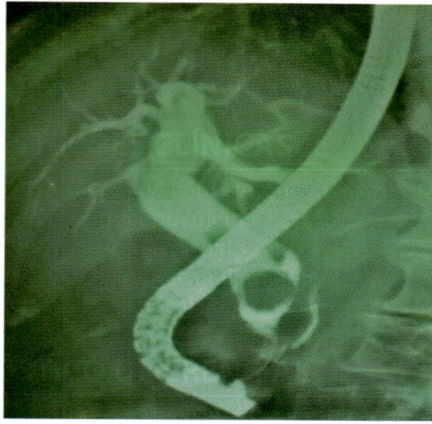

Figura 301.1 Colangiopancreatografia endoscópica retrógrada mostrando a presença de cálculo na luz do colédoco promovendo intensa dilatação das vias biliares intra e extra-hepáticas.

- Em pacientes idosos e/ou com alto risco cirúrgico, a remoção endoscópica dos cálculos da via biliar pode ser realizada sem a colecistectomia.

BIBLIOGRAFIA

ASGE Standards of Practice Committee; Buxbaum JL, Fehmi SMA, Sultan S, Fishman DS, Qumseya BJ et al. ASGE guideline on the role of endoscopy in the evaluation and management of choledocholithiasis. Gastrointestinal Endoscopy. 2019;89(6):1075-105.e15.

Feldman M, Friedman LS, Brandt LJ. Sleisenger and Fordtran. Gastrointestinal and Liver Disease – pathophysiology/diagnosis/management. 10. ed. Saunders; 2015.

302
Neoplasias Malignas da Vesícula e das Vias Biliares

Câncer da vesícula, câncer dos ductos biliares, colangiocarcinoma

José Carlos do Valle • Carlos Eduardo Brandão Mello

CÂNCER DE VESÍCULA

INTRODUÇÃO

O câncer de vesícula compreende o mais comum dos tumores das vias biliares, sendo a grande maioria adenocarcinomas. É relativamente raro, e sua incidência aumenta com a idade predominando nas mulheres (relação homens/mulheres – 2:8). Em relação à distribuição geográfica, é variável, maior em índios americanos e nativos do Alasca quando comparado ao restante do país, além de países como Japão, Coreia, Índia, Paquistão, Espanha, assim como alguns países da América do Sul e algumas regiões da Europa Oriental. No Brasil, segundo o Instituto Nacional do Câncer (INCA), o câncer de vesícula representa apenas 0,3% de todos os tumores malignos, não havendo estatística quanto à sua incidência nas regiões do país.

FATORES DE RISCO

- Colelitíase: na vigência de inflamação crônica, representa o fator de risco mais prevalente para o câncer de vesícula, e o risco aumenta com o tamanho do cálculo
- Calcificação da parede da vesícula (vesícula em porcelana): consequência da inflamação crônica, é um fator de risco com valores estimados entre 7 e 15% (Figura 302.1)
- Junção anômala de ductos pancreatobiliares
- Pólipos vesiculares com mais de 1 cm

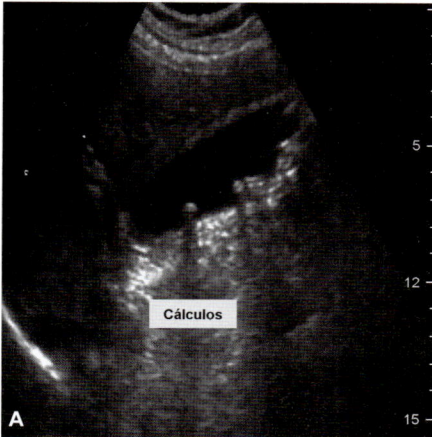

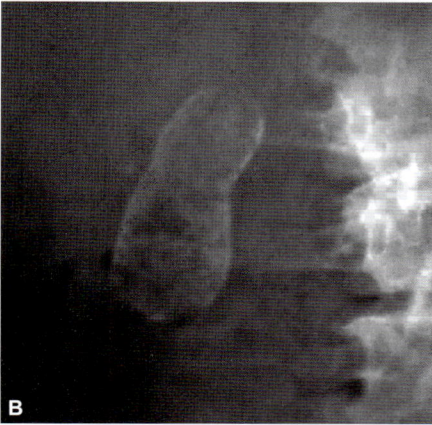

Figura 302.1 A. Colelitíase. B. Vesícula em porcelana.

- Infecção crônica por salmonela
- Colangite esclerosante primária
- Doença inflamatória intestinal.

MANIFESTAÇÕES CLÍNICAS E LABORATORIAIS

Os principais sinais e sintomas do carcinoma de vesícula não são específicos, a saber:

- Dor no hipocôndrio direito que pode ser ou não exacerbada por alimentos gordurosos (75 a 97%)
- Sensibilidade dolorosa no quadrante superior direito do abdome (que pode se dar por colecistite ou carcinoma da vesícula)
- Náuseas, vômitos e anorexia (40 a 64%)
- Icterícia clinicamente evidente (45%) ou laboratorial acima de duas vezes o normal (70%). A icterícia denota sinal de mau prognóstico
- Perda de peso acima de 10% (37 a 77%)
- Fosfatase alcalina elevada em dois terços dos pacientes
- Alanina aminotransferase (ALT) e aspartato aminotransferase (AST) aumentadas em um terço dos doentes, denotando invasão hepática e metástases
- Antígeno carcinoembriônico (CEA) elevado nos casos avançados (> 80%)
- CA 19-9 aumentado em muitos casos e útil no seguimento, junto com o CEA.

PATOLOGIA

- Nas fases iniciais do câncer de vesícula, quando não há infiltração das camadas da parede do órgão, a macroscopia é indistinguível da colecistite crônica. Ocasionalmente, pode haver um pólipo séssil ou pedunculado indicando possível carcinoma. Na doença mais avançada, é evidente a invasão para o fígado ou para os órgãos contíguos, como duodeno ou estômago
- Na histopatologia, mais de 90% dos tumores malignos de vesícula são adenocarcinomas, sendo os restantes adenoescamoso, escamoso, carcinoma anaplásico e, mais raramente, tumor carcinoide ou rabdomiossarcoma embrionário
- Com frequência, são evidenciadas invasões linfática, vascular e neural
- Na doença locorregional avançada, o fígado está acometido em 69 a 83% das vezes, e a invasão direta de ductos biliares em 57% dos casos
- Metástases para os linfonodos regionais são observadas nas drenagens linfáticas do cístico, colédoco e pancreaticoduodenal (42 a 70%)
- O duodeno, o estômago e o cólon transverso estão acometidos em 40% e o pâncreas em 23% dos pacientes
- Metástases distantes para linfonodos para-aórticos e veia cava inferior são observadas em até 25% das vezes
- Importante assinalar que metástases linfonodais podem ocorrer na ausência de acometimento do fígado ou outros órgãos contíguos
- Metástases hepáticas, pulmonares e ósseas (via hematogênica) são diagnosticadas, respectivamente, em 66, 24 e 12% dos casos

ESTADIAMENTO

Estadiamento para o carcinoma de vesícula

- Categoria T (tumor primário):
  - TX: tumor primário não pode ser acessado
  - T0: sem evidência de tumor primário
  - Tis: carcinoma *in situ*
  - T1: tumor invade a lâmina própria ou camada muscular
    - T1a: tumor invade a lâmina própria
    - T1b: tumor invade a camada muscular
  - T2: tumor invade o tecido conjuntivo perimuscular no lado peritoneal, sem acometimento da serosa (peritônio visceral), ou invade o tecido conjuntivo perimuscular no lado hepático, sem extensão para o fígado
    - T2a: tumor invade o tecido conjuntivo perimuscular no lado peritoneal sem acometimento da serosa (peritônio visceral)
    - T2b: tumor invade o tecido conjuntivo perimuscular no lado hepático sem acometimento do fígado
  - T3: tumor perfura a serosa (peritônio visceral) e/ou invade diretamente o fígado e/ou um outro órgão ou estrutura adjacente, como estômago, duodeno, cólon, pâncreas, omento ou ductos biliares extra-hepáticos
  - T4: tumor invade a veia porta ou artéria hepática, ou invade dois ou mais órgãos ou estrutura extra-hepática
- Categoria N (linfonodos regionais):
  - NX: linfonodo regional não pode ser acessado
  - N0: sem metástase em linfonodo regional
  - N1: metástase em um a três linfonodos regionais
  - N2: metástase para quatro ou mais linfonodos regionais

- Categoria M (metástase):
  - M0: ausência de metástase
  - M1: metástase a distância
- Grupos prognósticos (ver Quadro 302.1)
- Grau histológico:
  - GX: o grau não pode ser acessado
  - G1: bem diferenciado
  - G2: moderadamente diferenciado
  - G3: pouco diferenciado.

EXAMES DE DIAGNÓSTICO

- Ultrassonografia (USG) de alta resolução pode identificar lesões de até 5 mm na vesícula, metástases hepáticas, obstrução de ductos biliares intra-hepáticos e extra-hepáticos, linfonodomegalias no hilo hepático e invasão hepática. A USG pré-operatória pode indicar com mais de 75% de certeza o diagnóstico do carcinoma de vesícula
- Análise de fluxo sanguíneo com a USG com Ecodoppler colorido pode ser útil porque o câncer de vesícula tem um fluxo de sangue aumentado e com alta velocidade em 90% dos casos, ao contrário das lesões benignas, que apresentam fluxo mínimo
- A tomografia computadorizada (TC) pode prever com acerto entre 88 e 95% o diagnóstico de carcinoma de vesícula
- Os recentes avanços na ultrassonografia endoscópica, incluindo o uso de contrastes, pode aprimorar o diagnóstico do estádio T no câncer de vesícula (Figura 302.2)

Quadro 302.1 Grupos prognósticos.

	T	N	M
Estádio 0	Tis	N0	M0
Estádio I	T1	N0	M0
Estádio IIA	T2a	N0	M0
Estádio IIB	T2b	N0	M0
Estádio IIIA	T3	N0	M0
Estádio IIIB	T1-3	N1	M0
Estádio IVA	T4	N0-1	M0
Estádio IVB	Qualquer T	N2	M0
	Qualquer T	Qualquer N	M1

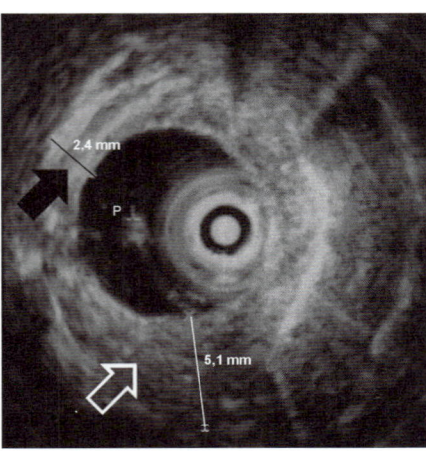

Figura 302.2 Ultrassonografia endoscópica com espessamento da parede e litíase biliar.

- As imagens por ressonância magnética (RM) podem ser úteis para investigação não invasiva e para diferenciar lesões malignas de benignas. O meio de contraste empregado (gadolínio) produz nos ductos biliares um sinal muito intenso e que é sensível para diferenciar cálculos biliares e estreitamentos (Figuras 302.3 e 302.4). O valor da tomografia computadorizada por emissão de pósitrons (PET-TC) ainda não está bem estabelecido
- Para completar o estadiamento e como parte da avaliação pré-operatória, deverá ser realizada a TC de tórax, abdome e pélvis.

TRATAMENTO CIRÚRGICO

- A ressecção curativa do carcinoma de vesícula oscila entre 10 e 30%. A maioria dos pacientes não é candidata à cirurgia curativa em virtude da doença locorregional extensa ou metástases a distância.

Achado de carcinoma de vesícula no exame histopatológico pós-operatório

- Tumor T1a: não há necessidade de outros tratamentos
- Tumor T1b ou T2: reoperação com ressecção do leito hepático da vesícula ou ressecção dos segmentos IVb e V,

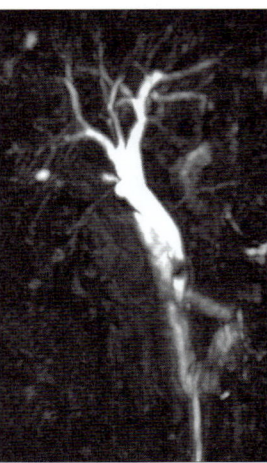

Figura 302.3 Ressonância magnética com dilatação da árvore biliar extra-hepática por neoplasia da via biliar.

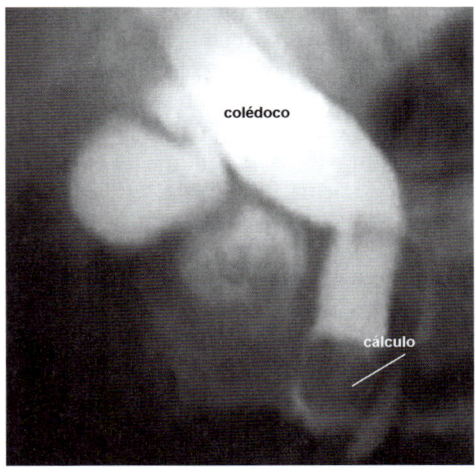

Figura 302.4 Ressonância magnética evidenciando coledocolitíase.

linfadenectomia regional, ressecção de toda a espessura da parede abdominal dos locais dos *ports* laparoscópicos, se clinicamente indicado
- Tumor T3 ou margem do ducto cístico positiva: reoperação com ressecção dos segmentos IVb e V ou lobectomia hepática direita, excisão do ducto biliar extra-hepático e linfadenectomia regional, ressecção de toda a espessura da parede abdominal dos locais dos *ports* laparoscópicos, se clinicamente indicado.

Diagnóstico pré-operatório ou suspeito na colecistectomia laparoscópica de carcinoma da vesícula

- Laparotomia aberta (se no pré-operatório não evidenciar metástase a distância) com biópsia por congelação intraoperatória para confirmação do diagnóstico, USG intraoperatória do fígado
  - Se não houver evidência intraoperatória de metástase não contígua no fígado ou carcinomatose peritoneal, realizar a colecistectomia estendida em bloco, incluindo órgãos aderentes, ressecção dos segmentos IVb e V ou lobectomia direita, excisão do ducto biliar extra-hepático e linfadenectomia regional
  - Se no pré ou intraoperatório houver confirmação de metástase não contígua no fígado ou outra doença metastática, não proceder à ressecção.

CÂNCER DOS DUCTOS BILIARES

Os tumores malignos dos ductos biliares compreendem colangiocarcinomas que podem ser intra ou extra-hepáticos, sendo dois terços peri-hilares e em torno de 27% distais e 6% intra-hepáticos. São tumores raros e agressivos, e o INCA não dispõe de estatística sobre a sua incidência no Brasil. Nos EUA, são diagnosticados cerca de 3 mil casos anualmente.

O colangiocarcinoma afeta mais os homens com ligeira preponderância sobre as mulheres e mais de 65% dos casos surgem após os 65 anos.

FATORES DE RISCO

- Doenças crônicas do fígado (hepatopatia alcoólica, cirrose, hepatolitíase, coledocolitíase)
- Hepatites C e B
- Colangite esclerosante primária
- Doenças fibropolicísticas congênitas da árvore biliar (cistos de colédoco e doença de Caroli – dilatação congênita de ductos biliares)
- Infecção crônica por *Opisthorchis viverrini* e *Clonorchis sinensis* (trematódeos prevalentes no Sudeste Asiático e na China)
- Obesidade e tabagismo
- Dióxido de tório (Thorotrast®): contraste radiológico usado até a década de 1950 e relacionado com o surgimento de tumores hepáticos, principalmente o colangiocarcinoma intra-hepático e o angiossarcoma, décadas após a exposição.

ALTERAÇÕES GENÉTICAS

- Mutações do gene supressor de tumor p53 e do proto-oncogene *K-ras*
- Expressão aumentada do proto-oncogene *c-erb-2*
- Expressão aumentada do proto-oncogene *Bcl-2*
- Alterações genômicas na regulação do ciclo celular (CDKN2B) e na remodelagem da cromatina (ARIDIA)
- Alterações frequentes na via PIK3CA/MTOR.

MANIFESTAÇÕES CLÍNICAS

A apresentação clínica do colangiocarcinoma é inespecífica e depende da localização do tumor, estando presentes os seguintes sinais e sintomas clínico-laboratoriais:

- Icterícia indolor
- Fadiga
- Febre
- Prurido
- Anorexia
- Ligeira dor abdominal
- Bilirrubina total e fosfatase alcalina elevadas (> 90%)
- CA 19-9 aumentado (> 80%)
- CEA aumentado (40 a 60%)
- Alfafetoproteína aumentada em menos de 5%, ao contrário do hepatocarcinoma, em que é frequente
- Hepatomegalia, massa palpável, dor abdominal ou lombar e emagrecimento – nos casos avançados.

PATOLOGIA

Os colangiocarcinomas se originam na periferia do parênquima hepático, comumente nódulo ou massa única, embora nódulos satélites possam estar presentes. A invasão grosseira de ramos da veia porta ou hepática ocorre com muito menos frequência que o carcinoma hepático primário (CHP). Outras características consistem em:

- Metástases para linfonodos regionais, cavidade peritoneal e pulmão são mais frequentes no colangiocarcinoma que no CHP
- Quando o tumor ocasiona estase biliar prolongada, o fígado pode mostrar cirrose biliar secundária
- Na microscopia, células cuboidais baixas que se assemelham ao epitélio biliar normal caracterizam o colangiocarcinoma
- Os colangiocarcinomas são produtores de mucina, o que pode ser identificado intracelular e intraluminarmente, fator útil na diferenciação com o CHP
- A ausência de produção de bile no colangiocarcinoma também é de valia na diferenciação com o CHP
- A imuno-histoquímica também tem utilidade por ser positiva para o antígeno de membrana epitelial e o antígeno peptídeo tecidual, presentes no colangiocarcinoma.

EXAMES COMPLEMENTARES

- TC do tórax com ou sem contraste e TC ou RM do abdome e da pélvis são indicados para o estadiamento e seguimento
- A PET-TC de rotina não tem sido amplamente recomendada, e sim apenas para casos especiais, quando existirem dados inconclusivos no pré-operatório (Figura 302.5)
- A RM com contraste potencializado associada à colangiopancreatografia é preferível para avaliar a extensão do acometimento da via biliar (Figura 302.6)
- A USG endoscópica ou a colangiopancreatografia endoscópica retrógrada (CPER) estão indicadas quando houver dilatação do ducto biliar sem massa identificada na TC ou na RM. Além disso, o último procedimento possibilita a

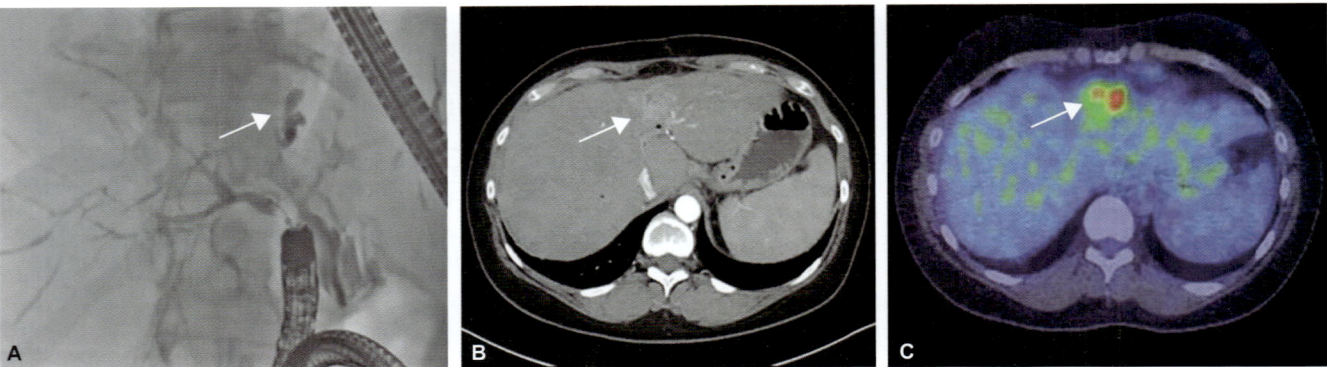

Figura 302.5 Colangiocarcinoma (CCA) em mulher de 51 anos, assintomática, CEA e CA 19-9 elevados. **A.** CPRE: a seta branca indica lesão expansiva com efeito de massa. **B.** Mostra obstrução segmentar do ducto biliar, preocupante nesse contexto, por poder se tratar de CCA. **C.** PET-*scan*: evidencia captação de 18F-FDG, compatível com neoplasia maligna (Razumilava e Gores, 2016).

realização de esfincterotomia, remoção de cálculos, biópsia e coleta de amostras de lesões estenosantes e drenagem biliar com colocação de *stents* (Figura 302.7)

- A colangiografia transparieto-hepática com agulha de Chiba permite a visualização da árvore biliar intra e extra-hepática e de neoplasia da região peri-hilar e pode ser acompanhada de drenagem percutânea e colocação de *stents* (Figura 302.8).

TRATAMENTO

- A colecistectomia profilática é provavelmente benéfica para aqueles com grande risco de desenvolver a doença maligna, como a vesícula em porcelana e pólipo > 1 cm.

Tratamento cirúrgico

Colangiocarcinoma intra-hepático

- A cirurgia do colangiocarcinoma intra-hepático requer equipe experiente nesse procedimento. Sempre que possível, o paciente deve ser encaminhado para um centro especializado
- A biópsia pré-operatória não é sempre necessária antes do procedimento com potencial de ressecção curativa. Massa suspeita em exame de imagem deve ser tratada como maligna

- A laparoscopia diagnóstica pode ser considerada para afastar doença disseminada
- Exploração inicial pode ser considerada para avaliar doença hepática multifocal, metástases linfonodais e metástases distantes. Metástases difusas em linfonodos na porta do fígado e metástases a distância contraindicam a ressecção
- A ressecção hepática com margens negativas representa o objetivo da cirurgia. Ainda que ressecções amplas são frequentemente necessárias, as ressecções em cunha ou segmentais são apropriadas, contanto que obtidas margens negativas
- É necessária a linfadenectomia da porta do fígado
- Em geral, a doença hepática multifocal representa doença metastática e contraindicação para ressecção. Contudo, em casos altamente selecionados com doença multifocal limitada, pode-se considerar a ressecção.

Colangiocarcinoma extra-hepático

Colangiocarcinoma de ductos biliares do hilo hepático (tumor de Klatskin):

- A ressecção do tumor é o único procedimento que possibilita sobrevida em 5 anos de até 40% nas melhores séries, e cerca de 10% em casuísticas menos bem-sucedidas. Quanto maior a experiência do cirurgião e sua equipe, melhores

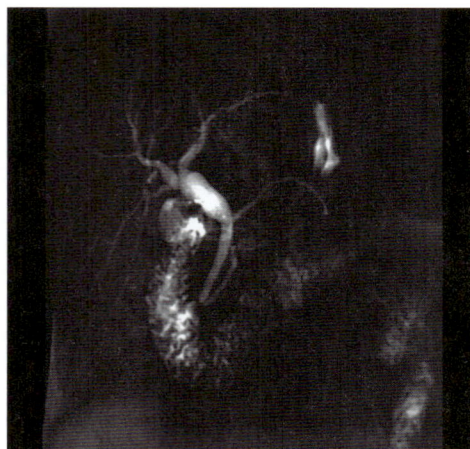

Figura 302.6 Ressonância magnética (colangiorressonância) com dilatação das vias biliares intra e extra-hepáticas por neoplasia da via biliar.

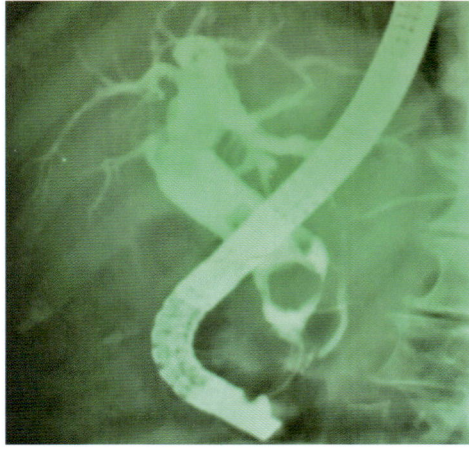

Figura 302.7 Colangiopancreatografia endoscópica retrógrada (CPER) com cálculo e dilatação da árvore biliar intra e extra-hepática.

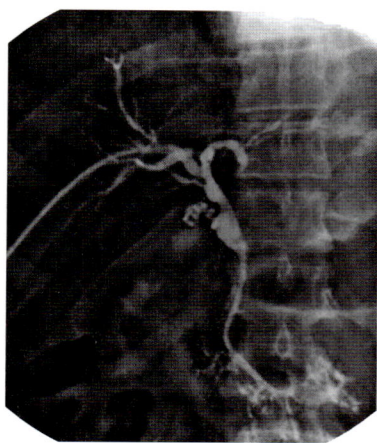

Figura 302.8 Colangiografia percutânea com punção por agulha de Chiba mostrando dilatação intra e extra-hepática por neoplasia de vias biliares.

serão os resultados. Sempre que possível, o paciente deve ser encaminhado a um centro especializado
- A classificação de Bismuth-Corlette é muito utilizada conforme apresentada na Figura 302.9
- O princípio básico é de que o tumor precisa ser removido com a árvore biliar e a porção do fígado acometidos, possibilitando a ressecção com margens negativas. Deve-se preservar as circulações arterial e portal do fígado contralateral, assim como a drenagem biliar
- A exploração inicial precisa afastar metástases distantes para fígado, peritônio e linfonodos além da porta do fígado, visto que esses dados contraindicam a ressecção. Exploração posterior deve confirmar a ressecabilidade local
- Ressecção com reconstrução da veia porta e/ou artéria hepática pode ser necessária e requer experiência nesse procedimento
- A reconstrução biliar se dá geralmente por meio de hepaticojejunostomia em Y-de-Roux
- A linfadenectomia da porta do fígado deve ser realizada
- Exame por congelação deve ser efetuado para os ductos biliares proximal e distal em qualquer ressecção da cirurgia.

Colangiocarcinoma distal
- A avaliação inicial é necessária para descartar metástases distantes e a ressecabilidade local
- Em geral, a cirurgia requer pancreaticoduodenectomia com reconstrução típica (cirurgia de Whipple).

Radioterapia
- A radioterapia guiada por imagem (IGRT) é fortemente recomendada quando da indicação de radioterapia externa (EBRT), radioterapia com intensidade modulada (IMRT) ou radioterapia estereotática corpórea (SBRT), com a finalidade de aumentar a acurácia do tratamento e reduzir a sua toxicidade
- A EBRT pós-operatória usando a RT conformacional 3D (3D-CRT) ou IMRT representa uma opção para o colangiocarcinoma extra-hepático e para o câncer de vesícula ressecados. Os volumes-alvo devem abranger os linfonodos regionais de drenagem com dose de 45 Gy (frações de 1,8 Gy) e 50 a 60 Gy (frações de 1,8 Gy) no leito tumoral, conforme margem positiva
- Os tumores inoperáveis, independentemente de suas localizações, podem receber radioterapia (3D-CRT, IMRT ou SBRT)
- A radioterapia fracionada convencional com quimioterapia com medicamentos associados às fluoropirimidinas (doses-padrão ou alta) é aceitável para os tumores intra ou extra-hepáticos
- A EBRT paliativa é apropriada para controle de sintomas ou prevenção de complicações das metástases, como cérebro ou osso.

Tratamento sistêmico
Alto percentual dos colangiocarcinomas intra-hepáticos e hilares são irressecáveis. Por isso, inúmeros esquemas de associação de quimioterápicos são propostos com a finalidade de paliação e aumento da sobrevida.

Quando comparados ao tratamento de apoio exclusivo, há uma melhora na sobrevida para algumas associações, em geral de apenas 3 meses. As mesmas associações também são indicadas para a doença metastática. As melhores opções incluem:

- Capecitabina isolada
- 5-fluoruracila + oxaliplatina
- Capecitabina + oxaliplatina
- Capecitabina + gencitabina
- 5-fluoruracila + cisplatina
- Capecitabina + cisplatina
- FOLFOX (5-Fu + leucovorina + oxaliplatina)
- FOLFIRI (5-Fu + leucovorina + irinotecano).

Para tumores com alterações ou mutações genéticas, podem ser associados anticorpos monoclonais ou inibidores de tirosinoquinase:

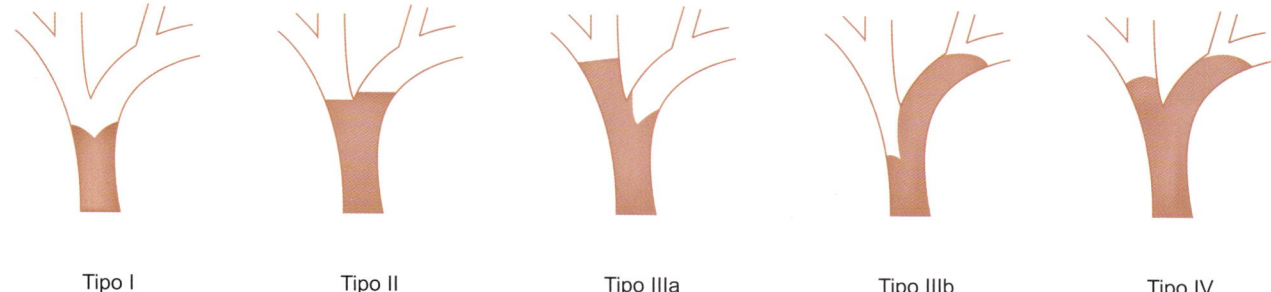

Tipo I   Tipo II   Tipo IIIa   Tipo IIIb   Tipo IV

Figura 302.9 Classificação de Bismuth-Corlette do colangiocarcinoma hilar. Os tipos I e II podem ser ressecados com ducto biliar com ou sem a placa hilar e o lobo caudado. E os tipos IIIa e IIIb podem ser ressecados com adição em bloco do lobo direito ou esquerdo. O tipo IV é irressecável (Bengmark et al., 1988).

- Positivo para MSI-H/dMMR (instabilidade de multissaté-lite/via de reparo defeituosa de combinações de bases – teste por imuno-histoquímica) – pembrolizumabe
- Positivo para fusão de genes *NTRK* – entrectinibe ou larotrectinibe.

BIBLIOGRAFIA

American Joint Committee on Cancer (AJCC). TNM Estadiamento para o Carcinoma de Vesícula. 8. ed. New Yorker: Springer; 2017.

Azevedo MF. GPS Medicamentos. Guia prático em saúde. Rio de Janeiro: Guanabara Koogan; 2017.

Bengmark S, Ekberg H, Evander A, Klofver-Stahl B, Tranberg KG. Major liver resection for hilar cholangiocarcinoma. Ann Surg. 1988; 207(2):120-25.

Instituto Nacional de Câncer José Alencar Gomes da Silva. Estimativa 2020 – Incidência de Câncer no Brasil. Rio de Janeiro: Instituto Nacional de Câncer, Ministério da Saúde; 2019.

Kaseb AO et al. Gallbladder and bile duct cancer. In: Kufe DW, Bast Jr. RC, Hait W, Ki Hong W, Pollock RE, Weichselbaum RR et al. Holland-Frei cancer medicine. 9. ed. New Jersey: John Wiley & Sons; 2017. p. 1115-27.

Kawamura C, Rocha Lima CMS. Tumores da árvore biliar. In: Hoff PMG (org.). Tratado de Oncologia. São Paulo: Atheneu; 2013.

National Comprehensive Cancer Network (NCCN). Hepatobiliary Cancers Guidelines Version 4.2020 – NCCN.org. 2020.

Razumilava N, Gores GJ. Vigilancia del colangiocarcinoma en pacientes con colangitis esclerosante primaria: ¿es efectiva y está justificada? Clinical Liver Disease. 2016; 8(s1).

Seção H • Pâncreas

303
Diabetes Melito Tipo 1

Nelson Rassi

INTRODUÇÃO

O diabetes melito (DM) tipo 1 é uma doença causada pela destruição das células beta do pâncreas, o que promove deficiência absoluta de insulina e, consequentemente, a hiperglicemia.

Não reconhecida e tratada apropriadamente, desenvolve progressiva cetoacidose e, eventualmente, óbito.

CLASSIFICAÇÃO

- DM tipo 1A: de origem autoimune, compreende a maioria dos pacientes
- DM tipo 1B: de causa desconhecida.

O DM 1 tem maior incidência em crianças e adolescentes, mas cerca de 30% dos casos ocorrem em indivíduos adultos.

FATORES DE RISCO

- Desconhecidos
- A maior parte dos pacientes não tem familiares com a enfermidade, mas outras doenças autoimunes são frequentes na família e no próprio paciente, principalmente tireoidite de Hashimoto, vitiligo, doença celíaca e anemia perniciosa.

No Quadro 303.1 está descrita a classificação etiológica do diabetes melito.

MANIFESTAÇÕES CLÍNICAS

Apesar de o DM tipo 1 se apresentar quase sempre com sintomas relevantes, destacando-se poliúria, polidipsia, emagrecimento, astenia e, eventualmente, cetoacidose, que se instalam no período de alguns dias ou semanas, alguns pacientes apresentam uma fase subclínica durante vários anos, que passa despercebida pelo próprio paciente, pelos familiares e pelos médicos, durante a qual um processo inflamatório mediado por linfócitos citotóxicos vai destruindo a população de células beta.

Atenção

DM tipo 1A e evidências de mecanismos autoimunes
- Anticorpos precedem a hiperglicemia por meses ou anos (fase pré-clínica)
- Anticorpos estão presentes em 80 a 90% dos pacientes na ocasião do diagnóstico
- Quanto maior o número de anticorpos e/ou titulagem mais elevada, em pacientes normoglicêmicos, maior a possibilidade de desenvolver DM tipo 1.

Estágios pré-clínicos (Quadro 303.2)

- Estágio 1: glicemia normal com presença de anticorpos anti-ilhotas (ICA, do inglês *islet cell antibody*), autoanticorpo anti-insulina (IAA, do inglês *insulin autoantibody*), anticorpo antidescarboxilase do ácido glutâmico (anti-GAD65), anticorpo antitirosina-fosfatase IA-2 e IA-2B, e anticorpo antitransportador de zinco (Znt8)

Quadro 303.1 Classificação etiológica do diabetes melito.

1	DM tipo 1A: deficiência de insulina por destruição autoimune das células beta comprovada por exames laboratoriais DM tipo 1B: deficiência de insulina de causa desconhecida
2	DM tipo 2: perda progressiva de secreção insulínica combinada com resistência à insulina
3	DM gestacional: hiperglicemia de graus variados diagnosticada durante a gestação, na ausência de critérios de DM prévio.
4	Outros tipos de DM: • Monogênicos (MODY) • Diabetes neonatal • Secundário a endocrinopatias • Secundário a doenças do pâncreas exócrino • Secundário a infecções • Secundário a medicamentos

DM: diabetes melito; MODY: *maturity-onset diabetes of the young*. Adaptado do American Diabetes Association, 2017.

Quadro 303.2 Estágios do DM tipo 1 e suas características.

	Estágio 1	Estágio 2	Estágio 3
Autoimunidade	Anticorpos positivos	Anticorpos positivos	Anticorpos positivos
Níveis glicêmicos para diagnóstico	Normoglicemia: glicemia de jejum, TOTG e HbA1c normais	Disglicemia: níveis glicêmicos alterados, compatíveis com pré-diabetes (jejum entre 100 e 125 mg/dℓ, 2 horas no TOTG entre 140 e 199mg/dℓ, ou HbA1c entre 5,7 e 6,4%)	Hiperglicemia evidente e de início recente, critérios clássicos para diagnóstico de DM (glicemia de jejum ≥ 126 mg/dℓ, 2 horas no TOTG ≥ 200 mg/dℓ, ou HbA1c ≥ 6,5%)*
Sintomas	Ausentes	Ausentes	Presentes

HbA1c: hemoglobina glicada; TOTG: teste oral de tolerância à glicose; DM: diabetes melito. *Em pacientes sintomáticos, deve-se preferir diagnóstico pelas dosagens diretas de glicemia em vez da determinação de HbA1c. Adaptado de American Diabetes Association, 2017; Insel et al., 2015.

- Estágio 2: o paciente apresenta, além dos anticorpos, alterações no metabolismo glicêmico, compatíveis com pré-diabetes, mas ainda permanece assintomático.

FASE CLÍNICA

- Início agudo, em alguns dias ou semanas
- Poliúria, polidipsia e noctúria
- Anorexia e emagrecimento
- Astenia, fadiga
- Cãibras
- Náuseas, vômitos
- Dor abdominal
- Desidratação
- Hipotensão arterial
- Cetoacidose como manifestação inicial em 30% dos casos.

EXAMES COMPLEMENTARES

Para o diagnóstico de diabetes melito

- Glicemia jejum: acima de 125 mg/dℓ (em duas ocasiões diferentes)
- Glicemia aleatória: ≥ 200 mg/dℓ com sintomas típicos da doença.

Para o diagnóstico de diabetes melito tipo 1

- Peptídeo C: diminuído ou ausente, em geral < 0,6 ng/mℓ
- Autoanticorpos: anti-ilhotas (ICA), anti-insulina (IAA), antitirosina-fosfatase (IA2), antitransportador de zinco, quando positivos, nos primeiros 12 meses pós-diagnóstico clínico, demonstram processo autoimune como mecanismo etiopatogênico do DM tipo 1A. Quando negativo pode caracterizar origem não imunogênica, ou seja, DM tipo 1B
- Anticorpo antidescarboxilase ácido glutâmico (GAD): forte marcador biológico do diabetes tipo LADA, quando positivo, e assim continua por vários anos, enquanto no DM tipo 1 clássico é transitório, desaparecendo nos primeiros anos da doença.

Dicas para o diagnóstico diferencial com diabetes neonatal

- Diabetes diagnosticado antes dos primeiros 6 meses de vida, mas raramente após essa idade
- Autoanticorpos negativos
- Diabetes monogênico com mutação no gene *KCNJ11*, cuja identificação permite o tratamento com sulfonilureias, promovendo bom controle glicêmico.

DIAGNÓSTICO DIFERENCIAL

- DM tipo 2 em crianças e adolescentes
- DM tipo 2 em adultos magros
- Diabetes monogênico MODY (*maturity onset diabetes of the young*).

COMPLICAÇÕES

- Agudas: hipoglicemia e cetoacidose
- Crônicas: retinopatia, nefropatia, neuropatia, doença arterial coronariana, doenças encefálicas e neuropatias periféricas.

TRATAMENTO

O objetivo é manter o nível glicêmico o mais próximo possível do normal, respeitando aspectos individuais do paciente (faixa etária, comorbidades, expectativa de vida, condições socioeconômicas) e qualidade de vida.

Monitoramento glicêmico

Hemoglobina glicada (A1C). Tem como principal vantagem a padronização universal para controle glicêmico, tendo como objetivo valores ≤ 7% na maioria dos pacientes. Os valores de AIC apresentam correlação com complicações crônicas microvasculares.

Tem como desvantagem representar apenas uma avaliação retrospectiva do controle glicêmico, sem mensurar variações glicêmicas ou intervenções terapêuticas pontuais.

Glicemia de jejum e pós-prandial. Inadequadas para avaliação do controle glicêmico, visto que determinam apenas dois tempos em uma enfermidade que se caracteriza por intensas variações glicêmicas no decorrer do dia.

Automonitoramento domiciliar (glicemia capilar ponta de dedos). Fácil de usar e pouco invasivo, tem custo acessível e está disponível com frequência na rede pública. Permite avaliações do controle glicêmico em diferentes períodos do dia (manhã, tarde, noite e madrugada) com possibilidade de intervenções terapêuticas pontuais, seja por uso de insulina em momentos de hiperglicemia, seja interrompendo ou abortando hipoglicemias.

Monitoramento glicêmico intermitente. Sistema de monitoramento que utiliza sensores inseridos no tecido subcutâneo com mensurações de glicose intersticial continuamente, visualizadas em um "leitor" ao aproximá-lo do sensor. Inúmeras leituras, em diferentes tempos do dia, podem ser feitas sem picadas de dedo por um período de 14 dias.

No Brasil, o único sistema disponível é o *FreeStyle Libre* (Abbot®). Tem como principais vantagens: alta acurácia, o fato de ser não invasivo, maior número de mensurações, capacidade de intervenções terapêuticas pontuais com redução do número e da gravidade de períodos de hipo e hiperglicemia.

Sistema de monitoramento glicêmico contínuo (CGMS). Acoplado ou não a um sistema de infusão contínua de insulina (bomba de insulina). Consiste em um sensor subcutâneo que transmite continuamente os níveis de glicose, visualizados prontamente pelo paciente, o que possibilita conhecer seu estado glicêmico, assim como tomar medidas, se necessário.

A intensidade ou a frequência do monitoramento são variáveis na dependência de inúmeros fatores (Quadro 303.3) com diferentes objetivos, incluindo valores glicêmicos adequados em diferentes momentos do dia (Quadro 303.4),

hemoglobina glicada ≤ 7% (exceção de pacientes idosos, fragilizados, doentes crônicos com menor expectativa de vida, quando A1c em torno de 8% seria aceitável)

Nos pacientes em monitoramento contínuo ou intermitente, novos parâmetros de controle têm sido introduzidos na prática diária: tempo na meta [*time in range* (TIR)], tempo acima da meta [*time above range* (TAR)], tempo abaixo da meta [*time below range* (TBR)] com valores desejados (Quadro 303.5).

Alimentação

Indivíduos com diabetes tipo 1 devem ser orientados quanto aos cuidados alimentares desde o diagnóstico, observando-se os seguintes itens (Quadro 303.6):

- Valor calórico adequado para manutenção do peso ou redução nos pacientes com sobrepeso
- Distribuição equilibrada dos macronutrientes com aproximadamente 50 a 60% de carboidratos, 25 a 30% de lipídeos e 15 a 20% de proteínas
- Uso moderado de bebidas alcoólicas pelos pacientes adultos (1 lata de cerveja ou 2 taças de vinho ou 40 mℓ de bebida destilada)
- Uso moderado de adoçantes não calóricos, como sacarina, aspartame, ciclamato, acessulfame K e sucralose é permitido (Quadro 303.6)
- Atenção especial ao consumo de carboidratos, pois o seu tipo (simples ou complexo) e a quantidade são os principais determinantes de hiperglicemia pós-refeições
- Preferência para alimentos ricos em açúcares complexos que causam excursões glicêmicas mais suaves.

Quadro 303.3 Frequência do monitoramento glicêmico.

Frequências sugeridas de testes de glicemia conforme a condição clínica do paciente	
Condição clínica →	**Frequência de testes**
Necessidade maior de testes	Perfil glicêmico: 6 testes por dia, em 3 dias na semana, durante 2 semanas
• Início do tratamento • Ajuste da dose do medicamento • Mudança de medicação • Estresse clínico e cirúrgico (infecções, cirurgias etc.) • Terapias com diabetogênicos (corticoides) • Episódios de hipoglicemia graves • A1c elevada com glicemia de jejum normal	Testes pré-prandiais: antes do café da manhã, do almoço e do jantar Testes pós-prandiais: 2 horas após o café, o almoço e o jantar Testes adicionais para pacientes do tipo 1 ou 2 usuários de insulina: • Na hora de dormir • De madrugada (3 horas da manhã)
Necessidade menor de testes →	**Frequência variável***
Condição clínica estável. Baixa variabilidade nos resultados dos testes, com A1c normal ou quase normal	Tipo 1 ou 2 usuários de insulina: pelo menos dois testes por dia em diferentes horários Tipo 2: pelos menos dois testes por semana em diferentes horários

*De acordo com o grau de controle glicêmico.

Recomendações especiais

- Nutricionistas com experiência em cuidar de pacientes com essa enfermidade devem fazer parte da equipe de saúde
- Entender e fazer contagem de carboidratos são fatores essenciais para o autocuidado e a independência dos pacientes.

Atividades físicas

Atividades físicas programadas e não programadas devem ser sempre estimuladas (Quadro 303.7):

- Exercício físico aeróbico: corrida, ciclismo e natação são exemplos. Consiste em movimentos rítmicos, repetitivos e continuados de grupos musculares, prolongados com duração mínima de 15 minutos, os quais utilizam carboidratos, gorduras e algumas proteínas para oxidação mitocondrial no músculo.

  Atividade recomendada: no mínimo de 150 minutos por semana (intensidade moderada) com melhora do condicionamento cardiorrespiratório
- Exercício resistido: atividades que utilizam a força muscular, envolvendo uso de peso, aparelhos de musculação, bandas elásticas com o objetivo de melhorar o condicionamento muscular (força e volume de grupos musculares)

Quadro 303.4 Objetivos glicêmicos para indivíduos com e sem diabetes em diferentes momentos.

Glicemia	Não diabético (mg/dℓ)	Crianças e adolescentes com DM tipo 1 (mg/dℓ)#	Adultos com DM tipo 1 (mg/dℓ)*
Jejum ou pré-prandial	65 a 100	70 a 145	70 a 130
Pós-prandial	80 a 126	90 a 180	< 180
Ao deitar	80 a 100	120 a 180	–
Na madrugada	65 a 100	80 a 162	–

#Segundo a International Society for Pediatric and Adolescent Diabetes (ISPAD).
*Segundo a American Diabetes Association (ADA).

Quadro 303.5 Monitoramento glicêmico contínuo: metas glicêmicas.

Diabetes	Tempo dentro da média		Tempo abaixo da média		Tempo acima da média	
	% leitura	Dentro da média	% leitura	Abaixo da média	% leitura	Acima da média
Tipo 1	> 70%	70 a 180 mg/dℓ	< 4%	< 70 mg/dℓ	< 25%	> 180 mg/dℓ
			< 1%	< 54 mg/dℓ	< 5%	> 250 mg/dℓ
Tipo 1 frágil	> 50%	70 a 180 mg/dℓ	< 1%	< 70 mg/dℓ	< 10%	> 250 mg/dℓ

Quadro 303.6 Orientação alimentar.

Tipo de nutriente	Ingestão diária recomendada
Macronutrientes	
Carboidratos	Carboidratos totais: 45 a 60% Não inferior a 130 g/dia
Sacarose	5%
Frutose	Não se recomenda sua adição aos alimentos
Fibra alimentar	Mínimo de 14 g/1.000 kcal DM2: 30 a 50 g/dia
Gordura total	20 a 35% do VET
Ácidos graxos saturados	< 6% do VET
Ácidos graxos poli-insaturados	Completar de forma individualizada
Ácidos graxos monoinsaturados	5 a 15% do VET
Colesterol	< 300 mg/dia
Micronutrientes	
Vitaminas e minerais	As mesmas recomendações da população sem diabetes
Sódio	Até 2.000 mg

Quadro 303.7 Recomendações sobre atividade física.

Definição e frequência recomendadas	Intensidade	Exemplos
Exercício aeróbico		
Definição: movimentos rítmicos, repetitivos e continuados de um mesmo grande grupo muscular por, pelo menos, 10 minutos Frequência recomendada: mínimo de 150 minutos por semana (ou seja, intensidade moderada)	Moderada: 50 a 70% do FC$_{máx}$	Ciclismo Caminhadas vigorosas Natação continuada Dança Hidroginástica
	Vigorosa: > 70% do FC$_{máx}$	Caminhadas vigorosas em subida Corrida Ginástica aeróbica Basquete Natação rápida Dança vigorosa/rápida
Exercício resistido		
Definição: exercício de curta duração envolvendo uso de peso, aparelhos de musculação ou, ainda, bandas elásticas com o objetivo de aumentar a força e a resistência musculares Frequência recomendada: 3 vezes/semana	Iniciar por uma série com peso, assegurando 15 a 20 repetições bem executadas Progredir para duas séries, diminuindo o número de repetições para 10 a 15, com leve aumento de carga (peso). Se não for possível, completar as repetições sugeridas com boa execução, reduzir o peso Progredir para três séries de oito repetições, com aumento da carga, assegurando sempre a boa execução do exercício	Exercícios com pesos manuais Exercícios em máquinas de musculação

Adaptado de Canadian Diabetes Association Clinical Practice Guidelines Expert Committee et al., 2013; Colberg et al., 2010.

- Frequência recomendada dos exercícios: 3 vezes/semana
- Selecionar atividades físicas em função das complicações já existentes, como doença coronariana, pé diabético, neuropatia periférica e/ou autonômica, retinopatia
- Relacionar o tipo de exercício com o local de aplicação da insulina
- Manter-se hidratado durante a atividade física
- Assegurar ingestão adequada de carboidratos antes, durante e após a atividade física
- Monitoramento glicêmico antes, durante e após a prática da atividade física
- Evitar atividade física com níveis glicêmicos nos extremos (próximos de hiper ou hipoglicemia).

Insulinoterapia

- O objetivo do tratamento insulínico consiste em manter os níveis glicêmicos dentro ou o mais próximo possível da normalidade, com o menor risco de hipoglicemia, preservando a qualidade de vida do paciente e considerando suas condições econômicas e sociais
- A insulinoterapia intensificada, basal-*bolus*, é o esquema preconizado universalmente para todos os pacientes com diabetes desde o momento do diagnóstico
- O esquema basal-*bolus* pode ser aplicado por meio do sistema de infusão contínua de insulina (SICI), também conhecida como bomba de insulina ou por múltiplas doses de insulina (MDI), com utilização de dois tipos de insulina: basal (insulina de ação lenta) e *bolus* (insulina de ação rápida), aplicados por seringas ou canetas
- A insulinoterapia intensificada deve ser associada ao automonitoramento glicêmico, ao cálculo de carboidratos e à atividade física
- A insulinoterapia intensificada basal-*bolus* tenta imitar a secreção fisiológica de insulina pelas células beta
- Durante o período de jejum (noturno ou interprandial), ocorre produção contínua e lenta da insulina, modulando a glicogenólise e a gliconeogênese hepática (insulinemia basal), enquanto, nas refeições, há liberação aguda de insulina (*bolus* de insulina), objetivando o transporte imediato da glicose da corrente sanguínea para o interior das células, onde é fonte de energia (músculo) ou armazenada (fígado)
- No esquema MDI, a insulinemia basal é provida pelas insulinas de ação intermediária (NPH), aplicada 2 a 3 vezes/dia, ou de ação lenta (glargina, degludeca, detemir), aplicada 1 vez/dia
- O *bolus* de insulina pelas insulinas de ação ultrarrápida (glulisina, asparte, lispro) aplicadas antes das refeições (*bolus* refeição) ou para reduzir hiperglicemias eventuais (*bolus* correção)
- No SICI (bomba de insulina), somente se usam insulina de ação rápida, infusão contínua (basal) e *bolus* antes das refeições ou para correção de hiperglicemias detectadas pelo monitoramento
- A dose diária total de insulina é extremamente variável, entre 0,5 e 1,5 UI/peso, distribuída igualmente entre insulina basal e *bolus* (3 a 5 vezes/dia)
- Por meio do monitoramento glicêmico intermitente ou contínuo, faz-se a correção das doses de insulina. As glicemias de jejum e pré-prandiais refletem a ação da insulina basal, enquanto as glicemias pós-prandiais são resultantes do efeito das insulinas *bolus* refeição

• Insulina *bolus* refeição é a quantidade de insulina ultrarrápida, em unidades, capaz de metabolizar certa quantidade de carboidratos calculada em gramas, ingeridos durante uma refeição. Em geral, a relação é 1 unidade para 10 a 15 g de carboidratos, ou seja, se o paciente for ingerir 90 g de carboidratos, deve aplicar entre 6 e 9 unidades de insulina ultrarrápida para metabolizar a glicose que entrará na corrente sanguínea.

Recomendações práticas

• Todos os pacientes com diabetes tipo 1 devem conhecer a quantidade de carboidratos nas principais fontes alimentares, facilmente encontrada em livretos ou aplicativos
• Insulina *bolus* correção é a quantidade de insulina ultrarrápida que deve ser aplicada para corrigir hiperglicemias percebidas durante o monitoramento. Para o seu cálculo, utilizam-se três fatores: glicemia atual, meta glicêmica ou glicemia desejada, fator de sensibilidade ou de correção. O fator de sensibilidade é determinado pelo resultado da divisão do número 1.500 pela quantidade total de insulina aplicada diariamente, aproximadamente 50, na maioria das vezes. Calcula-se o *bolus* correção pelo resultado da diferença entre a glicemia atual e a glicemia desejada (meta glicêmica) dividida pelo fator de sensibilidade, por exemplo: glicemia atual 300 mg/dℓ, meta glicêmica 100 mg/dℓ, fator de sensibilidade 50; *bolus* refeição = 300 a 100/50 = 4 unidades.

EVOLUÇÃO E PROGNÓSTICO

O prognóstico depende do controle glicêmico; se adequado, diminui significativamente as possibilidades de surgimento de complicações oculares, vasculares, neurológicas e renais.

BIBLIOGRAFIA

American Diabetes Association. Pharmacologic Approaches to Glycemic Treatment: Standards of Medical Care in Diabetes – 2019. Diabetes Care. 2019;42(Suppl. 1):S90-S102.

Azevedo MF. GPS Medicamentos. Guia prático em saúde. Rio de Janeiro: Guanabara Koogan; 2017.

Canadian Diabetes Association Clinical Practice Guidelines Expert Committee of the Canadian Diabetes Advisory Board. Canadian Diabetes Association 2013 Clinical Practice Guidelines for the Prevention and Management of Diabetes in Canada. Can J Diabetes. 2013;37:S1-S212.

Colberg SR, Sigal RJ, Fernhall B, Regensteiner JG, Blissmer BJ, Rubin RR, Chasan-Taber L, Albright AL, Braun B, American College of Sports Medicine; American Diabetes Association. Practice Guidelines, Diabetes 2010 Dec; 33(12).

Departamento de Nutrição da Sociedade Brasileira de Diabetes. Manual Oficial de Contagem de Carboidratos para Pessoas com Diabetes. Sociedade Brasileira de Diabetes; 2009.

Diabetes Control and Complications Trial Research Group; Nathan DM, Genuth S, Lachin J, Cleary P, Crofford O. The effect of intensive treatment of diabetes on the development and progression of long term complications in insulin dependent diabetes mellitus. N Engl J Med. 1993;329:977-86.

Insel R. Dutta S. Hedrick J. Type 1 Diabetes: Disease Stratification, Biomed Hub 2017;2(suppl 1):481131

Monitoramento da Glicemia. In: JEP Oliveira, Montenegro Júnior MR, Vencio S. Diretrizes da Sociedade Brasileira de Diabetes 2017-2018. São Paulo: Clanad Editora Científica; 2018. pp. 69-77.

Tratamento do Diabetes Mellitus Tipo 1: Manejo da Hiperglicemia. In: JEP Oliveira, Montenegro Júnior MR, Vencio S. Diretrizes da Sociedade Brasileira de Diabetes 2017-2018. São Paulo: Clanad Editora Científica; 2018. pp. 142-7.

304
Diabetes Melito Tipo 2
Maturity onset diabetes of the young (MODY)

Nelson Rassi

INTRODUÇÃO

Doença metabólica caracterizada por hiperglicemia, cuja etiopatogenia consiste na redução da secreção de insulina pelas células beta do pâncreas, e, secundariamente, no aumento da resistência periférica à ação da insulina. É frequentemente associado a obesidade central, hipertensão arterial e dislipidemia (hipertrigliceridemia e HDL baixo, o que constitui a síndrome metabólica; ver Capítulos 359, *Síndrome Metabólica*, 354, *Obesidade*, 228, *Hipertensão Arterial*, e 343, *Dislipidemias*).

O diabetes melito (DM) tipo 2, em geral, manifesta-se após os 40 anos; porém, nas últimas décadas, a incidência em adolescentes e crianças tem aumentado de maneira significativa.

Avalia-se em cerca de 15 milhões o número de diabéticos no Brasil.

FATORES DE RISCO

• Herança poligênica com inúmeros polimorfismos:
  ▪ História familiar de diabetes
  ▪ Obesidade central (ver Capítulo 354, *Obesidade*)
  ▪ Dislipidemia (hipertrigliceridemia e/ou HDL baixo; ver Capítulo 343, *Dislipidemias*)
  ▪ Hipertensão arterial (ver Capítulo 228, *Hipertensão Arterial*)
  ▪ Idade acima de 40 anos
• História obstétrica: macrossomia, abortos de repetição, polidrâmnio, toxemia gravídica, ruptura prematura de membrana amniótica.

MANIFESTAÇÕES CLÍNICAS

• Ausência de sintomas ou oligossintomático na fase inicial
• Poliúria e polidipsia
• Emagrecimento
• Adinamia, astenia
• Candidíase vaginal na mulher
• Disfunção erétil no homem
• Cetoacidose durante o estresse (infecções graves, infarto agudo do miocárdio)
• Coma hiperosmolar hiperglicêmico não cetótico pode ser a primeira manifestação da doença em idosos, pela privação, voluntária ou involuntária, da ingestão de água
• Exame físico normal na ausência das complicações crônicas da doença.

EXAMES COMPLEMENTARES

• Glicemia de jejum (ver *Comprovação diagnóstica*)
• Teste de tolerância à glicose (ver *Comprovação diagnóstica*)

- Hemoglobina glicosilada, fração A1c (ver *Comprovação diagnóstica* e *Monitoramento do controle glicêmico*)
- Perfil lipídico (ver Capítulo 343, *Dislipidemias*)
- Exame simples de urina
- Dosagem de creatinina, eletrólitos e transaminases.

Manifestações clínicas das complicações

- Predomínio de sinais e sintomas de neuropatia periférica e/ou autonômica, nefropatia, retinopatia e doença coronariana aterosclerótica.

DIAGNÓSTICO DIFERENCIAL

- DM tipo 1
- Diabetes autoimune latente do adulto
- Hiperglicemia transitória (estresse ou uso de medicamentos hiperglicemiantes).

COMPROVAÇÃO DIAGNÓSTICA

- Os testes diagnósticos devem ser realizados em pacientes com quadro clínico sugestivo ou suspeito de diabetes e/ou em todos os pacientes com idade igual ou superior a 45 anos
- Também devem ser rastreados para o diagnóstico de diabetes tipo 2 pacientes com menos de 45 anos, obesos ou com sobrepeso, e pelo menos um fator de risco para o desenvolvimento dessa enfermidade (Quadro 304.1).

Critérios diagnósticos do diabetes melito tipo 2

Os critérios para diagnóstico do DM tipo 2 estão resumidos no Quadro 304.2 e descritos a seguir:

- A1c ≥ 6,5%: teste realizado pelo método HPLC (*high pressure liquid chromatography*); e/ou

Quadro 304.1 Indicação para rastreamento do diabetes melito tipo 2 em indivíduos assintomáticos, conforme proposto pela ADA (2019).

- Indivíduos ≥ 45 anos
- Indivíduos < 45 anos – sugere-se rastreamento do DM tipo 2 naqueles com sobrepeso ou obesidade e que apresentem mais um fator de risco para DM, como:
  - Pré-diabetes
  - História familiar de DM (parentes de primeiro grau)
  - Mulheres com diagnóstico prévio de diabetes gestacional
  - História de doença cardiovascular
  - Hipertensão arterial
  - HDL-colesterol < 35 mg/dℓ e/ou triglicerídeos > 250 mg/dℓ
  - Síndrome de ovários policísticos
  - Sedentarismo
  - Acantose *nigricans*

Maturity onset diabetes of the young (MODY)

- Deve ser diferenciado de diabetes tipo 2 em pacientes jovens
- História familiar importante de diabetes envolvendo três ou mais gerações consecutivas, transmissão hereditária mendeliana autossômica dominante
- As manifestações são heterogêneas dependendo da etiologia genética, mais frequentemente são hiperglicemias leves, assintomáticas em indivíduos com menos de 30 anos, geralmente não obesos
- Os autoanticorpos são negativos e os níveis de peptídeos C são normais ou levemente reduzidos
- Há nove mutações gênicas conhecidas produzindo disfunções de intensidades na produção de insulina pelas células beta. São, portanto, nove tipos de MODY com diferentes manifestações clínicas e formas de tratamento

- Glicemia de jejum ≥ 126 mg/dℓ em pelo menos duas ocasiões diferentes; período de jejum por pelo menos 8 horas; e/ou
  - Glicemia 2 horas após 75 g de glicose ≥ 200 mg/dℓ: deve ser conduzido em indivíduos com glicemia de jejum entre 100 e 125 mg/dℓ; e/ou
  - Glicemia casual ≥ 200 mg/dℓ em pacientes com sintomas clássicos de hiperglicemia
- Nos casos questionáveis ou duvidosos, os resultados devem ser confirmados com a repetição dos testes.

Pré-diabetes

- Estados hiperglicêmicos em que a glicemia de jejum e/ou glicemia 2 horas após a sobrecarga de 75 g de glicose e/ou hemoglobina A1c apresenta valores inferiores aos critérios diagnósticos para DM, contudo mais elevadas que os valores de referência normais, ou seja:
  - A1c entre 5,7 e 6,4%; e/ou
  - Glicemia de jejum entre 100 e 125 mg/dℓ; e/ou
  - Glicemia 2 horas após 75 g de glicose entre 140 e 199 mg/dℓ
- Não deve ser visto como uma entidade clínica, mas como uma categoria de pacientes com maior risco para desenvolvimento de DM.

COMPLICAÇÕES

- Agudas: cetoacidose diabética, coma hiperosomolar, hipoglicemia (ver Capítulo 349, *Hipoglicemia*)
- Crônicas: polineuropatia periférica, mononeuropatia, neuropatia autonômica, radiculopatia, nefropatia, retinopatia, doença arterial coronariana, cerebral e arterial periférica (ver *Nefropatia diabética* nos Capítulos 100, *Retinopatias*, e 509, *Neuropatias Periféricas*).

Quadro 304.2 Critérios laboratoriais para o diagnóstico de normoglicemia, pré-diabetes e diabetes melito adotado pela SBD (2019).

Condição	Glicemia jejum (mg/dℓ)	Glicemia 2 horas após sobrecarga 75 g glicose (mg/dℓ)	Glicemia ao acaso	HbA1c %	Observações
Normoglicemia	< 100	< 140	–	< 5,7	1
Pré-diabetes	> 100 e < 126	> 140 e < 200	–	≥ 5,7 e < 6,5	2
Diabetes melito	≥ 126	≥ 200	≥ 200 com sintomas clássicos de hiperglicemia	> 6,5	3

1. A Organização Mundial da Saúde preconiza valor de corte de 110 mg/dℓ para normalidade de glicemia jejum. 2. Positividade de qualquer um dos parâmetros confirma diagnóstico de pré-diabetes. 3. Positividade de qualquer um dos parâmetros confirma diagnóstico de diabetes melito. Método de dosagem laboratorial de HbA1c deve ser padronizado. Na ausência de sintomas de hiperglicemia, é necessário confirmar o diagnóstico pela repetição dos testes.

TRATAMENTO

- Deve ser personalizado, respeitando as limitações impostas por idade, presença de comorbidades, expectativa de vida, condições socioeconômicas, procurando preservar a qualidade de vida do paciente
- Priorizar medicamentos de baixo custo, eficácia terapêutica, benéficos no controle das comorbidades (pressão arterial, lipídeos, função renal e cardiovascular), baixo risco de hipoglicemia e ganho de peso
- As metas de bom controle devem ser individualizadas, sendo mais rígidas em pacientes jovens (Quadro 304.3) e com maior tolerância em indivíduos fragilizados pela idade ou por doenças crônicas (Quadro 304.4)
- Orientação nutricional (Quadro 304.5): como a maioria dos pacientes com DM tipo 2 apresenta sobrepeso ou obesidade, a prescrição de dietas hipocalóricas deve constituir uma das metas nesse grupo de pacientes, reduzindo os açúcares simples (frutas) para 10 a 15%, evitando-se o açúcar de cozinha (sacarose) e mantendo os carboidratos complexos (amido)
- O conteúdo proteico da alimentação deve ser 15% do valor calórico total, 30% em gorduras distribuídas em 7% saturadas, 10% poli-insaturadas (óleos de soja, girassol, milho e arroz) e 13% monoinsaturadas (óleos de oliva e canola)
- Aos pacientes sedentários ou semissedentários, deve-se recomendar atividade física moderada, como caminhadas de 30 a 40 minutos, diariamente, 5 dias por semana.

As Figuras 304.1 a 304.3 mostram os fluxogramas sugeridos pela Sociedade Brasileira de Diabetes (SBD) para o tratamento do DM tipo 2.

Quadro 304.3 Metas do controle glicêmico de acordo com sociedades científicas.

Sociedades	Glicemia pré-prandial (mg/dℓ)	Glicemia pós-prandial (mg/dℓ)	HbA1c (%)
ADA	80 a 130	< 180	< 7
IDF	D 115	< 160	< 7
AACE	< 110	< 140	< 6,5
SBD	< 100	< 160	< 7

ADA: American Diabetes Association; IDF: International Diabetes Federation; AACE: American Association of Clinical Endocrinologists; SBD: Sociedade Brasileira de Diabetes.

Quadro 304.4 Metas laboratoriais para o tratamento do diabetes tipo 2.

Parâmetros	Metas laboratoriais terapêuticas	Metas laboratoriais toleráveis
Hemoglobina glicada	• Ao redor de 7% em adultos • 7,5 a 8,5 em idosos, dependendo do estado de saúde	Metas individualizadas de acordo com: • Duração do diabetes • Idade expectativa de vida • Comorbidades • Doença cardiovascular • Doença microvascular • Hipoglicemia não percebida
Glicemia jejum	< 100 mg/dℓ	< 130 mg/dℓ
Glicemia pré-prandial	< 100 mg/dℓ	< 130 mg/dℓ
Glicemia pós-prandial	< 160 mg/dℓ	< 180 mg/dℓ

Quadro 304.5 Composição nutricional do plano alimentar de pacientes com DM2.

Nutrientes	Ingestão diária recomendada
Macronutrientes	
Carboidratos	45 a 60%
Sacarose	5%
Frutose	Não deve ser adicionada aos alimentos
Fibras alimentares	30 a 50 g/dia
Gordura total	30 a 35%
Ácidos graxos saturados	< 6%
Ácidos graxos monoinsaturados	5 a 15%
Ácidos graxos poli-insaturados	Completar (individualmente)
Colesterol	< 300 mg/dia
Proteínas	15 a 20%
Micronutrientes	
Vitaminas	Idênticas à da população sem diabetes
Sais minerais	Até 2.000 mg

Mecanismo dos medicamentos antidiabéticos

Os medicamentos antidiabéticos podem ser agrupados de acordo com os principais mecanismos de ação da seguinte maneira:
- Aqueles que aumentam a secreção pancreática de insulina (sulfonilureias e glinidas)
- Aqueles que diminuem a absorção intestinal da glicose (inibidores das alfaglicosidases)
- Aqueles que diminuem a produção hepática de glicose (metformina)
- Aqueles que aumentam a captação periférica de glicose (glitazonas)
- Aqueles que exercem efeito incretínico (análogos de GLP-1 e inibidores da enzima DP-IV)
- Aqueles que promovem a excreção de glicose pelo trato urinário (inibidores da enzima SGLT-2).

Sulfonilureias

- Aumentam a secreção de insulina pelas células beta
- Deve-se evitar o uso de clorpropamida e glibenclamida, pelo maior risco de hipoglicemia, dando-se preferência aos de 3ª geração, glimepirida 1 a 6 mg/dia ou glicazida 30 a 180 mg/dia, que podem ser usados em dose única
- Principais vantagens: baixo custo e disponibilidade na rede pública
- Principais desvantagens: causam ganho de peso, hipoglicemias e não apresentam benefícios cardiovasculares. Eles têm sido substituídos por medicamentos mais seguros e eficazes.

Metformina

- Reduz a produção hepática de glicose, sendo quase sempre o primeiro medicamento utilizado no tratamento do paciente com DM tipo 2
- Não causa hipoglicemia, promove discreta redução de peso e questionável benefício cardiovascular
- Dose inicial de 500 mg, dose máxima de 2.250 mg/dia, dividida em até 3 vezes/dia

- Contraindicada em pacientes com alguma condição clínica que predisponha à hipoxemia ou acidose, como insuficiência hepática, pulmonar, cardíaca e renal (acima de estágio 3-A), bem como no pré e pós-operatório e, também, em pacientes submetidos a exames de imagem com contraste.

Glinidas

- Estimulam a secreção de insulina pelas células beta, com duração de ação rápida, sendo indicadas para o controle das hiperglicemias pós-prandiais
- Efeitos indesejáveis: ganho de peso e hipoglicemia
- Principais medicamentos: nateglinida, 120 mg por via oral (VO); repaglinida, 0,5 a 4 mg VO, antes das principais refeições.

Inibidores da alfaglicosidase

- Reduzem a velocidade de absorção da glicose intestinal com maior efeito na glicemia pós-prandial
- Principal medicamento: acarbose, 50 a 100 mg VO, com as refeições
- Pouco utilizados pelos efeitos colaterais gastrintestinais (flatulência).

Pioglitazona

- Reduz a resistência periférica à insulina em músculos e tecido gorduroso
- Principais efeitos colaterais: ganho de peso, redução da massa óssea, retenção hídrica e maior risco de insuficiência cardíaca quando associada à insulina. Há questionável aumento no risco de câncer de bexiga
- Dose diária única entre 15 e 45 mg/dia.

Inibidores da DPP-4

- Aumentam a concentração sérica do GLP-1 (*glucagon-like peptide 1*), que estimula a secreção de insulina e inibe a produção de glucagon pelas células beta
- Reduzem a glicemia com risco de hipoglicemia. São neutros em relação ao peso e ao benefício do ponto de vista cardiovascular
- Principais medicamentos: vildagliptina, 50 mg VO, 1 a 2 vezes/dia; sitagliptina, 50 mg VO, 1 a 2 vezes/dia; saxagliptina, 5 mg VO, 1 vez/dia; alogliptina, 25 mg VO, 1 vez/dia; linagliptina, 5 mg VO, 1 vez/dia; a última pode ser prescrita a pacientes com insuficiência renal em quaisquer estágios.

Análogos do GLP-1

- Mecanismo de ação semelhante ao dos inibidores de DPP-4, com aumento da produção de insulina e redução da de glucagon. Contudo, são de aplicação subcutânea, tendo como principais vantagens maior potência terapêutica, ausência de hipoglicemia e redução de peso
- Três dos representantes desse grupo (liraglutida, dulaglutida e semaglutida) apresentam significativa redução de mortalidade cardiovasculares. Contudo, frequentemente causam efeitos colaterais gastrintestinais, tendo sido descritos raros casos de pancreatite aguda
- Principais medicamentos: exenatida, 5 a 10 mg 2 vezes/dia; liraglutida, 0,6 a 1,8 mg/dia; lixisenatida, 10 a 20 µg/dia; dulaglutida, 3,5 mg 1 vez/semana, e semaglutida, 0,25 a 1 mg/semana.

Inibidores de SGLT-2

- Agem bloqueando a reabsorção de glicose pelos túbulos renais proximais, promovem importante glicosúria com redução da glicemia e perda de 2 a 4 kg de peso, além de diminuir a pressão arterial sistólica entre 4 e 6 mmHg
- Seus principais benefícios incluem redução de eventos cardiovasculares, abrangendo mortalidade, internações por insuficiência cardíaca e complicações renais
- Principais efeitos colaterais: infecções geniturinárias e cetoacidose normoglicêmica em pacientes com baixa reserva insulínica em situações de estresse
- Principais medicamentos: dapaglifozina 5 a 10 mg, dose única diária; empaglifozina 10 ou 30 mg.

Associação de antidiabéticos

- Diferentes combinações podem ser prescritas com o objetivo de um melhor controle glicêmico, em uma sequência de dois, três e até mesmo quatro diferentes classes de medicamentos
- As mais frequentes associações são: metformina + (sulfonilureias ou incretinomimético ou inibidor de SGLT-2); ou metformina + incretinomimético + inibidor de SGLT2; ou metformina + pioglitazona + incretinomimético + inibidor de SGLT-2 (ver Figuras 304.1 a 304.3)
- As principais combinações de antidiabéticos orais disponíveis no Brasil estão descritas nos Quadros 304.6 e 304.7.

Insulina basal

- A insulinização pode ser necessária em uma parcela significativa de pacientes, após alguns anos de evolução da enfermidade, à medida que a reserva pancreática vai se reduzindo
- Inicia-se com insulina de ação lenta aplicada à noite, geralmente entre 10 e 20 unidades, mantendo-se alguns dos antidiabéticos orais, preferencialmente a metformina, os incretinomiméticos e os inibidores de SGLT-2
- Deve-se evitar a associação de sulfonilureias com insulina pelo risco de hipoglicemia e insulina com pioglitazona pela maior incidência de insuficiência cardíaca
- Recentemente, foi lançada a combinação insulina glargina e lixisenatida e insulina degludeca e liraglutida em uma única aplicação subcutânea diária
- Insulina basal-*plus*: prescrita para pacientes que apresentam hiperglicemia pós-prandial, quando, então, se acrescenta insulina de ação rápida antes da refeição
- Insulina basal-*bolus* ou insulinização plena: esquema utilizado em pacientes com total falência das células beta. Nesse caso, os pacientes com DM2 são tratados de maneira idêntica àqueles com DM1, recebendo uma dose de insulina de ação lenta (basal) e 3 ou mais doses de insulina de ação rápida (ver Capítulo 303, *Diabetes Melito Tipo 1*)

Vacinação de pacientes diabéticos

- Como os pacientes com diabetes apresentam maior risco de infecções virais e bacterianas, a vacinação deve fazer parte da estratégia do cuidado primário desses pacientes em todas as faixas etárias (Quadro 304.8).

Etapa 1: Conduta inicial conforme a condição clínica atual e peso do paciente

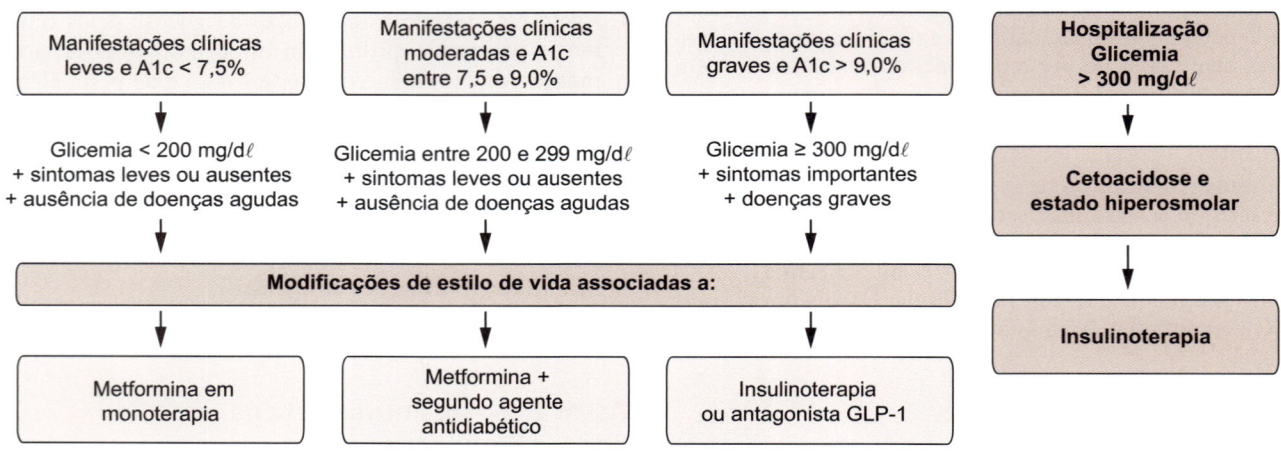

Figura 304.1 Fluxograma para o tratamento de diabetes melito tipo 2.

Etapa 2: Adicionar ou modificar segundo o agente conforme o nível de A1c e o peso do paciente

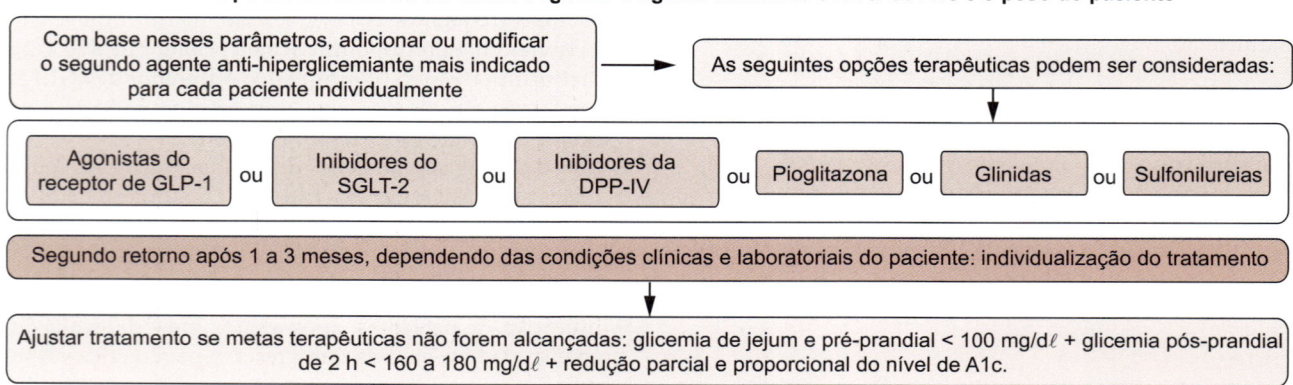

Figura 304.2 Fluxograma para o tratamento de DM2.

Etapa 3: Adicionar um terceiro agente anti-hiperglicemiante oral ou injetável ou iniciar insulinoterapia intensiva

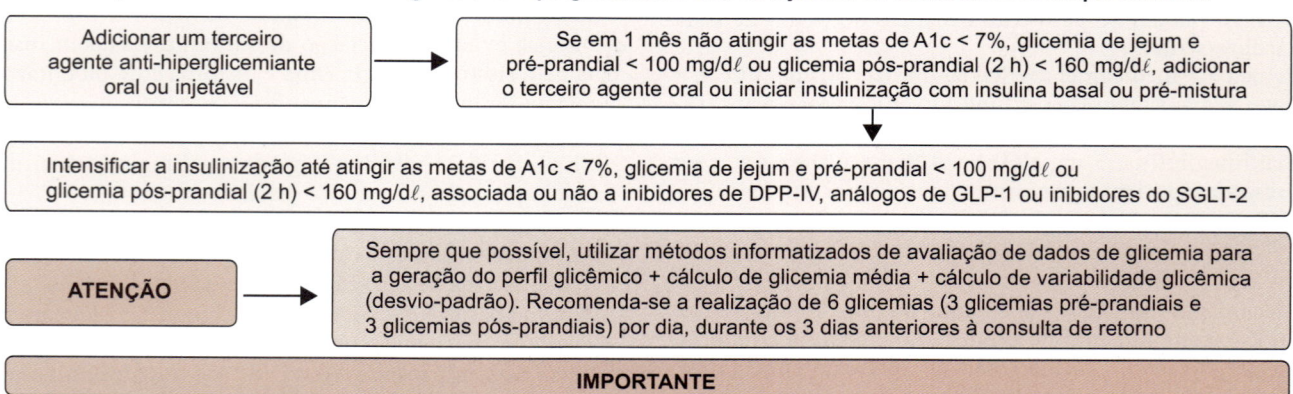

Figura 304.3 Fluxograma para o tratamento de DM2.

Quadro 304.6 Agentes antidiabéticos.

Classes terapêuticas	Denominação química	Denominação comercial	Mecanismo de ação e dosagem
Sulfonilureia + biguanida Sulfonilurea + biguanida	Glimepirida + metformina Glicazida + metformina	Meritor®	Secretagogo de insulina de longa duração (glimepirida) + sensibilizador da ação periférica da insulina (metformina) Dosagem: glimepirida, comprimidos com 2 mg e 4 mg + metformina, comprimidos com 1.000 mg Dosagem: 500 mg metformina + 30 mg glicazida ou 1.000 mg metformina + 30 mg glicazida
Sulfonilureia + biguanida	Glibenclamida + metformina	Glucovance®	Sensibilizador da ação periférica da insulina (metformina) + secretagogo de insulina de longa duração (glibenclamida) Dosagem: 250 mg de metformina + 1,25 mg de glibenclamida; ou 500 mg de metformina + 2,5 mg de glibenclamida; ou 500 mg de metformina + 5 mg de glibenclamida
Incretionomimético + pioglitazona	Alogliptina + pioglitazona	Nesina® Pio	Inibidor da enzima DPP-IV + sensibilizador da ação periférica da insulina (pioglitazona) Dosagem: dose única diária de alogliptina 25 mg + 15 mg ou 30 mg de pioglitazona
Inibidor de SGLT-2 + metformina	Dapagliflozina + metformina XR	Xigduo® XR	Inibição das proteínas SGLT-2, reduzindo a reabsorção renal de glicose + sensibilizador da ação periférica da insulina (metformina de liberação prolongada) Dosagem: dose única diária (1 comprimido) de 10 mg de dapaglifozina + 500 mg de metformina XR; dose única diária (1 comprimido) de 10 mg de dapaglifozina + 1.000 mg de metformina XR; dose única diária (2 comprimidos) de 5 mg de dapaglifozina + 1.000 mg de metformina XR

Monitoramento glicêmico

Segue os mesmos princípios daqueles estabelecidos aos pacientes com DM tipo 1 (ver Capítulo 303, *Diabetes Melito Tipo 1*); entretanto, a maioria dos pacientes necessita, além da hemoglobina A1c, do monitoramento domiciliar com glicemias capilares intermitentes, jejum e pós-prandiais 2 a 3 vezes/dia.

Nos pacientes que precisam de insulinização plena, o esquema de monitoramento intermitente ou contínuo deve ser estimulado.

EVOLUÇÃO E PROGNÓSTICO

- O controle glicêmico adequado permite qualidade de vida normal e prevenção das complicações crônicas microangiopáticas (nefropatia e retinopatia) e neuropáticas
- As doenças cardiovasculares, responsáveis por 80% da mortalidade desses pacientes, são reduzidas com o controle da glicemia, da pressão arterial e dos lipídeos sanguíneos.

Quadro 304.7 Agentes antidiabéticos (insulina + agonista GLP-1).

Denominação comercial	Mecanismo de ação e dosagem	Laboratório
Glyxambi®	Empagliflozina (inibidor de SGLT-2) + linagliptina (inibidor de DPP-4) Comprimidos para o tratamento do DM2	Boehringer Ingelheim
Soliqua® 10 a 40	Solução injetável para tratamento do DM2: glargina 100 UI/mℓ (insulina de longa duração) + lixisenatida 50 µg/mℓ (agonista do receptor de GLP1)	Sanofi
Soliqua® 30 a 60	Solução injetável para o tratamento do DM2: glargina 100 UI/mℓ (insulina de longa duração) + lixisenatida 33 µg/mℓ (agonista do receptor de GLP1)	
Xultophy®	Solução injetável para o tratamento do DM2: insulina degludeca 100 UI/mℓ (insulina basal ultralenta) + liraglutida 3,6 mg/mℓ (agonista do receptor de GLP2)	Novo Nordisk

Quadro 304.8 Esquema de vacinação em pacientes com diabetes (tipos 1 e 2).

Vacinas	≥ 65 anos
Tétano, difteria e *pertussis* (dT ou dTpa)	Para menores de 7 anos: DTPw e penta de células inteiras (DTPw-HB/Hib); para maiores de 7 anos, adultos e idosos: dupla bacteriana do tipo adulto (dT).
HPV	3 doses (0, 2 e 6 meses)
MMR	Uma dose
Varicela	2 doses (0 e 4 a 8 semanas)
Influenza	Dose anual
PPSV23	Uma ou duas doses
Hepatite A	Duas doses (0 e 6 a 12 meses)
Hepatite B	Três doses (0 e 1 a 2 e 4 a 6 meses)
Meningócica	Uma dose
Herpes-zóster	Mais de 60 anos: uma dose

dT: vacina dupla bacteriana; dTpa: vacina tripla bacteriana; DTPw: tríplice bacteriana de células inteiras; HPV: papilomavírus humano; PPSV23: pneumocócica polissacarídica 23.

Recomendações práticas

- O diabetes deve ser encarado como doença multifatorial e sistêmica, cujo controle depende da maneira como se atua de acordo com as características de cada paciente, dando prioridade ao(s) elemento(s) predominante(s). Exemplo: controle de obesidade pode ser o objetivo principal
- Associação frequente: obesidade, diabetes, hipertensão arterial e dislipidemia
- O planejamento terapêutico desses pacientes deve levar em conta essa associação, concentrando maior atenção na doença que pode ser a causa de outra. Exemplo: redução de peso pode ser suficiente para normalizar a pressão arterial e o perfil lipídico
- Tal conduta reduz os custos e aumenta a adesão do paciente ao tratamento
- Paciente com diabetes de difícil controle deve ser cuidado por endocrinologista.

BIBLIOGRAFIA

Azevedo MF. GPS Medicamentos. Guia prático em saúde. Rio de Janeiro: Guanabara Koogan; 2017.

American Diabetes Association. Clinical Practice Recommendations. 2019;42(Suppl. 1):S90-S102.

Sociedade Brasileira de Diabetes. Posicionamento Oficial SBD 01/2019: 22-28.

305
Neoplasias do Pâncreas

Câncer do pâncreas, insulinoma

João Damasceno Porto • Nelson Rassi • José Carlos do Valle

INTRODUÇÃO

As neoplasias malignas do pâncreas exócrino compreendem os adenocarcinomas (90% dos casos) e os cistadenocarcinomas.

A maioria dessas neoplasias localiza-se na cabeça do órgão.

Por serem de difícil detecção e alta agressividade, apresentam elevadas taxas de mortalidade.

No Brasil, representam 2% de todos os tipos de câncer diagnosticados e 4% do total de mortes por eles causada.

Raras antes dos 30 anos, tornam-se mais comuns a partir dos 60, com maior incidência entre 80 e 85 anos. A incidência é mais significativa no sexo masculino.

O Atlas de Mortalidade por Câncer do Instituto Nacional do Câncer (INCA) registrou, em 2015, 9.464 mortes no Brasil, sendo 4.654 homens e 4.808 mulheres.

Predominam no sexo masculino e acima dos 50 anos.

CAUSAS E FATORES DE RISCO

- Etiologia multifatorial
- Fatores hereditários
- Pancreatite crônica
- Tabagismo
- Alcoolismo
- Obesidade
- Dieta com excesso de gorduras e carnes vermelhas
- Exposição ocupacional (mineiros, trabalhadores com cimento, jardineiros e trabalhadores da indústria de têxteis
- Infecções (hepatite B, *Helicobacter pylori*).

MANIFESTAÇÕES CLÍNICAS

- Dependem da localização do tumor e costumam ocorrer tardiamente
- As neoplasias da cabeça do pâncreas (80% dos casos) apresentam manifestações clínicas mais precocemente que as localizadas no corpo e na cauda do pâncreas:
  - Dor na região epigástrica, contínua, podendo irradiar para o dorso. Pode ser de grande intensidade nas fases avançadas, exigindo manejo correto dos medicamentos (ver Capítulo 15, *Dor*)
  - Icterícia obstrutiva quando há acometimento do colédoco
  - Perda de peso
  - Anorexia
  - Prurido (relacionado com a icterícia obstrutiva)
  - Desnutrição
  - Hepatomegalia
  - Vesícula biliar palpável (sinal de Courvoisier)
  - Massa palpável (em 10% dos casos)
  - Ascite (rara)
  - Diabetes (diagnóstico diferencial)
  - Pseudocisto pancreático
  - Pancreatite crônica
  - Coledocolitíase e colecistite
  - Estenose do ducto biliar
  - Colangiocarcinoma e carcinoma da ampola de Vater
  - Carcinoma do duodeno ou do intestino delgado
  - Compressão extrínseca do ducto biliar.

ESTADIAMENTO

- Categoria T:
  - T1: tumor de 2 cm ou menos
    - T1a: tumor de 0,5 cm ou menos
    - T1b: tumor maior que 0,5 cm e menor que 0,1 cm
    - T1c: tumor maior que 1 cm, porém não mais que 2 cm
  - T2: tumor maior que 2 cm, mas não mais que 4 cm
  - T3: tumor maior que 4 cm na sua maior extensão
  - T4: tumor que acomete o tronco celíaco, a artéria mesentérica superior ou a artéria hepática comum
- Categoria N:
  - N1: metástases em 1 a 3 linfonodos
  - N2: metástases em 4 ou mais linfonodos
- Categoria M:
  - M0: sem metástases a distância
  - M1: metástase a distância.

O Quadro 305.1 apresenta o estadiamento e a sobrevida média em 5 anos de pacientes com neoplasias do pâncreas.

EXAMES COMPLEMENTARES

- Bilirrubinas: elevadas em vigência de icterícia
- Fosfatase alcalina: elevada na maioria dos pacientes
- Pesquisa de sangue oculto nas fezes: positiva em cerca de 90% dos tumores periampulares
- Amilase: elevada em menos de 5% dos casos
- CA 19-9; CEA (antígeno carcinoembrionário); antígeno oncofetal pancreático; galactosiltransferase

Quadro 305.1 Estadiamento e porcentagem de sobrevida média em 5 anos.

Estadiamento	Categoria			Sobrevida
Estádio IA	T1	N0	M0	31%
Estádio IB	T2	N0	M0	27%
Estádio IIA	T3	N0	M0	16%
Estádio IIB	T1, T2, T3	N1	M0	8%
Estádio III	T1, T2, T3	N2	M0	7%
	T4	Qualquer N	M0	
Estádio IV	Qualquer T	Qualquer N	M1	3%

- Radiografia do estômago e do duodeno: alargamento da alça duodenal em grandes tumores (fase tardia)
- Ultrassonografia (USG), tomografia computadorizada (TC) e ressonância magnética (RM): detectam alterações estruturais em fase relativamente precoce (Figuras 305.1 e 305.2). USG endoscópica é o exame mais sensível
- Colangiopancreatografia retrógrada endoscópica: útil nas lesões ampulares ou duodenais
- Biópsia: aspiração percutânea com agulha guiada por TC ou USG (sensibilidade de 85%, especificidade de aproximadamente 100% no adenocarcinoma pancreático)
- Biópsia hepática: para metástases hepáticas (Figura 305.3).

COMPROVAÇÃO DIAGNÓSTICA

- Dados clínicos + marcadores tumorais + exames de imagem + biópsia.

TRATAMENTO

- Alívio da dor (ver Capítulo 15, *Dor*)
- Cirurgia, radioterapia, quimioterapia
- Extrato pancreático para melhorar a absorção de nutrientes
- Colestiramina para o alívio do prurido (ver Capítulo 23, *Prurido*).

Cirurgia

- Gastroduodenopancreatectomia para a doença na cabeça do pâncreas quando considerada ressecável
- Pancreatectomia distal com ressecção em bloco do baço para os tumores de cauda
- Colangiopancreatografia retrógrada endoscópica para drenagem biliar e colocação de *stent*.

Radioterapia

A radioterapia baseia-se em cinco cenários clínicos:
- Como neoadjuvante (pré-operatório) para favorecer a ressecabilidade de lesões limítrofes
- Adjuvante (pós-ressecção)
- Definitiva nas lesões avançadas (inoperáveis)
- Paliativa (não metastática e metastática)
- Nas recidiva.

Tratamento medicamentoso | Quimioterapia

- A quimioterapia (QT) é usada em todos os estádios do câncer pancreático, incluindo neoadjuvante (ressecabilidade limítrofe), adjuvante, primeira linha nos tumores localmente avançados, metastáticos, nas recidivas e na radioquimioterapia. Os principais regimes empregados são:
  - Folfirinox – oxaliplatina 85 mg/m^2 no dia 1; irinotecano, 180 mg/m^2 no dia 1; leucovorina, 400 mg/m^2 *bolus* no dia 1; 5-Fu, 400 mg/m^2 *bolus* no dia 1 e 2.400 mg/m^2 em infusão contínua por 46 horas (ciclos a cada 14 dias).
  - Gencitabina, 1.000 mg/m^2 por 7 semanas, sendo a segunda aplicação após 14 dias (como paliação).

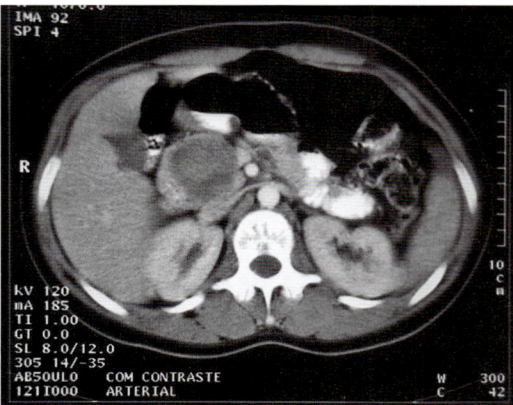

Figura 305.1 Neoplasia do pâncreas. Tomografia computadorizada evidenciando tumor sólido cístico.

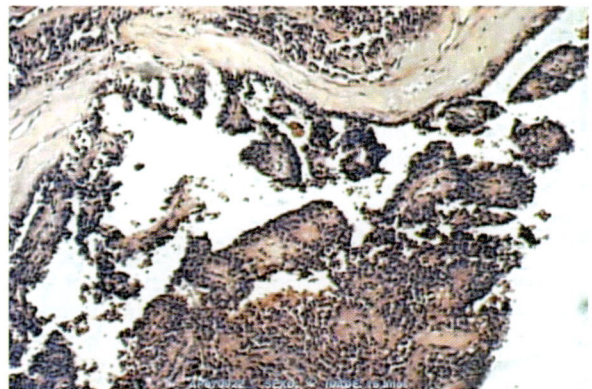

Figura 305.3 Neoplasia do pâncreas. Aspecto histopatológico típico, com zonas sólidas e formação de papilas.

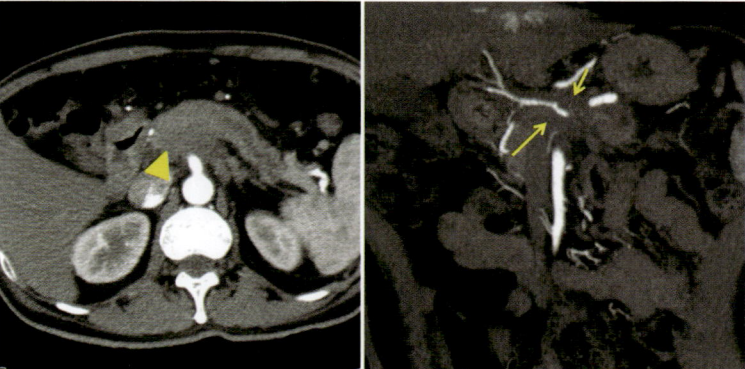

Figura 305.2 Neoplasia do pâncreas. Tomografia computadorizada (TC) de abdome superior, lesão na cabeça do pâncreas (*ponta de seta*) acometendo o tronco celíaco (*setas*).

EVOLUÇÃO E PROGNÓSTICO

• Apenas 10% dos casos de câncer pancreático são ressecáveis
• Taxa de sobrevida de 10 a 20% em 5 anos
• Na maioria dos pacientes, a cirurgia é paliativa (alívio da dor e da icterícia obstrutiva).

Tumores endócrinos

Além de carcinomas, podem se originar no pâncreas tumores endócrinos (gastrinoma, insulinoma, glucagonoma, vipoma, somatostatinoma).

INSULINOMA

Neoplasia benigna ou maligna das células beta do pâncreas, produtoras de insulina, que se manifesta geralmente por episódios de hipoglicemia.

A maioria constitui casos esporádicos, incluídos nos denominados pNET (tumores funcionais neuroendócrinos do pâncreas), entre os quais o insulinoma é o mais comum.

A média de seu diagnóstico se dá na 5ª década de vida, com predominância no sexo feminino.

Cerca de 10% dos casos fazem parte da síndrome de neoplasias endócrinas múltiplas do tipo 1 – MEN1 (feocromocitoma + hiperparatireoidismo + adenoma hipofisário + insulinoma).

Geralmente são benignos, isolados e menores que 2 cm.

Apenas 10% são malignos com metástases para linfonodos regionais, fígado e ossos.

São raros, e o INCA não dispõe de dados sobre a sua incidência no Brasil.

ETIOLOGIA

• O insulinoma como componente da síndrome MEN1 é uma doença hereditária autossômica dominante. No tipo esporádico, não há conotação genética clara.

MANIFESTAÇÕES CLÍNICAS

• Episódios de hipoglicemia ocorrendo predominantemente após a absorção de alimentos, frequentemente desencadeados por exercícios físicos
• Manifestações clínicas decorrentes da hipercalcemia e do adenoma hipofisário nos casos de síndrome de neoplasias endócrinas múltiplas.

EXAMES COMPLEMENTARES

• Glicemia abaixo de 50 mg/dℓ em homens e 45 mg/dℓ em mulheres
• Insulinemia (radioimunoensaio): acima de 6 mUI/mℓ. Relação insulina/glicemia: 0,3
• Dosagem do peptídeo C: 0,2 nmol/ℓ (0,6 ng/mℓ)
• USG, TC e RM abdominal: para detectar tumores pancreáticos (baixa sensibilidade pelo pequeno tamanho dos tumores; USG transoperatória eleva a sensibilidade para quase 100%).

COMPROVAÇÃO DIAGNÓSTICA

Dados clínicos + exames laboratoriais + exames de imagem + exame histopatológico e imuno-histoquímico de peças cirúrgicas.

TRATAMENTO

Tratamento clínico

• Tratamento das crises hipoglicêmicas (ver Capítulo 349, *Hipoglicemia*)
• Medicamentos utilizados em pacientes que recusam tratamento cirúrgico ou apresentam contraindicações: hidroclorotiazida VO, 12,5 a 50 mg/dia; verapamil e fenitoína.

Tratamento cirúrgico

• Pancreatectomia parcial ou total.

PROGNÓSTICO

• O insulinoma é uma neoplasia quase sempre benigna (90% dos casos), cujas manifestações e consequências decorrem exclusivamente da hipoglicemia. Quando é possível retirá-lo, o prognóstico torna-se bom, com sobrevida normal
• Nos casos em que há necessidade de pancreatectomia, a morbidade e a mortalidade aumentam proporcionalmente com a extensão da cirurgia, sendo altas em paciente submetido à pancreatectomia total.

Chave para o diagnóstico do insulinoma

• A associação de hipoglicemia com insulinemia e peptídeo C relativamente altos é sugestiva de insulinoma, desde que as amostras de sangue sejam coletadas durante os episódios hipoglicêmicos ou jejum de 72 horas
• Tríade de Whipple: o episódio ocorre durante o jejum; os sintomas se correlacionam com níveis baixos de glicose no soro (< 40 mg/dℓ); e a ingestão de carboidratos alivia os sintomas.

BIBLIOGRAFIA

Azevedo MF. GPS Medicamentos. Guia prático em saúde. Rio de Janeiro: Guanabara Koogan; 2017.
Dani R. Gastroenterologia essencial. 4. ed. Rio de Janeiro: Guanabara Koogan; 2011.
Hoff PMG (org.). Tratado de oncologia. São Paulo: Atheneu; 2013.
National Comprehensive Cancer Network (NCCN); versão 3.2019.
Palmer KR, Penman ID. Diseases of the alimentary tract and pancreas. In: Davidson's Principles and practice of medicine. 18. ed. Churchill Livingstone; 1999.
Prato FC, Ramos J, Valle JR. Atualização terapêutica. 20. ed. Porto Alegre: Artes Médicas, 2001.

306
Pancreatite

Pancreatite aguda, pancreatite crônica

Américo de Oliveira Silvério

INTRODUÇÃO

A pancreatite compreende um processo inflamatório do pâncreas que pode ser agudo ou crônico.

CLASSIFICAÇÃO

- Pancreatite aguda: leve, moderada, grave
- Pancreatite crônica: calcificante (associada ao alcoolismo crônico), hereditária, tropical, idiopática; obstrutiva (pâncreas *divisum*).

PANCREATITE AGUDA

Processo inflamatório com sinais e sintomas relacionados com a ativação intrapancreática de enzimas.

Os principais dados histopatológicos são edema intersticial, hemorragia, necrose celular e gordurosa.

O infiltrado inflamatório habitualmente é de pequena intensidade (Figuras 306.1 e 306.2).

CAUSAS

- Sem causa aparente em 10 a 30% dos casos
- Colelitíase/coledocolitíase (mais frequente no sexo feminino)
- Alcoolismo
- Pós-colangiopancreatografia endoscópica retrógrada – provavelmente, a terceira causa mais comum (representando aproximadamente 4% dos casos):
  - Hipertrigliceridemia
  - Hipercalcemia metabólica
  - Traumatismo
- Tumores pancreáticos:
  - Cirurgia (particularmente do estômago e do trato biliar)

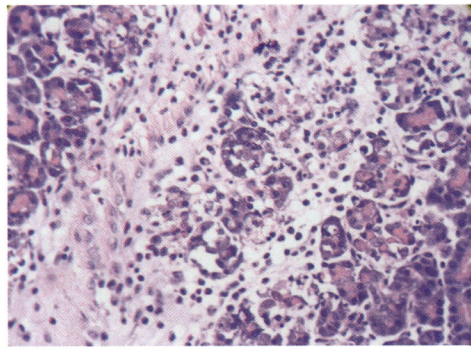

Figura 306.1 Pancreatite aguda. Observam-se focos de necrose do parênquima e infiltrado inflamatório de polimorfonucleares. (Cortesia de Brasileiro Filho, 2011.)

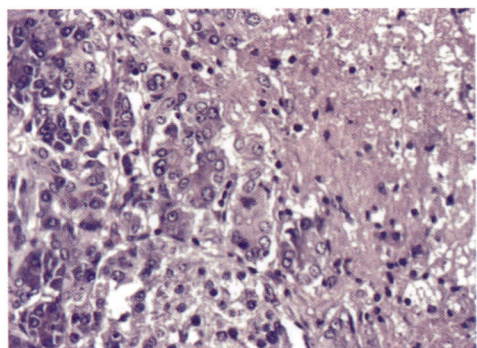

Figura 306.2 Pancreatite aguda. Observam-se lesões multifocais difusas, de coloração esbranquiçada, padrão em pingo de vela, zona de necrose enzimática, isenta de células inflamatórias.

- Infecções virais (parotidite)
- Lúpus eritematoso sistêmico (LES)
- Anormalidades no desenvolvimento do pâncreas (pâncreas *divisum*)
- Medicamentos (azatioprina, sulfassalazina, estrogênios, metildopa, furosemida, ácido valproico)
- Pancreatite autoimune: extremamente rara.

Atenção

- As doenças do trato biliar (colelitíase/coledocolitíase) e o alcoolismo respondem por cerca de 80% das internações hospitalares por pancreatite aguda.

MANIFESTAÇÕES CLÍNICAS

- Dor epigástrica intensa de início súbito; pode irradiar para a região dorsal
- Náuseas e vômitos
- Sudorese
- Distensão abdominal
- Febre
- Hipotensão postural
- Icterícia
- Movimentos peristálticos diminuídos ou ausentes
- Derrame pleural
- Taquicardia.

Sinais de Grey-Turner e de Cullen

Indicam extravasamento de exsudato hemorrágico para os flancos ou para a região umbilical, respectivamente.

EXAMES COMPLEMENTARES

- Amilase e lipase séricas: elevadas mais que 3 vezes o limite superior da normalidade
- Alanina aminotransferase (AST) e/ou aspartato aminotransferase (ALT): elevadas quando a pancreatite está associada a hepatite alcoólica ou coledocolitíase
- Fosfatase alcalina elevada: quando associada a hepatite alcoólica ou coledocolitíase
- Hiperbilirrubinemia: quando associada a hepatopatia alcoólica ou coledocolitíase
- Glicemia aumentada: nos casos graves
  - Tripsina aumentada
  - Cálcio diminuído: nos casos graves
  - Hemograma: o achado relevante é 10 mil a 25 mil leucócitos/$\mu\ell$
- Proteína C reativa: níveis $\geq$ 10 mg/dℓ, obtido 24 a 48 horas após o início do quadro, indicam fortemente pancreatite grave
- Desidrogenase láctica (LDH), níveis de nitrogênio ureico e bicarbonato: na admissão e 48 horas após (avaliar os critérios de Ranson)
- Imunoglobulina G4 (IgG4): quando suspeitar de pancreatite autoimune.

EXAMES DE IMAGEM

- Radiografia simples do abdome: valor limitado, mas pode ajudar no diagnóstico diferencial e revelar calcificações intraductal e distensão de alças intestinais

- Radiografia do tórax: pode evidenciar atelectasia ou derrame pleural
- Ultrassonografia abdominal: exame de escolha para a detecção de cálculos biliares
- Tomografia computadorizada (TC) do abdome: exame de imagem mais indicado para avaliar as complicações, devendo ser realizado após 72 horas do início dos sintomas, a menos que o diagnóstico seja incerto, pois as alterações inflamatórias geralmente não estão presentes radiograficamente até esse momento (Figura 306.3)
- Ressonância magnética (RM) de pâncreas (Figura 306.4)
- Colangiopancreatografia retrógrada endoscópica (CPRE): em casos selecionados

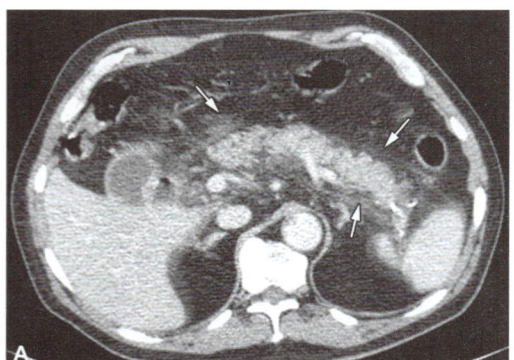

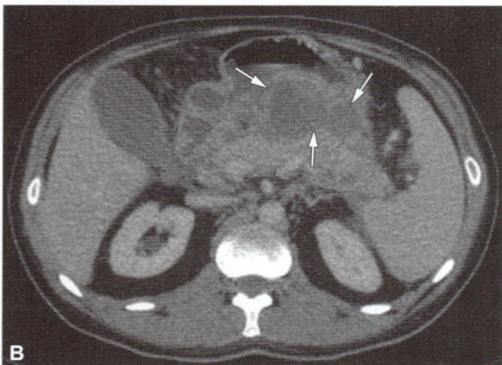

Figura 306.3 Pancreatite aguda. Tomografia computadorizada do abdome. **A.** Pancreatite edematosa intersticial (leve) – aumento volumétrico difuso do parênquima pancreático com borramento da gordura ao redor (*setas*) sem coleções ou área de necrose. **B.** Pancreatite com coleção necrótica aguda (moderada) – aumento volumétrico difuso do parênquima pancreático com coleção peripancreática heterogênea mal definida (*setas*), sem necrose significativa do parênquima.

- Colangiopancreatografia por RM: menos sensível que a CPRE, porém mais segura, não invasiva e rápida
- Ultrassonografia endoscópica: útil para a detecção de microlitíase e lesões periampulares.

DIAGNÓSTICO DIFERENCIAL

- Úlcera péptica penetrante ou perfurada
- Colecistite aguda
- Coledocolitíase
- Infarto mesentérico
- Perfuração de víscera oca
- Diverticulite
- Oclusão intestinal
- Dissecção aórtica aguda
- Infarto agudo do miocárdio.

COMPROVAÇÃO DIAGNÓSTICA

- Dados clínicos + exames laboratoriais (amilase e lipase) + exames de imagem.

COMPLICAÇÕES

- Pseudocisto pancreático: elevação persistente da amilase sugere possibilidade de pseudocisto
- Choque
- Derrame pleural
- Lesão renal aguda
- Insuficiência respiratória
- Pseudocisto pancreático
- Abscesso pancreático.

TRATAMENTO

- Alívio da dor (ver Capítulo 15, *Dor*)
- Hospitalizar o paciente
- Dieta zero: recomeçar a alimentação somente depois que a dor, a sensibilidade abdominal e a obstrução tiverem sido solucionadas. Iniciar com pequenas quantidades de alimentos hipolipídicos, hipoproteicos e com elevado teor de carboidratos
- Sonda nasogástrica (no caso de vômitos intensos e distensão abdominal)
- Manutenção do equilíbrio hidreletrolítico (ver Capítulo 341, *Desidratação, Distúrbios Hidreletrolíticos e Ácidos-Básicos*)
- Monitoramento dos níveis de cálcio
- Avaliação da função renal e da função pulmonar

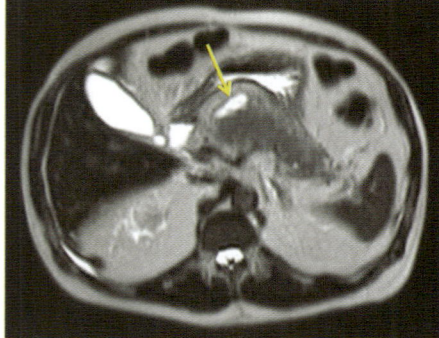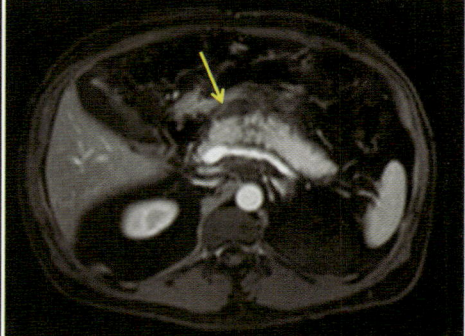

Figura 306.4 Pancreatite aguda. Ressonância magnética (RM) de abdome – exame de estadiamento de pancreatite aguda sendo caracterizada coleção anteriormente à transição cabeça corpo (*setas*) e densificação da gordura ao redor sem áreas de necrose parenquimatosa.

- Oxigênio umidificado por máscara ou cateter nasal
- Havendo hipotensão arterial, oligúria e hemoconcentração, o paciente deve ser internado em unidade de terapia intensiva (UTI)
- Não ingerir bebidas alcoólicas.

Tratamento medicamentoso

- Inibidores de bomba protônica (omeprazol e outros inibidores da bomba de próton) previnem complicações pépticas
- Gliconato de cálcio a 10% por via intravenosa (IV), 10 a 20 m ℓ em 1 ℓ de soro fisiológico glicosado (se houver hipocalcemia)
- Sulfato de magnésio a 50% IV, 2 m ℓ (se houver hipomagnesemia)
- Antibioticoterapia (imipeném) – deve ser usada em casos complicados por necrose infectada.

Tratamento cirúrgico

- Cirurgia ou procedimentos minimamente invasivos, é indicada quando uma complicação anatômica passível de solução mecânica está presente (p. ex., pancreatite necrosante com fleimão necrótico ou pancreatite hemorrágica)
- Nos casos de pancreatite aguda após traumatismo
- Drenagem de pseudocisto pancreático pode ser necessária.

EVOLUÇÃO E PROGNÓSTICO

- A taxa de mortalidade em pacientes com pancreatite aguda é de 10 a 15%, em casos graves
- Taxa de mortalidade de 10 a 50% nos casos de pancreatite com necrose e hemorragia (comprovado por TC).

Avaliação da gravidade

É importante avaliar a gravidade da doença, identificando os pacientes com necessidade de tratamento médico agressivo. Nesse caso, são utilizados os critérios de Ranson, Apache II:
- Fatores indicativos de mau prognóstico (sinais prognósticos de Ranson):
  - Na internação: idade > 55 anos; leucograma > 16.000/mm³; glicemia > 200 mg/d ℓ; LDH sérico > 350 UI/ ℓ; (AST) TGO sérica > 250 U
  - Dentro de 48 horas: diminuição do hematócrito > 10%; cálcio sérico < 8 mg/d ℓ; aumento da ureia > 5 mg/d ℓ; P_{O_2} arterial < 60 mmHg; déficit de base > 4 mEq/ ℓ; retenção de líquido > 6 ℓ
  - A mortalidade aumenta com o número de sinais positivos (se menos de 3, taxa de mortalidade < 5%; se 3 ou 4 sinais forem positivos, 15 a 20% da mortalidade).

    Avaliação prognóstica

    Avaliação prognóstica pela tomografia abdominal (classificação de Balthazar et al.):
- Grau A – pâncreas normal
- Grau B – aumento focal ou difuso da glândula
- Grau C – alterações pancreáticas associadas a inflamação peripancreática
- Grau D – coleção líquida em apenas uma localização
- Grau E – duas ou mais coleções líquidas ou a presença de gás no pâncreas ou próximo dele.

  As chances de infecção e morte são praticamente nulas nos graus A e B, mas aumentam de forma constante nos graus C a E. Os pacientes com pancreatite grau E têm 50% de chance de desenvolver infecção e 15% de chance de morrer.

PANCREATITE CRÔNICA

Processo inflamatório crônico, geralmente progressivo, do pâncreas, caracterizado por alterações morfológicas irreversíveis, com possibilidade de haver episódios de reagudização que levam à deterioração funcional do pâncreas, resultando em deficiência exócrina e endócrina.

O padrão histopatológico confirma a cronicidade da condição (Figuras 306.5 e 306.6).

Os principais achados histopatológicos são alterações degenerativas, fibrose e calcificações.

A pancreatite crônica calcificante, associada ao alcoolismo, predomina no sexo masculino, na faixa etária dos 35 a 45 anos.

A pancreatite crônica calcificante hereditária é mais frequente no sexo feminino, dos 18 aos 23 anos.

CAUSAS

- Consumo excessivo de bebidas alcoólicas: causa mais comum (60% dos casos)
- Microlitíase
- Obstrução do ducto pancreático principal (estenose, cálculo, neoplasia) (< 10% dos casos)
- Fibrose cística: representa um pequeno percentual de pacientes
- Pancreatite crônica idiopática: responsável por aproximadamente 30% dos casos
- Pancreatite autoimune: rara.

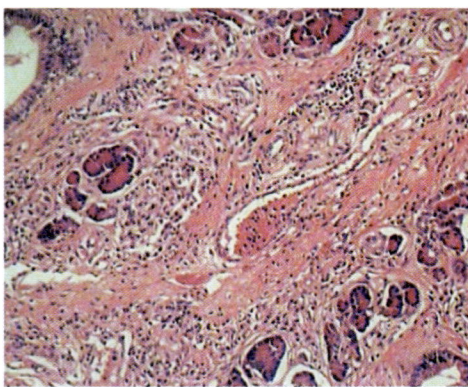

Figura 306.5 Pancreatite crônica com infiltrado inflamatório, atrofia e fibrose pancreática.

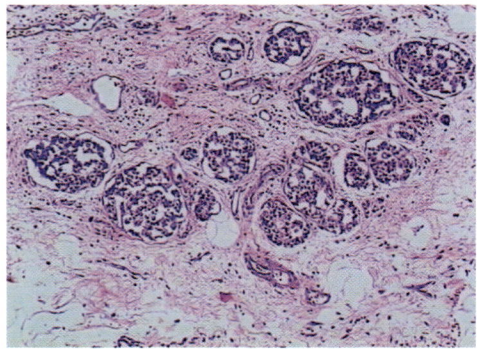

Figura 306.6 Pancreatite crônica. Observam-se ilhotas de Langerhans remanescentes e hiperplásicas em meio a fibrose. (Cortesia de Brasileiro Filho, 2011.)

MANIFESTAÇÕES CLÍNICAS

- Nos períodos de reagudização, ocorrem manifestações clínicas semelhantes às da pancreatite aguda
- Dor abdominal representa o sintoma mais comum, com as seguintes características: dor intermitente, acentuada, localizada no abdome médio ou superior esquerdo, podendo irradiar em forma de faixa para o dorso
- Esteatorreia
- Emagrecimento.

EXAMES COMPLEMENTARES

- Intolerância à glicose/diabetes
- Amilase e lipase: frequentemente normais
- Marcadores de processo inflamatório (contagem leucocitária): pouco elevados
- Testes de função pancreática endócrina (glicemia)
- Teste de função pancreática exócrina (casos com esteatorreia)
- Radiografia simples do abdome: calcificações pancreáticas (ver Figura 306.7)
- TC do abdome: exame de imagem de escolha para avaliação inicial
- USG e/ou TC do abdome: alterações da forma do pâncreas; formação de pseudocisto; calcificações pancreáticas (observadas em 30% dos casos; ver Figura 306.8)
- RM e a colangiopancreatografia por RM: indicadas nos pacientes em que não se observaram alterações específicas na TC
- CPRE: permite a visualização acurada do sistema ductal pancreático e tem sido considerada o critério-padrão para o diagnóstico de pancreatite crônica
- USG endoscópica: útil para diagnosticar alterações parenquimatosas e ductais principalmente durante o estágio inicial da doença.

DIAGNÓSTICO DIFERENCIAL

- Câncer pancreático
- Síndrome de má absorção de outras causas
- Obstrução biliar
- Isquemia mesentérica.

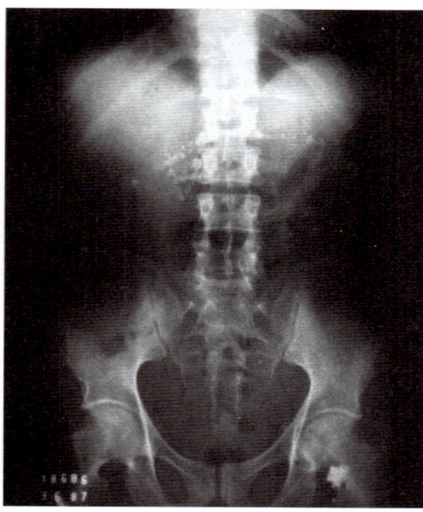

Figura 306.7 Pancreatite crônica. Radiografia simples do abdome evidenciando calcificações pancreáticas.

COMPROVAÇÃO DIAGNÓSTICA

- Dados clínicos + exames laboratoriais + exames de imagem.

COMPLICAÇÕES

- Pseudocisto
- Abscesso
- Obstrução biliar/duodenal
- Trombose da veia porta/esplênica
- Diabetes.

TRATAMENTO

- Nos episódios de reagudização, realizar tratamento semelhante ao da pancreatite aguda
- Refeições de pequenas quantidades, com restrição de gordura
- Cessação do consumo de bebidas alcoólicas e do tabagismo
- Tratamento do diabetes.

Tratamento medicamentoso

- Bloqueadores H2 ou inibidores da bomba de prótons (ver Capítulo 262, *Úlcera Péptica*)
- Suplementos de enzimas pancreáticas (pelo menos 30.000 UI) nos casos de dor e/ou esteatorreia.

Tratamento cirúrgico

- É indicado quando existe uma complicação anatômica passível de correção (p. ex., pseudocisto pancreático, abscesso, fístula)
- Esfincterotomia endoscópica: retirada de cálculo ou de calcificações melhora a evolução em casos graves.

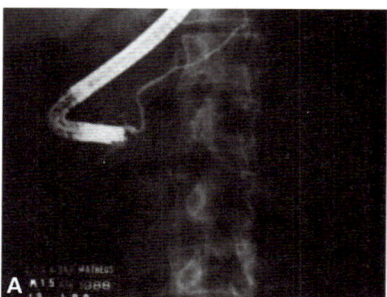

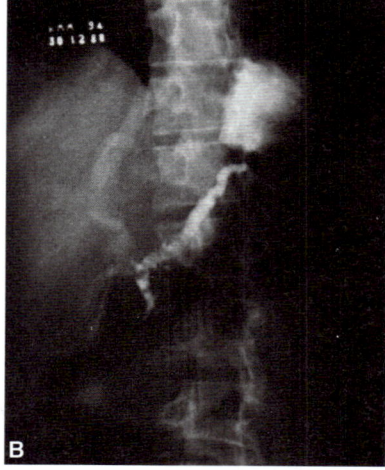

Figura 306.8 Pancreatite crônica. **A.** Tomografia computadorizada do abdome evidenciando pancreatite crônica com atrofia do parênquima pancreático com múltiplas calcificações de permeio. **B.** Ultrassonografia do abdome evidenciando imagem cística (anecoica) na topografia da cabeça do pâncreas (entre os cursores).

PREVENÇÃO

• Não consumir bebidas alcoólicas.

EVOLUÇÃO E PROGNÓSTICO

• Episódios recorrentes de "pancreatite aguda", de resolução lenta
• Os fatores prognósticos são idade ao se fazer o diagnóstico, tabagismo, uso continuado de bebidas alcoólicas e presença de cirrose hepática
• A taxa de sobrevida é de 70% em 10 anos e de 45% em 20 anos
• As complicações mais comuns são a formação de pseudocistos e obstrução mecânica do duodeno e do ducto biliar comum
• Risco de câncer pancreático.

BIBLIOGRAFIA

Azevedo MF. GPS Medicamentos. Guia prático em saúde. Rio de Janeiro: Guanabara Koogan; 2017.
Brasileiro Filho G. Bogliolo Patologia. 8. ed. Rio de Janeiro: Guanabara Koogan; 2011.
Crockett SD, Wani S, Gardner TB, Falck-Ytter Y, Barkun AN, American Gastroenterological Association Institute Clinical Guidelines Committee. American Gastroenterological Association Institute Guideline on Initial Management of Acute Pancreatitis. Gastroenterology. 2018;154(4):1096-101.
Dani R. Gastroenterologia essencial. 4. ed. Rio de Janeiro: Guanabara Koogan; 2011.
Dominguez-Munoz JE, Drewes AM, Lindkvist B, Ewald N, Czakó L, Rosendahl J et al. Recomendations from the United European Gastroenterology evidence-based guidelines for the diagnosis and therapy of chronic pancreatitis. Pancreatology. 2018;18(8):847-54.
Drewes AM, Bouwense SAW, Campbell CM, Ceyhan GO, Delhaye M, Demir IE et al. Guidelines for the understanding and management of pain in chronic pancreatitis. Pancreatology. 2017;17(5):720-31.
Porto JD, Teixeira RP. Pâncreas. In: Porto CC, Porto AL. Semiologia médica. 8. ed. Rio de Janeiro: Guanabara Koogan; 2019.
Vege SS, DiMagno MJ, Forsmark CE, Martel M, Barkun AN. Initial medical treatment of acute pancreatitis: American Gastroenterological Association Institute Technical Review. Gastroenterology. 2018;154(4):1103-39.

Seção I • Parede e Cavidade Abdominais

307
Abdome Agudo

Dor abdominal aguda, apendicite aguda, diverticulite, úlcera péptica perfurada

Wesley Lobo Avelar Júnior • Natalino da Cunha Peixoto • Miguel Ângelo Peixoto de Lima • Adriana Faria

INTRODUÇÃO

Condição clínica que se manifesta com dor abdominal, alteração da peristalse, sensibilidade à palpação e rigidez muscular, que requer tratamento imediato, visto que o retardo na intervenção clínica ou cirúrgica aumenta a mortalidade.

CLASSIFICAÇÃO

• Inflamatório
• Obstrutivo
• Perfurativo
• Hemorrágico
• Vascular (Quadro 307.1).

MANIFESTAÇÕES CLÍNICAS

• Além da queixa principal, a dor abdominal de início súbito: pode-se registrar na história clínica diversos sinais e sintomas, como pirose, diarreia, constipação intestinal, vômitos, distensão abdominal, inapetência, perda de peso, sangue nas fezes ou nos vômitos, febre, icterícia, hematúria

Quadro 307.1 Tipos e causas de abdome agudo.

Tipo	Causas
Inflamatório	Apendicite, colecistite, colangite, diverticulite, pancreatite, anexite, doença inflamatória pélvica aguda, doenças inflamatórias intestinais (doença de Crohn, retocolite ulcerativa), abscessos abdominais
Obstrutivo	Íleo adinâmico (paralítico), bridas (aderências), hérnias abdominais e internas, intussuscepção, neoplasias intestinais, vólvulo de sigmoide, fecaloma
Perfurativo	Úlcera gástrica, úlcera duodenal, diverticulite, neoplasias do trato gastrintestinal, doença de Crohn, iatrogênica (colonoscopia/endoscopia)
Hemorrágico	Gravidez ectópica, ruptura de aneurisma, de cisto ovariano, de tumor hepático, de baço
Vascular	Infarto intestinal, trombose venosa mesentérica, embolia/trombose da artéria mesentérica

• Os antecedentes pessoais, principalmente cirurgias prévias e uso de medicamentos, podem corroborar o diagnóstico
• Os hábitos de vida são fundamentais, principalmente etilismo, tabagismo e uso de drogas ilícitas, para levantar suspeita de pancreatite aguda e crônica, isquemias e obstruções por tumores
• Ao exame físico, a investigação da localização da dor além de outras manifestações relacionadas a ela, é essencial para o raciocínio diagnóstico (Quadro 307.2)
• Dor abdominal aguda: principal sintoma do abdome agudo que deve ser analisado com detalhe para o raciocínio diagnóstico, pois a solicitação correta de exames complementares depende de hipótese(s) diagnóstica(s) consistente(s) (Figura 307.1)
• Outros sinais e sintomas
  ▪ Parada da eliminação de fezes e gazes
  ▪ Anorexia, náuseas e vômitos

Quadro 307.2 Localização da dor e causas de dor abdominal.

Quadrante superior direito	Colecistite aguda, cólica biliar, hepatomegalia congestiva, úlcera duodenal, hepatite, abscesso hepático, coledocolitíase, empiema, pielonefrite
Quadrante superior esquerdo	Gastrite, úlcera gástrica, abscesso esplênico, ruptura esplênica, obstrução intestinal em ângulo esplênico (por neoplasia ou diverticulite)
Quadrante inferior direito	Apendicite aguda, diverticulite de Meckel, adenite mesentérica, diverticulite em cólon direito, tumor de ceco, cisto ovariano, infecção do trato urinário
Quadrante inferior esquerdo	Diverticulite, litíase ureteral obstrutiva, colite isquêmica, infecção do trato urinário, neoplasias do cólon
Quadrante pélvico	Cistite, gravidez, gravidez ectópica, cálculo renal, endometriose, infecção do trato urinário, hérnia encarcerada ou estrangulada, cisto ovariano roto ou torcido
Dor abdominal difusa	Pancreatite aguda, isquemia mesentérica, apendicite, perfurações viscerais, obstrução intestinal

Atenção

A queixa de dor abdominal aguda é responsável por 5 a 10% dos atendimentos nos serviços de emergência e é o sintoma-guia no raciocínio diagnóstico.

- Diminuição ou ausência de peristaltismo
- Aumento do peristaltismo no tipo obstrutivo
- Distensão abdominal
- Hipersensibilidade da parede abdominal
- Rigidez da musculatura da parede abdominal
- No tipo obstrutivo, auscultam-se ruídos de alta intensidade ("peristalse de luta")
- Sinal de Blumberg
- Taquicardia e hipotensão arterial são sinais de gravidade (comprometimento sistêmico)
- Temperatura baixa (na maioria das vezes), nos casos de doenças abdominais cirúrgicas não complicadas. A hipotermia representa um sinal de gravidade e pode significar infecção sistêmica
- Diferença na temperatura axilorretal > 1°C (sinal de Lennander).

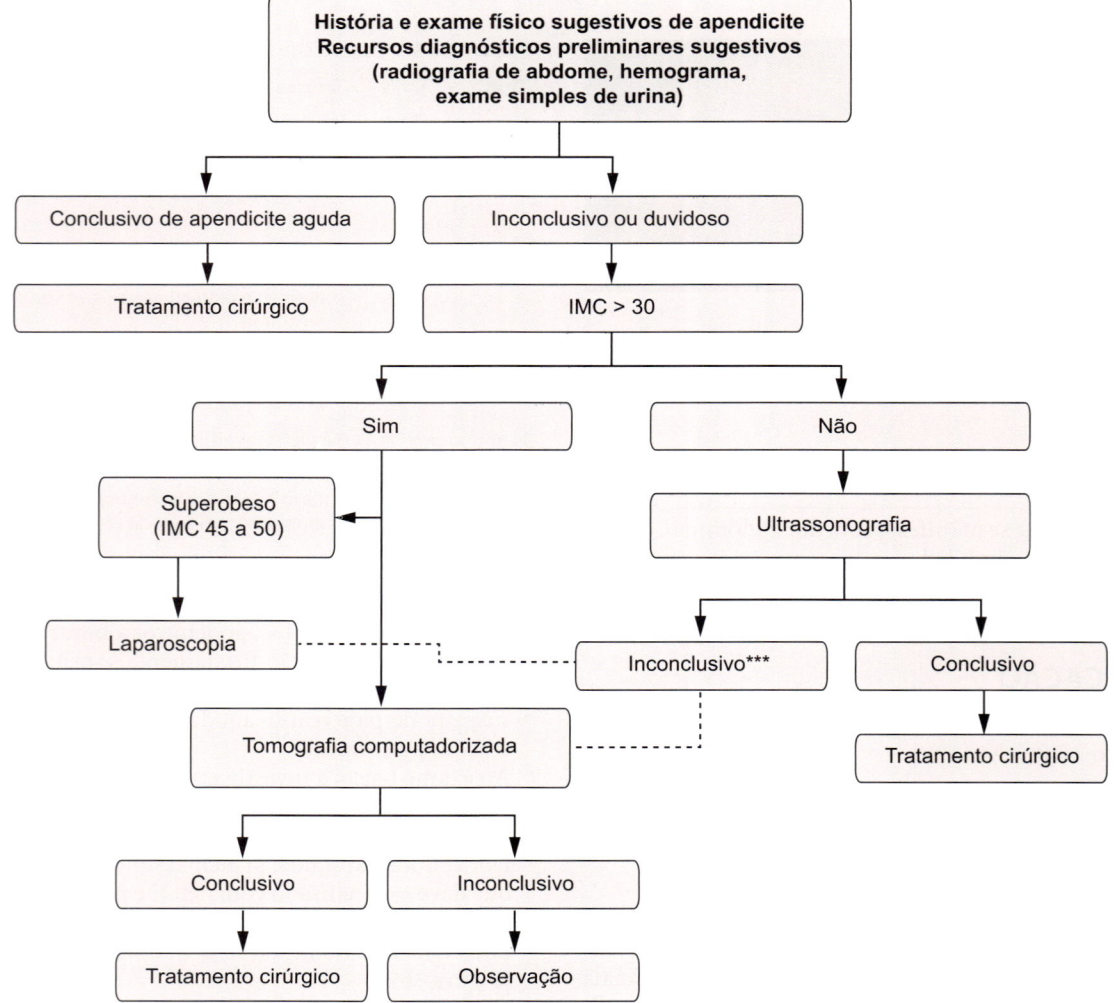

Figura 307.1 Fluxograma para raciocínio diagnóstico na dor abdominal aguda. ***Em casos de dúvida diagnóstica, especialmente no sexo feminino, considerar a utilização da laparoscopia.

Dados do exame físico de acordo com a causa

O exame físico é fundamental para suspeitar da causa do abdome agudo

- Apendicite aguda (ver Capítulo 271, *Apendicite Aguda*):
  - Sinal de Blumberg: dor à descompressão brusca no ponto de McBurney
  - Sinal de Rovsing: aparecimento de dor na fossa ilíaca direita (FID), quando se exerce pressão sobre o quadrante inferior esquerdo, provocada pelo deslocamento de gás do cólon para a região do apêndice ou do ceco inflamado
  - Sinal do psoas: paciente em decúbito lateral esquerdo, o médico promove a extensão da coxa direita e o paciente relata dor na FID (sugere apendicite retrocecal)
  - Sinal do obturador: paciente em decúbito dorsal, faz-se a flexão passiva da perna sobre a coxa e da coxa sobre a pelve, e, então, procede-se com uma rotação interna da coxa (maior positividade nas apendicites com posição retrocecal)
  - Sinal de Lapinsky: consiste em comprimir o ceco contra a parede posterior do abdome enquanto se solicita ao paciente elevar o membro inferior estendido
- Colecistite aguda (ver Capítulo 299, *Colecistite*):
  - Sinal de Murphy: interrupção da inspiração profunda pelo aparecimento de dor à palpação do ponto cístico (colecistites agudas)
- Pielonefrite aguda, cólica renal (ver Capítulos 369, *Infecção dos Rins e das Vias Urinárias*, e 371, *Litíase Urinária*):
  - Sinal de Giordano: dor à punho-percussão na região lombar
- Pancreatite aguda (ver Capítulo 306, *Pancreatite*):
  - Sinal de Grey-Turner: equimose em flancos na presença de sangramento retroperitoneal (pancreatites agudas graves e hemorragias retroperitoneais)
  - Sinal de Fox: equimose na base do pênis
  - Sinal de Cullen: necrose da gordura pré-peritoneal, equimose periumbilical
- Perfuração de víscera oca (ver Capítulo 316, *Peritonite Aguda*):
  - Sinal de Jobert: ausência da macicez hepática à percussão do hipocôndrio direito (pneumoperitônio).

EXAMES COMPLEMENTARES

Dependem da(s) hipótese(s) diagnóstica(s) (Figura 307.1):

- Hemograma completo
- Proteína C reativa
- Lipase
- Amilase
- Transaminases (AST, ALT)
- Bilirrubinas totais e frações
- Sódio e potássio
- Ureia
- Creatinina
- Beta-hCG
- Gasometria arterial
- Exame simples de urina

- Radiografia simples de abdome e do tórax (abdome em ortostase e decúbito dorsal)
- Ultrassonografia abdominal (está se tornando o quinto componente do exame físico, sendo de grande utilidade na avaliação diagnóstica de um paciente com dor abdominal. Pode ser feita com a palpação abdominal)
- Tomografia abdominal em casos selecionados
- Laparoscopia (diagnóstica e terapêutica)
- Angiotomografia (tipo vascular)
- Endoscopia digestiva alta.

COMPLICAÇÕES

- Choque
- Sepse
- Arritmias
- Abscessos
- Fístulas diversas
- Peritonite difusa
- Pneumonia
- Atelectasia
- Tromboembolia pulmonar
- Infecção da ferida operatória
- Disfunção de múltiplos órgãos e sistemas
- Complicações intraoperatórias: lesões iatrogênicas, perfurações intestinais, viscerais, vasculares, reações ao procedimento anestésico, contaminação abdominal em virtude de técnica inadequada de assepsia da equipe cirúrgica
- Complicações pós-operatórias: deiscência de anastomoses, solturas de clipes, íleo paralítico, gastroparesia, complicações infecciosas diversas, hérnia incisional, evisceração.

TRATAMENTO

- O tratamento inicial deve ser direcionado para a recuperação do estado geral do paciente, com instalação imediata de acesso venoso, administração de soluções cristaloides por via intravenosa, uso de antibióticos (se necessário) e analgésicos (ver Figura 307.1)
- Em pacientes graves, é indicada a colocação de cateter vesical de demora e acesso venoso central. Gasometria arterial terá grande utilidade nesses casos para auxílio da reanimação. Em casos de vômitos frequentes, deve-se passar uma sonda nasogástrica
- No paciente com dor abdominal aguda após a anamnese, exame físico e exames complementares, não é rara não se conseguir definir com certeza a causa responsável pela dor, porém, com esses dados, o médico poderá avaliar se o paciente necessita de tratamento clínico ou de tratamento cirúrgico (eventualmente de urgência)
- A laparotomia é indicada na maioria dos pacientes com peritonite. Contudo, esse achado não é 100% indicativo de cirurgia, pois existem casos de pancreatite e diverticulite com sinais de peritonite, em que se pode tratar o paciente sem necessidade de laparotomia.

Tratamento clínico

O tratamento clínico pode ser o mais adequado em pacientes com diverticulite não complicada, pancreatite aguda, suboclusão intestinal por bridas, e até mesmo na trombose mesentérica, se não houver suspeita de necrose intestinal e em outros casos de abdome agudo.

É importante reconhecer obstrução intestinal em alça fechada ou com sinais de complicação, além de hérnias estranguladas, pois são de indicação cirúrgica. Uma vez definida a conduta, exames posteriores para diagnóstico não são necessários.

APENDICITE AGUDA

Ver também Capítulo 271, *Apendicite Aguda*.

A apendicite aguda é a principal causa de abdome agudo cirúrgico, com prevalência de cerca de 7% dos casos.

Ocorre um pico de incidência entre 10 e 14 anos no sexo feminino e entre 15 e 19 anos no masculino.

É importante ressaltar a maior dificuldade de diagnóstico no sexo feminino, tendo em vista os órgãos reprodutores femininos (útero, trompas e ovários), que podem apresentar patologias com sinais e sintomas semelhantes aos da apendicite aguda.

Apendicite aguda compreende uma doença com alta morbimortalidade, principalmente pela demora em realizar o diagnóstico.

MANIFESTAÇÕES CLÍNICAS

- A evolução e a avaliação da dor na apendicite aguda, em geral, obedecem a uma sequência cronológica que, quando observada, corrobora o diagnóstico: a dor é percebida inicialmente na região epigástrica, deslocando-se para a região periumbilical, somente 6 a 12 horas depois, da qual se localiza na fossa ilíaca direita
- Acompanha-se de anorexia, seguida de náuseas e vômitos
- Pode haver febre de baixa intensidade
- Leucocitose ocorre em 90% dos casos.

FORMAS CLÍNICAS

O conhecimento das formas clínicas é importante para o diagnóstico correto de apendicite.

Apendicite abscedada
- Dor contínua e intensa na região apendicular
- Sintomas com mais de 48 horas de evolução
- Sinais de toxemia
- Febre elevada
- Queda do estado geral
- Calafrios
- Sudorese
- Massa abdominal palpável, de limites imprecisos, dolorosa e fixa na fossa ilíaca direita
- Restante da cavidade abdominal livre
- Leucocitose acima de 18.000/mm^3.

Escala de Alvarado no diagnóstico da apendicite aguda

A escala de Alvarado pode auxiliar no diagnóstico (Quadro 307.3):
- Escore de 1 a 4: outro diagnóstico deve ser considerado
- Escore de 5 a 7: deve ser realizada tomografia computadorizada
- Escore de 8 a 10: apendicectomia deve ser indicada imediatamente, sem necessidade de outros exames complementares.

Apendicite hiperplásica ou pseudotumoral
- Dor discreta na região apendicular
- Sintomas geralmente com mais de 48 horas (5 a 10 dias em média)

Quadro 307.3 Apendicite aguda (escala de Alvarado).

Sintomas	Pontuação
Dor com início na região epigástrica que migra para a fossa ilíaca direita	1
Náuseas e vômitos	1
Anorexia	1
Sinais	
Defesa na FID	2
Descompressão dolorosa na fossa ilíaca direita	1
Febre (acima de 37,2°C)	1
Dados laboratoriais	
Leucocitose	2
Desvio para a esquerda	1

- Preservação do estado geral
- Ausência de sinais de toxemia
- Ausência de alterações hemodinâmicas
- Febre discreta ou ausente
- Ritmo intestinal mantido
- "Massa abdominal palpável", de limites imprecisos, dolorosa e fixa (plastrão)
- Sinal de Blumberg geralmente negativo
- Restante da cavidade abdominal livre.

Apendicite perfurada com peritonite
- Dor abdominal difusa
- Sinais de toxemia
- Mau estado geral
- Alterações hemodinâmicas
- Desidratação
- Febre elevada
- Distensão abdominal
- Ausência ou diminuição do peristaltismo
- Contratura abdominal generalizada
- Sinal de Blumberg positivo (generalizado)
- Dor à palpação abdominal generalizada.

Apendicite retrocecal
- Sintomas iniciais discretos
- Sinais abdominais discretos ou ausentes
- Sintomas urinários podem estar presentes
- Sinal do psoas, em geral, presente
- Dor à palpação profunda na fossa ilíaca direita, na região lombar baixa e no flanco acima da crista ilíaca
- Parada da eliminação de gases e fezes
- Sensibilidade a tosse e à deambulação
- Ausência de rigidez dos músculos da parede abdominal anterior
- Rigidez dos músculos do flanco.

Apendicite recorrente (crônica?)
- Dor na fossa ilíaca direita, com episódios anteriores de dor semelhante
- Pode estar associada ou não a outros sinais de apendicite aguda
- Exame histopatológico evidencia fibrose apendicular
- Desaparecimento da dor após apendicectomia.

Apendicite em crianças e em idosos

- Em idosos, as manifestações clínicas podem ser discretas:
  - Dor discreta na fossa ilíaca direita
  - Inapetência
  - Náuseas e vômitos
  - Distensão abdominal
  - Febre e leucocitose podem não estar presentes
  - Lesões mais graves porque as alterações ateromatosas dos vasos cecoapendiculares se opõem à vasodilatação necessária à evolução normal dos processos inflamatórios, o que resulta em necrose e gangrena precoces
- Em crianças:
  - Manifestações clínicas atípicas
  - Febre alta
  - Taquisfigmia
  - Diarreia é usual
  - Lactentes agitados, irritáveis, com anorexia brusca e vômitos
  - Adenite mesentérica representa uma probabilidade que deve ser aventada, normalmente associada à viremia (infecção respiratória por vírus).

DIVERTICULITE

A doença diverticular dos cólons é consequência da herniação da mucosa do intestino grosso por entre as fibras musculares da parede intestinal, locais de penetração dos vasos.

Suas complicações são hemorragia diverticular, perfuração diverticular e diverticulite aguda.

A diverticulite corresponde à inflamação e/ou infecção de divertículos colônicos, que ocorre em 10 a 25% das pessoas acometidas pela doença diverticular dos cólons (ver Capítulo 273, *Doença Diverticular do Intestino*).

MANIFESTAÇÕES CLÍNICAS

- Variam de acordo com a extensão e a localização do processo diverticular
- Geralmente, o paciente refere dor no quadrante inferior esquerdo do abdome, febre baixa, alterações na movimentação intestinal com diminuição ou parada da eliminação de gases e fezes, anorexia e astenia
- O paciente pode saber e fazer referência que é portador de doença diverticular dos cólons, o que facilita o diagnóstico, porém pode representar a primeira manifestação de doença diverticular, até então sem diagnóstico
- A região com maior frequência de divertículos é o sigmoide. Porém, podem surgir divertículos em qualquer segmento dos cólons, complicando com diverticulite, manifestada por dor em qualquer um dos quadrantes do abdome
- Ao exame físico, observam-se dor à palpação no quadrante referido, tumoração sensível e dolorosa à palpação e sinais de irritação peritoneal e outros sinais, dependendo das complicações.

EXAMES COMPLEMENTARES

- Radiografia de abdome e tórax pode apresentar íleo paralítico e até mesmo pneumoperitônio em casos de perfuração diverticular
- Ultrassonografia pode ter limitação para o diagnóstico pela distensão gasosa ou por excesso de gordura peritoneal, mas pode evidenciar espessamento da parede intestinal, inflamação pericólica e identificação do divertículo inflamado

- Tomografia computadorizada (TC) de abdome e pelve é o exame de escolha e apresenta sensibilidade entre 93 e 97% e especificidade próxima a 100%. Geralmente evidencia a presença de divertículos, segmento do cólon com espessamento da parede, embaçamento da gordura pericólica, líquido livre na cavidade, abscessos, perfurações, pneumoperitônio e sinais de peritonite na dependência das complicações. A TC pode ser utilizada para intervenções terapêuticas como drenagem percutânea de abscessos
- Ressonância magnética evidencia alterações da diverticulite aguda, pode diagnosticar complicações como fístulas e abscessos
- Colonoscopia e enema opaco não devem ser realizados na diverticulite aguda pelo risco de perfuração.

CLASSIFICAÇÃO DE HINCHEY DA DIVERTICULITE

- Estágio 1: abscesso paracólico pequeno, confinado ao mesentério
- Estágio 2: abscesso grande na pelve ou retroperitônio
- Estádio 3: peritonite purulenta por ruptura de abscesso
- Estágio 4: peritonite fecal decorrente de perfuração.

TRATAMENTO

- Diverticulite não complicada: antibióticos com cobertura que abrange bactérias gram-negativas e anaeróbias pelo tempo necessário (7, 10, 14 ou até 21 dias) para o exame clínico se normalizar. Jejum inicialmente, se necessário, ou dieta líquida até melhora clínica
- Diverticulite complicada: diverticulite com abscesso e paciente sem sinais de perfuração pode ser submetido à drenagem de abscesso percutânea guiada por TC. A cirurgia deve ser realizada nos casos com peritonite generalizada, perfuração visceral e sepse não controlaada. Realiza-se a ressecção completa do segmento afetado pela diverticulite e pode ser realizada anastomose primária ou procedimento de Hartmann com sutura da extremidade e colostomia.

ÚLCERA PÉPTICA PERFURADA

A perfuração duodenal como complicação de úlcera péptica é a mais frequente do trato gastrintestinal, frequentemente associada ao *Helicobacter pylori*, mas também pode ser causada pelo uso de anti-inflamatórios não esteroides (AINEs) e gastrinomas (ver Capítulo 262, *Úlcera Péptica*).

MANIFESTAÇÕES CLÍNICAS

- Manifestações clínicas anteriores ao quadro agudo, principalmente epigastralgia e desconforto pós-prandial
- Dor súbita e intensa, contínua, exacerbada com a movimentação do paciente, que permanece em posição antálgica
- Náuseas e vômitos podem estar presentes. Com o extravasamento do conteúdo gastrintestinal para a cavidade peritoneal, a dor torna-se difusa. Se o conteúdo extravasado permanecer no espaço subfrênico, a dor se irradia para o ombro homolateral. O conteúdo gástrico pode escorrer pela goteira parietocólica direita e simular um quadro de apendicite aguda com dor localizada na fossa ilíaca direita ou esquerda, simulando um quadro de diverticulite

- Ao exame físico, o abdome apresenta-se escavado, com contração dos músculos retos do abdome, configurando o abdome em tábua
- Pode ocorrer timpanismo à percussão no hipocôndrio direito (sinal de Joubert) pode ocorrer
- O paciente pode apresentar hipotensão arterial, taquicardia e, em pouco tempo, choque séptico.

Atenção

Em idosos e em pacientes em uso de corticoides, as manifestações clínicas podem ser atípicas ou estar atenuadas.

EXAMES COMPLEMENTARES

- Radiografia de tórax, que demonstra ar fora de alça (pneumoperitônio) em posição subdiafragmática direita, podendo aparecer bilateralmente em 60% dos casos. Pode-se observar sinal de Rigler (ar dentro e fora da alça do intestino delgado, delimitando sua parede) ou pneumorretroperitônio em casos de perfurações de parede posterior de duodeno
- Ultrassonografia para identificação de líquido ou coleção abdominal
- Tomografia computadorizada tem elevada acurácia na determinação do pneumoperitônio, do local e da etiologia da perfuração.

TRATAMENTO

Pode ser conservador ou cirúrgico, dependendo de cada situação.

- A sonda nasogástrica deve ser instalada para descompressão gástrica
- Manutenção do equilíbrio hidreletrolítico e reposição volêmica com cristaloides
- Sempre investigar a necessidade de transfusão de concentrado de hemácias em pacientes instáveis
- Tratamento conservador pode ser indicado quando a perfuração tem mais de 24 horas e o paciente está bem clinicamente
- Radiografia gastroduodenal pode mostrar bloqueio local, o que confirma a possibilidade do tratamento conservador.

Suspeita de abdome agudo na emergência

- Levantada a suspeita de abdome agudo, o paciente deve ser avaliado por cirurgião com experiência em urgências clínicas
- O diagnóstico precoce é essencial para o sucesso do tratamento, possibilitando a intervenção no momento oportuno e uma correta conduta operatória
- O diagnóstico é clínico, apoiado na história e no exame físico, complementado por exames de imagem
- Mais importante que fazer um diagnóstico etiológico, é saber se há ou não indicação operatória de urgência
- O abdome agudo inflamatório é o mais frequente, seguido pelo obstrutivo
- Atenção especial deve ser dada a idosos, desnutridos, imunodeprimidos e aos que retornam ao pronto-socorro depois da alta
- Em muitos pacientes, é possível o tratamento de abdome agudo por videolaparoscopia e, em alguns casos, torna-se o tratamento de eleição (p. ex., colecistite aguda).

Tratamento cirúrgico

- A sutura simples com omentoplastia é suficiente (*patch* de Graham) no caso de cirurgia de emergência, na qual será necessária uma rápida abordagem ao paciente, diminuindo, assim, o tempo cirúrgico
- Existe a possibilidade de procedimentos via laparoscópica ou laparotômica, com o emprego de diversas técnicas de gastrectomia, associadas a vagotomias tronculares e procedimentos de drenagem (piloroplastia). Em geral, em lesões por úlcera gástrica, está indicada biópsia da ulceração pela possibilidade de câncer gástrico.

BIBLIOGRAFIA

Galvão-Alves J, Galvão MC. Abdome agudo. In: Galvão-Alves J. Emergências clínicas. Rio de Janeiro: Rubio; 2007.

Petroianu A. Clínica cirúrgica do Colégio Brasileiro de Cirurgiões. São Paulo: Atheneu; 2010.

Porto CC, Porto AL. Semiologia médica. 8. ed. Rio de Janeiro: Guanabara Koogan, 2019.

Savassi PR. Abdome agudo não traumático. Rio de Janeiro: Medbook; 2008.

308
Abscessos Intra-Abdominais

Francisco Albino Rebouças Júnior • Félix André Sanches Penhavel

INTRODUÇÃO

Referem-se a coleções de células inflamatórias e bactérias, localizadas em tecidos, órgãos ou espaços confinados da cavidade abdominal. Ver Capítulo 552, *Abscessos*.

Os agentes microbianos podem penetrar nos tecidos via hematogênica ou linfática provenientes de foco infeccioso a distância, por contiguidade com órgão doente ou operado, por ferimentos penetrantes ou em consequência da localização de peritonite difusa.

Os abscessos são constituídos por camadas: a mais central é formada por leucócitos, bactérias e células necróticas e a mais externa, por tecido conjuntivo altamente vascularizado. A área central é desvascularizada e, portanto, difícil de alcançar por antibióticos. A camada periférica, hipervascular, é responsável pelo realce anelar observado em exames tomográficos ou em ressonância magnética.

Podem ter diferentes localizações, podendo estar relacionados com uma infecção que os originou, como subfrênica, fossa ilíaca direita (abscesso apendicular), região pélvica, hipocôndrio direito (abscesso hepático), área em que houve traumatismo ou cirurgia.

FATORES DE RISCO

- Traumatismo abdominal
- Perfurações viscerais
- Corpo estranho
- Cirurgia abdominal
- Isquemia tecidual
- Hematoma
- Imunodepressão
- Obstrução da drenagem normal de um órgão.

CAUSAS

- Abscessos intra-abdominais são tipicamente polimicrobianos
- Anaeróbios podem ser encontrados em 60 a 70% dos casos
- O *Bacteroides fragilis* é o patógeno mais comum, seguido dos cocos anaeróbios e clostrídios
- Outras bactérias incluem *Escherichia coli*, *Klebsiella/Enterobacter*, *Proteus* spp., *Pseudomonas aeruginosa*, *Staphylococcus aureus* e enterococos.

MANIFESTAÇÕES CLÍNICAS

- Apresentação clínica variável (importante analisar a dor e os sintomas associados)
- Febre e taquicardia
- Dor e hipersensibilidade persistente na parede abdominal, principalmente na região correspondente ao abscesso
- Polaciúria, diarreia ou tenesmo sugerem abscessos pélvicos (ver Capítulo 403, *Doença Inflamatória Pélvica*)
- Febre, taquicardia, íleo prolongado, leucocitose e bacteriemia intermitente polimicrobiana sugerem abscesso por doença primária do abdome ou pós-operatório.

> **Sinais indicativos da localização do abscesso**
>
> Dor no ombro, soluços e manifestações pulmonares (derrame pleural, pneumonia e atelectasia), sugerem abscesso subfrênico (ver Capítulo 309, *Abscesso Subfrênico*).

EXAMES COMPLEMENTARES

- Exames laboratoriais:
  - Hemograma: leucocitose com neutrofilia e anemia
  - Provas de função hepática geralmente alteradas
  - Proteína C reativa elevada
  - Hemoculturas repetidas indicando bacteriemia polimicrobiana sugerem abscesso intra-abdominal
- Radiografias simples de tórax e abdome:
  - Sinais relevantes: íleo localizado, gás extraluminal, níveis hidroaéreos, embaçamento do contorno do psoas, deslocamento de vísceras, derrame pleural, elevação de cúpula frênica, infiltrado de base pulmonar e atelectasia
- Ultrassonografia:
  - Vantagens: exame não invasivo, de fácil acesso, de baixo custo e que, com dados clínicos positivos, tem boa especificidade. Mostra localização e outras características do abscesso
  - Limitações: obesidade, distensão gasosa, presença de curativos cirúrgicos, feridas abertas e estomias
- Tomografia computadorizada (Figura 308.1):
  - Com o uso de contraste venoso tem acurácia superior a 95%
  - Supre as limitações da ultrassonografia.

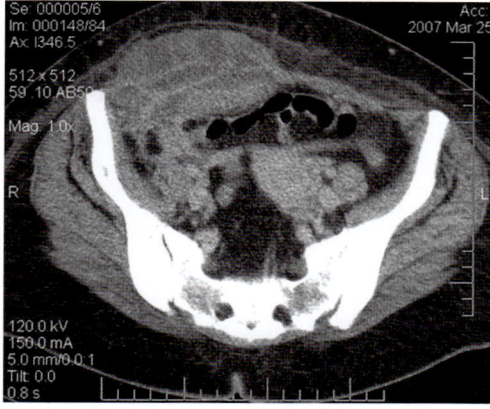

Figura 308.1 Abscesso abdominal. Tomografia computadorizada de abdome com contraste evidenciando abscesso multisseptado no flanco direito, envolvendo a parede abdominal, decorrente de complicação de processo inflamatório intraperitoneal (apendicite aguda).

DIAGNÓSTICO DIFERENCIAL

Depende da localização do abscesso:

- Doença inflamatória intestinal
- Íleo adinâmico prolongado
- Febre pós-operatória inexplicada
- Apendicite aguda
- Pleurite e pneumonia (abscesso hepático e perinefrético)
- Pielonefrite
- Pancreatite
- Úlcera péptica perfurada
- Neoplasia hepática.

COMPROVAÇÃO DIAGNÓSTICA

- Dados clínicos + exames de imagem (ultrassonografia e/ou tomografia computadorizada).

TRATAMENTO

- Pacientes com abscessos intra-abdominais necessitam de antibioticoterapia, drenagem, vigilância clínica e cuidados nutricionais.

Tratamento medicamentoso

- Iniciar antibioticoterapia empírica (de acordo com a gravidade do quadro e a flora do local de origem mais provável da infecção), via parenteral, antes da drenagem; interromper quando os sinais sistêmicos de sepse forem debelados, geralmente após 7 a 10 dias (Quadros 308.1 e 308.2)
- Utilizar antibioticoterapia mais prolongada, por 4 a 6 semanas, no abscesso hepático (a depender da resposta clínica e da resolução das cavidades dos abscessos). Se necessário, modificar o tratamento inicial, direcioná-lo para o agente isolado em estudos bacteriológicos.

Esquemas práticos recomendados para terapia empírica inicial

- Infecções leves a moderadas:
  - Opção 1: ciprofloxacino (500 mg VO/IV, 12/12 horas) + metronidazol (500 mg VO/IV, 8/8 horas)
  - Opção 2: ampicilina/sulbactam (3 g VO/IV, 6/6 horas)

Quadro 308.1 Antimicrobianos indicados para terapia empírica inicial.

Tipo de terapia	Infecções leves e moderadas	Infecções graves
Monoterapia		
Betalactâmico + inibidor de betalactamase	Ampicilina/ sulbactam; ticarcilina/ácido clavulânico	Piperacilina/tazobactam
Carbapenêmicos	Ertapeném	Imipeném/cilastatina; meropeném
Combinação de agentes antimicrobianos		
Base de cefalosporina	Cefazolina ou cefuroxima + metronidazol	(Cefotaxima, ceftriaxona, ceftizoxima, ceftazidima, cefepima) + metronidazol
Base de fluoquinolona	(Ciprofloxacino, levofloxacino, moxifloxacino gatifloxacino) + metronidazol	Ciprofloxacino + metronidazol
Base de monobactâmicos	–	Aztreonam + metronidazol

Quadro 308.2 Antimicrobianos e doses recomendadas.

Medicamento	Via de administração	Intervalo entre doses (horas)	Dosagem por aplicação (mg)
Ampicilina/ Sulbactam	VO, IV	6	3.000
Aztreonam	IV	6, 8, 12	2.000
Cefazolina	IV	8	1.000 a 1.500
Cefepima	IV	8 a 12	1.000 a 2.000
Cefotaxima	IV	6 a 8	1.000 a 2.000
Ceftazidima	IV, IM	8 a 12	1.000 a 2.000
Ceftizoxima	IV	8 a 12	1.000 a 2.000
Ceftriaxona	IV, IM	12 a 24	1.000 a 2.000
Ciprofloxacino	VO, IV	12	400 a 500
Ertapeném	IV, IM	12 a 24	1.000
Gatifloxacino	VO, IV	12 a 24	200 a 400
Imipeném/cilastatina	IV	6 a 8	500 a 1.000
Levofloxacino	VO, IV	24	250 a 750
Metronidazol	VO, IV	6 a 8	400 a 500
Moxifloxacino	VO, IV	24	400
Piperacilina/ tazobactam	IV	6	3.375 a 4.500
Ticarcilina/ácido clavulânico	IV	4 a 6	3.100

VO: via oral; IV: via intravenosa; IM: via intramuscular.

- Opção 3: cefazolina (1 g IV, 6/6 horas) + metronidazol (500 mg VO/IV, 8/8 horas)
- Infecções graves:
  - Opção 1: ciprofloxacino (500 mg IV, 12/12 horas) + metronidazol (500 mg IV, 8/8 horas)
  - Opção 2: piperacilina/tazobactam (4,5 g IV, 6/6 horas)
  - Opção 3: imipeném/cilastatina (500 mg IV, 6/6 horas)
  - Opção 4: ceftriaxona, cefepima, ceftazidima (2 g IV; 12/12 horas) + metronidazol (500 mg IV, 8/8 horas).

Tratamento cirúrgico
Drenagem percutânea com cateter
Quando guiada por tomografia computadorizada, é padrão-ouro de tratamento da maior parte dos abscessos intra-abdominais:

- Vantagens:
  - Evita laparotomia e poderá ser feita sob anestesia local
  - Elimina riscos de complicações em ferida operatória
  - Reduz riscos de contaminação da cavidade
  - Pode reduzir o tempo de internação
  - Pode controlar a sepse e melhorar o estado geral de pacientes graves até o tratamento cirúrgico definitivo
- Desvantagens:
  - Requer equipamento de tomografia computadorizada, estrutura hospitalar terciária e equipe especializada, composta por cirurgião e radiologista com experiência com o método.

Drenagem do abscesso (aberta ou laparoscópica)
A drenagem aberta do abscesso pode ser realizada em hospital de baixa complexidade que disponha de anestesista e cirurgião experiente

- Indicações:
  - Falha de drenagem percutânea
  - Coleções inabordáveis por punção guiada
  - Indisponibilidade de equipamentos e equipe treinada para a punção guiada
  - Na suspeita de corpo estranho intracavitário
  - Na vigência de peritonite difusa
  - Etiologia relacionada com órgão doente que precise ser removido (apêndice, vesícula biliar, tuba, ovário, cólon).

309
Abscesso Subfrênico

Lúcio Kenny Morais • Félix André Sanches Penhavel

INTRODUÇÃO
Coleção purulenta localizada imediatamente abaixo do diafragma e acima do cólon transverso, região conhecida como espaço subfrênico.

Mais da metade dos abscessos subfrênicos está localizada à direita, 25% à esquerda e 20% é múltiplo.

Ver Capítulo 552, *Abscessos*.

CAUSAS
- Contaminação direta por lesão, infecção ou após cirurgia em órgão adjacente
- Contaminação peritoneal originada de órgãos distantes (p. ex., apendicite)

- Peritonite secundária a perfuração visceral ou a extravasamento em anastomoses
- Complicação operatória abdominal, especialmente no trato biliar, no duodeno ou no estômago
- O movimento de fluido para os espaços subfrênicos é favorecido pela diferença relativa de pressão entre esse compartimento e o abdome inferior, durante a respiração.

MANIFESTAÇÕES CLÍNICAS

Gerais
- Febre, quase sempre presente. Pode ser o único sintoma
- Anorexia e perda de peso são frequentes.

Abdominais
- Dor, aumento de sensibilidade localizada na área correspondente
- Distensão abdominal e íleo paralítico
- Massa palpável
- Drenagem de pus ou secreção fistulosa por ferida operatória.

Respiratórias
- Tosse seca, dispneia
- Dor torácica e no ombro (infecção subjacente ao diafragma)
- Macicez e diminuição dos ruídos respiratórios (atelectasia ou derrame pleural).

DIAGNÓSTICO DIFERENCIAL

- Empiemas
- Abscesso intra-abdominal em outra topografia.

Atenção

Dor pós-operatória, uso de analgésicos e de antibióticos pode mascarar manifestações clínicas e dificultar o diagnóstico.

EXAMES COMPLEMENTARES

- Hemograma: leucocitose na maior parte dos pacientes, anemia frequente
- Hemocultura ocasionalmente positiva
- Radiografia de tórax (sinais indiretos ipsilaterais): derrame pleural, hemidiafragma elevado ou imóvel, infiltrado e atelectasia basais
- Radiografia de abdome (sinais sugestivos): nível hidroaéreo, deslocamento visceral, aumento de densidade de partes moles
- Ultrassonografia abdominal: identifica muito bem abscessos localizados à direita, mas apresenta limitações para o estudo do espaço subfrênico esquerdo
- Tomografia computadorizada do abdome com contraste venoso: detecta a maior parte dos abscessos e é superior à ultrassonografia para o estudo do quadrante superior esquerdo
- Cintilografia hepática: varredura radionuclídica com leucócitos marcados com índio 111 pode ser útil em casos selecionados.

COMPROVAÇÃO DIAGNÓSTICA

- Dados clínicos + exame de imagem + aspiração de pus guiada por tomografia ou ultrassonografia
- Drenagem espontânea por ferida operatória.

Dificuldades diagnósticas

- Exames complementares normais não excluem a possibilidade de abscesso
- É preciso ter cautela com achados acidentais de imagem, sem sustentação clínica
- A antibioticoterapia não substitui a drenagem do abscesso
- Na conduta operatória, é importante remover secreção, tecidos necróticos, corpos estranhos e órgãos doentes, além de eliminar espaços mortos
- Abscessos hepáticos amebianos respondem a terapêutica específica; alguns casos requerem punção para aspiração do conteúdo (ver Capítulo 577, *Amebíase*).

COMPLICAÇÕES

- Empiema, abscesso pulmonar, pneumonia
- Deiscência de ferida operatória e formação de fístula
- Desnutrição
- Sepse
- Falência de múltiplos órgãos.

Recomendações práticas

- A drenagem do abscesso é obrigatória
- Identificação de fonte primária de infecção é mandatória
- Falha na resposta terapêutica após 48 e 72 horas de tratamento requer reavaliação por exame de imagem
- Drenagem persistente, sem redução de volume, sugere fístula digestiva
- Para remoção do cateter de drenagem, considerar: resolução da sepse, exclusão do diagnóstico de fístula, interrupção do débito, eliminação do espaço morto.

TRATAMENTO

- Drenagem cirúrgica ou por cateter percutâneo
- Antibioticoterapia (ver Capítulo 308, *Abscessos Intra Abdominais*)
- Vigilância e cuidados nutricionais.

EVOLUÇÃO E PROGNÓSTICO

- Taxa de letalidade de 25 a 40% (infecção não controlada, diagnóstico retardado, desnutrição, embolia pulmonar, infecção hospitalar).

BIBLIOGRAFIA

Azevedo MF. GPS Medicamentos. Guia prático em saúde. Rio de Janeiro: Guanabara Koogan; 2017.

Coelho JCU, Baretta GAP, Okawa L. Seleção e uso de antibióticos em infecções intra-abdominais. Arq Gastroenterol. 2010;44(1).

David N, Moellering Jr RC, Eliopoulos GM, Chambers HF, Saag MS. The Sanford guide to antimicrobial therapy. 43. ed. Antimicrobial Therapy; 2013.

Saber AA, Geibel J. Abdominal abscess treatment & management. Medscape Reference; 2013.

Wong PF, Gilliam AD, Kumar S, Shenfine J, O'Dair GN, Leaper DJ. Antibiotic regimens for secondary peritonitis of gastrointestinal origin in adults (Review). 2012 Cochrane.

Zinner M, Ashley S. Maingot's Abdominal Operations. 12. ed. McGraw-Hill; 2012.

310
Ascite

Cibele Franz Fonseca ◆ Carlos Eduardo Brandão-Mello

INTRODUÇÃO

A ascite caracteriza-se pelo acúmulo de líquido seroso na cavidade abdominal.

Pode ser acompanhada ou não de edema e/ou derrame pleural.

Em adultos, as causas mais comuns são cirrose hepática, insuficiência cardíaca, síndrome nefrótica e neoplasias malignas.

Nos pacientes com cirrose hepática, a ascite é provocada por hipertensão portal e retenção de água e sal pelos rins.

CAUSAS

- Hipertensão portal: cirrose hepática, esquistossomose hepatoesplênica, trombose de veia porta e síndrome de Budd-Chiari (trombose das veias supra-hepáticas)
- Carcinomatose peritoneal: pode ser resultado de neoplasia primária do peritônio (sarcoma ou mesotelioma) ou de neoplasia abdominal (gástrica ou colônica), de metástase de carcinoma mamário, pulmonar ou melanoma
- Infecção peritoneal: tuberculose peritoneal, micose, peritonite granulomatosa ou filariose
- Hipotireoidismo
- Hipoalbuminemia
- Síndrome nefrótica
- Doença cardíaca: insuficiência cardíaca, pericardite constritiva, estenose ou insuficiência tricúspide

- Lesões traumáticas: fístula pancreática, fístula biliar, fístula linfática (ascite quilosa), hemoperitônio (traumatismo, gravidez ectópica)
- Síndrome de obstrução sinusoidal.

MANIFESTAÇÕES CLÍNICAS

- Aumento do volume abdominal (súbito ou insidioso)
- Desconforto ou dor abdominal
- Dispneia, ortopneia
- Anorexia, náuseas
- Aumento do peso
- Protrusão ou herniação da cicatriz umbilical
- Macicez móvel de decúbito (em ascite moderada)
- Sinal do piparote (em ascite acentuada e/ou tensa)
- Edema de bolsa escrotal e pênis
- Hérnia inguinal.

Diagnóstico

- Identificar a ascite e diagnosticar a causa (Figura 310.1).

DIAGNÓSTICO DIFERENCIAL

- Gravidez
- Pneumoperitônio
- Cisto ovariano
- Obesidade
- Massa abdominal.

EXAMES COMPLEMENTARES

- Análise do líquido ascítico (citometria total e diferencial, proteína total e albumina, amilase, glicose, triglicerídeos, cultura do líquido ascítico, bacterioscopia e citologia). Toda ascite nova ou piora do padrão deve ser submetida à paracentese diagnóstica
- Gradiente albumina sérica/albumina da ascite
- Ultrassonografia, tomografia computadorizada ou ressonância magnética (RM) de abdome
- Ângio-TC ou ângio-RM em casos especiais.

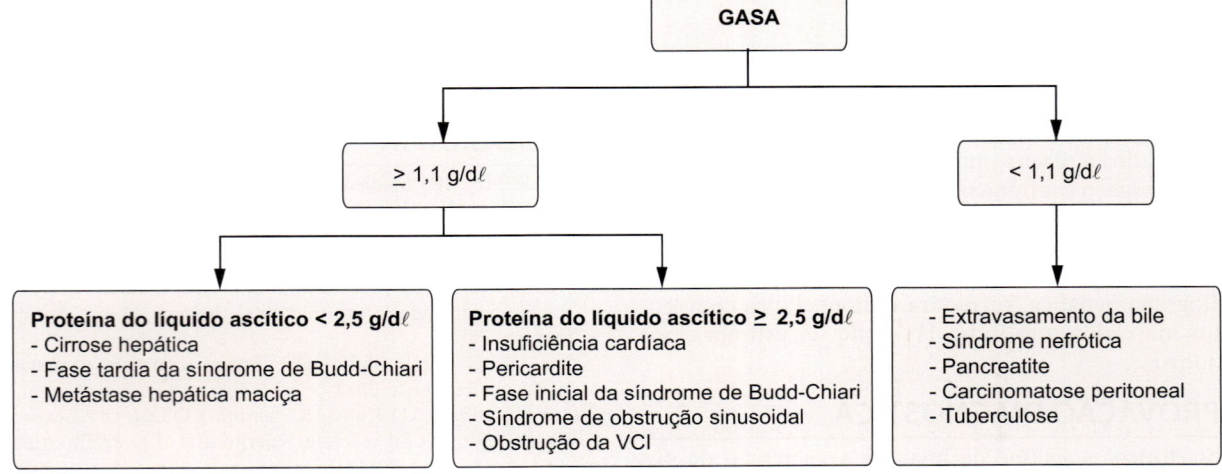

Figura 310.1 Fluxograma para diagnóstico da causa da ascite de acordo com o gradiente de albumina soroascite (GASA). VCI: veia cava inferior. (Fonte: Adaptada de Harrison – Medicina Interna (19. ed.)

COMPLICAÇÕES

- Peritonite bacteriana espontânea (PBE): infecção do líquido ascítico em pacientes com cirrose hepática. Manifesta-se por febre e/ou dor abdominal e/ou diarreia (ver Capítulo 316, *Peritonite Aguda*)
- Hidrotórax hepático (ascite migra pelo diafragma para o espaço pleural)
- Ascite refratária: ascite que persiste a despeito da restrição de sódio e do tratamento diurético em doses máximas (ou maximamente toleradas).

TRATAMENTO

Medidas gerais

- Pesar o paciente, medir a circunferência abdominal (na cicatriz umbilical) e anotar débito urinário diariamente no início do tratamento. Meta: perda de peso: 300 a 500 g/dia
- Em pacientes com hepatopatia, observar o estado mental (orientação, lucidez, tremores e ritmo sono-vigília)
- Restrição de sódio para pacientes com cirrose hepática ou insuficiência cardíaca (2 g/dia de sódio)
- Paracentese de alívio (reposição de albumina humana nos casos de paracenteses ≥ 5 ℓ; infundir por via intravenosa (IV) 6 a 8 g de albumina humana a cada 1 ℓ de ascite retirado).

Tratamento medicamentoso

- Ascite por cirrose ou insuficiência cardíaca: espironolactona, 100 mg/dia por via oral (VO) – dose máxima de 400 mg/dia – e avaliar a velocidade de perda de peso. Associa-se furosemida, 40 mg/dia VO, dose máxima de 160 mg/dia
- Ascite por causas inflamatórias, infecciosas, malignas ou hemorrágicas: os diuréticos são pouco ou totalmente ineficazes
- Síndrome nefrótica: pode-se associar corticoide aos diuréticos
- Se houver PBE, iniciar ceftriaxona 2 g IV, de 12/12 horas por 7 a 10 dias, com albumina humana IV, 1,5 g/kg/dia no 1º dia e 1 g/kg/dia no 3º dia de tratamento com antibiótico.

PROGNÓSTICO

- Depende da etiologia.

BIBLIOGRAFIA

Azevedo MF. GPS Medicamentos. Guia prático em saúde. Rio de Janeiro: Guanabara Koogan; 2017.

Farias AQ, Bittencourt PL, Degutti MM et al. Analysis of indications for liver transplantation. In: Gayotto LCC, Alves VAF (eds.). Diseases of the liver and biliary tract. Volume II. São Paulo: Atheneu; 2001. p. 1121-50.

Kasper DL, Hauser SL, Jameson JL, Fauci AS, Longo DL, Loscalzo J. Medicina Interna de Harrison. 19. ed. McGraw-Hill; 2017.

Rosa H. Fígado e vias biliares. In: Porto CC, Porto AL. Semiologia médica. 7. ed. Rio de Janeiro: Guanabara Koogan; 2013.

The European Association for the Study of the Liver. EASL Clinical Practice Guidelines for the management of patients with decompensated cirrhosis. J Hepatol. 2018;69(2):406-60.

311
Hérnias da Parede Abdominal

Hérnia inguinal, hérnia femoral ou crural, hérnia escrotal, hérnia umbilical, hérnia incisional, hérnia ventrolateral

Claudemiro Quireze Júnior

INTRODUÇÃO

Protrusão do conteúdo abdominal decorrente de defeitos congênitos ou adquiridos da parede do abdome.

Defeitos nas fáscias da parede abdominal, associados a aumento da pressão intra-abdominal, possibilitam que o peritônio penetre até o tecido subcutâneo, formando um saco herniário, no qual se alojam vísceras, particularmente o intestino delgado.

O colo do saco herniário pode ser estreito, dificultando ou impedindo o retorno das vísceras ao interior do abdome.

FORMAS CLÍNICAS

- Hérnia inguinal: compreende 75% dos casos de hérnia da parede abdominal, que podem ser diretas ou indiretas. Na hérnia inguinal direta ou interna, a protrusão se faz pela parede posterior do canal inguinal. Na indireta, o saco herniário se forma por meio do anel inguinal abdominal, passando pelo canal inguinal obliquamente.
  É mais comum no sexo masculino e no lado direito (Figura 311.1)
- Hérnia femoral ou crural: protrusão do intestino no canal femoral (Figura 311.2)
- Hérnia escrotal: hérnia inguinal que alcança a bolsa escrotal (ver Figura 311.1)
- Hérnia umbilical: defeito congênito representado por fechamento incompleto da fáscia ou fraqueza do anel umbilical (Figura 311.3)
- Hérnia incisional: cicatrização defeituosa ou incompleta de uma incisão prévia da parede abdominal

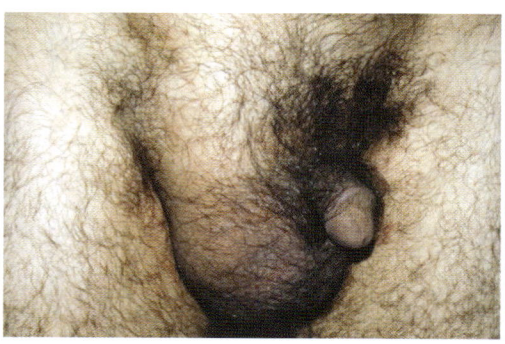

Figura 311.1 Hérnia inguinoescrotal.

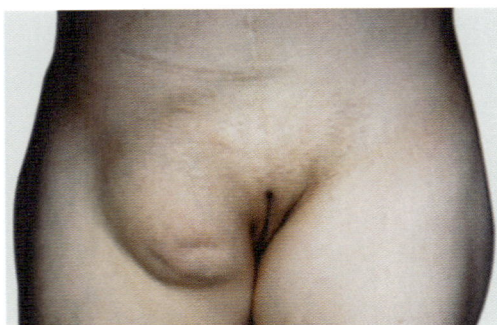

Figura 311.2 Hérnia femoral.

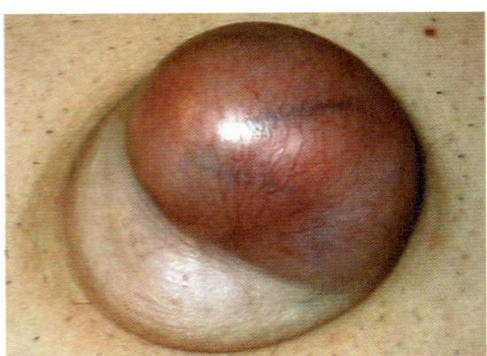

Figura 311.3 Hérnia umbilical.

- Hérnia ventrolateral ou de Spiegel: protrusão do conteúdo abdominal por meio de defeito em formato de fenda na parede anterior do abdome adjacente à linha semilunar. A maioria das hérnias de Spiegel ocorre na parte inferior do abdome, nos pontos em que a bainha posterior é deficiente. O anel da hérnia é um defeito bem definido na aponeurose do músculo transverso do abdome. Trata-se de uma hérnia muito rara, representando cerca de 0,12% das hérnias da parede abdominal.

CAUSAS E FATORES DE RISCO

- Defeito congênito da parede abdominal
- Cirurgia abdominal
- Esforço físico intenso (levantar objetos muito pesados)
- Gravidez
- Tosse crônica
- Ascite
- Hepatoesplenomegalia
- Tumores abdominais.

MANIFESTAÇÕES CLÍNICAS

- Podem ser assintomáticas
- Dor no local da hérnia
- Protrusão na região inguinal ou mesogástrica
- Se ocorrer encarceramento ou estrangulação, as manifestações clínicas se modificam, com aumento da dor e outros sintomas.

EXAMES COMPLEMENTARES

- Em geral não são necessários
- Radiografia simples do abdome.

DIAGNÓSTICO DIFERENCIAL

- Adenomegalia inguinal
- Cistocele
- Hidrocele
- Diástases dos músculos abdominais
- Varicocele
- Torção de testículo
- Aneurisma femoral.

COMPROVAÇÃO DIAGNÓSTICA

- Dados clínicos.

Hérnia encarcerada e hérnia estrangulada

São complicações que precisam ser diagnosticadas corretamente para tratamento imediato:
- Hérnia encarcerada: hérnia que não pode ser reduzida por meio de manobras
- Hérnia estrangulada: hérnia encarcerada em que há interrupção parcial ou total da circulação sanguínea do órgão herniado, com risco de gangrena. Tratamento cirúrgico de urgência, podendo haver necessidade de ressecção do segmento intestinal necrosado.

TRATAMENTO

- Herniorrafia
- Hérnia estrangulada: tratamento cirúrgico de urgência.

Atenção

Quando houver hérnia inguinal bilateral em homens acima da 6ª década, investigar hipertrofia prostática. É necessário tratar o prostatismo antes de operar as hérnias, sob pena de recidiva precoce.

EVOLUÇÃO E PROGNÓSTICO

- Cura com tratamento adequado
- Podem ocorrer recidivas.

BIBLIOGRAFIA

Henriques PRF, Cardoso ML. Hérnia encarcerada e hérnia estrangulada. In: Petroianu A. Urgências clínicas e cirúrgicas. Rio de Janeiro: Guanabara Koogan; 2002.

Rahal F, Malheiros CA. Hérnias da parede anterior do abdome. In: Petroianu A. Terapêutica cirúrgica. Rio de Janeiro: Guanabara Koogan; 2001.

Rezende JM, Rezende Filho J. Parede e cavidades abdominais. In: Porto CC, Porto AL. Semiologia médica. 8. ed. Rio de Janeiro: Guanabara Koogan; 2019.

Silva AL. Hérnias de parede abdominal. São Paulo: Atheneu; 1997.

312
Hipertensão Portal

Carlos Eduardo Brandão-Mello

INTRODUÇÃO

Síndrome clínica caracterizada pelo aumento do gradiente de pressão da veia porta acima de 5 mmHg, em decorrência de aumento da resistência vascular periférica e/ou elevação do fluxo sanguíneo portal.

Apresenta elevação da pressão no sistema portal. O gradiente de pressão venosa hepática (GPVH) fica acima 5 mmHg.

CLASSIFICAÇÃO E CAUSAS

- Pré-hepática (trombose da veia porta)
- Intra-hepática (cirrose hepática)
- Pré-sinusoidal (esquistossomose hepatoesplênica, fibrose hepática)
- Sinusoidal (cirrose hepática)
- Pós-sinusoidal (cirrose hepática e doença veno-oclusiva)
- Pós-hepática (síndrome de Budd-Chiari, pericardite constrictiva).

MANIFESTAÇÕES CLÍNICAS

- Circulação colateral
- Ascite
- Fígado nodular
- Esplenomegalia
- Hemorragia digestiva (varizes esofágicas).

COMPROVAÇÃO DIAGNÓSTICA

- Exame de imagem: ultrassonografia, tomografia computadorizada e ressonância magnética, Dopplerfluxometria
- Endoscopia digestiva:
  - Varizes esôfago-gástricas (Figura 312.1)

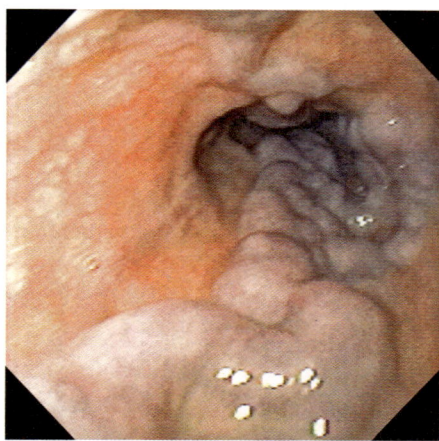

Figura 312.1 Varizes do esôfago.

- Gastropatia hipertensiva porta
- Lesões pépticas
- Medida do gradiente de pressão da veia porta:
  - Hipertensão portal – surgimento de colaterais:
    - Surgimento de varizes → GPVH > 10 a 12 mmHg (ver Capítulo 256, *Varizes Esofágicas*)
    - Presente em 40% dos cirróticos compensados e em 60% daqueles com cirrose descompensada
    - Risco de sangramento: 25% (2 anos)
  - Sangramento por varizes esofágicas (VE):
    - GPVH > 12 mmHg
    - Cessa espontaneamente: 40% [hipovolemia → veia cava (VC) esplâncnica]
      - Calibre das VE e reserva funcional hepática
      - VE de fino calibre: 7% em 2 anos/grosso calibre: 30%.

MORTALIDADE

- Imediata: 5 a 8%
- 6 semanas: 30 a 50% → 15 a 20%
- Ressangramento: 50 a 60%.

TRATAMENTO

Profilaxia primária

- Varizes incipientes ou pequeno calibre: acompanhamento clínico
- Varizes de médio e grosso calibre:
  - Betabloqueadores (propranolol, nadolol)
  - ↓ 25% da frequência cardíaca (FC) ou 55 a 60 bpm
  - Ligadura de varizes esofágicas.

Tratamento do sangramento agudo por varizes esofágicas

- Medidas gerais:
  - Reposição volêmica adequada
  - Correção da coagulopatia
  - Antibioticoterapia profilática (norfloxacino)
- Tratamento farmacológico:
  - VC esplâncnica → ↓ pressão portal
    - Vasopressina – somatostatina
    - Terlipressina – octreotida
  - Iniciação precoce
  - 2 a 5 dias (pico de ressangramento).

Tratamento endoscópico

- Ligadura de varizes esofágicas
- Escleroterapia endoscópica
- Sangramento refratário
- Balão de Sengstaken-Blackmore
- Cirurgia (*shunts* portossistêmicos)
- Derivação intra-hepática portossistêmica transjugular (TIPS): 90% de sucesso.

Profilaxia secundária

- Betabloqueadores + tratamento endoscópico
- No caso de falha do tratamento
- Cirurgia: derivação esplenorrenal distal, desconexão ázigo-portal
- TIPS
- Transplante hepático.

Escleroterapia endoscópica

- Controle do sangramento em 80 a 95% dos casos
- Não afeta a taxa de ressangramento e de sobrevida
- Complicações em 20% dos casos: novo sangramento, úlceras, estenose e perfuração
- Morte em 1 a 3% dos pacientes.

Ligadura elástica (Figura 312.2)

- Controle do sangramento em 90% dos casos
- Ressangramento em 30% dos casos
- Menor número de complicações/menos sessões
- Menor taxa de mortalidade

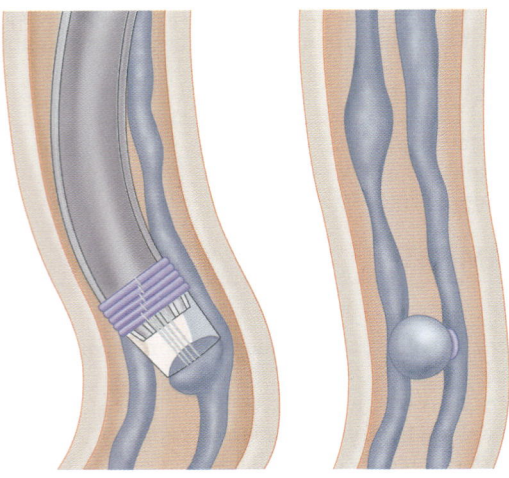

Figura 312.2 Ligadura elástica.

BIBLIOGRAFIA

McPhee SJ, Papadakis MA. Current Medical Diagnosis & Treatment. 53. ed. McGraw-Hill; 2014.
Porto CC, Porto AL. Semiologia médica. 8. ed. Rio de Janeiro: Guanabara Koogan; 2019.
Sleisenger & Fordtran. Gastrointestinal and liver disease: pathophysiology, diagnosis, management. 8. ed. Saunders; 2006.
Zaterka S, Eiseig JN. Tratado de gastroenterologia da graduacao a pós-graduaçãoo. 2. ed. São Paulo: Atheneu; 2016.

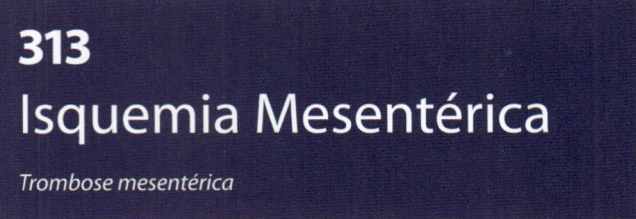

313
Isquemia Mesentérica

Trombose mesentérica

Joffre Rezende Filho

INTRODUÇÃO

Condição clínica decorrente de irrigação insuficiente do intestino por trombose ou embolia mesentérica, que resulta em angina abdominal ou isquemia mesentérica aguda e infarto intestinal. A isquemia mesentérica aguda pode ocorrer na ausência de obstrução vascular.

A embolia mesentérica ocorre em qualquer faixa etária, geralmente associada à cardiopatia emboligênica. Trombose é mais frequente em idosos.

CAUSAS E FATORES DE RISCO

- Ver Quadro 313.1
- Aterosclerose mesentérica (trombose)
- Cardiopatias emboligênicas, infarto do miocárdio, fibrilação atrial
- Hipercoagulabilidade
- Uso de estrogênios
- Trombofilia
- Pancreatite.

MANIFESTAÇÕES CLÍNICAS

- Isquemia mesentérica crônica – angina abdominal: dor abdominal recorrente, em caráter de cólica, localizada na região umbilical, que ocorre, em geral, após as refeições, o que desencadeia receio de se alimentar
  - Emagrecimento
  - Exame físico do abdome: normal
- Isquemia mesentérica aguda: dor abdominal intensa, de início súbito, persistente, generalizada ou localizada na região periumbilical, podendo evoluir para infarto intestinal
  - Distensão abdominal
  - Náuseas, vômitos
  - Diarreia sanguinolenta
  - No início, há desproporção entre a intensidade da dor e os achados do exame físico do abdome
  - Com a evolução da isquemia intestinal e instalação de infarto mesentérico ocorrem diminuição dos ruídos hidroaéreos
  - Sinais de irritação peritoneal
  - Hipovolemia e sepse
  - Comprometimento do estado geral
  - Pode haver história prévia compatível com isquemia mesentérica crônica
- Isquemia mesentérica não oclusiva aguda deve ser suspeitada em pacientes críticos com dor ou distensão abdominal, o que exige medicamentos vasoativos ou com disfunção de múltiplos órgãos.

DIAGNÓSTICO DIFERENCIAL

- Angina abdominal:
  - Úlcera péptica
  - Pancreatite crônica
  - Neoplasia do pâncreas
- Isquemia intestinal aguda:
  - Pancreatite aguda
  - Obstrução intestinal com estrangulamento de alça
  - Aneurisma de aorta abdominal
  - Perfuração de víscera oca (úlcera gastroduodenal, divertículo).

EXAMES COMPLEMENTARES

- Isquemia mesentérica crônica – angina abdominal:
  - Ultrassonografia com estudo de fluxo arterial mesentérico com Doppler

Quadro 313.1 Fatores de risco para isquemia mesentérica aguda.

Embolia de artéria mesentérica	Trombose de artéria mesentérica	Isquemia mesentérica não oclusiva	Trombose de veias mesentéricas
Fibrilação atrial Infarto do miocárdio recente Doença da valva mitral Aneurisma ventricular esquerdo Endocardite Doenças embolizantes prévias	Doença aterosclerótica História clínica sugestiva de isquemia mesentérica crônica (dor abdominal pós-prandial, perda de peso)	Baixo débito cardíaco Uso de vasopressores Disfunção de múltiplos órgãos	Hipertensão portal História de tromboembolismo Uso de estrogênios Trombofilia Pancreatite

- Arteriografia
- Angiotomografia
- Angiorressonância
- Isquemia mesentérica aguda:
  - Hemograma
  - Dosagem de eletrólitos
  - Lactato sérico
  - D-dímero
  - Amilase sérica
  - Gasometria: acidose metabólica é frequente
  - Radiografia simples do abdome: alças intestinais espessadas, dilatadas, superpostas. Achados radiográficos normais não descartam a possibilidade diagnóstica
  - Angiografia por tomografia computadorizada: deve ser realizada tão logo quanto possível em casos suspeitos de isquemia mesentérica aguda
  - Arteriografia.

COMPROVAÇÃO DIAGNÓSTICA

- Angina abdominal:
  - Dados clínicos + ultrassonografia abdominal com Doppler + angiotomografia + arteriografia mesentérica
- Isquemia mesentérica aguda – infarto intestinal:
  - Dados clínicos + radiografia simples do abdome + angiotomografia
  - Diagnóstico de certeza: laparotomia.

TRATAMENTO

- Isquemia mesentérica aguda – infarto intestinal:
  - Alívio da dor (ver Capítulo 15, *Dor*)
  - Manter volemia
  - Correção de distúrbios eletrolíticos
  - Antibioticoterapia
  - Heparinização
- Trombose venosa mesentérica pode ser tratada com Heparinização venosa contínua
- O tratamento da isquemia mesentérica não oclusiva se baseia na correção dos fatores determinantes do baixo fluxo sanguíneo intestinal.

Tratamento cirúrgico

- Angina abdominal: endarterectomia ou dilatação com balão e colocação de *stent*
- Isquemia mesentérica aguda e infarto intestinal: ressecção do segmento comprometido.

EVOLUÇÃO E PROGNÓSTICO

- Taxa de mortalidade elevada (80%)
- Demora no diagnóstico está relacionada a pior prognóstico

- Tratamento da isquemia antes do estabelecimento do infarto intestinal, ou antes de 6 horas de evolução da dor abdominal, melhora o prognóstico
- Ressecção intestinal ampla pode ser causa de síndrome do intestino curto.

BIBLIOGRAFIA

Bala M, Kashuk J, Moore EE, Kluger Y, Biffl W, Gomes CA et al. Acute mesenteric ischemia: Guidelines of the World Society of Emergency Surgery. World J Emerg Surg. 2017;12:38.

Rezende Filho J, Melo RM. Doenças da parede e cavidades abdominais. In: Porto CC, Porto AL. Semiologia médica. 8. ed. Rio de Janeiro: Guanabara Koogan; 2019.

van Dijk LJ, van Noord D, de Vries AC, Kolkman JJ, Geelkerken RH, Verhagen HJ et al. Clinical management of chronic mesenteric ischemia. United European Gastroenterol J. 2019;7(2):179-188.

314
Massas Abdominais Palpáveis

Joffre Rezende Filho ◆ Fernando Correa Amorim

INTRODUÇÃO

Massa abdominal palpável é qualquer estrutura de consistência sólida ou líquida que possa ser claramente distinguida de aumento do fígado (hepatomegalia), do baço (esplenomegalia) e do útero grávido.

Seu conteúdo pode ser sólido, líquido ou misto.

Pode ter origem na parede abdominal, na cavidade abdominal ou no retroperitônio, e ser causada por processo infeccioso, inflamatório, neoplásico ou traumático.

Massa intra-abdominal e na parede abdominal

Para diferenciar massa intra-abdominal de massa na parede abdominal, pede-se ao paciente para enrijecer a musculatura abdominal, elevando a cabeça e o tórax, como se tentasse se levantar: a massa de parede abdominal permanece palpável, enquanto a massa intra-abdominal é ofuscada pela contração muscular.

CAUSAS

A localização é o elemento semiológico principal, fornecendo como dados para o diagnóstico as seguintes características: dimensões, contorno, consistência, presença de pulsações, mobilidade, relação com os órgãos abdominais e com a parede do abdome e as características da pele da parede abdominal correspondente à massa.

O Quadro 314.1 apresenta as causas de massas palpáveis conforme a localização.

Quadro 314.1 Causas de massa abdominal conforme a localização e o método diagnóstico.

Localização	Causas	Diagnóstico
Flanco direito	Neoplasias do fígado, vesícula biliar ou do ângulo hepático do cólon, cistos hepáticos	USG, TC, RM Colonoscopia Biópsia
Epigástrio	Neoplasias do estômago, pâncreas, fígado, cólon transverso, massas retroperitoneais, hematoma de reto abdominal, cistos e pseudocistos pancreáticos	USG, TC, RM (Figura 314.1) Colonoscopia Endoscopia digestiva alta Biópsia
Flanco esquerdo	Neoplasias gástricas, do ângulo esplênico do cólon, de origem renal ou adrenal esquerda	USG, TC, RM Colonoscopia Endoscopia digestiva alta Biópsia
Mesogástrio	Neoplasias gástricas, do cólon transverso, do intestino delgado ou do omento, massas retroperitoneais (mais profundas e fixas), cistos de mesentério (massa com grande mobilidade), aneurisma de aorta (massa pulsátil)	USG, TC, RM Angiografia Colonoscopia Endoscopia digestiva alta Laparoscopia Biópsia
Região lombar e fossa ilíaca direita	Neoplasia do rim direito, do cólon ascendente, do ceco, massas retroperitoneais, abscessos ou plastrão apendicular	USG, TC, RM Colonoscopia Laparoscopia Biópsia
Fossa ilíaca esquerda	Neoplasia do cólon descendente, sigmoide, fecaloma, massas retroperitoneais	USG, TC, RM Colonoscopia Biópsia
Região hipogástrica	Neoplasia de sigmoide, bexiga distendida. Miomas uterinos	USG, TC, RM Colonoscopia Biópsia

USG: ultrassonografia; TC: tomografia computadorizada; RM: ressonância magnética.

MANIFESTAÇÕES CLÍNICAS

- Podem ser assintomáticas
- Dor abdominal
- Pode haver sintomas decorrentes de compressão de estruturas cincunvizinhas
- Estrutura de consistência sólida ou líquida percebida pela palpação superficial ou profunda do abdome (Figura 314.2).

EXAMES COMPLEMENTARES

- Dependem das hipóteses diagnósticas (ver Quadro 314.1)
- Exames de imagem são fundamentais para localização e determinação da causa
- Ultrassonografia, tomografia computadorizada e ressonância magnética do abdome
- Endoscopia digestiva alta
- Colonoscopia
- Laparoscopia
- Biópsia
- Exames radiológicos (pouco usados): radiografia simples de abdome, estudos com contraste (enema opaco e trânsito intestinal), urografia excretora.

COMPROVAÇÃO DIAGNÓSTICA

- Dados clínicos + exames de imagem + exame histopatológico (biópsia ou peça cirúrgica).

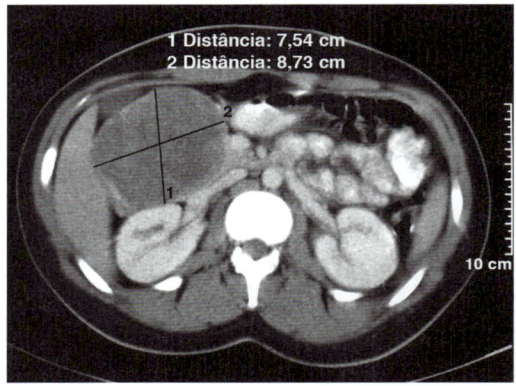

Figura 314.2 Tomografia computadorizada de abdome evidenciando massa sólida em pâncreas.

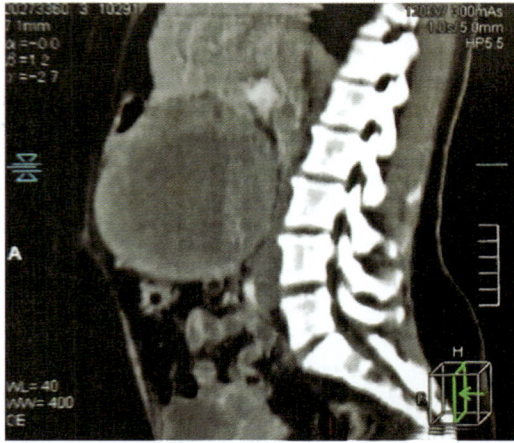
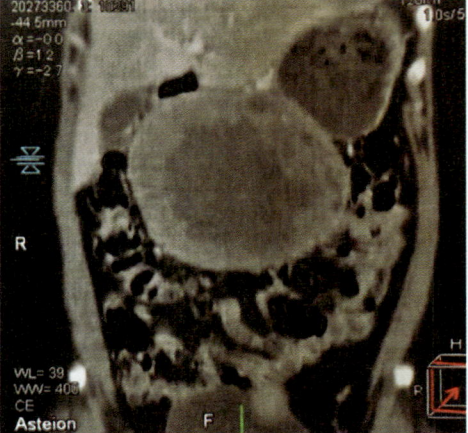

Figura 314.1 Tomografia computadorizada de abdome evidenciando massa epigástrica (tumor estromal do trato gastrintestinal [GIST]).

TRATAMENTO

- Depende da causa (ver capítulos correspondentes às causas mostradas no Quadro 314.1).

EVOLUÇÃO E PROGNÓSTICO

- Dependem da causa.

BIBLIOGRAFIA

Rezende Filho J, Melo RM. Doenças da parede e cavidades abdominais. In: Porto CC, Porto AL. Semiologia médica. 8. ed. Rio de Janeiro: Guanabara Koogan; 2019.

Yamada T. Approach to the patient with an abdominal mass. In: Yamada T, Inadomi J (eds.). Yamada's Handbook of Gastroenterology. 3. ed. John Wiley & Sons; 2013. p. 112-20.

315
Paniculite Mesentérica e Mesenterite Retrátil

Joffre Rezende Filho

INTRODUÇÃO

Condição clínica caracterizada por degeneração gordurosa do mesentério e formação de fibrose. O mesentério torna-se infiltrado, espessado, com aspecto nodular, com áreas de necrose gordurosa, fibrose e calcificação.

A mesenterite retrátil corresponde ao estágio avançado da paniculite mesentérica e caracteriza-se por encurtamento e espessamento do mesentério com extensa fibrose e aderência ao peritônio.

CAUSAS

- Etiologia desconhecida.

MANIFESTAÇÕES CLÍNICAS

- Dor abdominal mesogástrica, em cólica, intermitente, com períodos de remissão
- Distensão abdominal
- Náuseas, vômitos e diarreia
- Pode haver suboclusão intestinal
- Massa abdominal no mesogástrio ou no quadrante inferior direito
- Pode apresentar edema por perda de albumina – enteropatia perdedora de proteínas.

DIAGNÓSTICO DIFERENCIAL

- Invaginação intestinal
- Obstrução intestinal (em casos com dor abdominal e vômitos)
- Aneurisma de aorta abdominal (em casos com massa abdominal pulsátil)
- Neoplasias peritoneais.

EXAMES COMPLEMENTARES

- Estudo radiológico do intestino delgado: sinais de deslocamentos de alças intestinais, angulações excessivas, fixação de alças
- Tomografia do abdome: identifica massas gordurosas no mesentério (Figura 315.1)
- Ultrassonografia: possibilita diferenciar massas mesentéricas de aneurisma de aorta
- Laparotomia e biópsia.

COMPROVAÇÃO DIAGNÓSTICA

- Dados clínicos + exames de imagem + biópsia do mesentério.

TRATAMENTO

- Alívio da dor (ver Capítulo 15, *Dor*).

Tratamento medicamentoso

- Corticoide e imunomodulador (azatioprina).

Tratamento cirúrgico

- Cirurgia de "curto-circuito" e liberação de aderências podem aliviar obstrução intestinal.

EVOLUÇÃO E PROGNÓSTICO

- Evolução favorável.

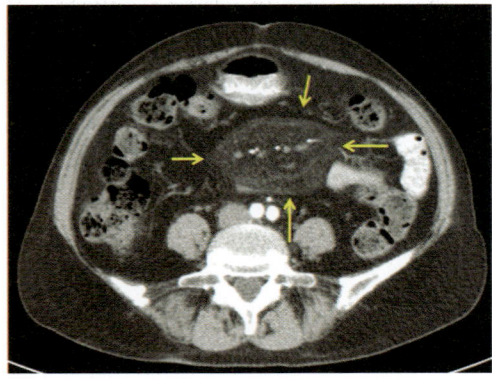

Figura 315.1 Paniculite mesentérica. Tomografia computadorizada de abdome pós-contraste iodado intravenoso – área de densificação da gordura mesentérica isolada (*setas*).

BIBLIOGRAFIA

Azevedo MF. GPS Medicamentos. Guia prático em saúde. Rio de Janeiro: Guanabara Koogan; 2017.

Rezende Filho J, Melo RM. Doenças da parede e cavidades abdominais. In: Porto CC, Porto AL. Semiologia médica. 8. ed. Rio de Janeiro: Guanabara Koogan; 2019.

Sharma P, Yadav S, Needham CM, Feuerstadt P. Sclerosing mesenteritis: a systematic review of 192 cases. Clin J Gastroenterol. 2017;10(2):103-11.

316
Peritonite Aguda

Joffre Rezende Filho

INTRODUÇÃO

Inflamação aguda, localizada ou generalizada, do peritônio visceral e parietal.

Os principais achados histopatológicos são vasodilatação com marginação de leucócitos e infiltrado do peritônio por polimorfonucleares, exsudato fibrinopurulento, aderências.

CAUSAS

- Primária (peritonite bacteriana espontânea): ascite associada a cirrose ou a síndrome nefrótica
- Secundária: apendicite, diverticulite, colecistite aguda, pancreatite, colite infecciosa e inflamatória, gangrena do intestino, perfuração de víscera oca, diálise peritoneal, feridas penetrantes, traumatismo abdominal, pós-operatório de cirurgia abdominal, afecções ginecológicas (ver Capítulo 307, *Abdome Agudo*)
- Terciária: infecção persistente ou recorrente após terapêutica inicial adequada.

Peritonite bacteriana espontânea

Ocorre em cerca de 30% dos pacientes com ascite e tem alta taxa de mortalidade.

São fatores predisponentes a diminuição das defesas imunológicas que se observa nas fases avançadas da cirrose e da síndrome nefrótica, o supercrescimento bacteriano e a infecção dos linfonodos mesentéricos.

O exame do líquido ascítico é essencial para o diagnóstico, sendo altamente sugestivo o encontro de mais de 250 neutrófilos por mm^3.

E. coli e outras enterobactérias são os principais agentes infecciosos. Recidivas são frequentes.

FATORES DE RISCO

- Hepatopatia crônica, síndrome nefrótica
- Diálise peritoneal
- Uso de corticoides
- Cirurgia abdominal
- Perfuração de vísceras ocas.

MANIFESTAÇÕES CLÍNICAS

- Dor abdominal, agravada por movimentação (sentar-se, levantar-se, andar)
- Febre, náuseas e vômitos
- Distensão abdominal
- Rigidez generalizada da parede abdominal
- Ruídos intestinais diminuídos ou ausentes (silêncio intestinal)

- Fácies hipocrática
- Taquipneia, hipotensão arterial.

DIAGNÓSTICO DIFERENCIAL

- Abscesso (subfrênico, sub-hepático, peritoneal, pélvico) (ver Capítulo 308, *Abscessos Intra-Abdominais*)
- Vólvulo, invaginação intestinal
- Adenite mesentérica
- Apendicite aguda
- Pancreatite aguda.

EXAMES COMPLEMENTARES

- Cultura de material aspirado do abdome
- Hemograma: leucocitose
- Hemocultura: positiva
- Acidose metabólica e/ou respiratória
- Amilase: aumentada
- Exame do líquido ascítico (ver Capítulo 310, *Ascite*)
- Radiografia do abdome: presença de ar livre na cavidade peritoneal, dilatação do intestino grosso e do intestino delgado, edema da parede intestinal
- Radiografia do tórax: diafragma elevado
- Ultrassonografia e tomografia computadorizada (TC): massa intra-abdominal, ascite.

COMPROVAÇÃO DIAGNÓSTICA

- Dados clínicos + exames laboratoriais + radiografia ou TC do abdome.

COMPLICAÇÕES

- Sepse
- Formação de abscesso
- Insuficiência renal aguda, insuficiência respiratória aguda, insuficiência hepática.

TRATAMENTO

- Alívio da dor (ver Capítulo 15, *Dor*)
- Líquidos e eletrólitos por via intravenosa (IV)
- Dieta líquida ou pastosa, de acordo com a tolerância do paciente
- Alimentação oral somente após retorno dos ruídos intestinais e eliminação de flatos e/ou defecação
- Nutrição parenteral em alguns pacientes
- Tratamento da condição subjacente (tratamento cirúrgico quando necessário)
- Tratamento de íleo paralítico (ver Capítulo 266, *Íleo Paralítico*)
- Tratamento da desidratação (ver Capítulo 341, *Desidratação, Distúrbios Hidreletrolíticos e Ácidos-Básicos*)
- Transfusão sanguínea.

Tratamento medicamentoso

Antibióticos são escolhidos inicialmente de maneira empírica, podendo ser trocados após o resultado da cultura. A gravidade do caso, o quadro de resistência bacteriana local, o local de origem da peritonite e as comorbidades do paciente influenciam na escolha:

- Peritonite bacteriana espontânea: cefotaxima IV, 1 a 2 g, 4/4 horas; ou ceftriaxona IV, 1 a 2 g, 12/12 horas

- Peritonite secundária: monoterapia – piperacilina/tazobactam 3,375 g, 6/6 horas; ou imipeném* 500 mg IV, 6/6 horas ou/meropeném IV, 1 g, 8/8 horas
- Terapia com associação de: metronidazol 500 mg por via intravenosa (IV), 8/8 horas, com ceftriaxona IV, 1 a 2 g, 12/12 horas; metronidazol 500 mg IV, 8/8 horas, com ciprofloxacino 500 mg IV, 12/12 horas, metronidazol 500 mg IV, 8/8 horas + piperacilina/tazobactam 3,375 g, 6/6 horas
- Ampicilina ou vancomicina podem ser acrescentadas em casos de infecção por enterococos.

EVOLUÇÃO E PROGNÓSTICO

- Íleo paralítico totalmente desenvolvido requer 48 horas para recuperação
- Taxa de letalidade depende da idade (mais alta em idosos), da duração, da causa e das condições preexistentes.

BIBLIOGRAFIA

Azevedo MF. GPS Medicamentos. Guia prático em saúde. Rio de Janeiro: Guanabara Koogan; 2017.
Daley BJ. Peritonitis and abdominal sepsis. 2019. Disponível em: https://emedicine.medscape.com/article/180234. Acesso em: 19 abr. 2021.
Rezende Filho J, Melo RM. Doenças da parede e cavidades abdominais. In: Porto CC, Porto AL. Semiologia médica. 8. ed. Rio de Janeiro: Guanabara Koogan; 2019.
Sartelli M, Catena F, Abu-Zidan FM, Ansaloni L, Biffl WL, Boermeester MA et al. Management of intra-abdominal infections: recommendations by the WSES 2016 consensus conference. World J Emerg Surg. 2017;12:22.

317
Torção do Grande Epíploo

Joffre Rezende Filho

INTRODUÇÃO

Torção do grande epíploo, na ausência de outra lesão da parede ou intra-abdominal, a partir de sua margem livre, de tal intensidade que compromete sua vascularização.

Torção secundária pode estar associada a hérnias e aderências. Causa rara de abdome agudo.

FATORES DE RISCO

- Variações anatômicas do grande epíploo
- Hérnia inguinal volumosa
- Cirurgias abdominais prévias
- Obesidade.

MANIFESTAÇÕES CLÍNICAS

- Dor abdominal
- Náuseas e vômitos
- Sinais de irritação peritoneal
- Massa abdominal dolorosa (30% dos pacientes; ver Capítulo 314, *Massas Abdominais Palpáveis*).

DIAGNÓSTICO DIFERENCIAL

- Apendicite aguda
- Torção de cisto de ovário
- Colecistite aguda
- Apendicite aguda.

EXAMES COMPLEMENTARES

- Hemograma: normal ou leucocitose discreta
- Ultrassonografia abdominal: massa abdominal complexa, com mistura de material sólido e zonas hipoecoicas
- Tomografia computadorizada do abdome: massa abdominal com densidade de gordura, pregas de tecido gorduroso e fibroso convergindo radialmente para o ponto da torção.

COMPROVAÇÃO DIAGNÓSTICA

- Dados clínicos + exames de imagem + videolaparoscopia ou laparotomia.

TRATAMENTO

Tratamento cirúrgico

- Ressecção do segmento por laparotomia ou cirurgia laparoscópica.

EVOLUÇÃO E PROGNÓSTICO

- Pode haver complicação com infarto mesentérico
- Recuperação ocorre com tratamento adequado
- Pode evoluir para necrose e fibrose.

BIBLIOGRAFIA

Andreuccetti J, Ceribelli C, Manto O, Chiaretti M, Negro P, Tuscano D. Primary omental torsion (POT): a review of literature and case report. World J Emerg Surg. 2011;6:6.
Kataoka J, Nitta T, Ota M, Takashima Y, Yokota Y, Fujii K et al. Laparoscopic omentectomy in primary torsion of the greater omentum: Report of a case. Surg Case Rep. 2019;5(1):76.
Rezende Filho J, Melo RM. Doenças da parede e cavidades abdominais. In: Porto CC, Porto AL. Semiologia médica. 8. ed. Rio de Janeiro: Guanabara Koogan; 2019.

*No Brasil, imipeném só é comercializado em associação.

318
Neoplasias e Cistos do Peritônio, Mesentério e Omento

Lipoma mesentérico, mesotelioma, carcinomatose, Pseudomyxoma peritonei

Joffre Rezende Filho ◆ José Carlos do Valle

INTRODUÇÃO

Das neoplasias benignas ou malignas originadas no mesentério e no omento, o tumor benigno mais comum é o lipoma mesentérico. Tumores metastáticos são mais frequentes que neoplasias primárias. De origem congênita, os cistos podem surgir no mesentério e no omento maior. Em sua maioria, são constituídos de alargamentos de espaços linfáticos. Cistos dermoides, secundários a trauma e inflamatórios, já foram descritos na literatura.

MANIFESTAÇÕES CLÍNICAS

- Podem ser assintomáticos
- Dor abdominal em cólica
- Massa abdominal palpável
- Obstrução intestinal pode ser a primeira manifestação clínica.

DIAGNÓSTICO DIFERENCIAL

- Tumores retroperitoneais e intestinais.

EXAMES COMPLEMENTARES

- Ultrassonografia abdominal
- Tomografia computadorizada (TC) e/ou ressonância magnética (RM) abdominal (Figura 318.1)
- Biópsia para exame histopatológico.

COMPROVAÇÃO DIAGNÓSTICA

- Dados clínicos + ultrassonografia, TC e/ou RM do abdome
- Diagnóstico de certeza necessita de exame histopatológico.

COMPLICAÇÕES

- Ruptura do cisto
- Hemorragia.

TRATAMENTO

- Depende do tipo de tumor ou cisto
- Pode não necessitar de tratamento (paciente assintomático).

Tratamento cirúrgico

- Laparotomia ou videolaparoscopia: retirada do tumor ou cisto.

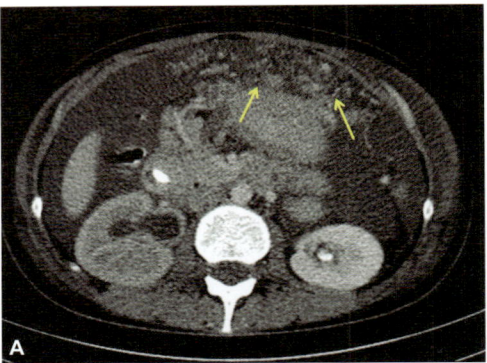
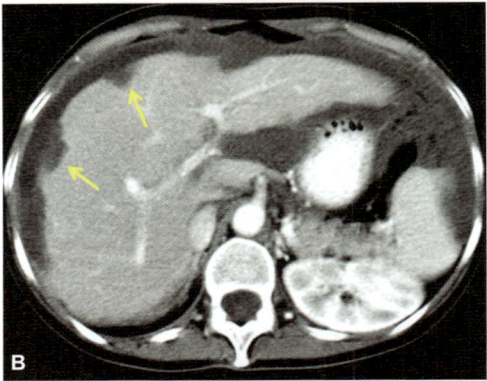
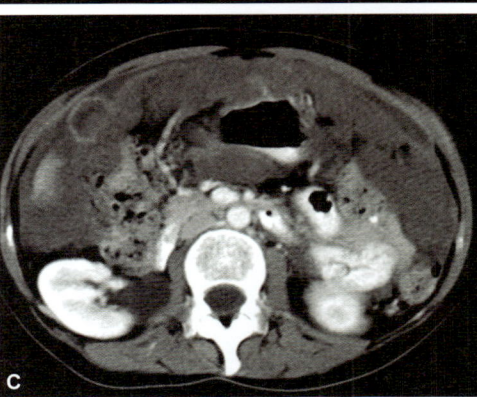

Figura 318.1 Neoplasias do peritônio. **A.** Tomografia computadorizada (TC) de abdome pós-contraste mostra espessamento nodular do peritônio e ascite (*setas*). **B** e **C.** TC de abdome pós-contraste via intravenosa e via oral. Imagens hipodensas na topografia da superfície peritoneal e do omento que exercem efeito de massa, deformando os contornos do fígado (*setas*) e demais órgãos em paciente com adenocarcinoma mucinoso de ovário.

EVOLUÇÃO E PROGNÓSTICO

- Dependem do diagnóstico.

NEOPLASIAS DO PERITÔNIO

Podem ser primárias ou metastáticas:

- Mesotelioma: tumor primário que se origina nos elementos epiteliais e mesenquimais do peritônio (relacionado com exposição ao asbesto)
- Carcinomatose peritoneal. Implantes difusos de metástases no peritônio. A lesão primária localiza-se no estômago, cólon e pâncreas

- *Pseudomyxoma peritonei*: implantação difusa, na superfície peritoneal e do omento, de adenocarcinoma produtor de mucina, cuja localização primária é, em geral, no ovário e no útero.

MANIFESTAÇÕES CLÍNICAS

- Dor abdominal
- Distensão abdominal
- Ascite
- Nos casos de *Pseudomyxoma peritonei*, o aumento do volume abdominal é muito acentuado
- Emagrecimento
- Sinais de suboclusão intestinal.

DIAGNÓSTICO DIFERENCIAL

- Ver Capítulos 310, *Ascite*, e 314, *Massas Abdominais Palpáveis*.

EXAMES COMPLEMENTARES

- TC ou RM do abdome: evidência de material mucinoso no *Pseudomyxoma peritonei*
- Videolaparoscopia e biópsia peritoneal.

COMPROVAÇÃO DIAGNÓSTICA

- Dados clínicos + videolaparoscopia + biópsia (exame histopatológico e imuno-histoquímico).

TRATAMENTO

- Evacuação da ascite.

Tratamento cirúrgico

- Pseudomixoma: ressecção do omento.

EVOLUÇÃO E PROGNÓSTICO

- O prognóstico é reservado
- Taxa de mortalidade de 80% em 2 anos nos casos de mesotelioma
- O pseudomixoma tem evolução mais prolongada, com taxa de mortalidade de 50% em 5 anos.

BIBLIOGRAFIA

Rezende JM, Rezende Filho J. Parede e cavidades abdominais. In: Porto CC, Porto AL. Semiologia médica. 8. ed. Rio de Janeiro: Guanabara Koogan; 2019.

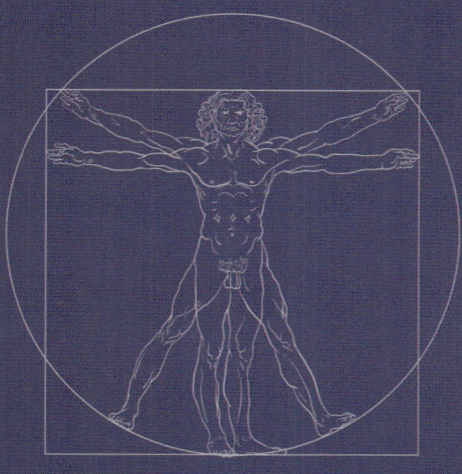

Parte 10

Sistema Endócrino

319
Acromegalia

Monike Lourenço Dias Rodrigues ◆ Estela Muszkat Jatene ◆ Rodrigo Alves de Carvalho Cavalcante

INTRODUÇÃO

Condição clínica causada pela ação excessiva, prolongada e sustentada do hormônio de crescimento (GH) e do fator de crescimento semelhante à insulina 1 (IGF-1).

A acromegalia se acompanha de aumento de mortalidade (média 2 vezes maior que a população geral), por causas cardiovasculares, além de maior prevalência de neoplasias (cólon e tireoide).

CAUSAS

- Tumores hipofisários produtores de GH (98% dos casos)
- Tumores extra-hipofisários (ectópicos) produtores de GH (pâncreas, feocromocitoma)
- Tumores ectópicos produtores de hormônio liberador do hormônio de crescimento (GHRH; pâncreas, mama, pulmão, ovário)
- Exógena: uso de GH.

MANIFESTAÇÕES CLÍNICAS

Provocadas por hipersecreção de GH/IGF-1 e/ou pelo efeito de massa tumoral.

Hipersecreção de GH/IGF-1

- Sinais mais precoces: aumento das mãos e dos pés, e do diâmetro dos dedos das mãos (perda de anéis)
- Sintomas gerais: cefaleia, fadiga, letargia
- Osteoarticulares: crescimento rápido e exagerado das extremidades (aumento do número dos sapatos e tamanho de anéis); alta estatura quando ocorre antes do fechamento epifisário, exagero dos contornos faciais (nariz e fronte proeminentes, sulcos nasolabiais profundos), prognatismo, separação dentária, macroglossia, síndrome do túnel do carpo, parestesias, artropatia difusa, osteofitose, dor em articulação temporomandibular (ATM) (Figuras 319.1 e 319.2)
- Cardiovasculares: hipertensão arterial, insuficiência cardíaca, aterosclerose
- Respiratórias: apneia obstrutiva do sono, timbre mais grave de voz
- Pele e fâneros: hiperidrose, aumento da oleosidade da pele, acantose, papilomas cutâneos
- Gastrintestinais: visceromegalia, pólipos e adenocarcinomas colônicos
- Endócrinas/metabólicas: hiperprolactinemia (cossecreção tumoral ou compressão de haste), resistência insulínica,

diabetes melito, dislipidemia, osteopenia ou osteoporose (fraturas com massa óssea normal na densitometria são comuns pela baixa qualidade óssea, decorrente da ação GH).

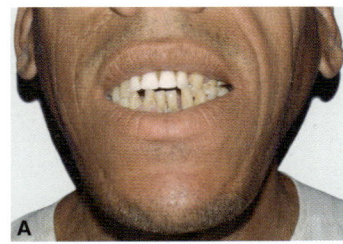
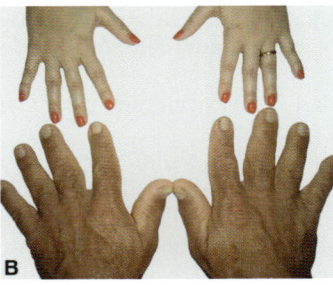

Figura 319.1 Acromegalia. A. Prognatismo, aumento mandibular e separação dentária iniciada na idade adulta. B. Aumento de extremidades: dedos "em salsicha" (comparação com mãos de tamanho normal). (Imagem cedida pelo Hospital das Clínicas da Universidade Federal de Goiás – HC-UFG.)

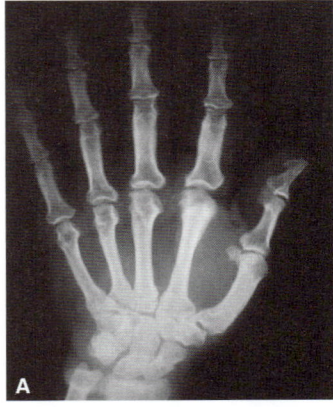
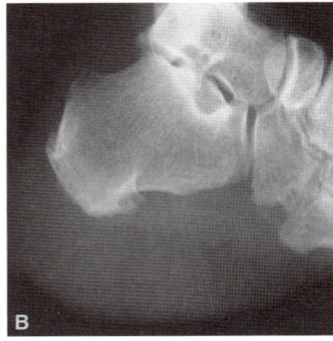

Figura 319.2 A. Radiografia de mão mostrando aumento de partes moles e osteoartrose interfalangiana difusa, com redução de espaços articulares. B. Radiografia de calcâneo com aumento do índice calcâneo (distância pele–osso calcâneo = 26 mm; normal < 22 mm).

Efeito de massa tumoral

- Ocorre em pacientes com macroadenomas (> 1 cm)
- Em pacientes com acromegalia, cerca de 80% dos tumores são macroadenomas
- Compressão do quiasma óptico, com alterações visuais desde hemianopsia até amaurose; compressão dos nervos III, IV e VI, com estrabismo, diplopia; compressão do 3º ventrículo, hipopituitarismo com déficits variáveis dos outros setores hipofisários (ver Capítulo 323, *Hipopituitarismo*).

EXAMES COMPLEMENTARES

- Dosagem basal de GH: pela sua pulsatilidade, afasta o diagnóstico quando < 1 mcg/ℓ, mas não confirma o diagnóstico se > 1 mcg/ℓ
- Dosagem de GH durante teste oral de tolerância à glicose com 75 g (TOTG), com dosagem de GH a cada 30 minutos por 120 minutos: ausência de supressão do GH para valores < 1 mcg/ℓ em qualquer tempo (métodos imunofluorimétricos)
- Dosagem de IGF-1 sérico: elevado para a faixa etária
- Lipidograma completo
- Prolactina (normal ou elevada)
- Hormônio tireoestimulante (TSH), tiroxina (T4) livre, hormônio adrenocorticotrófico (ACTH), cortisol, testosterona (♂) ou estradiol (♀), hormônio foliculestimulante (FSH), hormônio luteinizante (LH): normais ou diminuídos
- Tomografia computadorizada (TC) ou ressonância magnética (RM) de hipófise: adenomas hipofisários (Figura 319.3) ou de tórax, pelve, abdome (tumores ectópicos de GH ou GHRH)
- Campimetria visual
- Ecocardiograma, colonoscopia, polissonografia, ultrassonografia de abdome, radiografias das articulações sintomáticas e densitometria óssea, dependendo das manifestações clínicas.

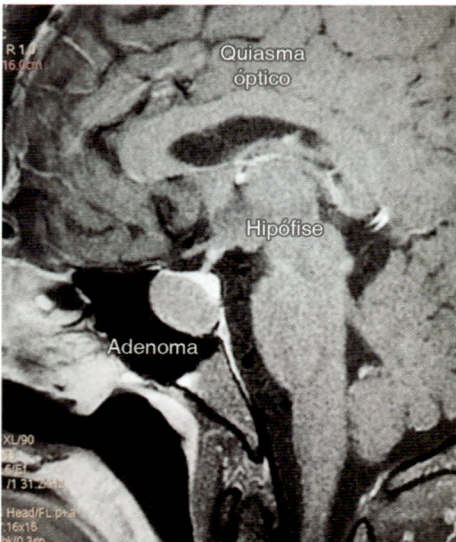

Figura 319.3 Paciente de 41 anos, sexo masculino, apresentando artralgias nas mãos e aumento do número dos sapatos há 1 ano. Ressonância magnética de sela túrcica, em corte sagital T1 com contraste, evidencia macroadenoma hipofisário (> 1 cm) com captação heterogênea e hipófise com captação homogênea sem compressão quiasmática. (Imagem cedida pelo Hospital das Clínicas da Universidade Federal de Goiás – HC-UFG.)

COMPROVAÇÃO DIAGNÓSTICA

- Dados clínicos + TOTG com 75 g de glicose e dosagem de GH nos tempos 0, 30, 60, 90 e 120′, IGF-1 + TC ou RM de hipófise.

TRATAMENTO

Os objetivos do tratamento são: controle hormonal, da massa tumoral e dos fatores de risco cardiovasculares, além do manejo das morbidades associadas.

Tratamento cirúrgico

- Cirurgia transesfenoidal de hipófise, obtendo-se maiores taxas de cura em microadenomas (tumores < 1 cm).

Tratamento medicamentoso

- Análogos da somatostatina (ASST): octreotida 20 ou 30 mg/dia, por via intramuscular (IM); lanreotida 60, 90 ou 120 mg, por via subcutânea profunda (SC), a cada 30 dias. Podem ocasionar colelitíase, hiperglicemia e bradicardia sinusal. Tratamento clínico mais eficaz
- Agonista do receptor da dopamina: cabergolina (CAB) 0,5 mg/dia, VO, 3 a 7 vezes/semana
- Antagonista do receptor de GH: pegvisomanto (PEG) 10, 15 ou 20 mg/dia SC.

Os medicamentos podem ser usados isoladamente ou em associação.

> **Atenção**
>
> O tratamento clínico pode controlar a secreção hormonal e a massa tumoral, exceto PEG que não age no tumor.

Outros tratamentos

- Radioterapia (RT): utilizada em caso de ineficácia de tratamento cirúrgico e/ou clínico
- Anti-hipertensivos, hipolipemiantes, hipoglicemiantes nos casos necessários
- Tratamento da apneia obstrutiva do sono
- Reposição da deficiência de hormônios hipofisários
- Fisioterapia.

> **Monitoramento do tratamento**
>
> - Níveis hormonais de IGF-1 e redução de GH basal para níveis < 1 mcg/ℓ por métodos imunofluorimétricos ultrassensíveis, 3 meses após a cirurgia ou tratamento medicamentoso, em seguida, a cada 3 a 6 meses
> - RM de sela túrcica: após 6 meses da cirurgia, semestral ou anualmente, a depender da evolução do paciente
> - Dosagem dos outros hormônios hipofisários: após 3 meses da cirurgia ou introdução do tratamento, com repetições a depender da evolução.

EVOLUÇÃO E PROGNÓSTICO

- O controle hormonal e tumoral cessa o risco de mortalidade

- As comorbidades (respiratória, osteoarticular, hipopituitarismo) necessitam de acompanhamento contínuo mesmo após a cura da acromegalia.

BIBLIOGRAFIA

Azevedo MF. GPS Medicamentos. Rio de Janeiro: Guanabara Koogan; 2017.

Porto CC, Porto AL. Semiologia médica. 8. ed. Rio de Janeiro: Guanabara Koogan; 2019.

Rosario PW, Calsolari MR. Screening for acromegaly by application of a simple questionnaire evaluating the enlargement of extremities in adult patients seen at primary health care units. Pituitary. 2012;15(2):179-83.

Vieira Neto L, Abucham J, Araujo LA, Boguszewski CL, Bronstein MD, Czepielewski M et al. Recomendações do Departamento de Neuroendocrinologia da Sociedade Brasileira de Endocrinologia e Metabologia para o diagnóstico e tratamento da acromegalia no Brasil. Arq Bras Endocrinol Metab. 2011;55:91-105.

Vilar L. Endocrinologia clínica. 6. ed. Rio de Janeiro: Guanabara Koogan; 2016.

320
Baixa Estatura

Monike Lourenço Dias Rodrigues ✦
Rodrigo Alves de Carvalho Cavalcante

INTRODUÇÃO

Quando a queixa é baixa estatura, é necessário responder às seguintes perguntas:

1. A criança é realmente baixa?
2. Qual a provável altura-alvo familiar?
3. A velocidade de crescimento está comprometida?

A estatura de determinada criança pode ser considerada baixa quando preencher um dos seguintes critérios:

- Estatura abaixo de 2 desvios-padrão ou percentil 2,5 para idade e sexo
- Estatura – 2 desvios-padrão da estatura-alvo familiar
- Mesmo com estatura normal, o paciente que tiver desaceleração da velocidade de crescimento observada por pelo menos 1 ano, também deve ser investigado como o paciente com baixa estatura.

As curvas de crescimento adotadas no Brasil são as propostas pela World Health Organization (disponível em: https://www.who.int/childgrowth/software/en/).

A altura-alvo familiar pode ser estimada pela fórmula:

$$\text{Meninos} = \frac{(\text{Altura da mãe} + 13) + \text{Altura do pai} \pm 1 \text{ DP*}}{2}$$

$$\text{Meninas} = \frac{(\text{Altura do pai} - 13) + \text{Altura da mãe} \pm 1 \text{ DP*}}{2}$$

*1 DP = 5 cm

As velocidades de crescimento são essenciais para a avaliação clínica.

Devem ser calculadas em intervalos mínimo de 4 a 6 meses e são consideradas alteradas quando estiverem fora dos intervalos, como a seguir:

- De 2 a 4 anos: 5,5 a 9 cm/ano
- De 4 a 6 anos: 5 a 8,5 cm/ano
- De 6 anos até a puberdade:
  - 4 a 6 cm/ano (meninos)
  - 4,5 a 6,5 cm/ano (meninas).

Caso a criança seja considerada de baixa estatura, deve-se definir se esta é proporcionada ou desproporcionada.

Devem-se obter medidas dos segmentos superior (SS) e inferior (SI), sendo o SI medido do topo da sínfise púbica até a superfície plantar do pé, e o SS é a altura – SI.

As relações normais aproximadas entre SS e SI são:

- Recém-nascidos até 2 anos de idade: 1,7
- 2 a 5 anos de idade: 1,5
- 5 a 10 anos de idade: 1,2
- 10 anos de idade: 1
- > 10 anos de idade: < 1.

A razão SS/SI é aumentada em crianças com membros desproporcionalmente curtos em relação à coluna vertebral, como ocorre em acondroplasia, raquitismo e síndrome de Turner, e reduzida com membros desproporcionalmente aumentados, como na síndrome de Marfan.

CAUSAS

As causas mais comuns são a baixa estatura familiar e o retardo constitucional do crescimento e desenvolvimento (RCCP).

Na sequência, são as causas não endócrinas e, menos frequentemente, as endócrinas (Quadros 320.1 e 320.2).

Quadro 320.1 Causas não endócrinas de baixa estatura.

- Variantes normais do crescimento: retardo constitucional, baixa estatura familiar
- Doença crônica: desnutrição
- Doenças renais: hipoplasia renal, acidose tubular renal, nefrite crônica
- Doenças cardíacas: cardiopatias congênitas, insuficiência cardíaca
- Doenças hematológicas: talassemia, anemia falciforme
- Doenças gastrintestinais: doenças inflamatórias intestinais, doenças hepáticas crônicas, doença celíaca
- Doenças respiratórias: asma, fibrose cística
- Distúrbios imunológicos: doenças do tecido conjuntivo, artrite reumatoide juvenil, infecções crônicas
- Congênitas: retardo de crescimento intrauterino, síndromes genéticas de baixa estatura, displasias esqueléticas
- Baixa estatura de origem psicossocial
- Baixa estatura de causa desconhecida (idiopática)

Quadro 320.2 Causas endócrinas de baixa estatura.

- Hipotireoidismo
- Hipercortisolismo (exógeno ou endógeno)
- Pseudo-hipoparatireoidismo
- Diabetes melito descompensado
- Raquitismo
- Deficiência de GH
  - Adquirida: lesões no SNC, pós-traumatismo
  - Congênita: defeitos no eixo GH/IGF-1
- Puberdade precoce

GH: hormônio de crescimento; IGF-1: fator de crescimento semelhante à insulina 1; SNC: sistema nervoso central.

Baixa estatura familiar

- Peso e comprimento normais ao nascer
- Mudança do perfil de crescimento, para próximo do 3º percentil, nos primeiros 2 anos de vida
- Velocidade de crescimento normal após o 2º ano de vida
- Idade de início da puberdade normal
- História familiar de baixas estaturas paterna e/ou materna
- Idade óssea normal ou abaixo da cronológica.

Retardo constitucional do crescimento e da puberdade

- Peso e comprimento normais ao nascer
- Mudança do perfil de crescimento, para próximo do 3º percentil, após o 5º ou 6º ano de vida
- Velocidade de crescimento normal para a fase puberal
- Início tardio da puberdade
- História familiar de atraso puberal
- Atraso de idade óssea.

MANIFESTAÇÕES CLÍNICAS DE CAUSAS ENDÓCRINAS, METABÓLICAS E GENÉTICAS

- Hipertelorismo, implantação baixa de orelhas, pregas epicânticas e pescoço alado: síndromes de Turner e Noonan
- Defeitos de linha média: hipopituitarismo congênito
- Edema de papila: tumores do SNC
- Bócio: hipotireoidismo, resistência aos hormônios tireoidianos
- Gordura supraclavicular, giba de búfalo, estrias violáceas, obesidade, pele atrófica, hematomas: síndrome de Cushing
- *Cubitus* valgo: síndrome de Turner
- *Genu* valgo: síndrome de Turner, raquitismo
- Membros curtos, fronte globosa, mãos em tridente (espaço largo entre 2º, 3º e 4º dedos): acondroplasia
- Atraso puberal – RCCP: hipopituitarismo, síndrome de Turner
- Puberdade precoce (ver Capítulo 326, *Puberdade Precoce*)
- 4º e 5º metacarpos curtos, obesidade: pseudo-hipoparatireoidismo (paratormônio [PTH] aumentado, cálcio e fósforo diminuídos).

História clínica na baixa estatura

- História do pré-natal até o momento atual, história gestacional, frisando idade de início do déficit de crescimento e eventos relacionados
- Peso, altura e Apgar ao nascer
- Idade gestacional ao nascer
- Complicações periparto
- Alturas e histórias puberais de pai e mãe, heredograma de baixa estatura em casos familiares
- Idades de início da puberdade (pais) e menarca (mãe)
- Desenvolvimento neuropsicomotor
- História de doença crônica e possíveis diagnósticos diferenciais
- Hábitos alimentares
- Consanguinidade

EXAMES COMPLEMENTARES

No Quadro 320.3 constam os exames iniciais para investigação de baixa estatura.

Quadro 320.3 Exames iniciais para investigação de baixa estatura.

Exames iniciais
• Hemograma, VHS, PCR, cálcio, fósforo, PTH, 25-OH, vitamina D, fosfatase alcalina, ureia, creatinina, glicemia de jejum, TSH, T4 livre, albumina, TGO/TGP, Rx de punhos para idade óssea, exame simples de urina, exame parasitológico de fezes
Outros (conforme suspeita clínica)
• Antitransglutaminase IgA
• GH, IGF-1, cortisol, FSH, LH, testes de estímulo para GH, TC ou RM de sela túrcica, cariótipo (meninas)

FSH: hormônio foliculestimulante; GH: hormônio de crescimento; IgA: imunoglobulina A; IGF-1: fator de crescimento semelhante à insulina 1; LH: hormônio luteinizante; PCR: proteína C reativa; PTH: paratormônio; RM: ressonância magnética; Rx: radiografia; T4: tiroxina; TC: tomografia computadorizada; TGO: transaminase glutâmico-oxalacética; TGP: transaminase glutâmico-pirúvica; TSH: hormônio tireotrófico; VHS: velocidade de hemossedimentação.

A idade óssea deve sugerir o real canal de crescimento na curva. Variações da normalidade comportam 2 desvios-padrão de idade acima ou abaixo da idade cronológica, o que significa aproximadamente 12 meses entre 2 e 4 anos de idade, 18 meses entre 4 e 12 anos de idade e 24 meses após 12 anos de idade.

TRATAMENTO

Tratamento das causas de base

- GH nos seguintes casos: deficiência desse hormônio, insuficiência renal crônica, síndrome de Turner, síndrome de Prader-Willy, síndrome de Noonan, mutações no SHOX, nascidos PIG sem *catch-up* e BEI
  - Para deficientes em GH: 0,1 U/kg/dia, por via subcutânea (SC), às 20 horas. Apresentações 12 U/2 mℓ e 4 U/mℓ (frascos), e canetas de 5, 10 e 15 mg (1 mg = 3 U)
  - Para outros casos: dose entre 0,12 e 0,15 U/kg/dia.

Recomendações práticas

- O diagnóstico de baixa estatura exige anamnese detalhada, curva de crescimento com pelo menos 2 aferições em 4 meses e exame físico minuciosos para direcionar a investigação e o tratamento
- O uso de GH exige cuidados especiais e um monitoramento cauteloso, devendo ser orientado por médico experiente.

BIBLIOGRAFIA

Argente J. Challenges in the management of short stature. Horm Res Paediatr. 2016;85:2-10.

Azevedo MF. GPS Medicamentos. Guia prático em saúde. Rio de Janeiro: Guanabara Koogan; 2017.

Cohen P, Rogol AD, Deal CL, Saenger P, Reiter EO, Ross JL et al. Consensus statement on the diagnosis and treatment of children with idiopathic short stature: a summary of the Growth Hormone Research Society, the Lawson Wilkins Pediatric Endocrine Society, and the European Society for Paediatric Endocrinology Workshop. J Clin Endocrinol Metab. 2008;93:4210-7.

Costa PSS, Naghettini AV. In: Porto, CC, Porto AL. Pediatria na prática diária. Rio de Janeiro: Guanabara Koogan; 2021.

Grunauer M, Jorge AAL. Genetic short stature. Growth Horm IGF Res. 2018;38:29-33.

Vilar L. Endocrinologia clínica. 6. ed. Rio de Janeiro: Guanabara Koogan; 2016.

Recomendações práticas para avaliar criança com baixa estatura

Causas não endócrinas

- A avaliação de cada etapa do crescimento da criança deve ser associada a eventos adversos (doenças crônicas, cirurgias, internações, estresse psicossocial como, por exemplo, separação familiar)
- Condições de nascimento, parto e desenvolvimento neuropsicomotor (DNPM) relacionam-se a retardo de crescimento intrauterino, hipoxemia perinatal e síndromes dismórficas (Quadro 320.3)
- Um questionário completo sobre antecedentes pessoais, uso de corticoides e interrogatório sintomatológico pode identificar grande parte das causas de baixa estatura. Sintomas gastrintestinais como apetite reduzido, dor abdominal, diarreia e sangramento retal sugerem doença de Crohn ou doença celíaca
- Asma grave e infecções recorrentes de vias respiratórias indicam imunodeficiência e fibrose cística
- Otites de repetição e edema assimétrico podem estar relacionados com síndrome de Turner em meninas, assim como atraso puberal (90% dos casos)
- A síndrome de Turner é a causa genética mais comum em meninas, devendo ser excluída em toda menina com baixa estatura idiopática (BEI), pois menos de 50% apresentam o fenótipo clássico (ver Síndrome de Turner, no Capítulo 30, *Anomalias Cromossômicas*)
- Artralgias sugerem doenças reumáticas (artrite reumatoide juvenil); uso frequente de corticoides orais, nasais ou inalatórios podem ter impacto no crescimento. História de síndromes disabsortivas intestinais comprometem mais os percentis de peso do que de altura, mas baixa estatura pode anteceder os sintomas gastrintestinais em 20% dos pacientes com doença celíaca
- Na acondroplasia e na hipocondroplasia, há desproporções corporais, como extremidades curtas, cabeça relativamente grande, fronte proeminente, ponte nasal achatada e lordose lombar, podendo ser perceptíveis desde o nascimento
- De 15 a 20% das crianças nascidas prematuras e/ou pequenas para idade gestacional (PIG) não recuperam a velocidade de crescimento nos primeiros 2 anos de vida, não alcançando a altura final esperada para o padrão familiar.

Causas endócrinas

- As causas endócrinas de baixa estatura (ver Quadro 320.2) são menos frequentes, mas é importante reconhecê-las para tratamentos específicos
- Em geral, acompanham-se de atraso de idade óssea (com exceção da puberdade precoce) e perda maior de percentis de altura do que peso
- Letargia, intolerância ao frio, obstipação são comuns no hipotireoidismo
- Atraso do DNPM são mais comuns em hipotireoidismo, síndromes genéticas (Turner, Noonan, Russell-Silver) e pseudo-hipoparatireoidismo
- Sintomas psiquiátricos como depressão acompanham a síndrome de Cushing
- Obesidade com atraso de idade óssea sugere síndrome de Cushing de qualquer etiologia, devendo ser excluída mesmo na ausência de outros sinais clínicos
- Defeitos de linha média (lábio leporino, displasia septo-óptica), micropênis, criptorquidia, hipoplasia de bolsa escrotal e icterícia prolongada ao nascimento sugerem hipopituitarismo congênito, e traumatismos perinatais podem causar hipopituitarismo adquirido
- A deficiência do hormônio de crescimento (GH) isolada não acarreta baixa estatura expressiva ao nascer, a qual torna-se evidente após o segundo ano de vida
- Consanguinidade sugere causas autossômicas recessivas de deficiência de GH, assim como cefaleia, convulsões, defeitos visuais, estrabismo, sugerem tumores do sistema nervoso central (SNC)
- Após a exclusão das causas já descritas, confirma-se o diagnóstico de BEI
- Em geral, na BEI, o peso e comprimento são normais ao nascer, as proporções corporais são harmônicas, a idade óssea e início da puberdade são normais.

321
Diabetes Insípido

Monike Lourenço Dias Rodrigues ◆ Rodrigo Alves de Carvalho Cavalcante

INTRODUÇÃO

Condição clínica decorrente da diminuição da secreção do hormônio antidiurético (ADH ou vasopressina) pela neuro-hipófise ou por resistência renal à sua ação.

CLASSIFICAÇÃO

Diabetes insípido central (DIC) ou neurogênico, diabetes insípido nefrogênico (DIN) e diabetes insípido gestacional (DIG).

Diabetes insípido central ou neurogênico

- As causas são relacionadas com lesões congênitas ou adquiridas do hipotálamo e/ou da neuro-hipófise (Quadro 321.1).

Diabetes insípido nefrogênico

- As causas são relacionadas com a resistência renal à ação do ADH, sem alterações em sua produção (Quadro 321.2).

Diabetes insípido gestacional

- Redução do ADH durante a gestação (3º trimestre), provocada pela sua inativação pela vasopressina placentária.

MANIFESTAÇÕES CLÍNICAS

- Poliúria: diurese > 50 mℓ/kg/dia em > 2 anos e em adultos, > 100 mℓ/kg/dia em crianças < 2 anos. A urina é diluída, muitas vezes referida como "parecendo água" (Figura 321.1)
- Polidipsia primária (PP): aumento da sede, preferência por bebidas geladas, aumento da ingesta hídrica noturna

- Nos casos de DIC, início abrupto, podendo estar acompanhado de outros sintomas relacionados com as causas, como cefaleia e alterações de campos visuais
- Pode ocorrer hipernatremia se não houver compensação da perda urinária com a ingesta hídrica, com manifestações a ela relacionadas, como fraqueza muscular, irritabilidade, confusão mental, ataxia e coma (ver Capítulo 341, *Desidratação, Distúrbios Hidreletrolíticos e Ácidos-Básicos*)

Polidipsia primária (PP)

- A PP é a ingestão de água em grandes volumes que pode causar poliúria, sendo um diagnóstico diferencial importante de diabetes insípido
- Os pacientes podem apresentar xerostomia, transtornos psiquiátricos e melhora noturna dos sintomas. Não causa hipernatremia.

Quadro 321.1 Causas de diabetes insípido central.

Neoplasias de hipotálamo ou hipófise

- Craniofaringioma
- Linfoma
- Meningioma
- Glioma
- Cistos benignos
- Tumor pineal
- Germinoma
- Metástases

Isquêmicas

- Infarto cerebral
- Síndrome de Sheehan

Infiltrativas/granulomatosas

- Sarcoidose
- Histiocitose
- Granulomatose de Wegener

Doenças infecciosas

- Encefalites virais
- Meningite bacteriana
- Sífilis
- Tuberculose
- Blastomicose
- Toxoplasmose

Doenças autoimunes

Congênitas

- Familiar (autossômica dominante)
- Displasia septo-óptica
- DIDMOAD ou síndrome de Wolfram

Neurocirurgia

Traumatismo craniano

De causa desconhecida (Idiopáticas) (15 a 50%)

DIDMOAD: do inglês *diabetes insipidus, diabetes mellitus, optic atrophy, deafness.*

Quadro 321.2 Causas de diabetes insípido nefrogênico.

Hereditárias

- Mutação do receptor de ADH (90%) ligado ao cromossomo X
- Mutação dos canais de aquaporina-2 (10%)

Induzidas por medicamentos

- Anestésicos voláteis
- Anfotericina B
- Cisplatina
- Clorpromazina
- Demeclociclina
- Diuréticos de alça
- Etanol
- Fenitoína
- Foscarnet
- Lítio (10 a 20%)
- Orlistate
- Rifampicina

Distúrbios eletrolíticos

- Hipercalciúria
- Hipopotassemia

Comprometimento medular renal

- Obstrução renal bilateral
- Anemia falciforme
- Rim policístico
- Amiloidose
- IRA
- DRC
- Síndrome de Sjögren
- Síndrome de Bardet-Biedl
- Síndrome de Barter
- Hipomagnesemia familiar
- Cistinose
- Excesso aparente de mineralocorticoides

ADH: hormônio antidiurético; IRA: injúria renal aguda; DRC: doença renal crônica.

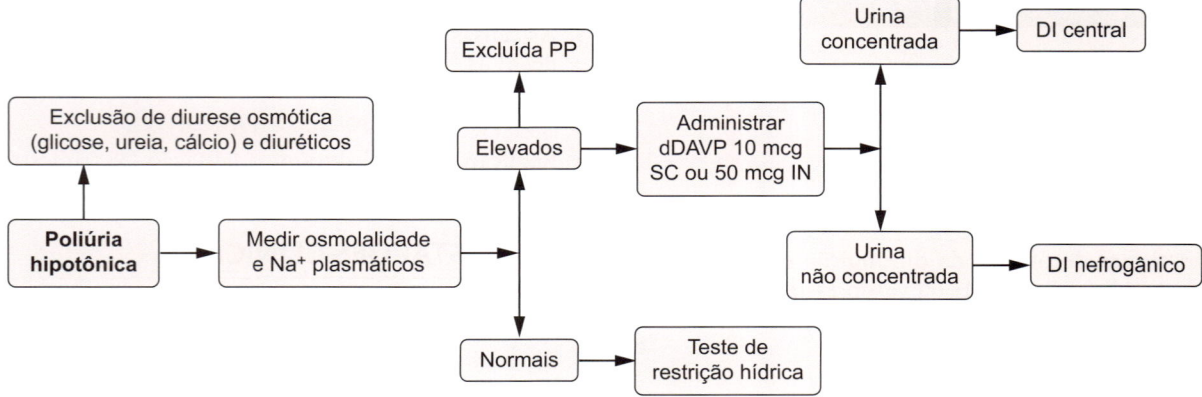

Figura 321.1 Fluxograma para diagnóstico diferencial entre causas de poliúria hipotônica. PP: polidipsia primária; DI: diabetes insípido; dDAVP: acetato de desmopressina; IN: intranasal. (Adaptada de Vilar, 2016.)

EXAMES COMPLEMENTARES

- Descartar outras causas de poliúria como diabetes melito descompensado, uremia, hipercalcemia e uso de diuréticos (Figura 321.1)
- Densidade urinária ≤ 1.010
- Na^+: no limite superior da normalidade ou aumentado
- Osmolalidade urinária: ≤ 300 mOsm/ℓ
- Osmolalidade plasmática: elevada (> 290 mmol/ℓ)
- Dosagem do ADH (pouco disponível na prática diária)
- Ressonância magnética (RM) de hipófise: ausência do hipersinal da neuro-hipófise nos cortes sagitais em T1, sem contraste, no DIC, e identificação de lesões hipotlâmico-hipofisárias (Figura 321.2)
- Teste de restrição hídrica: deve ser realizado em centros de referência, fazendo o diagnóstico diferencial entre DIC, DIN e PP
- Em casos de hipernatremia e hiperosmolalidade plasmática, o teste de restrição hídrica não é necessário, e a diferenciação entre DIC ou DIN pode ser confirmada pela observação da resposta renal à administração de acetato de desmopressina (dDAVP), análogo sintético da vasopressina, na dose de 20 a 40 μg, por via intranasal, ou 10 a 20 μg por via subcutânea (SC), por dia, divididos em intervalos de 12 horas, por 2 a 3 dias.

O DIC responde ao dDAVP com melhora da poliúria, da hipernatremia e da hipostenúria.

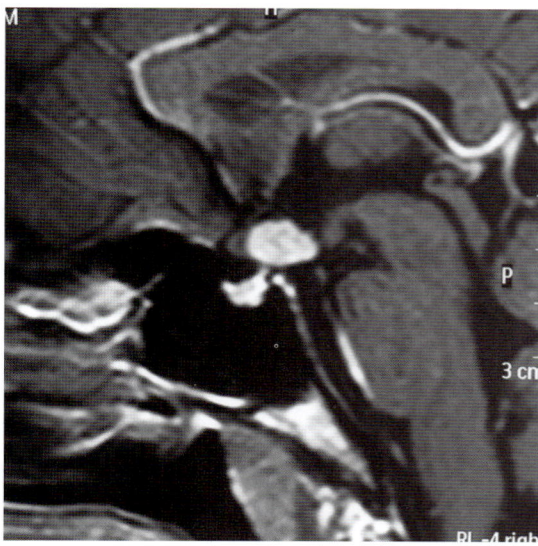

Figura 321.2 Ressonância magnética de hipófise realizada em investigação de diabetes insípido central, pan-hipopituitarismo e perda visual bilateral em homem de 23 anos. A incidência sagital T1 mostra captação homogênea em assoalho hipotalâmico, comprometimento de quiasma óptico e haste. A biópsia evidenciou histiocitose de células de Langerhans.

TRATAMENTO

- Correção do déficit de água e hipernatremia (observar protocolos de hipernatremia aguda e crônica) (ver Capítulo 341, *Desidratação, Distúrbios Hidreletrolíticos e Transtornos Ácidos-básicos*)
- Tratamento da causa subjacente
- PP: controle de ingesta hídrica, evitar medicamentos que acarretem xerostomia.

Tratamento medicamentoso

- DIC: dDAVP. As formulações disponíveis são: ampolas de 4 μg/mℓ para uso intravenoso IV ou SC, solução intranasal de 0,1 mg/mℓ com cânula (0,1 mℓ equivale à dose de 10 μg), *spray* nasal (10 μg/jato em 1 narina) e comprimidos de 0,1 a 0,2 mg. A dose inicial é de um jato em uma narina (ou 1 comprimido, ou 10 μg SC) ao deitar, de forma a negativar a nictúria. Novas doses diurnas são administradas após uma próxima diurese e individualizadas conforme o aparecimento de poliúria e desidratação. Em geral, de 1 a 3 doses/dia, individualizadas pelo volume urinário e estado de hidratação. Cada dose varia de 5 (crianças) a 20 μg pela via intranasal, de 0,05 a 0,2 mg pela via oral e de 0,5 a 2 μg SC
  - DIC leve ou parcial: se a poliúria for leve, usar carbamazepina 200 a 600 mg/dia por via oral (VO); ou hidroclorotiazida 50 a 100 mg/dia VO, podem ser utilizados. Carbamazepina, comprimidos de 200 mg e 400 mg
- DIN: hidroclorotiazida (HCTZ) 50 a 100 mg VO, 1 vez/dia; ou amilorida 10 a 20 mg/dia VO; ou indometacina 100 a 150 mg/dia VO, 2 a 3 vezes/dia.

Atenção

- Em casos de concomitância de DIC e hipotireoidismo ou insuficiência adrenal, pode não haver poliúria, podendo esta ser deflagrada após a reposição de levotiroxina e glicocorticoides.

EVOLUÇÃO E PROGNÓSTICO

- O DIC em geral é transitório nos casos após traumatismo cranioencefálico (TCE) ou manipulação cirúrgica (até 3 meses depois)
- Se persistir após 3 meses, é provável a necessidade de tratamento por tempo indefinido
- As causas nefrogênicas induzidas por medicamentos são reversíveis após sua suspensão
- As outras causas de DIC e DIN necessitam de tratamento por toda a vida.

BIBLIOGRAFIA

Azevedo MF. GPS Medicamentos. Guia prático em saúde. Rio de Janeiro: Guanabara Koogan; 2017.

Porto CC, Porto AL. Semiologia médica. 8. ed. Rio de Janeiro: Guanabara Koogan; 2019.

Vilar L et al. Diabetes insípido: etiologia, diagnóstico e tratamento. In: Endocrinologia Clínica. 6. ed. Rio de Janeiro: Guanabara Koogan; 2016.

322
Hipofisite

Hipofisite autoimune, hipofisite linfocítica

Monike Lourenço Dias Rodrigues

INTRODUÇÃO

Processo inflamatório da hipófise, com graus variados de destruição de seu parênquima, originando um quadro clínico que associa sinais e sintomas de tumor hipofisário, hipopituitarismo, hiperprolactinemia e diabetes insípido.

A hipofisite pode ser primária ou secundária.

CAUSAS

No Quadro 322.1 são apresentadas as principais causas de hipofisite.

CLASSIFICAÇÃO

- Adeno-hipofisite (com hipopituitarismo), infundíbulo-hipofisite (com diabetes insípido) e pan-hipofisite
- Com base nos dados histopatológicos, classifica-se em linfocítica, granulomatosa, xantomatosa, associada à IgG4 e necrotizante.

Quadro 322.1 Causas de hipofisite.

Hipofisite primária
• Isolada (sem causa definida)
• Hipofisite linfocítica (associada ou não a doenças autoimunes)

Hipofisite secundária
• Medicamentos:
▪ Inibidores de *checkpoint* imune anti-CTLA4 (ipilimumabe, nivolumabe)
▪ Interferona-α
▪ Ribavirina
• Doenças selares e parasselares:
▪ Germinoma, cisto de Rathke, craniofaringioma
▪ Adenomas de hipófise
▪ Linfoma primário de hipófise
• Pós-TCE e radioterapia
• Infecções:
▪ Bacterianas (*Mycobacterium tuberculosis*, *Treponema pallidum*, *Brucella*)
▪ Virais (citomegalovírus, herpes-vírus simples, varicela-zóster, influenza, enterovírus)
▪ Fúngicas (*Aspergillus, Candida, Pneumocystis*)
▪ Parasitas (*Toxoplasma gondii*)
• Doenças sistêmicas:
▪ Doença de IgG4
▪ Sarcoidose
▪ Granulomatose de Wegener
▪ Histiocitose de células de Langerhans
▪ Erdheim-Chester

IgG4: imunoglobulina G4; TCE: traumatismo cranioencefálico.

Hipofisite autoimune

- A forma mais comum de hipofisite é a autoimune (linfocítica), com anticorpos anti-hipófise e coexistência de outras doenças autoimunes, como tireoidite de Hashimoto e diabetes melito tipo 1 (DM1)
- A maioria dos casos ocorre em mulheres e, frequentemente, associa-se à gestação (final da gravidez ou período puerperal)
- Afecção rara, mas com incidência crescente pelo reconhecimento de novas causas como pós-traumatismo cranioencefálico (pós-TCE), IgG4 e uso de imunomoduladores para cânceres metastáticos.

MANIFESTAÇÕES CLÍNICAS

- Decorrentes do efeito de massa do processo inflamatório:
  - Cefaleia, alterações do campo visual, da percepção de cores, borramento visual, diplopia (50 a 70% dos casos)
  - Hiperprolactinemia, com galactorreia, redução da libido, oligomenorreia em mulheres (30% casos)
- Decorrentes de hipopituitarismo:
  - Náuseas, vômito, fadiga, hipotensão arterial e perda ponderal por deficiência de hormônio adrenocorticotrófico (ACTH) em 65% dos casos (déficit mais frequente e mais precoce), com deficiência dos hormônios de crescimento (GH), tireotrófico (TSH), foliculestimulante (FSH) e luteinizante (LH) em graus variados. A puérpera pode evoluir com amenorreia e agalactia
  - Diabetes insípido central (DIC) em 20% dos casos, com poliúria, polidipsia, hipernatremia e desidratação
- Decorrentes das seguintes causas:
  - Gestação ou TCE recentes, doenças autoimunes (tireoidite de Hashimoto, lúpus eritematoso sistêmico, DM1), uso de medicamentos anti-CTLA4 (ipilimumabe), imunossupressão (hipofisites infecciosas).

EXAMES COMPLEMENTARES

- Ressonância magnética de hipófise: aumento difuso e simétrico da hipófise com realce homogêneo pelo contraste, perda do hipersinal da neuro-hipófise em T1 (corte sagital) nos casos com DIC e espessamento de haste hipofisária (não encontrado em adenomas hipofisários)
- Prolactina: aumento leve a moderado (até 100 ng/mℓ)
- Dosagem de ACTH, FSH, LH, testosterona (♂) ou estradiol (♀), cortisol, TSH, tiroxina (T4) livre, GH e fator de crescimento semelhante à insulina 1 (IGF-1): normais ou diminuídos
- Dosagem de anticorpos antitireoperoxidase (anti-TPO) e antitireoglobulina (anti-TG): a coexistência com tireoidite de Hashimoto ocorre em 15 a 25% dos casos
- Dosagem de sódio sérico e medida de volume urinário de 24 horas: aumentados em casos de DIC

Diagnóstico de hipofisite

- Clínico: acometimento preferencial em mulheres (3♀:1♂) e durante o puerpério, grau de hipopituitarismo desproporcional ao tamanho da lesão selar com insuficiência adrenal
- Histopatológico: nem sempre é obtido, pois o aspecto radiológico pode ser clássico, mas a indicação cirúrgica depende dos sintomas de massa.

- Em pacientes em uso de inibidores de ipilimumabe, o hipotireoidismo central é o déficit mais comum: dosar TSH antes de cada ciclo – queda progressiva de TSH e T4 livre em 30%
- Campimetria visual: conforme quadro oftalmológico.

DIAGNÓSTICO DIFERENCIAL

- Síndrome de Sheehan (necrose hipofisária puerperal)
- Apoplexia de tumor hipofisário
- Neoplasias selares.

TRATAMENTO

Tratamento medicamentoso

- Prednisona (≥ 1 mg/kg) ou metilprednisolona em pulsoterapia: resposta variável na redução de efeito de massa. Recidivas após a suspensão do medicamento em 40% dos casos
- Azatioprina e rituximabe.

Tratamento cirúrgico

- Indicado para alívio de efeito de massa. Pode ser realizado de imediato ou após tentativa de tratamento clínico.

Reposição de déficits hormonais

- Ver Capítulos 323, *Hipopituitarismo*, e 321, *Diabetes Insípido*.

EVOLUÇÃO E PROGNÓSTICO

- A hipofisite linfocítica progride para fibrose e, posteriormente, para atrofia hipofisária
- A remissão espontânea do aumento hipofisário foi documentada em vários casos, mas a recuperação dos déficits hormonais é menos comum, mesmo com o tratamento clínico. A insuficiência adrenal é mais comum nessa forma de acometimento hipofisário do que em outras massas selares, e tem alta morbimortalidade se não diagnosticada e tratada
- Não havendo efeitos importantes de massa, o paciente pode receber acompanhamento clínico e com exames de imagem.

Quando suspeitar de hipofisite linfocítica

- A hipofisite linfocítica deve ser suspeitada quando se encontra uma paciente com cefaleia e aumento hipofisário difuso, em período gestacional tardio ou puerperal precoce, principalmente se associados a outra doença autoimune (geralmente tireoidite). Mais recentemente, em pacientes em uso de ipilimumabe.

BIBLIOGRAFIA

Azevedo MF. GPS Medicamentos. Guia prático em saúde. Rio de Janeiro: Guanabara Koogan; 2017.

Joshi MN, Whitelaw BC, Carroll PV. Mechanisms in endocrinology: hypophysitis: diagnosis and treatment. Eur J Endocrinol. 2018;179(3):R151-63.

Vilar L. Endocrinologia Clínica. 6. ed. Rio de Janeiro: Guanabara Koogan; 2016.

Yuen KCJ, Popovic V, Trainer PJ. New causes of hypophysitis. Best Pract Res Clin Endocrinol Metab. 2019;33(2):101276.

323
Hipopituitarismo

Pan-hipopituitarismo, síndrome de Sheehan

Monike Lourenço Dias Rodrigues

INTRODUÇÃO

O hipopituitarismo é definido como deficiência parcial ou completa da hipófise anterior, causada por distúrbios hipofisários ou hipotalâmicos adquiridos ou, mais raramente, hereditários.

As taxas de incidência atuais são provavelmente subestimadas, com uma provável prevalência de cerca de 25% em pacientes que sofreram traumatismo cranioencefálico (TCE).

Quando há comprometimento de dois ou mais eixos hormonais hipofisários, denomina-se pan-hipopituitarismo e não se refere aos déficits da hipófise posterior (hormônio antidiurético [ADH] e ocitocina).

CAUSAS

- Neoplasias: tumores hipofisários, hipotalâmicos ou consequências do seu tratamento (cirurgia e/ou radioterapia), metástases localizadas na região selar
- Traumatismo: TCE pós-acidente de trânsito ou queda, TCE repetitivo (boxe, hóquei e futebol americano), que tem sido reconhecido como causa frequente de hipopituitarismo. Após TCE moderado ou grave em acidente de trânsito, cerca de 25 a 50% dos pacientes apresentam algum grau de déficit hipofisário
- Doenças infecciosas: tuberculose, *Pneumocystis jirovecii*, toxoplasmose, infecções virais (citomegalovírus) ou fúngicas (histoplasmose, aspergilose), síndrome da imunodeficiência adquirida (AIDS), abscesso hipofisário, neurocisticercose, sífilis, meningite aguda em adultos (viral ou bacteriana)
- Doenças infiltrativas: hemocromatose, sarcoidose, histiocitose X, granulomatose de Wegener
- Doenças vasculares (isquêmicas ou hemorrágicas): necrose hipofisária pós-parto (síndrome de Sheehan), apoplexia hipofisária, hipotensão arterial, anoxia perinatal, vasculites, acidente vascular cerebral isquêmico, aneurismas, crise falcêmica, síndrome dos anticorpos antifosfolipídeos, picada de serpente
- Autoimunes: hipofisite linfocítica, hipofisite por IgG4, hipofisite por uso de inibidores anti-CTLA4 (ipilimumabe)
- Anomalias congênitas:
  - Estruturais: podem ser acompanhadas de encefalocele basal, hipoplasia do nervo óptico, lábio leporino, palato em ogiva e outros defeitos de linha média. À ressonância magnética (RM), a glândula pode estar diminuída, a sela túrcica parcial completamente vazia e com formato alterado, a haste hipofisária ausente ou transeccionada e sinal brilhante da hipófise posterior ectópico ou ausente

■ Genéticas: síndromes de Kallmann (hipogonadismo), Laurence-Moon e Prader-Willi (obesidade), mutações em receptores ou genes dos hormônios hipotalâmico-hipofisários ou fatores de transcrição hipofisários
● Funcionais: desnutrição grave, anorexia nervosa, insuficiência renal ou hepática crônica, hipotireoidismo primário, hidrocefalia, hiperprolactinemia, esteroides anabolizantes, glicocorticoides, estrogenioterapia, agonistas do hormônio liberador de gonadotrofina (GnRH), dopamina, análogos da somatostatina, excesso de hormônios tireoidianos.

FATORES DE RISCO

● Irradiação cerebral, cirurgia craniana, TCE, praticantes de esporte de impacto cefálico
● Gestação (autoimunes)
● Vasculopatias
● Efeitos de coagulação
● Câncer metastático
● Doença grave aguda
● Anoxia perinatal
● Consanguinidade (genéticas recessivas).

MANIFESTAÇÕES CLÍNICAS

● Sintomas de massa tumoral (região selar ou parasselar): cefaleia, compressão de quiasma óptico com perdas de campos visuais (temporais), compressão dos pares cranianos II, IV e VI (diplopia, ptose palpebral e estrabismo) e, raramente, ramos do trigêmeo com dor facial
● Insuficiência adrenal secundária (deficiência de hormônio adrenocorticotrófico [ACTH] e cortisol):
■ Crônica: fadiga, adinamia, perda ponderal, anorexia, sonolência, hipotensão postural, hipoglicemia de jejum, perda de força muscular, náuseas; mulheres podem ter perda de pelos pubianos e axilares por redução dos androgênios adrenais. Anemia normo/normo. Pode ser confundida com síndrome consumptiva
■ Aguda ou crônica agudizada: hipotensão arterial, eosinofilia, linfocitose, hiponatremia, náuseas, vômito, dor abdominal. Mais rara na insuficiência secundária que na primária, por preservação do sistema renina-angiotensina
● Hipotireoidismo secundário (deficiência de hormônio tireoestimulante [TSH] e hormônios tireoidianos): pele seca, descamativa, voz arrastada, intolerância ao frio, déficit cognitivo, alopecia, obstipação, sonolência, edema generalizado, bradicardia e anemia (macrocítica)
● Insuficiência gonadal secundária (deficiência de gonadotrofinas): redução da libido, perda de força e massa muscular, infertilidade, osteoporose, dispareunia. Em mulheres, oligoamenorreia; em homens, hipo ou azoospermia, redução de pelos faciais e pubianos; em adolescentes, atraso puberal
● Deficiência de hormônio de crescimento (GH): obesidade visceral, fadiga, diminuição da atenção e memória, dislipidemia, redução da capacidade ao exercício. Em crianças: diminuição na velocidade de crescimento, baixa estatura proporcionada, implantação anômala dos dentes, micropênis, hipoglicemia, lipodistrofia abdominal, hipotrofia muscular
● Deficiência de ADH: hipopituitarismo associado à deficiência desse hormônio é raro (ver Capítulo 321, *Diabetes Insípido*); sugere causas infiltrativas, autoimunes e metástases para a região selar.

DIAGNÓSTICO DIFERENCIAL

● Disfunções glandulares primárias
● Anorexia nervosa
● Síndrome consumptiva
● Transtornos psiquiátricos (depressão, demência).

EXAMES COMPLEMENTARES

● Exames de imagem: RM (preferencial) ou tomografia computadorizada de hipófise, com contraste
● Exames laboratoriais (Quadro 323.1).

Cartões de alerta e braceletes

● Cartões de alerta e braceletes sugeridos para uso em paciente com insuficiência adrenal (Figura 323.1).

Risco de crise de insuficiência adrenal

● Na suspeita de hipopituitarismo, o eixo corticotrófico deve ser reposto antes de todos os outros, pois há possibilidade de deflagração de crise de insuficiência adrenal por aumento da degradação do cortisol (reposição de hormônios tireoidianos e GH) ou aumento das suas proteínas transportadoras (reposição gonadotrófica)
● A resposta clínica é o melhor parâmetro para controle do tratamento da deficiência de ACTH, com observação de sinais de superdosagem (diabetes, hipertensão arterial, ganho de peso) ou de subdosagem (persistência dos sintomas)
● O TSH não é parâmetro de monitoramento no hipotireoidismo secundário
● A fertilidade não é restaurada com a reposição estrogênica ou de testosterona, devendo ser o paciente encaminhado para centros especializados.

TRATAMENTO

● Reposição hormonal (Quadro 323.2).

Quadro 323.1 Diagnóstico laboratorial do hipopituitarismo.

Deficiência de ACTH

● ACTH basal: baixo ou normal baixo
● Cortisol basal < 3 µg/d ℓ, descartado se > 18 µg/d ℓ (entre 3 e 18, fazer testes de estímulo; durante hipoglicemia induzida, pico de cortisol < 18 µg/d ℓ)

Deficiência de GH

● GH basal, IGF-1 e IGF-BP3 baixos ou normais (se IGF normal, fazer testes de estímulo; durante hipoglicemia induzida, pico de GH < 5 mcg/ℓ em crianças e < 3 µg/d ℓ em adultos)

Deficiência de TSH

● TSH basal: baixo ou normal; às vezes, elevado (< 10 mUI/ℓ)
● T4 livre baixa; T3 normal ou baixa

Deficiência de gonadotrofinas

● LH e FSH basais baixos ou normais; testosterona estradiol baixos

ACTH: hormônio adrenocorticotrófico; FSH: hormônio foliculestimulante; GH: hormônio de crescimento; IGF-1: fator de crescimento semelhante à insulina 1; IGF-BP3: proteína 3 de ligação ao fator de crescimento semelhante à insulina; LH: hormônio luteinizante; T3: tri-iodotironina; T4: tiroxina; TSH: hormônio tireoestimulante.

Quadro 323.2 Reposição hormonal no hipopituitarismo.

Eixo	Reposição	Apresentação	Monitoramento
Somatotrófico (GH)	rhGH	Adultos: 0,9 a 1 UI/dia SC, ao deitar Crianças: 0,1 UI/kg/dia SC, ao deitar	Velocidade de crescimento, composição corporal, IGF-1 (limite superior)
Tireotrófico (TSH)	Levotiroxina sódica	Dose inicial: 0,7 a 1,6 µg/kg/dia VO, 1 tomada	T4 livre (terço superior)
Corticotrófico	Prednisona; prednisolona	5 mg pela manhã (com ou sem 2,5 mg/noite) VO, 1 a 2 tomadas	Resposta clínica, cartão de alerta
Gonadotrófico	Testosterona (♂)	Cipionato de testosterona 200 mg, IM, 4 semanas; ésteres de testosterona 250 mg, IM, 4 semanas; undecanoato de testosterona 1.000 mg, IM, 3 meses	Resposta clínica, testosterona total, perfis metabólico e hepático, hematócrito e PSA (> 45 anos de idade)
	Estrogênios e progesterona (♀)	Estrogênios conjugados 0,3 a 1,25 mg/dia VO; estradiol micronizado 1 a 2 mg/dia VO; etinilestradiol 0,01 a 0,03 mg/dia VO; valerato de estradiol 2 mg/dia VO; estrogênios transdérmicos 25 a 50 g, 2 vezes/semana; estrogênio gel hemi-hidratado 0,5 a 1,5 mg/dia VO; medroxiprogesterona 2,5 a 10 mg/dia VO;* progesterona micronizada 100 a 200 mg/dia VO;* noretindrona 0,35 mg/dia VO;* gestodeno 0,75 mg/dia VO;* levonorgestrel 0,075 mg/dia VO*	Resposta clínica, perfis metabólico, hepático e cardiovascular, e exames ginecológicos

*7 a 10 dias do ciclo estrogênico. GH: hormônio do crescimento; IM: via intramuscular; PSA: antígeno prostático específico; rhGH: GH humano recombinante; SC: via subcutânea; TSH: hormônio tireoestimulante; VO: via oral. (Adaptado de Vilar, 2016.)

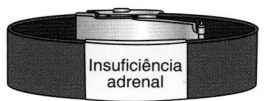
Insuficiência adrenal

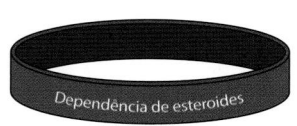
Dependência de esteroides

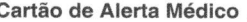

Cartão de Alerta Médico
Nome:
Endereço:
Telefone:
Contato:
Telefone de contato:

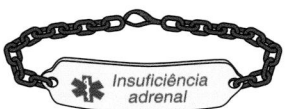
Insuficiência adrenal

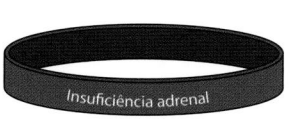
Insuficiência adrenal

Nome do médico:
Telefone do médico:
Problema médico: insuficiência adrenal
Em caso de emergência, administrar hidrocortisona intramuscular ou intravenosa

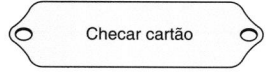
Checar cartão

Figura 323.1 Cartões de alerta médico para pacientes com insuficiência adrenal. (Adaptada de Vilar, 2016.)

BIBLIOGRAFIA

Azevedo MF. GPS Medicamentos. Guia prático em saúde. Rio de Janeiro: Guanabara Koogan; 2017.

Porto CC, Porto AL. Semiologia médica. 8. ed. Rio de Janeiro: Guanabara Koogan; 2019.

Vilar L. Endocrinologia clínica. 6. ed. Rio de Janeiro: Guanabara Koogan; 2016.

324
Neoplasias da Hipófise e do Hipotálamo

Adenomas, prolactinoma, craniofaringiomas, incidentaloma

Monike Lourenço Dias Rodrigues ◆ Rodrigo Alves de Carvalho Cavalcante

INTRODUÇÃO

Os tumores hipofisários são os mais comuns do sistema nervoso central (SNC) a partir da 3ª década de vida, sendo responsáveis por até 10% das neoplasias intracranianas.

A maioria são adenomas hipofisários, que compreendem os tumores clinicamente não secretores e os secretores (prolactinoma, acromegalia, doença de Cushing, TSHomas e gonadotrofinomas).

As manifestações clínicas dos adenomas podem decorrer da sua secreção hormonal, dos sintomas de massa tumoral nos macroadenomas (> 1 cm) ou de uma expansão súbita devido a necrose ou hemorragia (apoplexia hipofisária).

Os tumores hipotalâmicos com extensão inferior para a sela túrcica podem manifestar-se como massas hipofisárias, além de apresentar diabetes insípido (DI) e síndrome hipotalâmica.

Entre os tumores hipotalâmicos, o craniofaringioma é o mais comum.

CRANIOFARINGIOMAS

• Tumores sólidos ou mistos (sólidos – císticos), provenientes de remanescentes da bolsa de Rathke

- Têm prevalência bimodal, com um primeiro pico entre 5 e 14 anos de idade e um segundo entre 50 e 75 anos de idade
- Na faixa pediátrica, abrange 5 a 10% dos tumores do SNC, sendo o tipo adamantinoso o mais comum, e em adultos são raros, predominando o tipo papilar
- Craniofaringiomas têm crescimento lento e seu diagnóstico pode demorar a ser confirmado sem prejuízo clínico
- O quadro clínico depende da idade do paciente, do tamanho, da localização e expansão do tumor, e também do grau de comprometimento da função hipofisária
- Podem ser diagnosticados como achado incidental assintomático em exame de imagem (ver Incidentaloma).

MANIFESTAÇÕES CLÍNICAS

- Na infância, o craniofaringioma pode manifestar-se por sintomas de hipopituitarismo como atrasos de crescimento e da puberdade e/ou DI
- Cefaleia associada a náuseas e vômito pode indicar hidrocefalia
- Déficit visual é comum em qualquer faixa etária e ocorre em cerca de 80% desses pacientes
- O craniofaringioma pode manifestar-se pela síndrome hipotalâmica pela presença de obesidade, hipo ou hipertermia, disfunções de controle de fome e sede, alterações do ciclo sono-vigília e/ou DI
- Ganho de peso pode ser o sintoma inicial em cerca de 1/4 dos casos em crianças
- Hipopituitarismo ocorre em 50 a 80% dos casos, sendo a deficiência do hormônio de crescimento (GH) a mais prevalente (75%), seguida das gonadotrofinas (40%)
- DI acomete até 40% dos pacientes, sendo raro em adenomas hipofisários.

DIAGNÓSTICO

- A suspeita de craniofaringioma decorre de uma imagem sólida ou sólido-cística hipotalâmica, podendo ou não ter extensão para sela túrcica
- Não há sinais clínicos de excesso hormonal; entretanto, quando há comprometimento da haste hipofisária, pode haver hiperprolactinemia leve (< 150 ng/dℓ) por redução da dopamina inibitória dos lactotrofos pelo hipotálamo.

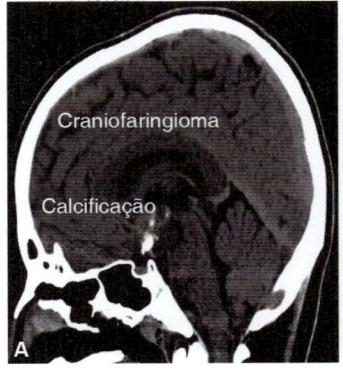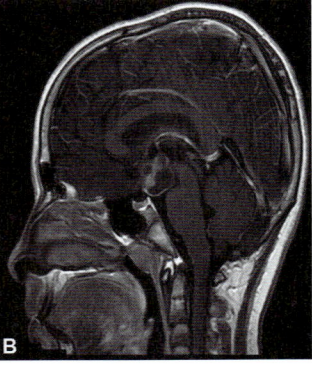

Figura 324.1 Paciente de 13 anos, sexo masculino, com baixa estatura. **A.** Corte sagital de tomografia computadorizada sem contraste evidenciando lesão suprasselar sólido-cística com calcificações, sem hidrocefalia. **B.** Corte sagital T1 de ressonância magnética com contraste mostrando lesão sólida com envolvimento hipotalâmico anterior e parte cística com extensão retroquiasmática com haste hipofisária intacta. (Cortesia de Rodrigo Cavalcante.)

EXAMES COMPLEMENTARES

- Avaliação hormonal dos eixos hipofisários (ver Capítulo 323, *Hipopituitarismo*)
- Tomografia computadorizada (TC) do crânio e da hipófise: em 60 a 80% dos casos evidenciam-se massas heterogêneas com calcificações, visíveis até em radiografia do crânio (Figura 324.1)
- Ressonância magnética (RM) de crânio e hipófise: avaliação de extensão da massa, edema perilesional, localização da haste e hipófise normal.

DIAGNÓSTICO DIFERENCIAL

- Macroadenomas
- Meningiomas
- Glioma óptico
- Germinoma
- Teratoma
- Linfoma
- Metástases
- Massas não neoplásicas (cisto de *pars intermedia*, de Rathke ou de aracnoide)
- Doenças infiltrativas como sarcoidose ou histiocitose X.

TRATAMENTO

- Avaliação neuro-oftalmológica, para averiguação de compressão de lesão no trato óptico e perda de campo visual
- O tratamento é cirúrgico, podendo ser realizado por via transcraniana ou transesfenoidal
- A radioterapia pode ser utilizada em casos de resíduos tumorais com rápido crescimento após cirurgia
- A injeção intratumoral de interferona ou bleomicina pode ser realizada em tumores com componente cístico
- Devido às frequentes mutações no oncogene *BRAF V600E* em craniofaringiomas papilíferos, inibidores de tirosinoquinases são úteis nos casos mais graves.

Atenção

Antes da cirurgia, deve-se proceder com avaliação completa da função hipofisária e reposição de glicocorticoides e hormônio tireoidiano, se necessário.

ADENOMA HIPOFISÁRIO NÃO SECRETOR | INCIDENTALOMAS HIPOFISÁRIOS

Adenomas hipofisários não secretores de hormônios são os tumores mais comuns da hipófise, correspondendo de 10 a 15% das neoplasias intracranianas.

MANIFESTAÇÕES CLÍNICAS

- Dependem do tamanho do tumor, da direção do seu crescimento em relação às estruturas vizinhas e da destruição de células da hipófise; os macroadenomas (> 1 cm) tornam-se sintomáticos
- Extensão para a região suprasselar provoca cefaleia, compressão do quiasma óptico, com déficit visual, com hemianopsia uni ou bilateral, podendo ocorrer amaurose;

extensão lateral para o seio cavernoso causa diplopia, ptose palpebral e estrabismo; extensão inferior à sela pode causar fístula liquórica espontânea
- Destruição da hipófise normal acompanha-se de hipopituitarismo (ver Capítulo 323, *Hipopituitarismo*)
- Expansão tumoral súbita por necrose ou sangramento (apoplexia hipofisária) pode causar cefaleia súbita, perda visual e hipopituitarismo agudo, com risco de óbito por insuficiência adrenal aguda, devendo-se fazer diagnóstico diferencial com hemorragia subaracnóidea.

DIAGNÓSTICO DIFERENCIAL

- Craniofaringioma
- Meningioma
- Gliomas
- Adenomas secretores
- Metástases
- Hiperplasia hipofisária
- Aneurismas
- Inflamações (hipofisite, sarcoidose)
- Cisto aracnóideo e da bolsa de Rathke
- Teratoma.

EXAMES COMPLEMENTARES

- Dosagem de subunidade alfa: aumentada em até 30% dos tumores não funcionantes, sendo útil no diagnóstico diferencial com outros tumores
- Dosagem de prolactina (PRL) com diluição 1:100: aumentada se houver compressão de haste hipofisária (níveis em geral < 150 ng/dℓ)
- Dosagem de GH, do fator de crescimento semelhante à insulina 1 (IGF-1), hormônio tireoestimulante (TSH), tiroxina (T4) livre, hormônio adrenocorticotrófico (ACTH), cortisol, hormônios foliculestimulante (FSH) e luteinizante (LH), e testosterona (em homens)
- Campimetria visual eletrônica (Figura 324.2)
- TC ou RM (preferencialmente) de sela túrcica, que mostra lesão hipointensa, homo ou heterogênea e com retardo de captação de contraste em relação à hipófise normal (que pode estar comprimida ou deslocada) (Figura 324.3).

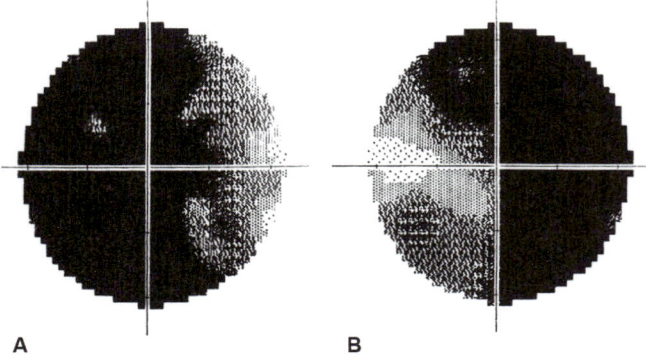

Figura 324.2 Campimetria visual eletrônica de paciente com macroadenoma não funcionante e compressão de quiasma óptico, evidenciando: olho esquerdo (A): hemianopsia temporal, além de comprometimento de metade dos campos nasais; olho direito (B): hemianopsia temporal, além de quadrantanopsia nasal superior.

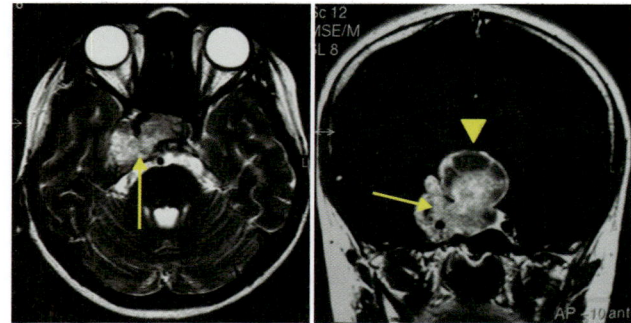

Figura 324.3 Tumor hipofisário: ressonância magnética de encéfalo com evidência de lesões heterogêneas selar e suprasselar envolvendo o seio cavernoso direito (*setas*) e comprimindo o quiasma óptico (*ponta de seta*).

DIAGNÓSTICO

- Presuntivo: ausência de sinais clínicos e laboratoriais de excesso hormonal + características sugestivas à TC e/ou à RM da hipófise
- Definitivo: exame histopatológico com imuno-histoquímica.

TRATAMENTO

- Tratamento cirúrgico: cirurgia transesfenoidal de hipófise é o tratamento de escolha em casos de perda visual e tumores com crescimento rápido
- Tratamento medicamentoso: cabergolina 0,5 mg, 1 cápsula/dia por via oral (VO), com estabilização ou redução do tamanho tumoral em mais de 80% dos casos
- Radiocirurgia estereotáxica: pacientes com contraindicação ou recusa ao tratamento cirúrgico.

EVOLUÇÃO E PROGNÓSTICO

- O tratamento cirúrgico pode resultar em melhora visual em 80 a 90% dos casos e alívio dos sintomas de massa, com menor reversão do hipopituitarismo
- Recidiva tumoral e necessidade de nova intervenção cirúrgica ocorre em até 10% dos casos em 10 anos
- O macroadenoma não secretor, caso comprima a haste hipofisária, pode provocar hiperprolactinemia (raramente ultrapassa 150 ng/mℓ) e ser confundido com um prolactinoma, sendo chamado "pseudoprolactinoma"
- Os verdadeiros macroprolactinomas (> 1 cm) apresentam PRL em geral > 200 ng/dℓ e são de tratamento clínico primário. Essa distinção é obrigatória para evitar cirurgias desnecessárias.

Incidentalomas hipofisários

- Os incidentalomas hipofisários (adenomas encontrados em exames de imagens feitos por outras razões) são frequentes (10% das RM em adultos; em geral são < 1 cm)
- Estes tumores, desde que não causem déficit visual e hipopituitarismo, têm crescimento lento, devem ser monitorados por exame de imagem e acompanhados por tempo indeterminado.

PROLACTINOMA

Neoplasia benigna da hipófise secretora de PRL.

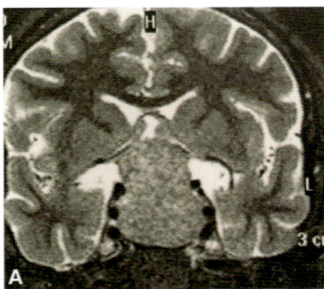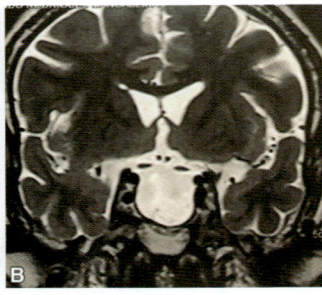

Figura 324.4 Tratamento de prolactinoma. Ressonância magnética de hipófise. **A.** Corte coronal T2 sem contraste, com lesões selar e suprasselar isointensa em homem com macroprolactinoma. **B.** Corte coronal T2 sem contraste, com sela vazia (preenchimento com liquor) após 3 anos de tratamento com cabergolina.

MANIFESTAÇÕES CLÍNICAS

- Hiperprolactinemia:
  - Hipogonadismo, galactorreia, infertilidade, redução da libido:
    - Homens: disfunção erétil
    - Mulheres: irregularidade menstrual, mais comumente oligo ou amenorreia
- Efeito de massa tumoral:
  - Alterações de campo visual, desde hemianopsia até amaurose
  - Estrabismo, diplopia
  - Cefaleia
  - Hipopituitarismo.

DIAGNÓSTICO DIFERENCIAL

- Causas fisiológicas: gravidez, lactação; intercursos sexuais recentes
- Uso de medicamentos (causa mais comum): antipsicóticos, antidepressivos, antieméticos, opiáceos, cimetidina, verapamil, alfametildopa, estrogênios em altas doses
- Uso de cocaína, anfetamina, heroína
- Lesão de haste hipofisária (neoplásica, inflamatória, traumática)
- Outras massas selares com desvio da haste ("pseudoprolactinomas"), como metástases ou aneurismas, ou com cossecreção de PRL (acromegalia)
- Hipotireoidismo primário descompensado
- Insuficiência renal crônica
- Cirrose
- Lesões irrritativas da parede torácica (herpes-zóster, toracotomia, *piercings* mamários)
- Lesões do cordão medular (ependimoma cervical, tumores, siringomielia)
- Macroprolactinemia ou anticorpo anti-PRL (em pacientes assintomáticos).

EXAMES COMPLEMENTARES

- Dosagem de PRL: < 100 ng/dℓ, sugestiva de microadenomas; > 200 ng/dℓ, sugestiva de macroadenomas

- TSH e T4 livre: exclusão de hipotireoidismo primário
- GH e IGF-1: exclusão de tumores coprodutores de GH e PRL
- ACTH, cortisol, FSH/LH, testosterona ou estradiol: para avaliação do parênquima hipofisário
- Funções renal e hepática
- Pesquisa de macroprolactinemia (em assintomáticos)
- Em caso do uso de medicamentos que alterem os níveis de PRL, devem-se suspendê-las por 72 horas, se possível, e dosar novamente a PRL
- TC ou RM de hipófise
- Campimetria visual eletrônica.

COMPROVAÇÃO DIAGNÓSTICA

- Hiperprolactinemia sintomática, após exclusão de outras causas de hiperprolactinemia, com TC ou RM de hipófise com imagem sugestiva de adenoma.

TRATAMENTO

Tratamento medicamentoso

- Agonistas dopaminérgicos (AD)
- Cabergolina 0,5 mg/comprimido VO, 1 comprimido/semana a 2 comprimidos/dia, com excelentes redução e controle tumoral (em aproximadamente 90% dos casos).

Monitoramento

- Dosagem de PRL: a cada 4 semanas em uso de bromocriptina, a cada 8 semanas em uso de cabergolina
- RM de hipófise: antes e após 3 meses da introdução do tratamento, depois semestralmente ou anualmente.

Tratamento cirúrgico

- Indicado para pacientes sem resposta, intolerância ou contraindicação aos AD, com efeito de massa tumoral sem resposta a estes medicamentos, sangramento tumoral grave e fístulas liquóricas.

COMPLICAÇÕES

- Os AD podem desencadear surtos psicóticos e não devem ser prescritos com antipsicóticos
- A intolerância gástrica aos AD é comum, devendo ser administrados após o jantar, com aumento gradual de dose. Pode ocorrer fístula liquórica espontânea e apoplexia tumoral (seguida ou não de hipopituitarismo) após a redução tumoral com o uso dos AD.

EVOLUÇÃO E PROGNÓSTICO

- O tratamento dos prolactinomas é clínico, com até 95% de normalização da PRL e redução tumoral significativa (cabergolina) (Figura 324.4)
- Em caso de normalização da PRL e desaparecimento do tumor durante o tratamento após 48 meses, o AD pode ser suspenso e o paciente observado (60% de remissão)
- Em mulheres na menopausa, assintomáticas, os microadenomas podem ser observados clínico e radiologicamente sem tratamento, e permitida a reposição hormonal.

BIBLIOGRAFIA

Azevedo MF. GPS Medicamentos. Rio de Janeiro: Guanabara Koogan; 2017.
Batista RL, Musolino NRC, Cescato VAS, da Silva GO, Medeiros RSS, Herkenhoff CGB et al. Cabergoline in the Management of Residual Nonfunctioning Pituitary Adenoma: A Single-Center, Open-Label, 2-Year Randomized Clinical Trial. Am J Clin Oncol. 2019;42(2):221-7.
Erfurth EM. Endocrine aspects and sequel in patients with craniopharyngioma. J Pediatr Endocr Met. 2015;28:19-26.
Muller HL. Craniopharyngioma. Endocr Rev. 2014;35:513-43.
Vieira Neto L, Boguszewski CL, Araújo LA, Bronstein MD, Miranda PA, Musolino NR et al. A review on the diagnosis and treatment of patients with clinically nonfunctioning pituitary adenoma by the Neuroendocrinology Department of the Brazilian Society of Endocrinology and Metabolism. Arch Endocrinol Metab. 2016;60(4):374-90.
Vilar L. Endocrinologia Clínica. 6. ed. Rio de Janeiro: Guanabara Koogan; 2016.
Vilar L, Vilar CF, Lyra R, Freitas MDC. Pitfalls in the diagnostic evaluation of hyperprolactinemia. Neuroendocrinology. 2019;109(1):7-19.

325
Puberdade Atrasada
Retardo puberal

Monike Lourenço Dias Rodrigues • Raíssa Carneiro Rezende

INTRODUÇÃO

Definido pela ausência de desenvolvimento mamário em meninas e da falta de aumento testicular em meninos, após 13 e 14 anos de idade, respectivamente.

CLASSIFICAÇÃO

- Hipogonadismo hipergonadotrófico: distúrbios gonadais primários, com consequente redução de esteroides sexuais, promovem *feedback* negativo hipotalâmico e elevação de gonadotrofinas
- Hipogonadismo hipogonadotrófico (HH): distúrbios hipofisários ou hipotalâmicos primários determinam produção reduzida de gonadotrofinas (hormônios foliculestimulante

[FSH] e luteinizante [LH] baixos ou normais) e consequente redução de esteroides sexuais
- Retardo constitucional do crescimento e puberdade (RCCP): indivíduos hígidos que crescem lentamente desde a infância e só iniciam a puberdade após os 13 anos em meninas e 14 anos em meninos.

Trata-se de um diagnóstico comum, mas de exclusão.

ETIOLOGIA

No Quadro 325.1 é apresentada a etiologia do retardo puberal.

FATORES DE RISCO

- História familiar de RCCP
- História de neoplasia ou radioterapia
- Doenças crônicas
- Excesso de atividade física.

MANIFESTAÇÕES CLÍNICAS

No Quadro 325.2 são apresentadas as principais manifestações clínicas segundo a etiologia na puberdade atrasada.

Quadro 325.1 Causas mais comuns de retardo puberal.

Retardo constitucional do crescimento e da puberdade (RCCP)

Hipogonadismo hipogonadotrófico

- Deficiência isolada de gonadotrofina congênita
  - Síndrome de Kallmann
  - Hipogonadismo hipogonadotrófico normósmico
  - Hipoplasia adrenal congênita
  - Deficiência isolada de FSH ou LH
  - Idiopático
- Pan-hipopituitarismo
  - Lesões do SNC (craniofaringiomas, germinomas, adenomas hipofisários, histiocitose X, malformações congênitas, traumatismos, lesões vasculares, radiação)
  - Deficiências congênitas de fatores de transcrição (PROP-1, LHX-3, HESX-1)
  - Síndromes genéticas (Prader-Willi, Lawrence-Moon, Bardet-Biedl, Bloom)

Hipogonadismo hipogonadotrófico transitório ou funcional

- Doenças sistêmicas (fibrose cística, doença inflamatória intestinal, doença celíaca, artrite reumatoide juvenil, anorexia nervosa/bulimia, anemia falciforme, talassemias, doença renal crônica, AIDS)
- Doenças infiltrativas (hemocromatose, sarcoidose, histiocitose X)
- Doenças endócrinas (diabetes melito, hipotireoidismo, hiperprolactinemia, síndrome de Cushing, obesidade)
- Atividade física extenuante
- Má nutrição
- Traumatismo craniano

Hipogonadismo hipergonadotrófico

- Síndromes genéticas (Turner, Noonan, Klinefelter)
- Disgenesias gonadais
- Criptorquidia
- Ooforite autoimune
- Rádio ou quimioterapia
- Traumatismos/cirurgias/castrações/infecções
- Defeitos da esteroidogênese (defeitos da 5α-redutase, 17,20-liase)
- Síndromes de resistência androgênica

AIDS: síndrome da imunodeficiência adquirida; LH: hormônio luteinizante; FSH: hormônio foliculestimulante; SNC: sistema nervoso central.

DIAGNÓSTICO

- Anamnese: avaliação do crescimento linear, ganho de peso, alterações olfatórias, sintomas neurológicos, traumatismos, hábitos alimentares, atividade física, doenças crônicas e tratamentos anteriores, detalhes sobre nascimento e gestação (icterícia, hipoglicemia neonatal, criptorquidismo, fenda palatina), história familiar de atraso puberal, infertilidade e anosmia
- Exame físico: altura, peso, envergadura e relação púbis-chão/púbis–vértice, estágio do desenvolvimento segundo os critérios de Tanner, ginecomastia, micropênis, estigmas sindrômicos anormalidades visuais, olfatórias, alterações de linha média.

No Quadro 325.3 são listados os exames complementares para diagnóstico de puberdade atrasada.

Quadro 325.2 Manifestações clínicas da puberdade precoce de acordo com a etiologia

Retardo constitucional do crescimento e da puberdade (RCCP)
• Baixa estatura • VC compatível com IO • Ausência de características sexuais secundárias • IO atrasada • Estatura final normal para padrão familiar
Hipogonadismo

• Sexo feminino:
  ▪ Ausência de características sexuais secundárias
  ▪ Genitais externos infantis (pequenos lábios não desenvolvidos e de cor rósea)
  ▪ Corpo uterino infantil
  ▪ Envergadura aumentada e desproporção entre segmentos superior e inferior
• Sexo masculino:
  ▪ Baixa estatura
  ▪ Envergadura aumentada e desproporção entre segmentos superior e inferior
  ▪ Testículos e pênis com volume reduzido para a idade
  ▪ Ausência de pelos
  ▪ Voz infantil
  ▪ Musculatura pouco desenvolvida

IO: idade óssea; VC: velocidade de crescimento.

Quadro 325.3 Exames complementares para diagnóstico de retardo puberal.

• Hemograma, VHS, exames bioquímicos, TSH, T4 livre, prolactina, IGF-1 e cortisol • FSH basal alto sugere falência gonadal primária • Testosterona > 20 mg/dℓ em meninos prediz desenvolvimento puberal em 12 a 15 meses • Dosagem de LH 120 min após análogo de GhRH de longa ação mensal (GnRH) < 10: ausência de ativação de eixo gonadal • Radiografia de mãos e punhos para cálculo de IO: atraso na IO é frequente no RCCP • USG pélvica: útero e ovários podem ser pequenos ou ovários ausentes no hipogonadismo hipergonadotrófico • RM de crânio: avalia lesões no SNC • Cariótipo: investigação de síndrome de Turner (45,X) ou Klinefelter (47,XXY) e disgenesias gonadais • Estudos moleculares: útil se hipogonadismo, com cariótipo normal e outras características que sugiram HH congênito

GnRH: hormônio liberador de gonadotrofina; AMH: hormônio antimülleriano; FSH: hormônio foliculestimulante; GhRH: hormônio liberador do hormônio de crescimento; HH: hipogonadismo hipogonadotrófico; IFMA: ensaio imunofluorimétrico; IGF-1: fator de crescimento semelhante à insulina 1; IO: idade óssea; LH: hormônio luteinizante; RCCP: retardo constitucional do crescimento e puberdade; RM: ressonância magnética; SNC: sistema nervoso central; T4: tiroxina; TSH: hormônio tireotrófico; USG: ultrassonografia; VHS: velocidade de hemossedimentação.

TRATAMENTO

- O objetivo é garantir o desenvolvimento puberal completo e a capacidade reprodutiva
- No Quadro 325.4 é apresentado o tratamento do retardo puberal
- Os níveis glicêmicos, lipídicos e de enzimas hepáticas devem ser analisados antes e durante o tratamento.

Quadro 325.4 Tratamento do retardo constitucional do crescimento e da puberdade (RCCP).

Sexo	Dose	Início
Masculino	50 a 100 mg de ésteres de testosterona, IM, a cada 30 dias por 3 a 6 meses	Após 14 anos de idade
	Letrozol 2,5 mg VO, 1 vez/dia durante 6 meses	
Feminino	Estrogênios conjugados 0,15 mg/dia VO, por 3 meses	Após 13 anos de idade
	Etinilestradiol 1 a 2 μg/dia VO, por 6 meses	
	17β-estradiol 0,25 a 0,5 mg/dia VO, por 6 meses	
	17β-estradiol *patch* (25 μg) ¼ *patch*, 1 a 2 vezes/semana, por 6 meses	
	17β-estradiol gel (0,6 mg/g) 1 cm de gel na pele 1 vez/dia, por 6 meses	
Hipogonadismo hipogonadotrófico		
Masculino	Iniciar com 50 a 100 mg de ésteres de testosterona, IM, a cada 30 dias com aumento gradual até 200 mg, IM, a cada 3 a 4 semanas	Entre 12 e 13 anos de IC e antes de 14 anos de IO
	hCG com dose inicial de 250 a 500 UI, 1 a 2 vezes/semana, aumentando até 1.500 UI, 3 vezes/semana	
Feminino	Estrogênios conjugados 0,15 a 0,3 mg/dia durante 1 a 2 anos com aumento progressivo até 0,625 mg/dia	Entre 11 e 12 anos de IC e antes de 13 anos de IO
	Etinilestradiol 1 a 2 μg, até 10 μg por 24 meses, após ACO adulto ou TRH	
	17β-estradiol VO, com início igual ao RCCP e aumento de 0,25 a 1 mg/dia, por 24 meses, e após ACO adulto ou TRH	
	17β-estradiol gel (0,6 mg/g) início igual ao RCCP e aumento até 5 cm de gel por 24 meses, após ACO adulto ou TRH	
	17β-estradiol *patch* (25 μg) com início igual ao RCCP e aumento de 0,25 a 1 mg/dia durante 24 meses, e após ACO adulto ou TRH	
	Acetato de medroxiprogesterona 5 a 10 mg/dia ou progesterona micronizada 200 mg/dia do 1º ao 12º dia do mês	2 a 3 anos após estrogênio ou na menarca

ACO: anticoncepcional combinado oral; hCG: gonadotrofina coriônica humana; IC: idade cronológica; IM: via intramuscular; IO: idade óssea; TRH: terapia de reposição hormonal; VO: via oral.

COMPLICAÇÕES DO RETARDO PUBERAL NÃO TRATADO

- Baixa autoestima e dificuldade de socialização
- Mineralização óssea deficitária
- Infertilidade.

Pacientes com RCCP

- Os pacientes com RCCP devem ser acompanhados e, quando o quadro clínico indicar comprometimento psicossocial, o uso de medicação deve ser considerado
- O uso de hormônio de crescimento (GH) para pacientes com RCCP tem efeitos modestos na estatura final e não está aprovado no Brasil.

BIBLIOGRAFIA

Azevedo MF. GPS Medicamentos. Guia prático em saúde. Rio de Janeiro: Guanabara Koogan; 2017.

Porto CC, Porto AL. Semiologia médica. 8. ed. Rio de Janeiro: Guanabara Koogan; 2018.

Raivio T, Miettinen PJ. Constitucional delay of puberty *versus* congenital hypogonadotrofic hypogonadism: genetics, management and updates. Best Pract Res Clin Endocrinol Metab. 2019;33(3):101316.

Vilar L. Endocrinologia clínica. 6. ed. Rio de Janeiro: Guanabara Koogan; 2016.

Villanueva C, Argente J. Pathology or normal variant: what constitutes a delay in puberty. Horm Res Paediatr. 2014;82:213-21.

326
Puberdade Precoce

Monike Lourenço Dias Rodrigues ◆ Raíssa Carneiro Rezende

INTRODUÇÃO

A puberdade precoce caracteriza-se pelo surgimento de características sexuais secundárias antes de 8 anos de idade em meninas e 9 anos, em meninos.

Quanto à origem da produção hormonal, pode ser classificada em:

- Puberdade precoce central (PPC) ou verdadeira ou dependente de gonadotrofinas: quando o surgimento das características sexuais secundárias decorre de ativação precoce do eixo hipotalâmico-hipofisário-gonadal
- Periférica ou pseudopuberdade ou independente de gonadotrofinas (PPP): quando o surgimento das características sexuais secundárias resulta da produção autônoma de esteroides sexuais.

O início precoce da puberdade pode ainda ser classificado em *isossexual* (coerente com o sexo genético, como cistos produtores de estrogênio em meninas) ou *heterossexual* (como tumores produtores de androgênio em meninas ou de estrogênio em homens).

Variantes da normalidade

Existem variantes da normalidade em que há surgimento de característica sexual isolada e precoce sem ativação do eixo gonadotrófico. Devem ser acompanhadas, pois podem evoluir para puberdade precoce. São elas:

- Telarca precoce isolada: surgimento de mamas em meninas antes dos 8 anos de idade (Figura 326.1). Deve ser diferenciada de lipomastia. Os exames para verificação dos níveis de gonadotrofinas e esteroides sexuais, e a ultrassonografia (USG) pélvica apresentam padrão pré-puberal. A idade óssea costuma ser compatível com a cronológica
- Pubarca precoce isolada: aparecimento isolado de pelos pubianos antes dos 8 anos de idade em meninas e dos 9 anos em meninos
- Sangramento vaginal precoce isolado: acíclico e ocorre em meninas antes dos 8 anos de idade.

Traumatismos ou manipulações devem ser afastados.

CAUSAS

A PPC é mais frequente no sexo feminino, e nas meninas a forma clínica mais frequente é idiopática, ou seja, de causa desconhecida (95%). No sexo masculino, prevalecem anomalias do sistema nervoso central (SNC – 80%) (Quadro 326.1).

A etiologia da PPP consta no Quadro 326.2.

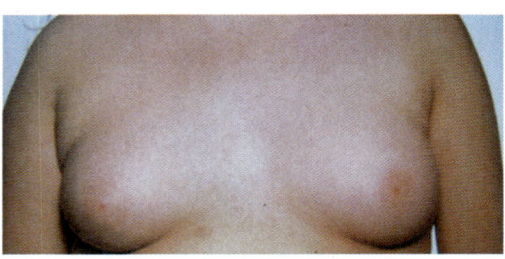

Figura 326.1 Telarca precoce em menina com 5 anos. (Reproduzida de Vilar, 2016.)

Quadro 326.1 Causas de puberdade precoce central.

Com anormalidades no SNC

- Hamartoma hipotalâmico
- Doenças adquiridas do SNC (infecções e processos inflamatórios como meningite, abscesso, tuberculose, sarcoidose, irradiação, quimioterapia, asfixia perinatal, TCE)
- Malformações congênitas (cisto suprasselar, cisto aracnoide, displasia de septo óptico, hidrocefalia, espinha bífida, malformação vascular, meningomielocele)
- Tumores (astrocitoma, ependimoma, pinealoma, glioma óptico, craniofaringioma, disgerminoma, neurofibroma, adenoma secretor de LH)

Sem anormalidades no SNC

- Causa desconhecida (Idiopática)
- Disruptores endócrinos (soja, bisfenóis)
- Secundária à exposição crônica aos esteroides sexuais
- Causas genéticas (mutações ativadoras dos genes *KISS1* e *KISS1R* e inativadoras do gene *MKRN3*)

LH: hormônio luteinizante; SNC: sistema nervoso central: TCE: traumatismo cranioencefálico.

Quadro 326.2 Etiologia da puberdade precoce periférica.

Sexo feminino
Isossexual
• Cistos ovarianos autônomos • Tumor ovariano ou adrenal feminilizante • Iatrogênica • Síndrome de McCune-Albright • Síndrome de excesso de aromatase • Hipotireoidismo primário
Heterossexual
• Hiperplasia adrenal congênita • Tumor ovariano ou adrenal virilizante • Síndrome de resistência ao cortisol • Iatrogênica
Sexo masculino
Isossexual
• Tumores adrenais, testiculares ou secretores de hCG • Hipotireoidismo primário • Hiperplasia adrenal congênita • Testotoxicose (Figura 326.2) • Síndrome de McCune-Albright • Hipoplasia adrenal congênita • Síndrome de resistência ao cortisol
Heterossexual
• Tumor feminilizante adrenal ou testicular • Síndrome de excesso de aromatase • Iatrogênica

hCG: gonadotrofina coriônica humana.

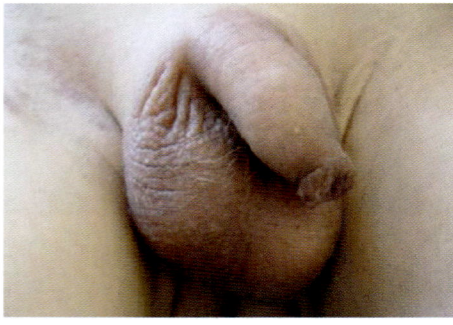

Figura 326.2 Testotoxicose em menino de 5 anos com aumento do tamanho do pênis e do volume testicular. (Reproduzida de Vilar, 2016.)

Quadro 326.3 Manifestações clínicas da puberdade precoce.

Puberdade precoce central
• Telarca e/ou pubarca em meninas • Aumento bilateral do volume testicular (> 4 m ℓ) em meninos • Aumento da velocidade de crescimento e estatura acima do padrão familiar • Sintomas visuais ou de hipertensão intracraniana
Puberdade precoce periférica
Isossexual
• Telarca em meninas • Pubarca e testículos pré-puberes ou aumento unilateral em meninos • Manchas café com leite
Heterossexual
• Virilização em meninas • Ginecomastia em meninos

FATORES DE RISCO

• História familiar de puberdade precoce ou neoplasia
• Consanguinidade
• Exposição aos disruptores endócrinos
• Grupo étnico afro-americano
• Sobrepeso/obesidade.

MANIFESTAÇÕES CLÍNICAS

No Quadro 326.3 constam os principais sinais e sintomas da puberdade precoce.

DIAGNÓSTICO

• Anamnese: início e velocidade de progressão das características sexuais, exposição a hormônios exógenos maternos ou paternos, antecedentes de traumatismo cranioencefálico (TCE), infecções e outras lesões do SNC, cefaleia, alteração visual, idade de início da puberdade em familiares próximos
• Exame físico: fácies com acne, oleosidade da pele, odor e pelos axilares, corrimento vaginal, desenvolvimento muscular, peso, altura e velocidade de crescimento acelerados, classificação das características sexuais secundárias segundo os critérios de Marshall e Tanner.

EXAMES COMPLEMENTARES

• Hormônio luteinizante (LH) basal: > 0,6 UI/ℓ (imunofluorimetria – IFMA) ou > 0,3 UI/ℓ (imunoquimioluminescência – ICMA/ECL) indicam ativação do eixo hipotalâmico-hipofisário-gonadal
• Dosagem de LH 120 minutos após análogo de hormônio liberador de hormônio do crescimento (GHRH) de longa ação mensal (GnRH): sugere PPC se > 10 UI/ℓ (IFMA)
• Testosterona: pode estar alta na PPC e PPP em meninos
• 17-hidroxiprogesterona, androstenediona, deidroepiandrosterona (DHEA), sulfato de deidroepiandrosterona (SDHEA) e testosterona: investigação de causas adrenais
• Hormônio tireotrófico (TSH), tiroxina (T4) livre, anticorpos antiperoxidade e antitireoglobulina
• Radiografia de mãos e punhos: investigação da idade óssea
• USG pélvica em meninas: pesquisa de aumento de útero e ovários, cistos ou tumores ovarianos
• USG/tomografia computadorizada (TC) de abdome: descartar lesão adrenal
• Radiografia de ossos longos/cintilografia óssea: suspeita de síndrome de McCune-Albright
• Ressonância magnética (RM) de crânio e sela túrcica: avaliação de lesões no SNC (útil em casos de PPC)
• Estudo genético: se PPC idiopática ou suspeita de doença familiar.

TRATAMENTO

O objetivo é a estabilização ou regressão do desenvolvimento puberal, com redução da velocidade de crescimento e da maturação óssea e a melhora da previsão de estatura final

• Tratamento da PPC:
  ▪ Acetato de leuprolida ou triptorrelina (75 a 100 µg/kg): 3,75 mg por via intramuscular (IM), a cada 28 dias ou 11,25 mg, IM, a cada 3 meses

- Monitoramento laboratorial do tratamento: LH 2 horas após administração de leuprolida 3,75 mg, IM, UI/ℓ, havendo supressão de estradiol e testosterona
  - Efeitos colaterais (raros): reação alérgica local, cefaleia, sangramento vaginal após a primeira dose, náuseas, sintomas vasomotores, hiperprolactinemia
- Tratamento da PPP: específico para cada etiologia (Quadro 326.4)
  - Suspensão do tratamento: o melhor momento é em torno de 12,5 anos de idade óssea em meninas e 13,5 anos, em meninos. Em meninas, a menarca costuma ocorrer 16 meses após suspensão.

Quadro 326.4 Tratamento da puberdade precoce periférica segundo a etiologia.

Etiologia	Tratamento
Tumores testiculares, ovarianos, adrenais ou extragonádicos produtores de hCG	Cirurgia, radioterapia, quimioterapia (se necessário)
Testotoxicose	Cetoconazol
Hipotireoidismo primário	Levotiroxina
Hiperplasia adrenal congênita	Glicocorticoides Espironolactona (efeito antiandrogênico) Inibidores da aromatase

hCG: gonadotrofina coriônica humana.

COMPLICAÇÕES

- Menarca precoce em meninas
- Baixa estatura final
- Desfechos psicossociais adversos
- Risco aumentado de obesidade, síndrome metabólica e câncer de mama.

Atenção

- O bloqueio da puberdade em idade normal e da evolução esperada com o intuito único de aumentar a estatura final *não* é recomendado nem efetivo, além do risco de piora da qualidade óssea.

BIBLIOGRAFIA

Azevedo MF. GPS Medicamentos. Guia prático em saúde. Rio de Janeiro: Guanabara Koogan; 2017.

Brito VN, Spinola-Castro AM, Kochi C, Kopacek C, Silva PCA, Guerra-Júnior G. Central precocious puberty: revisiting the diagnosis and therapeutic management. Arch Endocrinol Metab. 2016;60(2):163-72.

Latronico AC, Brito VN, Carel JC. Causes, diagnosis and treatment of central precocious puberty. Lancet Diabetes Endocrinol. 2016;4(3):265-74.

Macedo DB, Cukier P, Mendonça BB, Latronico AC, Brito VN. Avanços na etiologia, no diagnóstico e no tratamento da puberdade precoce central. Arq Bras Endocrinol Metab. 2014;58(2):108-17.

Porto CC, Porto AL. Semiologia médica. 8. ed. Rio de Janeiro: Guanabara Koogan; 2019.

Vilar L. Endocrinologia Clínica. 6. ed. Rio de Janeiro: Guanabara Koogan; 2016.

Seção B · Tireoide

327
Bócio

Alexandre Roberti

INTRODUÇÃO

Segundo o International Council for Control of Iodine Deficiency Disorders, existem 2 bilhões de pessoas no mundo em risco de deficiência de iodo, principal causa de bócio.

Além do fator carencial, o bócio está relacionado a uma predisposição genética com maior incidência familiar. Outras causas de bócio incluem tabagismo, doenças autoimunes, dis-hormonogênese, uso de medicamentos ricos em iodo e agentes ambientais.

O bócio multinodular (BMN) é mais frequente em países com deficiência de iodo na alimentação.

A evolução do bócio difuso simples (BDS) está relacionada a vários fatores, tais como: mutações genéticas, sexo (feminino mais afetado que o masculino), aumento persistente do hormônio tireoestimulante (TSH) induzido por deficiência de iodo, dis-hormonogênese, deficiências nutricionais e tabagismo.

CLASSIFICAÇÃO

- **Bócio difuso simples (BDS)**: aumento da glândula tireoide em volume, sem sinais e sintomas de doença autoimune ou neoplasias (Figura 327.1A)
- **Bócio multinodular (BMD)**: aumento da glândula tireoide pelo surgimento de nódulos. Ocorre esporadicamente ou endemicamente em regiões com carência de iodo (Figura 327.1B).

MANIFESTAÇÕES CLÍNICAS

- A maioria dos pacientes com BDS e BMN é assintomática ou apresenta poucos sintomas, exceto quando o bócio atinge grande volume, causando sintomas compressivos que podem provocar desvio de traqueia com dispneia, tosse e disfagia
- Alguns pacientes relatam história familiar de BDS ou BMN, os quais desenvolvem bócio, lentamente, desde a idade escolar ou adolescência
- Assimetria da tireoide aumentada é comum
- Raramente ocorrem episódios de hemorragia intratireoidiana dolorosa
- Os sintomas compressivos são mais frequentes quando ocorre extensão do bócio para o mediastino superior
- Alguns pacientes com BMN podem apresentar sinais e sintomas de hipo ou hipertireoidismo; este último causado por nódulos autônomos no BMN (ver Capítulos 328, *Hipertireoidismo*, e 329, *Hipotireoidismo*).

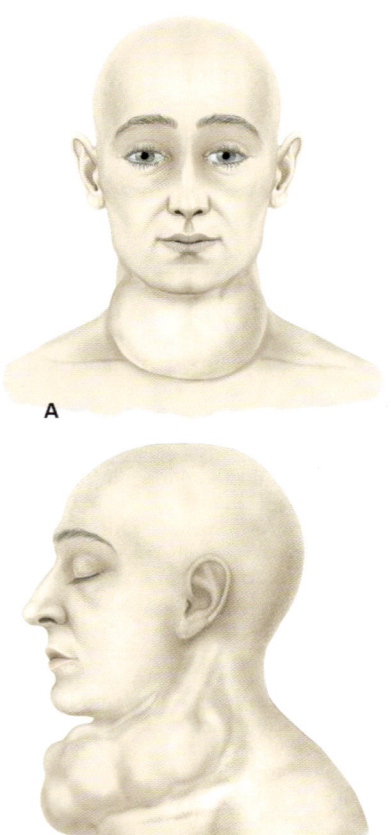

Figura 327.1 Classificação clínica do bócio. **A.** Bócio difuso simples. **B.** Bócio multinodular.

EXAMES COMPLEMENTARES

- Dosagem do TSH e da tiroxina (T4) livre é fundamental
- Podem-se dosar os anticorpos antitireoperoxidase e antitireoglobulina
- Exames de imagem:
  - Ultrassonografia (USG): método de escolha para avaliação do volume do bócio, dos nódulos, inclusive na diferenciação entre nódulos sólidos e císticos; a USG com Doppler mostra a vascularização desses nódulos
  - No BDS, a USG é útil para acompanhar a redução de volume com o tratamento
  - A cintilografia da tireoide fornece, mesmo com o uso de TSH humano recombinante, informações importantes, podendo mostrar aumento da captação radioisótopo, o que facilita a escolha da terapêutica mais adequada (Figura 327.2)
  - Tomografia computadorizada (TC) ou ressonância magnética (RM): são utilizadas quando há extensão mediastinal do bócio, possibilitando visão acurada da compressão traqueal
- Exame citológico: a punção aspirativa por agulha fina (PAAF) deve ser realizada nos casos de BMN antes da cirurgia ou da iodoterapia. Realiza-se a PAAF dos nódulos dominantes ou de linfonodos suspeitos. Havendo sinais de carcinoma papilar, o paciente deve ser encaminhado para cirurgia (ver Capítulo 330, *Neoplasias Malignas da Tireoide*).

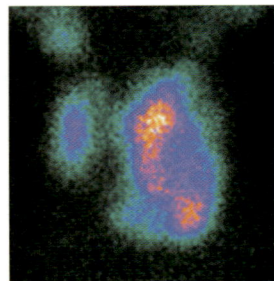

Figura 327.2 Cintilografia tireoidiana mostrando bócio multinodular tóxico com nódulos quentes e frios (doença de Plummer). (Cortesia do Centro de Diagnóstico por Imagem [CDI].)

TRATAMENTO

Tratamento do bócio difuso simples

- Não existe tratamento ideal para o BDS
- Cumpre ressaltar que tratamento com iodo não é recomendado, pois, em pacientes com BMN, a suplementação de iodo pode induzir tireoidite autoimune e hipertireoidismo
- Tratamento cirúrgico: a tireoidectomia total ou subtotal é o método de escolha para os pacientes com eutireoidismo, bócio grande que provoca obstrução e invasão do mediastino.

Complicações da cirurgia

O risco de complicações da cirurgia, como hipotireoidismo permanente, lesão de nervo laríngeo recorrente e hipoparatireoidismo, deve ser discutido previamente com o paciente.

Tratamento do bócio multinodular

- No BMN, a supressão com levotiroxina permanece em discussão, pois o uso prolongado desse hormônio sintético pode causar diminuição da densidade mineral óssea e fibrilação atrial
- O tratamento do BMN não tóxico com radioiodo teve início há mais de 30 anos. Os pacientes eram selecionados para ablação quando existiam comorbidades que impediam a cirurgia ou quando a recusavam, obtendo-se redução de cerca de 40% do volume do bócio. A resposta variava segundo a captação de iodo dos nódulos
- Com a aprovação do uso do TSH recombinante humano para tratamento do câncer da tireoide, passou-se a usá-lo nos casos de BMN com aumento da captação de iodo nos nódulos, melhorando a resposta ablativa.

BIBLIOGRAFIA

Chen AY, Bernet VJ, Carty SE, Davies TF, Ganly I, Inabnert 3rd WB et al. American Thyroid Association Statement on Optimal Surgical Management of Goiter. Thyroid. 2014;24(2):181-9.

Haugen BR, Alexander EK, Bible KC, Doherty GM, Mandel SJ, Nikiforov YE et al. 2015 American Thyroid Association Management Guidelines for Adult Patients with Thyroid Nodules and Differentiated Thyroid Cancer: The American Thyroid Association Guidelines Task Force on Thyroid Nodules and Differentiated Thyroid Cancer. Thyroid. 2016;26(1):1-133.

Maia AL, Ward LS, Carvalho GA, Graf H, Maciel RMB, Maciel LMZ et al. Nódulos de tireóide e câncer diferenciado de tireóide: consenso brasileiro. Arq Bras Endocrinol Metab. 2007;51(5):867-93.

Medeiros-Neto G, Camargo RY, Tomimori EK. Approach to and treatment of goiters. Med Clin North Am. 2012;96(2):351-68.

Porto CC, Porto AL. Semiologia médica. 8. ed. Rio de Janeiro: Guanabara Koogan; 2019.

Rosário PW, Ward LS, Carvalho GA, Graf H, Maciel RMB, Maciel LMZ et al. Nódulo tireoidiano e câncer diferenciado de tireoide: atualização do consenso brasileiro. Arq Bras Endocrinol Metab. 2013;57(4):240-64.

328
Hipertireoidismo

Doença de Basedow-Graves, tireotoxicose

Alexandre Roberti

INTRODUÇÃO

O termo "hipertireoidismo" refere-se ao aumento da síntese e liberação dos hormônios tireoidianos pela glândula tireoide. Tireotoxicose é a síndrome clínica decorrente do excesso de hormônios tireoidianos circulantes.

CAUSAS E FATORES DE RISCO

- A doença de Basedow-Graves (DBG) é a causa mais comum de tireotoxicose e sua patogênese envolve a formação de anticorpos antirreceptores do hormônio tireoestimulante (TSH [TRAb])
- Os TRAb ligam-se aos receptores de TSH presentes na membrana da célula folicular tireoidiana, causando hiperfunção glandular
- Existem também fatores genéticos, associação positiva com sistema de antígeno de histocompatibilidade leucocitária (HLA) ingestão excessiva de iodo, infecções virais ou bacterianas (*Yersinia enterocolitica*), traumas psicológicos, uso de medicamentos (lítio e antirretrovirais) que podem precipitar hipertireoidismo, são condições que podem estar relacionadas com manifestações oculares.

FORMAS CLÍNICAS

- DBG: doença autoimune (causada por TRAb); associa-se a outras doenças autoimunes
- Adenoma tóxico (AT): em 5% dos casos são nódulos solitários que cursam com hipertireoidismo, sendo cinco vezes mais frequente em mulheres
- Bócio multinodular tóxico (BMNT): folículos com autonomia para sintetizar hormônios. Insidioso em indivíduos com bócio de longa data
- Tireoidite de Quervain: temporária; ocorre em 50% dos pacientes com esta doença; descarga de hormônio armazenado na tireoide (ver Capítulo 332, *Tireoidites*)
- Tireoidite de Hashimoto: apresentação incomum nesta doença (ver Capítulo 332, *Tireoidites*)
- Adenoma hipofisário produtor de TSH: forma clínica rara. Os níveis de TSH podem ser normais ou elevados
- Induzido por neoplasias extratireoidianas: raro; tumores trofoblásticos
- Iatrogênico: superdosagem de hormônio tireoidiano no tratamento do hipotireoidismo; ingestão acidental de altas doses de hormônio tireoidiano.

AVALIAÇÃO CLÍNICA

- Na anamnese, destacam-se os dados referentes à época de início dos sintomas, uso de medicamentos, exposição ao iodo (contraste iodado), gestação recente e história familiar de doença autoimune da tireoide
- No exame físico, a determinação do peso corporal, pressão arterial e frequência cardíaca são importantes
- Sinais oculares, como a exoftalmia e a retração palpebral devem ser pesquisados
- A pele pode tornar-se quente e úmida
- Tremor fino de extremidades, fraqueza muscular proximal e hiper-reflexia são indicativos de tireotoxicose
- A palpação e a ausculta da glândula tireoide possibilitam avaliar seu tamanho e consistência, nódulos ou sopro tireoidiano
- Bócio de variados tamanhos costuma ser observado na DBG e no BMNT
- Dor espontânea ou à palpação são características da tireoidite subaguda, e o achado de nódulo único sugere AT.

MANIFESTAÇÕES CLÍNICAS

- Gerais: fraqueza, fadiga, perda de peso, intolerância ao calor, sudorese, pele quente e úmida, e aumento de apetite
- Pescoço: bócio difuso ou nodular
- Neurológicas: nervosismo, hiperatividade, tremores e reflexos tendinosos exaltados
- Cardiovasculares: palpitações, dispneia, taquicardia, fibrilação atrial e hipertensão arterial sistólica
- Digestória: aumento na frequência de evacuações
- Genital: alterações menstruais
- Pele e anexos: mixedema pré-tibial e onicólise
- Oculares: olhar brilhante, proptose, retração palpebral, hiperemia conjuntival, edema conjuntival, úlcera de córnea e diplopia; evolução independente do hipertireoidismo.

EXAMES COMPLEMENTARES

- Nos pacientes com suspeita clínica, a avaliação complementar consiste na determinação dos níveis séricos do TSH e dos hormônios tireoidianos (tri-iodotironina [T3] total e tiroxina [T4] livre)
- A dosagem do TSH é o método mais sensível para diagnóstico de tireotoxicose (sensibilidade de 95%, especificidade de 92%)
- O excesso de hormônios tireoidianos circulantes, independente da causa, resulta em supressão do TSH (em geral, < 0,1 mUI/ℓ). No entanto, em fases iniciais da DBG ou do AT, pode ocorrer aumento isolado de T3
- A dosagem de TRAb pode ser necessária para o diagnóstico de DBG, em gestantes e nos indivíduos eutireoidianos com exoftalmopatia, especialmente bilateral

- Cintilografia: o iodo é um elemento fundamental para síntese dos hormônios tireoidianos, sendo sua captação um indicador da função tireoidiana. A taxa de captação de iodo pela tireoide pode ser avaliada utilizando-se iodo radioativo (131I ou 123I), que permite diferenciar as causas de tireotoxicose associadas ao aumento da captação (hipertireoidismo) daquelas com captação baixa ou ausente. A captação de iodo é geralmente elevada em pacientes com DBG ou BMNT, estando praticamente ausente em tireoidites ou tireotoxicose factícia. Também diminui em indivíduos que usaram contrastes radiológicos iodados em até 60 dias antes do exame ou que fazem dieta muito rica em iodo. A principal indicação da cintilografia é na suspeita de AT (Figura 328.1)
- Ultrassonografia (US): não é indicada rotineiramente na avaliação do hipertireoidismo e está reservada para os casos de suspeita de nódulo tireoidiano pela palpação (ver Capítulo 331, *Nódulos Tireoidianos*). No entanto, quando o exame da captação de iodo não puder ser realizado ou for contraindicado (gestação e amamentação), ou ainda, não for elucidativo no diagnóstico (exposição recente ao iodo), a US da tireoide com Doppler pode auxiliar no diagnóstico anatômico e funcional.

Tireotoxicose factícia

- Em casos suspeitos de tireotoxicose factícia (ingestão voluntária de hormônios tireoidianos), níveis séricos baixos ou indetectáveis de tireoglobulina sérica podem ser úteis no diagnóstico.

TRATAMENTO

- Os betabloqueadores devem ser considerados em pacientes sintomáticos com suspeita ou diagnóstico de tireotoxicose, tendo como objetivo diminuir a frequência cardíaca, a pressão arterial, os tremores, a labilidade emocional e a intolerância aos exercícios
- O propranolol é o mais utilizado, com melhora dos movimentos hipercinéticos, tremores finos de extremidades e mãos úmidas, mas podem ser prescritos os betabloqueadores cardiosseletivos (atenolol, metoprolol). A dose habitual de propranolol ou atenolol varia de 20 a 80 mg por via oral (VO), a cada 12 horas, e 50 a 100 mg, 1 vez/dia, respectivamente, ajustados à resposta clínica

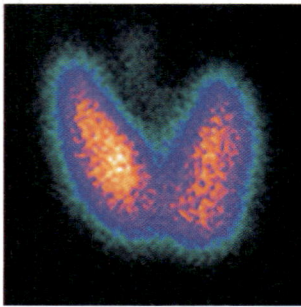

Figura 328.1 Cintilografia tireoidiana mostrando bócio difuso tóxico (doença de Basedow-Graves).

- O excesso de hormônios tireoidianos, secundário ao hipertireoidismo de Graves, pode ser controlado pela inibição da síntese hormonal, utilizando-se drogas antitireoidianas (DAT), destruição de tecido tireoidiano com ^{131}I ou tireoidectomia total (TT).

Escolha do tratamento

Os três tipos de tratamento apresentam vantagens e desvantagens, sendo os dois últimos considerados tratamentos definitivos. A escolha de uma das modalidades deve ser feita com base em características clínicas, socioeconômicas e preferências do médico e do paciente.

- As DAT são as tionamidas: propiltiouracila (PTU) e metimazol (MMI), substâncias que inibem a síntese dos hormônios tireoidianos por interferência na utilização do iodeto intratireoidiano e na reação de acoplamento, reações catalisadas pela peroxidase tireoidiana. No entanto, devido aos efeitos hepatotóxicos da PTU e à redução da eficácia do ^{131}I, a utilização desse medicamento como primeira opção terapêutica deve ser restrita aos casos de hipertireoidismo grave, crise tireotóxica e gestação (primeiro trimestre).
  A dose inicial do MMI em paciente com tireotoxicose leve a moderada é de 10 a 30 mg VO, em dose única diária. Nos casos de hipertireoidismo grave, a dose diária pode variar de 40 a 60 mg. A maioria dos pacientes alcança o eutireoidismo após 6 a 8 semanas de tratamento. Nessa fase, a dose pode ser reduzida gradativamente, sendo o MMI mantido entre 5 e 10 mg/dia por via oral.

Atenção

O uso do MMI está associado à aplasia cútis congênita, sendo contraindicado no primeiro trimestre gestacional.

- Efeitos colaterais graves ocorrem em aproximadamente 1% dos pacientes e incluem poliartrite, agranulocitose e, mais raramente, anemia aplásica, trombocitopenia, hepatite tóxica (PTU), vasculites, síndrome lúpus-*like*, hipoprotrombinemia (PTU) e hipoglicemia (MMI)
- O monitoramento da função tireoidiana deve ser feito com dosagem de T4 livre e T3 total, 4 a 6 semanas após o início do tratamento e, a seguir, em intervalos de 4 a 8 semanas até que o estado de eutireoidismo seja alcançado com a menor dose do medicamento. A partir desse momento, as avaliações clínica e laboratorial podem ser realizadas a cada 2 a 3 meses
- O TSH pode permanecer suprimido por meses após o início do tratamento e não deve ser utilizado para monitoramento na fase inicial. Após 12 a 24 meses de tratamento, a DAT deve ser descontinuada
- A taxa de remissão da DBG varia de 30 a 50%. Após a remissão, o paciente deve ser monitorado anualmente por tempo indeterminado
- ^{131}I: tratamento definitivo do hipertireoidismo, por ser simples e seguro, indicado como primeira escolha nos casos de pacientes com contraindicações para o uso de DAT e/ou cirurgia, ou recidiva do hipertireoidismo após tratamento com DAT.

O ^{131}I é contraindicado em casos de gestação, lactação, lesão suspeita ou confirmada de câncer de tireoide e em mulheres com planos de gestação com período inferior a 6 meses. Antes de prescrevê-lo deve ser realizado exame para exclusão de gravidez em mulheres em idade fértil.

A radiação induzida pelo ^{131}I provoca uma resposta inflamatória seguida de destruição local e fibrose progressiva, contribuindo para a redução do volume da glândula. No caso de ser realizado o pré-tratamento com DAT, estas devem ser interrompidas por 4 a 7 dias antes do uso do ^{131}I. O pré-tratamento com MMI não altera a eficácia do tratamento do hipertireoidismo, mas com PTU pode resultar em aumento da falência terapêutica. A reintrodução do MMI após 7 dias da terapia com ^{131}I pode evitar a exacerbação da tireotoxicose, não interferindo na eficácia do tratamento. Aproximadamente 20% dos pacientes tratados com ^{131}I apresentam falha terapêutica

- A resposta ao ^{131}I deve ser acompanhada por meio do seguimento clínico e laboratorial. Se o paciente permanecer tireotóxico, o monitoramento laboratorial com T3 e T4L deve prosseguir com intervalos de 6 semanas
- Em pacientes com hipertireoidismo persistente após 6 meses do tratamento com ^{131}I, a administração de nova dose deve ser considerada.

Tireoidectomia

- O objetivo principal da cirurgia é o controle rápido e definitivo dos efeitos do excesso dos hormônios tireoidianos. Isso é obtido pela remoção de todo ou quase todo o tecido funcionante da glândula tireoide
- As indicações de tireoidectomia no tratamento da DBG não são bem estabelecidas na literatura, sendo classificadas por alguns autores em:
  - Indicações absolutas: bócio volumoso com sintomas compressivos, nódulo suspeito ou maligno, gestante que não obtém controle com DAT, recusa ao tratamento com ^{131}I, planejamento de gravidez em 6 a 12 meses do início do tratamento e intolerância a DAT
  - Indicações relativas: bócio volumoso, oftalmopatia grave, pouca adesão ou ausência de resposta ao tratamento com DAT
- As vantagens da tireoidectomia incluem a rápida normalização da disfunção hormonal e maior efetividade nos casos com sintomas compressivos
- As desvantagens são o custo, a necessidade de internação hospitalar, o risco anestésico e aqueles inerentes ao ato cirúrgico (hipoparatireoidismo, lesão do nervo recorrente, sangramento, infecção, cicatriz e hipotireoidismo)
- Após a opção pelo tratamento cirúrgico, alguns cuidados pré e pós-operatórios são essenciais. Deve ser considerada a administração prévia de DAT associada ou não à administração de betabloqueador, para controle da função tireoidiana
- No pós-operatório imediato, devem ser pesquisados os sintomas sugestivos de hipocalcemia (parestesias, cãibras)

e sinais de Chevostek e Trousseau. Os níveis séricos de cálcio devem ser monitorados
- A administração de cálcio oral suplementar e calcitriol reduz o risco de desenvolvimento de hipocalcemia sintomática
- A disfunção do nervo recorrente deve ser avaliada por meio da laringoscopia, quando houver disfonia pós-operatória.

Câncer de tireoide e doença de Basedow-Graves

- O câncer de tireoide é raro nos pacientes com DBG, sendo a maioria microcarcinoma papilar de bom prognóstico
- Os pacientes com DBG que apresentam nódulos tireoidianos à palpação e/ou à USG da tireoide devem ser avaliados antes da dose terapêutica de ^{131}I
- Os pacientes com nódulos maiores do que 1 cm devem ser submetidos à punção aspirativa com agulha fina (PAAF) guiada por USG para descartar malignidade
- Ocasionalmente, nódulos menores do que 1 cm requerem avaliação adicional, caso apresentem dados ecográficos suspeitos, associação com linfadenomegalia cervical, história prévia de irradiação de cabeça e/ou pescoço ou história familiar de câncer de tireoide
- Se o exame citológico for indeterminado ou indicar doença maligna, a TT é indicada após a normalização dos níveis hormonais com DAT.

Bócio multinodular tóxico e adenoma tóxico em pacientes idosos

- O BMNT e o AT constituem as principais causas de hipertireoidismo em pacientes idosos e são frequentes em regiões com ingestão insuficiente de iodo
- O AT comumente resulta de mutações no receptor do TSH
- O BMNT resulta da história natural do Bócio Multinodular Atóxico quando áreas autônomas se tornam evidentes, muitas vezes também devido a mutações no receptor do TSH
- O controle do hipertireoidismo por meio do uso de DAT é temporário, e o tratamento de escolha deve ser a ablação com ^{131}I ou tireoidectomia.

BIBLIOGRAFIA

Azevedo MF. GPS Medicamentos. Guia prático em saúde. Rio de Janeiro: Guanabara Koogan; 2017.

Kahaly GJ, Bartalena L, Hegedüs L, Leenhardt L, Poppe K, Pearce SH. 2018 European Thyroid Association Guideline for the Management of Graves' Hyperthyroidism. Eur Thyroid J. 2018;7:167-86.

Maia AL, Scheffel RS, Meyer ELS, Mazeto GMFS, Carvalho GA, Graf H et al. Consenso brasileiro para o diagnóstico e tratamento do hipertireoidismo: recomendações do Departamento de Tireoide da Sociedade Brasileira de Endocrinologia e Metabologia. Arq Bras Endocrinol Metab. 2013;57(3):205-32.

Porto CC, Porto AL. Semiologia médica. 8. ed. Rio de Janeiro: Guanabara Koogan; 2019.

Ross DS, Burch HB, Cooper DS, Greenlee MC, Laurberg P, Maia AL, Rivkees SA, Samuels M, Sosa JA, Stan MN, Walter MA. 2016 American Thyroid Association Guidelines for Diagnosis and Management of Hyperthyroidism and Other Causes of Thyrotoxicosis. Thyroid. 2016;26(10):1343-421.

329
Hipotireoidismo

Alexandre Roberti

INTRODUÇÃO

A função da glândula tireoide é regulada pelo hormônio tireoestimulante da tireoide (TSH), produzido pela hipófise.

Os hormônios tireoidianos exercem um efeito de *feedback* negativo na hipófise; assim, a diminuição de hormônios da tireoide estimula a produção de TSH.

No hipotireoidismo, há diminuição da produção do hormônio da tireoide, o que provoca aumento dos níveis de TSH.

A secreção diminuída de hormônios tireoidianos pode decorrer de estimulação reduzida da glândula tireoide pela diminuição do hormônio liberador de tireotrofina (TRH) ou queda da ação do TSH. Mais raramente pode originar-se da resistência aos hormônios tireoidianos em seus órgãos-alvo.

CAUSAS

- A causa mais frequente de hipotireoidismo é a tireoidite autoimune crônica (tireoidite de Hashimoto), podendo ainda resultar de procedimento cirúrgico na tireoide, iodoterapia com ^{131}I ou uso de medicamentos antitireoidianos (ver Capítulo 332, *Tireoidites*)
- Várias outras formas de tireoidites, como a pós-parto e a subaguda, podem causar hipotireoidismo
- Radioterapia, infiltração neoplásica da tireoide, infecção e anomalias congênitas da tireoide
- Deficiência e excesso de iodo
- Vários medicamentos, destacando-se o lítio, os inibidores da tirosinoquinase, a interleucina 2 ou a interferona
- Por fim, cumpre ressaltar que níveis elevados de TSH podem ser resultado de terapia de reposição insuficiente ou má adesão ao tratamento pelo paciente
- O hipotireoidismo central, condição clínica rara, pode ser causado por tumores e traumatismos cranioencefálicos.

FORMAS CLÍNICAS

- **Hipotireoidismo primário** (fatores que afetam diretamente a tireoide):
  - Tireoidite crônica autoimune (tireoidite de Hashimoto)
  - Tireoidite granulomatosa subaguda (tireoidite de Quervain)
  - Tireoidite linfocítica subaguda
  - Tireoidite pós-parto
  - Iatrogênico (medicamentoso, pós-tireoidectomia)
  - Pós-iodo radioativo (iodo-131)
  - Por carência de iodo ou ingestão de alimentos bocígenos

- **Hipotireoidismo secundário/distúrbios hipofisários/déficit da secreção de TSH**:
  - Neoplasias da região hipotalâmico-hipofisária
  - Pós-cirurgia de tumores hipofisários
  - Pós-radioterapia de tumores hipofisários
  - Síndrome poliglandular autoimune
  - Causas menos frequentes: infecções (tuberculose, sífilis, toxoplasmose, abscessos); doenças infiltrativas (sarcoidose, histiocitose, hemocromatose); hipofisite linfocítica crônica; defeitos na secreção e biossíntese do TSH
- Hipotireoidismo terciário e doenças hipotalâmicas com diminuição de TRH
- Síndrome da resistência periférica.

MANIFESTAÇÕES CLÍNICAS

- Os principais sinais e sintomas são: bradicardia, reflexo aquileu alentecido, pele grossa e seca, fraqueza, letargia, fala lenta, edema palpebral, sensibilidade aumentada ao frio, diminuição da sudorese, pele fria, macroglossia, edema facial, cabelo seco e sem brilho, aumento da área cardíaca, palidez cutaneomucosa, redução da memória, constipação intestinal, ganho de peso, perda de cabelo, dispneia, edema periférico, rouquidão, anorexia, nervosismo, menorragia, surdez, palpitações, abafamento de bulhas cardíacas, dor precordial e baixa acuidade visual.

Hipotireoidismo subclínico

Os sinais e os sintomas dependem principalmente da intensidade do hipotireoidismo, não se podendo ignorar a possibilidade de hipotireoidismo subclínico, principalmente em idosos.

No hipotireoidismo subclínico, observam-se ausência de sintomas ou apenas manifestações clínicas leves, e o diagnóstico, quando suspeitado, deve ser confirmado pelos exames laboratoriais, incluindo tiroxina (T4) e tri-iodotironina (T3) normais e TSH leve ou moderadamente elevado.

EXAMES COMPLEMENTARES

- Dosagens laboratoriais: o TSH ultrassensível sérico é o exame mais importante para o diagnóstico do hipotireoidismo primário. A dosagem concomitante de TSH e T4 livre aumenta a precisão diagnóstica. O intervalo normal dos valores do TSH em indivíduos livres de doença da tireoide varia de 0,45 a 4,5 mU/ℓ.

Atenção

Em indivíduos sem hipotireoidismo, os níveis superiores de TSH correspondem a 4,2 mU/ℓ entre 50 e 59 anos, a 4,7 mU/ℓ entre 60 e 69 anos, a 5,6 mU/ℓ entre 70 e 79 anos, e a 6,3 mU/ℓ em indivíduos com mais de 80 anos.

- Após 2 a 3 meses da determinação inicial do TSH, uma nova dosagem deve ser realizada para confirmar a insuficiência tireoidiana.
- Se a elevação do TSH for confirmada e os níveis de T4 livre estiverem abaixo dos valores de referência, a dosagem de anticorpos antitireoperoxidase (anti-TPO) e antitireoglobulina

pode confirmar a autoimunidade, como causa do hipotireoidismo.

- Estudos têm demonstrado uma alta prevalência de anti-TPO em eutireoidianos. O hipotireoidismo está fortemente associado ao anti-TPO, ao sexo feminino e ao envelhecimento

- Exames de imagem: a ultrassonografia (USG) da tireoide pode evidenciar diminuição da ecogenicidade no hipotireoidismo. Na tireoidite autoimune, a glândula pode estar aumentada e o parênquima heterogêneo, difusamente hipoecogênico. Um padrão micronodular na USG da tireoide pode ser encontrado na tireoidite autoimune.

TRATAMENTO

- Após a confirmação do diagnóstico de hipotireoidismo, o principal objetivo do tratamento é restabelecer o eutireoidismo, o que promove a melhora ou o desaparecimento dos sintomas e das alterações metabólicas decorrentes da deficiência do hormônio tireoidiano

- O medicamento disponível é a levotiroxina sódica (T4) que é absorvida no intestino delgado (jejuno e íleo superior) com pico de absorção após 2 a 4 horas. Pode ser utilizada em dose única diária. Seu efeito periférico depende de um processo de deiodação para produzir T3. A absorção da T4 aumenta com baixo pH gástrico e em jejum, justificando a ingestão desse medicamento durante o jejum matutino de 30 minutos. A dose inicial para o hipotireoidismo clínico é de 1,6 a 1,8 µg/kg de peso corporal por via oral (VO), tendo como objetivo normalizar os níveis de TSH.

- Em pacientes idosos ou com cardiopatia, a T4 pode aumentar o consumo de oxigênio e induzir isquemia miocárdica em paciente com doença arterial coronariana. Por isso, sugere-se iniciar o tratamento com doses mais baixas, ou seja, 12,5 a 25 µg/dia nesses pacientes

- A terapia com T4 deve ser monitorada, medindo-se os níveis de TSH e T4 livre, 6 a 8 semanas após cada ajuste de dose, para evitar sub ou superdosagem.

BIBLIOGRAFIA

Azevedo MF. GPS Medicamentos. Guia prático em saúde. Rio de Janeiro: Guanabara Koogan; 2017.

Jonklaas J, Bianco AC, Bauer AJ, Burman KD, Cappola AR, Celi FS et al. Guidelines for the Treatment of Hypothyroidism: Prepared by the American Thyroid Association Task Force on Thyroid Hormone Replacement. Thyroid. 2014;24(12):1670-751.

Maia AL, Scheffel RS, Meyer ELS, Mazeto GMFS, Carvalho GA, Graf H et al. Consenso brasileiro para o diagnóstico e tratamento do hipertireoidismo: recomendações do Departamento de Tireoide da Sociedade Brasileira de Endocrinologia e Metabologia. Arq Bras Endocrinol Metab. 2013;57(3):205-32.

Orloff LA, Wiseman SM, Bernet VJ, Fahey [3rd] TJ, Shaha AR, Shindo ML et al. American Thyroid Association Statement on Postoperative Hypoparathyroidism: diagnosis, prevention, and management in adults. Thyroid. 2018;28(7):830-41.

Persani L, Brabant G, Dattani M, Bonomi M, Feldt-Rasmussen U, Fliers E et al. 2018 European Thyroid Association (ETA) Guidelines on the Diagnosis and Management of Central Hypothyroidism. Eur Thyroid J. 2018;7:225-37.

Porto CC, Porto AL. Semiologia médica. 8. ed. Rio de Janeiro: Guanabara Koogan; 2019.

330
Neoplasias Malignas da Tireoide
Câncer da tireoide

Alexandre Roberti ◆ José Carlos do Valle

INTRODUÇÃO

O carcinoma é a neoplasia mais comum do sistema endócrino, encontrado em cerca de 5% dos nódulos tireoidianos palpáveis (ver Capítulo 331, *Nódulos Tireoidianos*).

O câncer diferenciado de tireoide (CDT), que inclui os cânceres papilar (CPT) e folicular (CFT), representa a maioria (> 90%), e o carcinoma medular da tireoide (CMT) é responsável por apenas 1 a 2% das neoplasias malignas de tireoide.

A incidência anual de câncer de tireoide não ultrapassa 24 casos por 100 mil habitantes, mas tem aumentado nos últimos anos, já sendo a quarta neoplasia maligna mais frequente nas mulheres brasileiras.

Cerca de 25% dos novos cânceres de tireoide diagnosticados são de até 1 cm. É uma importante mudança que pode ter ocorrido devido ao melhor acesso da população a métodos diagnósticos mais eficazes, principalmente ultrassonografia da tireoide.

CLASSIFICAÇÃO HISTOPATOLÓGICA

- O CDT tem sua origem nas células epiteliais foliculares
- O CPT compreende cerca de 85% dos casos. Tem crescimento lento e baixo grau de malignidade. A disseminação é predominantemente linfática. Em contrapartida, 12% dos casos de carcinoma da tireoide têm histologia folicular (CFT), incluindo os convencionais e os oncocíticos (células de Hurthle) e tendem a se propagar e metastatizar por via hematogênica, acometendo, principalmente, ossos, pulmões e fígado
- O CMT origina-se das células C parafoliculares, derivadas da crista neural da glândula tireoide, as quais secretam o polipeptídeo calcitonina (Ctn). Este tumor ocorre esporadicamente ou como um componente das síndromes de neoplasia endócrina múltipla tipo 2 (MEN – MEN-2A e MEN-2B), e da síndrome relacionada, CMT familiar (FCMT)
- O carcinoma anaplásico predomina em mulheres (3:1), em pessoas idosas (acima dos 65 anos) e em áreas de deficiência de iodo. Muito invasivo, infiltra precocemente estruturas cervicais, esôfago, traqueia e vasos.

CAUSAS E FATORES DE RISCO

Ver Capítulo 331, *Nódulos Tireoidianos*.

MANIFESTAÇÕES CLÍNICAS

Ver Capítulo 331, *Nódulos Tireoidianos*.

EXAMES COMPLEMENTARES

- Avaliação inicial: dosagem de tiroxina livre (T4 livre) e de hormônio tireoestimulante (TSH) geralmente normal, Ctn sérica, marcador para diagnóstico do CMT e tireoglobulina sérica, que não é marcador de diagnóstico dos cânceres diferenciados, mas é útil no acompanhamento pós-tratamento (ver Capítulo 331, *Nódulos Tireoidianos*)
- O CPT desenvolve metástases nos linfonodos cervicais em até 50% dos pacientes, que podem estar presentes mesmo quando o tumor primário ainda é pequeno. A ultrassonografia (USG) pré-operatória identifica adenopatia cervical em 30% dos casos, o que altera a abordagem cirúrgica. As características ultrassonográficas sugestivas de metástases linfonodais incluem aumento de tamanho, perda do hilo gorduroso, formato arredondado em vez de oval, hiperecogenicidade, alterações císticas, calcificações e vascularização periférica
- O CDT invasivo ocorre em 10 a 15% dos pacientes no momento do diagnóstico. Para esse grupo de pacientes, a imagem transversal (tomografia computadorizada [TC] ou ressonância magnética) pode ser um complemento útil no planejamento pré-operatório, para delinear com precisão a extensão do acometimento laríngeo, traqueal, esofágico ou vascular
- A endoscopia de traqueia e/ou esôfago, procurando evidências de invasão intraluminal, pode ser útil quando há suspeita de acometimento dos sistemas respiratório e digestório
- A TC do tórax pode definir a borda inferior da neoplasia e determinar o grau de acometimento das estruturas mediastinais
- O CMT esporádico geralmente ocorre entre a 4ª e a 6ª década de vida. As metástases linfonodais ocorrem em até 14% dos pacientes com tumores T1 e em até 93% daqueles com tumores T4. Cerca de 10% dos pacientes com CMT que apresentam nódulo tireoidiano palpável têm metástases a distância.

TRATAMENTO

- As estimativas de risco podem ser usadas para orientar a extensão da cirurgia da tireoide (tireoidectomia ou lobectomia), a necessidade da dissecção dos linfonodos cervicais (esvaziamento cervical ou não), a necessidade e as doses administradas de iodoterapia (30 a 150 mCi), a necessidade e o grau de supressão do TSH, detalhes de radioterapia externa e sistêmica.

  Essa abordagem adapta a agressividade da intervenção e o acompanhamento dos riscos específicos associados ao tumor em um paciente individualmente (Quadros 330.1 e 330.2)
- Confirmado o diagnóstico de carcinoma de tireoide, a tireoidectomia é indicada. No entanto, em pacientes com curta expectativa de vida pela existência de uma doença grave associada pode-se optar por terapias paliativas
- A tireoidectomia total é o procedimento cirúrgico mais recomendável para pacientes com CDT
- Lobectomia pode ser indicada para pacientes com CPT, unifocal, ≤ 1 cm, esporádico, sem acometimento linfonodal ou invasão extratireoidiana. As metástases linfonodais, ao diagnóstico, são muito frequentes em pacientes com

Quadro 330.1 Conduta para tratamento segundo estratificação de risco da American Thyroid Association.

Baixo risco	Risco intermediário	Alto risco
Tireoidectomia total (ou lobectomia) Iodoterapia não indicada PCI não indicada Se tireoglobulina basal < 0,2 ng/mℓ, manter TSH 0,5 a 2 mU/ℓ; se tireoglobulina basal > 0,2 ng/mℓ, manter TSH 0,1 a 0,5 mU/ℓ Acompanhamento dos níveis de tireoglobulina e realização de USG cervical Controle anual	Tireoidectomia total Esvaziamento cervical terapêutico Iodoterapia de 30 a 150 mCi PCI indicada Manter TSH 0,1 a 0,5 mU/ℓ Acompanhamento dos níveis de tireoglobulina e realização de USG cervical Controle anual	Tireoidectomia total Esvaziamento cervical terapêutico Iodoterapia de 150 mCi PCI indicada Manter TSH < 0,1 U/ℓ Acompanhamento dos níveis de tireoglobulina e realização de USG cervical. Podendo ser necessário TC, RM ou PET Controle anual

PCI: pesquisa de corpo inteiro; PET-SCAN: tomografia com emissão de pósitrons; RM: ressonância magnética; TC: tomografia computadorizada; TSH: hormônio tireoestimulante; USG: ultrassonografia. (Adaptado de Haugen et al., 2016.)

Quadro 330.2 Grupos de prognóstico segundo o estadiamento. (8ª edição do American Joint Committee on Cancer).

Idade	T	N	M	Estádio
Carcinoma diferenciado de tireoide				
Menos 55 anos	Qualquer	Qualquer	0	I
	Qualquer	Qualquer	1	II
Mais de 55 anos	1	0/X	0	I
	1	1	0	II
	2	0/X	0	I
	2	1	0	II
	3	Qualquer	0	II
	4ª	Qualquer	0	III
	4b	Qualquer	0	IV A
	Qualquer	Qualquer	1	IV B
Câncer de tireoide anaplásico				
Qualquer	1 a 3ª	0/X	0	IV A
	1 a 3ª	1	0	IV B
	1-3ª	1	0	IV B
	3b	Qualquer	0	IV B
	4	Qualquer	0	IV B
	Qualquer	Qualquer	1	IV C

Adaptado de Haugen et al., 2016.

CPT. Se na USG, ou durante a cirurgia, o acometimento metastático for suspeitado, o paciente deve ser submetido à tireoidectomia total e dissecção linfonodal
- A estratificação de risco é muito importante para um tratamento individualizado do câncer de tireoide. As estimativas de risco inicial são úteis para orientar a conduta (Quadros 330.3 e 330.4)

Quadro 330.3 Estratificação de risco segundo a American Thyroid Association.

Baixo risco	CPT – sem metástases locais e a distância
	CPT – margens livres
	CPT – cápsula da tireoide sem invasão
	CPT – sem histologia agressiva
	CPT – sem invasão vascular
	CPT – até 5 pN1 micrometástases
	CPT – variante folicular encapsulada e intratireoidiana
	CFT – intratireoidiano e bem-diferenciado com invasão capsular e nenhuma, ou mínima, invasão vascular (< 4 focos)
	CPT – microcarcinoma intratireoidal, uni ou multifocal
Risco intermediário	Invasão microscópica do tecido peritireoidiano
	Metástase cervical detectada na PCI (pós-operatória)
	Histologia agressiva
	CPT – com invasão vascular
	N1 clínico, ou mais de 5 pN1 com todo o linfonodo acometido sendo < 3 cm
	CPT – microcarcinoma com extensão extratireoidiana
Alto risco	Invasão macroscópica dos tecidos extratireoidianos
	Ressecção incompleta do tumor
	Metástases a distância
	Metástases linfonodais confirmadas > 3 cm
	CFT com invasão vascular

CFT: carcinoma folicular da tireoide; CPT: carcinoma papilífero da tireoide; PCI: pesquisa de corpo inteiro.

Quadro 330.4 Classificação do American Joint Committee on Cancer/TNM 8ª edição.

Categoria	Critério
TX	Tumor primário não acessado
T0	Sem evidência de tumor primário
T1	Tumor ≤ 2 cm, limitado à tireoide
T1a	Tumor ≤ 1 cm, limitado à tireoide
T1b	Tumor > 1 cm e ≤ 2 cm, limitado à tireoide
T2	Tumor > 2 cm e ≤ 4 cm, limitado à tireoide
T3	Tumor > 4 cm, limitado à tireoide ou com invasão muscular
T3a	Tumor > 4 cm, limitado à tireoide
T3b	Tumor de qualquer tamanho com invasão muscular (esterno-hióideo, esternotireóideo, omo-hióideo e tireo-hióideo)
T4	Extensão extratireoidiana às estruturas maiores do pescoço
T4a	Invasão de tecidos moles, laringe, traqueia, esôfago, nervo laríngeo recorrente com tumor de qualquer tamanho
T4b	Invasão de fáscia pré-vertebral, artéria carótida, vasos mediastinais com tumor de qualquer tamanho
NX	Linfonodo regional não pode ser acessado
N0	Sem evidência de metástases para linfonodos regionais
N0a	Um ou mais linfonodos regionais sem metástases
N0b	Sem evidência clínica ou radiológica de linfonodos regionais acometidos
N1	Metástase para linfonodos regionais
N1a	Metástase para os níveis VI e VII
N1b	Metástase para os níveis I, II, III IV, V ou retrofaríngeo
M0	Sem metástase distante
M1	Com metástase a distância

Adaptado de Haugen, 2016

- Nos pacientes com ressecção tumoral incompleta ou metástases aparentes após a tireoidectomia e que não são candidatos à reintervenção cirúrgica, o tratamento com iodoterapia é indicado. Também em pacientes com ressecção tumoral aparentemente completa, mas classificados como de risco alto ou intermediário, a terapia adjuvante com ^{131}I tem impacto no prognóstico, sendo assim recomendada
- A tireoidectomia total e a dissecção dos linfonodos cervicais, dependendo dos níveis séricos de Ctn e dos achados ultrassonográficos, é o tratamento-padrão para pacientes com CMT esporádico ou hereditário
- Na maioria dos pacientes com CMT, o objetivo é realizar tireoidectomia total, com ou sem dissecção de linfonodos. No entanto, se a doença estiver avançada, os objetivos da cirurgia são paliativos, com atenção para minimizar as complicações
- Com CMT que invade a traqueia, a cartilagem tireoidiana ou o esôfago, a extensão da cirurgia (laringectomia ou esofagectomia) é determinada por uma avaliação da capacidade de manter a fala e a deglutição do paciente com boa expectativa de vida com base na extensão da doença e em outras comorbidades
- No preparo para realização da iodoterapia, o uso do TSH recombinante humano é indicado para pacientes com condições potencialmente agravadas pelo hipotireoidismo ou com incapacidade de elevação suficiente do TSH endógeno. Mesmo na ausência dessas condições, o TSH recombinante é preferível para pacientes com ressecção tumoral completa e sem metástases aparentes após a tireoidectomia
- Em pacientes de baixo risco para doença persistente ou recorrente, desde que a tireoidectomia total tenha sido adequadamente realizada, 30 mCi de [131]I é eficaz para ablação de remanescentes, com baixa taxa de recidiva a médio e longo prazos
- A pesquisa de corpo inteiro (PCI) pré-dose apresenta menor sensibilidade para metástases. Ao contrário, a PCI pós-dose, realizada aproveitando a mesma atividade e preparo da terapia, tem maior sensibilidade e é capaz de identificar metástases
- A radioterapia externa deve ser considerada para pacientes com ressecção tumoral incompleta, não candidatos à reintervenção cirúrgica, ou quando o tecido tumoral remanescente exibe baixa captação de [131]I

- Em pacientes de muito baixo risco, sem indicação de ^{131}I, a reposição de levotiroxina (LT4) deve ser iniciada imediatamente no pós-operatório. Também nos casos em que se decide pelo preparo com TSH recombinante, não há justificativa para adiar a terapia com LT4. Da mesma forma, nos pacientes de baixo risco em que os dados clínicos, histológicos e radiológicos forem suficientes para decidir pela terapia com ^{131}I, havendo a perspectiva de ser realizada no prazo de aproximadamente 4 semanas, o paciente pode ser mantido sem LT4 após a tireoidectomia. Quando a ablação/terapia com radioiodo for precedida da suspensão desse medicamento, a terapia hormonal deve ser retomada precocemente, 48 horas após a administração do ^{131}I, e, em dose plena, para promover um decréscimo mais rápido do TSH

- A iodoterapia não tem indicação no CMT
- Em pacientes com tumores bem diferenciados, a supressão do TSH é uma terapia adjuvante importante, e em indivíduos com metástases conhecidas, essa retirada tem papel inibitório no crescimento tumoral e na progressão da doença

- Em pacientes sem doença aparente, mas com tireoglobulina elevada, a manutenção do TSH diminuído contribui para negativação a longo prazo desse marcador. Também nos casos de pacientes aparentemente livres de doença, mas com alto risco para recorrência, a supressão contínua do TSH está associada a melhor desfecho. Mesmo em pacientes de baixo risco que alcançam remissão completa, um TSH persistentemente > 2 mUI/ℓ está relacionado com pior evolução a longo prazo. No entanto, a tireotoxicose subclínica correlaciona-se com diminuição da massa óssea, notadamente em mulheres após a menopausa, alterações cardíacas morfológicas e funcionais, de maior repercussão clínica em idosos

- Para minimizar os efeitos adversos da terapia supressiva com LT4, algumas medidas são importantes. Um aspecto para o qual o clínico deve estar bastante atento é que o alvo do TSH deve ser individualizado e sempre reavaliado, considerando-se metástases, níveis de tireoglobulina e risco de recidiva. Para evitar longos períodos fora do alvo, recomenda-se que o TSH seja dosado 6 semanas após o início da reposição hormonal

- Importante: nos pacientes com CMT após a tireoidectomia, não há razão para suprimir hormônio tireoestimulante (TSH), uma vez que o CMT não é uma neoplasia das células foliculares; no entanto, é necessário reposição de LT4 para manutenção dos níveis séricos de TSH na faixa eutireóidea

- Pacientes que alcançam remissão completa após a terapia exibem baixo risco de recidiva a longo prazo. Desse modo, eles podem ter seguimento anual com exame clínico, dosagens séricas da tireoglobulina, antitireoglobulina e USG cervical

- Sabe-se que até 20% dos pacientes com CDT apresentam recorrências locais ou regionais. O tratamento mais indicado para doença locorregional é a excisão cirúrgica, especialmente na ausência de metástases a distância

- Os pacientes com CDT com metástases a distância apresentam mortalidade e morbidades aumentadas. Entretanto, o desfecho negativo dependerá do número, da localização e do tamanho das metástases, bem como da idade do paciente e da captação de ^{131}I pelo tumor. Sempre que a metástase for ressecável, a cirurgia é o tratamento de escolha se a morbidade associada ao procedimento for aceitável

- Nos pacientes com CMT, os níveis séricos de Ctn devem ser medidos 3 meses no pós-operatório e, se indetectáveis ou na faixa de normalidade, devem ser medidos anualmente. Os pacientes com níveis séricos de Ctn no pós-operatório inferiores a 150 pg/mℓ devem fazer exame físico e USG do pescoço. Se esses níveis estiverem na faixa da normalidade, os pacientes devem ser acompanhados com exames físicos, medição dos níveis séricos de Ctn e USG a cada 6 meses. Nos pacientes cujo nível sérico de Ctn no pós-operatório exceder 150 pg/mℓ, devem ser avaliados por exames de imagem, incluindo USG do pescoço, TC de tórax, RM ou, se indicado, TC do fígado, e cintilografia óssea e RM de pelve e esqueleto axial.

Tratamento farmacológico e radioterapia

Nos pacientes com CDT avançado ou metastático sem indicação para o iodo radioativo ou que progrediram após este tratamento podem se beneficiar com os inibidores de tirosinoquinase, como o sorafenibe (Nexavar®) e, como opção, o larotrectinibe (Vitrakvi®) para os tumores com fusão gênica de *NTRK* positivo; e pembrolizumabe (Keytruda®) para os tumores com alta carga de mutações (TMB-H).

Para a seleção desses medicamentos é necessário o estudo da biologia tumoral com ênfase nas alterações e mutações genéticas, avaliadas por imuno-histoquímica.

O grande inconveniente dos tratamentos com os inibidores de tirosinoquinase e dos anticorpos monoclonais é o seu alto custo.

Para metástases ósseas, infusões mensais de ácido zolendrônico, 4 mg, IV, pode prover paliação no sentido de controlar a dor óssea e prevenir possíveis fraturas.

Atenção

É altamente recomendável a participação do oncologista clínico no tratamento dos pacientes com doença avançada ou metastática.

A quimioterapia pode ser associada à radioterapia com finalidade de potencializar os resultados, e somente indicada para o carcinoma anaplásico da tireoide, ou em casos selecionados como adjuvante. Os mesmos medicamentos também são usados para a doença metastática de forma paliativa.

Os principais agentes antineoplásicos empregados são: paclitaxol + carboplatina de 7/7 dias; docetaxol + doxorrubicina a cada 3 ou 4 semanas; paclitaxol semanal; cisplatina semanal; doxorrubicina semanal.

Os inibidores tirosinoquinase, todos de uso oral, indicados na doença avançada ou metastática são: dabrafenibe (Tafinlar®) – para tumores com mutação positiva *BRAF* V600E; larotrectinibe (Vitrakvi®) – tumores com fusão gênica positiva para *NTRK*; pralsetinibe (Gavreto®) – fusão de *RET* positivo.

Os carcinomas medulares da tireoide avançados ou metastáticos não respondem bem à quimioterapia, sendo preferível os inibidores da tirosinoquinase, tanto na doença assintomática como na sintomática: vandetanibe (Caprelsa®); selpercatinibe (Retvemo®) – tumores positivos para mutação de *RET*; pembrolizumabe (Keytruda®) – tumores com alta carga de mutação (TMB-H > 10 mut/Mb).

EVOLUÇÃO E PROGNÓSTICO

- A frequência com que carcinomas não detectados durante a vida, somente em autópsias, e os estudos naqueles com microcarcinomas não operados indicam que grande parte desses tumores nunca evolui, o que parece explicar os baixos índices de mortalidade do CDT, apesar do significativo aumento de sua incidência
- A maioria dos pacientes com CDT evolui bem quando adequadamente tratada, mas um percentual não desprezível apresenta recidivas e alguns desses pacientes não respondem às terapias convencionais, podendo inclusive irem a óbito
- O desafio é distinguir os pacientes merecedores de condutas mais agressivas e poupar aqueles em que tratamentos e procedimentos são desnecessários. Assim, para o planejamento terapêutico e definição da melhor forma de acompanhamento do paciente com CDT, é fundamental avaliar o risco de recorrência e progressão da doença (Quadro 330.5)
- Nos pacientes com CMT, o prognóstico está diretamente relacionado com a idade do paciente ao se fazer o diagnóstico, o sexo (masculino), a invasão local do tumor e a ocorrência de metástases linfonodais e distantes
- As taxas de sobrevida em 10 anos para pacientes com CMT nos estádios I, II, III e IV são de 100%, 93%, 71% e 21%, respectivamente
- O comportamento clínico do CMT esporádico é imprevisível; no entanto, alguns pacientes com metástases distantes podem viver por vários anos.

Quadro 330.5 Resposta ao tratamento.

Excelente	Sem evidência clínica, bioquímica ou estrutural de doença
Bioquímica incompleta	Níveis anormais de tireoglobulina ou aumento de anticorpos antitireoglobulina sem doença localizável
Estrutural incompleta	Metástases locorregionais ou distantes persistentes ou recentemente identificadas
Indeterminada	Achados bioquímicos ou estruturais inespecíficos que não possam ser classificados com segurança como benignos ou malignos. Isso inclui pacientes com níveis estáveis ou em declínio de anticorpos antitireoglobulina sem evidência estrutural da doença

Adaptado de Haugen, 2016.

BIBLIOGRAFIA

Asban A, Patel AJ et cols. Cancer of the Endocrine System. In: Niederhube, JE, Armitage JO, Doroshow JH et cols. Abeloff's Clinical Oncology, 6th edition, Elsevier, pg 1074, 2020.
Azevedo MF. GPS Medicamentos. Guia prático em saúde. Rio de Janeiro: Guanabara Koogan; 2017.
Haugen BR, Alexander EK, Bible KC, Doherty GM, Mandel SJ, Nikiforov YE et al. 2015 American Thyroid Association Management Guidelines for Adult Patients with Thyroid Nodules and Differentiated Thyroid Cancer: The American Thyroid Association Guidelines Task Force on Thyroid Nodules and Differentiated Thyroid Cancer. Thyroid. 2016;26(1):1-133.
Maia AL, Ward LS, Carvalho GA, Graf H, Maciel RMB, Maciel LMZ et al. Nódulos de tireóide e câncer diferenciado de tireóide: consenso brasileiro. Arq Bras Endocrinol Metab. 2007; 51(5):867-93.
NCCN (National Comprehensive Cancer Network) Guidelines Version 1.2021 Thyroid Carcinoma, 2021.
Porto CC, Porto AL. Semiologia médica. 8. ed. Rio de Janeiro: Guanabara Koogan; 2019.
Rosário PW, Ward LS, Carvalho GA, Graf H, Maciel RMB, Maciel LMZ et al. Nódulo tireoidiano e câncer diferenciado de tireoide: atualização do consenso brasileiro. Arq Bras Endocrinol Metab. 2013;57(4):240-64.
Tessler FN, Middleton WD, Grant EG, Hoang JK, Berland LL, Teefey SA et al. ACR Thyroid Imaging, Reporting and Data System (TI-RADS): White Paper of the ACR TI-RADS Committee. J Am Coll Radiol. 2017;14(5):587-95.
Tuttle RM, Haugen B, Perrier ND. Updated American Joint Committee on Cancer/Tumor-Node-Metastasis Staging System for Differentiated and Anaplastic Thyroid Cancer (Eighth Edition): What Changed and Why? Thyroid. 2017;27(6):751-6.
Wells Jr. SA, Asa SL, Dralle H, Elisei R, Evans DB, Gagel RF et al. Revised American Thyroid Association Guidelines for the Management of Medullary Thyroid Carcinoma. Thyroid. 2015;25(6):567-610.

331
Nódulos Tireoidianos

Alexandre Roberti

INTRODUÇÃO

Os nódulos tireoidianos são manifestações de várias afecções da tireoide. Podem ser únicos ou múltiplos, benignos ou malignos. A prevalência de nódulos palpáveis é de aproximadamente 5% em mulheres e 1% em homens.

Em contrapartida, pela ultrassonografia (USG) de alta resolução podem-se detectar nódulos tireoidianos em até 68% dos indivíduos examinados.

A importância clínica dos nódulos tireoidianos consiste, principalmente, na necessidade de se descartar o diagnóstico de câncer tireoidiano que ocorre em até 15% desses pacientes.

Recomendação prática

Considerando que as diferentes doenças da tireoide têm muitas manifestações clínicas em comum, a identificação de qualquer sinal ou sintoma que indique a possibilidade de alteração estrutural ou funcional exige avaliação abrangente do paciente com exame clínico detalhado, realização de dosagens hormonais e de exame ultrassonográfico, podendo ser necessários outros exames). Ver os demais capítulos desta Seção.

CAUSAS

- Um nódulo tireoidiano é uma lesão delimitada dentro da tireoide, ultrassonograficamente distinta do parênquima circundante

- Algumas lesões palpáveis podem não corresponder à definição estrita de nódulos da tireoide
- Nódulos não palpáveis, mas perceptíveis à USG são denominados incidentais ou incidentalomas.

No Quadro 331.1 é apresentada as causas dos nódulos da tireoide.

FATORES DE RISCO

- Idade acima de 60 anos
- Indivíduos que vivem em áreas com deficiência de iodo.

MANIFESTAÇÕES CLÍNICAS

- Os nódulos são frequentemente assintomáticos, podendo ser identificados à palpação da tireoide ou pelo exame ultrassonográfico
- Após a descoberta de um nódulo tireoidiano, deve ser realizado um exame clínico com foco na glândula tireoide e nos linfonodos cervicais adjacentes, além do exame clínico de todos os sistemas
- Pesquisar história de radioterapia na infância, de carcinoma de tireoide em familiar, crescimento rápido do nódulo ou rouquidão
- Ao exame físico, são indicativos de neoplasias malignas a paralisia das pregas vocais, linfadenopatia cervical e fixação do nódulo no tecido circundante (ver Capítulo 330, *Neoplasias Malignas da Tireoide*).

EXAMES COMPLEMENTARES

- Dosagem do nível sérico de hormônio tireoestimulante (TSH):
  - Se as taxas de TSH sérico estiverem abaixo do normal, deve-se realizar um exame de cintilografia da tireoide para investigar se o nódulo é hiperfuncionante (captação do marcador maior do que a tireoide normal ao redor), ou não funcionante (captação menor do que o tecido tireoidiano circundante)
  - Nível sérico mais alto de TSH associa-se a aumento do risco de malignidade em um nódulo tireoidiano
- Cintilografia: nos pacientes com baixos níveis séricos de TSH submetidos à cintilografia de tireoide, sugerindo nodularidade, a USG deve ser realizada para avaliar nódulos concordantes com as áreas hiperfuncionais, que não requerem punção aspirativa com agulha fina (PAAF), bem como outros nódulos não funcionais que atendam aos critérios ultrassonográficos da PAAF
- PAAF: método mais acurado para avaliar nódulos tireoidianos, devendo-se executá-la com auxílio da USG. A descrição da citologia tireoidiana deve ser feita pela classificação de Bethesda

Quadro 331.1 Causas de nódulos tireoidianos.

- Tireoidites
- Cistos coloides
- Bócio coloide
- Bócio adenomatoso
- Adenoma folicular
- Carcinomas
- Linfomas
- Lesões metastáticas
- Doenças granulomatosas

- Tomografia por emissão de pósitrons (PET-SCAN): este exame é cada vez mais utilizado para avaliação de pacientes com doenças malignas e não malignas. Captação anormal da tireoide, focal ou difusa, pode ser detectada incidentalmente. A captação focal é incidentalmente detectada em 1 a 2% dos pacientes. Em geral, corresponde a um nódulo clinicamente relevante e, portanto, o exame de USG é recomendado.

É importante ressaltar que a captação focal ao PET-SCAN aumenta o risco de malignidade em um nódulo afetado e, portanto, recomenda-se a avaliação clínica e a PAAF de nódulos com mais 1 cm.

USG em pacientes com nódulos tireoidianos

- Deve ser realizada uma ultrassonografia da tireoide e do pescoço em todos os pacientes com suspeita de nódulo tireoidiano
- Em 2012, o American College of Radiology constituiu um comitê para estabelecer normas para descrever nódulos da tireoide que ficaram conhecidas como Classificação de TI-RADS (Quadro 331.2)
- Linfonodos suspeitos devem ser biopsiados por PAAF guiada por USG.

TRATAMENTO

Conduta segundo o resultado da citologia:

- Bethesda I: citologia não diagnóstica; deve-se repetir a citologia em 3 meses – tempo ideal para uma nova PAAF. Nódulos com citologia não diagnóstica repetidamente, se forem suspeitos ao USG devem ser encaminhados para ressecção cirúrgica
- Bethesda II: citologia benigna; deve-se realizar apenas seguimento
- Bethesda III: citologia indeterminada; podem-se solicitar testes moleculares, quando disponíveis, ou repetir a biópsia após 6 meses. Se a citologia permanecer indeterminada, orientar tratamento cirúrgico
- Bethesda IV: suspeito de neoplasia folicular; o tratamento cirúrgico é indicado para esclarecimento diagnóstico
- Bethesda V: suspeito de malignidade (carcinoma papilar); tratamento cirúrgico é recomendado.

As neoplasias malignas de muito baixo risco (microcarcinomas sem evidências de metástases) ou pacientes com comorbidades importantes podem ser acompanhados, seguindo-se protocolos de estudo:

- Bethesda VI: citologia maligna; a conduta é a mesma do Bethesda V.

Outras condutas:

- Os pacientes que apresentam múltiplos nódulos, maiores que 1 cm, devem ser avaliados pelo mesmo protocolo de bócio uninodular, sabendo-se que cada nódulo, individualmente, apresenta risco de malignidade
- Devem-se escolher para PAAF os nódulos que se apresentarem com risco de malignidade à USG. Se nenhum nódulo apresentar risco de malignidade, deve-se realizar a PAAF no maior (> 2 cm). Se os níveis de TSH estiverem baixos, deve-se solicitar cintilografia de tireoide, podendo-se selecionar os nódulos menos captantes para PAAF, sempre comparando com a análise de risco à USG

Quadro 331.2 Estimativa de risco de malignidade segundo padrão ultrassonográfico.

USG	Características ultrassonográficas	Risco estimado (%)	Conduta
Alto risco	Nódulo hipoecoico sólido ou componente hipoecoico sólido de um nódulo parcialmente cístico com uma ou mais das seguintes características: margens de difícil determinação, microcalcificações, formato mais alto que largo, calcificações nas bordas com pequeno componente extrusivo de tecido mole, evidência de extensão extratireoidiana	70 a 90	Nódulo > 1 cm, indicar PAAF
Risco intermediário	Nódulo sólido hipoecoico com margens bem definidas sem características indicativas de malignidade	10 a 20	Nódulo > 1 cm, indicar PAAF
Baixo risco	Nódulo sólido isoecoico ou hiperecoico, ou nódulo parcialmente cístico com áreas sólidas excêntricas sem características indicativas de malignidade	5 a 10	Nódulo > 1,5 cm, indicar PAAF
Muito baixo risco	Nódulos espongiformes ou parcialmente císticos sem características indicativas de malignidade	Menor de 3%	Nódulo > 2 cm, indicar PAAF
Benigno	Puramente císticos	Menor de 1%	Sem indicação de PAAF

PAAF: punção aspirativa com agulha fina; USG: ultrassonografia.

- Nos pacientes com nódulos de risco baixo ou intermediário, repetir a USG anualmente. Se algum nódulo crescer ou houver suspeita de malignidade à USG, o paciente deve ser encaminhado para PAAF
- A terapia de supressão do TSH para nódulos benignos da tireoide não é recomendada
- Iodoterapia: pacientes com nódulos benignos devem ter ingestão adequada de iodo.

Tratamento cirúrgico de nódulos benignos

- A cirurgia deve ser considerada quando se observar crescimento de nódulos benignos após repetição da PAAF, ou se forem grandes (maior que 4 cm), causando sintomas de compressão ou problemas estéticos
- Os pacientes com nódulos benignos após a PAAF devem ser monitorados regularmente. A maioria dos nódulos assintomáticos que demonstram crescimento modesto deve ser seguida sem intervenção.

BIBLIOGRAFIA

Haugen BR, Alexander EK, Bible KC, Doherty GM, Mandel SJ, Nikiforov YE et al. 2015 American Thyroid Association Management Guidelines for Adult Patients with Thyroid Nodules and Differentiated Thyroid Cancer: The American Thyroid Association Guidelines Task Force on Thyroid Nodules and Differentiated Thyroid Cancer. Thyroid. 2016;26(1):1-133.
Maia AL, Ward LS, Carvalho GA, Graf H, Maciel RMB, Maciel LMZ et al. Nódulos de tireóide e câncer diferenciado de tireóide: consenso brasileiro. Arq Bras Endocrinol Metab [Internet]. 2007; 51(5):867-93.
Porto CC, Porto AL. Semiologia médica. 8. ed. Rio de Janeiro: Guanabara Koogan; 2019.
Rosário PW, Ward LS, Carvalho GA, Graf H, Maciel RMB, Maciel LMZ et al. Nódulo tireoidiano e câncer diferenciado de tireoide: atualização do consenso brasileiro. Arq Bras Endocrinol Metab. 2013;57(4):240-64.
Tessler FN, Middleton WD, Grant EG, Hoang JK, Berland LL, Teefey SA et al. ACR Thyroid Imaging, Reporting and Data System (TI-RADS): White Paper of the ACR TI-RADS Committee. J Am Coll Radiol. 2017;14(5):587-95.

332
Tireoidites

Tireoidite de Hashimoto, tireoidite pós-parto, tireoidite esporádica, tireoidite subaguda, tireoidite supurativa, tireoidite de Riedel, tireoidite induzida por medicamentos

Alexandre Roberti

INTRODUÇÃO

A tireoidite engloba várias doenças da tireoide com características histopatológicas e manifestações clínicas diferentes.

FORMAS CLÍNICAS

Nos Quadros 332.1 e 332.2 são apresentadas as formas clínicas e suas características principais.

TIREOIDITE DE HASHIMOTO

Tireoidite linfocítica crônica, tireoidite autoimune crônica, bócio linfomatoso

- Caracteriza-se por evidência de bócio e altas concentrações séricas de anticorpos tireoidianos, sendo o tipo mais comum de tireoidite
- Causa mais frequente de hipotireoidismo; porém, em raros casos, manifesta-se com hipertireoidismo
- Na sua fase inicial, encontra-se um bócio firme, irregular e indolor
- Cerca de 10% dos pacientes têm tireoide atrófica, o que pode representar o estágio final da evolução do processo inflamatório da glândula

Quadro 332.1 Formas clínicas de tireoidites.

Formas clínicas	Sinônimo
Tireoidite de Hashimoto	Tireoidite linfocítica crônica Tireoidite autoimune crônica Bócio linfadenomatoso
Tireoidite pós-parto indolor	Tireoidite pós-parto Tireoidite linfocítica subaguda
Tireoidite esporádica indolor	Tireoidite esporádica silenciosa Tireoidite linfocítica subaguda
Tireoidite subaguda dolorosa	Tireoidite subaguda Tireoidite de Quervain Tireoidite de células gigantes Tireoidite granulomatosa subaguda Tireoidite pseudogranulomatosa
Tireoidite supurativa	Tireoidite infecciosa Tireoidite supurativa aguda Tireoidite bacteriana
Tireoidite induzida por medicamentos (amiodarona, lítio e outros)	–
Tireoidite de Riedel	Tireoidite fibrosa

- Elevadas concentrações séricas de anticorpos antitireoperoxidase (anti-TPO) são encontradas em 90% dos pacientes, e anticorpos antitireoglobulina em 20 a 50% dos casos
- A tireoide aparece hipoecogênica no exame ultrassonográfico
- A cintilografia de tireoide não auxilia no diagnóstico, pois frequentemente não ocorre captação.

TRATAMENTO

- Havendo hipotireoidismo, a levotiroxina sódica (LT4) é o tratamento de escolha (ver Capítulo 329, *Hipotireoidismo*)
- Na maioria dos pacientes, o bócio diminui após 6 meses de uso da LT4
- Nos casos de tireoidite de Hashimoto com nódulos, deve-se realizar a biópsia por aspiração com agulha fina para descartar linfoma e carcinoma de tireoide (ver Capítulo 331, *Nódulos Tireoidianos*).

TIREOIDITE PÓS-PARTO INDOLOR

- Caracteriza-se por infiltração linfocitária, sendo mais comum em mulheres com história de autoimunidade, com altos níveis de anti-TPO no 1º trimestre da gestação ou após o parto
- O quadro clássico, observado em apenas 30% das pacientes, é constituído por hipertireoidismo, que tem início 1 a 6 meses após o parto, perdurando por 2 meses. Esta fase pode ser seguida pelo aparecimento de hipotireoidismo, que se inicia de 4 a 6 meses após o parto, podendo durar até 6 meses. Após esta segunda fase, 80% das mulheres recuperam a função tireoidiana. Porém, há 70% de chance de recorrência de tireoidite em gestações subsequentes (Figura 332.1)
- A paciente apresenta-se com bócio pequeno e levemente endurecido. O anti-TPO encontra-se alto e a velocidade de hemossedimentação (VHS) é normal
- A cintilografia com iodo radioativo mostra baixa captação.

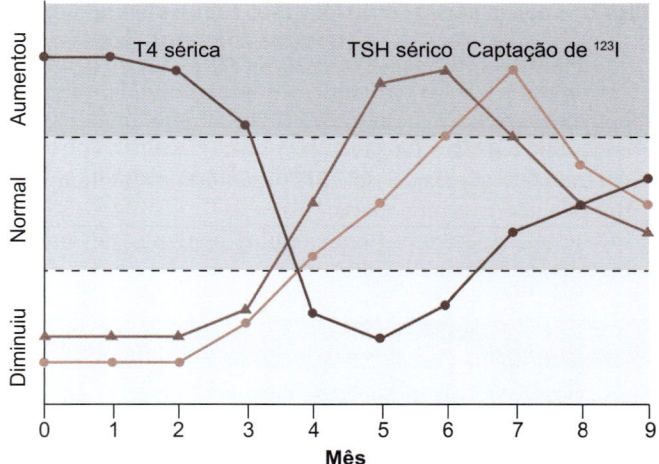

Figura 332.1 Curso clínico clássico das tireoidites (subaguda, pós-parto e esporádica): as medições séricas de hormônio tireoestimulante (TSH), tiroxina (T4) e a captação na cintilografia tireoidiana evidenciam hipertireoidismo nos primeiros 3 meses, seguido de hipotireoidismo por 3 meses e depois o eutireoidismo. (Adaptada de Pearce et al., 2003.)

Quadro 332.2 Tireoidites: avaliações clínica e laboratorial.

Característica	Hashimoto	Pós-parto	Esporádica indolor	Subaguda dolorosa	Supurativa	Riedel
Idade (anos)	30 a 50	Idade fértil	30 a 40	20 a 60	Criança; 20 a 40	30 a 60
Relação (fem/masc)	9:1	–	2:1	5:1	1:1	4:1
Causa	Autoimune	Autoimune	Autoimune	Desconhecida	Infecciosa	Desconhecida
Patologia	Infiltração linfocítica, centros germinativos, fibrose	Infiltração linfocítica	Infiltração linfocítica	Granuloma de células gigantes	Abscesso	Fibrose
Função tireoidiana	Hipotireoidismo	Hipotireoidismo, hipertireoidismo, ambos	Hipotireoidismo, hipertireoidismo, ambos	Hipotireoidismo, hipertireoidismo, ambos	Eutireoidismo	Eutireoidismo
Anti-TPO	Alto	Alto	Alto	Ausente	Ausente	Presente
VHS	Normal	Normal	Normal	Alta	Alta	Normal
Cintilografia (captação)	Variável	Baixa	Baixa	Baixa	Normal	Baixa ou normal

Anti-TPO: anticorpo antitireoperoxidase; VHS: velocidade de hemossedimentação. (Adaptado de Pearce et al., 2003.)

TRATAMENTO

- Nos casos mais graves da fase de hipertireoidismo, o tratamento deve ser feito apenas com betabloqueadores (ver Capítulo 328, *Hipertireoidismo*)
- Na fase de hipotireoidismo, pode ser necessário o uso de LT4 (ver Capítulo 329, *Hipotireoidismo*).

TIREOIDITE ESPORÁDICA INDOLOR

Tireoidite esporádica silenciosa, tireoidite linfocítica subaguda

- Esta forma clínica é identificada em 1% dos pacientes com hipertireoidismo. O curso clínico é igual ao da tireoidite pós-parto; porém, apenas 20% das pacientes permanecem com hipotireoidismo
- Em 50% dos casos, os parâmetros clínicos e laboratoriais são semelhantes aos da tireoidite pós-parto
- O tratamento é o mesmo da tireoidite pós-parto.

TIREOIDITE SUBAGUDA DOLOROSA

- A tireoidite subaguda dolorosa é uma doença inflamatória autolimitada e a causa mais comum de dor na tireoide. Surge após uma infecção de sistema respiratório superior, originando a hipótese de ser provocada por vírus
- Em geral, é antecedida por mialgia, odinofagia e febre. Posteriormente, a febre aumenta, surge dor no pescoço e aumento da tireoide
- Em 50% dos pacientes, observa-se hipertireoidismo, seguido de manifestações de hipotireoidismo que evolui em 4 a 6 meses; depois desse período a função tireoidiana volta ao normal na maioria dos pacientes
- Recorrências são observadas em 2% dos casos
- Alterações laboratoriais: VHS aumentada, proteína C reativa elevada, contagem de leucócitos discretamente elevada, tiroxina (T4) livre acima do normal (hormônio estocado na tireoide), hormônio tireoestimulante (TSH) baixo ou indetectável, anti-TPO normal
- A cintilografia de tireoide revela captação diminuída
- A ultrassonografia (USG) com Doppler evidencia vascularização normal
- O tratamento baseia-se no controle da dor (ver Capítulo 15, *Dor*). Nos casos de dor intensa pode-se usar prednisona 40 mg/dia por via oral (VO), por um período máximo de 4 a 6 semanas. Prednisona, comprimidos de 5 mg, 20 mg e 50 mg
- Para os sintomas de hipertireoidismo, deve ser usado apenas betabloqueador (ver Capítulo 328, *Hipertireoidismo*).

TIREOIDITE SUPURATIVA

Tireoidite infecciosa

- Condição rara, em geral de origem bacteriana, mas pode ser causada por fungos, micobactérias e parasitas. Ocorre em pacientes com doença tireoidiana prévia, imunodeprimidos, idosos ou pessoas debilitadas
- O quadro clínico inicia-se com sinais de infecção do sistema respiratório alto, depois surgem febre, disfagia, disfonia, aumento da tireoide com dor e hiperemia local
- A função tireoidiana é normal

- Acompanha-se de leucocitose e VHS aumentada
- Punção aspirativa para coleta de material para cultura e antibiograma pode ser necessária para o tratamento
- Antibioticoterapia e drenagem de coleções purulentas, quando necessária.

TIREOIDITE DE RIEDEL

Tireoidite fibrosa

- Manifestação local de um processo fibrótico sistêmico. Trata-se, pois, de uma fibrose progressiva da glândula tireoide que pode se estender aos tecidos circundantes
- A prevalência é muito baixa entre os pacientes com doença tireoidiana que necessitam de cirurgia, e sua causa é desconhecida
- Anti-TPO são detectados em 60% dos pacientes, mas não está claro se são a causa ou efeito da destruição da tireoide
- Nos pacientes com tireoidite de Riedel, manifesta-se bócio duro, fixo e indolor. Podem apresentar sintomas devido à compressão traqueal e esofágica decorrente da extensão da fibrose aos tecidos adjacentes
- A maioria dos pacientes evolui para o hipotireoidismo
- O tratamento é cirúrgico
- O diagnóstico definitivo é confirmado pelo exame histopatológico.

TIREOIDITE INDUZIDA POR MEDICAMENTOS

Vários medicamentos podem induzir alterações na tireoide, destacando-se a amiodarona, o lítio, a interferona alfa e a interleucina 2.

Amiodarona. Pode alterar a função tireoidiana de diferentes maneiras, induzindo hipotireoidismo ou hipertireoidismo.

O hipotireoidismo ocorre por excesso de iodo em 20% dos pacientes em região suficiente de iodo.

Os pacientes com tireoidite autoimune têm risco aumentado de desenvolver hipotireoidismo quando utilizam amiodarona. Tratamento com LT4 (ver Capítulo 329, *Hipotireoidismo*). Em geral, a dose necessária é maior porque a amiodarona diminui a atividade da 5'-deiodinase nos tecidos periféricos, o que reduz a produção de tri-iodotironina (T3). Com o tratamento, o paciente pode continuar em uso da amiodarona.

O hipertireoidismo tipo I, definido como síntese e liberação de T4 em excesso, é induzido por iodo, e acomete mais provavelmente pacientes com distúrbios de tireoide preexistentes, como o bócio nodular.

O hipertireoidismo tipo II é uma tireoidite destrutiva que causa a liberação do hormônio tireoidiano pré-formado pela glândula tireoide.

É difícil a distinção entre as duas formas de hipertireoidismo induzido pela amiodarona, especialmente porque alguns pacientes têm ambos os tipos.

A USG pode mostrar hipervascularidade no tipo I, mas hipovascularidade no tipo II.

No hipertireoidismo tipo I, o tratamento baseia-se no uso de medicamentos antitireoidianos, como metimazol e propiltiouracila (ver Capítulo 328, *Hipertireoidismo*).

No hipertireoidismo tipo II, o tratamento é feito com corticoides (ver Capítulo 328, *Hipertireoidismo*).

Com resposta adequada ao tratamento do hipertireoidismo, o paciente pode continuar em uso da amiodarona.

Lítio. Em pacientes com tireoidite autoimune preexistente, o lítio pode aumentar as concentrações séricas de anticorpos tireoidianos e causar hipotireoidismo. Tal alteração é identificada em até 33% dos pacientes que usam lítio por longos períodos.

Hipertireoidismo tem sido relatado, possivelmente causado pelos efeitos tóxicos diretos do lítio nas células da tireoide ou pela tireoidite esporádica indolor induzida pelo lítio.

Interferona alfa e interleucina 2. Cerca de 15% dos pacientes em uso da interferona alfa ou interleucina 2, sem história de tireoidite autoimune, desenvolvem altas concentrações de anti-TPO ou disfunção tireoidiana, associadas com hipertireoidismo ou hipotireoidismo.

A interferona alfa também tem sido relacionada à tireoidite inflamatória destrutiva.

A cintilografia tireoidiana ajuda a distinguir entre a doença de Graves induzida por medicamento, em que a captação é elevada, e a tireoidite inflamatória induzida por medicamentos, na qual a captação é baixa.

Quando a doença de Graves se desenvolve em pacientes que recebem interferona alfa, o tratamento baseia-se no uso de medicamentos antitireoidianos (ver Capítulo 328, *Hipertireoidismo*).

A tireoidite inflamatória pode ser tratada com betabloqueadores e, se necessário, com anti-inflamatórios não esteroides ou corticoides, e o hipotireoidismo com L-T4 (ver Capítulo 329, *Hipotireoidismo*). Assim, o tratamento com interferona alfa ou interleucina 2 pode ser continuado.

Os pacientes afetados apresentam um risco aumentado de disfunções tireoidianas autoimunes no futuro.

Testes de função tireoidiana e avaliação de anticorpos séricos da tireoide devem ser realizados antes do início da terapia com interferona alfa ou interleucina 2 e a cada 6 meses.

BIBLIOGRAFIA

Azevedo MF. GPS Medicamentos. Guia prático em saúde. Rio de Janeiro: Guanabara Koogan; 2017.

Chen AY, Bernet VJ, Carty SE, Davies TF, Ganly I, Inabnet 3rd WB et al. American Thyroid Association Statement on Optimal Surgical Management of Goiter. Thyroid. 2014;24(2):181-9.

Haugen BR, Alexander EK, Bible KC, Doherty GM, Mandel SJ, Nikiforov YE et al. 2015 American Thyroid Association Management Guidelines for Adult Patients with Thyroid Nodules and Differentiated Thyroid Cancer: The American Thyroid Association Guidelines Task Force on Thyroid Nodules and Differentiated Thyroid Cancer. Thyroid. 2016;26(1):1-133.

Jonklaas J, Bianco AC, Bauer AJ, Burman KD, Cappola AR, Celi FS et al. Guidelines for the Treatment of Hypothyroidism: Prepared by the American Thyroid Association Task Force on Thyroid Hormone Replacement. Thyroid. 2014;24(12):1670-751.

Kahaly GJ, Bartalena L, Hegedüs L, Leenhardt L, Poppe K, Pearce SH. 2018 European Thyroid Association Guideline for the Management of Grave's Hyperthyroidism. Eur Thyroid J. 2018;7:167-86.

Maia AL, Scheffel RS, Meyer ELS, Mazeto GMFS, Carvalho GA, Graf H et al. Consenso brasileiro para o diagnóstico e tratamento do hipertireoidismo: recomendações do Departamento de Tireoide da Sociedade Brasileira de Endocrinologia e Metabologia. Arq Bras Endocrinol Metab. 2013; 57(3):205-32.

Maia AL, Ward LS, Carvalho GA, Graf H, Maciel RMB, Maciel LMZ et al. Nódulos de tireóide e câncer diferenciado de tireóide: consenso brasileiro. Arq Bras Endocrinol Metab. 2007;51(5):867-93.

Medeiros-Neto G, Camargo RY, Tomimori EK. Approach to and treatment of goiters. Med Clin North Am. 2012;96(2):351-68.

Orloff LA, Wiseman SM, Bernet VJ, Fahey 3rd TJ, Shaha AR, Shindo ML et al. American Thyroid Association Statement on Postoperative Hypoparathyroidism: Diagnosis, Prevention, and Management in Adults. Thyroid. 2018;28(7):830-41.

Pearce EN, Farwell AP, Braverman LE. Thyroiditis. N Engl J Med 2003; 348:2646-55.

Persani L, Brabant G, Dattani M, Bonomi M, Feldt-Rasmussen U, Fliers E et al. 2018 European Thyroid Association (ETA) Guidelines on the Diagnosis and Management of Central Hypothyroidism. Eur Thyroid J. 2018;7:225-37.

Porto CC, Porto AL. Semiologia médica. 8. ed. Rio de Janeiro: Guanabara Koogan; 2019.

Rosário PW, Ward LS, Carvalho GA, Graf H, Maciel RMB, Maciel LMZ et al. Nódulo tireoidiano e câncer diferenciado de tireoide: atualização do consenso brasileiro. Arq Bras Endocrinol Metab. 2013;57(4):240-64.

Ross DS, Burch HB, Cooper DS, Greenlee MC, Laurberg P, Maia AL et al. 2016 American Thyroid Association Guidelines for Diagnosis and Management of Hyperthyroidism and Other Causes of Thyrotoxicosis. Thyroid. 2016;26(10):1343-421.

Seção C • Paratireoides

333
Hiperparatireoidismo

Alexandre Roberti

INTRODUÇÃO

O hiperparatireoidismo primário (HPP) é a causa mais comum de hipercalcemia na prática diária. Contudo, a maioria dos pacientes com essa condição clínica é assintomática.

O distúrbio pode ocorrer em qualquer idade, mas é mais comum acima de 50 anos.

As quatro glândulas paratireoides, localizadas atrás da glândula tireoide, secretam hormônio da paratireoide (PTH), que é o principal regulador da homeostase do cálcio (Figura 333.1).

As células dessas glândulas podem sintetizar, processar e armazenar PTH de maneira regulada e replicar quando estimuladas cronicamente. Esses fatores promovem adaptabilidade a curto, médio e longo prazos às flutuações no nível sérico de cálcio (ver Capítulo 344, *Distúrbios de Oligoelementos*).

O PTH é um peptídeo que mobiliza cálcio dos ossos por estimulação osteoclástica. Também induz os rins a reabsorver esse elemento e a promover a ativação da vitamina D, que, por sua vez, estimula a absorção gastrintestinal desse íon (ver Capítulo 350, *Hipovitaminoses e Hipervitaminoses*).

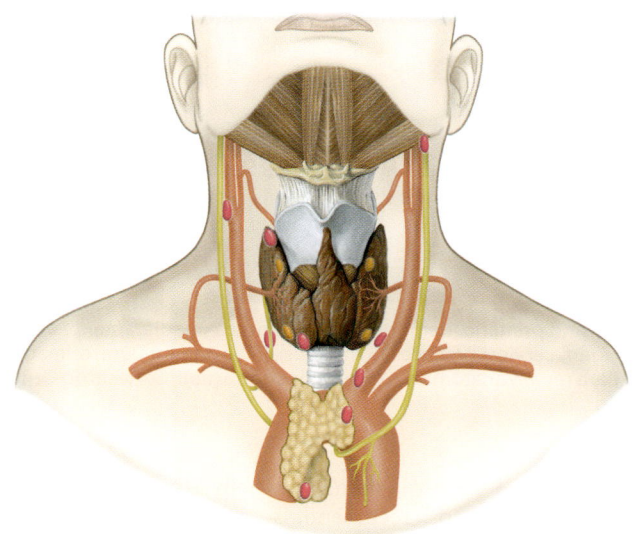

Figura 333.1 Localização das paratireoides.

Baixas concentrações circulantes de cálcio estimulam a secreção de PTH, e altas diminuem essa secreção. Esse hormônio é metabolizado rapidamente no fígado e nos rins, pois sua meia-vida é aproximadamente de 2 a 5 minutos.

FORMAS CLÍNICAS

- Hiperparatireoidismo primário (HPP)
- Hiperparatireoidismo secundário (HPS)
- Hiperparatireoidismo terciário (HPT).

Hiperparatireoidismo primário

- Causado pela secreção aumentada de PTH, que resulta em hipercalcemia. Ocorre esporadicamente, embora casos familiares tenham sido relatados
- Em até 80% dos pacientes com HPP, a doença é causada por um adenoma em uma das glândulas paratireoides
- A hipertrofia de todas as quatro glândulas paratireoides ou vários adenomas nessas glândulas são responsáveis pelo restante dos casos
- Menos de 1% dos casos é causado por neoplasias malignas da paratireoide (Quadro 333.1)
- A terapia de lítio também pode ser responsável pela estimulação dessas glândulas, e o excesso de atividade pode persistir após a descontinuação do medicamento
- Embora raros, os distúrbios familiares devem ser considerados em pacientes com diagnóstico de HPP. As formas familiares de HPP incluem neoplasia endócrina múltipla dos tipos I e II, HPP grave neonatal, síndrome do hiperparatireoidismo – tumor de mandíbula, hipercalcemia hipocalciúrica familiar, hiperparatireoidismo familiar isolada.

Quadro 333.1 Diagnóstico diferencial de hiperparatireoidismo primário (hipercalcemia).

- Neoplasias: pulmão, rim, mama, próstata, linfomas e leucemias
- Doenças granulomatosas: tuberculose e sarcoidose
- Doenças endócrinas: feocromocitoma, hipo e hipertireoidismo
- Pacientes imobilizados por longo período
- Medicamentos: tiazídicos, lítio, intoxicação por vitamina D

Hiperparatireoidismo secundário

- Resulta de uma resposta da paratireoide à hipocalcemia crônica, com o intuito de manter a homeostase do cálcio
- Essa condição pode ocorrer por baixa ingestão de vitamina D, cálcio ou por má absorção desses elementos.

O PTH sérico é elevado, e o cálcio normal ou baixo.
Porém, na maioria dos casos, o HPS é causado por doença renal crônica, devido à baixa concentração de 1,25-di-hidroxivitamina D_3 decorrente da falência de sua produção renal.

Hiperparatireoidismo terciário

Ocorre em pacientes com doença renal crônica e hipocalcemia prolongada, o que provoca hiperplasia das paratireoides com aumento da secreção de PTH de maneira autônoma.

MANIFESTAÇÕES CLÍNICAS

- Os pacientes podem ser sintomáticos ou assintomáticos.
- Pacientes sintomáticos com HPP decorrente da hipercalcemia apresentam doença óssea, cálculos renais e disfunções inespecíficas cardiovascular, gastrintestinal e neuromuscular
- Os cálculos renais são uma complicação importante do HPP. A hipercalciúria é um fator de risco para cálculos renais. Contudo, a patogênese do aumento da formação de cálculos renais no HPP ainda não está totalmente elucidada
- Outras manifestações clínicas podem ocorrer, como hipertensão arterial, hipertrofia de ventrículo esquerdo, calcificação valvar, calcificação de miocárdio, úlcera péptica, pancreatite, pseudogota, anemia, fraqueza, fatigabilidade, depressão, ansiedade ou dificuldades cognitivas.

DIAGNÓSTICO

- No HPP, encontram-se pacientes com cálcio total ou ionizado normal, mas são hipercalcêmicos na maior parte do tempo. Se o cálcio sérico for normal e o PTH estiver elevado, o cálcio ionizado sérico deve ser medido, pois o HPP pode apresentar-se com cálcio ionizado elevado, apesar do cálcio sérico normal
- Os diuréticos tiazídicos devem ser suspensos por 15 dias antes da dosagem da calcemia
- A deficiência de vitamina D pode ocasionar níveis de cálcio sérico anormalmente baixos. Após o estabelecimento de uma hipótese de HPP nos exames laboratoriais, deve-se avaliar a densidade óssea
- O exame de imagem da paratireoide tornou-se um procedimento pré-operatório padrão para localizar tecido paratireóideo anormal; no entanto não é recomendado, a menos que a intervenção cirúrgica seja planejada
- Os adenomas da paratireoide ou as glândulas paratireoides hiperplásicas nem sempre são claramente identificados. Portanto, a falta de imagens positivas não deve impedir a paratireoidectomia em pacientes com dados clínicos e laboratoriais consistentes.

O valor do exame de imagem consiste na identificação acurada de tecido paratireóideo anormal, a fim de auxiliar no planejamento cirúrgico adequado

- A cintilografia com tecnécio Tc99m sestamibi é uma forma muito sensível (90%) de localização da glândula paratireoide anormal (Figura 333.2)

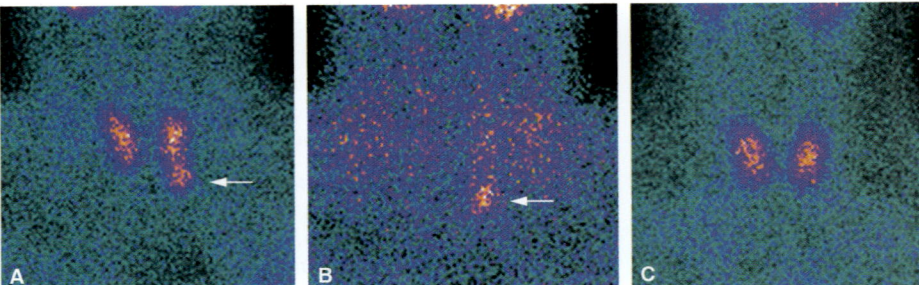

Figura 333.2 Cintilografia das paratireoides em paciente com hiperparatireoidismo primário, demonstrando adenoma imediatamente abaixo do polo inferior do lobo tireoidiano esquerdo (*setas*). **A.** Sestamibi-99mTc: imagem cervical precoce (15 minutos). **B.** Sestamibi-99mTc: imagem cervical tardia (3 horas). **C.** Cintilografia da tireoide com pertecnetato-99mTc (para reparo anatômico e técnica de subtração). (Cortesia do Centro de Diagnóstico por Imagem – CDI.)

- A ultrassonografia cervical também pode ser usada para localização, com um valor preditivo para localização correta de um adenoma de paratireoide de 97% de sensibilidade
- Na radiografia de ossos, os sinais radiográficos do HPP incluem desmineralização do crânio com padrão de sal e pimenta, afilamento distal da clavícula, reabsorção óssea subperiosteal, cistos e tumores marrons, características descritas como osteíte fibrosa cística. Pode-se observar uma baixa densidade mineral óssea, especialmente prevalente em locais com altas proporções de osso cortical, como o terço distal do rádio. Existe risco aumentado de fraturas, incluindo vertebrais.

DIAGNÓSTICO DIFERENCIAL

- O diagnóstico diferencial de hiperpotassemia inclui condições que mimetizam o HPP, incluindo hipercalcemia hipocalciúrica familiar e o uso de medicamentos, como hidroclorotiazida e lítio
- Outras causas secundárias de aumento do PTH devem ser excluídas, como hipercalciúria primária, síndrome de má absorção, uso de diuréticos de alça, bifosfonatos ou terapia com denosumabe (Quadro 333.2)
- Em crianças e adultos jovens, o HPP é mais comumente associado a formas hereditárias de hiperparatireoidismo
- Doenças familiares, como neoplasia endócrina múltipla dos tipos 1, 2A e 4, síndrome do tumor da mandíbula por hiperparatireoidismo e hiperparatireoidismo isolado, devem ser considerados em indivíduos com menos de 35 anos. Também se deve suspeitar de formas hereditárias de hiperparatireoidismo em pacientes com outras doenças ou tumores endócrinos.

TRATAMENTO

Tratamento clínico

- O monitoramento pode ser uma opção para pacientes com HPP assintomático que não preencham os critérios para indicação de cirurgia ou não desejem se submeter a cirurgia. Nesses casos, recomenda-se avaliação da densidade mineral óssea, além do monitoramento do perfil bioquímico anualmente
- A deficiência de vitamina D ocorre em muitos pacientes com HPP e tem sido associada ao aumento do peso da glândula paratireoide; níveis plasmáticos mais altos de PTH, cálcio e fosfatase alcalina; níveis mais baixos de fosfato plasmático; e menor densidade mineral óssea. Recomenda-se que a deficiência de vitamina D seja corrigida.

   Observação: o tratamento com vitamina D pode aumentar os níveis séricos de cálcio e a excreção renal desse mineral
- Os bifosfonatos e a terapia de reposição hormonal melhoram a densidade mineral óssea e reduzem os marcadores bioquímicos da renovação óssea em pacientes com HPP
- O cinacalcete – um agente calcimimético – reduz o cálcio sérico e o PTH, aumentando a sensibilidade dos receptores ao cálcio extracelular, diminuindo o PTH sérico e reduzindo a reabsorção tubular renal desse mineral. Com o cinacalcete, o cálcio sérico normaliza em 70 a 80% dos pacientes com HPP, no entanto, quando o tratamento é interrompido, ele aumenta para níveis basais. Este medicamento não afeta a densidade mineral óssea.

   Esse medicamento não é recomendado como primeira linha para o tratamento do HPP, mas é uma opção em pacientes sintomáticos, nos quais a doença não pode ser controlada por intervenção cirúrgica ou em circunstâncias em que a cirurgia é contraindicada e em pacientes com câncer de paratireoide não ressecável
- Nos pacientes com HPS e HPT, o tratamento inicial pode ser com vitamina D e cálcio oral, mas, em muitos pacientes com HPT e alterações ósseas graves, pode ser necessário tratamento cirúrgico.

Tratamento cirúrgico

- Paratireoidectomia é o tratamento de escolha para o HPP, com possibilidade de bons resultados em 95% dos casos e baixos índices de complicação (Quadro 333.3)
- No pós-operatório, os pacientes devem ser monitorados para se identificar precocemente hipocalcemia. Aqueles com grandes adenomas podem desenvolver a síndrome do osso faminto, com hipocalcemia, hipofosfatemia e baixa concentração urinária de cálcio
- A hipercalcemia persistente e o PTH elevado após a cirurgia pode decorrer de outro adenoma ou ressecção incompleta.

Quadro 333.2 Diagnóstico diferencial da hipercalcemia.

- Neoplasias: pulmão, rim, mama, próstata, linfomas e leucemias
- Doenças granulomatosas: tuberculose e sarcoidose
- Doenças endócrinas: feocromocitoma, hipo e hipertireoidismo
- Pacientes imobilizados por longo período
- Medicamentos: tiazídicos, lítio, intoxicação vitamina D

Quadro 333.3 Indicações de paratireoidectomia no hiperparatireoidismo primário.

- Pacientes sintomáticos
- Cálcio sérico 1 mg/dℓ acima do normal
- Formação de cálculos renais, nefrocalcinose e cálcio urinário acima de 400 mg/dℓ em urina de 24 h
- Osteoporose intensa com risco de fratura patológica
- Idade de 50 anos ou menos
- Diagnóstico confirmado de neoplasia maligna de paratireoide

BIBLIOGRAFIA

AACE/AAES Task Force on Primary Hyperparathyroidism. The American Association Of Clinical Endocrinologists And The American Association Of Endocrine Surgeons Position Statement On The Diagnosis And Management Of Primary Hyperparathyroidism. Endocr Pract. 2005;11(1):49-54.

Bilezikian JP, Brandi ML, Eastell R, Silverberg SJ, Udelsman R, Marcocci C et al. Guidelines for the Management of Asymptomatic Primary Hyperparathyroidism: Summary Statement from the Fourth International Workshop. J Clin Endocrinol Metabol. 2014;99(10):3561-9.

Bilezekian JP, Khan AA, Potts Jr. JT; Third International Workshop on the Management of Asymptomatic Primary Hyperthyroidism Guidelines for the Management of Asymptomatic Primary Hyperparathyroidism: Summary Statement from the Third International Workshop. J Clin Endocrinal Metab. 2009;94:335.

Khan AA, Hanley DA, Rizzoli R, Bollerslev J, Young JE, Rejnmark L et al. Primary hyperparathyroidism: review and recommendations on evaluation, diagnosis, and management. A Canadian and international consensus. Osteoporos Int. 2017;28(1):1-19.

Porto C, Porto CC. Semiologia médica. 8. ed. Rio de Janeiro: Guanabara Koogan; 2019.

Taniegra ED. Hyperparathyroidism. Am Fam Physician. 2004;69(2): 333-9.

Wilhelm SM, Wang TS, Ruan DT, Lee JA, Asa SL, Du QY et al. The American Association of Endocrine Surgeons Guidelines for Definitive Management of Primary Hyperparathyroidism. JAMA Surg. 2016;151(10):959-68.

334
Hipoparatireoidismo

Alexandre Roberti

INTRODUÇÃO

A concentração sérica de cálcio é mantida em um intervalo fisiológico por mecanismos de controle que envolvem o paratormônio (PTH), a vitamina D ativa (calcitriol) e receptores sensores de cálcio (CaSR) localizados em paratireoides, rins, intestino e tecidos ósseos.

Quando esses mecanismos homeostáticos falham ou não são compensados, ocorre hipocalcemia, cuja causa mais comum são níveis baixos de PTH.

A diminuição no cálcio sérico ionizado é reconhecida pelos CaSR nas glândulas paratireoides, induzindo a produção e liberação de PTH. Os níveis de cálcio sérico são regulados pelo PTH, que atua na excreção urinária de cálcio, e na reabsorção óssea e intestinal desse mineral, assim como na síntese de (calcitriol) nos túbulos renais.

O hipoparatireoidismo é um distúrbio raro. A maioria dos pacientes com hipoparatireoidismo foi submetida à cirurgia de tireoide (ver Capítulo 344, *Distúrbios de Oligoelementos*).

CAUSAS

- A manipulação cirúrgica das paratireoides é a causa mais frequente de hipoparatireoidismo (75% dos casos da forma adquirida da doença)

Causas de hipocalcemia

- Hipoalbuminemia: causa mais comum de hipocalcemia, mas sem efeito no cálcio ionizado; portanto, não tem significado clínico. Assim, a dosagem sérica de albumina é necessária quando se investiga hipocalcemia
- Hipomagnesemia: diminui a secreção de PTH e aumenta a resistência aos efeitos do PTH nos ossos e nos rins. A existência de hipomagnesemia deve ser considerada em todos os pacientes com hipocalcemia e níveis baixos de PTH
- Deficiência de vitamina D: pode estar associada à hipocalcemia e, com o tempo, causar hiperparatireoidismo secundário
- Hiperfosfatemia aguda: o fosfato liga-se avidamente ao cálcio promovendo a deposição desse mineral, principalmente, no osso, mas também nos tecidos extraesqueléticos
- Doença renal crônica está associada a baixos níveis de calcitriol
- Medicamentos que podem provocar hipocalcemia incluem bifosfonatos, denosumabe, calcimiméticos, quelantes de cálcio, antiepilépticos (fenitoína, fenobarbital, carbamazepina), inibidores da bomba de prótons, diuréticos de alça, quimioterápicos
- Pancreatite aguda: a ação da lipase pancreática produz ácidos graxos livres que se ligam aos sais de cálcio insolúveis presentes no pâncreas, resultando em deposição de cálcio no retroperitônio.

Síndrome do osso faminto

- Pode ocorrer após o tratamento cirúrgico do hiperparatireoidismo, ocasionando hipocalcemia e hipofosfatemia, devido ao rápido aumento da mineralização do esqueleto.

- O hipoparatireoidismo pós-cirúrgico transitório é comum, porém pode ser definitivo, assim considerado quando durar mais de 6 meses após o evento cirúrgico. A prevalência de hipoparatireoidismo transitório varia amplamente de 3 a 52%, e a do hipoparatireoidismo definitivo varia de 0,4 a 13%
- Como o hipoparatireoidismo pós-cirúrgico resulta de lesão da paratireoide, o tratamento com tireoidectomia total está associado a taxas aumentadas de hipoparatireoidismo quando comparado a cirurgias parciais da tireoide; essas taxas podem ser ainda mais altas com dissecções de linfonodos do compartimento central (nível VI) nos casos de câncer da tireoide
- A agressão autoimune às paratireoides é a segunda causa de hipoparatireoidismo em adultos e pode ocorrer como endocrinopatia isolada ou parte da síndrome poliglandular autoimune do tipo 1. O hipoparatireoidismo autoimune isolado tem sido relacionado a anticorpos antiparatireoidianos e anti-CaSR. A síndrome poliglandular autoimune

do tipo 1 é uma doença autossômica recessiva rara causada por mutações no gene *AIRE*, caracterizada principalmente por candidíase mucocutânea, hipoparatireoidismo e insuficiência adrenal
- Causas mais raras de hipoparatireoidismo incluem destruição das paratireoides por infiltração neoplásica, metais pesados, irradiação, terapia com radioiodo, tireoidite de Riedel. Também são raras as doenças genéticas que afetam o desenvolvimento das paratireoides ou da produção de PTH.

MANIFESTAÇÕES CLÍNICAS

- A hipocalcemia pode estar associada a vários sinais e sintomas, considerando-se as distintas funções do cálcio em variados órgãos, como o sistema nervoso central, coração, músculo esquelético e rins. A intensidade desses sintomas depende da duração, dos níveis da hipocalcemia e da rapidez com que as manifestações aparecem. Classicamente, o cálcio sérico baixo manifesta-se agudamente com parestesias na face ou nas extremidades distais, fraqueza e dor muscular
- A hipocalcemia está associada ao aumento da excitabilidade neuromuscular, responsável por sintomas como espasmos carpopodais, cãibras e contração muscular. No exame físico, são característicos de hipocalcemia os sinais de Trousseau e Chvostek (Figura 334.1). Embora sejam frequentes na hipocalcemia, podem estar presentes em até 10% dos indivíduos normais
- Em casos graves, pode ocorrer tetania espontânea ou convulsões generalizadas. Além disso, a hipocalcemia aguda e grave pode provocar dispneia súbita seguida de laringospasmo. Como o cálcio desempenha papel fundamental no

miocárdio, a hipocalcemia grave desencadeia alterações eletrocardiográficas, como o prolongamento do intervalo QT, que pode progredir para fibrilação ventricular e parada cardíaca
- A hipocalcemia de longa duração também tem sido associada a manifestações psiquiátricas, como alterações de humor, ansiedade, depressão e, mais raramente, alucinações e episódios psicóticos
- Outros sintomas que podem ocorrer são zumbido e tontura, pele seca e áspera, unhas fracas e cabelos secos.

DIAGNÓSTICO

- Para o diagnóstico, devem-se considerar as manifestações clínicas, história de cirurgia ou irradiação cervical e fatores que possam sugerir a etiologia da doença, como condições autoimunes
- O exame físico deve incluir uma inspeção cuidadosa da região cervical em busca de sinais de cirurgia prévia e avaliação dos sinais de Chvostek e Trousseau
- A avaliação laboratorial inclui a dosagem sérica de cálcio, PTH, fósforo, creatinina e 25(OH)D, além do cálcio urinário de 24 horas. Constatada a hipocalcemia, valores de PTH abaixo de 20 ng/mℓ ou indetectáveis são confirmatórios de hipoparatireoidismo
- Os níveis de fósforo no hipoparatireoidismo crônico geralmente são elevados, mas, se observada síndrome óssea, eles podem estar na faixa da normalidade ou diminuídos
- A determinação dos níveis séricos de creatinina e 25(OH)D é útil durante o acompanhamento. Se a função renal se mantiver normal, o cálcio urinário de 24 horas refletirá a ingestão nutricional desse mineral.

TRATAMENTO

- Visa corrigir a hipocalcemia e a hiperfosfatemia, para reduzir ou eliminar os sintomas e prevenir complicações crônicas
- Para evitar efeitos colaterais a longo prazo, o objetivo do tratamento é manter o cálcio total próximo da referência mínima
- A hipomagnesemia persistente após a normalização dos níveis de cálcio deve ser corrigida
- Manifestações agudas que ameaçam a vida dos pacientes, como convulsões tetânicas, laringospasmo, convulsões, bradicardia, prolongamento do intervalo QT ou insuficiência cardíaca, requerem tratamento urgente com cálcio. O mais usado é o gliconato de cálcio a 10%, duas ampolas diluídas em 100 mℓ de solução salina a 0,9% ou solução glicosilada a 5% e administradas lentamente por infusão intravenosa por 20 minutos. Para preservar a normocalcemia, pode ser necessária infusão contínua de cálcio até que se estabeleça o efeito dos medicamentos orais a longo prazo nos níveis de cálcio
- As concentrações séricas de cálcio e o ritmo cardíaco devem ser monitorados
- No hipoparatireoidismo crônico as concentrações de cálcio devem ser corrigidas, mas a infusão intravenosa de cálcio não é necessária
- A manutenção das concentrações de cálcio a longo prazo deve ser realizada com o uso da vitamina D ou de sua forma ativa, o calcitriol, associada aos sais orais de cálcio. A conversão de 25(OH)D em seu metabólito ativo (1,25(OH)2D

Sinal de Trousseau
Espasmo carpopodal pode ser pesquisado ao se manter o manguito do aparelho de pressão insuflado, por 3 minutos, 20 mm de mercúrio acima da pressão sistólica do paciente. Ocorrem flexão do punho, extensão das articulações interfalangianas e adução do polegar (mão de parteiro)

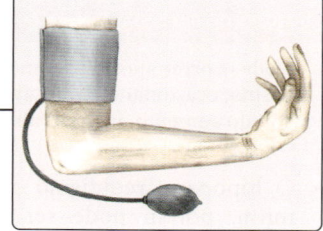

Sinal de Chvostek
Pode ser pesquisado pela percussão do nervo facial, adiante do pavilhão auditivo. Quando há hipocalcemia, aparece contração da musculatura da face e do lábio superior no lado pesquisado. Este sinal pode ocorrer em 10% da população normal

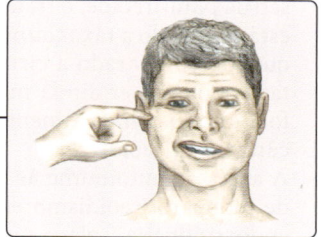

Figura 334.1 Sinais de Trousseau e Chvostek.

ou calcitriol) é catalisada pela enzima 1α-hidroxilase nas células tubulares renais, estimuladas pelo PTH e inibidas pela hiperfosfatemia. Portanto, a produção de 1,25(OH)2D é reduzida no hipoparatireoidismo. Por esse motivo, é preferível o tratamento com calcitriol oral

- Os efeitos dos medicamentos hipercalcêmicos surgem de sua ação na absorção de cálcio no intestino

- Na deficiência grave de PTH, os níveis de cálcio devem ser normalizados com calcitriol, que deve ser administrado a cada 12 horas com doses iniciais que variam de 2 a 4 comprimidos ao dia (calcitriol 0,25 μg). O pico sérico de calcitriol é atingido 4 a 6 horas após sua administração e a elevação dos níveis de cálcio pode ser observada 1 a 3 dias após o início do tratamento. A dose de calcitriol deve ser titulada de acordo com os níveis de cálcio e varia entre indivíduos

- O uso de sais orais de cálcio é essencial no tratamento da hipocalcemia e tem dois objetivos: oferecer cálcio para absorção pelas células intestinais sob o efeito da vitamina D e sequestrar radicais contendo fósforo presentes nos alimentos, reduzindo indiretamente a fosfatemia. Os sais de cálcio mais comuns são o carbonato e o citrato. O carbonato de cálcio possui uma quantidade maior de cálcio elementar por grama de sal (40%) e um custo menor. No entanto, o cálcio requer que a acidez gástrica se dissocie do sal e seja absorvida. Nos casos de acloridria, baixa acidez (uso de inibidores da bomba de prótons) ou gastrectomia, o citrato de cálcio deve ser preferido, apesar de conter menor concentração de cálcio elementar por grama de sal (21%) e ter um custo mais alto. A quantidade diária de cálcio elementar necessária varia muito entre os pacientes, mas a maioria pode ser bem controlada com doses diárias que variam de 1 a 3 g, divididas em três vezes. Devido à ausência da ação fosfatúrica do PTH, recomenda-se limitar a quantidade de fosfatos e sais de fosfato de cálcio na dieta. Por esse motivo, o aumento da ingestão de laticínios, ricos em cálcio, mas com alto teor de fósforo, não deve ser incentivado

- O calciferol não substitui totalmente os efeitos do PTH, portanto esse tratamento não é substitutivo

- Um efeito importante do PTH é o aumento na reabsorção tubular de cálcio. Quando os níveis de cálcio aumentam durante a administração de vitamina D, o suprimento de cálcio ao filtrado glomerular aumenta, assim pode ocorrer hipercalciúria e ocorrer, a longo prazo, complicações como nefrolitíase, nefrocalcinose e insuficiência renal

- Para corrigir a hipercalciúria durante o tratamento do hipoparatireoidismo, diuréticos tiazídicos, incluindo clortalidona e hidroclorotiazida, podem ser utilizados, embora essa abordagem tenha eficácia variável. A dose de hidroclorotiazida varia entre 25 e 50 mg administrados 1 vez/dia

- Algumas situações clínicas podem desestabilizar um tratamento bem ajustado ou até dificultar o controle adequado dos níveis de cálcio, como infecções gastrintestinais, hospitalizações urgentes, medicamentos que afetem a absorção de nutrientes ou outros medicamentos (orlistate, colestiramina e glicocorticoides), além de condições associadas à má absorção espontânea (doença inflamatória intestinal, doença celíaca) ou iatrogênica (como cirurgia pós-bariátrica).

BIBLIOGRAFIA

Azevedo MF. GPS Medicamentos. Guia prático em saúde. Rio de Janeiro: Guanabara Koogan; 2017.

Cooper MS, Gittoes NJ. Diagnosis and management of hypocalcaemia. BMJ. 2008;336:1298.

Maeda SS, Moreira CA, Borba VZC, Bandeira F, Farias MLF, Borges JLC et al. Diagnosis and treatment of hypoparathyroidism: a position statement from the Brazilian Society of Endocrinology and Metabolism. Arch Endocrinol Metab. 2018;62(1):106-24.

Orloff LA, Wiseman SM, Bernet VJ, FaheyIII TJ, Shaha AR, Shindo ML et al. American Thyroid Association Statement on Postoperative Hypoparathyroidism: Diagnosis, Prevention, and Management in Adults. Thyroid. 2018;28(7):830-41.

Porto CC, Porto AL. Semiologia médica. 8. ed. Rio de Janeiro: Guanabara Koogan; 2019.

Seção D • Adrenais

335
Doença de Addison
Insuficiência adrenal

Mônica Roberto Gadelha • Elisa Baranski Lamback • Luiz Eduardo Wildemberg

INTRODUÇÃO

A insuficiência adrenal é uma síndrome clínica decorrente da deficiência de glicocorticoide e mineralocorticoide.

Pode ser primária (doença de Addison) ou secundária (comprometimento hipofisário ou hipotalâmico).

A doença de Addison é consequência de afecções que causam destruição de 90% ou mais do córtex adrenal e de condições que reduzem a síntese de esteroides adrenais (cortisol, aldosterona e androgênios).

Predomina no sexo feminino, sendo a maioria de origem autoimune. Geralmente é diagnosticada entre a 3ª e a 5ª década de vida.

A destruição autoimune da glândula adrenal é progressiva, e seu diagnóstico clínico pode não ser conclusivo até que sobrevenha um estresse precipitando a crise adrenal (Quadro 335.1).

CAUSAS

- Autoimune:
  - Adrenalite isolada
  - Adrenalite associada à síndrome poliglandular autoimune (tipos 1, 2 ou 4)
- Doenças infecciosas: tuberculose, síndrome da imunodeficiência adquirida (AIDS), criptococose, histoplasmose, coccidioidomicose

Quadro 335.1 Estágios da insuficiência adrenal primária autoimune.

Estágios	0	1	2	3	4
	Potencial (predisposição genética)	Subclínico (fatores desencadeantes, agentes imunológicos patogênicos e autoanticorpos)			Clínico
Achados	Massa adrenal; função adrenal normal	Atividade de renina plasmática ↑; aldosterona sérica normal ou ↓	↓ resposta do cortisol ao teste de estímulo com ACTH	ACTH ↑; cortisol sérico normal	ACTH ↑↑; cortisol sérico ↓

ACTH: hormônio adrenocorticotrófico.

- Genética: adrenoleucodistrofia, hiperplasia adrenal congênita, hipoplasia adrenal congênita, deficiência familiar de glicocorticoide
- Hemorragia adrenal bilateral: choque séptico (síndrome de Waterhouse-Friderichsen), síndrome antifosfolipídeo
- Infiltração adrenal: metástases, sarcoidose, amiloidose, hemocromatose
- Medicamentos:
  - Inibição da esteroidogênese adrenal (mitotano, etomidato, cetoconazol, metirapona)
  - Aumento da depuração metabólica dos esteroides adrenais (rifampicina, fenitoína, fenobarbital, *Hypericum perforatum* (erva-de-são-joão))
  - Hemorragia adrenal (anticoagulantes como heparina e dicumarol; inibidores de tirosinoquinase como sunitinibe)

MANIFESTAÇÕES CLÍNICAS

- Sintomas: fadiga, anorexia, dor abdominal, náuseas, vômito, mialgia, artralgia, tontura, avidez por sal, redução de libido (nas mulheres) e amenorreia
- Sinais: Perda de peso, hiperpigmentação cutânea, hipotensão postural, febre
- Dados laboratoriais: hiponatremia, hiperpotassemia; acidose metabólica leve; anemia normocítica, linfocitose, eosinofilia; hipoglicemia, hipercalcemia (incomuns).

Crise adrenal

- Sintomas: anorexia, náuseas, vômito; dor abdominal, em membros e dorso; fadiga intensa; tontura, síncope; confusão mental
- Sinais: hipotensão arterial e choque; desidratação; cianose ou palidez; febre; defesa à palpação abdominal
- Dados laboratoriais: hiponatremia, hiperpotassemia; uremia; hipoglicemia; linfocitose, eosinofilia.

EXAMES COMPLEMENTARES

- Dosagem de cortisol sérico basal entre 7 e 9 horas:
  - Cortisol < 3 µg/dℓ: insuficiência adrenal
  - Cortisol > 15 µg/dℓ descarta o diagnóstico
  - Cortisol entre 3 e 15 µg/dℓ, necessários testes de estímulo
- Testes de estímulo:
  - Com hormônio adrenocorticotrófico (ACTH): padrão-ouro
  - Testes alternativos: teste de tolerância à insulina (contraindicações: coronariopatia, convulsão, doença cerebrovascular) e teste do glucagon
  - Interpretação dos testes: pico de cortisol < 18 µg/dℓ indica insuficiência adrenal
- Dosagem de ACTH plasmático basal elevado

- Tomografia computadorizada ou ressonância magnética de abdome:
  - Adrenais pequenas e atrofiadas (adrenalite autoimune)
  - Aumento de volume das adrenais (infiltração ou infecção)
  - Calcificações adrenais (tuberculose, hemorragia)
- Eletrocardiograma:
  - Hipocortisolismo *per se*: ondas T achatadas ou invertidas, baixa voltagem do QRS e intervalo QTc prolongado
  - Hiperpotassemia: ondas T em tenda e complexo QRS largo.

TRATAMENTO MEDICAMENTOSO

- Reposição de glicocorticoide:
  - Prednisona 5 a 7,5 mg (5 mg ao acordar e 2,5 mg à tarde) por via oral (VO); ou hidrocortisona 15 a 25 mg/dia (divididos em 2 a 3 doses com 1/2 a 2/3 da dose total ao acordar pela manhã) VO, em adultos. Em crianças, hidrocortisona 8 mg/m² de superfície corporal
  - Duplicar a dose durante períodos de estresse (infecção, cirurgia)
  - Hidrocortisona 25 a 50 mg por via intravenosa (IV), em *bolus* antes de cirurgia de pequeno porte (p. ex., hernioplastia, colecistectomia por via laparoscópica, cirurgia de joelho), 50 a 75 mg para cirurgia de médio porte (p. ex., colecistectomia aberta, ressecção do cólon), 100 mg para cirurgia de grande porte, seguidos de desmame progressivo (50 a 100 mg a cada 6 a 8 horas)
- Reposição de mineralocorticoide: fludrocortisona 0,05 a 0,2 mg/dia, VO, pela manhã.
- Reposição de deidroepiandrosterona (DHEA): prova terapêutica com 25 a 50 mg/dia pela manhã nas mulheres sintomáticas (redução de libido, sintomas depressivos e/ou indisposição geral apesar de reposições adequadas de glicocorticoide e mineralocorticoide).

Cartão de alerta

- Deve ser fornecido a todos os pacientes um "cartão de alerta" com informações a respeito do diagnóstico de insuficiência adrenal, assim como orientações quanto à reposição de glicocorticoide. Os pacientes devem estar sempre com este cartão
- Além disso, os pacientes devem ter um "*kit* de emergência": ampola de 100 mg de hidrocortisona para aplicação intramuscular.

Tratamento medicamentoso da crise adrenal

- Hidrocortisona 100 mg, em *bolus*, seguidos de 200 mg/dia com redução progressiva
- Solução salina 1.000 mℓ em 1 hora, seguidos de solução cristaloide.

Fadiga adrenal

- A "fadiga adrenal" foi um termo criado em 2001 e amplamente difundido em meios científicos e leigos para caracterizar uma suposta condição crônica causada pela ativação exacerbada das glândulas adrenais ao estresse prolongado, resultando em falência adrenal. Alguns médicos erroneamente fazem rastreamento de cortisol basal e salivar em pacientes com queixas inespecíficas, principalmente fadiga. Dosagens basais, tanto do cortisol sérico quanto do salivar, são de difícil interpretação, podendo levar a um diagnóstico equivocado e tratamento inadequado com glicocorticoides, o que pode causar síndrome de Cushing iatrogênica
- Uma revisão sistemática publicada em 2016 mostrou que "fadiga adrenal" não corresponde a nenhuma doença. Esse termo não é reconhecido por nenhuma Sociedade de Endocrinologia nacional ou internacional.

BIBLIOGRAFIA

Arlt W, Allolio B. Adrenal insufficiency. The Lancet. 2003;361(9372): 1881-93.

Azevedo MF. GPS Medicamentos. Guia prático em saúde. Rio de Janeiro: Guanabara Koogan; 2017.

Bornstein SR, Allolio B, Arlt B, Barthel A, Don-Wauchope A, Hammer GD et al. Diagnosis and Treatment of Primary Adrenal Insufficiency: An Endocrine Society Clinical Practice Guideline. J Clin Endoc Metabol. 2016;101(2):364-89.

Cadegiani FA, Kater CE. Adrenal fatigue does not exist: a systematic review. BMC Endocr Disord. 2016;16(1):1-16.

Fleseriu M, Hashim IA, Karavitaki N, Melmed S, Murad MH, Salvatori R et al. Hormonal replacement in hypopituitarism in adults: an Endocrine Society Clinical Practice Guideline. J Clin Endoc Metabol. 2016;101(11):3888-921.

Rushworth RL, Torpy DJ, Falhammar H et al. Adrenal crisis. N Engl J Med. 2020;381(9):852-61.

Silva RC et al. Insuficiência adrenal – Diagnóstico e tratamento. In: Vilar L. Endocrinologia clínica. 6. ed. Rio de Janeiro: Guanabara Koogan; 2016.

336
Hiperaldosteronismo Primário

Mônica Roberto Gadelha • Elisa Baranski Lamback • Luiz Eduardo Wildemberg

INTRODUÇÃO

O hiperaldosteronismo primário (HP), causa endócrina mais comum de hipertensão arterial secundária, caracteriza-se por hipopotassemia, alcalose metabólica, produção excessiva e autônoma de aldosterona e atividade de renina plasmática suprimida.

Estima-se que 5 a 10% dos hipertensos e > 20% dos hipertensos resistentes tenham HP.

Pacientes com HP têm aumento de risco cárdio e cerebrovascular e de danos a órgãos-alvo (coração, rins e retina), se comparados àqueles com hipertensão arterial essencial.

As causas mais comuns são o adenoma (síndrome de Conn) e a hiperplasia adrenocortical bilateral (HAB) idiopática.

Aldosteronomas acometem mais mulheres e ocorrem, principalmente, da 3ª a 5ª década de vida.

A HAB acomete ambos os gêneros, geralmente em idade mais avançada.

CAUSAS

- Tumores adrenocorticais produtores de aldosterona: adenoma; adenoma responsivo à angiotensina; carcinoma
- HAB:
  - Idiopática
  - Primária
- Hiperaldosteronismo supressível por dexametasona (também denominado hiperaldosteronismo remediável por glicocorticoides ou hiperaldosteronismo familiar do tipo I).

MANIFESTAÇÕES CLÍNICAS

- Sintomas relacionados com hipertensão arterial: cefaleia, palpitações (ver Capítulo 228, *Hipertensão Arterial*)
- Sintomas relacionados à hipopotassemia: poliúria, nictúria, cãibras, tetania, parestesia, fraqueza muscular, fibrilação ventricular, rabdomiólise.

EXAMES COMPLEMENTARES

- Exames de rastreamento:
  - Relação aldosterona/atividade de renina plasmática
- Confirmação (caracterização da autonomia) com testes de supressão – suspender espironolactona e amilorida por 6 semanas:
  - Sobrecarga oral de sódio
  - Fludrocortisona
  - Infusão de solução salina
  - Captopril

Rastreamento de hiperaldosteronismo (Figura 336.1)

- Pacientes com pressão arterial (PA) sustentada acima de 150 × 100 mmHg
- Pacientes com hipertensão arterial resistente (PA não controlada com três medicamentos anti-hipertensivos, incluindo diurético; PA controlada com quatro ou mais medicamentos anti-hipertensivos)
- Pacientes com hipertensão arterial e hipopotassemia espontânea ou induzida por diurético
- Pacientes com hipertensão arterial e incidentaloma adrenal
- Pacientes com hipertensão arterial e síndrome da apneia obstrutiva do sono
- Pacientes com hipertensão arterial e história familiar de hipertensão de início precoce ou evento cerebrovascular em jovem (< 40 anos de idade)
- Pacientes com hipertensão arterial e parentes de 1º grau de pacientes com hiperaldosteronismo primário (ver Capítulo 228, *Hipertensão Arterial*).

- Diferenciação de formas uni e bilaterais/tumoral e hiperplasia:
  - Teste da postura ereta
  - Dosagem de precursores da aldosterona (desoxicorticosterona, 18-hidroxicorticosterona)
  - Dosagem de 18-hidroxicortisol e 18-oxocortisol
  - Teste terapêutico com espironolactona
  - Exames de imagem: tomografia computadorizada, ressonância magnética, cintilografia adrenal
  - Cateterismo seletivo de veias adrenais.

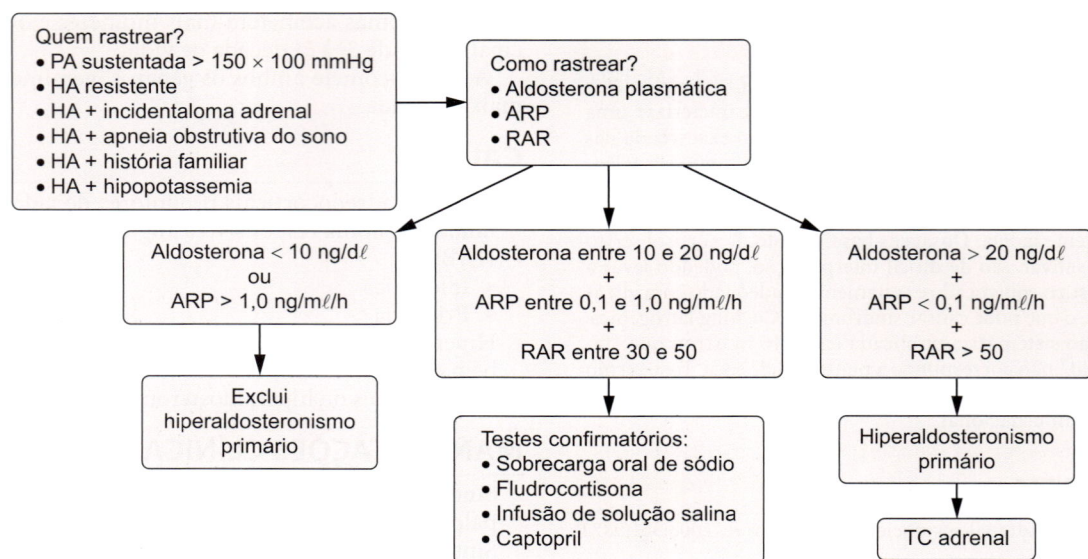

Figura 336.1 Fluxograma de rastreamento do hiperaldosteronismo primário. ARP: atividade de renina plasmática; HA: hipertensão arterial; PA: pressão arterial; RAR: relação aldosterona/atividade de renina plasmática; TC: tomografia computadorizada.

Tratamento medicamentoso

- Espironolactona 50 a 200 mg/dia por via oral (VO), para hiperplasia adrenal bilateral
- Dexametasona 0,5 a 0,75 mg/dia, VO, para hiperaldosteronismo familiar do tipo I.

TRATAMENTO

- Cirurgia: para doença unilateral.

BIBLIOGRAFIA

Azevedo MF. GPS Medicamentos. Rio de Janeiro: Guanabara Koogan; 2017.
Farinelli DG et al. Manuseio do hiperaldosteronismo primário. In: Vilar L. Endocrinologia clínica. 6. ed. Rio de Janeiro: Guanabara Koogan; 2016
Williams TA, Reincke M. Diagnosis and management of primary aldosteronism: the Endocrine Society guideline 2016 revisited. Eur J Endoc. 2018;179(1):R19-29.

337
Feocromocitoma

Mônica Roberto Gadelha • Elisa Baranski Lamback • Luiz Eduardo Wildemberg

INTRODUÇÃO

Os feocromocitomas são tumores produtores de catecolaminas (epinefrina e norepinefrina), originados de células cromafins na medula adrenal.

Quando esses tumores se originam fora da medula adrenal, nos paragânglios autonômicos, são denominados "paragangliomas".

Podem ocorrer em qualquer idade, com pico de incidência entre a 4ª e a 5ª década de vida para os feocromocitomas e entre a 3ª e a 5ª década para os paragangliomas.

Raros, podem ser de origem esporádica ou associados a síndromes hereditárias.

Os sintomas provêm da produção de catecolaminas ou de efeito de massa.

Pacientes com feocromocitoma têm mortalidade 4 vezes maior do que a população geral.

O diagnóstico bioquímico é feito pela dosagem dos metabólitos das catecolaminas (a epinefrina é metabolizada em metanefrina, e a norepinefrina em normetanefrina).

CAUSAS

- De causa desconhecida
- Síndromes hereditárias:
  Síndrome von Hippel-Lindau: feocromocitoma/paraganglioma, hemangioblastomas, cistos e carcinomas renais, cistos pancreáticos e cistoadenoma no epidídimo
  - Neoplasia endócrina múltipla do tipo 2A: feocromocitoma/paraganglioma, carcinoma medular de tireoide, hiperparatireoidismo primário
  - Neoplasia endócrina múltipla do tipo 2B: feocromocitoma/paraganglioma, carcinoma medular de tireoide, neuroma mucocutâneo, hábito marfanoide, doença de Hirschsprung (ganglioneuromas intestinais)
  - Neurofibromatose tipo 1: feocromocitoma/paraganglioma, neurofibroma, manchas café com leite, sardas intertriginosas, nódulos de Lisch (hamartomas na íris), glioma de nervo óptico
  - Síndrome de paraganglioma familiar: tumor de células cromafins adrenal (feocromocitoma) ou extra-adrenal (paraganglioma)
  - Associação 3 P: feocromocitoma, paraganglioma, adenoma hipofisário (pituitário).

MANIFESTAÇÕES CLÍNICAS

- Cefaleia
- Palpitações
- Sudorese
- Palidez
- Náuseas
- *Flushing*
- Perda ponderal
- Fadiga
- Ansiedade, pânico
- Hipertensão arterial sustentada
- Hipertensão arterial paroxística
- Hipotensão ortostática
- Hiperglicemia.

Crise catecolamínica (paroxismos)

- Tríade clássica: cefaleia intensa, palpitações, sudorese
- Podem estar associados a: elevação da pressão arterial, tremor, palidez, dor torácica ou abdominal, rubor facial
- Fatores precipitantes:
  - Compressão tumoral: exercício ou esforço físico, pressão no abdome, palpação do tumor, o ato de curvar-se para a frente
  - Aumento da secreção ou ação de catecolaminas: tabagismo, medicamentos (betabloqueador, glicocorticoide, metoclopramida, antidepressivos tricíclicos, opioides, anestésicos, contraste radiológico).

DIAGNÓSTICO DIFERENCIAL

- Doenças endócrinas: hipertireoidismo; síndrome carcinoide; hipoglicemia, insulinoma; climatério
- Doenças cardiovasculares: falência cardíaca; arritmias; doença coronariana isquêmica
- Doenças neurológicas: enxaqueca, acidente vascular encefálico; epilepsia diencefálica; síndrome postural ortostática taquicardizante
- Miscelânea: porfiria; transtorno de ansiedade ou síndrome do pânico; factício (medicamentos simpaticomiméticos); medicamentos (inibidores da monoamina oxidase, suspensão brusca de clonidina); drogas ilícitas (cocaína).

EXAMES COMPLEMENTARES

- Exames laboratoriais:
  - Dosagem de metanefrinas livres plasmáticas
  - Dosagem de metanefrinas urinárias
  - Dosagem de cromogranina A (importante para o seguimento da doença)
  - Testes supressivos (teste da clonidina ou do glucagon): quando as dosagens basais não possibilitarem definição diagnóstica
- Exames de imagem:
  - Para avaliação tumoral, invasão local, metástase:
    - Tomografia computadorizada (TC – preferencialmente – Figura 337.1): massa arredondada ou oval > 3 cm, com margens bem definidas (quando benignos), com densidade > 10 HU, heterogênea e com áreas císticas (necrose central ou hemorragia). Em 10 a 15% dos casos, ocorrem calcificações e, em cerca de 1/3 dos casos, os feocromocitomas têm aspecto inespecífico, podendo ser confundidos com carcinomas
    - Ressonância magnética (RM): hipersinal em T2 (sinal da "lâmpada acesa")
  - Se necessário para avaliação funcional de tumores não detectados na TC ou na RM: PET-TC ou cintilografia com metaiodobenzilguanidina (MIBG).

Quando pensar em feocromocitoma?

- Pacientes com manifestações clínicas típicas (crises catecolamínicas)
- Pacientes com história familiar de feocromocitoma ou carcinoma medular de tireoide
- Pacientes com hipertensão arterial resistente
- Pacientes com incidentaloma adrenal.

TRATAMENTO

Tratamento medicamentoso

- Nitroprussiato de sódio venoso, nifedipino sublingual.

Tratamento cirúrgico

- Cirurgia de escolha: no pré-operatório, a fim de prevenir as crises catecolamínicas e garantir o controle da pressão arterial, prescrever alfabloqueador (prazosina, doxazosina) primeiro, seguido de betabloqueador (propranolol). Sem alfabloqueio antes do betabloqueador, há risco de perda do efeito vasodilatador dos receptores beta com risco de agravamento da hipertensão arterial (por aumento do efeito vasoconstritor alfa-adrenérgico). Hidratação vigorosa para expansão volêmica.

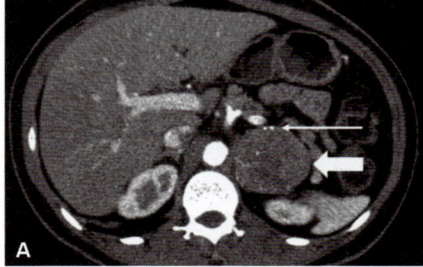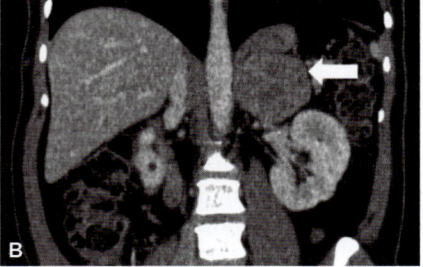

Figura 337.1 Tomografia computadorizada de abdome mostrando feocromocitoma. Em cortes axial (**A**) e coronal (**B**), observa-se formação nodular (*setas brancas largas*), com densidade de partes moles, heterogênea, e áreas hipodensas de permeio e tênues calcificações parietais (*seta branca fina*), com realce heterogêneo pelo contraste, medindo 5,6 (anteroposterior) × 5,2 (transverso) × 6 cm (longitudinal), localizada na adrenal esquerda, sugerindo feocromocitoma. (Imagem do Departamento de Clínica Médica/Unidade de Endocrinologia da Faculdade de Medicina da Universidade Federal do Rio de Janeiro [UFRJ].)

BIBLIOGRAFIA

Farrugia FA, Charalampopoulos A. Pheochromocytoma. Endocr Regul. 2019;53(3):191-212.

Lenders JWM, Duh QY, Eisenhofer G, Gimenez-Roqueplo AP, Grebe SKG, Murad MH et al. Pheochromocytoma and paraganglioma: an Endocrine Society Clinical Practice Guideline. J Clin Endocr Metab. 2014;99(6):1915-42.

Lenders JWM, Eisenhofer G, Mannelli M, Pacak K. Phaeochromocytoma. Lancet. 2005;366(9486):665-75.

Lima JR, José Viana et al. Feocromocitoma e paraganglioma – diagnóstico e tratamento. In: Vilar L. Endocrinologia clínica. 6. ed. Rio de Janeiro: Guanabara Koogan; 2016.

Pacak K, Tella SH, Feingold KR, Anawalt K, Boyce A, Chrousos G et al. Pheochromocytoma and paraganglioma. Endotext [Internet]. South Dartmouth (MA): MDText.com, Inc.; 2000–. 2018 Jan 4.

338
Síndrome de Cushing

Mônica Roberto Gadelha ◆ Elisa Baranski Lamback ◆ Luiz Eduardo Wildemberg

INTRODUÇÃO

A síndrome de Cushing (SC) é caracterizada por sinais e sintomas causados por excesso de glicocorticoides (hipercortisolismo), que pode ser de origem exógena (iatrogênica) ou endógena.

A causa mais comum de SC é a iatrogênica. A SC endógena pode ser causada por dependência de hormônio adrenocorticotrófico (ACTH-dependente) ou não (ACTH-independente); no primeiro caso, a síndrome decorre de neoplasias hipofisárias produtoras de ACTH (doença de Cushing) e por tumores com produção ectópica de ACTH ou, mais raramente, de hormônio liberador de corticotrofina (CRH), no segundo caso ocorre por distúrbios adrenais.

Dentre as causas de SC endógena, a mais comum é a doença de Cushing.

CAUSAS

- SC exógena: uso crônico de glicocorticoides pelas vias oral, parenteral, intranasal ou tópica
- SC endógena (ACTH dependente e ACTH independente):
  - **ACTH-independente:**
    - Adenoma adrenal
    - Carcinoma adrenal
    - Hiperplasia adrenal macronodular primária
    - Doença adrenal nodular pigmentada primária (hiperplasia adrenal bilateral micronodular)
    - Síndrome de McCune-Albright: rara doença genética, caracterizada por displasia fibrosa poliostótica, manchas cutâneas café com leite e endocrinopatias hiperfuncionantes
  - **ACTH-dependente:**
    - Doença de Cushing: tumor de hipófise secretor de ACTH

- Síndrome de secreção ectópica de ACTH: produção excessiva de ACTH por neoplasias, sendo as mais comuns o carcinoma de pulmão de pequenas células e o carcinoide brônquico
- Síndrome de secreção ectópica de CRH: produção excessiva de CRH por neoplasias como carcinoides brônquico e tímico, carcinoma medular de tireoide e neoplasia prostática.

MANIFESTAÇÕES CLÍNICAS (FIGURA 338.1)

- Mais específicas: estrias violáceas (com mais de 1 cm de largura); pletora facial; miopatia proximal; equimoses; ganho ponderal e retardo de crescimento em crianças
- Obesidade centrípeta
- Acúmulo de gordura na fossa supraclavicular e giba dorsal
- Face arredondada ("de lua cheia")
- Hirsutismo
- Irregularidade menstrual ou redução de libido ou disfunção erétil.

Condições associadas ao hipercortisolismo

- Hipertensão arterial
- Intolerância à glicose/diabetes melito
- Dislipidemia
- Aumento de risco cardiovascular
- Nefrolitíase
- Osteoporose
- Disfunção gonadal
- Miopatia
- Suscetibilidade a infecções
- Transtornos psiquiátricos
- Hipercoagulabilidade.

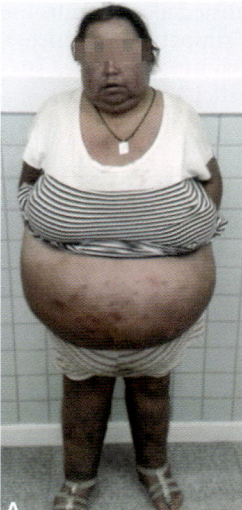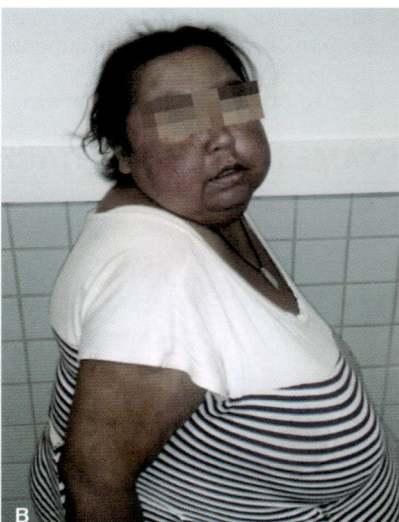

Figura 338.1 Doença de Cushing. A. Obesidade centrípeta, predominante em face, tronco e abdome. Equimoses difusas no abdome e nos membros inferiores, que se encontram finos em relação ao restante do corpo. B. Face "de lua cheia", pletora facial e giba dorsal e membro superior mais delgado comparado à estrutura corporal. (Imagem do Departamento de Neuroendocrinologia do Instituto Estadual do Cérebro Paulo Niemeyer, Rio de Janeiro – fotos autorizadas pela paciente.)

DIAGNÓSTICO DIFERENCIAL

- Estados de "pseudo-Cushing": síndrome metabólica, obesidade, síndrome de ovários policísticos, transtornos psiquiátricos como depressão, etilismo, anorexia nervosa.

Quando suspeitar de síndrome de Cushing?

- Pacientes com manifestações clínicas incomuns para a idade (fratura em jovens, hipertensão arterial refratária ou diabetes melito descompensado associado a outra manifestação da síndrome)
- Pacientes com sinais de hiperandrogenismo (virilização) de rápida progressão: possível diagnóstico de carcinoma adrenal
- Crianças com interrupção no crescimento ou puberdade precoce
- Pacientes com incidentaloma adrenal.

EXAMES COMPLEMENTARES PARA O DIAGNÓSTICO DE HIPERCORTISOLISMO

Para confirmação diagnóstica, dois dos três exames a seguir devem estar alterados:

- Comprovação da perda de inibição do eixo hipotalâmico-hipofisário-adrenal: teste de supressão noturna com dexametasona (após 1 mg de dexametasona) ou teste de supressão com baixas doses de dexametasona (Liddle 1)
  - Após 1 mg de dexametasona: ingestão de dexametasona 1 mg às 23 h00, com dosagem de cortisol plasmático no dia seguinte às 8 h00
  - Liddle 1: ingestão de dexametasona 0,5 mg, a cada 6 horas por 48 horas, com dosagem do cortisol basal às 8 h00 no final do teste

- Interpretação: cortisol < 1,8 µg/d ℓ exclui o diagnóstico de hipercortisolismo; ≥ 1,8 µg/d ℓ prosseguir investigação
- Avaliação da secreção de cortisol (dosagens de cortisol livre urinário em 24 horas)
- Comprovação da perda da variação circadiana da secreção de cortisol (dosagens de cortisol salivar noturno às 23 h00).

EXAMES COMPLEMENTARES PARA DEFINIÇÃO ETIOLÓGICA

- Dosagem de ACTH
- Ressonância magnética (RM) de sela túrcica: para SC ACTH-dependente
- Cateterismo bilateral dos seios petrosos inferiores: para SC ACTH-dependente, se necessário. Neste exame é realizado o cateterismo seletivo de ambos os seios petrosos inferiores com o objetivo de dosar os níveis de ACTH que provêm da glândula hipofisária e comparar esses níveis com os da circulação periférica.

São coletadas amostras basais, 3, 5 e 10 minutos após administração de 10 µg de desmopressina (que estimula a secreção de ACTH pelas células hipofisárias). Gradiente maior que 2 no tempo basal ou maior que 3 após estímulo indica que a origem do excesso de ACTH é hipofisária (doença de Cushing). Do contrário, indica que há produção ectópica do ACTH

- Tomografia computadorizada ou RM de abdome: para SC ACTH-independente.

Na Figura 338.2 é apresentado um fluxograma para auxílio diagnóstico da síndrome de Cushing.

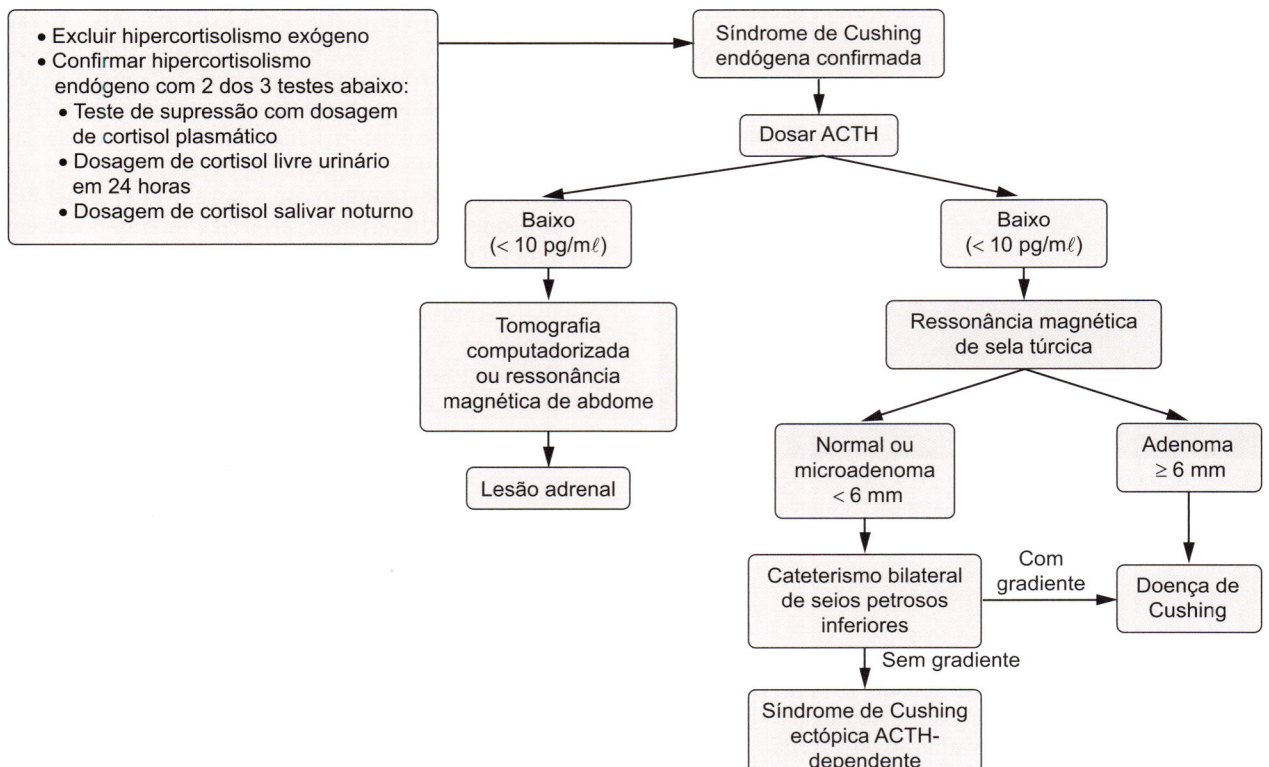

Figura 338.2 Fluxograma de diagnóstico etiológico da síndrome de Cushing. ACTH: hormônio adrenocorticotrófico.

TRATAMENTO

- Doença de Cushing:
  - Cirurgia: tratamento de escolha
  - Farmacológico: pasireotida, cabergolina, cetoconazol, etomidato, mitotano, osilodrostate,* mifepristona*
  - Radioterapia
  - Adrenalectomia bilateral
- SC ACTH independente:
  - Cirurgia
  - Farmacológico: cetoconazol, etomidato, mitotano, mifepristona*
- Síndrome do ACTH ectópico:
  - Cirurgia
  - Farmacológico: ligantes dos receptores de somatostatina (octreotida, lanreotida, pasireotida), cetoconazol
  - Medicina nuclear: terapia radionuclídica receptor-*específica*.

BIBLIOGRAFIA

Barbot M, Zilio M, Scaroni C. Cushing's syndrome: Overview of clinical presentation, diagnostic tools and complications. Best Pract Res Clin Endocrinol Metab. 2020;34(2):101380.

Coelho MCA, Santos CV, Neto LV, Gadelha MR. Adverse effects of glucocorticoids: coagulopathy. Eur J Endocrinol. 2015;173(4):M11-21.

Machado MC, Fragoso MCBV, Moreira AC, Boguszewski CL, Neto LV, Naves LA et al. A review of Cushing's disease treatment by the Department of Neuroendocrinology of the Brazilian Society of Endocrinology and Metabolism. Arch Endocrinol Metab. 2018;62(1):87-105.

Machado MC, Fragoso MCBV, Moreira AC, Boguszewski CL, Neto LV, Naves LA et al. Recommendations of the Neuroendocrinology Department of the Brazilian Society of Endocrinology and Metabolism for the diagnosis of Cushing's disease in Brazil. Arch Endocrinol Metab. 2016;60(3):267-86.

Nieman LK, Biller BVK, Findling JW, Newell-Price J, Savage MO, Stewart PM et al. The diagnosis of Cushing's syndrome: and Endocrine Society Clinical Practice Guideline. J Clin Endocr Metabol. 2008;93(5):1526-40.

Nieman LK, Biller BVK, Findling JW, Newell-Price J, Savage MO, Stewart PM et al. Treatment of Cushing's syndrome: an Endocrine Society Clinical Practice Guideline. J Clin Endocr Metabol. 2015;100(8):2807-31.

Vilar L et al. Diagnóstico e diagnóstico diferencial da síndrome de Cushing. In: Vilar L. Endocrinologia clínica. 6. ed. Rio de Janeiro: Guanabara Koogan; 2016.

339
Incidentaloma Adrenal

Mônica Roberto Gadelha • Elisa Baranski Lamback • Luiz Eduardo Wildemberg

INTRODUÇÃO

O incidentaloma adrenal é um achado de massa adrenal > 1 cm descoberto ao acaso em exame de imagem realizado por outra indicação que não a avaliação da adrenal.

Ocorre em 4 a 6% da população geral, com sua prevalência aumentando de acordo com a idade.

Na maioria dos casos, é um tumor benigno de origem adrenocortical causado preferencialmente por adenoma adrenal não funcionante.

CAUSAS

- Adenoma: geralmente pequeno (< 3 cm):
  - Não funcionante
  - Funcionante:
    - Secretor de cortisol
    - Secretor de aldosterona
- Feocromocitoma: tumor de medula adrenal secretor de catecolaminas
- Mielolipoma: tumor benigno composto de gordura e tecido hematopoético
- Carcinoma primário: raro, mais frequente no sexo feminino, na maioria das vezes funcionante, geralmente > 4 a 6 cm
- Metástase: de carcinomas de pulmão e mama, melanoma
- Infecções: bacterianas (tuberculose, sífilis), fungos (histoplasmose, coccidioidomicose), virais (citomegalovírus), parasitárias (equinococose)
- Doenças infiltrativas: sarcoidose, amiloidose
- Outras etiologias: hiperplasia, cistos, ganglioneuroma, lipoma, hemangioma, linfoma.

EXAMES COMPLEMENTARES

- Exames laboratoriais:
  - Teste de supressão com dexametasona: para avaliar secreção de cortisol (obrigatório):
    - Ingestão de dexametasona 1 mg às 23 h00
    - Dosagem de cortisol plasmático no dia seguinte às 8 h00
    - Interpretação: cortisol < 1,8 µg/dℓ, exclui secreção autônoma de cortisol; ≥ 5 µg/dℓ, diagnóstico altamente provável; entre 1,8 e 5 µg/dℓ, possível secreção autônoma de cortisol (fenótipo intermediário)
  - Dosagem de metanefrinas urinárias ou plasmáticas: para avaliar feocromocitoma (obrigatório)
  - Relação aldosterona/renina: para avaliar hiperaldosteronismo (se hipertensão arterial e/ou hipopotassemia)
- Exames de imagem:
  - Tomografia computadorizada (TC): método de imagem mais empregado para o estudo das adrenais (elevada acurácia). Possibilita a avaliação do valor de atenuação da lesão (unidades Hounsfield) e do *washout* do contraste, os quais auxiliam no diagnóstico diferencial da lesão (Figura 339.1 e Quadro 339.1)
  - Ressonância magnética (RM): eficácia similar à TC na distinção entre lesões benignas e malignas (exceto para os feocromocitomas); é empregada a técnica de *chemical shift*.

TRATAMENTO

- Depende da etiologia
- Adrenalectomia:
  - Indicada se:
    - Lesão > 4 cm
    - Tumor adrenal unilateral com hipersecreção hormonal
    - Tumor adrenal com imagem suspeita de malignidade

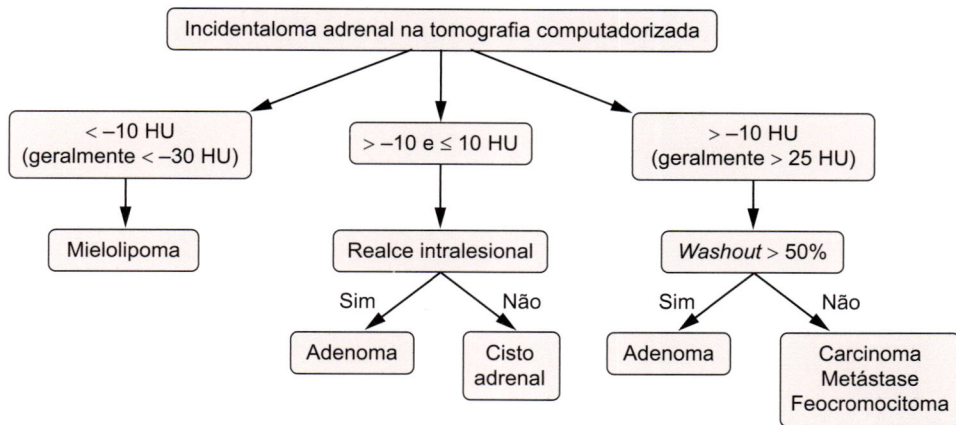

Figura 339.1 Fluxograma de diagnóstico diferencial de incidentaloma adrenal de acordo com achados na tomografia computadorizada. HU: unidades Hounsfield.

Quadro 339.1 Características de lesões adrenais na tomografia computadorizada.

Características	Adenoma	Carcinoma	Feocromocitoma	Metástase
Aspecto	Homogêneo, oval, margens bem definidas	Heterogêneo, irregular, margens mal definidas; necrose, hemorragia e calcificações são comuns	Heterogêneo, oval, margens bem definidas; hemorragia e áreas císticas são comuns	Heterogênea, oval ou irregular, margens mal definidas; pode haver hemorragia e áreas císticas
Tamanho (cm)	< 3	> 4 a 6	> 3	Variável
Lateralidade	Unilateral	Unilateral	Unilateral	Bilateral
Coeficiente de atenuação (HU)	≤ 10	> 10 (geralmente > 25)	> 10 (geralmente > 25)	> 10 (geralmente > 25)
Crescimento	Estável	Rápido	Estável	Variável

HU: unidades Hounsfield.

- Considerar em caso de possível secreção autônoma de cortisol (cortisol pós-dexametasona ≥ 1,8 e < 5 μg/d ℓ) com comorbidades associadas ao excesso de cortisol (hipertensão arterial, anormalidades glicêmicas, obesidade, dislipidemia, osteoporose).

ACOMPANHAMENTO

- Exame de imagem:
  - Desnecessário repetir se incidentaloma < 4 cm e com características benignas. O médico assistente, entretanto, pode optar por repetir 1 vez a imagem em 6 a 12 meses
  - Repetir em 3 a 6 meses se a lesão inicial não apresentar características bem definidas, sugerindo adenoma, mas que não se tenha optado por tratamento cirúrgico
- Exames laboratoriais:
  - Desnecessário repetir se hipersecreção for excluída. (Alguns autores indicam repetir por 4 anos o teste de supressão com dexametasona, mas não há consenso nesta conduta)

- Repetir se surgirem sinais e/ou sintomas de hipersecreção
- Repetir avaliação de excesso de cortisol se houver possível secreção autônoma de cortisol (cortisol pós-dexametasona ≥ 1,8 e < 5 μg/d ℓ) com comorbidades associadas ao excesso de cortisol.

BIBLIOGRAFIA

Bourdeau I, Ghorayeb NE, Gagnon N, Lacroix A. Management of Endocrine Disease: Differential diagnosis, investigation and therapy of bilateral adrenal incidentalomas. Eur J Endocrinol. 2018;179(2):R57-67.

Chatzellis E, Kaltsas G, Feingold KR, Anawalt B, Boyce A, Chrousos G et al. Adrenal incidentalomas. Endotext [Internet]. South Dartmouth (MA): MDText.com, Inc.; 2000–. 2019 Nov 7.

Fassnacht M, Arlt W, Bancos I, Dralle H, Newell-Price J, Sahdev A et al. Management of adrenal incidentalomas: European Society of Endocrinology Clinical Practice Guideline in collaboration with the European Network for the Study of Adrenal Tumors. Eur J Endocrinol. 2016;175(2):G1-34.

Vilar L. Manuseio dos incidentalomas adrenais. In: Vilar L. Endocrinologia clínica. 6. ed. Rio de Janeiro: Guanabara Koogan; 2016.

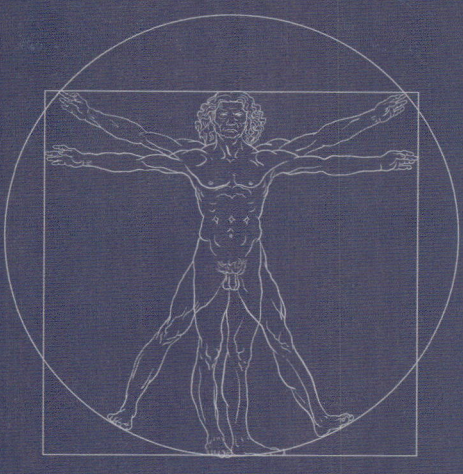

Parte 11

Sistema Metabólico

340
Amiloidose

Adriano Cesar Bertuccio ◆ Maria Aparecida Barone Teixeira ◆
Eros Antonio de Almeida ◆ Carlos Osvaldo Teixeira

INTRODUÇÃO

Amiloidose é a deposição progressiva de proteína amiloide, resultante de uma sequência de alterações em seu desdobramento, levando ao depósito de fibrilas amiloides insolúveis, principalmente nos espaços extracelulares de órgãos e tecidos.

CLASSIFICAÇÃO

- Amiloidose sistêmica: origem neoplásica, inflamatória, genética ou iatrogênica. Pode ser agrupada em:
  - Primária ou de cadeias leves ou associadas a mieloma múltiplo ou AL: é a forma mais comum e encontra-se associada a distúrbios plasmocitários, principalmente mieloma múltiplo. Pode acometer a pele, o tecido celular subcutâneo, os nervos, o fígado, o baço, o coração, os rins e os pulmões
  - Secundária ou reativa ou adquirida ou AA: presença de uma proteína precursora sintetizada no fígado, cuja produção é regulada por citocinas. Geralmente compromete o fígado, o baço e os rins, sendo o coração afetado em menor frequência do que na forma primária, e o sistema nervoso raramente. Encontra-se associada a doenças infecciosas (osteomielite, tuberculose, bronquiectasias e hanseníase) e inflamatórias (artrite reumatoide, espondilite anquilosante, doença de Crohn e febre familiar do Mediterrâneo)
  - Hereditária ou familiar: associada a uma proteína pré-albumínica plasmática anormal e à proteína do retinol, denominada transtiretina (TTR). Apresenta-se como neuropatia periférica em indivíduos idosos, com comprometimento variável do coração, do intestino e dos rins
- Amiloidose localizada ou limitada a órgãos: associada ao envelhecimento e/ou ao diabetes melito, ocorrendo em órgãos isolados, sem evidência de comprometimento sistêmico.

MANIFESTAÇÕES CLÍNICAS

Dependem dos órgãos comprometidos:

- Rins: o comprometimento renal é evidenciado por proteinúria, podendo variar de 1 a mais de 30 g em 24 horas. Eritrócitos podem ser encontrados no sedimento urinário. A lesão renal geralmente é irreversível e, com o tempo, leva a insuficiência renal progressiva e morte
- Sistema digestório: os sintomas são comuns em todas as formas sistêmicas de amiloidose, seja por comprometimento direto do trato gastrintestinal, seja por infiltração no sistema nervoso autônomo, causando ulceração, obstrução, má absorção, hemorragia e diarreia. Já a infiltração da língua é característica da amiloidose primária ou daquela que acompanha o mieloma múltiplo, podendo apresentar macroglossia

- Sistema respiratório: seios paranasais, laringe e traqueia podem ser afetados pelo acúmulo de proteína amiloide. A amiloidose do pulmão acomete os brônquios e os septos alveolares de forma difusa. Os sintomas geralmente são inespecíficos, como tosse seca, dispneia, hemoptise e estridor laríngeo. Os testes de função pulmonar podem permanecer sem alterações ou, com a evolução da doença, revelar padrão obstrutivo e/ou restritivo
- Sistema cardiovascular: as principais manifestações clínicas são cardiomiopatia restritiva com disfunção diastólica, hipotensão postural e distúrbios de condução. Insuficiência cardíaca com fração de ejeção preservada pode ocorrer em 80% dos pacientes
- Músculos e articulações: a amiloidose pode ser encontrada na membrana sinovial ou na cartilagem articular. A artrite da amiloidose pode simular várias doenças reumáticas, podendo se manifestar na forma de artrite simétrica de pequenas articulações, com nódulos, rigidez matinal e fadiga
- Pele: geralmente as lesões não são pruriginosas, sendo formadas por pápulas ou placas levemente elevadas que se agrupam em regiões de dobras, como axilas, face, pescoço e regiões anal e inguinal
- Fígado: o acometimento hepático com hepatomegalia é comum, mas a função hepática geralmente está preservada. Pode ocorrer hipertensão portal e colestase intra-hepática
- Sangue: as alterações hematopoéticas podem incluir redução dos níveis de fibrinogênio, aumento da fibrinólise, alteração da coagulação (principalmente do fator X).

Quando suspeitar de amiloidose

A possibilidade de amiloidose deve ser investigada em pacientes que apresentem:
- Mieloma atípico com cadeias leves monoclonais e plasmocitose moderada na medula
- Neuropatia periférica com gamopatia monoclonal indeterminada
- Polirradiculopatia desmielinizante inflamatória crônica com características autonômicas
- Síndrome nefrótica não diabética
- Cardiomiopatia hipertrófica não isquêmica
- Hepatomegalia ou elevação de fosfatase alcalina sem diagnóstico definido.

EXAMES COMPLEMENTARES

Em caso de suspeita clínica, devem ser solicitados hemograma, fosfatase alcalina, albumina, creatinina e proteinúria de 24 horas na urina, imunofixação sérica e urinária e técnica de detecção de cadeias leves livres de imunoglobulinas.

Nos casos de amiloidose primária, 95% dos pacientes apresentam a razão kappa/lambda anormal.

A biópsia geralmente é realizada na gordura abdominal infraumbilical ou no rim, no reto, na glândula salivar, na gengiva e na pele. A biópsia de gordura abdominal é o método de escolha para o diagnóstico de amiloidose sistêmica com sensibilidade de 80%. Biópsias positivas devem ser submetidas à espectroscopia de massa para confirmar o tipo da proteína. Todas as formas de amiloidose sistêmica ou localizada apresentam birrefringência verde após coloração com vermelho congo.

Para o diagnóstico de amiloidose primária, é necessária a demonstração de depósitos amiloides e evidência de que esses depósitos são derivados de imunoglobulinas clonais. Para estabelecer a relação com mieloma múltiplo, indica-se a realização de eletroforese de proteínas.

A ressonância magnética com gadolínio pode ser útil nos casos de amiloidose cardíaca por ser capaz de quantificar os depósitos de amiloides. Além disso, o realce tardio subendocárdico ou transmural difuso pode caracterizar um quadro de amiloidose cardíaca e predizer mortalidade. O padrão-ouro para o diagnóstico é a biópsia endomiocárdica.

DIAGNÓSTICO DIFERENCIAL

- Neuropatia periférica: diabetes, alcoolismo e carência vitamínica
- Síndrome do túnel do carpo: hipotireoidismo
- Miocardiopatia restritiva, miocardiopatia viral, fibrose endomiocárdica, sarcoidose, hemocromatose
- Síndrome nefrótica: glomerulonefrite, trombose da veia renal
- Insuficiência renal: glomerulonefrite, uropatia obstrutiva, induzida por toxina ou fármaco-induzida, necrose tubular aguda
- Poliartrite simétrica: artrite reumatoide, artrite psoriática, lúpus eritematoso sistêmico
- Doença pulmonar intersticial: sarcoidose, pneumoconiose
- Demência: doença de Alzheimer.

TRATAMENTO

Na amiloidose primária, deve-se fazer quimioterapia, como se o doente apresentasse uma neoplasia plasmocitária, pois pode haver melhora das disfunções orgânicas e do depósito de proteína amiloide em até 20% dos casos.

Todos os pacientes com diagnóstico confirmado por biópsia e que apresentem acometimento visceral (coração, rim, fígado, nervo, pulmão ou intestino) são candidatos a quimioterapia e/ou transplante de células-tronco.

Os pacientes candidatos a transplante são aqueles com idade menor que 70 anos, com dois ou menos órgãos envolvidos, fração de ejeção superior a 50% e creatinina menor que 2 mg/dℓ.

Os doentes de baixo risco para complicações graves com o uso de altas doses de melfalana IV (200 mg/m²) associadas a transplante de células-tronco representam aproximadamente 20% dos casos.

Os pacientes de alto risco são os com idade acima de 65 anos e que apresentam três ou mais órgãos envolvidos, insuficiência cardíaca classe funcional III ou IV, bilirrubina total maior que 2 mg/dℓ e pressão arterial sistólica menor que 90 mmHg. Nesses casos, é indicado usar melfalana via oral (10 mg/m²) associada a dexametasona 4 dias/mês durante 18 meses.

A combinação de melfalana, dexametasona e lenalidomida aumentou a sobrevida global estimada em 2 anos de 80% dos pacientes e apresentou resposta hematológica completa em 42% daqueles que tomaram lenalidomida.

O bortezomibe apresenta alta atividade na amiloidose, com taxa de resposta variando de 54 a 71%. Deve ser considerado novo ciclo de tratamento quando houver resposta incompleta após utilização de melfalana e dexametasona.

Na amiloidose secundária, deve-se fazer o tratamento da doença associada, em especial da tuberculose.

O tratamento da insuficiência cardíaca, da insuficiência renal e da neuropatia é bastante complexo. A digoxina é contraindicada em virtude de sua ligação específica à fibrila amiloide, o que aumenta a toxicidade e o risco de intoxicação.

O tratamento da insuficiência cardíaca (IC) baseia-se em restrição de sódio e uso de betabloqueadores cardiosseletivos, diuréticos e inibidores da enzima conversora de angiotensina ou bloqueadores de receptores da angiotensina (BRA; ver Capítulo 182, *Insuficiência Cardíaca*).

As arritmias ventriculares geralmente são tratadas com amiodarona (ver Capítulo 176, *Arritmias*).

O controle da dor parece ser melhor com gabapentina (ver Capítulo 15, *Dor*).

Na amiloidose hereditária familiar, indica-se aconselhamento genético e transplante hepático.

O uso de colchicina (1,2 a 1,8 mg/dia) na prevenção de ataques agudos e de amiloidose em doentes com febre familiar do Mediterrâneo está indicado.

O tratamento medicamentoso da amiloidose é apresentado no Quadro 340.1.

Quadro 340.1 Tratamento medicamentoso da amiloidose.

Formas clínicas	Fase da doença	Tratamento
Amiloidose primária	Recém-diagnosticada com indicação de TCT	• Quimioterapia mieloablativa com alta dose de melfalana + TCT; ou • Bortezomibe + dexametasona + melfalana seguido de TCT
	Resposta incompleta ao transplante (não normalização dos níveis de cadeia leve livre da imunoglobulina)	• Melfalana + dexametasona; ou • Ciclofosfamida + dexametasona + talidomida
	Falha no TCT	• Melfalana + dexametasona; ou • Bortezomibe + dexametasona; ou • Bortezomibe
	Pacientes não candidatos ao transplante	• Melfalana + dexametasona • Ciclofosfamida + dexametasona + talidomida ou lenalidomida + dexametasona • Dexametasona
	Resposta incompleta ao primeiro ciclo	Considerar bortezomibe
	Recidiva	• Melfalana + dexametasona; ou • Ciclofosfamida + dexametasona + talidomida; ou • Lenalidomida + dexametasona; ou • Bortezomibe + dexametasona
Amiloidose secundária não familiar	–	• Infliximabe ou etanercepte
Amiloidose secundária familiar (febre familiar do Mediterrâneo)	–	Colchicina: 0,5 a 0,6 mg, 2 vezes/dia
Amiloidose de TTR hereditária	–	Transplante de fígado ou farmacoterapia: patisiran, inotersen, tafamidis, diflunisal

TCT: transplante de células-tronco; TTR: transtiretina.

PROGNÓSTICO

Na amiloidose primária, o prognóstico depende da doença subjacente e a sobrevida é de aproximadamente 12 meses. Na amiloidose familiar, a sobrevida é de 7 a 15 anos.

A progressão da doença depende do órgão afetado. Uma vez instalada insuficiência renal e/ou cardíaca, o prognóstico passa a se relacionar com essas disfunções.

As principais causas de morte são: insuficiência renal crônica, morte súbita por arritmia, hemorragias do trato gastrintestinal, insuficiência respiratória, IC e infecções.

BIBLIOGRAFIA

Almeida EA. Amiloidose e coração. In: Porto CC. Doenças do coração: prevenção e tratamento. 2. ed. Rio de Janeiro: Guanabara Koogan; 2005.

Jaccard A, Moreu P, Leblond V. High-dose melphalan versus melphalan plus dexamethasone for AL amyloidosis. The New England Journal of Medicine. 2007;357(11):1083-93.

Lobato L. Classificação das amiloidoses. Sinapse. 2006;6(1):68-73.

Quagliato CP, Neto SVME, Assef JE, Barreto RBM, Correia EB, Savioli Neto F . O que há de novo na amiloidose cardíaca? Arq Bras Cardiol. 2018;31(3)198-203.

Sipe J, Cohen A. Amiloidose. In: Hauser K, Braunwald L, Jameson F. Harrison Medicina Interna. v. 2. 16. ed. Rio de Janeiro: McGraw-Hill; 2006.

341
Desidratação, Distúrbios Hidreletrolíticos e Ácidos-Básicos

Desidratação, hiponatremia, hipernatremia, hipopotassemia, hiperpotassemia, hipofosfatemia, hiperfosfatemia, hipomagnesemia, hipermagnesemia, alcalose, acidose

Gilson Cassem Ramos

DESIDRATAÇÃO

Trata-se da redução da quantidade de água no organismo em virtude de ingestão insuficiente ou eliminação aumentada por diarreia, vômitos, transpiração, excreção urinária excessiva, doença de Addison ou uso de diuréticos.

As causas mais comuns são as gastrenterocolites agudas (vômitos e diarreia).

A desidratação deve ser sempre considerada em conjunto com as alterações eletrolíticas, especialmente as do íon sódio e as de ácido-básicas, e avaliada como consequência de alguma doença de base.

Deficiência pura da água corporal é rara e está relacionada com produção baixa ou ausente de hormônio antidiurético (diabetes insípido) e com resistência dos túbulos renais à ação desse hormônio.

Sempre que possível deve-se fazer avaliação laboratorial.

Desidratação em crianças e idosos

Na maioria das vezes, a desidratação é autolimitada e benigna. Contudo, em crianças e idosos, com grande perda de água, se não forem instituídas medidas terapêuticas imediatas, pode ser fatal, por colapso cardiovascular e insuficiência renal aguda.

Se for aguda, o déficit de água equivale à diferença entre o peso habitual e o encontrado no momento em que se examina o paciente.

CLASSIFICAÇÃO

A desidratação é classificada de acordo com a intensidade da perda hídrica (Quadro 341.1):

- Desidratação leve: a sede é moderada e a perda de peso não ultrapassa 2% do peso corporal
- Desidratação moderada: costuma aparecer depois de 3 a 4 dias de evolução da doença subjacente. O paciente apresenta queda do estado geral, sede acentuada e adinamia, o que, entretanto, não o incapacita totalmente de praticar as atividades físicas habituais. A perda de peso equivale a 3 a 5% do peso corporal
- Desidratação grave: o paciente apresenta as manifestações clínicas da desidratação moderada, acompanhadas de incapacidade física e mental. A perda de peso equivale a 6 a 10% do peso corporal
- Desidratação extrema ou dessecação: são casos extremamente graves, com perda de mais de 15% do peso corporal.

De acordo com o nível de sódio plasmático, a desidratação pode ser classificada da seguinte maneira (Quadro 341.2):

- Isonatrêmica: perda de água e sódio em quantidades proporcionais – natremia de 135 a 145 mEq × ℓ^{-1}
- Hiponatrêmica: perda de sódio maior do que de água – natremia < 135 a 145 mEq × ℓ^{-1}
- Hipernatrêmica: perda de água maior do que de sódio – natremia > 145 mEq × ℓ^{-1}).

CAUSAS

- Ingestão insuficiente (pessoas idosas, alteração mental, anorexia grave)
- Gastrenterocolite aguda
- Processo infeccioso acompanhado de febre elevada
- Uso de diuréticos, laxantes ou corticoides
- Vômitos
- Diarreia
- Insuficiência cardíaca, renal e hepática
- Diabetes
- Síndrome de Cushing (rara)
- Doença de Addison (rara).

FATORES DE RISCO

- Desnutrição
- Distúrbios hidreletrolíticos prévios
- Neoplasias malignas
- Imunodepressão
- Senilidade.

Quadro 341.1 Classificação da desidratação de acordo com a gravidade.

Leve		Moderada		Grave		Extrema ou dessecação	
Perda hídrica	**Achados clínicos**	**Perda hídrica**	**Achados clínicos**	**Perda hídrica**	**Achados clínicos**	**Perda hídrica**	**Achados clínicos**
≤ 2% do peso corporal	Sede moderada	3 a 5% do peso corporal	Queda do estado geral, sede acentuada e adinamia	6 a 10% do peso corporal	Letargia e estado comatoso	> 10 a 15% do peso corporal	Letargia e estado comatoso

Quadro 341.2 Classificação da desidratação de acordo com a dosagem de sódio plasmático.

Isonatrêmica	Hiponatrêmica	Hipernatrêmica
Na^+ 135 a 145 mEq $\times \ell^{-1}$	Na^+ < 135 a 145 mEq $\times \ell^{-1}$	Na^+ > 145 mEq $\times \ell^{-1}$

EXAMES COMPLEMENTARES

- Dosagem de sódio e potássio
- Hematócrito
- Dosagem de ureia e creatinina
- Outros exames, de acordo com a causa da desidratação.

MANIFESTAÇÕES CLÍNICAS

Em crianças, as manifestações clínicas são mais exuberantes. Caracterizam-se por:

- Diarreia e vômitos
- Sede
- Astenia
- Mucosas secas
- Lágrimas escassas
- Olhos encovados ou fundos (enoftalmia)
- Pele fria e inelástica
- Turgor da pele diminuído (pele pastosa)
- Cãibras musculares
- Pulso taquicárdico, débil ou ausente (colapso periférico)
- Hipotensão arterial
- Oligúria ou anúria
- Fontanela deprimida (em crianças).

COMPROVAÇÃO DIAGNÓSTICA

- Dados clínicos
- Dosagem de sódio e potássio plasmático, sempre que possível.

TRATAMENTO

Reidratação pode ser por via oral (VO) ou parenteral, dependendo da gravidade da desidratação e das condições clínicas do paciente.

O cálculo para reposição de água considera que um indivíduo adulto de 60 a 70 kg necessita, em 24 horas, de 2 a 3 ℓ de água para compensar as perdas fisiológicas pela diurese (1 a 1,5 ℓ), as perdas insensíveis por respiração e perspiração (0,5 a 0,8 ℓ) e pela transpiração (0,2 a 0,3 ℓ). Nesse mesmo período, a necessidade de sódio é de 60 a 100 mEq, e a de potássio, de 40 a 80 mEq.

Qualquer esquema de reidratação deve acrescentar às necessidades basais a quantidade de água e de eletrólitos perdidos. Para isso, é necessário fazer uma avaliação das perdas e secreções eliminadas. Assim, para cada litro de suco gástrico eliminado por vômitos, são espoliados 30 a 50 mEq de sódio.

A eliminação de 1 ℓ de água por diarreia corresponde à perda de 100 mEq de sódio. Em cada litro de diarreia ou vômito, eliminam-se 10 mEq de potássio.

A desidratação leve, na maioria dos pacientes, pode ser tratada com reidratação oral. Nas formas moderada e grave, deve-se iniciar a hidratação por via intravenosa (IV).

Para o cálculo da quantidade de água e eletrólitos perdidos por um paciente de 60 kg com diarreia aguda em 1 dia, tem-se o seguinte exemplo: se o peso, no momento do exame clínico, for de 57 kg, trata-se de desidratação moderada (perda de 3 kg, ou seja, 5%). Pode-se administrar via intravenosa, de imediato, de 30 a 50 mℓ/kg, ou seja, 3 ℓ de água associados a 300 mEq de sódio e 30 mEq de potássio. O potássio deve ser administrado na segunda fase da reidratação, com velocidade máxima de 30 mEq/h, para evitar efeitos tóxicos sobre o coração. Como, em grande parte dos casos, o paciente encontra-se impossibilitado de se alimentar, deve-se adicionar glicose à solução reidratante, a fim de evitar o catabolismo proteico. Cem gramas de glicose em 24 horas são suficientes para eliminar a cetose e reduzir em 50% o catabolismo proteico. Dessa forma, os 3 ℓ iniciais podem ser constituídos por solução fisiológica a 0,9%, que contém 462 mEq de sódio (o excesso de sódio administrado pode ser desconsiderado).

A solução reidratante subsequente, na fase de manutenção das necessidades basais, deve ser calculada para 24 horas e assim composta: 2 a 3 ℓ de água, 80 a 100 mEq de sódio, 40 a 80 mEq de potássio e 100 g de glicose. As perdas extras, se continuarem, devem ser somadas ao volume de manutenção. Acrescentam-se 40 mℓ $\times$ kg^{-1} (2.400 mℓ para esse paciente). O volume total a ser administrado é de aproximadamente 4,5 ℓ, a serem distribuídos da seguinte maneira: 1.000 mℓ de solução glicosada a 5% + 33 mℓ NaCl a 17,55% + 30 mℓ KCl a 15%, por infusão contínua (45 gotas $\times$ min^{-1}).

A reidratação pode ser interrompida quando os sinais clínicos desaparecerem e as perdas extras cessarem. Um parâmetro clínico importante é a normalização da diurese – 0,5 a 1 mℓ $\times$ kg^{-1}.

Nos casos de hiponatremia grave (Na^+ < 110 mEq), esse íon deve ser reposto, obedecendo à equação:

$$\text{Déficit de } Na^+ = (Na^+ \text{ normal} - Na^+ \text{ encontrado na dose sérica}) \times (\text{peso} \times 0,6)$$

Metade do déficit é administrada em 24 horas, e o restante depois de nova avaliação clínica e laboratorial, para evitar complicações, especialmente edema agudo do pulmão.

A reidratação oral deve ser preferida nos casos leves ou na fase de manutenção dos pacientes com desidratação moderada ou grave, desde que não persistam vômitos e outros fatores que impossibilitem a ingestão normal (p. ex., paciente confuso). A composição da solução reidratante equivale a 1 ℓ de água + 90 mEq de Na^+ + 20 mEq de K^+ + 80 mEq de Cl, além de glicose e bicarbonato. Na fase inicial, administram-se de 50 a 100 mℓ/kg em um período de 4 a 6 horas. Na fase de manutenção, o paciente deve ingerir 200 mℓ depois de cada perda extra.

A alimentação do paciente independe da gravidade da desidratação. Sempre que possível, deve-se manter dieta leve, incluindo outros líquidos além de água pura (sucos e sopas). Além disso, deve-se:

- Tratar a causa básica da desidratação (gastrenterocolites e outras infecções)
- Tomar as medidas terapêuticas especiais nos pacientes com cardiopatia, hepatopatia, diabéticos ou com doença renal crônica
- Observar que, no paciente com reserva renal diminuída e nos casos de insuficiência cardíaca, a velocidade da administração de líquidos deve ser 3 a 5 vezes mais lenta, com monitoramento das funções cardiovasculares e renais
- Monitorar sódio e potássio no decorrer da hidratação, para evitar sobrecarga volumétrica em casos de descompensação cardíaca e renal, bem como hiperpotassemia, especialmente nos pacientes renais crônicos
- Adicionar antitérmicos e antieméticos à solução reidratante para controlar febre e vômitos. Outros medicamentos (p. ex., antibióticos) não devem ser adicionados à solução reidratante. Também não há nenhuma vantagem na adição de vitaminas à solução.

PREVENÇÃO

- Saneamento básico
- Higiene de vegetais e frutas
- Cuidado na escolha de alimentos a serem ingeridos em bares e restaurantes
- Profilaxia das gastrenterocolites.

Recomendações práticas

- 1 mℓ NaCl a 17,55% = 3 mEq Na$^+$; 1 mℓ KCl 15% = 2 mEq de K$^+$; 1 ℓ Ringer simples = 147 mEq de Na$^+$; 4 mEq de K; 155,5 mEq de Cl$^-$; 1 ℓ SF 0,9% = 154 mEq de Na$^+$ e 154 mEq de Cl$^-$
- Solução de reidratação oral da Organização Mundial da Saúde (OMS):
  - Componentes: Na$^+$ (90 mEq/ℓ); K$^+$ (20 mEq/ℓ); Cl (80 mEq/ℓ); citrato (30 mEq/ℓ)
  - Calorias: 80 kcal/ℓ
  - Preparo: 3/4 de colher de chá de cloreto de sódio + 1/4 de colher de chá de cloreto de potássio + 4 colheres de chá de glicose por litro de água destilada.

DISTÚRBIOS HIDRELETROLÍTICOS

Acontecem quando os principais eletrólitos do corpo humano (sódio, potássio, cálcio, fósforo e magnésio) se encontram fora de suas faixas da normalidade, podendo estar aumentados ou diminuídos, o que interfere em suas funções (ver Capítulo 344, *Distúrbios de Oligoelementos*).

SÓDIO

O sódio normal é de 135 a 145 mEq/ℓ.

Hiponatremia

Distúrbio hidreletrolítico comum, observado em cerca de 2% dos pacientes hospitalizados. Ocorre quando o sódio está abaixo de 135 mEq/ℓ.

Causas

- Diarreia
- Vômitos
- Insuficiência cardíaca
- Insuficiência hepática
- Síndrome nefrótica.

Manifestações clínicas

- Sódio menor que 120 mEq/ℓ
- Edema cerebral com cefaleia
- Confusão mental
- Convulsões
- Coma.

Tratamento

- Corrigir a causa desencadeante
- Restringir líquidos
- Administrar solução salina hipertônica (nos casos graves)
- Reavaliar uso de diuréticos.

Hipernatremia

Ocorre quando o sódio plasmático está superior ou igual a 145 mEq/ℓ.

Causas

- Ingestão restrita de água
- Sudorese excessiva
- Diabetes insípido hipofisário
- Diurese osmótica
- Administração excessiva de sódio (rara).

Manifestações clínicas

- Náuseas
- Vômitos
- Febre
- Confusão mental.

Exames complementares

- Osmolaridade plasmática e urinária: urina com osmolaridade menor que o plasma indica diabetes insípido; já com osmolaridade maior sugere diurese osmótica
- Sódio plasmático e urinário.

Tratamento

- Remoção da causa, sempre que possível
- Reposição oral de água, se possível, ou IV, com solução glicosada a 5%
- A correção deve ser lenta.

POTÁSSIO

O nível normal de potássio é de 3,5 a 5 mEq/ℓ. Trata-se de um íon predominantemente intracelular (> 95%), cujos níveis séricos são controlados basicamente pela excreção renal tubular.

A ingesta normal diária de potássio é de 80 a 150 mmol.

Perdas extrarrenais (especialmente digestivas) podem influenciar significativamente os níveis plasmáticos.

A presença de alcalose diminui a concentração do hidrogênio intracelular, com entrada de potássio nas células e consequente diminuição do potássio plasmático. Na acidose, ocorre o contrário.

Hipopotassemia

Ocorre quando o potássio plasmático está abaixo de 3,5 mEq/ℓ.

Causas

* Maior excreção renal: diuréticos tiazídicos e de alça
* Diurese osmótica (glicosúria); hiperaldosteronismo secundário
* Insuficiência hepática
* Insuficiência cardíaca
* Síndrome nefrótica
* Uso de mineralocorticoides
* Uso de corticoides
* Carbenoxolona
* Alcaçuz
* Acidose tubular renal
* Lesão tubular por medicamentos e/ou drogas ilícitas
* Perda gastrintestinal (vômitos, diarreia, fístulas, ileostomia, deficiência nutricional grave)
* Redistribuição celular (alcalose, beta-agonistas, insulina).

Manifestações clínicas

A hipopotassemia geralmente é assintomática, mas podem ocorrer:

* Fraqueza
* Cãibras
* Arritmias.

Tratamento

* Identificar e remover a causa desencadeante
* Suspender diuréticos e laxantes, além de realizar reposição oral, pode ser suficiente
* Administrar potássio por via intravenosa nos casos graves (< 2,5 mEq/ℓ) ou em arritmias cardíacas
* Fazer reposição do potássio lentamente (< 20 mEq/h).

Hiperpotassemia

Ocorre quando o potássio plasmático está elevado acima de 5 mEq/ℓ. A maior parte dos casos está associada à acidose.

Deve-se considerar a possibilidade de hemólise na coleta do sangue.

Causas

* Ingesta excessiva
* Diminuição da excreção renal
* Insuficiência renal
* Diuréticos poupadores de potássio (amilorida e espironolactona)
* Hipoaldosteronismo
* Doença de Addison
* Inibidores da enzima de conversão da angiotensina
* Liberação celular (acidose e traumatismo por esmagamento).

Manifestações clínicas

Apresenta poucos sintomas ou pode até ser assintomática. Quando há níveis elevados de potássio, podem ocorrer arritmias e parada cardíaca.

Tratamento

* Administrar gliconato de cálcio 10% IV, 10 mℓ
* Administrar solução polarizante: glicose a 50%, 50 mℓ, em conjunto com insulina simples, 10 U

* Corrigir a acidose com bicarbonato de sódio
* Utilizar resinas de troca de cátions
* Realizar diálise, se necessário.

Atenção

Quando o potássio encontra-se superior a 7 mEq/ℓ, considera-se caso de emergência médica, além de causar alterações eletrocardiográficas típicas.

CÁLCIO

Os níveis normais de cálcio estão entre 9 e 10,3 mg/dℓ. No plasma, 50% do cálcio está na forma solúvel ionizável. O restante está ligado a proteínas (40% na albumina) ou ânions (citrato, bicarbonato e fosfato).

Os níveis do cálcio são regulados pelas glândulas paratireoides e pelos rins.

Hipocalcemia

Ocorre quando o cálcio está abaixo de 9 mg/dℓ. Quando ionizado, o cálcio fica inferior a 4,7 mg/dℓ.

Causas

* Menor ingestão ou má absorção (síndrome de má absorção, déficit de vitamina D)
* Perda excessiva (alcoolismo, insuficiência renal crônica, uso de diuréticos)
* Doenças endócrinas (hipoparatireoidismo)
* Pseudo-hiperparatireoidismo
* Secreção de calcitonina por carcinoma medular de tireoide
* Hipocalcemia familiar
* Diminuição de albumina
* Diminuição de resposta à vitamina D
* Hiperfosfatemia induzida por antibióticos ou diuréticos de alça.

Manifestações clínicas

* Cãibras e tetania
* Espasmo da laringe e estridor
* Convulsões
* Parestesias nas extremidades
* Sinal de Chvostek: contração dos músculos faciais por estímulo mecânico
* Sinal de Trousseau: espasmo carpal ("mão de parteira") após compressão da artéria radial com manguito do esfigmomanômetro durante 3 minutos
* Aumento do fósforo nos casos de hipoparatireoidismo e na insuficiência renal crônica.

Exames complementares

* ECG: aumento do intervalo QT, predispondo a arritmias cardíacas

Tratamento

* Casos graves com tetania, arritmias e convulsões: gliconato de cálcio a 10% IV, 10 a 20 mℓ, em 10 a 15 minutos, e 10 a 15 mg/kg, em 4 a 6 horas (manter o cálcio plasmático entre 7 e 8,5 mg/dℓ)
* Hipocalcemia assintomática: cálcio VO, 1 a 2 g, associado à vitamina D.

Hipercalcemia

Ocorre quando o cálcio está acima de 10,3 mg/dℓ.

Causas

- Aumento da ingestão (síndrome láctea alcalina)
- Aumento da absorção (vitamina D ou A em excesso)
- Síndrome de má absorção
- Doenças endócrinas (hiperparatireoidismo primário, hiperparatireoidismo secundário à insuficiência renal crônica, acromegalia e insuficiência adrenal)
- Neoplasias (tumor de ovário, rim ou pulmão produtor de proteínas relacionadas com paratormônio)
- Mieloma múltiplo induzido por diuréticos
- Sarcoidose
- Doença de Paget dos ossos
- Imobilização prolongada
- Hipercalcemia familiar.

Manifestações clínicas

- Constipação intestinal
- Poliúria
- Estupor e coma
- Extrassístoles ventriculares ou ritmo idioventricular.

Exames complementares

- Exame de urina: presença de mais de 200 mg/dℓ de cálcio sugere hipercalciúria
- ECG: diminuição do intervalo QT
- Paratormônio: elevado.

Atenção

- Cálcio sérico maior que 15 mg/dℓ costuma estar relacionado com neoplasia maligna.

Tratamento

- Correção da volemia com solução salina e diuréticos (furosemida). Não usar tiazídicos
- Uso de bifosfonados (efetivos na hipercalcemia por neoplasia maligna).

FÓSFORO

Substância cujos níveis fisiológicos encontram-se entre 2,7 e 4,5 mg/dℓ.

Fosfatos são essenciais no metabolismo e na transferência energética celular, além de serem um importante constituinte dos ossos. No plasma, são encontrados principalmente como fósforo inorgânico, e seu metabolismo é controlado pelas paratireoides e pelos rins.

O metabolismo e a homeostase do fósforo estão intimamente relacionados com os do cálcio.

Hipofosfatemia

Ocorre quando o fósforo está abaixo de 2,7 mEq/ℓ.

Causas

- Diminuição da ingestão (jejum, nutrição parenteral)
- Diminuição da absorção (síndrome de má absorção, bloqueio da absorção por hidróxido de alumínio)
- Perda pelos rins (drogas fosfatúricas, teofilinas, diuréticos, corticoides, hiperparatireoidismo, alterações tubulares renais, alcoolismo, osteomalacia neoplásica)
- Troca intracelular de fósforo (administração de glicose e frutose, corticoides anabólicos e estrogênios, alcalose respiratória, intoxicação por salicilato)
- Desequilíbrio hidreletrolítico (hipercalcemia, hipomagnesemia, alcalose metabólica)
- Perda anormal seguida de reposição inadequada (diabetes, pós-jejum, alcoolismo crônico, alcalose respiratória, pós-queimadura grave).

Manifestações clínicas

- Irritabilidade
- Confusão mental
- Convulsões
- Coma
- Anorexia
- Dor muscular e óssea
- Fraturas.

Atenção

- Hipofosfatemia grave e aguda (pode provocar anemia hemolítica, predisposição a infecções e alterações plaquetárias com hemorragias).

Exames complementares

- Hemograma (anemia)
- Desidrogenase láctica elevada
- Creatinofosfoquinase elevada
- Radiografia dos ossos pode evidenciar osteomalacia.

Tratamento

- Sempre que possível, fazer profilaxia da hipofosfatemia, incluindo fosfatos na reposição hidreletrolítica
- Preferir reposição via oral, pois a rápida reposição de fosfato pode causar diminuição do cálcio
- Nos casos de nutrição parenteral, fornecer 620 a 1.240 mg de fósforo/dia
- Na hipofosfatemia assintomática (0,7 a 1 mg/dℓ), administrar 300 mg em 12 horas para obter fósforo > 1 mg/dℓ
- Monitorar cálcio e magnésio simultaneamente (fazer reposição, se necessário)
- Fazer reposição oral com fosfato potássico 0,5 a 1 g/dia.

Hiperfosfatemia

Ocorre quando o fósforo está acima de 4,5 mg/dℓ.

Causas

- Maior oferta externa (hipervitaminose D)
- Uso de laxativos ou enemas com fosfato
- Suplementação de fosfato via intravenosa
- Rabdomiólise (destruição celular, acidose metabólica ou respiratória)
- Diminuição da excreção renal (insuficiência renal aguda ou crônica, hipoparatireoidismo, pseudo-hiperparatireoidismo, acromegalia – aumento do hormônio de crescimento –, pseudo-hiperfosfatemia, mieloma múltiplo e hipertrigliceridemia).

Manifestações clínicas

- Específicas para cada uma das causas de hiperfosfatemia.

Exames complementares

- Dosagem de fósforo e cálcio, a fim de detectar alterações laboratoriais próprias das doenças causadoras do aumento do fósforo.

Tratamento

- Tratar a doença primária e, se necessário, utilizar carbonato de cálcio
- Diálise.

MAGNÉSIO

O magnésio, cujos níveis normais vão de 1,5 a 2,5 mEq/ℓ, participa de várias funções enzimáticas relacionadas com os fosfatos, bem como de atividades metabólicas no sistema nervoso central. Além disso, interfere no mecanismo da contração miocárdica. Sua homeostase é mantida principalmente pelos rins.

Hipomagnesemia

Ocorre quando o magnésio está abaixo de 1,5 mEq/ℓ.

Causas

- Diminuição da ingestão
- Distúrbio na absorção
- Perda intestinal excessiva (diarreia, fístulas)
- Perda renal.

Manifestações clínicas

- Irritabilidade
- Tremores
- Ataxia
- Cãibras
- Convulsões
- Confusão mental e alucinações
- Possível hipertensão arterial
- Taquicardia
- Arritmias ventriculares.

Tratamento

- Corrigir a causa
- Administrar magnésio VO ou IV nos casos mais graves.

Hipermagnesemia

Ocorre quando o magnésio está acima de 2,5 mEq/ℓ.

Causas

- Insuficiência renal
- Ingestão excessiva (laxantes, antiácidos).

Manifestações clínicas

- Fraqueza muscular e narcose
- Paralisia flácida
- Depressão respiratória
- Hipotensão arterial
- Eventual parada cardíaca.

Principais distúrbios hidreletrolíticos (Quadro 341.3)

Quadro 341.3 Principais distúrbios hidreletrolíticos, causas e dados clínicos.

Distúrbio	Principais causas	Dados clínicos
Hiponatremia (Na < 135 mEq/ℓ)	Diarreia, vômitos, uso de diuréticos	Desidratação, letargia sonolência. Nos casos graves, confusão mental, convulsões e coma
Hipernatremia (Na > 145 mEq/ℓ)	Ingestão restrita de água, iatrogenia	Náuseas, vômitos, febre e confusão mental
Hipopotassemia (K < 3,5 mEq/ℓ)	Uso de diuréticos tiazídicos e de alça, insuficiência cardíaca, pós-operatório de cirurgia digestiva	Fraqueza muscular, cãibras, arritmias
Hiperpotassemia (K > 5 mEq/ℓ)	Uso de diuréticos poupadores de K, insuficiência renal, acidose	Arritmias e parada cardíaca (casos mais graves)
Hipocalcemia (Ca < 9 mg/dℓ)	Insuficiência renal crônica, pós-operatório de tireoidectomia (remoção acidental da paratireoide)	Cãibras e tetania, espasmo da laringe e estridor, convulsões. Parestesias nas extremidades
Hipercalcemia (Ca > 10,3 mg/dℓ)	Hiperparatireoidismo, uso de diuréticos	Constipação intestinal, oligúria, torpor e coma, extrassístole ventricular ou ritmo idioventricular
Hipofosfatemia (P < 2,7 mEq/ℓ)	Jejum, nutrição parenteral, pós-queimadura grave	Irritabilidade, confusão mental, convulsões e coma, anorexia, dor muscular e óssea, fraturas, anemia, plaquetopenia
Hiperfosfatemia (P > 4,5 mEq/ℓ)	Insuficiência renal aguda ou crônica, acromegalia, mieloma múltiplo	De acordo com a doença de base
Hipomagnesemia (Mg < 1,5 a 2,5 mEq/ℓ)	Perda intestinal excessiva (diarreia, fístulas) e perda renal	Irritabilidade, tremores, ataxia, cãibras, convulsões, confusão mental e alucinações, hipertensão arterial, arritmias ventriculares
Hipermagnesemia (Mg > 2,5 mEq/ℓ)	Insuficiência renal, ingestão excessiva (laxantes, antiácidos)	Fraqueza muscular e narcose, paralisia flácida, depressão respiratória, hipotensão arterial, parada cardíaca

Na: sódio; K: potássio; Ca: cálcio; P: fósforo; Mg: magnésio.

Tratamento

- Suspensão da oferta
- Gliconato de cálcio IV.

DISTÚRBIOS ÁCIDOS-BÁSICOS

Os distúrbios ácidos-básicos são classificados em metabólicos e respiratórios. Nos metabólicos, observam-se alterações primárias na fração HCO_3, isto é, o valor do íon bicarbonato encontra-se alterado. Os respiratórios são aqueles cujos distúrbios primários estão na $Paco_2$, ou seja, o valor desse gás mostra-se alterado. Nas acidoses, o pH é < 7,35; nas alcaloses, é > 7,45.

Os distúrbios ácidos-básicos devem ser sempre considerados como consequência e no contexto de uma doença de base.

ALCALOSE METABÓLICA

Elevação simultânea do pH plasmático e da concentração plasmática de HCO_3. Ocorre hipoventilação compensatória e concomitante aumento da $Paco_2$.

É o distúrbio ácido-básico mais comum em pacientes hospitalizados.

Causas

- Vômitos persistentes (perda de cloreto)
- Excreção excessiva de potássio na urina por uso de diuréticos e de corticoides
- Síndrome de Cushing
- Administração excessiva de bicarbonato de sódio e lactato de sódio.

Manifestações clínicas

- Astenia
- Confusão mental
- Tetania
- Íleo paralítico.

ALCALOSE RESPIRATÓRIA

Elevação do pH, com diminuição da $Paco_2$ arterial, cujo mecanismo relaciona-se com a hiperventilação alveolar.

Causas

- Fase inicial de insuficiência cardíaca e do choque
- Doenças infecciosas
- Asma brônquica
- Hiperventilação pulmonar (ansiedade, dispneia suspirosa).

Manifestações clínicas

- Formigamento nas extremidades
- Palpitações
- Tremores
- Vertigem.

ACIDOSE METABÓLICA

Redução dos níveis sanguíneos de bicarbonato por retenção de HORAS+, acúmulo de substâncias ácidas, perda de bicarbonato ou associação dos três mecanismos.

Causas

- Diabetes
- Doenças renais
- Sepse.

Manifestações clínicas

- Astenia
- Cefaleia
- Mal-estar
- Náuseas e vômitos
- Arritmia cardíaca
- Coma.

ACIDOSE RESPIRATÓRIA

Decorre do aumento da $Paco_2$. O mecanismo básico é a hipoventilação pulmonar e a incapacidade dos pulmões de eliminar adequadamente o CO_2, com formação de grande quantidade de bicarbonato e de íons H^+. É um distúrbio metabólico grave que deve ser agressivamente tratado.

Causas

- Insuficiência respiratória (DPOC grave)
- Depressão do sistema nervoso central (p. ex., por barbitúricos).

Manifestações clínicas

- Astenia
- Cefaleia
- Arritmia cardíaca
- Coma.

Exames complementares

- Gasometria do sangue arterial: informa o valor do pH (acidose ou alcalose), da $Paco_2$ (distúrbio respiratório) e do HCO_3^- (distúrbio metabólico).

Tratamento

- Tratar a doença de base (corrigir alterações ventilatórias nos pacientes com doença pulmonar obstrutiva crônica, hiperglicemia e acidose, nos diabéticos; compensar o doente renal; repor potássio na hipopotassemia)
- Alcalose respiratória por hiperventilação: basta o paciente respirar em um saco de papel ou plástico colocado no nariz e na boca. Em poucos minutos, os sintomas desaparecem
- Acidose metabólica: reposição de HCO_3^- para corrigir o pH e restabelecer as atividades enzimáticas.

O cálculo de reposição ou do excesso é feito pela fórmula:

$$N = \Delta HCO_3^- \times P \times 0,2$$

Em que: N = déficit ou excesso de HCO_3^- (mEq) total no espaço extracelular; ΔHCO_3^- = diferença entre a concentração atual do HCO_3^- e a prevista para a $Paco_2$ do paciente; P = peso do paciente em kg.

Deve-se tratar farmacologicamente somente se o pH < 7,3 ou > 7,5 ou, ainda, se $\Delta HCO_3^- > 5$ mEq $\times \ell^{-1}$.

É necessário entender a inter-relação entre HCO_3^- e as variações da $Paco_2$. Para cada aumento agudo de 10 mmHg de $Paco_2$ acima de 40 mmHg, incrementa-se em 1 mEq/ℓ de HCO_3^-. Quando esse aumento se dá cronicamente (p. ex., na doença pulmonar obstrutiva crônica), para cada elevação dos mesmos 10 mmHg de $Paco_2$, eleva-se 4 mEq/ℓ de HCO_3^-. Por outro lado, para cada redução de 10 mmHg de $Paco_2$ abaixo de 40 mmHg, reduz-se 2 mEq/ℓ de HCO_3^-.

Por exemplo, em um homem de 70 anos, pesando 60 kg, com doença pulmonar obstrutiva crônica e gasometria de sangue arterial mostrando: pH = 7,25, $Paco_2$ = 70 mmHg, Pao_2 = 60 mmHg, HCO_3^- = 32 mEq × ℓ^{-1}, DB = –3 mEq × ℓ^{-1}, deve-se fazer o seguinte raciocínio:

- A acidose ficou comprovada pelo valor de pH < 7,25
- Existe um distúrbio respiratório, uma vez que o valor da $Paco_2$ é de 70 mmHg (30 mmHg acima do valor normal de 40 mmHg). Nesse paciente, para uma $Paco_2$ de 70 mmHg, elevada cronicamente, o valor normal do HCO_3^- seria de 36 mEq × ℓ^{-1} (elevação de 4 mEq de HCO_3^- para cada aumento de 10 mmHg de $Paco_2$), e não de 32 mEq × ℓ^{-1}
- Observa-se também um distúrbio metabólico, ou seja, trata-se de uma acidose mista (respiratória e metabólica)
- O tratamento farmacológico é indicado, uma vez que o pH < 7,3. Considerando que N = Δ HCO_3^- × P × 0,2 (32 a 36) × 60 × 0,2 = 48 mEq, é evidente que há um déficit de 48 mEq de HCO_3^-
- Para não se cometer excesso, somente a metade desse valor deve ser administrada por via intravenosa de imediato. A seguir, deve-se fazer nova gasometria do sangue arterial para confirmar a necessidade de administrar a outra metade.

Outro exemplo: em um homem de 27 anos, pesando 70 kg, em pós-operatório de valvopatia mitral, com a seguinte gasometria de sangue arterial: pH = 7,58; $Paco_2$ = 30 mmHg; Pao_2 = 180 mmHg; HCO_3^- = 29 mEq × ℓ^{-1}; DB = + 7 mEq × ℓ^{-1}, deve-se fazer o seguinte raciocínio:

- Trata-se de paciente com alcalose, uma vez que o pH é > 7,45
- Observa-se um distúrbio respiratório, pois existe alteração no valor da $Paco_2$, que está a 30 mmHg (10 mmHg abaixo do valor normal, que é de 40 mmHg) nesse paciente. Para uma $Paco_2$ de 30 mmHg, o valor normal do HCO_3^- seria de 22 mEq × ℓ^{-1} (redução de 2 mEq de HCO_3^- para cada queda de 10 mmHg de $Paco_2$)
- Dessa maneira, existe também um distúrbio metabólico, ou seja, trata-se de uma alcalose mista. O excesso de HCO_3 deve ser calculado da seguinte maneira: N = Δ HCO_3^- × P × 0,2 N = (29 – 22) × 70 × 0,2 N = 98 mEq. Pode-se concluir que há um excedente de 98 mEq de HCO_3. Nesse paciente, o excesso de HCO_3 foi decorrente de administração excessiva desse íon para acidose metabólica perioperatória

- Como o paciente apresenta função renal normal, o excesso desse íon é prontamente excretado na urina (em outros casos, como na hipopotassemia ou na hiperventilação mecânica, o distúrbio somente é corrigido quando se atua na origem, isto é, corrigindo a hipopotassemia ou a ventilação mecânica).

BIBLIOGRAFIA

Agus ZS, Savanese DMF. Hypercalcemia. UptoDate. 2005.
Atallah NA. Regulação do equilíbrio acidobásico. In: Prado FC, Ramos J, Valle JR. Atualização terapêutica. 20. ed. São Paulo: Artes Médicas; 2001.
Fonseca BK, Holdgate A, Craig JC. Enteral vs intravenous rehydration therapy for children with gastroenteritis. Arch Pediatr Adolesc Med. 2004;158(5):483-90.
Fukagawa M, Kurokawa K, Papadakis M. Fluid & electrolyts disorders. In: Tierney Jr. ML, McPhee SJ, Papadakis MA. Currrent medical diagnosis & treatment. New York: McGraw-Hill; 2003.
Gunnerson KJ, Kellum JA. Acid-base and electrolyte analysis in critically ill patients are we ready for the new millennium? Current Opinion in Critical Care. 2003;9(6):468-73.
Humes D, Dupont HL. Kelley's textbook of internal medicine. 4. ed. Philadelphia: Lippincott Williams & Wilkins; 2000.
Kokko JP. Líquidos e eletrólitos. In: Cecil. Tratado de medicina interna. 21. ed. Rio de Janeiro: Guanabara Koogan; 2001.
Kopelman BL. In: Prado FC, Ramos J, Valle JR. Atualização terapêutica. 20. ed. São Paulo: Artes Médicas; 2001.
Kraut JA, Madias NE. Approach to patients with acid-base disorders. Respir Care. 2001;46:392-403.
Lopes AC, Lopes RD, Vendrame LS. Equilíbrio ácido básico e hidreletrolítico. 2. ed. São Paulo: Atheneu; 2005.
Porto CC, Porto AL. Semiologia médica. 8. ed. Rio de Janeiro: Guanabara Koogan; 2019.
Valente LM, Fernandes GV, Oliveira EAO. Distúrbios da concentração plasmática de sódio, potássio, cálcio, fósforo, magnésio, e do equilíbrio ácido-básico. In: Melo HRL et al. Condutas em clínica médica. 3. ed. Rio de Janeiro: Medsi; 2004.

Distúrbios ácidos-básicos e suas variáveis gasométricas (Quadro 341.4)

Quadro 341.4 Distúrbios ácidos-básicos e variáveis gasométricas.

Distúrbios	Variáveis gasométricas
Alcalose metabólica	pH > 7,35 ↑ HCO_3^- ↑ $Paco_2$
Alcalose respiratória	pH > 7,35
Acidose metabólica	pH < 7,35
Acidose respiratória	pH < 7,35

Observação: o valor de HCO_3 deve ser sempre ajustado ao valor da $Paco_2$, *conforme os exemplos práticos anteriores (ver texto)*. Quando esse ajuste não acontece, ocorrem distúrbios mistos (metabólico e respiratório, simultaneamente), de acordo com o pH (acidose ou alcalose mista).

342
Desnutrição

Marianne de Oliveira Falco • Renata Pedroso Carvalho • Celmo Celeno Porto

INTRODUÇÃO

A desnutrição é um estado patológico acompanhado de alterações na composição corporal, além de complicações clínicas, mentais e funcionais em virtude da deficiência de nutrientes.

A avaliação clínica do estado nutricional inclui não apenas a determinação do índice de massa corporal (IMC), como também o exame de pele e fâneros, do tecido celular subcutâneo, da cavidade bucal, dos olhos e da massa muscular.

A desnutrição quase sempre é acompanhada de sinais de hipovitaminoses e carência de minerais (ver Capítulos 344, *Distúrbios de Oligoelementos*, e 350, *Hipovitaminoses e Hipervitaminoses*).

Vale ressaltar que o estado de desnutrição é observado não só em indivíduos com redução de peso, mas também em obesos.

Nessa condição, além do grande consumo de alimentos ricos em carboidratos e gorduras, associa-se baixa ingestão de outros nutrientes, principalmente proteínas, vitaminas, ácidos graxos e minerais, resultando no "gordo desnutrido".

CAUSAS

A redução da ingesta alimentar por dificuldade em conseguir alimento, que se observa principalmente em situação de pobreza, não é a única causa de desnutrição. Como mostra o Quadro 342.1, há várias outras condições clínicas que também causam desnutrição.

Quadro 342.1 Causas de desnutrição.

Causas	Exemplos
Carência de comida	Fome Incapacidade de obter comida (p. ex., por falta de transporte ou incapacidade física) Pobreza
Quadros clínicos que limitam a quantidade ou o tipo de alimento ingerido	Algumas dietas veganas ou vegetarianas Restrição voluntária de calorias (dieta rígida de emagrecimento ou jejum)
Doenças com sintomas que interferem na ingestão, digestão, no metabolismo ou na absorção de nutrientes	AIDS Alcoolismo Anorexia nervosa Câncer Depressão Diarreia Uso de drogas Insuficiência renal Função mental prejudicada (p. ex., demência) Doenças inflamatórias intestinais (p. ex., doença de Crohn e colite ulcerativa) Distúrbios hepáticos Distúrbios da absorção Cirurgias para perda de peso (p. ex., cirurgia bariátrica) Vômitos
Medicamentos que interferem na digestão, no metabolismo ou na absorção de nutrientes	Alguns medicamentos utilizados no tratamento de ansiedade, hipertensão arterial, insuficiência cardíaca, hipotireoidismo, asma, câncer
Condições clínicas que aumentam substancialmente a necessidade de calorias	Exercício físico intenso (p. ex., reabilitação ou treino para competições esportivas) Lesões (p. ex., queimaduras) Febre alta Infecções generalizadas ou graves Crescimento e desenvolvimento de lactentes, crianças e adolescentes Hipertireoidismo Gravidez e amamentação Cirurgias

Em idosos é necessário considerar os efeitos do próprio envelhecimento, que incluem alterações fisiológicas, sociais, econômicas, psicológicas e polifarmácia, interferindo no estado nutricional (Quadro 342.2).

Cabe ressaltar as condições que podem promover redução do consumo de alimentos por dependência e/ou incapacidade para sair de casa para comprar alimentos, cozinhar ou se alimentar.

Quadro 342.2 Efeitos do envelhecimento no estado nutricional em idosos.

Sistema	Alterações relacionadas com o envelhecimento
Orofaríngeo	Alteração da capacidade mastigatória (dentição deficiente) Xerostomia Redução da percepção do gosto Diminuição da discriminação olfatória
Digestório	Esôfago: diminuição da motilidade com dificuldade de deglutição Estômago: retardo no esvaziamento Cólon/reto: constipação intestinal e incontinência
Nervoso	Diminuição da percepção sensorial Diminuição da resposta do músculo a estímulos Diminuição da cognição e da memória Perda de células cerebrais

Fonte: Sousa e Guariento, 2009.

INFLUÊNCIA DO PROCESSO INFLAMATÓRIO NA DESNUTRIÇÃO

A presença de doença/inflamação deve ser um critério na abordagem clínica do paciente com desnutrição, ao se considerar o diagnóstico da afecção de base, aguda ou crônica, destacando-se os seguintes aspectos:

- Doenças agudas com grau grave de inflamação, incluindo síndrome da angústia respiratória, resposta inflamatória sistêmica, sepse, traumatismo craniano, politraumatismo, doenças abdominais graves e queimaduras
- Doenças crônicas de grau moderado a leve de inflamação, incluindo câncer, cardiopatia crônica, sarcopenia, artrite reumatoide, doença de Chagas, doença pulmonar obstrutiva crônica, doença renal crônica, doença hepática, demência, doença de Parkinson, doenças neuromotoras, AIDS, doença celíaca, fibrose cística, diabetes melito, síndrome metabólica e obesidade.

AVALIAÇÃO CLÍNICA

A avaliação clínica deve ser dirigida para as causas e consequências da desnutrição.

Perda de peso involuntária

Verificada pela redução ponderal, a qual se refere à porcentagem de perda de peso, tendo como base o peso atual e o peso usual (PU) ou peso habitual e o peso ideal.

O peso usual ou habitual é aquele encontrado no momento da pesagem; entretanto, caso não seja possível pesar o paciente, pode-se considerar o peso máximo dos últimos 6 meses.

Redução da massa muscular

As medidas mais precisas são as aferidas por *dual-energy absorptiometry* (DEXA) e bioimpedância elétrica.

Sempre avaliar a perda de massa muscular a partir de medidas antropométricas, como circunferência muscular do braço e espessura do músculo adutor do polegar, utilizando um adipômetro.

Na prática diária, a avaliação da desnutrição deve fazer parte do exame físico geral, identificando sinais de desnutrição, acrescentando-se a medida da circunferência da panturrilha (Quadros 342.3 e 342.4).

Quadro 342.3 Avaliação do estado nutricional: tecido muscular e gordura subcutânea.

Área corporal	Observações	Estado nutricional		
		Normal	Desnutrição leve/moderada	Desnutrição grave
Região temporal	Observar de frente, olhar os dois lados	Músculos bem definidos	Depleção leve	Depressão, sinal da "asa quebrada" quando em associação à perda da bola de Bichat
Região infraclavicular	Observar se a clavícula está proeminente	Não visível em homens; visível em mulheres, mas não proeminente	Clavícula levemente proeminente	Clavícula protuberante
Região deltóidea	Procurar por ossos proeminentes (o paciente deve posicionar os braços ao lado do corpo)	Formato arredondado na curva da junção do ombro com o pescoço e do ombro com o braço	Acrômio levemente protuberante	Ombro em forma quadrada (formando ângulo reto), ossos proeminentes
Região escapular	Procurar por ossos proeminentes (o paciente deve estar com o braço esticado para a frente e a mão encostada em uma superfície sólida)	Escápula não proeminente, sem depressão significativa	Depleção leve ou escápula levemente proeminente	Escápula proeminente, visível, depressão entre a escápula, as costelas, o ombro e a coluna vertebral
Músculos paravertebrais	Observar redução de sustentação do tronco e exposição de arcos costais	Arcos costais não proeminentes	Depleção leve ou arcos costais levemente proeminentes	Arcos costais proeminentes e presença de cifose
Região abdominal	Observar abdome bilateralmente	Abdome sem alterações	Pode não apresentar alterações	Abdome escavado
Dorso da mão (músculos interósseos)	Observar o dorso da mão e o músculo entre o polegar e o indicador quando esses dedos estão unidos e/ou separados	Músculos proeminentes	Depleção leve	Área entre o dedo indicador e o polegar achatada ou com depressão
Região femoral anterior, quadríceps	Pinçar e sentir o volume do músculo	Sem depressão	Depleção leve	Parte interna da coxa com depressão
Região crural posterior, panturrilha	Com o paciente em posição supina, erguer a perna dele	Musculatura aderida à ossatura	Panturrilha levemente solta	Panturrilha solta

Fonte: Kamimura et al., 2014.

Quadro 342.4 Sinais físicos indicativos de desnutrição.

Área corporal	Aparência normal	Sinais associados à desnutrição	Doença e deficiência nutricional
Cabelo	Firme, brilhante, difícil de arrancar	Perda do brilho, aspecto seco, fino, esparso e quebradiço, despigmentado, fácil de arrancar (sem dor)	Kwashiorkor e, menos comumente, marasmo
Face	Cor da pele uniformemente lisa, rósea, aparência saudável, sem edema	Seborreia nasolabial (pele estratificada em volta das narinas), face edemaciada e hipocorada (palidez)	Riboflavina, ferro Kwashiorkor
Olhos	Brilhantes, claros, sem lesões nos epicantos, membranas úmidas e róseas, sem vasos proeminentes ou acúmulo de tecido esclerótico	Conjuntiva pálida, manchas de Bitot, xerose conjuntival (secura), queratomalacia (córnea adelgaçada), vermelhidão e fissuras nos epicantos, arco córneo (anel branco ao redor do olho)	Anemia (ferro) vitamina A, riboflavina, piridoxina
Lábios	Lisos, sem edemas ou rachaduras	Estomatite angular (lesões róseas ou brancas nos cantos da boca), lesões no ângulo, queilose (avermelhamento ou edema dos lábios e da boca)	Riboflavina
Língua	Aparência vermelha profunda, não edemaciada ou lisa	Língua escarlate e inflamada, língua magenta (púrpura), língua edematosa, papilas filiformes (atrofia)	Ácido nicotínico, riboflavina, niacina, ácido fólico, vitamina B_{12}
Dentes	Sem cavidades, sem dor, brilhantes	Esmalte manchado, cáries (cavidades), falta de dentes	Flúor, açúcar em excesso
Gengivas	Saudáveis, vermelhas, não sangrantes, sem edema	Esponjosas, sangrantes	Vitamina C
Pele	Sem erupções, edema ou manchas	Xerose (secura), hiperceratose folicular (pele em papel de areia), petéquias, dermatose da pelagra (pigmentação edematosa avermelhada nas áreas de exposição ao sol), equimoses, dermatose descamativa, dermatose vulvar e escrotal, xantomas (depósitos de lipídeos sob a pele e ao redor das articulações)	Vitamina A, vitamina C, ácido nicotínico, vitamina K, Kwashiorkor, riboflavina
Unhas	Firmes, róseas	Coiloníquia (forma de colher), quebradiças, rugosas	Ferro

Fonte: Vannucchi et al., 1996.

Caquexia

Perda de massa muscular, tal como na redução do consumo de alimentos. Contudo, na caquexia há alterações metabólicas decorrentes de uma resposta inflamatória sistêmica intensa, que deve ser caracterizada como uma síndrome multifatorial. Nesse caso, a perda de peso acontece de forma mais rápida do que aquela esperada apenas pela diminuição do consumo de alimentos.

Na caquexia, há comprometimento tanto do tecido musculoesquelético, quanto da musculatura cardíaca.

Índice de massa corporal

O IMC, obtido a partir da divisão da massa corporal (em quilogramas) pela estatura (em metros) elevada ao quadrado (kg/m^2), é uma medida muito utilizada para determinar o estado nutricional. Entretanto, outros fatores que afetam o peso devem ser considerados na avaliação do estado nutricional do indivíduo, incluindo massa muscular, densidade óssea e retenção de líquidos.

Assim, não se deve utilizar o IMC como único critério para determinar desnutrição.

Desnutrição proteico-energética: marasmo e kwashiorkor

Consiste em desequilíbrio da homeostase do organismo, relacionando calorias ingeridas com calorias gastas e insuficiência de proteínas. Compreende duas formas clínicas: marasmo e kwashiorkor.
- Marasmo ocorre em virtude da diminuição da ingestão total de alimentos. É uma deficiência tanto calórica quanto proteica, apresentando os sintomas típicos da desnutrição
- Kwashiorkor é uma deficiência predominantemente proteica, menos comum que o marasmo. Ocorre em dietas compostas essencialmente por carboidratos, que é a principal diferença entre Kwashiorkor e marasmo, sendo a presença de edema uma consequência da extrema falta de proteínas.

Condições que indicam a necessidade de avaliação do estado nutricional

- Peso ou composição corporal anormal
- Suspeita de deficiências específicas de nutrientes essenciais (p. ex., anemia)
- Lactentes e crianças com desenvolvimento abaixo do normal.

Além das indicações principais, é preciso avaliar o estado nutricional de alguns grupos específicos durante o exame clínico, por serem pacientes de difícil diagnóstico, uma vez que não apresentam os sintomas típicos da desnutrição

- Recém-nascidos e crianças
- Idosos
- Pacientes vulneráveis à polifarmácia
- Pessoas com transtornos psiquiátricos.

CRITÉRIOS DIAGNÓSTICOS

Em 2018, o comitê Global Leadership Initiative on Malnutrition (GLIM) propôs determinar o diagnóstico e a classificação da desnutrição a partir de cinco critérios, sendo três fenotípicos (perda de peso involuntária, baixo IMC, massa muscular reduzida) e dois clínicos (redução da ingestão alimentar e gravidade da doença/inflamação; Quadro 342.5).

É considerado desnutrido o indivíduo que apresentar pelo menos um critério fenotípico e um clínico.

Em indivíduos hospitalizados antes de realizar o diagnóstico e a classificação da desnutrição, é necessário avaliar o risco de desnutrição por meio do instrumento *Nutritional Risk Screening* 2002 (NRS 2002), em adultos, e da Miniavaliação Nutricional (MAN), em idosos.

Quadro 342.5 Critérios fenotípicos e clínicos para diagnóstico e classificação de gravidade da desnutrição.

Perda de peso (%)	Critérios fenotípicos			Critérios clínicos	
	Baixo IMC (kg/m²)	Redução da massa muscular		Redução da ingestão alimentar	Gravidade da doença/ inflamação
Adultos					
Leve	> 5% em 3 meses	> 20,5[1]	Avaliada conforme Quadro 342.3	50 a 75% na última semana	Doença aguda ou crônica
Moderada	> 5% em 2 meses	18,5 e 20,5		25 a 60% na última semana	Doença aguda ou crônica
Grave	> 5% em 1 mês	< 18,5		0 a 25% na última semana	Doença aguda ou crônica
Idosos[2]					
Leve	Sem perda de peso	21 e 23	Avaliada conforme Quadro 342.3 e/ou circunferência da panturrilha < 33 cm em mulheres e < 34 cm em homens	80 a 75% nos últimos 3 meses	Doença aguda ou crônica
Moderada	1 a 3 kg nos últimos meses	19 e 21	Avaliada conforme Quadro 342.3 e/ou circunferência da panturrilha ≥ 33 cm em mulheres e ≥ 34 cm em homens	60 a 75% nos últimos 3 meses	Doença aguda ou crônica
Grave	> 3 kg nos últimos 3 meses	< 19	Avaliada conforme Quadro 342.3 e/ou circunferência da panturrilha 33 cm em mulheres e 34 cm em homens	< 60% nos últimos 3 meses	Doença aguda ou crônica

*Adaptado de Nutritional Risk Screening (NRS, 2002). **Adaptado de Miniavaliação Nutricional (MAN). ***A circunferência da panturrilha não apresenta ponto de corte para a população < 60 anos. Fonte: Cederholm et al., 2019.

EXAMES COMPLEMENTARES

Dosagem de proteínas

- Hemograma: anemia
- Dosagem de ferro sérico e transferrina: diminuídos
- Dosagem de proteína C reativa (PCR): aumentada (indicativo de inflamação)
- Dosagem de vitaminas e minerais.

Proteinograma

A albumina, isoladamente, não é capaz de determinar presença ou ausência de desnutrição, mas é um parâmetro importante na avaliação nutricional. Trata-se de uma proteína de fase aguda que tende a sair da célula para o espaço extravascular durante o processo inflamatório, e a taxa de síntese é inferior às perdas.

Contudo, a albumina pode ser utilizada em associação à PCR como preditor independente de morbimortalidade, por meio do índice PCR/albumina.

COMPLICAÇÕES

- Infecções (pneumonia, otite, infecção urinária e sepse)
- Desidratação e distúrbios hidreletrolíticos (hipopotassemia, hipofosfatemia e hipomagnesemia; ver Capítulo 341, *Desidratação, Distúrbios Hidreletrolíticos e Ácidos-básicos*)
- Lesão por pressão
- Fragilidade (síndrome do idoso frágil)
- Retardo do crescimento
- Deficiência mental
- Aumento do tempo de internação hospitalar.

TRATAMENTO

- Correção dos distúrbios hidreletrolíticos (ver Capítulo 341, *Desidratação, Distúrbios Hidreletrolíticos e Ácidos-básicos*)
- Tratamento das infecções
- Erradicar parasitas intestinais
- Transfusão de sangue e hemoderivados apenas em casos especiais
- Administrar suplementos de micronutrientes (ver Capítulos 344, *Distúrbios de Oligoelementos*, e 350, *Hipovitaminoses e Hipervitaminoses*)
- Tratamento da anemia (ver Capítulo 421, *Anemias*).

CÁLCULO DAS NECESSIDADES CALÓRICO-PROTEICAS

Para o cálculo das necessidades calórico-proteicas, utiliza-se o peso atual. Em pacientes desnutridos, utiliza-se o peso ideal e, para obesos, o peso ajustado.

$$\text{Peso ajustado} = (PA - PI) \times 0{,}25 + PI$$

Em que: PA: peso atual; PI: peso ideal; Peso ideal = altura^2 IMC médio; IMC ideal: 22 kg/m^2 para homens, 21 kg/m^2 para mulheres.

A meta calórica para indivíduos desnutridos varia de 25 a 40 kcal/kg/dia para pacientes não críticos e de 20 a 30 kcal/kg para pacientes críticos. Já a meta proteica varia de 1,2 a 2 g/kg/dia para pacientes não críticos e de 1,2 a 2,5 g/kg/dia para pacientes críticos.

Em pacientes gravemente desnutridos ou com risco de síndrome de realimentação (Quadro 342.5), a ingestão de alimentos deve começar com 20 a 50% da ingesta calórica necessária, ou 15 kcal/kg/dia, devendo ser calculada, a princípio, em relação ao peso atual.

Síndrome de realimentação

As manifestações clínicas mais comuns da síndrome de realimentação são taquicardia, taquipneia e edema. Entretanto, pode haver comprometimento cardíaco (hiper ou hipotensão, insuficiência cardíaca), pulmonar (insuficiência respiratória ou dependência de ventilador mecânico, edema pulmonar, retenção de gás carbônico), neurológico (fraqueza, parestesia, alteração do estado mental, convulsão, ataxia, tremor, vertigem, rabdomiólise, mialgia), hematológico (disfunção plaquetária, anemia hemolítica, disfunção de leucócitos, trombocitopenia, hemorragia), gastrintestinal (obstipação, dor abdominal, diarreia, íleo paralítico, esteatose hepática), renal (diminuição da concentração urinária, poliúria, polidipsia, nefropatia, mioglobinúria, diurese osmótica, azotemia) e metabólico (alcalose ou acidose metabólica, intolerância à glicose, hipernatremia, cetoacidose metabólica, desidratação).

Considera-se risco de síndrome de realimentação na presença de um fator maior ou dois fatores menores (Quadro 342.6).

Quadro 342.6 Critérios para avaliação de síndrome de realimentação.

Fatores de riscos maiores	Fatores de risco menores	Populações específicas com alto risco
IMC < 16 kg/m^2	IMC < 18,5 kg/m^2	Greve de fome, dieta restritiva crônica
Perda de peso não intencional > 15% em 3 a 6 meses	Perda de peso não intencional > 10% em 3 a 6 meses	História de cirurgia bariátrica, síndrome do intestino curto
Nenhuma ou pouca ingestão alimentar por mais de 10 dias	Nenhuma ou pouca ingestão alimentar por mais de 5 dias	Pacientes com tumor, idosos frágeis com doença debilitante crônica
Níveis abaixo da linha de base de potássio, fósforo ou magnésio, antes do início da nutrição	Histórico de uso abusivo de álcool ou drogas, insulina, quimioterapia	

Fonte: Friedli et al., 2018.

Recomendações práticas

- Ajustar a alimentação conforme a consistência desejada, as preferências e/ou os hábitos alimentares
- Enriquecer a dieta com: leite e/ou derivados, leite em pó (vitamina de frutas, mingau), óleo ou azeite, creme de leite, farináceos, ovos (principalmente a clara)
- Utilizar suplemento oral líquido pronto ou módulos de proteína, carboidrato e/ou lipídeos nas refeições
- Utilizar dieta enteral quando não for possível alimentação VO ou quando o paciente ingere menos de 60% das necessidades calórico-proteicas
- Utilizar nutrição parenteral isolada, quando o trato gastrintestinal estiver comprometido, ou associada à nutrição oral/enteral, quando houver condições que impossibilitem atender as necessidades nutricionais (diarreia de difícil controle, distensão abdominal, vômitos).

CONTROLE DO TRATAMENTO NUTRICIONAL DE PACIENTES DESNUTRIDOS HOSPITALIZADOS

- Monitorar o peso corporal, se possível diariamente
- Monitorar o balanço hídrico diariamente
- Ficar atento a sinais e sintomas de excesso ou déficit de eletrólitos, vitaminas e oligoelementos (ver Capítulos 344, *Distúrbios de Oligoelementos*, e 350, *Hipovitaminoses e Hipervitaminoses*)
- Determinar a glicemia plasmática para controle da tolerância da dieta e ajuste da insulina, quando necessário
- Fazer controle diário ou semanal (conforme necessidade clínica) de ureia, creatinina e eletrólitos (especialmente potássio, fósforo, cálcio e magnésio; ver Capítulo 344, *Distúrbios de Oligoelementos*)
- Monitorar os testes de função hepática para o diagnóstico precoce de complicações hepatobiliares em pacientes em nutrição parenteral
- Fazer dosagem semanal de lipídeos séricos em pacientes em nutrição parenteral.

EVOLUÇÃO E PROGNÓSTICO

- Taxa de mortalidade elevada na desnutrição grave com distúrbios hidreletrolíticos, infecção e perda de massa muscular (ver Quadro 342.6)
- Sinais de mau prognóstico: estupor, icterícia, petéquias, diarreia persistente, hipotermia, hiponatremia
- Pode haver sequelas (hipodesenvolvimento estatural, deficiência mental).

A porcentagem de perda de massa muscular está diretamente associada a complicações e mau prognóstico (Quadro 342.7).

Quadro 342.7 Perda de massa muscular associada a complicações e risco de morte.

Perda de massa muscular (%)	Complicações	Risco de morte (%)
10	Diminuição da imunidade, aumento do risco de infecções	10
20	Diminuição da cicatrização de feridas, aumento da fraqueza muscular, aumento do risco de infecções	30
30	Dificuldade para se sentar, lesão por pressão, pneumonia, dificuldade para responder ao tratamento clínico	50
40	Aumento do risco de morte, em geral, por pneumonia	100

Fonte: Demling, 2009; Argiles et al., 2016.

Atenção

- Graus leves de desnutrição são frequentes e passam despercebidos, principalmente em idosos "mal examinados"
- Dietas para emagrecimento também causam desnutrição, principalmente em mulheres jovens que se preocupam excessivamente com a imagem corporal (ver Capítulo 615, *Transtornos Alimentares*).

NUTRIÇÃO ENTERAL E PARENTERAL

As recomendações práticas sobre nutrição enteral e parenteral são apresentadas nos Quadros 342.8 e 342.9, respectivamente.

Quadro 342.8 Recomendações práticas sobre nutrição enteral.

Quando iniciar	24 a 48 horas
Contraindicações	Pacientes hemodinamicamente e/ou metabolicamente instáveis Disfunção do TGI, obstrução mecânica do TGI, refluxo gastroesofágico intenso, íleo paralítico, hemorragia gastrintestinal, vômitos e diarreias graves, fístula do TGI de alto débito (> 500 mℓ/dia), enterocolite grave, pancreatite aguda grave, terminalidade com considerações individuais
Diarreia	Rever prescrição de antibióticos, inibidores de bomba de prótons, procinéticos, AINEs, agentes hipoglicemiantes orais, laxantes, preparações contendo sorbitol e inibidores da receptação de serotonina Avaliar possibilidade de diarreia infecciosa Reavaliar posicionamento da sonda Utilizar módulo de fibras solúveis e/ou mix de fibras e/ou probióticos/simbióticos Reduzir gotejamento da dieta para 30 mℓ/h Preferir fórmulas isotônicas (300 a 350 mOsm/kg) e poliméricas (macronutrientes, especialmente proteína na sua forma intacta) Usar fórmulas isentas de lactose, sacarose e glúten Considerar utilização de fórmulas oligoméricas (macronutrientes, especialmente proteína na forma parcialmente hidrolisada) Administrar dieta em temperatura ambiente Não interromper a dieta automaticamente
Vômito	Avaliar disfunção do TGI Fazer controle glicêmico (gastroparesia) Considerar administração de agente pró-motilidade e/ou procinéticos (metocloparamida, eritromicina, domperidona, bromoprida) Reavaliar posicionamento da sonda (considerar posicionamento jejunal ou duodenal, via endoscopia, da sonda nasoenteral) Administrar dieta em infusão contínua Usar fórmulas com 30 a 40% de lipídeos do valor calórico total Preferir fórmulas isotônicas (300 a 350 mOsm/kg) e poliméricas (macronutrientes, especialmente proteína na sua forma intacta)
Obstipação	Monitorar registro das evacuações (ausência por 3 dias seguidos) Avaliar aumento da hidratação Avaliar oferta de mix de fibras Avaliar prescrição de laxantes
Distensão abdominal	Administrar dieta em temperatura ambiente Fazer infusão contínua com baixa velocidade (25 a 30 mℓ/h) Preferir fórmulas oligoméricas (macronutrientes, especialmente proteína na forma parcialmente hidrolisada) Usar fórmulas isentas de lactose, sacarose e glúten
Aspiração	Manter a cabeceira do leito entre 30° e 45° Fazer infusão contínua da dieta enteral em bomba de infusão
Restrição volêmica	Utilizar dietas com densidade calórica ≥ 1,5 kcal/mℓ Considerar água livre da dieta enteral como parte da oferta hídrica
Disfunção renal aguda com ou sem tratamento dialítico	Manter a mesma oferta calórico-proteica dos pacientes sem disfunção renal

TGI: trato gastrintestinal; AINEs: anti-inflamatórios não esteroides.

Quadro 342.9 Recomendações práticas sobre nutrição parenteral.

Quando iniciar	O mais precocemente possível para os pacientes que não podem utilizar o trato gastrintestinal
Contraindicações	Pacientes hemodinamicamente e/ou metabolicamente instáveis Hiperglicemia > 300 mg/d ℓ associado a hipernatremia de difícil controle Potássio < 3 mEq/ℓ e/ou fósforo < 2 mg/d ℓ Insuficiência cardíaca com retenção hídrica ou infarto agudo do miocárdio sob risco de edema agudo de pulmão Alergia a ovo, amendoim ou soja
Quando indicar nutrição parenteral suplementar	Após 5 a 7 dias, em pacientes que não conseguiram atingir aporte calórico-proteico > 60% por via digestiva (oral ou enteral)
Tipo de emulsão lipídica	Utilizar preferencialmente emulsão lipídica à base de triglicerídeo de cadeia média, óleo de peixe e óleo de oliva Pacientes graves: emulsão lipídica à base de soja deve ser evitada
Hiperglicemia	Monitorar concentração da glicose capilar Avaliar outras fontes de glicose, como soro, medicações, nutrição enteral suplementar Avaliar redução de oferta de carboidrato pela nutrição parenteral (não exceder a taxa de 4 a 5 mg/kg/'min" ou 20 a 25 kcal/kg/dia)
Hipertrigliceridemia	Ofertar lipídeos: < 30% do total de calorias ou até 1,5 g/kg/dia; em crianças, ofertar até 3 g/kg/dia Ofertar nutrição parenteral isenta de lipídeos ou reduzir oferta de lipídeos, se triglicerídeos > 400 mg/d ℓ Reavaliar triglicerídeos a cada 48 a 72 h, se > 400 mg/d ℓ Utilizar fórmula contendo lipídeos 2 vezes/semana (100 g de lipídeos/semana), objetivando fornecer ácidos graxos essenciais

A disfunção do trato gastrintestinal é caracterizada por três ou mais dos seguintes sintomas:

- Alto resíduo gástrico (> 500 m ℓ)
- Ausência de ruídos hidraéreos
- Sangramento do trato gastrintestinal
- Intolerância à nutrição enteral (< 20% prescrito)
- Pressão intra-abdominal > 12 ou síndrome do compartimento abdominal
- Vômitos
- Diarreia (mais de três episódios)
- Distensão abdominal.

VEGETARIANISMO E VEGANISMO

Atualmente, esse estilo de vida tem crescido consideravelmente, aumentando a necessidade de avaliar as possíveis consequências das restrições alimentares em relação aos nutrientes essenciais ao organismo.

Primeiramente, é preciso diferenciá-los em dois subgrupos, de acordo com suas restrições alimentares.

Os ovolactovegetarianos não consomem carne, peixe e aves, mas ingerem alimentos de origem animal, como ovos, leite e derivados. Já os veganos não consomem nenhum produto de origem animal, o que restringe ainda mais as fontes de nutrientes essenciais ao organismo, pois isso elimina um grupo muito amplo de alimentos.

As principais deficiências que podem ocorrer nesse tipo de dieta são:

- Vitamina B_{12}: essencial para o desenvolvimento de glóbulos vermelhos. É encontrada somente em produtos de origem animal e em alguns tipos de algas. Pode ser necessário fazer suplementação dessa vitamina
- Proteínas: macronutrientes com função estrutural, hormonal, de defesa imunológica e ação enzimática. São encontradas principalmente em alimentos de origem animal. Então, esses pacientes devem inserir em sua dieta alimentos de fontes alternativas ricos em proteínas, como: proteína de soja, trigo, milho, ovos, leite, queijo, leguminosas, oleaginosas e cereais
- Ferro: tem como principal função o transporte de oxigênio no sangue. É encontrado principalmente na carne vermelha, mas também está disponível em outros alimentos, como peixes, ovos, cereais, leguminosas, frutas secas, oleaginosas e vegetais verdes.

É importante manter uma dieta balanceada e variada para obter a quantidade necessária de cada mineral (Quadro 342.10).

Quadro 342.10 Pirâmide alimentar para planejamento de refeições vegetarianas saudáveis.

Gorduras, óleos e doces – usar raramente Doces, manteiga, margarina, maionese, óleo de cozinha	
Grupo do leite, iogurte e queijo – 0 a 3 porções diárias* Leite: 1 xícara Iogurte: 1 xícara Queijo natural: 45 g	**Grupo dos feijões, nozes, castanhas, sementes, ovos e substitutos da carne – 2 a 3 porções diárias** Leite de soja: 1 xícara Feijões ou ervilhas (cozidos): ½ xícara Ovo: 1 inteiro ou 2 claras Nozes ou sementes: 2 colheres de sopa Tofu ou tempê: ¼ de xícara Manteiga de amendoim: 2 colheres de sopa
Grupo dos legumes e verduras – 3 a 5 porções diárias Leguminosas (cozidas ou cruas, picadas): ½ xícara Vegetais folhosos (crus): 1 xícara	**Grupo das frutas – 2 a 4 porções diárias** Suco: ¾ de xícara Frutas secas: ¼ de xícara Fruta crua (picada): ½ xícara Fruta de tamanho médio: 1 unidade (p. ex., banana, maçã ou laranja)
Grupo do pão, flocos de cereal, arroz e macarrão – 6 a 11 porções diárias Pão de forma: 1 fatia Cereal em flocos (pronto para comer): 30 g Cereal cozido: ½ xícara Arroz (cozido), macarrão ou outros cereais: ½ xícara Bisnaga: ½ unidade	

*Vegetarianos que preferem não usar leite, iogurte ou queijo precisam selecionar outros alimentos ricos em cálcio.

BIBLIOGRAFIA

Argilés JM, Campos N, Lopez-Pedrosa JM, Rueda R. Skeletal muscle regulates metabolism via interorgan crosstalk: roles in health and disease. J Am Med Dir Assoc. 2016;17(9):789-96.

Cederholm T, Jensen GL, Correia MITD, Gonzalez MC, Fukushima R, Higashiguchi T et al. GLIM criteria for the diagnosis of malnutrition – A consensus report from the global clinical nutrition community. Clin Nutr. 2019;38(1):1-9.

Corrêa CR, Outa Angeleli AY, Camargo NR, Barbosa L, Burini RC. Comparação entre a relação PCR/albumina e o índice prognóstico inflamatório nutricional (IPIN). J Bras Patol Med Lab. 2002;38(3):183-90.

Demling RH. Nutrition, anabolism, and the wound healing process: an overview. Eplasty. 2009;9:e9.

Friedli N, Stanga Z, Culkin A, Crook M, Laviano A, Sobotka L et al. Management and prevention of refeeding syndrome in medical inpatients: an evidence based and consensus-supported algorithm. Nutrition. 2018;47:13-20.

Kamimura MA, Baxman A, Sampaio LR, Cuppari L. Avaliação nutricional. In: Cuppari L. Guia de nutrição clínica no adulto. 3. ed. Barueri: Manole; 2014.

Kondrup J, Allison SP, Elia M, Vellas B, Plauth M. European Society for Clinical Nutrition and Metabolism (ESPEN) Guidelines for nutrition screening 2002. Clin Nutr. 2003;22(4):415-21.

Machado RS, Coelho MA, Veras RP. Validity of the portuguese version of the mini nutritional assessment in Brazilian elderly. BMC Geriatrics. 2015;15:132.

Oliveira AM, Silva FM. Dietoterapia nas doenças do adulto. Rio de Janeiro: Rúbio; 2018.

Pagotto V, Santos KF, Malaquias SG, Bachion MM, Silveira EA. Calf circumference: clinical validation for evaluation of muscle mass in the elderly. Rev Bras Enferm [Internet]. 2018;71(2):322-8.

Piovacari SMF, Toledo DO; Figueiredo EJA. Equipe multiprofissional de terapia nutricional. Rio de Janeiro: Atheneu; 2017.

Sousa VMC, Guariento ME. Avaliação do idoso desnutrido. Rev Bras Clin Med. 2009;7:46-9.

Toledo DO, Piovacari SMF, Horie LM, Matos LBN, Castro MG, Ceniccola GD et al. Campanha "Diga não à desnutrição": 11 passos importantes para combater a desnutrição hospitalar. BRASPEN J. 2018;33(1):86-100.

Vannucchi HORAS, Unamuno MRDL, Marchini JS. Avaliação do estado nutricional. Medicina (Ribeirão Preto). 1996;29(1):5-18.

343
Dislipidemias

Hipercolesterolemia, hipertrigliceridemia

Arnaldo Lemos Porto

INTRODUÇÃO

Dislipidemias são alterações do metabolismo lipídico, primárias ou secundárias, que podem, isoladamente ou associadas a outros fatores de risco, causar o desenvolvimento de aterosclerose em diferentes artérias (ver Capítulo 191, *Arteriosclerose*).

FATORES QUE INTERFEREM NOS VALORES DOS LIPÍDEOS

- Idade e sexo
- Variabilidade biológica (variáveis que contribuem para as flutuações de resultados terapêuticos, sem justificativa clínica aparente)
- Gravidez
- Alimentação
- Duração do jejum anterior à retirada de sangue (12 a 14 horas para dosagem dos triglicerídeos)
- Posição do paciente durante a coleta (deve ser sempre sentado)
- Duração do torniquete (> 5 minutos)
- Efeito do exercício até 24 horas antes da coleta

- Anticoagulante utilizado (EDTA)
- Condições de estocagem e manipulação da amostra de sangue.

CAUSAS E/OU FATORES DE RISCO

- Primárias: anomalias genéticas
- Secundárias: hipotireoidismo, diabetes melito, síndrome nefrótica, hepatopatia obstrutiva, uso de corticoides anabólicos, diuréticos, betabloqueadores ou imunossupressores, obesidade, sedentarismo, estresse, tipo de alimentação.

CLASSIFICAÇÃO

- Hipercolesterolemia isolada: aumento do colesterol total e/ou do LDL-colesterol
- Hipertrigliceridemia isolada: aumento apenas dos triglicerídeos
- Hiperlipidemia mista: aumento do colesterol total e dos triglicerídeos, associados ou não à diminuição do HDL
- Diminuição isolada do HDL-colesterol ou associada a aumento dos triglicerídeos e do LDL-colesterol.

FATORES QUE INTERFEREM NOS OBJETIVOS DO TRATAMENTO

- Idade (> 45 anos para mulheres; > 55 anos para homens)
- História familiar de doença arterial coronariana precoce
- Hipertensão arterial (pressão arterial sistólica > 140 × 90 mmHg)
- HDL-colesterol > 40 mg/dℓ
- Tabagismo
- Diabetes
- Doença aterosclerótica arterial comprovada.

Recomendações práticas

- Pesquisar sempre causas secundárias, pois isso possibilita tratamento específico para alguns pacientes
- Após a ocorrência de uma síndrome isquêmica aguda, observa-se diminuição do LDL-colesterol e do HDL-colesterol, bem como elevação dos triglicerídeos.
  Os valores dos lipídeos encontrados até 24 horas após o evento isquêmico, porém, correspondem aos valores habituais do paciente
- Pacientes idosos (> 70 anos) também se beneficiam com o tratamento das dislipidemias
- A reposição hormonal em mulheres no climatério pode melhorar o perfil lipídico, mas sem efeito comprovado na evolução da aterosclerose e suas complicações
- Adultos jovens (homens de 20 a 45 anos e mulheres de 20 a 35 anos) com dislipidemias têm baixa incidência de doença aterosclerótica, exceto tabagistas, pacientes diabéticos ou indivíduos com anomalias genéticas
- Pacientes com dislipidemias graves podem necessitar de tratamento com altas doses de hipolipemiantes, associados a medidas alternativas (aférese, anastomose ileal parcial, transplante de fígado e terapêutica genética)
- É parte fundamental da avaliação de um paciente dislipidêmico a estratificação do risco cardiovascular. A estratégia terapêutica e as metas a serem atingidas dependem diretamente do risco cardiovascular (se baixo, intermediário ou alto)
- O tratamento iniciado precocemente diminui o período da vida em que as artérias estarão expostas aos efeitos aterogênicos do LDL-colesterol, reduzindo a possibilidade da ocorrência de eventos isquêmicos.

RECOMENDAÇÕES BÁSICAS NO TRATAMENTO DAS DISLIPIDEMIAS

- Alimentação com pouco colesterol e gorduras saturadas
- Exercícios físicos 3 a 6 vezes/semana, com sessões de 40 minutos
- Abstenção do consumo de bebidas alcoólicas
- Cessação do tabagismo.

HIPERCOLESTEROLEMIA

- Os valores dos níveis séricos de colesterol dependem do risco cardiovascular do paciente
- É necessário determinar as frações HDL e LDL do colesterol
- HDL-colesterol: protetor
- LDL-colesterol: aterogênico
- O LDL-colesterol deve ser o alvo primário do tratamento – quanto mais baixo, menores são o risco de progressão da aterosclerose e a chance da ocorrência de eventos cardiovasculares maiores (infarto agudo do miocárdio, angina instável, morte cardíaca ou acidente vascular cerebral)
- O tempo de exposição ao LDL-colesterol durante a vida é importante no aparecimento e na progressão da aterosclerose
- O HDL-colesterol é considerado fator de risco quando < 40 mg/d ℓ e fator protetor quando > 60 mg/d ℓ.

MANIFESTAÇÕES CLÍNICAS

- Assintomáticas na maioria dos pacientes
- Halo corneano antes dos 50 anos de idade
- Xantomas e xantelasmas.

Manifestações clínicas dependem das complicações isquêmicas, relacionadas com a obstrução das artérias coronárias, carótidas, cerebrais, mesentéricas e extremidades inferiores.

EXAMES COMPLEMENTARES

- Frações do colesterol HDL e LDL, cálculo do não HDL e de triglicerídeos medidos em jejum
- Dosagem de T4 e TSH:
  - Aspartato aminotransferase (AST), alanina aminotransferase (ALT) e CPK para monitorar o tratamento
  - Ureia e creatinina
  - Glicemia de jejum e HbA1c.

COMPLICAÇÕES

- Aterosclerose (aorta, coronárias, carótidas, artérias mesentéricas e periféricas)
- Doença arterial coronariana (angina e infarto do miocárdio)
- Acidente vascular cerebral
- Aneurisma da aorta torácica e abdominal.

TRATAMENTO

Primeiro passo: estratificação do risco de eventos isquêmicos coronarianos (escore de Framingham, escore europeu)

- Alto risco: doença arterial coronariana confirmada, outras formas clínicas da doença aterosclerótica (doença arterial periférica, aneurisma da aorta abdominal, aterosclerose das carótidas), diabetes – risco > 10% em 10 anos
  - Objetivo do tratamento: LDL-colesterol < 70 mg/d ℓ, não HDL < 100 mg/d ℓ
  - Objetivo em pacientes de muito alto risco: angina instável, pós-infarto agudo do miocárdio e após revascularização do miocárdio; LDL < 50 mg/d ℓ, não HDL < 80 mg/d ℓ
- Risco intermediário: pacientes com dois fatores de risco – risco entre 5 e 10% em 10 anos
  - Objetivo do tratamento: LDL-colesterol < 100 mg/d ℓ, não HDL < 130 mg/d ℓ
- Baixo risco: paciente sem nenhum ou com um fator de risco – risco < 5% em 10 anos
  - Objetivo do tratamento: LDL-colesterol < 130 mg/d ℓ, não HDL < 160 mg/d ℓ.

Segundo passo: avaliar a presença de fatores agravantes de risco (quando estão presentes um ou mais fatores agravantes, reclassificar o paciente para o nível de risco imediatamente superior):

- História familiar de doença coronária prematura (parente masculino de primeiro grau < 55 anos ou feminino < 65 anos)
- Síndrome metabólica
- Micro ou macroalbuminuria (> 30 μg/min)
- Hipertrofia ventricular esquerda
- Insuficiência renal crônica (creatinina > 1,5 mg/d ℓ ou *clearance* de creatinina < 60 m ℓ/min)
- Proteína C reativa de alta sensibilidade > 3 mg/ℓ (na ausência de etiologia não esclerótica)
- Exame complementar com evidência de doença aterosclerótica subclínica:
  - Escore de cálcio coronário > 100 ou percentil > 75 para idade ou sexo
  - Espessamento da artéria carótida máximo > 1 mm
  - Índice tornozelo-braquial < 0,9.

Esquemas de tratamento

- Todos os pacientes devem fazer alterações no estilo de vida (dieta, exercícios físicos, não fumar, perda de peso em caso de obesidade)
- Pacientes de baixo risco e com LDL-colesterol < 160 mg/d ℓ devem iniciar o tratamento com modificações no estilo de vida e passar por reavaliação após 6 meses. Caso persistam níveis elevados, indica-se tratamento medicamentoso
- Pacientes de baixo risco e com LDL-colesterol > 160 mg/d ℓ devem iniciar tratamento medicamentoso
- Pacientes de risco intermediário e com LDL-colesterol até 130 mg/d ℓ devem modificar o estilo de vida e passar por reavaliação após 3 meses. Se o paciente não atingir a meta (< 100 mg/d ℓ), inicia-se tratamento medicamentoso
- Pacientes de risco intermediário e com LDL-colesterol > 130 mg/d ℓ devem iniciar tratamento medicamentoso
- Pacientes de alto risco e com LDL-colesterol > 70 mg/d ℓ devem modificar o estilo de vida e iniciar tratamento medicamentoso desde o início. A reavaliação das metas deve ser feita em 3 meses. Em pacientes com arteriosclerose significativa ou diabéticos, a meta de LDL < 50 mg/d ℓ é recomendada.

Tratamento medicamentoso

- Adultos: estatinas (primeira escolha): sinvastatina VO, 10 a 80 mg/dia; pravastatina VO, 20 a 40 mg/dia; fluvastatina VO, 10 a 80 mg/dia; atorvastatina VO, 10 a 80 mg/dia; rosuvastina VO, 10 a 20 mg/dia; pitavastatina VO, 1 a 4 mg/dia
- Crianças e gestantes: resinas (podem ser associadas às estatinas)
- Outras alternativas: colestiramina VO, 16 a 24 g/dia; ezetimiba VO, 5 a 10 mg/dia; inibidores da PCSK-9: alirocumabe SC, 75 ou 150 mg a cada 15 dias; evolocumabe SC, 140 mg a cada 15 dias ou 420 mg 1 vez/mês.

Monitoramento

- Enquanto o paciente estiver usando medicamentos, determinar os níveis de colesterol (HDL e LDL) e de triglicerídeos 2 vezes/ano
- Dosar CPK, TGO e TGP 30 dias após o início do tratamento com estatinas e, a seguir, anualmente
- Caso ocorra aumento das aminotransferases (TGP e TGO) > 3 vezes o limite superior da normalidade ou da CPK > 10 vezes o limite superior da normalidade, a estatina deve ser suspensa
- Suspender estatinas caso haja dor muscular importante.

EVOLUÇÃO E PROGNÓSTICO

- A redução de 1% de colesterol resulta em diminuição de 2% no risco de doença arterial coronariana
- O tratamento deve ser feito pelo resto da vida do paciente.

HIPERTRIGLICERIDEMIA

Grupo heterogêneo de alterações na síntese e na degradação das lipoproteínas plasmáticas ricas em triglicerídeos, a hipertrigliceridemia é um fator de risco independente para doença aterosclerótica.

NÍVEIS SÉRICOS DE TRIGLICERÍDEOS

- Valores normais: < 100 mg/dℓ em crianças, < 150 mg/dℓ em adutos
- Hipertrigliceridemia limítrofe: 150 a 200 mg/dℓ
- Hipertrigliceridemia importante: 200 a 499 mg/dℓ
- Hipertrigliceridemia grave: > 500 mg/dℓ.

HIPERTRIGLICERIDEMIA DE CAUSA GENÉTICA

- Combinada familiar: autossômica dominante
- Hiperlipidemia poligênica: poligênica
- Hipertrigliceridemia familiar: autossômica dominante
- Dislipoproteinemia familiar: autossômica recessiva.

CAUSAS E/OU FATORES DE RISCO

- Primárias: anomalias genéticas
- Secundárias: obesidade, diabetes, gravidez, uremia/diálise, hipotireoidismo, síndrome nefrótica, acromegalia, síndrome de Cushing, lúpus eritematoso sistêmico, disgamaglobulinemia, doença de depósito de glicogênio, lipodistrofia, excessiva ingestão de bebidas alcoólicas, uso de medicamentos (estrogênio, anticoncepcionais orais, betabloqueadores, diuréticos, glicocorticoides, isotretinoína/retinoide, inibidores da protease).

MANIFESTAÇÕES CLÍNICAS

- Assintomática, na maioria dos pacientes
- Triglicerídeos muito elevados (> 1.000 mg/dℓ): dor abdominal/pancreatite aguda, xantoma eruptivo, lipemia retiniana, hepatoesplenomegalia, perda de memória/demência, neuropatia periférica.

COMPLICAÇÕES

- Pancreatite
- Aterosclerose
- Neuropatia periférica.

TRATAMENTO

- Pesquisar causas secundárias e fazer o tratamento da doença subjacente ou a remoção do agente responsável
- Nos casos de hipertrigliceridemia primária, avaliar os outros membros da família em busca de anomalias genéticas
- O tratamento é indicado na hipertrigliceridemia grave, para evitar pancreatite aguda, e na hipertrigliceridemia limítrofe, para evitar coronariopatia
- A hipertrigliceridemia limítrofe tem maior importância em pacientes com doença aterosclerótica com hipercolesterolemia adequadamente tratada e LDL-colesterol dentro da meta proposta
- Praticar exercícios físicos
- Reduzir o peso, em caso de obesidade
- Interromper tabagismo
- Não ingerir bebidas alcoólicas.

Tratamento medicamentoso

- Fibratos: genfibrozila VO, 600 a 1.200 mg/dia; bezafibrato VO, 600 mg/dia; etofibrato VO, 500 mg/dia; fenofibrato VO, 250 mg/dia; ciprofibrato VO, 100 mg/dia
- Estatinas
- Ômega-3 VO, 4 a 10 g/dia. Garantir que as cápsulas sejam mantidas em embalagens opacas para não ocorrer degradação do seu conteúdo.

Recomendações práticas

- Sempre procurar causas secundárias (p. ex., diabetes, obesidade, distúrbios alimentares, drogas, alcoolismo), pois o controle da doença ou a remoção da causa acompanha-se de normalização dos níveis dos triglicerídeos sem necessidade de medicamentos
- Monitorar rigorosamente quando administrar estatina associada a fibrato, em virtude do risco de rabdomiólise
- Modificações na alimentação e prática de exercício físico são fundamentais para o tratamento
- A administração de estrogênios por via transdérmica pode ser vantajosa em algumas pacientes
- Pacientes com AIDS em uso de inibidores da protease podem apresentar hipertrigliceridemia grave
- Nos pacientes com hipertrigliceridemia, a prática de exercícios físicos regulares é fundamental
- A presença de um fator de risco agravante (história familiar de doença arterial coronariana [DAC] prematura, síndrome metabólica, micro ou macroalbuminemia, hipertrofia ventricular esquerda [HVE], insuficiência renal crônica, proteína C reativa [PCR] ultrassensível > 3 ng/dℓ ou comprovação de doença aterosclerótica subclínica) implica reclassificação do indivíduo para o grupo de risco imediatamente superior.

EVOLUÇÃO E PROGNÓSTICO

• Bom prognóstico se as causas forem eliminadas
• Na forma primária, é necessário manter o tratamento por toda a vida.

BIBLIOGRAFIA

Faludi AA, Izar MCO, Saraiva JFK, Chacra APM, Bianco HT, Afiune Neto A et al. Atualização da Diretriz Brasileira de Dislipidemias e Prevenção da Aterosclerose – 2017. Arq Bras Cardiol. 2017;109(2Supl.1):1-76.
Porto CC, Porto AL. Semiologia médica. 8. ed. Rio de Janeiro: Guanabara Koogan; 2019.

344
Distúrbios de Oligoelementos

Magnésio, zinco, cobre, selênio, iodo, manganês, cromo, molibdênio, flúor

Marianne de Oliveira Falco

INTRODUÇÃO

As deficiências e a toxicidade de oligoelementos manifestam-se como disfunções fisiológicas.

Em sua maioria, não ocorrem isoladamente; por isso, é necessário conhecer as causas e os fatores de risco que levam a essas condições para uma avaliação clínica adequada. O Quadro 344.1, no fim deste capítulo, apresenta características dos oligoelementos.

Em geral, as manifestações clínicas são múltiplas e nem sempre possibilitam uma hipótese diagnóstica consistente, o que justifica a necessidade de se considerar uma possível deficiência ou toxicidade em diversas condições clínicas.

A dosagem dos níveis plasmáticos dos oligoelementos deve ser realizada em pacientes com doenças que se acompanham de alterações metabólicas, cujo quadro clínico se agrava por complicações, tratamento prolongado ou intervenções

Oligoelementos e nutrição parenteral

É comum subestimar a deficiência de oligoelementos em pacientes em uso de nutrição parenteral, condição que ocorre principalmente quando é administrada em sistema fechado, apresentando em sua formulação apenas a quantidade de lipídeos, carboidratos e proteínas.

Assim, é necessário realizar o manejo criterioso destes pacientes. Além disso, há outra barreira para a suplementação de oligoelementos, pois atualmente existe apenas um produto no mercado (Olig-Trat®) que apresenta zinco, cobre, manganês e cromo em sua composição, podendo ser necessário fazer suplementação adicional com outros elementos, dependendo das condições clínicas do paciente e das dosagens laboratoriais.

cirúrgicas. No Quadro 344.2, no fim deste capítulo, são apresentados valores de ingestão dietética recomendada diária, ingestão adequada e limite superior tolerado diário.

Vale ressaltar que não há informações suficientes para se estabelecer doses e via de administração para o tratamento das deficiências de oligoelementos (ver Capítulo 341, *Desidratação, Distúrbios Hidreletrolíticos e Ácidos-Básicos*).

MAGNÉSIO

Os níveis normais de magnésio estão entre 1,5 e 2,1 mEq/ℓ. Este elemento está presente em ossos, músculos, tecidos moles e fluidos corporais e atua como cofator para mais de 300 sistemas enzimáticos. Atua no transporte dos íons potássio e cálcio, modula sinais de transdução e participa do metabolismo de energia e proliferação celular.

CAUSAS E FATORES DE RISCO

• Deficiência: dieta pobre em magnésio, desnutrição, síndrome de má absorção, uremia, acidose metabólica, perda renal excessiva por distúrbios tubulares renais, diabetes, pancreatite, queimadura. Pode ser secundária a tratamento com antibióticos (gentamicina, anfotericina) e diuréticos tiazídicos
• Toxicidade: insuficiência renal, cetoacidose diabética, hipotireoidismo, uso prolongado de antiácidos.

MANIFESTAÇÕES CLÍNICAS

• Deficiência: anorexia, náuseas, vômitos, íleo paralítico, astenia, cãibras, irritabilidade muscular, letargia, taquicardia, sensibilidade aumentada aos digitálicos, hipopotassemia, hipocalcemia
• Toxicidade: fraqueza muscular, visão dupla, paralisia flácida, depressão respiratória, náuseas, vômitos, sonolência.

DIAGNÓSTICO

• Dados clínicos + dosagem de magnésio no sangue.

TRATAMENTO

• Fontes alimentares: acelga, feijão-preto, abacate, peixes, frango, leite integral, ovos, cereais integrais, nozes, carne, hortaliças verdes, leguminosas
• Sais de magnésio em suplementos dietéticos: óxido, hidróxido, citrato, cloreto, gliconato, lactato e aspartato
• Em pacientes em nutrição parenteral estáveis, deve-se manter oferta diária de 15 a 30 mEq/dia e, em caso de deficiência, 40 a 50 mEq/dia
• Em pacientes hemodinamicamente instáveis, deve-se administrar por 1 a 2 g de sulfato de magnésio IV em 15 minutos. Para hipomagnesemia grave em paciente estável, administrar 1 a 2 g de sulfato de magnésio IV em 1 hora. Em pacientes adultos cuja reposição não é emergente, administrar de 4 a 8 g de sulfato de magnésio IV durante 12 a 24 horas
• Em pacientes com função renal normal, a reposição de magnésio deve continuar por 2 dias após a normalização dos níveis. Em caso de função renal alterada, recomenda-se reduzir a dose em 50%
• Em pacientes assintomáticos ambulatoriais, a suplementação deve ser via oral, com dose diária de 600 mg/dia durante mais de 30 dias.

CONSIDERAÇÕES PRÁTICAS

- Ingestão de quantidades elevadas de cálcio, fósforo e vitamina D aumentam a perda de magnésio e, consequentemente, eleva as necessidades diárias
- Aumento na ingestão de zinco (de 12 para 142 mg/dia) diminui a absorção e o equilíbrio de magnésio
- Presença de quantidades excessivas de ácidos graxos e oxalatos livres prejudica a absorção de magnésio
- Aumento no consumo de fibras alimentares diminui a utilização de magnésio, presumivelmente pelo decréscimo na absorção.

ZINCO

Os níveis normais de zinco para adultos são:

- Zinco plasmático: 84 a 428 µg/dℓ
- Zinco urinário: 0,42 a 1,25 mg em 24 horas
- Zinco sanguíneo: 5 a 15 µg/dℓ
- Zinco no cabelo: 99 a 450 mg/g.

Trata-se de componente essencial de enzimas responsáveis pela manutenção da integridade estrutural de proteínas e pela regulação da expressão da informação genética.

O zinco participa da síntese e da degradação dos ácidos nucleicos (DNA e RNA) e ribossomos e é essencial nos processos de diferenciação e replicação celulares, assim como nos processos de transporte, função imunológica e informação genética.

CAUSAS E FATORES DE RISCO

- Deficiência: ingestão insuficiente, aumento das necessidades nutricionais, má absorção, perdas aumentadas, alimentação parenteral, derivações gastrintestinais (principalmente em cirurgias metabólicas e bariátricas)
- Toxicidade: consumo excessivo de alimentos ácidos (refrigerante, cerveja, embutidos, vinagre).

MANIFESTAÇÕES CLÍNICAS

- Deficiência: anorexia, alteração do paladar, alopecia, diarreia, intolerância à glicose, hipogonadismo, disfunções imunológicas, lesões cutâneas e oculares, anemia, comprometimento do crescimento e desenvolvimento de crianças e adolescentes, deficiência do sistema imunológico
- Toxicidade: náuseas, vômitos, dores abdominais, gosto metálico na boca, cefaleia, cansaço, alteração na absorção do cobre, anemia, leucopenia, comprometimento da resposta imunológica e diminuição do HDL-colesterol.

TRATAMENTO

- Fontes alimentares: ostras, mariscos, peixes, aves, leite e derivados, carne bovina, fígado, presunto de peru, amendoim, nozes, cereais integrais, leguminosas, pão branco, arroz, ovos, macarrão
- Pacientes em uso de nutrição parenteral, manter oferta diária de 2,5 a 5 mg/dia
- Uso farmacológico: sulfato de zinco, gliconato de zinco ou picolinato de zinco
- Administrar 2 a 5 vezes a dose diária recomendada por 6 meses.

CONSIDERAÇÕES PRÁTICAS

- A eficácia da absorção de zinco por alimentos de origem vegetal é menor do que a partir de alimentos de origem animal
- Corticoides, prostaglandinas e glutadiona, aumentam a absorção e Zn
- Cálcio, ferro, cobre, fitatos e fibras reduzem a absorção de Zn.

COBRE

Os níveis normais de cobre para adultos são:

- Cobre plasmático: mulheres: 90 a 150 µg/dℓ em mulheres e 70 a 160 µg/dℓ em homens
- Cobre urinário: 0,02 a 0,06 mg em 24 horas.

Componente de diversas enzimas, o cobre é indispensável para a eritropoese normal. Participa como agente catalisador de várias reações, como fosforilação oxidativa, maturação de proteínas, proteção de lesão das membranas e morte celular. Catalisa a oxidação do íon férrico a ferroso e tem importante função no sistema adrenérgico no cérebro, nas terminações nervosas e na medula adrenal.

CAUSAS E FATORES DE RISCO

- Deficiência: lactentes pré-termo com baixo peso, pessoas em uso prolongado de nutrição parenteral, cirurgia bariátrica, doença de Crohn, doença celíaca, espru tropical e não tropical, fibrose cística, queimadura
- Toxicidade: falha na excreção, como na doença de Wilson (degeneração hepatolenticular), na cirrose biliar primária e na atresia biliar extra-hepática.

MANIFESTAÇÕES CLÍNICAS

- Deficiência: encefalopatia desmielinizante, ataxia sensorial, mielopatia, marcha espástica, anemia hipocrômica microcítica, leucopenia, neutropenia, osteoporose, alterações cutâneas, vitiligo, alopecia. Em crianças, a perda excessiva de cobre pode gerar fibrose cística, doença celíaca e diarreia crônica
- Toxicidade: gosto metálico na boca, salivação excessiva, náuseas, vômitos, pirose, sangramento gastrintestinal, diarreia, hemólise, necrose hepática, taquicardia, convulsões e coma.

DIAGNÓSTICO

- Dados clínicos + dosagem de cobre plasmático.

TRATAMENTO

- Fontes alimentares: fígado de boi, caju, frutas secas, abacate, nozes, avelã, sardinha, carne bovina, arroz branco
- Administração como sulfato, cloreto ou gliconato de cobre – porém as formas orgânicas (gliconato de cobre) são mais solúveis que os sais inorgânicos
- Preparações queladas ou oratato de cobre (1,5 a 3 mg/dia) são mais bem absorvidas que o sulfato de cobre, e devem ser administradas junto às refeições e em doses fracionadas
- Em pacientes em uso de nutrição parenteral, manter oferta diária de 0,3 a 0,5 mg/dia.

CONSIDERAÇÕES PRÁTICAS

- Zinco e ferro exercem interações competitivas mineral-mineral com o cobre no nível de absorção intestinal
- Aminoácidos, fosfatos, citrato e oxalato aumentam a absorção de cobre
- Zinco, ferro, cádmio, molibdênio, fibras, fitatos e vitamina C reduzem a absorção de cobre.

SELÊNIO

Os níveis normais de selênio para adultos são:

- Selênio plasmático: 8 a 15 µg/100 m ℓ
- Selênio sanguíneo total: 10 a 37 µg/100 m ℓ.

O selênio é o principal composto da enzima glutationa-peroxidase, protegendo as células e membranas dos lipídeos contra danos oxidativos. Trata-se de um componente estrutural incorporado à matriz proteica dos dentes, biossíntese mitocondrial do ATP.

CAUSAS E FATORES DE RISCO

- Deficiência: uso prolongado de nutrição parenteral sem suplementação com selênio, doenças crônicas não transmissíveis, indivíduos sujeitos a elevado estresse (AIDS, hepatite C, hanseníase), doentes com comprometimento do sistema digestório, tabagistas, idosos, gestantes e lactantes, população que habita áreas com solo pobre em selênio
- Toxicidade: intoxicação aguda por ingestão acima de 1 g ou 22 mg/kg de peso corporal ou intoxicação crônica por ingestão maior que 800 µg/dia.

MANIFESTAÇÕES CLÍNICAS

- Deficiência: fraqueza muscular, cansaço, dores nas articulações, falta de concentração, unhas e cabelos quebradiços. A deficiência grave é observada nas doenças de Keshan (degeneração dos músculos, especialmente necrose multifocal e fibrose do miocárdio, cardiomegalia, isquemia do miocárdio, arritmia cardíaca, mialgia generalizada, edema pulmonar, hipertrofia do fígado) e de Kashin-Beck (deformidade das articulações, múltipla degeneração e necrose da cartilagem hialina dos tecidos ósseos)
- Toxicidade: na intoxicação aguda, gosto metálico na boca, hálito com odor de alho, síndrome da angústia respiratória, falência renal e morte; na intoxicação crônica, unhas quebradiças com pontos brancos e estrias longitudinais, cabelos sem brilho e despigmentados com pontas duplas e quebradiças, dentes com manchas brancas, aumento da incidência de cárie, lesões eruptivas na pele, principalmente na palma da mão, na planta do pé, nos cotovelos e na região posterior das pernas.

DIAGNÓSTICO

- Dados clínicos + dosagem do selênio.

TRATAMENTO

- Fontes alimentares: castanha-do-pará é o alimento mais rico em selênio. Em seguida, cogumelos, frutos do mar, alfafa, fígado, rins, leveduras, cereais e espécies crucíferas (mostarda, repolho, brócolis, couve-flor). Aves, ovos, leite e derivados contêm pouco selênio. Frutas e demais vegetais classificam-se como fontes alimentares pobres em selênio
- Em pacientes em uso de nutrição parenteral, manter oferta diária de 20 a 60 µg/dia
- Como o selênio é eliminado na urina e nas fezes, suplementos de selênio devem ser ajustados, reduzidos ou omitidos em caso de disfunção renal e/ou disfunção gastrintestinal. Em pacientes recebendo transfusões de sangue, aportes dessas transfusões devem também ser considerados
- Preferir suplementação com formas orgânicas (selemetionina, selenocisteína, paspartato de selênio) às refeições em doses fracionadas
- Para uso intravenoso, preferir selenometionina, por apresentar melhor incorporação e armazenamento pelos tecidos corpóreos.

A deficiência de selênio geralmente é de origem populacional e não individual e está associada a fatores socioeconômicos, hábitos alimentares e distribuição deste oligoelemento na água e no solo. Assim, em áreas de carência, têm sido estimuladas a biofortificação de selênio no solo nas atividades agrícolas e produção de forragem para alimentação dos animais.

CONSIDERAÇÕES PRÁTICAS

- O selênio protege contra a toxicidade de mercúrio, cádmio e prata
- A absorção do selênio depende da solubilidade do oligoelemento e da relação entre ele e o enxofre.

IODO

Os níveis normais de iodo para adultos são:

- Iodo plasmático T_3: 016 a 0,27 µg/100 m ℓ
- Iodo plasmático T_4: 4,3 a 9,8 µg/100 m ℓ.

Trata-se de um componente essencial dos hormônios da tireoide (T3 e T4). Atua na regulação da taxa metabólica basal, no crescimento e no desenvolvimento, estimulando a síntese proteica, a transcrição do hormônio do crescimento, a proliferação de neurônios, a regulação da função cerebral e a conversão de caroteno em vitamina A.

CAUSAS E FATORES DE RISCO

- Deficiência: ingestão diminuída de alimentos fonte de iodo e disfunções tireoidianas
- Toxicidade: aumento da ingestão alimentar.

MANIFESTAÇÕES CLÍNICAS

- Deficiência: bócio endêmico, cretinismo (indivíduo que apresenta mudanças irreversíveis no desenvolvimento intelectual, nascido em área de bócio endêmico), hipofunção da tireoide (ganho de peso, bradicardia, hipotensão arterial, alopecia, pele seca, cansaço), aumento de aborto de defeitos fetais congênitos
- Toxicidade: hiper ou hipotireoidismo, irritação no trato gastrintestinal, dor abdominal, náuseas, vômitos, diarreia, sintomas cardiovasculares, cianose.

DIAGNÓSTICO

- Dados clínicos + dosagem do iodo plasmático.

TRATAMENTO

- Fontes alimentares: sal iodado, leite e derivados, banana, cenoura, couve-flor, maçã, ovos e alimentos de origem marinha
- Em pacientes em uso de nutrição parenteral, manter oferta diária de 70 a 300 µg/dia/kg
- Suplementar com iodeto de potássio.

CONSIDERAÇÕES PRÁTICAS

- O iodo é estável à luz
- Precauções devem ser tomadas na administração por via intravenosa em gestantes e crianças, pois o iodo atravessa a barreira placentária e afeta a tireoide do feto após a 8ª semana de gestação
- Reações alérgicas têm sido atribuídas ao uso tópico.

MANGANÊS

Os níveis normais de manganês para adultos são:

- Análise por ativação de nêutron: 0,38 a 1,4 ng/mℓ
- Sanguíneo total/espectofometria por absorção atômica: 5 a 12 ng/mℓ.

Essencial na formação dos ossos e no metabolismo de aminoácidos, colesterol e carboidratos, o manganês está envolvido na síntese e ativação de enzimas e das vitaminas C e D. Além disso, catalisa hematopoese e melhora o sistema imunológico.

CAUSAS E FATORES DE RISCO

- Deficiência: ingestão diminuída de alimentos fonte de manganês; excesso de ingestão de açúcar e gordura; presença de alumínio nas preparações dietéticas (panelas); presença de cálcio, fosfato e carbonato (que formam complexos insolúveis e reduzem a absorção do manganês); diabetes; hiperpotassemia; doença de Crohn; doença renal; hemodiálise; doença hepática; acidose metabólica; pancreatite; cirurgia bariátrica; remoção do cólon; diarreia, uso de diuréticos (tiazídicos), ciclosporina, antiácido e digoxina; deficiência de calcitrol; alcoolismo
- Toxicidade: raramente ocorre por ingesta oral, o mais comum é por inalação de óxido de manganês por exposição industrial em soldadores ou metalúrgicos; uso prolongado de nutrição parenteral; doença hepática crônica.

MANIFESTAÇÕES CLÍNICAS

- Deficiência: diminuição do apetite, perda de peso, atraso no crescimento, dermatite, diminuição do crescimento de cabelos e unhas, aumento do tempo de protrombina que não responde à vitamina K, elevações do colesterol e triglicerídeos, intolerância à glicose, distúrbios na função reprodutora. Pode contribuir para quadro de hipopotassemia
- Toxicidade: sintomas psicóticos, irritabilidade e agressividade, falta de coordenação motora, demência, manifestações semelhantes às do parkinsonismo e da doença de Wilson e anemia.

DIAGNÓSTICO

- Dados clínicos + dosagem do manganês.

TRATAMENTO

- Fontes alimentares: principalmente cereais, leguminosas, nozes, café e chás, mas também folhas verdes, aveia, pêssego, leite e derivados e carnes
- Em pacientes em uso de nutrição parenteral, manter oferta diária de 60 a 100 mcg/dia
- Formulação farmacológica: cloreto e sulfato de magnésio. Para uso intravenoso, utiliza-se sulfato de magnésio. Para oferta oral, suplementar junto às refeições em doses fracionadas.

CONSIDERAÇÕES PRÁTICAS

- Quelação com histidina ou com citrato aumenta a absorção de manganês
- Cálcio, cobalto, ferro, fibra, fitatos, ácido ascórbico e fósforo reduzem a absorção de manganês
- Uso intravenoso de manganês é contraindicado na doença colestática, por causa da redução da excreção biliar
- A necessidade de manganês aumenta com a interrupção da circulação êntero-hepática
- O etanol aumenta a absorção de manganês.

CROMO

Os níveis normais de cromo para adultos são:

- Cromo tecidual: 0,02 a 0,04 µg/g
- Cromo sérico plasmático: < 0,05 ng/mℓ
- Cromo urinário de 24 horas: < 5 µg/g.

O cromo potencializa a ação da insulina e exerce papel na redução do risco de aterosclerose e doenças cardiovasculares, por diminuir os níveis de colesterol total, LDL-c e triglicerídeos.

CAUSAS E FATORES DE RISCO

- Deficiência: idosos, gestação, atividade física intensa, infecções, traumas e outras formas de estresse
- Toxicidade: contato com o cromo em sua forma hexavalente, que é utilizada em pigmentos diversos, plásticos e fabricação de aço inoxidável.

MANIFESTAÇÕES CLÍNICAS

- Deficiência: resistência insulínica e alterações lipídicas, estado confusional, ataxia e neuropatia periférica
- Toxicidade: asma brônquica e hepatotoxicidade.

DIAGNÓSTICO

- Dados clínicos + dosagem do cromo.

TRATAMENTO

- Fonte alimentar: carne, fígado, leite e derivados, grãos integrais, frutas, feijão-verde, espinafre, brócolis
- Em pacientes em uso de nutrição parenteral, manter oferta diária de 10 a 15 µg/dia

- Uso farmacológico de cloreto de cromo
- Suplementar com 100 a 300 μg de nicotinato, aspartato, picolinato, quelados em aminoácidos e usar entre as refeições em doses fracionadas.

CONSIDERAÇÕES PRÁTICAS

- Fitatos diminuem a absorção de cromo
- Oxalato aumenta a absorção de cromo
- Ferro é antagonista do cromo por ligar-se à trasnferrina
- Kwashiorkor e marasmo aumentam a excreção de cromo
- O valor plasmático do cromo não guarda relação com depósitos corpóreos; assim, os testes diagnósticos têm valor relativo.

MOLIBDÊNIO

Os níveis normais de molibdênio para adultos são:

- Molibdênio sanguíneo total: 0,33 a 7,2 μg/dℓ
- Molibdênio plasmático: 0,19 a 1,16 ng/mℓ.

Trata-se de um micronutriente essencial em virtude de sua atuação como cofator enzimático, catalisa a conversão de ferro férrico para ferro ferroso.

CAUSAS E FATORES DE RISCO

- Deficiência: deficiência na síntese de sulfito oxidase, uso prolongado de nutrição parenteral, doença de Crohn
- Toxicidade: aumento da ingestão de alimentos fonte de molibdênio, exposição ocupacional ao molibdênio.

MANIFESTAÇÕES CLÍNICAS

- Deficiência: taquicardia, cegueira noturna, taquipneia e, eventualmente, irritabilidade e coma
- Toxicidade: retardo do crescimento, anemia, elevadas concentrações de ácido úrico no sangue e aumento da incidência de gota.

DIAGNÓSTICO

- Dados clínicos + dosagem do molibdênio.

TRATAMENTO

- Fontes alimentares: legumes, amêndoa, amendoim, castanha-do-pará, noz, macadâmia, castanha de caju, pistache, noz, leite e derivados, carnes
- Formulação farmacológica: tetra-hidrato de molibdato amônico ou ácido molibídico que contenha 54% de molibdênio por peso
- Suplementar em doses fracionadas junto às refeições.

CONSIDERAÇÕES PRÁTICAS

- A presença de sulfatos inorgânicos, tungstênio, dieta pobre em proteínas e ricas em carboidratos tem relação inversamente proporcional com cobre e molibdênio – o excesso de um aumenta a excreção do outro
- O aumento da concentração plasmática do molibdênio leva à retenção hepática de cobre.

FLÚOR

Os níveis normais de flúor para adultos são:

- Flúor sanguíneo total: 5 a 50 μg/100 mℓ
- Flúor plasmático: 5 a 20 ng/100 mℓ.

O flúor tem papel importante na prevenção da cárie dental e da osteoporose. É essencial para o crescimento, a reprodução normal e a prevenção de anemia.

CAUSAS E FATORES DE RISCO

- Deficiência: insuficiência de flúor na água potável
- Toxicidade: doses de flúor superiores a 2 a 3 ppm na água potável.

MANIFESTAÇÕES CLÍNICAS

- Deficiência: suscetibilidade aumentada a cáries dentárias
- Toxicidade: prurido, cefaleia, náuseas, vômitos, dor abdominal, fibrilação ventricular, fluorose dentária com comprometimento do esmalte, deformidades esqueléticas, osteoporose de ossos longos, osteomalacia com hiperparatireoidismo secundário, calcificação de tecidos moles.

DIAGNÓSTICO

- Dados clínicos + dosagem do flúor.

TRATAMENTO

- Fonte alimentar: água potável e alimentos processados que foram preparados ou reconstituídos com água fluoretada
- Formulação farmacológica: fluoreto de sódio.

CONSIDERAÇÕES PRÁTICAS

- O flúor é solúvel em água e estável à luz
- A biodisponibilidade do flúor depende da presença de cálcio, magnésio, fósforo e silício na dieta
- Suplementação intravenosa é contraindicada em pacientes moradores de regiões com altos níveis de flúor na água
- Deve-se ter cautela na administração de flúor IV durante a gravidez e para lactentes, pois estes apresentam capacidade excretora diminuída do excesso de flúor.

Quadro 344.1 Fontes alimentares, funções, deficiência e toxicidade dos oligoelementos.

	Fonte alimentar	Funções	Deficiência	Causas e fatores de risco da deficiência	Toxicidade	Causas e fatores de risco da toxidade
Magnésio	Acelga, feijão-preto, abacate, peixes, frango, leite integral, ovos, cereais integrais, nozes, carne, hortaliças verdes, leguminosas	Está presente em ossos, músculos, tecidos moles e fluidos corporais e atua como cofator para mais de 300 sistemas enzimáticos. Atua no transporte de íons potássio e cálcio, modula sinais de transdução, participa do metabolismo de energia e proliferação celular	Sinais gastrintestinais (anorexia, náuseas, vômitos, íleo paralítico), sinais neuromusculares (astenia, cãibras, irritabilidade muscular, letargia), sinais cardiovasculares (taquicardia, sensibilidade aumentada aos digitálicos) e sinais metabólicos (hipopotassemia e hipocalcemia).	Dieta pobre em magnésio, desnutrição, síndromes disabsortivas, uremia, acidose metabólica, perda renal excessiva por defeitos tubulares renais, pode ser secundária a tratamento com antibióticos (gentamicina, anfotericina) e diuréticos (tiazídicos), diabetes melito e pancreatite grave	Fraqueza muscular, visão dupla, paralisia flácida, depressão respiratória, náuseas, vômitos, sonolência	Insuficiência renal, cetoacidose diabética, hipotireoidismo, uso prolongado de antiácidos
Zinco	Ostras, mariscos, peixes, aves, leite e derivados, carne bovina, fígado, presunto de peru, amendoim, nozes, cereais integrais, leguminosas, pão branco, arroz, ovos, macarrão	Componente essencial de enzimas responsáveis pela manutenção da integridade estrutural de proteínas e pela regulação da expressão da informação genética. Participa da síntese e degradação dos ácidos nucleicos (DNA e RNA) e ribossomos. Envolvido no metabolismo de macronutrientes, é essencial nos processos de diferenciação e replicação celulares, assim como nos processos de transporte, função imunológica e informação genética	Anorexia, alteração do paladar, alopecia, diarreia, intolerância à glicose, hipogonadismo, disfunções imunológicas, lesões cutâneas e oculares, anemia, comprometimento do crescimento e desenvolvimento de crianças e adolescentes, deficiência do sistema imunológico	Ingestão inadequada, aumento das necessidades nutricionais, má absorção, perdas aumentadas, alimentação parenteral, derivações gastrintestinais, principalmente em cirurgias metabólicas e bariátricas	Náuseas, vômitos, dores abdominais, gosto metálico na boca, cefaleia, cansaço, alteração na absorção do cobre, anemia, leucopenia, comprometimento da resposta imunológica e diminuição do HDL-colesterol	Consumo em excesso de alimentos ácidos (refrigerante, cerveja, embutidos, vinagre)
Cobre	Fígado de boi, caju, frutas secas, abacate, nozes, avelã, sardinha, carne bovina, arroz branco	Componente de diversas enzimas, indispensável para a eritropoese normal Participa como agente catalisador de várias reações, como fosforilação oxidativa, maturação de proteínas, catalisador de proteção de lesão das membranas e morte celular Catalisa a oxidação do íon férrico a ferroso e tem importante função no sistema adrenérgico no cérebro, nas terminações nervosas e na medula adrenal	Encefalopatia desmielinizante, ataxia sensorial, mielopatia, marcha espástica, anemia hipocrômica microcítica, leucopenia, neutropenia, osteoporose, alterações cutâneas, vitiligo, alopecia Em crianças, a perda excessiva de cobre pode gerar fibrose cística, doença celíaca e diarreia crônica	Lactentes pré-termo, com baixo peso, uso prolongado de nutrição parenteral, cirurgia bariátrica, doença de Crohn, doença celíaca, espru tropical e não tropical, fibrose cística, síndrome do intestino curto, doença de Menkes	Gosto metálico na boca, salivação excessiva, náuseas, vômitos, pirose, sangramento gastrintestinal, diarreia, hemólise, necrose hepática, taquicardia, convulsões e coma	Falha na excreção, como na doença de Wilson (degeneração hepatolenticular), na cirrose biliar primária e na atresia biliar extra-hepática

(continua)

Quadro 344.1 Fontes alimentares, funções, deficiência e toxicidade dos oligoelementos. *(Continuação)*

	Fonte alimentar	Funções	Deficiência	Causas e fatores de risco da deficiência	Toxicidade	Causas e fatores de risco da toxidade
Selênio	Nozes, castanha-do-pará, linguado, salmão, mariscos, gérmen de trigo, melaço, granola, frango, ovos, leite, queijo	Função protetora; principal composto da enzima glutationa-peroxidase (protege as células e membranas dos lipídeos contra danos oxidativos), componente estrutural incorporado à matriz proteica dos dentes, biossíntese mitocondrial do ATP, reduz o risco de doença cardiovascular	Fraqueza muscular, cansaço, dores nas articulações, falta de concentração, unhas e cabelos quebradiços. A deficiência grave é observada na doença de Keshan (degeneração dos músculos, especialmente necrose multifocal e fibrose do miocárdio, cardiomegalia, isquemia do miocárdio, arritmia cardíaca, mialgia generalizada, edema pulmonar, hipertrofia do fígado) e Kashin-Beck (deformidade das articulações, múltipla degeneração e necrose da cartilagem hialina dos tecidos ósseos)	Uso prolongado de nutrição parenteral, sem suplementação com selênio, enfermos com doenças crônicas não transmissíveis, indivíduos sujeitos a elevado estresse (AIDS, hepatite C, hanseníase), doentes com comprometimento do sistema digestório, tabagistas, idosos, gestantes e lactantes, população que habita áreas com solo pobre em selênio	Intoxicação aguda: gosto metálico na boca, hálito com odor de alho, síndrome da angústia respiratória, falência renal e morte. Intoxicação crônica: unhas quebradiças com pontos brancos e estrias longitudinais, cabelos sem brilho, despigmentados, com pontas duplas e quebradiços; dentes com manchas brancas, aumento da incidência de cárie; lesões eruptivas na pele, principalmente na palma da mão, na planta do pé, nos cotovelos e na região posterior das pernas	Intoxicação aguda: ingestão acima de 1 g ou 22 mg/kg de peso corporal Intoxicação crônica: ingestão maior que 800 µg/dia
Iodo	Sal iodado, leite e derivados, banana, cenoura, couve-flor, maçã, ovos e alimentos de origem marinha	Componente essencial dos hormônios da tireoide (T3 e T4) Regulação da taxa metabólica basal, crescimento e desenvolvimento estimulando a síntese proteica, transcrição do hormônio do crescimento, proliferação de neurônios, regulação da função cerebral e conversão de caroteno em vitamina A	Bócio endêmico, cretinismo (indivíduo que apresenta mudanças irreversíveis no desenvolvimento intelectual, nascido em área de bócio endêmico)	Ingestão diminuída de alimentos fonte de iodo e disfunções tireoidianas	Hiper ou hipotireoidismo, irritação no trato gastrintestinal, dor abdominal, náuseas, vômitos, diarreia, sintomas cardiovasculares e cianose	Aumento da ingestão alimentar

Manganês	Nozes, grãos integrais, leguminosas, amêndoas, folhas verdes, aveia, pêssego, leite e derivados e carnes	Essencial na formação dos ossos e no metabolismo de aminoácidos, colesterol e carboidratos	Diminuição do apetite, perda de peso, atraso no crescimento, dermatite, diminuição do crescimento de cabelos e unhas, aumento do tempo de protrombina que não responde a vitamina K, elevações do colesterol e triglicerídeos, intolerância à glicose, distúrbios na função reprodutora	Ingestão diminuída de alimentos fonte de manganês	Sintomas psicóticos, irritabilidade e agressividade, falta de coordenação motora e demência, manifestações semelhantes às do parkinsonismo e da doença de Wilson	Raramente ocorre por ingesta oral, o mais comum é por inalação de óxido de manganês por exposição industrial em soldadores ou metalúrgicos, uso prolongado de nutrição parenteral, doença hepática crônica
Cromo	Carne, fígado, leite e derivados, grãos integrais, frutas, feijão-verde, espinafre e brócolis	Potencializa a ação da insulina, exerce papel na redução do risco de aterosclerose e doenças cardiovasculares, por diminuir os níveis de colesterol total, LDL-c e triglicerídeos	Resistência insulínica e alterações lipídicas	Idosos, gestação, atividade física intensa, infecções, traumas e outras formas de estresse	Asma brônquica e hepatotoxicidade	Contato com o cromo em sua forma hexavalente, que é utilizada em pigmentos diversos, plásticos e na fabricação de aço inoxidável
Molibdênio	Legumes, amêndoa, amendoim, castanha-do-pará, macadâmia, castanha de caju, pistache, nozes, leite e derivados, carnes	Micronutriente essencial em virtude de sua atuação como cofator enzimático	Taquicardia, cegueira noturna, taquipneia e eventualmente irritabilidade e coma	Deficiência na síntese de sulfito oxidase, uso prolongado de nutrição parenteral, doença de Crohn	Retardo do crescimento, anemia, elevadas concentrações de ácido úrico no sangue e aumento de incidência de gota	Aumento da ingestão de alimentos fonte de molibdênio, exposição ocupacional ao molibdênio
Flúor	Água potável e alimentos processados que foram preparados ou reconstituídos com água fluoretada	Tem papel importante na prevenção da cárie dental	Suscetibilidade aumentada a cáries dentárias	Insuficiência de flúor na água potável	Prurido, cefaleia, náuseas, vômitos, dor abdominal e fibrilação ventricular; fluorose dentária com comprometimento do esmalte; deformidades esqueléticas, osteoporose de ossos longos, osteomalacia com hiperparatireoidismo secundário e calcificação de tecidos moles	Doses de flúor superiores a 2 a 3 ppm na água potável

Quadro 344.2 Valores de ingestão dietética recomendada diária/ingestão adequada e limite superior tolerado diário.

Idade (anos)	Magnésio (mg/dia) RDA/AI	UL*	Ferro (mg/dia) RDA/AI	UL	Zinco (mg/dia) RDA/AI	UL	Cobre (µg/dia) RDA/AI	UL	Selênio (µg/dia) RDA/AI	UL	Iodo (µg/dia) RDA/AI	UL	Manganês (mg/dia) RDA/AI	UL*	Cromo (µg/dia) RDA/AI	UL	Molibdênio (µg/dia) RDA/AI	UL	Flúor (µg/dia) RDA/AI	UL
19 a 30	400	350	8	45	11	40	900	10.000	55	400	150	1.100	2,3	11	35	ND	45	2.000	4	10
31 a 50	420	350	8	45	11	40	900	10.000	55	400	150	1.100	2,3	11	35	ND	45	2.000	4	10
51 a 70	420	350	8	45	11	40	900	10.000	55	400	150	1.100	2,3	11	30	ND	45	2.000	4	10
71 ou mais	420	350	8	45	11	40	900	10.000	55	400	150	1.100	2,3	11	30	ND	45	2.000	4	10
Mulheres																				
19 a 30	310	350	18	45	8	40	900	10.000	55	400	150	1.100	1,8	11	25	ND	45	2.000	3	10
31 a 50	320	350	18	45	8	40	900	10.000	55	400	150	1.100	1,8	11	25	ND	45	2.000	3	10
51 a 70	320	350	8	45	8	40	900	10.000	55	400	150	1.100	1,8	11	20	ND	45	2.000	3	10
71 ou mais	320	350	8	45	8	40	900	10.000	55	400	150	1.100	1,8	11	20	ND	45	2.000	3	10
Gestantes																				
19 a 30	350	350	27	45	11	40	1.000	8.000	60	400	220	1.100	2	11	30	ND	50	2.000	3	10
31 a 50	360	350	27	45	11	40	1.000	8.000	60	400	220	1.100	2	11	30	ND	50	2.000	3	10
Lactantes																				
19 a 30	310	350	9	45	12	40	1.300	10.000	70	400	290	1.100	2,6	11	45	ND	50	2.000	3	10
31 a 50	320	350	9	45	12	40	1.300	10.000	70	400	290	1.100	2,6	11	45	ND	50	2.000	3	10

*O limite superior tolerável de ingestão de magnésio refere-se apenas à ingesta de suplementos, não inclui ingestão de alimentos ou água.
ND: não determinado; RDA: ingestão dietética recomendada; AI: ingestão adequada; UL: limite superior tolerável de ingestão diária.

BIBLIOGRAFIA

Altarelli M, Ben-Hamouda N, Schneider A, Berger MM. Copper deficiency: causes, manifestations, and treatment. Nutr Clin Pract. 2019;34(4):504-13.

Buchman AL, Howard LJ, Guenter P, Nishikawa RA, Compher CW, Tappenden KA. Micronutrients in parenteral nutrition: too little or too much? The past, present, and recommendations for the future. Gastroenterology. 2009;137(5 Suppl):S1-6.

Cozzolinno SMF. Biodisponibilidade de nutrientes. 5. ed. Barueri: Manole, 2016.

Cuppari, L. Nutrição: nutrição clínica no adulto (Guias de Medicina Ambulatorial e Hospitalar – UNIFESP/EscolaPaulista de Medicina). 3. ed. Barueri: Manole; 2014.

DiNicolantonio JJ, O'Keefe JH, Wilson W. Subclinical magnesium deficiency: a principal driver of cardiovascular disease and a public health crisis. Open Heart. 2018;5(1):e000668.

Ross A. C, Caballero B, Cousins RJ, Tucker KL, Ziegler TR. Nutrição moderna de Shils na saúde e na doença. 11. ed. Barueri: Manole; 2016.

Saper RB, Rash R. Zinc: an essential micronutrient. Am Fam Physician. 2009;79(9):768.

Waitzberg DL. Nutrição oral, enteral e parenteral na prática clínica. 4. ed. São Paulo: Atheneu, 2009.

345
Doença Celíaca

Espru celíaco, espru não tropical, enteropatia por glúten

Américo de Oliveira Silvério

INTRODUÇÃO

Distúrbio inflamatório do intestino delgado, de caráter hereditário, desencadeado pela ingestão de alimentos contendo glúten (trigo, centeio, cevada), também conhecido como espru celíaco, espru não tropical ou enteropatia por glúten (ver Capítulo 352, *Intolerância ao Glúten*).

Os principais achados histopatológicos são hipotrofia das vilosidades intestinais, hiperplasia e alongamento das criptas, infiltração da lâmina própria por plasmócitos e linfócitos e inflamação do epitélio (ver Capítulo 265, *Espru Tropical*).

CAUSA

- Sensibilidade à fração gliadina do glúten.

FATORES DE RISCO

- Predisposição genética
- Diabetes
- Doença autoimune da tireoide.

MANIFESTAÇÕES CLÍNICAS

- Pode ser assintomática, mas, em geral, manifesta-se no início da vida, em torno dos 2 anos de idade ou após a 4ª década
- Diarreia, esteatorreia
- Cãibras musculares
- Perda de peso, hipodesenvolvimento
- Astenia
- Dor abdominal, distensão abdominal e flatulência
- Anemia
- Osteoporose
- Vertigem
- Manifestações extraintestinais (dermatite herpetiforme, miopatia, epilepsia, infertilidade)
- Náuseas e vômitos (raros).

DIAGNÓSTICO DIFERENCIAL

- Insuficiência pancreática
- Doença de Crohn
- Doença de Whipple
- Hipogamaglobulinemia
- Espru tropical
- Linfoma
- AIDS
- Giardíase.

EXAMES COMPLEMENTARES

- IgA e IgG antigliadina: positivos (inespecíficos)
- Anticorpos IgA antiendomisial: positivo
- Análise da gordura fecal de 72 horas: má absorção de lipídeos (> 7 g/24 horas)
- Teste de D-xilose: má absorção desse carboidrato
- Gorduras neutras: diminuídas
- Colesterol: diminuído
- Vitaminas A, C e B_{12}: diminuídas
- Ácido fólico: diminuído
- Cálcio e ferro: diminuídos
- Proteínas totais: diminuídas
- Hemograma: anemia
- Radiografia do esôfago-estômago-duodeno: floculação do bário, edema e achatamento das dobras de mucosa
- Endoscopia digestiva
- Biópsia do intestino delgado para exame histopatológico.

COMPROVAÇÃO DIAGNÓSTICA

- Dados clínicos + biópsia da mucosa duodenal antes e depois de dieta isenta de glúten.

COMPLICAÇÕES

- Neoplasia maligna (linfoma do intestino delgado)
- Jejunoileíte ulcerativa crônica associada a múltiplas úlceras, sangramento intestinal, estenose, perfuração, obstrução, peritonite
- Osteoporose, desidratação e depleção de eletrólitos.

TRATAMENTO

- Eliminar o glúten da alimentação (trigo, centeio, cevada). Arroz, milho e farinha de soja são substitutos adequados (ver Capítulo 352, *Intolerância ao Glúten*)
- Fazer dieta sem lactose no início do tratamento
- Reavaliar pacientes que não respondam favoravelmente em 2 semanas, em busca de outras causas para a diarreia.

Tratamento medicamentoso

* Sulfato ferroso VO, 300 mg/dia
* Ácido fólico VO, 5 a 10 mg/dia
* Gliconato de cálcio VO, 5 a 10 mg/dia
* Vitamina K e preparados multivitamínicos
* Prednisona VO, 40 a 60 mg/dia nos casos refratários.

PREVENÇÃO

* Evitar alimentos que contenham glúten.

EVOLUÇÃO E PROGNÓSTICO

* Prognóstico satisfatório com adesão do paciente a uma dieta isenta de glúten
* Recidiva com abandono parcial ou total da dieta.

Atenção

* A ingestão de pequenas quantidades de glúten pode impedir a remissão ou induzir a recaída
* Atenção especial deve ser dada a alimentos industrializados (sopas, molhos, sorvetes)
* Se a biópsia intestinal não puder ser feita, a comprovação diagnóstica dependerá da resposta clínica e laboratorial a uma dieta sem glúten.

BIBLIOGRAFIA

Dani R. Gastrenterologia essencial. 4. ed. Rio de Janeiro: Guanabara Koogan; 2011.
Kotze LMS. Sem glúten. São Paulo: Revinter; 2001.
Meneghelli UG, Troncon LEA. Intestino delgado. In: Porto CC, Porto AL. Semiologia médica. 8. ed. Rio de Janeiro: Guanabara Koogan, 2019.
Semrad CE, Chang EB. Síndromes de má absorção. In: Bennet GR. Cecil. Tratado de medicina interna. 21. ed. Rio de Janeiro: Guanabara Koogan; 2001.

346
Fenilcetonúria Clássica

Doença de Folling

Antonio Márcio Teodoro Cordeiro Silva • Celmo Celeno Porto

INTRODUÇÃO

A fenilcetonúria é um distúrbio metabólico de herança autossômica recessiva (12q23.2) caracterizado por produção deficiente da enzima fenilalanina hidroxilase, responsável pela conversão deste aminoácido em tirosina, com consequente elevação da fenilalanina plasmática, o que, em geral, resulta em atraso do desenvolvimento neuropsicomotor, retardo mental, comportamento agitado ou padrão autista, convulsões, alterações eletroencefalográficas e odor característico na urina.

CAUSAS E FATORES DE RISCO

* Anomalias genéticas hereditárias: diversas mutações no gene *PAH* (12q23.2)
* História familiar (herdada como caráter autossômico recessivo): ambos os pais devem ser, no mínimo, heterozigotos para a alteração gênica.

MANIFESTAÇÕES CLÍNICAS

* Retardo mental
* Microcefalia
* Hiperatividade
* Hipopigmentação cutânea
* Crises convulsivas
* Odor rançoso no suor e na urina
* Atraso no desenvolvimento psiconeuromotor e neurocognitivo
* Transtornos comportamentais (agitação, irritabilidade, agressividade e padrão autista)
* Complicações neurológicas (tremores, espasticidade, ataxia e epilepsia).

A diversidade de manifestações clínicas e as variações na forma clássica da doença ocorrem em virtude da heterogeneidade dos alelos mutados (mutações diferentes acarretam efeitos desiguais na enzima).

DIAGNÓSTICO DIFERENCIAL

* Hiperfenilalaninemia com presença de fenilalanina hidroxilase hepática
* Outras causas de retardo mental.

EXAMES COMPLEMENTARES

* Triagem neonatal (teste do pezinho): dosagem quantitativa da fenilalanina plasmática
* Dosagem de fenilalanina plasmática
* Eletroencefalograma: anormal em 75 a 90% dos pacientes
* Teste da urina.

A análise molecular que avalia as mutações do gene *PAH* pode auxiliar na detecção de heterozigotos, no diagnóstico pré-natal, no aconselhamento genético, no acompanhamento e no prognóstico da gravidade clínica.

Teste do pezinho (teste de Guthrie)

Exame realizado em recém-nascidos no momento da alta hospitalar, de preferência entre o 3º e o 7º dia de vida. Consiste em obter uma amostra de sangue do pé do bebê, utilizada para realizar testes laboratoriais para diagnóstico de doenças genéticas e metabólicas, como fenilcetonúria, hipotireoidismo, anemia falciforme e fibrose cística, condições que podem causar retardo mental, o que pode ser evitado quando se inicia o tratamento precocemente.

COMPROVAÇÃO DIAGNÓSTICA

* Dados clínicos (diagnóstico tardio): dosagem de fenilalanina plasmática
* Diagnóstico precoce: fundamental para garantir o desenvolvimento mental normal
* Diagnóstico pré-natal: possível pela análise do DNA isolado de cultura de células amnióticas ou amostras de vilosidade coriônica.

TRATAMENTO

Tratamento dietético da fenilcetonúria

- Objetivo: diminuição de fenilalanina na alimentação. Deve ser mantido por toda a vida do paciente
- Orientação quanto à classe de alimentos:
  - Verdes: permitidos sem restrição
  - Amarelos, níveis médios de fenilalanina: consumo calculado
  - Vermelhos, altos níveis de fenilalanina: não devem ser consumidos.

EVOLUÇÃO E PROGNÓSTICO

- Prognóstico, evolução e sobrevida são favoráveis se o diagnóstico for precoce e o tratamento for iniciado nos primeiros dias de vida.

BIBLIOGRAFIA

Carakushansky, G. Doenças genéticas em pediatria. 10. ed. Rio de Janeiro: Guanabara Koogan, 2001.

Cederbaum SD. Distúrbios do metabolismo da fenilalanina e da tirosina. In: Goldman L, Ausiello D. Cecil medicina: tratado de medicina interna. 23a. ed. Rio de Janeiro: Elsevier; 2010.

Flydal MI, Martinez A. Phenylalanine hydroxylase: function, structure, and regulation. IUBMB Life. 2013;65(4):341-9.

Porto, CC, Porto AL (Editores), Costa, PSS, Naghettini, AV (Autores). Pediatria na Prática Diária, Ed. Guanabara Koogan, 2021.

347
Gota

Nilzio Antonio da Silva • Rafael Navarrete Fernandez

INTRODUÇÃO

Gota é uma afecção causada pela deposição de cristais de monourato de sódio nas articulações, nos ossos e no tecido subcutâneo, em virtude do aumento dessa substância no organismo. Pode ser primária, quando não se identifica o distúrbio básico que origina a hiperuricemia, ou secundária, como consequência de outra doença ou do uso de medicamento.

Hiperuricemia e gota

Hiperuricemia não é sinônimo de gota; significa apenas níveis elevados de ácido úrico no sangue. Portanto, apenas valores elevados de ácido úrico, sem manifestações clínicas (artrite aguda, tofos, cálculos urinários) não justifica o diagnóstico de gota, necessitando de investigação diagnóstica e reavaliação periódica do paciente. Não há indicação para uso de alopurinol ou benzbromarona na hiperuricemia.

O principal dado histopatológico é a presença de cristais de monourato de sódio na membrana sinovial e nos tecidos ósseos periarticulares e subcutâneos (tofos), acompanhados de uma reação do tipo corpo estranho.

CAUSAS

- Hiperprodução de urato: ingestão excessiva de purinas na alimentação, degradação acelerada de ATP no caso de uso abusivo de bebidas alcoólicas, ingestão de frutose na intolerância hereditária a este carboidrato e aumento do metabolismo de nucleotídeos em doenças linfomieloproliferativas
- Hipoexcreção de urato: doença renal, nefropatia por chumbo (gota saturnina), inibição da secreção tubular de urato (cetoacidose e acidose láctica), hiperparatireoidismo e hipotireoidismo.

FATORES DE RISCO

- História familiar
- Ingestão de bebidas alcoólicas
- Cetose
- Obesidade
- Hipertensão arterial
- Vasculites
- Diabetes
- Insuficiência renal
- Hipotireoidismo
- Hiper e hipoparatireoidismo
- Dislipidemias
- Doença de Paget óssea
- Distúrbios linfoproliferativos
- Doença por deposição de pirofosfato de cálcio (ver Capítulo 356, *Pseudogota*)
- Sarcoidose
- Anemia hemolítica
- Hemoglobinopatias
- Anemia perniciosa
- Tratamento com radiação ionizante
- Doença de armazenamento do glicogênio tipo 1
- Síndrome de Down
- Esterilização intestinal por antibióticos
- Excesso de exercícios
- Uso de medicamentos: aminofilina, cafeína, corticoides, citotóxicos, diazepam, difenidramina, L-dopa, dopamina, epinefrina, etambutol, metaqualona, alfametildopa, ácido nicotínico, probenecida (em baixas doses), pirazinamida, salicilatos, sulfimpirazona, vitaminas B_{12} e C. Diuréticos são responsáveis por 20% dos casos de gota secundária.

FORMAS CLÍNICAS

- Artrite gotosa aguda
- Gota tofácea crônica: presença de tofos (depósitos agregados de monourato de sódio em tecido articular, ósseo, cartilaginoso e nos tecidos moles)
- Nefropatia gotosa
- Nefrolitíase por monourato de sódio.
  Critérios diagnósticos (Quadro 347.1).

MANIFESTAÇÕES CLÍNICAS

- Artrite gotosa aguda: início súbito, comprometimento monoarticular, intensos sinais flogísticos (dor, edema, calor e rubor)
  - Afeta inicialmente as articulações dos membros inferiores, em especial a primeira metatarsofalangeana (podagra)

- As crises têm duração variável, desde algumas horas até dias ou semanas
- Pode haver descamação da pele na articulação afetada
- Os episódios recorrentes têm maior duração e tornam-se mais frequentes a cada recidiva
- Entre as crises, existem períodos de acalmia, cuja duração varia de um paciente para outro. Diminuem à medida que a doença evolui
- Novas crises podem se suceder sob a forma de artrite mono ou oligoarticular, mais raramente poliarticular, e atingem os membros superiores
- Gota tofácea crônica: apesar de evoluir em surtos, a gota pode se tornar crônica. Nessa fase, aparecem os tofos (depósitos de cristais de monourato de sódio) nas articulações, nos tecidos moles e periarticulares e no pavilhão auricular (Figura 347.1). Isso ocorre quando o paciente não foi adequadamente tratado ou fez o tratamento de forma irregular
- Nefropatia por monourato de sódio: proteinúria, hipertensão arterial
- Nefropatia por ácido úrico: pode resultar em insuficiência renal aguda
- Nefrolitíase por ácido úrico.

DIAGNÓSTICO DIFERENCIAL

- Osteoartrite
- Febre reumática
- Artrite infecciosa
- Artrite traumática
- Pseudogota (doença por depósito de cristais de pirofosfato de cálcio)
- Dislipidemias
- Amiloidose
- Retículo-histiocitose
- Hiperparatireoidismo
- Espondiloartrites
- Artrite reumatoide.

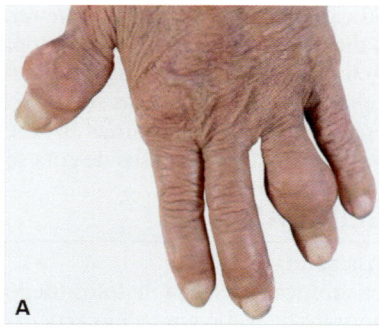

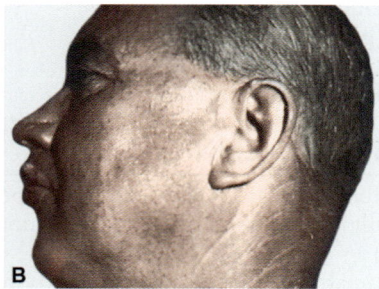

Figura 347.1 Tofo gotoso. **A.** Lesões nodulares nos dedos. **B.** Lesões nodulares na orelha.

EXAMES COMPLEMENTARES

- Ácido úrico: acima de 7 mg/dℓ em homens e 6 mg/dℓ em mulheres. Um terço dos pacientes apresenta níveis séricos "normais", mesmo estando em "crise"
- Hemograma: leucocitose discreta, sem desvio para a esquerda
- Velocidade de hemossedimentação (VHS): acima de 20 mm na primeira hora
- Triglicerídeos: aumentados
- Líquido sinovial: aumento dos leucócitos, presença de cristais de urato
- Radiografia das articulações: normal no primeiro ano de doença, mesmo não controlada. Na gota crônica, o estudo radiológico revela erosões ósseas "em saca-bocado" (áreas líticas), quase sempre com crescimento do periósteo sobre a erosão ("sinal da borda pendente"). Essas erosões podem ser observadas também na amiloidose, na hiperlipoproteinemia e nas retículo-histiocitoses. Erosões ósseas com preservação do espaço articular são típicas. Áreas líticas intraósseas (tofos) aparecem na fase avançada da doença.

CRITÉRIOS DIAGNÓSTICOS

- Ver Quadro 347.1.

COMPROVAÇÃO DIAGNÓSTICA

- Dados clínicos + exames laboratoriais + exames de imagens das articulações
- Biópsia e exame histopatológico de lesões cutâneas em casos selecionados
- Diagnóstico de certeza: presença de cristais de monourato de sódio no líquido sinovial.

Quadro 347.1 Critérios diagnósticos da gota.

Critério suficiente	Presença de cristais de ácido úrico em tofo ou em líquido sinovial de articulação ou bursas sintomáticas
Se não for preenchido o critério suficiente, são necessários oito ou mais pontos dos critérios a seguir:	
Ocorrência de artrite ou bursite	Tornozelo ou mediotarso = 1 ponto 1ª articulação metatarsofalangeana = 2 pontos
Ocorrência das seguintes características: • Eritema cobrindo a articulação afetada • Dor ao toque ou à pressão da articulação • Grande dificuldade para andar ou mover a articulação	1 característica = 1 ponto 2 características = 2 pontos 3 características = 3 pontos
Número de episódios	1 episódio = 1 ponto 2 ou mais episódios = 2 pontos
Presença de tofo	= 4 pontos
Alterações na ultrassonografia/tomografia computadorizada*	= 4 pontos
Alterações na radiografia convencional**	= 4 pontos

*Na ultrassonografia, imagem de duplo contorno; na tomografia computadorizada, deposição de urato. **Erosões em saca-bocado. ACR: American College of Rheumatology; EULAR: European League Against Rheumatism. (Fonte: ACR/EULAR, 2015.)

TRATAMENTO

- Redução do consumo de frutos do mar, vísceras e carnes vermelhas, principalmente nos períodos de crise
- Restrição do consumo de bebidas alcoólicas. A cerveja apresenta alta concentração de purina guanosina no malte, podendo aumentar os níveis de ácido úrico. O vinho, por seu efeito antioxidante, é a bebida alcoólica que menos interfere
- Controle das doenças associadas, como diabetes, hipertensão arterial e dislipidemia.

Tratamento medicamentoso

- Crise aguda (artrite gotosa aguda):
  - Anti-inflamatórios não esteroides (ver Capítulo 15, *Dor*)
  - Colchicina VO, 0,5 mg até 1,5 mg/dia: pode causar diarreia e dores abdominais
  - Prednisona/prednisolona VO, até 10 mg/dia: pode ser usada por um curto período, principalmente quando há contraindicação ou intolerância aos anti-inflamatórios não esteroides e à colchicina
  - Em situações de difícil manejo (p. ex., crise intensa em paciente que não pode fazer uso do esquema anteriormente apresentado, seja por intolerância, efeitos colaterais ou contraindicações, uma possibilidade de grande eficácia, mas de custo elevado, é a administração de inibidores de IL-1: anakinra, canaquinumabe e rilonacepte
- Períodos intercrise:
  - Colchicina VO, 0,5 mg, 1 a 2 vezes/dia
  - Alopurinol VO, 100 mg, até 600 mg/dia
  - Benzbromarona VO, 100 a 200 mg/dia (contraindicada nos pacientes com história de litíase renal)
- Fase crônica (gota tofácea crônica):
  - Alopurinol VO, 300 a 900 mg/dia, para controle e diminuição dos tofos e do nível de ácido úrico
  - Colchicina VO, 0,5 a 1 mg/dia
  - Prednisona/prednisolona VO, até 30 mg/dia, pode ser usada por um curto período, principalmente quando há contraindicação ou intolerância aos anti-inflamatórios não esteroides e à colchicina.

PREVENÇÃO DA CRISE GOTOSA AGUDA

- Redução do peso em caso de obesidade
- Evitar fatores precipitantes (bebidas alcoólicas, excessos alimentares, medicamentos que elevam o ácido úrico)
- Fazer uso de hipouricemiante, mantendo o nível de ácido úrico no sangue abaixo de 6 mg/dℓ. Se houver presença de tofos, o nível deve ser mantido abaixo de 5 mg/dℓ.

EVOLUÇÃO E PROGNÓSTICO

- Controle da doença com tratamento adequado
- Se houver crises recorrentes, o controle dos níveis do ácido úrico com agentes uricosúricos ou alopurinol, durante toda a vida, geralmente impede novas crises.

Atenção

Pacientes com distúrbios linfomieloproliferativos, etilismo, hiperlipidemia, obesidade, hipertensão arterial e diabetes são mais propensos a desenvolver gota.

BIBLIOGRAFIA

Azevedo MF. GPS Medicamentos. Guia prático em saúde. Rio de Janeiro: Guanabara Koogan; 2017.

Becker MA, Schumacher Jr HR, Wortmann RL, MacDonald PA, Eustace D, Palo WA. Febuxostate compareci with allopurinol in patients with hyperuricemia and gout. N Eng J Med. 2005;353:2450-61.

Emmerson TB. The management of gout. In: Hochberg MC, Silman AJ, Smolen JS, Weinblat ME, Weisman MH. Rheumatology. 3. ed. Philadelphia: Elsevier; 2003.

Hershfield MS. Gota e metabolismo do ácido úrico. In: Bennet GR. Cecil. Tratado de medicina interna. 21. ed. Rio de Janeiro: Guanabara Koogan; 2001.

Lee SJ, Terketaub RA, Kavanaugh A. Recent developments in diet and gout. Curr Opin Rheumatol. 2006;18:193-8.

Neogi T, Jansen TL, Dalbeth N. 2015 Gout classification criteria: an ACR/EULAR collaborative initiative. Arthritis Rheumatol. 2015;67 (10):2557-68.

Pinheiro GRC, Fuller R, Bernd R. Gota. In: Vasconcelos JTS. Livro da Sociedade Brasileira de Reumatologia. Barueri: Manole; 2019.

Richette P, Doherty M, Pascual E, Barskova V, Becce F, Castañeda-Sanabria J et al. 2016 updated EULAR evidence-based recommendations for the management of gout. Ann Rheum Dis. 2017;76(1):29-42.

348
Hemocromatose

Adriano Cesar Bertuccio ◆ Maria Aparecida Barone Teixeira ◆ Eros Antônio de Almeida

INTRODUÇÃO

A hemocromatose é um estado de sobrecarga de ferro corporal em consequência da absorção aumentada de ferro alimentar e do excesso de liberação de ferro dos macrófagos, ocorrendo depósito desse elemento em vários órgãos, principalmente fígado, glândulas endócrinas, pâncreas, coração, músculos, articulações e pele.

A deposição de ferro nas células parenquimatosas estimula a peroxidação lipídica e a produção de radicais livres, lesando-as e promovendo fibrose progressiva.

A forma primária constitui uma doença hereditária transmitida por um gene autossômico recessivo. O gene da hemocromatose (*HFE*) está localizado no braço curto do cromossomo 6 e as mutações mais comuns são dos genes *C282Y* e *H63D*. A anomalia de gene único é mais comum nos indivíduos de ascendência caucasiana. Embora esse distúrbio exista desde o nascimento, as manifestações clínicas são raras antes dos 20 anos de idade, assim como em mulheres antes da menopausa (a perda de sangue na menstruação e na gravidez retarda o início dos sintomas).

Existem algumas mutações relacionadas com a hemocromatose hereditária:

- Mutação no receptor 2 da transferrina – *TfR2*
- Mutação da hemojuvelina – gene *HJV*
- Mutação da hepcidina – gene *HAMP*.

Causas mais raras incluem as mutações no gene da ferritina, hemocromatose neonatal, aceruloplasminemia e atransferrinemia.

A hemocromatose secundária ocorre em várias formas de anemia crônica, sobrecarga exógena de ferro, múltiplas transfusões sanguíneas e hepatopatia.

MANIFESTAÇÕES CLÍNICAS

Tem início insidioso, com sinais e sintomas inespecíficos que surgem após o acúmulo de ferro de 15 a 40 g e dependem dos órgãos mais comprometidos, causando:

- Fraqueza
- Emagrecimento
- Dor abdominal: geralmente crônica, localizada em epigástrio ou hipocôndrio direito, provavelmente em virtude de hepatomegalia e distensão da cápsula hepática
- Artralgia: o quadro mais comum é um processo inflamatório da segunda e da terceira articulação metacarpofalangeana e das articulações interfalangianas proximais
- Perda de libido ou impotência sexual
- Amenorreia
- Atrofia testicular
- Aumento da pigmentação cutânea: ocorre principalmente por causa da deposição de melanina na derme, com maior frequência na face, no pescoço, na face extensora dos membros superiores, no dorso das mãos, nas pernas e nos genitais. A pele fica bronzeada, em uma combinação de cinza ardósia pelo ferro e marrom pela melanina
- Perda dos pelos corporais
- Hepatomegalia: em 95% dos pacientes sintomáticos
- Icterícia
- Ascite
- Telangiectasia aracneiforme
- Esplenomegalia
- Edema periférico
- Ginecomastia
- Sinais e sintomas neurológicos
- Dispneia aos esforços
- Arritmia cardíaca: extrassístoles ventriculares, taquicardia ventricular e supraventricular, fibrilação ventricular.

EXAMES COMPLEMENTARES

Para o diagnóstico, é necessária a presença de sinais e sintomas sugestivos da doença, associados com alterações bioquímicas do metabolismo do ferro.

A dosagem da saturação da transferrina é o primeiro exame a ser solicitado. Valores acima de 45% indicam sobrecarga de ferro.

A comprovação da deposição acentuada do metal pode ser obtida em fragmento de biópsia hepática (método quantitativo mais específico e sensível para determinar a sobrecarga e ferro) e/ou ressonância magnética hepática (método não invasivo e com boa acuidade para definir a concentração hepática de ferro), como mostra a Figura 348.1.

Os testes genéticos são necessários para a detecção de mutações da hemocromatose hereditária (*C282y* e *H63D*) e a confirmação do diagnóstico.

Com a dosagem de ferritina, é possível estimar a gravidade da doença baseada na sobrecarga de ferro. Em valores menores que 500 nanogramas/mℓ, a sobrecarga é considerada leve; entre 500 e 1.000 ng/mℓ, moderada; e acima de

1.000 ng/mℓ, grave – nesses casos as complicações clínicas são mais importantes.

Vale lembrar que a ferritina está elevada em casos de infecção, inflamação e neoplasias malignas, não podendo ser avaliada isoladamente ou para rastreamento de hemocromatose.

O rastreamento da doença em pessoas assintomáticas é contraindicado pela *European Association for the Study of the Liver*. Para irmãos de pacientes e filhos de pais homozigotos para a mutação do gene da hemocromatose, é possível realizar triagem com saturação de transferrina em jejum e ferritina.

Hemocromatose hepática

O comprometimento do fígado na hemocromatose foi identificado por Trousseau, em 1865, ao relatar casos de cirrose pigmentar associada a diabetes bronzeado, posteriormente relacionado com distúrbio do metabolismo do ferro por Recklinghausen, em 1889.

As manifestações clínicas da hemocromatose hepática ocorrem na fase avançada da doença, quase sempre associadas à hiperpigmentação da pele e a sinais e sintomas de diabetes.

Cabe salientar que a deposição de ferro ocorre em quase todos os órgãos, predominando no coração, no cérebro, no baço, nas glândulas endócrinas e nos ossos, o que torna o quadro clínico complexo.

As lesões hepáticas da fase avançada são irreversíveis, mas diagnóstico precoce e medidas terapêuticas adequadas podem alterar a evolução da doença.

DIAGNÓSTICO DIFERENCIAL

- Transfusões repetidas
- Anemias hereditárias com eritropoese ineficaz
- Sobrecarga de ferro associada a doenças hepáticas crônicas: doença hepática alcoólica, hepatites virais, porfiria cutânea tardia, esteatohepatite não alcoólica
- Hemodiálise crônica
- Ingestão excessiva de ferro (rara).

COMPLICAÇÕES DECORRENTES DO DEPÓSITO DE FERRO NOS TECIDOS

- Infecções: há maior predisposição a infecções, notadamente por *Yersinia enterocolitica*, *Vibrio vulnificus*, *Listeria monocytogenes* e *Pasteurella pseudotuberculosis*. Especula-se que a maior oferta de ferro não ligado à transferrina e a possível disfunção dos linfócitos CD8 e macrófagos possam ter papel nessa predisposição
- Cirrose hepática e carcinoma hepatocelular
- Diabetes melito
- Cardiomiopatia: podendo evoluir para insuficiência cardíaca
- Artrite
- Disfunção hipofisária e gonadal
- Hipotireoidismo.

TRATAMENTO

- Alimentação:
  - Evitar o consumo de alimentos com alto teor de ferro (carne vermelha e fígado, ricas fontes de ferro ligado à heme)
  - Evitar o uso de suplementos de ferro e vitamina C (que aumenta a absorção intestinal de ferro)
  - Evitar o consumo de bebidas alcoólicas (que podem acelerar o dano hepático)

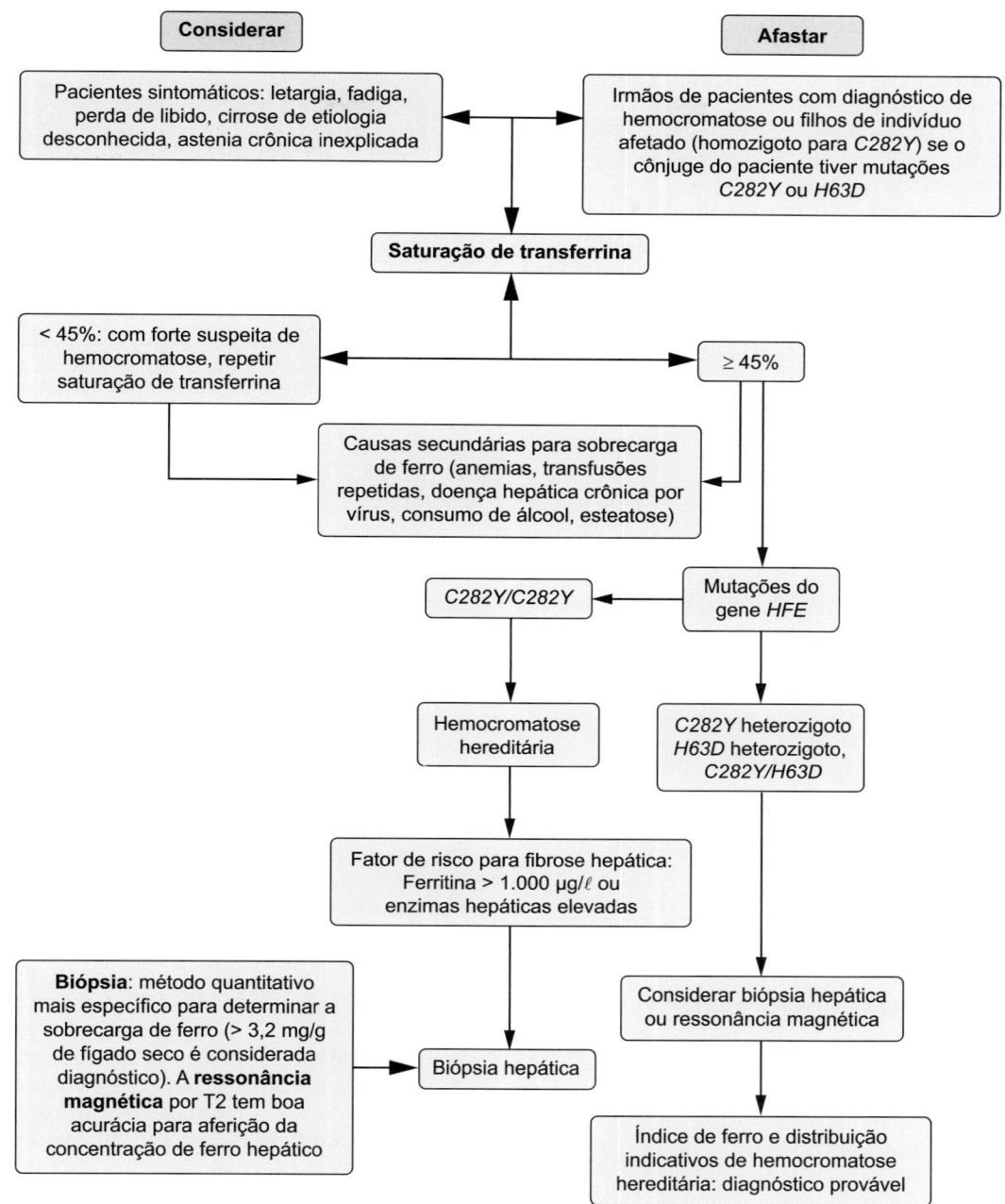

Considerar

Pacientes sintomáticos: letargia, fadiga, perda de libido, cirrose de etiologia desconhecida, astenia crônica inexplicada

Afastar

Irmãos de pacientes com diagnóstico de hemocromatose ou filhos de indivíduo afetado (homozigoto para *C282Y*) se o cônjuge do paciente tiver mutações *C282Y* ou *H63D*

Saturação de transferrina

< 45%: com forte suspeita de hemocromatose, repetir saturação de transferrina

≥ 45%

Causas secundárias para sobrecarga de ferro (anemias, transfusões repetidas, doença hepática crônica por vírus, consumo de álcool, esteatose)

C282Y/C282Y

Mutações do gene *HFE*

Hemocromatose hereditária

C282Y heterozigoto *H63D* heterozigoto, *C282Y/H63D*

Fator de risco para fibrose hepática: Ferritina > 1.000 µg/ℓ ou enzimas hepáticas elevadas

Biópsia: método quantitativo mais específico para determinar a sobrecarga de ferro (> 3,2 mg/g de fígado seco é considerada diagnóstico). A **ressonância magnética** por T2 tem boa acurácia para aferição da concentração de ferro hepático

Biópsia hepática

Considerar biópsia hepática ou ressonância magnética

Índice de ferro e distribuição indicativos de hemocromatose hereditária: diagnóstico provável

Figura 348.1 Fluxograma para investigação de hemocromatose. (Adaptada de Pietrangelo, 2010, e Bacon et al., 2011.)

- Evitar o consumo de frutos do mar (principalmente ostras cruas, devido à infecção por *Vibrio vulnificus*, que pode ser fatal em pacientes com hemocromatose hereditária)
- Flebotomias:
  - Para a remoção do excesso de ferro, indicam-se flebotomias com retirada de 7 mℓ/kg de peso corporal de sangue por sessão, semanal ou quinzenal, durante meses até 2 a 3 anos. Não é recomendado retirar mais do que 550 mℓ de sangue por sessão. Os pacientes devem ser orientados a realizar hidratação antes das sessões e evitar exercícios físicos até 24 horas depois
  - Dosar ferritina e transferrina a cada 2 a 3 meses ou a cada 1 a 2 g de ferro removido. Cada 1 mℓ de eritrócitos concentrados contém aproximadamente 1 mg de ferro;

assim, a retirada de 500 mℓ de sangue com um hematócrito de 40% remove aproximadamente 200 mg de ferro
- Determinar o hematócrito antes de cada flebotomia. Se inferior a 36%, não realizar o procedimento. Se superior a 40%, programar flebotomia adicional
- Agentes quelantes: a terapia com quelantes deve ser iniciada quando o paciente se encontra com concentração de ferritina entre 1.000 e 2.500 ng/mℓ ou concentração de ferro hepático superior a 7 mg/g. A quelação do ferro está indicada para pacientes com hipotensão e intolerância à flebotomia ou sem possibilidade de acesso venosa para o procedimento
  - Primeira escolha: desferroxamina (frasco-ampola de 500 mg) SC, 20 a 60 mg/kg/dia, em bomba de infusão por 8 a 24 horas/dia, por 5 a 7 dias. Esquema alternativo pode ser realizado em adultos com 2.000 mg IV durante a

transfusão de concentrado de hemácias, mas somente nos casos em que a flebotomia não é possível ou na presença de cardiopatia grave. Contraindicada para pacientes com insuficiência renal crônica

- Segunda escolha: deferiprona (comprimidos de 500 mg), 75 mg/kg/dia, divididos em três administrações VO. Dose máxima de 100 mg/kg/dia
- Terceira escolha: deferasirox VO, em jejum, dose inicial única de 20 mg/kg/dia. Máximo de 40 mg/kg/dia
- Acompanhar trimestralmente com creatinina, transaminases, gamaglutamiltransferase, fosfatase alcalina, bilirrubinas e ferritina sérica. O objetivo do tratamento é manter a ferritina sérica < 1.000 ng/mℓ
- Transplante hepático em situações especiais
- Vacinação contra hepatites A e B: recomendada para pacientes que não foram expostos a esses vírus.

EVOLUÇÃO E PROGNÓSTICO

Pacientes que são depletados durante os primeiros 18 meses de tratamento têm melhor prognóstico. A expectativa de vida é normal se as flebotomias forem iniciadas antes do surgimento de cirrose; e mesmo nos cirróticos, a taxa de sobrevida em 10 anos após a normalização dos estoques de ferro é de 80%.

O prognóstico é mais grave quando há cirrose hepática ou diabetes melito ao diagnóstico, mas não é influenciado pelo sexo ou pela existência de artropatia.

O risco de morte por carcinoma hepatocelular em indivíduos com hemocromatose hereditária é 100 vezes maior que o da população geral. Os pacientes geralmente morrem de insuficiência hepática ou cardíaca e/ou por infecções.

BIBLIOGRAFIA

Adams P, Brissot P, Powell LW. International Consensus Conference on hemochromatosis. J Hepatol. 2000;33:485-504.

Almeida EA. Hemocromatose e coração. In: Porto CC. Doenças do coração: prevenção e tratamento. 2. ed. Rio de Janeiro: Guanabara Koogan; 2004.

Azevedo MF. GPS Medicamentos. Rio de Janeiro: Guanabara Koogan; 2017.

Bacon BR, Adams PC, Kowdley KV, Powell LW, Tavill AS. Diagnosis and management of hemochromatosis: practice guidelines by the American Association for the Study of Liver Diseases. Hepatology. 2011;54(1):328-43.

Brasil. Ministério da Saúde, Secretaria de Atenção à Saúde, Secretaria de Ciência, Tecnologia e Insumos Estratégicos. Protocolo Clínico e Diretrizes Terapêuticas: sobrecarga de ferro. Portaria Conjunta n. 7, de 23 de fevereiro de 2018.

Brissot P. Hemochromatosis at the intersection of classical medicine and molecular biology. CR Acad Sci. 2001;324(9):795-804.

Bryant J, Cooper K, Picot J, Clegg A, Roderick P, Rosemberg W, Patch C. Diagnostic strategies using DNA testing for hereditary hemochromatosis in at – risk populations: a systematic review and economic evaluation. Health Technol Assees. 2009;13(23):1-126.

European Association for the Study of the Liver. EASL clinical practice guidelines' for HFE hemochromatosis. J Hepatol. 2010;53(1):3-22.

Fairbanks VF, Baldus WP. Sobrecarga de ferro (hemocromatose). In: Bennett GR. Cecil. Tratado de Medicina Interna. 21. ed. Rio de Janeiro: Guanabara Koogan; 2001.

Feder JN, Gnirke A, Thomas W, Tsuchihashi Z, Ruddy DA, Basava A et al. A novel MHC class I-like gene is mutated in patients with hereditary haemochromatosis. Nat Genet. 1996;13(4):399-408.

Pietrangelo A. Hereditary hemochromatosis – a new look at an old disease. N Eng J Med. 2004;350:2383-97.

Pietrangelo A. Hereditary hemochromatosis: pathogenesis, diagnosis, and treatment. Gastroenterology. 2010;139:925-31.

349
Hipoglicemia

Nelson Rassi

INTRODUÇÃO

A hipoglicemia é um estado metabólico caracterizado por nível de glicose plasmática inferior a 50 mg/dℓ, associado a sintomas e sinais adrenérgicos ou neuroglicopênicos.

Em pacientes com diabetes melito, a hipoglicemia passa a ser definida quando os níveis de glicose são inferiores a 70 mg/dℓ.

O diagnóstico de hipoglicemia deve ser considerado apenas em pacientes que apresentam a tríade de Whipple.

Tríade de Whipple

A. Manifestações clínicas típicas de hipoglicemia
B. Glicemia ≤ 50 mg/dℓ no momento da crise
C. Melhora ou resolução do quadro clínico pela administração de glicose (pura ou na forma de alimentos).

CLASSIFICAÇÃO

A classificação baseada no quadro clínico tem mais utilidade na avaliação diagnóstica do que os níveis glicêmicos, devendo-se considerar duas condições: hipoglicemia em indivíduos doentes em uso ou não de medicamento e hipoglicemia em indivíduos de aspecto saudável

- Hipoglicemia em indivíduos doentes em uso ou não de medicamentos:
  - Agentes antidiabéticos: insulina e sulfonilureias
  - Omissão ou atraso nas refeições, erro na dose ou no tipo de insulina, excesso de atividade física: principais fatores de risco para o desencadeamento de hipoglicemia em pacientes com diabetes tipo 1 ou 2
  - Alcoolismo, principalmente associado a alterações hepáticas
  - Doenças crônicas: hepática, renal, insuficiência cardíaca
  - Sepse, neoplasias, desnutrição crônica, ausência de glicogênio hepático e muscular
  - Endocrinopatias: deficiência do hormônio do crescimento e/ou de cortisol em crianças (raramente em adultos)
- Hipoglicemia em indivíduos de aspecto saudável:
  - Hipoglicemia hiperinsulinêmica da infância: emergência no período neonatal e da lactância, com potencial dano cerebral irreversível, cujas principais causas são genéticas, secundárias (diabetes materno, incompatibilidade de Rh) e doenças metabólicas
  - Insulinoma (ver Capítulo 305, *Neoplasias do Pâncreas*)
  - Hiperplasia das células beta (nesidioblastose)
  - Pós-cirurgia bariátrica
  - Doenças autoimunes: anticorpos anti-insulina e antirreceptor à insulina
  - Hipoglicemia factícia (uso de insulina ou sulfonilureias).

MANIFESTAÇÕES CLÍNICAS

- Sintomas adrenérgicos: tremor, palpitações e ansiedade. Ocorrem, em geral, quando há redução rápida da glicemia
- Sintomas neuroglicopênicos: fraqueza, cefaleia, dificuldade de concentração, confusão mental, coma e convulsões. São observados quando a queda da glicemia é lenta e contínua
- Sintomas colinérgicos: fome, sudorese e parestesias
- Sintomas inespecíficos: pesadelos, cefaleia ao acordar.

EXAMES COMPLEMENTARES

- Dosagem da glicemia: durante a crise, mensurar glicemia capilar em ponta de dedo, seguida da dosagem de glicose plasmática
- Dosagem de insulina, do peptídeo C, da beta-hidroxibutirato, da proinsulina e de anticorpos anti-insulina. Amostras de sangue devem ser coletadas, mas estas dosagens devem ser realizadas apenas se a hipoglicemia for confirmada com valores abaixo ou próximos de 50 mg/dℓ
- Teste de 72 horas de jejum: indicado quando há suspeita de hipoglicemia de jejum e não se identificou hipoglicemia espontânea
- Exames de imagem: se os dados clínicos e laboratoriais sugerirem hiperinsulinismo endógeno como causa da hipoglicemia, a investigação deve prosseguir com a solicitação de ultrassonografia, tomografia computadorizada e/ou ressonância magnética do abdome (ver Capítulo 305, *Neoplasias do Pâncreas*)
- Exames especiais: arteriografia pancreática seletiva, dosagem de insulina pelo cateterismo das veias pancreáticas e ultrassonografia pancreática endoscópica são métodos invasivos, mas que podem ser necessários quando a localização de um provável tumor produtor de insulina não pôde ser evidenciada pelos exames de imagem habituais.

COMPROVAÇÃO DIAGNÓSTICA

- Dados clínicos + exames laboratoriais
- Exames de imagem em casos selecionados.

Recomendações práticas

- Sinais e sintomas sugestivos de hipoglicemia com glicemia ≤ 55 mg/dℓ, insulinemia ≥ 3,0 uU/mℓ e peptídeo C ≥ 0,6 ng/mℓ definem o diagnóstico de hiperinsulinemia endógena
- Confirmado o diagnóstico de hipoglicemia hiperinsulinêmica endógena, os dois principais diagnósticos a serem considerados são anormalidades das células beta (insulinoma, neosidioblastose) e intoxicação acidental ou voluntária por sulfonilureias
- A confirmação diagnóstica do uso inapropriado de sulfonilureia é feita principalmente por dados clínicos, podendo ser confirmada pela dosagem sérica do medicamento (glibenclamida, glimepirida, glicazida) no sangue.

Hipoglicemia em pacientes submetidos à cirurgia bariátrica

Pacientes submetidos à cirurgia bariátrica por técnicas disabsortivas, como a técnica de Roux-em-Y ou o desvio biliopancreático com exclusão duodenal, podem apresentar episódios de hipoglicemia pós-prandial.

HIPOGLICEMIA EM PACIENTES COM DIABETES

A hipoglicemia é um evento frequente na maioria dos pacientes com diabetes tipo 1 e em alguns com diabetes tipo 2.

Os principais fatores de risco para hipoglicemia em pacientes com diabetes melito tipo 1 são: diabetes melito de longa duração com controle inadequado, uso irregular de insulina sem monitoramento glicêmico, irregularidade nos horários das refeições e atividades físicas excessivas sem monitoramento glicêmico. Já em pacientes com diabetes melito tipo 2, os principais fatores de risco para hipoglicemia são: uso de insulina associada a antidiabéticos orais, em particular sulfonilureias, e pacientes idosos, com insuficiência renal crônica ou doenças consumptivas.

Classificação da hipoglicemia em pacientes diabéticos

A hipoglicemia em pacientes com diabetes, independentemente do tipo, é classificada em três níveis, de acordo com a intensidade ou gravidade:
- Nível 1: glicemia capilar entre 54 e 70 mg/dℓ, independentemente da presença de sintomas e sinais
- Nível 2: glicemia < 54 mg/dℓ, independentemente da presença de sintomas e sinais
- Nível 3: hipoglicemia com alterações do nível de consciência, cuja intensidade necessita de intervenções de terceiros (familiares, amigos, profissionais de saúde) para a normalização da glicemia (ingestão oral de carboidratos, glicose IV ou glucagon SC).

TRATAMENTO

- Crise hipoglicêmica:
  - Crise leve a moderada com consciência preservada: ingerir 10 a 15 g de hidrato de carbono de absorção rápida (1 copo de suco de laranja ou de refrigerante, ou 1 colher de sopa de mel, ou 4 colheres de chá de açúcar) e, a seguir, fazer alimentação à base de proteínas e carboidratos complexos de absorção intestinal lenta
  - Crise grave com torpor, inconsciência, convulsões ou coma: administrar glicose IV (1 a 5 ampolas de glicose a 25%). Nos casos de hipoglicemia prolongada que se manifestam com convulsões ou coma, a recuperação da consciência pode levar de horas a dias. O paciente deve ser mantido em uso de soro glicosado IV (5 a 10 g/h; glicose 5%, 100 mℓ/h).

Na impossibilidade do uso de glicose IV, a opção é glucagon SC ou IM, 0,25 a 0,5 mg em crianças até 5 anos, 0,5 a 1 mg em crianças de 5 a 10 anos e 1 mg ou mais acima desta idade

- Reavaliar o esquema terapêutico, incluindo tipos e doses de insulina, antidiabéticos orais (em particular as sulfonilureias), planejamento alimentar e de atividades físicas, além da associação de morbidades, como insuficiência renal, hipotireoidismo e insuficiência adrenal
- Tratamento do insulinoma e da nesidioblastose: cirurgia; se houver contraindicação à cirurgia, pode-se utilizar diazóxido e/ou octreotide
- Tratamento da hipoglicemia pós-prandial:
  - A hipoglicemia pós-prandial, incluindo a que ocorre após cirurgia bariátrica, pode ser evitada por meio de planejamento alimentar adequado, incluindo refeições frequentes, ricas em proteínas, gorduras e carboidratos complexos

- O uso de inibidores de alfaglicosidase (acarbose) tem mostrado benefícios em pacientes que não respondem ao tratamento dietético.

BIBLIOGRAFIA

Balijepalli C, Druyts E, Siliman G, Joffres M, Thorlund K, Mills EJ. Hypoglycemia a review of definitions used in clinical trials evaluating anti hyperglycemic drugs for diabetes. Clinical Epidemiology. 2017; 9:291-6.

Cryer PE, Axelrod L, Grossman AB, Heller SR, Montori VM, Seaquist ER. FJ Service. Evaluation and management of adult hypoglycemic disorders: an Endocrine Society Clinical Practice Guidelines. J Clin Endocrinol Metab. 2009;94:709-28.

Porto CC, Porto AL. Semiologia médica. 8. ed., Guanabara Koogan, 2019.

350
Hipovitaminoses e Hipervitaminoses

Marianne de Oliveira Falco • Flávio Dantas • Celmo Celeno Porto

INTRODUÇÃO

As vitaminas são micronutrientes classificados conforme suas características físicas, sendo divididas em lipossolúveis (vitaminas A, D, E e K) e hidrossolúveis (vitaminas B_1, B_2, B_3, B_5, B_6, B_7, B_9 B_{12} e C).

A hipovitaminose é causada por consumo ou oferta inadequados de vitaminas ou por doenças e/ou cirurgias que aumentam o consumo ou a excreção desses compostos orgânicos.

No diagnóstico de hipovitaminose, é pouco provável encontrar apenas a deficiência de uma única vitamina, pois múltiplas deficiências no mesmo paciente são mais frequentes.

Para o tratamento dessas deficiências, é importante que o paciente se beneficie tanto do acompanhamento médico, para o manejo medicamentoso e clínico, quanto do acompanhamento nutricional, para correção do déficit da ingesta.

A hipervitaminose, por sua vez, é uma manifestação pouco frequente, causada principalmente pela ingesta indiscriminada e prolongada de suplementos alimentares. O tratamento envolve orientação nutricional e adequação do planejamento alimentar do indivíduo.

Na investigação de hipo ou hipervitaminose, é necessário avaliar o consumo alimentar do indivíduo, incluindo número de refeições diárias, horários (desjejum, colação, almoço, lanche da tarde, jantar, ceia) e frequência dos grupos de alimentos ingeridos (frutas, vegetais, carboidratos, gorduras, carne e ovos, leguminosas e oleaginosas, açúcares e doces).

Deve-se verificar, também, a existência de restrições, preferências, intolerâncias e alergias alimentares.

Uso de vitaminas sem indicação correta

- O uso indiscriminado de vitaminas em suplementos com composição e quantidades das mais variadas, quase sempre com doses elevadas, muito acima das necessidades do organismo, não tem utilidade, podendo, inclusive, ser nocivo à saúde
- Pessoas que se alimentam de maneira adequada não se beneficiam da suplementação de vitaminas, seja para melhorar as condições gerais de saúde, seja para prevenção de gripe e outras viroses. A ineficácia ficou demonstrada com a vitamina C, que, em doses elevadas, tem efeitos tóxicos (ver item Vitamina C adiante).

VITAMINA A (RETINOL)

A vitamina A é essencial para a manutenção de uma visão normal, o crescimento e o desenvolvimento ósseo, a diferenciação do tecido epitelial e das células ósseas, a reprodução (espermatogênese, placenta, feto), a estabilidade de membranas, a integridade do sistema imune, diferenciação e proliferação celular.

Os valores normais de vitamina A sanguínea total são de 20 a 80 µg/dℓ em adultos e de 9 a 60 µg/dℓ em crianças.

CAUSAS E FATORES DE RISCO

- Hipovitaminose: síndrome de má absorção de gorduras, obstrução biliar, pancreatite, deficiência de zinco, etilismo
- Hipervitaminose: ingestão de vitamina A acima de 7,5 a 9 mg/dia durante tempo prolongado.

MANIFESTAÇÕES CLÍNICAS

- Hipovitaminose: cegueira noturna, xeroftalmia, ulceração de córnea, hiperqueratose folicular por obstrução dos ductos sebáceos (principalmente nos braços e nas nádegas), maior vulnerabilidade a infecções respiratórias, diarreia, anemias carenciais
- Hipervitaminose: anorexia, irritabilidade, insônia, cefaleia, aumento da pressão do líquido cerebrospinal, erupções cutâneas, unhas frágeis, cabelos ásperos, alopecia, edema, gengivite, diplopia
- A toxicidade crônica provoca hepatomegalia, hiperlipidemia, esplenomegalia, anemia, crescimento de novo osso periosteal, espessamento cortical (especialmente nos ossos das mãos, pés e longos das pernas). Em crianças e lactentes, causa hidrocefalia e vômitos.

DIAGNÓSTICO

- Dados clínicos + dosagem de vitamina A.

TRATAMENTO

- Fontes alimentares: fígado, leite e derivados, ovos, batata-doce, cenoura, verduras, frutas ricas em carotenoides (caqui, manga, laranja, acerola, damasco seco, mamão).

Tratamento medicamentoso

É feito com retinol livre ou éster de palmitato

- Em pacientes em uso de nutrição parenteral, manter oferta diária de 3.300 µg

- Para cegueira noturna e cicatrização deficiente, suplementar com 30.000 UI/dia VO, por 1 semana
- Para deficiências mais avançadas, com erosão da córnea, administrar 20.000 UI/kg VO, durante 5 dias, no mínimo, ou 200.000 UI, em 2 dias seguidos, com dose de reforço quinzenal ou mensal
- Em crianças com sarampo e grave desnutrição ou residentes em locais com alta incidência de hipovitaminose A, ofertar 200.000 UI VO, durante 2 dias, após as refeições, misturadas com água ou suco de frutas
- Deficiências agudas decorrentes de distúrbios de absorção intestinal ou durante alimentação parenteral exclusiva necessitam de solução aquosa de vitamina A via IM.

CONSIDERAÇÕES PRÁTICAS

- Existem dois compostos com atividade de vitamina A: retinol (álcool), retinal (ácido) e carotenoides
- É estável em nutrição parenteral, mas sofre perda com mistura parenteral em administração da bolsa por mais de 24 horas, em função da adsorção do recipiente plástico
- Tem melhor aproveitamento quando administrada juntamente com a vitamina E
- A atividade de vitamina A pode ser expressa por μg, USP unidades, UI ou μg de retinol equivalente RE (Quadro 350.1).

VITAMINA B₁ (TIAMINA)

Age como coenzima e é importante no metabolismo das gorduras e do etanol, assim como na homeostase do metabolismo anaeróbio dos carboidratos, equilibrando os ácidos láctico e pirúvico.

Está envolvida na transmissão de impulsos nervosos no sistema nervoso central e na excitação dos nervos periféricos.

Os valores normais de vitamina B1 em adultos são:

- Atividade de transcetolase eritocítica (com adição de TPP): 0 a 15
- Vitamina B₁ sanguínea: 5 a 8 μg/100 mℓ
- Excreção urinária: $\geq$ 27 μg/g creatinina.

CAUSAS E FATORES DE RISCO

- Hipovitaminose: etilistas crônicos, uso de narcóticos, absorção inadequada, diálise peritoneal e hemodiálise, deficiência de tiamina acompanhada por inatividade e baixa ingestão de calorias, síndrome de imunodeficiência adquirida, doenças gastrintestinais e hepáticas, vômitos persistentes, nutrição parenteral com ausência de tiamina na formulação ou destruída por contato prolongado com a solução de aminoácidos, uso de medicamentos (p. ex., agente anti-hiperglicêmico tolazamida)
- Hipervitaminose: doses maiores que 400 mg/dia.

Quadro 350.1 Unidades de medida para vitamina A.

	UI ou USP	μg RE
1 μg retinol	3,33	1,00
1 μg acetato de retinol	2,9	0,87
1 μg palmitato de retinol	1,82	0,55
1 μg betacaroteno	1,67	0,167

MANIFESTAÇÕES CLÍNICAS

- Hipovitaminose:
  - Anorexia, mal-estar, desconforto abdominal, obstipação intestinal, fraqueza nos membros, fadiga, plenitude pós-prandial ("empachamento"), irritabilidade, parestesias, edema, palpitações, déficit de memória
  - Neuropatia ou beribéri seco, parestesias e sensação de queimação nos pés (especialmente à noite), cãibras, dores nas pernas, disestesias plantares, marcha lenta e vacilante, dificuldade para levantar-se da posição agachada, exacerbação dos reflexos tendinosos e sensibilidade vibratória diminuída nos dedos dos pés, podendo ou não estar associada a insuficiência cardíaca e edema
  - Beribéri agudo pernicioso (fulminante): insuficiência cardíaca, anormalidades metabólicas, neurite periférica
  - Encefalopatia de Wernicke-Korsakoff: depressão, amnésia e demência, com perda irreversível de memória (psicose de Korsakoff) e psicose confabulatória relacionada com alcoolismo e uso abusivo de narcóticos
- Hipervitaminose: náuseas, prurido, urticária, hemorragia digestiva, irritabilidade, taquicardia, fraqueza.

DIAGNÓSTICO

- Dados clínicos + dosagem de vitamina B₁.

TRATAMENTO

- Fontes alimentares: carne de porco, presunto cozido, fígado, espinafre, amendoim, castanha de caju e castanha-do-pará, aveia em flocos, arroz integral, levedura.

Tratamento medicamentoso

- Administrar tiamina, 50 a 100 mg/dia IV ou IM nos primeiros dias, seguidos de doses diárias orais de 5 a 10 mg/dia. Suplementar, concomitantemente à tiamina, as demais vitaminas hidrossolúveis
- Em pacientes com doença gastrintestinal e/ou etilistas, a administração parenteral (e não oral) de tiamina é particularmente importante
- Em casos leves de beribéri, tiamina na dose de 100 mg/dia; em casos avançados, até 300 mg/dia
- Em caso de polineuropatia alcoólica, 10 a 15 mg/dia
- Em pacientes em nutrição parenteral, manter oferta diária de 3,6 mg
- Altas doses de vitaminas diárias (100 a 600 mg) têm sido utilizadas como adjuvantes no tratamento de lombociatalgia, neurite trigeminal ou ótica e paralisia facial, mas não há evidências de eficácia.

CONSIDERAÇÕES PRÁTICAS

- Pacientes com sinais de beribéri ou síndrome de Wernicke-Korsakoff devem ser encaminhados para avaliação neurológica
- Estável até 100°C em soluções ácidas
- Perda de atividade com pH > 7
- Ocorre tiaminólise na solução de nutrição parenteral, quando a concentração de íon sulfito é 0,05% (4,8 mM).

VITAMINA B$_2$ (RIBOFLAVINA)

A riboflavina é multifuncional, atuando no metabolismo de carboidratos, proteínas e lipídeos, sendo necessária para a síntese de fatores coenzimáticos, essenciais na ação de enzimas que participam de diversas vias metabólicas.

Os valores normais de vitamina B$_2$ (riboflavina) em adultos são:

- Vitamina B$_2$ eritrocitária: 20 μ/100 m ℓ
- Glutadiona redutase (GR) eritrocitária ativada por flavina-adenina dinucleotídeo (FAD) exógena:

GR eritroitária + FAD

- Aceitável < 1,2
- Limite 1,2 a 1,4
- Deficiência > 1,4

GR eritrocitária – FAD

CAUSAS E FATORES DE RISCO

- Hipovitaminose:
  - Ocorre juntamente com deficiência de outras vitaminas do complexo B
  - Ingestão alimentar insuficiente ou aumento da necessidade deste micronutriente, como na gravidez, na lactação, em infecções crônicas, no hipertireoidismo e, principalmente, no diabetes melito e no etilismo
  - Uso de medicamentos (clorpromazina, imipramina, amitriptilina), que inibem o metabolismo e a conversão da vitamina B$_2$ na forma ativa
  - Ingestão de zinco, cobre, ferro, cafeína, teofilina, nicotiamida, sódio, tripitofano, ureia e ácido ascórbico: forma complexos com a vitamina B$_2$ no intestino, causando alteração na sua solubilidade e reduzindo sua utilização pelo organismo
- Hipervitaminose: doses parenterais, acima da ingestão diária recomendada (Quadro 350.2).

MANIFESTAÇÕES CLÍNICAS

- Hipovitaminose: queilite angular, glossite e, nos olhos com ardência, ocular, fotofobia. Na pele, a deficiência é caracterizada por descamações, principalmente na face, mas também nas mãos, na vulva, no ânus e no períneo. Anemia normocítica e normocrônica, neuropatia
- Hipervitaminose: por apresentar baixa solubilidade, a vitamina B$_2$ não apresenta toxicidade via oral. Contudo, em aplicação parenteral, acima do recomendado para ingestão diária, pode ocasionar cristalização da riboflavina nos rins (ver Quadro 350.2).

DIAGNÓSTICO

- Dados clínicos + dosagem de vitamina B$_2$.

TRATAMENTO

- Fontes alimentares: ovos, leite, vísceras (fígado, rim), peixe, frutas, vegetais, levedura
- A vitamina B$_2$ pode ser sintetizada por bactérias presentes na microbiota do intestino grosso.

Tratamento medicamentoso

É feito com sal sódico de riboflavina 5-fosfato.

- Administrar 5 a 15 mg/dia VO, em doses fracionadas, até obter resposta evidente. A seguir, diminuir a dose para 2 a 4 mg/dia VO, até a recuperação completa do paciente
- Em pacientes em nutrição parenteral, manter oferta diária de 3,6 mg.

CONSIDERAÇÕES PRÁTICAS

- É convertida no organismo em dois grupos prostéticos ativos: flavina mononucleotídeo (FMN) e flavina-adenina dinucleotídeo (FAD)
- Quando exposta à luz e a raios ultravioletas, é destruída rapidamente
- Na nutrição parenteral em temperatura ambiente, apresenta 15% de estabilidade
- Meia-vida biológica para dose oral ou intramuscular: 64 a 84 minutos
- Estável em meio ácido e instável em solução alcalina.

VITAMINA B$_3$ (ÁCIDO NICOTÍNICO/NIACINA)

Apresenta importância no metabolismo de carboidratos, lipídeos e proteínas. Componente essencial da nicotinamida adenina dinucleotídeo (NAD) e nicotiamida adenina dinucleotídeo fostato (NADP). Fornece energia para a célula junto com a tiamina e a riboflavina.

Os valores normais de vitamina B$_3$ para adultos são:

- 1-metilnicitiamida urinária: creatinina > 1,6 mg/g.

CAUSAS E FATORES DE RISCO

- Hipovitaminose:
  - Baixa ingestão de alimentos fontes de niacina, etilismo, erros inatos do metabolismo, aumento da ingestão de leucina
  - A deficiência de zinco, ferro, riboflavina e vitamina B$_6$ pode colaborar para o aparecimento da pelagra, por serem cofatores de enzimas envolvidas no metabolismo do triptofano
- Hipervitaminose: doses acima de 1.750 mg/dia.

MANIFESTAÇÕES CLÍNICAS

- Hipovitaminose: pelagra, referida como a síndrome dos três "Ds": dermatite, diarreia e demência
  - Dermatite: lesões cutâneas simétricas, com pele seca, áspera e descamativa, em áreas corporais expostas à luz solar
  - Diarreia: também podem ocorrer astenia, inapetência, perda de peso e fraqueza muscular
  - Demência: irritabilidade, perda da memória, fobias e confusão mental
- Hipervitaminose: náuseas, vômitos, arritmias, hiperbilirrubinemia e elevação das transaminases, úlcera péptica.

DIAGNÓSTICO

- Dados clínicos + dosagem de vitamina B$_3$.

Quadro 350.2 Valores de ingestão dietética recomendada diária/ingestão adequada e limite superior tolerado diário.

Idade (anos)	Vitamina A (µg/dia) RDA	UL	Tiamina (mg/dia) RDA	UL	Riboflavina (mg/dia) RDA	UL	Niacina (mg/dia) RDA	UL	Pantoténico (mg/dia) RDA	UL	Piridoxina (mg/dia) RDA	UL	Biotina (µg/dia) RDA	UL	Folato (µg/dia) RDA	UL	Cianocobalamina (µg/dia) RDA	UL	Vitamina C (mg/dia) RDA	UL	Vitamina D (µg/dia) RDA	UL	Vitamina E (mg/dia) RDA	UL	Vitamina K (µg/dia) RDA	UL
Homens																										
19 a 30	900	3.000	1,2	ND	1,3	ND	16	35	5	ND	1,3	100	30*	ND	400	1.000	2,4	ND	90	2.000	15	100	15	1.000	120	ND
31 a 50	900	3.000	1,2	ND	1,3	ND	16	35	5	ND	1,3	100	30*	ND	400	1.000	2,4	ND	90	2.000	15	100	15	1.000	120	ND
51 a 70	900	3.000	1,2	ND	1,3	ND	16	35	5	ND	1,7	100	30*	ND	400	1.000	2,4	ND	90	2.000	15	100	15	1.000	120	ND
71 ou mais	900	3.000	1,2	ND	1,3	ND	16	35	5	ND	1,7	100	30*	ND	400	1.000	2,4	ND	90	2.000	20	100	15	1.000	120	ND
Mulheres																										
19 a 30	700	3.000	1,1	ND	1,1	ND	14	35	5	ND	1,3	100	30*	ND	400	1.000	2,4	ND	75	2.000	15	100	15	1.000	120	ND
31 a 50	700	3.000	1,1	ND	1,1	ND	14	35	5	ND	1,3	100	30*	ND	400	1.000	2,4	ND	75	2.000	15	100	15	1.000	120	ND
51 a 70	700	3.000	1,1	ND	1,1	ND	14	35	5	ND	1,5	100	30*	ND	400	1.000	2,4	ND	75	2.000	15	100	15	1.000	120	ND
71 ou mais	700	3.000	1,1	ND	1,1	ND	14	35	5	ND	1,5	100	30*	ND	400	1.000	2,4	ND	75	2.000	20	100	15	1.000	120	ND
Gestantes																									120	
19 a 30	770	3.000	1,4	ND	1,4	ND	18	35	6	ND	1,9	100	30*	ND	600	1.000	2,6	ND	85	2.000	15	100	15	1.000	120	ND
31 a 50	770	3.000	1,4	ND	1,4	ND	18	35	6	ND	1,9	100	30*	ND	600	1.000	2,6	ND	85	2.000	15	100	15	1.000	120	ND
Lactantes																									120	
19 a 30	1.300	3.000	1,4	ND	1,6	ND	17	35	7	ND	2,2	100	35*	ND	500	1.000	2,8	ND	120	2.000	15	100	19	1.000	120	ND
31 a 50	1.300	3.000	1,4	ND	1,6	ND	17	35	7	ND	2,0	100	35*	ND	500	1.000	2,8	ND	120	2.000	15	100	19	1.000	120	ND

RDA: ingestão dietética recomendada; UL: limite superior tolerável de ingestão diária; ND: não discriminado.

TRATAMENTO

- Fontes alimentares: carne, peixe, leite, ovos, grãos de cereais, levedura, milho e outras fontes de proteínas, principalmente triptofano.

Tratamento medicamentoso

É feito com niacinamida.

- Em pacientes em uso de nutrição parenteral, manter oferta diária de 40 mg
- Em caso de hipovitaminose, administrar 10 a 150 mg/dia VO
- Para tratamento da pelagra, administrar 100 a 250 mg, 2 a 3 vezes/dia, com cuidado em pacientes com antecedentes de diabetes melito, úlcera péptica e hepatopatia.

CONSIDERAÇÕES PRÁTICAS

- A pelagra deve ser considerada resultante da deficiência não só do ácido nicotínico, mas também do triptofano
- A conversão de triptofano em niacina precisa de tiamina, riboflavina, piridoxina e bactérias intestinais. São necessários 60 mg de triptofano para sintetizar 1 mg de niacina
- Quando administrado por via intravenosa, o nível sanguíneo de niacina aumenta rapidamente
- Apresenta 100% de estabilidade em nutrição parenteral após 24 horas de administração em temperatura ambiente
- A administração de doses diárias de 1 a 3 g pode reduzir níveis de LDL e VLDL, elevar HDL e reduzir a hipertrigliceridemia. Contudo, apresenta baixa efetividade na redução de LDC-c, principalmente em indivíduos intolerantes à estatina
- 1 equivalente de niacina (NE) = 1 mg de niacina ou 60 mg de triptofanodietético.

VITAMINA B$_5$ (ÁCIDO PANTOTÊNICO)

Componente da coenzima A, tem importante papel no metabolismo dos carboidratos, proteínas e gorduras, principalmente dos ácidos graxos e esteroides.

Os valores normais de vitamina B$_5$ são:

- Vitamina B$_5$ sanguínea total (μg/dℓ): 103 μg/dℓ na gestação, 112 μg/dℓ na lactação e 183 μg/dℓ em adultos.

CAUSAS E FATORES DE RISCO

- Hipovitaminose: ocorre concomitante a deficiência de outras vitaminas do complexo B. Provoca desnutrição grave e leva ao uso de substâncias antagônicas: ω-ácido metilpantotênico, 6-mercaptopurina, ácido salicílico e ácido mandélico
- Hipervitaminose: a administração de doses > 10 g pode provocar diarreia.

MANIFESTAÇÕES CLÍNICAS

- Hipovitaminose: anorexia, irritabilidade, dormência e formigamento nas mãos e nos pés, insônia, astenia, constipação intestinal, vômitos, náuseas, taquicardia aos esforços, fraqueza dos músculos extensores dos dedos, hiper-reflexia tendínea, hipotensão postural, cefaleia
- Hipervitaminose: não relatadas.

DIAGNÓSTICO

- Dados clínicos + dosagem de vitamina B$_5$.

TRATAMENTO

- Fontes alimentares: fígado, ovos, amendoim, semente de girassol, arroz integral, ervilha, lentilha. Também pode ser sintetizada pela microbiota intestinal.

Tratamento medicamentoso

É feito com dexpantopenol (álcool D-pantotenílico), disponível nas formas de soluções para injeção local, aerossóis, comprimidos e cremes.

- Em pacientes em uso de nutrição parenteral, manter oferta diária de 15 mg
- Administrar 6 mg para adultos (prevenção), com dose terapêutica variando de 50 a 1.000 mg.

CONSIDERAÇÕES PRÁTICAS

- Estável em solução neutra com presença de agentes oxidantes redutores
- Destruída na presença de calor e em pH alcalino ou ácido.

VITAMINA B$_6$ (PIRIDOXINA)

Atua no metabolismo dos carboidratos, lipídeos e proteínas, destacando-se os aminoácidos. Ativa as enzimas nas reações de transaminação, glicogenólise, biossíntese de serotoninas, norepinefrina e histamina e é precursora do grupo heme.

Transforma triptofano em niacina, cisteína em ácido pirúvico e oxalato em glicina.

Participa da síntese de porfirina e da resposta imunológica e do metabolismo endócrino.

Os valores normais de vitamina B$_6$ são:

- Coenzima piridoxal 5-fosfato (PLP) plasmática: 37 a 68 pmol/mℓ e 52 a 60 pmol/mℓ em homens
- Atividade aminotransferase eritrocitária + PLP: < 1,25.

CAUSAS E FATORES DE RISCO

- Hipovitaminose: hepatopatia com uremia, etilistas, uso de medicamentos para tratamento de tuberculose (hidrazida), uso de penicilamina, cicloserina (antibiótico), isoniazida e hidralazina, alta ingestão de leucina, gestantes e lactentes (pelos requerimentos adicionais da criança), mulheres em uso de anticoncepcionais orais com alto teor de estrogênio e em situações de elevada ingestão proteica
- Hipervitaminose: administração de doses acima da ingestão diária recomendada (ver Quadro 350.2).

MANIFESTAÇÕES CLÍNICAS

- Hipovitaminose: depressão, convulsões (principalmente em crianças), neuropatia periférica, anemia microcítica. Na pele, manifesta-se com eritema pruriginoso da face e do couro cabeludo, lesões descamativas nos cotovelos, braços e pescoço, semelhantes às da pelagra. No sistema digestório, manifesta-se com glossite, estomatite, perda de peso e anorexia

- Hipervitaminose: doses de 50 mg/kg provocam perda da mielina nas raízes dos nervos periféricos da coluna dorsal; em doses mais elevadas, perda da mielina e degeneração de fibras sensoriais dos nervos periféricos da coluna dorsal; em doses de 200 mg/kg, ataxia, fraqueza muscular e falta de equilíbrio.

DIAGNÓSTICO

- Dados clínicos + dosagem de vitamina B_6.

TRATAMENTO

- Fontes alimentares: carne, fígado, leite, frutas, cereais, castanha-do-pará. A vitamina B_6 é sintetizada por bactérias presentes na microbiota do intestino grosso.

Tratamento medicamentoso

É feito com hidrocloreto de piridoxina.

- Em pacientes em uso de nutrição parenteral, manter oferta diária de 4 mg
- Administrar 10 a 20 m g/dia VO
- Em pacientes em uso de medicamentos que interferem no metabolismo da piridoxina (izoniazida), administrar 100 m g/dia VO
- Em casos de erros inatos do metabolismo e síndromes responsivas à piridoxina, administrar até 600 mg/dia
- Idosos, alcoolistas, pessoas em mau estado nutricional ou mulheres que tomam contraceptivos podem necessitar de suplementação diária (2,5 a 10 mg VO)
- Dose de 40 mg/dia é utilizada para tratamento de hiperêmese gravídica e depressão.

CONSIDERAÇÕES PRÁTICAS

- Sensível à radiação ultravioleta, especialmente em soluções alcalinas
- A interconversão e o metabolismo da vitamina B_6 dependem de riboflavina, niacina e zinco.

VITAMINA B_7 (BIOTINA)

Atua como cofator metabólico de ácidos graxos e no catabolismo de aminoácidos e gliconeogênese.

Os valores normais de biotina em adultos são:

- Biotina plasmática: 215 a 270 pg/mℓ
- Biotina eritrocitária: 55 a 170 pg/mℓ
- Biotina sanguínea total: 200 a 500 pg/mℓ.

CAUSAS E FATORES DE RISCO

- Hipovitaminose: erros inatos do metabolismo, desnutrição proteico-calórica, uso prolongado de anticonvulsivantes, consumo excessivo de bebidas alcoólicas, uso de nutrição parenteral por tempo prolongado (> 8 semanas). Pode acometer gestantes e pacientes com ressecção intestinal proximal e cirurgias digestivas
  - Antibioticoterapia intensa via oral ou intravenosa interfere na microbiota intestinal
  - Ingestão excessiva de clara de ovo cru (glicoproteína avidina)
- Hipervitaminose: não relatados.

MANIFESTAÇÕES CLÍNICAS

- Hipovitaminose: dermatite esfoliativa, alopecia, conjuntivite, mialgia, ataxia, hipotonia, cetoacidose, alterações mentais (depressão, alucinações), parestesia, anorexia e náuseas, erupção cutânea eritematosa seborreica nas extremidades e ao redor dos olhos, do nariz e da boca, hipercolesterolemia, anormalidades no eletrocardiograma. Retardo no desenvolvimento de lactentes e crianças, além de letargia e apatia. Também podem ocorrer erupções cutâneas nas orelhas
- Hipervitaminose: não relatadas.

DIAGNÓSTICO

- Dados clínicos + dosagem de biotina.

TRATAMENTO

- Fontes alimentares: carne, fígado, ovos, grãos, cereais, leveduras, nozes, amêndoas, avelãs, arroz integral
- A microbiota intestinal, também sintetiza vitamina B_7.

Tratamento medicamentoso

É feito com D-biotina.

- Em pacientes em uso de nutrição parenteral, manter oferta diária de 60 µg
- Ingestão de 5 a 6 µg/dia para lactantes e de 20 a 30 µg/dia para adultos (prevenção)
- A dose terapêutica varia de 300 a 1.600 µg para adultos.

CONSIDERAÇÕES PRÁTICAS

- A carbamazepina inibe o transporte de biotina pelo trato gastrintestinal
- Instável na presença de oxigênio, exposição à luz e radiação ultravioleta
- Estável no calor
- Solúvel em metanol, etanol, acetona, clorofórmio.

VITAMINA B_9 (FOLATOS)

Atua no metabolismo dos grupos de carbono, sendo essencial para biossíntese de vários compostos.

Age principalmente nas células de processo de divisões rápidas, na formação dos ácidos nucleicos (RNA e DNA).

É essencial para maturação das hemácias e dos leucócitos na medula óssea.

Os valores normais de vitamina B_9 para adultos são:

- Ácido fólico plasmático: $\geq$ 6 ng/mℓ
- Ácido fólico eritrocitário: 160 a 800 ng/mℓ.

CAUSAS E FATORES DE RISCO

- Hipovitaminose: ingestão alimentar inadequada, uso de medicamentos (metotrexato, trimetropim, pirimetamina, cicloserina, contraceptivos orais, antiácidos), etilistas crônicos, doença celíaca, doença inflamatória intestinal, queimaduras, anemia hemolítica crônica, doença hepática, hemodiálises, carcinomas, gestação, doenças cutâneas esfoliativas, uso de nutrição parenteral prolongada
- Hipervitaminose: não relatada.

MANIFESTAÇÕES CLÍNICAS

- Hipovitaminose: anorexia, náuseas e vômitos, diarreia, ulcerações orais, alopecia, hiper-homocisteinemia, irritabilidade, perda de peso, dor de cabeça, dispneia, palpitação, anemia megaloblástica (ver Capítulo 421, *Anemias*), leucopenia, dermatite, acne, eczema, febre, neuropatia periférica, dificuldade de memória
  - Em idosos, a hipovitaminose de folato gera déficits cognitivos, depressão, alteração da memória e da atenção
  - Na gestação, a deficiência de folato pode estar associada a abortos espontâneos, sangramentos e pré-eclâmpsia
- Hipervitaminose: a administração de doses > 15 mg leva ao depósito de cristais de ácido fólico nos rins.

DIAGNÓSTICO

- Dados clínico + dosagem de ácido fólico.

TRATAMENTO

- Fontes alimentares: fígado, gema de ovo, tofu, folhosos verde-escuro, grãos, laranja, abacate, mamão
- O folato é sintetizado pela microbiota intestino grosso.

Tratamento medicamentoso

É feito com ácido pteroilglutâmico.

- Em pacientes em uso de nutrição parenteral, manter oferta diária de 400 µg
- Em pacientes com aumento da demanda por ácido fólico administrar, 1 mg/dia
- Administrar ácido fólico VO, 1 a 5 mg/dia, durante 3 semanas, complementados por dose de manutenção de 0,25 a 1,0 mg/dia até completar 2 meses
- Para lactantes, dose de 10 µg/kg até o limite de 100 µg. Para crianças, até 300 µg/dia.

CONSIDERAÇÕES PRÁTICAS

- Instável em pH < 4, exposição à luz solar e raios ultravioletas
- Estabilidade de 100% após 24 horas em nutrição parenteral em temperatura ambiente
- Solúvel quando diluído em bicarbonato isotônico
- A deficiência de ácido fólico causa aumento da desidrogenase láctea plasmática.

VITAMINA B_{12} (CIANOCOBALAMINA)

Atua na síntese de ácidos nucleicos (RNA e DNA), na eritropoese e no metabolismo das células nervosas, dos carboidratos, das gorduras e das proteínas.

É responsável pela maturação das hemácias.

No sistema nervoso, atua na formação da bainha de mielina dos neurônios.

Os valores normais de vitamina B_{12} em adultos são:

- Vitamina B_{12} plasmática: 450 pg/mℓ (deficiência < 200 pg/mℓ).

CAUSAS E FATORES DE RISCO

- Hipovitaminose: erros inatos do metabolismo da cobalamina, distúrbios na absorção intestinal (doença de Crohn) ou ressecção ileal, gastrectomias parciais ou totais, gastrite atrófica, doença celíaca, infecção por *Helicobacter pylori*, insuficiência pancreática e contaminação pelo vírus HIV também estão associados à redução da absorção desta vitamina
  - Uso de colchicina, neomicina, contraceptivos orais, metformina, cloreto de potássio e barbitúricos
  - Alimentação vegana
- Hipervitaminose: não relatada.

MANIFESTAÇÕES CLÍNICAS

- Hipovitaminose: anemia perniciosa ou megaloblástica (ver Capítulo 421, *Anemias*)
  - Manifestações neurológicas: parestesia periférica (mãos e pés), perda de memória, diminuição do senso de posição, psicose, anorexia, cefaleia
  - Constipação intestinal, acloridria, palpitação, glossite, hipotensão postural, aumento do tempo de coagulação sanguínea
- Hipervitaminose: não relatadas.

DIAGNÓSTICO

- Dados clínicos + dosagem de vitamina B_{12}.

TRATAMENTO

- Fontes alimentares: carne, fígado, peixes, ovos, leite e derivados.

Tratamento medicamentoso

- Hidroxocobalamina e cianocobalamina são as formas farmacêuticas usadas para tratar as deficiências de vitamina B_{12}; estudos demonstram vantagem da hidroxocobalamina sobre a cianocobalamina, devido ao menor índice de excreção e consequente manutenção de altos níveis sanguíneos por período mais prolongado
- Em pacientes em uso de nutrição parenteral, manter oferta diária de 5 µg
- Em pacientes com anemia perniciosa, administrar 30 a 100 µg IM, diariamente na primeira semana, semanalmente no primeiro mês e mensalmente a partir do segundo mês. A via oral, na dose de 100 a 250 µg/dia, pode ser usada como manutenção
- Fazer suplementação de 2,8 µg/dia durante gravidez e lactação.

CONSIDERAÇÕES PRÁTICAS

- Instável a luz, ácidos, bases, agentes oxidantes ou redutores
- Estável a 100°C
- Quando administrada por via intramuscular ou IV, apresenta biodisponibilidade de 16 a 28%
- A deficiência de vitamina B_{12} reduz a síntese de metionina e o acúmulo de folatos, que prejudicam a síntese de pirimidinas e DNA.

VITAMINA C (ÁCIDO ASCÓRBICO)

O ácido ascórbico é necessário no metabolismo de aminoácidos, colesterol, folacina e de medicamentos no microssomo. É cofator para diversas enzimas, atuando como substância antioxidante, fundamental para a manutenção da normalidade do tecido conjuntivo intercelular, dos ossos e dentes, e para a absorção e o metabolismo do ferro.

É essencial na formação e manutenção do colágeno, na síntese de carnitina e de catecolaminas e no metabolismo da tirosina.

Está associada à redução do desenvolvimento de doenças crônicas não transmissíveis, como câncer e doenças cardiovasculares.

Os valores normais de vitamina C em adultos são:

- Ácido ascórbico plasmático: 0,4 a 0,6 mg/dℓ.

CAUSAS E FATORES DE RISCO

- Hipovitaminose: gestação e lactação, doenças inflamatórias, traumas, estresse emocional, síndrome de má absorção, pacientes com queimaduras graves
- Hipervitaminose: administração por via intramuscular de sais de cálcio do ácido ascórbico, administração por via intravenosa de 1 a 1,5 g de ácido ascórbico, diarreia osmótica.

MANIFESTAÇÕES CLÍNICAS

- Hipovitaminose: escorbuto caracterizado por distúrbios psicológicos e lesões das gengivas, as quais se tornam congestas, de cor vermelho-escura, friáveis e sangrantes; petéquias e equimoses disseminadas em toda a pele, mas com predomínio nas extremidades inferiores; eritemas e queratinização folicular; hemorragias, como epistaxe, hematêmese e melena, mais frequentes em crianças do que em adultos; dores ósseas e musculares; comprometimento do estado geral; febre, taquicardia, dispneia, palpitações e dilatação do coração; redução da cicatrização de feridas, instabilidade vasomotora (edema de pés e quadris)
  - A anemia macrocítica (deficiência de folato) ou hipocrômica (deficiência de ferro) está associada à presença de escorbuto
- Hipervitaminose:
  - Administração intramuscular de sais de cálcio do ácido ascórbico: necrose tumoral
  - Administração intravenosa de 1 a 1,5 g de ácido ascórbico: hiperoxalúria, diarreia osmótica, irritação gástrica, flatulência
  - Doses de 3 g de vitamina C podem causar hiperuricosúria transitória.

DIAGNÓSTICO

- Dados clínicos + dosagem de ácido ascórbico.

TRATAMENTO

- Fontes alimentares: frutas cítricas, mamão, goiaba, tomate.

Tratamento medicamentoso

- É feito com ácido ascórbico livre ou sais de cálcio e sódio
- Em pacientes em uso de nutrição parenteral, manter oferta diária de 100 mg
- Em caso de escorbuto, administrar 300 a 500 mg/dia VO, por 2 a 3 meses.

CONSIDERAÇÕES PRÁTICAS

- A interrupção abrupta da administração de vitamina C provoca efeito rebote transitório com sintomas do escorbuto

- Favorece a absorção de ferro pelo intestino delgado
- Instável em solução alcalina, oxidação e presença de cobre
- Estabilidade de 9% após 24 horas em nutrição parenteral em temperatura ambiente.

VITAMINA D (CALCIFEROL)

A vitamina D apresenta duas formas bioequivalentes: o ergocalciferol (vitamina D_2) e o colecalciferol (vitamina D_3). É essencial para a homeostase de cálcio e fósforo e para a diferenciação celular.

É ativada pelo paratormônio em nível renal. Atua na mineralização óssea e da cartilagem por favorecer a incorporação do cálcio e do fosfato.

Apresenta também outras atividades, como estimular ou inibir a proliferação celular no cérebro, nos rins, na próstata, na mama, no cólon, no coração, no pâncreas, nas células mononucleares, nos linfócitos e na pele, além de modular o sistema imune. Apresenta efeitos cardioprotetores por auxiliar na regulação da renina-angiotensina e neuromusculares.

Os valores normais de vitamina D para adultos são:

- Concentração de 25(OH)D no soro:
  - Aceitável/desejável: < 30 nmol/ℓ
  - Baixa: < 25 nmol/ℓ
  - Deficiente: < 12 nmol/ℓ
- Concentração de 1,25(OH)D no soro:
  - Aceitável/desejável: < 48 a 100 pnmol/ℓ
- Toxicidade: concentração de 25(OH)D no soro > 200 nmol/ℓ.

CAUSAS E FATORES DE RISCO

- Hipovitaminose: doença renal crônica com ou sem diálise, doenças e condições que comprometem a absorção intestinal, doenças hepatobiliares e pancreáticas, pele escura, idade avançada, pouca exposição à luz solar, obesidade, deficiência de metabolização renal, pacientes criticamente enfermos
- Hipervitaminose: não estão estabelecidas as doses de vitamina D que produzem efeitos tóxicos, mas há efeitos secundários ao uso prolongado de altas doses.

MANIFESTAÇÕES CLÍNICAS

- Hipovitaminose: raquitismo, osteomalacia, osteoporose (ver Capítulo 451, *Osteoporose*), redução da absorção do cálcio intestinal, fraqueza muscular, redução de cálcio e fósforo plasmáticos, aumento da fosfatase alcalina, aumento da incidência de infecções em pacientes criticamente enfermos
  - Indivíduos com deficiência de vitamina D apresentam baixas concentrações séricas de fosfato e concentrações elevadas de fosfatase alcalina e de paratormônio (PTH) no soro
- Hipervitaminose: perda de apetite, náuseas, sede, diarreia, estupor, tremores, cefaleia, hipercalcemia, litíase urinária, hipertensão arterial, arritmias cardíacas, poliúria, cãibras.

DIAGNÓSTICO

- Dados clínicos + dosagem de vitamina D + exame radiológico de ossos (em casos especiais, biópsia óssea).

TRATAMENTO

- Fontes alimentares: fígado e óleos de peixe gordo, em especial salmão, sardinha, arenque e bacalhau; em pequenas quantidades, ovos, leite e manteiga
- O ergocalciferol é obtido pela ingestão de vegetais, principalmente cogumelos.

Tratamento medicamentoso

- Dose de 50.000 UI de ergocalciferol VO, 1 a 2 vezes/semana, entre 6 e 12 meses, com manutenção de 1.000 a 2.000 UI diariamente
- Em pacientes em uso de nutrição parenteral, manter oferta diária de 200 UI
- Para raquitismo refratário à vitamina D ou associado à esteatorreia, administrar calcidiol em doses diárias de 50 a 100 µg. O calcitriol exógeno passa para o leite materno. Por esse motivo, a amamentação deve ser suspensa quando lactantes são medicadas com calcitriol
- Em casos de má absorção, de 25.000 a 100.000 UI diariamente.

CONSIDERAÇÕES PRÁTICAS

- A quantidade de vitamina D sintetizada é diretamente proporcional ao tempo de exposição à luz solar, à superfície corporal exposta e à onda de luz ultravioleta que irradia sobre a pele
- Apresenta estabilidade quando exposta ao calor e à oxidação
- Observa-se perda de 32% em nutrição parenteral após 1,5 hora de infusão, em virtude da adsorção do recipiente plástico
- 1 UI vitamina D = 0,025 µg de vitamina D
- O cálcio media a secreção de insulina
- A hipovitaminose D altera a homeostase do cálcio, tendo em vista que o cálcio media a secreção de insulina
- A deficiência de vitamina D é fator de risco para diabetes melito.

VITAMINA K

A vitamina K apresenta três diferentes formas químicas: vitamina K1 (Fenaquinona), K2 (Menaquinona) e K3 (Menadiona).

Atua como cofator na formação do ácido gamaglutâmico, aminoácido presente nos fatores de coagulação.

Também é essencial na formação óssea, por ser substrato para a osteocalcina.

Os valores normais de vitamina K em adultos são:

- Protrombina sanguínea total: 90 a 126 $\mu/m\ell$
- Tempo de protrombina (segundos): 10 a 12 $\mu/m\ell$
- Vitamina K sérica (ng/ℓ): 100 a 700 $\mu/m\ell$.

CAUSAS E FATORES DE RISCO

- Hipovitaminose: fístula biliar e icterícia, má absorção causada por doenças intrínsecas do intestino delgado (p. ex., doença celíaca), fibrose cística (interfere na secreção pancreática), síndrome do intestino curto e doença intestinal inflamatória, diarreia crônica, nutrição parenteral total por tempo prolongado, câncer, alcoolismo, uso de anticoagulantes orais, cirurgias, megadoses de vitamina A e E e inadequação alimentar
  - O uso de antibióticos de amplo espectro, incluindo as cefalosporinas, pode interferir na absorção de vitamina K, em virtude da alteração da microbiota intestinal, visto que uma das fontes de vitamina K é a produção endógena pelas bactérias intestinais
- Hipervitaminose: não relatada.

MANIFESTAÇÕES CLÍNICAS

- Hipovitaminose: aumenta as chances de hemorragia, doença hemorrágica do recém-nascido, equimose, epistaxe, hipoprotrombinemia, hematúria, sangramento gastrintestinal, hemorragia no pós-operatório, hemorragia intracraniana e hemoptise
- Hipervitaminose: oferta de 5 a 10 vezes a ingestão diária recomendada (ver Quadro 350.2), doença hepática, anemia hemolítica.

DIAGNÓSTICO

- Dados clínicos + dosagem de protrombina + tempo de protrombina + dosagem de vitamina K.

TRATAMENTO

- Fontes alimentares: folhosos verde-escuros (alface, espinafre, couve-flor, brócolis), óleos e gorduras, leite e derivados, ovos
- O metabolismo hepático e bactérias intestinais, também são fontes de vitamina K.

Tratamento medicamentoso

É feito com fitomenadiona.

- Em pacientes em uso de nutrição parenteral, manter oferta de 2.400 µg/semana
- A fitomenadiona IV, 1 mg/dia, administrada lentamente e de forma fracionada, ou 5 a 10 mg/dia VO. A fitomenadiona está contraindicada nos três primeiros meses de gravidez e, após esse período, só deve ser usada sob orientação médica
- No tratamento com anticoagulantes orais: 1 µg/kg/dia (quantidade atingida facilmente com alimentação adequada).

Considerações práticas

- Solúvel em etanol, em solventes orgânicos e óleos vegetais
- Em exposição à luz solar por 3 horas, há redução de 50% em sua atividade
- A administração de vitamina K em sua forma K_3 não é eficaz
- Em hepatopatias, a hipoprotrombinemia pode ser advinda da doença, e não da deficiência de vitamina K.

VITAMINA E (ALFATOCOFEROL)

Importante antioxidante biológico. Protege os ácidos graxos da membrana celular, desativa radicais livres, e participa do processo de *turnover* celular.

Função complementar ao selênio. Atua na regulação da agregação plaquetária e na ativação da proteinoquinase C e na regeneração de moléculas de tocoferol sobre atividade de aminoácidos sulfúricos.

Protege hemácias da hemólise.

Atua na melhora da atividade imunológica e cicatrização, e como fator estabilizador na esteatose hepática alcoólica.

Os valores normais de vitamina E em adultos são:

- Vitamina E sanguínea total:
  - Prematuros: ≥ 0,25 mg/100 mℓ
  - Lactentes: ≥ 0,4 mg/100 mℓ
  - Crianças: ≥ 0,8 mg/100 mℓ
  - Adultos: ≥ 1 mg/100 mℓ
- Hemólise eritrocítica (3 horas de incubação de sangue em 2% de água oxigenada): > 5%.

CAUSAS E FATORES DE RISCO

- Hipovitaminose: deficiência genética na apolipoproteína B, síndrome do intestino curto, atresia biliar
- Hipervitaminose: oferta muito maior que a ingestão diária recomendada (ver Quadro 350.2) de vitamina E, por longo período.

MANIFESTAÇÕES CLÍNICAS

- Hipovitaminose: alterações do sistema nervoso central, incluindo redução ou desaparecimento do reflexo do tendão patelar, ataxia cerebelar, disartria e retardo mental; alterações hepáticas (esteatose); alteração do epitélio seminífero, afetando a espermatogênese; anemia hemolítica em prematuros
- Hipervitaminose: náuseas, vômitos, cefaleia, hipoglicemia, aumento do tempo de coagulação.

DIAGNÓSTICO

- Dados clínicos + dosagem de vitamina E.

TRATAMENTO

- Fontes alimentares: fígado, ovos, óleos vegetais, cereais integrais, frutas, vegetais, nozes, semente de abóbora, castanha-do-pará, cenoura.

Tratamento medicamentoso

- Em pacientes em uso de nutrição parenteral, manter oferta diária de 6,7 mg α-TE/dia
- Administrar 400 a 800 mg/dia VO, para adultos
- Doses elevadas, via parenteral, são usadas para corrigir neuropatias da abetalipoproteinemia ou doença hepática colestática
- Potenciais benefícios antioxidantes são alcançados com 100 a 400 UI/dia.

CONSIDERAÇÕES PRÁTICAS

- Grandes doses de vitamina E aumentam a necessidade de vitamina K, podendo resultar em hemorragia nos pacientes que utilizam anticoagulantes orais
- Estável ao calor, em meio alcalino na ausência de oxigênio e em meio ácido
- Instável na presença de oxigênio, quando em contato com gorduras rançosas, chumbo e ferro
- Formulação vitamínica para uso em nutrição parenteral: dl-α-acetato do tocoferol.

BIBLIOGRAFIA

Azevedo MF. GPS Medicamentos. Guia prático em saúde. Rio de Janeiro: Guanabara Koogan; 2017.

Cozzolinno SMF. Biodisponibilidade de nutrientes. 5. ed. Barueri: Manole, 2016.

Cuppari L. Nutrição: nutrição clínica no adulto (Guias de Medicina Ambulatorial e Hospitalar – UNIFESP/Escola Paulista de Medicina). 3. ed. Barueri: Manole; 2014.

MePhee SJ, Papadakis MA. Current medical diagnosis e treatment. New York: McGraw-Hill; 2013.

Porto CC, Porto AL. Semiologia médica. 8. ed., Guanabara Koogan, 2019.

Ross AC, Caballero B, Cousins RJ, Tucker KL, Ziegler TR. Nutrição moderna de Shils na saúde e na doença. 11. ed. Barueri: Manole; 2016.

Waitzberg DL. Nutrição oral, enteral e parenteral na prática clínica. 4. ed. São Paulo: Atheneu; 2009.

351
Intolerância à Lactose

Américo de Oliveira Silvério

INTRODUÇÃO

Condição clínica caracterizada pela incapacidade de digerir a lactose, principal carboidrato do leite, decorrente de baixos níveis da enzima lactase na borda em escova do duodeno.

A deficiência de lactase é a forma mais comum de deficiência de dissacaridoses.

FORMAS CLÍNICAS

- Congênita: incapacidade de digerir a lactose desde o nascimento, herdada como um traço autossômico recessivo. É muito rara
- Primária: é a forma clínica mais comum. Manifesta-se em indivíduos que desenvolvem baixos níveis de lactase após a infância, decorrente do declínio da atividade dessa enzima na mucosa intestinal após o desmame. Os sintomas surgem após ingestão de leite. Predomina em adolescentes e adultos
- Secundária: incapacidade de digerir a lactose em virtude de qualquer condição capaz de lesar a mucosa intestinal (diarreia) ou reduzir sua superfície (ressecção)
  - Geralmente transitória, sua evolução é determinada pela natureza da condição primária e associada à gastrenterite em crianças (50% ou mais dos lactentes com diarreia aguda ou crônica apresentam intolerância à lactose, sobretudo nas infecções causadas por rotavírus)
  - Comum na giardíase e na ascaridíase, no espru tropical e não tropical, na enterite regional, na abetalipoproteinemia, na mucoviscidose, na retocolite ulcerativa e na deficiência de imunoglobulinas em adultos e crianças
- Má absorção de lactose: incapacidade de absorver a lactose. Não ocorre necessariamente em associação com a intolerância a essa substância.

Intolerância à lactose congênita

A deficiência de vitamina D parece estar associada à variante do gene *LCT-13910C>T* da intolerância à lactose congênita em populações brancas.

MANIFESTAÇÕES CLÍNICAS

A intensidade dos sintomas varia conforme a quantidade de enzima produzida e a carga de lactose e de outros alimentos ingeridos simultaneamente. São eles:

- Diarreia ou eliminação de fezes pastosas
- Desconforto abdominal
- Distensão abdominal
- Cólicas intestinais
- Flatulência
- Borborigmos
- Em crianças, é comum a ocorrência de vômitos e fezes espumosas e ácidas; podem ocorrer desnutrição e diminuição do crescimento
- Sinais de deficiência de cálcio
- Manifestações atípicas: enxaqueca, refluxo gastresofágico e obstipação.

DIAGNÓSTICO DIFERENCIAL

- Deficiência de outras dissacaridases (frutase e sacarase)
- Gastrenterite viral
- Doença celíaca
- Giardíase
- Crescimento bacteriano excessivo
- Doença de Crohn.

EXAMES COMPLEMENTARES

- Teste de depuração após ingestão de lactose (principalmente em crianças)
- Teste de absorção de lactose: método alternativo para o teste do hidrogênio expirado para adultos
- Biópsia do intestino delgado com determinação da atividade da lactase: pode ser normal se a deficiência for focal ou circunscrita (não é facilmente disponível e, em geral, não é necessária).

COMPROVAÇÃO DIAGNÓSTICA

- Dados clínicos + prova terapêutica (dieta sem lactose)
- Testes de depuração e de absorção de lactose podem ser necessários.

TRATAMENTO

- O paciente deve ser informado de que a deficiência primária de lactose é permanente
- A intolerância secundária à lactose é transitória, embora possa persistir por vários meses após a cura da doença responsável
- Os pacientes devem ler cuidadosamente os rótulos dos produtos comerciais para não ingerir lactose de maneira involuntária (a lactose é utilizada em muitos produtos e alimentos industrializados).

Recomendações dietéticas

- Reduzir ou eliminar a lactose da alimentação
- Iogurte e produtos fermentados (queijos de consistência dura) são mais bem tolerados do que o leite
- Usar leite em pó sem lactose é uma alternativa adequada em crianças
- A maioria dos pacientes pode ingerir até 240 mℓ de leite sem exacerbação de seus sintomas
- Leite integral e leite com chocolate podem ser mais bem tolerados do que leite desnatado
- Cálcio suplementar na forma de carbonato de cálcio.

Tratamento medicamentoso

- Lactase (9.000 a 10.000 UI): 1 a 2 cápsulas antes da ingestão de leite ou derivados
- Cálcio, suplementação oral (ver Capítulo 341, *Desidratação, Distúrbios Hidreletrolíticos e Ácidos-Básicos*).

EVOLUÇÃO E PROGNÓSTICO

- Vida normal quando o paciente toma os cuidados adequados
- O prognóstico é excelente com restrições dietéticas
- A intolerância à lactose não é letal; a morbidade é baixa
- A osteopenia pode ser uma complicação.

BIBLIOGRAFIA

Corgneau M, Scher J, Ritie-Pertusa L, Le DTL, Petit J, Nikolova Y. Recent advances on lactose intolerance: tolerance threshold and currently available answers. Crit Rev Food Sci Nutr. 2017;57:3344-56.

Dani R. Gastrenterologia essencial. 4. ed. Rio de Janeiro: Guanabara Koogan; 2011.

Porto CC, Porto AL (Editores), Costa PSS, Naghettini AV. Pediatria na prática diária. Rio de Janeiro: Guanabara Koogan; 2019.

Semrad CE. Approach to the patient with diarrhea and malabsortion. In: Goldman L, Schafer AI. Cecil. Medicine. 25. ed. Philadelfia: Elsevier; 2016.

Silvério AO, Rebelo BRR. Intestino delgado. In: Porto CC, Porto AL. Semiologia médica. 8. ed. Rio de Janeiro: Guanabara Koogan; 2019.

352
Intolerância ao Glúten

Celmo Celeno Porto • Frederico Porto Luciano Coimbra

INTRODUÇÃO

O glúten é constituído de um conjunto de proteínas de reserva utilizadas por algumas plantas para nutrir suas sementes durante a germinação. É encontrado no endosperma das sementes de cereais, principalmente trigo, centeio, cevada e malte. Está relacionado a três entidades clínicas: doença celíaca, alergia ao trigo e sensibilidade ao glúten não celíaca (SGNC).

A doença celíaca é sistêmica, imunomediada, desencadeada pelo glúten e por suas prolaminas em indivíduos geneticamente predispostos (ver Capítulo 345, *Doença Celíaca*).

A alergia ao trigo é uma reação de hipersensibilidade à proteína do trigo (reação às gliadinas). O mecanismo pode ou não ser mediado por IgE. Geralmente se desenvolve durante a infância e é menos comum em adolescentes e adultos.

A SGNC é uma entidade clínica mal definida, com sintomas, principalmente, intestinais que costumam ocorrer após a ingestão de alimentos que contêm glúten e que desparecem com a exclusão dessa substância da alimentação.

Ocorre principalmente em mulheres a partir da adolescência.

MANIFESTAÇÕES CLÍNICAS

- Os sintomas iniciam horas ou dias após a ingestão de algum alimento que contem glúten e melhoram ou desaparecem horas ou dias após retirada deste, com reincidência após sua reintrodução
- Os sintomas mais comuns são: dor abdominal, pirose, flatulência, eructação e mudança do padrão evacuatório
- Há baixo risco de deficiências nutricionais secundárias à má absorção
- Outros sintomas: refluxo gastresofágico, náuseas e vômitos, aumento de flatulência, diarreia, cefaleia, fadiga.

EXAMES COMPLEMENTARES

- Excluir doença celíaca: sorologia antitransglutaminase tecidual IgA em uso de dieta com glúten, se positiva
- Excluir alergia ao trigo: dosagem de IgE específica para trigo e teste cutâneo. Em casos especiais, pode ser necessária biópsia duodenal (ver Capítulo 345, *Doença Celíaca*).

DIAGNÓSTICO

- Não existem marcadores específicos para SGNC
- Exclusão de doença celíaca e alergia ao trigo
- Em pacientes sem restrição ou que aceitem reintroduzir o glúten na dieta por 6 semanas: diminuição de 30% no escore gerado pelo Questionário para diagnóstico da SGNC – Consenso Salerno, é sugestivo do diagnóstico
- Em pacientes que já estão em dieta isenta: desafio placebo-controlado duplo-cego com *crossover*. O desafio envolve a ingestão de glúten ou placebo durante 1 semana, seguida por 1 semana de dieta isenta de glúten (*washout*) e, depois, um *crossover* para um segundo desafio de 1 semana. Pacientes sem recorrência de sintomas quando desafiados com glúten provavelmente não têm SGNC.

Atenção

- O diagnóstico é de exclusão, após a investigação de doença celíaca e alergia ao trigo e com a confirmação de que os sintomas estão associados ao glúten
- Em geral, é autodiagnosticada pelo paciente, mas deve ser confirmada após avaliação clínica
- Sua prevalência na população é estimada entre 0,5 e 6% em diferentes países

TRATAMENTO E ACOMPANHAMENTO

- Eliminação de alimentos que contêm glúten (o rigor da restrição depende de cada paciente)
- Alguns pacientes podem tolerar contaminação cruzada sem consequências clínicas

Alimentos adequados para pacientes com intolerância ao glúten

- Frutas
- Legumes e verduras
- Carnes e peixes
- Farinha de arroz, mandioca, amêndoa, milho, feijão, ervilha, soja, inhame
- Arroz, milho, amaranto, araruta, trigo sarraceno, quinoa
- Amido de milho
- Tapioca
- Fubá
- Sal, açúcar, chocolate em pó, cacau
- Gelatina
- Óleos, azeite, manteigas e margarinas.

- Os pacientes têm baixo risco de apresentar associação com doenças autoimunes e seu monitoramento não precisa ser rigoroso.

Recomendações práticas

Devem ser evitados todos os pães, biscoitos, bolos e massas que contenham farinhas ou grãos integrais e derivados de trigo, aveia, centeio, cevada e malte.

DIAGNÓSTICO DIFERENCIAL

- Doença celíaca
- Alergia ao trigo
- Síndrome do intestino irritável.

BIBLIOGRAFIA

Brasil. Ministério da Saúde. Doença celíaca – Protocolo clínico e diretrizes terapêuticas. Portaria SAS/MS n. 1149, de 11 de novembro de 2015.
Porto CC, Porto AL. Semiologia médica. 8. ed., Rio de Janeiro: Guanabara Koogan, 2019.
Resende PVG, Silva NLM, Schettino GCM, Liu PMF. Doenças relacionadas ao glúten. Rev Med Minas Gerais. 2017;27(Supl 3):S51-S58.
Viana DL, Catão BG. Sensibilidade ao glúten não celíaca: uma patologia existente, de natureza não alérgica e não autoimune de importância crescente. II Congresso Brasileiro de Ciências da Saúde. Campina Grande: Realize Editora; 2017.

353
Lipidoses

Doença de Fabry, doença de Gaucher, doença de Wolman, doença de Refsum

Elaine dos Reis Coutinho • Adriano Cesar Bertuccio

INTRODUÇÃO

As lipidoses consistem em acúmulo anormal de lipídeos e produtos de seu metabolismo, em quantidade e extensão variáveis, nas células e nos tecidos. Decorrem de distúrbio metabólico hereditário, que causa uma ausência/deficiência de enzima nas lipidoses primárias e alterações complexas do metabolismo nas formas secundárias.

Histologicamente, as deposições lipídicas são muito semelhantes; portanto, para o correto diagnóstico, é necessário reconhecer o quadro clínico sugestivo e fazer a avaliação a partir de imuno-histoquímica e testes genéticos.

As lipidoses incluem as doenças de Fabry, Gaucher, Wolman e Refsum.

DOENÇA DE FABRY

A doença de Fabry (DF), também chamada "doença de Anderson-Fabry", é um distúrbio genético classificado como doença de armazenamento lisossomal ligado ao cromossomo X. Sua incidência varia de 1:40.000 a 1:11.7000 nascidos vivos do sexo masculino.

A DF é progressiva e potencialmente fatal. Reduz a expectativa de vida em 15 anos, em média. É considerada um erro inato do metabolismo ligado ao cromossomo X da via metabólica glicoesfingolipídica, produzido por mutações do gene *GLA* (Xq21.3 –Xq22), que codifica a enzima lisossômica α-galactosidase A (α-GAL).

A diminuição ou ausência da atividade dessa enzima leva ao acúmulo progressivo de glicoesfingolipídeos neutros com resíduos terminais α-galactosil, principalmente sob a forma de globotriaosilceramida (GL-3) no plasma e nos lisossomos das células endoteliais de órgãos como pele, rins, coração, olhos e cérebro.

MANIFESTAÇÕES CLÍNICAS

- Forma clássica (perda total da função da enzima): acroparestesias (parestesias crônicas e episódicas, frequentemente nas mãos e nos pés), crises de Fabry (dor aguda abdominal com duração de minutos a dias), anormalidades da sudorese (hipo e/ou hiperidrose) e distúrbios cardiovasculares, cerebrovasculares e renais, como cardiomiopatia, arritmias, acidente vascular cerebral e proteinúria
- Córnea verticilata caracterizada por opacidades amareladas, com uma ou mais linhas irradiando de um ponto próximo ao centro da córnea, resultantes de alterações nas camadas subepiteliais da córnea
- Angioceratomas cutâneos: proliferação vascular dentro da derme papilar. Manifesta-se como lesões de cor vermelha a azul-preta, variando de 1 a 5 mm de diâmetro. São mais frequentes em meninos de 5 a 10 anos, principalmente no pênis, no escroto, na parte interna das coxas, na parte inferior das costas, nas nádegas e no umbigo. Em mulheres, são encontradas principalmente no tronco e nos membros
- Variantes clínicas atípicas: sintomas mais leves e menos pronunciados, restritos a um órgão e com início tardio (40 a 60 anos).

Atenção

Apesar de ser uma doença ligada ao X, as mulheres heterozigotas também podem apresentar a doença, mas de forma mais branda por conta da *lyonização* (teoria proposta por Mary Lyon), em que um cromossomo X é inativado aleatoriamente.

Para saber mais

A "fácies Fabry" tem as seguintes características: sobrancelhas grossas, testa encravada, ângulo nasal pronunciado, cristas supraorbitárias proeminentes, lábios cheios, ampla base alar, orelhas rodadas posteriormente e prognatismo.

DIAGNÓSTICO

A DF deve ser suspeitada em pacientes com história familiar da doença ou naqueles que apresentam manifestações clínicas da forma clássica. O diagnóstico é confirmado por testes genéticos moleculares.

Quando suspeitar de doença de Fabry

- Episódios intermitentes de dor em queimação nas extremidades (acroparestesias)
- Lesões vasculares cutâneas (angioceratoma)
- Transpiração diminuída (hipo ou anidrose)
- Opacidade corneana e lenticular característica
- Dor abdominal, náuseas e/ou diarreia de etiologia desconhecida na idade adulta jovem
- Hipertrofia ventricular esquerda (HVE) ou cardiomiopatia hipertrófica, particularmente em adultos jovens
- Arritmias de etiologia desconhecida, particularmente em adultos jovens
- Doença renal crônica (DRC) e/ou proteinúria de causa desconhecida.

COMPROVAÇÃO DIAGNÓSTICA

Para comprovação diagnóstica de DF, é necessário pelo menos um dos seguintes itens: distribuição específica para DF de angioceratoma, córnea verticilata ou aumento de GL-3 plasmática.

Para os homens, uma mutação do gene *GLA* resultando em menos de 5% de atividade da enzima leucócito AGAL também é necessária para o diagnóstico.

A história familiar de DF remete à busca pelo diagnóstico nos parentes sintomáticos.

TRATAMENTO

A terapia de reposição enzimática com alfa-agalsidase (Replagal*) e beta-algasidase (Fabrazyme*) é o único tratamento disponível no Brasil.

A alfa-agalsidase é administrada na dose de 0,2 mg/kg de peso corporal, sendo cada frasco de 3,5 mg/3,5 mℓ suficiente para 17,5 kg. A dose recomendada é de 1 mg/kg de peso corporal, sendo cada frasco de 35 mg de beta-agalsidase suficiente para 35 kg.

As doses dos dois medicamentos são aplicadas em semanas alternadas, totalizando 26 aplicações por ano. Cada frasco é destinado a uso único, não sendo permitido o fracionamento de doses.

Apresenta benefício nos casos de cardiomiopatia e no controle da dor miopática. Estes medicamentos não foram incorporados pelo Sistema Único de Saúde (SUS).

O migalastate é uma medicação que se liga ao local ativo da enzima defeituosa, estabilizando-a e permitindo sua entrada no lisossomo, onde, após desconectar-se, faz com que a alfagalactosidase A catabolize o substrato acumulado. Tem registro para uso na União Europeia, mas não tem registro da Food and Drug Administration (FDA) nem da Agência Nacional de Vigilância Sanitária (Anvisa).

DOENÇA DE GAUCHER

Entre as doenças lisossômicas de depósito, a doença de Gaucher (DG) é a mais frequente. Trata-se de um erro inato do metabolismo resultante da deficiência da betaglicosidase ácida ou betaglicocerebrosidase, que leva ao acúmulo de glicolipídeos nos macrófagos, principalmente no baço, no fígado, na medula óssea, no cérebro e nos pulmões.

Acomete ambos os sexos e tem herança autossômica recessiva.

A comprovação diagnóstica é feita pela dosagem enzimática da atividade da betaglicosidase ácida.

FORMAS CLÍNICAS

A DG é categorizada em três tipos cujos fenótipos dependem do grau de deficiência enzimática:

- Tipo 1 (forma não neuropática): é o mais frequente, acometendo crianças e adultos. Cursa com hepatoesplenomegalia, lesões ósseas líticas e anemia, trombocitopenia e leucopenia progressivas
- Tipo 2 (forma neuropática aguda): afeta lactentes de 4 a 5 meses de idade com quadro neurológico e pulmonar grave
- Tipo 3 (forma neuropática crônica): afeta crianças e adolescentes e compromete de forma indolente cérebro, baço, fígado e ossos.

DOENÇA DE WOLMAN

A deficiência de lipase ácida lisossomal (LAL) produz dois distúrbios congênitos, cujo fenótipo se expressa na doença de Wolman e na doença de armazenamento de éster de colesterol, ambas desordens raras.

A primeira inicia-se precocemente e é grave, envolvendo o armazenamento maciço de triglicerídeos e ésteres de colesterol no fígado, com a morte geralmente ocorrendo antes de 1 ano de vida. Já a segunda é uma doença mais atenuada, de início tardio, que leva a uma disfunção hepática progressiva e variável.

DIAGNÓSTICO

O diagnóstico da deficiência de LAL é baseado no ensaio enzimático da atividade de LAL em fibroblastos.

DOENÇA DE REFSUM

A doença de Refsum é um distúrbio neurocutâneo autossômico recessivo muito raro, causado por disfunção da função peroxisomal (organelas subcelulares que catalisam inúmeras funções no metabolismo celular).

As mutações no gene *PHYX* resultam em acúmulo de ácido fitânico (ácido graxo de cadeia ramificada presente na dieta típica humana) no plasma e nos tecidos.

Os sintomas podem se desenvolver desde a infância até a idade adulta, sendo a maioria dos pacientes sintomáticos aos 20 anos.

A disponibilidade de terapia enzimática de substituição está modificando substancialmente o tratamento de algumas lipidoses, como a DF e a DG. Portanto, é importante estar ciente desses distúrbios não apenas para fazer um diagnóstico correto, mas também para iniciar, quando possível, uma terapia eficaz.

MANIFESTAÇÕES CLÍNICAS

- Retinite pigmentosa progressiva
- Polineuropatia
- Ataxia cerebelar
- Surdez neurossensorial
- Ictiose
- Anosmia
- Distúrbio de condução cardíaca.

BIBLIOGRAFIA

Barranger JA, O'Rourke E. Lessons learned from the development of enzyme therapy for Gaucher disease. J Inherit Metab Dis. 2001;24(Suppl.2):89-96.

Boldrini R, Devito R, Biselli R, Filocamo M, Bosman C. Wolman disease and cholesteryl ester storage disease diagnosed by histological. Pathol Res Pract. 2004;200(3):231-40.

Branton MH, Schiffmann R, Sabnis SG, Murray GJ, Quirk JM, Altarescu G et al. Natural history of Fabry renal disease: influence of alpha-galactosidase A activity and genetic mutations on clinical course. Medicine (Baltimore). 2002; 81:122.

Brasil. Ministério da Saúde. Nova Comissão Nacional de Incorporação de Tecnologias de Saúde e impacto ao Sistema Único de Saúde. Rev Saúde Pública. 2018;87:5-6.

Chan B, Adam DN. A review of Fabry disease. Skin Therapy Lett. 2018;23(2):4-6.

Civallero G, De Mari J, Bittar C, Burin M, Giugliani R. Extended use of a selective inhibitor of acid lipase for the diagnosis of Wolman disease and cholesteryl ester storage disease. Gene. 2014;539(1):154-6.

Desnick RJ, Brady R, Barranger J, Collins AJ, Germain DP, Goldman M et al. Fabry disease, an under-recognized multisystemic disorder: expert recommendations for diagnosis, management, and enzyme replacement therapy. Ann Intern Med. 2003;138(4):338.

Feriozzi S. Glomerular lipidosis. G Ital Nefrol. 2016;33(S68).

Germain DP, Hughes DA, Nicholls K, Bichet DG, Giugliani R, Wilcox WR et al. Treatment of Fabry's disease with the pharmacologic chaperone migalastat. N Engl J Med. 2016;375:545-55.

Grabowski GA, Leslie N, Wenstrup R. Enzyme therapy for Gaucher disease: the first 5 years. Blood Rev. 1998;12(2):115-33.

Jansen GA, Ofman R, Fer dinandusse S, Ijlst L, Muijsers AO, Skjeldal OH et al. Refsum disease is caused by mutations in the phytanoyl-CoA hydroxylase gene. Nat Genet. 1997;17:190.

Laney DA, Bennett RL, Clarke V, Fox A, Hopkin RJ, Johnson J et al. Fabry disease practice guidelines: recommendations of the National Society of Genetic Counselors. J Genet Couns. 2013;22(5):555.

Mahmud HM. Fabry's disease – a comprehensive review on pathogenesis, diagnosis and treatment. J Pak Med Assoc. 2014;64(2):189-94.

Martins AM, Lobo CL, Sobreira EAP, Valadares ER, Porta G, Semionato Filho J et al. Tratamento da doença de Gaucher: um consenso brasileiro. Rev Bras Hematol. Hemoter. 2003;25(2):89-95.

Mehta A, Ricci R, Widmer U, Dehout F, Garcia de Lorenzo A, Kampmann C et al. Fabry disease defined: baseline clinical manifestations of 366 patients in the Fabry Outcome Survey. Eur J Clin Invest. 2004;34:236.

Scriver CR. Foreword. In: Blau N, Duran M, Blaskovics ME. Physician's guide to the laboratory diagnosis of metabolic diseases. 3. ed. New York: Springer; 1996.

Silva LBN, Badiz TCMT, Enokihara MMSS, Porro AM. Fabry disease: clinical and genotypic aspects of three cases in first degree relatives. An Bras Dermatol. 2014;89(1):141-3.

Wierzbicki AS, Mitchell J, Lambert-Hammill M, Hancock M, Greenwood J, Sidey MC et al. Identification of genetic heterogeneity in Refsum's disease. Eur J Hum Genet. 2000;8(8):649.

Wilcox WR, Oliveira JP, Hopkin RJ, Ortiz A, Banikazemi M, Feldt-Rasmussen U et al. Females with Fabry disease frequently have major organ involvement: lessons from the Fabry Registry. Mol Genet Metab. 2008;93:112-28.

354
Obesidade

Lucas Leite Cunha • Laura Sterian Ward

INTRODUÇÃO

A obesidade é uma doença caracterizada pelo acúmulo excessivo de gordura corporal. Associa-se a diversas complicações clínicas, como hipertensão arterial, diabetes melito, dislipidemia, eventos cardiovasculares, hiperinsulinismo, alterações osteoarticulares degenerativas e desordens tromboembólicas, além de vários tipos de câncer.

DIAGNÓSTICO E CLASSIFICAÇÃO

O diagnóstico de obesidade é clínico e deve ser feito pela documentação do excesso de gordura corporal.

Entre as medidas antropométricas, o índice de massa corporal (IMC) é o método mais utilizado tanto para diagnosticar quanto para classificar o excesso de adiposidade corporal.

Assim, considera-se os indivíduos de acordo com seu IMC:

- IMC entre 18,5 e 24,9 kg/m^2: eutróficos (normais)
- IMC entre 25 e 29,9 kg/m^2: sobrepeso
- IMC > 30 kg/m^2: obesos.

Os indivíduos obesos são classificados como:

- Classe 1: IMC entre 30 e 34,9 kg/m^2
- Classe 2: IMC entre 35 e 39,9 kg/m^2
- Classe 3 (grave): IMC > 40,0 kg/m^2.

De acordo com a distribuição da gordura, pode-se classificá-la em androide (ou central) e ginecoide (ou periférica).

Na obesidade central a gordura predomina no abdome e é caracterizada pelo aumento da circunferência abdominal (> 102 cm em homens e > 88 cm em mulheres). Esse padrão de obesidade está associado a maior risco de eventos cardiovasculares.

Já a obesidade periférica é caracterizada pelo acúmulo de gordura na topografia dos quadris e tem menor impacto no risco de doenças cardiovasculares.

A classificação de IMC apresenta implicações prognósticas. Cada aumento de 5 unidades do IMC aumenta a mortalidade geral do paciente, bem como mortalidade cardiovascular e a relacionada com complicações do diabetes melito. Da mesma forma, a adiposidade central prevê risco cardiovascular independentemente do IMC.

O IMC apresenta como principal limitação a incapacidade de distinguir massa gorda de massa magra, de modo que diferentes pacientes com o mesmo IMC podem apresentar variações de adiposidade significativas. Outra limitação do IMC e da circunferência abdominal incluem o fato de estes métodos fracassarem na identificação de comorbidades associadas à obesidade. Vale lembrar que essas comorbidades têm implicações diretas na qualidade de vida dos pacientes e norteiam o manejo daqueles que convivem com a doença.

Considerando essas limitações, pesquisadores canadenses propuseram uma nova forma de classificação da obesidade, baseada nas comorbidades clínicas que os pacientes apresentam. Essa classificação, chamada EOSS (do inglês *Edmonton Obesity Staging System*), organiza os pacientes em cinco categorias, incorporando ao diagnóstico as comorbidades relacionadas com a obesidade e o *status* funcional.

Esse estadiamento complementa o IMC e a circunferência abdominal, possibilitando melhor individualização no manejo dos pacientes, além de prever mortalidade (Quadro 354.1).

Quadro 354.1 Obesidade – Estadiamento de Edmonton (EOSS).

Estágio	Características
0	Nenhum fator de risco aparente relacionado com obesidade, incluindo sintomas físicos, psicopatologias, limitações funcionais e/ou prejuízos ao bem-estar
1	Presença de fatores de risco subclínicos relacionados com a obesidade, tais como sintomas físicos leves, psicopatologia leve, limitações funcionais leves e/ou comprometimento do bem-estar
2	Presença de doença crônica relacionada com obesidade estabelecida, limitações moderadas nas atividades da vida diária e/ou comprometimento do bem-estar
3	Lesões em órgãos-alvo, psicopatologia significativa, limitações funcionais importantes e/ou comprometimento do bem-estar
4	Deficiências graves (potencialmente em estágio terminal) de doenças crônicas relacionadas com a obesidade, tais como psicopatologia incapacitante, limitações funcionais e/ou comprometimento do bem-estar

CAUSAS E FATORES DE RISCO

A obesidade é uma doença multifatorial, fruto de uma complexa interação entre fatores endógenos e exógenos. Dessa complexa interação resulta um disbalanço entre o ganho e o gasto energético, o que faz com que o indivíduo afetado estoque mais energia do que o necessário para viver.

Entre os fatores endógenos, encontram-se fatores genéticos e hormonais que determinam disfunções em eixos regulatórios da saciedade e do controle metabólico.

A sensação de saciedade alimentar e o gasto energético ainda carecem de mais esclarecimentos. Sabe-se, por exemplo, que o tônus adrenérgico é aumentado no paciente obeso. Assim, o estoque excessivo de gordura pode desencadear maior liberação de ácidos graxos na circulação pelo aumento de lipólise. O aumento de ácidos graxos livres na circulação exerce um papel estressor sobre o retículo endoplasmático e as mitocôndrias, em um processo denominado lipotoxicidade.

Lipotoxicidade

A lipotoxicidade é capaz de afetar células do próprio tecido adiposo, bem como células pancreáticas, endoteliais, musculares e hepáticas. Altera negativamente a transdução do sinal intracelular mediado pela insulina, instaurando uma resistência periférica à ação deste hormônio. Além disso, as próprias células betapancreáticas, quando expostas a níveis tóxicos de ácidos graxos, entram em exaustão, podendo diminuir a concentração de insulina secretada. Estes dois últimos eventos culminam em hiperglicemia crônica e contribuem para a gênese da síndrome metabólica. Ver Capítulo 359, *Síndrome Metabólica*.

Entre os fatores exógenos, destacam-se o sedentarismo, o uso de medicamentos (p. ex., contraceptivos orais, antidepressivos tricíclicos, corticoides e anti-histamínicos), estresse e fatores psicossociais.

O ritmo de vida ocidental, com menos tempo dedicado à alimentação saudável e dieta composta de *fast-food*, está relacionado com padrões de erros alimentares que frequentemente se associam à obesidade (ver Capítulo 359, *Síndrome Metabólica*).

DIAGNÓSTICO DIFERENCIAL E COMPLICAÇÕES

A avaliação inicial de um paciente com obesidade deve sempre considerar a exclusão de causas curáveis ou controláveis.

Denomina-se obesidade secundária quando outras condições clínicas levam ao acúmulo de gordura corporal e ao disbalanço energético. Tumores hipotalâmicos, como o craniofaringioma, costumam afetar indivíduos mais jovens e podem levar à chamada obesidade central. Pacientes com hipercortisolismo tendem a apresentar ganho de peso importante, sendo esta uma das causas de obesidade secundária. Vale ressaltar que essa condição vem acompanhada de outros estigmas clínicos, como estrias nacaradas, hirsutismo, hipertensão arterial, fácies em lua cheia e giba dorsal, que sugerem o diagnóstico diferencial. O hipotireoidismo, *per se*, raramente leva à obesidade secundária. Clinicamente, esses pacientes podem apresentar certa dificuldade de perda ponderal ou mesmo restrição hídrica, mas que dificilmente implicam alterações significativas o bastante para instaurar a obesidade secundária.

Algumas anomalias genéticas, como a síndrome de Prader-Willi, podem se apresentar com ganho ponderal excessivo estritamente correlacionado a um padrão hiperfágico de erro alimentar associado à obesidade.

É comum que os pacientes já apresentem complicações clínicas ao se fazer o diagnóstico de obesidade. Entre as complicações endócrino-metabólicas, destacam-se as dislipidemias, a hipertensão arterial e o diabetes.

A síndrome metabólica deve ser considerada na avaliação clínica desses pacientes que apresentam como principal complicação a macroangiopatia (infarto agudo do miocárdio, acidente vascular cerebral e doença arterial obstrutiva periférica).

Entre as complicações osteoarticulares, destaca-se a osteoartrose, sobretudo de joelhos, que implica perda significativa de qualidade de vida. Já entre as complicações psicossociais, destacam-se a exclusão de atividades recreativas e laborais, a depressão, o comportamento isolado e a discriminação.

TRATAMENTO

O tratamento da obesidade é um desafio para o clínico. Antes de se propor qualquer tratamento, o paciente deve ser avaliado de forma integral, incluindo suporte social, condições clínicas relevantes e doenças associadas.

Todo paciente deve ser orientado a evitar erros alimentares caracterizados por dietas hipercalóricas e de baixo valor nutritivo.

A dieta hipocalórica deve ser orientada individualmente, de acordo com sexo, idade, prática de atividades físicas, condições clínicas e preferências do paciente. Atenção especial deve ser dada às dietas muito restritivas que podem causar desequilíbrios nutricionais e eletrolíticos, além de, geralmente, conduzirem à rápida retomada de peso.

Dietas milagrosas

Faz parte do tratamento orientar o paciente procurando desmistificar dietas milagrosas e remédios mágicos que não têm evidências de benefício e servem apenas para desestimular o paciente no curso de seu tratamento.

A atividade física é parte fundamental no tratamento da obesidade e tem importância ainda maior na manutenção do peso.

Tratamento medicamentoso

Entre os principais medicamentos usados para o tratamento da obesidade, destaca-se a sibutramina.

A sibutramina exerce sua função por meio de seus metabólitos ativos (M1 e M2). Essas moléculas inibem a receptação sináptica de norepinefrina, serotonina e dopamina. Sabe-se que os metabólitos ativos da sibutramina são capazes de inibir a receptação de serotonina de forma três vezes mais potente do que a receptação de norepinefrina e dopamina, além de apresentarem pouca ou nenhuma afinidade para outros receptores do sistema nervoso central, como os muscarínicos, histaminérgicos e glutamato.

Os metabólitos ativos da sibutramina atingem níveis plasmáticos máximos em 3 horas, com meia-vida de eliminação em 14 a 16 horas. O medicamento é metabolizado e eliminado no fígado pela enzima CYP3A4, e estudos *in vitro* demonstraram que não apresenta efeito significativo sobre a atividade das principais isoenzimas CYP450, incluindo a CYP3A4.

O principal evento adverso da sibutramina é seu efeito simpatomimético periférico, que induz um moderado aumento da frequência cardíaca e atenua a redução de pressão arterial que ocorre com a perda de peso, podendo até mesmo aumentar os níveis tensionais.

O estudo SCOUT (do inglês *Sibutramine Cardiovascular Outcomes Trial*) mostrou que indivíduos com doença cardiovascular preexistente submetidos a tratamento a longo prazo com sibutramina apresentaram aumento significativo do risco de eventos cardiovasculares não fatais, sem aumento de mortalidade cardiovascular ou mortalidade por todas as causas. Esse resultado levou à retirada do medicamento do mercado de muitos países. No Brasil, a sibutramina ainda é uma importante ferramenta no tratamento da obesidade e as contraindicações da bula incluem doença cardiovascular estabelecida, hipertensão não controlada e diabetes melito com pelo menos um outro fator de risco cardiovascular.

Inibidores de absorção de lipídeos, como o orlistate, podem ser indicados como adjuvantes à reeducação alimentar e por períodos prolongados, particularmente na fase de manutenção de peso. Todavia, reposição de vitaminas lipossolúveis deve ser introduzida após alguns meses de uso de orlistate (ver Capítulo 350, *Hipovitaminoses e Hipervitaminoses*).

Eventos adversos incluem esteatorreia, que representa o próprio mecanismo de ação da droga. Se a ingestão de gordura for grande, pode provocar urgência ou mesmo incontinência fecal.

É conhecida a estreita relação entre alguns transtornos psiquiátricos e a obesidade. Assim, o tratamento com medicamentos psicoativos pode auxiliar no tratamento da obesidade.

Pacientes com padrão alimentar "beliscador" podem se beneficiar do tratamento com topiramato, enquanto a compulsão alimentar vista em pacientes com padrão "hiperfágico" pode ser tratada com bupropiona ou outros inibidores da receptação de serotonina.

Análogos de GLP-1 (do inglês *glucagon-like peptide*), como a liraglutida, têm se destacado no tratamento da obesidade. Esses medicamentos mimetizam a ação do GLP-1 na circulação e antagonizam a ação do glucagon, levando à sensação de saciedade e melhorando parâmetros metabólicos e glicêmicos.

Tratamento cirúrgico

O tratamento cirúrgico está indicado para pacientes com obesidade grau 3 ou naqueles com obesidade grau 2 que já apresentam comorbidades clínicas relacionadas com a doença. Baseia-se na redução da câmara gástrica ou no estabelecimento do *by-pass* entre segmentos distais do tubo digestivo.

Esta modalidade terapêutica é capaz de promover rápida perda de peso e a consequente melhoria de algumas comorbidades, sobretudo metabólicas, como o diabetes.

Falha terapêutica ocorre principalmente em pacientes que não são engajados em um plano a longo prazo de reeducação alimentar.

Complicações podem surgir tanto em curto quanto a longo prazo, incluindo deiscência de sutura, peritonite e infecção de ferida operatória. A longo prazo, podem haver deficiências vitamínicas e de micronutrientes graves secundárias à síndrome disabsortiva instalada (ver Capítulos 344, *Distúrbios de Oligoelementos*, e 350, *Hipovitaminoses e Hipervitaminoses*).

CONSIDERAÇÕES PRÁTICAS

* A perda de peso não deve ser a única prioridade no tratamento da obesidade. Prevenção de complicações e melhora da qualidade de vida devem ser claramente mostradas pelo médico que cuida de um paciente obeso
* Depressão e outros transtornos psicoemocionais devem ser avaliados e convenientemente tratados
* O manejo de pacientes obesos a longo prazo continua sendo um desafio para o clínico
* A relação médico-paciente é fundamental para o sucesso do tratamento
* Grupos de apoio podem melhorar os resultados do tratamento, principalmente na fase de manutenção do peso.

BIBLIOGRAFIA

American Diabetes Association. 6. Obesity management for the treatment of type 2 diabetes. Diabetes Care. 2016;39(Suppl 1):S47-51.

González-García I, Milbank E, Diéguez C, López M, Contreras C. Glucagon, GLP-1 and thermogenesis. Int J Mol Sci. 2019;20(14).

James WP, Caterson ID, Coutinho W, Finer N, Van Gaal LF, Maggioni AP et al. Effect of sibutramine on cardiovascular outcomes in overweight and obese subjects. N Engl J Med. 2010;363(10):905-17.

Porto CC, Porto AL. Semiologia médica. 8. ed., Guanabara Koogan, 2019.

Porto CC, Porto AL (Editores); Costa PSS, Naghettini, AV (Autores). Pediatria na prática diária. Guanabara Koogan, Rio de Janeior. 2021.

Redinger RN. The pathophysiology of obesity and its clinical manifestations. Gastroenterol Hepatol (NY). 2007;3(11):856-63.

Sharma AM, Kushner RF. A proposed clinical staging system for obesity. Int J Obes (Lond). 2009;33(3):289-95.

355
Porfiria

Lucas Leite Cunha • Laura Sterian Ward

INTRODUÇÃO

Trata-se de um grupo de doenças causadas por alterações no metabolismo das porfirinas, pigmentos que participam da constituição de enzimas respiratórias, da hemoglobina e da mioglobina.

As duas formas principais de porfiria são: porfiria aguda intermitente (PAI) e porfiria cutânea tardia (PCT).

FORMAS CLÍNICAS

Porfiria aguda intermitente

A tríade clássica que deve levar à suspeita de PAI compreende dor abdominal, anormalidades do sistema nervoso central e neuropatia periférica. Entretanto, essa tríade é muito inespecífica e pode ser notada em diversas doenças.

A dor abdominal costuma ser em cólicas intermitentes, não acompanhadas de febre, geralmente de localização mal definida ou generalizada. A dor pode irradiar para dorso ou membros. O diagnóstico diferencial deve ser feito com as causas de abdome agudo (apendicite, doença ulcerosa péptica, doença anexial e ruptura de cisto ovariano) e doenças inflamatórias intestinais (doença de Crohn e retocolite ulcerativa).

Na PAI, pode haver acometimento neurológico central ou periférico. No acometimento do sistema nervoso central, o paciente pode apresentar crises convulsivas e déficits de pares cranianos agravados por hiponatremia.

A hiponatremia vista em pacientes com PAI explica-se pela secreção inapropriada de hormônio antidiurético.

O diagnóstico diferencial considera doenças neurológicas e psiquiátricas, pois os pacientes podem apresentar alucinações visuais, desorientação temporoespacial e depressão do humor.

A neuropatia periférica pode ser simétrica ou assimétrica e quadros mais graves podem progredir para tetraplegia e paralisia respiratória. Embora o comprometimento neurológico costume ocorrer durante as crises, pacientes com longa evolução de doença podem apresentar lesões permanentes.

A PAI apresenta herança autossômica dominante, com baixa penetrância, e é clinicamente silenciosa na maioria das pessoas. Em geral, manifesta-se em mulheres, com aparecimento de sintomas na adolescência ou mais precocemente.

Hemocromatose em emergências

O médico do pronto-socorro deve considerar o diagnóstico de PAI no paciente que apresenta múltiplas buscas ao sistema de saúde por dor abdominal, todas sem esclarecimento da etiologia da dor.

As alterações bioquímicas ocorrem em virtude do aumento e acúmulo de ácido aminolevulínico e porfirobilinogênios urinários, frequentemente associado a deficiência na ação da porfobilinogênio-deaminase.

As crises de dor podem ser desencadeadas por medicamentos, alimentos contendo conservantes, bebidas alcoólicas, infecções, hipoglicemia e períodos de jejum prolongado. Muitos desses fatores atuam por meio da indução hepática do gene *ALAS1*, que é a primeira enzima da via de síntese do grupo heme.

O principal exame laboratorial é a dosagem de porfobilinogênio urinário, por espectrometria de massa ou cromatografia de troca. Adultos normais costumam excretar até 4 mg de porfobilinogênio na urina por dia. Pacientes com crise de PAI podem excretar 5 a 10 vezes mais. Uma amostra isolada é preferida em relação à urina de 24 horas, que pode retardar o diagnóstico.

Pacientes que apresentam urina muito diluída podem ser equivocadamente não diagnosticados como PAI. Nessas situações, o porfobilinogênio urinário deve ser corrigido pela dosagem de creatinina urinária. Dessa forma, níveis de porfobilinogênio maiores que 10 mg/g de creatinina podem dar segurança ao clínico para indicar o tratamento, enquanto níveis menores que 5 mg/g de creatinina podem excluir essa hipótese diagnóstica.

Pacientes com doença renal crônica se beneficiam da dosagem de porfobilinogênio plasmática.

Porfiria cutânea tardia

A PCT caracteriza-se por um quadro predominantemente cutâneo. As lesões incluem vesículas, abrasões e ulcerações não dolorosas em áreas expostas (dorso das mãos e face). Causa fragilidade cutânea, com cicatrizes e fotossensibilidade. As áreas com maior exposição ao sol podem apresentar hipertricose, hiperpigmentação, prurido e queimação.

Ocorre tanto na forma hereditária quanto na esporádica. Entre as principais complicações, destaca-se a infecção secundária da pele.

Trata-se da forma mais comum de porfiria, estando associada ao uso de medicamentos, hepatopatia alcoólica, hepatite C e hemossiderose.

A etiologia genética pode ser relacionada com a deficiência de uroporfirinogênio descarboxilase (*UROD*). O teste genético, entretanto, não é útil para o diagnóstico de PCT, uma vez que cerca de 80% de indivíduos afetados não apresentam mutação no gene *UROD*. Em geral as lesões são desencadeadas por exposição ao sol, mas podem ser precipitadas por medicamentos e bebidas alcoólicas.

Os fatores de risco frequentemente promovem a geração de inibidores de *UROD* hepática em pacientes com PCT.

Indivíduos normais apresentam menos que 1 mcg/dℓ de porfirinas plasmáticas. Pacientes com PCT apresentam elevação crônica de porfirinas no plasma e na urina, de forma que a dosagem de porfirinas plasmáticas e urinárias pode ajudar no diagnóstico de PCT.

O diagnóstico de PCT é confirmado pelo achado de altas concentrações de porfirinas carboxiladas (uroporfirina, heptacarboxil porfirina, hexacarboxil porfirina ou pentacarboxil porfirina) no plasma ou na urina sem que haja elevação de porfirinas eritrocitárias. Idealmente, as amostras devem ser mantidas longe da luz, uma vez que as porfirinas são altamente fotossensíveis.

TRATAMENTO

A principal terapêutica para pacientes com PAI é afastar os fatores desencadeantes.

Deve-se evitar medicamentos que conhecidamente levem a crises, como sulfonamidas e barbitúricos.

Os pacientes devem evitar períodos prolongados de jejum e ingerir alimentos com elevada concentração de carboidratos. Em pacientes mais graves, pode-se usar reposição de glicose IV.

Infecções podem ser desencadeadores de crises e, por isso, devem ser prontamente tratadas.

Deve-se manter vigilância laboratorial dos níveis de sódio desses pacientes.

O tratamento sintomático imediato é feito com a administração de analgésicos para controle da dor.

Pacientes críticos, com quadros de maior gravidade, podem se beneficiar do tratamento com hematina IV durante 3 a 14 dias.

É importante lembrar que a coleta de urina para dosagem de porfirobilinogênio deve ser feita antes da instituição do tratamento com hematina, uma vez que esta pode suprimir seus níveis urinários.

Pacientes com PCT também devem evitar medicamentos que causem crise, bebidas alcoólicas e alimentos ricos em conservantes.

A proteção da pele contra raios solares e traumatismos deve ser reforçada. Os pacientes devem ser orientados a usar filtros bloqueadores solares e fazer proteção solar com roupas que evitem grandes áreas fotoexpostas. Esses pacientes podem se beneficiar do uso de antimaláricos, como a hidroxicloroquina, que atua mobilizando porfirinas hepáticas.

Pacientes com PCT apresentam boa taxa de resposta a tratamentos que reduzem a carga hepática de ferro, como a flebotomia. Outras formas de porfirias cutâneas, como a porfiria variegata, não respondem à flebotomia e à hidroxicloroquina.

O tratamento dessas condições é mais difícil e ainda é um grande desafio para o clínico. Por esse motivo, recomenda-se que seja feita a diferenciação clínica e laboratorial do paciente com porfiria cutânea visando garantir a confirmação do diagnóstico de PCT.

> **Atenção**
>
> - Suspeitar de PAI em mulheres jovens com dor abdominal e laparotomia "branca"
> - Outro tipo de porfiria é a eritropoética, que se caracteriza por um distúrbio autossômico dominante, resultante de deficiência de ferro-quelatase. Manifesta-se por fotossensibilidade desde o nascimento.

BIBLIOGRAFIA

Bissell DM, Anderson KE, Bonkovsky HL. Porphyria. N Engl J Med. 2017;377(9):862-872.

Ramanujam VM, Anderson KE. Porphyria diagnostics-part 1: a brief overview of the porphyrias. Curr Protoc Hum Genet. 2015;86:17.20.11-26.

Szlendak U, Bykowska K, Lipniacka A. Clinical, biochemical and molecular characteristics of the main types of porphyria. Adv Clin Exp Med. 2016;25(2):361-8.

Yasuda M, Chen B, Desnick RJ. Recent advances on porphyria genetics: Inheritance, penetrance & molecular heterogeneity, including new modifying/causative genes. Mol Genet Metab. 2019;128(3):320-31.

356
Pseudogota

Doença por depósito de pirofosfato de cálcio, condrocalcinose

Nilzio Antonio da Silva • Cristiano Montandon

INTRODUÇÃO

Pseudogota é a denominação de uma artrite aguda semelhante à gota, mas causada pela deposição de cristais de pirofosfato de cálcio.

Denomina-se doença por depósito de pirofosfato de cálcio (DDPC) a presença dessa substância não somente articulações, mas também na cartilagem hialina e na fibrocartilagem das grandes articulações, na linha sinovial, em ligamentos, tendões e, mais raramente, em tecidos periarticulares, muito semelhante aos tofos gotosos.

Os achados radiológicos desses depósitos mostram condrocalcinose.

Há quatro grupos de DDPC: hereditário, esporádico/idiopático, associado a anormalidade metabólica e pós-traumático.

É mais frequente em idosos.

CAUSAS E FATORES DE RISCO

- Envelhecimento (alterações físicas e químicas nas cartilagens articulares)
- Traumatismo articular
- Permanência prolongada no leito
- Doença intercorrente (infecções, infarto do miocárdio)
- Cirurgia (paratireoidectomia)
- Administração IV de sangue e fluidos
- Medicamentos: levotiroxina, ácido zoledrânico, filgrastim
- Lavagem articular
- Infiltração de hialuronato.

CONDIÇÕES CLÍNICAS ASSOCIADAS

- Hiperparatireoidismo
- Hemocromatose
- Gota
- Hipofosfatemia
- Hipotireoidismo
- Ocronose
- Doença de Wilson
- Amiloidose
- Hipomagnesemia.

FORMAS CLÍNICAS

- Assintomática: achado radiológico de condrocalcinose
- Pseudogota: comprometimento monoarticular, dor intensa e edema com duração de 6 a 12 horas. Ao contrário da gota, acomete mais pessoas idosas
- Pseudo-osteoartrite: comprometimento de joelhos, quadris, punhos e metacarpofalangeanas
- Pseudoartrite reumatoide: sinovite crônica com rigidez matinal e simetria articular
- Pseudoartropatia neuropática ou pseudotabética: deposição de cristais de pirofosfato de cálcio com intensas alterações degenerativas.

MANIFESTAÇÕES CLÍNICAS

- Dor aguda e edema em uma ou mais articulações (o joelho é afetado em metade das crises)
- Outras articulações que podem ser comprometidas: tornozelos, punhos, ombros, articulações metatarsofalangeanas
- Derrame articular e limitação dos movimentos
- Febre em 50% dos casos
- Artrose progressiva em numerosas articulações
- Artropatia inflamatória discreta, com comprometimento simétrico de múltiplas articulações (simulando artrite reumatoide) em menos de 5% dos casos.

DIAGNÓSTICO DIFERENCIAL

- Gota
- Osteoartrite
- Artrite séptica
- Traumatismo articular
- Artrite reumatoide
- Síndrome de Reiter.

EXAMES COMPLEMENTARES

- Hemograma: leucocitose
- Velocidade de hemossedimentação (VHS): acelerada (acima de 40 mm na primeira hora)
- Líquido sinovial (sugestivo de inflamação ou tipo II): contagem de leucócitos de 2.000 a 100.000/mℓ, com predomínio de neutrófilos (80 a 90%); cristais birrefringentes no líquido sinovial e no interior dos neutrófilos
- Dosagem de cálcio, fósforo, fosfatase alcalina, paratormônio (PTH), ferro sérico, capacidade total de fixação do ferro e ferritina sérica, magnésio, tiroxina e hormônio tireoestimulante
- Radiografia das articulações: calcificações puntiformes e lineares na cartilagem hialina ou na fibrocartilagem. Na forma crônica destrutiva, formação de cistos subcondrais, fragmentação com formação de corpos radiodensos intra-articulares nas articulações afetadas por doença articular degenerativa (Figura 356.1).

COMPROVAÇÃO DIAGNÓSTICA

- Dados clínicos + exames laboratoriais + exames de imagem.

COMPLICAÇÕES

- Lesões erosivas em articulações que, habitualmente, não são afetadas por doenças articulares degenerativas.

TRATAMENTO

- As crises melhoram com anti-inflamatórios não hormonais, colchicina, corticoides, infiltração articular de corticoides
- Colchicina é usada para prevenção das crises
- Nas formas pseudo-osteoartrite e pseudoartrite reumatoide, justifica-se tratamento específico para ambas, caso falhe o empregado para a DDPC
- Não há medicamento ou procedimento capaz de remover os depósitos de pirofosfato de cálcio das articulações.

EVOLUÇÃO E PROGNÓSTICO

- Geralmente benigna, devendo ter o melhor tratamento nas crises, cuidados profiláticos e medidas de proteção à saúde, como atividade física e fortalecimento muscular.

BIBLIOGRAFIA

Machado NP. Doença por deposição de pirofosfato de cálcio. In: Vasconcelos JTS. Livro da Sociedade Brasileira de Reumatologia. Barueri: Manole; 2019.

McCarty DJ. Calcium pyrophosphate dihydrate crystal deposition disease: nomenclature and diagnostic criteria. Ann Intern Med. 1977;87:241-2.

McCarthy G. Calcium Pyriphosfate dehydrate, hydroxyapatite, and miscellaneous crystals. In: Klippel JH. Primer on the rheumatic diseases.13. ed. Berlim: Springer Science+Business Media; 2008.

Rocha AN, Samara AM. Condrocalcinose. In: Cecin HA, Ximenes AC. Tratado Brasileiro de Reumatologia. São Paulo: Atheneu; 2015.

Ryan I, McCarty DJ. Calcium pyrophosphate crystal deposition disease; pseudogout; articular condrocalcinosis. In: McCarty DJ. Arthritis and allied conditions. Philadelphia: Lea & Febiger; 1985. p. 1515-46.

Tedeschi SK. Issues in CPPD nomenclature and classification. Curr Rheumatol Rep. 2019;21(9):49.

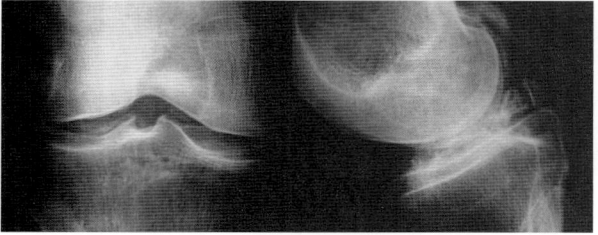
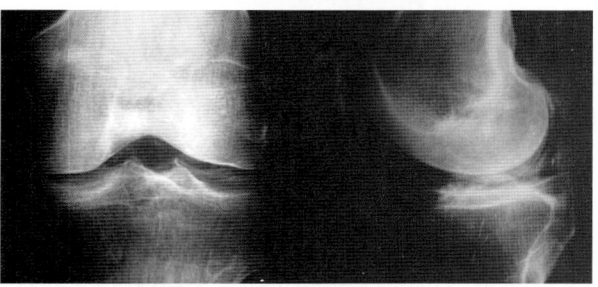
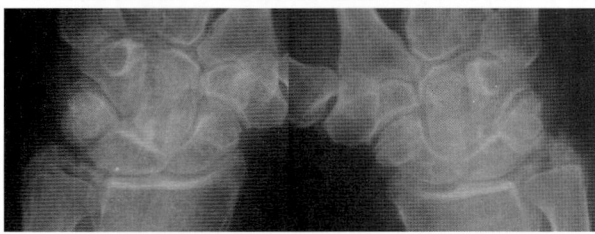
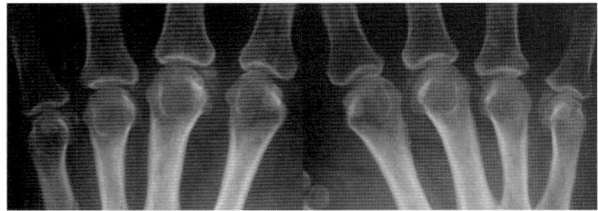
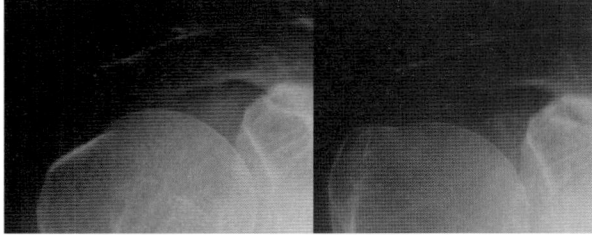
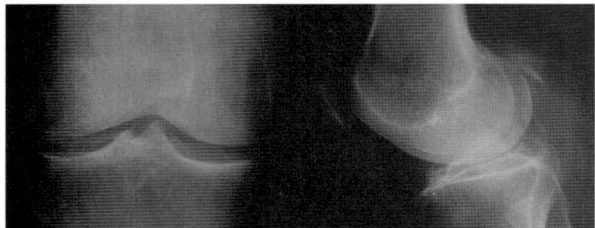
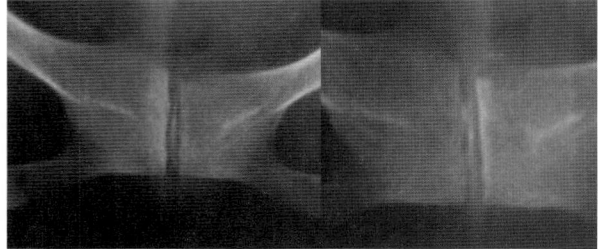

Figura 356.1 Casos de condrocalcinose.

357
Sarcoidose

Adriano Cesar Bertuccio ◆ Maria Aparecida Barone Teixeira ◆ Eros Antonio de Almeida

INTRODUÇÃO

Afecção multissistêmica de etiologia desconhecida, a sarcoidose afeta adultos jovens, entre 20 e 40 anos, frequentemente se apresentando com linfonodomegalia hilar, infiltração pulmonar, lesões oculares e da pele.

Os principais dados histopatológicos são granulomas epitelioides não caseosos em diferentes órgãos, sem evidência de infecção de qualquer natureza. A resposta anormal do sistema imunológico (própria ou secundária) a estímulo exógeno é responsável pelas lesões fibroinflamatórias.

A maioria dos pacientes com sarcoidose, aproximadamente 90%, apresenta acometimento pulmonar e, na metade dos casos, a doença é detectada acidentalmente por alterações radiológicas observadas em exames de rotina, antes do desenvolvimento dos sintomas.

O acometimento extrapulmonar ocorre em um terço dos casos e 5% dos pacientes têm apresentação oftalmológica.

Linfonodomegalia periférica pode ser encontrada em 5 a 30% dos casos. Lesões de pele estão presentes em aproximadamente 25% dos pacientes.

É mais comum em mulheres e em indivíduos negros.

CAUSAS

- Etiologia desconhecida
- Acometimento de indivíduos da mesma família indica que podem estar envolvidos fatores genéticos. Irmãos de pacientes com diagnóstico de sarcoidose têm um risco relativo cinco vezes maior de apresentar a doença. É mais comum em gêmeos monozigóticos do que em dizigóticos.

FATORES DE RISCO

- Convívio com animais em fazendas
- Uso de inseticidas piretroides
- Contato com madeira usada como combustível
- Exposição ao berílio
- Exposição a ambientes úmidos e mofados.

MANIFESTAÇÕES CLÍNICAS

- Tosse, dispneia e dor torácica em grau leve e desproporcional à extensão do acometimento pulmonar
- Lesões mucosas (eritematosas, granulares, às vezes, ulceradas, na mucosa nasal, na laringe e brônquicas)
- Arritmias e insuficiência cardíaca
- Linfonodomegalias, especialmente na cadeia supraclavicular direita, não dolorosas, que aparecem na fase subaguda em 30% dos casos, podendo regredir espontaneamente, às vezes, com recidivas

- Dor, visão turva, secura nos olhos (iridociclite crônica, uveíte anterior e ceratoconjuntivite), em 20 a 50% dos casos
- Eritema nodoso (25% dos casos), lesões maculopapulares na face e no pescoço (fase subaguda), nódulos na face e nos membros e placas violáceas na face (fase crônica)
- Aumento das glândulas salivares, esplenomegalia (40 a 80% dos pacientes), icterícia e hepatomegalia. A biópsia do fígado é positiva na fase inicial da doença em 80 a 90% dos casos
- Aumento das parótidas, bilateral e indolor
- Fadiga
- Depressão
- Alterações neurológicas: neuropatia periférica, paralisia facial, meningite, lesão expansiva em 5 a 10% dos pacientes
- Cistos ósseos: habitualmente nas extremidades (mãos e pés)
- Deposição de cálcio nos túbulos renais, em virtude de hipercalcemia e hipercalciúria. Tais alterações decorrem de aumento da sensibilidade à vitamina D.

DIAGNÓSTICO DIFERENCIAL

- Doenças infecciosas: tuberculose, infecções por micobactérias atípicas e infecções fúngicas (aspergilose, blastomicose, coccidioidomicose, criptococose e histoplasmose), infecções por micoplasma e por *Pneumocystis jirovecii*, brucelose
- Reação a corpo estranho
- Beriliose
- Linfoma de Hodgkin
- Cirrose biliar primária
- Síndrome de Sjögren (pneumonia linfoide com granulomas)
- Doença inflamatória intestinal
- Neoplasias malignas com comprometimento de linfonodos.

EXAMES COMPLEMENTARES

- Hemograma: linfopenia
- Fosfatase alcalina: aumentada
- Hipercalciúria (em 10% dos casos), hipercalcemia (menos frequente)
- Enzima de conversão da angiotensina (ECA): níveis elevados em mais de 60% dos pacientes
- Teste cutâneo de Kveim-Siltzbach: sensibilidade de 80% e especificidade de acima de 90%. Contudo, geralmente o antígeno não está disponível
- Cintilografia com gálio-67: na doença ativa, pode-se observar captação em tórax, linfonodos e parótidas
- Tomografia computadorizada (TC): avalia melhor os linfonodos; TC de alta resolução pode revelar comprometimento peribrônquico, opacidade em vidro fosco, nódulos parenquimatosos e bronquiectasias por tração. Em 10% dos casos, revela também comprometimento hepático e esplênico (nódulos)
- Radiografia do tórax: utilizada para estadiamento de Scadding (Quadro 357.1). Radiografia de tórax normal não exclui a doença, principalmente quando há suspeita de sarcoidose do sistema nervoso ou cardíaca
- Teste de função pulmonar: espirometria e medida da difusão do monóxido de carbono
- Eletrocardiograma: distúrbio de condução intraventricular ou bloqueio nodal podem ocorrer na sarcoidose miocárdica

Quadro 357.1 Sarcoidose – estadiamento de Scadding e remissão espontânea.

Estádio	Radiografia do tórax	Incidência de remissão espontânea
0	Radiografia de tórax normal	Não exclui a doença quando há suspeita de acometimento do SNC ou do coração
I	Linfonodomegalia hilar sem comprometimento do parênquima	60 a 80%
II	Linfonodomegalia hilar com infiltrado intersticial (predominante em campos superiores)	50 a 65 %
III	Infiltrado parenquimatoso, sem linfonodomegalia hilar	Menor que 30%
IV	Fibrose pulmonar	Não há remissão

- Biópsia de linfonodo ou de pele, dependendo do acometimento
- Biópsia transbrônquica com broncoscopia, mediastinoscopia ou biópsia pulmonar videotoracoscópica ou guiada por tomografia podem ser indicadas, dependendo do acometimento hilar e pulmonar e das condições clínicas do paciente para cada procedimento.

DIAGNÓSTICO

- Dados clínicos + teste de Kveim-Siltzbach + biópsia de órgão suspeito.

Em três situações o diagnóstico é praticamente certo, mesmo na ausência de biópsia. São elas:

- Síndrome de Lofgren
- Combinação de lúpus discoide e lesões do parênquima pulmonar
- Síndrome de Heerfordt: inflamação crônica da parótida e da úvea.

Para o diagnóstico de sarcoidose miocárdica, o estudo ACCESS propõe critérios definitivos e prováveis. Vale lembrar que todos os pacientes devem ter lesões granulomatosas demonstradas em pelo menos um órgão, além do coração.

- Critérios definitivos:
  - Cardiomiopatia restritiva responsiva ao tratamento
  - ECG mostrando distúrbio de condução intraventricular ou bloqueio nodal
  - Mapeamento positivo com gálio
  - Biópsia positiva (11 a 30% dos casos)
- Critérios prováveis:
  - Nenhuma outra causa para alteração cardíaca e:
    - Arritmias ventriculares
    - Cardiomiopatia
    - Mapeamento com gálio positivo na ausência de doença coronariana.

COMPLICAÇÕES

- Comprometimento respiratório
- Insuficiência cardíaca, arritmias e *cor pulmonale*
- Cegueira, lesões neurológicas.

TRATAMENTO

- Pacientes com estádio radiológico I com ou sem eritema nodoso, assintomáticos e com função pulmonar normal não necessitam de tratamento
- Pacientes com lesões pulmonares e estádio radiológico II ou III e função pulmonar anormal, tratamento com corticoides orais
- Como 90% dos pacientes com sarcoidose apresentam quadro pulmonar, o seguimento pode ser realizado conforme fluxograma adaptado da Foundation for Sarcoidosis Research (Figura 357.1)
- Não existe vantagem para o uso de pulsoterapia de metilprednisolona ou doses maiores de prednisona, exceto em casos de neurosarcoidose ou sarcoidose cardíaca
- Deflazacorte tem efeito equivalente ao da prednisona, respeitadas as equivalências de dose
- Colírio contendo corticoide pode ser utilizado no tratamento da uveíte
- Metotrexato: indicado para sarcoidose crônica, na dose de 10 a 15 mg, 1 vez/semana. A hepatotoxicidade induzida pelo metotrexato é um fenômeno dose-dependente. Apresenta eliminação renal, sendo necessário ajuste da dose quando a taxa de filtração glomerular for menor que 50 mℓ/min. Os pacientes devem tomar ácido fólico concomitantemente para reduzir o risco de toxicidade
- Azatioprina: pode ser usada quando há contraindicação ao metotrexato, como nos pacientes com insuficiência renal ou hepática
- Ciclofosfamida: agente citotóxico utilizado nos casos refratários principalmente quando há acometimento neurológico. O uso oral está associado a maior risco de neoplasia de bexiga
- Infliximabe (anti-TNF): indicado em casos de sarcoidose crônica não responsiva às medicações usuais. Cuidado especial deve ser tomado com possível reativação de tuberculose. Em casos de resposta ao infliximabe e desenvolvimento de anticorpos, pode ser considerado o uso de adalimumabe (Humira®, anti-TNF)
- Hidroxicloroquina: indicada quando houver acometimento dermatológico, manifestações articulares e hipercalcemia. A dose recomendada é de 100 a 200 mg/dia (primeira escolha para o tratamento da sarcoidose cutânea). Uma avaliação oftalmológica a cada 6 a 12 meses deve ser realizada devido à toxicidade macular da hidroxicloroquina.

EVOLUÇÃO E PROGNÓSTICO

Aproximadamente 80% dos casos apresentam resolução espontânea dentro de 2 anos; 10% desenvolvem fibrose pulmonar significativa. Mortalidade de 1 a 6%, principalmente por insuficiência respiratória causada pela fibrose pulmonar.

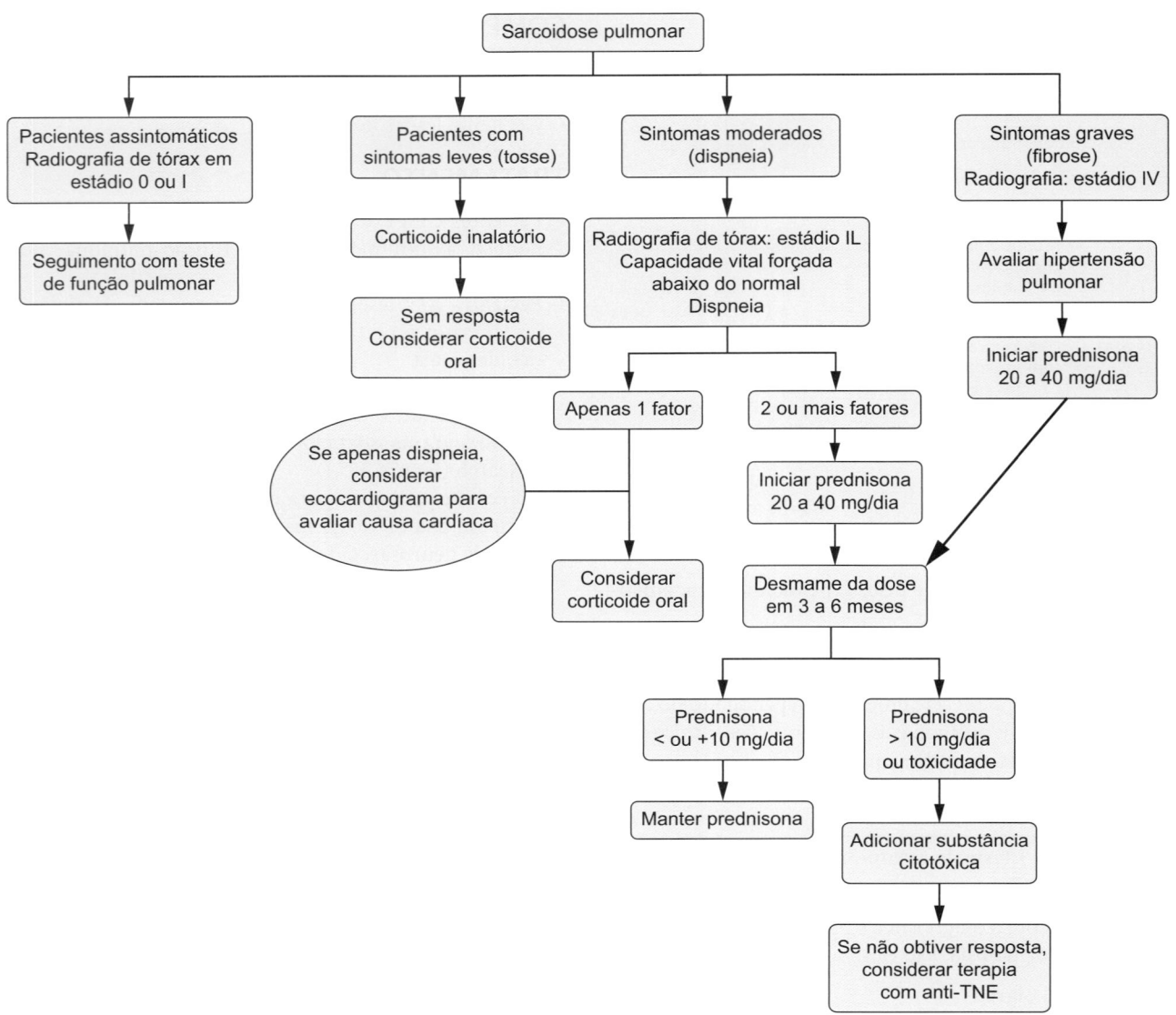

Figura 357.1 Fluxograma para tratamento da sarcoidose.

BIBLIOGRAFIA

Almeida EA. Sarcoidose e coração. In: Porto CC. Doenças do coração: prevenção e tratamento. 2. ed. Rio de Janeiro: Guanabara Koogan; 2005.

Azevedo MF. GPS Medicamentos. Guia prática em saúde. Rio de Janeiro: Guanabara Koogan; 2017.

Branco SC, Luz K, Fernandes C, Cardoso J. Sarcoidose. Revista SPDV. 2016;74(1).

Foundation for Sarcoidosis Research. Sarcoidoses treatment guidelines. Disponível em: https://www.stopsarcoidosis.org/wp-content/uploads/FSR-Physicians-Protocol1.pdf. Acesso em: 11/03/2021.

Judson MA, Baughman RP, Teirstein AS, Terrin ML, Yeager Jr HORAS. Defining organ involven sarcoidosis: the ACCESS proposed instrument. Sarcoidosis Vasc Diffuse Lung Dis. 1999;16:75-86.

Kasper D, Fauci A, Hauser S, Longo D, Jameson JL, Loscalzo J. Harrison's Principles of internal medicine. 19. ed. New York: McGraw-Hill; 2015.

Newman LS, Rose CS, Bresnitz EA, Rossman MD, Barnard J, Frederick M et al. A case control etiologic study of sarcoidosis: en occupational risk factors. Am J Respir Crit Care Med. 2004;170:1324-30.

Nunes HORAS, Soler P, Valeyre D. Pulmonary sarcoidosis. Allergy. 2005;60:565-82.

358
Síndrome de Má Absorção

Américo de Oliveira Silvério

INTRODUÇÃO

A síndrome da má absorção é um conjunto de sinais e sintomas provocados por diversas afecções do tubo digestivo, cujo denominador comum é a absorção prejudicada de nutrientes.

Em geral, a digestão e a absorção de alimentos podem ser divididas em três fases: luminal, mucosa e pós-absorção.

Quando há comprometimento de qualquer uma dessas fases, pode haver má absorção.

A má absorção pode ser de muitos nutrientes ou predominantemente de carboidratos, gorduras ou micronutrientes específicos.

Na maioria dos casos, encontra-se atrofia da mucosa, infiltrado inflamatório e diminuição das vilosidades intestinais.

CAUSAS

- Doença celíaca ou espru não tropical
- Espru tropical
- Síndrome do intestino curto (ressecção intestinal)
- Mucoviscidose (fibrose cística do pâncreas)
- Parasitoses intestinais (ancilostomíase, giardíase, estrongiloidíase)
- Pancreatite crônica
- Câncer do pâncreas e das vias biliares
- Linfangiectasia intestinal
- Deficiência de sacarase
- Deficiência de lactase
- Amiloidose
- Deficiência de enteropeptidase
- Doença de Whipple
- Doença de Crohn
- Alergia alimentar
- Enterite por radiação
- Enteropatia perdedora de proteínas
- Gastroenterostomia
- Fístula gastrocólica
- Gastrectomia de Billroth II.

MANIFESTAÇÕES CLÍNICAS

- Diarreia: sintoma mais frequente, com características de diarreia osmótica
- Esteatorreia: diarreia com fezes volumosas, geralmente pastosas, com odor rançoso
- Perda de peso
- Hipodesenvolvimento pondoestatural e dos caracteres sexuais
- Descoloração dos cabelos, que se tornam finos, quebradiços e sem brilho
- Distensão abdominal e flatulência
- Timpanismo
- Manchas escuras na pele, principalmente nos membros (manchas pelagroides)
- Glossite/estomatite
- Edema dos membros inferiores, podendo evoluir para anasarca
- Sangramento gengival e hematomas (deficiência de vitamina K)
- Equimoses cutâneas
- Anemia microcítica (deficiência de ferro) ou macrocítica (deficiência de vitamina B_{12})
- Osteopenia, osteomalacia
- Raquitismo.

Quando suspeitar de má absorção

Combinação de perda de peso, anemia e diarreia deve levantar suspeita de má absorção, o que obriga uma investigação adequada para caracterizar corretamente a síndrome, identificar a causa e a deficiência de micronutrientes.

DIAGNÓSTICO DIFERENCIAL

- Doenças consumptivas (neoplasias), principalmente as que afetam o sistema digestório
- Doença de Crohn
- Retocolite ulcerativa
- Síndrome do cólon irritável (ver Capítulo 269, *Supercrescimento Bacteriano no Intestino Delgado*).

EXAMES COMPLEMENTARES

- Hemograma: anemia, eosinofilia
- Inspeção e exame microscópico das fezes
- Exame parasitológico de fezes
- Nível sérico de ferritina ou ferro: diminuído
- Dosagem do cálcio e fósforo (deficiência de vitamina D)
- Dosagem da vitamina B_{12} (teste de Schiling)
- Dosagem da gordura fecal (esteatorreia)
- Teste de tolerância à lactose (deficiência de lactase)
- Teste da D-xilose: redução na absorção deste açúcar
- Determinação do tempo de atividade da protrombina (deficiência de vitamina K)
- Coprologia funcional
- Dosagem de eletrólitos (sódio e cloro) no suor (mucoviscidose)
- Radiografia do abdome (calcificações pancreáticas na pancreatite crônica)
- Exames de imagem (trânsito do intestino delgado, tomografia de abdome, enterografia por tomografia ou ressonância magnética)
- Estudo radiológico dos ossos (raquitismo)
- Densitometria óssea (osteoporose, deficiência de vitamina D)
- Ultrassonografia abdominal (pancreatite crônica)
- Enteroscopia por endoscopia ou por cápsula endoscópica (avaliação da mucosa intestinal)
- Biópsia do intestino delgado
- Endoscopia digestiva alta com biópsia de duodeno
- Colonoscopia com avaliação do íleo terminal
- Testes respiratórios para avaliar a absorção de carboidratos (lactose, frutose) e sais biliares.

COMPROVAÇÃO DIAGNÓSTICA

- Dados clínicos + exames complementares de acordo com a causa
- Estudo funcional do intestino
- Biópsia do intestino delgado.

TRATAMENTO

- Dois princípios básicos: correção de deficiências nutricionais e tratamento da doença causadora
- Alimentação parenteral ou enteral em casos especiais
- Reposição parenteral das vitaminas A, D e K (ver Capítulo 350, *Hipovitaminoses e Hipervitaminoses*)
- Vitaminas do complexo B (ver Capítulo 350, *Hipovitaminoses e Hipervitaminoses*).

EVOLUÇÃO E PROGNÓSTICO

- Dependem da doença de base
- O prognóstico geralmente é bom (ver Capítulos 342, *Desnutrição*, 344, *Distúrbios de Oligoelementos*, e 350, *Hipovitaminoses e Hipervitaminoses*).

BIBLIOGRAFIA

Dani R. Gastrenterologia essencial. 4. ed. Rio de Janeiro: Guanabara Koogan; 2011.

Porto CC, Porto AL (Editores); Costa PSS, Naghettini AV. Pediatria na prática diária. Rio de Janeiro: Guanabara Koogan, 2021.

Semrad CE. Approach to the patient with diarrhea and malabsortion. In: Goldman L, Schafer A. Goldman-Cecil. Medicine. 25. ed. Philadelphia: Elsevier; 2016.

Silvério AO, Rebelo BRR. Intestino delgado. In: Porto CC, Porto AL. Semiologia médica. 8. ed. Rio de Janeiro: Guanabara Koogan; 2019.

359
Síndrome Metabólica
Síndrome de Reaven

Celmo Celeno Porto • Nathany Ribeiro Barbosa • Frederico Porto Luciano Coimbra

INTRODUÇÃO

A síndrome metabólica (SM) é um transtorno complexo representado por um conjunto de fatores de risco para as doenças cardiovasculares, incluindo obesidade central (OC), hipertrigliceridemia, dislipidemia (HDL baixo e triglicerídeos elevados) e hipertensão arterial (HA).

CLASSIFICAÇÃO

- Classificação da Organização Mundial da Saúde (OMS; 1998): apresenta como obrigatória existência de resistência à insulina ou de distúrbio do metabolismo da glicose
- Classificação de *National Cholesterol Education Program's Adul Treatmen Panel III* (NCEP/ATP III; 2001): não exige a comprovação da resistência à insulina.

Uma nova proposta de classificação, apresentada em 2005 pela *International Diabetes Federation* (IDF), que considera a obesidade visceral o mais importante marcador, determinada pela medida da cintura, define limites específicos por etnia.

A prevalência da SM geralmente varia, dependendo dos critérios diagnósticos e das diversas definições, que, inevitavelmente, levam a uma confusão considerável e à ausência de comparabilidade entre os estudos.

Os componentes variam de acordo com: etnia, sexo, hábitos alimentares, estilos de vida, fenótipos e localização geográfica, tornando difícil estabelecer uma classificação universal.

A importância da obesidade decorre de sua elevada morbidade, visto que se associa a uma série de outras doenças e tem elevada prevalência, não só nos países desenvolvidos, como também naqueles em desenvolvimento, como é o caso do Brasil.

Como identificar a síndrome metabólica

A caracterização da SM é feita pelo aumento da circunferência abdominal, hipertensão arterial, hipertrigliceridemia, baixo HDL-colesterol e elevação glicêmica, com um estreito elo entre SM e resistência insulínica (RI) (Quadro 359.1).

A RI e o consequente hiperinsulinismo estariam implicados na gênese da hipertensão arterial, da dislipidemia, da obesidade visceral, dos distúrbios do metabolismo da glicose, dos estados pró-inflamatórios e pró-trombóticos, com associação direta entre RI, SM e doenças cardiovasculares.

CAUSAS E FATORES DE RISCO

- Fator genético
- Alimentação inadequada
- Sedentarismo.

MANIFESTAÇÕES CLÍNICAS

- Obesidade
- Hipertensão arterial
- Dislipidemia.

EXAMES COMPLEMENTARES

- Exames laboratoriais: glicemia em jejum, HDL-colesterol e triglicerídeos
- Outros exames laboratoriais devem ser realizados para melhor avaliação do risco cardiovascular global, como: colesterol total, LDL-colesterol, creatinina, ácido úrico, microalbuminúria, proteína C reativa.

CRITÉRIOS DIAGNÓSTICOS

- Combinação de pelo menos três componentes apresentados no Quadro 359.1.

COMPLICAÇÕES

- Diabetes
- Doença arterial coronariana
- Doença arterial carotídea
- Doença cerebrovascular
- Aterosclerose.

TRATAMENTO

- A primeira escolha é o tratamento não medicamentoso, que inclui a realização de um plano alimentar para a perda de peso, associado à prática de exercícios físicos
- Para o tratamento de pacientes com SM, recomenda-se diminuir 5 a 10% do peso corporal inicial
- A alimentação visa reduzir a ingestão de gorduras saturadas e trans (hidrogenados) e preferir as gorduras insaturadas, aumentar a ingestão de frutas, hortaliças e leguminosas, reduzir a ingestão de açúcar e acrescentar cereais integrais à dieta
- Realizar exercícios físicos de intensidade moderada com duração mínima de 30 minutos, no mínimo 5 vezes/semana
- Eliminar tabagismo
- Limitar o consumo de bebidas alcoólicas a 30 g de etanol/dia para homens e 15 g para as mulheres

Quadro 359.1 Critérios diagnósticos da síndrome metabólica.

Componentes	ATP III	ATP III Rev	IDF
	3 componentes ou mais	3 componentes ou mais	Circunferência abdominal imprescindível + 2 componentes
Circunferência abdominal (cm)			
• Homens	> 102	> 102	≥ 94 (etnia europeia)
• Mulheres	> 88	> 88	≥ 80
Pressão arterial (mmHg)	≥ 130/85	≥ 130/85	≥ 130/85
Glicemia (mg/dℓ)	≥ 110	≥ 100	≥ 100
Triglicerídeos (mg/dℓ)	≥ 150	≥ 150	≥ 150
Colesterol HDL (mg/dℓ)			
• Homens	< 40	< 40	< 40
• Mulheres	< 50	< 50	< 50

ATP III: critério diagnóstico do *Adult Treatment Panel III*; ATP III Rev: critério diagnóstico do *Adult Treatment Panel III* revisado pela American Heart Association e pelo National Heart, Lung, and Blood Institute; IDF: International Diabetes Federation.

- Quando não se atingem as metas terapêuticas com as medidas não medicamentosas, é necessário instituir tratamento farmacológico, com medicamentos específicos para cada condição que fazem parte da síndrome: obesidade, hipertensão arterial, diabetes e dislipidemias (ver Capítulos 228, *Hipertensão Arterial*, 303, *Diabetes Melito Tipo 1*, 304, *Diabetes Melito Tipo 2*, 343, *Dislipidemias*, e 354, *Obesidade*)
- Pode-se utilizar prebióticos e probióticos, pois há relação entre o microbioma intestinal e doenças crônicas, o que mostra que tanto a diversidade quanto os tipos de bactérias (quantidade e qualidade) presentes no intestino influenciam a ocorrência de várias doenças (ver Capítulo 263, *Alterações da Microbiota Intestinal*).

EVOLUÇÃO E PROGNÓSTICO

- Com as medidas não farmacológicas, principalmente a perda de peso, e mudanças dietéticas e exercício físico, é possível normalizar as alterações metabólicas sem necessidade de medicamentos
- Independentemente dos critérios utilizados para o diagnóstico, há concordância de que mudanças no estilo de vida, com o objetivo primário de perda de peso, são indispensáveis no tratamento da síndrome metabólica.

Atenção

- A redução do peso, por si só, pode normalizar os valores da pressão arterial e as alterações metabólicas (glicemia, colesterol, triglicerídeos)
- Condições frequentemente associadas à síndrome metabólica são: síndrome de ovários policísticos, esteatose hepática não alcoólica, hiperuricemia, microalbuminúria, estados pós-trombóticos, disfunção endotelial, *acanthosis nigricans*.

BIBLIOGRAFIA

Elian AA, Purisch S. Resistência à insulina e doenças cardiovasculares. In: Porto CC, Porto AL. Doenças do coração: prevenção e tratamento. 2. ed. Rio de Janeiro: Guanabara Koogan, 2005.

Expert Panel on Detection, Evaluation and Treatment of High Blood Cholesterol in Adults. Executive summary of the Third Report of the National Cholesterol Education Program (NCEP). JAMA. 2001;285:2486-97.

Ford ES, Giles WH. A comparison of the prevalence of the metabolic syndrome using two proposed definitions. Diabetes Care. 2003;26(3):575-81.

I Diretriz Brasileira de Diagnóstico e Tratamento da Síndrome Metabólica. Arq Bras Cardiol. 2005;84(supl. I).

Porto CC, Porto Al. Semiologia médica. 8. ed. Rio de Janeiro: Guanabara Koogan, 2019.

World Health Organization. Definition, diagnosis and classification of diabetes mellitus and its complications. Part 1: Diagnosis and classification of diabetes mellitus, department of non communicable disease surveillance. Geneva: WHO, 1999.

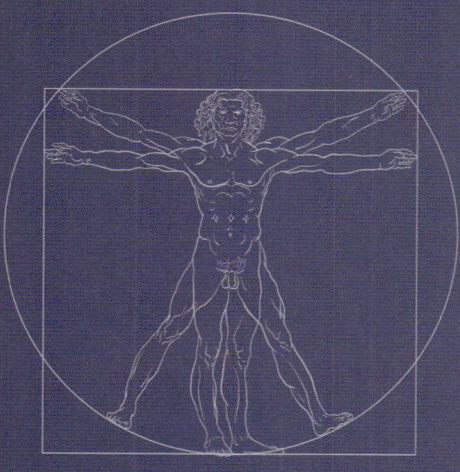

Parte 12

Sistema Urinário

360
Doença Cística dos Rins

Doença renal policística, rins policísticos

Mauri Félix de Sousa

INTRODUÇÃO

Alteração genética que promove a formação de cistos a partir dos túbulos renais, compreendendo duas formas clínicas: doença renal policística autossômica dominante (DRPAD) e doença renal policística recessiva (DRPAR).

A forma dominante afeta geralmente indivíduos adultos; a recessiva surge em crianças.

A forma dominante é causada por mutação no gene *PKD1* (doença renal policística 1), cromossomo 16, em 85% dos casos, ou gene *PKD2*, cromossomo 4, em 15%.

Além da mutação herdada, soma-se a mutação adquirida no outro alelo, a qual desencadeia a formação de cistos nesse ponto do túbulo.

Pode-se encontrar nefrite intersticial no exame histopatológico.

A forma recessiva é causada por mutação no gene *PKHD1* (doença renal policística e hepática 1), cromossomo 6, e gene *DZIP1L*, a qual se manifesta em indivíduos homozigotos para o gene alterado. É mais frequente quando há consanguinidade dos pais. Os cistos originam-se nos ductos coletores e são de dimensões menores que os da forma dominante, mas em número incontável.

Na biópsia hepática, encontra-se fibrose biliar.

MANIFESTAÇÕES CLÍNICAS

- Forma dominante: assintomática, em 40% dos pacientes. Manifestações clínicas costumam aparecer na 3ª e 4ª décadas de vida, incluindo massa abdominal, hematúria, hipertensão arterial, insuficiência renal, episódios de urolitíase. Pode haver comprometimento de outros órgãos (aneurismas encefálicos, cistos hepáticos, pancreáticos, prolapso de valva mitral)
- Forma recessiva: cerca de 50% dos pacientes morrem por insuficiência respiratória no primeiro mês de vida. Aqueles que sobrevivem podem apresentar acidose tubular renal, redução da capacidade de concentração urinária, hipertensão arterial, episódios recorrentes de piúria e pequena elevação da creatinina nos primeiros anos, mas também podem evoluir para insuficiência renal terminal (60% aos 20 anos).

DIAGNÓSTICO DIFERENCIAL

- Cistos renais simples
- Síndrome de Von Hippel-Lindau (hemangioblastoma e carcinoma renal de origem genética)
- Displasia renal
- Rim em esponja medular
- Esclerose tuberosa
- Doença hepática policística autossômica dominante.

EXAMES COMPLEMENTARES

- Dosagem de ureia e creatinina: aumentadas
- Ultrassonografia (USG): evidencia o aumento dos rins e os cistos (Quadro 360.1)
- Tomografia computadorizada (TC) de abdome (Figuras 360.1 e 360.2)
- Ressonância magnética (RM): possibilita detectar cistos renais menores que 0,5 cm de diâmetro e melhor avaliação do aumento dos rins
- Exame simples de urina: hematúria, diminuição da densidade urinária. Diminuição do citrato urinário, proteinúria
- Biópsia renal para exame histopatológico na forma recessiva.

COMPROVAÇÃO DIAGNÓSTICA

- Dados clínicos + USG abdominal e/ou RM + biópsia renal mostram cisto em paliçada a partir de ductos coletores na forma recessiva.

COMPLICAÇÕES

- Hemorragia e/ou infecção de cisto
- Fibrose hepática na forma recessiva
- Hipertensão arterial
- Insuficiência renal crônica
- Ruptura de aneurisma encefálico.

TRATAMENTO

- Tolvaptana: inibidor do receptor V2 do hormônio antidiurético que possibilita menor aumento do volume renal e evolução mais lenta da perda da função renal na DRPAD

Quadro 360.1 Critérios ultrassonográficos para diagnóstico de DRPAD em pacientes com história da doença na família.

Idade	Genótipo		
	Mutação em *PKD1*	Mutação em *PKD2*	Genótipo desconhecido
15 a 30 anos	≥ 3 cistos[a] VPP = 100% SEN = 94,3%	≥ 3 cistos* VPP = 100% SEN = 69,5%	≥ 3 cistos* VPP = 100% SEN = 81,7%
30 a 39 anos	≥ 3 cistos[a] VPP = 100% SEN = 96,6%	≥ 3 cistos* VPP = 100% SEN = 94,9%	≥ 3 cistos* VPP = 100% SEN = 95,5%
40 a 59 anos	≥ 2 cistos em cada rim VPP = 100% SEN = 92,6%	≥ 2 cistos em cada rim VPP = 100% SEN = 88,8%	≥ 2 cistos em cada rim VPP = 100% SEN = 90%
≥ 60 anos	≥ 4 cistos em cada rim		
16 a 40 anos[†]	≥ 10 cistos em ambos os rins		

Todos os valores são estimados. *: bilateral ou unilateral. [†]Neste caso, indica-se a ressonância magnética. DRPAD: doença renal policística autossômica dominante; VPP: valor preditivo positivo; SEN: sensibilidade.

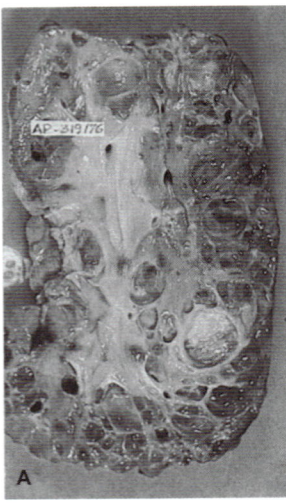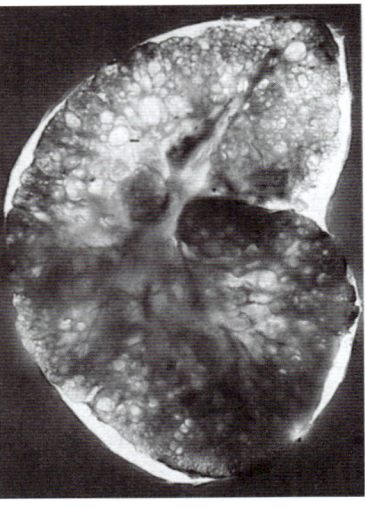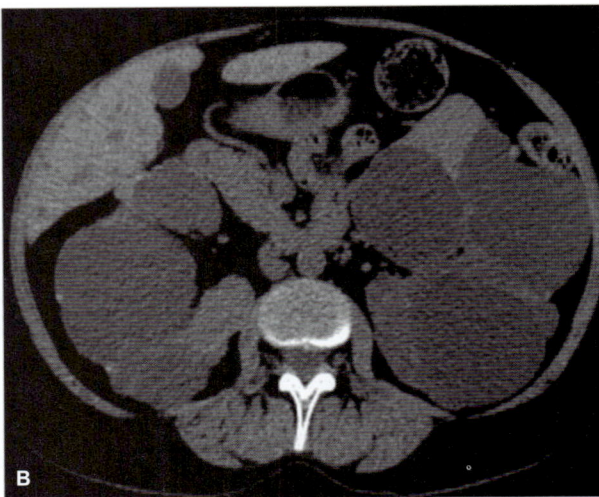

Figura 360.1 Rins policísticos. **A.** Tipo adulto; rim aumentado de volume apresentando cistos de paredes lisas e conteúdo seroso. **B.** Tomografia computadorizada de abdome evidenciando imagens císticas hipodensas envolvendo a cortical de ambos os rins.

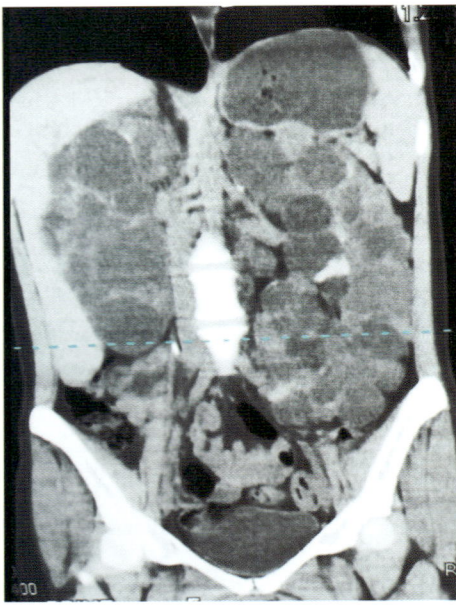

Figura 360.2 Tomografia computadorizada de abdome evidenciando imagens císticas hipodensas envolvendo a cortical de ambos os rins e cálculo renal no rim esquerdo.

Atenção

- Como a DRPAD pode persistir assintomática em grande parte dos indivíduos, a investigação genética é questionada eticamente em indivíduos jovens assintomáticos, pelas implicações psicológicas e sociais.

- Octreotida: análogo da somatostatina (inibidor do hormônio do crescimento) inibe a adenilciclase com efeitos semelhantes ao tolvaptana, mesmo em estágios tardios da DRPAD
- Tratamento da hipertensão arterial (ver Capítulo 228, *Hipertensão Arterial*)
- Evitar tabaco e cafeína

- Citrato de potássio nos casos de urolitíase de repetição
- Cirurgia para redução do número de cistos em síndromes compressivas e dolorosas
- Diálise e transplante renal se houver uremia.

BIBLIOGRAFIA

Bergmann C, Guay-Woodford LM, Harris PC, Horie S, Peters DJM, Torres VE. Polycystic kidney disease. Nat Rev Dis Primers. 2018;4(1):50.

Perico N, Ruggenenti P, Perna A, Anna Caroli 1, Matias Trillini 1, Sandro Sironi et al. Octreotide-LAR in later-stage autosomal dominant polycystic kidney disease (ALADIN 2): a randomized, double-blind, placebo-controlled, multicenter trial. PLoS Med. 2019;16(4):e1002777.

361
Doença Renal Crônica

Mauricio Staib Younes-Ibrahim ◆ Edna Regina Silva Pereira ◆ Valéria Soares Pigozzi Veloso ◆ Mauricio Younes-Ibrahim

INTRODUÇÃO

A doença renal crônica (DRC) é definida por anormalidades da estrutura ou da função renal, com duração de 3 meses ou mais, com importantes implicações para a saúde (*Kidney Disease Improving Global Outcomes* [KDIGO], 2012).

Diagnóstico de doença renal crônica

- TFG < 60 m ℓ/min/1,73 m², por ao menos 3 meses consecutivos, ou TFG ≥ 60 m ℓ/min/1,73 m² associada a um ou mais marcadores de dano renal parenquimatoso ou por constatação por meio de exame de imagem.

- Albuminúria (> 30 mg/dia ou relação albumina/creatinina [RAC] em amostra de urina > 30 mg/g)
- Hematúria
- Anormalidades específicas no sedimento urinário
- Alterações histopatológicas na biópsia renal
- Anormalidades estruturais reveladas em exames de imagens
- Queda da taxa de filtração glomerular (TFG).

PREVALÊNCIA

A DRC tem características epidêmicas em todo o mundo, com prevalência de 7,2% na população com mais de 30 anos de idade e de 23 a 36% acima de 64 anos de idade.

CLASSIFICAÇÃO E RISCO DE PROGRESSÃO

Com base na redução da TFG (m ℓ/min/1,73 m^2 de G1 a G5) e pela albuminúria (A1 a A3), a DRC pode ser classificada como mostra o Quadro 361.1 que evidencia também o risco de progressão.

CAUSAS

- Vasculares: hipertensão arterial, estenose de artéria renal (nefropatia isquêmica), microangiopatia trombótica, endarterite proliferativa, necrose cortical
- Glomerulares:
  - Primárias: glomeruloesclerose segmentar e focal, glomerulonefrite membranoproliferativa, glomerulonefrite membranosa, nefropatia por IgA, pós glomerulonefrite aguda (ver Capítulo 362, *Glomerulopatias*)
  - Secundárias: lúpus eritematoso sistêmico, diabetes melito, amiloidose, neoplasias, vasculites, infecções virais e bacterianas, paraefeitos de medicamentos
- Tubulointersticiais: rins policísticos, nefrocalcinose, doenças autoimunes (sarcoidose, síndrome de Sjögren), nefropatia do refluxo, mieloma múltiplo, uso crônico de analgésicos e anti-inflamatórios, uropatia obstrutiva.

FATORES DE RISCO

- Doenças metabólicas: diabetes melito, gota, hipotireoidismo
- Hipertensão arterial
- Arteriopatia periférica
- Doença cardiovascular

- DRC na família
- Doenças ocupacionais: contato com solventes orgânicos, metais pesados, agrotóxicos, xenobióticos
- Genéticas: ancestralidade africana, variação dos genes *APOL1* e *MYH9* do cromossomo 22q; polimorfismo do gene *TGF-β1*, no cromossomo 19q13.1, doença de Fabry, doença de Gaucher, síndrome de Fanconi, anemia falciforme
- Epigenéticas: metilação do DNA dos genes *RASAL1* e *KLOTHO*
- Anomalias congênitas do sistema urinário
- Cirurgias urológicas prévias
- Outros fatores: idade avançada, urolitíase, uso crônico de analgésicos e anti-inflamatórios não esteroidais (AINEs), doenças do sistema imunológico, doenças infecciosas, tabagismo, obesidade, após a ocorrência de injúria renal aguda.

MANIFESTAÇÕES CLÍNICAS

- Assintomática ou oligossintomática (estágios 1 a 3)
- Manifestações da doença de base
- Gerais: pele seca, prurido, equimoses, palidez, soluços
- Urinárias: noctúria, opsiúria (menores quantidades de urina nos períodos digestivos do que em jejum), hematúria, proteinúria

O estadiamento é uma maneira prática de conduzir o tratamento de um paciente com DRC
- Estágios 1 e 2: os pacientes são assintomáticos, e a ureia e a creatinina estão nas faixas normais. A TFG encontra-se normal ou aumentada (hiperfluxo)
- Estágio 3: a TGF apresenta-se consideravelmente diminuída, os pacientes podem estar assintomáticos, mas a ureia e a creatinina encontram-se aumentadas e há indicação laboratorial de anemia, alteração dos níveis de cálcio, fósforo e paratormônio, além de hipertensão arterial
- Estágio 4: há avançada redução da TFG. As manifestações clínicas são evidentes, com acidose metabólica, anemia, hipocalcemia, hiperfosfatemia e hiperpotassemia
- Estágio 5: TFG < 15 m ℓ/min. Síndrome urêmica evidente, com manifestações cardiovasculares, gastrintestinais, hematopoéticas, neurológicas, endócrinas e imunológicas. Indicação para preparar o paciente para o emprego de método de substituição da função renal por diálise ou transplante renal.

Quadro 361.1 Classificação e risco de progressão da doença renal crônica considerando os marcadores TFG e albuminúria (KDIGO, 2012).

	Categorias de albuminúria (mg/g)		
Categorias de TFG (m ℓ/min)	**A1 – normal: < 30**	**A2 – moderada: 30 a 300**	**A3 – grave: > 300**
G1 – normal ou alta: > 90			
G2 – levemente diminuída: 89 a 60			
G3a – leve a moderadamente diminuída: 59 a 45			
G3b – moderada a gravemente diminuída: 44 a 30			
G4 – gravemente diminuída: 29 a 15			
G5 – falência renal: < 15			

TFG: taxa de filtração glomerular. Verde: baixo risco (se outros marcadores de doença renal estiverem ausentes, não há DRC); amarelo: moderado risco; alaranjado: alto risco; vermelho: muito alto risco (KDIGO).

- Cardiovasculares: hipertensão arterial, congestão pulmonar, edema
- Digestórias: anorexia, perda ponderal, náuseas, vômitos, hálito urêmico, hemorragia digestiva
- Hematopoéticas: anemia, distúrbio de coagulação
- Endócrinas: intolerância à glicose, hiperparatireoidismo secundário, hiperprolactinemia, redução de níveis hormonais (tri-iodotironina [T3], testosterona), amenorreia, redução da libido, disfunção erétil
- Neuromusculares: mioclonias, cãibras, insônia, irritabilidade, depressão, confusão mental, neuropatia periférica, síndrome das pernas inquietas, *flapping*, convulsões, coma.

DIAGNÓSTICO DIFERENCIAL

- Injúria renal aguda (ver Capítulo 363, *Injúria Renal Aguda*)
- Nefrotoxicidade aguda (ver Capítulo 366, *Nefropatias Específicas*)
- Uropatia obstrutiva (ver Capítulo 372, *Uropatia Obstrutiva*).

EXAMES COMPLEMENTARES

- Hemograma: anemia normocrômica normocítica a partir do G3 (ver Quadro 360.1)
- Ureia e creatinina séricas: faixa normal em G1 e G2; aumentadas em G3 a G5
- Medida da TFG ou sua estimativa (TFGe) por meio de fórmulas baseadas na creatinina ou na cistatina C (Cockcroft-Gault, MDRD [*Modification of Diet in Renal Disease*], CKD-EPI [*Chronic Kidney Disease Epidemiology Collaboration*]): (ver boxe Atenção ao final deste capítulo)
- Cistatina C sérica: marcador da TFG desde os estágios iniciais (G1 e G2). Utilizada para TFGe em equações, sendo mais utilizada a CKD-EPI
- Exame simples de urina: proteinúria, hematúria, cilindrúria
- Osmolaridade: isostenúria (G5)
- Albuminúria > 30 mg/24 horas ou RAC em amostra de urina > 30 mg/g
- Fósforo sérico: normal ou aumentado a partir do G3a
- Cálcio sérico: normal ou aumentado a partir do G3a
- Fosfatase alcalina: aumentada a partir do estágio G3a
- Ácido úrico sérico: aumentado a partir do G3a
- Paratormônio (PTH): normal ou aumentado a partir do G3a
- Fator de crescimento fibroblástico 23 (FGF-23): aumentado a partir do G3a
- Potássio sérico: normal ou aumentado a partir de G4 a G5
- Acidose metabólica: a partir do G4
- Triglicerídeos: aumentados
- Glicose: normal ou levemente aumentada (intolerância à glicose)
- Tempo de sangramento: aumentado a partir do G4
- Ultrassonografia (USG): rins diminuídos de tamanho com relação corticomedular alterada, redução da espessura cortical
- Outras anormalidades na USG: urolitíase, hidronefrose, rins policísticos, assimetria renal
- Causas de DRC com rins de tamanho normal: diabetes e amiloidose
- Radiografia do tórax e ecocardiograma: avaliação de área cardíaca, função ventricular, derrame pleural ou pericárdico.

COMPROVAÇÃO DIAGNÓSTICA

- Da DRC:
  - Dados clínicos + exames laboratoriais + USG dos rins
- Da etiologia:
  - Dados clínicos + exames laboratoriais + exames de imagem + biópsia renal para exame histopatológico e imunofluorescência, em casos selecionados (ver Capítulo 362, *Glomerulopatias*).

COMPLICAÇÕES

- Atraso de crescimento quando a DRC é genética ou surge na infância
- Pericardite
- Hiperpotassemia
- Acidose metabólica
- Hipertensão arterial maligna ou de difícil controle
- Edema agudo de pulmão
- Doença mineral óssea
- Calcificações metastáticas (vasos, partes moles)
- Sangramentos
- Infertilidade, disfunção sexual
- Encefalopatia, convulsões.

TRATAMENTO

- Manejo de fatores que agravam a disfunção renal:
  - Hipovolemia, congestão, infecção, hipotireoidismo
  - Medicamentos que prejudicam a hemodinâmica renal (inibidores da enzima de conversão da angiotensina [IECA], bloqueadores de receptores de angiotensina [BRA] e AINEs)
  - Evitar uso de medicamentos nefrotóxicos
  - Evitar contrastes radiológicos e uso de gadolínio quando TFG < 30 m ℓ/min; descartar obstrução das vias urinárias
  - Diminuir a ingestão diária de sal (< 5 g de NaCl ou 2 g Na$^+$)
  - Controle da pressão arterial ≤ 140 × 90 mmHg
  - Manter hemoglobina glicada < 7%
  - Corrigir dislipidemia e acidose metabólica
  - Cessar tabagismo
  - Controle dietético:
    - Evitar dietas hiperproteicas > 1,3 g/kg/dia
    - Restrição de proteína (0,6 a 0,8 mg/kg/dia G3 a G5; 0,8 a 1 mg/kg/dia G1 e G2)
    - Ingestão calórica adequada (35 kcal/kg)
    - Monitorar o estado nutricional para evitar desnutrição e manter o índice de massa corporal (IMC) < 25
- Tratamento das complicações da DRC:
  - Sobrecarga de volume: restrição de sal e administração de diurético de alça (furosemida)
  - Hiperpotassemia: restrição da ingestão de potássio (< 40 a 70 mEq/dia), emprego de diuréticos de alça e de resinas de troca intestinais, evitar medicamentos que aumentem a concentração de potássio, tais como AINEs, beta-bloqueadores não seletivos, IECA e BRA
  - Correção da acidose: manter a concentração de bicarbonato acima de 22 mEq/ℓ, administrar dose diária de 0,5 a 1 mEq/kg/dia de bicarbonato de sódio por via oral (VO)
  - Hiperfosfatemia: restrição da ingestão de fósforo (800 mg/dia), quelantes enterais do fósforo para manter seus níveis séricos dentro dos valores de referência. Os

quelantes de fósforo mais usados são o carbonato de cálcio e o acetato de cálcio (a ingestão total de cálcio não deve ultrapassar 2.000 mg/dia, incluindo a dieta). Os hidróxidos de alumínio e de magnésio devem ser evitados por risco de intoxicação

- Distúrbio mineral ósseo: o KDIGO 2012 recomenda o controle da hiperfosfatemia, do produto cálcio × fósforo e da deficiência de 25-hidroxivitamina D para controle do hiperparatireoidismo. O valor do PTH deve ser mantido < 300
- Anemia: é multifatorial e seu principal mecanismo é a deficiência de eritropoetina acompanhada de deficiência de ferro, inflamação, hiperparatireoidismo, diminuição da vida média das hemácias, perdas sanguíneas, deficiência de ácido fólico e de vitamina B_{12}.

Iniciar reposição de ferro VO ou por via intravenosa (IV) com níveis de ferritina < 500 ng/mℓ e índice de saturação de transferrina < 20%. A dose de ferro oral para adultos é, em geral, 325 mg de sulfato ferroso, 3 vezes/dia. Deve-se suspender a administração de ferro se o nível de ferritina for > 800 ng/mℓ.

A eritropoetina é recomendada na dose de 50 a 100 U/kg/semana (2 a 3 doses semanais) para manter hemoglobina entre 10 e 11,5 g/dℓ.

- Dislipidemia: manter a lipoproteína de baixa densidade (o LDL-colesterol) < 100 mg/dℓ, utilizando estatinas (ver Capítulo 343, *Dislipidemias*)
- Sangramento: correção da anemia, desmopressina (DDAVP), crioprecipitado, estrogênio, terapia de substituição renal
- Hiperuricemia: uso de alopurinol 100 a 300 mg/dia
- Pericardite e neuropatia: terapia de substituição renal.

Doença renal crônica em pacientes diabéticos e não diabéticos

- Em pacientes com nefropatia diabética ou não diabética, há evidência do benefício dos IECA ou BRA, sobretudo nos pacientes com proteinúria e nas fases iniciais da doença. O objetivo é manter albuminúria < 300 mg/24 horas ou proteinúria < 500 mg/24 horas e pressão arterial ≤ 130 × 80 mmHg
- Em muitos pacientes, a associação de anti-hipertensivos com diuréticos é necessária para o controle da pressão arterial (ver Capítulo 228, *Hipertensão Arterial*)
- Na DRC não proteinúrica (albumina < 30 mg/24 horas ou < 30 mg/g de creatinina), como nas doenças tubulointersticiais, os IECA ou BRA não se mostraram mais efetivos que outros anti-hipertensivos.

Terapias substitutivas das funções renais

- Os pacientes devem ser informados sobre as modalidades de terapia renal substitutiva (hemodiálise, diálise peritoneal e transplante renal), as quais apresentam vantagens e desvantagens
- Encaminhamento para confecção de acesso vascular (TFG < 20 mℓ/min) ou implante de cateter peritoneal
- USG renal e marcadores sorológicos para hepatite dos tipos B e C e vírus da imunodeficiência humana (HIV) são necessários para o início de tratamento dialítico ambulatorial
- O início da terapia renal substitutiva depende dos sintomas e do estado nutricional, em geral com TFG entre 15 e 10 mℓ/min.

MONITORAMENTO

- Pacientes de risco para DRC devem ser avaliados periodicamente com dosagem de creatinina, medida da TFG e exame simples de urina
- Encaminhamento para avaliação com nefrologista quando a TFG < 60 mℓ/min (DRC estágio 3) ou albuminúria > 300 mg/24 horas, ou proteinúria > 500 mg/24 horas.

EVOLUÇÃO E PROGNÓSTICO

- A DRC com caráter progressivo pode evoluir para DRC terminal e necessitar de terapias de substituição das funções dos rins
- Pacientes com DRC apresentam alto risco para mortalidade cardiovascular e osteodistrofia renal.

Atenção

- Portaria nº 389 de 2014 do Ministério da Saúde definiu os critérios para a organização dos cuidados de pacientes com DRC
- Fórmulas para estimativa da TFG a partir da creatinina sérica: Cockcroft-Gault, MDRD e CKD-EPI (esta última recomendada pelo KDIGO 2012), disponíveis em aplicativos e programas de computador:
    - Estimativa da TFG pela fórmula CKD-EPI, utilizando creatinina (Cr) ou cistatina (Cc) séricas:

$$eTFG = 141 \times \text{minutos } (Cr/\kappa, 1)^{\alpha} \times \text{máx}(Cr/\kappa, 1)^{-1.209} \times 0,993^{idade} \times 1,018 \text{ (se mulher)} \times 1,159 \text{ (se negro)}$$

Em que Cr: creatinina sérica ou cistatina C sérica; κ: é 0,7 para mulheres e 0,9 para homens; α: é 0,329 para mulheres e 0,411 para homens; minutos: indica o mínimo de Cr/κ ou 1; máx: indica o máximo de Cr/κ ou 1.

Recomendações práticas

- A partir de 40 anos de idade, ocorre perda da TFG entre 0,75 a 1 mℓ/min/ano
- IECA ou BRA podem causar declínio da TFG e elevação do potássio principalmente em pessoas idosas. É necessário monitorar os níveis séricos de creatinina e potássio em pacientes que fazem uso destes medicamentos
- Investigar estenose de artérias renais quando a elevação da creatinina sérica ou a redução da TFG for > 30% com o uso de IECA ou BRA
- Não se recomenda a associação de IECA e BRA para pacientes com DRC
- Cistatina C com menor fidelidade para a função renal em pacientes com câncer, em uso de corticoides ou com doença neurovegetativa e hipo ou hipertireoidismo
- Fósforo sérico > 4 mg/dℓ, risco duas vezes maior de desenvolver doença cardiovascular. Aumento de 0,5 mg/dℓ de fósforo associado a maior risco de DRC terminal
- FGF-23 sérico elevado é um preditor independente de progressão da doença renal em pacientes não diabéticos, com DRC
- DRC a partir do estágio 3: correção das doses de diversos medicamentos, dentre eles antibióticos e antivirais de acordo com a TFG.

BIBLIOGRAFIA

Abensur H. Diretrizes Brasileiras de Doença Renal Crônica. J Bras Nefrol. 2004;26(suppl 1):3.
Brenner BM. Pathophysiology of uremia. In: Brenner's & Rector's the Kidney. 11th ed. Saunders; 2019.

KDIGO. Kidney Disease Improving Global Outcomes, 2012.

Moura LRE, Alves MAR, Santos DR, Pecoits Filho R. Tratado de Nefrologia. Atheneu; 2018.

Porto CC, Porto AL. Semiologia médica. 8. ed. Rio de Janeiro: Guanabara Koogan; 2019.

Rosenberg M. Overview of the management of chronic kidney disease in adults. Disponível em: www.uptodate.com. 2019.

362
Glomerulopatias

Glomerulonefrites primárias, glomerulonefrites secundárias, glomerulonefrite difusa aguda, glomerulonefrite crônica, glomerulonefrite rapidamente progressiva, glomeruloesclerose, glomerulonefrite membranosa, glomerulonefrite membroproliferativa, glomerulonefrite crescêntica, glomerulonefrite por imunoglobulina A

Mauricio Staib Younes-Ibrahim ◆ **Edna Regina Silva Pereira** ◆ **Valéria Soares Pigozzi Veloso** ◆ **Ciro Bruno Silveira Costa** ◆ **Mauricio Younes-Ibrahim**

INTRODUÇÃO

As glomerulopatias (GMP) manifestam-se por diferentes alterações da urina, incluindo proteinúria leve ou maciça, hematúria micro ou macroscópica, dependendo do tipo e da intensidade das lesões renais.

A etiologia e a gravidade das GMP, por sua vez, são determinadas pela origem e pelo tipo de lesão glomerular (Quadro 362.1).

As GMP englobam afecções renais de causas diversas, que podem ser divididas em primárias, quando não há doença sistêmica concomitante, ou secundárias, quando resultam de processos fisiopatológicos extrarrenais.

CAUSAS DAS GLOMERULOPATIAS PRIMÁRIAS

- Doença de lesão mínima:
  - Glomeruloesclerose segmentar e focal (GESF)
  - GMP membranosa
  - Glomerulonefrite membranoproliferativa
  - Nefropatia por imunoglobulina A (IgA)

Quadro 362.1 Manifestações clínicas relacionadas com o tipo de alteração glomerular.

Manifestação clínica	Alteração glomerular
Proteinúria	Perda da permeabilidade seletiva capilar
Hematúria	Ruptura da parede capilar
Azotemia	Comprometimento da filtração glomerular
Edema	Retenção de sal e água (com participação tubular)

- Glomerulonefrite antimembrana basal glomerular
- GMP de C3
- Nefropatia do C1q
- Glomerulonefrite imunotactoide
- Glomerulonefrite associada ao anticorpo anticitoplasma de neutrófilo (ANCA), limitada ao rim
- Glomerulonefrite fibrilar.

CAUSAS DAS GLOMERULOPATIAS SECUNDÁRIAS

- Doenças metabólicas
- Doenças hereditárias
- Doenças sistêmicas
- Medicamentos, drogas ilícitas e toxinas
- Doenças infecciosas
- Neoplasias.

MANIFESTAÇÕES CLÍNICAS

- A apresentação clínica das GMP é variável e pleomórfica, desde a forma assintomática ou oligossintomática até formas graves, rapidamente progressivas
- Doenças glomerulares específicas tendem a produzir manifestações clínicas que podem ser classificadas como síndrome nefrítica, síndrome nefrótica e glomerulonefrite rapidamente progressiva
- Cumpre salientar, contudo, que a forma clínica não define o tipo de lesão tecidual glomerular, que depende da biópsia renal para classificação histopatológica.

FORMAS CLÍNICAS

- Síndrome nefrítica (ver Capítulo 364, *Síndrome Nefrítica*):
  - Glomerulonefrite difusa aguda (GNDA) (pós-infecciosa; p. ex., pós-estreptocócica – Figura 362.1)
  - Glomerulonefrite rapidamente progressiva (GNRP) ou crescêntica
  - Glomerulonefrite membranoproliferativa
  - Nefrite lúpica (ver Capítulo 442, *Lúpus Eritematoso Sistêmico*)
- Síndrome nefrótica (SN) (ver Capítulo 365, *Síndrome Nefrótica*):
  - GMP com lesão mínima
  - GESF (Figura 362.2)
  - GMP membranosa (Figura 362.3)

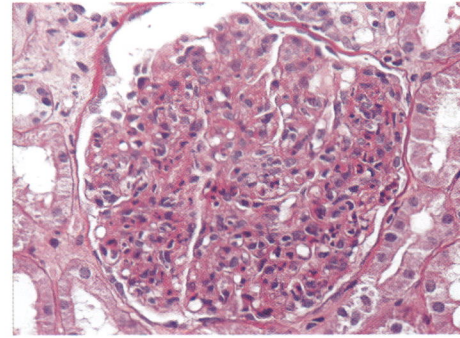

Figura 362.1 Glomerulonefrite pós-estreptocócica: glomérulo com capilares ocluídos por grande proliferação celular endocapilar, constituída tanto de neutrófilos como de células mesangiais e endoteliais.

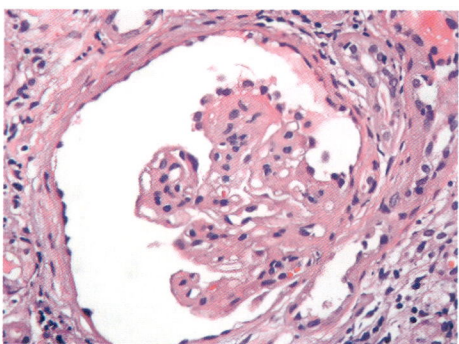

Figura 362.2 Glomeruloesclerose segmentar e focal (GESF): variante da GESF, forma "colapsante"; observa-se glomérulo com tufo glomerular retraído, exibindo esclerose segmentar com colapso dos capilares (coloração hematoxilina–eosina).

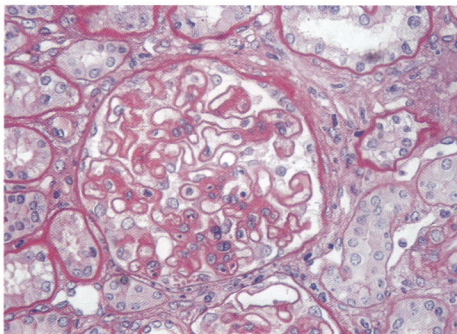

Figura 362.3 Glomerulonefrite membranosa: espessamento difuso da parede dos capilares ("membrana basal"), comprometendo todo o glomérulo.

- ■ Glomerulonefrite membranoproliferativa (Figura 362.4)
- ■ Nefrite lúpica
- ■ Glomeruloesclerose diabética
- ■ Amiloidose glomerular
- ■ Glomerulonefrite fibrilar
- ■ GMP imunotactoide
- GNRP:
  - ■ Síndrome de Goodpasture
  - ■ Granulomatose com poliangiite
  - ■ Poliangiite microscópica
  - ■ Doenças associadas à síndrome nefrítica.

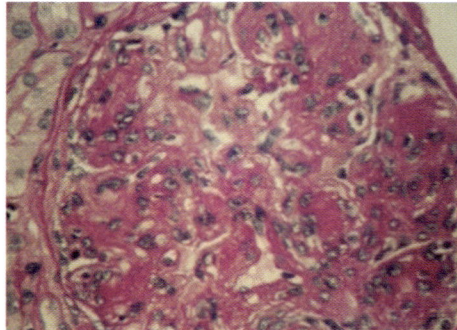

Figura 362.4 Glomerulonefrite membranoproliferativa: lobulação do tufo glomerular, proliferação mesangial e espessamento das alças capilares. (Cortesia de Brasileiro Filho, 2011.)

Glomerulopatias oligossintomáticas

- Nefropatia por IgA
- GMP de membrana fina
- Síndrome de Alport
- GESF
- Glomerulonefrite proliferativa mesangial.

GLOMERULONEFRITE DIFUSA AGUDA

- A GNDA constitui um grupo de afecções glomerulares agudas caracterizadas por inflamação glomerular com proliferação celular deflagrada por eventos imunológicos que se expressam, clinicamente, pela síndrome nefrítica aguda
- Mais frequentemente é causada por infecções bacterianas, virais ou por protozoários
- Pode acometer indivíduos de qualquer idade, sendo mais comum em crianças e adolescentes, com pico de incidência entre 3 e 6 anos de idade
- É infrequente (10% dos casos) nos indivíduos acima de 3 anos e acima dos 40 anos de idade
- Mais comum no sexo masculino (2:1)
- A GNDA infecciosa pode ocorrer de forma epidêmica ou esporádica. A forma epidêmica (mais comum em países em desenvolvimento) costuma estar relacionada com infecções da pele, e a forma esporádica é mais associada a faringites e tonsilites (ver Capítulo 129, *Faringotonsilites*)
- A GNDA caracteriza-se pelo aparecimento abrupto de hematúria macroscópica (urina escura), proteinúria, hipertensão arterial de instalação recente que pode acarretar edema agudo de pulmão ou encefalopatia hipertensiva e edema periférico em grau variável, além de oligúria e azotemia
- As manifestações clínicas de GNDA são acompanhadas de sedimento urinário revelador de glomerulonefrite em atividade, sendo rico em componentes eritrocitários (cilindros hemáticos, com pigmentos, hemácias dismórficas) e restos celulares
- A GNDA pós-infecciosa é uma doença que se desenvolve por mecanismo imunológico
- Os principais achados histopatológicos são o comprometimento difuso e global dos glomérulos, que se apresentam aumentados e hipercelulares. Proliferação difusa de células mesangiais e endocapilares, com infiltrado de leucócitos polimorfonucleares, monócitos e eosinófilos ocorrem no lúmen capilar e no mesângio
- A imunofluorescência mostra depósitos de imunoglobulina G (IgG) e de C3, em padrão granular, na membrana basal e no mesângio
- A microscopia eletrônica evidencia depósitos característicos subepiteliais, na membrana glomerular, em forma de "corcova de camelo" (*humps*) (Figura 362.5).

CAUSAS

- As infecções por estreptococos beta-hemolíticos do grupo A – cepa nefritogênica – e estreptococos dos grupos C e G, e estafilococos são as mais comuns e precedem as lesões renais em 1 a 4 semanas
- O período de latência é mais curto (7 a 14 dias) na faringite, com média de 10 dias, e mais longo (14 a 28 dias) nas piodermites

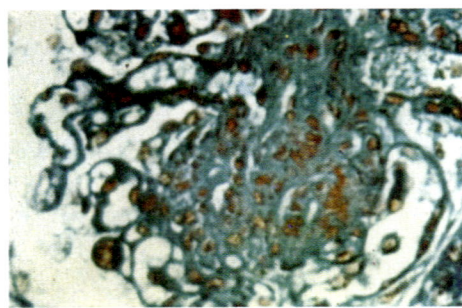

Figura 362.5 Glomerulonefrite difusa aguda, observando-se lesões proliferativas na maioria dos glomérulos (coloração tricrômica de Masson).

- Glomerulonefrite "pós-infecciosa" é observada nas infecções por pneumococos, estafilococos, endocardite infecciosa, associada a *shunts* e abscessos viscerais
- Raramente a GNDA está associada a infecções virais (sarampo, varicela, parotidite, *influenza*, mononucleose, citomegalovírus [CMV]), Covid-19.

FATORES DE RISCO

- Surtos epidêmicos de infecção estreptocócica (ver Capítulo 565, *Estreptococcias*).

MANIFESTAÇÕES CLÍNICAS

- Quadros infecciosos diversos podem ocorrer relacionados com glomerulonefrites subclínicas ou assintomáticas, manifestando-se com hematúria macroscópica, redução do complemento sérico e elevação ou não da pressão arterial
- Síndrome nefrítica (ver Capítulo 364, *Síndrome Nefrítica*):
  - Início abrupto dos sintomas
  - Hematúria macroscópica em 1/3 dos casos
  - Expansão de volumes intravascular e intersticial
  - Edema de face e olhos pela manhã e dos pés e tornozelos à tarde; em crianças ocorre edema generalizado e anasarca, mas também pode cursar apenas com aumento de peso sem evidência clínica de edemas (ver Capítulo 18, *Edema*)
  - Hipertensão arterial, em geral moderada, em 75% dos casos
  - Oligúria com 1 a 2 semanas de duração, em 50% dos pacientes.

Manifestações clínicas incomuns

- Anúria
- Uremia grave.

Manifestações sistêmicas

- Mal-estar geral
- Astenia
- Náuseas e vômitos
- Anorexia
- Dor lombar bilateral.

DIAGNÓSTICO DIFERENCIAL

- Glomerulonefrite membranoproliferativa
- GNRP
- Nefropatia lúpica
- Nefropatia por IgA
- Púrpura de Henoch-Schönlein (Ver Capítulo 226, *Púrpura de Henoch-Schönlein*).

EXAMES COMPLEMENTARES

- Exame de urina: hematúria, leucocitúria, cilindros hemáticos, hemácias dismórficas e proteinúria
- Proteinúria: pode ocorrer na faixa nefrótica (> 3,5 g/1,73 m^2) em 4% dos casos em crianças e em 20% dos adultos
- Ureia e creatinina: moderadamente aumentadas
- Fração de excreção de sódio: < 1%
- Taxa de filtração glomerular (TFG): diminuída
- Potássio sérico: normal ou aumentado
- Hemograma: anemia pode estar presente
- Antiestreptolisina O (ASO): títulos aumentados em 90% dos pacientes após 3 a 5 semanas do início do quadro infeccioso das vias respiratórias superiores. Quando a faringite é tratada precocemente com antibióticos, a positividade decai para 20%. A ASO pode estar normal nas piodermites, sendo necessário utilizar outro marcador de infecção estreptocócica (anti-hialuronidase, antidesoxirribonuclease, antiestreptoquinase)
- Cultura de secreção da garganta e das lesões cutâneas tem utilidade relativa
- Dosagem de complemento total (CH50) e de C3 com títulos baixos
- Biópsia renal é raramente indicada e deve ser realizada apenas em pacientes com evolução atípica: anúria, oligúria prolongada, insuficiência renal progressiva, proteinúria nefrótica após 4 semanas, complemento sérico baixo após 8 semanas, hematúria e/ou proteinúria após 1 ano.

COMPROVAÇÃO DIAGNÓSTICA

- Dados clínicos + exame de urina – elementos anormais do sedimento (EAS) + dosagem de complemento CH50 ou C3 + marcadores de infecção estreptocócica.

COMPLICAÇÕES

- Edema pulmonar agudo (mais frequente em idosos)
- Encefalopatia hipertensiva (mais comum em crianças)
- Insuficiência renal aguda (mais comuns em adultos e idosos)
- Síndrome nefrótica (rara)
- Doença renal crônica (DRC) grave (rara).

TRATAMENTO

- Repouso: 2 a 3 semanas, até a resolução do edema e da hipertensão arterial
- Dieta hipossódica até o desaparecimento do edema e a normalização da pressão arterial
- Hidratação criteriosa com base no peso e na diurese (ver Capítulo 341, *Desidratação, Distúrbios Hidreletrolíticos e Ácidos-Básicos*)
- Diuréticos em casos de sobrecarga volêmica (ver Capítulo 18, *Edema*)
- Controle da pressão arterial (com diuréticos e anti-hipertensivos) (ver Capítulo 228, *Hipertensão Arterial*)
- Restrição proteica em caso de azotemia e acidose metabólica
- Evitar alimentos ricos em potássio
- Diálise peritoneal ou hemodiálise nos casos de azotemia sintomática, hiperpotassemia não responsiva, acidose refratária e edema pulmonar resistente a diuréticos.

Tratamento medicamentoso

- Edema pulmonar: furosemida, vasodilatadores (ver Capítulo 156, *Edema Pulmonar*)
- Edema: hidroclorotiazida, se o nível de creatinina for normal e o edema discreto, sem sinais de congestão; ou furosemida 1 a 2 mg/kg/dose por via oral (VO) ou intravenosa (IV), a cada 12 horas (se a função renal estiver diminuída ou se houver sinais de congestão visceral)
- Acidose: bicarbonato de sódio VO ou IV, se necessário (ver Capítulo 341, *Desidratação, Distúrbios Hidreletrolíticos e Ácidos-Básicos*)
- Antibiótico para tratamento de infecção estreptocócica, se indicado (ver Capítulo 565, *Estreptococcias*)
- Hipertensão arterial: tratada com diuréticos e vasodilatadores (ver Capítulo 228, *Hipertensão Arterial*).

MONITORAMENTO

- Exames de urina e creatinina sérica com 2, 4 e 8 semanas, e após 4, 6 e 12 meses
- Dosagem de complemento sérico após 8 semanas.

PREVENÇÃO

- Não existem evidências de que o tratamento precoce da infecção estreptocócica, tanto na forma de faringite como de piodermite, altere o risco de desenvolver glomerulonefrite aguda.

EVOLUÇÃO E PROGNÓSTICO

- Recuperação completa na maioria dos casos; alguns pacientes desenvolvem hipertensão arterial, proteinúria recorrente e DRC tardiamente (mesmo 10 a 40 anos após o episódio inicial)
- Recuperação da diurese em geral com 1 semana, dos níveis normais de creatinina sérica em 2 a 3 semanas e do complemento sérico em 4 semanas
- Hipertensão arterial habitualmente regride em 2 semanas
- Hematúria e proteinúria negativam em até 6 meses na maioria dos casos
- Hematúria microscópica pode persistir por 1 a 2 anos
- Em adultos, a proteinúria pode persistir por tempo mais longo
- Maior morbidade em adultos ou em pacientes com lesões renais preexistentes
- Quadros clínicos com SN ou oligoanúria prolongadas têm maior probabilidade de evolução para DRC.

Infecções parasitárias associadas a doenças glomerulares

- Malária
- Esquistossomose
- Leishmaniose
- Filariose
- Tripanossomíase
- Toxoplasmose
- Hidatidose.

GLOMERULONEFRITE CRÔNICA

- Qualquer doença glomerular pode evoluir para glomerulonefrite crônica (GNC), termo que significa progressão para a etapa final da lesão glomerular com esclerose progressiva dos glomérulos
- A GNC é a terceira causa de doença renal crônica terminal (DRCT) no Brasil (11,4% – Censo da Sociedade Brasileira de Nefrologia, 2011)
- Marcada pela descaracterização da arquitetura renal que, independentemente da sua etiologia, apresenta achados histopatológicos comuns no tecido renal, como esclerose glomerular, atrofia tubular, fibrose intersticial, infiltrado de células inflamatórias crônicas e arterioloesclerose.

CAUSAS

- GESF com SN, em especial os pacientes resistentes a corticoides, podem evoluir em poucos anos para GNC
- Nefropatia IgA (doença de Berger)
- Glomerulonefrite membranosa
- Glomerulonefrite membranoproliferativa
- Glomerulonefrite crescêntica: evolui rapidamente para GNC
- Glomerulonefrite pós-estreptocócica: alguns pacientes desenvolvem hipertensão arterial, proteinúria recorrente e insuficiência renal, 10 a 40 anos após o episódio inicial.

Indicadores de gravidade

- Hipertensão arterial
- Proteinúria persistente > 1 g/24 horas
- Creatinina sérica elevada
- Esclerose glomerular, atrofia tubular e fibrose intersticial na biópsia renal
- Crescentes celulares em mais de 50% dos glomérulos.

MANIFESTAÇÕES CLÍNICAS

- Assintomática durante longo tempo, até desenvolver os sintomas de DRC
- Hipertensão arterial
- Anemia, fadiga crônica, astenia
- Edema
- Proteinúria (pode ser suspeitada pela manifestação de urina espumosa)
- SN (ver Capítulo 365, *Síndrome Nefrótica*)
- Síndrome urêmica (ver Capítulo 361, *Doença Renal Crônica*).

DIAGNÓSTICO DIFERENCIAL

- Nefrite tubulointersticial crônica
- Uropatia obstrutiva
- Nefropatia de refluxo
- Nefroesclerose hipertensiva
- Nefropatia isquêmica.

EXAMES COMPLEMENTARES

- Exame simples de urina (urina tipo 1) – proteinúria e/ou hematúria
- Urina *spot*: relação proteína/creatinina
- Pesquisa de hemácias dismórficas

- Proteinúria de 24 horas > 500 mg
- Ureia e creatinina elevadas
- Ultrassonografia (USG) dos rins: diminuídos de tamanho com redução da camada cortical
- Biópsia renal indicada quando houver proteinúria em nível de síndrome nefrótica ou insuficiência renal com rins de tamanho normal.

COMPROVAÇÃO DIAGNÓSTICA

- Dados clínicos + exames laboratoriais + biópsia renal em casos selecionados (nos estágios avançados, nem mesmo a biópsia renal consegue definir o tipo de GMP inicial).

TRATAMENTO

- Em geral, o principal é o tratamento da doença de base
- Corticoide e imunossupressor com base nas alterações histológicas
- Dieta hipossódica, normoproteica (se não houver déficit importante de função renal) ou hipoproteica (0,8 a 1 g/kg/dia de proteínas de alto valor biológico)
- Controle do balanço e da ingesta hídrica
- Diuréticos: utilizá-los de maneira criteriosa para evitar hipotensão arterial e injúria renal aguda
- Controle rigoroso da pressão arterial (PA ≤ 130 × 80 mmHg). Uso preferencial de inibidor de enzima conversora de angiotensina (IECA) ou bloqueador de receptor de angiotensina (BRA) (*Kidney Disease Improving Global Outcomes* [KDIGO], 2012), pois estes hipotensores apresentam efeito renoprotetor e antiproteinúrico
- Uso de IECA ou BRA em pacientes normotensos com proteinúria > 1 g, com o objetivo de reduzir a proteinúria para valores < 500 mg em 24 horas ou 60% da proteinúria basal
- Estatinas (lipoproteína de baixa densidade [LDL]-colesterol > 100 mg/dℓ) (ver Capítulo 343, *Dislipidemias*).

Prevenção de complicações

- Diagnóstico precoce e tratamento adequado das GMP (primárias ou secundárias) e das causas de anormalidades urinárias (hematúria/e ou proteinúria).

EVOLUÇÃO E PROGNÓSTICO

- A lesão renal pode se estabilizar ou evoluir para DRCT, mesmo tardiamente.

GLOMERULONEFRITE RAPIDAMENTE PROGRESSIVA/GLOMERULONEFRITE CRESCÊNTICA

- Glomerulonefrite rapidamente progressiva (GNRP) ou crescêntica é uma síndrome caracterizada pela rápida perda da função renal, acompanhada de oligúria ou anúria e sedimento urinário compatível com glomerulonefrite aguda
- Em geral, é manifestada por síndrome nefrítica aguda, decorrente de diferentes etiologias

- Pode causar uma síndrome pulmão-rim, com injúria renal aguda e anticorpos dirigidos contra a membrana basal alveolar, causando hemorragia pulmonar (síndrome de Goodpasture)
- Sem tratamento, ocorre alta mortalidade, e os pacientes podem evoluir para DRC
- Os principais dados histopatológicos são glomerulonefrite proliferativa, com formação de crescentes (proliferação de células no espaço de Bowman) em mais de 50% dos glomérulos, produzindo alterações glomerulares com padrões de necrose e esclerose
- Na fase inicial, estes crescentes evoluem para as formas fibrocelulares e fibróticos (Figura 362.6).

FORMAS CLÍNICAS E MECANISMOS DA LESÃO GLOMERULAR

Classificação baseada em critérios histopatológicos conforme o padrão de imunofluorescência:

- Tipo 1: associado a anticorpos antimembrana basal glomerular (anti-MBG), que comumente também compromete os pulmões (síndrome de Goodpasture)
- Tipo 2: associado à deposição de imunocomplexos granulares (10 a 15% dos casos) ocasionados por doenças sistêmicas, como infecções virais e bacterianas, lúpus eritematoso sistêmico (LES), púrpura de Henoch-Schönlein, nefropatia por IgA, glomerulonefrite pós-estreptocócica, endocardite bacteriana, crioglobulinemia e glomerulonefrites idiopáticas
- Tipo 3: ausência de depósitos significativos; glomerulonefrite também denominada pauci-imune. A maioria desses pacientes apresenta resultado positivo para ANCA, um marcador de vasculite que pode se manifestar como poliangiite microscópica e, mais raramente, síndrome de Churg-Strauss ou glomerulonefrites idiopáticas (com crescentes necrosantes sem evidências clínicas de vasculite sistêmica) (ver Capítulo 218, *Aspectos Gerais das Vasculites*).

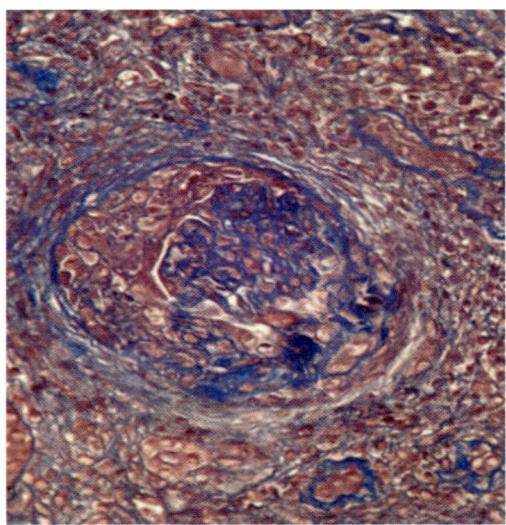

Figura 362.6 Glomerulonefrite rapidamente progressiva (crescêntica): glomérulo com crescente fibroepitelial; oclusão do espaço de Bowman, com compressão, isquemia e fibrose glomerular. (Cortesia de Brasileiro Filho, 2011.)

MANIFESTAÇÕES CLÍNICAS

- Início insidioso com sintomas inespecíficos: febre, mialgia, artralgia, astenia, mal-estar, anorexia, dores abdominais e náuseas, precedendo as manifestações renais por dias ou semanas, especialmente nos casos com depósitos de imunocomplexos relacionados com ANCA
- Quadro clínico de síndrome nefrítica, semelhante à glomerulonefrite aguda pós-estreptocócica, caracterizado por hematúria macro ou microscópica, oligúria e edema
- É comum história prévia de infecção do sistema respiratório superior e lesões em mucosas nasal e oral
- Elevação progressiva dos níveis séricos de ureia e creatinina
- Insuficiência renal aguda, com creatinina sérica > 3 mg/dℓ
- A hipertensão arterial é variável e pode estar ausente em alguns casos
- Pacientes com vasculite apresentam também manifestações clínicas relacionadas com os órgãos afetados (púrpura, dor abdominal, hemoptise, mononeuropatia) (ver Capítulo 218, *Aspectos Gerais das Vasculites*)
- Pacientes com granulomatose com poliangiite ou síndrome de Goodpasture podem apresentar hemoptise ou hemorragia pulmonar
- Manifestações clínicas da doença de base (LES, endocardite, crioglobulinemia, púrpura de Henoch-Schönlein)
- Síndrome urêmica: náuseas, vômitos, dispneia, letargia, pericardite, encefalopatia, insuficiência cardíaca, edema agudo de pulmão
- Fatores ambientais (como a exposição industrial aos hidrocarbonetos) têm sido relacionados com o desenvolvimento de anticorpos anti-MBG.

DIAGNÓSTICO DIFERENCIAL

- Necrose tubular aguda
- Nefrite intersticial aguda
- Hipertensão arterial maligna
- Microangiopatia trombótica (síndrome hemolítico-urêmica, púrpura trombocitopênica trombótica, rim da esclerodermia)
- Poliarterite nodosa
- Doença renal ateroembólica
- DRC.

EXAMES COMPLEMENTARES

- Exame simples de urina (urina tipo 1): hematúria, proteinúria, leucocitúria, cilindros hemáticos, hemácias dismórficas
- Proteinúria de 24 horas: raramente atinge valores na faixa nefrótica
- Ureia e creatinina: elevadas
- TFG: reduzida
- Potássio: elevado
- Acidose metabólica
- Hemograma: anemia (mais pronunciada nos pacientes com hemorragia pulmonar)
- Dosagem dos complementos C3, C4 e CH50: reduzida na glomerulonefrite aguda pós-estreptocócica, nefrite lúpica e crioglobulinemia
- Fator antinuclear (FAN), anticorpo anti-DNA, anti-Sm e falso VDRL: podem ser positivos e auxiliam no diagnóstico etiológico

- ANCA: detectados em 80 a 90% no tipo 3, auxiliam no diagnóstico, na classificação das GNRP, no prognóstico e no risco de recidiva
- Anticorpo anti-MBG: detectados por radioimunoensaio ou imunoensaio enzimático em aproximadamente 90% dos casos no tipo 1
- Pesquisa de crioglobulinas: tipo 2
- Testes sorológicos: hepatite tipos B e C e vírus da imunodeficiência humana (HIV)
- USG: rins de tamanho normal
- Biópsia renal realizada precocemente para diagnóstico e classificação da GNRP confirmada pela imunofluorescência.

Atenção

- As glomerulonefrites com comportamento de GNRP geralmente apresentam dados histopatológicos de glomerulonefrite crescêntica, assim classificadas quando há crescentes em > de 50% dos glomérulos na amostra da biópsia
- A biópsia renal é essencial para o diagnóstico, e a classificação das GNRP baseia-se no resultado da imunofluorescência, que possibilita caracterizá-la em três mecanismos diferentes de lesão glomerular
- ANCA são detectados por imunofluorescência com padrão citoplasmático (C-ANCA) e perinuclear (P-ANCA) ou por ELISA sensível para proteinase 3 (PR3-ANCA) ou mieloperoxidase (MPO-ANCA).

COMPROVAÇÃO DIAGNÓSTICA

- Dados clínicos + exames laboratoriais + biópsia renal.

TRATAMENTO

- Tratamento das manifestações urêmicas (ver Capítulos 361, *Doença Renal Crônica*, e 363, *Injúria Renal Aguda*).

Tratamento medicamentoso

- Devido ao mau prognóstico, a imunossupressão justifica-se enquanto se aguardam a realização e o resultado da biópsia, a menos que haja alguma contraindicação, como a vigência de infecção ativa
- Metilprednisolona 7 a 15 mg/kg/dia até o máximo de 1.000 mg/dia IV, durante 3 dias, seguida de prednisona 1 mg/kg/dia VO, por 4 a 8 semanas; a seguir, redução semanal até 20 mg/dia; redução mais lenta até 6 a 12 meses
- Ciclofosfamida 2 mg/kg VO, por 6 a 12 meses, ou pulso de ciclofosfamida IV (0,5 g/m²/mês, aumentando-se mensalmente 0,25 g até 1 g/m²/mês). Ajustar a dose conforme contagem de leucócitos (manter > 3.000 mm³)
- Plasmaférese: remoção de 50 mℓ/kg de plasma (máximo de 4 ℓ) e reposição com albumina a 5% ou plasma, diariamente, visando a não detecção de anticorpos anti-MBG. Indicada para pacientes com hemorragia pulmonar, anticorpo anti-MBG e nos casos de glomerulonefrite relacionados com ANCA com grave disfunção renal (creatinina > 5,6 mg/dℓ)
- Terapias específicas podem ser utilizadas conforme a doença de base
- Rituximabe (anticorpos monoclonais anti-CD20) em associação a corticoide em pacientes com vasculite e GNRP, substituindo a ciclofosfamida. Este imunobiológico é a primeira opção para pacientes que precisam preservar a fertilidade, evitar alopecia e para aqueles com elevada dose

cumulativa pelo tratamento prévio com ciclofosfamida. A imunomodulação com anticorpos antilinfócitos B pode produzir efeitos colaterais, até mesmo fatais, devendo, portanto, ter uso bastante criterioso

- O rituximabe é uma opção inicial para indução da imunossupressão ou em recaídas com o uso de corticoide e ciclofosfamida. Este medicamento tem se mostrado promissor nas nefrites associadas ao ANCA (NAA) e parece mais efetivo que a ciclofosfamida nos pacientes com PR3-ANCA. Questões econômicas ainda impõem limitações ao seu emprego no nosso meio.

Recomendações práticas

- A taxa de remissão com o uso de corticoide associado à ciclofosfamida é muito superior ao uso da corticoterapia isolada, e a taxa de recidiva é três vezes menor nos pacientes que receberam os dois medicamentos.

    A remissão da GNRP é definida como cinco ou menos eritrócitos por campo de grande aumento no sedimento urinário centrifugado
- A recuperação da função renal em pacientes com GNRP por anticorpo anti-MBG correlaciona-se inversamente com o grau de disfunção no início do tratamento
- Plasmaférese nos pacientes anúricos ou com > 85% de glomérulos com crescentes justifica-se para o controle da hemorragia pulmonar pela remoção dos anticorpos causadores da lesão pulmonar
- Na persistência de hematúria com aparente remissão clínica em pacientes que usam a ciclofosfamida, a cistite hemorrágica deve ser considerada, por ser um efeito colateral deste medicamento. Nesses casos, as hemácias urinárias são isomórficas, ao contrário da hematúria glomerular que produz hemácias dismórficas
- Dos pacientes com vasculite com ANCA positivo, 75 a 85% entram em remissão pela terapia imunossupressora com corticoide e ciclofosfamida, mas 20 a 40% experimentam recidiva em 2 anos
- Pacientes que iniciam tratamento com creatinina sérica < 6,6 mg/dℓ têm probabilidade de recuperar a função renal, o que raramente ocorre com os pacientes que iniciam imunossupressão com valores de creatinina acima deste nível
- Pacientes com rápida deterioração da função renal, hemorragia pulmonar grave ou com detecção de anti-MBG podem receber simultaneamente plasmaférese, corticoide e imunossupressão com ciclofosfamida ou rituximabe. Lembrar que o rituximabe é removido pela plasmaférese e deve ser administrado sempre após o procedimento
- Imunossupressão deve ser acompanhada de profilaxia contra infecções oportunistas bacteriana e viral durante a indução terapêutica, sobretudo se houver história prévia de infecção (hepatite, herpes, CMV, BK)
- Terapêutica anti-helmíntica é recomendada antes do início de corticoterapia imunossupressora.

EVOLUÇÃO E PROGNÓSTICO

- O principal fator prognóstico é a precocidade com que o tratamento é instituído
- Pacientes cujas biópsias mostram crescentes em mais de 50% dos glomérulos têm maior chance de evoluir para DRC
- Nos pacientes que respondem ao tratamento, a redução da creatinina sérica ocorre após 7 a 10 dias
- Proteinúria residual pode persistir por tempo indeterminado

- Pacientes que não recuperam função renal com o tratamento evoluem para DRCT em semanas ou meses
- Pacientes que necessitam de suporte dialítico a longo prazo: avaliar a suspensão dos imunossupressores após 12 semanas, se não houver recuperação da função renal.

Atenção

- Na SN do adulto, é necessário realizar biópsia renal, exceto quando a etiologia é bem definida (diabetes, LES, HIV)
- Pacientes com hematúria isolada de origem glomerular (predomínio de hemácias dismórficas), com função renal normal, podem ser acompanhados clinicamente sem necessidade de biópsia
- Proteinúria isolada assintomática não representa necessariamente doença glomerular; pode decorrer de nefrite intersticial, doença vascular ou proteinúria ortostática ou postural
- Em cerca de 10 a 20% dos casos de GNDA, não se consegue identificar uma infecção precedente
- Raramente a glomerulonefrite aguda e a febre reumática ocorrem concomitantemente
- Um segundo episódio de glomerulonefrite pós-estreptocócica é raro
- Evitar medicamentos poupadores de potássio (espironolactona, triantereno, amilorida) pelo risco de hiperpotassemia
- Se o complemento persistir baixo após 8 semanas, deve-se pensar em outras doenças: LES, glomerulonefrite membranoproliferativa e crioglobulinemia
- A doença de lesão mínima, mesmo com proteinúria elevada, não costuma evoluir para GNC e DRCT
- Proteinúria persistente deve ser relatada ao nefrologista para avaliação de indicação de biópsia renal
- Proteinúria isolada (ausência de hematúria) pode ser de origem postural, de esforço, tubulointersticial, nefroesclerose hipertensiva ou produção aumentada (mieloma)
- A biópsia renal deve ser realizada em todos os casos com suspeita de GNRP, verdadeira emergência nefrológica, e deve ser diagnosticada e tratada o mais rapidamente possível
- Todos os pacientes com glomerulonefrite devem ser encaminhados para tratamento especializado.

BIBLIOGRAFIA

Appel GB, Kaplan AA. Overview of the classification and treatment of rapidly progressive (crescentic) glomerulonephritis. Disponível em: www.uptodate.com. 2019.

Brasileiro Filho. G. Bogliolo Patologia. 8. ed. Guanabara Koogan; 2011.

Brenner BM. Laboratory assessment of kidney disease: clearance, urinalysis, and kidney biopsy. In: Brenners & Rector's the Kidney. 11th ed. Saunders; 2019.

Jennete JC, Falk JR. Glomerular clinicopathologic syndromes. In: Greenberg A. A primer on Kidney Disease. 7th ed. National Kidney Foundation: Academic Press; 2017.

Kirsztajn GM. Glomerulopatias – Manual prático. Livraria Balieiro; 2011.

Nachman PH, Jennete JC, Falk JR. Primary glomerular disease. In: Brenners & Rector's the Kidney. 11th ed. Saunders; 2019.

Nussenzveig I. Glomerulopatias. In: Cruz J, Praxedes JN, Cruz HMM. Nefrologia. Sarvier; 2006.

Radhakrishnan J. Glomerular disease: evaluation and differential diagnosis in adults. Disponível em: www.uptodate.com. 2019.

Rose DB, Bakris GL. Antihypertensive therapy and progression of nondiabetic chronic kidney disease. Disponível em: www.uptodate.com. 2019.

Rovin BH, Caster DJ, Cattran DC, Gibson KL, Hogan JJ, Moeller MJ et al. Management and treatment of glomerular diseases (part 2): conclusions from a Kidney Disease: Improving Global Outcomes (KDIGO) Controversies Conference. Kidney Int. 2019;95:281-95.

363
Injúria Renal Aguda

Insuficiência renal aguda, IRA

Mauricio Staib Younes-Ibrahim ◆ Valéria Soares Pigozzi
Veloso ◆ Edna Regina Silva Pereira ◆ Mauricio Younes-Ibrahim

INTRODUÇÃO

A lesão renal aguda (IRA), antigamente denominada insuficiência renal aguda, com a mesma sigla (IRA), é uma síndrome clínica caracterizada pela rápida deterioração da taxa de filtração glomerular (TFG), com acúmulo de produtos nitrogenados, incapacidade de manter os equilíbrios hidreletrolítico e acidobásico, e que cursa com diurese de volume variável.

Critérios diagnósticos da injúria renal aguda (KDIGO, 2012)

- Aumento > 0,3 mg/dℓ da creatinina sérica (Crs) em 48 horas
- Aumento de Crs > 1,5 vez o valor basal, em 7 dias
- Diminuição do volume urinário em < 0,5 mℓ/kg/h no período de 6 horas.

Estadiamento da injúria renal aguda

- Estágio 1: elevação na Crs de 1,5 a 1,9 vez o seu valor de base, ou elevação na Crs ≥ 0,3 mg/dℓ, ou débito urinário < 0,5 mℓ/kg/h por 6 a 12 horas
- Estágio 2: elevação na Crs de 2 a 2,9 vezes o seu valor de base, ou débito urinário < 0,5 mℓ/kg/h por ≥ 12 horas
- Estágio 3: um ou mais dos seguintes parâmetros:
  - Elevação na Crs de 3 vezes o seu valor de base, ou elevação na Crs ≥ 4 mg/dℓ
  - Débito urinário < 0,3 mℓ/kg/h por ≥ 24 horas; ou anúria por ≥ 12 horas
  - Início de terapia renal substitutiva
  - Em pacientes < 18 anos de idade, redução na TFG > 35 mℓ/min/1,73 m².

FORMAS CLÍNICAS E CAUSAS

- Pré-renal (decorre de distúrbio da perfusão sanguínea renal): comprometimento da perfusão renal com diminuição do suprimento sanguíneo, sem lesão parenquimatosa estabelecida (quadro potencialmente reversível se cessada a causa)
  - Causas: hipovolemia (traumatismos, hemorragias, queimaduras, grandes cirurgias), congestão circulatória, sepse, vasoconstrição renal, insuficiência cardíaca, insuficiência hepática
- Renal (decorre de lesões no parênquima renal), incluindo:
  - Nefrite intersticial aguda (NIA): medicamentos, infecção, neoplasia, idiopática (causa desconhecida)

- Necrose tubular aguda (NTA): nefrotoxina endógena ou exógena, ofidismo, isquemia, sepse
- Necrose cortical: acidentes peçonhentos, intercorrências obstétricas
- Glomerulonefrite difusa aguda/glomerulonefrite rapidamente progressiva (GNDA/GNRP); lúpus eritematoso sistêmico (LES)
- Distúrbios vasculares: nefropatia isquêmica, dissecção aórtica aguda
- Pós-renal (decorre de obstrução do sistema urinário): obstrução bilateral das vias urinárias ou unilateral no caso de rim único anatômico ou funcional, por cálculos, neoplasias, fibrose retroperitoneal, hiperplasia prostática, ligadura de ureter

Observação: na maioria dos casos de IRA, existe superposição de fatores fisiopatológicos com mais de um mecanismo de agressão renal. Quando identificadas precocemente, as disfunções pré-renal e pós-renal são potencialmente reversíveis antes de comprometerem o parênquima renal, se corrigidas as causas determinantes.

FATORES DE RISCO

- Depleção de volume
- Congestão circulatória
- Estenose da artéria renal
- Insuficiência cardíaca
- Arritmias cardíacas
- Sepse
- Rabdomiólise
- Hiperuricemia
- Hipotireoidismo
- Síndrome compartimental abdominal
- Diabetes e hipertensão arterial
- Doença renal crônica (DRC)
- Medicamentos: antibióticos, ciclosporina, quimioterápicos, paracetamol, inibidores da enzima conversora de angiotensina (IECA), anti-inflamatórios não esteroides (AINEs), estatinas, entre outros
- Contrastes iodados (ver Capítulo 366, *Nefropatias Específicas*)
- Cirurgia em pacientes com DRC
- Cirurgias cardíacas.

MANIFESTAÇÕES CLÍNICAS

- Oligúria
- Edema
- Fadiga, fraqueza
- Anorexia, náuseas, vômitos, diarreia
- Dispneia, taquipneia
- Soluços
- Taquicardia, hipertensão arterial
- Letargia, fasciculação, mioclonias, cãibras
- Convulsões, coma
- Petéquias, púrpura (vasculite), equimoses
- Hemorragia gastrintestinal
- Estertores pulmonares
- Arritmia cardíaca.

EXAMES COMPLEMENTARES

- Exame simples de urina (urina tipo I): proteinúria, hematúria (hemácias dismórficas sugerem doença glomerular), cilindros granulosos, células epiteliais tubulares renais, eosinofilúria (NIA), cilindros hemáticos, cristalúria
- Eletrólitos na urina: sódio (> 20 mEq/ℓ) e excreção fracionada de sódio elevada (> 1%) sugerem NTA
- Hemograma: anemia
- Ureia e creatinina séricas: aumentadas
- Eletrólitos séricos: hiponatremia, hipocalcemia ou hipercalcemia, hiperfosfatemia, hiperpotassemia, hipermagnesemia
- Acidemia (acidose metabólica)
- Ácido úrico: aumentado
- Tempo de sangramento: aumentado
- Diminuição da depuração da creatinina
- Ultrassonografia dos rins: *causa renal* – rins de tamanho normal (auxilia na diferenciação de injúria renal aguda e crônica); *causa pós-renal* – hidronefrose, obstrução de vias urinárias
- Biópsia renal: indicada quando há suspeita de IRA decorrente de doença sistêmica (vasculite, LES); na NIA; quando houver suspeita de necrose cortical bilateral, de GNRP; ou na ausência de diagnóstico clínico provável, anúria ou oligúria grave por mais de 2 a 3 semanas. Não se justifica na NTA de causa determinada.

Atenção

- O uso de diuréticos pode alterar a fração de excreção de sódio, dificultando sua interpretação na diferenciação de IRA renal e pré-renal
- Novos biomarcadores como cistatina C e NGAL, Kim-1, TIMP-2 e IGFBP-7 mostram-se promissores para a identificação da IRA e sua caracterização
- Nos pacientes com TFG < 30 mℓ/min, a realização de ressonância magnética com gadolínio deve ser evitada pelo risco de fibrose sistêmica nefrogênica.

COMPROVAÇÃO DIAGNÓSTICA

- Dados clínicos + exames complementares.

TRATAMENTO

- Monitorar a diurese
- Determinação diária do peso corporal
- Correção das anormalidades hemodinâmicas (hipovolemia ou congestão)
- Se a IRA for induzida por medicamentos, suspender o agente responsável. Evitar medicamentos nefrotóxicos
- Reajustar as doses dos medicamentos indispensáveis de acordo com a depuração de creatinina
- Em formas oligúricas, realizar teste de estresse de furosemida
- Tratar hiperpotassemia > 6 mEq/ℓ: gluconato de cálcio por via intravenosa (IV) em caso de alteração eletrocardiográfica (Figura 363.3); glicoinsulinoterapia: 1 unidade de insulina simples para cada 5 g de glicose; se houver acidose, administrar bicarbonato de sódio; resinas de troca de potássio intestinal (ver Capítulo 341, *Desidratação, Distúrbios Hidreletrolíticos e Ácidos-Básicos*).

Teste de estresse com furosemida

- Administrar 1 mg/kg ou 1,5 mg/kg de furosemida em pacientes que já usavam este medicamento. Não deve ser realizado em pacientes hipovolêmicos
- Teste positivo (débito urinário > 200 mℓ em 2 horas) indica função tubular responsiva ao diurético e está associado a prognóstico favorável
- Teste negativo tem valor preditivo para evolução para estágio 3 da IRA.

Terapia de substituição renal

- Os métodos de terapia de substituição renal na IRA incluem: hemodiálise, hemofiltração e diálise peritoneal
- O momento para início de terapia de substituição renal, assim como a modalidade a ser empregada, deve ser avaliado em conjunto com o nefrologista
- A terapia de substituição renal é indicada com urgência se houver hiperpotassemia e acidose metabólica refratárias, edema agudo de pulmão ou complicações sistêmicas da uremia.

PREVENÇÃO

- Identificar pacientes de risco
- Manter estabilidade hemodinâmica
- Hidratação adequada
- Evitar sobrecarga volêmica
- Evitar medicamentos nefrotóxicos
- Administração criteriosa de meios de contraste iodado
- Tratar obstrução de vias urinárias precocemente
- Monitorar pressão intra-abdominal quando indicado.

COMPLICAÇÕES

- Distúrbios eletrolíticos
- Acidose metabólica
- Arritmias cardíacas
- Edema pulmonar
- Insuficiência cardíaca
- Hemorragia
- Convulsões
- Pericardite.

EVOLUÇÃO E PROGNÓSTICO

- As IRA comunitárias têm menor mortalidade que as IRA hospitalares
- IRA tem taxa de mortalidade elevada, podendo alcançar 80% nos doentes críticos, com falência de múltiplos órgãos
- Dados epidemiológicos mostram que a IRA é uma condição associada ao desenvolvimento de DRC tardia.

IRA iatrogênica

- Dentre as causas de IRA iatrogênica, destacam-se: AINEs, antibióticos, meios de radiocontraste, preparo intestinal com soluções de fosfato de sódio
- IRA por rabdomiólise que cursa com hiperfosfatemia, hiperuricemia, mioglobinemia e creatinoquinase elevadas, com mioglobinúria e acidose metabólica.

BIBLIOGRAFIA

Boim M, Santos O, Schor N. Insuficiência renal aguda – etiologia, diagnóstico e tratamento. In: Schor N, Ajzen HORAS. Guia de Nefrologia. Manole; 2002.

Brenner BM. The Kidney. 11th ed. Elsevier; 2019.

Greenberg A. Primer on kidney diseases. 7th ed. Saunders Elsevier; 2017.

Kidney Disease Improving Global Outcomes (KDIGO). Clinical Practice Guideline for Acute Kidney Injury. Kidney Int Suppl. 2012;2:8.

Koyner JL, Davison DL, Brasha-Mitchell E et al. Furosemide stress test and biomarkers for the prediction of AKI severity. J Am Soc Nephrol. 2015;26(8):2023-31.

Porto CC, Porto AL. Semiologia médica. 8. ed. Guanabara Koogan; 2019.

Younes-Ibrahim M. O rim: função, células e biomarcadores. J. Bras. Nefrol. 2021:43 (1). Disponível em: https://doi.org/10.1590/2175-8239-JBN-2020-0215.

364
Síndrome Nefrítica

Mauricio Staib Younes-Ibrahim • Fábia Maria Oliveira Pinho • Mauricio Younes-Ibrahim

INTRODUÇÃO

A síndrome nefrítica decorre da expansão aguda do volume extracelular, acompanhada de hematúria, déficit de função renal, proteinúria não nefrótica, edema e hipertensão arterial sistêmica, com ou sem oligúria.

As características clínicas marcantes são: hematúria glomerular, edema (abrupto e menos intenso do que o edema da síndrome nefrótica), hipertensão arterial.

CAUSAS E FATORES DE RISCO

- Nefropatia por imunoglobulina A (IgA): muitos pacientes podem apresentar síndrome nefrítica e sedimento urinário com hematúria intermitente (maior que 50 hemácias/campo). Em alguns pacientes, ocorre hematúria isolada ou associada à proteinúria não nefrótica (ver Capítulo 362, Glomerulopatias)
- Glomerulonefrite pós-estreptocócica: causa mais comum de síndrome nefrítica aguda na nossa população (ver Capítulo 362, Glomerulopatias)
- Glomerulonefrite rapidamente progressiva: traduz-se histologicamente pela formação de crescentes (proliferações celulares), tendo como exemplos as vasculites associadas a anticorpos anticitoplasma de neutrófilos (ANCA), glomerulonefrite por anticorpo antimembrana basal glomerular (anti-MBG), além da própria nefrite lúpica e nefropatia da IgA que podem apresentar-se como forma rapidamente progressiva (ver Capítulos 362, Glomerulopatias, e 218, Aspectos Gerais das Vasculites)
- Nefrite lúpica com formas histológicas proliferativas, classe III ou IV da classificação da International Society of Nephrology e da Renal Pathology Society (ISN/RPS) (ver Capítulo 442, Lúpus Eritematoso Sistêmico).

MANIFESTAÇÕES CLÍNICAS

- Urina escura que corresponde à macro-hematúria
- Edema que pode variar de discreto a intenso
- Aumento do peso corporal
- Hipertensão arterial, de instalação recente, podendo evoluir com edema agudo de pulmão e/ou encefalopatia hipertensiva
- Oligúria decorre da redução da filtração glomerular
- Associada a alguma doença sistêmica, apresentará manifestações extrarrenais próprias da doença de base.

EXAMES COMPLEMENTARES

- Sedimento urinário:
  - Proteinúria
  - Hematúria e leucocitúria podem não se manifestar
  - Glicosúria: se detectada, verificar a existência de hiperglicemia
- Creatinina: geralmente elevada
- Albumina sérica e eletroforese de proteínas (detecta hipoalbuminemia e eventuais alterações proteicas com picos em alfa-2 e betaglobulinas). Gamaglobulina pode estar normal ou alta, condição que sugere síndrome nefrótica secundária ou associada a infecções crônicas, hepatopatias, doença autoimune ou baixa imunidade (glomerulopatias com doença de lesão mínima e glomeruloesclerose segmentar e focal [GESF])
- Baixos níveis de complemento, particularmente de C3 e CH50
- Anticorpo antinuclear presente (nefrite lúpica)
- Testes sorológicos para hepatite tipos B e C, e anticorpos do vírus da imunodeficiência humana (anti-HIV): podem indicar a etiologia
- ANCA nos casos de suspeita de vasculite (ver Capítulo 218, Aspectos Gerais das Vasculites)
- Pesquisa de doenças de base
- Exame parasitológico de fezes: pode indicar etiologia na esquistossomose.

COMPROVAÇÃO DIAGNÓSTICA

- Dados clínicos + exames laboratoriais + biópsia; esta última indicada para pacientes adultos com síndrome nefrítica idiopática, desde que com rins de tamanho normal e sem contraindicações
- A biópsia define o tipo histológico da lesão e possibilita definir o tratamento adequado para cada tipo.

COMPLICAÇÕES

- Insuficiência renal aguda
- Edema agudo de pulmão
- Encefalopatia hipertensiva
- Sangramento pulmonar por vasculite, no caso das glomerulonefrites relacionadas com ANCA, ou por anticorpo anti-MBG.

TRATAMENTO

- Restrição de sal
- Balanço hídrico
- Ingestão normal de proteínas (1 g/kg/dia), desde que não haja lesão renal aguda significativa
- Controle pressórico
- Encaminhamento do paciente ao nefrologista.

Tratamento medicamentoso

- Corticoides e imunossupressores orientados pelas características histopatológicas reveladas na biópsia renal.

EVOLUÇÃO E PROGNÓSTICO

- Varia de acordo com a etiologia, podendo cursar com:
  - Remissão completa
  - Remissão da fase aguda e cronificação com doença renal crônica
  - Evolução para insuficiência renal crônica
  - Nos casos graves associados à síndrome pulmão-rim, o prognóstico renal depende da resposta ao tratamento imunossupressor.

Síndrome nefrítica e níveis de complemento

- Causas de síndrome nefrítica hipocomplementêmica: glomerulonefrite difusa aguda pós-infecciosa, nefrite lúpica, crioglobulinemia, glomerulonefrite membranoproliferativa
- Causas de síndrome nefrítica normocomplementêmica: vasculites sistêmicas, nefropatia por IgA e púrpura de Henoch-Schönlein.

BIBLIOGRAFIA

Falk RJ, Jennette JC, Nachman PH. Primary glomerular disease. In: Brenner BM, Rector S. The Kidney. 11th ed. Saunders; 2019.

Floege J, Johnson R, Feehally J. Comprehensive Clinical Nephrology. 4th ed. Elsevier; 2010.

Kidney Disease Improving Global Outcomes (KDIGO). Clinical Practice Guideline for Acute Kidney Injury. 2012.

Kirsztajn GM. Síndrome nefrítica aguda. In: Glomerulopatias – Manual Prático. Livraria Balieiro; 2011.

365
Síndrome Nefrótica

Mauricio Staib Younes-Ibrahim ♦ Valéria Soares Pigozzi Veloso ♦ Mauricio Younes-Ibrahim

INTRODUÇÃO

A síndrome nefrótica resulta da perda da capacidade da membrana glomerular de reter proteínas plasmáticas, sendo caracterizada pela proteinúria maciça (superior a 3,5 g/dia/1,73 m² em adultos ou maior que 50 mg/kg/dia em crianças), causando edema, hipoalbuminemia e dislipidemia.

FORMAS CLÍNICAS

- Primária: lesão exclusivamente glomerular que pode ocorrer em qualquer faixa etária
- Secundária: quando o comprometimento renal decorre de uma doença sistêmica ou de uma patologia extrarrenal
- Em crianças, predomina na doença por lesões mínimas; nos adultos, a glomeruloesclerose segmentar e focal (GESF) e glomerulonefrite membranosa são as causas mais comuns (Figura 365.1)
- Os principais achados histopatológicos estão sumarizados no Quadro 365.1.

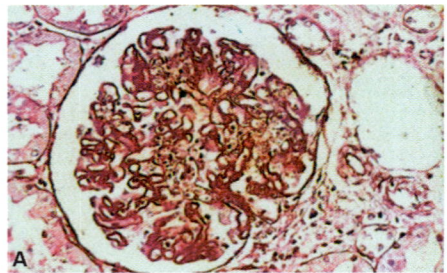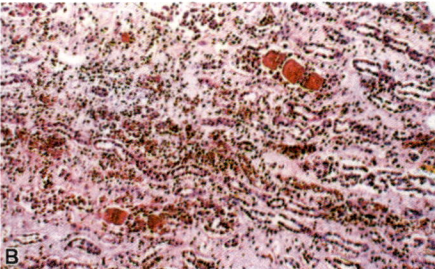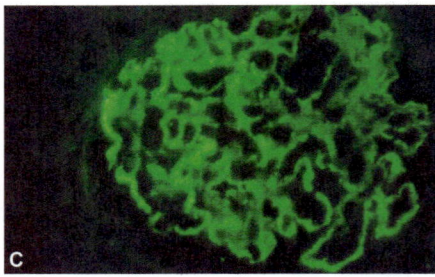

Figura 365.1 Glomerulonefrite membranosa com espessamento difuso da parede dos capilares ("membranosa basal") comprometendo todo o glomérulo (**A**), depósito de imunocomplexos subepiteliais visualizados na coloração pela prata como espículas na superfície externa basal (**B**) e depósitos de IgG evidenciados pela imunofluorescência (**C**). IgG: imunoglobulina G.

Quadro 365.1 Principais dados histopatológicos da síndrome nefrótica.

Nefropatia	Microscopia óptica	Imunofluorescência	Microscopia eletrônica
Doença por lesões mínimas	Alterações mínimas ou ausentes	Negativa	Fusão dos podócitos
Glomeruloesclerose segmentar e focal	Hialinose segmentar, colapso das alças capilares, áreas de atrofia tubular	Depósitos de IgM e C3, granulares, segmentares	Fusão dos podócitos
Glomerulonefrite membranosa	Espessamento da membrana basal glomerular e evidência de espículas	Depósitos de IgG e C3	Depósitos elétrons-densos subepiteliais
Glomerulonefrite membranoproliferativa	Aumento da matriz mesangial, duplo contorno das alças capilares	Depósitos de complemento e de IgG	Depósitos elétrons-densos subendoteliais

IgG: imunoglobulina G; IgM: imunoglobulina M.

CAUSAS

- Doenças glomerulares primárias:
  - Doença de lesões mínimas
  - GESF
  - Glomerulonefrite membranosa
  - Glomerulonefrite mesangiocapilar
- Doenças glomerulares secundárias:
  - Doenças sistêmicas: lúpus eritematoso sistêmico (LES), púrpura de Henoch-Schönlein, artrite reumatoide, amiloidose, sarcoidose, doença de cadeia leve ou pesada
  - Neoplasias: de mama, rim e tireoide, carcinomas, leucemias, linfomas, mieloma, melanoma
  - Doenças heredofamiliares: síndrome de Alport, doença de Fabry, nefropatia da membrana fina
  - Doenças infecciosas: infecção pelo vírus da imunodeficiência humana (HIV), vírus da hepatite tipos B e C, herpes-zóster, malária, esquistossomose, sífilis, tuberculose
  - Doenças metabólicas: diabetes, doença de Graves, mixedema, obesidade
  - Medicamentos: probenecida, penicilamina, lítio, rifampicina, contrastes
  - Drogas ilícitas: cocaína, heroína
  - Alergia, imunizações, venenos de animais.

MANIFESTAÇÕES CLÍNICAS

- Edema: discreto ou generalizado (anasarca); derrames cavitários (ascite, derrame pleural)
- Aumento do peso corporal
- Hipovolemia
- Maior suscetibilidade a infecções (perda urinária de imunoglobulina)
- Dislipidemia
- Eventos trombóticos
- Dispneia
- Urina espumosa devido à perda anormal de proteínas pela urina
- Manifestações da doença de base nos casos de glomerulopatia secundária.

EXAMES COMPLEMENTARES

- Exame simples de urina: proteinúria, glicosúria (reflete acometimento tubular devido à glomerulopatia em pacientes não diabéticos), hematúria e leucocitúria estéril (podem ou não ocorrer), lipidúria (corpos gordurosos podem ser observados)
- Proteinúria de 24 horas: maior que 3,5 g/dia em adultos e maior que 50 mg/kg/dia em crianças
- Proteinograma: hipoalbuminemia
- Eletroforese de proteínas: além de documentar a hipoalbuminemia pode sugerir síndrome nefrótica secundária ou associada a infecções crônicas
- Perfil lipídico: aumento do colesterol (lipoproteínas de muito baixa densidade [VLDL], densidade intermediária [IDL] e baixa densidade [LDL]) e dos triglicerídeos (ver Capítulo 343, *Dislipidemias*)
- Creatinina sérica: normal ou aumentada.

INVESTIGAÇÃO ETIOLÓGICA

- Esquistossomose
- Hepatite tipos B e C
- HIV
- Fatores antinucleares (FAN)
- Neoplasias
- Diabetes.

Investigação laboratorial

- Glicemia
- Pesquisa de FAN
- Complemento (CH50 e frações do complemento)
- Testes sorológicos para hepatite tipos B e C, e HIV
- Investigação para doenças neoplásicas (principalmente em idosos)
- Exame parasitológico de fezes.

COMPROVAÇÃO DIAGNÓSTICA

- Dados clínicos + exames laboratoriais + biópsia em casos selecionados para definir o tipo histológico da lesão renal e escolha do tratamento mais adequado.

COMPLICAÇÕES

- Raquitismo em crianças
- Alteração dos hormônios tireoidianos
- Hipercoagulabilidade (tromboses arteriais e venosas)
- Infecções por germes encapsulados (uma das principais causas de morbidade e mortalidade)
- Deficiência de metais (zinco, ferro, cobre) (ver Capítulo 344, *Distúrbios de Oligoelementos*)
- Hipovolemia e insuficiência renal aguda
- Doença cardiovascular acelerada pela dislipidemia.

TRATAMENTO

- Dieta com restrição de sódio e normoproteica, desde que não haja déficit importante da função renal
- Perda ponderal em caso de obesidade
- Restrição hídrica (volume hídrico ingerido não deve exceder o da diurese atual)
- Dieta com baixo teor de gorduras e estatinas
- Inibidor de enzima conversora de angiotensina (IECA) para reduzir proteinúria (enalapril 5 a 10 mg/dia por via oral [VO])
- Anticoagulantes se houver trombose
- Uso criterioso de diuréticos
- Infusão de albumina nos casos de hipovolemia grave e hipotensão ortostática
- Peso diário e controle da diurese
- Tratamento específico da glomerulopatia (de acordo com a causa e o tipo histológico).

EVOLUÇÃO E PROGNÓSTICO

- Varia de acordo com a causa e o tratamento, podendo-se obter:
  - Remissão completa: negativação da proteinúria < 0,3 g/dia
  - Remissão parcial: redução da proteinúria para níveis entre 0,3 e 2 g/dia
  - Recidivas podem ocorrer
  - Evolução para insuficiência renal crônica.

BIBLIOGRAFIA

Falk RJ, Jennette JC, Nachman PH. Primary glomerular disease. In: Brenner, BM, Rector S. The Kidney. 11th ed. Saunders; 2019.

Kidney Disease Improving Global Outcomes (KDIGO). Clinical Practice Guideline for Acute Kidney Injury. 2012.

Kirsztajn GM. Glomerulopatias – Manual prático. Livraria Balieiro; 2011.

Porto CC, Porto AL. Semiologia médica. 8. ed. Guanabara Koogan; 2019.

366
Nefropatias Específicas

Nefropatia diabética, nefropatia por ácido úrico, nefropatia por radiocontraste

Mauricio Staib Younes-Ibrahim ◆ Rodrigo Costa Gonçalves ◆ Edna Regina Silva Pereira ◆ Renato Duarte Carneiro ◆ Mauri Félix de Sousa ◆ Fábia Maria Oliveira Pinho ◆ Mauricio Younes-Ibrahim ◆ Alexandre Minneto Barbosa ◆ Camille Pereira Caetano

INTRODUÇÃO

As nefropatias específicas compreendem a nefropatia diabética, a nefropatia por ácido úrico (AU) e a nefropatia por radiocontraste (NRC).

NEFROPATIA DIABÉTICA

A nefropatia diabética (ND) manifesta-se pela proteinúria em pacientes diabéticos tipos 1 ou 2, ocorrendo de forma insidiosa em 30 a 35% deles, sendo a principal causa isolada de doença renal crônica (DRC) no mundo (ver Capítulos 303, *Diabetes Melito Tipo 1*, e 304, *Diabetes Melito Tipo 2*).

A microalbuminúria é indicativa de disfunção endotelial.

A existência de glomerulopatia em pacientes diabéticos deve ser investigada quando a proteinúria aparece subitamente em nível nefrótico ou quando surge com menos de 5 anos de evolução do diabetes melito tipo 1 (DM1), na ausência de retinopatia.

A ND resulta de múltiplos processos biológicos superpostos que incluem alterações na hemodinâmica glomerular, estresse oxidativo e inflamatório, fibrose intersticial e atrofia tubular, com participação fisiopatológica associada ao fator de transformação do crescimento beta (TGF-β).

As lesões renais estão diretamente relacionadas com o diabetes (DM1, diabetes melito tipo 2 [DM2] e *maturity onset diabetes of the young* [MODY]), e a hipertensão arterial manifesta-se em mais de 75% dos pacientes, associada à redução da taxa de filtração glomerular (TFG) e dislipidemia.

Os principais achados histopatológicos resultam da expansão da matriz extracelular (MEC) devido ao desequilíbrio entre a síntese e a degradação dos seus componentes, ocorrendo espessamento da membrana basal glomerular, expansão da matriz mesangial, algumas vezes formando nódulos (nódulos de Kimmelstiel-Wilson) e esclerose glomerular.

Pode ocorrer deposição de substância hialina nas arteríolas, ao redor dos glomérulos e ao longo das alças capilares.

Com a evolução da nefropatia surgem lesões tubulointersticiais, e na fase avançada ocorrem atrofia tubular, fibrose intersticial e esclerose global (Figura 366.1).

FATORES DE RISCO

- História familiar de ND
- Obesidade e dislipidemia
- Controle glicêmico inadequado
- Hiperfluxo glomerular (TFG elevada na fase inicial do DM1)
- Hipertensão arterial
- Tabagismo
- Alguns grupos populacionais são mais suscetíveis, como negros e índios Pima.

MANIFESTAÇÕES CLÍNICAS

- Assintomática durante longo tempo
- Proteinúria que pode atingir níveis nefróticos (> 3,5 g em 24 horas) (ver Capítulo 365, *Síndrome Nefrótica*)
- Edema
- Hipertensão arterial
- Uremia.

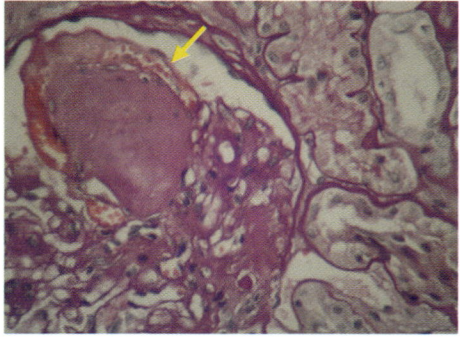

Figura 366.1 Glomerulopatia diabética: lesões nodular e acelular (*seta*) circundadas por alça capilar dilatada (glomeruloesclerose nodular ou lesão de Kimmelstiel-Wilson). (Cortesia de Brasileiro Filho, 2011.)

DIAGNÓSTICO DIFERENCIAL

- Glomerulopatias de outras etiologias (ver Capítulo 362, *Glomerulopatias*)
- Nefropatia isquêmica, nefroesclerose hipertensiva.

EXAMES COMPLEMENTARES

- Microalbuminúria: comprovada quando 2 de 3 dosagens são positivas em 6 meses (20 a 200 μg/min ou 30 a 300 mg/dia). Representa um marcador de risco cardiovascular no DM2
- Macroalbuminúria: > 300 mg/dia, com índice albumina creatinina > 200 mg/g em homens e > 300 mg/g em mulheres
- Exame simples de urina: proteinúria, hematúria em até 50% dos pacientes
- Proteinúria de 24 horas: monitoramento da proteinúria na fase clínica da ND
- Ultrassonografia (USG) renal: rins aumentados na fase inicial e de tamanho normal mesmo em vigência de DRC
- Exame do fundo de olho: 85 a 99% dos pacientes com DM1 e 50 a 60% dos pacientes com DM2 apresentam retinopatia diabética (ver Capítulo 100, *Retinopatias*).

COMPROVAÇÃO DIAGNÓSTICA

- Dados clínicos + exames laboratoriais + biópsia renal na suspeita de doença glomerular não diabética (proteinúria com menos de 5 anos de duração de DM1; início agudo da doença renal; sedimento urinário ativo com cilindros celulares e hematúria, principalmente acantócitos; proteinúria nefrótica na ausência de retinopatia).

TRATAMENTO

- Controle rigoroso do diabetes (ver Capítulos 303, *Diabetes Melito Tipo 1*, e 304, *Diabetes Melito Tipo 2*)
- Controle contínuo da hipertensão arterial (ver Capítulo 228, *Hipertensão Arterial*)
- Tratamento da DRC (ver Capítulo 361, *Doença Renal Crônica*)
- Controle do peso (ver Capítulo 354, *Obesidade*)
- Tratamento da dislipidemia (ver Capítulo 343, *Dislipidemias*)
- Restrição proteica e acompanhamento regular pelo risco de desnutrição nos casos avançados
- Cessação do tabagismo (ver Capítulo 164, *Tabagismo*).

Tratamento medicamentoso

- Inibidores da enzima conversora de angiotensina (IECA) ou bloqueadores do receptor da angiotensina II (BRA): reduzem a microalbuminúria e a proteinúria e retardam a deterioração da função renal, mesmo em pacientes normotensos.

  Associação de IECA com BRA não deve ser prescrita para diabéticos e pacientes com alto risco cardiovascular

- Gliflozinas, inibidoras do transportador sódio-glicose tipo 2 (SGLT2), apresentam efeitos benéficos sobre a progressão da DRC e também reduzem o risco cardiovascular nessa população.

Recomendações práticas

- Em geral, a ND surge após 10 a 15 anos de evolução das lesões renais em pacientes com DM1
- SGLT é um cotransportador que internaliza moléculas de sódio-glicose, a partir do lúmen tubular, através da membrana celular. Sua função no epitélio tubular renal é reabsorver a glicose filtrada continuamente no glomérulo. Estudos farmacológicos ampliaram o uso dos inibidores de SGLT2 para o tratamento da progressão da ND com resultados promissores.

EVOLUÇÃO

- Nefropatia incipiente: caracterizada por microalbuminúria 5 a 15 anos após início da doença
- Nefropatia clínica: caracterizada por proteinúria no exame de urina e albuminúria > 300 mg/24 horas cerca de 10 a 20 anos após início da doença
- Após início da proteinúria clínica, ocorre elevação da pressão arterial e evolução para doença renal crônica terminal (DRCT) com declínio médio da TFG de 12 mℓ/min/ano.

NEFROPATIA POR ÁCIDO ÚRICO

- O AU, produto final do metabolismo de purinas, é um componente orgânico insolúvel. A ausência da enzima uricase na espécie humana favorece a elevação da concentração plasmática desta substância
- O metabolismo renal do AU envolve filtração glomerular, reabsorção e secreção tubular, culminando com uma fração de excreção de AU < 10%
- No pH fisiológico, o AU apresenta-se como urato monossódico
- Na urina, tanto o pH ácido como a concentração de cátions afetam a solubilidade do urato, sendo que sódio e amônio reduzem e o potássio aumenta a sua solubilidade.

FORMAS CLÍNICAS

- A nefropatia crônica desenvolve-se pela deposição de cristais de monourato no interstício da medula renal, produzindo uma resposta inflamatória capaz de causar fibrose renal e DRC
- A nefropatia aguda por AU promove insuficiência renal aguda (IRA) causada pela deposição de cristais de AU no lúmen dos túbulos renais (ver Capítulo 347, *Gota*).

CAUSAS

- Superprodução e superexcreção de AU em pacientes com linfoma, leucemia ou doença mieloproliferativa, particularmente quando submetidos à quimioterapia ou radioterapia (síndrome da lise tumoral)
- Causas genéticas: síndrome Fanconi-*like*, deficiência da enzima hipoxantina-guanina fosforribosiltransferase (síndrome de Lesch-Nyhan)
- Forma crônica: hiperuricemia crônica associada a hipertensão arterial, proteinúria, doença vascular, com lesão renal progressiva.

MANIFESTAÇÕES CLÍNICAS

- Forma aguda: quadro clínico da doença de base, sem sintomas adicionais, a menos que surjam cálculos urinários concomitantes. Pode causar IRA
- Forma crônica: manifestações clínicas de insuficiência renal crônica.

DIAGNÓSTICO DIFERENCIAL

- Forma aguda: outras causas de IRA
- Forma crônica: nefrosclerose benigna, nefropatia por metais pesados, nefrite intersticial por analgésicos e anti-inflamatórios não esteroides (AINEs).

EXAMES COMPLEMENTARES

- Forma aguda: uricemia > 15 mg/dℓ. Exame de urina: cristais de AU podem estar ausentes por obstrução dos túbulos. Na síndrome da lise tumoral, encontram-se hiperfosfatemia, hiperpotassemia e hipocalcemia
- Forma crônica: sedimento urinário inespecífico e hiperuricemia fora da proporção esperada pela insuficiência renal. Albuminúria leve e intermitente nos estágios iniciais. Rins diminuídos de tamanho na USG.

COMPROVAÇÃO DIAGNÓSTICA

- Dados clínicos + hiperuricemia + insuficiência renal aguda ou crônica.

COMPLICAÇÕES

- IRA (ver Capítulo 363, *Injúria Renal Aguda*)
- Insuficiência renal crônica (ver Capítulo 361, *Doença Renal Crônica*).

TRATAMENTO

- Forma aguda:
  - Alopurinol 600 a 900 mg/dia por via oral (VO)
  - Hidratação oral e venosa para manter o débito urinário maior que 2,5 ℓ/dia
  - Acetazolamida ou bicarbonato para alcalinizar a urina e converter o AU em urato, que é mais solúvel, mas pH urinário > 7 pode causar precipitação de cristais de fosfato
- Forma crônica: dieta com restrição de AU
  - Alopurinol 300 a 600 mg/dia VO
  - Controle da pressão arterial (ver Capítulo 229, *Hipertensão Arterial*)
  - Hemodiálise se houver IRA, hiperpotassemia ou síndrome urêmica
  - Quando possível, hemofiltração e hemodiafiltração mostram-se mais efetivas em pacientes com síndrome de lise tumoral
  - Uricólise por administração intravenosa da enzima rasburicase (AU oxidase) é uma estratégia para tratamento e prevenção de nefropatia por uratos durante terapia tumoral com medicamentos citotóxicos. Seu emprego deve ser criterioso e a ocorrência de efeitos colaterais (< 5%) como broncospasmo e reações de hipersensibilidade limitam o uso dessa enzima.

Nota prática

- A depuração de AU pela hemodiálise é 10 vezes maior que a diálise peritoneal.

NEFROPATIA POR RADIOCONTRASTE

A NRC é definida como:

- Elevação > 25% ou de 0,5 mg/dℓ na creatinina basal em até 48 a 72 horas após a administração de contraste iodado intravenoso e/ou redução de 25% ou mais na TFG neste mesmo intervalo de tempo, não atribuível a outra causa
- Vários mecanismos são associados à fisiopatologia da NRC, mas a produção de radicais livres, a vasoconstrição renal e a obstrução intratubular têm sido consideradas como os principais fatores na gênese das lesões renais
- NRC é uma causa comum de IRA no ambiente hospitalar
- A incidência varia amplamente, de acordo com os fatores de risco dos pacientes e com o critério diagnóstico utilizado.

CAUSAS

- Os meios de contrastes radiológicos (MCR) iodados são utilizados em procedimentos como angiografias, urorradiologia e tomografias computadorizadas
- A prática crescente da radiologia intervencionista ampliou substancialmente o número de pacientes expostos aos contrastes iodados, seja para fins de diagnóstico ou terapêutico
- A osmolalidade do MCR é um dos fatores associados ao desenvolvimento de NRC, sendo mais nefrotóxicos os contrastes de alta osmolalidade, quando comparados aos iso-osmolares ou aos de baixa osmolalidade
- O volume administrado de MCR interfere no seu potencial de nefrotoxicidade. Assim, maiores volumes são relacionados com aumento da incidência de NRC, bem como sua administração intra-arterial associa-se mais a esta nefropatia do que a aplicação intravenosa.

FATORES DE RISCO

- Diabetes
- DRC
- Proteinúria
- Idade acima de 75 anos
- Hipovolemia
- Disfunção ventricular (fração de ejeção [FE] < 40%)
- Insuficiência cardíaca
- Anemia
- Volume elevado de contraste
- Insuficiência hepática
- Mieloma múltiplo.

MANIFESTAÇÕES CLÍNICAS

- Embora a NRC seja frequente, a disfunção renal costuma ser reversível, raramente com necessidade de terapia renal substitutiva (< 1%). Contudo, a ocorrência de NRC associa-se a piores desfechos clínicos, como desenvolvimento de DRC tardia e maior mortalidade.

EXAMES COMPLEMENTARES

- Elevação da creatinina sérica, cistatina C, lipocalina associada à gelatinase dos neutrófilos (NGAL) (ver Capítulo 363, *Injúria Renal Aguda*)
- Sedimento urinário compatível com necrose tubular aguda (cilindros granulares e epiteliais)
- A excreção fracionada de sódio é frequentemente < 1%
- Biópsia renal não é indicada, a menos que haja outra patologia associada ou não reversão da IRA
- Oligúria e elevação mais acentuada de creatinina costumam ocorrer em pacientes com DRC prévia.

DIAGNÓSTICO DIFERENCIAL

- IRA pré-renal
- Ateroembolia renal (após manipulação com MCR arterial), que se diferencia clinicamente pela simultaneidade de embolia em outros locais do organismo e por cursar com eosinofilia e hipocomplementemia transitórias, por se instalar tardiamente após o procedimento e pelo pior desfecho com menor recuperação da função renal
- Necrose tubular aguda isquêmica.

Prevenção da nefropatia por radiocontraste

- Manter hidratação adequada antes da administração do contraste
- Utilizar contraste de baixa osmolalidade ou iso-osmolar
- Utilizar o menor volume possível
- Evitar uso associado de medicamentos nefrotóxicos
- Evitar reexposição ao radiocontraste
- *Observação*: utilização de N-acetilcisteína e solução bicarbonatada não são superiores à hidratação com solução salina.

COMPLICAÇÕES

- IRA dialítica
- Elevação da mortalidade
- DRC (raramente).

TRATAMENTO

- Monitorar função renal
- Manter hidratação adequada
- As indicações de terapia de substituição renal são as mesmas das outras formas de IRA (ver Capítulo 363, *Injúria Renal Aguda*).

EVOLUÇÃO E PROGNÓSTICO

- Pico de elevação da creatinina ocorre após 5 a 7 dias da administração do contraste e perdura por volta de 10 a 14 dias
- O desenvolvimento da NRC aumenta a duração e os custos de internação, provoca lesão renal residual em até 30% dos pacientes
- A NRC é um fator independente de risco para a mortalidade verificada 30 dias, 1 ano e 5 anos após o evento.

BIBLIOGRAFIA

Brasileiro Filho G. Bogliolo Patologia. 8. ed. Guanabara Koogan; 2011.
Brenner BM. Diabetic nephropathy. In: Brenner & Rector's the Kidney. 11th ed. Saunders; 2019.
Cruz J, Praxedes JN, Cruz HMM. Nefropatia diabética. In: Nefrologia. 2. ed. Sarvier; 2006.
Heerspink HJL, Karasik A, Thuresson M, Melzer-Cohen C, Chodick G, Khunti K et al. Kidney outcomes associated with use of SGLT2 inhibitors in real-world clinical practice (CVD-REAL 3): a multinational observational cohort study. Lancet Diabetes Endocrinol. 2020;8:27-35.
Kidney Disease Improving Global Outcomes (KDIGO). Clinical Practice Guideline for Acute Kidney Injury. 2012.
Silva RG, Silva FL, Lucchesi F, Burdmann EA. Prevention of contrast-induced nephropathy by use of bicarbonate solution – preliminary results and literature review. J Bras Nefrol. 2010;32(3):292-302.

367
Neoplasias Malignas do Rim

Carcinoma de células renais, tumor de Wilms

José Carlos do Valle ◆ Rodrigo Costa Gonçalves ◆ Edna Regina Silva Pereira ◆ Renato Duarte Carneiro ◆ Alessandra Vitorino Naghettini

CARCINOMA DE CÉLULAS RENAIS

- Representa cerca de 4% de todos os processos malignos e aproximadamente 90% das neoplasias renais primárias. Surge no córtex renal com diversos subtipos de adenocarcinoma
- Predomínio no sexo masculino da 6ª à 8ª década de vida
- Outros subtipos são: carcinoma cromófobo (menos agressivo), carcinoma papilífero, carcinoma urotelial (transicional) da pélvis renal, carcinoma de ducto coletor (Figura 367.1)
- O Instituto Nacional de Câncer (INCA) não dispõe de dados precisos sobre a incidência de câncer do rim no Brasil. Entretanto, cálculos aproximados dos registros dessa neoplasia para os anos 2018 e 2019 estimaram, por ano, 3.760 casos para homens e 2.510 para mulheres.

CAUSAS

- O carcinoma de células renais pode ser do tipo esporádico ou hereditário. O esporádico associa-se à perda de genes supressores de tumor localizados no cromossomo 3p; o hereditário corresponde a 5% dos casos e relaciona-se com síndromes hereditárias, como a síndrome von Hippel-Lindau (VHL), esclerose tuberosa e carcinoma papilífero de células renais hereditário.

FATORES DE RISCO

- Tabagismo
- Obesidade
- Exposição ocupacional ao tricloroetileno

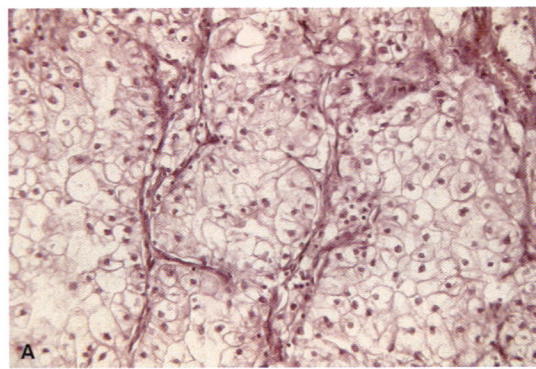
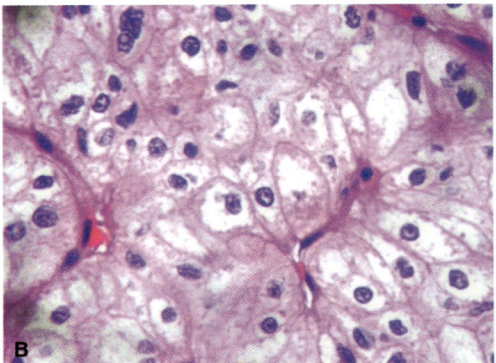

Figura 367.1 A. Carcinoma de células renais do tipo células claras: proliferação de células com citoplasma claro separadas por finos feixes conjuntivo-vasculares. **B.** Carcinoma de células cromófobas com citoplasma eosinofílico e halo perinuclear, com reforço da membrana citoplasmática. (Cortesia de Brasileiro Filho, 2011.)

- Insuficiência renal crônica em diálise: 30 a 50% dos pacientes evoluem para doença renal cística. Desses, 6% desenvolvem adenocarcinoma de células renais
- Os carcinomas são geralmente múltiplos, bilaterais e surgem, em geral, após 8 a 10 anos de diálise
- História familiar de carcinoma de células renais
- Etilismo.

MANIFESTAÇÕES CLÍNICAS

- Assintomáticos na maioria dos casos até fases avançadas
- Diagnóstico incidental à ultrassonografia (USG) ou à tomografia computadorizada (TC) de abdome em cerca de 60% dos pacientes
- Hematúria (apenas em 40% dos casos)
- Pode haver formação de coágulos que causam cólica renal
- Dor contínua em um dos flancos
- Massa abdominal, mais facilmente palpável em adultos magros com tumor de polo inferior
- Manifestações sistêmicas ou paraneoplásicas: hipertensão arterial, anemia normocítica ou microcítica (pode preceder o diagnóstico em meses), febre (frequentemente associada a sudorese noturna e fadiga), disfunção hepática na ausência de metástases (síndrome de *Stauffer*), amiloidose secundária, eritrocitose e trombocitose, anormalidades hormonais (produção de eritropoetina, paratormônio, gonadotrofinas, hormônio adrenocorticotrófico-*like* (ACTH-*like*), renina, glucagon, insulina) responsáveis por manifestações paraneoplásicas.

Tríade clássica

- Hematúria, massa abdominal e dor no flanco são raros (7 a 10% dos casos) e, quando correm, são altamente sugestivos de doença avançada.

DIAGNÓSTICO DIFERENCIAL

- Hidronefrose
- Cisto renal
- Lesões sólidas benignas (oncocitomas, angiomiolipomas)
- Pielonefrite xantogranulomatosa.

EXAMES COMPLEMENTARES

- Exame simples de urina: hematúria
- USG renal: evidencia a neoplasia e a diferencia de cistos simples ou complexos e de lesões sólidas. Os cistos simples são arredondados, de paredes finas, anecoicos, com reforço acústico posterior e não necessitam de investigação adicional, e os cistos indefinidos e complexos, e as lesões sólidas necessitam de avaliação tomográfica
- TC de abdome: cistos complexos apresentam paredes espessas, irregulares, septos e realce ao contraste intravenoso (Figura 367.2). Cistos complexos e lesões sólidas apresentam maior chance de malignidade. Cumpre salientar que exames de imagem são incapazes de distinguir lesões sólidas benignas de adenocarcinoma renal. A TC também é utilizada para estadiamento da doença
- A RM é superior à TC para avaliação de invasão tumoral da veia cava inferior. É o método de escolha para pacientes com nefropatia crônica ou alérgicos ao iodo
- Cintilografia óssea: avaliação de metástases no caso de dor óssea ou fosfatase alcalina elevada.

COMPROVAÇÃO DIAGNÓSTICA

- Dados clínicos + exames de imagem + exame histopatológico
- O tamanho e o crescimento do tumor não distinguem lesões benignas de malignas. A ressecção da lesão deve ser feita para essa avaliação. A biópsia por punção da massa tem baixa sensibilidade e risco de disseminação tumoral.

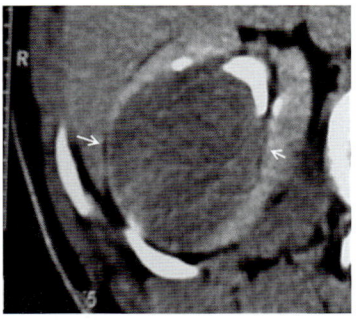

Figura 367.2 Tomografia computadorizada de abdome com contraste iodado intravenoso mostrando adenocarcinoma renal.

Nos Quadros 367.1 e 367.2 são apresentados o estadiamento dos carcinomas renais, de acordo com o American Joint Committee on Cancer (AJCC) e o sistema TNM (8ª ed., 2017) e os Grupos Prognósticos.

Tratamento da doença avançada, recidivada ou metastática

- O tratamento com base de interleucina 2 e interferona (α ou β), por ser muito tóxico e com pouca resposta objetiva, estimulou o desenvolvimento de inibidores seletivos dos mecanismos de transmissão do sinal para o crescimento celular dos tumores.

Na atualidade, os principais agentes são: (1) inibidores de angiogênese (primeira linha do tratamento) – sorafenibe (Nexavar®), inibidor de quinase e do fator de crescimento endotelial vascular (VEGF), e sunitinibe (Sutent®) –, primeira linha de tratamento; (2) inibidores do mTOR (quinase serina/treonina), que ativam a cascata intracelular para o crescimento e multiplicação – tensirolimo (Torisel®) e everolimo (Afinitor®) –, segunda linha de tratamento

- A quimioterapia pode ser útil em adenocarcinomas não células claras
- As neoplasias malignas do rim são radiorresistentes, mas, a radioterapia pode ser útil em metástases ósseas e cerebrais

Medicamentos de primeira linha para o carcinoma de células claras:
- Risco favorável: axitinibe + pembrolizumabe; pazopanibe; sunitinibe; ipilimumabe + nivolumabe; cabozantinibe
- Risco intermediário ou grave: ipilimumabe + nivolumabe; axitinibe + pembrolizumabe; cabozantinibe; sunitinibe.

Medicamentos de segunda linha para o carcinoma de células claras:
- Cabozantinibe; nivolumabe; ipilimumabe + nivolumabe; everolimo; sunitinibe.

COMPLICAÇÕES

- Varicocele por obstrução da veia gonadal (a maioria do lado esquerdo)
- Trombose de veia cava
- Cerca de 25% dos pacientes têm metástases ao diagnóstico (principais locais: pulmões, ossos, fígado, adrenais rim contralateral e cérebro).

Tratamento cirúrgico

- Estádio I (T1a): nefrectomia parcial (preferível) ou técnicas ablativas, ou nefrectomia radical (se a parcial não for possível)
- Estádio I (T1b): nefrectomia parcial ou radical
- Estádio II: nefrectomia parcial ou radical
- Estádio III: nefrectomia radical ou parcial, se clinicamente indicada
- Estádio IV: nefrectomia radical, se o tumor primário for potencialmente ressecável
- Metástases únicas podem ser ressecadas.

EVOLUÇÃO E PROGNÓSTICO

- A sobrevida em 5 anos depende da extensão da doença, da variante histopatológica e de fatores clínicos: nos estádios I e II (doença confinada ao rim) – 71 a 97%; no estádio III (doença locorregional avançada) – 20 a 53%; e estádio IV – menos que 10%.

Quadro 367.1 Estadiamento dos carcinomas renais.

T	Tumor primário
Tx	Tumor primário não pode ser acessado
T1	Tumor ≤ 7 cm em sua maior dimensão, limitado ao rim
T1a	Tumor ≤ 4 cm em sua maior dimensão, limitado ao rim
T1b	Tumor > 4 cm, mas ≤ 7 cm em sua maior dimensão, limitado ao rim
T2	Tumor > 7 cm em sua maior dimensão, limitado ao rim
T2a	Tumor > 7 cm, mas ≤ 10 cm em sua maior dimensão, limitado ao rim
T2b	Tumor > 10 cm, limitado ao rim
T3	Tumor invade o interior de veias maiores ou tecidos perinéfricos, mas não a glândula adrenal ipsilateral ou além da fáscia de Gerota
T3a	Tumor invade o interior das veias renais ou seus ramos segmentares ou o sistema pelvicalicial, ou a gordura perirrenal e/ou a gordura do seio renal, mas não além da fáscia de Gerota
T3b	Tumor invade o interior da veia cava abaixo do diafragma
T3 c	Tumor invade o interior da veia cava e estende-se acima do diafragma ou invade a parede da veia cava
T4	Tumor invade além da fáscia de Gerota (incluindo a extensão contígua para a glândula adrenal ipsilateral)
N	**Linfonodos regionais**
Nx	Linfonodos regionais não podem ser acessados
N0	Sem metástase em linfonodos regionais
N1	Metástase em linfonodos regionais
M	**Metástase a distância**
M0	Sem metástase a distância
M1	Metástase a distância

Quadro 367.2 Grupos prognósticos.

Estádios	T	N	M
I	T1	N0	M0
II	T2	N0	M0
III	T1–T2	N1	M0
IV	T3	NX, N0-N1	M0
	T4	Qualquer N	M0
	Qualquer T	Qualquer N	M1

TUMOR DE WILMS

Nefroblastoma

O nefroblastoma, é uma neoplasia maligna que se desenvolve nos rins a partir de elementos embrionários.

Está associado a outras anomalias congênitas em 15% das crianças, incluindo:

- Ausência congênita da íris
- Hemi-hipertrofia corporal
- Criptorquidismo
- Hipospadia
- Anomalias do sistema geniturinário

- Síndrome de Beckwith-Wiedemann (organomegalia, macroglossia, onfalocele e hemi-hipertrofia corporal
- Síndrome de Denys-Drash (glomerulite e pseudo-hermafroditismo)
- Síndrome de Klippel-Trenaunay
- Síndrome de Sotos (gigantismo cerebral)
- Síndrome de Bloom (imunodeficiência e telangiectasia facial).

PRINCIPAIS ACHADOS HISTOPATOLÓGICOS

Massa bem encapsulada com algumas áreas focais de hemorragia e necrose; elementos do blastema, estromais e epiteliais; anaplasia difusa indica tumor mais agressivo (Figura 367.3).

A prevalência anual do tumor de Wilms é de 8 casos para cada 1 milhão de indivíduos menores de 15 anos de idade. Corresponde a 95% dos tumores renais nessa faixa etária.

ETIOLOGIA

- Mutações genéticas (deleções no cromossomo 11p13, gene supressor do tumor de Wilms [*WT1*] e 11p15 [*WT2*])
- Forma familiar autossômica dominante, com penetrância incompleta. A predisposição familiar tem sido localizada em 19q13 e 17q.

MANIFESTAÇÕES CLÍNICAS

- Assintomático em muitos pacientes
- Massa abdominal palpável no andar superior (80% dos pacientes) (ver Capítulo 314, *Massas Abdominais Palpáveis*)

- Dor abdominal (40%)
- Hipertensão arterial (60%)
- Hematúria (30%)
- Febre (30%)
- Anemia (30%)
- Hepatoesplenomegalia
- Ascite
- Veias proeminentes da parede abdominal
- Varicocele
- Metástases gonadais
- Raramente sinais de abdome agudo com ruptura intraperitoneal livre.

ESTADIAMENTO

No Quadro 367.3 é apresentado o estadiamento do tumor de Wilms.

DIAGNÓSTICO DIFERENCIAL

No Quadro 367.4 é apresentado o diagnóstico diferencial do tumor de Wilms.

EXAMES COMPLEMENTARES

- Exame simples de urina: hematúria (ocasional)
- USG do abdome indica a origem intrarrenal da massa, fornece as melhores informações sobre a extensão para a veia cava inferior

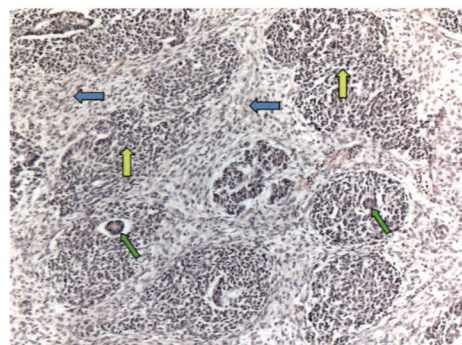

Figura 367.3 Tumor de Wilms: padrão trifásico, com componentes epitelial (*setas verdes*), blastematoso (*setas amarelas*) e mesenquimal (*setas azuis*). (Cortesia de Brasileiro Filho, 2011.)

Quadro 367.3 Estadiamento do tumor de Wilms.

Estádio	Descrição
I	Tumor limitado ao rim, pode ser retirado completamente. Superfície capsular intacta
II	Tumor estende-se pelo rim, mas pode ser completamente retirado
III	Tumor confinado ao abdome, acometimento de linfonodo. Não pode ser completamente removido pela infiltração de outras estruturas
IV	Metástases (pulmão, fígado, osso, cérebro)
V	Acometimento renal bilateral

Adaptado de National Wilms' Tumor Study Committee: Wilms' tumor: status report, 1991.

Quadro 367.4 Diagnóstico diferencial do tumor de Wilms.

Tumor	Idade	Sinais clínicos	Avaliação laboratorial
Neuroblastoma	Pré-escolar	Obstrução gastrintestinal, mioclonias, diarreia, nódulos na pele	Aumento do ácido vanilmandélico e da ferritina
Linfoma não Hodgkin	> 1 ano	Intussuscepção em maiores de 2 anos de idade	Aumento do urato, medula óssea positiva
Rabdomiossarcoma	Todas	Obstrução gastrintestinal, sangramento vaginal, massa paratesticular	–
Hepatoblastoma	Do nascimento a 3 anos	Fígado aumentado e consistência aumentada	Aumento da alfafetoproteína
Hepatocarcinoma	Idade escolar (até adolescência)	Fígado aumentado e consistência aumentada; hepatite B, cirrose	Aumento da alfafetoproteína

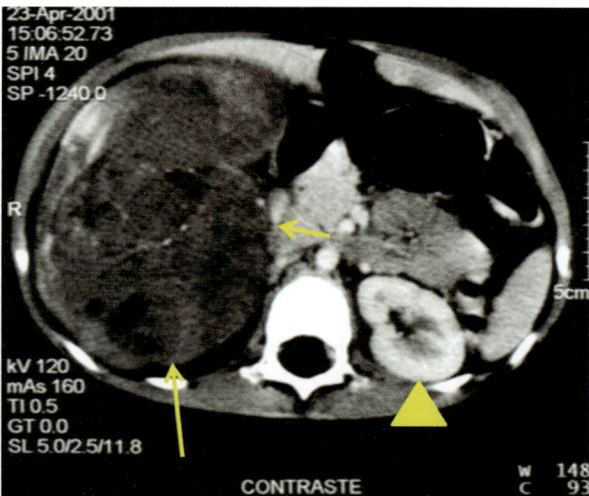

Figura 367.4 Tumor de Wilms em tomografia computadorizada do abdome com contraste intravenoso evidenciando massa heterogênea renal direita com perda da arquitetura do rim (*setas*). Rim esquerdo normal (*ponta de seta*).

- TC e RM confirmam a origem intrarrenal da massa (Figura 367.4)
- Hemograma completo: anemia ou policitemia em algumas ocasiões
- Desidrogenase láctica
- Catecolaminas urinárias
- Radiografia do tórax é necessária para descartar metástases pulmonares
- Radiografia simples do abdome: mostra calcificações lineares
- Urografia excretora raramente é útil.

COMPROVAÇÃO DIAGNÓSTICA

- Dados clínicos + exames de imagem + exame histopatológico.

TRATAMENTO

- Nefroureterectomia radical e biópsia, quando necessário, para o estadiamento do tumor
- Quimioterapia adjuvante por 18 semanas para os casos de histologia favorável e estádios I e II
- Quimioterapia adjuvante por 24 semanas e radioterapia para os estádios III e IV
- Quimioterapia neoadjuvante (pré-operatória) e adjuvante para a doença avançada e/ou metastática
- Tumor de Wilms bilateral: biópsia + nefrectomia ou nefrectomia parcial quando possível + quimioterapia
- Esquema de quimioterapia padrão: dactinomicina + vincristina + doxorrubicina (adriamicina).

EVOLUÇÃO

- Sobrevida de 50 a 100%, dependendo do estadiamento
- Em adultos o prognóstico é pior.

Cistos e neoplasias benignas dos rins

- Cistos corticais ou urinosos são muito comuns, principalmente em idosos, e geralmente pequenos (1 a 4 cm); localizam-se quase sempre na cortical
- Quando descobertos em exame de imagem, mesmo incidentalmente, entram no diagnóstico diferencial das neoplasias renais
- Tumores benignos dos rins são frequentes e se incluem no diagnóstico diferencial das neoplasias malignas.

Adenoma papilar. Tumor pequeno (0,1 a 0,5 cm), localiza-se na cortical e não possui cápsula. Suas células formam papilas ramificadas ou túbulos.

Oncocitoma. Deriva de células intercaladas dos túbulos coletores. Em geral, é maior do que o adenoma renal (2 a 12 cm de diâmetro), sendo formado por células acidófilas com citoplasma granular (oncócitos) que se dispõem em massas sólidas na periferia e frouxas no centro.

Angiolipoma. Associa-se à esclerose tuberosa. Forma nódulos único ou múltiplos, quase sempre menor que 1 cm.

Fibroma medular. Constituído por células semelhantes a fibroblastos, que formam pequenos nódulos (0,5 cm), e localizam-se nas pirâmides renais.

Cistos complexos e massas renais

- Cistos complexos e massas renais sólidas devem ser ressecados para avaliação de malignidade
- O primeiro sinal é a presença de uma massa abdominal
- Sintomas inespecíficos (mal-estar, febre, anorexia) são raros.

BIBLIOGRAFIA

Atkins MB. Carcinoma de células renais. Disponível em: www.uptodate.com. 2009.

Burgess EF, Riggs SB et al. Renal cell carcinoma. In: Holland-Frei Cancer Medicine. 9th ed. John Wiley & Sons, Inc; 2019.

Crest WM. Pediatric neoplastic diseases and tumors. In: Behrman RE, Kregman RM, Jenson HB (Eds.). Nelson Textbook of Pediatrics. W.B. Saunders; 2007.

Guill JB, Navarro JMF, Nieto AC, Vilella MDM, Marti MF, Sánchez VC. Tumores renales en ninõs menores de um año. Ann Pediatr. 64(5):433-8;2006.

Izawa JI, Al-Omar M, Winquist E, Stitt L, Rodrigues G, Steele S et al. Prognostic variables in adult Wilms tumour. J Can Chir. 51(4):252-6;2008.

Kim S, Chung D. Pediatric solid malignancies: neuroblastoma and Wilms tumor. Surg Clin North Am. 86:469-87;2006.

National Wilms' Tumor Study Committee: Wilms' tumor: status report, 1990. J Clin Oncol. 9(5):877-87;1991.

McNamara MA, Zhang T et al. Cancer of the kidney. In: Abeloff's Clinical Oncology. 6th Edition, Elsevier, 2020.

NCCN (National Comprehensive Cancer Network) Kidney Cancer Guidelines Version 2.2022.

368
Bexiga Neurogênica

Roberto Luciano Coimbra

INTRODUÇÃO

Disfunção neurogênica do trato urinário inferior (DNTUI) decorrente de alteração do mecanismo do controle vesicoesfincteriano por lesão medular ou craniana, causando inadequação de armazenamento e esvaziamento da bexiga.

A bexiga neurogênica pode ser hipotônica (flácida) ou hipertônica (hiperativa).

CAUSAS

- Congênitas: mielomeningocele, agenesia sacral
- Adquiridas: traumatismo (medular ou craniano), esclerose múltipla, esclerose lateral amiotrófica, sífilis, diabetes, acidente vascular cerebral, tumor cerebral, lesão cirúrgica, radioterapia.

FORMAS CLÍNICAS

- Bexiga hipotônica: grande capacidade funcional, geralmente indolor, "bexigoma" (bexiga "cheia") palpável, incontinência urinária por transbordamento (incontinência paradoxal)
- Bexiga hipertônica: pequena capacidade funcional, polaciúria, urgência, incontinência urinária.

EXAMES COMPLEMENTARES

- Exame simples de cultura de urina, a fim de pesquisar infecção urinária
- Uretrocistografia, urografia excretora
- Dosagem de ureia e creatinina
- Ultrassonografia e tomografia computadorizada abdominal
- Uretrocistoscopia
- Estudo urodinâmico.

COMPROVAÇÃO DIAGNÓSTICA

- Dados clínicos + exames laboratoriais + exames de imagem.

COMPLICAÇÕES

- Via urinária superior: infecção urinária e litíase urinária recorrentes, insuficiência renal crônica
- Via urinária inferior: divertículo, abscesso, fístula uretral, litíase vesical
- Sepse.

TRATAMENTO DA BEXIGA NEUROGÊNICA FLÁCIDA

- Profilaxia da infecção urinária
- Manobras para esvaziamento vesical: manobra de Valsalva e/ou de Credé
- Cateterismo vesical de demora: trocar a sonda a cada 10 dias; risco de infecção, litíase vesical, fístula, divertículo ou estenose uretral em homens
- Cateterismo vesical intermitente temporário ou definitivo: utiliza-se uma sonda uretral plástica, do tipo Nelaton, calibre 10 ou 12 F. Esta sonda pode ser introduzida pelo próprio paciente ou familiar em intervalos regulares, após lavagem das mãos (sem uso de luvas) e lubrificação do meato uretral com lidocaína a 2% em gel. As sondas podem ser reutilizadas após lavagem com água e sabão
- Tratamento cirúrgico em casos selecionados
- Esfíncter artificial.

TRATAMENTO DA BEXIGA NEUROGÊNICA HIPERATIVA

- Anticolinérgicos (antimuscarínicos): oxibutinina 5 mg VO, 2 a 3 vezes/dia; tolterodina 4 mg VO, 1 vez/dia; solifenacina 5 ou 10 mg VO, 1 vez/dia; darifenacina 7,5 ou 15 mg VO, 1 vez/dia
- Agonista beta-3: mirabregona 50 mg VO, 1 vez/dia
- Toxina botulínica (aplicação intravesical)
- Neuromodulação sacral, medidas comportamentais, ampliação vesical.

EVOLUÇÃO E PROGNÓSTICO

- Recuperação total em poucos pacientes
- Em geral, o paciente vai necessitar de cuidados permanentes.

Cateterismo intermitente limpo

- A cateterização intermitente, feita pelo próprio paciente, quando possível, é preferível à sondagem vesical de demora
- A utilização da sonda vesical de demora deve ser desencorajada pelo alto índice de complicações a curto, médio e longo prazos.

Traumatismo medular e bexiga

- Na primeira fase do traumatismo medular, observa-se retenção urinária com formação de "bexigoma". Essa condição é caracterizada por arreflexia do detrusor
- Devem-se realizar cateterismo intermitente limpo, no mínimo 4 vezes/dia, e quimioterapia antimicrobiana profilática
- Cistostomia por punção ou cirurgia é executada em casos especiais. Após a fase inicial, avaliar as repercussões para as vias urinárias superiores e o tipo de disfunção urodinâmica encontrada
- Se permanecer com padrão de arreflexia, manter o cateterismo intermitente
- Administrar anticolinérgicos nos casos em que há hiper-reflexia do detrusor, além do cateterismo intermitente (autocateterismo).

BIBLIOGRAFIA

Barroso CBRB. Bexiga neurogênica. In: Melo-Souza SE. Tratamento das Doenças Neurológicas. 2. ed. Guanabara Koogan; 2008.

Bruschini H. Bexiga neurogênica. In: Guia Prático de Urologia. BC Cultural; 1999.

369
Infecção dos Rins e das Vias Urinárias

Pielonefrite, cistite, cistite recorrente, cistite intersticial, uretrite, ITU

Valéria Soares Pigozzi Veloso ◆ Mariana Pigozzi Veloso ◆ Flavio Marques dos Santos ◆ Roberto Luciano Coimbra ◆ Lucas Vaz Peixoto ◆ Paulo Fellipe Silverio Razzia ◆ Waldemar Naves do Amaral

INTRODUÇÃO

Infecção em qualquer segmento das vias urinárias provocada por microrganismos, principalmente bactérias, que se manifesta por sinais e sintomas relacionados com os locais afetados.

Cumpre ressaltar que as infecções das vias urinárias apresentam particularidades etiopatogênicas e clínicas, não apenas com relação às estruturas anatômicas acometidas (sistema coletor e rins, bexiga, uretra), mas também no que se refere ao sexo, à idade, às comorbidades, além de outros fatores, entre os quais destaca-se a cateterização vesical.

A patogênese da infecção do trato urinário (ITU), no caso de mulheres, geralmente começa com a colonização do introito vaginal ou meato uretral por patógenos da flora fecal, seguido de ascensão pela uretra e bexiga, podendo afetar o rim.

É uma condição clínica frequente, que necessita de pronto reconhecimento e tratamento adequado para evitar recorrências e complicações que podem ser graves e influírem exacerbadamente em manifestações clínicas, resposta ao tratamento e prognóstico, exigindo manejo correto e precoce do paciente, dependendo, como mostra o boxe a seguir, de ser ou não complicada.

CAUSAS E FATORES DE RISCO

- Nos primeiros anos de vida, as ITU estão mais relacionadas com malformações congênitas, principalmente refluxo vesicoureteral
- Na infância e na vida adulta, as mulheres são mais afetadas que os homens
- A partir da 5ª década de vida, o prostatismo, geralmente causado por hipertrofia prostática, torna o homem mais suscetível às infecções urinárias.

FORMAS CLÍNICAS

As formas clínicas serão discorridas a seguir.

Infecção urinária não complicada e infecção urinária complicada

- Infecção urinária não complicada: presume-se estar confinada à bexiga sem sinais ou sintomas que sugiram infecção do trato urinário alto ou sistêmico (cistite)
- Infecção urinária complicada: acompanhada de sinais e sintomas sistêmicos que sugerem que a infecção se estende além da bexiga:
  - Febre > 37,7°C
  - Calafrios
  - Dor lombar/flanco
  - Sensibilidade no ângulo costovertebral
  - Dor pélvica ou perineal em homens (pode sugerir prostatite).

PIELONEFRITE

Valéria Soares Pigozzi Veloso ◆ Mariana Pigozzi Veloso

Infecção compreendendo o sistema coletor e o parênquima renal. Pode ser:

- Aguda: infecção das vias urinárias altas, devendo ser sempre considerada uma ITU complicada, independentemente das características individuais do paciente
- Crônica: doença tubulointersticial crônica secundária, muitas vezes em pacientes com infecções recorrentes, especialmente os com nefropatia obstrutiva, podendo causar insuficiência renal crônica ou complicar com a formação de abscesso perinefrético.

Abscesso perinefrético

- Os abscessos perinefréticos ou perirrenais quase sempre decorrem de lesão purulenta no parênquima renal em pacientes com pielonefrite. Contudo, os abscessos de origem estafilocócica resultam de disseminação hematogênica de bactérias a partir de um foco em outra parte do organismo
- Os microrganismos mais frequentes são bacilos gram-negativos
- Manifesta-se por febre, calafrios e dor no flanco ou abdominal
- Leucocitose é frequente
- A ultrassonografia (USG) pode detectar o abscesso, mas o exame de imagem preferencial é a tomografia computadorizada (TC)
- O tratamento, além de antibióticos, pode necessitar de drenagem percutânea ou cirúrgica do abscesso.

CAUSAS

- *Escherichia coli* (80% dos casos), *Klebsiella, Pseudomonas, Enterococcus, Proteus mirabilis, Enterobacter, Staphylococcus, Serratia, Mycoplasma*
- A prevalência de patógenos específicos dependem parcialmente das condições do hospedeiro. Exemplo: *Pseudomonas* é mais comum em pacientes submetidos à instrumentação das vias urinárias.

FATORES DE RISCO

- Anormalidades urológicas (litíase, refluxo vesicoureteral, bexiga neurogênica, doença cística dos rins)
- Gestação

- Frequência de relações sexuais (> 3 vezes/semana)
- Uso de geleia espermicida
- História de infecção das vias urinárias durante a gestação.

Pacientes imunossuprimidos e diabéticos

- Em pacientes imunossuprimidos ou diabéticos não se considera ITU complicada se não houver sintomas de infecção do trato urinário superior ou sinais sistêmicos. No entanto, deve-se redobrar a atenção nestes pacientes, para identificação de manifestações clínicas sutis de infecção.

Pessoas idosas

- A frequência de ITU aumenta com a idade em ambos os sexos. No homem, o principal fator é o prostatismo por hipertrofia benigna ou carcinoma da próstata, e na mulher, além da menopausa que se acompanha de modificações anatômicas e funcionais da bexiga, relacionadas ou não com a multiparidade, observa-se também maior recorrência de infecções.

MANIFESTAÇÕES CLÍNICAS

Os sinais e sintomas incluem:

- Febre, calafrios, dor no flanco, sensibilidade no ângulo costovertebral, náuseas/vômitos
- Sintomas de cistite (disúria, polaciúria, urgência miccional, dor suprapúbica e hematúria) podem estar presentes, mas não em todos os pacientes.

DIAGNÓSTICO DIFERENCIAL

- Uropatia obstrutiva
- Doença inflamatória pélvica
- Carcinoma renal
- Infarto renal
- Trombose de veia renal
- Colecistite
- Apendicite
- Pancreatite aguda.

COMPLICAÇÕES

- Bacteriemia
- Sepse
- Disfunção de múltiplos órgãos
- Choque séptico
- Insuficiência renal aguda
- Abscesso perinefrético, pielonefrite enfisematosa ou necrose papilar.

EXAMES COMPLEMENTARES

- Exame simples de urina: piúria/leucocitúria – 10 leucócitos/campo ou 10.000 leucócitos/mℓ (ausência de piócitos aponta para outro diagnóstico ou obstrução das vias urinárias); cilindros leucocitários; hematúria; proteinúria (discreta); esterase leucocitária (enzima produzida por leucócitos); teste do nitrito positivo sugere enterobactérias que convertem o nitrato a nitrito
- Cultura de urina > 100.000 UFC/mℓ
- Hemocultura nos casos de sepse
- USG/TC: para identificar condições associadas, como hidronefrose, abscesso, cistos, cálculos
- Cintilografia: detecta cicatrizes renais.

COMPROVAÇÃO DIAGNÓSTICA

- Dados clínicos + cultura de urina + exames de imagem nos casos de infecção urinária complicada.

Critérios de internação

A internação deve ser considerada em casos de:
- Sinais e sintomas sistêmicos
- Sepse
- Incapacidade de utilizar medicação por via oral
- Má adesão ao tratamento
- Suspeita de obstrução das vias urinárias.

TRATAMENTO MEDICAMENTOSO

- Antibioticoterapia empírica e imediata, após coleta de urina para cultura, direcionada aos germes prevalentes, posteriormente guiada pela sensibilidade aos antibióticos, ajustando-se a medicação de acordo com o resultado da urocultura e do antibiograma
- Cistite: nitrofurantoína 100 mg por via oral (VO), 2 vezes/dia, por 5 dias; ou sulfametoxazol-trimetropima (SMZ-TMP) 160/800 mg VO, 2 vezes/dia, por 5 a 7 dias; ou fosfomicina 3 g, dose única VO
- Pielonefrite aguda: ceftriaxona 2 g por via intravenosa (IV), 1 vez/dia, por 10 a 14 dias; ou piperaciclina –tazobactam 4,5 g IV, a cada 6 horas, por 10 a 14 dias; ou ciprofloxacino 400 mg IV, a cada 12 horas, por 7 a 10 dias.

Observação: é difícil padronizar a recomendação de antibióticos na ITU complicada, pois é muito amplo e variado o espectro clínico, devendo-se considerar as condições clínicas associadas e as características do agente infeccioso.

MONITORAMENTO

- Uroculturas de controle não são necessárias se os sintomas desaparecerem com o uso de antibióticos
- Para os pacientes que apresentam hematúria na fase inicial, um exame de urina deve ser repetido após o termino da terapia antimicrobiana para adequada avaliação dos rins.

EVOLUÇÃO E PROGNÓSTICO

- Cura em 95% dos pacientes
- Recidivas principalmente em pacientes com fatores de risco.

Bacteriúria assintomática

- Condição caracterizada por bactérias na urina, sem manifestações clínicas, relacionadas com a infecção urinária (necessárias pelo menos duas uroculturas com o cultivo do mesmo germe para excluir contaminação da urina).

CISTITE

Inflamação da bexiga, que pode ser aguda ou crônica.

Os fatores de risco, as causas, as características clínicas e etiopatogênicas são diferentes em crianças, homens e mulheres, em diferentes fases da vida, em função de particularidades anatômicas e fisiológicas das vias urinárias.

Cumpre assinalar que cistite não é sinônimo de infecção bacteriana, pois, além de causas infecciosas há outras formas clínicas, entre as quais a cistite intersticial (ver adiante).

FATORES DE RISCO

- Diabetes
- Gestação
- Imunodepressão
- Bexiga neurogênica
- Cateterização vesical
- Primeiras relações sexuais
- Estase urinária
- Anomalias anatômicas (divertículos)
- Litíase.

FORMAS CLÍNICAS

- Cistite infecciosa:
  - O agente mais comum é a *Escherichia coli* (80% dos casos) presente em condições normais no intestino
  - Outros microrganismos: *Pseudomonas*, *Klebsiella*, *Chlamydia*, *Mycoplasma* e *Candida*
  - O contágio é mais frequente em mulheres pelas características anatômicas da uretra feminina, que é mais curta e está mais próxima do ânus
  - Em crianças a higiene perineal exige cuidados especiais para evitar a entrada de bactérias por via ascendente, o que atingirá a bexiga
  - Uretrite e cistite estão frequentemente associadas; a principal diferença sintomática da uretrite é a disúria, na cistite ocorre também polaciúria e noctúria
  - A comprovação diagnóstica da cistite infecciosa é feita pela cultura de urina, quando deve ser realizado também o antibiograma
- Cistite intersticial (ver Cistite intersticial)
- Cistite recorrente (ver Cistite recorrente).

EXAMES COMPLEMENTARES

- Exame simples de urina: > 5 a 10 leucócitos, bacteriúria, hematúria, teste do nitrito
- Fitas reagentes (*dipstick test*): úteis na triagem de casos agudos em consultório
- Cultura de urina (urina coletada antes do uso de antibiótico): > 100.000 colônias
- Antibiograma: indicado para identificação do tipo de bactéria.

TRATAMENTO

- Não permanecer com a bexiga cheia por longo tempo, esvaziando-a a cada 2 horas
- Antibiótico escolhido preferencialmente pela sensibilidade da bactéria no antibiograma, mas o tratamento pode ser iniciado antes do resultado e vários esquemas têm eficácia semelhante
- Associação sulfametoxazol-trimetoprima (SMZ 800 mg/TMP 160 mg) VO, a cada 12 horas (resistência em torno de 30% dos casos)
- Norfloxacino 400 mg VO, a cada 12 horas; ou ciprofloxacino 250 mg VO, a cada 12 horas
- Cefalexina 250 mg VO, a cada 6 horas; ou cefaclor 250 mg VO, a cada 6 horas
- Tratamento de 3 dias é o mais adequado no tratamento da ITU baixa, não complicada.

EVOLUÇÃO E PROGNÓSTICO

A cistite infecciosa é curável após identificação do agente infeccioso e a administração do antibiótico adequado.

CISTITE RECORRENTE

A ITU é considerada recorrente quando ocorrem 3 episódios em 1 ano ou 2 episódios em 6 meses.

Ocorre em ambos os sexos, porém é mais frequente em mulheres.

Na cistite recorrente, deve-se fazer avaliação clínica rigorosa dos pacientes em busca de fatores responsáveis pelas recidivas, relacionados com os agentes infecciosos ou o paciente.

Recidiva e reinfecção

- Recidiva é causada pela mesma bactéria e reinfecção é ocasionada por uma nova bactéria.

FORMAS CLÍNICAS

- Cistite bacteriana aguda: ITU comprovada com urocultura, identificando a bactéria, associada a sintomas miccionais de início abrupto como disúria, polaciúria, urgência miccional, hematúria e início ou piora da incontinência
- ITU recorrente não complicada e ITU recorrente complicada: mais frequente quando um ou mais fatores de risco estão presentes e facilitam o desenvolvimento de infecção do trato urinário alto e, potencialmente, diminuindo a eficácia do tratamento (litíase, divertículo, bexiga neurogênica, imunidade comprometida, bactérias MDR [resistentes a múltiplos medicamentos]).

MANIFESTAÇÕES CLÍNICAS

- Início agudo com disúria, aumento de urgência e frequência urinárias, hematúria macroscópica, surgimento ou piora de incontinência urinária, tenesmo e dor suprapúbica
- Em pacientes idosos, os sintomas podem ser menos pronunciados.

FATORES DE RISCO

- Em geral, a ITU recorrente pode resultar de alterações funcionais e anatômicas do trato urinário e da interação agente-hospedeiro
- Os agentes mais frequentes são bactérias que habitam o trato gastrintestinal, colonizando as regiões perineal, vaginal e uretral, sendo a *Escherichia coli* responsável por 85% dos casos de ITU
- O desenvolvimento de resistência bacteriana a certos antimicrobianos também colabora para os índices crescentes de ITU. Após o primeiro episódio, o paciente torna-se mais suscetível a novos eventos
- O início das atividades sexuais, história familiar, fatores locais (pH vaginal, uso de espermicidas), diabetes e diminuição dos níveis de estrogênio na pós-menopausa são fatores de risco.

DIAGNÓSTICO

- Obtenção de uma história clínica completa e exame pélvico da paciente são fundamentais; devem-se avaliar culturas de urina de episódios de ITU anteriores
- Repetir a urocultura se houver suspeita de contaminação
- Exame simples de urina, cultura e teste de sensibilidade antibiótica devem ser obtidos em cada episódio de cistite aguda sintomática, antes de iniciar o tratamento
- Exames de imagem do trato urinário superior e cistoscopia não devem ser realizados de rotina.

TRATAMENTO

- O eixo principal no tratamento e na prevenção de cistites recorrentes é administrar antibiótico no início da sintomatologia, com coleta prévia de urina para cultura para orientação terapêutica. Contudo, frequentemente é necessária a prescrição imediata e empírica de medicamento. Os mais utilizados são nitrofurantoína, SMZ-TMP, fosfomicina/trometamol, fluoroquinolonas), considerando a alta prevalência da *Escherichia coli* e de outros germes gram-negativos
- Deve ser evitado o uso de antibiótico em bacteriúria assintomática.

PROFILAXIA ANTIBIÓTICA

- A eficácia da profilaxia para prevenção das recorrências da ITU é reconhecida pela maioria dos estudos, preconizando-se o uso de antimicrobianos por longos períodos (até 6 meses) em doses supressivas para diminuir o risco de futuras infecções em mulheres de todas as idades, previamente diagnosticadas com ITU
- Quando há forte correlação do ato sexual com o surgimento de sintomas, pode-se optar pela administração de dose única pós-coito
- Utilização de probióticos, suco de *cranberry* e extrato de *E. coli* (vacina). Em mulheres peri e pós-menopausadas, a terapia com estrogênio deve ser recomendada, quando não houver contraindicação para seu uso (cânceres de mama e de ovário, e risco de tromboembolismo).

CISTITE INTERSTICIAL

Doença crônica, de causa desconhecida, que se caracteriza por irritação e/ou inflamação da parede da bexiga, não relacionada com agentes infecciosos de qualquer natureza.

Observam-se espessamento da parede da bexiga e alterações dos mecanismos de armazenamento e eliminação da urina.

Mais comum em mulheres em torno dos 40 anos de idade.

MANIFESTAÇÕES CLÍNICAS

- Dor crônica localizada no hipogástrio acompanhada de polaciúria diurna e noturna
- Sensibilidade e dor na região entre o ânus e a vagina na mulher, e na bolsa escrotal no homem
- Incontinência urinária é uma manifestação tardia.

INVESTIGAÇÃO DIAGNÓSTICA

- Essa investigação deve excluir a cistite infecciosa, pois, o uso de antibióticos não tem utilidade no tratamento da cistite intersticial.

Síndrome da bexiga dolorosa

- Considerada uma disfunção dos mecanismos neurovegetativos da bexiga, assim como alteração do epitélio urinário que passa a produzir glicosaminaglicana com redução de muco, que é um fluido que protege o endotélio vesical de substâncias irritantes que podem estar presentes na urina, além de alterações dos mecanismos que controlam o armazenamento da urina
- É um diagnóstico de exclusão, pois, infecções, neoplasias e alterações anatômicas podem provocar sintomas semelhantes
- Pode ser enquadrada no conceito de dor crônica (ver Capítulo 15, *Dor*).

FATORES DE RISCO

- Ruptura perineal
- Consumo de bebidas alcoólicas e alimentos muito condimentados
- Estresse.

TRATAMENTO

- Não permanecer com a bexiga cheia por longo tempo
- Terapia cognitivo-comportamental
- Fisioterapia
- Aplicação de toxina botulínica em casos selecionados
- Medicamentoso – amitriptilina 25 a 100 mg/dia VO.

EVOLUÇÃO E PROGNÓSTICO

- A cistite intersticial pode ser enquadrada no conceito de dor crônica (ver Capítulo 15, *Dor*).

URETRITES EM HOMENS

Infecção aguda ou crônica da uretra, sendo na maioria das vezes sexualmente transmissível (ver Capítulo 601, *Aspectos Práticos das Infecções Sexualmente Transmissíveis*).

Em geral manifestam-se por disúria e descarga uretral (leucorreia).

Podem ser classificadas como uretrite gonocócica (20 a 30% dos casos) ou não gonocócica (70 a 80%).

O período de incubação (entre o contato e a manifestação dos sintomas) varia de 3 a 10 dias para as uretrites gonocócicas e de 7 a 21 dias nas uretrites não gonocócicas.

CAUSAS

- Uretrites gonocócicas:
  - *Neisseria gonorrhoeae*
- Uretrites não gonocócicas:
  - *Chlamydia trachomatis*
  - *Mycoplasma hominis*
  - *Ureaplasma urealyticum*
  - *Trichomonas vaginalis*
  - Vírus (herpes-vírus humano, citomegalovírus, papilomavírus humano [HPV])
  - Fungos (*Candida* sp.)
  - Lesões ou reação de hipersensibilidade ao contato com algumas substâncias.

FATORES DE RISCO

- Sexo oral, vaginal ou anal com parceiro(a) infectado(a)
- História prévia ou atual de infecção sexualmente transmissível (IST)
- Idade mais frequente entre 15 e 24 anos de idade
- Estenose de uretra.

MANIFESTAÇÕES CLÍNICAS

- Disúria, prurido uretral
- Na uretrite gonocócica (blenorragia), o corrimento uretral é em geral purulento, abundante, de coloração esverdeada, amarelada ou branca. Menos comumente, pode se apresentar como gotejamento de secreção nas roupas íntimas
- Na uretrite não gonocócica, o corrimento uretral é discreto ou moderado, límpido ou esbranquiçado. Contudo, em raras ocasiões, pode ser espesso e purulento, ou notado como gotejamento de secreção purulenta nas roupas íntimas
- Raramente se manifestam com sintomas sistêmicos: mialgia, febre, dispneia, tosse produtiva, artrite, dermatite, meningite e endocardite
- Sensibilidade à palpação da uretra peniana ou da região escrotal
- Pode ocorrer distensão vesical, em casos de sintomas mais intensos, devido à dificuldade de esvaziamento vesical
- O toque retal pode evidenciar sensibilidade, aumento de temperatura e secreção prostática.

EXAMES COMPLEMENTARES

- Bacterioscopia: evidência de neutrófilos polimorfonucleares (PMN) associados a diplococos gram-negativos intracelulares diagnostica blenorragia. A ausência de microrganismos sugere uretrite não gonocócica. Bacterioscopia em preparação a fresco de amostra de corrimento pode revelar *Trichomonas* (infrequente em homens infectados)
- Cultura da secreção uretral, obtida 1 a 4 horas após a micção: pode ser resultado falso-negativo. Nesses casos, o tratamento deve ser definido pelos dados clínicos
- *Swab* uretral para cultura de *Chlamydia trachomatis*
- Exame simples de urina e urocultura: necessários se a coloração da amostra de corrimento pelo método de Gram for atípica ou não disponível. Aumento dos leucócitos por campo, em urina coletada do primeiro jato
- *Dipstick test*: as fitas podem evidenciar esterase leucocitária (indicativa de piúria) ou atividade redutora de nitrato positiva. O valor negativo da fita é importante, pois praticamente exclui ITU
- Pesquisa de ácido desoxirribonucleico (DNA) de *N. gonorrhoeae* e *Chlamydia*, por captura híbrida ou por PCR no material obtido da uretra ou do primeiro jato urinário. Disponíveis também para *Ureaplasma*, *Mycoplasma* e *Trichomonas vaginalis*. Contudo, esses testes ainda não são usados com frequência, devido a seus altos custos e pelo fato de não alterarem o regime de antibióticos a ser prescrito
- Exames sorológicos para sífilis, vírus da imunodeficiência humana (HIV) e hepatite B (HBV): indicados para excluir outras IST concomitantes (ver Capítulo 601, *Aspectos Práticos das Infecções Sexualmente Transmissíveis*)
- Uretrocistoscopia: indicada se houver sintomas persistentes (suspeita de corpo estranho ou verrugas uretrais).

COMPROVAÇÃO DIAGNÓSTICA

- Principalmente pelos dados clínicos
- Os exames complementares não são considerados essenciais para o diagnóstico, a não ser que se queira mudar o plano de tratamento.

COMPLICAÇÕES

- Orquite, epididimite, prostatite, infertilidade, estenose de uretra, cistite.

DIAGNÓSTICO DIFERENCIAL

- Infecção por outros agentes: tuberculose, adenovírus, *Escherichia coli* (sexo anal desprotegido), herpes, citomegalovírus
- Divertículo uretral
- Abscesso periuretral
- Uretrite reativa (síndrome de Reiter): associada a conjuntivite, artrite e tenossinovite. A cultura é negativa e há número mínimo de leucócitos na secreção uretral ou no exame simples de urina
- Irritação uretral por detergentes, sabão, loções, espermicida, contraceptivos, introdução ou manipulação com corpo estranho.

TRATAMENTO

- Uretrite gonocócica (ver Capítulo 554, *Blenorragia*): ceftriaxona 1 g por via intramuscular (IM), dose única; azitromicina 1 a 1,5 g VO, dose única
- Uretrite não gonocócica (patógeno não identificado): doxiciclina 100 mg 2 vezes/dia VO, por 7 a 10 dias; azitromicina 0,5 g VO, no primeiro dia; 250 mg VO, do 2º ao 5º dia
- *Chlamydia trachomatis*: azitromicina 1 a 1,5 g VO, dose única; doxiciclina 100 mg, 2 vezes/dia VO, por 7 dias
- *Mycoplasma*: azitromicina 0,5 g VO, no 1º dia; 250 mg VO, do 2º ao 5º dia; ciprofloxacino 500 mg VO, a cada 12 horas, durante 5 dias, entretanto, alguns estudos recomendam seu uso por 10 a 14 dias
- *Ureaplasma*: doxiciclina 100 mg VO, 2 vezes/dia, por 7 dias; azitromicina 1 a 1,5 g VO, dose única
- *Trichomonas vaginalis*: metronidazol 2 g VO, dose única.

MONITORAMENTO

- Em pacientes com cultura positiva, deve-se repetir o exame 15 dias após o tratamento
- Atividade sexual deve ser evitada até a cura
- Os parceiros sexuais devem ser avaliados e tratados.

PREVENÇÃO

- Uso de preservativo, principalmente quando se tratar de múltiplos (as) parceiros (as) sexuais.

EVOLUÇÃO E PROGNÓSTICO

- Geralmente bom, com o tratamento adequado (ver Capítulos 554, *Blenorragia*, e 601, *Aspectos Práticos das Infecções Sexualmente Transmissíveis*).

URETRITE EM MULHERES

Lucas Vaz Peixoto • Paulo Fellipe Silvério Razia • Roberto Luciano Coimbra • Waldemar Naves do Amaral

As uretrites são IST, acompanhadas de corrimento e disúria. Por vezes, estão associadas a cervicites.

Do ponto de vista prático podem ser divididas em gonocócicas e não gonocócicas.

As gonocócicas têm como agente a *Neisseria gonorrhoeae*. Na forma genital são frequentemente assintomáticas em mulheres, assim como na faringe e no reto. Nos homens é assintomática em apenas 10% dos casos (ver Capítulos 554, *Blenorragia*, e 601, *Aspectos Práticos das Infecções Sexualmente Transmissíveis*).

Pode complicar com endocardite aguda, meningite, pericardite, conjuntivite e peri-hepatite.

Os principais agentes das uretrites não gonocócicas são: *Chlamydia trachomatis*, *Ureaplasma urealyticum* e *Trichomonas vaginalis*.

A uretrite não gonocócica caracteriza-se por corrimento mucoide, discreto, com disúria leve e intermitente; em alguns casos simula uretrite gonocócica.

Outras causas de uretrite: *Mycoplasma hominis*, *Candida* sp. e vírus (herpes-vírus humano, citomegalovírus, HPV).

O processo infeccioso pode atingir, além da uretra, as tubas uterinas, o endométrio, a cervice, resultando na doença inflamatória pélvica (ver Capítulo 403, *Doença Inflamatória Pélvica*)

A disseminação desses microrganismos nessas estruturas ocorre por via ascendente. Em uma infecção urinária não tratada, no período menstrual ou pós-menstrual precoce, esses agentes passam pelo endométrio devido à modificação do muco cervical, ocasionando endometrite. Consequentemente, microrganismos da flora vaginal habitual também ascendem (com auxílio dos agentes patológicos), instalando-se nas estruturas adjacentes.

Outro aspecto a considerar na ITU em mulheres é a alteração da imunidade local por algumas bactérias da microbiota vulvovaginal, tornando o meio vaginal imunodeprimido e mais suscetível a agentes oportunistas (HPV, por exemplo) o que facilita o desenvolvimento de infecções após cirurgia ginecológica, aumentando a possibilidade de invasão por microrganismos sexualmente transmissíveis e de neoplasia intraepitelial cervical.

Relaciona-se também a distúrbios reprodutivos, como a infertilidade de causa tubária.

Na gravidez estão associadas a complicações, como trabalho de parto prematuro, abortamento, ruptura prematura de membrana e óbito fetal.

MANIFESTAÇÕES CLÍNICAS

- Mais frequente em mulheres sexualmente ativas com idade inferior a 25 anos, uso irregular de preservativo, múltiplos parceiros sexuais e podem estar associadas a outras IST
- As principais queixas são corrimento vaginal (Figura 369.1), sangramento intermenstrual, dispareunia e disúria. Cumpre ressaltar que cerca de 70 a 80% dos casos são assintomáticos

- Ao exame ginecológico, pode-se notar dor à mobilização do colo do útero, sangramento ao toque da espátula ou *swab* e material mucopurulento no orifício do colo.

EXAMES COMPLEMENTARES

- Cultura de raspado uretral para gonococos. Pode haver resultado falso-negativo e, nesses casos, o tratamento deve ser definido pelos dados clínicos (ver Capítulo 601, *Aspectos Práticos das Infecções Sexualmente Transmissíveis*)
- Bacterioscopia da secreção: a identificação de neutrófilos PMN com diplococos gram-negativos intracelulares confirma o diagnóstico de blenorragia, e de leucócitos PMN, na ausência de microrganismos, sugere uretrite não gonocócica
- Pesquisa de DNA de *Neisseria* e clamídia por captura híbrida ou pela PCR no material coletado da uretra ou do primeiro jato urinário
- Preparação a fresco de amostra do corrimento pode revelar *Trichomonas*
- Sorologia para sífilis e HIV é indicada para avaliar a existência concomitante de outras IST
- Uretrocistoscopia: sintomas persistentes com suspeita de corpos estranhos e verrugas intrauretrais podem ser comprovados pelo exame endoscópico.

PREVENÇÃO

- Informação e educação em saúde
- Oferta de preservativos
- Tratamento dos parceiros sexuais, mesmo que assintomáticos
- Ênfase na adesão ao tratamento
- Vacinação para HPV e HBV
- Oferta de profilaxia em casos de exposição, seja por violência sexual ou por outras causas.

TRATAMENTO

- Deve ser dirigido ao patógeno identificado, sempre que possível, comprovado por exames complementares. Quando isso não for possível, a paciente deverá ser tratada com medicamentos que abranjam os principais agentes (*Neisseria gonorrhoeae*, *Chlamydia trachomatis*, *Mycoplasma* e *Trichomonas vaginalis*)
  - Infecções por *Neisseria gonorrhoeae*: ciprofloxacino 500 mg VO, em dose única + azitromicina 500 mg VO, 2 comprimidos em dose única; ou ceftriaxona 500 mg, IM, em dose única + azitromicina 500 mg, 2 comprimidos em dose única
    - Em grávidas: ciprofloxacino é contraindicado, sendo a ceftriaxona o medicamento de escolha; ou estearato de eritromicina 500 mg VO, a cada 6 horas, por 10 dias (ver Capítulo 554, *Blenorragia*)
  - Infecções por *Chlamydia trachomatis*: azitromicina 500 mg VO, 2 comprimidos em dose única; ou doxiciclina 100 mg VO, 2 vezes/dia, por 7 dias (exceto gestantes); ou amoxicilina 500 mg VO, 3 vezes/dia, por 7 dias
    - Em grávidas: azitromicina 1 g, em dose única VO; ou eritromicina 500 mg VO, a cada 6 horas, por 7 dias (ou a cada 12 horas, por 14 dias); ou amoxicilina 500 mg

VO, a cada 8 horas, por 7 dias (melhor tolerância gastrintestinal se comparada à eritromicina) (ver Capítulo 567, *Infecção por Clamídia*)

- Infecções por *Mycoplasma*: doxiciclina 100 mg VO, 2 vezes/dia, por 7 dias; ou tetraciclina 500 mg VO, 4 vezes/dia, por 7 dias; ou levofloxacino VO ou ciprofloxacino 500 mg/dia VO, por 7 dias; ou azitromicina 1 g VO, dose única; ou 500 mg/dia, por 5 dias
- Infecções por *Trichomonas vaginalis*: metronidazol 2 g VO, em dose única; ou 250 mg a cada 8 horas, por 7 dias (ver Capítulo 601, *Aspectos Práticos das Infecções Sexualmente Transmissíveis*).

BIBLIOGRAFIA

American Urological Association (AUA). Diretrizes da AUA. Pocket Guidelines. SBU; 2019 European Association of Urology. Guidelines on Urological Infections, 2019.

Brasil. Ministério da Saúde. Secretaria de Vigilância em Saúde. Departamento de DST, AIDS e Hepatites Virais. Protocolo clínico e diretrizes terapêuticas para atenção integral às pessoas com infecções sexualmente transmissíveis. Brasília (DF): Ministério da Saúde; 2016.

Centers for Disease Control and Prevention (CDC). 2015 Sexually Transmitted Diseases Treatment Guidelines. Disponível em: https://www.cdc.gov/std/tg2015/default.htm.

Centers for Disease Control and Prevention (CDC). Update to CDC's sexually transmitted disease treatment guidelines, 2010: Oral cephalosporins no longer a recommended treatment for gonococcal infections. MMWR Morb Mortal Wkly Rep. 2012;61(31):590-4.

Gonçalves AK, Eleuterio Jr. J, Costa AP, Giraldo PC. Cervicites e uretrites. Federação Brasileira das Associações de Ginecologia e Obstetrícia. São Paulo: FEBRASGO; 2018.

Gonçalves AK, Giraldo PC, Eleuterio Jr. J, Chaves JH. Corrimento vaginal: vulvovaginites e cervicites im primo WQSP. In: Federação Brasileira das Associações de Ginecologia e Obstetrícia (FEBRASGO). Rio de Janeiro: Elsevier; 2016. Capítulo 7. pp. 67-82.

Gupta K, Hooton TM, Naber KG, Wullt B, Colgan R, Miller LG et al. International clinical practice guidelines for the treatment of acute uncomplicated cystitis and pyelonephritis in women: a 2010 update by the Infectious Diseases Society of America and the European Society for Microbiology and Infectious Diseases. Clin Infect Dis. 2011;52(5):e103-20.

Hanno PM. Bladder pain syndrome and related disorders. In: Wein AJ, Kavoussi LR, Partin AW, Peters CA. Campbell–Walsh Urology. 11th ed. vol. 1. Philadelphia Saunders; 2016.

Hogben M, Kidd S, Burstein GR. Expedited partner therapy for sexually transmitted infections. Curr Opin Obstet Gynecol. 2012;24(5):299-304.

Kim HJ. Update on the pathology and diagnosis of intersticial cystitis/bladder pain syndrome: a Review. Int Neurourol J. 2016;20(1):13-7.

Nardozza Jr. A, Reis RB, Campos RSM. Manual de Urologia. PlanMark; 2010.

Nicolle LE, Gupta K, Bradley SF, Colgan R, DeMuri GP, Drekonja D et al. Clinical Practice Guideline for the Management of Asymptomatic Bacteriuria: 2019 Update by the Infectious Diseases Society of America. Clin Infect Dis. 2019;68(10):1611-5.

Porto CC, Porto AL. Semiologia médica. 8. ed. Guanabara Koogan; 2019.

Reis RB, Zequi SC, Zerati MF. Urologia Moderna. Sociedade Brasileira de Urologia. São Paulo: Lemar; 2013.

Sociedade Brasileira de Urologia. Consenso sobre Infecção Urinária, 2003.

Srougi M. Infecções do trato urinário. In: Prado FC, Ramos J, Valle SR. Atualização Terapêutica. 20. ed. Artes Médicas; 2001.

Walker E, Lyman A, Gupta K, Mahoney MV, Snyder GM, Hirsch EB. Clinical management of an increasing threat: outpatient urinary tract infections due to multidrug-resistant uropathogens. Clin Infect Dis. 2016;63(7):960-5.Whiley DM, Garland SM, Harnett G, Lum G, Smith DW, Tabrizi SN et al. Exploring 'best practice' for nucleic acid detection of Neisseria gonorrhoeae. Sex Health. 2008;5(1):17-23.

370
Neoplasias das Vias Urinárias

Câncer de bexiga, tumores uroteliais do trato urinário superior

José Carlos do Valle ◆ Danilo Souza Lima ◆ Ronaldo Damião

INTRODUÇÃO

O câncer de urotélio é uma neoplasia maligna do epitélio que recobre internamente a bexiga, o ureter e o sistema coletor renal. Deve-se suspeitar desse tipo de neoplasia quando se faz rastreamento nos casos de hematúria.

Cerca de 10% dos indivíduos com hematúria microscópica e 25% daqueles com hematúria macroscópica apresentam neoplasia geniturinária, sendo o câncer de bexiga o mais comum.

Os tumores uroteliais são divididos em dois grandes grupos: câncer de bexiga e câncer urotelial de ureter e pelve renal.

CÂNCER DE BEXIGA

- Cerca de 70% dos casos de câncer de bexiga são diagnosticados inicialmente como doença superficial (pTa, pTis ou pT1), sem invasão da camada muscular da bexiga
- Sua incidência aumenta conforme a idade, sendo seu diagnóstico mais frequente na 6ª e na 7ª década de vida
- O seguimento após o tratamento deve ser contínuo e prolongado para detectar recidiva e evitar progressão, haja vista este câncer apresentar alta probabilidade de recorrência
- O câncer de bexiga é aproximadamente três vezes mais frequente em homem do que em mulher
- Segundo o Instituto Nacional de Câncer do Ministério da Saúde (INCA-MS) para o triênio 2020/2022, é o 7º tipo de câncer mais frequente no sexo masculino, com 7.590 novos casos previstos anuais, e o 14º para as mulheres, com 3.050 novos casos, representando cerca de 5% de todas as neoplasias malignas

ETIOLOGIA

- Aproximadamente 20% dos casos de câncer de bexiga estão associados à exposição ocupacional à aminas aromáticas, anilinas e substâncias químicas orgânicas em diversas atividades profissionais, incluindo indústria de corantes, borracha, tecidos, solventes e tintas
- Relaciona-se ao consumo prolongado de grande quantidade dos analgésicos fenacetina e paracetamol. Além disso, sua incidência aumenta com o uso de ciclofosfamida e em pacientes com história de radioterapia prévia
- Aminas aromáticas também estão presentes na fumaça de cigarros e seus metabólitos excretados na urina de fumantes são responsáveis por cerca de 50% dos casos de câncer de bexiga

- Tabagistas podem apresentar incidência de câncer de bexiga até 4 vezes maior em comparação a não tabagistas, podendo levar até 20 anos para redução do risco aos níveis de uma pessoa não fumante após o fim do tabagismo.

TIPOS

- Mais de 90% dos casos de câncer de bexiga são constituídos por tumores derivados de células transicionais (ou em transição)
- A forma de apresentação pode ser papilífera (mais frequente), séssil, infiltrativa (mais maligna), nodular, mista e carcinoma *in situ*
- Carcinoma de células escamosas corresponde a cerca de 3 a 7% dos casos de câncer de bexiga e associa-se a irritação crônica da mucosa vesical por cálculo, cateter vesical de demora, infecção urinária ou infecção crônica por *Schistosoma haematobium,* principalmente em países do norte da África
- Adenocarcinoma de bexiga é responsável por menos de 2% dos casos de câncer de bexiga e associa-se a irritação crônica, como na extrofia vesical, podendo também se originar no úraco
- Podem ser secundários ou metastáticos com origem em tumores de reto, estômago, endométrio, mama, próstata ou ovário.

MANIFESTAÇÕES CLÍNICAS

- Hematúria microscópica ou macroscópica é o achado mais comum nos tumores de bexiga, ocorrendo na maioria dos pacientes
- Podem ocorrer sintomas irritativos do trato urinário inferior, como polaciúria, urgência miccional e disúria, principalmente nos casos de carcinoma *in situ* ou nos tumores invasivos
- Nos casos mais avançados, com infiltração da camada muscular e de órgãos vizinhos, pode ocorrer insuficiência renal por infiltração dos óstios ureterais e hidronefrose bilateral, além de fístulas vesicocutâneas, vesicovaginais ou vesicointestinais.

DIAGNÓSTICO

- A etapa inicial é procurar identificar a causa da hematúria.

  Ultrassonografia das vias urinárias é o primeiro exame a ser realizado por ser de baixo custo, fácil acesso e livre de radiação, além de apresentar alta sensibilidade para detecção de tumores vesicais maiores que 0,5 cm (Figura 370.1). Entretanto, quando o resultado for normal, a suspeita de tumor do trato urinário não deve ser descartada

- A cistoscopia é o exame padrão-ouro para diagnóstico e acompanhamento de câncer de bexiga. Lesão sugestiva de câncer correlaciona-se a achado histopatológico em mais de 90% dos casos (Figura 370.2).

  Toda a área suspeita deve ser biopsiada para avaliar o grau e a profundidade do tumor, e se a lâmina própria e a camada muscular estão presentes. Entretanto, a cistoscopia convencional não detecta cerca de 25% de tumores pequenos, inclusive carcinoma *in situ*

- Citologia urinária consiste na análise citológica da urina; por ser de fácil coleta e não invasiva, é comumente

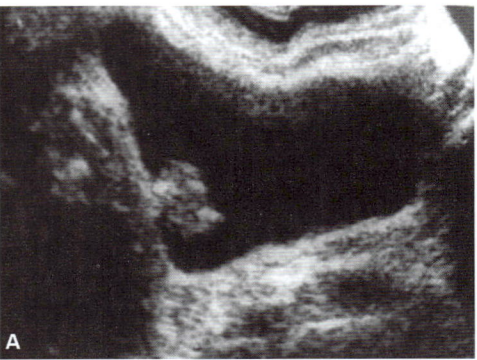

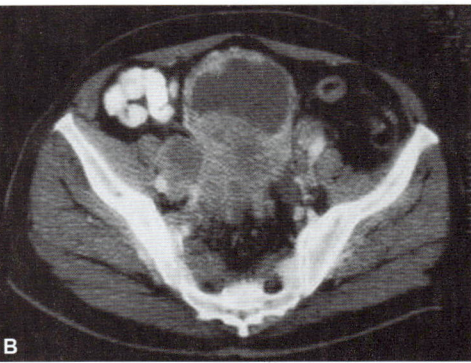

Figura 370.1 Tumor urotelial. **A.** Lesão vegetante em parede vesical visualizada em ultrassonografia transabdominal. **B.** Tumor urotelial extenso e infiltrativo em parede posterior da bexiga, visualizada em tomografia computadorizada de abdome e pelve.

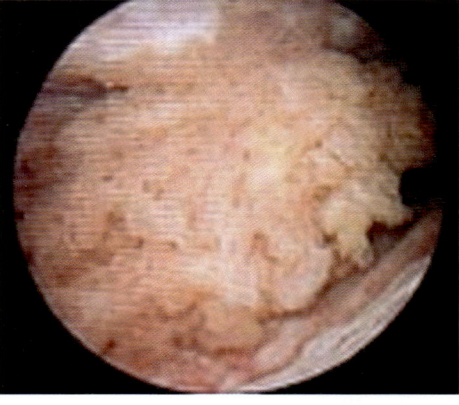

Figura 370.2 Tumor urotelial: cistoscopia convencional evidenciando lesão vegetante polipoide na parede da bexiga.

utilizada no diagnóstico daqueles com suspeita de câncer de bexiga e para seguimento dos pacientes após tratamento. Por apresentar baixa sensibilidade (35%) e alta especificidade (95%), evidenciando-se citologia positiva, é grande a probabilidade da existência de câncer urotelial, mesmo com cistoscopia negativa.

Pacientes com citologia urinária positiva e ausência de tumor visível na bexiga devem ser submetidos a biópsias randomizadas de bexiga em áreas normais. Além disso, na suspeita ou confirmação de carcinoma *in situ* ou quando existir tumor em colo vesical, é indicada biópsia de uretra prostática

- Com o propósito de diminuir a necessidade de exames invasivos no acompanhamento de pacientes tratados, diversos marcadores moleculares de câncer de bexiga têm sido investigados. Entretanto, nenhum foi aceito como rotina até o momento
- O diagnóstico definitivo é confirmado no momento do tratamento por meio da ressecção transuretral (RTU) da bexiga. Para isso, o componente superficial do tumor deve ser ressecado separadamente do componente profundo (base da lesão para ter amostra da camada muscular da bexiga).

Otimização da cistoscopia

- Luzes especiais e agentes fotossensibilizadores estão sendo desenvolvidos para otimização da cistoscopia e redução dos resultados falso-negativos
- As substâncias fotossensibilizadoras, como os derivados da porfirina, são absorvidas pelas células cancerígenas. Quando estas células são iluminadas com uma luz azul de 375 a 440 nm, se tornam fluorescentes, possibilitando uma melhor visualização das áreas com células malignas (Figura 370.3).

ESTADIAMENTO

- O estadiamento do câncer de bexiga é feito localmente pelo exame histopatológico da RTU de bexiga e por outros que avaliam a extensão para órgãos vizinhos e metástases
- O estadiamento local refere-se aos graus histológicos e de invasão do tumor nas camadas da parede da bexiga (Figura 370.4).

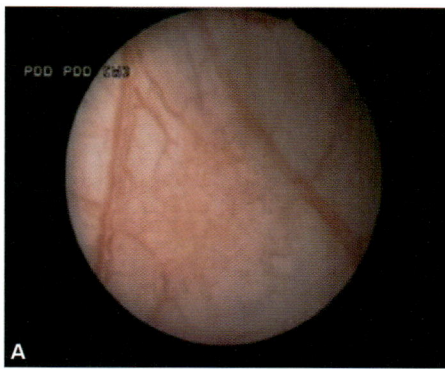

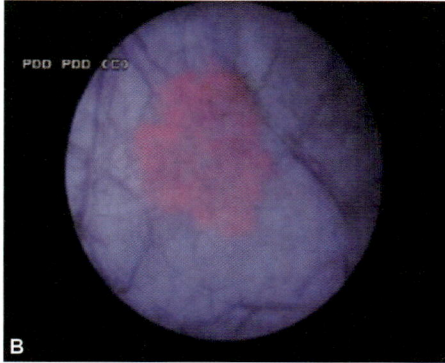

Figura 370.3 Tumor urotelial. **A.** Difícil visualização de lesão vegetante vesical em cistoscopia convencional. **B.** Melhor visualização da lesão com a utilização de agente fotossensibilizador e luz azul. (Fonte: Archivos Españoles de Urología, versión impresa ISSN 0004-0614. Arch. Esp. Urol. v. 60, n. 5, Madrid jun 2007.)

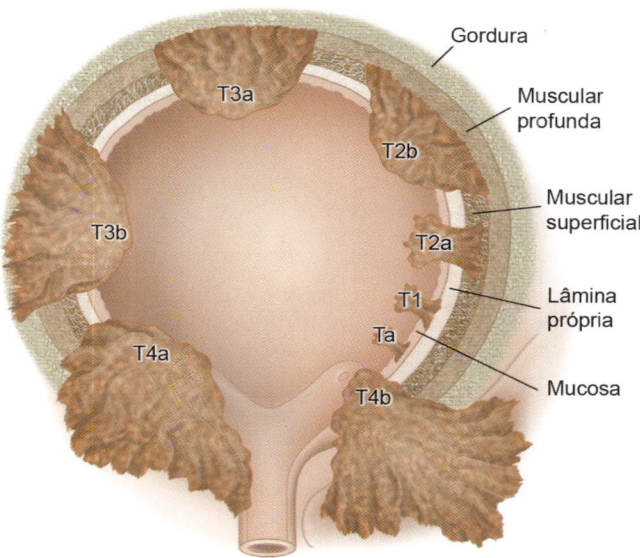

Figura 370.4 CIS é uma lesão maligna plana de alto grau confinada ao urotélio. Tumores papilares confinados ao urotélio são Ta, sendo: os que invadem a lâmina própria T1; os T2 acometem a camada muscular (detrusor); e os T3 adentram a gordura perivesical.

Os tumores vesicais podem ser classificados em de alto grau (maior grau de displasia celular – mais invasivos) e de baixo grau (menor grau de displasia celular – menos invasivos)

- O grau de invasão tumoral é avaliado através do sistema TNM (Quadro 370.1)
- Para elaboração da estratégia terapêutica, os tumores de bexiga são divididos em superficiais e invasivos. Os superficiais incluem o Tis, o Ta e o T1
- A penetração na camada muscular identifica os tumores invasivos da bexiga, nos quais a tomografia computadorizada (TC) ou a ressonância magnética (RM) de abdome e pelve é indicada para avaliar a extensão local e a pesquisa de metástases intra-abdominais
- A radiografia de tórax deve ser efetuada para a pesquisa de metástases pulmonares.

TRATAMENTO

- A RTU de bexiga é o procedimento padrão para diagnóstico, estadiamento e tratamento do tumor superficial de bexiga
- Cerca de 80% dos tumores são superficiais (Ta, T1 e Tis)
- A ressecção deve ser completa, retirando-se todo o tumor, sendo que o material ressecado deve incluir tecido muscular
- Não sendo possível a ressecção completa da lesão, deve-se proceder a nova RTU após 3 a 6 semanas
- Após a RTU de tumores superficiais, realiza-se a terapia intravesical, exceto nos casos de Ta de baixo grau. Isto se deve ao grande risco de recorrência desta doença (60 a 90%) e de sua progressão (30 a 50%)
- A terapia intravesical é efetuada com quimioterápicos (tiotepa, mitomicina C ou doxorrubicina) ou BCG. Dos imunoterápicos, o BCG é o que apresentou menor taxa de recorrência, sendo o agente mais recomendado. O BCG intravesical pode trazer alguns efeitos colaterais como

Quadro 370.1 Estadiamento TNM para câncer de bexiga.

T Tumor primário
TX Tumor primário não pode ser avaliado
T0 Sem evidência de tumor primário
Ta Carcinoma papilífero não invasivo (restrito à mucosa)
Tis Carcinoma urotelial *in situ*: "tumor plano"
T1 Tumor invade a lâmina própria (tecido conjuntivo subepitelial)
T2 Tumor invade o músculo da bexiga
pT2a Na metade superficial da musculatura lisa da bexiga
pT2b Na metade profunda da musculatura lisa da bexiga
T3 Tumor invade o tecido perivesical
pT3a Microscopicamente
pT3b Macroscopicamente
T4 Tumor invade qualquer uma das seguintes estruturas:
T4a próstata, útero ou vagina
T4b parede pélvica ou parede abdominal

N Linfonodos regionais
NX Linfonodos regionais não podem ser avaliados
N0 Ausência de metástase em linfonodo regional
N1 Metástase em um único linfonodo na pélvis verdadeira (perivesical, obturador, ilíaco interno e externo, ou linfonodo sacral)
N2 Múltiplos linfonodos regionais metastáticos na pélvis verdadeira (perivesical, obturador, ilíaco interno e externo, ou linfonodo sacral)
N3 Metástases em linfonodos da ilíaca comum

M Metástase a distância
M0 Ausência de metástase a distância
M1 Metástase a distância
M1a Metástases limitadas aos linfonodos acima da ilíacas comuns
M1b Metástases a distância não linfonodais

Fonte: American Joint Committee on Cancer (AJCC) e UICC (8ª ed., 2017).

disúria, febre, calafrios, indisposição, cistite, hematúria e polaciúria. Sua aplicação é realizada em duas fases: indução (semanalmente por 6 semanas) e manutenção após este período
- Após a RTU de bexiga, a cistoscopia é realizada a cada 3 meses no primeiro ano, semestralmente no segundo ano e anualmente a partir do terceiro ano. A urina é coletada durante o exame para citologia, sendo realizadas biópsias de áreas suspeitas
- Nos casos de tumores uroteliais invasivos de bexiga (invasão da camada muscular) e nos casos de T1 de alto grau com recorrência, principalmente associados a carcinoma *in situ*, é indicada a cistectomia radical
- O procedimento padrão consiste em linfadenectomia pélvica bilateral associada à cistoprostatovesiculectomia no homem e à exenteração pélvica anterior na mulher, incluindo útero, tubas uterinas, ovários, bexiga, uretra e parede vaginal anterior
- A reconstrução do trato urinário pode ser feita por meio de derivações continentes (neobexiga – normalmente com detubularização de segmento de intestino delgado) e incontinentes (técnica de Bricker – ureteres conectados a pequeno segmento de íleo em uma extremidade, sendo este segmento abocado na pele; e ureterostomia cutânea – ureteres abocados diretamente na pele)
- A cistectomia parcial pode ser realizada em casos excepcionais, como de tumor único, ausência de carcinoma *in situ*, não recidivado, tumores em divertículos e tumores de úraco
- A quimioterapia e a radioterapia são grandes aliadas como adjuvante e neoadjuvante no tratamento de tumores uroteliais invasivos

- Regimes terapêuticos empregando RTU de bexiga conjugada à rádio e à quimioterapia são usados na tentativa de preservação de bexiga
- O acompanhamento pós-cistectomia radical deve ser feito a cada 3 meses no primeiro ano e a cada 6 a 12 meses a partir do segundo ano, por tempo indeterminado
- Exames de imagem de abdome e tórax são solicitados para avaliação de recidiva local, avaliação do trato urinário superior e de possíveis metástases.

Quimioterapia

- Peroperatória (neoadjuvante ou adjuvante): cisplatina e gencitabina por 4 ciclos; cisplatina, metotrexato e vimblastina por 3 ciclos
- Para doença localmente avançada ou metastática: cisplatina e gencitabina; gencitabina e carboplatina; gencitabina e paclitaxel; ifosfamida, doxorrubicina e gencitabina (pacientes com boa função renal e bom estado geral).

TUMORES UROTELIAIS DO TRATO URINÁRIO SUPERIOR

Os tumores do trato urinário superior compreendem as neoplasias que acometem o revestimento interno dos cálices até o ureter distal, sendo a sua maioria de células transicionais. São pouco comuns, correspondendo a cerca de 5% dos tumores renais.

Os fatores de risco são semelhantes aos do câncer de bexiga, ocorrendo duas vezes mais no homem do que na mulher.

Devido ao fluxo urinário descendente, estes tumores localizam-se no ureter proximal (5%), médio (25%) e distal (70%).

Os pacientes acometidos com esse tipo de neoplasia apresentam risco elevado de evoluírem com câncer de bexiga, podendo ser do tipo sincrônico ou metacrônico.

Dentre os tumores do trato urinário superior, os tumores de pelve renal são os de melhor prognóstico em virtude da barreira formada pelo próprio parênquima renal (Figura 370.5).

O grau histológico e o estádio também são fatores prognósticos importantes para esses tumores.

MANIFESTAÇÕES CLÍNICAS

- Hematúria é a manifestação clínica mais comum
- Pode haver lombalgia intensa devido à obstrução do trato urinário causada pelo tumor e pela passagem de coágulos, mimetizando uma cólica nefrética.

DIAGNÓSTICO

- O diagnóstico pode ser feito por meio de exames de imagem como urografia excretora, TC e RM, pela identificação de falhas de enchimento no trato urinário alto, associadas à dilatação a montante, de acordo com a obstrução parcial ou total do trato urinário
- O diagnóstico pode ser complementado por ureteroscopia com visão direta da lesão, seguida de biópsia.

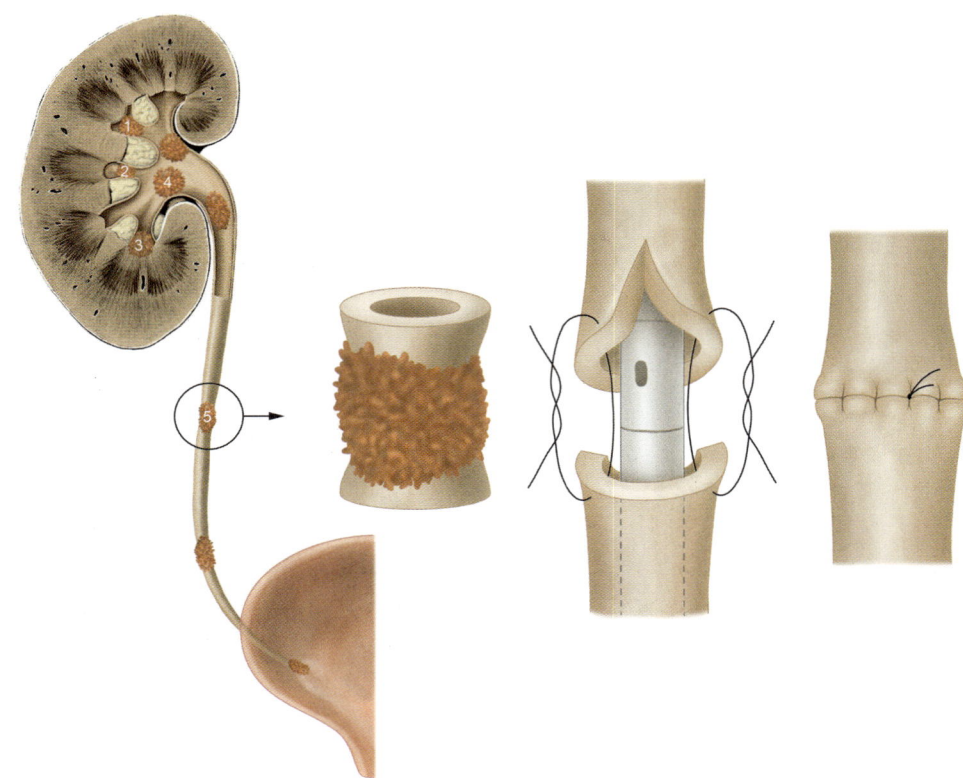

Figura 370.5 Tumor urotelial de rim: (1) lesão em cálice superior; (2) lesão em cálice médio; (3) lesão em cálice inferior; (4) lesão de pelve renal; (5) lesão de junção ureteropiélica.

ESTADIAMENTO

- Deve ser identificado com exames de imagem (TC ou RM) para avaliação do tumor primário na via excretora, análise da função do rim contralateral e das estruturas adjacentes ao tumor (Quadro 370.2).

Quadro 370.2 Sistema TNM para o câncer da pélvis renal e do ureter.

T Tumor primário
TX Tumor primário não pode ser avaliado
T0 Sem evidência de tumor primário
Ta Carcinoma papilífero não invasivo
Tis Carcinoma *in situ*
T1 Tumor invade o tecido conjuntivo subepitelial
T2 Tumor invade a muscular
T3 Somente para a pélvis renal: Tumor invade além da muscular para a gordura peripélvica ou para o parênquima renal
T4 Tumor invade órgãos adjacentes, ou através do rim para a gordura perinéfrica

N Linfonodos regionais
NX Linfonodos regionais não podem ser avaliados
N0 Sem metástase em linfonodo regional
N1 Metástase em um único linfonodo ≤ 2 cm em sua maior dimensão
N2 Metástase em único ou múltiplos linfonodos > 2 cm

M Metástase a distância
M0 Sem metástase a distância
M1 Metástase a distância

Observação: para informação pormenorizadas do estadiamento do câncer de bexiga e demais tumores do urotélio consultar a referência bibliográfica do presente capítulo. (Fonte: American Joint Committee [AJCC] e UICC, 8ª ed., 2017.)

TRATAMENTO

- O tratamento dos tumores uroteliais de pelve renal consiste na nefroureterectomia, com ressecção do rim e da fáscia de Gerota, juntamente com o ureter ipsilateral com o *cuff* de bexiga. Este procedimento pode ser realizado por via convencional aberta ou laparoscópica (retroperitoneal ou transperitoneal)
- Opções terapêuticas mais conservadoras estão sendo possíveis de acordo com a evolução dos instrumentos endoscópicos e com o estadiamento do tumor. Dentre estas pode ser realizado um acesso percutâneo com eletrofulguração ou ressecção endoscópica das lesões. Outra opção é a ablação por *laser* por via endoscópica transuretral retrógrada ao trato urinário superior
- O tratamento dos tumores uroteliais de ureter por via endoscópica é recomendado nos pacientes com rim único, neoplasia bilateral e naqueles sem condições clínicas para cirurgias abdominais. É também apropriado para lesões pequenas, de baixo grau, com rim contralateral normal
- A ressecção parcial do ureter seguida de ureteroureterostomia (Figura 370.6) ou de reimplante ureteral na bexiga é indicada para tumores não invasivos de baixo grau, que são grandes para ressecção endoscópica, ou para tumores de alto grau em que é necessária a preservação renal
- A nefroureterectomia, aberta ou laparoscópica, constitui o padrão-ouro no tratamento de tumores uroteliais do trato urinário superior, principalmente nos seguintes casos: lesões grandes, de alto grau e invasivas; lesões grandes e

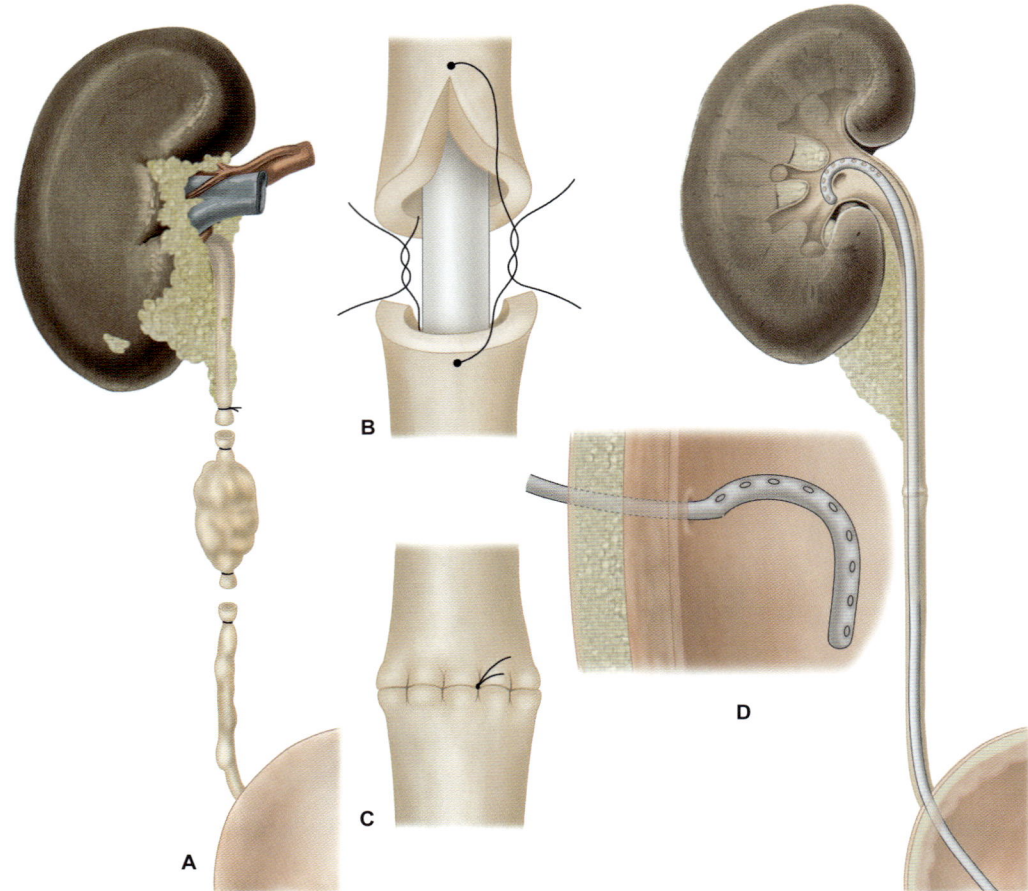

Figura 370.6 A. Ureterectomia segmentar em um tumor único em ureter médio. **B** e **C.** Ureteroureteroanastomose após espatular as bordas de anastomose do ureter. Tal reparo é feito com cateter duplo J internamente. **D.** Reparo completo do ureter, com drenagem do espaço retroperitoneal.

multifocais; lesões em pelve renal e em ureter proximal. Este procedimento deve incluir a ressecção de todo o ureter e o *cuff* de bexiga

- Radioterapia adjuvante é indicada para tumores localmente avançados (T3 e T4, N+)
- Os pacientes com tumores metastáticos ou irressecáveis devem receber quimioterapia sistêmica por mais de seis ciclos, seguida de ressecção cirúrgica e/ou radioterapia de lesões residuais.

BIBLIOGRAFIA

AJCC Cancer Staging Manual. Eighth Edition (2017), Springer International Publishing.

Borden Jr. LS, Clark PE, Hall MC. Bladder cancer. Curr Opin Oncol 17(3):275-80, 2005.

Chang SS, Hassan JM, Cookson MS, Wells N, Smith JA. Delaying radical cystectomy for muscle invasive bladder cancer results in worse pathological stage. J Urol 170(4):1805-7, 2003.

Edge SB, Byrd DR, Compton CC et al. Renal pelvis and ureter. AJCC Cancer Staging Manual. 7th ed. New York: Springer; pg 493; 2010.

Gerber GS, Steinberg GD. Endoscopic treatment of renal pelvic and ureteral transitional cell carcinoma. Tech Urol 5:77, 1999.

Jemal DVM, Murray T, Ward E, Samuels AM et al. Cancer Statistics 2005. CA Cancer J Clin 55(1):10-30, 2005.

Khandra MH, Pickard RS, Charlton M, Powell PH, Neal DE. A prospective analysis of 1930 patients with hematúria to evaluate current diagnostic practice. J Urol 163(2):524-7, 2000.

Munoz JJ, Ellison LM. Upper tract urothelial neoplasms: incidence and survival during the last 2 decades. J Urol 164:1523-5, 2000.

National Comprehensive Cancer Network (NCCN) Guidelines Bladder Cancer Version 4.2021, 2021.

Rafique M, Javed AA. Role of intravenous urography and transabdominal ultrasonography in the diagnosis of bladder carcinoma. Int Braz J Urol 30(3):185-90, 2004.

Raman JD, Ng CK, Scherr DS, Margulis V, Lotan Y, Bensalah K et al. Impact of tumor location on prognosis for patients with upper tract urothelial carcinoma managed by radical nephroureterectomy. Eur Urol. 57:1072-9, 2010.

Schmidbauer J, Witjes F, Schmeller N, Donat R, Susani M, Marberger M. Improved detection of urothelial carcinoma in situ with hexaminolevulinate fluorescence cystoscopy. J Urol 171(1):135-8, 2004.

Shelley MD, Wilt TJ, Court J, Coles B, Kynaston H, Mason MD. Intravesical bacillus Calmette-Guerin is superior to mitomycin C in reducing tumor recurrence in high-risk superficial bladder cancer: a meta-analysis of randomized trials. BJU Int 93(4):485-90, 2004.

Smith AB, Balar AV, Milowski MI and Chen RC. Carcinoma of the Bladder. In: Abeloff's Clinical Oncology. 6th ed. Elsevier; pg 1382; 2020.

van Rhijn BW, van der Poel HG, van der Kwast TH. Urine markers for bladder cancer surveillance: a systematic review. Eur Urol 47(6):736-48, 2005.

Wein AJ, Kavoussi LR, Partin AW, Peters CA. Campbell's urology. 8th ed. Philadelphia: Saunders; p. 2732-84, 2002.

371
Litíase Urinária

Litíase renal, cálculo urinário, urolitíase, nefrolitíase

Mauri Félix de Sousa ◆ Valéria Soares Pigozzi Veloso

INTRODUÇÃO

Cálculos formados em qualquer segmento do sistema urinário. Acometem 12 a 14% dos homens e 6% das mulheres durante a vida. Mais comuns a partir da 3ª década de vida. Após o primeiro episódio sintomático de litíase, a recorrência aumenta, sendo de 15% em 1 ano e de 50% em 5 anos.

CAUSAS

- Cálculos de cálcio (80%): podem ser de oxalato ou fosfato de cálcio; os fatores de risco são: hipercalciúria, hiperparatireoidismo (hipercalcemia com paratormônio [PTH] elevado), hiperoxalúria, hipocitratúria, acidose tubular renal, baixo volume urinário
- Cálculos de ácido úrico (5 a 10%); Os fatores de risco são: baixo volume urinário com pH ácido, hiperuricemia, hiperuricosúria, gota, obesidade, ingesta proteica elevada
- Cálculos de estruvita formados de fosfato de amônio e magnésio; relacionados geralmente com infecções urinárias por bactérias produtoras de urease (*Proteus/Klebsiella*). Formam cálculos coraliformes que podem desencadear sepse e insuficiência renal crônica
- Cálculos de cistina (1 a 2%): erro inato no transporte de aminoácido (cistinúria)
- Cálculos mistos.

FATORES DE RISCO

- História prévia ou familiar de nefrolitíase
- *Bypass* gástrico, cirurgia bariátrica, síndrome do intestino curto (aumentam a absorção de oxalato)
- Infecções urinárias de repetição, principalmente por *Proteus* e *Klebsiella*
- Baixa ingestão de líquidos (supersaturação da urina)
- Hipertensão arterial, diabetes, obesidade, gota, exercício físico excessivo
- Diarreia crônica: perda de bicarbonato causa urina ácida – maior risco de cálculos por ácido úrico
- Sedentarismo; imobilização prolongada
- Uso de medicamentos: indinavir, ritonavir, saquinavir, aciclovir, sulfadiazina, trianatereno.

MANIFESTAÇÕES CLÍNICAS

- Podem ser assintomáticas, principalmente se o cálculo estiver em um cálice renal
- Cólica renal: dor intensa em cólica, localizada no flanco, que pode irradiar para virilha, testículos, área suprapúbica ou grandes lábios
- Dor abdominal com características imprecisas

- Hematúria micro ou macroscópica (70 a 95%)
- Náuseas, vômitos
- Disúria, urgência urinária.

DIAGNÓSTICO DIFERENCIAL

- Obstrução ureteral por coágulos
- Gravidez ectópica, torção de cisto ovariano, torção de testículo
- Herpes-zóster
- Aneurisma de aorta, trombose de artéria renal e ramos
- Abdome agudo inflamatório ou obstrutivo
- Pielonefrite.

EXAMES COMPLEMENTARES

- Exame simples de urina: hematúria, leucocitúria
- Dosagem de ureia e creatinina para avaliação da função renal
- Urocultura na suspeita de infecção associada
- Tomografia computadorizada (TC) sem contraste é o exame de escolha. Detecta litíase e obstrução. Dilatação ureteral sem cálculos pode significar passagem recente de cálculos. Define outros diagnósticos
- Ultrassonografia (USG) nos casos de contraindicação à radiação. Sensível para obstrução das vias urinárias. Detecta cálculos radiolucentes. Baixa sensibilidade para cálculos pequenos ou ureterais ou em pacientes obesos
- Urografia excretora: menor sensibilidade do que a TC, risco do contraste, pouco usada atualmente. Diagnostica rim espongiomedular
- Radiografia de abdome não identifica cálculos pequenos, radiolucentes ou cálculos sobrepostos pelo intestino. Pode ser realizada após TC para avaliar se o cálculo é radiopaco, ou seja, se contém cálcio em sua composição (Figura 371.1).

COMPLICAÇÕES

- Infecção urinária
- Hidronefrose
- Insuficiência renal.

TRATAMENTO

- Alívio da dor (ver Capítulo 15, *Dor*):
  - Primeira escolha: dipirona 1 a 2 g por via intravenosa (IV), a cada 6 horas (dipirona + butilbrometo de escopolamina não aumenta o efeito analgésico e pode aumentar distensão abdominal e obstipação); ou anti-inflamatórios não esteroides (AINEs) – alta potência analgésica, reduzem edema da musculatura ureteral. Cuidado com o uso em pacientes renais crônicos ou desidratados pelo risco de piora da função renal
  - Segunda escolha: opioides – alta potência analgésica, podem induzir náuseas, vômitos e retenção urinária
- Tratamento para acelerar a eliminação de cálculos: utilizado em pacientes com episódios de dor controlados ambulatorialmente, cálculos pequenos (< 5 a 10 mm), sem sinais radiológicos de obstrução ureteral importante ou infecção urinária, de localização no ureter distal: alfabloqueadores (tansulosina 0,4 mg/noite VO); ou silodosina 8 mg/dia VO; ou nifedipino 30 mg/dia VO, associados ou não a deflazacorte por 4 semanas.

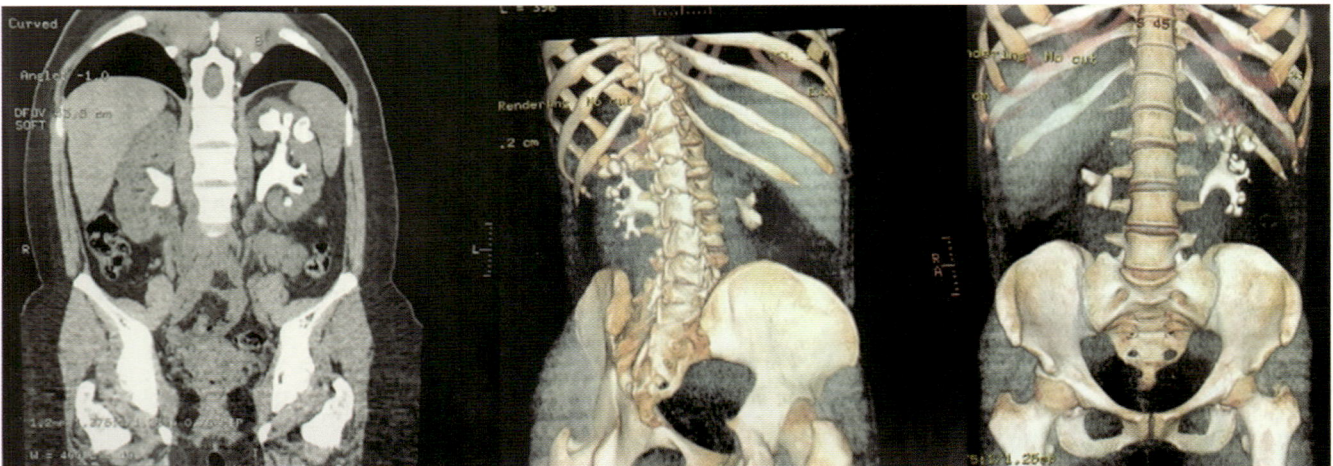

Figura 371.1 Tomografia computadorizada de abdome sem contraste: cálculo coraliforme.

Tratamento cirúrgico

- Cálculos que impactam mais zonas de estreitamento: junção pieloureteral, cruzamento com os vasos ilíacos e junção ureterovesical. Cálculos < 5 mm geralmente são eliminados espontaneamente; cálculos > 10 mm são dificilmente eliminados
- Intervenções urgentes são necessárias em pacientes com infecção das vias urinárias associada, deterioração da função renal, dor ou vômitos intratáveis ou obstrução em rim único ou transplantado
- Litotripsia extracorpórea por ondas de choque utilizada principalmente nos cálculos proximais < 1 cm. Cálculos de cistina podem ser difíceis de se fragmentar
- Ureteroscopia nos cálculos dos terços médio e distal: Com os ureteroscópios flexíveis, esta técnica pode ser utilizada para cálculos proximais
- Técnicas percutâneas ou laparoscópicas: cálculos grandes (> 2 cm) ou impactados, incluindo cálculo coraliforme
- Duplo J é necessário nos casos de edema ou inflamação após remoção do cálculo, ou nos casos de rim único ou anormalidades anatômicas

Prevenção de recorrência de cálculos

- Ingesta hídrica para obter diurese entre 2.000 e 4.000 mℓ/dia
- Hipercalciúria: dieta hipossódica, hipoproteica, diurético tiazídico (de preferência clortalidona, por cobrir as 24 horas)
- Hipocitratúria: citrato de potássio
- Hipomagnesiúria: magnésio quelato
- Hiperoxalúria: dieta pobre em oxalato e rica em cálcio, vitamina B$_6$
- Hiperuricosúria ou hiperuricemia: dieta pobre em purinas, citrato de potássio (40 a 80 mEq/dia), alopurinol
- Cistinúria: citrato de potássio, quelantes de cistina (tiopronina ou penicilamina), dieta hipoproteica
- Cálculos de estruvita: prevenção de infecção urinária, antibioticoterapia profilática
- Se a composição do cálculo for desconhecida, mas o mesmo apresentar-se opaco à radiografia – tratar como se fosse cálculo de cálcio.

- Pacientes assintomáticos com cálculos < 5 mm. Existe risco de tornarem-se sintomáticos, principalmente aqueles que já apresentaram cólica renal prévia. Dependendo da localização do cálculo e da ocupação do paciente (pilotos, viajantes), deve-se discutir intervenção profilática
- Cálculo coraliforme: cirurgia para completa remoção do cálculo.

EVOLUÇÃO

- Recidivas são comuns
- Monitoramento com USG anual e, se normal, a cada 2 a 4 anos.

Atenção

- Pacientes com alto risco de recorrência devem se submeter à avaliação metabólica específica, que inclui análise da urina de 24 horas e dos cálculos, bioquímica sanguínea, dosagem de fósforo urinário e de amônia, cultura de urina e exames de imagem (radiografia do abdome, USG e TC).

Avaliação metabólica de um paciente com litíase urinária

- Recomendam-se duas ou três dosagens de cálcio sérico (hiperparatireoidismo primário), ácido úrico sérico, gasometria venosa (avaliação para acidose tubular renal) e da urina de 24 horas (cálcio, ácido úrico, oxalato, citrato, sódio e *clearance* de creatinina). No sedimento urinário, a ocorrência de cálculos hexagonais de cistina é diagnóstico de cistinúria. Análise do cálculo, quando eliminado, deve ser realizada. No exame de urina, pH baixo aumenta precipitação de cálculos de ácido úrico, e pH alto, de fosfato de cálcio.

Investigação diagnóstica

- Radiografia simples do abdome + USG dos rins e das vias urinárias mostram-se bastante efetivas, com custo baixo e boas sensibilidade e especificidade. Deve ser o passo inicial na investigação diagnóstica, diminuindo-se a necessidade de TC, a qual expõe o paciente a altas doses de radiação.

BIBLIOGRAFIA

Corbo J, Wang J. Kidney and ureteral stones. Emerg Med Clin North Am. 2019;37(4):637-48.

Khan A. Prevalence, pathophysiological mechanisms and factors affecting urolithiasis. Int Urol Nephrol. 2018;50(5):799-806.

Liu XJ, Wen JG, Wan YD, Hu BW, Wang QW, Wang Y. Role of silodosina as medical expulsive therapy in ureteral calculi: a meta-analysis of randomized controlled trials. Urolithiasis. 2018;46(2):211-8.

Penniston KL, Nakada SY. Updates in the metabolic management of calcium stones. Curr Urol Rep. 2018;19(6):41.

372
Uropatia Obstrutiva

Rodrigo Rosa de Lima • Edna Regina Silva Pereira

INTRODUÇÃO

Condição clínica em que há obstrução anatômica ou funcional do fluxo urinário normal, podendo ocasionar dilatação da pelve e dos cálices renais (hidronefrose).

A obstrução pode ser aguda ou crônica, parcial ou completa, unilateral ou bilateral, ocorrendo em qualquer ponto das vias urinárias.

As causas variam de acordo com a idade do paciente.

A injúria renal aguda (IRA) decorre do aumento da pressão intratubular, que reduz a taxa de filtração glomerular (TFG), e do infiltrado inflamatório mononuclear, responsável por atrofia tubular e fibrose.

CAUSAS

- Congênitas: estenose da junção ureteropiélica, que é a causa mais comum em crianças; estenose da junção ureterovesical; ureterocele (dilatação da porção terminal do ureter, ampliando-se para o interior da bexiga com obstrução do colo vesical, ou espaço extravesical); ureter retrocava; válvula de uretra posterior, anomalias da medula espinal; divertículos de bexiga ou uretra, aderências labiais em mulheres
- Adquiridas: litíase renal; neoplasia (renal, ureteral, vesical ou uretral); necrose papilar com papilas descamadas; traumatismos; coágulos; bexiga neurogênica; *tabes dorsalis*; esclerose múltipla; diabetes; lesão traumática de medula espinal; tuberculose; esquistossomose; pólipo ou estenose; doenças granulomatosas; afecções retroperitoneais (neoplasia, hematoma, abscesso, fibrose, aneurisma); linfocele; hidrocele; doença de Crohn; útero gravídico; endometriose; doença inflamatória pélvica; abscesso; cistos ovarianos; lesão ureteral durante cirurgia; instrumentação ureteral; neoplasias de útero e ovário; prolapso uterino; fimose; hipertrofia benigna da próstata ou câncer de próstata
- Funcionais ou não mecânicas: refluxo vesicoureteral; megaureter congênito; síndrome de Prune-Belly (ausência congênita da musculatura abdominal, criptorquidia e

hidronefrose bilateral); pelve renal adicional; diabetes insípido; gravidez (efeito da progesterona na peristalse); medicamentos (anticolinérgicos, levodopa).

MANIFESTAÇÕES CLÍNICAS

- Pode ser assintomática, principalmente quando se desenvolve gradualmente, e em pacientes com lesão da medula espinal
- Dor quando ocorre distensão aguda da bexiga, do sistema coletor ou da cápsula renal (estenose de junção ureterovesical); pode ser diagnosticada na fase adulta após ingestão de líquidos em grande quantidade
- Cólica renal
- Alteração no débito urinário: anúria ou nos casos de obstrução parcial com lesão tubular (poliúria, nictúria)
- Sintomas urinários de esvaziamento (hesitação, gotejamento terminal, estrangúria, jato fraco, bífido ou intermitente)
- Sintomas urinários de armazenamento (polaciúria, noctúria, urgência miccional)
- Infecções de repetição das vias urinárias
- Massa abdominal (flancos e/ou suprapúbica)
- Hipertensão arterial
- Poliúria pós-obstrutiva
- Acidose tubular renal hiperpotassêmica.

EXAMES COMPLEMENTARES

- Dosagem de ureia e creatinina: normais ou aumentadas
- Exame simples de urina: densidade urinária baixa; sedimento urinário normal ou evidência de hematúria, leucocitúria
- Ultrassonografia (USG) renal: é o exame de escolha para triagem de hidronefrose; possibilita avaliação do córtex renal pela medida de sua espessura
- Falso-negativos nas primeiras 48 horas de obstrução, desidratação, cálculo coraliforme, fibrose retroperitoneal, interpretação de dilatação calicial como cistos corticais (Figura 372.1)
- Urografia excretora: identifica local de obstrução em grande parte dos casos. Diferencia múltiplos cistos de hidronefrose. Avalia a anatomia das vias urinárias. Como utiliza contraste nefrotóxico, em pacientes com insuficiência renal, pode ocorrer atraso na eliminação do contraste com prejuízo ao exame. Com o advento da USG, da tomografia computadorizada (TC) e da ressonância magnética (RM), a urografia tornou-se pouco utilizada na prática clínica
- TC de abdome ou dos rins e das vias urinárias: identifica hidronefrose mesmo sem uso de contraste, detecta cálculos na quase totalidade dos casos (exceto cálculos de indinavir, em pacientes que realizam terapia antirretroviral), identifica obstruções extrínsecas. Pode-se fazer exame com contraste em casos duvidosos e para melhor avaliação ureteral
- USG fetal: identifica aumento da ecogenicidade renal e distensão vesical; alto valor preditivo para obstrução da via urinária fetal
- Ecodoppler renal: auxilia na diferenciação de dilatação obstrutiva e não obstrutiva
- Cintilografia renal com DTPA: útil para acompanhamento da função renal pós-desobstrução. Diferencia dilatação obstrutiva de não obstrutiva

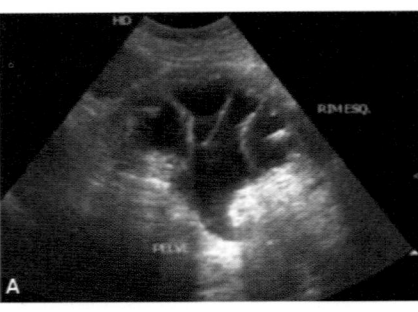
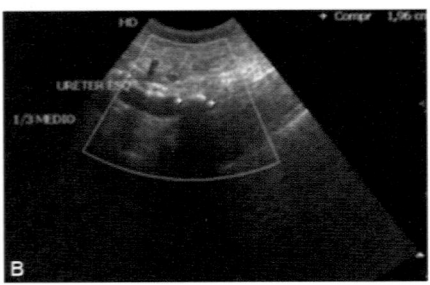

Figura 372.1 A. Ultrassonografia do rim esquerdo, corte longitudinal, do mesmo paciente, demonstra moderada dilatação pielocalicinal. B. Ultrassonografia do flanco esquerdo, corte longitudinal, caracteriza imagem ovalada hiperecoica formadora de sombra acústica posterior medindo 1,96 cm no terço médio ureteral ipsilateral, achado que evidencia a obstrução.

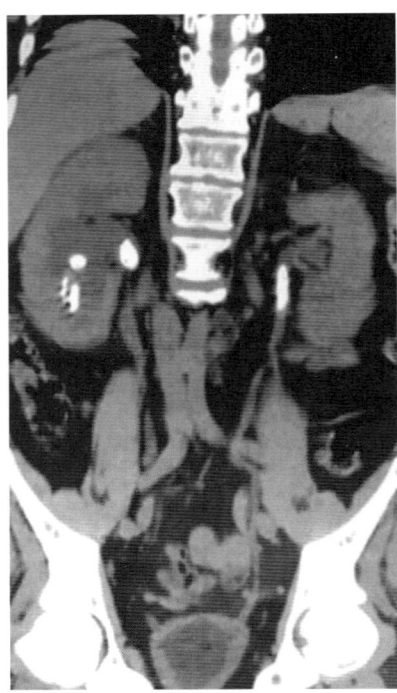

Figura 372.2 Obstrução renal bilateral por cálculos renais e em pelve renal direita, e volumoso cálculo ureteral proximal esquerdo.

- RM: não apresenta vantagens em relação à combinação USG + TC. Útil especialmente em grávidas, renais crônicos com *clearance* > 30 m ℓ/min e em pessoas com alergia a contraste iodado
- Pielografia retrógada: quando os outros exames não mostrarem detalhes anatômicos ou para correção da obstrução; melhor exame em suspeitas de lesões ureterais iatrogênicas.

COMPROVAÇÃO DIAGNÓSTICA

- Dados clínicos + exames de imagem.

COMPLICAÇÕES

- Infecção das vias urinárias
- Insuficiência renal aguda ou crônica (ver Capítulos 363, *Injúria Renal Aguda*, e 361, *Doença Renal Crônica*, respectivamente).

TRATAMENTO

- O tipo de intervenção depende do local, da gravidade e da etiologia da obstrução, da função do rim ocluído, de complicações e comorbidades associadas
- O mesmo procedimento pode ser utilizado para desobstrução imediata ou para tratamento da causa
- A desobstrução constitui uma emergência nos casos de infecção urinária em via urinária ocluída (febre, leucocitose, sinal de Giordano e choque séptico em casos graves) ou insuficiência renal em obstrução bilateral (Figura 372.2) ou de rim único
- Cateterização vesical deve ser realizada nos casos de dor suprapúbica, globo vesical palpável (bexigoma) ou em homens idosos com insuficiência renal não explicada

- Desobstrução de litíase nos casos de oclusão persistente, dor incontrolável com analgésicos, vômitos refratários ou infecção (cateter duplo J na maioria dos casos; nefrostomia percutânea em casos de choque séptico estabelecido). Os tratamentos resolutivos para cálculos renais e ureterais (litotripsia extracorpórea, ureterorrenoscopia com fragmentação do cálculo, nefrolitotomia percutânea) não devem ser realizados em vigência de processos infecciosos
- Obstruções intramurais ou extrínsecas supravesicais: *stent* ureteral por cistoscopia ou nefrostomia percutânea nos casos em que a obstrução é intransponível
- Obstruções infravesicais: sonda vesical de demora, cistostomia, ressecção transuretral da próstata para hiperplasia prostática benigna, uretrotomia ou uretroplastia nas estenoses uretrais
- Pieloplastia: estenose da junção ureteropiélica
- Nefrectomia em casos de rim excluso funcionalmente
- Bexiga neurogênica: micção frequente por compressão externa, cateterização intermitente, medicamentos para estimular a atividade da musculatura vesical ou relaxar o esfíncter uretral externo (ver Capítulo 368, *Bexiga Neurogênica*)
- Correção da obstrução pode não ser necessária nos casos de pacientes assintomáticos, com função renal normal e sem atrofia no parênquima renal à USG ou à TC.

EVOLUÇÃO E PROGNÓSTICO

- Atraso no diagnóstico e na desobstrução pode causar insuficiência renal irreversível, em geral após 4 semanas
- Após desobstrução, a recuperação ocorre em 7 a 10 dias
- Parênquima renal afilado à USG e a não visualização dos rins na cintilografia após desobstrução são fatores de mau prognóstico para recuperação da função desse órgão.

Atenção

- Anúria, até prova em contrário, é de causa obstrutiva
- A desobstrução é emergencial no caso de infecção das vias urinárias ou IRA em rim obstruído
- Na fase de recuperação da função renal, pode ocorrer poliúria e hipernatremia, hipopotassemia e hipomagnesemia
- Urografia excretora demonstrando dilatação de cálices renais com estreitamento ureteral é sugestiva de tuberculose urinária. Hidronefrose mínima pode ser observada em obstruções agudas, na doença renal crônica, ou na fibrose retroperitoneal (que restringe a capacidade de dilatação dos ureteres).

BIBLIOGRAFIA

Gallagher KM, Hughes J. Urinary tract obstruction. In: Comprehensive Clinical Nephrology. 6th ed. Saunders Elsevier; 2019.

Porto CC, Porto AL. Semiologia médica. 8. ed. Rio de Janeiro: Guanabara Koogan; 2019.

Riella MC, Chula DC. Etiologia, fisiopatologia e tratamento da insuficiência renal aguda. In: Nardi AC et al. Urologia Brasil. Sociedade Brasileira de Urologia: Planmark; 2013.

Rocha FET, Abrantes AS, Tomé ALF. Manual de urologia de consultório. Sociedade Brasileira de Urologia: Planmark; 2018.

Zeidel ML, O'Neill WC. Urinary tract obstruction. Clinical manifestations and diagnosis of urinary tract obstruction and hydronephrosis. Disponível em: www.uptodate.com. 2019.

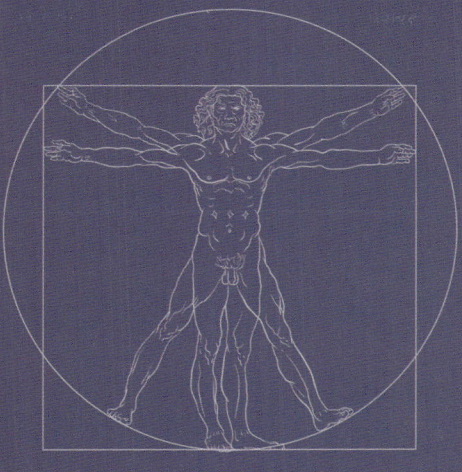

Parte 13

Sistema Genital

373
Balanite

Balanopostite

Flavio Marques dos Santos ◆ Roberto Luciano Coimbra

INTRODUÇÃO

Inflamação aguda ou crônica na glande, que frequentemente acomete o prepúcio (balanopostite). Pode ocorrer em qualquer idade (Figura 373.1).

CAUSAS

- Reação alérgica ou dermatite química (preservativos de látex, espermicidas, produtos de higiene pessoal)
- Infecções: fúngica (*Candida albicans*), bacteriana (estafilococos, estreptococos)
- Afecções dermatológicas: psoríase, eczema, doença de Behçet, eritema fixo
- Afecções escleroatróficas: líquen plano, pênfigo
- Traumatismo durante o ato sexual
- Reação medicamentosa: sulfas, tetraciclina, barbitúricos.

FATORES DE RISCO

- Higienização precária
- Excesso de prepúcio, fimose
- Atividade sexual
- Diabetes
- Imunodeficiência (infecção pelo vírus da imunodeficiência humana [HIV], neoplasias)
- Uso de antibióticos por tempo prolongado (balanite fúngica).

MANIFESTAÇÕES CLÍNICAS

- Sintomas miccionais (disúria, hesitação, polaciúria)

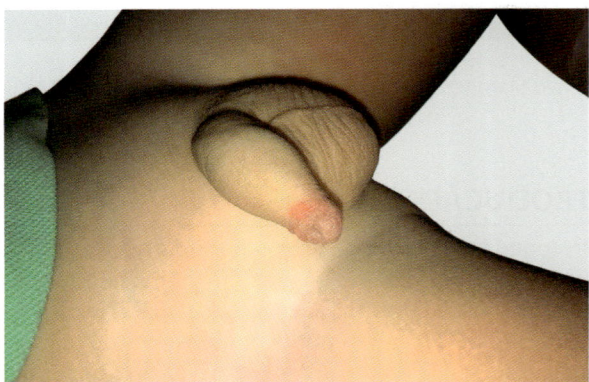

Figura 373.1 Balanopostite em criança.

- Aumento da secreção de esmegma, edema e hipermia em glande e prepúcio
- Úlceras, placas e fissuras em glande e prepúcio
- Dificuldade de retração do prepúcio.

EXAMES COMPLEMENTARES

- Solicitados quando há necessidade de diagnóstico diferencial, ou quando o paciente não responde ao tratamento inicial
- Cultura de material coletado na glande para fungos e bactérias
- Sorologia para sífilis e pesquisa direta do *Treponema pallidum*
- Biópsia, quando a balanite é persistente, recorrente e não reage ao tratamento
- Pesquisa de ácido desoxirribonucleico (DNA) de papilomavírus humano (HPV) por captura híbrida, nos casos de lesões verrucosas associadas.

DIAGNÓSTICO

- Manifestações clínicas + exames laboratoriais (quando necessários) (Figura 373.2).

DIAGNÓSTICO DIFERENCIAL

- Erupções induzidas por alergia
- Dermatite de contato
- Balanite xerótica
- Carcinoma de células escamosas do pênis
- Carcinoma *in situ* do pênis (eritroplasia de Queyrat)
- Psoríase
- Síndrome de Reiter
- HPV.

COMPLICAÇÕES

- Formação de anel prepucial estreito (fimose)
- Estenose do meato uretral
- Retenção urinária
- Sangramento
- Infecção do trato urinário
- Lesões pré-malignas por irritação crônica.

TRATAMENTO

- Como medidas gerais, evitar contato sexual e melhorar a higiene genital
- Em caso de doença sistêmica, deve-se efetuar tratamento específico.

Tratamento medicamentoso

- Balanite por fungos: pode-se utilizar tratamento tópico, associado ou não a medicação oral (indicada nos casos recorrentes):
  - Tópicos: clotrimazol creme a 1%, 12/12 horas, por 21 dias; cetoconazol creme a 2%, a cada 12 horas, por 14 a 21 dias; ou nistatina creme, 6/6 horas, por 21 dias
  - Medicação oral: cetoconazol 200 mg, 1 vez/dia, durante 20 a 30 dias; ou fluconazol 150 mg, dose única

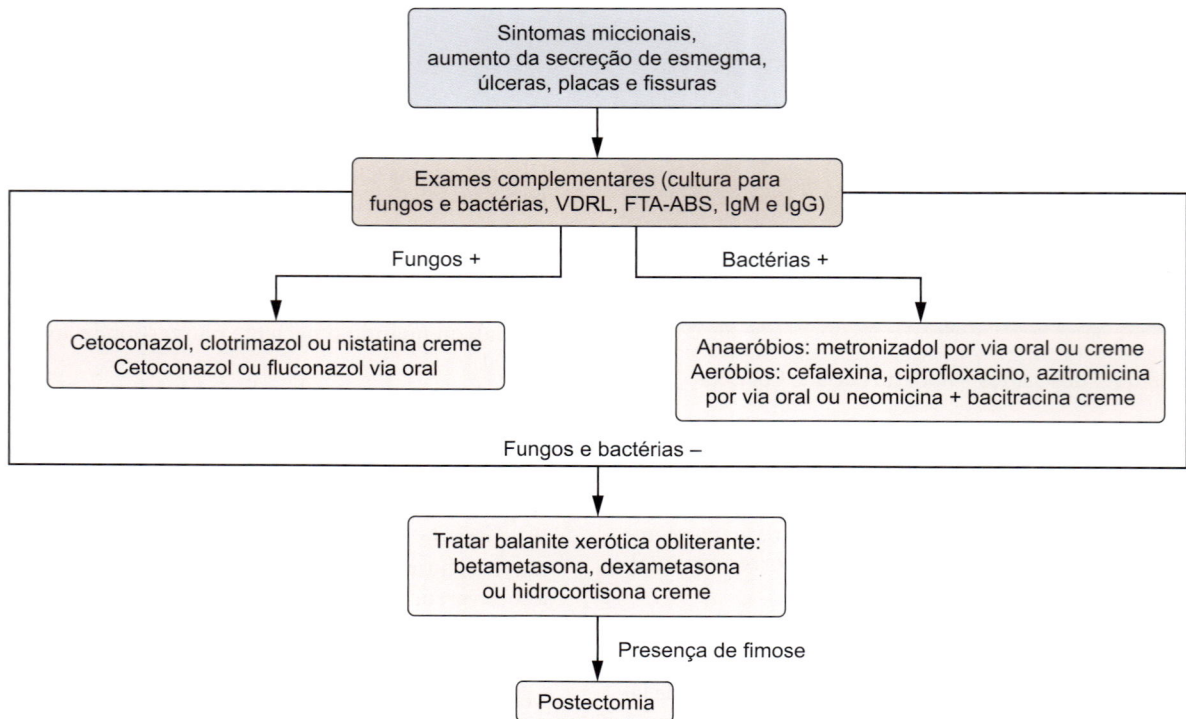

Figura 373.2 Fluxograma para diagnóstico e tratamento da balanite.

- Balanite por bactérias: de preferência, com base no resultado de cultura
  - Infecção por anaeróbios: metronidazol 400 mg, VO, 12/12 horas, durante 7 dias; ou metronidazol creme, 12/12 horas, por 10 dias
  - Infecção por aeróbios: cefalexina 500 mg, VO, 6/6 horas, por 7 a 10 dias; ou ciprofloxacino 500 mg, VO, 12/12 horas, por 5 a 7 dias; azitromicina 1 g, VO, dose única; ou neomicina 5 mg/g + bacitracina creme 250 UI/g, 4 vezes/dia, por 7 a 10 dias, ácido fusídico creme 20 mg/g, 3 vezes/dia
- Dermatite, balanite xerótica obliterante, balanite alérgica: dexametasona 1 mg/g creme, a cada 6 horas, 7 dias; hidrocortisona creme 10 mg/g, 6/6 horas, 7 dias; ou betametasona 1 mg/g creme, 6/6 horas, por 7 dias.

Tratamento cirúrgico

- Circuncisão (postectomia) para os casos recorrentes, ou quando há fimose
- Nos casos de estreitamento do meato uretral, pode haver necessidade de dilatação ou procedimento cirúrgico (meatoplastia).

PREVENÇÃO

- Higiene genital
- Postectomia nos casos de prepúcio exuberante.

EVOLUÇÃO E PROGNÓSTICO

- Cura, com tratamento adequado.

BIBLIOGRAFIA

American Urological Association (AUA). Pocket Guidelines; 2019.
Azevedo MF. GPS Medicamentos. Guia prático em saúde. Rio de Janeiro: Guanabara Koogan; 2017.
Edwards S. Balanitis and balanoposthitis: a review. Genitourin Med. 1996;72(3):155-9.
Porto CC, Porto AL. Semiologia médica. 8. ed. Rio de Janeiro: Guanabara Koogan; 2019.
Reis RB, Zequi SC, Zerati MF. Urologia moderna. Sociedade Brasileira de Urologia Secção de São Paulo. Lemar; 2013.
Vohra S, Badlani G. Balanitis and balanoposthitis. Urol Clin North Am. 1992;19(1):143-7.

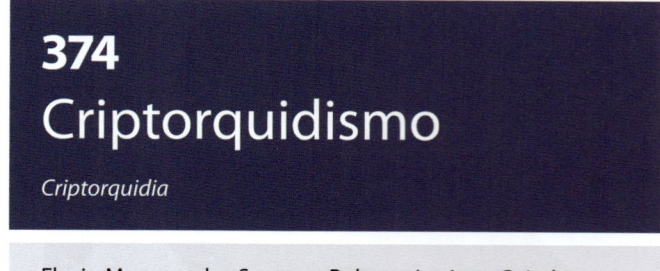

374
Criptorquidismo

Criptorquidia

Flavio Marques dos Santos • Roberto Luciano Coimbra

INTRODUÇÃO

Corresponde à ausência de um ou dos dois testículos na posição escrotal, por descida incompleta ou inadequada até os 4 meses (ou idade corrigida segundo a prematuridade). É um componente de cerca de inúmeras síndromes de anomalias genéticas, e está associado à alteração de aproximadamente 200 genes.

FORMAS CLÍNICAS

- **Intra-abdominal**: testículo localizado próximo ao anel inguinal interno
- **Intracanalicular**: testículo localizado no interior do anel inguinal interno
- **Supraescrotal**: testículo localizado acima do escroto, distal ao anel inguinal externo
- **Ectópico**: em posição aberrante, fora do trajeto de descida (períneo, face interna da coxa, ou acima do púbis) (Figura 374.1)
- **Retrátil**: encontra-se em posição normal, porém com subida para a posição supraescrotal, ou ainda, canalicular, por reflexo cremastérico.

CAUSAS E FATORES DE RISCO

- História familiar de criptorquidismo
- Prematuridade
- Reflexo cremastérico exacerbado, no testículo retrátil
- Fatores anatômicos:
  - Ausência do *gubernaculum testis*: estrutura que direciona a descida do testículo
  - Conduto peritoniovaginal patente: evaginação peritoneal que forma o canal inguinal, pelo qual o testículo desce. Na criptorquidia, ele não se fecha e o testículo permanece acima do escroto
  - Baixa pressão intra-abdominal: síndrome de *Prune-Belly* (abdome em ameixa), extrofia de cloaca
- Fatores hormonais:
  - Exposição pré-natal ao estrogênio
  - Deficiência de produção de testosterona na fase pré-natal.

MANIFESTAÇÕES CLÍNICAS

- Um ou ambos os testículos localizados fora da bolsa escrotal, algumas vezes com hemiescroto
- Pode ser achado clínico isolado ou associar-se a outras anomalias congênitas, como hérnia inguinal, hipospadia, micropênis e genitália ambígua.

EXAMES COMPLEMENTARES

- A maioria dos testículos é palpável, ao exame físico, no trajeto de descida, ou em posição ectópica

- Exames laboratoriais indicados nos casos bilaterais ou quando houver suspeita da ausência de um ou de ambos os testículos:
  - Níveis de hormônio foliculestimulante (FSH) basal elevado no período pré-puberal é indicativo de anorquia
  - Dosagem da testosterona (antes e após estimulação com gonadotrofina coriônica humana [hCG]): elevação hormonal nos casos de existência testicular, e ausência de elevação nos casos de anorquia ou displasia dos testículos
- Exames de imagem: indicados quando os testículos não forem palpados; não define a inexistência da gônada, se não forem visualizados. Nesses casos, pode-se optar pela laparoscopia, para confirmação da anorquia
  - Ultrassonografia (USG): detecta testículos caniculares ou junto ao anel inguinal interno
  - Tomografia computadorizada (TC): maior sensibilidade que a USG, também detecta testículos intra-abdominais
  - Ressonância magnética: tem acurácia semelhante à TC.

DIAGNÓSTICO

- Dados clínicos + exames de imagem (Figura 374.2).

DIAGNÓSTICO DIFERENCIAL

- Hidrocele
- Hérnia com persistência do pertuito peritoniovaginal
- Hemangioma congênito.

TRATAMENTO

Tratamento medicamentoso

- hCG: 1.500 a 2.500 UI por via intramuscular (IM), 2 vezes/semana, durante 6 semanas, sem ultrapassar a dose máxima de 15.000 UI.

  O hCG provoca a descida testicular em alguns meninos, mas a idade exata para fazer o tratamento hormonal é controversa, preferencialmente até os 6 meses; melhor resultado nos testículos retráteis ou próximos ao anel inguinal externo
- Hormônio liberador de gonadotrofina (GnRH), *spray* nasal: eficiência em testículos retráteis ou próximo ao anel inguinal externo.

Tratamento cirúrgico

- Orquidopexia (fixação do testículo no escroto): deve ser realizada após os 6 meses e antes de 1 ano de idade; pode ser realizado por via aberta (inguinotomia) ou laparoscópica
- Em pacientes pós-púberes, deve ser realizada orquiectomia.

COMPLICAÇÕES

- Neoplasias testiculares
- Infertilidade
- Torção do funículo espermático
- Traumatismos
- Problemas estéticos e psicológicos.

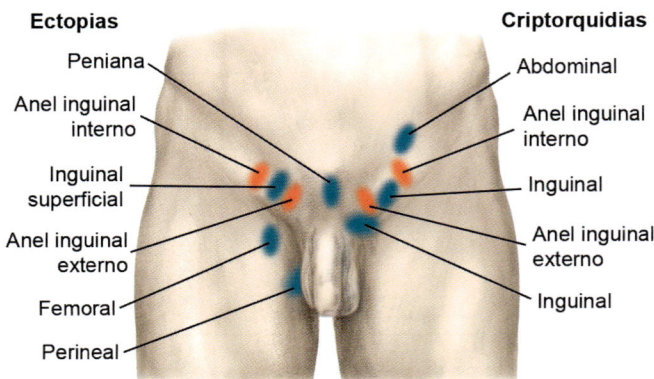

Figura 374.1 Principais localizações das ectopias testiculares.

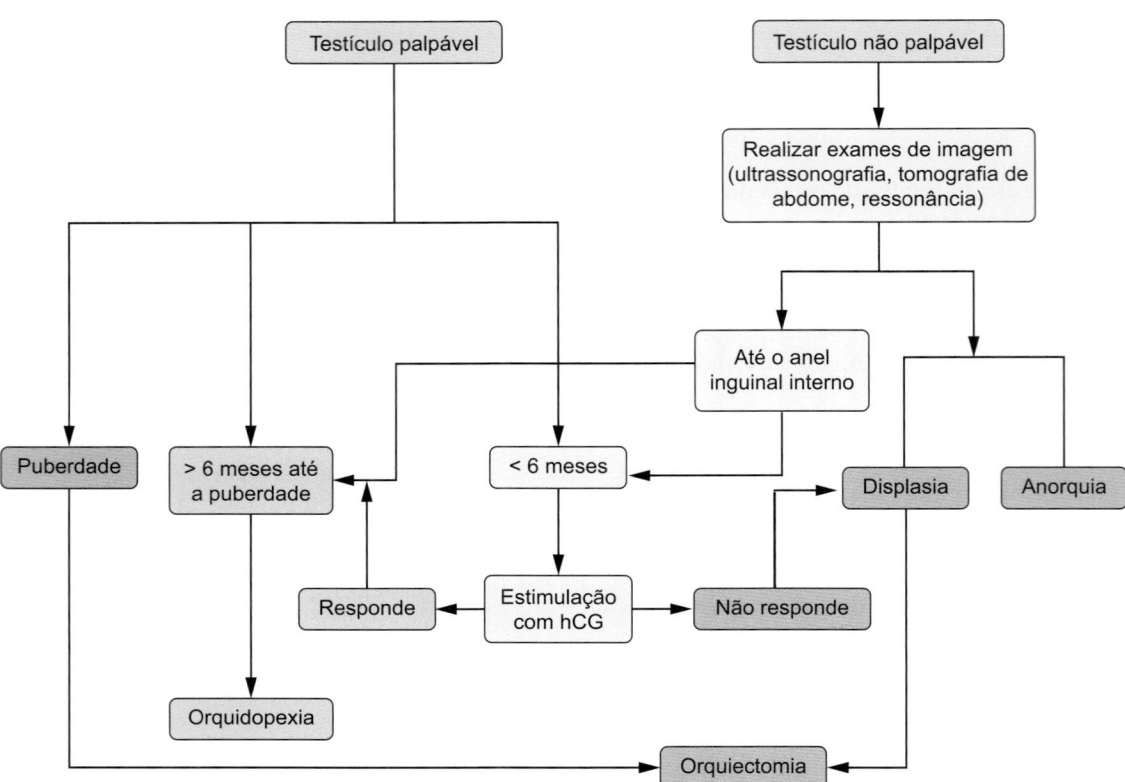

Figura 374.2 Fluxograma para diagnóstico e tratamento do criptorquidismo.

EVOLUÇÃO E PROGNÓSTICO

• Cura, com tratamento adequado.

BIBLIOGRAFIA

American Urological Association (AUA). Pocket Guidelines; 2019.

Huff DS, Snyder 3rd HM, Hadziselimovic F, Blyth B, Duckett JW. An absent testis is associated with contralateral testicular hypertrophy. J Urol. 1992;148:627.

Jensen MS, Olsen LH, Thulstrup AM, Bonde JP, Olsen J, Henriksen TB. Age at cryptorchidism diagnosis and orchiopexy in Denmark: a population based study of 508,964 boys born from 1995 to 2009. J Urol. 2011;186(4 Suppl):1595-600.

Keys C, Heloury Y. Retractile testes: a review of the current literature. J Pediatr Urol. 2012;8:2.

Kollin C, Stukenborg JB, Nurmio M, Sundqvist E, Gustafsson T, Söder O et al. Boys with undescended testes: Endocrine, volumetric and morphometric studies on testicular function before and after orchidopexy at nine months or three years of age. J Clin Endocrinol Metab. 2012;97(12):4588-95.

Kolon TF, Herndon CDA, Baker LA, Baskin LS, Baxter CG, Cheng EY et al. Evaluation and treatment of cryptorchidism: AUA Guideline. J Urol. 2014;192(2):337-45.

Porto CC, Porto AL. Semiologia médica. 8. ed. Rio de Janeiro: Guanabara Koogan; 2019.

Reis RB, Zequi SC, Zerati MF. Urologia moderna. Sociedade Brasileira de Urologia Secção de São Paulo. Lemar; 2013.

Schnack TH, Zdravkovic S, Myrup C, Tine Westergaard, Jan Wohlfahrt, Mads Melbye. Familial aggregation of cryptorchidism – a nationwide cohort study. Am J Epidemiol. 2008;167(12):1453-7.

Tasian GE, Copp HL, Baskin LS. Diagnostic imaging in cryptorchidism: utility, indications, and effectiveness. J Pediatr Surg. 2011; 46(12):2406-13.

375
Disfunção Sexual em Homens

Disfunção erétil, ejaculação precoce, dispareunia , ejaculação retrógrada, ejaculação tardia ou retardada

Flavio Marques dos Santos • Roberto Luciano Coimbra

INTRODUÇÃO

As disfunções sexuais masculinas são afecções que impactam negativamente na qualidade de vida dos homens e afetam casais no mundo todo.

Podem ser de origem psicogênica, orgânica ou mista.

As principais são as disfunções erétil (DE) e ejaculatória e a dispaurenia.

DISFUNÇÃO ERÉTIL

A disfunção erétil é definida como a incapacidade de obter ou manter a ereção peniana adequada para uma atividade sexual satisfatória. Vários estudos epidemiológicos demonstram que homens entre 40 e 70 anos apresentam prevalência em torno de 50% dessa disfunção, mas pode ocorrer em qualquer faixa etária.

CAUSAS

- A DE associa-se a causas que promovem a alteração da fisiologia da ereção em virtude de mudanças nos padrões de comportamento (sedentarismo, obesidade, tabagismo, etilismo), transtornos psicogênicos (depressão, ansiedade), afecções orgânicas (hipertensão arterial), diabetes, hipogonadismo secundário, uso de medicamentos (antidepressivos, anti-hipertensivos, bloqueadores hormonais), radioterapia e cirurgias (cistectomia e prostatectomia radical).

FATORES DE RISCO

- Endotelial: os mesmos fatores de risco para coronariopatia aterosclerótica são também determinantes para a DE (tabagismo, hipertensão arterial, dislipidemia, obesidade, sedentarismo). Tendo como principal neurotransmissor periférico o óxido nítrico, promove o relaxamento da musculatura lisa dos corpos cavernosos com aumento do fluxo sanguíneo cavernoso, aumentando a tumescência do pênis
- Endócrino: cerca de 75% dos homens diabéticos apresentam algum grau de DE, sendo a gravidade relacionada à duração da doença, nível de controle da glicemia. Tabagismo associado agrava a DE. Fatores hormonais, especialmente deficiência androgênica do envelhecimento masculino (DAEM), pioram essa erétil, além da diminuição da libido
- Neurológico: lesões traumáticas do feixe vasculonervoso em cirurgias pélvicas (prostatectomia, cistectomia e cirurgias coloproctológicas extensas) podem causar DE parcial ou total, transitória ou definitiva, dependendo da extensão da lesão. Lesões do sistema nervoso central (acidentes vasculares, traumatismos e doenças degenerativas) e periférico (neuropatias alcoólica ou diabética) também provocam DE em graus variáveis.

MANIFESTAÇÕES CLÍNICAS

- Forma aguda: incapacidade de iniciar e/ou manter a ereção do pênis durante o intercurso do ato sexual, podendo associar-se à ansiedade
- Forma insidiosa ou intermitente: tendência à repetição nos intercursos. Nesses casos, deve-se procurar ajuda especializada.

EXAMES COMPLEMENTARES

- Exames laboratoriais mínimos: hemograma, glicemia de jejum, lipidograma, testosterona total, testosterona livre e prolactina

Atenção

História clínica detalhada e completa são fundamentais para o diagnóstico, com avaliação psicossocial, na qual o paciente está inserido (familiar, profissional, religioso). Exames complementares não substituem o exame clínico.

- Exames adicionais indicados em casos complexos: ecodoppler peniano com teste de ereção fármaco-induzida, arteriografia pudenda seletiva e eletroneuromiografia peniana.

TRATAMENTO

- A DE apresentou uma mudança drástica no seu tratamento com o desenvolvimento dos inibidores orais da enzima fosfodiesterase-5 (PDE-5i), restringindo as opções de injeções intracavernosas e colocação de próteses penianas a casos refratários à terapia oral
- Controle clínico das doenças de base, mudanças comportamentais, bem como supressão ou mudanças de medicamentos que interferem na ereção
- Na DE em pacientes com componente emocional evidente, deve-se associar tratamento medicamentoso e psicoterapia de suporte.

Tratamento medicamentoso

- Citrato de sildenafila: 25, 50 e 100 mg, VO, 1 hora antes da atividade sexual, meia-vida plasmática de 3 a 5 horas, efeito clínico de até 12 horas. Dose inicial de 50 mg, dependendo da eficácia e tolerância, podendo ser reduzida para 25 mg ou aumentada para 100 mg
- Tadalafila: comprimidos de 5 e 20 mg, VO, de 30 a 60 minutos antes da atividade sexual, com meia-vida plasmática de 17,5 horas, com efeito clínico estendendo-se até 36 horas
- Cloridrato de vardenafila: comprimidos de 5, 10 e 20 mg, dose inicial de 10 mg, VO ou sublingual (10 mg). Ingerir de 25 a 60 minutos antes da atividade sexual, com meia-vida plasmática de 4 a 5 horas, estendendo-se até 12 horas
- Carbonato de lodenafila: comprimidos sulcados de 80 mg, com doses progressivas de 40, 80 e 160 mg, VO, com início de ativação de 17 a 20 minutos, estendendo-se até 18 horas.

Na Figura 375.1 é apresentado um fluxograma para tratamento da DE.

Medicamento intracavernoso

- A autoinjeção de medicamentos vasoativos usados isoladamente ou em associação: cloridrato de papaverina, bloqueadores alfa-adrenérgicos (fentolamina) e a prostaglandina E1 (PGE-1). Após o surgimento dos inibidores da fosfodiesterase, a terapia intracavernosa tornou-se opção de segunda linha, especialmente indicada para pacientes submetidos à prostatectomia radical, que não respondem à medicação oral.

Tratamento cirúrgico

- Implante de próteses penianas, semirrígidas ou infláveis continua sendo utilizado nos casos em que não há resposta ou apresentam complicações à terapia oral e às injeções intracavernosas.

EJACULAÇÃO PRECOCE

Distúrbios ejaculatórios são frequentes e ocorrem em cerca de 1/3 dos homens em alguma fase da vida. O mais comum é a ejaculação precoce, caracterizada pela incapacidade de controle ejaculatório suficiente para ambos os parceiros ficarem satisfeitos com o ato sexual.

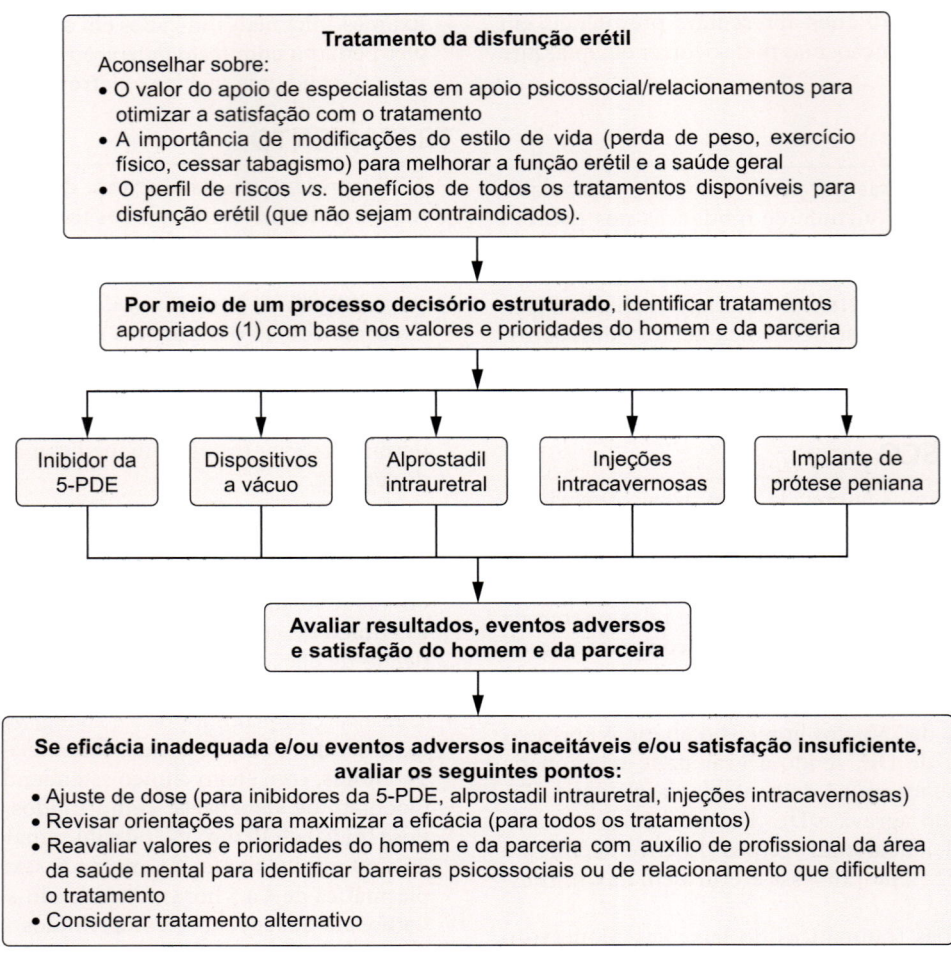

Figura 375.1 Fluxograma para tratamento da disfunção erétil.

A ejaculação precoce associa-se em 30 a 50% dos homens com DE, criando um círculo vicioso em que a ansiedade em controlar a ejaculação piora a ereção.

Esse distúrbio afeta significativamente o relacionamento e a intimidade do casal.

CLASSIFICAÇÃO

- **Primária**: ocorre logo nos primeiros intercursos sexuais e tende a se perpetuar e piorar com a idade
- **Secundária**: após um período de normalidade, de forma gradual ou súbita, o tempo de latência para ejacular vai diminuindo. Pode estar associado a algum transtorno psicológico, DE, prostatites e hipertireoidismo.

CAUSAS

- Pode estar associada a fatores hereditários e genéticos, urológicos, neurológicos, psicossociais e endócrinos
- Ansiedade do desempenho, transtornos depressivos, imaturidade da sexualidade, medo em adquirir infecção sexualmente transmissível, problemas de relacionamento do casal são apontadas frequentemente como gatilho da ejaculação.

TRATAMENTO

- Técnicas comportamentais (masturbação controlada) e abordagem cognitiva com psicoterapia breve focada na

ejaculação associada a tratamento farmacológico são abordagens que melhoram o controle desse distúrbio.

Tratamento medicamentoso

- Os antidepressivos em geral, principalmente os inibidores seletivos da recaptação da serotonina (fluoxetina, sertralina e paroxetina), apresentam eficácia de resposta na maioria dos pacientes, com aumento do tempo de latência. Antidepressivos tricíclicos (clomipramina) também têm o mesmo efeito. PDE-5i têm sido usados com objetivo de manter a ereção mesmo após a primeira ejaculação
- A paroxetina (na dose inicial de 10 mg, VO, e após 10 dias aumentada até 40 mg, VO) e a clomipramina (dose inicial de 10 mg até 25 mg, VO) apresentam bons resultados clínicos, boa tolerância e poucos efeitos colaterais. Devem ser mantidas por 6 meses, após esse período, tenta-se retirar o medicamento.

OUTROS DISTÚRBIOS DE EJACULAÇÃO

- Ejaculação retrógrada: pode ser secundária a alterações nervosas (traumatismo medular), endócrinas (diabetes), medicamentos (alfabloqueador), malformação congênita e manipulação cirúrgica do colo vesical.

  O diagnóstico consiste em detectar espermatozoides na urina

- Ejaculação tardia ou retardada: dificuldade ou demora para conseguir a ejaculação no intercurso do ato sexual. Sua incidência é baixa e, em geral, de causa psicogênica. Alguns medicamentos de uso frequente podem causar retardo da ejaculação (anti-hipertensivos, betabloqueadores e antidepressivos)
- Anorgasmia: ausência de ejaculação de causa frequentemente psicopatológica ou associada ao uso de antidepressivos
- Dispareunia: dor durante o intercurso sexual por diversas causas (balanite, prostatovesiculites, curvatura peniana, neoplasia do pênis), ocasionalmente provocando perda da ereção devido à sensação desagradável na região genital. Tratamento da causa elimina a dor.

BIBLIOGRAFIA

American Urological Association (AUA). Pocket Guidelines; 2019.
Consenso sobre Disfunção Erétil e Sexualidade. Sociedade Brasileira de Urologia; 2003.
Lue TF. Male sexual dysfunction. In: Tanaco EA, McNinch JW. Smith's General Urology. 17th ed. McGraw-Hill; 2008.
Porto CC, Porto AL. Semiologia médica. 8. ed. Rio de Janeiro: Guanabara Koogan; 2019.

376
Distúrbio Androgênico do Envelhecimento Masculino

DAEM, hipogonadismo secundário

Flavio Marques dos Santos • Roberto Luciano Coimbra

INTRODUÇÃO

Hipogonadismo secundário ou distúrbio androgênico do envelhecimento masculino (DAEM) é resultado da diminuição gradual e progressiva dos níveis séricos da testosterona que ocorre com o envelhecimento. Entre os 40 e 50 anos, 8% dos homens têm níveis abaixo do normal, e aos 80 anos esse índice aumenta para 50%. Os sintomas têm início insidioso e progressão lenta, muitas vezes inespecíficos, confundidos com outras situações clínicas, pois a testosterona e seus metabólitos principais (di-hidrotestosterona e estradiol) atuam em diversos sítios incluindo órgãos genitais, ossos, músculos, medula óssea, pele, tecido adiposo e sistema nervoso central.

MANIFESTAÇÕES CLÍNICAS

- O hipogonadismo está associado a uma série de sinais e sintomas como diminuição da libido, disfunção erétil, osteopenia, sarcopenia, aumento da gordura visceral, fogachos, diminuição dos pelos corporais, diminuição da fertilidade, alterações cognitivas (concentração) e do humor (depressão).

O exame físico geralmente é normal, mas podem-se encontrar anemia, diminuição do volume testicular, redução de massa muscular, alterações da distribuição dos pelos e da textura da pele.

DIAGNÓSTICO

Consiste na avaliação de sintomas e/ou sinais clínicos acompanhados de níveis diminuídos de testosterona sérica total, em geral, abaixo de 320 ng/dℓ. Cerca de 1 a 2% da testosterona sérica encontra-se na forma livre, o restante está ligado à albumina (38%) e à globulina transportadora de hormônio sexual (SHBG) (60%). A forma ligada à SHBG é inativa, sendo fundamental para o diagnóstico e o tratamento o valor da testosterona livre calculada (biodisponível).

TRATAMENTO

- A terapia de reposição de testosterona (TRT) é indicada em pacientes que estejam com sintomas clínicos e apresentem dados laboratoriais indicativos de hipogonadismo. A reposição deve ser a mais fisiológica possível, mantendo-se níveis de testosterona nos limites da normalidade, respeitando o ciclo circadiano dos homens jovens, que apresentam o pico da testosterona no início da manhã
- A testosterona e seus derivados podem ser utilizados em preparações orais, transdérmicas e injetáveis. Devido à toxicidade hepática, as formas orais alquiladas devem ser evitadas. As formas esterificadas (undecilato de testosterona) apresentam absorção variável e necessidade de várias tomadas ao dia; têm alto custo o que dificulta seu uso
- As formas transdérmicas utilizam gel de testosterona hidroalcoólica a 1% em doses de 25 ou 50 mg, que devem ser utilizados diariamente pela manhã. O medicamento deve ser aplicado em pele fina e sem pelo do braço, reproduzindo o ciclo circadiano. Apresenta poucos efeitos cutâneos irritativos
- As formas injetáveis por via intramuscular (IM) têm apresentação de curta ou longa ação. As injeções de curta duração (cipionato 200 mg/ampola e propionato 250 mg/ampola) promovem picos suprafisiológicos nos primeiros dias que podem aumentar o risco de efeitos colaterais. São administradas em intervalos de 2 a 4 semanas. As formas de longa ação (undecilato de testosterona) com dose de 1.000 mg/ampola, administradas a cada 3 meses, mantem níveis plasmáticos sem picos, diminuindo o risco de policitemia, apoptose de células neuronais e ginecomastia.

Contraindicações

- Contraindicações absolutas à TRT são pacientes portadores ou com risco aumentado de câncer de próstata. Deve-se usar o mesmo critério aplicado para os pacientes de policitemia, apneia obstrutiva do sono, insuficiência cardíaca grave e sintomas obstrutivos críticos do trato urinário inferior.

Homens em idade fértil que ainda desejam procriar devem ser alertados para o risco de azoospermia definitiva que ocorre em 25% dos pacientes.

Seguimento

- Após iniciada a TRT, devem-se observar surgimento de sintomas de obstrução do trato urinário inferior e de apneia obstrutiva do sono. As dosagens de antígeno prostático específico (PSA), testosterona e hematócrito/hemoglobina devem ser realizadas a cada 3 meses no primeiro ano e depois anualmente.

BIBLIOGRAFIA

American Urological Association (AUA). Guidelines. Pocket Guidelines; 2019.

Bonacorsi AC. Andropausa: insuficiência androgênica parcial do homem idoso: uma revisão. Arq Brasil Endocrinol Metab. 2001;45:123 33.

Isidori AM, Giannetta E, Gianfrilli D, Greco EA, Bonifacio V, Aversa A et al. Effects of testosterone on sexual function in men: results of a meta analysis. Clin Endocrinol (Oxf). 2005;63:601 3.

Jain P, Rademaker AW, McVary KT. Testosterone supplementation for erectile dysfunction: results of a meta analysis. J Urol. 2000; 164(2):371 5.

Liberman S, Liberman B. Hipogonadismo masculino no idoso (andropausa). In: Coronho V, Petroianu A, Santana EM, Pimenta LG (Eds.). Tratado de endocrinologia e cirurgia endócrina. Guanabara Koogan; 2001.

Nardi AC et al. Urologia Brasil. Planmark; 2013.

Porto CC, Porto AL. Semiologia médica. 8. ed. Rio de Janeiro: Guanabara Koogan; 2019.

Snyder PJ. Is there a male menopause? In: Mandel S (Ed.). Clinical Endocrinology Update 2000 Syllabus. Bethesda, The Endocrine Society Press; 2000.

377
Doença de Peyronie

Flavio Marques dos Santos • Roberto Luciano Coimbra

INTRODUÇÃO

A doença de Peyronie (DP) é uma alteração estrutural da túnica albugínea do pênis, geralmente adquirida, que evolui com fibrose e formação de placas endurecidas, às vezes, calcificadas em um ou mais locais nos corpos cavernosos. Após algum tempo de evolução, ocorre a tortuosidade, deformação e encurtamento do pênis.

CAUSAS E FATORES DE RISCO

- Etiologia desconhecida em muitos pacientes
- Hipóteses aventadas: traumatismos de repetição com lesões microvasculares na túnica albugínea com extravasamento de sangue, processo inflamatório agudo, com deposição excessiva de colágeno e remodelação do tecido conjuntivo em uma placa fibrosa pouco elástica
- Fatores de risco: diabetes, hipertensão arterial, dislipidemia, disfunção erétil, tabagismo e etilismo.

MANIFESTAÇÕES CLÍNICAS

- Fase aguda: em geral autolimitada, com duração de 6 a 18 meses; após essa fase observam-se aparecimento de curvatura peniana, nódulos endurecidos e dor à ereção
- Fase crônica: dor discreta, estabilidade das placas e da curvatura peniana
- A curvatura depende do tamanho e da localização das placas, ocorrendo curvatura contralateral à placa, devido à diminuição de sua elasticidade. O grau de curvatura provoca dificuldade de penetração vaginal ou impossibilita o coito.

DIAGNÓSTICO

- A história clínica e o exame físico (com a visualização da curvatura e palpação das placas) já asseguram o diagnóstico
- Na maioria dos casos, nota-se encurtamento do membro. Casos complexos provocam deformidade do pênis, com fibrose em anel (ampulheta) e dobradiça.

EXAMES COMPLEMENTARES

- Ultrassonografia do pênis: identifica e esclarece o tamanho e a espessura da placa.

TRATAMENTO

- Em curvaturas leves ou apenas pequenas placas palpáveis, o tratamento inicialmente é conservador. Cumpre ressaltar que a maioria dos casos apresentam evolução benigna e autolimitada
- Medicamentos são utilizados na fase aguda com intuito de diminuir a dor e estabilizar a placa para impedir a deformação do pênis. Dentre eles podem-se citar: potaba (potássio aminobenzoato), pentoxifilina, tamoxifeno, carnitina, procarbazina, vitamina E e colchicina
- Para diminuição da dor na fase aguda pode-se usar a associação de colchicina 500 mg, VO, 2 vezes/dia, e vitamina E 800 mg/dia, VO, por 3 a 6 meses; contudo, alguns ensaios clínicos não demonstraram redução da curvatura
- A terapia intralesional com bloqueadores de canal de cálcio (verapamil), interferona, colagenase, corticoide e orgoteína ainda carece de estudos sobre eficácia.

Terapia por ondas de choque, iontoforese e dispositivos de tração são considerados experimentais.

Tratamento cirúrgico

- Visa corrigir a deformidade para facilitar a penetração vaginal. Indicado para paciente já estabilizado por um período de 6 a 12 meses
- Tipos de tratamento cirúrgico da curvatura: plicatura peniana contralateral (mantém encurtamento do pênis), excisão da placa e uso de enxerto (propicia alongamento peniano) e implante de prótese peniana (para deformidades graves e disfunção erétil associada).

BIBLIOGRAFIA

American Urological Association (AUA). Pocket Guidelines; 2019.
Barata HS, Cavalhal GF. Urologia – Princípios e prática. Artmed; 1999.
Porto CC, Porto AL. Semiologia médica. 8. ed. Rio de Janeiro: Guanabara Koogan; 2019.

378
Enurese

Flavio Marques dos Santos ◆ Roberto Luciano Coimbra

INTRODUÇÃO

Micção involuntária e inconsciente em idade em que é esperado o controle vesical.

Pode ser primária, se nunca houve período de controle da micção maior do que 6 meses; ou secundária, se ocorre após a aquisição da continência urinária por um período maior que 6 meses. Pode ser diurna e/ou noturna.

Critérios diagnósticos para a enurese

- Eliminação repetida de urina na cama ou na roupa, voluntária ou involuntária
- Idade mínima de 5 anos
- Frequência de, no mínimo, 2 vezes/semana, durante pelo menos 3 meses consecutivos, com sofrimento clinicamente significativo e prejuízos na vida social, acadêmica, profissional ou em outras áreas
- Não atribuível aos efeitos de algum medicamento (p. ex., diurético, antipsicótico) ou outra condição clínica (p. ex., diabetes, espinha bífida, transtorno obsessivo-convulsivo ou malformação do trato urinário).

CAUSAS

- Alterações na secreção de vasopressina pelo hipotálamo no período noturno ou redução da sensibilidade renal a esse hormônio
- Diminuição da capacidade vesical funcional
- Hiperatividade da musculatura detrusora, ocasionando contrações involuntárias durante a fase de enchimento vesical
- Alterações sensoriais inespecíficas
- Anormalidades indeterminadas da continência urinária em nível cortical ou esfincteriano
- Apneia obstrutiva do sono.

FATORES DE RISCO

- História familiar
- Primogenitura
- Fibrose cística
- Obstipação intestinal e encoprese
- Infecções do trato urinário
- Refluxo vesicoureteral.

MANIFESTAÇÕES CLÍNICAS

- Enurese monossintomática:
  - Não se associa a nenhum sintoma miccional diurno
  - Não há alterações neurológicas e/ou do trato urinário
  - O exame de urina é normal e não há antecedente de infecção do trato urinário
  - Antecedentes familiares de enurese

- Enurese polissintomática:
  - Associam-se a sintomas urinários diurnos: intermitência, polaciúria, urgência, urge-incontinência e jato fraco
  - Pode haver infecção urinária, obstipação intestinal e encoprese.

EXAMES COMPLEMENTARES

- Exame simples de urina: pode detectar leucocitúria (nas infecções) ou glicosúria (requer glicemia de jejum para confirmação de diabetes melito)
- Cultura de urina e antibiograma: se houver suspeita de infecção urinária
- Exames de imagem:
  - Ultrassonografia do trato urinário: quando se suspeita de malformação anatômica
  - Uretrocistografia: para diagnóstico de estenose de uretra ou válvula de uretra posterior
  - Radiografia ou TC do abdome: pode identificar anormalidades vertebrais ou fecaloma
  - Ressonância magnética de coluna: quando há sintomas, ou anormalidades ao exame clínico, sugestivos de bexiga neurogênica
  - Estudo urodinâmico: indicado para casos de enurese monossintomática que não respondem ao tratamento.

COMPROVAÇÃO DIAGNÓSTICA

- Enurese primária: dados clínicos
- Enurese secundária: relacionada com a causa subjacente.

DIAGNÓSTICO DIFERENCIAL

- Ureter ectópico (em meninas)
- Bexiga neurogênica
- Válvula de uretra posterior (em meninos)
- Estenose de uretra
- Leucorreia vaginal
- Diabetes melito
- Diabetes insípido
- Doenças neurológicas (epilepsias, disfunções medulares).

Na Figura 378.1 é apresentado um fluxograma para diagnóstico e tratamento da enurese.

TRATAMENTO

- Inicialmente, devem-se determinar os fatores que possam influenciar motivação, paciência, colaboração e compreensão
- Ver Figura 378.1.

Terapia comportamental: primeira linha

- Considerado pré-requisito para instituição do tratamento medicamentoso
- Micção com hora marcada, a cada 2 a 3 horas
- Restrição hídrica após 18 horas
- Alimentação rica em fibras, para tratamento da obstipação
- Restrição de alimentos irritantes da mucosa vesical, como pimenta, cafeína e bebidas gaseificadas
- Instituição do diário miccional para acompanhar o progresso do tratamento
- Alarme noturno:
  - Mecanismo ainda não esclarecido

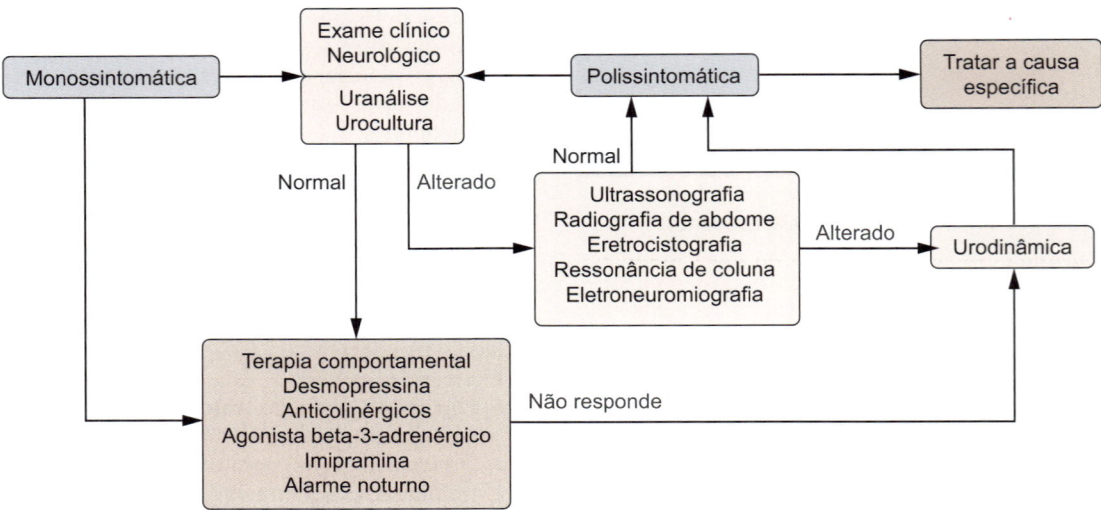

Figura 378.1 Fluxograma para diagnóstico e tratamento da enurese.

- O tratamento pode durar 2 a 3 meses
- Requer alto grau de motivação
- Usado em combinação com a terapia comportamental.

Tratamento medicamentoso

- Desmopressina: redução da produção noturna de urina, 100 a 200 mg, por VO, ou 10 a 20 mg por via nasal, 30 a 45 minutos antes de deitar
- Anticolinérgicos (oxibutinina, tolterodina, solifenacina, darifenacina). Dose: oxibutinina 5 a 10 mg/dia, VO; ou solifenacina 5 a 10 mg/dia, VO. Melhora a capacidade vesical por meio da diminuição da instabilidade do detrusor. Efeitos adversos: secura na boca, vertigem, obstipação intestinal e *delirium*
- Agonista beta-3-adrenérgico (mirabegrona) 50 mg/dia, VO. Também atua diminuindo a instabilidade detrusora. Efeitos adversos (baixa frequência) são taquicardia, obstipação intestinal, náuseas e cefaleia
- Imipramina 25 mg, VO, em crianças menores de 8 anos; 50 a 75 mg em crianças acima dessa idade. Mecanismo de ação no sistema nervoso central e periférico. Efeitos adversos são alterações em apetite, sono e personalidade
- Outros tratamentos: injeção intravesical de toxina botulínica, neuromodulação sacral e ampliação vesical por cistoplastia.

EVOLUÇÃO E PROGNÓSTICO

- Doença autolimitada
- Aos 5 anos, apenas 11% das crianças ainda não adquiriram controle completo da micção. Essas crianças adquirem controle completo em uma taxa de 15% ao ano
- Aos 15 anos, apenas 2 a 3% ainda não terão conseguido controle da micção.

BIBLIOGRAFIA

American Psychiatric Association. DSM-5 – Manual de Diagnóstico e Estatístico de Transtornos Mentais. 5 ed. Artmed; 2014.

Chase J, Austin P, Hoebeke P, McKenna P, International Children's Continence Society et al. The management of dysfunctional voiding in children: a report from the Standardization Committee of the International Children's Continence Society. J Urol. 2010;183(4):1296-302.

Diagnostic and Statistical Manual of Mental Disorders (DSM–5). American Psychiatric Publishing, American Psychiatric Association. 2013.

Jones EA. Urinary incontinence in children. In: Litwin MS, Saigal CS (Eds.). Urologic Diseases in America. Washington, DC: US Government Publishing Office; 2007.

Neveus T, Eggert P, Evans J et al. Evaluation of and treatment for monosymptomatic enuresis: a standardization document from the International Children's Continence Society. J Urol. 2010; 183(2):441-47.

Neveus T, von Gontard A, Hoebeke P, Macedo A, Rittig S, Tekgül S et al. The standardization of terminology of lower urinary tract function in children and adolescents: report from the standardization Committee of the International Children's Continence Society. J Urol. 2006;176(1):314-24.

O'Flynn N. Nocturnal enuresis in children and young people: NICE clinical guideline British Journal of General Practice. 2011;61:360-2.

Reis RB, Zequi SC, Zerati MF. Urologia moderna. Sociedade Brasileira de Urologia Secção de São Paulo. Lemar; 2013.

Vande Walle J, Rittig S, Bauer S, Eggert P, Marschall-Kehrel D, Tekgul S et al. Practical consensus guidelines for the management of enuresis. Eur J Pediatr. 2012;171(6):971-83.

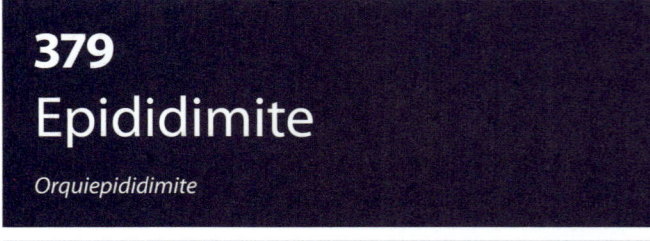

379
Epididimite

Orquiepididimite

Flavio Marques dos Santos ◆ Roberto Luciano Coimbra

INTRODUÇÃO

Afecção inflamatória do epidídimo que se manista por sinais flogísticos na bolsa escrotal e comprometimento do testículo adjacente (orquiepididimite).

Pode ser aguda ou crônica sendo mais frequente em jovens sexualmente ativos.

CAUSAS

- Fase pré-puberal:
    - Geralmente não bacteriana
    - Anomalias congênitas (refluxo vesicoureteral, ureter ectópico)
    - Bactérias (*Escherichia coli*) e vírus (caxumba, adenovírus, enterovírus)
- Homens com menos de 35 anos de idade:
    - Complicação de uretrite gonocócica ou por *Chlamydia trachomatis*
- Homens acima de 35 anos de idade:
    - Bactérias gram-negativas e estafilococos
    - Frequentemente associada à obstrução das vias urinárias
    - Refluxo urinário estéril após ressecção transuretral da próstata ou manipulações endourológicas
    - Tuberculose geniturinária ou associada ao uso de BCG (bacilo Calmette-Guérin).

FATORES DE RISCO

- História de infecção sexualmente transmissível (IST)
- Múltiplos parceiros sexuais
- Infecção prévia do trato urinário
- Cateterização ou manipulação cirúrgica recente do trato urinário
- Obstrução do trato urinário inferior: neoplasia da próstata, prostatite e estenose de uretra.

MANIFESTAÇÕES CLÍNICAS

- Dor testicular, de início súbito ou gradual
- Sintomas de infecção do trato urinário: disúria, urina turva e hematúria
- Corrimento uretral nos casos associados a IST
- Hiperemia escrotal
- Febre nos casos mais graves
- Sensibilidade à palpação do testículo e do epidídimo ipsilaterais e progressivamente nos contralaterais
- Hidrocele reativa
- Abscesso escrotal
- Melhora relativa da dor com elevação do testículo (sinal de Prehn).

EXAMES COMPLEMENTARES

- Hemograma: leucocitose
- Exame simples de urina e urocultura: para investigação de casos suspeitos de infecção urinária (piúria, bacteriúria)
- Ultrassonografia (USG) da bolsa testicular com ecodoppler e/ou cintilografia: evidencia processo inflamatório na topografia do epidídimo, com eventual acometimento testicular (orquiepididimite), diferencia torção do cordão espermático ou apêndices testiculares
- Se houver suspeita de uretrite, realizar investigação do agente etiológico.

COMPROVAÇÃO DIAGNÓSTICA

- Dados clínicos + ultrassonografia.

DIAGNÓSTICO DIFERENCIAL

- Tumores testiculares ou do epidídimo
- Varicocele

- Torção de testículo ou apêndices testiculares (ver Capítulo 387, *Torção do Testículo*)
- Traumatismo na região escrotal
- Dor referida (hérnia, cólica nefrética, aneurismas abdominais, lombalgia).

COMPLICAÇÕES

- Abscesso testicular ou do epidídimo
- Sepse
- Orquiepididimite
- Hidrocele
- Dor inguinoscrotal crônica
- Atrofia testicular: hipogonadismo e infertilidade.

TRATAMENTO

- Alívio da dor e inflamação (ver Capítulo 15, *Dor*)
- Elevação do escroto (suspensório escrotal)
- Em casos refratários, proceder à infiltração de anestésico no cordão espermático (lidocaína a 1% ou bupivacaína a 0,5%)
- Antibióticos (de acordo com a causa e os fatores de risco):
    - Pacientes com fatores de risco para IST: doxiciclina 100 mg, VO, 2 vezes/dia, por 10 dias, + ceftriaxona 250 mg por via intramuscular (IM), dose única
    - Pacientes com fatores de risco para IST associada a enterobactérias (sexo anal): ceftriaxona 250 mg IM + levofloxacino 500 mg/dia, VO, ou ciprofloxacino 500 mg, VO, 2 vezes/dia, por 10 a 14 dias
    - Pacientes sem suspeita de IST: levofloxacino 500 mg/dia, VO, ou ciprofloxacino 500 mg, VO, 2 vezes/dia, por 10 a 14 dias
    - Tuberculose: 6 meses de isoniazida, rifampicina, pirazinamida (com ou sem associação de etambutol, a depender do padrão de resistência da região geográfica) (ver Capítulo 576, *Tuberculose*)
- Outras medidas:
    - Drenagem de abscesso
    - Epididimectomia com ou sem orquiectomia, para casos que não respondem ao tratamento clínico ou eventos crônicos
    - Dor crônica (ver Capítulo 15, *Dor*).

EVOLUÇÃO E PROGNÓSTICO

- A maioria apresenta melhora significativa após 48 a 72 horas de antibioticoterapia
- Edema e sensibilidade podem persistir durante dias ou semanas
- A contagem, a mobilidade e a morfologia dos espermatozoides melhoram após a resolução do processo inflamatório.

BIBLIOGRAFIA

Azevedo MF. GPS Medicamentos. Guia prático em saúde. Rio de Janeiro: Guanabara Koogan; 2017.

Center for Diseases Control and Prevention. Epididymitis. Disponível em: https://www.cdc.gov/std/tg2015/epididymitis.htm.

Hori S, Sengupta A, Shukla CJ, Ingall E, McLoughlin J. Long-term outcome of epididymectomy for the management of chronic epididymal pain. J Urol. 2009;182:1407-12.

Porto CC, Porto AL. Semiologia médica. 8. ed. Rio de Janeiro: Guanabara Koogan; 2019.

Reis RB, Zequi SC, Zerati MF. Urologia moderna. Sociedade Brasileira de Urologia Secção de São Paulo. Lemar; 2013.

Tracy CR, Steers WD, Costabile R. Diagnosis and management of epididymitis. Urol Clin N Am. 2008;35:101-8.

Wu HC, Sun SS, Kao A, Chuang FJ, Lin CC, Lee CC. Comparison of radionuclide imaging and ultrasonography in the differentiation of acute testicular torsion and inflammatory testicular disease. Clin Nucl Med. 2002;27:490-3.

Yin S, Trainor JL. Diagnosis and management of testicular torsion, torsion of the appendix testis, and epididymitis. Clin Pediatr Emerg Med. 2009;10:38-44.

380
Fimose e Parafimose

Flavio Marques dos Santos • Roberto Luciano Coimbra

INTRODUÇÃO

Fimose é o anel estenótico no prepúcio que impede a exteriorização da glande. Denomina-se parafimose quando o anel se retrai, expondo a glande, mas não retorna à situação anterior, devido ao edema ocasionado na parte retraída.

CAUSAS

- Fimose fisiológica (congênita): presente ao nascimento, com resolução espontânea entre 4 e 5 anos de idade, em virtude das ereções noturnas e manejos espontâneos que promovem dilatação do anel prepucial
- Fimose patológica (adquirida): manifestação de infecções ou irritações recorrentes
- Parafimose: retração forçada ou traumática do prepúcio.

FATORES DE RISCO

- Fimose:
  - Higiene inadequada
  - Infecções recidivantes
  - Diabetes
  - Dermatite amoniacal (comum em lactentes e idosos que usam fralda)
- Parafimose:
  - Prepúcio constritivo
  - Cateterismo vesical
  - Corpo estranho (*piercing*, anel).

MANIFESTAÇÕES CLÍNICAS

- Fimose:
  - Prepúcio que não pode ser retraído
  - Dor durante a ereção
  - Hiperemia e irritação local
  - Disúria, protuberância do prepúcio durante a micção
  - Fissuras e sangramento no prepúcio
  - Secreção exuberante (esmegma)

- Parafimose:
  - Dor peniana
  - Edema distal
  - Ulceração no prepúcio (casos crônicos).

EXAMES COMPLEMENTARES

- Exame simples de urina e urocultura, se houver sintomas de infecção do trato urinário.

COMPROVAÇÃO DIAGNÓSTICA

- Dados clínicos.

COMPLICAÇÕES

- Parafimose não reduzida pode resultar em isquemia da glande
- Balanopostite (inflamação da glande e prepúcio)
- Infecções urinárias recidivantes
- Carcinoma peniano (ver Capítulo 384, *Neoplasias dos Órgãos do Sistema Genital Masculino*).

TRATAMENTO

- Não se deve proceder à redução forçada de prepúcio fisiológico, pois pode resultar em fibrose crônica e fimose adquirida
- Fimose: postectomia (circuncisão), caso não haja resolução espontânea ou com medicação tópica
- Parafimose: redução quando possível (manobras digitais com uso de xilocaína, geleia) ou incisão dorsal do anel do prepúcio com sutura transversal.

Na Figura 380.1 é apresentado um fluxograma para tratamento da fimose.

Tratamento medicamentoso

- Triancinolona a 0,1%: aplicação no prepúcio 3 a 4 vezes/dia, durante 6 semanas, para liberar o anel constritivo (bons resultados em 70 a 80% dos casos em crianças com mais de 4 anos de idade).

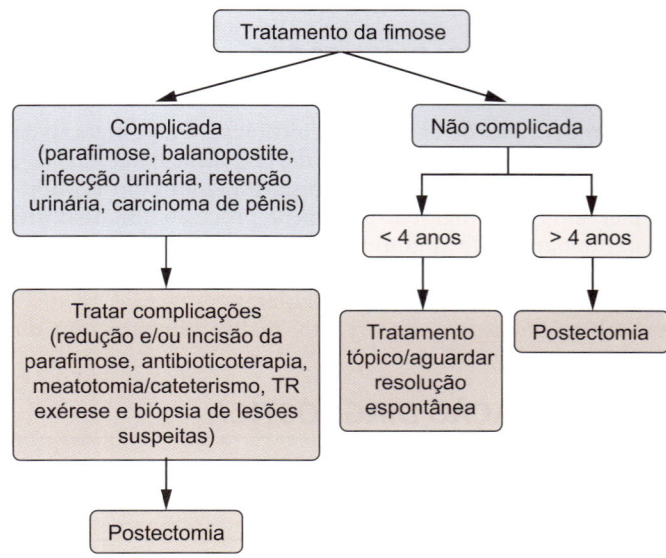

Figura 380.1 Fluxograma para tratamento da fimose.

EVOLUÇÃO E PROGNÓSTICO

- Cura com tratamento adequado
- Infecções recorrentes podem resultar em fibrose do prepúcio e constrição do anel.

BIBLIOGRAFIA

Azevedo MF. GPS Medicamentos. Guia prático em saúde. Rio de Janeiro: Guanabara Koogan; 2017.

Jordan GH, McCammon KA. Surgery of the penis and urethra. In: Wein AJ (Ed.). Campbell-Walsh Urology. 11th ed. Philadelphia: Elsevier; 2015.

Palmer LS, Palmer JS. Efficacy of topical betamethasone for treating phimosis: a comparison of two treatment regimens. Urology. 2008;72:68-71.

Pohlman GH, Phillips JM, Wilcox DT. Simple method of paraphimosis reduction revisited: point of technique and review of the literature. J Pediatr Urol. 2013;9:104-7.

Porto CC, Porto AL. Semiologia médica. 8. ed. Rio de Janeiro: Guanabara Koogan; 2019.

Reis RB, Zequi SC, Zerati MF. Urologia moderna. Sociedade Brasileira de Urologia Secção de São Paulo. Lemar; 2013.

381
Hidrocele

Flavio Marques dos Santos ◆ Roberto Luciano Coimbra

INTRODUÇÃO

Acúmulo de líquido na túnica *vaginalis* do testículo ou nas bainhas que envolvem os funículos espermáticos. É mais comum na infância.

FORMAS CLÍNICAS

- **Hidrocele comunicante**: forma congênita em que se observa flutuação de volume no órgão
- **Hidrocele não comunicante**: forma adquirida; pode ser primária (idiopática ou de causa desconhecida) ou secundária à doença do testículo. A hidrocele secundária pode se apresentar de maneira aguda ou crônica.

CAUSAS

- Processo *vaginalis* patente: na hidrocele congênita, o conduto peritoniovaginal não se fecha após a descida testicular
- Hidrocele do cordão: é uma variação anatômica em que o conduto peritoniovaginal se encontra patente, com obliteração acima e abaixo da área da patência (cisto de cordão)
- Diminuição da absorção de líquidos pela túnica *vaginalis*, na hidrocele primária idiopática (comum em adultos)
- Produção excessiva de líquido no interior da túnica *vaginalis*, na hidrocele secundária (epididimite, sangramento por traumatismo)
- Obstrução linfática, na filariose, cirurgia escrotal (varicocele), transplante renal, radiação pélvica e malignidade
- Migração de um *shunt* ventriculoperitoneal.

FATORES DE RISCO

- Prematuridade, baixo peso ao nascimento
- Hérnia inguinal indireta
- Testículo não descido, com patência do conduto peritoniovaginal
- Traumatismo genital
- Orquiepididimite
- Tumores testiculares
- Radioterapia pélvica
- Hidrocefalia com derivação ventriculoperitoneal
- Diálise peritoneal e transplante renal
- Cirurgia para varicocele
- Síndrome de Ehlers-Danlos
- Extrofia da bexiga.

MANIFESTAÇÕES CLÍNICAS

- Sensação de peso na bolsa escrotal
- Dor na área correspondente à hidrocele (incomum)
- Edema do escroto ou do canal inguinal
- Flutuação do testículo na hidrocele comunicante
- Coleção de líquido no escroto, detectável por transiluminação
- Manifestação clínica de epididimite ou infecção do trato urinário na hidrocele secundária a infecção
- Mudança do tamanho da hidrocele sugere congenitura
- Palpação da região inguinoscrotal pode diagnosticar testículo não descido ou hérnia.

EXAMES COMPLEMENTARES

- Exame simples de urina e urocultura, se houver suspeita de orquiepididimite
- Ultrassonografia escrotal para detectar a origem do aumento de volume e diagnosticar massas testiculares que não foram percebidas no exame clínico (Figura 381.1)
- O ecodoppler é útil nos pacientes com dor, para diagnosticar torção
- Marcadores tumorais, se houver suspeita de tumor (beta-hCG e alfafetoproteína).

COMPROVAÇÃO DIAGNÓSTICA

- Dados clínicos + exames de imagem.

DIAGNÓSTICO DIFERENCIAL

- Hérnia inguinal
- Orquiepididimite
- Espermatocele
- Trauma testicular
- Varicocele
- Torção testicular ou de apêndices testiculares (ver Capítulo 387, *Torção do Testículo*)
- Tumores testiculares ou paratesticulares
- Linfedema na genitália externa.

TRATAMENTO

- Em crianças, a maioria irá se resolver no primeiro ano de vida; após essa idade, a patência do conduto peritoniovaginal deverá ser corrigida

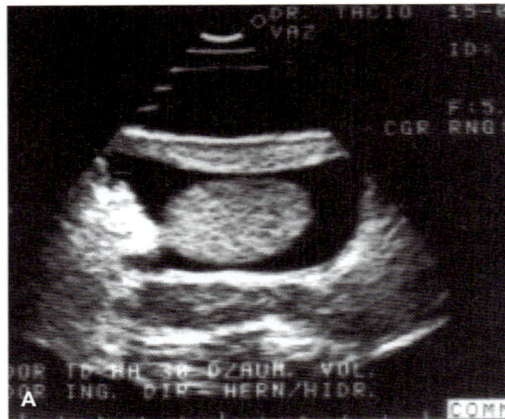

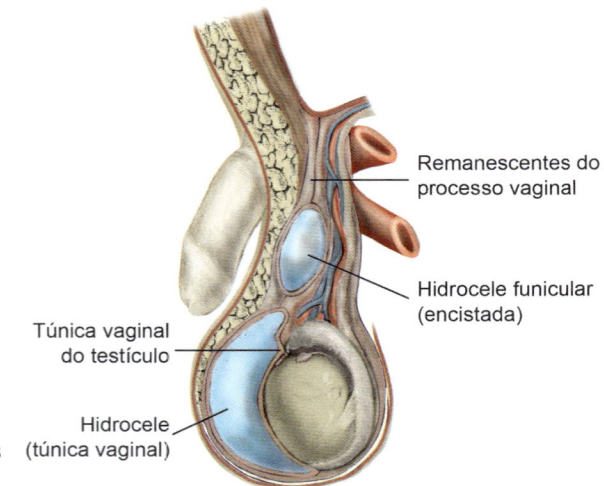

Figura 381.1 A. Imagem ultrassonográfica de hidrocele volumosa. **B.** Representação esquemática de dois tipos de hidrocele (encistada no cordão espermático e na túnica vaginal).

- Muitas hidroceles não aumentam de volume e podem receber tratamento conservador, após se constatar que não há doença subjacente
- Hidrocelectomia, com ressecção do escroto nas crianças e eversão do mesmo, nos adultos
- Na hidrocele do cordão, a bolsa escrotal pode ser completamente removida
- Aspiração da hidrocele, com ou sem a injeção de agentes esclerosantes, deve ser evitada, pois pode causar reação inflamatória local, hematocele ou peritonite. Pode ter algum valor na hidrocele que ocorre no pós-operatório.

Na Figura 381.2 é apresentado um fluxograma para tratamento da hidrocele.

EVOLUÇÃO E PROGNÓSTICO

- Cura com tratamento adequado. No tratamento conservador de hidroceles pouco sintomáticas, não há impacto na saúde e na qualidade de vida.

BIBLIOGRAFIA

American Urological Association (AUA). Pocket Guidelines; 2019. European Association of Urology (EAU). Pocket Guidelines; 2018.

Francis JJ, Levine LA. Aspiration and sclerotherapy: a nonsurgical treatment option for hydroceles. J Urol. 2013;189(5):1725-9.

Gulino G, Antonucci M, Palermo G, Sasso F, Tienforti D, D'Addessi A et al. Urological complications following inguinal hernioplasty. Arch Ital Urol Androl. 2012;84(3):105-10.

McNinch JW. Disorders of the testes, scrotum and spermatic cord. In: Tanacgo EA, McNinch JW. Smith's General Urology. 15th ed. McGraw-Hill; 2000.

Porto CC, Porto AL. Semiologia médica. 8. ed. Rio de Janeiro: Guanabara Koogan; 2019.

Reis RB, Zequi SC, Zerati MF. Urologia Moderna. Sociedade Brasileira de Urologia Secção de São Paulo. Lemar; 2013.

Schneck FX, Bellinger MF. Abnormalities in the testes and scrotum and their surgical management. In: Wein AJ (Ed.). Campbell-Walsh Urology. 11th ed. Saunders; 2015.

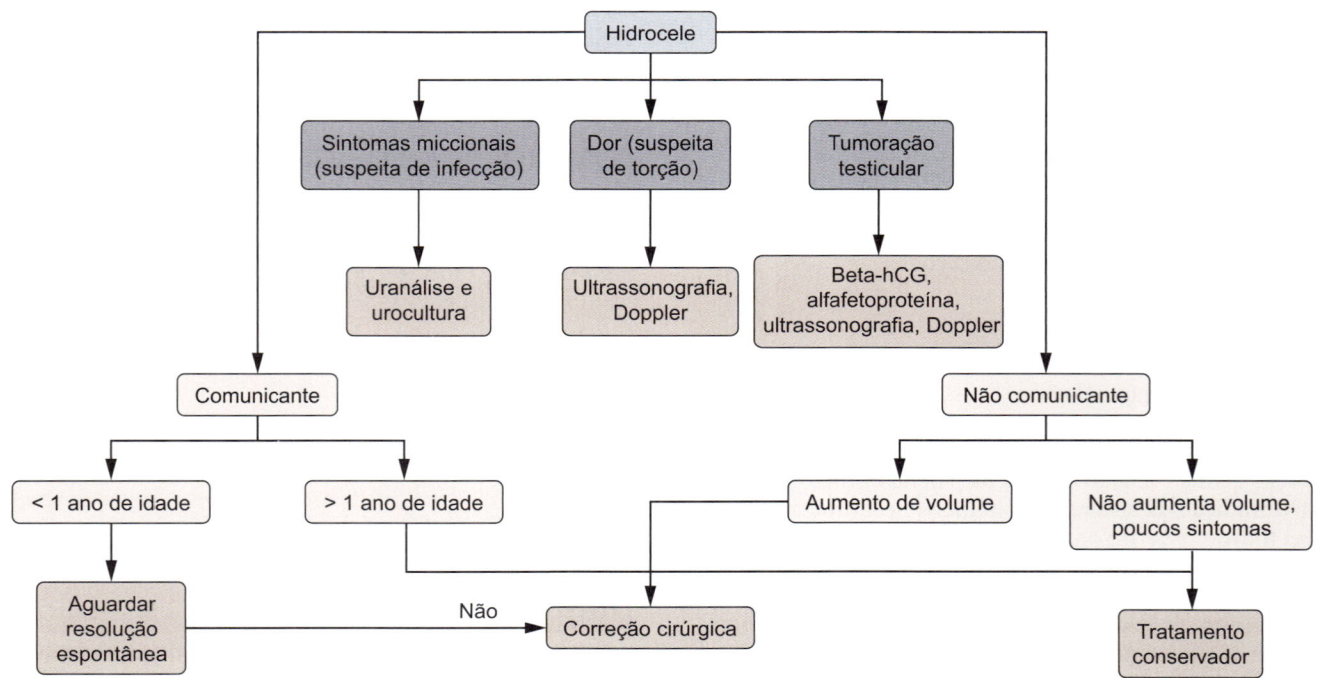

Figura 381.2 Fluxograma para tratamento da hidrocele.

382
Hiperplasia Benigna da Próstata

Hipertrofia benigna da próstata, HBP

Flavio Marques dos Santos ◆ Roberto Luciano Coimbra

INTRODUÇÃO

Alteração histológica representada por proliferação glandular (ácinos prostáticos) e do estroma (músculo liso) da próstata, que resulta em aumento volumétrico do órgão, o que pode causar obstrução ao fluxo uretral e, consequentemente, sintomas de esvaziamento (diminuição do fluxo urinário, intermitência e hesitação).

Além disso, a resposta do detrusor à resistência ao fluxo é gerar elevação das pressões de esvaziamento vesical. Isso produz alterações morfológicas na bexiga, expressas por sintomas de enchimento vesical (noctúria, frequência e urgência urinária).

A incidência aumenta com a idade. Cerca de 50% dos indivíduos com idade superior a 50 anos têm hiperplasia da próstata. Aos 80 anos, essa condição afeta por volta de 80% dos pacientes. Aproximadamente metade deles apresentará alguma queixa decorrente dessa doença, e 30% dos pacientes necessitam realizar algum tipo de tratamento.

CAUSAS

- Etiologia desconhecida em muitos pacientes
- Alterações hormonais que ocorrem com o envelhecimento.

FATORES DE RISCO

- Idade avançada
- História familiar, principalmente para os casos de início precoce
- Uso de hormônio masculino (testosterona).

MANIFESTAÇÕES CLÍNICAS

- O volume da próstata não tem relação estreita com as manifestações clínicas
- Sintomas de esvaziamento vesical: hesitação, diminuição da força do jato urinário, intermitência, gotejamento pós-miccional, incontinência urinária paradoxal, retenção urinária
- Sintomas de enchimento vesical: polaciúria, noctúria, urgência urinária e incontinência
- Outros sintomas: hematúria, distensão vesical (bexigoma) e sintomas de insuficiência renal em função da uropatia obstrutiva (edema, palidez, prurido, equimoses)

- O toque retal evidencia próstata aumentada de volume, com apagamento do sulco mediano. Dor ao toque sugere prostatite.

O que é o IPSS (ver Quadro 382.1)

Escore Internacional de Sintomas Prostáticos (IPSS, do inglês *International Prostate Symptom Score*), desenvolvido pela Organização Mundial da Saúde visando monitorar, diagnosticar e direcionar o tratamento de pacientes com hiperplasia benigna da próstata. É um questionário autoaplicado, ou seja, a pontuação é feita de acordo com a percepção dos sintomas pelo paciente.

O escore pode ser utilizado pelo médico na avaliação clínica.

As manifestações clínicas podem ser autoavaliadas pelo Escore Internacional de Sintomas Prostáticos (IPSS, do inglês *International Prostate Symptom Score*) (Quadro 382.1).

EXAMES COMPLEMENTARES

- Exame simples de urina: piúria indica infecção, hematúria e alterações do pH em função de resíduo urinário aumentado
- Urocultura: positiva nos casos de infecção urinária
- Antígeno prostático específico (PSA): o valor aumenta proporcionalmente ao volume prostático, na maioria dos casos (ver Capítulo 384, *Neoplasias dos Órgãos do Sistema Genital Masculino*)
- Creatinina: elevada na uropatia obstrutiva
- Ultrassonografia da próstata, por via abdominal ou transretal: fornece estimativa dos volumes da glândula e do resíduo pós-miccional
- Urofluxometria: revela diminuição dos fluxos urinários máximo e médio
- Estudo fluxo-pressão: diminuição do fluxo urinário e aumento da pressão de esvaziamento vesical indicam quadro obstrutivo
- Cistometria: mede a capacidade da bexiga e fornece dados sobre sua complacência funcional ou volumétrica
- Cistoscopia: evidencia aumento dos lobos prostáticos. Pode revelar também outras alterações, como estreitamento de uretra e do colo vesical, trabeculações, divertículos e tumores na bexiga
- Ressonância magnética da próstata: evidencia aumento do volume prostático e pode ser solicitada quando há necessidade de diagnóstico diferencial com neoplasia da próstata (alterações do PSA e toque prostático)
- Biópsia prostática com exame histopatológico: solicitada na suspeita de adenocarcinoma da próstata. Pode revelar alterações inflamatórias sugestivas de prostatite. Não confirma o diagnóstico de hiperplasia da próstata sem correlação clínica.

DIAGNÓSTICO DIFERENCIAL

- Sintomas de enchimento: câncer de bexiga, hiperatividade detrusora (presente na síndrome da bexiga hiperativa, frequente em idosos), doenças inflamatórias (prostatite, uretrite, cistite) e bexiga neurogênica

Quadro 382.1 Questionário autoaplicado pelo homem com sintomas de trato urinário inferior.

		Nenhuma vez	Menos que 1 vez em cada 5	Menos que a metade das vezes	Cerca de metade das vezes	Mais que a metade das vezes	Quase sempre
1	No último mês, quantas vezes você teve a sensação de não esvaziar completamente a bexiga após terminar de urinar?	0	1	2	3	4	5
2	No último mês, quantas vezes você teve de urinar novamente em menos de 2 horas após ter urinado?	0	1	2	3	4	5
3	No último mês, quantas vezes você observou que, ao urinar, parou e recomeçou várias vezes?	0	1	2	3	4	5
4	No último mês, quantas vezes você observou que foi difícil conter a urina?	0	1	2	3	4	5
5	No último mês, quantas vezes você observou que o jato urinário estava fraco?	0	1	2	3	4	5
6	No último mês, quantas vezes você teve de forçar para começar a urinar?	0	1	2	3	4	5
		Nenhuma	1 vez	2 vezes	3 vezes	4 vezes	5 vezes
7	No último mês, quantas vezes em média você teve de se levantar à noite para urinar?						

Escore IPSS: **sintomas leves**: 0 a 7 pontos; **sintomas moderados**: 8 a 19 pontos; **sintomas graves**: 20 a 35 pontos. (Fonte: Averbeck et al., 2010.)

- Sintomas de esvaziamento vesical: corpo estranho ou tumor vesical ou uretral, estenose de uretra, bexiga neurogênica, hipocontratilidade do detrusor, neoplasia da próstata, prostatites e abscesso prostático.

DIAGNÓSTICO E TRATAMENTO

- Dados clínicos + exames laboratoriais e de imagem (Figura 382.1).

COMPLICAÇÕES

- Infecção do trato urinário (cistite, prostatite, pielonefrite)
- Hematúria
- Cálculos vesicais
- Alterações da função detrusora (hipocontratilidade, diminuição da complacência e hiperatividade)
- Incontinência urinária
- Retenção urinária
- Deterioração da função renal na uropatia obstrutiva.

TRATAMENTO

- Pode ser conservador, para homens com sintomas leves que não causam interferência na qualidade de vida
- Evitar ingestão de grandes volumes de líquidos e fazer esvaziamento vesical regular, a cada 2 horas, pelos pacientes com risco de retenção urinária
- Esvaziamento vesical por cateterismo, nos casos de retenção urinária.

Tratamento medicamentoso

- Primeira escolha (na maioria dos pacientes, exige continuidade por meses ou anos para manutenção dos benefícios)
- Bloqueadores alfa-adrenérgicos: doxazosina 2 mg, VO, a cada/12 horas, ou 4 mg, VO, 1 vez/dia, uso contínuo; ou tansulosina 0,4 mg, VO, 1 vez/dia, uso contínuo

- Inibidores da 5-alfarredutase: prescritos preferencialmente a homens com próstata aumentada de volume (acima de 40 cm³), por tempo prolongado (> 1 ano). Os mais utilizados são: finasterida 5 mg, VO, 1 vez/dia; ou dutasterida 0,5 mg, VO, 1 vez/dia
- Os bloqueadores alfa-adrenérgicos e os inibidores da 5-alfarredutase podem ser prescritos em combinação
- Outros medicamentos que podem reduzir a hiperatividade detrusora, como os antimuscarínicos: oxibutinina 5 mg, VO, a cada 12 horas; tolterodina 2 a 4 mg/dia, VO; solifenacina 5 a 10 mg/dia, VO; inibidores da fosfodiesterase-5, tadalafila 5 mg/dia, VO; agonista beta-3-adrenérgico; mirabegrona 50 mg/dia, VO
- Antibióticos para tratamento de infecção urinária (ver Capítulo 369, *Infecção dos Rins e das Vias Urinárias*).

Tratamento cirúrgico

- Indicações:
  - Falta de resposta ao tratamento medicamentoso
  - Infecções recorrentes ou persistentes do trato urinário
  - Hematúria macroscópica recorrente
  - Retenção urinária
  - Litíase vesical
  - Insuficiência renal secundária à hiperplasia benigna da próstata
- Tipos de cirurgia:
  - Ressecção transuretral da próstata: considerada o padrão-ouro
  - Prostatectomia simples (suprapúbica ou retropúbica): para próstatas > 80 cm³, a depender da experiência do cirurgião com a técnica de ressecção transuretral. Pode ser realizada por via aberta, laparoscópica ou robótica
  - Outras técnicas: incisão transuretral da próstata, vaporização transuretral da próstata, *lift* transuretral da próstata, terapia transuretral por micro-ondas, terapia térmica por vapor de água, ablação transuretral por agulha, enucleação a *laser*, embolização arterial da próstata, *stent* prostático.

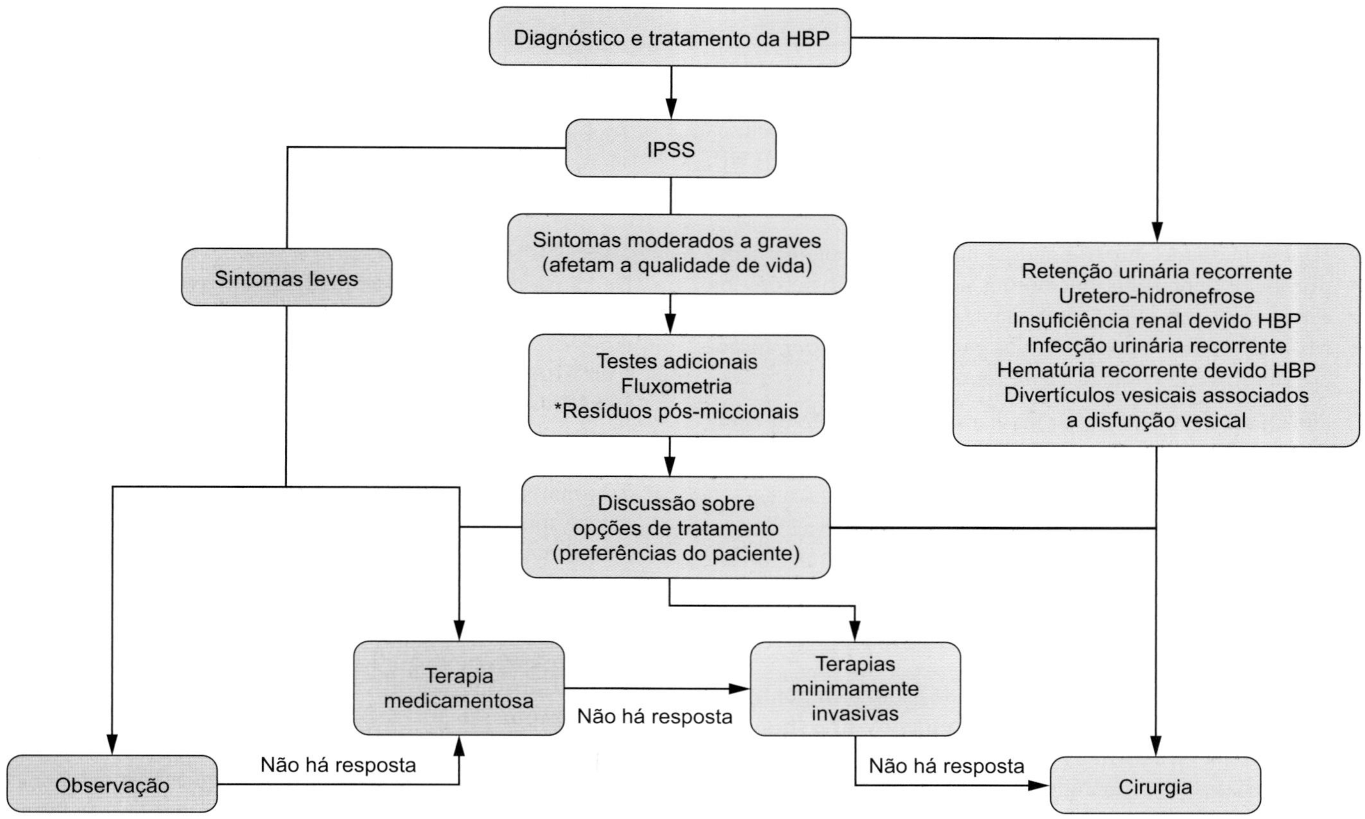

```
                    ┌─────────────────────────────────┐
                    │ Diagnóstico e tratamento da HBP  │
                    └─────────────────────────────────┘
                                  │
                            ┌──────────┐
                            │   IPSS   │
                            └──────────┘
```

Figura 382.1 Fluxograma para diagnóstico e tratamento da hiperplasia benigna da próstata. Ver Quadro 382.1.

Caixas do fluxograma:
- Diagnóstico e tratamento da HBP
- IPSS
- Sintomas leves
- Sintomas moderados a graves (afetam a qualidade de vida)
- Retenção urinária recorrente / Uretero-hidronefrose / Insuficiência renal devido HBP / Infecção urinária recorrente / Hematúria recorrente devido HBP / Divertículos vesicais associados a disfunção vesical
- Testes adicionais / Fluxometria / *Resíduos pós-miccionais
- Discussão sobre opções de tratamento (preferências do paciente)
- Terapia medicamentosa
- Terapias minimamente invasivas
- Observação
- Não há resposta
- Cirurgia

EVOLUÇÃO

- Avaliação periódica, a depender da gravidade dos sintomas e do antecedente familiar
- Exame preventivo para neoplasia da próstata.

BIBLIOGRAFIA

American Urological Association (AUA). Pocket Guidelines; 2019.

Averbeck M, Blaya R, Seben RR, Lima NG, Denardin D, Fornari A et al. Diagnóstico e tratamento da hiperplasia benigna da próstata. Revista AMRIGS, Porto Alegre. 2010; 54(4):471-77.

Azevedo MF. GPS Medicamentos. Guia prático em saúde. Rio de Janeiro: Guanabara Koogan; 2017.

Bushman W. Etology, epidemiology and natural history of benign prostatic hyperplasia. Urol Clin North Am. 2009;36:403-15.

Cantrell MA, Baye J, Vouri SM. Tadalafil: a phosphodiesterase-5 inhibitor for benign prostatic hyperplasia. Pharmacotherapy. 2013;33(6):639-49.

European Association of Urology (EAU). Pocket Guidelines; 2018.

Harris EF, Michael JB, Manhar CG et al. Benign prostatic hyperplasia: surgical management of benign prostatic hyperplasia/lower urinary tract symptoms (2018, amended 2019). Disponível em: https://www.auanet.org/guidelines/benign-prostatic-hyperplasia-(bph)-guideline.

Kevin TM, Claus GR, Andrew LA et al. Management of benign prostatic hyperplasia (Published 2010; Reviewed and Validity Confirmed 2014). Disponível em: https://www.auanet.org/guidelines/benign-prostatic-hyperplasia-(bph)-guideline/benign-prostatic-hyperplasia-(2010-reviewed-and-validity-confirmed-2014).

McConnell JD, Roehrborn CG, Bautista OM, Andriole Jr. GL, Dixon CM, JW Kusek et al. The long-term effect of doxazosin, finasteride, and combination therapy on the clinical progression of benign prostatic hyperplasia. N Engl J Med. 2003;349:2387-98.

McNicholas TA, Woo HH, Chin PT, Bolton D, Arjona MF, Sievert KD et al. Minimally invasive prostatic urethral lift: surgical technique and multinational experience. Eur Urol. 2013;64(2):292-9.

Meyer F. HPB afeta cerca de 50% dos homens acima de 50 anos. Junho 26, 2017. Disponível em: https://portaldaurologia.org.br/faq/hpb-afeta-cerca-de-50-dos-homens-acima-de-50-anos/.

Porto CC, Porto AL. Semiologia médica. 8. ed. Rio de Janeiro: Guanabara Koogan; 2019.

Roehrborn CG. Male lower urinary tract symptoms (LUTS) and benign prostatic hyperplasia. Med Clin North Am. 2011;95:87-100.

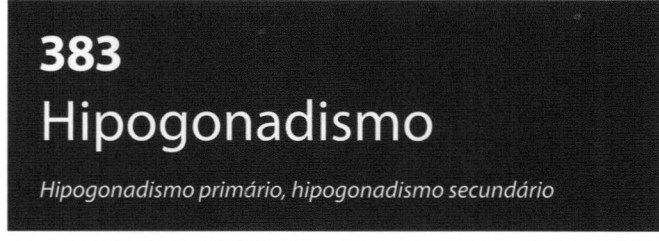

383
Hipogonadismo

Hipogonadismo primário, hipogonadismo secundário

Nelson Rassi ◆ Tatiana de Oliveira Rassi ◆ Flavio Marques dos Santos ◆ Roberto Luciano Coimbra

INTRODUÇÃO

O diagnóstico clínico de hipogonadismo masculino adulto é de maior complexidade. O sintoma principal é a diminuição da libido e disfunção erétil, queixas frequentes em outras condições clínicas, principalmente ligadas aos transtornos do humor e de ansiedade.

CLASSIFICAÇÃO

- Hipogonadismo hipogonadotrófico ou hipogonadismo secundário: déficit dos hormônios sexuais (testosterona ou estrogênio) por produção inapropriada das gonadotrofinas (hormônios foliculestimulate [FSH] e luteinizante [LH]), causado por alterações funcionais ou anatômicas do sistema hipotalâmico-hipofisário
- Hipogonadismo hipergonadotrófico ou hipogonadismo primário: déficit dos hormônios sexuais (testosterona ou estrogênio) por afecções primárias dos testículos ou ovários. Há excessiva produção das gonadotrofinas por ausência da retroalimentação ou *feedback* negativo.

No Quadro 383.1, o hipogonadismo é classificado de acordo com sua etiologia.

CAUSAS

Hipogonadismo hipogonadotrófico

- Etiologia desconhecida, frequentemente associada ao envelhecimento, maior frequência em pacientes com idade acima dos 60 anos
- Enfermidades genéticas: síndrome de Kallmann por mutações no gene *KAL1*, síndrome de Prader-Willi e síndrome de Laurence-Moon-Biedl
- Neoplasias: craniofaringioma, prolactinoma e macroadenomas hipofisários; germinomas, gliomas e meningiomas na região hipotalâmico-hipofisária
- Doenças infiltrativas hipotalâmico-hipofisárias: sarcoidose, hemocromatose, histiocitose X
- Infecções granulomatosas: tuberculose e doenças fúngicas
- Pós-cirurgia e/ou radioterapia de tumores hipofisários
- Obesidade mórbida
- Hiperprolactinemia
- Uso de opioides e outros narcóticos.

No Quadro 383.2 são apresentadas as principais manifestações que sugerem deficiência de testosterona em homens.

Hipogonadismo orgânico e funcional

- O hipogonadismo pode ser classificado como orgânico ou funcional, uma distinção com importantes implicações clínicas
- Hipogonadismo orgânico é causado por enfermidades congênitas, estruturais ou destrutivas, que resultam em insuficiência testicular ou hipotalâmico-hipofisária definitiva.

Hipogonadismo hipergonadotrófico

- De causa desconhecida em significativo número de pacientes
- Anomalias genéticas: síndrome de Turner (sexo feminino) e de Klinefelter (sexo masculino) (ver Parte 3, *Anomalias Genéticas*)
- Doenças infecciosas: caxumba, hanseníase, tuberculose e síndrome da imunodeficiência adquirida (AIDS)
- Traumatismo: cirurgia, torção testicular, acidentes e quimioterapia
- Autoimune: hipogonadismo isolado ou associado a outras enfermidades autoimunes
- Distrofia miotônica.

MANIFESTAÇÕES CLÍNICAS

Vários sintomas e sinais da deficiência dos hormônios sexuais são inespecíficos e modificados por idade, outras comorbidades, intensidade de duração da deficiência, variações na sensibilidade hormonal e terapia hormonal prévia, como apresentados a seguir:

- Durante a infância e a adolescência: micropênis, criptorquidismo, hipospadia, hipoglicemia, atraso puberal (ausência de características sexuais secundárias após os 13 anos para as meninas e 14 anos para os meninos), ausência do estirão puberal, crescimento lento com desproporcionalidade dos membros superiores e inferiores em relação ao tronco (*hábito eunucoide*)

Quadro 383.1 Classificação do hipogonadismo masculino, de acordo com sua etiologia.

Hipogonadismo primário	Hipogonadismo secundário
Orgânico	
Síndrome de Klinefelter, criptorquidismo/anorquia, distrofia miotônica, irradiação, quimioterapia, orquite, traumatismo, idade avançada	Tumor hipotalâmico-hipofisário, hemocromatose, doenças infiltrativas
Funcional	
Medicamentos, insuficiência renal crônica	Hiperprolactinemia, opioides, anabolizantes, glicocorticoides, etilismo, uso de maconha, doenças sistêmicas, desnutrição, excesso de atividade física, obesidade de grau III

Adaptado de Bhasin et al., 2018.

Quadro 383.2 Sinais e sintomas de deficiência de testosterona em homens.

Sinais e sintomas específicos

- Desenvolvimento sexual ausente ou incompleto
- Perda de pelos corporais (axilares e púbicos)
- Testículos pequenos (< 6 mℓ)

Sinais e sintomas sugestivos

- Redução ou ausência de libido
- Disfunção erétil
- Ginecomastia
- Proporções corporais eunucoides
- Hipospermia ou azoospermia
- Osteopenia-osteoporose (fratura óssea espontânea)
- Sintomas vasomotores (fogachos)

Sinais e sintomas inespecíficos

- Astenia, adinamia, abulia
- Transtornos do humor
- Alterações cognitivas leves
- Transtornos do sono
- Perda do apetite
- Alterações da composição corporal (aumento da gordura visceral)

- Durante a vida adulta: nos pacientes com hipogonadismo importante ou que se inicia no período peripuberal, as manifestações são mais evidentes como testículos e pênis pequenos, voz fina, pouco desenvolvimento muscular, pelos escassos ou ausentes em face, tórax, abdome superior e dorso, e diminuição da massa muscular e do vigor físico
- Em pacientes com hipogonadismo leve a moderado, de início mais tardio, o quadro clínico é mais sutil, predominando a diminuição da libido e da função erétil nos homens
- Nas mulheres, os sintomas mais prevalentes são redução da libido, amenorreia, transtornos do humor e fogachos no hipogonadismo primário.

EXAMES COMPLEMENTARES

- Dosagens de LH e FSH: elevados no hipogonadismo hipergonadotrófico e diminuídos no hipogonadotrófico
- Dosagens de testosterona e estradiol séricos: diminuídos
- Tomografia computadorizada (TC) e/ou ressonância magnética (RM) da região selar do crânio: em pacientes com hipogonadismo hipogonadotróficos
- Ultrassonografia (USG) pélvica: pacientes com hipogonadismo hipergonadotrófico (ausência de ovários ou ovários em fita na síndrome de Turner)
- USG com Doppler dos testículos: pacientes com testículos pequenos ou ausência da bolsa escrotal; no último caso a investigação pode prosseguir com exames de imagem da região pélvica até laparoscopia exploratória pélvico-abdominal, à procura de testículos ectópicos (lesão pré-maligna).

DIAGNÓSTICO

- Dados clínicos + dosagens de LH, FSH, testosterona (no homem) e estradiol (na mulher) + exames de imagem e/ou testes genéticos.

Na Figura 383.1 é apresentado um esquema para identificação do hipogonadismo.

TRATAMENTO

- Tratamento da infertilidade: gonadotrofinas e análogos de hormônio liberador do hormônio luteotrófico (LHRH), de forma cíclica, para estimular a ovulação em mulheres e a espermatogênese em homens; deve ser realizado apenas em serviços especializados.

Monitoramento do uso de testosterona

- Durante o tratamento, o nível sérico de testosterona deve ser mantido na média dos valores de referência
- Nos primeiros 12 meses de tratamento, dosagens de PSA, testosterona sérica e hematócrito devem ser feitas a cada 3 ou 4 meses. Após o primeiro ano, estes exames devem ser realizados anualmente
- Pacientes com valores de PSA, antes do início da reposição hormonal, entre 2,6 e 4 ng/mℓ, que apresentarem durante o acompanhamento incremento > 1,4 ng/mℓ acima do valor basal ou um valor absoluto de PSA > 4 ng/mℓ devem ser encaminhados para maiores investigações.

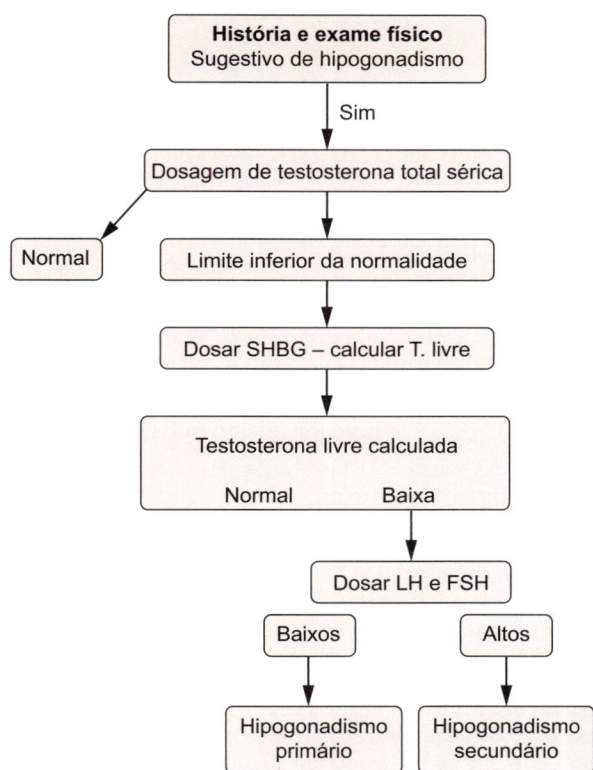

Figura 383.1 Fluxograma para diagnóstico de hipogonadismo. LH: hormônio luteinizante; FSH: hormônio foliculestimulante; SHBG: globulina ligadora de hormônios sexuais.

Dosagem de testosterona

- As diretrizes, nacional e internacional, desaconselham a dosagem rotineira de testosterona sérica em homens assintomáticos
- Testosterona sérica circulante apresenta importante variação diurna, com valores maiores pela manhã, assim como oscilações diárias, sendo suprimidas por ingestão alimentar. Portanto, a dosagem de testosterona sérica deve ser realizada em jejum em duas manhãs distintas
- Em pacientes com valores de testosterona total no limite inferior da normalidade (200 a 350 ng/dℓ), recomenda-se a dosagem simultânea da globulina ligadora de hormônios sexuais (SHBG) com o cálculo da testosterona livre
- O único método confiável para dosagem de testosterona livre é o de diálise de equilíbrio, processo complexo e de alto custo, não disponível na maioria dos laboratórios clínicos no Brasil. Desaconselha-se a dosagem de testosterona livre por outros métodos devido à sua alta imprecisão
- Valores baixos de testosterona sérica ocorrem frequentemente em homens inteiramente normais sem quaisquer sinais e sintomas de hipogonadismo, portanto, apenas valor reduzido de testosterona, *per si,* não estabelece o diagnóstico
- Cerca de 30% dos homens com valores de testosterona na faixa de hipogonadismo apresentam concentrações normais em uma segunda dosagem
- Biotina, produto frequentemente prescrito por dermatologistas ou presente em produtos farmacêuticos industriais ou fórmulas artesanais interferem em imunoensaios, causando erros na leitura. O uso deste medicamento deve ser suspenso 2 a 3 dias antes das dosagens hormonais.

Reposição hormonal em homens com hipogonadismo

- Via transdérmica na forma de adesivo (50 mg) na dose de 1 a 2 adesivos/dia; ou cipionato de testosterona 200 mg por via intramuscular (IM), a cada 2 ou 3 semanas, ou propionato + fenilpropionato + decanoato de testosterona 250 mg, IM, a cada 2 ou 3 semanas, ou undecilato de testosterona 1.000 mg, a cada 3 ou 4 meses
- O uso da testosterona em pacientes com hipogonadismo proporciona benefício no bem-estar emocional, mas não traz melhora em pacientes com transtornos do humor
- Há aumento na densidade mineral óssea em coluna vertebral e quadril, entretanto não há comprovação de redução de fraturas ósseas
- Uso de testosterona em homens com hipogonadismo produz aumento da massa e da força muscular, redução da gordura corporal incluindo a visceral
- Não há evidências de que a testosterona melhore a função cognitiva ou impeça a progressão da demência em pacientes com hipogonadismo
- Clomifeno tem sido utilizado empiricamente no tratamento de pacientes com hipogonadismo hipogonadotrófico, entretanto não há estudos documentando sua eficácia e segurança
- O uso de testosterona não é recomendado para pacientes com planos de fertilidade, história de câncer de próstata ou mama, nódulo prostático, antígeno prostático específico (PSA) > 4 ng/ mℓ, PSA ≥ 3 ng/mℓ associado a fatores de risco importantes para câncer prostático, policitemia, apneia do sono, sintomas de obstrução de trato urinário inferior, insuficiência cardíaca não controlada, infarto agudo do miocárdio ou acidente vascular cerebral nos últimos 6 meses e trombofilia (ver Quadro 383.1).

EVOLUÇÃO E PROGNÓSTICO

- Anosmia da síndrome de Kallmann, alterações comportamentais e cognitivas da síndrome de Klinefelter, baixa estatura da síndrome de Turner, obesidade, hopotonia e retardo mental da síndrome de Prader-Willi não dependem totalmente do hipogonadismo e, assim como em outras enfermidades gênicas, essas morbidades respondem mal ao tratamento hormonal.

BIBLIOGRAFIA

Bhasin S, Brito JP, Cunningham GR, Hayes FJ, Hodis HN, Matsumoto AM et al. Testosterone therapy in men with hypogonadism: an Endocrine Society Practice Guidelines. J Clin Endocrinol Metab. 2018;103(5):1715-44.

Matsumoto AM, Bremner WJ. Testicular disorders. In: Melmed S, Polansky KS, Larsen PR, Kronenberg HM (Eds.). Williams Textbook of Endocrinology. 13th ed. New York: Elsevier; 2016. pp. 688-777.

Ponce OJ, Spencer-Bonilla G, Alvarez-Villalobos N, Serrano V, Singh-Ospina N, Rodriguez-Gutierrez R et al. The efficacy and adverse events of testosterone replacement therapy in hypogonadal men: a systematic review and meta-analysis of randomized, placebo-controlled trials. J Clin Endocrinol Metab. 2018;103(5): 1745-54.

Porto CC, Porto AL. Semiologia médica. 8. ed. Rio de Janeiro: Guanabara Koogan, 2019.

384
Neoplasias dos Órgãos do Sistema Genital Masculino

Câncer de próstata, carcinoma de próstata, câncer do pênis, câncer do testículo

José Carlos do Valle ◆ Roberto Luciano Coimbra ◆ Flavio Marques dos Santos ◆ Wilmar José Manoel

CARCINOMA DE PRÓSTATA

O carcinoma da próstata é uma neoplasia maligna originada de células que constituem a estrutura glandular. A alteração histopatológica é representada pela proliferação de ácinos pequenos, com células de nucléolos grandes e ausência de células basais (Figura 384.1).

A incidência aumenta de acordo com a progressão etária, sendo a doença maligna mais frequente em homens com idade superior a 50 anos.

Dados do Instituto Nacional de Câncer do Brasil (INCA) indicam ser o tumor maligno mais frequente nos homens, sendo estimados para o biênio 2018-2019, cerca de 68.220 casos anuais (31,7% de todos os tumores no homem).

CAUSAS E FATORES DE RISCO

- Predisposição genética
- Defeitos em genes herdados (*BRCA2, HOXB13*) e mutações identificadas em formas mais agressivas (*PMS2, MLH1, MSH2, MSH6* e *PMS2*) ou letais (*BRCA1, BRCA2, ATM* e outros)
- Idade avançada
- Inflamação da próstata
- Influências hormonais, ambientais e alimentares
- Exposição a carcinógenos químicos.

Na Figura 384.2 é mostrado um esquema de como os agentes etiopatogênicos atacam o tecido e causam o câncer de próstata.

MANIFESTAÇÕES CLÍNICAS

- Doença restrita à próstata:
  - Geralmente assintomática
  - Toque retal: nódulos endurecidos, irregulares e dolorosos
  - Retenção urinária aguda
  - Infecção das vias urinárias
  - Hematúria

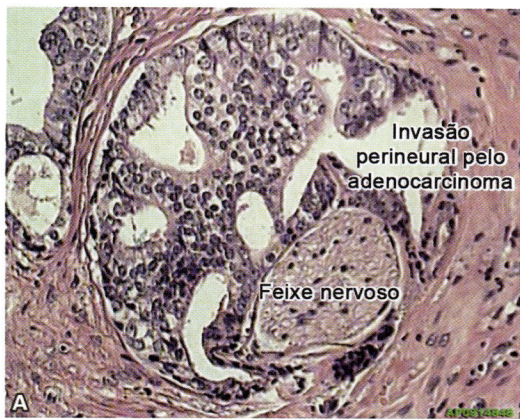

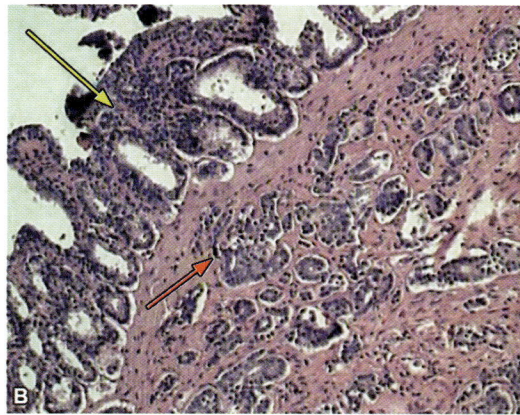

Figura 384.1 A. Adenocarcinoma acinar da próstata com invasão perineural. **B.** Neoplasia da próstata: ducto deferente (*seta amarela*) – mucosa normal; *seta vermelha* – adenocarcinoma na parede.

- Doença avançada (com metástases):
  - Dor óssea (metástases)
  - Perda de peso
  - Anemia
  - Astenia
  - Linfadenomegalias.

DIAGNÓSTICO DIFERENCIAL

- Hiperplasia prostática benigna (ver Capítulo 382, *Hiperplasia Benigna da Próstata*)
- Cálculos da próstata
- Aumento da vesícula seminal
- Prostatite crônica
- Proliferação benigna de ácinos pequenos.

EXAMES COMPLEMENTARES

- Hemograma completo: acompanhamento da anemia
- Bioquímica: ureia, creatinina, alanina aminotransferase (ALT), aspartato aminotransferase (AST) e desidrogenase láctica (DHL)
- Antígeno prostático específico (PSA): aumentado. Importante no acompanhamento do tratamento
- Ultrassonografia (USG) transretal: fornece informações sobre penetração na cápsula e invasão de vesícula seminal
- Tomografia computadorizada (TC) de abdome total: para investigar possíveis metástases em linfonodos pélvicos e para-aórticos, e hepáticas, bem como seu controle durante o tratamento
- Cintilografia óssea: para identificar metástases ósseas e acompanhamento do tratamento
- Fosfatase ácida e alcalina: elevadas quando há metástases
- Dosagem da testosterona total plasmática.

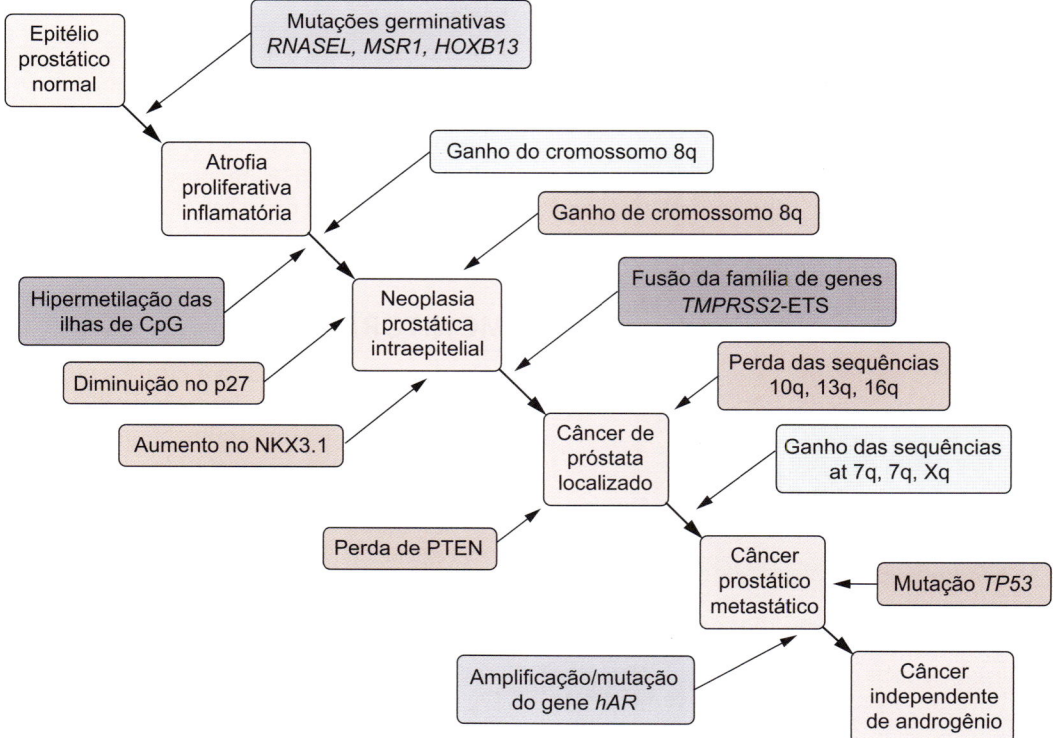

Figura 384.2 Patogênese molecular do câncer de próstata. (Adaptada de Niederhuber, 2020.)

COMPROVAÇÃO DIAGNÓSTICA

- Dados clínicos + biópsia prostática com agulha orientada por USG, ou material obtido por ressecção transuretral de próstata
- Escala de graduação de Gleason com base no padrão histológico possibilita avaliar o grau de diferenciação do tumor (Figura 384.3)
- Imuno-histoquímica
- Estudos de oncogenes e genes supressores de tumores (quando possível).

TRATAMENTO

- Tumor localizado:
  - Pacientes com bom perfil clínico e expectativa de vida acima de 10 anos: prostatectomia radical ou radioterapia com intensidade modulada (IMRT)
  - Menos de 70 anos: prostatectomia radical
  - Comorbidades importantes e baixa expectativa de vida: tratamento conservador (seguimento ativo) ou paliativo
  - Braquiterapia para casos selecionados (implantes permanentes na próstata com sementes radioativas de iodo-125 ou *paladium-103*)

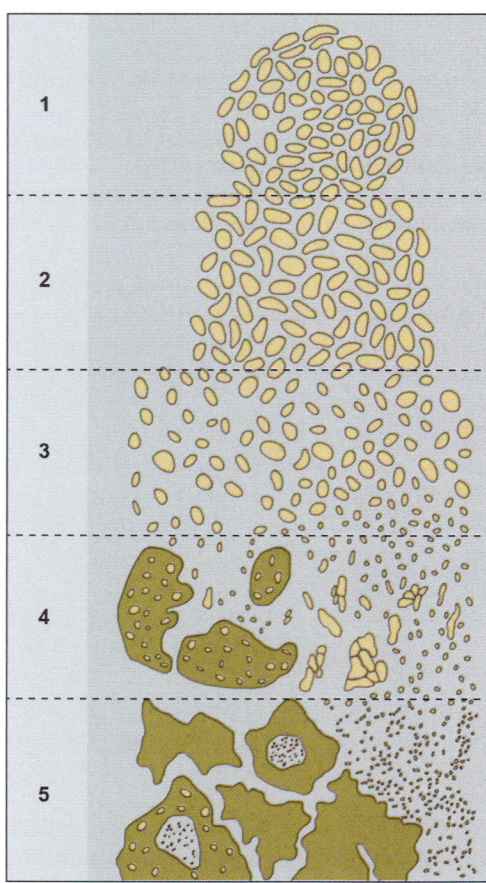

Figura 384.3 Esquema modificado de graduação do sistema de Gleason para o câncer de próstata. Gleason 1 a 5 são os diferentes padrões de crescimento do adenocarcinoma prostático: 1 e 2, bem diferenciado; 3, moderadamente diferenciado; 4 e 5, indiferenciado. Um escore de Gleason é a soma dos dois graus mais comuns de Gleason observados no exame histopatológico (p. ex., Gleason 4 + 3 = 7). (Adaptada de Epstein, 2010.)

- Tumor avançado:
  - Orquiectomia
  - Bloqueio androgênico medicamentoso (necessário manter os níveis de testosterona sérica abaixo de 50 ng/mℓ).

Tratamento medicamentoso

Nos últimos anos, o tratamento por privação de androgênio (ADT) assumiu elevado grau de complexidade, em virtude do grande número de medicamentos específicos que são utilizados em sequência, à medida que a doença se torna resistente (Figura 384.4).

Podem ser subdivididos em:

- Agonistas de hormônio liberador de gonadotrofina humana (GnRH) ou hormônio liberador do hormônio luteotrófico (LHRH): leuprorrelina (Eligard®) e gosserrelina (Zoladex®)
- Antagonistas: degarelix (Firmagon®)
- Antiandrogênios: flutamida (Eulexin®), bicalutamida (Casodex®), enzalutamida (Xtandi®)
- Estrogênios: dietilestilbestrol (DES; Destilbenol®)
- Inibidores de esteroidogênese: cetoconazol (Nizoral®), abiraterona (Zytiga®)
- Bloqueio androgênico combinado: LHRH + antiandrogênio (resultados conflitantes e custo elevado).

Quimioterapia (QT) para a doença resistente à castração:

- Docetaxol, 65 a 75 mg/m^2 (Taxotere®) por via intravenosa (IV), a cada 3 semanas + prednisona 10 mg/dia por via oral (VO)
- Cabazitaxol, 25 mg/m^2 a cada 3 semanas + prednisona 10 mg/dia (somente na progressão após o docetaxol).

Tratamento para metástases ósseas e desmineralização óssea:

- Ácido zolendrônico 4 mg (Zometa®): IV, mensal, ou a cada 3 meses durante o ADT; a cada 3 semanas no decurso da QT
- Denosumabe (Prolia®): anticorpo monoclonal que inibe a atividade osteoclástica – 60 mg SC, a cada 6 meses
- Rádio-223 (Xofigo®): emissor de partículas alfarradioativas para tratamento de lesões ósseas que produzem dor e não são controladas pelas medicações já mencionadas. É de administração exclusiva da medicina nuclear (Figura 384.5).

MONITORAMENTO

- Nos pacientes tratados por cirurgia ou radioterapia (RT):
  - Avaliação clínica e dosagem do PSA a cada 3 meses, durante 1 ano; semestralmente no ano seguinte e anualmente por tempo indefinido
  - Radiografia do tórax e cintilografia óssea a cada 6 meses, durante 2 anos; a seguir, anualmente
- Na doença recidivada ou metastática:
  - Avaliação clínica e PSA, hemograma, velocidade de hemossedimentação (VHS), proteína C reativa (PCR), ureia, creatinina, ALT, AST, fosfatase alcalina a cada 3 meses
  - Cálcio, fósforo e vitamina D a cada 6 meses
  - TC de abdome e pélvis a cada 6 meses
  - Cintilografia óssea anual.

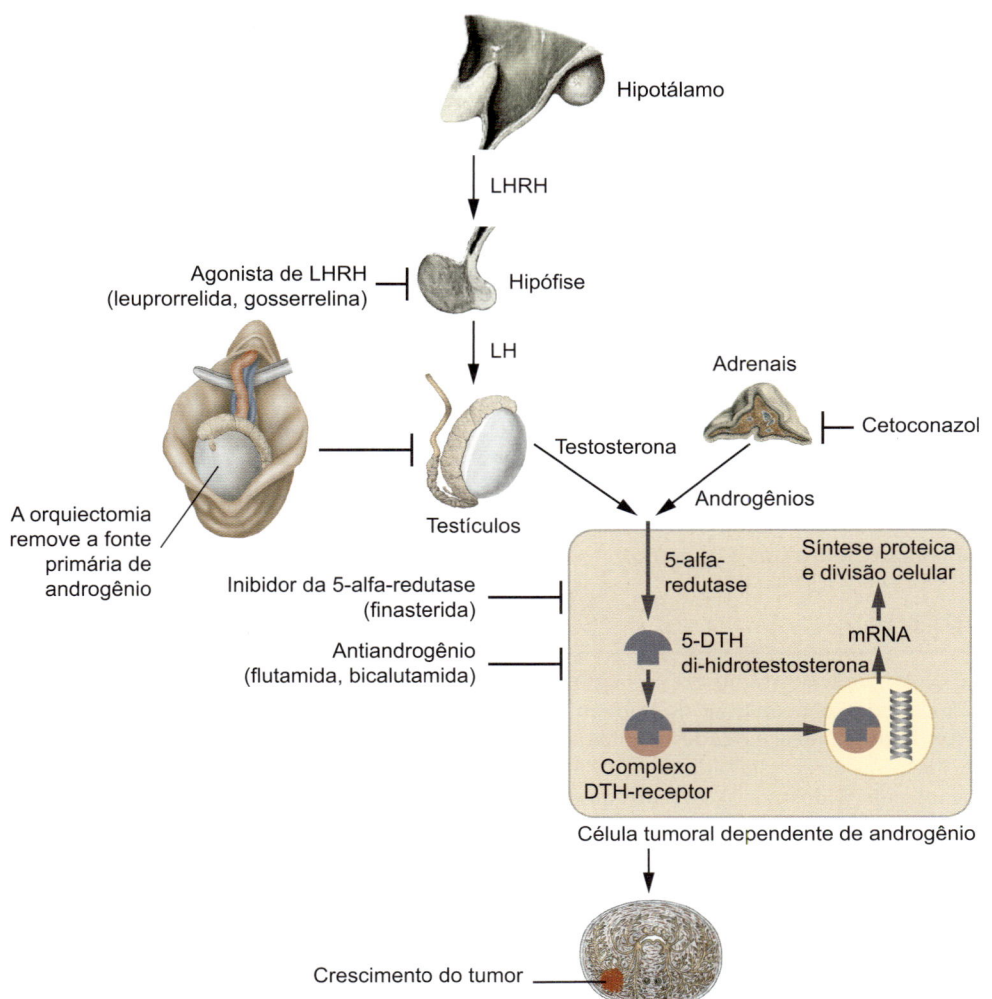

Figura 384.4 Vias da esteroidogênese e bloqueios de testosterona utilizados no tratamento do câncer de próstata. (Adaptada de Kim et al., 2010.)

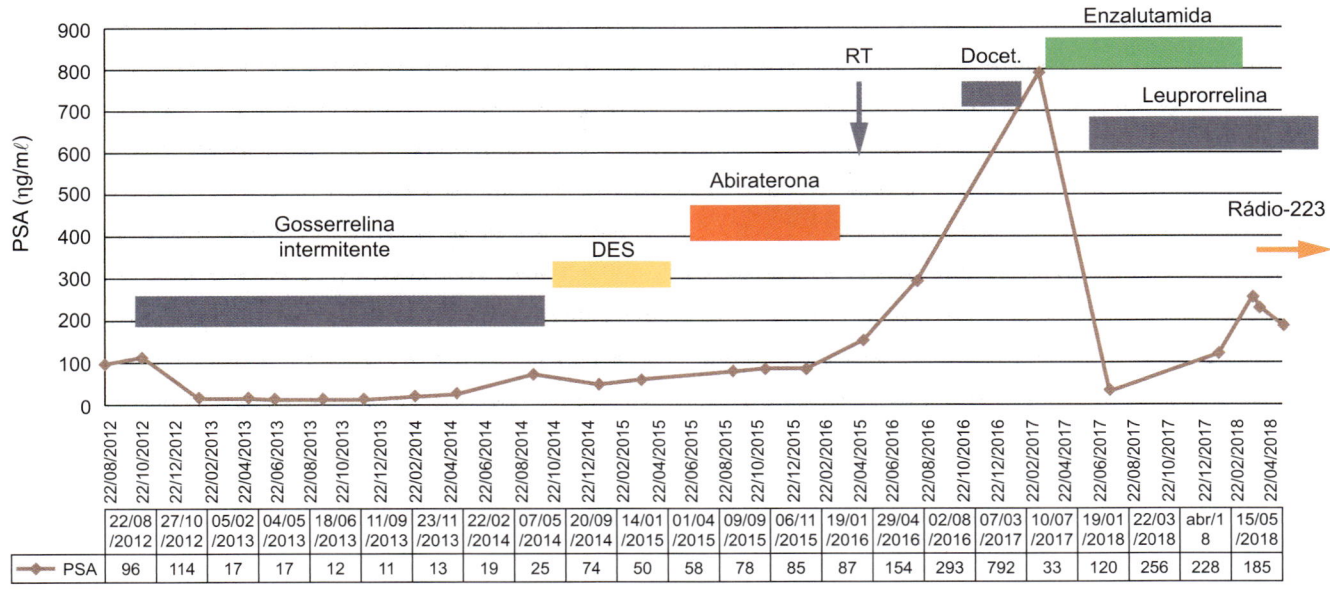

Figura 384.5 Complexidade do tratamento de câncer de próstata evidenciado no gráfico. Prostatectomia radical para adenocarcinoma em 26/09/1996. A evolução é mostrada a partir de doença recidivada com metástases ósseas e linfonodais pélvicas com obstrução do ureter terminal esquerdo. (Cortesia da Clínica do Prof. José Carlos do Valle.)

PREVENÇÃO

- Exame de próstata e PSA periodicamente após os 50 anos. Nos homens com história familiar de câncer de próstata (pai ou irmão), o exame para diagnóstico precoce deve ser iniciado aos 45 anos
- Alimentação saudável com manutenção do peso corporal ideal
- Exercícios físicos rotineiros (no mínimo 145 minutos semanais): devem ser isométricos (com força muscular e aeróbicos)
- Não fumar e consumir bebidas alcoólicas moderadamente.

EVOLUÇÃO E PROGNÓSTICO

- Cura com diagnóstico precoce e tratamento adequado em 85% dos pacientes
- Na doença mais avançada, depende do estadiamento. Entretanto, com os recursos atuais, mesmo na doença metastática a sobrevida pode ser longa (mais de 5 anos).

CÂNCER DO PÊNIS

O câncer do pênis é de ocorrência rara no Brasil. Segundo o INCA, representa 2% de todas as neoplasias do homem, sendo mais prevalente nas regiões Norte e Nordeste do país.

A maioria desses tumores é representada por carcinoma escamoso ou epidermoide (97% dos casos), 75% dos quais são neoplasias indiferenciadas (Figura 384.6).

FATORES DE RISCO

- Higiene genital precária
- Fimose cerrada
- Lesões penianas pré-malignas: eritroplasia de Queyrat, condiloma acuminado (papilomavírus humano [HPV]), doença de Bowen e balanite xerótica obliterante (BXO).

DIAGNÓSTICO DIFERENCIAL

- Eritroplasia de Queyrat: lesão em placa localizada no dorso da glande com tendência a invadir o córion e a transformar-se em carcinoma escamoso

- Condiloma acuminado: lesão verrucosa, única ou múltipla, causada pelo HPV
- BXO: lesões escleróticas, especialmente no prepúcio, causando obliteração do anel prepucial
- Líquen plano: placas leucoplásicas descamativas
- Doença de Bowen: carcinoma de células escamosas superficial *in situ*
- Leucoplasia.

MANIFESTAÇÕES CLÍNICAS

- Lesões verrucosas ou em placas
- Pode haver ulceração
- Odor fétido.

EXAMES COMPLEMENTARES

- Biópsia
- USG e TC da pelve para analisar os linfonodos ilíacos.

COMPROVAÇÃO DIAGNÓSTICA

- Dados clínicos + exame histopatológico do fragmento obtido por biópsia.

TRATAMENTO

- Depende do estadiamento clínico:
  - Lesão primária: em pequenas lesões prepuciais e da glande, realiza-se a ressecção da lesão com margem de segurança, preservando a anatomia do pênis. Em casos mais avançados, com acometimento do corpo peniano, procede-se à amputação parcial do pênis
  - Lesões extensas: pode ser necessária a amputação total do pênis
  - Linfonodos regionais: linfadenectomia inguinal bilateral, seguida da linfadenectomia ilíaca, se os linfonodos inguinais estiverem acometidos
- QT adjuvante (cisplatina, bleomicina, metotrexato) na dependência do grau de infiltração linfonodal. Outro esquema possível é com cisplatina, 5-fluoruracila e paclitaxel
- Lesões metastáticas: cirurgia, RT e QT não apresentam resultados satisfatórios quando há metástases a distância, embora devam ser sempre tentadas.

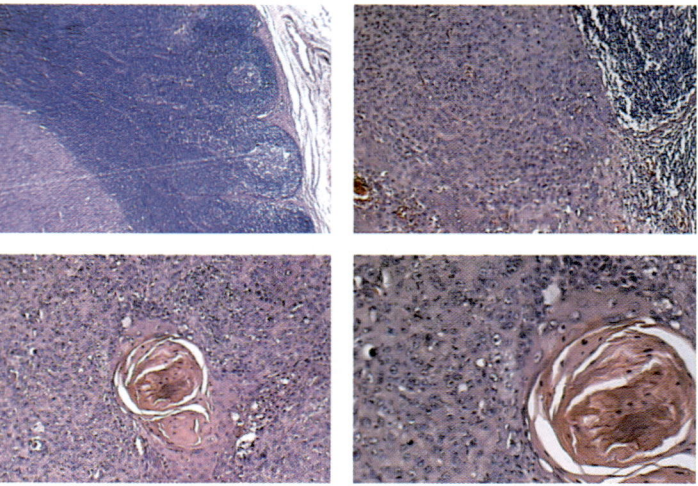

Figura 384.6 Neoplasia do pênis: linfonodo inguinal com metástase de carcinoma escamoso do pênis.

EVOLUÇÃO E PROGNÓSTICO

- Sobrevida de 5 anos em 80% dos pacientes com doença localizada, de 52% com acometimento regional linfonodal e de 18%, quando há metástases a distância.

CÂNCER DO TESTÍCULO

Neoplasias malignas podem originar-se de qualquer componente testicular ou de células anexiais. Compreendem tumores germinativos (90 a 95% dos casos) e não germinativos (5 a 10%). Os germinativos incluem 2 tipos principais: seminomatosos (40%) e não seminomatosos (60%).

A classificação histológica utilizada é a da Organização Mundial da Saúde (OMS), apresentada no Quadro 384.1 e nas Figuras 384.7 a 384.15. Representa 5% de todos os tumores malignos em homens, sendo a neoplasia maligna mais comum em jovens entre 15 e 45 anos, podendo ocorrer em crianças e idosos.

CAUSAS E FATORES DE RISCO

- Etiologia desconhecida
- Criptorquidismo (mesmo se adequadamente tratado)
- Infertilidade
- Fatores genéticos.

Quadro 384.1 Classificação histológica dos tumores testiculares.

- Seminoma:
  - Típico (clássico) – Figura 384.8
  - Anaplásico
- Carcinoma embrionário – Figura 384.9
- Teratoma:
  - Maduro – Figura 384.10
  - Imaturo – Figura 384.11
  - Com diferenciação maligna
- Coriocarcinoma – Figura 384.12
- Tumor do saco vitelíneo – Figura 384.13
- Tumor misto de células germinativas (especificar os componentes) – Figura 384.14

Adaptado da Organização Mundial da Saúde (OMS).

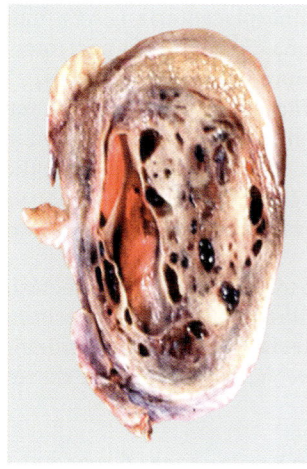

Figura 384.7 Neoplasia do testículo: tumores sólidos e predominantemente císticos, com zonas sólidas e brancacentas que correspondem ao seminoma do testículo.

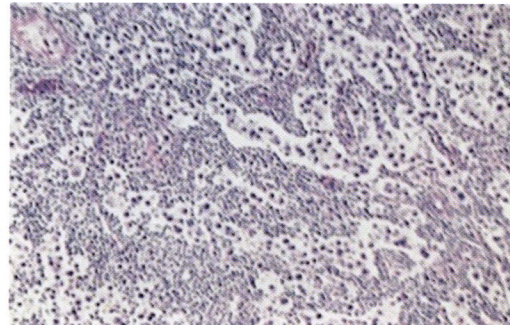

Figura 384.8 Seminoma típico com infiltrado. (Cortesia do Prof. Carlos Alberto Basílio-de-Oliveira.)

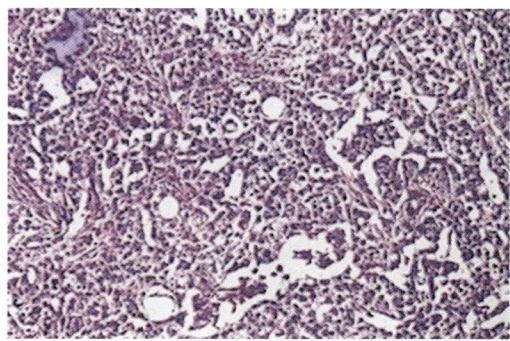

Figura 384.9 Carcinoma embrionário. (Cortesia do Prof. Carlos Alberto Basílio-de-Oliveira.)

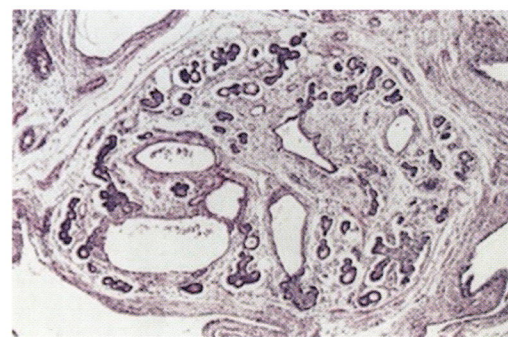

Figura 384.10 Teratoma maduro. (Cortesia do Prof. Carlos Alberto Basílio-de-Oliveira.)

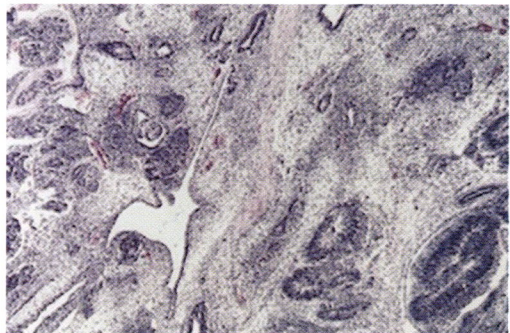

Figura 384.11 Teratoma imaturo (maligno). (Cortesia do Prof. Carlos Alberto Basílio-de-Oliveira.)

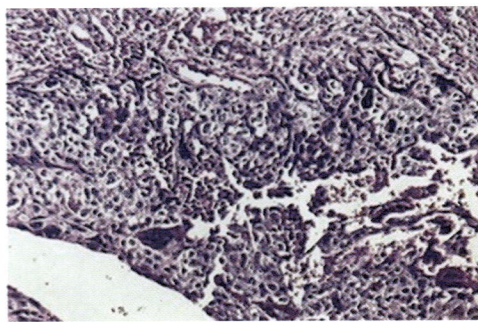

Figura 384.12 Coriocarcinoma. (Cortesia do Prof. Carlos Alberto Basílio-de-Oliveira.)

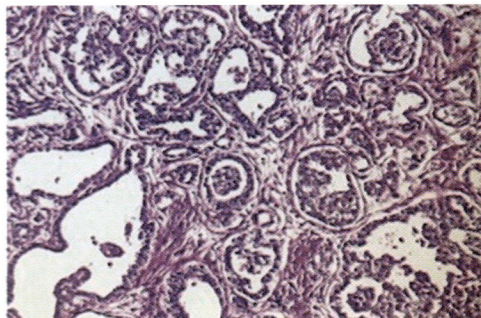

Figura 384.13 Tumor do saco vitelíneo. (Cortesia do Prof. Carlos Alberto Basílio-de-Oliveira.)

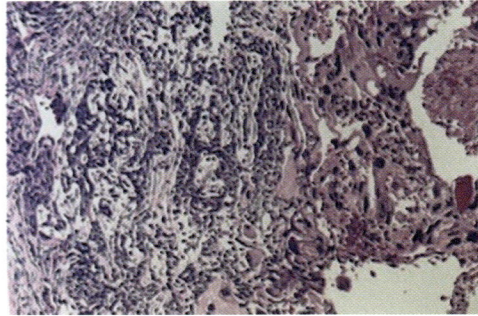

Figura 384.14 Teratocarcinoma (tumor misto de células germinativas). (Cortesia do Prof. Carlos Alberto Basílio-de-Oliveira.)

ESTADIAMENTO

O estadiamento dos tumores testiculares é complexo e segue os critérios dos sistemas *American Joint Committee on Cancer* (AJCC) e TNM 8ª edição (2017). Além das categorias clínicas tumor, linfonodos e metástases, é imprescindível associar o estadiamento patológico aos marcadores tumorais. Por ser muito extensa, recomendamos aos interessados consultar referência bibliográfica específica.

MANIFESTAÇÕES CLÍNICAS

- Em crianças:
  - Testículo aumentado, não transiluminável
  - Hidrocele (15 a 20% dos casos)
  - Nos tumores hormonalmente ativos, o exame da bolsa escrotal nada revela

- Em adultos:
  - Nódulo ou massa testicular indolor (90% dos casos)
  - Sensação de volume ou de peso na bolsa escrotal, quase sempre relatada como "dor leve"
  - Testículo inicialmente "pequeno" que aumenta progressivamente para o tamanho do testículo contralateral "normal"
  - Massa sólida confinada à túnica albugínea, não dolorosa, que pode ser definida pela palpação das estruturas do cordão espermático
  - Orquiepididimite aguda (pode retardar o diagnóstico)
  - Ginecomastia em cerca de 5% dos casos
  - Rápido crescimento tumoral pode ocorrer por hemorragia e necrose
- Manifestações clínicas decorrentes de metástases:
  - Linfonodos supraclaviculares
  - Metástases pulmonares
  - Irritação da raiz nervosa ou do músculo psoas
  - Edemas unilateral ou bilateral dos membros inferiores (trombose ou obstrução das veias ilíaca ou cava)
  - Massa abdominal palpável
  - Hidrocele (10 a 20% dos casos).

DIAGNÓSTICO DIFERENCIAL

- Hérnia, hidrocele e hematoma
- Espermatocele e varicocele
- Goma sifilítica
- Em crianças: cisto epidermoide/dermoide, rabdomiossarcoma paratesticular, macro-orquidismo
- Torção do testículo.

EXAMES COMPLEMENTARES

- Alfafetoproteína (AFP): níveis elevados nos tumores não seminomatosos (carcinoma embrionário puro, teratocarcinoma e tumor do saco vitelino); não se altera no coriocarcinoma ou seminoma puro
- Betagonadotrofina coriônica humana (beta-hCG): elevada em todos os carcinomas; 5 a 10% dos seminomas puros apresentam níveis detectáveis de beta-hCG (em geral < 500 mg/mℓ)
- Fosfatase alcalina placentária (FAP): marcador preferencial de carcinoma (70 a 90% dos pacientes com seminomas disseminados apresentam FAP elevada)
- DHL: inespecífica, mas quando aumentada é fator prognóstico relacionado com o volume tumoral. Níveis elevados de DHL podem ser a única anormalidade bioquímica em 10% dos pacientes com tumores não seminomatosos
- USG da bolsa escrotal: visualiza claramente a massa neoplásica
- Radiografia do tórax: para detectar metástases pulmonares
- TC: identifica linfadenopatia retroperitoneal pélvica e mediastinal, e detecta metástases abdominais e pulmonares
- RM: comparável à TC para análise do retroperitônio (ver Figura 384.15).

COMPROVAÇÃO DIAGNÓSTICA

- Dados clínicos + exames laboratoriais + exames de imagem + biópsia + exame histopatológico.

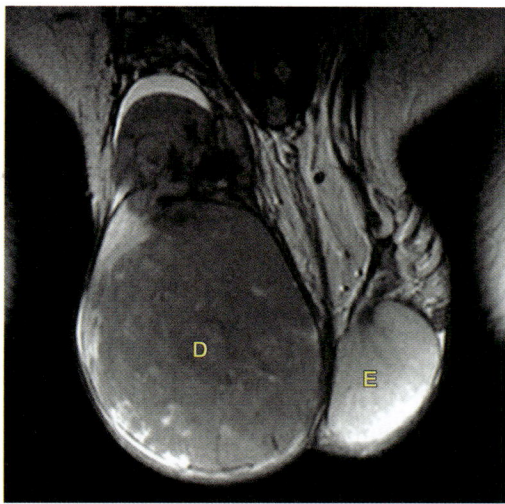

Figura 384.15 Neoplasia maligna do testículo: ressonância magnética de bolsa escrotal mostrando testículo direito (D) aumentado de volume, com hipossinal em T2; testículo esquerdo (E) normal.

TRATAMENTO

- Tumores seminomatosos e não seminomatosos respondem muito bem à QT
- Os seminomas respondem à RT ou à QT.

Quimioterapia

Os tumores malignos do testículo são os mais quimiossensíveis entre todas as neoplasias malignas existentes, e os esquemas principais com associação de fármacos são:

- Esquema padrão no tratamento dos tumores do testículo é o BEP (cisplatina, etoposídeo, bleominina), explicado pela inicial de cada medicamento a seguir:
  - Bleomicina 30 unidades, IV, semanalmente nos dias 1, 8 e 15; repetir a cada 21 dias por 3 ou 4 ciclos
  - Etoposídeo 100 mg/m^2, IV, por 5 dias
  - Cisplatina 20 mg/m^2, IV, por 5 dias
- Opção recomendada é o VIP (etoposídeo, ifosfamina, cisplatina) (para pacientes com risco intermediário ou aqueles com células viáveis malignas após QT primária e cirurgia):
  - Etoposídeo 75 mg/m^2, IV, por 5 dias
  - Ifosfamina 1.200 mg/m^2, por 5 dias
  - Mesna 240 mg/m^2, por 15 minutos antes da ifosfamina, após 4 e 8 horas do início de cada infusão da ifosfamina diariamente nos dias 1 a 5
  - Cisplatina 20 mg/m^2, IV, nos dias 1 a 5; repetir a cada 21 dias por 4 ciclos
- Na maioria das vezes, a cirurgia e a quimioterapia alcançam 90 a 95% de resposta completa. Para os casos de recidiva ou resposta parcial a este tratamento, existem outras possibilidades de associações de quimioterápicos, entretanto, por sua complexidade foge ao objetivo deste capítulo. Para maiores informações consultar a bibliografia indicada.

Radioterapia

- RT em dose baixa pode ser empregada no seminoma em estádios IIA e IIB nas regiões linfonodais acometidas (com ou sem QT) pós-orquiectomia.

Cirurgia

- Orquiectomia isolada para a doença localizada (cura em 60 a 87%)
- Orquiectomia radical (inguinal) para a doença avançada associada à QT ou à RT (estádios IIA e IIB) cura mais de 90%
- Laparotomia para ressecção de massas residuais após quimioterapia.

SEGUIMENTO

- Primeiro ano: exame clínico, marcadores tumorais (beta-hCG, AFP e DHL) e radiografia de tórax e USG de abdome a cada 3 meses
- Após 1 ano: exame clínico, marcadores tumorais e radiografia de tórax a cada 3 meses; TC abdominal e pélvica a cada 6 meses
- Após 2 anos: exame clínico, marcadores tumorais, radiografia de tórax, TC abdominal e pélvica, anualmente
- Em se tratando de teratoma, é necessário acompanhamento por pelo menos 5 anos e TC abdominal e pélvica durante 3 anos.

EVOLUÇÃO E PROGNÓSTICO

- Depende do estadiamento
- Cura completa nos pacientes com doença localizada
- Na doença avançada ou metastática, a sobrevida é de 90% em 5 anos; nesses casos, com quase certeza de cura.

> **Atenção**
>
> - Incontinência urinária (2 a 10%) e disfunção erétil (30%) são as principais complicações do tratamento cirúrgico do câncer de próstata
> - Todo paciente com suspeita de câncer de próstata deve ser encaminhado ao urologista
> - A denominação neoplasia intraepitelial prostática (NIP) é usada para designar lesões atípicas do epitélio de revestimento de ductos e ácinos que apresentam maior risco de evoluir para adenocarcinoma, mas não há conclusões seguras sobre a evolução da NIP.

> **Atenção**
>
> - Fazer reposição hormonal nos pacientes submetidos à orquiectomia radical e à RT
> - Avaliar a possibilidade de criopreservação de sêmen naqueles que serão submetidos à linfadenectomia e/ou quimioterapia.

BIBLIOGRAFIA

Azevedo MF. GPS Medicamentos. Guia prático em saúde. Rio de Janeiro: Guanabara Koogan; 2017.

Epstein JI. An update of the Gleason grading system. J Urol. 2010; 183:433-40.

Kim WY, Godley PA e Whang YE. Câncer de Próstata. Netter Medicina Interna. Elsevier, tradução da 2ª edição, 2010.

Nardozza Júnior A, Zerati Filho M, Reis RB. Urologia Fundamental. Planmark; 2010.

National Comprehensive Cancer Network (NCCN Guidelines Versions 1.2019 e 2.2019).

Niederhuber JE, Armitage JO, Doroshow JH, Kastan MB, Tepper JE. Abeloff's Clinical Oncology. 6th ed. Elsevier; 2020.

Pompeo ACL. Câncer da próstata. In: Bendhack DA, Damião R. Guia Prático de Urologia – SBU. BG Cultural; 1999.

Porto CC, Porto AL. Semiologia médica. 8. ed. Rio de Janeiro: Guanabara Koogan; 2019.

Reiter RE, Kernion JB. Epidemiology, etiology, and prevention of prostate cancer. In: Walsh PC. Campbell's Urology. 8th ed. Saunders; 2002.

Richie JP, Steele G. Neoplasms of the testis. In: Walsh PC. Campbell's Urology. 9th ed. Saunders; 2007.

Sociedade Brasileira de Urologia. Consenso sobre Tumores da Próstata. 2003.

Srougi M, Dzik C. Câncer de pênis. In: Srougi M, Lima SVC (Orgs.). Manual de Normatização. Câncer Urológico. BG Cultural; 2000.

Toledo WP. Câncer de Pênis. Guia Prático de Urologia. BG Cultural; 1999.

União Internacional contra o Câncer (UICC). TNM – Classificação de Tumores Malignos. União Internacional contra o Câncer (UICC). 8. ed. 2017.

385
Priapismo

Flavio Marques dos Santos • Roberto Luciano Coimbra

INTRODUÇÃO

Ereção persistente, com duração de horas, espontânea ou associada a estímulo. Resulta da desregulação dos mecanismos que controlam a tumescência e detumescência peniana. Não desaparece com a ejaculação ou o orgasmo.

CLASSIFICAÇÃO

- **Priapismo isquêmico (de baixo fluxo):** os corpos cavernosos apresentam-se dolorosos e rígidos (tipo mais comum). É considerada emergência, pois a intervenção precoce melhora as chances de normalidade da função erétil no futuro
- **Priapismo não isquêmico (alto fluxo):** o corpo cavernoso não se apresenta muito doloroso nem muito rígido. Caracteriza-se por uma ereção parcial permanente e frequentemente decorre de uma ereção normal durante a atividade sexual
- **Priapismo recorrente:** os episódios de ereção são recorrentes, mas de duração limitada
- **Priapismo refratário:** persistente mesmo após o tratamento.

CAUSAS

- Medicamentos: eritropoetina, hidralazina, guanetidina, alfa-adrenérgicos (em geral, tansulosina), psicotrópicos (trazodona, inibidores seletivos da recaptação de serotonina), inibidores da fosfodiesterase-5 (sildenafila, tadalafila)
- Uso de substâncias psicoativas: cocaína, derivados da anfetamina
- Fratura de osso longo com embolia gordurosa
- Hemodiálise
- Hemoglobinopatias (anemia falciforme, talassemia)
- Retirada da heparina

- Injeção intracavernosa de agentes vasoativos (papaverina, fentolamina, prostaglandina E1)
- Leucemia granulocítica crônica
- Cânceres urológicos metastáticos (tumores do sistema geniturinário são os mais comuns) e melanoma
- Traumatismo peniano ou perineal
- Policitemia neonatal
- História de transtorno psiquiátrico
- Hiperesplenismo
- Nutrição parenteral total.

MANIFESTAÇÕES CLÍNICAS

- Ereção persistente e dolorosa
- Corpo cavernoso intumescido à palpação, glande e corpo esponjoso flácido
- O exame abdominal, perineal e retal pode revelar sinais de traumatismo ou neoplasias malignas
- Ecodoppler colorido das artérias cavernosas diferencia priapismo isquêmico do não isquêmico. Pode revelar fístula arterial cavernosa ou extravasamento arterial perineal
- Gasometria de sangue do corpo cavernoso:
  - Priapismo isquêmico (pressão parcial de oxigênio [P_{O_2}] < 30 mmHg, pressão parcial de gás carbônico [P_{CO_2}] > 60 mmHg, pH < 7,25)
  - Priapismo não isquêmico (P_{O_2} > 90 mmHg, P_{CO_2} < 40 mmHg, pH > 7,4).

COMPROVAÇÃO DIAGNÓSTICA

- Dados clínicos (Figura 385.1).

DIAGNÓSTICO DIFERENCIAL

- Pseudopriapismo em homens que usam prótese.

TRATAMENTO

- Priapismo isquêmico com duração maior de 4 horas é uma emergência médica que requer descompressão rápida do corpo cavernoso. Em geral, realiza-se aspiração do corpo cavernoso, com ou sem irrigação com fenilefrina diluída em solução salina, na dose máxima de 1,5 mg

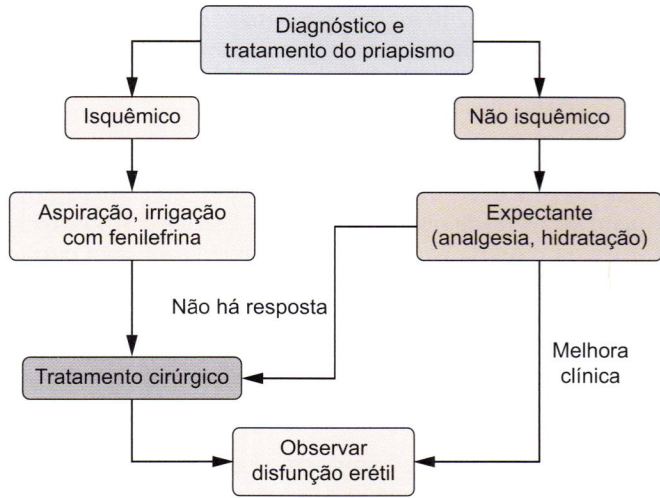

Figura 385.1 Fluxograma para diagnóstico e tratamento do priapismo.

- Priapismo não isquêmico não é uma emergência e pode receber tratamento expectante. Para o priapismo que não se resolve espontaneamente, deve-se proceder à arteriografia superseletiva e embolização, com uso de agentes embolizadores não permanentes (gel absorvível ou coágulo)
- Os procedimentos cirúrgicos são considerados de segunda linha, em relação à injeção de medicamento em corpo cavernoso, e neles estão incluídos: *shunts* distais cavernosoglandar e proximais (estes associados a maiores taxas de disfunção erétil); colocação de prótese peniana no priapismo de longa duração
- O priapismo na anemia falciforme deve ser tratado por medidas específicas
- Tratar discrasia sanguínea existente na neoplasia maligna.

PROGNÓSTICO

- Priapismo relacionado com anemia falciforme pode resolver em 35% dos pacientes submetidos a tratamento sistêmico
- A disfunção erétil não é comum na intervenção imediata. O priapismo com duração superior a 24 horas é fator preditivo para disfunção erétil
- Priapismo de alto fluxo tem melhor prognóstico, com taxa de disfunção erétil de 20%
- Outras complicações: fibrose do corpo cavernoso, deformidades penianas.

EVOLUÇÃO

- Avaliar disfunção erétil após resolução do priapismo.

BIBLIOGRAFIA

American Urological Association (AUA). Pocket Guidelines; 2019.
European Association of Urology (EAU). Pocket Guidelines; 2018.
Montague DK, Jarow J Broderick GA, Dmochowski RR, Heaton JPW, Lue TF et al. Management of priapism (2010). Published 2003; Reviewed and Validity Confirmed 2010. Disponível em: https://www.auanet.org/guidelines/priapism-guideline.
Porto CC, Porto AL. Semiologia médica. 8. ed. Rio de Janeiro: Guanabara Koogan; 2019.
Reis RB, Zequi SC, Zerati MF. Urologia Moderna. Sociedade Brasileira de Urologia Secção de São Paulo. Lemar; 2013.

386
Prostatites

Flavio Marques dos Santos • Roberto Luciano Coimbra

INTRODUÇÃO

Processo inflamatório agudo ou crônico da próstata.

Os agentes infecciosos podem alcançar a próstata por diferentes mecanismos: infecção ascendente pela uretra, refluxo de urina para os ductos prostáticos, disseminação linfática a partir do reto e via hematogênica, ou pela presença de cálculos prostáticos que representam um foco para infecção.

Predomina entre indivíduos sexualmente ativos, de 30 a 50 anos (ver Capítulo 552, *Abscessos*).

FORMAS CLÍNICAS (QUADRO 386.1)

- Classe I: prostatite bacteriana aguda (início agudo, frequentemente relacionado com infecção do trato urinário)
- Classe II: prostatite bacteriana crônica (início insidioso, infecção do trato urinário recorrente)
- Classe III: prostatite crônica, síndrome da dor pélvica crônica:
  - IIIA: inflamatória (células inflamatórias na secreção prostática, fluido seminal, urina pós-massagem prostática)
  - IIIB: crônica não bacteriana, síndrome da dor pélvica crônica não inflamatória (células inflamatórias em quantidade pouco significativa)
- Classe IV: prostatite inflamatória assintomática (achado incidental de biópsia).

CAUSAS

- Bactérias aeróbias gram-negativas (*Escherichia coli*, *Pseudomonas*, *Klebsiella*, *Proteus*), *Neisseria gonorrhoeae*, *Enterobacteriaceae*, *Burkholderia pseudomallei*
- Bactérias gram-positivas: *Streptococcus faecalis*, *Staphylococcus aureus*
- Outros: *Ureaplasma*, *Trichomonas vaginalis*, *Chlamydia trachomatis*, *Mycobacterium*, parasitas, micoses (blastomicose, coccidioidomicose, criptococose, histoplasmose, paracoccidioidomicose, candidíase
- Não bacteriana: espasmo do esfíncter uretral interno e da musculatura estriada pélvica ocasionando aumento da pressão na uretra prostática e refluxo urinário intraprostático.

FATORES DE RISCO

- Infecções do trato urinário
- Epididimite
- Infecções sexualmente transmissíveis
- Sexo anal desprotegido
- Hiperplasia benigna da próstata
- Cálculos prostáticos
- Estenose de uretra

Quadro 386.1 Classificação das prostatites (*National Institutes of Health* [NIH]).

Categoria	Manifestações clínicas
I – Prostatite bacteriana aguda	Sinais e sintomas de infecção aguda
II – Prostatite bacteriana crônica	ITU recorrentes; infecção crônica da próstata
III – Síndrome da dor pélvica crônica (CPPS)	Dor ou desconforto na região pélvica sem infecção detectada
IIIA – CPPS inflamatória	Leucócitos no sêmen em material coletado na uretra após massagem prostática (EPS) ou urina obtida após massagem da próstata (VB3)
IIIB – CPPS não inflamatória	Ausência de leucócitos no sêmen, EPS ou VB3
IV – Prostatite inflamatória assintomática	Evidência de inflamação em espécimes de biópsia, sêmen EPS ou VB3; ausência de sintomas

EPS: material coletado na uretra após massagem prostática; ITU: infecções do trato urinário; VB3: urina obtida após massagem prostática.

- Fimose
- Disfunções miccionais
- Estados de imunodeficiência
- Cateterização crônica das vias urinárias
- Cirurgia/instrumentação transuretral.

MANIFESTAÇÕES CLÍNICAS

- **Prostatite bacteriana aguda:**
  - Febre, calafrios, dores perineal e suprapúbica
  - Sintomas irritativos (urgência, polaciúria e disúria)
  - Sintomas obstrutivos (hesitação, intermitência e retenção urinária aguda)
  - Pode haver bexigoma palpável
  - Raramente evolui para sepse. Nesses casos, pode apresentar febre e taquicardia
  - Ao toque retal: aumento de temperatura, sensibilidade e diminuição da consistência
- **Prostatite crônica:**
  - Síndrome da dor pélvica crônica:
    - Dor perineal, suprapúbica, peniana, testicular, inguinal ou lombar baixa
    - Dor ejaculatória, durante ou após a ejaculação
    - Sintomas irritativos ou obstrutivos com duração maior que 3 meses
    - Disfunção erétil ou outros distúrbios sexuais decorrentes da dor
    - Ao toque, a próstata pode apresentar-se normal ou com consistência diminuída, intensidade variável de dor, eventualmente com cálculos
- **Prostatite inflamatória assintomática:** confirmada por elevação do antígeno prostático específico (PSA) ou nódulo prostático, que frequentemente necessita de biópsia

Massagem prostática

- Não realizar massagem prostática ou exame retal invasivo em paciente com prostatite aguda ou abscesso prostático.

EXAMES COMPLEMENTARES

- O PSA pode estar elevado na prostatite
- Exame simples de urina, urocultura, leucograma, hemocultura (em caso de febre ou calafrios)
- A cultura de sêmen e o espermograma, isoladamente, têm baixo valor para o diagnóstico de prostatite bacteriana
- Tomografia computadorizada ou ultrassonografia transretal (com medida de resíduo pós-miccional): na suspeita de abscesso, cálculos urinários e prostáticos, ou sintomas de esvaziamento urinário incompleto
- Biópsia da próstata e exame histopatológico: para diferenciar prostatite de neoplasia da próstata, nos casos em que há elevação do PSA.

COMPROVAÇÃO DIAGNÓSTICA

- Na maioria dos casos, por meio de dados clínicos
- Os exames complementares são realizados para o diagnóstico diferencial, pois têm baixa sensibilidade e especificidade para prostatite.

DIAGNÓSTICO DIFERENCIAL

- Retenção urinária aguda
- Cistite bacteriana ou inflamatória (intersticial)
- Cálculo urinário obstrutivo
- Câncer de próstata
- Abscesso prostático
- Pielonefrite
- Uretrite.

TRATAMENTO

- Prostatite aguda:
  - Inicialmente antibioticoterapia venosa, e depois substituí-la pela oral
  - A retenção aguda pode ser tratada com sonda vesical de demora de pequeno calibre ou cistostomia
  - Quando não se resolver com medidas convencionais, torna-se necessário o diagnóstico diferencial com abscesso prostático
  - Ampicilina 1 a 2 g por via intravenosa (IV), a cada 4 a 6 horas, associada a gentamicina 4 a 7 mg/kg, IV, em dose única ou a cada 8 horas; ciprofloxacino 400 mg, IV, 2 vezes/dia; ou ceftriaxona 1 a 2 g, IV ou IM, 1 vez/dia.
    Seguir com antibioticoterapia por via oral (VO), se estiver afebril após 24 a 48 horas: ciprofloxacino 250 a 750 mg, VO, a cada 12 horas, por 2 a 4 semanas, ou sulfametoxazol-trimetoprima 800 mg, a cada 12 horas, durante 2 a 4 semanas
- Prostatite crônica:
  - Antibioticoterapia empírica, VO, por tempo prolongado e associada à medicação sintomática
  - Ciprofloxacino 500 mg, VO, a cada 12 horas, por 4 a 6 semanas. A levofloxacino 500 ou 750 mg, VO, 1 vez/dia, por 3 a 4 semanas também tem boa penetração prostática. São superiores a sulfametoxazol-trimetoprima, usado quando há resistência ou intolerância às quinolonas
  - Os mesmos antibióticos podem ter benefícios se utilizados por 4 a 6 semanas, mas, pacientes que receberam antibioticoterapia adequada no passado, pouco se beneficiarão de nova antibioticoterapia

Prostatite assintomática inflamatória

- Diagnóstico apenas histológico, não precisa de tratamento.

Outras modalidades terapêuticas

- Bloqueadores alfa-adrenérgicos como a doxazosina 2 mg, VO, 1 vez/dia, uso contínuo; ou tansulosina 0,4 mg, VO, 1 vez/dia, na prostatite bacteriana crônica, em combinação com os antibióticos reduz os sintomas. Nos casos de dor pélvica crônica ou prostatite crônica inflamatória, também pode beneficiar aqueles que se encontram em tratamento há menos de 6 meses
- AINEs por curto período
- Fitoterapia: pouco ou nenhum benefício
- Neuromodulação (para prostatite crônica ou síndrome da dor pélvica crônica): amitriptilina, gabapentina, acupuntura, *biofeedback* (ver Capítulo 15, *Dor*), massagem prostática.

Tratamento cirúrgico

- Ressecção transuretral da próstata: nos casos de abscesso prostático ou prostatite crônica que não responde ao tratamento antimicrobiano.

MONITORAMENTO

- Prostatite bacteriana aguda: exame simples de urina e urocultura 30 dias após o início do tratamento
- Prostatite bacteriana crônica: exame simples de urina e urocultura a cada 30 dias (pode ser necessário acompanhamento por vários meses).

EVOLUÇÃO E PROGNÓSTICO

- Nos casos de evolução prolongada, a possibilidade de cura definitiva é pequena, pois as recidivas são frequentes
- A maioria dos pacientes melhora com antibioticoterapia por 3 a 4 semanas
- Cerca de 20% terão infecção recorrente ou persistente.

PREVENÇÃO

- Tratamento de prostatite aguda bacteriana reduz a chance de prostatite crônica
- Prática sexual segura.

BIBLIOGRAFIA

Azevedo MF. GPS Medicamentos. Guia prático em saúde. Rio de Janeiro: Guanabara Koogan; 2017.American Urological Association (AUA). Pocket Guidelines; 2019

Centers for Disease Control and Prevention (CDC). 2015 Sexually Transmitted Diseases Treatment Guidelines. Disponível em: https://www.cdc.gov/std/tg2015/default.htm.

European Association of Urology (EAU). Pocket Guidelines; 2018.

Porto CC, Porto AL. Semiologia médica. 8. ed. Rio de Janeiro: Guanabara Koogan; 2019.

Reis RB, Zequi SC, Zerati MF. Urologia Moderna. Sociedade Brasileira de Urologia Secção de São Paulo. Lemar; 2013.

Sharp VJ, Takacs EB, Powerll CR. Prostatitis: diagnosis and treatment. Am Fam Physician. 2010;82(4):397-406.

387
Torção do Testículo

Flavio Marques dos Santos • Roberto Luciano Coimbra

INTRODUÇÃO

A torção do cordão espermático no seu próprio eixo, contendo estruturas vasculares que irrigam o testículo, promove redução ou parada do fluxo sanguíneo para o testículo, causando isquemia testicular.

Frequentemente, a torção ocorre em período noturno, durante o sono, despertando o paciente com uma dor aguda localizada na bolsa escrotal.

É um diagnóstico que deve sempre ser lembrado pelo médico que atende um paciente com dor escrotal aguda, devido ao seu potencial de evoluir para perda definitiva da função do órgão.

Segundo dados da Sociedade Brasileira de Urologia, a torção testicular acomete 1 a cada 4.000 homens com idade inferior a 25 anos, a maioria entre 12 e 18 anos.

FORMAS CLÍNICAS

- Torção intravaginal na puberdade (mas pode ser visto em qualquer idade): 90% dos casos
- Torção extravaginal no período perinatal
- Torção de apêndice testicular: remanescente vestigial do ducto de Müller, presente no polo superior do testículo e preso à túnica vaginal.

Na Figura 387.1 é apresentado um fluxograma para identificação e tratamento da dor escrotal aguda.

CAUSAS

- Espontânea, sem causa aparente, em alguns pacientes
- Fixação insuficiente do testículo (deformidade em "badalo de sino"): ocorre na torção intravaginal
- Contração do músculo cremastérico ou da túnica, estimulada por traumatismo, exercício, frio ou atividade sexual.

FATORES DE RISCO

- Testículos retráteis e criptorquidia
- Traumatismo prévio
- Torção intravaginal prévia contralateral
- Relato de dor testicular episódica prévia.

MANIFESTAÇÕES CLÍNICAS

- Dor escrotal de rápido início, intensa, frequentemente acompanhada de náuseas e vômitos
- A dor pode ser intermitente, com história de múltiplas ocorrências, inclusive torção noturna, que se resolve com a deambulação
- Em neonatos, pode causar agitação e dificuldade para dormir
- Há casos indolores, e outros em que se evidencia necrose testicular ao nascimento
- Posição anormal (transversal) do testículo, ou localização mais cranial, devido ao encurtamento do cordão espermático
- Recém-nascido com testículo endurecido, escroto com palidez e sem mobilidade
- Perda do reflexo cremastérico
- Edema, sensibilidade e perda de diferenciação anatômica do testículo à palpação.

Sinal de Prehn

- A elevação do escroto alivia a dor nos casos de epididimite e piora, ou se mantém inalterada, na torção testicular. Não é considerado critério diagnóstico de confiança.

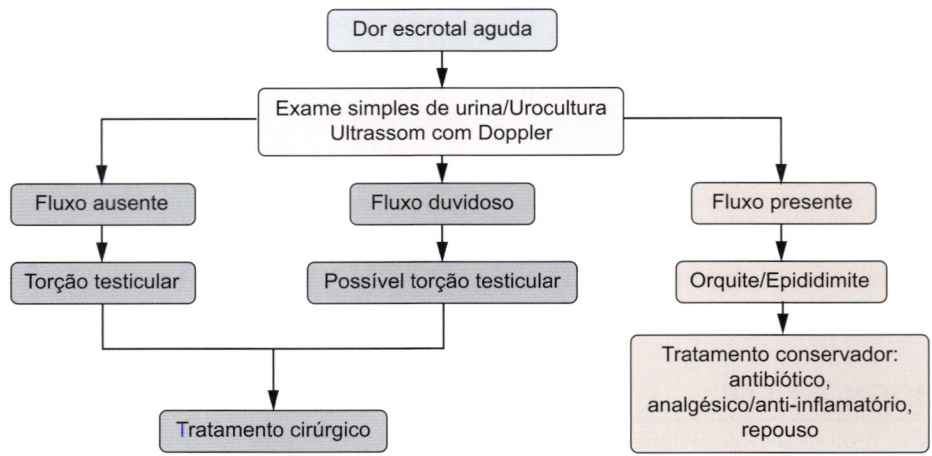

Figura 387.1 Fluxograma para diagnóstico e tratamento da torção testicular.

EXAMES COMPLEMENTARES

- Exame simples de urina e urocultura, nos casos suspeitos de infecção
- Ultrassonografia (USG) escrotal com ecodoppler colorido: mostra fluxo sanguíneo diminuído ou ausente e mudanças na ecotextura, com ou sem necrose (na torção avançada) ou calcificação (na torção pré-natal). Na torção do apêndice, pode ou não haver áreas hipoecoicas no polo superior do testículo
- Ressonância magnética pode demonstrar áreas de baixo fluxo, mas é pouco utilizada, devido ao pronto acesso à USG com ecodoppler.

COMPROVAÇÃO DIAGNÓSTICA

- Exame clínico + USG da região escrotal com ecodoppler (Figura 387.2).

DIAGNÓSTICO DIFERENCIAL

- Epididimite
- Orquite bacteriana ou viral (caxumba), epididimite, tuberculose
- Hérnia inguinal encarcerada ou estrangulada
- Hidrocele aguda
- Dor testicular por irritação de raiz de nervo, apêndice retrocecal ou litíase ureteral
- Traumatismo em região escrotal
- Tumor testicular
- Púrpura de Henoch-Schönlein.

COMPLICAÇÕES

- Orquiepididimite
- Perda parcial ou total da função testicular, com repercussão na produção de testosterona e na espermatogênese
- Danos estéticos decorrentes da anorquia
- Dor crônica.

TRATAMENTO

- Torção testicular intravaginal:
  - Em alguns pacientes pode resolver-se com manobras manuais, mas, em geral, o tratamento é cirúrgico.
    Abertura do escroto e reversão da torção, com orquidopexia do testículo afetado (quando viável) e contralateral
- Torção testicular extravaginal:
  - O testículo afetado geralmente é inviável, frequentemente não requer tratamento cirúrgico de emergência

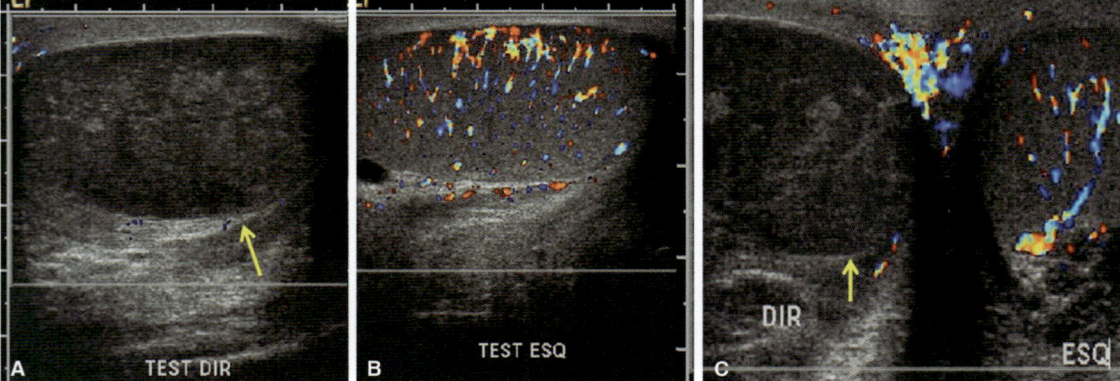

Figura 387.2 Torção do testículo. Ultrassonografia de bolsa escrotal com Doppler. O testículo direito (A e C) apresenta-se com ecotextura heterogênea, aumentado de volume e sem fluxo ao Doppler. O testículo esquerdo (B e C) apresenta ecogenicidade e padrão de vascularização normal.

■ Em casos de início agudo, há necessidade de orquiectomia urgente, com fixação do testículo contralateral, para evitar torção assincrônica e anorquia
- Torção de epidídimo:
  ■ Restringir atividade física até o desaparecimento da dor
  ■ Exploração escrotal, se o diagnóstico for incerto
- Torção intermitente:
  ■ Considerar orquidopexia eletiva, se houver certeza diagnóstica.

EVOLUÇÃO E PROGNÓSTICO

- Cerca de 80 a 100% dos testículos serão preservados, se a sua reversão for realizada nas primeiras 6 horas da ocorrência
- Até 20% podem ser preservados, se a reversão ocorrer após 12 horas de sua ocorrência, e praticamente nenhuma chance de recuperação após 24 horas da torção
- Se houver necessidade de orquiectomia, poderá ser colocada prótese testicular em uma segunda intervenção.

PREVENÇÃO

- Nos casos de tratamento cirúrgico da torção, o outro testículo deve ser submetido à orquidopexia
- Os apêndices testiculares identificados durante a exploração cirúrgica devem ser submetidos à ablação, para evitar possível torção.

BIBLIOGRAFIA

Cubillos J, Palmer JS, Friedman SC, Freyle J, Lowe FC, Palmer LS. Familial testicular torsion. J Urol. 2011;185:2469-72.

Eaton SH, Cendron MA, Estrada CR, Bauer SB, Borer JG, Cilento BG et al. Intermittent testicular torsion: diagnostic features and management outcomes. J Urol. 2005;174:1532-5.

Nandi B, Murphy FL. Neonatal testicular torsion: a systematic literature review. Pediatr Surg Int. 2011;27:1037-40.

Porto CC, Porto AL. Semiologia médica. 8. ed. Rio de Janeiro: Guanabara Koogan; 2019.

Reis RB, Zequi SC, Zerati MF. Urologia Moderna. Sociedade Brasileira de Urologia Secção de São Paulo. Lemar; 2013.

Zylbersztejn DS. Torção de testículo: o que é preciso saber! Disponível em: https://portaldaurologia.org.br/faq/torcao-de-testiculo-o-que-e-preciso-saber.

Seção B • Sistema Genital Feminino

DOENÇAS DOS ÓRGÃOS GENITAIS FEMININOS

388
Adenose Vaginal

Winston Roque da Silva ◆ Thaynara de Moraes Pacheco ◆ Breno Hermann Ferreira Gondim ◆ Henri Naves e Siqueira ◆ Waldemar Naves do Amaral

INTRODUÇÃO

A adenose vaginal é uma falha na diferenciação escamosa do epitélio dos canais de Müller durante a organogênese.

A diferenciação do tecido mülleriano em epitélio escamoso ou glandular depende da interação do tecido e dos fatores produzidos no mesênquima adjacente com a proteína P63, desempenhando um papel importante na diferenciação escamosa da mucosa cervicovaginal.

Pode ser influenciada por diversas substâncias (Quadro 388.1).

DIAGNÓSTICO

- Grande parte das pacientes com adenose vaginal são assintomáticas
- Sintomas mais frequentes: corrimento vaginal, disúria, dispareunia intra e pós-coito e aumento do fluxo menstrual
- O exame colposcópico é fundamental no diagnóstico. Em geral, as lesões são similares a erosões, porém não podem ser descritas assim, pois não há desepitelização da mucosa (Figuras 388.1 e 388.2). Localizam-se no terço superior da vagina e menos comumente em seus dois terços inferiores

Quadro 388.1 Substâncias que influenciam a etiopatogenia da adenose vaginal.

• Dietilestilbestrol (uso proibido)	• Nafoxidina
• 17β-estradiol	• Coumestrol
• Benzoato de estradiol	• Bisfenol A (componente principal do plástico policarbonato, que adquire propriedades xenoestrogênicas quando aquecido)
• Dienestrol	
• Clomifeno	
• Tamoxifeno	

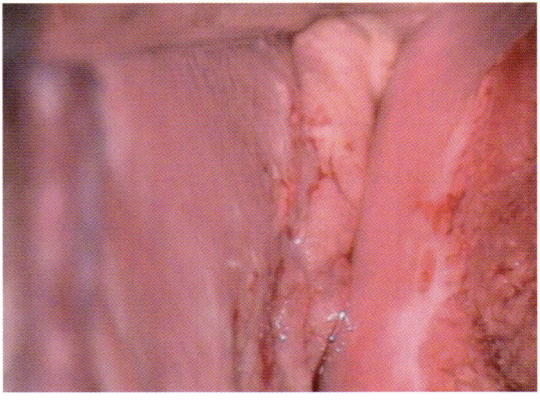

Figura 388.1 Adenose vaginal: na superfície aparecem pontos vermelhos-cereja; colposcopicamente, esses pontos vermelhos assemelham-se às aberturas das glândulas observadas perto da zona de transição.

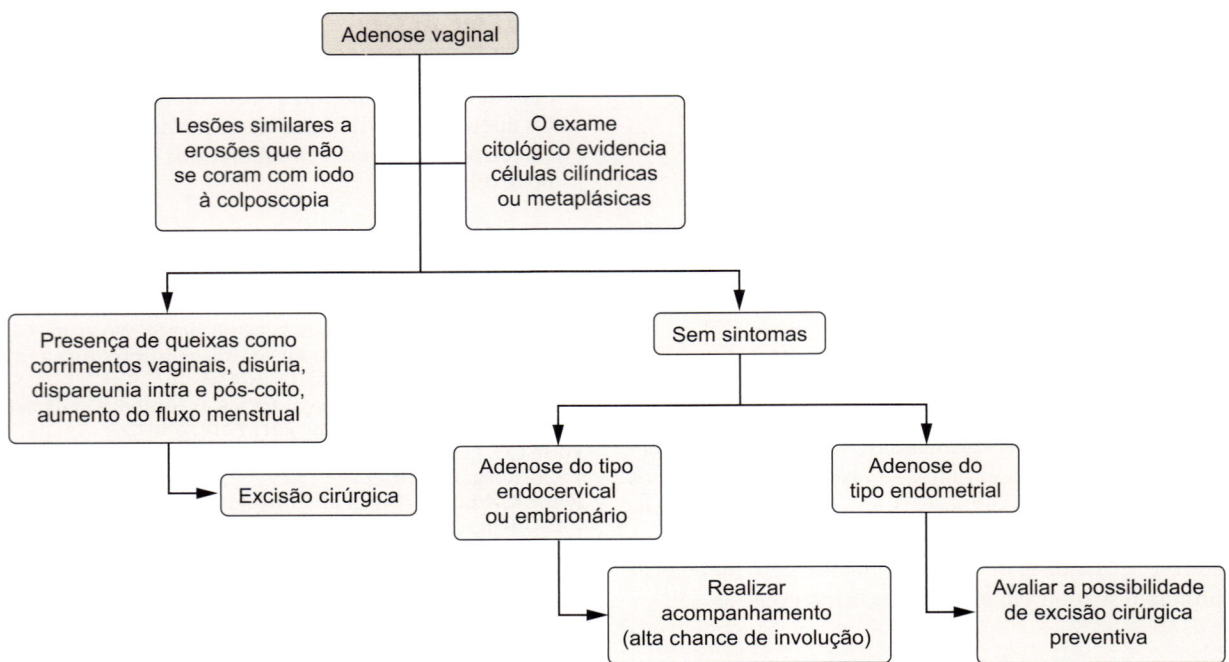

Figura 388.2 Fluxograma para diagnóstico e conduta na adenose vaginal.

- O exame citológico evidencia células cilíndricas ou metaplásicas, as quais não se coram com solução de iodo durante a colposcopia
- É importante diferenciar os 3 tipos de adenose vaginal, com base no tipo de células na área de metaplasia (Figura 388.1):
  - Tipo endocervical, mais comum, com células glandulares características da cérvice uterina
  - Tipo endometrial, com células secretoras similares às encontradas no endométrio e nas tubas uterinas
  - Tipo embrionário ou fetal, com células pouco diferenciadas, considerado precursor dos outros tipos
- O diagnóstico diferencial deve incluir endometriose no canal vaginal, condição rara, mas importante do ponto de vista da conduta.

Adenose do tipo endometrial e câncer

- O tipo endometrial pode ser considerado uma lesão precursora de adenocarcinoma de células claras.

TRATAMENTO

- A grande maioria dos adenomas vaginais constituem um achado acidental e, com frequência, involuem espontaneamente
- As lesões que geram sintomas podem ser retiradas por excisão cirúrgica
- Importante no caso das lesões túbulo-endometriais o acompanhamento regular para prevenir o surgimento de adenocarcinoma vaginal.

BIBLIOGRAFIA

Federação Brasileira das Associações de Ginecologia e Obstetrícia (Febrasgo). Manual de Orientação: Trato Genital Inferior. São Paulo: [s.n.]. Harimenshi JM, Jean-Jacques B, Michels JJ. Adenose vaginale:

à propos d'une observation et revue de la littérature. Ann Pathol. 2016;36(4):282-5.
Mariya T, Suzuki T, Habata S, Matsuura M, Suzuki M, Tanaka R et al. Development of vesicovaginal fistula caused by vaginal adenosis: a case report. Open J Obstetrics Gynecol. 2013;3(5):435-7.

389
Amenorreia

Waldemar Naves do Amaral ♦ Adrielly Joice Mendes Santana Brandão ♦ Thaynara de Moraes Pacheco

INTRODUÇÃO

Amenorreia é a ausência de menstruação. Pode ser:

- Primária: ausência de menstruação após os 14 anos sem aparecimento de características sexuais secundárias ou após os 16 anos, independentemente da presença ou não das características sexuais
- Secundária: falta de menstruação por pelo menos 3 ciclos consecutivos em mulheres que já tenham menstruado antes.

O hipotálamo libera de forma pulsátil o hormônio liberador de gonadotrofina (GnRH), que é levado à hipófise anterior pelo sistema porta-hipofisário, onde atua para liberar os hormônios foliculestimulante (FSH) e luteinizante (LH), os quais vão atuar nos folículos ovarianos, produzindo estrogênio e progesterona.

Durante as fases proliferativa ou folicular e secretora ou lútea, o útero é preparado para receber o produto de uma possível fecundação (ovo). Caso isso não ocorra, os níveis de estrogênio e progesterona caem, resultando na descamação do endométrio, o que se denomina menstruação.

Desse modo, para que não ocorra menstruação, ou seja, amenorreia, o distúrbio pode ocorrer em qualquer parte da cascata de fenômenos hormonais, desde o sistema hipotalâmico-hipofisário até o trato excretor.

Atraso menstrual

- Ausência de menstruação inferior a 90 dias ou 3 ciclos consecutivos é considerado atraso menstrual, não se caracterizando amenorreia.

DIAGNÓSTICO

Exame clínico

- O primeiro passo é descartar hipótese/diagnóstico de gravidez, amamentação, uso de medicamentos indutores de amenorreia e ambiguidade sexual. Investigar o desenvolvimento estatural, estresse, alteração do peso, galactorreia, dor pélvica cíclica (cólica), curetagens, infecções uterinas anteriores, histerectomia, prática intensa de atividades físicas
- Observar estado nutricional (obesidade ou desnutrição), ausência ou presença de características sexuais secundárias, sinais de hiperandrogenismo, ausência de vagina, hímen imperfurado e características da síndrome de Turner

- Avaliar os órgãos pélvicos pela palpação bimanual
- Se já iniciou vida sexual, fazer exame especular para avaliar o colo do útero.

Na Figura 389.1 é apresentado um fluxograma para avaliação dos tipos primário e secundário de amenorreia.

Raciocínio clínico

Se a paciente apresentar características sexuais secundárias na amenorreia primária, deve-se avaliar o trato excretor conforme:
- Presença de cólica mensal: considerar alteração obstrutiva (hímen imperfurado e septo vaginal transverso)
- Ausência de cólica mensal: agenesia de Müller (síndrome de Rokitansky e síndrome de Morris).

Avaliação hormonal de paciente em amenorreia

- O FSH pode estar normal mesmo em paciente com hipotálamo disfuncional, por suspensão incompleta dos pulsos de GnRH
- Dosar hormônio estimulador da tireoide (TSH) se o nível prolactina (PRL) for elevado ou se houver suspeita de doença do complexo hipotalâmico-hipofisário
- Sinais de TSH elevado: investigar disfunção tireoideana
- Sinais de hiperandrogenismo: dosar androgênios (17-hidroxiprogesterona, testosterona e deidroepiandrosterona sulfatada)
- Na disfunção hipotalâmico-hipofisária, o teste de estímulo com gonadorelina (LHRH) possibilita diferenciar disfunção hipotalâmica da disfunção hipofisária.

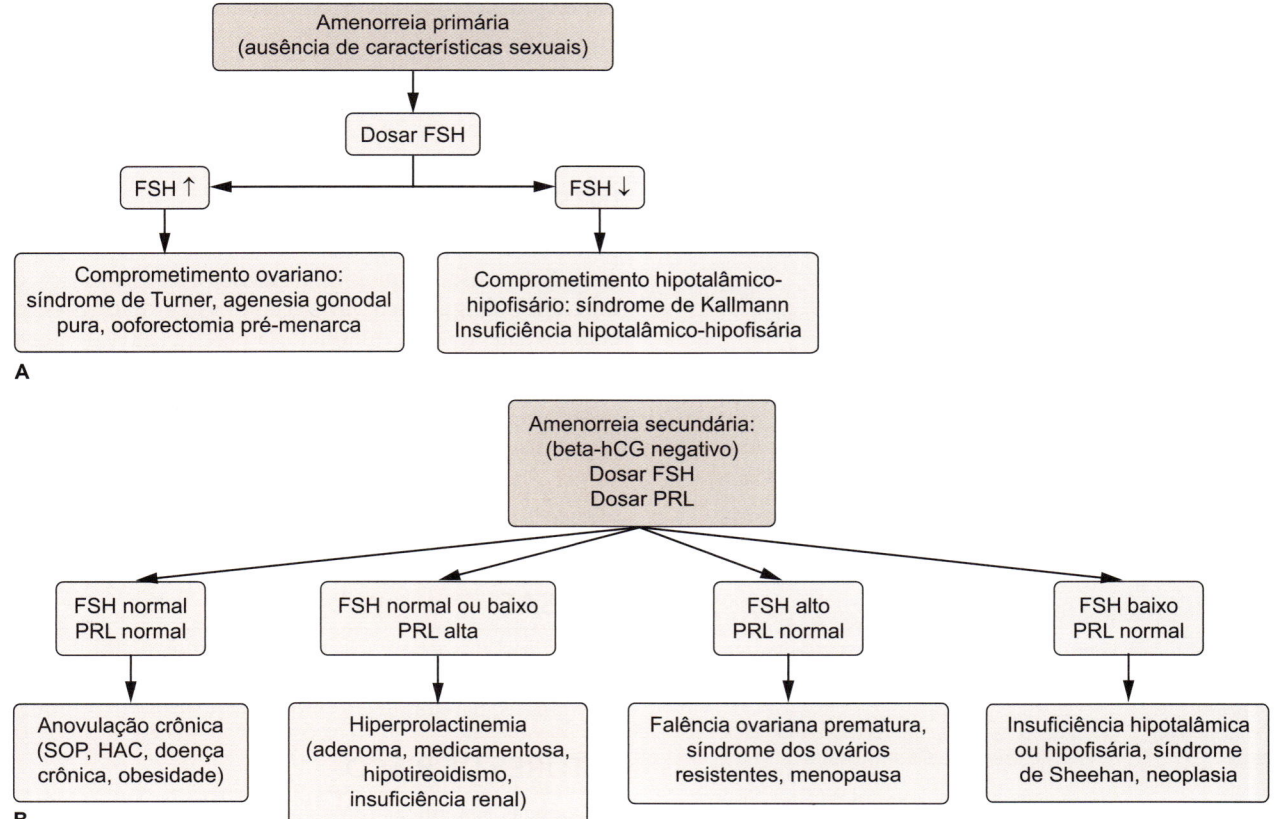

Figura 389.1 Fluxograma para avaliação de paciente com amenorreia primária ou secundária. FSH: hormônio foliculestimulante; HAC: hiperplasia adrenal congênita; beta-hCG: betagonadotrofina coriônica humana; PRL: prolactina; SOP: síndrome dos ovários policísticos.

Exames de imagem

- Ultrassonografia transabdominal para identificação de hematométrio ou hematocolpos em paciente com história de amenorreia primária e relato de cólicas menstruais mensais ou agenesia de útero e malformação uterina. Este exame também identifica ovários policísticos
- Tomografia computadorizada ou ressonância magnética para avaliação de sela túrcica, quando se suspeita de neoplasia de hipófise.

TRATAMENTO

- No caso da amenorreia, a conduta depende da identificação dos sinais e dos sintomas e sua correlação com os critérios para diagnóstico (ver Figura 389.1).

Tratamento medicamentoso

No Quadro 389.1 consta o tratamento medicamentoso para os problemas relacionados com a amenorreia.

Quadro 389.1 Tratamento medicamentoso.

Causas	Medicamentos		
Hiperprolactinemia	Bromocriptina, 1,25 mg/dia, VO, 7 dias	Aumentar a dose gradualmente (2 a 3 vezes/dia até controle dos sintomas)	
	Cabergolina, 0,5 mg, VO, 1 vez/semana	Aumento gradativo de acordo com controle dos sintomas (reavaliar entre 4 e 8 semanas); > especificidade; < efeitos colaterais	
Hiperprolactinemia medicamentosa	Reposição estroprogestativa, quando a medicação causadora do problema não puder ser substituída		
Hipotireoidismo	Reposição de hormônio tireoideano		
Hipoestrogenismo			
Sem características sexuais primárias	Iniciar com pequenas doses de estrogênio	Aumentar a dose até desenvolver broto mamário	Incluir progestagênio e aumentar dose estrogênica até atingir a dose da fase adulta
Deficiência de estrogênio na mulher adulta	Repor estrogênio conjugado ou estradiol por diferentes vias	*Usar progestagênio em mulher com útero, para evitar câncer de endométrio	
Hipoestrogenismo reversível	Reposição estroprogestativa adjuvante ao tratamento para causa (como obesidade, doença crônica)		
Anovulação hiperandrogênica			
Androgênio exógeno	Interromper substância desencadeante		
Deficiência enzimática das adrenais	Prednisona, 2,5 a 7,5 mg/dia, VO, ou dexametasona, 0,25 a 1 mg/dia, VO		
Síndrome dos ovários policísticos	Progestagênio cíclico ou anticoncepcional oral hormonal combinado *Indução de ovulação se desejo de engravidar		

VO: via oral. Adaptado do Protocolo Febrasgo, 2018.

Tratamento cirúrgico

- Indicado nos casos de neoplasias ovariana ou adrenal, doença de Cushing devido à neoplasia, sinéquias intrauterinas, hímen imperfurado e septo vaginal transverso
- Cirurgia para formação de neovagina em casos de agenesia de vagina pela síndrome de Rokitansky
- Para tratamento da infertilidade, ver Capítulo 393, *Infertilidade.*

BIBLIOGRAFIA

Azevedo MF. GPS Medicamentos. Guia prático em saúde. Rio de Janeiro: Guanabara Koogan; 2017.

Batista LAA, Batista LAT, Machado MVB. Amenorreia. In: Departamento de Ginecologia e Obstetrícia da Faculdade de Medicina da Universidade Federal de Goiás. Deus JM, Amaral WN. (Eds.). Manual Prático de Ginecologia com Fluxograma. Goiânia: Contato Comunicação; 2014. p. 52.

Benetti-Pinto CL, Soares Junior JM, Yela DA. Protocolo Febrasgo – Ginecologia, nº 38. Comissão Nacional Especializada em Ginecologia Endócrina. São Paulo: Federação Brasileira das Associações de Ginecologia e Obstetrícia (Febrasgo); 2018.

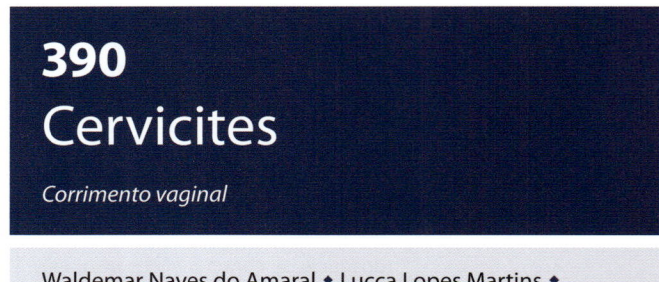

390
Cervicites

Corrimento vaginal

Waldemar Naves do Amaral ✦ Lucca Lopes Martins ✦ Paulo Fellipe Silvério Razia

INTRODUÇÃO

Lesão inflamatória da mucosa endocervical, em geral, de causa infecciosa. Na maioria dos casos é assintomática, o que dificulta o diagnóstico, favorecendo as complicações, como endometrite, doença inflamatória pélvica (DIP), maior risco de contaminação pelo vírus da imunodeficiência humana (HIV) e câncer do colo do útero.

Pode se estender à vagina e à vulva (ver Capítulo 407, *Vulvovaginites*).

Durante a gravidez, as cervicites estão associadas a complicações como trabalho de parto prematuro, ruptura prematura de membranas, abortamento e óbito fetal.

CAUSAS

- *Chlamydia trachomatis, Neisseria gonorrhoeae,* herpes-vírus simples, *Gardnerella vaginalis, Candida, Trichomonas vaginalis,* papilomavírus humano, herpes-vírus humano.

FATORES DE RISCO

- Doenças sistêmicas que causam debilitação orgânica (infecções crônicas, desnutrição, senilidade, anemia grave, diabetes e síndrome da imunodeficiência adquirida (AIDS)

- Alterações das defesas imunológicas (quimioterapia, corticoterapia, imunossupressores, estresse)
- Atividade sexual promíscua
- Alteração da flora vaginal por medicamentos ou lavagem vaginal excessiva
- Higiene inadequada.

MANIFESTAÇÕES CLÍNICAS

- Dor vaginal
- Leucorreia (corrimento vaginal esbranquiçado)
- Corrimento amarelado
- Prurido vulvovaginal

- Inflamação e edema vaginal
- Bartholinite e/ou Skenite (eventualmente)
- Cérvice eritematosa
- Secreção mucopurulenta originada no colo do útero.

DIAGNÓSTICO

- Como a cervicite pode ser um sinal de infecção do trato genital superior, as mulheres devem ser avaliadas quanto a sinais de DIP e investigadas para *Chlamydia trachomatis* e *Neisseria gonorrhoeae*.

Na Figura 390.1 é apresentada a conduta de investigação e tratamento da cervicite.

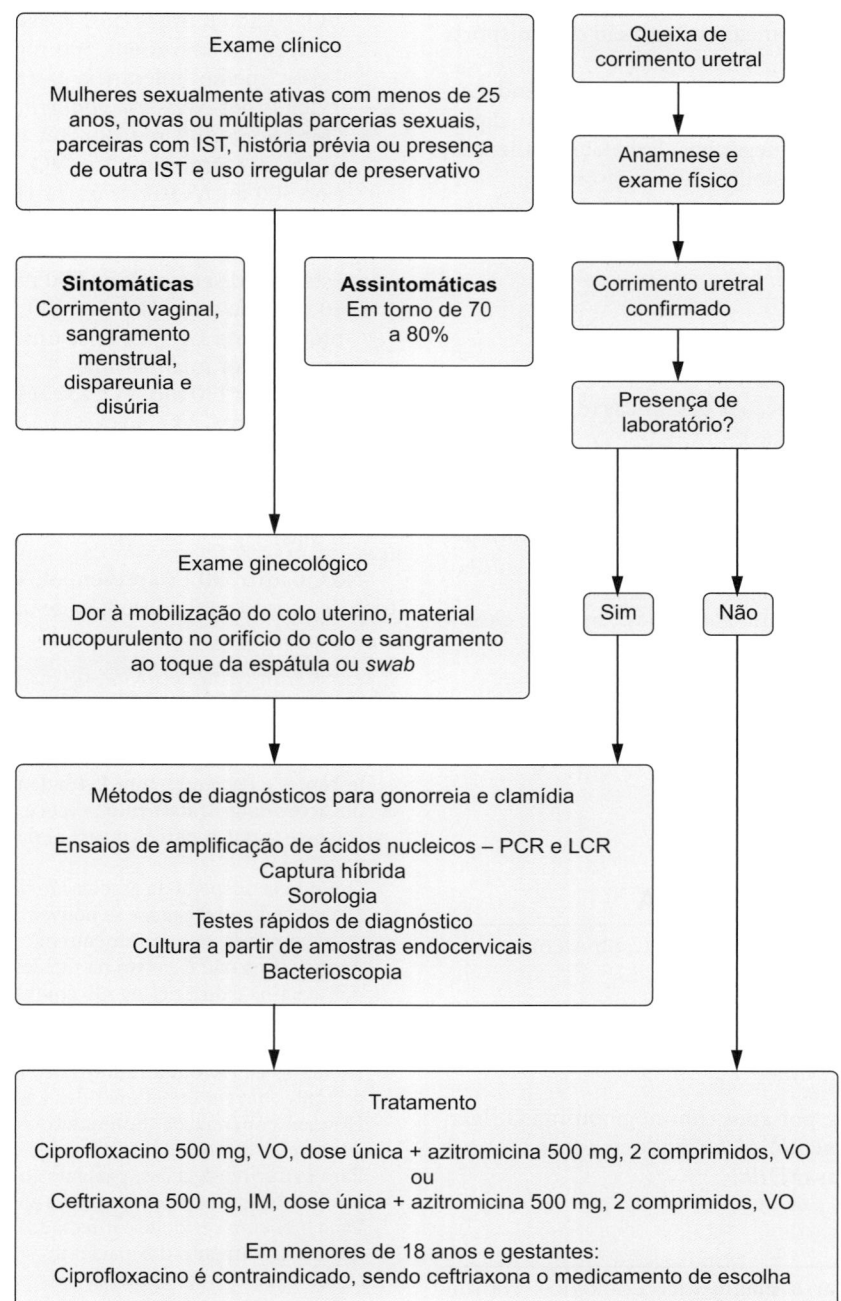

Figura 390.1 Fluxograma para diagnóstico e tratamento da cervicite. (Fonte: Brasil, 2016.)

Exames complementares

- Reação em cadeia da polimerase (PCR) para detecção de ácido desoxirribonucleico (DNA) é mais sensível do que a cultura para diagnóstico de cervicite e uretrite por *Chlamydia trachomatis* e *Neisseria gonorrhoeae*
- Imunofluorescência direta: anticorpos conjugados com fluoresceína que identificam componentes da membrana externa de clamídia. Pode produzir resultados falso-negativos quando observados sangue ou baixo número de células
- Métodos imunoenzimáticos: ensaio enzimático (EIA)/ensaio de imunoabsorção enzimática (ELISA) possibilitam a pesquisa de clamídia, entretanto o alto custo dificulta o uso rotineiro
- Cultura em meio Thayer-Martin: cultivo da secreção endocervical diretamente no meio ou em meio de transporte apropriado (anaerobiose)
- Bacterioscopia de secreção endocervical: *swab* endocervical em esfregaço corado por Gram para detectar diplococos intracelulares gram-negativos. É de fácil realização, porém apresenta baixa sensibilidade
- Cultura em meio McCoy é o teste de referência para detecção de *Chlamydia trachomatis,* porém a sensibilidade pode ser prejudicada
- Colposcopia
- Cultura para fungos
- Sorologia para sífilis
- Testes sorológicos para AIDS
- Exames para identificar afecções sistêmicas (diabetes, anemias e doenças consumptivas).

Bacterioscopia vaginal e colpocitologia oncoparasitária

- Bacterioscopia vaginal (a fresco ou corada) não é adequada para fazer o diagnóstico de infecção por *Chlamydia*
- A colpocitologia oncoparasitária pode ajudar, mas tem baixa sensibilidade.

DIAGNÓSTICO DIFERENCIAL

- Câncer do colo do útero
- Erosão verdadeira do colo do útero
- Ectrópio.

COMPROVAÇÃO DIAGNÓSTICA

- Dados clínicos + exames laboratoriais + colposcopia.

COMPLICAÇÕES

- Cervicite por *C. trachomatis* ou *N. gonorrhoeae* aumenta o risco de DIP
- A clamídia permanece por anos (imunoglobulina G [IgG] aumenta progressivamente), alcançando as tubas uterinas e a pelve, podendo causar DIP.

TRATAMENTO

- Deve-se sempre buscar o diagnóstico etiológico. Na impossibilidade desse diagnóstico, o tratamento baseia-se em diagnóstico presuntivo, dirigido para clamídia e neisséria

- O tratamento antibacteriano para clamídia deve ser prescrito para mulheres com alto risco para infecções sexualmente transmissíveis (IST), enquanto se aguarda o resultado dos exames
- A terapia simultânea para gonorreia é indicada se a prevalência for maior que 5% entre os jovens
- Deve-se recomendar o uso de preservativos nas relações sexuais para a prevenção da doença
- Ver Figura 390.1.

Tratamento medicamentoso

- Azitromicina 1 g, VO, dose única; ou doxiciclina 100 mg, VO, 2 vezes/dia, por 7 dias; ou amoxicilina 500 mg, VO, 3 vezes/dia, por 7 dias
- Gestantes com clamídia:
  - Azitromicina 1 g, VO, dose única; ou eritromicina 500 mg, VO, a cada 6 horas, por 7 dias, ou a cada 12 horas por 14 dias; ou amoxicilina 500 mg, VO, a cada 8 horas por 7 dias (melhor tolerância gastrintestinal)
- Cervicites por *Neisseria gonorrhoeae*:
  - Ceftriaxona 500 mg por via intramuscular (IM), dose única, + azitromicina 1 g, VO, dose única; ou ciprofloxacino 500 mg VO, dose única + azitromicina 1 g, VO, dose única
- Gestantes com gonorreia:
  - Estearato de eritromicina 500 mg, VO, a cada 6 horas por 10 dias; ou ampicilina 3 g, VO, dose única, precedido de probenecida 1 g, VO, dose única
- Cervicites por micoplasma:
  - Doxiciclina 100 mg, VO, 2 vezes/dia, por 7 dias; ou tetraciclina 500 mg, VO, 4 vezes/dia, por 7 dias; ou eritromicina 500 mg, VO, 4 vezes/dia, por 7 dias; ou levofloxacino, VO, ou ciprofloxacino 500 mg/dia, VO, por 7 dias; ou azitromicina 1 g, VO, dose única, ou 50 mg/dia, VO, por 5 dias.

No Quadro 390.1 é apresentado o tratamento medicamentoso de acordo com a infecção de base.

Recomendações práticas

- A infecção por clamídia, frequentemente assintomática, justifica sua busca ativa em grupos de risco, como gestantes, adolescentes e pacientes com IST; ademais, a gravidade das complicações exige tratamento precoce
- Deve-se tratar o parceiro sexual de pacientes para clamídia e gonorreia
- Quando se suspeita da associação de *Chlamydia trachomatis* e *Neisseria gonorrhoeae,* e se houver dificuldade para diagnóstico, recomenda-se o tratamento para ambos
- Amoxicilina não é efetiva na infecção crônica
- Tetraciclina e doxiciclina são contraindicadas em gestantes
- Em grávidas, deve-se realizar teste de controle 3 semanas após término do tratamento, a fim de confirmar o resultado terapêutico
- Pacientes de risco, moradores de áreas com alta prevalência e gestantes devem ser submetidos à triagem de rotina
- Homens com relações homoafetivas devem ser rastreados para gonorreia em uretra, reto e faringe anualmente
- Para evitar reinfecções, pacientes e seus parceiros sexuais devem se abster de relações sexuais até o fim da terapia
- Pacientes com cervicite e infectados pelo HIV devem receber o mesmo tratamento dos pacientes soronegativos. Deve-se considerar que o tratamento de tais pacientes é necessário para reduzir as chances de transmissão do vírus (ver Capítulo 601, *Aspectos Práticos das Infecções Sexualmente Transmissíveis*).

Quadro 390.1 Tratamento medicamentoso da cervicite.

Infecção	Tratamento de escolha
Infecção gonocócica anogenital não complicada (uretra, colo do útero e reto)	Ciprofloxacino 500 mg,* VO, dose única + azitromicina 500 mg, 2 comprimidos VO, dose única Ou Ceftriaxona 500 mg, IM, dose única, + azitromicina 500 mg, 2 comprimidos VO, dose única
Infecção gonocócica não complicada da faringe	Ceftriaxona 500 mg, IM, dose única + azitromicina 500 mg, 2 comprimidos VO, dose única
Infecção gonocócica disseminada	Ceftriaxona 1 g/dia IM ou IV Manter até 24 a 48 horas após a melhora, quando o medicamento pode ser substituído para ciprofloxacino, 500 mg VO, 2 vezes/dia, completando ao menos 7 dias de tratamento
Conjuntivite gonocócica no adulto	Ceftriaxona 1 g, IM, dose única
Infecção por clamídia	Azitromicina 500 mg, 2 comprimidos VO, dose única Ou Doxiciclina 100 mg VO, 2 vezes/dia, por 7 dias (exceto gestantes) Ou Amoxicilina 500 mg VO, 3 vezes/dia, durante 7 dias

*Em menores de 18 anos e em gestantes, o ciprofloxacino é contraindicado, sendo a ceftriaxona o medicamento de escolha. VO: via oral; IM: intramuscular; IV: intravenosa. Fonte: Brasil, 2016.

Recomendações sobre o uso de ciprofloxacino

- Contraindicado nos estados de São Paulo, Minas Gerais e Rio de Janeiro, devido à circulação de cepas resistentes de gonococos.

EVOLUÇÃO E PROGNÓSTICO

- Infecções não virais respondem bem ao tratamento. Se isso não ocorrer, pode haver propagação da infecção para as tubas uterinas e o peritônio, deixando sequelas (infertilidade).

BIBLIOGRAFIA

Azevedo MF. GPS Medicamentos. Guia prático em saúde. Rio de Janeiro: Guanabara Koogan; 2017.
Brasil. Ministério da Saúde. Secretaria de Vigilância em Saúde. Departamento de DST, Aids e Hepatites Virais. Protocolo clínico e diretrizes terapêuticas para atenção integral às pessoas com infecções sexualmente transmissíveis. Brasília (DF):Ministério da Saúde;2016.
Federação Brasileira das Associações de Ginecologia e Obstetrícia (Febrasgo). Comissões Nacionais Especializadas em Ginecologia e Obstetrícia. Manual de orientação: doenças infectocontagiosas. Rio de janeiro: Febrasgo; 2010.
Gonçalves AK, Eleutério JJ, Costa AP, Giraldo PC. Cervicites e uretrites. São Paulo: Federação Brasileira das Associações de Ginecologia e Obstetrícia (FEBRASGO); 2018. (Protocolo Febrasgo – Ginecologia, no. 2/Comissão Nacional Especializada em Doenças Infectocontagiosas).
Workowski KA, Berman S. Centers for Disease Control and Prevention (CDC). Sexually transmitted diseases treatment guidelines, 2010. MMWR Recomm Rep. 2010;59(RR-12):1-110.

391
Climatério

Menopausa

Giordanne Guimarães Freitas ◆ Fernanda Sardinha de Abreu Tacon ◆ Waldemar Naves do Amaral

INTRODUÇÃO

O climatério é o período de transição que vai da fase reprodutora até a senilidade, com duração variável entre 40 e 65 anos.

O termo menopausa restringe-se ao último episódio de sangramento menstrual, que ocorre por volta dos 50 anos, quando o ovário perde a capacidade de produzir os hormônios sexuais femininos.

Quando esse evento ocorre antes dos 40 anos, denomina-se menopausa precoce.

O período do climatério pós-menopausal caracteriza-se por aumento dos níveis séricos de hormônio foliculestimulante (FSH) e redução dos níveis de estradiol.

MANIFESTAÇÕES CLÍNICAS

Sinais e sintomas estão relacionados com o hipoestrogenismo:

- Sintomas vasomotores: fogachos e sudorese noturna
- Transtornos do sono
- Alterações do humor: depressão, irritabilidade e ansiedade
- Ressecamento vaginal e dispareunia
- Infecções urinárias de repetição
- Atrofia das mamas
- Ressecamento e diminuição do brilho da pele e aumento das rugas
- Ressecamento dos cabelos
- Ganho de peso
- Redução de libido
- Disúria, urgência e incontinência urinária
- Elevação do risco de osteoporose
- Aumento do risco de doença cardiovascular
- Ampliação do risco de doença de Alzheimer.

DIAGNÓSTICO

- Pode ser confirmado pela ausência de menstruação por 1 ano, em mulheres por volta dos 50 anos, com manifestações clínicas típicas
- Alguns exames, como as dosagens de FSH, prolactina e betagonadotrofina coriônica humana (β-hCG), devem ser solicitados para o diagnóstico diferencial.

Na Figura 391.1 é apresentado um fluxograma para investigação diagnóstica do climatério.

Diagnóstico pós-menopáusico

- Em mulheres com idade próxima a 50 anos, com sintomas característicos e amenorreia, não há necessidade de investigação laboratorial hormonal. O diagnóstico pós-menopáusico é de FSH > 40 mUI/mℓ e de E2 < 20 pg/mℓ.

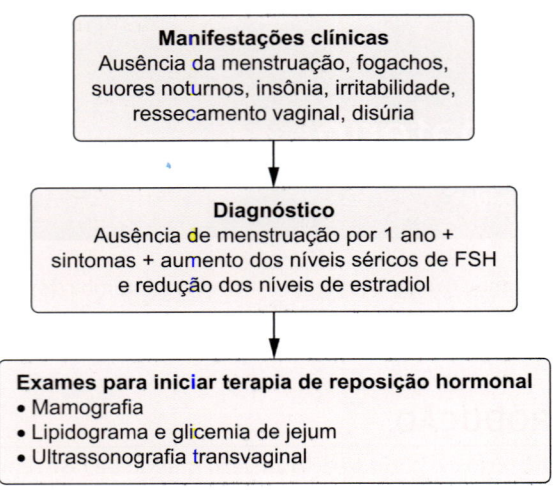

Manifestações clínicas
Ausência da menstruação, fogachos, suores noturnos, insônia, irritabilidade, ressecamento vaginal, disúria

↓

Diagnóstico
Ausência de menstruação por 1 ano + sintomas + aumento dos níveis séricos de FSH e redução dos níveis de estradiol

↓

Exames para iniciar terapia de reposição hormonal
• Mamografia
• Lipidograma e glicemia de jejum
• Ultrassonografia transvaginal

Figura 391.1 Fluxograma para diagnóstico do climatério. FSH: hormônio foliculestimulante.

TRATAMENTO

Na Figura 391.2 é apresentado um esquema para o tratamento do climatério.

Terapia de reposição hormonal

A terapia de reposição hormonal (TRH) pode ser realizada com o uso isolado de estrogênio ou associação deste com progestagênios ou tibolona (Quadros 391.1 e 391.2)

- Indicações para TRH:
  - Sintomas vasomotores são as principais indicações
  - Outras indicações: sintomas geniturinários e prevenção da osteoporose
- Benefícios:
  - Prevenção da osteoporose
  - Prevenção e tratamento de sintomas geniturinários
  - Melhora do humor, principalmente dos sintomas de depressão no período de transição entre a pré-menopausa e o período pós-menopausa
  - Normalização do sono
  - Melhora da sexualidade
  - Redução da gordura abdominal e da gordura corporal total

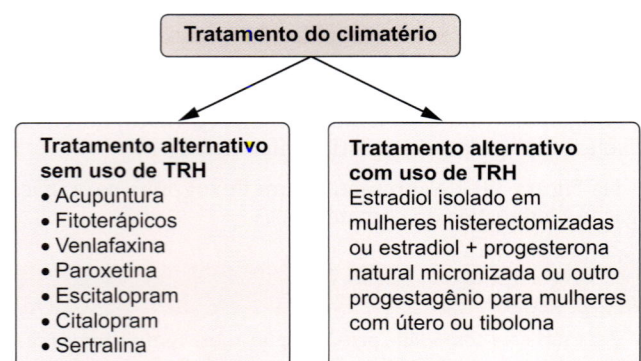

Tratamento do climatério

Tratamento alternativo sem uso de TRH
• Acupuntura
• Fitoterápicos
• Venlafaxina
• Paroxetina
• Escitalopram
• Citalopram
• Sertralina

Tratamento alternativo com uso de TRH
Estradiol isolado em mulheres histerectomizadas ou estradiol + progesterona natural micronizada ou outro progestagênio para mulheres com útero ou tibolona

Figura 391.2 Fluxograma para tratamento do climatério. TRH: terapia de reposição hormonal.

- Diminuição do risco de diabetes e melhora do controle glicêmico em mulheres com diabetes
  - Melhora e estabilização das alterações da pele
  - Alívio de artralgias
  - Redução do risco de câncer colorretal
  - Melhora da qualidade de vida
- Riscos:
  - Aumento do risco de câncer de mama: o risco de câncer de mama relacionado com a TRH é pequeno, com incidência de menos de 1 caso por 1.000 mulheres por ano
  - A associação de estradiol com progesterona micronizada ou didrogesterona apresenta menor risco quando comparada à de estradiol com outros progestagênios (Quadros 391.1 e 391.2)
  - TRH e risco de doença tromboembólica venosa: o estradiol transdérmico não aumenta o risco de tromboembolia, ao contrário do estradiol oral, que aumenta o risco (1/1.000 mulheres entre 50 e 59 anos)
- Os progestagênios, quando associados ao estradiol, parecem ter influência no risco de tromboembolismo. O uso da progesterona natural micronizada ou da didrogesterona tem menor risco, quando comparados com outros progestagênios.

TRH e câncer de endométrio

- A TRH com estrogênio isolado aumenta o risco de câncer de endométrio, por isso é sempre indicada a associação de um progestagênio em mulheres com útero.

Exames indicados antes de iniciar TRH

- Mamografia
- Dosagem de colesterol total, LDL-colesterol, HDL-colesterol, VLDL-colesterol, triglicerídeos e glicemia
- Ultrassonografia (USG) das mamas, em mulheres com mamas densas
- USG transvaginal.

As formulações de estrogênios estão descritas no Quadro 391.1, e as de progesterona e progestagênios no Quadro 391.2.

Quadro 391.1 Estrogênios para uso vaginal, oral e transdérmico.

Uso tópico (vaginal)	Uso oral	Uso transdérmico
Promestrieno 0,01 g em creme ou cápsulas	Estradiol micronizado 1 ou 2 mg	Estradiol em adesivo 15, 50 ou 75 µg
Estrogênios conjugados 0,625 mg/g de gel	Estrogênios conjugados 0,625 ou 0,3 mg	Estradiol gel 0,5, 1 e 1,5 mg
Estriol creme vaginal 1 mg/g	Valerato de estradiol 1 ou 2 mg	

Quadro 391.2 Apresentações de progesterona e progestagênios.

Progesterona natural micronizada	Acetato de medroxiprogesterona	Norgestimato
Didrogesterona	Noretisterona	Gestodeno
Acetato de ciproterona	Levonorgestrel	Drospirenona
Acetato de nomegestrol	Desogestrel	Trimegestona

Por quanto tempo usar a TRH?

Não existe tempo limite para a reposição hormonal, desde que a mulher não apresente efeitos adversos ou contraindicações, tais como:
- Doença hepática descompensada
- Lúpus eritematoso sistêmico
- Porfiria
- Câncer de mama
- Câncer de endométrio
- Lesão precursora de câncer de mama
- Sangramento vaginal de causa desconhecida
- Doença arterial coronariana
- Doença tromboembólica venosa
- Meningioma.

Tibolona

- Pode ser usada para alívio dos sintomas do período pósmenopausa, na dose de 1,25 ou 2,5 mg. Não deve ser ministrada em mulheres com história pregressa de câncer de mama
- Além de melhorar os sintomas, há evidências de que a tibolona melhora a densidade mineral óssea e previne fraturas
- Para minimizar os sintomas psicoemocionais, utilizam-se fitoterápicos que atuam em quadros leves ou moderados de depressão e ansiedade (Quadro 391.3).

Quadro 391.3 Fitoterápicos usados no climatério.

Fitoterápico	Especificação da prescrição	Efeitos colaterais
Glycine max	Extrato padronizado de 40 a 70% de isoflavonas, 50 a 180 mg/dia, a cada 12 horas	Alergias, interferência na absorção de certos sais minerais, constipação intestinal, flatulência, náuseas e irritação gástrica
Trevo vermelho (Trifolium pratense)	Extrato padronizado a 8% de isoflavonas, 40 a 60 mg/dia, com dose única diária	Mesmo das isoflavonas, anticoagulantes orais, heparinas, anticoncepcionais podem sofrer interferência
Cimicifuga racemosa	Extrato padronizado entre 2,5 e 8% de 27-deoxiacteína, 40 a 80 mg/dia. Pode ser associada às isoflavonas	São raros. Dor abdominal, diarreia, cefaleia, vertigens, náuseas, vômitos e dores articulares
Hiperico perforatum	Extrato padronizado a 0,3% de hipericinas, 300 a 900 mg/dia, em doses maiores Dividir as tomadas em 3 vezes/dia	Irritação gástrica, sensibilização cutânea – fotodermatite, insônia, ansiedade
Valeriana officinalis	Extrato seco com 0,8% de ácidos valerênicos, 300 a 400 mg/dia, divididos em 2 a 3 tomadas	Cefaleia e agitação; doses altas podem induzir sonhos, dispepsia e reações alérgicas cutâneas
Melissa officinalis	Extrato seco: não menos que 0,5% de óleo volátil contendo citral; não menos que 6% de derivados hidroxicinâmicos totais, calculados como ácido rosmarínico (80 a 240 mg/dia), em 3 tomadas	Bradicardia em indivíduos sensíveis

Adaptado de Ministério da Saúde, 2008.

Tratamento dos sintomas vasomotores sem reposição hormonal

- Acupuntura
- Homeopatia
- Fitoterápicos
- Venlafaxina
- Paroxetina
- Escitalopram
- Citalopram
- Sertralina
- Fluoxetina

BIBLIOGRAFIA

Brasil. Ministério da Saúde. Secretaria de Atenção à Saúde. Departamento de Ações Programáticas Estratégicas. Manual de Atenção à Mulher no Climatério/Menopausa/Ministério da Saúde, Secretaria de Atenção à Saúde, Departamento de Ações Programáticas Estratégicas. – Brasília: Editora do Ministério da Saúde; 2008. pp. 141-9.

Fournier A, Berrino F, Clavel-Chapelon F. Unequal risks for breast câncer associated with different hormone replacement therepies: results from the E3N cohort study. Breast Cancer Res Treat. 2008;107(1):103-11.

Hentschel H, Bilibio JP, Lorenzzoni PL. Sexualidade Humana. In: Rotinas em Ginecologia. 6. ed. Artmed; 2011.

Neto AMP, Fernandes ALRV, Paula AP et al. Manual de orientação do climatério. São Paulo: Febrasgo; 2010.

Palacios S. Current perspectives on the benefits of HRT in menopausal women. Maturitas. 1999;33(Suppl 1):S1-13.

Pompei LM, Machado RB, Wender MCO et al. Consenso Brasileiro de Terapêutica Hormonal da Menopausa. Associação Brasileira de Climatério (SOBRAC). São Paulo: Leitura Médica; 2018.

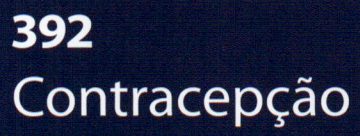

392
Contracepção

Anticoncepção, planejamento familiar

Vergílio Pereira Carvalho ◆ Fernanda Sardinha de Abreu Tacon ◆ Waldemar Naves do Amaral

INTRODUÇÃO

Contracepção é a forma pela qual os casais utilizam métodos e técnicas para evitar uma gravidez indesejada.

A escolha do método contraceptivo deve ser uma decisão do casal, e envolve aspectos clínicos, idade, fatores de risco e doenças associadas.

Embora a idade, individualmente, não represente contraindicações aos diversos métodos contraceptivos, algumas etapas da vida da mulher, como a adolescência, podem suscitar indagações quanto ao método mais adequado.

Planejamento familiar

- O planejamento familiar é definido pela lei nº 9.263, de 12 de janeiro de 1996, como um "conjunto de ações de regulação da fecundidade que garanta direitos iguais de constituição, limitação ou aumento da prole pela mulher, pelo homem ou pelo casal".

  Para isso, o Ministério da Saúde disponibiliza gratuitamente vários métodos contraceptivos, como preservativos masculino e feminino, diafragma, esterilização cirúrgica, minipílula, dispositivo intrauterino (DIU) de cobre, anticoncepcionais combinados orais (ACO) e injetáveis, e espermicidas.

CLASSIFICAÇÃO DOS MÉTODOS CONTRACEPTIVOS

A Organização Mundial da Saúde (OMS) divulga periodicamente critérios para uso de métodos anticoncepcionais (Quadro 392.1).

CONDUTA

Os métodos podem ser reversíveis e irreversíveis (Figura 392.1).

Métodos reversíveis

Preservativo masculino

- Composto por material de látex que deve ser inserido com o pênis ereto, antes do início do ato sexual. Orienta-se o usuário a retirar o pênis da vagina logo após a ejaculação, assegurando que o sêmen saia do reservatório a partir da redução da ereção (Quadro 392.2).

Preservativo feminino

- Bolsa cilíndrica feita de plástico fino (poliuretano), transparente e suave, do mesmo comprimento que o preservativo masculino, porém com dois anéis flexíveis, um em cada extremidade, uma delas fechada por uma membrana
- Antes da relação sexual, a mulher insere o preservativo na vagina pela extremidade fechada, que deve alcançar o fundo, enquanto a extremidade aberta fica para fora, em contato com a vulva. Este anel tem a finalidade de mantê-la aberta, para possibilitar a penetração do pênis em seu interior. Durante a relação, o pênis deve permanecer no interior do preservativo feminino
- As vantagens, desvantagens e contraindicações dos métodos de barreiras estão descritas no Quadro 392.2.

Dispositivo intrauterino

- Método anticoncepcional constituído por um dispositivo intrauterino (DIU), pequeno e flexível, de polietileno, com ou sem adição de substâncias metálicas ou hormonais, que exerce efeito contraceptivo

- Há três tipos: DIU não medicado (ou inerte), DIU medicado (ou ativo) e DIU de cobre
- Os íons de cobre, utilizados nos DIU, interferem na vitalidade e na motilidade espermática, prejudicando-as, além de diminuir a sobrevida do óvulo no sistema genital. O cobre é responsável por um aumento da produção de prostaglandinas e inibição de enzimas endometriais. Essas mudanças afetam adversamente o transporte de espermatozoides de tal modo que, raramente, ocorre a fertilização
- A ovulação não é afetada em usuárias do DIU de cobre.

Observações sobre o dispositivo de cobre

- Pode causar alterações na menstruação, como o sangramento de escape ou aumento do fluxo menstrual e de cólicas
- A anemia precisa ser corrigida antes da inserção do DIU
- Os principais motivos de abandono são a hipermenorragia e a dor
- A frequência de desfechos com gravidez e infecção é baixa.

Métodos hormonais

Sistema intrauterino liberador de levonorgestrel

- O sistema intrauterino liberador de levonorgestrel (SIU-LNG –Mirena®) libera 20 µg/dia de LNG na cavidade uterina, sendo pouco absorvido e, por isso, os efeitos sistêmicos são mínimos ou inexistentes. Contudo, por agir localmente, causa atrofia do endométrio e alterações no muco cervical, efeitos que aumentam muito sua eficácia contraceptiva. Adiciona à reação de corpo estranho a ação da progesterona no endométrio com decidualização e atrofia glandular
- Os receptores de estrogênio e progesterona endometriais são suprimidos
- O muco cervical torna-se espesso, criando uma barreira à penetração espermática
- A ovulação pode ser inibida.

Observações sobre dispositivos liberadores de progesterona

- Pode ocorrer sangramento irregular nos primeiros 5 meses
- Várias mulheres apresentam amenorreia por atrofia endometrial (20% no 1º ano e 50% nos 5 anos seguintes)
- A maioria das usuárias continua a ovular, mesmo estando em amenorreia.

Contraindicações para uso do DIU

- Não podem usar DIU as pacientes que se enquadram na categoria 4 da OMS, ou seja, as que apresentam uma das seguintes condições: gravidez confirmada ou suspeita, infecção pós-parto ou pós-abortamento, doença inflamatória pélvica (DIP) atual ou recente (últimos 3 meses), cervicite purulenta, sangramento genital de natureza desconhecida, tuberculose pélvica; antecedente de episódios de DIP repetidos, câncer genital ou pélvico, alterações anatômicas do útero que possam comprometer o correto posicionamento do dispositivo.

Quadro 392.1 Critérios para escolha dos métodos contraceptivos e recomendações práticas (OMS, 2015).

Métodos contraceptivos	Recomendações	Julgamento clínico
Categoria 1	Não há restrição ao uso do método contraceptivo	Utilizar o método em quaisquer circunstâncias
Categoria 2	As vantagens em utilizar o método geralmente superam os riscos (teóricos ou comprovados)	Utilizar o método de modo geral
Categoria 3	Os riscos, comprovados ou teóricos, superam as vantagens do uso do método	Não é recomendado o uso do método, a menos que outros mais adequados não estejam disponíveis
Categoria 4	Risco inaceitável, caso o método anticoncepcional seja utilizado	Não utilizar o método (proscrito)

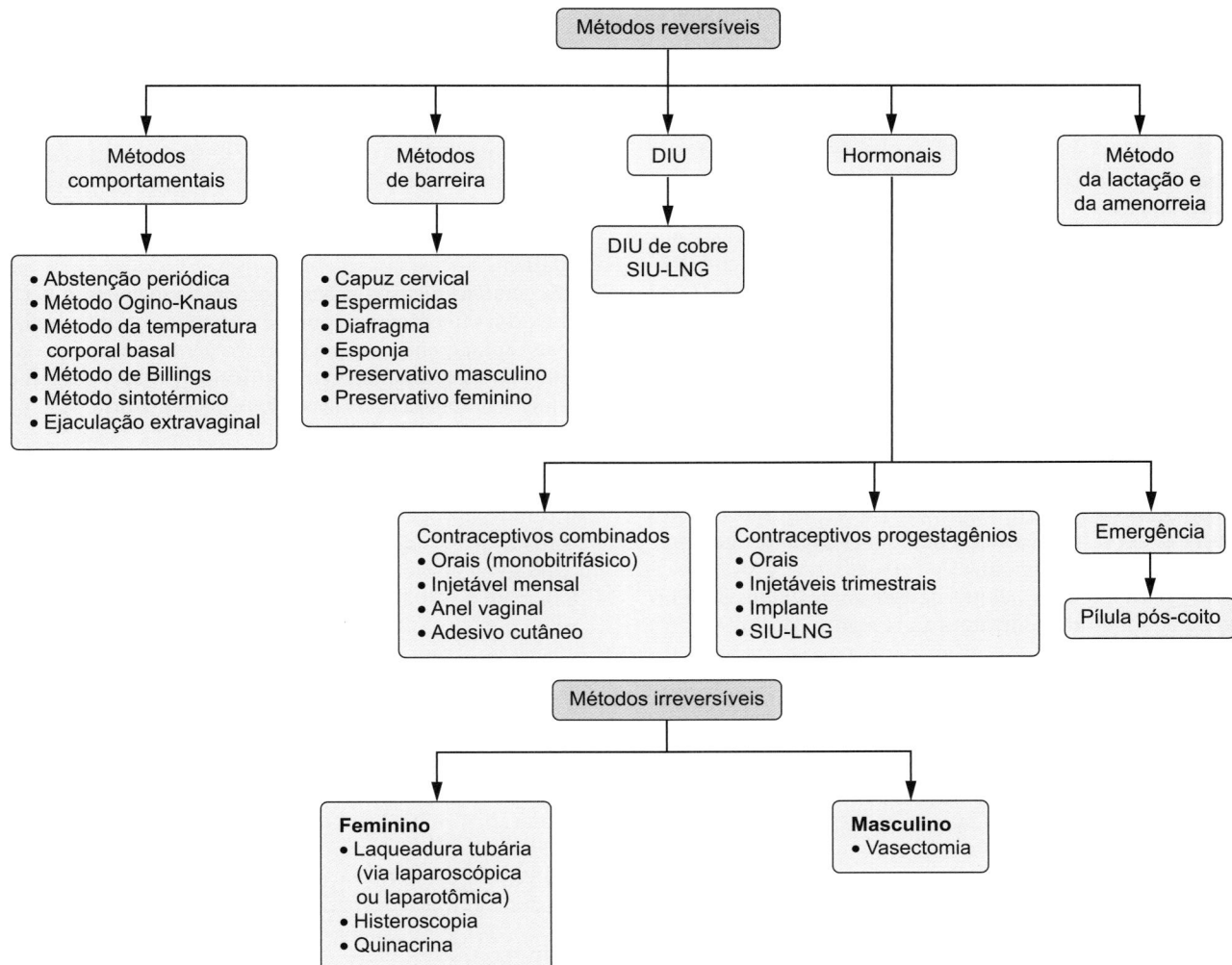

Figura 392.1 Métodos contraceptivos reversíveis e irreversíveis. DIU: dispositivo intrauterino; SIU-LNG: sistema intrauterino liberador de levonorgestrel.

Quadro 392.2 Vantagens, desvantagens e contraindicações dos métodos de barreiras masculino e feminino.

Método	Vantagens	Desvantagens	Contraindicações
Preservativo masculino	Proteção contra IST Fácil acesso	Falsa impressão de proteção total contra HPV. Pode ocorrer a contaminação da região cutânea com lesões em locais onde não há proteção	Alergia ao látex
Preservativo feminino	Inserção fora do intercurso sexual Menor reação alérgica e mais resistência Disponível no SUS Controle total da mulher	Proteção parcial para herpes genital e HPV Pode provocar desconforto pelo anel interno e gerar ruídos durante a atividade sexual Requer mais treinamento e orientação, para correta inserção Menos prático Inadequado para algumas posições sexuais Baixa adesão	Alergia ao material
Diafragma	Inserido no momento do ato Fácil transporte Ausência de interações medicamentosas Livre de hormônios	Pode interferir na espontaneidade da relação Requer uso de espermicidas antes de todas as relações Nem sempre é adequado para mulheres que já tiveram filhos Controle das horas que permanece no lugar Pode causar irritação, alergias e infecções urinárias Não deve ser retirado do lugar antes de 6 horas após a relação sexual	Alergias Nem sempre é adequado para todas as mulheres

HPV: papilomavírus humano; IST: infecções sexualmente transmissíveis; SUS: Sistema Único de Saúde.

Anticoncepcionais combinados orais

- Os ACO promovem ação contraceptiva mediante alterações funcionais no eixo neuroendócrino, modificando o mecanismo de estimulação ovariana pelas gonadotrofinas e por interferência direta nos mecanismos de *feedback*. Desse modo, ocorre um bloqueio gonadotrófico essencialmente do pico de hormônio luteinizante (LH) e, com isso, inibe-se a ovulação. Por esta razão são conhecidos como anovulatórios
- Atuam pela ação do progestagênio, no muco cervical, que se torna impenetrável pelo espermatozoide, e no endométrio, que sofre hipotrofia, sem condição de ocorrer a implantação do embrião
- Suas ações são reversíveis e, por isso, as usuárias de ACO retornam à fertilidade após algum tempo depois de suspendê-los. Apresentam como desvantagens maiores interações farmacológicas e alimentar
- Os principais efeitos colaterais atribuídos aos estrogênios são cefaleia, tonturas, náuseas, edema, irritabilidade e cloasma. Os progestagênios apresentam os seguintes efeitos adversos: depressão, cansaço, alterações da libido, amenorreia, acne e ganho de peso
- Algumas condições e hábitos devem ser avaliados para indicação do método contraceptivo (Quadro 392.3).

Quadro 392.3 Contraindicações para uso de anticoncepcionais orais combinados.

Contraindicações	Categoria de risco pela OMS
Mutações trombogênicas	4
Amamentação com menos de 6 semanas do parto	4
Pós-parto sem amamentação com menos de 21 dias sem fator de risco para TVP/com fator de risco	3/4
Pós-parto sem amamentação entre 21 e 42 dias com fator de risco para TVP	3
Tabagismo ≥ 35 anos: menos que 15 cigarros ou mais	3/4
Hipertensão arterial e doença vascular	4
História pregressa ou atual e TVP e TEP	4
TVP/TEP com administração de anticoagulante	4
Doença cardíaca isquêmica atual ou passada/valvopatia com complicações	4
AVC: história ou atual	4
Enxaqueca com aura em qualquer idade	4
Câncer de mama atual ou cirrose descompensada	4
Hepatite viral aguda (para início de uso)	4
Tumor hepático benigno (adenoma hepatocelular) e maligno	4
LES sistêmico com SAF positivo ou desconhecido	4
Uso de rifampicina ou alguns anticonvulsivantes (barbitúricos, carbamazepina, fenitoína, primidona)	3
História de câncer de mama sem evidência por 5 anos	3

LES: lúpus eritematoso sistêmico; TVP: trombose venosa profunda; TEP: tromboembolismo pulmonar; AVC: acidente vascular cerebral; SAF: síndrome do anticorpo antifosfolipídeo. Fonte: Organização Mundial da Saúde, 2015.

Contraceptivos hormonais injetáveis

- Característica farmacocinética: não sobrecarregam o fígado, por não percorrê-lo. Como efeitos indesejados, provocam irregularidades menstruais, mastalgia, cefaleia, tonturas, depressão, alteração da libido e do humor, acne, alopecia e aumento de peso
- Há dois tipos de formulações: injetáveis combinados (mensais) e injetáveis só de progestagênios (trimestrais)
- Quanto aos injetáveis mensais, a primeira aplicação deve ser realizada até o 5º dia do ciclo e as seguintes, a cada 30 dias
- Em geral, as menstruações ocorrem na metade do período entre duas injeções, isso porque o estrogênio é metabolizado mais rapidamente. Logo, a fase estrogênica do ciclo acontece antes do sangramento. O mecanismo de ação é o mesmo de pílulas combinadas, ou seja, bloqueio ovulatório.

Os injetáveis combinados disponíveis são:

- Enantato de estradiol 10 mg + acetofenido de algestona (di-hidroxiprogesterona) 150 mg (Perlutan® e Preg-Less®)
- Valerato de estradiol 5 mg + enantato de noretisterona 50 mg (Mesigyna® e Noregyna®)
- Cipionato de estradiol 5 mg + acetato de medroxiprogesterona 25 mg (Cyclofemina®)
- O acetato de medroxiprogesterona de depósito (AMPD) é apresentado em ampolas de 50, 150 ou 500 mg, utilizadas nas neoplasias malignas. Uma dose trimestral de 150 mg, por via intramucular (IM), inibe a ovulação por 14 semanas, atuando pela supressão dos picos de estradiol e, consequentemente, os níveis de LH, evitando, dessa forma, a ovulação, além de promover o espessamento do muco cervical, alteração que inviabiliza a passagem dos espermatozoides pelo canal cervical, além de atrofia do endométrio. As contraindicações são as mesmas dos ACO.

Implantes subdérmicos

- Pequenas cápsulas ou bastões de material plástico, permeável, que contêm um hormônio para ser liberado gradualmente, quando implantadas no tecido celular subcutâneo
- Seu mecanismo de ação inclui inibição da ovulação e modificação do muco cervical
- Promove sangramentos irregulares e amenorreia estimada em cerca de 20% das pacientes
- Após sua remoção, observa-se rápido retorno aos ciclos menstruais normais e à fertilidade
- O etonogestrel é o único aprovado pelo Departamento de Vigilância Sanitária do Ministério da Saúde no Brasil. Tem duração de 3 anos. Inicialmente libera 60 a 70 µg do hormônio por dia, e no terceiro ano, 25 a 30 µg/dia.

Anel vaginal

- Arco flexível, com diâmetro externo de 54 mm e espessura de 4 mm, contendo etonogestrel e etinilestradiol (NuvaRing®)
- Inserido na vagina, libera diariamente 120 µg de etonogestrel e 15 µg de etinilestradiol aproximadamente
- Este contraceptivo deve permanecer por 3 semanas na vagina, sendo removido após este período. O tempo sem o anel (pausa) é de 7 dias, após esse período, coloca-se um novo anel, ou seja, há um regime semelhante ao das pílulas combinadas

- A pausa pode ser suprimida, se houver interesse em não menstruar
- Seu mecanismo de ação é o mesmo das pílulas, ou seja, inibindo a ovulação. São raros os sangramentos anormais (Quadro 392.4).

Adesivos transdérmicos

- Os adesivos cutâneos contraceptivos (Evra®) são pequenos selos que contêm 750 μg de etinilestradiol e 6 mg (6.000 μg) de norelgestromina. Cada adesivo libera, por dia, 20 μg de etinilestradiol e 150 μg de norelgestromina, que são absorvidos, entrando diretamente na circulação sistêmica. Devem ser substituídos a cada semana, por 3 semanas consecutivas, seguindo-se 1 semana de pausa, sem o adesivo. Havendo interesse, a pausa pode ser suprimida (Quadro 392.5).

Métodos irreversíveis

Cirúrgicos

Os métodos cirúrgicos são procedimentos que resultam em esterilização. Na mulher, é realizado por meio da laqueadura tubária e no homem por meio da vasectomia.

Laqueadura tubária

- Pode ser realizada por minilaparotomia após parto vaginal, no intervalo, e por laparoscopia
- Minilaparotomia após parto vaginal: no período pós-parto imediato, no qual as tubas uterinas estão em uma situação propícia à realização de uma incisão infra ou transumbilical (técnica de Sauter). Cumpre ressaltar, contudo, que a legislação brasileira não permite a realização da laqueadura neste período
- Minilaparotomia no intervalo: feita como um procedimento ambulatorial, mediante incisão suprapúbica transversal
- Laparoscopia: procedimento cirúrgico com anestesia geral. As técnicas utilizadas na laparoscopia são as seguintes:
  - Colocação de clipe de Hulka: inserção de um clipe plástico ou metálico, na porção ístmica de cada tuba
  - Aplicação do anel de Yoon, o qual é liberado em volta da tuba, culminando em alterações de perfusão que provocam necrose isquêmica dessa região
  - Coagulação elétrica bipolar: a porção ístmica média da tuba e a mesossalpinge adjacente são apreendidas com uma pinça bipolar por onde se desloca a corrente.

Quadro 392.4 Vantagens e desvantagens do anel vaginal.

Vantagens	Desvantagens
• Colocação única por ciclo • Ausência de risco de esquecimento • Ausência de metabolismo hepático	• Sensação de corpo estranho • Desconforto vaginal associado à dispareunia no coito e à expulsão do anel

Quadro 392.5 Vantagens e desvantagens dos adesivos transdérmicos.

Vantagens	Desvantagens
• Maior absorção do que os orais • Menor impacto na coagulação sanguínea	• Pode causar prurido ou vermelhidão no local • Pode promover aumento de peso • Pode soltar ou cair • Pode causar alterações no ciclo menstrual

Laqueadura tubária e vasectomia

Em conformidade com a Portaria nº 48, de 11 de fevereiro de 1999, do Ministério da Saúde, somente é permitida a laqueadura tubária e a vasectomia nas seguintes situações:

I – Em homens e mulheres com capacidade civil plena e maiores de 25 anos ou, pelo menos, com dois filhos vivos, desde que observado o prazo mínimo de sessenta dias entre a manifestação da vontade e o ato cirúrgico

II – Risco de vida ou à saúde da mulher ou do futuro concepto, testemunhado em relatório escrito e assinado por dois médicos

§ 1º Expressa manifestação da vontade em documento escrito e firmado, após a informação a respeito dos riscos da cirurgia, possíveis efeitos colaterais, dificuldades de sua reversão e opções de contracepção reversíveis existentes

§ 2º É vedada a esterilização cirúrgica em mulher durante os períodos de parto ou aborto, exceto nos casos de comprovada necessidade, por cesarianas sucessivas anteriores

§ 3º Não será considerada a manifestação de vontade, na forma do § 1º, expressa durante ocorrência de alterações na capacidade de discernimento por influência de álcool, drogas, estados emocionais alterados ou incapacidade mental temporária ou permanente

§ 4º A esterilização cirúrgica como método contraceptivo somente será executada através da laqueadura tubária, vasectomia ou de outro método cientificamente aceito, sendo vedada através da histerectomia e ooforectomia

§ 5º Na vigência de sociedade conjugal, a esterilização depende do consentimento expresso de ambos os cônjuges

§ 6º A esterilização cirúrgica em pessoas absolutamente incapazes somente poderá ocorrer mediante autorização judicial, regulamentada na forma da Lei.

Vasectomia

- Realizada com anestesia local, consiste na ressecção do ducto deferente. Admite-se que este procedimento não causa disfunção sexual. Após a realização da vasectomia, deve-se orientar o homem a utilizar o preservativo por 3 meses, pois pode haver espermatozoides no ejaculado
- Principais complicações da vasectomia: epididimite congestiva, hematoma do escroto e infecção na ferida operatória
- A vasectomia pode ser revertida.

BIBLIOGRAFIA

Azevedo MF. GPS Medicamentos. Guia prático em saúde. Rio de Janeiro: Guanabara Koogan; 2017.

Brasil. Ministério da Saúde. Secretaria de Atenção à Saúde. Departamento de Atenção Básica. Saúde sexual e saúde reprodutiva/Ministério da Saúde, Secretaria de Atenção à Saúde, Departamento de Atenção Básica. – Brasília: Ministério da Saúde, 2010.

Brasil. OMS. Medical eligibility criteria wheel for contraceptive use. Genebra, Organização Mundial da Saúde, 2015. Disponível em: < https://apps.who.int/bookorders/anglais/detart1.jsp?codlan=1&codcol=15&codcch=900 >. Acesso em: 09 jun.

Machado RB. Série Orientações e recomendações da Federação Brasileira das Associações de Ginecologia e Obstetrícia. Anticoncepção para adolescentes. Febrasgo. 2017;9:14-28.

Murray C, Roke C. Who can afford a Mirena® for contraception? J Prim Health Care. 2018;10(3):201-6.

Poli MEH, Mello CR, Machado RB et al. Manual de anticoncepção da Federação Brasileira das Associações de Ginecologia e Obstetrícia. Febrasgo. 2009;37(9).

Rezk M, Elshamy E, Shaheen AE, Shawky M, Marawan HORAS. Effects of a levonorgestrel intrauterine system *versus* a copper intrauterine device on menstrual changes and uterine artery Doppler. Int J Gynaecol Obstet. 2019;145(1):18-22.

World and Health Organization (WHO). Planejamento Familiar: Um Manual Global para Prestadores de Serviços de Saúde. Genebra World Health Organization. Baltimore e Genebra: CPC e OMS, 2007.

393
Disfunção Sexual em Mulheres

Transtorno ou distúrbio do desejo sexual hipoativo (DSH), dispareunia, vaginismo, disfunção orgásmica

Fernanda Sardinha de Abreu Tacon ◆ Carolina Leão de Moraes ◆ Kelly Cristina Borges Tacon ◆ Waldemar Naves do Amaral

INTRODUÇÃO

A disfunção sexual em mulheres é definida como a diminuição do interesse sexual recorrente e/ou persistente, ausência ou não de fantasias sexuais e desinteresse de praticar atividade sexual (American Psychological Association [APA], 2019).

Cerca de 40% das mulheres relatam disfunção sexual, sendo o desejo sexual hipoativo (DSH) o mais referido.

A atividade sexual compreende quatro fases: desejo, excitação, orgasmo e resolução (Figura 393.1).

Período refratário

- No processo fisiológico que ocorre no sexo masculino, existe uma fase extra, chamada período refratário, em que ocorre a necessidade de um tempo maior para uma nova resposta sexual. Os órgãos genitais não respondem a estímulos por um período de tempo, o qual vai aumentando com a idade
- No sexo feminino esta fase nem sempre estará presente.

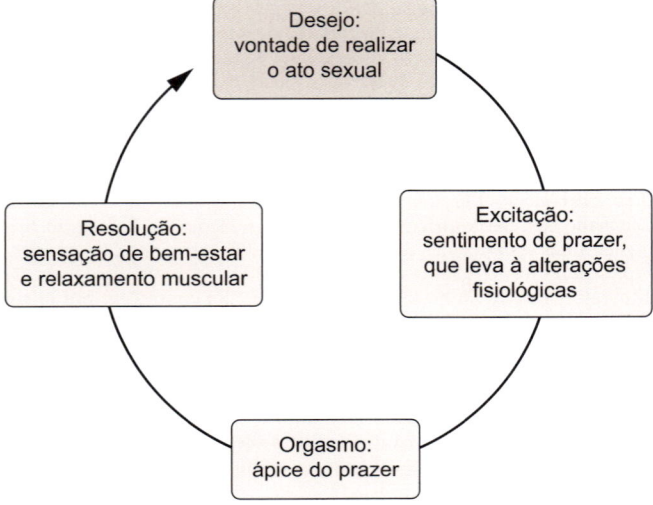

Figura 393.1 Fases da atividade sexual. (Adaptada de Hentschel et al., 2011.)

CAUSAS E FORMAS CLÍNICAS

- As formas clínicas em que pode haver perda do desejo sexual estão no Quadro 393.1
- A disfunção pode ocorrer de maneira excessiva, o que se denomina ninfomania, para as mulheres, e satiríase, para os homens, sendo considerado um transtorno psicológico, que resulta em contínua insatisfação.

Os principais fatores associados a disfunções sexuais femininas estão no Quadro 393.2.

Quadro 393.1 Formas e causas clínicas de ausência ou perda do desejo sexual.

Formas clínicas	Manifestações clínicas
Dispareunia orgânica	Frigidez, diminuição do desejo, secura vaginal
Dispareunia não orgânica	Dor durante o ato sexual
Vaginismo	Dor durante a penetração, espasmo muscular com enrijecimento involuntário ao redor da vagina
Vaginite	Corrimento, coceira, dor, inflamação da vagina
Disfunção orgásmica	Ausência ou retardo de orgasmo
Falha de resposta vaginal	Secura e dor
Cistite	Urgência e dor urinária, dor na penetração
Cistite intersticial	Dor no enchimento e/ou esvaziamento da bexiga
Divertículo uretral	Sintomas semelhantes aos da cistite, geralmente ocorre abaulamento da parede vaginal
Vulvovaginismo	Inflamação e edema local
Dispareunia psicológica	Fator emocional ou de choque

Adaptado de Kingsberg et al., 2017.

Quadro 393.2 Condições associadas à disfunção sexual feminina.

Fatores associados à disfunção sexual feminina	Características
Condições de saúde da paciente	Idade, diabetes, hipertensão arterial, hipotireoidismo, neuropatias, dor pélvica crônica, obesidade, sobrepeso, transtornos psiquiátricos, gravidez
Medicamentos/drogas ilícitas	Antidepressivos, anti-hipertensivos, diuréticos tiazídicos, lítio, antipsicóticos, benzodiazepínicos, anfetaminas, anticoncepcionais orais, antiestrogênicos, uso abusivo de bebidas alcoólicas, tabagismo, narcóticos, inibidores de apetite, drogas ilícitas
Relação entre casais	Relação conflituosa, dificuldade de entrega, não confiança, ausência da fase preliminar
Aspectos socioculturais	Costumes, valores, mitos, religião, baixa estima
História de abuso sexual	Estupro, violência sexual
Causas hormonais	Excesso de prolactina, diminuição de estrogênio, de testosterona, de hormônio tireoideano, anticoncepcionais hormonais
Contexto educacional	Desconhecimento da anatomia genital

A Federação Brasileira das Associações de Ginecologia e Obstetrícia (Febrasgo) propôs uma sequência para abordagem da queixa de disfunção sexual (Figura 393.2).

PASSOS PARA AVALIAÇÃO DA DISFUNÇÃO SEXUAL

- Identificar os fatores que podem ter resultado na disfunção sexual
- Cuidar da maneira de abordagem do médico sobre o assunto
- Traçar as metas para um planejamento terapêutico.

DIAGNÓSTICO

No Quadro 393.3 constam os pontos importantes do exame clínico.

CONDUTA

- O modelo EOP é uma proposta para condução e orientação da paciente e orientação educativa. Consiste em três partes: (1) E: ensinar – ensino da resposta sexual; (2) O: orientação – orientação sobre a saúde sexual; e (3) P: permitir – permitir e estimular o prazer.

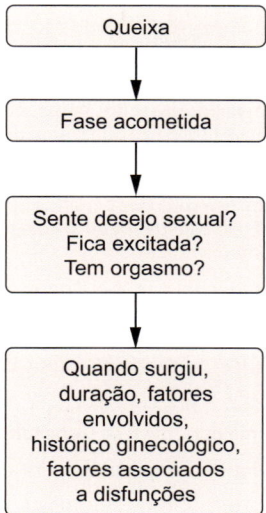

Figura 393.2 Abordagem da disfunção sexual. (Adaptada de Lara et al., 2019.)

Quadro 393.3 História e exame físico.

História clínica
• Educação sexual
• Influências culturais
• Influências religiosas
• Antecedentes sexuais
• Relacionamento atual
• Comunicação entre o casal
• Contraceptivo em uso
• Práticas e preferências sexuais

Exame físico
• Geral
• Ginecológico

(E)nsino da resposta sexual

- Esclarecimento sobre as fases da resposta sexual que consistem no desejo, excitação e orgasmo (ver Figura 393.1)
- O desejo sexual pode ocorrer de forma espontânea ou quando a mulher é estimulada. A partir dessa estimulação, a excitação é uma consequência, acompanhando-se de aumento do fluxo sanguíneo na região genital, podendo resultar no clímax da relação, que é o orgasmo, resultado de múltiplas contrações da genitália
- As emoções, o desejo e as fantasias resultam em uma experiência sexual positiva.

(O)rientação sobre a saúde sexual

- O médico fornece informações às pacientes sobre a anatomia e a fisiologia da região vaginal, infecções sexualmente transmissíveis, métodos contraceptivos, práticas sexuais mais comuns e a importância das fases preliminares para uma relação prazerosa.

(P)ermitir e estimular o prazer

- Falar sobre sexo é ainda um desafio, devido a questões culturais, religiosas e repressão da sexualidade feminina. Portanto, nessa fase, o médico tem oportunidade de fornecer informações corretas, quebrar tabus, permitir à paciente reformular conceitos e demonstrar que a sexualidade é algo saudável, importante para o bem-estar físico e mental, além de estabelecer um vínculo de confiança entre o médico e o paciente
- Além dos medicamentos e estilo de vida, deve ser investigada a história ginecológica
- O exame físico deve avaliar lesões, infecções, prolapso, corrimento e investigar causas de dor
- Os exames laboratoriais devem ser solicitados quando houver referência a alterações prévias
- Os níveis de hormônios são solicitados apenas se houver indicação clínica como, por exemplo, a menopausa.

A Figura 393.3 demonstra como pode ser a conduta em mulheres com disfunção sexual.

Avaliação ginecológica
• História gestacional: paridade, via de parto, complicação durante o parto e depois dele
• História de abortamento
• Cirurgias prévias
• Fase de vida da mulher: menopausa/climatério
• História de infecções
• Desejo ou não de engravidar.

TRATAMENTO

As opções terapêuticas incluem medicamentos (Quadro 393.4) e medidas não farmacológicas, destacando-se as abordagens psicológicas, tais como a terapia sexual, a terapia cognitivo-comportamental e intervenções com base na atenção plena à paciente, a qual foca os aspectos emocionais de um estímulo sexual.

COMPLICAÇÕES

- Compreendem conflitos conjugais, infertilidade, doenças e insatisfação.

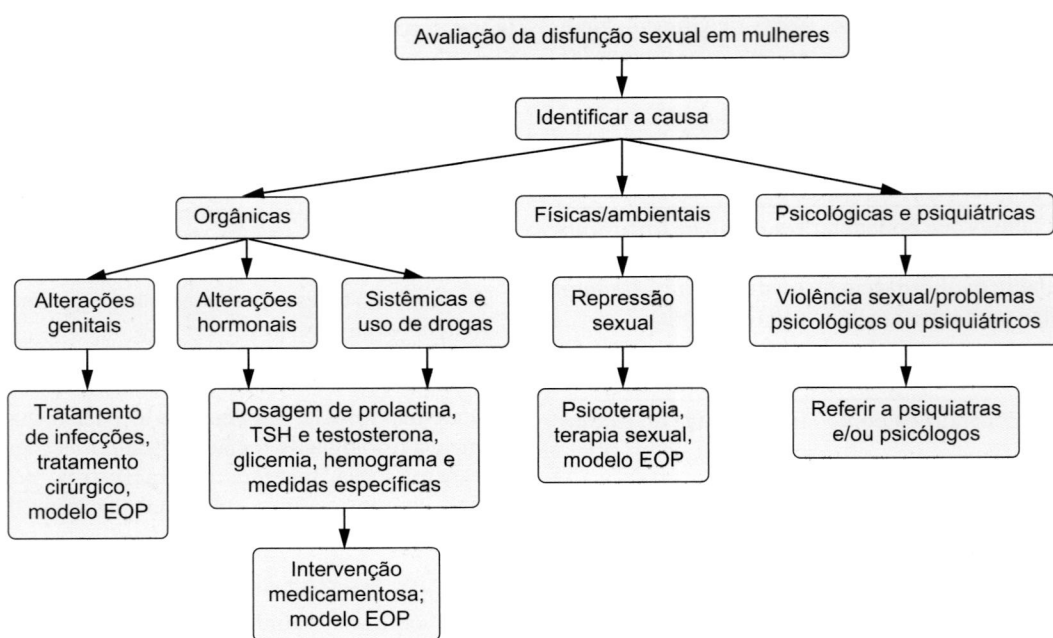

Figura 393.3 Fluxograma para conduta na disfunção sexual em mulheres. EOP: modelo "ensinar–orientar–permitir; TSH: hormônio estimulador da tireoide. (Adaptada de Lara et al., 2017.)

Quadro 393.4 Tratamento medicamentoso da disfunção sexual.

Terapia	Medicamentos	Doses	Contraindicações
Hormonal			
Estrogênica	Tibolona	2,5 e 1,25, VO, mg/dia	Câncer de mama (confirmado ou suspeito), neoplasias, processos tromboembólicos, doença hepática aguda, gravidez
	Tribulus terrestris	250 mg/dia, VO	Gravidez
Androgênica	Testosterona	300 µg/dia em adesivos; 2 mg em 0,5 g de creme neutro ou em 1 g de gel alcoólico	O uso transdérmico de testosterona por período curto; até 3 anos, é seguro; caso não haja resposta terapêutica em até 6 meses, a testosterona deve ser interrompida
Anticoncepcionais hormonais	Etinilestradiol, ciproterona, desogestrel	Variadas	Nesse caso, deve-se substituir por outros métodos: como o DIU de cobre, progestagênio oral, DIU com levonorgestrel
Não hormonal			
	Flibanserina	100 mg/dia, VO	Uso somente para DSH, forte interação com bebidas alçoólicas, 8 semanas de uso sem melhora, deve-se suspender o medicamento
	Bupropiona	150 a 300 mg/dia, VO	Contraindicado em pacientes com epilepsia, bulimia e anorexia
	Trazodona	50 a 150 mg/dia, VO	
	Buspirona	15 mg/dia, VO	Menores de 18 anos; com epilepsia; intoxicação aguda por bebidas alcoólicas, hipnóticos analgésicos ou medicamentos antipsicóticos; insuficiência renal e hepática grave; com história de crises convulsivas

DIU: dispositivo intrauterino.

BIBLIOGRAFIA

American Psychiatric Association (APA). Disponível em: < https://www.psychiatry.org/home/search-results?k=interesse%20 sexual>. Acesso: 13 jun 2019.

Guazzelli RM, Lima SMRR, Postigo S, Martins CPB, Yamada SS. Estudo dos efeitos do Tribulus terrestris e da tibolona em mulheres com disfunção do desejo sexual após a menopausa. Arq Med. 2014;59(1): 20-6.

Hentschel H, Bilibio JP, Lorenzzoni PL. Sexualidade humana. In: Rotinas em Ginecologia. 6. ed. Artmed S.A.; 2011.

Kingsberg SA, Althof S, Simon JA, Bradford A, Bitzer J, Carvalho J. Female sexual dysfunction – medical and psychological treatments, Committee 14. J Sex Med. 2017;14(12):1463-91.

Lara LA, Lopes GP, Scalco SCP, Rufino AC, Troncon JK, Serapião JJ et al. Anamnese em sexologia e os critérios diagnósticos das disfunções sexuais. São Paulo: Federação Brasileira das Associações de Ginecologia e Obstetrícia (FEBRASGO); 2018. (Protocolos FEBRASGO – Ginecologia nº 10/Comissão Nacional Especializada em Sexologia).

Lara LA, Lopes GP, Scalco SCP, Vale FBC, Rufino AC, Troncon JK et al. Tratamento de disfunção sexual no consultório do ginecologista. Femina. 2019;47(2):66-74.

Lara LA, Scalco SCP, Troncon JK, Lopes GP. A model for the management of female sexual dysfunctions. Rev Bras Ginecol Obstet. 2017;39(4):184-94.

Silva BM, Rego LM, Galvão MA et al. Incidência de disfunção sexual em pacientes com obesidade e sobrepeso. Rev Col Bras Cir. 2012; 40(3):196-202.

394
Dismenorreia

Cólica menstrual

Maria Luísa Alves Montes ✦ Waldemar Naves do Amaral ✦ Thaynara de Moraes Pacheco

INTRODUÇÃO

A dismenorreia é uma alteração comum em mulheres nos anos reprodutivos. Quando grave, além de prejudicar a qualidade de vida, interfere no desempenho das atividades diárias, ocasionando, muitas vezes, falta à escola, no trabalho e em outras atividades.

É definida como uma dor do tipo cólica localizada no abdome inferior, recorrente, que ocorre durante as menstruações. Clinicamente, pode-se classificar a dismenorreia em primária e secundária.

A liberação de prostaglandinas no início do período menstrual produz contrações uterinas prolongadas e frequentes, o que desencadeia isquemia miometrial e, consequentemente, dor.

CLASSIFICAÇÃO

- **Dismenorreia primária**: ocorre em pacientes que não apresentam lesões orgânicas (Quadro 394.1)
- **Dismenorreia secundária**: decorre de outras condições clínicas, como endometriose (a principal causa), adenomiose, miomas uterinos, doença inflamatória pélvica. Os sinais e os sintomas são distintos daqueles da dismenorreia primária (Quadro 394.1).

Na dismenorreia secundária, as prostaglandinas também estão presentes, porém, o fator desencadeante é anatômico, e a dor provocada pela liberação das prostaglandinas está relacionada com outras patologias.

MANIFESTAÇÕES CLÍNICAS

A dismenorreia também pode ser classificada, de acordo com a gravidade das manifestações clínicas, em leve, moderada e grave:

- Leve: desconforto pélvico, cólica ou sensação de peso no primeiro dia da menstruação

- Moderada: desconforto ou cólicas que ocorrem nos primeiros 2 a 3 dias da menstruação, acompanhadas de mal-estar e cefaleia
- Grave: cólicas intensas durante 2 a 7 dias, quase sempre acompanhadas de anorexia, náuseas, vômitos, cefaleia e irritabilidade.

DIAGNÓSTICO

- Na anamnese, deve-se atentar para a idade da paciente. Adolescentes têm um quadro mais doloroso do que o da mulher adulta. Deve-se dar destaque ao início da sintomatologia e à duração. O exame físico é importante para diferenciar os tipos de dismenorreia.
  Nos casos atípicos ou que não respondam ao tratamento, a ultrassonografia pélvica constitui um recurso obrigatório. Já métodos mais invasivos, como laparoscopia e histeroscopia são solicitados em casos específicos, como na suspeita de endometriose e em alterações da cavidade endometrial, respectivamente (Figura 394.1)
- O diagnóstico diferencial entre dismenorreia primária e secundária é essencial para orientar o tratamento (Quadro 395.2).

No caso da dismenorreia secundária, é necessário também atentar-se às causas ginecológicas e não ginecológicas, que constam no Quadro 394.3.

TRATAMENTO

A conduta na dismenorreia primária destina-se a eliminar a dor e descartar a possibilidade de patologias associadas; na secundária, visa à resolução da patologia que causa a dor (Quadro 394.4).

Quadro 394.1 Fatores de risco.

Dismenorreia primária	Dismenorreia secundária
• < 30 anos	• IST
• Nuliparidade	• Infecção pélvica
• História familiar positiva	• Endometriose
• Solteira	• Uso de DIU
• IMC < 20 kg/m²	

DIU: dispositivo intrauterino; IMC: índice de massa corporal; IST: infecções sexualmente transmissíveis.

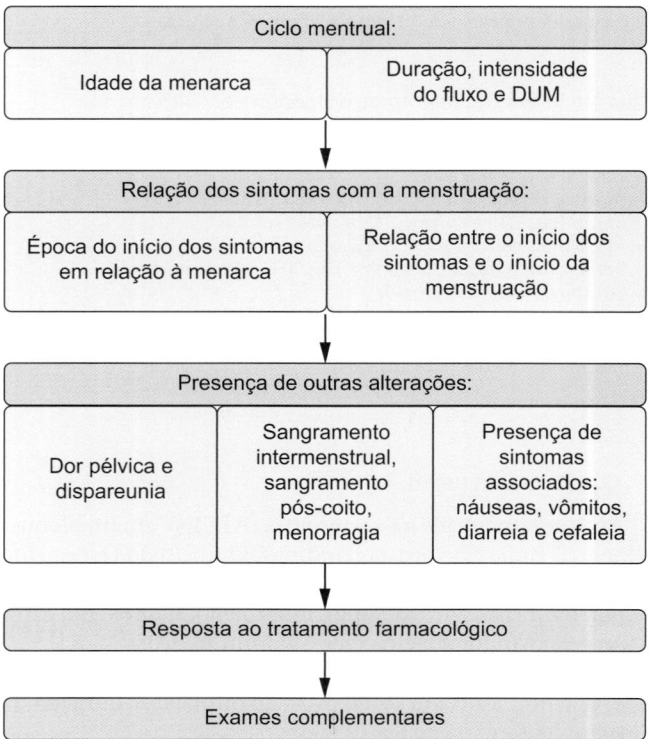

Figura 394.1 Aspectos considerados para o diagnóstico etiológico da dismenorreia. DUM: dia da última menstruação.

Quadro 394.2 Diagnóstico diferencial entre a dismenorreia primária e secundária.

	Dismenorreia primária	Dismenorreia secundária
Início	12 a 13 anos (tipicamente 6 a 12 meses depois da menarca)	Qualquer momento após a menarca, principalmente acima de 25 anos
Clínica	Dor associada ao início do fluxo. Inicia-se pouco antes ou no 1º dia da menstruação e dura frequentemente de 8 a 72 horas	Variável, podendo mudar início e intensidade da dor
Outros sintomas	Náuseas, vômitos, cefaleia e outros sintomas podem ocorrer	Sinusiorragia, dispareunia e menorragia podem ser relatados
Diagnóstico	Clínico; exames físico e complementar normais	Anormalidade pélvica evidenciada em exames
Tratamento	Boa resposta à terapia com AINEs e ACO	Ausência ou mínima resposta à AINEs e ACO; tratar causa de base

ACO: anticoncepcional combinado oral; AINEs: anti-inflamatórios não esteroides.

Quadro 394.3 Causas ginecológicas e não ginecológicas de dismenorreia secundária.

Causas ginecológicas	Causas não ginecológicas
• Adenomiose	• Síndrome do colón irritável
• Menometrorragia	• Doença intestinal inflamatória
• Miomatose	• Cálculo renal
• DIU	• Infecções do trato urinário
• DIP	• Cálculo renal

DIU: dispositivo intrauterino; DIP: doença inflamatória pélvica.

Quadro 394.4 Tratamento da dismenorreia.

Dismenorreia primária
• Terapia não farmacológica
• Ácido acetilsalicílico 650 mg, VO, a cada 6 horas
• Ibuprofeno 300 a 600 mg, VO, a cada 12 horas
• Ácido mefenâmico 500 mg, VO, a cada 8 horas
• Butilbrometo de escopolamina 10 a 20 mg, IV, lentamente
• Contraceptivos hormonais

Dismenorreia secundária
• Tratamento da doença de base

IV: via intravenosa; VO: via oral.

O tratamento inclui:

• Anti-inflamatórios não esteroides (AINEs): atuam bloqueando a síntese de prostaglandinas. O início do tratamento deve ser precoce, logo no início dos sintomas e mantido por 1 a 2 dias. Por exemplo, ibuprofeno, naproxeno, cetoprofeno e indometacina (ver Capítulo 15, *Dor*)

• Contraceptivos hormonais: atuam bloqueando a ovulação e, por fim, a produção de prostaglandinas. A duração do tratamento varia de 6 a 12 meses

• Analgésicos e antiespasmódicos (Quadro 394.4) (paracetamol)

• Terapia não farmacológica: aplicação de calor local, utilizando toalhas aquecidas, adesivos ou bolsas térmicas, exercícios físicos regulares, eletroestimulação transcutânea de nervos, acuestimulação, cessação do tabagismo, mudanças dietéticas e manipulação da coluna vertebral.

BIBLIOGRAFIA

Acqua RD, Bendlin T. Dismenorreia. Femina. 2015;43(6).

Cabral ZAF. Manual de ginecologia infantojuvenil – Febrasgo. São Paulo: Federação Brasileira das Associações de Ginecologia e Obstetrícia (Febrasgo); 2014.

Melo AC, Mendes AM, Serra CP, Correr CJ, Maniero HK, Ferreira JM et al. Guia de prática clínica: sinais e sintomas do aparelho genital feminino – dismenorreia. Brasília: Conselho Federal de Farmácia; 2017.

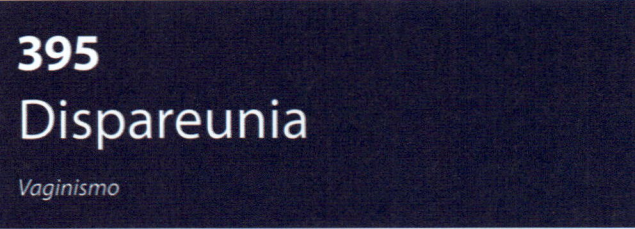

395
Dispareunia
Vaginismo

Rita de Cássia Oliveira Saldanha • Paulo Fellipe Silvério Razia • Waldemar Naves do Amaral

INTRODUÇÃO

Dispareunia é a sensação dolorosa durante a relação sexual, localizada na vagina, no períneo e/ou no abdome inferior, podendo acompanhar-se de espasmo da musculatura externa da vagina (vaginismo).

O termo dispareunia não orgânica deve ser utilizado unicamente quando não houver disfunção sexual primária (vaginismo ou falta de lubrificação vaginal).

Mais comum em mulheres com idade entre 16 e 24 anos e aquelas com 55 a 64 anos.

CLASSIFICAÇÃO

• Primária: presente na história sexual do paciente desde a adolescência ou quando este inicia atividade sexual

• Secundária: surge após alguma condição específica (menopausa, cirurgia ginecológica, uso de medicamentos)

• Superficial: dificuldade ou dor localizada próximo ao introito ou na vagina, relacionada com o início da penetração

• Profunda: dor após a penetração, localizada no colo do útero ou na área abdominal inferior

• Completa: durante todas as fases da cópula. Ocorre em todas as idades, mas predomina na menopausa

• Pós-coito: dor que aparece ou se exacerba no dia seguinte à relação sexual.

FISIOPATOLOGIA

• Podendo decorrer de infecções, hipoestrogenismo ou causas psíquicas

- Dor neuropática decorrente da ativação nociceptiva de vias periféricas
- Mecanismo de sensibilização central que prolonga os sintomas após a lesão tecidual original.

CAUSAS

- As causas mais comuns são apresentadas na Figura 395.1
- Malformações congênitas vulvovaginais
- Infecções urogenitais
- Traumatismo vulvovaginal
- Irritação do clitóris
- Massas ou tumores vaginais ou pélvicos
- Retocele, prolapso uterino ou cistocele
- Reações inflamatórias ou alérgicas a medicamentos de uso vaginal
- Doença inflamatória pélvica
- Neoplasia do útero
- Afecções ovarianas (tumor ou cisto ovariano)
- Aderências pélvicas
- Sequela de fratura pélvica
- Ansiedade
- Reação fóbica
- Transtorno somatoforme
- Hostilidade com o parceiro
- Trauma psicológico.

MANIFESTAÇÕES CLÍNICAS

- Dor ou sensação desagradável na região pélvico-genital
- Sensação de laceração ou queimação
- Perda do desejo sexual.
  Ao exame físico:

- Palpar a região abdominal. Embora massas pélvicas ou abdominais sejam incomuns, esse exame é importante para excluir outros diagnósticos
- Examinar a vulva e o períneo à procura de fissuras, eritemas, candidíase, dermatose e outras afecções
- Se a paciente teve partos vaginais ou episiotomia, verificar se houve mau reparo ou cicatrização
- Procurar sinais pós-menopáusicos de atrofia vulvovaginal, como hipopigmentação, tecido liso não elástico ou epitélio brilhante.

EXAMES COMPLEMENTARES

- Citologia (Papanicolaou)
- Colposcopia e biópsia em casos de lesão vulvar
- Cistouretrografia miccional, quando houver comprometimento das vias urinárias
- Cistoscopia, quando houver comprometimento das vias urinárias
- Outros exames dependem dos dados clínicos.

TRATAMENTO

- Excluir causas que tenham tratamento específico
- Terapia cognitivo-comportamental
- Tratamento multidisciplinar: ginecologista, psiquiatra, psicólogo e fisioterapeuta
- Em casos graves, pode-se indicar a excisão cirúrgica do vestíbulo (vestibulectomia).

Tratamento medicamentoso

- Antibióticos nos casos de infecção (ver Capítulo 407, *Vulvovaginites*)

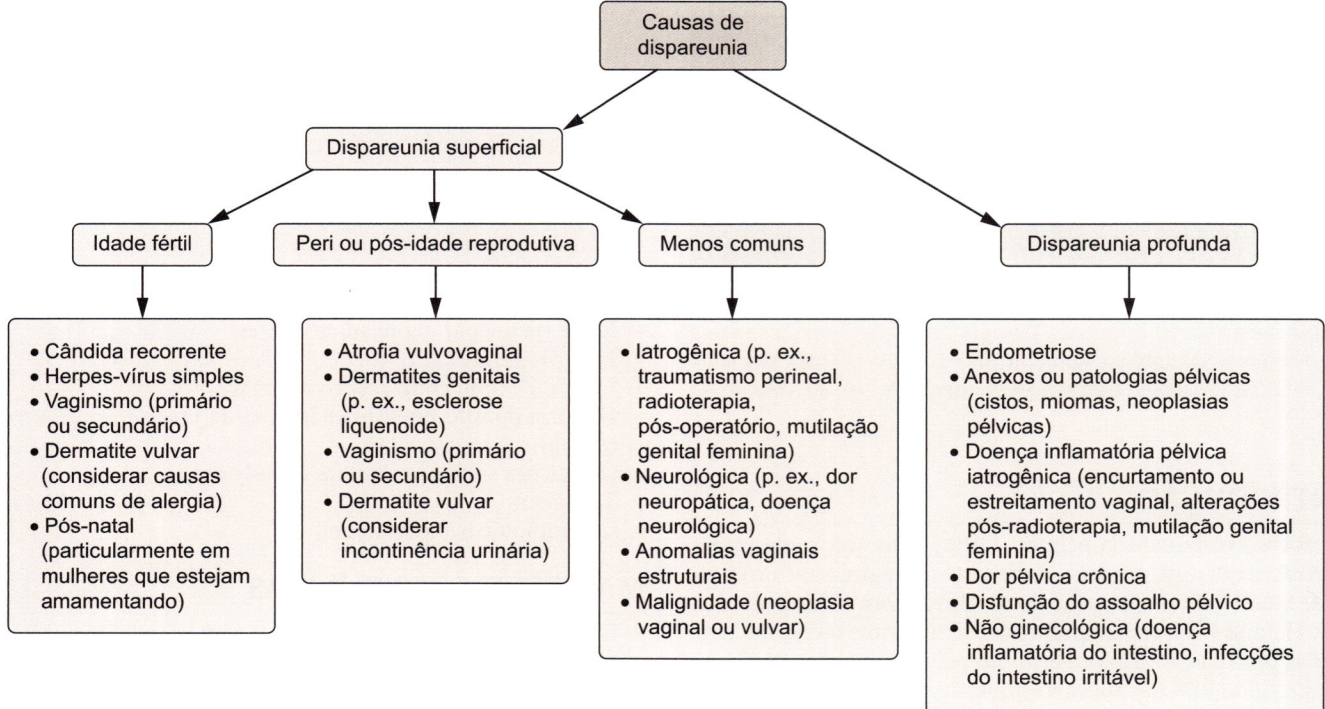

Figura 395.1 Fluxograma com as causas de dispareunia.

- Atrofia vaginal:
  - Estrogênios conjugados em creme vaginal, 1 vez/dia, associados à medroxiprogesterona 10 mg/dia, VO, durante 14 dias/mês, se a paciente tiver útero
  - Lubrificante vaginal para o ressecamento até que se estabeleça o diagnóstico definitivo
- Dispareunia derivada da privação estrogênica:
  - Estriol tópico associado a lubrificantes compostos à base de água, durante 3 dias
  - Lidocaína tópica: aplicar no local da dor 15 a 20 minutos antes da relação
- Terapia adjuvante com antidepressivos tricíclicos em associação com gabapentina e pregabalina (ver Capítulo 619, *Transtornos do Humor*)
- Em casos refratários, podem ser aplicadas injeções com corticoides ou analgésicos na área afetada.

BIBLIOGRAFIA

Azevedo MF. GPS Medicamentos. Guia prático em saúde. Rio de Janeiro: Guanabara Koogan; 2017.

Baram DA. Sexualidade e função sexual. In: Novak. Tratado de Ginecologia. 15. ed. Guanabara Koogan; 2016.

Frick J, Jungwirth A. Sexuality/sexually transmited diseases/AIDS. In: Coutinho EM, Spinola P (Eeds.). Reproductive Medicine. A millennium review. The Parthenon Publishing Group; 1999.

Lara LA, Lopes GP, Scalco SC, Vale FB, Rufino AC, Troncon JK et al. Tratamento das disfunções sexuais no consultório do ginecologista. São Paulo: Federação Brasileira das Associações de Ginecologia e Obstetrícia (FEBRASGO); 2018. (Protocolo FEBRASGO – Ginecologia, nº 11/Comissão Nacional Especializada em Sexologia).

Lee NMW, Jakes AD, Lloyd J, Frodsham LCG. Dyspareunia. BMJ. 2018; 361:k2341.

Rosenfield A, Fathalla MF (Eds.). Sexualidad y Embarazo del Adolescente. Manual de Reprodução Humana. FIGO, The Parthenon Publishing Group; 1994.

396
Doença Inflamatória Pélvica

DIP

Fernanda Sardinha de Abreu Tacon • Carolina Leão de Moraes • Eduardo Camelo de Castro • Waldemar Naves do Amaral

INTRODUÇÃO

A doença inflamatória pélvica (DIP) é uma síndrome caracterizada por um processo inflamatório, agudo ou crônico, que acomete mais comumente mulheres com vida sexual ativa, afetando seu sistema reprodutor superior: o endométrio, tubas uterinas, ovários e peritônio pélvico (Figura 396.1).

De 10 a 40% das mulheres que tiveram infecções sexualmente transmissíveis (IST) não tratadas, causadas por *Chlamydia trachomatis* ou *Neisseria gonorrhoeae*, desenvolvem

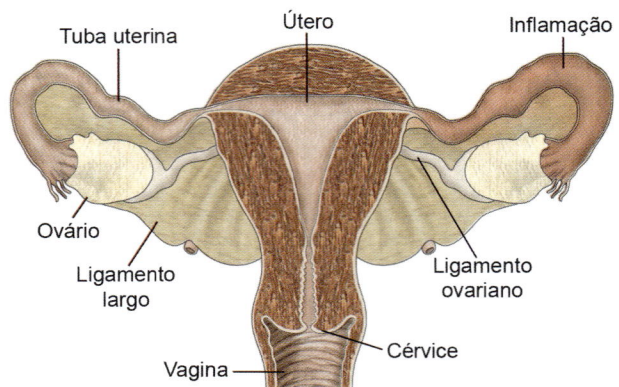

Figura 396.1 Doença inflamatória pélvica nas tubas uterinas.

DIP. Desse contingente, cerca de 25% podem ter alteração na fertilidade por obstrução tubária, e as que conseguem engravidar apresentam maior chance de ter gravidez ectópica.

AGENTES ETIOLÓGICOS

- *Chlamydia trachomatis* (mais frequente)
- *Neisseria gonorrhoeae*
- *Mycoplasma*
- Anaeróbios (*Bacteroides*, *Peptostreptococcus* e *Peptococcus*)
- *Actinomyces israelii*, importante em mulheres que utilizam dispositivo intrauterino (DIU)
- Vírus: participação duvidosa como agente etiológico.

Fatores que contribuem para a entrada de bactérias no sistema genital feminino

- Instrumentação uterina
- Colocação de DIU
- Alterações hormonais
- Menstruação retrógrada.

FATORES DE RISCO

Detectar os fatores de risco é importante para se traçar estratégias de prevenção.

Os principais fatores de risco são:

- Mulheres em idade fértil, sexualmente ativas
- Início precoce de relações sexuais
- Múltiplos parceiros
- Idade (principalmente adolescentes)
- História de DIP
- Uso de DIU ou contraceptivos orais
- História de infecções, principalmente por *Chlamydia trachomatis*
- Condições socioeconômicas desfavoráveis
- Tabagismo
- Consumo de bebidas alcoólicas.

MANIFESTAÇÕES CLÍNICAS

- Dor e hipersensibilidade no abdome inferior, febre, mal-estar, corrimento vaginal, sangramento vaginal, desconforto urinário, dor à mobilização do colo do útero e à palpação dos anexos, massa hipersensível dos anexos (unilateral ou bilateral).

Metrorragia e dispareunia podem ser as únicas manifestações clínicas
- Pode ser assintomática.

Em caso de suspeita de DIP, deve-se seguir a conduta apresentada na Figura 396.2.

DIAGNÓSTICO

- Dados clínicos + exames complementares
- Os critérios de diagnóstico de DIP estão no Quadro 396.1.

A Figura 396.3 mostra um processo aderencial, após episódio de DIP. A Figura 396.3B é patognomônica da doença e foi descrita como síndrome de Fitz-Hugh-Curtis, que é uma complicação rara da DIP e aderências.

EXAMES COMPLEMENTARES

- Exames mínimos:
  - Exame simples de urina – elementos anormais do sedimento
  - Bacterioscopia de cervice uterina
  - Se houver massa pélvica, realizar ultrassonografia (USG) endovaginal
- Outros exames:
  - Hemograma
  - Hemocultura
  - Cérvice uterina – *swab-pak*
  - Sorologia para sífilis
  - Teste de vírus da imunodeficiência humana (HIV)
  - Teste de gravidez
  - Velocidade de sedimentação globular e/ou proteína C reativa
  - USG
  - Laparoscopia (padrão-ouro).

A laparoscopia é considerada padrão-ouro, embora não recomendada como procedimento de rotina, devido ao alto custo e às morbidades associadas.

TRATAMENTO MEDICAMENTOSO

- De acordo com o Centers for Disease Control and Prevention (CDC), para se evitar impactos na reprodução feminina, um quadro clínico suspeito justifica iniciar o tratamento, exceto em situações especiais como a gravidez (Quadro 396.2)

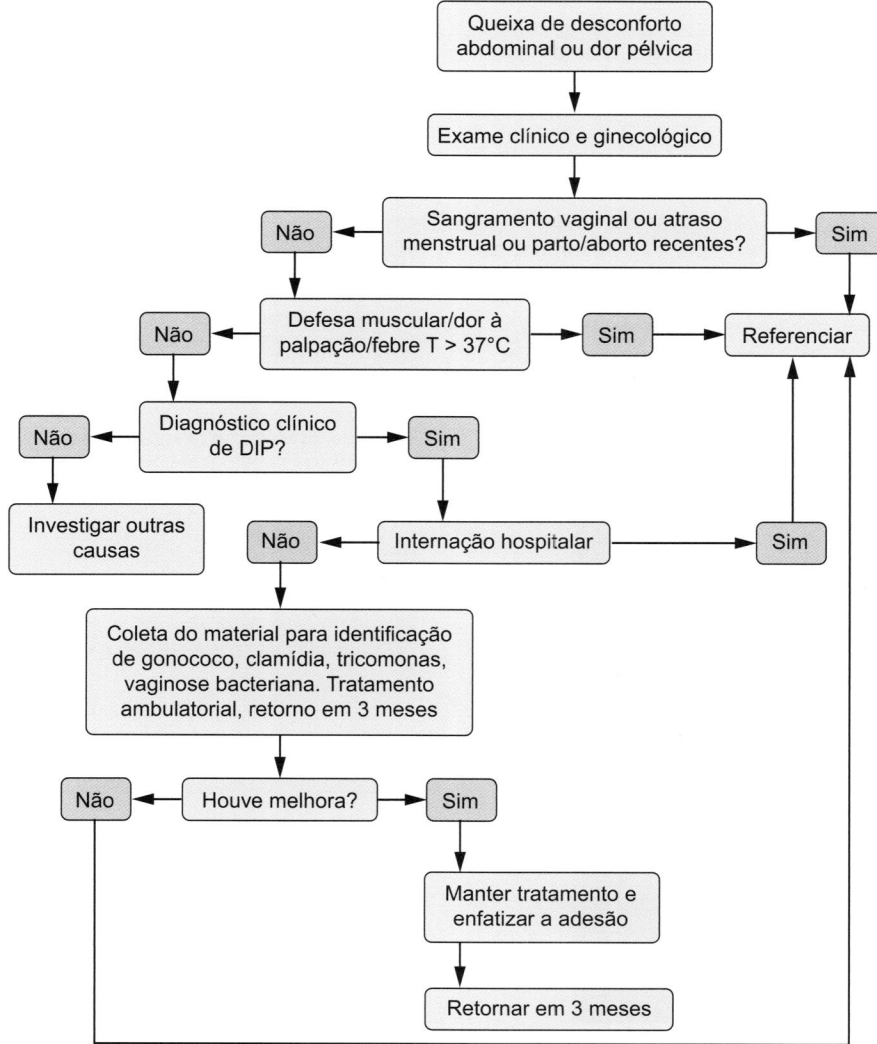

Figura 396.2 Fluxograma para a conduta na doença inflamatória pélvica (DIP). (Adaptada de Ministério da Saúde, 2015.)

Quadro 396.1 Critérios diagnósticos de doença inflamatória pélvica (DIP).

Critérios mínimos (todos)	Dor e hipersensibilidade no abdome inferior Dor à palpação dos anexos Dor à mobilização do colo do útero
Critérios adicionais (pelo menos 1)	Febre e mal-estar Corrimento vaginal Sangramento vaginal Síndrome do cólon irritável Massa ou tumoração pélvica Dor subcostal Sintomas urinários Secreção mucopurulenta Proteína C reativa ou velocidade de sedimentação globular elevada Comprovação laboratorial de infecção por clamídia ou gonococos
Critérios definitivos	Evidência histopatológica de endometriose Abscesso tubo-ovariano em exame de imagem Achados laparoscópicos com evidências de DIP

Adaptado de Hentschel et al., 2011.

- A associação de ampicilina, sulbactam e doxiciclina demonstrou cobertura de amplo espectro. As cefalosporinas de terceira geração recomendadas são limitadas à cobertura de anaeróbios
- A melhora da paciente deve ocorrer após 3 dias de tratamento. Se após este período não houver melhora, deve-se hospitalizar a mulher, reavaliar seus antibióticos e fazer exames adicionais
- Todas as pacientes que receberem diagnóstico de DIP devem ser reavaliadas após 3 meses, pois, se não forem tratadas adequadamente, a chance de recidivas é elevada
- Os critérios para tratamento ambulatorial e hospitalar estão sumarizados no Quadro 396.3.

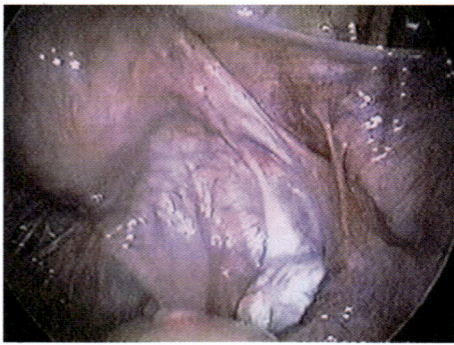

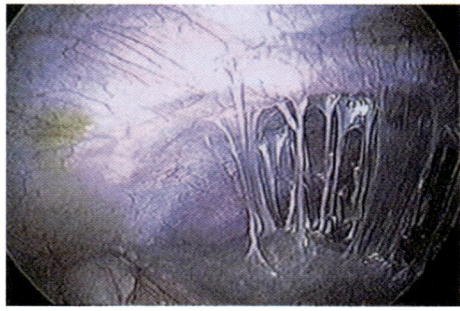

Figura 396.3 Visualização videolaparoscópia após ocorrência de doença inflamatória pélvica.

Quadro 396.2 Tratamento medicamentoso de doença inflamatória pélvica.

Tratamento	Primeira opção	Segunda opção	Terceira opção
Ambulatorial	Ceftriaxona 500 mg, IM, dose única + doxiciclina 100 mg, VO, a cada 12 horas, por 14 dias + metronidazol 250 mg, VO, 2 cp, a cada 12 horas, por 14 dias	Cefotaxima 500 mg, IM, dose única, + doxiciclina 100 mg, VO, 1 cp, a cada 12 horas, por 14 dias + metronidazol 250 mg, VO, 2 cp, a cada 12 horas, por 14 dias	–
Hospitalar	Cefoxitina 2 g, IV, a cada 6 horas, por 14 dias + doxiciclina 100 mg, VO, 1 cp, a cada 12 horas, por 14 dias	Clindamicina 900 mg, IV, a cada 8 horas, por 14 dias + Gentamicina IV ou IM: dose de ataque 2 mg/kg e dose de manutenção 3 a 5 mg/kg/dia, por 14 dias	Ampicilina/sulbactam 3 g, IV, 4 vezes/dia, por 14 dias + doxiciclina 100 mg, VO, 1 cp, a cada 12 horas, por 14 dias

VO: via oral; IV: intravenosa; IM: intramuscular; cp: comprimido(s). Fonte: Ministério da Saúde, 2015.

Quadro 396.3 Tratamento ambulatorial *versus* tratamento hospitalar.

Tratamento ambulatorial
• Quadro clínico leve
• Exame abdominal e ginecológico sem sinais de pelviperitonite

Tratamento hospitalar
• Abscesso tubo-ovariano
• Gravidez
• Falta de resposta clínica após 72 h do início do tratamento
• Intolerância a antibióticos orais
• Condições clínicas graves com náuseas, vômitos e febre
• Dificuldade de exclusão de outras emergências cirúrgicas
• Abscesso tubo-ovariano
• Gravidez
• Falta de resposta clínica após 72 h do início do tratamento
• Intolerância a antibióticos orais
• Condições clínicas graves com náuseas, vômitos e febre
• Dificuldade de exclusão de outras emergências cirúrgicas

Fonte: Ministério da Saúde, 2015.

Tratamento do parceiro

- Podem-se utilizar os seguintes medicamentos: 1 g de azitromicina, VO + ofloxacino 400 mg, VO, dose única.

As principais indicações para tratamento cirúrgico (laparoscópico ou por laparotomia) em associação com a antibioticoterapia são:

- Má resposta ao tratamento medicamentoso (até 72 horas)
- Piora clínica
- Suspeita de ruptura de abscesso de anexos

- Persistência de massa pélvica
- Evidência de sangramento intraperitoneal
- Abscesso no fundo de saco de Douglas.

COMPLICAÇÕES

- DIP recorrente
- Aderências intrauterinas
- Infertilidade tubária (cerca de 50%)
- A dor pélvica pode tornar-se crônica devido às aderências e à salpingite crônica, resultando em hidrossalpinge, na qual há aumento do volume da tuba uterina e acúmulo de líquidos em seu interior.

PREVENÇÃO

- O papel do clínico é diagnosticar precocemente e com precisão, para evitar procedimentos cirúrgicos desnecessários. Fazer o rastreamento, orientar o casal quanto à importância do tratamento correto, tratar o parceiro, informar sobre a importância dos métodos contraceptivos de barreira, da diminuição do número de parceiros e de hábitos de vida saudáveis
- Os parceiros também devem ser orientados a não ter relação sexual até o fim do tratamento.

Recomendações práticas

- Tratamento do casal
- Ausência de relação durante o tratamento
- Duchas vaginais não são recomendadas
- As pacientes com DIU não precisam removê-los. Em caso de indicação de remoção, realizar após as duas primeiras doses do esquema terapêutico e usar outros métodos contraceptivos
- Reavaliar a paciente após 3 meses do tratamento.

BIBLIOGRAFIA

Brasil. Ministério da Saúde. Secretaria de Vigilância em Saúde. Departamento de DST, AIDS e Hepatites Virais. Protocolo Clínico e Diretrizes Terapêuticas para Atenção Integral às Pessoas com Infecções Sexualmente Transmissíveis/Ministério da Saúde, Secretaria de Vigilância em Saúde, Departamento de DST, AIDS e Hepatites Virais. – Brasília: Ministério da Saúde; 2015. Brunham RC, Gottlieb SL, Paavonen J. Pelvic inflammatory disease. N Engl J Med. 2015;372(21):2039-48.
CDC. Diretrizes de tratamento de DST 2015. Disponível em: <https://www.cdc.gov/std/tg2015/pid.htm>. Acesso em: 14 jun. Fernandes SL. Rastreio da infecção genital por *Chlamydia trachomatis* e redução da ocorrência de doença inflamatória pélvica: uma revisão baseada na evidência. Rev Port Med Geral Fam. 2018;34:384-97.
Ha MM, Belcher HME, Butz AM, Perin J, Matson PA, Trent M. Partner notification, treatment, and subsequent condom use after pelvic inflammatory disease: implications for dyadic intervention with urban youth. Clin Pediatr. 2019; 58(11 a 2):1271-6.
Haberman A. Abscesso tubo-ovariano. *Medscape Drugs & Diseases.* Disponível em: < http://emedicine.medscape.com/article/171886-overview>. Acesso em: 20 jun.
Hentschel H, Bilibio JP, Lorenzzoni PL. Sexualidade humana. In: Rotinas em Ginecologia. 6. ed. Artmed; 2011. Togni R, Benetti-Pinto CL, Yela DA. The role of diagnostic laparoscopy in gynecology. Sao Paulo Med J. 2016;134(1):70-3.
Walker CK, Wiesenfeld HC. Antibioticoterapia para doença inflamatória pélvica aguda: Diretrizes de Tratamento de Doenças Sexualmente Transmissíveis do CDC de 2006. Clin Infect Dis. 2007;28(Suppl 1):S29-36.

397
Endometriose

Natália Cruz e Melo ◆ Carolina Leão de Moraes ◆ Fernanda Sardinha de Abreu Tacon ◆ Eduardo Camelo de Castro ◆ Waldemar Naves do Amaral

INTRODUÇÃO

Doença inflamatória crônica, frequente em mulheres no período reprodutivo, em que células endometriais, glândulas e/ou estroma endometrial são encontrados fora da cavidade uterina.

A prevalência varia de 1 a 10% na população geral. Na idade reprodutiva, pode atingir 50% das pacientes inférteis.

FATORES PREDISPONENTES

- Genético
- Imunológico
- Estrogenemia.

FATORES DETERMINANTES E PATOGENIA

- Os fatores determinantes estão relacionados no Quadro 397.1
- A hipótese patogênica mais aceita é a menstruação retrógrada, quando fragmentos endometriais regurgitados pelas tubas uterinas durante a menstruação vão se implantar em sítios da cavidade peritoneal
- As alterações do sistema imunológico que possibilitam que as células endometriais proliferem na cavidade endometrial também estariam associadas ao desenvolvimento da endometriose
- Lesões endometrioides são mais comuns em ovários, peritônio pélvico e nos ligamentos uterossacros, mas podem ocorrer em outros órgãos, como a bexiga e o intestino. Histopatologicamente todas as lesões apresentam o mesmo aspecto, ou seja, glândulas, células ou estroma endometrial em localização extrauterina.

Quadro 397.1 Fisiopatologenia da endometriose.

- Menstruação retrógrada (teoria de Sampson): a endometriose deriva do refluxo de fragmentos endometriais regurgitados através das tubas uterinas durante a menstruação com implante no peritônio e no ovário
- Implantação de células-tronco endometriais: as células-tronco disseminadas no peritônio pela menstruação retrógrada resultam em implantes ectópicos
- Metaplasia celômica: o epitélio celômico que reveste o ovário e as células serosas do peritônio sofrem transformação, desenvolvendo tecido endometriótico. Esse mecanismo explica a endometriose em órgãos distantes, como pulmão, porém, não explica como as células adquirem a capacidade de gerar tecido viável
- Metástase linfática e vascular: as células endometriais e os fragmentos de tecido migram da cavidade uterina através de vasos linfáticos e sanguíneos para colonizar locais distantes. Esta teoria é a que melhor explica a endometriose extrapélvica
- Iatrogenia: manobras cirúrgicas durante a cesárea provocam o implante de células endometriais em diferentes regiões

Do ponto de vista macroscópico, a endometriose pélvica pode ser classificada em três formas clínicas: endometriose peritoneal superficial, endometriose ovariana cística (endometrioma) (Figura 397.1) e endometriose peritoneal profunda.

CLASSIFICAÇÃO

- No Quadro 397.2 é apresentada a classificação topográfica da endometriose
- A endometriose é classificada de acordo com os critérios revisados pela American Fertility Society (AFS) e American Society of Reproductive Medicine (ASRM)
- As lesões endometrioides são estratificadas em quatro estágios de acordo com tamanho da lesão, sua localização e extensão das aderências (Quadro 397.3 e Figura 397.2). Cumpre ressaltar que não há correlação entre a intensidade dos sintomas e o estágio da doença.

FATORES DE RISCO

- Os fatores de risco na endometriose estão descritos no Quadro 397.4.

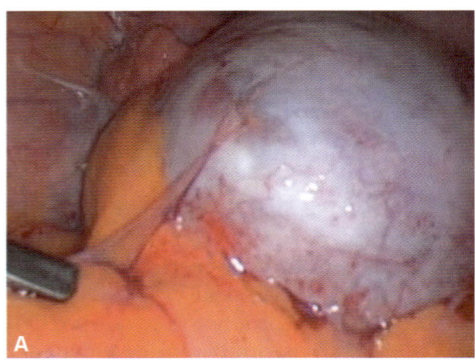

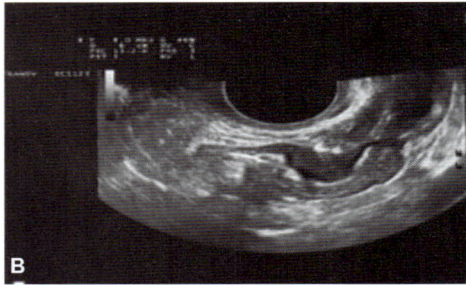

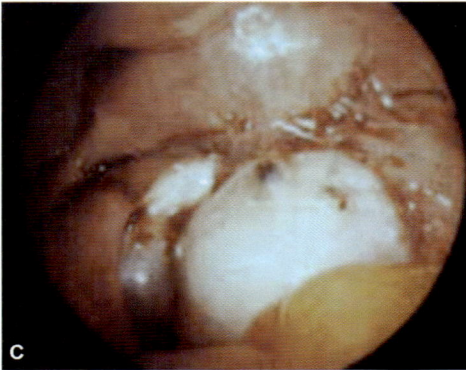

Figura 397.1 A. Endometriose ovariana. **B.** Ultrassonografia de endometriose profunda evidenciando retossigmoide. **C.** Videolaparoscopia de endometriose profunda, com bloqueio pélvico.

Quadro 397.2 Classificação topográfica da endometriose.

Localização (forma clínica)	Características	Imagem
Endometriose peritoneal superficial	Focos de tecido endometriótico no peritônio superficial	–
Ovariana	No ovário, encontram-se cistos de coloração amarronzada	Ver Figura 397.1A
Endometriose peritoneal profunda	Implantes de tecido endometriótico com profundidade > 5 mm	Ver Figura 397.1B e C

Quadro 397.3 Classificação laparoscópica da endometriose (AFS/ASRM).

Estágio	Pontos	Lesões
I	1 a 5 (mínimo)	Poucos pontos endometrióticos
II	6 a 15 (leve)	Lesões peritoneais profundas, isoladamente ou em combinação com lesões e aderências com infiltrações na superfície peritoneal > 5 mm
III	16 a 40 (moderado)	Endometrioma com endometriose superficial ou profunda que pode apresentar aderências densas entre o ovário e a parede uterina
IV	> 40 (grave)	Endometrioma ovariano unilateral ou bilateral com adesões densas entre o ovário e a parede ovariana, e o intestino, que podem causar obliteração parcial ou completa da pelve

AFS: American Fertility Society; ASRM: American Society of Reproductive Medicine.

MANIFESTAÇÕES CLÍNICAS

- Os principais sinais e sintomas da endometriose estão descritos no Quadro 397.5.

DIAGNÓSTICO

- O diagnóstico de endometriose baseia-se nos dados clínicos, exame ginecológico e exames de imagem (Quadro 397.6).

Exame clínico

- As queixas clínicas incluem os sintomas clássicos da doença (ver Quadro 397.5).

    Atenção: O diagnóstico clínico conclusivo é difícil, pois as manifestações não são exclusivas de endometriose e requerem diagnóstico diferencial com outras condições: aderências, síndrome do intestino irritável, doença inflamatória pélvica, cistite e neoplasias.

Exame ginecológico

- O exame ginecológico torna possível observar a endometriose profunda retrocervical ou vaginal, regiões acessíveis ao toque vaginal, que identifica espessamentos e/ou nódulos no fundo de saco vaginal posterior.

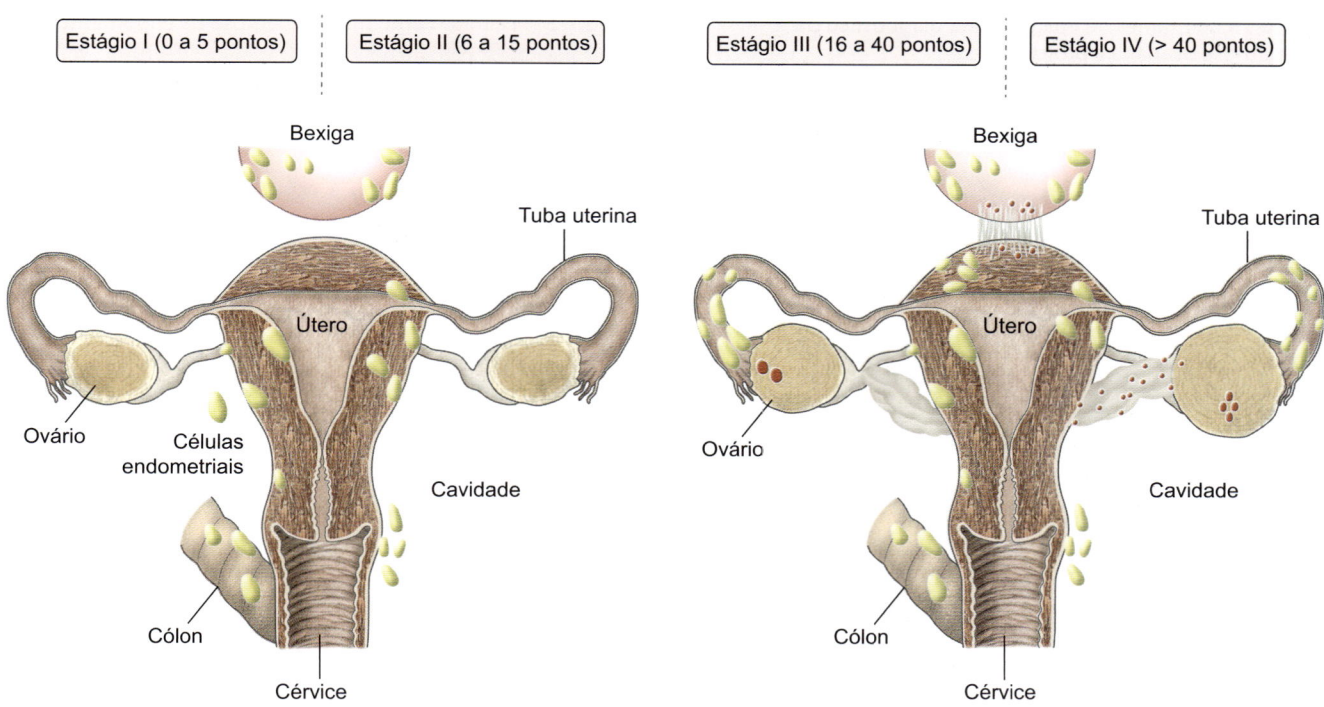

Figura 397.2 Estadiamento da endometriose de acordo com a American Fertility Society e a American Society of Reproductive. O estadiamento baseia-se em um sistema de pontos que divide a progressão da doença em graus I, II, III e IV.

Quadro 397.4 Fatores de risco para endometriose.

Idade	Idade reprodutiva: acima de 40 anos, período de exposição estrogênica Adolescentes são menos acometidas
Perfil sociodemográfico	Classe social mais favorecida Maior grau de escolaridade
Antecedentes obstétricos	Nuliparidade (maior tempo de exposição estrogênica) Infertilidade
Característica reprodutiva	Infertilidade
História familiar	Maior incidência em mulheres com parentes de 1º grau com a doença (mãe e irmãs) Doença mais grave em mulheres com história familiar

Quadro 397.5 Sinais e sintomas da endometriose.

Alterações	Sinais e sintomas
Menstruais	Sangramento menstrual intenso Menstruação dolorosa (dismenorreia) Dor durante a relação sexual (dispareunia) Sangramento pós-coito Menarca precoce (antes de 11 anos) Polimenorreia (ciclos menstruais curtos [< 25 dias]) Menorragia (duração > 7 dias ou aumento do fluxo menstrual)
Gastrintestinais	Defecação dolorosa (disquezia) que pode ser cíclica ou semicíclica Obstipação/diarreia
Urinárias	Micção dolorosa (disúria)
Característica reprodutiva	Infertilidade
Outros sintomas (dor e fadiga)	Fadiga/cansaço Dor pélvica crônica (dor pélvica abdominal não cíclica de pelo menos 6 meses de duração) Dor lombar ou desconforto abdominal
Doenças preexistentes	Cisto ovariano Doença inflamatória pélvica Doença fibrocística da mama Síndrome do intestino irritável

Exames de imagem

- A ultrassonografia transvaginal e a ressonância magnética auxiliam na avaliação da endometriose ovariana e profunda (ver Quadro 397.6).

O diagnóstico e o estadiamento possibilitam estabelecer o tratamento mais adequado.

Nível sérico do antígeno CA-125 e endometriose

- O nível sérico do antígeno de câncer 125 (CA-125) pode estar elevado em alguns casos de endometriose. No entanto, se o aspecto do cisto ovariano for sugestivo de outra origem, outros marcadores tumorais devem ser investigados.

Laparoscopia com biópsia

- Para o diagnóstico da endometriose é a laparoscopia com biópsia, que permite confirmação histológica e o estadiamento da doença.

Quadro 397.6 Exames de imagem para diagnóstico da endometriose ovariana e profunda.

Formas clínicas	Exames de imagem
Endometriose ovariana	UTV: alta sensibilidade e especificidade, especialmente em lesões > 2 cm RM: alta sensibilidade e especificidade, especialmente em lesões > 1 cm
Endometriose profunda*	Vagina: • UTV e RM Retovaginais: • UTV, UTA, UTR e RM Intestino: • UTV: avalia o tamanho das lesões intestinais, o eixo transversal e permite estimar a circunferência da alça comprometida • UTR: eficiente para o diagnóstico de infiltração da parede intestinal, determina o tamanho, o número de lesões e a distância da borda anal Bexiga e ureteres: • UTV e UTA

*Mencionam-se as principais regiões acometidas. RM: ressonância magnética; UTA: ultrassonografia abdominal; UTR: ultrassonografia transretal; UTV: ultrassonografia transvaginal.

Nos casos de laparoscopia e exame histopatológico positivos, confirma-se o diagnóstico de endometriose, mas se o exame histopatológico for negativo, a possibilidade de endometriose não é descartada. Nesses casos, recomenda-se a obtenção de uma amostra dos endometriomas e da endometriose profunda para confirmar o diagnóstico e excluir neoplasia maligna.

- Em mulheres com endometriose que apresentam dor aguda e infertilidade, a laparoscopia diagnóstica e terapêutica apresenta melhores resultados que a laparoscopia diagnóstica isolada
- Cumpre ressaltar, contudo, que a laparoscopia diagnóstica não é necessária antes do tratamento das pacientes com dor pélvica. Apesar de ser considerado um procedimento minimamente invasivo, existem riscos.

TRATAMENTO

Tratamento medicamentoso

- Na endometriose, a dor pélvica é tratada por indução do hipoestrogenismo, tanto na fase de síntese como na metabolização ou na ação dos hormônios sexuais
- Entre os medicamentos incluem-se anticoncepcional oral combinado, agentes progestagênicos, análogos do hormônio liberador de gonadotrofina (GnRH) – danazol e gestrinona (Quadro 397.7)
- Os AINEs podem ser usados como medicamentos adjuvantes
- Quando o objetivo principal é melhorar a fertilidade, mas o tratamento medicamentoso não pode ser aplicado, pois os métodos atuais bloqueiam a ovulação, este fato deve ser considerado no atendimento dessas pacientes.

Anticoncepcionais combinados orais

Os anticoncepcionais combinados orais (ACO) de estrogênio e progesterona são os medicamentos de primeira linha para tratamento da dor pélvica associada à endometriose.

Quadro 397.7 Tratamento medicamentoso da endometriose.

Medicamento e mecanismo de ação	Opções terapêuticas e doses
ACO (atuam inibindo a ovulação)	A administração contínua de ACO sem o período de 7 dias de pausa pode ser mais benéfico em termos de alívio da dor
Progestagênios (induzem à hipotrofia endometrial)	Gestrinona 2,5 a 5 mg/dia Acetato de megestrol 40 mg/dia Acetato de noretisterona 5 mg/dia Medroxiprogesterona 30 mg/dia VO; ou 150 mg/trimestral IM
Danazol (inibe a esteroidogênese, bloqueando o eixo hipotalâmico-hipofisário-ovariano, que induz a diminuição do processo inflamatório e a regressão dos implantes)	400 a 800 mg/dia
Análogos de GnRH (atua na hipófise induzindo a dessensibilização dos receptores de GnRH, impedindo a síntese hipofisária de LH e FSH e causando o bloqueio da síntese de estrogênios pelos ovários)	Acetato de nafarrelina *spray* intranasal: uma pulverização a cada 12 horas Acetato de gosserrelina 3,6 ou 10,8 mg subcutâneo: a cada 28 ou 90 dias Acetato de leuprorrelina, 75 ou 11,25 mg, IM: a cada 28 ou 90 dias Pamoato de triptorrelina, 3,75 mg, IM: a cada 28 dias

ACO: anticoncepcional oral combinado; FSH: hormônio foliculestimulante; GnRH: hormônio liberador de gonadotrofina; IM: intramuscular; LH: hormônio luteinizante; SC: subcutânea; VO: via oral.

A administração contínua de ACO pode ser mais eficaz no alívio da dor.

Tratamento cirúrgico

- Indicado para remover o tecido endometriótico, normalizar a anatomia e eliminar as lesões que contribuem para um quadro inflamatório desfavorável na pelve, aumentando a fertilidade
- Preconizado para pacientes que não obtiveram resultado na redução da dor com o tratamento medicamentoso e quando a paciente deseja manter a fertilidade. Ademais, diminui a dor em cerca de 50 a 95% das pacientes, mas não há evidências de ganho de fertilidade.

SEGUIMENTO

- A endometriose é uma doença complexa que exige o acompanhamento contínuo das pacientes, considerando sua idade, seus sintomas e seu desejo de gestação
- O maior problema é a recorrência dos sintomas que ocorre em cerca de 44% das pacientes
- Os exames de imagem possibilitam o acompanhamento das pacientes antes da cirurgia, durante o tratamento medicamentoso e após a cirurgia. Recomenda-se comprovar o diagnóstico com exames menos invasivos, assim como terapêutica menos agressiva. Realizar procedimentos mais invasivos somente após as opções mais conservadoras (Figura 397.3).

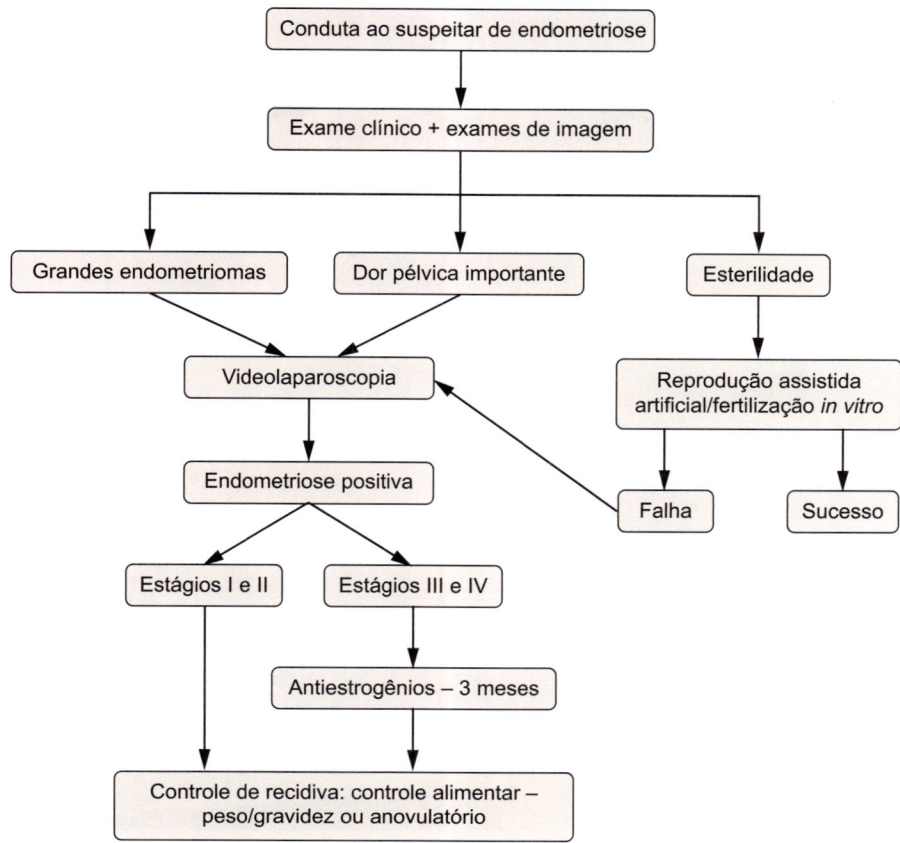

Figura 397.3 Fluxograma para diagnóstico e tratamento da endometriose.

Câncer de ovário e endometriose

- Alguns estudos relatam uma relação positiva entre a endometriose e o risco de câncer de ovário, limitado ao câncer de células claras e ao câncer de ovário endometrioide.

BIBLIOGRAFIA

Duffy JMN, Arambage K, Correa FJS, Olive D, Farquhar C, Garry R et al. Laparoscopic surgery for endometriosis. Cochrane Database Syst Rev. 2014;(4):CD011031.

Dunselman GAJ, Vermeulen N, Becker C, Calhaz Jorge C, D'Hooghe T, De Bie B et al. ESHRE guideline: management of women with endometriosis. Human Reproduction. 2014;29(3):400 12.

Pearce CL, Templeman C, Rossing MA, Lee A, Near AM, Webb PM et al. Association between endometriosis and risk of histological subtypes of ovarian cancer: a pooled analysis of case–control studies. Lancet Oncol. 2012;13(4):385-94.

Podgaec S. Manual de Endometriose 2014 2015. Febrasgo; 2014. pp 1-124.

Practice Committee of American Society for Reproductive Medicine. Treatment of pelvic pain associated with endometriosis. Fertil Steril. 2014;101(4):927-35.

Revised American Society for Reproductive Medicine classification of endometriosis: 1996. Fertil Steril. 1997;67(5):817 21.

Subramaniam R. Clinical Guidelines for the 2016 Management of Endometriosis. Obstetrical Gynecological Society of Malaysia. 2016:1-44.

Vercellini P, Vigano P, Somigliana E, Fedele L. Endometriosis: pathogenesis and treatment. Nat Rev Endocrinol. 2014;10(5):261-75.

Zondervan KT, Becker CM, Koga K et al. Endometriosis. Nat Rev Dis Primers. 2018;4(9):1-25.

398
Fístulas Vaginais

Fístula vesicovaginal, fístula retovaginal

Waldemar Naves do Amaral ◆ Lucas Campos Muniz
Helou Rocha ◆ Paulo Fellipe Silvério Razia

INTRODUÇÃO

Fístula vaginal é uma comunicação anômala que liga os órgãos genitais às vias urinárias, ao intestino distal, ao períneo ou à pele. As mais frequentes comunicam a bexiga à vagina (fístulas vesicovaginais).

Entretanto, outras estruturas podem participar desse processo, como a uretra, o ureter e os segmentos intestinais. Assim, pode ocorrer a passagem de fezes ou de urina para o canal vaginal (Figura 398.1).

A causa das fístulas vaginais baseia-se no rompimento do tecido que possibilita a comunicação ◆ entre estruturas adjacentes.

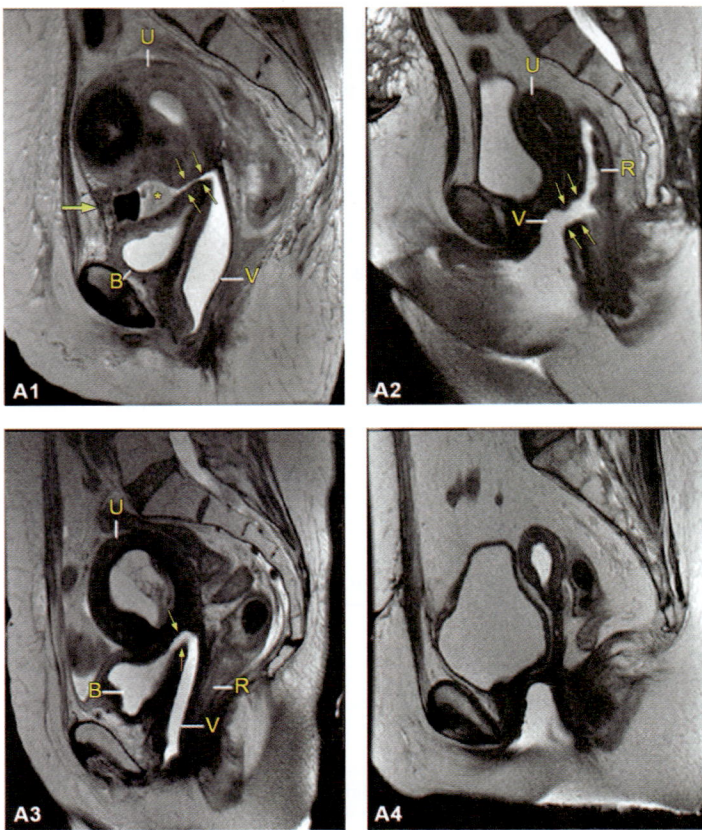

Figura 398.1 Ressonância magnética evidenciando a progressão de uma fístula vaginal. *A1*: trajeto fistuloso (*setas finas*) entre a parede vaginal anterossuperior e o espaço vesicouterino; notam-se pequena quantidade de líquido heterogêneo (*asterisco*) e deslocamento anterior da prega peritoneal (*seta grossa*). *A2*: trajeto fistuloso (*setas*) entre o reto e a vagina. *A3*: grande comunicação vesicovaginal (*setas*); nota-se distensão da cavidade uterina determinada por estenose do colo (U). *A4*: estenose do terço superior da vagina, 10 meses após a radioterapia (complicação tardia). V: vagina; B: bexiga; R: reto; U: útero.

Podem ser congênitas ou resultar de infecção, traumatismo ou cirurgia. Conforme a localização, podem ocasionar a passagem de urina, fezes ou secreções.

FORMAS CLÍNICAS E CAUSAS

- Fístulas uretrovaginais e vesicovaginais:
  - Traumatismo obstétrico
  - Lesões perineais em acidentes
  - Complicação de cirurgia ginecológica
  - Intervenções urológicas
  - Radioterapia da região pélvica
- Fístulas retovaginais:
  - Neoplasias das vias genitais ou do reto
  - Lesões obstétricas
  - Doenças inflamatórias do intestino
  - Complicação de cirurgia (histerectomia, colporrafia posterior)
  - Radioterapia da região pélvica
- Fístulas genitocutâneas
- Fístulas vaginoperineais.

MANIFESTAÇÕES CLÍNICAS

- Uretrovaginais: grandes fístulas facilmente identificadas pela observação da parede vaginal anterior e da uretra.

Confirma-se o trajeto fistuloso por meio de uma sonda inserida na uretra, observando sua chegada à vagina. Fístulas menores podem necessitar de uretroscopia.

Pode ser necessário instilar solução de azul de metileno na uretra para comprovar sua saída pela vagina

- Retovaginais: as que atingem a parte superior da vagina e do reto são visualizadas e palpadas com facilidade. Quando a extremidade retal não é visualizada à inspeção, deve-se lembrar que porções altas do sigmoide ou do intestino delgado podem estar comprometidas. Pode ser necessário realizar endoscopia ou fistulografia. Em caso de doença inflamatória granulomatosa intestinal, é necessário fazer exame radiográfico do intestino delgado e biópsia

- Vesicovaginal: a anamnese deve ser minuciosa, caracterizando o tipo de perda urinária, a história pregressa de cirurgias, paridade, radioterapia e traumatismos uroginecológicos. No exame físico, deve-se procurar identificar o orifício fistuloso no canal vaginal, os sinais de infecção local e indício de corpo estranho intravaginal. No entanto, nem sempre é possível identificar o orifício fistuloso pelo exame físico, sendo necessário em alguns casos realizar o teste com infusão de azul de metileno intravesical, que além de confirmar o diagnóstico da fístula pode auxiliar na topografia e no trajeto dessa comunicação.

DIAGNÓSTICO

- Dados clínicos associados a exames complementares.

EXAMES COMPLEMENTARES (DEPENDEM DO TIPO DA FÍSTULA)

- Retovaginal (Figura 398.2):
  - Ultrassonografia (USG) anorretal
  - Enema com metiltionínio: um tampão é colocado na vagina e cloreto de metiltionina é aplicado no reto para identificar a passagem do líquido do reto para a vagina
  - Enema baritado: para visualizar fístula retovaginal, não identificada no exame físico
  - Cistoscopia
- Vesicovaginal (Figura 398.3):
  - A cistoscopia possibilita avaliar a integridade uretral, identificar corpo estranho (fios de suturas, telas, litíase vesical), localizar e caracterizar o orifício fistuloso e sua relação com os meatos ureterais, propiciando assim programação adequada e segura do tratamento
  - Tomografia computadorizada (TC) de vias urinárias, urografia excretora, histerossalpingografia, cistografia, pielografia ascendente, USG e ressonância magnética (RM) podem ser úteis no diagnóstico, principalmente quando não se consegue identificar o orifício fistuloso.

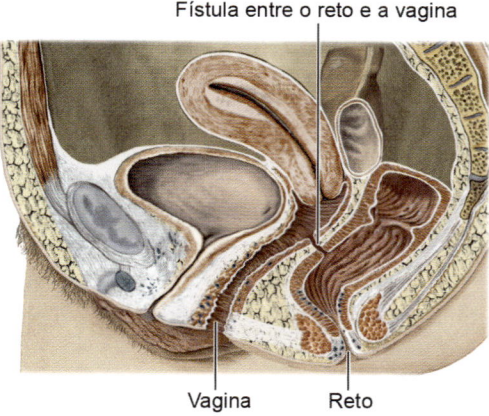

Figura 398.2 Fístula retovaginal comunicando o reto e o canal vaginal.

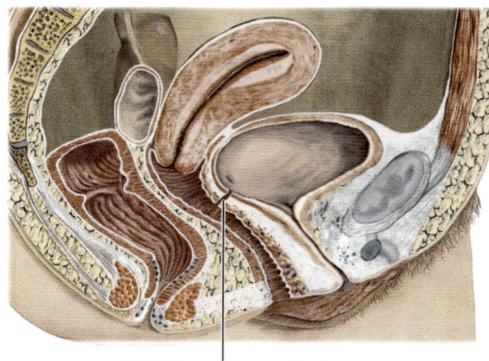

Figura 398.3 Fístula vesicovaginal comunicando a bexiga e o canal vaginal.

COMPLICAÇÕES

- Incontinência de fezes
- Hidronefrose
- Infecções urinárias.

CONDUTA

- Fístulas uretrovaginal, vesicovaginal e ureterovaginal:
  - Fístulas vesicovaginais diagnosticadas precocemente no pós-operatório podem fechar apenas com sonda de demora, mas a maioria requer cirurgia após tratamento da infecção
  - As fístulas produzidas por irradiação podem necessitar de desvio urinário para o íleo ou o cólon
  - As fístulas ureterovaginais são raras e podem necessitar de urografia intravenosa para serem identificadas
  - Melhores resultados são obtidos com fechamento multiestratificado sobre sonda de demora uretral
- Fístulas retovaginais:
  - As fístulas do reto distal, associadas a lesões perineais de 3º e 4º graus com incontinência fecal, são tratadas com colostomia de desvio. As fístulas complexas resultantes de irradiação podem necessitar de colostomia permanente.

Para o tratamento das fístulas, deve-se seguir a conduta apresentada na Figura 398.4.

EVOLUÇÃO E PROGNÓSTICO

- Fístulas pequenas e diagnosticadas precocemente têm possibilidade de fechamento espontâneo, se for colocada sonda de demora
- Cura na maioria dos casos com tratamento cirúrgico.

Partos prolongados e cirurgias

- Partos complicados com prolongada compressão das paredes vaginais contra a estrutura óssea da pelve podem ocasionar fístulas
- Infecções urinárias de repetição podem ser decorrentes de fístulas das vias urinárias
- Fístula vesicocervicovaginal geralmente resulta de operação cesariana com bexiga cheia
- Fístula ureterovaginal é de aparecimento tardio.

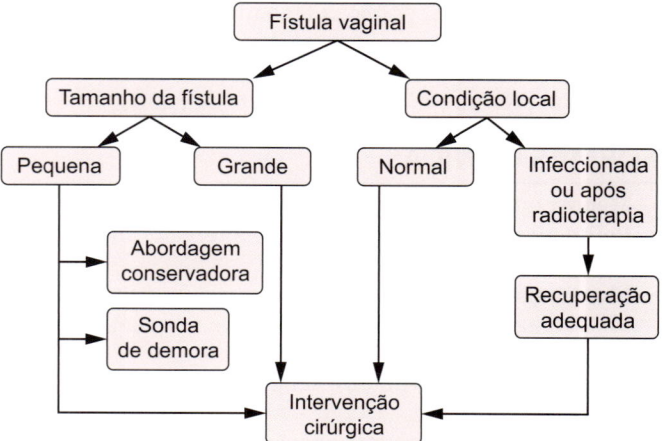

Figura 398.4 Fluxograma para conduta nas fístulas vaginais.

BIBLIOGRAFIA

Brasil. Ministério da Saúde. Assistência à mulher no parto normal. Laceração de períneo e episiotomia. In: Parto, aborto e puerpério. Assistência humanizada à mulher. Brasília. 2001.

Burnet LS. Relaxamentos, distopias, fístulas e incontinência. In: Novak. Tratado de Ginecologia. 14. ed. Guanabara Koogan; 2008.

Ferreira DM, Bezerra ROF, Ortega CD, Blasbalg R, Viana PCC, Menezes MR et al. Ressonância magnética na vagina: uma visão geral para os radiologistas, com enfoque na decisão clínica. 2015.

Howson A. Fístula Rectovaginal. Health Library. 2014. Disponível em: http://healthlibrary.epnet.com/GetContent.aspx?token=c4025 f8b-2 6e5-45b1-9382-4ª66 d580 f8 d6&chunkiid=592682.

Porto CC, Porto AL. Semiologia médica. 8. ed. Rio de Janeiro: Guanabara Koogan; 2019.

Silveira JG, Silveira P. Ginecopatias de causa obstétrica. In: Rezende J. Obstetrícia. 9. ed. Guanabara Koogan; 2002.

Souza JS, Maluf RB. Febrasgo: fístula vesicovaginal. Hospital de Base do Distrito Federal – HBDF. Disponível em: https://www.febrasgo.org.br/pt/noticias/item/703-fistula-vesicovaginal 2018.

399
Hemorragia Uterina Disfuncional

Waldemar Naves do Amaral ♦ Gabriella Mendonça Leão de Oliveira ♦ Paulo Fellipe Silvério Razia

INTRODUÇÃO

A hemorragia uterina disfuncional é um sangramento, agudo ou crônico, originado do endométrio e não relacionado com lesões anatômicas do útero.

Caracteriza-se por anormalidade na regularidade, volume, frequência ou duração do sangramento vaginal, em mulheres que não estão grávidas.

CLASSIFICAÇÃO

• Causas estruturais: pólipo, adenomiose, liomioma e neoplasias malignas
• Causas não estruturais: coagulopatia, ovulatória, endometrial, iatrogênica e não classificada (FIGO, 2011).

FORMAS CLÍNICAS

• **Menorragia**: menstruação excessiva com ciclos regulares
• **Polimenorreia**: menstruações com intervalos menores do que 25 dias
• **Menorragia puberal**: menstruação excessiva na puberdade
• **Metrorragia**: menstruação excessiva e frequente com ciclos irregulares
• **Sangramento da ovulação**: sangramento no período intermenstrual
• **Sangramento na pré-menopausa**: pode ser do tipo menorragia ou metrorragia.

CAUSAS

Para memorizar a classificação das causas de hemorragia uterina disfuncional é possível associá-las com as letras iniciais de cada causa.

Causas estruturais: por *PALM* (*p*ólipo, *a*denomiose, *l*iomioma, *m*alignas) e as não estruturais, por *COEIN* (*c*oagulopatia, *o*vulatória, *e*ndometrial, *i*atrogênica e *n*ão classificada).

Podem ser de origem hormonal ou por distúrbios de coagulação:

• Alterações hormonais:
  ◦ Redução do estrogênio na metade do ciclo após a ovulação: ocorrem pequenas perdas na metade do ciclo
  ◦ Fase folicular curta em consequência de retroalimentação inapropriada do eixo hipofisário-hipotalâmico: menstruações frequentes
  ◦ Deficiência da fase lútea decorrente da insuficiência do corpo lúteo: associada a pequenas perdas pré-menstruais ou a polimenorreia quando a fase lútea tem duração reduzida pela diminuição prematura da progesterona
  ◦ Produção persistente de progesterona por corpos lúteos hemorrágicos ou císticos: resulta em ciclos longos ou episódios prolongados de sangramento
  ◦ Produção de estrogênio não acompanhada de produção cíclica de progesterona pelo corpo lúteo
• Distúrbios da coagulação:
  ◦ Deficiência de fatores da coagulação.

MANIFESTAÇÕES CLÍNICAS

• Podem estar relacionadas ou não com a menstruação
• Fluxo excessivo em relação ao fluxo menstrual habitual
• Fluxo menstrual com duração maior que 7 dias
• Coágulos no fluxo menstrual
• Sintomas pré-menstruais
• Raramente acompanha-se de dor
• Anemia.

DIAGNÓSTICO DIFERENCIAL

• Lesões uterinas (leiomiomas, pólipos, carcinoma, infecção, corpo estranho, mola hidatiforme, disfunção tireoideana)
• Doença hematopoética (doença de von Willebrand, leucemia, trombocitemia)
• Dispositivo intrauterino (DIU)
• Gravidez (ectópica, abortamento incompleto)
• Traumatismo
• Medicamentos (contraceptivos orais, anabolizantes, corticoides, anticolinérgicos, digitálicos, anticoagulantes).

EXAMES COMPLEMENTARES

• Hemograma e coagulograma
• Provas de função tireoideana
• Dosagem de gonadotrofina coriônica humana (beta-hCG), para excluir a possibilidade de gravidez e/ou de mola hidatiforme
• Prolactina (disfunção hipofisária)
• Hormônio tireoestimulante (TSH)
• Ultrassonografia pélvica para identificar cistos ovarianos e tumores uterinos
• Biópsia endometrial ou curetagem uterina em casos selecionados para descartar hiperplasias e neoplasias (adenocarcinoma e carcinoma endometrial).

COMPROVAÇÃO DIAGNÓSTICA

• Dados clínicos + dosagens hormonais (às vezes necessárias) + exames para descartar lesões anatômicas.

TRATAMENTO

• A abordagem terapêutica deve considerar a faixa etária, pois as causas variam quando se trata de adolescentes, mulheres no período reprodutivo ou no climatério (Figura 399.1)
• O objetivo é a redução do fluxo menstrual, diminuindo a morbidade e melhorando a qualidade de vida. Nos casos de sangramento intenso e agudo, as mulheres podem necessitar de tratamento de urgência, com reposição volumétrica e substâncias hemostáticas
• Algumas situações necessitam de tratamento prolongado ou cirurgia.

Tratamento do sangramento uterino disfuncional agudo

• Diante de um sangramento uterino disfuncional agudo, os objetivos são controlar o sangramento atual e reduzir o risco de perda sanguínea excessiva nos ciclos seguintes
• O tratamento pode ser medicamentoso (Figura 399.2) ou cirúrgico (ver Figura 399.1)
• A escolha da conduta depende da estabilidade hemodinâmica, do nível de hemoglobina, da suspeita da etiologia do sangramento, de comorbidades e do desejo reprodutivo
• As opções de tratamento hormonal são (ver Figura 399.2):
  ▪ Estrogênio conjugado intravenoso
  ▪ Estradiol isolado por via oral
  ▪ Contraceptivo oral combinado
  ▪ Progestagênios isolados

• O tratamento não hormonal inclui antifibrinolíticos e anti-inflamatórios não esteroides (AINEs), sendo o ácido tranexâmico a primeira escolha em casos de sangramento menstrual intenso.

Tratamento do sangramento uterino disfuncional de causa estrutural | PALM

• Os pólipos são tratados com polipectomia histeroscópica
• Os miomas podem ser submetidos a tratamento medicamentoso. Não havendo resposta ao tratamento clínico, deve-se considerar o tratamento cirúrgico
• A adenomiose geralmente é tratada com histerectomia. Porém, os sintomas podem ser controlados com terapias supressivas semelhantes às utilizadas para sangramento uterino disfuncional sem alteração estrutural, quando se deseja manter a capacidade reprodutiva.

Tratamento do sangramento uterino anormal de causa não estrutural | COEIN

• O tratamento do sangramento de causas não estruturais pode ser medicamentoso ou cirúrgico
• O tratamento medicamentoso baseia-se na ação dos esteroides sexuais e de outros mediadores inflamatórios no endométrio, além do controle hemostático do sangramento
• As opções de terapia medicamentosa são:
  ▪ Tratamento hormonal: estrogênio e progestagênio combinados (na maioria dos casos); progestagênio oral cíclico ou contínuo; progestagênio injetável; sistema uterino liberador de levonorgestrel
  ▪ Tratamento não hormonal: anti-inflamatórios; antifibrinolíticos

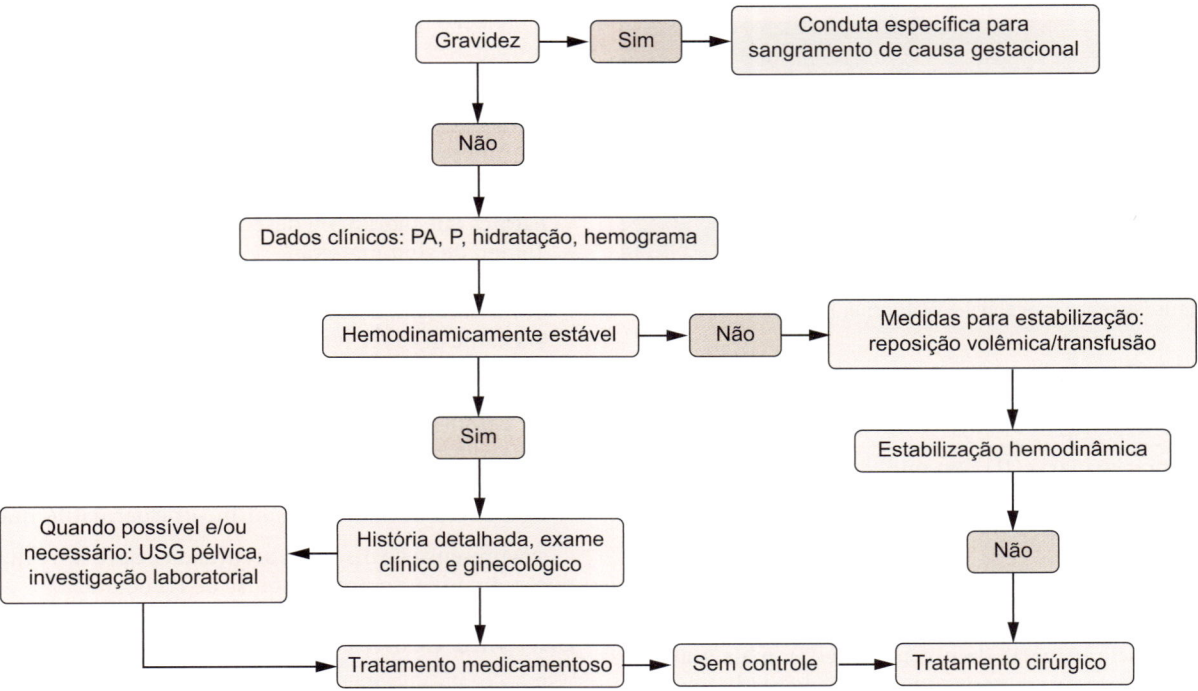

Figura 399.1 Fluxograma para diagnóstico e tratamento da hemorragia uterina disfuncional aguda. P: pulso; PA: pressão arterial; USG: ultrassonografia.

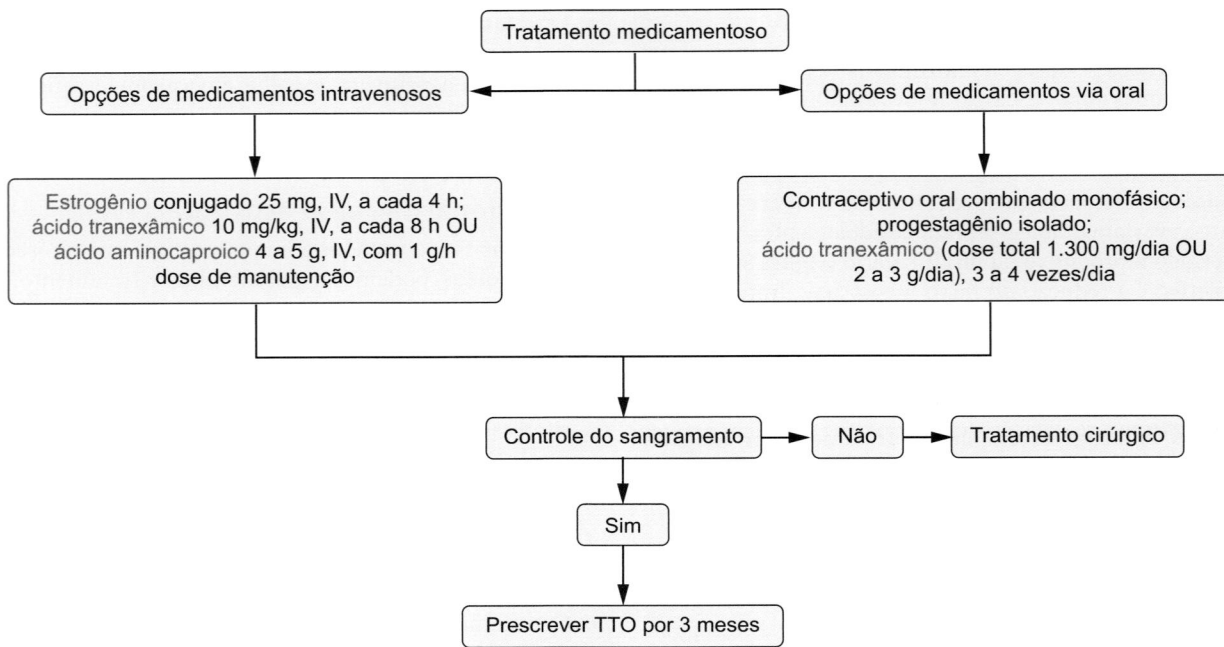

Figura 399.2 Fluxograma do tratamento medicamentoso da hemorragia uterina disfuncional. TTO: tratamento.

BIBLIOGRAFIA

Deus JM, Silva AN. Sangramento uterino disfuncional e sangramento uterino sem causa aparente. Manual de Ginecologia. Departamento de Ginecologia e Obstetrícia da Faculdade de Medicina da UFG; 2011.

Ribeiro MO, Finotti MF. Sangramento uterino anormal. Manual de condutas em Ginecologia e Obstetrícia 2. SGGO; 2008.

Yela DA, Benetti-Pinto CL. Sangramento uterino anormal. Protocolo Febrasgo – Ginecologia, nº 42, São Paulo, 2018.

400
Incontinência Urinária em Mulheres

Matheus Ferreira Gonçalves • Waldemar Naves do Amaral

INTRODUÇÃO

Incontinência urinária (IU) em mulheres é uma condição na qual ocorre perda involuntária de urina. Pode ser de três tipos:

- Incontinência urinária de esforço (IUE): quando a perda de urina decorre de algum esforço físico, como pular, correr e tossir, estando relacionada com hipermobilidade da uretra ou deficiência do esfíncter uretral
- Incontinência urinária de urgência (IUU): mais grave do que a de esforço, caracterizando-se pela vontade súbita de urinar que ocorre em meio às atividades diárias, havendo perda de urina antes de se chegar ao banheiro
- Incontinência mista: associam-se os dois tipos de incontinência.

Mais frequente na 5ª ou 6ª década de vida, mas pode ocorrer em mulheres mais jovens.

FATORES DE RISCO

- Múltiplas gestações com lesões do suporte do assoalho pélvico
- Envelhecimento tecidual: alterações bioquímicas e moleculares observadas nos tecidos, com redução de colágenos dos tipos I e II ao redor da uretra e na fáscia pubocervical, da relação músculo estriado/tecido conjuntivo e das fibras musculares estriadas.

EXAME CLÍNICO

À anamnese avaliar:

- Tipos de perda de urina
- Fatores que pioram ou desencadeiam essa perda
- Tempo de sintomatologia
- Tratamentos prévios (e qual foi o resultado)
- Se há necessidade de uso de absorventes
- O exame deve ser realizado com a paciente em posição ginecológica e ortostática, preferencialmente com a bexiga cheia. Solicita-se à paciente tossir e/ou realizar manobra de Valsalva. Caso haja perda de urina, esta deve ser caracterizada
- Na inspeção dos órgãos genitais externos, devem-se investigar sinais de hipoestrogenismo e de dermatite amoniacal.

Na presença de distopias acentuadas, deve-se realizar a redução do prolapso para pesquisa de IU oculta.

EXAMES COMPLEMENTARES

- Exame simples de urina e urocultura: indispensáveis para investigar a possibilidade de infecção do trato urinário
- Ultrassonografia: avaliação do resíduo pós-miccional

- Teste do absorvente ou *pad-test* é uma forma objetiva de avaliar a IU. Serve para quantificar a perda de urina, além de ser útil no monitoramento dos efeitos do tratamento
- Estudo urodinâmico: possibilita identificar contrações involuntárias do detrusor e alterações no esvaziamento vesical.

A Sociedade Brasileira de Urodinâmica indica o exame como rotina no pré-operatório, visto que pode indicar tratamento específico para pacientes com defeito esfincteriano uretral.

Não há consenso sobre a necessidade de se realizar o estudo urodinâmico no pré-operatório de pacientes com IUE não complicada (definida como resíduo pós-miccional < 150 mℓ; teste de esforço positivo; primeira cirurgia; ausência de prolapso genital que ultrapasse o introito vaginal; ausência de doença neurológica). Contudo, em relação à saúde suplementar, é obrigatória a realização do estudo urodinâmico, previamente, a um procedimento cirúrgico.

O estudo urodinâmico não é indicado na avaliação inicial da IU, especialmente quando houver indicação para tratamento clínico.

TRATAMENTO

- Depende do tipo e das causas da IU (Figura 400.1)
- O tratamento da IUE é cirúrgico, embora possam ser utilizadas terapias conservadoras nos casos de incontinência leve
- O tratamento conservador mais importante para a IUE é fisioterapia dos músculos pélvicos, que também apresenta eficácia nas incontinências mistas ou de urgência. Pode ser associada a cones vaginais por propiciar ganho de força e resistência muscular por meio do estímulo para recrutamento das musculaturas pubococcígea e auxiliar periférica, que devem reter cones cada vez mais pesados
- Pode-se utilizar, também, a eletroestimulação dos músculos por corrente elétrica, geralmente indicada para pacientes que não conseguem contrair voluntariamente os músculos
- O uso de estrogênios tópicos vaginais apresenta baixa eficácia. No entanto, dado o seu baixo custo e os outros benefícios que proporcionam para a mulher em idade pós-menopausa, são uma opção como terapêutica adjuvante nesse grupo etário

- Em relação à incontinência do tipo IUU, o tratamento é medicamentoso com utilização de anticolinérgicos ou antimuscarínicos para suprimir as contrações vesicais. Porém, sua eficácia é limitada pelos efeitos colaterais, nomeadamente, secura de boca e alterações gastrintestinais, além de todos estarem contraindicados para pacientes com glaucoma de ângulo fechado
- Cirurgia com acesso vaginal com a técnica Kelly-Kennedy (considerada obsoleta)
- Cirurgias com acesso por via retropúbica:
  - Técnica de Marshall-Marchetti-Krantz: aplicação de 3 pontos de cada lado da uretra, distando 1 cm entre si, que fixa a fáscia periuretral ao periósteo da face posterior da pube, com o objetivo de reposicionar o colo vesical. Apresenta eficácia acima de 70%
  - Técnica de Burch: fixação da fáscia paravaginal ao ligamento ileopectíneo (ligamento de Cooper) com índices de cura que variam de 70 a 100%
- Cirurgias com acesso por vias combinadas: técnicas de *slings* utilizam vias de acesso combinadas que consistem na colocação de uma faixa (*sling*) sob a uretra, dando suporte para esta estrutura, funcionando como um mecanismo esfincteriano. Apresentam índices de cura que variam entre 80 e 100%, porém, com altos índices de retenção urinária e de hiperatividade do detrusor, que são suas principais complicações.

BIBLIOGRAFIA

Botelho FC, Silva C, Cruz F. Incontinência urinária feminina. Acta Urológica. 2007;24(1):79-82.

Federação Brasileira das Associações de Ginecologia e Obstetrícia (Febrasgo). Protocolo de Incontinência Urinária. 2018.

Haylen BT, Ridder D, Freeman RM, Swift SE, Berghmans B, Lee J et al. An International Urogynecological Association (IUGA) International Continence Society (ICS) joint report on the terminology for female pelvic floor dysfunction. Neurourol Urodyn. 2010; 29(1):4-20.

Matheus LM, Mazzari CF, Mesquita RA, Oliveira J. Influência dos exercícios perineais e dos cones vaginais, associados à correção postural, no tratamento da incontinência urinária feminina. Rev Bras Fisioter. 2006;10(4):387-92.

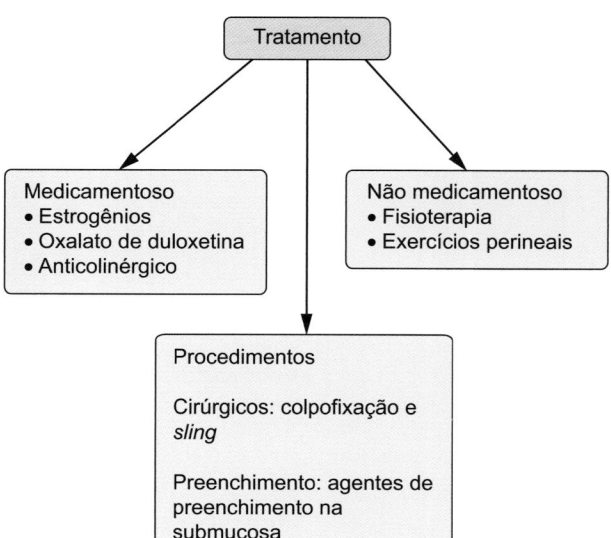

Figura 400.1 Fluxograma para o tratamento da incontinência urinária em mulheres

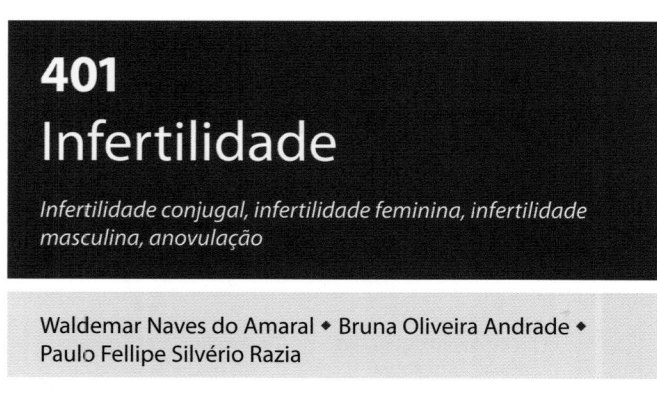

401
Infertilidade

Infertilidade conjugal, infertilidade feminina, infertilidade masculina, anovulação

Waldemar Naves do Amaral ◆ Bruna Oliveira Andrade ◆ Paulo Fellipe Silvério Razia

INTRODUÇÃO

A Organização Mundial da Saúde (OMS) considera infertilidade a incapacidade de concepção de um casal que mantém relação sexual sem métodos contraceptivos durante 12 meses. Essa condição ocorre em cerca de 15 a 20% dos casais em idade reprodutiva.

CLASSIFICAÇÃO

- Primária: ausência de gestações prévias
- Secundária: paciente com gestação prévia, não necessariamente com nascido vivo e/ou com o mesmo parceiro.

CAUSAS

- Relacionadas com o sexo feminino (35% dos casos):
  - Tubária:
    - Oclusão tubária bilateral (secundária à doença inflamatória pélvica (DIP)
    - Aderências (secundárias a infecções, DIP, cirurgias prévias ou endometriose)
    - Lesão tubária adquirida
  - Ovulatória:
    - Síndrome dos ovários policísticos (SOP)
    - Amenorreia com nível adequado de estrogênios (SOP)
    - Hiperprolactinemia
    - Anovulação com ciclos regulares (disfunção do eixo hipotalâmico-hipofisário-gonadal)
    - Amenorreia com hormônio foliculestimulante (FSH) elevado
    - Obesidade
    - Ganho ou perda de peso
    - Disfunção tireoideana
  - Diminuição da reserva ovariana (DRO) associada a:
    - Idade acima de 35 anos
    - Menopausa precoce
    - Único ovário ou história de cirurgia ovariana, quimioterapia ou radiação pélvica
  - Endometriose
  - Cervical:
    - Malformações
    - Lesões neoplásicas malignas ou benignas (pólipos, miomas)
    - Alterações anatômicas causadas por iatrogenia
  - Uterina:
    - Malformações congênitas (síndrome de Mayer-Rokitansky–Kuster–Hauser)
    - Septos vaginais e uterinos
    - Malformações müllerianas, como útero septado, uni ou bicornos
- Relacionadas com o sexo masculino (35% dos casos):
  - Disfunção erétil e ejaculatória (ejaculação retrógrada)
  - Criptorquidia (uni ou bilateral)
  - Varicocele
  - Orquite pós-caxumba
  - Infecção das glândulas acessórias masculinas (clamídia, gonococo)
  - Causas imunológicas (anticorpos antiespermatozoides)
  - Lesão testicular adquirida
  - Causas medicamentosas (cimetidina, nitrofurantoína, espironolactona, sulfassalazina)
  - Oligozoospermia idiopática
  - Astenozoospermia idiopática
  - Teratozoospermia idiopática
  - Azoospermia obstrutiva ou idiopática
  - Doenças sistêmicas (obesidade, diabetes)
  - Doenças endócrinas (hipotireoidismo, hiperprolactinemia)
- Relacionadas com ambos os sexos (20% dos casos)
- Sem causa definida (15% dos casos).

AVALIAÇÃO DIAGNÓSTICA

- Geral:
  - Idade
  - Tempo de infertilidade
  - Tipo de infertilidade
- Relacionada com a mulher (Figura 401.1):

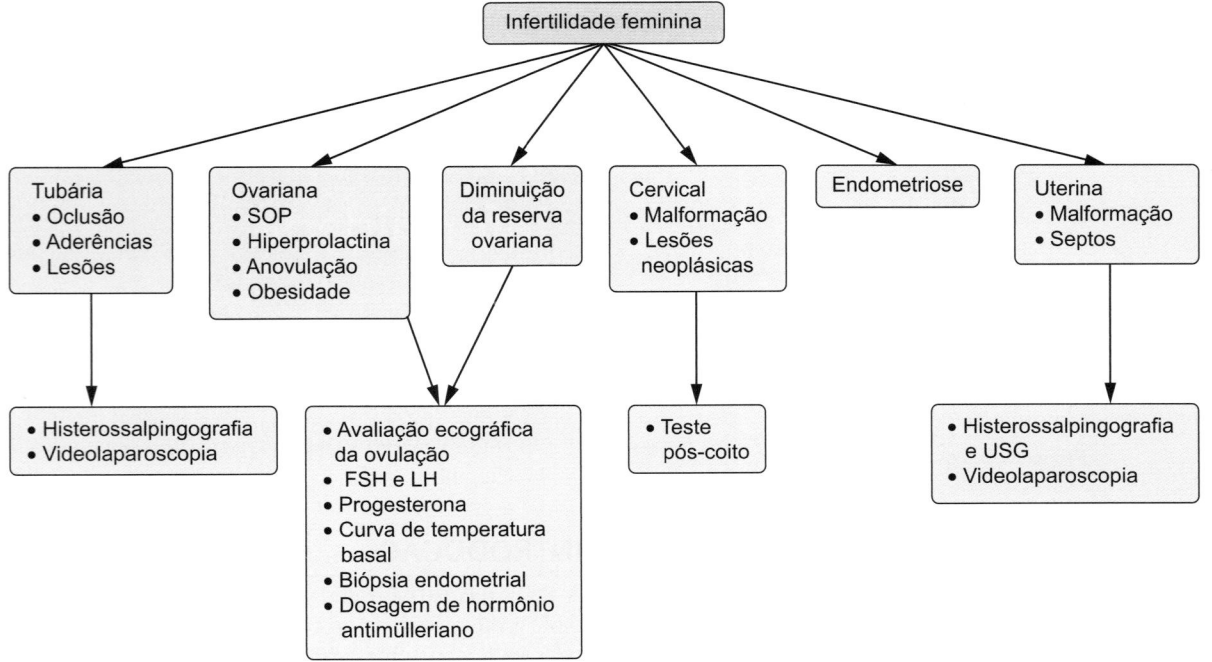

Figura 401.1 Fluxograma para avaliação diagnóstica da infertilidade feminina. FSH: hormônio foliculestimulante; LH: hormônio luteinizante; SOP: síndrome dos ovários policísticos; USG: ultrassonografia.

- História do ciclo menstrual (tipo de ciclo, muco, amenorreia)
- História sexual e frequência de coito
- História de contracepção
- História obstétrica (gestações anteriores, curetagem)
- Patologias preexistentes (obesidade, hirsutismo, hipotireoidismo)
- Cirurgias pregressas, principalmente pélvicas
- Internações por dor pélvica
- História de DIP
- Tabagismo, etilismo e uso de drogas ilícitas
- Relacionada com o homem (Figura 401.2):
  - Desenvolvimento puberal
  - Disfunção erétil
  - Infecções sexualmente transmissíveis (IST) e geniturinárias
  - Varicocele
  - História de traumatismos e torções testiculares
  - Cirurgias prévias
  - Uso de anabolizantes
  - Tabagismo, etilismo e uso de drogas ilícitas.

EXAMES COMPLEMENTARES

Devem-se considerar a avaliação básica e as relacionadas com a mulher e o homem

- Avaliação básica do casal infértil:
  - Espermograma
  - Monitoramento ultrassonográfico da ovulação
  - Histerossalpingografia
- Relacionados com a mulher:
  - Avaliação tubária:
    - Histerossalpingografia: realizada na fase folicular do ciclo com contraste iodado
    - Videolaparoscopia
  - Avaliação ovulatória e reserva ovariana:
    - Avaliação ultrassonográfica da ovulação:
      - Possibilita avaliar desde o desenvolvimento folicular até a ovulação (diâmetro folicular de 19 a 21 mm)
    - Níveis séricos e basais de FSH e hormônio luteinizante (LH):
      - Elevados na insuficiência primária gonadal
      - Diminuídos no hipopituitarismo
      - Relação LH/FSH alterada na SOP

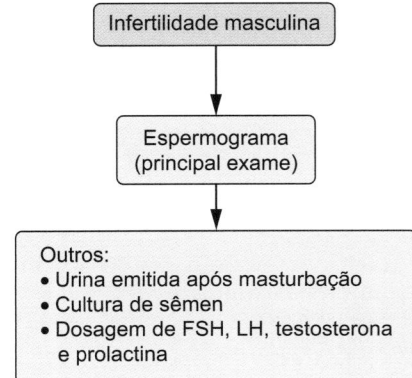

Figura 401.2 Fluxograma para avaliação diagnóstica da infertilidade masculina. FSH: hormônio foliculestimulante; LH: hormônio luteinizante.

- Dosagem da progesterona na fase lútea:
  - Mínimo de duas dosagens em dias alternados, devendo ser maiores que 18 nmol/ℓ (ou > 5 ng/mℓ)
  - Baixo custo-benefício
- Curva de temperatura corporal basal (CTB):
  - Elevação da temperatura na segunda fase do ciclo em 0,3°C ou mais, devendo ser sustentada por 11 a 14 dias e decair no período menstrual
- Biópsia endometrial:
  - Deve ser efetuada em 2 a 3 dias antes do fluxo menstrual
- Dosagem do hormônio antimülleriano (HAM):
  - Melhor medida para reserva ovariana
- Avaliação do fator cervical:
  - Teste pós-coito:
    - Analisa a receptividade do muco cervical e a habilidade em propiciar a sobrevivência e a migração dos espermatozoides em seu conteúdo
    - Exame controverso
- Fator uterino:
  - Histerossalpingografia e ultrassonografia (USG) transvaginal ou em 3D: sugestionam malformações müllerianas e outras alterações na cavidade uterina
  - Histeroscopia: não é método inicial
  - Videolaparoscopia e ressonância magnética (RM): mostram as cavidades abdominal e pélvica, e confirmam as malformações uterinas e localização de miomas uterinos
- Relacionadas com o homem:
  - Espermograma ou análise seminal: exame inicial e essencial na avaliação masculina
    - Parâmetros segundo a OMS (Quadro 401.1):
      - Urina emitida pós-masturbação: confirma ejaculação retrógrada
      - Cultura de sêmen: solicitada quando tiver aumento de leucócitos
      - Dosagem de FSH, LH, testosterona e prolactina: solicitada nos casos de oligozoospermia grave ou não obstrutiva para diagnóstico de hipogonadismo hipogonadotrófico (FSH, LH e testosterona baixa), falência testicular (FSH elevado) e hiperprolactinemia.

TRATAMENTO

- Tratar as causas de base que acarretam infertilidade
- Persistir na investigação mesmo quando o primeiro fator for encontrado na investigação
- Esclarecer os mitos e fornecer informações corretas sobre a infertilidade

Quadro 401.1 Parâmetros normais no exame do sêmen.

Volume ejaculado	2 a 5 mℓ
Ph	7,2 a 8
Concentração de espermatozoide	20 milhões/mℓ
Motilidades A + B	> 50%
Morfologia	> 14% (Kruger)
Concentração de leucócitos	< 1 milhão/mℓ
Volume ejaculado	2 a 5 mℓ

Adaptado de Nordozza-Júnior et al., 2010.

- Avaliar e aconselhar simultaneamente ambos os parceiros
- Relacionado com a mulher:
  - Indução da ovulação com coito programado:
    - Citrato de clomifeno 50 a 250 mg/dia: VO, por 5 dias, iniciando do 3º ao 5º dia do ciclo menstrual
    - Gonadotrofinas:
      - Diluídas antes da aplicação na apresentação de 75, 600 ou 1.200 UI de hMG e tubetes/canetas pré-envasadas com doses variadas de FSH-rec: 300, 450, 600 ou 900 UI para aplicação subcutânea
      - Iniciar a estimulação com dose baixa de gonadotrofina (37 a 75 UI) e mantê-la por 14 dias
      - Quando necessário, fazer pequenos incrementos de dose (25 a 37,5 UI) em intervalos de, no mínimo, 7 dias, até o início do crescimento folicular
  - Anovulação associada à hiperinsulinemia:
    - Controle alimentar e do peso
    - Metformina, VO, 1.500 e 2.550 mg/dia, em 2 a 3 tomadas diárias, preferencialmente às refeições, para diminuir os efeitos adversos do fármaco
    - Inositol, VO, dose diária varia de 1,1 a 4 horas
      - Tempo de tratamento varia entre 3 e 6 meses
  - *Driling* ovariano laparoscópico (DOL):
    - Tratamento minimamente invasivo que visa realizar perfurações no tecido ovariano com cautério ou a *laser*, por via laparoscópica
    - Tem por finalidade induzir a ovulação em pacientes com SOP
    - Tratamento em desuso
- Relacionado com o homem:
  - Hipogonadismo hipogonadotrófico:
    - Administração de FSH 75 UI, 3 vezes/semana, associado à gonadotrofina coriônica humana (hCG) 2.000 UI, 1 vez/semana, e reavaliação da testosterona em 30 dias
  - Ejaculação retrógrada:
    - Tratamento com medicamentos simpaticomiméticos, alfaestimulantes ou com imipramina
    - Tratamento cirúrgico: varicocele e reversão da vasectomia
  - Reprodução assistida:
    - Indicada na falha ou na impossibilidade do tratamento básico
    - Técnicas de inseminação intrauterina:
      - Indicações masculinas: concentração mínima de 5 milhões de espermatozoides/m ℓ; motilidades A e B; morfologia de Kruger > 4%
    - Fertilização *in vitro* (fertilização *in vitro* (FIV)/injeção intracitoplasmática de espermatozoides (ICSI):
      - Indicações femininas: aderências tubárias e pélvicas e obstrução tubária; endometriose; esterilidade sem causa aparente
      - Indicações masculinas: concentração mínima entre 1,5 e 5 milhões de espermatozoides/m ℓ; motilidades A e B; morfologia de Kruger > 4%.

A conduta para investigação e tratamento da infertilidade é apresentada na Figura 401.3.

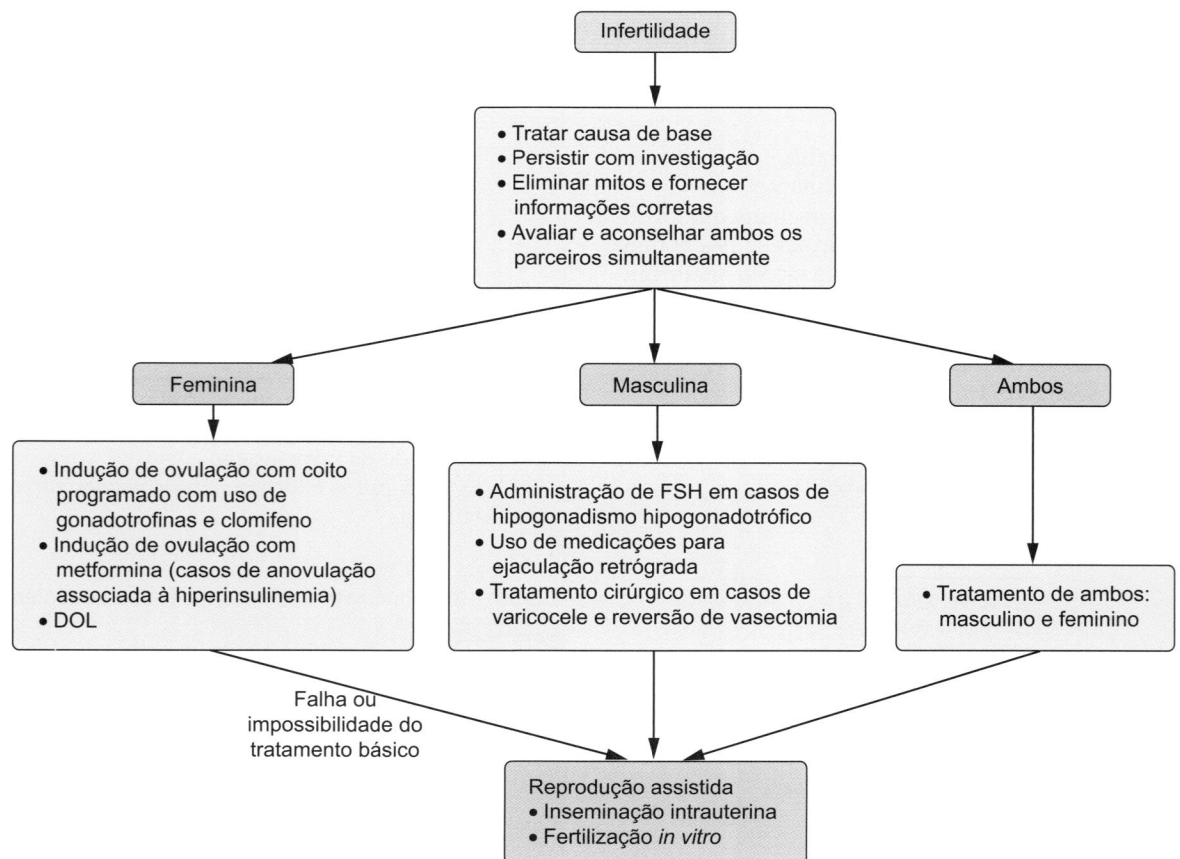

Figura 401.3 Fluxograma para tratamento de infertilidade. DOL: *drilling* ovariano laparoscópico; FSH: hormônio foliculestimulante.

BIBLIOGRAFIA

American Society for Reproductive Medicine (ASRM). Practice Committee of the American Society for Reproductive Medicine in collaboration with the Society for Reproductive Endocrinology and Infertility. Optimizing natural fertility: a committee opinion. Fertil Steril. 2017;107(1):52-8.

Azevedo MF. GPS Medicamentos. Guia prático em saúde. Rio de Janeiro: Guanabara Koogan; 2017.

Brugo-Olmedo S, Chilik C, Kopelman S. Infertility: causes and definitions. Rev Colombiana Obstet Ginecol. 2003;54(4):227-48.

Geber S, Sampaio M, Hurtado R. Guia de Bolso de Ginecologia. São Paulo: Ateneu; 2013.

Gonçalves J. Avaliação do casal infértil. Rev Portuguesa Med Geral e Familiar. 2005;21(5):493-503.

Lamaita RM, Amaral MC, Cota AM. Propedêutica básica da infertilidade conjugal. São Paulo: Federação Brasileira das Associações de Ginecologia e Obstetrícia (Febrasgo); 2018. (Protocolo Febrasgo – Ginecologia, nº 46/Comissão Nacional Especializada em Reprodução Humana).

Nordozza-Júnior NA, Zerati-Filho M, Reis RB. Urologia Fundamental. São Paulo: Sociedade Brasileira de Urologia (SBU); 2010.

Tso LO, Busso CE, Busso NE. Indução da ovulação. São Paulo: Federação Brasileira das Associações de Ginecologia e Obstetrícia (Febrasgo); 2018. (Protocolo Febrasgo – Ginecologia, nº. 47/Comissão Nacional Especializada em Reprodução Humana).

World and Health Organization (WHO). Current practices and controversies in assisted reproduction report of a meeting on medical, ethical and social aspects of Assisted Reproduction. Geneva: WHO; 2002.

402
Neoplasias dos Órgãos do Sistema Genital Feminino

Câncer de ovário, câncer do corpo do útero, câncer do colo uterino, câncer de vulva

Hildoberto Carneiro de Oliveira (*in memoriam*) ◆ Carolina Fernandes de Oliveira ◆ José Carlos do Valle

CÂNCER DE OVÁRIO

O câncer do ovário é o de mais alta mortalidade dentre todos os tumores malignos do sistema genital feminino.

Seguido do câncer de ovário, incluem-se os cânceres das tubas uterinas e do peritônio.

O Instituto Nacional de Câncer (Inca) estima que, para cada ano do biênio 2018/2019, foram diagnosticados 6.150 novos casos de câncer de ovário, com um risco estimado de 5,8 casos a cada 100 mil mulheres, o 8º tipo mais incidente no Brasil.

Os tumores do ovário são de origem mülleriana ou provêm de carcinomas serosos da pelve. Mais de 90% são do tipo seroso ou adenocarcinomas endometrioides.

Os tumores serosos podem ser de alto grau de agressividade ou de baixo potencial biológico. Os tumores das células germinativas e os dos cordões sexuais estromáticos são mais frequentes em mulheres nas três primeiras décadas de vida, enquanto os serosos incidem mais na pós-menopausa, após a 5ª década de vida.

Os tumores não epiteliais são raros, mas de grande importância na clínica. Dentre eles, incluem-se os tumores das células da granulosa, os tumores de células germinativas, os sarcomas e os linfomas.

Fatores hereditários estão presentes em 20% dos cânceres de ovário e são consequentes a mutações dos genes *BRCA1* e *BRCA2*. Em geral, relacionam-se com história familiar de câncer de mama ou ovário.

As mutações hereditárias estão associadas à síndrome de Lynch II, em que há aumento da incidência de câncer de cólon, endométrio e ovário (ver Parte 3, *Anomalias Genéticas*).

Metástases para o ovário podem ter origem em câncer do colo do útero, no endométrio ou na mama como, por exemplo, o tumor de Krukenberg, que é proveniente de carcinoma do trato gastrintestinal, sendo histologicamente caracterizado pelas células em anel de sinete.

CLASSIFICAÇÃO

- Tumores serosos
- Tumores mucinosos
- Tumores endometrioides
- Tumores de células claras
- Tumores de Brenner
- Carcinomas indiferenciados.

Classificação histopatológica

- Gx: grau de diferenciação não determinado
- G1: bem diferenciado
- G2: moderadamente diferenciado
- G3: pouco diferenciado.

ESTADIAMENTO

No Quadro 402.1 é apresentado o estadiamento do câncer de ovário de acordo com a Federação Internacional de Ginecologia e Obstetrícia (FIGO, 2014).

RASTREAMENTO

- Exame ginecológico
- Ultrassonografia (USG) transvaginal
- Determinação sanguínea do CA 125. Tem baixos níveis de sensibilidade e especificidade
- Às vezes, o primeiro sinal de tumor do ovário é o aumento do abdome simulando gravidez.

MANIFESTAÇÕES CLÍNICAS

- O câncer de ovário nos seus estádios iniciais é assintomático. Em 70% dos casos, o diagnóstico só é confirmado nos estádios III e IV
- Dor abdominal
- Massa pélvica
- Emagrecimento
- Aumento do volume abdominal (ascite)
- Dispareunia
- Alterações menstruais.

Quadro 402.1 Estadiamento do câncer de ovário (FIGO, 2014).

Estadiamento		Descrição
I		Tumor confinado ao ovário ou às tubas uterinas (T1-N0-M0)
	IA	Tumor limitado a um ovário com cápsula íntegra ou a uma tuba. Ausência de células malignas no líquido ascítico ou no lavado peritoneal (T1a-N0-M0)
	IB	Tumor limitado a ambos os ovários ou tubas, sem se estender à superfície, e ausência de células malignas no líquido ascítico ou no lavado peritoneal (T1b-N0-M0)
	IC	Tumor limitado a um ou ambos os ovários ou tubas, com alguma das situações descritas a seguir
	IC1	Ruptura cirúrgica do tumor (T1c1-N0-M0)
	IC2	Cápsula rota antes da cirurgia ou tumor na superfície do ovário ou da tuba (T1c2-N0-M0)
	IC3	Células malignas na ascite ou no lavado peritoneal (T1c3-N0-M0)
II		Há disseminação da doença, mas não ultrapassa os órgãos pélvicos (T2a, b-N0-M0)
III		O tumor ultrapassa a pelve verdadeira e/ou há metástases em linfonodos regionais (T1, T3-N1-M0)
IV		Metástases a distância, excluindo-se a peritoneal (M1)

FIGO: Federação Internacional de Ginecologia e Obstetrícia.

EXAMES COMPLEMENTARES

- Radiografia de tórax (para identificar tumor pulmonar)
- USG pélvica e transvaginal
- Videocolonoscopia
- Mamografia
- Tomografia computadorizada (TC) do abdome e da pelve
- Avaliação do CA 125 e do antígeno carcinoembriônico (CEA)
- Determinação dos níveis da gonadotrofina coriônica e da alfafetoproteína para excluir diagnóstico de tumores das células germinativas (em pacientes jovens)
- Tomografia computadorizada por emissão de pósitrons (PET-TC) em casos selecionados.

TUMORES EPITELIAIS

- Os tumores epiteliais são os mais comuns: o cistoadenocarcinoma seroso representa 60% e o cistoadenocarcinoma mucinoso a 20%. São os que atingem os maiores volumes
- O cistoadenocarcinoma endometrioide do ovário pode também se apresentar com grande volume
- O linfoma de ovário é um tumor com característica sólida.

TUMOR DAS CÉLULAS DA GRANULOSA

- O tumor das células da granulosa (ou teca granulosa) tem baixo grau de malignidade e corresponde a 5 a 8% de todas as neoplasias do ovário
- Incide em mulheres em qualquer idade e são subdivididos em tumor das células granulosas do adulto ou juvenil, os quais podem secretar estrogênio
- Na mulher jovem, acarreta anormalidades menstruais e na pós-menopausa, com frequência, cursa com sangramento uterino

- Em 25% dos casos estão associados à hiperplasia endometrial, e em 5% ao câncer do endométrio
- Comumente diagnosticado nos estádios iniciais, mas tem a peculiaridade de recidivar entre 5 e 30 anos após o diagnóstico inicial
- Tende a se disseminar por via hematogênica e suas metástases ocorrem anos depois para pulmões, fígado e cérebro.

TUMORES DAS CÉLULAS GERMINATIVAS

- Disgerminoma
- Carcinoma embrionário
- Poliembrioma
- Teratoma
- Coriocarcinoma
- Tumor do seio endodérmico
- Sarcoma (muito raro e ocorre, predominantemente, nas idosas).

DIAGNÓSTICO DIFERENCIAL

- Deve ser feito entre os tumores benignos e malignos do ovário:
  - Inicialmente, os tumores do ovário estão restritos à pelve; à medida que se avolumam, passam a ocupar toda a cavidade abdominal
- Tumores do trato gastrintestinal
- Outros tumores do sistema genital.

COMPROVAÇÃO DIAGNÓSTICA

- Citopatologia do líquido da ascite + biópsia do tumor com exame histopatológico e imuno-histoquímica + marcadores tumorais.

COMPLICAÇÕES

Nos estádios avançados, o câncer de ovário cursa com:

- Ascite
- Derrame pleural
- Obstrução intestinal
- Carcinomatose peritoneal
- Insuficiência respiratória.

TRATAMENTO

O tratamento do câncer do ovário é eminentemente cirúrgico, podendo ser realizado por:

- Laparotomia abdominal
- Videolaparoscopia
- Cirurgia robótica.

Seja qual for a técnica escolhida, deve-se obedecer aos seguintes parâmetros:

- Avaliação de toda a superfície peritoneal e da cúpula do diafragma
- Antes de qualquer procedimento, deve-se aspirar o líquido peritoneal. Caso não haja líquido, procede-se à lavagem peritoneal de todo o abdome, incluindo os espaços parietocólicos e da cúpula diafragmática
- Linfadenectomia seletiva da pelve e a para-aórtica
- Omentectomia infracólica e biópsia de qualquer área suspeita
- Histerectomia com anexectomia bilateral
- No tumor mucinoso, a apendicectomia é obrigatória

- Nas mulheres que desejam ter filhos, deve ser priorizada a conduta conservadora, preservando-se o útero e o ovário contralateral, sempre que possível
- Nos tumores avançados, indica-se a cirurgia citorredutora, realizando-se exérese do máximo possível de tumor (doença residual ≤ 1 cm³)
- A quimioterapia com o objetivo de reduzir o volume tumoral (quimioterapia neoadjuvante ou primária) possibilita a abordagem cirúrgica mais completa.

Quimioterapia para tumor de linhagem epitelial

- Adjuvante: docetaxel 75 mg/m² por via intravenosa (IV), por 1 hora, + carboplatina AUC 5 a 6,* por 1 hora, a cada 21 dias, por 6 ciclos, ou paclitaxel 175 mg/m², IV, por 3 horas, + carboplatina AUC 5 a 6, por 1 hora, a cada 21 dias
- Neoadjuvante: mesma indicação da quimioterapia adjuvante, 3 a 6 ciclos. Na doença recidivada ou metastática: igual aos esquemas anteriores. O câncer de ovário é quimiossensível e responde a vários fármacos, como doxorrubicina, doxorrubicina peguilada, ciclofosfamida, gencitabina, etoposido e teniposido
- Doença avançada: paclitaxel ou docetaxel + carboplatina AUC 5 a 6, IV, a cada 21 dias (nas doses já referidas).

Quimioterapia intraperitoneal

- A quimioterapia intraperitoneal é tema cercada de controvérsias há anos
- Alguns serviços internacionais a defendem, embora não haja consenso
- Na maioria das vezes, o medicamento empregado na perfusão da cavidade peritoneal é a cisplatina, junto com método de hipertermia. A toxicidade é considerável, o tempo da cirurgia é aumentado por mais 2 horas e o custo é maior do que a cirurgia citorredutora clássica
- A experiência do INCA não foi favorável, embora o Hospital A. C. Camargo tenha relatado bons resultados. De qualquer modo, o procedimento é reservado aos grandes centros e, preferivelmente, em estudos controlados.

Quimioterapia para tumores da linhagem germinativa

- O esquema mais utilizado é o BEP (bleomicina, etoposido e cisplatina): cisplatina 20 mg/m², IV, dias 1 a 5; etoposídeo 100 mg/m², IV, 1 a 3 dias; bleomicina 10 unidades, IV, 1 a 3 dias – ciclos a cada 21 ou 28 dias.

Tratamento dos tumores das células da granulosa

- O tratamento dos tumores das células da granulosa é cirúrgico, por salpingo-ooforectomia do ovário acometido. Em geral é curativo
- Os análogos gonadorelina (LHRH – leuprorrelina ou gosserrelina) podem ser utilizados em injeções subcutâneas como tratamento de primeira linha
- Não havendo resposta ao bloqueio hormonal, pode ser indicada a cisplatina isolada ou em associação
- A radioterapia não é indicada nesta doença.

MONITORAMENTO

- Manter vigilância clínica
- Controle do CA 125
- Exames de imagens: USG, TC e RM do abdome total.

EVOLUÇÃO E PROGNÓSTICO

- O prognóstico depende do estadiamento, do tipo histológico, do grau de diferenciação e, após a operação citorredutora, do diâmetro máximo da doença residual (< 1 cm)
- No estádio I, a sobrevida em 5 anos é > 80%, e no estádio IV, < 10% em 5 anos
- Nos estádios IA e IB e graus de diferenciação 1 e 2, a cirurgia é considerada curativa, não havendo benefício com a quimioterapia adjuvante
- Nos estádios IC e nos tumores grau 3 é indicada a quimioterapia adjuvante com associações de cisplatina
- A laparotomia como *second-look* não tem indicação em paciente assintomática, quando os exames de imagem não demonstram tumor residual.

CÂNCER DO CORPO DO ÚTERO

O câncer do corpo do útero desenvolve-se no endométrio – o adenocarcinoma –, ou no estroma ou no miométrio – o sarcoma.

No Brasil, são previstos 6.600 novos casos anuais para o biênio 2018-2019, isto é, 6,22 casos para cada 100.000 mulheres (INCA – Ministério da Saúde).

É mais comum após a menopausa, em média em torno de 60 anos.

CLASSIFICAÇÃO

- O câncer de endométrio é classificado em duas categorias:
  - Tipo 1: o mais frequente, derivado de hiperplasia complexa atípica e resultado de estímulo estrogênico continuado. Geralmente é bem diferenciado e o diagnóstico pode ser feito nos estádios iniciais, porque em 90% dos casos as pacientes apresentam sangramento vaginal
  - Tipo 2: o câncer que se instala em um endométrio atrófico, hormônio-independente e mais agressivo do que o tipo 1. É assintomático nos estádios iniciais e mais frequente em mulheres idosas.

Classificação histológica

- Adenocarcinoma endometrioide
- Adenocarcinoma mucinoso
- Adenocarcinoma seroso
- Adenocarcinoma de células claras
- Carcinoma indiferenciado
- Tumores neuroendócrinos
- Carcinoma misto.

O grau de diferenciação é muito importante para o prognóstico e é assim classificado:

- Gx: grau de diferenciação não foi acessado
- G1: bem diferenciado
- G2: moderadamente diferenciado
- G3: pouco diferenciado ou indiferenciado.

---

*AUC, do inglês área sobre a curva. A dose é determinada com nomogramas específicos (réguas especiais).

CAUSAS

- O câncer de endométrio do tipo 1 é hormônio-dependente e tem como causa fundamental o estímulo estrogênico continuado sem a oposição da progesterona, que atua como fator protetor.

FATORES DE RISCO

- Infertilidade
- Síndrome dos ovários policísticos
- Anovulação crônica
- Obesidade: um dos principais fatores de risco, aumentando em 10 vezes o risco de desenvolver câncer de endométrio, quando comparado a pacientes não obesas. Em consequência da obesidade, instala-se a síndrome metabólica com o surgimento de diabetes e hipertensão arterial, denominada síndrome do câncer do corpo do útero
- Diabetes
- Reposição hormonal com estrogênio
- História familiar de cânceres de mama e de ovário
- Radioterapia pélvica prévia
- Uso de tamoxifeno no tratamento adjuvante do câncer de mama. Os antiestrogênicos a longo prazo podem induzir o câncer de endométrio. Nesses casos, o controle pode ser feito por meio de USG transvaginal, sendo o ponto de corte para a espessura endometrial 4 mm
- A multiparidade funciona como fator protetor, desde que a paciente não engorde. Se a cada gestação ela aumentar de peso, a incidência do câncer também aumentará.

MANIFESTAÇÕES CLÍNICAS

- No tipo 1, em 90% dos casos ocorre sangramento vaginal irregular no estádio inicial, sendo o do tipo 2 assintomático nessa fase
- Em estádios avançados, pode haver secreção purulenta (necrose do tumor), aumento do volume abdominal e manifestações gerais
- Observar: obesidade, anovulação crônica e atentar para a detecção de células endometriais na colpocitologia na pós-menopausa
- Em todo sangramento uterino na pós-menopausa, deve ser investigado o câncer de endométrio.

ESTADIAMENTO

- O estadiamento é cirúrgico e considera as características do tumor (T), o acometimento dos linfonodos (N) e metástases a distância (M) (Quadro 402.2).

EXAMES COMPLEMENTARES

- Curetagem uterina fracionada
- Vídeo-histeroscopia: padrão-ouro, além de possibilitar a realização de biópsia
- USG transvaginal: pode detectar espessamento irregular do endométrio, e, nesse caso, procede-se à curetagem uterina ou melhor – à vídeo-histeroscopia com biópsia para confirmar o diagnóstico
- Tomografia computadorizada
- Ressonância magnética: detecta a profundidade de invasão do miométrio e metástases para os linfonodos
- PET-TC: boa acurácia para metástases em linfonodos.

Quadro 402.2 Estadiamento do câncer de corpo do útero de acordo com a Federação Internacional de Ginecologia e Obstetrícia (FIGO).

Estadiamento		Descrição
I		Tumor confinado ao corpo uterino
	IA	Invasão igual ou inferior à metade do miométrio
	IB	Invasão igual ou superior à metade do miométrio
IIA		O tumor invade o estroma cervical, mas não se estende além do útero
III		Propagação local ou regional do tumor
	IIIA	Tumor invade a serosa do corpo uterino ou seus anexos
	IIIB	Acometimento vaginal ou parametrial
	IIIC	Metástases para linfonodos pélvicos ou para-aórticos
	IIIC1	Linfonodos pélvicos positivos
	IIIC2	Linfonodos para-aórticos positivos com ou sem linfonodos pélvicos positivos
IV		Tumor invade bexiga ou mucosa intestinal, ou há metástases a distância
	IVA	Invasão tumoral da bexiga ou mucosa intestinal
	IVB	Metástases a distância, incluindo intra-abdominais ou inguinais

DIAGNÓSTICO HISTOPATOLÓGICO

- A hiperplasia complexa atípica (Figura 402.1A) é precursora do adenocarcinoma do endométrio (Figura 402.1B)
- O adenocarcinoma do endométrio pode ser localizado em diversas porções do útero como, por exemplo, no corno direito do útero. Outras vezes ocupa toda a cavidade uterina.

COMPROVAÇÃO DIAGNÓSTICA

- O diagnóstico só é firmado pelo exame histopatológico, sendo o imuno-histoquímico importante no diferencial com outras neoplasias.

TRATAMENTO

- Nos estádios iniciais, o tratamento é cirúrgico, sendo padrão a histerectomia total com exérese do terço superior da vagina e salpingo-ooforectomia bilateral
- Dependendo do estádio da doença e o grau de diferenciação histológica, procede-se à linfadenectomia pélvica e para-aórtica
- A sistematização cirúrgica segue os mesmos princípios da cirurgia do câncer de ovário
- A terapêutica ionizante, a quimioterapia, a hormonioterapia e a imunoterapia podem ser usadas de formas combinadas antes ou após a cirurgia
- Os progestagênios podem ser efetivos auxiliares no tratamento do câncer de endométrio do tipo 1
- Quando o câncer do endométrio invade o estroma do colo do útero, o tratamento é programado como se o câncer fosse de colo do útero
- Deve ser coletado material para citologia peritoneal, abdominal e pélvica
- Realizar inventário da cavidade com exame de fígado, omento, linfonodos pélvicos e para-aórticos, fundo de saco de Douglas, superfície peritoneal e anexos.

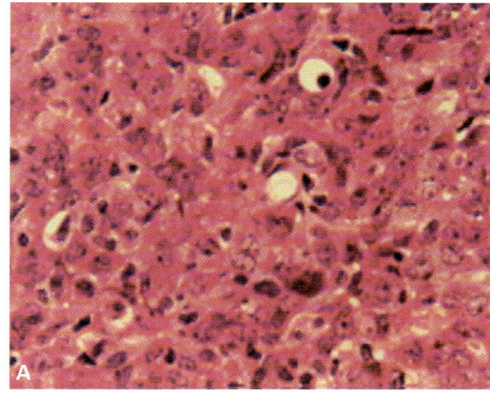
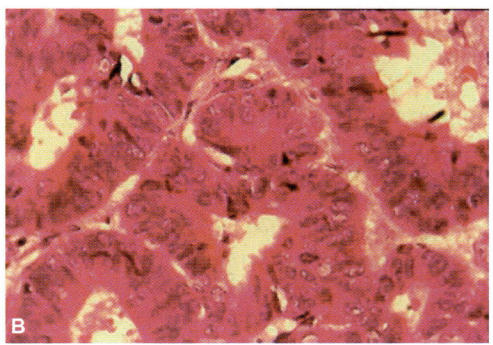

Figura 402.1 A. Hiperplasia complexa atípica. **B.** Adenocarcinoma do endométrio.

Quimioterapia

- Para o adenocarcinoma recidivado, metastático ou de alto risco, o esquema mais utilizado é a associação de carboplatina e paclitaxel, podendo ser utilizados: carboplatina e docetaxel ou ifosfamida e paclitaxel (para carcinossarcoma)
- Em se tratando de sarcoma uterino, são recomendados os esquemas: doxorrubicina e ifosfamida, docetaxel e gencitabina ou doxorrubicina isolada.

Hormonioterapia

- O câncer avançado ou recidivado do endométrio pode ser tratado com agentes hormonais. Os progestagênios são bem tolerados e funcionam como alternativas para os citotóxicos
- Respostas positivas ocorrem em 15 a 30%, sendo mais prováveis se o tumor for de baixo grau de malignidade (1 e 2) e positivo para os receptores hormonais (ER+ e PR+). Os sarcomas também podem responder aos hormônios, principalmente o do estroma endometrial e o adenossarcoma
- O liomiossarcoma e os tumores indiferenciados têm mau prognóstico e não respondem aos hormônios. Os hormônios mais utilizados são: acetato de megestrol, letrozol, anastrozol e tamoxifeno, podendo estes dois últimos serem administrados de forma alternada
- Os progestagênios não têm demostrado benefício no tratamento adjuvante.

Radioterapia

- A radioterapia não tem indicação para o câncer do endométrio nos estádios iniciais

- Nos de graus intermediário e alto, tanto a radioterapia pélvica externa ou a braquiterapia podem ser empregadas. Entretanto, os estudos de fase III não têm demonstrado aumento de sobrevida com esses procedimentos, embora reduzam as recidivas locais
- A irradiação pélvica pode ser estendida às cadeias linfonodais acometidas, como a para-aórtica. Metástases ósseas ou em órgãos vitais podem ser tratadas por radioterapia
- Para os tumores inoperáveis, a radioterapia pode ser indicada associada ou não à quimioterapia. Nesses casos, é fundamental atentar para as comorbidades existentes e a relação custo-benefício.

MONITORAMENTO

- Os exames ginecológico e de imagem devem ser realizados a cada 3 meses no primeiro ano, 4 meses no segundo ano e 6 meses do terceiro ano em diante.

PREVENÇÃO

- A melhor forma de prevenção é evitar os eventos que produzam estímulo estrogênico continuado e sem oposição da progesterona
- Em relação aos ciclos anovulatórios, estes devem ser tratados com progestagênios na segunda metade do ciclo menstrual
- O tratamento das hiperplasias endometriais, principalmente a hiperplasia complexa atípica – o antecessor morfológico do câncer do endométrio –, deve ser o mais precoce possível.

EVOLUÇÃO E PROGNÓSTICO

- Depende do estadiamento, do tipo histopatológico, do grau de diferenciação do tumor e das comorbidades, como hipertensão arterial, diabetes e obesidade
- A sobrevida em 5 anos é de 91% no estádio IA, 88% no IB, 81% no IC e de 67 a 77% no estádio II. Esta sobrevida cai para 32 a 60% no estádio III, sendo de apenas 5 a 20% no estádio IV.

CÂNCER DO COLO DO ÚTERO

O câncer do colo do útero é de fácil diagnóstico e os exames preventivos são de baixo custo, não havendo, portanto, justificativa para a sua alta incidência.

Estima-se cerca de 500 mil casos por ano e de 250 mil mortes em todo o mundo, sendo 90% desses casos nas regiões socioeconomicamente pouco desenvolvidas. Nos países desenvolvidos, em que a atenção à saúde é prioridade, a incidência do câncer do colo do útero diminui consistentemente, enquanto nos países em desenvolvimento, esse percentual corresponde a 80% das mortalidades por câncer do colo do útero no mundo. O Inca estima para o biênio 2018-2019, 16.370 casos novos por ano, com risco estimado de 17 casos a cada 100 mil mulheres.

Sem considerar os tumores de pele não melanoma, o câncer do colo do útero é o mais incidente na região Norte. Nas regiões Nordeste e Centro-Oeste, ocupa a segunda posição; e nas regiões Sul e Sudeste ocupa a quarta posição dos mais frequentes.

O câncer do colo do útero é um problema socioeconômico importante, porque além do tratamento ser dispendioso, afeta as mulheres na plenitude laboral.

Em 1842, Rigoni-Stern de Pádua já havia observado que o câncer do colo do útero era raro nas mulheres sem atividade sexual, admitindo que esta doença poderia ser sexualmente transmissível.

CAUSAS E FATORES DE RISCO

- Complexo socioeconômico-cultural: o fator cultural ultrapassa o econômico, uma vez que o conhecimento pode minimizar diversas situações que aumentariam seu risco
- Fatores sexuais: início das relações sexuais aos 14 anos ou menos, e mulheres com vários parceiros sexuais
- Fatores reprodutivos: a multiparidade é um fator de risco importante, pois aquelas com sete ou mais partos a termo têm quatro vezes mais câncer da cérvice quando comparadas às nulíparas

Rastreamento do câncer do colo do útero

- O objetivo principal dos exames preventivos é fazer o diagnóstico dos antecessores morfológicos do câncer do colo do útero
- O diagnóstico dessas lesões deve obedecer à tríade clássica: colpocitologia, colposcopia e histopatologia.

Colpocitologia
- A primeira classificação dos exames citológicos foi feita por Papanicolaou em 1942, e os laudos eram estabelecidos em 5 classes, sendo a classe I considerada normal, até a classe V, conclusiva de malignidade. O esfregaço pode ser feito pela citologia convencional ou em meio líquido. A coleta em meio líquido proporciona a realização de outros testes além da citologia, como para HPV, blenorragia e clamídia
- As atipias de células escamosas de significado indeterminado (ASC-USG) indicam células anormais que não podem ser classificadas como neoplásicas, pré-neoplásicas ou inflamatórias reativas
- As atipias de células glandulares de significado indeterminado (AGUS) têm regressão espontânea, na maioria dos casos, mas é sempre recomendável a pesquisa do ácido desoxirribonucleico (DNA) do HPV
- O teste de COBAS® deve ser realizado a cada 3 anos. Quando positivo, a paciente deve ser submetida à colposcopia. Este teste determina o tipo do HPV (16 e 18; e os de alto risco – 31, 33, 35, 39, 45, 51, 52, 56, 58, 59, 66 e 68). O HPV-16 é o responsável por 55 a 60% dos casos do carcinoma cervical e o HPV-18 de 10 a 15%.

Colposcopia
- A colposcopia inicia-se após a colocação do espéculo e boa exposição do colo do útero. Lava-se este com solução fisiológica de cloreto de sódio para facilitar a visão de algumas alterações
- A solução de ácido acético provoca vasoconstrição e edemas do epitélio cilíndrico e do epitélio anormal, proporcionando maior contraste entre o epitélio normal e o atípico
- No final do exame, realiza-se o teste de Schiller com uma solução de iodo metaloide (Figura 402.2)
- Uma biópsia é feita sob orientação da colposcopia, utilizando-se a pinça saca-bocado. O fragmento deve ser colocado de imediato em solução com formol a 10%.

Histopatologia
- O diagnóstico definitivo deve ser confirmado pelo exame histopatológico e, quando necessário, complementado por técnicas especiais de imuno-histoquímica.

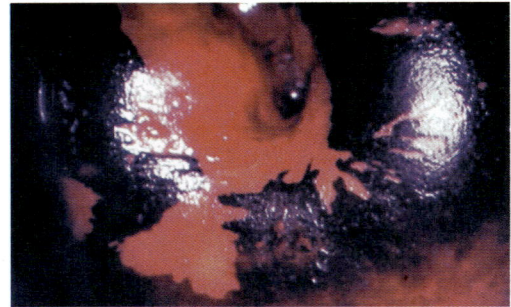

Figura 402.2 Teste de Schiller com áreas iodo-negativas.

- Fatores hormonais: os estrogênios atuam como inibidor de apoptose, propiciando a proliferação das células infectadas pelo vírus do papiloma humano (HPV) oncogênico
- Tabagismo: tanto a tabagista ativa quanto a passiva têm risco aumentado para câncer
- Fatores raciais: o câncer do colo do útero é 2 vezes mais frequente na raça negra do que na branca
- Infecção pelo HPV: a associação do HPV com o câncer do colo do útero está comprovada, sendo responsável por 99% dos casos de transformação maligna, sendo os tipos 16 e 18 responsáveis por 70% dos cânceres cervicais
- Fatores alimentares: a deficiência das vitaminas A, C, E, ácido fólico e betacaroteno pode diminuir a resistência celular à infecção viral
- Imunodepressão e imunossupressão
- Radiações ionizantes
- Fatores infecciosos: a infecção por clamídia facilita a infecção pelo HPV.

Telemedicina e exames de rastreamento

- A introdução da telemedicina vai facilitar o rastreamento do câncer do colo do útero, as imagens obtidas do colo após a aplicação do ácido acético, com ou sem aumento, são captadas por telefone celular e encaminhadas a uma central para análise. Também pode ser realizado o teste do lugol ou teste de Schiller.

PREVENÇÃO

Primária
- A prevenção primária é feita pela vacinação anti-HPV entre os 9 e 26 anos para ambos os sexos
- Como atitudes consideradas eficazes na prevenção primária do câncer do colo do útero, podem ser considerados:
  - Aconselhar e advertir quanto ao início precoce das relações sexuais, pois isto aumenta o risco de 2 a 8 vezes
  - A circuncisão é um fator protetor pois, entre os monogâmicos, aquele que for circuncisado há redução em 80% de chance de induzir a doença na parceira
  - O uso de preservativo diminui em 80% a possibilidade de câncer
  - Deixar de fumar é medida importante, pois as não tabagistas têm menor incidência de câncer em até 1/3.

Secundária
- A prevenção secundária consiste no rastreamento por colpocitologia, colpocitologia e histopatologia (ver boxe Rastreamento do câncer do colo do útero).

Terciária

- A prevenção terciária consiste no tratamento das lesões intraepiteliais:
  - Crioterapia: a destruição das lesões intraepiteliais pela crioterapia pode ser feita por CO_2 ou nitrogênio líquido
  - Tratamento a *laser*: o *laser* de CO_2 pode ser usado tanto como função ablativa como excisional
  - Cirurgia: a excisão a bisturi foi o primeiro método terapêutico para o tratamento das lesões intraepiteliais
  - *Leep*: procedimento eletrocirúrgico de alta eficácia e baixo índice de complicações
  - A 5-fluoruracila tópica também é opção terapêutica nas lesões intraepiteliais.

DIAGNÓSTICO DIFERENCIAL

- Cervicite
- Condiloma acuminado
- Pólipo cervical
- Extensão de carcinoma endometrial
- Carcinoma metastático.

EXAMES COMPLEMENTARES

- Colpocitologia
- Colposcopia
- Histopatologia
- Urografia excretora
- USG
- TC
- RM
- PET-Scan (para casos selecionados, suspeitos de metástases a distância).

COMPROVAÇÃO DIAGNÓSTICA

- Exame histopatológico.

CONDUTA

- Anamnese (investigando fatores de risco)
- Colpocitologia
- Toques vaginal e retal
- Colposcopia
- Biópsia direcionada
- Estadiamento
- Exames de imagem
- Vacinação anti-HPV, quando indicada.

TRATAMENTO

- A cirurgia, a rádio e a quimioterapia são os meios fundamentais para o tratamento do câncer do colo do útero
- A terapêutica deve ser individualizada
- O esquema terapêutico deve considerar o estadiamento da doença, o tipo histológico do carcinoma, as características clínicas da paciente e a disponibilidade de recursos técnicos e ambientais da instituição. Deve-se levar em conta também se a paciente tem a prole constituída ou se manifesta o desejo de engravidar
- O tratamento pode ser exclusivamente por irradiação, cirurgia ou, o que é mais comum, pela combinação dos métodos. A cirurgia pode ser precedida pela radioterapia ou esta, complementar o tratamento cirúrgico

- A quimioterapia pode anteceder (neoadjuvante ou primária), ser concomitante ou empregada após a radioterapia (adjuvante).

Estádio IA1

- Pode ser feita a conização do colo do útero, se a paciente desejar engravidar
- Caso já tenha a prole constituída, pode ser feita histerectomia total se houver invasão linfovascular e o linfonodo sentinela estiver livre da neoplasia.

Estádio IA2

- Se houver o desejo de gravidez, pode ser realizada traquelectomia radical com linfadenectomia pélvica, após avaliação individualizada.

Estádio IB1-IIA1

- O tratamento cirúrgico consiste na histerocolpectomia radical com linfadenectomia pélvica
- Quando a cirurgia é contraindicada, pode-se optar pela radioterapia pélvica externa, seguida de braquiterapia e/ou quimiorradiação
- A histerocolpectomia alargada com salpingo-ooforectomia bilateral com linfadenectomia pélvica é a operação de escolha nos estádios IB2-IIA – a clássica operação de Wertheim-Meigs
- A linfadenectomia torna possível maior radicalidade na ressecção de paramétrios e vagina, bem como melhor avaliação prognóstica. O manejo cuidadoso do ureter, a ligadura dos ramos arteriais vesicais superiores e o respeito à integridade da bainha ureteral constituem os requisitos operatórios na profilaxia das fístulas ureterais.

Carcinoma estádio IB2-IIIB

- Quimiorradioterapia seguida ou não de cirurgia
- Quimioterapia neoadjuvante seguida de histerectomia radical modificada e quimioterapia adjuvante.

Carcinoma estádio IV

- Quimiorradioterapia utilizando substâncias derivadas da platina, associadas ou não com paclitaxel, ifosfamida, gencitabina, doxorrubicina, bleomicina e irinotecano.

EVOLUÇÃO E PROGNÓSTICO

- No adenocarcinoma do colo do útero, o crescimento do tumor no seu interior adquire forma de colo em barril
- As lesões intraepiteliais têm cura em 100% dos casos, assim como o carcinoma no estádio IA
- No estádio IIA, a probabilidade de cura cai para 68%, no estádio IIB é de 44% e nos estádios III e IV é de 18 a 34%.

Câncer do colo do útero e gravidez

- O ideal é que nenhuma mulher engravidasse sem antes ser submetida a um exame ginecológico e preventivo para o câncer do colo do útero
- O exame pré-concepcional é fundamental para que ela seja orientada quanto à gravidez futura. Sendo essa doença uma afecção maligna que ocorre durante a fase reprodutiva da mulher, espera-se que com certa frequência ocorra durante a gestação, muitas vezes já em estádios avançados. O tratamento segue os mesmos parâmetros do câncer fora da gravidez, e sempre que possível deve-se aguardar a viabilidade do feto para iniciá-lo.

SEGUIMENTO

- O acompanhamento após o tratamento do câncer do colo do útero é obrigatório, porque as recidivas inicialmente são assintomáticas
- Deve-se atentar para qualquer queixa de corrimento vaginal, principalmente quando sanguinolento e de odor fétido.

No primeiro ano, deve-se:

- Examinar a paciente a cada 3 meses, realizando exame ginecológico completo e colpocitologia
- Realizar radiografia do tórax, USG transvaginal e abdominal total, bioquímica no sangue e exame de urina a cada 6 meses
- Após 1 ano, realizar TC, PET-TC ou RM de abdome e pelve.

No segundo ano:

- Examinar a paciente a cada 4 meses, realizando exame ginecológico completo e colpocitologia
- Realizar radiografia do tórax, USG transvaginal e abdominal total, bioquímica no sangue, exame de urina, TC, PET-TC (se indicado) ou RM de abdome e pelve a cada 12 meses.

De 3 a 5 anos:

- Examinar a paciente a cada 6 meses, realizando exame ginecológico completo e colpocitologia e radiografia de tórax.

Após 5 anos:

- Exames clínico e ginecológico de rotina.

CÂNCER DE VULVA

O câncer de vulva é aquele que acomete predominantemente a pele dos lábios vulvares e, em menor proporção, pode se originar no clitóris e nas glândulas vestibulares. O Inca não dispõe de dados concretos sobre a sua incidência. Representa 0,4% de todos os casos de câncer e de 2 a 5% dos cânceres ginecológicos.

São dois os caminhos da carcinogênese vulvar, uma decorrente da evolução para câncer de uma lesão de líquen escleroso com atipias, sendo mais frequente em mulheres idosas, em geral, acima dos 60 anos, e a outra via é a induzida pelo HPV, sendo mais frequente em mulheres jovens.

O carcinoma escamoso representa 90% de todos os cânceres da vulva e geralmente é precedido por lesões cutâneas atípicas, denominadas neoplasias vulvares intraepiteliais.

O melanoma é a segunda lesão mais frequente. Adenocarcinoma, carcinoma basocelular, sarcoma, carcinoma indiferenciado e a doença de Paget extramamária são responsáveis pelo restante dos casos.

FATORES DE RISCO

- Idade acima de 60 anos
- Pós-menopausa
- Vulvite crônica
- Líquen hiperplásico atípico
- Infecção pelo HPV
- Tabagismo
- Contato com arsênico
- Carência de ferro
- Carência de vitaminas A e B$_{12}$.

PREVENÇÃO

Prevenção do câncer de vulva

Prevenção primária do câncer da vulva: vacinação
- O câncer de vulva originado pelo HPV, principalmente os dos subtipos 16, 18, 31 e 33, mais frequente nas mulheres jovens, do tipo escamoso, pode ser prevenido com a vacina anti-HPV
- No Brasil, existem três vacinas autorizadas: Gardasil nonavalente – efetiva contra o HPV dos tipos 6, 11, 16, 18, 31, 33, 45, 52 e 58, e previne em mais de 70% dos casos os cânceres induzidos pelo HPV e 90% das verrugas vulvares; Gardasil quadrivalente – contra o HPV dos tipos 6, 11, 16 e 18; Cervarix – contra os tipos 16 e 18.

Prevenção secundária: rastreamento
- Apesar de não haver oficialmente nenhum programa de prevenção contra o câncer de vulva, o exame periódico realizado por um ginecologista é importante
- Verrugas, alterações da cor da pele, úlceras e prurido crônico são afecções que devem ser tratadas e acompanhadas periodicamente. Sempre que indicado, essas alterações devem ser biopsiadas
- O autoexame é importante na detecção de lesões que precisam ser analisadas com mais cuidado
- São considerados fatores de risco pacientes que tenham infecção pelo HPV em colo do útero, vagina ou ânus.

Prevenção terciária | Tratamento das lesões intraepiteliais
- A carcinogênese do câncer de vulva tem duas vias:
  - A primeira é consequência da infecção pelo HPV. A integração do DNA viral ao genoma do hospedeiro promove a multiplicação anormal de células atípicas e propicia a instalação de neoplasia vulvar intraepitelial, denominada neoplasia vulvar intraepitelial usual (VINu) (Figura 402.3A)
  - A segunda via é consequência do desenvolvimento da neoplasia a partir do líquen escleroso hiperplásico – a neoplasia vulvar intraepitelial diferenciada (VINd) (Figura 402.3B).

CLASSIFICAÇÃO HISTOLÓGICA

- Carcinoma escamoso
- Adenocarcinoma
- Carcinoma da glândula de Bartholin
- Doença de Paget
- Sarcoma
- Melanoma.

ESTADIAMENTO

No Quadro 402.3 é apresentado o estadiamento do câncer de vulva, de acordo com o determinado pela FIGO.

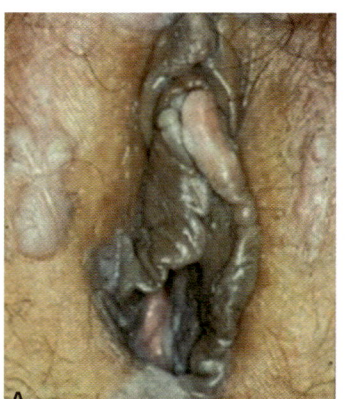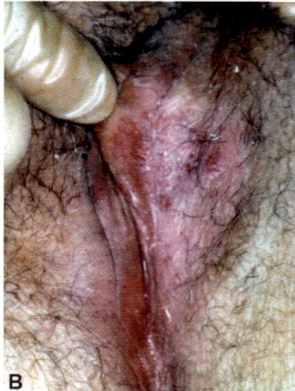

Figura 402.3 Neoplasia vulvar intraepitelial. A. Usual. B. Diferenciada.

EXAME CLÍNICO

- O câncer de vulva nos estádios iniciais é assintomático
- O principal sintoma é o prurido crônico
- Lábios vulvares são as regiões mais atingidas
- Lesões ulceradas, nodulares, vegetantes e hipocrômicas
- As pacientes com idade superior a 60 anos devem ser examinadas com cuidado para todas as queixas de prurido crônico, alterações na cor da pele, presença de tumor ou ulceração.

EXAME FÍSICO

Inspeção

- Regiões: clitóris (glande e freio); vestíbulo da vulva; orifícios da uretra, das glândulas parauretrais e vestibulares; regiões perineal e perianal)
- Deve ser minuciosa e metódica, com uma boa iluminação
- É parte fundamental do exame ginecológico, mas a maioria dos ginecologistas não examina a vulva adequadamente
- A inspeção deve começar pelo sulco genitocrural esquerdo, examinando-se a raiz da coxa, seguindo-se o exame dos lábios maiores, lábios menores, dedicando-se atenção especial aos sulcos e dobras cutâneas. Segue-se o exame sistemático do lado direito
- Examina-se o monte do púbis, especialmente a raiz dos pelos e suas características. O clitóris deve ser visto cuidadosamente, assim como sua glande e o freio
- O vestíbulo da vagina merece atenção especial, incluindo-se o orifício externo da uretra, das glândulas parauretrais e das vestibulares maiores. Examina-se o períneo e a região perianal, assim como todo o tegumento cutâneo em busca de lesões extragenitais

Quadro 402.3 Estadiamento do câncer de vulva (FIGO, 2009).

Estádio	Descrição
I	Tumor restrito à vulva
IA	Lesões ≤ 2 cm em tamanho, restritas à vulva ou ao períneo com invasão estromal ≤ 1 mm, ausência de metástase para linfonodo
IB	Lesões > 2 cm em tamanho ou com invasão estromal > 1 mm, restritas à vulva ou ao períneo, com linfonodos negativos
II	Tumor de qualquer tamanho com extensão para estruturas perineais adjacentes (terço inferior da uretra, terço inferior da vagina, ânus)
III	Tumor de qualquer tamanho com ou sem extensão para estruturas perineais adjacentes (terço inferior da uretra, terço inferior da vagina, ânus) e linfonodos inguinofemorais positivos
IIIA	(i) 1 metástase para linfonodo (≥ 5 mm), ou (ii) 1 a 2 metástase(s) para linfonodo (< 5 mm)
IIIB	(i) 2 ou mais metástases para linfonodo (≥ 5 mm), ou (ii) 3 ou mais metástases para linfonodo (< 5 mm)
IIIC	Linfonodo positivo com disseminação extracapsular
IV	Tumor invade outras regiões (2/3 superiores da uretra, 2/3 superiores da vagina) ou estruturas distantes
IVA	Tumor invade um dos seguintes: (i) uretra superior e/ou mucosa vaginal, mucosa da bexiga, mucosa retal ou afixado ao osso pélvico, ou (ii) linfonodos inguinofemorais fixados ou ulcerados
IVB	Metástase a distância, incluindo linfonodos pélvicos

FIGO: Federação Internacional de Ginecologia e Obstetrícia.

- Devem-se examinar os linfonodos inguinocrurais
- O toque retal é necessário em caso de necessidade de avaliação dos tecidos vizinhos.

Palpação

- Pela palpação superficial percebe-se a textura da pele, a maciez ou a rugosidade da sua superfície. A elasticidade da pele e o seu grau de trofismo devem ser investigados
- A palpação profunda é de grande utilidade na identificação de nódulos e tumores (avaliam-se seu tamanho, sua localização, mobilidade ou aderência aos tecidos circunvizinhos)
- A palpação deve ser extensiva a regiões inguinais, vestíbulo da vagina e glândulas vestibulares.

Biópsia

- Deve-se preferir lesões não modificadas por traumatismos ou infecção
- Nas afecções crônicas, em estádios diferentes de evolução, é recomendável realizar biópsias múltiplas
- Nas lesões suspeitas de malignidade, a incisão deve se estender a todas as camadas da pele e o tecido conjuntivo subcutâneo
- Sempre que possível, o fragmento de pele retirado deve se estender à transição entre a pele sã e a lesão
- Os tumores, quando pequenos, devem ser excisados
- Quando a lesão não for visível, devem-se usar meios auxiliares para orientar a biópsia:
  - Teste de Collins: limpa-se a vulva com soro fisiológico e pincela-se com azul de toluidina aquosa a 1% e, após 2 a 3 minutos, pincela-se com ácido acético a 1%, e as áreas suspeitas ficam coloridas de azul (Figura 402.4A a C)
  - Teste do ácido acético: pincela-se a vulva com ácido acético a 5%, e as lesões suspeitas tornam-se brancas nacaradas (Figura 402.4D)
  - Vulvoscopia: exame da vulva com uma lupa de aumento de 3 a 5 vezes, e as áreas mais suspeitas examinam-se com o colposcópio para orientar a biópsia.

EXAMES COMPLEMENTARES

- Radiografia de tórax (metástase pulmonar)
- TC: para detectar aumento de linfonodos com sinais de metástases, sendo importante para o planejamento terapêutico
- RM: também para detecção de metástases
- PET-TC: mais eficiente no diagnóstico de linfonodomegalias do que a TC e a RM.

TRATAMENTO

- O planejamento terapêutico depende da idade da paciente, das condições clínicas, do tipo histológico, do tamanho do tumor, do estadiamento e da ocorrência de metástases
- O tratamento básico do câncer inicial de vulva é o cirúrgico
- A margem de segurança de ressecção da pele saudável deve ser de 1 a 2 cm. Quando indicada, a abordagem dos linfonodos deve seguir a indicação de cada caso
- Nos carcinomas verrucoso e basocelular não é necessária a linfadenectomia, porque esses tumores não se disseminam para os linfonodos
- No tratamento cirúrgico, deve-se considerar nas mulheres jovens a sexualidade e nas idosas as comorbidades como: diabetes, hipertensão arterial e diabetes.

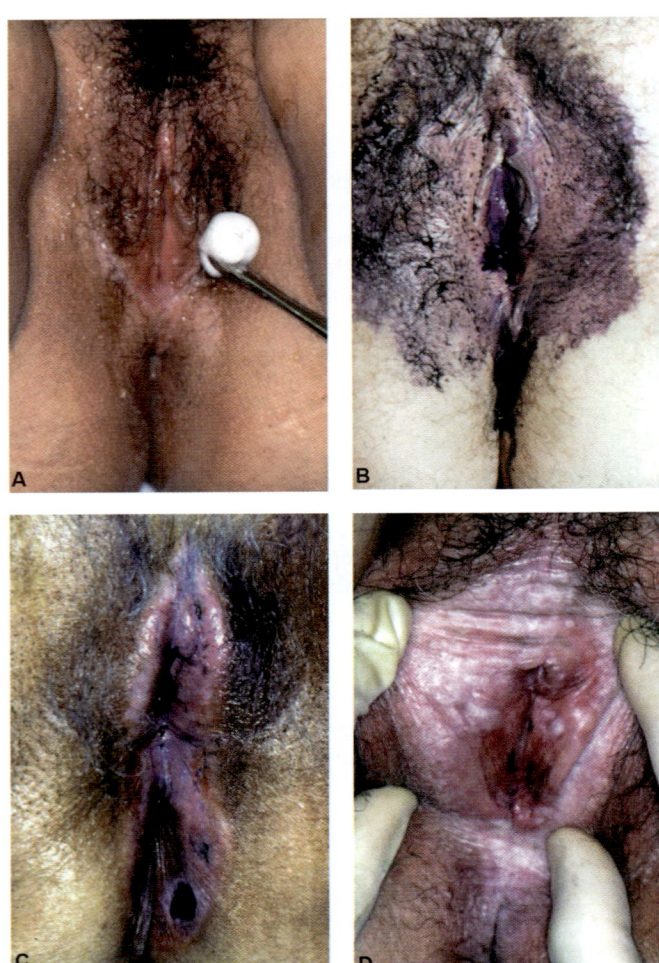

Figura 402.4 Teste de Collins. **A** e **B**. Pincelamento de vulva com solução azul fisiológica de toluidina aquosa. **C**. Líquen escleroso: lesão azul-rei. **D**. Lesões acetobrancas.

Terapêutica ionizante

- A radioterapia na região vulvar deve ser realizada com técnicas especiais, pois a vascularização terminal da vulva não tolera a radioterapia convencional
- Tem indicação formal a radioterapia pélvica naqueles casos em que há acometimento de linfonodos pélvicos.

Quimioterapia

- No carcinoma avançado da vulva, a quimioterapia deve ser avaliada por um oncologista clínico
- Pode ser realizada em tumores grandes para diminuir o seu volume e torná-lo ressecável
- Nos estádios mais avançados a ressecção cirúrgica é maior, além da necessidade de ser abordado o linfonodo, presente na região inguinofemoral
- Dependendo do tamanho e da localização do tumor, pode ser necessária a abordagem bilateral dos linfonodos
- Não se faz mais a ressecção dos linfonodos pélvicos, sendo o limite da dissecção o linfonodo inguinofemoral profundo, também denominado gânglio de Cloquet.

CARCINOMA MICROINVASOR

- Corresponde ao estádio IA, definido como uma lesão de até 2 cm de diâmetro e com invasão de até 1 mm. O tratamento é a ressecção ampla da lesão com pelo menos 8 mm de margem de segurança. Não é necessária a abordagem dos linfonodos (Figura 402.5).

CARCINOMA VERRUCOSO

- Tumor HPV-dependente com crescimento exofítico e que não promove metástase. O tratamento é cirúrgico com ampla margem de segurança.

MELANOMA VULVAR

- O melanoma é o segundo tumor maligno mais frequente na vulva
- O tratamento obedece aos mesmos parâmetros do melanoma fora da região vulvar (ver Capítulo 53, *Neoplasias da Pele)*
- A ressecção deve ser ampla com margem de segurança de pelo menos 1 cm (Figura 402.16).

ADENOCARCINOMA DA GLÂNDULA DE BARTHOLIN

- Exérese de toda a área afetada com margem de segurança.

DOENÇA DE PAGET DA VULVA

- Ressecção ampla de toda a lesão com margem de segurança.

SARCOMA

- Tumor raro e de extrema gravidade.

PROGNÓSTICO

- O prognóstico depende do estadiamento e das condições clínicas da paciente
- No estádio I, a sobrevida é > 90%, e no estádio IV não chega a 20%.

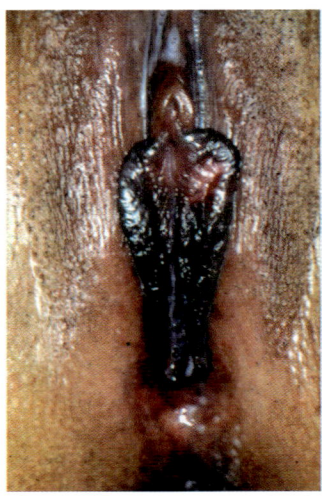

Figura 402.5 Microcarcinoma invasor no lábio menor esquerdo.

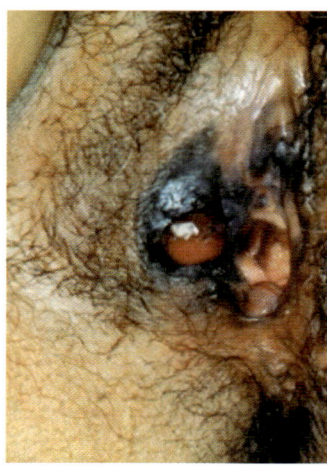

Figura 402.6 Melanoma no lábio menor direito.

BIBLIOGRAFIA

Bast Jr. R, Croce CM, Hait WM, Hong WK, Kufe DW, Piccart-Gebhart M et al. Holland-Frei Cancer Medicine. 9th ed. John Wiley & Sons; 2017.

Crispi CP, Oliveira FM, Júnior JCD, Oliveira MAP, Ribeiro PAG. Tratado de Endoscopia Ginecológica: Cirurgia Minimamente Invasiva. 3. ed. Revinter; 2012.

Crispi CP, Vieira M.A. Técnicas e Táticas Cirúrgicas em Ginecologia Minimamente Invasiva. Thieme Revinter Publicações; 2019.

Lasmar RB, Bruno RV, Santos RLC, Lasmar BP. Tratado de Ginecologia. Guanabara Koogan; 2017.

National Comprehensive Cancer Network (NCCN Guidelines). Uterine Neoplasm version 4.2019.

Niederhuber JE, Armitage JO, Doroshow JH, Kastan MB, Tepper JE. Abeloff's Clinical Oncology. 6th ed. Elsevier; 2020.

Oliveira HC. Doenças da Vulva. Cultura Médica; 1990.

Valle JC, Werneck Ribeiro. Tratamento do Câncer do Colo do Útero Estádio III com Adriamicina, Bleomicina e Cisplatinum (ABC) Neo-adjuvante, Histerectomia Radical Modificada e ABC Adjuvante. (Prêmio Costa Junior da Academia Nacional de Medicina de 1987.) Rev Bras Cancerol. 1987;33(2):99-111.

403
Prolapso Genital

Distopia genital, prolapso uterino

Patrícia Mendonça Leite • Waldemar Naves do Amaral

INTRODUÇÃO

Distopia ou prolapso genital consiste na descida ao longo do canal vaginal de alguma estrutura do assoalho pélvico, podendo inclusive se exteriorizar por completo a partir da carúncula himenal.

O prolapso é classificado em posterior, anterior ou apical; este último consiste na descida do ápice da vagina ou do útero.

Representa um importante problema de saúde pública, principalmente pela alta prevalência na população idosa.

Na Figura 403.1 é apresentado um esquema para quantificação do prolapso.

Em geral, essa condição é causada por enfraquecimento da musculatura e dos ligamentos que sustentam o assoalho pélvico, de tal modo que há contribuição importante da história obstétrica da mulher na pré-menopausa e da idade em que se encontra, já que no pós-menopausa há atrofia e perda da integridade de tecidos.

A distopia do útero sempre acompanha a descida da vagina e, frequentemente, cursa com "lesões satélites" (cistocele, retocele, incontinência urinária de esforço, enterocele e alongamento hipertrófico).

Em sua fase mais avançada pode resultar em descida de uretra e da bexiga.

Há tendência de agravamento do prolapso com o aumento da idade, especialmente em mulheres sem reposição hormonal.

Após sua ocorrência, há hiperceratose dos tecidos cervicais e vaginais em função da irritação crônica e ressecamento.

FATORES DE RISCO

- Idade acima de 60 anos
- História obstétrica: multiparidade e uso de fórceps; o parto vaginal predispõe a prolapso grave e sintomático
- Condições que provocam aumento da pressão intra-abdominal como: obesidade, neoplasias abdominais, doença pulmonar obstrutiva crônica (DPOC), obstipação intestinal, doenças genéticas que causem alteração do colágeno ou da elastina (síndrome de Marfan, síndrome de Ehlers-Danlos e hipermobilidade articular)
- Esclerose múltipla
- Profissão ou *hobby* que exija levantamento de peso ou esforços excessivos
- Pelve do tipo ginecoide.

Classificação POP-Q (quantificação de prolapso de órgão pélvico)

A classificação POP-Q buscou quantificar a distância de cada prolapso para que não houvesse muita divergência entre observadores
- Grau 0: sem prolapso
- Grau 1: o ponto de maior prolapso vai até −1 (está a mais de 1 cm atrás da carúncula himenal)
- Grau 2: o ponto de maior prolapso vai de −1 a +1 (está a menos de 1 cm da carúncula himenal até a no máximo 1 cm depois dela)
- Grau 3: o ponto de maior prolapso vai de +1 até o prolapso do órgão faltando pelo menos 2 cm para ser completo
- Grau 4: prolapso completo do órgão ou prolapso faltando menos de 2 cm para ser completo.

MANIFESTAÇÕES CLÍNICAS

- Dor lombar por estiramento
- Sensação de peso em baixo ventre
- Dispareunia
- Obstipação intestinal crônica
- Incontinência urinária de esforço
- Retenção urinária
- Protuberância no períneo representada pela protrusão do útero na vagina

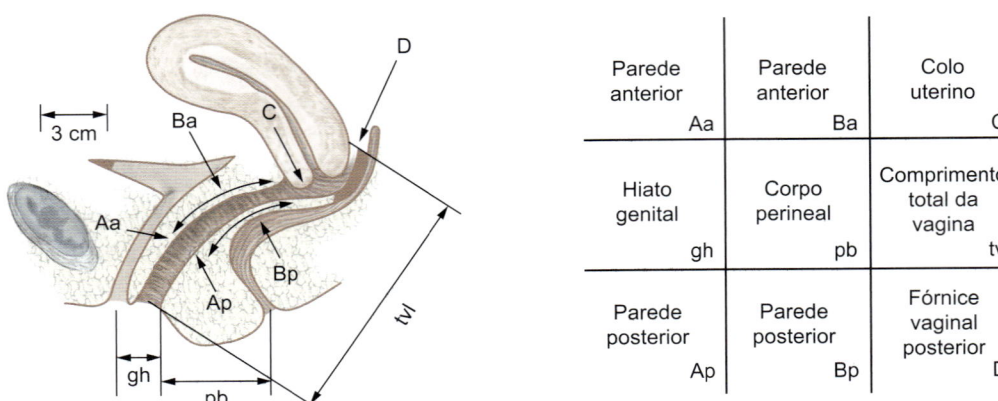

Figura 403.1 Esquema para quantificação do prolapso.

Parede anterior	Parede anterior	Colo uterino
Aa	Ba	C
Hiato genital	Corpo perineal	Comprimento total da vagina
gh	pb	tvl
Parede posterior	Parede posterior	Fórnice vaginal posterior
Ap	Bp	D

- Massa saliente na abertura vaginal
- Intensificação do prolapso com tosse ou esforço
- Aparecimento de úlceras com possível sangramento
- Herniação da bexiga (cistocele ou uretrocele), do reto (retocele) e do intestino delgado (enterocele) pode estar associada.

EXAMES COMPLEMENTARES

- Exame de urina simples: avaliação de infecção das vias urinárias
- Ultrassonografia: avaliação dos órgãos pélvicos
- Análise da função renal: avaliação da possibilidade de acometimento das vias urinárias
- Ressonância magnética: detecção detalhada de músculos e ligamentos
- Esfregaço de Papanicolaou: no caso de ulceração ou sangramento
- Biópsia do colo do útero e do endométrio: avaliação da possibilidade de neoplasia concomitante.

Exame clínico para identificar prolapso genital

- As manifestações como sensação de peso em baixo ventre, dor lombar e sintomas urinários podem ser relatadas pela paciente durante a anamnese
- Ao realizar o exame físico, é relevante examinar a paciente em posição ginecológica e em pé, além de comparar o estado de repouso com o de esforço
- A realização das manobras de tosse e Valsalva, além da pesquisa de incontinência urinária, confirmam a hipótese aventada durante a anamnese, além de auxiliarem a quantificar o grau de distopia.

DIAGNÓSTICO DIFERENCIAL

- Um diagnóstico diferencial importante do prolapso uterino é com o alongamento hipertrófico do útero. No primeiro, há deslocamento de corpo e colo do útero; no segundo, o corpo permanece normal, havendo apenas alongamento por hipertrofia do colo do útero.

TRATAMENTO

- Evitar fatores de risco, como carregamento excessivo de peso, obstipação intestinal e obesidade

- Fisioterapia: o treinamento dos músculos do assoalho pélvico (TMAP) pode reduzir o grau do prolapso e melhorar os sintomas. A redução, no entanto, geralmente se restringe aos prolapsos (graus 1 e 2)
- Uso de pessários: utilizados em pacientes de alto risco cirúrgico. É necessário que haja associação com cremes à base de estrogênio em mulheres pós-menopausadas, higienização e acompanhamento adequado
- Tratamento cirúrgico: indicado para mulheres sintomáticas em graus mais avançados ou nos casos em que os tratamentos não cirúrgicos não surtiram efeitos.

Na Figura 403.2 é proposto um fluxograma de investigação e tratamento do prolapso uterino.

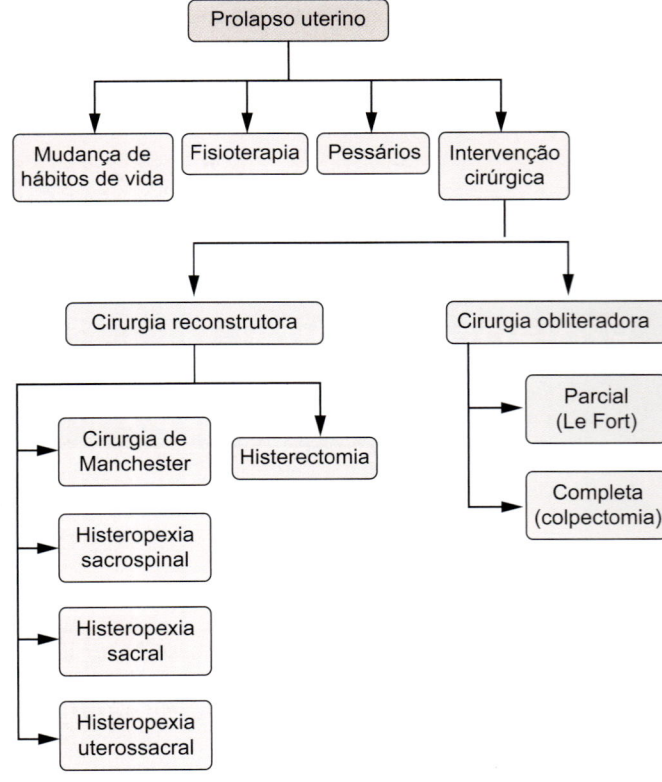

Figura 403.2 Fluxograma para o tratamento de prolapso uterino.

COMPLICAÇÕES

- Incontinência urinária aos esforços
- Encarceramento de hérnias intestinais
- Cistocele, retocele, enterocele e prolapso da abóbada da vagina.

BIBLIOGRAFIA

Brito LG, Castro EB, Juliato CR. Prolapso dos órgãos pélvicos. São Paulo: Federação Brasileira das Associações de Ginecologia e Obstetrícia (Febrasgo); 2018. (Protocolo Febrasgo – Ginecologia, nº 65/Comissão Nacional Especializada em Uroginecologia e Cirurgia Vaginal).

Burnett LS. Relaxamento, distopias, fístulas e incontinência. In: Novak. Tratado de Ginecologia. 14. ed. Guanabara Koogan; 2008.

Dällenbach P. To mesh or not to mesh : a review of pelvic organ reconstructive surgery. Int J Womens Health. 2015;7:331-43.

Deshpande HG, Madkar CS, Kiwalkar SR. Relationship of decubitus ulcer on cervix in pelvic organ prolapse with POP-Q staging. J Obstet Gynaecol India. 2019;69(3):266-71.

Haddad JM. Manual de Uroginecologia e Cirurgia Vaginal. São Paulo: Federação Brasileira de Associações de Ginecologia e Obstetrícia (Febrasgo); 2015.

National Guideline Alliance (UK). Urinary incontinence and pelvic organ prolapse in women: management. London: National Institute for Health and Care Excellence (UK); 2019 Apr. PMID: 31211537.

Parvathavarthini K, Vanusha A. Clinical epidemiological study of uterine prolapse. International Journal of Reproduction, Contraception, Obstetrics and Gynecology, [S.l.], v. 8, n. 1, p. 79-85, dec. 2018. ISSN 2320-1789. Available at: <https://www.ijrcog.org/index.php/ijrcog/article/view/5939>. Date accessed: 19 jan. 2022. doi:http://dx.doi.org/10.18203/2320-1770.ijrcog20185287.

Porto CC, Porto AL. Semiologia médica. 8. ed. Rio de Janeiro: Guanabara Koogan; 2019.

404
Prurido Vulvar

Dayanne Augusta Gonçalves ✦ Thaynara de Moraes Pacheco ✦ Waldemar Naves do Amaral Neto ✦ Waldemar Naves do Amaral

INTRODUÇÃO

O prurido vulvar é uma queixa comum, sendo relatado em cerca de 50% das consultas ginecológicas. Pode interferir nas atividades laborais, reduzir a autoestima, causar ansiedade e afetar negativamente a vida sexual das pacientes.

CAUSAS

- Prurido primário: sem causa aparente
- Prurido secundário:
  - Candidíase vulvovaginal: afecção comum na idade fértil, estando relacionada com a alteração do equilíbrio da microbiota vulvovaginal, a transmissão sexual de agentes etiológicos e a proliferação de *cândida* (ver Capítulo 407, *Vulvovaginites*)
  - Dermatites: reação inflamatória a sabonetes, gel, sêmen, lubrificantes, perfumes íntimos, papel higiênico, absorventes, roupas justas, calcinhas sintéticas, higienização excessiva, duchas direcionadas para a região genital, depilação e longo tempo na posição sentada podem participar de processo irritativo (Figura 404.1) (ver Capítulo 37, *Dermatites*)
  - Psoríase: doença inflamatória crônica autoimune da pele, não contagiosa, em que a história familiar ou a apresentação de lesões em outras regiões do corpo é frequente (ver Capítulo 62, *Psoríase*)
  - Líquen plano: distúrbio inflamatório autoimune, mais prevalente em mulheres de 30 a 60 anos (ver Capítulo 47, *Líquen Plano*)
  - Líquen simples crônico: comum na região vulvar em decorrência do ato de coçar/arranhar causado por uma causa prévia, provocando liquenificação da região (ver Capítulo 48, *Líquen Simples Crônico*)
  - Líquen escleroso: doença inflamatória crônica mais comum em mulheres na pós-menopausa, em que a causa ainda não é bem definida (mecanismo autoimune/suscetibilidade genética)
  - Alterações tróficas: ausência de estrogênio em mulheres após a menopausa (ver Capítulo 402, *Climatério*)
  - Neoplasia intraepitelial de vulva/câncer vulvar (ver Capítulo 408, *Neoplasias dos Órgãos do Sistema Genital Feminino*)
  - Fatores psicogênicos/iatrogênicos.

DIAGNÓSTICO

- A paciente apresenta como queixa principal o prurido, que pode estar associado a sensação de queimação, fissuras, ulcerações decorrentes do ato de coçar e lesões distróficas (Figura 404.2).

Diagnóstico etiológico

Visa à identificação do agente causador por meio do exame clínico completo e, quando necessário, os seguintes exames complementares são solicitados:

- Exame da secreção vaginal
- Colpocitologia oncoparasitária
- Culturas (raramente necessárias)
- Exame histopatológico do tecido vulvar.

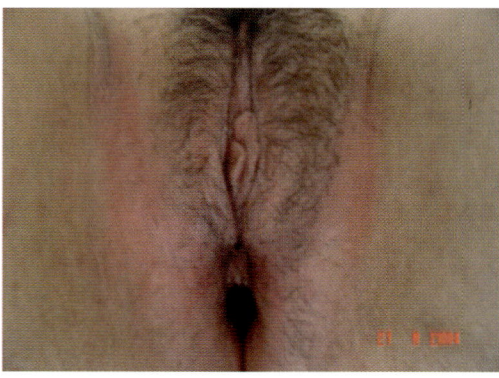

Figura 404.1 Candidíase ou dermatite atópica, observando-se mácula e placa eritematosa com maceração do tecido ou erosões superficiais. (Fonte: Febrasgo.)

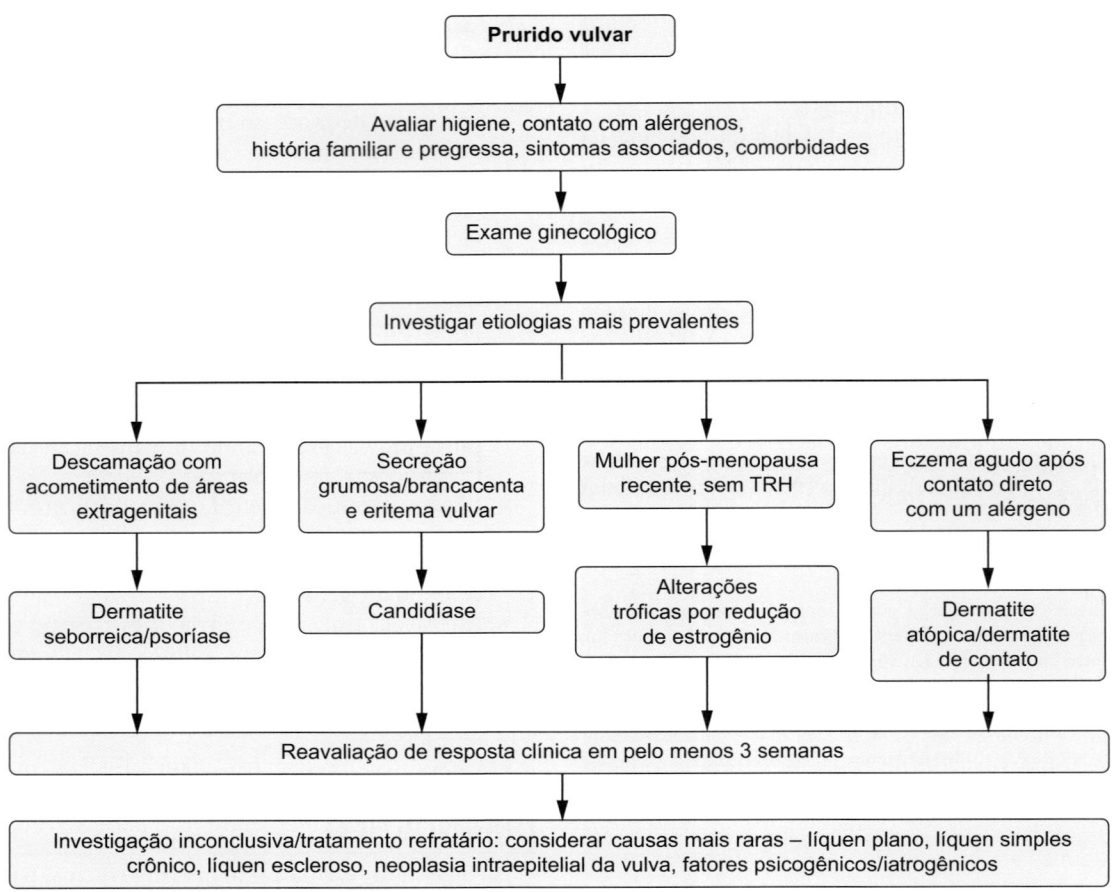

Figura 404.2 Fluxograma para diagnóstico de prurido vulvar. TRH: terapia de reposição hormonal. *Observação: em todo prurido crônico, deve-se considerar biópsia.

TRATAMENTO

Orientar hábitos higiênicos adequados e tratar a causa subjacente:

- Candidíase vulvovaginal:
  - Área pequena: clotrimazol ou cetoconazol, tópico, 2 vezes/dia, durante 15 dias
  - Área extensa: cetoconazol 200 mg (VO), dose única, durante 1 mês; ou fluconazol 150 mg, VO, dose única, a cada 3 dias durante 15 dias
- Dermatites: identificar o agente alergênico e evitar roupas íntimas sintéticas, usar sabão líquido hipoalergênico, não usar papel higiênico e absorvente diário e não lavar as roupas íntimas com sabão em pó. Pode associar também compressas de água gelada, uso de anti-histamínicos ou corticoides sistêmicos, como prednisona, 0,5 a 1 mg/kg/dia, VO, durante 1 semana (ver Capítulo 37, *Dermatites*)
- Psoríase: corticoide tópico, como hidrocortisona creme a 0,1 a 1%, 1 vez/dia. Caso não haja resposta, a biópsia é indicada para exclusão de doenças como Paget extramamária e histiocitose de células de Langerhans (ver Capítulo 62, *Psoríase*)
- Líquen plano: corticoides tópicos como propionato de clobetasol, 2 vezes/dia, por 2 meses
- Líquen simples crônico: corticoide de média potência como betametasona, ou, se necessário, de alta potência como clobetazol. Podem-se associar anti-histamínicos (ver Capítulo 48, *Líquen Simples Crônico*)
- Líquen escleroso/atrofia genital: corticoide de alta potência ou estrogênios tópicos/sistêmicos, quando houver atrofia genital
- Alterações tróficas: estrogênio creme a 0,5 g, na vagina, 1 a 2 vezes/semana; ou estradiol 10 μg, 1 comprimido vaginal, 2 vezes/semana
- Neoplasia intraepitelial de vulva: (ver Capítulo 402, *Neoplasias dos Órgãos do Sistema Genital Feminino*)
- Câncer vulvar (ver Capítulo 402, *Neoplasias dos Órgãos do Sistema Genital Feminino*)
- Fatores psicogênicos/iatrogênicos: antidepressivos, anestésicos tópicos, terapia hormonal, anti-histamínicos e banhos de assento.

EVOLUÇÃO E PROGNÓSTICO

- Na maioria dos casos, o prurido vulvar pode ser controlado com medidas higiênicas e corticoides tópicos
- Em algumas pacientes, pode ser necessário bloqueio com álcool e secção subcutânea dos nervos ou *laser*.

BIBLIOGRAFIA

Azevedo MF. GPS Medicamentos. Guia prático em saúde. Rio de Janeiro: Guanabara Koogan; 2017.

Deus JM, Amaral WN. Manual de ginecologia com fluxograma. Ed. Conexão; 2021.

Federação Brasileira das Associações de Ginecologia e Obstetrícia (Febrasgo). Manual de Orientação em trato genital inferior e colposcopia. 2010. Disponível em: https://www.febrasgo.org.br/images/arquivos/manuais/Manual_de_Patologia_do_Trato_Genital_Inferior/Manual-PTGI-Cap-04-Dermatites-Vulvares.pdf. Acesso em: 14/06/19.

Lucas ICRN, Freitas AF, Oliveira SM, Silva JA, Gomes DAGS. Prurido vulvar: diagnóstico diferencial para médicos generalistas. Rev Med Saúde Brasília; 2012; 1(1):20-5. Disponível em: https://portalrevistas.ucb.br/index.php/rmsbr/article/download/3054/1966. Acesso em: 10 jun.

Porto CC, Porto AL. Semiologia médica. 8. ed. Guanabara Koogan; 2019.

405
Síndrome dos Ovários Policísticos

Síndrome de Stein-Leventhal, hiperandrogenismo, SOP

Kelly Cristina Borges Tacon ◆ Fernanda Sardinha de Abreu Tacon ◆ Eduardo Camelo de Castro ◆ Waldemar Naves do Amaral

INTRODUÇÃO

A síndrome dos ovários policísticos (SOP) é um transtorno complexo, caracterizado por infertilidade, hirsutismo, obesidade e distúrbios menstruais, como oligomenorreia e amenorreia.

A SOP está associada ao aumento bilateral dos ovários com folículos atrésicos, e não por cistos; daí o termo "ovário policístico" não ser o mais adequado, porém ficou consagrado pelo uso.

A fisiopatologia tem como base a secreção anômala de gonadotrofinas, disfunção ovariana (anovulação) e hiperandrogenismo.

MANIFESTAÇÕES CLÍNICAS E DIAGNÓSTICO

Na Figura 405.1 e no Quadro 405.1 são apresentados os critérios diagnósticos de SOP.

DIAGNÓSTICO

Exame clínico

- Antecedentes familiares de doença endócrina, especificamente hiperandrogênica; investigação de irregularidades menstruais; uso de medicamentos e/ou substâncias psicoativas, como a cocaína, que possam mascarar o quadro clínico (contraceptivos orais, terapêutica para acne) ou causar os sintomas (esteroides anabolizantes, antiepilépticos); avaliação de sintomas característicos de disfunção tireoideana, acromegalia, síndrome de Cushing; medidas antropométricas (peso, altura, índice de massa corporal, circunferência abdominal); distribuição da gordura corporal; acantose *nigricans*; hirsutismo e equivalentes (acne,

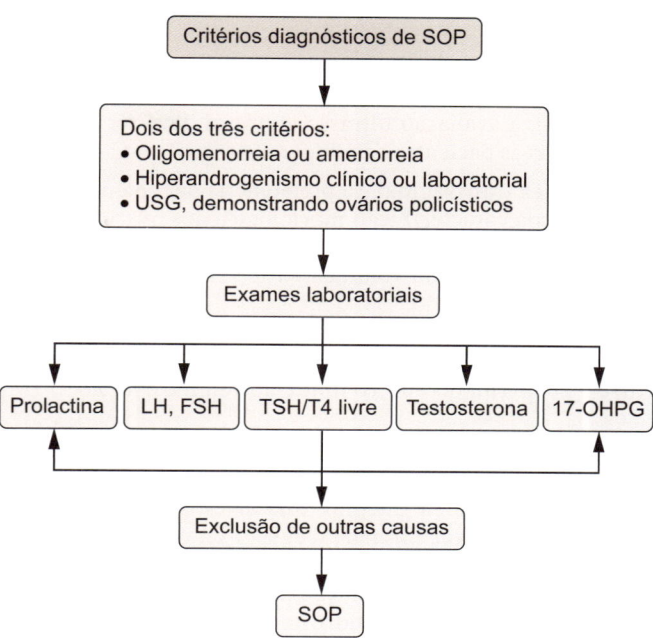

Figura 405.1 Critérios diagnósticos da síndrome dos ovários policísticos (SOP). USG: ultrassonografia; LH: hormônio lutenizante; FSH: hormônio foliculestimulante; T4: tiroxina; TSH: hormônio tireoestimulante; 17-OHPG: 17-hidroxiprogesterona. (Adaptada de Cavalcanti e Martins, 2007.)

Quadro 405.1 Critérios diagnósticos da síndrome dos ovários policísticos (Consensos de NIH, Rotterdam e AE-PCOS Society, 2003).

NIH	Rotterdam	AES-PCOS Society
Presença de dois critérios	Presença de dois dos três critérios	Presença de dois critérios
Disfunção menstrual	Disfunção menstrual	Disfunção menstrual e/ou ovários policísticos
Hiperandrogenemia e/ou hiperandrogenismo	Hiperandrogenemia e/ou hiperandrogenismo	Hiperandrogenemia e/ou hiperandrogenismo

AES-PCOS: Androgen Excess and Polycystic Ovary Syndrome Society; NIH: National Institutes of Health.

alopecia, seborreia, hiper-hidrose e hidradenite supurativa); sinais de virilização (hirsutismo grave e rapidamente progressivo, acne, alopecia, voz mais grave, aumento da massa muscular e cliteromegalia).

Comprovação laboratorial do hiperandrogenismo

- Dosagem de testosterona total
- Testosterona livre é mais confiável e sensível para o diagnóstico de SOP; contudo, não está disponível em vários laboratórios e não existem valores de referência padronizados
- Cálculo do índice de androgênios livre (ILA), equivalente à testosterona livre, pode ser obtido pela seguinte fórmula:

Testosterona total (nmol/ℓ)/SHGB (nmol/ℓ)

Um valor entre 5 e 30 é sugestivo de SOP e > 30 de tumor produtor de androgênios.

Ultrassonografia pélvica

- De acordo com as diretrizes da Endocrine Society e do American College of Obstetricians and Gynecologists (ACOG), a avaliação ultrassonográfica deve ser realizada em todas as pacientes com hiperandrogenismo.

A técnica transvaginal é a preferencial por sua maior sensibilidade na caracterização morfológica dos ovários. Considera-se resultado positivo 12 ou mais folículos com 2 a 9 mm de maior diâmetro ou volume ovárico superior a 10 m ℓ em pelo menos um ovário.

Com o desenvolvimento de novas técnicas, a Endocrine Society (AES) propôs que o número de folículos a considerar fosse > 20, permanecendo o limite do volume ovárico

Dosagens endócrinas

- A exclusão de doenças endócrinas que possam mimetizar a SOP constitui parte integrante da investigação diagnóstica
- De acordo com as diretrizes, devem ser excluídas a hiperplasia congênita das adrenais, a síndrome de Cushing, a hiperprolactinemia, a disfunção tireoideana e a acromegalia
- Sulfato de de-hidroepiandrosterona (DHEAS): marcador do hiperandrogenismo adrenal
- 17-hidroxiprogesterona (17-OHPG): deve ser dosada às 08 horas da manhã na fase folicular do ciclo menstrual ou em anovulação, sem uso de contraceptivos orais
- Cortisol sérico: níveis de cortisol (em amostras coletadas no meio do dia)
- Prolactina: cerca de 40% das mulheres com hiperprolactinemia apresentam hiperandrogenismo, devido aos efeitos desse hormônio na produção e no metabolismo dos androgênios
- Hormônio estimulador da tireoide (TSH): interfere no metabolismo dos hormônios sexuais
- Fator de crescimento semelhante à insulina tipo 1 (IGF-1): o excesso de hormônio de crescimento, na acromegalia, aumenta os níveis de IGF-1, que ativa o metabolismo androgênico pelos ovários e adrenais. Assim, as primeiras manifestações da acromegalia podem se sobrepor à SOP.

Outros exames laboratoriais

- Teste de supressão com dexametasona
- prova de hormônio adrenocorticotrófico (ACTH)
- Tomografia computorizada ou ressonância magnética abdominal
- Avaliação do perfil lipídico
- Dosagem da glicose em jejum, hemoglobina glicosilada (HbA1c) e prova de tolerância oral à glicose para diagnóstico de diabetes melito
- *Homeostasis Model Assessment* (HOMA): modelo de avaliação de medição da sensibilidade à insulina
- O exame ultrassonográfico mostra a contagem automática tridimensional dos folículos antrais para avaliação da reserva ovariana (Figura 405.2).

TRATAMENTO

- Opções terapêuticas: tratamento medicamentoso e não medicamentoso, conforme as manifestações clínicas da paciente (Figura 405.3)
- Estilo de vida saudável: dieta e exercícios físicos podem diminuir a adiposidade central e o excesso de peso. Excesso de androgênios favorece a deposição de gordura abdominal, que agrava a resistência insulínica e a hiperinsulinemia

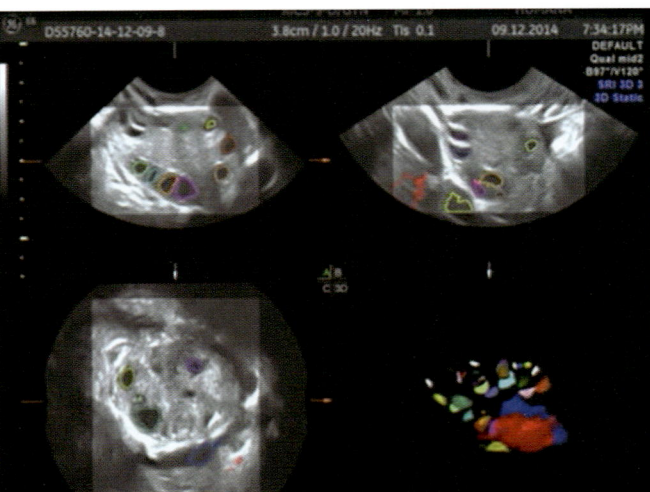

Figura 405.2 Folículos antrais para avaliação da reserva ovariana.

compensatória, aumentando a secreção de androgênios ovarianos

- Contraceptivos orais e progestagênios: amplamente utilizados em distúrbios menstruais e excesso de androgênios
- Antiandrogênicos: devem ser usados em associação com contraceptivos para evitar pseudo-hermafroditismo fetal em uma eventual gravidez não planejada.

Critérios para prescrição desses medicamentos: gravidade do hirsutismo, custo-efetividade do medicamento e efeitos colaterais. Os mais usados são a ciproterona e a drospirenona.

A espironolactona, antagonista da aldosterona, age bloqueando os receptores androgênicos. A dose varia de 50 a 200 mg/dia, VO; a finasterida 5 mg/dia, VO, é um inibidor da 5α-redutase, e dificulta a conversão local de testosterona em di-hidrotestosterona; a flutamida é um antiandrogênico não esteroide, efetivo, que exige monitoramento da função hepática durante o tratamento

- Indutores de ovulação na infertilidade: citrato de clomifeno, 100 mg/dia, VO, do 3º ao 7º dia. Eventualmente, FSH parenteral sob monitoramento ultrassonográfico do ovário. Em casos de falha, pode-se indicar a inseminação artificial ou fertilização *in vitro* (FIV)

Conduta em mulheres que desejam engravidar

- Anovulação é a principal causa da disfunção reprodutiva em mulheres com SOP
- A indução da ovulação objetiva eleva o FSH sérico para estimular o desenvolvimento folicular. Isto pode ser obtido pelo uso de medicamentos antiestrogênicos, inibidores da aromatase ou FSH exógeno, sendo o citrato de clomifeno, antagonista do receptor de estrogênio, o tratamento de primeira escolha para indução da ovulação, resultando em ovulação em até 75 a 80% dos casos
- Outra opção seriam os inibidores da aromatase (letrozol) ou FSH em baixas doses, com monitoramento ultrassonográfico da resposta ovariana
- O uso da metformina, isolado ou combinado ao clomifeno, tem sido relatado na melhora da ovulação de pacientes com SOP, porém é bastante questionável, em termos de taxas de nascidos vivos.

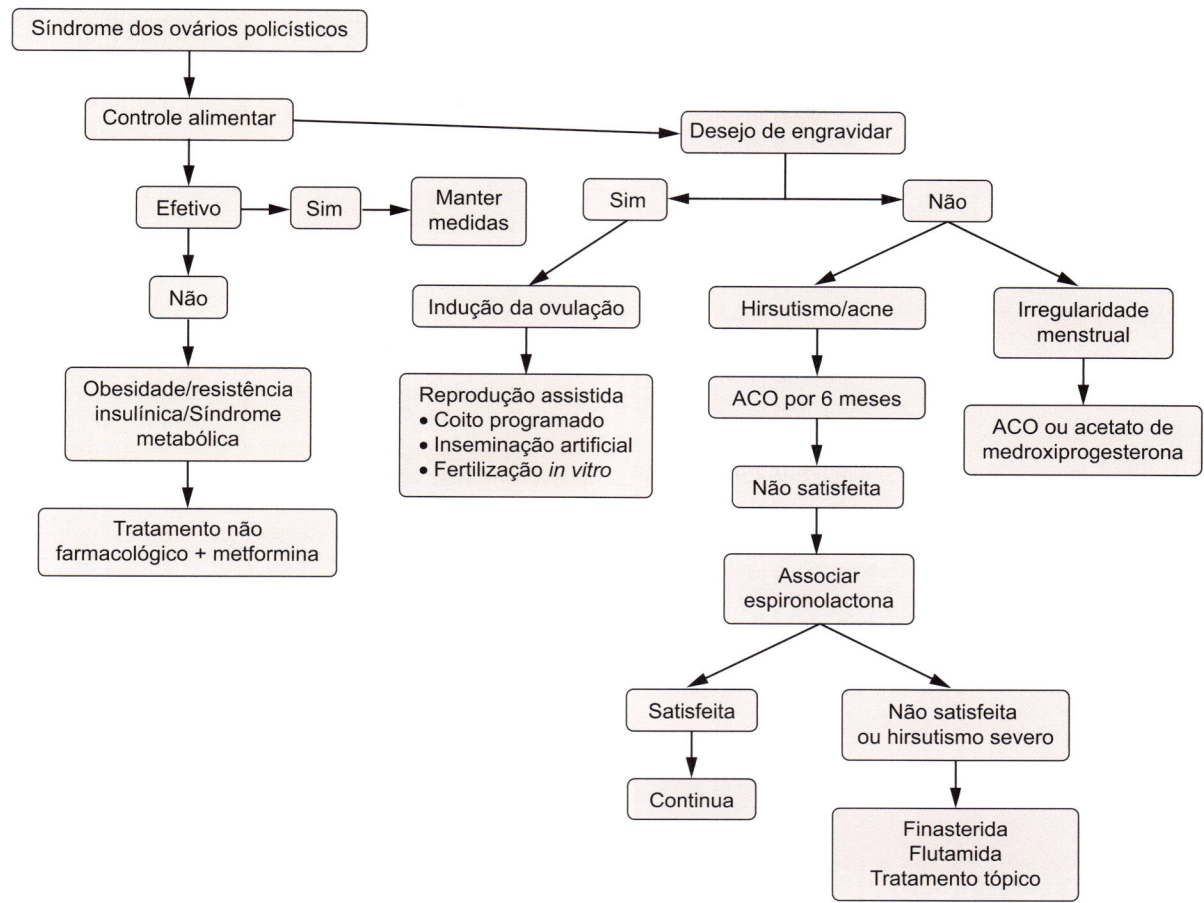

Figura 405.3 Fluxograma para tratamento da síndrome dos ovários policísticos. ACO: anticoncepcionais combinados orais. (Adaptada de Ministério da Saúde, 2013.)

Recomendações práticas

- SOP é a causa mais frequente de distúrbios ovulatórios, afetando 20 a 30% das mulheres na idade fértil e podendo comprometer sua qualidade de vida
- Para o diagnóstico dessa síndrome, é obrigatória a exclusão de diversas condições clínicas, como hiperplasia congênita das adrenais, doenças tireoidianas e hiperprolactinemia
- Se houver sinais de aumento da secreção de corticoides (face de lua cheia, telangiectasia, atrofia de pele), deve-se descartar síndrome de Cushing
- Se houver hirsutismo de início abrupto, com testosterona > 200 ng/dℓ ou virilização, devem-se descartar tumores produtores de androgênios ou uso de androgênios exógenos
- A resistência à insulina é parte fundamental da fisiopatologia da SOP
- As pacientes com SOP têm maiores chances de desenvolver as seguintes doenças durante a vida: doenças cardiovasculares (hipertensão arterial e infarto agudo do miocárdio), diabetes melito, câncer de endométrio
- As medidas terapêuticas iniciais devem ser perda de peso pelas mulheres obesas e utilização de metformina.

- Sensibilizadores da insulina: havendo concomitância com síndrome metabólica, pode-se utilizar metformina, 500 a 1.500 mg/dia, VO, com melhora da função reprodutiva de mulheres com SOP, pelos efeitos diretos na esteroidogênese ovariana.

Na Figura 405.3 é apresentado um esquema para tratamento da SOP.

BIBLIOGRAFIA

Brasil. Ministério da Saúde. Protocolos clínicos e diretrizes terapêuticas: síndrome de ovários policísticos e hirsutismo/acne. Portaria SAS/MS nº 1.321, 25 de novembro de 2013.

Cavalcanti EFA, Martins HS. Clínica médica: dos sinais e sintomas ao diagnóstico e tratamento. Barueri: Manole; 2007. 1958 p.

Conway G, Dewailly D, Diamanti-Kandarakis E, Escobar-Morreale HF, Franks S, Gambineri A et al. The polycystic ovary syndrome: a position statement from the European Society of Endocrinology. Eur J Endoc. 2014;171:1-29.

Deus JM, Amaral WN. Manual de Ginecologia com Fluxograma, Ed Conexão, 2021

Domecq JP, Prutsky G, Mullan RJ, Sundaresh V, Wang AT, Erwin PJ et al. Adverse effects of the common treatments for polycystic ovary syndrome: a systematic review and meta-analysis. J Clin Endocrinol Metab. 2013; 98(12):4646-54.

Dumesic DA, Oberfield SE, Stener-Victorin E, Marshall JC, Laven JS, Legro RS. Scientific statement on the diagnostic criteria, epidemiology, pathophysiology, and molecular genetics of polycystic ovary syndrome. Endoc Rev. 2015;36(5):487-525.

Goodman NF, Bledsoe MB, COBIN RH et al. American Association of Clinical Endocrinologists medical guidelines for the clinical practice for the diagnosis and treatment of hyperandrogenic disorders. Endocr Pract. 2001;14:120-34.

Goodman NF, Cobin RH, Futterweit W, Glueck JS, Legro RS, Carmina E et al. American Association of Clinical Endocrinologists, American

College of Endocrinology, and Androgen Excess and PCOS Society Disease State Clinical Review: guide to the best practices in the evaluation and treatment of polycystic ovary syndrome – part 1. Endocr Pract. 2015;21:1291-8.

Guazzelli RM, Lima SMRR, Postigo S et al. Estudo dos efeitos do Tribulus terrestris e da tibolona em mulheres com disfunção do desejo sexual após a menopausa. Arq Med. 2014; 59(1):20-6.

Legro RS, Arslanian SA, Ehrmann DA, Hoeger KM, Murad MH, Pasquali R et al. Diagnosis and treatment of polycystic ovary syndrome: an Endocrine Society Clinical Practice Guideline. J Clin Endocrinol Metab. 2013;98(12):4565-92.

Pasquali R, Zanotti L, Fanelli F, Mezzullo M, Fazzini A, Labate AMM et al. Defining hyperandrogenism in women with polycystic ovary syndrome: a challenging perspective. J Clin Endocrinol Metab. 2016;101(5):2013-22.

Practice Committee of the American Society for Reproductive Medicine. The evaluation and treatment of androgen excess. Fertil Steril. 2006;86:241-7.

Spritzer PM. Polycystic ovary syndrome: reviewing diagnosis and management of metabolic disturbances. Arq Bras Endocrinol Metab. 2014;58(2):182-7.

Stein IF. Amenorrhea associated with bilateral polycystic ovaries. Am J Obstet Gynecol. 1935;29:181.

Yildiz BO. Approach to the patient: contraception in women with polycystic ovary syndrome. J Clin Endocrinol Metab. 2015;100(3):794-802.

Zawadeski JK, Dunaif A. Diagnostic criteria for PCOS: towards a more rational approach. In: Dunaif A, Givens JR, Haseltine FP, Merriam MR (Eds.). PCOS. Boston: Blackwell Scientific; 1992. pp. 377-84.

406
Síndrome Pré-Menstrual e Transtorno Disfórico Pré-Menstrual

SPM, TDPM

Rafael Rocha Luzini • Nathalia Ventura Stefli • Thaynara de Moraes Pacheco • Waldemar Naves do Amaral Filho • Waldemar Naves do Amaral

INTRODUÇÃO

A síndrome pré-menstrual (SPM) e o transtorno disfórico pré-menstrual (TDPM) são duas alterações relacionadas com a fase pré-menstrual.

A SPM caracteriza-se por sinais e sintomas, emocionais e comportamentais, que apresentam caráter cíclico e recorrente, que ocorrem na semana anterior à menstruação e desaparecem com o início do fluxo menstrual.

Os sintomas ocorrem 1 a 2 semanas antes do início da menstruação, durante a fase lútea, podendo ser suficientemente intensosa a ponto de interferir em vários aspectos da vida feminina.

Sintomas leves no período pré-menstrual, presentes na maioria das mulheres, que não interferem na rotina diária, não são suficientes para o diagnóstico da SPM.

Considera-se o TDPM um subtipo da SPM e é sua a forma mais grave.

A prevalência da SPM é de 75 a 80% nas mulheres em idade reprodutiva, com grande variação na diversidade, duração e intensidade dos sintomas.

A prevalência do TDPM é de 3 a 8% ds pacientes com SPM e está relacionado com variação do humor, déficit de funcionamento social, profissional e familiar.

A etiologia da SPM não é conhecida admitindo-se que seu mecanismo seja multifatorial. Os dados obtidos para gêmeas monozigóticas demonstram influência genética, alterações no sistema reprodutivo-endócrino e maior sensibilidade aos efeitos dos esteroides.

Ocorre desequilíbrio de estrogênio/progesterona, e a queda desta e de seus metabólitos ativos na fase lútea interfere na modulação de neurotransmissores serotoninérgicos do sistema nervoso central. Flutuações hormonais alteram o sistema 5-hidroxitriptamino (5-HT), neurotransmissor serotoninérgico implicado na regulação do humor, da ansiedade, do apetite e do sono, além de modularem o sistema ácido gama-aminobutírico (GABA), área envolvida no afeto e nas funções cognitivas.

FATORES DE RISCO

- Raça negra, alta ingestão de potássio, obesidade, síndrome metabólica, tabagismo e abuso sexual
- Transtornos de ansiedade e depressão ocorrem na maioria dos casos, embora não se saiba se são causa ou consequência da SPM
- Efeitos protetores da alta ingestão de tiamina, riboflavina, ferro não heme e, possivelmente, zinco são mencionados na literatura, mas sem evidências consistentes.

DIAGNÓSTICO

- A anamnese é o único método para o diagnóstico e se baseia nas histórias clínica, ginecológica e no reconhecimento de transtornos do humor ou outros acometimentos psicoemocionais.
- Informações como alimentação, exercícios e outros hábitos de vida são fundamentais na avaliação clínica.

MANIFESTAÇÕES CLÍNICAS

No Quadro 406.1 são apresentados os sinais e os sintomas mais frequentes.

Dados relevantes

- A periodicidade dos sinais e dos sintomas e a relação com o período menstrual é fundamental
- Dosagem laboratorial de hormônios esteroides não são úteis. Na avaliação diagnóstica, devem ser excluídos alterações tireoidianas e transtornos depressivos e ansiosos.

CRITÉRIOS DIAGNÓSTICOS

De acordo com o American College of Obstetricians and Gynecologists (ACOG), sinais e/ou emocionais surgem em pelo menos 5 dias que antecedem a menstruação e reaparecem em pelo menos dois a três ciclos consecutivos, melhorando com o início da menstruação.

Segundo o ACOG, são critérios diagnósticos um ou mais sintomas somáticos e ao menos cinco manifestações afetivo/comportamentais, durante os 5 dias que antecedem o ciclo menstrual ou durante a fase lútea.

Quadro 406.1 Sinais e sintomas da síndrome pré-menstrual.

Sintomas afetivos e comportamentais	Manifestações somáticas
Labilidade emocional	Edema, aumento do peso
Agressividade, irritabilidade e ansiedade	Dores osteomoleculares
Fadiga, alterações da memória	Desconforto e aumento da sensibilidade mamária
Tristeza, depressão e choro fácil	Sensibilidade ao frio
Sentimentos de irracionalidade e tentativas de suicídio	Sede e aumento de apetite
Aumento do uso de bebidas alcoólicas	Pirose e desconforto abdominal

DIAGNÓSTICO DIFERENCIAL (FIGURA 406.1)

Transtorno disfórico pré-menstrual

O TDPM segue critérios do Diagnóstico e Estatística da Associação Psiquiátrica Americana (DSM IV):

A. Na maioria dos ciclos menstruais, pelo menos cinco sintomas devem estar presentes na semana que antecede a menstruação, melhoram poucos dias depois do início da menstruação e tornam-se mínimos ou ausentes na semana pós-menstrual

B. Um (ou mais) dos seguintes sintomas deve estar presente:
- Labilidade afetiva acentuada (mudanças de humor; sentir-se repentinamente triste ou chorosa ou sensibilidade aumentada à rejeição)
- Irritabilidade ou raiva acentuadas ou aumento nos conflitos interpessoais
- Humor deprimido acentuado, sentimentos de desesperança ou pensamentos autodepreciativos
- Ansiedade acentuada, tensão e/ou sentimentos de estar nervosa ou no limite

C. Um (ou mais) dos seguintes sintomas deve ocorrer para atingir um total de cinco sintomas quando combinados com os sintomas do critério B:
- Interesse diminuído pelas atividades habituais (trabalho, escola, amigos, passatempos)
- Sentimento subjetivo de dificuldade em se concentrar
- Letargia, fadiga fácil ou falta de energia acentuada
- Alteração acentuada do apetite, compulsão alimentar, ou avidez por determinados alimentos
- Hipersonia ou insônia
- Sentir-se sobrecarregada ou fora de controle
- Sintomas físicos como sensibilidade ou inchaço das mamas, dor articular ou muscular, sensação de "inchaço" ou ganho de peso.

Observação: nos critérios A a C, os sintomas devem ser satisfeitos para a maioria dos ciclos menstruais que ocorreram no ano precedente.

D. Os sintomas estão associados a sofrimento significativo ou a interferência no trabalho, na escola, em atividades sociais habituais ou relações com outras pessoas (p. ex., esquiva de atividades sociais, diminuição da produtividade e eficiência no trabalho, na escola ou em casa)

E. A perturbação não é meramente uma exacerbação dos sintomas de outro transtorno, como transtorno depressivo maior, transtorno de pânico, transtorno depressivo persistente (distimia) ou um transtorno da personalidade (embora possa ser concomitante com qualquer um deles)

F. O critério A deve ser confirmado por avaliações prospectivas diárias durante pelo menos dois ciclos sintomáticos (observação: o diagnóstico pode ser feito provisoriamente antes dessa confirmação)

G. Os sintomas não são consequência dos efeitos fisiológicos de uma substância (droga ilícita, medicamento, outro tratamento) ou de outra condição patológica (hipertireoidismo, por exemplo).

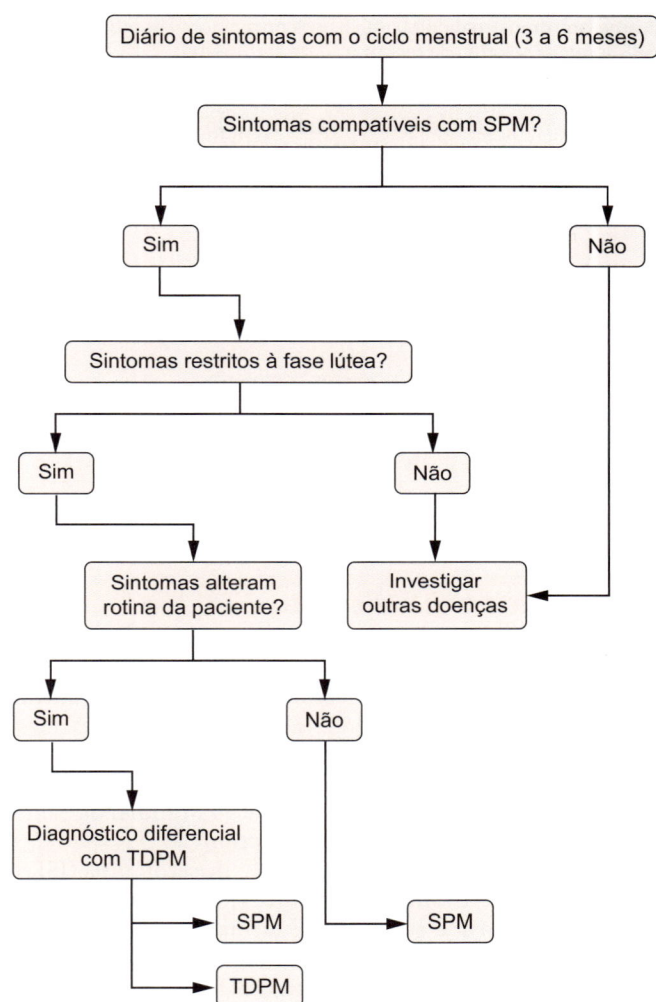

Figura 406.1 Fluxograma para diagnóstico diferencial da síndrome pré-menstrual (SPM).

TRATAMENTO

- Incluem o tratamento medicamentoso e não medicamentoso (Figura 406.2).

Tratamento não medicamentoso

- Mudanças no estilo de vida, incluindo a prática de exercícios aeróbicos e dieta adequada
- Há estudos com suplementação de vitamina B_6, cálcio, magnésio e fitoterápicos na melhora dos sintomas da SPM, mas não há evidências consistentes (Figuras 406.2 e 406.3).

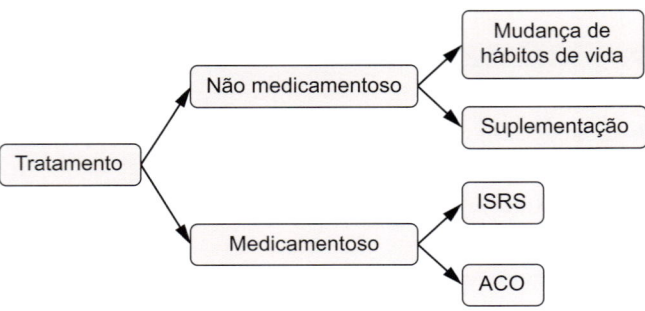

Figura 406.2 Fluxograma para o tratamento medicamentoso da síndrome pré-menstrual (SPM). ACO: anticoncepcional combinado oral; ISRS: inibidor seletivo da recaptação de serotonina.

Mudanças no estilo de vida

- Informações corretas para a paciente
- Atividade física e prática de esportes
- Repouso nos casos graves
- Alimentação leve com pequenas refeições frequentes
- Menor ingesta de água e sal
- Reduzir a ingesta de cafeína e gordura
- Preferência por carboidratos complexos
- Abandonar o tabagismo
- Manter sono regular
- Técnicas de redução de estresse

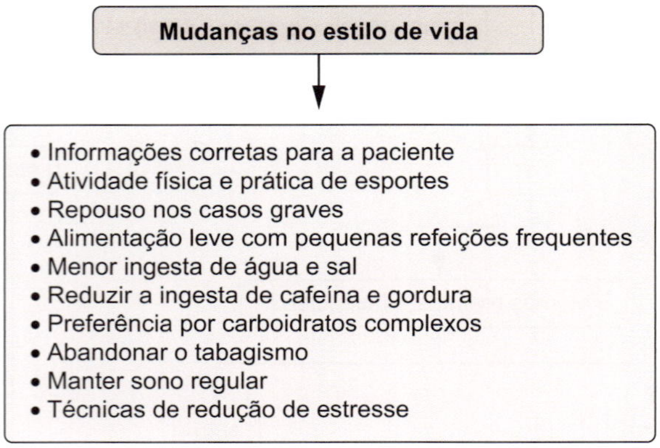

Figura 406.3 Práticas atenuantes da SPM.

Tratamento medicamentoso

- Anticoncepcional combinado oral (ACO) contendo a drospirenona como componente progestagênico na dose de 3 mg, VO, determinam melhora nos sintomas pré-menstruais. Essa indicação estende-se a todas as mulheres, mesmo as que não tenham finalidade contraceptiva.

  A prescrição dos contraceptivos hormonais deve seguir as recomendações da Organização Mundial da Saúde (OMS) (ver Capítulo 392, *Contracepção*)
- Os inibidores seletivos da recaptação de serotonina (ISRS) (fluoxetina, sertralina, paroxetina, citalopram e escitalopram) são considerados a classe farmacológica de primeira linha no tratamento dos sintomas relacionados à SPM, bem como sua forma mais grave, o TDPM.

  A dosagem diária de fluoxetina pode variar de 10 a 20 mg, sertralina, VO, 50 a 150 mg, paroxetina, VO, 20 a 30 mg, citalopram, VO, 20 a 30 mg e escitalopram, VO, 10 a 20 mg. Podem ser utilizados de forma contínua ou apenas na fase lútea do ciclo menstrual.

EVOLUÇÃO

- As pacientes precisam receber cuidados enquanto apresentarem sintomas de SPM.

BIBLIOGRAFIA

Azevedo MF. GPS Medicamentos. Guia prático em saúde. Rio de Janeiro: Guanabara Koogan; 2017.

American College of Obstetricians and Gynecologists (ACOG). Premenstrual syndrome. ACOG Practice Bulletin. 2000.

American Psychiatric Association. Diagnostic and Statistical Manual of Mental Disorders, Fifth Edition (DSM-V). Arlington: American Psychiatric Association; 2013.

Deus JM, Amaral WN. Manual de ginecologia com fluxograma. Ed. Conexão, 2021.

Federação Brasileira das Associações de Ginecologia e Obstetrícia (Febrasgo). Projeto Diretrizes: Tensão Pré-Menstrual. 2011.

Hoffman BL, Schorge JO, Schaffer JI, Halvorson LM, Bradshaw KD, Cunningham FG et al. Ginecologia de Williams. 2nd ed. São Paulo: Artmed; 2014.

Zugaib M. Obstetrícia. 2. ed. São Paulo: Manole; 2012.

407
Vulvovaginites

Corrimento vaginal, vaginose bacteriana, tricomoníase, vaginite inflamatória escamativa, vulvovaginites inespecíficas, vaginose citolítica, vaginite atrófica

Waldemar Naves do Amaral Filho ◆ Débora Goerck ◆ Thaynara de Moraes Pacheco ◆ Waldemar Naves do Amaral

INTRODUÇÃO

Processo inflamatório e/ou infeccioso que acomete o trato genital inferior – vulva, paredes vaginais e ectocérvice, formado pelo epitélio escamoso estratificado do colo do útero.

As vulvovaginites representam aproximadamente 40% das queixas de mulheres que consultam o ginecologista, sendo que 70 a 75% referem mais de um episódio durante a vida.

O conteúdo vaginal fisiológico é constituído por muco, células vaginais e cervicais esfoliadas, substâncias proteicas, ácidos graxos orgânicos, carboidratos, secreção das glândulas de Bartholin e Skene, transudato vaginal, pequena quantidade de leucócitos e microrganismos da microbiota vaginal, primordialmente por *Lactobacillus acidophilus* (bacilos de Döderlein).

A secreção vaginal apresenta cor branca ou transparente, consistência flocular, pH vaginal por volta de 3,8 a 4,2 e volume variável.

Microbiota vaginal

- *Lactobacillus* sp. é a espécie bacteriana que predomina na microbiota vaginal normal. Esse bacilo produz ácido láctico e outros ácidos orgânicos, responsáveis pela acidez da vagina, além de peróxido de hidrogênio, que é tóxico para os microrganismos anaeróbios. Desse modo, o *Lactobacillus acidophilus* atua na estabilização do ecossistema vaginal. Entretanto, quando os lactobacilos produtores de peroxidase são substituídos pelos não formadores, há alterações nas características físico-químicas do conteúdo vaginal, principalmente elevação do pH, além da diminuição na concentração de peróxido de hidrogênio e redução na concentração de oxigênio, facilitando a reprodução de organismos patogênicos.

FATORES DE RISCO

- Uso de antibióticos, de contraceptivos orais, de dispositivos intrauterinos, diabetes, obesidade, imunossupressores, corticoterapia, uso de roupas íntimas de tecido sintético.

Mecanismos de defesa da região genital contra agressores externos

- Vulva: tegumento, pelos abundantes, coaptação adequada dos pequenos lábios
- Vagina: acidez (pH 4 a 4,5), lactobacilos, integridade do assoalho pélvico, justaposição das paredes vaginais, espessura e pregueamento das paredes vaginais, alterações cíclicas
- Colo: integridade anatômica, muco endocervical, ação bactericida
- Os mecanismos protetores podem ser rompidos pela ação de diversos agentes agressores, causando reação inflamatória local na vulva e na vagina, sendo as causas infecciosas as principais
- Fatores hormonais, anatômicos, físicos e químicos podem predispor esse processo ou desencadeá-lo.

MANIFESTAÇÕES CLÍNICAS

- Corrimento vaginal é o principal sintoma, podendo estar associado a: prurido, irritação, odor desagradável, sensação de ardor e/ou queimação, ardência e desconforto.

CAUSAS E FORMAS CLÍNICAS DE VULVOVAGINITES

Vulvovaginites infecciosas

Vaginose bacteriana

- Principal causa de corrimento vaginal. Ocorre por desequilíbrio da flora vaginal, com diminuição dos lactobacilos e proliferação de bactérias patogênicas, com predominância da *Gardnerella vaginalis, bacteroides* sp, Peptostreptococos, Fusobacterium sp. (Figura 407.1).

Esse processo altera a resposta imune local, o que torna o meio vaginal imunossuprimido, portanto, mais suscetível a outros agentes infecciosos, como papilomavírus humano (HPV) e vírus da imunodeficiência humana (HIV).

Vaginose bacteriana

- Processo inflamatório discreto ou até mesmo inexistente
- Corrimento pouco extenso, fino, branco-acinzentado, forte odor
- Não é uma infecção sexualmente transmissível (IST).

Candidíase vaginal

- Segunda causa de corrimento vaginal, provocada pelo fungo saprófita do gênero Candida (Figura 407.2), que prolifera em meio ácido. A espécie predominante é a *Candida albicans*, que apresenta maior capacidade de aderência ao epitélio vaginal, desencadeando uma resposta inflamatória.

Glicogênio vaginal

- Gravidez, uso de anticoncepcionais orais com estrogênio em altas doses e diabetes aumentam a concentração de glicogênio vaginal, o que acidifica o meio, propiciando a proliferação de leveduras
- O uso de antibióticos está associado à candidíase por redução da flora bacteriana vaginal e consequente diminuição da competição por nutrientes.

Tricomoníase

- Infecção causada pelo protozoário *Trichomonas vaginalis* (Figura 407.3), anaeróbio facultativo, que adere fortemente às células epiteliais, provocando resposta inflamatória e facilitando a transmissão de outros agentes infecciosos, inclusive o HIV
- A tricomoníase tem sido associada a complicações durante o ciclo gravídico-puerperal. É uma IST e sua transmissão ocorre quase unicamente por meio de relação sexual. A melhor forma de prevenção dessa doença é pelo uso de preservativo durante as penetrações vaginais.

Vaginite inflamatória descamativa

- Infecção de etiologia complexa, com predominância de estreptococos beta-hemolíticos que causam processo inflamatório de intensidade variável, podendo comprometer a cérvice

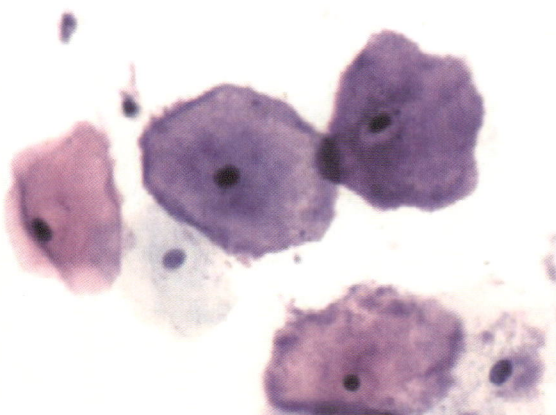

Figura 407.1 Esfregaço apresentando *clue cells* com *Gardnerella vaginalis* recobrindo a superfície das células escamosas e borrando o limite dos citoplasmas (coloração de Papanicolaou; 1.000×).

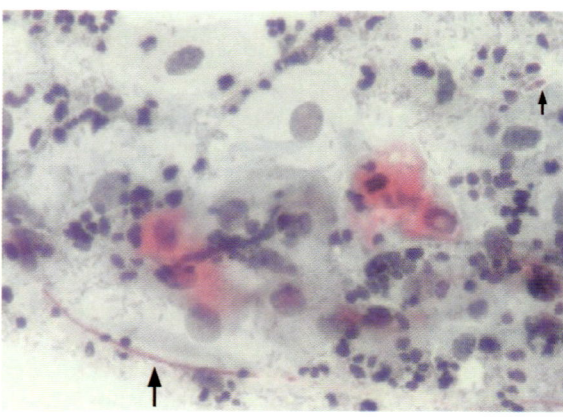

Figura 407.2 Pseudo-hifas e esporos de *Candida*: observando-se halo claro em torno do esporo (*seta menor*) e estruturas filamentosas (*seta maior*) (coloração de Papanicolaou; 1000×).

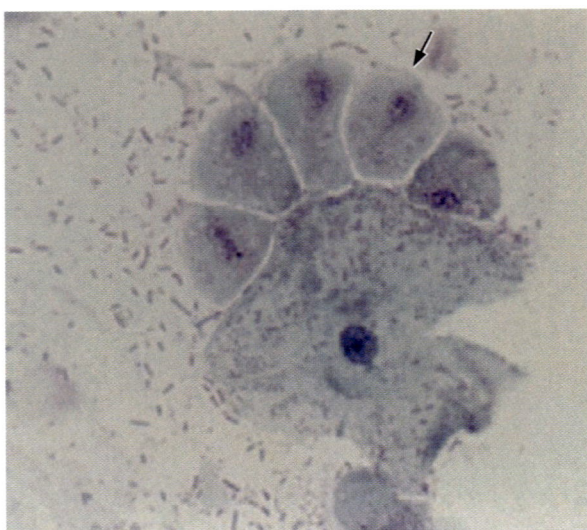

Figura 407.3 *Trichomonas vaginalis* (*seta*), observando-se estrutura com núcleo vesicular levemente corado pela hematoxilina (coloração de Papanicolaou; 1.000×).

- Manifesta-se como uma vaginite purulenta, crônica, com eritema, podendo haver petéquias ou equimoses na mucosa do sistema genital. É importante descartar o diagnóstico de tricomoníase.

Vulvovaginites não infecciosas

Vulvovaginites inespecíficas

- Representam o motivo de consulta ginecológica mais frequente em crianças e adolescentes. Trata-se da inflamação dos tecidos da vulva e da vagina, sem um agente etiológico específico
- A vulvite é caracterizada pela inflamação da mucosa vulvar, sem corrimento vaginal, podendo ser causada por germes da pele ou secundária a uma reação de contato ou alérgica
- A vaginite corresponde à inflamação da mucosa vaginal, associada a corrimento, acompanhada ou não de vulvite.

Vulvite infecciosa em crianças

- Em crianças de 2 a 6 anos pode ocorrer vulvite, sem o comprometimento da mucosa vaginal, que geralmente é ocasionada por infecção pela microbiota provinda do trato gastrintestinal (vulvovaginite não específica)
- Os fatores que contribuem incluem higiene perineal inadequada e produtos químicos de higiene, como sabão, que podem causar inflamação.

Vaginose citolítica

- Manifesta-se por corrimento vaginal, caracterizado por aumento excessivo de lactobacilos, relacionado com condições fisiológicas e patológicas que propiciam seu desenvolvimento (fase lútea, gravidez, diabetes melito), além de citólise importante e diminuição de leucócitos
- Os sintomas são corrimento vaginal esbranquiçado e prurido que piora no período pré-menstrual, podendo estar associados a ardor, queimação, disúria e dispareunia

- O conteúdo vaginal geralmente está aumentado, aderente ou não às paredes vaginais, de aspecto flocular, fluido ou em grumos.

Vaginite atrófica

- Decorre da deficiência de estrogênio, sendo fatores de risco: menopausa, radioterapia, quimioterapia, ooforectomia, pós-parto e medicamentos (tamoxifeno, danazol, medroxiprogesterona, leuprorrelina e nafarrelina)
- Os sintomas geniturinários são: prurido vulvar intenso, ardência, dispareunia, conteúdo vaginal amarelo-esverdeado, disúria, hematúria, polaciúria, infecção urinária, incontinência urinária
- Os sinais incluem perda de elasticidade e do turgor da pele, ressecamento dos grandes e dos pequenos lábios, estenose do introito vaginal, eritema vulvar, epitélio vaginal pálido, liso e brilhante, petéquias no epitélio, eversão da mucosa uretral, equimoses e pólipo uretral
- Vaginite atrófica ocorre principalmente após a menopausa natural ou cirúrgica, com remoção dos ovários.

DIAGNÓSTICO E TRATAMENTO

Vaginose bacteriana

- O diagnóstico baseia-se nos critérios clínicos de Amsel (três dos quatro critérios) ou nos critérios de Nugent (ver boxe)
- O exame microscópico pode ser feito a fresco ou corado pelos métodos de Gram e Papanicolaou
- Bacterioscopia: os elementos avaliados na bacterioscopia do conteúdo vaginal são traduzidos em escores, assim considerados: (1) de 0 a 3 – padrão normal; (2) de 4 a 6 – flora vaginal intermediária; (3) de 7 a 10 – vaginose bacteriana.

Critérios de Amsel (Eleutério Jr. e Cavalcante, 2004)

- Corrimento vaginal branco-acinzentado, homogêneo, aderente às paredes vaginais
- pH vaginal > 4,5
- Teste das aminas (teste de Whiff) positivo: adição de duas gotas de hidróxido de potássio a 10% na secreção coletada do fundo de saco vaginal; o resultado positivo evidencia imediato odor desagradável de aminas biovoláteis
- Presença de *clue cells* ou células-alvo no exame microscópico a fresco da secreção vaginal.

Candidíase vaginal

- Na maioria dos casos, o diagnóstico é feito por meio dos dados clínicos e do exame a fresco
- Ao exame ginecológico, observam-se hiperemia de mucosa vaginal, vagina e colo, recobertos por placas esbranquiçadas aderidas à mucosa, e edema vulvar. O pH vaginal encontra-se abaixo de 4,5
- O exame a fresco com hidróxido de potássio a 10% revela pseudo-hifas na maioria dos casos. Entretanto, se o exame for negativo e houver sintomas, indica-se a continuação da avaliação diagnóstica por bacterioscopia com coloração pelo método de Gram e cultura em meios específicos, particularmente na vigência de candidíase vulvovaginal recorrente.

Tricomoníase

- Na maioria das vezes, o diagnóstico é confirmado por dados clínicos, pH vaginal entre 5 e 6, teste de Whiff positivo e visualização do protozoário móvel pela microscopia a fresco ou pela coloração do Gram, Giemsa e Papanicolaou
- O corrimento é o principal sintoma, geralmente abundante, amarelo ou amarelo-esverdeado (mais comum), mal-cheiroso e bolhoso, podendo ser acompanhado de ardor genital, sensação de queimação, disúria e dispareunia
- Ao exame ginecológico, observam-se hiperemia e edema, colpite focal ou difusa, caracterizada por um "colo em morango" ou "colo em framboesa"
- Na colpite difusa, o teste de Schiller evidencia um colo em "pele de onça" ou com aspecto "tigroide"
- A cultura (meio de Diamond) é utilizada nos casos em que existam sintomas, mas cujos resultados dos exames citados anteriormente foram negativos.

Vaginite inflamatória descamativa

- Os critérios diagnósticos incluem: corrimento vaginal purulento profuso, pH vaginal > 4,5 e microscopia revelando processo descamativo vaginal, com predomínio de células basais e parabasais, ausência de lactobacilos, presença de outros microrganismos gram-positivos e quantidade elevada de polimorfonucleares.

Vulvovaginites inespecíficas

- O diagnóstico é confirmado por coleta de material vaginal para realização de exame a fresco e bacterioscópico (coloração de Gram). Também devem-se solicitar exame parasitológico de fezes para pesquisa de oxiúros e exame qualitativo de urina e urinocultura
- Caso o manejo inicial seja insuficiente ou em caso de suspeita de abuso sexual, deve-se realizar a cultura com meios específicos para gonococo, micoplasma e ureaplasma, imunofluorescência direta e indireta para clamídia, sífilis e sorologia para HIV.

Vaginose citolítica

- pH vaginal ≤ 4 e bacterioscopia do conteúdo vaginal (Gram) demonstram ausência de microrganismos não pertencentes à microbiota vaginal normal, aumento excessivo de lactobacilos, diminuição de leucócitos e citólise (núcleos desnudos).

Vaginite atrófica

- pH vaginal > 5 e microscopia com solução salina do conteúdo vaginal atestam ausência de parasitas, presença maciça de células basais e parabasais e grande quantidade de polimorfonucleares (Figura 407.4).

TRATAMENTO MEDICAMENTOSO

Vaginose bacteriana

- O tratamento medicamentoso da vaginose bacteriana é apresentado no Quadro 407.1
- Os principais efeitos colaterais dos imidazólicos são náuseas, vômitos, cefaleia, tontura, xerostomia e gosto metálico.

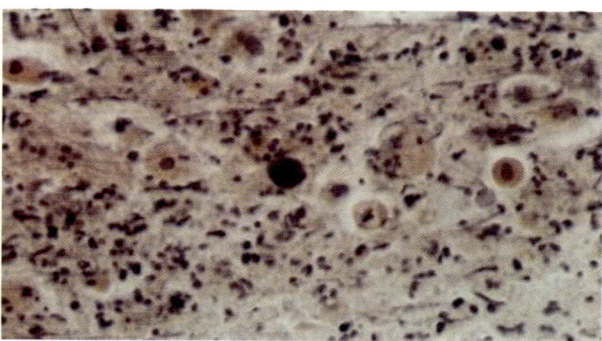

Figura 407.4 Vaginite atrófica com células inflamatórias, muitos restos no fundo e células parabasais, mostrando alterações degenerativas variadas. No centro do campo localiza-se uma estrutura redonda corada em azul-escuro de causa incerta, porém com maior probabilidade de ser uma forma alterada de ácido desoxirribonucleico (DNA) ou ácido ribonucleico (RNA).

Uso de imidazólicos, consumo de bebidas alcoólicas e atividade sexual

- É importante ressaltar que o consumo de álcool durante 24 horas após o tratamento com nitroimidazólicos e a atividade sexual e/ou o uso de preservativos durante o tratamento devem ser suprimidos.

Tratamento de recorrências

- Metronidazol 500 mg, VO, 2 vezes/dia, durante 7 a 14 dias. Caso não seja efetivo, deve-se utilizar metronidazol gel intravaginal 2 vezes/semana, durante 4 a 6 meses. Podendo, ainda assim, surgir novos episódios recorrentes após o término da terapia.

Candidíase

- O tratamento da candidíase não complicada (aquela que ocorre esporadicamente, sendo a *Candida albicans* o agente etiológico) pode ser por via vaginal ou sistêmica, com eficácia semelhante (Quadro 407.2)
- Os efeitos colaterais são náuseas, dores abdominais, cefaleia e, raramente, elevação das enzimas hepáticas
- Na candidíase complicada (grave, ou recorrente, ou por espécies *não albicans*, ou em mulheres com diabetes, imunossuprimidas ou debilitadas): primeiramente deve-se confirmar a infecção pelo fungo antes de iniciar o tratamento (Quadro 407.3)
- Aproximadamente metade das mulheres permanece livre dos episódios recorrentes após o término do tratamento supressivo.

Quadro 407.1 Tratamento da vaginose bacteriana.

- Metronidazol 500 mg, VO, 2 vezes/dia, durante 7 dias; ou metronidazol gel a 0,75% – 5 g (aplicador cheio); ou intravaginal, à noite durante 5 dias; ou clindamicina creme a 2% – 5 g (aplicador cheio), intravaginal, à noite durante 7 dias
- Outras alternativas de tratamento farmacológico:
  - Tinidazol 2 g, VO, 2 vezes/dia, durante 2 dias; ou tinidazol 1 g, VO, 1 vez/dia, durante 5 dias; ou clindamicina 300 mg, VO, a cada 12 horas, durante 7 dias

VO: via oral.

Quadro 407.2 Tratamento da candidíase não complicada.

- Derivados imidazólicos (via local): fenticonazol (creme na concentração de 0,02 g aplicado à noite, durante 7 dias; ou óvulo com 600 mg em dose única); ou clotrimazol (creme 10 mg/g por 7 dias, ou comprimido vaginal 500 mg em dose única); ou miconazol (creme 20 mg/g por 14 dias); ou econazol (creme 10 mg/g por 14 dias); ou butaconazol (20 mg/g em dose única); ou terconazol (8 mg/g por 5 dias); ou tioconazol (20 mg/g por 7 dias, ou óvulo 300 mg em dose única)
- Poliênicos (via local): nistatina (creme vaginal 25.000 UI/g por 14 dias)
- Sistêmicos: fluconazol (comprimido de 150 mg em dose única); ou cetoconazol (2 comprimidos de 200 a 400 mg, durante 5 dias); ou itraconazol (cápsulas de 100 mg, uma pela manhã e outra à noite, por 1 dia)

Quadro 407.3 Tratamento da candidíase complicada.

- Episódios isolados: em geral respondem aos tratamentos anteriormente mencionados; alguns autores recomendam tratamento tópico ou VO por 7 a 14 dias (fluconazol 150 mg, total de 3 doses com intervalos de 3 dias)
- Após a remissão dos episódios agudos podem ser utilizados esquemas de supressão com um comprimido de fluconazol 150 mg, 1 vez/semana, durante 6 meses
- Casos graves (com eritema extenso, edema, escoriações e fissuras): cursos prolongados de terapia, podendo ser utilizados medicamentos tópicos, no período de 7 a 14 dias, ou fluconazol 150 mg em duas doses, com intervalo de 72 horas
- Espécies não *albicans*: tratamento prolongado (7 a 14 dias) com medicamentos que não sejam fluconazol; óvulos vaginais manipulados contendo 600 mg de ácido bórico

Tricomoníase

- No Quadro 407.4 é apresentado o tratamento da tricomoníase
- É recomendada nova avaliação 3 meses após o tratamento. Por tratar-se de uma IST, é importante referenciar o(s) parceiro(s) sexuais para tratamento. Recomenda-se a pesquisa de outras infecções de transmissão sexual.

Metronidazol, tinidazol e consumo de bebidas alcoólicas

- Deve-se orientar a paciente a abster-se de bebidas alcoólicas durante 24 horas após o uso de metronidazol e 72 horas após o uso de tinidazol.

Vaginite inflamatória descamativa

- Clindamicina creme vaginal a 2%, 5 g, durante 21 dias; ou hidrocortisona a 10%, intravaginal, durante 2 a 4 semanas; ou creme combinando clindamicina e hidrocortisona
- Ocorrem recidivas em 30% dos casos
- Estrogênios por via vaginal utilizados periodicamente poderiam reduzir as recidivas.

Vulvovaginites inespecíficas

- Práticas higiênicas adequadas, prevenção contra o contato com agentes irritantes, banhos de assento com antissépticos e evitar o uso de roupas sintéticas. Caso o agente etiológico seja identificado, administram-se antibióticos tópicos
- Em caso de infecção urinária e/ou parasitoses intestinais, deve-se proceder ao tratamento específico.

Quadro 407.4 Tratamento da tricomoníase.

- Metronidazol 2 g, VO, em dose única; tinidazol 2 g, VO, em dose única; ou metronidazol 500 mg, VO, a cada 12 horas, durante 7 dias.

VO: via oral.

Vaginose citolítica

- Não existe tratamento específico, pois a etiopatogenia não é conhecida. Recomenda-se a utilização de medidas para alcalinização do meio vaginal, como o uso de duchas vaginais com bicarbonato de sódio, principalmente no período pré-menstrual.

Vaginite atrófica

- Com a reposição estrogênica local, há melhora na maioria dos casos. O tempo de tratamento para resolução dos sintomas depende do grau de atrofia vaginal e varia entre as pacientes.

BIBLIOGRAFIA

Azevedo MF. GPS Medicamentos. Guia prático em saúde. Rio de Janeiro: Guanabara Koogan; 2017.

Deus JM, Amaral WN. Manual de ginecologia com fluxograma. Ed Conexão; 2021.

Eleutério Júnior J, Cavalcante DIM. Contagem de morfotipos de mobiluncus sp. e concentração de leucócitos em esfregaços vaginais de pacientes com vaginose bacteriana. Rev Bras Ginecol Obstet. 2004;26(3):221-5.

Ledger WJ, Witkin SS (Eds.). Candida vulvovaginitis. In: Vulvovaginal Infections. 2nd ed. Boca Raton (FL): CRC Press Taylor & Francis Group; 2016. Chapter 4. p. 29.

Ledger WJ, Witkin SS (Eds.). Cytolitic vaginosis, aerobic vaginitis and desquamative inflammatory vaginitis. In: Vulvovaginal infections. 2nd ed. Boca Raton (FL): CRC Press Taylor & Francis Group; 2016. Chapter 7. p. 69.

ASPECTOS CLÍNICOS DO CICLO GRAVÍDICO-PUERPERAL

As principais condições clínicas do ciclo gravídico-puerperal são: abortamento, descolamento prematuro da placenta, gravidez ectópica, hiperêmese gravídica, infecção puerperal, pré-eclâmpsia e eclâmpsia.

408
Abortamento

Aborto

Maria Laura de Almeida Porto • Bruna Abreu Ramos • Patrícia Gonçalves Evangelista • Waldemar Naves do Amaral Filho • Waldemar Naves do Amaral • Mohamed Kassem Saidah

INTRODUÇÃO

Abortamento é a interrupção da gravidez até a 20ª ou 22ª semana, com o produto da concepção pesando menos que 500 g.

Aborto é o produto da concepção eliminado no abortamento.

Pode ser precoce ou tardio, conforme a idade gestacional, ou seja, até a 12ª semana, e entre a 13ª e a 20ª semana, respectivamente.

Em gestações diagnosticadas clinicamente, 10 a 25% terminam espontaneamente, e 80% delas ocorrem no 1º trimestre.

A incidência de alterações cromossômicas em abortamentos esporádicos do 1º trimestre é de 60%.

O abortamento representa a 4ª causa de mortalidade materna no Brasil, com taxas de aproximadamente 1% no abortamento espontâneo e 3% no abortamento clandestino.

O prognóstico da gestação é de grande importância para a saúde materno-infantil.

Na fase inicial da gravidez não ocorre fluxo sanguíneo interviloso até aproximadamente 10 semanas de gestação, em particular nas áreas centrais da placenta. A ausência de fluxo sanguíneo proporciona a migração do trofoblasto extravilositário, cujas células formam tampões (*plugs*) nas saídas das artérias espiraladas, criando um verdadeiro manto trofoblástico entre as extremidades desses vasos e o espaço interviloso. Por volta de 10 semanas, os tampões começam a se dissipar, estabelecendo livre comunicação entre as artérias espiraladas e a placenta.

CAUSAS

- As causas do abortamento espontâneo estão relacionadas com alterações anatômicas (anomalias uterinas, incompetência istmocervical, alteração placental, miomas), imunológicas (lúpus), genéticas (cromossomopatias), endócrinas, ambientais (infecções, uso de bebidas alcoólicas, tabagismo) e doenças crônicas (autoimunes e diabetes).

Origem do fluxo sanguíneo

- Na ameaça de abortamento, os sintomas decorrem da hemorragia nas áreas periféricas em que situa o fluxo sanguíneo interviloso
- Nos abortamentos inevitáveis, o fluxo interviloso é comum nas áreas centrais da placenta
- Na maioria dos casos de abortamento, a invasão de sangue está associada ao início prematuro da circulação materna por toda a placenta
- A entrada excessiva de sangue materno no espaço interviloso tem efeito mecânico direto no tecido viloso, contribuindo para hemorragia, disfunção e lesões celulares.

FORMAS CLÍNICAS

No Quadro 408.1 são apresentadas as formas clínicas de abortamento de acordo com suas manifestações.

EXAMES COMPLEMENTARES

No Quadro 408.2 são apresentados as formas clínicas e os dados e imagens ultrassonográficas correspondentes.

MANIFESTAÇÕES CLÍNICAS E EXAME GINECOLÓGICO

- Sangramento vaginal: se for de pequena intensidade, indica apenas ameaça de abortamento; se for intenso, pode estar evoluindo para abortamento inevitável
- Cólicas discretas: podem indicar ameaça de abortamento, e as intensas revelam descolamento do ovo com maior possibilidade de abortamento
- Toque vaginal: mostra colo fechado na ameaça de abortamento; se estiver aberto, o abortamento pode ser iminente ou incompleto
- Ausência de batimentos cardiofetais ao sonar indica o fim da gestação
- Ruptura das membranas: frequentemente causa a interrupção da gestação; é fator importante de abortamento infectado
- Febre e secreção fétida: indicam maior probabilidade de abortamento provocado e requerem abordagem terapêutica mais rigorosa. Deve-se procurar sinais de peritonite que justifiquem intervenção cirúrgica para drenagem de abscessos.

Abortamento e doença trofoblástica gestacional

- A doença trofoblástica gestacional (DFG) compreende a mola hidatiforme e a neoplasia trofoblática gestacional. O marcador biológico é a gonadotrofina coriônica humana (hCG). Ocorre sangramento em 80 a 90% das pacientes entre a 6ª e a 16ª semana de gestação e o diagnóstico pode ser feito precocemente pela utrassonografia
- No abortamento molar, há sinais de toxemia desde o início da gestação, com hiperêmese, edema, vômito e útero maior do que o esperado, quando cheio de vesículas da mola
- Quando há contração e expulsão de parte das vesículas, o útero pode apresentar volume menor do que o esperado
- A paciente precisa ser encaminhada para cuidados terciários, pela complexidade do tratamento nesses casos.

Quadro 408.1 Formas clínicas do abortamento.

Sinais e sintomas/exames	Formas clínicas do abortamento					
	Ameaça	Inevitável	Completo	Incompleto	Infectado	Retido
Sangramento	Discreto	Presente e por vezes abundante	Discreto ou ausente	Presente e por vezes abundante	Variável	Ausente
Dor	Discreta ou ausente	Cólicas sempre presentes	Ausente	Cólicas sempre presentes	Sinais ocasionais de peritonite	Ausente
Febre	Ausente	Ausente	Ausente	Ausente	Presente	Ausente
Exame especular	Sem alterações	Hemorragia pelo orifício externo	Sem alterações	Saída de tecido pelo colo do útero	Secreção purulenta	Sem alterações
Orifício interno do colo do útero	Fechado	Entreaberto	Fechado	Entreaberto	Entreaberto	Fechado
Ultrassonografia	Sem alterações	Ovo deformado, hematoma retro-ovular, ovo muito baixo	Útero vazio	Sugere restos ovulares intrauterinos	Restos ovulares intrauterinos podem ser visualizados	BCF ou embrião ausentes em dois exames intercalados de 15 dias

BCF: batimentos cardiofetais.

Quadro 408.2 Formas clínicas do abortamento e dados ultrassonográficos.

Forma clínica	Dados ultrassonográficos	Imagens
Ameaça de abortamento	Fluxo interviloso ao Doppler colorido antes de 10 semanas, podendo também apresentar área anecoica entre a membrana coriônica e o útero (hematoma intrauterino): a área de descolamento ovular é inferior a 40% do diâmetro do saco gestacional	
Abortamento completo	Ecografia endometrial central (espessura < 8 a 10 mm)	
Abortamento incompleto	Qualquer espessura endometrial, tecido heterogêneo distorcendo o ecograma médio endometrial	
Abortamento infectado	Abscesso pélvico	
Abortamento retido	SG íntegro e embrião com comprimento crânio-nádega > 5 mm sem atividade cardíaca	
Ovo anembrionado	SG > 20 mm sem embrião	

SG: saco gestacional.

EXAMES COMPLEMENTARES

Em casos de abortamento de repetição, realiza-se o cariótipo de material do aborto e/ou do sangue periférico do casal, anticorpo anticardiolipina (imunoglobulinas M e G [IgM e IgG]) anticorpo anticoagulante lúpico e prolactina séricos e ultrassonografia endovaginal (2D e 3D).

TRATAMENTO

O tratamento depende da forma clínica e do período da gestação.

Ameaça de abortamento

- Não há conduta que possa alterar a evolução de um quadro de abortamento espontâneo, seja o uso de progesterona ou relaxante muscular. Repouso no leito também não traz benefícios
- Utilizar analgésico se a gestante relatar dor
- Deve-se evitar relações sexuais durante a perda sanguínea.

Abortamento completo

- A conduta é apenas expectante com monitoramento da hemorragia.

Abortamento incompleto

- Nesses casos, o concepto é expulso, mas permanece no útero a placenta ou os restos placentários. A conduta pode ser abortamento farmacológico ou mecânico por vacuoaspiração, em gestações com menos de 12 semanas, levando-se em conta o tamanho do útero. Nos casos de gestações com mais de 12 semanas, com o feto ainda presente na cavidade uterina (inevitável e retido), primeiro promove-se sua expulsão com aplicação de misoprostol; a seguir completa-se o esvaziamento uterino com aspiração manual intrauterina (AMIU) ou curetagem
- Quando a expulsão já ocorreu espontaneamente em gestações com mais de 12 semanas, como é o caso do abortamento incompleto, realiza-se a curetagem uterina de imediato.

Abortamento infectado

- A causa de infecção quase sempre resulta da tentativa de esvaziar o útero com técnicas inadequadas e inseguras
- Costuma manifestar-se por sangue aguado, escuro, tipo "lavado de carne", em geral com odor fétido
- Febre e dor em cólica estão presentes
- O diagnóstico é auxiliado por leucograma infeccioso e imagens ultrassonográficas sugestivas de abscesso no fundo do saco de Douglas, ou no abdome

- O tratamento consiste em administrar o antibiótico adequado e remover o foco infeccioso (Quadro 408.3)
- Nas formas iniciais, deve-se optar pela clindamicina associada à gentamicina ou à amicacina. Nos casos mais graves, associar a penicilina G ou a ampicilina
- Deve-se cuidar do estado geral da paciente, com a administração de solutos ou sangue, se necessário
- O tratamento definitivo é cirúrgico, após as providências já sugeridas, representado pela curetagem uterina com remoção do foco infeccioso, quase sempre evidenciando restos placentários infectados
- Se essas medidas não resultarem em melhora do quadro clínico ou houver suspeita de perfuração uterina, lesão de alça ou abscesso pélvico, procedimentos mais radicais são necessários, impondo-se laparotomia seguida de extirpação do foco, inclusive histerectomia, se for o caso.

Abortamento retido

- A conduta é o abortamento farmacológico ou mecânico por vacuoaspiração em gestação com menos de 12 semanas, considerando-se o tamanho do útero. Em gestação com mais de 12 semanas em que o feto ainda está presente na cavidade uterina, primeiro, promove-se sua expulsão com uso de misoprostol 400 μg, via vaginal, a cada 4 horas, depois, completa-se o esvaziamento uterino com AMIU ou curetagem
- Ovo anembrionado: a conduta é o abortamento farmacológico ou mecânico por vacuoaspiração, após confirmação ultrassonográfica com intervalo de 7 a 10 dias.

Abortamento farmacológico

- A forma mais efetiva da promoção do abortamento farmacológico e com menos efeitos colaterais é a combinação de mifepristona seguida de misoprostol. No Brasil, não há ainda mifepristona, apenas o misoprostol em comprimidos de 25, 100 e 200 μg para uso vaginal apenas em ambiente hospitalar.

Abortamento habitual

- A conduta depende da causa e requer investigação adequada para avaliar alterações cromossômicas, síndrome antifosfolipídeo, doenças endócrinas (deficiência luteínica, hipotireoidismo), fatores anatômicos (malformações uterinas), incompetência istmocervical e fatores imunológicos.

Abortamento no primeiro trimestre

- Recomendam-se duas a três doses de 4 comprimidos de 200 μg (800 μg), por via vaginal, com intervalo mínimo de 3 ou 12 horas

Quadro 408.3 Antibioticoterapia no abortamento infectado.

Antibiótico	Dose	Via	Duração	Observação
Gentamicina	1,5 mg/kg/dose, a cada 8 horas	Intravenosa; intramuscular	7 a 10 dias	Evitar desidratação e monitorar função renal; ototoxicidade
Clindamicina	600 a 900 mg, a cada 6 a 8 horas	Intravenosa	7 a 10 dias	Precauções em caso de disfunção renal ou hepática
Amicacina	15 mg/kg/dia, a cada 8 a 12 horas	Intravenosa; intramuscular	7 a 10 dias	Monitorar função real; ototoxicidade
Metronidazol	500 mg a 1 g, a cada 6 horas	Intravenosa	7 a 10 dias	Reações colaterais de pouca intensidade
Ampicilina	500 mg a 1 g, a cada 6 horas	Intravenosa	7 a 10 dias	Reações alérgicas raras

- Até a 9ª semana de gestação, não é necessária a internação para uso de misoprostol
- O misoprostol também pode ser utilizado no abortamento incompleto no primeiro trimestre, na dose de 400 a 800 µg em dose única.

Na Figura 408.1 é apresentada a medida em caso de abortamento no primeiro trimestre da gestação.

Abortamento no segundo trimestre

- Pedaços de ossos fetais no abortamento retido de segundo semestre necessitam de tratamento farmacológico seguido de curetagem, conduta preferencial em relação ao tratamento cirúrgico puro
- Administra-se misoprostol 200 µg, por via vaginal, 1 a cada 4 a 6 horas, ou 400 µg, por via vaginal, repetido a cada 3 horas, com um máximo de cinco doses
- Para o abortamento mecânico (cirúrgico), prepara-se a cérvice com uma dose de misoprostol 400 µg, por via vaginal, 3 horas antes do procedimento.

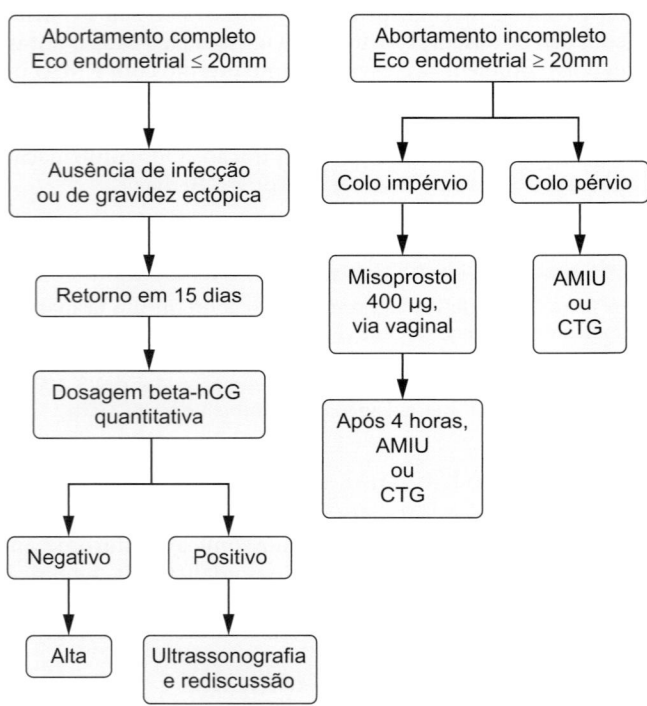

Figura 408.1 Conduta no abortamento no primeiro trimestre de gravidez. AMIU: aspiração manual intrauterina; CTG: curetagem; hCG: gonadotrofina coriônica humana.

BIBLIOGRAFIA

Azevedo MF. GPS Medicamentos. Guia prático em saúde. Rio de Janeiro: Guanabara Koogan; 2017.

Brasil. Ministério da Saúde. Secretaria de atenção à saúde. Departamento de Ações Programáticas Estratégicas. Atenção humanizada ao abortamento: norma técnica. 2. ed. Brasília: Ministério da Saúde; 2011. 60 p.

Federação Brasileira das Associações de Ginecologia e Obstetrícia (Febrasgo). Aborto: classificação, diagnóstico e conduta. Protocolos Febrasgo. Obstetrícia – nº 21; 2018.

Ferraz L, Lopes PF, Amim-Júnior J, Rezende-Filho J, Montenegro CAB, Braga A. Atualização no diagnóstico e tratamento da gravidez molar. JBM. 2015;103(2):6-11.

Kac G, Silveira EA, Oliveira LC, Araújo DMR, Sousa EB. Fatores associados à ocorrência de cesárea e aborto em mulheres selecionadas em um centro de saúde no município do Rio de Janeiro, Brasil. Rev Bras Saúde Mater. Infant. 2007;7(3):271-80.

Porto ML. Violência sexual contra a mulher: histórico e conduta. Femina. 2014;42(4).

Rezende Filho J. Rezende Obstetrícia. 12. ed. Rio de Janeiro: Guanabara Koogan; 2013. pp. 326-38.

409
Descolamento Prematuro da Placenta

DPP

Tárik Kassem Saidah ✦ Bruna Abreu Ramos ✦ Patrícia Gonçalves Evangelista ✦ Waldemar Naves do Amaral

INTRODUÇÃO

Em gestações sem intercorrências, a separação entre a placenta e a parede do útero ocorre minutos após o nascimento, quando há diminuição do conteúdo uterino e, consequentemente, do seu volume.

Descolamento prematuro da placenta (DPP) é a separação prematura da placenta do seu local de implantação no útero, antes da saída do feto, em gestações acima da 20ª semana.

A incidência de DPP é de 1% em gestações únicas, e quase o dobro em gestações gemelares, sendo mais comum no terceiro trimestre de gravidez.

A placenta desempenha um papel crucial na troca de nutrientes e oxigênio entre a gestante e o feto e seu descolamento é uma situação crítica para ambos.

O descolamento acidental é uma causa importante de morte materna e neonatal, especialmente em países pobres ou com poucos recursos de saúde.

A morte neonatal pode relacionar-se com hipóxia repentina ou ser causa de parto prematuro.

A taxa de mortalidade perinatal é aproximadamente 20 vezes maior em comparação com gestações sem DPP.

A mortalidade neonatal (até 28 dias) está aumentada e persiste no período de 28 a 365 dias, e até mesmo após 1 ano, sendo devida a prematuridade, hemorragia intracerebral, distúrbios respiratórios e infecção.

CAUSAS E FATORES DE RISCO

- A ruptura de vasos maternos na decídua basal é a causa imediata do descolamento. Raramente, o sangramento pode originar-se das veias fetais e placentárias.

Inicialmente, o sangue acumulado separa a placenta da decídua por uma fina camada. O hematoma resultante do sangramento pode ser pequeno e autolimitado (separação parcial) ou continuar a dissecar a interface placenta-decídua, causando a separação parcial ou completa ou total

- O DPP pode ser um processo de autoextensão com o coágulo de sangue acumulado, provocando separação progressiva, portanto, mais sangramento, até que a borda da placenta seja atingida. Depois disso, o sangue pode escapar através do espaço virtual entre o córion (membrana placentária) e a decídua (revestimento do útero durante a gravidez) até atingir o colo do útero. O sangue também pode estender-se à cavidade amniótica ou infiltrar o miométrio
- Pelo fato de a placenta separada não ser capaz de manter a troca de gases e nutrientes, o feto vai sendo progressivamente comprometido, à medida que esse processo de descolamento evolui
- Pode-se considerar o DPP um evento crônico com seu início no 1º trimestre, com invasão placentária defeituosa e remodelação incompleta das artérias espiraladas.

Grandes síndromes obstétricas

- O descolamento prematuro da placenta (DPP), o crescimento intrauterino restrito (CIR), a toxemia, o parto pré-termo, a ruptura prematura de membranas (RPM) e o abortamento tardio, condições que teriam a mesma etiopatogenia, constituem as grandes síndromes obstétricas.

- A placentação defeituosa pode decorrer de alterações vasculares, resposta inflamatória, fatores imunológicos, além de fatores genéticos
- Vários elementos estão envolvidos no DPP, associados a fatores maternos e traumatismos. Contudo, o principal fator de risco é a hipertensão arterial materna
- Outros fatores de riscos são: descolamento de placenta em gestação anterior, restrição do crescimento fetal, polidrâmnio, idade materna avançada, multiparidade, baixo índice de massa corporal, gravidez por técnicas reprodutivas, infecção intrauterina, RPM, traumatismo abdominal (ambos acidentais ou resultantes de violência doméstica), tabagismo, uso de drogas ilícitas durante a gravidez e fertilização *in vitro*
- A recorrência do DPP em gestações subsequentes pode variar de 4 a 25%, aumentando a cada episódio. Com relação à idade materna avançada (maior ou igual a 35 anos), há associação entre este fator e o DPP
- O tabagismo aumenta o risco de acordo com a quantidade de tabaco consumido; para cada maço de cigarro, o risco aumenta 40%
- O sangramento no primeiro trimestre está associado a aumento do risco de DPP; quando um hematoma é identificado pela ultrassonografia (USG) no primeiro trimestre, o risco de DPP é aumentado
- O DPP associado a traumatismo abdominal apresenta uma maior gravidade, ocorrendo, em geral, nas primeiras 24 horas após o evento traumático.

DIAGNÓSTICO

- Deve ser o mais rápido possível e é eminentemente clínico. A demora aumenta a morbidade e a mortalidade materna e fetal

- Um descolamento maior que 50% da área placentária é frequentemente associado à coagulação intravascular disseminada (CIVD) aguda e morte fetal. Além disso, o risco de morte fetal pode aumentar drasticamente nos casos de separação placentária grave (> 45%); na separação de 25 a 44%, relataram-se variados graus de asfixia neonatal
- É fundamental estar atento aos fatores de riscos do DPP. O sintoma geralmente tem início súbito e pode haver fatores predisponentes, como traumatismo ou picos hipertensivos.

Quadro clínico clássico do DPP

- O diagnóstico clínico do DPP consiste na tríade: (1) sangramento vaginal; (2) dor súbita e intensa no abdome e à palpação do útero; e (3) atividade uterina aumentada (contrações uterinas: taquissistolia ou hipertonia).
   Contudo, esses sinais nem sempre estão presentes. A ausência de um ou outro não exclui o diagnóstico. Alterações na frequência cardíaca fetal (FCF) e achados ultrassonográficos também devem ser considerados na avaliação da paciente.

- O sangramento vaginal ocorre em cerca de 80% dos casos e em 20% está oculto, podendo ter volume variável, coloração escura e coágulos
- Quando oculto, a infiltração de sangue ocorre nas paredes uterinas causando edema e coloração arroxeada do útero, tornando-o apopléxico, acompanhado de atonia uterina no puerpério imediato
- A mulher deve ser avaliada quanto à possibilidade de abdome agudo. O útero tenso ou hipertônico à palpação abdominal indica descolamento significativo. A palpação abdominal também pode revelar contrações
- Um útero com tônus normal e sem sensibilidade aumentada à palpação pode sugerir uma causa no sistema genital inferior ou sangramento da placenta ou vasa prévia.

EXAMES COMPLEMENTARES

- A USG tem papel secundário no diagnóstico do DPP em relação ao diagnóstico da placenta prévia
- No descolamento grave agudo, as imagens ultrassonográficas são muitas vezes inexpressivas, porque o coágulo retroplacentário tem características acústicas muito semelhantes às da própria placenta
- Em casos menos graves, nos quais a gravidez continua, o coágulo torna-se cada vez mais livre de ecos com o tempo e, portanto, mais evidentes à USG
- Apesar da baixa sensibilidade (cerca de 24%), os achados de imagem do descolamento, quando presentes, são altamente específicos (92 a 96%)
- A USG tem alto valor preditivo positivo (88 a 100%) e baixo valor preditivo negativo (14 a 53%)
- Se o diagnóstico não estiver evidente e o sangramento for mínimo, permanecendo estáveis os parâmetros materno-fetais, pode-se manter a paciente em vigilância contínua
- Monitoramento com cardiotocografia (CTG) pode apresentar uma série de alterações no DPP padrão e associação a sofrimento fetal, incluindo atrasos, desacelerações variáveis, diminuição da variabilidade, bradicardia ou FCF com padrão sinusoidal
- O DPP é um diagnóstico de exclusão em uma mulher com sangramento vaginal sem outra etiologia identificada.

CLASSIFICAÇÃO CLÍNICA

- Grau 0 (assintomático): o diagnóstico é retrospectivo, pelo exame da placenta que mostra o hematoma retroplacentário
- Grau 1 (leve): há sangramento vaginal, mas a paciente não relata dor ou age com discrição; mãe e feto estáveis
- Grau 2 (intermediário): caracteriza-se por sangramento vaginal, dor abdominal intensa, hipertonia uterina; feto em sofrimento, mas vivo
- Grau 3 (grave): associado ao óbito fetal. Esse tipo pode ser subdividido em grau 3A, sem coagulopatia, e grau 3B, com coagulopatia.

CONDUTA

- Os princípios fundamentais estão sumarizados na Figura 409.1:
  - Parto antecipado
  - Transfusão sanguínea adequada
  - Analgesia apropriada para alívio da dor
  - Monitoramento da condição materna
  - Avaliação da condição fetal
- Quando o feto estiver vivo, o parto deve ocorrer em 30 minutos, sendo a via de parto escolhida a mais rápida possível. Mesmo que o feto não esteja em sofrimento fetal agudo, o efeito das contrações uterinas pode aumentar a hipóxia e favorecer a área descolada
- Se houver evidência de coagulopatia (diminuição dos níveis de fibrinogênio, redução das concentrações de plaquetas e elevação dos níveis de produtos de degradação da fibrina), podem ocorrer inibição das contrações uterinas e dificuldade de evolução do parto vaginal, em alguns casos de descolamento grave, assim como hemorragia pós-parto atônica (perda excessiva de sangue após o parto decorrente da atonia uterina)
- Exames laboratoriais devem ser solicitados para monitoramento de coagulopatias

- A conduta dependerá das condições materno-fetais. Se as condições maternas estiverem alteradas, a via de parto deve ser a mais rápida, em geral realiza-se a cesariana após a estabilidade materna
- As principais complicações maternas são: CIVD, choque hipovolêmico, insuficiência renal e morte
- As gestantes com suspeita de DPP devem ser monitoradas, avaliando-se o estado hemodinâmico materno (frequência cardíaca e pressão arterial), sondagem vesical e estado da coagulabilidade sanguínea. Devem ser solicitados hemograma, grupo sanguíneo, coagulograma e dosagem de fibrinogênio
- A CIVD ocorre em aproximadamente 10% dos casos, devido ao consumo dos fatores de coagulação pela ativação da cascata de coagulação em virtude da liberação de tromboplastina (fator tecidual) na circulação materna, proveniente do hematoma
- A prova de retração de coágulos é utilizada para avaliar o estado de coagulação materna. Para isso coleta-se 10 mℓ de sangue em tubo de ensaio seco e observa-se a formação de coágulos entre 5 e 10 minutos e 30 minutos; se não houver formação de coágulos, distúrbios de coagulação podem ocorrer
- Em casos de sangramento aumentado sem resposta ao tratamento, deve-se realizar histerectomia abdominal
- O uso de ácido acetilsalicílico 100 mg para prevenção de pré-eclâmpsia iniciada até 16 semanas de gestação pode diminuir o risco de ruptura da placenta ou hemorragia anteparto.

Feto vivo inviável ou feto morto

- Se as condições maternas estiverem preservadas, o parto normal é priorizado, devendo ocorrer entre 4 e 6 horas.
  Deve-se realizar amniotomia imediata, sedação somente com meperidina, controle dos parâmetros maternos e, quando a evolução do parto não for satisfatória, estimulação com ocitocina
- A vigilância materna deve ser contínua.

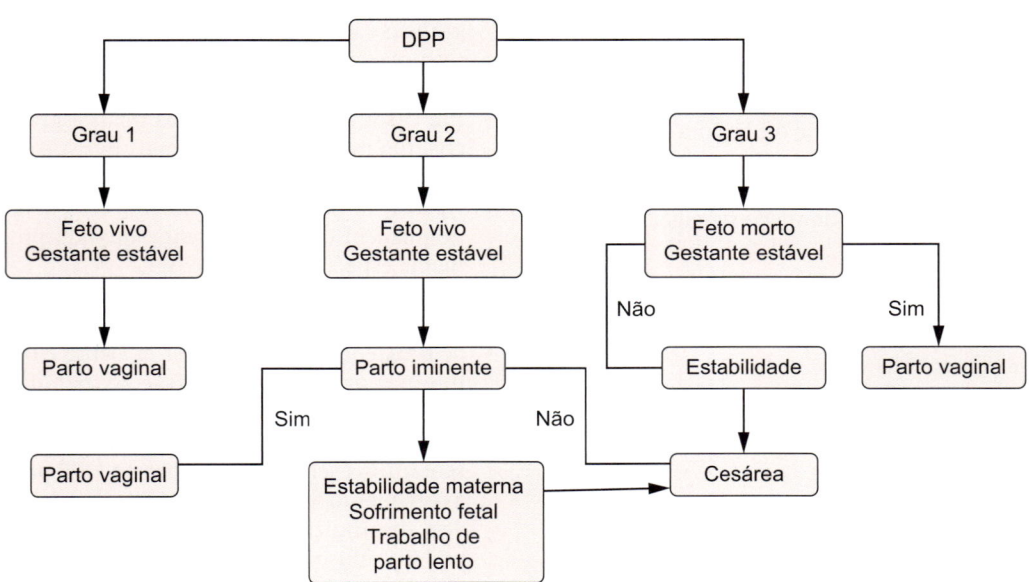

Figura 409.1 Fluxograma para conduta em caso de descolamento prematuro de placenta (DPP).

BIBLIOGRAFIA

Andrews HR. William Hunter and his work in midwifery. BMJ 1915;1:277-82.

Baskett TF. Edward Rigby (1747–1821) of Norwich and his Essay on the uterine haemorrhage. J R Soc Med. 2002;95:618-22.

Bhide A, Arulkumaran S, Damania KR, Daftary SN. Practical guide to high risk pregnancy and delivery – a South Asian perspective. 4ᵗʰ ed. Chapter 10. Elsevier; 2015. pp. 151-62.

Dunn PM. Dr Edward Rigby of Norwich (1747–1821) and antepartum haemorrhagea. Arch Dis Child Fetal Neonatal Ed. 2000;82(2):F169-70.

Iitani Y, Tsuda H, Ito Y, Moriyama Y, Nakano T, Imai K et al. Simulation training is useful for shortening the decision-to-delivery interval in cases of emergent cesarean section. J Matern Fetal Neonatal Med. 2018;31(23):3128-32.

Montenegro CAB, Rezende Filho J. Rezende Obstetrícia. 13. ed. Rio de Janeiro: Guanabara Koogan; 2013.

Tikkanen M, Nuutila M, Hiilesmaa V, Paavonen J, Ylikorkala O. Clinical presentation and risk factors of placental abruption. Acta Obstet Gynecol Scand. 2006;85:700-5.

410
Gravidez Ectópica

Waldemar Naves do Amaral ◆ Lorena Tassara Quirino Vieira ◆ Patrícia Gonçalves Evangelista ◆ Waldemar Naves do Amaral Neto ◆ Tárik Kassem Saidah

INTRODUÇÃO

A gravidez ectópica é o resultado da implantação do blastocisto fora da cavidade uterina, que pode ocorrer em 1 a 2% das gestações, geralmente em mulheres entre 20 e 29 anos, sendo a terceira principal causa de morte materna no mundo.

Deve ser suspeitada em qualquer mulher na menacme, com vida sexual ativa, que apresente sangramento vaginal e dor abdominal.

A gravidez ectópica tubária em uma paciente instável é uma emergência médica que requer intervenção cirúrgica imediata.

É importante salientar que pode ser difícil chegar ao diagnóstico.

FORMAS CLÍNICAS

No Quadro 410.1 são listadas as formas clínicas da gravidez ectópica, com as características anatômicas e imagens de cada tipo. Na Figura 410.1 são apresentados os locais de implantação do blastocisto.

CAUSAS E FATORES DE RISCO

- Multiparidade, antecedentes de doença inflamatória pélvica (DIP), uso de dispositivo intrauterino (DIU), operações pélvicas extragenitais, insucesso de laqueadura tubária, curetagem (CTG) uterina pós-abortamento, anomalias tubárias (septos, divertículos e hipoplasias), avanço da idade (> 30 anos); endometriose, cirurgia tubária, esterilização feminina, reanastomose tubária, indutores de ovulação, gravidez ectópica prévia, infertilidade, anticoncepção de emergência.

EVOLUÇÃO

- Cerca de 10 a 50% das gravidezes ectópicas evoluem para reabsorção local ou abortamento espontâneo
- Ruptura da parede tubária
- A gestação não chega a termo e, quando ocorre, são altos os índices de malformações e óbito fetal.

MANIFESTAÇÕES CLÍNICAS E DIAGNÓSTICO

- A dor é o principal sintoma, costuma ser lancinante na ruptura tubária e do tipo cólica no abortamento
- O hemoperitônio que se estabelece acentua e generaliza a dor para todo o abdome, além das manifestações de náuseas e vômitos. Em alguns casos, a dor é relatada na área da escápula
- Ao exame físico destacam-se os sinais que caracterizam o estado hipovolêmico: palidez cutaneomucosa sem perda sanguínea visível, taquicardia e hipotensão arterial
- No exame do abdome, podem-se evidenciar reação peritoneal, descompressão brusca dolorosa e diminuição de ruídos hidroaéreos
- No exame ginecológico, há intensa dor ao toque do fundo de saco de Douglas (sinal de Proust: grito de Douglas). O útero apresenta-se ligeiramente aumentado e amolecido e, nos anexos, observa-se tumoração palpável, detectada em metade dos casos.

MANIFESTAÇÕES CLÍNICAS COM CARACTERÍSTICAS ESPECIAIS

Gravidez tubária

- Dor abdominal aguda em 98% dos casos
- Sangramento vaginal e hemoperitônio
- Amenorreia seguida de sangramento irregular (65% dos casos)
- Massa anexial em 50% dos casos
- Útero aumentado
- Amolecimento do colo do útero e massa palpável no fundo de saco vaginal em decorrência de sangue na cavidade peritoneal
- Náuseas, vômitos, síncope, tonturas, dor relatada no ombro e febre
- Avaliar sinais vitais em diferentes posições ortostáticas à procura de instabilidade hemodinâmica.

Gravidez abdominal

- Gravidez complicada por sintomas gastrintestinais
- História sugestiva de abortamento ou de ruptura tubária
- Movimentos fetais muito pronunciados ou dolorosos
- Gravidez descrita como "diferente" por multíparas
- Trabalho de parto falso no final da gravidez
- Posição alta do feto em apresentação anormal, quase sempre transversal
- Deslocamento do colo do útero (firme e longo)
- Palpação das partes fetais pelo fundo de saco vaginal
- Sopro vascular inusitadamente alto
- Quadro de abdome agudo.

Quadro 410.1 Características anatômicas e imagens ultrassonográficas da gravidez ectópica.

Formas clínicas	Características anatômicas	Imagens ultrassonográficas
Gravidez tubária	Presença de vilosidades coriônicas no interior da tuba uterina (98% das gestações ectópicas)	
Gravidez ovariana	Implantação do óvulo fertilizado na superfície ovariana (0,15% dos casos)	
Gravidez abdominal	Pode ocorrer após abortamento tubário com implantação secundária na cavidade abdominal ou após ruptura da incisão de cesárea anterior ou cicatriz de miomectomia pra tratamento de fístula uteroperitoneal (1,4% dos casos)	
Gravidez cervical	As vilosidades coriônicas estão implantadas no interior do colo do útero, abaixo do nível do óstio interno, e a cavidade uterina acima do óstio interno não apresenta produtos da concepção (0,15% dos casos)	
Gravidez intraligamentosa	Os produtos da concepção encontram-se no ligamento largo. Pode ocorrer após ruptura de gravidez tubária, com implantação secundária entre as camadas anterior e posterior do ligamento largo (0,5% dos casos)	

(continua)

Quadro 410.1 Características anatômicas e imagens ultrassonográficas da gravidez ectópica. (*continuação*)

Formas clínicas	Características anatômicas	Imagens ultrassonográficas
Gravidez cornual	Implantação do ovo no corno uterino (fora da parede uterina) (1,2% dos casos)	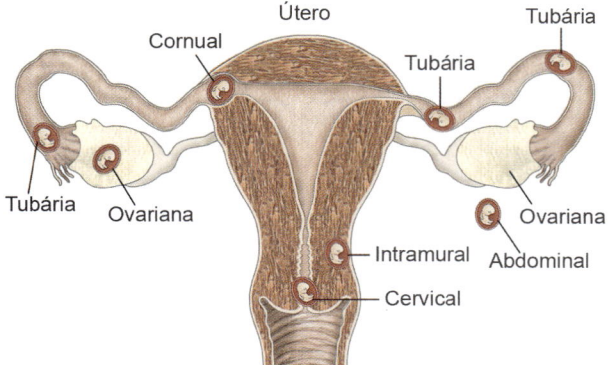

célululas trofoblásticas de divisão rápida e impede sua multiplicação

■ Indicação: deve haver estabilidade hemodinâmica e massa tumoral ≤ 3,5 cm no exame ultrassonográfico e desejo de gravidez futura. Os níveis de beta-hCG não podem estar em queda (regressão espontânea)

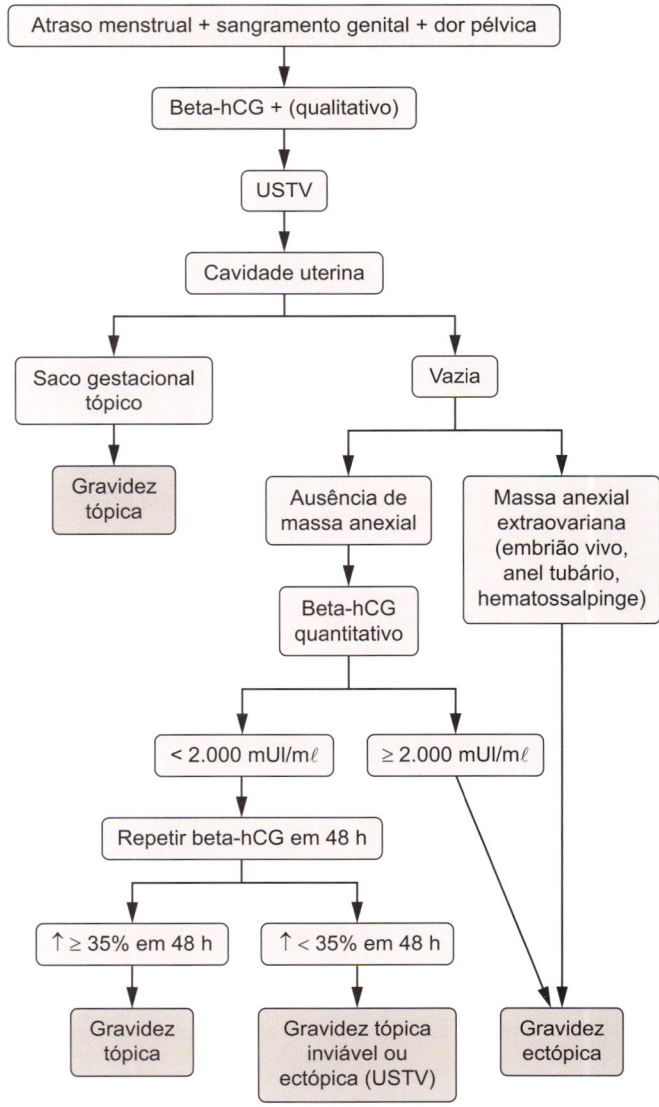

Figura 410.1 Gravidez ectópica: locais de implantação do blastocisto.

DIAGNÓSTICO DIFERENCIAL

- Abortamento uterino
- Apendicite, salpingite
- Ruptura de cisto do corpo lúteo
- Mioma ou abscesso no corno do útero
- Tumor ovariano, endometrioma e câncer do colo do útero
- Placenta prévia.

EXAMES COMPLEMENTARES

- Dosagem da betagonadotrofina coriônica humana (beta-hCG), ultrassonografia por via transvaginal (USTV) e CTG uterina com o objetivo de verificar a reação de Arias-Stella ou descartar o diagnóstico mediante evidência de restos ovulares (Figura 410.2).

Dosagem de beta-hCG e exame ultrassonográfico

- Após a 5ª semana de gravidez, a ausência de saco gestacional na ultrassonografia com dosagem de beta-hCG > 1.000 mUI/mℓ ou elevação inferior a 65% do beta-hCG em 48 horas indica chance elevada de gravidez ectópica.

TRATAMENTO

- Medicamentoso e/ou cirúrgico.

Tratamento medicamentoso

- Metotrexato (MTX): antagonista do ácido fólico que inativa a di-hidrofolato redutase e a síntese das purinas e pirimidinas e, portanto, do DNA celular. Desse modo, age nas

Figura 410.2 Diagnóstico da gravidez ectópica. Beta-hCG: betagonadotrofina coriônica humana; USTV: ultrassonografia por via transvaginal.

- Dose única de 50 mg/m² por via intramuscular (IM). A queda do beta-hCG no 4º e no 7º dia deve ser acima de 15%. Se a queda for menor, aplica-se nova dose de MTX
- Pode ser aplicado localmente na gravidez ectópica guiado por USTV.

A principal indicação para o tratamento local é a presença de embrião vivo e nos casos de localização atípica da gravidez ectópica.

Metotrexato e exames complementares

- Antes de iniciar o tratamento com MTX, devem-se realizar hemograma, dosagem de enzimas hepáticas (TGO e TGP) e de creatinina. Só iniciar o medicamento com exames normais
- O acompanhamento do tratamento faz-se com dosagens do beta-hCG no 4º e no 7º dia após a injeção de MTX: queda no beta-hCG > 15% entre o 4º e o 7º dia sugere bom prognóstico, devendo-se prosseguir com essa dosagem semanal. Caso isso não ocorra, a paciente deve ser reavaliada para decidir entre outra dose de MTX ou cirurgia.

Tratamento cirúrgico

- A cirurgia é a conduta-padrão no tratamento da gravidez ectópica (Figura 410.3)

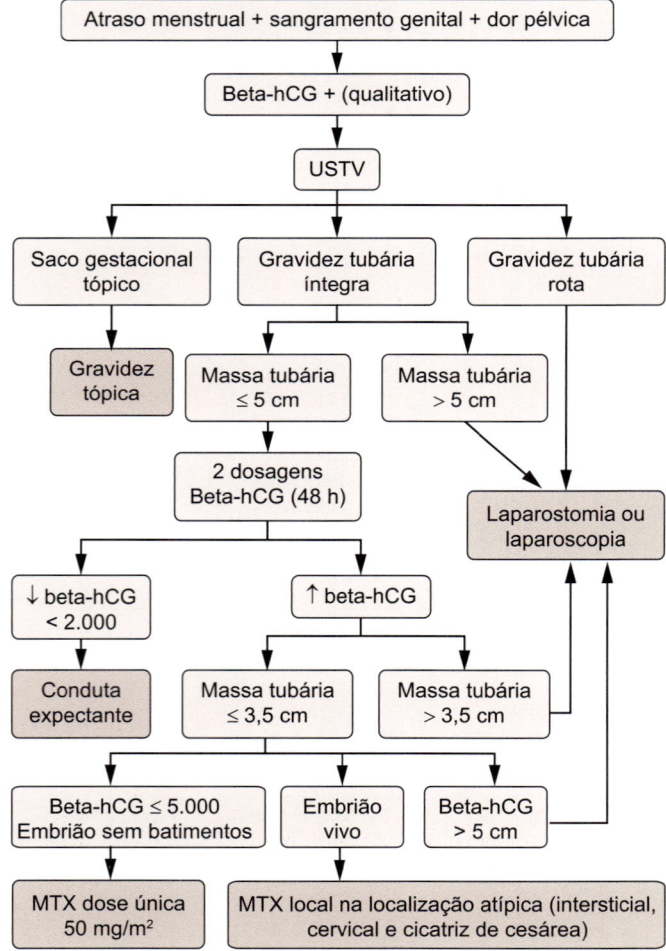

Figura 410.3 Conduta na gravidez ectópica. Beta-hCG: gonadotrofina coriônica humana; MTX: metotrexato; USTV: ultrassonografia por via transvaginal.

- A operação clássica é a salpingectomia
- A laparotomia deve ser realizada nos casos de ruptura tubária com instabilidade hemodinâmica; nas demais situações, a técnica preferencial é a laparoscópica pelo menor tempo de internação, recuperação mais rápida e menores custos
- Por via laparoscópica, o procedimento preferencial é a salpingotomia, com retirada do saco gestacional e conservação da tuba uterina
- A salpingectomia é indicada para pacientes com prole constituída, nos casos de lesão tubária irreparável, nas tentativas de salpingotomia com sangramento persistente, quando ocorre recidiva de gravidez ectópica na mesma tuba e quando os títulos do beta-hCG são elevados.

EVOLUÇÃO E PROGNÓSTICO

- Risco de morte quando o diagnóstico e o tratamento são demorados.

BIBLIOGRAFIA

Azevedo MF. GPS Medicamentos. Guia prático em saúde. Rio de Janeiro: Guanabara Koogan; 2017.

Borges MC et al. Doppler na gravidez ectópica. In: Doppler em medicina. Goiânia: Sociedade Brasileira de Ultrassonografia, São Paulo: SBUS; 2012.

Elito Júnior J. Gravidez Ectópica. São Paulo: Federação Brasileira das Associações de Ginecologia e Obstetrícia (Febrasgo); 2018. (Protocolo Febrasgo – Obstetrícia, nº 22/Comissão Nacional Especializada em Urgências Obstétricas).

Elito Júnior J, Montenegro NAMM, Soares RC, Camano. Gravidez ectópica não rota: diagnóstico e tratamento. Situação atual. Rev Bras Ginecol Obstetr. 2008;30(1):149-59.

Fróis AC, Pedersoli BA, Guimaraes Júnior MH, Vieira RCP, Santos HÁ, Viegas RMF et al. Tratamento da gravidez ectópica: revisão de literatura. Rev Med Minas Gerais. 2010;20(4 Suppl 2):S11-4.

411
Hiperêmese Gravídica

Carolina Saidah Macedo Hanna ◆ Edlon Lamounier Júnior ◆ Patrícia Gonçalves Evangelista ◆ Tárik Kassem Saidah ◆ Waldemar Naves do Amaral

INTRODUÇÃO

Náuseas e vômitos ocorrem em 85% de todas as gestações, condição que pode se apresentar em variados graus de intensidade.

Os sintomas têm início nas primeiras semanas da gestação, entre 5 e 9 semanas, com melhora progressiva; em geral declinam após 16 a 18 semanas, tornando-se ocasionais após 20 semanas de gestação.

Os quadros mais graves correspondem a apenas 1,1% dos casos. O diagnóstico precoce é fundamental para evitar elevada morbidade, que é associada ao atraso do tratamento (federação Brasileira das Associações de Ginecologia e Obstetrícia [Febrasgo], 2018).

Mulheres com esse histórico em gestação anterior, obesas, com irmãs ou filhas que apresentaram tais sintomas na gravidez, nulíparas jovens, têm maior risco de desenvolver a hiperêmese em suas formas graves.

Mulheres com náuseas e vômitos leves durante a gravidez têm risco menor na incidência de abortamento e óbito fetal.

A etiopatogenia ainda não é inteiramente conhecida, mas, há indícios da associação de gonadotrofina coriônica (hCG) e fatores emocionais, nutricionais, imunológicos e metabólicos. Pode estar relacionada também com outras alterações hormonais (tireoidianas, hormônio adrenocorticotrófico [ACTH] e cortisol) e presença do *Helicobacter pylori*.

As alterações anatômicas e hormonais da gestação, como os reflexos originados no útero aumentado ou em órgãos do sistema digestório, especialmente provocadas pelas gonadotrofinas, transtornos emocionais e psicossomáticos ativam a área do centro do vômito.

MANIFESTAÇÕES CLÍNICAS

- O quadro clínico é caracterizado por episódios incoercíveis de vômitos que podem causar desidratação, perda de peso maior que 5% da massa corpórea antes da gravidez e alterações do equilíbrio acidobásico e hidreletrolítico (ver Capítulo 341, *Desidratação, Distúrbios Hidreletrolíticos e Ácidos-Básicos*)
- Na gestação, a intensidade do vômito tem influência no comprometimento sistêmico, com reflexo direto nas funções hepáticas e renais, sendo necessário, portanto, avaliação do impacto desses episódios nesses órgãos
- Com a piora do vômito e sem a correção dos desvios metabólicos, pode haver comprometimento do sistema cardiovascular (arritmias) e do sistema nervoso central
- Em fases mais avançadas, sintomas de psicose podem manifestar-se, surgindo alucinações e a síndrome de Korsakoff
- A deficiência de vitaminas do complexo B e de aminoácidos, precursores da formação dos neuromediadores, predispõe alterações comportamentais e neurológicas de intensidades variadas, incluindo a síndrome de Wernicke.

DIAGNÓSTICO

- Baseia-se em dados clínicos, geralmente por exclusão, sendo importante fazer o diagnóstico diferencial com outras enfermidades que possam causar náuseas e vômitos persistentes, tais como neoplasia trofoblástica gestacional, colecistite, apendicite, hepatite, pancreatite, gastrenterite e úlcera gástrica, obstrução intestinal, hérnia de hiato, litíase biliar ou urinária, infecção urinária, neuropatias periféricas e intoxicações exógenas
- Ocorrência de náuseas significa redução do aporte alimentar e da ingesta de água, com efeitos negativos na gravidez
- O início das náuseas após o primeiro trimestre exige atenção redobrada, pois aumenta a possibilidade de que a causa não seja decorrente da gravidez, e sim de outras doenças (rever Diagnóstico diferencial, neste capítulo)
- Na anamnese, deve ser investigada a possibilidade de neoplasia trofoblástica ou gestação múltipla, pois estas condições frequentemente associam-se ao aumento de náuseas e vômitos
- No exame físico, alterações discretas são difíceis de detecção nos casos de menor gravidade. Nos casos de média ou maior intensidade, podem-se identificar sinais de desidratação e redução do peso

- Não existe nenhum exame laboratorial específico; os exames complementares são utilizados para dar subsídio ao diagnóstico diferencial, avaliar o comprometimento sistêmico e o resultado terapêutico
- Exames laboratorais: hemograma, dosagens de sódio e potássio, sorologia para não vacinadas (sífilis, vírus da imunodeficiência humana [HIV], toxoplasmose, rubéola e hepatite dos tipos A, B e C), testes de função renal, testes de função hepática, dosagens de amilase, hormônio estimulador da tireoide e tiroxina livre (TSH/T4 livre), exame simples de urina e urocultura
- Exames de imagem: ultrassonografia deve ser feita para identificar doença trofoblástica e gestações múltiplas quando são mais frequentes náuseas e vômitos
- Em casos especiais, indica-se a pesquisa de infecção pelo *Helicobacter pylori*; mas esta deve restringir-se aos casos refratários ao manejo convencional, principalmente àqueles que se estendem ao segundo trimestre gestacional.

TRATAMENTO

- Depende da gravidade dos episódios de vômito.

Tratamento não medicamentoso

- Psicoterapia de apoio
- Educação alimentar e mudanças nutricionais
- Aromaterapia, acupuntura e acupressão
- Uso de vitamina B_6
- Ingestão de gengibre
- Atividade física de baixo impacto pode ser útil.

Tratamento medicamentoso

- Metoclopramida, ondansetrona, dimenidrinato, meclizina, prometazina. Podem ser associados a sedativos e corticoides em pacientes refratárias ao tratamento habitual

Nas formas moderadas e graves, a gestante deve ser abordada de maneira multidisciplinar em ambiente hospitalar.

Hidratação venosa e reposição eletrolítica

- Quando a gestante estiver desidratada, são necessários reposição volêmica intravenosa e aporte calórico. Essa reposição é feita com solução isotônica de lactato de Ringer ou solução salina. O ideal é a reposição de 2.000 a 4.000 ml em 24 horas, contudo não deve exceder 6.000 ml/24 horas (ver Capítulo 341, *Desidratação, Distúrbios Hidreletrolíticos e Ácidos-Básicos*)
- Uma evidência de que a paciente está hidratada é a cor clara da urina
- Jejum por 24 a 48 horas ou até estabilização do quadro clínico é recomendado, retornando-se progressivamente à dieta líquida e, em seguida, a alimentos sólidos.

Recomendações práticas

- Comer quando estiver se sentindo bem ou com fome
- Descansar após as refeições
- Evitar movimentos bruscos
- Usar roupas folgadas
- O uso de polivitamínico na época da concepção pode diminuir a gravidade de náuseas e vômitos durante a gravidez
- Evitar o estresse
- A reposição de tiamina, piridoxina e ácido fólico (5 mg/dia) é recomendada.

BIBLIOGRAFIA

Federação Brasileira das Associações de Ginecologia e Obstetrícia (Febrasgo). Série Orientações e Recomendações Febrasgo, nº 2. Comissão Nacional Especializada em Assistência Pré-natal, 2018.

Rezende Filho J. Rezende Obstetrícia. 13. ed. Rio de Janeiro: Guanabara Koogan; 2013. pp. 326-38.

Zugaib M, Nomura RMY. Hiperêmese gravídica. In: Montenegro CAB, Rezende Filho J. Rezende Obstetrícia. 13. ed. Rio de Janeiro: Guanabara Koogan; 2013. pp. 326-38.

412
Infecção Puerperal

Waldemar Naves do Amaral • Larissa Crysthine Aguiar Brasil • Thaynara de Moraes Pacheco

INTRODUÇÃO

Puerpério é o período do ciclo gravídico-puerperal em que as modificações locais e sistêmicas desencadeadas pela gestação no organismo materno retornam ao estado anterior.

Tem início após a expulsão total da placenta e das membranas ovulares. Para os cuidados de uma paciente, consideram-se as 6 primeiras semanas após o parto.

Fases do puerpério

O puerpério pode ser dividido em três fases:
- Puerpério imediato ou fase imediata, que se inicia após o término da dequitação e se estende até 1 hora e 30 minutos ou até 2 horas após o parto
- Puerpério mediato ou fase mediata, que tem início do final da fase imediata e vai até o 10º dia, período em que permanece o risco de instalação de infecção puerperal
- Puerpério tardio ou fase tardia, com início no 11º dia pós-parto e se estende até o reinício dos ciclos menstruais, nas não lactantes, e até a 6ª ou 8ª semana nas lactantes.

No período de involução e recuperação do organismo materno, podem surgir infecções decorrentes da regressão das modificações impostas pela gestação.

Definição de infecção puerperal

- Infecção puerperal é qualquer infecção do sistema genital que ocorra durante o período do puerpério, excluídas as primeiras 24 horas.

EPIDEMIOLOGIA

- A infecção puerperal representa uma das principais causas de morbimortalidade no período pós-parto com incidência variável de 1 a 15%, sendo responsável por 10% das mortes maternas no mundo, a terceira causa direta de mortalidade nessa população

- É importante salientar que o parto cesariano apresenta 4,3 vezes mais riscos de infecção puerperal e mortalidade três vezes maior do que o parto normal ou abortamento.

ETIOPATOGENIA

- Após o parto, a cavidade uterina – principalmente o local da inserção da placenta – apresenta-se como área cruenta com grande potencial para contaminação. Em contrapartida, o organismo responde com mecanismos de defesa contra a infecção, com a formação de trombos na área da implantação da placenta, contração uterina e reação leucocitária
- Além da cavidade uterina e outros locais como a cervice, feridas vulvares, vaginais ou perineais ocorridas no parto normal e a incisão cirúrgica no parto cesariana podem ser portas de entrada para infecção
- As lesões de infecção puerperal são feridas, que podem ficar restritas ao local de origem (localizadas) ou propagar-se através de vasos sanguíneos e linfáticos para outras áreas (propagadas ou generalizadas).

FATORES DE RISCO

- Amniorrexe e/ou trabalho de parto prolongado
- Manipulação vaginal excessiva (toques)
- Monitoramento interna
- Cerclagem
- Más condições de assepsia
- Anemia
- Baixo nível socioeconômico
- Hemorragia anteparto, intraparto e pós-parto
- Placentação baixa
- Retenção de restos ovulares
- Parto cesáreo
- Obesidade
- Diabetes ou diabetes gestacional
- Imunidade diminuída
- Uso de medicamentos imunossupressores
- Infecção pelo *Streptococcus* do grupo A.

CAUSAS

- Em geral, as infecções são causadas por microrganismos que já fazem parte da microbiota do sistema genital inferior, mas podem também advir de fontes exógenas
- O principal agente é o *Streptococcus pyogenes*. Além do estreptococo, são comuns as infecções por *Escherichia coli*, *Staphylococcus aureus*, *Streptococcus pneumoniae*, *Clostridium septicum* e *Morganella morganii*.

No Quadro 412.1 são apresentadas as formas clínicas da infecção de acordo com a sua localização.

Quadro 412.1 Formas clínicas quanto à localização da infecção puerperal.

Localizada	Propagada	Generalizada
• Vulvoperineal	• Miofascites	• Peritonite generalizada
• Vaginite	• Endomiometrites	• Choque séptico
• Cervicite	• Salpingites	
• Endometrite	• Anexite	
	• Parametrite	
	• Pelviperitonite	
	• Tromboflebite pélvica	

MANIFESTAÇÕES CLINÍCAS

- Dor pélvica
- Febre
- Corrimento vaginal anormal
- Odor do corrimento vaginal
- Atraso na redução do tamanho do útero (< 2 cm/dia nos primeiros 8 dias).

Sinais de alerta para infecção puerperal

- Mal-estar generalizado
- Hipertermia > 38°C
- Taquicardia sustentada > 90 bpm
- Dispneia (frequência respiratória [FR] > 20 irpm)
- Dor abdominal ou torácica
- Diarreia e/ou vômito
- Dor e sensibilidade uterina ou renal.

EXAMES COMPLEMENTARES

Podem ser divididos em exames básicos e complementares, de acordo com o exposto no Quadro 412.2.

TRATAMENTO

Tratamento medicamentoso

Na Figura 412.1 é proposto um fluxograma para tratamento medicamentoso da infecção puerperal.

Quadro 412.2 Exames complementares para diagnóstico da infecção puerperal.

Exames básicos	Exames complementares
• Hemograma: infecção • Culturas endometriais: agentes infecciosos • Ultrassonografia: localização de abscessos	• Dopplerfluxometria: quando apresenta ausência de fluxo na veia ovariana, indicativo de tromboflebite pélvica • TC e RM: extensão dos processos infecciosos

RM: ressonância magnética; TC: tomografia computadorizada.

Tratamento cirúrgico

- O tratamento cirúrgico é indicado para remoção de restos placentários por meio de curetagem uterina, desbridamento de material necrótico em feridas cirúrgicas (perineal e abdominal), drenagem de abscessos (perineal, de parede abdominal e intracavitária), histerectomia com ou sem anexectomia nas formas disseminadas e nas localizadas ou propagadas que não respondem ao tratamento clínico
- Nas infecções graves, as pacientes devem ser encaminhadas à unidade de terapia intensiva.

PREVENÇÃO

Na Figura 412.2 é proposto um fluxograma para prevenção da infecção puerperal.

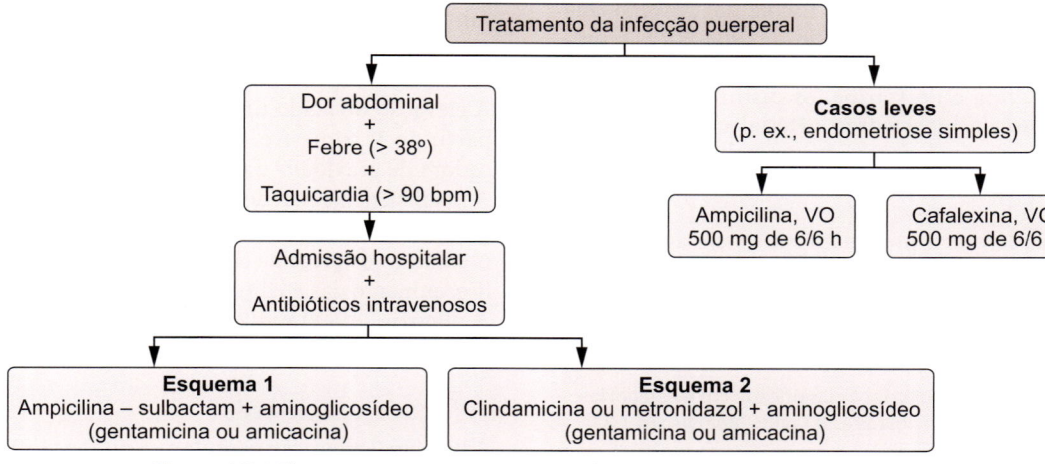

Figura 412.1 Fluxograma para tratamento medicamentoso da infecção puerperal.

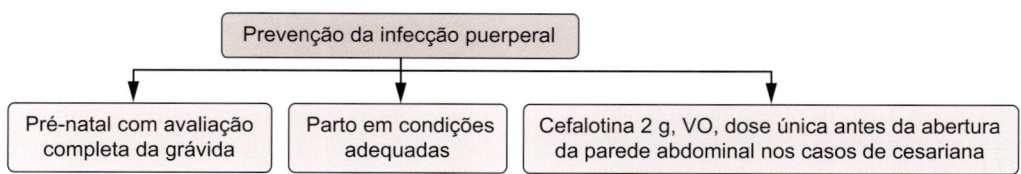

Figura 412.2 Prevenção da infecção puerperal.

BIBLIOGRAFIA

Brasil. Ministério da Saúde. Assistência à Mulher no Puerpério. In: Parto, aborto e puerpério. Assistência humanizada à mulher. Brasília; 2001.Federação Brasileira das Associações de Ginecologia e Obstetrícia (Febrasgo). Manual de Orientação Assistência ao Abortamento, Parto e Puerpério; 2010.

Luz SH, Steibel JA, Steibel G, Cunha Filho EV. Infecção puerperal. São Paulo: Federação Brasileira das Associações de Ginecologia e Obstetrícia (FEBRASGO); 2018. (Protocolo FEBRASGO – Obstetrícia, no. 117/Comissão Nacional Especializada em Assistência ao Abortamento, Parto e Puerpério).

413
Pré-Eclâmpsia e Eclâmpsia

Síndrome HELLP

Antônio Rodrigues Braga Neto ◆ Jorge Rezende Filho ◆
Waldemar Naves do Amaral ◆ Patrícia Gonçalves Evangelista

PRÉ-ECLÂMPSIA

A pré-eclâmpsia é uma doença sistêmica que pode ocorrer na segunda metade da gestação, caracterizada pelo surgimento de hipertensão arterial e proteinúria.

A denominação "pré-eclâmpsia leve" justifica-se apenas no momento do diagnóstico, pois essa afecção, habitualmente, é progressiva. Sabe-se também que a pré-eclâmpsia pode piorar ou apresentar-se pela primeira vez no pós-parto, causando maiores implicações para a puérpera.

É mais comum em primíparas e em mulheres de ascendência africana. Além disso, neste grupo étnico, a doença é mais grave.

Em investigação na Maternidade Escola da Universidade Federal do Rio de Janeiro, no período de 2011-2012, a pré-eclâmpsia incidiu em quase 7% das grávidas.

Na América Latina e no Caribe, os distúrbios hipertensivos (pré-eclâmpsia e hipertensão arterial crônica) destacam-se como a principal causa de mortalidade materna (26%), e nos países desenvolvidos, a 2ª mais importante (16%) (OMS, 2011).

Há evidências de que a pré-eclâmpsia esteja associada à doença cardiovascular (DCV) no futuro.

Classificação da hipertensão arterial na gestação

Na gravidez, a hipertensão arterial é classificada em 4 categorias (American College of Obstetricians and Gynecologists [ACOG], 2013):

    (1) Pré-eclâmpsia/eclâmpsia
    (2) Hipertensão crônica (de qualquer causa)
    (3) Hipertensão crônica com pré-eclâmpsia superajuntada
    (4) Hipertensão gestacional.

Na ausência de proteinúria, a pré-eclâmpsia é diagnosticada como hipertensão associada a trombocitopenia (contagem de plaquetas < 100.000/mm³), alteração na função hepática (elevação duplicada das enzimas transaminases em relação à concentração normal), desenvolvimento de insuficiência renal (creatinina no soro > 1,1 mg/dℓ ou sua duplicação, inexistência de outra doença renal), edema de pulmão e distúrbios cerebrais ou visuais.

A hipertensão crônica é a que antecede a gravidez, e a pré-eclâmpsia superajuntada é a hipertensão crônica associada à pré-eclâmpsia.

A hipertensão gestacional é a elevação da pressão arterial (PA) sanguínea após 20 semanas de gestação, na ausência de proteinúria ou de alterações sistêmicas.

ETIOPATOGENIA

- É proposto um mecanismo imune em 3 estágios
- A princípio haveria um estágio 0, pré-concepcional, em que se acentua a importância do sêmen paterno. A exposição pré-concepcional ao sêmen/líquido seminal apresenta antígenos paternos ao complexo principal de histocompatibilidade (MHC), induzindo a acumulação de linfócitos T regulatórios e tornando a mãe tolerante aos aloantígenos fetopaternos.

    A incapacidade dessa imunorregulação aumentaria o risco de pré-eclâmpsia.

    Essa teoria explicaria por que a pré-eclâmpsia é mais comum na 1ª gravidez, sendo que nas gestações subsequentes com o mesmo parceiro ocorre proteção à doença

- O estágio 1 é o da desregulação imunológica, resposta parcial da tolerância materna ao trofoblasto
- O estágio 2 caracteriza a placentação defeituosa, em que tomariam parte, além do trofoblasto extravilositário, as células *natural killer* (NK) e os macrófagos.

    A placentação defeituosa conduz ao estresse oxidativo e à liberação aumentada na circulação materna de diversos fatores

- Finalmente, o estágio 3 é o da reação inflamatória sistêmica materna exaltada e o da disfunção endotelial, que conduzem ao quadro clínico da pré-eclâmpsia, com o surgimento de hipertensão arterial e proteinúria.

Alterações renais

- Na pré-eclâmpsia, a taxa de filtração glomerular (TFG) diminui entre 30 e 40% em relação aos valores não gravídicos. A patogênese da proteinúria envolve essencialmente a endoteliose capilar glomerular
- A elevação do ácido úrico (> 5,5 a 6 mg/dℓ) é constante a partir do 3º trimestre, e muitos autores a consideram indicadora de gravidade da doença
- A insuficiência renal do tipo necrose tubular aguda é rara e, quando ocorre, geralmente está associada ao descolamento prematuro da placenta (DPP) ou à síndrome HELLP (hemólise, aumento das enzimas hepáticas, trombocitopenia)
- A oligúria (< 500 mg/24 horas) é secundária à hemoconcentração e à diminuição do fluxo sanguíneo renal.

Alterações vasculares

- A principal alteração vascular é a disfunção endotelial, que condiciona o vasospasmo, provavelmente, em decorrência da menor biodisponibilidade de óxido nítrico (NO) e de prostaciclina (PGI₂); além dessa redução, há acréscimo de tromboxano A2 (TxA₂), que é um fator vasoconstritor
- O vasospasmo é o responsável pela hipertensão que provoca lesão vascular generalizada, que, por sua vez, junto à hipóxia dos tecidos, conduz à necrose hemorrágica de diversos órgãos.

Alterações cardíacas

- A atividade contrátil do miocárdio raramente se altera. Contudo, nas pacientes com pré-eclâmpsia grave, a hipertensão pode se exacerbar e há risco de edema pulmonar, especialmente quando administram grande volume de líquidos por via intravenosa.

Alterações hepáticas

- Particularmente na síndrome HELLP, há necrose hemorrágica periporta, com depósitos de material fibrinoide nos sinusoides hepáticos e aumento das enzimas hepáticas. Raramente ocorre hemorragia intra-hepática, com hematoma subcapsular, responsável pela dor no quadrante superior do abdome, que dificilmente se rompe.

Alterações cerebrais

- Apesar de o aparecimento de convulsões ser relacionado com a gravidade do processo toxêmico, muitas mulheres têm predisposição à eclâmpsia. Considerava-se a convulsão como decorrente de vasospasmo e isquemia cerebral. Atualmente, sabe-se que a causa primária da lesão cerebral é a pressão de perfusão elevada (encefalopatia hipertensiva). Tal aumento promove barotrauma cerebral e edema vasogênico
- A hemorragia cerebral é a causa mais importante de morte materna na toxemia
- O edema subcortical, bem visualizado pela ressonância magnética (RM), acomete tipicamente a matéria branca dos lobos parietal e occipital, e tem sido referido como uma leucoencefalopatia posterior reversível.
- Embora os distúrbios visuais sejam comuns na pré-eclâmpsia grave, a amaurose é rara
- O descolamento da retina costuma ser unilateral e dificilmente causa perda total da visão. Tanto a amaurose como o descolamento da retina regridem espontaneamente em 1 semana após o parto.

Alterações sanguíneas

- O desenvolvimento de trombocitopenia (< 100.000/mm³) é sugestivo de síndrome HELLP, podendo acarretar hemorragia cerebral e hepática, assim como sangramento excessivo no parto, especialmente quando cesáreo. Especula-se que a causa da trombocitopenia seja a acentuada deposição de plaquetas nos locais de lesão endotelial
- A hemólise microangiopática, marca registrada da síndrome HELLP, revela-se no esfregaço do sangue periférico. Ao atravessarem os vasos com a íntima lesionada por depósitos de fibrina, as hemácias sofrem alterações na sua forma, sendo, então, denominadas esquizócitos
- Na pré-eclâmpsia a hemoconcentração é pontual; mulheres com pré-eclâmpsia não apresentam hipervolemia fisiológica da gravidez, mas contração do espaço intravascular. O hematócrito, por isso, é habitualmente elevado pela hemoconcentração, mas pode ser baixo se houver hemólise na síndrome HELLP.

Alterações hidreletrolíticas

- A gestante toxêmica retém sódio e água em quantidades superiores às da grávida saudável, mas a concentração sanguínea de eletrólitos não se altera
- Na gestação normal, observa-se edema gravitacional na região perimaleolar, especialmente no fim do dia, relacionado com o aumento da pressão venosa nos membros inferiores. O edema regride durante a noite, quando a gestante, ao se posicionar em decúbito lateral esquerdo, deixa de comprimir a veia cava inferior do útero grávido

- Edema generalizado é, habitualmente, associado ao processo toxêmico e é mais comum nos dedos das mãos e na face, sendo precedido por aumento do peso. Embora típico nas pacientes com toxemia, é relatado em grávidas saudáveis.

Vale ressaltar que quase metade das mulheres não toxêmicas relatam edema em alguma fase da gravidez, sendo generalizado em 1/3 dos casos. Por esse motivo, o edema não é mais considerado critério para a caracterização da pré-eclâmpsia.

Alterações uteroplacentárias

- A circulação uteroplacentária sofre redução de 40 a 60% na toxemia, o que explica a incidência expressiva de grandes infartos placentários (> 3 cm), pequeno crescimento da placenta e seu descolamento prematuro, determinantes do sofrimento fetal crônico e da elevada mortalidade perinatal
- Além da ausência da 2ª onda de migração placentária, na pré-eclâmpsia a placenta exibe alterações vasculares com similaridades às da doença aterosclerótica. No endotélio vascular das artérias espiraladas que não sofreram alterações fisiológicas, há lesões típicas conhecidas como aterose aguda, com necrose fibrinoide, disrupção do endotélio, agregação plaquetária e acúmulo de macrófagos cheios de lipídeos
- O DPP incide em 1 em 20 casos de pré-eclâmpsia (gestose hemorrágica), e em apenas 1 em 130 casos nas gestantes normotensas. Quanto mais intenso o processo toxêmico, maior a possibilidade de acidente hemorrágico grave, que é denominado apoplexia uteroplacentária
- Na pré-eclâmpsia, a atividade uterina aumenta e é responsável pela maior incidência de parto pré-termo
- A sensibilidade do útero à ocitocina também mostra-se elevada
- Durante o parto, é comum a hipersistolia.

Alterações fetais

- Em decorrência da redução do fluxo sanguíneo uteroplacentário ou de infarto, o feto pode apresentar crescimento intrauterino restrito (CIR) e sinais de sofrimento
- A associação pré-eclâmpsia/CIR constitui o chamado modelo toxêmico, caracterizado por constrição das arteríolas do sistema viloso terminal, com repercussões visíveis no Doppler da artéria umbilical (diástole zero/reversa).

DIAGNÓSTICO

- Permanecem aceitos os níveis da pressão sanguínea adotados em recomendações anteriores (ACOG, 2002)
- A Força-tarefa (ACOG, 2013) define proteinúria como a excreção de proteína ≥ 300 mg/24 horas de urina.

  A identificação de proteinúria no exame simples de urina (EAS) deve ser desencorajada a menos que não se disponha de métodos quantitativos
- Em função de pequena correlação entre a quantidade de proteína na urina e o prognóstico da pré-eclâmpsia, a proteinúria maciça (> 5 g/24 horas) foi descartada do critério diagnóstico da pré-eclâmpsia grave
- O CIR também foi desconsiderado como sinal indicativo de pré-eclâmpsia grave.

Pré-eclâmpsia superajuntada a hipertensão arterial

- Em mulheres com hipertensão arterial crônica, o maior desafio é reconhecer a pré-eclâmpsia superajuntada, condição associada a desfechos materno-fetais adversos (ACOG, 2013). Além disso, é preciso distinguir mulheres com pré-eclâmpsia superajuntada sem sinais graves (apenas hipertensão e proteinúria), que necessitam apenas de observação, daquelas com pré-eclâmpsia superajuntada grave (comprometimento sistêmico, além de hipertensão arterial e proteinúria), nas quais é indicada intervenção
- A Obstetricians and Gynaecologists Society of Canada (SOGC, 2019) considera o Doppler da artéria uterina como indicador de alteração placentária; nesse caso, na vigência de pré-eclâmpsia superajuntada o Doppler mostra incisura bilateral após 24 semanas da gravidez. As mulheres com hipertensão crônica isolada não apresentam incisura bilateral, embora possam exibir índices fluxométricos elevados.

SÍNDROME HELLP

- Trata-se de uma forma grave de pré-eclâmpsia, caracterizada por hemólise (H, *hemolysis*), elevação das enzimas hepáticas (EL, *elevated liver*) e baixa de plaquetas (LP, *low platelets*)
- A síndrome HELLP costuma desenvolver-se de maneira repentina durante a gravidez em cerca de 20% dos casos de pré-eclâmpsia grave.

Manifestações clínicas

- O quadro clínico típico é o da grávida na 2ª metade da gestação com dor epigástrica ou no quadrante superior direito, particularmente quando associada a náuseas e vômitos
- Hipertensão arterial e proteinúria podem não ocorrer.

Diagnóstico

- O diagnóstico da síndrome HELLP torna-se mais fácil em grávidas com o quadro clínico de pré-eclâmpsia grave que apresentem a tríade laboratorial de anormalidades, sugerindo lesão eritrocitária, dano hepático e trombocitopenia
  - O nível adotado para caracterizar a trombocitopenia é < 100.000/mm^3
  - A lesão/disfunção hepática é avaliada pelo aumento das transaminases hepáticas (2 vezes a concentração normal). A mais grave complicação hepática é o hematoma subcapsular do fígado, especialmente quando ocorre ruptura
  - O diagnóstico é confirmado por ultrassonografia (USG) ou tomografia computadorizada (TC)
  - Por fim, a lesão eritrocitária evidenciada pela hemólise é o 3º critério laboratorial da síndrome HELLP. O valor da desidrogenase láctica (DLH) > 600 UI/ℓ e o esfregaço sanguíneo periférico exibindo hemácias fragmentadas, com formas atípicas (esquizócitos), caracterizam o quadro laboratorial de anemia hemolítica microangiopática.

Prognóstico

- A mortalidade materna pode chegar a 20%, e a perinatal, a 35%.

Pelo menos 20% das mulheres com síndrome HELLP apresentarão alguma forma de toxemia em gravidez futura.

Dopplerfluxometria da artéria uterina na predição de toxemia

- A identificação de incisura bilateral no início da diástole, no Doppler das artérias uterinas no 2º trimestre da gestação (20 a 24 semanas), é sinal de toxemia, com valor preditivo positivo de 20% e valor preditivo negativo de quase 100%. Se for associada a relação A/B > 2,6 ou índice de resistência (RI) > 0,58 (média das medidas de resistência das duas uterinas) à incisura bilateral, o valor preditivo positivo eleva-se para 60% e o negativo permanece o mesmo. A incisura traduz a ausência da 2ª onda de migração trofoblástica
- A Dopplerfluxometria das artérias uterinas no 1º trimestre (11 a 13 semanas) tem sido a mais valorizada, atualmente, por atender aos objetivos da prevenção. A incisura bilateral ocorre em cerca de 28 a 50% dos casos de gestações normais, dependendo da semana da gravidez, e não serve como sinal preditivo de toxemia. O índice de pulsatilidade (PI) da média das medidas de resistência das duas uterinas, preditivo de toxemia, não está bem definido, mas há indícios de que seja > 2,35 (95º percentil).

Fatores maternos e biomarcadores

- Na USG piramidal de 1º trimestre (11 a 13 semanas), o algoritmo que combina fatores de risco maternos, PI da artéria uterina, PA média e fator de crescimento placentário (PlGF) foi capaz de detectar 100% da pré-eclâmpsia com menos de 32 semanas, 75% da pré-eclâmpsia com menos de 37 semanas e 43% da pré-eclâmpsia com 37 semanas ou mais, com resultado falso-positivo de 10%.

PREVENÇÃO

- A OMS (2011) recomenda a prevenção da pré-eclâmpsia com uso do ácido acetilsalicílico (AAS) em baixa dose (100 mg/dia, VO, à noite), com início antes de 16 semanas. A pré-eclâmpsia deve ser prevenida considerando-se fatores de risco clínicos e exames de predição
- O ACOG (2013) e o United States Preventive Services Task Force (USPSTF) (2017) preferem utilizar o AAS com base nos fatores de risco maternos (Quadro 413.1)
- Estudo multicêntrico, randomizado, placebo-controlado (ASPRE – *Combined Multimarker Screening and Randomized Patient Treatment with Aspirin for Evidence-Based*

Quadro 413.1 Fatores de risco maternos para pré-eclâmpsia.

Risco alto
• História prévia de pré-eclâmpsia
• Hipertensão crônica e/ou doença renal
• Trombofilia
• Lúpus eritematoso sistêmico
• Diabetes (tipos 1 e 2)

Risco moderado
• Primiparidade
• História familiar de pré-eclâmpsia (mãe, irmãs)
• Gravidez gemelar
• Fertilização *in vitro*
• Obesidade (IMC ≥ 35 kg/m^2 na consulta inicial)
• Idade materna avançada (≥ 40 anos)
• Intervalo gestacional > 10 anos
• Etnia negra

IMC: índice de massa corporal.

Preeclampsia Prevention, 2017), que incluiu gestações únicas identificadas por meio do rastreamento de 1º trimestre (fatores de risco maternos, PI da artéria uterina, PA média, peso, altura, PIGF e proteína plasmática A associada à gravidez [PAPP-A]) como sendo de alto risco, concluiu que a administração de AAS na dose de 150 mg/dia, VO, (à noite), a partir de 11 a 14 semanas, reduziu a incidência de pré-eclâmpsia pré-termo (< 37 semanas) de 4,3% (placebo) para 1,6% (AAS) (*odds ratio* 0,38)

- A OMS (2011) também recomenda na prevenção da pré-eclâmpsia a suplementação com cálcio durante a gestação (1,5 a 2 g/dia, VO), mas apenas em regiões em que se configura baixa ingesta desse elemento (ACOG, 2013)
- A Figura 413.1 sumariza a rotina de profilaxia para a pré-eclâmpsia adotada na Maternidade Escola da UFRJ.

PROGNÓSTICO

Materno

- A hipertensão (crônica ou toxêmica) é a maior causa de morte materna no Brasil, responsável por 15% do total em 2007 (Ministério da Saúde, 2010)
- O prognóstico da gestante costuma estar vinculado às crises convulsivas. Enquanto a mortalidade materna na eclâmpsia é elevada (10 a 15% em países em desenvolvimento), no decurso da pré-eclâmpsia mostra-se excepcional, a não ser quando sobrevém a síndrome HELLP.

  A hemorragia cerebral é a principal causa de morte na eclâmpsia (60%); a 2ª causa é o edema de pulmão
- A pré-eclâmpsia precoce (< 34 semanas) apresenta mortalidade 20 vezes maior do que a pré-eclâmpsia tardia; mulheres com essa forma clínica da doença necessitam de tratamento em centros especializados, e 1/3 delas de tratamento intensivo
- A morbidade materna está representada por DPP, coagulação intravascular disseminada (CIVD), insuficiência renal aguda, edema agudo do pulmão, pneumonia aspirativa e parada cardiorrespiratória
- Complicações como amaurose, decorrente do descolamento da retina, e psicose puerperal cedem espontaneamente após o parto, em prazo variável.

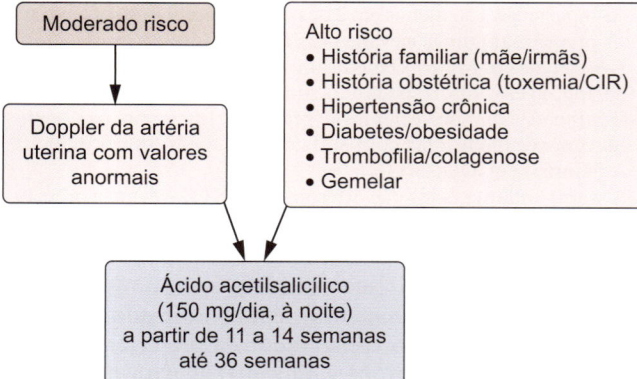

Figura 413.1 Prevenção da pré-eclâmpsia no primeiro trimestre de gestação com ácido acetilsalicílico. CIR: crescimento intrauterino restrito.

- As sequelas da toxemia costumam desaparecer em 6 a 12 semanas do pós-parto
- A pré-eclâmpsia é fator de risco para DCV futura (ACOG, 2013). Esse aumento do risco varia de 2 vezes para todos os casos e de 8 a 9 vezes para mulheres com pré-eclâmpsia que deram à luz antes de 34 semanas. Mulheres com história de pré-eclâmpsia que tiveram parto pré-termo (< 37 semanas) ou com história de pré-eclâmpsia recorrente devem ser avaliadas anualmente para pressão sanguínea, lipídeos, glicemia de jejum e índice de massa corporal (IMC)
- Mulheres normotensas que desenvolveram pré-eclâmpsia na gravidez têm chances de 17% de serem hipertensas no prazo de 5 anos, sendo a pré-eclâmpsia possível marcador de risco para DCV.

Fetal

- A mortalidade perinatal está aumentada em 5 vezes: pré-eclâmpsia precoce grave, 5 a 15%; síndrome HELLP, 35%; eclâmpsia, 30 a 35%.

TRATAMENTO

- O tratamento pode ser dividido em dois cenários (Figura 413.2): pré-eclâmpsia leve e pré-eclâmpsia grave/eclâmpsia.

Pré-eclâmpsia leve

- Na pré-eclâmpsia leve (e na hipertensão gestacional), deve-se realizar tratamento conservador até o feto atingir 37 semanas (ACOG, 2013)
- Qualquer forma clínica de toxemia com o feto a termo obriga a interrupção da gravidez. O processo toxêmico só desaparece após o parto
- Mesmo normalizada a PA após a resolução da proteinúria e do edema, o feto apresenta-se em risco, pois a depuração placentária é 50% inferior à normal. Nesse caso, devem ser adotadas as seguintes medidas:
  - Tratamento ambulatorial com atendimentos semanais
  - Avaliação da sintomatologia materna, para interromper o agravamento da doença, e dos movimentos fetais (diariamente pela paciente); mensuração da pressão sanguínea (2 vezes/semana) e contagem de plaquetas e enzimas hepáticas (semanalmente) (ACOG, 2013)
- Na hipertensão gestacional, deve-se realizar também a pesquisa de proteinúria (semanal). Uma vez presente é indispensável o seu acompanhamento, pois ela nada acrescenta ao prognóstico da pré-eclâmpsia
- A USG seriada visa diagnosticar o CIR, e o Doppler da artéria umbilical, o sofrimento fetal.

Medidas que não interferem no curso clínico da pré-eclâmpsia

- Repouso prolongado no leito (predispõe à trombose)
- Diuréticos e dieta hipossódica (a grávida toxêmica é hemoconcentrada, e os diuréticos podem precipitar a doença tromboembólica venosa)
- Hipotensores orais também não devem ser utilizados, pois reduzem a perfusão uteroplacentária.

Pré-eclâmpsia grave

- Nos casos de pré-eclâmpsia grave, qualquer que seja o tempo de gestação, é indicada sua interrupção

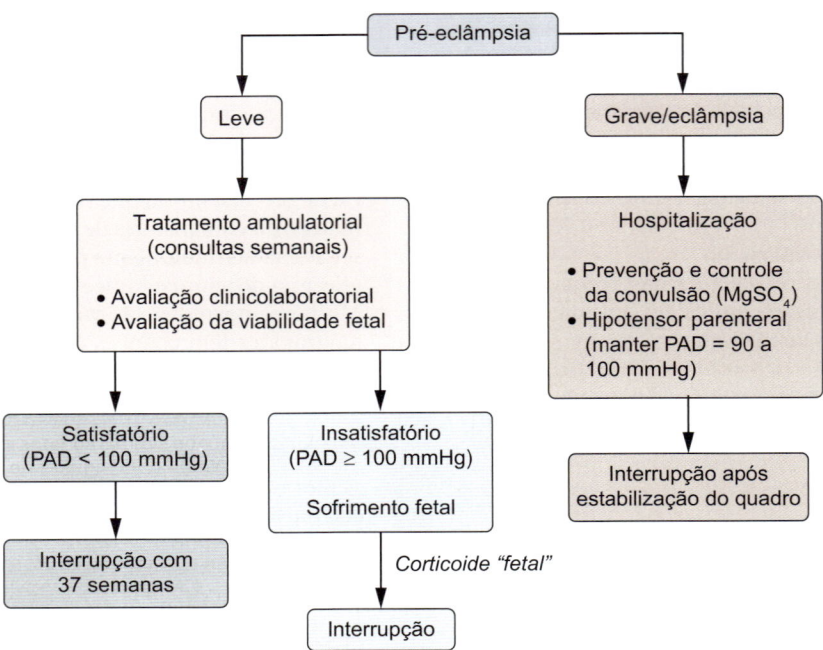

Figura 413.2 Fluxograma para tratamento da pré-eclâmpsia. PAD: pressão arterial diastólica.

• As medidas pertinentes são:
  ■ Em caso de pré-eclâmpsia grave, a paciente deve ser imediatamente transferida para unidade de tratamento intensivo
  ■ Antes de interromper a gravidez, é fundamental estabilizar o quadro clínico por 4 a 6 horas com sulfato de magnésio. Para prevenir convulsões, ultilize-o na dose de 4 a 6 g por via intravenosa (IV), diluído em 100 mℓ de soro glicosado a 5%, em *bolus* de 20 minutos; depois, 1 a 2 g/hora, para a manutenção.
    É fundamental observar alguns parâmetros clínicos que, uma vez ausentes, indicam a suspensão do medicamento: reflexo tendinoso (embora hipoativo); diurese > 25 a 30 mℓ/hora; frequência respiratória ≥ 16 irpm. Em doses tóxicas, o sulfato de magnésio é um medicamento perigoso para a mãe, pois deprime a respiração e causa parada cardíaca. Em casos de depressão respiratória, devem-se administrar 1 a 2 g de gliconato de cálcio IV (10 mℓ de solução a 10%), em cerca de 3 minutos para combater os efeitos tóxicos do magnésio
  ■ No tratamento da crise hipertensiva (PA ≥ 160/110), podem ser utilizados hidralazina 5 a 10 mg, IV, a cada 20 minutos (dose máxima de 30 mg), ou nifedipino 10 a 20 mg, VO, a cada 30 minutos (dose máxima de 50 mg em 1 hora) (ACOG, 2012). O objetivo não é normalizar a pressão, mas mantê-la em níveis de 140 a 155/90 a 105 mmHg.
    Em casos não responsivos, pode ser administrado o nitroprussiato de sódio (2 a 10 μg/kg/min, IV) pelo menor tempo possível (até 4 horas), pois esta substância pode apresentar efeitos colaterais importantes à mãe e ao concepto (intoxicação pelo cianeto) (ver Capítulo 228, *Hipertensão Arterial*)
• Em caso de edema agudo de pulmão, utilizam-se furosemida intravenosa, sulfato de morfina intravenoso e ventilação assistida

Pré-eclâmpsia: parto e pós-parto

Parto
• Dá-se preferência à operação cesariana, embora convenha lembrar que a indução pode ter bom êxito mesmo com o colo do útero desfavorável. A cesárea é mandatória em fetos de menos de 1.500 g. Atualmente, utiliza-se anestesia neuroaxial (raquianestesia) em mulheres cujo quadro clínico possibilite tempo suficiente de estabilização (ACOG, 2013), exceto na síndrome HELLP, quando há possibilidade de hematoma se a queda de plaquetas for inferior a 50.000 ou 75.000/mm³, quando se recomenda a anestesia geral.

Pós-parto
• O tratamento com sulfato de magnésio deve ser mantido no mínimo por 24 horas após o nascimento e/ou após a última convulsão
• Aconselha-se monitoramento da pressão sanguínea no hospital por, no mínimo, 72 horas e novamente com 7 a 10 dias de pós-parto (ACOG, 2013). Em mulheres com hipertensão pós-parto persistente ≥ 150/100 mmHg, indica-se a terapia anti-hipertensiva ao menos em 2 ocasiões espaçadas de 4 a 6 horas. A pressão sanguínea elevada persistente ≥ 160/110 mmHg deve ser tratada em 1 hora. O medicamento de escolha é o nifedipino 10 mg, 4 vezes/dia, respeitando-se a dose máxima de 120 mg/dia
• Mulheres com pré-eclâmpsia grave de início no pós-parto devem ser medicadas com sulfato de magnésio para evitar a eclâmpsia (ACOG, 2013)
• Os anti-inflamatórios não esteroides (AINEs) elevam a pressão sanguínea e, por isso, devem ser substituídos por outros analgésicos no pós-parto de mulheres toxêmicas (ACOG, 2013).

• A Força-tarefa (ACOG, 2013) tem considerado a possibilidade do tratamento conservador da pré-eclâmpsia grave em gestações entre 24 e 34 semanas para melhorar o prognóstico perinatal. Antes da viabilidade fetal (< 24 semanas), o tratamento conservador não é indicado, e sim a interrupção da gravidez

- Nos casos de pré-eclâmpsia grave, aceita-se a interrupção da gravidez após 24 a 48 horas de corticoide em hospitais terciários
- A mesma conduta da pré-eclâmpsia grave deve ser aplicada aos casos de síndrome HELLP
- Nos casos em que se suspeita de distensão na cápsula de Glisson, a USG de abdome e/ou TC de abdome com contraste selam o diagnóstico do hematoma subcapsular hepático. O tratamento é conservador no hematoma íntegro; na sua ruptura, impõem-se transfusão maciça e laparotomia imediata
- Em caso de CIVD, administra-se plasma fresco congelado e concentrado de hemácias; se a trombocitopenia for próxima de 20.000/mm^3, utilizam-se 6 a 10 unidades de concentrado de plaquetas, especialmente antes de cirurgia
- Na pré-eclâmpsia superajuntada: devem ser seguidas as orientações gerais do tratamento da pré-eclâmpsia leve ou da grave, de acordo com o quadro clínico (ACOG, 2013).

ECLÂMPSIA

A incidência de eclâmpsia nos países em desenvolvimento ainda é elevada: 0,1 a 0,8% das gestações (OMS, 2011).

A crise convulsiva pode desencadear-se durante a gestação (50%), no decurso do parto (25%) ou do puerpério (25%). Quando ocorre após 48 horas, a crise convulsiva caracteriza a eclâmpsia pós-parto tardia.

Nos casos graves, com lesões hepáticas, depois da convulsão e do coma surge a icterícia, e nas pacientes com insuficiência renal aguda, anúria, hematúria e hemoglobinúria.

Sintomas que prenunciam a convulsão: cefaleia frontal (60 a 70%) e distúrbios visuais (20 a 30%), como escotomas e visão turva.

Fatores de risco: primiparidade, obesidade, extremos do período reprodutivo, história de pré-eclâmpsia ou eclâmpsia em gestações anteriores, gemelidade, dentre outros.

Fases de uma convulsão eclâmptica

- Na fase premonitória, com duração de 10 a 20 segundos, observam-se ocorrência de olhar fixo ou oscilante e contrações involuntárias dos músculos da face e das mãos
- Na fase tônica, que dura até 30 segundos, surgem espasmos musculares e do diafragma (que pode determinar apneia e cianose), acompanhados de contração dos punhos, com rigidez dos membros, cerramento dos dentes e exoftalmia
- Na fase clônica, que dura entre 1 e 2 minutos, surgem contrações vigorosas, com relaxamento dos músculos e esfíncteres e eliminação de urina e fezes, assim como hipersialorreia, com risco de broncoaspiração, congestão e edema de face
- Havendo coma, que pode durar minutos ou horas, há melhora da cianose, permanecendo congestão e edema de face
- Há, contudo, risco de convulsões repetidas, elevando-se a chance de morte materna nesses episódios

Aproximadamente 30% dos casos de eclâmpsia decorrem do atraso na implementação das medidas profiláticas diante de quadros de pré-eclâmpsia grave, e, por isso, é fundamental seu reconhecimento, assim como dos seus indícios ainda no início da crise.

COMPLICAÇÕES

- A eclâmpsia tem uma miríade de efeitos maternos, dentre os quais salientam-se: ferimentos durante as convulsões (fraturas); distúrbios visuais (escotomas cintilantes, diplopia, amaurose, borramento visual, cegueira temporária devido a edema da retina e descolamento de retina); asfixia devido à broncoaspiração por saliva ou vômito, edema pulmonar; falência cardíaca, edema cerebral, trombose vascular, hemorragia intracraniana; insuficiência renal aguda; necrose aguda do fígado; síndrome HELLP
- A principal causa de morte materna é a hemorragia intracraniana, seguida de complicações pulmonares, insuficiência renal, insuficiência hepática e falência de mais de um órgão (p. ex., coração + fígado + rins)
- Não é indene para o feto, sendo reconhecidos seus efeitos perinatais, por hipóxia, CIR e natimortalidade.

DIAGNÓSTICO

- A ocorrência de convulsões tônico-clônicas em pacientes com pré-eclâmpsia, até prova em contrário, é um episódio de eclâmpsia. Em geral, ocorrem após a 20ª semana de gestação, durante o parto ou nas primeiras 48 horas do período pós-parto e, excepcionalmente, além desse período
- Embora sejam raros, há casos de eclâmpsia não hipertensiva
- Vale salientar que a pré-eclâmpsia é uma síndrome multissistêmica.

TRATAMENTO

- Visa prevenção da recorrência das convulsões, controle da hipertensão e dos distúrbios metabólicos (Figura 413.3).

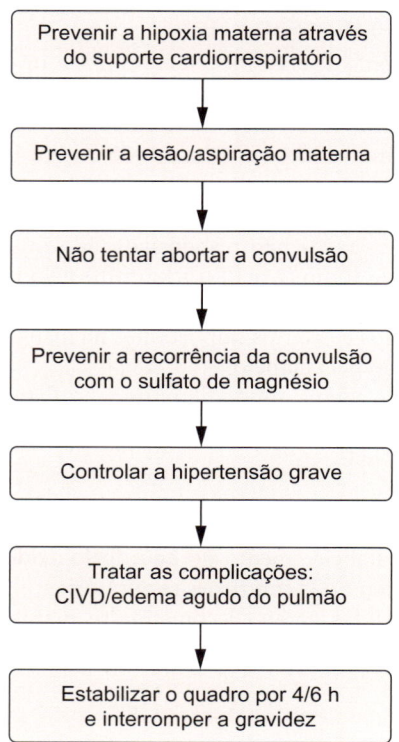

Figura 413.3 Prevenção e tratamento da eclâmpsia. CIVD: coagulação intravascular disseminada.

Tratamento das convulsões

- Durante a crise convulsiva ou logo depois dela, devem-se evitar lesões maternas com protetor de língua e contenção física e aspiração de vômitos (decúbito lateral), assegurar vias respiratórias livres e garantir a oxigenação (8 a 10 ℓ de oxigênio/minuto com máscara)
- Em geral, as convulsões são autolimitadas e cedem em 30 a 90 segundos, sem que nada precise ser feito, senão a segurança para a paciente
- Após a convulsão, a paciente passa a respirar e a oxigenação raramente constitui problema. Todavia, hipoxemia e acidose materna podem desenvolver-se em mulheres com convulsões repetidas, acompanhadas de pneumonia aspirativa ou edema de pulmão.

Prevenção da recorrência das convulsões

- O sulfato de magnésio é o medicamento de escolha para prevenir a recorrência das convulsões. A dose é de 4 a 6 g, IV, diluídas em 100 m ℓ de soro glicosado a 5%, em *bolus* de 20 minutos; depois, 1 a 2 g/hora, para a manutenção
- Parâmetros clínicos que, uma vez ausentes, indicam a suspensão do medicamento: reflexo tendinoso (embora hipoativo); diurese > 25 a 30 m ℓ/hora; frequência respiratória $\geq$ 16 irpm
- Em doses tóxicas, o sulfato de magnésio é um medicamento nocivo para a mãe, pois deprime a respiração e pode causar parada cardíaca
- Em casos de depressão respiratória, devem-se administrar 1 a 2 g de gliconato de cálcio, IV (10 m ℓ de solução a 10%), em cerca de 3 minutos para combater os efeitos tóxicos do sulfato de magnésio.

Controle da pressão arterial

- No tratamento da crise hipertensiva (PA $\geq$ 160/110), podem ser utilizados hidralazina 5 a 10 mg, IV, a cada 20 minutos (dose máxima de 30 mg), ou nifedipino 10 a 20 mg, VO, a cada 30 minutos (dose máxima de 50 mg em 1 hora). O objetivo não é normalizar a pressão arterial, mas mantê-la em níveis de 140 a 155/90 a 105 mmHg.

  Em casos raros não responsivos, administra-se nitroprussiato de sódio (2 a 10 µg/kg/min) pelo menor tempo possível (até 4 horas), pois esse medicamento pode apresentar efeitos colaterais importantes na mãe e no concepto (intoxicação pelo cianeto)
- Em caso de edema agudo de pulmão, utilizam-se furosemida intravenosa, sulfato de morfina intravenoso e ventilação assistida.

Tratamento dos distúrbios metabólicos

- Visa ao restabelecimento do equilíbrio acidobásico e hidreletrolítico e das condições respiratórias
- Como medidas gerais, recomenda-se manter o ambiente tranquilo, o mais silencioso possível, decúbito elevado a 30° e face lateralizada, cateter nasal com oxigênio (5 ℓ/minuto), punção de veia central ou calibrosa, assim como instalação de cateter vesical de demora.

Conduta obstétrica

- Visa à estabilização do quadro materno, avaliação das condições do bem-estar fetal e da antecipação do parto, em qualquer idade gestacional.

  É conveniente transferir a gestante para um centro terciário, sobretudo em situações de prematuridade
- O parto pode ser por via vaginal, desde que existam condições favoráveis do colo do útero, vitalidade fetal, condições maternas e hospital com recursos materiais e humanos adequados para o controle desse tipo de gestante
- Na eventualidade de ser necessário realizar uma cesariana, a anestesia recomendada é a geral, observando-se o tempo de 8 a 10 minutos para a retirada fetal
- No puerpério, devem-se manter o controle metabólico, das condições respiratórias, de diurese e de coagulação
- O tratamento definitivo é a interrupção da gestação, entretanto, algumas vezes, é possível aguardar o amadurecimento fetal para a realização do parto
- O sulfato de magnésio deve ser mantido por 48 a 72 horas após o parto.

BIBLIOGRAFIA

American College of Obstetricians and Gynecologists (ACOG). ACOG practice bulletin. Diagnosis and management of preeclampsia and eclampsia. Number 33, January 2002. Int J Gynaecol Obstet. 2002;77(1):67-75.

American College of Obstetricians and Gynecologists (ACOG). Task Force on Hypertension in Pregnancy. Hypertension in pregnancy. 2013. Disponível em: https://www.acog.org/~/media/.../public/HypertensioninPregnancy.pdf.

Azevedo MF. GPS Medicamentos. Guia prático em saúde. Rio de Janeiro: Guanabara Koogan; 2017.

Brasil. Ministério da Saúde. Gestação de alto risco: manual técnico. 5. ed. Brasília: Ministério da Saúde; 2010.

Montenegro CAB, Rezende Filho J. Toxemia gravídica: pré-eclâmpsia/eclâmpsia. In: Montenegro CAB, Rezende Filho J. Obstetrícia Fundamental. 14. ed. 2018.

Pré-eclâmpsia/Eclâmpsia. Rotinas Assistenciais da Maternidade-Escola da Universidade Federal do Rio de Janeiro. 2018. Disponível em: www.me.ufrj.br/images/pdfs/protocolos/obstetricia/pre_eclampsia_eclampsia_atu1.pdf. Acesso em: 12 abr. 2019.

Society of Obstetricians and Gynaecologists of Canada (SOGC). Clinical Practice Guideline, nº 307. Diagnosis, Evaluation, and Management of the Hypertensive Disorders of Pregnancy: Executive Summary. J Obstet Gynaecol Can. 2014;36(5):416-38.

U. S. Preventive Services Task Force (USPSTF). 2017. Preeclampsia: Screening. Disponível em: https://www.uspreventiveservicestaskforce.org/Page/Document/UpdateSummaryFinal/preeclampsia-screening1.

World Health Organization (WHO). WHO Recommendations for Prevention and Treatment of pre-eclampsia and eclampsia. 2011. Disponível em: https://apps.who.int/iris/bitstream/10665/ 44703/1/9789241548335_eng.pdf.

414
Anomalias Anatômicas das Mamas

Juarez Antônio de Sousa ◆ Mário da Silva Approbato

INTRODUÇÃO

As mamas são glândulas sudoríparas modificadas e altamente especializadas. O seu desenvolvimento é similar em embriões dos sexos masculino e feminino.

As anomalias anatômicas e funcionais estão ligadas ao desenvolvimento da glândula mamária, geralmente, devido a uma regressão embrionária incompleta da crista láctea, originando tecidos mamários acessórios que incluem: politelia, atelia, amastia, amazia, síndrome de Poland, polimastia, hipoplasia ou hipomastia, hipertrofia ou gigantomastia, assimetria, mamilo invertido, mama tuberosa, simastia, telarca prematura e galactorreia do recém-nascido.

Anomalias anatômicas

- As anomalias anatômicas podem causar impacto psicológico em virtude do aspecto estético da mama, interferindo negativamente na autoestima e na imagem corporal da mulher, diminuindo sua qualidade de vida. Além disso, algumas anomalias podem causar dor lombar e limitação para atividades físicas rotineiras.

DIAGNÓSTICO

- A avaliação clínica inclui anamnese e história familiar detalhada, exame físico e exames de imagem (ultrassonografia, mamografia e ressonância magnética), e rastreamento de outras malformações, principalmente renais (Quadro 414.1).

Quadro 414.1 Formas clínicas, características, associações e tratamento das anomalias anatômicas das mamas.

Anomalias	Características	Associações	Tratamento
Politelia	Mamilos supranumerários, mais comumente localizados no sulco inframamário. Geralmente são assintomáticos (Figura 414.1)	Pode estar associada a outras alterações congênitas, como renais, das vias urinárias, estenose do piloro, anormalidades cardíacas ou vertebrais, e neoplasias de testículo e rim	Exérese cirúrgica, quando a paciente manifesta preocupação com a estética
Atelia, amastia e amasia	Atelia é a ausência do complexo areolopapilar, geralmente associada à amastia (ausência completa das mamas) Amasia é a ausência da glândula mamária, mas presença do mamilo	Podem estar associadas a anomalias da musculatura peitoral, de mãos, pés, orelhas e sistema geniturinário, fenda palatina, hipertelorismo e nariz em sela	Reconstrução cirúrgica de aréola, papila e mama com retalhos cutâneos, enxertos, prótese de silicone ou pigmentação por tatuagem
Síndrome de Poland	Ausência parcial ou completa de uma das mamas	Pode associar-se a deformidades de parede torácica, pele, tecido subcutâneo ipsilateral e braquissindactilia	O tratamento varia de acordo com a quantidade de anomalias e suas manifestações clínicas
Polimastia	Desenvolvimento de glândulas mamárias acessórias, mais comumente nas axilas. Decorre da falta de regressão da crista mamária. A gravidez e a lactação podem ocasionar aumento do volume e dor	História familiar pode estar associada a malformações urogenitais e adenocarcinoma renal	Exérese cirúrgica ou lipoaspiração
Hipoplasia ou hipomastia	Mamas pequenas, geralmente decorrentes da hipossensibilidade tecidual aos estrogênios circulantes ou por deficiência estrogênica	Pode estar associada à disgenesia gonádica, nos estados intersexuais, na insuficiência ovariana e na síndrome adrenal congênita	Mamoplastia de aumento com implante de silicone
Hipertrofia ou gigantomastia	Aumento excessivo e desproporcional uni ou bilateral, podendo ocorrer na adolescência, na gestação ou induzida por uso de esteroides. É mais comum na adolescência, estando relacionada com uma resposta acentuada dos receptores mamários a esteroides sexuais e hormônio do crescimento	Investigar uso de digitálicos, hidantoína e cimetidina. Na gravidez, o crescimento rápido e a pressão sobre a pele, podem causar isquemia, necrose, ulceração, infecção e hemorragia, que podem ser graves	Mamoplastia redutora bilateral
Assimetria	Grande parte das mulheres apresenta alguma assimetria das mamas. Queixa frequente entre as adolescentes, que devem ser tranquilizadas, pois, o grau da assimetria pode modificar-se até o final da adolescência	Pode também ser resultante de traumatismo pré-puberal na mama (acidente, infecção e cirurgia)	Aumento da mama menor com silicone e diminuição da maior com mamoplastia redutora

(continua)

Quadro 414.1 Formas clínicas, características, associações e tratamento das anomalias anatômicas das mamas. (*continuação*)

Anomalias	Características	Associações	Tratamento
Mamilo invertido	Decorre de um sistema ductal hipoplásico, formando bandas fibrosas que causam sua retração. Pode dificultar a amamentação	A utilização de dispositivo de sucção durante a amamentação tem efeito controverso. Para os mamilos pseudoinvertidos são recomendados os exercícios de Hoffman, que são massagens que envolvem rotação, tração e exteriorização dos mamilos aumentando a flexibilidade das papilas	Correção cirúrgica pode resultar em alterações na sensibilidade e dificuldade para amamentar
Mama tuberosa	Protrusão excessiva da aréola, formando um cilindro, na presença de mamas hipoplásicas	A base da mama é estreita, e a aréola e o mamilo são excessivamente desenvolvidos. A mama é cilíndrica (tubular) em vez de cônica	Correção cirúrgica para reduzir o tamanho da aréola, excisando uma coroa circular em torno da mesma, interrompendo o anel fibroso subcutâneo da mama
Simastia	Confluência medial das mamas	Representa uma ponte de tecido mamário pré-esternal, ligando as duas mamas. Pode ser adquirida em decorrência de cirurgias estéticas inadequadas	Mamoplastia auxiliada por lipoaspiração
Telarca prematura	Desenvolvimento mamário antes dos 8 anos de idade, sem outros sinais de puberdade precoce, que ocorre devido a hiperestímulo do tecido mamário pelo estrogênio	Quando surge até os 2 anos de idade, geralmente há regressão completa. No entanto, quando ocorre mais tardiamente, pode persistir e representar o primeiro sinal de puberdade precoce	Essas crianças devem ser acompanhadas regularmente para observação de outros sinais de maturidade sexual
Galactorreia do recém-nascido	Decorre da queda dos estrogênios maternos no sangue do neonato, que estimula a produção de prolactina, resultando em aumento mamário uni ou bilateral. Ocorre tanto no sexo masculino quanto no feminino	Também denominada crise hormonal do recém-nascido ou "leite de bruxa" pela secreção semelhante a colostro, formada por água, gordura e *debris* celulares	Tratamento apenas expectante, pois regride espontaneamente em algumas semanas, no máximo, 6 meses

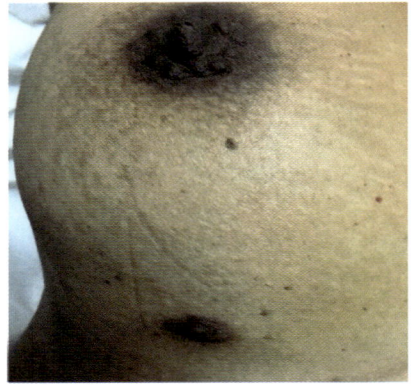

Figura 414.1 Politelia: mamilo supranumerário localizado no sulco inframamário à direita.

BIBLIOGRAFIA

Bagnoli F, Brenelli FP, Pedrini JL, Freitas Júnior R, Oliveira VM. Mastologia: do diagnóstico ao tratamento [livro eletrônico] Goiânia: Conexão Propaganda e Editora; 2017.

Boff RA, Carli AC, Brenelli H, Brenelli FP, Carli LS, Reiriz AB et al. Compêndio de mastologia. Abordagem multidisciplinar. Caxias do Sul: Lorigraf; 2015.

Chagas CR, Menke CH, Vieira RJS, Boff RA. Tratado de mastologia da SBM. Rio de Janeiro: Revinter; 2011.

Girão MJBC, Baracat EC, Rodrigues de Lima G. Tratado de Ginecologia. Rio de Janeiro: Atheneu; 2017.

Harris JR, Lippman ME, Morrow M, Osborne CK. Doenças da mama. 5. ed. Rio de Janeiro: Di Livros; 2016.

Moore KL. Embriologia Clínica. 10. ed. Rio de Janeiro: Elsevier; 2016.

Porto CC, Porto AL. Semiologia médica. 8. ed. Rio de Janeiro: Guanabara Koogan; 2019.

415
Derrame Papilar

Fluxo papilar, descarga mamilar

Juarez Antônio de Sousa • Mário da Silva Approbato

INTRODUÇÃO

O derrame papilar, também denominado secreção, fluxo papilar ou descarga mamilar, pode ser de causa mamária ou extramamária. Ocorre tanto no homem quanto na mulher, podendo ser classificado em derrame fisiológico, patológico e galactorreia.

MANIFESTAÇÕES CLÍNICAS

- No derrame fisiológico, a secreção é multiductal, bilateral, provocada ou espontânea, de cor amarela, esverdeada ou escura, geralmente causada pela manipulação mamilar ou ectasia ductal
- No derrame patológico, a secreção é unilateral, uniductal, espontânea, persistente e de coloração cristalina (água de rocha), serosa ou hemática. Geralmente é causada por papiloma ductal ou carcinoma mamário
- Na galactorreia, a secreção é leitosa, bilateral, multiductal, fora do ciclo gravídico-puerperal, geralmente causada por aumento da prolactina produzida por tumores hipofisários ou uso de medicamentos (fenotiazinas, metildopa, neurolépticos, antidepressivos, opiáceos, ranitidina e drogas ilícitas, como a cocaína).

DIAGNÓSTICO

- Mamografia, ultrassonografia e ressonância magnética podem detectar dilatação ductal e lesões intraductais
- A citologia do derrame papilar não deve ser solicitada pelas baixas sensibilidade e especificidade deste exame
- A ductoscopia é um exame ainda não incorporado na prática médica, apresentando resultados inconstantes
- Na suspeita de galactorreia, devem-se realizar as dosagens de prolactina, função renal e hormônios tireoidianos, bem como a avaliação de outras anormalidades, como irregularidade menstrual, infertilidade, cefaleia e distúrbios visuais.

TRATAMENTO

- Na hiperprolactinemia decorrente de adenomas de hipófise, a terapia se faz com cabergolina, 0,5 mg por via oral (VO), 2 vezes/semana, por tempo indeterminado (ver Capítulo 324, *Neoplasias da Hipófise e do Hipotálamo*)
- Em pacientes com derrame papilar patológico suspeito de neoplasia maligna, o tratamento é a retirada cirúrgica do ducto terminal, identificando-se o ponto do gatilho, em ambiente hospitalar, com incisão periareolar e anestesia adequada.

BIBLIOGRAFIA

Azevedo MF. GPS Medicamentos. Guia prático em saúde. Rio de Janeiro: Guanabara Koogan; 2017.

Bagnoli F, Brenelli FP, Pedrini JL, Freitas Júnior R, Oliveira VM. Mastologia: do diagnóstico ao tratamento [livro eletrônico] Goiânia: Conexão Propaganda e Editora; 2017.

Boff RA, Carli AC, Brenelli H, Brenelli FP, Carli LS, Reiriz AB et al. Compêndio de mastologia. Abordagem multidisciplinar. Caxias do Sul: Lorigraf; 2015.

Chagas CR, Menke CH, Vieira RJS, Boff RA. Tratado de mastologia da SBM. Rio de Janeiro: Revinter; 2011.

Girão MJBC, Baracat EC, Rodrigues de Lima G. Tratado de ginecologia. Rio de Janeiro: Atheneu; 2017.

Harris JR, Lippman ME, Morrow M, Osborne CK. Doenças da mama. 5. ed. Rio de Janeiro: Di Livros; 2016.

Porto CC, Porto AL. Semiologia médica. 8. ed. Rio de Janeiro: Guanabara Koogan; 2019.

416
Ginecomastia

Juarez Antônio de Sousa • Mário da Silva Approbato

INTRODUÇÃO

Ginecomastia é o crescimento das glândulas mamárias masculinas, decorrente de ramificação secundária dos ductos e proliferação do estroma fibroelástico. Na maioria dos casos, parece resultar do desequilíbrio entre a ação estimulante estrogênica e os efeitos inibitórios androgênicos (Figura 416.1).

Desequilíbrio entre estrogênios e androgênios, gonadotrofinas hipofisárias, corticoides, prolactina, hormônios da tireoide e do crescimento podem desempenhar papel na origem da ginecomastia.

Na mama hipertrófica, observam-se tecido conjuntivo denso, hialino, periductal e colagenoso, hiperplasia do revestimento dos ductos e infiltrado plasmocitário.

Ginecomastia e lipomastia

- O aspecto macroscópico do tecido glandular é semelhante ao da mama feminina. Deve ser diferenciada do aumento de volume causado por acúmulo de gordura denominado lipomastia.

Predomina na puberdade e após os 65 anos, sobretudo em pessoas com sobrepeso ou obesidade.

O Quadro 416.1 mostra a classificação e as manifestações clínicas das principais causas de ginecomastia.

DIAGNÓSTICO

- Baseia-se em dados clínicos, complementados por mamografia e ultrassonografia
- Raramente necessita de punção e biópsia percutânea.

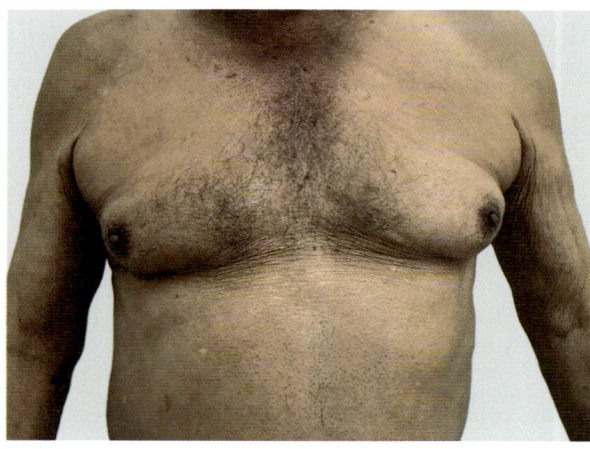

Figura 416.1 Ginecomastia: homem de 72 anos em uso de espironolactona.

Quadro 416.1 Classificação e manifestações clínicas da ginecomastia.

Ginecomastia	Manifestações clínicas
Fisiológica	Surge nos períodos neonatal, puberdade, adolescência e senilidade
Alterações hormonais primárias	Síndrome de Klinefelter, em que há alteração cromossômica (47,XXY) (ver *Síndrome de Klinefelter* no Capítulo 30, *Anomalias Cromossômicas*) A ginecomastia pré-puberal familiar é uma doença autossômica dominante, rara, decorrente do aumento da atividade da aromatase
Alterações no desenvolvimento sexual	Pseudo-hermafroditismo masculino, que se caracteriza por indivíduos com hipospadia, atrofia pós-puberal dos túbulos seminíferos, azoospermia, infertilidade e ginecomastia
Condições clínicas não hormonais	Cirrose hepática, hipertireoidismo, desnutrição, traumatismo, tumores, insuficiência hepática e renal
Induzida por medicamentos e substâncias psicoativas	Anabolizantes, estrogênios, digitálicos, espironolactona, cimetidina, cetoconazol, anfetamina, anti-hipertensivos, antidepressivos, agentes citotóxicos, dutasterida, bebidas alcoólicas e drogas ilícitas (heroína e maconha)

TRATAMENTO

• A suspensão do medicamento causador da ginecomastia ou correção da condição subjacente que alterou o equilíbrio de estrogênios e androgênios acarreta a regressão da ginecomastia, principalmente se o crescimento da mama for de início recente
• Em adolescentes com ginecomastia fisiológica, a conduta pode ser expectante, pois muitos casos regridem espontaneamente
• Quando a ginecomastia persiste no adulto, ocasionando transtornos psicológicos em decorrência da estética, o tratamento cirúrgico por adenomastectomia subcutânea, associada ou não à lipoaspiração, é o método mais utilizado
• A proporção de parênquima/gordura e a consistência da mama auxiliam na determinação da modalidade de tratamento mais efetivo
• O tratamento com medicamentos antiestrogênicos não tem comprovação científica.

BIBLIOGRAFIA

Bagnoli F, Brenelli FP, Pedrini JL, Freitas Júnior R, Oliveira VM. Mastologia: do diagnóstico ao tratamento [livro eletrônico] Goiânia: Conexão Propaganda e Editora; 2017.
Boff RA, Carli AC, Brenelli H, Brenelli FP, Carli LS, Reiriz AB et al. Compêndio de mastologia. Abordagem multidisciplinar. Caxias do Sul: Lorigraf; 2015.
Chagas CR, Menke CH, Vieira RJS, Boff RA. Tratado de Mastologia da SBM. Rio de Janeiro: Revinter; 2011.
Girão MJBC, Baracat EC, Rodrigues de Lima G. Tratado de ginecologia. Rio de Janeiro: Atheneu; 2017.
Harris JR, Lippman ME, Morrow M, Osborne CK. Doenças da mama. 5. ed. Rio de Janeiro: Di Livros; 2016.
Porto CC, Porto AL. Semiologia médica. 8. ed. Rio de Janeiro: Guanabara Koogan; 2019.

417
Mastalgia
Mastodínia, dor mamária

Juarez Antônio de Sousa ◆ Mário da Silva Approbato

INTRODUÇÃO

Mastalgia, mastodínia ou dor mamária é o motivo de 50% das consultas em mastologia.

Deve ser caracterizada como quadro álgico na topografia da mama, sendo mais comum na menacme e tende a diminuir com a menopausa, mostrando estreita correlação com o ciclo menstrual.

Apesar de não ter relação com o câncer de mama, a mastalgia é causa de ansiedade, podendo afetar a qualidade de vida. Cerca de 70% das mulheres apresentam mastalgia ao longo da vida, sendo grave em 10 a 20% dos casos.

CLASSIFICAÇÃO

• A mastalgia pode ser cíclica, acíclica e dor extramamária
• Na cíclica, a dor é difusa e bilateral, variando ao longo do ciclo menstrual, intensificando na última semana de seu decurso, e melhorando após a menstruação. Quanto à intensidade da dor, pode ser leve, moderada ou intensa (Quadro 417.1)
• Na mastalgia acíclica, não há associação com o ciclo menstrual, sendo frequentemente localizada e unilateral, em geral causada por cistos, mastites, traumatismos, tromboflebite superficial (doença de Mondor) e mastopatia diabética
• A dor extramamária tem origem fora da mama, como em costocondrite (síndrome de Tietze), neuropatia, traumatismos e fraturas de costelas. Outras causas como cardiopatias, gastrites e doenças hepáticas podem estar relacionadas com dor na região das mamas.

DIAGNÓSTICO

• Devem ser realizados anamnese e exame físico detalhados, sendo o primeiro passo para diferenciação entre dor originada na parede torácica e dor mamária
• Na anamnese, deve-se avaliar o estilo de vida da paciente, uso de medicamentos hormonais e não hormonais, atividades laborais e esportivas, histórias de traumatismo, de doenças musculoesqueléticas e problemas psicossociais, bem como antecedente familiar para câncer de mama.

EXAMES COMPLEMENTARES

• Mamografia e ultrassonografia são indicadas em casos de achados de nódulos, derrame papilar suspeito e alterações de pele observados no exame físico, especialmente em pacientes com mais de 40 anos, história familiar para câncer de mama ou se houver dúvida no exame físico.

TRATAMENTO

- O tratamento não medicamentoso, que tem como base a orientação sobre os mecanismos fisiológicos da dor mamária, promove alívio dos sintomas em cerca de 80% das pacientes (ver Quadro 417.1)
- Outras medidas, como atividades físicas, dieta pobre em lipídeos, diminuição do peso, controle da ansiedade, abolição do tabagismo e outros hábitos são importantes
- O uso de um sutiã no tamanho certo, com sustentação adequada, apresenta bons resultados no alívio da dor. Sutiãs apertados ou com hastes metálicas, comprimindo o tórax ou as costelas, devem ser evitados
- O tratamento medicamentoso inicial pode ser feito com anti-inflamatórios não esteroides por um período de 3 a 5 dias, principalmente nos casos de dores musculoesqueléticas que irradiam para as mamas (ver Capítulo 15, *Dor*)
- O tamoxifeno pode ser empregado na dose de 10 mg/dia, por 3 meses, nos casos de mastalgia intensa
- Outros medicamentos, como ácido gamalinolênico, óleo de prímula, vitamina E e diuréticos, não possuem evidência científica de efetividade.

Quadro 417.1 Classificação, características e tratamento da mastalgia.

Classificação quanto à intensidade da dor	Características psicossociais	Tratamento
Leve	Não interfere na qualidade de vida	Tratamento não medicamentoso com orientação sobre a fisiologia da mastalgia
Moderada	Interfere na qualidade de vida, mas não nas atividades habituais	Tratamento não medicamentoso com orientação sobre os mecanismos fisiológicos da dor
Intensa	Interfere nas atividades diárias e na qualidade de vida	Anti-inflamatórios não esteroides por curto período de tempo ou tamoxifeno, na dose de 10 mg/dia durante 3 meses (ver Capítulo 15, *Dor*)

BIBLIOGRAFIA

Bagnoli F, Brenelli FP, Pedrini JL, Freitas Júnior R, Oliveira VM. Mastologia: do diagnóstico ao tratamento [livro eletrônico]. Goiânia: Conexão Propaganda e Editora; 2017.

Boff RA, Carli AC, Brenelli H, Brenelli FP, Carli LS, Reiriz AB et al. Compêndio de mastologia. Abordagem multidisciplinar. Caxias do Sul: Lorigraf; 2015.

Chagas CR, Menke CH, Vieira RJS, Boff RA. Tratado de mastologia da SBM. Rio de Janeiro: Revinter; 2011.

Girão MJBC, Baracat EC, Rodrigues de Lima G. Tratado de ginecologia. Rio de Janeiro: Atheneu; 2017.

Harris JR, Lippman ME, Morrow M, Osborne CK. Doenças da mama. 5. ed. Rio de Janeiro: Di Livros; 2016.

Porto CC, Porto AL. Semiologia médica. 8. ed. Rio de Janeiro: Guanabara Koogan; 2019.

418
Mastites

Mastite aguda puerperal, mastites crônicas

Juarez Antônio de Sousa ◆ Mário da Silva Approbato

INTRODUÇÃO

O processo inflamatório das mamas abrange a mastite aguda puerperal, as mastites crônicas e um grupo de doenças sistêmicas que podem ocasionar a inflamação nas mamas.

MASTITE AGUDA PUERPERAL

Processo infeccioso das mamas que pode acometer 10 a 30% das lactantes. É unilateral, mais frequente em primíparas, e, na maioria das vezes, tem evolução favorável.

O pico de incidência ocorre entre a 2ª e a 5ª semana de lactação.

O *Staphylococcus aureus* é o principal agente etiológico, sendo responsável por 95% dos casos. Infecções por *Staphylococcus epidermidis* e estreptococos do grupo beta-hemolítico, *E. coli, Pseudomonas, Serratia* e anaeróbios são menos frequentes; no entanto, mais graves e associados a acometimento bilateral.

A forma epidêmica ocorre em surtos de piodermites em berçários causados por cepas altamente virulentas de *Staphylococcus aureus*. A mastite endêmica é a forma mais frequente e ocorre após a 2ª semana do puerpério.

A contaminação da mama ocorre por via hematogênica (rara, na sepse puerperal) ou transpapilar (mais frequente).

Na mastite parenquimatosa, os germes penetram na papila mamária pelos orifícios dos ductos lactíferos.

Na mastite intersticial, há inoculação bacteriana a partir da orofaringe contaminada dos recém-nascidos, por soluções de continuidade que existem nas mulheres com fatores predisponentes (fissuras, ingurgitamento mamário, má higienização, primiparidade e malformações papilares).

MANIFESTAÇÕES CLÍNICAS

- Os sinais e sintomas são febre alta, calafrios e mal-estar, dor e eritema em uma área ou em toda a mama, evoluindo com flutuação, podendo drenar espontaneamente
- Nos casos mais graves, podem ocorrer extensas áreas de necrose (ver Capítulo 552, *Abscessos*)
- Linfadenomegalia reativa, dolorosa e móvel, em geral está presente.

DIAGNÓSTICO

- Baseia-se nos dados clínicos
- O hemograma mostra leucocitose com desvio à esquerda
- Cultura e antibiograma da secreção mamária são importantes na escolha do antibiótico e são indicadas em casos de resistência bacteriana

- A ultrassonografia é indicada para o diagnóstico de abscessos profundos
- A mamografia deve ser reservada para os casos de suspeita de câncer
- A biópsia, quando indicada, visa ao diagnóstico diferencial com carcinoma inflamatório.

PROFILAXIA E TRATAMENTO

- Na profilaxia, durante o pré-natal, é importante orientar sobre higiene, preparo mamilar, banho de sol, massagens com esponjas vegetais e exercícios de exteriorização do mamilo invertido (exercícios de Hoffman)
- No puerpério deve ser feita a suspensão das mamas com sutiã adequado e utilização de técnica correta de amamentação, além do tratamento das fissuras quando presentes
- A lactação pode ser mantida nos casos de infecção leve, sem a ocorrência de abscessos. A ordenha manual ou mecânica é indicada para o completo esvaziamento das mamas, aliviando os sintomas e reduzindo a colonização bacteriana
- Para alívio da dor, utilizam-se analgésicos e anti-inflamatórios, sendo o ibuprofeno, 400 ou 600 mg por via oral (VO), a cada 8 horas, o mais indicado na lactação (ver Capítulo 15, *Dor*)
- Antibioticoterapia pode ser feita com cefalexina 500 mg, VO, a cada 6 horas, ou cefadroxila 500 mg, VO, a cada 12 horas, por 7 a 10 dias
- Quando a infecção comprometer o estado geral da paciente, a mesma deverá ser internada para tratamento hospitalar, utilizando-se cefalotina 1 g, por via intravenosa (IV), a cada 8 horas, ou cefazolina 1 g, IV, a cada 8 horas, ou oxacilina 500 mg, IV, a cada 6 horas + metronidazol 500 mg, IV, a cada 8 horas
- A escolha do antibiótico depende da disponibilidade e da padronização de cada serviço.

Exercícios de Hoffman

- Massagens com rotação, tração e exteriorização do mamilo que aumentam a flexibilidade das papilas.

Tratamento cirúrgico

- Ocorrendo abscesso, deve-se realizar a drenagem cirúrgica sob anestesia geral, com incisão sobre o ponto de flutuação, exploração manual da cavidade e lavagem com soro fisiológico.

MASTITES CRÔNICAS

- As mastites crônicas que podem cursar com processos inflamatórios nas mamas são descritas no Quadro 418.1.

DOENÇAS SISTÊMICAS QUE PODEM OCASIONAR INFLAMAÇÃO DAS MAMAS

- Diversas doenças podem ser acompanhadas de processo inflamatório nas mamas, destacando-se doença de Mondor, mastite diabética, sarcoidose, mastite actínica, mastite por lúpus eritematoso sistêmico e mastite oleogranulomatosa (Quadro 418.2).

Quadro 418.1 Principais mastites crônicas.

Mastites crônicas	Manifestações clínicas	Tratamento
Abscesso subareolar crônico recidivante	Processo inflamatório da porção central da mama, fora do ciclo gravídico-puerperal, que apresenta evolução crônica e frequentemente evolui para a formação de fístulas Ocorre principalmente na faixa etária entre 30 e 40 anos, e o tabagismo parece ter importante papel na etiopatogenia, aumentando o risco em 2 a 4 vezes O processo se inicia com metaplasia escamosa do epitélio ductal colunar em epitélio pavimentoso estratificado, a qual promove o acúmulo de detritos de ceratina dentro do ducto, causando obstrução e consequente dilatação, com reação inflamatória do tipo corpo estranho, podendo haver contaminação bacteriana secundária principalmente por anaeróbios A inflamação pode exteriorizar-se na pele adjacente à aréola, por ser o local de menor resistência, formando assim um trajeto fistuloso	Metronidazol 250 mg, VO, a cada 8 horas, associado à cefalexina 500 mg, VO, a cada 6 horas, ou doxiciclina 100 mg, VO, a cada 12 horas, durante 7 a 14 dias Quando o processo inflamatório estiver em remissão, o procedimento cirúrgico deve ser realizado com o intuito de se evitar recidivas; ressecando-se o trajeto fistuloso (opção para pacientes sem prole definida) ou optando-se por cirurgia radical, por meio da ressecção do sistema ductal terminal (cirurgia de Urban) É importante estimular o abandono do tabagismo e orientar a higiene papilar nas mulheres com mamilos invertidos
Mastite da ectasia ductal (mastite obliterante, comedomastite ou mastite de células plasmáticas)	Acomete os ductos lactíferos subareolares e caracteriza-se por dilatação ductal com acúmulo de detritos celulares e material lipídico, inflamação periductal, derrame papilar e fibrose Com a evolução do processo, devido à dilatação ductal, ocorre destruição da camada elástica e ruptura da parede do ducto. Há extravasamento de conteúdo ductal, substância irritante para o tecido conjuntivo, causando inflamação e fibrose Caracteriza-se por derrame papilar seroso ou hemorrágico e tumor retroareolar Muitas pacientes apresentam episódios de infecção aguda com edema, hiperemia e febre A mamografia e a ultrassonografia são necessárias para diagnóstico diferencial de outras lesões	O tratamento pode ser expectante nos casos leves, sem repercussão clínica O tratamento cirúrgico, com a ressecção ampla dos ductos dilatados, deve ser recomendado em pacientes que apresentam dor, episódios recorrentes de infecção e derrame papilar persistente

(continua)

Quadro 418.1 Principais mastites crônicas. (*continuação*)

Mastites crônicas	Manifestações clínicas	Tratamento
Mastite granulomatosa	Inflamação de causa desconhecida, caracterizada por reação granulomatosa crônica composta por células epitelioides, células gigantes multinucleadas dos tipos corpo estranho e de Langhans Apresenta-se como tumor, simulando carcinoma A mamografia e a ultrassonografia são indicadas para o diagnóstico diferencial Punções por agulhas são inconclusivas, e o diagnóstico definitivo se dá pelo exame histopatológico da peça cirúrgica	O tratamento é feito com prednisolona 40 mg/dia, VO, por 4 semanas, com doses regressivas semanais, associados ou não à doxiciclina 100 mg, VO, a cada 12 horas, por 10 dias, ou tetraciclina 500 mg, VO, a cada 6 horas, por 2 a 4 semanas Ressecções cirúrgicas amplas podem ser feitas na persistência de grandes tumores e deformidades mamárias
Mastites específicas	A mama pode ser sede de várias infecções específicas, tais como tuberculose (Figura 418.1), hanseníase, sífilis, blenorragia, micobacterioses atípicas, infecção por micobactérias em próteses, actinomicose, nocardiose, doença da arranhadura do gato, candidíase, criptococose, aspergilose, cromomicose, blastomicose e esporotricose. Infecções virais por herpes simples e herpes-zóster também podem ser observadas, assim como as parasitárias, como helmintíase, filariose e esquistossomose mansônica	O tratamento deve ser individualizado e específico para cada doença

VO: via oral.

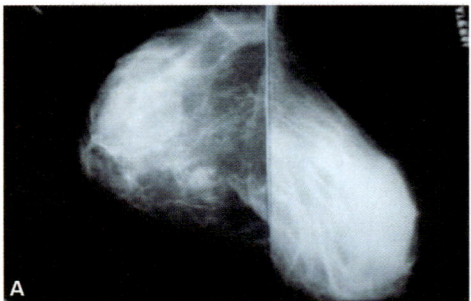 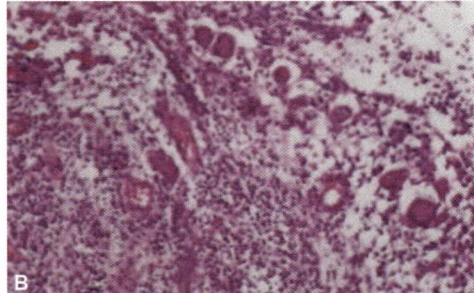

Figura 418.1 Tuberculose mamária. **A.** Mamografia evidenciando nódulo hiperdenso no quadrante superior e medial da mama direita. **B.** Aspecto histopatológico do granuloma tuberculoso caracterizado por necrose caseosa central, com infiltrado periférico de macrófagos.

Quadro 418.2 Doenças que podem causar processo inflamatório nas mamas.

Doenças	Quadro clínico e diagnóstico	Tratamento
Doença de Mondor	Flebite superficial autolimitada, benigna, caracterizada por cordão doloroso que acompanha os trajetos venosos cutâneos da mama Pode surgir espontaneamente ou decorrer de traumatismo ou cirurgia, sendo mais comum em mulheres de meia-idade O diagnóstico baseia-se em dados clínicos	Analgésicos e anti-inflamatórios (ver Capítulo 15, *Dor*)
Mastite diabética	Doença autoimune, caracterizada por proliferação estromal com formação de nódulos fibróticos, mais comum na menacme e em pacientes com controle glicêmico precário (ver Capítulos 303, *Diabetes Melito Tipo 1*, e 304, *Diabetes Melito Tipo 2*) Apresenta-se clinicamente como tumor palpável, de consistência endurecida, indolor e mimetizando o carcinoma A mamografia e a ultrassonografia são importantes para o diagnóstico diferencial	O controle glicêmico é fundamental na profilaxia e no tratamento da mastite diabética Infecções bacterianas associadas podem requerer uso de antibióticos
Sarcoidose	Doença sistêmica de causa desconhecida, que se caracteriza por granulomas não caseosos em linfonodos, pulmões, baço, fígado, olhos, medula óssea e parótidas, sendo raro o comprometimento das mamas (ver Capítulo 357, *Sarcoidose*) Na mama acometida, manifesta-se como nódulo móvel de consistência endurecida, semelhante ao câncer A mamografia e a ultrassonografia são inespecíficas. A radiografia de tórax pode evidenciar adenopatia hilar bilateral e nódulos pulmonares	Corticoides e metotrexato em pacientes sintomáticas (ver Capítulo 357, *Sarcoidose*) A ressecção da lesão mamária não é necessária, exceto para diagnóstico diferencial
Mastite actínica	Decorrente de radioterapia mamária, devido à esclerose progressiva da íntima vascular. Caracteriza-se por hiperemia, dor e aumento da temperatura da mama	Anti-inflamatório não esteroide por 3 a 5 dias, e hidratação da pele acometida
Mastite por lúpus eritematoso sistêmico	Doença inflamatória crônica, autoimune, que afeta pele, articulações, rins e outros órgãos por depósitos de complexos antígeno-anticorpos nos tecidos (ver Capítulo 442, *Lúpus Eritematoso Sistêmico*) Nas mamas podem ocorrer lesões escleróticas, atróficas e paniculite O diagnóstico baseia-se em dados clínicos e laboratoriais	O tratamento é clínico, com ênfase no controle da paniculite

(*continua*)

Quadro 418.2 Doenças que podem causar processo inflamatório nas mamas. (*continuação*)

Doenças	Quadro clínico e diagnóstico	Tratamento
Mastite oleogranulo-matosa	Decorre da aplicação de parafina liquefeita, silicone industrial ou gel nas mamas. Foi procedimento comum no passado com o intuito de aumentar o volume das mamas Há intensa reação do tipo corpo estranho, dor, hiperemia, edema e turgência mamária, podendo ocorrer infecção e necrose Os achados histopatológicos característicos são granulomas de células gigantes contendo vacúolos de lipídeos, histiócitos e infiltrado linfocitário Mamografia, ultrassonografia e ressonância evidenciam cistos oleosos característicos (Figura 418.2)	O tratamento dos cistos oleosos geralmente é expectante, não necessitando de intervenção Nos casos avançados, com grande acometimento das mamas, a mastectomia e a inclusão de próteses de silicone podem ser necessárias

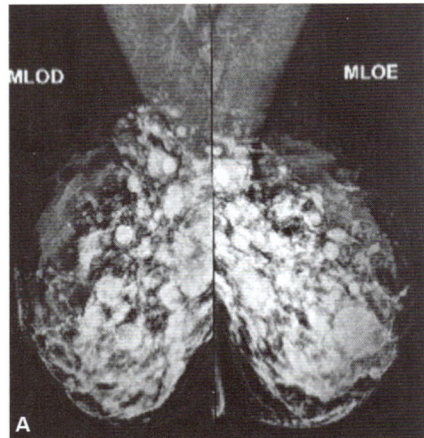

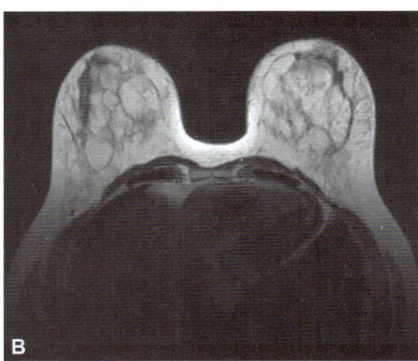

Figura 418.2 Mastite oleogranulomatosa por óleo orgânico decorrente de injeção de silicone industrial: observam-se cistos oleosos característicos. **A.** Mamografia. **B.** Ressonância magnética.

BIBLIOGRAFIA

Azevedo MF. GPS Medicamentos. Guia prático em saúde. Rio de Janeiro: Guanabara Koogan; 2017.

Bagnoli F, Brenelli FP, Pedrini JL, Freitas Júnior R, Oliveira VM. Mastologia: do diagnóstico ao tratamento [livro eletrônico]. Goiânia: Conexão Propaganda e Editora; 2017.

Boff RA, Carli AC, Brenelli H, Brenelli FP, Carli LS, Reiriz AB et al. Compêndio de Mastologia. Abordagem multidisciplinar. Caxias do Sul: Lorigraf; 2015.

Chagas CR, Menke CH, Vieira RJS, Boff RA. Tratado de mastologia da SBM. Rio de Janeiro: Revinter; 2011.

Girão MJBC, Baracat EC, Rodrigues LG. Tratado de ginecologia. Rio de Janeiro: Atheneu; 2017.

Harris JR, Lippman ME, Morrow M, Osborne CK. Doenças da mama. 5. ed. Rio de Janeiro: Di Livros; 2016.

Porto CC, Porto AL. Semiologia médica. 8. ed. Rio de Janeiro: Guanabara Koogan; 2019.

419
Neoplasias Malignas das Mamas

Carcinoma, doença de Paget, carcinoma inflamatório, câncer de mama masculino, câncer de mama no ciclo gravídico-puerperal, câncer oculto da mama, sarcomas

Juarez Antônio de Sousa • Leandro Gonçalves Oliveira • Mário da Silva Approbato • Ruffo de Freitas Junior • Sebastião Alves Pinto

CARCINOMA

O carcinoma de mama é a segunda neoplasia maligna mais frequente na mulher, superado apenas pelo câncer de pele não melanoma.

No Brasil, aproximadamente 66 mil mulheres são acometidas por câncer de mama anualmente, com taxa de mortalidade em torno de 20%.

Para que ocorra o carcinoma de mama, é necessário que haja erro genético, que pode ser hereditário, por meio de mutações germinativas, ou adquirido ao longo da vida, em decorrência de mutações somáticas. Aproximadamente, 85 a 90% dos casos são decorrentes de mutações somáticas e, os hereditários representam entre 10 e 15% dos casos, ligados a mutações germinativas específicas.

Câncer de mama e mutações genéticas

- Foram identificadas três síndromes genéticas de maior relevância: a síndrome de câncer de mama e ovários hereditários (mutação do gene BRCA1-17q ou BRCA2-13q), a síndrome de Cowden (mutação do gene PTEN-10q) e a síndrome de Li-Fraumeni (mutação do gene TP53-17q). Todas as três são autossômicas dominantes de penetrância alta.

FATORES DE RISCO

- Idade avançada, antecedentes familiares, mutações genéticas, nuliparidade, gestação tardia, menarca precoce, menopausa tardia, uso de anticoncepcionais orais, terapia de

reposição hormonal, etilismo, radiação ionizante, obesidade, dieta rica em gorduras, mamas com densidade mamográfica aumentada e alterações proliferativas da mama
- Na pós-menopausa, o aumento do índice de massa corpórea contribui para o aumento do risco de câncer de mama
- O consumo abusivo de bebidas alcoólicas eleva o risco para 1,38, e a terapia hormonal, por mais de 10 anos, tem um risco de 1,35
- Uma primeira gravidez a termo após os 35 anos aumenta o risco relativo para câncer de mama em 2,29.

CLASSIFICAÇÃO HISTOPATOLÓGICA

- O carcinoma de mama é denominado *in situ* quando não invade a membrana basal do epitélio; invasivo ou infiltrante quando há comprometimento da membrana, infiltrando o estroma do parênquima mamário
- O carcinoma pode ser graduado em lesões de graus I, II ou III, de acordo com a formação tubular, as características nucleares e o índice mitótico, denominado sistema de Scarff-Bloom-Richardson. As lesões de grau I são bem diferenciadas e de melhor prognóstico, as lesões de grau II são intermediárias, e as lesões de grau III são indiferenciadas e de pior prognóstico
- A maioria dos carcinomas mamários é do tipo ductal (80%), seguido pelo carcinoma lobular (8 a 15%)
- Outros tipos menos frequentes são: doença de Paget, carcinomas inflamatórios, adenoide cístico, ductal metaplásico, neuroendócrino, tubular, secretor, cribriforme apócrino, mucinoso ou coloide, medular e papilífero metastático, sarcoma e tumor phyllodes maligno.

CLASSIFICAÇÃO MOLECULAR

- Os tipos moleculares de carcinoma de mama (Figura 419.1) podem ser identificados de forma aproximada, baseando-se na imuno-histoquímica
- A classificação molecular influencia diretamente no tratamento e na avaliação prognóstica

- Através da imuno-histoquímica, pode-se avaliar a expressão dos receptores de estrogênio, progesterona, receptor tipo 2 do fator de crescimento epidermal humano (HER-2) e Ki-67
- Cerca de 80% dos carcinomas invasores expressam receptores de estrogênio e 60 a 70% são positivos para receptores de progesterona, que são marcadores nucleares prognósticos, indicando que a neoplasia se assemelha ao tecido mamário normal, ou seja, bem diferenciada e de evolução favorável. São ainda preditivos de resposta à endocrinoterapia
- A proteína HER-2 localiza-se na membrana celular e ativa a cascata de multiplicação celular. É um marcador preditivo para resposta terapêutica. O HER-2 está expresso em 15% dos carcinomas de mama. O Ki-67 é um marcador nuclear de proliferação celular e a sua alta expressão indica tumores de mau prognóstico (acima de 15% de expressão).

Classificação molecular dos carcinomas de mama

- Luminal A: expressa receptores de estrogênio e progesterona, não tem amplificação do HER-2 e apresenta um Ki-67 menor que 15%; indica melhor prognóstico
- Luminal B: expressa receptores de estrogênio e progesterona, não tem amplificação do HER-2 e apresenta um Ki-67 > 15%; indica agressividade um pouco maior que o Luminal A
- HER-2: apresenta amplificação do gene *c-erbB-2*. Em geral, são negativos para receptores hormonais e apresenta um Ki-67 > 15%. Indica alto grau de agressividade biológica, porém respondem à terapia com anticorpo anti-HER-2; o prognóstico tem melhorado com o uso das terapias anti-HER-2
- Basal-símile: originário basocelular, negativo para os receptores hormonais e HER-2. É positivo para citoqueratinas de alto peso molecular/basais CK5/6, 14 ou 17, e receptor do fator de crescimento epitelial (EGFR); e apresenta Ki-67 > 15%, tendo mau prognóstico
- Triplo-negativo: também é originário basocelular e é negativo para os receptores hormonais e o HER-2. É negativo para CK5/6, 14 ou 17 e EGFR; e apresenta Ki-67 > 15%; o prognóstico é ruim.

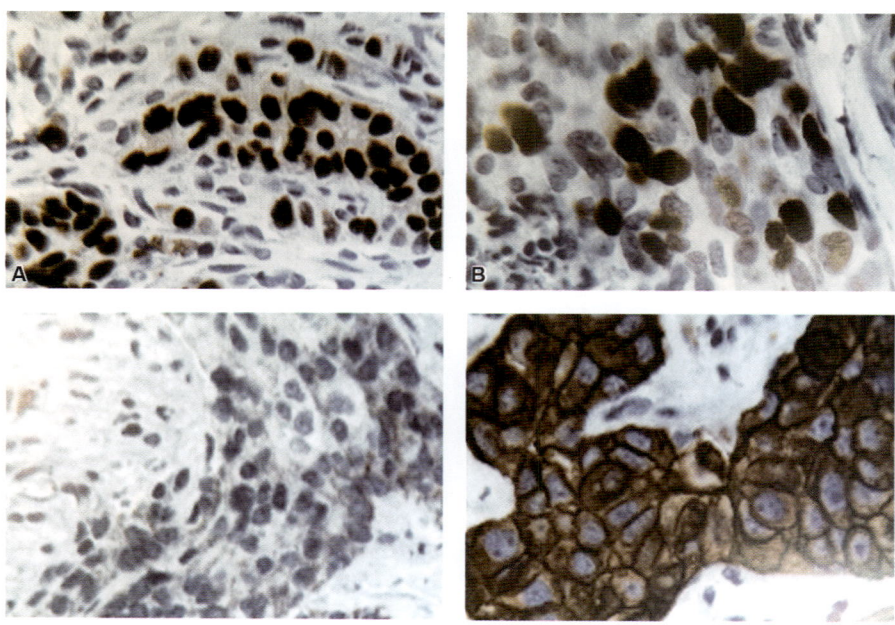

Figura 419.1 Classificação molecular do carcinoma de mama pela imuno-histoquímica. **A.** Núcleo das células tumorais coradas pelo receptor de estrogênio. **B.** Ki-67 positivo. **C.** Expressão do HER-2.

MANIFESTAÇÕES CLÍNICAS

- A mais comum é o aparecimento de um nódulo indolor na mama, que pode estar acompanhado ou não de edema, eritema, retração da pele ou do mamilo, alteração da aréola, ulceração e derrame papilar.

FATORES PROGNÓSTICOS

- Os principais fatores prognósticos são: idade, tamanho do tumor, comprometimento axilar, grau histológico, tipo histopatológico, classificação molecular e estádio clínico
- A técnica de *microarray* com plataformas de expressão gênica (Oncotype-DX® 21 genes, MammaPrint® 70 genes e painel PAM50) possibilita a caracterização biológica e a avaliação prognóstica do câncer invasivo de mama HER-2-negativo e receptor hormonal positivo.

DIAGNÓSTICO

- O diagnóstico precoce é fundamental no prognóstico
- A mamografia deve ser feita anualmente por mulheres acima dos 40 anos, em conjunto com a ultrassonografia (USG) e a ressonância magnética (RM), quando necessárias (Figura 419.2)
- Mulheres de alto risco devem iniciar o rastreamento aos 30 anos (Quadro 419.1).

Diagnóstico cito/histopatológico

- O diagnóstico citológico pode ser feito por punção aspirativa por agulha fina (PAAF), e a biópsia por agulha grossa ou *core biopsy* para confirmação histopatológica
- A mamotomia (biópsia vácuo-assistida) pode ser feita guiada por USG, mamografia e RM e sua melhor indicação são as microcalcificações suspeitas
- A biópsia por congelação intraoperatória é importante na avaliação do tumor, das margens cirúrgicas e dos linfonodos.

TRATAMENTO

- O tratamento do câncer de mama é multidisciplinar, compreendendo cirurgia, radioterapia, quimioterapia, terapia biológica, imunoterapia e endocrinoterapia.

Quadro 419.1 Dados clínicos, exames de imagem e indicadores de malignidade do câncer de mama.

Diagnóstico do câncer de mama	Principais indicadores de malignidade
Dados clínicos	Nódulo mamário duro, irregular, mal definido e aderido aos planos vizinhos Derrame papilar por ducto único, unilateral, com coloração cristalina ou sero-hemática Alterações cutâneas como edema, ulcerações ou retrações da pele Linfonodos axilares duros, aderidos, fixos ou coalescentes
Mamografia	Nódulos irregulares, margens obscurecidas, indistintas e espiculadas Distorção da arquitetura do parênquima, assimetria entre as mamas, desenvolvimento de neodensidade em relação ao exame prévio Calcificações suspeitas (amorfas, grosseiras heterogêneas, pequenas pleomórficas, lineares e ramificadas) e com distribuição agrupada, linear e segmentar
Ultrassonografia	Nódulo hipoecoico, de bordas irregulares, com conteúdo heterogêneo, sombra acústica posterior e com o diâmetro anteroposterior maior do que o laterolateral (orientação vertical)
Ressonância magnética	Lesões com margens irregulares e espiculadas Realce precoce pelo contraste. A cinética de realce dos nódulos é subdividida em: curva tipo I – ascendente, lenta e progressiva, característica das lesões benignas; curva tipo II – realce precoce seguida de estabilização em *plateau*; curva tipo III – realce precoce seguido de perda de sinal em *wash-out*, característico das lesões malignas

Cirurgia

- A mastectomia radical, idealizada por Halsted em 1890, consiste na retirada da mama em bloco único com pele, músculos peitorais maior e menor, linfonodos axilares e infraclaviculares, seguindo-se várias alterações na técnica operatória

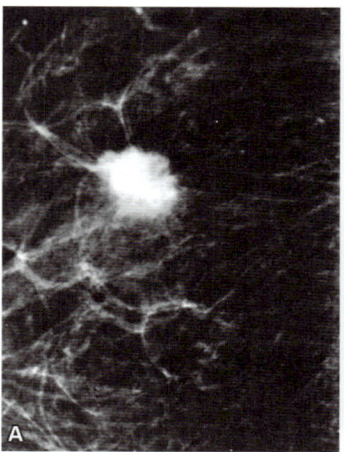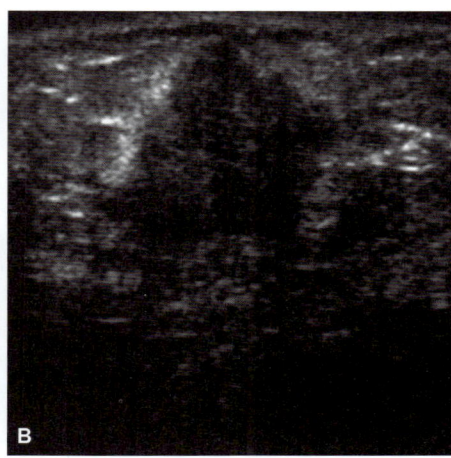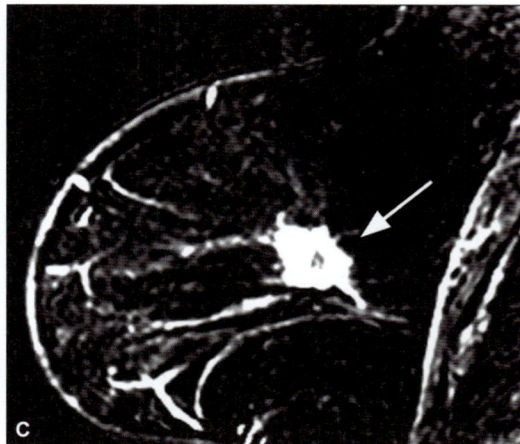

Figura 419.2 Exames de imagem no carcinoma de mama. **A.** Mamografia revelando nódulo irregular, com margens obscurecidas, indistintas e espiculadas. **B.** Ultrassonografia mostrando nódulo hipoecoico, de bordas irregulares, conteúdo heterogêneo e com orientação vertical. **C.** Ressonância magnética evidenciando nódulo irregular e espiculado.

Em 1970, Fischer e Veronesi introduziram o conceito de cirurgia conservadora, que consiste na ressecção de um setor ou quadrante da mama, complementada com radioterapia e abordagem axilar. Em 1994, Giuliano demonstrou que a biópsia do linfonodo sentinela era capaz de predizer com acurácia o *status* axilar com menor morbidade. O linfonodo sentinela é o primeiro a receber a drenagem linfática da mama. O linfonodo sentinela pode ser identificado com a técnica do corante azul patente, que é um método simples e barato. Também pode se utilizar a medicina nuclear, com o tecnécio, pela linfocintilografia e sonda de radiação gama (*gama probe*).

Radioterapia

- Desempenha importante papel no tratamento do carcinoma de mama, sendo geralmente empregada como adjuvante após a cirurgia conservadora e, após a mastectomia, de acordo com fatores prognósticos.

Quimioterapia

- A quimioterapia sistêmica com intenção curativa pode ser adjuvante, quando realizada após o tratamento cirúrgico da mama ou neoadjuvante, quando realizada previamente à cirurgia
- As principais indicações da terapia neoadjuvante são tumores localmente avançados, com axila comprometida, tumores com proporção mama–tumor desfavorável para cirurgia conservadora, tumores triplo negativos > 1 cm e tumores HER-2-positivos > 2 cm e/ou com axila comprometida
- A quimioterapia pode também ser paliativa quando prescrita na doença metastática ou inoperável, na busca de controle tumoral transitório, para minimizar os sintomas e prolongar a sobrevida com melhor qualidade de vida
- Em pacientes HER-2-positivos, geralmente a quimioterapia é associada à terapia biológica, sendo denominada terapia-alvo, com trastuzumabe e pertuzumabe
- Estudos avançam para a personalização do tratamento sistêmico, com o emprego de inibidores da enzima poliadenosina difosfato ribose polimerase (PARP) em pacientes metastáticas com mutação germinativa do BRCA1 ou BRCA2 e da imunoterapia paliativa, em pacientes com tumores triplo negativos, que expressem PD-L1 (*programmed cell death ligand 1*), por exemplo
- Em mulheres com câncer de mama sem prole definida, é necessário o aconselhamento sobre a preservação da fertilidade, antes do início da quimioterapia. A criopreservação de embriões, em mulheres com união estável e oócitos e naquelas mulheres sem união estável, é uma alternativa viável. O congelamento ovariano é um método promissor, embora ainda experimental
- O uso de agonistas de liberadores das gonadotrofinas (o mais conhecido é a gosserrelina) durante a quimioterapia reduz as taxas de infertilidade e de menopausa prematura em pacientes com câncer de mama tratadas com quimioterapia.

Endocrinoterapia

- A endocrinoterapia adjuvante consiste no emprego de medicamentos por um período de 5 a 10 anos, após a cirurgia ou o término da quimioterapia, com o intuito de reduzir a ação estrogênica

- Os medicamentos mais utilizados são os moduladores seletivos do receptor do estrogênio (SERM), como o tamoxifeno e o raloxifeno; e os inibidores de aromatase (anastrozol, letrozol e exemestano). Estes medicamentos podem ser utilizados em terapia endócrina na neoadjuvância e de forma paliativa (em algumas situações em conjunto com inibidores das ciclinas CDK4/6 ou da m-TOR).

Reconstrução mamária como parte do tratamento do câncer de mama

- A reconstrução mamária é parte integrante do tratamento do câncer de mama, com impacto positivo na autoestima e na percepção da imagem corporal de uma paciente submetida à cirurgia de mama, melhorando a qualidade de vida, sem comprometer sua sobrevida
- A reconstrução pode ser parcial, nos casos de lesões pequenas que necessitem da ressecção de apenas um setor da mama, ou total quando se realiza a mastectomia
- O tratamento conservador, como a quadrantectomia, só se justifica do ponto de vista estético se o restante do tecido mamário permitir a reconstrução de uma mama esteticamente aceitável
- Em casos de lesões grandes em mamas pequenas, às vezes, é preferível a mastectomia com reconstrução imediata
- O objetivo final da reconstrução sempre é a simetria, portanto, após a reconstrução parcial ou total da mama, deve-se proceder à simetrização da mama contralateral, seja por meio de mamoplastia, mastopexia ou aumento. Por fim, realiza-se a reconstrução da placa areolopapilar, geralmente com retalho local e/ou microdermopigmentação.

DOENÇA DE PAGET

A doença de Paget é uma forma clínica do carcinoma de mama, ocorrendo em 1 a 3% dos casos. Foi descrita por James Paget, em 1874, como uma alteração eczematosa do mamilo associada a câncer de mama subjacente.

Pode ocorrer em mulheres e homens.

A doença de Paget caracteriza-se pela infiltração da epiderme do mamilo pelas células de Paget, que são células grandes, de coloração pálida, núcleos redondos ou ovais e nucléolos proeminentes. As células estão entre os ceratinócitos normais da epiderme do mamilo, ocorrendo isoladamente nas camadas superficiais e em agrupamentos na direção da membrana basal.

A maioria dos pacientes com doença de Paget apresenta-se inicialmente com eczema ou ulceração do mamilo de longa data, que pode evoluir para erosão franca, exsudação e derrame papilar.

DIAGNÓSTICO

- Baseia-se em dados clínicos e exames de imagem
- A investigação diagnóstica deve ser conduzida conforme a indicação clínica de cada paciente, sendo a mamografia, a USG e a RM os principais exames complementares
- Os achados mais encontrados são microcalcificações, nódulos, distorção arquitetural e assimetrias
- O diagnóstico diferencial inclui eczema, dermatite de contato ou actínica
- Apesar de haver relatos de doença de Paget bilateral, sintomas nas duas mamas são mais indicativos de eczema ou dermatite de contato

• A avaliação histopatológica do mamilo deve ser realizada por biópsia incisional com bisturi convencional ou por *punch* dermatológico. A técnica por *punch* é um procedimento ambulatorial realizado sob anestesia local, utilizando um cilindro cortante de 4 ou 5 mm (*punch*), que, ao ser girado rotatoriamente, se aprofunda na pele e propicia a remoção de um cone com as várias camadas da pele, incluindo epiderme, derme e tecido celular subcutâneo (Figura 419.4).

TRATAMENTO

• Na maioria dos casos, associa-se à neoplasia maligna subjacente, e o prognóstico depende do estádio do câncer. A mastectomia foi o padrão-ouro por décadas. Recentemente, têm-se obtido bons resultados com a quadrantectomia central seguida da radioterapia
• Pacientes com neoplasia invasiva devem submeter-se à avaliação axilar com linfonodo sentinela ou esvaziamento axilar, conforme o comprometimento linfonodal
• As indicações para quimioterapia, terapia anti-HER-2 ou endocrinoterapia dependem das características clínicas, moleculares (p. ex., positividade para receptores hormonais e/ou amplificação do HER-2), estadiamento da doença e condições clínicas do paciente.

CARCINOMA INFLAMATÓRIO

Neoplasia de prognóstico reservado, que geralmente cursa com edema do tecido subcutâneo da mama, descrito como "pele em casca de laranja" (*peau d'orange*), havendo invasão dos vasos linfáticos da derme por êmbolos de células neoplásicas.

Manifesta-se com hiperemia, edema e aumento do volume da mama, associado a nódulo palpável. Em geral, ocorre extenso comprometimento dos linfonodos axilares, supraclaviculares e mamários ipsilaterais, assim como os da cadeia linfonodal axilar contralateral.

DIAGNÓSTICO

• Baseia-se em dados clínicos e exames de imagem. Para caracterizar o câncer inflamatório da mama, é necessário presença de eritema e edema da derme em pelo menos 1/3 da mama
• A mamografia evidencia espessamento da pele, aumento difuso da densidade da mama, distorção arquitetural, linfonodos axilares aumentados, microcalcificações e nódulos (Figura 419.5)
• A USG e a RM podem auxiliar no diagnóstico
• Exame histopatológico por biópsia incisional cutânea ou por *punch* da pele comprometida e/ou *core biopsy* de tumores evidentes
• Os linfonodos axilares suspeitos devem ser submetidos à PAAF e/ou biópsia.

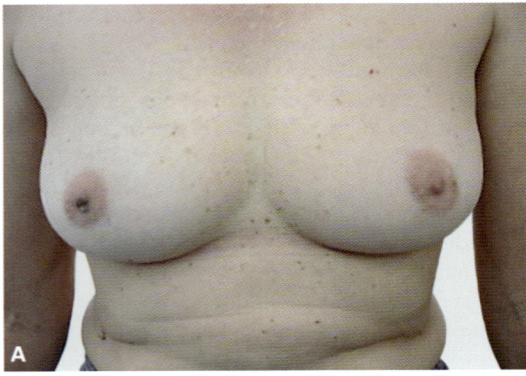

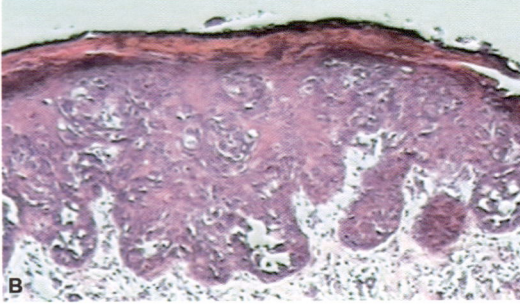

Figura 419.4 A. Doença de Paget no mamilo direito: retração mamilar com crosta central. B. Exame histopatológico evidenciando espessamento da epiderme (acantose).

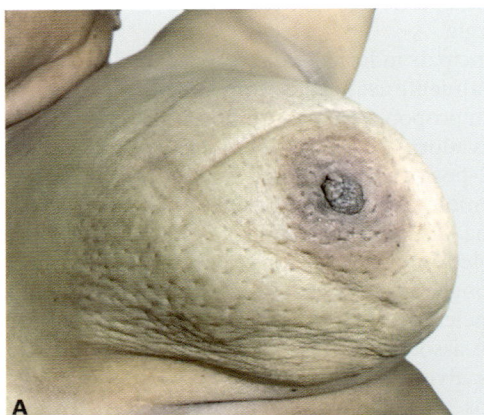

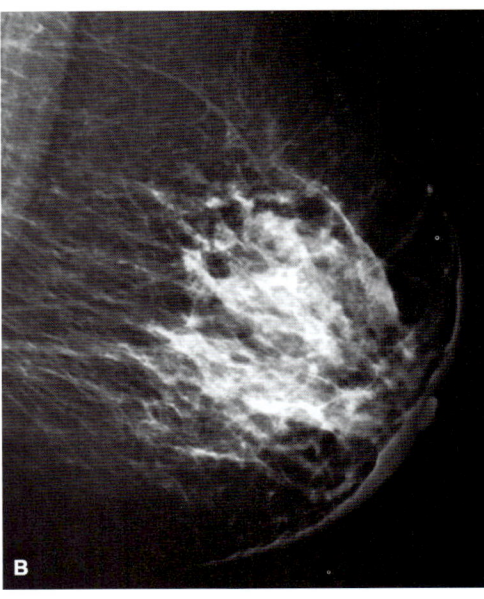

Figura 419.5 A. Carcinoma inflamatório em mama esquerda, apresentando "pele em casca de laranja" (*peau d'orange*). B. Mamografia evidenciando espessamento cutâneo.

TRATAMENTO

- O tratamento do carcinoma inflamatório da mama é realizado com quimioterápicos, uma vez que é considerado uma doença sistêmica e localmente avançada desde o diagnóstico
- Em caso de doença localizada, após a quimioterapia neoadjuvante com resposta satisfatória, a mastectomia seguida por radioterapia pode ser instituída. Excepcionalmente, como nos casos de resposta completa com a quimioterapia, pode-se optar por cirurgia conservadora
- A radioterapia possibilita o controle das lesões locais, no entanto, sem benefício na sobrevida. Após o tratamento locorregional, a indicação de tratamento sistêmico dependerá das características patológicas do tumor, de doença residual invasiva na peça operatória e nas condições do paciente.

CÂNCER DE MAMA NO SEXO MASCULINO

O câncer de mama em homens representa 1% dos casos de neoplasias mamárias. O prognóstico e o tratamento são similares ao câncer em mulheres com o mesmo estadiamento.

Apresenta-se em idade mais avançada do que nas mulheres, com média etária de 64 anos ao diagnóstico.

O tipo histológico mais comum é o carcinoma ductal invasivo. O carcinoma lobular invasivo é menos frequente, pela ausência de ácinos e lóbulos no tecido mamário masculino normal.

As características imuno-histoquímicas mostram maior positividade dos receptores hormonais de estrogênio e progesterona; e menor expressão do HER-2 quando comparados às mulheres.

FATORES DE RISCO

- Vários fatores de risco estão associados ao desenvolvimento do câncer de mama em homens, incluindo fatores endócrinos, nutricionais e genéticos (Quadro 419.2).

MANIFESTAÇÕES CLÍNICAS

- Os dados clínicos do câncer de mama masculino são semelhantes aos encontrados em mulheres. O nódulo em geral é indolor, endurecido, fixo, retroareolar e com envolvimento precoce do mamilo.

Quadro 419.2 Fatores de risco do câncer de mama masculino.

Fatores de risco	Condições clínicas
Endócrinos	Ginecomastia Patologias testiculares Doença hepática Diabetes melito
Nutricionais	Obesidade Sedentarismo Etilismo
Genéticos	História familiar Síndrome de Klinefelter Mutações BRCA1 e BRCA2 Síndrome de Cowden Síndrome de Li-Fraumeni Síndrome de Lynch

DIAGNÓSTICO

- Diante da suspeita clínica de câncer de mama masculino, a mamografia é o exame de primeira escolha, que evidencia nódulo subareolar, excêntrico ao mamilo, com margens espiculadas, indistintas ou microlobuladas (Figura 419.6)
- As calcificações são menos frequentes do que aquelas encontradas no câncer feminino
- A USG revela nódulo hipoecoico e de forma irregular. A RM pode auxiliar no diagnóstico
- Uma vez identificado um nódulo suspeito na mama, é necessária a biópsia de um fragmento para confirmação histopatológica e análise dos fatores prognósticos pela imuno-histoquímica (*status* RE, RP e HER-2).

TRATAMENTO

- O tratamento do câncer de mama invasivo masculino em estádio precoce segue os mesmos preceitos do tratamento em mulheres

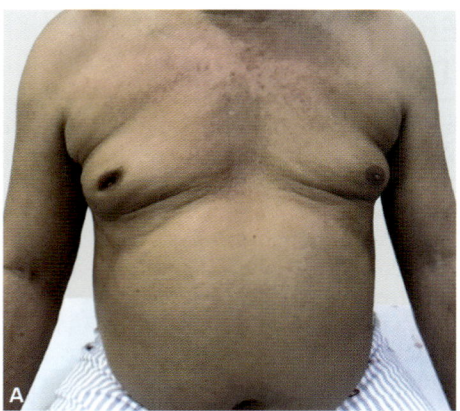

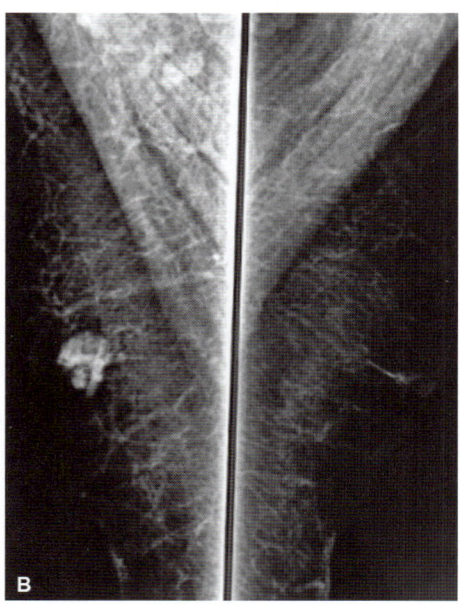

Figura 419.6 Câncer de mama em homem. **A.** Nódulo em região retroareolar de mama direita apresentando retração mamilar. **B.** Mamografia evidenciando nódulo espiculado em região retroareolar direita, espessamento cutâneo e retração do mamilo.

- O procedimento cirúrgico de escolha é a mastectomia e a biópsia do linfonodo sentinela em pacientes com axila clinicamente negativa
- A cirurgia conservadora seguida de radioterapia é uma opção possível em homens, no entanto, a falta de tecido mamário circunjacente adequado e a localização central dos tumores, em geral, impedem esta abordagem
- O emprego da quimioterapia segue os mesmos princípios, estadiamento e avaliação do painel de marcadores biológicos tumorais aplicados às mulheres. Nos pacientes com tumores positivos para o receptor hormonal, o tamoxifeno adjuvante precedido ou não por quimioterapia deve ser a conduta preferida
- A indicação de quimioterapia baseia-se em critérios clínicos e histopatológicos semelhantes aos utilizados para mulheres
- A terapia direcionada para HER-2 (p. ex., trastuzumabe) é indicada nos casos HER-2-positivos
- Na radioterapia da parede torácica e dos linfonodos regionais, utilizam-se os mesmos critérios estabelecidos para mulheres.

CÂNCER DE MAMA NO CICLO GRAVÍDICO-PUERPERAL

É assim definido quando a neoplasia é diagnosticada durante a gravidez, no primeiro ano pós-parto, pós-aborto ou em qualquer tempo durante a lactação.

O tipo histopatológico mais comum é o carcinoma ductal invasivo (85%), seguido pelo lobular.

A maioria dos carcinomas é volumoso, com alto grau de malignidade, frequentemente com receptores hormonais negativos, e cerca de 30% dos casos são HER-2-positivos.

No momento do diagnóstico, os linfonodos axilares geralmente já estão comprometidos.

MANIFESTAÇÕES CLÍNICAS

- Na gestante, o câncer de mama apresenta-se como nódulo palpável ou aumento localizado da consistência da mama. As alterações fisiológicas na gravidez, como aumento de volume, densidade, vascularização arterial, venosa e linfática, causam dificuldade diagnóstica. Como resultado, o retardo do diagnóstico é comum em gestantes com câncer de mama, impactando negativamente em sua sobrevida.

Diagnóstico

- Os exames de imagem para diagnóstico e estadiamento devem ser particularizados, a fim de reduzir a exposição fetal à radiação (Quadros 419.3 e 419.4)
- A biópsia percutânea com agulha grossa (*core biopsy*) é o método de escolha para o diagnóstico histopatológico, uma vez que a PAAF apresenta sensibilidade reduzida em vista das alterações morfológicas fisiológicas decorrentes da gravidez ou lactação
- Os fragmentos obtidos pela *core biopsy* possibilitam a análise do tipo e do grau histopatológico do tumor, bem como a avaliação dos fatores preditivos de prognóstico, como os receptores hormonais de estrogênio e progesterona, marcador de proliferação celular (Ki-67) e expressão do HER-2.

Quadro 419.3 Exames de imagem para diagnóstico do câncer de mama durante o ciclo gravídico-puerperal.

Exames de imagem	Recomendações
Mamografia	A mamografia com proteção abdominal pode ser realizada de forma segura; no entanto, a sua acurácia é menor em virtude do aumento da densidade mamária durante a gravidez
Ultrassonografia	Exame de escolha para avaliar a extensão da lesão mamária, possibilitando o diagnóstico diferencial de nódulos sólidos e císticos, e para punções guiadas
Ressonância magnética	A ressonância magnética com o gadolínio não é segura na gravidez, uma vez que o contraste atravessa a barreira placentária e associa-se a anormalidades fetais em modelos animais. Entretanto, pode ser considerada, após o primeiro trimestre, naqueles casos em que se requer exame adicional de imagem para planejamento terapêutico

Quadro 419.4 Exames de imagem para estadiamento em pacientes sintomáticas ou com câncer de mama localmente avançado durante o ciclo gravídico-puerperal.

- A radiografia de tórax com proteção abdominal, a ultrassonografia hepática e a ressonância magnética sem contraste podem ser utilizadas para rastreamento de metástases
- A tomografia computadorizada, a cintilografia óssea e a tomografia com emissão de pósitrons (PET-TC) são proscritas na gestação, pela radiação emitida, podendo ser realizadas no puerpério

TRATAMENTO

- Depende do período gestacional no momento do diagnóstico e do estádio da doença
- De uma maneira geral, as mulheres grávidas com câncer devem ser tratadas cirurgicamente conforme os protocolos estabelecidos para não grávidas
- A pesquisa do linfonodo sentinela com marcador radioativo tecnécio 99 é segura durante a gestação, enquanto o uso do corante azul patente V não é recomendado
- O tratamento com quimioterápicos apresenta as mesmas indicações das pacientes não gestantes, porém sua administração não é recomendada no primeiro trimestre pelo risco teratogênico
- Os medicamentos mais utilizados são ciclofosfamida, antracíclicos e taxanos (preferencialmente paclitaxel, uso semanal)
- O metotrexato não é empregado durante a gravidez por interferir no metabolismo do ácido fólico
- A quimioterapia deve ser evitada nas três últimas semanas que antecedem o parto pelo risco de mielossupressão materno-fetal. Recomenda-se que seja checada a segurança de uso durante a gravidez de todos os medicamentos de suporte, sobretudo antieméticos e analgésicos
- A endocrinoterapia e a terapia anti-HER-2 devem ser utilizadas apenas após o parto pelo risco de malformações fetais e oligodrâmnio, respectivamente
- Como regra geral, não se indica radioterapia durante a gestação pelos efeitos deletérios no feto, além de provável indução carcinogênica tardia. A radioterapia deve ser postergada para o puerpério, com regime de dose conforme protocolos estabelecidos para as não grávidas

Condutas no câncer de mama no ciclo gravídico-puerperal

- Até 12 semanas de gestação: postergar o início do tratamento sempre que possível. Se o risco for muito elevado, considerar a interrupção da gestação
- Após 13 semanas de gestação:
  - Cirurgia conservadora ou mastectomia seguida por quimioterapia adjuvante nos estádios iniciais
  - Quimioterapia neoadjuvante, seguida de cirurgia nos estádios avançados
  - Radioterapia após o parto
- Interromper a quimioterapia 3 semanas antes do parto
- Após o parto: seguir as mesmas recomendações direcionadas para pacientes não gestantes
- O parto deve ser programado entre 37 e 38 semanas de gestação, sendo a via de parto uma indicação puramente obstétrica
- Quando necessária, reintroduzir a quimioterapia após 7 a 10 dias do parto
- A amamentação é possível na mama contralateral à tratada, desde que não haja indicação de radioterapia ou de continuidade de quimioterapia, uma vez que agentes lipofílicos, como os taxanos, podem acumular no leite.

- Não existe contraindicação em amamentar na mama não afetada. Não há evidências de que a amamentação aumente o risco de recidiva, e em vista dos benefícios do aleitamento para o desenvolvimento da criança, a amamentação deve ser sempre estimulada. O intervalo entre o diagnóstico do câncer de mama e uma futura gestação deve ser discutido caso a caso, sendo em geral, de no mínimo 2 anos.

CÂNCER OCULTO DA MAMA

Definido como aquele que se apresenta com metástase nos linfonodos axilares, sem evidência clínica ou radiológica do tumor primário na glândula mamária ou nos prolongamentos axilares, em mama supranumerária ou acessória.

É uma forma rara de apresentação do carcinoma mamário, representando menos de 1% dos casos.

Adenocarcinoma é o diagnóstico histopatológico mais frequente em biópsia de linfonodos axilares suspeitos.

Mesmo não confirmando o local primário, o adenocarcinoma comumente se origina da mama, sobretudo se os receptores hormonais forem positivos.

MANIFESTAÇÕES CLÍNICAS

- As características que podem desencadear suspeitas de origem neoplásica são: linfonodos endurecidos, > 1 cm, sem sinais inflamatórios locais, presentes há mais de 30 dias e em única cadeia linfonodal.

DIAGNÓSTICO

- Os exames iniciais são mamografia, USG mamária e radiografia de tórax; se forem normais, deve-se proceder à análise histopatológica linfonodal
- A biópsia do linfonodo pode ser realizada por PAAF, *core biopsy* ou excisão.

TRATAMENTO

- A RM da mama pode facilitar a identificação do câncer oculto mamário e assim ajudar na escolha terapêutica – mastectomia ou quadrantectomia
- A quimioterapia, a terapia endócrina ou a terapia anti-HER-2 seguem as recomendações para a doença em estádio II ou III
- A terapia sistêmica neoadjuvante deve ser considerada, sobretudo para pacientes com comprometimento nodal importante (N2-N3), após estadiamento sistêmico, quando houver metástases a distância.

SARCOMAS E OUTRAS NEOPLASIAS MALIGNAS NÃO EPITELIAIS DA MAMA

Sarcomas da mama constituem um grupo histopatologicamente heterogêneo de tumores que surgem a partir do tecido conjuntivo mamário. Podem desenvolver-se primariamente na mama ou após radioterapia mamária ou, ainda, ter relação com linfedema do membro superior/mama, decorrente de tratamento de outra neoplasia maligna.

O tipo mais comum após terapia prévia na mama é o angiossarcoma.

No grupo dos sarcomas da mama, encontra-se o tumor phyllodes. Mais frequente entre os 30 e 50 anos de idade, podendo ou não estar associado aos fibroadenomas.

Apesar da apresentação infrequente na mama, existem relatos de casos de linfomas primários, melanomas e metástases para a mama de tumores provenientes de outros órgãos (Quadro 419.5).

Quadro 419.5 Neoplasias malignas não epiteliais da mama.

Neoplasias malignas não epiteliais da mama	Tipos histopatológicos
Sarcomas primários	Tumor filoides Angiossarcoma Sarcoma osteogênico Rabdomiossarcoma embrionário da mama Linfangiossarcoma associado à linfedema Sarcoma estromal, liomiossarcoma, lipossarcoma, histiocitoma fibroso maligno, sarcoma de Ewing e fibrossarcoma
Tumores hematopoéticos	Linfoma não Hodgkin de linfócitos B grandes e difusos Linfoma de Hodgkin Plasmocitoma solitário Linfoma de grandes células anaplásico (linfócitos T) associado a implantes de silicone
Melanoma	Melanoma cutâneo primário
Metástases	Mama contralateral Linfomas não Hodgkin Leucemias Melanomas Câncer de pulmão Câncer gástrico Câncer ovariano

MANIFESTAÇÕES CLÍNICAS

- Os sarcomas da mama frequentemente se apresentam como um nódulo unilateral, bem delimitado, pouco doloroso e firme. Raramente são bilaterais, em geral são de rápido crescimento e de tamanho maior no momento do diagnóstico quando comparados às neoplasias malignas epiteliais da mama.

DIAGNÓSTICO

- Baseia-se em dados clínicos, pelas dimensões avantajadas do tumor, porém o exame histopatológico é essencial
- A USG mostra tumores volumosos geralmente com áreas císticas em seu interior
- A biópsia por PAAF é pouco aplicável pelo alto índice de falso-negativo, sendo preferida a excisão cirúrgica (Figura 419.7).

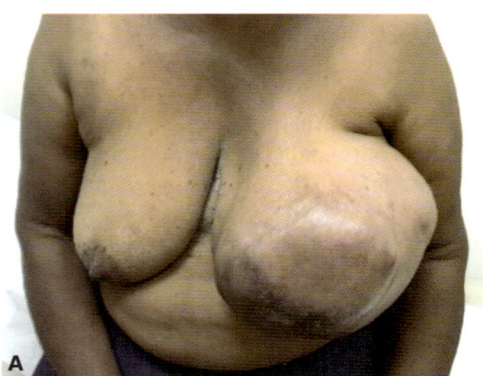

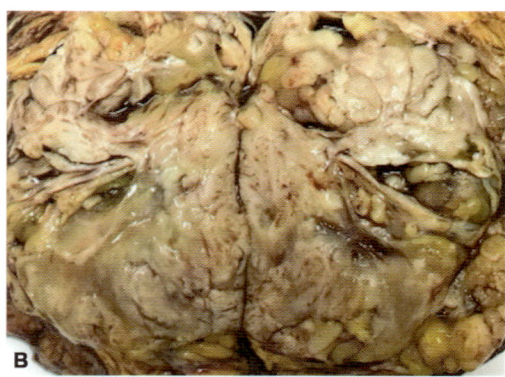

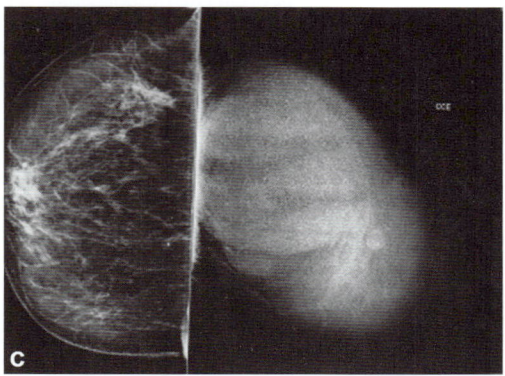

Figura 419.7 A. Tumor filoide maligno de baixo grau em mama esquerda. **B.** Aspecto macroscópico da lesão. **C.** Mamografia revelando grande tumor com ocupação de toda a mama esquerda.

TRATAMENTO

- A cirurgia representa o procedimento de escolha no tratamento dos sarcomas, quando a intenção é curativa. A mastectomia é necessária para tumores grandes e/ou que surgem em áreas previamente irradiadas
- A quimioterapia adjuvante deve ser avaliada individualmente, considerando-se as condições clínicas do paciente, idade, toxicidade a terapias prévias, comorbidades e, principalmente, a sensibilidade do tipo histopatológico aos quimioterápicos
- Em caso de doença metastática, a utilização da quimioterapia paliativa segue os mesmos protocolos utilizados para os sarcomas de tecidos moles em geral.

BIBLIOGRAFIA

Bagnoli F, Brenelli FP, Pedrini JL, Freitas Júnior R, Oliveira VM. Mastologia: do diagnóstico ao tratamento [livro eletrônico]. Goiânia: Conexão Propaganda e Editora; 2017.
Boff RA, Carli AC, Brenelli H, Brenelli FP, Carli LS, Reiriz AB et al. Compêndio de mastologia. Abordagem multidisciplinar. Caxias do Sul: Lorigraf; 2015.
Chagas CR, Menke CH, Vieira RJS, Boff RA. Tratado de mastologia da SBM. Rio de Janeiro: Revinter; 2011.
Girão MJBC, Baracat EC, Rodrigues LG. Tratado de ginecologia. Rio de Janeiro: Atheneu; 2017.
Harris JR, Lippman ME, Morrow M, Osborne CK. Doenças da Mama. 5. ed. Rio de Janeiro: Di Livros; 2016.
Porto CC, Porto AL. Semiologia médica. 8. ed. Rio de Janeiro: Guanabara Koogan; 2019.

420
Nódulos Mamários

Fibroadenoma, cisto, lipoma, hamartoma, adenoma, papiloma, tumor filoides, Cystosarcoma phyllodes

Juarez Antônio de Sousa • Mário da Silva Approbato

INTRODUÇÃO

Os nódulos mamários compreendem os fibroadenomas, cistos, lipomas, hamartomas, adenomas, papilomas e tumor filoides.

Um nódulo na mama pode ser a queixa de uma paciente que o detectou por autoexame ou ser descoberto casualmente por ela, ou ser detectado pelo médico durante palpação das mamas da paciente durante o exame clínico, ou pode ser um achado de um exame de imagem.

Em qualquer circunstância, este achado deve ser valorizado porque sempre deverá ser investigado adequadamente, pois, são múltiplas as possibilidades, entre as quais o câncer de mama, cujo diagnóstico deve ser o mais precoce possível.

- A realização do autoexame é recomendada para todas as mulheres maiores de 20 anos. O autoexame é feito, preferencialmente, 7 dias após o início da menstruação. Após a menopausa, deve-se escolher 1 dia por mês para fazê-lo
- A mulher deve fazer o exame de mamas em frente ao espelho, em pé ou deitada. Deve-se observar as duas mamas, sua simetria, procurando retrações de pele e derrame papilar. Ainda de pé ou durante o banho, com a mão direita deve examinar a mama esquerda e com a mão esquerda, a mama direita. Deitada, palpar as duas mamas com movimentos circulares, fazendo uma leve pressão; e por fim, palpar as axilas
- Lembre-se: o autoexame das mamas é apenas a primeira precaução. A consulta médica anual e a atenção aos sinais de suspeição são essenciais para diagnosticar e tratar o câncer de mama precocemente. Ainda que o câncer de mama não possa ser evitado em algumas situações, descobri-lo ainda no início aumenta muito as chances de cura.

FIBROADENOMA

O fibroadenoma é o tumor sólido mais frequente da mama feminina, sendo composto por tecido fibroso e glandular. Predomina na adolescência e na fase adulta jovem.

Pode ser único ou múltiplo, uni ou bilateral e, raramente, ocorre transformação maligna.

O padrão de crescimento pode ser pericanalicular, quando o crescimento do estroma ocorre em torno dos ductos tubulares ou intracanalicular quando cresce dentro dos ductos, causando compressão das estruturas glandulares.

São tumores bem delimitados, com superfície lisa, consistência fibroelástica e formato arredondado, ovoide ou bocelado (Quadro 420.1).

DIAGNÓSTICO

- Baseia-se nos exames clínico e de imagem
- Apresenta-se como nódulo hipoecogênico na ultrassonografia (USG), com contornos regulares, forma ovalada ou lobulada (Figura 420.1)

Quadro 420.1 Classificação dos fibroadenomas.

Classificação	Características	Patologia
Juvenil	Apresenta estroma hipercelular, hiperplasia epitelial e leve pleomorfismo celular. É mais frequente antes dos 20 anos	
Gigante	Ocorre em adolescentes e atinge grandes dimensões, acima de 20 cm. Pode ser único ou múltiplo	
Complexo	Fibroadenomas com hiperplasia apócrina papilífera, cistos > 3 mm com metaplasia apócrina, adenose esclerosante e calcificações intraepiteliais. Tem risco relativo de 3,1 para desenvolvimento de carcinoma	
Mixoide	Lesão que exibe acentuada alteração mixoide do estroma, estrutura rica em colágeno jovem edematoso	

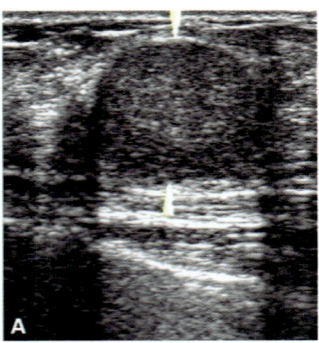
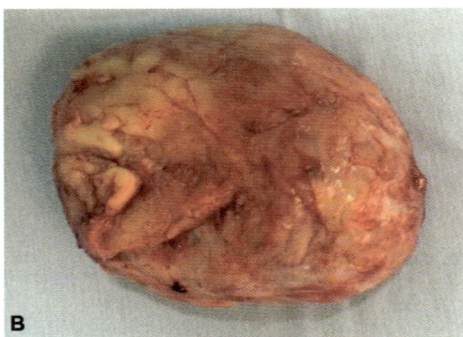
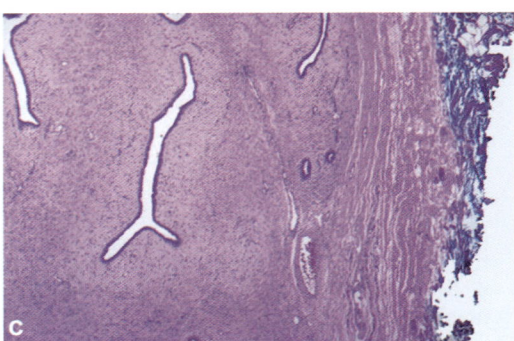

Figura 420.1 Fibroadenoma. **A.** Ultrassonografia evidenciando nódulo sólido com padrão hipoecoico e reforço acústico posterior. **B.** Aspecto macroscópico (peça cirúrgica). **C.** Exame histopatológico de um fibroadenoma pericanalicular.

- A mamografia deve ser realizada em mulheres acima de 40 anos. Nela viasualizam-se nódulos regulares e circunscritos, podendo ser observadas calcificações grosseiras em "pipoca" nos fibroadenomas em involução (Figura 420.2)
- A punção aspirativa com agulha fina (PAAF) mostra células epiteliais dispostas em camada única, com núcleos monocromáticos e células mioepiteliais bipolares
- A biópsia por agulha grossa é indicada quando há dúvidas ou necessidade de se obter maior quantidade de material para comprovação diagnóstica.

TRATAMENTO

- Em geral, a conduta é expectante em nódulos < 2 cm, estáveis e em mulheres com idade de até 35 anos
- A retirada cirúrgica deve ser indicada nos tumores > 2 cm, ou com mudança do ritmo de crescimento da neoplasia, ou que ocasiona aumento do volume e distorção da simetria mamária.

CISTO

Formação lobular cística que se apresenta sob a forma de uma cavidade revestida por epitélio contendo fluido ou material sólido.

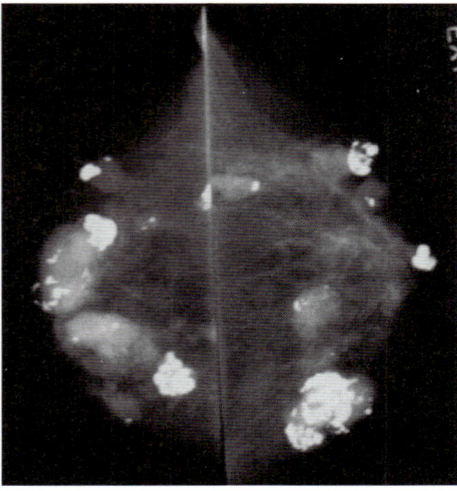

Figura 420.2 Mamografia evidenciando múltiplos fibroadenomas calcificados (calcificações em "pipoca").

Inicialmente, os ácinos dentro de um lóbulo se distendem resultando em microcistos (≤ 3 mm) que evoluem para macrocistos (> 3 mm).

Incide, principalmente, entre os 35 e 55 anos, que coincide com a fase involutiva dos lóbulos mamários. Em geral, desaparecem após a menopausa.

Podem ser únicos ou múltiplos, uni ou bilaterais, palpáveis ou não palpáveis.

Manifestam-se clinicamente como nódulos de contornos regulares, móveis, dolorosos, amolecidos, de crescimento lento ou de aparecimento súbito.

DIAGNÓSTICO

- Os cistos mamários podem ser classificados em simples, complicados (cistos com conteúdo espesso ou *debris*) ou complexos (cistos com vegetações intracísticas). Os cistos simples são revestidos por duas camadas de células epiteliais, rodeadas por tecido conjuntivo denso, originado na unidade ducto-lobular terminal e preenchidos por líquido (Figura 420.3)
- A USG evidencia lesões regulares, arredondadas, anecoicas com reforço acústico posterior
- Na mamografia, apresentam-se como nódulos regulares, de contornos definidos e arredondados.

TRATAMENTO

- A punção aspirativa é diagnóstica e terapêutica, não havendo necessidade de estudo citológico do conteúdo aspirado, exceto nos cistos hemorrágicos ou com nódulo residual pós punção
- Nos cistos simples, não palpáveis e assintomáticos, não é necessária qualquer intervenção.

LIPOMAS, HAMARTOMAS E ADENOMAS

Os lipomas são nódulos compostos de gordura. Quando contêm estruturas ductais, são denominados adenolipomas. Se houver componentes vasculares, são denominados angiolipomas; e intitulam-se condrolipomas, os que são compostos de tecido cartilaginoso.

Apresentam-se como nódulos únicos ou múltiplos, uni ou bilaterais, de consistência macia e limites bem delimitados.

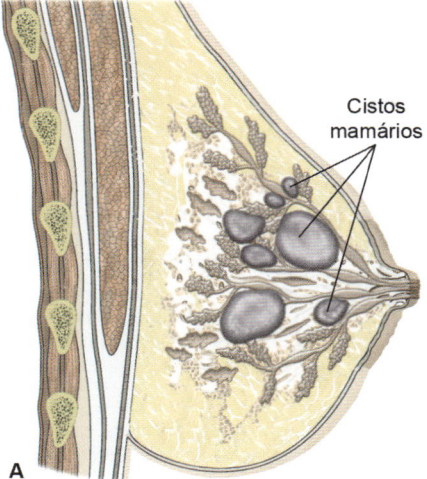

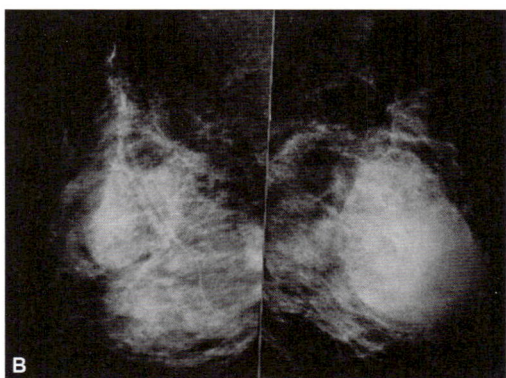

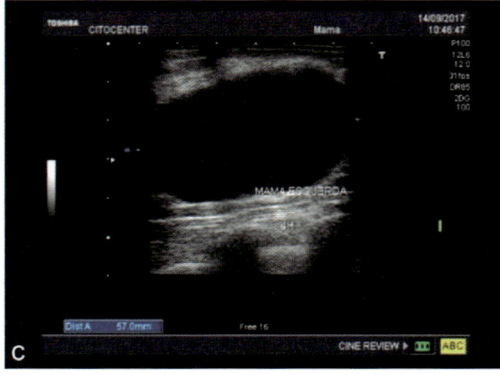

Figura 420.3 Cistos mamários. **A.** Representação esquemática. **B.** Mamografia evidenciando cistos bilaterais, sendo mais evidentes à esquerda. **C.** Ultrassonografia mostrando cisto de mama esquerda, medindo 5,7 cm, com conteúdo anecoico e reforço acústico posterior.

Ao exame ultrassonográfico, são hiperecoicos e podem passar despercebidos na mamografia.

A punção por agulha é desnecessária.

O hamartoma ou fibroadenolipoma é uma lesão bem circunscrita, formada por lóbulos e ductos normais, separados por tecido adiposo e fibroso. Em geral é assintomático, no entanto, pode atingir grandes volumes.

Na mamografia, observa-se nódulo bem delimitado, de densidade mista, circundado por halo transparente.

Na USG, pode ser hipoecogênico ou heterogêneo com áreas hiperecogênicas.

Tem evolução lenta e a cirurgia geralmente é desnecessária, estando indicada nos casos de tumores gigantes.

Do ponto de vista clínico, o adenoma é semelhante ao fibroadenoma, porém, microscopicamente, é um tumor epitelial, benigno e com estroma normal.

Pode ser classificado como tubular, da lactação e do mamilo.

TRATAMENTO

- A conduta é expectante, devendo a cirurgia ser indicada seletivamente nos casos de tumores grandes e esteticamente desfavoráveis, ou que causam grandes assimetrias com sintomatologia dolorosa.

PAPILOMAS

O papiloma é uma neoplasia epitelial benigna do ducto lactífero ou da unidade ductolobular terminal, em região retroareolar, podendo ser intraductal solitário, múltiplos periféricos ou na forma de papilomatose juvenil (Quadro 420.2).

Apresenta maior prevalência na faixa etária de 40 a 50 anos e tem baixo potencial de transformação maligna.

Clinicamente, cursa com derrame papilar espontâneo, hemático ou sero-hemático, uniductal e unilateral.

A digitopressão dos pontos cardinais periareolares é importante para pesquisar o "ponto do gatilho", para se identificar o ducto comprometido.

A citologia do derrame papilar tem baixo valor no diagnóstico pelo alto índice de resultado falso-negativo.

A USG é indicada para a localização da dilatação do ducto, possibilitando a visualização do nódulo intraductal.

A mamografia apresenta baixa sensibilidade, mas é necessária no diagnóstico diferencial com carcinoma.

A biópsia de fragmento obtido com agulha grossa, guiada pela USG (*core biopsy* ou mamotomia), tem obtido resultados promissores, com amostras satisfatórias de tecido.

A microductectomia, ou excisão dos ductos principais da mama, é o exame padrão-ouro no diagnóstico.

Os papilomas intraductais múltiplos apresentam risco elevado para câncer de mama. São raros e caracterizam-se por vários nódulos retroareolares à palpação.

Quadro 420.2 Classificação clínica dos papilomas.

Papiloma	Características	Tratamento
Intraductal solitário	Nódulo único subareolar, mais frequente entre 30 e 50 anos, derrame papilar sanguinolento e < 1 cm	Excisão dos ductos principais da mama
Múltiplos periféricos	Predominante em mulheres jovens; geralmente bilateral. Pode ocorrer transformação maligna quando da presença de hiperplasia associada	Excisão completa da massa retroareolar e acompanhamento clínico para monitoramento de recidivas
Papilomatose juvenil	Condição rara que afeta mulheres na menacme e manifesta-se com massa mamária retroareolar discreta, com risco para desenvolvimento de câncer	Excisão da lesão e acompanhamento clínico para monitoramento de recidivas ou aparecimento do câncer

TUMOR FILOIDES/*CYSTOSARCOMA PHYLLODES*

O tumor filoides, também denominado *cystosarcoma phyllodes*, é uma doença rara, sendo mais comum na raça negra.

Ocorre mais frequentemente entre 30 e 50 anos, e pode estar associado a fibroadenomas.

Apresenta-se como nódulo único encapsulado, volumoso, de crescimento rápido, lobulado, consistência fibroelástica e indolor.

Histologicamente é semelhante ao fibroadenoma, apresentando elementos epiteliais e do estroma, no entanto, hipercelular.

Pode ser classificado em benigno, *borderline* ou maligno, com base em alguns critérios: hipercelularidade do estroma, margem, índice mitótico e pleomorfismo celular. Em 80% dos casos é benigno.

DIAGNÓSTICO

- Baseia-se em dados clínicos pelas dimensões avantajadas peculiares do tumor
- A USG mostra tumores volumosos geralmente com áreas císticas em seu interior
- A biópsia por agulha tem pouca utilidade pelo alto índice de resultado falso-negativo, sendo preferida, a excisão cirúrgica.

TRATAMENTO

- O tratamento é cirúrgico, devendo ser realizado com margem de ressecção ampla
- A mastectomia simples com reconstrução imediata é preconizada nos casos de tumores grandes em mamas pequenas. Apresenta altas taxas de recidivas diretamente relacionadas com as margens de ressecção
- Na variante maligna, a linfadenectomia só é indicada quando os linfonodos são palpáveis no exame clínico
- A quimioterapia tem valor limitado, porém, é indicada quando há metástases
- O emprego da radioterapia é controverso, de eficácia incerta.

Alterações mamárias não neoplásicas que podem simular nódulos de mama

A esteatonecrose e a cicatriz radial são condições clínicas que podem simular nódulos de mama.

Esteatonecrose

A esteatonecrose ou granuloma lipofágico, também denominada necrose gordurosa, pode ser idiopática ou associada a traumatismo, cirurgia ou radioterapia.

Caracteriza-se por nódulo de contornos irregulares, consistência endurecida, podendo simular o câncer.

Macroscopicamente são observadas áreas de hemorragia, calcificações e gordura endurecida pela proliferação fibroblástica e deposição de colágeno.

Tratamento

- Após esclarecer o diagnóstico para a paciente, descartando a possibilidade de câncer, pode-se prescrever analgésico se houver sintomatologia dolorosa
- Geralmente, não há necessidade de ressecção cirúrgica, salvo em casos de grandes nódulos com deformidades estéticas ou mastalgia importante.

Cicatriz radial

A cicatriz radial, geralmente diagnosticada em mamografia, é também denominada lesão esclerosante complexa e tem etiologia desconhecida.

Apresenta focos de hiperplasia ductal sem atipias e adenose esclerosante.

Recomenda-se a ressecção cirúrgica, evitando-se as punções por agulha.

BIBLIOGRAFIA

Bagnoli F, Brenelli FP, Pedrini JL, Freitas Júnior R, Oliveira VM. Mastologia: do diagnóstico ao tratamento [livro eletrônico]. Goiânia: Conexão Propaganda e Editora; 2017.

Boff RA, Carli AC, Brenelli H, Brenelli FP, Carli LS, Reiriz AB et al. Compêndio de mastologia. Abordagem multidisciplinar. Caxias do Sul: Lorigraf; 2015.

Chagas CR, Menke CH, Vieira RJS, Boff RA. Tratado de mastologia da SBM. Rio de Janeiro: Revinter; 2011.

Girão MJBC, Baracat EC, Rodrigues LG. Tratado de ginecologia. Rio de Janeiro: Atheneu; 2017.

Harris JR, Lippman ME, Morrow M, Osborne CK. Doenças da mama. 5. ed. Rio de Janeiro: Di Livros; 2016.

Porto CC, Porto AL. Semiologia médica. 8. ed. Rio de Janeiro: Guanabara Koogan; 2019.

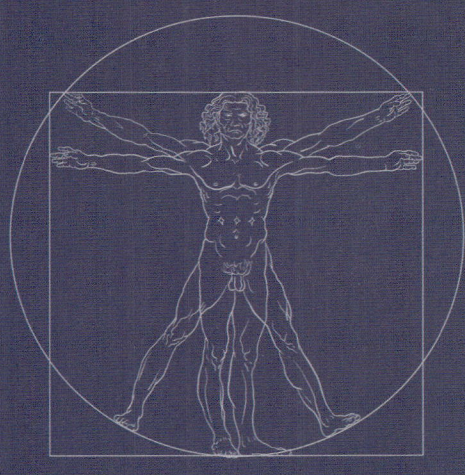

Parte 14

Sistema Hematopoético

Fernanda de Souza Meireles Kluthcouski ◆
Luciana Cristina Nahas ◆ Yana de Sousa Rabelo ◆
Melaine Stefane Barbosa ◆ Renato Sampaio Tavares

Anemia significa a diminuição da quantidade de hemácias ou de hemoglobina no sangue, a proteína que transporta o oxigênio para todo o organismo.

Há vários tipos com diferentes causas e que exigem tratamento específico. Serão estudados neste capítulo os seguintes tipos: anemia aplásica, anemia falciforme, anemia ferropriva, anemia hemolítica autoimune, anemia perniciosa.

ANEMIA APLÁSICA: APLASIA DE MEDULA ÓSSEA ADQUIRIDA

- Doença caracterizada por pancitopenia no sangue periférico e diminuição da celularidade da medula óssea (Quadro 421.1)
- Pode ser de origem constitucional ou adquirida
- Na maioria das vezes é um distúrbio imunomediado, ligado aos linfócitos T, associado ao encurtamento de telômeros e a alterações do microambiente da medula óssea, cujos mecanismos não são completamente conhecidos
- Apresenta maior incidência em jovens (15 a 25 anos), contudo, pode ocorrer em idosos
- No Brasil, a incidência é de 1,6 caso novo/milhão de habitantes/ano, segundo o *Latin Study* (2009).

CAUSAS

- Etiologia desconhecida em 50 a 75% dos casos
- Alteração do microambiente medular
- Destruição das células germinativas pluripotenciais
- Doença autoimune
- Agentes químicos, como o benzeno (solventes, inseticidas, verniz, fabricação de sapatos, borrachas), arsênico, bismuto, mercúrio, corantes (anilina)

Quadro 421.1 Classificação quanto à gravidade de acordo com a celularidade medular.

Nível	Celuridade medular
Grave	Celularidade medular < 25%, associada a dois dos seguintes critérios: • Neutrófilos < 500/µℓ • Plaquetas < 20.000/µℓ • Reticulócitos < 60.000/mm³ ou contagem corrigida < 1%
Muito grave	Critérios de aplasia medular grave com neutrófilos < 200/µℓ
Moderado	Casos que não se encaixam nos critérios anteriores

- Infecções por vírus (parvovírus B19, vírus Epstein-Barr, vírus da imunodeficiência humana [HIV], hepatite B, hepatite C, toxoplasmose)
- Exposição à radiação ionizante
- De origem genética (anemia de Fanconi, disceratose congênita, síndrome de Shwachman-Diamond)
- Neoplasias (timoma e carcinoma de timo)
- Medicamentos (cloranfenicol, sais de ouro, anti-inflamatórios não esteroides [AINEs], carbamazepina, fenitoína, quimioterapia antineoplásica).

MANIFESTAÇÕES CLÍNICAS

- Cefaleia
- Palidez acentuada
- Fadiga
- Fraqueza
- Dispneia de esforço
- Palpitações aos esforços
- Equimoses e petéquias
- Gengivorragia, epistaxe, melena, metrorragia
- Hemorragias retinianas em "chama de vela"
- Febre (infecção superveniente)
- Ausência de esplenomegalia e adenomegalia.

DIAGNÓSTICO DIFERENCIAL

- Anemia megaloblástica
- Hiperesplenismo
- Lúpus eritematoso sistêmico (LES)
- Leucemias agudas
- Síndromes mielodisplásicas
- Mieloma múltiplo
- Tumores metastáticos
- Mielofibrose primária ou secundária
- Hemoglobinúria paroxística noturna
- Infecções (sepse, infecções fúngicas, tuberculose).

EXAMES COMPLEMENTARES

- Hemograma: pancitopenia, volume corpuscular médio (VCM) aumentado (a classificação hematológica é essencial para determinar o prognóstico e o tratamento) (ver Quadro 421.1)
- Reticulócitos: diminuídos
- Mielograma: hipocelularidade global de medula óssea
- Biópsia de medula óssea: substituição do tecido hematopoético por gordura
- Tomografia computadorizada (TC) da região do timo, se houver suspeita de aplasia eritrocitária associada a timoma
- Aplasia constitucional: radiografias do rádio e dos polegares; ultrassonografia (USG) renal, ecocardiograma
- Cariótipo de banda G: avaliar alterações citogenéticas
- Cariótipo com quebras cromossômicas (*DEB test*): para diferenciar de anemia de Fanconi
- Sorologias para hepatites, HIV, vírus T-linfotrópico humano (HTLV), parvovírus B19, mononucleose e fator antinuclear (FAN): descartar causas infecciosas e autoimunes.

COMPROVAÇÃO DIAGNÓSTICA

- Dados clínicos + biópsia da medula óssea
- Estudo citogenético (aplasia constitucional da medula).

COMPLICAÇÕES

- Hemorragias que podem ser fatais
- Infecções com septicemia
- Complicações transfusionais
- Complicações da terapia (transplante de medula: doença enxerto *versus* hospedeiro e doença veno-oclusiva; imunossupressão: doença do soro, toxicidade renal e hepática; uso de androgênios: efeitos virilizantes)
- Aparecimento de leucemia aguda e outros tumores durante a evolução da doença.

TRATAMENTO

- Transplante alogênico aparentado de medula óssea, totalmente compatível, é o tratamento de escolha para aplasia de medula óssea grave e muito grave em jovens com menos de 40 anos (não sendo um limite rígido e podendo em alguns casos até 55 anos) e que tenham doador de medula HLA compatível. Tendo melhor resultado antes de 15 transfusões e em 2 meses do diagnóstico. Consegue-se cura definitiva em até 90% dos casos
- Pacientes sem doador aparentado e jovens devem ser submetidos a tratamento imunossupressor, se não responderem pode ser tentado, após pelo menos um curso de imunossupressão, transplante não aparentado de medula óssea
- Pacientes > 40 a 50 anos: tratamento imunossupressor.

Tratamento medicamentoso

- Globulina antilinfocítica (ATG) contendo anticorpos policlonais contra células T humanas. GAL equina: 1,5 frasco a cada 10 kg/dia durante 5 dias; GAL de coelho: 3,5 mg/kg/dia durante 5 dias, diluídos em 500 mℓ de soro fisiológico (SF) e infundidos por 12 a 18 horas por cateter central durante 5 dias consecutivos
  - Indicada para aplasia de medula óssea moderada, pacientes idosos e pacientes sem um doador de medula HLA-compatível
  - Pode ser utilizada como um agente único ou em combinação com ciclosporina ou oximetolona. Quando em associação tem melhores resultados. A resposta ao tratamento pode ocorrer de 3 a 6 meses
  - Realizar teste para determinar hipersensibilidade. Deve ser feita por médico experiente devido ao risco de anafilaxia, doença do soro, aumento de necessidade transfusional
- Ciclosporina na associação com a GAL, 5 mg/kg/dia por via oral (VO), em 2 tomadas (2,5 mg/kg/dose), durante 6 meses, reduzindo a dose de maneira gradual em mais 6 meses. Monitorar pelos níveis sanguíneos, mantendo-os entre 150 e 250 µg/ℓ. Pode causar hipertensão arterial, diminuição do magnésio sérico, insuficiência renal aguda e predispor infecções
- Ciclosporina na associação com prednisona (pode ser usada na indisponibilidade imediata a GAL):
  - Ciclosporina 12 mg/kg/dia (a cada 12 horas) do dia 1 ao 8, com redução para 7 mg/kg/dia a partir do dia 9 até 1 ano, seguido de redução gradual (5% ao mês, até suspensão completa); monitoramento pelo nível sanguíneo (200 a 400 ng/dℓ)
  - Prednisona: 2 mg/kg/dia do dia 1 ao 14, após 1 mg/kg/dia do D15 ao D45 (com retirada de 20% na dose por semana até suspensão) na dose de 12 mg/kg/dia de D1 a

D7, após 7 mg/kg/dia de D8 a D+84 VO, em 2 tomadas (2,5 mg/kg/dose), durante 6 meses
- Androgênios para os pacientes que não responderam à terapia imunossupressora e nos casos de aplasia constitucional não submetidos ao transplante de medula óssea:
  - Oximetolona: 1 a 2 mg/kg/dia, VO, durante 2 a 3 meses.

Transfusões de sangue e derivados

- Transfundir o mínimo possível
- Sempre utilizar filtros deleucotizantes e hemoderivados irradiados
- Concentrado de hemácias (somente se houver desequilíbrio hemodinâmico)
- Concentrado de plaquetas, de preferência obtidas por aférese; indicado quando a contagem plaquetária for menor que 10.000/µℓ
- Eltrombopag na dose de 100 mg (variando de 50 a 150 mg), VO, 1 vez/dia, a fim de diminuir a necessidade de transfusão de plaquetas.

PREVENÇÃO

- Evitar contato com substâncias que possam causar aplasia.

EVOLUÇÃO E PROGNÓSTICO

- Depende da idade e do tratamento. Cura em até 90% dos casos com transplante de medula óssea.

ANEMIA FALCIFORME

- Trata-se de uma condição hereditária caracterizada pela presença anormal da hemoglobina S (HbS/S) devido à mutação homozigótica no gene da cadeia beta da hemoglobina.

Traço falciforme

Condição heterozigótica (HbA/S), uma condição assintomática e sem anemia
- Anemia falciforme é uma doença autossômica recessiva, mais frequente em negros e afrodescendentes
- Ocorre em todas as idades e em ambos os sexos
- A HbS, produzida pela substituição de valina por ácido glutâmico na posição 6 da cadeia beta da molécula de hemoglobina, quando desoxigenada, apresenta uma alteração de sua forma, expondo locais hidrofóbicos, o que ocasiona sua polimerização em fibras longas
- As hemácias sofrem deformação falciforme, ficam mais rígidas e podem ocluir diferentes regiões da microcirculação ou de grandes vasos, causando isquemia tecidual de vários órgãos. Maior adesão ao endotélio também foi comprovada
- As hemácias falciformes apresentam vida média mais curta, resultando em hemólise crônica
- Os episódios vasoclusivos ocorrem com frequência e gravidade variáveis. Exposição ao frio ou calor intensos, desidratação, acidose e infecções são os fatores precipitantes mais comuns

Para saber mais

Indivíduos com anemia e traço falciformes são mais resistentes à malária, daí a maior prevalência da doença em pessoas pretas (origem africana) e, provavelmente, em afrodescendentes.

MANIFESTAÇÕES CLÍNICAS E DIAGNÓSTICO (FIGURA 421.1)

- Antecedentes pessoais e familiares de anemia
- Manifestações clínicas após o 6º mês de vida, a partir de quando a hemoglobina fetal é totalmente substituída pela hemoglobina A
- Palidez das mucosas e intumescimento doloroso e simétrico das mãos e dos pés (síndrome mão–pé) são as manifestações clínicas mais precoces
- Icterícia
- Úlceras nas pernas
- "Crises dolorosas"
- Suscetibilidade aumentada a infecções (pneumonia, meningite, osteomielite, septicemia)
- Asplenia (autoesplenectomia)
- Desenvolvimento pôndero-estatural e sexual retardados, com recuperação na idade adulta.

DIAGNÓSTICO DIFERENCIAL

- Anemia: hemoglobinopatia por presença anômala das hemoglobinas S e C (hemoglobinopatia SC), hemoglobinopatia C, S-betatalassemia; outras anemias hemolíticas
- Icterícia: hepatite e hepatopatia crônica (não se incluem no diagnóstico diferencial das icterícias neonatais)
- Crises dolorosas: outras causas de dor aguda em ossos, articulações, tórax e abdome

Atenção

Traço falciforme não se associa a "crises dolorosas".

EXAMES COMPLEMENTARES

- Hemograma: anemia (hemoglobina entre 6,5 e 10 g/d ℓ), macrocitose leve devido a reticulocitose, policromasia e poiquilocitose, com drepanócitos (hemácias falcizadas), eritroblastos (hemácias nucleadas), corpúsculos de Howell-Jolly, leucocitose leve com neutrofilia, plaquetas normais ou levemente aumentadas (Figuras 421.2 e 421.3)
- Reticulocitose: 3 a 15%

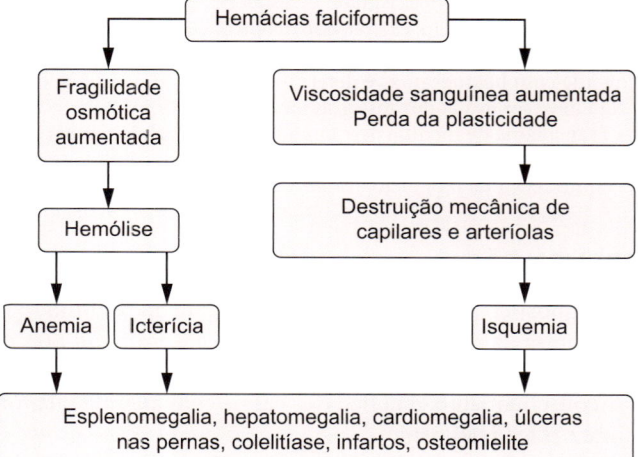

Figura 421.1 Fluxograma para o diagnóstico da anemia falciforme.

- Bilirrubina sérica: elevada à custa da bilirrubina indireta
- Desidrogenase láctica (DHL) sérica: moderadamente elevada
- Haptoglobina: moderadamente diminuída
- Testes de rastreamento: teste de falcização e testes de solubilidade não bastam para confirmar o diagnóstico de hemoglobinopatia homozigótica

Teste do pezinho

Possibilita diagnóstico precoce antes da doença se manifestar (exame de rotina em nosso país)

- Eletroforese de hemoglobina (essencial para o diagnóstico): predomínio de HbS e ausência de HbA1. Pode variar em outras síndromes falciformes (hemoglobinopatia SC, S-betatalassemia)
- Traço falciforme: predomínio da HbA1 sobre HbS e sem manifestações clínicas
- Ressonância magnética (RM) para avaliação de infartos ósseos (Figura 421.4).

COMPROVAÇÃO DIAGNÓSTICA

- Hemograma + provas de hemólise + eletroforese por focalização isoelétrica ou cromatografia líquida de alta resolução.

COMPLICAÇÕES

- Colelitíase
- Necrose asséptica da cabeça do fêmur (ver Figura 421.4)
- Hematúria e proteinúria

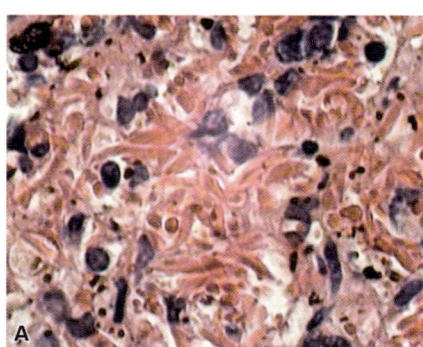
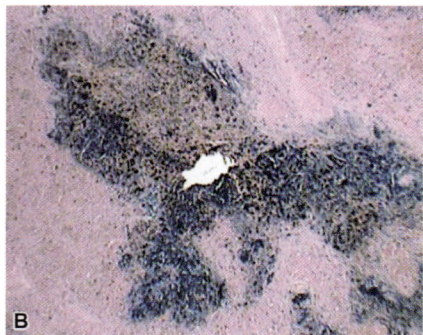

Figura 421.2 Anemia falciforme. **A.** Numerosas hemácias falciformes nos capilares sinusoides. **B.** Corte corado pelo método de PERI (ferrocianeto de potássio) que mostra extensa zona com depósito de ferro e com pigmento acastanhado negativo ao ferrocianeto (corpo de Gandhi-Gamma).

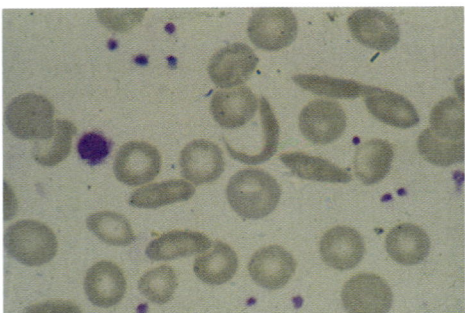

Figura 421.3 Esfregaços de sangue periférico (coloração de Leishman, 800×) mostrando hemácias em foice.

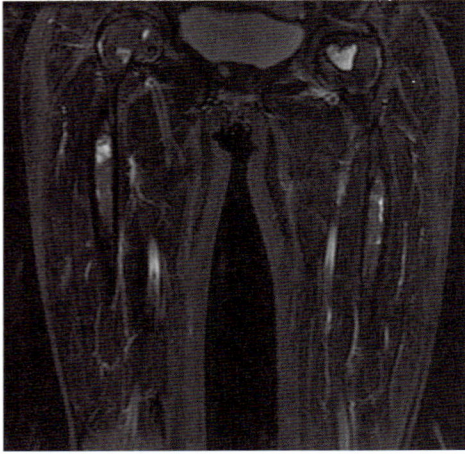

Figura 421.4 Ressonância magnética de pernas mostrando infartos ósseos nos fêmures.

- Retinopatia
- Cardiomiopatia e hepatopatia
- Complicações transfusionais (hemossiderose, infecções transmitidas pelo sangue, aloimunização).

TRATAMENTO

- Evitar fatores desencadeantes, especialmente frio e desidratação
- Boas condições gerais de nutrição e higiene
- Usar sapatos adequados para evitar traumatismos e úlceras
- Incentivar ingestão de líquidos.

Tratamento medicamentoso

- Ácido fólico 1 a 5 mg/dia, VO, continuamente
- Profilaxia de infecções:
  - Penicilina benzatina por via intramuscular (IM), a cada 21 dias, até pelo menos o 5º ano de vida
    - Crianças até 10 kg: 300.000 U
    - Crianças de 10 a 20 kg: 600.000 U
    - Crianças > 20 kg: 1.200.000 U
- Imunizações: os pacientes devem receber todas as vacinas rotineiramente recomendadas, incluindo aquelas contra *Streptococcus*, *Neisseria meningitidis*, *Haemophilus influenzae*, influenza tipo B.

Tratamento das crises dolorosas

- Crises dolorosas leves (não é necessário internação):
  - Hiper-hidratação oral com soro caseiro
  - Paracetamol 500 mg VO, até cada 4 horas ou 750 mg até cada 6 horas; ou dipirona 1 g VO, até cada 6 horas; ou ibuprofeno 300 a 600 mg/dose VO, até cada 6 horas; ou codeína + paracetamol (30/500 mg) VO, até cada 4 horas)
- Crises dolorosas graves (necessário hospitalização):
  - Hiper-hidratação intravenosa: 2.000 a 3.000 mℓ/m^2 (se funções cardíaca e renal possibilitarem). Devido à anemia crônica, o volume plasmático é aumentado na anemia falciforme. Como a utilização de soro fisiológico (SF) pode provocar sobrecarga volêmica, recomenda-se soro glicofisiológico (SG) ou alternância entre SF 0,9% e SG 5%
  - Opioides (codeína 30 mg VO, a cada 4 horas; ou morfina 0,3 a 0,6 mg/kg, a cada 4 horas, ou 0,1 mg/kg por via intravenosa (IV), a cada 20 minutos até controle da dor; depois, manter a cada 4 horas; ou tramadol 100 mg IV, até cada 6 horas; ou dipirona 1 g IV, até cada 6 horas; substituir por analgésico VO assim que possível (cetoprofeno, naproxeno, piroxicam) (ver Capítulo 15, *Dor*)
  - Oxigenoterapia quando saturação de oxigênio (satO$_2$) < 90%.

Tratamento de infecções

- Pesquisar existência de infecções em todos os casos de crises vasoclusivas e febre
- Tratar o paciente como imunossuprimido, pensando em infecções por *Streptococcus pneumoniae* e outros germes encapsulados
- Antibioticoterapia por via oral ou intravenosa, dependendo da gravidade do quadro e do foco de infecção
- Transfusão de hemácias: geralmente não é indicada, entretanto, pacientes com quadro clínico mais grave e níveis de hemoglobina inferiores aos valores basais (Hb < 6 g/dℓ) podem se beneficiar de transfusão. A transfusão de troca deve ser reservada aos casos de crise vasoclusiva grave e prolongada e acidente vascular cerebral isquêmico (AVCI), geralmente com Hb > 8 g/dℓ.
  Recomenda-se que os concentrados de hemácias sejam leucorreduzidos e que a compatibilidade de hemácias deva incluir os antígenos C, E, Kell, além evidentemente do sistema AB0 e Rh(D)
- Hidroxiureia: eleva hemoglobina fetal, diminuindo a frequência das crises dolorosas, necessidade de hospitalização e transfusão.
  Indicada para pacientes com 3 ou mais crises álgicas por ano; com antecedentes de síndrome torácica aguda, priapismo, sequestro esplênico, necessidade de esquema de hipertransfusão, lesão de órgão-alvo (p. ex., retinopatia proliferativa), entre outros. Dose de 15 a 35 mg/kg/dia VO; necessita de monitoramento frequente com hemogramas e determinação de hemoglobina fetal. Não deve ser usada durante gravidez
- Transplante de medula óssea: requer doador HLA-compatível, alta morbimortalidade; reservado para casos muito graves, como AVCI de repetição; tratamento curativo.

PREVENÇÃO

- Diagnóstico precoce da doença pelo teste do pezinho
- Pesquisa da doença e do traço falciforme em familiares de pacientes com anemia falciforme
- Aconselhamento genético dos casais com anemia falciforme e traço falciforme
- Evitar exposição dos pacientes com doença ao frio e calor extremos.

EVOLUÇÃO E PROGNÓSTICO

- Anemia permanece durante toda a vida
- A partir dos 20 anos, o número de crises e de complicações tendem a diminuir
- Muitos pacientes morrem de AVC ou infecção na infância
- Com assistência médica adequada, a maioria dos pacientes pode viver além dos 30 anos de idade.

ANEMIA FERROPRIVA

- A carência de ferro é a deficiência de micronutrientes mais prevalente no mundo, sendo a anemia ferropriva um problema de saúde pública global
- De acordo com a Organização Mundial da Saúde, a anemia ferropriva afeta o estado de saúde, a capacidade laborativa e a qualidade de vida de 2 bilhões de pessoas no mundo todo
- A deficiência de ferro surge a partir do desequilíbrio entre ingesta, absorção e situações de demanda aumentada ou perda crônica
- Cumpre salientar que não existe via fisiológica de excreção de ferro
- É uma situação bastante frequente em recém-nascidos, crianças e adolescentes, já que nesses grupos há incremento da necessidade de ferro, e a ingesta média apresenta-se inferior à recomendada, mesmo nos países desenvolvidos
- Nos adultos é em geral associada à perda crônica de sangue, tanto por hipermenorreia ou menorragia em mulheres em idade fértil quanto pelo trato gastrintestinal; mais frequente em homens, e mulheres pós-menopausa.

CAUSAS

- Prematuridade
- Erro alimentar em lactentes
- Gestação (aumento da demanda em pacientes com depósitos previamente reduzidos)
- Perda crônica de sangue (causa mais comum):
  - Sangramento menstrual excessivo (mioma uterino, distúrbios funcionais)
  - Parasitoses intestinais (ancilostomíase)
  - Doença péptica (úlcera gástrica ou duodenal, gastroduodenite erosiva)
  - Hérnia de hiato gastresofágico
  - Pólipo gástrico e no cólon
  - Câncer de estômago
  - Câncer de cólon
  - Doença diverticular do cólon
  - Telangiectasia intestinal
  - Doença inflamatória intestinal
  - Hemorroidas em fase avançada
  - Doações frequentes de sangue
  - Perda urinária de ferro (hemólise intravascular por mixoma, valvas cardíacas metálicas, hemoglobinúria paroxística noturna)
- Gastrectomia
- Uso de agentes estimuladores de eritropoese (eritropoetina)
- Doença celíaca
- Intolerância à lactose
- Acloridria.

MANIFESTAÇÕES CLÍNICAS

Pode ser assintomática em função da adaptação do organismo à lenta instalação da anemia.
  Sinais e sintomas mais frequentes:

- Fraqueza
- Fadiga
- Dor nos membros inferiores
- Sonolência
- Dispneia aos esforços
- Palpitações
- Tonturas
- Zumbidos
- Parestesia nas extremidades
- Perversão do apetite: vontade incontrolável de comer gelo, arroz cru, terra (pica)
- Déficit de aprendizado em crianças
- Predisposição a cáries
- Alterações gestacionais (prematuridade, baixo peso, aumento da mortalidade perinatal e neonatal)
- Cefaleia, podendo mimetizar hipertensão intracraniana (raro)
- Palidez cutaneomucosa
- Unhas quebradiças e rugosas
- Queilite angular
- Sopro cardíaco
- Esplenomegalia leve
- Queda de cabelo.

DIAGNÓSTICO DIFERENCIAL

- Outras anemias microcíticas/hipocrômicas (talassemia *minor*, anemia das doenças crônicas, anemia sideroblástica)
- Atenção: anemia ferropriva pode coexistir com outros tipos de anemia.

Exames complementares

- Hemograma: hipocromia e microcitose, poiquilocitose (ovalócito é a forma mais típica de hemácias) (Figura 421.5) (O Quadro 421.2 mostra os valores de referência em adultos):
  - Critério morfológico: não indica a causa da anemia, mas sim o tipo de anemia
  - Leucócitos: geralmente são normais, mas pode haver leucopenia
  - Contagem plaquetária: normal, elevada ou diminuída (crianças)
  - Índice de anisocitose eritrocitária (RDW): elevada
- Ferritina sérica diminuída. É o melhor teste não invasivo para adultos, mas pode não detectar deficiência em alguns pacientes, pois a ferritina é um reagente de fase aguda e apresenta-se elevada em insuficiência renal crônica, gestação, processos inflamatórios, neoplasias malignas, infecções e doenças hepáticas:
  - Ferro sérico: diminuído (exame pouco específico)
  - Transferrina sérica: elevada
  - Capacidade total de ligação do ferro: aumentada
  - Índice de saturação da transferrina: diminuído
- Uso prolongado de ferro e transfusões de sangue recentes podem falsear a determinação do ferro orgânico
- Ausência de ferro corável na medula óssea (padrão-ouro), exame utilizado apenas em casos especiais (estudo do ferro prejudicado por transfusões recentes, processo inflamatório e neoplasias, insuficiência renal crônica).

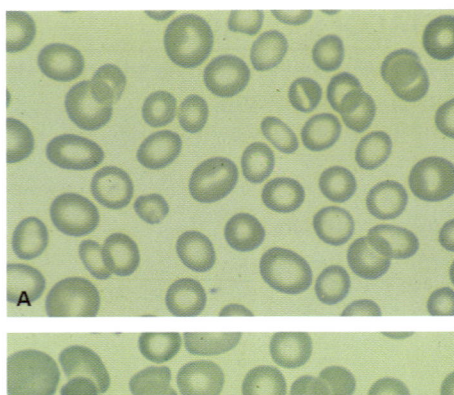

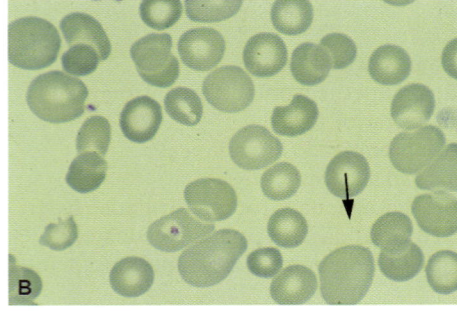

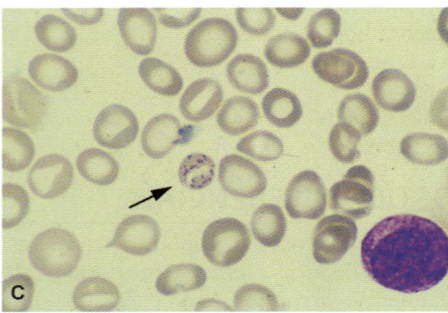

Figura 421.5 Anemia ferropriva: hipocromia e anisocitose (A); anisocitose acentuada (B); ovalocitose (C).

Quadro 421.2 Valores hematológicos de referência em adultos saudáveis.

Parâmetros	Homens	Mulheres
Hemoglobina (g/dℓ)	13 a 17,5	11,7 a 16
Hematócrito (%)	41 a 53	36 a 49
Hemácias (× 10⁶/µℓ)	4,5 a 5,9	4 a 5,2
Volume corpuscular médio (VCM)	80 a 100	80 a 100
Hemoglobulina corpuscular média (pg)	26 a 34	26 a 34
Concentração de hemoglobina corpuscular média (g/dℓ)	31 a 37	31 a 37
Índice de anisocitose eritrocitária (RDW)	9,9 a 15,5	9,9 a 15,5
Ferro sérico (µg/dℓ)	60 a 150	60 a 150
Transferrina (µg/dℓ)	250 a 435	250 a 435
Ferritina sérica (ng/dℓ)	30 a 200	10 a 150

TRATAMENTO

- Fundamental encontrar a causa da deficiência de ferro e tratá-la adequadamente
- Aumentar a ingestão de alimentos contendo ferro (carne vermelha, fígado, feijão, vegetais verdes).

Falhas frequentes na terapia com ferro oral

- Diagnóstico incorreto
- Baixa adesão ao tratamento
- Dose inadequada
- Persistência do fator causal.

Tratamento medicamentoso

- Via oral deve ser a preferida:
  - Adultos: a dose de ferro elementar deve atingir 200 mg/dia
  - Duração do tratamento de 3 a 6 meses, mas deve estender-se até a normalização dos estoques de ferro (ver Quadro 421.3 para os valores recomendados de ferro)
  - Crianças: a dose é de 5 mg de ferro elementar por kg/dia
  - Sais de ferro (comprimido/gotas):
  - Sulfato ferroso: mais bem absorvido com estômago vazio (1 h antes das refeições ou 2 horas após). Em caso de intolerância (epigastralgia, diarreia, obstipação intestinal, náuseas e vômitos), o medicamento pode ser administrado com as refeições, desde que, por um período maior

Atenção

Uso de vitamina C pode melhorar a absorção, mas aumenta a incidência de efeitos colaterais, portanto é inconveniente sua administração.

- Ferro quelato glicinato: a dose é calculada a partir da quantidade de ferro elementar do composto. Proporciona melhor tolerância gástrica e deve ser administrado com as refeições para melhor absorção
- Hidróxido de ferro III (polimaltosado): assim como o ferro quelato glicinato, a dose é calculada a partir da quantidade de ferro elementar do composto. Melhor tolerância gástrica se administrado com as refeições
- Via parenteral:
  - Indicações: pacientes gastrectomizados; naqueles com grande intolerância às apresentações orais; quando a perda sanguínea for muito intensa, sobrepujando a capacidade de absorção do ferro oral; pacientes com insuficiência renal crônica em uso de eritropoetina; em pacientes com doença intestinal que pode ser agravada pela ferropenia (p. ex., doença inflamatória intestinal)
- Via intravenosa:
  - Sacarato de hidróxido de ferro III – para cálculo da dose, utiliza-se a seguinte fórmula:

$$\text{Total de ferro injetável (mg)} =$$
$$(\text{Hb desejada} - \text{Hb atual [Hb/dℓ]}) \times \text{peso (kg)} \times 2,4.$$

A infusão desse medicamento pode associar-se a flebites, hipotensão arterial e reações anafilactoides. O principal fator desencadeante é a velocidade de infusão e a concentração da solução. Recomenda-se a diluição de cada ampola em 200 mℓ de SF e a infusão da solução em pelo menos 30 minutos. Em adultos, administra-se em geral 1 a 2 ampolas por dia

  - Carboximaltose férrica: o medicamento apresenta melhor perfil de segurança e necessidade de menos infusões com tempo mais curto. O cálculo da dose depende do peso do paciente e da hemoglobina basal

Quadro 421.3 Valores recomendados de ferro elementar.

Preparação	Apresentação (mg)	Ferro elementar (mg)
Sulfato ferroso	300	60
Gliconato ferroso	300	37
Fumarato ferroso	200 e 300	67 e 100 para crianças e adultos, respectivamente

- Via intramuscular: praticamente proscrita, pois associa-se à pigmentação irreversível na pele e dor local intensa. Não ultrapassar 100 mg/dia; aplicação profunda nas nádegas.

Transfusão de sangue

- Indicada somente para anemia ferropriva causada por grandes perdas agudas de sangue.

PREVENÇÃO

- Aleitamento materno exclusivo até o 6º mês de vida
- Correta orientação na introdução alimentar
- Uso de alimentos ricos em ferro, após término do aleitamento materno exclusivo
- Uso de fórmulas lácteas enriquecidas com ferro, quando não for possível o aleitamento materno
- Desaconselhar o uso de outros tipos de leite (leite de vaca, de cabra, de soja) em pó ou fluido, até a criança completar 1 ano de vida
- Crianças prematuras ou de baixo peso ao nascer: ferro oral do 1º ao 12º mês de vida, na dose de 2 mg/kg/dia de ferro elementar
- Crianças não prematuras do 6º ao 24º mês: ferro elementar 1 mg/kg/dia
- Gestantes: ferro oral profilático (40 mg/dia de ferro elementar) a partir do 1º mês de gestação
- Fortificação de alimentos com fumarato ferroso e sulfato ferroso (no Brasil, são fortificadas as farinhas de trigo e milho)
- Acompanhamento nutricional de indivíduos que não consomem produtos animais
- Controle de doenças infecciosas e parasitárias
- Garantia de acesso a saneamento básico e água tratada.

EVOLUÇÃO E PROGNÓSTICO

- Cura com administração de ferro, desde que a causa da deficiência desse elemento seja identificada e eliminada.

ANEMIA HEMOLÍTICA AUTOIMUNE

- Anemia caracterizada por destruição precoce das hemácias por ação de autoanticorpos, detectáveis no soro ou ligados às hemácias
- É prevalente em todas as idades, sendo mais comum em mulheres após os 40 anos com pico de incidência na sétima década de vida
- Os autoanticorpos são de dois tipos: "quentes" (imunoglobulina G [IgG] – reagem melhor na temperatura acima de 37°C) – 80% dos casos; e "frios" (imunoglobulina M [IgM] – reagem melhor em temperaturas abaixo de 37°C/ ambiente)
- A Figura 421.6 mostra um fluxograma para avaliação da anemia hemolítica.

CAUSAS

- Desconhecida em 50 a 60% dos casos (denominada anemia hemolítica autoimune primária)
- Doenças linfoproliferativas (leucemia linfoide crônica, doença de Hodgkin, linfoma não Hodgkin)
- Colagenoses (principalmente LES e artrite reumatoide)
- Infecções (*Mycoplasma*, mononucleose infecciosa, HIV, hepatite tipos B e C, citomegalovírus)
- Síndrome mielodisplásica
- Neoplasias malignas
- Medicamentos: metildopa, quinidina, penicilina, cefalosporinas, procainamida.

MANIFESTAÇÕES CLÍNICAS

- Icterícia
- Palidez cutaneomucosa
- Astenia
- Taquicardia
- Esplenomegalia leve
- Hepatomegalia (rara)
- Acrocianose (autoanticorpos a frio)
- Livedo reticular (autoanticorpos a frio).

DIAGNÓSTICO DIFERENCIAL

- Outros tipos de anemia hemolítica (falciforme, talassemias, esferocitose hereditária, eliptocitose hereditária, hemoglobinúria paroxística noturna, anemia microangiopática), anemia megaloblástica
- Hepatites infecciosas e não infecciosas.

EXAMES COMPLEMENTARES

- Hemograma: anemia macrocítica (VCM maior que 96 fℓ), policromasia, pontilhado basófilo, poiquilocitose à custa de esferócitos e hemácias fragmentadas, eritroblastos circulantes, plaquetopenia eventualmente (síndrome de Evans)
- Reticulocitose
- Hiperbilirrubinemia à custa de bilirrubina indireta
- DHL elevada
- Haptoglobulina reduzida
- Teste de Coombs direto: adiciona-se um preparado de imunoglobulinas anti-imunoglobulina humana (soro de Coombs) em uma suspensão de hemácias do paciente, observando-se a aglutinação – reação positiva em 90% dos casos
- Imunofenotipagem de sangue periférico: pode ser útil para descartar doença linfoproliferativa
- TC de pescoço, tórax e abdome total: pode ser útil para afastar doença linfoproliferativa.

COMPLICAÇÕES

- Instabilidade hemodinâmica ou choque hipovolêmico, a depender da gravidade da anemia
- Púrpura trombocitopênica (síndrome de Evans)
- Hemocromatose secundária
- Tromboembolismo.

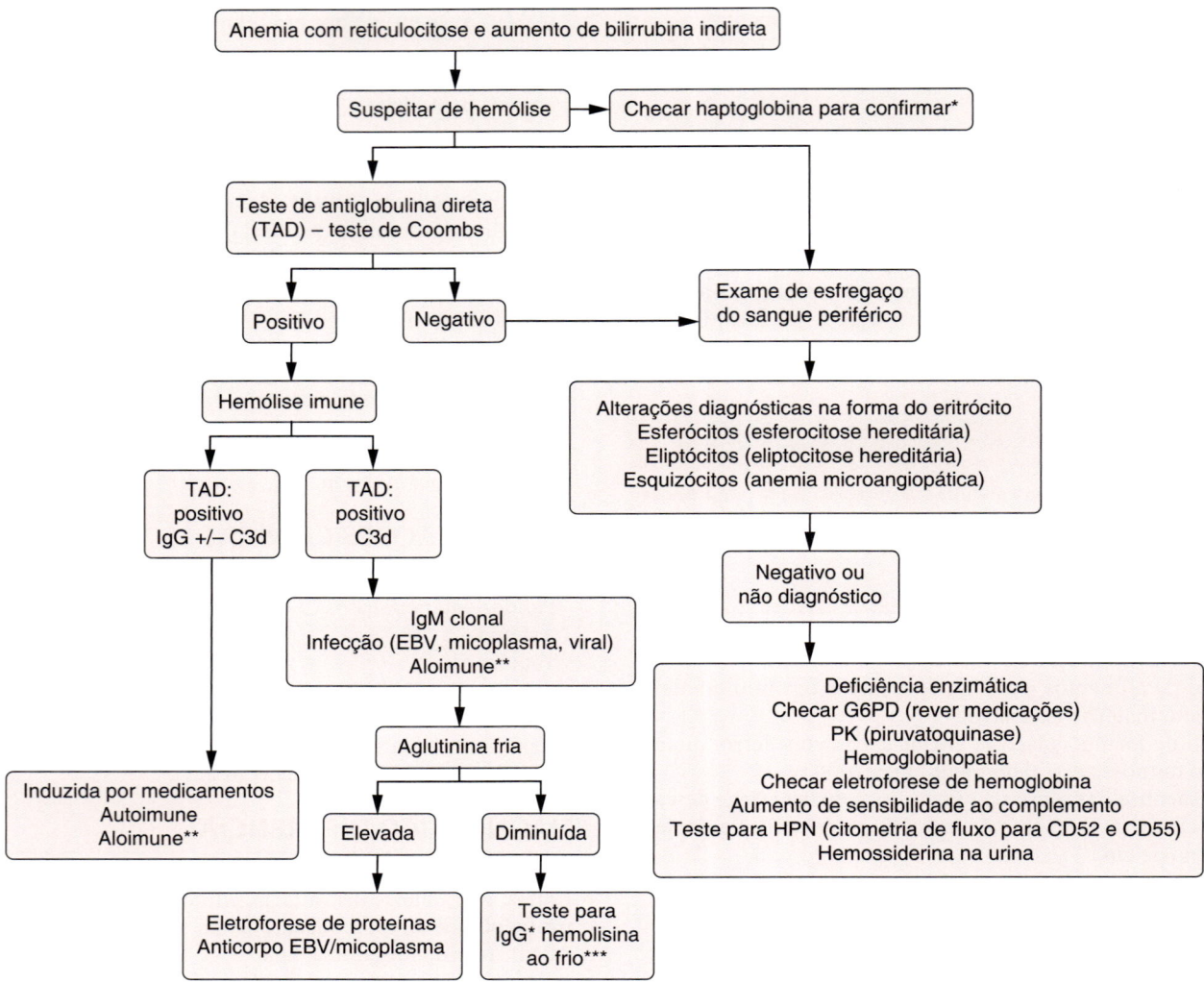

Figura 421.6 Fluxograma para avaliação da anemia hemolítica. HPN: hemoglobinúria paroxística noturna; EBV: vírus Epstein-Barr. IgG: imunoglobulina G; G6 PD: glicose-6-fosfato desidrogenase; TAD: teste de antiglobulina direta. *Outros parâmetros que podem ser úteis: desidrogenase láctica encontra-se acentuadamente elevada na hemólise intravascular, e hemoglobina livre plasmática apresenta-se aumentada na hemólise grave. **Reações transfusionais hemolíticas, transplante com incompatibilidade linfocitária. ***Teste de Donath-Landsteiner.

TRATAMENTO

- Anemia hemolítica por autoanticorpos "frios":
  - Evitar exposição ao frio (mudança de clima pode ser necessária)
  - Transfusões em casos mais graves
- Anemia hemolítica por autoanticorpos "quentes":
  - Prednisona 1 a 2 mg/kg, VO, durante 2 a 8 semanas, com redução gradativa após Hb > 12 g/dℓ
  - Pulsoterapia com corticoide na fase aguda (casos graves): metilprednisolona 1 g/dia, IV, durante 3 a 5 dias, seguida de prednisona, VO, a partir do 4º dia
  - Suplementação de ácido fólico 1 a 2 mg/dia: a hemólise crônica aumenta o consumo de folato pelo organismo
  - Esplenectomia nos casos em que não se obtiver resposta satisfatória ou que o paciente permaneceu dependente de corticoide
  - Imunossupressão: azatioprina, ciclofosfamida, ciclosporina ou rituximabe (anticorpo monoclonal anti-CD20).

Transfusão de sangue

- Apenas em casos extremos. Administração lenta, sob rigorosa supervisão, pois o autoanticorpo é encontrado no plasma, como pan-aglutinina que, além de destruir hemácias transfundidas, pode mascarar a presença de aloanticorpos.

PREVENÇÃO

- Pesquisa de autoanticorpos eritrocitários pelo teste de Coombs em pacientes com doenças autoimunes e/ou linfoproliferativas.

EVOLUÇÃO E PROGNÓSTICO

- Doença primária: apresenta curso clínico imprevisível com remissões e recaídas (sobrevida geral de 70 a 80% em 10 anos).
  Bom prognóstico para pacientes que apresentam resposta com tratamento adequado
- Na anemia hemolítica secundária, o prognóstico depende da evolução da doença de base.

ANEMIA PERNICIOSA/ANEMIA MEGALOBLÁSTICA

- Condição clínica causada por deficiência de vitamina B_{12} com a presença de autoanticorpos que interferem na sua absorção, que atuam no fator intrínseco (FI), nas células parietais gástricas ou em ambos, com alteração na síntese de ácido desoxirribonucleico (DNA), que resulta em eritropoese ineficaz, com aparecimento de anemia ou pancitopenia e déficit na mielinização dos axônios
- A anemia perniciosa pode aparecer isoladamente ou, o que é mais frequente, associada a condições autoimunes e/ou a autoanticorpos adicionais, ou relacionada com outras condições autoimunes (LES, vitiligo, anemia hemolítica, tireoidite de Hashimoto, doença de Addison, retocolite ulcerativa, síndrome autoimune poliglandular do tipo 2, gastrite atrófica)
- Ocorre em ambos os sexos, sendo mais frequente após os 60 anos.

Os principais dados histopatológicos são:

- Medula óssea com hipercelularidade, megaloblastos e dissociação núcleo-citoplasmática, depósito de ferro aumentado, metamielócitos gigantes e neutrófilos hipersegmentados (Figura 421.7)
- Estômago: gastrite atrófica, células caliciformes aumentadas
- Medula espinal: degeneração da mielina dos tratos dorsal e lateral; gânglios da raiz posterior e nervos periféricos com alterações degenerativas.

A Figura 421.8 apresenta um fluxograma para avaliação das anemias macrocíticas.

CAUSAS

- Mucosa gástrica atrófica por mecanismo autoimune
- Deficiência de fator intrínseco (FI)
- Autoagressão contra células parietais gástricas e FI
- Gastrinoma
- Doença celíaca, enterite regional
- Deficiência de transcobalamina (rara).

FATORES DE RISCO

- Dieta vegetariana estrita sem suplementação de vitamina B_{12}
- Gastrectomia
- Síndrome da alça cega
- Infestação por *Diphyllobothrium latum*
- Síndrome de má absorção
- Pancreatite crônica
- Etilismo
- Medicamentos: agentes orais quelantes de cálcio, ácido aminossalicílico, biguanidas.

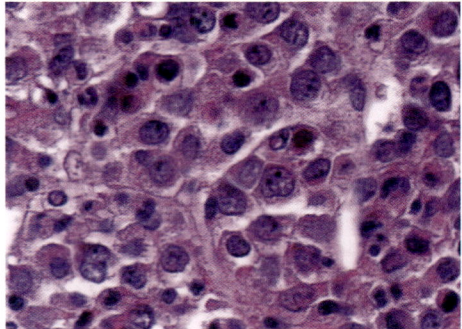

Figura 421.7 Anemia megaloblástica: megaloblastos na medula óssea. (Cortesia de Brasileiro Filho, 2011.)

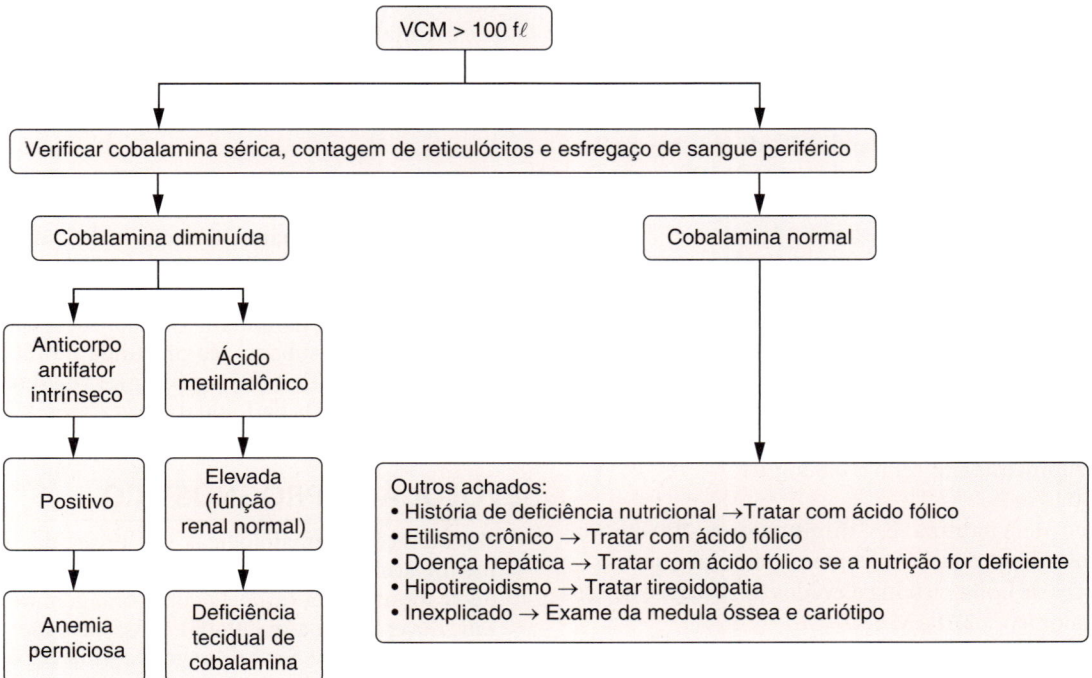

Figura 421.8 Fluxograma para avaliação das anemias macrocíticas. VCM: volume corpuscular médio.

MANIFESTAÇÕES CLÍNICAS

- Assintomática na fase inicial
- Palidez cutânea-mucosa
- Púrpura
- Icterícia discreta
- Cabelos grisalhos prematuramente
- Emagrecimento
- Anorexia
- Dor ou ardor na língua, queilose angular
- Perda de paladar
- Dispneia de esforço
- Diarreia
- Sonolência
- Confusão e demência
- Depressão
- Alucinações
- Alterações sensoriais do tato, paladar e visão
- Parestesias nos membros inferiores
- Pigmentação cutânea aumentada
- Glossite atrófica
- Esplenomegalia leve a moderada
- Hipotensão ortostática
- Propriocepção alterada
- Dificuldade na marcha
- Ataxia espástica
- Reflexos diminuídos ou ausentes
- Sensibilidade à vibração reduzida
- Diminuição da sensibilidade térmica e dolorosa em membros inferiores ("em bota") e superiores ("em luva")
- Sinal de Romberg positivo
- Sinal de Babinski positivo.

DIAGNÓSTICO DIFERENCIAL

- Deficiência de ácido fólico
- Síndromes mielodisplásicas
- Transtornos neurológicos sem deficiência de B_{12}
- Outras causas de anemia macrocítica (hipotireoidismo, anemias hemolíticas, hemorragias agudas)
- Síndrome de má absorção de vitamina B_{12} de origem familiar
- Síndrome da imunodeficiência adquirida (AIDS)
- Gastrite crônica relacionada com a infecção por *Helicobacter pylori*.

EXAMES COMPLEMENTARES

- Hemograma: anemia macrocítica (aparecimento precoce), com VCM > 110 fℓ, leucopenia (< $3.500 \times 10^6/\ell$), neutrófilos hipersegmentados (pleocariócitos), plaquetopenia (< 150.000/$\mu\ell$)
- Hiperbilirrubinemia indireta: > 0,6 mg/dℓ
- DHL: > 480 U/mℓ
- Nível sérico de vitamina B_{12} diminuído: < 200 pg/mℓ (< 148 pmol/ℓ) – variável conforme região e laboratório
- Níveis séricos de homocisteína elevados (> 16 μM) e de ácido metilmalônico > 270 μM
- Anticorpo contra células parietais e contra FI
- Estímulo de pentagastrina: pH estomacal > 6 – acloridria
- Dosagem de vitamina B_{12} e folato no sangue.

Teste de Schilling

- Comprova a falta de FI, necessário para a absorção da vitamina B_{12}
- Aplica-se uma injeção de 1.000 μg de B_{12}, via intramuscular; administra-se, a seguir, uma quantidade conhecida de B_{12} radioativa por via oral. Se os depósitos estiverem saturados, a B_{12} ingerida será eliminada pela urina, pela qual é dosada. Em indivíduos normais, a eliminação é de 5 a 30%
- Quando não ocorre absorção de vitamina B_{12}, por falta do FI, a eliminação urinária não ocorrerá ou será mínima. Quando se junta o FI à vitamina B_{12}, a eliminação retorna à normalidade.

EXAMES ESPECIAIS

- Endoscopia digestiva alta com biópsia gástrica
- Análise gástrica: acloridria.

COMPROVAÇÃO DIAGNÓSTICA

- Dados clínicos + hemograma + análise de material da medula óssea
- Teste de Schilling, quando possível.

TRATAMENTO

- Todos os indivíduos com deficiência documentada de vitamina B_{12} e/ou folato devem ser tratados, a menos que haja uma forte razão para não fazê-lo (p. ex., estabelecimento de cuidados paliativos ou recusa do paciente)
- Tratamento deve ser ao longo da vida, pois a doença é controlável, mas não é curável
- Urgência da correção: a maioria dos indivíduos com deficiência de vitamina B_{12} ou folato apresenta-se de forma assintomática com um achado laboratorial incidental ou com o lento desenvolvimento dos sintomas
- A reposição da vitamina deficiente pode ser instituída durante semanas. No entanto, em certos casos, pode ser prudente intervir com mais urgência:
  - Anemia sintomática ou achados neurológicos, ou neuropsiquiátricos, devido ao risco de eventos adversos e irreversibilidade de déficits neurológicos
  - Gravidez, pois o feto em desenvolvimento pode ser afetado
  - Neonatos e bebês, cujo desenvolvimento pode ser afetado
  - Em casos, extremamente raros de deficiência grave, com comprometimento hemodinâmico devido anemia grave, pode ser realizada transfusão de sangue
- Cianocobalamina parenteral ou hidroxicobalamina: parenteral ou injeção subcutânea profunda ou intramuscular a uma dose inicial de 1.000 μg (1 mg), 1 vez/semana, durante 4 semanas, seguida de 1.000 μg, 1 vez/mês. Não há necessidade de dieta especial.

EVOLUÇÃO E PROGNÓSTICO

- As alterações hematológicas são revertidas com o tratamento, atingindo-se valores normais em 1 ou 2 meses. Pode-se monitorar a resposta com contagem de reticulócitos (que deverá estar aumentada) após 1 semana
- Além do tratamento ao longo da vida da deficiência de vitamina B_{12}, indivíduos com anemia perniciosa podem exigir avaliações adicionais e/ou um limiar mais baixo

para avaliar sintomas de condições relacionadas: neoplasias malignas do trato gastrintestinal (carcinoma, tumores carcinoides), para a qual a triagem pode ser apropriada
- Outros distúrbios autoimunes.

BIBLIOGRAFIA

Andrews NC. Disorders of iron metabolism. N Engl J Med. 1999;341 (26):1986-95.

Andrews NC. Iron deficiency and related disorders. In: Greer JP, Foerster J, Rodgers GM et al. Wintrobe's Clinical Haematology. 12. ed. Philadelphia: Williams & Wilkins; 2009.

Andrews NC, Bridges KR. Disorders of iron metabolism and sideroblastic anemia. In: Nathan DG, Oski FA. Hematology of Infancy and Childhood. 5. ed. Philadelphia: WB Saunders; 1998.

Arruda MMAS, Figueiredo MS. Anemia por deficiência de ferro. In: Zago MA et al. Tratado de Hematologia. São Paulo: Atheneu; 2013. p. 145-50.

Azevedo MF. GPS Medicamentos. Guia prático em saúde. Rio de Janeiro: Guanabara Koogan; 2017.

Bordin JO, Barros MMO. Anemias hemolíticas imunes. In: Zago MA et al. Tratado de Hematologia. São Paulo: Atheneu; 2013. p. 239-47.

Brasileiro Filho, G. Bogliolo Patologia. 8. ed. Guanabara Koogan; 2011.

Brodsky RA. Acquired aplastic anemia. In: Greer JP, Foerster J, Rodgers GM et al. Wintrobe's Clinical Hematology. 12. ed. Philadelphia: Williams & Wilkins; 2009.

Camaschella C. Iron deficiency: new insights into diagnosis and treatment. Hematology. 2015;2015:8-13.

Cançado RD, Jesus JA. A doença falciforme no Brasil. Rev Bras Hematol Hemoter. 2007;29(3):203-6.

Carmel R. How I treat cobalamin (vitamin B12) deficiency. Blood. 2008;112:2214-21.

Carmel R. Megaloblastic anemias: disorders of impaired DNA synthesis. In: Greer JP, Foerster J, Rodgers GM et al. Wintrobe's Clinical Hematology. 12. ed. Philadelphia: Williams & Wilkins; 2009. p. 1143-72.

Drexler B, Ecsedi M, Lengline E, Knol C, Bosman P, Afanasiev B et al. Eltrombopag for the treatment of aplastic anemia in Europe. Blood. 2018;132:1304.

Friedberg RC, Johari VP. Autoimmune hemolytic anemia. In: Greer JP, Foerster J, Rodgers GM et al. Wintrobe's Clinical Hematology. 12. ed. Philadelphia: Williams & Wilkins; 2009. pp. 956-77.

Go RS, Winters JL, Kay NE. How I treat autoimmune hemolytic anemia. Blood. 2017;129(22):2971-9.

Greer JP et al. Wintrobe's Clinical Hematology. 14. ed. Philadelphia: Wolters Kluwer Health; 2018.

Hamerschlak N, Bouzas LFS, Seber A et al. O tratamento da Anemia aplástica severa adquirida. Diretrizes da Sociedade Brasileira de transplante de medula óssea, 2012.

Hankins JS, Wang WC. Sickle cell anemia and other sickling syndromes. 2013.

Killick SB, Bown N, Cavenagh J, Dokal I, Foukaneli T, Hill A et al. Guidelines for the diagnosis and management of adult aplastic anaemia. Br J Haematol. 2016;172(2):187-207.

Lopez A, Cacoub P, Macdougall IC, Peyrin-Biroulet L. Iron deficiency anaemia. Lancet. 2016;387(10021):907-16.

Lorenzi TF, Jamra M. Sistema hemopoético. In: Porto CC, Porto AL. Semiologia Médica. 7. ed. Guanabara Koogan; 2014.

Mackie ML, Ludkam CA, Haynes AP. Diseases of the blood. In: Davidson's Principles and Practice of Medicine. 18. ed. Churchill Livingstone; 2000.

Maluf E, Hamerschlak N, Cavalcanti AB, Junior AA, Eluf -Neto J, Falcão RP et al. Incidence and risk factors of aplastic anemia in Latin American countries: The LATIN case-control study. Haematologica. 2009;94(9):1220-6.

Marsh JC, Ball SE, Cavenagh J, Darbyshire P, Dokal I, Gordon-Smith EC et al. Guidelines for thediagnosis and management of aplastic anemia. Br J Hematol. 2009;147(1):43-70.

Medeiros LA. Tratamento imunossupressor com ciclosporina e prednisona na anemia aplásica: seguimento de 20 anos e estudo dos fatores preditores de resposta num centro de referência brasileiro. Curitiba-PR: Universidade Federal do Paraná; 2011.

Packman CH. Acquired hemolytic anemia due to warm-reacting autoantibodies. In: Beutler E, Lichtman MA, Coller BS et al. William's Hematology. 6. ed. New York: McGraw-Hill; 2001.

Porto CC, Porto Al. Semiologia médica, 8. ed., Guanabara Koogan, 2019.

Reynaud Q, Durieu I, Dutertre M et al. Efficacy and safety of rituximab in auto-immune hemolytic anemia: a meta-analysis of 21 studies. Autoimmun Rev. 2015;14(4):304-13.

Roumier M, Loustau V, Guillaud C et al. Characteristics and outcome of warm autoimmune hemolytic anemia in adults: new insights based on a single-center experience with 60 patients. Am J Hematol. 2014;89(9):E150-55.

Shimamura A, Alter BP. Inherited aplastic anemia syndromes. In: Greer JP, Foerster J, Lukens JN et al. Wintrobe's Clinical Hematology. 12. ed. Philadelphia: Williams & Wilkins; 2009. pp. 1173-84.

Toh BH, Driel IR, Gleeson PA. Pernicious anemia. N Engl J Med. 1997;337(20):1441-7.

Wang WC. Sickle cell anemia and other sickling syndromes. In: Greer JGR, Foerster J, Rodgers GM et al. Wintrobe's Clinical Hematology. Philadelhpia: Williams & Wilkins; 2009. p. 1185-95.

Weffort V, Lyra I, Fisber M et al. Consenso sobre anemia ferropriva: mais que uma doença, uma urgência médica. SBP. 2018;2:1-13.

Young NS, Maciejewski J. The pathophysiology of acquired aplastic anemia. N Engl J Med. 1997;336(19):1365-72.

Zago MA, Pinto AC. Fisiopatologia das doenças falciformes: da mutação genética à insuficência de múltiplos órgãos. Rev Bras Hematol Hemoter. 2007;29(3):207-14.

422
Coagulação Intravascular Disseminada

Coagulopatia de consumo

Maria do Rosário Ferraz Roberti • Nelcivone Soares de Melo

INTRODUÇÃO

Processo sistêmico com potencial para causar hemorragia e trombose.

Pode ser aguda, com risco de morte, ou subaguda, crônica, dependendo do tempo e do grau de instalação das alterações dos mecanismos de coagulação.

Observa-se produção e deposição intravascular de fibrina, com consumo de plaquetas e fatores da coagulação, em consequência de distúrbios que liberam material pró-coagulante no interior dos vasos, lesão endotelial ou hiperagregação plaquetária.

CAUSAS

- Sepse: vírus, bactérias e protozoários
- Complicações obstétricas: aborto séptico, embolia de líquido amniótico, descolamento prematuro de placenta, eclâmpsia e uma síndrome em que o paciente apresenta hemólise, níveis elevados de enzimas hepáticas e contagem baixa de plaquetas (síndrome HELLP) (ver Capítulo 413, *Pré-Eclâmpsia e Eclâmpsia*)

- Neoplasias malignas: leucemia promielocítica aguda e tumores sólidos (pâncreas, estômago e ovário)
- Hemólise intravascular: transfusão incompatível e anemia hemolítica grave, incluindo malária
- Distúrbios vasculares: vasculites, tumores vasculares e aneurismas
- Liberação de enzimas: ofidismo e pancreatite
- Lesão tissular: traumatismo, esmagamento de tecidos, queimaduras, choque e hipóxia
- Hepatopatias
- Síndrome de angústia respiratória do lactente e do adulto
- Púrpura fulminante.

FATORES DE RISCO

- Gravidez
- Cirurgia de próstata
- Lesão craniana.

MANIFESTAÇÕES CLÍNICAS MAIS COMUNS

Devido ao desequilíbrio entre o consumo dos fatores de coagulação e das plaquetas e sua produção, na forma aguda da coagulação intravascular disseminada (CIVD), predominam as manifestações hemorrágicas, e na crônica os eventos tromboembólicos são predominantes.

- Sangramentos, especialmente em locais de traumatismos, drenos e cateteres
- Disfunção hepática
- Disfunção renal
- Choque
- Tromboembolismo
- Confusão mental, torpor
- Disfunção respiratória.

DIAGNÓSTICO

O Quadro 422.1 sumariza as manifestações clínicas nas formas aguda e crônica.

DIAGNÓSTICO DIFERENCIAL

- Necrose hepática maciça
- Trombocitopenia induzida por heparina (síndrome HIT, do inglês *heparin-induced thrombocytopenia*)
- Anemia microangiopática (púrpura trombocitopênica trombótica e síndrome hemolítica urêmica atípica).

EXAMES COMPLEMENTARES

- Hemograma: anemia, esquizocitose, leucocitose e trombocitopenia
- Tempo de protrombina (TP), tempo de tromboplastina parcial ativada (TTPA) e tempo de trombina (TT): prolongados
- Produtos de degradação da fibrina (PDF) e dímeros-D: aumentados
- Anticoagulantes naturais (antitrombina III, proteínas C e S): diminuídos
- Fatores da coagulação (I, V, VIII e X): diminuídos
- Desidrogenase láctica (DHL): aumentada
- Ureia: aumentada
- Urina: hematúria e hemoglobinúria.

Quadro 422.1 Diagnóstico da coagulação intravascular disseminada (CIVD) nas formas aguda e crônica.

CIVD aguda	CIVD crônica
História recente de traumatismo, sepse ou neoplasia maligna (LMA promielocítica/LMAM3) ou transfusão AB0 incompatível	História de neoplasia maligna (pâncreas, ovário ou cerebral)
Sangramento nos locais de traumatismos, cateteres ou drenos	Trombose venosa ou arterial não provocada
Trombocitopenia	Trombocitopenia leve ou plaquetas normais
TP e TTPa prolongados	TP e TTPa normais ou levemente prolongados
Fibrinogênio baixo	Fibrinogênio normal ou levemente aumentado
Dímero-D elevado	Dímero-D elevado
Esquizócitos em sangue periférico	Esquizócitos em sangue periférico
Outros testes de coagulação anormais • TT alargado, diminuição dos fatores VII, X, V e II • Diminuição dos inibidores da coagulação (ATIII, PC e PS)	–

AT: antitrombina III; LMA: leucemia mieloide aguda; PC: proteína C; PS: proteína S; TP: tempo de protrombina; TTPa: tempo de tromboplastina parcial ativada.

COMPROVAÇÃO DIAGNÓSTICA

- Dados clínicos + exames complementares.

COMPLICAÇÕES

- Injúria renal aguda
- Choque
- Tamponamento cardíaco
- Hemotórax
- Hematoma intracerebral
- Gangrena e perda dos dedos.

As complicações ocorrem principalmente na CIVD aguda.

TRATAMENTO

- Tratamento da condição subjacente é o passo mais importante. Por exemplo, histerectomia no descolamento prematuro da placenta e uso de antibióticos adequados na sepse por microrganismos gram-negativos (ver Capítulo 573, *Sepse*)
- Antifibrinolíticos não devem ser administrados, porque a inibição da fibrinólise tem efeitos danosos na microcirculação renal e de outros órgãos
- Geralmente medicamentos pró-coagulantes ou anticoagulantes não são usados profilaticamente com o intuito de prevenir trombose ou sangramento, porém, se estas complicações ocorrerem, devem ser tratadas prontamente (Quadro 422.2).

Tratamento medicamentoso

- Apesar do risco de trombose, não há evidência do uso de anticoagulação profilática em pacientes com CIVD aguda ou crônica, exceto no pré-operatório, como se procede com pacientes sem CIVD. Trombose pode ocorrer nos pacientes com malária grave ou dengue. Nesses casos, a trombose

Quadro 422.2 Tratamento da coagulação intravascular disseminada aguda.

Tratamento da condição causadora	Tratamento de suporte	Tratamento/prevenção do sangramento	
Visa eliminar o processo acusador da geração de trombina e fibrinólise	Suporte ventilatório e/ou hemodinâmico	Transfusão de plaquetas*	
		Profilático (sem sangramentos)	Terapêutico (sangramento grave ou necessidade de intervenção)
		Plaquetas < 20.000/mm³	Plaquetas < 50.000/mm³
	Hidratação agressiva para reação transfusional hemolítica aguda	Pacientes com TP e/ou TTPa muito prolongados ou fibrinogênio < 50 mg/d ℓ e sangramento	
	Transfusão de concentrado de hemácias para sangramento grave avaliar a necessidade de reposição	Plasma fresco congelado** ou crioprecipitado***	

TP: tempo de protrombina; TTPa: tempo de tromboplastina ativada. *Transfundir 1 U de aférese/dia, ou 1 a 2 U de plaquetas randômicas para cada 10 kg de peso. **10 a 15 m ℓ/kg. ***1 U a cada 10 kg de peso.

pode estar associada ao aumento do risco de morte. A heparina pode ser utilizada
- Proteína C recombinante pode ser indicada nos casos de púrpura fulminante nos homozigotos mutados para proteína C.

EVOLUÇÃO E PROGNÓSTICO

- Taxa de mortalidade elevada, dependendo da doença de base, podendo chegar a 60%.

BIBLIOGRAFIA

Levi M, Toh CH, Thachil J et al. Guidelines for the diagnosis and management of disseminated intravascular coagulation. British Committee for Standards in Haematology. Br J Haematol. 2009;145(1):24.

Lorenzi TF, Jamra M. Sistema hemopoético. In: Porto CC, Porto AL. Semiologia Médica. 8. ed. Guanabara Koogan; 2019.

Squizzato A, Hunt BJ, Kinasewitz GT et al. Supportive management strategies for disseminated intravascular coagulation. An international consensus. Thromb Haemost. 2016;115(5):896-904.

423
Doença de von Willebrand

Maria do Rosário Ferraz Roberti • Ana Márcia Fontes Campos

INTRODUÇÃO

Doença hemorrágica mais comum, com prevalência de 1% na população geral.

É um distúrbio da coagulação decorrente de deficiência ou disfunção do fator de von Willebrand (FvW), necessário para adesão das plaquetas e carreamento do fator VIII no plasma.

Qualquer gênero pode ser afetado.

Pode ser hereditária ou adquirida e a forma de herança mais comum é a autossômica.

CLASSIFICAÇÃO

- **Doença de von Willebrand hereditária:**
  - Tipo I: caráter autossômico dominante; corresponde a 70% dos casos; reflete uma deficiência quantitativa do FvW; em geral, trata-se de uma forma leve da doença
  - Tipo II: caráter autossômico dominante; corresponde a 30% dos casos; reflete uma deficiência qualitativa grave de FvW; 4 subtipos foram identificados – IIa, IIb, IIm, IIn
  - Tipo III: caráter autossômico recessivo; forma grave; deficiência quantitativa grave do FvW
- **Doença de von Willebrand adquirida:** associada a doenças autoimunes e mielo ou linfoproliferativas, ou condições com alto fluxo vascular.

CAUSAS E FATORES DE RISCO

- Mutação do gene von Willebrand; braço curto do cromossomo 12 (12 p13)
- História familiar positiva, na maioria dos casos.

MANIFESTAÇÕES CLÍNICAS

- Variável, uma vez que depende do tipo. Muitos pacientes são assintomáticos
- Sangramento cutâneo e mucoso
- Hemorragia (epistaxe, gengivorragia), menorragia que pode ser o único sintoma na mulher
- Hemartroses e/ou hematomas intramusculares nas formas graves
- Hemorragia pós-traumatismo ou cirurgia é rara.

DIAGNÓSTICO DIFERENCIAL

- Hemofilia e deficiência de outros fatores da coagulação
- Distúrbios da função plaquetária (plaquetopatias).

EXAMES COMPLEMENTARES

- Hemograma: plaquetopenia leve a moderada no tipo IIa; anemia hipocrômica e microcítica nos casos de sangramento persistente
- Tempo de sangramento: alargado, embora seja pouco utilizado pela dificuldade na padronização do teste
- Tempo de tromboplastina parcial ativada (TTPa): alargado nas formas graves da doença; tempo de protrombina (TP) e de trombina (TT) normais. O TTPa pode ser normal nas formas leves

- Antígeno do FvW: mede a quantidade desse fator
- Cofator da ristocetina: avalia a função do FvW
- Dosagem do fator VIII: normal no tipo II; diminuída no tipo I ou muito baixa no tipo III
- Análise dos multímeros do fator FvW – define a forma clássica e as variantes da doença:
  - Tipo I, IIm e IIn: normal
  - Tipo IIa: ausência de multímeros grandes e médios
  - Tipo IIb: ausência de multímeros grandes
  - Tipo IIc: redução de multímeros grandes e aumento de pequenos
  - Tipo III: predomínio de multímeros pequenos
- Agregação plaquetária induzida pela ristocetina: diminuída em 50 a 100% dos casos (normal com os outros reagentes).

COMPROVAÇÃO DIAGNÓSTICA

- Dados clínicos + exames hematológicos (Figura 423.1).

COMPLICAÇÕES

- Doenças infecciosas (hepatites e síndrome da imunodeficiência adquirida [AIDS]) contraídas com o uso de hemoderivados; atualmente, apesar de menos provável o risco ainda permanece
- Menorragia e/ou hemorragia gastrintestinal refratárias ao tratamento habitual podem eventualmente necessitar de cirurgia.

TRATAMENTO

- Necessário boa assistência odontológica
- Evitar o uso de ácido acetilsalicílico, anticoagulantes, antiagregantes plaquetários e anti-inflamatórios não hormonais
- Contraceptivo oral para controle de menorragia; medidas locais em pequenos sangramentos, podem ser eficientes, como, por exemplo, a compressão local (nasal, mucosa oral e pequenos cortes)
- Agentes hemostáticos de uso local podem ser utilizados.

Tratamento medicamentoso

- Ácido tranexâmico (10 a 15 mg/kg) ou ácido aminocaproico (50 a 60 mg/kg) podem ser prescritos como adjuvantes no tratamento de hemorragia mucosa. Não devem ser usados em sangramento urinário
- Desmopressina (DDAVP): utilizada nos pacientes responsivos após teste terapêutico (tipo I e alguns do tipo II), 0,3 mg/kg/dia por via intravenosa (IV), diluída em 50 mℓ de solução salina isotônica, em infusão de 15 a 20 minutos. Não exceder o total de 21 mg/dia. Para tratamento ambulatorial, deve-se usar DDAVP por via subcutânea
  - Contraindicado o uso de DDAVP nos tipos II e III, por má resposta ao medicamento e indução de trombocitopenia no subtipo IIB
- Pacientes com forma grave da doença ou preparo para cirurgias de médio ou grande porte e aqueles não responsivos ao DDAVP devem ser tratados com concentrado de fator VIII + FvW, de pureza intermediária (tipo IIB, IIM e tipo III). A quantidade de unidades deve ser suficiente para manter níveis plasmáticos de cofator ristocetina (FvW:RCo) em torno de 100 UI/dℓ e 50 UI/dℓ até a hemostasia (Quadro 423.1). Cuidados com trombose rebote por excesso de fator VIII infundido devem ser tomados
- Para a DvW adquirida, o tratamento da doença de base é essencial
- Nos pacientes com sangramento, o uso de imunoglobulinas, plasmaférese terapêutica e imunossupressores pode ser útil.

MONITORAMENTO

- Pacientes com DvW devem ser acompanhados pelo especialista, após o tratamento de urgência
- No Brasil, o Ministério da Saúde é responsável pela compra e distribuição dos fatores de coagulação, e os Hemocentros pela prescrição e distribuição aos pacientes.

PREVENÇÃO

- Aconselhamento genético.

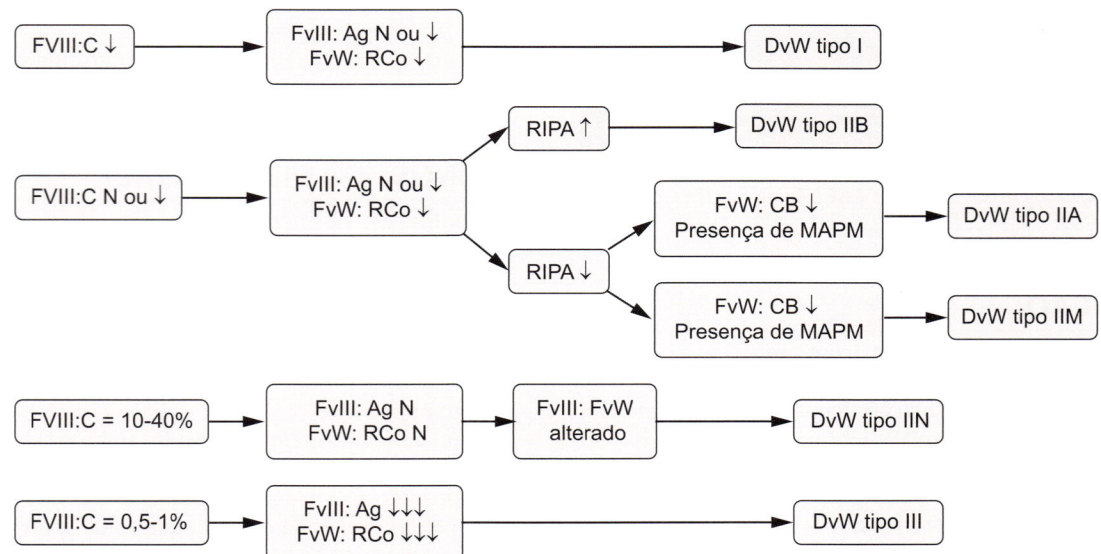

Figura 423.1 Fluxograma para diagnóstico da doença de von Willebrand (DvW).

Quadro 423.1 Tratamento nas situações de estresse hemorrágico.

Situações	Dose ataque (UI/kg)	Dose manutenção/ frequência de infusão	Monitoramento	Objetivo terapêutico	Segurança
Grandes cirurgias	40 a 60	20 a 40 UI/kg a cada 8 a 12 horas	FvW:RCo no pico de infusão e diariamente	Manter FvW:RCo e FVIII > 50 UI/d ℓ por 7 a 14 dias	Não exceder FvW:RCo ou FVIII 250 a 300 UI/d ℓ
Pequenas cirurgias	30 a 60	20 a 40 UI/kg a cada 8 a 12 horas	FvW:RCo no pico e pelo menos 1 vez	Manter FvW:RCo e FVIII > 30 UI/d ℓ por 3 a 5 dias	
Sangramento leve (epistaxe e cavidade oral)	20	Dose única	–	–	–
Sangramento espontâneo ou traumático	20 a 40	Dose única	–	Manter FvW:RCo e FVIII > 50 UI/d ℓ por 2 a 4 dias	Não exceder FvW:RCo ou FVIII 250 a 300 UI/d ℓ
Extração dentária	20 a 40	Dose única + ácido tranexâmico	–	Manter FvW:RCo e FVIII > 30 UI/d ℓ	
Parto	40 a 50	Diariamente até o parto	FvW:RCo no pico e pelo menos 1 vez	Manter FvW:RCo e FVIII > 50 UI/d ℓ por 3 a 4 dias	

FvW:RCo: cofator ristocetina.

EVOLUÇÃO E PROGNÓSTICO

* Não existe cura, mas todos os subtipos são tratados de maneira eficaz
* Os pacientes com a forma leve da DvW têm sobrevida normal
* Pacientes com as formas mais graves apresentam complicações (hemartroses, hematomas intramusculares) que se assemelham às da hemofilia grave.

BIBLIOGRAFIA

Azevedo MF. GPS Medicamentos. Guia prático em saúde. Rio de Janeiro: Guanabara Koogan; 2017.

Connell NT, Flood VH, Brignardello-Petersen R, Abdul-Kadir R, Arapshian A, Couper S et al. ASH ISTH NHF WFH 2021 Guidelines on the management of von Willebrand disease. Blood Adv. 2021 Jan 12;5(1): 301-325. doi: 10.1182/bloodadvances.2020003264. PMID: 33570647; PMCID: PMC7805326.

Curnow J, Pasalic L, Favaloro EJ. Treatment of von Willebrand disease. Semin Thromb Hemost. 2016;42(2):133-46.

Federici AB. Clinical and laboratory diagnosis of VWD. Hematology Am Soc Hematol Educ Program; 2014(1):524-30.

Lorenzi TF, Jamra M. Sistema hemopoético. In: Porto CC, Porto AL. Semiologia Médica. 8. ed. Guanabara Koogan; 2019.

Swami A, Kaur V. von Willebrand disease: a concise review and update for the practicing physician. Clin Appl Thromb Hemost. 2017;23(8):900-10.

424
Hemofilias

Hemofilia A, hemofilia B

Maria do Rosário Ferraz Roberti ◆ Ana Márcia Fontes Campos

INTRODUÇÃO

Distúrbios hemorrágicos hereditários, decorrentes de deficiência dos fatores VIII ou IX – hemofilia A ou hemofilia B, respectivamente.

A gravidade da doença depende do percentual do fator de coagulação presente. Pacientes com atividade do fator menor que 1% apresentam a forma grave da doença. Em geral, a forma grave da hemofilia é observada ao nascimento ou no primeiro ano de vida. A forma leve (atividade do fator > 5%) pode não ser diagnosticada até o início da vida adulta.

As mulheres são geralmente portadoras assintomáticas.

CAUSAS E FATORES DE RISCO

* História familiar positiva em 70% dos casos
* Os tipos A e B da hemofilia são hereditários como caráter recessivo ligado ao cromossomo X.

MANIFESTAÇÕES CLÍNICAS

* Sangramento nas articulações de sustentação do peso, principalmente joelhos e em músculos e tecidos moles. O sangramento pode ocorrer após traumatismo, nas formas leve e moderada ou de maneira espontânea na forma grave (Figura 424.1)
* Síndrome de compartimentalização e lesão nervosa isquêmica em consequência da formação de hematomas em espaços fechados
* Sangramentos repetidos em uma articulação provocam sinovite crônica, fibrose e anquilose articular, artropatia hemofílica (Figura 424.2)
* Outros locais de sangramento incluem os sistemas geniturinário e digestório
* Hemorragia do sistema nervoso central, geralmente pós-traumática, porém pode ser espontânea.

DIAGNÓSTICO DIFERENCIAL

* Doença de von Willebrand (DvW) (ver Capítulo 423, *Doença de von Willebrand*)
* Deficiência de outros fatores da coagulação: afibrinogenemia, desfibrinogenemia, alterações fibrinolíticas e plaquetárias, inclusive por medicamentos.

EXAMES COMPLEMENTARES

* Tempo de tromboplastina parcial ativada (TTPa): prolongado (este tempo é corrigido quando se mistura o plasma do paciente com plasma normal)

Localizações "perigosas" de certas hemorragias musculares ou hematomas

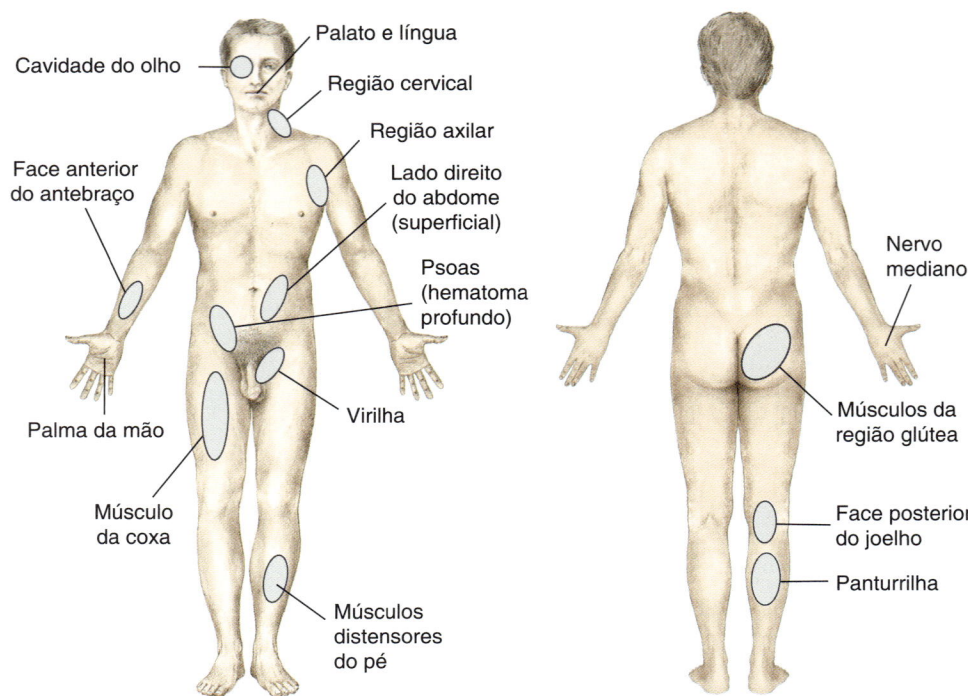

Figura 424.1 Hemorragias de risco com localização em músculos ou em partes moles que podem evoluir para complicações graves (síndrome compartimental) e/ou perda de função do membro acometido.

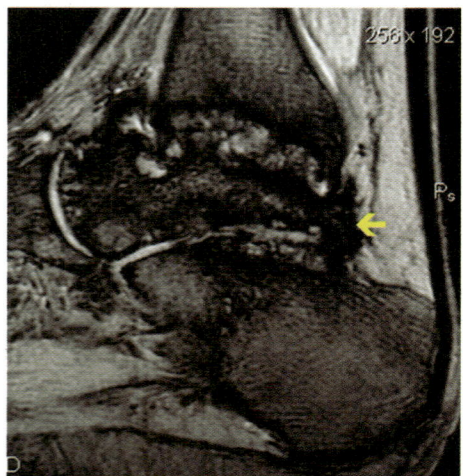

Figura 424.2 Ressonância magnética de tornozelo mostrando destruição da articulação tibiotalar com focos de hemossiderina causados por sangramento de repetição (*seta*).

- Contagem de plaquetas e tempo de protrombina (TP): normais
- Fator VIII: diminuído nos casos da hemofilia A
- Fator IX: diminuído nos casos da hemofilia B.

COMPROVAÇÃO DIAGNÓSTICA

- Dados clínicos + exames hematológicos.

COMPLICAÇÕES

- Transfusões de sangue têm risco de transmissão de hepatite viral e síndrome da imunodeficiência adquirida (AIDS)

- Os concentrados dos fatores VIII e IX derivados de plasma têm possibilidade de transmissão de agentes virais
- Atualmente, a maior parte dos pacientes no Brasil, utiliza o concentrado de fator VIII recombinante para a hemofilia A. O Ministério da Saúde avalia a possibilidade de incorporação do concentrado de fator IX recombinante para a hemofilia B
- Hemofilia A: 10 a 20% dos pacientes graves desenvolvem inibidores do fator VIII
- Os inibidores do tipo I (pacientes com alta resposta) neutralizam rapidamente o fator VIII e impedem eficácia da terapia
- Os inibidores do tipo II (pacientes com baixa resposta) ocorrem em baixos títulos e podem responder a doses de fator VIII maiores do que as normais
- Hemofilia B: 1 a 5% dos pacientes graves desenvolvem inibidores do fator IX.

TRATAMENTO

- Orientar o paciente e a família sobre cuidados a serem tomados
- Evitar o uso de ácido acetilsalicílico e outros medicamentos que interfiram na coagulação (anti-inflamatórios não esteroides [AINEs], ácido mefenâmico, anticoagulantes e antiagregantes plaquetários)
- Boa assistência dentária.

No Quadro 424.1 é apresentado o tratamento das intercorrências hemorrágicas.

Tratamento medicamentoso

- Hemofilia A: fator VIII recombinante para pacientes com hemofilia A

Quadro 424.1 Tratamento das intercorrências hemorrágicas nas hemofilias.

Tipo de hemorragia	Nível desejado de reposição de fator VIII em UI/kg (%)	Nível desejado de reposição de fator IX em UI/kg (%)	Duração da reposição em dias
Hemartrose	15 a 25 (30 a 50)	30 a 50 (30 a 50)	1 a 3, podendo prolongar se necessário
Hematoma muscular de pequena monta	15 a 25 (30 a 50)	30 a 50 (30 a 50)	1 a 3, podendo prolongar se necessário
Hematoma de iliopsoas sem compressão neurológica	Inicial: 25 a 40 (50 a 80)	Inicial: 50 a 80 (50 a 80)	1 a 2
	Manutenção: 15 a 30 (30 a 60)	Manutenção: 30 a 60 (30 a 60)	3 a 5; depois manter esquema de profilaxia
Hematoma de iliopsoas com compressão neurológica ou hematoma volumoso em retroperitônio	Inicial: 40 a 50 (80 a 100)	Inicial: 60 a 80 (60 a 80)	1 a 2
	Manutenção: 15 a 30 (30 a 60)	Manutenção: 30 a 60 (30 a 60)	3 a 7; depois manter esquema de profilaxia
Traumatismo craniano/ sistema nervoso central	Inicial: 40 a 50 (80 a 100)	Inicial: 60 a 80 (60 a 80)	1 a 7
	Manutenção: 25 (50)	Manutenção: 30 a 40 (30 a 40)	8 a 21; depois manter esquema de profilaxia
Localizado na região cervical	Inicial: 40 a 50 (80 a 100)	Inicial: 60 a 80 (60 a 80)	1 a 7
	Manutenção: 15 a 25 (30 a 50)	Manutenção: 30 a 40 (30 a 40)	8 a 14
Gastrintestinal	Inicial: 40 a 50 (80 a 100)	Inicial: 60 a 80 (60 a 80)	1 a 7
	Manutenção: 25 (50)	Manutenção: 30 a 40 (30 a 40)	8 a 21; depois manter esquema de profilaxia
Sangramento cutâneo ou mucoso (epistaxe, equimoses)	0 a 15 (0 a 30)	0 a 30 (0 a 30)	Dose única
Hematúria	15 a 25 (30 a 50), após ter iniciado hidratação venosa rigorosa	30 a 50 (30 a 50), após ter iniciado hidratação venosa rigorosa	1 a 3; manter hidratação e repouso até controle da hematúria
Ferimento cortocontuso	0 a 25 (0 a 50)	0 a 40 (0 a 40)	Dose única
Ferimento profundo	15 a 25 (30 a 50)	30 a 50 (30 a 50)	1 a 5

Adaptado de Ministério da Saúde, 2015.

- Hemofilia B: fator IX purificado com anticorpos monoclonais para pacientes com hemofilia B. O Ministério da Saúde estuda a incorporação do concentrado de fator IX recombinante para pacientes com hemofilia B
- Ácido épsilon aminocaproico: pode ser utilizado em pequenos procedimentos dentários após uma única infusão do fator VIII ou IX.

MONITORAMENTO

- Pacientes com DvW devem ser acompanhados pelo hematologista, após o tratamento de urgência
- Os fatores de coagulação são adquiridos pelo Ministério da Saúde e dispensados pelos hemocentros.

EVOLUÇÃO E PROGNÓSTICO

- Hemartroses repetidas resultam em deformidades e incapacitação
- Sobrevida normal de pacientes com doença leve.

Profilaxia primária

Com o advento da profilaxia primária, instituída nas **crianças antes dos 3 anos de idade** e após a primeira hemartrose, espera-se que esses pacientes tenham uma sobrevida normal, sem intercorrências ortopédicas.

BIBLIOGRAFIA

Brasil. Ministério da Saúde. Secretaria de Atenção à Saúde. Departamento de atenção Especializada e Temática. Manual de Hemofilia/ Ministério da Saúde, Departamento de Atenção Especializada e Temática. 2. ed. Brasília: Ministério da Saúde; 2015.

Lorenzi TF, Jamra M. Sistema hemopoético. In: Porto CC, Porto AL. Semiologia Médica. 8. ed. Guanabara Koogan; 2019.

Srivastava A, Santagostino E, Dougall A et al. WFH Guidelines for the Management of Hemophilia, 3rd edition. *Haemophilia*. 2020: 26 (Suppl 6):1-158.

425
Hiperesplenismo

Maria do Rosário Ferraz Roberti

INTRODUÇÃO

O aumento das atividades do baço (hiperesplenismo) caracteriza-se por esplenomegalia associada a redução dos níveis de um ou mais elementos celulares sanguíneos, resultando em anemia, leucopenia e trombocitopenia, e vinculada a hiperplasia dos precursores medulares relacionados com o(s) tipo(s) celular(es) deficiente(s).

Em diversas condições, o aumento do baço associa-se ao crescimento do fígado, constituindo as hepatoesplenomegalias.

Uma característica importante desta condição é a correção das citopenias (uma das características do hiperesplenismo) pela esplenectomia.

CAUSAS

- Esplenomegalia congestiva: cirrose, trombose da veia porta ou esplênica
- Doenças inflamatórias e infecciosas: hepatite, endocardite infecciosa, malária, leishmaniose visceral (calazar), sarcoidose, amiloidose, lúpus eritematoso sistêmico (LES)
- Doenças linfo e mieloproliferativas: linfomas, leucemias, policitemia vera, mielofibrose com metaplasia mieloide
- Doenças de depósito: doença de Gaucher, de Niemann-Pick e de Hand-Schüller-Christian
- Anemias hemolíticas crônicas, como microesferocitose, talassemia (Quadro 425.1).

MANIFESTAÇÕES CLÍNICAS

Dependem de vários fatores, como:

- Início (agudo ou crônico)
- Sinais e sintomas da doença de base

Quadro 425.1 Causas de esplenomegalia.

Esplenomegalias infecciosas e inflamatórias
• Agudas e subagudas: febre tifoide, septicemia, abscesso, mononucleose infecciosa, endocardite bacteriana • Crônicas: tuberculose, sífilis congênita, malária, calazar, tripanossomíase, histoplasmose, sarcoidose, síndrome de Felty, LES
Esplenomegalias congestivas (hipertensão portal)
• Cirrose do fígado • Trombose da veia porta • Obstrução da veia esplênica • Transformação cavernosa da veia porta
Esplenomegalias reativas ou hiperplásicas (reação dos elementos linforretículo-histiomacrofágicos)
• Anemias hemolíticas: anemia esferocítica constitucional e adquirida; anemia crônica com componente de destruição eritrocitária; anemias megaloblásticas; talassemias; hemoglobinopatias • Púrpura trombocitopênica crônica • Lúpus eritematoso sistêmico (geralmente, com anemia hemolítica e/ou trombocitopenia) Neutropenia esplênica primária • Hiperplasias linfocitárias benignas: linfocitose benigna da criança, linfadenite angioimunoblástica
Esplenomegalias por metaplasia mieloide do baço
• Metaplasia mieloide agnogênica ou mielofibrose primária • Policitemia vera • Doença hemolítica do recém-nascido
Esplenomegalias das doenças metabólicas ou de depósitos
• Lipidoses (doença de Gaucher e de Niemann-Pick; mucolipidoses) • Mucopolissacaridoses (gargulismo) • Amiloidose e lipemia diabética
Esplenomegalias dos linfomas, leucemias e histiomonocitose malignas
• Linfomas tipo Hodgkin e não Hodgkin • Leucemias agudas e crônicas (linfoides, mieloides e monocíticas) • Retículo-histiomonocitoses malignas (histiocitoses malignas; eritrofagocitose familiar)
Esplenomegalias causadas por cistos e neoplasias
• Cistos verdadeiros e falsos • Metástases de carcinomas e sarcomas • Hamartomas

- Esplenomegalia (dado clínico essencial)
- Saciedade precoce (compressão do estômago pela esplenomegalia)
- Dor no hipocôndrio esquerdo
- Infecções repetidas
- Púrpura
- Sinais e sintomas de anemia.

Periesplenite ou abscesso esplênico

- Dor torácica, tipo pleural, associada à sensação dolorosa no hipocôndrio esquerdo e febre, sugere periesplenite ou abscesso esplênico.

DIAGNÓSTICO DIFERENCIAL

- Depende das manifestações clínicas.

EXAMES COMPLEMENTARES

- Hemograma: citopenia(s) – além da diminuição de hemácias, pode fornecer elementos para o diagnóstico da causa do hiperesplenismo
- Mielograma: hiperplasia celular ou alterações relacionadas com a doença de base
- Tomografia computadorizada (TC), ressonância magnética (RM) e Doppler da veia porta: podem ser úteis no diagnóstico de trombose esplênica ou de veia porta. Estes exames podem definir os padrões de fluxo sanguíneo no baço
- Captação esplênica e sobrevida de plaquetas marcadas com ^{51}Cr
- Eletroforese das proteínas séricas
- Eletroforese de hemoglobinas
- Testes sorológicos
- Fosfatase alcalina
- Dosagem de ácido úrico.

COMPROVAÇÃO DIAGNÓSTICA

- Dados clínicos + hemograma + mielograma.

COMPLICAÇÕES

- Maior suscetibilidade a infecções, principalmente por pneumococos e hemófilos, após esplenectomia.

TRATAMENTO

- Tratamento da doença de base.

Tratamento cirúrgico

- Esplenectomia: indicada nos casos de pancitopenia grave, acidentes vasculares esplênicos e tendência hemorrágica com risco de vida.

EVOLUÇÃO E PROGNÓSTICO

- Dependem da doença de base
- Bons resultados com esplenectomia para a maioria dos pacientes.

BIBLIOGRAFIA

Lorenzi TF, Jamra M. Sistema hemopoético. In: Porto CC, Porto AL. Semiologia Médica. 8. ed. Guanabara Koogan; 2019.

426
Leucemias

Leucemia linfoblástica aguda, leucemia mieloide aguda, leucemia promielocítica aguda, leucemia linfocítica crônica, leucemia mieloide crônica

Natália Laso Fonseca ◆ Mayara Rêgo Zarour ◆ José Carlos do Valle ◆ Ingrid Luise Soares Pinto ◆ Camila Maria Luna do Valle

As leucemias compreendem um grupo de doenças malignas dos glóbulos brancos que tem início nas células-tronco da medula óssea. Podem ser agudas ou crônicas e compreendem vários tipos: Leucemia linfoblástica aguda (LLA), Leucemia mieloide aguda (LMA), Leucemia promielocítica aguda (LPA), Leucemia linfocítica crônica (LFC), Leucemia mielocítica crônica (LMC).

LEUCEMIAS AGUDAS

LEUCEMIA LINFOBLÁSTICA AGUDA

Neoplasia que se origina da proliferação clonal de precursores linfoides, sendo a doença maligna mais comum da infância, com incidência anual entre 1 e 4,75 casos por 100 mil habitantes.

Cerca de 75% dos casos ocorrem em crianças com menos de 6 anos.

A leucemia linfoblástica aguda (LLA) pode ser classificada em LLA B ou LLA T, dependendo do tipo de linfoblasto de origem.

O principal achado histopatológico é a infiltração da medula óssea por células jovens de origem linfoide, que resulta na substituição de células saudáveis por doentes, o que prejudica a hematopoese normal.

Causas e fatores de risco

- Na maior parte dos casos a causa é desconhecida, porém existe uma incidência aumentada em pessoas com síndrome de Down e outras anomalias genéticas.

Manifestações clínicas

A proliferação dos linfoblastos com infiltração da medula óssea provoca o subdesenvolvimento das outras séries hematopoéticas, ocasionando manifestações clínicas de citopenias.

As células leucêmicas podem infiltrar diferentes órgãos e manifestar-se por:

- Anemia: palidez, astenia, dispneia
- Plaquetopenia: equimoses espontâneas, púrpuras, sangramento gengival
- Neutropenia: febre, infecções em boca, garganta, vias respiratórias e região perianal
- Linfadenomegalias, hepatomegalia e esplenomegalia
- Dor óssea e artralgia

- Infiltração do sistema nervoso central (SNC): paralisia de pares cranianos, cefaleia, diplopia, embaçamento visual
- Infiltração do testículo: aumento do volume testicular, edema, dor
- Massa mediastinal: dispneia, síndrome da veia cava superior; mais comum na LLA T.

A Figura 426.1 mostra a proliferação dos linfoblastos, com infiltração medular.

Exames complementares

Os exames complementares são fundamentais para avaliação do paciente e das complicações. Os principais incluem:

- Hemograma completo: anemia, trombocitopenia, leucocitose ou leucopenia
- Desidrogenase láctica (DHL): frequentemente elevada pelo alto *turnover* celular
- Ácido úrico: pode estar elevado pelo alto *turnover* celular
- Funções renal e hepática: podem estar alteradas
- Coagulograma: podem ocorrer distúrbios de coagulação
- Punção lombar e análise liquórica: avalia infiltração de blastos no sistema nervoso central
- Radiografia de tórax: massa mediastinal (principalmente na LLA T).

Diagnóstico

- O diagnóstico de LLA é confirmado pela análise da medula óssea, sendo o material aspirado submetido a uma série de exames.

> **Diagnóstico da leucemia linfoblástica aguda: análise da medula óssea**
>
> - Mielograma: avalia a morfologia das células leucêmicas e o percentual delas na medula. Uma infiltração maior que 20% de blastos confirma o diagnóstico de LLA
> - Imunofenotipagem: define a linhagem em mieloide ou linfoide. Entre as leucemias linfoblásticas diferencia os blastos em B e T pelas marcações específicas:
>   - LLA B: CD10 (antígeno CALLA), CD19, CD20, CD22
>   - LLA T: CD2, CD3, CD5
> - Cariótipo: anormalidades cromossômicas recorrentes específicas têm importância diagnóstica e prognóstica independente
>   - Hiperdiploide: mais de 50 cromossomos (bom prognóstico)
>   - Hipodiploide: menos que 46 cromossomos (prognóstico ruim)
>   - t(9;22): cromossomo Philadelphia (pH)/rearranjo BCR/ABL (prognóstico ruim)
>   - t(12;21): mais frequente em crianças (bom prognóstico)
>   - 11q23: MLL (prognóstico ruim)
> - Biópsia de medula óssea: pode ser necessária quando não se consegue obter o aspirado da medula óssea ("aspirado seco").

Diagnóstico diferencial

O diagnóstico diferencial da LLA deve considerar outras doenças que também acometam a medula óssea, como:

- Leucemia mieloide aguda (LMA)
- Leucemia de células pilosas
- Leucemia prolinfocítica
- Aplasia de medula
- Linfoma com infiltração medular.

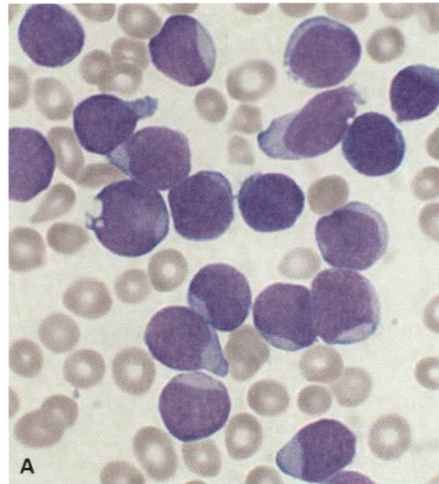

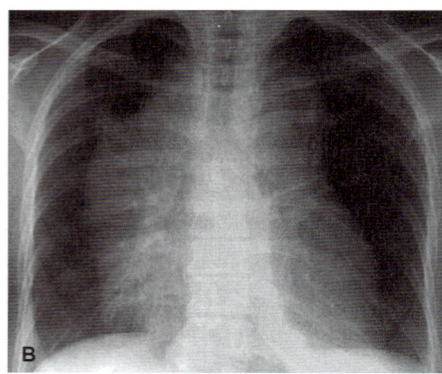

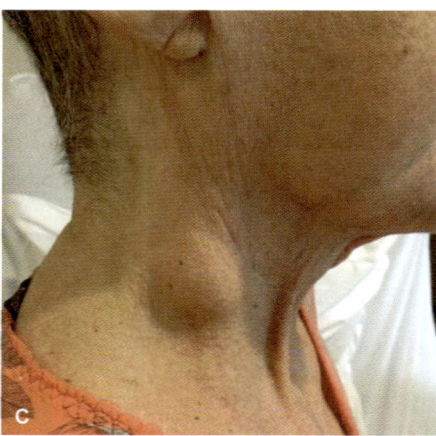

Figura 426.1 Leucemia linfoblástica aguda. **A.** Linfoblastos infiltrando a medula óssea. **B.** Massa mediastinal. **C.** Linfadenomegalia cervical.

Tratamento

- A LLA é uma doença curável, principalmente em crianças, nas quais a taxa de cura pode alcançar 80%. Nos adultos, a taxa de sucesso é menor, em torno de 50%
- O tratamento, com base em poliquimioterapia, dura em média 1 ano e meio a 2 anos e é organizado em indução, consolidação, reindução e manutenção
- A radioterapia é utilizada, principalmente, nos casos em que o SNC esteja infiltrado, em algumas situações especiais e no transplante alogênico de medula óssea.

Tratamento medicamentoso

- O protocolo são combinações de prednisona/dexametasona, asparaginase, vincristina; daunorrubicina, ciclofosfamida, metotrexato; citarabina, etoposídeo, mercaptopurina
- Pacientes com LLA Philadelphia recebem, além da quimioterapia, uma medicação específica para tratar as células com t(9;22), um inibidor de tirosinoquinase (ITK) – o imatinibe (Glivec®) ou o dasatinibe (Sprycel®)
- O rearranjo BCR/ABL sempre foi considerado um fator de mau prognóstico, porém, após a introdução dos ITK o curso da doença tem se tornado mais favorável
- É importante lembrar que esses pacientes têm risco aumentado de infiltração de SNC, portanto, mesmo os que não tenham o SNC acometido devem ser submetidos à quimioterapia intratecal profilática durante todo o tratamento.

Transplante de medula óssea

- O transplante alogênico de medula óssea tem importante papel no tratamento das leucemias agudas. De maneira geral, os pacientes devem ser encaminhados a transplante nos seguintes casos: pacientes que não obtiveram boas resposta ao longo do tratamento (doença residual mínima positiva), recidiva de doença, após segunda remissão, LLA t(9;22).

Medidas de suporte

As principais medidas são:

- Suporte transfusional
- Profilaxia da síndrome de lise tumoral no início do tratamento: alopurinol, rasburicase
- Profilaxia contra pneumocistose: sulfametoxazol-trimetoprima
- Profilaxia contra herpes-vírus simples e varicela-zóster: aciclovir
- Profilaxia antifúngica durante a neutropenia: fluconazol, voriconazol, posaconazol
- Antibioticoterapia via intravenosa com cobertura para pseudômonas na neutropenia febril, que é uma *emergência médica*.

Complicações do tratamento

A longo prazo, o paciente que recebe quimioterapia para LLA pode apresentar complicações inerentes ao tratamento, como:
- Esterilidade; pode-se tentar congelar espermatozoides e óvulos antes do início do tratamento
- Insuficiência cardíaca: alguns medicamentos são cardiotóxicos, principalmente os antracíclicos (doxorrubicina e epirrubicina)
- Déficit de crescimento em crianças
- Segunda neoplasia, como mielodisplasia e LMA.

LEUCEMIA MIELOIDE AGUDA

A LMA é uma neoplasia caracterizada pela proliferação de células imaturas, os mieloblastos, na medula óssea.

Trata-se de uma ruptura da hematopoese normal por alterações recorrentes genéticas, que promovem no precursor mieloide parada de maturação, manutenção do ciclo celular e resistência à apoptose.

A doença atinge cerca de 4 em cada 100 mil habitantes ao ano nos EUA, sendo o tipo de leucemia aguda mais comum em adultos.

Causas e fatores de risco

- A patogênese da LMA é desconhecida, mas na maioria dos casos existem anormalidades cromossômicas
- Fatores ambientais, ocupacionais e genéticos têm um importante papel no seu desenvolvimento, como: exposição à radiação ionizante, benzeno, agentes citotóxicos; síndromes mielodisplásicas e mieloproliferativas; aplasia de medula óssea, anemia de Fanconi; síndrome de Down; uso prévio de quimioterapia.

Manifestações clínicas

O quadro clínico do paciente com LMA é secundário à infiltração da medula óssea e, consequentemente, à deficiência na produção das células sanguíneas, acarretando sintomas de citopenias.

As células da leucemia também podem infiltrar outros órgãos, ocasionando diferentes distúrbios orgânicos.

As manifestações clínicas mais comuns são:

- Anemia: palidez, astenia, dispneia
- Plaquetopenia: equimoses espontâneas, púrpuras, sangramento gengival
- Neutropenia: febre, infecções em boca, garganta, vias respiratórias e região perianal
- Linfadenomegalias (mais comum na LLA), hepatomegalia e esplenomegalia
- Infiltração gengival, de pele, órbita (sarcoma granulocítico)
- Coagulação intravascular (CIV) disseminada (mais comum na promielocítica)
- Infiltração do SNC: paralisia de pares cranianos, cefaleia, diplopia, embaçamento visual
- Síndrome de leucostase: taquidispneia, hipoxemia, confusão mental.

Na Figura 426.2 são apresentadas algumas manifestações clínicas da LMA.

Exames complementares

Os exames básicos são:

- Hemograma completo: anemia, trombocitopenia, leucocitose ou leucopenia
- Desidrogenase láctica (DHL): frequentemente elevada devido ao alto *turnover* celular
- Ácido úrico: frequentemente aumentada pelo elevado *turnover* celular
- Funções renal e hepática: podem estar alteradas
- Coagulograma: podem ocorrer distúrbios de coagulação, principalmente na LMA M3 (promielocítica)
- Punção liquórica: apenas em situações específicas na LMA, sobretudo na presença de sintomas neurológicos (inclusive cefaleia). Não é um exame realizado rotineiramente.

Diagnóstico

- Aspirado de medula óssea, citoquímica, imunofenotipagem. Nos casos de LMA, o mielograma apresenta mais de 20% de blastos com características mieloides (os blastos mieloides são maiores que os linfoides e podem conter grânulos e bastonetes de Auer).

Para saber mais

A seguir são apresentados testes específicos para diagnóstico da LMA:
- Citoquímica:
  - Mieloperoxidase +
  - Sudan black +
- Imunofenotipagem:
  - CD33; CD34; CD13; CD14; CD117; HLA-DR (negativo na promielocítica)
  - Glicoforina + (eritroleucemia)
  - CD 41(megacarioblástica)

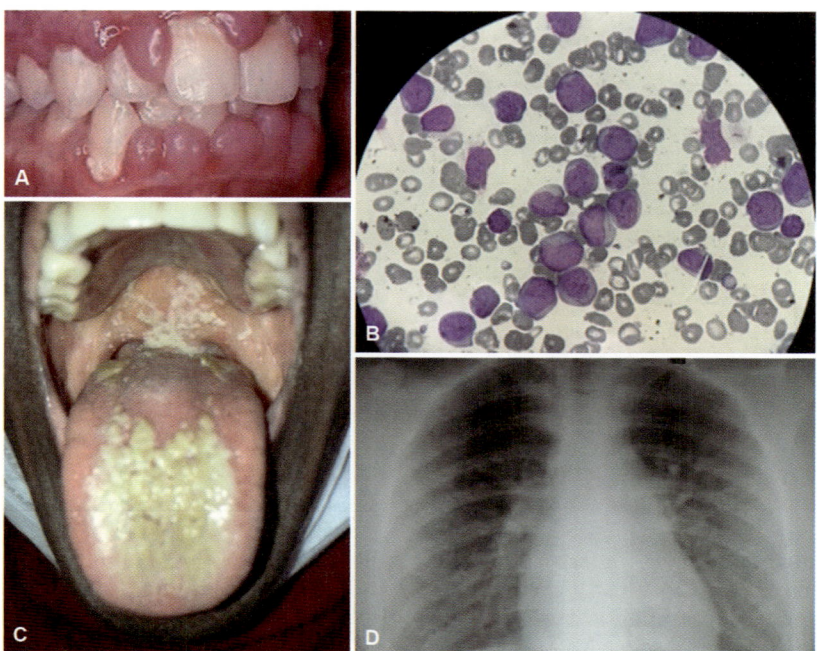

Figura 426.2 A. Infiltração leucêmica em gengiva. **B.** Blastos mieloides no sangue periférico com bastões de Auer. **C.** Candidíase oral. **D.** Infiltrado pulmonar intersticial na síndrome de leucostase.

Classificação

- A LMA pode ser classificada de diferentes maneiras, de acordo com suas características morfológicas, citogenéticas e moleculares
- A FAB (*French-American-British*) foi por muitos anos a única classificação morfológica disponível para a LMA (Quadro 426.1). Atualmente, as classificações mais importantes são as genéticas, visto que elas têm implicação no prognóstico e no tratamento
- Com o perfil citogenético e molecular é possível definir três grupos de risco, segundo a ELN (*European Leukemia Net*): favorável, intermediário e desfavorável (Quadro 426.2).

LEUCEMIA PROMIELOCÍTICA AGUDA

- A leucemia promielocítica aguda (classificação M3) é um tipo de LMA peculiar, a qual deriva da translocação do cromossomo 15 com o 17, que dá origem ao gene *PML/RARA*, responsável pela parada de maturação mieloide na fase de promielócito
- Suas principais manifestações são distúrbios de coagulação, sangramentos, tromboses e CIV disseminada, tornando o quadro clínico inicial muitas vezes catastrófico
- Apesar de um quadro clínico inicial muito grave, é uma variante de bom prognóstico com altas taxas de cura
- O ácido trans-retinoico (ATRA) atua na diferenciação celular e contribui para o sucesso do tratamento.

Diagnóstico diferencial

Inclui outras doenças hematológicas que infiltram a medula óssea, principalmente:

- Síndrome mielodisplásica
- LLA
- Neoplasias mieloproliferativas.

Quadro 426.1 Classificação da leucemia mieloide aguda, de acordo com a *French-American-British*.

- **M0:** indiferenciada
- **M1:** diferenciação mínima
- **M2:** com diferenciação
- **M3:** promielocítica
- **M4:** mielomonocítica
- **M5:** monocítica
- **M6:** eritroleucemia
- **M7:** megacariocítica

Quadro 426.2 Classificação da leucemia mieloide aguda, de acordo com a *European Leukemia Net*.

Grupo de risco	Anormalidade genética
Favorável	t(8;21)/t(16;16)/t(15;17) NPM1 mutado + FLT3-ITD negativo Mutação bialélica do CEBPA
Intermediário	t(9;11) NPM1 mutado + FLT3-ITD positivo Outras alterações que não se enquadram em favorável ou desfavorável
Desfavorável	t(6;9)/t(v11;q23.3)/t(9;22)/t(3;3) Deleções nos cromossomos 5 ou 7 Cariótipo complexo NPM1 não mutado + FLT3-ITD positivo

Tratamento

- As taxas de cura variam de acordo com a classificação de risco, sendo maior no risco favorável (Quadro 426.2)
- O tratamento é realizado com quimioterapia associada ou não ao transplante de medula óssea
- Os esquemas quimioterápicos podem ser menos ou mais intensos de acordo com a intenção curativa *versus* paliativa, a idade do paciente e suas comorbidades, como a seguir:
  - Protocolo "7+3" composto por citarabina + daunorrubicina/idarrubicina
  - Agentes hipometilantes como decitabina e azacitidina
  - ATRA e trióxido de arsênio na LMA promielocítica
- Novos medicamentos:
  - Inibidores do FLT3: midostaurina, sorafenibe
  - Inibidor do BCL-2: venetoclax
- Transplante alogênico de medula óssea.

Transplante alogênico de medula óssea

Tem importante papel no tratamento dessa doença, e as indicações clássicas são:

- LMA de risco adverso
- LMA em segunda remissão
- LMA com doença residual mínima positiva ou refratária à quimioterapia
- LMA secundária à quimioterapia prévia ou a doenças mieloproliferativas/mielodisplásicas.

Medidas de suporte

Durante todo o tratamento, o paciente precisará de suporte clínico. As principais medidas são:

- Suporte transfusional:
  - Atenção: na leucemia promielocítica aguda é muito importante manter coagulograma normal (transfusão de plasma), fibrinogênio > 150 (transfusão de crioprecipitado) e plaquetas > 50.000 para evitar hemorragias na fase de indução
- Profilaxia da síndrome de lise tumoral no início do tratamento: alopurinol, rasburicase
- Profilaxia antifúngica durante a neutropenia: fluconazol, voriconazol, posaconazol
- Antibioticoterapia venosa com cobertura para pseudômonas na neutropenia febril
- Leucoaférese na síndrome de leucostase (situações com leucometria elevada).

Complicações do tratamento

Devido à intensidade do tratamento, complicações a longo prazo podem ocorrer, como:
- Esterilidade; congelar espermatozoides e óvulos em clínicas de fertilidade é uma opção, mas na prática clínica, a urgência de começar o tratamento torna esse procedimento pouco viável
- Insuficiência cardíaca: alguns medicamentos são cardiotóxicos e podem causar essa complicação, principalmente os antracíclicos
- Déficit de crescimento em crianças
- Segunda neoplasia.

LEUCEMIAS CRÔNICAS

Leucemia linfocítica crônica (LLC)

A LLC é a forma crônica mais frequente, sendo mais comum em homens, quase sempre idosos. Rara antes dos 45 anos.

Abrange o grupo das doenças linfoproliferativas, e o clone neoplásico é um linfócito B maduro que se acumula lentamente devido a mecanismo defeituoso de apoptose.

Além da medula e do sangue periférico, as células tendem a infiltrar linfonodos, fígado e baço.

Causas e fatores de risco

- A maioria dos casos tem etiologia desconhecida. Contudo, história familiar de LLC representa fator de risco, uma vez que é encontrada em até 10% dos pacientes
- Exposição ao benzeno e derivados, agentes químicos e radiação são fatores predisponentes.

Manifestações clínicas

- A LLC é uma doença indolente, e a maioria dos pacientes é assintomática, com o diagnóstico feito por um hemograma com linfocitose, solicitado por diferentes motivos
- Dentre os sintomas no momento do diagnóstico (15% dos casos), encontra-se linfonodomegalia em uma ou mais cadeias, aqueles constitucionais, como fadiga e emagrecimento
- Hepatomegalia e esplenomegalia são comuns
- Com a progressão da doença, frequentemente observa-se piora dos parâmetros hematológicos, com anemia e plaquetopenia.

Diagnóstico diferencial

- Linfocitoses reativas (p. ex., infecções virais e após esplenectomia)
- Linfocitoses clonais (doenças linfoproliferativas: tricoleucemia, linfomas e leucemias).

Exames complementares

- Hemograma: linfocitose é a principal característica da doença (> 5.000/mm^3)
- Os linfócitos patológicos têm morfologia normal e podem parecer "amassados" (*smudge cells*)
- Anemia normocítica e normocrômica em até 20% dos pacientes
- Plaquetopenia em 10%
- Anemia hemolítica com teste de Coombs direto positivo, fato que pode ocorrer em algum momento da doença
- Hipoglobulinemia
- Imunofenotipagem: a LLC tem um padrão característico, representado pela marcação de CD19, CD20, CD5 e CD23, que é o principal meio para diferenciá-la de outras doenças linfoproliferativas
- Estudo citogenético (cariótipo ou hibridização fluorescente *in situ* [FISH]) e molecular assumiu maior importância nos últimos anos, uma vez que a identificação da deleção do braço curto do cromossomo 17 (del17 p) ou mutação do *p53* tem impacto direto no tratamento.

Comprovação diagnóstica

- Linfocitose (> 5.000/mm^3) + imunofenotipagem típica.

Leucemia linfocítica crônica e imunossupressão

- Uma característica marcante da LLC é a imunossupressão decorrente da hipogamaglobulinemia, causando predisposição a infecções, principalmente por bactérias encapsuladas, representando a maior morbidade da doença
- Eventos autoimunes: com destaque para anemia hemolítica e plaquetopenia
- Síndrome de Richter: complicação grave definida pela transformação em linfoma de alto grau, principalmente o linfoma difuso de grandes linfócitos B, conferindo pior prognóstico.

Tratamento

Os pacientes assintomáticos devem ser monitorados, iniciando-se o tratamento nas seguintes situações:

- Linfonodomegalia > 10 cm ou com aumento progressivo, causando sintomas
- Hepatomegalia/esplenomegalia com aumento progressivo ou causando sintomas
- Anemia (Hb < 11 g/dℓ) ou plaquetopenia < 100.000/mm^3
- Citopenias imunomediadas refratárias a corticoterapia
- Linfocitose > 300.000/mm^3 ou aumento > 50% em 2 meses.

Tratamento medicamentoso

Quando indicado, depende dos seguintes fatores:

- Del17 p ou mutação do *p53*
- Idade
- Comorbidades do paciente
- Casos com del17 p ou mutação do *p53*, independente de outros fatores, são refratários à quimioterapia convencional e devem ser tratados com terapia-alvo, como o ibrutinibe, em primeira linha
- Aqueles sem a mutação identificada utilizam o rituximabe (MabThera® – anticorpo monoclonal anti-CD20) associado a quimioterápicos definidos de acordo com o *performance status* (PS)
- Esquema com fludarabina e ciclofosfamida é a opção para os mais jovens e sem comorbidades importantes, e a clorambucila é considerada para pacientes mais frágeis.

Evolução e prognóstico

- Os escores prognósticos mais bem estabelecidos na LLC são o RAI e o Binet, que utilizam como parâmetros linfocitose, hepatoesplenomegalia, adenomegalias e citopenias (Quadro 426.3).

LEUCEMIA MIELOIDE CRÔNICA

Neoplasia mieloproliferativa com incidência de 1 a 2 casos por 100 mil adultos, sendo responsável por aproximadamente 15% das leucemias diagnosticadas nessa faixa etária.

A idade média de diagnóstico está entre a quinta e a sexta décadas de vida.

Caracteriza-se pela presença do cromossomo Philadelphia (Ph), resultado de uma translocação recíproca entre o braço longo do cromossomo 9 e o braço curto do cromossomo 22.

Causas e fatores de risco

- Radiação ionizante é o único fator de risco que se relaciona com o desenvolvimento da LMC.

Manifestações clínicas

- Têm relação com a fase da doença, podendo ser classificada em fase crônica (FC), fase acelerada (FA) ou crise blástica (CB)
- 50% dos pacientes com LMC são assintomáticos e diagnosticados durante exame físico de rotina ou em avaliação laboratorial
- A maioria dos pacientes (90 a 95%) é identificada na fase crônica
- A esplenomegalia é o sinal mais comum, detectado em 40 a 50% dos casos, e pode gerar dor em hipocôndrio esquerdo
- A hepatomegalia é menos comum e ocorre em menos de 10% dos casos
- Sintomas leucostáticos (dispneia, sonolência, confusão mental) são incomuns na FC, apesar da contagem de leucócitos exceder 100 mil
- Fadiga, perda ponderal, saciedade precoce, plenitude pósprandial e dor em hipocôndrio esquerdo são decorrentes de anemia e esplenomegalia
- Sangramento (raro) em virtude da contagem de plaquetas baixa ou disfunção plaquetária
- Trombose (rara) decorrente de trombocitose ou leucocitose acentuada
- Hemorragia retiniana e hemorragia digestiva alta (rara)
- Linfadenopatias ou infiltração da pele são raras e, quando ocorrem, indicam LMC Ph negativo ou FA ou CB
- Cefaleia, dor óssea, artralgias, dor por infarto esplênico e febre são mais frequentes nas transformações para FA e CB da LMC.

Diagnóstico diferencial

- Reações leucemoides: leucometria geralmente > 50.000, presença de vacuolização granulocítica tóxica, corpúsculos de Döhle nos granulócitos (RER com ribossomo), ausência de basofilia e níveis de fosfatase alcalina leucocitária normal ou elevada
- Outras doenças mieloproliferativas ou mielodisplásicas: mielofibrose, policitemia vera, trombocitemia essencial, leucemia mielomonocítica crônica

Exames complementares

- Hemograma: leucocitose pronunciada constituída de neutrófilos polimorfonucleares maduros, mielócitos ou metamielócitos. Na fase crônica, observa-se menos de 5% de mieloblastos no sangue periférico
- Mielograma: medula óssea hipercelular com aumento da relação mieloide/eritroide
- Fosfatase alcalina de neutrófilos: diminuída; ausente em 5 a 10% dos casos
- Ácido úrico: aumentado
- Cariótipo: translocação BCR/ABL (t9; 22 ou cromossomo pH) em 95% dos pacientes
- FISH: detecta a translocação BCR/ABL com sonda molecular marcada com anticorpo fluorescente
- Reação em cadeia da polimerase (PCR): detecção e quantificação do transcrito BCR/ABL. É útil no diagnóstico e no monitoramento terapêutico.

Diagnóstico

- Leucocitose persistente inexplicada associada a trombocitose + anormalidade cromossômica Ph em exame de citogenética ou anormalidades moleculares relacionadas com Ph, BCR/ABL por FISH ou por estudos moleculares.

Complicações

- Transformação em leucemia aguda
- Infarto esplênico.

Tratamento

- Agente citostático: hidroxiureia 30 a 40 mg/kg por via oral (VO), para imediata citorredução, após o diagnóstico
- Inibidores de tirosinoquinase (ITK) são de escolha para induzir a remissão total e prolongada. Podem-se utilizar: imatinibe, dasatinibe, nilotinibe, bosutinibe e ponatinibe
- Interferona-alfa na dose diária de 5 milhões de unidades/m² por via subcutânea (SC): opção em gestantes ou em pacientes com contraindicação ou resistência aos inibidores de tirosinoquinase
- Alopurinol para controle de hiperuricemia
- O transplante de medula óssea é uma opção de tratamento curativo (bons resultados em 50 a 70% dos casos), porém possui elevada morbimortalidade. Atualmente, esse tratamento é reservado para pacientes jovens com doador HLA-compatível, refratários aos ITK.

Evolução e prognóstico

- Desde a introdução do imatinibe, a mortalidade anual da LMC reduziu de 10 a 20% para 1 a 2%
- Sobrevida média de mais de 5 anos após o diagnóstico de 12 a 18 meses depois do início da fase acelerada, e, de 3 meses, após o aparecimento da crise blástica

Quadro 426.3 Estadiamento da leucemia linfocítica crônica.

Estádio		Dados clínicos e laboratoriais	Risco	Sobrevida média (anos)
RAI	0	Linfocitose isolada	Baixo	14,5
	I	Linfocitose, adenopatias	Intermediário	7,5
	II	Linfocitose, esplenomegalia e/ou hepatomegalia	Intermediário	7,5
	III	Linfocitose, anemia (Hb ≤ 11 g/d ℓ)	Alto	2,5
	IV	Linfocitose, trombocitopenia (plaquetas < 100.000/microlitro)	Alto	2,5
Binet	A	Linfocitose, menos de 3 áreas de envolvimento linfoide	Baixo	14
	B	Linfocitose, 3 ou mais áreas de envolvimento linfoide	Intermediário	5
	C	Comprometimento da função medular – anemia, trombocitopenia, + A ou B, ou ambos	Alto	2,5

- Fatores de pior prognóstico: idade avançada, hepatomegalia, esplenomegalia volumosa, hiperplaquetemia, hiperleucocitose, evidência de blastos ou quantidade elevada de eosinófilos ou basófilos, aumento de células imaturas na medula óssea de evolução clonal.

BIBLIOGRAFIA

ALL IC-BFM 2009. A Randomized Trial of the I-BFM-SG for the Management of Childhood non-B Acute Lymphoblastic Leukemia. Final Version of Therapy Protocol from August-14 a 2009.

Arber DA et al. The 2016 revision to the World Health Organization classification of myeloid neoplasms and acute leukemia. Blood. 2016;127(20):2391-405.

Azevedo MF. GPS Medicamentos. Guia prático em saúde. Rio de Janeiro: Guanabara Koogan; 2017.

Castro MF. Avaliação da expressão do mRNA dos genes Ataxia Telangiectasia Mutada e Ataxia Telangiectasia RAD-3 Relacionada em pacientes com síndrome mielodisplásica [dissertação de mestrado]. Fortaleza: Universidade Federal do Ceará; 2017. Disponível em: http://www.repositorio.ufc.br/bitstream/riufc/28818/3/2017_dis_mfcastro.pdf (ilustrações). Acesso em: 10 out. 2021.

Estey EH. Acute myeloid leukemia: 2019 update on risk-stratification and management. Am J Hematol. 2018;93(10):1267-91.

Greenberg PL, Arber DA, Glader BE, List AF, Means RT, Paraskevas F et al. Wintrobe's Clinical Hematology. 13th ed. Lippincott Williams & Wilkins; 2013.

Greenberg PL, Tuechler H, Schanz J, Sanz G, Garcia-Manero G, Solé F et al. Revised International Prognostic Scoring System for Myelodysplastic Syndromes. Blood. 2012;120(12):2454-65.

Hochhaus A, Saussele S, Rosti G, Mahon FX, Janssen JJWM, Hjorth-Hansen H et al. Chronic myeloid leukaemia: ESMO Clinical Practice Guidelines for diagnosis, treatment and follow-up. Ann Oncol. 2017;28(suppl 4):iv41–51.

Hoffbrand AV, Moss PAH. Fundamentos em hematologia. 6. ed. Porto Alegre: Artmed; 2013.

Hoffman R, Benz EJ, Silberstein LE, Heslop H, Weitz J, Anastasi J et al. Hematology: Basic Principles and Practice. 6th ed. Elsevier; 2013.

Holyoake T, Vetrie D. The chronic myeloid leukemia stem cell: stemming the tide of persistence. Blood. 2017;129(12):1595-606.

Jabbour E, Kantarjian H. Chronic myeloid leukemia: 2018 update on diagnosis, therapy and monitoring. Am J Hematol. 2018;93(3):442-59.

World and Health Organization (WHO). Classification of Tumors of Haematopoietic and Lymphoid Tissues, 2017.

Zago M, Falcão R, Pasquini R. Tratado de Hematologia. Atheneu; 2013.

427
Linfomas de Hodgkin

Leticia Gontijo Porto ◆ Camila Maria Luna do Valle ◆ José Carlos do Valle

INTRODUÇÃO

O linfoma de Hodgkin, uma neoplasia que acomete o tecido linfoide, caracteriza-se pela clonalidade de linfócitos B.

Apresenta uma célula característica denominada Reed-Sternberg (célula grande com citoplasma basofílico abundante, bi ou multinucleada e com mais de um nucléolo) que fica rodeada por infiltrado reativo multicelular, como linfócitos T e B, granulócitos, histiócitos, fibroblastos e estroma (Figura 427.1).

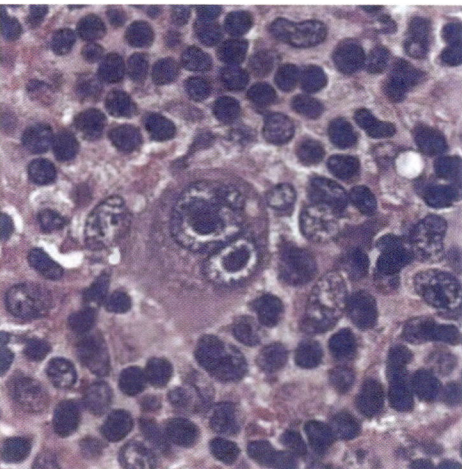

Figura 427.1 Célula de Reed-Sternberg.

Sua incidência difere de acordo com o tipo histológico, ocorrendo de forma bimodal no linfoma de Hodgkin clássico, com o primeiro pico entre 15 e 35 anos de idade e o segundo após os 50 anos.

No linfoma de Hodgkin nodular rico em linfócitos, esse pico ocorre na quarta e na quinta décadas de vida.

Há uma predominância no sexo masculino, exceto para o subtipo esclerose nodular.

A incidência estimada é de 2,8 casos para 100 mil habitantes.

CLASSIFICAÇÃO

Classificação histológica

- Linfoma de Hodgkin clássico – cerca de 90% de todos os linfomas de Hodgkin:
  - Esclerose nodular
  - Celularidade mista
  - Depleção linfocitária
  - Rico em linfócitos
- Linfoma de Hodgkin nodular rico em linfócitos: cerca de 10% dos linfomas de Hodgkin.

Classificação de Ann Arbor

- I: acometimento de 1 região linfonodal
- II: acometimento de duas ou mais regiões linfonodais no mesmo lado do diafragma
- III: acometimento de duas ou mais regiões linfonodais em lados opostos do diafragma
- IV: acometimento extranodal que não seja por contiguidade
- E: acometimento extranodal por contiguidade
- X: doença Bulky (massa linfonodal ≥ 10 cm, ou acometendo parte ≥ 1/3 do diâmetro mediastinal)
- S: acometimento esplênico
- B: sintomas B.

Observações

- IE: apenas 1 lesão extranodal, sem acometimento linfonodal
- Baço, tonsilas e anel de Waldeyer são considerados órgãos nodais
- A designação "X" não é mais necessária.

Área linfonodal

- Uma área linfonodal pode corresponder a mais de uma região de linfonodos
- Utilizam-se as áreas linfonodais para a estratificação do prognóstico, enquanto as regiões são utilizadas para a classificação Ann Arbor (Figura 427.2)
- Doença localizada corresponde a 60% dos casos
- Na doença avançada, os pacientes são classificados pelo Escore Prognóstico Internacional (IPS): baixo risco – até 2 fatores de mau prognóstico; alto risco – pelo menos 3 fatores de mau prognóstico.

ESTRATIFICAÇÃO PROGNÓSTICA

No Quadro 427.1 é apresentada a estratificação prognóstica do linfoma de Hodgkin.

Fatores de mau prognóstico

- Idade: > 45 anos
- Sexo masculino
- Estádio IV
- Albumina sérica: < 4 g/d ℓ
- Hemoglobina < 10,5 g/d ℓ
- Leucometria: > 15.000 mm^3
- Linfócitos: < 600/mm^3 ou < 8%.

MANIFESTAÇÕES CLÍNICAS

- Linfadenopatia: linfonodos indolores, acometendo principalmente cadeias cervicais (75% dos casos), seguidas pela mediastinal, axilar e para-aórtica
- Podem tornar-se dolorosos com a ingestão de bebidas alcoólicas
- Tosse, dor torácica, dispneia: devido a acometimento de linfonodos mediastinais
- Dor e distensão abdominal, plenitude, massa palpável: devido a acometimento de linfonodos abdominais
- Sintomas B: emagrecimento (> 10% do peso nos últimos 6 meses), febre ou sudorese noturna. Atenção: prurido generalizado não é sintoma B!

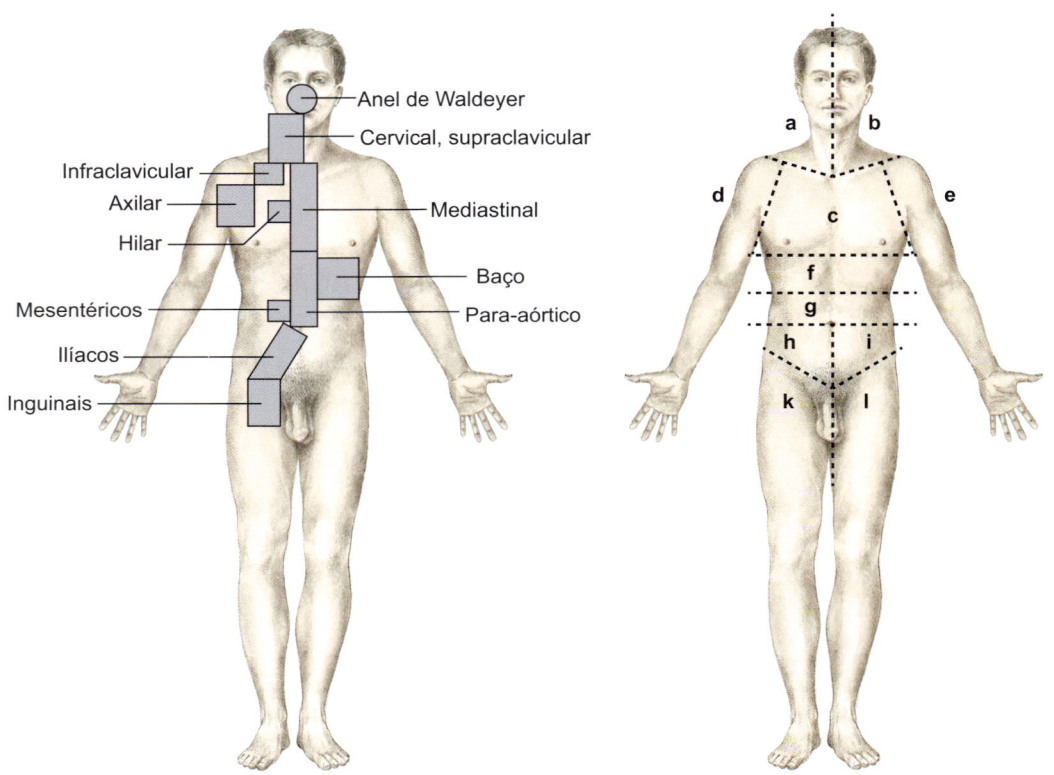

Figura 427.2 Regiões linfonodais *versus* áreas linfonodais.

Quadro 427.1 Estratificação prognóstica do linfoma de Hodgkin.

Fatores de risco	Estádios I a IIA	Estádios I a IIB	Estádios III e IV
Ausentes	Doença localizada favorável	Doença localizada favorável	Doença avançada
≥ 3 áreas de linfonodos	Doença localizada desfavorável	Doença localizada desfavorável	Doença avançada
VHS ≥ 50 mm/hora sem sintomas B	Doença localizada desfavorável	Doença localizada desfavorável	Doença avançada
VHS ≥ 30 mm/hora com sintomas B	Doença localizada desfavorável	Doença localizada desfavorável	Doença avançada
Envolvimento extranodal	Doença localizada desfavorável	Doença avançada	Doença avançada
Bulky mediastinal	Doença localizada desfavorável	Doença avançada	Doença avançada

VHS: velocidade de hemossedimentação.

- Esplenomegalia: em 20% dos pacientes, devido a acometimento esplênico. Ocorre mais comumente no subtipo celularidade mista
- Outros sintomas diretamente relacionados com o acometimento extranodal, como fígado, ossos ou pulmões.

DIAGNÓSTICO

- Dados clínicos + exames laboratoriais + exames de imagem + exame histopatológico e imuno-histoquímico.

EXAMES COMPLEMENTARES

- Exames laboratoriais: hemograma completo, velocidade de hemossedimentação (VHS), desidrogenase láctica (DHL), ácido úrico, alanina aminotransferase (ALT), aspartato aminotransferase (AST), fosfatase alcalina, gama GT, atividade da protrombina, ureia, creatinina, função tireoideana, hormônio gonadotrofina coriônica humana beta (Beta-HCG; em mulheres em idade fértil), sorologias para hepatite dos tipos B e C, vírus da imunodeficiência humana (HIV), vírus T-linfotrópico humano dos tipos I e II (HTLV I e II) e vírus Epstein-Barr (EBV; infecção por este vírus está relacionada com a patogênese, principalmente, dos tipos celularidade mista e depleção linfocitária)
- Exames de imagens de pescoço, tórax, abdome e pelve (tomografia computadorizada [TC] ou tomografia computadorizada com emissão de pósitrons [PET-TC], maior acurácia) – para avaliar acometimento linfonodal ou extranodal
- Ecocardiograma para avaliar estruturas cardíacas
- Prova de função respiratória: em tabagistas ou naqueles que apresentam história prévia de pneumopatias
- Biópsia de medula óssea: não é necessária quando se realiza o PET-TC, pois o acometimento medular é evidenciado por esse exame
- Exame histopatológico: importante realizar biópsia excisional ou incisional, para preservar a estrutura do tecido; evitar a realização de punção aspirativa por agulha fina (PAAF) para o diagnóstico
- Exame imuno-histoquímico: realizado na peça da biópsia demonstrando:
  - Linfoma de Hodgkin clássico: CD15+, CD30+, CD3–, CD45–, CD20+ (em menos de 20% dos casos)
  - Linfoma de Hodgkin nodular com predomínio linfocitário: CD45+, CD20+, CD30–, CD15–, CD3.

TRATAMENTO

- O esquema quimioterápico ABVD (doxorrubicina, bleomicina, vimblastina e dacarbazina) é o tratamento-padrão na maioria dos casos, porém, nas doenças avançadas, alguns estudos demostram superioridade da associação AVD + brentuximabe (Adcetris®)
- Doença localizada favorável: 2 ciclos de quimioterapia + radioterapia no campo linfonodal acometido (20 Gy)
- Doença localizada desfavorável: 4 ciclos de quimioterapia + radioterapia no campo linfonodal acometido (30 Gy)
- Doença avançada: 6 ciclos de quimioterapia
- Nos casos do linfoma de Hodgkin nodular com predomínio linfocitário, é difícil estabelecer um tratamento-padrão para a doença localizada, os quais podem ser submetidos apenas à radioterapia ou ao tratamento com anticorpo monoclonal anti-CD20 (rituximabe). Já na doença localizada desfavorável e na avançada, o tratamento tende a ser o mesmo do linfoma de Hodgkin clássico.

Avaliação de resposta ao tratamento

- Deve-se realizar PET-TC interim para avaliar resposta precoce à terapia, e ao final do tratamento (Quadro 427.2)
- Ao final do tratamento, o exame deve ser realizado no mínimo 4 semanas após o término da quimioterapia ou 12 semanas após a radioterapia, para diminuir a probabilidade de resultados falso-positivos
- Utiliza-se a escala de 5 pontos de Deauville para interpretação (Quadro 427.3).

PET-TC interim

- Alguns estudos utilizam o PET interim para modular o tratamento. Consideram os escores 1 e 2 negativos, quando o intuito é descalonar a terapia; e os escores 1 ao 3 negativos, quando a intenção é escaloná-la
- Escore 4 ou 5 é considerado resposta parcial no PET-TC interim, se a captação tiver sido reduzida quando comparada ao início do tratamento. Caso mantenha-se inalterada, aumente e/ou surja novo foco de captação, considera-se falha no tratamento
- Resposta metabólica completa com permanência de massa residual é considerada resposta completa
- Caso o PET-TC evidencie alguma área de atividade de doença ao final do tratamento, deve-se realizar a biópsia para confirmar o diagnóstico de refratariedade.

Tratamento da doença recaída ou refratária

- Existe uma gama de esquemas quimioterápicos de resgate para o linfoma de Hodgkin recaído e/ou refratário: ICE, DHAP, IGEV, GVD (ver referências bibliográficas)
- O brentuximabe (Adcetris®), anticorpo monoclonal anti-CD30, pode ser utilizado como esquema de resgate. Não deve ser utilizado no subtipo predomínio linfocitário por não apresentar o marcador CD30
- Pacientes com doença recaída ou refratária têm indicação de transplante autólogo de medula óssea.

Quadro 427.2 Avaliação com tomografia computadorizada por emissão de pósitrons (PET-TC).

Escore	PET-TC interim	PET-TC – término do tratamento
1	Resposta completa	Resposta completa
2	Resposta completa	Resposta completa
3	Resposta completa	Resposta completa
4	Resposta parcial/falha do tratamento	Falha do tratamento
5	Resposta parcial/falha do tratamento	Falha do tratamento

Quadro 427.3 Escala de Deauville para avaliação da resposta terapêutica.

Escala	Parâmetro
1	Sem captação
2	Captação ≤ mediastino
3	Captação > mediastino, porém < fígado
4	Captação moderadamente > fígado
5	Captação marcadamente > fígado ou novas áreas de captação
X	Novas áreas de captação com improvável relação com LH

LH: linfoma de Hodgkin.

Manifestações tóxicas do tratamento

- Mielossupressão: alguns pacientes podem cursar com neutropenia durante a quimioterapia, estando indicado o fator estimulante de colônias de granulócitos (G-CSF) para aqueles que apresentarem neutrófilos < 1.000/mm³, a fim de evitar infecções e atrasos no tratamento
- Neoplasias epiteliais induzidas pela radioterapia
- Mielodisplasia por alquilantes
- Doença valvar pela radioterapia mediastinal
- Doença miocárdica e coronariana pelo uso de antraciclinas
- Infertilidade pelo uso de alquilantes
- Toxicidade pulmonar pela bleomicina, importante fármaco no tratamento do linfoma de Hodgkin. Caracteriza-se por sintomas respiratórios, infiltrado intersticial bilateral na TC ou na radiografia de tórax, na ausência de infecção. Deve-se iniciar tratamento com prednisona 1 mg/kg/dia e suspender o medicamento responsável pela toxicidade nos ciclos subsequentes.

PROGNÓSTICO

- Com o advento da químio e da radioterapia, os pacientes com linfoma de Hodgkin passaram a ter expectativa de cura acima de 95% nos estádios iniciais e de 90% nas fases avançadas.

SEGUIMENTO

- Segundo recomendações do *International Working Group*, o seguimento após término do tratamento deve ser realizado trimestralmente nos primeiros 2 anos, semestralmente nos 3 anos seguintes e, posteriormente, de forma anual, para monitorar possíveis recaídas tardias e efeitos adversos do tratamento.

BIBLIOGRAFIA

Cheson BD, Fisher RI, Barrington SF et al. Recommendations for initial evaluation, staging, and response assessment of Hodgkin and non-Hodgkin lymphoma: the Lugano classification. J Clin Oncol. 2014;32(27).
Hoffbrand AV, Moss PAH. Fundamentos em hematologia. 6. ed. Porto Alegre: Artmed; 2013.
Johnson PWM. Response-adapted frontline therapy for Hodgkin lymphoma: are we there yet? Hematology Am Soc Hematol Educ Program. 2016;2016(1):316-22.
Word and Health Organization (WHO). Classification of Tumors of Haematopoietic and Lymphoid Tissues, 2017.

428
Linfomas Não Hodgkin

Camila Maria Luna do Valle • José Carlos do Valle

INTRODUÇÃO

Linfomas não Hodgkin são as neoplasias hematológicas mais comuns do mundo.

No Brasil, segundo o Instituto Nacional de Câncer (INCA), são esperados para o triênio 2020 a 2022, cerca de 12.030 casos anuais. Isto representa, para os homens 6,3% e para as mulheres 5,0%, entre todas as neoplasias malignas.

É um conjunto heterogêneo de neoplasias linfocitárias que podem ser originadas de progenitores de linfócitos B ou T, linfócitos B ou T maduros e, mais raramente, células *natural killers* (NK) (Quadro 428.1).

Os linfomas não Hodgkin de células precursoras B ou T são classificados como linfoma linfoblástico, sendo a forma de apresentação nodal da leucemia linfoblástica aguda. Serão, portanto, apresentados no Capítulo 426, *Leucemias*. DGCB: difuso de grandes linfócitos B; EBV: vírus Epstein-Barr; HHV8: herpes-vírus tipo 8; Ig: imunoglobulina; IgM: imunoglobulina M; LLC: leucemia linfocítica crônica; NK: *natural killer*; SNC: sistema nervoso central.

Tipos de linfomas

Cada tipo de linfoma apresenta características epidemiológicas, genéticas, morfológicas, imunofenotípicas e clínicas específicas, assim como tratamento e prognóstico diferentes (Figura 428.1).

CAUSAS E FATORES DE RISCO

- Mutação genética sem fator de risco identificado
- História de neoplasia prévia e uso de quimioterapia ou radioterapia
- Doenças autoimunes e uso de medicamentos imunossupressores
- Infecções: vírus Epstein-Barr (EBV), vírus da imunodeficiência humana (HIV), vírus linfotrópicos T humanos (HTLV), vírus da hepatite C (HCV), *Helicobacter pylori*
- Exposição a agrotóxicos.

MANIFESTAÇÕES CLÍNICAS

- Sintomas gerais: febre, sudorese profusa (geralmente vespertina), perda ponderal (> 10% do peso em menos de 6 meses), astenia, perda de apetite
- Linfadenomegalia (não dolorosa), podendo evoluir para grandes massas
- Hepatoesplenomegalia
- Déficits focais no caso de linfomas de sistema nervoso central (SNC)
- Trombose venosa profunda.

EXAMES COMPLEMENTARES

- Exames laboratoriais: hemograma, dosagem de ureia, creatinina, sódio, potássio, magnésio, cálcio, fósforo, DHL, ácido úrico, aspartato aminotransferase (AST), alanina aminotransferase (ALT), fosfatase alcalina, gama GT, bilirrubinas, TAP e PTT
- Hematoscopia: alguns tipos de linfoma podem ser identificados pela visualização da célula neoplásica no sangue periférico, como leucemia/linfoma de células T do adulto (ATLL), linfoma marginal esplênico, LLC
- Sorologias virais (HIV, HCV, HBV, HTLV, EBV)
- Eletroforese de proteínas séricas/dosagem de imunoglobulinas
- Beta-2-microglobulina: marcador relacionado com atividade de doença
- Tomografia computadorizada (TC) com contraste: de pescoço, tórax, abdome e pelve

Quadro 428.1 Classificação das neoplasias do tecido linfoide (OMS, 2017).*

Neoplasias de células B maduras	Neoplasias de células T/NK maduras
• Leucemia linfocítica crônica/linfoma linfocítico de pequenas células • Linfocitose B monoclonal, LLC-*type* • Linfocitose B mococlonal não LLC-*type* • Leucemia pró-linfocítica B • Linfoma da zona marginal esplênico • Tricoleucemia • Linfoma/leucemia de células B esplênica, não classificável • Linfoma linfoplasmacítico Macroglobulinemia de Waldenströn • Gamopatia monoclonal IgM de significado indeterminado • Doença de cadeia pesada (Mu/gamma/alpha) • Gamopatia de significado indeterminado não IgM • Mieloma múltiplo • Plasmocitoma solitário ósseo • Plasmocitoma solitário extraósseo • Doença de depósito de Ig monoclonal • Amiloidose primária • Doença de cadeia leve ou pesada • Linfoma da zona marginal extranodal associado a mucosas • Linfoma da zona marginal nodal • Linfoma folicular • Linfoma folicular pediátrico • Linfoma de grandes células B com rearranjo de IRF4 • Linfoma primário cutâneo de centro folicular • Linfoma do manto • Neoplasia *in situ* de células do manto • Linfoma DGCB: subtipo centro germinativo, subtipo célula B ativada • Linfoma de grandes células B rico em linfócitos T/histiócitos • Linfoma DGCB primário do SNC • Linfoma DGCB cutâneo *leg type* • Linfoma DGCB EVB-positivo • Úlcera mucocutânea EBV-positivo • Linfoma DGCB associado à inflamação crônica • Granulomatose linfoide graus 1 e 2 • Granulomatose linfoide grau 3 • Linfoma de grandes células B primário de mediastino (tímico) • Linfoma de células B intravascular • Linfoma de grandes células B ALK-positivo • Linfoma plasmablástico • Linfoma primário de efusões • Doença de Castleman multicêntrica • Linfoma DGCB HHV8-positivo • Doença linfoproliferativa germinotrópica HHV8-positiva • Linfoma de Burkitt • Linfoma de Burkitt-*like* 11q • Linfoma de células B de alto grau com rearranjos em MYC e BCL-2 e/ou BCL-6 • Linfoma de células B não classificável, com características intermediárias entre • DGCB e linfoma de Hodgkin	• Leucemia prolinfocítica T • Leucemia linfocítica do linfócito T granular • Doença linfoproliferativa crônica de células NK • Leucemia agressiva de células NK • Doença linfoproliferativa T da infância, EBV-positiva • Infecção crônica de linfócitos T e NK pelo EBV ativado • Doença linfoproliferativa *hydroa-vacciniforme-like* • Alergia grave à picada de mosquito • Leucemia/linfoma de células T do adulto • Linfoma de células NK/T extranodal, tipo nasal • Linfoma de células T associado à enteropatia • Linfoma T intestinal monomórfico epiteliotrópico • Linfoma de células T intestinal • Doença linfoproliferativa de células T intestinal indolente • Linfoma T hepatoesplênico • Linfoma T do tipo paniculite subcutânea • Micose fungoide • Síndrome de Sèzary • Doenças linfoproliferativas cutâneas primárias de células T CD30+ • Papulose linfomatoide • Linfoma cutâneo primário anaplásico de grandes células • Linfoma cutâneo primário de células T gama/delta • Linfoma de células T periférico, não especificado • Linfoma T angioimunoblástico • Linfoma folicular T • Linfoma anaplásico de grandes células, ALK-positivo • Linfoma de grandes células anaplásico, ALK-negativo • Linfoma anaplásico de grandes células associado à prótese de silicone • Linfoma de Hodgkin • Predomínio linfocitário nodular • Linfoma de Hodgkin clássico • Esclerose nodular • Rico em linfócitos • Celularidade mista • Depleção linfocitária • Doenças linfoproliferativas pós-transplante (DLPT) • Hiperplasia plasmacítica • Mononucleose infecciosa • Hiperplasia folicular • Polimórfica • Monomórfica • Monomórfica de células B • Monomófica de células T/NK • Linfoma de Hodgkin clássico DLPT • Neoplasia de histiócitos e células dendríticas

* Linfomas de Hodgkin serão abordados em um capítulo à parte.

Urgências oncológicas em casos de linfomas (internação para tratamento)

• Sintomas compressivos relacionados com tumor volumoso:
  ▪ Síndrome da veia cava superior: turgência jugular, circulação colateral no tórax, edema cervical e facial, ortopneia. Iniciar imediatamente citorredução (dexametasona 4 mg, a cada 6 horas, quimioterapia e, se necessário, radioterapia)
  ▪ Síndrome de compressão medular: diminuição de força e sensibilidade em membros inferiores, retenção/incontinência urinária, constipação intestinal. Iniciar citorredução imediata (corticoterapia e radioterapia imediatamente). Déficits instalados há menos de 24 horas tem maiores chances de reversão
  ▪ Síndrome de compressão de via respiratória superior: dispneia ou disfagia. Traqueostomia de urgência para manutenção das vias respiratórias associada à citorredução com corticoide e quimioterapia (Figura 428.2)
• Relacionadas com alto *turnover* celular:
  ▪ Hipercalcemia: hidratação + furosemida + dexametasona (4 a 8 mg/dia) + bisfosfonato (ácido zolendrônico 4 mg por via intravenosa [IV], ou ácido zoledrônico 90 mg IV). Possível necessidade de hemodiálise

  ▪ Síndrome de lise tumoral: hidratação vigorosa (2 a 3 ℓ/m² de cristaloide) + rasburicase (0,2 mg/kg por até 5 dias), ou alopurinol 300 mg 2 vezes/dia. Avaliar hemodiálise
  ▪ Hiperviscosidade (leucoestase ou paraproteína: hidratação vigorosa + citorredução (corticoide se neoplasia linfoide; hidroxiureia se neoplasia mieloide). Avaliar a necessidade de leucoaférese ou plasmaférese.

Atenção. Sempre que indicada citorredução, prescrever medidas para profilaxia de síndrome de lise tumoral (hidratação vigorosa, alopurinol, rasburicase) e desparasitação. A furosemida pode ser utilizada em pacientes com bom *clearance* de creatinina para equilibrar o balanço hídrico e manter hiperfluxo renal. A alcalinização não é indicada. A desparasitação pode ser realizada com ivermectina 12 a 18 mg, dose única (> 50 kg), + albendazol 400 mg.

Solicitar exames laboratoriais diariamente com dosagens de ureia, creatinina, sódio, potássio, cálcio, fósforo, magnésio, desidrogenase láctica (DHL) e ácido úrico.

- Tomografia computadorizada por emissão de pósitrons (PET-TC)
- Biópsia excisional do linfonodo acometido para análise histopatológica e imuno-histoquímica. A punção aspirativa não é indicada
- Biópsia de medula óssea: 30 a 50% dos linfomas acometem a medula óssea, principalmente os de baixo grau

- Ecocardiograma: avaliação da função cardíaca antes de quimioterapia pelo risco de cardiotoxicidade
- Punção lombar: indicada em linfomas de alto grau com alto risco de acometimento do SNC
- Endoscopia digestiva alta e colonoscopia: indicada para o linfoma do manto, que cursa com acometimento e sintomas gastrintestinais.

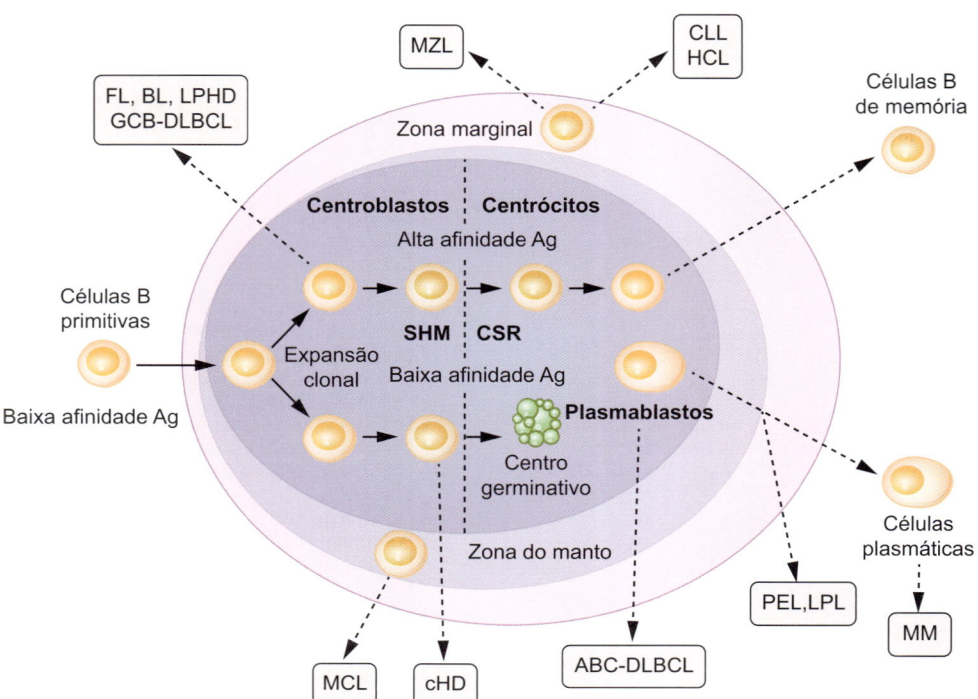

Figura 428.1 Representação esquemática de um folículo linfoide, constituído pelo centro germinativo (CG) e zona do manto, envolvidos pela zona marginal. As células B que tiveram seus genes *Ig* rearranjados com sucesso na medula óssea movem-se para os órgãos linfoides periféricos como células B primitivas. Ao encontrar a célula T antígeno-dependente, as células B tornam-se centroblastos proliferativos no CG e, eventualmente, centrócitos maduros. Somente as células B do CG com alta afinidade para o antígeno são selecionadas positivamente para sair do GC e então se diferenciar em células plasmáticas ou células B de memória, enquanto as de clones de baixa afinidade são eliminadas por apoptose. As flechas pontilhadas indicam as células responsáveis por originarem os subtipos de linfomas. MCL: linfoma de células do manto; FL: linfoma folicular; BL: linfoma de Burkitt; DLBCL: linfoma difuso de grandes células B; GCB: centro germinativo de células B-símile; ABC: células B-símile ativadas; CLL: leucemia linfocítica crônica; HCL: tricoleucemia; MM: mieloma múltiplo; LPHD: doença de Hodgkin do tipo predominância linfocítica; LPL: linfoma linfoplasmacítico; MZL: linfoma de zona marginal/linfoma MALT; PEL: linfoma primário de efusões. (Adaptada de DeVita et al. Cancer Principles & Practice of Oncology, 9th edition, pg 1811, 2011.)

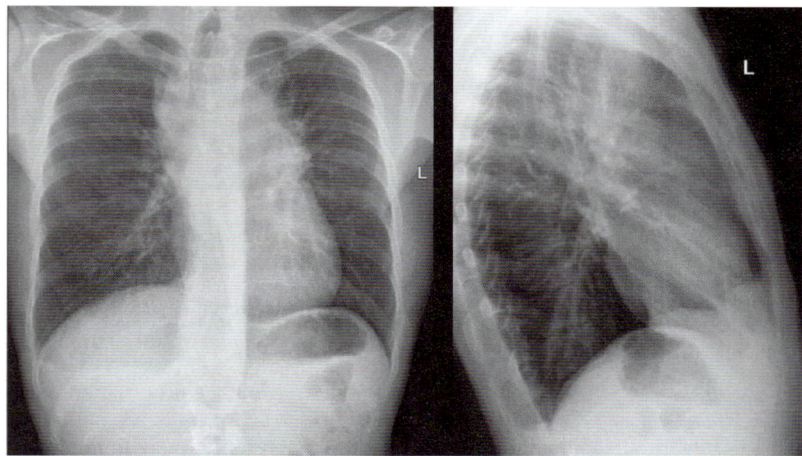

Figura 428.2 Radiografia de tórax com alargamento de mediastino e desvio da traqueia para a direita em paciente com linfoma não Hodgkin difuso de grandes células B.

ESTADIAMENTO ANN ARBOR

- Estádio I: 1 cadeia linfonodal acometida
- Estádio II: 2 ou mais cadeias linfonodais acometidas acima do diafragma
- Estádio III: acometimento de cadeias linfonodais acima e abaixo do diafragma
- Estádio IV: acometimento de 1 ou mais cadeias linfonodais e/ou mais locais extranodais; ou acometimento de 2 ou mais locais extranodais, com ou sem linfonodos acometidos.

Na Figura 428.3, são apresentadas as imagens de acordo com o estadiamento Ann Arbor.

Observações práticas

- A classificação "E" é utilizada para designar acometimento extranodal isolado
- O baço é considerado como um local nodal
- Diferente do linfoma de Hodgkin, os sintomas B não têm valor prognóstico.

TRATAMENTO

- O tratamento dos linfomas não Hodgkin depende do subtipo histológico e do estadiamento
- Os protocolos consistem em uma combinação de medicamentos, sendo mais utilizadas: ciclofosfamida, doxorrubicina, vincristina, prednisona e rituximabe anticorpo monoclonal anti-CD 20, empregado apenas em linfomas B). Tal esquema é conhecido como R-CHOP e é o mais utilizado nos tipos de linfomas não Hodgkin mais comuns, que são o linfoma difuso de grandes células B e o linfoma folicular
- Os linfomas T podem ser tratados com CHOP, podendo ser adicionado o etoposide
- O linfoma linfoblástico é a manifestação nodal da leucemia linfoblástica, podendo ou não infiltrar a medula óssea. Portanto, por se tratar de uma neoplasia maligna de células precursoras (blastos) é tratado com os protocolos intensos de leucemia aguda (ver Capítulo 426, *Leucemias*)
- Para linfomas primários do SNC, ou aqueles com alto risco de acometimento do SNC, devem ter adicionadas ao protocolo de quimioterapia altas doses de metotrexato e quimioterapia intratecal
- Linfomas localizados, estádios I e II A podem ser tratados com um número reduzido de ciclos de quimioterapia e consolidação com radioterapia do campo envolvido. A radioterapia também pode estar indicada nas urgências oncológicas (ver *Manifestações clínicas e laboratoriais*)
- Antes do início do tratamento deve ser administrado antiparasitário.
- Atualmente, além da quimioterapia convencional também são utilizados imunobiológicos, inibidores de alvos moleculares e imunomoduladores.

LINFOMAS NÃO HODGKIN DE BAIXO GRAU (INDOLENTES) *VERSUS* LINFOMAS DE ALTO GRAU (AGRESSIVOS)

- Os linfomas não Hodgkin podem ser divididos pela sua apresentação clínica em indolentes ou agressivos
- Os linfomas indolentes têm apresentação insidiosa e história clínica com duração de meses até anos de evolução, podendo ser oligossintomáticos ou assintomáticos, sendo diagnosticados em exames de rotina. Exemplos: linfoma folicular, linfoma da zona marginal, linfoma esplênico e linfoma linfocítico de pequenas células/linfoma linfocítico crônico
- Os linfomas de alto grau têm comportamento agressivo com evolução em poucos meses ou semanas, com crescimento rápido de massas, sintomatologia e alteração laboratorial exuberante. Exemplos: linfoma difuso de grandes células B, linfoma de Burkitt e linfoma linfoblástico B ou T.

Linfoma não Hodgkin difuso de grandes células B

- Subtipo mais frequente
- Comportamento agressivo
- Manifestações clínicas relacionadas com os órgãos acometidos
- O painel imuno-histoquímico expressa antígenos pan-B 19, CD20, CD22, CD79a. Pode ocorrer expressão de BCL-2, BCL-6, c-Myc, MUM1 com Ki-67 (índice proliferativo) alto (> 60%)
- Boa resposta à quimioterapia de primeira linha (R-CHOP).

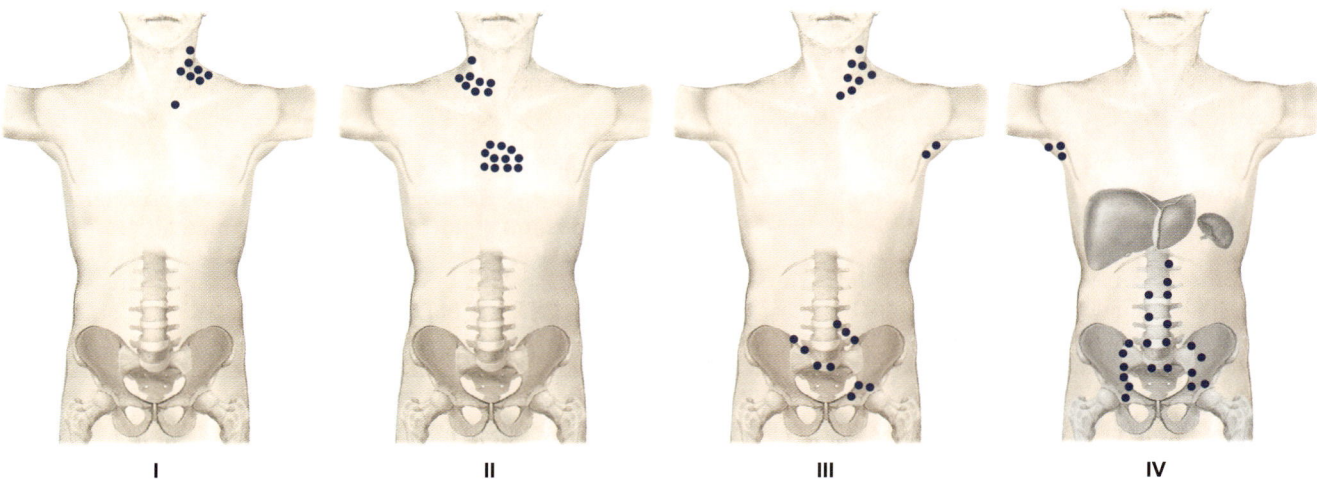

I   II   III   IV

Figura 428.3 Estadiamento Ann Arbor.

Linfoma folicular

- Segundo subtipo mais frequente
- Apresentação clínica geralmente insidiosa e comportamento indolente
- Imuno-histoquímica: HLA-DR, CD19, CD20, CD79a, CD21 e CD10; BCL-2 citoplasmático forte; Ki-67 geralmente baixo (< 50%)
- Pode ter boa resposta à quimioterapia de primeira linha, R-CHOP/R-COP (sem doxorrubicina), porém tem alta chance de recaída. Tratamentos de segunda linha podem utilizar imunomoduladores (p. ex., lenalidomida).

Linfoma linfocítico de pequenas células/leucemia linfocítica crônica (ver Capítulo 426, *Leucemias*)

- Curso indolente e oligossintomático na maioria dos casos
- Imuno-histoquímica: CD19, CD23, CD5 e CD20 fraco
- Tratamento indicado apenas em casos sintomáticos ou com citopenia grave
- Tratada com imunobiológicos, quimioterapia (rituximabe, ciclofosfamida e fludarabina) e inibidores de alvos moleculares (p. ex., inibidores de bruton-quinase; ibrutinibe).

Linfoma do manto

- Subtipo que mais acomete trato gastrintestinal, portanto, endoscopia digestiva alta (EDA) e colonoscopia fazem parte obrigatória do estadiamento
- Pode apresentar-se de forma indolente ou mais agressiva
- Imuno-histoquímica: CD19, CD20, CD5, FMC7 e ciclina D1 (95% dos casos), produto da t(11:14)
- O tratamento de primeira linha para pacientes até 70 anos (com boa capacidade funcional – *performance status* [PS]) requer imunoquimioterapia com o protocolo RCHOP além de altas doses de citarabina seguido de transplante autólogo de medula óssea em primeira remissão.

Linfoma de Burkitt

- Curso clínico muito agressivo; apresentação com grandes massas
- Três apresentações: forma endêmica na África associada à infecção crônica pelo EBV, associada ao HIV em pacientes com CD4 > 200 e forma esporádica
- A histopatologia é caracterizada pelo aspecto em céu estrelado na coloração hematoxilina–eosina – macrófagos com restos fagocitados de resíduos apoptóticos (Figura 428.4)
- Imuno-histoquímica: CD19, CD20, CD22, CD79a (pan-B) CD10 e BCL6 (marcadores de centro germinativo) HLA-DR e CD43; KI-67 próximo a 100%
- Boa resposta à primeira linha com quimioterapia em altas doses (p. ex., R-CODOX-M/R-IVAC).

Linfoma de zona marginal

- Os linfomas de zona marginal são subdivididos em extranodal ou tecido linfoide associado a mucosa (linfoma MALT)
- O linfoma de zona marginal mais comum é o esplênico
- O linfoma MALT acomete com mais frequência o estômago, podendo ocorrer em pulmão, glândula salivar, conjuntiva ocular, pele e em outros locais do trato gastrintestinal. Eles são com frequência originados por antígenos, sendo o do estômago induzido pela infecção do *Helicobacter pylori*

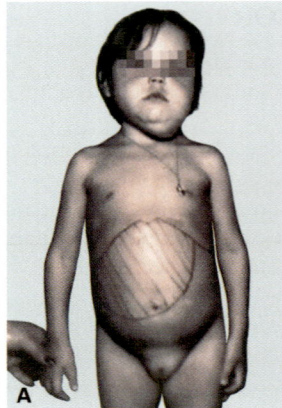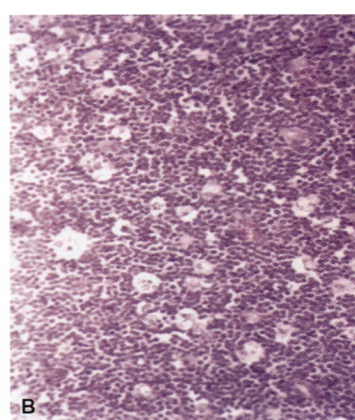

Figura 428.4 Linfoma de Burkitt. **A.** Tumor mandibular e massa de linfonodos abdominal. **B.** Exame histopatológico de biópsia mandibular, exibindo o aspecto em céu estrelado.

- Em muitos casos, o clone do MALT permanece dependente do *H. pylori* e desaparece com a antibioticoterapia adequada em cerca de 70% dos casos (Figuras 428.5 e 428.6)
- O esquema de tratamento sistêmico mais utilizado é o protocolo RCHOP/RCOP.

Linfoma/leucemia de células T do adulto

- Apresentação clínica variável, podendo manifestar-se de forma agressiva ou indolente
- Associação com a infecção pelo vírus HTLV tipo 1 (HTLV-1)
- Hipercalcemia ocorre em 50% dos casos; manifestações cutâneas em 25%
- Hematoscopia pode evidenciar *flower cells* (Figura 428.7); linfócitos com núcleo hiperlobulado
- Imunofenotipagem/imuno-histoquímica: positiva para CD4+/CD8–, CD2, CD5 e CD25; negativa para CD7
- Com mau prognóstico; sobrevida mediana variando de 8 meses a 5 anos, de acordo com a forma de apresentação.

Micose fungoide/síndrome de Sézary

- São as apresentações mais comuns de linfoma T cutâneo
- A micose fungoide apresenta grande variedade de lesões cutâneas e pode acometer linfonodos, vísceras e ter células circulantes no sangue
- Lesões cutâneas variadas: máculas hiper ou hipocrômicas, placas eritematosas, alopecia, nódulos, tumorações e eritrodermia; frequentemente pruriginosas (Figura 428.8)
- Denomina-se síndrome de Sézary a variante leucêmica associada a eritrodermia, havendo clonalidade entre as lesões da pele e as células circulantes (células de Sézary)
- Histopatológico: infiltrado mononuclear na derme superior e epiderme, epidermotropismo sem espongiose, agregados intraepidérmicos linfoides (microabscessos de Pautrier) e atipias linfoides.

ESTADIAMENTO TNMB DA MICOSE FUNGOIDE

- T: percentual de superfície cutânea acometida, tumorações ou eritrodermia
- N: representa acometimento linfonodal
- M: acometimento visceral
- B: percentual de linfócitos atípicos circulantes.

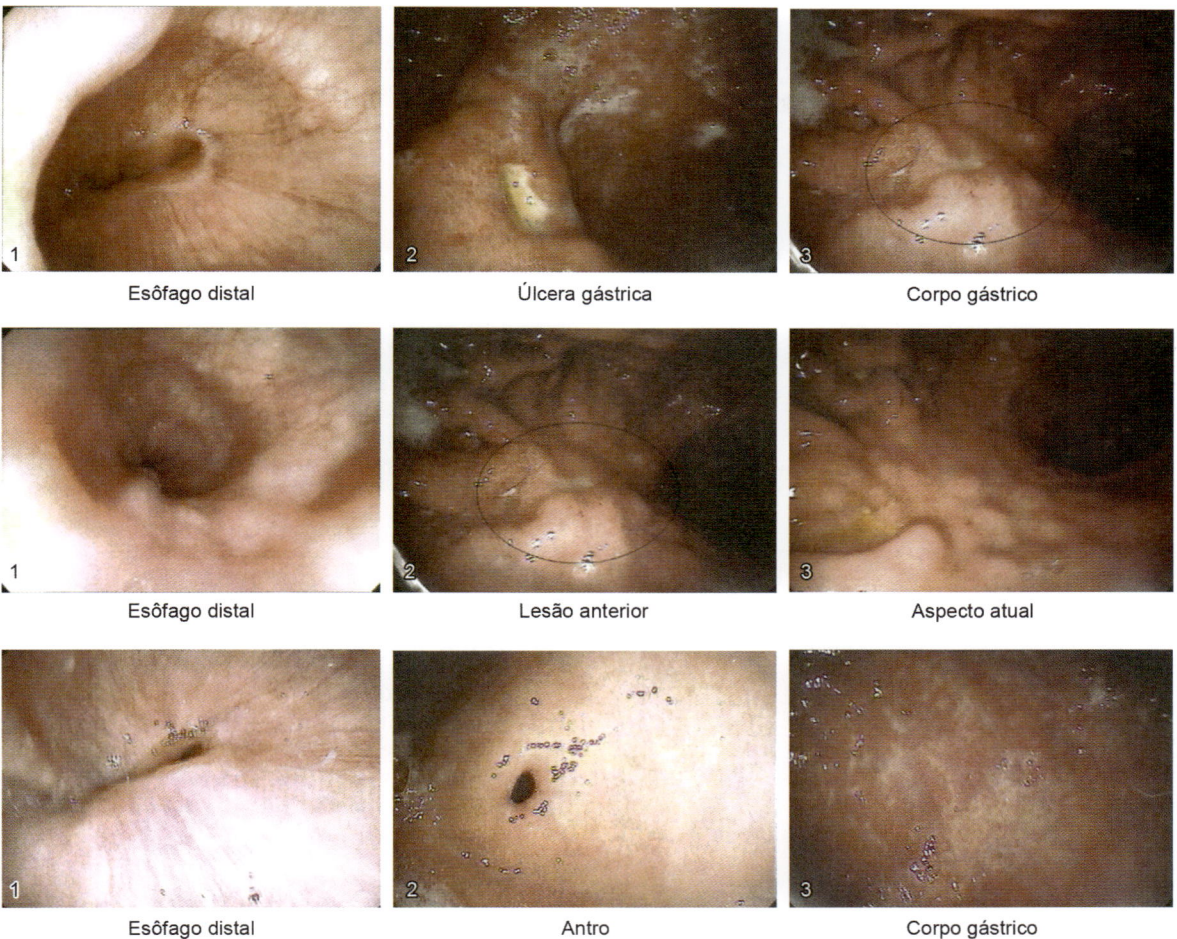

Esôfago distal	Úlcera gástrica	Corpo gástrico
Esôfago distal	Lesão anterior	Aspecto atual
Esôfago distal	Antro	Corpo gástrico

Figura 428.5 Linfoma de tecido linfoide associado à mucosa de estômago (linfoma MALT): sequência endoscópica de homem com 94 anos. As imagens superiores na horizontal mostram enantema leve e difuso de corpo, com áreas esbranquiçadas de permeio no antro e, na parede anterior/grande curvatura do corpo distal, lesão ulcerada de 2 cm × 1,2 cm com bordas regulares, mas endurecidas (exame de 21/11/2014). Imagens horizontais medianas 2 e 3 comparativas – antes e controle 70 dias após 2 semanas de antibióticos, demostrando regressão parcial das lesões e da úlcera em 07/04/2015. A última sequência inferior, em 10/07/2015, documenta a regressão completa da neoplasia após o esquema alternativo de antibióticos. (Imagem cedida pela Clínica do Prof. José Carlos do Valle; endoscopia: Dr. Eduardo Fajardo.)

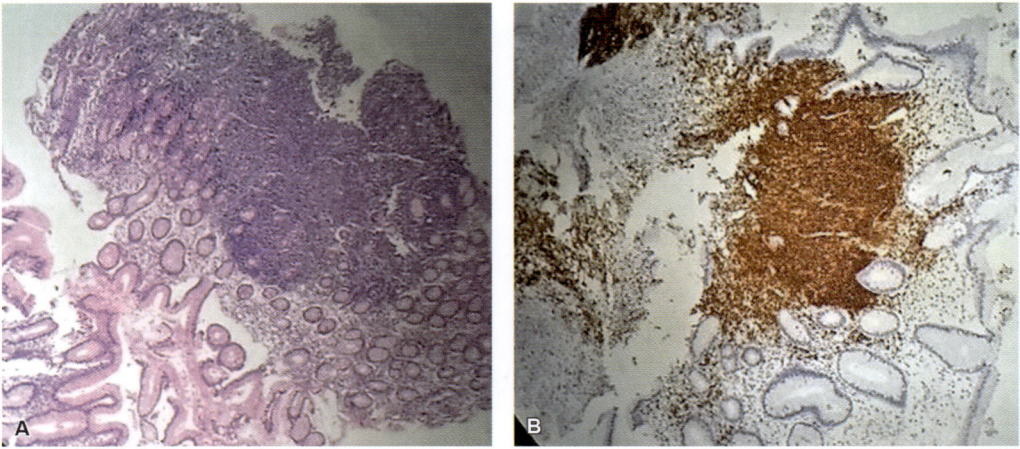

Figura 428.6 Linfoma não Hodgkin CD20+ linfoma de zona marginal, extranodal, de tecido linfoide associado à mucosa (linfoma MALT). **A.** Nos tecidos epiteliais, as células neoplásicas infiltram o epitélio formando as lesões linfoepiteliais. **B.** Positividade para os marcadores B (CD20, CD79a): infecção por *H. pylori*. (Laudo: Prof. Carlos Basílio-de-Oliveira.)

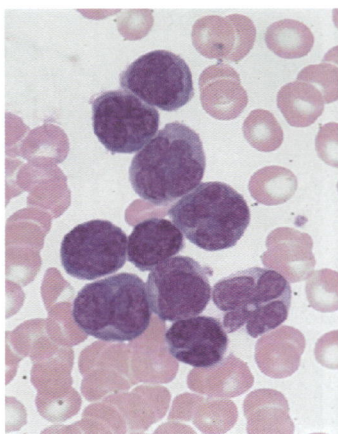

Figura 428.7 Sangue periférico com *flower cells*.

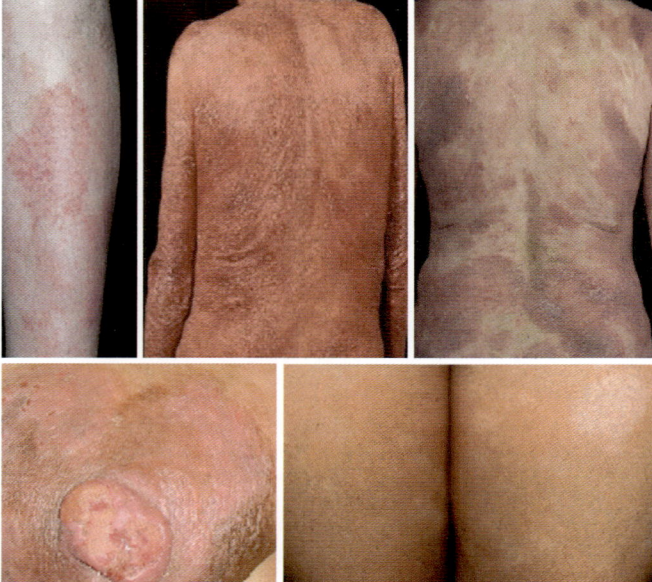

Figura 428.8 Manifestações cutâneas da micose fungoide.

Tratamento

- Estádios iniciais podem ser tratados com terapias direcionadas para a pele, como corticoides e retinoides tópicos e fototerapia (fototerapia com luz ultravioleta B [UVB] e psoraleno + luz ultravioleta A [PUVA])
- Doenças avançadas têm complexas estratégias com combinações entre radioterapia, metotrexato, retinoides, interferona, fotoaférese, quimioterapia e até transplante alogênico de medula óssea.
- É fundamental a participação conjunta do hematologista com o dermatologista e o patologista na condução desses tipos de neoplasia.

BIBLIOGRAFIA

Freedman AS, Friedberg JW, Aster JC. Clinical presentation and diagnosis of non-Hodgkin lymphoma. UpToDate.com. 2019.
Hoffman R. Hematology: Basic Principles and Practice. 6. ed. Philadelphia: Saunders/Elsevier; 2013.
Hoppe TR, Kim HY. Clinical manifestations, pathologic features, and diagnosis of mycosis fungoide. UpToDate.com. 2019.
National Cancer Institute. Surveilance, epidemiology and end results program [homepage]. Disponível em: www.seer.cancer.gov. Acesso em: 10 out. 2021.
World and Health Organization (WHO). Classification of Tumours of Haematopoietic and Lymphoid Tissues. 4. ed. 2017.

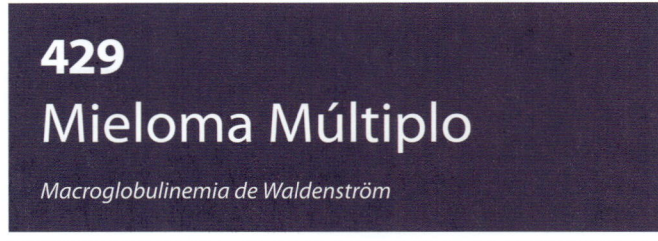

429
Mieloma Múltiplo

Macroglobulinemia de Waldenström

Camila Maria Luna do Valle

INTRODUÇÃO

Neoplasia caracterizada pela infiltração de plasmócitos clonais na medula óssea. A proliferação dessas células resulta em citopenias, destruição óssea, hipercalcemia e produção de imunoglobulinas clonais que promovem lesão renal.

A idade mediana do diagnóstico é de 66 anos, sendo rara em pessoas com menos de 40 anos.

MANIFESTAÇÕES CLÍNICAS E LABORATORIAIS

- Anemia em 73% dos pacientes
- Dor óssea, principalmente lombar, em 60% dos casos
- Insuficiência renal em cerca de 50% dos pacientes
- Hipercalcemia
- Fraturas patológicas
- Síndrome de compressão medular por plasmocitoma ou colapso de vértebras
- Perda de peso
- Síndrome de hiperviscosidade por hiperglobulinemia (em menos de 10%): cefaleia, visão turva, alteração do estado mental, ataxia, vertigens, nistagmo, confusão mental, coma.

Urgências oncológicas

Ver boxe Urgências oncológicas em casos de linfomas no Capítulo 428, *Linfoma Não Hodgkin*.

EXAMES COMPLEMENTARES

- Hemograma e hematoscopia: anemia normocítica-normocrômica, trombocitopenia e, menos frequentemente, leucopenia. Hemácias em *rouleaux*
- Eletroforese de proteínas séricas e urinárias: identificação de pico monoclonal > 3 g/dℓ (proteínas M) em gama, beta ou alfa-2 (Figura 429.1)
- Imunoeletroforese (ou imunofixação): confirma o pico monoclonal e discrimina o subtipo da proteína
- Dosagem de imunoglobulinas IgA, IgG e IgM: determina qual tipo de Ig está sendo produzida ou presença e imunoparesia (hipogamaglobulinemia)

- Cálcio sérico e cálcio iônico: hipercalcemia é uma manifestação frequente
- Ureia e creatinina: a insuficiência renal presente ao diagnóstico pode ser reversível
- Dosagem de beta-2-microglobulina e desidrogenase láctica: marcadores de atividade de doença
- Mielograma e biópsia de medula óssea: infiltração por > 10% de plasmócitos (Figura 429.2)
- Cadeias leves livres (*freelite*): quantificação de cadeias leves livres kappa e lambda (dissociadas das cadeias pesadas das Ig)
- Inventário ósseo. Idealmente deve ser realizado por meio de ressonância magnética (RM) por difusão, tomografia computadorizada (TC) de baixa voltagem ou por emissão de pósitrons (PET-TC) oferecem maior sensibilidade na detecção de lesões. As radiografias apesar de muito utilizadas tem menos sensibilidades para identificação de lesões
- Estudo citogenético e molecular: as alterações t(4;14), t(14;16), t(14;20), del17 p13, ou ganho de 1q por técnica de hibridização fluorescente *in situ* (FISH), são alterações cromossômicas que conferem pior prognóstico, porém, ainda não são utilizadas como parâmetros de mudança terapêutica.

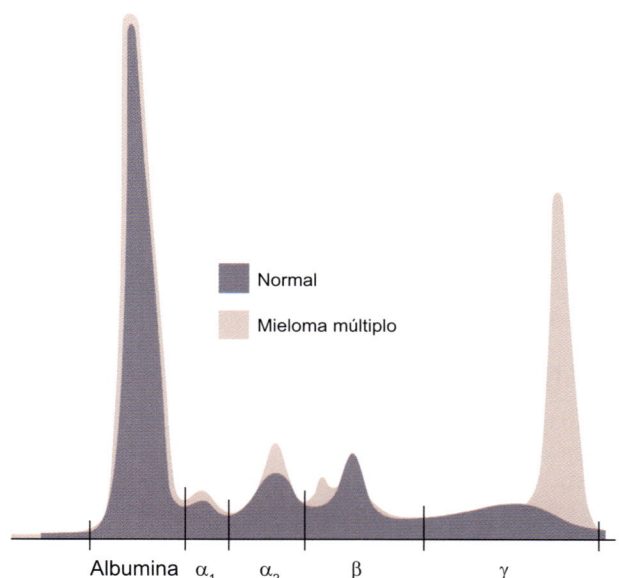

Figura 429.1 Eletroforese de proteínas séricas: padrão normal *versus* pico monoclonal.

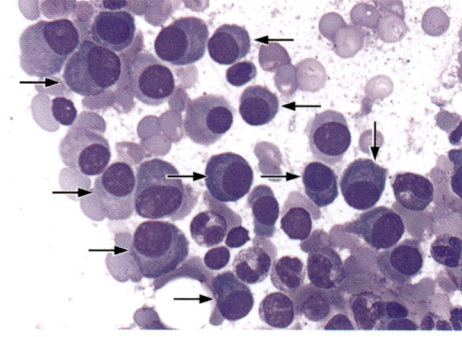

Figura 429.2 Mielograma evidenciando elevado percentual de plasmócitos (*setas*).

Para o diagnóstico de mieloma múltiplo é necessária a presença de > 10% de plasmócitos clonais infiltrando medula óssea observado em mielograma ou biópsia de medula óssea, além de 1 ou mais dos seguintes critérios (CRAB: *Calcium level, Renal insufficiency, Anemia, Bone lesions*):

- Cálcio sérico > 11 mg/dℓ ou > 2,75 mmol/ℓ
- Creatinina sérica > 2 mg/dℓ ou *clearance* de creatinina < 40 mℓ/minuto
- Anemia: < 10 g/dℓ ou queda > 2 g/dℓ do valor mínimo da normalidade
- Lesões ósseas: uma ou mais lesões líticas ou ≥ 5 mm em radiografia, TC, RM ou PET-TC. Na ausência de lesões líticas, osteoporose e fratura isolada não são considerados critérios.
  Ou:
- Biomarcador de progressão para lesão de órgão-alvo: infiltração medular > 60% de plasmócitos clonais
- Relação entre cadeia leve livre aumentada e cadeia leve não aumentada (relação *freelite*) > 100.

Pico monoclonal

- O pico monoclonal é uma característica frequente da doença, porém não é obrigatória.
  Cerca de 40% dos pacientes terão menos que 3 g/dλ de proteína M mensurada e 3% são mielomas não secretores, ou seja, não há proteína M.

DIAGNÓSTICO DIFERENCIAL

Gamopatia monoclonal de significado indeterminado

- Proteína monoclonal sérica < 3 g/dℓ
- Infiltração medular < 10% de plasmócitos clonais
- Ausência de lesões de órgãos-alvo (CRAB) ou biomarcadores de progressão

Mieloma assintomático (*smoldering*)

- Proteína monoclonal sérica (> 3 g/dℓ)
- Plasmócitos clonais na medula > 10% e < 60%
- Ausência de lesões de órgão-alvo
- Biomarcadores de progressão e ausência de amiloidose.

Plasmocitoma solitário

- Tumor composto de plasmócitos, podendo ser localizado ou não em um osso, ocorrendo isoladamente
- Medula óssea não infiltrada
- Ausência de lesões de órgão-alvo ou biomarcadores de progressão.

Macroglobulinemia de Waldenström

- Linfoma linfoplasmocítico com infiltração medular, associado à secreção de IgM.

Manifestações clínicas e laboratoriais

- Pico monoclonal de IgM
- Anemia
- Síndrome de hiperviscosidade (geralmente pico monoclonal > 4 g/dℓ)
- Hepatoesplenomegalia
- Neuropatia periférica sensorial e motora
- Elevação de beta-2 microglobulina.

Amiloidose de cadeia leve

- Deposição de fibrilas compostas por cadeias leves nos tecidos extracelulares. Pode estar associada a outros distúrbios plasmocitários (mieloma múltiplo, Waldenström).

Manifestações clínicas

- Hepatoesplenomegalia
- Macroglossia
- Miocardiopatia restritiva
- Neuropatia periférica sensitiva e motora
- Equimoses periorbitárias
- Discrasia hemorrágica
- Coloração para o Vermelho Congo positiva em amostras de biópsia.

TRATAMENTO

Tratamento medicamentoso

- O tratamento do mieloma múltiplo geralmente utiliza esquemas tríplices ou quádruplos com corticoide, imunomoduladores (p. ex., talidomida e lenalidomida), imunobiológicos (p. ex., daratumumabe; anti-CD138), inibidores de alvos moleculares (p. ex., bortezomibe e carfilzomibe) e quimioterapia (p. ex., ciclofosfamida e melfalana). O objetivo é induzir a remissão dos sintomas e das manifestações laboratoriais pelo maior tempo possível. As recaídas são frequentes, com inúmeras possibilidades de combinações terapêuticas em linhas de tratamento subsequentes
- O transplante autólogo de células hematopoéticas é uma opção de tratamento, capaz de obter respostas profundas e por tempo prolongado. No entanto, pacientes idosos (> 70 anos) ou com comorbidades debilitantes geralmente não são elegíveis para tal modalidade terapêutica. Dessa forma, há de se traçar duas estratégias:
  - Pacientes elegíveis: esquema tríplice/quádruplo por 4 a 6 ciclos, seguido de transplante autólogo de células hematopoéticas 2 ciclos de consolidação e manutenção com imunomoduladores
  - Paciente inelegíveis: esquema tríplice por 8 a 12 ciclos, podendo ser seguido de manutenção com imunomoduladores ou imunobiológicos até toxicidade ou progressão de doença.

Tratamento de suporte

- Bisfosfonatos: ácido zoledrônico; aplicações mensais por até 2 anos
- Anemia em pacientes com mieloma e insuficiência renal: eritropoetina 4.000 U 3 vezes/semana
- Profilaxia de trombose venosa profunda: enoxaparina
- Profilaxia de infeção por herpes-vírus (naqueles em uso bortezomibe): aciclovir
- Analgesia com opioides: atenção ao uso de morfina na disfunção renal. Optar por metadona (opioide de eliminação biliar) (ver Capítulo 15, *Dor*)
- Tratamento de neuropatia: pregabalina, gabapentina e duloxetina são opções.

BIBLIOGRAFIA

Azevedo MF. GPS Medicamentos. Guia prático em saúde. Rio de Janeiro: Guanabara Koogan; 2017.
Hoffbrand AV, Moss PAH. Fundamentos em hematologia. 6. ed. Porto Alegre: Artmed; 2013.
Hoffman R, Benz EJ, Silberstein LE, Heslop H, Weitz J, Anastasi J et al. Hematology: Basic Principles and Practice. 6. ed. Philadelphia: Saunders/Elsevier; 2013.
Rajkumar SV. Multiple myeloma: clinical features, laboratory manifestations, and diagnosis. UpToDate.com. 2019.
Rajkumar SV. Multiple myeloma: overview of management. UpToDate.com. 2019.
World and Health Organization (WHO). Classification of Tumours of Haematopoietic and Lymphoid Tissues. 2017.

430
Policitemia Vera

Leticia Gontijo Porto ◆ José Carlos do Valle

INTRODUÇÃO

A policitemia vera é uma doença mieloproliferativa caracterizada pela proliferação das três linhagens hematopoéticas, principalmente a eritroide, devido a uma anomalia clonal da célula-tronco hematopoética.

Pode evoluir para mielofibrose, mielodisplasia ou leucemia aguda.

Sua incidência aumenta com o avançar da idade, com média de 60 anos ao diagnóstico e ligeira predominância do sexo masculino.

A predisposição genética é constatada em algumas famílias.

A incidência anual mundial de policitemia vera é de 0,84 caso por 100 mil habitantes.

DIAGNÓSTICO

- O diagnóstico requer um conjunto de achados clínicos, laboratoriais e histopatológicos. Segundo os critérios diagnósticos da Organização Mundial da Saúde (2017), são necessários três critérios maiores ou dois critérios maiores associados a critério menor (Quadro 430.1)
- Observação: o critério maior 2 pode não estar presente, caso o paciente apresente hemoglobina > 18,5 g/dℓ (homens) ou > 16,5 g/dℓ (mulheres) e hematócrito > 55,5% (homens) ou > 49,5% (mulheres), se houver o critério maior 3 e o critério menor.

Quadro 430.1 Critérios diagnósticos de policitemia vera (OMS, 2017).

Critérios maiores
• Elevação da concentração de hemoglobina (> 16,5 g/dℓ nos homens; > 16 g/dℓ nas mulheres) ou aumento do hematócrito (> 49% nos homens e > 48% nas mulheres)
• Biópsia de medula óssea demonstrando hipercelularidade nas três linhagens de células: eritroide, granulocítica e megacariocítica (panmielose), com megacariócitos pleomórficos de variados tamanhos
• Mutação no gene *JAK2 V617F* ou *JAK2* éxon 12

Critério menor
• Nível sérico subnormal de eritropoetina

DIAGNÓSTICO DIFERENCIAL

É necessário sempre excluir as causas secundárias de eritrocitose (Quadro 430.2).

EXAMES COMPLEMENTARES

- Hemograma completo: evidencia aumento da massa eritrocitária, podendo haver leucocitose e trombocitose
- Pesquisa de mutação de *JAK2 V617F*: em 95% dos pacientes; não é específica de policitemia vera, podendo ocorrer em outras neoplasias mieloproliferativas e em < 5% da leucemia mieloide aguda (LMA), da síndrome mielodisplásica (SMD) e da leucemia mielomonocítica crônica (LMMC)
- Pesquisa de mutação de *JAK2* éxon 12: apenas em 3% dos casos, porém mais específica para policitemia vera; solicitar quando o *JAK2 V617F* for negativo, mas houver forte suspeita do diagnóstico
- Dosagem de eritropoetina: apresenta níveis subnormais
- Biópsia de medula óssea: apresenta hipercelularidade nas três linhagens celulares – eritroide, granulocítica e megacariocítica (pan-mielose), com megacariócitos pleomórficos de diferentes tamanhos. Avalia também o grau de fibrose medular (Figura 430.1)
- Citogenética (material de medula óssea): em 20% dos casos são detectadas alterações, sendo as mais comuns nos cromossomos 8 e 9, del(20q), del(13q) e del(9 p). Estão relacionadas com a progressão da doença
- Pesquisa de BCR/ABL qualitativo (material sangue periférico): para excluir neoplasia mieloproliferativa BCR-ABL positiva (LMC com apresentação atípica)

Quadro 430.2 Diagnóstico diferencial da policitemia vera.

Eritrocitose relativa (devido à redução do volume plasmático)	Episódios incoercíveis de vômito, diarreia intensa, cetoacidose diabética, febre, uso de diuréticos, queimaduras graves
Eritrocitose secundária (devido ao aumento de EPO)	DPOC, apneia do sono, uso de androgênios, populações de altitudes elevadas, tabagismo, obesidade, cardiopatias cianóticas, uso de medicamentos e outras substâncias com EPO recombinante
Eritrocitose com níveis reduzidos de EPO	Carcinoma de células renais, hidronefrose, fibroma uterino, meningioma, adenoma de hipófise, tumor carcinoide de ovário, cistos renais, estenose grave da artéria renal, carcinoma hepatocelular, hemangioblastoma cerebelar, tumor de Wilms, pós-transplante renal

EPO: eritropoetina; DPOC: doença pulmonar obstrutiva crônica.

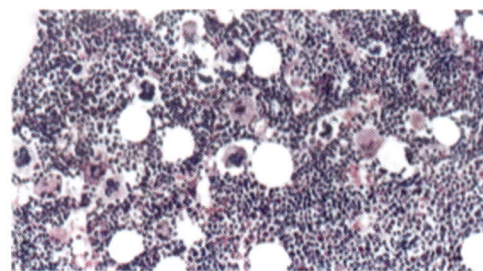

Figura 430.1 Pan-mielose na medula óssea.

- Gasometria arterial, espirometria e exames de imagens do tórax (radiografia e tomografia computadorizada [TC]): excluir diagnósticos diferenciais que cursam com hipoxemia
- TC de abdome e crânio: excluir diagnósticos diferenciais, como doenças hepáticas, renais e neoplasias do sistema nervoso central (SNC).

MANIFESTAÇÕES CLÍNICAS

- Relacionadas com o aumento da massa eritrocitária: hipertensão arterial e sintomas de hiperviscosidade (Quadro 430.3). Maior suscetibilidade a trombose arterial e venosa
- Muitas vezes, a policitemia vera pode estar associada a diabetes melito, hipercolesterolemia, hipertrigliceridemia e gota.

TRATAMENTO

- Baseia-se no risco de trombose pelos critérios de *European Leukemia Net/International Working Group for Neoplasms* (Quadro 430.4)
- Flebotomia: todo paciente, quando possível, deve ser submetido à flebotomia na tentativa de manter o hematócrito < 45%, ou quando houver trombose esplâncnica < 42%. Devem ser realizadas sangrias de 350 a 450 mℓ e em menor volume nos idosos. Os intervalos variam de duas vezes na semana ou em dias alternados (naqueles com hematócrito superior a 60%). A esporadicidade deve ser ajustada conforme o valor do hematócrito em intervalos de 4 a 8 semanas
- O ácido acetilsalicílico deve ser prescrito para todos os pacientes que não apresentem contraindicações, a fim de reduzir o risco cardiovascular
- O alopurinol deve ser iniciado na dose de 300 mg/dia nos pacientes que apresentam hiperuricemia (essa dosagem pode ser aumentada conforme necessidade)

Quadro 430.3 Sinais e sintomas relacionados com a policitemia vera.

- Prurido
- Cefaleia
- Sudorese
- Zumbido
- Desconforto abdominal
- Hipertensão arterial
- Esplenomegalia (40% dos casos)
- Borramento visual
- Tontura
- Parestesia
- Artralgia
- Eritromelalgia
- Pletora conjuntival
- Hepatomegalia (infrequente)

Quadro 430.4 Tratamento da policitemia vera considerando o risco de trombose – critérios da *European Leukemia Net/International Working Group for Neoplasms*.

Baixo risco	Alto risco
• Menos de 60 anos e sem trombose prévia • Flebotomia para manter hematócrito < 45% e AAS 100 mg/dia	• Mais de 60 anos e/ou trombose prévia • Flebotomia para manter hematócrito < 45%, AAS 100 mg/dia e terapia citorredutora

AAS: ácido acetilsalicílico.

- Terapia citorredutora é iniciada apenas em pacientes de alto risco
- Medicamentos citorredutores:
  - Hidroxiureia: iniciada na dose de 15 a 20 mg/kg/dia por via oral (VO), ajustada conforme os valores do hematócrito e toxicidade (primeira escolha de tratamento). Importante monitorar função hepática durante o uso do medicamento devido à hepatotoxicidade
  - Interferona alfa: iniciado na dose de 500.000 a 1.000.000 UI/dia por via subcutânea (SC). Dose de manutenção de 3.000.000 UI, 3 vezes/semana, ajustada conforme eficácia e tolerância. Indicado para gestantes no início de tratamento citorredutor e nos refratários ao tratamento com hidroxiureia
  - Ruxolitinibe: aprovado no Brasil para tratamento de policitemia vera em pacientes intolerantes ou resistentes à hidroxiureia.

PROGNÓSTICO

- Sobrevida acima de 13 anos na maioria dos pacientes. Naqueles com menos de 60 anos a sobrevida ultrapassa 24 anos
- Muitos pacientes morrem por complicações trombóticas ou uma segunda neoplasia. Até 20% evolui para mielodisplasia ou leucemia aguda.

BIBLIOGRAFIA

Azevedo MF. GPS Medicamentos. Guia prático em saúde. Rio de Janeiro: Guanabara Koogan; 2017.

Hoffbrand AV, Moss PAH. Fundamentos em hematologia. 6. ed. Porto Alegre: Artmed; 2013.

Rumi E, Cazzola M. Diagnosis, risk stratification, and response evaluation in classical myeloproliferative neoplasms. Blood. 2017;129(6):680-92.

Vannucchi AM. How I treat polycythemia vera. Blood. 2014;124(22):3212-20.

World and Health Organization (WHO). Classification of Tumors of Haematopoietic and Lymphoid Tissues. 2017.

431
Púrpura Trombocitopênica Idiopática

Trombocitopenia imune

Maria do Rosário Ferraz Roberti • Renato Sampaio Tavares

INTRODUÇÃO

Redução da contagem de plaquetas, na ausência de exposição a substância tóxica ou doença associada, decorrente de destruição periférica desses elementos, mediada por autoanticorpos, e que se acompanha de sufusões hemorrágicas (púrpura e petéquias).

É uma das causas mais comuns de plaquetopenia do adulto, com incidência anual de 3,3 casos em 100 mil adultos. É um diagnóstico de exclusão.

FORMAS CLÍNICAS

- Forma aguda: predomina em crianças; aparecimento súbito, geralmente precedido por infecção viral ou imunização, remissão espontânea; contagem plaquetária muito baixa
- Forma persistente: evolução de 3 a 12 meses, com plaquetopenia persistente
- Forma crônica: predomina em mulheres em idade reprodutiva; evolução insidiosa, com remissão somente após tratamento; persistência por mais de 12 meses; contagem plaquetária variável
- Forma secundária: secundária a outras doenças autoimunes e infecção.

CAUSAS

- Redução da vida média plaquetária imune mediada (autoanticorpos IgG contra a superfície plaquetária), associada à autorreatividade de linfócitos T citotóxicos, bem como autoimunidade humoral e celular direcionada contra megacariócitos causando prejuízo na produção plaquetária.

MANIFESTAÇÕES CLÍNICAS

- Muitos pacientes são assintomáticos; naqueles que apresentam sangramento, predomina a localização cutaneomucosa; gravidade variável
- Gênero masculino, uso de medicamentos concomitantes, idade avançada e plaquetopenia grave têm maior risco de hemorragias
- Hemorragias espontâneas com contagem plaquetária < 20.000
- Púrpura, petéquias (Figura 431.1)
- Epistaxe, menometrorragia, hemorragias gengival e gastrintestinal
- Baço não palpável (ausência de esplenomegalia constitui um critério diagnóstico essencial)
- Manifestações neurológicas secundárias à hemorragia intracerebral (rara).

DIAGNÓSTICO DIFERENCIAL

- Hiperesplenismo
- Trombocitopenia fármaco-induzida
- Síndrome dos anticorpos antifosfolipídeo

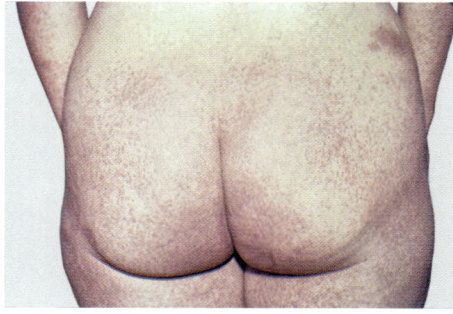

Figura 431.1 Petéquias observadas em paciente com púrpura trombocitopênica.

- Plaquetopenia da gestação
- Púrpura trombocitopênica trombótica
- Síndrome HELLP (hemólise, plaquetopenia, aumento de transaminases, em mulheres com pré-eclâmpsia)
- Síndrome mielodisplásica
- Púrpura pós-transfusional
- Leucemias agudas
- Infecção pelo vírus da imunodeficiência humana (HIV) ou vírus da hepatite C (HCV)
- Infecção pelo vírus da dengue
- Insuficiência hepática
- Colagenoses.

EXAMES COMPLEMENTARES

- Não há teste específico
- Hemograma: contagem plaquetária diminuída (5.000 a 140.000); presença de macroplaquetas, com leucograma e eritrograma normal
- Tempo de sangramento: aumentado (maior que 5 minutos) – pouco utilizado
- Tempo de protrombina (TP) e tempo de tromboplastina parcial ativada (TTPa): normais
- Mielograma: geralmente revela megacariócitos abundantes, com precursores eritroides e mieloides normais (não é necessário para o diagnóstico; solicitar este exame apenas para pacientes não responsivos ao tratamento habitual ou nos pacientes acima dos 60 anos para diagnóstico diferencial)
- Anticorpos antiplaquetários: teste de pouca utilidade
- Testes diagnósticos para colagenose, sorologia para HIV, HCV e pesquisa de anticorpos antifosfolipídeos: negativos
- Provas de função hepática: normais.

COMPROVAÇÃO DIAGNÓSTICA

- Em crianças: dados clínicos + hemograma
- Em adultos: diagnóstico de exclusão (dados clínicos + exames laboratoriais).

COMPLICAÇÕES

- Choque hipovolêmico por perda sanguínea grave
- Infecções pneumocócicas e septicemia em pacientes submetidos à esplenectomia
- Hemorragia intracraniana (rara).

TRATAMENTO

- O principal objetivo do tratamento é aumentar a plaquetometria para níveis seguros, para evitar sangramentos graves, mais do que prover incremento plaquetário.

Pacientes com sangramento ou aqueles recém-diagnosticados com plaquetometria < 30.000/mm³ têm indicação de tratamento, mesmo na ausência de sintomas hemorrágicos. Aqueles com plaquetometria > 30.000/mm³ com risco de sangramento aumentado (úlcera péptica, risco de queda, com cardiopatia em uso de anticoagulantes ou antiagregantes plaquetários) ou que necessitem de procedimentos invasivos também devem ser tratados.

Tratamento

- Transfusão de plaquetas: raramente efetiva, utilizada apenas em casos de extrema urgência
- Casos refratários, que não respondam à corticoterapia ou à esplenectomia, ou com contagens plaquetárias muito baixas ou sangramentos crônicos, administrar danazol 600 mg/dia VO, uso contínuo; ou imunossupressão com ciclofosfamida 1 a 2 mg/kg/dia VO, uso contínuo, monitorando neutrófilos; ou azatioprina 1 a 4 mg/kg/dia VO, uso contínuo, ou imunossupressão combinada
- Ácido tranexâmico e terapia hormonal podem ser úteis nos casos de menorragia
- Em situações de urgência, quando é necessária a elevação do número de plaquetas em 24 horas (cirurgia, sangramento abundante), associar imunoglobulinas à metilprednisolona, 500 mg a 1 g, por 3 dias.

No Quadro 431.1 constam as opções de tratamento da púrpura trombocitopênica.

MONITORAMENTO

- Contagem plaquetária, diária ou semanalmente, dependendo da gravidade da doença e do tratamento.

PREVENÇÃO

- Evitar medicamentos que inibam a função plaquetária (ácido acetilsalicílico, anti-inflamatórios não esteroides [AINEs] ou que suprimam a medula óssea
- Em pacientes esplenectomizados, aplicar vacina antipneumocócica, antimeningocócica e anti-hemófilos.

EVOLUÇÃO E PROGNÓSTICO

- Forma aguda: recuperação completa em 6 meses, em 90% dos casos
- Evolução para a forma crônica em 10% dos casos
- Forma crônica: recuperação espontânea não é comum
- Recidivas frequentes
- Qualidade de vida satisfatória com plaquetas < 50.000/$\mu\ell$.

Quadro 431.1 Tratamento da púrpura trombocitopênica.

Tratamento de primeira linha
- Prednisona 1 a 2 mg/kg VO, 2 a 4 semanas; a seguir, redução gradativa da dose, até retirada completa do fármaco
- Dexametasona 40 mg/dia, 4 dias, mensalmente, durante 6 meses. Doses baixas de manutenção devem ser evitadas
- Imunoglobulinas: 0,5 g/kg/dia, 2 a 3 dias consecutivos; efeito transitório
- Imunoglobulina anti-Rh: 75 mg/kg, em pacientes Rh-positivos

Tratamento de segunda linha
- Esplenectomia: aguardar 1 ano do diagnóstico para indicação. Cura em 50 a 80% dos casos. Evitar esplenectomia em crianças menores de 5 anos
- Agonistas do receptor da trombopoetina:
  - Eltrombopague: dose inicial de 50 mg/dia (VO)
  - Romiplostim: 2 a 3 μcg/kg por semana (SC)
  - Avatrombopague: 20 mg/dia (VO)
O ajuste de dose é necessário em todos esses medicamentos. O objetivo é manter a plaquetometria > 50.000/mm³
- Rituximabe: 375 mg/m² semanal, por 4 semanas. Resposta inicial em torno de 60%. Necessário sorologia para hepatite B antes do início do tratamento

VO: via oral; SC: via subcutânea.

BIBLIOGRAFIA

Azevedo MF. GPS Medicamentos. Guia prático em saúde. Rio de Janeiro: Guanabara Koogan; 2017.

Cirasino L, Semeraro S. Goals defining therapy for primary imune thrombocytopenia in adults. Blood Coagul Fibrinolysis. 2017;28(4):348-50.

Cooper N. State of the art – how I manage imune thrombocytopenia. Br J Haematol. 2017;177(1):39-54.

Lambert MP, Gernsheimer TB. Clinical updates in adult imune thrombocytopenia. Blood. 2017;129(21):2829-35.

Neunert C, Terrell DR, Arnold DM et al. American Society of Hematology 2019 guidelines for immune thrombocytopenia. Blood Adv. 2019;3(23):3829-3866.

432
Síndrome Mielodisplásica

Mayara Rêgo Zarour ◆ Camila Maria Luna do Valle ◆ José Carlos do Valle

INTRODUÇÃO

A síndrome mielodisplásica (SMD) envolve um grupo de doenças que compartilha a mesma fisiopatologia, na qual um clone aberrante de células-tronco hematopoéticas já comprometido com a linhagem mieloide promove uma maturação defeituosa, resultando em citopenias no sangue periférico e medula óssea hipercelular, na maioria dos casos (Figura 432.1).

A SMD é caracterizada por citopenias periféricas, displasia de uma ou mais linhagens e risco aumentado de progressão para leucemia mieloide aguda (LMA).

É mais comum em pessoas idosas, com predomínio do sexo masculino.

CAUSAS E FATORES DE RISCO

- A forma primária ou idiopática ocorre em pacientes sem história prévia de quimioterapia ou radioterapia
- Etiologias possíveis incluem exposição a determinadas substâncias, como benzeno, solventes e produtos químicos utilizados na agricultura
- História familiar e doenças congênitas como síndrome de Fanconi, disceratose e anemia de Blackfan-Diamond estão associadas a maior risco de mielodisplasia
- A forma secundária ocorre após exposição a quimioterápicos, principalmente alquilantes, ou radioterapia.

MANIFESTAÇÕES CLÍNICAS

- Inespecíficas. São consequência da insuficiência medular: anemia, leucopenia e plaquetopenia, com seus equivalentes clínicos – fadiga, infecções recorrentes e sangramentos
- Organomegalia (hepatomegalia, esplenomegalia, adenomegalia) é incomum, mas ocorre em alguns casos, principalmente quando há componente monocítico
- Alterações autoimunes são pouco frequentes, mas podem relacionar-se com vasculites cutâneas e artrites.

FORMAS CLÍNICAS

Para definição da forma clínica são utilizados os seguintes parâmetros:

- Quantidade de linhagens displásicas e de citopenias
- Percentual de blastos na medula e no sangue periférico
- Percentual de sideroblastos em anel na medula
- Alterações citogenéticas.

A classificação atual foi proposta pela Organização Mundial da Saúde em 2016 (Figura 432.2).

EXAMES COMPLEMENTARES

- Hemograma: anemia na quase totalidade dos casos, normo ou macrocítica, sem reticulocitose
- Leucopenia ou plaquetopenia

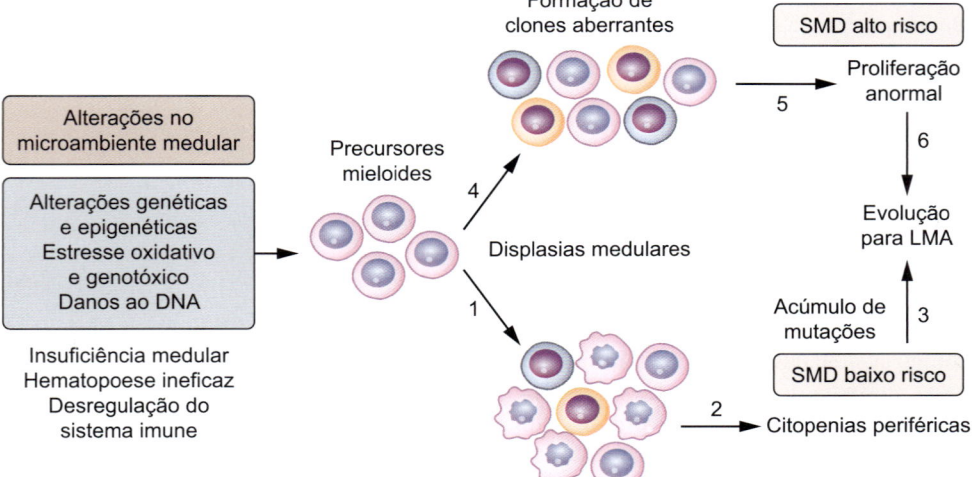

Figura 432.1 Fisiopatologia da mielodisplasia.

Classificação da síndrome mielodisplásica pela Organização Mundial da Saúde (2016)		
Doença	Medula óssea	Sangue periférico
SMD com displasia em única linhagem (SMD-DU)	Displasia em 1 linhagem 5%* de sideroblastos em anel ≤ 5% de blastos	Uni ou bicitopenia < 1% de blastos
SMD com displasia em múltiplas linhagens (SMD-DM)	Displasia em 2 ou 3 linhagens 5% de sideroblastos em anel* ≤ 5% de blastos	Citopenia em 1 ou mais linhagens ≤ 1% de blastos
SMD com displasia em única linhagem (SMD-SA-DU)	Displasia em 1 linhagem ≥ 15% ou ≥ 5* de sideroblastos em anel ≤ 5% de blastos	≤ 1% de blastos Uni ou bicitopenia
SMD-SA com displasia em múltiplas linhagens (SMD-SA-DM)	Displasia em 2 ou 3 linhagens ≥ 15% ou ≥ 5* de sideroblastos em anel ≤ 5% de blastos	Citopenia em 1 ou mais linhagens; ≤ 1% de blastos
SMD com excesso de blastos 1 (SMD-EB-1)	Displasia em 0, 1, 2 ou 3 linhagens 5 a 9% de blastos	Citopenia em 1 ou mais linhagens 2 a 4% de blastos
SMD com excesso de blastos 2 (SMD-EB-2)	Displasia em 0, 1, 2 ou 3 linhagens 10 a 19% de blastos	Citopenia em 1 ou mais linhagens 5 a 19% de blastos
Síndrome mielodisplásica com del(5q) isolada	Displasia em 1 ou mais linhagens ≤ 5* de blastos del(5q) isolada ou com 1 alteração adicional, exceto de del(7q)/-7	1% de blastos Uni ou bicitopenia
Síndrome mielodisplásica não classificável (SMD-U) com 1% de blasto	Displasia em 1 ou mais linhagens ≤ 5% de blastos	Citopenia em 1 ou mais linhagens ≤ 1%ˡ de blastos
Síndrome mielodisplásica não classificável (SMD-U) com displasia em uma única linhagem e pancitopenia	Displasia em 1 linhagem ≤ 5% de blastos	Citopenia em 3 linhagens ≤ 1% de blastos
Síndrome mielodisplásica não classificável (SMD-U) baseada em alterações citogênicas	Ausência de displasias ≤ 15 de sideroblastos em anel ≤ 5% de blastos	Citopenia em 1 ou mais linhagens ≤ 1% de blastos

Figura 432.2 Classificação da síndrome mielodisplásica. *Na presença de mutação do gene SF3B1. 1% de blastos deve ser encontrado em pelo menos duas situações isoladas. (Organização Mundial da Saúde, 2016).

- Sangue periférico: alterações morfológicas diversas, como:
  - Neutrófilos hipossegmentados
  - Neutrófilos hipogranulares
  - Plaquetas gigantes
- Mielograma: imprescindível para a classificação e o diagnóstico. Por meio dele identificam-se:
  - Percentual de blastos
  - Sideroblastos em anel e a linhagem afetada pela displasia com alterações morfológicas ou defeitos de maturação
  - Série que se apresenta com citopenia pode não ser a mesma com displasia na medula
- Biópsia de medula óssea: para definir a celularidade, aumentada na maioria dos casos, mas podendo estar reduzida, configurando a mielodisplasia hipoplásica. Fornece informações adicionais como a localização anômala dos precursores mieloides (ALIP), característica da mielodisplasia
- Imunofenotipagem da medula óssea: meio de avaliar a linhagem displásica com marcadores aberrantes e quantificar o percentual de blastos
- Citogenética por cariótipo: deve ser sempre realizada, uma vez que pelo menos 50% dos pacientes apresentam anormalidades cromossômicas clonais, sendo esse dado fundamental para a classificação e o prognóstico.

COMPROVAÇÃO DIAGNÓSTICA

- Hemograma + mielograma + biópsia de medula óssea + cariótipo.

COMPLICAÇÕES

- As complicações podem ser divididas em dois grupos: consequências da insuficiência medular e progressão para LMA (ver Capítulo 426, *Leucemias*)
- Insuficiência medular: podem ocorrer eventos cardiovasculares precipitados pela anemia, como síndrome coronariana ou acidente vascular cerebral isquêmico (AVCI), uma vez que na maioria das vezes são idosos com comorbidades
- Sangramentos maciços ou com localização nobre, secundários a plaquetopenia
- Infecções graves consequentes à leucopenia
- Progressão para LMA é a complicação mais temida e de pior desfecho, por isso configura um dos principais parâmetros para estratificar o risco e estabelecer o tratamento.

DIAGNÓSTICO DIFERENCIAL

Condições diversas podem causar citopenias e alterações displásicas, muitas vezes indistinguíveis da mielodisplasia, por isso o diagnóstico diferencial deve ser amplamente investigado e excluído.

Os principais são:

- Deficiência de vitamina B_{12} e ácido fólico (ver Capítulo 421, *Anemias*)
- Exposição a metais pesados, como arsênico e zinco
- Medicamentos: isoniazida sem a suplementação de B_6, tacrolimo, micofenolato, quimioterápicos e filgrastim
- Infecções virais: o protótipo é o parvovírus B19
- Doenças sistêmicas: hipotireoidismo e síndromes autoimunes.

EVOLUÇÃO E PROGNÓSTICO

- A estratificação de risco é feita pelo Sistema de Escore Prognóstico Internacional Revisado (R-IPSS), que se baseia em alterações citogenéticas, gravidade das citopenias e percentual de blastos na medula (Figura 432.3).

TRATAMENTO

- A única opção curativa é o transplante alogênico de medula óssea, realizado na minoria dos casos e reservado para os mais jovens e sem comorbidade significativa
- Na maioria dos pcientes, o tratamento é determinado pelo risco de mortalidade e evolução para LMA
- Pacientes de baixo risco: suporte com transfusões, eritropoetina e tratamento das infecções (antibióticos e fatores estimuladores de colônia, se neutropenia associada)
- Pacientes de alto risco: quimioterapia com agentes hipometilantes (azacitidina e decitabina).

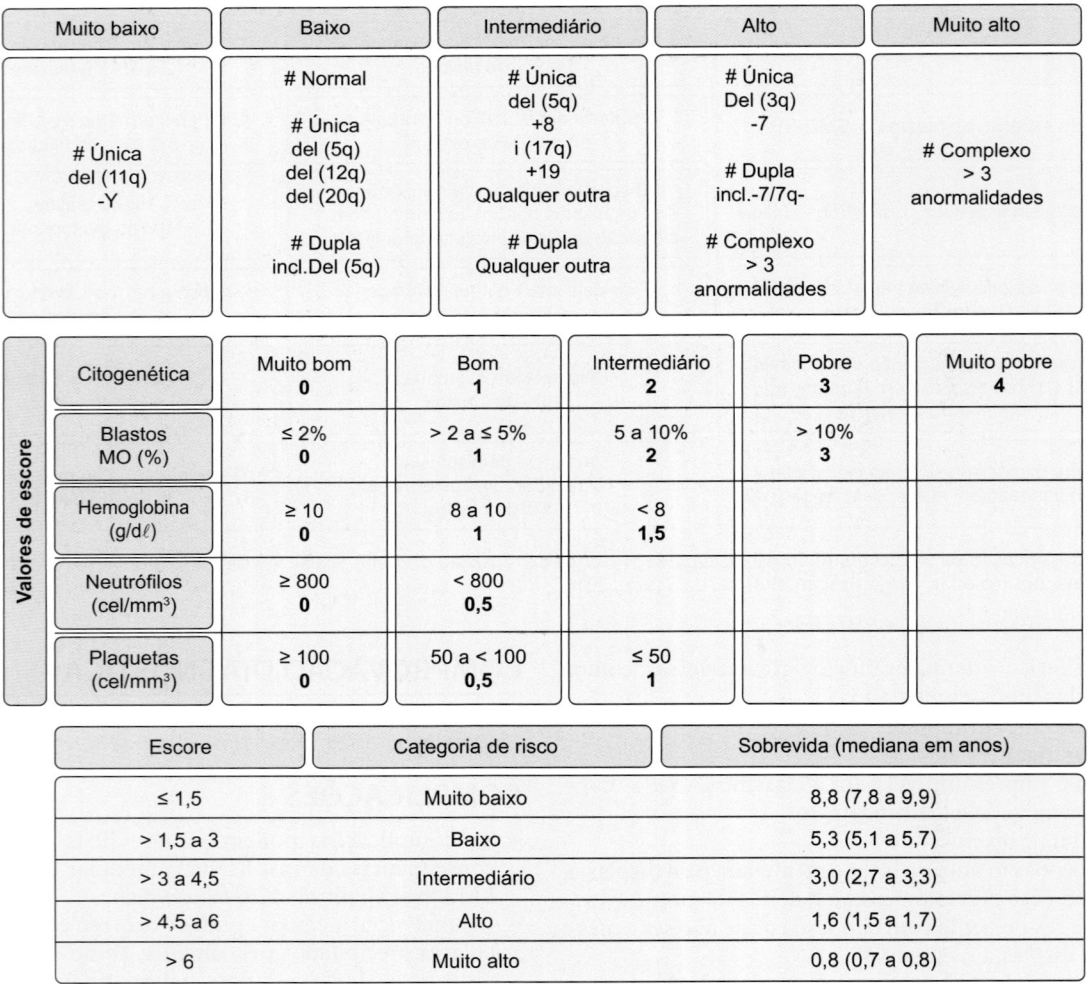

Figura 432.3 Sistema de Escore prognóstico internacional revisado (R-IPSS). (Adaptada de Greenberg, 2012.)

BIBLIOGRAFIA

Arber DA, Orazi A, Hasserjian R, Thiele J, Borowitz MJ, Beau MM et al. The 2016 revision to the World Health Organization classification of myeloid neoplasms and acute leukemia. Blood. 2016;127(20):2391-405. http://www.repositorio.ufc.br/bitstream/riufc/28818/3/2017_dis_mfcastro.pdf (ilustrações). Acesso em: 10 out. 2021.

Greenberg PL, Tuechler H, Schanz J, Sanz G, Garcia-Manero G, Solé F et al. Revised international prognostic scoring system for myelodysplastic syndromes. Blood. 2012;120(12):2454-65.

Greer JP, Foerster J, Rodgers GM et al. Wintrobe's Clinical Hematology. 13. ed. Philadelphia: Williams & Wilkins; 2009.

Hoffbrand AV, Moss PAH. Fundamentos em hematologia. 6. ed. Porto Alegre: Artmed; 2013.

Hoffman R. Hematology: Basic Principles and Practice. 6. ed. Philadelphia: Saunders/Elsevier; 2013.

World and Health Organization (WHO). Classification of Tumours of Haematopoietic and Lymphoid Tissues. 2017.

433
Talassemias

Anemia do Mediterrâneo, alfatalassemia, betatalassemia, anemia de Cooley

Melaine Stefane Barbosa ◆ Renato Sampaio Tavares

INTRODUÇÃO

Grupo heterogêneo de doenças hereditárias com alterações na síntese da hemoglobina.

Na betatalassemia, observa-se síntese deficiente de cadeias beta da globina, e na alfatalassemia há deficiência na síntese de alfaglobina. Ambas resultam em anemia com hemácias hipocrômicas e microcíticas.

Os principais achados histopatológicos são depósitos de ferro na musculatura cardíaca e no fígado, especialmente em pacientes politransfundidos.

As talassemias são mais prevalentes nas regiões do Mediterrâneo, Oriente e Sudeste Asiático, bem como em grupos étnicos originados dessas áreas. Por isso, também são conhecidas como "Anemias do Mediterrâneo".

A incidência do traço talassêmico nos grupos étnicos envolvidos varia de 3 a 5%.

FORMAS CLÍNICAS

- Betatalassemia maior (anemia de Cooley): anemia grave, retardo do crescimento, hepatoesplenomegalia, expansão da medula óssea e deformidades ósseas
- Betatalassemia intermediária: forma menos grave com anemia hemolítica
- Hemoglobinopatia H – inativação de três dos quatro genes para a alfaglobina: anemia microcítica e hipocrômica de gravidade variável
- Hidropisia fetal – deleção/inativação dos quatro genes para alfaglobina: incompatível com a vida com morte intraútero na maioria dos casos
- Talassemia menor (alfa ou beta): anemia leve com microcitose e hipocromia.

CAUSAS E FATORES DE RISCO

- História familiar
- Herdada em padrão autossômico recessivo.

MANIFESTAÇÕES CLÍNICAS

- Betatalassemias: surgem 4 a 6 meses após o nascimento
- Palidez, inapetência, fadiga, dispneia, icterícia
- Esplenomegalia
- Crescimento deficiente; atraso ou ausência da puberdade.

DIAGNÓSTICO DIFERENCIAL

- Anemia por deficiência de ferro
- Outras hemoglobinopatias e anemias hemolíticas.

EXAMES COMPLEMENTARES

- Hemograma: anemia, microcitose, hipocromia, hemácias em alvo e pontilhado basófilo
- Reticulócitos: aumentados
- Eletroforese de hemoglobinas: níveis elevados de hemoglobina A2 nos pacientes com traço de betatalassemia; hemoglobina A2 e hemoglobina fetal elevadas na betatalassemia maior ou intermediária; presença de hemoglobina H na alfatalassemia
- Radiografia do crânio: díploe espessada, turricefalia, osteoporose.

COMPROVAÇÃO DIAGNÓSTICA

- Dados clínicos + hemograma, eletroforese de hemoglobinas, reticulócitos, bilirrubinas, DHL, haptoglobina, pesquisa de hemoglobina H + exames de imagem.

COMPLICAÇÕES (BETATALASSEMIA INTERMEDIÁRIA E MAIOR; HEMOGLOBINOPATIA)

- Hemólise crônica, anemia hemolítica
- Infecções intercorrentes (pioram a anemia)
- Colelitíase, fraturas patológicas
- Siderose hepática e cardíaca (sobrecarga de ferro)
- Crises aplásicas e megaloblásticas
- Suscetibilidade a infecções após esplenectomia.

TRATAMENTO

- Talassemia menor: orientação genética. Não necessita de tratamento
- Talassemia intermediária: nos casos com anemia leve não costuma ser necessário tratamento. Quando a anemia for moderada a grave, pode ser indicada a transfusão de sangue
- Talassemia grave: manter o nível médio da hemoglobina acima de 10,0 g/dℓ com transfusões regulares de 15 a 20 mℓ/kg de concentrado de hemácias, em intervalos de 3 a 5 semanas
- Esplenectomia: pode ser necessária se o hiperesplenismo causar aumento acentuado na necessidade transfusional. Adiar a cirurgia até que o paciente tenha 5 anos de idade pelo risco aumentado de infecção. Administrar vacina pneumocócica 1 mês antes da esplenectomia
- Transplante de medula óssea: possibilita a cura da doença; indicado nos casos graves e com doador HLA compatível.

Tratamento medicamentoso

- Antibióticos para infecções intercorrentes
- Suplementação de ácido fólico
- Quelação de ferro nos pacientes politransfundidos
- Via parenteral: desferroxamina 20 a 40 mg/kg/dia por via subcutânea (SC) ou intravenosa (IV), em infusão contínua com bomba de infusão durante 10 horas, 5 vezes/semana
- VO: deferiprona 75 mg/kg/dia VO, ou deferasirox 30 mg/kg/dia VO.

PREVENÇÃO

- Aconselhamento genético
- Diagnóstico pré-natal
- Avaliação hematológica de crianças com 1 ano, cujos pais apresentem talassemia
- Evitar atividades com risco de fraturas ósseas.

BIBLIOGRAFIA

Azevedo MF. GPS Medicamentos. Guia Prático em Saúde. Rio de Janeiro: Guanabara Koogan; 2017.

Borgna-Pignatti C, Galanello R. Thalassemias and related disorders: quantitative disorders of hemoglobina synthesis. In: Greer JP, Foerster J, Rodgers GM et al. Wintrobe's Clinical Hematology. 12. ed. Philadelphia: Lippincott Williams & Wilkins; 2009.

Brasil. Ministério da Saúde. Secretaria de Atenção à Saúde. Departamento de Atenção Especializada e Temática. Orientações para diagnóstico e tratamento das Talassemias Beta/Ministério da Saúde, Secretaria de Atenção à Saúde, Departamento de Atenção Especializada e Temática. Brasília: Ministério da Saúde; 2016.

Weatherall DJ. Haemoglobin and the inherited disorders of globina systhesis. In: Hoffbrand AV et al. Postgraduate Haematology. 5. ed. Hoboken: Blackwell Publishing; 2005.

Zago MA. Talassemias. In: Zago MA, Falcão RP, Pasquini RH. Wintrobe's Clinical Hematology. 12. ed. Philadelphia: Williams & Wilkins; 2009.

434
Trombocitemia Essencial

Maria do Rosário Ferraz Roberti • Renato Sampaio Tavares

INTRODUÇÃO

Trata-se de neoplasia hematológica mieloproliferativa crônica, maligna, resultante da proliferação monoclonal na medula óssea envolvendo, em especial, a linhagem megacariocítica, com elevação sustentada da contagem de plaquetas no sangue periférico (plaquetas > 450.000/$\mu\ell$).

A evolução clínica é marcada por episódios de trombose, sangramentos ou fenômenos vasomotores. Em 10% dos casos, ocorre a transformação para mielofibrose secundária a trombocitemia essencial.

Incidência de aproximadamente 0,2 a 3 novos casos por 100 mil pessoas nos EUA, pacientes com idade entre 50 e 60 anos, com discreto predomínio em mulheres.

CAUSAS E FATORES DE RISCO

- Etiologia desconhecida
- Mutação *JAK2 V617F*: detectada em 50 a 60% dos casos; mutação no receptor da trombopoetina MPL (*MPLW515 ℓ/K*): 3 a 5% dos casos, mutação na região do gene da calreticulina (CALR): 30%. Cerca de 10% dos casos são triplo-negativos para essas mutações
- História familiar de distúrbio mieloproliferativo.

MANIFESTAÇÕES CLÍNICAS

- Assintomática em mais da metade dos casos ao diagnóstico
- Tromboses arteriais e/ou venosas
- Hemorragias: equimoses, sangramento após procedimentos dentários de pequeno porte ou de vasos de grande calibre, na ausência de traumatismo
- Cefaleia
- Distúrbios visuais
- Livedo reticular
- Dor torácica atípica
- Síncope
- Dor abdominal no quadrante superior esquerdo (esplenomegalia)
- Esplenomegalia em 10 a 20% dos pacientes.

Trombocitemia essencial e eritromelalgia

- Extremidades avermelhadas, quentes, com dor e sensação de queimação que piora com o calor e ao ortostatismo, melhora com a elevação dos membros e o resfriamento das extremidades.

DIAGNÓSTICO DIFERENCIAL

- Devem-se descartar outras causas de trombocitose para se confirmar o diagnóstico de trombocitemia essencial
- Outras síndromes mieloproliferativas (leucemia mieloide crônica, metaplasia mieloide agnogênica, policitemia vera)
- Trombocitose reacional (anemia ferropriva, anemia hemolítica, infecções, doenças inflamatórias, perda aguda de sangue, pós-cirúrgico imediato, exercício intenso, reações medicamentosas, recuperação de trombocitopenias, neoplasias malignas)
- Trombocitose familiar (mutações no gene *Tpo* e *Tpo R*).

Critérios diagnósticos (Organização Mundial da Saúde)

Quatro critérios são necessários:
- Critérios maiores
1. Contagem plaquetária > 450.000/uℓ
2. Biópsia de medula óssea mostrando proliferação principalmente da série megacariocítica com número aumentado de megacariócitos grandes e maduros com núcleos hiperlobulados, sem aumento significativo da série eritrocitária ou granulocitária
3. Afastados policitemia vera, mielofibrose primária, leucemia mieloide crônica, síndrome mielodisplásica ou outra neoplasia mieloide pelos critérios da OMS.
4. Demonstração da mutação *JAK2 V617F*, *CALR* ou *MPL*, ou outro marcador clonal

- Critério menor
1. Presença de outro marcador clonal ou ausência de trombocitose reativa.

Necessária a presença de todos os critérios maiores ou os três primeiros maiores e o menor.

EXAMES COMPLEMENTARES

- Hemograma: geralmente ausência de policitemia franca, índice de anisocitose eritrocitária (RDW) normal; leucocitose leve pode estar presente; trombocitose persistente, superior a 450.000/dℓ
- Determinação da mutação *JAK2 V617F, MPL* e *CALR* (geralmente excludentese entre si) para diferenciar trombocitemia essencial de trombocitoses secundárias.

COMPLICAÇÕES

- Gota em consequência da hiperuricemia
- Nefropatia por ácido úrico
- Tromboses arteriais e/ou venosas
- Ataque isquêmico transitório ou acidente vascular cerebral
- Hemorragias
- Transformação em leucemia aguda ou mielofibrose
- Doença de von Willebrand adquirida (plaquetose acima de 1.5000/$\mu\ell$).

TRATAMENTO

O tratamento a ser instituído considera a gravidade do risco para cada paciente, como a seguir:

- Pacientes com baixo risco para complicações da hemostasia:
  - Menores de 60 anos sem história de trombose
  - Plaquetas < 1.500.000/$\mu\ell$
  - Ausência de fatores de risco para doenças cardiovasculares (p. ex., tabagismo, obesidade)
- Pacientes com alto risco para complicações da hemostasia:
  - Maiores de 60 anos
  - História prévia de trombose
- Pacientes com risco intermediário para complicações da hemostasia:
  - Nenhum dos dois grupos
- Pacientes de alto risco e risco intermediário:
  - Hidroxiureia 10 a 30 mg/kg/dia por via oral (VO), como primeira linha. Pacientes intolerantes à hidroxiureia – anagrelida, 0,5 a 1 mg, VO, a cada 6 horas
  - Alopurinol para controlar a hiperuricemia
  - Ácido acetilsalicílico em baixas doses, exceto para pacientes com trombocitose > 1.500.000/$\mu\ell$ ou para aqueles com doença de von Willebrand adquirida
  - Interferona alfa por via subcutânea (SC), 3.000.000 U, 3 vezes/semana ou diariamente: controle da hematopoese extramedular, casos de prurido não responsivos à terapia; gravidez.

EVOLUÇÃO E PROGNÓSTICO

- Sobrevida média de 10 a 25 anos
- Óbito em consequência de complicações hemorrágicas ou trombóticas.

BIBLIOGRAFIA

Hematology: Basic Principles and Practice. 6. ed. Greer JP, Arber DA et al. Wintrobe's Clinical Hematology. 14 th ed. 2018.

Lorenzi TF, Jamra M. Sistema hemopoético. In: Porto CC, Porto AL. Semiologia Médica. 8. ed. Guanabara Koogan; 2019.

Tavares RS, Nonino A, Pagnano KBB, Nascimento ACKV, Conchon M, Fogliatto LM et al. Guideline on myeloproliferative neoplasms: hematology, transfusion and cell therapy. 2019;41(Suppl 1):1-73.

Tefferi A & Pardanani A. Essential Thrombocythemia. NEJM. 2019; 318(22):2135-44.

435
Neutropenia e Agranulocitose

Camila Maria Luna do Valle ◆ Ingrid Luise Soares Pinto

INTRODUÇÃO

Neutropenia é definida como a redução do total de neutrófilos absolutos, considerando-se a quantidade de neutrófilos segmentados e bastões.

A formação de abscessos, celulites e secreções purulentas são produtos de processos inflamatórios mediados por neutrófilos. Portanto, pacientes com neutropenia frequentemente tendem a ser oligossintomáticos e não apresentam sinais de flogose exuberantes, sendo a febre (temperatura axilar ≥ a 37,8°C) e o relato de dor as manifestações mais precoces de sepse, devendo sempre ser valorizadas.

Denomina-se agranulocitose quando a contagem de neutrófilos < 200 células/$\mu\ell$, não secundária ao uso de algum medicamento sabidamente mielotóxico (p. ex., quimioterapia).

É uma doença rara, com incidência de 1:1.000.000 por ano, e mais frequente em mulheres com mais de 50 anos.

Processos infecciosos, febre e grau de neutropenia

O risco associado ao grau de neutropenia é tanto menor quanto total de neutrófilos:

- 1.500 células/$\mu\ell$: baixíssimo risco
- 1.000 a 1.500 células/$\mu\ell$: baixo risco; os pacientes febris podem ser conduzidos ambulatorialmente
- 500 a 1.000 células/$\mu\ell$: risco moderado; alguns pacientes febris podem ser tratados com antibioticoterapia ambulatorial
- 200 a 500 células/$\mu\ell$: risco alto; os pacientes devem ser internados para administração de antibioticoterapia parenteral
- < 200 células/$\mu\ell$: risco muito alto; internação imediata, introdução de antibioticoterapia parenteral e vigilância intensiva.

CAUSAS

- Pode ser secundária a mecanismo imunomediado ou por supressão medular direta
- No mecanismo imunomediado, o medicamento ou um metabólito liga-se ao neutrófilo acarretando a produção de anticorpos e consequente destruição celular.

  O surgimento pode ocorrer de dias até semanas após exposição ao medicamento e independe da sua suspensão

- Frequentemente o quadro é agudo, com febre e infecção associada
- A toxicidade direta ao precursor mieloide geralmente se associa ao uso de alta dose do medicamento e tem apresentação insidiosa, frequentemente assintomática.

FATORES DE RISCO

- Infecção pelo vírus Epstein-Barr (EBV)
- Doença autoimune
- Redução do *clearance* renal, por insuficiência renal ou uso de medicamentos como probenecida
- Algumas etnias, como judeus Asquenaze e japoneses, com mutações associadas à doença de Graves.

Medicamentos relacionados com agranulocitose

- Antipsicóticos: olanzapina, clozapina
- Antitireidianos: metimazol, proptilouracil
- Anticonvulsivantes: fenitoína, valproato, carbamazepina
- Antidepressivos tricíclicos
- Antagonistas histamínicos H2
- Antiarrítmicos: digoxina, procainamida
- Antimicrobianos: macrolídeos, cloranfenicol, sulfametoxazol-trimetoprima, vancomicina, cefalosporina, dapsona, anfotericina
- Antimaláricos: quinino, cloroquina
- Diuréticos: furosemida, espironolactona, acetazolamida
- Analgésicos: dipirona
- Outros: isotretinoína, rituximabe.

TRATAMENTO

- A identificação e a suspensão do medicamento são importantes, sendo que a recuperação da neutropenia pode demorar de 2 semanas até 2 meses

- Pacientes com febre ou sinais indiretos de infecção (dor, instabilidade hemodinâmica, alteração sensorial) devem ser tratados com urgência, de acordo com a gravidade da neutropenia e a manifestação clínica associada
- Caso haja suspeita de neutropenia febril, principalmente com neutrófilos < 500/$\mu\ell$, deve-se iniciar antibioticoterapia por via intravenosa com cobertura para *Pseudomonas aeruginosa* (cefepima, piperacilina + tazobactam), imediatamente após coleta de cultura de sangue e de locais possivelmente infectados (urina, secreção traqueal, hemocultura de cateter de longa permanência)
- Em caso de instabilidade hemodinâmica, pode-se iniciar antibioticoterapia com amplo espectro, incluindo cobertura para betalactamases de espectro ampliado (ESBL) e *Staphylococcus aureus* resistente à meticilina (MRSA), de acordo com o perfil de sensibilidade microbiana da unidade de saúde em questão
- Os fatores estimuladores de colônia (GCSF) podem ser utilizados, reduzindo-se o tempo de neutropenia e, portanto, o risco de morbimortalidade.

BIBLIOGRAFIA

Coates TD. Drug-induced neutropenia and agranulocytosis. 2018. Disponível em: https://www.uptodate.com/contents/drug-induced-neutropenia-and-agranulocytosis. Acesso em: 9 out. 2021.

Hoffman R, Benz EJ, Silberstein LE, Heslop H, Weitz J, Anastasi J et al. Hematology: Basic Principles and Practice. 6. ed. London: Elsevier; 2013.

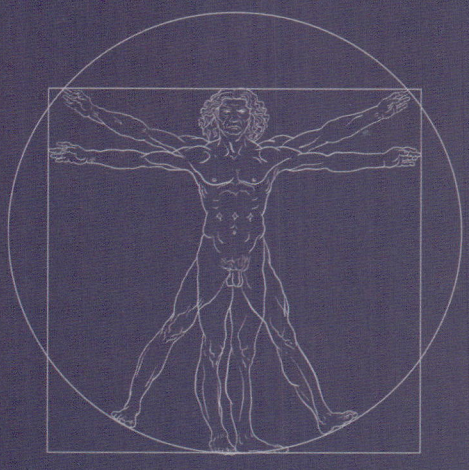

Parte 15

Sistema Imunológico

Alejandro O. Luquetti • Celmo Celeno Porto

INTRODUÇÃO

O sistema imunológico tem como uma de suas funções a preservação da integridade fenotípica, comportando-se como um sistema de defesa, particularmente contra microrganismos. Contudo, ele entra em ação também após a introdução de materiais estranhos no organismo, principalmente relacionados com transfusões e transplantes.

A célula principal desse sistema é o linfócito, circulante ou agrupado em órgãos (linfonodos, baço). Essas células interagem com outras, em particular o macrófago, com relação à imunidade natural ou inata.

O sistema imunológico participa de algum modo, seja com mais ou menos intensidade, nos mecanismos de defesa do organismo e na patogenia de todas as doenças; portanto, conhecer seus fundamentos é indispensável para todos os médicos.

Esta Parte abordará as doenças diretamente relacionadas ao sistema imunológico.

CLASSIFICAÇÃO

As doenças do sistema imunológico são classificadas em quatro grandes grupos: por hipersensibilidade, por deficiência, linfoproliferativas e autoimunes.

Nas doenças por hipersensibilidade, existe uma resposta exagerada do sistema imunológico.

Nas doenças por deficiências, parte do sistema deixa de funcionar, em virtude de defeitos congênitos (imunodeficiências primárias), como na hipogamaglobulinemia, ou de outros mecanismos (imunodeficiências secundárias; por exemplo, na AIDS). Nas doenças linfoproliferativas, alguns linfócitos sofrem um processo de proliferação que pode ser benigna ou maligna (linfomas, leucemias).

No grupo de doenças autoimunes, a regulação do sistema encontra-se alterada, com geração de autoanticorpos e outros produtos com capacidade de agredir o organismo.

Doenças por hipersensibilidade (ou alérgicas)

Mais conhecidas como doenças alérgicas, apresentam-se como diferentes tipos de hipersensibilidade (tipo I ou imediata, II ou citotóxica, III por complexos imunes, IV tardia ou tuberculínica), caracterizados por resposta exagerada a estímulos geralmente externos.

Tipo I. Destacam-se a asma, a rinite alérgica e a urticária, nas quais agentes externos, como poeira doméstica, fungos anemófilos, alimentos e corantes podem desencadear as reações. Em geral, fatores genéticos estão presentes na base dessas condições clínicas.

Tipo II. Na hipersensibilidade tipo II, anticorpos que se fixam às células provocam sua lise, como ocorre nas reações transfusionais por sangue incompatível, na eritroblastose fetal e em outras condições. Algumas reações a medicamentos são consequência da fixação do fármaco em diferentes células (p. ex., plaquetas).

Tipo III. As doenças por complexos imunes ocorrem em virtude da formação de complexos antígeno-anticorpo na circulação (doença do soro) ou em diferentes órgãos (alveolite pulmonar, glomerulonefrite).

Tipo IV. Nas doenças por hipersensibilidade tardia, com envolvimento de linfócitos T, ocorre reação inflamatória formando granulomas em diferentes órgãos, como consequência da ação de agentes infecciosos (tuberculose, esquistossomose) ou químicos (dermatite de contato por cimento) ou por mecanismos ainda pouco conhecidos, como na dermatite atópica.

Imunodeficiências

Os defeitos responsáveis pelas imunodeficiências podem ocorrer em linfócitos T (e subpopulações), linfócitos B, componentes do sistema complemento, do sistema macrófago-monocitário ou mistos.

As deficiências do sistema imunológico podem ser primárias ou secundárias a agentes infecciosos (como na AIDS) ou a medicamentos imunossupressores (corticoides, quimioterápicos). Entre as deficiências primárias, frequentemente de caráter hereditário, destacam-se a agamaglobulinemia de Bruton (ausência de linfócitos B e de síntese de anticorpos), a imunodeficiência combinada grave (SCID, do inglês *severe combined immunodeficiency*), a síndrome de Nezelof, a síndrome de Wiskott-Aldrich e a ataxia-telangiectasia.

Como característica comum, além da anomalia genética, a maioria dessas imunodeficiências já está presente no recém-nascido ou em crianças. São raras, algumas fatais e, frequentemente, apresentam-se com infecções recorrentes.

O diagnóstico de hipo ou agamaglobulinemia pode ser feito pela eletroforese de proteínas séricas, e o tratamento com gamaglobulina.

O angioedema hereditário ocorre em virtude da deficiência de C1-esterase.

Nas deficiências secundárias, existe um agente causal, como na AIDS (vírus HIV) ou em tratamento concomitante com imunossupressores ou radioterapia. No calazar, as leishmânias (complexo donovani) provocam a destruição da medula óssea. Nesses casos, o tratamento específico (antimoniais e outros) reverte o quadro, com normalização da imunidade.

Doenças linfoproliferativas

São neoplasias (benignas ou malignas) do próprio linfócito (T, B ou subpopulações), com aumento do número dessas células, geralmente de um clone só. Em razão do caráter esparso do sistema imunológico (linfonodos, diversos órgãos e linfócitos circulantes), pode haver linfadenomegalias (linfopatias tumorais) localizadas ou generalizadas e comprometimento de outros órgãos ou na circulação (leucemia linfoblástica e linfoide crônica (ver Parte 14, *Sistema Hematopoético*).

Por vezes, a neoplasia pode ocorrer nos linfócitos B secretores de anticorpos (plasmócitos), cujo clone sintetiza um anticorpo de natureza única (anticorpo monoclonal) circulante, de classe única (IgG, IgA, IgM são os mais frequentes) ou de cadeias de anticorpos (cadeia κ ou λ), dando lugar ao mieloma múltiplo (por IgG ou por IgA), à macroglobulinemia de Waldenstrom (por IgM) ou à doença de cadeias (κ ou λ).

Na maioria dos pacientes, exames laboratoriais especiais são necessários. O hemograma evidencia aumento de linfócitos, enquanto a eletroforese de proteínas séricas pode demonstrar aumento de gamaglobulina com uma banda (pico) que se destaca das demais (monoclonal). Cabe assinalar que, no caso de mieloma múltiplo por IgA, a banda pode estar na região das betaglobulinas.

Em virtude das inter-relações dos linfócitos com os macrófagos e monócitos, a proliferação destes pode dar lugar à leucemia mieloide (mieloblástica ou mieloide crônica), cujo diagnóstico laboratorial é evidenciado pelo hemograma.

Embora as doenças linfoproliferativas sejam mais investigadas por sua malignidade, existem também as formas benignas, que podem ser elucidadas com o auxílio de exames laboratoriais adequados.

Doenças autoimunes

Neste grupo de doenças, o corpo não reconhece o que é dele mesmo, de modo que o sistema imunológico produz linfócitos ou anticorpos contra as células do próprio organismo.

Admite-se que existem três componentes na sua gênese: fatores externos (agentes infecciosos, medicamentos), fatores genéticos e falta de reconhecimento do sistema.

As doenças autoimunes podem acometer apenas um ou múltiplos órgãos (característica polar ou espectral). Como exemplo de agressão única, pode-se citar a tireoidite de Hashimoto, em que anticorpos são dirigidos apenas contra células da tireoide. No polo oposto, cita-se o lúpus eritematoso sistêmico, condição em que são produzidos anticorpos contra vários tipos de células.

O comprometimento mais frequente ocorre nos vasos sanguíneos (vasculites e arterites), no tecido conjuntivo, nas articulações (mono ou poliartrites), na pele, nas hemácias e nas glândulas endócrinas (ver Seção F, *Vasculites*, na Parte 8, *Sistema Cardiovascular*).

Como exemplo de doenças em que mecanismos autoimunes encontram-se na base da sua patogenia, destacam-se: lúpus eritematoso sistêmico, esclerodermia, dermatomiosite, febre reumática e poliarterite nodosa. Os mesmos mecanismos podem estar envolvidos, em maior ou menor grau, na artrite reumatoide, no diabetes tipo I, na esclerose múltipla, na tireoidite de Hashimoto, na doença de Graves, em algumas formas de hepatite, na doença de Crohn, na doença celíaca, na anemia perniciosa, na artrite reativa, no vitiligo e na psoríase. Manifestações clínicas comuns a várias dessas doenças são o comprometimento articular e cutâneo.

A avaliação laboratorial inclui provas de atividade inflamatória quase sempre alteradas, como velocidade de hemossedimentação (VHS), proteína C reativa (PCR), pesquisa de anticorpos antinucleares e exames específicos.

BIBLIOGRAFIA

Delves PJ, Martin SJ, Burton DR et al. Roitt's essential immunology. 11. ed. Oxford: Blackwell Publishing; 2006.

Helbert M. Imunologia. Rio de Janeiro: Elsevier; 2007.

Porto CC, Porto AI. Semiologia médica. 8. ed. Rio de Janeiro: Guanabara Koogan; 2019.

437
Dermatomiosite
Poliomiosite

Vitalina de Souza Barbosa

INTRODUÇÃO

A dermatomiosite faz parte do espectro das miopatias autoimunes, grupo heterogêneo de doenças inflamatórias autoimunes que acomete principalmente os músculos esqueléticos, mas que pode comprometer também outros órgãos, como a pele, os pulmões, o coração e o sistema gastrintestinal.

É mais frequente em indivíduos de 40 a 60 anos, predominantemente do sexo feminino, mas pode ocorrer em pessoas mais jovens.

FORMAS CLÍNICAS

A dermatomiosite pode se manifestar como:

- Dermatomiosite juvenil
- Dermatomiosite amiopática
- Polimiosite
- Miosite de corpos de inclusão
- Miopatias necrotizantes imunomediadas
- Miopatia associada ao câncer.

CAUSAS E FATORES DE RISCO

- Etiologia desconhecida
- Predisposição genética
- Autoimunidade mediada por células
- Infecções virais (fator precipitante).

MANIFESTAÇÕES CLÍNICAS

Pele e fâneros

Podem preceder ou ocorrer concomitantemente a manifestações musculares

- Heliotropo: edema periorbitário, com eritema violáceo na pálpebra
- Erupção facial difusa (pálpebras e pregas nasolabiais), na parte anterior do tórax (sinal do V), no dorso e nos ombros (sinal do xale)
- Capilares dilatados na base das unhas (telangiectasias periungueais)
- Cutículas irregulares, espessadas e distorcidas
- Áreas laterais e palmares dos dedos ásperas e rachadas, com linhas horizontais irregulares, "sujas", parecidas com mãos de mecânico
- Calcinose: mais comum na dermatomiosite juvenil
- Fotossensibilidade: eritema e outras lesões.

Pápulas de Gottron e sinal de Gottron

- Pápulas de Gottron: pápulas violáceas sobre as articulações metacarpofalangeanas e interfalangeanas
- Sinal de Gottron: mácula violácea em outras áreas extensoras, como cotovelos, joelhos e tornozelos.

Músculos

- Fraqueza muscular proximal simétrica, causando dificuldade para passar da posição sentada ou deitada para a de pé e para ajoelhar, subir e descer escadas
- Dificuldade para elevar os braços
- Edema, rigidez e endurecimento dos músculos.

Outras manifestações clínicas

- Dor e edema nas articulações
- Comprometimento esofágico: disfagia
- Comprometimento respiratório: fraqueza dos músculos respiratórios, alveolite e fibrose pulmonar.

DIAGNÓSTICO DIFERENCIAL

- Doenças difusas do tecido conjuntivo: esclerose sistêmica, lúpus eritematoso sistêmico, artrite reumatoide (ver Capítulo 438, *Doenças Difusas do Tecido Conjuntivo*)
- Vasculites (ver Seção F, *Vasculites*, na Parte 8, *Sistema Cardiovascular*)
- Doenças do sistema tegumentar: psoríase, eczema e alergia
- Miopatia infecciosa: bacteriana, viral e parasitária (toxoplasmose)
- Miopatia por medicamentos e outras substâncias: cloroquina, hidroxicloroquina, D-penicilamina, bebidas alcoólicas
- Distrofias musculares
- Sarcoidose
- Endocrinopatias: hipo e hipertireoidismo.

ASSOCIAÇÃO COM NEOPLASIAS

A incidência de neoplasias malignas é maior na dermatomiosite, sendo mais comuns câncer de ovário, de mama e de cólon, melanoma e linfoma não Hodgkin. O câncer de nasofaringe é frequente em asiáticos.

Dermatomiosite e câncer

Todo paciente com diagnóstico recente de dermatomiosite deve ser rastreado para neoplasia.

EXAMES COMPLEMENTARES

- Hemograma: leucocitose, anemia (exame pode ser normal)
- Velocidade de hemossedimentação (VHS): elevada
- Enzimas: creatinoquinase (CPK), aldolase, transaminase glutâmico oxalacética (TGO) e desidrogenase láctica (DHL) aumentadas
- Mioglobinúria (pode ocorrer)
- Fator reumatoide: positivo (50% dos pacientes)
- Fator antinuclear (FAN): positivo (50% dos pacientes)
- Hiperglobulinemia (50% dos pacientes)
- Creatinina: aumentada (50% dos pacientes)
- Eletrocardiograma (ECG): arritmias, distúrbios de condução

- Eletroneuromiografia: alterações compatíveis com miosite (irritabilidade muscular, potenciais de ação polifásicos de curta duração e baixa amplitude, fibrilações)
- Radiografia do tórax: doença pulmonar intersticial
- Biópsia muscular: alterações histopatológicas compatíveis com miosite inflamatória.

COMPROVAÇÃO DIAGNÓSTICA

- Dados clínicos + exames laboratoriais + exame histopatológico (biópsia muscular).

COMPLICAÇÕES E/OU ASSOCIAÇÕES

- Pneumonia, pneumonite por aspiração
- Infarto do miocárdio
- Carcinoma (mamas e pulmões)
- Estenose esofágica
- Fibrose pulmonar
- Diabetes
- Hipertensão arterial
- Hipopotassemia e miopatia induzidas por corticoides.

TRATAMENTO

O tratamento é feito com repouso até melhora dos sinais inflamatórios e reabilitação por meio de fisioterapia muscular e respiratória e exercícios de fortalecimento muscular.

Tratamento medicamentoso

- Fotoprotetor e antimalárico (hidroxicloroquina VO, 400 mg/dia) para lesões cutâneas
- Corticoide (1ª linha): prednisona: VO, 0,5 a 1 mg/kg/dia, por 4 a 8 semanas, seguida de redução gradual de 20 a 25% a cada 4 semanas até 10 a 15 mg/dia. Metilprednisolona: pulsoterapia, 1 g/dia, por 3 dias consecutivos, seguida de prednisona VO (casos graves).
- Metotrexato: VO, 10 a 25 mg/semana
  - Azatioprina: VO, 1,5 a 2 mg/kg/dia
- Ciclosporina, micofenolato de mofetila, leflunomida, tacrolimo e ciclofosfamida: em casos selecionados
- Imunoglobulina humana: IV, 2 g/kg divididos em 2 a 5 dias consecutivos, mensalmente por 3 meses, quando o imunossupressor for contraindicado (durante infecção) ou em casos graves
- Casos refratários: rituximabe, tocilizumabe e abatacepte.

EVOLUÇÃO E PROGNÓSTICO

Cerca de 50% dos pacientes apresentam recuperação total e em 20% a doença persiste ativa. Recidivas são comuns.

Pacientes gravemente afetados ao se fazer o diagnóstico, atraso no tratamento, casos com disfagia grave ou dificuldade respiratória, idosos e pessoas com câncer associado apresentam pior prognóstico.

BIBLIOGRAFIA

Ascherman DP, Aggarwal R, Oddis CV. Classification, epidemiology, and clinical features of inflammatory muscle disease. In: Hochberg MC, Silman AJ, Gravallese EM et al. Rheumatology. 7. ed. Philadelphia: Elsevier; 2019.

Azevedo MF. GPS Medicamentos. Guia prático em saúde. Rio de Janeiro: Guanabara Koogan; 2017.

Dalakas MC. Polimyositis, dermatomyosis, and inclusion body myositis. In: Fauci A, Langford CA. Harrison's Rheumatology. 4. ed. New York: McGraw-Hill; 2017.

Marasco E, Ciof E, Cometi L et al. One year in review 2018: idiopathic inflammatory myopathies. Clin Exp Rheumatol. 2018;36(6):937-47.

Schiffenbauer AI, Miller FW. Management of inflammatory muscle disease. In: Hochberg MC, Silman AJ, Gravallese EM et al. Rheumatology. 7. ed. Philadelphia: Elsevier; 2019.

Souza FHC, Araujo DB, Vilela VS et al. Guidelines of the Brazilian Society of Rheumatology for the treatment of systemic autoimmune myopathies. Advances in Rheumatology. 2019;59(6):1-12.

438
Doenças Difusas do Tecido Conjuntivo

Colagenoses

Vitalina de Souza Barbosa • Ana Carolina Oliveira e Silva Montandon

INTRODUÇÃO

Doenças difusas do tecido conjuntivo, também denominadas doenças do colágeno ou colagenoses, compreendem um amplo espectro de enfermidades com quadro clínico variável, mas que compartilham o mesmo substrato anatomopatológico, representado por degeneração ou necrose fibrinoide das fibras colágenas. Acompanham-se de alterações da imunidade celular e humoral.

CAUSAS

- Etiologia desconhecida
- Predisposição genética
- Alteração imunológica
- Agente infeccioso (viral?).

MANIFESTAÇÕES CLÍNICAS

- Gerais: fadiga, perda de peso, febre
- Musculoesqueléticas: mialgia, fraqueza muscular, artralgia, poliartrite (Figura 438.1)
- Cutâneas: eritema malar, eritema facial difuso, alopecia, fotossensibilidade, máculas eritematodescamativas na superfície extensora de metacarpofalangeanas e interfalangeanas, joelhos e maléolos (sinal de Gottron), heliotropo, esclerose cutânea, esclerodactilia, reabsorção da polpa digital, úlceras periungueais e eritema palmar
- Nas mucosas: xerostomia, úlceras orais, úlceras genitais
- Vasculares: fenômeno de Raynaud, livedo reticular, púrpura palpável, vasculite cutânea, necrose digital, trombose arterial ou venosa
- Oculares: esclerite, ceratoconjuntivite seca, uveítes (anterior e posterior), xeroftalmia, vasculite de retina e neurite óptica
- Cardiovasculares: derrame pericárdico, pericardite, miocardite, endocardite, infarto agudo do miocárdio
- Pulmonares: pleurite, derrame pleural, nódulos pulmonares, pneumonite intersticial, fibrose pulmonar, hipertensão pulmonar
- Renais: glomerulonefrite (hematúria, proteinúria, cilindrúria, edema)
- No SNC: convulsões, acidente vascular cerebral, mielite transversa, estado confusional, neuropatias e mononeurite múltipla, psicose
- Hematopoéticas: anemia hemolítica, leucopenia, linfopenia, plaquetopenia
- Gastrintestinais: disfagia, ascite, hepatite, pancreatite.

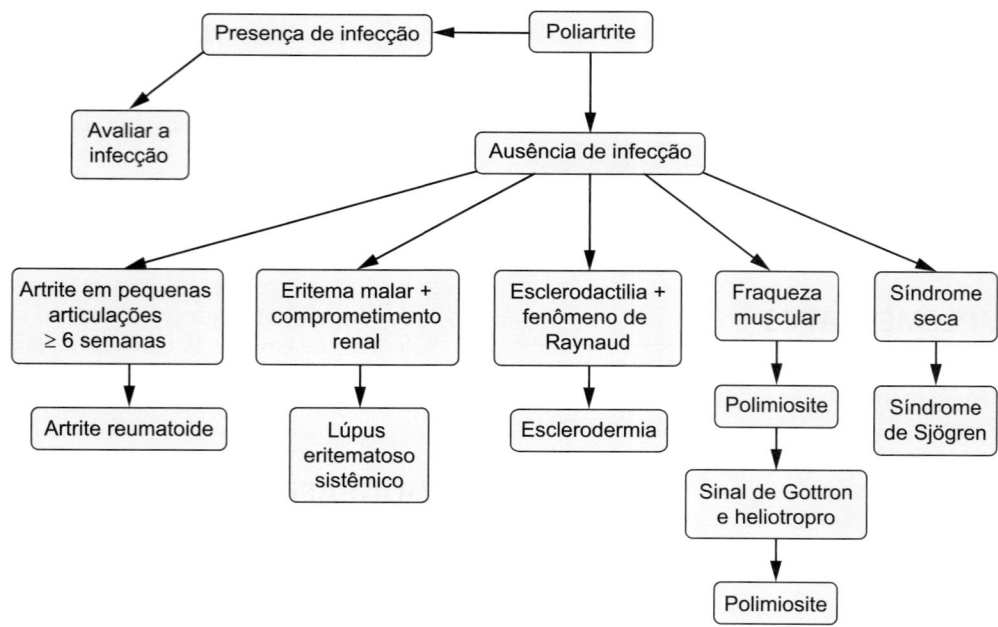

Figura 438.1 Fluxograma para o diagnóstico em paciente com poliartrite.

- Artrite reumatoide (AR): artrite persistente por 6 semanas, comprometimento de mãos e punhos
- Lúpus eritematoso sistêmico (LES): eritema malar, comprometimento renal, hematológico e do sistema nervoso central (SNC)
- Esclerose sistêmica: fenômeno de Raynaud e espessamento cutâneo
- Polimiosite: fraqueza muscular proximal
- Dermatomiosite: eritema facial, sinal de Gottron e heliotropo
- Síndrome de Sjögren (SS): boca e olhos secos
- Vasculites sistêmicas: emagrecimento, púrpura palpável, vasculite cutânea sem evidências de LES e AR (Figura 438.1).

DIAGNÓSTICO DIFERENCIAL

- Doenças infecciosas: hepatites virais (B e C), infecção pelo HIV, hanseníase, endocardite bacteriana, sífilis, gonococcemia
- Doenças linfomieloproliferativas: leucemias, linfomas
- Síndromes paraneoplásicas.

EXAMES COMPLEMENTARES

- Hemograma: anemia, leucopenia, linfopenia, plaquetopenia e eosinofilia
- Velocidade de hemossedimentação (VHS): elevada
- Proteína C reativa (PCR): elevada
- Exame simples de urina: hematúria, leucocitúria, cilindrúria, proteinúria
- Ureia e creatina: podem evidenciar comprometimento da função renal
- Transaminases: alteradas nas vasculites associadas a hepatites
- Sorologias virais: para hepatites B e C, bem como para HIV
- Pesquisa de bacilos álcool-ácido resistentes (BAAR)

- Teste VDRL (*Venereal Disease Research Laboratory*)
- Pesquisa de fator reumatoide: presente na AR, na SS e na esclerose sistêmica (ES)
- Fator antinuclear (FAN) ou pesquisa de autoanticorpos intracelulares: reagente no LES, na ES, na SS, na dermatomiosite, na polimiosite e na AR
- Anticorpos contra citoplasma de neutrófilos (ANCA): importante no diagnóstico diferencial das vasculites sistêmicas
- Autoanticorpos (Quadro 438.1)
- Biópsia: para exame histopatológico do órgão acometido (pele, rim, pulmão, fígado).

COMPROVAÇÃO DIAGNÓSTICA

- Dados clínicos
- Exames laboratoriais
- Exame histopatológico.

TRATAMENTO

Ver Capítulos 103, *Síndrome de Sjögren*; 218, *Aspectos Gerais das Vasculites*; 437, *Dermatomiosite*; 439, *Esclerodermia*; 442, *Lúpus Eritematoso Sistêmico*; e 454, *Artrites*.

- Doenças difusas do tecido conjuntivo são doenças sistêmicas e não apresentam um único marcador diagnóstico
- Avaliação clínica detalhada é fundamental para o diagnóstico
- Cuidado no uso de anti-inflamatórios não hormonais em pacientes com comprometimento renal
- Corticoide é um medicamento importante no tratamento das doenças difusas do tecido conjuntivo, mas deve-se estar alerta para os efeitos colaterais (osteoporose, osteonecrose, diabetes induzido, dislipidemia, obesidade, hipertensão arterial sistêmica, glaucoma, catarata, acne, estrias).

Quadro 438.1 Autoanticorpos nas doenças difusas do tecido conjuntivo.

Anticorpo	Pesquisa de FAN – padrão de imunofluorescência indireta (células HEp-2)	Doença	Outros métodos de detecção
Anti-histona	Nuclear homogêneo	LE fármaco-induzido, AR, ES, CBP	ELISA, imunodifusão
Anti-DNAn (nativo)	Nuclear homogêneo	LES	IFA *Crithidia luciliae*
Anti-DNAs (hélice simples)	Nuclear homogêneo	LES, AR, HCA, LE fármaco-induzido AR	Hemaglutinação, ELISA, radioimunoensaio
Antinucleossoma	Nuclear homogêneo	LES	ELISA
Anti-Sm	Nuclear pontilhado grosso	LES	ELISA, hemaglutinação
Anti-RNP	Nuclear pontilhado grosso	DMTC, LES	ELISA, hemaglutinação
Anti-Ro (SS-A)	Nuclear pontilhado fino ou negativo	LES, SS	ELISA, hemaglutinação
Anti-La (SS-B)	Nuclear pontilhado fino	LES, SS	ELISA, Hemaglutinação
Anti-Scl-70	Nuclear pontilhado fino e nucleolar	ES (forma difusa)	ELISA, Hemaglutinação
Anticentrômero	Centromérico	ES (CREST), CBP	ELISA
Anti-Jo$_1$	Pontilhado citoplasmático	Polimiosite	ELISA, imunodifusão
Anti-Ku	Nuclear pontilhado	Escleromiosite	ELISA, imunodifusão
Antinucléolo	Nucleolar	ES	–

Sm, Ro, La, Scl-70, Jo1 e Ku são assim mesmo denominados, e o foram por diversas razões. Sm por serem as primeiras letras de Smith, nome do paciente no qual se identificou pela primeira vez sua ocorrência. Ku: linhagem celular humana; LE: lúpus eritematoso; LES: lúpus eritematoso sistêmico; AR: artrite reumatoide; CBP: cirrose biliar primária; DMTC: doença mista do tecido conjuntivo; RNP: ribonucleoproteína; HCA: hepatite crônica ativa; HEp-2: linhagem celular de um epitelioma; DNA: ácido desoxirribonucleico; ES: esclerose sistêmica; CREST: calcinose, síndrome de Raynaud, dismotilidade esofágica, esclerodactilia e telangiectasia; ELISA: enzima imunoensaio.

BIBLIOGRAFIA

Bertolo MB. Diagnóstico diferencial das artrites. In: Carvalho MAP, Lanna CD, Bertolo MB et al. Reumatologia: diagnóstico e tratamento. 4. ed. São Paulo: AC Farmacêutica; 2014.

Fernandez AP. Connective tissue disease: current concepts. Dermatol Clin. 2019;37(1):37-48.

Peng SL, Craft JE. Anti nuclear antibodies. In: Firestein GS, Budd RC, Gabriel SE et al. Kelley and Firestein's textbook of rheumatology. 10. ed. Philadelphia: Elsevier; 2017.

Sampaio-Barros PD, Teixeira RCA. Doenças indiferenciadas do tecido conjuntivo. In: Vasconcelos JTS. Livro da Sociedade Brasileira de Reumatologia. Barueri: Manole; 2019.

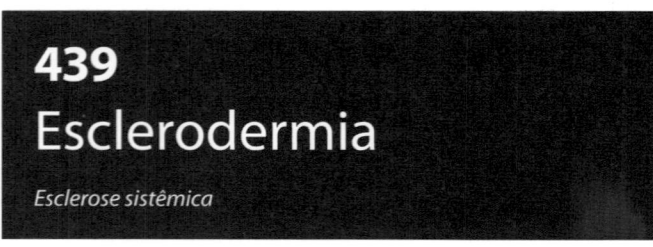

439
Esclerodermia

Esclerose sistêmica

Camila Guimarães • Jozélia Rêgo

INTRODUÇÃO

A esclerodermia ou esclerose sistêmica é uma doença autoimune crônica que acomete mais mulheres do que homens. Seu início ocorre, geralmente, entre os 45 e 64 anos de idade, sendo rara na infância.

A patogênese caracteriza-se por dano microvascular precoce, com disfunção das células endoteliais, associado a uma complexa resposta autoimune e a fibrose progressiva que acomete, de forma irreversível, a pele e os órgãos internos.

FORMAS CLÍNICAS

De acordo com o acometimento cutâneo, a doença pode ser classificada em:

- Difusa: espessamento cutâneo precoce, estendendo-se da porção distal para a proximal dos membros, com acometimento de face, tórax e abdome. Doença pulmonar intersticial é frequente. Os anticorpos associados são anti-Scl-70 e anti-RNA polimerase
- Limitada: espessamento cutâneo restrito às extremidades dos membros e à face. Hipertensão pulmonar é frequente. Está associada ao anticorpo anticentrômero.

MANIFESTAÇÕES CLÍNICAS

As manifestações clínicas da esclerose sistêmica são apresentadas no Quadro 439.1.

CRITÉRIOS DIAGNÓSTICOS

Os critérios diagnósticos para esclerose sistêmica segundo o American College of Rheumatology/European League Against Rheumatism (ACR/EULAR) são apresentados no Quadro 439.2.

Quadro 439.1 Manifestações clínicas da esclerose sistêmica.

Pele	Espessamento cutâneo; esclerodactilia; apagamento dos sulcos e linhas de expressão; afilamento de nariz e lábios; microstomia; calcinose
Vasos	Fenômeno de Raynaud; úlceras digitais; telangiectasias
Pulmões	Doença pulmonar intersticial; hipertensão pulmonar
Trato gastrintestinal	Disfagia; pirose retroesternal; dor torácica atípica; náuseas; vômitos; plenitude pós-prandial; gastroparesia; distensão abdominal; dor abdominal; diarreia; desnutrição
Rins	Crise renal esclerodérmica: hipertensão arterial grave; encefalopatia hipertensiva Fatores de risco: forma cutânea difusa; anti-RNA polimerase positivo; evento cardiovascular recente; altas doses de corticoide
Articulações	Artralgia; artrite não erosiva e simétrica de mãos, punhos, joelhos e tornozelos
Sistema nervoso central	Cefaleia; epilepsia; desordens cognitivas; neuropatia sensorial e motora
Coração	Pericardite; arritmia; fibrose miocárdica

Quadro 439.2 Critérios diagnósticos para esclerose sistêmica (ACR/EULAR, 2013).

Sinais e sintomas	Subitens	Pontuação
Espessamento cutâneo dos dedos de ambas as mãos, estendendo-se à porção proximal das articulações metacarpofalangeanas (critério suficiente)	–	9
Espessamento cutâneo dos dedos (pontuar apenas o maior escore)	Edema das mãos	2
	Esclerodactilia (distal às articulações metacarpo-falangeanas)	4
Lesões de polpa digital (pontuar apenas o maior escore)	Úlceras digitais	2
	Microcicatrizes	3
Telangiectasias	–	2
Anormalidades na capilaroscopia periungueal	–	2
Hipertensão arterial pulmonar e/ou doença pulmonar intersticial (pontuação máxima = 2)	–	2
Fenômeno de Raynaud		3
Autoanticorpos relacionados	Anticentrômero, antitopoisomerase I, anti-RNA polimerase III	3

Adaptado de van den Hoogen et al., 2013.

O escore total é obtido pela pontuação máxima atingida em cada item. Pacientes com escore total ≥ 9 podem ser classificados com esclerose sistêmica (sensibilidade de 91%, especificidade de 92%).

Esses critérios não devem ser aplicados a pacientes com espessamento cutâneo que poupe os dedos ou naqueles que apresentem manifestações semelhantes à esclerose sistêmica (escleromixedema, fasciíte eosinofílica).

EXAMES LABORATORIAIS

- Velocidade de hemossedimentação (VHS) e proteína C reativa (PCR): úteis na avaliação da atividade da doença
- Hemograma: anemia (geralmente secundária a má absorção, deficiência de ferro ou sangramento gastrintestinal)
- Ureia e creatinina: alterações são comuns na crise renal esclerodérmica
- Creatinoquinase (CPK): elevada na presença de miosite associada
- NT-ProBNP: elevado no acometimento cardíaco secundário à hipertensão pulmonar
- Fator antinuclear (FAN): 95% dos casos. Padrão de fluorescência nucleolar ou nuclear pontilhado centromérico
- Anticorpos associados: anticentrômero (forma limitada); anti-Scl-70 (47% dos pacientes com forma difusa, 14% com forma limitada); anti-RNA polimerase I e III (forma difusa, crise renal esclerodérmica); anti-PM/Scl (síndrome de superposição com miosite).

Capilaroscopia periungueal

Exame simples e não invasivo. É o melhor método para avaliação da microcirculação *in vivo*.

O padrão típico da esclerodermia consiste na presença de megacapilares, microhemorragias, distorção da arquitetura vascular e áreas avasculares.

EXAMES DE IMAGEM

- Radiografia simples das mãos: para investigação de reabsorção das extremidades distais dos dedos; calcinose
- Radiografia do esôfago contrastado: megaesôfago
- Tomografia computadorizada/tomografia computadorizada de alta resolução (TC/TCAR) do tórax: doença pulmonar intersticial
- Ecocardiograma: hipertensão pulmonar; acometimento cardíaco.

Investigação do comprometimento dos órgãos internos

A doença pulmonar intersticial deve ser investigada principalmente nos pacientes com a forma cutânea difusa, nos primeiros 5 anos de doença, sendo o diagnóstico confirmado por meio de TCAR do tórax.

O monitoramento subsequente deve ser realizado com testes de função pulmonar, como espirometria e capacidade de difusão pulmonar de monóxido de carbono (DL_{CO}).

A investigação de hipertensão pulmonar deve ser realizada, em especial, nos pacientes que apresentam a forma cutânea limitada, independentemente do tempo de doença, por meio de testes de função pulmonar e ecocardiograma transtorácico.

Para confirmação diagnóstica e exclusão de outras causas de hipertensão pulmonar, pode ser necessária a realização de cateterismo de câmaras direitas.

A investigação gastrintestinal deve ser realizada conforme as queixas dos pacientes.

A avaliação do esôfago pode ser feita por manometria, esofagograma ou endoscopia digestiva alta. A avaliação do trânsito intestinal está indicada nos casos de diarreia e/ou desnutrição.

TRATAMENTO

Deve ser planejado de acordo com a apresentação fenotípica da doença e a gravidade das manifestações clínicas:

- Pele: metotrexato (na forma difusa precoce), ciclofosfamida, micofenolato de mofetila, rituximabe, transplante de células-tronco
- Fenômeno de Raynaud: bloqueador de canais de cálcio (nifedipino, diltiazem), antagonistas do receptor de angiotensina II (losartana), inibidores da recaptação de serotonina (fluoxetina), inibidores da 5-fosfodiesterase (quadros graves), prostanoide intravenoso (quadros refratários)
- Úlceras digitais: inibidores da 5-fosfodiesterase (sildenafila, tadalafila), prostanoide intravenoso (iloprosta, quadros graves), antagonista do receptor de endotelina (bosentana, úlceras múltiplas; prevenção de novas úlceras), simpatectomia digital (quadros refratários)
- Doença pulmonar intersticial: ciclofosfamida (oral ou pulsoterapia), micofenolato de mofetila, transplante de células-tronco (quando há falha terapêutica)
- Hipertensão pulmonar: antagonistas do receptor de endotelina (bosentana, ambrisentana, macitentana), inibidores da 5-fosfodiesterase (sildenafila, tadalafila), estimulador da guanilato ciclase (riociguate), prostanoides intravenosos (epoprostenol, quadros graves; iloprosta)
- Trato gastrintestinal: inibidores de bomba de prótons (disfagia e doença do refluxo), procinéticos (distúrbios de motilidade), dieta parenteral (desnutrição refratária), antibioticoterapia (supercrescimento bacteriano)
- Crise renal: inibidores da enzima de conversão da angiotensina
- Manifestações cardiovasculares: inibidores da enzima de conversão da angiotensina (disfunção sistólica), diuréticos (disfunção diastólica), imunossupressão e/ou marca-passo (arritmia)
- Articular: metotrexato, imunobiológico (artrite refratária)
- Calcinose: bisfosfonatos; excisão cirúrgica.

PROGNÓSTICO

O comprometimento pulmonar representa a principal causa de morte na esclerose sistêmica, sendo a expectativa de vida diminuída em 16 a 34 anos em comparação com um indivíduo saudável de idade e sexo iguais.

Fatores de mau prognóstico

- Idade avançada
- Sexo masculino
- Forma cutânea difusa
- Úlceras digitais
- Doença pulmonar intersticial
- Crise renal
- Proteinúria
- Baixa fração de ejeção do ventrículo esquerdo
- Baixa capacidade vital forçada (CVF)
- Baixa DL_{CO}.

BIBLIOGRAFIA

Cutolo M, Soldano S, Smith V. Pathophysiology of systemic sclerosis: current understanding and new insights. Expert Rev Clin Immunol. 2019;15:753-64.

Denton CP, Hughes M, Gak N et al. BSR and BHPR guideline for the treatment of systemic sclerosis. Rheumatology. 2016;55:1906-10.

Denton CP, Khanna D. Systemic sclerosis. Lancet. 2017;390:1685-99.

Desbois AC, Cacoub P. Systemic sclerosis: an update in 2016. Autoimmun Rev. 2016;15:416-26.

Ingegnoli F, Ughi N, Mihai C. Update on the epidemiology, risk factors and disease outcomes of systemic sclerosis. Best Pract Res Clin Rheumatol. 2018;32:223-40.

Kowal-Bielecka O, Fransen J, Avouac J et al. Update of EULAR recommendations for the treatment of systemic sclerosis. Ann Rheum Dis. 2017;76:1327-39.

Orlandi M, Barsotti S, Lepri G et al. One year in review 2018: systemic sclerosis. Clin Exp Rheumatol. 2018;113:3-23.

van den Hoogen F, Khanna D, Fransen J et al. 2013 Classification Criteria for Systemic Sclerosis. An American College of Reumatology/European League Against Rheumatism Collaborative Initiative. Arthritis Rheum. 2013;65(11):2737-47.

440
Febre Reumática

Doença reumática

Nilzio Antonio da Silva • Fábia Mara Gonçalves Prates de Oliveira • Breno A. de Faria Pereira

INTRODUÇÃO

A febre reumática é uma doença inflamatória de natureza autoimune, com comprometimento sistêmico, que afeta principalmente o coração, as articulações, a pele, o tecido subcutâneo e o sistema nervoso central (SNC).

É causada por infecção prévia das vias respiratórias superiores ou da pele por *Streptococcus* do grupo A, em pessoas geneticamente predispostas.

O principal achado histopatológico é a reação inflamatória difusa, exsudativa e proliferativa no tecido conjuntivo, com reparação cicatricial nas fases avançadas.

Os nódulos de Aschoff são considerados patognomônicos da doença reumática.

É mais frequente entre os 5 e 15 anos de idade. Em adultos, raramente ocorrem recidivas após o primeiro episódio da doença.

O coração na febre reumática (Figura 440.1)

Reconhecem-se três fases:

- Exsudativa: tumefação das fibras colágenas (edema)
- Proliferativa: presença de reação granulomatosa entre as áreas com degeneração fibrinoide, identificada em quase todas as camadas do coração, preferencialmente no endocárdio (nódulo de Aschoff)
- Cicatricial: fibrose de tecido conjuntivo, gerando sequelas, principalmente, nos aparelhos valvares.

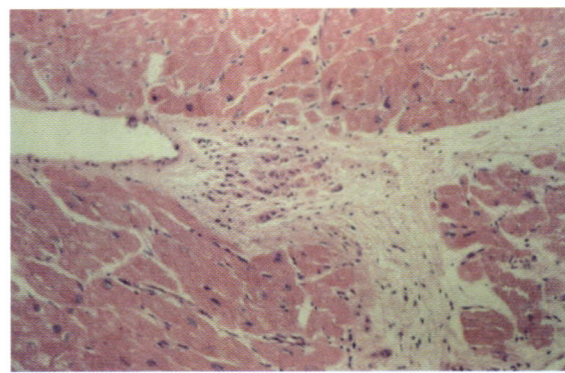

Figura 440.1. Processo inflamatório com nódulo de Aschoff.

CAUSAS

- Relação com infecção estreptocócica (ver Capítulo 565, *Estreptococcias*)
- Mecanismo autoimune.

FATORES DE RISCO

- Viver em aglomerações
- Tendência a infecções de vias respiratórias superiores.

MANIFESTAÇÕES CLÍNICAS

- Febre
- Artrite migratória e simétrica (poliartrite), sendo mais afetadas as articulações médias e grandes: punhos, tornozelos, joelhos
- Dor abdominal é comum e pode ser intensa, ocorrendo precocemente no início da doença
- Epistaxe, geralmente bilateral e recidivante (raramente observada na fase aguda)
- Pneumonite (complicação rara)
- Cardite (65% dos pacientes): ocorre principalmente em crianças e adolescentes. O comprometimento cardíaco pode incluir pericardite, miocardite e/ou insuficiência valvar. Surge dentro de 2 semanas e tem duração de até 6 meses. A lesão valvar pode ser permanente
- Eritema *marginatum* (5% dos pacientes): máculas róseas, com centro claro e bordas serpiginosas, não pruriginosas. Tem duração de minutos a horas e é mais frequente no tronco e nas partes medial e proximal dos membros
- Nódulos subcutâneos (5 a 10% dos pacientes): tumefações indolores e de consistência dura localizadas sobre as proeminências ósseas; permanecem por, no máximo, 2 semanas. Estão relacionadas com casos graves de cardite
- Coreia de Sydenham (10 a 15% dos pacientes): quase sempre de instalação tardia (1 a 7 meses após a infecção estreptocócicas). Em geral, as provas inflamatórias são normais. Pode ser a manifestação inicial e sua duração não é alterada pelo tratamento. Ocorre em 10 a 15% dos pacientes e atinge preferencialmente o sexo feminino até os 15 anos de idade. O surto pode durar de 1 semana a 2 anos e, em 50% dos casos, é recorrente.

EXAMES COMPLEMENTARES

- Hemograma: anemia discreta ou moderada (hipocrômica e normocítica), leucocitose (raramente ultrapassa 14.000/mm³, com discreto desvio à esquerda)
- Velocidade de hemossedimentação (VHS): acelerada
- Proteína C reativa (PCR): elevada
- Antiestreptolisina O (ASLO): evidência sorológica de infecção por estreptococos do grupo A. Os títulos variam conforme a idade, a área geográfica e outros fatores. Títulos significativos surgem em 3 a 4 semanas após a infecção e podem se manter elevados por mais de 4 semanas. ASLO elevada isoladamente não indica febre reumática (várias afecções podem induzir falso-positivos, como síndrome nefrótica, hiperlipidemia e hipotireoidismo)
- Eletrocardiograma (ECG): prolongamento do intervalo PR.

Atenção

Exames laboratoriais alterados, sem manifestações clínicas, não confirmam o diagnóstico de febre reumática. Eles são mais úteis para avaliar a atividade da doença.

CRITÉRIOS DIAGNÓSTICOS

O Quadro 440.1 apresenta os critérios de Jones revisados para o diagnóstico da febre reumática.

DIAGNÓSTICO DIFERENCIAL

- Lúpus eritematoso sistêmico
- Artrite reumatoide juvenil
- Artrite infecciosa
- Miocardite viral

Quadro 440.1 Critérios de Jones revisados (2015).

Evidência de infecção por estreptococos do grupo A (cultura positiva, ASO ↑, anti-DNAse B)	
Febre reumática inicial	2 critérios principais ou 1 principal + 2 menores
Febre reumática recorrente	2 principais ou 1 principal + 2 menores ou 3 menores
Critérios principais	
Em locais de baixo risco	*Em locais de risco alto e moderado*
Cardite clínica ou subclínica	Cardite clínica ou subclínica
Poliartrite	Poliartralgia, poli ou monoartrite
Coreia	Coreia
Eritema *marginatum*	Eritema *marginatum*
Nódulos subcutâneos	Nódulos subcutâneos
Critérios menores	
*Em locais de baixo risco**	*Em locais de risco alto e moderado*
Poliartralgia	Monoartralgia
Febre (≥ 38,5°C)	Febre (≥ 38,5°C)
VHS ≥ 60 mm e/ou ↑ de PCR	VHS ≥ 30 mm e/ou ↑ de PCR
Intervalo PR prolongado	Intervalo PR prolongado

*Populações de baixo risco são aquelas com incidência da doença ≤ 2:100.000 crianças ou prevalência de cardiopatia reumática de ≤ 1:1.000 pessoas/ano. ASO: antiestreptolisina O; VHS: velocidade de hemossedimentação; PCR: proteína C reativa. (Adaptado de Gewitz et al., 2015.)

- Sopros inocentes (ver Capítulo 189, *Sopros Cardíacos*)
- Síndrome de Kawasaki
- Doenças hematológicas
- Síndrome de Tourette (coreia).

COMPROVAÇÃO DIAGNÓSTICA

- Dados clínicos + exames complementares (ver Quadro 440.1).

COMPLICAÇÕES

- Insuficiência cardíaca
- Valvopatias (mitral, aórtica).

TRATAMENTO

- Repouso no leito por, no mínimo, 15 dias, com aumento gradativo da atividade, de acordo com a tolerância do paciente (sem atividade física por 3 meses)
- Nos casos com cardite: repouso por, no mínimo, 3 a 6 semanas
- Sintomas articulares desaparecem, em geral, em 3 a 4 semanas, sem sequelas
- Em caso de lesão valvar residual, deve-se fazer profilaxia da endocardite bacteriana para tratamento odontológico ou outros procedimentos de alto risco (ver Capítulo 181, *Endocardites*).

Tratamento medicamentoso

- Penicilina benzatina: IM, 600.000 UI, para crianças com menos de 25 kg; ou 1.200.000 UI, para maiores de 25 kg e adultos. Dose única, como se houvesse infecção estreptocócica ativa. A seguir, profilaxia antibiótica
- Em pacientes com hipersensibilidade à penicilina: eritromicina VO, 20 a 40 mg/kg/dia, a cada 6 horas, durante 10 dias
- Ácido acetilsalicílico: VO, 80 a 100 mg kg/dia em crianças e 4 a 8 g/dia em adultos. Manter a dose inicial por 4 a 6 semanas e reduzir gradativamente (500 mg a 1 g/semana) até retirá-la, em torno de 12 semanas
- Cardite reumática: prednisona VO, 2 mg/kg/dia, no máximo 60 mg, durante 2 a 4 semanas; a seguir, reduzir gradualmente (5 a 10 mg/semana) no decorrer de, no mínimo, 12 semanas. Prescrever ácido acetilsalicílico (60 mg/kg/dia) ao começar a redução da dose de prednisona e manter durante 6 semanas
- Coreia: além de penicilina, pode ser necessário haloperidol VO, 0,01 a 0,03 mg/kg/dia, a cada 12 horas, durante 8 a 12 semanas; ou ácido valproico (VO, 20 a 40 mg/kg/dia, a cada 8 horas. Em casos mais graves, sedação com clorpromazina (VO, 1 a 3 mg/kg/dia, a cada 8 horas).

PROFILAXIA

- Penicilina benzatina: IM, 600.000 a 1.200.000 UI, a cada 21 dias (< 12 anos até os 18 anos; > 12 anos durante 5 anos após a última crise). Em caso de cardite, até os 25 anos ou a vida toda, dependendo da gravidade. A penicilina VO, 250 mg, a cada 12 horas, pode substituir a penicilina benzatina (mantida pelo mesmo período de anos).

Pacientes alérgicos a penicilina: sulfadiazina VO, 500 mg/dia em criança com menos de 27 kg (ou 1 g/dia em paciente com mais de 27 kg, diariamente); ou eritromicina VO, 250 mg, a cada 12 horas.

Recomendações práticas

- Como não há um marcador específico de moléstia reumática, os critérios de Jones são úteis, mas, em alguns casos, o diagnóstico pode apresentar dificuldade
- Não se pode firmar o diagnóstico de febre reumática com base apenas nos dados laboratoriais. "Reumatismo no sangue" não existe; é um falso diagnóstico
- O risco de febre reumática após amigdalite por estreptococos é de 3%. Portanto, não se pode menosprezar o diagnóstico de estreptococcia, mas não se justifica o uso indiscriminado de penicilina em toda criança com dor de garganta. É necessário considerar as circunstâncias para tomar essa decisão. Contudo, em caso de dúvida, é mais prudente "presumir" infecção estreptocócica e tratá-la com penicilina (ver Seção C, *Faringe*, na Parte 6, *Orelhas, Nariz e Seios Paranasais, Faringe e Laringe*)
- Infecções estreptocócicas em outros locais (como pele), sepse puerperal ou pneumonia não estão associadas à febre reumática, mas menos frequentemente (ver Capítulo 565, *Estreptococcias*).

EVOLUÇÃO E PROGNÓSTICO

- Sequelas cardíacas dependem da gravidade da cardite durante a crise aguda
- Tratamento precoce e correto elimina quase totalmente a possibilidade de sequela cardíaca.

BIBLIOGRAFIA

Azevedo MF. GPS Medicamentos. Guia prático em saúde. Rio de Janeiro: Guanabara Koogan; 2017.

Carvalho MAP, Bertolo MB, Lanna CCD. Reumatologia – diagnóstico e tratamento. 3. ed. Rio de Janeiro: Guanabara Koogan, 2008.

Costa PS, Naghettini AV (Autores), Porto CC, Porto AL. Pediatria na prática diária. Rio de Janeiro: Guanabara Koogan, 2021.

Gerber MA, Baltimore RS, Eaton CB, Gewitz M, Rowley AH, Shulman ST et al. Prevention of rheumatic fever and diagnosis and treatment of acute streptococcal pharyngitis: a scientific statement from the American Heart Association Rheumatic Fever, Endocarditis, and Kawasaki Disease Committee of the Council on Cardiovascular Disease in the Young, the Interdisciplinary Council on Functional Genomics and Translational Biology, and the Interdisciplinary Council on Quality of Care and Outcomes Research: Endorsed by the American Academy of Pediatrics. Circulation. 2009;119: 1541-51.

Gewitz MH, Baltimore RS, Tani L, Sable CA, Shulman ST, Carapetis J et al. Revision of the Jones criteria for the diagnosis of rheumatic fever in the era of Doppler echocardiography. Circulation. 2015;131:1806-18.

Moraes AJP, Cavalcanti AS. Febre reumática. In: Vasconcelos JTS. Sociedade Brasileira de Reumatologia. Barueri: Manole, 2019.

Mota CCC, Meira ZMA. Febre reumática. In: Porto CC, Porto AL. Doenças do coração – Prevenção e tratamento. 2. ed. Rio de Janeiro: Guanabara Koogan, 2009.

Pereira BAF, Silva NA, Andrade LE, Lima FS, Gurian FC, de Almeida Netto JC. Jones criteria and underdiagnosis of rheumatic fever. Indian J Pediatrics. 2007;74(2):117-21.

Schwartsman BG. Doenças reumáticas na criança e no adolescente. Barueri: Manole 2008.

Silva NA. Febre reumática. In: Cecin HA, Ximenes AC. Tratado Brasileiro de Reumatologia. São Paulo: Atheneu, 2015.

Silva NA, Pereira BAF. Acute rheumatic fever: still a challenge. Rheum Dis Clin Nort Am. 1997;23(3):545-68.

Silva NA, Silva ACO. Controvérsias no diagnóstico e no manejo da febre reumática. Rev Bras Reumatol. 2002;42:236-40.

441
Lúpus Eritematoso Discoide

Ana Carolina Oliveira e Silva Montandon • Vitalina de Souza Barbosa

INTRODUÇÃO

O lúpus eritematoso discoide é a forma mais comum de lúpus com acometimento cutâneo crônico. Os pacientes podem ou não relatar fotossensibilidade, mas as lesões são frequentemente fotodistribuídas, com propensão a apresentar atrofia secundária e/ou cicatrizes.

A maioria dos pacientes não apresenta doença sistêmica. No entanto, a forma discoide pode ocorrer como manifestação do lúpus eritematoso sistêmico (LES) em aproximadamente 20% dos casos.

Pode ser desencadeado por exposição solar e trauma; contudo, o acometimento do canal auditivo e do períneo não está relacionado com exposição solar.

Os principais achados histopatológicos são hiperceratose, atrofia epidérmica, degeneração basocelular, edema e inflamação da derme, inflamação perianexial e espessamento da membrana basal com depósito de imunocomplexo e C3.

CAUSAS

- Mecanismo autoimune.

FATORES DE RISCO

- Fatores genéticos: *HLA DQA1* e *DRB1*
- Fatores infecciosos: bactérias (?), vírus (?)
- Medicamentos: hidralazina, procainamida, isonizadia, bloqueadores de canais de cálcio, minociclinas, hidantoínas, betabloqueadores, metildopa, penicilamina, fenotiazídicos, sulfonamidas, sulfassalazina, imunomoduladores biológicos (interferona-α, interferona-γ, infliximabe, etanercepte)
- Exposição ao sol: raios ultravioleta (UV) causam apoptose dos ceratinócitos.

MANIFESTAÇÕES CLÍNICAS

- Lesões na face, no couro cabeludo (60% dos pacientes), no tórax ou nos membros superiores. Podem ser:
  - Localizadas: pescoço e cabeça
  - Generalizadas: acima e abaixo do pescoço
- Lesões em placas, bem delimitadas, avermelhadas, com superfície escamosa
- Lesões mais antigas sofrem atrofia progressiva, surgindo, então, lesões fibróticas, hipo ou hiperpigmentadas com telangiectasias
- Eritema e pigmentação ocorrem na periferia das placas e cicatriz surge na área central, com depressão, telangiectasia e despigmentação
- Alopecia cicatricial
- Prurido.

DIAGNÓSTICO DIFERENCIAL

- Ceratose actínica
- Erupção medicamentosa
- Sarcoidose cutânea
- Lúpus vulgar
- Dermatite seborreica
- Líquen plano
- Psoríase em placas
- Rosácea
- Tinha da face
- Granuloma facial
- Pênfigo foliáceo frustro.

EXAMES COMPLEMENTARES

- Não há anormalidades laboratoriais.

COMPROVAÇÃO DIAGNÓSTICA

- Dados clínicos + biópsia da pele para exame histopatológico e imunofluorescência.

COMPLICAÇÕES

- Atrofias cutâneas na face
- Hipocromias
- Alopecia com atrofia
- Evolução para a forma sistêmica em 15 a 27% dos casos, principalmente nos 2 primeiros anos de doença.

TRATAMENTO

O tratamento é apresentado no Quadro 441.1.
Como medidas gerais, recomenda-se:

- Evitar exposição à luz solar ou proteger-se dela utilizando:
  - Sombrinha, boné, chapéu
  - Protetor solar contra raios UVA e UVB com fator de proteção solar (FPS) superior a 50
  - Bloqueadores físicos combinados (titânio e óxido de zinco) com protetores solares químicos (Mexoryl)
- Dar preferência à iluminação interna com lâmpadas do tipo LED
- Fazer suplementação de vitamina D (400 a 800 UI/dia)
- Cessar tabagismo.

Tratamento medicamentoso

- Tópico: betametasona ou triancinolona
- Triancinolona intralesional: 2,5 mg/mℓ, em intervalos mensais
- Tacrolimo 0,1%.

  Em pacientes com lesões disseminadas:

- Hidroxicloroquina VO, 400 mg/dia; ou difosfato de cloroquina VO, 250 mg/dia

Quadro 441.1 Tratamento do lúpus eritematoso discoide.

Remover fatores de exacerbação	Proteção solar e cessação de tabagismo
Lesões localizadas	Corticoides tópico e sistêmico Inibidor da calcineurina tópica Antimalárico
Lesões disseminadas	Corticoide via oral em baixas doses, metotrexato, micofenolato, azatioprina
Lesões refratárias	Talidomida, lenalidomida, dapsona, retinoides, belimumabe, ciclofosfamida, rituximabe

- Prednisona VO, 30 mg/dia, com redução gradativa da dose. A prednisona é comercializada na forma de comprimidos de 5 mg, 20 mg e 50 mg
- Em casos graves: azatioprina VO, 2 a 3 mg/kg/dia; ou metotrexato VO, 10 a 25 mg/semana; ou micofenolato de mofetila VO, 2 a 3 g/dia
- Talidomida, em casos selecionados
- Casos refratários: belimumabe e rituximabe.

EVOLUÇÃO E PROGNÓSTICO

- Lesões generalizadas: 10 a 20% dos pacientes desenvolvem LES
- Lesões localizadas: 5% dos pacientes desenvolvem LES
- Cerca de 40% dos pacientes apresentam remissão completa
- Não é potencialmente fatal, a menos que se transforme na forma sistêmica
- Pode haver sequelas: fibrose hipertrófica, hipopigmentação (especialmente em pessoas de pele negra) e alopecia cicatricial.

Atenção

- O uso de protetor solar é indispensável
- É necessário fazer acompanhamento periódico, em virtude da possibilidade de evolução para lúpus eritematoso sistêmico.

BIBLIOGRAFIA

Azevedo MF. GPS Medicamentos. Guia prático em saúde. Rio de Janeiro: Guanabara Koogan; 2017.

Chong BF, Werth VP. Skin disease in cutaneous lupus erythematosus. In: Wallace DJ, Hahn BH. Dubois' lupus erythematosus. 8. ed. Philadelphia: Elsevier; 2015.

Emily Z, Hejazi EZ, Werth VP. Cutaneous lupus erythematosus: an update on pathogenesis, diagnosis and treatment. Am J Clin Dermatol. 2016;17:135-46.

Kuhn A, Ochsendorf F, Bonsmann G. Treatment of cutaneous lupus erythematosus. Lupus. 2010;19:1125-36.

Ribeiro LH, Nunes MJ, Lomonte ABV et al. Atualizações no tratamento do lúpus cutâneo. Rev Bras Reumatol. 2008;48(5):283-90.

Tayer-Shifman OE, Rosen CF, Wakani L et al. Novel biological therapeutic approaches to cutaneous lupus erythematosus. Expert Opin Biol Ther. 2018;18(10):1041-7.

442
Lúpus Eritematoso Sistêmico

Lúpus eritematoso disseminado, LES, LED

Vitalina de Souza Barbosa • Ana Carolina Oliveira e Silva Montandon • Rosane Gouveia Vilela Machado

INTRODUÇÃO

O lúpus eritematoso sistêmico (LES), ou lúpus eritematoso disseminado (LED), é uma doença inflamatória autoimune, sistêmica, crônica, de etiologia desconhecida e multifatorial, caracterizada pela presença de autoanticorpos e pelo acometimento de múltiplos órgãos.

Acomete cerca de 10 mulheres para cada homem, com pico de incidência entre os 15 e 45 anos de idade, mas pode ocorrer em qualquer faixa etária

Características imunopatológicas do lúpus eritematoso sistêmico

- Perda da autotolerância imunológica, com consequente dano tecidual
- Presença de anticorpos dirigidos contra antígenos próprios:
  - Deposição de imunocomplexos
  - Persistência de linfócitos B e T autorreativos e ativação da resposta imune inata.

FATORES DE RISCO

- Fatores genéticos: *HLA DR2* e *HLA DR3*; deficiência de componentes do sistema complemento
- Fatores hormonais: aumento da relação estrogênio/androgênio
- Fatores infecciosos: vírus (?), bactérias (?)
- Alterações imunológicas: ativação policlonal de linfócitos B e falha no sistema supressor de linfócitos T (CD8 + e ativação supressora de células *natural killer* [NK]); falha nos mecanismos de depuração de células apoptóticas; secreção de citocinas inflamatórias; anormalidades de linfócitos B
- Medicamentos: procainamida, hidralazina, penicilamina
- Radiação ultravioleta
- Tabagismo, consumo de bebidas alcoólicas, exposição a pó de sílica.

MANIFESTAÇÕES CLÍNICAS

São extremamente variáveis, dependendo do(s) órgão(s) comprometido(s) e do momento evolutivo da doença

- Sintomas gerais: febre, fadiga, astenia, anorexia, perda de peso e mal-estar geral
- Manifestações osteoarticulares: artralgia, artrite não erosiva, necrose óssea asséptica (osteonecrose)
- Comprometimento de pele e fâneros: eritema malar ou "asa de borboleta" na face (lesões agudas que não deixam cicatrizes; Figura 442.1), lesões discoides (lesões crônicas que deixam cicatrizes, atrofia e manchas hiper ou hipocrômicas), erupções maculopapulares, lesões bolhosas, paniculite nodular não supurativa, lesões urticariformes e/ou psoriasiformes, alopecia, manchas hipocrômicas atróficas
- Comprometimento muscular: mialgia e fraqueza muscular secundária à miosite
- Comprometimento vascular: fenômeno de raynaud, vasculites cutâneas, livedo reticular; trombose arterial ou venosa pode estar associada à síndrome dos anticorpos antifosfolípídeos (ver Capítulos 218, *Aspectos Gerais das Vasculites*; e 443, *Síndrome dos Anticorpos Antifosfolípídeos*)
- Manifestações renais: glomerulonefrite (focal, proliferativa ou membranosa), síndrome nefrótica, oligúria, insuficiência renal, hipertensão arterial
- Comprometimento do sistema nervoso central (SNC): convulsões, mielite transversa, acidente vascular cerebral, cefaleia, transtorno do humor, ansiedade, depressão, meningite asséptica, coreia, disfunções cerebelares, mononeurite

múltipla, neuropatia cranial ou periférica, polirradiculoneurite (síndrome de Guillain-Barré), síndrome desmielinizante, estado confusional, psicose
- Comprometimento cardíaco: pericardite, miocardite, endocardite de Libman-Sacks, lesões valvares
- Comprometimento pleuropulmonar: pleurite com espessamento ou derrame pleural, pneumonite lúpica, pneumopatia intersticial crônica, hipertensão pulmonar e hemorragia pulmonar
- Comprometimento do sistema digestório: úlceras orais, disfagia, náuseas e vômitos, dor abdominal, diarreia, enterite, ascite, peritonite, hepatomegalia, pancreatite, vasculite mesentérica
- Manifestações hematológicas e do sistema reticuloendotelial: anemia de doença crônica, anemia hemolítica, leucopenia, linfopenia, plaquetopenia, esplenomegalia, adenomegalia, síndrome de ativação macrofágica
- Manifestações oculares: uveíte, conjuntivite, episclerite, vasculite de retina

Manifestações clínicas mais frequentes

- Artralgia ou artrite + lesões cutâneas
- Ao se levantar a suspeita de lúpus, deve-se realizar uma avaliação completa do paciente, pois quase sempre há comprometimento de um ou mais órgãos
- Pacientes com LES podem engravidar se a doença estiver inativa há, no mínimo, 6 meses. A gravidez pode desencadear ou exacerbar a doença.

EXAMES COMPLEMENTARES

- Hemograma: anemia normocítica e normocrômica, anemia hemolítica
- Leucopenia: menos de 4.000 células/mm^3
- Neutropenia/linfopenia: menos de 1.000/mm^3
- Plaquetopenia: menos de 100.000 células/mm^3
- Teste de Coombs direto: positivo
- Velocidade de hemossedimentação (VHS): acima de 30 mm na primeira hora
- Eletroforese de proteínas: diminuição de albumina, aumento policlonal de gamaglobulina
- Exame simples de urina: proteinúria, cilindrúria, hematúria
- Pesquisa de anticorpos celulares por HEp2: presentes em 95% dos pacientes

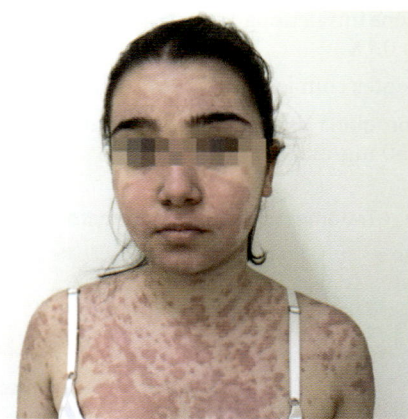

Figura 442.1 Lúpus eritematoso sistêmico com lesões cutâneas disseminadas.

- Anti-DNA nativo: positivo em 60% dos pacientes com doença ativa
- Anticorpos anti-histona: positivo em 24 a 95% dos pacientes com doença ativa
- Anticorpos contra antígenos extraíveis do núcleo (anti-ENAs): positivo para anti-Sm (30%), anti-Ro (30%), anti-La (15%) e anti-RNP (30%)
- Baixos níveis de C3, C4 e CH50 (complemento total)
- Anticoagulante lúpico (AL)
- Anticorpos anticardiolipina (ACL) IgG e IgM e antibeta 2 glicoproteína 1, para a associação com a síndrome dos anticorpos antifosfolipídeos (SAAF)
- Radiografia do tórax: infiltração pulmonar e derrame pleural
- Ecocardiograma: derrame pericárdico, pericardite e endocardite
- Biópsia de pele, rins e nervos periféricos: lesões histopatológicas típicas
- Angiografia cerebral e ressonância magnética (RM): para estudo do sistema nervoso central (SNC).

COMPROVAÇÃO DIAGNÓSTICA

- Dados clínicos + exames laboratoriais.

CRITÉRIOS DIAGNÓSTICOS

Em 2012, os critérios diagnósticos do LES foram revisados pelo Grupo Internacional de Colaboração Clínica em Lúpus Sistêmico (*Systemic Lupus International Collaborating Clinics* – SLICC), que considerou necessária a presença de quatro ou mais dos critérios, incluindo pelo menos um clínico e um imunológico; ou nefrite lúpica definida por biópsia renal e FAN e/ou anti-DNA positivos.

FORMAS CLÍNICAS

- Forma cutânea aguda ou subaguda: eritema malar, fotossensibilidade, lúpus bolhoso, necrólise epidérmica tóxica
- Forma cutânea crônica: lúpus discoide, paniculite, lúpus hipertrófico, lúpus de mucosa e sobreposição de LED/líquen plano
- Forma sistêmica crônica: úlceras orais (palato, mucosa bucal, língua) ou nasofaríngeas (excluir outras causas); alopecia não cicatricial; sinovite de duas ou mais articulações, com edema ou derrame articular; serosites; lesões renais (relação entre proteína e creatinina urinárias) ou proteinúria de 24 horas com mais de 500 mg de proteínas nas 24 horas ou cilindros hemáticos; comprometimento do SNC (convulsões, psicose, mielite; mononeurite múltipla, neuropatia cranial ou periférica, estado confusional); anemia hemolítica; leucopenia (< 4.000/mm³) ou linfopenia (< 1.000/mm³) sem outra causa conhecida; trombocitopenia (< 100.000/mm³) sem outra causa conhecida.

LES e sistema cardiovascular

O risco cardiovascular é duas a três vezes maior nos pacientes com LES em relação à população geral, e o infarto do miocárdio acomete esses indivíduos cerca de 20 anos mais cedo. Portanto, deve-se acompanhar e tratar de maneira adequada os pacientes com fatores de risco cardiovascular (diabetes, hipertensão arterial e dislipidemia).

CRITÉRIOS IMUNOLÓGICOS

- Fator antinuclear (FAN) positivo
- Anticorpo anti-DNA positivo
- Anticorpo anti-Sm positivo
- Anticorpos antifosfolipídeos positivo: ACL IgG e IgM, AL, VDRL falso-positivo e anti-B2 glicoproteína 1 IgG e IgM
- Consumo do complemento (frações C3, C4, CH50)
- Teste Coombs direto positivo na ausência de hemólise.

Atenção

Os critérios imunológicos não estão sempre presentes em todos os pacientes. A presença de sinais de doença inflamatória multissistêmica e anticorpo antinuclear positivo pode ser suficiente para determinar o diagnóstico clínico de LES.

DIAGNÓSTICO DIFERENCIAL

- Doenças autoimunes: artrite reumatoide, síndrome de Sjögren, esclerose sistêmica, doença mista do tecido conjunto, miosites, vasculites
- Doenças infecciosas: hanseníase, hepatite, AIDS, sífilis secundária, citomegalovirose e endocardite bacteriana
- Doenças linfomieloproliferativas.

TRATAMENTO

- Orientações gerais, educação do paciente e apoio psicológico
- Evitar luz ultravioleta, utilizando filtros solares, roupas que cubram o máximo de pele e chapéus
- Evitar o tabagismo
- Praticar exercícios físicos regularmente
- Tratamento precoce das infecções intercorrentes.

Tratamento medicamentoso

O tratamento medicamentoso do LES é apresentado no Quadro 442.1.

O antimalárico é o medicamento de escolha. Outros medicamentos e as doses, de acordo com o órgão acometido e a gravidade das manifestações clínicas, incluem:

- Difosfato de cloroquina VO, 250 mg/dia
- Hidroxicloroquina VO, 400 mg/dia
- Prednisona:
  - Baixa dose: ≤ 0,5 mg/kg/dia VO
  - Alta dose: 1 a 2 mg/kg/dia VO
- Metotrexato VO, 7,5 a 25 mg/semana
- Azatioprina VO, 2 a 3 mg/kg/dia
- Micofenolato de mofetila VO, 2 a 3 g/dia
- Leflunomida VO, 20 mg/dia
- Dapsona VO, 25 a 200 mg/dia
- Ciclofosfamida IV, 500 a 1.000 mg/mês
- Metilprednisolona IV, 500 a 1.000 mg/dia, geralmente em esquema de pulsoterapia por 3 dias.

EVOLUÇÃO E PROGNÓSTICO

- Em geral, os pacientes com lúpus apresentam períodos de remissão e exacerbação
- O tratamento do lúpus com lesões renais (forma clínica mais grave) inclui agentes imunossupressores, diálise e

Quadro 442.1 Tratamento medicamentoso do LES de acordo com as formas clínicas.

Formas clínicas	Esquema terapêutico
Musculoesquelética	1ª linha – prednisona VO em baixa dose (< 0,5 mg/kg/dia) + antimalárico 2ª linha – MTX, leflunomida, abatacepte e belimumabe
Cutâneomucosa	1ª linha – prednisona VO em baixa dose (< 0,5 mg/kg/dia) + antimalárico 2ª linha – azatioprina, MTX, MMF, dapsona, cicloporina, ciclofosfamida e belimumabe
Renal	Corticoide VO, 1 a 2 kg/dia, com redução gradual + antimalárico Indução (6 meses): pulsoterapia com corticoide e ciclofosfamida ou MMF Manutenção (3 anos): azatioprina, MMF ou ciclofosfamida
Cardíaca (pericardite)	Corticoide VO em baixa dose (< 0,5 mg/kg/dia) + antimalárico + colchicina
Pulmonar (hemorragia alveolar)	Pulsoterapia com corticoide e ciclofosfamida; imunoglobulina IV, plasmaférese e rituximabe
Neuropsiquiátrica	Pulsoterapia com corticide e ciclofosfamida Corticoide e rituximabe
Hematopoética	**Anemia hemolítica** Corticoide VO, 1 a 2 kg/dia Pulsoterapia com corticoide (em casos graves, rituximabe) **Plaquetopenia** Corticoide VO, 1 a 2 kg/dia, pulsoterapia com corticoide, imunoglobulina IV (em casos graves, rituximabe)

MTX: metotrexato; MMF: micofenolato de mofetila; CE: corticoide.

transplante renal, que aumentam a expectativa de vida em 5 anos para cerca de 90% dos pacientes
- Há melhora da expectativa de vida após os primeiros 2 anos da doença
- Nos pacientes com lúpus fármaco-induzido, os sinais e os sintomas diminuem gradualmente após a retirada do medicamento suspeito
- Pacientes de pele negra, do sexo masculino, com proteinúria > 0,5 g/24 horas, comprometimento do sistema nervoso e vasculite digital apresentam pior prognóstico
- As principais causas de óbito são infecção, atividade da doença e doença cardiovascular aterosclerótica.

LES e exercícios físicos

A prática de exercícios físicos por pacientes com LES melhora o controle dos sintomas, com efeito favorável no risco cardiovascular, bem como na fadiga, nas alterações psicológicas e na aptidão física, o que resulta em melhor qualidade de vida.

BIBLIOGRAFIA

Azevedo MF. GPS Medicamentos. Rio de Janeiro: Guanabara Koogan; 2017.
Klumb EM, Silva CAA, Lanna CCD et al. Consenso da Sociedade Brasileira de Reumatologia para o diagnóstico, manejo e tratamento da nefrite lúpica. Rev Bras Reumatol. 2015;55(1):1-21.
Neto EFB, Lanna CCD, Albuquerque EMN. Lúpus eritematoso sistêmico. In: Vascoselos JTS. Livro da Sociedade Brasileira de Reumatologia. Barueri: Manole; 2019.
Petri M, Orbai AM, Alarcón GS et al. Derivation and validation of the Systemic Lupus International Collaborating Clinics Classification criteria for systemic lupus erythematosus. Arthritis Rheum. 2012;64(8):2677-86.
Pons-Estek BA, Bonfa E, Soiano RE et al. First Latin American clinical practice guidelines for the treatment of systemic lupus erythematosus: Latin American Group for the Study of Lupus (GLADEL, Grupo Latino Americano de Estudio del Lupus) – Pan-American League of Associations of Rheumatology (PANLAR). Ann Rheum Dis. 2018;77(11):1549-57.
Wallace DJ, Weisman MH. Clinical features of systemic lupus erythematosus. In: Hochberg MC, Silman AJ, Gravallese EM et al. Rheumatology. 7. ed. Philadelphia: Elsevier; 2018.

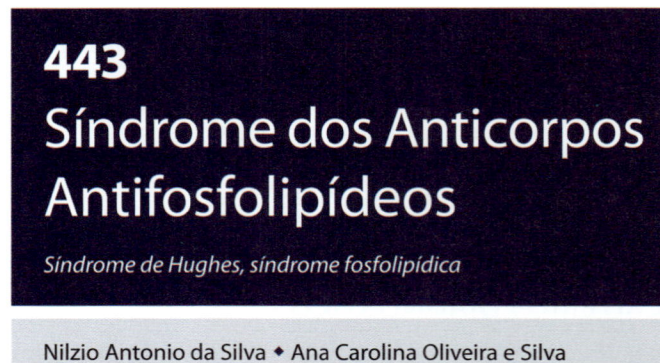

443
Síndrome dos Anticorpos Antifosfolipídeos

Síndrome de Hughes, síndrome fosfolipídica

Nilzio Antonio da Silva • Ana Carolina Oliveira e Silva Montandon

INTRODUÇÃO

Também denominada síndrome de Hughes ou síndrome fosfolipídica, a síndrome dos anticorpos antifosfolipídeos é um conjunto de eventos representados por episódios recorrentes de trombose arterial ou venosa e morbidade gestacional (que inclui perdas fetais), que estão relacionados com a presença de anticorpos anticardiolipina (ACL) ou anticoagulante lúpico (AL).

Os principais dados anatomopatológicos são trombose vascular em diferentes regiões do organismo, incluindo a placenta, e vegetações nas valvas cardíacas. Não há alterações inflamatórias nas lesões. É mais frequente em adultos, mas crianças também podem ser afetadas. Predomina em mulheres.

CLASSIFICAÇÃO

- Primária: causa desconhecida
- Secundária: doenças autoimunes, infecções, hemopatias, doenças linfoproliferativas e medicamentos (clorpromazina, procainamida).

ETIOLOGIA

- Desconhecida.

FATORES DE RISCO

- Tabagismo
- Obesidade
- Dislipidemias
- Doenças autoimunes sistêmicas

- Uso de anticoncepcionais e estrogênios
- Imobilização prolongada
- Puerpério.

MANIFESTAÇÕES CLÍNICAS

- Trombose arterial e/ou venosa em qualquer segmento da árvore vascular (acidente vascular cerebral, oclusão de artéria coronária, gastrintestinal, renal, adrenais e das extremidades)
- Maior incidência de pré-eclâmpsia, menor desenvolvimento fetal, parto prematuro e eventos trombóticos maternos no puerpério
- Perda fetal recorrente, geralmente a partir do final do primeiro trimestre da gestação
- Trombocitopenia
- Livedo reticular
- Lesões em valvas cardíacas, principalmente aórtica e mitral (vegetações)
- Síndromes neurológicas (coreia, mielopatia transversa, demência, quadro semelhante ao da esclerose múltipla, síndrome de Guillain-Barré, enxaqueca)
- Hipertensão pulmonar.

DIAGNÓSTICO DIFERENCIAL

- Estado de hipercoagulabilidade sanguínea hereditário ou adquirido: deficiência de proteína C, proteína S, antitromina III e plasminogênio; resistência à proteína C ativada (fator V de Leiden); disfibrinogenemias; anormalidades da fibrinólise; trombose associada a contraceptivos orais; síndrome nefrótica; policitemia vera; doença de Behçet; hemoglobinúria paroxística noturna
- Doenças que causam oclusão arterial: aterosclerose, dislipidemias, diabetes, hipertensão arterial, vasculites, anemia falciforme, homocistinúria, doença de Buerger, endocardite infecciosa, fraturas ósseas, crioglobulinemia
- Doenças que causam perda fetal: anormalidades cromossômicas fetais, anormalidades anatômicas do aparelho reprodutor materno, doenças maternas endócrinas, autoimunes, infecciosas e por uso de medicamentos
- Doenças que causam plaquetopenia: infecções, medicamentos, doenças proliferativas.

EXAMES COMPLEMENTARES

- Pesquisa de ACL IgG e IgM, anticoagulante lúpico AL), antibeta 2-glicoproteína 1 IgG e IgM
- VDRL falso-positivo e tempo parcial de tromboplastina prolongado são observados em 25% dos pacientes.

CRITÉRIOS DIAGNÓSTICOS

Os critérios diagnósticos (Wilson, 1999, revisados por Miyakis, 2006) são:

- Critérios clínicos:
  - Fenômenos trombóticos:
    - Um ou mais episódios de trombose arterial, venosa ou de pequenos vasos em qualquer órgão ou tecido
    - Trombose confirmada por exame de imagem ou ecodoppler ou por exame histopatológico, com exceção de trombose venosa superficial

  - Confirmação histopatológica de trombose sem inflamação na parede vascular
  - Morbidade gestacional:
    - Uma ou mais mortes fetais inexplicáveis, morfologicamente normais, a partir da 10ª semana de gestação, com documentação por ultrassonografia ou exame médico
    - Um ou mais partos prematuros de recém-nascidos morfologicamente normais, antes da 34ª semana de gestação, em virtude de pré-eclâmpsia ou insuficiência placentária grave
    - Três ou mais abortos espontâneos consecutivos inexplicáveis, antes da 10ª semana de gestação, com exclusão de anormalidades anatômicas ou hormonais maternas e de causas cromossômicas maternas e paternas
- Critérios laboratoriais:
  - ACL isótipo IgG e/ou IgM positivos no sangue, em títulos de médios a altos, em duas ou mais ocasiões, com pelo menos 12 semanas de intervalo, pesquisado por ELISA e padronizado para ACL dependente de beta-2 glicoproteína 1
  - AL positivo no plasma em duas ou mais ocasiões, com 6 semanas de intervalo, detectado de acordo com os critérios da Sociedade Internacional de Trombose e Hemostasia
  - Antibeta-2 glicoproteína 1.

A síndrome dos anticorpos antifosfolipídeos é diagnosticada quando estiverem presentes pelo menos um critério clínico e um critério laboratorial.

COMPLICAÇÕES

- Gangrena das extremidades
- Hipertensão arterial
- Insuficiência renal
- Insuficiência adrenal
- Acidente vascular cerebral
- Infarto do miocárdio
- Embolia pulmonar
- Síndrome de Budd-Chiari
- Demência
- Tromboses múltiplas
- Abortamento:
  - Pré-eclâmpsia
  - Prematuridade.

TRATAMENTO

- O tratamento é estabelecido de acordo com a forma clínica da doença (ver Capítulos 197, *Oclusão Arterial Aguda*; e 206, *Trombose Venosa Profunda*).

Tratamento medicamentoso

- Perdas fetais:
  - Heparina: 5.000 a 10.000 UI, 2 vezes/dia, ou heparina de baixo peso molecular SC, 1 mg/kg/dia
  - Ácido acetilsalicílico VO, 100 mg/dia
  - Se a heparina não for suficiente para controlar a doença, acrescentar pulsos de gamaglobulina, 400 mg/kg/dia, 1 vez por mês
- Casos graves: corticoides, ciclofosfamida, plasmaférese.

Quando suspeitar da síndrome dos anticorpos antifosfolipídicos

- Em qualquer caso de trombose e perda fetal
- Observação: anticorpos antifosfolipídeos são detectados em até 7% da população e, entre pacientes com lúpus eritematoso sistêmico (LES), em torno de 30%.

PREVENÇÃO

- Acompanhamento mensal das gestantes
- Atividade física regular
- Evitar longos períodos de repouso no leito
- Não usar estrogênios
- Ácido acetilsalicílico VO, 100 mg/dia
- Em pacientes assintomáticos, com títulos altos de antifosfolipídeos, com ou sem fatores de risco, é recomendável uso diário de ácido acetilsalicílico VO, 75 a 100 mg/dia.

EVOLUÇÃO E PROGNÓSTICO

- Risco de eventos trombóticos
- Terapia anticoagulante a longo prazo pode evitar trombose recorrente, mas aumenta o risco de hemorragia.

BIBLIOGRAFIA

Azevedo MF. GPS Medicamentos. Guia prático em saúde. Rio de Janeiro: Guanabara Koogan; 2017.

Garcia D, Doruk E. Diagnosis and management of the antiphospholipid syndrome. N Engl J Med. 2018;378:2010-21.

Harris EN. Antiphospholipid syndrome. In: Klippel JH, Crofford LJ, Stone JH et al. Primer on the rheumatic disease. 12. ed. New York: Arthritis Foundation; 2001.

Levy RA, Vilela VS. Síndrome do anticorpo antifosfolípide. In: Moreira C, Carvalho MAP. Reumatologia – diagnóstico e tratamento. 2. ed. Rio de Janeiro: Medsi; 2001.

Miyakis S, Lockshin MD, Atsumi T et al. International Consensus Statement on an Update of the Classification Criteria for Definite Antiphospholipid Syndrome (APS). J Thromb Haemost. 2006;4:295-306.

Silva NA, Silva ACO. A síndrome dos antifosfolípidios. Rev Bras Med. 1994;51(5):482-8.

Silva NA, Silva ACO, Ximenes AC. Síndrome dos antifosfolípides e doenças cardiovasculares. In: Porto CC, Porto AL. Doenças do coração. 2. ed. Rio de Janeiro: Guanabara Koogan; 2009.

Staub HL, Levy RA, Santiago MB et al. Síndrome antifosfolípide. In: Vasconcelos JTS. Livro da Sociedade Brasileira de Reumatologia. Barueri: Manole; 2019.

Tektonidou MG, Andreoli L, Limper M et al. EULAR recommendations for the management of antiphospholipid syndrome in adults. Ann Rheum Dis. 2019;78(10):1296-304.

Wilson WA, Gharavi AE, Koike T et al. International consensus statement on preliminary classification criteria for definite antiphospholipid syndrome. Report of an international workshop. Arthritis Rheum. 1999;42:1309-11.

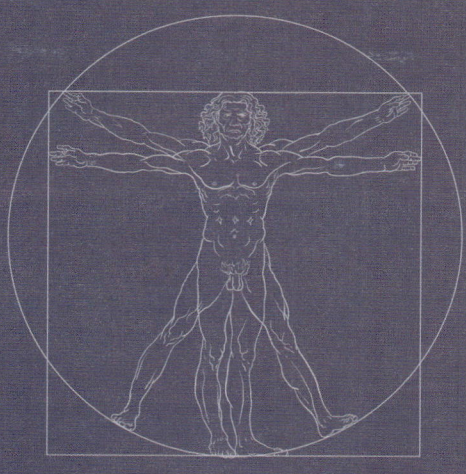

Parte 16

Sistema Musculoesquelético

444
Doença de Paget dos Ossos

Osteíte deformante focal

Frederico Barra de Moraes ◆ Rodrigo Marques Paranahyba

INTRODUÇÃO

A doença de Paget dos ossos caracteriza-se por lesões inflamatórias focais decorrentes de alteração do processo de remodelação do esqueleto, ocorrendo reabsorção óssea por osteoclastos, depósitos irregulares de fibras colágenas e preenchimento da medula óssea por um número maior de vasos sanguíneos, o que resulta em um osso anormal denominado "em mosaico".

Prevalência de cerca de 3% na população, mais frequente acima de 40 anos e em pessoas de cor branca.

CAUSAS

- Etiologia desconhecida (15 a 30% dos indivíduos que relatam antecedentes familiares da doença mostram um padrão autossômico dominante de herança, sendo o risco de adquirir a doença sete vezes maior para quem tem um parente de primeiro grau afetado)
- Maior frequência do antígeno HLA-DQW 1 e alterações genéticas ligadas ao RANKL
- Infecção viral dos osteoclastos por paramixovírus pode estar relacionada.

MANIFESTAÇÕES CLÍNICAS

- Pode ser assintomática
- Somente 5% dos pacientes têm dor no local das lesões (local pagético) ou articular (osteoartrite secundária)
- Localizações mais comuns: pélvis, fêmur, vértebras, crânio, tíbia, clavículas, escápulas
- Fratura patológica com maior sangramento no foco
- Deformidade e alongamento dos ossos
- Síndromes neurológicas raquimedulares.

EXAMES COMPLEMENTARES

- Excreção urinária de hidroxiprolina ou de piridinolina e desoxipiridinolina: aumentada
- Fosfatase alcalina: aumentada, CTX-1: aumentado
- Hipercalcemia (hiperparatireoidismo secundário em 20% dos pacientes)
- Hipercalciúria
- Ácido úrico e citrato: aumentados
- Radiografia: na fase de reabsorção, imagens osteolíticas e osteoblásticas; deformidade e alargamento ósseo com espessamento trabecular; fraturas patológicas; comprometimento articular
- Cintilografia óssea: maior sensibilidade
- Ressonância magnética: maior especificidade e sensibilidade
- Biópsia óssea no caso de suspeita de malignidade.

COMPROVAÇÃO DIAGNÓSTICA

- Dados clínicos + exames laboratoriais + radiografia, ressonância magnética e/ou cintilografia óssea
- Biópsia em casos selecionados.

TRATAMENTO

- Alívio da dor (ver Capítulo 15, *Dor*)
- Tratamento cirúrgico em casos selecionados.

Tratamento medicamentoso

- Bifosfonatos orais (VO): alendronato, 70 mg, 1 vez/semana; ou risedronato, 35 mg, 1 vez/semana; ibandronato, 150 mg, 1 vez por mês
- Bifosfonatos intravenosos (IV): ácido zoledrônico, 5 mg, 1 vez por ano
- Calcitonina de salmão: *spray* nasal 200 UI, 1 jato por dia, durante 3 anos
  - Denosumabe, 60 mg por via subcutânea (SC), semestralmente, por 10 anos, nos pacientes com creatinina alta que não possam usar bifosfonatos.

Doença de Paget dos ossos e doença de Paget dos mamilos

A denominação "doença de Paget" é usada em duas condições clínicas: (a) doença de Paget dos mamilos, que é um tipo de carcinoma que se apresenta como uma dermatite unilateral da aréola mamária; (b) doença de Paget dos ossos, que é um processo inflamatório localizado na pélvis, no fêmur, nas vértebras, na tíbia, no crânio, nas clavículas e nas escápulas, decorrente da hiperatividade dos osteoclastos.

BIBLIOGRAFIA

Azevedo MF. GPS Medicamentos. Guia prático em saúde. Rio de Janeiro: Guanabara Koogan; 2017.

Griz L, Caudas G, Bandeira C, Assunção V, Bandeira F. Paget's diseases of bone. Arq Bras Endocrin Metab. 2006; 50:814-21.

Klein RM, Norman A. Diagnostic procedures for Paget's disease – radiologic, pathologic and laboratory testing. Endocrinol Metab Clin North Am. 1995;24:437-50.

Porto CC, Porto AL. Semiologia médica. 8. ed. Rio de Janeiro: Guanabara Koogan; 2019.

445
Doenças do Quadril em Jovens

Sinovite transitória do quadril, doença de Legg-Calvé-Perthes, epifisiólise da cabeça femoral

João Alírio Teixeira da Silva Júnior ◆ Frederico Barra de Moraes ◆ Fábio Lopes de Camargo

INTRODUÇÃO

As principais afecções do quadril em crianças e jovens são a sinovite transitória do quadril, a doença de Legg-Calvé-Perthes e a epifisiólise da cabeça femoral.

Dor e claudicação em crianças e adolescentes devem chamar a atenção para essas afecções.

SINOVITE TRANSITÓRIA DO QUADRIL

Processo inflamatório agudo na articulação do quadril, quase sempre unilateral, que atinge crianças entre 2 e 12 anos. Frequentemente precedido de infecção das vias respiratórias superiores ou queda.

MANIFESTAÇÕES CLÍNICAS

- Dor de início súbito no quadril que impede a criança de deambular
- A dor pode ser referida na face anterior da coxa ou do joelho
- Claudicação e limitação dos movimentos do quadril
- Os sintomas duram de 1 a 10 dias.

EXAMES COMPLEMENTARES

- Hemograma: normal
- Radiografia da bacia: pode ser normal ou evidenciar um abaulamento capsular
- Ultrassonografia: permite detectar derrame articular
- Tomografia computadorizada ou ressonância magnética evidencia o processo inflamatório.

DIAGNÓSTICO DIFERENCIAL

- Artrite séptica, osteomielite, traumatismo, febre reumática, tuberculose, osteoma osteoide, deslocamento epifisário.

COMPROVAÇÃO DIAGNÓSTICA

- Dados clínicos + exames de imagem da bacia.

TRATAMENTO

- Repouso
- Analgésicos e/ou anti-inflamatórios.

EVOLUÇÃO E PROGNÓSTICO

- Doença autolimitada, recuperação completa sem deixar sequelas.

Diagnóstico diferencial

- O diagnóstico diferencial da doença de Legg-Calvé-Perthes, em sua fase inicial, pode ser difícil e deve ser suspeitado, principalmente na sinovite recidivante do quadril
- É importante o diagnóstico diferencial com artrite séptica e, em caso de dúvida, analisar o líquido articular.

DOENÇA DE LEGG-CALVÉ-PERTHES

Necrose avascular da cabeça femoral (Figura 445.1), acomete crianças de 3 a 9 anos, predominando em meninos (5:1).

Apresenta quatro estágios evolutivos: (1) inicial ou necrose óssea e medular; (2) fragmentação ou revascularização; (3) reossificação; (4) deformidade residual.

FATORES DE RISCO

- História familiar em 25% dos pacientes recém-nascidos de baixo peso, idade óssea retardada.

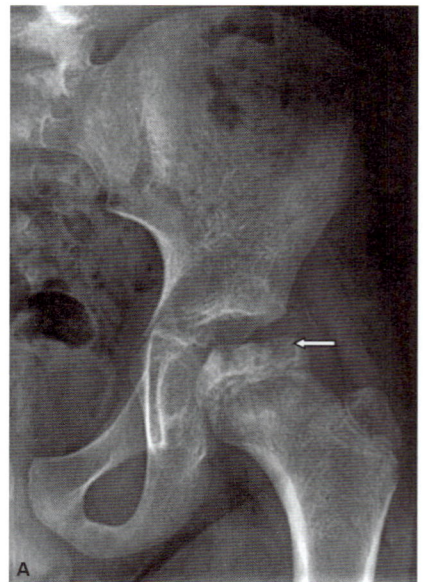

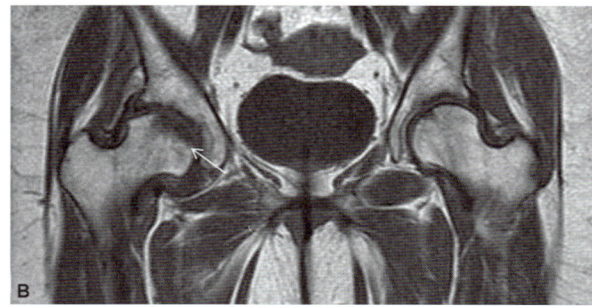

Figura 445.1 Doença de Legg-Calvé-Perthes. **A.** Radiografia de quadril esquerdo mostrando esclerose, irregularidades e deformidades da cabeça femoral esquerda (*seta*). **B.** RMT1 coronal mostrando irregularidade e alteração do sinal na cabeça femoral direita (*seta*).

MANIFESTAÇÕES CLÍNICAS

- Claudicação, dor e limitação dos movimentos do quadril
- A dor pode ser referida na face anterior da coxa ou do joelho
- Nas fases subsequentes, pode haver atrofia da coxa, diminuição do comprimento do membro inferior pelo achatamento da cabeça femoral e fusão da cartilagem de crescimento.

DIAGNÓSTICO DIFERENCIAL

- Anemia falciforme, necrose avascular da cabeça femoral causada pelo uso prolongado de corticoides, doença de Gaucher, hipotireoidismo e displasia epifisária.

EXAMES COMPLEMENTARES

- Exames de imagem da bacia: demonstram alteração na densidade e na forma da cabeça femoral, comprometimento da epífise femoral proximal e/ou subluxação da cabeça femoral
- Cintilografia óssea: alta sensibilidade e especificidade. Permite o diagnóstico na fase inicial da doença.

COMPROVAÇÃO DIAGNÓSTICA

- Dados clínicos + exames de imagem da bacia.

TRATAMENTO

- Não deambular ou fazer carga sobre o quadril na fase de necrose e de fragmentação
- Uso de gesso bilateral mantendo a abdução dos membros inferiores
- Analgésicos e/ou anti-inflamatórios não esteroides (AINEs)
- Osteotomia no quadril e no fêmur, para correção de deformidades residuais.

EVOLUÇÃO E PROGNÓSTICO

O início da doença antes de 6 anos tem melhor prognóstico. Em meninas, a doença é mais grave.

A evolução é variável, podendo ocorrer cura total ou permanecer limitação funcional mesmo em pacientes bem cuidados.

EPIFISIÓLISE DA CABEÇA FEMORAL (COXA VARA DO ADOLESCENTE)

É a patologia mais comum do quadril no adolescente. Caracteriza-se pelo deslocamento da epífise femoral proximal em relação à metáfise.

Predomina na puberdade e a incidência é de 2 a 10 por 100.000.

FATORES DE RISCO

- Obesidade e maturação esquelética lenta.

CLASSIFICAÇÃO

- Grau I: deslocamento de 0 a 33% da cabeça femoral
- Grau II: deslocamento de 33 a 50%
- Grau III: deslocamento maior que 50%.

Classifica-se, também, em aguda, quando os sintomas ocorrem há menos de 3 semanas, e crônica, quando os sintomas duram mais de 3 semanas.

MANIFESTAÇÕES CLÍNICAS

- **Fase aguda**: dor no nível do joelho: às vezes, é evidente o antecedente traumático, e a disfunção erétil funcional torna-se completa; o adolescente cai ao solo sem poder movimentar o membro inferior. O quadro é semelhante ao de fratura de colo de fêmur
- **Fase subaguda**: claudicação indolor, unilateral, discreta, com mobilidade pouco afetada
- **Fase crônica**: dor localizada na virilha, nádega, parte lateral do quadril; o membro inferior se apresenta em rotação externa, e somente se consegue a flexão do quadril com abdução e rotação externa.

EXAMES COMPLEMENTARES

- Radiografias e/ou tomografia computadorizada (TC) da bacia na posição anteroposterior e na posição de rã, na qual se evidencia o deslocamento da cabeça femoral.

COMPROVAÇÃO DIAGNÓSTICA

- Dados clínicos + exames de imagem do quadril.

TRATAMENTO

- Não fazer carga sobre o quadril, visando impedir novos deslizamentos.

Tratamento cirúrgico

- Fixação da cabeça femoral com parafuso ou pino ou osteotomia para correção de deformidade.

EVOLUÇÃO E PROGNÓSTICO

- Cura sem sequelas com tratamento precoce, se não houver deslizamento importante; sequelas em alguns pacientes.

BIBLIOGRAFIA

Hebert S. Ortopedia e traumatologia: princípios e prática. 4. ed. Porto Alegre: Artmed; 2009.
Rockwood Jr CA, Wilkins KE. Fraturas em crianças. 2. ed. Barueri: Manole; 1995.
Staheli L. Pediatric orthopedic – secrets. 3. ed. Pildelphia: Mosby Elsevier; 2007.
Tachdjian MO. Ortopedia pediátrica. 2. ed. Barueri: Manole; 1995.

446
Fraturas Ósseas

Frederico Barra de Moraes • Fábio Lopes de Camargo

INTRODUÇÃO

Perda de integridade estrutural decorrente de sobrecarga mecânica, que podem ser fechadas ou expostas. A Figura 446.1 ilustra os tipos de fraturas.

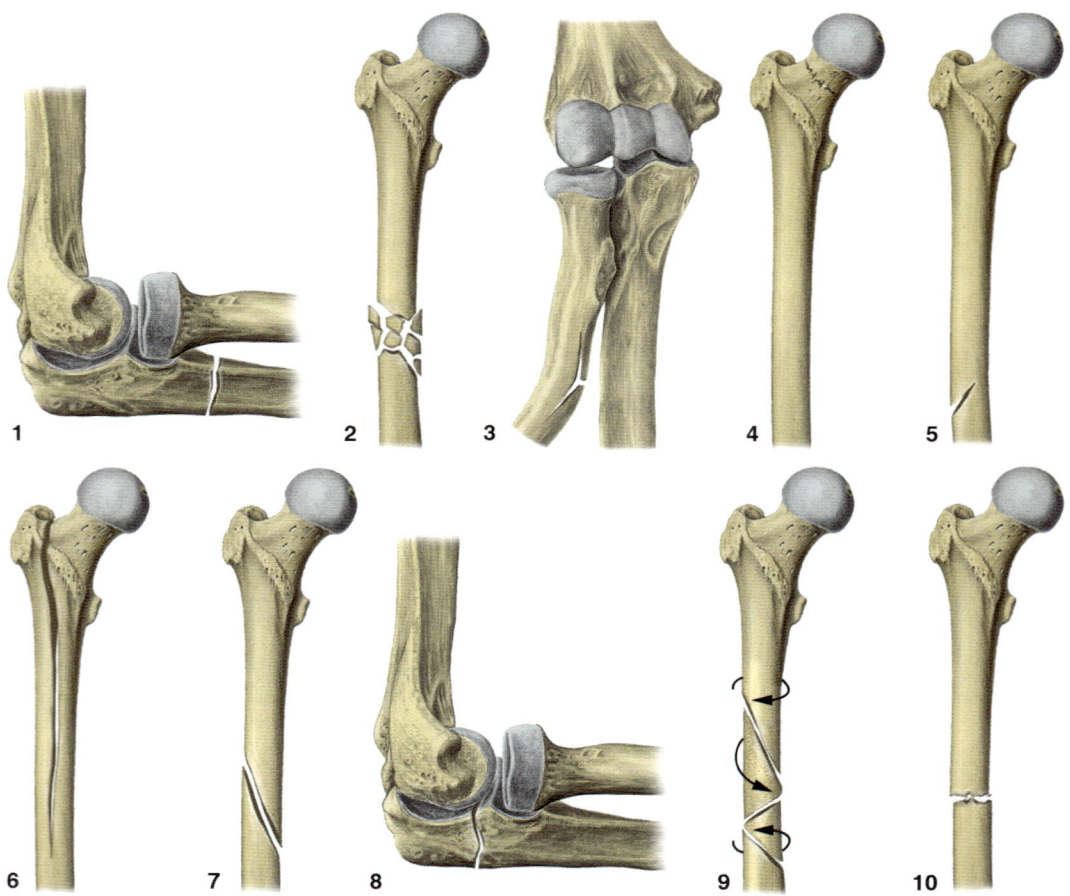

Figura 446.1 Tipos de fraturas ósseas: 1, extra-articulares; 2, cominutiva; 3, em galho verde; 4, impactada; 5, incompleta; 6, linear; 7, oblíqua; 8, intra-articular; 9, espiral; 10, transversa.

CAUSAS E FATORES DE RISCO

- Traumatismos
- Osteoporose
- Neoplasias (fraturas patológicas).

MANIFESTAÇÕES CLÍNICAS

- Dor, edema, limitação funcional, deformidade anatômica
- Crepitações (ausência de alguns desses sinais não exclui o diagnóstico).

EXAMES COMPLEMENTARES

- Radiografias do osso comprometido em duas incidências, no mínimo
- Tomografia computadorizada, cintilografia óssea e ressonância magnética em casos selecionados.

COMPROVAÇÃO DIAGNÓSTICA

- Dados clínicos + exame de imagem (Figura 446.2).

CLASSIFICAÇÃO (GUSTILO)

- Tipo 1: exposição menor que 1 cm; pequeno comprometimento de partes moles; geralmente causada por trauma de baixa energia

- Tipo 2: exposição com mais de 1 cm; maiores lesões de partes moles; trauma de alta energia
- Tipo 3: exposição com mais de 10 cm, graves lesões de partes moles; alta contaminação; subdividida em três subtipos:
  - A: possível obter boa cobertura do foco de fratura com tecidos moles e pele
  - B: grande lesão de partes moles, sem possibilidade de cobertura com partes moles do foco de fratura
  - C: subtipo B associado a lesão arterial que compromete a irrigação do membro.

Fraturas expostas

- São aquelas nas quais há contato do hematoma ou do foco de fratura com o meio externo
- Cerca de 30% dessas fraturas ocorrem em pacientes politraumatizados, o que torna fundamental a avaliação global dos diversos órgãos, frequentemente negligenciados, diante do alarme causado por uma fratura exposta
- Verificar o estado da circulação venosa e arterial, presença de pulsos e integridade dos nervos periféricos.

TRATAMENTO

- Alívio da dor (ver Capítulo 15, *Dor*)
- Fraturas fechadas: estabilização com tala gessada, tratamento cirúrgico em casos selecionados

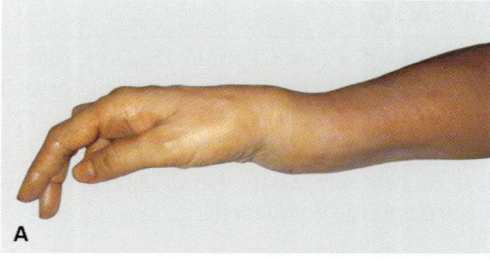

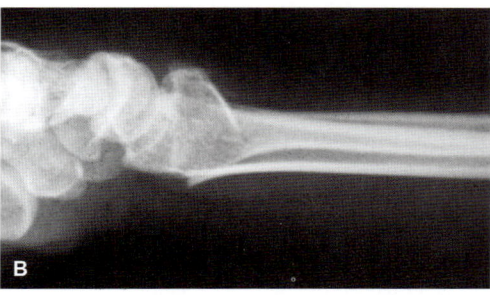

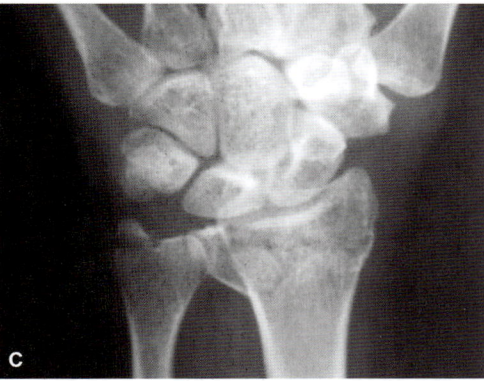

Figura 446.2 Fratura do punho (fratura de Colles) em paciente idoso com osteoporose. **A** e **B.** Aspecto da fratura em perfil. **C.** Em antero-posterior.

- Fraturas expostas: devem ser tratadas como emergência
- Afastar lesões associadas
- Antibioticoterapia e irrigação apropriada
- Desbridamento amplo
- Estabilização da fratura
- Cobertura do ferimento
- Fisioterapia precoce.

Tratamento cirúrgico

Cirurgia o mais rápido possível.

Sob anestesia, realiza-se limpeza rigorosa do membro com água, sabão e detergentes, retirando corpos estranhos e agentes de contaminação.

Irrigar o foco de fratura com grande quantidade de soro fisiológico.

Após irrigação e limpeza do foco, retirar tecidos desvitalizados e corpos estranhos.

Imobilização com aparelho gessado nas fraturas estáveis, abrindo-se uma janela no gesso para acompanhar a cicatrização da área suturada.

A tração esquelética compreende o método inicial, porém é mais indicada nas fraturas expostas de fêmur e do úmero; após evolução de 2 semanas, no mínimo, com antibioticoterapia, e não havendo sinais de infecção, a osteossíntese pode ser realizada.

Fixação interna, nas fraturas expostas, tem as mesmas indicações que as similares fechadas. O tempo de exposição deve ser menor que 6 horas e, para realizar a fixação interna, é necessário ter certeza da limpeza do foco da fratura. Nos outros casos realizar fixação externa inicialmente.

BIBLIOGRAFIA

Crenshaw AH. Cirurgia ortopédica de Campbell. 8. ed. Barueri: Manole; 1997.

Herbert S. Ortopedia e traumatologia: princípios e prática. 4. ed. Porto Alegre: Artmed; 2009.

Levine, AM. Atualização em conhecimentos ortopédicos: trauma. São Paulo: Atheneu; 1998.

Rockwood Jr CA, Green DP. Fraturas em adultos. 3. ed. Barueri: Manole; 1994.

Staheli L. Pediatric orthopaedic – secrets. 3. ed. Philadelphia: Elsevier; 2007.

447

Necrose Asséptica da Cabeça Femoral

Frederico Barra de Moraes ◆ Fábio Lopes de Camargo◆ João Alírio Teixeira da Silva Júnior

INTRODUÇÃO

Condição clínica caracterizada por deficiência transitória da irrigação da articulação coxofemoral que leva a necrose e colapso da cabeça femoral.

Também conhecida por osteonecrose da cabeça femoral, é a mais comum das osteocondroses.

Bilateral em 34 a 72% dos casos, predomina da 3ª à 5ª década.

CAUSAS E FATORES DE RISCO

- Doença de Gaucher
- Anemia falciforme
- Radiação ionizante
- Trauma com abdução do quadril
- Uso de corticoides
- Gota
- Gravidez
- Lúpus eritematoso sistêmico
- Alcoolismo
- Dislipidemias
- Diabetes
- Doenças hepáticas
- AIDS
- Obesidade
- Síndrome de Cushing

- Pancreatite
- Transplante renal e cardíaco
- Contraceptivos
- Intoxicação por tetracloreto de carbono
- Quimioterapia
- Malária
- Coagulopatias
- Queimaduras
- Ileíte
- Colite
- Cirurgia do sistema nervoso central
- Síndrome nefrótica
- Choque séptico
- Doenças metabólicas dos ossos
- Policitemia
- Covid-19.

MANIFESTAÇÕES CLÍNICAS

- Dor persistente no quadril ou no joelho (gonalgia reflexa) que não melhora com medicamento ou fisioterapia
- Claudicação
- Limitação da amplitude dos movimentos do quadril.

EXAMES COMPLEMENTARES

- Hemograma: pesquisa de drepanócitos
- Lipidograma
- Glicemia
- Aminotransferase de aspartate (AST), aminotransferase de alanina (ALT), bilirrubinas, proteinograma, amilase, lipase
- Coagulograma (púrpura trombocitopênica)
- Exame simples de urina
- Dosagem de ureia, creatinina e ácido úrico
- Radiografia da bacia: fase inicial – aumento difuso de cabeça femoral ou focos de maior densidade, com hipertransparência no polo superior; fase intermediária – radiotransparência subcondral (sinal do crescente); fase tardia – sequestro ósseo, subluxação da cabeça (a articulação adquire aspecto de sela)
- Tomografia computadorizada (TC): determina a localização, a extensão do infarto ósseo e a presença de fratura subcondral
- Ressonância magnética (RM): permite diagnóstico precoce, antes mesmo do surgimento das alterações radiográficas
- Cintilografia óssea: possibilita diagnóstico precoce.

DIAGNÓSTICO DIFERENCIAL

- Osteoporose transitória do quadril
- Sinovite vilonodular do quadril
- Artrose do quadril
- Tumores do quadril
- Epifisiólise.

COMPROVAÇÃO DIAGNÓSTICA

- Dados clínicos + radiografia, TC e/ou RM da articulação coxofemoral
- Realizar exames laboratoriais para identificar a causa.

TRATAMENTO

- Tratamento da dor (ver Capítulo 15, *Dor*), bifosfonatos e terapia por ondas de choque extracorpórea (ortotripsia).

Tratamento cirúrgico

- Técnicas de descompressão, uso de enxerto ósseo, osteotomia e artroplastia do quadril.

EVOLUÇÃO E PROGNÓSTICO

- Evolução favorável com diagnóstico precoce em 65% dos casos
- Se o diagnóstico for feito tardiamente, os resultados podem ser insatisfatórios, podendo ocorrer sequelas.

BIBLIOGRAFIA

Herbert S. Ortopedia e traumatologia: princípios e prática. 4. ed. Porto Alegre: Artmed; 2009.
Rondinelli PC. Osteonecrose da cabeça femoral – clínica ortopédica. São Paulo: Medsi; 2001.

448
Neoplasias dos Ossos, das Cartilagens e dos Músculos

Frederico Barra de Moraes • José Carlos do Valle

INTRODUÇÃO

As neoplasias dos ossos, das cartilagens e dos músculos podem ser benignas ou malignas.

Correspondem a cerca de 1% das neoplasias em geral.

Os tumores ósseos malignos primários mais comuns são: osteossarcoma ou sarcoma osteogênico (45%) (Figura 448.1), condrossarcoma (22%), tumor de Ewing (13%), fibrossarcoma ósseo (9%). Os sarcomas de tecidos moles compreendem o lipossarcoma (29%), o fibrossarcoma (20%), o fibro-histiocitoma maligno (8%) e o sarcoma sinovial (6%).

CAUSAS

- Etiologia desconhecida.

MANIFESTAÇÕES CLÍNICAS

- Frequentemente assintomáticos por um longo tempo (muitas vezes, são detectados em exame de imagem indicado por diferentes motivos)
- Tumor ósseo: dor, massa visível ou palpável, alteração da marcha ou da função do membro

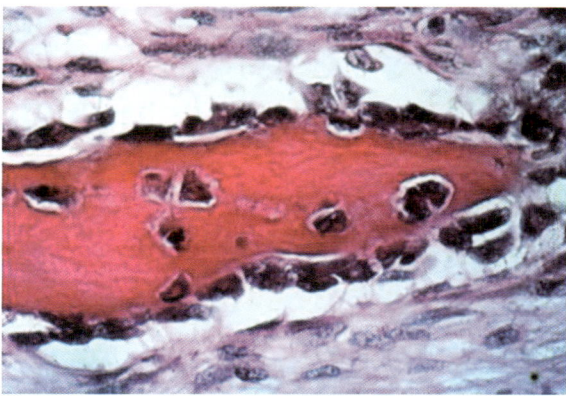

Figura 448.1 Sarcoma osteogênico.

- Tumor de tecidos moles: massa palpável, dor leve ou moderada, sem alteração importante da função (Figura 448.2)
- A dor nos tumores malignos é, de início, insidiosa, progressiva, persistente; com o passar dos dias, não melhora com analgésicos. Geralmente, piora à noite. Rápido crescimento ou hemorragia tumoral aumentam a intensidade da dor
- As lesões císticas são geralmente benignas, enquanto as lesões duras, malignas
- Os tumores musculares deslocam-se com as contrações
- Os superficiais e móveis não invadem a fáscia profunda e costumam ser benignos
- Edema e hiperemia decorrente de um processo inflamatório local
- Cerca de 60% dos tumores musculoesqueléticos localizam-se ao redor do joelho
- A amplitude dos movimentos articulares pode estar prejudicada em virtude de espasmo muscular, interferência mecânica ou sinovite reacional
- Pode haver hipotrofia muscular e marcha antálgica
- Fraturas patológicas ocorrem em cerca de 15% dos pacientes, tanto em tumores benignos quanto em malignos (Figura 448.3)

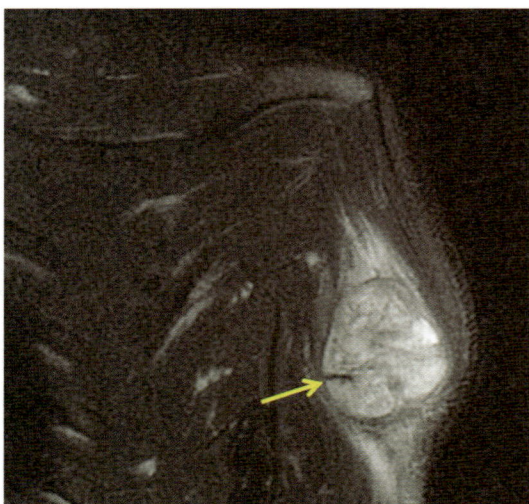

Figura 448.2 Sarcoma muscular (de partes moles). Ressonância magnética de braço mostrando lesão expansiva na musculatura do braço (seta).

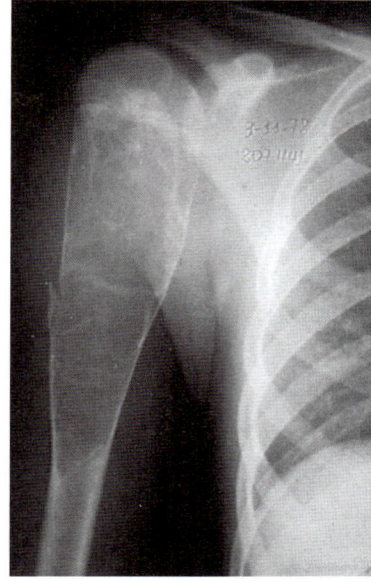

Figura 448.3 Cisto ósseo simples. Radiografia de braço mostrando extensa lesão lítica no úmero com fratura patológica.

- Parestesias, hipoestesias ou fraqueza muscular podem ocorrer por comprometimento de nervos ou raízes
- Massa pulsátil, aumento de volume com torniquete ou diminuição com elevação do membro indicam tumoração vascular.

Relação entre o tipo de neoplasia e a localização mais frequente

- Tumores no corpo vertebral em crianças: granulomas eosinófilos
- Parte posterior das vértebras: osteoblastomas e cistos ósseos aneurismáticos
- Pelve: tumor de Ewing e condrossarcoma
- Costelas: displasia fibrosa e tumor de Ewing
- Epífises de ossos longos de crianças: condroblastoma, granuloma eosinófilo
- Epífises de adultos: tumor de células gigantes
- Diáfises dos ossos longos: tumor de Ewing, granuloma eosinófilo, displasia fibrosa, adamantinoma
- Metáfise dos ossos longos: cistos ósseos simples.

EXAMES COMPLEMENTARES

- Radiografia para determinar a localização da lesão, zona de transição e características específicas (Figura 448.4)
- Cintilografia óssea e PET-CT: sensível, mas não é específica, usada no estadiamento (investigação de metástases)
- Ressonância magnética e tomografia computadorizada auxiliam no diagnóstico e estadiamento da neoplasia (Figuras 448.5 e 448.6)
- Arteriografia e ultrassonografia podem ser úteis em casos selecionados
- Exame histopatológico.

DIAGNÓSTICO DIFERENCIAL

- Lesões traumáticas: fratura de estresse
- Doenças metabólicas: doença de Paget

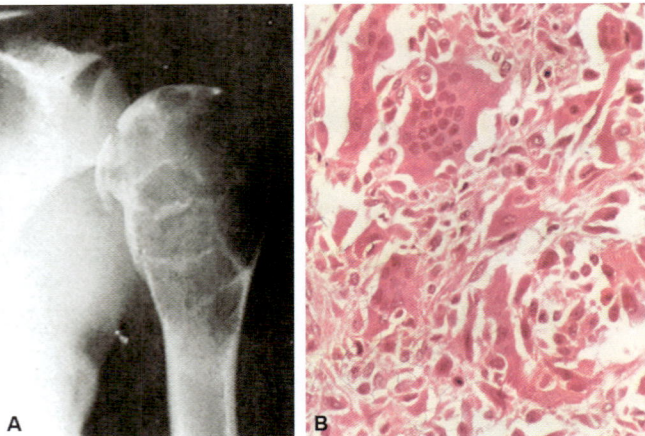

Figura 448.4 Neoplasia de células gigantes. **A.** Radiografia de ombro em que é possível observar lesão lítica, expansiva e trabeculada no terço superior do úmero. **B.** No corte histológico, observa-se proliferação mesenquinal benigna permeada de células gigantes.

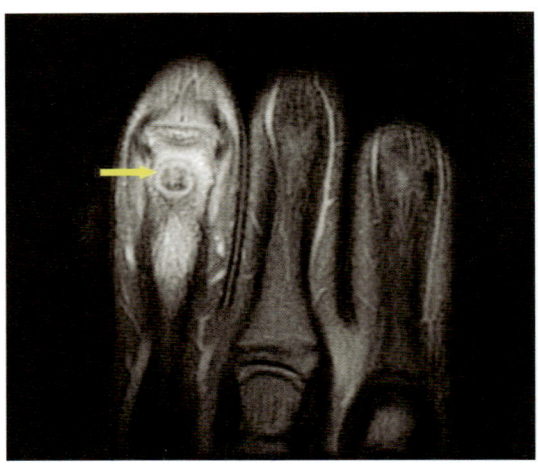

Figura 448.5 Osteoma osteoide. Ressonância magnética de pé mostrando lesão nodular apresentando *nidus* e edema adjacente no primeiro metacarpo (*seta*).

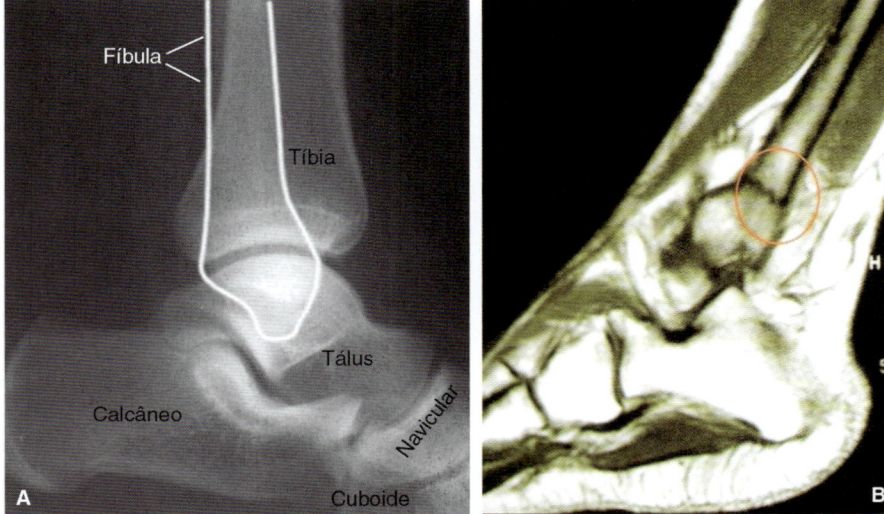

Figura 448.6 A. Radiografia em perfil do tornozelo, sem fraturas aparentes, em atleta com dor no maléolo lateral. **B.** Ressonância magnética do tornozelo evidenciando, em corte sagital ponderado em T1, a fratura do maléolo lateral – fíbula – sem desvio, com traço de hipossinal e edema ósseo ao redor de hipersinal.

- Doenças da sinóvia: condromatose, sinovite vilonodular pigmentada
- Displasias ósseas
- Infecções.

TRATAMENTO

- Quimioterapia e/ou radioterapia
- Recidivas ocorrem em 10 a 50% dos tumores benignos; nos malignos, a sobrevida em 5 anos depende do estádio e da resposta ao tratamento.

Tratamento cirúrgico

- Curetagens, ressecção em bloco, substituição com enxerto ou endopróteses, amputações ou desarticulações
- As metástases ósseas podem ser tratadas cirurgicamente para evitar fraturas patológicas ou compressões neurológicas.

Recomendações práticas

- Os clínicos devem estar atentos aos sintomas iniciais para fazer o diagnóstico precoce, principalmente na faixa dos 5 aos 25 anos (costumam ser diagnosticados 6 meses após o início dos sintomas, o que piora o prognóstico)
- Acima dos 40 anos, as lesões mais comuns são metastáticas, principalmente de carcinoma de mama, próstata, pulmão, rim ou tireoide; ou mieloma múltiplo.

Qualquer suspeita de neoplasia justifica o encaminhamento para especialista.

BIBLIOGRAFIA

Camargo OP. Tumores do sistema músculo-esquelético. Clin Ortop. 2002; 3:681-98.
Peabody TD, Gibbs Jr CP, Simon MA. Evaluation and staging of musculoskeletal neoplasms. J Bone Joint Surg Am. 1998; 80(1):204-18.
Porto CC, Porto AL. Semiologia médica. 8. ed. Rio de Janeiro: Guanabara Koogan; 2019.

449
Osteocondrite Tibial Anterior

Doença de Osgood-Schlatter

João Alírio Teixeira da Silva Júnior ♦ Frederico Barra de Moraes ♦ Marcelo Quitero Rosenzweig

INTRODUÇÃO

Corresponde à alteração do desenvolvimento da tuberosidade anterior da tíbia, com aumento de volume e dor local. É bilateral em 20 a 30% dos casos e predomina em meninos dos 8 aos 12 anos, podendo surgir até os 15 anos.

CAUSA

- Excessiva tração do tendão patelar.

MANIFESTAÇÕES CLÍNICAS

- Período de reação inflamatória: dor e edema com duração de até 4 a 6 meses
- Período de dor intermitente: diminui o edema, permanecendo a tumoração. Esse período pode durar até 1 ano e meio
- Período de recuperação espontânea: a tumoração diminui, mas quase sempre permanece aumento da tuberosidade anterior da tíbia; não há dor
- Dor residual em alguns pacientes por um longo tempo.

DIAGNÓSTICO DIFERENCIAL

- Artrite do joelho
- Traumatismo da patela
- Neoplasia da tíbia.

EXAMES COMPLEMENTARES

- Radiografias ou tomografia computadorizada (TC) do joelho: fragmentação do núcleo de crescimento.

COMPROVAÇÃO DIAGNÓSTICA

- Dados clínicos + radiografia e/ou TC de joelho.

COMPLICAÇÕES

- Arrancamento do tendão patelar
- Fechamento epifisário anterior da tíbia causando joelho recurvado
- Aparecimento de condroma.

TRATAMENTO

- Repouso na fase aguda
- Evitar esportes e exercícios excessivos
- Medidas preventivas para traumatismos locais.

Tratamento medicamentoso

- Anti-inflamatórios não esteroides (AINEs) no período de reação inflamatória.

EVOLUÇÃO E PROGNÓSTICO

- Resolução espontânea em semanas ou meses com repouso
- Sequelas em alguns pacientes (desenvolvimento de ossificação dolorosa no tendão patelar que pode requerer ressecção cirúrgica).

BIBLIOGRAFIA

Crenshaw AH. Cirurgia ortopédica de Campbell. 8. ed. Barueri: Manole; 1997.
Hebert S. Ortopedia e traumatologia: princípios e prática. 4. ed. Porto Alegre: Artmed; 2009.
Levine AM. Atualização em conhecimentos ortopédicos. trauma. São Paulo: Atheneu; 1998.
Porto CC, Porto AL. Semiologia médica. 8. ed. Rio de Janeiro: Guanabara Koogan; 2019.
Staheli L. Pediatric orthopedic – secrets. 3. ed. Philadelphia: Mosby Elsevier; 2007.

450
Osteomielite

Frederico Barra de Moraes ♦ Rodrigo Marques Paranahyba ♦ João Alírio Teixeira da Silva Júnior

INTRODUÇÃO

Processo inflamatório e destrutivo em um osso causado por bactéria, micobactéria ou fungo. Ocorre comprometimento do canal medular, do componente esponjoso e da cortical.

O foco inicial da osteomielite localiza-se na metáfise dos ossos, em virtude da maior vascularização. A destruição óssea causada pela necrose tende à cronificação se não for tratada.

A osteomielite crônica surge quando a abordagem terapêutica da osteomielite na fase aguda é iniciada com atraso, pelo estabelecimento tardio do diagnóstico, ou na falta de tratamento adequado.

Na osteomielite crônica, ocorre a formação de grande quantidade de tecido necrosado e sequestro ósseo.

O foco primário da infecção pode estar nas amígdalas, nos tecidos periodontais, nos pulmões, na pele, na orelha, nos ferimentos contaminados, nas feridas cirúrgicas ou nas fraturas expostas.

CAUSAS

Em todas as idades, a bactéria *Staphylococcus aureus* é o agente mais comum.

Estreptococos do grupo B, enterococos, hemófilos, pneumococos, gonococos, salmonelas, *Treponema pallidum* e pseudomonas também podem ser a causa de osteomielite.

CLASSIFICAÇÃO

- **Osteomielite hematogênica aguda**: bactérias procedentes de foco séptico a distância. Forma clínica mais comum de infecção óssea, seu principal agente infeccioso é o *Staphylococcus aureus*
- **Osteomielite pós-traumática**: decorre de contaminação direta, por ferimentos da pele ou fraturas expostas previamente infectados ou não, e que, por continuidade ou proximidade, podem ocasionar osteomielite
- **Osteomielite por contiguidade**: pacientes diabéticos com infecção nos pés ou nos casos de úlcera de pressão infectada
- **Osteomielite crônica**: permanência do processo infeccioso com presença de fragmento de osso infectado e necrosado, desvitalizado, denominado "sequestro ósseo", responsável pela cronificação e manutenção da infecção
- **Abscesso subperiostal ou ósseo**: coleção purulenta circunscrita em um osso
- **Osteomielite pós-operatória** (cirúrgica): após cirurgia de grande porte, com tempo prolongado de exposição tecidual. Os pinos e parafusos utilizados atuam permitindo acesso direto ao tecido ósseo.

MANIFESTAÇÕES CLÍNICAS

- Dor: geralmente é a primeira queixa e não cede com o uso de analgésicos comuns. Na fase crônica, a dor perdura por semanas ou meses
- Dor à palpação da metáfise, que pode irradiar ao longo da diáfise e atingir a articulação adjacente

Osteomielite sifilítica

Causada pelo *T. pallidum*, pode ser congênita ou adquirida.

Na forma congênita, a criança pode nascer aparentemente sadia, surgindo sinais clínicos e radiológicos após algumas semanas.

Na forma adquirida, aparece tardiamente, em geral na fase terciária (ver Capítulo 574, *Sífilis*).

- Hiperemia na área correspondente
- Edema na região metafisária
- Disfunção erétil funcional
- Manifestações gerais (astenia, febre, perda de peso, sinais de toxemia)
- Febre: quase sempre elevada (acima de 39°C). Tende a ser constante e não cede aos antitérmicos usuais.

DIAGNÓSTICO DIFERENCIAL

- Artrite séptica
- Leucemia
- Sarcoma de Ewing.

EXAMES COMPLEMENTARES

- Hemograma: leucocitose com desvio à esquerda
- Hemossedimentação: elevada, podendo chegar a 90 ou 100 mm
- Hemocultura: positiva em apenas 50% dos pacientes

- Cultura e antibiograma de material coletado no foco infeccioso para identificar o agente etiológico e sensibilidade aos antibióticos
- Radiografias: na fase aguda, mostra apenas reação periostal e/ou aumento de partes moles. Alterações ósseas só aparecem 2 a 3 semanas depois
- Tomografia computadorizada: permite diagnóstico precoce (Figura 450.1)
- Cintilografia óssea: aumento de captação nos casos agudos. Possibilita diagnóstico antes de aparecerem alterações radiográficas
- Ressonância magnética não é exame de rotina. Utilizada em casos de dúvida no diagnóstico diferencial.

COMPROVAÇÃO DIAGNÓSTICA

- Fase aguda: dados clínicos + exames laboratoriais (cintilografia, em casos selecionados)
- Fase crônica: dados clínicos + radiografias ou tomografia computadorizada.

DIAGNÓSTICO ETIOLÓGICO

- Cultura de material coletado no foco infeccioso e/ou hemocultura.

COMPLICAÇÕES

- Sepse, artrite séptica
- Cronificação (quase sempre em virtude de tratamento inadequado da fase aguda).

TRATAMENTO

- Desde que haja suspeita consistente ou certeza diagnóstica de osteomielite, o paciente deve ser levado ao centro cirúrgico para realizar punção óssea para confirmar o diagnóstico e fazer drenagem imediata do foco infeccioso
- Imobilização do membro afetado
- Antibioticoterapia específica.

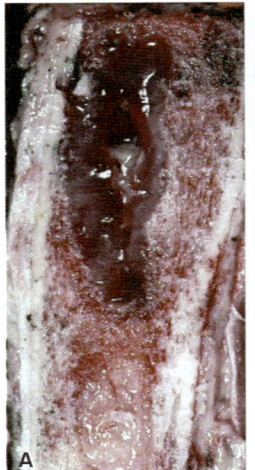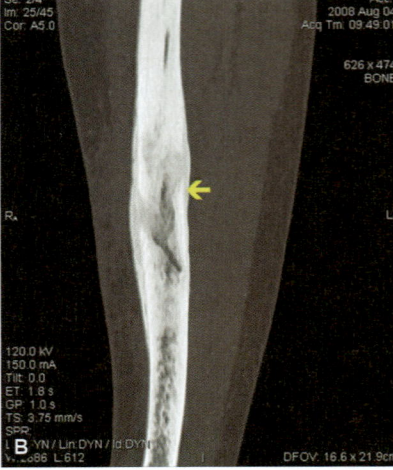

Figura 450.1 A. Osteomielite supurativa. **B.** Tomografia computadorizada de fêmur revelando espessamento cortical e remodelamento ósseo da diáfise femoral (*seta*).

- Dor óssea bem localizada acompanhada de febre e mal-estar sugerem osteomielite. Radiografias somente mostram alterações 2 a 3 semanas após o início das manifestações clínicas. Se for possível, realizar cintilografia ou ressonância magnética visando ao diagnóstico precoce, embora esse exame não faça distinção entre infecção, fratura e tumor. Suspeita consistente de osteomielite justifica a administração imediata de antibiótico e intervenção cirúrgica para drenagem do foco de infecção até que estejam disponíveis os resultados da cultura
- Se o tratamento da fase aguda não for bem-sucedido, instala-se a osteomielite crônica, doença de evolução lenta (meses ou anos), dor óssea intermitente, febre baixa ou ausente e períodos de agudização
- O tratamento é mais difícil e inclui tratamento cirúrgico com retirada do tecido ósseo necrosado e infectado.

Tratamento medicamentoso

- Ver Capítulo 564, *Estafilococcias*.

BIBLIOGRAFIA

Bruschini S. Ortopedia pediátrica. 2. ed. Rio de Janeiro: Atheneu; 1998.
Hebert S. Ortopedia e traumatologia: princípios e prática. 4. ed. Porto Alegre: Artmed; 2009.
Staheli L. Pediatric orthopaedic – secrets. 3. ed. Mosby Elsevier; 2007.

451
Osteoporose

Elisa Franco de Assis Costa • Rafael Navarrete Fernandez • Silvia Regina Mendes Pereira • Frederico Barra de Moraes • Lindomar Guimarães Oliveira (*in memoriam*)

INTRODUÇÃO

Doença óssea crônica e progressiva, que acomete preferencialmente pessoas idosas de ambos os sexos. Caracteriza-se por distúrbio metabólico resultante da perda de conteúdo mineral e deterioração da microarquitetura do osso, o que se acompanha de fragilidade óssea e maior risco de fraturas.

Um estudo de âmbito nacional, de 2006, avaliou a prevalência de osteoporose pela base de dados do sistema de Vigilância de Fatores de Risco e Proteção para Doenças Crônicas por Inquérito Telefônico (VIGITEL), no qual foram entrevistados 54.369 indivíduos com idade maior de 18 anos nas capitais brasileiras e no Distrito Federal. A prevalência de osteoporose referida foi de 4,4%, predominantemente entre mulheres (7%) com idade superior a 45 anos. Nos homens, a prevalência foi maior entre aqueles com mais de 65 anos.

CLASSIFICAÇÃO

- **Primária ou involutiva**: tipo I ou pós-menopáusica e tipo II ou senil

- **Secundária**: mieloma múltiplo, anemia falciforme, transplantes de órgãos, artrite reumatoide, hipertireoidismo, hiperparatireoidismo, deficiência de vitamina D (com ou sem osteomalacia), hipogonadismo, síndrome de Cushing, acromegalia, hiperprolactinemia, síndrome de Marfan, síndrome de Ehlers-Danlos, cirurgia bariátrica, gastrectomia, intolerâncias alimentares, doença inflamatória intestinal, hepatopatia crônica, Covid-19 e medicamentos (corticoides, difenil-hidantoína, levotiroxina, quimioterápicos, inibidores hormonais, imunossupressores, antirretrovirais, heparina, antiácidos, inibidores de bombas de prótons)
- Idiopática.

FATORES DE RISCO

- Sexo feminino
- Idade avançada
- História familiar de osteoporose e/ou fratura de fêmur
- Baixa densidade mineral óssea e/ou fratura prévia
- Baixo peso (índice de massa corporal [IMC] < 18 kg/m²)
- Menopausa precoce (ou ooforectomia bilateral)
- Tabagismo
- Consumo excessivo de café e/ou de bebidas alcoólicas
- Uso prolongado de glicocorticoides
- Sedentarismo
- Imobilização prolongada.

FRAX é um aplicativo da Organização Mundial da Saúde (OMS) que pode ser usado gratuitamente para se calcular o risco de fratura osteoporótica nos próximos 10 anos, inserindo os fatores de risco do paciente.

FATORES PROTETORES

- Sobrepeso ou obesidade
- Etnia negra
- Prática regular de atividades físicas
- Uso prolongado de diuréticos tiazídicos
- Alimentação rica em cálcio.

MANIFESTAÇÕES CLÍNICAS

- Assintomática até que ocorram fraturas
- Quando ocorrem, a dor é o principal sintoma
- Fraturas vertebrais podem determinar alterações da marcha, cifose dorsal, radiculopatia e diminuição da estatura.

DIAGNÓSTICO

- O diagnóstico inclui história clínica, exame físico e exames complementares laboratoriais e de imagem. Na osteoporose primária, em geral, os exames laboratoriais são normais. Eles devem ser solicitados para a exclusão de causas secundárias de perda óssea.

EXAMES COMPLEMENTARES

- Radiografias simples: valor limitado (quando há evidência de osteoporose já ocorreu perda de, no mínimo, 30% da massa óssea). Dados que sugerem osteoporose: proeminência do trabeculado vertical, diminuição do contraste entre o osso e as partes moles, acentuação das bordas

ósseas, colapso parcial de vértebras e compressão bicôncava. São necessárias para diagnóstico das fraturas
- Densitometria óssea (Figura 451.1)
- Biomarcadores ósseos:
  - ▪ Marcadores de formação óssea: dosados no sangue – fosfatase alcalina, fosfatase alcalina específica do osso, peptídeos de extensão do procolágeno I (P1NP) e osteocalcina
  - ▪ Marcadores de reabsorção óssea: dosados na urina – cálcio, hidroxiprolina, piridinolina e di-piridinolina; dosado no sangue – fosfatase ácida tartarato-resistente, N-telopeptídeo-1, CTX-1.

COMPLICAÇÕES

- Fraturas, principalmente do colo do fêmur, das vértebras e dos punhos
- Colapso de um ou mais corpos vertebrais.

TRATAMENTO

- Reduzir a ingestão de café e bebidas alcoólicas
- Cessação do tabagismo
- Suspender, quando possível, medicamentos que predispõem à osteoporose
- Atividades físicas (exercícios contra resistência).

Atenção

Os biomarcadores ósseos podem ser solicitados para acompanhar o tratamento, pois a densitometria óssea demora meses ou anos para apresentar modificações. Espera-se que, após 3 meses do início do tratamento, os marcadores de reabsorção óssea diminuam e os de formação, aumentem.

Densitometria óssea é a técnica padrão-ouro para a medida de massa óssea e diagnóstico de osteoporose (Figura 451.1). De acordo com a Organização Mundial da Saúde (OMS), a partir da densidade mineral óssea (DMO) obtida por densitometria óssea, o indivíduo pode ser:
- Normal: DMO até 1 desvio-padrão abaixo da média do valor de referência do adulto jovem
- Osteopenia: DMO entre 1 desvio e 2,5 desvios-padrões abaixo da média de referência do adulto jovem
- Osteoporose: DMO menor que 2,5 desvios-padrões abaixo da média de referência do adulto jovem
- Osteoporose estabelecida ou grave: DMO menor que 2,5 desvios-padrão abaixo da média de referência do adulto jovem mais a presença de fraturas.

Tratamento medicamentoso

- Cálcio: ingestão de, no mínimo, 1.500 mg/dia para mulheres após a menopausa e homens com mais de 70 anos.

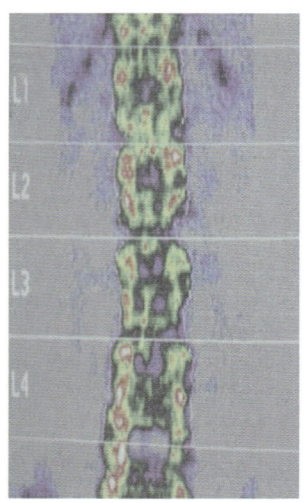

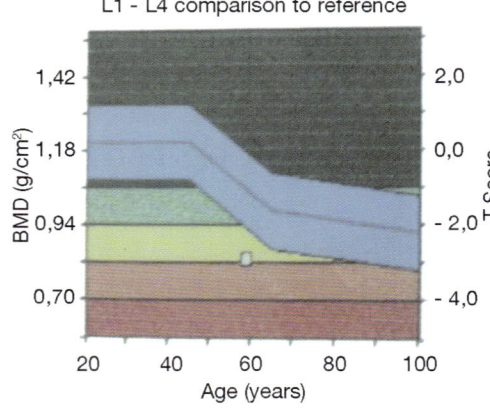

L1 - L4 comparison to reference

Region	BMD[1] g/cm²	Young-Adult[2] %	T-Score	Age-Matched[3] %	Z-Score
L1	0,836	74	-2.4	84	-1.4
L2	0,846	71	-2.9	79	-1.9
L3	0,792	66	-3.4	74	-2.3
L4	0,857	71	-2.9	80	-1.8
L1 - L4	0,834	71	-2.9	79	-1.8

A

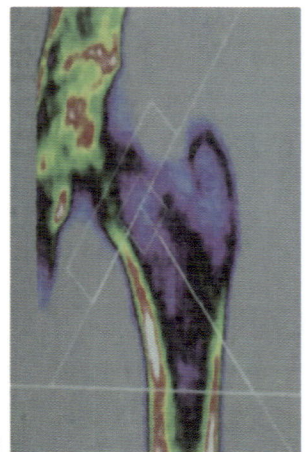

Neck comparison to reference

Region	BMD[1] g/cm²	Young-Adult[2] %	T-Score	Age-Matched[3] %	Z-Score
Neck	0,832	85	-1.2	96	-0.3
Wards	0,641	70	-2.1	88	-0.7
Troch	0,734	93	-0.5	98	-0.2
Shaft	1,064	-	-	-	-
Total	0,887	89	-0.9	96	-0.3

B

Figura 451.1 Densitometria óssea da coluna (A) e do quadril (B).

Caso isso não seja possível, por meio da dieta, é necessária a suplementação com os diversos preparados existentes no mercado (500 a 1.500 mg/dia, VO)

- Vitamina D: 800 a 1.000 UI/dia, VO, a partir dos 60 anos. Quando os níveis séricos da 25-OH-vitamina D estão baixos, fazer a reposição inicial com 50.000 UI por semana, por 8 semanas, e depois manter com 2.000 UI por dia
- Terapia hormonal feminina: indicada para mulheres após a menopausa, avaliando-se custos-benefícios, por período determinado, geralmente no climatério e nos primeiros anos após a menopausa. Deve-se associar progesterona para aquelas que não fizeram histerectomia
- Modulador seletivo do receptor de estrogênio (raloxifeno, VO, 60 mg/dia): útil para mulheres que não podem usar estrogênios e ajuda na prevenção do câncer de mama
- Bifosfonatos: aumentam a massa óssea e reduzem o risco de fraturas por diminuírem a reabsorção óssea. São contraindicados para indivíduos com doença renal crônica e *clearance* da creatinina menor que 30 mℓ/min
  - Alendronato: VO, 10 mg/dia, ou 70 mg/semana
  - Risedronato: VO, 5 mg/dia, 35 mg/semana, ou 150 mg/mês
  - Ibandronato: VO, 150 mg/mês; ou 3 mg por via intravenosa (IV), a cada 3 meses
  - Zolendronato: 5 mg, IV, anualmente
- Calcitonina de salmão injetável [50 a 100 UI por via intramuscular (IM)/dia] ou intranasal (200 UI/dia): diminui a reabsorção óssea, mas não é eficaz para aumentar a massa óssea de mulheres nos primeiros anos após a menopausa. Reduz o risco de fraturas vertebrais em mulheres idosas
- Denosumabe [60 mg por via subcutânea (SC), a cada 6 meses]: anticorpo (IgG2) monoclonal humano que se liga ao RANKL, prevenindo a ativação do seu receptor, RANK, na superfície dos osteoclastos e dos osteoblastos, com consequente inibição da formação, função e sobrevivência dos osteoclastos, reduzindo, assim, a reabsorção óssea. É um dos poucos medicamentos que não têm contraindicação na insuficiência renal
- Ranelato de estrôncio: estimula a formação óssea e é usado na forma de pós para suspensão oral e na dose de 2 g/dia
- PTH (teriparatida): aumenta a massa óssea e melhora a arquitetura do esqueleto. A administração se dá IM, e a dose de 20 mg/dia. Indicado nos casos mais graves
- Romosozumabe: anticorpo monoclonal antiesclerostina (citocina produzida pelos osteócitos para controle da remodelação óssea). Dose de 210 mg/mês, SC. Aumenta a massa óssea de forma significativa em 1 ano de uso
- O tratamento pode ser iniciado conforme os critérios da IOF (International Osteoporosis Foundation).

PREVENÇÃO

Medidas para manutenção da massa óssea devem ser adotadas durante a vida toda. Mulheres, caso não haja contraindicações, fazer a reposição hormonal imediatamente após a menopausa.

BIBLIOGRAFIA

Azevedo MF. GPS Medicamentos. Guia prático em saúde. Rio de Janeiro: Guanabara Koogan; 2017.
Martini LA, Moura EC, Santos LC, Malta DC, Pinheiro M de M. Prevalência de diagnóstico auto-referido de osteoporose, Brasil, 2006/ Prevalência de diagnóstico auto-referido de osteoporosis, Brasil, 2006. Rev Saúde Pública. 2009; 43(supl.2):107-6.
Pereira SRM, Mendonça LMC. Osteoporose e osteomalácia. In: Freitas EV, Py L (eds.). Tratado de geriatria e gerontologia. 3. ed. Rio de Janeiro: Guanabara Koogan; 2011. p. 839-56.
Porto CC, Porto AL. Semiologia médica. 8. ed. Rio de Janeiro: Guanabara Koogan; 2019.

452
Síndrome Compartimental

Frederico Barra de Moraes ◆ João Alírio Teixeira da Silva Júnior

INTRODUÇÃO

Síndrome decorrente de alteração da circulação e dos tecidos situados em um espaço fechado, principalmente nas extremidades, que resulta em aumento da pressão sobre os tecidos exercida por lesões traumáticas (esmagamento, fraturas), vasculares, hematológicas, neurológicas, renais, cirúrgicas, iatrogênicas (gesso apertado, curativos circulares).

O comprometimento da irrigação provoca anoxia tecidual, com liberação de histamina, gerando edema muscular progressivo, diminuição do fluxo sanguíneo e necrose dos tecidos muscular, nervoso e vascular.

A forma crônica está relacionada com exercícios físicos que elevam a pressão intracompartimental, causando dor e quadro neurológico focal por isquemia. Autolimitada com o repouso, mas, se o exercício é mantido apesar da dor, pode tornar-se aguda e necessitar de fasciotomia.

MANIFESTAÇÕES CLÍNICAS

- Dor, inicialmente mal localizada, contínua, profunda, sem melhora com analgésicos comuns, e piora à extensão passiva dos dedos (crianças costumam ficar inquietas ou chorosas)
- Cianose na fase inicial; palidez na fase tardia
- Parestesia com sensação de queimação ou agulhadas
- Paralisia: ocorre tardiamente, indica alterações da função motora, que podem ser permanentes (iniciam 12 a 24 horas após a isquemia)
- Pulso débil ou ausente: sinal tardio, que pode ocorrer ou não (mesmo com pulso presente, é possível haver lesão tecidual irreversível).

COMPROVAÇÃO DIAGNÓSTICA

- Dados clínicos.

TRATAMENTO

- Remover imediatamente aparelhos constritivos (talas imobilizadoras, gesso) ou curativos circulares
- Medir a pressão intracompartimental (existem *kits* prontos para uso com material adequado e instruções necessárias): imprescindível em pacientes obnubilados ou comatosos.

Tratamento cirúrgico

- Fasciotomia quando a pressão intracompartimental ultrapassa 40 mmHg:
  - A diminuição do fluxo sanguíneo medida pelo Ecodoppler auxilia na indicação de fasciotomia
  - Deve ser realizada em caráter de urgência para evitar danos irreversíveis.

EVOLUÇÃO E PROGNÓSTICO

Se a fasciotomia não for instituída precocemente, pode haver perda da função motora e sensitiva do membro, inclusive necrose tecidual, tornando necessária a amputação do membro afetado.

Recomendações práticas

- Prevenção: imobilizar de forma correta, sem constrições, as lesões traumáticas
- Quando suspeitar: dor contínua que não melhora com analgésicos e que piora pela extensão passiva dos dedos levanta suspeita de síndrome compartimental
- Conduta: encaminhar o paciente a um serviço ortopédico para confirmação diagnóstica e realização da fasciotomia o mais rapidamente possível.

BIBLIOGRAFIA

Garvin S, Mubarak S, Evans K, Hargens A, Akeson W. Qualification of intracompartimental pressure and volume under plaster casts. J Bone Joint Surg. 1981; 63A:449-53.

Lourenço AF. Síndrome do compartimento. In: Reis F.B. Fraturas. 2. ed. Rio de Janeiro: Atheneu, 2007. p. 99-103.

Whitesides TE Jr, Haney TC, Moninara K, Halada H. Tissue pressure measurements as a determinant for the need of fasciotomy. Clin Orthop. 1975; 113:43-51.

453
Traumatismo das Extremidades

Frederico Barra de Moraes

INTRODUÇÃO

Traumatismos de extremidade representam 30% dos atendimentos em unidades básicas de urgência. O clínico geral costuma ser o primeiro médico a realizar esse atendimento e precisa tomar as medidas iniciais.

SISTEMATIZAÇÃO DO ATENDIMENTO

- Identificar: idade, sexo, peso, doenças prévias, alergias a medicamentos
- Conhecer o mecanismo do traumatismo: o que aconteceu, a que horas, quando, como e onde
- Realizar exame clínico dirigido: palpação da extremidade acometida (uma articulação acima e outra abaixo da região do traumatismo)
  - Caracterizar a dor (localização, irradiação, intensidade), usando a escala EVA (0 a 10) e identificando seu tipo (nociceptiva, neuropática ou mista) (ver Capítulo 15, *Dor*)
  - Avaliar a pele, se íntegra ou com abrasões, lacerações, lesões cortocontusas, hematomas ou equimoses (localização, tamanho, profundidade, contaminação)
  - Caracterizar o edema (localização, intensidade, risco de síndrome compartimental (ver Capítulo 452, *Síndrome Compartimental*). Para isso, pode-se usar a escala em + (até 4+), além de derrame articular (sinal da tecla positivo)
  - Avaliar amplitude de movimento (ADM), realizar ativa e passivamente os movimentos básicos das articulações (flexoextensão, rotações, elevação, circundação, pronossupinação, adução e abdução) e registrar em graus (0 a 180). Avaliar também desvios rotacionais e frouxidão articular
  - Avaliar o déficit neurovascular: força dos movimentos (escala do British Medical Council), sensibilidade nos dermátomos, pulsos e perfusão sanguínea daquela extremidade, além de coloração do membro (palidez, cianose) (ver Capítulo 200, *Síndrome Isquêmica Crônica dos Membros Inferiores*)
  - Aventar hipóteses diagnósticas, indicando a possibilidade de fratura, luxação, entorse, contusão e lesão miotendínea. Qualquer dessas lesões pode estar associada a um trauma neurovascular
  - Solicitar exames de imagem para confirmar as hipóteses (radiografias e tomografias para fratura e luxação; arteriografia para lesão vascular; ultrassonografia e ressonância magnética [RM] para contusão, entorse e lesão miotendínea. Eletroneuromiografia para avaliar lesões neurológicas somente deve ser solicitada 3 semanas após a lesão neural
- Conduta inicial: independentemente do diagnóstico conclusivo, utilizar o protocolo PRICE para o tratamento inicial do traumatismo de extremidade, até que o paciente possa ser atendido por um especialista (ver Protocolo PRICE, adiante).

TIPOS DE LESÃO

- **Fratura**: solução de continuidade do tecido ósseo, podendo ser exposta ou fechada (ver Capítulo 446, *Fraturas Ósseas*). Com grandes desvios e déficit neurovascular, são consideradas urgências e devem ser tratadas o mais rápido possível.
- **Luxação**: incongruência articular total (subluxação é parcial). São consideradas urgências ortopédicas pela potencial compressão neurovascular e lesão cartilaginosa articular
- **Entorse**: traumatismos indireto, torcional, com ruptura parcial ou total dos elementos capsulares e ligamentares, levando à instabilidade aguda da articulação, que pode se tornar crônica se não for tratada corretamente. Lembrar que, durante o exame físico, devem ser realizadas manobras que testam a frouxidão articular, sendo comuns a todas as articulações os testes de estresse em varo e valgo, gavetas anterior e posterior, e amplitude de movimento

- P = *Protection*. Proteção do membro acometido com tala gessada, enfaixamento ou órteses pré-fabricadas, evitando movimentação da lesão e, com isso, seu agravamento, além de aliviar a dor e o edema e propiciar a reparação dos tecidos lesados (princípio básico: imobilizar uma articulação acima e outra abaixo da região lesada)
- R = *Rest*. Repouso do membro acometido, que pode ser realizado com a confecção de uma tipoia para o membro superior, ou uso de muletas ou cadeira de rodas no caso de lesão do membro inferior, complementando os objetivos da imobilização
- I = *Ice*. Gelo na região do trauma de hora em hora, por 15 minutos de cada vez, durante a primeira semana, complementando os objetivos da imobilização
- C = *Compression*. Uso de compressas limpas com soro fisiológico para limpeza da extremidade lesionada, além de leve compressão com as imobilizações para diminuir o edema, mas com cuidado para não levar ao surgimento da síndrome compartimental. (Por esse motivo, o tratamento com gesso completo deve ser realizado preferencialmente por ortopedistas/traumatologistas) (ver Capítulo 452, *Síndrome Compartimental*)
- E = *Exercise and steroids*. Fisioterapia antiálgica e antiedema nas primeiras 2 semanas, além do uso de medicamentos para alívio da dor (nociceptiva = anti-inflamatórios, corticoides e opioides; neuropática = antidepressivos, anticonculsivantes e opioides; mista = multimodal) (ver Capítulo 15, *Dor*).

O diagnóstico correto é extremamente importante para a condução do caso, que pode compreender redução e estabilização (cirúrgicas ou não) em caráter de urgência.

- **Contusão**: traumatismos direto, com edema e hematoma dos tecidos (partes moles e ósseas), mas sem ruptura da microarquitetura deles. Em geral, o único exame de imagem que mostra a lesão é a ressonância magnética. Contusões podem levar à disfunção dos tecidos, geralmente temporárias, incluindo nervos (neuropraxia), artérias (vasospasmo) e tendões (tendinopatias)
- **Lesão miotendínea**: pode ocorrer em decorrência de lesões abertas (lacerações, ferimentos por armas brancas, projéteis) ou fechadas (esforços agudos ou repetitivos, traumas diretos), ocasionando disfunção do grupo miotendíneo acometido e uma deformidade característica com depressão muscular em uma região (*gap* no reto femoral), ou aumento de volume muscular em outra (sinal do Popeye no bíceps braquial).

Em caso de amputação de membro, colocá-lo em um recipiente com soro fisiológico a 0,9%, fechado, e acondicionar esse recipiente em gelo (mas sem contato do gelo com o membro amputado), para o transporte até o hospital de referência. Estancar a hemorragia do membro amputado.

BIBLIOGRAFIA

Colégio Americano de Cirurgiões. Suporte avançado de vida no trauma para médicos-ATLS. Manual do Curso para Alunos. 8. ed. Chicago; 2008.
Poggetti R, Fontes B, Birolini D. Cirurgia do trauma. 1. ed. Rio de Janeiro: Roca; 2007.

Seção B • Articulações

454
Artrites

Artrite reumatoide, artrite idiopática juvenil, artrite infecciosa ou séptica, artrite reativa, artrite reumatoide juvenil, doença reumatoide, artrite psoriásica

Antonio Carlos Ximenes • Eleusa Fleury Taveira • Fernanda Bento da Silva

INTRODUÇÃO

As artrites ou doenças inflamatórias articulares, agudas e subagudas com duração até 12 semanas, ou crônicas com duração acima de 12 semanas, ocorrem com grande frequência nas doenças sistêmicas.

Podem se manifestar em qualquer idade e sexo, além de serem monoarticulares, oligoarticulares ou poliarticulares, simétricas ou assimétricas

As artrites representam uma manifestação reativa primária ou secundária, com comprometimento da membrana sinovial, que tem semelhança histológica com as estruturas denominadas serosas (pleura, pericárdio, peritônio).

Dor ou sensibilidade dolorosa é considerada apenas artralgia e não indica obrigatoriamente a presença de processo inflamatório, que é a característica essencial das artrites, as quais, além da dor, devem apresentar outros sinais inflamatórios (aumento de volume, calor, rubor e limitação dos movimentos articulares).

A artralgia e a artrite são queixas comuns na prática diária, e os pacientes devem ter uma avaliação clínica completa para diagnóstico e tratamento adequados.

As artrites mais comuns incluem a artrite reumatoide, a gota, a artrite psoriásica, as artrites infeciosas, as espondiloartrites e as que ocorrem nas doenças difusas do tecido conjuntivo (ver Parte 15, *Sistema Imunológico*).

A osteoartrite, ou artrose, é abordada no Capítulo 457, *Osteoartrite*, e as espondiloartrites na Seção D, *Coluna Vertebral*, desta Parte.

ARTRITE IDIOPÁTICA JUVENIL

Artrite reumatoide juvenil

A denominação "artrite idiopática juvenil" (AIJ) inclui todas as formas de artrite que têm início antes dos 16 anos e persistem por mais de 6 semanas, com etiologia desconhecida. Pode ser considerada a forma infantojuvenil da artrite reumatoide (Figura 454.1).

O período de 6 semanas de duração foi estabelecido em vários consensos para definir a cronicidade, sendo considerado um espaço de tempo suficiente para afastar causas virais ou pós-virais, as quais, na fase inicial, podem mimetizar a artrite idiopática juvenil.

Várias tentativas têm sido feitas para classificar esse grupo heterogêneo de artropatia. Atualmente, a classificação mais utilizada é a da International League Against Rheumatism (ILAR) (Quadro 454.1).

Critérios para diagnóstico da artrite idiopática juvenil

1. Artrite persistente por mais de 6 semanas
2. Início antes de 16 anos
3. Exclusão de outras condições clínicas associadas ou mimetizando artrite.

DIAGNÓSTICO

A comprovação diagnóstica se baseia em dados clínicos, laboratoriais e exames de imagem.

A análise do líquido sinovial e a biópsia sinovial estão indicadas em casos selecionados.

Diagnóstico diferencial

- Febre reumática
- Artrite infeciosa
- Doenças difusas do tecido conjuntivo
- Doenças linfomieloproliferativas (leucemias, linfomas)
- Endocardite bacteriana
- Hemoglobinopatias
- Sarcoidose.

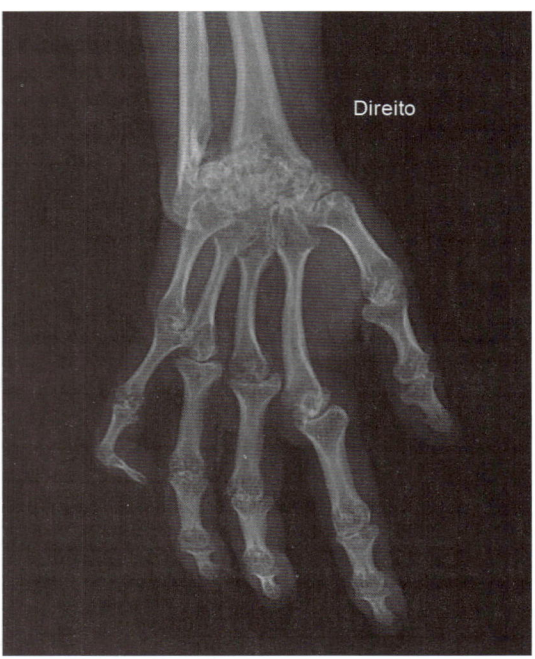

Figura 454.1 Artrite idiopática juvenil. Radiografia simples de mão e punho, mostrando porose óssea periarticular, erosões e redução do espaço articular em dedos, punho e articulação.

Quadro 454.1 Critérios classificatórios para artrite reumatoide.*

Acometimento articular (0 a 5)	
1 grande articulação	0
2 a 10 grandes articulações	1
1 a 3 pequenas articulações (grandes não contadas)	2
4 a 10 pequenas articulações (grandes não contadas)	3
> 10 articulações (pelo menos uma pequena)	5
Sorologia (0 a 5)	
FR negativo e ACPA negativo	0
FR positivo e ACPA positivo em baixos títulos	2
FR positivo e ACPA positivo em altos títulos	3
Duração dos sintomas (0 a 1)	
< 6 semanas	0
≥ 6 semanas	1
Provas de atividade inflamatória (0 a 1)	
PCR normal e VHS normal	0
PCR anormal e VHS anormal	1

*De acordo com o American College of Rheumatology (ACR)/European League Against Rheumatism (EULAR) e o Consenso 2012 da Sociedade Brasileira de Reumatologia.

Pontuação ≥ 6 é necessária para classificação definitiva de um paciente com AR. O domínio "acometimento articular" refere-se a qualquer articulação dolorosa ou inchada (excluindo interfalangianas distais do pé ou mão, primeira metatorsofalangiana e primeira carpometacarpiana). Evidência adicional obtida por exames de imagem pode ser utilizada para confirmação dos achados clínicos. Consideram-se, para fins de classificação, pequenas articulações as *metacarpofalangianas, interfalangianas proximais, metatorsofalangianas* e *punhos,* e grandes articulações (*ombro, cotovelos, quadril, joelhos* e *tornozelos*). Articulações adicionais (*temporomandibular, esternoclavicular, acromioclavicular,* entre outras) podem ser contadas na avaliação de "mais de 10 articulações", desde que uma pequena articulação (ao menos) esteja acometida. O domínio "duração dos sintomas" se refere ao relato do próprio paciente quanto à duração máxima dos sinais e dos sintomas de qualquer articulação que esteja clinicamente envolvida no momento da avaliação.

Já as provas de atividades inflamatórias [velocidade de hemossedimentação (VHS) e proteína C reativa (PCR)] são consideradas normais ou anormais de acordo com o valor de referência do laboratório utilizado.

FR: fator reumatoide; ACPA: anticorpos antipeptídeos citrulinados.

Aspectos especiais

Um aspecto especial nessa forma de artrite na infância são as manifestações extra-articulares, sobretudo as oculares, como ceratites e uveítes, além de complicações decorrentes da própria doença e/ou de efeitos colaterais de medicamentos, como glaucoma, baixa estatura, osteoporose e nefrite intersticial.

TRATAMENTO

- Anti-inflamatórios não hormonais e/ou corticoide, por tempo curto
- Medicamentos modificadores da evolução da doença, não biológicos, como hidroxicloroquina e metotrexato, e biológicos, como os bloqueadores anti-TNF alfa e IL-1, são utilizados em pacientes selecionados
- Fisioterapia
- Orientação psicoterápica.

EVOLUÇÃO E PROGNÓSTICO

- Cerca de 40 a 60% dos pacientes entram em remissão ou inatividade da doença
- Limitações funcionais graves oscilam em torno de 2,5 a 10% dos pacientes

- Há de se destacar que 70 a 80% dos pacientes, para conseguirem uma recuperação funcional, devem se submeter a tratamento prolongado
- Prognóstico reservado ocorre na forma poliarticular com fator reumatoide positivo e na forma sistêmica
- Em cerca de 60% dos pacientes, a artrite está relacionada com entesite (ERA) e pode evoluir para espondilite na fase adulta.

ARTRITE INFECCIOSA OU ARTRITE SÉPTICA

Artrite infecciosa ou séptica caracteriza-se pela presença de infecção bacteriana de qualquer articulação.

As bactérias podem chegar às articulações por via sanguínea, inoculação direta (feridas infectadas, injeções intra-articulares, após artroscopia ou cirurgia articular) ou por contiguidade (osteomielite).

Os principais achados histopatológicos são infiltrados polimorfonucleares e hipertrofia da membrana sinovial.

Pode haver formação de abscessos e, na evolução, ocorrer formação de tecido de granulação.

Qualquer agente infeccioso pode causar artrite infecciosa.

Classifica-se em aguda (gonocócica e não gonocócica) e crônica (microbactérias e fungos):

- **Forma aguda:**
  - Gonocócica (*Neisseria gonorrhoeae*): responsável por 50% dos casos de artrite infecciosa. Pode ocorrer em qualquer faixa etária, mas predomina dos 15 aos 40 anos (ver Capítulo 554, *Blenorragia*)
  - Não gonocócica: *Staphylococcus* e *Streptococcus* (na maioria dos pacientes), *Haemophilus*, *Pseudomonas aeruginosa*, *Escherichia coli*, *N. meningitidis*
- **Forma crônica:** artrite tuberculosa, artrite da hanseníase, artrite por fungos (esporotricose, coccidioidomicose, blastomicose, candidíase, histoplasmose).

FATORES DE RISCO

- Relação sexual sem preservativo (artrite gonocócica)
- Comprometimento prévio da articulação
- Artrite reumatoide
- Traumatismo articular
- Punção ou cirurgia articular
- Imunodepressão
- Prótese articular
- Diabetes
- Alcoolismo
- Insuficiência renal crônica
- Uso de drogas ilícitas intravenosas
- Transplante de órgãos
- AIDS
- Pacientes em hemodiálise.

Manifestações clínicas

- Comprometimento monoarticular na maioria dos casos
- Hipersensibilidade e dor na articulação afetada
- Calor e rubor periarticular
- Limitação dos movimentos articulares
- Derrame articular (Figura 454.2)
- Tenossinovite (principalmente na artrite gonocócica)

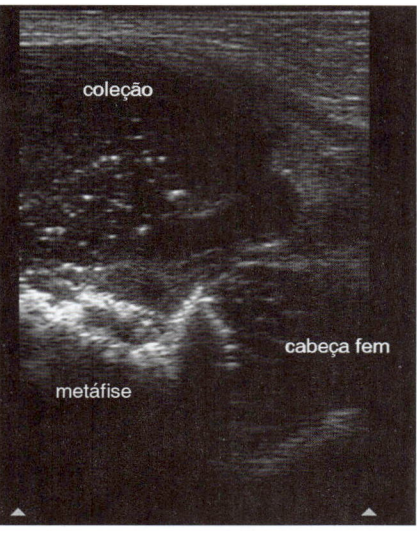

Figura 454.2 Artrite séptica. Ultrassonografia de quadril, mostrando derrame articular e sinovite.

- Piora súbita de determinada articulação em paciente com doença articular subjacente
- Febre em 90% dos pacientes em algum momento de evolução da doença
- Calafrios, mal-estar
- Osteoartropatia hipertrófica
- Lesões cutâneas da blenorragia
- Erupção petequial na meningococcemia
- Na fase bacteriêmica, pode haver poliartrite migratória, tenossinovite, febre alta, calafrios
- Endocardite.

DIAGNÓSTICO DIFERENCIAL

- Gota, pseudogota, artrite reativa
- Espondiloartropatia (artrite reativa, artrite psoriásica, espondilite anquilosante, artrite da doença intestinal inflamatória)
- Artrite reumatoide, AIJ
- Febre reumática
- Osteomielite
- AIDS.

EXAMES COMPLEMENTARES

- Hemograma: leucocitose em 50 a 90% dos casos
- Velocidade de hemossedimentação (VHS): normal em 20% dos casos
- Proteína C reativa (PCR): elevada acima de 10 mg/dℓ
- Hemocultura
- Título de antiestreptolisina O (ASO): normal, exceto nas infecções por estreptococos
- Líquido sinovial: turvo com leucócitos > 50.000 mℓ, com predomínio de polimorfonucleares. Glicose no líquido sinovial costuma ser 50% inferior ao valor da glicemia obtida simultaneamente
- Cultura do líquido sinovial
- Exame radiológico: as alterações costumam ser tardias (2 a 3 semanas após a fase aguda); contudo, rarefações do osso subcondral podem ocorrer precocemente (2 a 7 dias);

tumefação dos tecidos moles, osteoporose justarticular; área radiotransparente (gás) no espaço articular na artrite por microrganismos formadores de gás; perda do espaço articular (secundária à destruição da cartilagem) ocorre em 10 a 14 dias; destruição articular com anquilose, nas artrites sépticas agudas, pode ocorrer a partir da 2ª semana

- Tomografia computadorizada (TC) para identificar sequestração óssea
- Ressonância magnética (RM) detecta precocemente lesão da cartilagem e osteomielite. Indicada em casos selecionados
- Artrocentese: indicada em todos os pacientes com suspeita de artrite infecciosa para coleta de material para exames bacteriológicos.

COMPROVAÇÃO DIAGNÓSTICA

- Dados clínicos + exames laboratoriais + exames de imagem
- Identificação do agente infeccioso no sangue, nas secreções ou no líquido sinovial
- Pesquisa de DNA de clamídia, neisséria e *Mycobacterium* sp., por captura híbrida, imuno-histoquímica ou pela PCR.

COMPLICAÇÕES

- Artrite pós-infecciosa
- Redução da amplitude dos movimentos articulares com instabilidade articular
- Necrose séptica
- Anquilose articular
- Osteomielite.

TRATAMENTO

- Repouso da articulação na fase aguda
- Drenagem da articulação quando necessário
- Se houver prótese articular, é difícil erradicar a infecção sem sua remoção.

Tratamento medicamentoso

- Forma aguda
  - Atrite gonocócica (ver Capítulo 554, *Blenorragia*):
    - Benzilpenicilina cristalina, por via intravenosa (IV), 10.000.000 UI/dia, de 6/6 horas, durante 10 dias; ou ceftriaxona, por via intramuscular (IM) ou IV, 1 g durante 10 dias; ou espectinomicina, IM, 2 g, de 12/12 horas
  - Artrite não gonocócica (depende do agente provável):
    - Cocos gram-positivos: oxacilina, por via oral (VO), 6 a 12 g/dia; ou vancomicina, IV, 2 g/dia
    - Diplococos gram-positivos: benzilpenicilina cristalina, IV, 1.400.000 UI, de 6/6 horas
    - Bacilos gram-negativos: cefalosporina ou aminoglicosídeo
    - Microrganismos pleomórficos gram-negativos: clindamicina, VO, 600 a 900 mg, de 8/8 horas
    - Sem bactérias no esfregaço: penicilina ou cefalosporina associadas à gentamicina
    - *Observação*: tratamento por 1 a 2 semanas após resolução de todos os sinais de inflamação, 3 a 4 semanas para microrganismos gram-negativos, e 6 a 8 semanas, se for articulação previamente lesada
    - Antibióticos intra-articulares são contraindicados
- Forma crônica: tratar a doença de base.

- As doenças virais frequentemente causam sintomas articulares de curta duração e que não deixam sequelas
- O diagnóstico de artrite viral depende do reconhecimento da virose (hepatite, rubéola, varicela, herpes-zóster, caxumba, parvovírus B19 e retrovírus)
- Não se detecta vírus na articulação
- Radiografias pouco auxiliam no diagnóstico inicial de artrite séptica, mas são úteis no monitoramento do paciente
- A TC e a cintilografia podem ser úteis em caso de dúvida e para diagnóstico precoce.

EVOLUÇÃO E PROGNÓSTICO

- Cura com tratamento precoce adequado
- Atraso no tratamento aumenta a morbidade e a mortalidade
- Podem ficar sequelas.

ARTRITE PSORIÁSICA

Artrite inflamatória que ocorre em 5% dos pacientes com psoríase (ver Capítulo 62, *Psoríase*).

As lesões cutâneas precedem ou coincidem com a artrite e as lesões histopatológicas assemelham-se às da sinovite da artrite reumatoide.

Ocorre em ambos os sexos e predomina entre 30 e 55 anos.

MANIFESTAÇÕES CLÍNICAS

- Dependem da forma clínica
- Oligoartrite periférica assimétrica (70% dos casos)
- Poliartrite simétrica, semelhante à artrite reumatoide, porém soronegativa (25% dos casos)
- Sacroileíte com ou sem espondilite (5 a 20% dos casos)
- Artrite mutilante, frequentemente com destruição de dedos
- Comprometimento das interfalangianas distais das mãos e dos pés (5 a 10% dos casos)
- Febre e mal-estar
- Alterações ungueais em 80% dos casos: sulcos, saliências transversais, onicólise, amarelamento, ceratose, destruição da unha
- Alterações oculares (conjuntivite, uveíte anterior, episclerite, esclerite e ceratoconjuntivite seca)
- Insuficiência aórtica (raramente).

DIAGNÓSTICO DIFERENCIAL

- Artrite reumatoide
- Osteoartrite generalizada, principalmente se compromete interfalangianas distais
- Gota
- Artrite reativa (artrite, uretrite, conjuntivite)
- Espondilite anquilosante.

EXAMES COMPLEMENTARES

- Hemograma: anemia e leucocitose
- PCR: elevada acima 10 mg/dℓ
- FAN: reagente em 50% dos pacientes em títulos baixos
- VHS: elevada acima 20 mm na 1ª hora
- Ácido úrico: elevado acima 7 mg/dℓ
- Fator reumatoide: negativo

- Exame radiológico: alterações destrutivas de pequenas articulações isoladas; artrite mutilante periférica (osteólise e anquilose), periostite; reabsorção extensa do osso pode causar "mão em binóculo de ópera"; espondilite atípica com formação de sindesmófitos; sacroileíte assimétrica (Figura 454.3).

COMPROVAÇÃO DIAGNÓSTICA

- Dados clínicos + exames laboratoriais + exames de imagem.

TRATAMENTO

- Repouso nas crises agudas
- Educação do paciente para conviver com limitações
- Exercícios físicos programados
- Fisioterapia.

Tratamento medicamentoso

- Anti-inflamatórios não hormonais
- Corticoide intra-articular ou intralesional em casos selecionados
- Metotrexato, VO ou SC ou IM, 10 a 15 mg/semana
- Leflunomida, VO, 20 mg/dia
- Agentes biológicos: etarnecepete, infliximabe e adalimumabe (em pacientes com insucesso terapêutico). Devem ser monitorados em segurança e eficácia
- Cloroquina e oxicanos, ácido acetilsalicílico e indometacina devem ser evitados (agravam as lesões cutâneas).

Tratamento cirúrgico

- Prótese de quadril e joelho, em casos especiais.

EVOLUÇÃO E PROGNÓSTICO

- Crises agudas intermitentes
- Prognóstico mais favorável do que na artrite reumatoide, porém 20% dos pacientes podem apresentar artrite destrutiva e incapacitante
- Tratamento da psoríase acompanha-se de melhora do comprometimento articular.

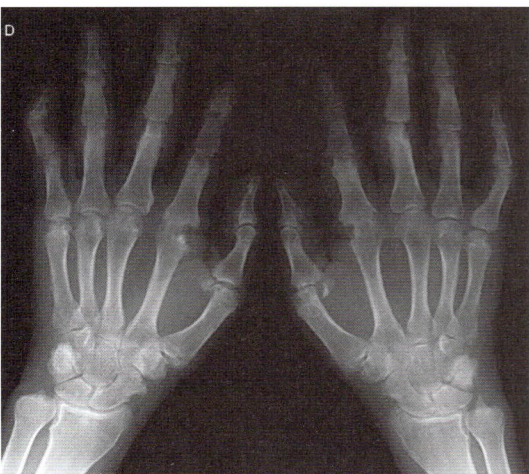

Figura 454.3 Artrite psoriásica. Radiografia de mãos e punhos evidenciando redução dos espaços articulares das metacarpofalangianas, interfalangianas e erosões subcondrais associadas a erosões, osteíte e periostite.

A artrite psoriásica faz parte do grupo das espondiloartrites (espondilite anquilosante do adulto e infantojuvenil, artrite da doença intestinal inflamatória).

ARTRITE REATIVA

Artrite não purulenta, consequência de uma reação imune a uma infecção a distância, intestinal ou geniturinária.

Pertence ao grupo das espondiloartrites (espondilite anquilosante, artrite psoriásica, artrite da doença inflamatória intestinal).

Mais comum em homens entre 20 e 40 anos. Em 60% dos casos, está vinculada ao antígeno de histocompatibilidade B27 (HLA B27).

CAUSAS

- Pós-venérea: *Chlamydia trachomatis*
- Pós-infecção intestinal: *Shigella*, *Salmonella*, *Yersinia* e *Campylobacter*.

FATORES DE RISCO

- Relação sexual sem preservativo
- Infecção intestinal.

MANIFESTAÇÕES CLÍNICAS

- Febre com calafrios, mal-estar, anorexia, perda de peso
- Comprometimento articular:
  - Oligoartrite assimétrica dos membros inferiores (joelhos, tornozelos, pés) com sinais inflamatórios
  - Entesite, fascite, tendinite, principalmente no tendão de Aquiles, espondilite, sacroileíte
  - Dedos em "salsicha" (Figura 454.4)
- Comprometimento urogenital:
  - Uretrite, prostatite, cistite (menos comum), balanite, cervicite (geralmente assintomática)
  - Sintomas urogenitais

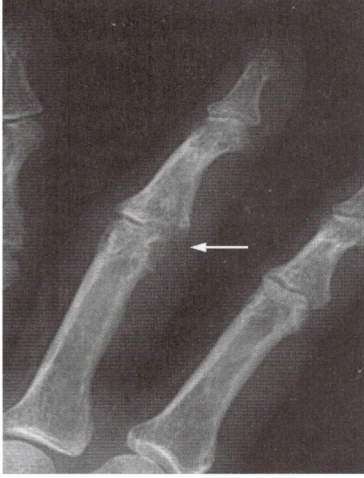

Figura 454.4 Artrite reativa. Radiografia simples de dedo mostrando aumento de partes moles (dedo em "salsicha"), redução do espaço articular da metacarpofalangiana com erosões e osteíte periarticular (*seta*).

- Comprometimento ocular (conjuntivite):
  - Uveíte anterior aguda. Raramente irite. Menos comumente, ceratite, esclerite, ulceração de córnea
- Outras manifestações:
  - Lesões mucocutâneas (pequenas úlceras superficiais e indolores na mucosa oral, língua e glande peniana)
  - Ceratodermia blenorrágica (lesões cutâneas hiperceratóticas na palma das mãos, planta dos pés e periungueais)
  - Neuropatia periférica, neurite de pares cranianos, meningoencefalite e alterações neuropsiquiátricas, em alguns pacientes
  - Raramente pericardite, insuficiência aórtica, distúrbio de condução no feixe de His.

DIAGNÓSTICO DIFERENCIAL

- Artrite reumatoide, espondilite anquilosante
- Artrite associada à doença intestinal inflamatória
- Artrite psoriásica
- Artrite reumatoide juvenil
- Artrite séptica (principalmente gonocócica).

EXAMES COMPLEMENTARES

- Hemograma: leucocitose (10.000 a 20.000) com neutrofilia. Anemia discreta (normocrômica, normocítica)
- VHS e proteína C reativa: positivas
- Hipergamaglobulinemia: em alguns casos
- Sinoviograma: tipo II (inflamatório) com cultura negativa
- Testes sorológicos para *Chlamydia trachomatis*
- Cultura de fezes para *Salmonella*, *Shigella*, *Yersinia* ou *Campylobacter*
- Exame radiológico: periostite, esporões, erosões articulares, pinçamento articular, sindemófitos, sacroiliite.

COMPROVAÇÃO DIAGNÓSTICA

- Dados clínicos + exames laboratoriais + exame de imagem.

COMPLICAÇÕES

- Estenose uretral
- Catarata
- Perda da visão.

TRATAMENTO

- Repouso da articulação comprometida
- Comprometimento ocular (iridociclite, uveíte) necessita de tratamento especializado.

Tratamento medicamentoso

- Anti-inflamatórios não hormonais (AINEs)
- Corticoides (prednisona), 10 mg/dia, VO
- Imunossupressores (metrotexato) nas formas refratárias ao tratamento com AINEs
- Antibióticos na fase aguda, havendo infecção uretral e/ou intestinal (ver Uretrite em homens e Uretrite em mulheres, no Capítulo 369, *Infecção dos Rins e das Vias Urinárias*).

EVOLUÇÃO E PROGNÓSTICO

- Cura em 80% dos casos. Prognóstico reservado quando compromete os olhos e evolui para a forma crônica
- Recidivas em 50% dos casos.

ARTRITE REUMATOIDE

Doença reumatoide

Artrite reumatoide é uma doença sistêmica, inflamatória crônica, autoimune, de etiologia desconhecida, admitindo-se ativação de genes específicos (proto-oncogenes), caracterizada por poliartrite crônica.

Não tratada adequadamente, pode evoluir para destruição articular e deformidades articulares graves com invalidez.

Frequência maior na 3ª e na 4ª décadas de vida e no sexo feminino.

O aspecto histopatológico característico na membrana sinovial é representado por infiltração por linfócitos, plasmócitos e macrófagos, hipertrofia e hiperplasia das células de revestimentos sinovial com formação do *pannus*, ocasionando destruição da cartilagem, erosão do osso subcondral. São características também alterações vasculares com ativação endotelial (Figura 454.5).

As superfícies articulares opostas tornam-se aderentes ocasionando ancilose fibrótica e/ou óssea.

MANIFESTAÇÕES CLÍNICAS

- Poliartrite simétrica, geralmente pequenas e médias articulações
- Rigidez matinal com duração acima de 60 minutos
- Disfunção erétil funcional articular com restrição dos movimentos
- Dor à movimentação passiva
- Sintomas gerais (fadiga, mal-estar, anorexia)

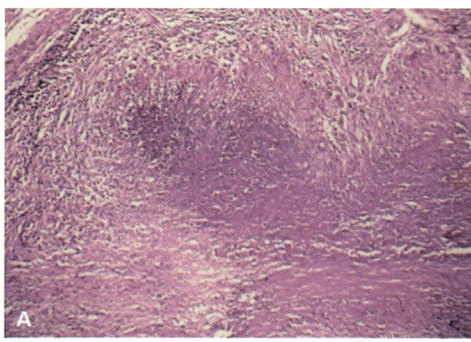
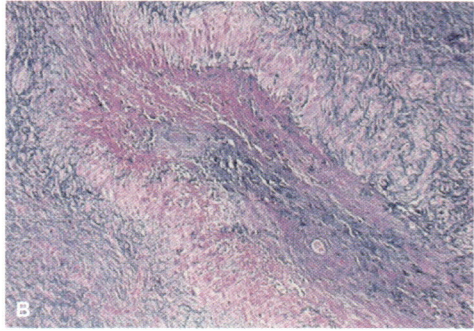

Figura 454.5 Artrite reumatoide. **A.** Microfotografia de nódulo subcutâneo, que apresenta um granuloma com o centro necrótico, rico em fibrina, e contorno externo circinado. **B.** Microfotografia de corte corado pelo método do tricrômico de Masson com o depósito de fibrina vermelho e com o aspecto em paliçada dos macrófagos em torno do centro necrótico.

- Deformidade articular na fase crônica (Figura 454.6 A)
- Nódulos subcutâneos (25% dos casos) (Figura 454.6 B)
- Anemia
- Manifestações oculares (ceratoconjuntivite seca, uveítes, episclerite)
- Manifestações pulmonares (pleurite, pneumonite com infiltrados evidenciados em radiografias)
- Manifestações cardíacas (pericardite, miocardite)
- Neuropatia periférica geralmente por compressão (p. ex., síndrome do túnel carpo e tarso)
- Vasculite
- Adenomegalias.

DIAGNÓSTICO DIFERENCIAL

- Síndrome de Sjögren
- Lúpus eritematoso sistêmico
- Artrite reativa pós-infecciosa
- Vasculites
- Artrites microcristalinas (gota, condrocalcinose)
- Infecções virais (rubéola, hepatite B)
- Artrite psoriásica
- Osteoartrite.

EXAMES COMPLEMENTARES

- Hemograma: anemia, eosinofilia e trombocitose
- VHS: elevada quando acima de 20 mm na 1ª hora (útil como indicador de atividade da doença)
- Proteína C: elevada quando acima de 5 mg/d ℓ. Útil na avaliação da atividade da doença
- Fator reumatoide elevado em 70 a 80% dos pacientes
- Anticorpo anticítrico citrulinado (CCP) elevado; ocorre em 20% dos pacientes (útil na determinação do prognóstico)

- Eletroforese de proteínas séricas: aumento moderado de alfa-2-glicoproteína e de gamaglobulinas
- Líquido sinovial: aspecto amarelo esbranquiçado, às vezes, turvo, com baixa viscosidade. Coágulo mucina insuficiente por degradação de ácido hialurônico pelas enzimas lisossomiais, leucócitos sinoviais aumentados (3.500 a 50.000). Complemento baixo. Diferença de glicose sinovial e sérica: 30 mg
- Exame radiológico: fornece critérios para diagnóstico e acompanhamento do paciente. Geralmente associado a estudo com ultrassonografia articular (Figura 454.7)
- Tomografia computadorizada e ressonância magnética: em casos especiais (Figura 454.8).

O prognóstico do paciente com artrite reumatoide depende de diagnóstico precoce e tratamento adequado.

Deve-se evitar complicações, como destruição articular, envolvimento sistêmico, como vasculites, pericardite, pleurite, ocular (p. ex., uveítes, ceratites) e a formação de nódulos reumatoides.

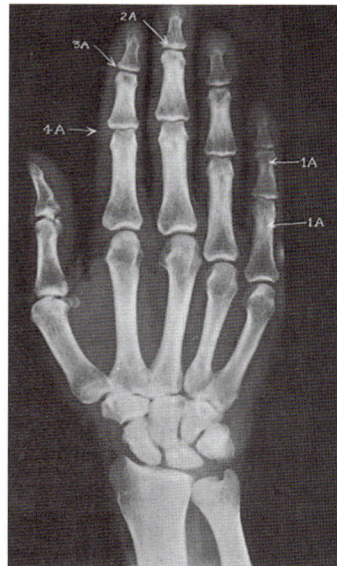

Figura 454.7 Artrite reumatoide em fase inicial, observando-se osteoporose discreta, fenda articular normal, cabeça das falanges com formato grosseiro e aumento das partes moles.

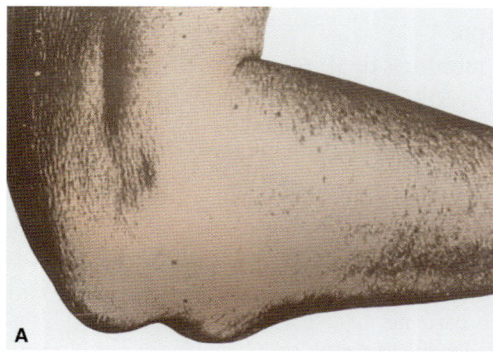

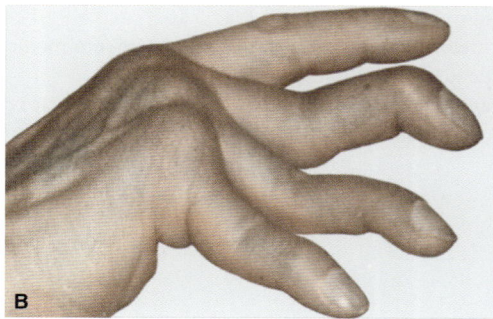

Figura 454.6 A. Artrite reumatoide – nódulo subcutâneo no cotovelo. **B.** Artrite reumatoide grave – mão reumatoide com dedos em pescoço de cisne.

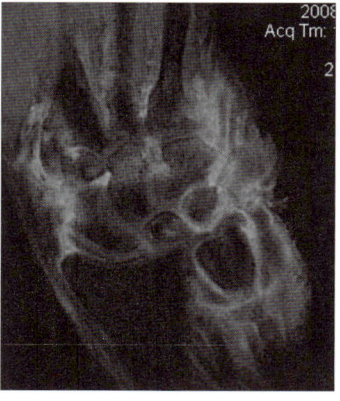

Figura 454.8 Ressonância magnética de punho. Espessamento sinovial com intenso processo inflamatório.

Critérios diagnósticos da artrite reumatoide (American College of Rheumatology)

1. Rigidez matinal > 1 hora
2. Artrite de três ou mais articulações, com inchaço dos tecidos moles ou derrame articular
3. Artrite comprometendo pelo menos uma das seguintes articulações: interfalangianas proximais, metacarpofalangianas ou punhos
4. Aumento do volume articular simétrico
5. Nódulos subcutâneos reumatoide
6. Fator reumatoide positivo
7. Alterações radiológicas compatíveis com artrite reumatoide (desmineralização óssea periarticular, lesões erosivas, perda do espaço articular).
   Quatro dos sete critérios precisam estar presentes. Os de número 1 a 4 precisam estar presentes por pelo menos 6 semanas.

Critérios classificatórios (ACR/EULAR 2010 e Consenso 2012 da Sociedade Brasileira de Reumatologia) – Quadro 454.2

Os itens a seguir são importantes para avaliar o paciente com suspeita de artrite reumatoide:
- População-alvo (quem deve ser testado?)
- Paciente com pelo menos uma articulação com sinovite clínica definida (edema)
- Artrite que não seja explicada por outra doença
- Tratamento
- Repouso na fase aguda
- Alimentação adequada
- Cuidados gerais
- Tratamento medicamentoso
- Reabilitação física e emocional.
  Outra etapa importante na avaliação diagnóstica da artrite reumatoide refere-se aos diagnósticos diferenciais, principalmente a artrite psoriásica e a gota.

Quadro 454.2 Classificação ILAR de artrite idiopática juvenil: categorias, frequência e distribuição etária.

Categoria ILAR	Frequência	Idade preferencial de início
Artrite sistêmica	5 a 15%	Qualquer idade pediátrica
Oligoartrite	30 a 60%	Primeira infância
Poliartrite com fator reumatoide positivo	3 a 7%	Infância tardia ou adolescência
Poliartrite com fator reumatoide negativo	10 a 25%	Distribuição bifásica: pico inicial em < 6 anos e pico tardio em > 6 anos
Artrite relacionada com a entesite	5 a 10%	Infância tardia ou adolescência
Artrite psoriásica	3 a 10%	Distribuição bifásica: pico inicial em < 6 anos e pico tardio em > 6 anos
Artrite indiferenciada	10 a 20%	–

TRATAMENTO

- Ver Figura 454.9.

Medidas gerais

- Repouso
- Dieta adequada e rica em cálcio
- Apoio emocional
- Sono adequado (em média 8 horas com bom controle do ritmo circadiano)
- Terapia física de reabilitação incluindo fisioterapia

Tratamento medicamentoso

- Controle da dor e da inflamação com AINEs e anti-inflamatórios hormonais em doses adequadas e controladas
- Corticoide: em média 10 mg/dia de prednisona, VO
- Terapia com infiltrações intra-articulares de corticoide em casos selecionados.

Terapia modificadora da evolução da doença

- Hidroxicloroquina, VO, 400 mg/dia
- Metotrexato, VO, SC ou IM, 10 a 15 mg/semana
- Leflunomida, 100 mg/dia durante 3 dias e, depois, 20 mg/dia durante tempo prolongado
- Sulfassalazina, VO, 2 g/dia, geralmente nos pacientes refratários à terapia com metotrexato
- Agentes biológicos:
  - Bloqueadores anti-TNF alfa, como infliximabe, etanercepte, adalimumabe, golimumabe, certolizumabe
  - Moduladores da coestimulação de linfócitos como abatacepte
  - Bloqueadores de IL-6, como tocilizumabe
- Novas perspectivas terapêuticas não biológicas:
  - Pequena molécula anti-JAK, como tofacitinibe e baricitinibe.

Recomendações práticas

- Adesão ao tratamento é fundamental e depende da relação médico-paciente
- Atividades físicas devem ser orientadas por profissional especializado
- Evitar deformidades articulares com tratamento medicamentoso adequado e reabilitação física
- O tratamento tem como meta avaliar todos os aspectos da vida do paciente, incluindo o acesso ao tratamento, custos e tolerância.

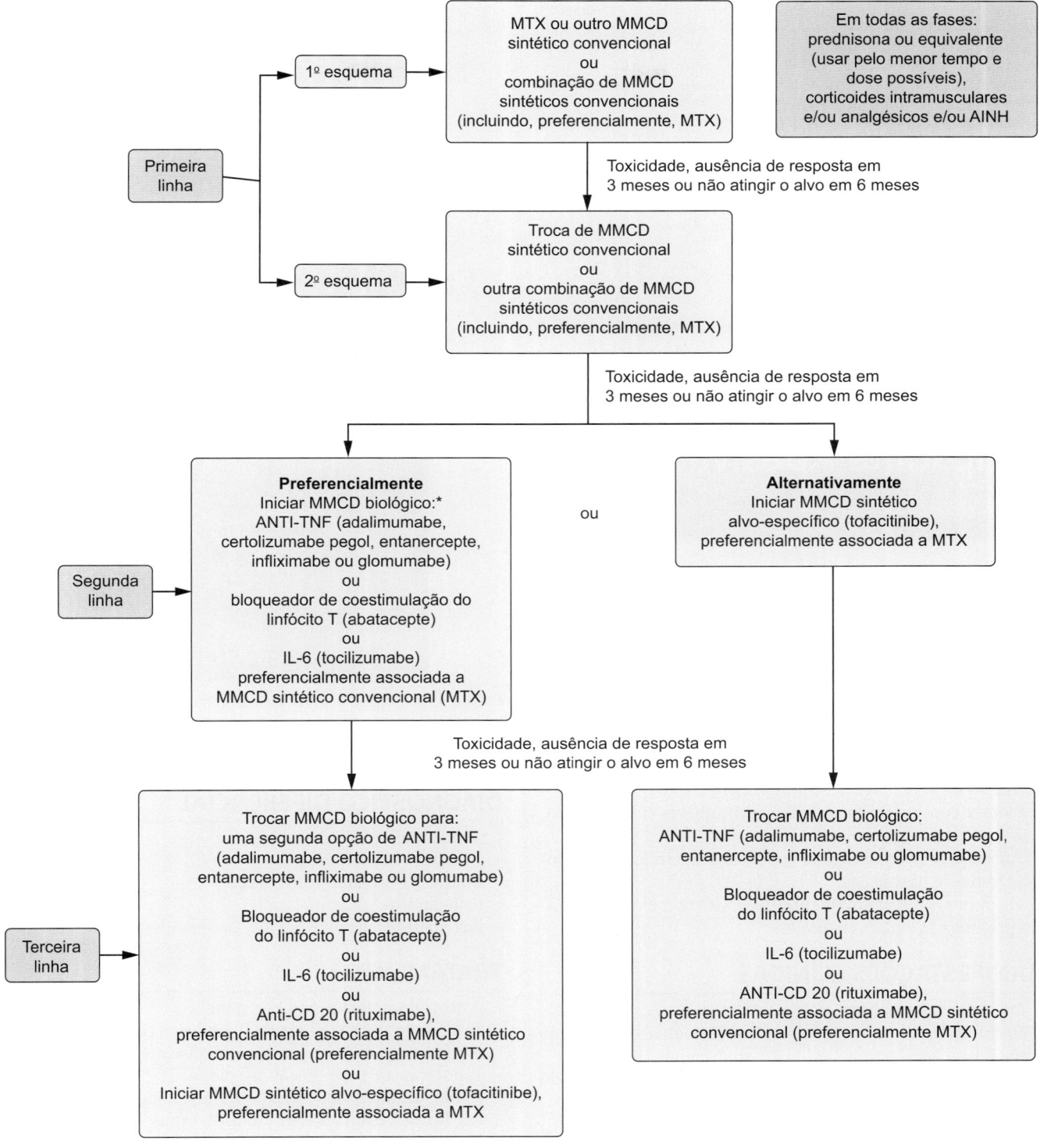

Figura 454.9 Fluxograma para o tratamento medicamentoso de artrite reumatoide. (Adaptada de Carvalho et al., 2019.)

BIBLIOGRAFIA

Anderson RJ. Clinical and laboratory features. In: Klippel JH. Primer on the rheumatic diseases. 11. ed. Arthritis Foundation; 1997.

Azevedo MF. GPS Medicamentos. Guia prático em saúde. Rio de Janeiro: Guanabara Koogan; 2017.

Bertolo MB, Brenol CV, Schainberg CG, Neubarth F, Lima FAC, Laurindo IM et al. Atualização do Consenso Brasileiro no Diagnóstico e Tratamento da Artrite Reumatoide. Rev Bras Reumatologia. 2007; 47(3):1-15.

Carvalho MAP, Lanna CCD, Bertolo MB, Ferreira, GA. Reumatologia: diagnóstico e tratamento. 5. ed. Rio de Janeiro: Guanabara Koogan; 2019.

Costa IP, Lima FR, Yoshinan NH. Artrite infecciosa. In: Lopes AC. Tratado de Clínica Médica. Rio de Janeiro: Roca; 2006.

Cush JJ, Kavanaugh A, Stein CM. Rheumatology diagnosis and therapheutics. Lippincott Williams & Wilkins 2005.

Hilario MOF. Artrite idiopática Juvenil. Sinopse de Reumatologia. 2003;7(3):67-73.

Hirschleimer SMS. Artrites crônicas na infância. Temas de Reumatologia Clínica. 2001; 2(2):50-7.

Laurindo IMM. Artrite reumatoide. In: Lopes AC. Tratado de clínica médica. Rio de Janeiro: Roca; 2006.

Martini A, Hachulla E. EULAR Textbook on Paediatric Rheumatology. BMJ Publishing Group Ltd.; 2018.

Petty RF, Southwood TR, Baum J, Bhettay E, Glass DN, Manners P et al. Revision of proposed classification criteria for juvenile therapeutics for idiophetic arthritis. J Rheumatol. 1998;25;1991-94.

Schainberg CG. Artrites crônicas juvenis. In: Cossermelli W. Terapêutica em reumatologia. São Paulo: Lemos Editorial; 2000.

Skake TL. Reumatologia – princípios e práticas. Rio de Janeiro: Guanabara Koogan; 1999.

Ximenes AC, Cecin HA. Tratado brasileiro de reumatologia. Rio de Janeiro: Atheneu; 2015.

455
Capsulite Adesiva

Ombro congelado

Fábia Mara Gonçalves Prates de Oliveira ◆ Antonio Carlos Ximenes ◆ Fernanda Bento da Silva

INTRODUÇÃO

Capsulite adesiva do ombro é um processo inflamatório crônico da cápsula articular, de etiologia desconhecida, que evolui para aderências e retração, com restrição de toda a movimentação da articulação escapuloumeral.

Ocorre com maior frequência em mulheres e pessoas idosas.

Ao exame histopatológico, os achados são inflamação crônica, fibrose e fibroplasia.

Os fatores de risco mais comuns consistem em imobilização prolongada e diabetes melito.

MANIFESTAÇÕES CLÍNICAS

- Dor difusa no ombro
- Diminuição da amplitude dos movimentos e disfunção erétil funcional
- Dor à palpação dos tendões dos músculos rotadores do ombro.

EXAMES COMPLEMENTARES

- Radiografia do ombro. Pode ser normal, porém é possível evidenciar desmineralização óssea e diminuição do espaço articular glenoumeral e acromioclavicular
- Tomografia computadorizada e ressonância magnética: mostram detalhes da anatomia da região importantes na elucidação diagnóstica.

COMPROVAÇÃO DIAGNÓSTICA

- Dados clínicos + exames de imagem (Figura 455.1).

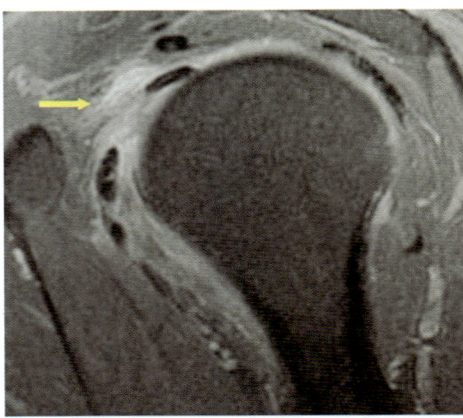

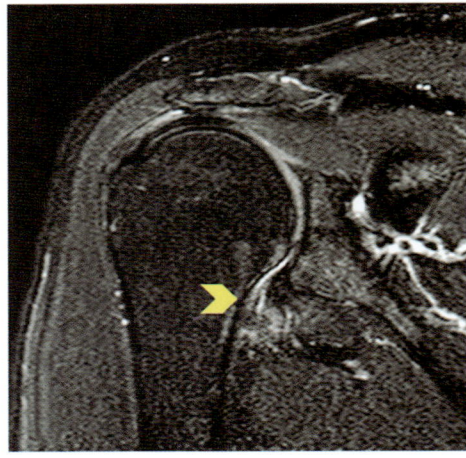

Figura 455.1 Capsulite adesiva. Ressonância magnética de ombro revelando edema na topografia do intervalo dos rotadores (*seta*) e no recesso axilar (*ponta de seta*).

DIAGNÓSTICO DIFERENCIAL

- Tendinite
- Bursite
- Síndrome do manguito rotador
- Osteoartrite
- Artrite infecciosa.

TRATAMENTO

- Anti-inflamatórios não hormonais
- Infiltração periarticular de 0,5 a 1 mℓ de acetato de metilprednisolona ou betametasona ou dexametasona
- Fisioterapia e reabilitação funcional
- Evitar manipulação forçada da articulação escapuloumeral durante exercícios de cinesioterapia
- Tratamento cirúrgico: indicado em casos especiais de comum acordo com a decisão do ortopedista (artrotomia da dobra axilar anteroinferior e do tendão subescapular).

BIBLIOGRAFIA

Azevedo MF. GPS Medicamentos. Guia prático em saúde. Rio de Janeiro: Guanabara Koogan; 2017.

Carvalho MAP, Bertolo M, Lanna CCD, Ferreira GA. Reumatologia: diagnóstico e tratamento. 5. ed. Rio de Janeiro: Guanabara Koogan; 2019.

Ximenes AC, Cecin HA. Tratado brasileiro reumatologia. Rio de Janeiro: Atheneu; 2015.

456
Costocondrite

Pericondrite periesternal, síndrome de Tietze

Antonio Carlos Ximenes ◆ Fábia Mara Gonçalves Prates de Oliveira ◆ Fernanda Bento da Silva

INTRODUÇÃO

A costocondrite caracteriza-se por inflamação da articulação costocondral que se acompanha de dor na parede torácica anterior em pacientes sem evidências de doença reumática. O principal dado histopatológico é uma reação inflamatória inespecífica.

Maior incidência após a 3ª década de vida.

As causas são desconhecidas, porém, muitas vezes, relaciona-se com traumatismos, ansiedade e movimentos repetitivos do tronco e dos membros superiores.

FATORES DE RISCO

- Tabagismo e sedentarismo.

MANIFESTAÇÕES CLÍNICAS

Dor, leve a intensa, simulando, às vezes, dor pleurítica, localizada no hemitórax esquerdo, geralmente da 2ª à 5ª articulação costocondral, podendo ter irradiação.

Pode acompanhar-se de edema, eritema e calor local com hipersensibilidade ao toque.

Piora com os movimentos torácicos, respiração profunda e tosse.

EXAMES COMPLEMENTARES

Os exames laboratoriais e de imagem, incluindo radiografia convencional, ultrassonografia e ressonância magnética, geralmente são normais.

Havendo dificuldade no diagnóstico diferencial com dor cardíaca isquêmica coronariana, pode ser necessário realizar eletrocardiograma e teste ergométrico.

COMPROVAÇÃO DIAGNÓSTICA

Dados clínicos e exclusão de doenças de origem cardíaca (angina e infarto do miocárdio), gastrintestinais (refluxo gastrintestinal, esofagite), musculoesqueléticas (fibromialgia, traumatismos, espondiloartrites), serosites, herpes-zóster e dor psicogênica (crise de pânico, ansiedade).

TRATAMENTO

- É fundamental reconhecer e eliminar fatores agravantes
- Orientar o paciente sobre exercícios de alongamento e correção postural
- O tratamento medicamentoso inclui anti-inflamatórios não hormonais até a remissão dos sintomas e, às vezes, nos

casos refratários, realizar infiltração local com corticoides nos pontos de gatilhos
- Os episódios agudos, geralmente, são curtos e autolimitados, mas eventualmente, a dor pode evoluir para fase crônica com episódios recorrentes.

BIBLIOGRAFIA

Carvalho MAP, Bertolo M, Lanna CCD, Ferreira GA. Reumatologia – Diagnóstico e Tratamento. 5. ed. Rio de Janeiro: Guanabara Koogan; 2019.

Kelley WN. Textbook of rheumatology. 4. ed. Philadelphia: Saunders; 1993.

Sheon RP, Moskowitz RW, Goldberg VM. Soft tissue rheumatic pain: recognition, management and prevention. 3. ed. Williams & Wilkins; 1996.

Ximenes AC, Cecin HA. Tratado brasileiro reumatologia. Rio de Janeiro: Atheneu; 2015.

457
Osteoartrite

Osteoartrose, artrose

Nilzio Antonio da Silva ◆ Rafael Navarrete Fernandez ◆ Ana Carolina Oliveira e Silva Montandon

INTRODUÇÃO

Osteoartrite, osteoartrose ou artrose correspondem à afecção articular, primária ou secundária que se inicia na cartilagem, com posterior comprometimento do osso subcondral e da membrana sinovial, tendo como resultado final degeneração cartilaginosa, eburnificação do osso subcondral e remodelagem óssea, levando à insuficiência articular.

Entre as doenças articulares, a osteoartrite (OA) é a mais frequente, sua prevalência aumenta com a idade.

Pouco comum abaixo dos 40 anos; é frequente após os 60 anos; acima dos 75 anos, 85% dos indivíduos têm evidência clínica e/ou radiológica de artrose.

Além da idade, o sexo e a raça representam fatores importantes. As mulheres brancas são mais acometidas que homens e mulheres negras.

Os principais dados histopatológicos consistem em alterações precoces (edema da cartilagem, afrouxamento da estrutura colágena da matriz extracelular, síntese aumentada de proteoglicanos pelos condrócitos, maior produção de enzimas degradativas, aumento da quantidade de água da cartilagem) e tardias (afilamento, amolecimento e fissuras da cartilagem articular). O osso subcondral é exposto com remodelação e hiperplasia (osteófitos).

FORMAS CLÍNICAS

- Osteoartrite primária (etiologia desconhecida)
  - Osteoartrite primária generalizada (nódulos de Heberden ou de Bouchard)
  - Osteoartrite erosiva inflamatória

- Osteoartrite axial (coluna cervical, coluna torácica e coluna lombar)
- Osteoartrite secundária
  - Anormalidades anatômicas (desalinhamentos, displasias epifisárias ou metafisárias (p. ex., displasia congênita do quadril, luxação das epífises femorais)
  - Distúrbios metabólicos (alcaptonúria, doença de Wilson, hemocromatose, hiperparatireoidismo, acromegalia)
  - Artropatia neuropática (articulação de Charcot)
  - Hemofilia
  - Doença óssea de Paget
  - Artropatias inflamatórias (p. ex., artrite reumatoide, espondiloartrite, gota, condrocalcinose ou pseudogota, artrites infecciosas, pós-traumática).

FATORES DE RISCO

- Fator genético
- Idade
- Obesidade (predominam nas articulações que suportam peso)
- Distúrbios metabólicos e endócrinos (acromegalia, doença óssea de Paget, hiperparatireoidismo)
- Hipermobilidade
- Anomalias osteoarticulares, sequelas de traumatismos
- Tipo de trabalho (esforço físico com sobrecarga de articulações)
- Diabetes.

MANIFESTAÇÕES CLÍNICAS

- Articulações mais afetadas: mãos, joelhos, quadris, pés, coluna vertebral
- Dor articular que piora ao iniciar os movimentos e melhora com o repouso
- Dor à movimentação da articulação
- Rigidez matinal e pós-repouso < 30 minutos
- Sensibilidade à palpação
- Aumento da temperatura local nos períodos de piora
- Derrame articular de pequeno volume
- Aumento das partes moles ou hipertrofia óssea
- Instabilidade articular
- Alargamento da articulação
- Nódulos nas articulações interfalangianas distais (nódulos de Heberden), nas proximais (nódulos de Bouchard), no primeiro metatarso
- Hálux valgo (joanete)
- Diminuição da amplitude dos movimentos da articulação
- Atrofia muscular periarticular
- Crepitação na articulação (sinal muito sugestivo de artrose)
- Ausência de comprometimento sistêmico.

DIAGNÓSTICO DIFERENCIAL

- Artrite reumatoide
- Gota
- Condrocalcinose
- Trauma
- Desarranjos mecânicos.

EXAMES COMPLEMENTARES

- Como não há testes específicos para o diagnóstico, os exames complementares são restritos a poucas avaliações laboratoriais e exames de imagem das áreas afetadas
- Hemograma, provas de atividade inflamatória e análises bioquímicas: têm o objetivo de identificar funções que podem se alterar com medicamentos, ou revelar associações clínicas (p. ex., diabetes, hemocromatose e gota)
- Se houver derrame articular, fazer a análise do líquido sinovial, que, na osteoartrite, apresenta viscosidade normal, número de células inferior a 2.000/mm^3
- Radiografia das articulações: diminuição e irregularidade do espaço articular, esclerose subcondral, osteófitos, deformidade articular
- Ultrassonografia articular, tomografia computadorizada e ressonância magnética são indicadas quando há dúvida diagnóstica.

CRITÉRIOS DIAGNÓSTICOS DE OSTEOARTRITE (AMERICAN COLLEGE OF RHEUMATOLOGY, 2007)

- Joelhos (dados clínicos, laboratoriais e radiológicos)
  1. Dor no joelho na maioria dos dias do último mês
  2. Presença de osteófitos na margem articular
  3. Análise do líquido sinovial com características de osteoartrose
  4. Idade maior que 40 anos
  5. Rigidez matinal menor que 30 minutos
  6. Crepitação nos movimentos ativos da articulação
     Osteoartrose está presente quando os itens 1 e 2 ou os itens 1, 3, 5 e 6, ou os itens 1, 4, 5 e 6 estão presentes
- Mãos (dados clínicos)
  1. Dor na mão ou rigidez na maioria dos dias no último mês
  2. Aumento ósseo em mais que duas de 10 articulações selecionadas
  3. Menos de três articulações metacarpofalangianas (MCF) edemaciadas
  4. Aumento ósseo em duas ou mais interfalangianas distais (IFD)
  5. Deformidade de duas ou mais de 10 articulações selecionadas
     A osteoartrite é diagnosticada quando os itens 1, 2, 3 e 4 ou os itens 1, 2, 3 e 5 estão presentes
- Quadris (dados clínicos, laboratoriais e radiológicos)
  1. Dor no quadril na maioria dos dias no último mês
  2. Osteófitos femorais ou acetabulares à radiografia
  3. Velocidade de hemossedimentação (VHS) menor que 20 mm/hora
  4. Diminuição do espaço articular nas radiografias (superior, axial ou medial). A osteoartrose é diagnosticada quando os itens 1 e 2 ou 1, 3 e 4 estão presentes.

Recomendações práticas

- Tratar o paciente, não a doença
- Tratar a dor e a incapacidade, não a radiografia
- Priorizar aspectos biomecânicos e estilo de vida
- Evitar excessos de tratamento em casos pouco expressivos.

TRATAMENTO

Medidas não farmacológicas
- Redução do peso, se o paciente for obeso
- Cinesioterapia para manter ou recuperar a movimentação articular e a força muscular
- Proteger as articulações de uso excessivo (bengala, muleta, andador, colar cervical, suporte elástico de joelho, palmilhas)
- Exercícios físicos (musculação)
- Remoção artroscópica de fragmentos soltos.

Tratamento medicamentoso
- Tratamento tópico: anti-inflamatórios não esteroides (AINEs):
  - Analgésicos: paracetamol, por via oral (VO), até 3 g/dia, quando o paciente tiver dor e não apresentar sinais clínicos de inflamação; ou dipirona, VO, 500 mg, 3 a 4 vezes/dia
  - AINEs: inibidores seletivos da COX-2 e os não seletivos devem ser usados com cautela e por pouco tempo, tendo em vista o risco de hepatotoxicidade, nefrotoxicidade e do desenvolvimento de doenças cardiovasculares
  - Aplicação intra-articular: ácido hialurônico, triancinolona (40 mg) nos casos de artrite persistente
- Substâncias utilizadas, mas que não têm comprovação de eficácia:
  - Sulfato de glicosamina, VO, 1,5 g/dia; associado ou não a sulfato de condroitina, VO, 1,2 g/dia
  - Diacereína, VO, 50 a 100 mg/dia
  - Piascledine®,* VO, 300 mg/dia
  - Colágeno hidrolisado e não hidrolisado (UC-II), VO, 40 mg/dia
  - Extrato seco de *Harpagophytum procumbens*, VO, 400 mg, 3 vezes/dia.

Tratamento cirúrgico
- Na doença avançada, podem ser indicadas osteotomia, artrodese (fusão) e próteses articulares.

Atenção
- A hiperostose esquelética difusa idiopática (do inglês *diffuse idiopathic skeletal hyperostosis*) caracteriza-se por calcificação e ossificação ligamentar da face anterolateral da coluna vertebral
- Com maior frequência, localiza-se à direita entre a 7ª e a 11ª vértebra. Não existe, nesses casos, degeneração de cartilagem
- Condromalacia da patela é uma síndrome que afeta jovens e, na maioria dos casos, não é precursora da osteoartrite do joelho
- A articulação de Charcot é uma artropatia rapidamente destrutiva de várias causas, resultante do prejuízo na sensação de dor profunda ou comprometimento da propriocepção. Condições associadas: diabetes, *tabes dorsalis*, siringomielia, hanseníase, amiloidose, espinha bífida (ver Capítulo 469, *Espondiloartrose Cervical*)
- Evitar repetições de infiltrações de corticoide em curtos intervalos.

* Piascledine® é o nome comercial de uma associação de fitoterápicos, cada cápsula contém 100 mg de extrato fluido de *Persea americana Mill.* (óleo insaponificável padronizado com 61,7% de alquilfuranos) + 200 mg de extrato fluido de *Glycine max (L.) Merr.* (óleo insaponificável padronizado com 36,5% de tocoferóis).

EVOLUÇÃO E PROGNÓSTICO
- Doença lentamente progressiva
- No início, a dor é aliviada pelo repouso; posteriormente, pode surgir mesmo em repouso
- Derrame articular, em especial nos joelhos
- Aumento da articulação, tardiamente, por alargamento das extremidades ósseas
- Formação de osteófitos, em especial nas bordas das articulações, à medida que a doença progride.

BIBLIOGRAFIA

Altman R, Alarcón G, Appelrouth D, Bloch D, Borenstein D, Brandt K et al. The American College of Rheumatology criteria for the classification and reporting of osteoarthritis of the hand. Arthritis Rheum. 1990;33(11):1601-10.

Altman R, Alarcón G, Appelrouth D, Bloch D, Borenstein D, Brandt K et al. The American College of Rheumatology criteria for the classification and reporting of osteoarthritis of the1 hip. Arthritis Rheum. 2007;37(9):573.

Altman R, Asch E, Bloch D, Bole G, Borenstein D, Brandt K et al. Development of criteria for the classification and reporting of osteoarthritis. Classification of osteoarthritis of the knee. Diagnostic and Therapeutic Criteria Committee of the American Rheumatism Association. Arthritis Rheum. 1986;29:1039-49.

Azevedo MF. GPS Medicamentos. Guia prático em saúde. Rio de Janeiro: Guanabara Koogan; 2017.

Bannuru RR, Osani MC, Vaysbrot EE, Arden NK, Bennell K, Bierma-Zeinstra SMA et al. OARSI guidelines for the non-surgical treatment of knee, hip, and polyarticular ostearthritis. Osteoarthritis Cartilage. 2019;27(11):1578-89.

Coimbra IB, Pastore EH et al. Consenso brasileiro para o tratamento da osteoartrite (artrose). Rev. Bras. Reumatol. 2002;42:371-74.

Fuller R, Seda H. Osteoartrite. In: Carvalho MAP, Bertolo M, Lanna CCD, Ferreira GA. Reumatologia: diagnóstico e tratamento. 5. ed. Rio de Janeiro: Guanabara Koogan; 2019.

Liu X, Eyeles J, McLachlan AJ, Mobasheri A. Which supplements can I recommend to my osteoarthritis patients? Rheumatology (Oxford). 2018;57(suppl. 4):iv75-iv87.

Silva NA, Montandon ACOS, Cabral MVSP. Doenças osteoarticulares degenerativas periféricas. Einstein. 2008;6:S21-8.

458
Sinovite Vilonodular Pigmentada

Antonio Carlos Ximenes • Fernanda Bento da Silva

INTRODUÇÃO

Neoplasia benigna da membrana sinovial de articulações, tendões e bursas.

Pode ser difusa, afetando toda a sinóvia de uma articulação, ou focal, com comprometimento da bainha dos tendões (tumor de células gigantes da bainha dos tendões).

Os principais achados histopatológicos são proliferação ou nódulos nas vilosidades sinoviais com infiltrado celular subsinovial, incluindo fibroblastos, linfócitos e macrófagos carregados de lipídeos (células espumosas).

CAUSAS

- Etiologia desconhecida
- Hemorragias locais repetidas.

MANIFESTAÇÕES CLÍNICAS

- Forma difusa:
  - Mais comum entre 30 e 50 anos
  - Dor leve e progressiva na articulação afetada
  - Unilateral e monoarticular
  - Joelhos (80% dos casos), quadris e tornozelos são comprometidos por ordem decrescente de frequência
  - História de traumatismo em 30% dos pacientes
  - Edema recorrente e hipersensibilidade à palpação da articulação afetada
- Forma focal:
  - Mais frequente em mulheres na 5ª década de vida
  - Compromete principalmente os tendões das mãos e dos pés, e, em raras ocasiões, punhos, tornozelos ou grandes articulações
  - Pode se manifestar como massa indolor de crescimento lento.

DIAGNÓSTICO DIFERENCIAL

- Forma difusa:
  - Sinovioma (em geral observa-se calcificação)
  - Hemangioma sinovial: ocorre na infância, quase sempre associado a hemangioma cutâneo
  - Artrose: cistos somente nas superfícies de sustentação de peso, enquanto na sinovite podem ocorrer em qualquer local nas articulações. Osteófitos são comuns na artrose e ausentes na sinovite
  - Artrite tuberculosa: caracteriza-se por pinçamento articular e osteopenia justarticular
  - Amiloidose: preservação do espaço articular. Simétrica e mais comum nos membros superiores
  - Condromatose sinovial: presença de calcificações puntiformes ao longo da superfície articular em cerca de 60 a 70% dos casos
- Forma focal:
  - Nódulos de Dupuytren (não fixados na bainha tendinosa e, por conseguinte, não se movem com o tendão).

EXAMES COMPLEMENTARES

- Exame do líquido sinovial: aspecto serossanguinolento na ausência de traumatismo é bastante sugestivo de siovite vilonodular pigmentada. Contudo, o líquido sinovial pode ser transparente. Pode conter colesterol
- Radiografia da articulação: revela aumento das partes moles das articulações afetadas. Os cistos subcondrais e as erosões por pressão limitam-se, em grande parte, ao quadril. Ausência de osteófitos e osteoporose justarticular é significativa

- Tomografia computadorizada e ressonância magnética: maior possibilidade de estabelecer o diagnóstico por sugerir a existência de hemossiderina e gordura no interior do tecido da articulação
- Artroscopia: evidencia alterações sinoviais características
- O exame histopatológico comprova o diagnóstico (Figura 458.1).

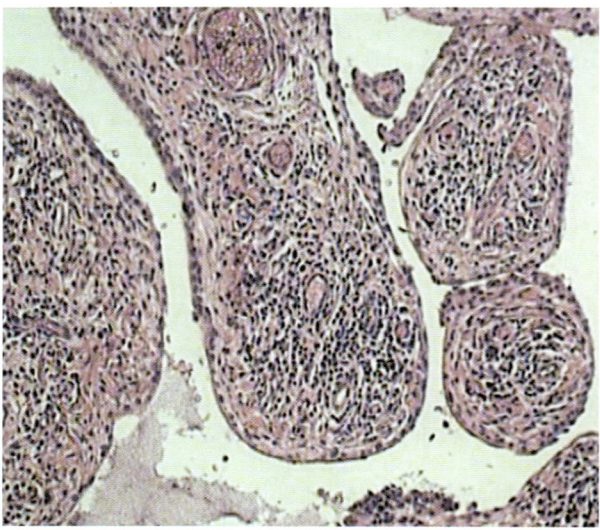

Figura 458.1 Sinovite vilonodular.

COMPROVAÇÃO DIAGNÓSTICA

- Dados clínicos + exame do líquido sinovial + exames de imagem + exame histopatológico.

COMPLICAÇÕES

- Artrose (com maior frequência nos quadris).

TRATAMENTO

- Forma difusa: sinovectomia total
- Forma focal: excisão do nódulo
- Os pacientes devem ser acompanhados a cada 6 meses. Fazer exame radiológico anualmente, principalmente quando há comprometimento dos quadris.

EVOLUÇÃO E PROGNÓSTICO

- Forma difusa: recidivas e disfunção articular
- Forma focal: favorável.

BIBLIOGRAFIA

Cooper AJ, Reeves JD. Neoplasms of joint. In: Klippel JK et al. Primer on the rheumatic diseases. 13. ed. New York: Springer; 2008. p. 543-48.
Tyler WK, Vidal AF, Healey JH. Pigmented villonodular synovitis. JAAO. 2006;14:376-385.

Seção C • Bursas e Tendões

459
Bursite

Antonio Carlos Ximenes • Fernanda Bento da Silva • Eleusa Fleury Taveira

INTRODUÇÃO

Bursite é uma inflamação aguda ou crônica de uma bolsa serosa, também denominada "bursa".

As bursas mais acometidas são: olecraniana, subdeltoidiana, subacromial, peripatelar, isquiática, trocantérica, anserina e retrocalcânea.

A fase aguda da bursite caracteriza-se por distensão da bolsa pela presença de líquido inflamatório aquoso ou mucoide, enquanto, na fase crônica, a bolsa se torna espessada, com superfície interna áspera e trabeculada, além da presença de líquido acastanhado com precipitações de cristais de aspecto arenoso.

FORMAS CLÍNICAS

- Ver Quadro 459.1

- Bursite subdeltoidiana e/ou subacromial: dor intensa, às vezes, acompanhada de edema na face lateral do ombro. Em geral, ocorre bloqueio dos movimentos, principalmente de abdução e rotação, interna e externa
- Bursite olecraniana: dor na região olecraniana no cotovelo. Dificuldade nos movimentos de contraextensão. Pode haver aumento de volume com eritema local. Os movimentos de flexão e extensão do cotovelo permanecem livres
- Bursite trocantérica: a principal manifestação é dor na região glútea e na face lateral da coxa no nível do trocanter. Piora à noite e com exercícios contralaterais de cruzar as pernas
- Bursite peripatelar: dor na face anterior do joelho. Pode-se evidenciar aumento do volume no local. Piora à noite. Geralmente, relaciona-se com atividades profissionais de impacto. Em virtude da existência de numerosas bursas nos joelhos, podem ocorrer manifestações dolorosas em outros locais, como na fossa poplítea e nas faces lateral e medial
- Bursite retrocalcânea: a manifestação clínica mais frequente é dor e aumento de volume na topografia do tendão de Aquiles.

FATORES DE RISCO E CAUSAS

- É importante na avaliação das bursites esclarecer a etiologia, que pode ser de origem mecânica ou infecciosa
- Os fatores de risco são movimentos repetitivos e impactos em pessoas com treinamentos físicos não orientados e/ou alongamentos exagerados

Quadro 459.1 Classificação da bursite conforme localização, características clínicas, exames de imagem, comprovação diagnóstica.

Localização da bursa	Características clínicas	Imagens	Comprovação diagnóstica
Subdeltoidiana e/ou subacromial	Dor intensa e, às vezes, com edema na face lateral do ombro. Geralmente, ocorre bloqueio dos movimentos, principalmente de abdução e rotações interna e externa devido o processo inflamatório	Radiografia: calcificações Ultrassonografia: alterações de partes moles	Dados clínicos + exames laboratoriais + exames de imagem
Olecraniana	Dor na região olecraniana no cotovelo Dificuldade nos movimentos de contraextensão Ocasionalmente, aumento de volume com eritema local. Movimentos de flexão e extensão do cotovelo permanecem livres	Radiografia: calcificações Ultrassonografia: alterações de partes moles	Dados clínicos + exames laboratoriais + exames de imagem
Trocantérica	A principal manifestação é dor na região glútea e face lateral da coxa no nível do trocanter. Piora à noite e com exercícios contralaterais de cruzar as pernas	Radiografia: calcificações Ultrassonografia: alterações de partes moles Ressonância magnética	Dados clínicos + exames laboratoriais + exames de imagem
Peripatelar	Dor na região da face anterior e no joelho Ocasionalmente, pode se evidenciar aumento de volume local. Piora à noite. Geralmente, se relacionam com atividades de impacto profissionais ou não. Pela existência de numerosas bursas na anatomia dos joelhos, podem ocorrer manifestações dolorosas em outros locais, como fossa poplítea, face lateral e medial	Radiografia: calcificações Ultrassonografia: alterações de partes moles	Dados clínicos + exames laboratoriais + exames de imagem
Retrocalcânea	A manifestação clínica mais frequente é dor e aumento de volume na topografia do tendão de Aquiles, e, às vezes, com diagnóstico diferencial em bases clínicas difíceis das tendinites	Radiografias: calcificações Ultrassonografia: alterações de partes moles	Dados clínicos + exames laboratoriais + exames de imagem

• O diagnóstico implica a realização de exames de imagens, tanto radiológicas quanto ultrassonográficas e, às vezes, de ressonância magnética, como no caso de bursas profundas no quadril (Figura 459.1).

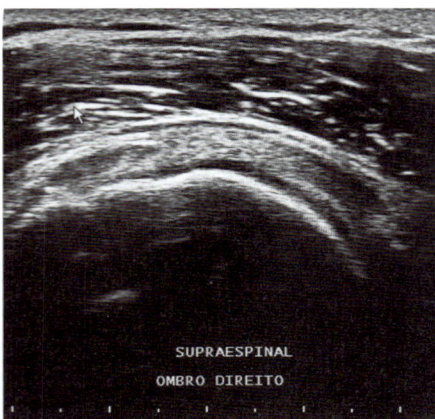

Figura 459.1 Bursite subacromial subdeltoidiana. Exame ultrassonográfico, mostrando alterações das partes moles.

Bursite e tendinite

O diagnóstico diferencial com tendinite pode ser difícil apenas com dados clínicos.

TRATAMENTO

• Anti-inflamatórios hormonais e não hormonais até remissão da fase aguda
• Pode-se optar por infiltração local com corticoide em casos selecionados
• Antibiótico na bursite de etiologia infecciosa, principalmente na bursite séptica
• Fisioterapia analgésica com gelo ou contraste térmico na fase aguda
• Repouso e elevação da articulação afetada
• Imobilização da articulação afetada na fase aguda
• Tratamento cirúrgico em casos selecionados.

EVOLUÇÃO E PROGNÓSTICO

A evolução e o prognóstico, na maioria dos casos, são favoráveis com cura sem sequelas. Evitar recidiva para evitar evolução para fase crônica.

BIBLIOGRAFIA

Araújo NC, Fernandes A. Bursites e tendinites. Temas de Reumatologia Clínica. 2003;4(2):38-42.
Carvalho MAP, Lanna CCD, Bertolo MB. Reumatologia – diagnóstico e tratamento. 3. ed. Rio de Janeiro: Guanabara Koogan; 2019.
Dani WS, Azevedo E. Bursite trocantérica. Temas de Reumatologia Clínica. 2006; 7(1):2-5.
Porto CC, Porto AL. Semiologia médica. 8. ed. Rio de Janeiro: Guanabara Koogan; 2019.
Skake TL. Reumatologia. Princípios e prática. Rio de Janeiro: Guanabara Koogan; 1999.
Ximenes AC, Cecin HA. Tratado brasileiro de reumatologia. Rio de Janeiro: Atheneu; 2015.

460
Contratura de Dupuytren
Contratura da fáscia palmar

Fábia Mara Gonçalves Prates de Oliveira ◆
Antonio Carlos Ximenes

INTRODUÇÃO

É a contratura da fáscia palmar decorrente de proliferação fibrosa e lesões nodulares, ocasionando deformidade em flexão do 4º e do 5º quirodáctilo, com perda parcial da função.

Na maioria dos pacientes, a etiologia é desconhecida, sem relação com trabalhos manuais e impacto mecânico.

Existe possível predisposição genética, e alguns casos são familiares. Predomina em homens após a 5ª década de vida.

As principais alterações histopatológicas são proliferação de fibroblastos com células gigantes e hiperplasia vascular. Observa-se isquemia da fáscia palmar.

FATORES DE RISCO

Os principais fatores de risco são tabagismo, alcoolismo, diabetes, epilepsia, terapia anticonvulsivante prolongada e doenças crônicas, como tuberculose pulmonar e hepatopatias.

COMPLICAÇÕES

• As complicações mais frequentes são distrofia simpática reflexa pós-cirurgia e edema da mão com necrose cutânea pós-cirurgia
• Geralmente, a evolução é progressiva com taxa de recidiva pós-cirurgia de 10 a 30%.

MANIFESTAÇÕES CLÍNICAS

• A mais precoce, geralmente, é o aparecimento de um nódulo isolado ou múltiplos nódulos na região palmar, evoluindo para a formação de um cordão pré-tendíneo superficial
• Geralmente unilateral, mas pode ser bilateral
• Ausência de dor
• Os locais mais afetados são o dedo anular na mão direita com pele enrugada e aderida à fáscia com contraturas nos espaços interdigitais
• Em 7 a 10% dos pacientes, observa-se o aparecimento de nódulos plantares concomitantes.

EXAMES COMPLEMENTARES

• Os exames complementares, laboratoriais ou de imagem, pouco auxiliam no diagnóstico
• A ressonância magnética pode ser útil para planejamento cirúrgico.

TRATAMENTO

- Infiltração de corticoide (prednisona ou prednisolona) nos nódulos hipersensíveis
- Fisioterapia na fase inicial, associada a estiramento passivo dos dedos e instrumentos com cabos acolchoados.

BIBLIOGRAFIA

Carvalho MAP, Lanna CCD, Bertolo MD. Reumatologia – diagnóstico e tratamento. 5. ed. Rio de Janeiro: Guanabara Koogan; 2019.
Ximenes AC, Cecin HA. Tratado brasileiro de reumatologia. Rio de Janeiro: Atheneu; 2015.

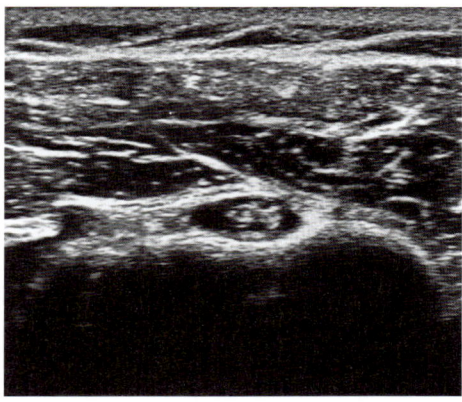

Figura 461.1 Tendinopatia da cabeça longa do bíceps.

461
Tendinite e Entesite

Tenossinovite, tendinopatia, tenossinovite de De Quervain, tennis elbow, tendinite poplítea, tendinite do Aquiles, tendinite do manguito rotador

Fábia Mara Gonçalves Prates de Oliveira ◆ Antonio Carlos Ximenes ◆ Fernanda Bento da Silva

INTRODUÇÃO

É a inflamação aguda ou crônica de qualquer tendão ou de sua bainha sinovial.

O processo inflamatório, geralmente, ocorre no local da inserção no osso (entesite), no ponto de origem do músculo ou na bainha sinovial (tenossinovite).

É importante definir a etiologia, que pode ser mecânica repetitiva, metabólica, espondiloartrite e infecciosa.

FORMAS CLÍNICAS

As principais apresentações clínicas e anatômicas são tenossinovite de De Quervain, cotovelo de tenista *(tennis elbow)*, tendinite poplítea, tendinite do Aquiles, tendinite do manguito rotador (Figura 461.1).

As manifestações clínicas mais comuns em qualquer forma clínica são hipersensibilidade e dor no local, geralmente na inserção do tendão. Piora com movimentos ativos, podendo, porém, ocorrer em repouso. Ocasionalmente, observam-se eritema e calor local, sobretudo se for em tendão superficial, como o tendão de Aquiles, o manguito rotador, o abdutor longo e o extensor curto do polegar.

DIAGNÓSTICO

O diagnóstico se baseia nos dados clínicos e em exames de imagem (radiografias, ultrassonografia e ressonância magnética) (Figura 461.1).

A ultrassonografia é indicada para avaliar a dinâmica do tendão durante a contração muscular e a ressonância quando se quer definir com maior segurança a integridade do tendão afetado.

DIAGNÓSTICO DIFERENCIAL

- Ruptura do tendão com perda da função do músculo envolvido
- Bursite
- Artrite.

TRATAMENTO

- Medicamentoso: anti-inflamatórios não hormonais e/ou corticoide em baixas doses por curto prazo de tempo
- Ocasionalmente, se realiza infiltração com corticoide, tipo metilprednisolona, caso não haja contraindicação. Deve-se aplicar o corticoide no próprio tendão. Evitar a bainha sinovial e infiltrações repetidas
- Tratamento etiológico sempre que possível.

Entesite

Entesite é o processo inflamatório localizado na região em que ligamentos, cápsulas e tendões se inserem nos ossos, estrutura denominada "entese".

Pode ser observada na artrite reumatoide e constitui um achado característico das espondiloartrites, em particular da artrite psoriásica, mas pode ser secundária a microtraumas repetitivos, principalmente na inserção do tendão calcâneo (tendão de Aquiles), na fáscia plantar (fascite plantar) e na inserção dos ligamentos nas cristas ilíacas.

A manifestação clínica principal é dor, com ou sem sinais inflamatórios na região da inserção dos ligamentos. A dor pode ser provocada pela compressão da região correspondente ao local da inserção.

A ultrassonografia e a ressonância magnética demonstram a presença de sinais inflamatórios e, em alguns casos, erosão da estrutura óssea.

O tratamento inclui imobilização da região afetada, uso de anti-inflamatórios não esteroides (AINEs) e corticoides.

BIBLIOGRAFIA

Carvalho MAP, Lanna CCD, Bertolo MB, Lanna CCD, Ferreira GA. Reumatologia – Diagnóstico e tratamento. 5. ed. Rio de Janeiro: Guanabara Koogan; 2019.
Cecin HA, Ximenes AC. Tratado brasileiro de reumatologia. Rio de Janeiro: Atheneu; 2015.
Dani WS, Azevedo E. Bursite trocantérica. Temas de Reumatologia Clínica. 2006;7(1):2-5.

462
Síndrome do Túnel do Carpo

Antonio Carlos Ximenes • Fernanda Bento da Silva

INTRODUÇÃO

Denominada pela clínica e pelos padrões eletrofisiológicos como "compressão do nervo mediano ao nível do punho", a síndrome do túnel do carpo constitui a neuropatia compressiva mais frequente, com prevalência de 5% e incidência de 0,1 a 0,5% na população geral, predominando em mulheres de 40 a 60 anos.

Túnel do carpo e nervo mediano

O túnel do carpo é um espaço ovoide, limitado ventralmente pelo retináculo flexor e dorsalmente pela superfície de oito ossos do carpo, por onde passam o nervo mediano e mais nove tendões flexores.

O nervo mediano tem uma distribuição sensorial compreendendo a superfície volar dos três primeiros dedos e a metade medial do quarto dedo da mão (Figura 462.1).

FATORES DE RISCO E CAUSAS

A síndrome do túnel do carpo pode estar associada a fatores traumáticos, doenças sistêmicas, obesidade e gravidez.

As principais doenças sistêmicas relacionadas com a síndrome do túnel do carpo são artrite reumatoide, polimiosite, esclerose sistêmica, doenças por cristais como gota, diabetes, hipotireoidismo, acromegalia, infecções (p. ex., osteomielite, tuberculose, doenças sexualmente transmissíveis) e viroses, sobretudo parvovírus.

Aproximadamente, 30% dos pacientes com insuficiência renal crônica em hemodiálise desenvolvem síndrome do túnel do carpo, provavelmente por alterações hemodinâmicas secundárias à implantação da fístula arteriovenosa, que ocasiona alteração vascular do nervo mediano.

MANIFESTAÇÕES CLÍNICAS

- Os pacientes compreendem três grupos: com sintomatologia leve, moderada e grave. Podem ser mais bem caracterizados associando dados clínicos ao estudo eletroneuromiográfico
- O principal sintoma consiste em dor em queimação e/ou formigamento na face volar do punho e nos três primeiros dedos da mão e na face medial do quarto dedo, sobretudo à noite
- Em geral, os sintomas são limitados aos dedos inervados pelo mediano. A sensação dolorosa pode melhorar ao balançar as mãos com os braços abaixados
- Déficits motores envolvem os músculos da eminência tenar e se manifestam pela dificuldade de abdução do polegar e, às vezes, atrofia da eminência tenar
- Ao exame físico, são importantes os testes de Tinel, de Phalen, de compressão manual do carpo e de Weber.

EXAMES COMPLEMENTARES

- A eletroneuromiografia é o exame complementar mais importante, com sensibilidade de 80 a 90%
- A ressonância magnética demonstra a anatomia do túnel do carpo, o que auxilia na decisão de indicação de tratamento cirúrgico nos casos que não respondem ao tratamento clínico.

TRATAMENTO

- Baseia-se na gravidade da disfunção do nervo (leve, moderada, grave) e na presença de doenças concomitantes

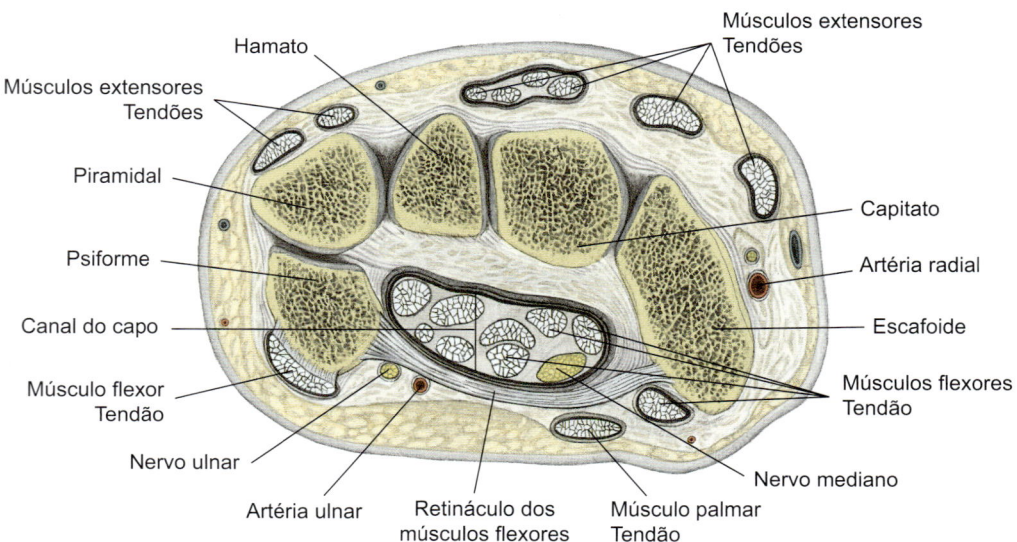

Figura 462.1 Relação anatômica dos túneis ulnar e carpal. (Adaptada de Carvalho et al., 2019.)

Além do diagnóstico sindrômico, é necessário investigar a possibilidade de doença sistêmica como causa, como hipotireoidismo, doença amiloide, artrite reumatoide, gota, diabetes melito, traumática e sequela de fraturas.

- A conduta inicial consiste em evitar atividades capazes de agravar a compressão do nervo mediano, assim como a prescrição de órtese em posição neutra por curtos períodos, principalmente à noite
- A órtese, ao prevenir a flexão ou extensão prolongada do punho, alivia os sintomas e pode evitar a necessidade de tratamento cirúrgico nos pacientes com sintomatologia leve e recente
- A melhor estratégia de tratamento sintomático consiste na associação de medicamentos anti-inflamatórios não hormonais, corticoides orais e infiltração combinados com o uso de órteses conservadoras, sempre visando ao tratamento da possível etiologia.

Tratamento cirúrgico

Nos pacientes com compressão moderada ou grave, dor persistente, atrofia da eminência tenar, duração dos sintomas maior que 6 semanas e evidência de lesão axonal significativa ou desnervação pela eletroneuromiografia, a indicação cirúrgica deve ser avaliada.

BIBLIOGRAFIA

Carvalho MAP, Bertolo M, Lanna CCD, Ferreira GA. Reumatologia – Diagnóstico e Tratamento. 5. ed. Rio de Janeiro: Guanabara Koogan; 2019.
Ximenes AC, Cecin HA. Tratado brasileiro de reumatologia. Rio de Janeiro: Atheneu; 2015.

463
Síndrome do Túnel Cubital

Antonio Carlos Ximenes ◆ Fernanda Bento da Silva

INTRODUÇÃO

A síndrome é definida como a consequência da compressão do nervo ulnar no túnel cubital ao nível do cotovelo (Figura 463.1).

O túnel cubital é formado a partir do arco da aponeurose do músculo flexor ulnar do carpo, que se localiza 1 a 2 cm distais aos pontos de inserção muscular no olecrano e no epicôndilo medial.

O assoalho do túnel é constituído pelo ligamento colateral ulnar.

O nervo ulnar no cotovelo passa por meio de um sulco entre o olecrano e o epicôndilo medial formando a goteira ulnar.

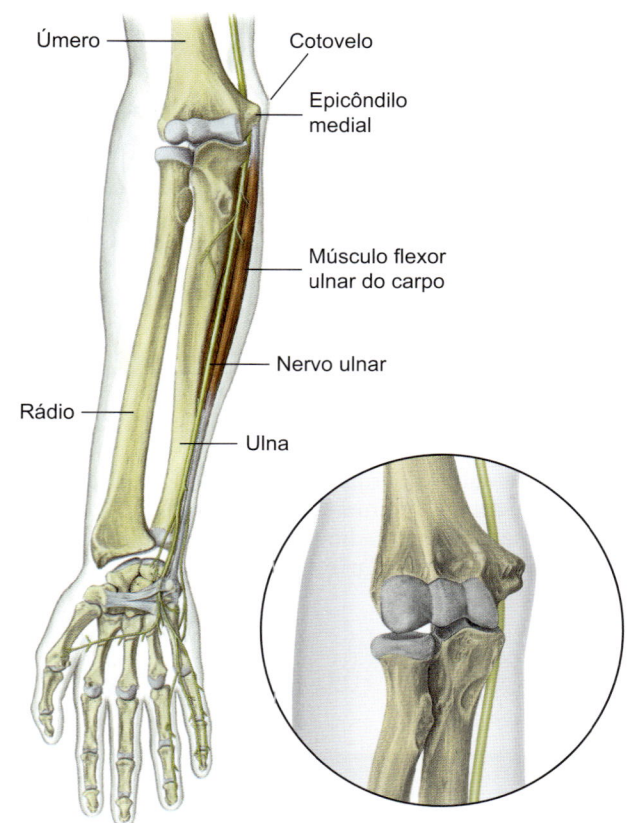

Figura 463.1 Nervo ulnar – o nervo ulnar passa perto da superfície da pele no cotovelo (mostrado no braço esquerdo).

Trata-se da segunda neuropatia compressiva mais comum, superada somente pela síndrome do túnel do carpo, com incidência de 20 casos para cada 100 mil habitantes, predominando em homens tabagistas.

FATORES DE RISCO E CAUSAS

- A causa mais frequente é a fratura óssea ao nível do cotovelo e a inflamação no local, em associação à proliferação de tecido cicatricial
- No Brasil, uma etiologia ainda frequente é a hanseníase
- Outras causas que devem ser investigadas são artropatias inflamatórias incluindo gota, artrite reumatoide e osteoartrite
- A determinação da etiologia e a classificação da extensão da lesão são fatores importantes para o tratamento e a avaliação do prognóstico.

DIAGNÓSTICO

- A sintomatologia mais frequente é parestesia na face volar do quarto e do quinto dedo da mão
- Nas compressões mais graves, o paciente pode queixar-se de uma sensação como se o quarto dedo estivesse se partindo ao meio
- Sintomas motores são menos frequentes, mas podem surgir de acordo com a intensidade da compressão, com atrofia dos músculos interósseos da mão, associada à atrofia hipotenar e à flexão do quarto e do quinto dedo da mão.

Testes de Froment e Wartenberg

Devem ser realizados em pacientes com suspeita dessa síndrome:
- Teste de Froment: solicita-se ao paciente que segure uma folha com o movimento de pinça. Quando o examinador puxa a folha, o paciente não consegue mantê-la entre os dedos e executa uma flexão compensatória da falange distal do polegar, por ação do músculo adutor do polegar, inervado pelo nervo mediano
- Teste de Wartenberg: demonstra a fraqueza na adução do 5º dedo, que permanece abduzido.

EXAMES COMPLEMENTARES

- Eletroneuromiografia: exame importante para a confirmação diagnóstica, bem como para determinar a localização exata da lesão no cotovelo, além de medir o grau da lesão do nervo e identificar outras síndromes compressivas que podem estar associadas, como a síndrome do túnel carpo e do radial
- Exames de imagem: radiografias são indicadas quando a eletroneuromiografia não define a localização da lesão, além de auxiliarem na identificação da causa no caso de fraturas, artrites e osteoartrite com formação de osteófitos
- Ultrassonografia e ressonância magnética podem demonstrar cistos compressivos, tumores e linfonodos, e evidenciar o grau de espessamento do nervo ulnar.

TRATAMENTO

- O tratamento visa aliviar os sintomas e atuar sobre a causa
- O uso de anti-inflamatórios não hormonais é uma indicação frequente de acordo com o aspecto de inflamação da compressão
- Quando não há contraindicações, indica-se a infiltração de corticoide.

BIBLIOGRAFIA

Carvalho MAP, Bertolo M, Lanna DCC, Ferreira GA. Reumatologia: diagnóstico e tratamento. 3. ed. Rio de Janeiro: Guanabara Koogan; 2019.
Ximenes AC, Cecin HA. Tratado brasileiro de reumatologia. Rio de Janeiro: Atheneu; 2015.

Seção D • Coluna Vertebral

464
Cervicalgia e Dorsalgia
Cervicobraquialgia

André Luiz Passos Cardoso • Frederico Barra de Moraes

INTRODUÇÃO

Cervicalgia e dorsalgia são, respectivamente, as dores originadas nas colunas cervical e dorsal.

Cervicobraquialgia refere-se à dor cervical com irradiação para os membros superiores.

CLASSIFICAÇÃO

Podem ser agudas (menos de 6 semanas duração), subagudas (entre 6 e 12 semanas) e crônicas (mais de 12 semanas).

CAUSAS

- Posturais
- Compressivas (hérnia discal e estenose vertebral)
- Degenerativas (osteoartrite, doença degenerativa discal)
- Infecciosas (discite vertebral por tuberculose ou estafilococos)
- Inflamatórias (artrite reumatoide e espondilite anquilosante)
- Metabólicas (osteoporose com fratura patológica)
- Tumorais (metástases ou lesões primárias)
- Deformidades vertebrais (dorso curvo juvenil ou doença de Scheuermann)
- Traumáticas.

MANIFESTAÇÕES CLÍNICAS

- A principal manifestação clínica é a dor
- Em casos agudos, com etiologia mecânico-postural, além da dor, os achados usuais são restrição de movimentos e contratura muscular
- Parestesias, diminuição de força e dor do tipo "choque" indicam radiculopatia por provável hérnia de disco cervical. Para definir qual a raiz cervical está acometida, deve-se analisar os reflexos tendinosos que podem estar abolidos ou reduzidos e os dermátomos com alteração de sensibilidade
- Dor de caráter noturno, que pode acordar o paciente, leva à suspeita de doenças malignas
- Febre, inapetência e perda de peso sugerem, principalmente, infecções vertebrais, mas podem também ser indícios de neoplasias malignas (síndrome paraneoplásica)
- Diminuição da força nos membros superiores, com dificuldade para a marcha, e reflexos exacerbados sugerem um quadro de mielopatia cervical
- Ao exame físico, podem ser encontrados sintomas de mielopatia, como os sinais de Babinski (hiperextensão do hálux ao estímulo plantar) e o sinal de Hoffmann (flexão dos dedos e do polegar em reação à hiperextensão da falange distal do dedo médio).

EXAMES COMPLEMENTARES

- Nos casos agudos, sem história de traumas e sem sinais de alerta (dor noturna, febre, alteração de sensibilidade e/ou força), não é necessário solicitar exames de imagem, podendo ser instituído tratamento imediato
- Radiografia simples: indispensável nos casos de trauma:
  - A existência de osteófitos e a diminuição de espaço discal em pacientes adultos são frequentes e nem sempre estão relacionadas com dor
  - Nos casos de lesão tumoral, pode ser normal nas fases iniciais

- É obrigatória nos casos de deformidades para mensuração de curvas anormais
- Tomografia computadorizada (TC): mostra melhor a parte óssea, sendo importante nos casos de trauma e tumores ósseos. Nas hérnias discais cervicais, a TC auxilia a visualização da hérnia de disco duro (osteófitos foraminais e canal medular)
- Ressonância magnética (RM): padrão-ouro para avaliar hérnias discais cervicais (hérnia de disco mole), mielopatia cervical e hérnia de disco torácica. É útil também para identificar fraturas recentes por osteoporose por meio do hipersinal em T2 (em geral, há fraturas múltiplas, podendo coexistir fraturas recentes e antigas). Tem alta sensibilidade para tumores vertebrais e processos infecciosos
- Cintilografia óssea: exame de triagem para lesões tumorais, infecção e fraturas por osteoporose
- Eletroneuromiografia: útil para o diagnóstico de lesões compressivas de nervos periféricos. Pode ser normal em casos de hérnias discais com radiculopatia.

DIAGNÓSTICO DIFERENCIAL

- Síndromes dolorosas do ombro (bursite, tendinite)
- Síndromes compressivas de nervos periféricos (neuropatia do nervo mediano [síndrome do túnel do carpo], neuropatia do nervo ulnar [síndrome do túnel cubital], síndrome do desfiladeiro torácico)
- Angina e infarto agudo do miocárdio nos casos de cervicobraquialgia esquerda
- Insuficiência vertebrobasilar (síndrome de Barré-Lieou, síndrome de Wallenberg)
- Tumor de Pancoast
- Fibromialgia e dor miofascial.

TRATAMENTO

- Colar cervical de espuma (não usar por mais de 10 dias, pois atrofia a musculatura paravertebral)
- Fisioterapia
- Tração cervical
- Acupuntura
- Alguns casos têm indicação de tratamento cirúrgico (absoluta [mielopatia cervical] e relativa [hérnia discal, fraturas por osteoporose]).

Tratamento medicamentoso

- Anti-inflamatórios não esteroides (AINEs): diclofenaco, 50 mg, VO, de 8/8 horas; ou celecoxibe, 200 mg, VO, de 12/12 horas, durante 3 a 7 dias (ver Capítulo 15, *Dor*). Em pacientes com história de epigastralgia, associar protetor gástrico (ver Capítulo 259, *Gastrites*)
- Relaxantes musculares: nos casos de espasmo ou contratura muscular: ciclobenzaprina, 5 a 10 mg, VO, de 12/12 horas, durante 3 a 5 dias. Alertar o paciente sobre possível sonolência
- Opioides fracos: em casos de dor moderada, codeína, 30 a 60 mg, VO, de 4/4 horas, ou tramadol, 50 a 100 mg, VO, de 6/6 horas (ver Capítulo 15, *Dor*)
- Opioides fortes: em casos de dor mais intensa: tapentadol, 100 a 200 mg, VO, de 12/12 horas; ou oxicodona, 10 a 20 mg, VO, de 12/12 horas
- Medicamentos coadjuvantes: gabapentina, 300 mg, VO, de 6/6 horas; ou pregabalina, 150 mg, VO, de 12/12 horas; ou

amitriptilina, 25 mg, VO, 1 vez à noite; ou duloxetina, 60 mg, VO, 1 vez de dia (ver Capítulo 15, *Dor*)
- Injeção de anestésico local associado a corticoide em locais específicos.

EVOLUÇÃO E PROGNÓSTICO

- A maioria das cervicalgias e dorsalgias agudas é autolimitada e melhora com tratamento clínico
- Após melhora dos sintomas, é importante a prevenção com indicação de atividades físicas para fortalecimento muscular e orientação postural para evitar recidivas
- Nos casos de persistência dos sintomas, déficit neurológico ou suspeita de tumores, solicitar avaliação especializada com ortopedista ou neurocirurgião.

BIBLIOGRAFIA

Azevedo MF. GPS Medicamentos. Guia prático em saúde. Rio de Janeiro: Guanabara Koogan; 2017.

Emery SE, Boden, S.D. Surgery of the cervical spine. Philadelphia: W.B. Saunders; 2003.

Porto CC, Porto AL. Semiologia médica. 8. ed. Rio de Janeiro: Guanabara Koogan; 2019.

Szpalzki M, Gunzburg R. Coluna cervical degenerativa: diagnóstico e tratamento. Reichmann & Affonso Editores; 2003.

Vacarro AR, Betz RR, Zeidman SM. Cirurgia da coluna: princípios e prática. São Paulo: DiLivros; 2007.

465
Disrafismo Espinal
Espinha bífida, meningocele, mielomeningocele

César de Paula Lucas

INTRODUÇÃO

Disrafismo espinal, que corresponde ao fechamento defeituoso da coluna vertebral, divide-se em dois tipos: espinha bífida fechada e espinha bífida aberta (meningocele e mielomeningocele):

- **Espinha bífida fechada**: ausência congênita do processo espinhoso associada a diversos graus de variação da lâmina vertebral. Não há exposição das meninges nem de tecido neural
- **Espinha bífida aberta**: meningocele e mielomeningocele
  - Meningocele: defeito neural nos arcos vertebrais com distensão cística das meninges, porém sem anormalidades do tecido neural. Há déficit neural em 33% dos pacientes
  - Mielomeningocele: defeito neural dos arcos vertebrais com dilatação cística das meninges, associada a anormalidade estrutural ou funcional medular ou da cauda equina
- Outros defeitos associados ao disrafismo espinal: lipomielosquise, lipomielomeningocele, raquisquise e cistos dermais.

MIELOMENINGOCELE

MANIFESTAÇÕES CLÍNICAS

- Exposição cutânea de tecidos neurais
- Distúrbios da marcha e redução da força muscular
- Atrofia muscular, membros curtos e deformidades dos pés e tornozelos
- Dor e déficit sensitivo
- Incontinência urinária e fecal
- Lombalgia, cifose e escoliose
- Hidrocefalia.

EXAMES COMPLEMENTARES

- Dosagem de alfafetoproteína: altos índices maternos durante a 15ª e a 20ª semana gestacional elevam em até 224 vezes o risco relativo de defeitos do tubo neural
- Dosagem amniótica de alfafetoproteína: elevada nos defeitos do tubo neural, com pico entre a 13ª e a 15ª semana gestacional
- Ultrassonografia pré-natal: detecta 95% dos casos de espinha bífida
- Tomografia computadorizada (TC) e ressonância magnética (RM) da coluna vertebral: mostram as alterações das estruturas da coluna vertebral.

DIAGNÓSTICO DIFERENCIAL

Alterações e/ou lesões de pele situadas medianamente ao longo da coluna vertebral: hipertricose, lipoma e descoloração hemangiomatosa.

COMPROVAÇÃO DIAGNÓSTICA

Dados clínicos + exames de imagem.

TRATAMENTO

- Posição de Trendelenburg
- Cobertura da lesão com esponjas embebidas em soro fisiológico
- Antibioticoterapia apenas nas mielomeningoceles rotas
- Reconstrução cirúrgica nas primeiras 36 horas.

EVOLUÇÃO E PROGNÓSTICO

- O prognóstico é determinado pelo número e pela gravidade das anormalidades
- Bons resultados com tratamento em muitos pacientes
- Pode haver sequelas.

Atenção

O tratamento pode requerer a participação de vários especialistas (neurocirurgião, ortopedista, urologista, pediatra).

BIBLIOGRAFIA

Epstein NE, Rosenthal RD, Zito J. *Shunt* placement and myelomeningocele repair: simultaneous *versus* sequential shunting. Childs Nerv Syst. 1985;1:145-7.

Husbbalah MY, Hoffman HJ. Early repair of myelomeningocele and simultaneous insertion of VP *shunt*: technique and results. Neurosurgery. 1987; 20:21-3.

466
Escoliose

Frederico Barra de Moraes ◆ Fabiano Inácio de Souza ◆ João Alírio Teixeira da Silva Júnior

INTRODUÇÃO

Trata-se de uma deformidade da coluna vertebral que tem amplo espectro clínico, podendo ser assintomática ou causar alterações importantes no eixo vertebral, na caixa e no conteúdo torácico.

Sua incidência é de 1,5 a 3% da população geral, sendo mais frequente em crianças e adolescentes. Predomina no sexo feminino.

CAUSAS

- Etiologia desconhecida em 80% dos pacientes
- Alterações congênitas da coluna vertebral (hemivértebras e/ou barras ósseas)
- Doenças neuromusculares (paralisia cerebral, distrofia muscular)
- Neurofibromatose, disrafismo, sequela de neoplasias e infecções
- Alterações degenerativas da coluna.

MANIFESTAÇÕES CLÍNICAS

- Dor (incomum na escoliose idiopática)
- Deformidade torácica: ombros e escápula assimétricos, gibosidade, curvatura da coluna vertebral (torácica e/ou lombar), tronco e bacia desequilibrados, ângulo de talhe escavado, alterações do gradil costal (Figuras 466.1 e 466.2)
- Alterações neurológicas (fraqueza, desequilíbrio, espasticidade, incontinência de esfíncteres)
- Alterações da função pulmonar (quanto maior a curvatura, mais grave, podendo causar *cor pulmonale*)
- Caracterização da maturidade esquelética do adolescente comparativamente aos caracteres sexuais secundários (pelos pubianos, axilares, mamas), menarca
- Linha do prumo que vai de C7 até a fenda glútea para avaliar descompensação do tórax sobre a pelve
- Teste do debruçar para a frente, observando a rotação do tronco (ver Figura 466.1).

EXAMES COMPLEMENTARES

- Radiografia em anteroposterior e perfil de toda a coluna vertebral, em posição ortostática, para avaliar localização, graduação das curvas e identificar hemivértebras, barras ósseas, alterações degenerativas, tumores ou infecções
- Radiografia com inclinações laterais da coluna para determinar quais curvas são estruturadas e quais são flexíveis (Figura 466.2)
- Tomografia computadorizada e ressonância magnética para detectar outras causas de escoliose (Figura 466.2).

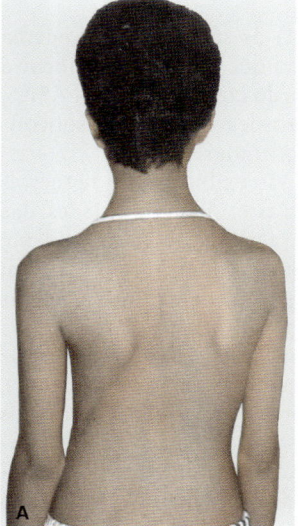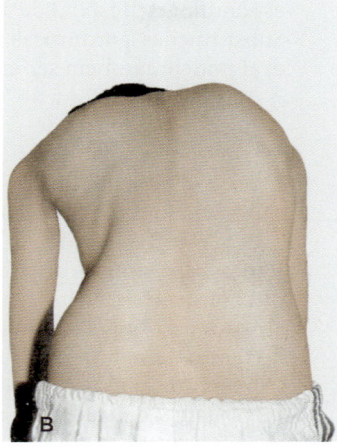

Figura 466.1 Escoliose estruturada. **A.** Assimetria do ângulo toracolombar (talhe) e das cinturas escapulares. **B.** Paciente em flexão com aparecimento da giba costal à direita.

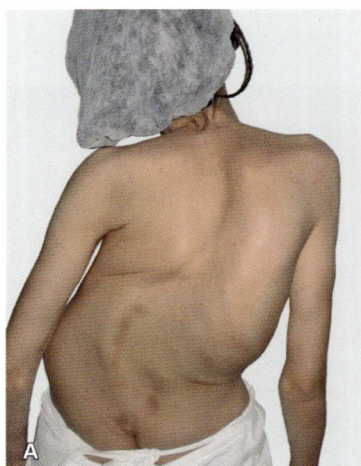

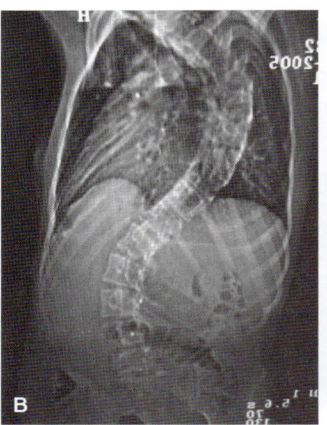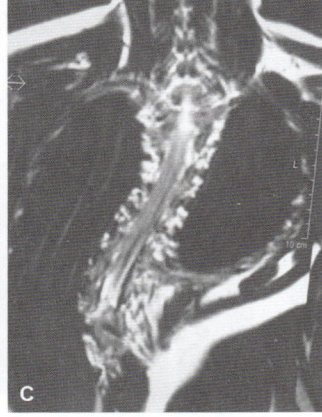

Figura 466.2 A. Aspecto clínico de escoliose grave, dupla curva, visão posterior, com tronco desequilibrado e bacia desnivelada. **B.** Radiografia anteroposterior da coluna total, evidenciando escoliose grave, curva torácica à direita de 110° e curva lombar a esquerda de 80°, com diminuição da área pulmonar. **C.** Ressonância magnética da coluna vertebral em paciente com escoliose grave e corte coronal em T2 para avaliar alterações da medula e do canal medular.

COMPROVAÇÃO DIAGNÓSTICA

- Dados clínicos + exames de imagem.

TRATAMENTO

- Exercícios de alongamento e fortalecimento muscular, natação, reeducação postural global (RPG)
- Pacientes com curvas de menos de 20° sem evidência de progressão devem ficar em observação clínica; curvas de 20 a 40° progressivas em crianças necessitam de órteses (coletes); curvas maiores de 40° progressivas exigem tratamento cirúrgico (geralmente a partir dos 10 anos)
- Protuberância costal acentuada: toracoplastia.

Atenção

- O paciente deve ser encaminhado precocemente para ortopedista a fim de estabelecer o tratamento no momento adequado
- Em caso de dor, devem ser investigadas outras deformidades vertebrais, como cifose torácica aumentada (doença de Scheuermann) ou lordose lombar aumentada (espondilolistese).

EVOLUÇÃO E PROGNÓSTICO

- Bom prognóstico com tratamento precoce, antes de a curva se tornar acentuada.

BIBLIOGRAFIA

Borges CA, Ximenes AC. Coluna vertebral. In: Porto CC, Porto AL. Semiologia médica. 8. ed. Rio de Janeiro: Guanabara Koogan; 2019.
Bradford DS. Textbook of scoliosis and other spinal deformities. 3. ed. W. B. Saunders; 1995.
Herbert S. Ortopedia e traumatologia: princípios e prática. 4. ed. Porto Alegre: Artmed; 2009.

467
Espondilite Anquilosante

Vitalina de Souza Barbosa ◆ Fabiana Pompêo de Pina

INTRODUÇÃO

Espondilite anquilosante (EA) é uma doença inflamatória crônica, geralmente progressiva, que acomete primariamente o esqueleto axial.

Caracteriza-se por alterações inflamatórias e neoformações ósseas na inserção de tendões e ligamentos da coluna vertebral (entese) e comprometimento da articulação sacroilíaca (sacroileíte).

Predomina em homens jovens (2 a 3 homens: 1 mulher).

A prevalência é variável e geralmente acompanha a do HLA-B27 (*human leukocyte antigen B27*).

CAUSAS

- Etiologia desconhecida
- Imunomediada
- Produção elevada das citocinas inflamatórias (IL-17 e fator de necrose tumoral alfa [TNF-alfa] são considerados potentes indutores da inflamação sistêmica)
- Outras citocinas envolvidas: IL-23, IL-6
- Predisposição genética (HLA-B27)
- Fatores ambientais: estresse mecânico e/ou infeccioso (alterações da microbiota intestinal).

Lesões teciduais na espondilite anquilosante

Os tecidos-alvo na EA são, primariamente, as enteses, estruturas fibrosas e fibrocartilaginosas que fixam tendões, fáscias, ligamentos e cápsulas articulares ao osso (ver Capítulo 461, *Tendinite e Entesite*).

As enteses estão sob constante estresse mecânico e, portanto, sujeitas a microtraumas. Na tentativa de reparo dessas lesões, ocorre a formação de osteoide com neoformação óssea exuberante (sindesmófitos/entesófitos).

MANIFESTAÇÕES CLÍNICAS

- Início insidioso
- Rigidez matinal prolongada
- Lombalgia de caráter inflamatório: piora com o repouso e melhora com movimentos
- Exacerbação da dor durante a noite, o que obriga o paciente a levantar-se e caminhar
- Dor na região glútea por acometimento de sacroilíacas. A dor pode ser inconstante
- Comprometimento ascendente da coluna vertebral
- Dor no pescoço e rigidez da coluna cervical são manifestações relativamente tardias, mas, em alguns pacientes, constituem os sintomas dominantes
- Artrite assimétrica de membros inferiores
- Entesite (inflamação na inserção dos tendões e ligamentos) em junções costoesternais, processos espinhosos, cristas ilíacas, trocanteres maiores, tuberosidades isquiáticas, tubérculos tibiais e calcanhares.

Comprometimento extra-articular

- Uveíte anterior aguda
- Fibrose pulmonar
- Colite inespecífica
- Bloqueio de ramo ou atrioventricular, insuficiência aórtica
- Nefropatia por imunoglobulina A (IgA).

DIAGNÓSTICO DIFERENCIAL

- Outras espondiloartrites (ver Capítulo 468, *Espondiloartrites*)
- Hiperostose esquelética idiopática difusa (DISH)
- Doença de Paget dos ossos, metástases vertebrais, osteíte condensante, infecções (tuberculose óssea).

EXAMES COMPLEMENTARES

- Exames laboratoriais:
  - Proteína C reativa e velocidade de hemossedimentação elevadas
  - Antígeno HLA-B27

- Exames de imagem:
  - Ressonância magnética (RM) de sacroilíacas: o edema da medula óssea é a alteração que permite classificar a espondiloartrite axial de acordo com os critérios ASAS. Substituições gordurosas, erosões e esclerose subcondral podem também ser encontradas.
    - Nas Figuras 467.1 a 467.3, são exibidas RM de sacroilíacas (sem meio de contraste): irregularidades das superfícies articulares de sacroilíacas, mais evidente no componente ilíaco, com predomínio à esquerda, associado a edema ósseo periarticular também mais evidente à esquerda
  - Radiografia simples de coluna lombar: pode-se observar quadratura de vértebra (em qualquer estágio da doença), erosões nas margens anteriores e superiores dos corpos vertebrais (sinal de Romanus), calcificação dos ligamentos longitudinais com sindesmófitos simétricos com características delicadas, de padrão ascendente, evoluindo para o aspecto de coluna em bambu (em estágios mais avançados da doença)
  - Radiografia simples de articulações periféricas: acometimento das enteses pode levar a neoformações (entesófitos), mais frequentemente observadas nas regiões na inserção do tendão de Aquiles no retrocalcâneo e na inserção da fáscia plantar.

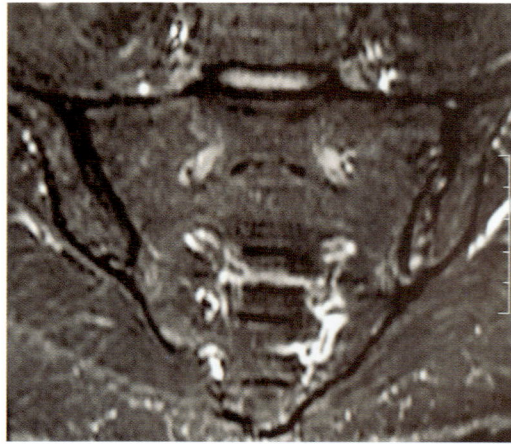

Figura 467.1 Ressonância magnética de sacroilíacas em corte coronal STIR (*short-tau inversion recovery*).

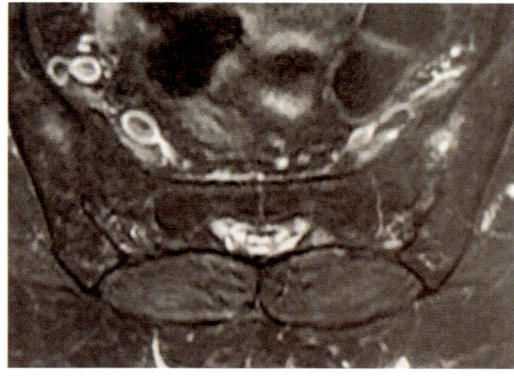

Figura 467.2 Ressonância magnética de sacroilíacas em corte axial de RM ponderada em T2 com saturação do sinal de gordura.

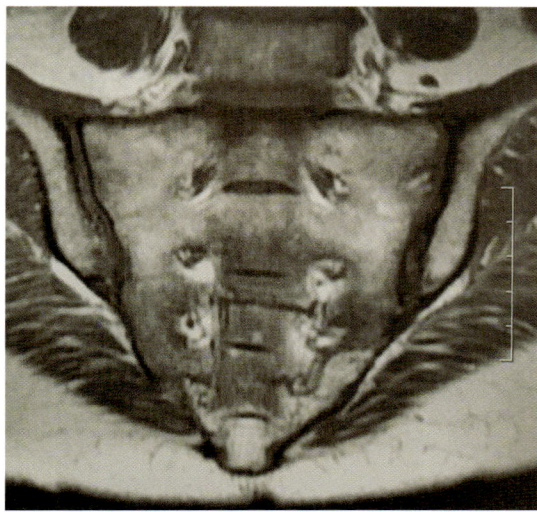

Figura 467.3 Ressonância magnética de sacroilíacas em corte coronal T1.

Necessária a presença de um critério clínico e um radiológico:
- Critérios clínicos:
  1. Dor lombar de mais de 3 meses de duração que melhora com o exercício e não é aliviada pelo repouso
  2. Limitação da coluna lombar nos planos frontal e sagital
  3. Expansibilidade torácica diminuída
- Critérios radiológicos (radiografia simples de sacroilíacas):
  - Sacroileíte bilateral, graus 2, 3 ou 4
  - Sacroileíte unilateral, graus 3 ou 4
    - Grau 1 – Suspeita. Sem alterações definidas
    - Grau 2 – Mínima alteração; perda da definição da articulação sacroilíaca. Esclerose justarticular e irregularidades
    - Grau 3 – Moderada alteração: esclerose articulação sacroilíaca bilateral, borramento e irregularidade das superfícies articulares, erosões e redução do espaço articular
    - Grau 4 – Alteração avançada. Anquilose.

Observação: uma análise crítica desses critérios sugere que a obrigatoriedade do critério radiológico pode atrasar o diagnóstico da EA.

COMPLICAÇÕES

- Coluna vertebral: pseudoartrose, subluxação de C1-C2 (muito semelhante à artrite reumatoide), fratura da coluna cervical (associada à alta taxa de mortalidade)
- Anquilose das articulações periféricas
- Síndrome da cauda equina
- Osteoporose (fratura).

TRATAMENTO

Tratamento não medicamentoso

- Educação do paciente
- Atividade física e fisioterapia (natação, alongamento).

Tratamento medicamentoso

- Anti-inflamatórios não esteroides (AINEs): primeira linha no tratamento do acometimento axial

- Medicamentos biológicos anti-TNF-alfa ou inibidor da IL-17A: segunda linha de tratamento do acometimento axial. Indicados em doença ativa grave e após falha de terapêutica com dois AINEs. Já no acometimento periférico, após falha, também se usa metotrexato ou sulfassalazina:
  - Metotrexato, VO ou intramuscular (IM), 15 a 25 mg/semana: apenas nas formas periféricas
  - Sulfassalazina, VO, 2 a 3 g/dia: predominância de acometimento periférico
- Os corticoides sistêmicos não têm eficácia comprovada na EA (usados somente quando há manifestações sistêmicas, como a uveíte)
- Quando há acometimento articular (periférico ou sacroilíacas), as infiltrações intra-articulares podem trazer benefício.

Os pacientes com espondilite anquilosante devem ser avaliados com o teste de Schober, para mobilidade da coluna lombar, expansibilidade torácica, rotação do pescoço, distância tragus-parede e distância intermaleolar.

A avaliação de artrite periférica e a palpação de enteses também se fazem necessárias.

Índices de avaliação de atividade da doença – ASDAS (*Ankylosing Spondylitis Disease Activity Score*) e BASDAI (*Bath Ankylosing Spondylitis Disease Activity Index*) – e de comprometimento funcional – BASFI (*Bath Ankylosing Spondylitis Functional Index*) – fornecem informações mais acuradas sobre o estado da doença.

EVOLUÇÃO E PROGNÓSTICO

- A evolução da doença é variável
- Pode ser incapacitante e progressiva com anquilose de toda a coluna vertebral, levando à posição de esquiador
- O diagnóstico precoce e a instituição de terapêutica adequada (farmacológica e não farmacológica) são fundamentais para manter a função da coluna vertebral, prevenir dano estrutural e, sobretudo, dar qualidade de vida ao paciente.

BIBLIOGRAFIA

Azevedo MF. GPS Medicamentos. Guia prático em saúde. Rio de Janeiro: Guanabara Koogan; 2017.

Brasil. Ministério da Saúde. Protocolo clínico e diretrizes terapêuticas da espondilite ancilosante. Brasília: Ministério da Saúde; 2018.

Porto CC, Porto AL. Semiologia médica. 8. ed. Rio de Janeiro: Guanabara Koogan; 2019.

Sampaio-Barros PD, Azevedo VF, Bonfiglioli R, Campos WR, Carneiro SCS, Carvalho MAP et al. Consenso Brasileiro de Espondiloartropatias: espondilite anquilosante e artrite psoriásica – diagnóstico e tratamento. Rev Bras Reumatol. 2007;47(4):233-42.

Sampaio-Barros PD, Keiserman M, Meirelles ES, Pinheiro MM, Ximenes AC, Azevedo VF et al. Recomendações sobre diagnóstico e tratamento da espondilite anquilosante. Rev Bras Reumatol. 2013;53(3):242-57.

Taurog JD, Carter J. The spondyloarthritides. In: Fauci A, Langford CA. Harrison's rheumatology. 4. ed. New York: McGraw-Hill Education; 2017. p. 140-55.

Taurog JD, Chhabra A, Colbert RA. Ankylosing spondylitis and axial spondyloarthritis. N Engl J Med. 2016;374(26):2563-74.

468
Espondiloartrites

Vitalina de Souza Barbosa

INTRODUÇÃO

As espondiloartrites fazem parte de um grupo de afecções inflamatórias que inclui espondilite anquilosante, artrite reativa, artrite psoriásica e artrite associada à doença inflamatória intestinal.

Compartilham manifestações clínicas comuns, como lombalgia, oligoartrite assimétrica de membros inferiores, entesite e uveíte, além de um marcador genético – HLA-B27.

Predomina no sexo masculino, com início na 2ª e na 3ª décadas de vida.

MANIFESTAÇÕES CLÍNICAS

- Rigidez matinal
- Limitação da movimentação lombar e da expansibilidade torácica
- Retificação da lordose lombar
- Dor à palpação de sacroilíacas
- Lombalgia de causa inflamatória (piora com o repouso e melhora com o movimento)
- Oligoartrite assimétrica de membros inferiores
- Dor nas nádegas
- Entesite: inflamação no local de inserção de tendões e ligamentos
- Dactilite (dedos em salsicha)
- Uveíte anterior.

EXAMES COMPLEMENTARES

- Hemograma: anemia de doença crônica
- Proteína C reativa e velocidade de hemossedimentação elevadas
- HLA-B27 presente
- Radiografia simples de sacroilíacas e de coluna lombar
- Ressonância magnética (RM) de sacroilíacas: mais sensível e mais específica, com detecção precoce das alterações
- A tomografia computadorizada não é um exame adequado para verificar edema ósseo.

COMPROVAÇÃO DIAGNÓSTICA

Dados clínicos + exames de imagem (radiografia simples e RM).

COMPLICAÇÕES

- Anquilose lombar e cervical (posição de esquiador)
- Osteoporose.

Critérios de classificação de espondiloartrite axial do grupo ASAS (Assessment of SpondyloArthritis International Society)

Aplicam-se nos casos de indivíduos com lombalgia inflamatória por mais de 3 meses e idade inferior a 45 anos:

- Sacroileíte no exame de imagem (radiografia ou RM) e mais pelo menos uma característica de espondiloartrite (ver adiante)
- Presença de HLA-B27 além de pelo menos duas características de espondiloartrite:
  - Lombalgia inflamatória
  - Artrite
  - Entesite
  - Uveíte
  - Dactilite
  - Psoríase
  - Doença de Crohn/retocolite ulcerativa
  - Boa resposta a anti-inflamatório
  - História familiar de espondiloartrite
  - HLA-B27
  - Proteína C reativa (PCR) elevada.

TRATAMENTO

- Fisioterapia: melhora a dor e a rigidez
- Exercício físico: deve fazer parte da vida diária (natação/hidroginástica).

Tratamento medicamentoso

- Medicamento de primeira escolha: anti-inflamatórios não esteroides (AINEs). Nenhum é superior, usar em dose plena (evitar na doença inflamatória intestinal)
- Antibióticos (artrite reativa): ciprofloxacino, VO, 500 mg, 2 vezes/dia, durante 7 a 10 dias; doxiciclina, VO, 100 mg, 2 vezes/dia, durante 14 dias (imprescindível tratar o parceiro)
- Artrite periférica: prednisona, VO, de 5 a 10 mg/dia
- Artrite crônica: metotrexato, VO, 7,5 a 25 mg/semana; ou sulfassalazina, VO, 2 a 3 g/dia
- Casos não respondedores (falha ao uso de pelo menos dois AINEs): imunobiológicos (anti-TNF-alfa).

BIBLIOGRAFIA

Azevedo MF. GPS Medicamentos. Guia prático em saúde. Rio de Janeiro: Guanabara Koogan; 2017.

Critérios de Classificação de Espondiloartrite Axial do Grupo ASAS. Ann Rheum Dis. 2009;68:777-83.

Porto CC, Porto AL. Semiologia médica. 8. ed. Rio de Janeiro: Guanabara Koogan; 2019.

Sampaio-Barros PD, Azevedo VF, Bonfliglioli R, Campos WR, Carneiro SCS, Carvalho MAP et al. Consenso Brasileiro de Espondiloartropatias: espondilite anquilosante e artrite psoriásica. Diagnóstico e tratamento – primeira revisão. Rev Bras Reumatol. 2007;4:233-42.

469
Espondiloartrose Cervical
Osteoartrite da coluna cervical, artrose da coluna cervical

Fábia Mara Gonçalves Prates de Oliveira

INTRODUÇÃO

Alteração degenerativa das articulações interapofisárias das vértebras cervicais, com formação de osteófitos que podem comprimir estruturas nervosas.

Predomina em pessoas com mais de 40 anos, mas pode acometer jovens.

CAUSAS

- Má postura
- Secundária a discopatia ou outras alterações da coluna
- Componente da artrose generalizada (ver Capítulo 457, *Osteoartrite*).

MANIFESTAÇÕES CLÍNICAS

- Dor no local das vértebras comprometidas (ver Capítulo 464, *Cervicalgia e Dorsalgia*):
  - Suboccipital (occipito-atloidiana, atlas-áxis e C2-C3)
  - Cefaleia, neuralgia cérvico-occipital, nucalgia, torcicolo
  - Cervicodorsal (C4-D1): algia do pescoço, escápulas e membros superiores (geralmente superfície externa)
- Sintomas relacionados com as estruturas comprometidas:
  - Raízes nervosas: dor no braço ou na área escapular, mesmo sem dor no pescoço; hipersensibilidade do bíceps e do grande peitoral quando há comprometimento dos segmentos C5-C6
  - Hipersensibilidade do tríceps quando há comprometimento dos segmentos C6-C7
  - Perda de movimento de extensão do pescoço (comum) e/ou redução da flexão, rotação ou inclinação lateral (ver Capítulo 464, *Cervicalgia e Dorsalgia*)
  - Comprometimento vascular (osteófitos com extensão lateral podem comprimir a artéria vertebral): tontura, vertigem, zumbido ou turvação da visão (síndrome de insuficiência vertebrobasilar). Os sintomas são exacerbados por movimentos extremos e pequenos traumatismos do pescoço
  - Medula espinal: incontinência urinária ou fecal nos casos graves, sinais de acometimento dos tratos longos, com sinal de Babinski e fraqueza das extremidades superiores e/ou inferiores.

Atenção

Há pouca correlação entre a intensidade da dor e o grau de alterações encontradas em estudo radiológico da coluna vertebral.
É uma causa frequente de dor crônica (ver Capítulo 15, *Dor*).

DIAGNÓSTICO DIFERENCIAL

- Discopatia degenerativa cervical (a coexistência de ambas as doenças é comum)
- Artrite reumatoide (ver Artrite reumatoide no Capítulo 454, *Artrites*).

EXAMES COMPLEMENTARES

- Radiografia da coluna cervical: existência de osteófitos e/ou estreitamento dos espaços articulares e forames de conjugação (Figura 469.1)
- Tomografia computadorizada (TC) e ressonância magnética (RM): necessárias quando há dúvida diagnóstica, ou quando se considera tratamento cirúrgico.

COMPROVAÇÃO DIAGNÓSTICA

- Dados clínicos + exames de imagem.

COMPLICAÇÕES

- Perda da mobilidade do pescoço.

TRATAMENTO

- Alívio da dor (ver Capítulo 15, *Dor*)
- Repouso na fase aguda
- Orientação sobre atividades diárias e má postura
- Fisioterapia: calor úmido, massagem suave e imobilização temporária com colar cervical, mantendo o pescoço em ligeira flexão. Exercícios para ampliar a movimentação articular e aumentar a força muscular
- Acupuntura
- Na fase crônica, evitar atividades capazes de causar distensão do pescoço ou traumas que possam agravar os sintomas.

Tratamento medicamentoso

- Anti-inflamatórios não esteroides (AINEs): ibuprofeno, por via oral (VO), até 1.200 mg/dia; ou indometacina, VO, até 100 mg/dia; ou diclofenaco, VO, 100 mg/dia; ou naproxeno, VO, 1 g/dia; ou piroxicam, VO, 20 mg/dia; ou nimesulida, VO, 200 mg/dia; ou meloxicam, VO, 15 mg/dia; ou celecoxibe, VO, 400 mg/dia; ou eterocoxibe, 120 mg/dia

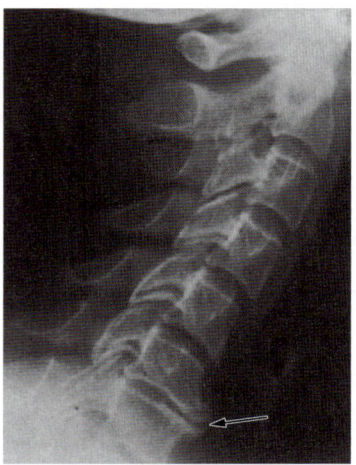

Figura 469.1 Espondiloartrose cervical. Radiografia de coluna cervical mostrando alterações degenerativas no nível de C5, C6 e C7.

- Substâncias para uso prolongado (diacereína, sulfato de glicosamina, condroitina e extratos não saponificáveis de soja e abacate): para reduzir a degradação da cartilagem ou estimular a reparação da matriz extracelular. As evidências de eficácia são frágeis
- Aplicação de corticoide periarticular: quando não há resposta ao tratamento farmacológico, para alívio da dor (risco de degradação da cartilagem, principalmente em articulações que suportam peso). Deve ser evitada o máximo de tempo possível.

Tratamento cirúrgico

Indicado em casos selecionados, quando há falha do tratamento clínico.

EVOLUÇÃO E PROGNÓSTICO

- Favorável na maioria dos casos
- Pode causar invalidez para determinados trabalhos.

BIBLIOGRAFIA

Azevedo MF. GPS Medicamentos. Guia prático em saúde. Rio de Janeiro: Guanabara Koogan; 2017.

Coimbra IB, Pastor EH, Greve JMD, Puccinelli MLC, Fuller R, Cavalcanti FS et al. Projeto Diretrizes (Associação Médica Brasileira e Conselho Federal de Medicina). Osteoartrite (artrose): tratamento. Sociedade Brasileira de Reumatologia; 2003.

Porto CC, Porto AL. Semiologia médica. 8. ed. Rio de Janeiro: Guanabara Koogan; 2019.

470
Espondiloartrose Lombossacra

Osteoartrite da coluna lombar, artrose da coluna lombossacra

Vitalina de Souza Barbosa

Refere-se à osteoartrite (artrose) da coluna lombossacra e é uma das causas mais comuns de dor lombar

Trata-se de doença degenerativa da coluna vertebral que envolve espondilose (doença degenerativa discal) e alterações nas articulações apofisárias.

MANIFESTAÇÕES CLÍNICAS

- Assintomática em muitos pacientes
- Sintomas constitucionais ausentes

- Lombalgia crônica de caráter mecânico, que piora com o movimento e melhora com o repouso (ver Capítulo 472, *Lombalgia*)
- Dor à palpação lombar
- Diminuição da amplitude de movimento articular
- Compressão da raiz nervosa por subluxação da articulação interapofisária, protrusão discal (ver Capítulo 471, *Hérnia de Disco Intervertebral*) ou por osteófito provoca irradiação da dor pelo trajeto do ciático e outras manifestações clínicas (ver Capítulo 472, *Lombalgia*)
- Fraqueza muscular, hiporreflexia e parestesia ou hipoestesia.

DIAGNÓSTICO DIFERENCIAL

- Lombalgia postural
- Espondilólise e espondilolistese
- Hiperostose esquelética difusa
- Hérnia discal
- Metástase na coluna vertebral.

EXAMES COMPLEMENTARES

- Radiografia simples: osteófitos, redução do espaço intervertebral, esclerose das bordas vertebrais
- Tomografia computadorizada e ressonância magnética.

TRATAMENTO

Orientação não farmacológica: fisioterapia e fortalecimento muscular.

Atenção

Para o diagnóstico, são fundamentais a história clínica e o exame físico bem-feitos.

Tratamento medicamentoso

- Alívio da dor (ver Capítulo 15, *Dor*)
- Anti-inflamatórios não esteroides (AINEs)
- Antidepressivos tricíclicos
- Relaxante muscular: ciclobenzaprina e carisoprodol
- Corticoide injetável em casos especiais.

BIBLIOGRAFIA

Azevedo MF. GPS Medicamentos. Guia prático em saúde. Rio de Janeiro: Guanabara Koogan; 2017.

Coimbra IB, Pastor EH, Greve JMD, Puccinelli MLC, Fuller R, Cavalcanti FS et al. Projeto Diretrizes (Associação Médica Brasileira e Conselho Federal de Medicina). Osteoartrite (artrose): tratamento. Sociedade Brasileira de Reumatologia; 2003.

Porto CC, Porto AL. Semiologia médica. 8. ed. Rio de Janeiro: Guanabara Koogan; 2019.

471
Hérnia de Disco Intervertebral

Hérnia discal

Frederico Barra de Moraes ✦ Fabiano Inácio de Souza

INTRODUÇÃO

Caracteriza-se pelo rompimento do anel fibroso do disco intervertebral com protrusão do seu núcleo pulposo, que pode determinar compressão de uma raiz no nível de sua emergência ou no seu trajeto no buraco de conjugação.

Os locais mais frequentes são os espaços entre C4-C5 e C5-C6 na região cervical, e L4-L5 e L5-S1 na região lombar.

Ocorre geralmente na faixa etária dos 30 aos 50 anos, quase sempre de modo súbito.

CAUSAS E FATORES DE RISCO

- Esforço físico com a coluna em má posição
- Microtraumas repetidos
- Subluxação de articulação interapofisária em pacientes com espondiloartrose.

MANIFESTAÇÕES CLÍNICAS

- Dor intensa no local da hérnia, com irradiação para os membros superiores ou inferiores, dependendo da raiz comprimida
- Sensação de peso no pescoço e no braço (hérnia na coluna cervical) ou na região lombar e na perna (hérnia na coluna sacrolombar)
- A dor pode ser exacerbada por tosse, espirro, evacuação, micção e movimentação da coluna vertebral
- Impossibilidade ou dificuldade de se locomover
- Dor à palpação das linhas espondileia ou paraespondileia
- Áreas de hipo ou hiperestesia nos membros, de acordo com as raízes e os dermátomos comprometidos
- Posição antálgica (inclinação do tronco ou do pescoço lateralmente)
- Contratura muscular
- Perda da lordose fisiológica da coluna cervical ou lombar (ver Capítulos 464, *Cervicalgia e Dorsalgia*, e 472, *Lombalgia*).

EXAMES COMPLEMENTARES

- Radiografia simples da coluna vertebral (exame clínico normal não afasta a possibilidade de hérnia de disco)
- Tomografia computadorizada: possibilita avaliação detalhada, principalmente se houver suspeita de compressão radicular
- Ressonância magnética: mostra detalhes anatômicos de disco intervertebral e da medula espinal.

DIAGNÓSTICO DIFERENCIAL

- Alterações degenerativas (ver Capítulos 469, *Espondiloartrose Cervical*, e 470, *Espondiloartrose Lombossacra*)
- Neoplasias da coluna vertebral
- Infecções da coluna vertebral.

COMPROVAÇÃO DIAGNÓSTICA

- Ver Capítulos 464, *Cervicalgia e Dorsalgia*, e 472, *Lombalgia*.

TRATAMENTO

- Alívio da dor (ver Capítulo 15, *Dor*)
- Fisioterapia (somente após avaliação diagnóstica adequada)
- Mobilização controlada (somente por profissional especializado)
- Acupuntura
- Tratamento cirúrgico em casos selecionados.

BIBLIOGRAFIA

Moraes FB, Ximenes AC. Doenças da coluna vertebral. In: Porto CC, Porto AL. Semiologia médica. 8. ed. Rio de Janeiro: Guanabara Koogan; 2019.

472
Lombalgia

Lumbago, lombociatalgia, ciática

Frederico Barra de Moraes ✦ André Luiz Passos Cardoso

INTRODUÇÃO

Dor originada na coluna lombossacra, compreendendo a lombalgia comum ou lumbago, e a lombociatalgia ou ciática.

CAUSAS

- Postura defeituosa
- Desvios da coluna (cifose, escoliose, cifoescoliose)
- Degeneração discal
- Hérnia de disco intervertebral
- Artrose interapofisária
- Artrite reumatoide
- Espondilite anquilosante
- Osteoporose
- Estenose do canal medular
- Tuberculose vertebral
- Neoplasias da coluna vertebral
- Espondilólise e/ou espondilolistese
- Fibromialgia e dor miofascial
- Fraturas
- Dor referida (originada em estruturas intratorácicas ou abdominais)
- Obesidade
- Causa psicogênica (tensão nervosa).

A principal causa da lombalgia é a alteração do disco intervertebral, com ou sem hérnia discal, que perde a capacidade de amortecer as cargas que lhe são transmitidas, sobrecarregando a musculatura.

MANIFESTAÇÕES CLÍNICAS

Dor localizada na região lombar ou sacral, quase sempre bilateral, mas que predomina em um dos lados.

Na lombalgia comum, a dor não tem irradiação importante, enquanto, na lombociatalgia, ela irradia para a nádega e a face posterior da coxa, podendo estender-se até o pé.

A intensidade é variável, desde leve sensação de desconforto até dor lancinante. A mobilização da coluna agrava a dor.

Em alguns casos, há completo bloqueio funcional, ficando o paciente em posição rígida ("travado", "escadeirado"), impossibilitado de exercer qualquer atividade. A dor pode ser aguda, desencadeada por esforço físico (p. ex., levantar um objeto pesado), ou surgir gradativamente.

É comum haver rigidez matinal, que melhora com a movimentação. Mudanças de posição, ato de sentar-se, deambulação, tosse, espirros e pequenos esforços provocam ou agravam a dor. Há também limitação da mobilidade da coluna e dor à palpação da região lombar, podendo haver uma área extremamente sensível.

A compressão da região lombar pode causar dor no trajeto do nervo ciático (sinal da campainha). Manobra de Lasègue positiva.

EXAMES COMPLEMENTARES

- Radiografia simples da coluna vertebral: lesões degenerativas (*Atenção*: exame normal não afasta a possibilidade de hérnia de disco)
- Tomografia computadorizada: possibilita avaliação detalhada, principalmente quando há suspeita de compressão radicular, fraturas e tumores ósseos
- Ressonância magnética: mostra mais detalhes anatômicos do que a radiografia e a TC (disco, medula, infecções, tumores, lesões ligamentares)
- Cintilografia óssea: útil em fraturas, infecções e neoplasias
- Eletromielografia: possibilita determinar o grau de lesão da raiz e a evolução do processo. Importante no diagnóstico diferencial de neuropatia e neuropatias periféricas.

- Raiz L4 (disco herniado entre L3-L4): dor na região lombar, na face posterior da coxa e na face medial da perna. Parestesias na região medial do joelho ou do pé. Déficit motor à dorsiflexão (tibial anterior) ou ao movimento de inversão do pé. Diminuição ou abolição do reflexo patelar
- Raiz L5 (disco herniado entre L4-L5): dor lombar com irradiação para a face posterior da coxa, a face lateral da perna e a região maleolar externa. Parestesias no dorso do pé e no hálux. Déficit motor à flexão dorsal do hálux (extensor longo do hálux). Reflexos tendinosos normais
- Raiz S1 (disco herniado entre L5-S1 [Figura 472.1]): dor lombar com irradiação para a face posterior da coxa, a face posterior da perna e o calcanhar. Parestesias na borda lateral do pé e nos dois últimos pododáctilos. Déficit motor à flexão plantar do pé. Diminuição ou abolição do reflexo aquileu. Impossibilidade de andar na ponta dos pés.

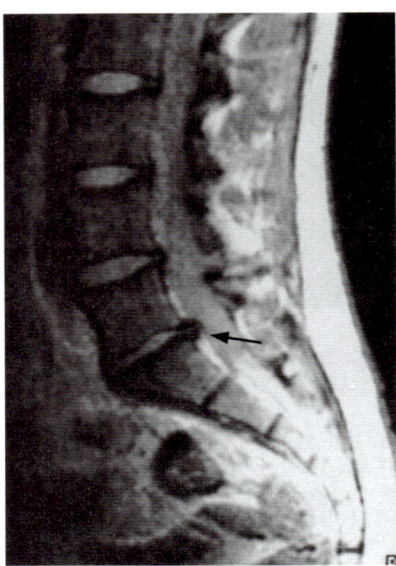

Figura 472.1 Hérnia discal. Ressonância magnética de coluna lombossacra mostrando hérnia de disco em L5-S1.

TRATAMENTO

- Redução do peso se o paciente for obeso
- Fisioterapia:
  - Imobilização da coluna vertebral (apenas para fraturas)
  - Aplicação de calor
  - Repouso em posição confortável (somente por 3 dias)
  - Tração
  - Mobilização controlada (exige capacidade técnica especializada)
  - Exercícios físicos programados após a fase aguda
- Reabilitação (correção da postura)
- Acupuntura
- Tratamento cirúrgico em casos selecionados.

- É fundamental uma investigação clínica adequada para estabelecer correlação entre as manifestações clínicas e os resultados dos exames de imagem. Frequentemente, não se encontram alterações anatômicas nos exames de imagem
- Dor lombar atípica pode ser decorrente de lesões abdominais ou torácicas que devem ser investigadas com ângio-tomografias ou ângio-ressonâncias abdominais e torácicas
- Em contrapartida, alterações anatômicas detectadas em radiografia, TC e mesmo em RM não são necessariamente a causa da dor
- Todo paciente com dor crônica deve ser investigado sob os pontos de vista orgânico e psicológico (ver Capítulo 15, *Dor*).

Tratamento medicamentoso

- Alívio da dor (ver Capítulo 15, *Dor*)
- As lombalgias e ciatalgias apresentam dores nociceptiva e neuropática
- Anti-inflamatórios não esteroides (AINEs): diclofenaco, 50 mg, via oral (VO), de 8/8 horas; ou celecoxibe, 200 mg, VO, de 12/12 horas, durante 3 a 7 dias (ver Capítulo 15, *Dor*). Em pacientes com história de epigastralgia, associar protetor gástrico (ver Capítulo 259, *Gastrites*)

- Relaxantes musculares: nos casos de espasmo ou contratura muscular: ciclobenzaprina, 5 a 10 mg, VO, de 12/12 horas, durante 3 a 5 dias. Alertar o paciente sobre possível sonolência
- Opioides fracos: em casos de dores moderadas, codeína, 30 a 60 mg, VO, de 4/4 horas; ou tramadol, 50 a 100 mg, VO, de 6/6 horas (ver Capítulo 15, *Dor*)
- Opioides fortes: em casos de dores mais intensas: tapentadol, 100 a 200 mg, VO, de 12/12 horas; ou oxicodona, 10 a 20 mg, VO, de 12/12 horas
- Medicamentos coadjuvantes: gabapentina, 300 mg, VO, de 6/6 horas; ou pregabalina, 150 mg, VO, de 12/12 horas; ou amitriptilina, 25 mg, VO, 1 vez à noite; ou duloxetina, 60 mg, VO, 1 vez de dia (ver Capítulo 15, *Dor*)
- A injeção de anestésico local associado a corticoide em locais específicos.

EVOLUÇÃO E PROGNÓSTICO

- Episódios dolorosos ocasionais têm bom prognóstico
- Tendência a recidivas
- Evolução para dor crônica em muitos pacientes
- O envolvimento de questões trabalhistas pode prolongar o quadro.

BIBLIOGRAFIA

Azevedo MF. GPS Medicamentos. Guia prático em saúde. Rio de Janeiro: Guanabara Koogan; 2017.

Borges CA, Ximenes AC. Coluna vertebral. In: Porto CC, Porto AL. Semiologia médica. 8. ed. Rio de Janeiro: Guanabara Koogan; 2019.

Teixeira MJ. Lombalgias. In: Teixeira MJ. Dor musculoesquelética. 1. ed. Rio de Janeiro: Roca; 2008. p. 269-89.

473
Traumatismo Raquimedular

Fratura vertebral, luxação vertebral

Frederico Barra de Moraes

INTRODUÇÃO

Os tipos mais comuns de traumatismos raquimedulares são fraturas e luxações vertebrais. A faixa etária predominante é dos 16 aos 35 anos.

Atenção

Cerca de 10% das lesões neurológicas que ocorrem nos traumatismos raquimedulares são provocadas por manipulação inadequada do paciente.

MECANISMOS DAS LESÕES MEDULARES

- Direto: quando fragmentos ósseos ou corpos sólidos penetram na medula, ou quando há deslocamento de vértebras
- Secundário: isquemia medular por hematoma, compressão de vasos ou liberação de substâncias vasoativas, hipoxia, hipovolemia ou estado de choque
- Flexão e extensão: compressão com impactação, separação ou explosão do corpo da vértebra
- Tração: lesão dos elementos posteriores das vértebras, com ou sem acometimento do corpo vertebral
- Rotação: desalinhamento dos corpos vertebrais
- Mistos: combinação de dois ou mais mecanismos.

CAUSAS

- Acidentes de trânsito
- Quedas
- Mergulho em águas rasas
- Acidentes de trabalho, domésticos, esportivos
- Ferimentos por armas brancas ou de fogo.

MANIFESTAÇÕES CLÍNICAS

- Dor local intensa que piora com a movimentação da coluna
- Dor à palpação no local da lesão vertebral
- Deformidade vertebral
- Déficit neurológico em membros
- Alguns pacientes são assintomáticos imediatamente após a lesão; meses depois, surge instabilidade vertebral com aparecimento de manifestações clínicas, principalmente dor.

Manifestações clínicas relacionadas com a lesão da medula

- Lesão medular completa: ausência de sensibilidade perineal, déficit de flexão do pé e dos esfíncteres (se permanecem por mais de 24 horas, a maioria dos pacientes não se recupera). A presença do reflexo bulbocavernoso marca o fim do período de choque medular
- Lesão medular incompleta: caracteriza-se pelas síndromes medulares posterior, anterior, central e de Brown-Séquard.

EXAMES COMPLEMENTARES

- Radiografia simples, tomografia computadorizada (TC) e ressonância magnética (RM) da coluna vertebral (Figura 473.1).

COMPROVAÇÃO DIAGNÓSTICA

- Dados clínicos + radiografia simples + TC e/ou RM da coluna vertebral.

TRATAMENTO

- **ABC do trauma**: imobilizar a vítima, mesmo sem diagnóstico conclusivo (imobilização manual, colar cervical mentoniano rígido, colete do tipo KED e prancha); não fazer movimentos bruscos de flexão ou extensão; quando movimentar o paciente, fazê-lo em bloco
- Encaminhar o paciente para tratamento especializado (trações, imobilizações, gessos, descompressão cirúrgica e estabilização interna)
- Fisioterapia motora e respiratória, reeducação de esfíncteres, psicólogos e terapia ocupacional

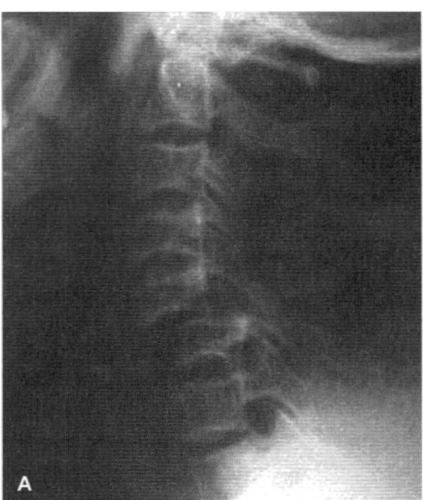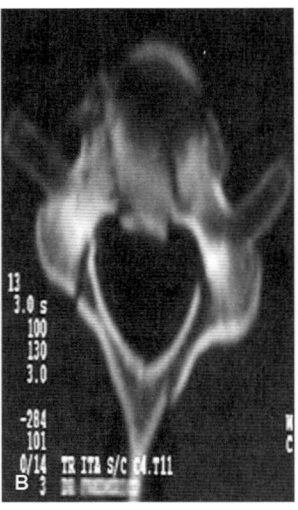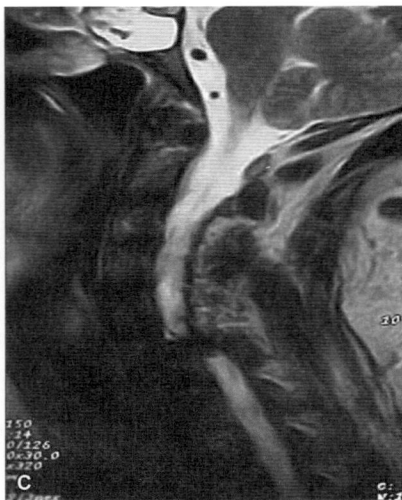

Figura 473.1 Traumatismo da coluna cervical. **A.** Radiografia simples da coluna cervical mostrando comprometimento de C5-C6. **B.** Tomografia computadorizada mostrando fratura do corpo vertebral com fragmento ósseo no canal medular. **C.** Ressonância magnética evidenciando hérnia discal traumática com compressão medular.

- Prevenir escaras de decúbito com mudanças em bloco a cada 2 horas, hidratação da pele, bolsas de água, colchões especiais
- Prevenir tromboembolismo
- Prevenir complicações respiratórias (pneumonia, atelectasia, edema, aspirações): fluidificantes, broncodilatadores, fisioterapia respiratória)
- Oxigenoterapia na fase aguda
- Realizar cateterismo vesical intermitente
- Evitar hipotensão arterial.

PREVENÇÃO

- Primária: orientação para o trânsito, esportes, lazer; engenharia de tráfego e legislação rigorosa; evitar uso de bebidas alcoólicas e drogas, aumentar a segurança dos veículos (cinto de segurança, *airbag*, encostos de cabeça),

usar equipamentos de proteção adequados no trânsito, no trabalho e nos esportes; desarmamento e diminuição da violência; adaptação de residência (evitar quedas de idosos), prevenção da osteoporose
- Secundária: resgate e transporte adequados, tratamento cirúrgico imediato para mobilização precoce e reabilitação
- Terciária: reabilitação do paciente fora do hospital, envolvendo família, sociedade, grupos de trabalho e lazer, e combatendo o preconceito.

BIBLIOGRAFIA

Azevedo MF. GPS Medicamentos. Guia prático em saúde. Rio de Janeiro: Guanabara Koogan; 2017.
Barros Filho TEP. Clínica ortopédica – traumatismo da coluna vertebral. Medsi. 2000;1(4).
Vacarro AR. Cirurgia de coluna – princípios e prática. São Paulo: Dilivros; 2007.

Seção E • Músculos e Junção Neuromuscular

474
Cãibras

Delson José da Silva • Taysa Alexandrino Gonsalves Jubé Ribeiro • Ana Lídia de M. Alcântara-Silva

INTRODUÇÃO

A cãibra é um transtorno musculoesquelético decorrente de contrações espasmódicas, súbitas, de um grupo de unidades motoras, quase sempre acompanhada de dor.

Pode ocorrer em qualquer região, porém é mais comum nos membros inferiores (panturrilhas e pés), predominantemente à noite, o que leva a transtornos do sono.

Quando intensa e prolongada, pode provocar lesão muscular, com elevação da creatinoquinase (CPK).

Cãibras noturnas das pernas ocorrem com mais frequência em pessoas de meia-idade e idosos. Alongamento e massagens musculares antes de dormir auxiliam na prevenção das cãibras.

Podem estar associadas a diabetes, varizes de membros inferiores, tromboflebite e deformidades dos pés.

FATORES DE RISCO E CAUSAS

Ver Quadros 474.1 e 474.2.

MANIFESTAÇÕES CLÍNICAS

- Espasmos e contrações musculares
- Dor; parestesias em alguns casos.

Quadro 474.1 Fatores de risco e causas de cãibras.

- Distúrbios hidreletrolíticos: desidratação e depleção de eletrólitos (hipocalcemia, hipopotassemia, hiponatremia, hipomagnesemia)
- Pessoas idosas: mais frequente (46 a 56% dos casos)
- Gestantes: depleção de eletrólitos, principalmente magnésio, e do volume líquido extracelular, sedentarismo
- Atividade física intensa: principalmente sem condicionamento físico adequado
- Doença de Parkinson
- Esclerose múltipla
- Neuropatia periférica
- Miopatia metabólica
- Insuficiência arterial periférica
- Síndrome paraneoplásica
- Hemodiálise
- Exposição ao calor ou ao frio
- Cãibra profissional: atividade muscular intensa, repetitiva e prolongada
- Doenças do corno anterior da medula espinal
- Movimentos musculares repetidos: digitadores, pianistas, escrivães (cãibra do escrivão)
- Canalopatias: distúrbio do sódio e cálcio
- Substâncias tóxicas: arsênico, estricnina
- Medicamentos (ver Quadro 474.2)

Quadro 474.2 Medicamentos que podem provocar cãibras.

- Penicilamina D	- Ácido nicotínico
- Bloqueadores dos canais de cálcio (nifedipino)	- Diuréticos
	- Cimetidina
- Relaxantes musculares despolarizantes (suxametônio)	- Carbonato de lítio
	- Antiarrítmicos
- Estatinas	- Agonistas beta-adrenérgicos
- Ciclosporina	- Quimioterápicos
- Fibratos	

EXAMES COMPLEMENTARES

- Dependem das manifestações clínicas sugestivas de causas de cãibras
- Exames laboratoriais (principalmente dosagem de eletrólitos)
- Eletroneuromiografia (dependendo da hipótese diagnóstica).

DIAGNÓSTICO DIFERENCIAL

- Tetania
- Distonia (ver Capítulo 475, *Distonia*)
- Miotonia (ver Capítulo 481, *Miotonia*).

TRATAMENTO

- Repouso
- Alongamento e massagens antes de dormir
- Massagem da musculatura afetada
- Correção de distúrbios eletrolíticos
- Tratamento da doença de base.

Tratamento medicamentoso

- Magnésio, VO, 200 mg/dia, durante 4 a 6 semanas
- Quinina, VO, 250 a 500 mg, ao deitar (cada vez menos utilizada devido seus efeitos colaterais. Somente nos casos que não respondem a outros tratamentos).
- Gabapentina, VO, 600 a 1.200 mg/dia nas cãibras recorrentes, graves, prolongadas
- Carbamazepina, VO, 400 a 800 mg/dia nas neuropatias periféricas.

PREVENÇÃO

- Uso de alimentos ricos em potássio
- Exercício físico, principalmente alongamento e massagens
- Reposição de potássio quando há evidência de hipopotassemia, principalmente em consequência do uso de diuréticos
- Suplementação de cálcio e magnésio durante a gravidez.

BIBLIOGRAFIA

Azevedo MF. GPS Medicamentos. Guia prático em saúde. Guia prático em saúde. Rio de Janeiro: Guanabara Koogan; 2017.

Garrison SR, Allan GM, Sekhon RK, Musini VM, Khan KM. Magnesium for skeletal muscle cramps (Review), Cochrane Database of Systematic Reviews. 2012;9(CD009402).

Giuriato G, Pedrinolla A, Schena F, Venturelli M. Muscle cramps: a comparison of the two-leading hypothesis, Journal of Electromyography and Kinesiology. 2018;41:89-95.

Paul S, Dagmar H, Cerutti B, Maisonneuve H. A prospective observational study of the main features of nocturnal leg cramps in primary care, Swiss Med Wkly. 2019;149:w 20048.

Porto CC, Porto AL. Semiologia médica. 8. ed. Rio de Janeiro: Guanabara Koogan; 2019.

475
Distonia

Torcicolo, blefarospasmo, distonia laríngea, distonia oromandibular, cãibra dos escrivães

Delson José da Silva ◆ Sarah Raquel Alcântara-Silva Suzuki ◆ Celmo Celeno Porto ◆ Claudio Henrique Teixeira

INTRODUÇÃO

As distonias caracterizam-se por contrações musculares involuntárias mantidas, frequentemente acompanhadas de movimentos repetitivos, torção ou posturas anormais.

Podem afetar qualquer músculo estriado do organismo.

Os movimentos distônicos pioram com a fadiga, o estresse e a ansiedade e melhoram com o sono, relaxamento, música e hipnose.

Determinadas manobras ou atitudes permitem controlar total ou parcialmente os movimentos distônicos (truque sensitivo), tais como: colocar a mão no queixo nos casos de torcicolo espasmódico ou, simplesmente, tocar o dedo na pálpebra superior, nos casos de blefarospasmo.

Prevalência em torno de 3 a 4 casos por 100 mil habitantes, nas formas generalizadas, e de 30 para 100 mil habitantes nas formas focais, com predomínio no sexo feminino.

A distonia cervical é a mais frequente, seguida do blefarospasmo e da distonia laríngea.

Na distonia primária, não há alteração estrutural do sistema nervoso central capaz de explicar sua fisiopatologia.

A maioria das lesões responsáveis pelas distonias secundárias localizam-se nos gânglios da base, especialmente nos núcleos lenticular e tálamo, admitindo-se a existência de alterações funcionais nessas estruturas.

CLASSIFICAÇÃO E FORMAS CLÍNICAS

As distonias são classificadas sob três aspectos: idade de início, distribuição corporal da distonia e etiologia (Quadro 475.1).

- **De acordo com a idade de início**:
  - De início precoce: ocorre antes dos 20 a 30 anos. Manifestam-se inicialmente nos pés ou braços, podendo progredir para outros membros e para o tronco
  - De início tardio: ocorre após os 20 a 30 anos, em geral, iniciando no pescoço (incluindo a laringe), nos músculos cranianos ou em um dos braços. Tende a permanecer localizada com restrita progressão para músculos adjacentes
- **De acordo com a distribuição corporal**:
  - Distonia focal: acomete somente uma região do corpo como o blefarospasmo (olhos), a distonia cervical (torcicolo – músculos do pescoço), a distonia oromandibular (face inferior), a distonia laríngea (disfonia espasmódica), a cãibra dos escrivães e outras distonias ocupacionais
  - Distonia segmentar: quando o movimento distônico afeta duas ou mais partes contíguas do corpo (p. ex.,

olhos mais região mandibular; crânio mais região cervical; cervical mais membro superior)
  - Distonia multifocal: quando são afetadas partes não contíguas do corpo (p. ex., braço e membros inferiores; olhos e membros superiores)
  - Distonia generalizada: ocorre comprometimento crural associado a outra região corporal
  - Hemidistonia: quando afeta metade do corpo
- **De acordo com a causa**:
  - Distonias primárias: podem ser familiares e não familiares (esporádicas)
    - Entre as distonias primárias familiares, algumas estão mapeadas geneticamente com suas respectivas mutações (Quadro 475.2)
    - De acordo com o fenótipo, subdividem-se em: (a) distonia pura (ocorre somente distonia); (b) distonia-*plus* (associada a outros transtornos do movimento); (c) paroxística (caracterizada por sintomas intermitentes)
      - Distonia primária pura: somente o fenômeno distônico, podendo estar, às vezes, associada ao tremor. Não há identificação de causa exógena ou outra doença hereditária ou degenerativa
      - Distonia-*plus*: o fenômeno distônico está associado a outros transtornos do movimento, como mioclonias ou parkinsonismo. Exemplos: distonia dopa-responsiva (DYT5), associada ao parkinsonismo, distonia mioclônica (DYT11), distonia responsiva a agonista dopaminérgico e distonia de início precoce com parkinsonismo (DYT16)

Quadro 475.2 Sintomatologia distônica de acordo com os sinais fenomenológicos e a localização.

Conforme a localização	Conforme as características
• Focal	• Região corporal afetada
▪ Orbicular dos olhos	▪ Blefarospasmo
▪ Músculos mastigatórios	▪ Distonia oromandibular (DOM)
▪ Músculos linguais	▪ Distonia lingual
▪ Cordas vocais	▪ Distonia laríngea
▪ Pescoço	▪ Torcicolo (antero, retro e laterocolis)
▪ Mãos	▪ Distonia da mão
▪ Pés	▪ Distonia do pé
• Segmentar	• Duas regiões corporais contíguas
▪ Síndrome de Meige	▪ Blefarospasmo e DOM
▪ Cranial	▪ Cabeça e pescoço
▪ Axial	▪ Pescoço e tronco
▪ Braquial	▪ Um ou ambos os braços (possível o tronco)
▪ Crural	▪ Uma ou ambas as pernas (possível o tronco)
• Multifocal	• Múltiplas regiões não contíguas
• Hemidistonia	• Braços e pernas ipsilaterais
• Generalizada	• Crural + qualquer outro segmento
Conforme a situação	
• Repouso, posturas mantidas	• Postura distônica
• Repouso, posturas fixas	• Distonia fixa (retrações musculares)
• Durante movimento voluntário não seletivo	• Distonia de ação
• Movimento voluntário seletivo	• Distonia de ação específica (p. ex., distonia ocupacional, cãibra do escrivão)

Quadro 475.1 Classificação da distonia.

De acordo com a idade de início
• Início precoce: antes dos 20 a 30 anos
• Início tardio: após os 20 a 30 anos
De acordo com a distribuição corporal
• Focal
• Segmentar
• Multifocal
• Generalizada
• Hemidistonia
De acordo com a etiologia
• Distonia primária (idiopática)
▪ Hereditária (familiar): distonia pura, distonia-*plus*, distonia paroxística
▪ Esporádica (não familiar)
• Distonia secundária (sintomática)
• Doença heredodegenerativa

Distonias paroxísticas: caracterizadas por breves episódios distônicos, intermitentes. Apresentam três formas principais, dependendo do fator desencadeador: discinesia paroxística cinesigênica, (DYT9) quando os ataques distônicos são induzidos por movimentos súbitos; discinesias induzidas por exercícios, como andar e nadar, e; distonia paroxística não cinesigênica (DYT8), induzida por bebidas alcoólicas, café, chá

- Doenças heredodegenerativas: a distonia constitui o sinal proeminente, ainda que concomitante com outros distúrbios neurológicos, especialmente parkinsonismo
- Distonia secundária.

MANIFESTAÇÕES CLÍNICAS

- Fenomenologicamente, aplica-se o termo "distonia" para posturas anormais persistentes (postura distônica)
- Contração que ocorre em alguns movimentos voluntários causando espasmos musculares prolongados (distonia de ação)
- Movimentos involuntários que produzem caráter repetitivo de torção (espasmos distônicos)
- Em um mesmo paciente, podem surgir fenômenos simultaneamente ou de forma isolada
- Para o diagnóstico clínico da distonia, consideram-se os sintomas de acordo com a distribuição corporal do fenômeno (ver Quadro 475.2 e Figura 475.1).

DIAGNÓSTICO DIFERENCIAL

Deve incluir todas as doenças que se associam a distonia ou em que ela é secundária.

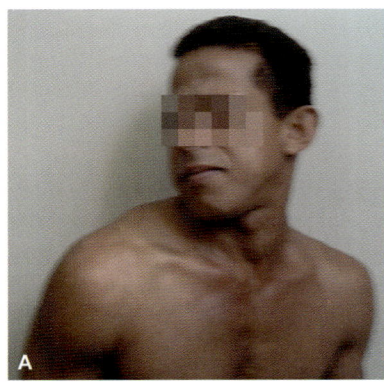

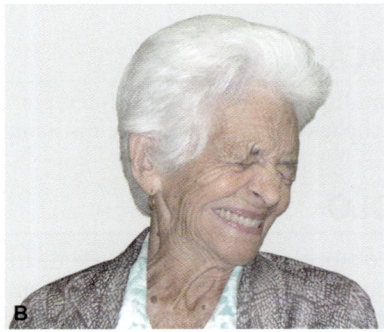

Figura 475.1 A. Distonia cervical (torcicolo espasmódico). B. Distonia segmentar (blefarospasmo + distonia oromandibular = síndrome de Meige + distonia cervical).

EXAMES COMPLEMENTARES

- Exames laboratoriais: dosagem de ceruloplasmina e cobre urinário (doença de Wilson), ferro e ferritina (neuroferritinopatias), pesquisa de acantócitos (neuroacantocitose). Outros exames para afastar doenças sistêmicas
- Eletroneuromiografia (ENMG): estudo do padrão distônico para diagnóstico diferencial com outros transtornos do movimento (tremor, mioclonia)
- Eletroencefalograma (EEG): para afastar epilepsia em associação
- Ressonância magnética de crânio: para afastar lesão estrutural
- Testes genéticos: para identificar anomalias específicas, puras ou em associação.

DIAGNÓSTICO

- Distonia primária: o diagnóstico é realizado de acordo com critérios clínicos, baseando-se em dados semiológicos
  - Os exames complementares têm por finalidade descartar uma distonia secundária
  - As alterações genéticas são importantes para o diagnóstico da distonia primária
  - O estudo genético de DYT1 deve ser realizado em pacientes com distonia de início precoce (antes dos 25 a 30 anos) e em adultos com história familiar positiva
- Distonias secundárias ou sintomáticas: apresentam causa conhecida e se manifestam por meio de sintoma isolado de distonia ou acompanhada de sintomas neurológicos
  - A prova terapêutica com a levodopa é um método simples para confirmar ou descartar as distonias levodopa-responsivas
  - Exames laboratoriais – dosagem de ceruloplasmina e cobre urinário, na doença de Wilson; ferro sérico e ferritina, nas neuroferrinopatias; pesquisa de acantócitos, na neuroacantocitose; e outros exames de acordo com a suspeita diagnóstica são necessários para afastar distonias secundárias a alterações metabólico-genéticas
- Para facilitar o raciocínio diagnóstico, ver Figura 475.2.

TRATAMENTO

Na maioria dos casos, o tratamento é sintomático, com a finalidade de melhorar a postura, os movimentos da região afetada e aliviar a dor.

Encontram-se disponíveis três categorias de medidas terapêuticas: medicamentos orais, aplicações de toxina botulínica e tratamento cirúrgico para casos especiais.

Tratamento medicamentoso

- Levodopa: principalmente na distonia generalizada e segmentar, que ocorre na infância e adolescência com a finalidade de descartar uma distonia levodopa-responsiva
  - Iniciar com baixas doses de 50 a 200 mg/dia, VO, podendo chegar até 1.000 mg/dia. Em geral, observa-se melhora com doses baixas
- Anticolinérgicos: o triexifenidil é o medicamento mais usado. Inicia-se com baixas doses de 1 mg, 3 vezes/dia, VO, até chegar à dose terapêutica ou até o paciente apresentar efeitos colaterais indesejáveis – boca seca, confusão mental, retenção urinária

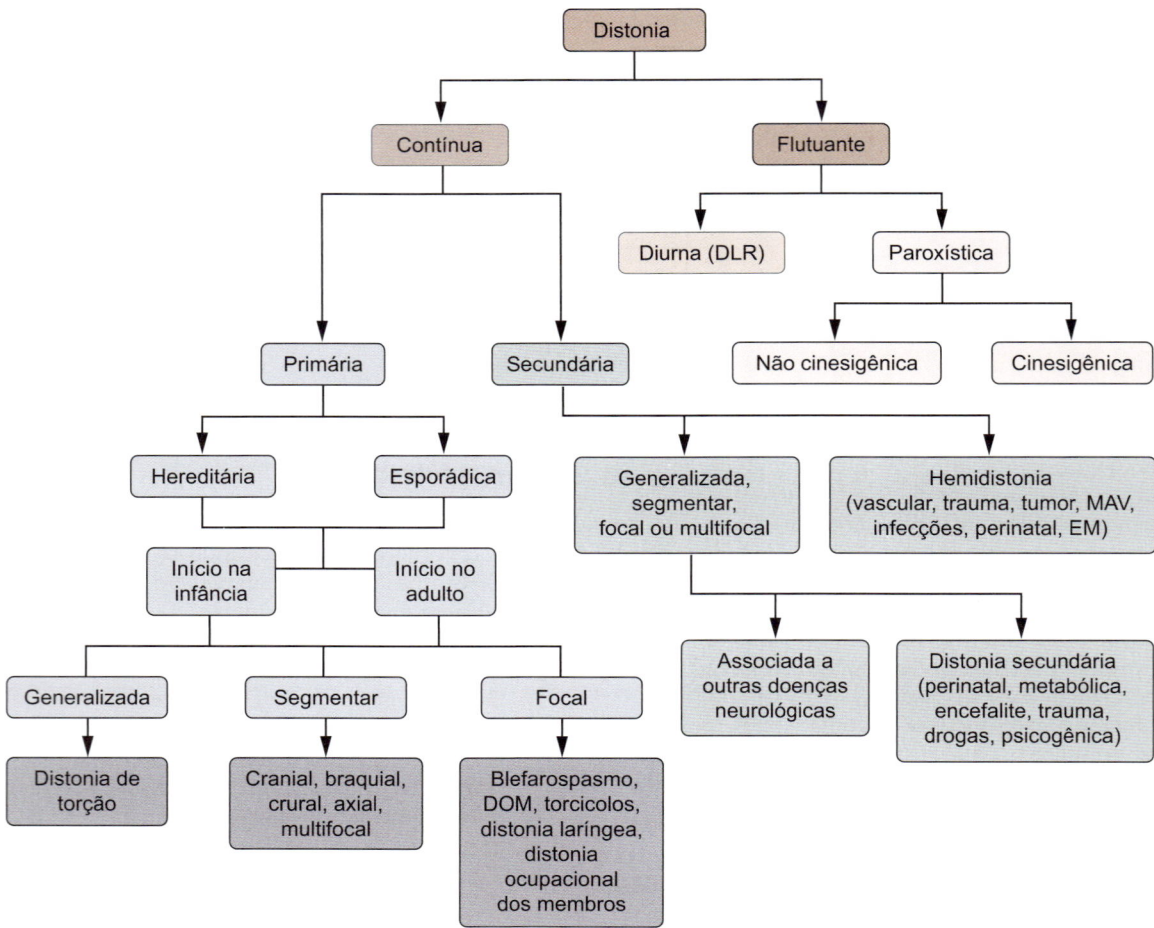

Figura 475.2 Fluxograma de classificação das distonias.

■ Úteis tanto quando usados isoladamente quanto em associação a outros medicamentos, sendo mais bem tolerados por crianças e jovens
■ Outro anticolinérgico usado é o biperideno, porém é menos eficaz
• Benzodiazepínicos: diazepam e clonazepam são os mais usados. Podem apresentar efeitos secundários, como sonolência, sedação e desenvolver fenômeno de tolerância
  ■ Clonazepam parece ter melhores resultados no blefarospasmo, na distonia oromandibular e na distonia cervical
  ■ Baclofeno: usado isoladamente ou em associação com outras medicações. Dose de 30 a 80 mg/dia, VO
• Antidopaminérgicos: neurolépticos típicos (haloperidol, pimozida e tetrabenazina – não disponível no Brasil), os quais podem levar a parkinsonismo, discinesias tardias e distonia aguda. Portanto, devem ser evitados. Neurolépticos atípicos, como olanzapina, e quetiapina e clozapina, também podem ser usados
• Anticonvulsivantes: carbamazepina, fenitoína na distonia paroxística cinesigênica.

Aplicação de toxina botulínica

A aplicação de toxina botulínica (TxBa) constitui tratamento de primeira escolha nas formas focais de distonia, como blefarospasmo, distonia cervical, ocupacional e laríngea.

Tratamento cirúrgico

Indicado para os casos de distonias generalizadas ou segmentares graves e incapacitantes, que são pouco ou não responsivas a outras formas de tratamento, inclui desnervação periférica seletiva (rizotomia, ramissectomia cervical), miotomias palpebrais e desnervação seletiva de ramos faciais (blefarospasmo).

Estimulação cerebral profunda uni ou bilateral (distonias primárias, generalizadas ou segmentares) e baclofeno intratecal (distonia generalizada grave, principalmente associada à espasticidade).

REABILITAÇÃO

Tratamento multiprofissional com fisioterapia, fonoaudiologia, terapia ocupacional, psicoterapia e musicoterapia.

TORCICOLO

O torcicolo constitui uma das formas de distonia focal que afeta os músculos do pescoço, quase sempre unilateralmente, comprometendo o esternocleidomastóideos, os músculos posteriores da cabeça, os trapézios e os elevadores da escápula.

Acompanha-se de contração involuntária e vigorosa dos músculos, resultando em torção da cabeça para um dos lados, com elevação do ombro ipsilateral e tremor distônico, que se acentua à tentativa de correção da postura.

Além de torcicolo (cabeça inclinada para o ombro), pode haver anterocolo (cabeça fletida), retrocolo (cabeça estendida) e laterocolo (cabeça lateralizada) e, na maioria das vezes, ocorre a combinação de todas as posturas.

CAUSAS

- Torcicolo primário:
  - Esporádico ou genético
- Torcicolo secundário:
  - Medicamentos: neurolépticos típicos (haloperidol, clorpromazina, fenotiazina, butirofenona), metoclopramida e complicações do uso prolongado da levodopa
  - Traumatismos cranioencefálico e cervical
  - Acidente vascular cerebral
  - Doenças degenerativas: Parkinson, doença de Huntington
  - Transtornos metabólicos: doença de Wilson
  - Infecções do SNC: encefalite
  - Intoxicação exógena: manganês.

MANIFESTAÇÕES CLÍNICAS

- Dor nos músculos comprometidos
- Rigidez muscular (sinal precoce)
- Rotação e inclinação da cabeça para um dos lados.

DIAGNÓSTICO DIFERENCIAL

- Espondiloartrose cervical
- Processos infecciosos e inflamatórios dos músculos cervicais (miosites)
- Lesão da medula cervical.

Atenção

- Deve-se diferenciar o torcicolo postural doloroso simples da distonia de torção
- Torcicolo espasmódico ou distonia idiopática cervical aparece como parte do quadro clínico da distonia generalizada em 50% dos pacientes.

Para saber mais

- Distonia cervical (torcicolo leve): o próprio paciente consegue, corrigir a postura, colocando a própria mão na face ou exercendo leve pressão antagonista à posição do pescoço (truque sensitivo)
- Distonia cervical (torcicolo grave): a postura de torção mantém-se por períodos mais prolongados e, dificilmente, o paciente consegue corrigi-la.

EXAMES COMPLEMENTARES

- Exame radiológico, TC e/ou RM da coluna cervical.

COMPROVAÇÃO DIAGNÓSTICA

- Dados clínicos + exames de imagem no torcicolo secundário.

TRATAMENTO

- Alívio da dor (ver Capítulo 15, *Dor*)
- Fisioterapia.

Tratamento medicamentoso

- Toxina botulínica (1ª escolha): injeções intramusculares em vários pontos dos músculos acometidos
- Triexifenidil: iniciar com 1 mg 3 vezes/dia, VO, até chegar à dose terapêutica ou até o paciente apresentar efeitos colaterais indesejados
- Biperideno, VO, dose inicial de 1 a 2 mg, aumento gradual a cada 3 a 7 dias, podendo ser utilizado em doses até 8 a 30 mg/dia; ou baclofeno, VO, doses crescentes e fracionadas (8/8 horas), até alcançar 40 ou 80 mg/dia
- Diazepam, VO, 2 a 10 mg/dia; ou clonazepam, VO, 1 a 8 mg/dia; ou bromazepam, VO, 6 a 18 mg/dia; ou carbamazepina, VO, 400 a 800 mg/dia.

Tratamento cirúrgico

Indicado para os casos refratários à terapêutica medicamentosa: miotomia, radiculotomia, talamotomia, palidotomia.

Atualmente, a estimulação cerebral profunda palidal é o tratamento mais indicado.

EVOLUÇÃO E PROGNÓSTICO

- Após o advento do tratamento com a TxBA houve considerável melhora do prognóstico.

BIBLIOGRAFIA

Albanese A, Asmus F, Bhatia KP, Elia AE, Elibol B, Filippini G et al. EFNS guidlines on diagnosis and treatment of primary dystonias. Eur J Neurol. 2011;18:5-18.
Asmus R, Gasser T. Dystonia-plus syndromes. Eur J Neurol 2010;17 (Suppl. 1):37-45.
Azevedo MF. GPS Medicamentos. Guia prático em saúde. Rio de Janeiro: Guanabara Koogan; 2017.
Elia AE, Lalli S, Albanese A. Differential diagnosis of dystonia. Eur J Neurol. 2010;25:1619-26.
Silva D. Distonia. In: Lopes AC (org.). Tratado de clínica médica. 2. ed. São Paulo: Rocca; 2012.

476
Distrofias Musculares

Distrofia muscular de Duchenne, distrofia muscular de Becker, distrofia muscular facioescapuloumeral, distrofia muscular de Emery-Dreifuss, distrofia muscular oculofaríngea, distrofias musculares distais, distrofia muscular miotônica

Rogério Gayer Machado de Araujo • Delson José da Silva

INTRODUÇÃO

As distrofias musculares constituem um grupo de doenças hereditárias que causam fraqueza progressiva e perda de massa muscular, podendo ter início em diferentes idades e em diferentes grupos musculares, dependendo do tipo de distrofia.

Nas distrofias musculares, mutações gênicas causam alterações na produção de proteínas necessárias para a formação de grupos musculares (ver Parte 3, *Anomalias Genéticas*).

FORMAS CLÍNICAS

Distrofinopatia

A distrofina é uma proteína citoesquelética subsarcolemial essencial para a estabilidade da fibra muscular e codificada pelo gene *DMD* localizado no cromossomo X, *locus* Xp21.

Os dois principais fenótipos são a distrofia muscular de Duchenne (DMD) e a distrofia muscular de Becker (DMB).

Distrofia muscular de Duchenne

- Sintomas mais nítidos a partir dos 3 a 5 anos: atraso para andar; nunca chegam a correr normalmente; incapacidade de levantar os joelhos, com andar sobre os artelhos, e marcha anserina
- Lordose para manter equilíbrio; posteriormente escoliose
- Sinal de Gowers (autoescalada)
- Pseudo-hipertrofia de panturrilhas (panturrilhas volumosas)
- Na idade de 9 a 12 anos, os meninos não conseguem mais deambular e passam a usar cadeira de rodas
- Progressão da distrofia posterior para braços e mãos
- Deficiência intelectual em 30% dos casos
- Pode ocorrer fraqueza facial leve, mas a fala, a deglutição e os movimentos oculares são preservados
- Contração do tendão de Aquiles levando a criança a andar na ponta dos dedos
- Fraqueza muscular respiratória com declínio da função pulmonar por volta dos 8 anos
- Comprometimento cardíaco em 90% dos meninos, sendo causa de óbito em 20% dos casos
- Evolução letal.

Exames complementares

- Creatinofosfoquinase (CPK) aumentada 20 vezes ou mais
- Eletroneuromiografia: padrão miopático
- Eletroencefalograma: alterações rítmicas
- Biópsia muscular: alterações distróficas
- Testes genéticos (ver Parte 3, *Anomalias Genéticas*)

Tratamento

- Precauções com anestesia (risco de rabdomiólise aguda e hipertermia maligna)
- Tratamento de suporte para os sintomas
- Corticoides: prednisona, VO, 0,75 mg/kg/dia ou deflazacorte, VO, 0,9 mg/kg/dia
- Terapias promissoras: terapia gênica, terapia celular, uso de substâncias e fatores que estimulam a regeneração e/ou o crescimento muscular, e/ou que regulam a fibrose muscular
- Cirurgia: alongamento de tendões, em caso de encurtamento, traqueostomia em casos avançados
- Reabilitação: fisioterapia, fonoaudiologia, terapia ocupacional

Distrofia muscular de Becker

- Deleção grande ou duplicação em Xp21 é responsável por 65% dos casos na DMD e 85% na DMB. Mutações pontuais, inserções e pequenas deleções são responsáveis pelos demais casos
- Incidência de 1 em 18.500 nascimentos masculinos
- Quadro semelhante a DMD, porém mais leve
- Início dos sintomas por volta dos 10 anos
- Fraqueza de músculos proximais, pseudo-hipertrofia de panturrilhas (comum)
- Ainda deambula após os 20 anos
- Retardo mental é raro
- Nível de CPK elevado (menos de cinco vezes)
- Cardiomiopatia responsável por 50% dos óbitos
- Tratamento semelhante ao da DMD.

Distrofia muscular de cinturas

- Grupo heterogêneo de distrofias musculares autossômicas dominantes (10%) ou recessivas (90%)
- As distrofias musculares de cinturas (DMC) do tipo autossômica dominante são classificadas como grupo 1 com vários subgrupos, dependendo do gene envolvido: grupos 1A (miotilinopatia),1B (laminopatia), 1C (caveolinopatia), 1E, 1F, 1G e 1H
- As DMCs do tipo autossômica recessiva são classificadas como grupo 2: 2A (calpainopatia), 2B (disferlinopatia), 2C, 2D, 2E, 2F, 2G, 2H, 2I (distroglicanopatia), 2J, 2K, 2L, 2M, 2N, 2O, 2P, 2Q, 2R, 2S, 2T e 2W. Os quatro subtipos mais bem representados no Brasil com frequência relativa são a DMC2C (23%), a DMC2D (40%), a DMC2E (23%) e a DMC2F (14%)
- Fraqueza progressiva afetando a cintura dos membros (cintura escapular e cintura pélvica ou quadril), na forma recessiva; ao contrário da dominante, geralmente seu início é mais precoce, sua progressão é mais rápida e os valores de CPK são altos
- Os músculos faciais e distais são geralmente poupados no início da doença
- O início pode ocorrer em crianças, adolescentes ou adultos; início neonatal é considerado distrofia muscular congênita
- Níveis séricos de CPK quase sempre altos
- Evolução lenta
- Dificuldade inicial para subir escada, levantar-se e marcha anserina. Posteriormente, limitação para levantar os braços e escápula alada com atrofia muscular proximal variável
- Uma gravidade variável determina diferentes manifestações clínicas, inclusive entre membros da mesma família
- Acometimento cardíaco, embora mais raro, pode ocorrer (arritmias, bloqueio de condução, cardiomiopatia)
- Biópsia muscular: ausência da coloração típica de determinadas proteínas (sarcoglicanos, calpaína, disferlina e caveolina)
- Tratamento sintomático.

Distrofia muscular facioescapuloumeral

- É considerada a mais prevalente das distrofias musculares (7 casos: 1.000 pessoas) com herança autossômica dominante ligado ao cromossomo 4q35
- Na maioria dos casos, a fraqueza tem início na face e progride lentamente para os ombros/cintura escapular (escápula alada), a musculatura proximal dos membros superiores e, depois, para a musculatura abdominal e flexora dos pés

- A fraqueza dos membros é comumente assimétrica e pés caídos podem ocorrer precocemente
- A fraqueza muscular, geralmente, não é referida até a 2ª década de vida
- Evolução lenta que pode não afetar a longevidade
- Até 20% dos casos podem evoluir para cadeiras de rodas, mas insuficiência respiratória é rara
- Outros transtornos associados: perda auditiva sensorineural discreta e retinopatia vascular; dor crônica na maioria dos pacientes (50 a 80%), podendo ser intensa em 23%; arritmias cardíacas (observadas raramente)
- Testes genéticos fazem o diagnóstico da anomalia (ver Parte 3, *Anomalias Genéticas*)
- Tratamento sintomático: órteses, suporte para deslocamento, fisioterapia
- Cirurgia de fixação da escápula pode ser benéfica.

Distrofia muscular de Emery-Dreifuss

- Pode ser de herança recessiva ligada ao X (XL-DMED) relacionada com mutações do gene *EMD* ou da emerina em Xq28, autossômica dominante (AD-DMED) ligado ao gene *LMNA* em 1q21 e autossômica recessiva (esta última muito rara). Na XL-DMED, as contraturas das articulações são, em geral, o primeiro sinal, enquanto na AD-DMED as contraturas costumam surgir após o início da fraqueza muscular. Perda da capacidade de deambulação pode ocorrer em AD-DMED, mas é rara em XL-DMED
- Os sintomas iniciam-se geralmente antes dos 5 anos
- A fraqueza tem distribuição umeroperoneal com acometimento do bíceps, do tríceps e dos músculos distais das pernas, sendo mais afetados os proximais; posteriormente, pode progredir para cintura pélvica e escapular
- Contraturas precoces e proeminentes de cotovelos, joelhos, tornozelos, coluna e até dos dedos. Limitação para flexão do pescoço, evoluindo para limitação da flexão de toda a coluna
- Na idade adulta, 95% dos pacientes acima de 30 anos apresentam arritmias e distúrbios de condução; miocardiopatia dilatada pode ocorrer em 35% dos casos
- CPK sérica aumentada em até 10 vezes o valor normal
- Testes genéticos proporcionam diagnóstico definitivo
- Tratamento da miocardiopatia dilatada é crucial para evitar insuficiência cardíaca (maior risco de morte súbita) (ver Capítulo 177, *Cardiomiopatias*).

Distrofia muscular oculofaríngea

- Início tardio na 5ª e na 6ª décadas de vida, herança autossômica dominante, com ptose progressiva, disfagia e, posteriormente, com fraqueza proximal de membros
- Critérios clínicos para diagnóstico:
  - História familiar positiva com envolvimento de duas ou mais gerações
  - Ptose ou cirurgia prévia para correção de ptose
  - Presença de disfagia definida por tempo maior que 7 segundos para beber 80 mℓ de água gelada
  - Precisa ser distinguido de miastenia *gravis*
- Testes genéticos fazem o diagnóstico.

Distrofias musculares distais/miopatias distais

- Definidas como manifestações clínicas nos pés e nas mãos, antes que os músculos proximais dos membros sejam afetados
- Evolução lenta
- Elevação de CPK sérica
- A forma mais comum é a miopatia distal de Welander (autossômica dominante ligada ao cromossomo 2p13) com início após os 40 anos
- As variantes Nonaka e Miyoshi são autossômicas recessivas e iniciam-se antes dos 40 anos. Na forma Nonaka, os músculos gastrocnêmios são afetados primeiramente.

Distrofia muscular miotônica ou distrofia miotônica de Steinert

- Apresenta dois grupos: a distrofia muscular miotônica tipo 1 (DM1) e a distrofia miotônica tipo 2 (DM2) ou a distrofia miotônica proximal ou, ainda, a miopatia miotônica proximal
- Compatível com vida longa e prevalência alta de 5 casos por 100 mil habitantes e incidência de 13,5 casos por 100 mil crianças nascidas vivas. Trata-se de uma das distrofias mais comuns no nosso meio.

Distrofia miotônica tipo 1 (DM1)

- Herança autossômica dominante relacionada com a expansão anormal do trinucleotídeo (CTG) no gene *DMPK* do cromossomo 19, que ocasiona instabilidade do fragmento de DNA. Existe correlação direta entre o número de repetições de trinucleotídeos, a idade de início e a gravidade da doença
- Pode ser de início neonatal (também chamada distrofia miotônica congênita) com polidrâmnio, diminuição dos movimentos fetais, anormalidades musculoesqueléticas e neurológicas (acima de 2.000 repetições de trinucleotídeos); início juvenil com deficiência cognitiva e anormalidades esquelética e craniofacial (> 800 repetições); e início adulto (50 a 1.000 repetições)
- Fenômeno de antecipação clínica, ou seja, a doença hereditária se apresenta em idade mais precoce nos descendentes que nos pais (agravamento progressivo nas futuras gerações)
- Afeta músculos cranianos: ptose palpebral com fraqueza facial, disartria, disfagia, face magra e alongada, atrofia dos músculos temporais e esternocleidomastóideo
- A fraqueza dos membros é mais acentuada distalmente com acometimento dos flexores dos dedos e dos pés caídos com marcha escarvante
- Reflexos tendinosos diminuídos ou abolidos
- Presença de miotonia (retardo do relaxamento muscular) tanto na avaliação clínica quanto na ENMG. A miotonia pode ser reproduzida pedindo-se para o paciente realizar preensão vigorosa com uma das mãos e depois relaxar (a miotonia é mais evidente nas mãos, mas pode ser evocada em outros músculos)
- Presença de arritmias cardíacas (fibrilação e *flutter* atriais, taquiarritmias ventriculares), distúrbios de condução e outras anormalidades no ECG em mais de 50% dos casos. Complicações posteriores com insuficiência cardíaca e morte súbita
- Endocrinopatias: diabetes melito (incidência levemente aumentada), atrofia testicular, irregularidades menstruais, diminuição da fertilidade, calvície frontal

- Outras anormalidades: catarata, distúrbios gastrintestinais, deficiência cognitiva, dificuldade respiratória em decorrência de fraqueza do diafragma e dos músculos intercostais, hipersonia.

Exames complementares

- CPK: levemente aumentada ou norma
- Glicemia, hemoglobina glicada: avaliação de diabetes melito
- ECG: avaliação de arritmias
- Ecocardiograma: avaliação de insuficiência cardíaca
- ENMG: avaliação de presença de miotomias
- Avaliação oftalmológica
- Testes genéticos (ver Parte 3, *Anomalias Genéticas*).

Tratamento

- Tratamento das complicações cardíacas
- Fenitoína, VO, 200 a 300 mg/dia, pode auxiliar a suprimir a miotonia
- Cuidados especiais com anestesia (risco de hipertermia maligna).

Distrofia miotônica tipo 2 (DM2)

- Herança autossômica dominante relacionada a expansão anormal do tetranucleotídeo CCTG no gene *CNBP* do cromossomo 3
- As pessoas não afetadas (saudáveis) têm de 5 a 37 repetições de CTG no gene *DMPK* do cromossomo 19, e 10 a 26 repetições de CCTG no gene *CNBP* do cromossomo 3. Os indivíduos afetados costumam ter mais de 60 repetições na DM1 e mais de 75 na DM2
- Fenômeno de antecipação menos evidente que na DM1
- A DM2 se diferencia da DM1 quanto à distribuição da fraqueza, sendo que na primeira, a fraqueza da cintura pélvica é mais acentuada que a fraqueza distal das pernas
- A miotonia não é tão facilmente perceptível quanto na DM1
- Miocardiopatia e endocrinopatia.

Diagnóstico diferencial

- Miopatias inflamatórias
- Miopatias mitocondriais
- Miopatias congênitas
- Miopatias metabólicas
- Atrofias espinais
- Canalopatias musculares
- Neuropatias periféricas
- Miastenia *gravis*
- Polimiosite.

Considerações finais

- As distrofias musculares constituem um grupo heterogêneo de doenças, relacionadas a mutações genéticas, com múltiplas manifestações clínicas, que podem estar presentes desde o nascimento ou aparecerem tardiamente
- Quando são suspeitadas, a avaliação do paciente é complexa e necessita da participação de neurologista, geneticista e outros especialistas
- As possibilidades de tratamento ainda são escassas, mas, os cuidados de uma equipe multiprofissional melhoram a qualidade de vida dos pacientes.

Exames complementares

- CPK: elevação variável de acordo com a forma clínica
- ENMG: padrão miopático
- Biópsia muscular: alterações distróficas
- Testes genéticos (ver Parte 3, *Anomalias Genéticas*).

BIBLIOGRAFIA

Azevedo MF. GPS Medicamentos. Guia prático em saúde. Rio de Janeiro: Guanabara Koogan; 2017.
Karpati G, Griggs RC. Disorders of voluntary muscle. 8. ed. 2010.
Takahashi MP, Matsumura T. Myotonic dystrophy. 2018.

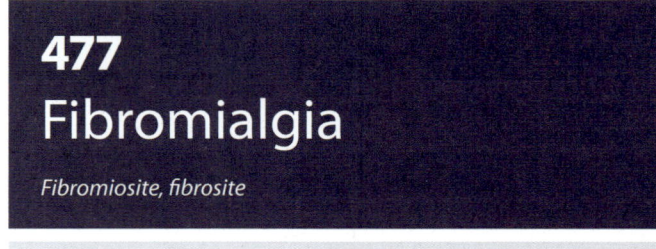

477
Fibromialgia

Fibromiosite, fibrosite

Antonio Carlos Ximenes • Vitalina de Souza Barbosa • Fernanda Bento da Silva • Gabriela Cardoso Barreto

INTRODUÇÃO

A fibromialgia (FM) é uma síndrome dolorosa crônica que se caracteriza por dor musculoesquelética generalizada, geralmente associada a cansaço, fadiga e alterações do sono.

A partir da década de 1980, os *tender points* foram considerados úteis para o diagnóstico, tendo sido feitas várias tentativas para se estabelecer critérios diagnósticos, além de sugestões para exclusão de doenças sistêmicas, entre elas as reumáticas.

A FM não é considerada uma doença ocupacional.

PREVALÊNCIA

- As estimativas iniciais de prevalência mundial foram de 0,2 a 5% da população mundial. No Brasil, a prevalência é de 2 a 2,5% (Pollak, 2015). Cumpre salientar, contudo, que as estimativas de prevalência variam de acordo com os critérios de classificação ou de diagnóstico
- É considerada a segunda doença reumática mais frequente, superada apenas pela osteoartrite
- Os pacientes com qualquer tipo de doença crônica têm uma maior prevalência de FM associada do que a população geral
- Acomete mais mulheres com idade entre 25 e 65 anos.

FIBROMIALGIA E TRANSTORNOS DO SONO

Outro aspecto relevante na fibromialgia refere-se aos transtornos do sono.

Grande parte dos pacientes queixa de um sono não reparador. Cumpre ressaltar, contudo, que alguns estudos relacionam esse transtorno com qualquer tipo de dor crônica.

Sensibilização central

As evidências atuais indicam que a fibromialgia é uma síndrome de sensibilização central com provável componente genético.

Define-se a sensibilização central como uma resposta anormal, disfuncional, do sistema nervoso central, em resposta aos estímulos periféricos, decorrente de uma hiperexcitabilidade neuronal que se expressa por sensação dolorosa amplificada, condição que está associada a transtornos do sono, da motilidade intestinal, do humor, do comportamento e da cognição.

O fenômeno da sensibilização central pode ter início na infância ou na adolescência, havendo estudos indicando uma possível predisposição genética.

Alguns genes envolvidos na patogenia da sensibilização central estão relacionados com enzimas que degradam monoaminas, com transportadores e receptores de serotonina e dopamina e, provavelmente, com proteínas que organizam diretamente estruturas do SNC.

Exames de imagem demonstram anormalidades do fluxo sanguíneo talâmico relacionadas com a dor na FM, e a ressonância magnética com espectroscopia evidencia aumento de glutamato no córtex posterior da ínsula, sendo que altos níveis desse neurotransmissor estão relacionados com um menor limiar de dor.

Outra estrutura no SNC com hiperatividade na FM é a amígdala, responsável pelo nível de resposta a estímulos externos.

Cumpre assinalar, que a ínsula e a amígdala são partes do sistema límbico que integram estímulos nociceptivos ao circuito cerebral das emoções.

Uma hiperatividade dos glutamatos pode ser a explicação dos transtornos emocionais dos pacientes com FM.

Fenômeno do *wind-up*

No nível medular, estudos mostraram o fenômeno de *wind-up*, ou seja, uma potencialização dos estímulos nociceptivos no corno posterior da medula, pela atividade de alguns neurotransmissores, como a cetamina, um inibidor dos receptores NMDA (N-metil-D-aspartato), bem como do seu agonista, o glutamato.

São referidos, também, a participação na fisiopatogenia da FM, a substância P e o fator de crescimento neuronal, cujos níveis do líquido cefalorraquidiano correlacionam-se com as manifestações clínicas.

A análise do sistema nervoso periférico não evidencia sua participação na fisiopatogenia da FM, contudo, exames histopatológicos de pele da perna, com técnicas imuno-histoquímicas, demonstram uma neuropatia de fibras finas nesses pacientes.

Contudo, a grande dúvida é se a neuropatia seria um fator primário ou secundário na fibromialgia.

As alterações no eixo hipotálamo-hipófise-adrenal podem influenciar outras conexões, como a tireoide, os hormônios sexuais e o hormônio de crescimento, explicando a fadiga e a perda da libido.

Os neurotransmissores que participam do controle da dor podem afetar o sistema límbico, tendo como consequência transtornos cognitivos, do humor, do sono e do comportamento.

DIAGNÓSTICO

Em 2010, foram propostos novos critérios para o diagnóstico da FM, revisados em 2011, pelo Colégio Americano de Reumatologia (American College Rheumatology [ACR]) (Quadros 477.1 e 477.2).

Quadro 477.1 Critérios diagnósticos e de gravidade da síndrome da fibromialgia pelo American College Rheumatology (2010/2011).

Área	Sim	Não	Área	Sim	Não
Mandíbula esquerda			Mandíbula direita		
Ombro esquerdo			Ombro direito		
Braço esquerdo			Braço direito		
Antebraço esquerdo			Antebraço direito		
Quadril esquerdo			Quadril direito		
Coxa esquerda			Coxa direita		
Perna esquerda			Perna direita		
Região cervical			Região dorsal		
Tórax			Região lombar		
Abdome			**Total de áreas dolorosas**		

Quadro 477.2 Critérios diagnósticos e de gravidade da fibromialgia pelo American College Rheumatology (2010/2011) – escala de gravidade dos sintomas (EGS).

Marque a intensidade dos sintomas, conforme você está se sentindo nos últimos 7 dias (0 = ausente; 1 = leve; 2 = moderado; 3 = grave)				
Fadiga (cansaço ao executar atividades)	0	1	2	3
Sono não reparador (acordar cansado)	0	1	2	3
Sintomas cognitivos (dificuldade de memória, concentração etc.)	0	1	2	3
Você apresentou um destes sintomas nos últimos 6 meses? (0 = ausente; 1 = presente)				
Cefaleia	0		1	
Dores ou cólicas abdominais	0		1	
Depressão	0		1	

Contudo, os critérios de classificação/diagnóstico de 1990 (Quadro 477.3 e Figura 477.1) ainda são úteis no diagnóstico da FM, desde que interpretados em conjunto com outros transtornos funcionais, incluídos nos critérios de 2010.

A dor crônica generalizada representa a principal manifestação clínica, mas fadiga crônica, sono não restaurador e disfunção cognitiva, que não faziam parte dos critérios de 1990, adquiriram relevância na avaliação diagnóstica.

A contagem de pontos dolorosos, um aspecto importante nos critérios diagnósticos de 1990, foi retirada dos critérios ACR 2010/2011.

Os critérios diagnósticos são utilizados na prática clínica com uma sensibilidade de 88,4% e especificidade de 81,1%.

Os pacientes com FM frequentemente referem sono leve e não reparador, e a polissonografia evidencia intrusão de ondas alfa em estágios de sono profundo, apesar de não ser um aspecto específico na fibromialgia.

A fadiga com cansaço fácil está associada à disfunção cognitiva, assim como déficit de memória, da concentração, de motivação e de atenção.

Em geral, o humor dos pacientes está alterado com sensação de ansiedade, depressão, síndrome do pânico e transtornos compulsivos-obsessivos.

Em sua grande maioria (90%), esses pacientes apresentam manifestações clínicas referidas como comorbidades ou satélites (Quadro 477.4).

Quadro 477.3 Critérios para a classificação da síndrome da fibromialgia pelo American College Rheumatology (1990).

Nᵒˢ	Critérios para classificação
1	Dor difusa por mais de 3 meses
2	Presença de 11 de 18 pontos dolorosos – com força de 4 kg/cm² Nove pares de pontos dolorosos: 1. Subocciptal – na inserção do músculo suboccipital 2. Cervical baixo – atrás do terço inferior do esternocleidomastóideo, no ligamento intertransverso C5-C6 3. Trapézio – ponto médio da borda superior, em uma parte firme do músculo 4. Supraespinoso – acima da escápula, próximo à borda medial, na origem do músculo supraespinhoso 5. Segunda junção costocondral – lateral à junção, na origem do músculo grande peitoral 6. Epicôndilo lateral – 2 a 5 cm de distância do epicôndilo lateral 7. Glúteo médio – na parte média do quadrante superoexterno na porção anterior do músculo glúteo médio 8. Trocantérico – posterior à proeminência do grande trocanter 9. Joelho – no coxim gorduroso, pouco acima da linha média do joelho.

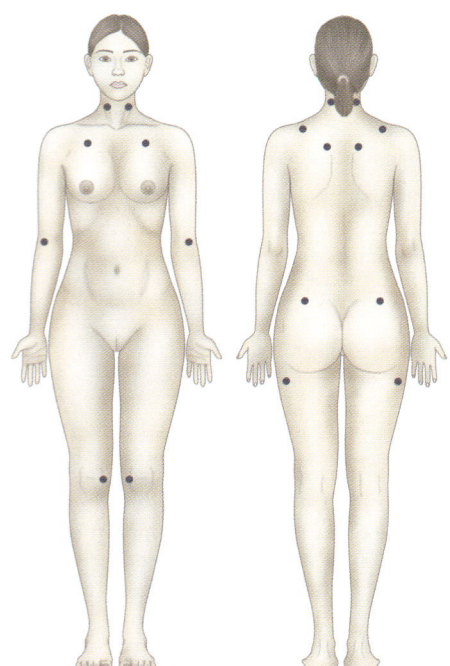

Sensibilidade 88,4%
Especificidade 81,1%
1. História de dor difusa, persistente por mais de 3 meses
Dor difusa:
- À direita e à esquerda da escápula;
- Acima e abaixo da cintura escapular;
- Um segmento do esqueleto axial.
2. Dor em 11 dos 18 pontos dolorosos (*tender points*) já estabelecidos (em discussão)

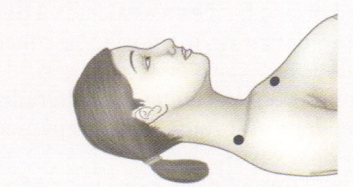

Figura 477.1 Critérios do American College Rheumatology (ACR).

Quadro 477.4 Manifestações-satélites da fibromialgia.

Manifestações-satélites	%
Síndrome da fadiga crônica	50
Distúrbios funcionais intestinais	40
Cistite intersticial	12
Dor pélvica crônica	5
Cefaleia	53
Disfunção de articulação temporomandibular (ATM)	75
Síndrome das pernas inquietas	15

Pontos dolorosos (*tender points*)

As críticas sobre os "pontos dolorosos" baseiam-se no fato de que muitos pacientes com FM apresentam dor em outras localizações, além de alguns médicos não terem experiência na palpação digital para identificação dos pontos dolorosos. Ainda, muitos pacientes apresentam menos de 11 pontos dolorosos.

Cumpre ressaltar, também, que os pontos dolorosos (*tender points*) não representam uma estrutura anatômica definida, e sendo apenas locais na musculatura, nos ligamentos ou nas bursas em que a dor pode se localizar.

A resposta do paciente à pressão de cada ponto doloroso é variável.

Na pesquisa de sensibilidade dolorosa desses pontos, pode-se utilizar um dolorímetro, padronizando uma pressão de até 4 kg/cm² nesses locais.

DIAGNÓSTICO DIFERENCIAL

Às vezes, o diagnóstico diferencial da fibromialgia, é complexo e amplo.

As condições clínicas mais frequentes são a síndrome miofascial (ver Capítulo 485, *Síndrome Dolorosa Miofascial*), a de fadiga crônica (ver Capítulo 19, *Fadiga*), miopatias, doenças neurológicas e neuromusculares, como doença de Parkinson, miastenia *gravis* e esclerose múltipla.

TRATAMENTO

- Deve ser multidisciplinar compreendendo medicamentos, terapia física e terapia cognitiva-comportamental e é fundamental a participação ativa do paciente
- Educação e orientação do paciente representam componentes importantes para o sucesso do tratamento, podendo ser individual ou em grupo
- A terapia medicamentosa visa combater a dor e as manifestações clínicas secundárias ao transtorno sensitivo-central (ver Capítulo 15, *Dor*)
- Os medicamentos mais utilizados são os antidepressivos que agem no sistema descendente inibitório do estímulo doloroso, inibindo a recaptação de monoaminas. Os tricíclicos (amitriptilina e nortriptilina) melhoram a dor, o sono e a fadiga. As doses variam de 12,5 a 50 mg, VO, devendo ser tituladas para cada paciente, tendo em conta o alívio dos sintomas (ver Capítulo 619, *Transtorno do Humor*)
- Os miorrelaxantes centrais, como ciclobenzaprina, podem ser eficazes em alguns pacientes. Atuam ao reduzirem a

atividade do neurônio motor eferente e na inibição da recaptação de serotonina. As doses variam de 10 a 40 mg/dia, VO

- Os antidepressivos inibidores da recaptação de norepinefrina e serotonina, conhecidos como "dual", têm evidenciado ação analgésica. O mais estudado é a duloxetina, VO, 30 a 90 mg/dia
- Os inibidores específicos de recaptação de serotonina como a fluoxetina têm pouco efeito sobre a dor
- Os gabapentinoides provocam redução da aferência do estímulo doloroso, atuando nos canais de cálcio do neurônio pré-sináptico. No tratamento da FM, o mais avaliado é a pregabalina com indicação no alívio da dor, melhora do sono e da fadiga, em doses de 75 a 300 mg/dia, VO
- Os opioides, como o tramadol, podem ser usados em algumas situações, associados ou não a analgésicos de ação periférica, como dipirona e paracetamol (ver Capítulo 15, *Dor*)
- Os anti-inflamatórios não hormonais isoladamente não têm indicação, exceto para tratamento das comorbidades inflamatórias associadas
- Os transtornos do sono podem exigir tratamento específico. Os indutores do sono mais estudados são o zolpidem 5 a 10 mg/dia, VO, e o zoplicona 7,5 mg/dia, VO
- A terapia física, principalmente exercícios programados, é importante no tratamento da FM, regulando o eixo sensitivo-central com melhora dos níveis de serotonina, da produção de GH-IGF1, da regulação do sistema hipotálamo-pituitária-adrenal e do sistema nervoso autônomo, com melhora da dor, da insônia, da ansiedade e de outros sintomas decorrentes da disautonomia
  - Os exercícios mais indicados são os aeróbios
- Outras alternativas de tratamento com enfoque no controle, principalmente, na dor são acupuntura e hidroterapia
- Alguns autores incluem a meditação, a hipnose, *biofeedback*, como possibilidades terapêuticas não medicamentosas.

BIBLIOGRAFIA

Azevedo MF. GPS Medicamentos. Guia prático em saúde. Rio de Janeiro: Guanabara Koogan; 2017.

Bidonde J, Busch AJ, Bath B, Milosavljevic S. Exercise for adults with fibromyalgia na umbrela systematic review with synthesis of best evidence. Curr Rheumatol Rev. 2014;10(1):45-79.

Carvalho MAP, Rego RR, Provenza JR. Fibromialgia. Rio de Janeiro: Guanabara Koogan; 2019. Reumatologia Diagnóstico e Tratamento. p. 227-39.

Cassisi G, Sarzi-Puttini P, Casale R, Cazzola M, Bocassini L et al. Pain in fibromyalgia and related conditions. Rheumatism. 2014;66(1): 72-86.

Clauw DJ. Fibromyalgia: a clinical review. JAMA. 2014; 311(15): 1547-55.

Heyman RE, Paiva ES, Martinez JE, Helfeinstein Jr M, Rezende MC, Provenza Jr et al. Novas diretrizes para diagnóstico da fibromialgia. Rev Bras Reumatol. 2017;57(S2):S467.

Paiva ES, Martinez JE, Provenza JR. Fibromialgia – Sociedade Brasileira de Reumatologia. Barueri: Manole; 2019. p. 566-73.

Pollak DF. Fibromialgia – Tratado brasileiro de reumatologia. Rio de Janeiro: Atheneu; 2015. p. 325-7.

478
Lesões Musculares

Cãibras, contusão muscular, laceração muscular, estiramento muscular

Frederico Barra de Moraes ♦ Sandro da Silva Reginaldo

INTRODUÇÃO

Lesões musculares podem ter diferentes causas e formas clínicas, incluindo contusão, laceração, estiramento, cãibras e dor muscular após exercício.

MANIFESTAÇÕES CLÍNICAS

- Dor
- Fraqueza muscular
- Contração muscular (cãibras)
- Perda ou diminuição da função contrátil do músculo
- Equimose, edema, perda da continuidade das miofibrilas.

EXAMES COMPLEMENTARES

- Podem não ser necessários
- Ultrassonografia e ressonância magnética em casos selecionados (Figura 478.1).

TRATAMENTO

- Lesões leves: repouso, gelo, anti-inflamatórios não esteroides (AINEs) durante 3 a 5 dias. Fisioterapia durante 2 semanas. A seguir, alongamentos e retorno gradual aos exercícios
- Lesões graves: tratamento durante 4 semanas. Alguns casos necessitam de intervenção cirúrgica.

PREVENÇÃO

- Retorno gradual à atividade física.

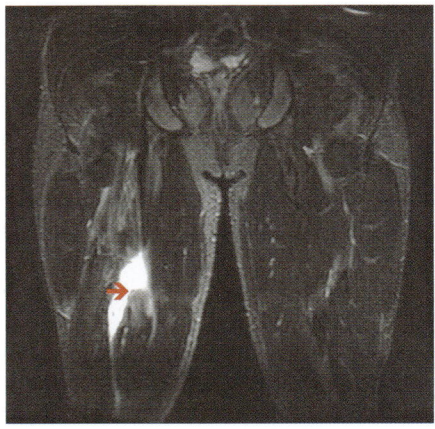

Figura 478.1 Ressonância magnética evidenciando perna com ruptura de grau 3 do músculo semimembranoso (*seta*).

Dor muscular após exercício

Ocorre 24 a 48 horas após um exercício vigoroso e depois de longa inatividade.

Nesses casos, não há acúmulo de ácido láctico, como no simples cansaço muscular, e sim microrrupturas nas junções miotendíneas.

Contração muscular ativa, alongamento passivo e palpação pioram a dor.

Os sintomas desaparecem após alguns dias.

CÃIBRA (VER CAPÍTULO 474, *CÃIBRAS*)

Fasciculação muscular focal irregular, que pode ocorrer durante esforço ou em repouso.

Está relacionada com alterações nos níveis séricos de sódio e potássio (sudorese ou diurese excessivas), e com diminuição de cálcio e magnésio.

Tratamento

Alongamento muscular suave e progressivo, ativação dos músculos antagonistas, correção dos distúrbios hidreletrolíticos (ver Capítulo 474, *Cãibras*).

CONTUSÃO MUSCULAR

Trauma direto sobre o músculo que pode provocar dor, edema, hematoma e limitação da movimentação. Ocorre com frequência na prática de esportes.

Tratamento

Repouso, gelo e analgésicos, com movimentação precoce (imobilização prolongada aumenta a possibilidade de miosite ossificante).

LACERAÇÃO MUSCULAR

Mais comum nos acidentes do que na prática esportiva (acidentes automobilísticos, lesões penetrantes). Pode evoluir com fibrose e perda da capacidade contrátil do músculo.

Tratamento

Repouso, gelo e analgésicos (AINEs não alteram a evolução).

ESTIRAMENTO MUSCULAR

Alongamento excessivo com ruptura de fibras musculares, representa a lesão mais frequente no esporte.

Os músculos mais acometidos são os dos membros inferiores (isquiotibiais, quadríceps, adutores, gastrocnêmios).

Indivíduos mais idosos e os que não fazem alongamentos e aquecimento muscular antes de iniciar a prática esportiva são mais propensos a essas lesões, pois sua musculatura fica menos flexível, menos resistente e entra em fadiga rapidamente.

Tratamento

- Repouso, gelo e analgésicos (não alteram a evolução).

BIBLIOGRAFIA

Anderson MK, Hall SJ, Martins M. Sports injury management. 2. ed. Philadelphia: Williams & Wilkins; 2000.

479
Miastenia *Gravis*

Delson José da Silva • Helena Rezende Silva Mendonça

INTRODUÇÃO

A miastenia *gravis* (MG) é uma doença rara com incidência estimada em 1 a 30 casos por ano, por milhão de pessoas, com dois picos: entre os 20 e 30 anos, predominando em mulheres, e de 50 a 60 anos em homens, mas pode ocorrer em qualquer idade.

Antes dos 18 anos, é chamada de miastenia *gravis* juvenil, forma clínica que representa 10% dos casos.

Trata-se de uma doença autoimune adquirida, mediada por anticorpos que atuam contra os receptores nicotínicos da acetilcolina na junção neuromuscular, com dano da membrana pós-sináptica.

Alguns autoanticorpos já foram identificados e se relacionam aos sintomas, prognóstico e tratamento.

O anticorpo antirreceptor da acetilcolina (AcRach) é o mais importante na forma generalizada e tem estreita relação com alterações tímicas (timoma e hiperplasia tímica), enquanto o anticorpo antiquinase específica do músculo (AcMUSK) pode estar associado a outras neoplasias.

Há relação da miastenia *gravis* com várias doenças autoimunes, como tireoidites, artrite reumatoide, lúpus eritematoso sistêmico, síndrome de Sjögren, colite ulcerativa e doença de Addison.

MANIFESTAÇÕES CLÍNICAS

- Início insidioso, com sintomas oculares (85% dos pacientes), evolução craniocaudal assimétrica, com generalização em 85 % dos casos
- É classificada quanto à forma de apresentação em MG ocular e MG generalizada
- Quanto à gravidade pode ser leve, moderada e grave
- Sintomas gerais: debilidade e fadiga flutuantes, fraqueza assimétrica que piora com esforço e melhora ao repouso (reflexos normais; funções cerebelar e sensitiva normais)
- Oculares: ptose palpebral e diplopia (devido a alteração da oculomotricidade extrínseca)
- Bulbares (orofaringe): disfagia com refluxo, disfonia (voz anasalada), cansaço na mastigação
- Facial: hipomimia, queda da mandíbula com fraqueza mastigatória, sorriso distorcido
- Membros: fraqueza para segurar objetos, escrever, manter braços elevados, deambular, subir escadas, pentear e lavar os cabelos, estender roupas no varal
- Axiais: cabeça pendente e dificuldade de se manter ereto
- Respiratórios: dispneia e insuficiência respiratória.

Exacerbação dos sintomas

Os sintomas podem ser exacerbados por estresse físico e emocional, infecções, período menstrual, gravidez, em especial no período puerperal e por medicamentos, tais como: antibióticos (aminoglicosídeos, ciprofloxacino, eritromicina, ampicilina), betabloqueadores (propranolol, timolol), lítio, magnésio, procainamida, verapamil, quinidina, cloroquina, prednisona, anticolinérgicos (triexifenidil), bloqueadores neuromusculares (vecurônio, curare), diazepínicos, fenitoína, morfina, lidocaína, e gabapentina.

DIAGNÓSTICO DIFERENCIAL

- Doenças que causam fraqueza sistêmica:
  - Miastenia induzida por medicamentos, como penicilamina, curare, procainamida, quininas e aminoglicosídeos
  - Miastenia congênita (erros inatos na junção neuromuscular)
  - Miopatia ocular
  - Neuropatia craniana (neurite de nervo intracraniano)
  - Síndrome de Eaton-Lambert
  - Síndrome de Guillain-Barré
  - Botulismo
  - Intoxicação por organofosforados
  - Relaxantes musculares despolarizantes
  - Efeito adverso da toxina botulínica
  - Doença de Lyme
  - Tireoidopatias (oftalmopatia tireotóxica)
  - Oftalmoplegia externa progressiva
  - Distrofia oculofaríngea
  - Esclerose lateral amiotrófica com acometimento bulbar
  - Síndrome da fadiga crônica
- Lesões intracranianas do tronco encefálico com alterações oculares de nervos cranianos:
  - Processos expansivos do tronco
  - Síndrome de Tolosa-Hunt
  - Síndrome do seio cavernoso
  - Esclerose múltipla
  - Acidente vascular cerebral do tronco encefálico.

EXAMES COMPLEMENTARES

- Eletroneuromiografia – estimulação repetitiva: decremento progressivo dos potenciais de ação musculares. Quando há uma redução da amplitude do potencial de ação muscular composto maior que 10%, o teste sugere MG com sensibilidade de 75%
  - A condução sensitiva é normal e, ocasionalmente, podem ocorrer sinais miopáticos na avaliação com agulha
- Dosagem de anticorpos: AcRach é positivo em 50% na MG ocular e 80% na MG generalizada. AcMUSK é positivo em 17% dos casos
- Teste do anticolinesterásico: melhora maior que 50 % após a aplicação venosa da neostigmina IV. Deve-se ter cuidado com os sintomas colinérgicos: miose, bradicardia, letargia, salivação, micção, diarreia, vômitos e lacrimejamento, os quais são revertidos com uso de atropina
- Teste do gelo: A aplicação de bolsa de gelo por 3 minutos sobre a pálpebra superior, com intervalo de 10 minutos, para avaliação do olho contralateral. Observa-se aumento da abertura ocular maior que 2 mm, com sensibilidade maior que 80% para MG e especificidade de até 100%

- O efeito de melhora da resposta motora após a bolsa de gelo, também pode ser observado durante o teste de ENMG
- Exames laboratoriais: hemograma, fator antinuclear, fator reumatoide, função renal e hepática, eletrólitos, hemossedimentação, provas de função tireoideana, são necessários para excluir doenças associadas
- Tomografia de tórax: para avaliação do timo
- Ressonância magnética de órbitas e crânio: para afastar lesões intraorbitais e intracranianas.

COMPLICAÇÕES

- Pela evolução da doença:
  - Insuficiência respiratória aguda, denominada crise miastênica
  - Pneumonia aspirativa
- Relacionada ao tratamento:
  - Crise colinérgica pelo uso excessivo de anticolinesterásico
  - Predisposição a infecções pela imunossupressão
  - Efeitos colaterais dos corticoides de uso prolongado, como diabetes, osteoporose.

TRATAMENTO

Tratamento medicamentoso

- Sintomático:
  - Na MG AcRach e nas formas soronegativas: iniciar com piridostigmina, VO, 30 a 60 mg em 4 a 6 vezes/dia. Dose de manutenção: 60 a 120 mg 4 a 6 vezes/dia (máximo de 450 a 600 mg/dia). Usar o medicamento 30 minutos antes das refeições
  - Na MG AcMUSK: 3,4-diaminopiridina (DAP), não está disponível no Brasil, enquanto a fampridina 10 mg tem poucos estudos para essa apresentação da doença
  - A alternativa é salbutamol (albuterol) VO, 2 a 6 mg/dia
- Imunossupressores a curto prazo:
  - Metilprednisolona: 1 g, IV, 3 a 5 dias em esquema de pulsoterapia, podendo ser repetida com 30 dias conforme a evolução clínica do paciente.
  - A pulsoterapia pode ser associada a 1 dia de ciclofosfamida, 3 a 5 mg/kg, IV, para casos refratários
- Imunossupressores a longo prazo:
  - Azatioprina: VO, 50 mg, 2 a 3 mg/kg de peso por dia. Auxilia na redução do corticoide a longo prazo
  - Ciclosporina: VO, 100 mg, 2 vezes/dia. Dose de manutenção: 3 a 6 mg/kg/dia. Terapia de segunda linha, indicada quando falha o tratamento anterior. Efeitos adversos nos rins e no fígado promovem hirsutismo e aumentam o risco de neoplasias
  - Micofenolato de mofetila: VO, 500 mg, 2 vezes ao/dia. Manutenção: 1.000 a 1.500 mg em 2 doses/por dia. Terapia de terceira linha. Início de ação após 2 meses de uso
  - Metotrexato: VO, 10 mg/semana, com incremento de 2,5 mg a cada 2 semanas, até máximo de 20 mg. Terapia de terceira linha. Risco de lesão do fígado, fibrose pulmonar e infecções
  - Tacrolimo: VO, 3 a 5 mg/dia. Indicado para pacientes não responsivos aos tratamentos anteriores

- Imunomoduladores a curto prazo:
  - Prednisona: indução rápida, VO, 60 a 100 mg/dia, durante 2 a 4 semanas. Dose de manutenção de 60 a 100 mg
  - Plasmaférese: no tratamento das exacerbações agudas da miastenia, na crise miastênica, na preparação para a timectomia e nas exacerbações induzidas por medicamentos
  - A recuperação tende a ser gradual em 6 a 8 semanas. Pacientes entubados em ventilação mecânica podem demorar 1 a 2 semanas para extubação, devendo ser avaliadas as forças musculares inspiratória e expiratória
  - Gamaglobulina, IV, 2 g/kg divididos em 400 mg/kg/dia durante 5 dias, ou 1 g/dia durante 2 dias. Tem as mesmas indicações que a plasmaférese, com eficácia semelhante
- Imunomoduladores a longo prazo:
  - Prednisona: indução lenta, VO, 10 mg/dia, com aumento semanal de 10 mg até dose de manutenção de 60 a 100 mg/dia, ou 20 mg/dia com aumento de 5 mg a cada 3 dias. Se houver melhora clínica por 3 a 6 meses, pode-se reduzir 5 a 2,5 mg em dias alternados enquanto o paciente ficar assintomático.
  - Rituximabe: 2 vezes 1.000 mg, IV, no intervalo de 2 semanas, usado em pacientes refratários e na MG AcMUSK
  - Eculizumabe: início com 900 mg/semana por 4 semanas IV, manutenção de 1.200 mg a cada 2 semanas. Necessita de vacinação prévia ao menos 2 semanas antes contra *Neisseria meningitidis*.

Tratamento cirúrgico

- Timectomia: deve ser realizada em todos os pacientes com timoma e em pacientes com acRach positivo, com fraqueza generalizada
- Melhora clínica em 80% dos casos. Cerca de 35% dos pacientes podem ter remissão completa.

EVOLUÇÃO E PROGNÓSTICO

- Remissão espontânea, sem tratamento, em cerca de 14% dos casos. Entretanto, quanto mais intensos os sintomas generalizados e bulbares, maior o risco de crise miastênica, ou seja, insuficiência respiratória
- Cerca de 15% dos pacientes evoluem para a forma refratária.

BIBLIOGRAFIA

Azevedo MF. GPS Medicamentos. Guia prático em saúde. Rio de Janeiro: Guanabara Koogan; 2017.

Brasil. Ministério da Saúde. Secretaria de Atenção à Saúde. Portaria n. 1.169, de 19 de novembro de 2015. Protocolo Clínico e Diretrizes Terapêuticas da Miastenia Gravis. Disponível em: http://portalarquivos.saude.gov.br/images/pdf/2015/novembro/26/PT-SAS-N---1.169 Miastenia-Gravis-ATUALIZADO-19-11-2015.pdf. Acesso em: 18 out. 2021.

Hehir MD, Silvestri NJ. Generalized myasthenia gravis classification, clinical presentation, natural history, and epidemiology. Neurol Clin. 2018;36:253-60.

Sanders DB, Wolfe GI, Benatar M, Evoli A, Gilhus NE, Kuntz N et al. International Consensus guidance for management of myasthenia gravis. Neurology. 2016;87(4):419-25.

480
Miopatias

Mônica Nascimento de Melo ◆ Delson José da Silva

INTRODUÇÃO

Miopatias constituem um grupo de doenças que afetam o funcionamento das fibras musculares em virtude de defeito em sua estrutura, no metabolismo e/ou nos canais iônicos.

Podem ser geneticamente determinadas (herança autossômica dominante, recessiva ou ligada ao cromossomo X) ou adquiridas.

MIOPATIAS HEREDITÁRIAS

- Distrofias musculares (ver Capítulo 476, *Distrofias Musculares*)
- Distrofias miotônicas e miotonia (ver Capítulos 476, *Distrofias Musculares*, e 481, *Miotonia*)
- Miopatias congênitas:
  - São doenças clínica e geneticamente heterogêneas
  - Na maioria dos pacientes, há fraqueza muscular e hipotonia ao nascimento (síndrome do bebê hipotônico) ou surgimento desses sintomas nos primeiros anos de vida
  - Atraso na aquisição de marcos motores
  - Raramente surge na fase adulta, quando a fraqueza evolui lentamente ou nem se manifesta
  - Pode haver comprometimento cardíaco
  - Entre elas estão a miopatia central core, miopatia multi/minicore, miopatia nemalínica, miopatia centronuclear (miotubular) e desproporção congênita de fibras
- Miopatias metabólicas:
  - Miopatias relacionadas com alterações nas cadeias bioquímicas que levam à produção de energia para a fibra muscular
  - Clinicamente, são marcadas pela presença de intolerância aos exercícios, mialgia e fraqueza muscular, com ou sem mioglobinúria (sinais de rabdomiólise)
- Miopatias associadas a defeitos bioquímicos:
  - Glicogenoses: doença autossômica recessiva. Transtorno do metabolismo dos carboidratos.

A doença de Pompe resulta da deficiência da enzima alfaglicosidase ácida (maltase ácida), que resulta em acúmulo progressivo de glicogênio nos lisossomos da fibra muscular, o que compromete sua estrutura e funcionamento.

- Apresenta-se na forma precoce com fraqueza e hipotonia generalizada, podendo ter envolvimento cardiorrespiratório e hepático
- Na forma infantil, observam-se retardo motor, fraqueza proximal progressiva e acometimento respiratório
- Na forma adulta, a primeira manifestação pode ser respiratória.

Os dados laboratoriais são níveis elevados de creatinofosfoquinase (CPK), níveis reduzidos de maltase ácida nos linfócitos e urina. Comprovação diagnóstica por teste genético

- Lipidose: transtorno do metabolismo dos lipídeos de causa genética. As duas principais formas clínicas são: 1. fraqueza muscular progressiva e hipotonia (como na deficiência de carnitina/acilcarnitina), 2. crises agudas e recorrentes de rabdomiólise (como na deficiência de carnitina palmitoil-transferase/CPT)
- Miopatias mitocondriais:
  - As mitocôndrias são responsáveis pela conversão de carboidratos, lipídeos e proteínas em energia para as células
  - A classificação das mitocondriopatias baseia-se na etapa do metabolismo mitocondrial alterado, a saber: (1) transporte; (2) utilização do substrato; (3) ciclo de Krebs; (4) oxidação/fosforilação; (5) cadeia respiratória
  - MERRF (do ingles *myoclonic epilepsy ragged red fiber*): epilepsia mioclônica. À biópsia muscular, encontram-se "fibras vermelhas rasgadas"
  - MELAS (do inglês *myopathy, encephalopathy, lactic acidosis and stroke-like episodes*): o quadro clínico é composto por miopatia, encefalopatia, acidose láctica e doença vascular cerebral
  - Oftalmoparesia externa progressiva: ptose palpebral e oftalmoparesia com ou sem fraqueza muscular apendicular
  - Síndrome de Kearns-Sayre: oftalmoparesia externa progressiva, retinopatia pigmentar e cardiomiopatia de início até o final da segunda década de vida. Baixa estatura, fraqueza muscular proximal, endocrinopatias, perda auditiva neurossensorial e ataxia podem ocorrer.

MIOPATIAS ADQUIRIDAS

- Miopatias inflamatórias:
  - Miopatias inflamatórias associadas a infecções:
    - Caracterizadas por quadro agudo/subagudo de fraqueza proximal progressiva e dor muscular associada à febre, toxemia e outros sintomas constitucionais da doença de base
    - Virais: HIV, HTLV1, influenza, coronavírus, adenovírus, herpes simples, citomegalovírus, hepatites B e C, vírus Epstein-Barr, arboviroses
    - Bacterianas: *Staphylococcus aureus*, estreptococo, *Escherichia coli*, *Yersinia*, *Legionella*
    - Parasitoses: triquinose, cisticercose, toxoplasmose
  - Miopatias inflamatórias idiopáticas:
    - Grupo heterogêneo de doenças caracterizadas por fraqueza muscular adquirida e infiltrado inflamatório no tecido muscular esquelético. Inclui polimiosite, dermatomiosite, miosite por corpúsculos de inclusão, miosite necrosante
- Miopatias associadas a doenças sistêmicas:
  - Hipertireoidismo: a gravidade da miopatia não se correlaciona necessariamente com a gravidade da tireotoxicose.
    - Fraqueza muscular proximal, atrofia, mialgia e fadiga são comuns. Alguns pacientes apresentam disfagia, disfonia e dispneia, sendo necessário o diagnóstico diferencial com doenças da junção neuromuscular.
    - Oftalmoparesia e proptose ocorrem no contexto da tireotoxicose
    - Os reflexos tendinosos frequentemente estão aumentados

- Hipotireoidismo: fraqueza muscular proximal, mialgia, cãibras e fadiga generalizada. Alguns pacientes desenvolvem hipertrofia muscular. Pode ocorrer rabdomiólise
- Hiperparatireoidismo: fraqueza muscular proximal e simétrica, geralmente mais acentuada em membros inferiores, paresia dos músculos extensores do pescoço (*dropped head syndrome*)
- Doença de Addison: astenia, cãibras e atrofia muscular
- Síndrome de Cushing: fraqueza das cinturas escapular e pélvica; geralmente, músculos bulbares, da face e distais estão preservados
- Miopatias tóxicas:
  - Muitas vezes, de origem iatrogênica, apresentam um amplo espectro clínico, que abrange desde hiperpotassemia assintomática, miopatia focal e fraqueza muscular proximal até grave rabdomiólise com insuficiência renal
  - Corticoides: toxicidade dose-dependente, geralmente cursa com fraqueza e atrofia muscular proximal crônica, afetando particularmente quadríceps e flexores do pescoço
  - Estatinas: fraqueza muscular proximal, mialgia e cãibras que melhoram após a retirada da medicação. Em caso de progressão após a retirada, suspeitar de miopatia necrosante imunomediada induzida por estatina
  - Bebidas alcoólicas: dose-dependente e relacionada ao tempo de uso, acomete 40 a 60% dos etilistas crônicos. Cursa com uma síndrome miopática proximal. Ingestão de grande quantidade em um curto intervalo de tempo, pode causar miopatia necrosante aguda, com mialgia intensa, cãibras, edema, rabdomiólise e mioglobinúria
  - Outros medicamentos: cloroquina, inibidores da transcriptase reversa, ciclosporina, colchicina.

Quando suspeitar de miopatia

- Fraqueza muscular de predomínio proximal
- Atrofia muscular
- Hipotonia
- Reflexos tendinosos normais ou diminuídos
- Sensibilidade, coordenação motora e funções autonômicas preservadas
- Ausência de fasciculações ou fatigabilidade
- Mialgia, mioglobinúria, intolerância aos esforços.

EXAMES COMPLEMENTARES

- Exames laboratoriais: dosagem de CPK, aldolase, desidrogenase láctica, transaminases (TGO e TGP), lactato
- Eletroneuromiografia
- Biópsia muscular
- Estudo molecular
- Estudo genético
- Eletrocardiograma e ecocardiograma
- Espirometria e oximetria noturna.

DIAGNÓSTICO DIFERENCIAL

- Doenças da junção neuromuscular (ver Capítulo 479, *Miastenia Gravis*)
- Neuropatias periféricas (ver Capítulo 509, *Neuropatias Periféricas*)
- Doenças do neurônio motor: atrofias musculares espinais, esclerose lateral amiotrófica (ver Capítulo 496, *Esclerose Lateral Amiotrófica*)

- Distrofia muscular e miotônica
- Doenças sistêmicas
- Poliomiosite.

COMPLICAÇÕES

- Apneia do sono
- Insuficiência respiratória
- Escoliose
- Retrações tendíneas
- Complicações pulmonares
- Hipertermia maligna nas miopatias congênitas.

TRATAMENTO

- Miopatias inflamatórias: imunossupressores (corticoides, azatioprina, metotrexato), imunoglobulina
- Miopatia das doenças sistêmicas, infecciosas e tóxicas: tratamento específico do fator causal
- Tratamento específico: reposição enzimática na doença de Pompe.

Equipe mult profissional

Para prestar cuidados adequados aos pacientes com miopatia, é necessária uma equipe multiprofissional atuando em um serviço especializado, que inclui assistência médica, fisioterapia/hidroterapia, fonoaudiologia, terapia ocupacional e nutricionista.

BIBLIOGRAFIA

Amato AA, Greenberg SA. Inflammatory myopathies. Continuum (Minneap Minn). 2013;19(6):1615-33.

Dubowitz V, Sewry CA, Oldfors A, Muscle biopsy: a practical approach. 4. ed. Philadelphia: Saunders Elsevier; 2013.

Jackson CE, Barohn RJ. A pattern recognition approach to myopathy. Continuum (Minneap Minn). 2013; 19(6):1674-97.

Tobon A. Metabolic myopathies. Continuum (Minneap Minn). 2013; 19(6):1571-97

Wattjes MP, Fischer D. Neuromuscular imaging. Springer; 2013.

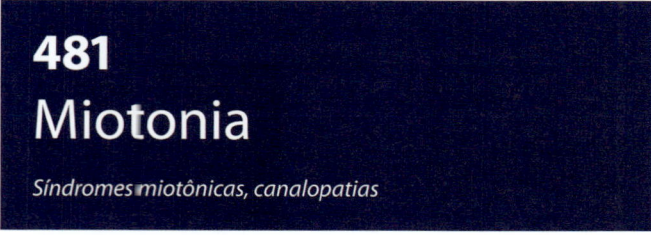

481
Miotonia

Síndromes miotônicas, canalopatias

Delson José da Silva • Rogério Gayer Machado de Araujo

INTRODUÇÃO

Miotonia é um sintoma causado por distúrbio do relaxamento muscular após contração voluntária ou percussão.

Trata-se de um transtorno funcional da membrana muscular.

Fisiologicamente, a despolarização é induzida pela liberação de acetilcolina na junção neuromuscular com subsequente propagação de potenciais de ação pela abertura e pelo fechamento dos canais de sódio e potássio ao longo da membrana da célula muscular.

Mutações dos canais de cloro e sódio perturbam o ciclo da excitabilidade da membrana pela alentecimento da repolarização que ocorre após a despolarização, o que possibilita a reabertura dos canais de sódio, dando origem a potenciais não evocados que vão causar a miotonia.

Os pacientes queixam-se de rigidez devido ao alentecimento do relaxamento muscular, frequentemente indolor, que ocorre imediatamente após a contração.

As miotonias são observadas em duas condições clínicas: (1) distrofias miotônicas; (2) e canalopatias musculares (vários grupos).

Pode ser observada em outras afecções, como na poliomiosite, no hipotireoidismo, na deficiência de maltase ácida (doença de Pompe) e induzida por medicamentos, como o 20, 25-diazacolesterol (azacosterol), não mais comercializado, e os ácidos monocarboxílicos.

Descargas miotônicas detectáveis apenas pela eletroneuromiografia podem, raramente, ser observadas em outros tipos de miopatias, na radiculopatia crônica e na neuropatia periférica crônica.

DISTROFIAS MIOTÔNICAS

Ver Capítulo 476, *Distrofias Musculares*.

CANALOPATIAS

Englobam um conjunto de afecções relacionadas com mutações nos canais de cloreto, de sódio, de cálcio e de potássio.

FORMAS CLÍNICAS

Canalopatia de cloreto

Representada por um grupo de miotonia congênita, também conhecida por miotonia não distrófica, devido a mutações no gene *CLCN1* dos canais de cloreto.

Nesse grupo, a miotonia é mais pronunciada no repouso e melhora com o exercício (fenômeno "*warm-up*" ou de aquecimento).

Compreende dois subtipos:

- Forma autossômica recessiva (miotonia generalizada ou doença de Becker):
  - Miotonia congênita mais comum
  - Mais grave que a forma autossômica dominante
  - Sintomas tornam-se aparentes entre as idades de 4 a 12 anos e alguns raros casos com idade de até 18 anos; evolui com piora nas primeiras duas décadas de vida
  - Miotonia de início mais aparente nas musculaturas das pernas com progressão posterior para braços/mãos, tronco e face
  - Hipertrofia muscular anormal, visualmente bastante nítida e com aparência de fisiculturista (aparência hercúlea)
  - Fraqueza muscular transitória está relacionada com as formas mais graves e ocorre no início de atividade física
  - Creatinofosfoquinase (CPK) em geral elevada 2 a 3 vezes acima do normal
  - Suscetibilidade à hipertermia maligna (cuidados com anestésicos, como o halotano, e relaxantes musculares, como a succinilcolina)

- O uso de mexiletina, um agente antiarrítmico da classe 1B, pode ser usada para alívio dos sintomas relacionados com miotonia (inicia-se com a dose de 150 mg/dia, VO, aumentando gradualmente até 300 mg, três 3 vezes/dia).

  Outras medicações que podem ser utilizadas: fenitoína, carbamazepina e diuréticos, como acetazolamida e hidroclorotiazida
- Forma autossômica recessiva (doença de Thomsen):
  - Inicia precocemente e é mais evidente na idade de 2 a 3 anos, quando se nota que os olhos permanecem fechados quando a criança chora e rigidez quando começa a deambular, levando a quedas
  - São tipicamente não progressivas com gravidade variável entre os membros da mesma família com acometimento mais importante em homens
  - Os sintomas podem se agravar, em alguns casos, com exposição ao frio
  - Podem desenvolver hipertrofia muscular com força normal ou fraqueza mínima
  - CPK normal ou discretamente aumentada.

Canalopatia do sódio

Inclui três subtipos: (1) paramiotonia congênita; (2) paralisia periódica hiperpotassêmica ou potássio-sensível (adinamia episódica hereditária); (3) miotonia agravada pelo potássio com quatro subtipos principais (miotonia *fluctuans*; miotonia *permanens*; miotonia responsiva a acetazolamida e paralisia periódica hipopotassêmica familiar do tipo 2).

- Paramiotonia congênita (doença de Eulenburg):
  - Transtorno autossômico dominante
  - Os sintomas manifestam-se na primeira década de vida com fenômenos miotônicos (miotonia tipicamente evidente nas pálpebras)
  - Pode ocorrer mialgia leve, e alguns desenvolvem fraqueza proximal ou distal
  - Diferentemente do fenômeno *warm-up*, o exercício físico induz a miotonia e piora a rigidez muscular. A miotonia pode ser exacerbada pelo frio, ocasionando fraqueza que pode durar horas (ambientes frios). A fraqueza pode ser induzida, em alguns casos, pela ingestão de potássio
  - Sobreposição clínica em alguns pacientes com a paralisia periódica sensível ao potássio
  - CPK, em geral, levemente ou moderadamente elevada
  - O potássio sérico pode estar normal ou aumentado durante o ataque de paralisia
  - Uso de mexiletina pode ser útil para reduzir a rigidez
- Miotonia *fluctuans*:
  - Miotonia em grau e gravidade variáveis, desde quase sem a presença de rigidez até miotonia pronunciada nos músculos extraoculares, da mastigação/deglutição e das extremidades; aumento da miotonia, porém de forma atrasada em até vários minutos durante atividade física; paramiotonia das pálpebras; fenômeno de *warm-up* (ou de aquecimento) nos membros; ausência de fraqueza com o frio ou exercício; piora da miotonia com potássio
  - CPK levemente aumentada
- Miotonia *permanens*:
  - Rigidez muscular constante agravada pelo potássio e pela atividade muscular contínua
  - A miotonia pode afetar os músculos respiratórios
  - CPK normal ou levemente aumentada

- Miotonia responsiva a acetazolamida:
  - Rigidez muscular dolorosa que se inicia na infância e piora na adolescência
  - Miotonia mais severa na face e nas mãos e agravada pelo potássio e pelo jejum e aliviada pela ingestão de carboidratos
  - Força normal
  - Tratamento com acetazolamida, VO, 125 mg ao/dia, podendo ser titulada até 1.000 mg/dia dividido em três tomadas se houver tolerância
- Paralisia periódica hiperpotassêmica:
  - Distúrbio autossômico dominante
  - Pode apresentar-se com ou sem miotonia/paramiotonia (variantes clínicas)
  - A maioria torna-se sintomática com ataques de fraqueza muscular na primeira década de vida
  - Os ataques ocorrem geralmente pela manhã, mas podem acontecer em outros horários e são precipitados por ingestão de potássio, jejum, estresse, repouso após exercício físico e exposição ao frio
  - Os ataques de fraqueza duram menos que 2 horas, embora uma fraqueza residual possa persistir por até poucos dias
  - CPK levemente aumentada durante o ataque
  - Os ataques de fraqueza estão associados ao aumento de potássio sérico (5 a 6 mEq/ℓ), embora também possa permanecer nos limites normais
  - Prevenção com dieta rica em carboidrato e pobre em potássio; acetazolamida, clorotiazida e diclorofenamida podem reduzir a frequência de ataques (50% dos pacientes respondem à acetazolamida)
  - Nas crises, os agonistas beta-adrenérgicos podem melhorar a força (p. ex., salbutamol); glicose intravenosa, insulina ou carbonato de cálcio para estabilizar as membranas cardíacas e reduzir os níveis séricos de potássio
- Paralisia periódica hipopotassêmica familiar do tipo 2:
  - Herança autossômica dominante
  - Início entre a 1ª e a 2ª décadas de vida (média de 16 anos)
  - A duração dos ataques costuma ser menos de 2 horas (média de 1 hora)
  - Ausência de miotonia
  - O potássio sérico está reduzido durante os ataques
  - CPK normal ou elevada
  - A fraqueza pode ser exacerbada com acetazolamida.

Canalopatia do cálcio

- Paralisia periódica hipopotassêmica primária do tipo 1:
  - Distúrbio autossômico dominante com penetrância mais reduzida no sexo feminino (proporção 3 a 4:1 para os homens)
  - A fraqueza episódica inicia-se nas primeiras duas décadas de vida (10 anos em média) com duração mais longa que no tipo 2
  - Em geral, o potássio em geral está abaixo de 3,0 mEq/ℓ durante as crises e normal entre os ataques
  - Ausência de miotonia clínica ou eletrofisiológica
  - CPK aumentada no período de fraqueza
  - As crises são mais comuns pela manhã e podem ser precipitadas pelo repouso ou sono após uma atividade física mais intensa, refeições ricas em carboidratos e sódio,

álcool, infecções virais, estresse emocional, privação de sono, menstruação

- A fraqueza, durante os episódios, pode variar de focal leve (limitada) até uma paralisia generalizada (os esfíncteres, músculos respiratórios e faciais são geralmente poupados) com duração de muitas horas até 1 dia ou mais e com fraqueza residual que pode permanecer por vários dias
- A frequência dos ataques também se mostra variável, ocorrendo de várias vezes por semana a menos de uma vez por ano. A frequência tende a diminuir com a idade, podendo-se ficar livre das crises após os 40 ou 50 anos
- Alguns pacientes desenvolvem fraqueza proximal contínua com o tempo, especialmente nos membros inferiores
- A hipopotassemia pode levar de simples alterações eletrocardiográficas até arritmias cardíacas
- Tratamento com acetazolamida, VO, 125 a 1.500 mg/dia) e potássio, VO, para prevenir ataques. Outros medicamentos que podem ser utilizados: trianereno, VO (25 a 100 mg/dia) e espironolactona, VO, (25 a 100 mg/dia). Evitar ingestão de refeições ricas em carboidratos e abster-se de exercício físico intenso. Em ataques com fraqueza grave, deve-se prescrever potássio VO ou IV com monitoramento cardíaco.

DIAGNÓSTICO DIFERENCIAL

- Neuropatias periféricas
- Miopatias
- Miastenia *gravis*
- Botulismo
- Porfiria intermitente aguda
- Intoxicação por medicamentos
- Tireotoxicose
- Mielopatia
- Síndrome de Eaton-Lambert
- Síndrome de Guillain-Barré
- Acidente vascular cerebral de tronco encefálico
- Transtorno conversivo.

EXAMES COMPLEMENTARES

- Exames laboratoriais: eletrólitos, CPK, exames da função tireoidiana
- Eletroneuromiografia: descargas miotônicas na paralisia hiperpotassêmica e miotonia de Thomsen
- Testes de provocação de ataques: administração de glicose, insulina, potássio
- Teste genéticos ainda não disponíveis na prática diária.

Recomendações práticas

Ao suspeitar de miotonia, o paciente deve ser encaminhado ao neurologista para uma avaliação diagnóstica adequada e orientação da conduta.

Quanto mais precoce o tratamento, maiores as possibilidades de recuperação.

BIBLIOGRAFIA

Amato AA, Russell JA. Neuromuscular disorders. 2. ed. 2016.
Azevedo MF. GPS Medicamentos. Guia prático em saúde. Rio de Janeiro: Guanabara Koogan; 2017.
Louis ED, Mayer SA, Rowland LP. Merritt's neurology. 13. ed. 2016.
Karpati G, Griggs RC. Disorders of voluntary muscle. 8. ed. 2010.

482
Polimialgia Reumática

Vitalina de Souza Barbosa

INTRODUÇÃO

A polimialgia reumática (PMR) é uma condição inflamatória de causa desconhecida, caracterizada por dor e rigidez matinal dos músculos da região cervical, cintura escapular e pélvica.

A incidência aumenta progressivamente acima dos 50 anos e, frequentemente, está associada com a arterite de células gigantes (ver Capítulo 219, *Arterite de Células Gigantes*).

Ocorre com mais frequência em mulheres.

A biópsia muscular não apresenta alterações.

CAUSAS

- Etiologia desconhecida em grande parte dos pacientes
- Predisposição genética
- Infecção viral (agente disparador).

FATORES DE RISCO

- Idade acima de 50 anos
- Presença de arterite de células gigantes.

MANIFESTAÇÕES CLÍNICAS

- Início abrupto ou insidioso
- Fadiga, febre baixa, apetite diminuído, perda de peso e transtorno depressivo
- Dor e rigidez matinal na musculatura cervical, cinturas escapular e pélvica
- Dor e limitação da amplitude dos movimentos das articulações em virtude de dor
- Não há fraqueza muscular verdadeira, embora a força muscular possa parecer prejudicada por causa da dor
- Hipersensibilidade muscular é rara
- Ausência de atrofia muscular
- Rigidez após inatividade prolongada
- Artralgias/artrite em joelhos e articulações metacarpofalangeanas
- Sinais e sintomas de arterite de células gigantes em 15% dos pacientes.

DIAGNÓSTICO DIFERENCIAL

- Doenças difusa do tecido conjuntivo: artrite reumatoide, lúpus eritematoso sistêmico, polimiosite
- Fibromialgia
- Síndrome de fadiga crônica
- Mialgia por infecção viral
- Hipotireoidismo
- Osteoartrite cervical e ombros
- Tendinopatia dos ombros, capsulite adesiva

- Infecção oculta (urinária, doença inflamatória pélvica, periodontite)
- Neoplasia maligna oculta.

EXAMES COMPLEMENTARES

- Hemograma: anemia (normocítica/normocrômica)
- Velocidade de hemossedimentação (VHS): > 40 mm/1ª hora
- Proteína C reativa (PCR) elevada
- Creatinofosfoquinase (CPK): normal
- Fator reumatoide (FR): negativo (5% dos indivíduos com mais de 60 anos apresentam FR positivo na ausência da doença)
- Provas de função hepática: podem estar alteradas.

DIAGNÓSTICO

- Dados clínicos + exames laboratoriais.

TRATAMENTO

Exercícios físicos programados.

Tratamento medicamentoso

- Prednisona, VO, dose inicial de 12,5 a 30 mg/dia pela manhã com redução gradual até 10 mg/dia em 4 a 8 semanas; a seguir, reduzir cerca de 1 mg a cada 4 semanas. Duração do tratamento: no mínimo 1 ano (alguns pacientes podem necessitar de corticoide durante 3 anos ou mais)
- Metotrexato, VO, 10 a 25 mg/dia. Poupador de corticoide em casos de recidiva
- Tocilizumabe (receptor anti-IL-6) em casos graves e refratários
- AINEs são pouco efetivos.

Recomendações práticas

- Boa resposta a baixas doses de corticoide é uma das características clínicas da PMR
- Monitorar a VHS ao reduzir a dose de corticoide
- PMR pura não desenvolve as complicações clínicas características da arterite de células gigantes, como perda visual.

EVOLUÇÃO E PROGNÓSTICO

- Bom prognóstico se a doença for adequadamente tratada
- Recidivas em 50% dos pacientes, quando se faz redução ou interrupção rápida dos corticoides
- Em pacientes com PMR com marcadores inflamatórios persistentemente altos e má resposta aos corticoides, deve-se avaliar a possibilidade de arterite de células gigantes (ver Capítulo 219, *Arterite de Células Gigantes*).

BIBLIOGRAFIA

Azevedo MF. GPS Medicamentos. Guia prático em saúde. Rio de Janeiro: Guanabara Koogan; 2017.
Fauci A, Langford CA. The vasculitis syndromes. In: Fauci A, Langford CA. Harrison's rheumatology. 4. ed. New York: McGraw-Hill Education; 2017. p. 156-167.
Salvarani C, Ciccia F, Pipiton N. Polymyalgia rheumatica and giant cell arteritis. In: Hochberg MC, Silman A, Gravallese E, Smolen J, Weinblatt M, Weisman M. Rheumatology. 7. ed. Philadelphia: Elsevier; 2018. p. 1384-94.

483
Rabdomiólise

Delson José da Silva • Lauro Desidério Jesuíno Júnior

INTRODUÇÃO

Síndrome caracterizada por necrose muscular e liberação na articulação de constituintes intracelulares dos músculos.

CAUSAS E FATORES DE RISCO

- Trauma ou compressão: múltiplos traumas, lesões por esmagamento ou imobilização, com compressão muscular ou vascular prolongada, lesões elétricas de alta voltagem
- Não traumático (o aporte de energia ao músculo não atende às demandas): miopatias metabólicas/mitocondriais, hipertermia, hipotermia, estado de mal epiléptico, distonia grave, estado de mal asmático, *delirium tremens*, traço falciforme, esforço físico extremo
- Uso de substâncias psicoativas (cocaína, *ecstasy*, LSD, heroína)
- Alcoolismo
- Toxinas: picada de cobra, intoxicação por monóxido de carbono, picada de abelha e vespas, ingestão de cogumelos venenosos
- Endocrinopatias: hipo ou hipertireoidismo, feocromocitoma, cetoacidose diabética
- Medicamentos: anfotericina B, corticoides, estatinas, inibidores da recaptação da serotonina, barbitúricos, anfetaminas, antimaláricos, antifúngicos (azoles), ciclosporina, fibratos, opioides, macrolídeos, colchicina, inibidores de protease
- Infecções fúngicas, bacterianas e virais
- Distúrbios eletrolíticos: estado hiperosmolar, hipopotassemia, hipofosfatemia, hiponatremia, hipernatremia
- Miopatias inflamatórias: polimiose, dermatomiosite.

MANIFESTAÇÕES CLÍNICAS

Pode ser assintomática.

- Tríade clássica: dor muscular (principalmente em grupos musculares proximais), fraqueza geral e urina escura (marrom avermelhada)
- Sintomas adicionais: taquicardia, náuseas, vômitos, rigidez e/ou edema muscular, câimbras, dor abdominal e febre.

EXAMES COMPLEMENTARES

- Dosagem de creatinofosfoquinase (CPK) (cinco vezes superior ao nível normal). Eleva-se dentro de 2 a 12 horas após o início da lesão, pico em 24 a 72 horas e declínio em 3 a 5 dias, após interromper a causa
- Exames para o reconhecimento de outras manifestações potencialmente perigosas, no diagnóstico diferencial e na identificação da causa: hemograma completo, ureia, creatinina, aspartato aminotransferase (AST), alanina

aminotransferase (ALT), exame simples de urina, velocidade de hemossedimentação (VHS), proteína C reativa (PCR), eletrólitos séricos, ácido úrico, albumina sérica e eletrocardiograma
- Exames direcionados para investigar miopatias inflamatórias e metabólicas: eletroneuromiografia, biópsia muscular, ressonância magnética, testes genéticos para miopatias.

COMPROVAÇÃO DIAGNÓSTICA

- Dados clínicos + dosagem de CPK.

COMPLICAÇÕES

- Insuficiência renal aguda: creatinina sérica inicial alta, bicarbonato sérico baixo, cálcio sérico baixo, fosfato sérico aumentado, hipoalbuminemia e aumento de BUN
- Alterações eletrolíticas, arritmias associadas à hiperpotassemia, síndrome compartimental e, raramente, coagulação intravascular disseminada.

TRATAMENTO

- Tratamento deve ser direcionado ao fator causal
- Prevenir a lesão renal e a insuficiência renal.

Tratamento medicamentoso

- Hidratação vigorosa (para reduzir os efeitos tóxicos da mioglobina)
- Bicarbonato de sódio (alcalinizar a urina)
- Manitol (aumentar a perfusão renal)
- Casos graves: podem necessitar de diálise.

EVOLUÇÃO E PROGNÓSTICO

- A evolução depende da causa, da idade do paciente e das comorbidades
- Injúria renal aguda (IRA) desenvolve-se em 10 a 40% dos pacientes com rabdomiólise
- A rabdomiólise é a causa de 7 a 10% dos casos de IRA
- O índice de óbitos em pacientes em unidade de terapia intensiva com rabdomiólise sem IRA é de 22%. Esse número aumenta para 59% quando esses pacientes desenvolvem IRA.

BIBLIOGRAFIA

Fernandes PM, Davenport RJ. How to do it: investigate exertional rhabdomyolysis (or not). Pract Neurol. 2019 Feb;19(1):43-48. Epub 2018 Oct 10. Review.

Long B, Koyfman A, Gottlieb M. An evidence-based narrative review of the emergency department evaluation and management of rhabdomyolysis. J Emerg Med. 2019 Apr;56(4):386-97. Epub 2019 Jan 23. Review.

Stahl, K, Rastelli, E, Schoser, B. A systematic review on the definition of rhabdomyolysis. J Neurol. 2019.

Stanley M, Adigun R. Rhabdomyolysis. StatPearls [Internet]. Treasure Island (FL): StatPearls Publishing. 2019 Jan-2018 Dec 16.

484
Sarcopenia

Eduardo Canteiro Cruz • Elisa Franco de Assis Costa • Nathany Ribeiro Barbosa • Ana Lídia de M. Alcântara-Silva • Kalil do Carmo Cunha Porto • Frederico Porto Luciano Coimbra

INTRODUÇÃO

A sarcopenia, termo derivado do grego (*sarco*, "carne", e *penia*, "diminuição"), segundo o *European Working Group on Sarcopenia in Older People*, é uma síndrome caracterizada pela perda progressiva e generalizada de massa e força musculares, com risco aumentado de desfechos adversos (Cruz-Jentoft et al., 2010).

Os mecanismos responsáveis pela redução da força têm componentes musculares e neurais, pois o córtex cerebral, medula espinal e a junção neuromuscular atuam conjuntamente na ativação voluntária das fibras musculares.

Como são inúmeros os fatores que podem causar sarcopenia, quase sempre é uma condição multifatorial, cujo tratamento necessita da associação de várias medidas, com destaque para alimentação e exercícios físicos.

Perda fisiológica da massa muscular

A partir dos 50 anos, perde-se, a cada ano, de 1 a 2% da massa e de fibras musculares, assim como diminuição de força de 1,5% ao ano, que se eleva a 3% após a idade de 60 anos.

Essas perdas resultam em diminuição da área de secção transversal total do músculo em cerca de 40%, que é mais elevada em indivíduos sedentários e duas vezes maior em homens em comparação a mulheres.

Além da perda da massa muscular, pode haver aumento de gordura, sendo que um adulto médio pode ganhar 0,45 kg de gordura e perder 0,23 kg de músculo ao ano, entre 30 e 60 anos.

Essas mudanças na composição corporal, muitas vezes, são mascaradas pelo peso total do corpo, que pode aumentar ou se manter estável, sendo conhecida como obesidade sarcopênica.

Estima-se que aproximadamente 30% dos homens e 10% das mulheres com mais de 80 anos tenham obesidade sarcopênica.

Obesidade sarcopênica (Waters e Baumgartner, 2011)

- Caracteriza-se pelo excesso de adiposidade associado à perda de massa muscular
- Excesso de massa gordurosa pode ser definido como índice de massa corporal (IMC) maior ou igual a $\geq 30 \text{ kg/m}^2$
- O risco de eventos cardiovasculares nessa população é 23% maior do que nos pacientes obesos ou sarcopênicos isoladamente
- Em comparação com obesos não sarcopênicos, os obesos sarcopênicos têm 1,5 vez mais risco de incapacidade para as atividades da vida diária, 2 vezes mais risco de alterações da marcha e equilíbrio e 2 vezes mais risco de quedas
- Em comparação com aos sarcopênicos não obesos, eles têm 2 vezes mais risco de incapacidade para as atividades da vida diária, 3 vezes mais risco de alterações da marcha e equilíbrio e 1 vez mais risco de quedas.

Atenção

As medidas terapêuticas e as preventivas mais importantes são exercícios físicos e intervenção nutricional, e como estas devem ser implementadas em todos os indivíduos de risco para sarcopenia, independentemente de já apresentarem ou não massa muscular diminuída.

Não existem ainda evidências científicas que justifiquem a realização de exames de imagem periódicos para a detecção precoce da perda de massa muscular.

Um dos fatores que podem estar implicados nessas alterações é a redução dos hormônios anabólicos (testosterona, estrogênios, hormônio de crescimento e fator de crescimento do tipo 1 relacionado com a insulina (IGF- 1).

Redução do corpo celular dos neurônios do córtex pré-motor e de áreas próximas ao córtex primário que se observa no envelhecimento pode ter um papel importante na sarcopenia de pessoas idosas.

Observa- se, também, aumento da atividade inflamatória, evidenciado pela elevação dos níveis de interleucina 6, fator de necrose tumoral alfa α, cortisol e angiotensina, além de aumento do estresse oxidativo pelo acúmulo de radicais livres. Todas essas modificações acompanham-se de menor síntese proteica, perda de massa e força muscular (30 a 35% em comparação com um jovem).

O resultado consiste em atrofia do músculo (diminuição do tamanho), com redução da qualidade do tecido muscular, com substituição de fibras musculares por gordura e tecido fibrótico, ao mesmo tempo em que ocorrem alterações do metabolismo muscular, estresse oxidativo e degeneração da junção neuromuscular, conjunto de alterações que culmina em perda progressiva da função muscular.

Cumpre ressaltar que o limiar em que se torna evidente a sarcopenia varia de pessoa para pessoa.

A prevalência está relacionada com idade, raça e gênero.

Estudos populacionais indicam a presença de sarcopenia em 14% dos homens com menos de 70 anos, em 20 a 24% dos homens entre 70 e 74 anos, em 27% dos homens entre 75 e 80 anos, e em 53% dos homens acima de 80 anos.

CAUSAS E FATORES DE RISCO

- Envelhecimento
- Baixa ingestão calórica proteica e desnutrição
- Tabagismo
- Deficiência de vitamina D
- Perda rápida e/ou importante de peso ($\geq$ 5% do peso corporal em 3 meses ou $\geq$ 10% em 6 meses)
- Sedentarismo e descondicionamento físico
- Permanência prolongada no leito
- Queda nos últimos 12 meses
- Imobilidade
- Doenças crônicas: insuficiência cardíaca, doença pulmonar obstrutiva crônica (DPOC), diabetes, cirrose hepática, doença renal crônica, demência, câncer
- Multimorbidades
- Obesidade, principalmente associada à inatividade física
- Baixo peso (IMC < 19 kg/m² em jovens e < 23 kg/m² em idosos)
- Polifarmácia
- Alterações endócrinas
- Ativação de citocinas pró-inflamatórias
- Diminuição das unidades alfamotoras na medula espinal
- Deficiência de IGF-1 e de testosterona em homens
- Osteoartrite e outras doenças articulares.

Sarcopenia em adultos com menos de 60 anos

Vários fatores contribuem para que indivíduos mais jovens tornem-se sarcopênicos com a evolução de uma doença crônica, destacando-se o aumento de citocinas inflamatórias inerentes à própria doença, desnutrição, dietas muito restritivas com relação a proteínas e micronutrientes, inatividade física por fadiga ocasionada pela doença e pelo uso de alguns medicamentos, principalmente os utilizados no tratamento de doenças cardiovasculares, diabetes, dislipidemia e os antirretrovirais para tratamento da infecção pelo HIV.

Esses medicamentos, além de contribuírem para a inapetência e a desnutrição, podem agir diretamente no músculo ou na composição corporal, como os inibidores da protease, que causam lipodistrofia e síndrome plurimetabólica.

CRITÉRIOS DIAGNÓSTICOS

- Critérios do *European Work Group on Sarcopenia in Older People* (EWGSOP):
  1. Massa muscular diminuída (documentada)
  2. Força muscular diminuída
  3. Baixo desempenho (*performance*) físico (Figura 484.1).

O diagnóstico de sarcopenia pode ser firmado com a presença do critério 1, que é obrigatório, somado ao critério 2 ou 3.

- Testes para avaliar desempenho, força e massa muscular:
  - Desempenho (*performance*) físico:
    - Bateria curta de desempenho físico: *short physical performance battery* (SPPB)
    - Avaliação da velocidade de marcha por meio dos testes da caminhada de 4 metros
    - Teste do "levantar e andar" cronometrado: *timed get-up-and-go* (TGUG)
    - Teste de subir escada
  - Força muscular:
    - Força de preensão manual (FPM) ou palmar (FPP) (Quadro 484.1)
    - Força de extensão do joelho
    - Pico de fluxo expiratório
  - Massa muscular:
    - Circunferência de panturrilha (CP) menor que 31 cm.

Índice de Baumgartner (índice relativo de massa muscular)

É obtido dividindo-se a soma da massa muscular magra dos braços e das pernas (em quilogramas) pela altura (em metros) ao quadrado.

Considera-se diminuição da massa muscular quando há valores < 7,26 kg/m² para homens e < 5,45 kg/m² para mulheres.

Exames de imagem

- Tomografia computadorizada, ressonância magnética em condições especiais
- Bioimpedância
- Absorciometria com emissão dual de radiografia: densitometria corporal total (DEXA)

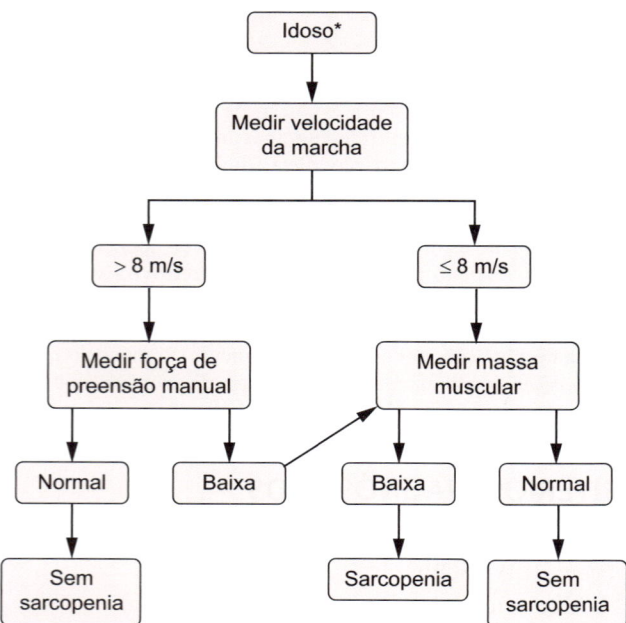

Figura 484.1 Fluxograma para identificação de sarcopenia. Comorbidades e circunstâncias individuais que podem explicar cada achado devem ser excluídas (exemplo: doença neuromuscular). Esse fluxograma também pode ser aplicado a indivíduos jovens. (Adaptada de Cruz Jentoft, Baeyens, Bauer et al., 2010.)

- Por ter custo mais baixo, pequena exposição à radiação e melhor acurácia que a bioimpedância, a DEXA tem se mostrado um método atrativo para medir a massa gorda e muscular magra na prática clínica.

CLASSIFICAÇÃO

Pelos critérios do EWGSOP, a sarcopenia pode ser primária ou secundária, sendo classificada em três estágios (Quadros 484.2 e 484.3).

Atenção

- A sacopenia pode contribuir para inúmeros desfechos desfavoráveis, como incapacidade, quedas, infecções, hospitalizações e morte
- Apesar de associada à idade, também pode ocorrer em adultos jovens com doenças crônicas
- O uso dos critérios e do fluxograma propostos pelo EWGSOP é útil e de fácil aplicabilidade clínica e permite o diagnóstico mais acurado da sarcopenia para introdução de plano terapêutico.

Consequências e desfechos desfavoráveis para o paciente

A sarcopenia avançada dificulta a realização de tarefas cotidianas, como se levantar da cadeira sem ajuda, subir escada, cuidar do jardim, carregar compras, abrir latas e garrafas, fazer tarefas domésticas, ou seja, levar uma vida independente.

Além do declínio da capacidade funcional, a sarcopenia associa-se a maior risco de quedas, fraturas, imobilização, hospitalização e todos os seus agravos, e maior risco de infecções, principalmente respiratórias.

É um dos fatores mais importantes para a síndrome do idoso frágil.

Quadro 484.1 Pontos de corte para baixa força de preensão manual (FPM) em idosos.

Homens			Mulheres		
IMC ≤ 24 kg/m²	IMC > 24 e ≤ 28 kg/m²	IMC > 28 kg/m²	IMC ≤ 23 kg/m²	IMC > 23 e ≤ 29 kg/m²	IMC > 29 kg/m²
FPM ≤ 29 kg	FPM ≤ 30 kg	FPM ≤ 32 kg	FPM ≤ 17 kg	FPM ≤ 20 kg	FPM ≤ 21 kg

IMC: índice de massa corporal; FPM: força de preensão manual.

Quadro 484.2 Classificação da sarcopenia conforme as causas.

Primária	Relacionada com a idade	Nenhuma outra causa é encontrada, exceto o envelhecimento
Secundária	Relacionada com baixa atividade física	Repouso prolongado no leito, imobilidade, sedentarismo, descondicionamento físico
	Relacionada com doença	Insuficiência renal, cardíaca, pulmonar, hepática, doença cerebral, doenças inflamatórias, endócrinas ou neoplásicas
	Relacionada com a nutrição	Ingestão inadequada de calorias e/ou proteínas, má absorção, doenças gastrintestinais ou uso de medicações que causam anorexia

Fonte: Cruz-Jentoft et al., 2010.

Quadro 484.3 Estagiamento da sarcopenia.

Estágio	Massa muscular	Força muscular	Desempenho (performance) físico
Pré-sarcopenia	Diminuída	–	–
Sarcopenia	Diminuída	Diminuída	(ou) Diminuída
Sarcopenia grave	Diminuída	Diminuída	(ou) Diminuída

Fonte: Cruz-Jentoft et al., 2010.

Circunferência de panturrilha (CP)

Apesar de ser a medida antropométrica que mais se correlaciona com a massa muscular, a CP maior que 31 cm não afasta a possibilidade de sarcopenia, pois tem baixa sensibilidade e elevada especificidade (44 e 91,4%, respectivamente). Dessa forma, em idosos com velocidade de marcha e/ou força de preensão manual diminuídas e CP maior que 31 cm, outros métodos para avaliação da massa muscular devem ser realizados para confirmar o diagnóstico de sarcopenia

Entretanto, naqueles que preencham um ou dois dos demais critérios (baixa velocidade de marcha e baixa força muscular), a CP menor que 31 cm corrobora o diagnóstico de sarcopenia.

Pré-sarcopenia

A comprovação de massa muscular diminuída, por medida antropométrica (CP < 31 cm) ou por exame complementar, como a bioimpedância ou a densitometria corporal total, não é suficiente para confirmar o diagnóstico de sarcopenia. Nesse caso, o diagnóstico é de pré-sarcopenia.

TRATAMENTO

- Exercícios físicos contra resistência (exercícios resistidos, anaeróbios, de musculação), 3 vezes/semana, associados com medidas nutricionais
- Terapia nutricional isoladamente produz poucos resultados
- A ingestão de proteínas é fundamental para manter a massa muscular, especialmente as de alto valor biológico (fontes animais).

Tratamento medicamentoso e suplementos nutricionais

- Os aminoácidos essenciais, especialmente a leucina e seu metabólito HMB (beta-hidroxibetametilbutirato), mostraram-se capazes de aumentar a síntese proteica e a massa muscular de indivíduos idosos. No entanto, ainda são necessários mais estudos para definir o efeito sobre a força muscular, a qualidade de vida e a capacidade funcional
- A creatina, por sua vez, quando utilizada por indivíduos maiores de 50 anos, promove aumento de massa e força musculares. Porém, todos os estudos que mostraram esse benefício associaram o nutriente à atividade física com exercícios contra resistência (anaeróbios/musculação)
- O uso de ômega-3 isoladamente, com o objetivo de controlar o ambiente inflamatório muscular, não mostrou benefício
- A suplementação de vitamina D está indicada somente quando houver deficiência ou insuficiência detectada pela dosagem sérica de 25(OH) vitamina D. Nesses casos, recomenda-se a suplementação diária de 800 a 1.000 UI, VO, de vitamina D_3 para os idosos.
- Outros tratamentos em estudo são o uso de IGF1, inibidores da miostatina, inibidores da enzima de conversão da angiotensina (IECA) e moduladores seletivos do receptor de androgênio
- Os hormônios anabolizantes (testosterona, hormônio do crescimento e desidroepiandrosterona) não estão indicados, por não produzirem melhora da força muscular e do desempenho físico e, também, por estarem associados a maior risco de doenças cardiovasculares e neoplasias.

PREVENÇÃO

- A perda da massa muscular com a idade não pode ser prevenida, porém é possível envelhecer com uma reserva de massa muscular suficiente para evitar a diminuição da capacidade funcional
- Atividade física e nutrição adequada ao longo da vida são as ações mais eficientes para reduzir o impacto da perda de massa e função musculares que acompanha o processo do envelhecimento
- Avaliação nutricional periódica para detecção precoce da desnutrição e do risco de desnutrição
- Adequado manejo das doenças crônicas, com otimização da prescrição medicamentosa e reabilitação física, são importantes em quaisquer grupos etários de pacientes.

BIBLIOGRAFIA

Azevedo MF. GPS Medicamentos. Guia prático em saúde. Rio de Janeiro: Guanabara Koogan; 2017.

Baumgartner RN, Koehler KM, Gallagher D, Romero L, Heymsfield SB, Ross RR et al. Epidemiology of sarcopenia among the elderly in New Mexico. Am J Epidemiol. 1998;147:775-63.

Cruz Jentoft AJ, Baeyens JP, Bauer JM, Boirie Y, Cederholm T, Landi F et al. Sarcopenia: European consensus on definition and diagnosis. Report of the European Working Group on Sarcopenia in Older People. Age and Ageing, 2010;39:412-23.

Marcell TJ. Sarcopenia: causes, consequences, and preventions. J Gerontol A Biol Sci Med Sci. 2003;58(10):M911-6.

Phillips SM. Nutritional supplements in support of resistance exercise to counter age-related sarcopenia. Adv Nutr. 2015;6(4):452-60.

Waters DL, Baumgartner RN. Sarcopenia and obesity. Clin Geriatr Med. 2011;27:401-21.

Zdzieblik D, Oesser S, Baumstark MW, Gollhofer A, König D. Collagen peptide supplementation in combination with resistance training improves body composition and increases muscle strength in elderly sarcopenic men: a randomised controlled trial. Br J Nutr. 2015;114(8): 1237-45.

485
Síndrome Dolorosa Miofascial

Corina da Cunha Peixoto ◆ Celmo Celeno Porto

INTRODUÇÃO

A síndrome dolorosa miofascial (SDM) caracteriza-se pela presença de dor e pontos de irritabilidade no músculo esquelético, denominados pontos-gatilho, localizados no interior de bandas musculares tensas.

Acomete músculos, fáscias e junções ligamentares, podendo estar relacionada com traumatismo local como contusão, estiramento ou torção, sobrecarga do músculo por alteração postural ou esforço repetitivo.

Pode estar associada a fenômenos autonômicos, sensitivos e motores.

Os pontos-gatilho são assim chamados porque, além da dor local, desencadeiam dor referida a distância (Figura 485.1).

Podem ser ativos, quando há dor espontânea, em repouso ou ao executar algum movimento.

Quando a dor é deflagrada somente com sua compressão, denomina-se ponto-gatilho latente.

A SDM está frequentemente associada a condições que levam à sobrecarga funcional de grupos musculares, como cefaleia tensional, transtorno da articulação temporomandibular (ATM), alterações degenerativas da coluna, artropatias, tendinopatias, compressões nervosas (p. ex., síndrome do túnel do carpo e do túnel do cubital), síndromes dolorosas urogenitais e pélvicas, síndrome dolorosa complexa regional, fibromialgia, transtorno de ansiedade, estresse emocional, alterações do sono e sedentarismo.

A dor referida é causada pelo redirecionamento da informação dolorosa na medula espinal (ver Capítulo 15, *Dor*).

Quando há persistência do estímulo nocivo proveniente do ponto-gatilho, ocorre sensibilização progressiva em vários segmentos da medula espinal, com hiperexcitabilidade e abertura de sinapses que estavam latentes no corno posterior. Formam-se, assim, novas conexões entre as fibras aferentes, advindas do ponto-gatilho, e neurônios ascendentes do trato espinotalâmico que projetam informações sensitivas para o córtex cerebral, originadas em outros grupos musculares (Figura 485.1).

MANIFESTAÇÕES CLÍNICAS

- As manifestações clínicas podem ter início abrupto ou ser insidiosas
- O paciente relata dor muscular localizada, acompanhada de dor referida a distância, não necessariamente sobre o músculo acometido. A dor referida tem padrões de distribuição relativamente constantes para cada músculo que as origina.

Nas Figuras 485.2 a 485.4, estão descritos os padrões de dor referida na síndrome dolorosa miofascial.

- A dor é descrita como em peso, queimação, tensão muscular, cãibra, acompanhada por limitação de movimento, fadiga ou fraqueza na área acometida. Em geral, piora com exercício físico
- São comuns alterações do sono e do humor
- Necessário investigar sobre exercícios físicos repetitivos, levantamento de objetos pesados, permanência por tempo prolongado na mesma posição, condições relacionadas com as atividades diárias do paciente e/ou à sua atividade laboral, além da posição de dormir
- O uso de medicamentos que podem causar mialgia, principalmente as estatinas, deve ser questionado
- Ao exame físico, deve-se identificar primeiro a banda tensa muscular, palpando a região dolorida com a ponta dos dedos. Em seguida, exerce-se pressão com o dedo, em posição perpendicular às fibras musculares, no meio da banda tensa (região do ponto-gatilho), até que ocorra dor similar à relatada pelo paciente, no local e referida a distância
- Pode ocorrer um reflexo contrátil no local comprimido (*twitch*), caracterizado por contração involuntária rápida da fibra muscular da banda tensa, mediado por mecanismos reflexos medulares
- Pode haver alodinia, hiperalgesia e parestesia na região do ponto-gatilho
- Em casos mais graves, notam-se sinais inflamatórios do tegumento, alterações da perfusão e do tônus muscular no local da dor (ver Capítulo 15, *Dor*)
- Quando há pontos-gatilho na musculatura cervical, pode haver vertigem rotatória, náuseas, zumbido e incoordenação motora
- À inspeção dinâmica ativa (movimentos realizados pelo paciente) e passiva (mobilização feita pelo médico), nota-se redução da amplitude de movimento muscular.

EXAMES COMPLEMENTARES

- Exames laboratoriais devem ser solicitados quando a dor é generalizada ou não segue os padrões da SDM, para diagnóstico diferencial com doenças que cursam com mialgia, principalmente doenças reumáticas, hipotireoidismo e infecções crônicas

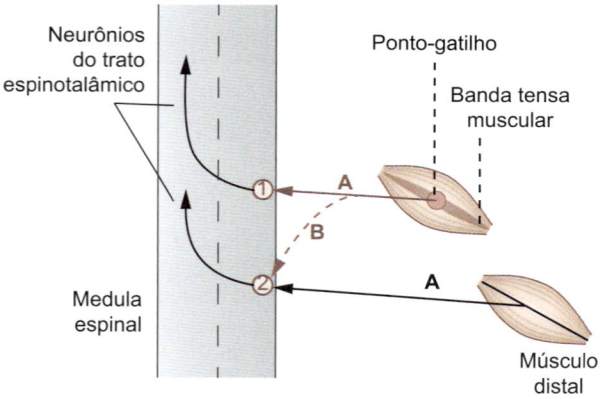

A Conexão regular com corno dorsal

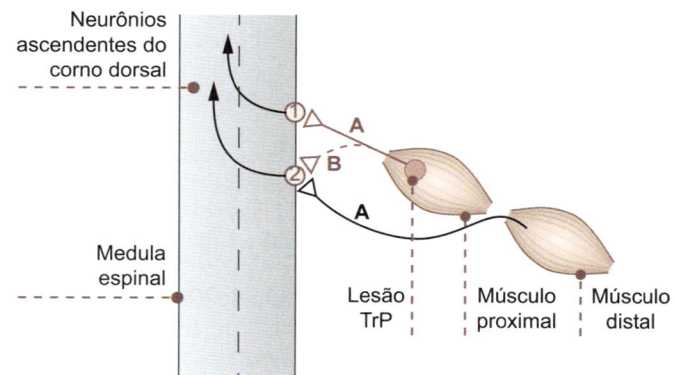

B Nova conexão do músculo distal com corno dorsal

Figura 485.1 Pontos-gatilho e dor referida. **A.** Conexões existentes, em condições normais, no corno dorsal da medula espinal. **B.** Conexão anormal entre o neurônio sensitivo aferente, vindo do ponto-gatilho, e o neurônio do trato espinotalâmico que projeta informação sensitiva relativa a outro músculo (2), gerando percepção no córtex cerebral de dor referida a distância, quando o ponto-gatilho é ativado. (Fonte: Mense et al., 2001.)

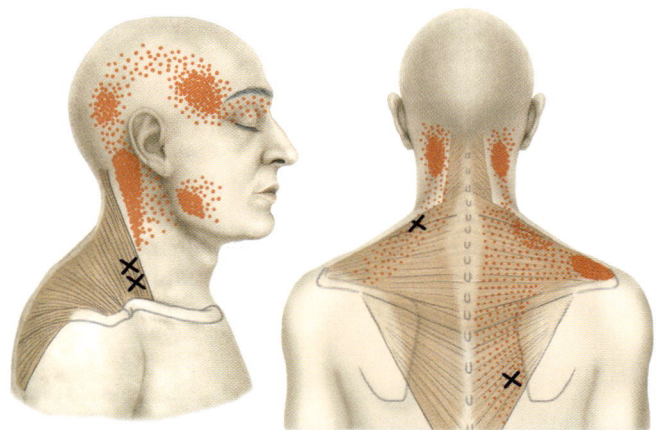

Figura 485.2 Pontos-gatilho (x) no trapézio descendente com dor referida para mastoide, articulação temporomandibular (ATM), região temporal, suboccipital e superior do ombro. Diagnóstico diferencial com cefaleia tensional ou cervicogênica, disfunção da ATM, patologias da mastoide, da coluna cervical e do ombro. (Adaptada de Travell e Simons, 1999.)

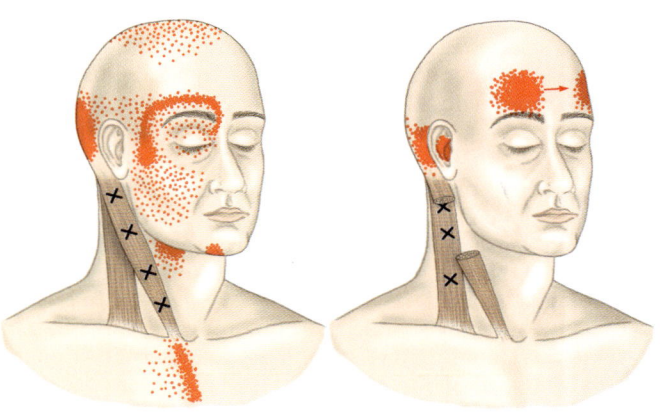

Figura 485.3 Pontos-gatilho (x) no esternocleidomastóideo com dor referida para as regiões occipital, topo da cabeça, periorbital, frontal, temporal, maxilar, mentoniana, da garganta e da orelha. Diagnóstico diferencial com cefaleia tensional ou cervicogênica, dor facial atípica, patologias dos seios da face, da orofaringe e da orelha. (Adaptada de Travell e Simons, 1999.)

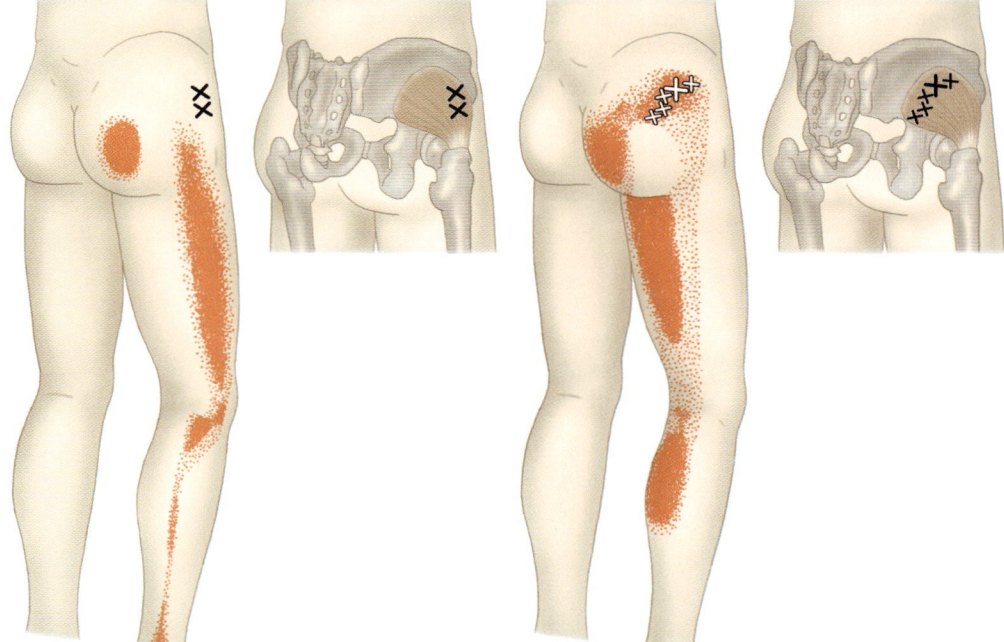

Figura 485.4 Pontos-gatilho (x) no músculo glúteo mínimo, com dor referida para as faces lateral e posterior do glúteo, a coxa e a perna. Diagnóstico diferencial com ciatalgia com compressão das raízes L5 (irradiada para face lateral) e S1 (irradiada para face posterior). (Adaptada de Travell e Simons, 1999.)

- Exames de imagem são necessários quando há suspeita de alterações estruturais coexistentes com a SDM. Exemplos: alterações degenerativas da coluna cervical e lombar associadas à dor miofascial do trapézio e do quadrado lombar; tendinite do ombro associada à dor da musculatura que o circunda (deltoide, supraespinal, infraespinal, bíceps); bursite/tendinite trocantérica associada à dor dos músculos glúteos, piriformes e rotadores externos do quadril

- Radiografia e tomografia computadorizada para visualização da morfologia de estruturas ósseas da coluna e dos membros
- Hérnias discais com ou sem compressão radicular, lesões meniscais e ligamentares do joelho, lesões das cartilagens articulares, sinovites e edema ósseo são bem visualizados somente por ressonância magnética
- Alterações de partes moles, como tendinites, bursites e hematomas musculares, podem ser identificadas por ultrassonografia.

TRATAMENTO

Deve ser direcionado para a desativação do ponto-gatilho, a reabilitação da força e amplitude dos movimentos musculares, além da correção dos fatores etiológicos e perpetuantes.

Tratamento farmacológico

- Os principais medicamentos são os relaxantes musculares, como ciclobenzaprina, carisoprodol, orfenadrina e tizanidina. Podem ser associados a anti-inflamatórios não esteroidais (AINEs) e analgésicos opioides (dor de intensidade moderada e forte)
- O *patch* ou emplastro de lidocaína tópica a 5%, aplicado sobre a região do ponto-gatilho, é uma alternativa quando a dor é persistente. Cumpre salientar que, em pacientes obesos, o tecido adiposo espesso prejudica a chegada do medicamento ao músculo acometido
- Pacientes com SDM com duração maior que 3 meses devem usar antidepressivos e/ou anticonvulsivantes como medicações adjuvantes, para a reversão das alterações estruturais e funcionais que ocorrem no sistema nervoso em virtude da cronificação da dor (ver Capítulo 15, *Dor*, e Quadros 15.4, 15.7 e 15.8).

Medidas físicas e de reabilitação

- A desativação do ponto-gatilho por estimulação mecânica e exercícios de alongamento do músculo acometido são recursos importantes para o alívio da dor miofascial
- Os métodos mais utilizados são a fisioterapia, a acupuntura e as terapias manuais
- Em caso de SDM refratária aos tratamentos descritos, pode ser feito agulhamento seco ou com injeção de substâncias, como lidocaína, por profissional treinado. Nele, uma agulha fina é introduzida em múltiplos locais, "em leque", no ponto-gatilho e na região adjacente da banda tensa muscular. Pode também ser indicado tratamento por ondas de choque e injeção de toxina botulínica (ver Capítulo 15, *Dor*, e Quadro 15.9).

BIBLIOGRAFIA

Azevedo MF. GPS Medicamentos. Guia prático em saúde. Rio de Janeiro: Guanabara Koogan; 2017.

Bennett R. Myofascial pain syndromes and their evaluation. Best Pract Res Clin Rheumatol. 2007;21(3):427-45.

Cummings M, Baldry P. Regional myofascial pain: diagnosis and management. Best Pract Res Clin Rheumatol. 2007;21(2):367-87.

Mense S, Simons DG, Russell IJ. Muscle pain: Understanding its nature, diagnosis, and treatment. Philadelphia: Lippincott Williams & Wilkins; 2001.

Porto CC, Porto AL. Semiologia médica. 8. ed. Rio de Janeiro: Guanabara Koogan; 2019.

Travell & Simons. Myofascial pain and dysfunction: the trigger point manual. v. 1 2. ed. Philadelphia: Williams & Wilkins; 1999.

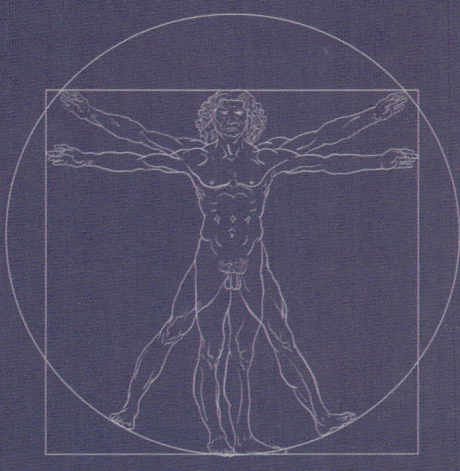

Parte 17

Sistema Nervoso

486
Abscesso Cerebral

Delson José da Silva ◆ Wander Nasser Naves ◆
Ledismar José da Silva

INTRODUÇÃO

Trata-se de uma coleção intratecal, encapsulada, de material purulento.

Pode se originar por extensão direta de uma infecção do crânio (osteomielite, mastoidite, sinusite, empiema subdural), decorrente de ferimento cerebral penetrante ou por disseminação hematogênica de infecção por bactérias, fungos ou protozoários, localizada em outros órgãos (endocardite infecciosa, bronquiectasia infectada, cardiopatia congênita com *shunt* da direita para a esquerda, uso intravenoso de drogas ilícitas).

Em 20% dos pacientes, não se consegue identificar o foco infeccioso.

FASES DO DESENVOLVIMENTO

- Fase inicial (1 a 3 dias), caracterizada por processo inflamatório e edema
- Fase tardia (4 a 9 dias), com aparecimento de foco necrótico central
- Início da formação da cápsula (10 a 14 dias), caracterizada por gliose e/ou fibrose e o início da formação capsular
- Final da formação da cápsula, após 14 dias, com a formação completa da cápsula que é intensamente vascularizada (Figura 486.1).

CAUSAS

- Infecção dos seios paranasais: estreptococos aeróbios (em geral, do grupo *Streptococcus milleri*), estreptococos anaeróbios, *Haemophilus* spp., *Bacteroides* spp. (outros que não *B. fragilis*), *Fusobacterium* spp.
- Infecção otogênica: *Streptococcus* spp., *Enterobacteriaceae*, *Bacteroides* spp. (inclui *B. fragilis*), *Pseudomonas aeruginosa*
- Endocardite: *Staphylococcus aureus*, *Streptococcus viridans*
- Sistema urinário: *Enterobacteriaceae*, *Pseudomonaceae*
- Infecção intra-abdominal: *Streptococcus* spp., *Enterobacteriaceae*, anaeróbios

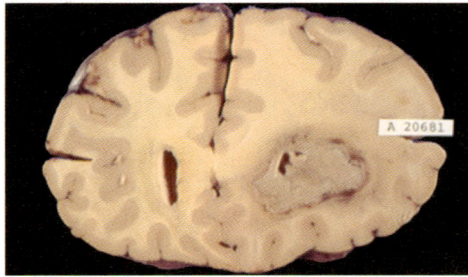

Figura 486.1 Abscesso cerebral antigo no lobo frontal direito. (Cortesia de Brasileiro Filho, 2011.)

- Abscesso pulmonar: *Streptococcus* spp., *Actinomyces* spp., *Fusobacterium* spp.
- Traumatismo penetrante: *Staphylococcus aureus*, *Clostridium* spp., *Enterobacteriaceae*
- Pós-procedimento invasivo: *Staphylococcus epidermidis*, *Staphylococcus aureus*, *Enterobacteriaceae*, *Pseudomonaceae*
- Infecção cutânea, sistema digestivo ou respiratório: fungos (*Aspergillus*, *Candida albicans*)
- Infecção pulmonar: *Toxoplasma gondii* (ver Capítulo 591, *Toxoplasmose*)
- *Entamoeba histolytica* (ver Capítulo 577, *Amebíase*)
- Cisticercose (ver Capítulo 505, *Neurocisticercose*).

FATORES DE RISCO

- Endocardite infecciosa
- Bronquiectasias infectadas
- Cardiopatia congênita com *shunt* da direita para a esquerda
- Otite média crônica
- Sinusite frontal crônica
- Craniotomia
- Traumatismo craniano associado à fístula liquórica
- Lesões penetrantes no crânio
- Infecção pélvica crônica
- Furunculose
- Osteomielite
- Próteses infectadas
- Uso de cateteres: derivação ventrículo-peritoneal, ventricular externa, ventrículo-atrial
- Infecções dentárias – abscesso
- Síndrome da imunodeficiência adquirida
- Uso de drogas ilícitas.

MANIFESTAÇÕES CLÍNICAS

- Depende do tamanho, da localização e do número de lesões
- Convulsões
- Manifestações neurológicas focais, como paresia, afasia, déficit visual, ataxia e paresia de nervos cranianos
- Manifestações de hipertensão intracraniana (alteração do nível de consciência, papila edema, tríade de Cushing – hipertensão arterial, bradicardia e alteração do padrão respiratório).

Tríade clássica do abscesso cerebral

- Febre, cefaleia e náuseas (ocorrem em apenas 20% dos pacientes).

DIAGNÓSTICO DIFERENCIAL

- Tumor cerebral (primário ou metastático)
- Doença cerebrovascular
- Meningite crônica
- Empiema subdural (infecção do espaço subdural com formação de coleção purulenta resultante da propagação de infecção de estrutura vizinha ou distante).

EXAMES COMPLEMENTARES

- Hemograma: leucocitose
- Hemossedimentação e proteína C reativa: aumentadas

- Tomografia computadorizada (TC) do crânio: hipodensidade na fase inicial e realce anular do contraste na fase de capsulação do edema perilesional em dedos de luva (Figura 486.2 A)

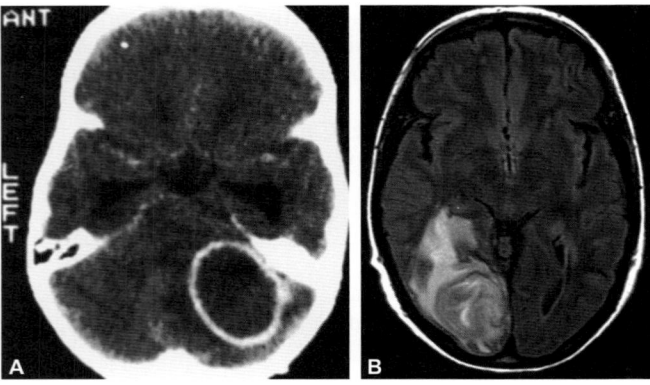

Figura 486.2 Abscesso cerebral. **A.** Tomografia de crânio mostrando lesão expansiva isodensa no cerebelo à direita, posteriormente ao rochedo (esclerótico); há realce anular na periferia da lesão. **B.** Ressonância magnética do crânio. Sequência axial FLAIR mostra lesão occipital à direita.

- Ressonância magnética (RM) de crânio: hipointenso em T1 e hiperintenso em T2, hipersinal na difusão (Figura 486.2 B)
- Punção lombar: somente deve ser realizada em casos selecionados e após estudo tomográfico ou fundo de olho para excluir hipertensão intracraniana.
- Cultura do LCR: raramente apresenta cultura positiva. Risco de herniação em hipertensão intracraniana. *Observação*: não realizar a punção em caso de hipertensão intracraniana.

COMPROVAÇÃO DIAGNÓSTICA

- Dados clínicos + exames de imagem
- Identificação do agente infectante por métodos laboratoriais em casos selecionados.

TRATAMENTO

- Ver Figura 486.3
- Tratamento conservador: quando o abscesso tem diâmetro menor que 3 cm, o microrganismo causador é conhecido e o paciente não tem comprometimento neurológico
- Aspiração guiada por estereotaxia ou neuronavegação é a melhor técnica cirúrgica

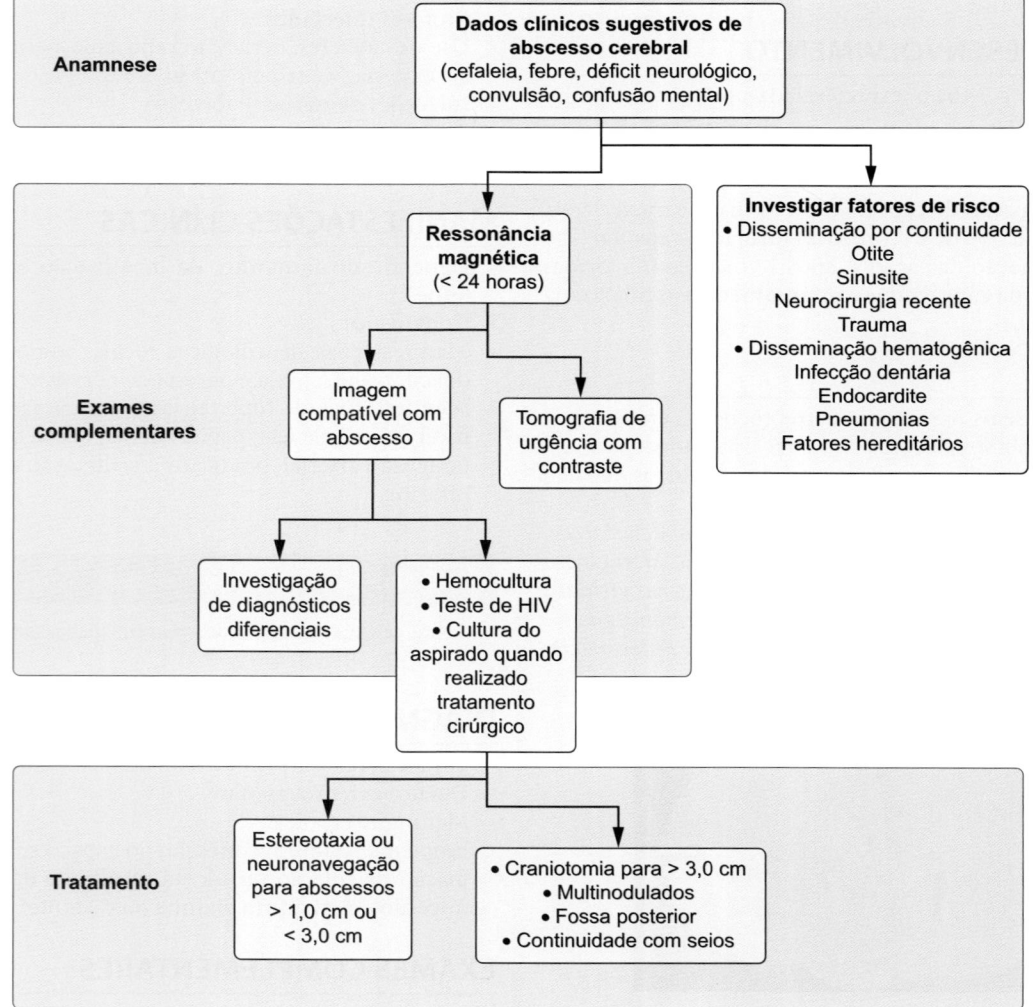

Figura 486.3 Fluxograma para o tratamento de pacientes suspeitos de sofrerem abscesso cerebral. (Adaptada de Sonneville et al., 2017.)

- Craniotomia: utilizada quando o abscesso é multilobulado, localizado em fossa posterior, de origem fúngica ou com corpo estranho em seu interior
- Em abscesso em continuidade com seios do crânio, deve-se realizar a cranalização (vedação) do seio.

Tratamento medicamentoso

- Tratamento inicial empírico: associar vancomicina a metronidazol e cefepima ou ceftriaxona, o que poderá ser alterado conforme resultado posterior das culturas
- Penicilina G: trata flora bucal, incluindo estreptococos aeróbios e anaeróbios
- Metronidazol: penetra rapidamente no abscesso e tem excelente ação bactericida contra anaeróbios
- Ceftriaxona e cefotaxima: cobre a maioria dos patógenos aeróbios, estreptococos e enterobactérias. Podem ser utilizadas em pacientes com infecção de origem otogênica, doenças paranasais crônicas e em trauma de crânio penetrante
- Ceftazidima, cefepima ou meropeném: utilizados em complicações após procedimentos neurocirúrgicos com cultura positiva para *P. aeruginosa*
- Oxacilina, nafcilina ou vancomicina: deve ser usada quando o abscesso cerebral ocorrer após trauma penetrante de crânio, craniotomia ou quando bacteriemia por *S. aureus* for documentada. Vancomicina deve ser particularmente considerada em infecções após procedimentos neurocirúrgicos
- Eritromicina, tetraciclinas, clindamicina, cefalosporinas de primeira geração: não devem ser utilizadas no tratamento do abscesso cerebral pela dificuldade de essas substâncias atravessarem a barreira hematencefálica em altas concentrações
- Antibioticoterapia durante 4 a 8 semanas
- Controle com TC ou RM.

EVOLUÇÃO E PROGNÓSTICO

- Taxa de mortalidade elevada se o diagnóstico retardar
- Pode deixar sequela (epilepsia em 10 a 30% dos pacientes).

Recomendações práticas

- A suspeita clínica de abscesso cerebral é feita associando-se sinais neurológicos a fatores predisponentes
- O tratamento do abscesso cerebral geralmente exige antibioticoterapia associada à drenagem do material purulento
- A presença de abscesso cerebral aumenta o risco de trombose venosa cerebral.

BIBLIOGRAFIA

Helweg LJ, Astradsson A, Richhall H, Erdal J, Laursen A, Brennum J. Pyogenic brain abscess, a 15 years survey. BMC Infect Dis. 2012; 30(12):332.

Sonneville R, Ruimy R, Benzonana N, Riffaud L, Caesin A, Tadie JM et al. An update on bacterial brain abscess in immunocompetent patients. Clin Microbiol Infect. 2017; 23(9):614-20.

Xavier GA, Cademartori BG, Cunha Filho NA, Farias NA. Evaluation of seroepidemiological toxoplasmosis in HIV/AIDS patients in the south of Brazil. Rev Inst Med Trop S Paulo. 2013; 55(1):25-30.

487
Acidente Vascular Cerebral

AVC, AVC isquêmico, ataque isquêmico transitório, AVC hemorrágico, embolia cerebral

Marco Aurélio Fraga Borges

INTRODUÇÃO

O acidente vascular cerebral (AVC) é a mais importante doença neurológica do ponto de vista epidemiológico, por sua alta prevalência, líder em incapacidade. Trata-se da segunda causa mundial de óbitos.

O AVC é uma emergência médica, eventualmente cirúrgica, que se manifesta por um déficit neurológico súbito.

Pode ser categorizado em AVC isquêmico ou hemorrágico. O primeiro, em decorrência de oclusão de uma artéria, corresponde a 85% dos eventos. Já o segundo decorre de sangramento no parênquima cerebral, nos ventrículos ou no espaço subaracnóideo.

FATORES DE RISCO

- Hipertensão arterial
- Baixa ingestão de frutas e vegetais
- Alta ingestão de sal
- Alta ingestão de carboidratos
- Obesidade
- Tabagismo (ativo e passivo)
- Poluição atmosférica
- Poluição doméstica
- Intolerância à glicose
- Sedentarismo
- Hiperlipidemia
- Apneia do sono.

MANIFESTAÇÕES CLÍNICAS

Em suas formas mais leves, o AVC manifesta-se por sintomas neurológicos transitórios e, ocasionalmente, insuficientes para motivar a atenção médica.

Os eventos embólicos tendem a iniciar subitamente, e o quadro clínico se instala quase imediatamente. Já nos eventos trombóticos, o déficit pode instalar-se de forma mais lenta, minutos a horas, podendo apresentar fenômenos de claudicação.

O AVC hemorrágico tem início abrupto com déficit aparentemente estático ou rapidamente progressivo.

Uma de suas características é sua natureza focal. O déficit neurológico representa tanto a sua localização quanto o tamanho do infarto ou da hemorragia (Quadro 487.1).

ACIDENTE VASCULAR CEREBRAL ISQUÊMICO

O reconhecimento precoce do AVC isquêmico é primordial para um tratamento eficaz. Além disso, conhecer sua etiologia torna-se importante para definir a melhor estratégia de prevenção, evitando sua recorrência.

É fundamental conhecer o início e o tempo de duração dos sintomas.

Situações que mimetizam o AVC

- Convulsão
- Encefalopatia metabólica
- Encefalopatia tóxica
- Encefalopatia infecciosa
- Tumor
- Enxaqueca com aura
- Distúrbios neuromusculares.

CAUSAS

- Doença aterosclerótica de grandes artérias
- Aterosclerose intracraniana
- Infarto lacunar ou infarto de pequenas artérias
- Embolia cardíaca
- Vasculite (infecciosa e autoimune)
- AVC ESUS (do inglês *embolic stroke of undetermined source*).

DIAGNÓSTICO DIFERENCIAL

- Ataque isquêmico transitório (AIT)
- Hemorragia subaracnóidea
- Hemorragia cerebral
- Hematoma subdural.

EXAMES COMPLEMENTARES

- TC do crânio: exame fundamental, pois permite a diferenciação entre AVC isquêmico e hemorrágico.

    Além disso, a angiotomografia (ângio-TC) identifica oclusão de vasos proximais (carótida, cerebral média, basilar), e a técnica de perfusão permite aumentar o número de pacientes a receber terapia trombolítica ou trombectomia, inclusive em pacientes sem definição de tempo de sintomas (Figura 487.1)

- RM do crânio (RMC): é mais sensível que a TC para definição de lesão isquêmica, além de possibilitar sequências de angiorressonância (ângio-RM) para avaliação de oclusão de grandes vasos e perfusão. Porém, em decorrência da tomografia com perfusão, tende a reduzir seu uso na fase aguda do AVC isquêmico (Figura 487.2)
- Exames laboratoriais: glicemia é fundamental por sua influência na resposta ao tratamento e às complicações do AVC. Solicitar, ainda, hemograma, coagulograma, função renal, creatinofosfoquinase (CPK), troponina, eletrólitos, D-dímero, lipidograma
- Eletrocardiograma para avaliação da possibilidade de embolia e complicações cardiológicas decorrentes do AVC
- Ecocardiograma transesofágico importante na definição etiológica (fibrilação atrial, visualização de trombos, volume das cavidades, forame oval patente, aneurisma de septo, miocardiopatia, doença valvar, placas complexas de aorta)
- Angiografia em casos selecionados.

TRATAMENTO

Medidas gerais

- Vias respiratórias, respiração e oxigenação: avaliação da saturação de oxigênio deve ser fornecida a todo paciente com AVC isquêmico, mantendo-a acima de 95%

Quadro 487.1 Sinas e sintomas relacionados com territórios arteriais.

Sinais e sintomas	Circulação anterior (território carotídeo)	Circulação posterior (território vertebrobasilar)
Paresias ou paralisias	Mono ou hemiparesia	Comprometimento isolado de nervos cranianos ou em combinação com paresia
Paresias, hipoestesias ou disestesias	Mono ou hemi-hipoestesia	Padrão motor com apresentação igual
Distúrbios de linguagem	Disartria ou afasia	Fala escandida
Distúrbios de visuais	Perda de visão em um olho (amaurose fugaz) Hemianopsia homônima	Hemianopsia homônima bilateral Hemianopsia homônima
Distúrbios posturais ou da marcha	Ausentes Marcha parética	Instabilidade, desequilíbrio ou ataxia
Combinação de características	Presente	Presente

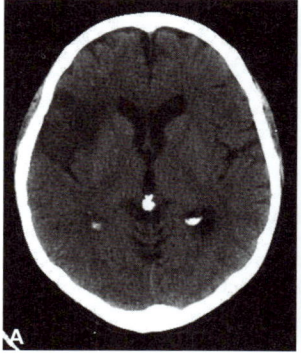
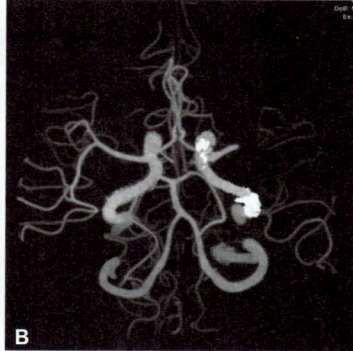

Figura 487.1 AVC isquêmico: tomografia computadorizada do crânio (TCC). **A.** TCC: área hipointensa em região corticossubcortical fronto-temporal direita. **B.** Angiotomografia de crânio: oclusão em seguimento M2 da artéria cerebral média.

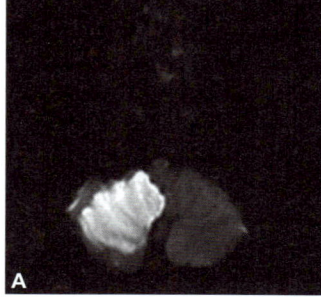
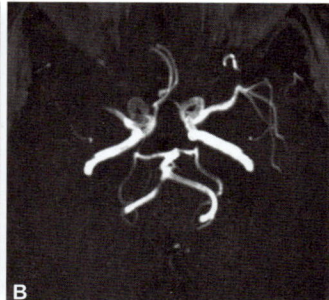

Figura 487.2 AVC isquêmico: ressonância magnética (RM). **A.** RM do crânio: área de restrição à difusão em lesão isquêmica aguda cerebelar direita. **B.** Ângio-RM de crânio: oclusão em segmento M1 da artéria cerebral média direita.

- Suporte ventilatório e proteção de vias respiratórias devem ser indicados conforme a necessidade
- Pressão arterial: hipotensão e hipovolemia devem ser corrigidas. Não corrigir hipertensão arterial, com exceção se estiver acima de pressão sistólica (PS) 220 e pressão diastólica (PD) 120 mmHg
  - Se o paciente for submetido à terapia trombolítica, a pressão não pode exceder PS 185 e PD 110 mmHg
  - Se necessário, medicação via endovenosa. Nifedipino é contraindicado
- Glicemia: manter glicemia entre 80 e 140 mg/d ℓ. Corrigir prontamente a hipoglicemia
- Temperatura: tratar temperatura acima de 38°C. Utilizar dipirona ou paracetamol
- Profilaxia para trombose venosa profunda (TVP) (ver Capítulo 206, *Trombose Venosa Profunda*).

Tratamento trombolítico
- Ver Quadro 487.2.

Tratamento medicamentoso
- Alteplase intravenosa (0,9 mg/kg com dose máxima de 90 mg, *bolus* de 10% em 1 minuto e o restante em 60 minutos) em bomba de infusão.

Trombectomia
- *Stent* retrátil ou trombectomia por sucção
- Critérios de inclusão:
  - Oclusão de carótida interna ou cerebral média em seguimento M1
  - Idade > 18 anos
  - *National Institutes of Health Stroke Scale/Score* (NIHSS) > 6/*Alberta Stroke Program Early CT Score* (ASPECTS) > 6
  - Tratamento iniciado até 6 horas do início dos sintomas
  - Excepcionalmente, pacientes entre 6 e 24 horas do início dos sintomas podem ser incluídos.

Quadro 487.2 Tratamento trombolítico.

Critérios de inclusão
• AVC isquêmico de qualquer território vascular
• Início dos sintomas até 4 horas e 30 minutos
• TCC e RMC sem evidência de hemorragia
• Idade maior de 18 anos

Critérios de exclusão
• Uso de anticoagulantes orais
• Tempo de protrombina > 15 s ou RNI > 1,7 ou plaquetas < 100.000/mm³
• AVC isquêmico ou traumatismo de crânio nos últimos 3 meses
• AVC hemorrágico ou malformação arteriovenosa
• TCC com hipodensidade maior que 2/3 da cerebral média
• PAS > 185 mmHg ou PAD > 110 mmHg
• Resolução completa dos sintomas antes da trombólise
• Grande cirurgia ou procedimentos invasivos nas últimas 2 semanas
• Varizes esofágicas, hemorragia gastrintestinal ou geniturinária nas últimas 2 semanas
• Punção de sítio arterial não compressível nos últimos 7 dias
• Hipoglicemia < 50 mg/d ℓ
• Evidência de endocardite, embolia séptica ou gravidez
• Suspeição clínica de hemorragia subaracnóidea ou dissecção de aorta
• Neoplasia intracraniana

AVC: acidente vascular cerebral; TCC: tomografia computadorizada do crânio; RMC: ressonância magnética do crânio; RNI: razão normalizada internacional; PAS: pressão arterial sistólica; PAD: pressão arterial diastólica.

Outros medicamentos
- Antiplaquetários: ácido acetilsalicílico, entre 24 e 48 horas do início dos sintomas
  - Se realizada trombólise, aguardar 24 horas
  - Dupla antiagregação (ácido acetilsalicílico e clopidogrel) pode ser utilizada por até 90 dias em paciente com AVC isquêmico *minor* (NIHSS < 4)
- Anticoagulante: não é recomendado na fase aguda.

Outros procedimentos
- Internação em unidade de AVC
- *Screening* de disfagia
- Reabilitação precoce
- Avaliação nutricional
- Avaliação cardiológica.

Indicação cirúrgica no AVC isquêmico
- Em casos de infarto extenso com edema cerebral provocando efeito de massa, pode ser necessária craniectomia descompressiva
- No caso de infarto cerebelar, considerando que a fossa posterior é pequena, pode haver necessidade de descompressão de tronco encefálico de indicação precoce.

ATAQUE ISQUÊMICO TRANSITÓRIO

A definição clínica de AVC isquêmico AIT baseia-se em sinais e sintomas neurológicos referentes à falência de suprimento sanguíneo em determinado território da circulação.

A diferença está fundamentada no mecanismo fisiopatológico, pois o final é diferente; entretanto, o manejo clínico é similar nas duas situações.

Em torno de 10% dos pacientes com AIT apresentarão AVC nos próximos 90 dias, a maior parte nas primeiras 24 horas.

Classicamente, a definição de AIT compreendia a ocorrência de sintomas com resolução completa em até 24 horas. Cumpre salientar, contudo, que raramente duram mais que 1 hora – no geral, de 10 a 15 minutos.

Avaliação clínica adequada, o mais rapidamente possível, representa a chave para o diagnóstico e o tratamento corretos.

DIAGNÓSTICO DIFERENCIAL
- Enxaqueca
- Epilepsia
- Labirintopatias
- Esclerose múltipla (surto).

EXAMES COMPLEMENTARES
- Hemograma, coagulograma, glicemia, lipidograma, função renal, provas de atividade inflamatória
- TCC
- RMC: 50% dos pacientes diagnosticados com AIT apresentam alteração na difusão
- Ângio-TC de crânio e vasos cervicais: estenoses intra e extracranianas
- Angiorressonância de crânio e vasos cervicais: estenoses intra e extracranianas

- Ultrassonografia de carótidas
- Eletrocardiograma e ecocardiograma: detecção de fibrilação atrial e outras alterações.

TRATAMENTO

- Acompanhamento em internação hospitalar ou unidades de AVC
- Ácido acetilsalicílico na maioria dos casos (81 a 325 mg/dia) ou clopidogrel, 75 mg/dia
- Dupla antiagregação – ácido acetilsalicílico por via oral (VO), 100 mg + clopidogrel, VO, 75 mg – em casos selecionados e na estenose intracraniana
- Anticoagulação em pacientes com fibrilação atrial
- Endarterectomia ou angioplastia de carótidas em lesão carotídea hemodinamicamente significativa (> 80%) o mais precocemente possível.

ACIDENTE VASCULAR CEREBRAL HEMORRÁGICO

Corresponde entre 10 e 15% dos casos de AVC. O sangramento pode ocorrer no parênquima cerebral, nos ventrículos ou no parênquima, seguido de inundação ventricular.

CAUSAS

- Hipertensão arterial (90% dos casos)
- Angiopatia amiloide
- Uso de anticoagulantes e distúrbios de coagulação
- Malformação arteriovenosa
- Neoplasia
- Vasculite
- Medicamentos (anticoagulante e antiagregante).

DIAGNÓSTICO DIFERENCIAL

- Hemorragia subaracnóidea
- AVC isquêmico.

EXAMES COMPLEMENTARES

- TCC: demonstra o sangramento e possibilita calcular o volume do hematoma. A angiotomografia pode demonstrar *spot sign* ou "sinal da mancha", indicando o ponto de sangramento ativo dentro do hematoma, considerado um marcador de risco de expansão. O contorno irregular denuncia potencial de crescimento do hematoma (Figura 487.3)
- RMC: além de demonstrar o sangramento, pode auxiliar no diagnóstico etiológico (Figura 487.4)
- Angiografia: diagnóstico diferencial e etiológico.

TRATAMENTO

Cuidados gerais

- Cabeceira elevada
- Controle pressórico
- Vigilância do nível de consciência
- Controle glicêmico
- Controle térmico
- Controle de distúrbios de coagulação
- Não prescrever anticonvulsivantes profiláticos

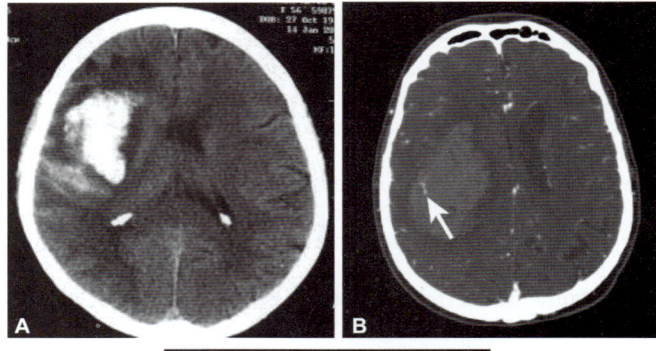

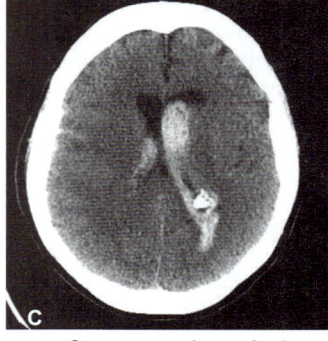

Figura 487.3 Tomografia computadorizada do crânio (TCC) evidenciando AVC hemorrágico. **A.** TCC evidenciando AVC hemorrágico envolvendo núcleos da base à direita. **B.** TCC com contraste evidenciando *spot sign*. **C.** TCC com hemorragia ventricular.

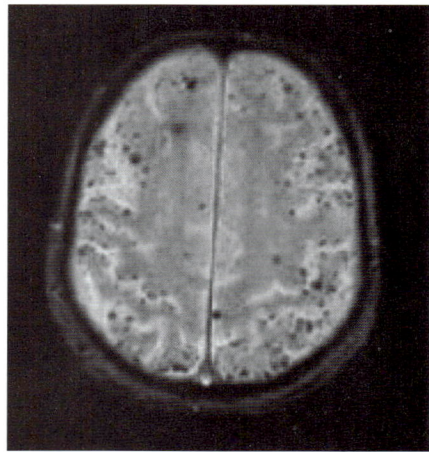

Figura 487.4 Ressonância magnética do crânio evidenciando angiopatia amiloide cerebral (pontos escuros).

- Profilaxia para TVP (meia pneumática e heparina após 24 horas de estabilização do hematoma)
- Tomografia de controle após 24 horas ou antes se deterioração clínica.

Avaliação e tratamento cirúrgico

- Hematoma cerebelar > 3 cm
- Hematoma supratentorial > 30 cm
- Hemorragia ventricular
- Hidrocefalia
- Risco de herniação
- Escore de AVCH 2 e alteração de nível de consciência
- Monitorar pressão intracraniana em paciente comatoso.

Escore ICH para hemorragia intracraniana (Hemphill, 2001)

O *Intracerebral Hemorrhage* (ICH) *Score* foi elaborado para estratificar o risco de mortalidade em 30 dias (Quadro 487.3).

Quadro 487.3 Escore ICH para hemorragia intracraniana (HIC).

Dado clínico	Achado	Pontos
Glasgow da admissão	3 a 4	2
	5 a 12	1
	13 a 15	0
Idade	≥ 80 anos	1
	< 80 anos	0
Local do hematoma	Infratentorial	1
	Supratentorial	0
Volume do hematoma	≥ 30 m ℓ	1
	< 30 m ℓ	0
Hemoventrículo	Sim	1
	Não	0
Escore ICH		*0 a 6 pontos*

Escore ICH	Mortalidade em 30 dias
0	0%
1	13%
2	26%
3	72%
4	97%
5	100%
6	100%

HEMORRAGIA SUBARACNÓIDEA

Ver Capítulo 500, *Hemorragia Subaracnóidea*.

BIBLIOGRAFIA

Azevedo MF. GPS medicamentos. Guia prático em saúde. Rio de Janeiro: Guanabara Koogan; 2017.

Coutts SB. Diagnosis and management of transient ischemic attack. Continuum (Minneap Minn). 2017; 23(1):82-9.

Feigin VL. Global burden of stroke and risk factors in 188 countries, during 1990-2013: A systematic analysis for the Global Burden of Disease Study 2013. Lancet Neurol. 2019; 48:439-58.

Hemphill JC 3rd, Bonovich DC, Besmertis L, Manley GT, Johnston SC. The ICH score: a simple, reliable grading scale for intracerebral hemorrhage. Stroke. 2001 Apr; 32(4):891-7.

Martins SCO, Freitas GR de, Pontes-Neto OM, Pieri A, Moro CHC, Jesus PAP de et al. Guidelines for acute ischemic stroke treatment – Part II: stroke treatment. Arq Neuropsiquiatr. 2012; 70(11):885-93.

Martins SCO, Martins SCO, Pontes-Neto OM, Longo A, Evaristo EF, Carvalho JJD de et al. Guidelines for acute ischemic stroke treatment – Part I. Arq Neuropsiquiatr. 2012; 70(8):621-9.

Melo-Souza SE. Tratamento das doenças neurológicas. 3. ed. Rio de Janeiro: Guanabara Koogan; 2013.

Porto CC, Porto AL. Semiologia médica. 8. ed. Rio de Janeiro: Guanabara Koogan; 2019.

Powers WJ. 2018 Guidelines for the early management of patients with acute ischemic stroke. Stroke. 2018; 49:e46-e99.

Southerland AM. Clinical evaluation of the patient with acute stroke. Continuum (Minneap Minn). 2017; 23(1):40-61.

488
Coma

Síndrome da vigília irresponsiva, estado minimamente consciente, mutismo acinético, estados confusionais agudos

Denise Sisterolli Diniz ◆ Marco Aurélio Fraga Borges ◆ Hélio Fernandes da Silva Filho

INTRODUÇÃO

O coma é uma condição clínica em que o paciente não tem percepção de si próprio e do ambiente. Caracteriza-se pela ausência ou extrema diminuição do nível de consciência, permanecendo não responsivo aos estímulos internos e externos e com olhos fechados.

Pode ter variadas etiologias e é considerado uma condição ameaçadora à vida.

Representa cerca de 1% das admissões em prontos-socorros.

CAUSAS

O primeiro passo frente a um paciente comatoso consiste em determinar se a causa é traumática ou não traumática.

Estabelecendo-se que a causa é não traumática, é importante estabelecer se há ou não lesão estrutural.

As principais causas são acidente vascular cerebral (AVC), anoxia cerebral, intoxicação e eventos metabólicos.

Situações encontradas em pacientes em coma, principais causas e localização:

- Condições que determinam sinais neurológicos focais ou de lateralização, com ou sem alteração do líquido cefalorraquidiano (LCR):
  - Lesões supratentoriais:
    - Lesões destrutivas subcorticais e rinencefálicas: infarto talâmico
    - Lesões expansivas supratentoriais: hemorragia, infarto, tumor, abscesso, traumatismo cranioencefálico
  - Lesões infratentoriais ou subtentoriais:
    - Lesões isquêmicas destrutivas: hemorragia pontina, infarto do tronco encefálico, tumor do tronco encefálico, abscesso e granuloma de tronco encefálico
    - Lesões compressivas: hemorragia cerebelar, infarto cerebelar, tumor cerebelar, abscesso cerebelar, hemorragia subdural ou extradural de fossa posterior, aneurisma basilar, tumor de fossa posterior extra-tronco encefálico
- Condições que não determinam sinais neurológicos de lateralização focal, mas que se acompanham de irritação meníngea e/ou aumento do número de células no LCR:
  - Hemorragia subaracnóidea
  - Meningite
- Condições que não determinam sinais neurológicos de lateralidade, nem de localização focal, nem alteração da contagem celular do LCR:

- Falta de oxigênio, substrato ou cofatores: parada cardiorrespiratória, anemia extrema, choque hipovolêmico
- Distúrbios metabólicos e endócrinos:
  - Insuficiência hepática (coma hepático)
  - Insuficiência renal (coma urêmico)
  - Insuficiência pulmonar (narcose por CO_2)
  - Encefalopatia pancreática exócrina
  - Insuficiência hipofisária
  - Hipo ou hipertireoidismo
  - Hipo ou hiperparatireoidismo
  - Insuficiência ou hiperfunção das glândulas adrenais (doença de Addison, síndrome de Cushing, feocromocitoma)
  - Distúrbios hidreletrolíticos: hiponatremia, hipernatremia, hipopotassemia, hiperpotassemia extrema
- Distúrbios nutricionais:
  - Deficiência extrema de vitamina B_{12}, ácido fólico, hipoproteinemia
- Intoxicações exógenas
  - Álcool
  - Barbitúricos
  - Drogas ilícitas/medicamentos depressores do sistema nervoso central (SNC).

MANIFESTAÇÕES CLÍNICAS (VARIAM DE ACORDO COM A CAUSA)

- Comprometimento da consciência avaliado pela escala de coma de Glasgow (Quadro 488.1)

Estados de consciência alterada

- Síndrome da vigília irresponsiva, outrora denominada estado vegetativo persistente, é um estado de consciência na qual o paciente mantém o ciclo vigília-sono, porém sem percepção do ambiente
  - Permanece com abertura dos olhos, parecendo, algumas vezes, que está acompanhando o examinador, mas assume postura motora de descerebração e/ou flexão
  - Reflexo de apreensão (*grasp reflex*) surge de maneira intensa, bem como reflexos de mastigação e deglutição. Vocalização é rudimentar
- Estado minimamente consciente (EMC) é um estado de vigília de difícil diferenciação da síndrome da vigília irresponsiva, mas, quando acuradamente avaliado, observa-se que o paciente demonstra reprodutividade, embora inconsistente, de sinais de vigília
  - Pode ser subdividido em dois tipos:
    - EMC–: o paciente apresenta níveis mínimos de interação comportamental e movimentos não reflexos
    - EMC+: caracterizado por comportamento mais complexo, seguindo comandos, verbalização inteligível, entendimento da linguagem e respostas verbais ou gestuais do tipo "sim/não"
- Mutismo acinético: estado em que o paciente mantém preservado o ciclo de sono-vigília. Pode acompanhar os acontecimentos que o rodeiam com movimentos dos olhos, porém sem atividade motora voluntária, sem expressão verbal e sem reação apropriada à dor
- Estados confusionais agudos: também denominados *delirium*, psicose orgânica, síndrome cerebral orgânica, correspondem a um estado de alteração mental, com uma percepção errônea do ambiente, ocasionado, principalmente, por déficit de atenção, incoerência do pensamento e atividade motora desordenada.

- Taquicardia (hipovolemia, anemia, estados tóxicos, hipertireoidismo)
- Bradicardia (hipertensão intracraniana grave, hipotireoidismo, distúrbios da condução atrioventricular)
- Pressão arterial: normal, aumentada (hipertensão intracraniana) ou diminuída (hipotireoidismo, hemorragia, choque cardiogênico ou séptico)
- Temperatura: normal, aumentada (estados sépticos e infecciosos, hemorragia subaracnóidea, febre de origem central) ou diminuída (intoxicação por barbitúricos, hipotireoidismo, estado de choque prolongado)
- Respiração: normal, hiperpneia (estado de choque prolongado ou coma de causa infecciosa com grave acidose metabólica) ou bradipneia (hipertensão intracraniana com início de herniação)
- Pupilas: isocóricas, anisocóricas, mióticas, midriáticas
- Glicemia: normal, aumentada (diabetes, hipercorticalismo, infecções graves); ou diminuída (insulinoma, hipertireoidismo, coma iatrogênico por tratamento inadequado do diabetes)

Para saber mais

A causa do estado comatoso é ainda incerta, mas estudos comprovam que é decorrente de lesão ou disfunção da formação reticular ativadora ascendente (FRAA), do córtex cerebral difusamente ou de ambos. Estudos recentes de conectividade cerebral por meio de estudos de ressonância magnética (RM) funcional apontam rede funcional tronco cerebral-ínsula anterior ventral esquerda-córtex cingulado anterior pregenual.

Durante o coma, não existe evidência do ciclo sono-vigília no eletroencefalograma (EEG) e as respostas comportamentais são apenas reflexos.

Quadro 488.1 Escala de coma de Glasgow.

Abertura dos olhos	
Espontânea	4
Ao comando verbal	3
À dor	2
Sem resposta	1
Não testável	NT
Resposta motora	
Ao comando verbal	6
Localiza o estímulo	5
Flexão normal do membro estimulado	4
Flexão anormal	3
Extensão	2
Sem resposta	1
Não testável	NT
Resposta verbal	
Orientada	5
Desorientada ou confusa	4
Inapropriada	3
Incompreensível	2
Sem resposta	1
Não testável	NT

- Mordedura da língua (indica convulsões)
- Picadas de injeções, nos casos de usuários de droga (cocaína, heroína)
- Sinal de Battle (hematoma retroauricular que sugere fratura da base do crânio na fossa média)
- Olho de texugo: hematoma retrocular que indica fratura com hematoma na fossa craniana anterior
- Hemotímpano: hemorragia pelos tímpanos
- Rinorragia: hemorragia pelas narinas
- Otorragia: hemorragia pelo ouvido.

DIAGNÓSTICO DIFERENCIAL

- Síndrome do encarceramento (*locked-in*): infarto cerebral com preservação da consciência e dos movimentos dos olhos
- Catatonia: quadro neurológico e/ou psiquiátrico que inclui alterações motoras (posturas), retirada psicossocial (mutismo) e excitação (impulsividade)
- Transtorno psiquiátrico: alterações psíquicas, involuntárias ou voluntárias (em casos de simulação), em geral, associado a ganho secundário
- Anestesia geral.

Escore de Glasgow e reação pupilar

Após calcular o escore da escala de coma de Glasgow, avalia-se a reatividade pupilar à estimulação luminosa.

Completa	As duas pupilas reagem à estimulação luminosa	0
Parcial	Apenas uma das pupilas reage à estimulação luminosa	1
Inexistente	Nenhuma pupila reage à estimulação luminosa	2

Após avaliar a reação pupilar à estimulação luminosa, subtrai-se o escore da reatividade pupilar do escore da escala de coma de Glasgow.

Assim, a escala de coma de Glasgow atualizada gera escore que vai de 15 a 1 ponto. Entre os dois extremos da escala, ficam a normalidade e o coma grave, e, entre eles, vários graus da transição entre o estado de consciência normal e o grau máximo de seu comprometimento.

Observação: incluiu-se o termo "não testável" para qualificar, em casos específicos, a melhor resposta clínica (p. ex., resposta verbal em paciente previamente afásico).

EXAMES COMPLEMENTARES

- Dependem da(s) hipótese(s) diagnóstica(s):
  - Glicemia
  - Dosagem de ureia e creatinina
  - Eletrólitos
  - Hemograma
  - Provas de função hepática
  - Exame do LCR
  - Hemoculturas e uroculturas
  - Investigação de agentes infecciosos [reação em cadeia da polimerase (PCR)]
  - Exames neurofisiológicos: EEG, potencial evocado
  - Tomografia computadorizada (TC), RM e exames funcionais: TC por emissão de fóton único (SPECT), tomografia por emissão de pósitrons (PET)
  - Dosagem plasmática de medicamentos e substâncias tóxicas.

Dificuldade diagnóstica nos estados de coma

Se a lesão estrutural não for vista na TC, mas existir forte evidência no exame clínico, é importante lembrar que certas lesões são difíceis de detectar (lesões na fossa posterior, hematomas subdurais crônicos isodensos bilaterais, encefalite herpética, AVC isquêmico no território da artéria cerebral média nas primeiras 8 horas).

A RM é mais eficiente para investigação dessas patologias.

TRATAMENTO

- Estabilização hemodinâmica e da respiração (escala de coma de Glasgow ≤ 8)
- Proteção das vias respiratórias
- Manutenção da pressão arterial
- Esvaziamento do conteúdo gástrico por cateter nasogástrico
- Prevenção de trombose venosa profunda (ver Capítulo 206, *Trombose Venosa Profunda*)
- Meias compressivas
- Mobilização passiva dos membros
- Manutenção da homeostase
- Cateterismo urinário
- Mudança frequente de posição e/ou colchão de água para evitar úlceras por pressão (ver Capítulo 68, *Úlcera por Pressão*)
- Tratamento da causa específica.

Conduta básica levando em conta sinais e sintomas

- Paciente em coma com febre e rigidez de nuca (suspeita de meningite):
  - Antibiótico de largo espectro para cobrir os microrganismos prováveis de meningite (ver Capítulo 504, *Meningites*)
  - TC e RM (se disponíveis); a seguir, punção lombar, se não houver contraindicação
  - Tratamento adicional dependendo do resultado do exame do líquido cefalorraquidiano
- Paciente em coma com rigidez de nuca sem febre (suspeita de hemorragia subaracnóidea):
  - Se o exame comprovar hemorragia subaracnóidea, instituir o tratamento específico dessa entidade (ver Capítulo 500, *Hemorragia Subaracnóidea*)
  - Se não houver evidência de hemorragia subaracnóidea, realizar punção lombar
- Paciente em coma com sinais neurológicos focais:
  - Realização imediata de TC e/ou RM para esclarecimento diagnóstico
  - Esses pacientes podem necessitar de medidas para reduzir a pressão intracraniana
- Paciente em coma sem sinais focais ou rigidez de nuca:
  - A anamnese é o método mais importante para o diagnóstico e a orientação terapêutica nesses pacientes
  - A causa do coma pode ser evidente: superdosagem de substância tóxica, excesso de bebida alcoólica (coma alcoólico), cetoacidose diabética, estado pós-ictal, medicamentos (barbitúricos, diazepínicos)
  - Algumas condições dependem de exames bioquímicos, TC, RM, EEG, eletrocardiograma (ECG), LCR: coma diabético, coma urêmico, coma hipoglicêmico, coma hepático

- Tratamento específico:
  - Hipoglicemia: glicose hipertônica 50% 50 mℓ por via intravenosa (IV) (ver Capítulo 349, *Hipoglicemia*)
  - Uso abusivo de benzodiazepínico: flumazenil – *bolus* de 0,2 mg IV, a cada 1 a 2 minutos até a reversão do excesso de sedação ou 1 mg de dose total. Exige monitoramento dessa reversão pelo risco de ressedação caso o agente benzodiazepínico tenha meia-vida mais longa que a do flumazenil. Atenção ao uso concomitante de antidepressivo
  - Uso abusivo de opiáceo: naloxona 40 μg IV (suficiente na maioria dos casos), podendo ser escalonada até 2 mg. Atenção à insuficiência respiratória
  - Alcoolismo, desnutrição, vômitos intensos e gestação: tiamina 100 mg IV ou por via intramuscular (IM)
  - Intoxicação por CO ou CO_2: O_2 5 a 10 mℓ/minuto. Acompanhar e manter oximetria pulso acima de 95%. Pode haver necessidade de oxigenoterapia hiperbárica.

Recomendações práticas

- Pode haver dificuldade para estabelecer o limite entre o estado normal e o comprometimento da consciência. Nesses pacientes, justifica-se o uso das expressões "torpor" e "obnubilação" (aplicar a escala de coma de Glasgow). No estado de torpor, o paciente responde a estímulos dolorosos
- Sempre que se observar qualquer grau de alteração do nível de consciência, além de avaliar perceptividade, reatividade, deglutição, reflexos, aplicar a escala de coma de Glasgow
- Não descuidar das medidas gerais. São tão importantes quanto o tratamento específico
- Critérios para morte do tronco encefálico são utilizados para determinar quando a assistência ventilatória e outras medidas podem ser suspensas.

EVOLUÇÃO E PROGNÓSTICO

- O prognóstico depende da causa subjacente
- Mortalidade nos primeiros 30 dias de 11% em pacientes com AVC isquêmico e 37% com hemorragia intracerebral. A mortalidade associada à anoxia cerebral varia de 54 a 89%
- Os casos associados a intoxicações têm mortalidade de cerca de 10% em até 2 anos. Cetoacidose diabética se associou à baixa mortalidade (< 1%), enquanto o estado hiperosmolar hiperglicêmico se relacionou com até 20% de mortalidade
- A mortalidade associada à encefalopatia hepática é de 35% durante internação na unidade de terapia intensiva e de 54% em 1 ano
- No traumatismo cranioencefálico, depende da extensão da lesão e da duração do coma. Os pacientes com sinais focais, especialmente sinais pupilares, evoluem de maneira desfavorável, com elevada taxa de mortalidade (ver Capítulo 523, *Traumatismo Cranioencefálico*)
- O coma decorrente de superdosagem de medicamento em geral tem bom prognóstico
- Coma hipoglicêmico, quando de curta duração, geralmente não deixa sequelas
- As outras causas de coma apresentam prognóstico reservado, com taxa de recuperação de apenas 15%.

Morte encefálica

Cessação irreversível de todas as funções encefálicas, incluindo as do tronco encefálico, após extensiva avaliação clínica e laboratorial.

Há protocolos para essa avaliação que devem ser aplicados por médicos capacitados para tal tarefa.

BIBLIOGRAFIA

Azevedo MF. GPS Medicamentos. Guia prático em saúde. Rio de Janeiro: Guanabara Koogan; 2017.

Emami P, Czorlich P, Fritzsche FS, Westphal M, Rueger JM, Lefering R et al. Impact of Glasgow Coma Scale score and pupil parameters on mortality rate and outcome in pediatric and adult severe traumatic brain injury: A retrospective, multicenter cohort study. J Neurosurg. 2016; 1-8.

Hoffmann M, Lefering R, Rueger JM, Kolb JP, Izbicki JR, Ruecker AH et al. Trauma registry of the german society for trauma surgery. Pupil evaluation in addition to Glasgow Coma Scale components in prediction of traumatic brain injury and mortality. Br J Surg. 2012; 99(Suppl. 1):122-30.

Horsting MWB, Franken MD, Meulenbelt J, van Klei WA, de Lange DW. The etiology and outcome of non-traumatic coma in critical care: A systematic review. BMC Anesthesiology. 2015; 15:65.

Melo Souza SE. Tratamento das doenças neurológicas. 2. ed. Rio de Janeiro: Guanabara Koogan; 2008.

Sanvito WL. Distúrbios da consciência. In: Porto CC. Semiologia médica. 7. ed. Rio de Janeiro: Guanabara Koogan; 2014.

Stevens RD, Bhardway A. Approach to the comatose patient. Critical Care Medicine. 2006; 34(1):31-41.

489
Coreia

Doença de Huntington, atrofia dentato-rubro-pálido-luisiana, neuroferritinopatia, neuroacantocitose, doença de Wilson, coreia vascular, coreia de Sydenham, coreia gravídica

Delson José da Silva ◆ Rogério de Oliveira Santiago

INTRODUÇÃO

A coreia, palavra derivada do grego *khoreia* (movimento ou dança), é um distúrbio de movimento, hipercinético, caracterizado por contrações involuntárias breves, rápidas, imprevisíveis, aleatórias, irregulares e contínuas que transmitem uma sensação de inquietação a quem a observa.

Afeta principalmente os membros, mas também ocorre na face e no tronco.

Resulta de uma disfunção dos núcleos caudado, putame, subtalâmico e do tálamo e suas vias de interconexão, causando desequilíbrio das vias dos gânglios da base e levando à excessiva atividade dopaminérgica.

A doença de Huntington é uma forma clínica grave de origem genética, com taxa de prevalência de 3 por 100.000/habitantes.

Nas formas adquiridas, as causas mais frequentes são alterações vasculares, seguidas da coreia induzida por medicamentos e da síndrome de imunodeficiência.

Em crianças, a coreia de Sydenham (SC) é responsável por até 96% dos casos agudos de coreia (ver Capítulo 440, *Febre Reumática*).

CLASSIFICAÇÃO

Pode ser primária (idiopática, hereditária) e secundária (adquirida).

As coreias hereditárias tendem a se desenvolver de forma insidiosa, em geral simétricas, autossômicas dominantes, recessivas e ligadas ao cromossomo X; as adquiridas são agudas ou subagudas e podem ser assimétricas ou unilaterais.

CAUSAS

- Ver Quadro 489.1.

FORMAS CLÍNICAS

Coreias hereditárias

Doença de Huntington (DH)

Causa mais comum de coreia hereditária, ocorre por expansão repetida do trinucleotídeo citosina-adenina-guanina (CAG) do gene da huntingtina (HTT) no cromossomo 4, levando a um aumento na proteína huntingtina. Indivíduos que apresentam acima de 37 repetições podem ser acometidos

Quadro 489.1 Causas de coreia.

Hereditárias ou genéticas	Doença de Huntington, doença de Huntington-*like*, coreia benigna familiar, neuroacantocitose, coreatetose cinesiogênica paroxística, ataxia espinocerebelar, atrofia dentato-rubro-pálido-luisiana, ataxia telangiectasia, doença de Wilson, doença de Leigh, síndrome de McLeod, síndrome de Lesch-Nyhan
Metabólicas	Hiperglicemia/hipoglicemia, hipernatremia/hiponatremia, hipocalcemia, encefalopatia renal, encefalopatia hepática, hipertireoidismo, hipoparatireoidismo
Imunológicas	Coreia de Sydenham, coreia gravídica, lúpus eritematoso sistêmico, síndrome de Behçet, coreia paraneoplásica (carcinoma de pequenas células de pulmão, carcinoma renal e linfoma não Hodgkin), vasculites, encefalite pós-vacinal, pós-infecciosa
Por medicamentos e substâncias psicoativas	Antiparkinsonianos, bloqueadores dopaminérgicos, bloqueadores do canal de cálcio, anticonvulsivantes, esteroides, lítio, antidepressivos tricíclicos, ciclosporina, digoxina, cocaína, álcool
Estruturais e funcionais	Infarto ou hemorragia dos núcleos da base, angioma venoso, malformação arteriovenosa, policitemia, púrpura de Henoch-Schönlein, pós-trauma, tumor primário ou metastático, hematoma, kernicterus, coreia senil, encefalopatia anóxica, cirurgia cardíaca com hipotermia
Infecciosas	HIV, meningites, encefalites, tuberculose, doença de Lyme, difteria
Hematológicas	Policitemia vera, anemia falciforme, púrpura de Henoch-Schönlein

pela doença. Ocorre perda neuronal predominantemente no caudado e no putame.

Caracteriza-se, clinicamente, o adulto por evolução insidiosa, declínio cognitivo e alterações comportamentais, levando à progressiva incapacidade e, finalmente, à morte.

Os primeiros sintomas surgem entre 30 e 50 anos, mas a idade de início varia desde a infância até os 80 anos.

Na DH juvenil, os sintomas iniciam antes dos 20 anos; nesse caso, leva o nome de variante de Westphal, apresentando-se com combinação de parkinsonismo (rígido-acinético), distonia, mioclonia e demência, sem coreia proeminente. Podem ocorrer convulsões.

Na ressonância magnética (RM) de crânio, pode ser observada atrofia cortical décadas antes do diagnóstico clínico; com a evolução da doença, ocorrem atrofia seletiva do núcleo caudado ou putame e atrofia generalizada.

A tomografia de emissão de pósitrons (PET) evidencia diminuição na utilização de glicose em regiões estriatais e no córtex cerebral.

Na tomografia computadorizada por emissão de fóton único (SPECT), observa-se hipoperfusão do núcleo caudado em indivíduos sintomáticos.

Atrofia dentato-rubro-pálido-luisiana (ADRPLA)

Doença rara causada por expansões triplas do CAG no gene *ATN1*, que codifica a atrofina-1.

A expansão pode resultar em antecipação com transmissão paterna. Embora seja prevalente no Japão, foram relatados casos em outros grupos étnicos.

A idade de início é variável. Em adultos, causa ataxia, coreoatetose, declínio cognitivo e pode mimetizar a DH. Uma característica distintiva reside na epilepsia mioclônica, que é comum em casos de início juvenil.

Neuroferritinopatia

Ocorre acúmulo cerebral de ferro, especialmente nos gânglios da base. Síndrome progressiva rara que causa coreia, parkinsonismo, distonia, declínio cognitivo e outros déficits neurológicos.

Neuroacantocitose

As manifestações clínicas incluem coreia, distonia, tiques, parkinsonismo, anormalidades de movimento ocular, alterações comportamentais e declínio cognitivo. Discinesias orofacial e lingual são proeminentes e resultam em mordidas automutilantes nos lábios e na língua e disfagia. Convulsões, neuropatia periférica com amiotrofia distal e creatinoquinase sérica elevada são comuns. Acantócitos estão geralmente presentes no sangue periférico, mas sua ausência não exclui o diagnóstico.

Doença de Wilson

A coreia é um sintoma raro na doença de Wilson (DW), mas deve ser considerada em todos os pacientes com distúrbio do movimento com menos de 40 anos (ver Capítulo 290, *Hemocromatose e Doença de Wilson*).

Trata-se de um transtorno da excreção de cobre causada por uma mutação no gene *ATP7B*, resultando em acúmulo de cobre multissistêmico.

Clinicamente, apresenta fácies com riso sardônico, distonia, tiques, mioclonias, coreia, convulsões e alterações comportamentais e cognitivas. Frequentemente apresenta anéis de Kayser-Fleischer ao exame de lâmpada de fenda.

A investigação laboratorial demonstra baixos níveis de ceruloplasmina na maioria dos pacientes, baixos níveis séricos de cobre, aumento da excreção de cobre na urina de 24 horas e testes de função hepática anormais.

A biópsia hepática ou o teste genético podem confirmar o diagnóstico. A RM do crânio quase sempre é anormal, mostrando hiperintensidade nos gânglios da base ou claustro em imagens ponderadas em T2 ou anormalidades de sinal no mesencéfalo ("face do panda gigante").

É importante seu diagnóstico, pois é uma condição genética tratável.

Coreias secundárias

Coreia vascular

Acidente vascular cerebral isquêmico e hemorrágico podem ser causas de coreia. Manifesta-se como hemicoreia ou hemibalismo contralateral precoce ou tardia em menos de 1% dos pacientes, por envolver rede funcional comum conectada ao putame posterolateral. Em geral, a coreia é transitória, mas, em alguns pacientes, pode se prolongar por mais tempo, tornando-se persistente em alguns casos.

Coreia de Sydenham (CS)

Trata-se de um transtorno autoimune, como manifestação clínica da febre reumática aguda, causada por infecção estreptocócica do grupo A (ver Capítulo 440, *Febre Reumática*).

É a causa mais comum de coreia na infância. Ocorre entre os 5 e 15 anos, embora tenha sido descrita em adultos. As mulheres são mais afetadas que os homens na proporção de 2:1.

A coreia desenvolve-se de forma subaguda e geralmente é bilateral, mas, em 20 a 30% dos casos, o acometimento é unilateral (hemicoreia). Em alguns pacientes, a coreia persiste após 2 anos ou tem recorrências.

O título de antiestreptolisina O (ASLO) tem valor limitado porque geralmente atinge o pico antes ou no início dos sintomas, sendo baixos os títulos nas fases mais tardias. O título de antideoxirribonuclease B é mais confiável para o diagnóstico, porque tende a permanecer elevado por mais tempo.

Coreia gravídica

A coreia induzida pela gravidez é tipicamente unilateral, iniciando após o 1º trimestre da gravidez e melhorando no transcorrer da gestação ou após o parto.

Mulheres com história prévia de coreia associada ao uso de contraceptivos orais, lúpus eritematoso sistêmico (LES) ou síndrome dos anticorpos antifosfolipídeos são mais propensas a desenvolver coreia gravídica.

DIAGNÓSTICO

- Dados clínicos, inclusive do exame neurológico
- História médica pregressa, história familiar.

EXAMES COMPLEMENTARES

- Hemograma completo
- Glicemia e eletrólitos séricos (Ca, Na, K, Mg)
- Paratormônio (PTH)
- Testes de função renal, hepática e tireoideana
- Teste de gravidez
- Pesquisa de acantócitos em sangue periférico
- Avaliação de acometimento do coração (na febre reumática)

- Títulos de antideoxirribonuclease B e antiestreptolisina O
- Velocidade de hemossedimentação (VHS)/fator antinúcleo (FAN)/anti-DNA/anticorpos anticardiolipina e anticoagulante lúpico
- Avaliação paraneoplásica: anticorpos anti-CRMP5/CV2 e anti-Hu
- Ceruloplasmina sérica e cobre urinário de 24 horas
- Teste de HIV, VDRL (do inglês, *venereal disease research laboratory*), sorologias de Lyme e títulos de toxoplasmose (em pacientes imunossuprimidos)
- Teste genético: disponível para várias coreias hereditárias, o que permite a confirmação do diagnóstico e aconselhamento genético (ver Parte 3, *Anomalias Genéticas*)
- Análise do líquido cefalorraquidiano (LCR)
- Ressonância magnética do crânio.

DIAGNÓSTICO DIFERENCIAL

- Tiques
- Síndrome de Tourette
- Atetose
- Balismo
- Distonia
- Mioclonia
- Tremor.

TRATAMENTO

Tratamento sintomático

- Ver Quadro 489.2.

Tratamento de acordo com a causa

- Coreia gravídica: semelhante ao da coreia de Sydenham
- Coreia medicamentosa: redução e/ou retirada ou troca do medicamento
- Doença de Wilson: D-penicilamina, zinco e trientina.

Terapia modificadora na doença de Huntington
Aplicação intratecal de oligonucleotídio antisense (ASO) com diminuição de 86% de huntingtina no LCR.

Quadro 489.2 Medicamentos mais utilizados no tratamento da coreia.

Neurolépticos	• Clássicos ou típicos:
	  ▪ Bloqueadores de dopamina: haloperidol
	  ▪ Depletores de dopamina: tetrabenazina
	• Atípicos: olanzapina, risperidona, aripiprazol, quetiapina e clozapina

Inibidores do transportador de monoamina vesicular (VMAT2)	Valbenazina e deutetrabenazina
Antiepilépticos	Valproato de sódio (coreia de Sydenham), carbamazepina, fenitoína (coreoatetose cinesiogênica paroxística), oxcarbazepina, topiramato (hemicoreia), clonazepam (coreoatetose não cinesiogênica paroxística), levetiracetam e gabapentina
Outros	Glicocorticoides, plasmaférese ou imunoglobulina intravenosa (IGIV) (coreias autoimunes)

Tratamento cirúrgico

- Casos graves e refratários ao tratamento medicamentoso podem se beneficiar com cirurgia, principalmente na doença de Huntington (palidotomia, talamotomia)
- Estimulação cerebral profunda: globo pálido interno (DBS, do inglês *deep brain stimulators*).

Reabilitação

- Fisioterapia, fonoaudiologia e terapia ocupacional.

EVOLUÇÃO E PROGNÓSTICO

- Dependem da causa
- De maneira geral, nas coreias hereditárias, a evolução e o prognóstico são reservados em relação às formas adquiridas.

BIBLIOGRAFIA

Bashir H, Jankovic J. Treatment options for chorea. Expert Rev Neurother. 2018; 18:51.
Jankovic J, Tolosa E. Sydenham chorea and others choreas in Parkinson's diseases & movement disorders. 6. ed. Wolters Kluwer; 2015.
Silva DJ, Fen CH, Delaolleta MVD. Coreia, atetose, balismo. In: Transtornos do movimento diagnóstico e tratamento. 2. ed. São Paulo: Omnifarma; 2016.

490
Doença de Alzheimer

Elisa Franco de Assis Costa ◆ Loiane Moraes Ribeiro Victoy ◆ Celmo Celeno Porto

INTRODUÇÃO

Doença neurodegenerativa, progressiva, irreversível, de causa desconhecida, caracterizada por depósitos das proteínas beta-amiloide e tau no cérebro. Principal causa de demência é reconhecida pela Organização Mundial da Saúde como prioridade de saúde pública global, com enormes implicações para os indivíduos e a sociedade. (Ver Capítulo 4, *O Clínico e o Idoso*.)

Suas principais lesões são atrofia cerebral predominantemente frontal, temporal e parietal, perda neuronal, degeneração sináptica hipocampal e neocortical, placas senis, emaranhados neurofibrilares, corpúsculos de Hirano, degeneração granulovacuolar e angiopatia amiloide (Figura 490.1).

Estimativas atuais sugerem que 44 milhões de pessoas vivem com demência em todo o mundo, e a previsão é que esse número triplique até 2050 à medida que a população envelhece e uma vez que a prevalência da doença dobra a cada 5 anos após os 65 anos.

CLASSIFICAÇÃO

- Quanto ao início:

- Precoce: antes dos 65 anos
- Tardio: após os 65 anos
- Quanto ao diagnóstico genético:
  - Esporádica: forma mais comum da doença, não relacionada com a apolipoproteína E (APOE) e, frequentemente, de início tardio
  - Familiar: mutações em três genes – proteína precursora amiloide (APP), presenilina 1 (PSEN1) e presenilina 2 (PSEN2) causam uma doença rara (< 0,5%). Os sintomas se desenvolvem mais cedo, em geral, entre 30 e 50 anos
- É provável que a doença de Alzheimer (DA) de início tardio típica seja motivada por interação entre genética e fatores ambientais
- O gene *APOE*, que tem três variantes, e2, e3 e e4, é o maior risco individual para DA esporádica: em comparação a pacientes não e4, e4 heterozigotos têm risco três vezes maior para apresentar a doença, subindo para 12 vezes em homozigotos
- Estudos de associação genômica ampla usando milhares de amostras identificaram mais de 20 fatores de risco genéticos. Esses genes de risco relativamente comuns, individualmente, conferem risco muito discreto, mas, quando combinados em uma pontuação poligênica, podem quase dobrar a previsão de chance de doença.

FATORES DE RISCO

Não modificáveis

- Idade: a incidência aumenta com a idade e dobra a cada 5 anos após os 65 anos

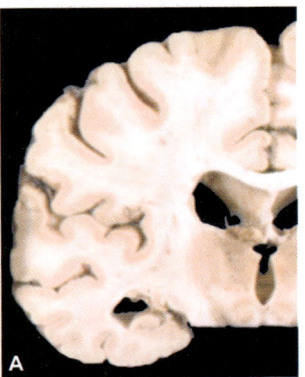
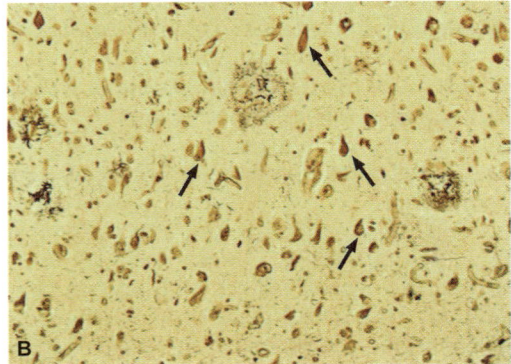

Figura 490.1 Doença de Alzheimer. **A.** Hipotrofia difusa dos giros e da substância branca e dilatação ventricular. **B.** Emaranhados neurofibrilares afetando numerosos neurônios, evidenciados na coloração pela prata. (Cortesia de Brasileiro Filho, 2011.)

- Sexo feminino
- História familiar
- Alelo e4 da APOE
- Comprometimento cognitivo leve (CCL), também chamado transtorno neurocognitivo menor: quando há deficiência cognitiva leve sem comprometimento funcional ou alteração comportamental pode aumentar em até 15 vezes a chance de desenvolver demência
- Síndrome de Down (trissomia do 21).

Modificáveis

- Baixa escolaridade
- História de trauma craniano
- Alto risco cardiovascular: hipertensão arterial sistêmica, diabetes, tabagismo, obesidade, dislipidemias, inatividade física
- Hipoacusia
- Depressão
- Isolamento social.

FATORES PROTETORES

- Alelo e2 da APOE
- Alta escolaridade
- Atividade física regular
- Vida ativa com constante estimulação cognitiva.

MANIFESTAÇÕES CLÍNICAS

- Cognitivas:
  - Deficiência de memória: comprometimento da capacidade de adquirir ou evocar informações recentes, incluindo repetição das mesmas perguntas ou assuntos, esquecimento de eventos, compromissos ou do lugar onde guardou seus pertences
  - Comprometimento das funções executivas: comprometimento do raciocínio, da realização de tarefas complexas e do julgamento, com sintomas como pouca compreensão de situações de risco, redução da capacidade para cuidar das finanças, de tomar decisões e de planejar atividades complexas ou sequenciais
  - Alterações das habilidades visuoespaciais: incapacidade de reconhecer faces ou objetos comuns, encontrar objetos no campo visual, dificuldade para manusear utensílios e para vestir-se, não explicáveis por deficiência visual ou motora
  - Comprometimento da linguagem (expressão, compreensão, leitura e escrita): dificuldade para encontrar e/ou compreender palavras, erros ao falar e escrever, com trocas de palavras ou fonemas, não explicáveis por déficit sensorial ou motor
- Psicológicas e comportamentais:
  - Transtornos afetivos: depressão, oscilações bruscas de humor, mania
  - Distúrbios do comportamento: ansiedade, apatia, perambulação, atividades motoras repetitivas, agitação, irritabilidade, agressividade, síndrome do pôr do sol (agitação e sintomas psiquiátricos e comportamentais que aparecem ou se agravam no fim da tarde e início da noite)
  - Alterações da percepção: delírios (de roubo, de perseguição, de infidelidade, de a casa não ser sua, de infestação corporal), alucinações (auditivas, visuais)
  - Distúrbios neurovegetativos: alterações do sono, do apetite, hipersexualidade
- Motoras:
  - Presentes nas fases mais avançadas da doença: alterações da continência urinária e fecal, distúrbios da marcha, alterações do equilíbrio, distúrbios da deglutição (o que pode causar pneumonias por broncoaspiração), convulsões (ocorre em um terço dos casos) e síndrome de imobilidade.

Alterações funcionais na doença de Alzheimer

- Perda progressiva da capacidade para executar as atividades da vida diária
- Inicialmente, são comprometidas as atividades instrumentais da vida diária (AIVD), como a capacidade para gerir as finanças, cuidar da casa, preparar comida, usar meios de transporte, usar o telefone e administrar os medicamentos
- Com a evolução, as atividades básicas (ABVD) também são comprometidas, como banhar-se, vestir-se, fazer a higiene, locomover-se, transferir-se da cadeira para a cama e, por fim, alimentar-se
- A perda da capacidade funcional representa a alteração que mais provoca sobrecarga aos familiares e cuidadores, pois o paciente passa a necessitar inicialmente de supervisão e, posteriormente, de auxílio 24 horas por dia. (Ver Capítulo 4, *O Clínico e o Idosos.*)

FORMAS CLÍNICAS

Formas típicas

- Comprometimento precoce e significativo da memória episódica (isolado ou associado a outras alterações cognitivas ou comportamentais sugestivas de comprometimento cognitivo leve ou de síndrome demencial) que inclua as seguintes características:
  - Mudanças graduais e progressivas na função da memória relatadas pelo paciente ou informante por mais de 6 meses
  - Evidência objetiva de uma síndrome amnésica do tipo hipocampal, baseada em desempenho significativamente prejudicado em teste de memória episódica com especificidade estabelecida para DA.

Formas atípicas

- Variante posterior da DA:
  - Variante occipitotemporal: comprometimento progressivo das funções visuoperceptivas ou de identificação visual de objetos, símbolos, palavras ou rostos
  - Variante biparietal: dificuldades relacionadas à função visuoespacial, características da síndrome de Gerstmann, que se caracteriza por prejuízos na capacidade de leitura e reconhecimento, causados por lesões do giro angular, síndrome de Balint (caracterizada por perturbações de orientação do olhar no espaço, agnosia espacial e ataxia visuomotora, provocadas por lesão parietal ou parietoccipital bilateral), apraxia de membros ou negligência
  - Variante logopênica da DA: comprometimento progressivo da recuperação de palavras isoladas e na repetição de sentenças, contexto de habilidades de fala semântica, sintática e motora
  - Variante frontal da DA: alterações comportamentais, incluindo associação de apatia primária ou desinibição

comportamental, ou disfunção executiva predominante no teste cognitivo

■ Variante da síndrome de Down: demência caracterizada por alterações comportamentais precoces e disfunção executiva em pessoas com síndrome de Down.

CRITÉRIOS DIAGNÓSTICOS

Critérios diagnósticos do *National Institute of Aging/ Alzheimer's Association* (NIA-AA) e do *International Working Group* (IWG-2) incorporam uma ou mais fases pré-clínicas da DA, nas quais existe evidência da doença de Alzheimer na ausência de sintomas (Quadro 490.1).

Enquanto um diagnóstico definitivo de DA ainda requer confirmação patológica, os critérios NIA-AA permitem que a demência ou o comprometimento cognitivo leve sejam atribuídos à patologia da DA subjacente com probabilidade alta, intermediária ou baixa, incorporando informações sobre biomarcadores.

Ambos os critérios reconhecem apresentações atípicas, não amnésticas.

Alguns biomarcadores já estão disponíveis na prática clínica, porém ainda de custo elevado, sendo indicados para os casos atípicos, de evolução rápida e/ou precoces. Entre eles, há as dosagens de beta-amiloide, tau e tau fosforilada no líquido cefalorraquidiano, as medidas de hipocampo ou de regiões mediais dos lobos temporais na ressonância magnética do crânio e a tomografia por emissão de pósitrons (PET-*scan*) com radiotraçador para beta-amiloide.

Na Figura 490.2, é apresentado um modelo da trajetória clínica da DA.

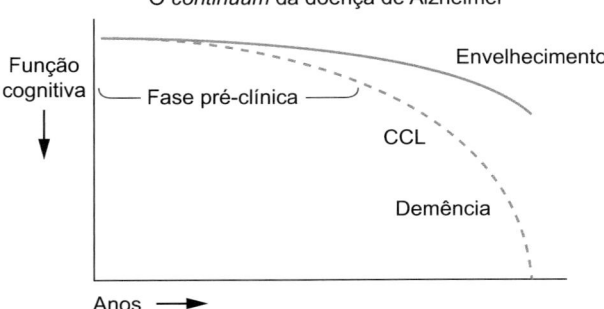

Figura 490.2 Modelo da trajetória clínica da doença de Alzheimer (DA).

DIAGNÓSTICO

● Compreende seis passos: história clínica colhida com o paciente, entrevista com o familiar ou cuidador, exame físico, testes cognitivos, testes laboratoriais e exames de imagem cerebral

● A conclusão de todo o processo precisa incluir uma discussão com o paciente e familiares acerca do diagnóstico e de suas implicações, principalmente em relação a questões de segurança (aptidão para dirigir veículos, gestão financeira, gestão de medicamentos, atos da vida civil, ficar sozinho em casa) e questões relacionadas com as diretivas antecipadas de vontade

● Outras causas de demência como uso abusivo de álcool e insuficiência renal devem ser consideradas

Quadro 490.1 Critérios diagnósticos para a doença de Alzheimer, segundo o *National Institute of Aging* (NIA) e o *International Working Group* (IWG-2).

	Critérios NIA-AA	Critérios IWG-2
Indivíduos assintomáticos		
Evidência de patologia beta-amiloide isolada	DA pré-clínica estágio 1	Assintomáticos em risco para DA
Evidência de patologia beta-amiloide e tau associadas	DA pré-clínica estágio 2 DA pré-clínica estágio 3 – quando mudança cognitiva sutil que não preenche critério para CCL já existe	Assintomáticos em risco para DA
Indivíduos sintomáticos		
Sintomas que não preenchem critérios para demência	CCL por DA: • Alta probabilidade: requer biomarcadores de beta-amiloide e de dano neuronal • Probabilidade intermediária: requer biomarcador de beta-amiloide ou de dano neuronal • Improvável: biomarcadores negativos • Pouco informativa: biomarcadores ambíguos ou conflitantes	DA prodrômica (típica ou atípica): requer história clínica consistente associada a evidência de biomarcadores (dosagens de beta-amiloide e tau no LCR ou PET-*scan* com traçador para beta-amiloide)
Sintomas que preenchem critérios para demência (fenótipos típicos e atípicos)	Demência por DA: • Provável: baseada em critérios clínicos • Possível: preenche critérios clínicos, mas apresenta curso da doença atípico, manifestações clínicas mistas (tem evidência de outras etiologias, como doença cerebrovascular, características de demência com corpos de Lewy, outra doença neurológica ou comorbidade não neurológica ou uso de medicação capazes de ter efeito substancial sobre a cognição) ou detalhes de história insuficientes sobre instalação e evolução da doença • Provável ou possível com evidência de processo fisiopatológico de DA (biomarcadores)	DA típica ou atípica: requer história clínica consistente somada a evidência de biomarcadores (dosagens de beta-amiloide e tau no LCR ou PET-*scan* com traçador para beta-amiloide)

Os critérios de IWG-2 não diferenciam especificamente comprometimento cognitivo leve (CCL) e demência, com enfoque no diagnóstico do processo subjacente da doença, em comparação à síndrome clínica. Nos critérios NIA-AA, biomarcadores de lesão neuronal incluem elevação de proteína tau no líquido cefalorraquidiano (LCR), atrofia de lobo temporal mesial na ressonância magnética ou hipometabolismo na tomografia por emissão de pósitrons (PET) com glicose.

- Fatores de risco cardiovascular, como hipertensão arterial, diabetes, tabagismo, história familiar de acidente vascular cerebral (AVC) e perfil lipídico devem ser averiguados
- Fatores de risco para demência, como história familiar e trauma craniano, e os fatores protetores, como nível de escolaridade, também devem ser avaliados.

Critérios clínicos de exclusão da doença de Alzheimer

- Início súbito, ocorrência precoce de sintomas como distúrbios da marcha, convulsões, alterações comportamentais graves
- Sinais neurológicos focais, sinais extrapiramidais precoces, alucinações iniciais, flutuações cognitivas
- Condições médicas suficientemente graves para explicar o déficit de memória e os sintomas relacionados: demência não relacionada com a DA (demência por corpúsculos de Lewy, doença de Creutzfeldt-Jakob, demências frontotemporais (afasia progressiva não fluente, demência semântica, doença de Pick), doença de Parkinson em fase tardia, doença de Huntington, esclerose múltipla na fase avançada e doença de Wilson), depressão maior, doença cerebrovascular, transtornos tóxicos, inflamatórios e metabólicos (hipotireoidismo).

Entrevista com o familiar ou cuidador

- Uma história paralela colhida com um familiar, que conheça ou conviva com o paciente, ou cuidador, na ausência do paciente, muitas vezes é obrigatória
  - Certificar-se de que as queixas representam ou não uma consistente mudança em relação aos níveis prévios de memória e funcionalidade do paciente
  - Pesquisar alterações comportamentais, já que raramente são relatadas pela família na presença do paciente. Desde o início do quadro, pode-se observar depressão, ansiedade, irritabilidade e isolamento social
  - Avaliar prejuízos ou dificuldades funcionais, mensurando-se a magnitude da interferência dos déficits apresentados nas atividades pessoais, sociais e ocupacionais do paciente.

Exame físico

- Prestar atenção a qualquer sinal de um potencial AVC
- Em geral, o exame neurológico é normal, exceto nas fases mais avançadas da doença, quando podem ser observados sinais extrapiramidais (rigidez, alterações posturais e de marcha), mioclonias e reflexos primitivos
- Mudanças no estado nutricional, como evidências de perda de peso também podem estar relacionados com a doença.

Testes cognitivos

- Testes cognitivos breves servem para determinar a presença e a gravidade dos déficits de memória e de outras áreas da cognição. São recomendados tanto no atendimento na rede básica quanto no atendimento por especialistas:
  - Miniexame do estado mental (MEEM): instrumento mais utilizado, com uma alta sensibilidade e especificidade para diferenciar demência moderada de função cognitiva normal. Ele avalia os domínios de memória imediata e de evocação, atenção, orientação temporal e espacial e linguagem. O escore final é ajustado de acordo com o nível de escolaridade do paciente
  - Teste do desenho do relógio: avalia as funções executivas do lobo frontal e as habilidades visuoespaciais. Pode ser pontuado de diversas formas validadas em vários países, inclusive no Brasil
  - *Clinical Dementia Rating* (CDR): pode ser utilizada para avaliação da demência na DA, bem como no estadiamento dos pacientes
  - Escalas de avaliação de gravidade da doença são úteis, como a *Global Deterioration Scale* (GDS) e a escala FAST (*Functional Assessment Staging*)
- Outros testes podem ser utilizados para aumentar a sensibilidade, principalmente para os casos de demência em fase inicial. A avaliação neuropsicológica deve ser realizada quando a anamnese e o exame cognitivo breve realizado pelo médico não forem suficientes para permitir diagnóstico confiável.

Exames laboratoriais

- Indicados para avaliação de causas de declínio cognitivo potencialmente reversíveis, como:
  - Hipotireoidismo: TSH
  - Deficiência de vitamina B_{12}
  - Neurossífilis
  - Infecção pelo HIV
- Indicados para avaliação global da saúde:
  - Hemograma
  - Função renal: creatinina e ureia
  - Eletrólitos: sódio, potássio e cálcio.

Exames de imagem

- Tomografia computadorizada e/ou ressonância magnética do crânio: mostram atrofia cortical moderada e aumento ventricular (hidrocefalia *ex-vacum*). Indicada para exclusão de causas secundárias, como demência vascular, hematoma subdural, hidrocefalia com pressão normal, neoplasias (Figura 490.3)

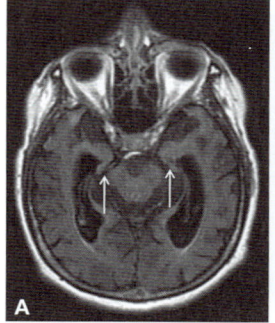
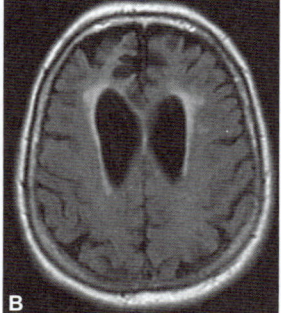
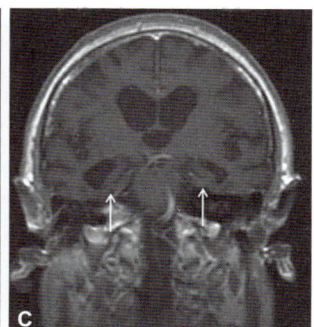

Figura 490.3 Ressonância magnética de encéfalo *axial flair* (**A** e **B**) e coronal T1 pós-gadolínio (**C**), mostrando redução volumétrica encefálica com predomínio das regiões temporais mesiais (*setas*).

- Cintilografia de perfusão cerebral (SPECT): útil para o diagnóstico diferencial entre demência com sintomas depressivos e transtorno do humor, assim como para o diagnóstico de algumas outras causas, como a demência vascular e a frontotemporal. Não é recomendada na avaliação de rotina nas demências
- Tomografia por emissão de pósitrons (PET-*scan*):
  - Com radiotraçador que se liga à glicose, pode ser empregada em protocolos de investigação ou em ensaios clínicos terapêuticos. Na prática clínica, seu uso pode contribuir para maior precisão diagnóstica da DA tanto na fase demencial quanto na fase de comprometimento cognitivo leve (CCL)
  - Com radiotraçador que se liga especificamente em compostos com beta-amiloide: esses traçadores estão disponíveis apenas para pesquisa, mas já foram liberados para uso clínico. Permitem diagnósticos mais precoces, pois são evidência de acúmulo de beta-amiloide. Entretanto, suas indicações são restritas a casos de início precoce ou com apresentação atípica. Em idosos que preenchem critérios clínicos para o diagnóstico de demência por DA, não há motivo para realizar esse exame de custo tão elevado.

Comprometimento cognitivo leve

O conceito de comprometimento cognitivo leve (CCL) apoia-se nos seguintes dados: idade igual ou superior a 50 anos, relato de dificuldade em uma área cognitiva, relato corroborado por informante, desempenho 1,5 desvio-padrão do esperado para a idade e escolaridade em avaliação objetiva da cognição, preservação da cognição geral, exclusão de demência (Bennett et al., 2002).

Exames complementares

- Eletroencefalograma (EEG): achados inespecíficos, podendo-se observar aumento da atividade de onda lenta. Útil para afastar distúrbios metabólicos (encefalopatia hepática e renal) e doença por príons (Creutzfeldt-Jakob) (ver Capítulo 491, *Doença de Creutzfeldt-Jakob*)
- Exame do LCR: indicado na investigação de demência de início antes dos 65 anos, em casos com apresentação ou curso clínico atípico, hidrocefalia de pressão normal, e, ainda, se houver qualquer evidência ou suspeita de doença inflamatória, infecciosa ou priônica do sistema nervoso central.

  O achado do peptídeo beta-amiloide 1-42 diminuído e das proteínas tau e tau fosforilada aumentadas no LCR pode ser considerado em casos atípicos, de evolução rápida, de início precoce, com CCL e história familiar importante, em protocolos de pesquisa ou em ensaios terapêuticos.

  Na prática diária, esses dados podem contribuir para maior precisão diagnóstica da doença de Alzheimer, tanto na fase demencial quanto na fase de CCL, ou mesmo nas fases chamadas pré-clínicas, quando há evidência somente de depósito amiloide
- Genotipagem da APOE: não tem valor diagnóstico nem é útil para predizer risco (portadores do alelo e4 podem nunca ter a doença e a maioria dos casos é esporádica). Indicação ainda restrita à pesquisa

- Genética molecular para detecção das formas autossômicas dominantes: indicada nos casos precoces com história familiar importante.

CONDUTA

Como ainda não existem medicamentos capazes de interromper ou modificar o curso da DA, nem para preveni-la, as principais metas do tratamento consistem em: melhorar a qualidade de vida, otimizar o desempenho funcional e tentar promover o mais alto grau de autonomia pelo maior tempo possível em cada fase da doença.

O esforço em reduzir a dependência funcional visa proporcionar menor grau de estresse ao cuidador e diminuir ou pelo menos adiar a necessidade de cuidados de longa duração, inclusive em instituições de longa permanência para idosos (ILPI).

Medidas para melhorar a qualidade de vida

Os cuidados do paciente mudarão de acordo com o estágio da doença e exigirão, ao longo da evolução, a presença de uma equipe interdisciplinar:
- Envolvimento de pacientes e familiares nas tomadas de decisões
- Medidas de apoio (associações de cuidadores, orientação jurídica)
- Atividades físicas
- Terapêutica cognitiva e reabilitação psicomotora (terapia ocupacional, musicoterapia, fisioterapia)
- Cuidados com a higiene, a deglutição e a nutrição (odontologia, nutrição, fonoaudiologia)
- Tratamento das doenças crônicas (hipertensão arterial, diabetes, doença pulmonar obstrutiva crônica, osteoartrose, osteoporose) e suas agudizações
- Tratamento das intercorrências (infecções, traumas por quedas, *delirium*)
- Prevenção de quedas, imobilidade e lesões por pressão
- Tratamento da incontinência, depressão, convulsões e distúrbios do comportamento, da percepção, do sono e da sexualidade
- Suspensão de medicamentos desnecessários e evitar polifarmácia (uso de cinco ou mais princípios ativos diferentes), pois esses pacientes são muito sensíveis a medicamentos.

Tratamento medicamentoso

- Baseia-se no aumento da biodisponibilidade da acetilcolina por meio do uso de inibidores da enzima aceticolinesterase (AChEI), antagonistas dos recptores NMDA do glutamato, os quais são capazes de reduzir a velocidade de progressão da doença (nos pacientes ditos respondedores ao tratamento), melhorando a capacidade para execução das atividades da vida diária e podendo melhorar os distúrbios do comportamento
- O tratamento deve ser mantido a longo prazo até a fase avançada da doença ou enquanto houver resposta favorável
- Os principais efeitos adversos são náuseas, vômitos, inapetência e perda de peso, geralmente autolimitados às primeiras semanas após o início do tratamento ou aumento da dose. Entretanto, alguns pacientes podem ter esses efeitos por tempo prolongado ou apresentar efeitos mais graves, como hipotensão, bradicardia e síncope, com a necessidade de suspender o tratamento
- As doses devem ser aumentadas lentamente (para minimizar efeitos colaterais gastrintestinais), objetivando a dose máxima, com espaço mínimo de 4 semanas

- Em idosos com 80 anos ou mais ou nos idosos frágeis, esse tempo deve ser maior
- O tratamento deve ser supervisionado com reavaliações periódicas, que devem incluir testes cognitivos e avaliação do impacto do tratamento nas atividades funcionais e nos distúrbios comportamentais
- Donepezila 5 a 10 mg, VO, após o jantar; ou rivastigmina 1,5 a 6 mg, VO, de 12/12 horas; ou rivastigmina transdérmica 4,6 a 13,3 mg a cada 24 horas; ou galantamina (liberação prolongada): 8 a 24 mg, 1 vez/dia. Indicada para o tratamento das formas leve e moderada (De Nucci, 2021)
- A memantina (antagonista do receptor de N-metil-D-aspartato) é um tratamento sintomático alternativo, licenciado para DA moderada a grave. Benefícios na cognição e no declínio funcional em pacientes com DA moderada a grave são pequenos, mas existem algumas evidências de que reduz a probabilidade de pacientes desenvolverem agitação. Iniciar com 5 mg, aumentando 5 mg semanalmente até 20 mg/dia (por ser de eliminação renal, deve ter a dose ajustada para pessoas com *clearance* de creatinina < 30 mℓ/minuto para dose total diária de 10 mg/dia)
- Associação de medicamentos: existe alguma evidência de terapia combinada usando um AChEI e memantina, com melhora dos sintomas comportamentais em DA moderada a grave.

PREVENÇÃO

- Não existem medidas preventivas, porém recomenda-se a prática de atividades físicas regulares e dieta adequada, pois os seus benefícios já foram comprovados para a prevenção de doenças cardiovasculares e podem auxiliar no processo fisiopatológico da DA
- Atividades que aumentem a cognição podem reduzir o risco de desenvolver demência e também devem ser estimuladas
- Correção de déficit auditivo e tratamento da depressão de pacientes idosos e de meia-idade também contribuem para reduzir o risco da doença.

EVOLUÇÃO E PROGNÓSTICO

- Evolução crônica e progressiva; sobrevida de 2 a 20 anos (média de 7 a 8 anos)
- O paciente pode necessitar de assistência total para alimentação e higiene
- As complicações frequentes são: lesões por pressão, aspirações, desnutrição, pneumonias, impactação fecal e fenômenos tromboembólicos.

Nas fases mais avançadas, o tratamento deve ser exclusivamente paliativo, retirando-se alguns medicamentos. (Ver Capítulo 7, *Cuidados Paliativos*.)

BIBLIOGRAFIA

Azevedo MF. GPS Medicamentos. Guia prático em saúde. Rio de Janeiro: Guanabara Koogan; 2017.
Brasileiro Filho G. Bogliolo. Patologia. 10 ed: Rio de Janeiro: Guanabara Koogan; 2021.
Caramelli P, Teixeira AL, Buchpiguel CA, Lee HW, Livramento JA, Fernandez LL et al. Diagnóstico de doença de Alzheimer no Brasil – Exames complementares. Dement Neuropsychol. 2011; 5(Supl. 1):11-20.
De Nucci G. Tratado de farmacologia clínica. Rio de Janeiro: Guanabara Koogan; 2021.
Dubois B, Feldman HH, Jacova C, Hampel H, Molinuevo JL, Blennow K et al. Advancing research diagnostic criteria for Alzheimer's disease: The IWG-2 criteria. Lancet Neurol. 2014; 13:614-29.
Lanea CA, Hardyb J, Schotta JM. Alzheimer's disease. European Journal of Neurology. 2018; 25:59-70.
Livingston G, Sommerlad A, Orgeta V, Costafreda SG, Huntley J, Ames D et al. Dementia prevention, intervention, and care. Lancet. 2017; 390(10113):2673-734.
Lopes LC, Araújo LMQ, Chaves MLF et al. Doença de Alzheimer: prevenção e tratamento. Diretrizes Clínicas AMB, 2011.
Machado JCB. Doença de Alzheimer. In: Freitas EV, Py L (orgs.). Tratado de geriatria e gerontologia. 4. ed. Rio de Janeiro: Guanabara Koogan; 2016. p. 240-68.
Sperling RA, Aisen PS, Beckett LA, Bennett DA, Craft S, Fagan AM et al. Toward defining the preclinical stages of Alzheimer's disease: Recommendations from the National Institute on Aging Alzheimer's Association workgroups on diagnostic guidelines for Alzheimer's disease. Alzheimers Dement. 2011; 7(3):280-92.

491
Doença de Creutzfeldt-Jakob

Espondilopatia espongioforme

Sebastião Eurico de Melo-Souza

INTRODUÇÃO

A doença de Creutzfeldt-Jakob é um tipo de encefalopatia espongiforme, assim chamada pela vacuolização da substância cinzenta, principalmente do córtex, dos gânglios da base e do tálamo, relacionada com a presença de partículas proteicas denominadas príons (sigla do inglês *proteinaceous infectious particles*).

Os sintomas têm início entre 50 e 75 anos, com evolução clínica rápida.

Atenção

- Trata-se de uma doença de notificação compulsória
- Doença rara, de diagnóstico difícil, mas que deve ser suspeitada em pacientes com demência associada a abalos mioclônicos, sinais piramidais e extrapiramidais.

CAUSAS E FATORES DE RISCO

- Relacionada com a ingestão de carne contaminada ou contato com indivíduos com a doença
- Em cerca de 10% dos pacientes, a doença incide na mesma família e está relacionada com a mutação no gene *PRNP*
- Contaminação por neurocirurgia e enxerto de dura-máter
- Transplante de órgãos ou material biológico.

FORMAS CLÍNICAS

- Familiar (15% dos casos)
- Esporádica (a maioria dos pacientes)
- Iatrogênica (eletrodos implantados no cérebro, transplante de dura-máter)
- Variante (origem bovina – "doença da vaca louca").

MANIFESTAÇÕES CLÍNICAS

- Sinais prodrômicos: astenia, distúrbio do sono e do apetite, perda de peso e da libido. Distúrbios na concentração, alucinações e instabilidade emocional
- Em seguida, demência e abalos mioclônicos
- Sinais piramidais, extrapiramidais, cerebelares e cegueira cortical
- A progressão é rápida e evolui com distúrbio de orientação, memória e demência.

DIAGNÓSTICO DIFERENCIAL

- Encefalopatia metabólica e por medicamentos, especialmente deficiência de vitaminas, distúrbios endócrinos, intoxicação por lítio e antidepressivos
- Encefalite herpética
- Tumores
- Doença de Alzheimer.

EXAMES COMPLEMENTARES

- Tomografia computadorizada (TC) do crânio: útil para afastar outras causas de demência. Pode mostrar atrofia cerebral e hidrocefalia
- Ressonância magnética (RM): revela atrofia, sendo muito sugestiva a presença de hipersinal em T2 e difusão no córtex e/ou nos gânglios da base
- Eletroencefalograma (EEG): padrão repetitivo de descargas epilépticas paroxísticas bilaterais, desaparecendo no sono (Figura 491.1)
- Exame do líquido cefalorraquidiano (LCR): aumento da proteína IgG e bandas oligoclonais
- Teste de imunoensaio para detecção de proteínas inibitórias de proteinase 14 3 3.

COMPROVAÇÃO DIAGNÓSTICA

- Dados clínicos + EEG + TC e/ou RM + exame do LCR
- Biópsia cerebral somente deve ser realizada se houver possibilidade de demência tratável.

TRATAMENTO

- Tratamento sintomático semelhante ao de outras demências. Ver Capítulo 605, *Demência*.

PREVENÇÃO

- Evitar ingestão de alimentos contaminados, procedimentos cirúrgicos ou contato com material biológico de pacientes contaminados

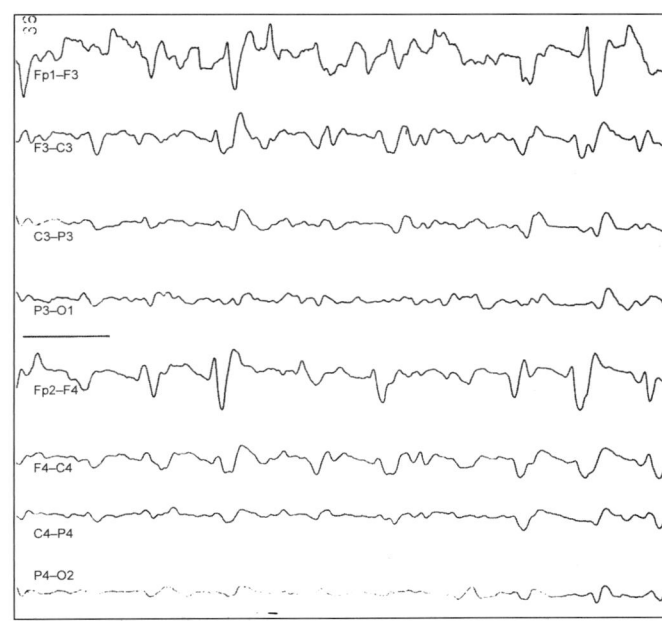

Figura 491.1 Doença de Creutzfeldt-Jakob.

- Em contaminação acidental de pele intacta, lavar com solução de hidróxido de sódio por 1 minuto e, a seguir, com água e sabão
- Medidas profiláticas são importantes quando se lida com material biológico ou com instrumental cirúrgico. Deve-se considerar que os tecidos com maior infectividade são os do sistema nervoso central (SNC), seguidos dos órgãos linfopoéticos. A descontaminação de material cirúrgico ou de laboratório deve ser realizada por meio de autoclavagem, a 134°C, durante 1 hora. Materiais que não podem ser submetidos à autoclavagem devem ser descontaminados com solução 2N de hidróxido de sódio (NaOH) por 1 hora, ou com hipoclorito de sódio (NaOCl) a 5%, por 2 horas. O NaOH não é recomendado por instrumentos de alumínio, e o NaOCl é corrosivo para os de aço. Vale lembrar que a presença de infectividade residual apenas pode ser determinada por meio de inoculação em animais, método difícil e nem sempre confiável quando não se obtém a transmissão. Logo, é prudente utilizar material descartável, que deve ser descontaminado antes de sua eliminação.

EVOLUÇÃO E PROGNÓSTICO

- Doença rapidamente progressiva e fatal a curto prazo (8 a 11 meses após o início dos sintomas).

BIBLIOGRAFIA

Azevedo MF. GPS Medicamentos. Guia prático em saúde. Rio de Janeiro: Guanabara Koogan; 2017.
Nitrini R. Doenças priônicas. In: Melo-Souza SE. Tratamento das doenças neurológicas. 2. ed. Rio de Janeiro: Guanabara Koogan; 2008.

492
Doença de Parkinson

Parkinsonismo, síndrome parkinsoniana

Delson José da Silva • Sarah Raquel M. A. Silva-Susuki

INTRODUÇÃO

Doença neurodegenerativa que se caracteriza pela perda de neurônios dopaminérgicos da *pars compacta* da substância negra do mesencéfalo.

Apresenta padrão complexo, e fatores genéticos, epigenéticos e ambientais contribuem para seu surgimento. Cerca de 20% dos casos têm história familiar.

Sua distribuição é universal, com discreta predominância do sexo masculino.

Sinais e sintomas motores cardinais aparecem após perda de 50 a 60% de neurônios dopaminérgicos no sistema nervoso e 80% das aferências para os receptores dopaminérgicos estriatais, momento no qual geralmente se faz o diagnóstico.

MANIFESTAÇÕES CLÍNICAS

- Fase pré-sintomática:
  - Perda olfatória, constipação intestinal, alteração comportamental do sono REM, depressão, dor, dermatite seborreica, fadiga e disfunções autonômicas
- Fase sintomática:
  - Sinais e sintomas motores:
    - Tremor parkinsoniano: tremor de repouso, de baixa frequência (4 a 6 Hz) e alta amplitude, comparado aos movimentos de "contar dinheiro"
    - Ocorre em todo o corpo (membros superiores e inferiores, mandíbula, lábios, língua). Pode piorar com ansiedade e melhorar com o sono
    - Bradicinesia: lentidão dos movimentos, inicialmente dos automáticos, com piora progressiva que vai provocando sucessiva incapacidade para atividades da vida diária (vestir-se, alimentar-se, levantar-se da cadeira, virar-se na cama)
    - Constitui o sintoma mais incapacitante e sua presença é obrigatória para o diagnóstico da doença de Parkinson (DP). Testes como abrir e fechar as mãos, bater o polegar e indicador (*finger taps*) e bater os calcanhares, todos bilateralmente, são utilizados no exame clínico do paciente
    - Rigidez: denominada rigidez plástica ou cérea, afeta todos os músculos uniformemente, com resistência rítmica à movimentação passiva da articulação durante o movimento, conhecida como "sinal da roda dentada"
    - Alterações posturais: perda dos reflexos posturais, postura flexora, dificuldade para ajustar a postura
    - O teste utilizado para avaliar a perda dos reflexos posturais é o de puxar/empurrar o paciente (*pull test*)

  - Sinais acessórios: derivam principalmente da bradicinesia e da rigidez. Caracterizam-se por postura flexora (Figura 492.1), marcha em pequenos passos (*petit pass*), *freezing* de marcha (condição em que o paciente fica preso ao chão como que congelado sem conseguir sair do lugar), fácies em máscara ou cérea, fala monótona e hipofônica, disfagia, passos rápidos com tendência à inclinação do corpo para a frente (festinação), micrografia
- Sinais e sintomas não motores:
  - Transtornos neuropsiquiátricos: depressão (até 70% dos pacientes), demência (em torno de 40%, com disfunção executiva e visuoespacial e bradifrenia – lentidão do pensamento), ansiedade e, na fase avançada, podem ocorrer alucinações e delírios
  - Transtornos do sono: transtorno do sono REM (agitação durante o sono), sonolência excessiva diurna, síndrome das pernas inquietas, insônia
  - Alterações autonômicas: hipotensão ortostática, distúrbios esfincterianos, disfunção sexual, sialorreia, seborreia, constipação intestinal
  - Alterações sensitivas e sensoriais: dor, parestesia, hiposmia, fadiga.

Distúrbio do olfato na doença de Parkinson

O distúrbio do olfato é tanto um sinal prodrômico quanto diagnóstico da DP.

A hiposmia se manifesta precocemente na doença, com relatos de até 20 anos antes, sendo independente do *status* motor e/ou cognitivo e da medicação utilizada.

CRITÉRIOS DIAGNÓSTICOS

Compreende três etapas:

- Caracterização da síndrome parkinsoniana
- Exclusão de outras formas de parkinsonismo, como parkinsonismos secundários ou formas atípicas de parkinsonismo
- Confirmação do diagnóstico clínico com base na evolução da doença e na resposta terapêutica à levodopa.

Confirma-se o diagnóstico de DP se o paciente apresentar bradicinesia associada a tremor ou rigidez ou instabilidade postural (não causada por distúrbios visuais, vestibulares, cerebelares nem proprioceptivos).

Além disso, é necessário que não apresente nenhum critério de exclusão.

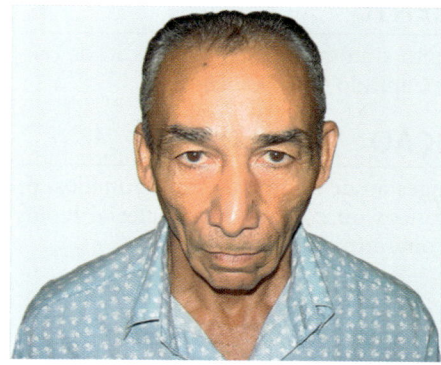

Figura 492.1 Fácies parkinsoniana.

Critérios de exclusão

- História de acidente vascular cerebral (AVC) de repetição
- História de trauma cranioencefálico (TCE) grave
- História de encefalite
- Crises oculógiras
- Tratamento prévio com neurolépticos
- Remissão espontânea dos sintomas
- Quadro estritamente unilateral após 3 anos
- Paralisia supranuclear do olhar
- Sinais autonômicos precoces
- Demência precoce
- Liberação piramidal com sinal de Babinski
- Presença de tumor cerebral ou hidrocefalia comunicante
- Resposta negativa a altas doses de levodopa
- Exposição a medicamentos antidopaminérgicos.

Critérios de suporte positivo para o diagnóstico

Três ou mais são necessários para o diagnóstico:

- Início unilateral
- Tremor de repouso
- Doença progressiva
- Persistência da assimetria dos sintomas
- Boa resposta a levodopa
- Presença de discinesias induzidas por levodopa
- Resposta a levodopa por 5 anos ou mais
- Evolução clínica de 10 anos ou mais.

DIAGNÓSTICO DIFERENCIAL

- A DP é uma das formas mais comuns de parkinsonismo, também chamada parkinsonismo primário ou DP idiopática
- Entretanto, existem outras formas de parkinsonismo, síndromes parkinsonianas-*plus* e outras doenças heredodegenerativas com manifestações similares. Na fase precoce, muitas vezes, o diagnóstico da DPI é difícil, só podendo ser feito com a evolução da doença
- Parkinsonismo primário
- Doença de Parkinson idiopática
- Infeccioso e pós-infeccioso: encefalites, pós-encefalites, doenças priônicas, complexo AIDS-demência
- Uso de medicamentos: neurolépticos, cinarizina, flunarizina, reserpina, tetrabenazina, alfametildopa, lítio, antidepressivos, anticolinesterásicos, antieméticos, anticonvulsivantes, antiarrítmicos
- Toxinas: 1-metil-4-fenil-1,2,3,6-tetraidropiridina (MPTP), manganês, cianeto, metanol, etanol, pesticidas, herbicidas
- Distúrbios vasculares: AVC, multi-infarto, encefalopatia de Binswanger
- TCE: agudo, encefalopatia pungilística, hematoma subdural crônico
- Hidrocefalia de pressão normal
- Degenerativa: hemiatrofia-hemiparkinsonismo, esclerose lateral amiotrófica (ELA), parkinsonismo
- Distúrbios metabólicos: hipotireoidismo, hipoparatireoidismo, síndrome de Fahr, degeneração hepatolenticular
- Outras causas de parkinsonismo: tumor cerebral, encefalopatia hipóxica
- Parkinsonismo-*plus*
- Paralisia supranuclear progressiva (PSP)
- Atrofia multissistêmica (degeneração estriatonigral, doença de Shy-Drager, atrofia olivopontocerebelar)

- Degeneração corticobasal
- Demência (Alzheimer, frontotemporal, doença de corpúsculos de Lewy)
- Parkinsonismo associado a doenças heredodegenerativas
- Doença de Wilson
- Doença de Hallervorden-Spatz
- Neuroacantocitose
- Encefalopatias mitocondriais
- Doença de Lubag (distonia-parkinsonismo ligado ao cromossomo X).

Tremor essencial

Na DP, pode ocorre tremor de ação, principalmente cinético (ver Capítulo 26, *Tremor*).

EXAMES COMPLEMENTARES

- O diagnóstico da DP é clínico, sendo os exames úteis apenas para excluir outras causas de parkinsonismo (ver *Diagnóstico diferencial*, neste capítulo)
- Não existe um marcador biológico para DP idiopática (DPI)
- O diagnóstico definitivo é realizado pelo achado dos corpúsculos de Lewy na substância negra mesencefálica
- Exames de imagem:
  - Ressonância magnética de crânio: para casos que apresentam manifestações atípicas (ver anteriormente)
  - Exames laboratoriais: ceruloplasmina sérica, cobre urinário (suspeita de doença de Wilson), pesquisa de acantócitos (suspeita de neuroacantocitose), TSH, ferro, ferritina, PTH
  - Tomografia por emissão de prótons (PET), tomografia por emissão de fótons (SPECT)
  - SPECT com cintilografia de perfusão cerebral (TRODAT) para casos de difícil determinação clínica pode ser útil.

TRATAMENTO

Tratamento não medicamentoso

- Programas de reabilitação: valorizar o tratamento multiprofissional, incluindo fisioterapia, fonoaudiologia, terapia ocupacional, psicoterapia, musicoterapia
- Novas perspectivas: terapia gênica, terapia celular, células-tronco
- Estratégia: manejo clínico individualizado.

Tratamento medicamentoso

Vários medicamentos são usados, isolados ou de maneira combinada (Quadro 492.1).

A introdução ou a retirada dos medicamentos deve ser de forma gradual para evitar efeitos colaterais.

Complicações do tratamento farmacológico na DP

- Após 5 anos de levodopaterapia (padrão-ouro do tratamento): cerca de 50% dos pacientes apresentam complicações como discinesias (movimentos coreicos/distônicos) e flutuações dos efeitos durante o dia (perda do efeito antes da próxima dose, fenômeno liga-desliga/*on-off*, em que o

Quadro 492.1 Tratamento medicamentoso da doença de Parkinson.

Grupo farmacológico	Medicamento	Doses diárias	Comentários
Anticolinérgico	Biperideno Triexifenidil	1,5 a 6 mg 6 a 15 mg	Efeitos colaterais: boca seca, constipação intestinal, confusão mental, retenção urinária Pior em idosos Usado para tremores
Antiglutamatérgico e anticolinérgico	Amantadina	200 a 400 mg	Efeitos colaterais: livedo reticular, escurecimento pigmentar dos membros inferiores Usado em discinesias induzidas por medicamentos
Inibidores da MAOB	Selegilina Rasagilina	5 a 10 mg 1 mg	Selegilina: efeitos colaterais são insônia, agitação e confusão mental, hipotensão postural Rasagilina: menos efeitos colaterais e melhor efeito antiparkinsoniano
Agonistas dopaminérgicos	Pramipexol Rotigotina (adesivo dérmico)	1,5 a 4,5 mg 4 a 16 mg	Efeitos colaterais: náuseas, vômitos, sonolência, transtorno do controle do impulso Efeito antiparkinsoniano moderado
Inibidores de COMT	Entacapona	200 a 600 mg	Efeitos colaterais: aumenta discinesias provocadas pela L-dopa Reduz os períodos "off"
Levodopa	L-dopa/carbidopa L-dopa/benserazida	100 a 1.200 mg 100 a 1.200 mg	Efeitos colaterais: náuseas, vômitos, discinesias Medicamento antiparkinsoniano mais eficaz

paciente está ou não sob o efeito da medicação. Por isso, deve-se retardar o máximo possível o início da levodopa, dando-se preferência aos agonistas dopaminérgicos, como o pramipexol e, em alguns casos, outros medicamentos, como selergilina e amantadina)

- Os anticolinérgicos (triexifenidil, biperideno) devem ser evitados nos idosos, pelo risco de alterações psiquiátricas e cognitivas
- Na fase mais avançada, o paciente pode apresentar alterações neuropsiquiátricas, como alucinações (principalmente visuais), delírios (principalmente persecutórios) e distúrbios cognitivos que devem ser tratados especificamente.

Tratamento cirúrgico

- Cirurgia estereotáxica:
  - Ablativa: talamotomia (tremor), palidotomia (discinesia), subtalamotomia (todos os sintomas)
  - Estimulação cerebral profunda: atualmente, a mais indicada, em todos os alvos, principalmente o núcleo subtalâmico.

BIBLIOGRAFIA

Adler CH, Beach TG, Hentz JG, Shill HA, Caviness JN, Driver-Dunckley E et al. Low clinical diagnostic accuracy of early vs. advanced Parkinson disease: clinicopathologic study. Neurology. 2014; 83:406-12.

Azevedo MF. GPS Medicamentos. Guia prático em saúde. Rio de Janeiro: Guanabara Koogan; 2017.

Berg D, Postuma RB, Bloem B, Chan P, Dubois B, Gasser T et al. Time to redefine PD? Introductory statement of the MDS task force on the definition of Parkinson's disease. Mov Disord. 2014; 29:454-62.

Kalia LV, Lang AE. Parkinson's disease. Lancet. 2015; 386:896-912.

Politis M. Neuroimaging in Parkinson disease: From research setting to clinical practice. Nat Rev Neurol. 2014; 10:708-22.

Postuma RB, Aarsland D, Barone P, Burn DJ, Hawkes CH, Oertel W, Ziemssen T. Identifying prodromal Parkinson's disease: Pre-motor disorders in Parkinson's disease. Mov Disord. 2012; 27:617-26.

Postuma RB, Berg D, Stern M, Poewe W, Olanow CW, Oertel W et al. MDS clinical diagnostic criteria for Parkinson's disease. Mov Disord. 2015; 30:1591-601.

Silva DJ, Fen HC, Delacoletta MV. Transtornos do movimento: diagnóstico e tratamento. 2. ed. São Paulo: Omnifarma; 2016.

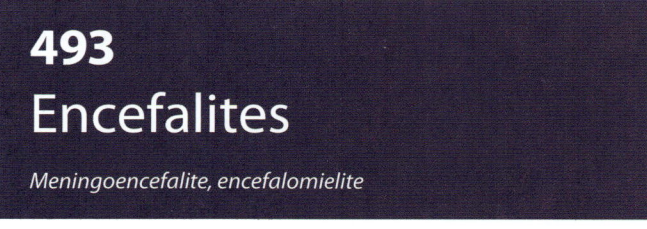

493
Encefalites

Meningoencefalite, encefalomielite

Taysa Alexandrino Gonsalves Jubé Ribeiro • Delson José da Silva • Ana Lídia de M. Alcântara-Silva

INTRODUÇÃO

Processo inflamatório-infeccioso do parênquima cerebral que pode ter etiologia bacteriana, viral e fúngica.

Outros fatores podem estar envolvidos, como neoplasias, produtos químicos e medicamentos, além de causas autoimunes (Quadros 493.1 e 493.2).

Pode haver acometimento das meninges (meningoencefalite) ou da medula espinal (encefalomielite).

Os agentes infectam meninges, neurônios, células gliais e endotélio vascular com resposta autoimune-inflamatória de grau variável, podendo ocorrer edema, necrose tecidual e focos hemorrágicos.

Nas encefalites autoimunes, os autoanticorpos alteram a estrutura e a função dos receptores-alvo e provocam diversas alterações neurológicas.

Quadro 493.1 Vírus de distribuição mundial.

Herpes-vírus	HSV-1, HSV-2, HSV-6, citomegalovírus, vírus Epstein-Barr, vírus varicela-zóster
Enterovírus	71 sorotipos, inclusive, coxsackie, poliovírus e ecovírus
Outros vírus	Adenovírus, caxumba, sarampo, rubéola, raiva

Quadro 493.2 Vírus de localização geográfica restrita (principalmente arbovírus).

África	Oeste do Nilo, Vale do Rift, dengue, febre hemorrágica
América	Oeste do Nilo, raiva, St. Louis, sorotipos da Califórnia, dengue, zika vírus
Ásia	Encefalite japonesa, Oeste do Nilo, dengue, Nipah
Austrália	Vale Murray, encefalite japonesa
Europa e Oriente Médio	Oeste do Nilo, encefalite transmitida por carrapatos

CAUSAS E FATORES DE RISCO

- Contato interpessoal com pessoas infectadas
- Contato com artrópodes transmissores e reservatórios animais
- Infecção prévia das vias respiratórias
- Doenças autoimunes
- Imunodeficiências
- Neoplasias
- Exposição a produtos químicos.

MANIFESTAÇÕES CLÍNICAS

- Na maioria das vezes, início agudo ou subagudo
- Sintomas sistêmicos (febre, cefaleia, náuseas e vômitos)
- Acometimento simultâneo de vias respiratórias, pele, parótidas e mamas pode ocorrer
- Manifestações neurológicas focais (paresias, alterações sensitivas, alterações de nervos cranianos), ataxia, alteração da marcha, alterações cognitivas, perda de memória recente, alterações esfincterianas
- Alterações do sensório (irritabilidade, sonolência, confusão mental, agitação psicomotora, coma)
- Alterações psiquiátricas (depressão, delírios, alucinações)
- Convulsões (focais, generalizadas e mioclonias)
- Transtornos do movimento (distonias, discinesias, coreias e rigidez)
- Meningismo.

DIAGNÓSTICO DIFERENCIAL

- Exposição a medicamentos e produtos químicos
- Vasculites cerebrais
- Hemorragia subaracnóidea
- Hidrocefalia
- Principais diagnósticos diferenciais (Quadro 493.3)

EXAMES COMPLEMENTARES

- Hemograma: pode auxiliar no diagnóstico diferencial entre infecções virais e infecções bacterianas
- Testes sorológicos: aumento do título de anticorpos
- Exame do líquido cefalorraquidiano (LCR): aumento da pressão liquórica, aumento de celularidade, aumento de

Quadro 493.3 Principais diagnósticos diferenciais das encefalites.

Doenças e intoxicações	Dados clínicos e exames complementares
• Virais: HSV, HIV, CMV, HHV6, VZV, EBV, arbovírus, enterovírus, raiva • Bacterianas: por exemplo, *Listeria*, *Bartonella*, *Micoplasma*, *Rickettsia* • Espiroquetas: (p. ex., sífilis, Lyme, leptospirose) • Fúngica: por exemplo, criptococo, coccidiomicose, histoplasmose • Tuberculose • Doença de Creutzfeldt-Jakob • Doença de Whipple • Encefalopatia séptica	História de viagem e exposição a doenças contagiosas Teste do LCR para: culturas, esfregaço para BAAR, PCR para HSV 1/2, CMV, HHV6, EBV e enterovírus; HIV RNA, VDRL Anticorpos para Lyme e arbovírus PCR para doença de Whipple, proteína 14-3-3 e tau: sorologias para: HIV, Lyme PCR salivar do vírus da raiva *Nota*: o PCR do LCR para herpes simples pode ser negativo se realizado no início do quadro (p. ex., nas primeiras 24 horas) e deve ser repetido se ainda houver suspeita clínica
Drogas ilícitas, bebidas alcoólicas ou medicamentos (cetamina, fenciclidina – PCP, organofosforados)	Exames toxicológicos séricos e da urina Considerar: síndrome da encefalopatia posterior reversível, reação idiossincrática (síndrome neuroléptica maligna), interação medicamentosa (síndrome serotoninérgica), síndrome de abstinência
Monóxido de carbono	Carboxi-hemoglobina, RM (restrição à difusão nos gânglios basais ou na substância branca)
Encefalopatia de Wernicke	Uso abusivo de álcool ou déficits de nutrição, disfunção oculomotora, RM (substância cinza periaquedutal, corpos mamilares, talamomedial)
Síndrome neuroléptica maligna	Uso de certos medicamentos (neurolépticos, antieméticos, lítio), abstinência dopaminérgica, creatinoquinase elevada
Síndrome da leucoencefalopatia reversível posterior	Cefaleia, hipertensão, medicamentos (imunossupressores, inibidores de angiogênese), RM (hiperintensidade em T2 em regiões posteriores ou em tronco encefálico)
Angiite primária ou secundária do SNC	Exames de imagem vascular anormais, ANCA, crioglobulinas, anticorpos antifosfolípedos
Doença de Behçet	Úlceras mucocutâneas dolorosas recorrentes, uveíte, teste de patergia positivo. LCR com pleocitose. Quadro atende aos critérios de Behçet

(continua)

Quadro 493.3 Principais diagnósticos diferenciais das encefalites. *(continuação)*

Doenças e intoxicações	Dados clínicos e exames complementares
Síndrome de Susac (vasculopatia autoimune)	Doença rara que pode atender aos critérios de possível encefalite autoimune. Encefalopatia por trombose microvascular no cérebro, na retina e na orelha interna. Apresenta perda auditiva, oclusões dos ramos arteriais da retina na angiografia fluoresceínica, RM (anormalidades do corpo caloso e da substância branca periventricular)
Causas neoplásicas (metástase leptomeníngea, gliomas, linfomas de SNC)	RM (hipersinal nas leptomeninges, hidrocefalia comunicante), LCR com citologia. Glioma difuso – RM (lesão expansiva com hipersinal em T2), LCR normal. Testes diagnósticos: biópsia. Linfoma de SNC primário ou secundário. RM (hipersinal no parênquima ou nas leptomeninges), LCR com citologia, citometria de fluxo e rearranjo do gene *IgH*
Doenças desmielinizantes ou inflamatórias (esclerose múltipla, neuromielite óptica e neurossarcoidose)	LCR com bandas oligoclonais (não específicas), lesões neurológicas características. Neuromielite óptica: anticorpo NMO. Neurossarcoidose: adenopatia hilar ou mudanças do parênquima pulmonar, aumento sérico dos níveis de ECA
Demências neurodegenerativas (doença de Alzheimer/ demência frontotemporal/demência de corpos de Lewy/demência vascular)	RM (geralmente normal no início do quadro, pode demonstrar atrofia focal). PET/SPECT-TC cerebral com anormalidades regionais
Doenças psiquiátricas (esquizofrenia e outros distúrbios psiquiátricos/transtorno bipolar/transtorno conversivo)	Histórico familiar. Exames de imagem e de LCR normais
Doenças reumáticas (lúpus, sarcoidose, síndrome de Sjögren)	RM com envolvimento unilateral (síndrome de Sjögren) e bilateral (lúpus) dos lobos temporais mediais. LCR com pleocitose (lúpus). Anormalidades sistêmicas e sorológicas, critérios para lúpus, anticorpos SS-A, SS-B, biópsia de glândulas salivares. Sarcoidose: considerar manifestações sistêmicas, pulmonares, manifestações comuns de neurossarcoidose (paralisia facial, sinais de lesão hipofisária). Excluir tuberculose e histoplasmose antes de considerar esse diagnóstico. Hipercalcemia pode ocorrer em metade dos pacientes. A suspeita indica solicitar hemograma, ECG, TC torácica e avaliar a função renal e hepática

ANCA: anticorpos contra o citoplasma de neutrófilos; BAAR: bacilos álcool-ácido resistentes; CMV: citomegalovírus; EBV: vírus Epstein-Barr; ECA: enzima conversora de angiotensina; ECG: eletrocardiograma; EEG: eletroencefalograma; HHV: vírus da varicela-zóster; HIV: vírus da imunodeficiência humana; HSV: herpes-vírus simples; IgH: *immunoglobulin heavy locus*; LCR: líquido cefalorraquidiano; NMO: neuromielite óptica; PCR: reação em cadeia da polimerase; PET: tomografia computadorizada por emissão de pósitrons; PL: punção lombar; RM: ressonância magnética; RNA: ácido ribonucleico; SPECT: tomografia computadorizada por emissão de fóton único; SS: síndrome de Sjögren; TC: tomografia computadorizada; VDRL: *venereal disease research laboratory*. (Adaptado de Graus et al., 2016; Dalmau et al., 2017.)

proteínas, pesquisa de bandas oligloclonais, reação em cadeia da polimerase (PCR), sorologia de títulos de anticorpos

• Demonstração do vírus no LCR, no sangue, na saliva ou nas fezes, dependendo do agente infeccioso
• Tomografia computadorizada (TC) e ressonância magnética (RM) do crânio: podem ser normais. Ver lesões estruturais ou desmielinizantes difusas ou focais, conforme a causa (Figura 493.1)
• Eletroencefalograma (EEG): alterações focais ou difusas (Figura 493.2).

COMPROVAÇÃO DIAGNÓSTICA

• Dados clínicos e epidemiológicos
• Testes sorológicos (HSV, VZV, EBV, HHV-6)
• Autoanticorpos neurais: a pesquisa deve ser feita no sangue e no LCR (NMDAR, AMPA, aquaporina 4, MOG, CASPR-2, anti-Yo, GlycR, anti-Hu, GABA, LGI1, Neurexin 3 AK5, ZIC4, DPPX)

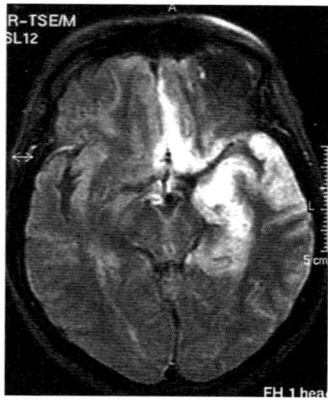

Figura 493.1 Encefalite herpética. Ressonância magnética (RM) mostrando lesões hiperintensas nos lobos frontal e temporal, particularmente nas áreas mesiais.

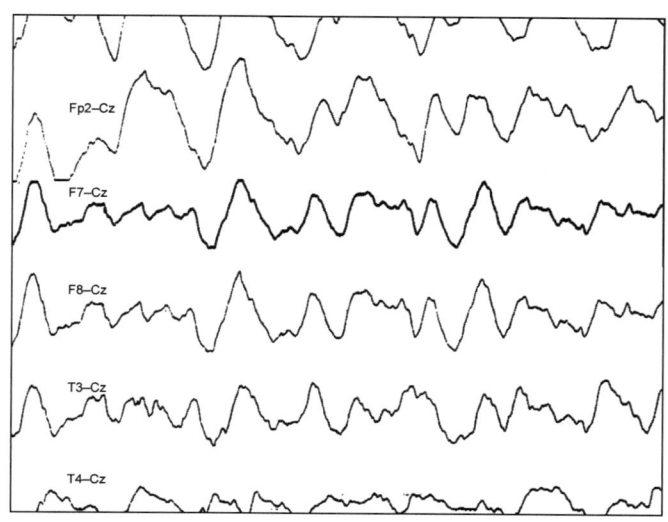

Figura 493.2 Encefalite herpética. Eletroencefalograma mostrando alterações difusas.

- Identificação do vírus em casos selecionados
- Relação do quadro clínico, anticorpo e relação com respectivo tumor nas encefalites autoimunes (Quadro 493.4)
- Rápida progressão de déficit de memória de trabalho, alteração do estado mental (letargia, diminuição do nível de consciência e alterações de personalidade) ou sintomas psiquiátricos nas encefalites autoimunes (Quadro 493.4).

COMPLICAÇÕES

- Síndrome pós-infecciosa (cefaleia, astenia e fadiga durante meses)
- Sequelas neurológicas transitórias ou permanentes são comuns
- Hipertensão intracraniana
- Hidrocefalia.

TRATAMENTO

- Sintomático (febre e cefaleia)
- Suporte clínico geral (hidratação, hemodinâmico, respiratório e nutricional)
- Controle das convulsões.

Tratamento medicamentoso

- Sempre que possível, fazer tratamento etiológico
- Ver Capítulos 537, *Herpes Simples*, 549, *Sarampo*, 544, *Parotidite*, 534, *Gripe*, 532, *Febre Amarela*, 529, *Dengue*, 548, *Rubéola*, 526, *Citomegalovirose*, 546, *Raiva*, 576, *Tuberculose*, 594, *Criptococose*, 567, *Infecção por Clamídia*, e 591, *Toxoplasmose*
- Tratamento das encefalites autoimunes: corticoides (metilprednisolona intravenosa, plasmaférese e imunoglobulina endovenosa), rituximabe, micofenolato, ciclofosfamida
- Cirurgia: quando houver hidrocefalia.

Quadro 493.4 Relação do quadro clínico, anticorpos e tipo de tumor nas encefalites autoimunes.

Quadro clínico	Anticorpo	Tipo do tumor
Convulsões focais, discinesias orofaciais, disautonomia	Anti-NMDA	Teratoma ovariano (58%) 10; SCLC,[**] teratoma testicular, outros tumores sólidos (raro)
Status epiléptico refratário	Anti-AMPA	Timoma, câncer de pulmão e mama (48 a 65%)
	Anti-GABA	Timoma
Ataxia cerebelar, opsoclônus-mioclonia e epilepsia	Anti-GABA	SCLC (58%)
Convulsão faciobraquial, distonia	Anti-LGI1	Timoma, tumor neuroendócrino (11%)
Síndrome de Morvan	Anti-CASPR2	Timoma (19%)
Síndrome de Stiff-Person, ataxia cerebral e PERM[*]	Anti-GAD	Timoma SCLC[**] e tumor neuroendócrino (25%)
	Anti-GlyR	Timoma, linfoma SCLC[**] e câncer de mama (10%)
Mioclonia, hiperplexia, diarreia e convulsão	Anti-DPPX	Neoplasia de linfócitos B (7%)
Parassonia do sono REM e NREM	Anti-IgLON5	Nenhum
Ataxia, disgeusia, queixas de memória	AntimGluR1	Distúrbios linfoproliferativos

*Encefalomielite progressiva com rigidez e mioclonia; **câncer de pulmão de células pequenas.

EVOLUÇÃO E PROGNÓSTICO

- Dependem da etiologia
- Dependem do diagnóstico e do tratamento precoce (quanto mais precoce, melhor o prognóstico)
- Boa parte dos pacientes tem alguma sequela neurológica
- Taxa de mortalidade mais elevada em crianças e quando há complicações.

BIBLIOGRAFIA

Armangue T, Sabater L, Torres-Vega E, Martínez-Hernández E, Ariño H, Petit-Pedrol M et al. Clinical and immunological features of opsoclonus-myoclonus syndrome in the era of neuronal cell surface antibodies. JAMA Neurol. 2016; 73(4):417-24.

Dalmau J, Graus F. Antibody-mediated encephalitis. N Engl J Med. 2018, 378:840-51.

Graus F, Titulaer MJ, Balu R, Benseler S, Bien CG, Cellucci T et al. A clinical approach to diagnosis of autoimmune encephalitis. Lancet. 2016; 4:391-404.

Linnoila JJ, Binnicker MJ, Majed M, Klein CJ, McKeon A. CSF herpes virus and autoantibody profiles in the evaluation of encephalitis. Neurol Neuroimmunol Neuroinflamm. 2016; 3(4):e245.

Melo-Souza SE. Sistema nervoso (encefalites). In: Porto CC, Porto AL. Semiologia médica. 8. ed. Rio de Janeiro: Guanabara Koogan; 2019.

Titulaer MJ, McCracken L, Gabilondo I, Armangué T, Glaser C, Iizuka T et al. Treatment and prognostic factors for long-term outcome in patients with anti-NMDA receptor encephalitis: an observational cohort study. Lancet. 2013; (2):157-65.

494
Enxaqueca

Migrânea, dor de cabeça, cefaleia, hemicrania

Vanessa Maia da Costa ◆ Sebastião Eurico de Melo-Souza

INTRODUÇÃO

Cefaleia primária caracterizada por crises de dor unilateral (hemicraniana) episódica, de moderada a intensa, com duração de 4 a 72 horas, de caráter pulsátil, acompanhada de fotofobia, fonofobia, náuseas e/ou vômitos e que piora aos esforços físicos (ver Capítulo 16, *Dor de Cabeça*).

Tem prevalência em torno de 15% na população geral, predominando em mulheres (3:1).

CLASSIFICAÇÃO (3ª EDIÇÃO DA CLASSIFICAÇÃO INTERNACIONAL DAS CEFALEIAS E ALGIAS CRANIOFACIAIS, 2014)

1. Enxaqueca
1.1 Enxaqueca sem aura
1.2 Enxaqueca com aura
1.2.1 Enxaqueca com aura típica
1.2.1.1 Aura típica com cefaleia
1.2.1.2 Aura típica sem cefaleia

1.2.2 Enxaqueca com aura do tronco encefálico
1.2.3 Enxaqueca hemiplégica
1.2.3.1 Enxaqueca hemiplégica familiar (FHM)
1.2.3.1.1 Enxaqueca hemiplégica familiar tipo 1 (FHM1)
1.2.3.1.2 Enxaqueca hemiplégica familiar tipo 2 (FHM2)
1.2.3.1.3 Enxaqueca hemiplégica familiar tipo 3 (FHM3)
1.2.3.1.4 Enxaqueca hemiplégica familiar, outros *loci*
1.2.3.2 Enxaqueca hemiplégica esporádica
1.2.4 Enxaqueca retiniana
1.3 Enxaqueca crônica
1.4 Complicações da enxaqueca
1.4.1 Estado de mal de enxaqueca
1.4.2 Aura persistente sem infarto
1.4.3 Infarto devido à enxaqueca
1.4.4 Crise epiléptica precipitada por enxaqueca com aura
1.5 Enxaqueca provável
1.5.1 Enxaqueca sem aura, provável
1.5.2 Enxaqueca com aura provável
1.6 Síndromes episódicas que podem estar associadas a enxaqueca
1.6.1 Perturbação gastrintestinal recorrente
1.6.1.1 Síndrome de vômitos cíclicos
1.6.1.2 Enxaqueca abdominal
1.6.2 Vertigem paroxística benigna
1.6.3 Torcicolo paroxístico benigno
Codificada em outro lugar:
Cefaleia semelhante à da enxaqueca, secundária a outra doença (enxaqueca sintomática) é codificada como cefaleia secundária atribuída a essa perturbação.

CAUSAS E FATORES DESENCADEANTES

- Multifatorial, com componente genético
- Modificações hormonais (ciclo menstrual)
- Alimentos (chocolate, derivados do leite, frutas cítricas), bebidas alcoólicas
- Estresse, emoção, luz excessiva
- Transtornos do sono
- Jejum prolongado.

Crise típica de enxaqueca

- 1ª fase (pródromos): sintomas inespecíficos de caráter afetivo ou vegetativo (irritabilidade, bocejos, enrijecimento nucal) que antecedem a dor em 24 a 48 horas e estão presentes em mais de 30% dos pacientes com enxaqueca
- 2ª fase (aura): representada por sintomas neurológicos focais que antecedem a cefaleia em aproximadamente 30 minutos a 1 hora, podendo durar de 5 a 60 minutos. A aura está relacionada com o fenômeno de depressão alastrante cortical (onda de despolarização neuronal e glial que ativa o sistema trigeminovascular e altera a permeabilidade da barreira hematencefálica levando a alteração do fluxo sanguíneo cortical local, iniciado no lobo occipital)
  - O tipo de aura mais comum é a visual. Outros tipos: alterações sensitivas, motoras e da fala
  - A aura caracteriza dois tipos de enxaqueca: enxaqueca com aura e enxaqueca sem aura
- 3ª fase: cefaleia por ativação do sistema trigeminovascular, com liberação de peptídeos inflamatórios na microvasculatura cortical e na parede dos vasos durais, e dentre esses peptídeos, o CGRP (peptídeo relacionado ao gene da calcitonina) que tem um papel importante nesse contexto
- 4ª fase: fase pós-drômica com sensação de "ressaca" da crise. Recuperação com desaparecimento da dor.

MANIFESTAÇÕES CLÍNICAS

- História familiar presente em mais de 70% dos pacientes
- Início das crises na adolescência ou na idade adulta.

Atenção

- Ensinar o paciente a reconhecer a crise de enxaqueca para fazer tratamento abortivo o mais precocemente possível (levar consigo o medicamento e usálo à mais leve suspeita de que ocorrerá uma crise)
- Orientar o paciente quanto ao risco de abuso de medicação sintomática, a fim de evitar que a enxaqueca se transforme em cefaleia crônica (ver Capítulo 16, *Dor de Cabeça*).

DIAGNÓSTICO DIFERENCIAL

- Aura: crise epiléptica parcial simples, ataque isquêmico transitório
- Cefaleia de outras causas (ver Quadro 494.1 e Capítulo 16, *Dor de Cabeça*).

EXAMES COMPLEMENTARES

- Dependem das hipóteses diagnósticas
- Velocidade de hemossedimentação e dosagem de proteína C reativa (se houver suspeita de arterite temporal)
- Tomografia computadorizada e/ou ressonância magnética para excluir outras causas de cefaleia
- Indicações de exames de imagem: localização unilateral e fixa da dor; aura atípica ou prolongada, anormalidades no exame neurológico
- Exame do líquido cefalorraquidiano em casos selecionados (presença de febre e rigidez de nuca).

COMPROVAÇÃO DIAGNÓSTICA

- Dados clínicos
- Exames complementares apenas excluem causas de cefaleia secundária.

COMPLICAÇÕES

- *Status* enxaquecoso
- Aura persistente
- Enxaqueca crônica
- Convulsão desencadeada por enxaqueca.

TRATAMENTO

Durante a crise, o paciente deve permanecer em ambiente tranquilo, com pouca luz e silencioso.

Tratamento medicamentoso

- Tratamento abortivo das crises sem vômitos: paracetamol, por via oral (VO), 750 a 1.000 mg; ou dipirona, VO, 500 a 1.000 mg; ou ácido acetilsalicílico, VO, 500 a 1.000 mg; ou diclofenaco potássico, VO, 50 a 100 mg ou 75 mg, por via intramuscular (IM); ou naproxeno, VO, 550 a 1.100 mg; ou sumatriptana, VO, 50 a 100 mg ou 6 mg, SC; ou naratriptana, VO, 2,5 mg; ou rizatriptana, VO, 10 mg; ou loxoprofeno, 60 a 120 mg; ou zolmitriptana, VO, 2,5 mg
- Outra alternativa: 2 drágeas de qualquer associação de isometepteno ou tartarato de ergotamina, ou mesilato de dihidroergotamina com cafeína e analgésicos (cuidado com uso abusivo de associação a cafeína)

Quadro 494.1 Diagnóstico diferencial das cefaleias.

Cefaleia	Sexo	Localização	Intensidade	Padrão temporal	Observações
Enxaqueca	F	Unilateral, muda de lado	++/+++		Dor pulsátil Náuseas e vômitos, fono e fotofobia
Cefaleia do tipo tensão ou tensional	F	Bilateral	++ eventualmente +++		Dor em pressão ou aperto Sem náuseas e vômitos Fono e fotofobia
Cefaleia em salvas	M	Unilateral, não muda de lado	++++	Meses sem crises	Dor intensa (insuportável) Distúrbios autônomos oculares Responde ao O_2
Hemicrania paroxística	F	Unilateral, não muda de lado	++++		Dor semelhante à cefaleia em salvas Distúrbios autônomos oculares
Cefaleia cervicogênica	F	Unilateral, não muda de lado, irradia-se da nuca	++/+++		Dor moderada a intensa Desencadeada por movimentação ou pressão no pescoço
Hemicrania contínua	F	Unilateral, não muda de lado	+/+++		Dor de intensidade moderada Responde à indometacina
Neuralgia do trigêmeo	F	Unilateral, não muda de lado	+++/++++		Dor em choque: provocada por toque em zonas-gatilho
SUNCT	M	Unilateral, não muda de lado	++/+++ ?		Intensos distúrbios autônomos oculares Sem tratamento conhecido

SUNCT: episódios breves de cefaleia neuralgiforme unilateral associados a congestão conjuntival, lacrimejamento e sudorese.

- Tratamento abortivo das crises com vômitos iniciais: metoclopramida ou domperidona* IM, 10 mg ou dimenidrinato, por via intravenosa (IV), diluído no soro fisiológico + diclofenaco potássico, IM, 75 mg; ou cetoprofeno, 100 mg + soro fisiológico (NaCl a 0,9%), 125 mℓ
- Antagonistas do peptídeo relacionado ao gene da calcitonina (CGRP) (ainda não disponível no Brasil) – ubrogepant e rimegepant foram aprovados pela FDA (Food and Drug Administration) em 2019 e 2020, para tratamento agudo da crise
- Lasmiditan (ainda não disponível no Brasil), agonista seletivo do receptor 1F de serotonina, sem ação vasoconstritora e que pode ser usado em pacientes com contraindicação cardiovascular aos triptanos.

Tratamento profilático

Indicado quando as crises são frequentes e/ou na falha do tratamento abortivo): topiramato 50 a 200 mg/dia, propranolol, VO, 10 a 40 mg, 12/12 horas; ou atenolol, VO, 25 a 100 mg, 24/24 horas; ou amitriptilina, VO, 12,5 a 75 mg/dia; ou ácido valproico, VO, 250 a 500 mg/dia, 12/12 horas; ou flunarizina, VO, 5 a 10 mg/dia; pizotifeno, VO, 1 a 2 mg/dia. Mais recentemente, foram aprovados pela FDA os anticorpos monoclonais que bloqueiam o CGRP, que desempenha um papel crítico na mediação da dor: erenumabe 70 mg subcutâneo 1 vez/mês, fremanezumabe 225 mg subcutâneo 1 vez/mês ou 675 mg dose trimestra e galcanezumabe 120 mg subcutâneo (2 canetas injetoras no primeiro mês e depois 1 vez/mês). No Brasil, esses anticorpos monoclonais foram aprovados pela ANVISA durante o ano de 2019 e já estão em uso desde 2020 sem contraindicações.

EVOLUÇÃO E PROGNÓSTICO

- A maioria das crises cede em 72 horas
- Redução das crises com a idade

*No Brasil é comercializada para uso oral.

- Prevenção das crises com tratamento adequado na maioria dos pacientes.

BIBLIOGRAFIA

AHS Consensus Statement. The American Headache Society position statement on integrating new migraine treatments into clinical practice. Headache. 2019; 59:1-18.

Azevedo MF. GPS Medicamentos. Guia prático em saúde. Rio de Janeiro: Guanabara Koogan; 2017.

Bordini CA, Roesler C, Carvalho DS, Macedo DDP, Piovesan E, Melhado EM et al. Recommendations for the treatment of migraine attacks – A Brazilian consensus. Arq Neuropsiquiatr. 2016; 74:262-71.

Charles A. Migraine. N Engl J Med. 2017; 377:553-61.

Charles A. The pathophysiology of migraine: implications for clinical management. Lancet Neurol. 2018; 17:174-82.

Dodick DW. Migraine. Lancet Neurol [online], March 6, 2018.

The International Classification of Headache Disorders. 3. ed. (ICHD-3); 2018.

495
Epilepsias

Síndromes epilépticas, crises epilépticas

Paulo Cesar Ragazzo

INTRODUÇÃO

O termo epilepsia define uma doença cerebral caracterizada pela predisposição dos pacientes para apresentar "crises epilépticas" recorrentes, não provocadas, provenientes de fatores genéticos ou de doenças cerebrais adquiridas.

Essa doença agrega um conjunto de síndromes; a maioria delas de natureza multifatorial, incluindo causas genéticas que alteram a excitabilidade neuronal ou a conectividade de redes neuronais, doenças metabólicas e do desenvolvimento, causas estruturais que podem ser determinadas por malformações do desenvolvimento cortical, por lesões adquiridas como tumores, cicatrizes pós-traumáticas ou após acidente vascular cerebral ou por alterações da fenotipia de membrana, como após encefalites autoimunes.

As crises são sujeitas a fatores de provocação, incluindo fatores genéticos, idade e desenvolvimento do paciente.

Crises epilépticas

Compreendem várias formas de alteração aguda do comportamento, desencadeadas por modificações da excitabilidade neuronal e suas consequências, gerando desde distúrbios discretos, focais, sutis do comportamento, com ou sem alteração da consciência, com parada comportamental e movimentos rítmicos da musculatura ou automatizados, até crises generalizadas, com postura tônica e movimentos clônicos bilaterais da musculatura, chamadas crises convulsivas.

A característica comum das crises epilépticas é a tendência à estereotipia ao longo da evolução da doença.

CLASSIFICAÇÃO DAS CRISES E DAS EPILEPSIAS

A *International League Against Epilepsy* (ILAE) publicou, em 2017, um esquema revisado para a classificação das epilepsias, com a finalidade de se identificar os tipos de crises epilépticas. (Quadro 495.1 e Figura 495.1).

Nessa nova classificação, os níveis de diagnóstico compreendem: tipos de crises, tipos de epilepsias (focal, generalizada, focal e generalizada combinadas e desconhecida) e síndromes epilépticas. As principais diferenças entre as nomenclaturas antiga e nova estão descritas no Quadro 495.2.

O diagnóstico etiológico deve ser considerado desde o início da investigação do paciente e, em cada passo, ao longo da sua evolução. O paciente, portanto, pode ser classificado em mais de uma categoria etiológica.

O termo "benigno", existente em classificações anteriores, foi substituído pelos termos autolimitado e fármaco-responsivo.

O termo "encefalopatias epilépticas e do desenvolvimento" pode ser aplicado como um todo ou em partes (p. ex., encefalopatia epiléptica e encefalopatia epiléptica do desenvolvimento).

As seguintes crises não são definidas como epilepsia:

- Crises febris, acompanhadas de convulsões, em crianças até os 6 anos
- Crises convulsivas precipitadas por abstinência de álcool e diazepínicos
- Crises convulsivas precipitadas por alterações metabólicas agudas
- Crises convulsivas agudas após traumatismo craniano
- Crises convulsivas na vigência de infecção ou acidente vascular cerebral.

Para um diagnóstico acurado, deve-se atentar para os eventos comportamentais agudos não epilépticos mais frequentemente confundidos com crises epilépticas:

Quadro 495.1 Classificação das crises epilépticas (ILAE, 2017).

Crises focais (com consciência preservada/com consciência alterada)
- Com início motor: automatismos, atônica, clônica, espasmos epilépticos, hipercinéticas, mioclônicas, tônicas
- Com início não motor: autonômica, parada comportamental, cognitiva, emocional, sensorial
- Início focal, evoluindo para tônico-clônica bilateral

Crises generalizadas
- Motoras: tônico-clônicas, clônicas, tônicas, mioclônicas, mioclônico-atônicas, mioclônico tônico-clônicas, atônicas, espasmos epilépticos
- Não motoras (ausências); típicas, atípicas, mioclônicas, mioclonias oculares

Crises de origem não conhecida
- Motoras: tônico-clônicas, espasmos epilépticos
- Não motoras: parada comportamental
- Não classificadas

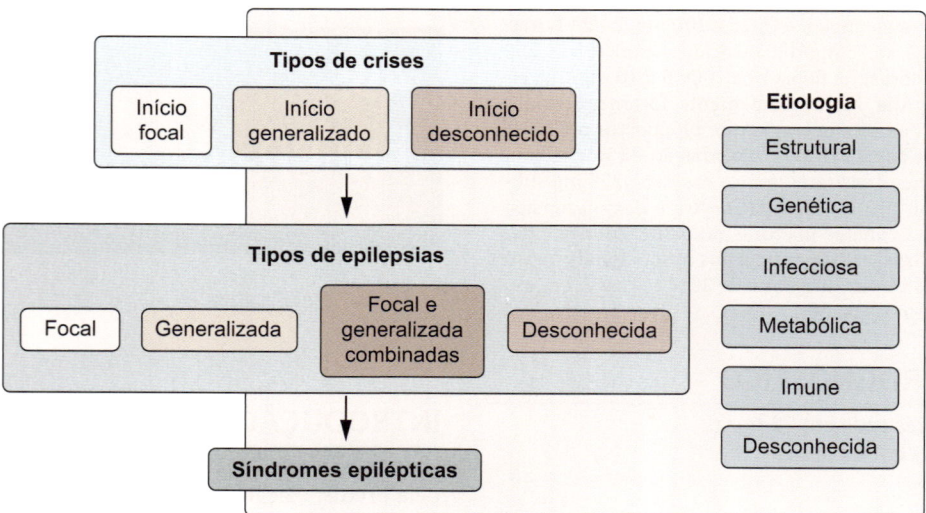

Figura 495.1 Estrutura para a classificação das epilepsias. (Adaptada de ILAE, 2017.)

Quadro 495.2 Diferenças entre a nomenclatura antiga e a nova da epilepsia.

Nomenclatura antiga	Nova nomenclatura
Crises parciais simples	Crises focais sem perda de consciência
Crises parciais com generalização	Crises focais que evoluem para tônico-clônicas bilaterais
Crises psicomotoras discognitivas	Crises focais com alteração da consciência
Crises de grande mal	Crises tônico-clônicas generalizadas
Espasmos infantis	Espasmos epilépticos

- Crises psicogênicas
- Síncope
- Crises hipoglicêmicas
- Ataques de pânico
- Transtornos hipercinéticos do movimento
- Ataques isquêmicos transitórios
- Amnésia global transitória
- Ataques de migrânea
- Ataques transitórios de vertigem
- Comportamentos desencadeados por alterações psiquiátricas.

DIAGNÓSTICO DIFERENCIAL EM LACTENTES E CRIANÇAS

- Transtorno factício imposto a outro (*by proxy*) ou síndrome de Munchausen por procuração (ver Capítulo 636, *Maus-Tratos e Violência contra Crianças e Adolescentes*)
- Ataques de raiva
- Maneirismos e tiques
- Parassonias
- Refluxo gastresofágico com laringospasmo e postura tônica
- Ataques de tremor (podem ocorrer durante o despertar confusional)
- Apneia de sono.

Condições clínicas que podem dificultar o diagnóstico diferencial

- Postura tônica breve e clonias, ocasionalmente dos quatro membros, que podem ser observadas durante episódios sincopais
- Hipotensão postural em pacientes com disfunção autonômica (diabetes, doença de Parkinson)
- Episódios distônicos agudos que ocorrem com plena preservação da consciência e podem ser desencadeados por medicação antiemética ou antipsicótica, mesmo vários dias após o início de uso.

Crise convulsiva isolada

Uma crise isolada é 2 ou 3 vezes mais frequente do que a epilepsia. A determinação do risco de recorrência, após uma crise isolada, é diferente para pacientes de alto risco e de baixo risco.

Pacientes de alto risco de recorrência, após uma primeira crise, são identificados por um ou mais dos seguintes fatores:

- História familiar significativa para epilepsia
- Anormalidades na ressonância magnética (RM) (algumas são mais específicas)

O conceito de redes neuronais epileptogênicas emergiu como resultado dos estudos de estereoencefalografia (estereo-EEG), os quais mostraram que as epilepsias são alterações de redes neuronais cerebrais.

Conceito de zona epileptogênica: a característica das regiões neuronais corticais que iniciam crises é ter um padrão de sincronização/dessincronização entre nodos corticais com conectividade funcional anormalmente aumentada, entre regiões cerebrais que participam na geração e propagação das crises.

A propagação das crises é associada a alterações na conectividade funcional entre áreas, compreendendo redes circuitárias corticossubcorticais (particularmente evidentes na conectividade funcional entre regiões do lobo temporal mesial e o tálamo).

A alta sincronização talamocortical decorrente, em circuitos reverberantes, age como um amplificador dos sinais.

Os primeiros sintomas das crises ocorrem quando as regiões de propagação são inicialmente recrutadas.

Manifestações clínicas podem decorrer de ativação excessiva de redes neuronais fisiológicas, como dessincronização de redes funcionais, desconectando transitoriamente regiões de controle no circuito frontolímbico. No período interictal, pode-se observar alterações de conectividade funcional entre redes neuronais.

Redes neuronais conectivas são grandes grupos neuronais distribuídos em várias regiões do cérebro, que podem exibir alta sincronização durante a realização de tarefas específicas, ou mesmo durante o repouso.

As atividades sincronizadas são frequentemente sinalizadas por padrões específicos de frequência eletrencefalográfica.

A organização da conectividade determina regiões particulares com conexões desproporcionalmente mais numerosas, implicando máxima convergência, denominadas pontos nodais (*hubs*) de conectividade. *Hubs* conectivos são importantes para a função intrínseca da rede particular onde estão presentes.

- Exame neurológico anormal (incluindo transtornos do aprendizado)
- Crises durante o sono
- Paralisia de Todd
- História de crise sintomática anterior.

SÍNDROMES EPILÉPTICAS

Síndromes epilépticas são caracterizadas por sinais e sintomas que ocorrem comumente em associação, as quais, em geral, correspondem a alterações detectadas nos exames complementares, como o EEG e a RM (Figuras 495.2 a 495.5).

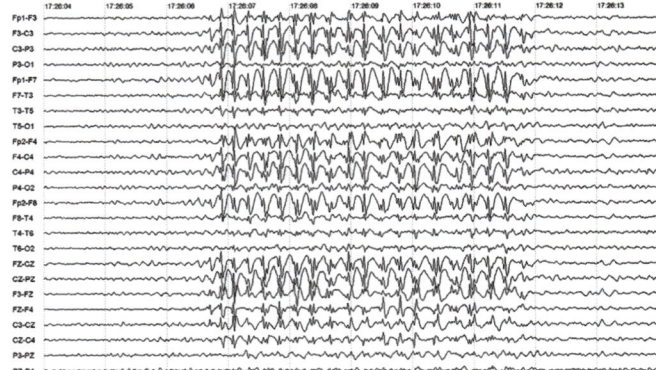

Figura 495.2 EEG. Epilepsia de ausência infantil, observando-se paroxismos de complexos ponta-onda generalizada, síncrona e simétrica.

Epilepsias e genética

A maioria das epilepsias classificadas anteriormente como "idiopáticas" são hoje relacionadas com fatores genéticos, associados ou não a anormalidades estruturais do sistema nervoso central (SNC).

Fatores genéticos estão presentes em pelo menos 40% dos pacientes com epilepsia.

Suspeita-se da associação de alterações genéticas inicialmente pelo fenótipo clínico, pela presença de história familiar e, frequentemente, quando a epilepsia é refratária ao tratamento.

Duas grandes classes de alteração, presentes nas epilepsias com base genética, são: variação no número de cópias, com duplicação ou deleção de parte do DNA, e alteração na posição de um único nucleotídeo.

Na suspeita de um quadro de epilepsia de difícil controle que possa apresentar uma base genética, o aconselhamento de geneticista deve fazer parte do atendimento do paciente (ver Parte 3, *Anomalias Genéticas*). As seguintes situações levam à suspeita de erros inatos do metabolismo:

- Crises *in utero*
- Epilepsia mioclônica nos primeiros meses de vida
- Espasmos infantis
- Ausências atípicas
- Epilepsia parcial contínua
- Agravamentos episódicos de crises
- Hipsarritmia
- Eventos de surto-supressão no EEG
- RM com alterações sugestivas de padrão metabólico.

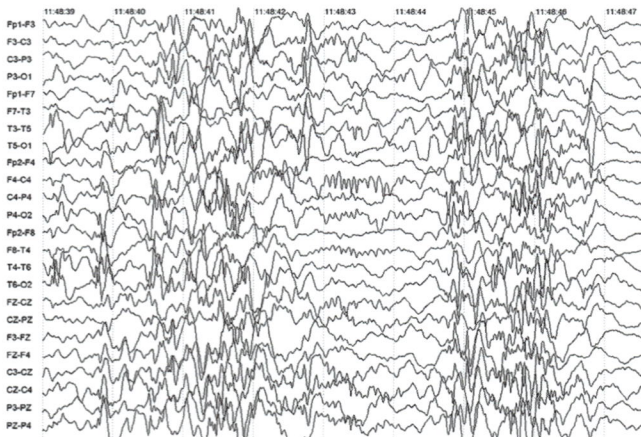

Figura 495.3 EEG. Síndrome de West, observando-se hipsarritmia durante o sono.

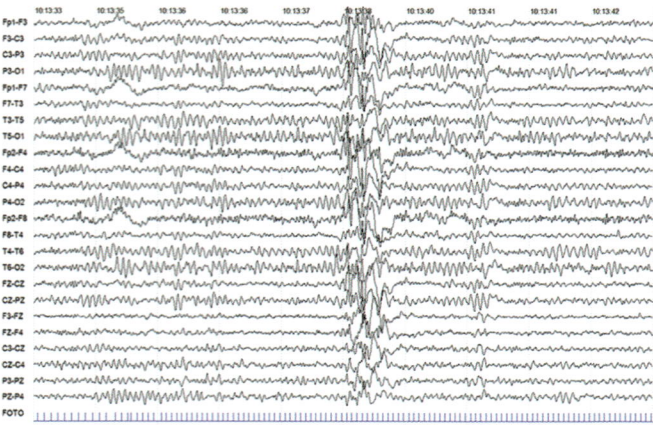

Figura 495.4 EEG. Epilepsia mioclônica juvenil, observando-se complexos poliponta-onda lenta, coincidente.

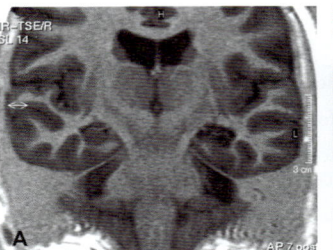 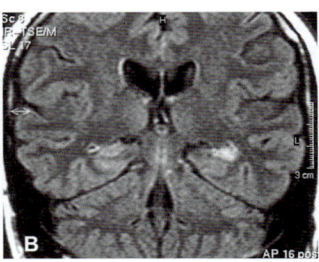

Figura 495.5 Epilepsia de lobo temporal. Ressonância magnética de cortes coronais exibindo atrofia do hipocampo esquerdo (**A**) e hipersinal (**B**), o que configura esclerose hipocampal.

São chamadas síndromes eletroclínicas e podem ser agrupadas pela idade de início, pelos fatores desencadeantes e pelo prognóstico.

Cumpre ressaltar que as síndromes epilépticas nem sempre apresentam correlação com um diagnóstico etiológico específico.

Apesar da classificação ILAE (2017), reduzir a importância da especificação de cada síndrome, as síndromes eletroclínicas continuam sendo úteis para orientar as estratégias de tratamento.

Classificação das síndromes epilépticas

- Síndromes epilépticas no período neonatal:
  - Crises neonatais benignas
  - Epilepsia familiar neonatal benigna
  - Encefalopatia mioclônica precoce
  - Síndrome de Ohtahara
- Síndromes epilépticas na primeira infância:
  - Crises febris
  - Crises febris *plus*
  - Epilepsia infantil benigna
  - Epilepsia infantil benigna familiar
  - Síndrome de West
  - Síndrome de Dravet
  - Epilepsia mioclônica da infância
  - Encefalopatia mioclônica (doenças não progressivas)
  - Epilepsia da infância com crises focais migratórias
- Síndromes epilépticas na segunda infância:
  - Crises febris
  - Crises febris *plus*
  - Epilepsia occipital de início precoce (síndrome de Panayiotopoulos)
  - Epilepsia com crises mioclônico-atônicas (síndrome de Doose)
  - Epilepsia de ausência na criança
  - Epilepsia benigna com espículas centrotemporais
  - Epilepsia frontal noturna autossômica dominante
  - Epilepsia occipital de início tardio (síndrome de Gastaut)
  - Epilepsia com ausências mioclônicas
  - Síndrome de Lennox-Gastaut
  - Encefalopatia epiléptica com espículas e ondas lentas (EOL) contínuas durante o sono
  - Síndrome de Landau-Kleffner
- Síndromes epilépticas na adolescência e na idade adulta:
  - Epilepsia de ausência juvenil
  - Epilepsia mioclônica juvenil
  - Epilepsia com crises generalizadas tônico-clônicas
  - Epilepsias mioclônicas progressivas

- Epilepsias temporais familiares
- Epilepsias reflexas
- Síndromes epilépticas com possibilidade de tratamento cirúrgico:
  - Epilepsia mesial temporal com esclerose hipocampal
  - Síndrome de Rasmussen
  - Crises gelásticas com hamartoma hipotalâmico
  - Epilepsia com hemiplegia-hemiconvulsão
- Síndromes epilépticas atribuídas a causas estruturais ou metabólicas:
  - Malformações do desenvolvimento cortical
  - Síndromes neurocutâneas
  - Epilepsias causadas por tumores, infecções, traumas, AVC
- Síndromes epilépticas de causa desconhecida.

Encefalopatias epilépticas de início precoce

Incluem a encefalopatia mioclônica precoce (padrão de surto-supressão elétrica no EEG) e a síndrome de Ohtahara.

Encefalopatia mioclônica precoce é uma encefalopatia epiléptica que tem início no período neonatal. Tipicamente, ocorrem mioclonias em surtos, eventualmente mioclonias permanentes com caráter fragmentário, podendo ocorrer desde o nascimento. As contrações mioclônicas não desaparecem durante o sono. Espasmos tônicos e crises focais podem ocorrer.

A síndrome inclui rebaixamento mental grave, refratariedade ao tratamento anticonvulsivante e mau prognóstico.

Surto-supressão elétrica é o padrão EEG típico (porém, não exclusivo dessa síndrome). Os períodos de supressão elétrica são particularmente longos durante o sono.

Exame de neuroimagem frequentemente é pouco esclarecedor.

A síndrome é associada a erros inatos do metabolismo, mais frequentemente com hiperglicemia não cetótica.

A terapia anticonvulsivante é paliativa. Clobazam parece ser efetivo em reduzir a frequência e a gravidade das mioclonias. Vigabatrina deve ser evitada, pois pode agravar as crises.

Síndrome de Ohtahara é outra síndrome de início no período neonatal. Acompanha-se de grave rebaixamento mental e crises refratárias, tendo padrão de surto-supressão elétrica no EEG. Porém, o quadro clínico é de espasmos tônicos de curta duração, repetitivos, e crises focais. Hemiparesia ou tetraparesia são frequentes.

Essa síndrome é associada a alterações estruturais no SNC, predominantemente malformações do desenvolvimento cortical.

O tratamento é paliativo, consistindo principalmente em valproato e clobazam.

Sindromes epilépticas da infância

Epilepsia com convulsões febris

Crises convulsivas febris (CCF) são crises convulsivas que ocorrem em crianças entre 6 meses e 5 anos, associadas a febre com temperaturas acima de 38°C, sem evidências de lesões intracranianas (infecção, traumatismo craniano) ou outras causas (como distúrbio eletrolítico, hipoglicemia, medicamentos) ou história de crises afebris.

Os fatores de risco para novas crises são:

- História familiar de convulsões febris (30% dos casos)
- Relato de atraso no desenvolvimento
- Uso de bebidas alcoólicas e tabaco durante a gravidez
- Idade precoce na primeira convulsão febril

- Febre baixa na ocorrência da primeira crise
- Múltiplas crises durante o mesmo episódio febril.

Observações: vacinação no primeiro ano de vida aumenta ligeiramente o risco de convulsão febril a partir do 5° dia.

Frequentemente, a crise convulsiva já se resolveu espontaneamente na hora do atendimento médico emergencial. No caso de crise prolongada ou repetição da crise, medicar com diazepínico.

Clobazam, 10 mg, VO, pode ser indicado no tratamento preventivo de episódios de CCF.

Epilepsia genética com convulsões febris *plus* (EGCF+)

Essa forma genética de epilepsia inclui um espectro de alterações fenotípicas em diferentes famílias, ou mesmo na mesma família. Está relacionada com alterações nos genes *SCN1A* e *SCN1B*.

É uma forma não agressiva de epilepsia. As crises podem ultrapassar a idade de 6 anos em alguns pacientes; ou crises afebris podem compor o quadro na infância. Em outro padrão, crises febris param de ocorrer, seguidas então somente por crises afebris.

As crises convulsivas podem ser precipitadas por estresse ou cansaço físico.

O padrão do EEG é característico, com surtos de POL irregular. Indivíduos com as formas leves podem apresentar vários EEGs normais. A RM é normal.

Epilepsia mioclônico-atônica

Descrita por Doose como epilepsia mioclônico-astática, associada aos genes que expressam subunidades dos canais de Na+, é uma encefalopatia epiléptica grave, podendo levar a déficits cognitivos, crises febris e afebris (compõe o espectro da EGCF+), mas desenvolvendo crises de queda (mioclônico-atônicas) associadas a um padrão eletrográfico de paroxismos de POL > 3 Hz.

Epilepsia mioclônica severa da infância (síndrome de Dravet)

Consistente com o espectro EGCF+, a maioria dos pacientes apresenta uma mutação *de novo* do gene *SCN1A* e crises febris (são também sensíveis a ambientes com temperatura elevada) e afebris.

Fenótipos que imitam a síndrome aparecem com alterações de múltiplos outros genes. Todos os casos ocorrem antes dos 12 meses de vida.

As crises, inicialmente, são hemiconvulsivas (ocorrem em dimídios alternados) e mioclônicas, focais, ausências atípicas e TCG.

Crises tônicas são raramente relatadas. Crises reflexas podem ocorrer por imersão em água quente, atividade física intensa e por exposição a padrões visuais.

Anticonvulsivantes bloqueadores de canais de Na+ são contraindicados e podem intensificar a frequência e a gravidade das crises, ao contrário de sua indicação nas síndromes epilépticas causadas por mutações nos genes *SCN1B* e *SCN8A*, que são tratadas com essa classe de anticonvulsivantes.

Síndrome de West

A síndrome de West (SW) é um quadro caracterizado por um tipo peculiar de crises, que comumente se repetem em salvas, denominadas espasmos epilépticos.

Inicia-se no primeiro ano de vida, com pico em torno do 5º mês após o nascimento.

Os espasmos consistem em contrações súbitas da musculatura do pescoço, tronco e extremidades, podendo ser em extensão ou flexão. Os braços podem abduzir durante as crises. Em alguns casos, os espasmos podem ser assimétricos ou mesmo unilaterais.

A SW apresenta um padrão eletrográfico típico denominado hipsarritmia, com rebaixamento cognitivo severo na maioria dos casos. Os fatores etiológicos são diversos, predominando malformações do desenvolvimento cortical (displasias corticais, esclerose tuberosa, lisencefalia, heterotopia de banda, polimicrogirias, hemimegalencefalia, síndromes neurocutâneas, heterotopia periventricular, síndrome de Aicardi, holoprosencefalia).

Lesões perinatais, anormalidades cromossômicas, erros inatos do metabolismo também são fatores etiológicos.

A SW é uma encefalopatia grave.

Vigabatrina e ACTH são efetivos na redução e eventual controle das crises. Felbamato (Felbatol®, Taloxa®) é bastante efetivo no controle das crises, porém indicado somente nos casos refratários, por ter toxicidade elevada.

Síndrome de Lennox-Gastaut

A síndrome de Lennox-Gastaut (SLG) é caracterizada por um quadro quase sempre refratário de crises tônicas breves, atônicas e ausências atípicas, acompanhadas de um padrão eletrográfico de EOL irregular entre 2 e 2,5 Hz, surtos de ritmo rápido sincronizado durante as crises tônicas em sono, com rebaixamento cognitivo e transtornos comportamentais na maioria dos pacientes.

O pico de incidência ocorre entre 3 e 5 anos. Casos de início precoce tem pior prognóstico. A maioria dos pacientes continua apresentando crises multiformes durante a vida.

A refratariedade das crises atônicas determina quedas frequentes, com trauma craniano e facial.

A estratégia de tratamento é a associação de medicamentos e com ações complementares:

- Valproato + lamotrigina + clobazam – a associação mais utilizada
- Levetiracetam + lamotrigina + clobazam também tem sido usado
- Felbamato em associação pode ser utilizado em casos extremamente refratários
- Pacientes com crises frequentes de queda, refratários aos tratamentos, podem ser indicados para calosotomia parcial, procedimento cirúrgico que secciona 2/3 da extensão do corpo caloso, com o que há redução significativa das crises de queda.

A combinação de calosotomia e estimulação crônica do tronco do nervo vago (VNS, do inglês *vagal nerve therapy*) é uma alternativa em casos selecionados.

Epilepsia benigna com espículas centrotemporais

Epilepsia benigna com espículas centrotemporais (EBECT) é uma síndrome que ocorre entre 4 e 11 anos, mais frequente em meninos, geralmente relacionadas aos períodos de sono.

É uma forma clínica frequente, representando, pelo menos, ¼ das crises epilépticas na infância.

As características clínicas são: crises de clonias ou espasmo tônico de uma hemiface, bloqueio da fala, parestesia do lábio, língua, gengiva e sialorreia, com duração de 30 a 60 segundos.

Crises hemiclônicas podem ocorrer.

No EEG, o padrão típico é representado por paroxismos de espículas na região rolândica (uni ou bilateralmente, geralmente de modo independente em cada hemisfério) que ocorre no período de sonolência e em todos os estágios do sono, porém preservando a arquitetura normal do sono.

É uma forma geralmente responsiva ao tratamento, com controle adequado na maioria dos pacientes.

Uma porcentagem pequena de pacientes pode apresentar somente uma crise durante todo o período de acompanhamento.

Os medicamentos carbamazepina, oxcarbazepina, levetiracetam, lamotrigina, valproato e lacosamida são efetivos.

Síndrome de Panayiotopoulos

A síndrome de Panayiotopoulos (SP) é a segunda forma clínica mais frequente de epilepsias consideradas "benignas" na infância.

A idade de início é entre 3 e 6 anos, afetando ambos os sexos igualmente. As crises ocorrem predominantemente (ou exclusivamente) durante o sono, com duração de até 5 minutos. Fenômenos autonômicos, como náuseas, esforço de vômitos e vômito ictal (incomum em outras formas), associam-se a desvio unilateral do olhar e crises clônicas lateralizadas, com manutenção da consciência no início das crises.

Estado de mal epiléptico ocorre em aproximadamente 30% dos casos.

Alterações visuais são sintomas menos frequentes.

O EEG durante o período interictal identifica espículas occipitais bilaterais, síncronas, eventualmente assimétricas, ou unilaterais.

A maioria dos pacientes não apresenta história familiar.

As crises tendem a ser infrequentes, não havendo necessidade de medicação anticonvulsivante contínua; clobazam pode ser usado nas situações isoladas. Quando ocorrem crises mais frequentes, o controle pode ser realizado com oxcarbazepina, levetiracetam ou lacosamida. Clobazam de uso contínuo, à noite. Esses fármacos podem ser efetivos no período de maior possibilidade de crises que acontece nos dois primeiros anos após o início das crises.

Epilepsia occipital da infância de Gastaut

A epilepsia occipital da infância de Gastaut (EOIG) é uma síndrome rara, com início tardio na infância, em geral a partir dos 8 anos.

Aproximadamente 20% dos pacientes apresentam história familiar, sendo que o padrão eletrográfico sugere alteração de excitabilidade geneticamente determinada (EOL bioccipital, em surtos precipitados pelo fechamento ocular). Os sintomas são tipicamente occipitais, como alucinações visuais, desvio ocular, *flutter* ocular, perda visual transitória e dor ocular.

Cefaleia pós-ictal é um sintoma frequente.

Foram descritos casos de pacientes com epilepsia centrotemporal controlada, que apresentaram posteriormente um padrão occipital semelhante à epilepsia occipital de Gastaut.

As crises são mais frequentes do que na SP e o tratamento medicamentoso é necessário, sendo utilizados carbamazepina, oxcarbazepina, lacosamida, valproato e levetiracetam.

Epilepsia de ausências infantil

Inicia-se entre 4 e 10 anos, com incidência máxima entre 5 e 7 anos. As crises são breves, consistindo em perda de consciência, parada comportamental e interrupção das atividades em curso.

Muitos pacientes apresentam fenômenos clínicos adicionais como automatismos, e um componente tônico ou atônico axial, sem queda. Ocasionalmente, observa-se um componente autonômico, como palidez ou cianose labial.

As crises duram em torno de 10 a 15 segundos, com recuperação imediata da consciência após o término dos paroxismos no EEG, com retorno à atividade de base eletrográfica normal.

Alguns pacientes apresentam história anterior de convulsão febril ou crises TCG isoladas. Em geral, porém, a epilepsia de ausências infantil (EAI) apresenta um bom prognóstico, com o desaparecimento das crises de ausência, antes da idade adulta, em 90% dos pacientes.

O EEG apresenta paroxismos de EOL generalizada, bilateral e síncrona, iniciando a partir de uma atividade de base normal, com retorno a essa atividade, após o término da crise, sem alentecimento da atividade eletrográfica. A atividade eletrográfica na EAI é considerada um modelo de geração de atividade paroxística no circuito corticotalâmico.

O tratamento da EAI é realizado primariamente com etossuximida, que apresenta eficácia semelhante ao valproato, ambos ligeiramente superiores à lamotrigina.

O tratamento deve ser iniciado em monoterapia, alternando-se as três medicações, se houver ineficácia ou efeitos adversos significativos. Em casos refratários, foram testados levetiracetam, clobazam, topiramato e zonisamida. Combinações desses medicamentos também foram testadas.

Raros pacientes são refratários ao tratamento e exigem tentativas de combinações das medicações.

Epilepsia mioclônica juvenil

A epilepsia mioclônica juvenil (EMJ) é uma síndrome epiléptica de início preferencial entre os 12 e 18 anos, afetando ambos os sexos igualmente.

Caracteriza-se por mioclonias (choques súbitos na musculatura) nos ombros e membros superiores, comumente pela manhã após o despertar, levando o indivíduo a derrubar ou jogar objetos que tenha nas mãos (como talheres ou louças do café da manhã).

As mioclonias podem evoluir para um quadro convulsivo tônico-clônico, mioclônico-tônico-clônico ou generalizado.

As crises maiores ocorrem em 95% dos pacientes, e são, tal qual as mioclonias, mais intensas após fadiga intensa e privação de sono.

O padrão eletrográfico é de PEOL generalizada, 3 a 6 Hz, sensível à fotoestimulação intermitente em 30 a 40% dos pacientes.

A EMJ é o paradigma de uma síndrome epiléptica de base genética, fármaco-dependente, já que a maioria dos pacientes, embora com controle adequado das crises, deve utilizar medicação anticonvulsivante por toda a vida. Apenas uma pequena porcentagem de pacientes consegue remissão espontânea no início da idade adulta.

Valproato ou levetiracetam podem controlar as crises em monoterapia, mas muitos pacientes utilizam combinações medicamentosas, associando uma das duas medicações com lamotrigina, topiramato ou clobazam.

Essa expressão é muito utilizada na clínica para indicar epilepsia em que há alterações significativas na estrutura do SNC. Essas condições clínicas indicam associação entre crises epilépticas e alterações cognitivas e comportamentais, tendo uma expectativa elevada de refratariedade ao tratamento.

Incluem-se, nessa categoria, as epilepsias devidas a lesões cerebrais adquiridas; associadas a causas genéticas que resultam em anormalidades cerebrais, como na esclerose tuberosa ou na neurofibromatose, ou alterações a nível molecular, como na síndrome de Rett e na síndrome de Angelman; devidas a anormalidades que resultam em alterações neuropatológicas.

A suspeita de epilepsia sintomática deve induzir a investigação neurológica no sentido de identificar uma alteração cerebral, genética ou adquirida, cujo tratamento específico pode ser decisivo para o controle das crises epilépticas.

Epilepsia nas encefalites autoimunes

Encefalites autoimunes são inflamações cerebrais causadas por direcionamento errôneo de parte da resposta imunológica, atingindo autoantígenos presentes no SNC (ver Capítulo 436, *Aspectos Gerais das Doenças do Sistema Imunológico*).

O termo epilepsia autoimune indica uma síndrome epiléptica com evidência de inflamação imunomediada do SNC.

O quadro clínico se desenvolve de forma subaguda, com sintomas associados a alteração flutuante da consciência, do humor, da memória e a comportamentos bizarros e, eventualmente, agressivos, com rápido aparecimento de quadros de psicose, discinesias, crises convulsivas, crises distônicas orofaciais, estados de mal epiléptico e alterações do ciclo circadiano.

Em alguns pacientes, instala-se estado de mal convulsivo, frequentemente refratário.

Os pacientes que sobrevivem podem apresentar perdas cognitivas, alterações comportamentais e síndrome epiléptica sequelar.

As formas mais comumente associadas são a encefalite por anticorpos anti-NMDAr (crises convulsivas e alterações comportamentais, psicose); anti-LGI1, crises faciobraquiais características, anti-CASPR2 com crises focais frequentes e anti-GABAAr e GABABr, com lesões corticais e subcorticais múltiplas na RM e estado de mal convulsivo.

O reconhecimento precoce de encefalite autoimune e a instituição de terapêutica apropriada com pulsoterapia, corticoide e imunoterapia melhoram o prognóstico.

Epilepsia e espectro autista

Os transtornos do espectro autista são frequentemente associados a crises epilépticas.

Podem expressar-se como dificuldades de cognição complexa como teoria da mente, dificuldade de entender malícia ou, tão somente, dificuldade na imitação de gestos. Recentemente, tem sido sugerida a existência de mecanismos biológicos comuns para as encefalopatias epilépticas e os transtornos do espectro autista.

O conceito de encefalopatias epilépticas e do desenvolvimento propõe etiologias genéticas comuns entre as encefalopatias infantis e os transtornos comportamentais e cognitivos associados.

Um dos efeitos esperados da influência genética reflete-se em alterações da conectividade de redes neuronais, as quais são compartilhadas entre áreas corticais envolvidas nas duas condições clínicas, convergindo em redes neurais que integram comunicações neuronais.

TRATAMENTO

A decisão de iniciar um tratamento antiepiléptico baseia-se em três critérios: risco de recorrência de crises; consequências das recorrências das crises; eficácia e efeitos adversos do(s) medicamento(s) escolhido(s) para o tratamento.

Medidas gerais

É uma parte importante dos cuidados e consiste nas seguintes medidas:

- Orientar o paciente e familiares quanto ao estilo de vida quando as crises são precipitadas por privação de sono, uso de substâncias psicoativas, estresse intenso ou exposição à luz estroboscópica
- Explicar as limitações do tratamento farmacológico, pois apenas 50% dos pacientes respondem com controle total das crises ao primeiro tratamento. Mesmo após o uso de medicamentos considerados de primeira escolha, em mono ou politerapia, aproximadamente um terço dos pacientes continuará apresentando crises (epilepsias consideradas refratárias ao tratamento clínico)
- Explicar os princípios que orientam a escolha do(s) medicamento(s) e ressaltar a importância de adesão rigorosa ao tratamento, enfatizando o risco de recorrência das crises quando há falhas na tomada do(s) medicamento(s)
- Esclarecer os pacientes e os familiares sobre o risco de recorrência, considerando os fatores que aumentam o risco, tais como ocorrência de crises parciais, alterações persistentes no EEG e exame neurológico anormal (incluindo dificuldade de aprendizado).

Tratamento medicamentoso

Os objetivos do tratamento medicamentoso são:

- Zero ou número mínimo de crises
- Nenhum ou poucos efeitos adversos
- Qualidade de vida adequada.

Aproximadamente um terço dos pacientes com epilepsia não obtém um controle duradouro das crises, mesmo após várias tentativas terapêuticas com diferentes regimes terapêuticos ou associação de anticonvulsivantes.

É fundamental responder às seguintes perguntas:

1. *Quando iniciar o tratamento?*

O início do tratamento após uma primeira crise não é recomendado quando os fatores de risco mencionados não estiverem presentes. No entanto, na presença de fatores de risco ou de um possível diagnóstico de epilepsia generalizada, geneticamente determinada, com precipitantes não evitáveis, o tratamento deve ser iniciado após a primeira crise.

2. *Qual é a melhor medicação anticonvulsivante?*

Decidir qual medicação anticonvulsivante é a mais correta para cada paciente resulta de um raciocínio que envolve não somente o tipo de crise, mas a possível síndrome epiléptica, o potencial de cada medicamento para controlar o tipo de crise em questão (considerando o mecanismo de ação principal) e o risco de efeitos adversos, assim como a acessibilidade (custo e disponibilidade do medicamento).

Vale ressaltar que a resposta ao tratamento é individual e nem sempre totalmente previsível.

3. *Quando é necessária a dosagem sérica dos anticonvulsivantes?*
- Quando o anticonvulsivante é farmacocineticamente dose-dependente (fenitoína, por exemplo)
- Na dúvida sobre possível intoxicação medicamentosa
- Quando existe risco de interação significativa com outros medicamentos
- Quando ocorre descontrole ou agravamento das crises após mudança para formulações genéricas
- Quando ocorre refratariedade, apesar do uso de doses adequadas
- Quando existe suspeita de adesão irregular ao(s) medicamento(s)

Observação: o monitoramento do nível sérico dos anticonvulsivantes não é um substituto para a observação clínica frequente.

Atenção

- Embora os anticonvulsivantes possam prevenir a ocorrência de crises epilépticas, eles não têm propriedades antiepileptogênicas, isto é, não apresentam a capacidade de prevenir as epilepsias ou de alterar a tendência do surgimento de alterações nas redes neurais responsáveis pelas crises, isto é, não conseguem reverter o processo epileptogênico.

Mecanismo de ação dos anticonvulsivantes

- Bloqueiam a ativação repetitiva dos canais de Na+, intensificando a inativação rápida: fenitoína, carbamazepina, oxcarbazepina, eslicarbazepina, lamotrigina, topiramato
- Intensificam a inativação lenta do canal de Na+: lacosamida, rufinamida
- Intensificam a ação Gaba-A: fenobarbital, benzodiazepínicos
- Bloqueiam receptores NMDA: felbamato (múltiplos mecanismos)
- Bloqueiam receptores AMPA: perampanel, topiramato
- Bloqueiam corrente T em canais de Ca++: etosuximida, valproato
- Bloqueiam canais de Ca++ (correntes N e L): lamotrigina, topiramato, zonisamida e valproato
- Modulam corrente (HORAS): gabapentina, lamotrigina
- Bloqueiam locais de ligação específicos: gabapentina, levetiracetam, perampanel
- Inibem a anidrase carbônica: topiramato, zonisamida
- Intensificam a abertura de canais de K+ (KCNQ): ezogabina
- Outros mecanismos: cannabidiol, stiripentol.

Medicamentos recomendados nas epilepsias focais

- Carbamazepina por via oral (VO), 400 a 1.200 mg/dia; ou valproato, VO, 500 a 1.500 mg/dia (equivalente a 500 mg de ácido valproico)
- Oxcarbazepina, VO, 600 a 1.800 mg/dia
- Topiramato, VO, 50 a 300 mg/dia
- Lamotrigina, VO, 150 a 300 mg/dia
- Levetiracetam, VO, 750 a 3.000 mg/dia
- Lacosamida, VO, 100 a 300 mg/dia.

Medicamentos recomendados nas epilepsias generalizadas

- Valproato, VO, 500 a 1.500 mg/dia

- Etossuximida, VO, 250 a 1.500 mg/dia (para crises de ausência típicas)
- Lamotrigina, VO, 150 a 300 mg/dia
- Topiramato, VO, 100 a 300 mg/dia
- Levetiracetam, VO, 500 a 1.500 mg/dia.

Combinações de medicamentos geralmente efetivas nas epilepsias de início focal

- Aumentar a inibição rápida e/ou lenta de canais de Na+
- Potencializar transmissão GABAérgica
- Inibir a transmissão GLUTamatérgica AMPA ou NMDA.

Combinações geralmente efetivas nas epilepsias generalizadas

- Medicações com amplo espectro de ação (múltiplos mecanismos)
- Medicações com ação em correntes T (Ca++) de células talamocorticais
- Medicamentos que potencializam transmissão GABAérgica.

Possíveis vantagens de medicamentos de terceira geração

- Rápida absorção após administração oral
- Rápida penetração no SNC
- Boa biodisponibilidade
- Rápido alcance das concentrações de estado de equilíbrio
- Cinética linear e mínima ou nenhuma ligação às proteínas
- Meia-vida que permite a administração 1 ou 2 vezes/dia
- Menor frequência de efeitos adversos
- Sem metabólitos ativos, minimizando interações.

Quando interromper o tratamento com anticonvulsivantes

A avaliação clínica com o intuito de interromper o tratamento anticonvulsivante após um período livre de crises, nunca é uma decisão totalmente segura, pois não existem marcadores biológicos precisos para servir de base para essa decisão, embora seja reconhecido que quanto maior o tempo livre de crises, menor o risco de recorrência após a interrupção do(s) medicamento(s).

Condições que contraindicam a descontinuação do tratamento, mesmo após longos períodos em que o paciente esteja livre de crises: quando se trata de epilepsia mioclônica juvenil; história de múltiplos tipos de crise, especialmente crises tônicas e atônicas; frequência elevada de crises, antes do controle; longa duração da epilepsia previamente ao controle; curto período livre de crises, quando em uso de medicamento(s).

Após a descontinuação do(s) anticonvulsivante(s), a recorrência de crises, quando essas ocorrem, acontece em sua maioria no primeiro ano após a interrupção dos medicamentos, sendo que em 50% dos casos nos primeiros 3 meses após a suspensão do(s) medicamento(s).

EPILEPSIA RESOLVIDA (MAS NÃO CURADA)

A epilepsia é considerada resolvida para indivíduos que tiveram uma síndrome epiléptica idade-dependente, mas passaram da idade vulnerável, não apresentando mais crises ou para aqueles que permaneceram livres de crises por, pelo menos, 10 anos, sem o uso de medicações anticonvulsivantes nos últimos 5 anos. O termo "resolvida" não indica segurança de que o paciente esteja livre da ocorrência de crises no futuro, por qualquer causa.

BIBLIOGRAFIA

Azevedo MF. GPS Medicamentos. Guia prático em saúde. Rio de Janeiro: Guanabara Koogan; 2017.

Bartolomei F, Lagarde S, Wendling F et al. Defining epileptogenic networks: Contribution of SEEG and signal analysis. Epilepsia. 2017; 58:1-17.

Bayat A, Bayat M, Rubboli G and Moller RS. Epilepsy syndromes in the first year of life and usefulness of genetic testing for precision therapy. Review. Genes. 2021; 12:1051-70.

Fisher RS, Cross H, D'Souza C et al. Instruction manual for the ILAE 2017 operational classification of seizure types. ILAE Commission Report. Epilepsia. 2017; 58(4):531-42.

Gaspard N. Autoimmune epilepsy. Review Article. In: CONTINUUM (Minneap MInn). 2016; 22(1):227-45.

Kessler SK, McGinnis E. A practical guide to treatment of childhood absence. Epilepsy Pediatric Drugs. 2019; 21:15-24.

Kholin AA, Mukhin KY. Early myoclonic encephalopathy and Ohtahara syndrome. In: Epileptic Encephalopathies and Related Syndromes in Children. Eds. Olivier Dulac, John Libbey Eurotext, France, 2014.

Pearl PL. Epilepsy Syndromes in Childhood. Continuum (Minneap Minn). 2018; 24(1, Child Neurology):186-209.

Rearn MA, Patel AD. Obtaining genetic testing in pediatric epilepsy. Critical Review and Invited Commentary. Epilepsia. 2015; 56(10):1505-14.

Scheffer IE, Berkovic S, Capovilla G, Connolly MB, French J, Guilhoto L et al. ILAE classification of the epilepsies: Position paper of the ILAE Commission for Classification and Terminology. Epilepsia. 2017; 58(4):512-521.

Schmidt D, Tatum W, Schachter S. (eds). Common pitfalls in epilepsy: case-based learning. Cambridge University Press, U. Kingdom, 2018.

Shorvon SD, Andermann F, Guerrini R. (eds). The causes of epilepsy: common and uncommon causes in adults and children. Cambridge University Press, New York, 2011.

Specchio N, Di Micco V, Trivisano M et al. The epilepsy-autism spectrum phenotype in the era of molecular genetics and precision therapy. Critical Review. Epilepsia. 2021; 63: 6-21.

Stefan H, Bem-Menachen E, Chauvel P, Guerrini R. (eds). Case studies in epilepsy. Cambridge University Press, New York, 2012.

Trivisano M, Specchio N. What are the epileptic encephalopathies? Curr Opin Neurol, 2020; 33:179-184.

Yacubian EMT, Contreras-Calcedo G, Rios-Pohl L. (eds) Tratamento medicamentoso das epilepsias. Leitura Médica; 2014.

496
Esclerose Lateral Amiotrófica

ELA, doença de Charcot, ELA esporádica, ELA familiar

Helena Rezende Silva Mendonça • Delson José da Silva

INTRODUÇÃO

A esclerose lateral amiotrófica (ELA), ou doença de Charcot, caracteriza-se pela degeneração do corpo do neurônio motor e do axônio, com comprometimento do primeiro neurônio motor [neurônio motor superior (NMS)] e do segundo neurônio motor [neurônio motor inferior (NMI)], de forma progressiva nos níveis bulbar, cervical, torácico e lombossacro, e, em geral, de instalação assimétrica.

A incidência populacional é de 0,6 a 2,6 por 100 mil habitantes/ano, com predomínio no sexo masculino. O pico de incidência é um pouco mais precoce que no sexo feminino, na 5ª década de vida.

O processo degenerativo causa despovoamento celular, tanto nos núcleos dos NMS no giro pré-central e dos NMI quanto no corno anterior da medula, e redução dos axônios do trato corticospinal lateral (pertencentes ao NMS) e dos feixes motores periféricos (pertencentes ao NMI), resultando em atrofia muscular por desnervação.

Estima-se que mais de 90% das manifestações da doença ocorram de forma esporádica (ELA esporádica – forma clássica), sendo o restante a forma familiar (ELA familiar), especialmente relacionada com herança autossômica dominante com mutação do gene da superóxido dismutase (SOD).

A ELA pode se associar a alterações cognitivas, como a demência frontotemporal, em alguns casos com mutação no cromossomo 9.

ELA precoce

Denomina-se ELA de início precoce se surgir antes dos 45 anos, forma clínica que representa cerca de 10% dos casos, ou ELA juvenil antes dos 25 anos, ocorrendo em 5% dos casos com predomínio dos sintomas de NMI.

CAUSAS E FATORES DE RISCO

- Etiologia desconhecida, na maioria dos casos
- Anomalia genética: *locus* localizado no braço curto do cromossomo 21, que codifica a enzima superóxido-dismutase
- Fatores ambientais: contato com substâncias tóxicas e metais pesados
- Estresse oxidativo
- Excitotoxicidade glutamatérgica
- Agregação proteica e desestruturação de neurofilamentos
- Alteração nos fatores de crescimento
- Aumento excessivo de cálcio intracelular
- Processo inflamatório com ativação da micróglia e dos linfócitos T
- Atividades físicas extenuantes
- Infecções prévias: possível associação com infecção viral
- Ingestão de substâncias neurotóxicas como observado na Ilha de Guam (ELA do Pacífico Oeste – complexo Parkinson-demência).

MANIFESTAÇÕES CLÍNICAS

- Há várias formas de manifestação (Quadro 496.1)
- Perda de força, sem comprometimento sensitivo, de forma progressiva nos territórios bulbar (disfagia, disfonia, atrofia de língua e dispneia), cervical (nos membros superiores), torácico (no tronco) e lombossacral (nos membros inferiores) com pelo menos um sintoma do NMS e um do NMI:
  - Sintomas do NMS: fraqueza, reflexos profundos tendíneos aumentados; clônus e reflexos superficiais anormais, como Babinski, Hoffmann ou Tronner, hipertonia espástica (rigidez espástica)

- Sintomas do NMI: fraqueza, reflexos profundos tendíneos reduzidos ou abolidos, redução do tônus e trofismo muscular (flacidez muscular) e fasciculações (contração de uma unidade motora de forma aleatória no músculo)
- Outros sintomas: cãibras, quedas frequentes, dor em ombros, sinal da mão dividida (atrofia tenar e hipotenar), choro e riso imotivados
- Associação de ELA com alterações cognitivas da demência frontotemporal (DFT) tem relação com a mutação do gene *C9orf72*.

FORMAS CLÍNICAS E DIAGNÓSTICO

Para o diagnóstico de ELA, além dos achados ao exame clínico de NMS e NMI, é necessária a comprovação do comprometimento axonal do NMI pelo exame neurofisiológico por eletroneuromiografia (ENMG) (Quadro 496.1):

- **ELA definitiva**: sinais de NMS e NMI em três regiões (bulbar, cervical, torácica ou lombossacral)
- **ELA provável**: sinais de NMS e NMI em duas regiões (bulbar, cervical, torácica ou lombossacral) com algum sinal de NMS rostral aos sinais de NMI
- **ELA provável com suporte laboratorial**: sinais de NMS e NMS em uma região ou sinais de NMS em uma ou mais regiões associadas à evidência de desnervação aguda na ENMG em dois ou mais segmentos
- **ELA possível**: sinais de NMS e NMI em uma região somente
- **ELA suspeita**: sinais de NMI em uma ou mais regiões (bulbar, cervical, torácica ou lombossacral); sinais de NMS em uma ou mais regiões (bulbar, cervical, torácica ou lombossacral).

DIAGNÓSTICO DIFERENCIAL

- Manifestações do NMS com encefalopatia ou mielopatia
  - Causas metabólicas, deficiência de vitamina B_{12}, hiper ou hipotireoidismo, hiperparatireoidismo
  - Encefalopatia paraneoplásica
  - Síndromes vasculares com espasticidade
  - Causas tóxicas por ingestão de plantas como latirismo e Konzo
  - Causas compressivas como tumores, processos degenerativos osteoarticulares, incluindo hérnias de discos vertebrais
  - Doenças desmielinizantes centrais como esclerose múltipla e neuromielite óptica
  - Causas hereditárias como paraparesia espástica familiar
  - Causas infecciosas, paraparesia por HTLV, o vírus da poliomielite e arboviroses (dengue e Zika)
- Manifestações do NMI com fasciculações:
  - Doenças da compressivas da raiz motora, plexo, ou nervo como tumores, degenerações osteoarticulares, tofos de gota, deformidades da artrite reumatoide
  - Doenças inflamatórias ou infecciosas da raiz motora, plexo, ou nervo, como pelo HIV
  - Síndrome da fasciculação benigna (na qual não há perda de força)
  - Outras manifestações do NMI:
    - Outras neuropatias motoras: atrofia muscular espinal do adulto, atrofia muscular espinal segmentar, atrofia monomélica, síndrome do "homem do barril", síndrome pós-poliomielite
    - Radiculopatia compressiva cervical ou lombossacral

Quadro 496.1 Formas clínicas das doenças do neurônio motor relacionadas com a esclerose lateral amiotrófica.

Formas clínicas	Sinais e sintomas	%	Prognóstico
ELA clássica ou espinal	Manifestações de NMS e NMI iniciando em MMSS com progressão para os 4 mm e bulbar	50 a 80	Início após os 50 anos em homens e 60 anos em mulheres Sobrevida de 5 anos
Esclerose lateral primária (ELP)	Manifestações do NMS, com tetraparesia espástica e sinais de liberação piramidal, disartria e labilidade emocional Pode se considerar uma subforma a síndrome de Mills	1 a 4	Início após os 20 anos, progressão lenta e insidiosa, por até décadas Melhor prognóstico das DNM
• Síndrome de Mills ou forma hemiplégica	Fraqueza de um membro de evolução muito lenta para o membro ipsilateral, por décadas, com sinais de NMS, com raras fasciculações. Pode-se associar a DFT	*	Evolução muito lenta, por décadas Melhor prognóstico que as demais Maior dificuldade diagnóstica
Paralisia bulbar progressiva (PBP)	Alterações nas inervações bulbares com disfagia, disfonia, atrofia e fasciculação de língua, podendo ter fraqueza cervical, dispneia e insuficiência respiratória Pode evoluir com manifestações de NMI	20 a 35	Início após os 60 anos. Se progressão precoce para ventilação mecânica, óbito em 2 anos Pior prognóstico das DNM
Atrofia muscular progressiva (AMP)	Manifestações de NMI que evoluem dos MMSS, para MMII e bulbar Pode se apresentar na forma de duas síndromes características	5 a 10	Início dos sintomas iniciaram em média 4 anos mais tarde, com sobrevida de 12 meses a mais que a ELA clássica
• Síndrome flail arm ou diplégica braquial	Sinais de NMI, de início proximal nos MMSS Os sinais de NMS são tardios, mas podem evoluir para manifestação bulbar	5 a 11	Melhor sobrevida que a AMP Sem sintomas no NMS
• Síndrome flail leg ou forma polipseudoneurítica ou Marie-Patrikios	Início distal, assimétrico nos MMII, de NMI com perda da dorsiflexão e fasciculações Evolui para o membro contralateral com sinais tardios do NMS	3 a 6	Melhor sobrevida que as demais formas que acometem predominantemente o NMI
Demência frontotemporal (DFT)	Quadro demencial com alterações do humor, da personalidade, e fala que podem anteceder os sintomas motores característicos da ELA	*	Sobrevida semelhante à da ELA Maior dificuldade de manejo com os pacientes

ELA: esclerose lateral amiotrófica; NMS: neurônio motor superior; NMI: neurônio motor inferior; MMSS: membros superiores; MMII: membros inferiores; DNM: doença do neurônio motor; %: frequência entre as manifestações de ELA em estudos variados. *Manifestação rara.

○ Plexopatia: amiotrofia diabética; neuropatia do plexo braquial; síndrome do desfiladeiro torácico
○ Mononeuropatia: compressiva, como a síndrome do túnel do carpo, síndrome cubital etc.
○ Mononeuropatia múltipla: inflamatória como nas vasculites e lúpus; infecciosa como na hanseníase; metabólica como no diabetes, paraneoplásica como nos linfomas e no mieloma múltiplo
○ Neuropatia motora multifocal com bloqueio de condução (com anticorpo anti-GM1)
○ Polineuropatia metabólica diabética, tireoideana, urêmica, hepática, carencial
○ Polineuropatia hereditária como em Charcot-Marie-Tooth tipo 2
○ Neuropatia motora paraproteinêmica como nas gamopatias de significado indeterminado
○ Neuropatia motora por metais pesados, como por chumbo, arsênico, alumínio e tálio
○ Polirradiculoneuropatia desmielinizante inflamatória crônica (PDIC)
○ Polirradiculopatia infecciosa como pelo HIV, dengue, Zika e Lyme
○ Miopatias: hereditárias como a distrofia miotônica e miopatia distal; inflamatória como a miosite a corpo de inclusão e polimiosite
○ Neuropatia na doença gastrintestinal celíaca
■ Manifestações combinadas do NMS e NMI:
○ Adrenomieloneuropatia
○ Doença de acúmulo de poliglucosano
○ Doença priônica
○ Espondilose cervical com mielopatia/radicular

○ Infecção: HIV, sífilis, doença de Lyme
○ Neuropatia tóxica por organofosforado
○ Neurofibromatose
○ Seringomielia
• Manifestações bulbares:
■ Defeito da junção neuromuscular como síndrome de Eaton-Lambert, botulismo, miastenia gravis
■ Esclerose múltipla (EM)
■ Lesão estrutural: acidente vascular cerebral (AVC), tumor
■ Neuropatia bulboespinal
■ Paralisia pseudobulbar
■ Seringobulbia
■ Miopatia inflamatória.

EXAMES COMPLEMENTARES

• Eletroneuromiografia dos quatro membros: achados que confirmam ELA, dentro dos critérios especificados
• Estimulação magnética transcraniana: para quantificação da excitabilidade cortical pode ser um marcador de disfunção do NMS
• RM de coluna cervical: para excluir outras doenças
• RM de crânio para excluir outras doenças; pode ocorrer alteração de sinal em trato motor
• Exames laboratoriais: hemograma, creatinofosfoquinase (CPK), glicose, hormônio tireoestimulante (TSH), T4 livre, paratormônio (PTH), cálcio, fósforo, vitamina B_{12}, fator antinúcleo (FAN), velocidade de hemossedimentação (VHS), eletroforese de proteínas, anti-HIV; anti-HTLV (nas paraparesias); anti-Hu (na encefalite paraneoplásica); anti-GM1 (se ENMG com bloqueio de condução)
• Estudo genético conforme suspeita

- Biópsia: suspeita de miopatias inflamatórias (de músculo) ou infecciosas (de nervo ou mista)
- Líquido cefalorraquidiano (LCR): suspeita de doenças desmielinizantes centrais, como esclerose múltipla (EM), ou periféricas, como a polineuropatia desmielinizante inflamatória crônica (PDIC)
- Função pulmonar: é obrigatório o seguimento após o diagnóstico.

COMPROVAÇÃO DIAGNÓSTICA

- Dados clínicos + ENMG.

COMPLICAÇÕES

- Risco de fraturas por quedas frequentes
- Pneumonia por aspiração, evoluindo para insuficiência respiratória
- Síndrome de apneia do sono e suas complicações
- Perda de peso por atrofia muscular
- Úlceras de decúbito e infecções
- Trombose venosa profunda dos membros
- Embolia pulmonar
- Insuficiência respiratória.

TRATAMENTO

- Tratamento medicamentoso neuroprotetor:
  - Riluzol: 50 mg,VO, 12 em 12 horas
  - Edaravone: 60 mg, IV, 1 vez/dia durante 14 dias no primeiro ciclo, com intervalo de 2 semanas e demais ciclos com duração de 10 dias. (Não é registrado na ANVISA)
  - Vitamina E e do tamoxifeno: carecem de comprovação científica
- Tratamento medicamentoso para retardar a perda muscular:
  - Creatina: 3 g/dia, melhora a força dos membros temporariamente
  - Clembuterol: 40 mg, 2 a 4 comprimidos/dia – melhorou temporariamente a força da musculatura respiratória
  - Oxandrolona: 0,1 mg/kg/dia – melhora temporária da força dos membros. (Ver Código Mundial Antidopagem Padrão internacional Lista Proibida, 2021, da Autoridade Brasileira de Controle de Dopagem, em https://www.wada-ama.org/sites/default/files/resources/files/prohibited_list_2021_portuguese_0.pdf)
  - L-carnitina: 2 g/dia melhora a fadiga. Mandar aviar em farmácias de manipulação
- Tratamento medicamentoso sintomático
  - Ansiedade: buspirona, alprazolan, clonazepan
  - Cãibra: baclofeno 10 mg, VO, 1 a 3 comprimidos, 3 vezes/dia; diazepam 5 mg, VO, 3 vezes/dia; fenitoína 100 mg, VO, 1 comprimido, 3 vezes/dia; quinidina 300 mg, VO, à noite
  - Depressão: citalopram, fluoxetina, sertralina, venlafaxina
  - Espasticidade: baclofeno 10 mg, VO, 2 a 4 comprimidos, 3 vezes/dia; diazepam 10 mg, VO, 3 vezes/dia; dantroleno de sódio 25 mg 1 a 15 frascos/dia, ou de tizanidina 2 mg, VO, 1 a 5 comprimidos/dia
  - Fasciculações: carbamazepina 200 mg, VO; gabapentina 300 mg, VO
  - Insônia: antidepressivo tricíclico (amitriptilina), buspirona, mirtazapina, zolpidem

- Riso e choro imotivados: amitriptilina; destrometorfan e quinidina
- Salivação: amitriptilina, brometo de propantelina, escopolamina *patch*, toxina botulínica em glândula parótida e submandibular
- Tratamento multiprofissional:
  - Neurologia
  - Fisioterapia: motora e respiratória, na manutenção do tônus, prevenção de tromboses, escaras, retrações tendíneas, alívio de dor e manutenção da capacidade respiratória, prevenção de infecções das vias respiratórias
  - Fonoaudiologia: melhora da disfagia e da disfonia
  - Terapia ocupacional: para adequação funcional
  - Nutricionista: avaliação de risco e prevenção da perda ponderal e desnutrição
  - Acompanhamento psicológico ao paciente e familiares
  - Cuidados paliativos
- Tratamento das complicações:
  - Assistência ventilatória por ventilação mecânica inicialmente não invasiva intermitente, podendo evoluir para necessidade de traqueostomia com pressão positiva contínua nas vias respiratórias (CPAP) ou pressão positiva em vias respiratórias a dois níveis (BiPAP) contínuos
  - Dieta por sonda de gastrostomia, conforme a piora da disfagia e o risco nutricional.

Quando suspeitar de ELA

- Presença de:
  - Sinais de degeneração dos neurônios motores inferiores aos exames clínico e eletrofisiológico
  - Sinais de degeneração dos neurônios motores superiores ao exame clínico
  - Disseminação dos sinais de uma região para outra
- Ausência de:
  - Evidência eletrofisiológica de outra doença que justifique a degeneração dos neurônios motores superiores e inferiores
  - Aparecimento em exame de imagem de outra doença que explique os sinais clínicos.

BIBLIOGRAFIA

Azevedo MF. GPS Medicamentos. Guia prático em saúde. Rio de Janeiro: Guanabara Koogan; 2017.

Brasil. Ministério da Saúde. Portaria n. 1151, de 11 de novembro de 2015. Protocolo Clínico e Diretrizes Terapêuticas da Esclerose Lateral Amiotrófica. Disponível em: http://www.saude.gov.br/sas.

Brooks BR. El Escorial World Federation of Neurology Criteria for the Diagnosis of Amyotrophic Lateral Sclerosis. Subcommittee on Motor Neuron Diseases/Amyotrophic Lateral Sclerosis of the World Federation of Neurology Research Group on Neuromuscular Diseases. J Neurol Sci. 1994; 124:96-107.

Khalid SI, Ampie L, Kelly R, Ladha SS, Dardis C. Immune modulation in the treatment of amyotrophic lateral sclerosis: A review of clinical trials. Front Neurol. 2017; 8:486.

Orsini M, França Júnior MC, Freitas M, Ribeiro P, Sant'Anna Jr M, Lopes M et al. Esclerose lateral amiotrófica: Novas possibilidades terapêuticas em um arcabouço fisiopatológico ainda em construção. Revista Brasileira de Neurologia [Online]. 2017; 53(4).

Sabine R, Klaus Z. Spinal muscular atrophies. In: Emery and Rimoin's principles and practice of medical genetics. 2013.

Statland JM, Barohn RJ, Dimachkie MM, Floeter MK, Mitsumoto HORAS. Primary lateral sclerosis. Neurol Clin. 2015; 33(4):749-60.

497
Esclerose Múltipla

Esclerose em placas

Denise Sisterolli Diniz ◆ Sebastião Eurico de Melo-Souza ◆ Rubens Carneiro dos Santos Júnior

INTRODUÇÃO

A esclerose múltipla (EM), ou esclerose em placas, é uma doença crônica, inflamatória, imunomediada, com graus variados de degeneração axonal e neuronal, sendo a principal doença primariamente desmielinizante do sistema nervoso central (SNC).

Sua apresentação mais comum é o surgimento de sinais e sintomas neurológicos focais de natureza subaguda e recorrente, podendo ou não provocar danos irreversíveis com associação de incapacidades.

Apesar da sua natureza autoimune, atualmente cresce o conceito de a doença ser uma resposta secundária desencadeada por agente infeccioso, sendo o vírus Epstein-Baar um dos agentes já isolados ou por mecanimos degenerativos desconhecidos do SNC. Apesar desses questionamentos, não resta dúvida de que células autorreativas próprias que atacam componentes da bainha de mielina são o evento patogênico primário. No entanto, não se sabe com certeza se há ativação inicial na periferia (tecidos e orgãos linfoides) e a quebra da barreira hematencefálica com infiltração do SNC que desencadeiam uma cascata inflamatória complexa ou se haveria, desde o início, fatores intrínsecos, perpetuados por processos inflamatórios periféricos.

No modelo "outside-in", linfócitos T e B autorreativos são ativados na periferia, atravessam a BHE e ativam células imunes do SNC (macrófagos, monócitos, linfócitos T e B, oligodendrócitos, neurônios e micróglia) contra epítopos da bainha de mielina. Porém, o que determina essa ativação não é conhecido, sendo mais provável a combinação de fatores genéticos e ambientais.

No modelo "inside-out", acredita-se que fatores levem a degeneração dos oligodendrócitos e da bainha de mielina e iniciem um processo inflamatório autorreativo.

Esse infiltrado inflamatório acontece especialmente ao redor de vênulas e capilares, em focos esparsos ou confluentes, tendo distribuição preferencial nas regiões periventriculares, centro semioval, corpo caloso, cerebelo, tronco encefálico, fibras em U corticossubcorticais, medula espinal e nervos ópticos. As placas de desmielinização podem apresentar diversas fases de atividade; nas mais recentes, há intenso infiltrado inflamatório.

O líquido cefalorraquidiano (LCR) demonstra a atividade inflamatória, pelo aumento discreto de células linfocitárias e de proteínas; porém, o achado de bandas oligoclonais exclusivas no LCR é o mais característico, estando presente em aproximadamente 80 a 90% dos pacientes.

A EM manifesta-se entre 15 e 50 anos, com um pico de incidência aos 30 anos e na proporção de 2 a 3 mulheres para cada homem comprometido.

Surto

Denomina-se surto o aparecimento súbito de sintomas neurológicos novos ou a piora de sintomas antigos, com duração de mais de 1 (um) dia, na ausência de febre ou infecção. Os sintomas podem ocorrer isoladamente ou associados. Os mais comuns são: alterações visuais (diplopia ou visão embaçada), parestesias na face ou nos membros, diminuição da força, tontura e desequilíbrio.

FORMAS CLÍNICAS

- **Esclerose múltipla remitente recorrente** ou **surto remitente (EMRR)**: os surtos duram horas ou dias e sofrem remissão espontânea, quase sempre deixando um leve grau de sequela; repetem-se a intervalos irregulares, às vezes alguns por ano, mas pode haver casos de evolução mais benigna. Os surtos apresentam manifestações clínicas similares ou diferentes, conforme a localização das lesões no sistema nervoso central (SNC) (ver boxe Surtos). É a forma de início em cerca de 85% dos pacientes. Sem tratamento, a maioria deles evolui para a forma EMSP ao longo dos anos.
- **Esclerose múltipla primariamente progressiva (EMPP)**: piora lenta e progressiva desde o início da doença com acúmulo de sequelas e incapacidade com ou sem surtos sobrepostos. Forma de início em 10 a 15% dos pacientes
- **Esclerose múltipla secundariamente progressiva (EMSP)**: aproximadamente 60% dos casos de EMRR evoluem para a forma EMSP, após aproximadamente 10 anos. Caracteriza-se por poucos ou nenhum surto, mas com progressiva incapacidade.

Conceito de CIS

Lublin, em 2014, acrescentou às formas clínicas o que denominou CIS (sigla do inglês *Clinically Isolated Syndrome*) que pode estar associada a esclerose múltipla progressiva (Figura 497.1)

CAUSAS

Etiologia desconhecida. A combinação de fatores genéticos, ambientais e infecciosos é bem reconhecida atualmente (Figura 497.2).

MANIFESTAÇÕES CLÍNICAS

- Visuais: neurite óptica com perda visual e dor retro-orbitária geralmente unilateral, de instalação aguda ou subaguda, em geral em pacientes abaixo dos 30 anos, defeitos de campo visual e oftalmoplegia internuclear
- Sensitivas: distúrbios sensitivos localizados (parestesias), disestesias
- Motoras: déficit motor localizado (mono, hemi ou paraparesia)
- Tronco encefálico: diplopia, vertigens, desequilíbrio
- Cerebelares: tríade de Charcot (tremor, nistagmo e disartria)
- Medulares: síndromes medulares com hemissecção medular e distúrbios esfincterianos
- Outros: fadiga, dor, alterações de humor e cognitivas.

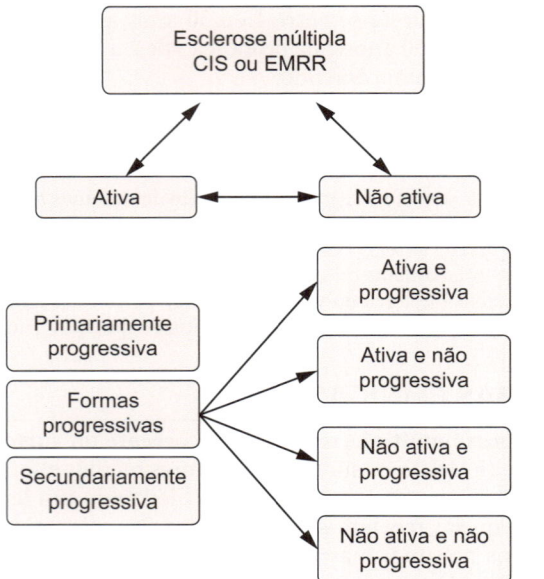

Figura 497.1 Síndrome clínica isolada e esclerose múltipla remitente recorrente.

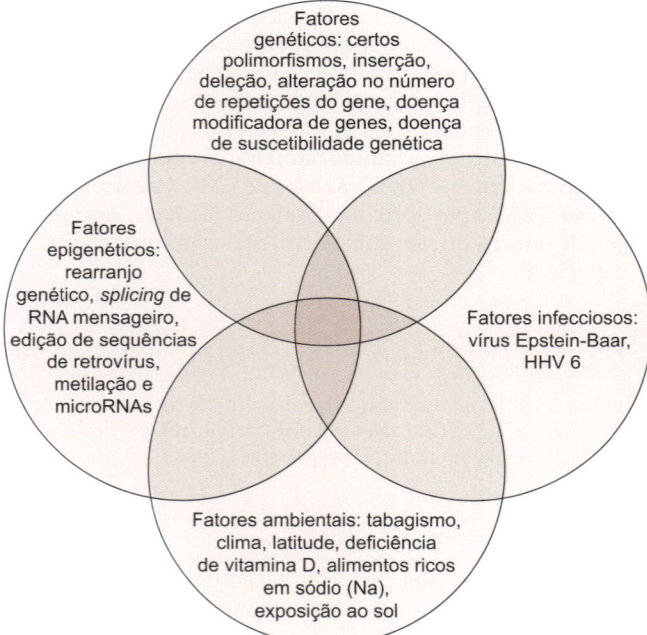

Figura 497.2 Causas de esclerose múltipla.

DIAGNÓSTICO DIFERENCIAL

- Doenças inflamatórias: angiite primária do SNC, lúpus eritematoso sistêmico, síndrome de Sjögren, doença de Behçet, poliarterite nodosa, miastenia *gravis*
- Doenças infecciosas: brucelose, AIDS, neurossífilis, leucoencefalopatia multifocal progressiva, doença de Lyme, encefalomielite disseminada aguda
- Doenças degenerativas, neoplásicas, metabólicas: adrenoleucodistrofia, encefalopatias mitocondriais, degeneração espinocerebelar, malformação de ArnoldChiari, porfiria aguda intermitente, linfomas, neoplasias cerebrais
- Doenças granulomatosas: sarcoidose, granulomatose de Wegener

- Síndromes medulares isoladas: compressão medular, degeneração combinada (deficiência de vitamina B_{12}) e mielopatia associada ao HTLV1, mielite do HIV
- Neuromielite óptica
- Anti-MOG (MOGAD).

EXAMES COMPLEMENTARES

- Líquido cefalorraquidiano (LCR): dosagem de imunoglobulinas e pesquisa de bandas oligoclonais para comparar com os valores no sangue, índice de produção de imunoglobulinas no LCR
- Ressonância magnética (RM) do encéfalo e da medula (Figura 497.3 e Quadros 497.1 e 497.2)
- Não há um marcador biológico específico da doença.

COMPROVAÇÃO DIAGNÓSTICA

- Critérios diagnósticos de McDonald e Magnims (Quadros 497.3 e 497.4).

TRATAMENTO

Fisioterapia, terapia ocupacional, manter o peso corporal ideal, dietas adequadas e apoio psicológico. Evitar temperaturas altas, especialmente banhos de imersão e saunas (o calor costuma piorar as manifestações clínicas).

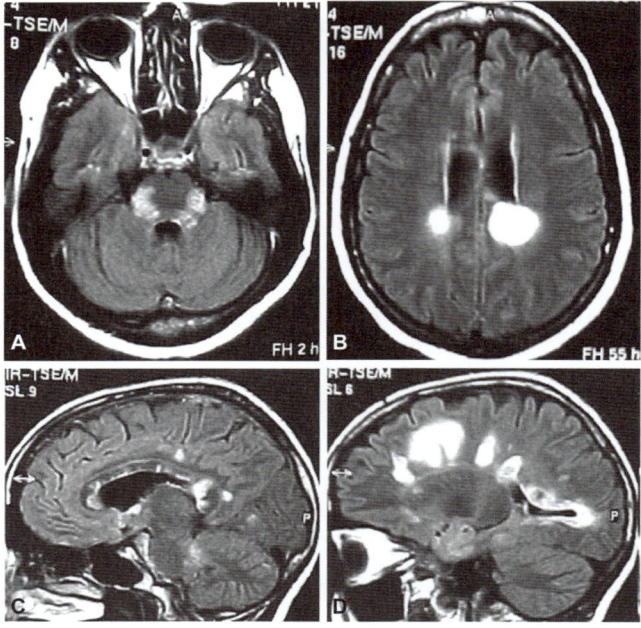

Figura 497.3 Esclerose múltipla. Ressonância magnética de encéfalo axial *flair* mostrando lesões nas topografias típicas das doenças desmielizantes. **A.** Lesões na ponte, na projeção dos núcleos/nervos trigeminais. **B.** Lesões periventriculares. **C.** Lesões na superfície ventricular do corpo caloso. **D.** Lesões perpendiculares ao corpo caloso (dedos de Dawson).

Quadro 497.1 Ressonância magnética do crânio na esclerose múltipla (Osborn, 2004).

- Lesões com hipersinal em T2, múltiplas, perpendiculares ao corpo caloso
- Lesões com hipersinal em *flair* de forma linear ou oval, bilaterais, assimétricas, na substância branca. Extensão perivenular em dedos de Dawson
- Lesões com captação de contraste durante a fase de inflamação ativa

Tratamento medicamentoso

Tratamento do surto

- Surtos com manifestações clínicas discretas: não precisam ser tratados com medicamentos (os pacientes podem recuperar-se espontaneamente)
- Surtos mais graves: metilprednisolona, IV, 500 a 1.000 mg/dia, durante 3 a 7 dias
- Plasmaférese e/ou imunoglobulina humana em casos refratários à metilprednisolona.

Quadro 497.2 Critérios para disseminação de lesões no tempo pela ressonância magnética (McDonald, 2001).

1. Se o primeiro exame de ressonância magnética é feito 3 ou mais meses após o início do quadro clínico, a presença de lesão captante de gadolínio é suficiente para demonstrar disseminação no tempo, desde que não seja no mesmo local do evento clínico original. Se não há lesão captante nessa ocasião, exame posterior é indicado. O intervalo desse *follow-up* não é fixo, mas 3 meses são recomendados. Uma nova lesão captante em T1 nesse exame posterior preenche o critério para disseminação no tempo

2. Se o primeiro exame é realizado menos de 3 meses após o início do quadro clínico, um segundo exame, realizado após 3 ou mais meses, mostrando uma nova lesão captante, é evidência suficiente para disseminação no tempo. Porém, se não há lesão captante no segundo exame, outro exame posterior deve ser realizado, não menos de 3 meses do primeiro, e, se este mostrar uma nova lesão em T2 ou uma lesão captante, isso é suficiente

Quadro 497.3 Critérios de McDonald para diagnóstico da esclerose múltipla (McDonald, 2001).

Quadro clínico	Dados adicionais para o diagnóstico
2 ou mais surtos; evidência clínica objetiva de 2 ou mais lesões	Nenhum
2 ou mais surtos; evidência clínica de 1 lesão	Disseminação no espaço na RM ou 2 ou mais lesões na RM consistentes com EM mais LCR positivo, ou aguardar um surto posterior em local diferente
1 surto; evidência clínica objetiva de 2 ou mais lesões	Disseminação no tempo pela RM ou segundo surto clínico
1 ataque; evidência clínica objetiva de 1 lesão (apresentação monossintomática; síndrome clínica isolada)	Disseminação no espaço pela RM ou 2 ou mais lesões na RM consistentes com EM mais LCR positivo e disseminação no tempo pela RM ou segundo surto clínico
Progressão neurológica insidiosa sugestiva de EM	LCR positivo e disseminação no espaço demonstrada pela EM, assim: (1) 9 ou mais lesões encefálicas em T2, ou (2) 2 ou mais lesões na medula, ou (3) 4 a 8 lesões encefálicas mais 1 na medula, ou potencial evocado visual anormal associado a 4 a 8 lesões encefálicas ou com menos de 4 lesões encefálicas mais 1 lesão medular na RM e disseminação no tempo pela RM ou progressão contínua por 1 ano

RM: ressonância magnética; EM: esclerose múltipla; LCR: líquido cefalorraquidiano.

Quadro 497.4 Critérios de MAGNIMS (2016).

Disseminação no tempo:
Pelo menos uma lesão nova em T2 ou com realce pelo gadolínio em RM de seguimento, em comparação com um exame basal, independentemente do momento em que o exame basal foi feito
ou
Presença simultânea de lesões realçadas e não realçadas pelo gadolíneo em qualquer momento

Número de surtos	Número de lesões com evidência clínica objetiva	Dados adicionais necessários para o diagnóstico de EM
2 ou mais surtos	2 ou mais	Nenhum
2 ou mais surtos	1 (desde que haja evidências claras de um surto anterior envolvendo lesão em uma localização anatômica distinta)	Nenhum
2 ou mais surtos	1	Disseminação no espaço demonstrada por: • um surto novo em uma localização diferente ou • RM
1 surto	2 ou mais	Disseminação no tempo demonstrada por: • um novo surto ou • RM ou Presença de bandas oligoclonais no líquido cefalorraquidiano (em substituição à disseminação temporal)
1 surto	1	Disseminação no espaço demonstrada por: • um novo surto em uma localização diferente ou • RM e Disseminação no tempo demonstrada por: • um novo surto ou • RM ou Presença de bandas oligoclonais no líquido cefalorraquidiano (em substituição à disseminação temporal)

Os critérios de McDonald (2017), no que concerne à ressonância magnética (RM), já incorporam algumas das sugestões de MAGNIMS (2016): não há distinção entre lesões sintomáticas e assintomáticas, e a possível combinação de lesões corticais e justacorticais. No entanto, não incluem lesões no nervo óptico por RM e mantêm como um (1) o número mínimo de lesões periventriculares.

Tratamento modificador da doença

* Em reunião conjunta, o Comitê Brasileiro de Tratamento e Pesquisa em Esclerose Múltipla e Doenças Neuroimunológicas (BCTRIMS) e a Academia Brasileira de Neurologia (ABN) propuseram um consenso de tratamento brasileiro em 2016, com base na atividade da doença, estabelecido pelo número e pela gravidade dos surtos, pela recuperação ou não dos surtos, pela carga lesional na RM, sexo, idade de surgimento da doença e raça, entre outros fatores. Atualmente, o rol de medicamentos aprovados pela ANVISA inclui: betainterferona, acetato de glatirâmer, fingolimode, fumarato de dimetila, natalizumabe, alentuzumabe, ocrelizumabe, cladribina, ofatumumabe e siponimode. Porém, a CONITEC incorporou apenas os seis primeiros medicamentos descritos anteriormente. Novo protocolo de tratamento do SUS acaba de ser atualizado neste ano (2022) (Figura 497.4).

Alívio dos sintomas

* Fadiga: amantadina VO, 100 mg, 12/12 horas (recomendam-se períodos diários de repouso de 15 a 30 minutos) e fampridina 10 mg, de 12/12 horas
* Depressão: inibidores da recaptação de serotonina e associações (ver Capítulo 619, *Transtornos do Humor*)
* Espasmos tônicos: carbamazepina VO, 200 mg, 8/8 horas ou fenitoína na dose de até 5 mg/kg em tomada única ou dividido em 2 tomadas (ver Capítulo 495, *Epilepsias*)
* Espasticidade: baclofeno VO, 10 a 100 mg/dia, ou tizanidina, ou benzodiazepínicos, ou toxina botulínica em contratura localizada canabinoides (ver Capítulo 475, *Distonia*)
* Dor: antidepressivos tricíclicos (amitriptilina VO, 25 a 50 mg/dia) ou antiepilépticos (ver Capítulo 15, *Dor*), gabapentina na dose de até 1.200 mg/dia divididas em 2 doses diárias ou pregabalina na dose de até 600 mg divididas em até 2 doses diárias
* Incontinência urinária (ver Capítulo 368, *Bexiga Neurogênica*)
* Melhora da marcha: fampridina 10 mg, de 12/12 horas.

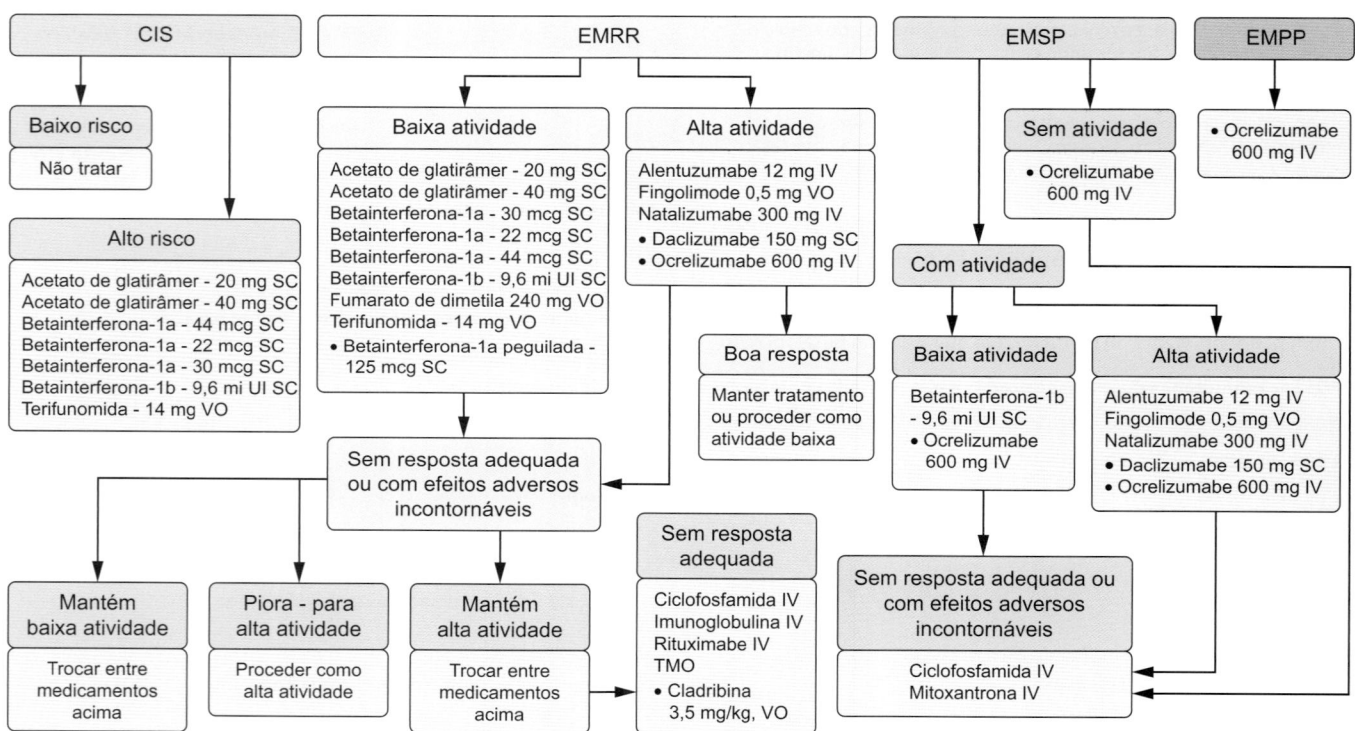

Figura 497.4 Protocolo aprovado pelo Ministério da Saúde, Secretaria de Atenção Especializada à Saúde, Secretaria de Ciência, Tecnologia, Inovação e Insumos Estratégicos em Saúde.

BIBLIOGRAFIA

Azevedo MF. GPS Medicamentos. Guia prático em saúde. Rio de Janeiro: Guanabara Koogan; 2017.

BACTRIMS e ABN – Brazilian Consensus for the Treatment of Multiple Sclerosis: Brazilian Academy of Neurology and Brazilian Committee on Treatment and Research in Multiple Sclerosis. Arq Neuropsiquiatr. 2018; 76(8):539-54.

Lublin FD, Reingold SC. Defining the clinical course of multiple sclrosis. Neurology. 2014; 83(3):278-86.

Ministério da Saúde, Secretaria de Atenção Especializada à Saúde, Secretaria de Ciência, Tecnologia, Inovação e Insumos Estratégicos em Saúde: Portaria Conjunta No 1, de 07 de janeiro de 2022: Protocolo Clínico e Diretrizes Terapêuticas da Esclerose Múltipla.

Thompson AJ, Banwell BL, Barkhof F, Carroll WM, Coetzee T, Comi G et al. Diagnosis of multiple sclerosis: 2017 revisions of the McDonald criteria. Lancet Neurol. 2018; 17:162-73.

Tilbery CP. Esclerose múltipla. In: MeloSouza SE. Tratamento das doenças neurológicas. 3. ed. Rio de Janeiro: Guanabara Koogan; 2013.

Titus HE, Chen Y, Podojil JR, Robinson AP, Balabanov R, Popko B, Miller SD. Pre-clinical and Clinical Implications of "Inside-Out" vs. "Outside-In" Paradigms in Multiple Sclerosis Etiopathogenesis. Front Cell Neurosci. 2020 Oct; 27;14:599717.

Wingerchuk, Dean M, MD, MSc, FRCP, FAAN et al.: Continuum- Multiple Sclerosis and other CNS Inflamatory diseases. June 2019, Vol. 25, Número 3.

498
Hematoma Extradural

César de Paula Lucas

INTRODUÇÃO

Coleção de sangue no espaço entre a tábua óssea e a dura-máter. Mais comum em jovens do sexo masculino (4:1), é raro em crianças com idade inferior a 2 anos e em adultos acima de 60 anos, provavelmente em virtude da maior aderência da dura-máter à tábua óssea interna (ver Capítulo 499, *Hematoma Subdural*).

O hematoma extradural (HED) ocorre, em geral, após traumatismo direto do crânio com fratura fechada. A fratura pode provocar lesão da artéria meníngea média ao longo do seu trajeto pela asa maior do esfenoide ao nível do ptério. Em alguns pacientes, o HED se localiza ao longo dos seios venosos da convexidade do crânio (seio sagital superior, seio transversosigmoide e seio esfenoparietal) ou é formado pelo próprio sangramento dos vasos diploicos.

MANIFESTAÇÕES CLÍNICAS

- Perda da consciência
- Cefaleia
- Vômitos
- Convulsões (focais ou generalizadas)
- Sem tratamento adequado, o quadro progride para decorticação, descerebração, hipertensão intracraniana, depressão respiratória e óbito.

DIAGNÓSTICO DIFERENCIAL

- Hematoma subdural
- Contusão e laceração cerebral
- Acidente vascular cerebral
- Ataque isquêmico transitório causando queda com traumatismo cranioencefálico
- Crise convulsiva seguida de traumatismo cranioencefálico.

Tríade clínica clássica do hematoma extradural

ATENÇÃO: apenas 30% dos pacientes apresentam a tríade clássica: (1) perda breve da consciência; (2) seguida de intervalo lúcido de algumas horas (apenas 20% dos pacientes); e, (3) finalmente, obnubilação mental, torpor, coma, hemiparesia contralateral e dilatação pupilar ipsilateral.

Por isso, nos pacientes que sofrem traumatismo do crânio de qualquer natureza, é preciso valorizar a queixa de cefaleia, que pode ser o único sintoma durante algum tempo.

EXAMES COMPLEMENTARES

- Radiografia simples do crânio: evidencia fratura em apenas 40% dos casos. Portanto, uma radiografia normal não exclui a possibilidade de fratura
- Tomografia computadorizada (TC): além do traço de fratura, mostra lesões associadas (contusão – laceração cerebral), desvios das estruturas da linha média, herniação em formação e hemorragia subaracnóidea pós-traumática (Figura 498.1)
- Ressonância magnética (RM): não é útil, pela impossibilidade de identificar sangue na fase aguda.

COMPROVAÇÃO DIAGNÓSTICA

- Dados clínicos + radiografia simples e TC do crânio.

TRATAMENTO

- Medidas de suporte de vida
- Monitoramento da pressão intracraniana nos pacientes com edema cerebral e que não melhoram nas primeiras 24 horas
- Introdução de medidas para reduzir a pressão intracraniana (PIC), quando necessárias: elevação da cabeceira a 30°, administração de diuréticos osmóticos, coma induzido, administração de substâncias protetoras encefálicas e, finalmente, craniotomia descompressiva (ver Capítulo 516, *Síndrome de Hipertensão Intracraniana*), seguidas de cuidados intensivos rigorosos.

Tratamento cirúrgico

- Craniotomia justaposta à lesão para drenagem e tamponamento dos vasos causadores do sangramento. Sangramento diploico proveniente do traço de fratura pode ser contido com cera óssea. Ancoramento da dura-máter ao longo do orifício da craniotomia. Nos casos de fratura óssea, utilizam-se fios de náilon ou de aço para restabelecer a integridade da calota craniana.

Recomendações práticas

Todo paciente com suspeita de hematoma extradural deve ser submetido à avaliação neurológica o mais rapidamente possível, seguido da realização de exame de imagem, para ser logo encaminhado ao centro cirúrgico para descompressão de emergência, condição decisiva no prognóstico.

Valorizar o relato de cefaleia após traumatismo cranioencefálico (Figura 498.2).

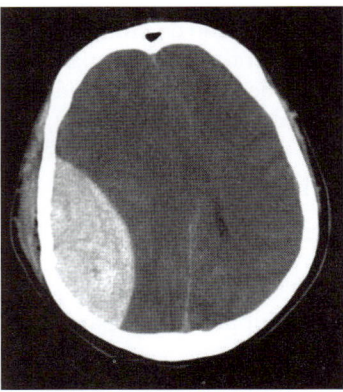

Figura 498.1 Traumatismo cranioencefálico. Tomografia computadorizada do crânio sem contraste revelando hematoma extradural, com aspecto em lente biconvexa, na região temporoparietal direita exercendo importante efeito de massa.

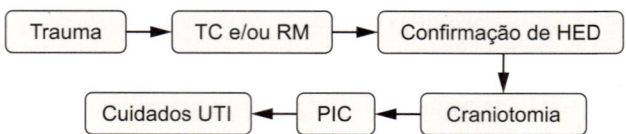

Figura 498.2 Avaliação de um paciente com suspeita de hematoma extradural.

BIBLIOGRAFIA

Carneiro RI. Hematoma epidural. In: MeloSouza, SE. Tratamento das doenças neurológicas. 3. ed. Rio de Janeiro: Guanabara Koogan; 2013.

Khairat, A, Wassen, M. Epidural hematoma. StatPearls [Internet]. Nov. 15, 2018.

Peres CMA, Caldas JGM, Puglia P, Andrade AF, Silva IAF, Teixeira MJ, Figueiredo EG. Endovascular management of acute epidural hematoma. J Neurosurg. 2018; 128:1044-50.

Porto CC, Porto AL. Semiologia médica. 8. ed. Rio de Janeiro: Guanabara Koogan; 2019.

499
Hematoma Subdural

Hematoma subdural crônico

César de Paula Lucas

INTRODUÇÃO

Coleção de sangue no espaço subdural decorrente de traumatismo cranioencefálico, ruptura de aneurisma cerebral ou malformação arteriovenosa.

O sangue acumula-se ao redor da laceração do parênquima cerebral ou das veias que unem a superfície cerebral aos seios da convexidade craniana, em geral, o seio sagital superior (ver Capítulo 498, *Hematoma Extradural*).

Pode ser agudo, subagudo ou crônico.

O hematoma subdural agudo instala-se até 3 dias após o traumatismo cranioencefálico; o subagudo, entre 4 e 21 dias; e o crônico, após 21 dias.

CAUSAS E FATORES DE RISCO

- Traumatismo cranioencefálico
- Epilepsia
- Coagulopatia
- Derivação ventriculoperitoneal para controle de hidrocefalia.

MANIFESTAÇÕES CLÍNICAS

- Cefaleia, vômitos, tonturas
- Depressão dos sensórios

- Irregularidade do diâmetro pupilar, geralmente ipsilateral à lesão
- Hemianopsia
- Hemiparesia geralmente contralateral à lesão
- Decorticação (hiperflexão dos membros superiores e hiperextensão dos membros inferiores)
- Descerebração (hiperextensão dos membros superiores e inferiores)
- Papiledema [associado a hematoma de formação lenta, enquanto a irregularidade do diâmetro pupilar (lesão do III par craniano) indica hematoma de formação rápida]
- Crises convulsivas (focais ou generalizadas) (ver Capítulo 495, *Epilepsias*).

DIAGNÓSTICO DIFERENCIAL

- Hematoma extradural
- Contusão/laceração cerebral
- Acidente vascular cerebral
- Ataque isquêmico transitório
- Tumor cerebral
- Paralisia pós-crise convulsiva
- Empiema subdural
- Meningite
- Demência
- Coagulopatia de diversas etiologias.

EXAMES COMPLEMENTARES

- Tomografia computadorizada (TC): demonstra hiperdensidade em hematoma subdural agudo, isodensidade no subagudo e hipodensidade no crônico
- Ressonância magnética (RM): em casos especiais.

Atenção

Todo paciente com suspeita de hematoma subdural deve ser submetido à avaliação neurológica o mais rápido possível.

COMPROVAÇÃO DIAGNÓSTICA

- Dados clínicos + TC e/ou RM.

TRATAMENTO

- Medidas de suporte de vida
- Monitorar pressão intracraniana nos pacientes com edema cerebral que não apresentam melhora nas primeiras 24 horas
- Medidas para diminuir a pressão intracraniana, quando necessárias: elevação da cabeceira a 30°, emprego de diuréticos osmóticos, retirada de líquido cefalorraquidiano, coma induzido, administração de substâncias protetoras encefálicas e, finalmente, craniotomia descompressiva
- Hematoma subdural agudo: craniotomia para drenagem de sangue e cauterização das estruturas responsáveis pelo sangramento
- Hematoma subdural crônico: trepanação, podendo-se optar ou não pelo emprego de drenos subdurais (craniotomia com sistema fechado)

- Hematoma subdural subagudo: pode ser tratado de uma das formas já descritas, dependendo do tempo de sua formação (os mais precoces por craniotomia, e os mais tardios com orifícios de trepanação abertos ou craniotomia com sistema fechado).

EVOLUÇÃO E PROGNÓSTICO

- Hematoma subdural agudo: taxa de mortalidade entre 50 e 90%, estreitamente relacionada com a faixa etária, ou seja, quanto maior a idade do paciente (superior a 60 anos), maior a mortalidade, e o uso prévio de anticoagulante
- "Regra das 4 horas": pacientes operados nas primeiras 4 horas após traumatismo cranioencefálico apresentam 30% de mortalidade, enquanto nos operados após esse período a taxa chega a atingir 90%
- Hematoma subdural crônico: taxa de mortalidade inferior a 10%.

Hematoma subdural crônico

Coleção hemática degenerada sob a camada dural, que não se estende ao espaço subaracnóideo, com distanciamento de no mínimo 21 dias ou mais do evento determinante, ou igual período de sintomas.

Origina-se a partir de um sangramento no espaço subdural, consequente à ruptura de veias drenantes para os seios vizinhos.

A dor de cabeça é a principal manifestação clínica. TC e RM constituem os exames de eleição para o diagnóstico.

BIBLIOGRAFIA

Lucas CP. Hematoma subdural agudo. In: Melo Souza SE. Tratamento das doenças neurológicas. 2. ed. Rio de Janeiro: Guanabara Koogan; 2008.

Porto CC, Porto AL. Semiologia médica. 8. ed. Rio de Janeiro: Guanabara Koogan; 2019.

Wilberger JE, Harris M, Diamond DL. Acute subdural hematoma: morbidity, mortality and operative timing. J Neurosurg. 1991; 74:212-8.

500
Hemorragia Subaracnóidea

Ruptura de aneurisma cerebral

Sebastião Eurico de Melo-Souza • Rubens Carneiro dos Santos Júnior

INTRODUÇÃO

Sangramento agudo no espaço subaracnóideo decorrente de traumatismo cranioencefálico ou ruptura de aneurisma intracraniano (Figura 500.1).

Ruptura do aneurisma cerebral faz o sangue espalhar-se pelo líquido cefalorraquidiano (LCR), não formando hematomas nem hemorragia dentro do parênquima cerebral, embora isso possa acontecer algumas vezes (ver Capítulo 499, *Hematoma Subdural*).

Os aneurismas situam-se quase sempre nas bifurcações das artérias intracranianas, principalmente no polígono de Willis, sendo mais comuns os das artérias comunicante anterior, da carótida interna intracraniana e da comunicante posterior.

O risco de ruptura aumenta conforme o tamanho do aneurisma (geralmente entre 6 e 8 mm) e com a idade. Os aneurismas muito grandes ("gigantes") têm parede grossa e menos risco de romper.

A hemorragia subaracnóidea é responsável por 10 a 15% dos acidentes vasculares cerebrais, ocorre em pessoas mais jovens e predomina em mulheres (60%) (ver Capítulo 487, *Acidente Vascular Cerebral*).

A incidência na população é de 11 casos em 100 mil.

CAUSAS

- Traumatismo cranioencefálico (ver Capítulo 523, *Traumatismo Cranioencefálico*)
- Ruptura de aneurisma ou malformações arteriovenosas intracranianas (hemorragia subaracnóidea espontânea, não traumática)
- Em 20% dos pacientes, não se encontra aneurisma e a causa pode não ficar esclarecida.

FATORES DE RISCO

- Etilismo
- Tabagismo
- Uso de cocaína.

MANIFESTAÇÕES CLÍNICAS

- Hemorragia subaracnóidea:
  - Paciente desperto, raramente em coma, mas pode estar sonolento
  - Rigidez de nuca e outros sinais meníngeos
  - Pode haver sinais localizados de déficit neurológico
  - Hemorragia de retina
- A escala de Hunt e Hess avalia a gravidade da hemorragia subaracnóidea (Quadro 500.1)

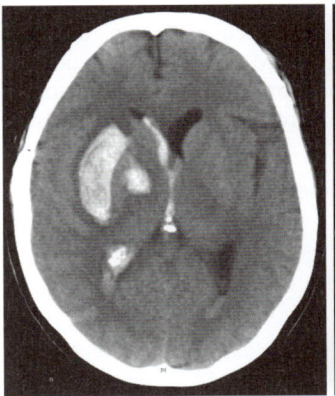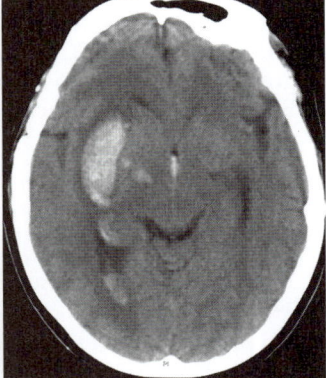

Figura 500.1 Hemorragia subaracnóidea. Observa-se sangue preenchendo o espaço subaracnóideo nas cisternas da base.

Quadro 500.1 Escala de Hunt e Hess para estabelecer o estado clínico do paciente com hemorragia subaracnóidea.

Grau	Condições neurológicas
1	Assintomático
2	Cefaleia intensa ou sinais meníngeos, sem déficit neurológico
3	Sonolência, déficit neurológico discreto
4	Torpor, moderada a grave hemiparesia
5	Coma profundo, postura de descerebração

Fonte: American Heart Association, 1996; Bederson JB. et al., 2009.

- Ruptura do aneurisma:
  - Cefaleia abrupta, intensa ("a pior da vida")
  - Cefaleia seguida de perda de consciência
  - Dor súbita na nuca e no dorso, no olho ou na face
  - Náuseas, vômitos
  - Foto e fonofobia
- Na ruptura de aneurisma, a pressão arterial pode se elevar, o que induz a erro diagnóstico, confundindo a hemorragia subaracnóidea com encefalopatia hipertensiva
- Arritmias cardíacas e isquemia miocárdica (clínica e eletrocardiográfica), por descarga excessiva de catecolaminas, podem estar presentes
- Em 25% dos pacientes que tiveram ruptura de aneurisma, há referência a crises de cefaleia mais leves antecedendo a hemorragia subaracnóidea, por alguns dias
- Por isso, é importante valorizar os casos de cefaleia abrupta e forte, mesmo sem outros acompanhantes ou sinais meníngeos
- Nos casos suspeitos, justifica-se tomografia computadorizada do crânio (TCC) e, se esta for normal, complementar com punção lombar e exame de LCR, e angiorressonância (ângio-RM) ou angiotomografia cerebral (ângio-TC).

EXAMES COMPLEMENTARES

- TC: muito precisa para confirmar a presença de sangue no espaço subaracnóideo nas hemorragias agudas, sendo menos sensível quando realizada alguns dias após o sangramento. Por vezes, pode sugerir aneurisma (Quadro 500.2)
- Ressonância magnética (RM) do crânio: também demonstra o sangue no espaço subaracnóideo, permanecendo mais tempo positiva para esse fim quando comparada à TC
- Arteriografia: o estudo angiográfico pode ser realizado utilizando a ângio-TC, a ângio-RM e o cateterismo (angiografia digital), sendo o último considerado o padrão-ouro. Esses exames são essenciais para demonstrar o aneurisma

Quadro 500.2 Escala de Fisher baseada no aspecto tomográfico (TC).

1. Não há sangue na TC
2. Extensão difusa do sangue subaracnóideo, sem coágulos e menor que 1 mm de espessura
3. Grande quantidade de sangue no espaço subaracnóideo (> 1 mm de espessura) e hematomas pequenos
4. Presença de sangue intracerebral e intraventricular, com significativo sangramento subaracnóideo

e determinar forma, colo, tamanho e a coexistência com outros aneurismas.

O cateterismo também serve como opção terapêutica nos casos de indicação de embolização

- Punção lombar: somente deve ser realizada quando a TC é normal ou duvidosa. Deve também ser feita nos casos de "cefaleia abrupta e forte". Quando há demora na investigação neurológica, o LCR já pode estar não hemorrágico (xantocrômico ou normal).

Atenção

TC e LCR normais, nos primeiros dias de um quadro suspeito, eliminam a possibilidade de hemorragia subaracnóidea. Mas, se o paciente somente procurar o médico tardiamente, o único recurso consiste em fazer uma arteriografia cerebral.

COMPLICAÇÕES

- Ressangramento: mais frequente no primeiro dia de evolução da hemorragia subaracnóidea. Apresenta alta mortalidade (70%).
  Risco de ressangramento só desaparece após clipagem do aneurisma
- Vasospasmo: ocorre com frequência entre o 3º e o 14º dia, com pico entre 7 e 12 dias, mas é sintomático em apenas 30% dos casos. Manifesta-se geralmente por sonolência, cefaleia e sinais neurológicos de déficit (facial central, mono ou hemiparesia, afasia). Pode reverter, deixar sequelas ou levar a óbito quando é extenso e grave, determinando infarto isquêmico extenso
- Hidrocefalia aguda: ocorre em 25% dos pacientes nos primeiros dias e, se for sintomática, deve ser corrigida cirurgicamente (drenagem ventricular); pode ser necessária derivação ventriculoperitoneal permanente. Pode ocorrer mais tardiamente, ser de pressão normal ou hipertensa, sendo inevitável, então, a derivação do LCR definitiva
- Hiponatremia: ocorre em 1/3 dos pacientes, sendo causada pelo baixo volume intravascular (contração de volume) e requer reposição de solução fisiológica (4 a 6 ℓ/dia)
- Outras complicações: Convulsões, edema pulmonar, hipertensão arterial, arritmias, úlcera de estresse.

TRATAMENTO

- Pacientes que atingem os graus 3 a 5 da escala de Hunt e Hess devem ser admitidos em unidade de terapia intensiva (UTI) e podem necessitar de entubação, ventilação e outros cuidados intensivos
- Repouso absoluto no leito, em ambiente calmo, escurecido e silencioso
- Meias elásticas para prevenir trombose venosa
- Dieta líquida e pastosa (hipossódica, se necessário)
- Controle frequente de sinais vitais e do equilíbrio hidreletrolítico
- Emolientes fecais.

Tratamento medicamentoso

- Analgésicos, se necessário (ver Capítulo 15, *Dor*)

- Protetores gástricos (bloqueadores H2, cimetidina ou ranitidina; ou inibidores da bomba de prótons, omeprazol, pantoprazol ou lansoprazol) (ver Capítulo 262, *Úlcera Péptica*)
- Antieméticos: metoclopramida, domperidona, ondansetrona
- Anticonvulsivantes para prevenção de convulsões que podem ter consequências graves: difenil-hidantoína por via intravenosa (IV), 20 mg/kg/dia, diluída em solução salina (50 mg/minuto) (ver Capítulo 495, *Epilepsias*)
- Nimodipino, VO, 60 mg, 4/4 horas, iniciada logo após o diagnóstico (pode causar hipotensão arterial) para prevenção do vasospasmo
- Dexametasona, IV, 4 mg, 6/6 horas
- Controle da pressão arterial (deve ser mantida abaixo de 160 × 100 mmHg): propranolol, VO, ou atenolol, VO, ou captopril, VO, ou enalapril, VO, ou lisinopril, VO. Em pacientes com hipertensão arterial refratária, administrar nitroprussieto de sódio (ver Capítulo 228, *Hipertensão Arterial*).

Tratamento cirúrgico de emergência

- Nos casos de hematoma intracraniano ou hidrocefalia aguda, com risco de vida
- Oclusão do aneurisma assim que possível: quanto mais precoce, melhores resultados nas primeiras horas
- Dois tipos de abordagem:
  - Tratamento endovascular por cateterismo e oclusão do aneurisma com material especial
  - Abordagem e clipagem do aneurisma por craniotomia aberta tradicional.

Recomendações práticas

- Cefaleia de início súbito, intensa, "a pior da vida", é altamente sugestiva de ruptura de aneurisma
- Sinais mais comuns de hemorragia subaracnóidea: rebaixamento do nível de consciência, rigidez de nuca, paresia ou paralisia do nervo oculomotor, hemorragia retiniana, hemiparesia ou hemiplegia, disartria e/ou disfasia, paresia do nervo abducente
- Diagnóstico precoce é fundamental para encaminhamento a serviços especializados.

EVOLUÇÃO E PROGNÓSTICO

- Em 10% dos casos, há instalação inicial de coma com alta incidência de óbito
- 30% têm perda de consciência transitória
- 50% dos pacientes podem ficar com sequelas.

BIBLIOGRAFIA

Azevedo MF. GPS Medicamentos. Guia prático em saúde. Rio de Janeiro: Guanabara Koogan; 2017.

Costa Júnior V, Teixeira MM. Hemorragia subaracnóidea. In: Melo-Souza SE. Tratamento das doenças neurológicas. 3. ed. Rio de Janeiro: Guanabara Koogan; 2013.

Lawton MT, Vates GE. Subarachnoid hemorrhage. NEJ Med. 2017; 377:257-66.

Petridis AK, Kamp MA, Cornelius JF, Beez T, Beseoglu K, Turowski B, Steiger H-J. Aneurysmal subarachnoid hemorrhage. Disch Arztebl Int. 2017; 114:226-36.

501
Hidrocefalia

César de Paula Lucas

INTRODUÇÃO

Alargamento do espaço ventricular decorrente, primariamente, da obstrução do aqueduto de Sylvius ou, secundariamente, do bloqueio da circulação do líquido cefalorraquidiano (LCR) no nível das granulações aracnóideas.

CLASSIFICAÇÃO

- **Hidrocefalia comunicante**: circulação do LCR bloqueada no nível das granulações aracnóideas
- **Hidrocefalia não comunicante**: bloqueio proximal às granulações aracnóideas
- **Hidrocefalia ex-vácuo**: alargamento dos ventrículos por perda de tecido cerebral (atrofia cerebral), geralmente decorrente do envelhecimento neural, podendo ser acelerado ou acentuado por processos patológicos (doenças de Creutzfeldt-Jacob e de Alzheimer) e que não é considerado hidrocefalia verdadeira.

Hidrocefalia de pressão normal

- Hidrocefalia de pressão normal (ver Capítulo 502, *Hidrocefalia de Pressão Normal*)
- Dilatação do sistema ventricular cerebral com pressão do LCR normal
- Apresenta-se sob a forma de uma síndrome com demência, apraxia da marcha e incontinência urinária.

CAUSAS

- Congênita: malformação de Chiari II e/ou mielomeningocele; estenose do aqueduto de Sylvius; malformação de Dandy-Walker
- Adquirida: infecciosa (pós-meningite e por neurocisticercose); pós-hemorrágica (pós-hemorragia subaracnóidea, pós-hemorragia intraventricular); secundária a lesões expansivas intracranianas (não neoplásicas, como a malformação arteriovenosa, e neoplásicas por obstrução da circulação do LCR); iatrogênica (pós-operatória).

MANIFESTAÇÕES CLÍNICAS

- Alargamento craniano maior que o crescimento facial
- Irritabilidade, náuseas, vômitos, cefaleia e vertigem
- Abaulamento e distensão das fontanelas (Figura 501.1)
- Dilatação e ingurgitamento das veias superficiais cranianas em função da reversão do fluxo nos seios intracranianos causada pela elevação da pressão intracraniana
- Papiledema
- Paralisia do VI nervo craniano

- Sinal do sol poente (paralisia do olhar para cima; síndrome de Parinaud)
- Reflexos osteotendíneos exaltados
- Distúrbios da marcha
- Incontinência urinária
- Déficit cognitivo
- Respiração irregular com episódios de apneia.

EXAMES COMPLEMENTARES

- Ultrassonografia pré-natal
- Radiografia do crânio
- Tomografia computadorizada e ressonância magnética do crânio: balonamento dos cornos frontais dos ventrículos laterais e do III ventrículo; absorção transependimária (Figura 501.2).

COMPROVAÇÃO DIAGNÓSTICA

- Dados clínicos + exames de imagem.

TRATAMENTO CIRÚRGICO

Derivação ventriculoperitoneal, ventriculoatrial, ventriculo-pleural, ventriculoureteral, derivação de Torkildsen.

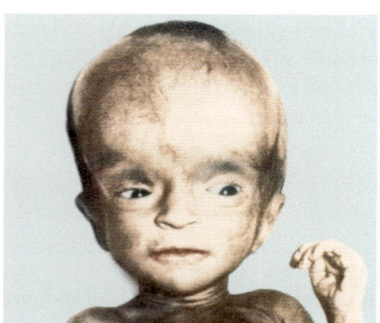

Figura 501.1 Hidrocefalia.

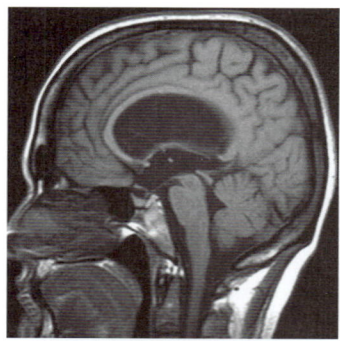
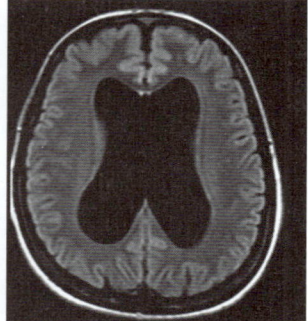
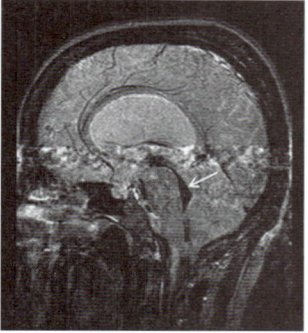

Figura 501.2 Hidrocefalia. Ressonância magnética mostrando dilatação significativa do sistema ventricular supratentorial, sem fatores obstrutivos.

BIBLIOGRAFIA

Cardoso ER. Hidrocefalia em adulto. In: Melo Souza SE. Tratamento das doenças neurológicas. 2. ed. Rio de Janeiro: Guanabara Koogan; 2008.

Lima BO. Hidrocefalia infantil. In: Melo Souza SE. Tratamento das doenças neurológicas. 2. ed. Rio de Janeiro: Guanabara Koogan; 2008.

502
Hidrocefalia de Pressão Normal

Síndrome de Hakim-Adams

Leonardo Rocha-Carneiro García-Zapata • Rafael Dangoni de Souza Pires

INTRODUÇÃO

A hidrocefalia de pressão normal (HPN), também conhecida como síndrome de Hakim-Adams, caracteriza-se pela tríade: apraxia da marcha, demência e incontinência urinária, associada a ventrículos dilatados e pressão do líquido cefalorra-quidiano (LCR).

A fisiopatologia ainda permanece incerta, no entanto já foi demonstrado que ocorrem aumentos transitórios da pressão intracraniana (PIC), geralmente durante o sono REM (*rapid eye movement*), os quais levam à ventriculomegalia, lentamente progressiva, além de lesão isquêmica de tratos da substância branca.

Anormalidades no parênquima cerebral de pessoas idosas o fazem mais suscetível a essas lesões, de modo que há maior prevalência entre a 6ª e a 8ª décadas de vida.

CLASSIFICAÇÃO

- HPN primária ou idiopática
- HPN secundária: trauma cranioencefálico, hemorragia, meningite e cirurgia intracraniana.

MANIFESTAÇÕES CLÍNICAS

Apraxia da marcha é o sintoma inicial mais comum, ocorrendo em 90% dos pacientes, seguido de demência e, por fim, incontinência urinária.

No princípio, a alteração da marcha se apresenta como desequilíbrio, quedas recorrentes e redução da velocidade da marcha. Em um estágio mais avançado, surgem dificuldades para iniciá-la e desequilíbrio ao mudar o sentido (dar a volta). Em geral, os passos são pequenos, com base alargada, os pés arrastando no chão.

A presença de déficit cognitivo da HPN corresponde a menos de 5% dos pacientes e o padrão mais comum é a síndrome disexecutiva frontal subcortical, confundindo-se, às vezes,

Diagnóstico diferencial com a marcha parkinsoniana

A principal diferenciação com a marcha parkinsoniana se dá pela preservação do balanço dos braços ao deambular e por não haver melhora com dicas visuoespaciais e contagem de passos.

com a síndrome de Binswanger (forma de encefalopatia subcortical vascular).

Faz-se necessário o diagnóstico diferencial com a doença de Alzheimer, principalmente com testes neuropsicológicos, porém essas duas condições podem ocorrer concomitantemente, apresentando, entre outros achados, atrofia hipocampal na ressonância magnética do crânio (RMC).

A incontinência urinária resulta do acometimento das fibras sacrais do trato corticospinal.

Vale ressaltar que a urgência miccional e a incontinência são sintomas frequentes em pessoas idosas e alguns pacientes podem apresentar aumento da frequência urinária no lugar de incontinência real.

Outros sintomas são letargia, apatia e dificuldade em manter-se acordado, além de transtornos do comportamento.

EXAMES COMPLEMENTARES

Tomografia computadorizada, RM e os testes de punção do LCR [*tap test* e drenagem lombar externa (DLE)] são realizados para confirmar a suspeita clínica, excluir diagnósticos diferenciais e predizer o resultado cirúrgico.

Os dados dos exames de imagem que favorecem o diagnóstico de HPN e predizem bom resultado cirúrgico são:

- Alargamento do sistema ventricular (ventriculomegalia) desproporcional à atrofia cerebral e sem causa congênita, com índice de Evans ≥ 0,3. Esse valor é obtido dividindo o maior diâmetro entre os cornos frontais dos ventrículos laterais pelo maior diâmetro biparietal, ambos medidos no plano axial (Figura 502.1A)
- Ausência de fatores obstrutivos ao fluxo do LCR
- Elevação e afilamento do corpo caloso
- Dilatação dos cornos temporais dos ventrículos laterais, não explicada por atrofia hipocampal

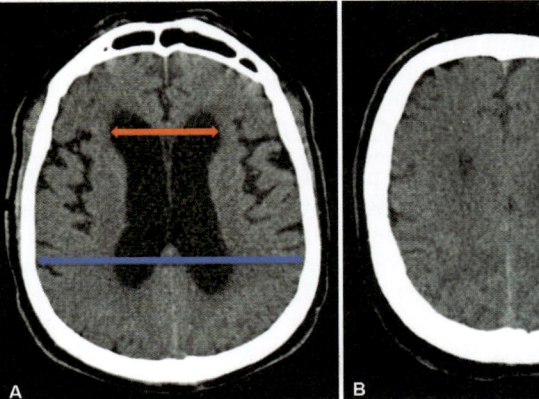
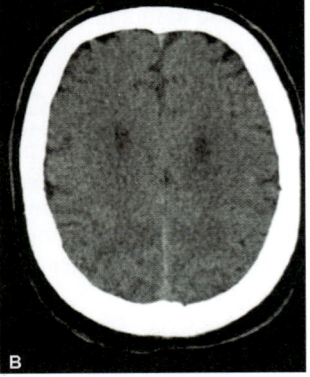

Figura 502.1 Tomografia computadorizada do crânio sem contraste intravenoso nos planos axiais. **A.** Observam-se ventriculomegalia com índice de Evans > 0,3 e alargamento das fissuras sylvianas. **B.** Evidencia-se apagamento dos sulcos corticais na alta convexidade cerebral, desproporcional à dilatação dos ventrículos laterais e III ventrículo.

- Cornos frontais dos ventrículos laterais arredondados (Figura 502.1 A)
- Dilatação das fissuras sylvianas (Figura 502.1 A) e das cisternas basais
- Apagamento/estreitamento dos sulcos corticais e espaços subaracnóideos na alta convexidade cerebral (Figura 502.1 B)
- Alteração de sinal periventricular difusa e relativamente simétrica, não relacionada com alterações isquêmicas ou desmielinização (achados mais bem evidenciados pela RM).

A combinação de ventriculomegalia com alargamento das fissuras sylvianas e apagamento dos espaços subaracnóideos na alta convexidade cerebral reflete a desproporcionalidade entre os espaços subaracnóideos superior e inferior, achado típico nos casos de HPN.

Avaliação prognóstica

Em geral, opta-se inicialmente pelo *tap test*, que consiste na retirada de LCR (40 a 50 m ℓ) por meio de punção do LCR, aferindo a pressão do LCR inicial, quando valores acima de 18 mmHg devem levantar a suspeita de hidrocefalia. Aproximadamente 1 hora após o procedimento, procura-se avaliar a melhora dos sintomas do paciente, principalmente aqueles relacionados com a marcha.

Outro teste de punção do LCR é a DLE, que consiste em drenar cerca de 150 m ℓ/dia de LCR durante 3 a 5 dias, avaliando, da mesma forma que o *tap test*, a melhora dos sintomas durante e após o procedimento.

A DLE tem alta sensibilidade e alto valor preditivo positivo no diagnóstico de HPN, simulando o efeito da cirurgia, no entanto, exige internação hospitalar e implica maiores riscos de infecção, sangramento e irritação nervosa.

COMPROVAÇÃO DIAGNÓSTICA

A presença de hidrocefalia nos exames de imagem é necessária, porém não suficiente para estabelecer o diagnóstico de HPN.

São necessárias evidências da história clínica, do exame físico e dos exames de imagem.

Os exames prognósticos (testes de punção de LCR) contribuem para a confirmação diagnóstica, na medida em que demonstram melhora dos sintomas após a punção, simulando, assim, o resultado cirúrgico.

TRATAMENTO

Tratamento cirúrgico

A derivação ventriculoperitoneal (DVP) constitui a principal alternativa terapêutica, embora haja uma tendência a preferir válvulas de baixa pressão.

Outras opções seriam derivação ventriculoatrial e lomboperitoneal.

Deve-se ter cuidado em relação à hiperdrenagem do LCR, que pode levar à formação de hematomas subdurais. Nesse sentido, existem sistemas eficientes antissifonagem (ou antigravitacionais), além da opção de utilizar válvulas programáveis que podem ser ajustadas externamente por meio de um dispositivo magnético especial, que modifica a pressão de abertura da válvula, evitando a necessidade de novos procedimentos cirúrgicos.

Outras complicações que merecem destaque são a hemorragia intraoperatória, os déficits neurológicos, a epilepsia, as arritmias cardíacas, as disfunções hipotalâmicas, as fístulas do LCR e as infecções.

Em alguns casos, o paciente tem apresentação tardia de estenose relativa de aqueduto, havendo uma desproporção entre o 4º ventrículo e os demais. Nessas situações, deve-se lembrar do terceiro ventriculostomia endoscópica (TVE) como uma opção, sendo considerada uma derivação interna. Esse procedimento consiste na fenestração do assoalho do terceiro ventrículo, possibilitando que o LCR passe diretamente para o compartimento anterior da cisterna interpeduncular, aumentando o fluxo sistólico de saída dos ventrículos e diminuindo os efeitos pressóricos sobre as paredes ventriculares e a substância branca adjacentes.

Importante destacar que, quanto mais característica for a alteração da marcha apresentada e menor o tempo de história clínica, melhor será a resposta ao tratamento. Por sua vez, ausência de distúrbio de marcha, quadros demenciais precoces e proeminentes em associação à atrofia difusa e importante comprometimento da substância branca na RMC sugerem uma pior resposta ao tratamento cirúrgico.

BIBLIOGRAFIA

Damasceno BP. Neuroimaging in normal pressure hydrocephalus. Dement Neuropsychol. 2015; 9(4):350-5.

Keong NC, Czosnyka M, Czosnyka Z et al. Clinical evaluation of adult hydrocephalus. In: Winn RH. Youmans neurological surgery. 6. ed. Elsevier Sauders; 2011.

Miskin N, Patel H, Franceschi AM, Ades-Aron B, Le A, Damadian BE, Stanton C et al. Neuroradiology: Diagnosis of normal-pressure hydrocephalus. Radiology. 2017; 285:197-205.

Pereira RM, Mazeti L, Lopes DCP, Gomes Pinto FC. Hidrocefalia de pressão normal: visão atual sobre fisiopatologia, diagnóstico e tratamento. Arq Bras Neurocir. 2012; 31(1):10-21.

Pinto FCG, Oliveira MF. Tratamento da hidrocefalia no adulto: derivações liquóricas. In: Siqueira MG. Tratado de neurocirurgia. Barueri: Manole; 2016.

Vieira E, Faquini I, Azevedo-Filho HC et al. Avaliação clínica da hidrocefalia no adulto. In: Siqueira MG. Tratado de neurocirurgia. Barueri: Manole; 2016.

503
Neoplasias do Sistema Nervoso Central

Tumores cerebrais

Aline Lariessy Campos Paiva ◆ Antônio Ferreira Afonso de Salles ◆ Alessandra Augusta Gorgulho

INTRODUÇÃO

Os tumores do sistema nervoso central (SNC) correspondem a aproximadamente 1% de todos os cânceres e 2% das mortes por câncer nos EUA. Essa incidência não é tão alta, pois o SNC tem a particularidade de conter em barreira hematencefálica (BHE) sua maior parte, o que diminui a chance de substâncias nocivas entrarem; por isso, o cérebro é considerado um santuário. Ao mesmo tempo que exerce certo grau de proteção contra implantes metastáticos, também restringe a entrada de medicamentos necessários para o tratamento de diversas patologias, como os quimioterápicos para o câncer.

Essas lesões podem ser primárias ou focos metastáticos.

Meningiomas são os tumores primários mais comuns, sobretudo em mulheres, e apresentam comportamento predominantemente benigno. Com relação às neoplasias malignas, os glioblastomas, além de serem os mais frequentes, são os que apresentam comportamento biológico mais agressivo.

As neoplasias podem ser intra-axiais, ou seja, as originadas de células intrínsecas do encéfalo, as quais, por serem de padrão infiltrativo, são de mais difícil delimitação do parênquima normal; ou extra-axiais, isto é, originam-se de estruturas externas e comprimem o parênquima adjacente ou originam-se do revestimento meníngeo, do osso e da pele.

Em geral, as neoplasias supratentoriais são mais comuns; entretanto, na faixa etária pediátrica, as infratentoriais são mais frequentes, sobretudo o astrocitoma pilocítico e o meduloblastoma.

CLASSIFICAÇÃO

A Organização Mundial da Saúde (OMS) atualizou a classificação das neoplasias cerebrais em 2021. Manteve-se o uso do perfil molecular como fator essencial, além do aspecto histopatológico.

Merecem destaque especial as alterações relativas aos tumores gliais, visto que seu conhecimento pormenorizado é crucial para manejo terapêutico, otimização de recursos e estabelecimento do prognóstico. Além disso, para graduar os tumores, utilizava-se números romanos e agora usa-se números arábicos.

A presença de mutação do IDH, codeleção 1 p19q, perda do alelo ATRX e avaliação do *status* da metilação do MGMT são os principais marcadores moleculares e genéticos essenciais para a classificação.

No Quadro 503.1 estão discriminadas as principais neoplasias do SNC.

Em relação aos tumores gliais, a presença de IDH selvagem é suficiente para classificar a neoplasia como glioblastoma. Desse modo, não existe mais glioblastoma IDH mutado, e sim astrocitoma grau 4 IDH mutado.

MANIFESTAÇÕES CLÍNICAS

O principal sintoma dos pacientes com neoplasias do SNC é a cefaleia, que pode apresentar várias características, principalmente a de dor tensional. Outro sintoma frequente são as crises epilépticas, que podem ser focais (principalmente nos gliomas difusos) ou generalizadas. (ver Capítulo 16, *Dor de Cabeça*).

O índice KPS (*Karnofsky Performance Scale*) avalia o grau de comprometimento funcional dos pacientes neuro-oncológicos (Quadro 503.4).

A localização, o tamanho e a presença de edema adjacente determinam o surgimento de outros sintomas como déficits motor ou sensitivo, alteração de nervos cranianos, afasia e dificuldade de cálculo.

Quadro 503.1 Principais neoplasias gliais (a mutação do IDH é essencial para a categorização).

Neoplasias gliais	Grau
Astrocitoma pilocítico	1
Astrocitoma difuso	2
Astrocitoma anaplásico	3
Astrocitoma	4
Glioblastoma (sempre IDH selvagem)	4

Status do IDH1: → Mutado; → Selvagem; → NOS (*not other specify*).

Quadro 503.2 Classificação dos meningiomas.

Meningiomas	Grau
Meningotelial, transicional, fibroblástico, secretor, microcístico, linfoplasmocitário, metaplásico	1
Atípico, células claras, cordoide	2
Rabdoide, anaplásico, papilar	3

Quadro 503.3 Classificação das neoplasias do sistema nervoso central de acordo com a Organização Mundial da Saúde (OMS – 5ª edição).

1 – Gliomas, tumores glioneuronais e outros tumores neuronais
1.1 – Gliomas difusos dos adultos
Astrocitoma, IDH-mutante
Oligodendroglioma, IDH-mutante e 1p/19q-codeletado
Glioblastoma, IDH-selvagem
1.2 – Gliomas Difusos de baixo grau pediátricos
Astrocitoma difuso, com alteração do MYB ou MYBL1
Glioma angiocêntrico
Tumor neuroepitelial de baixo grau polimorfo da juventude
Glioma difuso de baixo grau, com via MAPK alterada
1.3 – Gliomas difusos de alto grau pediátricos
Glioma difuso de linha média com alteração H3K27
Glioma hemisférico difuso com mutação H3G34
Glioma difuso de alto grau pediátrico, H3 selvagem e IDH selvagem
Glioma hemisférico infantil
1.4 – Gliomas astrocíticos circunscritos
Astrocitoma pilocítico
Astrocitoma de alto grau com aspectos piloides
Xantoastrocitoma pleomórfico
Astrocitoma subependimário de células gigantes
Glioma cordoide
Astroblastoma com alteração MN1
1.5 – Tumores glioneuronais e neuronais
Ganglioglioma
Ganglioglioma infantil desmoplásico/astrocitoma desmoplásico infantil
Tumor neuroepitelial desembrioblástico
Tumor glioneuronal difuso com aspectos semelhantes a oligodendroglioma e agrupamentos nucleares
Tumor glioneuronal papilar
Tumor glioneuronal formador de rosetas
Tumor glioneuronal mixoide
Tumor glioneuronal leptomeníngeo difuso
Gangliocitoma
Tumor neuronal multinodular e vacuolado
Gangliocitoma cerebelar displásico (doença de Lhermitte-Duclos)
Neurocitoma central
Neurocitoma extraventricular
Liponeurocitoma cerebelar

1.6 – Tumores ependimários
Ependimoma supratentorial
Ependimoma supratentorial com fusão ZFTA
Ependimoma supratentorial com fusão YAP1
Ependimoma de fossa posterior
Ependimoma de fossa posterior grupo PFA
Ependimoma de fossa posterior grupo PFB
Ependimoma medular
Ependimoma medular com amplificação MYCN
Ependimoma mixopapilar
Subependimoma
2 – Tumores do plexo coroide
Papiloma do plexo coroide
Papiloma atípico do plexo coroide
Carcinoma do plexo coroide
3 – Tumores embrionários
3.1 – Meduloblastoma
3.1.1 – Meduloblastoma com definição molecular
Meduloblastoma WNT ativado
Meduloblastoma SHH ativado e TP53 selvagem
Meduloblastoma SHH ativado e TP53 mutado
Meduloblastoma não WNT e não SHH
3.1.2 – Meduloblastoma com definição histológica
3.2 – Outros tumores embrionários do SNC
Tumor teratoide/rabdoide atípico
Tumor neuroepitelial cribriforme
Tumor embrionário com várias camadas de rosetas
Neuroblastoma do SNC com ativação FOXR2
Tumor do SNC com duplicação interna BCOR
Tumor embrionário do SNC
4 – Tumores da pineal
Pineocitoma
Tumor do parênquima da pineal com diferenciação intermediária
Pineoblastoma
Tumor papilar da região da pineal
Tumor desmoplásico mixoide da região da pineal com mutação SMARCB

(continua)

Quadro 503.3 Classificação das neoplasias do sistema nervoso central de acordo com a Organização Mundial da Saúde (OMS – 5ª edição). (*Continuação*)

5 – Tumores dos nervos cranianos e paraespinais	**10.1.1 – Linfomas do SNC**
Schwannoma	Linfoma difuso de grandes linfócitos B do SNC
Neurofibroma	Linfoma do SNC associado a imunodeficiência
Perineurinoma	Granulomatose linfomatoide
Tumor híbrido da bainha neural	Linfoma de grandes linfócitos B intravascular
Tumor melanocítico maligno da bainha neural	**10.1.2 – Miscelânea de raros linfomas do SNC**
Tumor maligno da bainha do nervo periférico	Linfoma MALT da dura
6 – Meningioma	Outros linfomas do SNC de baixo grau de linfócitos B
Meningioma	Linfoma Anaplásico de grandes células (ALK+/ALK–)
7 – Tumores mesenquimais não meningoteliais	Linfomas de células T e de células NK
7.1 – Tumor de partes moles	**10.2 – Tumores histiocitários**
Tumores miofibroblásticos e fibroblásticos	Doença de Erdheim-Chester
Tumor fibroso solitário	Doença de Rosai-Dorfman
7.2 – Tumores vasculares	Xantogranuloma juvenil
Hemangiomas e malformações vasculares	Histiocitose de células de Langerhans
Hemangioblastoma	Sarcoma histiocítico
7.3 – Tumores do músculo esquelético	**11 – Tumores de células germinativas**
Rabdomiossarcoma	Teratoma maduro
7.4 – Diferenciação incerta	Teratoma imaturo
Tumor mesenquimal intracraniano com fusão FET-CREB	Teratoma com malignidade somática
Sarcoma com rearranjo CIC	Germinoma
Sarcoma primário intracraniano com mutação DICER1	Carcinoma embrionário
Sarcoma de Ewing	Tumor do saco embrionário
8 – Tumores condro-ósseos	Coriocarcinoma
8.1 – Tumores condrogênicos	Tumor de células mistas germinativas
Condrossarcoma mesenquimal	**12 – Tumores da região selar**
Condrossarcoma	Craniofaringioma adamantinomatoso
8.2 – Tumores da notocorda	Craniofaringioma papilar
Cordoma	Pituicitoma, tumor de células granulares da região selar e oncocitoma de células em haste
9 – Tumores melanocíticos	Adenoma pituitário/PitNET
9.1 – Neoplasias meníngeas difusas melanocíticas	Blastoma pituitário
Melanocitose meningeal e melanomatose meningeal	**13 – Metástases do SNC**
9.2 – Neoplasias meníngeas circunscritas melanocíticas	Metástase para o cérebro e parênquima da medula espinal
Melanocitoma meníngeo e melanoma meníngeo	Metástase meníngea
10 – Tumores hematolinfoides	
10.1 – Linfomas	

Além disso, vale ressaltar que na vigência de hipertensão intracraniana, os pacientes podem apresentar papiledema e estado de estupor ou coma.

A tríade de Cushing, composta por hipertensão arterial sistêmica, bradicardia e alterações do ritmo respiratório, denota hipertensão intracraniana grave e, apesar de rara em tumores cerebrais, pode estar presente quando alguns pacientes descompensam agudamente.

Nesse contexto, merece destaque a faixa etária pediátrica, que apresenta sintomas distintos de acordo com a idade. Em alguns casos, os pacientes podem ter apenas aumento do perímetro cefálico ou irritabilidade excessiva.

Há ainda algumas síndromes genéticas que estão associadas a maior susceptilidade ao surgimento de neoplasias. As mais comuns são: neurofibromatose tipos 1 (NF1) e 2 (NF2), esclerose tuberosa e doença de Von Hippel-Lindau (Quadro 503. 5).

EXAMES COMPLEMENTARES

A tomografia computadorizada (TC) de crânio é o primeiro exame solicitado para um paciente com sinais e sintomas neurológicos, sobretudo os que se apresentam ao setor de emergência.

Quadro 503.4 Escala de Karnofsky.

Classificação de Karnofsky	Manifestações
100	Sem evidência de doença, independente para atividades de vida
90	Atividade normal, sintomas leves
80	Sintomas moderados
70	Incapaz de exercer atividades normais ou trabalho ativo
60	Requer assistência para realizar a maior parte de suas atividades
50	Requer assistência e frequentes consultas médicas
40	Incapacitado, requer tratamento especial
30	Extremamente incapacitado
20	Condições graves, necessita de suporte
10	Progressão rápida da doença, moribundo
0	Morte

Quadro 503.5 Principais síndromes genéticas e as neoplasias SNC associadas.

Síndrome genética	Principais tumores do SNC
Neurofibromatose tipo 1	Glioma de vias ópticas, astrocitoma cerebelar, meningiomas
Neurofibromatose tipo 2	Schwannoma do acústico (geralmente bilaterais)
Esclerose tuberosa	Astrocitoma subependimário de células gigantes
Doença de von-Hippel-Lindau	Hemangioblastoma

A TCE pode fazer estimativa das dimensões da lesão – se é intra ou extra-axial, se há sangramento intratumoral –, mas é incapaz de fornecer informações mais detalhadas sobre a extensão da neoplasia, relação com estruturas eloquentes, sua provável origem e comportamento.

O exame padrão-ouro para diagnóstico e seguimento de pacientes com tumores cerebrais é a ressonância magnética (RM). Ela dispõe de várias ponderações que são capazes de avaliar diversos aspectos do comportamento da lesão, assim como ajudar no diagnóstico diferencial com outras patologias. Mais recentemente, esse exame tem sido utilizado inclusive durante o ato operatório para guiar a ressecção. Ver Figuras 503.1 e 503.2.

DIAGNÓSTICO DIFERENCIAL

Lesões que apresentem efeito expansivo entram no diagnóstico diferencial das neoplasias (ver Figuras 503.1 e 503.2), sobretudo as lesões de natureza infecciosa que podem mimetizar tumores, como criptococomas, tuberculomas e neurotoxoplasmose.

Formas tumorais de outras afecções, como esclerose múltipla também podem mimetizar neoplasias cerebrais, sobretudo gliomas difusos. Muitas vezes, mesmo com recursos de imagem e medicina nuclear, a distinção é difícil e pode ser necessária a realização de biópsia cerebral.

TRATAMENTO

Devido à possibilidade de déficits neurológicos graves e permanentes, a observação é reservada a casos de exceção, como

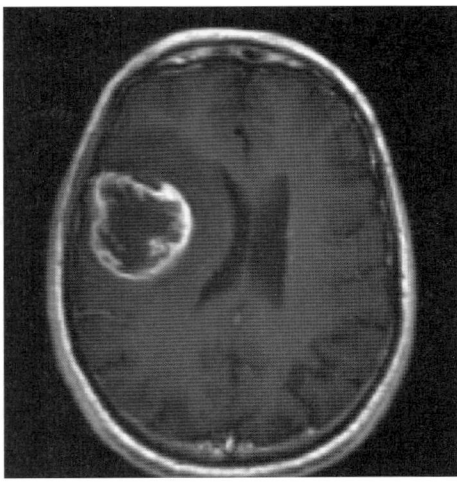

Figura 503.1 Ressonância magnética ponderada na sequência T1 com contraste, mostrando corte axial do cérebro e presença de lesão frontotemporal direita com importante efeito de massa, comprimindo e deslocando o ventrículo lateral direito, com área periférica de captação de contraste, área de necrose central e edema vasogênico adjacente. Esse padrão é bastante sugestivo de lesão glial de alto grau (confirmado na cirurgia).

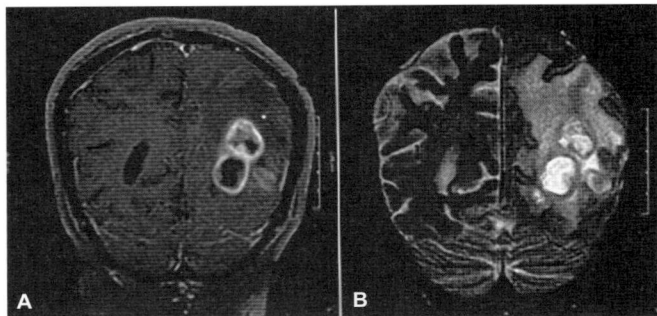

Figura 503.2 A. Corte coronal T1 com contraste de RM, mostrando lesão captante de contraste occipital esquerda. **B.** Corte coronal T2 de RM, mostrando edema importante adjacente à lesão. Essa lesão expansiva na qual inicialmente foi feita hipótese de neoplasia cerebral, revelou-se, ao exame de anatomia patológica, tratar-se de criptococoma.

em pacientes com tumores muito pequenos, de localização muito profunda ou com múltiplas comorbidades que tornem o risco cirúrgico proibitivo. A microcirurgia apresentou avanços nos últimos anos tornando o método mais seguro e eficaz.

Em muitos pacientes, é necessária terapêutica adjuvante com utilização de quimioterapia, radioterapia ou radiocirurgia. A escolha da modalidade terapêutica baseia-se no grau de ressecção, e sobretudo no comportamento biológico da neoplasia, avaliado através da pesquisa molecular e genética do tumor. Stupp, em 2005, instituiu o tratamento padrão-ouro para os glioblastomas que é feito por meio de quimiorradioterapia, por 6 meses, usando o agente alquilante temozolamida. Hoje, sabe-se que esse quimioterápico pode ser usado por mais tempo e que há outros medicamentos que podem ser usados como resgate, como o agente antiangiogênico bevacizumabe.

Em alguns casos de lesões no tronco cerebral, é realizada apenas biópsia (ou, quando a imagem é bastante sugestiva, nenhum tipo de intervenção é proposto) e se institui quimiorradioterapia, pelo risco cirúrgico elevado na manipulação dessa área.

PROGNÓSTICO

O prognóstico varia bastante, a depender do tempo de estabelecimento do diagnóstico e do comportamento biológico do tumor. Em geral, está bem estabelecido que os glioblastomas (IDH mutado ou selvagem) têm o pior prognóstico, a despeito de terapêutica otimizada pelo protocolo Stupp.

O conhecimento pormenorizado do perfil da neoplasia é indispensável para estabelecer o prognóstico. Por exemplo, astrocitomas de baixo grau com IDH selvagem apresentam comportamento semelhante ao dos glioblastomas, e, desse modo, o prognóstico é ruim.

No caso de metástases, é necessário avaliar o *status* oncológico completo, incluindo controle local da neoplasia primária e presença de outras metástases em outros órgãos.

O prognóstico oncológico, portanto, depende de vários fatores e é necessária a avaliação multidisciplinar incluindo neurocirurgião, oncologista, além de outros profissionais que fazem parte da equipe, incluindo fisioterapeuta, fonoaudiólogo e psicólogo. Deve-se ressaltar que o diagnóstico de neoplasia do SNC é bastante estigmatizante, fator que deve ser levado em conta pela equipe.

BIBLIOGRAFIA

Cohen AL, Holmen SL, Colman H. IDH1 and IDH2 mutations in gliomas. Current Neurology and Neuroscience Reports. 2013; 13(5).

Gurney JG, Kadan-Lottick N. Brain and other central nervous system tumors: rates, trends, and epidemiology. Curr Opin Oncol. 2001; 13:160-66.

Herholz K, Langen K-J, Schiepers C, Mountz JM. Brain tumors. Seminars in Nuclear Medicine. 2012; 42(6):356-70.

Louis DN, Perry A, Reifenberger G, von Deimling A, Figarella-Branger D, Cavenee WK, Ellison DW. The 2016 World Health Organization Classification of Tumors of the Central Nervous System: a summary. Acta Neuropathologica. 2016; 131(6):803-20.

Ostrom QT, Adel Fahmideh M, Cote DJ, Muskens IS, Schraw JM, Scheurer ME, Bondy ML. Risk factors for childhood and adult primary brain tumors. Neuro-Oncology, 2019.

Paiva ALC, Aguiar GB de, Lovato RM, Zanetti AVD, Panagopoulos AT, Veiga JCE. Cryptococcoma mimicking a brain tumor in an immunocompetent patient: case report of an extremely rare presentation. Sao Paulo Medical Journal. 2017.

Sun T, Plutynski A, Ward S, Rubin JB. An integrative view on sex differences in brain tumors. Cellular and Molecular Life Sciences. 2015; 72(17); 3323-42.

504
Meningites

Meningites virais, meningites bacterianas, meningite asséptica, síndrome de Waterhouse-Friderichsen

Sabrina Sgambatti de Andrade • João Guimarães de Andrade

MENINGITES VIRAIS

Infecção aguda das meninges, geralmente benigna e autolimitada, causada, na maioria das vezes, pelos enterovírus (80% dos casos). Nesse grupo, incluem-se poliovírus, vírus ECHO, coxsackie A, coxsackie B, além de outros enterovírus (Quadro 504.1).

O vírus da caxumba, que no passado foi causa importante de meningite viral, tem sido considerado reemergente na era pós-vacinação de rotina no Brasil, especialmente em adolescentes e adultos jovens; com o vírus mais atuante, o número de casos de meningite por caxumba tende a aumentar.

O período de incubação varia de acordo com o agente etiológico.

Meningite asséptica

O termo "meningite asséptica" refere-se à inflamação meníngea caracterizada clínica e laboratorialmente, na qual não há comprovação do agente infeccioso bacteriano (culturas de rotina negativas).

Os vírus constituem as causas mais frequentes, seguidas de outras etiologias, como micobactérias, fungos, parasitas, espiroquetas, medicamentos e doenças neoplásicas.

Atenção

- Enquadra-se na notificação compulsória de meningites em geral
- As manifestações clínicas das meningites virais e "asséptica" são similares. Por isso, a diferenciação somente é possível usando-se métodos laboratoriais refinados
- A causa mais comum de meningoencefalite esporádica é o herpes-vírus simples, que deve ser diagnosticado precocemente, pois o tratamento adequado diminui consideravelmente as sequelas e a mortalidade.

MANIFESTAÇÕES CLÍNICAS

- Tríade clássica: cefaleia, vômitos e febre:
  - Exantema e diarreia (enterovírus)
  - Sinais de irritação meníngea; em bebês, pode haver letargia, irritabilidade e dificuldade de sucção
  - Crises convulsivas e déficits neurológicos são raros, a não ser que haja componente encefalítico (meningoencefalite).

DIAGNÓSTICO DIFERENCIAL

- Meningites bacterianas
- Neurossífilis
- Cisticercose como causa de meningite asséptica deve ser enfatizada, pois pode ser diagnosticada por testes imunológicos no líquido cefalorraquidiano (LCR) e no soro (imunofluorescência, ELISA e fixação de complemento). A presença de eosinófilos no LCR (pesquisa de execução rápida após coleta de LCR) sugere etiologia parasitária.

Quadro 504.1 Principais agentes infecciosos das meningites virais.

RNA vírus	DNA vírus
• Enterovírus	• Adenovírus
• Arbovírus	• Vírus do grupo herpes
• Vírus do sarampo	• Varicela-zóster
• Vírus da caxumba	• Epstein-Barr
• Arenavírus – coriomeningite linfocitária	• Citomegalovírus
• HIV	

EXAMES COMPLEMENTARES

- Exame do LCR (Quadro 504.2)
- Cultura de vírus, demonstração de antígenos e técnica de reação em cadeia de polimerase (PCR), no LCR e no sangue, possibilitam diagnóstico etiológico, mas raramente são realizáveis
- PCR de LCR é o exame "padrão-ouro" para diagnóstico de meningoencefalite herpética (representa uma prática equivocada para o diagnóstico de meningoencefalite herpética pela presença de anticorpos da classe IgG no sangue ou no LCR em uma única coleta).

COMPROVAÇÃO DIAGNÓSTICA

- Dados clínicos + exame do LCR
- Em grande parte dos pacientes, a etiologia viral não é demonstrada.

COMPLICAÇÕES

- Sequelas neurológicas em alguns pacientes.

TRATAMENTO

- Tratamento pode ser ambulatorial
- Repouso
- Medidas de suporte.

Tratamento medicamentoso

- Corticoides não devem ser usados rotineiramente (possibilidade de propiciar multiplicação viral e exacerbar manifestações clínicas)
- Etiologia herpética ou pelo vírus da varicela: aciclovir por via intravenosa (IV), 30 mg/kg/dia, 8/8 horas, durante 14 a 21 dias (ver Capítulo 537, *Herpes Simples*).

PREVENÇÃO

- Precauções respiratórias a depender do agente etiológico (geralmente durante o período febril)
- Precauções de contato (luvas e avental) podem ser indicadas pela participação frequente dos enterovírus na etiologia das meningites virais, principalmente em crianças
- Imunização ativa contra sarampo e caxumba (vacina tríplice viral) e contra varicela-zóster.

EVOLUÇÃO E PROGNÓSTICO

- Prognóstico favorável
- Cura sem sequelas na maioria dos casos.

Quadro 504.2 Principais características do LCR nas meningites virais.

Características	Meningite viral	Encefalite viral	Valor de referência
Aspecto	Límpido	Límpido	Límpido
Cloretos	Normal	Normal	680 a 750 mEq/ℓ
Glicose	Normal	Normal	45 a 100 mg/dℓ
Proteínas totais	Normal ou levemente aumentadas	Discretamente aumentadas	15 a 50 mg/dℓ
Leucócitos	5 a 500 (predomínio de linfócitos)	1 a 100 (predomínio de linfócitos)	0 a 5 a 10 mm³

MENINGITES BACTERIANAS

Infecção aguda das meninges causada por diferentes bactérias, sendo as mais comuns a *Haemophilus influenzae*, a *Streptococcus pneumoniae* (pneumococos) e a *Neisseria meningitidis* (meningococos) (Figura 504.1).

Meningites por enterobactérias (*Escherichia coli*, *Klebsiella*, *Enterobacter*) e *Listeria monocytogenes* ocorrem especialmente em recém-nascidos, pessoas com mais de 60 anos, imunodeprimidos e em pacientes submetidos à neurocirurgia.

O período de incubação varia de 2 a 10 dias, com exceção da meningite por pneumococo, que é variável, conforme a idade (0 a 60 dias).

Atenção

- Trata-se de uma doença de notificação compulsória
- O ideal é o diagnóstico precoce, com identificação do agente etiológico e instituição do esquema terapêutico comprovadamente mais eficaz. No entanto, é comum não se poder contar com condições tão favoráveis para cuidar do paciente. Nesse caso, procurar a melhor opção disponível no momento
- Não descuidar das medidas de apoio (correção de distúrbios hidreletrolíticos, tratamento do estado toxêmico e choque séptico)
- Complicação grave da meningite meningocócica e por pneumococos é a insuficiência adrenal aguda (síndrome de Waterhouse-Friderichsen), caracterizada por colapso vascular, vasculite e lesões cutâneas, com alta taxa de mortalidade
- Tempo de tratamento para meningites: meningococo (5 a 7 dias); pneumococo e *H. influenzae* (10 dias); enterobactérias (14 dias); estafilococos e pseudômonas (14 a 21 dias).

PRINCIPAIS AGENTES INFECCIOSOS EM FUNÇÃO DA IDADE

- 0 a 2 meses: estreptococos do grupo B, enterobactérias, estafilococos, pseudômonas e *Listeria*
- 2 meses a 5 anos: *Haemophilus influenzae*, *Streptococcus pneumoniae*
- Acima de 5 anos: *Neisseria meningitidis*, *Streptococcus pneumoniae*
- Acima de 50 anos: *Listeria monocytogenes*.

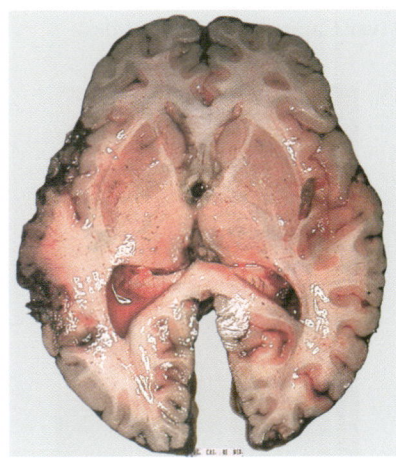

Figura 504.1 Meningite bacteriana, observando-se os hemisférios cerebrais recobertos por exsudato purulento.

MANIFESTAÇÕES CLÍNICAS

- Início súbito com febre alta, letargia ou coma, alteração do nível de consciência, cefaleia, vômitos, sinais de irritação meníngea (rigidez de nuca, Brudzinski, Kernig, Lasegue)
- Pode haver septicemia, às vezes fulminante, lesões petequiais (Figura 504.2), púrpura, coagulação intravascular e choque, especialmente na meningite por meningococo (meningococcemia).

Meningococcemia (síndrome de Waterhouse-Friderichsen)

A meningococcemia aguda pode ser leve, acompanhada apenas de vasculites com lesões cutâneas múltiplas, ou grave, com evolução em poucas horas com púrpura extensa, choque septicêmico e necrose de extremidades, com alto índice de mortalidade.

A presença de lesões inflamatórias intensas das adrenais caracteriza a síndrome de Waterhouse-Friderichsen, cujo tratamento exige a administração de hidrocortisona.

DIAGNÓSTICO DIFERENCIAL

- Meningite viral
- Meningismo
- Hemorragia cerebral
- Infecção parameníngea (mastoidite, abscesso peridural).

EXAMES COMPLEMENTARES

- Hemocultura
- Exame do LCR (Quadro 504.3)
- Bacterioscopia direta: LCR
- Aglutinação pelo látex (pesquisa de antígeno): LCR e soro
- Cultura (padrão-ouro): LCR, sangue, raspado de lesões petequiais
- PCR: LCR, soro, outras amostras.

COMPROVAÇÃO DIAGNÓSTICA

- Dados clínicos + demonstração da bactéria no LCR ou no sangue.

TRATAMENTO

- Terapia de suporte: hidratação cuidadosa para não haver aumento da pressão intracraniana. Anticonvulsivante se necessário (ver Capítulo 11, *Convulsões*).

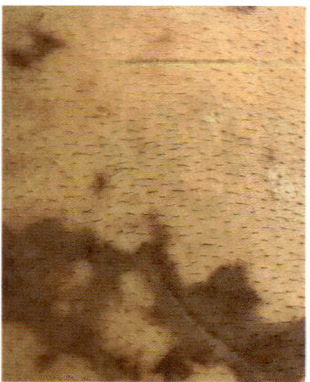

Figura 504.2 *Rash* petequial purpúrico em paciente com doença meningocócica.

Quadro 504.3 Características do líquido cefalorraquidiano nas meningites bacterianas.

Características	Meningite bacteriana	Valor de referência
Aspecto	Turvo	Límpido
Cloretos	Diminuídos	680 a 750 mEq/ℓ
Glicose	Diminuída	45 a 100 mg/dℓ
Proteínas totais	Aumentadas	15 a 50 mg/dℓ
Leucócitos*	200 a milhares (predomínio de neutrófilos)	0 a 10 mm³

*As células e os neutrófilos podem apresentar valores mais baixos nas seguintes situações: uso prévio de antibióticos, pacientes neutropênicos, infecção recente de meninges e meningites com foco parameníngeo (abscesso cerebral).

Tratamento medicamentoso

- Corticoides: evidências sugerem benefício de corticoides nas meningites por *Haemophilus influenzae*, reduzindo sequelas e mortalidade; nas meningites por pneumococos e meningococos, seu uso é discutível – dexametasona 0,15 mg/kg (máx. 10 mg), IV, 6/6 horas antes ou no momento da primeira dose de antibiótico
- Anticonvulsivante: indicado para todas as crianças e adultos com quadro convulsivo ou com história de convulsões. Fenobarbital: para adultos, VO ou IM, 100 a 200 mg, 12/12 horas; para crianças, 3,5 mg/kg/dia, 12/12 horas. Pode ser associado ou não à fenitoína: para adultos, VO ou IV, 100 a 200 mg/dia, 12/12 horas; para crianças, 6 mg/kg/dia, 12/12 horas
- Antibióticos: para escolha de antibióticos, deve-se considerar três condições clínicas:
  - Agente etiológico comprovado (Quadro 504.4)
  - Sem comprovação do agente etiológico (Quadro 504.5)
  - Idade do paciente (Quadro 504.6).

PROGNÓSTICO

- Pode haver sequelas neurológicas mesmo com tratamento precoce
- Taxa de mortalidade de 5 a 10%, mas pode aumentar com a demora no início do tratamento.

PREVENÇÃO

- Uso de máscara durante as primeiras 24 horas de tratamento, se não puder ser afastada a etiologia por *Haemophilus influenzae* e *Neisseria meningitidis*
- Monitorar pessoas expostas, que tiveram contato com caso-índice
- Para *Neisseria meningitidis* e *Haemophilus influenzae*, pessoas em contatos domiciliares, berçários, creches e escolares (mesma sala de aula) devem receber profilaxia o mais rapidamente possível:
  - *Neisseria meningitidis*: rifampicina 10 mg/kg, VO, 12/12 horas para crianças, ou 600 mg, VO, 12/12 horas para adultos por 2 dias; ceftriaxona 125 mg, IM, para < 12 anos e 250 mg, IM, para > 12 anos em dose única; ciprofloxacino 500 mg, VO, em dose única para adultos
  - *Haemophilus influenzae b*: rifampicina 20 mg/kg/dia, VO, 1 vez/dia para crianças ou 600 mg/dia, VO, para adultos, por 4 dias

Quadro 504.4 Antibióticos nas meningites bacterianas com agente etiológico comprovado.

Agente	1ª opção	Alternativas	Duração (dias)
H. influenzae	Ceftriaxona 100 mg/kg/dia, IV, 12/12 horas, máx. 4 g 12/12 horas	Ampicilina 300 mg/kg/dia, IV, 6/6 horas ou máx. 2 g 4/4 horas, ou cloranfenicol 75 a 100 mg/kg/dia, IV, 6/6 horas até 4 g/dia	7 a 10
N. meningitidis	Ceftriaxona 100 mg/kg/dia, IV, 12/12 horas, máx. 4 g 12/12 horas	Penicilina G 300 a 500.000 UI/kg/dia, IV, até 24.000.000 UI/dia ou 4 milhões UI 4/4 horas	7
S. pneumoniae	Ceftriaxona 100 mg/kg/dia, IV, 12/12 horas, máx. 4 g 12/12 horas	Penicilina G 300 a 500.000 UI/kg/dia, IV, até 24.000.000 UI/dia ou 4 milhões UI 4/4 horas	10 a 14
S. aureus	Oxacilina 200 mg/kg/dia, 4 a 6 horas, até 12 g/dia	Vancomicina 30 a 40 mg/kg/dia, IV, 6/6 horas	21 dias
Pseudômonas	Ceftazidima 100 mg/kg/dia, 8/8 horas, até 8 g/dia + amicacina 20 a 30 mg/kg/dia, 3/3 horas, até 1,5 g/dia	Meropeném 120 mg/kg/dia, IV, 8/8 horas ou 2 g 8/8 horas	21 dias
Enterobactérias	Ceftriaxona 100 mg/kg/dia, IV, 12/12 horas, até 8 g/dia	TMP-SMX 100 mg/kg/dia, IV, 8 a 12 horas	14 a 21 dias
Listeria	Ampicilina 300 a 400 mg/kg/dia, 6/6 horas ou 2 g, IV, 4/4 horas	TMP-SMX 20 mg/kg/dia, IV, 6 a 12 horas	21 dias

Quadro 504.5 Antibióticos nas meningites bacterianas sem comprovação do agente etiológico.

- Considerar duas situações: sem porta de entrada evidente e com porta de entrada
- Correlacionar porta de entrada e agente etiológico
- Pele (lesões sugestivas de infecção estafilocócica): oxacilina VO, 2 g, 4/4 ou 6/6 horas, para adultos, e 300 mg/kg/dia, para crianças; ou vancomicina (se for infecção hospitalar), 500 mg, VO, 6/6 horas, para adultos, e 40 mg/kg/dia, para crianças
- Intestino e vias urinárias (presumir participação de enterobactérias ou *Pseudomonas aeruginosa*): ceftriaxona ou ceftazidima + amicacina
- Ouvido e/ou mastoide (infecção aguda): ceftriaxona ou cefotaxima; ou ampicilina + cloranfenicol
- Outras portas de entrada: analisar os germes mais prováveis ou isolados

Quadro 504.6 Antibióticos nas meningites bacterianas em relação à idade.

Faixas etárias	Antibióticos (1ª escolha)*	Antibióticos (2ª escolha)*
< 2 meses	Ampicilina + Amicacina	Ceftriaxona + Ampicilina
2 meses a 5 anos	Ampicilina + Cloranfenicol	Ceftriaxona
> 5 anos	Penicilina G cristalina + Ampicilina	Ceftriaxona ou Cloranfenicol
Adultos < 60 anos	Ceftriaxona ± Vancomicina (em áreas de alta resistência à penicilina)	Cloranfenicol ± Vancomicina (em áreas de alta resistência à penicilina)
≥ 60 anos	Ceftriaxona + Ampicilina	Cloranfenicol + TMP-SMX

*Para as doses dos antibióticos, ver Quadro 504.3.

- Imunização ativa: vacinas contra *Haemophilus influenzae*, pneumococo (pneumocócica conjugada 13 valente e pneumocócica polissacarídica 23 valente) e meningococo (meningocócica recombinante B, meningocócicas conjugadas C ou ACWY).

BIBLIOGRAFIA

Azevedo MF. GPS Medicamentos. Guia prático em saúde. Rio de Janeiro: Guanabara Koogan; 2017.

Gilbert DN, Chambers HF, Eliopoulos GM, Saag MS, Pavia AT (eds.). The Sanford Guide to Antimicrobial Therapy. 50. ed. Antimicrobial Therapy; 2019.

Lee BE, Davies HD. Aseptic meningitis. Curr Opin Infect Dis. 2007; 20(3):272-7.

Mandell GL, Bennett JE, Dolin RM. Principles and practice of infectious diseases. 8. ed. United States: Churchill Livingstone; 2015.

McGill F, Heyderman RS, Panagiotou S, Tunkel AR, Solomon T. Acute bacterial meningitis in adults. Lancet. 2016; 17;388(10063):3036-47.

Ministério da Saúde. Guia de Vigilância em Saúde. Volume Único. 3. ed. Brasília; 2019.

Sociedade Brasileira de Imunizações. Disponível em: https://sbim.org.br/calendarios-de-vacinacao. Acesso em: 30 jul. 2019.

505
Neurocisticercose

Sebastião Eurico de Melo-Souza • Rubens Carneiro dos Santos Júnior

INTRODUÇÃO

Infestação do sistema nervoso central (SNC) por embriões da *Taenia solium* (solitária), chamados cisticercos, os quais podem se localizar nos espaços do líquido cefalorraquidiano (LCR) ou dentro do parênquima nervoso (ver Capítulo 584, *Helmintíases*).

Quando localizados nos espaços do LCR (ventrículos, cisternas, espaço subaracnóideo), desenvolve-se a forma racemosa (*C. racemosus*). Se dentro do parênquima, transformam-se em um pequeno cisto com um escólex rudimentar (*C. cellulosae*).

A infestação pode ser única ou apresentar um número variável de cisticercos.

A reação do hospedeiro pode ser mínima, e o cisticerco evolui até atingir tamanhos consideráveis. Mas, na maioria das vezes, existe uma reação, formando-se nódulos inflamatórios capazes de culminar no desaparecimento do cisticerco ou transformá-lo em um ponto calcificado (ver Figura 505.1).

CAUSAS E FATORES DE RISCO

- Alimentos contaminados (carnes malcozidas)
- Ingestão de ovos da *Taenia*
- Em crianças com teníase, pode haver regurgitação para o estômago.

MANIFESTAÇÕES CLÍNICAS

- Pode ser assintomática, descoberta, por acaso, pela presença de calcificações nos exames de neuroimagem
- Convulsões (epilepsia do tipo focal é a forma clínica mais comum)
- Hipertensão intracraniana (edema cerebral inflamatório)
- Formas pseudotumorais
- Hidrocefalia
- Síndrome meníngea subaguda
- Transtornos psíquicos (alterações comportamentais e déficit cognitivo)
- Raramente os cisticercos atingem a medula espinal causando déficit motor e sensitivo de membros inferiores.

EXAMES COMPLEMENTARES

- Tomografia computadorizada (TC) e/ou ressonância magnética (RM) do crânio são muito sensíveis para detectar as formas vesicular, nodular e calcificada, quando localizadas no tecido cerebral
- A RM tem sensibilidade maior para lesões ventriculares e no espaço subaracnóideo
- O aspecto típico é de lesão cística com realce anelar, nodulação excêntrica e edema adjacente (Figura 505.2)
- TC e/ou RM do canal vertebral e da medula, em casos especiais
- Exame do LCR: testes imunológicos específicos AITB (*enzyme-linked immunoelectrotransfer blot*) (EITB) e/ou ELISA (*enzyme linked immunosorbent assay*).

DIAGNÓSTICO DIFERENCIAL

- Tumores cerebrais
- Meningite
- Epilepsia.

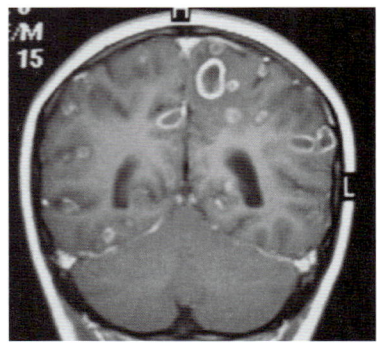

Figura 505.2 Neurocisticercose. Ressonância magnética coronal.

COMPROVAÇÃO DIAGNÓSTICA

- Dados clínicos + exame do LCR + exames de imagem (TC e/ou RM).

Neurocisticercose: critérios diagnósticos da Organização Pan-Americana da Saúde (OPAS)/Organização Mundial da Saúde (OMS)

- Critérios absolutos: demonstração histológica do parasita, visualização de cisticercos no exame do fundo de olho e lesões características na neuroimagem (cistos com escólex); lesões císticas multilobuladas no espaço subaracnóideo; calcificações cerebrais típicas
- Critérios maiores: lesões radiológicas sugestivas, testes imunológicos positivos para anticorpos anticisticercóticos, no soro e no LCR.

TRATAMENTO

- Ver Quadro 505.1
- Em paciente assintomático, os cistos viáveis devem ser tratados com parasiticidas
- Pode-se deixar os nódulos inflamatórios evoluir naturalmente
- Calcificações não requerem tratamento.

Tratamento medicamentoso

- Tratamento específico – 1ª escolha: albendazol por via oral (VO), 15 mg/kg/dia, durante 8 dias; ou praziquantel VO,

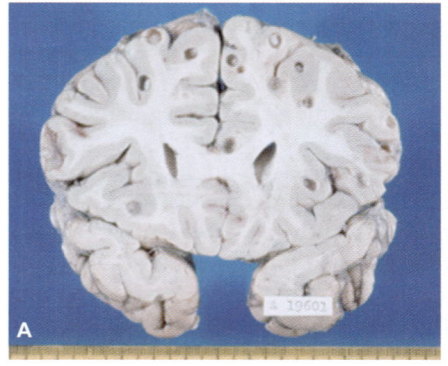
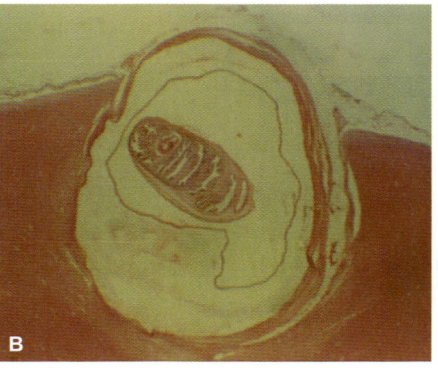
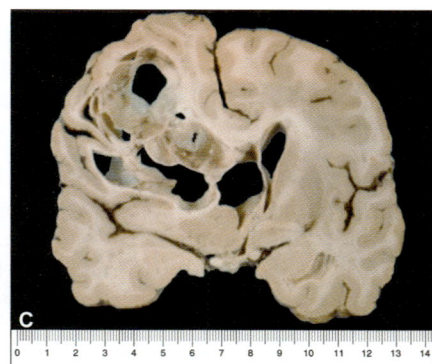

Figura 505.1 Neurocisticercose. Estágio vesicular. **A.** Múltiplos cisticercos viáveis contendo o escólex, no córtex cerebral. **B.** Cisticerco viável no córtex cerebral, com o escólex no centro do cisto. Ausência de reação inflamatória em torno do parasito. **C.** Forma racemosa. Agrupamento de vesículas múltiplas de tamanhos diversos, desprovidas de escólex. (Cortesia de Brasileiro Filho, 2021.)

Quadro 505.1 Tratamento antiparasitário da neurocisticercose.

Tipo	Grau de infestação	Recomendações
Neurocisticercose parenquimatosa		
Cistos viáveis	Leve (1 a 5 cistos)	• Tratamento antiparasitário + esteroides • Tratamento antiparasitário; esteroides apenas se houver efeitos colaterais • Sem tratamento antiparasitário; acompanhamento por neuroimagem
	Moderado (mais de 5 cistos) Grave (mais de 100 cistos)	Consenso: tratamento antiparasitário + esteroides • Tratamento antiparasitário + altas doses de esteroides • Tratamento crônico com esteroides sem antiparasitários; acompanhamento por neuroimagem
Cistos em degeneração (lesões captantes)	Leve ou moderado	• Sem tratamento antiparasitário; acompanhamento por neuroimagem • Tratamento antiparasitário + esteroides • Tratamento antiparasitário; esteroides apenas se houver efeitos colaterais
	Grave (encefalite cisticercótica)	Consenso: sem tratamento antiparasitário; altas doses de esteroides e diuréticos osmóticos
Cisticercose calcificada	Qualquer número	Consenso: sem tratamento antiparasitário
Neurocisticercose extraparenquimatosa		
Ventricular	–	Consenso: remoção neuroendoscópica, quando disponível Se não disponível: • Derivação do líquido cefalorraquidiano (LCR) seguida por tratamento antiparasitário + esteroides • Craniotomia (para cistos ventriculares)
Cistos subaracnóideos, incluindo cistos gigantes ou racemosos e meningite crônica Hidrocefalia sem cistos visíveis na neuroimagem	–	Consenso: tratamento antiparasitário + esteroides; derivação, se houver hidrocefalia Consenso: derivação do LCR, sem tratamento antiparasitário
Cisticercose intra ou extramedular	–	Consenso: preferencialmente cirurgia; relatos isolados de sucesso com tratamento com albendazol + esteroides
Cisticercose oftálmica	–	Consenso: ressecção cirúrgica

Fonte: Melo-Souza, 2013.

50 mg/kg/dia, durante 21 dias; 2ª escolha: para cistos viáveis (cistos com escólex e sem reação inflamatória extensa) (ver Capítulo 584, *Helmintíases*)

• Formas epilépticas: medicamentos antiepilépticos (ver Capítulo 495, *Epilepsias*)
• Edema cerebral inflamatório: dexametasona ou prednisona.

Tratamento cirúrgico

Exérese de lesões expansivas, retirada de cisticercos existentes nos ventrículos e no espaço subaracnóideo ou derivações ventriculares nas hidrocefalias.

BIBLIOGRAFIA

Azevedo MF. GPS Medicamentos. Guia prático em saúde. Rio de Janeiro: Guanabara Koogan; 2017.
Brasileiro Filho G. Bogliolo. Patologia. 10 ed: Rio de Janeiro: Guanabara Koogan; 2021.
Del Brutto OH, Nash TE, White Jr AC, Rajshekhar V, Wilkins PP, Singh G et al. Revised diagnostic criteria for neurocysticercosis. J Neurol Sci. 2017; 372:202-10.
Gripper LB, Welburm SC. Neurocysticercosis Infection and disease-a review. Acta Tropica. 2017; 166:215-224.
Melo Souza SE. Neurocisticercose. In: Melo Souza SE. Tratamento das doenças neurológicas. 3. ed. Rio de Janeiro: Guanabara Koogan; 2013.
Takayanagui OM. Parasitoses do sistema nervoso central. In: Porto CC, Porto AL. Semiologia médica. 8. ed. Rio de Janeiro: Guanabara Koogan; 2019.

506
Neurofibromatose
Doença de Recklinghausen, schwannomatose

Celmo Celeno Porto

INTRODUÇÃO

Neurofibromatose é uma denominação que agrupa dois distúrbios hereditários:

• Neurofibromatose do tipo 1 ou periférica (NF1), também chamada doença de Recklinghausen, de herança autossômica dominante, causada por um defeito do gene *NF1* do cromossomo 17 que resulta na disfunção da síntese de uma proteína, denominada neurofibromina, atuante na supressão de neoplasias (ver Capítulo 31, *Padrão de Herança Autossômica Dominante*)

Schwannomatose

• Forma clínica do grupo das neurofibromatoses provocada por mutação genética, cuja principal manifestação é a dor neuropática relacionada com múltiplos schwannomas.

- Neurofibromatose do tipo 2 ou central (NF2), causada por mutação no cromossomo 22 que leva à disfunção da proteína denominada merlina, também supressora de tumores (ver Parte 3, *Anomalias Genéticas*).

MANIFESTAÇÕES CLÍNICAS

Manifestações clínicas muito variadas, desde simples manchas cutâneas com poucos nurofibromas até formas graves com lesões deformantes e comprometimento das orelhas e do cérebro.

- Neurofibromatose do tipo 1 (Figura 506.1):
    - 30% dos pacientes são assintomáticos
    - Manchas semelhantes a sardas, porém maiores, de coloração castanho-amarronzada (manchas café com leite) localizadas principalmente no tronco, presentes desde o nascimento
    - Neurofibromas (tumores benignos de células de Schwann, percebidos como nódulos ao longo de nervos periféricos). Raramente aparecem antes da puberdade; podem ser sentidos ao longo do curso dos nervos periféricos subcutâneos
    - Nódulos pigmentados na íris (nódulos de Lisch)
    - Sintomas relacionados com neurinoma do acústico
    - Deformidades esqueléticas e vertebrais

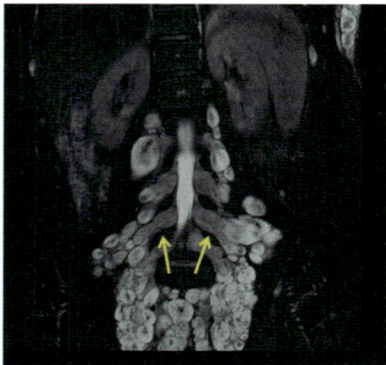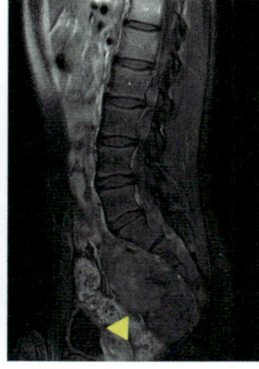

Figura 506.1 Neurofibromatose do tipo 1. Ressonância magnética de coluna lombossacra. Neurofibromas envolvendo as raízes nervosas lombares e sacrais, alargando os forantes intervertebrais (*setas*) e formando massa pressacral (*ponta de seta*).

- Neurofibromatose do tipo 2 (Figura 506.2):
    - Sintomas relacionados com neurinomas do acústico ou meningiomas (perda auditiva, vertigem, zumbido, ataxia, dor na face, cefaleia).

CRITÉRIOS DIAGNÓSTICOS

- Neurofibromatose do tipo 1 (dois ou mais dos seguintes sintomas):
    - Seis ou mais manchas café com leite
    - Sardas (efélides) axilares ou inguinais
    - Glioma óptico
    - Dois ou mais neurofibromas
    - Familiar de 1º grau com neurofibromatose do tipo 1
    - Dois ou mais nódulos de Lisch (hamartomas de íris)
    - Uma lesão óssea característica (displasia do osso esfenoide, adelgaçamento do córtex de ossos longos)
- Neurofibromatose do tipo 2 (dois ou mais dos seguintes sintomas)
    - Tumor bilateral do nervo craniano VIII
    - Familiar de 1º grau com neurofibromatose do tipo 2 e um neurinoma do acústico unilateral
    - Familiar de 1º grau com mais de duas das seguintes condições clínicas: glioma, meningioma, schwannoma, neurofibroma ou opacidade lenticular subescapular juvenil.

DIAGNÓSTICO DIFERENCIAL

- Tumores de fossa posterior (meningiomas, colesteatoma)
- Síndrome de Albright.

EXAMES COMPLEMENTARES

- Audiometria e exame oftalmológico
- Estudo do líquido cefalorraquidiano
- Tomografia computadorizada e ressonância magnética do crânio
- Estudo genético.

TRATAMENTO

- Não há tratamento específico
- Tratamento baseado no controle dos sintomas e/ou das condições clínicas associadas
- Aconselhamento genético.

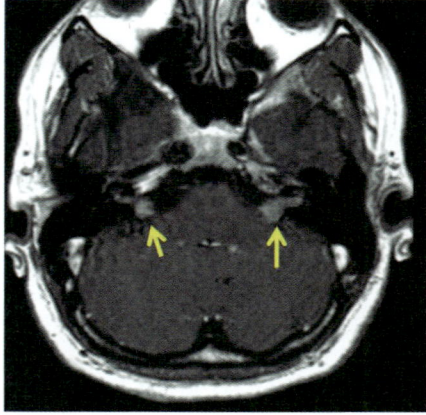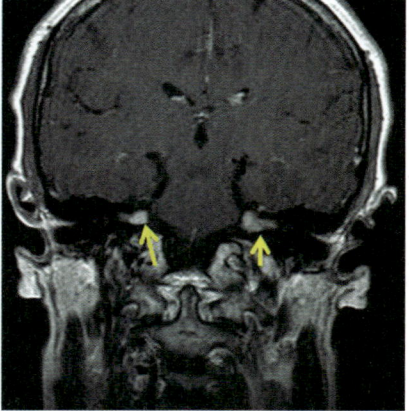

Figura 506.2 Neurofibromatose do tipo 2. Ressonância magnética de encéfalo mostrando lesões expansivas originando-se dos condutos auditivos internos que se projetam para os ângulos pontocerebelares (*setas* – schwannomas do VIII par craniano).

Associação Mineira de Apoio às Pessoas com Neurofibromatose (AMANF)

Trata-se de uma instituição não oficial, formada por diferentes especialistas, pacientes e familiares, que se propõe a fornecer informações, discutir experiências e divulgar aspectos legais sobre a neurofibromatose.

BIBLIOGRAFIA

Barkovich AJ, Kuzniecky RI. Síndromes neurocutâneas. In: Goldman L, Bennett JC. Cecil. Tratado de medicina interna. 21. ed. Rio de Janeiro: Guanabara Koogan; 2001.

Melo-Souza SE. Tratamento das doenças neurológicas. 2. ed. Rio de Janeiro: Guanabara Koogan; 2008.

507
Neuromielite Óptica

Mielite trasnversa

Denise Sisterolli Diniz • Claudia Soares Alves • Doralina Guimarães Brum Souza

INTRODUÇÃO

Neuromielite óptica (NMO) é uma doença inflamatória do sistema nervoso central (SNC), distinta da esclerose múltipla (EM). Tradicionalmente, a NMO foi considerada um distúrbio monofásico que consistia em neurite óptica bilateral simultânea e mielite transversa, mas há casos recidivantes.

A maioria dos pacientes com NMO tem anticorpos séricos detectáveis dirigidos ao canal de água aquaporina-4 (AQP4) imunoglobulina G (IgG), os quais são altamente específicos para NMO clinicamente diagnosticada (Figura 507.1).

As lesões relacionadas com a NMO localizam-se predominantemente nas regiões periliquóricas, topografia de elevada expressão do antígeno AQP4 5 (Figura 507.1).

Em 2006, Wingerchuck e Weinchenker publicaram um novo Consenso em NMO, incorporando a sorologia AQP4-IgG aos critérios diagnósticos, possibilitando que a neurite óptica unilateral ou as lesões cerebrais assintomáticas fossem consideradas, embora tenha sido mantida a exigência de ocorrência de ambas síndromes: mielites extensas e neurite óptica.

Em 2015, foi criado o termo "espectro da neuromielite óptica (ENMO)", que abrange pacientes AQP4-IgG soropositivos e soronegativos, a depender da manifestação de quadro clínico compatível com essa doença. O diagnóstico passou a ser estabelecido em pacientes com história limitada ou forma inaugural de NMO (p. ex., LETM de primeiro ataque ou primeiro evento de neurite óptica), que apresentam alto risco para futuros ataques, desde que sejam AQP4-IgG soropositivos. O diagnóstico de ENMO abrange também pacientes AQP4-IgG soronegativos, desde que estabelecidos critérios clínicos.

O termo ENMO também englobou lesões diencefálicas, do tronco encefálico e cerebrais que ocorrem em uma minoria de pacientes.

Exames de imagem por ressonância magnética (RM) podem evidenciar: (1) lesões de mielite transversa longitudinalmente extensa, com comprometimento ≥ a três segmentos vertebrais (MTLE) com localização central da medula, (3) neurite óptica (NO) geralmente bilateral e com perda visual importante, (4) MTLE associada a NO ou (5) outras alterações (Figura 507.2).

Também incluiu a coexistência de distúrbios autoimunes (p. ex., lúpus eritematoso sistêmico [LES] ou síndrome de Sjögren [SS]) e outras.

Anticorpo aquaporina 4 (AQP4) ou NMO-IgG

Em torno de 50 a 70% dos pacientes com NMO ou formas incompletas podem apresentar IgG reativa contra a aquaporina 4, uma proteína dos canais de água localizada nos pés dos astrócitos, na barreira hematencefálica. Esse biomarcador (NMO IgG) apresenta alta especificidade (90%) para a doença e permite diferenciá-la da esclerose múltipla (ver Capítulo 497, *Esclerose Múltipla*).

CRITÉRIOS DIAGNÓSTICOS

Em 2015, pesquisadores integrantes do *International Panel for NMO Diagnosis* (IPND) determinaram critérios revisados para diagnóstico de ENMO, tomada de decisões clínicas e abordagem das questões auxiliares e comorbidades (Quadro 507.1).

MANIFESTAÇÕES CLÍNICAS

O Quadro 507.2 resume as principais manifestações clínicas da NMO. A ocorrência simultânea de neurite óptica e mielite é descrita como evento inicial em 23 a 29% dos pacientes. O intervalo de tempo entre o primeiro e o segundo surto pode variar de semanas a vários anos. Surtos recorrentes de neurite óptica ou mielite podem ocorrer por tempo indeterminado até que a síndrome de NMO seja completada.

A pesquisa para o NMO IgG deve ser feita no primeiro surto de mielite ou neurite óptica sugestivos de NMO.

A positividade do NMO IgG prediz recorrência de novo surto, classificando-o como síndrome de alto risco para a doença de Devic.

O diagnóstico precoce com o uso do biomarcador para a doença implica possibilidade de tratamento precoce.

Atenção

Em todos os casos de neuropatia óptica, é importante a avaliação conjunta com o oftalmologista, para afastar doenças oculares como a uveíte, o glaucoma, as neuropatias ópticas isquêmicas arterítica e não arterítica.

DIAGNÓSTICO DIFERENCIAL

Mielite transversa

A mileite transversa (MT) é uma apresentação clássica e frequente na NMO, esse padrão pode ocorrer nas mielites

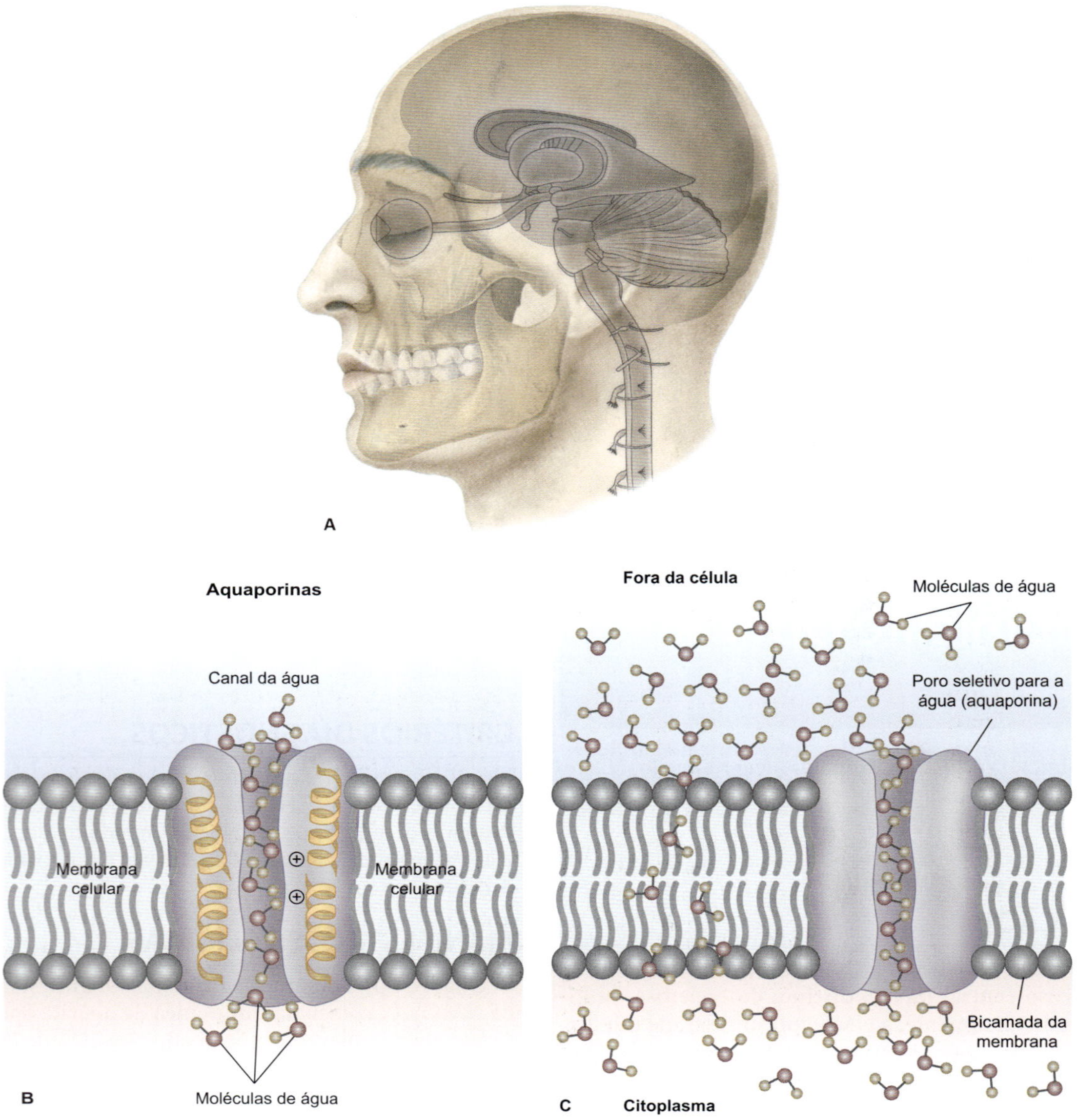

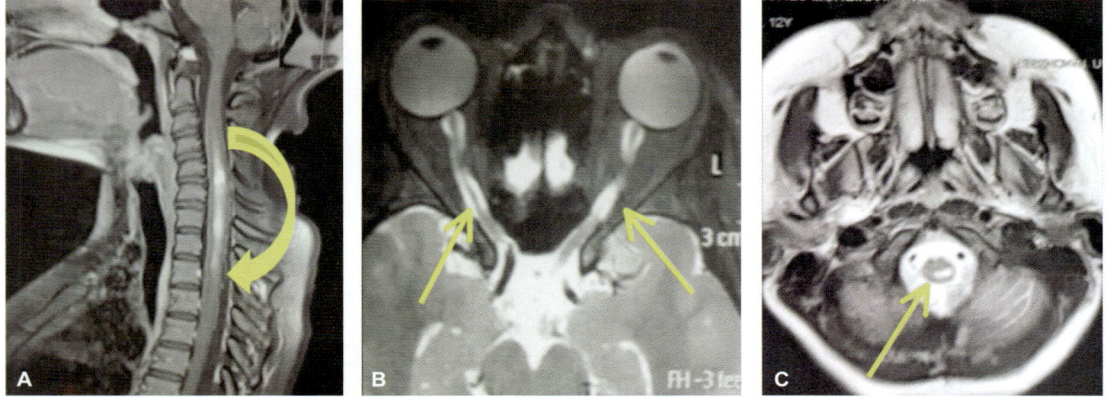

A

Aquaporinas

Canal da água

Membrana celular

Membrana celular

B Moléculas de água

Fora da célula

Moléculas de água

Poro seletivo para a água (aquaporina)

Bicamada da membrana

C **Citoplasma**

Figura 507.1 A. Topografia das lesões relacionadas com a neuromielite óptica, predominantemente em regiões periliquóricas. **B** e **C.** Canal de aquaporina na membrana plasmática.

Figura 507.2 A. Mielite transversa longitudinalmente extensa: placa de desmielinização que se estende de C4 a T2 e que resulta em tetraparesia. **B.** Neurite óptica bilateral e extensa: desmielinização que resulta em deficiência visual. **C.** Placa de desmielinização em área postrema – centro dos vômitos localizado no bulbo – que resulta em hiperemese, náuseas e soluções incoercíveis.

Quadro 507.1 Critérios diagnósticos do espectro da neuromielite óptica para pacientes adultos (Painel de Consenso – 2015).

Critérios diagnósticos para NMOSD com AQP4-IgG

1. Pelo menos 1 característica clínica principal
2. Teste positivo para AQP4-IgG usando o melhor método de detecção disponível (recomendado ensaio baseado em células)
3. Exclusão de diagnósticos alternativos

Critérios diagnósticos para NMOSD sem AQP4-IgG ou NMOSD com _status_ desconhecido de AQP4-IgG

1. Pelo menos 2 características clínicas principais que ocorrem como resultado de um ou mais ataques clínicos e atendendo a todos os seguintes requisitos:
   - Pelo menos 1 característica clínica essencial deve ser neurite óptica, mielite aguda com LETM ou síndrome de postrema de área
   - Disseminação no espaço (2 ou mais características clínicas centrais diferentes)
   - Cumprimento de requisitos adicionais de MRI, conforme aplicável
2. Testes negativos para AQP4-IgG (usando o melhor método de detecção disponível) ou sorologia desconhecida (quando teste indisponível)
3. Exclusão de diagnósticos alternativos
Características clínicas principais:
1. Neurite óptica
2. Mielite aguda
3. Síndrome da área postrema: episódio de soluços ou náuseas e vômitos de outra forma inexplicáveis
4. Síndrome do tronco encefálico agudo
5. Narcolepsia sintomática ou síndrome clínica diencefálica aguda com NMOSD. Lesões típicas na ressonância magnética diencefálica
6. Síndrome cerebral sintomática com lesões cerebrais típicas de NMOSD

Requisitos adicionais de RM para NMOSD sem AQP4-IgG e NMOSD com _status_ AQP4-IgG desconhecido

1. Neurite óptica aguda: requer ressonância magnética (RM) cranioencefálica mostrando (a) achados normais ou apenas sinais de comprometimento da substância branca inespecíficos, ou (b) RM do nervo óptico com lesão hiperintensa em T2 ou com gadolínio ponderado em T1, lesão que se estende por metade do comprimento do nervo óptico ou envolvendo quiasma óptico
2. Mielite aguda: requer lesão intramedular associada à RM que se estende por mais de 3 segmentos de corpos vertebrais contíguos (LETM), ou 3 segmentos contíguos de atrofia focal da medula espinal em pacientes com história compatível com mielite aguda
3. Síndrome da área postrema: requer lesões associadas à medula dorsal/área postrema
4. Síndrome do tronco encefálico agudo: requer lesões periependimárias associadas a lesões no tronco encefálico

NMOSD: _neuromyelitis optica spectrum disorder_. Fonte: Wingerchuck e Weinshenker, 2015.

Quadro 507.2 Principais manifestações clínicas do espectro da neuromielite óptica.

- **Mielite:** o padrão da mielite na NMO frequentemente é o de mielite transversa (MT). Instalação aguda de sintomas sensitivos bilaterais e ascendentes a partir dos pés, seguida de distúrbios de esfíncteres e déficit motor.
  A alteração sensitiva pode assumir o padrão de xale quando a lesão se localiza na porção cervical alta da medula espinal, em nível de C2, semelhante à siringomielia. A correspondência radiológica à ressonância magnética (RM) é de uma lesão acometendo uma extensão maior ou igual a 3 corpos vertebrais na porção central da ME – lesão extensa e central.
  Sintomas sensitivos e motores unilaterais sugerindo acometimento parcial da medula espinal (MTP) podem ocorrer particularmente na fase inicial.
  A tendência é a síndrome parcial se tornar completa, a MT clássica

- **Neurite óptica:** o quadro visual pode iniciar com borramento visual e atingir a amaurose, associado a dor espontânea e/ou movimentação. Perda visual indolor, uni ou bilateral, também ocorre frequentemente. Em geral, o acometimento visual é grave e com má recuperação

- **Outras síndromes:** sintomas sugerindo comprometimento de tronco encefálico, como ataxia cerebelar, diplopia (em nível de mesencéfalo), paralisia facial periférica (em nível de ponte): soluço, náuseas, vômitos incoercíveis, vertigem (bulbo) podem ocorrer como comprometimento isolado (mesencéfalo ou ponte) ou por extensão de lesão medular, principalmente no bulbo.
  A síndrome endócrina mais frequentemente associada ao ENMO é a disfunção tireoidiana.
  A narcolepsia sintomática ou síndrome clínica diencefálica cursa com achados típicos de ENMO à ressonância de crânio. A síndrome aguda de tronco encefálico requer lesão periependimária do tronco encefálico. A síndrome anti-MOG ainda é estudada junto à ENMO, porém existe uma tendência entre os autores a ser postulada como entidade própria

Fonte: Wingerchuck e Weinshenker, 2015.

infecciosas virais, bacterianas e parasitárias, nas neoplasias e nas doenças sistêmicas. Deve-se fazer investigação para doenças infecciosas – HIV, fungo, HTLV 1, esquistossomose.

Se o líquido cefalorraquidiano for compatível com meningite bacteriana, na presença ou ausência de meningismo, deve ser instituído tratamento com antibiótico, após coleta de material para cultura.

Entre as doenças sistêmicas, o LES, a síndrome dos anticorpos antifosfolipídeos (SAF), a SS e a sarcoidose podem apresentar MT.

A mielite transversa parcial (MTP) pode ser a apresentação inicial e o principal diagnóstico diferencial com essa forma é a esclerose múltipla (EM) (ver Capítulo 497, _Esclerose Múltipla_).

Neurite óptica

Neurite óptica (NO) indolor, uni ou bilateral, é o evento inicial em 29 a 61% dos pacientes. Porém, quando a redução da acuidade visual for indolor e bilateral, outros diagnósticos, como neurites ópticas isquêmicas arterítica e não arterítica e neuropatia óptica de Leber, devem ser considerados (ver Capítulo 94, _Neurite Óptica_).

Quando a manifestação clínica for compatível com neurite óptica – unilateral, associada a dor –, o principal diagnóstico diferencial é a EM (ver Capítulo 94, _Neurite Óptica_).

Anti-MOG (MAGAD)

Nos casos de NMO-IgG negativo e com NO de localização anterior e extensa, geralmente bilateral, mielite extensa localizada mais distal com comprometimento do cone medular e de lesões corticais extensas semelhantes à ADEM, o anticorpo anti-MOG deve ser investigado.

TRATAMENTO

O tratamento do ENMO deve ser multidisciplinar, com o objetivo de reabilitação durante e após o surto. O Quadro 507.3 descreve os tratamentos disponíveis para ENMO.

Durante o surto, os episódios agudos de mielite e neurite da NMO nos pacientes podem ser tratados com metilprednisolona, 1.000 mg, de 3 a 5 dias. Caso não haja resposta ao corticoide, o próximo passo consiste na realização de plasmaférese. O intervalo de tempo entre o corticoide e a plasmaférese não é bem definido. Porém, um intervalo de 1 semana para observar a resposta pode ser considerado.

Quadro 507.3 Tratamento do espectro da neuromielite óptica.

Terapia	Ação	Via de administração	Frequência	Riscos
Metilprednisona	Sistêmica	Infusão IV	Restrito ao surto (fase aguda)	Distúrbios do cálcio e resistência insulínica
Plasmaférese	Sistêmica	Aférese	Restrito ao surto (fase aguda)	Desidratação e hipovolemia
Prednisona	Sistêmica	Oral	Uso diário	Distúrbios do cálcio e resistência insulínica
Azatioprina	Metabolismo das purinas	Oral	Uso diário	Linfopenia
Micofenolato	Metabolismo das purinas	Oral	Uso diário	Linfopenia
Rituximabe	CD20	Infusão IV	Semestral	Infecção, vacinação e LEMP-vírus JC
Eculizumabe	Fração C5 do complemento	Infusão IV	Quinzenal	Infecção, vacinação e microangiopatia trombótica

IV: intravenosa. Fonte: Elaborado pela autora (bulário dos medicamentos fornecido pela indústria farmacêutica fabricante – Agência Nacional de Vigilância Sanitária/Food and Drug Administration).

Para a prevenção de novos surtos, deve-se administrar imunossupressores como a azatioprina (com ou sem corticoide oral em dose baixa).

Nos casos de falência terapêutica aos imunossupressores, os anticorpos monoclonais devem ser considerados. No Brasil, dispõe-se do rituximabe (anticorpo monoclonal contra o antígeno CD20 expresso na membrana plasmática de alguns tipos de linfócitos B). Em junho de 2019, a Food and Drug Administration (FDA) aprovou o eculizumabe (anticorpo monoclonal contra fração C5 do complemento), ainda não disponível no Brasil.

EVOLUÇÃO E PROGNÓSTICO

O prognóstico é ruim em uma grande porcentagem dos pacientes. A história natural da doença mostra evolução em tempo variável desde o primeiro surto até a ocorrência da associação de mielite e neurite óptica bilateral. Evolui com piora do déficit motor e perda de controle esfincteriano. Ocorre monoplegia ou paraplegia permanente em 31 a 52% dos casos. Insuficiência respiratória secundária à mielite cervical surge em 33% dos pacientes, dos quais 93% evoluem para óbito.

BIBLIOGRAFIA

Azevedo MF. GPS Medicamentos. Guia prático em saúde. Rio de Janeiro: Guanabara Koogan; 2017.

Bichuetti DB, Falcão AB, Boulos FC, Morais MM, Lotti CBC, Fragomeni MO et al. The profile of patients followed at the Neuroimmunology Clinic at UNIFESP: 20 years analysis. Arquivos de Neuropsiquiatria. 2015; 73(4):304-8.

Chao-Wen LIN, Lin I-H, Chen T-C, Jou J-R, Woung L-C. Clinical course and treaatment response of neuromyelitis optica spectrum disease: An 8-year experience. Asia-Pacific Journal of Ophtalmology. 2019; 8(3):206-10.

Colazzo IM, Weinshenker B, Nasr Z, Lopez A. Long term mortality in neuromyelitis optica spectrum disorder. Neurology. 2018; 90(Suppl. 15):6.414.

Debette S, Sèze J, Pruvo J-P, Zephir H, Pasquier F, Leys D, Vermersch P. Long-term outcome of acute and subacute myelopathies. Journal of Neurology. 2009; 256(6):980-8.

Del Negro MC. Neuromyelitis optica: phenotypic characteristics in a Brazilian case series. Arquivos de Neuropsiquiatria. 2017; 75(2):81-6.

Etemadifar M, Nasr Z, Khalili B, Taherioun M, Vosoughi R. Epidemiology of Neuromyeliti sOptica in the world: a systematic review and meta-analysis. Multiple Sclerosis International. 2015:1-8.

Frota E et al. Recomendações no tratamento da Esclerose Múltipla e Neuromielite óptica. Academia Brasileira de Neurologia. 2. ed. São Paulo: Omnifarma; 2016.

Iyer A, Elsone L, Appleton R, Jacob A. A review of the current literature and a guide to the early diagnosis of autoimmune disorders associated with neuromyelitis optica. Autoimmunity. 2014; 47(3):154-61.

Jacob A, Weinshenker BG, Violich I, McLinskey N, Krupp L, Fox RJ, Wingerchuk DM et al. Treatment of neuromyelitis optica with rituximabe: retrospective analysis of 25 patients. Arch Neurol. 2008; 6(11):1443-8.

Jarius S, Ruprecht K, Wildemann B, Kuempfel T, Ringelstein M, Geis C et al. Contrasting disease patterns in seropositive and seronegative neuromyelitis optica: A multicentre study of 175 patients. Journal of Neuroinflammation. 2012; 19(9):1-17.

Jarius S, Wildemann B. Aquaporin-4 antibodies (NMO-IgG) as a serological marker of neuromyelitis optica: a critical review of the Literature. Brain Pathology. 2013; 23(6):661-83.

Jarius S, Wildemann B. The history of neuromyelitis optica. Journal of Neuroinflammation. 2013; 10(797):1-12.

Lennon VA, Wingerchuk DM, Kryzer TJ, Pittock SJ, Lucchinetti CF, Fujihara K, Nakashima I, Weinshenker BG. A serum autoantibody marker of neuromyelitis optica: distinction from multiple sclerosis. The Lancet. 2004; 364(9451):2106-12.

Pardo S, Giovannoni G, Hawkes C, Lechner-Scott J, Waubant E, Levy M. Editorial on: Eculizumab in aquaporin-4-positive neuromyelitis optica spectrum disorder. Multiple sclerosis and related disorders. 2019; 33:A1-A2.

Perkcevik Y, Mitchell CH, Mealy MA, Orman G, Lee IH, Newsome SD et al. Differentiating neuromyelitis optica from other causes of longitudinally extensive transverse myelitis on spinal magnetic resonance imaging. Multiple Sclerosis Journal. 2015; 22(3):302-11.

Pittok SJ, Weinshenker BG, Lucchinetti CF, Wingerchuk DM, Corboy JR, Lennon VA. Neuromyelitis optica brain lesions localized at sites of hight aquaporin 4 expression. Arch Neurol. 2006; 63(7):964-8.

Trebst C, Jarius S, Berthele A, Paul F, Schippling S, Wildemann B et al. Update on the diagnosis and treatment of neuromyelitis optica: Recommendations of the Neuromyelitis Optica Study Group (NEMOS). J Neurol. 2013; 261:1-16.

Weinshenker BG. Neuromyelitis optica is distinct from Multiple sclerosis. Arch Neurol. 2007; 64(6):899-901.

Weinshenker BG, Wingerchuck DM. Neuromyelitis spectrum disorders. Mayo Clin Proc. 2017; 92(4):663-79.

Wingerchuck DM, Banwell B, Bennett JL, Cabre P, Carroll W, Chitnis T et al. International consensus diagnostic criteria for Neuromyelitis optica spectrum disorders. Neurology. 2015; 85(2):177-89.

Wingerchuck DM, MD, MSc, FRCP, FAAN et al.: Continuum-Multiple Sclerosis and other CNS Inflammatory diseases. 2019; 25(3):815-44.

Yonezu T, Ito S, Mori M, Ogawa Y, Makino T, Uzawa A, Kuwabara S et al. "Bright spotty lesions" on spinal magnetic resonance imaging differentiate neuromyelitis optica from multiple sclerosis. Multiple Sclerosis Journal. 2014; 20(3):331-7.

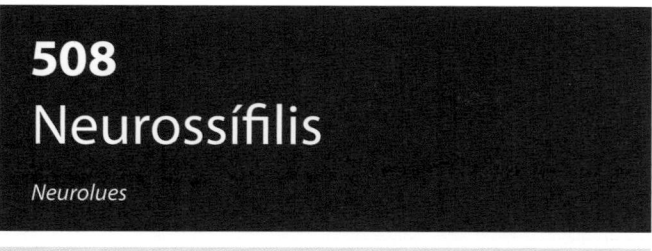

508
Neurossífilis

Neurolues

Alexandre Augustus Costa Barbosa

INTRODUÇÃO

Infecção do sistema nervoso central, causada pelo *Treponema pallidum*, que ocorre cerca de 10 a 20 anos após a fase primária. Nem todas as pessoas apresentarão essa complicação.

No início, as formas clínicas mais comuns envolvem o líquido cefalorraquidiano (LCR), as meninges e o sistema vascular (Figura 508.1).

Nas fases mais avançadas, há acometimento do parênquima cerebral e da medula espinal, com as formas clínicas descritas no Quadro 508.1.

MANIFESTAÇÕES CLÍNICAS

- Meningite sifilítica
- Marcha anormal ou incapacidade de deambular
- Parestesia nos membros inferiores
- Confusão ou falta de concentração
- Depressão ou irritabilidade, mudança de comportamento
- Convulsões ou rigidez de nuca
- Bexiga neurogênica
- Tremores, fraqueza
- Alterações visuais, até mesmo amaurose
- Paralisia geral progressiva
- *Tabes dorsal*.

HISTÓRIA NATURAL

- A Figura 508.1 trata da história natural da neurossífilis.

DIAGNÓSTICO

- Exame do LCR: pleocitose (6 a 200 céls./mm³) com predomínio linfomonocitário; elevação moderada de proteínas
- Em pacientes com HIV e sífilis, estabelecer um diagnóstico de neurossífilis é particularmente difícil quando o VDRL do LCR não é reativo no quadro de pleocitose leve no LCR

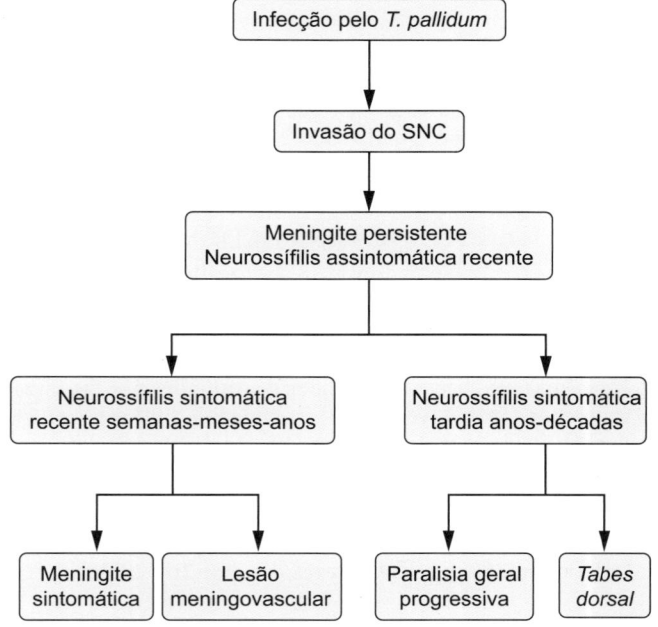

Figura 508.1 História natural da neurossífilis. (Adaptada de Marra, 2015.)

Quadro 508.1 Formas clínicas da neurossífilis.

Forma clínica	Estágio	Sintomas/sinais	Diagnóstico
Meningite assintomática	Pico durante o segundo ano de infecção	Nenhum	LCR: contagem leucocitária 0 a 100/μℓ; proteína, < 45 a 100 mg/dℓ; 84% VDRL reativo
Meningite sintomática	1 a 5 meses após a infecção	Cefaleia, rigidez de nuca, náuseas e vômitos, sinais de PIC aumentada, confusão, crises, sinais focais (especialmente segundo, sétimo e oitavo nervos cranianos), radiculite, mielite; pode estar associada com uveíte sifilítica	LCR: contagem leucocitária, 200 a 400/μℓ; 91% VDRL reativo
Menigovasculite	Média, 7 anos após a infecção	Pródromos de cefaleia, vertigem, alterações da personalidade, sintomas de isquemia ou acidente vascular cerebral (hemiparesia, afasia)	LCR: contagem leucocitária, 11 a 100 μℓ; proteína, 100 a 200 mg/dℓ; 81% VDRL reativo. Angiografia cerebral pode mostrar sangramento, oclusão, ou espasmo MRI mostra múltiplos infartos
Paralisia geral progressiva	10 a 20 anos após a infecção	Demência progressiva com predomínio de alterações comportamentais e de personalidade; exame físico mostra hipotonia, tremor intencional de mãos, língua e face, e reflexos anormais	LCR: contagem leucocitária 25 a 75/μℓ; proteína, 50 a 100 mg/dℓ; 100% VDRL reativo
Tabes dorsal	Média, 20 anos após a infecção	Perda sensitiva, dores lancinantes e parestesias de distribuição radicular; disfunção radicular; disfunção intestinal/vesical; déficit proprioceptivo com ataxia sensitiva; perda de reflexo; atrofia óptica; pupilas de Argyll Robertson	LCR: contagem leucocitária 10 a 50/μℓ; proteína, 45 a 75 mg/dℓ; 72% VDRL reativo

LCR: líquido cefalorraquidiano; PIC: pressão intracraniana; MRI: imagem por ressonância magnética.

- Um VDRL reativo confirma o diagnóstico de neurossífilis, mas um teste não reativo não exclui o diagnóstico
- VDRL reagente no LCR é mais específico, todavia apresenta baixa sensibilidade (30 a 70%).

Sífilis e HIV

O ressurgimento da sífilis, contemporaneamente à epidemia da AIDS, renovou o interesse pela patogênese dessa doença e pela resposta do hospedeiro.

A sífilis pode aumentar a carga viral do HIV e diminuir a contagem de células CD4 em pessoas infectadas pelo vírus, acelerando a progressão da doença pelo HIV.

TRATAMENTO

Devem ser tratados todos os pacientes que apresentem os achados descritos no Quadro 508.2.

Esquema-padrão
(Centers for Disease Control – CDC)

- Penicilina G cristalina aquosa: 18 a 24 milhões de unidades/dia, administrando-se 3 a 4 milhões de unidades por via intravenosa (IV), a cada 4 horas, ou 24 milhões de unidades em infusão IV contínua
- Penicilina G procaína: 2,4 milhões de unidades por via intramuscular (IM), 1 vez/dia + probenecida 500 mg por via oral (VO), 4 vezes/dia, durante 10 a 14 dias.

Esquemas alternativos

- Ceftriaxona: 2 g, IV ou IM, diariamente, por 10 a 14 dias; ou
- Doxiciclina: 200 mg, VO, 2 vezes/dia, por 21 a 28 dias.

Quadro 508.2 Tratamento da neurossífilis.

Quem deve ser tratado para neurossífilis? (DCCI/SVC/MS)
Todos os casos com VDRL reagente no LCR, independentemente da presença de sinais e sintomas neurológicos e/ou oculares
Casos que apresentem **VDRL não reagente** no LCR, com alterações bioquímicas no LCR e presença de sinais e sintomas neurológicos e/ou oculares e/ou achados de imagem do SNC característicos da doença e desde que os achados não possam ser explicados por outra doença

DCCI: Departamento de Condições Crônicas e Infecções Sexuais Transmissíveis; SVS: Secretaria de Vigilância em Saúde; MS: Ministério da Saúde.

BIBLIOGRAFIA

Azevedo MF. GPS Medicamentos. Guia prático em saúde. Rio de Janeiro: Guanabara Koogan; 2017.
Brasil. Ministério da Saúde. Manual técnico para diagnóstico de sífilis 2016.
Brasília: Ministério da Saúde, 2019.
Centers for Disease Control and Prevention (CDC). Neurosyphilis, 2019.
Kidsen RP, Overview of syphilis of the CNS. July 17, 2019. Disponível em: https://emedicine.medscape.com/article/1169231-overview.
Nitrini R. Neurossífilis. In: Melo-Souza SE. Tratamento das doenças neurológicas. 3. ed. Rio de Janeiro: Guanabara Koogan; 2013. p. 52-3.

509
Neuropatias Periféricas

Mononeuropatais, neuropatia múltipla, polineuropatias, polirradiculoneuropatia

Osvaldo José Moreira Nascimento

INTRODUÇÃO

As neuropatias periféricas constituem um grupo de condições clínicas caracterizadas pelo acometimento de um nervo isolado (mononeuropatia), de dois ou mais nervos de modo não simultâneo (neuropatia múltipla), ou de vários nervos de forma simétrica nas extremidades dos membros inferiores (polineuropatia) ou, ainda, os segmentos distais e proximais dos membros inferiores (polirradiculoneuropatia).

A lesão de fibras nervosas sensitivas mielinizadas finas resulta, em geral, em alteração da sensibilidade térmica e dolorosa, enquanto a lesão de fibras sensitivas mielinizadas grossas se acompanha de déficit proprioceptivo (redução ou abolição da sensibilidade vibratória, examinada com o diapasão, bem como da noção de posição segmentar e da sensibilidade à pressão).

Na lesão de fibras motoras mielinizadas grossas, surge a redução (paresia) ou abolição (paralisia) da força muscular.

As fibras amielínicas carreiam a função autonômica. As manifestações clínicas dependerão do tipo de fibras acometidas, se motoras, sensitivas, autonômicas ou mistas. Por exemplo, na neuropatia diabética, em suas diferentes apresentações clínicas, predominam os sintomas sensitivos, podendo somar-se distúrbios autonômicos, portanto, com acometimento das fibras mielinizadas sensitivas finas e as amielínicas.

O local das lesões ao longo dos troncos nervosos motores e sensitivos permite realizar o diagnóstico topográfico de radiculopatia (p. ex., compressiva, como hérnia de disco), inflamatória (p. ex., síndrome de Guillain-Barré [SGB], polirradiculoneuropatia desmielinizante inflamatória crônica [CIDP]) ou de plexopatia.

De modo geral, a maioria das neuropatias decorre de lesões axonais, predominando sintoma sensitivo positivo (dor) ou negativo (anestesia); as neuropatias por lesão da mielina (desmielinizantes) costumam acometer de modo prevalente a função motora, como visto na SGB e na CIDP.

POLINEUROPATIA

FORMAS CLÍNICAS E CAUSAS

- **Genéticas**: doença de Charcot-Marie-Tooth (CMT) – atrofia peroneira com pés cavus, doença de Dejerine Sottas, doença de Refsum
- **Infecciosas**: hanseníase, hepatites B e C, HTLV-1/2, AIDS, arboviroses (zika, chikungunya, dengue), vírus SARS-CoV-2 (complicações da Covid-19, endovasculares e hiperimunes podem resultar em comprometimento do nervo periférico, incluindo os nervos cranianos)

- **Nutricionais**: etilismo, deficiência de vitamina B$_{12}$, deficiência de ácido fólico, beribéri (carência de vitamina B$_1$), pelagra (carência de ácido nicotínico – vitamina B$_3$)
- **Metabólicas**: diabetes, hipotireoidismo, uremia, porfiria
- **Inflamatórias**: sarcoidose, poliarterite, artrite reumatoide, lúpus eritematoso sistêmico, vasculites
- **Tóxicas**: organofosforados, tálio, chumbo, mercúrio, arsênico
- **Medicamentos**: cloranfenicol, ergotamina, metissergida, cloroquina, isoniazida, etambutol, amiodarona, amitriptilina, imipramina, fenitoína, metronidazol, anfotericina B, indometacina, dapsona, vincristina, taxol e cisplatina e derivados, capecitabina, inibidores de *checkpoint* no tratamento de cânceres, metformina (acarreta deficiência de B$_{12}$), estatinas, nucleosídeos, incluindo zalcitabina, stavudina, didanosina, fialuridina, zidovudina e lamifudina
- **Neuropatias paraneoplásicas**: câncer de pulmão, de mama, de ovário, mieloma, linfomas, entre outras (Quadro 509.1).

Manifestações clínicas

- Fraqueza muscular de predomínio distal, nos membros inferiores, seguindo-se de comprometimento dos membros superiores e, por último, do tronco, podendo acometer nervos cranianos, como na SGB
- Parestesias e disestesias distais, predominando nos membros inferiores
- Atrofia dos músculos, principalmente distais, que ocorrem em algumas enfermidades, como na neuropatia hereditária de Charcot-Marie-Tooth. Fasciculações são raras e, quando presentes, podem indicar doença da ponta anterior da medula
- Redução ou abolição dos reflexos tendinosos (hipo ou arreflexia) é a regra
- Redução ou perda sensitiva (hipoestesia ou anestesia) com padrão distal, acometendo principalmente os membros inferiores.

Algumas neuropatias apresentam-se com hiperestesia ou dor neuropática (queimação, urência, choques)

- Ataxia sensitiva proprioceptiva (alteração de sensibilidade profunda: vibratória, noção de posição segmentar, pressão) também notada nas ganglioneuropatias
- Alterações autonômicas (hipotensão postural é a mais frequente, além de anidrose, disfunção erétil, alternância entre obstipação e diarreia): são decorrentes de lesão de fibras amielínicas e associadas às neuropatias de fibras finas, como no diabetes e na amiloidose
- Alterações tróficas (diminuição da pilificação, alterações de cor e temperatura da pele que se apresenta afinada com a perda de fâneros). Podem ser observadas nas neuropatias de fibras finas (Quadro 509.2).

POLIRRADICULONEUROPATIA

- Ver Capítulo 515, *Síndrome de Guillain-Barré.*

DIAGNÓSTICO DIFERENCIAL

- Miopatias que acometem as cinturas escapulares e pélvicas: a marcha é do tipo anserina (lembrando a do ganso), a resposta idiomuscular (contração muscular obtida pela percussão de um músculo) está reduzida ou abolida e

Quadro 509.1 Etiologia das neuropatias periféricas.

Causadas por agentes físicos e isquemia

- Compressivas e por encarceramento
- Por estiramento
- Isquêmicas
- Resultantes de feridas penetrantes
- Associadas às fraturas
- Associadas às injeções
- Secundárias às vibrações
- Por resfriamento
- Induzidas por irradiação
- Por choque elétrico

Geneticamente determinadas

- Doença de Charcot-Marie-Tooth
- Neuropatias hereditárias focais recorrentes
- Neuropatias sensitivo-autonômicas hereditárias
- Polineuropatia amiloidótica familiar (PAF)
- Doença de Refsum
- Neuropatias porfirínicas
- Doença de Fabry
- Nas deficiências de lipoproteínas
- Outras neuropatias hereditárias

Associadas às doenças sistêmicas

- Etílico-carenciais
- Diabética e hipoglicêmica
- Nos acometimentos da função da tireoide, hipófise, rins, fígado, respiratória crônica e da doença crítica
- Nas neuropatias associadas às gamopatias monoclonais e na síndrome de POEMS
- Amiloidose

Infecciosas e inflamatórias

- Doenças virais, principalmente herpes
- Hanseníase
- Arboviroses (zika, chikungunya, dengue)
- Diftérica
- Doença de Lyme
- Parasítica
- Sarcoidótica
- Vasculítica
- Inibidores de *checkpoint* para tratamento do câncer

Imunologicamente determinadas

- Síndrome de Guillain-Barré
- Polirradiculoneuropatia desmielinizante inflamatória crônica (CIDP)
- Neuropatia sensorimotora multifocal (síndrome de Lewis-Sumner)
- Neuropatia motora multifocal (NMM)
- Poliganglionopatias sensitivas inflamatórias idiopáticas e paraneoplásicas

Neuropatias associadas a agentes tóxicos exógenos

- Resultantes de agentes industriais
- Causadas por metais
- Provocadas por medicamentos

Associadas a neoplasias sistêmicas

- Paraneoplásicas
- Resultantes de linfomas, leucemias e policitemia vera

Tumores dos nervos periféricos

POEMS: polineuropatia, organomegalia, endocrinopatia, gamopatia monoclonal, alterações cutâneas.

pode-se observar o levantar do tipo miopático (de Gowers) (ver Capítulo 476, *Distrofias Musculares*)
- Atrofias musculares espinais: doenças raras, caracterizadas por importante atrofia muscular com desproporcional preservação da força muscular no(s) segmento(s) afetado(s), decorrentes de lesão do neurônio motor inferior, localizado na ponta anterior da medula espinal

Quadro 509.2 Seletividade de acometimento de fibras nervosas em algumas neuropatias periféricas.

Neuropatias mistas (sensorimotoras), predomínio de acometimento motor
• Síndrome de Guillain-Barré (SGB)
• Polirradiculoneuropatia desmielinizante inflamatória crônica (CIDP)
• Porfiria
• Intoxicação por chumbo
• Difteria
• Neuropatia sensorimotora hereditária dos tipos I e II
Predomínio de acometimento sensitivo
• Hanseníase
• Diabetes melito
• Amiloidose
• Deficiência de vitamina B_{12}
• Neuropatia sensitiva hereditária
• Ataxia de Friedreich
• Neuropatias periféricas paraneoplásicas
Predomínio de acometimento no sistema nervoso autônomo
• Diabetes melito
• Amiloidose familiar (ATTR) e primária (adquirida)
• Neuropatia autonômica hereditária
• Síndrome de Riley-Day (associada à ausência congênita da sensibilidade à dor)

- Os reflexos tornam-se progressivamente abolidos, podendo ser observados miofasciculações e movimentos alternados e rápidos nos quirodáctilos (minipolimioclonias)
- Doenças da junção neuromuscular (miastenia *gravis*): nesse grupo, observa-se fraqueza à medida que determinado movimento é executado, incluindo o de falar e deglutir (ver Capítulo 479, Miastenia *Gravis*)
- ENMG com teste de estimulação repetitiva demonstra decremento progressivo de potenciais, típico de miastenia
- Doenças do neurônio motor (p. ex., esclerose lateral amiotrófica [ELA]): caracteriza-se nas fases iniciais por fraqueza muscular, miofasciculações e cãibras, por vezes, muito dolorosas
- A intensa atrofia resulta em fraqueza muscular, com paralisia, acometendo a função respiratória pela atrofia dos músculos torácicos; atrofia e miofasciculações de língua são frequentes, auxiliando no reconhecimento da doença; sinais de piramidalismo, tais como hiper-reflexia e clônus compõem o quadro clínico (ver Capítulo 496, *Esclerose Lateral Amiotrófica*)
- A eletroneuromiografia (ENMG) mostra potenciais de grande amplitude (gigantes), indicativos de desenervação por lesão da ponta anterior da medula.

EXAMES COMPLEMENTARES

- ENMG: auxilia no diagnóstico de neuropatia, indicando se a lesão está em nível de raízes nervosas (radiculopatia ou polirradiculopatia), de plexo ou de tronco nervoso (mononeuropatia, neuropatia múltipla, polineuropatia)
  - Indicada, ainda, para avaliar o tipo de fibra nervosa afetada (sensitiva, motora ou ambas) e, mais ainda, se o acometimento é axonal (frequente nas neuropatias sensitivas) ou desmielinizante (mais encontrado nas neuropatias motoras)
  - Nas neuropatias axonais, a amplitude dos potenciais de ação composto está reduzida, ou estes potenciais estão abolidos; nas neuropatias desmielinizantes, as latências distais estão prolongadas, as velocidades de condução nervosa diminuídas e há bloqueios da condução nervosa
  - A ENMG é normal nas neuropatias exclusivamente de fibras finas, com sintomas sensitivos positivos, pois se trata de um método que não tem sensibilidade para aferir fibras finas
- Ressonância magnética (RM): pode auxiliar no diagnóstico de processos compressivos como hérnias de disco, tumores ou infiltrações neoplásicas de raízes e plexos, ou, ainda, por materiais estranhos (p. ex., infiltração de metacrilato para fins estéticos (bioplastia); sequências especiais, como a neurografia, com aparelhos de 3 Tesla, têm sido úteis para identificar lesões proximais nas raízes e nos plexos, bem como de nervos cranianos
- Ultrassonografia de alta resolução: permite identificar lesões edematosas, compressivas, inflamatórias, tumorais, de modo dinâmico, sendo, por isso, uma alternativa à RM. Auxilia também na avaliação evolutiva das lesões, sem a necessidade de introdução de agulhas, como na eletroneuromiografia
- Biópsia de pele e de nervo sensitivo superficial: a biópsia de pele com coloração especial e analisada em microscopia confocal possibilita conhecer a densidade de fibras das terminações nervosas cutâneas e identificar o acometimento de fibras finas nas neuropatias sensitivas dolorosas. Repete o que se observa ao exame neurológico: densidade menor de fibras no *punch*/biópsia distal (dorso do pé) comparando ao obtido nas porções proximais (terço médio da coxa)
  - Biópsia de nervo sensitivo superficial como do nervo sural (o mais utilizado): demonstra se a lesão é desmielinizante ativa, axonal ou mista. Presença de infiltrados inflamatórios, inclusive granulomatosos, como na hanseníase, depósitos de substâncias, como amiloide (polineuropatia amiloidótica), podem ser vistos, definindo a causa da neuropatia
  - As vasculites do nervo periférico, bem como a hanseníase e a amiloidose, têm na biópsia de nervo o padrão-ouro para o diagnóstico
  - A biópsia de nervo sempre deve ser processada por métodos especiais, incluindo a microscopia eletrônica e a imuno-histoquímica, devendo ser analisada por especialista, neurologista e/ou patologista
  - Biópsia muscular: realizada para complementar diagnósticos específicos, como sarcoidose, arterites e vasculites
- Testes autonômicos: auxiliam no diagnóstico de neuropatias autonômicas. O teste da inclinação passiva (*Tilt Test*) para hipotensão postural, preensão forçada (*hand-grip*), manobra de Valsalva
- Estudos de biologia molecular: são indicados para identificar mutações de DNA e, assim, diagnosticar doenças, como a polineuropatia amiloidótica familiar (ATTR) ou do *wild-type* (tipo selvagem); atualmente, algumas neuropatias hereditárias são passíveis de tratamento com medicamentos, como, por exemplo, os que estabilizam a estrutura da transtiretina (TTR), ou a silencia, ou ainda, a transforma, utilizando-se técnicas de RNA de interferência (RNAi)
- Exame(s) laboratorial(is): depende(m) da(s) causa(s) da neuropatia clinicamente sugerida(s).

Eletroneuromiografia

O estudo eletroneuromiográfico é capaz de indicar, pela análise da condução nervosa e da eletroneuromiografia de agulha, se a lesão é axonal, desmielinizante ou mista.

Porém, esse método não auxilia na análise de neuropatias de fibras finas, mostrando-se normal quando o paciente apresenta, por exemplo, polineuropatia sensitiva, com sintoma doloroso, como na fase inicial da polineuropatia diabética.

Nesses casos, a ENMG pode estar normal, por se tratar inicialmente de uma neuropatia de fibras finas, sendo o diagnóstico baseado em dados clínicos, pelas alterações sensitivas ao exame da sensibilidade, que revela hipo ou anestesia termoalgésica distal com distribuição nos terços distais dos membros, principalmente dos inferiores, ainda referido por alguns como em "meias" ou "luvas".

Deve-se evitar o termo "polineuropatia periférica" por tratar-se de redundância, pois toda polineuropatia é periférica, e não há uma modalidade central.

TRATAMENTO

- Uma precisa identificação da doença de base é fundamental para o tratamento, evitando-se a piora progressiva que resulta na perda de axônios do nervo periférico e, assim, piora do prognóstico
- Neuropatias tóxicas e medicamentosas: em geral, fazer a supressão do agente tóxico ou do medicamento. Por exemplo, na polineuropatia pela isoniazida, o tratamento consiste na administração de altas doses (260 mg/dia por via oral [VO]) de piridoxina (vitamina B$_6$); na deficiência de vitamina B$_{12}$, em vegetarianos, em paciente com síndromes disabsortivas, ou uso de metformina para controle da hiperglicemia, administrar vitamina B$_{12}$ por via intramuscular (IM) ou sublingual (SL), monitorando os níveis séricos ideais dessa vitamina
- Nas neuropatias por vasculites de diversas etiologias, utilizar a corticoterapia (prednisona VO, ou metilprednisolona, via inravenosa [IV]), isolada ou associada a outros imunossupressores, sempre acompanhando a resposta clínica e laboratorial quanto aos marcadores específicos para vasculites/colagenoses (ver Capítulo 218, *Aspectos Gerais das Vasculites*)
- Metabólicas e endócrinas: na neuropatia diabética, corrigir os níveis de glicemia, procurando manter a Hb glicada inferior a 6,5%, além do uso de medicamentos para o controle da dor neuropática (ver Capítulo 15, *Dor*); nas neuropatias endócrinas, como nas distireoidopatias, corrigir a disfunção para obter o estado eutireóideo
- Nas inflamatórias imunomediadas, agudas e crônicas, como a SGB e a CIDP, pode-se utilizar a imunoglobulina intravenosa (IgIV), 400 mg/kg/dia, durante 5 dias, ou, se houver dificuldade na obtenção da IgEV, a plasmaférese nos casos de SGB. O tratamento com corticoides compreende uma alternativa para a CIDP, apenas a curto prazo para evitar efeitos colaterais; a imunoglobulina subcutânea (IgSC) é uma alternativa para o tratamento de manutenção de pacientes com CIDP
- Nas neuropatias infecciosas, fazer tratamentos específicos, como a MDT (terapia por multidrogas) nos casos de neuropatia pela hanseníase. Por vezes, o controle da dor neuropática se faz necessário (ver Capítulo 15, *Dor*)

- No caso de neuropatias carenciais e etílico-carenciais, ainda prevalentes em nosso país, correções alimentares e suplementos vitamínicos são da maior importância. A depleção de vitamina B$_1$ promovida pela ingesta alcoólica deve ser corrigida, evitando-se lesões residuais irreversíveis, que muitas vezes vêm associadas a síndromes resultantes do acometimento do sistema nervoso central (ver Capítulos 342, *Desnutrição*, e 602, *Alcoolismo*)
- Nas hereditárias, identificadas as mutações, pode-se tratar, por exemplo, a polineuropatia amiloidótica por mutação da TTR ou a do *wild-type*, ou, ainda, a polineuropatia pela porfiria, ambas por técnicas de RNAi. A mais prevalente, a doença de Charcot-Marie-Tooth, em geral, encontra-se em fase adiantada para correção de suas mais de centena de mutações até o momento identificadas
- Paralisia facial de Bell (ver Capítulo 511, *Paralisia Facial Periférica*)
- Síndrome do túnel do carpo: utilizar tala que mantenha o punho em posição neutra durante à noite. Em casos de persistência dos sintomas ou paresia da musculatura inervada pelo nervo mediano, fazer liberação cirúrgica (ver Capítulo 462, *Síndrome do Túnel do Carpo*)
- Lesões traumáticas com ressecção completa do nervo: neurorrafia
- Parestesias, disestesias, dor (ver Capítulo 15, *Dor*)
- Fisioterapia, terapia ocupacional, órteses.

EVOLUÇÃO E PROGNÓSTICO

- Dependem da doença de base e do tempo em que se estabeleceu o diagnóstico: quanto mais precoce melhor para evitar lesões axonais irreversíveis e, portanto, incapacitantes
- A recuperação depende do tipo de neuropatia: as desmielinizantes agudas costumam ter rápida recuperação em pouco mais de 1 mês, como na SGB; nas neuropatias axonais, a recuperação é lenta (meses ou até mesmo anos). As promovidas por vasculites possibilitam rápida recuperação, até mesmo em dias, quando o diagnóstico é preciso e o tratamento realizado em tempo hábil.

BIBLIOGRAFIA

Azevedo MF. GPS Medicamentos. Guia prático em saúde. Rio de Janeiro: Guanabara Koogan; 2017.

Coutinho BM, Nascimento OJM. Disautonomias na prática neurológica. In: Melo-Souza SE, Paglioli Neto E, Cendes F. Tratamento das doenças neurológicas. 3. ed. Rio de Janeiro: Guanabara Koogan; 2013. p. 1278-84.

Marques Jr. W, Nascimento OJM. Neuropatias diabéticas. In: Melo-Souza SE, Paglioli Neto E, Cendes F. Tratamento das doenças neurológicas. 3. ed. Rio de Janeiro: Guanabara Koogan; 2013. p. 582-6.

Nascimento OJM, Cavalcanti EU. Polineuropatias imunomediadas. In: Melo-Souza SE, Paglioli Neto E, Cendes F. Tratamento das doenças neurológicas. 3. ed. Rio de Janeiro: Guanabara Koogan; 2013. p. 620-2.

Nascimento OJM. Polineuropatias carenciais e alcoólica. In: Melo-Souza SE, Paglioli Neto E, Cendes F. Tratamento das doenças neurológicas. 3. ed. Rio de Janeiro: Guanabara Koogan; 2013. p. 587-90.

Nascimento OJM, Pupe C. Neuropatias de fibras finas. In: Melo-Souza SE, Paglioli Neto E, Cendes F. Tratamento das doenças neurológicas. 3. ed. Rio de Janeiro: Guanabara Koogan; 2013. p. 606-9.

Nascimento OJM, Quintanilha G. Polineuropatias metabólicas. In: Melo-Souza SE, Paglioli Neto E, Cendes F. Tratamento das doenças neurológicas. 3. ed. Rio de Janeiro: Guanabara Koogan; 2013. p. 598-600.

Nascimento OJM, Quintanilha G. Polineuropatias tóxicas. In: Melo-Souza SE, Paglioli Neto E, Cendes F. Tratamento das doenças neurológicas. 3. ed. Rio de Janeiro: Guanabara Koogan; 2013. p. 591-7.

510
Nevralgias Cranianas

Nevralgia do trigêmeo (tique doloroso), nevralgia do glossofaríngeo, nevralgia occipital/nevralgia de Arnold

Vanessa Maia da Costa • Sebastião Eurico de Melo-Souza

INTRODUÇÃO

As nevralgias cranianas compreendem síndromes dolorosas relacionadas com a distribuição de um nervo craniano ou suas divisões.

Podem ocorrer em qualquer nervo craniano que tenha fibras aferentes somáticas – trigêmeo, intermedius (facial), glossofaríngeo, vago, e, mais raramente, raízes dorsais cervicais altas (C2 e C3).

NEVRALGIA DO TRIGÊMEO (TIQUE DOLOROSO)

Síndrome caracterizada por dor paroxística, de curta duração, descrita como choque elétrico, excruciante, com duração entre alguns segundos e 2 minutos, algumas vezes de duração mais longa, localizada na área inervada pelo nervo trigêmeo.

Maior incidência na 6ª e na 7ª décadas de vida, porém pode ocorrer em adultos jovens.

Mulheres são mais afetadas que homens.

CAUSAS

- Forma primária: a compressão microvascular é responsável pela maioria dos casos. O achado mais comum consiste na compressão pela artéria cerebelar superior, podendo, no entanto, estar envolvidas as artérias cerebelar posterior inferior, vertebral e cerebelar anterior inferior
- Compressão venosa: em 10% dos casos, não há comprometimento sensitivo e a divisão motora do nervo está intacta
- Forma secundária: esclerose múltipla, tumor do ângulo pontocerebelar, schwannoma e outras lesões locais. Não está relacionada com compressão neurovascular.

MANIFESTAÇÕES CLÍNICAS

- Dor frequentemente desencadeada por estímulos sensitivos na pele, nas mucosas ou nos dentes inervados pelo nervo trigêmeo ipsilateral (zonas de gatilho)
  - Os estímulos (zonas de gatilho) são, em geral, atos triviais, como escovar os dentes, lavar o rosto, barbear-se, falar, fumar, sorrir, mastigar
- Dor unilateral em 90% dos casos; mais frequente no lado direito (60% dos casos)
- Dor bilateral em 5% dos pacientes (associada à esclerose múltipla)

- Os ataques de nevralgia são mais comuns na 2ª e na 3ª divisão do nervo trigêmeo
- Dor restrita à divisão oftálmica é rara
- Dor pode ser atípica (em queimação, contínua, geralmente sem zona de gatilho e que foge do território do trigêmeo), mais comum em mulheres jovens.

Zonas de gatilhos da nevralgia do trigêmeo

- Zonas de gatilho são ipsilaterais, mas podem localizar-se nestas ou em outra divisão do nervo trigêmeo
- Raramente, a zona de gatilho está fora do território do trigêmeo, nos dermátomos cervicais altos.

EXAMES COMPLEMENTARES

- Exames de imagem para identificar causas secundárias.

DIAGNÓSTICO DIFERENCIAL

- Afecções em seios paranasais, dentes e articulação temporomandibular, síndrome dolorosa oftálmica, cefaleia em salvas e neoplasias.

TRATAMENTO

- Descompressão microvascular
- Rizotomia percutânea por radiofrequência (RPRF)
- Rizotomia percutânea por glicerol (RPG)
- Microcompressão percutânea do gânglio trigeminal
- Radiocirurgia estereotáxica.

Tratamento medicamentoso

- Carbamazepina, VO, 100 mg, com aumento progressivo da dose até o alívio da dor, em geral 600 a 1.200 mg/dia; ou fenitoína, VO, 100 a 300 mg/dia; ou baclofeno, VO, 5 mg (aumentando 5 mg a cada 2 dias) (dose máxima de 80 mg/dia); ou gabapentina, VO, 300 mg, 8/8 horas; ou lamotrigina 25 a 100 mg/dia; ou pregabalina 75 a 150 mg 2 vezes/dia.

NEVRALGIA DO GLOSSOFARÍNGEO

Síndrome caracterizada por ataques recorrentes de dor intensa, com duração de alguns segundos a poucos minutos no território do nervo glossofaríngeo.

Trata-se de uma nevralgia semelhante à do trigêmeo, exceto quanto à distribuição da dor e à localização da zona de gatilho.

Na maioria dos pacientes, há compressão vascular do nervo na sua emergência do bulbo ou no seu trajeto pelo espaço subaracnóideo até o forame jugular.

MANIFESTAÇÕES CLÍNICAS

- Dor lancinante, tipo choque, localizada na região da fossa tonsilar, faringe ou base da língua
- Alguns pacientes apresentam arritmias e assistolia com síncope durante o ataque

- Nevralgia do glossofaríngeo secundária pode ser causada por neoplasia orofaríngea, infecção peritonsilar e lesões da base do crânio
- Zonas de gatilho: situam-se na mesma área da dor (ato de engolir, limpar a garganta ou falar).

Tratamento medicamentoso

- Ver *Nevralgia do trigêmeo.*

Tratamento cirúrgico

- Descompressão microvascular.

NEVRALGIA OCCIPITAL/ NEVRALGIA DE ARNOLD

Síndrome caracterizada por dor na região suboccipital e atrás da cabeça. A maioria dos pacientes apresenta cefaleia tensional na mesma região (ver Capítulo 464, *Cervicalgia e Dorsalgia*).

CAUSAS

- Traumatismo dos nervos occipitais
- Tumores comprometendo a 2ª e a 3ª raízes dorsais cervicais
- Compressão desses nervos ou de raízes cervicais altas por alterações degenerativas da coluna
- Na maioria dos pacientes, não se encontram lesões das estruturas dessa região.

MANIFESTAÇÕES CLÍNICAS

- Dor contínua, em queimação, com início na região suboccipital, irradiando para a região posterior da cabeça
- Pressão sobre os nervos suboccipitais exacerba a dor
- Dor retro-orbital pode estar presente em ataques mais graves
- Hipoestesia ou disestesia na região posterior da cabeça
- Não há zonas de gatilho.

TRATAMENTO

- Colar cervical
- Tração
- Bloqueios anestésicos (bupivacaína 0,5% associada à dexametasona).

Tratamento medicamentoso

- Carbamazepina, VO, 100 mg, com aumento progressivo da dose até alívio da dor, em geral 600 a 1.200 mg/dia; ou fenitoína, VO, 100 a 300 mg/dia; ou baclofeno, VO, 5 mg (aumentando 5 mg a cada 2 dias) (dose máxima de 80 mg/dia); ou gabapentina, VO, 300 mg, 8/8 horas; ou lamotrigina 25 a 300 mg/dia; ou pregabalina 75 a 150 mg, 2 vezes/dia.

Tratamento cirúrgico

- Indicado quando o tratamento farmacológico falhar
- Rizotomia percutânea da raiz C1.

BIBLIOGRAFIA

Azevedo MF. GPS Medicamentos. Guia prático em saúde. Rio de Janeiro: Guanabara Koogan; 2017.

Dougherty C. Occipital neuralgia. Cuarr Pain Headache Rep. 2014; 18:411.

Maarbierg S, Di Stefano G, Bendtsen L, Cruccu G. Trigeminal neuralgia – diagnosis and treatment. Caphalalgia. 2017;37:648-657.

Rutvij JS, Padalia D. Glossopharyngeal neuralgia. StatPearls Publishing, 2019, May 10.

Zukerman, E. Nevralgia do trigêmeo e nevralgia occipital. In: Melo Souza SE. Tratamento das doenças neurológicas. 3. ed. Rio de Janeiro: Guanabara Koogan; 2013.

511
Paralisia Facial Periférica

Paralisia de Bell

Sebastião Eurico de Melo Souza

INTRODUÇÃO

Comprometimento do núcleo do nervo facial, situado dentro da ponte, ou após sua emergência do tronco encefálico, que resulta em paralisia facial.

Geralmente é unilateral, mas pode ser bilateral.

CAUSAS

- Etiologia desconhecida em cerca de 70% dos pacientes (paralisia facial idiopática ou paralisia de Bell)
- Lesões intrínsecas do tronco encefálico (esclerose múltipla, tumores, acidentes vasculares)
- Afecções no trajeto do nervo: no ângulo pontocerebelar, o nervo facial pode ser lesado por tumores (schwannoma vestibular); ao penetrar no canal que atravessa o osso temporal, pode ser afetado por doenças circunvizinhas do próprio osso ou da orelha média e interna
- Herpes-zóster (cerca de 10% dos pacientes).

MANIFESTAÇÕES CLÍNICAS

- Inicialmente, o próprio paciente ou outra pessoa nota assimetria facial
- Paralisia facial periférica:
  - Unilateral: assimetria da face, com dificuldade ou impossibilidade de franzir a testa, mover a sobrancelha, fechar o olho, assoviar, mostrar os dentes do lado da paralisia
  - Bilateral: face sem expressão e sinais de paralisia dos dois lados
- Dificuldade de fechar o olho ou reter alimentos na boca
- Dor retroauricular, hiperacusia para sons agudos, alterações do lacrimejamento e diminuição da gustação, ipsilateralmente
- Vesículas no pavilhão auricular (síndrome de Ramsay Hunt), quando o agente causal é o herpes-zóster
- Ao se tentar fechar o olho, a fenda palpebral fica semiaberta (lagoftalmo), o globo ocular gira para cima (sinal de Negro) e a córnea fica exposta (sinal de Bell)
- Necessário diferenciar paralisia facial periférica da paralisia facial central, pois as causas são diferentes.

EXAMES COMPLEMENTARES

- Hemograma
- Glicemia
- Hemossedimentação
- Provas sorológicas
- Tomografia computadorizada ou ressonância magnética do crânio nos casos de suspeita de paralisia facial secundária.

COMPROVAÇÃO DIAGNÓSTICA

- Dados clínicos + exames de imagem em casos especiais
- A comprovação da etiologia depende de exames específicos.

TRATAMENTO

- Instruir o paciente para realizar movimentos repetitivos na hemiface comprometida com as próprias mãos
- Cuidados com o olho do lado paralisado, porque, permanecendo aberto, sem piscamento, pode haver irritação da córnea, inclusive com ulceração
- Evitar contato com ar, poeira, água, sabão, xampu
- Não esfregar o olho
- Usar óculos escuros, colírios umidificantes e pomada oftálmica protetora.

Tratamento medicamentoso

- Prednisona, VO, 80 mg/dia, durante 5 dias, reduzindo para 20 mg/dia a cada 2 dias (duração: 11 dias)
- Havendo evidência de herpes-zóster: aciclovir, VO, 2 a 3 g/dia, durante 10 dias, ou 4 a 6 g/dia, durante 7 dias; ou fanciclovir ou valaciclovir 1 g, 3 vezes/dia, durante 7 dias (ver Capítulo 538, *Herpes-Zóster*)
- A associação de corticoide com antivióticos pode ser útil nos casos de paralisia de Bell idiopática.

EVOLUÇÃO E PROGNÓSTICO

- Recuperação espontânea, integral, em 90% dos casos, no período de 2 a 4 semanas
- Em 10% dos casos, a recuperação é incompleta, com aparecimento de sincinesias, representadas por movimentos associados: ao abrir a boca, fecha-se o olho do mesmo lado
- Podem ficar sequelas (p. ex., assimetria facial).

BIBLIOGRAFIA

Almeida JR de, Guyatt GH, Sud S, Dorion J, Hill MD, Kolber MR et al. Management of Bell palsy: clinical practice guideline. CMAJ. 2014; 186:917-22.

Azevedo MF. GPS Medicamentos. Guia prático em saúde. Rio de Janeiro: Guanabara Koogan; 2017.

Bento RF, Salomone R, Fonseca AC de O, Faria JCM de, Martins RS, Goffi-Gomez MVS. Tratado de paralisia facial. Fundamentos teóricos. Aplicação prática. Rio de Janeiro: Revinter; 2018.

Melo Souza SE. Paralisia facial periférica idiopática (paralisia de Bell). In: Melo Souza SE. Tratamento das doenças neurológicas. 3. ed. Rio de Janeiro: Guanabara Koogan; 2013.

Patel OK, Levin KH. Bell palsy: clinical examination and management. Cleveland Clinic J Med. 2015;82:419-26.

Porto CC, Porto AL. Semiologia médica. 8. ed. Rio de Janeiro: Guanabara Koogan; 2019.

512
Síndrome da Dor Complexa Regional

Causalgia, distrofia simpática-reflexa

Hélio Fernandes da Silva Filho ◆ Delson José da Silva

INTRODUÇÃO

Outrora nomeada como distrofia simpático-reflexa ou causalgia, a síndrome da dor complexa regional (SDCR) é uma síndrome álgica caracterizada por uma dor regional contínua desproporcional em tempo e/ou intensidade à lesão ou ao trauma ocorrido. Pode surgir em qualquer idade, com pico de prevalência entre 37 e 52 anos, sendo menos prevalente em crianças. Existem casos familiares.

Ocorre mais comumente em um membro superior, com frequência associada ao trauma de extremidades, principalmente uma fratura referida em 45% dos casos.

Pode ocorrer em traumas relativamente simples, como entorse e tração.

CLASSIFICAÇÃO

- **SDCR tipo I**: anteriormente nomeada distrofia simpático-reflexa, cujos sintomas são dor regional que não respeita território neurológico, nem dermátomo. A dor, progressiva no tempo ou de curso flutuante, associa-se a alterações motoras, tróficas, sensitivas e autonômicas
- **SDCR tipo II**: antes nomeada causalgia, é sindromicamente semelhante ao tipo I, porém, obrigatoriamente, há lesão neurológica
- **SDCR não especificada**: os sintomas são semelhantes aos tipos I e II, contudo sem haver outra doença que os explique, correspondendo a cerca de 15% dos pacientes com SDCR.

MANIFESTAÇÕES CLÍNICAS

- Dor regional contínua, desproporcional em tempo e/ou intensidade à lesão ou ao trauma ocorrido, predominando na parte distal do membro
- Variados e flutuantes graus de alterações motoras, de sensibilidade, tróficas e autonômicas
- Em geral, o paciente protege o membro afetado, fazendo uso de tala, imobilização, enfaixamento, uso de luvas, de camisas de mangas longas ou calças
- Não raramente, o paciente recusa fazer o exame físico em virtude da alodinia.

CAUSAS

SDCR tem múltiplos fatores fisiopatológicos, tanto periféricos quanto centrais, com associação de fatores genéticos e psicológicos.

Nessa síndrome, a dor é determinada por um desequilíbrio regional do tônus simpático induzido pelo trauma (dor mantida pelo simpático) e determinado por reações neuroimunológicas.

DIAGNÓSTICO (CRITÉRIOS DE BUDAPESTE, 2003)

O diagnóstico da SDCR baseia-se em critérios definidos pela *International Association for the Study of Pain* (IASP):

- Dor continuada após evento lesivo inicial, com (SDCR tipo 2) ou sem (SDCR tipo 1) lesão neurológica
- Pelo menos um sintoma em 3 das 4 seguintes categorias:
  - Sensitivo: relato de alodinia e/ou hiperalgesia/hiperestesia além do território de um único nervo periférico e desproporcional ao evento inicial
  - Vasomotor: relato de assimetria de temperatura e/ou mudanças da cor da pele e/ou assimetria da cor da pele
  - Edema/sudomotor: relato de edema e/ou mudanças da sudorese e/ou assimetria da sudorese
  - Motor/trofismo: relato de diminuição da amplitude do movimento e/ou disfunções motoras (tremor, distonia, fraqueza) e/ou alterações tróficas da pele, unhas e cabelos e pelos
- Pelo menos um sinal, no momento da avaliação, em 2 ou mais das seguintes categorias:
  - Sensitivo: evidência de alodinia e/ou hiperalgesia/hiperestesia
  - Vasomotor: evidência de assimetria de temperatura e/ou mudanças da cor da pele e/ou assimetria da cor da pele
  - Edema/sudomotor: evidência de edema e/ou mudanças da sudorese e/ou assimetria da sudorese
  - Motor/trofismo: evidência de diminuição da amplitude do movimento e/ou disfunções motoras (tremor, distonia, fraqueza) e/ou alterações tróficas da pele, unhas e cabelos e pelos
- Exclusão de outros diagnósticos.

DIAGNÓSTICO DIFERENCIAL

- Fraturas
- Lesões traumáticas de partes moles
- Síndrome compartimental
- Neuropatia: compressiva, tóxica, metabólica ou pós-infecciosa
- Trombose venosa
- Doença arterial obstrutiva
- Artrite reumatoide ou reativa
- Transtornos somatoformes ou simulações.

EXAMES COMPLEMENTARES

- Eletroneuromiografia: determina a existência e o padrão da lesão nervosa periférica. Não há achado específico para a SDCR. Auxilia no diagnóstico diferencial
- Radiografia do segmento afetado: pode detectar graus variados de desmineralização óssea, inclusive osteoporose grave, cistos ósseos e erosões subcondrais
- Termografia por infravermelho (TIV): avalia e determina o padrão de alteração do sistema nervoso autonômico, pelo desequilíbrio simpático, demonstra alterações termográficas no território afetado, com assimetria térmica, quebra do gradiente térmico distal (normal "em casca de cebola").

Na realização do teste provocativo da resposta simpática (*cold stress test*), geralmente na fase aguda a região está aquecida, esfriando ao longo do tempo, conforme cronificação do quadro
  - É importante para diagnóstico diferencial e na decisão terapêutica, pois há correlação entre diminuição da temperatura da região afetada e a resposta final ao bloqueio simpático farmacológico ou cirúrgico
- Teste de Richter: avalia os reflexos elétricos da pele por meio de respostas galvânicas. Também é uma técnica que avalia o sistema nervoso autônomo
- Exames laboratoriais: hemograma, glicemia, hemoglobina glicada, provas reumatológicas, sorologias e dosagens de anticorpos servem para exclusão de doenças, principalmente as hematológicas, as reumatológicas, as infecciosas e as metabólicas. Metais pesados podem ser dosados caso haja evidência de intoxicação
- Teste terapêutico: bloqueio simpático é indicado em pacientes com sinais e sintomas vasomotores e sudomotores exuberantes. Bloqueia-se a cadeia simpática responsável pela inervação da região com dor com anestésico local. Se houver redução de pelo menos 50% da dor, o teste é considerado positivo.

COMPROVAÇÃO DIAGNÓSTICA

- Não há exame padrão-ouro para o diagnóstico da SDCR
- O diagnóstico é feito correlacionando-se os dados da anamnese + exame físico + exames complementares específicos para diagnósticos diferenciais.

TRATAMENTO

- Deve ser multidisciplinar, com intervenção médica, psicológica, fisioterápica e de terapia ocupacional, podendo haver suporte de hipnose.
- O tratamento visa à recuperação funcional e ao alívio da dor.

Tratamento não medicamentoso

- Reabilitação física: fisioterapia e terapia ocupacional. Devem ser instituídas o mais brevemente possível e, se necessário, podem ser realizadas em conjunto a técnicas de hipnoterapia
- Psicoterapia: deve ser sempre indicada nos casos de dor refratária após 2 meses de tratamento sintomático.

Tratamento medicamentoso

- Anticonvulsivantes: considerados de 1ª e 2ª linhas: gabapentina, VO, de 600 a 3.600 mg/dia; ou pregabalina, VO, de 150 a 450 mg/dia; ou carbamazepina, VO, 600 a 3.000 mg/dia
- Antidepressivos: considerados de 1ª e 2ª linhas: antidepressivos tricíclicos, inibidores seletivos da recaptação da serotonina (ISRS) e inibidores seletivos de serotonina e norepinefrina (duais)
- Opioides: considerados de 3ª linha. Oferecem alívio da dor, mas com pouca resolução no controle sustentado da dor. Utilizados para analgesia antes das terapias de reabilitação
- Inibidores da reabsorção óssea: embora os bifosfonados sejam os mais utilizados, alendronato, ácido zoledrônico e clodonatro podem ser utilizados como adjuvantes. Calcitonina pode ser útil tanto por sua ação sobre a reabsorção óssea quanto por sua ação na liberação de endorfinas

- Inibidores de radicais livres: acetilcisteína (preferencialmente em casos "frios"), manitol ou dimetilsulfóxido (DMSO) (preferencialmente em casos "quentes")
- Infusão intravenosa contínua de cetamina: sob regime de internação hospitalar, essa estratégia ainda necessita de mais evidências de eficácia
- Medicamentos tópicos: lidocaína, capsaicina
- Outros medicamentos: antidepressivos tricíclicos, clonidina, cetamina e fentanila
- Analgésicos e anti-inflamatórios: úteis no controle da dor na fase aguda da doença, não devem usados por longo período, pois, apesar de oferecerem alívio da dor, o efeito parcial e temporário, fazendo com que o paciente tome esses fármacos em altas doses, em alta frequência e por um longo período, potencializando os efeitos colaterais
- Ver Capítulo 15, *Dor*.

Tratamento invasivo

- Bloqueio simpático: bloqueio simpático lombar para membros inferiores (MMII) e simpático torácico para membros superiores (MMSS). Faz-se teste de bloqueio com anestésico local, o qual é considerado positivo se controlar pelo menos 50% da dor. Se o teste de bloqueio for positivo, faz-se neurólise com álcool ou fenol, neurotomia por radiofrequência ou simpatectomia por eletrocoagulação
- Bloqueio peridural: por clonidina, principalmente em dores refratárias e quando o paciente tem distonias
- Bloqueio de nervo periférico: realizado principalmente de forma temporária para possibilitar analgesia para realização de terapias de reabilitação
- Neuroestimulação medular: indicado nos casos de dor refratária.

PREVENÇÃO

- Vitamina C: 500 mg/dia durante 50 dias para prevenção de SDCR associada à fratura de punho
- Calcitonina 100 UI/dia, SC, por 4 semanas consecutivas para prevenção de recorrência de SDCR tipo I após cirurgia
- *Observação*: não há evidências que suportem o uso preventivo primário de calcitonina ou guanitidina após trauma.

EVOLUÇÃO E PROGNÓSTICO

A SDCR é uma entidade de difícil tratamento, com alto índice de insucesso terapêutico.

A precoce suspeição da síndrome, com tratamento multimodal, pode aumentar o sucesso terapêutico.

BIBLIOGRAFIA

Azevedo MF. GPS Medicamentos. Guia prático em saúde. Rio de Janeiro: Guanabara Koogan; 2017.

Gupta PK, Gupta PK, Mahto SK, Sheoran A, Singh U, Bhandarkar A et al. Complex regional pain syndrome – A forgotten entity. J Family Med Prim Care. 2019 May; 8(5):1778-80.

Melo-Souza SE. Tratamento das doenças neurológicas. 2. ed. Rio de Janeiro: Guanabara Koogan; 2014.

Posso IP, Grossmann E, Fonseca PRB da, Perissinotti DMN, Oliveira Junior JO de, Souza JB de et al. Tratado de dor. São Paulo: Atheneu; 2017.

513
Síndrome das Pernas Inquietas

Síndrome de Willis-Ekbom

Sarah Raquel M. A. Silva-Susuki ◆ Delson José da Silva

INTRODUÇÃO

A síndrome das pernas inquietas (SPI), também conhecida como síndrome de Willis-Ekbom, é um transtorno neurossensoriomotor caracterizado por um desejo irresistível de mover os membros inferiores, que piora quando o paciente está em repouso ou à noite, o que pode interferir no sono.

Massagens ou exercícios aliviam temporariamente os sintomas.

Pode estar relacionada com uma disfunção da neurotransmissão dopaminérgica.

Trata-se de uma doença subdiagnosticada, com prevalência entre 2,5 e 15% em adultos. Mais frequente em mulheres.

CAUSAS E FORMAS CLÍNICAS

- **Forma primária**: em 50% dos casos, a doença é familiar. Pode ser uma anomalia genética autossômica dominante
- **Forma secundária**: associada a deficiência de ferro e ácido fólico, insuficiência renal crônica, gestação, hipotireoidismo, polineuropatia, transtornos do sono, diabetes, artrite reumatoide, varizes de membros inferiores e uso abusivo de cafeína
- Forma primária (SPI):
  - Ocorre precocemente, com pico em torno dos 20 anos
  - Forte componente genético, de 3 a 6 vezes maior chance de ocorrer em outro membro da família
  - Ferritina sérica normal
  - Gravidade não relacionada com níveis de ferritina
- Forma secundária (SPS):
  - Ocorre tardiamente
  - Sintomas são esporádicos
  - Regressão dos sintomas é mais lenta.

Sinais cardinais da SPI

- Desejo frequente de mover as extremidades, mas não necessariamente associado a parestesias e disestesias
- Melhora dos sintomas com atividade física
- Piora dos sintomas no final da tarde e à noite
- Piora dos sintomas em repouso
- Tendência de os sintomas piorarem com a idade
- Melhora dos sintomas com tratamento dopaminérgico
- História familiar positiva de SPI
- Evolução crônica progressiva
- Exame neurológico sem alterações.

- Geralmente ocorre associada a outra doença, como a neuropatia periférica
- Ferritina sérica baixa
- Gravidade relacionada com níveis de ferritina.

FATORES DE RISCO

- Gravidez
- Deficiência de ferro
- Idade
- Insuficiência renal
- Baixo nível socioeconômico
- Saúde física e mental deficientes
- Doença de Parkinson.

EXAMES COMPLEMENTARES

- Dosagem sérica de ferro e ferritina (< 40 mg/m ℓ)
- Índice de saturação de transferrina
- Glicemia
- Ureia e creatinina
- Hormônio estimulador da tireoide (TSH), tri-iodotironina (T3) e tiroxina (T4)
- Teste de gravidez
- Dosagem de cálcio e magnésio
- Dosagem de vitamina B_{12} e ácido fólico
- Eletroneuromiografia na suspeita de neuropatia
- Polissonografia em casos associados a transtornos do sono.

DIAGNÓSTICO DIFERENCIAL

- Acatisia: história de exposição a neurolépticos ou antagonistas dopaminérgicos
- *"Painful legs and moving toes"*: história de trauma periférico dos membros inferiores e presença de dor difusa e intensa nos pés e nas pernas com movimentos de extensão e flexão dos artelhos, antes do sono
- Cãibras noturnas: nódulos nas panturrilhas ao despertar durante a noite
- Polineuropatia: achados positivos na eletroneuromiografia e outros testes para neuropatia (ver Capítulo 509, *Neuropatias Periféricas*)
- Insuficiência vascular periférica: achados positivos no estudo vascular das extremidades inferiores. A dor piora com o movimento e melhora com o repouso (ver Capítulo 200, *Síndrome Isquêmica Crônica dos Membros Inferiores*)
- Meralgia parestésica: parestesia na face anterolateral da coxa
- Síndrome de Tourette: história de tiques vocais e motores
- Fibromialgia: relato de dor em todos os quatro quadrantes do corpo e presença de pelo menos 11 de 18 pontos dolorosos específicos no exame físico (ver Capítulo 477, *Fibromialgia*)

TRATAMENTO

- Reposição de ferro e ácido fólico
- Forma primária:
  - 1ª escolha: agentes dopaminérgicos (pramipexol, dose de 0,125 a 1,5 mg/dia dividida em 3 tomadas, VO)
    - Atenção: levodopa, 50 a 200/dia, VO – seu uso pode levar ao fenômeno de aumentação, com necessidade cada vez maior da dose com o passar do tempo

  - 2ª escolha: gabapentina, 300 a 1.200 mg/dia, VO, divididas em 3 tomadas, ou oxicodona 10 a 20 mg/dia, VO
  - 3ª escolha: clonazepam, VO, 0,25 a 2 mg à noite, ácido valproico de liberação lenta, VO, 250 a 500 mg à noite
- Forma secundária:
  - Tratamento da causa, quando possível
  - Gravidez: levodopa; suplementação de ferro
  - Insuficiência renal crônica dialítica: suplementação de ferro; transplante renal
  - Neuropatia periférica: gabapentina.

BIBLIOGRAFIA

Anguelova GV, Vlak MHM, Kurvers AGY, Rijsman RM. Pharmacologic and nonpharmacologic treatment of restless legs syndrome. Sleep Med Clin. 2018 Jun; 13(2):219-30.

Azevedo MF. GPS Medicamentos. Guia prático em saúde. Rio de Janeiro: Guanabara Koogan; 2017.

Ferini-Strambi L, Carli G, Casoni F, Galbiati A. Restless legs syndrome and parkinson disease: a causal relationship between the two disorders? Front Neurol. 2018 Jul 24; 9:551.

Grupo Brasileiro de Estudos em Síndrome das Pernas Inquietas (GBE-SPI). Síndrome das pernas inquietas/diagnóstico e tratamento/opinião de especialistas brasileiros. Arq Neuropsiquiatr. 2007; 65(3-A0):721-7.

Winkelmann J, Allen RP, Högl B, Inoue Y, Oertel W, Salminen AV et al. Treatment of restless legs syndrome: Evidence-based review and implications for clinical practice (Revised 2017). Mov Disord. 2018 Jul; 33(7):1077-91.

514
Síndrome de Compressão e Hemissecção da Medula Espinal

Síndrome de Brown-Séquard

Marcos Alexandre Carvalho Alves

INTRODUÇÃO

Conjunto de sinais e sintomas decorrentes de lesões das raízes nervosas, por compressão da medula espinal ou hemissecção da medula espinal.

COMPRESSÃO MEDULAR

CAUSAS

- Traumatismo (luxação ou colapso ósseo)
- Prolapso de disco
- Tumor primário ou secundário

- Tuberculose vertebral (mal de Pott)
- Abscesso
- Hematomas.

MANIFESTAÇÕES CLÍNICAS

- Podem desenvolver-se durante meses, nas lesões crônicas, ou em horas, nas lesões agudas. Dependem da localização e da gravidade da lesão:
  - Dor radicular
  - Diminuição ou abolição da sensibilidade de forma incompleta
  - Motricidade: paraparesia espástica leve ou apenas peso nos pés ou nas pernas
  - Distúrbios da micção com retenção ou incontinência urinária
  - Incontinência fecal
  - Incapacidade de ereção e ejaculação
  - Sintomas sensitivos: agulhadas ou formigamento, nas solas dos pés, que vão ascendendo
  - Hiper-reflexia, sinal de Babinski e aumento dos reflexos de defesa
  - Determinação do nível medular afetado
- Havendo lesão vertebral à radiografia, adicionar:
  - O número 1 para as vértebras de C2 a C7
  - O número 2 para as vértebras de T1 a T6
  - O número 3 para as vértebras de T7 a T9
- A vértebra T10 correlaciona-se com os níveis L1 e L2; T11 com os níveis L3 e L4; T12 com o nível L5; a vértebra L1 com os segmentos sacrais e coccígeos.

EXAMES COMPLEMENTARES

- Radiografia da coluna vertebral
- Tomografia computadorizada e/ou ressonância magnética (RM é o exame mais preciso) (Figura 514.1)
- Cintilografia óssea.

COMPROVAÇÃO DIAGNÓSTICA

Dados clínicos + exames de imagem.

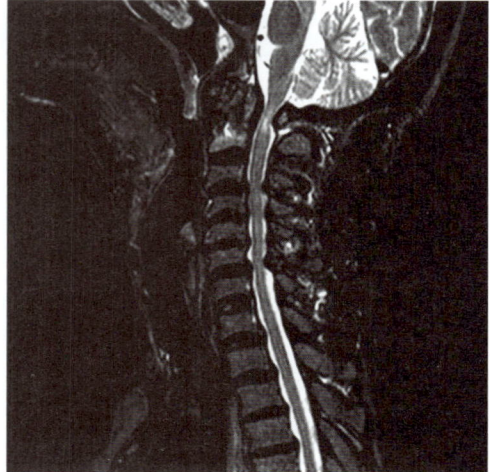

Figura 514.1 Ressonância magnética mostrando estenose do canal vertebral em vários níveis da coluna cervical, sendo mais acentuada na transição craniocervical pelas alterações degenerativas atlanto-axiais. Notam-se, neste nível, alteração morfológica e hipersinal da medula espinal, caracterizando mielopatia compressiva.

COMPLICAÇÕES

- Infecções, fístulas do líquido cefalorraquidiano, embolia pulmonar
- Trombose venosa profunda
- Hipertensão arterial.

HEMISSECÇÃO DA MEDULA ESPINAL

Síndrome de Brown-Séquard

Conjunto de sinais e sintomas resultantes da hemissecção da medula espinal. Formas incompletas resultam de compressão medular.

CAUSAS

- Traumatismos
- Tumores
- Infecções
- Hemorragias
- Compressão medular por doença degenerativa da coluna dorsal
- Esclerose múltipla.

MANIFESTAÇÕES CLÍNICAS

- Do lado da lesão: paresia ou plegia no membro afetado, com hiper-reflexia e sinal de Babinski. Abolição da sensibilidade vibratória e cinético-postural
- Do lado oposto ao da lesão: abolição da sensibilidade superficial (a altura da lesão determinará o nível de anestesia e os membros afetados)
- Perda da sensibilidade térmica.

TRATAMENTO

- Fratura da coluna: imobilização da coluna (ver Capítulo 473, *Traumatismo Raquimedular*)
- Colchões adequados para prevenção de escaras
- Fisioterapia desde o início do tratamento, com objetivo de evitar retrações tendinosas, rarefação óssea, deformidades articulares e promover melhor retorno venoso
- Uso de meias elásticas
- Cateterismo vesical intermitente pode ser necessário
- Evitar hipotensão postural
- Profilaxia da trombose venosa profunda (ver Capítulo 206, *Trombose Venosa Profunda*).

Tratamento medicamentoso

- Analgesia adequada (ver Capítulo 15, *Dor*)
- Compressão medular por metástases ou tumores: dexametasona por via intravenosa (IV), 10 mg inicialmente; a seguir, 8 mg, 6/6 horas.

Tratamento cirúrgico

- Estabilização cirúrgica em casos selecionados.

BIBLIOGRAFIA

Azevedo MF. GPS Medicamentos. Guia prático em saúde. Rio de Janeiro: Guanabara Koogan; 2017.
Melo Souza SE. Tratamento das doenças neurológicas. 3. ed. Rio de Janeiro: Guanabara Koogan; 2013.

O'Toole JE, Kaiser MG, Anderson PA, Arnold PM, Chi JH, Dailey AT et al. Congress of Neurological Surgeons. Guidelines on the evaluation n treatment of patients with Thoracolumbar Spinal Trauma: Executive Summary. Neurosurgery. 2019 Jan 1; 84(1):2-6.

515
Síndrome de Guillain-Barré

Polirradiculoneuropatia inflamatória desmielinizante aguda, neuropatia axonal motora aguda, neuropatia axonal sensorimotora aguda, síndrome de Miller-Fisher

Delson José da Silva ◆ Mônica Nascimento de Melo

INTRODUÇÃO

A síndrome de Guillain-Barré (SGB) representa a causa mais frequente de paralisia flácida aguda no mundo, com incidência de 1/100.000, sendo considerada uma emergência neurológica.

Cerca de 70% dos casos são precedidos por um quadro infeccioso respiratório ou gastrintestinal, 10 a 14 dias antes do início da fraqueza muscular.

O termo polirradiculoneuropatia inflamatória desmielinizante aguda (AIDP) por muito tempo foi usado como sinônimo de SGP.

As variantes da SGB incluem a neuropatia axonal motora aguda (AMAN), a neuropatia axonal sensorimotora aguda (AMSAN), a síndrome de Miller-Fisher, uma forma que se apresenta como paraplegia, e a apresentação faringocervico-braquial.

Neuropatias autonômicas agudas e neuropatias sensitivas agudas foram pouco relatadas e ainda necessitam de maior definição.

CAUSAS

- Mecanismo imunomediado relacionado com um processo infeccioso ocorrido dias ou semanas antes
- Vários agentes infecciosos têm sido relacionados com a SGB: *Campylobacter jejuni*, *Mycoplasma pneumoniae*, *Haemophilus influenzae*, citomegalovírus, vírus Epstein-Barr, vírus varicela-zóster, vírus influenza A, HIV, enterovírus
- Outros possíveis fatores desencadeantes são vacinação, cirurgia, câncer e trauma.

MANIFESTAÇÕES CLÍNICAS

- A fraqueza muscular geralmente é simétrica e se inicia nos membros inferiores, distalmente, progredindo de forma ascendente para membros superiores/tronco e face (paralisia ascendente de Landry). Por se tratar de uma polirradiculoneuropatia, em alguns casos a fraqueza pode ser mais proximal que distal (ver Capítulo 509, *Neuropatias Periféricas*)
- Dor neuropática é observada em cerca de 60% dos pacientes, algumas vezes de forte intensidade (ver Capítulo 15, *Dor*)
- Nervos cranianos podem ser acometidos, resultando em paresia facial, diplopia, disartria e disfagia
- Cerca de 50% dos pacientes apresentam o pico de fraqueza muscular em 2 semanas, 80% em 3 semanas e 90% em 4 semanas
- Progressão clínica por mais de 4 semanas é incomum. Nesses casos, outras doenças, particularmente a polirradiculoneuropatia desmielinizante inflamatória crônica (PIDC), devem ser consideradas
- Alterações leves a moderadas da sensibilidade profunda (propriocepção e vibração) distalmente em membros inferiores são comuns e costumam preceder o início da fraqueza em 1 ou mais dias
- Hipotonia
- Hiporreflexia profunda a arreflexia
- Alterações autonômicas (disautonomias) simpáticas e parassimpáticas: taquicardia, bradicardia, enrubescimento facial, hipertensão arterial paroxística, hipotensão ortostática, anidrose, retenção urinária e íleo paralítico.

Síndrome de Miller-Fisher e neuropatia axonal aguda e sensorimotora

- Síndrome de Miller-Fisher
  - Variante da SGB que se manifesta agudamente pela tríade oftamoloplegia/ptose, ataxia e arreflexia
  - Mais frequente em homens jovens, em 3 a 5% dos casos da SGB
  - Associada ao anticorpo antineural: IgG anti-GQ1b
  - Ocorre geralmente após uma infecção viral
  - Eletroneuromiografia (ENMG): potencial de ação sensitivo reduzido, conduções motoras geralmente normais
  - Tratamento: imunoglobulina por via intravenosa (IV), plasmaférese, suporte respiratório quando necessário, anticoagulação profilática de trombose venosa profunda (TVP)
- Neuropatia axonal aguda (AMAN)
  - Variante da SGB, manifesta-se com paralisia flácida
  - Infecção frequente por *Campylobacter jejuni*
  - Associada aos anticorpos IgG anti-GM1e IgG anti-GD1a
  - ENMG: amplitudes motoras reduzidas e exame sensitivo normal
  - Tratamento: semelhante ao da SGB
- Neuropatia axonal sensorimotora aguda
  - Variante da SGB, manifesta-se com quadriparesia aguda (< de 1 semana)
  - Frequentemente necessita de ventilação mecânica
  - Associada ao anticorpo IgG anti-GM1
  - ENMG: amplitudes motoras e sensitivas reduzidas ou ausentes
  - Tratamento: semelhante ao da SGB.

Dados clínicos e laboratoriais que colocam em dúvida o diagnóstico de SGB

- Assimetria persistente da fraqueza muscular
- Alteração esfincteriana no início do quadro
- Presença de nível sensitivo
- Grave disfunção respiratória com pouca ou nenhuma fraqueza
- Febre
- Progressão da fraqueza por mais que 4 semanas
- Celularidade superior a 50 no líquido cefalorraquidiano (LCR), apresentação puramente sensitiva.

DIAGNÓSTICO DIFERENCIAL

- Deficiência grave de ácido fólico ou vitamina B$_{12}$
- Neuropatias tóxicas (intoxicação aguda por álcool, picada de carrapato, veneno de cobra, intoxicação por organofosforados, chumbo, arsênico)
- Neuropatia do paciente crítico
- Neuropatias vasculíticas (lúpus eritematoso sistêmico, poliarterite nodosa, artrite reumatoide)
- Crise miastênica
- Infecções: poliomielite, doença de Lyme, botulismo, difteria, infecção pelo citomegalovírus e na soroconversão do vírus HIV
- Porfiria aguda intermitente
- Polineuropatia desmielinizante inflamatória crônica
- Paralisia periódica hipopotassêmica
- Paralisia facial uni ou bilateral
- Alterações metabólicas: hipofosfatemia, hipomagnesemia
- Polimiosite
- Neuropatia paraneoplásica
- Mielite transversa
- Miastenia *gravis*
- Miopatia aguda.

EXAMES COMPLEMENTARES

- Análise do LCR: a maioria dos pacientes com SGB apresenta um aumento de proteínas no LCR, embora esse achado possa não ser encontrado até a 3ª semana da doença.

  A celularidade geralmente não ultrapassa 5 células/campo, com um predomínio linfomonocitário. Hiperproteinorraquia sem o aumento concomitante da celularidade é chamada de dissociação proteíno-citológica. Se a pleocitose for superior a 50 células/campo, a hipótese de um processo infeccioso ou neoplásico deve ser considerada, especialmente uma infecção pelo vírus HIV
- ENMG: exame é útil na diferenciação entre as formas desmielinizante e a axonal da doença, embora nos primeiros dias possa ser normal ou evidenciar apenas alterações sutis, como discreto aumento das latências distais e prolongamento das ondas F. Os achados clássicos da SGB surgem com o avanço da doença, evidenciando-se redução da velocidade de condução, bloqueio de condução, dispersão temporal, latências distais prolongadas e ondas F prolongadas (indicam desmielinização proximal). O estudo de agulha pode ser postergado para a 4ª semana da doença ou mais, quando as chances de se observar desnervação ativa são maiores
- Exame de imagem: ressonância magnética pode evidenciar realce das raízes nervosas pelo gadolínio e afastar outras causas, como mielite transversa, mielopatia compressiva aguda e doença infiltrativa.

COMPROVAÇÃO DIAGNÓSTICA

- Dados clínicos + exame do LCR + ENMG
- O exame do LCR e/ou eletroneuromiográfico normal na 1ª/2ª semana não afastam o diagnóstico.

COMPLICAÇÕES

- Insuficiência respiratória aguda com necessidade de entubação e ventilação mecânica em 10 a 20% dos pacientes

- Disautonomias, como arritmias cardíacas e labilidade da pressão arterial
- Complicações comuns aos pacientes graves: embolismo pulmonar, trombose venosa profunda, úlceras de decúbito, pneumonia, infecções do trato urinário ou sepse.

TRATAMENTO

Tratamento geral

- O paciente deve ter a função cardiorrespiratória monitorada e ser encaminhado precocemente para uma unidade de terapia intensiva (UTI) caso surjam sinais de insuficiência respiratória ou disautonomia
- Bradicardia sintomática requer cuidados específicos (ver *Bradiarritmias*, no Capítulo 176, *Arritmias*). Tratamento de taquicardia sinusal e hipertensão arterial com betabloqueadores ou bloqueadores dos canais de cálcio (ver *Taquiarritmias*, nos Capítulos 176, *Arritmias*, e 228, *Hipertensão Arterial*)
- Profilaxia para trombose venosa profunda e embolia pulmonar (heparina por via subcutânea (SC), 5.000 UI, 8/8 a 12/12 horas) (ver Capítulos 206, *Trombose Venosa Profunda*, e 152, *Tromboembolismo Pulmonar*)
- Profilaxia para úlcera de pressão – mudança de decúbito a cada 2 horas, uso de protetores em calcanhares, cotovelos, região sacral e dorso, se necessário (ver Capítulo 4, *O Clínico e o Idoso*)
- Nutrição enteral se houver disfagia importante
- Manejo de dor neuropática com pregabalina, gabapentina, baixas doses de antidepressivos tricíclicos. Opioides podem ser utilizados por curto intervalo de tempo e considerando-se as comorbidades de cada paciente (ver Capítulo 15, *Dor*)
- Acompanhamento multidisciplinar com fisioterapia motora e respiratória, fonoterapia e terapia ocupacional deve ser instituído precocemente a fim de manter a mobilidade e a funcionalidade, prevenir contraturas e broncoaspiração e iniciar o processo de reabilitação.

Tratamento específico

- Imunoglobulina humana e plasmaférese são os tratamentos mais bem estabelecidos. Ambas são consideradas eficazes e devem ser indicadas conforme o perfil clínico do paciente e a facilidade de acesso
- O tratamento deve ser iniciado assim que o diagnóstico de SGB for considerado
- Imunoglobulina humana – dose de 0,4 g/kg/dia, durante 5 dias, devendo ser aplicada via intravenosa lentamente
- Plasmaférese – o número de sessões e a quantidade de plasma removido variam entre os autores. Em geral, recomendam-se 3 a 6 sessões em dias alternados, com a remoção de 200 a 250 mℓ/kg/sessão
- Corticoides VO ou IV não demonstraram eficácia no tratamento da SGB de forma isolada ou combinada com imunoglobulina ou plasmaférese.

Tratamento cirúrgico

- Embora pouco frequentes, bloqueios de condução atrioventricular podem ser tratados com marca-passo temporário (ver Bloqueio atrioventricular, no Capítulo 176, *Arritmias*)
- Traqueostomia está indicada nos pacientes que necessitam de ventilação mecânica prolongada.

EVOLUÇÃO E PROGNÓSTICO

- O prognóstico na maioria dos pacientes é bom e cerca de 87% deles se recuperam totalmente ou apresentam déficits leves (parestesia, leve fraqueza muscular)
- Nos casos de paresia bilateral para dorsoflexão, o uso de órteses ou sapatos adaptados dá suporte para deambulação plena
- Dor neuropática é uma sequela comum e tende a ser bem controlada com tratamento medicamentoso específico
- A mortalidade é de cerca de 5% e ocorre como resultado de insuficiência respiratória, arritmia cardíaca, embolismo pulmonar, pneumonia aspirativa ou sepse por infecções secundárias adquiridas
- Indicadores de mau prognóstico: idade avançada, diabetes melito, fraqueza muscular grave no início da doença, necessidade de ventilação mecânica, diarreia prévia (*Campylobacter jejuni*) e amplitude do potencial de ação muscular composto menor que 10 a 20% do normal no estudo de ENMG.

BIBLIOGRAFIA

Amato AA, Russel JA. Neuromuscular disorders. McGraw-Hill, 2008.
Azevedo MF. GPS Medicamentos. Guia prático em saúde. Rio de Janeiro: Guanabara Koogan; 2017.
Donofrio PD. Guillain-Barré syndrome. Continuum (Minneap Minn). 2017;23(5):1295-309.
Griffin JW, Sheikh K. The Guillain-Baré syndromes In: Dyck PJ, Thomas PK. Perifheral neuropathy. 4. ed. Elsevier Saunders; 2005.

516
Síndrome de Hipertensão Intracraniana

Aumento da pressão intracraniana

Marcos Alexandre Carvalho Alves

INTRODUÇÃO

Conjunto de sinais e sintomas resultantes do aumento da pressão intracraniana.

CAUSAS

- Tumores cerebrais, hematomas intracranianos
- Edema cerebral
- Distúrbios no fluxo e na absorção do líquido cefalorraquidiano (LCR)
- Obstrução venosa devido à trombose do seio sagital superior
- Meningite, traumatismos, intoxicações exógenas
- Medicamentos (tetraciclinas, vitamina A, ácido nalidíxico) em crianças
- Hipertensão arterial maligna
- Oclusão da veia jugular ou da veia cava superior, ou alta pressão venosa causada por insuficiência cardíaca.

MANIFESTAÇÕES CLÍNICAS

- Cefaleia: mais frequente pela manhã, podendo agravar-se pela tosse ou pelo esforço físico
- Vômitos (não precedidos de náuseas, predominando pela manhã)
- Diplopia
- Convulsões
- Vertigens
- Sintomas psíquicos: perda da atenção e diminuição da capacidade intelectual
- Bradicardia, hipertensão arterial sistólica e hipopneia (hipertensão intracraniana grave)
- Macrocrania: ocorre apenas em crianças de baixa idade, antes da consolidação das suturas cranianas
- O nível de consciência deve ser avaliado pela escala de Glasgow (ver Capítulo 488, *Coma*)
- Edema de papila: edema do nervo óptico, ingurgitamento das veias retinianas, hemorragias. (Lesões que ocluem o III ventrículo, aqueduto IV ventrículo ou os orifícios de drenagem do LCR na fossa posterior são comumente acompanhadas de papiledema.)
- Paralisia do VI par craniano

EXAMES COMPLEMENTARES

- Tomografia computadorizada (TC) e/ou ressonância magnética (RM)
- Punção lombar nunca deve ser feita antes da TC ou RM
- Ecodoppler transcraniano
- Ultrassonografia da bainha do nervo óptico.

COMPROVAÇÃO DIAGNÓSTICA

- Dados clínicos + exames de imagem.

TRATAMENTO

- Nos quadros graves e persistentes, instalar monitor de pressão intracraniana, que fornece parâmetros para avaliar a eficácia das medidas terapêuticas instituídas
- Elevar a cabeça e o corpo formando um ângulo de 15°
- Controlar a temperatura para evitar o aumento do fluxo sanguíneo cerebral
- Restringir a administração de líquidos para cerca de 1.000 mℓ/dia
- Hiperventilação para rápida diminuição da pressão intracraniana. O paciente deve ser entubado e mantido com P_{CO_2} entre 25 e 30 mmHg. Os efeitos da hiperventilação duram algumas horas, constituindo, portanto, uma medida temporária. Sua interrupção deve ser cuidadosa para evitar novo aumento da pressão intracraniana
- Drenagem ventricular: indicada na hidrocefalia aguda com aumento da pressão intracraniana que ocorre na hemorragia subaracnóidea, nos tumores da fossa posterior e na meningite.

Tratamento medicamentoso

- Diuréticos osmóticos (reduzem a pressão em 10 a 20 minutos, temporariamente): manitol 20% por via intravenosa (IV), 0,25 a 1 g/kg, seguida por dose de 50 a 300 mg/kg a cada 6 horas, com base no estado clínico do paciente (seu uso está limitado a um período de 24 a 72 horas)
- Furosemida e glicerol

- Corticoide para diminuição do edema cerebral nas neoplasias: dexametasona IV, 5 a 25 mg, inicialmente; a seguir, 2 a 8 mg, IV ou por via oral (VO), 6/6 horas (efeito temporário)
- Barbitúricos: contribuem para reduzir a pressão intracraniana por sua ação sobre o fluxo sanguíneo cerebral e redução do metabolismo. Devem ser reservados para pacientes que não respondem às medidas mais simples
- Acetazolamida, 1 a 2 g/dia
- Topiramato.

BIBLIOGRAFIA

Azevedo MF. GPS Medicamentos. Guia prático em saúde. Rio de Janeiro: Guanabara Koogan; 2017.
Friedman DI. Pseudotumor cerebral syndrome. Neurol Clin. 2014; 32:363-95.
Melo Souza SE. Sistema nervoso. In: Porto CC, Porto AL. Semiologia médica. 8. ed. Rio de Janeiro: Guanabara Koogan; 2019.
Melo Souza SE. Tratamento das doenças neurológicas. 3. ed. Rio de Janeiro: Guanabara Koogan; 2013.

517
Síndrome de Reye

Ana Lídia de M. Alcântara-Silva ◆ Delson José da Silva

INTRODUÇÃO

A síndrome de Reye é um tipo de encefalopatia hepática não ictérica que acomete crianças e adolescentes, caracterizada por edema cerebral e infiltração gordurosa visceral, particularmente do fígado.

Cerca de 80% dos pacientes são crianças abaixo de 7 anos.

Erros inatos do metabolismo, especialmente dos ácidos graxos, reações medicamentosas e a toxinas podem predispor ao desenvolvimento da síndrome de Reye.

CAUSAS

Apesar da etiologia desconhecida, admite-se que uma infecção viral pode provocar distúrbio mitocondrial que leva à inibição do metabolismo de ácidos graxos.

Os achados neurológicos são decorrentes das lesões hepáticas, expressas pela elevação dos níveis de amônia, podendo provocar edema cerebral difuso.

As alterações histopatológicas mais importantes são edema astrocitário, perda de neurônios, degeneração gordurosa dos rins, fagocitose e redução do número de mitocôndrias.

Os fatores associados são:

- Vírus: os principais são influenza B e infecção por varicela, porém, outros vírus, como influenza A, rubéola, herpes simples, vírus Epstein-Barr, coxsackie, parainfluenza, citomegalovírus, adenovírus e hepatite podem desencadear a síndrome de Reye
- Bactérias: *Chlamydia*, *Bordetella pertussis*, *Mycoplasma* e *Shigella*
- Medicamentos: os efeitos do ácido acetilsalicílico parecem se associar à infecção.

MANIFESTAÇÕES CLÍNICAS

- A encefalopatia inicia 12 horas a 3 semanas após os sintomas febris decorrentes da infecção de vias respiratórias superiores ou gastrintestinais
- Em poucos dias, evolui para coma, crises convulsivas generalizadas e focais e sinais de hiperativação simpática (taquipneia, taquicardia e midríase), decorticação e descerebração, perda dos reflexos corneopalpebrais e vestíbulo-oculares
- Pode haver falência respiratória e evoluir para o óbito
- A hepatomegalia é uma pista diagnóstica da causa da encefalopatia.

COMPROVAÇÃO DIAGNÓSTICA

- Dados clínicos + laboratoriais (Quadro 517.1).

DIAGNÓSTICO DIFERENCIAL

- Intoxicação por medicamentos, cogumelos, chumbo e outros metais pesados
- Hipoglicemia
- Encefalite
- Meningite
- Sangramento intracraniano.

EXAMES COMPLEMENTARES

- Dosagem da amônia: níveis elevados
- Inicialmente acidose metabólica seguida de alcalose respiratória
- Aumento de AST (TGO) e ALT (TGP), bilirrubinas, tempo de protrombina (TP) e da tromboplastina parcial ativada (TTPA), amilase, lipase, ureia, creatinina
- Bicarbonato sérico: diminuído
- Líquido cefalorraquidiano: pressão normal ou aumentada, hipoglicemia, normalmente com acelularidade
- Tomografia computadorizada ou ressonância magnética do crânio: normal ou com sinais de edema cerebral
- Eletroencefalograma (EEG): atividade delta difusa, arrítmico.

COMPLICAÇÕES

- Convulsões
- Herniação cerebral
- Pneumonia por aspiração
- Arritmia cardíaca
- Colapso cardiovascular
- Pancreatite
- Sangramento gastrintestinal
- Parada respiratória
- Insuficiência renal
- Sepse
- Morte.

Quadro 517.1 Critérios diagnósticos da síndrome de Reye de acordo com o *Centers for Diseases Control* (CDC).

1. Encefalopatia aguda não inflamatória com alteração do nível de consciência e, se disponível: a) Líquido cefalorraquidiano com contagem de células menor que 8 b) Histopatologia do cérebro mostrando edema sem inflamação
2. Alteração hepática evidenciada por biópsia e, se não disponível, elevação de transaminase glutâmico-oxalacética (TGO), transaminase glutâmico pirúvica (TGP) ou amônia
3. Nenhum motivo que explique melhor as anormalidades hepáticas e cerebrais

TRATAMENTO

- Tratamento de suporte
- Corrigir níveis glicêmicos, se necessário, com insulina, para manter glicemia entre 150 e 200 mg/dℓ
- Hemodiálise se amônia > 500 mg/dℓ
- Manter temperatura com manta de resfriamento
- Entubação orotraqueal para manter P_{CO_2} < 32 mmHg
- Em casos de coagulopatia, pode-se tratar com crioprecipitado, plasma fresco congelado ou vitamina K
- Acidose pode ser tratada com bicarbonato de sódio ou manejo ventilatório
- Tratamento da hipertensão intracraniana (monitoramento, cabeceira elevada a 30°, manitol ou solução)
- Hipersalina, sedação e analgesia, prevenção da hiperidratação, tratamento das crises convulsivas.

Atenção

- Não usar ácido acetilsalicílico em crianças com menos de 7 anos, particularmente em quadros gripais ou de varicela.

EVOLUÇÃO E PROGNÓSTICO

- Taxa de mortalidade de 30 a 50%
- Sequelas neurológicas em alguns pacientes.

BIBLIOGRAFIA

Ahrens-Nicklas RC, Edmondson AC, Ficicioglu C. An 8-year-old girl with abdominal pain and mental status changes. Pediatr Emerg Care. 2015 Jun; 31(6):459-62.

Chapman J, Arnold JK. Reye syndrome. Treasure Island (FL): StatPearls Publishing; 2019.

Ropper A, Samuels M, Klein J. Adams e Victor's Principles of neurology. 10. ed. McGraw-Hill; 2014.

Tasker RC. Update on pediatric neurocritical care. Pediatric Anesthesia. 2014.

Uppala R, Dudiak B, Beck ME, Bharathi SS, Zhang Y, Stolz DB, Goetzman ES. Aspirin increases mitochondrial fatty acid oxidation. Biochem. Biophys. Res. Commun. 2017 Jan 08; 482(2):346-51.

518
Síndrome Meníngea

Meningismo

Marcos Alexandre Carvalho Alves

INTRODUÇÃO

Conjunto de sinais e sintomas indicando um processo patológico nas estruturas que constituem as meninges, incluindo infecções (meningite), hemorragia ou tumor.

CAUSAS

- Meningite
- Meningoencefalites
- Hemorragia subaracnóidea
- Infiltração neoplásica das meninges
- Abscesso subdural.

MANIFESTAÇÕES CLÍNICAS

- Cefaleia de intensidade variável, contínua, de localização difusa ou predominando nas regiões occipital e frontal, podendo se agravar com estímulos luminosos e sonoros ou por esforço físico. A dor pode irradiar-se para a nuca, os ombros, o dorso e as pernas
- Fotofobia
- Vômitos (geralmente em jatos)
- Rigidez de nuca
- Postura antálgica (decúbito lateral com membros inferiores semifletidos)
- Sintomas motores focais, como fraqueza de um ou mais membros
- Distúrbios sensitivos (dos membros inferiores ou da cauda equina)
- Diplopia
- Incoordenação
- Convulsões
- Distúrbios esfincterianos
- Os nervos cranianos mais acometidos são o II, III, VI, VII e VIII
- Febre, astenia, anorexia e taquicardia
- Alteração do estado mental.

Manobras clínicas para identificar comprometimento meníngeo

- Pesquisa de rigidez de nuca: resistência à flexão passiva da cabeça, mais comum em meningites e hemorragias subaracnóideas. Pode ocorrer também em tumores da fossa craniana posterior, tétano, tumores cervicais, fratura ou luxação de vértebra cervical
- Sinal de Kernig: flexão das coxas sobre a bacia quando se tenta sentar o paciente
- Sinal de Brudzinski: flexão involuntária das pernas e das coxas após flexão passiva da nuca.

EXAMES COMPLEMENTARES

- Tomografia computadorizada do crânio: identifica hemorragias, abscessos ou meningites crônicas
- Ressonância magnética: útil para avaliar lesões subjacentes
- Angiografia cerebral: em casos especiais
- Exame do líquido cefalorraquidiano.

COMPROVAÇÃO DIAGNÓSTICA

- Dados clínicos + exames de imagem ou do LCR.

Meningismo

Quadro semelhante ao da meningite que pode ocorrer em crianças com pneumonia ou infecção por *Shigella*. O líquido cefalorraquidiano é normal.

TRATAMENTO

- Depende do diagnóstico da causa da síndrome
- Ver Capítulos 504, *Meningites*, e 487, *Acidente Vascular Cerebral*.

BIBLIOGRAFIA

Campbell WW. DeJong – O exame neurológico. 7. ed. Rio de Janeiro: Guanabara Koogan; 2014.

Melo Souza SE. Sistema nervoso. In: Porto CC, Porto AL. Semiologia médica. 8. ed. Rio de Janeiro: Guanabara Koogan; 2019.

Melo Souza SE. Tratamento das doenças neurológicas. 3. ed. Rio de Janeiro: Guanabara Koogan; 2013.

519
Síndrome Radiculocordonal Posterior

Marcos Alexandre Carvalho Alves • Luiz Antônio Freitas de Oliveira Junior

INTRODUÇÃO

Conjunto de sinais e sintomas decorrentes de lesão do cordão ou do funículo posterior da medula e de suas raízes condutoras de sensibilidade proprioceptiva (Figura 519.1).

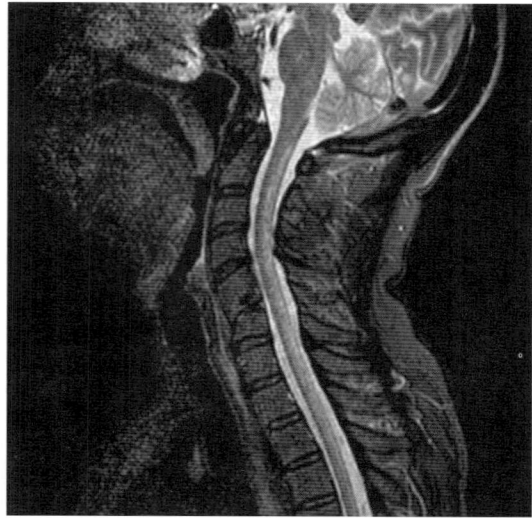

Figura 519.1 Ressonância magnética da medula espinal cervical evidenciando acometimento do funículo posterior em um paciente com degeneração combinada subaguda.

CAUSAS

- Deficiência de vitamina B_{12} (degeneração combinada subaguda da medula)
- AIDS (mielopatia)
- Compressão extrínseca
- Neurossífilis (*tabes dorsalis*): doença característica de lesão cordonal posterior, com perda da sensibilidade profunda, sem perda motora e com reflexos presentes, embora possa haver arreflexia
- Ataxia de Friedreich (espinocerebelar)
- Esclerose múltipla
- A sensibilidade vibratória também está comprometida em alguns casos de neuropatia diabética, neuropatia alcoólica e mielose funicular.

MANIFESTAÇÕES CLÍNICAS

- O acometimento de uma raiz nervosa provoca sintomas que permitem a localização topográfica da lesão: dor irradiada para a região do dermátomo correspondente é característica
- Disbasia do tipo ataxotalonante
- Marcha com base alargada
- Ataxia sensitiva
- Prova de Romberg positiva
- Hipotonia
- Abolição dos reflexos profundos
- Perda da sensibilidade vibratória, cinético postural e tato epicrítico do local da lesão para baixo
- Incoordenação motora que piora com os olhos fechados
- Sinais e sintomas que ocorrem na lesão do funículo posterior da medula são semelhantes ao quadro da lesão das fibras grossas, com exceção da hiporreflexia.

EXAMES COMPLEMENTARES

- Dependem das hipóteses diagnósticas.

COMPROVAÇÃO DIAGNÓSTICA

- Dados clínicos + exames de imagem.

TRATAMENTO

- Depende da causa
- Ver Capítulos 421, *Anemias*, 524, *AIDS*, 574, *Sífilis*, 497, *Esclerose Múltipla*, e 509, *Neuropatias Periféricas*.

EVOLUÇÃO E PROGNÓSTICO

- Dependem da identificação da causa e do tratamento adequado.

BIBLIOGRAFIA

Campbell WW. DeJong – O exame neurológico. 7. ed. Rio de Janeiro: Guanabara Koogan; 2014.

Melo Souza SE. Sistema nervoso. In: Porto CC, Porto AL. Semiologia médica. 8. ed. Rio de Janeiro: Guanabara Koogan; 2019.

Melo Souza SE. Tratamento das doenças neurológicas. 3. ed. Rio de Janeiro: Guanabara Koogan; 2013.

520
Síndromes do 1º e do 2º Neurônios Motores

Marcos Alexandre Carvalho Alves

SÍNDROME DO 1º NEURÔNIO MOTOR

Conjunto de sinais e sintomas decorrentes da interrupção, anatômica e funcional, da via corticospinal.

CAUSAS

- Acidente vascular cerebral, tumores cerebrais
- Paralisia bulbar progressiva
- Amiotrofia espinal progressiva
- Esclerose múltipla
- Traumatismos
- Infecções cerebrais
- Esclerose lateral amiotrófica.

MANIFESTAÇÕES CLÍNICAS

- Sintomas deficitários: paresia ou plegia, abolição dos reflexos superficiais, atrofia muscular
- Sintomas de liberação: hiper-reflexia profunda, aumento da área reflexógena, clônus, hipertonia espástica, diminuição da destreza, sinal de Babinski

EXAMES COMPLEMENTARES

- Exames laboratoriais: dosagem de hexosaminase, desidrogenase láctica (DHL), transaminase glutâmico-oxalacética (TGO), transaminase glutâmico-pirúvica (TGP), velocidade de hemossedimentação (VHS), hormônio estimulador da tireoide (TSH), cálcio, fósforo, enzimas musculares
- Testes sorológicos: sífilis, doença de Lyme, HIV, vírus T-linfotrópico humano (HTLV) 1 e 2, hepatites B e C
- Eletroforese de proteínas
- Tomografia computadorizada ou ressonância magnética do crânio ou da coluna vertebral
- Eletroneuromiografia.

COMPROVAÇÃO DIAGNÓSTICA

- Dados clínicos + exames de imagem.

TRATAMENTO

- Depende da doença de base
- Fisioterapia.

Tratamento medicamentoso

- Baclofeno, VO, 20 a 80 mg/dia; ou diazepam, VO, 10 a 60 mg/dia; ou dantroleno, VO, a 100 mg/dia, divididos em 4 tomadas (mais útil em pacientes acamados)
- Toxina botulínica.

EVOLUÇÃO E PROGNÓSTICO

- A hemiplegia pode evoluir com melhora principalmente nos grupos musculares proximais.

SÍNDROME DO 2º NEURÔNIO MOTOR

Conjunto de sinais e sintomas indicativos de que os impulsos motores que partem do centro não chegam à periferia.

Distúrbios motores puros serão encontrados em lesões que afetem somente os corpos celulares dos neurônios, ou somente a raiz anterior.

Nos outros casos, há sintomas sensitivos associados.

CAUSAS

- Porfiria, HIV
- Poliomielite anterior aguda
- Esclerose lateral amiotrófica
- Atrofia espinal progressiva
- Siringomielia
- Mononeuropatias (ulnar e mediana)
- Polineuropatia periférica, radiculopatias
- Síndrome de Guillain-Barré.

MANIFESTAÇÕES CLÍNICAS

- O músculo torna-se flácido e amolecido, e não faz resistência ao estiramento passivo
- Tônus muscular pode estar reduzido (hipotonia ou atonia)
- Atrofia da musculatura comprometida
- Arreflexia superficial e profunda
- Fasciculações (contrações finas e irregulares) de pequenos grupos musculares nos músculos acometidos. Podem surgir em pessoas normais. Devem ser diferenciadas das fibrilações de ocorrência em fibras musculares que perderam sua inervação
- Importante saber se existem alterações de sensibilidade. A combinação de paralisia flácida, arreflexia e alteração de sensibilidade indica comprometimento de nervos motores e sensitivos mistos ou das raízes anteriores ou posteriores.

Atenção

- Os sintomas de lesão do neurônio motor superior podem ocorrer antes de as manifestações clínicas da causa serem detectáveis
- O paciente deve ser mantido em observação até que haja recuperação completa ou aparecimento de sinais neurológicos indicativos de melhora.

EXAMES COMPLEMENTARES

- Dependem da hipótese diagnóstica
- Eletroneuromiografia.

COMPROVAÇÃO DIAGNÓSTICA

- Dados clínicos.

TRATAMENTO

- Ver Capítulos 545, *Poliomielite*, 496, *Esclerose Lateral Amiotrófica*, e 509, *Neuropatias Periféricas*.

BIBLIOGRAFIA

Melo Souza SE. Sistema nervoso. In: Porto CC, Porto AL. Semiologia médica. 8. ed. Rio de Janeiro: Guanabara Koogan; 2019.

Melo Souza SE. Tratamento das doenças neurológicas. 3. ed. Rio de Janeiro: Guanabara Koogan; 2013.

521
Tiques e Síndrome de Tourette

Delson José da Silva • Ana Lídia de M. Alcântara-Silva

INTRODUÇÃO

Tiques motores apresentam-se como movimentos súbitos, repetitivos, recorrentes e não rítmicos, que podem ser classificados como crônicos, quando a duração for maior que 1 ano, ou transitórios, se menor que 1 ano.

A etiologia pode ser primária ou secundária. Fenomenologicamente, podem ser motores e vocais.

Síndrome de Tourette (ST)

Trata-se de um transtorno neuropsiquiátrico crônico com início na infância, caracterizado por tiques motores e vocais, com períodos de exacerbação e remissão, que se associam frequentemente a outros transtornos do comportamento, como transtorno obsessivo-compulsivo (TOC) e transtorno do déficit de atenção com hiperatividade (TDAH).

A etiopatogenia genética e epigenética (fatores perinatais como hipoxia isquêmica, exposição a androgênios, mecanismos autoimunes pós-infecciosos). Critérios diagnósticos:
- Presença de tiques motores múltiplos e um ou mais tiques fônicos em algum momento da doença
- Os tiques devem ocorrer muitas vezes ao dia, quase todos os dias ou intermitentemente, por um período superior a 1 ano
- A localização anatômica, o número, a frequência, o tipo, a complexidade ou a gravidade dos tiques devem variar no decorrer do tempo
- O início deve ser antes dos 21 anos.

MANIFESTAÇÕES CLÍNICAS

- Os tiques acometem qualquer músculo, com eventual variação quanto a localização, número de músculos ativados e períodos de remissão e exacerbação
- Todos os músculos do corpo podem ser afetados, mas há predomínio dos músculos da cabeça, do pescoço e dos membros superiores
- Caracterizam-se por movimentos repetitivos breves, recorrentes, não rítmicos (Quadro 521.1)
- Podem interferir nas atividades voluntárias e da fala, com prejuízo dessas funções, afetando as atividades sociais e profissionais.

Quadro 521.1 Características dos tiques.

Previsibilidade do movimento	Indivíduo tem a sensação de que apresentará o tique
Fatores desencadeantes	Estresse, excitação e sugestão
Fenômenos premonitórios	Fenômenos não motores, normalmente sensorial, que consistem em uma sensação desagradável que precede o tique, sendo prontamente aliviada pela realização do tique. Exemplos: sensação de pressão, tensão do pescoço, aliviado por estiramento da musculatura ou balançando a cabeça. Coceira ou queimação nos olhos, seguido de piscamento, coceira nas mãos, garganta, linha média do abdome ou, até mesmo, fenômenos psíquicos como ansiedade
Supressibilidade	Possibilidade de suprimi-los por um período, o que se acompanha de desconforto durante este período, seguindo-se a necessidade de realizar o tique para aliviar a tensão. Entretanto, ao demandar muita atenção e energia mental do paciente, pode desviá-lo de outras tarefas, como escolares e laborais
Variabilidade intraindividual e interindividual	Contribuindo para os seus vários graus de gravidade.

CLASSIFICAÇÃO

Os tiques podem ser classificados de acordo com a complexidade, a localização, o número, a frequência e a duração.
Podem ser motores ou vocais:

- **Tiques motores**: caracterizam-se por movimentação de segmentos do corpo no espaço (clônicos, tônicos ou distônicos)
  - Simples: envolvem um único grupo muscular, como um abalo de cabeça, piscamento, careteamento
  - Complexos: movimentos mais elaborados, gestos amplos que se assemelham a movimentos normais, porém inapropriados, intensos, sem propósito, como os atos de arremessar, pular, bater e chutar
  - Podem se manifestar como copropraxia (gestos obscenos, pegar ou expor a genitália), ecopraxia (imitar gestos)
- **Tiques vocais (fônicos)**: caracterizam-se por emissão de sons, verbalizações sem significação
  - Simples: emissão de sons sem significado, como fungar, pigarrear, grunhir, ranger, gritar, tossir e soprar
  - Complexos: verbalização de sons inapropriados, ecolalia (repetição de palavras ou frases ouvidas), coprolalia (fala obscena), palilalia (repetição da última sílaba).

CLASSIFICAÇÃO ETIOLÓGICA

Podem ser primários ou secundários (Quadros 521.2 e 521.3).

DIAGNÓSTICO DIFERENCIAL

- Mioclonias
- Distonias
- Atetose
- Coreias
- Acatisia
- Discinesia paroxística

Quadro 521.2 Tiques primários.

Esporádicos
• Tique motor ou vocal transitório (menos de 1 ano) e tique motor ou vocal crônico (menos de 1 ano), início no adulto, síndrome de Tourette, distonia primária

Herdados
• Síndrome de Tourette, doença de Huntington, doença de Wilson, esclerose tuberosa, distonia primária, neurodegeneração associada à pantotentoquinase (PKAN), distrofia de Duchenne

Quadro 521.3 Tiques secundários.

Lesões cerebrais agudas	Trauma cranioencefálico (TCE), alteração vascular, infeccioso e parainfeccioso (encefalite por herpes simples, doença de Lyme, neurossífilis, doença de Creutzfeldt-Jakob, coreia de Sydenham). Em geral, ocorrem quando há lesão em regiões de conexão do córtex frontal e gânglios da base
Medicamentos e substâncias tóxicas	Cocaína, anfetamina, carbamazepina, lamotrigina, fenobarbital, neurolépticos, levodopa, esteroides, metilfenidato (pode também melhorar a gravidade dos tiques), monóxido de carbono
Transtorno do neurodesenvolvimento	Encefalopatia não progressiva, deficiência intelectual, transtornos do espectro autista, causas genéticas (síndrome de Down, síndrome de Klinefelter, cariótipo XYY, síndrome do X frágil, trissomia X, mosaicismo 9 p, trissomia parcial 16, 9 p monossomia, síndrome de Beckwith-Wiedemann). Difícil diagnóstico diferencial com as estereotipias
Outros	Doenças sistêmicas (síndrome de Behçet, síndrome antifosfolipídeo), esquizofrenia, doenças neurocutâneas e doenças neurodegenerativas.

- Discinesias tardias
- Crises convulsivas
- Tremores.

EXAMES COMPLEMENTARES

- O diagnóstico do tique baseia-se em dados clínicos, portanto os exames complementares não costumam ser necessários, exceto para investigação etiológica das causas secundárias. Entretanto, exames de imagem mostraram alterações estruturais e funcionais na ST
- Ressonância magnética funcional e estrutural: pode evidenciar alentecimento relacionada com a idade na maturação dos circuitos corticossubcorticais e corticocorticais que regulam o controle da saída do neurônio motor, volume diminuído do núcleo caudado, reforçando a hipótese de que há uma anormalidade estriatal na ST. Afinamento cortical nos lobos frontais e parietais e volume diminuído de córtex pré-frontal, que pode estar associado ao controle inibitório ineficaz de tiques e/ou persistência de tiques na vida adulta
- Estimulação magnética transcraniana: o córtex motor primário é menos inibido na ST, afetando a organização da produção motora voluntária.

TRATAMENTO

A decisão de iniciar um tratamento sintomático dependerá da gravidade, da complexidade, da flutuação dos sintomas e da percepção do paciente sobre o quão é afetado pelos tiques.

Os tiques podem levar a estigmatização social, isolamento e *bullying*, agravando com ansiedade, depressão e baixa autoestima. No Quadro 521.4, são apresentadas possibilidades de tratamento dos tiques.

Quadro 521.4 Tratamento dos tiques.

Psicoeducação
Instrução do paciente e de sua família sobre o curso natural do tique, fatores de exacerbação e alívio dos sintomas. Nos casos graves ou que não se resolvem com a psicoeducação, podem ser necessárias intervenções adicionais

Terapia cognitivo-comportamental
Alternativa importante na abordagem ao paciente

Medicamentos	
Haloperidol VO, 0,5 a 10 mg/dia; pimozida VO, 0,5 a 6 mg/dia; risperidona VO, 0,5 a 16 mg/dia; ziprasidona VO, 40 a 160 mg/dia; olanzapina VO, 2,5 a 20 mg/dia; aripiprazol VO, 5 a 30 mg/dia; sulpirida VO, 50 a 200 mg/dia	Bloqueadores dos receptores D2 de dopamina
Clonidina VO, 0,05 a 0,3 mg/dia; guanfacina VO, 0,5 a 4 mg/dia	Clonidina e guanfacina (casos menos graves) ou em associação Guanfacina ainda não é comercializada no Brasil
Tetrabenazina VO, 25 a 150 mg/dia	Depletor de dopamina pré-sináptica Ainda não é comercializada no Brasil
Clonazepam VO, 0,5 a 10 mg/dia	Inibição neuronal pelo aumento do GABA
Topiramato VO, 50 a 100 mg/dia	Inibidor do ácido gama-aminobutírico
Tetra-hidrocanabinol VO, 10 mg/dia	Endocanabidioides que inibem o glutamato (possível efeito em alguns casos)
Baclofeno VO, 60 mg/dia	Estimulação gabaérgica
Toxina botulínica	Utilizada para tiques motores simples e vocais

Estimulação cerebral profunda (DBS)
Em casos graves, com indicação muito bem selecionada, possíveis alvos para intervenção (substância centromediana/parafascicular, núcleo intralaminar do tálamo, e alternativamente, globo pálido e núcleo *accumbens*)

Tratamento das comorbidades
Estimulantes como metilfenidato no caso do TDAH (pode piorar os tiques) ou inibidores da recaptação de serotonina no caso do TOC

VO: via oral; TOC: transtorno obsessivo-compulsivo; TDAH: transtorno do déficit de atenção com hiperatividade.

BIBLIOGRAFIA

Azevedo MF. GPS Medicamentos. Guia prático em saúde. Rio de Janeiro: Guanabara Koogan; 2017.

Martino D, Mink JW. TIC disorders. Continuum Neurology, Movement Disorders. 2013; 19(5):1287-311.

Ropper A, Samuels M, Klein J. Adams e Victor's Principles of neurology. 10. ed. McGraw-Hill; 2014.

Silva DJ, HF, Fan CH, Delacolleta MV. Tiques e síndrome de Tourette. In: Silva DJ da, Fen CH, Coletta MVD. Transtornos do movimento: Diagnóstico e tratamento. 2. ed. rev. e ampl. São Paulo: Omnifarma; 2016.

522
Transtornos do Sono

Insônia, apneia obstrutiva do sono, hipersonolência, narcolepsia, parassonias, distúrbios do movimento, sonambulismo, terror noturno, bruxismo

Maria Ângela Tolentino

INTRODUÇÃO

O sono é um processo fisiológico ativo que envolve múltiplos e complexos mecanismos da atividade cerebral.

Ocorre de maneira cíclica e, em geral, de maneira regular, de acordo com a faixa etária. Sua duração média é de 6 a 8 horas por noite, com uma alternância de vigília-sono nas 24 horas do dia, denominado ritmo circadiano.

O sono é evidenciado pela imobilidade relativa. O limiar de respostas a estímulos externos define seu nível de profundidade.

Os dois principais tipos de sono são: sono NREM e sono REM.

O sono proporciona mudanças fisiológicas em diferentes estruturas cerebrais e se acompanha de alterações comportamentais que influenciam diversas funções, como aprendizado e crescimento.

A Classificação Internacional dos Distúrbios do Sono, em sua revisão de 2014, publicada pela American Academy of Sleep Medicine (ICSD3-AASM) propôs sete categorias (Quadro 522.1). Associou como critérios a combinação entre os sintomas principais, a fisiopatologia e sistemas orgânicos, assim como aspectos descritivos, com as recomendações adequadas para cada distúrbio (ver Quadro 522.1).

Cerca de 60% da população brasileira têm alguma queixa relacionada com o sono.

Os distúrbios do sono têm grande impacto na qualidade de vida e na produtividade diária, sendo considerados fatores

Quadro 522.1 Classificação dos distúrbios do sono (ICXSD3-AASM).

- Insônia
- Apneia respiratória do sono
- Hipersonolência
- Distúrbio do ritmo circadiano
- Parassonias
- Distúrbios do movimento
- Outros distúrbios do sono

de risco independente para acidentes de trabalho, doenças cardiovasculares, acidente vascular cerebral (AVC), doenças metabólicas e, provavelmente, para o surgimento de infecções.

INSÔNIA

Dificuldade para iniciar, manter o sono, despertar precoce ou sono não reparador, condições que podem promover deterioração no desempenho das atividades diárias, Irritabilidade, fadiga, alterações do humor e da memória.

Classificação da insônia

1. Transtorno de insônia crônica
2. Transtorno de insônia de curta duração
3. Outros transtornos de insônia.

Afeta cerca de 50% da população e pode ser considerada um problema de saúde pública, com consequências clínicas, psicológicas e sociais.

Com maior prevalência no sexo feminino, estima-se que 10 a 15% dos adultos relatem, anualmente, insônia grave e crônica.

As insônias podem ser classificadas como insônia de curta duração (menos de 3 meses) e insônia crônica, que ocorre por mais de 3 meses, estando os sintomas presentes pelo menos 3 vezes por semana.

De origem multifatorial, podem ser de causa desconhecida, psicofisiológica, paradoxal e comportamental na infância, provocada por doença mental, higiene inadequada do sono, uso de medicamentos ou substâncias psicoativas e por condições clínicas inespecíficas (orgânicas e não orgânicas).

Estão sujeitas a diferentes fatores, alguns desencadeantes e outros perpetuantes, o que provoca um círculo vicioso, constituído pelo binômio ansiedade-insônia.

INSÔNIA PRIMÁRIA E SECUNDÁRIA

A insônia primária, também chamada insônia aprendida, condicionada, comportamental ou psicofisiológica, é uma forma rara e de pobre resposta terapêutica. Inicia na infância, antes da puberdade, e persiste na vida adulta.

Admite-se que seja resultante de alteração do controle neural do ciclo vigília-sono.

Pode estar associada a fadiga, sonolência excessiva, irritabilidade e déficit de atenção.

Na insônia secundária, os fatores causais incluem ansiedade, depressão, síndrome das pernas inquietas e outros transtornos psiquiátricos, distúrbios respiratórios, movimentos periódicos do sono e afecções neurológicas, como doença de Alzheimer e parkinsonismo.

Contudo, nem sempre o fator etiológico está bem definido na insônia secundária, podendo associar-se à asma, insuficiência cardíaca, doença pulmonar obstrutiva crônica (DPOC), artrite reumatoide, refluxo gastrofágico (Figura 522.1).

INVESTIGAÇÃO DIAGNÓSTICA DA INSÔNIA

O diagnóstico da insônia baseia-se em dados clínicos. Para isso, são necessárias uma boa anamnese e uma história clínica direcionada ao sono, complementada pelo diário do sono.

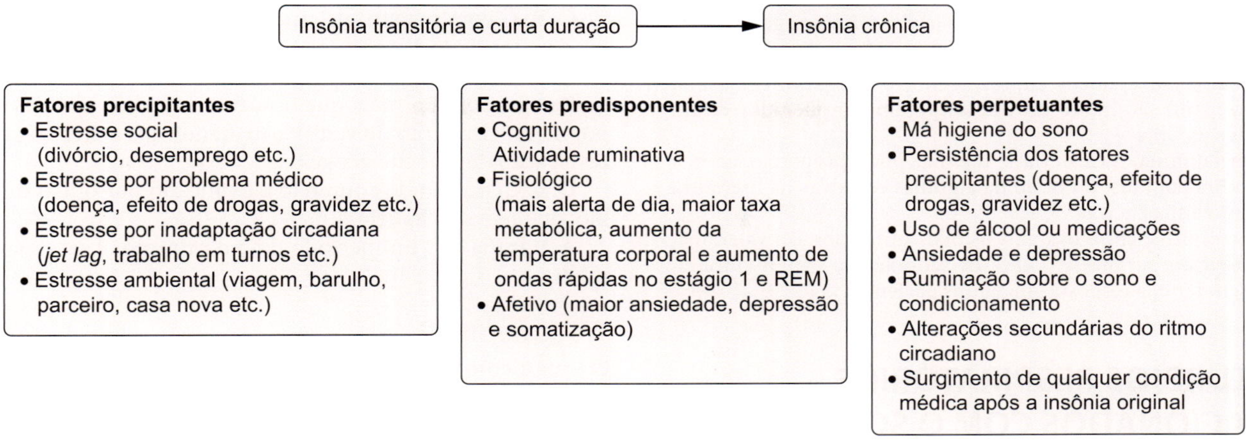

Figura 522.1 Fatores relacionados com a insônia. (Adaptada de Poyares, 2006.)

Exame físico e avaliação laboratorial adequada completam a investigação diagnóstica.

Avaliar também condições psicológicas e sociais, aspectos familiares, profissionais e econômicas do paciente.

Diário do sono

Consiste no registro, durante 7 a 14 dias, das principais atividades diárias, incluindo atividades físicas, hábitos alimentares, horário de ir para a cama, tempo de demora para adormecer, horário de se levantar e frequência do despertar durante a noite.

Polissonografia (PSG)

Exame importante na investigação das insônias em que se suspeita de outro distúrbio ou comorbidade associada, na qual se registra a arquitetura do sono, sua latência e se há movimentos periódicos e períodos de apneia.

TRATAMENTO DA INSÔNIA

- Deve sempre iniciar com o estabelecimento de uma rotina diária com horários disciplinados de deitar e de despertar
- Evitar a ingestão de bebidas alcoólicas e outras bebidas estimulantes, bem como alimentos de difícil digestão antes de se deitar
- Prática regular de exercícios físicos pela manhã e ao final do dia (evitar exercícios em horário próximo ao de dormir)
- Terapias comportamentais: controle de estímulos, condicionando o sono e o ambiente do quarto, seguindo, rigorosamente algumas regras, como usar a cama apenas para dormir; ir para a cama apenas quando estiver sonolento; levantar-se, se ainda não estiver com sono, retornando posteriormente; evitar cochilos diurnos
- São utilizadas outras terapias comportamentais, como terapia cognitivo-comportamental, terapia do relaxamento e restrição de sono.

Tratamento medicamentoso

Medicamentos devem ser utilizados por breves períodos, de preferência por poucos dias ou, no máximo, durante 4 semanas (Quadro 522.2).

Nas insônias crônicas, o uso de medicamentos somente deve ser iniciado após avaliação clínica adequada.

Quadro 522.2 Medicamentos para tratamento da insônia.

Medicamento	Dose	Efeitos colaterais
Agonistas GABA		
Zolpidem VO	5 a 10 mg	Tontura, vertigem, cefaleia, amnésia
Zolpidem CR	6,25 a 12,5 mg	
Zolpidem SL	5 a 10 mg	
Zopiclona	7,5 mg	Sonolência e boca amarga
Antidepressivos sedativos		
Amitriptilina	25 a 100 mg	Tontura, sonolência, arritmias, hipotensão arterial
Mirtazapina	15 a 45 mg	Tontura, sedação, ganho de peso
Trazodona	25 a 400 mg	Tontura, sonolência, priapismo, hipotensão arterial
Agomelatina	25 a 50 mg	Tontura, náuseas, elevação das transaminases
Anticonvulsivantes		
Gabapentina	300 a 600 mg	Sonolência, tontura, ataxia, tremor, diplopia
Tiagabina	4 a 8 mg	Sonolência, tontura
Pregabalina	50 a 100 mg	Sonolência, tontura e ataxia
Antipsicóticos		
Olanzapina	5 a 10 mg	Sonolência, tontura, tremor, ganho de peso
Quetiapina	25 a 200 mg	
Agonistas do receptor de melatonina		
Ramelteona	8 mg	Foi aprovada para comercialização no Brasil em junho de 2017 pela ANVISA
Agonista do receptor da hipocretina		
Suvorexanto	10 a 20 mg	Não disponível no Brasil

- Os benzodiazepínicos (alprazolam, bromazepam, clobazam, lorazepam) são muito utilizados, porém considerados de segunda escolha
- A melatonina, VO, 0,3 a 5 mg/dia, pode proporcionar boa resposta em idosos, porém há algumas ressalvas na literatura quanto à sua eficácia
- Fitoterápicos, entre os quais os mais utilizados são valeriana, *Hypericum perforatum,* erva-de-são-joão ou capim-cidreira, podem ter boa resposta em alguns pacientes.

DISTÚRBIOS RESPIRATÓRIOS RELACIONADOS COM O SONO

- Apneia obstrutiva do sono
- Apneia central (dispneia de Cheyne-Stokes, em virtude de medicamentos com ou sem respiração de Cheyne-Stokes, alta altitude, uso de substâncias psicoativas)
- Apneia central primária: apneia central da infância
- Apneia central por prematuridade
- Hipoventilação
- Hipoventilação/hipoxemia (obesidade, síndrome da hipoventilação alveolar congênita)
- Hipoventilação de início tardio por anormalidades hipotalâmicas
- Hipoventilação alveolar idiopática central
- Hipoxemia relacionada com o sono.

APNEIA OBSTRUTIVA DO SONO

A apneia obstrutiva ocorre por interrupção da passagem do fluxo aéreo nas vias respiratórias durante o sono, principalmente no nível da orofaringe, mesmo persistindo os movimentos toracoabdominais (ver Capítulo 159, *Apneia Obstrutiva do Sono*).

APNEIA CENTRAL

A síndrome da apneia central do sono caracteriza-se por parada ou redução do fluxo respiratório na boca e nas narinas secundárias à interrupção dos movimentos toracoabdominais.

As apneias mistas oiriginam-se de uma apneia central seguida de apneia obstrutiva, razão da denominação "apneia mista".

A apneia central ocorre em 30 a 50% dos pacientes com insuficiência cardíaca com fração de ejeção ventricular reduzida e em 18 a 30% com fração de ejeção ventricular preservada.

O diagnóstico se apoia no preenchimento dos itens (A ou B) + C + D:

A. Presença de um ou mais dos seguintes itens:

- Sonolência
- Dificuldade de iniciar ou manter o sono, despertares frequentes ou sono não reparador
- Despertar com falta de ar
- Roncos
- Apneias presenciadas por algum familiar.

B. Fibrilação atrial, insuficiência cardíaca ou doença neurológica.

C. PSG com registro de cinco ou mais apneias centrais ou hipopneias/hora de sono.

Número de apneias centrais e/ou hipopneias centrais maior que 50% ou mais que o número total de apneias e hipopneias. O padrão de ventilação atende aos critérios para a respiração de Cheyne-Stokes.

D. O distúrbio do sono não é explicado por outro distúrbio, que não seja apneia.

Actigrafia por um período de, no mínimo, 2 semanas em média.

Tratamento

O tratamento da apneia central do sono consiste em controlar as doenças associadas capazes de desencadear essa condição.

Medicação específica para a doença de base, associada a oxigenoterapia e CPAP, é eficaz em aproximadamente 70% dos pacientes.

O BIPAP é indicado principalmente nos casos em que não se observa melhora com CPAP.

HIPERSONIA

Inclui um grupo de distúrbios do sono que tem como característica a necessidade de aumento do tempo total de sono nas 24 horas do dia.

- Narcolepsia do tipo I
- Narcolepsia do tipo II
- Síndrome de Kleine-Levin
- Devido a medicamentos
- Associada a doenças psiquiátricas
- Síndrome do sono insuficiente.

NARCOLEPSIA

Distúrbio neurológico crônico com apresentação clínica heterogênea. A maioria dos casos é idiopática e esporádica, sem história familiar relevante.

Classifica-se em narcolepsia dos tipos I e II.

A idade de início é bimodal com um pico de incidência aos 14 a 15 anos e outro entre 30 e 40 anos.

O grande intervalo entre o início dos sintomas e o diagnóstico promove prejuízo ao paciente, além de provocar impacto social.

A causa da narcolepsia está relacionada com a baixa produção da hipocretina ou orexina nos neurônios hipotalâmicos, peptídeos neurotransmissores envolvidos no mecanismo de modulação do sono-vigília, com uma forte associação a outros fatores, com provável mecanismo autoimune para seu desenvolvimento.

Fatores genéticos estão presentes.

Manifestações clínicas

Os sintomas cardinais são ataques de sono diurno, descritos como vontade irresistível de dormir. Ocorrem, predominantemente, em situações monótonas e resultam em constrangimento social e obstáculo para manter as atividades diárias.

Os ataques de sono duram em média 10 a 20 minutos, mas podem chegar a 1 hora, finalizando com um despertar completamente restaurado.

Vários episódios podem ocorrer em um mesmo dia, com intervalos de 3 a 4 horas.

Entre 20 e 40% dos casos apresentam alucinações hipnagógicas, e 30 a 50% ataques de sono e paralisia de sono.

Tétrade sintomática da narcolepsia

Episódios de sonolência, cataplexia, paralisia do sono e alucinação hipnagógica, embora esta manifestação clínica não seja frequente.

Cataplexia

Está presente na narcolepsia do tipo I e ausente na de tipo II. Trata-se de um sintoma altamente específico que se caracteriza por perda súbita de tônus muscular, com preservação do nível de consciência, geralmente desencadeada por situações que envolvem emoção, como crises de riso, surpresas ou em celebrações que emocionam. A perda do tônus pode ser parcial, acometendo a face, os membros e a musculatura da fala, ou global, afetando o tronco e os membros, com queda em bloco ao solo. Dura, em média, segundos a minutos.

Episódios com duração entre 5 minutos e mais de 1 hora são denominados *status catapleticus*. São raros e podem aparecer como fenômeno de rebote da retirada da medicação para cataplexia.

Outros sintomas, presentes em 50% dos pacientes, incluem paralisia do sono e alucinação hipnagógica, comportamentos automáticos e disruptura do sono.

O paciente narcoléptico pode apresentar lapsos de memória relacionados com a sonolência, mostrando pobre ajustamento ao ambiente e baixo rendimento profissional.

Paralisia do sono é considerada incapacidade de se movimentar e falar imediatamente ao despertar ou iniciar o sono.

A narcolepsia pode evoluir com excessiva sonolência e melhora dos outros sintomas, podendo estar associada a outros distúrbios do sono, como a síndrome das pernas inquietas e apneia do sono.

Diagnóstico diferencial da cataplexia

- Hipersonia idiopática
- Síndrome da apneia obstrutiva do sono
- Movimentos periódicos do sono
- Síndrome de sono insuficiente
- Epilepsia
- Distúrbios psiquiátricos.

Diagnóstico

Critérios clínicos, eletrofisiológicos e níveis baixos de hipocretina-1 no líquido cefalorraquidiano (LCR):

- Utilizar a escala de sonolência de Epworth para quantificar a sonolência excessiva diurna: escore acima de 9 já caracteriza a SED e acima de 13 sugere uma doença primária, como narcolepsia ou hipersonia idiopática
- PSG e teste de múltipla latência: a ICSD-3 define como critério para narcolepsia a realização do teste de múltipla latência no dia seguinte à PSG (com duração mínima de 6 horas). Faz-se o registro durante 20 minutos, por 5 vezes com intervalo de 2 horas
- A presença de sono até 8 minutos com dois episódios de sono REM e associado a sono REM precoce na PSG de sono noturno (menor que 15 minutos)

- Dosagem de hipocretina-1 no LCR deve ser feita quando persistir dúvida no diagnóstico clínico ou eletrofisiológico
- Níveis de hipocretina-1 abaixo de 110 pg/m^2 ou queda de um terço no valor dosado anteriormente caracterizam a narcolepsia do tipo I e valores maiores que 200 pg/m^2 sugerem narcolepsia do tipo II.

Tratamento

O tratamento da narcolepsia deve ser adaptado às características individuais, seguindo normas com o acompanhamento de equipe multiprofissional (Quadro 522.3).

Tratamento medicamentoso

Deve ser realizada a associação de medicamentos com a finalidade de tratar ataques de sono diurno (cataplexia) e melhorar a qualidade do sono noturno (Quadro 522.4).

DISTÚRBIO DO RITMO CIRCADIANO (VIGÍLIA-SONO)

Entende-se por distúrbio do ritmo circadiano as alterações provocadas no relógio biológico com alteração do ritmo vigília-sono, considerado nas 24 horas do dia.

Os distúrbios do ritmo circadiano incluem atraso de fase, adiantamento de fase, padrão de sono-vigília irregular, mudança de turno e *jet-lag*.

PARASSONIAS

São atividades físicas ou comportamentais indesejáveis que ocorrem durante o sono NREM, REM ou na transição vigília-sono, com manifestações verbais ou motoras.

Sua classificação é apresentada no Quadro 522.5.

SONAMBULISMO

Uma das mais frequentes alterações do sono consiste em comportamentos variados, desde os mais simples até os mais complexos.

Quadro 522.3 Tratamento não farmacológico da narcolepsia.

Medidas comportamentais
• Higiene do sono • Rotinas disciplinares de sono e alimentação • Cochilos programados pela manhã e à tarde por 20 minutos • Exercícios regulares melhoram o nível de alerta e possibilitam a redução da dose dos estimulantes
Medidas sociais
• Adaptação dos horários de trabalho melhoram a condição social
Suporte psicológico
• Equipe multiprofissional

Quadro 522.4 Tratamento farmacológico da narcolepsia.

Sintoma	Medicamento	Dose/dia
Sonolência excessiva	Modafinila	200 a 600 mg
	Metilfenidato	10 a 60 mg
Cataplexia	Venlafaxina-XR	75 a 300 mg
	Fluoxetina	20 a 60 mg
	Duloxetina	60 mg
	Clomipramina	75 a 125 mg
	Imipramina	75 a 125 mg

Quadro 522.5 Classificação das parassonias.

Sono NREM	Sono REM	Outras
• Sonambulismo • Despertar confusional • Terror noturno	• Distúrbios do pesadelo • Distúrbios comportamentais do sono REM • Paralisia do sono isolada recorrente	• Enurese • Alucinações • Síndrome da explosão da cabeça • Distúrbio do sono relacionado a doenças clínica médica

Inicia durante o sono de ondas lentas e tem como sintoma principal o ato de deambular, acompanhado de alteração do nível de consciência.

Nos episódios de sonambulismo, o paciente pode sentar-se na cama, agir como se estivesse vistoriando o ambiente, com olhos abertos, apresentando pouca ou nenhuma reatividade, vestir-se, abrir e transpor portas e janelas, chegando a cair e se machucar.

Pode sair de casa, alimentar-se ou realizar ações de higiene corporal.

Torna-se agressivo quando impedido de realizar tais atos, e mantém estática a expressão facial.

A atividade motora pode terminar de modo espontâneo. Com frequência, o sonâmbulo volta a se deitar e continua a dormir sem despertar, apresentando amnésia total sobre o fato na manhã seguinte.

Manifesta-se em qualquer idade, sendo mais frequente entre 4 e 8 anos, em ambos os sexos. Em geral, desaparece durante a adolescência.

Considera-se o sonambulismo uma manifestação de imaturidade do sistema nervoso central (SNC).

Tem um componente hereditário, manifestando-se em 22% das pessoas em que nenhum dos pais é afetado, em 45% quando apenas um dos pais apresenta o problema e em 60% quando a condição se manifesta nos dois pais.

TERROR NOTURNO

Terror noturno, ou pavor noturno, ou descargas autonômicas intensas, caracteriza-se por episódios em que o paciente, adormecido, torna-se subitamente agitado, senta-se na cama, gritando ou chorando, com os olhos arregalados e expressão de terror.

Nesse momento, o paciente desconhece as pessoas à sua volta, mostra-se desorientado e raramente desperta. Durante o episódio, que dura em média entre 10 e 20 segundos, há intensa atividade autonômica, com taquicardia, midríase, aumento do tônus muscular, sudorese profusa, taquipneia e piloereção. Em seguida, o paciente relaxa e volta a dormir calmamente.

Na maioria das vezes, há amnésia total com relação ao episódio, embora, algumas vezes, possa recordar de fragmentos de sonhos.

É mais frequente em crianças de 4 a 12 anos, mas pode ocorrer em qualquer idade.

Surge nos estágios 3 e 4 do sono NREM, ocorrendo mais comumente no primeiro terço da noite. Esses episódios desaparecem espontaneamente por volta da adolescência, e os pais devem ser informados de que tais distúrbios não significam anormalidade cerebral, orgânica ou mental.

ENURESE NOTURNA

Corresponde ao ato de urinar durante o período de sono em faixas etárias em que já se deveria ter adquirido o controle vesical voluntário.

A micção involuntária durante o sono, após os 5 anos, na ausência de afecções urológicas ou psiquiátricas, é considerada distúrbio enurético primário.

Enurese secundária ocorre quando, depois de 3 a 6 meses de adequado treinamento esfincteriano, voltam os episódios de micção involuntária, com frequência de 1 a 2 vezes por mês.

A enurese noturna primária corresponde a 70 a 90% dos casos e pode estar associada a fatores hereditários (77% das vezes quando ambos os pais foram enuréticos e 44% quando apenas um deles apresenta o problema, e em gêmeos idênticos em 68%).

Causas orgânicas são descritas em 3% dos casos.

Diagnóstico
• Anamnese detalhada
• Exame físico: incluindo inspeção criteriosa da genitália
• Exames laboratoriais
  ▪ Exame simples de urina
  ▪ Cultura de urina
  ▪ Glicemia de jejum (diabetes melito)
• Ultrassonografia vesical: capacidade vesical.

Diagnóstico diferencial
• Bexiga neurogênica
• Apneia do sono
• Anemia falciforme
• Insuficiência renal
• Diabetes melito
• Hipotireoidismo.

Tratamento
O tratamento pode ser não farmacológico e farmacológico (Quadros 522.6 e 522.7).

DISTÚRBIOS DO MOVIMENTO RELACIONADOS AO SONO

Caracterizam-se por movimentos simples, normalmente estereotipados, que perturbam o início ou a manutenção do sono.

Queixa de sonolência excessiva ou de distúrbio do sono noturno são fatores exigidos para o diagnóstico.

Os distúrbios do movimento incluem:

• Síndrome das pernas inquietas
• Distúrbios do movimento periódico dos membros inferiores
• Câimbras noturnas relacionadas com o sono

Quadro 522.6 Tratamento não farmacológico da enurese noturna.

Terapia comportamental
• Tem por objetivo motivar e modificar o padrão de comportamento inapropriado que contribui para a persistência da enurese noturna • Restrição hídrica • Deve ser considerada tratamento de primeira linha
Alarme noturno
• São dispositivos afixados no pijama que emitem alarme sonoro quando detectado aumento de umidade • Sucesso em 65 a 75% dos casos com duração de tratamento por 5 a 12 semanas • Recidiva em 15 a 66% dos casos

Quadro 522.7 Tratamento farmacológico da enurese noturna.

Medicamento	Apresentação	Dose	Eficácia	Recidiva
Desmopressina (DDAVP)	Comprimidos de 0,1 mg/dia e 0,2 mg *Spray* 10 µg	0,2 a 0,3 mg/dia à noite	60 a 70%	50 a 90%
Imipramina	Drágeas de 10 a 25 mg Cápsula: 75 mg	1,5 mg/kg/dia Máximo: 75 mg à noite	40 a 50%	60 a 83%
Oxibutinina	Comprimidos de 5 e 10 mg Solução de 1 mg/mℓ	Criança acima de 5 anos: 5,0 mg, 2 vezes/dia Adultos: 5,0 mg, 3 vezes/dia	5 a 40%	15 a 66%

- Bruxismo relacionado com o sono
- Distúrbio dos movimentos rítmicos relacionado com o sono
- Mioclonia benigna do sono da infância
- Mioclonia proprioespinal do início do sono
- Distúrbio do movimento do sono relacionado com o uso de medicamentos
- Distúrbios não especificados.

BRUXISMO OU BRIQUISMO

Distúrbio do movimento definido como atividade repetitiva, geralmente rítmica dos músculos da mastigação caracterizados por apertar, empurrar ou segurar a mandíbula, provocando com frequência sons pelo ranger dos dentes durante o sono, produzidos por contrações rítmicas dos masséteres e de outros músculos.

Pode durar segundos ou períodos mais longos, com diversas ocorrências durante a noite, provocando um som desagradável que, frequentemente, desperta o companheiro de quarto. Está estreitamente relacionado com estresse e tensão emocional, mas pode ocorrer sem relação com esses fatores.

É mais prevalente na infância (14%) e reduz com a idade, ocorrendo em 8% dos adultos e 3% das pessoas com mais de 65 anos.

A etiologia é multifatorial. Pode surgir em qualquer estágio do sono, sendo mais frequente no estágio 2.

O diagnóstico é feito pelo relato do companheiro de quarto ou, mais frequentemente, ao se fazer uma consulta odontológica que evidencia desgaste anormal das cúspides dentais. Pode ser confirmado pelo registro eletromiográfico da musculatura mastigatória e, mais precisamente, com a polissonografia de noite inteira.

Diagnóstico

- Critérios clínicos:
- A. Presença de sons de ranger os dentes durante o sono.
- B. Presença de um ou mais dos seguintes sinais ou sintomas:
  - B1. Desgaste dos dentes associado ao relato de ranger de dentes durante o sono.
  - B2. Dor ou fadiga transitória na musculatura mastigatória referida pela manhã. Dor de cabeça na região temporal e/ou dificuldade de abrir a boca ao amanhecer associada ao ranger de dentes no período de sono.
- Critérios polissonográficos:
- A. Os episódios de bruxismo mostram contrações rítmicas da musculatura mastigatória, pelo menos duas vezes.
- B. Os episódios fásicos se caracterizam pela apresentação de pelo menos três surtos de 0,25 a 2 segundos de duração com a condição de pelo menos três serem em sequência regular.
- C. Episódios tônicos registrando surtos mais duradouros que 2 segundos.
- D. Intervalos maiores ou iguais a 3 segundos de atividade basal estável entre os episódios ocorrendo antes do registro do novo evento.

Observação: recomenda-se o registro de bruxismo com áudio em combinação com a polissonografia.

Tratamento

- Não existe uma única abordagem para o tratamento do bruxismo
- Evitar fatores de risco (bebidas alcoólicas, cafeína, tabagismo, consumo de drogas ilícitas)
- Implementar estratégias que incluem boa higiene do sono, técnicas de relaxamento, hipnoterapia, *biofeedback* e terapia comportamental
- Aparelhos oclusais têm sido utilizados tanto na maxila quanto na mandíbula para proteção dos dentes
- Medidas ortodônticas apropriadas e placas oclusais acrílicas indicadas após avaliação odontológica rigorosa
- Tratamento medicamentoso inclui antidepressivos e doses baixas de L-dopa que podem diminuir o ranger de dentes em até 25%.

SÍNDROME DAS PERNAS INQUIETAS (SPI)

Ver Capítulo 513, *Síndrome das Pernas Inquietas*.

BIBLIOGRAFIA

American Academy of Sleep Medicine. ICSD2 – International classification of sleep disorders. 2. ed. Diagnostic and Coding Manual. American Academy of Sleep Medicine; 2005.

American Academy of Sleep Medicine. ICSD3 – International classification of sleep disorders. 3. ed. Diagnostic and Coding Manual. American Academy of Sleep Medicine; 2014.

American Sleep Disorders Association. International classification of sleep disorders. Revised. Diagnostic and Coding Manual. Rochester, Minnesota: American Sleep Disorders Association; 1997.

Azevedo MF. GPS Medicamentos. Guia prático em saúde. Rio de Janeiro: Guanabara Koogan; 2017.

Bassetti CL, Adamantidis A, Burdakov D, Han F, Gay S, Kallweit U et al. Narcolepsy – clinical spectrum, aetiopathophysiology, diagnosis and treatment. Nat Rev Neurol. 2019 Sep; 15(9):519-39.

Culebras A. Clinical handbook of sleep disorders. London: Butterworth Heinemann; 1996.

Edinger J. Derivation of research diagnostic criteria for insomnia: report of an American Academy of Sleep Medicine Work Group. Sleep. 2004; 27(8):1567-96.

Franceschini C, Pizza F, Antelmi E, Folli MC, Plazzi G. Narcolepsy treatment: pharmacological and behavioral strategies in adults and children. Sleep Breath. 2019 Jul 10.

Kryger Roth T, Dement W. Principles and practice of sleep medicine. 6. ed. Saunders; 2017.

Littner M, Kushida C, Wise M, Davila DG, Morgenthaler T, Lee-Chiong T et al.

Poyares D, Vieira SB, Tufik S. I Consenso Brasileiro de Insônia. Hypnos. 2003.

Practice parameters for clinical use of the multiple sleep latency test and the maintenance of wakefulness test. Sleep. 2005; 28(1):113121.

Santos Silva R, Tufik S, Conway SG, Taddei JA, Bittencourt LRA. Sao Paulo Epidemiologic Sleep Study: rationale, design, sampling, and procedures. Sleep Med. 2009 Jun; 10(6):679-85.

Sateia MJ. International Classification of Sleep Disorders – Third Edition. Highlights and modifications. American College of Chest Physicians; 2014.

Tavares S, Aloé F. Insônia. In: Melo Souza SE. Tratamento das doenças neurológicas.

523
Traumatismo Cranioencefálico

Lórimer Sandoval Carneiro

INTRODUÇÃO

O traumatismo cranioencefálico (TCE) é classificado em leve, moderado e grave, com base na escala de coma de Glasgow (ECGL), que deve ser sempre aplicada no início do atendimento do paciente (Quadro 523.1).

A perda transitória da consciência e a duração da amnésia pós-traumática também devem ser consideradas na avaliação do estado da consciência.

Os grupos etários mais acometidos são crianças com idade ≤ 4 anos, adultos jovens (15 a 19 anos) e pessoas idosas (> 65 anos).

Quadro 523.1 Escala de coma de Glasgow (ECGL).

Comportamento	Resposta	Pontos
Abertura ocular	Abertura espontânea	4
	Estímulos verbais	3
	Estímulos dolorosos	2
	Sem resposta (ausente)	1
	Obedece a comandos	6
	Localiza a dor	5
Resposta motora	Flexão normal (retirada)	4
	Flexão anormal (decorticação)	3
	Extensão (descerebração)	2
	Sem resposta (ausente)	1
	Orientado	5
	Confuso	4
Resposta verbal	Palavras inapropriadas	3
	Sons incompreensíveis	2
	Sem resposta (ausente)	1

De acordo com a gravidade, deve ser submetido a condutas padronizadas, com adoção de medidas clínicas e/ou cirúrgicas

São considerados pacientes com TCE leve aqueles com 14 a 15 pontos na ECGL; pacientes com TCE moderado são os admitidos com ECGL de 9 a 13 pontos; e TCE grave, com ECGL menor ou igual a 8 pontos (Figura 523.1).

Cerca de 10 a 15% dos indivíduos vítimas de TCE leve persistirão com sintomas mesmo após 1 ano, incluindo cefaleia, distúrbios do sono, distúrbios cognitivos, fadiga, tonturas e distúrbios afetivos ou de humor.

TRAUMATISMO CRANIOENCEFÁLICO LEVE

Após o diagnóstico de TCE leve, deve-se reconhecer se este é de alto, médio ou baixo risco (ver Figura 523.1).

O TCE leve de baixo risco é assim considerado quando os pacientes têm pontuação entre 14 e 15 pontos.

Podem ser totalmente assintomáticos, com exame físico normal e sem alterações neurológicas. Porém, após algum tempo, podem apresentar cefaleia não progressiva, tontura ou vertigem e hematomas discretos.

Os pacientes com ECGL de 15 pontos e assintomáticos não têm indicação para realizar tomografia computadorizada de crânio (TCC), mas deve-se fazer uma radiografia simples de crânio para avaliação de fraturas de face ou lesões sem comprometimento de estruturas neurológicas, as quais representam critérios para realizar TCC.

Em todos os pacientes com ECGL menor que 15, é indispensável um exame de imagem do crânio, como a TCC, a fim de se descartar lesões ou fazer o diagnóstico, considerando-se o fato de que apenas parte dos pacientes com TCE no momento inicial da avaliação não apresenta manifestações clínicas evidentes.

Critérios para indicação de TCC de baixo risco

ECGL menor que 15, vômitos, amnésia, ter feito uso de bebidas alcoólicas ou de drogas ilícitas, idosos com mais de 60 anos, crianças pequenas e pacientes com coagulopatia ou em uso de anticoagulantes ou antiagregantes plaquetários.

O paciente que se apresenta assintomático, alerta e neurologicamente normal, deve ser observado por algumas horas, fazendo-se, ao final, uma reavaliação rigorosa de suas condições clínicas – se estiverem normais, pode receber alta.

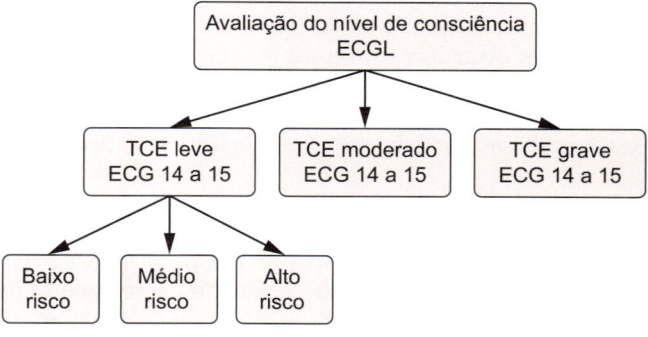

Figura 523.1 Classificação da gravidade do traumatismo cranioencefálico de acordo com a escala de coma de Glasgow (ECGL).

Os pacientes que receberem alta após a reavaliação clínica devem ficar sob os cuidados de um acompanhante por, no mínimo, 24 horas (se possível, por 48 horas).

Deve-se orientar o paciente e o acompanhante a manter uma observação constante. Se houver qualquer alteração no quadro neurológico, o paciente deve retornar ao serviço de emergência no qual foi atendido inicialmente.

Após a alta, os pacientes com TCE leve de baixo risco recebem orientações por escrito, informando-se também o acompanhante, sobre as condições que exigem retorno à emergência (Figuras 523.2 a 523.5).

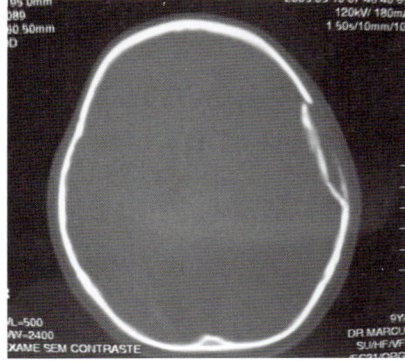

Figura 523.2 TCE, observando-se fratura e afundamento craniano.

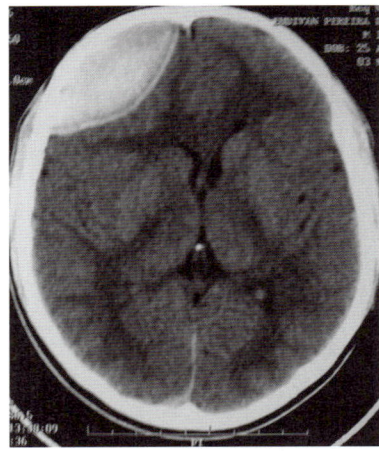

Figura 523.3 TCE, observando-se hematoma epidural.

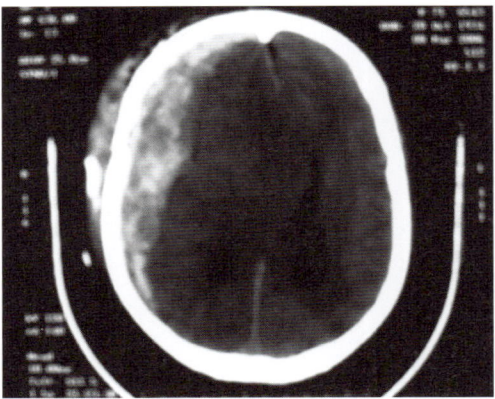

Figura 523.4 TCE, observando-se hematoma subdural agudo.

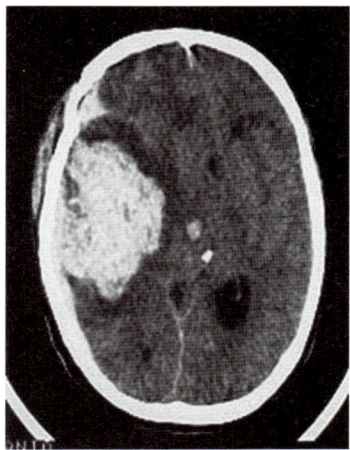

Figura 523.5 TCE, observando-se contusão cerebral hemorrágica.

Condições para retornar à emergência

- Cefaleia
- Sonolência excessiva
- Irritabilidade e ansiedade
- Desmaio
- Fraqueza
- Perda de força muscular e parestesia
- Dificuldade na fala, de compreensão e de memória
- Distúrbios de personalidade
- Confusão mental ou rebaixamento do nível de consciência
- Náuseas e vômitos
- Tonturas
- Déficit auditivo ou visual.

TRAUMATISMO CRANIOENCEFÁLICO LEVE DE MÉDIO RISCO

Assim devem ser considerados os pacientes que se envolvem em acidentes graves ou com vítimas fatais e/ou apresentam história desconexa.

Esses pacientes podem apresentar equimoses orbitopalpebrais, lesão de couro cabeludo, sinais de intoxicação por bebida alcoólica ou uso de drogas ilícitas, cefaleia progressiva, vômitos e náuseas, perda momentânea da consciência ou desorientação temporoespacial, o que indica a possibilidade de lesão cerebral.

Aqueles que apresentam amnésia pós-traumática, distúrbios de memória, síncope após traumatismo, suspeita de lesão penetrante, fratura de crânio sem lesão intracraniana e politraumatizados devem ser observados com maior cautela.

Todos os pacientes com risco médio devem ser internados e mantidos em observação pela equipe multiprofissional e submetidos à TCC.

TRAUMATISMO CRANIOENCEFÁLICO LEVE DE ALTO RISCO

Refere-se aos casos de crianças espancadas, gestantes e pacientes com distúrbios da coagulação, pacientes que apresentem fístula do líquido cefalorraquidiano (LCR) com ou sem débito de LCR, lesões petequiais, manifestações sugestivas de embolia gordurosa, piora do nível de consciência, síndrome de irritação meníngea, distúrbios de funções motoras superiores, ferimento por arma branca, déficit de acuidade visual e lesão vascular traumática cervicocraniana.

Tais manifestações indicam alto risco de lesões cerebrais graves.

Os pacientes com alto risco sempre devem realizar TCC. Mesmo com resultado normal, devem ser internados e mantidos em observação até estabilização do quadro neurológico.

A conduta dos pacientes com TCE de baixo, médio e alto risco está resumida no Quadro 523.2.

TRAUMATISMO CRANIOENCEFÁLICO MODERADO

Aproximadamente 10% dos traumas cranianos atendidos nos serviços de emergência são moderados, assim considerados os pacientes com escores entre 9 e 13 na ECGL.

Ao exame clínico, apresentam-se confusos ou sonolentos, com nível de consciência rebaixado, podendo apresentar déficits neurológicos focais.

A TCC deve ser realizada em todos os pacientes com ECGL < 14, consultando-se o neurocirurgião para avaliação de necessidade de intervenção cirúrgica imediata, pois lesões secundárias podem ter evolução rápida e comprometer a integridade cerebral.

Todos os pacientes precisam ser internados em unidade de terapia intensiva (UTI), com reavaliação neurológica dentro das primeiras 12 horas e nas 24 horas após o trauma.

Recomenda-se realizar TCC de controle após 12 horas e 24 horas, ou se houver piora neurológica (queda de pontos na ECGL ou déficit neurológico focal, incluindo anisocoria, ou seja, diferenciação do tamanho pupilar bilateral e redução do reflexo fotomotor), a fim de descartar lesões cerebrais secundárias.

Deve-se excluir lesão cervical traumática antes da retirada do colar cervical.

TRAUMATISMO CRANIOENCEFÁLICO GRAVE

O TCE grave corresponde a uma condição em que o paciente atinge escore da ECGL que varia de 3 a 8 pontos.

Esses pacientes necessitam de uma abordagem intensiva e mais rigorosa. Além da investigação clínica, é necessário realizar exames de imagem para descartar lesão traumática da coluna cervical.

Até o exame da coluna cervical, os pacientes devem permanecer em uso do colar cervical.

Cuidados intensivos de pacientes com TCE grave

São estratégias que visam dar suporte nutricional adequado, controle e tratamento de infecções, otimização das trocas gasosas – ventilação assistida e cuidados fisioterapêuticos –, assim como suporte perfusional encefálico pelo controle rigoroso da pressão arterial (fluxo sanguíneo cerebral).

Essas medidas proporcionam a prevenção de lesões secundárias, mantendo a homeostase encefálica.

Do ponto de vista neurológico, a drenagem de hematomas e algumas terapias medicamentosas visam controlar a hipertensão intracraniana.

A prevenção das lesões secundárias depende do controle da hipoxemia, da hipercapnia, da hiponatremia, além de hematomas, sufusões hemorrágicas e edema cerebral, causadores da hipertensão intracraniana. Dessa forma, o monitoramento da pressão intracraniana (PIC) representa um parâmetro importante nesses pacientes.

O paciente com TCE grave necessita de monitoramento contínuo da PIC caso se apresente com TCC anormal.

Em caso de TCC normal, o monitoramento da PIC é indicado se houver dois de três dos seguintes quesitos: idade > 40 anos, pressão arterial sistólica (PAS) < 90 mmHg ou postura anormal.

Para isso, existem dispositivos que podem ser instalados no espaço subdural, nas cavidades ventriculares ou no parênquima cerebral, que proporcionam o seguimento dos valores

Quadro 523.2 Conduta no traumatismo cranioencefálico leve de baixo, médio e alto risco.

	Baixo risco	Médio risco	Alto risco
Manifestações clínicas	Exame neurológico normal ou apenas estado de confusão mental	Equimose palpebral, intoxicação etílica/uso de drogas ilícitas, cefaleia progressiva, náuseas/vômitos, perda momentânea da consciência, desorientação temporoespacial	Crianças espancadas, gestantes, distúrbios da coagulação, piora do nível de consciência, trauma penetrante, fístula de LCR, déficit neurológico focal (motor/sensitivo/visual/auditivo)/irritação meníngea
Tomografia de crânio	ECGL 15 – NÃO ECGL 14 – SIM Uso de anticoagulante ou antiagregante plaquetário, idosos, crianças pequenas, uso de álcool/drogas ilícitas, vômitos – SIM	Sim	Sim
Observação hospitalar	SIM (6 horas)	–	–
Alta hospitalar	SIM com orientação por escrito e informações para o acompanhante	NÃO	NÃO
Internação	NÃO	SIM	SIM

ECGL: escala de coma de Glaslow; LCR: líquido cefalorraquidiano.

da PIC, dados importantes no TCE grave, visto possibilitarem o reconhecimento precoce de dano encefálico, para a adoção de tratamento adequado.

Pressão de perfusão (PPC)

Está diretamente ligada ao gradiente diferencial entre a pressão arterial média (PAM) e a PIC: PPC = PAM – PIC
- A PAS deve estar acima de 90 mmHg
- PIC > 22 mmHg em adultos correlaciona-se com pior prognóstico, e, portanto, deve ser tratada
- A PPC deve estar otimizada entre 60 e 70 mmHg, o que reduz a mortalidade.

De acordo com o fluxograma da Neurotrauma Brasil (Figura 523.6), baseado nos parâmetros da *Brain Trauma Foundation*, os pacientes com TCE grave precisam ser prontamente submetidos à entubação orotraqueal, em sequência rápida,

após a desobstrução das vias respiratórias e ter um acesso venoso calibroso, para garantir uma pressão arterial satisfatória (PAS > 90 mmHg).

A gasometria arterial deve estar focada em uma pressão parcial de CO_2 entre 33 e 35 mmHg, saturação de O_2 acima de 98% e pressão parcial de O_2 acima de 100 mmHg.

Após essa fase, realiza-se tomografia computadorizada de crânio (Quadro 523.3).

A conduta na hipertensão intacraniana está resumida na Figura 523.7.

O tratamento neurocirúrgico está indicado em caso de hipertensão intracraniana, quando houver lesão focal drenável, edema cerebral intenso (lesão difusa do tipo III ou do tipo IV de Marshall) ou a instalação de cateter de monitoramento da PIC (Quadro 523.3).

Uma lesão drenável com volume maior que 25 cm^3 supratentorial ou 16 cm^3 infratentorial ou com desvio de estruturas da linha média (ELM) maior que 5 mm deve ser tratada cirurgicamente.

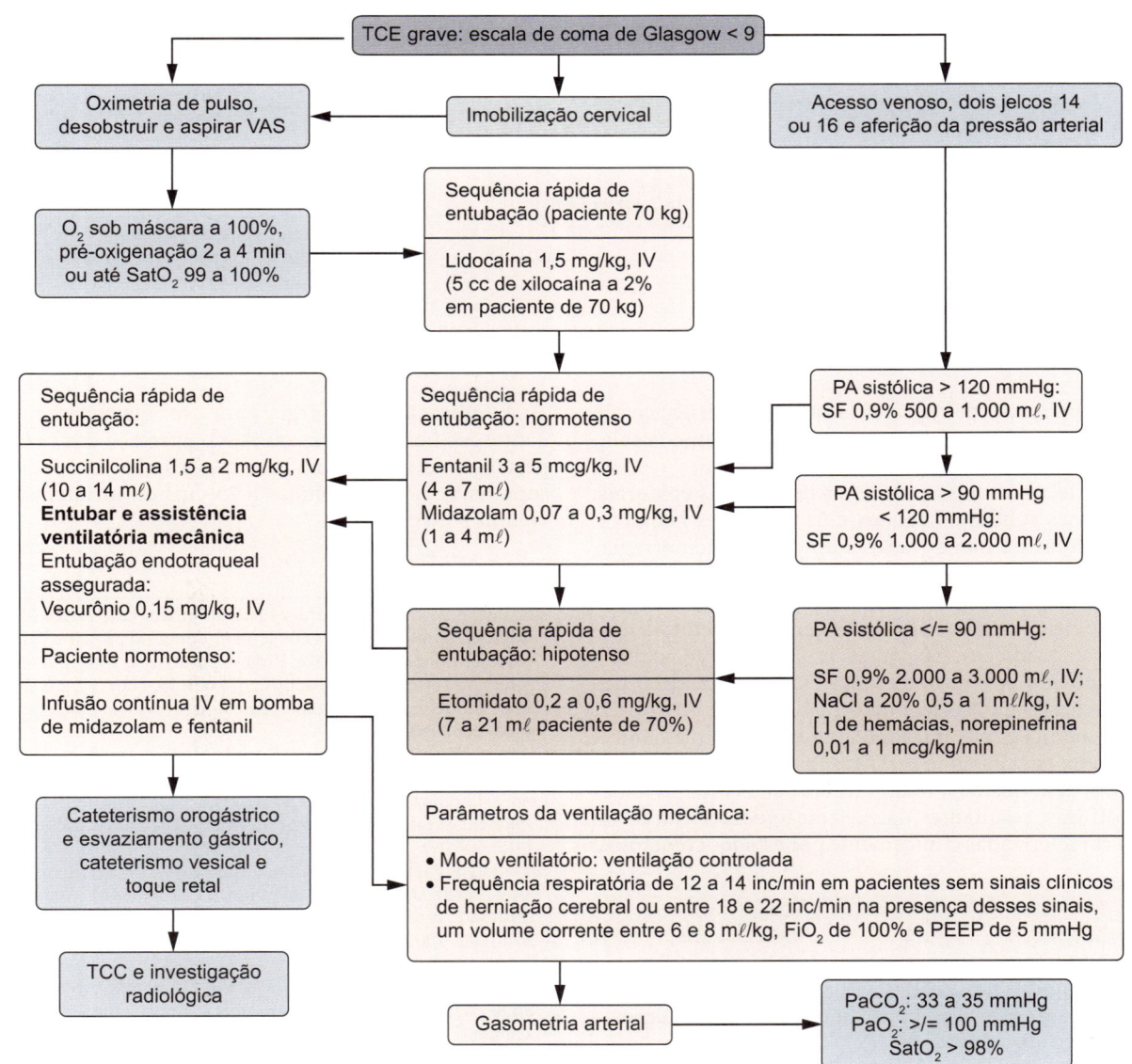

Figura 523.6 Fluxograma da conduta no traumatismo cranioencefálico grave (critérios Neurotrauma Brasil).

Quadro 523.3 Classificação tomográfica de Marshall para pacientes com ECGL < 9 (Neurotrauma Brasil, 2015).

Categoria	Definição
Lesão difusa tipo I	Sem alteração visível na TCC
Lesão difusa tipo II	Cisterna da base presente, desvio das ELM entre 0 e 5 mm e/ou lesões hiperdensas < 25 cm³
Lesão difusa tipo III (tumefação cerebral difusa)	Cisterna da base comprimida ou ausente, desvio das ELM entre 0 e 5 mm e/ou lesões hiperdensas < 25 cm³
Lesão difusa tipo IV (tumefação cerebral hemisférica)	Desvio das ELM > 5 mm e/ou lesões hiperdensas < 25 cm³
Lesões focais drenadas	Qualquer lesão focal drenada cirurgicamente
Lesões focais não drenadas	Lesões hiperdensas > 25 cm³ não drenadas cirurgicamente

TCC: tomografia computadorizada de crânio; ELM: estruturas da linha mediana.

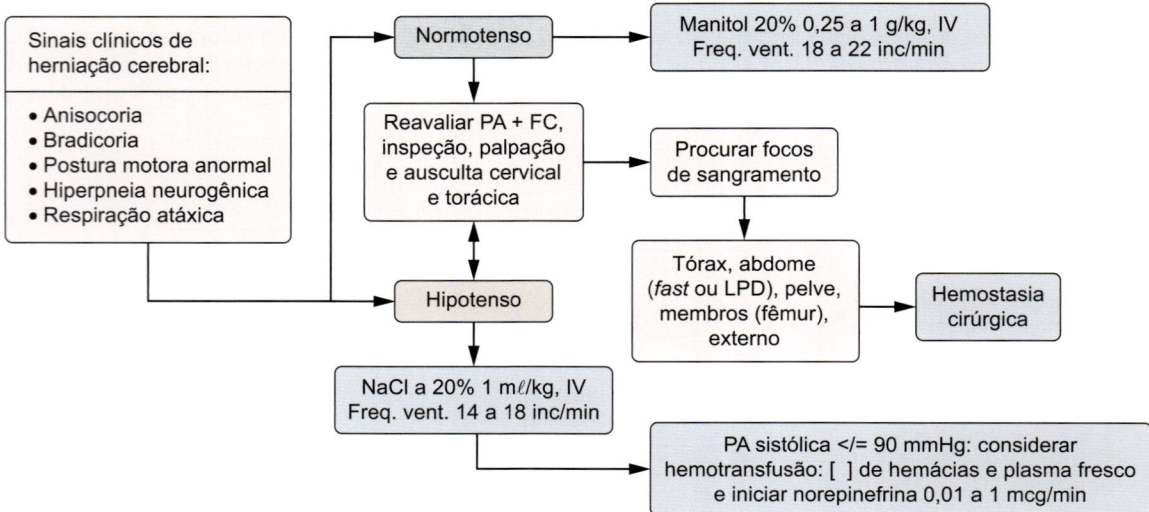

Figura 523.7 Fluxograma da conduta pré-cirúrgica na hipertensão intracraniana. (Neurotrauma Brasil, 2015.)

Outras condições que requerem tratamento cirúrgico são as lesões extensas de escalpe, fraturas, afundamento cranianos e exposição de massa encefálica.

As lesões focais correspondem aos hematomas epidurais, aos hematomas subdurais agudos e às contusões hemorrágicas, associadas ou não a fraturas do crânio. Hemorragias subaracnóideas regionais também podem ocorrer.

A abordagem cirúrgica consiste em craniotomia para remoção de hematomas/contusões e hemicraniectomia descompressiva, condições nas quais um fragmento extenso ósseo é removido para proporcionar expansão cerebral nos edemas cerebrais hemisféricos ou difusos.

Outras condições encontradas, cujo tratamento é clínico, consistem em: concussão, que corresponde à breve perda da consciência, sem que haja lesão cerebral detectável; e lesões axonais difusas, resultantes da aceleração/desaceleração do encéfalo, caracterizadas clinicamente por estados comatosos.

Traumatismo craniano penetrante e não penetrante

O TCE penetrante corresponde às situações em que ocorre exposição do conteúdo intracraniano, como os resultantes da ação de projéteis de arma de fogo, arma branca ou outros instrumentos de ação perfurocortante.

A indicação de cirurgia para drenagem de hematomas/contusões hemorrágicas ou descompressão em casos de hipertensão intracraniana são desvios das ELM e/ou lesão supratentorial com volume > 25 cm³ ou infratentorial com volume > 16 cm³.

BIBLIOGRAFIA

Andrade F, Marino Jr R, Miura FK, Carvalhaes CC, Tarico MA, Lázaro RS, Rodrigues Jr JC. Diagnóstico e conduta no paciente com traumatismo cranioencefálico leve. Projeto Diretrizes; 2001. p. 1-13.

Carney N, Totten AM, O'Reilly C, Ulman JS, Hawryluk GWJ, Bell MJ et al. Guidelines for the management of severe traumatic brain injury. 4. ed. September, 2016.

Glasgow NAEC. Condutas no traumatismo cranioencefálico grave condutas no TCE grave na sala de Trauma. p. 90.

Levin HS, Diaz-Arrastia RR. Diagnosis, prognosis, and clinical management of mild traumatic brain injury. The Lancet Neurology. 2015; 14(5):506-17.

Marshall S, Bayley M, McCullagh S, Velikonja D, Berrigan L, Ouchterlony D et al. Updated clinical practice guidelines for concussion/mild traumatic brain injury and persistent symptoms. Brain Injury. 2015; 29(6):688-700.

Mood L, Revision T. FeelBright. 2013; 9:74-82.

Stocchetti N, Carbonara M, Citerio G, Ercole A, Skrifvars MB, Smielewski P et al. Severe traumatic brain injury: targeted management in the intensive care unit. The Lancet Neurology. 2017; 16(6):452-64.

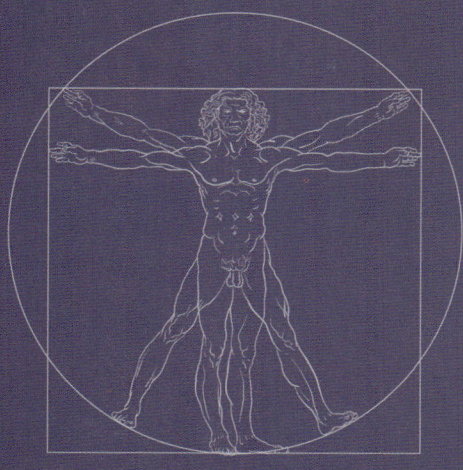

Parte 18
Doenças Infecciosas e Parasitárias

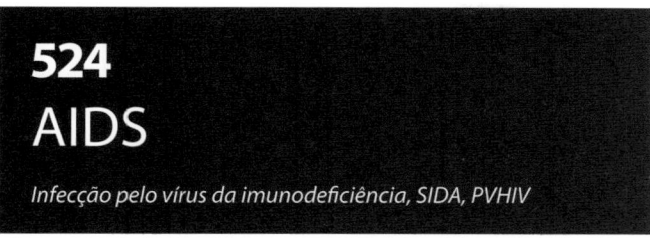

524
AIDS

Infecção pelo vírus da imunodeficiência, SIDA, PVHIV

Luiz Carlos Silva Souza • Luiz Felipe Silveira Sales

INTRODUÇÃO

AIDS, ou SIDA, é a infecção causada pelo vírus da imunodeficiência humana (HIV), retrovírus que produz progressiva diminuição do número e da função dos linfócitos T CD4+, comprometendo a imunidade celular.

As pessoas vivendo com HIV (PVHIV, sigla proposta pelo Ministério da Saúde) podem apresentar um prolongado e variável período assintomático, estimando-se em 10 anos o tempo médio entre o contágio e o aparecimento da doença.

Nesse período, o acompanhamento laboratorial, com mensurações periódicas do nível dos linfócitos T CD4+ e quantificação da carga viral, possibilita a introdução ou a modificação de esquemas terapêuticos para prolongamento do período de infecção assintomática.

A história natural dessa infecção está sendo alterada pela terapia antirretroviral (TARV), resultando em uma expectativa de vida quase igual à das pessoas sem HIV, além do aumento da sobrevida dos já doentes, mediante a reconstituição das funções do sistema imunológico e a redução de doenças oportunistas e/ou secundárias.

O grupo etário mais acometido é o de 20 a 49 anos, que corresponde a mais de 80% dos casos.

A razão de casos entre homens e mulheres vem diminuindo ao longo dos anos, passando de 14,8:1 em 1986 para 2,2:1 em 2017.

FORMAS CLÍNICAS

- **Infecção primária ou aguda**: quadro denominado síndrome retroviral aguda, autolimitado, com manifestações clínicas semelhantes às da mononucleose infecciosa. Ocorre nas primeiras semanas (de 1 até 8 ou mais) após a infecção, em associação ao desenvolvimento de anticorpos anti-HIV
  - Essa fase acontece na maioria dos recém-infectados, porém poucas vezes é feito o diagnóstico em decorrência de não se pensar nessa possibilidade
- **Infecção assintomática ou fase de latência clínica**: ocorre após a infecção inicial, com duração variável, mas geralmente longa e que pode ser prolongada por tempo indeterminado quando são feitos diagnóstico tempestivo, acompanhamento e tratamento antirretroviral regulares e apropriados
- **Síndrome da imunodeficiência adquirida (AIDS/SIDA)**: a PVHIV pode apresentar sinais e sintomas inespecíficos de intensidade variável, além de infecções oportunistas de

menor gravidade, conhecidos como complexo relacionado com a AIDS (ARC)
  - São indicativos de ARC a candidíase oral e a presença de mais de um dos seguintes sinais e sintomas, com duração superior a 1 mês, sem causa identificada: linfadenopatia generalizada, diarreia, febre, astenia, sudorese noturna e perda de peso superior a 10%
  - O surgimento de infecções e/ou neoplasias oportunistas é definidor da AIDS, que podem ocorrer em PVHIV sem acompanhamento clínico e tratamento adequados, em razão da grave disfunção do sistema imunológico, à medida que vão sendo destruídos os linfócitos T CD4+, uma das principais células-alvo do vírus
  - Além das infecções e das manifestações não infecciosas, o HIV pode causar doenças por dano direto a certos órgãos ou por processos inflamatórios, como miocardiopatia, nefropatia e neuropatias, que podem estar presentes durante toda a evolução da infecção pelo HIV.

FATORES DE RISCO

- Atividade sexual sem preservativo
- Uso de drogas injetáveis com compartilhamento de seringas e agulhas
- Recepção de sangue e/ou hemoderivados não submetidos a procedimentos de segurança adequados
- Transmissão vertical: em gestações planejadas, com intervenções realizadas adequadamente durante o pré-natal, o parto e a amamentação, o risco de transmissão vertical do HIV é reduzido a menos de 2%. No entanto, sem o adequado planejamento e seguimento, o risco é de 15 a 45%
- Exposição ocupacional
- No Brasil, a epidemia de HIV/AIDS é concentrada em alguns segmentos populacionais que respondem pela maioria de casos novos da infecção, como *gays* e outros homens que fazem sexo com homens, pessoas trans e profissionais do sexo
- Ainda, deve ser destacado o aumento de casos de infecção pelo HIV em adolescentes e jovens.

DIAGNÓSTICO DIFERENCIAL

- As manifestações clínicas observadas no curso da infecção pelo HIV ocorrerão como consequência da ação direta do HIV ou de infecções/neoplasias oportunistas, além daquelas provocadas por mecanismos imunológicos ou pela combinação de todos estes fatores
- Portanto, as manifestações clínicas que podem estar presentes em uma PVHIV não são exclusivas dessa infecção, devendo o diagnóstico ser sempre embasado em critérios clínicos, epidemiológicos, sorológicos e outros recursos complementares conforme o caso.

EXAMES COMPLEMENTARES

- Diagnóstico sorológico da infecção pelo HIV (Figuras 524.1 a 524.3):
  - A precisão no diagnóstico laboratorial da infecção pelo HIV é essencial para identificar as pessoas que poderiam ser beneficiadas pelo tratamento, tranquilizar e orientar aquelas não infectadas e reduzir a transmissão do vírus

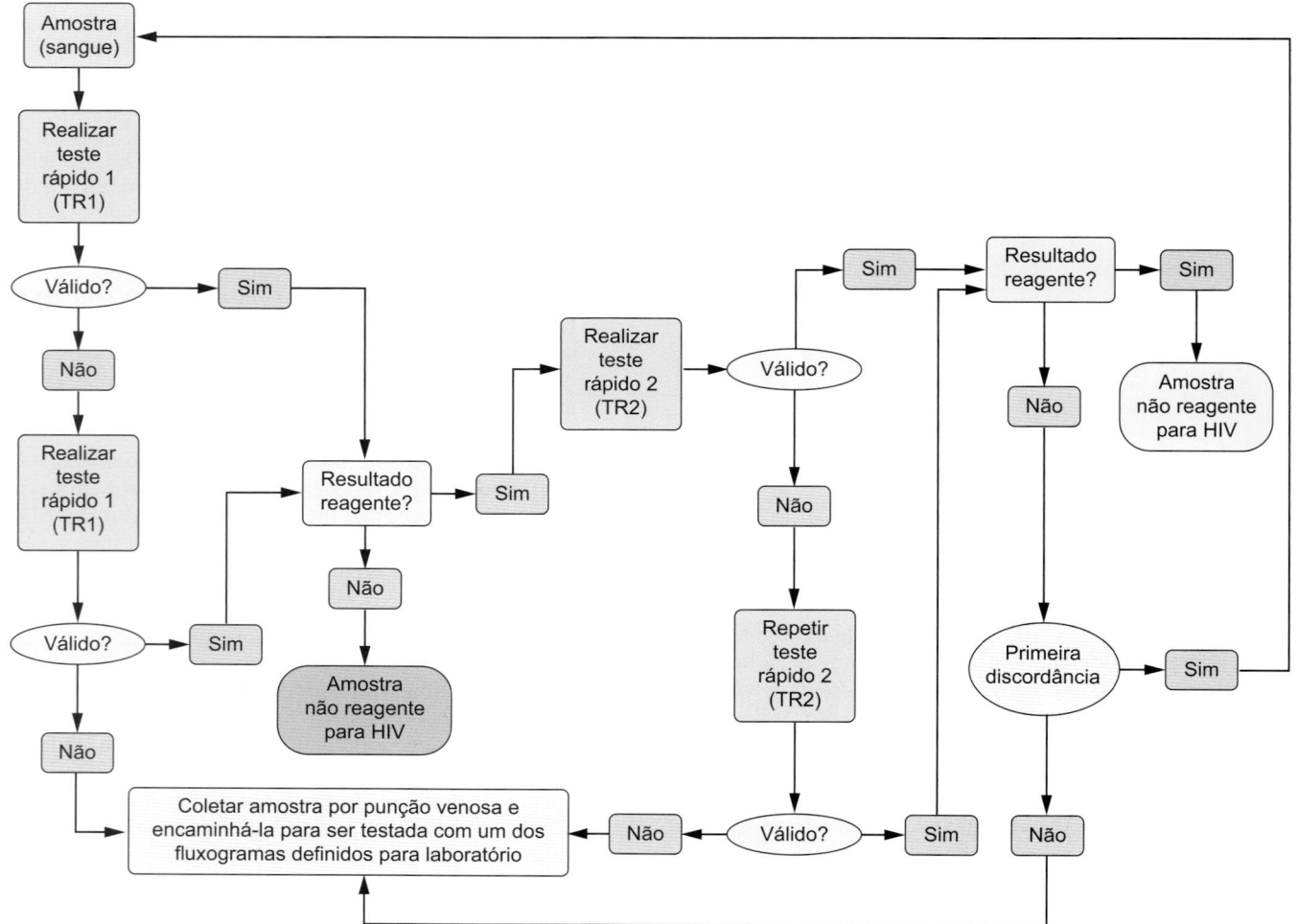

Figura 524.1 Fluxograma com dois testes rápidos (TR1 e TR2) realizados em sequência com amostras de sangue.

■ Resultados indeterminados ou inconclusivos, falso-reagentes ou falso-não reagentes podem surgir com a utilização de qualquer teste ou método, independentemente do fluxograma utilizado, seja pela limitação do próprio método e do que ele consegue detectar na amostra analisada, seja pela característica singular com que a infecção pode progredir em diferentes indivíduos

■ Os ensaios de terceira geração dos primeiros testes chamados "ELISA" permitiram a detecção de imunoglobulina M (IgM) e imunoglobulina G (IgG) e representaram um avanço no diagnóstico da infecção recente pelo HIV. Atualmente, novas tecnologias estão disponíveis, por exemplo, os testes de quarta geração, que possibilitam a detecção combinada de antígeno e anticorpo, permitindo reduzir o período da janela diagnóstica do HIV

■ Os testes complementares convencionais (*Western blot* – WB, *imunoblot* – IB ou *imunoblot* rápido – IBR) são menos sensíveis que os imunoensaios de 3ª e 4ª gerações, podendo produzir resultados falsos-não reagentes. Por isso, são inadequados para a detecção de infecções recentes, além de elevarem o custo do diagnóstico

■ Os testes moleculares são os mais eficazes para a confirmação diagnóstica, por permitirem o diagnóstico de infecções agudas e/ou recentes e apresentarem melhor custo-efetividade. São fundamentais no monitoramento da eficácia do tratamento antirretroviral

• Testes de biologia molecular, quantitativos (carga viral): fundamentais no monitoramento da eficácia do tratamento antirretroviral

• Contagem de linfócitos CD4: utilizada como parâmetro para avaliar o risco de adoecimento/surgimento de manifestações oportunistas e a indicação de quimioprofilaxias. Nas Figuras 524.4 e 524.5, são exibidas duas imagens tomográficas de manifestações associadas.

CRITÉRIOS DIAGNÓSTICOS PARA INDIVÍDUOS > 13 ANOS

1. Critério CDC adaptado
• Evidência laboratorial da infecção pelo HIV + diagnóstico de doenças indicativas e/ou evidência laboratorial de imunodeficiência (CD4 < 350) (Quadro 524.1).
2. Critério Rio de Janeiro/Caracas
• Evidência laboratorial de infecção pelo HIV + somatório de pelo menos 10 pontos, conforme escala de sintomas, sinais ou doenças (Quadro 524.2).
3. Critério excepcional: óbito
• Menção a AIDS (ou termos equivalentes) em algum dos campos da declaração de óbito (DO) + investigação

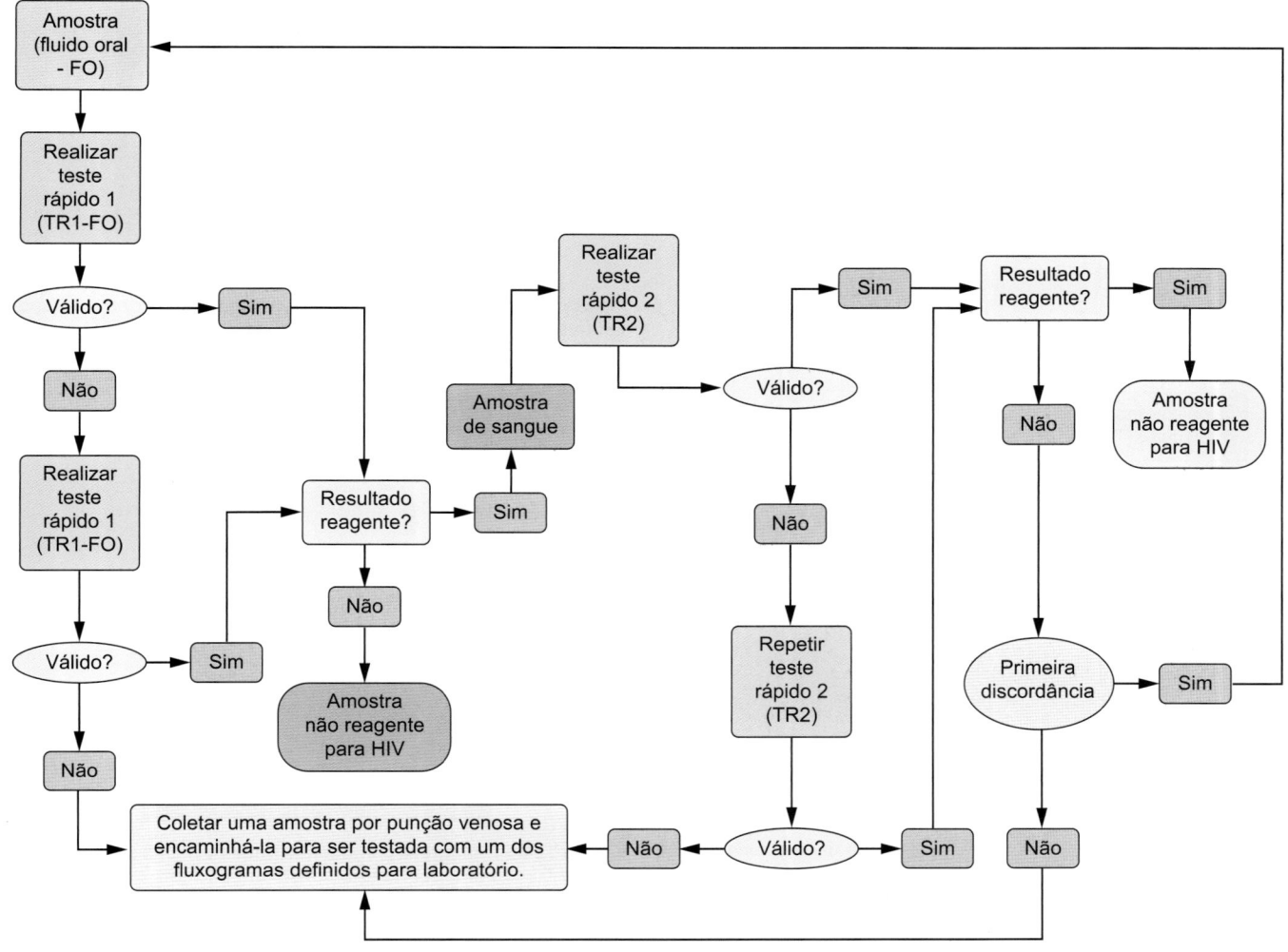

Figura 524.2 Teste rápido utilizando fluido oral (TR1-FO) seguido de um teste rápido utilizando sangue (TR2).

epidemiológica inconclusiva; ou menção à infecção pelo HIV (ou termos equivalentes) em algum dos campos da DO, além de doença(s) associada(s) à infecção pelo HIV + investigação epidemiológica inconclusiva.

MONITORAMENTO

- Avaliação inicial do paciente HIV+
  - História clínica:
    - Doenças pregressas
    - Sinais e sintomas relacionados com o HIV
    - Antecedentes vacinais
    - Doenças sexualmente transmissíveis
    - História ginecológica
    - Hábitos de vida e uso de medicamentos
    - Categoria de transmissão do HIV
    - Revisão dos sistemas
    - Orientação e esclarecimento sobre a infecção pelo HIV
  - Exame físico:
    - Pele (dermatite, sarcoma de Kaposi)
    - Exame pélvico (mulher) e genital (homem)
    - Orofaringe (candidíase, leucoplasia, outros)
    - Reto e ânus
    - Linfonodos
    - Tórax (pulmão, coração, mamas)
    - Abdome (fígado, baço, outros)
    - Neurológico (orientação, memória, marcha, equilíbrio, motricidade, fala, pares cranianos, reflexos)
    - Avaliação musculoesquelética
    - Avaliação oftalmológica, especialmente se CD4 < 50
  - Exames laboratoriais (Quadro 524.3)
  - Vacinas (Quadro 524.4)
- Avaliação em consultas subsequentes:
  - A frequência é determinada pelo estado clínico e psicológico do paciente e pela necessidade de monitorar a toxicidade medicamentosa e a função imune (Quadro 524.5)
  - Solicitação de CD4 e carga viral (Quadros 524.6 e 524.7)
  - Exames complementares e rastreios nas consultas (Quadro 524.8).

COMPLICAÇÕES

- Doenças oportunistas
- Manifestações colaterais resultantes do tratamento antirretroviral, do tratamento e da profilaxia das doenças oportunistas e suas interações.

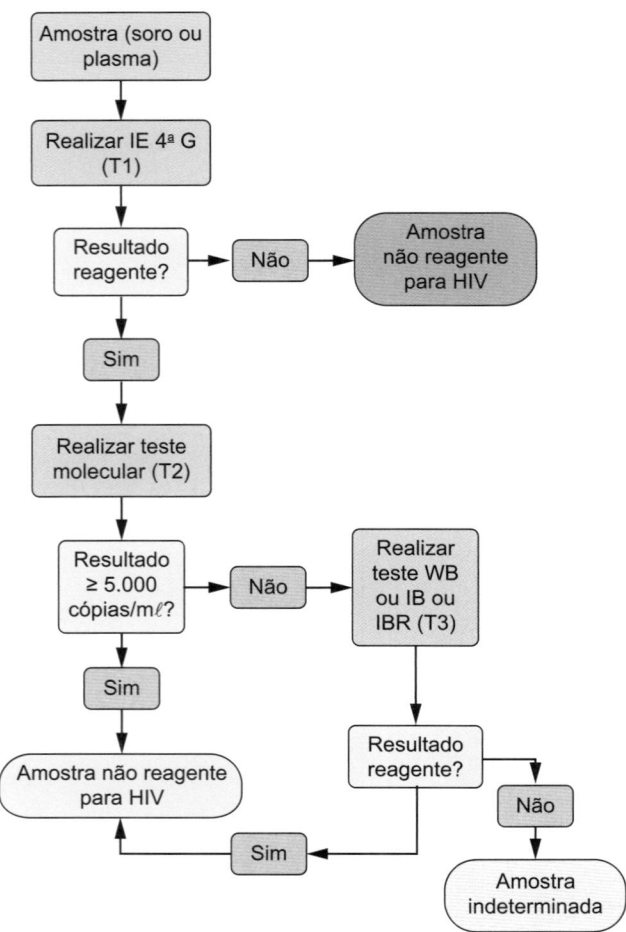

Figura 524.3 Imunoensaio de quarta geração seguido de teste molecular como teste.

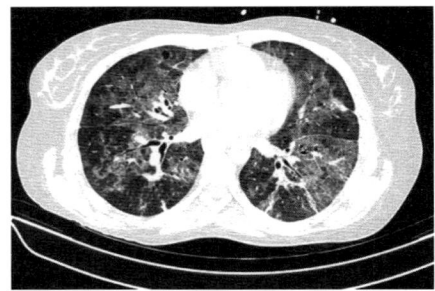

Figura 524.4 Tomografia computadorizada de tórax demonstrando infiltrado em vidro fosco bilaterais, compatível com pneumocistose.

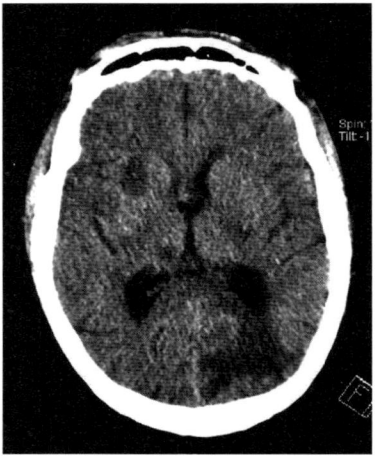

Figura 524.5 Tomografia computadorizada de crânio sem contraste, demonstrando hipodensidades difusas em paciente com AIDS. Confirmada neurotoxoplasmose por reação em cadeia da polimerase em líquido cefalorraquidiano.

Quadro 524.1 Doenças indicativas de AIDS (critério CDC adaptado).

Diagnóstico definitivo (necessário)	Diagnóstico presuntivo
1. Candidíase (traqueia, brônquios, pulmão)	1. Candidíase (esôfago)
2. Citomegalovirose (não retinite)	2. Herpes simples mucocutâneo > 1 mês
3. Criptococose extrapulmonar	3. Pneumonia por *P. carinii* (*jirovecii*)
4. Criptosporidíase (diarreia > 1 mês)	4. Citomegalovirose (retinite)
5. Herpes simples (brônquios, pulmão, TGI)	5. Toxoplasmose cerebral
6. Histoplasmose disseminada	
7. Isosporíase (diarreia > 1 mês)	
8. Leucoencefalopatia multifocal progressiva	
9. Linfoma primário de cérebro	
10. Linfoma não Hodgkin	
11. Micobacteriose	
12. Sepse recorrente por *Salmonella* (não tifo)	
13. Reativação de doença de Chagas (miocardite ou encefalite)	

Quadro 524.2 Escala de sinais, sintomas e doenças (critério Rio de Janeiro/Caracas).

Sinais/sintomas/doenças	Pontos
Sarcoma de Kaposi	10
Tuberculose disseminada/extrapulmonar/pulmonar não cavitária	10
Candidíase oral ou leucoplasia pilosa	5
Tuberculose pulmonar cavitária ou não especificada	5
Herpes-zóster em indivíduo com até 60 anos	5
Disfunção do sistema nervoso central	5
Diarreia por um período igual ou superior a 1 mês	2
Febre (T > 38°C), por um período igual ou superior a 1 mês	2
Caquexia ou perda de peso corporal superior a 10%	2
Astenia por um período igual ou superior a 1 mês	2
Dermatite persistente	2
Anemia e/ou linfopenia e/ou trombocitopenia	2
Tosse persistente ou qualquer outra pneumonia (exceto tuberculose)	2
Linfadenopatia > 1 cm, 2 ou mais locais extrainguinais, durante > 1 mês	2

Quadro 524.3 Exames complementares para abordagem inicial.

- Contagem de LT-CD4+ e exame de CV-HIV
- Genotipagem pré-tratamento*
- Hemograma completo
- Glicemia de jejum
- Perfil lipídico
- Avaliações hepática e renal (TGO, TGP, fosfatase alcalina, bilirrubinas, creatinina, EAS)
- FTA-ABS ou teste rápido para sífilis
- VDRL
- Testes para hepatites virais (anti-HAV IgG, anti-HCV, HBsAg, anti-HBC total e anti-HBS)
- IgG para toxoplasmose
- IgG para citomegalovírus
- HTLV I e II
- IgG para doença de Chagas
- Antígeno criptocócico sérico em caso de CD4 menor que 200 céls./mm^3
- Prova tuberculínica (PT)**
- Radiografia de tórax

*Indicações de genotipagem pré-tratamento: gestantes, crianças e adolescentes, coinfecção com tuberculose, pessoas que se infectaram com parceria em uso de TARV, infecção em uso de profilaxia pré-exposição (PREP) e pessoa que fará uso de qualquer esquema de TARV contendo efavirenz. **Pacientes com LT-CD4+ < 350, sem sinais de tuberculose em atividade, sem histórico de tuberculose tratada adequadamente ou histórico de tratamento de infecção latente pela tuberculose devem ser submetidos ao tratamento de ILTB, independentemente da prova tuberculínica.

Quadro 524.4 Esquema vacinal para HIV para pessoas com mais de 13 anos.

Vacina	Recomendações
Tríplice viral	Duas doses em suscetíveis até 29 anos, com CD4 > 200 céls./mm^3 Uma dose em suscetíveis entre 30 e 49 anos, com CD4 > 200 céls./mm^3
Varicela	Duas doses com intervalo de 3 meses em suscetíveis, com CD4 > 200 céls./mm^3
Febre amarela	Individualizar o risco/benefício conforme a condição imunológica do paciente e a situação epidemiológica da região. Vacinar apenas quando CD4 > 200 céls./mm^3
Dupla do tipo adulto (dT)	Três doses (0, 2 e 4 meses) e reforço a cada 10 anos
Haemophilus influenzae do tipo b (Hib)	Duas doses (0 e 2 meses) em menores de 19 anos não vacinados
Hepatite A	Duas doses (0 e 6 a 12 meses) em indivíduos suscetíveis (anti-HAV IgG negativo)
Hepatite B	Dose dobrada recomendada pelo fabricante, administrada em quatro doses (0, 1, 2 e 6 a 12 meses) em todos os indivíduos suscetíveis à hepatite B (anti-HBC total e anti-HBs negativos). Realizar dosagem de anti-HBs 30 a 60 dias após o término do esquema
Pneumococo	Esquema conjunto na seguinte ordem: 1. Pneumo 13; 2. Pneumo 23 (8 semanas após Pneumo 13); 3. Pneumo 23 (após 5 anos da primeira dose de Pneumo 23)
Influenza	Dose anual
Covid-19	A partir de 5 anos, conforme esquema vacinal disponível
Papilomavírus humano (HPV)	Três doses (0, 1 a 2 e 6 meses): mulheres de 9 a 45 anos e homens de 9 a 26 anos

Fonte: PNI/SVS/MS.

Quadro 524.5 Recomendação de periodicidade de consultas médicas.

Situação	Intervalo de retorno*	Objetivos principais
Após introdução ou alteração da TARV	Entre 7 e 15 dias	Observar e manejar eventos adversos imediatos e dificuldades relacionadas com a adesão Fortalecer vínculo com equipe e serviço de saúde
Até adaptação à TARV	Mensal/bimestral	Observar e manejar eventos adversos tardios e dificuldades relacionadas à adesão a longo prazo Fortalecer vínculo com equipe e serviço de saúde
PVHIV em TARV com supressão viral e assintomática	Até 6 meses	Observar e manejar eventos adversos tardios e dificuldades relacionadas com a adesão a longo prazo Avaliar manutenção da supressão viral e eventual falha virológica Manejar comorbidades
PVHIV em TARV sem supressão viral, sintomática ou com comorbidades não controladas	Individualizar	Avaliar falhas na adesão e seus motivos Verificar possibilidade de resistência(s) viral(is) à TARV e necessidade de troca Avaliar e investigar sintomas Manejar comorbidades não controladas
PVHIV que ainda não iniciou TARV	Individualizar	Avaliar motivos de recusa da TARV e abordar benefícios do uso Avaliar e investigar sintomas Fortalecer vínculo com equipe e serviço de saúde

*Nos intervalos entre as consultas médicas, a adesão deverá ser trabalhada por outros profissionais da equipe multiprofissional. (Fonte: DIAHV/SVS/MS.)

Quadro 524.6 Frequência de solicitação de exame de LT-CD4+ para monitoramento laboratorial da pessoa que vive com HIV, de acordo com a situação clínica.

PVHIV em uso de TARV; assintomática; com carga viral indetectável	CD4 < 350 céls./mm^3	A cada 6 meses[b]
	CD4 > 350 céls./mm^3 em dois exames consecutivos, com pelo menos 6 meses de intervalo	Não solicitar
PVHIV sem uso de TARV; ou com evento clínico;[a] ou em falha virológica	Qualquer valor de CD4	A cada 6 meses

[a]Pacientes em uso de profilaxia de infecções oportunistas podem ter a frequência de solicitação de LT-CD4+ reduzida para 3 meses, a fim de avaliar critérios de resposta imunológica para suspensão ou manutenção da profilaxia. [b]Infecções (inclusive infecções oportunistas), toxicidade e outras causas de linfopenias. (Fonte: DIAHV/SVS/MS.)

Quadro 524.7 Frequência de solicitação de exame de CV-HIV para monitoramento laboratorial de pessoa que vive com HIV, de acordo com a situação clínica.

Situação clínica	Frequência de solicitação	Principais objetivos
PVHIV em seguimento clínico	A cada 6 meses	Confirmar continuidade da supressão viral e adesão do paciente
Início de TARV ou modificação de TARV por falha virológica	Após 8 semanas do início de TARV ou de novo esquema de TARV	Confirmar resposta virológica adequada à TARV ou ao novo esquema de TARV e adesão do paciente
Confirmação de falha virológica	Após 4 semanas da primeira CV-HIV detectável	Confirmar falha virológica e necessidade de solicitação de exame de genotipagem

Fonte: DIAHV/SVS/Ms.

Quadro 524.8 Periodicidade dos exames complementares no seguimento clínico da pessoa que vive com HIV.

Exame	Pré-TARV	Seguimento	Observações
Hemograma completo	Sim	6 a 12 meses	Repetir em 2 a 8 semanas se início ou troca de TARV com zidovudina. Intervalo de 3 a 6 meses se em uso de zidovudina ou outras drogas mielotóxicas
Creatinina sérica e taxa de filtração glomerular (TFG)	Sim	Anual	Intervalo de 3 a 6 meses se em uso de tenofovir ou outras drogas nefrotóxicas, TFG < 60 ou risco aumentado para doença renal (p. ex., diabetes, hipertensão arterial)
EAS	Sim	Anual	Intervalo de 3 a 6 meses se em uso de tenofovir ou outras drogas nefrotóxicas, TFG < 60 ou risco aumentado para doença renal (p. ex., diabetes, hipertensão arterial)
TGO, TGP, fosfatase alcalina e bilirrubinas	Sim	3 a 12 meses	Intervalos mais frequentes em caso de uso de drogas hepatotóxicas, doença hepática ou coinfecções em HCV ou HBV
Perfil lipídico	Sim	Anual	Intervalo de 6 meses em caso de alteração na última análise
Glicemia de jejum	Sim	Anual	Considerar teste de tolerância à glicose caso o resultado da glicemia de jejum esteja entre 100 e 125 mg/dℓ
Teste para sífilis	Sim	Semestral	Em caso de paciente sem diagnóstico prévio de sífilis, solicitar teste treponêmico (FTA-ABS ou teste rápido para sífilis) e VDRL. Em caso de paciente com diagnóstico prévio de sífilis, solicitar apenas VDRL para avaliar resposta ao tratamento e reinfecção
Anti-HCV	Sim	Anual	Considerar maior frequência de triagem em caso de risco ou exposição. Solicitar carga viral para HCV se anti-HCV positivo
Triagem HBV (HBsAg e anti-HBc total)	Sim	Anual/conforme indicação	Considerar maior frequência de triagem em caso de risco ou exposição. Vacinar pacientes não imunizados. Pacientes imunizados (anti-HBs positivos) não necessitam de nova triagem para HBV
Prova tuberculínica	Sim, se CD4 > 350 céls./mm³	Anual	Pacientes com LT-CD4+ < 350 céls./mm³, sem sinais de tuberculose em atividade, sem histórico de tuberculose tratada adequadamente ou histórico de tratamento de infecção latente pela tuberculose devem ser submetidos ao tratamento de ILTB

TRATAMENTO

Tratamento medicamentoso

Estão disponíveis hoje no Brasil os seguintes medicamentos antirretrovirais para uso em pacientes acima de 12 anos:

- Inibidores da transcriptase reversa análogos dos nucleosídeos (ITRN): abacavir (ABC); lamivudina (3TC); zidovudina (AZT); tenofovir (TDF) – análogo de nucleotídeo (ITRNt)
- Inibidores da transcriptase reversa não análogos dos nucleosídeos (ITRNN): efavirenz (EFZ); etravirina (ETR); nevirapina (NVP)
- Inibidores da protease (IP): atazanavir (ATV); darunavir (DRV); ritonavir (RTV); tipranavir (TPV)
- Inibidor da integrase: dolutegravir (DTG); raltegravir (RAL)
- Inibidor da entrada: antagonista do correceptor CCR5 – maraviroque (MRV)
- Inibidor da fusão: enfuvirtida (T20).

Essas medicações são utilizadas em associação, o chamado "coquetel", sendo recomendadas para início de tratamento no Brasil, associando dois fármacos inibidores da transcriptase reversa e um fármaco inibidor da integrase.

O início da TARV está indicado para todas as PVHIV, independentemente da contagem de CD4, com devida atenção a situações de priorização (Quadro 524.9).

O esquema inicial consiste em tenofovir, lamivudina e dolutegravir, podendo variar em situações específicas (Quadro 524.10).

Quadro 524.9 Indicações de tratamento para pessoas que vivem com HIV.

Indicações de tratamento	Todas as PVHIV
Situações de priorização para início de TARV	PVHIV sintomática, CD4 < 350 céls./mm³, gestante, tuberculose ativa, coinfecção com HBV ou HCV, risco cardiovascular elevado

Quadro 524.10 Esquemas de TARV indicados.

Situação	Terapia antirretroviral	Observação
Adultos em início de tratamento (incluindo mulheres em idade fértil)	1. Tenofovir 300 mg + lamivudina 300 mg, 1 cp 1 vez/dia + 2. Dolutegravir 50 mg, 1 cp 1 vez/dia	Utilizar o dolutegravir em dose dobrada (1 cp a cada 12 horas) em caso de uso conjunto de rifampicina, fenitoína, fenobarbital e carbamazepina
Coinfecção com tuberculose	Primeira opção: tenofovir 300 mg + lamivudina 300 mg + efavirenz 600 mg, 1 cp 1 vez/dia Segunda opção: tenofovir 300 mg + lamivudina 300 mg, 1 cp 1 vez/dia + dolutegravir 50 mg, 1 cp a cada 12 horas Terceira opção: tenofovir 300 mg + lamivudina 300 mg, 1 cp 1 vez/dia; ou raltegravir 400 mg, 1 cp a cada 12 horas	Deve ser solicitado exame de genotipagem pré-tratamento Na impossibilidade de realização, ou se o resultado da genotipagem não for disponibilizado em até 2 semanas, deve ser indicado o esquema alternativo com dolutegravir 2 vezes/dia
Gestantes virgens de tratamento	Esquema preferencial, independentemente da idade gestacional: 1. Tenofovir 300 mg + lamivudina 300 mg, 1 cp 1 vez/dia + 2. Dolutegravir 50 mg, 1 cp 1 vez/dia Esquemas alternativos: 1. Tenofovir 300 mg + lamivudina 300 mg, 1 cp 1 vez/dia + 2. Atazanavir 300 mg, 1 cp 1 vez/dia + 3. Ritonavir 100 mg, 1 cp 1 vez/dia OU 1. Tenofovir 300 mg + lamivudina 300 mg, 1 cp 1 vez/dia + 2. Darunavir 600 mg, 1 cp a cada 12 horas + 3. Ritonavir 100 mg, 1 cp a cada 12 horas OU 1. Tenofovir 300 mg + lamivudina 300 mg, 1 cp 1 vez/dia + 2. Raltegravir 400 mg, 1 cp a cada 12 horas	Não utilizar o dolutegravir nas situações em que é indicada a dose dobrada (uso conjunto de rifampicina, fenitoína, fenobarbital e carbamazepina)
Contraindicação ao tenofovir	Zidovudina 300 mg + lamivudina 150 mg, 1 cp a cada 12 horas + terceiro fármaco de escolha	
Contraindicação ao dolutegravir	1. Associação de ITRN de escolha + atazanavir 300 mg, 1 cp 1 vez/dia + ritonavir 100 mg, 1 cp a cada 12 horas OU 2. Associação de ITRN de escolha + darunavir 800 mg, 1 cp 1 vez/dia + ritonavir 100 mg, 1 cp 1 vez/dia	
Terapia dupla (ainda contraindicada para início de tratamento, sendo possível apenas como simplificação de esquema previamente utilizado)	Primeira opção: 1. Lamivudina 150 mg, 2 cp 1 vez/dia + 2. Dolutegravir 50 mg, 1 cp 1 vez/dia Segunda opção: 1. Lamivudina 150 mg, 2 cp 1 vez/dia + 2. Darunavir 800 mg, 1 cp 1 vez/dia + 3. Ritonavir 100 mg, 1 cp 1 vez/dia	Critérios para indicação de terapia dupla: adesão regular à TARV; carga viral indetectável nos dois últimos exames, sendo a última há menos de 6 meses; exclusão de coinfecção com hepatite B ou tuberculose; pacientes com estabilidade clínica (sem infecções oportunistas), com *clearance* de creatinina que não implique na redução da dose da lamivudina (TFG > 49 m ℓ/minutos); idade maior ou igual a 18 anos; não estar gestante; falha prévia sem esquemas contendo inibidor de integrasse; falha prévia com ausência de mutações ao darunavir; falha prévia com ITRN plenamente ativo

Observação: o tenofovir é contraindicado como terapia inicial ou para continuidade de terapia em pacientes com lesão renal (TFG < 60 m ℓ/min).

PREVENÇÃO

- Prática de sexo seguro (redução do número de parceiros, uso de preservativo)
- Não compartilhamento de material para injeção de drogas ilícitas
- Garantia de transfusão de sangue e/ou derivados submetidos a rigorosos procedimentos de triagem indicados
- Ampliação do oferecimento do diagnóstico sorológico para mulheres em idade fértil, bem como a orientação correta de sua utilização e o acesso às medidas preventivas indicadas na gestação, no parto e no pós-parto
- Melhora e ampliação do acesso aos recursos diagnósticos e terapêuticos da infecção pelo HIV e das outras doenças sexualmente transmissíveis
- Expansão dos programas educacionais dirigidos para populações de risco específico, com metodologia e linguagem adequadas aos diferentes grupos.

A estratégia adotada no Brasil é de prevenção combinada (Figura 524.6), que abrange o uso simultâneo de diferentes abordagens preventivas (biomédica, comportamental e estrutural), de acordo com as possibilidades e escolhas de cada pessoa, sem excluir ou substituir um ou outro.

Essa combinação de ações alcança múltiplos níveis (individual, parcerias/relacionamentos, comunitário e social), para responder a especificidades de determinados públicos e de formas de transmissão.

EVOLUÇÃO E PROGNÓSTICO

- Condição crônica, tratável e passível de controle, embora ainda sem possibilidade de cura
- Quanto mais precoce o diagnóstico da infecção pelo HIV, mais efetivas serão as medidas terapêuticas e profiláticas que permitem longa sobrevida com qualidade às pessoas com infecção pelo HIV

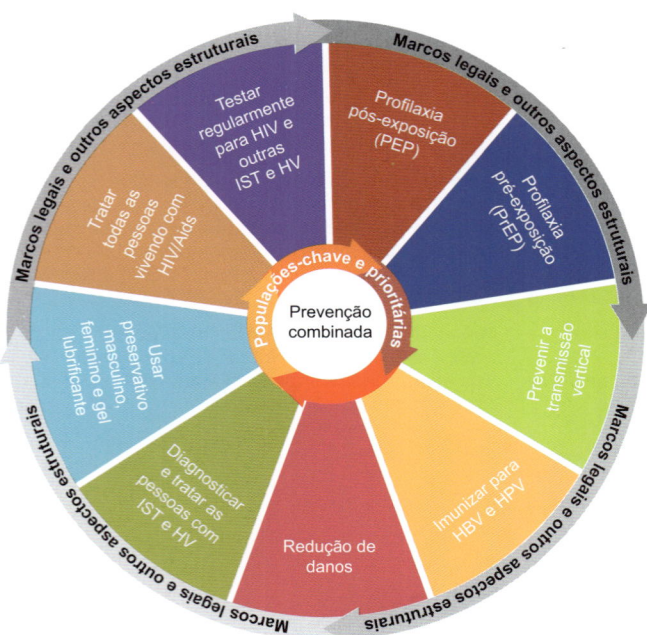

Figura 524.6 Mandala de prevenção combinada. (Fonte: DIAH/SVS/MS.)

- Nos últimos anos, a epidemia de HIV apresentou redução da morbimortalidade, associada ao uso mais intensivo da TARV. No entanto, doenças cardiovasculares, hipertensão e diabetes se tornaram mais prevalentes entre as PVHIV. Esse novo cenário atribui à infecção pelo HIV um *status* de doença crônica. Diante dessa característica, os serviços de HIV/AIDS precisam desenvolver uma atuação multidisciplinar e contínua, como forma de garantir um atendimento integral às PVHIV.

Recomendações práticas

- São de notificação a infecção pelo HIV, os casos de AIDS, gestantes/parturientes/puérperas com HIV e de crianças expostas
- É muito importante que o médico, diante de um quadro viral agudo, considere a infecção aguda pelo HIV entre os diagnósticos possíveis e investigue potenciais fontes de exposição ao vírus
- Infelizmente, uma parcela considerável das PVHIV ainda realiza o diagnóstico do HIV em estágios avançados da doença, em que o risco de adoecimento grave e morte é consideravelmente maior
- É fundamental que os profissionais de saúde ofereçam a possibilidade de testagem para o HIV e outras infecções sexualmente transmissíveis a todos os pacientes sexualmente ativos, independentemente de sintomas ou queixas, em especial à população jovem

BIBLIOGRAFIA

Azevedo MF. GPS Medicamentos. Guia prático em saúde. Rio de Janeiro: Guanabara Koogan; 2017.

Ministério da Saúde. Nota informativa nº 11/2018-DIAHV/SVS/MS. Recomendações para tratamento da infecção latente por tuberculose (ILTB) em PVHIV. Brasília: Ministério da Saúde; 2018.

Ministério da Saúde. Secretaria de Vigilância em Saúde. Coordenação-Geral de Desenvolvimento da Epidemiologia em Serviços. Ministério da Saúde. Secretaria de Vigilância em Saúde. Guia de Vigilância em Saúde. Volume único. 3. ed. 2019.

Ministério da Saúde. Secretaria de Vigilância em Saúde. Critérios de definição de casos de AIDS em adultos e crianças. Brasília: Ministério da Saúde; 2004.

Ministério da Saúde. Secretaria de Vigilância em Saúde. Manual técnico para o diagnóstico da infecção pelo HIV em adultos e crianças. 4. ed. Brasília: Ministério da Saúde; 2018.

Ministério da Saúde. Secretaria de Vigilância em Saúde. Nota informativa nº 1/2022-CGIST/DCCI/SVS/MS. Recomendações do uso de dolutegravir em gestantes independentemente da idade gestacional e mulheres vivendo com HIV em idade fértil, com intenção de engravidar. Brasília: Ministério da Saúde; 2022.

Ministério da Saúde. Secretaria de Vigilância em Saúde. Nota informativa nº 7/2021-DCCI/SVS/MS. Recomendações de uso da nova apresentação do Darunavir 800 mg e inclui as mutações relacionadas à resistência ao Darunavir. Brasília: Ministério da Saúde; 2021.

Ministério da Saúde. Secretaria de Vigilância em Saúde. Nota informativa nº 28/2021-CGAHV/DCCI/SVS/MS. Critérios para simplificação da terapia antirretroviral. Brasília: Ministério da Saúde; 2021.

Ministério da Saúde. Secretaria de Vigilância em Saúde. Ofício circular nº 47/2019/CGAHV/.DCCI/SVS/MS. Substituição do ofício circular nº 46/2019/CGAHV/DCCI/SVS/MS – Ampliação do uso de dolutegravir (DTG) 50 mg 2×/dia para paciente com coinfecção tuberculose e HIV em uso de rifampicina. Brasília: Ministério da Saúde; 2019.

Ministério da Saúde. Secretaria de Vigilância em Saúde. Protocolo clínico e diretrizes terapêuticas para manejo da infecção pelo HIV em adultos. Brasília: Ministério da Saúde; 2018.

Ministério da Saúde. Secretaria de Vigilância em Saúde. Protocolo clínico e diretrizes terapêuticas para prevenção da transmissão vertical do HIV, sífilis e hepatites virais. Brasília: Ministério da Saúde; 2018.

525
Chikungunya
CHIKVÍRUS

Adriana Oliveira Guilarde ◆ Luiz Alves da Silva Neto

INTRODUÇÃO

Chikungunya é um alfavírus transmitido pelos mosquitos *Aedes aegypti* e *Aedes albopictus*. O termo é derivado de uma língua africana e significa "aquilo que se dobra" ou "caminha encurvado", referente às dores articulares.

A maioria dos surtos ocorre durante os períodos chuvosos, sendo endêmico em várias regiões.

A transmissão não vetorial se faz por transfusão sanguínea e materno-fetal, nesse caso com maior chance de transmissão quando há sintomas no período interparto (2 dias antes e 2 dias depois do parto).

Não há registro de transmissão pela amamentação e pelo transplante de órgãos sólidos. Há relatos de coinfecção com dengue.

Período de incubação de 3 a 7 dias.

MANIFESTAÇÕES CLÍNICAS

- Ao contrário das outras arboviroses, cerca de 85% dos infectados são sintomáticos

- Fases – aguda: até 21 dias; subaguda: 22 dias a 3 meses; fase crônica: > 3 meses
- A infecção aguda cursa com febre e mialgia. A remissão da febre ocorre, em média, por volta do 7º ao 10º dia, e coincide com a queda da viremia
- O *rash* cutâneo é maculopapular e está presente em cerca de 50% dos pacientes
- O acometimento articular é uma característica marcante da doença e predomina nas grandes articulações. Poliartralgia pode perdurar por semanas ou meses
- A artralgia geralmente é simétrica, localizada em braços e pernas em praticamente 90% dos pacientes
- Complicações raras: uveíte, conjuntivite e retinite
- Em pacientes idosos e com comorbidades (doenças cardiovasculares, neurológicas, respiratórias e diabetes), podem ocorrer encefalite, miocardite, hepatite e falência orgânica
- As complicações hemorrágicas são raras
- As infecções neonatais, apesar de raras, são em geral graves, com encefalopatia e sequelas neurológicas.

DIAGNÓSTICO

- O diagnóstico baseia-se em dados clínicos, pois a associação de febre aguda e artralgia é altamente preditiva em áreas endêmicas e onde ocorrem epidemias
- O principal achado laboratorial é linfopenia; outras anormalidades incluem trombocitopenia, aumento de transaminases e hipocalcemia
- O diagnóstico definitivo baseia-se na detecção do vírus por meio de reação em cadeia da polimerase (PCR) em tempo real durante a fase virêmica ou sorológico após o 5º dia de sintomas, perdurando por vários meses. Na Figura 525.1, há uma linha do tempo de infecção, sintomas e biomarcadores
- Diagnóstico diferencial: dengue (Quadro 525.1).

Artralgia crônica

- A artralgia crônica acomete cerca de 50% dos pacientes e pode levar à incapacitação persistente, exigindo tratamento a longo prazo com anti-inflamatórios e imunossupressores.

Quadro 525.1 Diagnóstico diferencial entre dengue e chikungunya.

Manifestações clínicas e laboratoriais	Dengue	Chikungunya
Intensidade da febre	++	+++
Exantema	+ (D5-D7)	++ (D1-D4)
Mialgia	++	+
Artralgia	+/–	+++
Dor retro-orbital	+++	+
Sangramentos	++	–/+
Choque	–/+	–
Plaquetopenia	+++	+
Leucopenia	+++	++
Linfopenia	++	+++
Neutropenia	+++	+
Evolução após fase aguda	Fadiga	Artralgia crônica

Fonte: Ministério da Saúde, 2016.

TRATAMENTO

- Não há antiviral disponível
- Fase aguda: analgésicos – dipirona, paracetamol; opioides – codeína, tramadol. Evitar ácido acetilsalicílico e corticoide nessa fase (ver Capítulo 15, *Dor*)

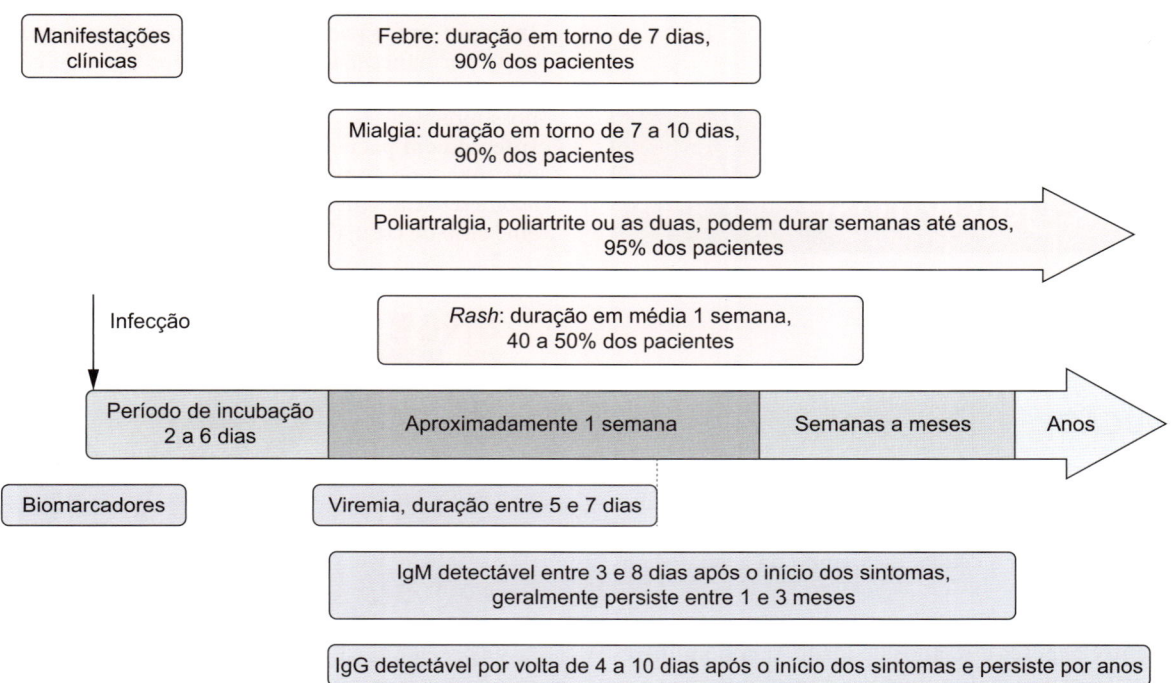

Figura 525.1 Linha do tempo de infecção, manifestações clínicas e biomarcadores. (Fonte: Weaver e Lecuit, 2019.)

- Fase subaguda: antidepressivos e anticonvulsivantes. Para tratamento da dor neuropática: amitriptilina e gabapentina
- Fase crônica: corticoides, imunossupressores (metotrexato), hidroxicloroquina, sulfazalazina.

MEDIDAS DE PREVENÇÃO

- Não há vacinas disponíveis. A prevenção consiste em controle do vetor, roupas de proteção e uso de repelentes.

BIBLIOGRAFIA

Brasil. Ministério da Saúde. Monitoramento dos casos de arboviroses urbanas transmitidas pelo Aedes (dengue, chikungunya e Zika) até a Semana Epidemiológica 12 de 2019. Boletim Epidemiológico. 2019;50(13).

Brasil. Ministério da Saúde. Secretaria de Vigilância em Saúde. Departamento de Vigilância das Doenças Transmissíveis. Dengue: diagnóstico e manejo clínico: adulto e criança [recurso eletrônico]. 5. ed. Brasília: Ministério da Saúde, 2016. Disponível em: <http://portalarquivos.saude.gov.br/images/pdf/2016/janeiro/14/dengue-manejo-adulto-crianca-5 d.pdf>.

Brito CAA de, von Sohsten AKA, Leitão CC de S, Brito RCC, Valadares LDA, Fonte CAM et al. Pharmacologic management of pain in patients with Chikungunya: a guideline. Rev Soc Bras Med Trop [online]. 2016;49(6):668-79.

Cunha RV da, Trinta KS. Chikungunya virus: clinical aspects and treatment – A Review. Mem Inst Oswaldo Cruz [online]. 2017;112(8):523-31.

Renault P, Solet J-L, Sissoko D, Balleydier E, Larrieu S, Filleul L et al. A major epidemic of chikungunya virus infection on Reunion Island, France, 2005-2006. The American Journal of Tropical Medicine and Hygiene. 2007;7:727-31.

Staples JE, Breiman RF, Powers A M. Chikungunya fever: an epidemiological review of a re-emerging infectious disease. Clinical Infectious Diseases, 2009;49(6):942-8.

Thiberville S-D, Moyen N, Dupuis-Maguiraga L, Nougairede A, Gould EA, Roques P, de Lamballerie X. Chikungunya fever: Epidemiology, clinical syndrome, pathogenesis and therapy. Antiviral Research. 2013;99(3):345-70.

Weaver SC, Lecuit M. Chikungunya virus and the global spread of a mosquito-borne disease. N Engl J Med. 2015;372:1231-9.

526
Citomegalovirose

Letícia Mara Conceição Aires

INTRODUÇÃO

Trata-se da infecção causada pelo citomegalovírus (CMV) da família *Herpesviridae*, vírus humano que infecta linfócitos e outros leucócitos (Figura 526.1).

Propaga-se de célula a célula, escapando da ação dos anticorpos.

A soroprevalência no Brasil é de 50 a 100%, com pico de incidência entre 5 meses e 18 anos de idade, sendo mulheres em idade fértil o grupo mais vulnerável à primoinfecção.

A transmissão se dá de pessoa a pessoa por contato próximo com alguém que esteja excretando o vírus pela saliva, pela urina e por outros fluidos.

Pode ocorrer transmissão sexual, pela secreção do colo do útero, pelo leite materno, por transplante de órgãos e por transfusão de sangue.

FORMAS CLÍNICAS

- **Congênita**: ocorre em 0,2 a 3,2% dos nascidos vivos a depender do nível socioeconômico da população
  - Transmissão ocorre em qualquer época da gestação; risco maior quando a infecção aguda da mãe ocorre no início da gestação. Nos casos em que a transmissão ocorre por reinfecção materna, as consequências para a criança serão minimizadas pela ação dos anticorpos maternos preexistentes
  - Na infecção aguda da mãe, o quadro clínico do recém-nascido pode ser exuberante, com icterícia, hepatoesplenomegalia, exantema petequial, comprometimento de múltiplos órgãos, alterações do sistema nervoso central (SNC) (microcefalia, coriorretinite, calcificações cerebrais). Com tratamento de suporte, as crianças podem sobreviver, mas 80 a 90% podem ter sequelas, como surdez, retardo mental e perda de visão. De 5 a 10% são assintomáticos ao nascimento, mas podem evoluir com surdez, retardo mental e alterações da coordenação motora
  - Infecção no período perinatal, se o CMV estiver no canal cervical no momento da passagem do feto, ou pelo leite materno. Nesses casos, a infecção é assintomática ou leve
- **Síndrome semelhante à mononucleose** (*monolike*): febre com duração de 9 a 35 dias, linfadenomegalias e linfocitose com atipia. Faringite e esplenomegalia são raras
  - Complicações: pneumonia intersticial (rara em paciente imunocompetente); hepatite (geralmente oligossintomática); trombocitopenia e anemia hemolítica; erupções de pele (*rash* maculopapular ou rubeoliforme); miocardite; síndrome de Guillain-Barré, meningoencefalite
- **Infecção em pacientes imunocomprometidos**: o CMV pode permanecer latente em vários tipos de células após infecção aguda, entrando em atividade quando há imunossupressão
- **Infecção em pacientes com HIV/AIDS**: o CMV é a infecção mais oportunista nos pacientes com AIDS, podendo acometer diferentes órgãos, caracterizadas por inclusões em "olho de coruja"

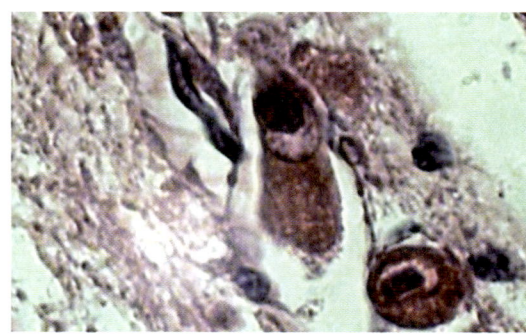

Figura 526.1 Citomegalovirose. Presença de células grandes com inclusões nucleares típicas de infecção por citomegalovírus.

- Risco maior se o CD4 estiver abaixo de 100 mm³. Pode ocorrer acometimento de olhos (retinite), do SNC (polirradiculoneurite, meningoencefalite); sistema digestivo (esofagite, colite) (Figura 526.2)
- **Infecção em pacientes transplantados**: as manifestações clínicas mais comuns são pneumonite e meningite.

DIAGNÓSTICO DIFERENCIAL

- Infecção congênita: toxoplasmose, sífilis, rubéola, infecção pelo Zikavírus
- Síndrome semelhante à mononucleose: infecção pelo vírus Epstein-Barr, toxoplasmose, síndrome retroviral aguda, hepatite viral, rubéola.

COMPROVAÇÃO DIAGNÓSTICA

- Dados clínicos + pesquisa de vírus por meio de reação em cadeia da polimerase (PCR)-DNA no sangue, na urina e no líquido cefalorraquidiano (LCR) são úteis no período neonatal. O PCR é o método de diagnóstico mais sensível
- A identificação de antígenos virais ou alterações histopatológicas e métodos imuno-histoquímicos em espécimes clínicos ajudam a confirmar o diagnóstico, principalmente nos casos de óbito
- Métodos sorológicos são efetivos para detecção de infecção prévia quando o IGG é reagente e de primoinfecção; quando o IGM também é reagente, quando o paciente tem quadro clínico recorrente ou subclínico e que necessita de

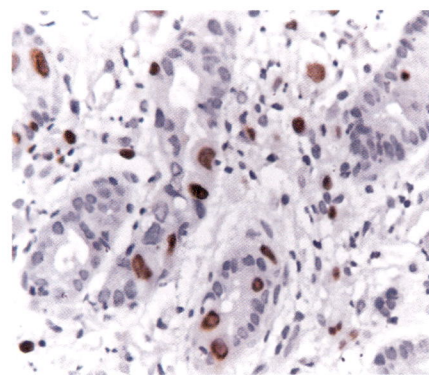

Figura 526.2 Citomegalovirose em paciente com AIDS.

tratamento, os métodos moleculares ou por antigenemia são essenciais para determinar o início de terapia efetiva.

TRATAMENTO MEDICAMENTOSO

- Forma congênita: não há indicação de tratamento; entretanto, nos casos muito graves, pode-se administrar ganciclovir, 5 mg/kg, de 12/12 horas, durante 14 dias. Foi demonstrada a diminuição dos casos de surdez em neonatos tratados. O impeditivo maior são os graves efeitos colaterais da medicação
- Infecção aguda no adolescente e no adulto: não necessita de tratamento específico
- Pacientes imunocomprometidos: os principais medicamentos estão no Quadro 526.1.

PREVENÇÃO

- Mulheres grávidas soronegativas devem evitar contato direto com saliva de crianças pequenas
- Pacientes submetidos a transplante de medula óssea: supressão crônica com ganciclovir ou pesquisa de antígenos/PCR durante os primeiros 120 dias após o transplante, como também nos receptores soronegativos de órgãos sólidos de doadores soropositivos
- Pacientes imunossuprimidos e recém-nascidos que necessitam de hemotransfusão: usar preferencialmente hemoderivados soronegativos.

EVOLUÇÃO E PROGNÓSTICO

- Pacientes com doença congênita sintomática ao nascimento evoluem para retardo mental e surdez em 90% dos casos; quando assintomática, pode evoluir para surdez em 5 a 10%, coriorretinite em 3 a 5%, déficits neurológicos e microcefalia
- Pacientes com a síndrome semelhante à mononucleose (*monolike*) têm recuperação completa
- Em imunocomprometidos, a doença pode ser fatal.

BIBLIOGRAFIA

Azevedo MF. GPS Medicamentos. Guia prático em saúde. Rio de Janeiro: Guanabara Koogan; 2017.

Bopona SB, Britt WJ. Intrauterine transmission of cytomegalovirus to infants of women with preconceptional immunity. NEJM. 2001;344:1366-71.

Quadro 526.1 Principais medicamentos para tratamento da citomegalovirose.

Medicamento antiviral	Doses	Indicações	Toxicidade
Ganciclovir	10 a 12 mg/kg/dia	Retinite, infecção ativa, infecção congênita, doença em órgãos específicos em imunocomprometidos e comprometimento de SNC	Supressão de medula óssea; leucopenia
Foscarnet	90 mg/kg, de 12/12 horas, por 14 a 21 dias; a seguir, 90 mg/kg/dia	Retinite em HIV, doença em órgãos específicos em imunocomprometidos, resistência ou intolerância à toxicidade sanguínea do ganciclovir	Toxicidade renal e de medula óssea. Não recomendada durante a gravidez
Cidofovir	5 mg/kg, 1 vez/semana, seguido por 2×/semana/15 dias	Retinite em HIV, doença em órgãos específicos em imunocomprometidos, resistência ou intolerância a toxicidade sanguínea do ganciclovir	Toxicidade renal (metabólitos da droga)
Valganciclovir	900 mg, VO, 2 vezes/dia	Tratamento e profilaxia em receptores de transplante renal, doença em órgãos específicos em imunocomprometidos, retinite em HIV	Toxicidade de medula óssea (supressão e leucopenia)

Adaptado de Schleiss, 2004; Ramanan e Razonable, 2013.

Coura JR. Síntese das doenças infecciosas e parasitárias. Rio de Janeiro: Guanabara Koogan; 2008.

Lobato-Silva DF. Citomegalovírus: epidemiologia baseada em dados de soroprevalência. Rev Pan-Amaz Saude. 2016;7:213-9.

Mandell D. Principles and practice of infectious diseases. 18. ed. Churchill Livingstone; 2015.

Pannuti CS. Citomegalovirose. In: Coura JR. Dinâmica das doenças infecciosas e parasitárias. Rio de Janeiro: Guanabara Koogan; 2005.

Ramanan P, Razonable R. Cytomegalovirus infections in solid organ transplantation: a review. Infection Chemotherapy. 2013;45:260-71.

Schleiss MR. Antiviral therapy of congenital cytomegalovirus infection. Seminars in Pediatric Infectious Diseases. 2004;16:50-9.

Silva DFL, Medeiros RC. Pathogenesis, diagnosis and therapeutics in human cytomegalovirus infection. SM Group; 2017. Disponível em: https://patua.iec.gov.br. Acesso em: 13 jul. 2019.

527
Condiloma Acuminado

Papilomavírus, HPV, verruga venérea, verruga genital

Ana Maria de Oliveira

INTRODUÇÃO

Condiloma acuminado, também conhecido como verruga venérea ou verruga genital, caracteriza-se por lesões verrucosas cutaneomucosas, da cor da pele, causadas pelo papilomavírus humano (HPV), o qual tem comprovada relação com câncer do colo uterino.

As lesões são altamente contagiosas, e o período de incubação varia de poucos dias a vários meses.

A transmissão é por contato sexual, e excepcionalmente durante o parto, o que pode acarretar papilomatose laríngea no recém-nascido.

Contato indireto pode ser uma forma de transmissão, ainda que rara.

Aproximadamente 1 a 2% da população geral tem verrugas anogenitais e cerca de 2 a 5% das mulheres apresentam alterações ao exame preventivo de colo de útero, especialmente de 15 a 30 anos.

CAUSAS

- HPV: mais de 200 subtipos, 40 dos quais podem infectar o trato anogenital (Figura 527.1)
- Lesões intraepiteliais cervicais, inclusive o carcinoma *in situ* do colo uterino, são provavelmente causadas pelos tipos 16, 18, 31, 33 e 34.

FATORES DE RISCO

- O contágio não sexual é possível, inclusive por fômites (contato indireto)
- Relações sexuais sem preservativo
- Gravidez

- Deficiência imunológica
- Uso de imunossupressores
- Presença de neoplasia maligna de qualquer natureza
- Higiene precária
- Tabagismo
- Desnutrição.

MANIFESTAÇÕES CLÍNICAS

- Assintomático na maior parte dos pacientes
- Quando sintomáticos, a maioria é autolimitada e causada pelos tipos 6 e 11, chamados benignos pelo pouco potencial oncogênico
- As lesões podem ocorrer isoladamente ou em grupos, na vagina, no colo uterino, ao redor da genitália externa, no reto e, eventualmente, na garganta
- Podem ser acompanhadas de prurido e sangramento
- Lesões verrucosas: sésseis e moles, superfície irregular, múltiplas projeções digitiformes
- O condiloma acuminado perianal tem aspecto rugoso, semelhante a couve-flor
- Lesões penianas são lisas e papulares, ocorrendo em grupos de 3 ou 4
- Localização no homem: frênulo, sulco coronal, glande, prepúcio, corpo do pênis, bolsa escrotal, meato uretral
- Localização na mulher: grandes lábios, clitóris, área periuretral, períneo, vagina, colo uterino (lesões planas)
- A detecção de lesões verrucosas suspeitas de HPV em crianças e adolescentes não é indicativo de abuso sexual, embora qualquer infecção sexualmente transmissível diagnosticada na criança é suspeita de abuso sexual (ver Capítulo 636, *Violência e Maus-Tratos Contra Crianças e Adolescente*)
- Pessoa com HIV mais frequentemente tem lesões neoplásicas anogenitais e intraepiteliais pelo HPV.

DIAGNÓSTICO DIFERENCIAL

- Condiloma plano (verrugas planas da sífilis)
- Líquen plano
- Ceratose seborreica
- Escabiose
- Molusco contagioso
- Granuloma venéreo (donovanose).

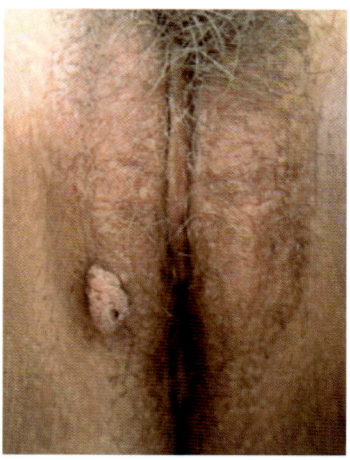

Figura 527.1 Lesão verrucosa na região de grandes lábios. (De Costa et al., 2010.)

COMPROVAÇÃO DIAGNÓSTICA

- A Figura 527.2 apresenta o passo a passo para a abordagem das verrugas anogenitais
- Biópsia: material obtido por colposcopia ou anuscopia. Indicações: quando existir dúvida diagnóstica ou suspeita de neoplasia; as lesões não desaparecem ou pioram com o tratamento e lesões atípicas ou incertas, principalmente no paciente imunodeficiente. O material poderá ser submetido a exame de biologia molecular e a análise dos achados histopatológicos, que sugerem o diagnóstico de HPV

- Reação em cadeia da polimerase (PCR) e captura híbrida: para pesquisa de DNA viral, inclusive para diagnosticar o tipo do HPV
- Microscopia eletrônica: ver Figura 527.3.

COMPLICAÇÕES

- Lesão intraepitelial cervical
- Carcinoma cervical
- Obstrução uretral no homem.

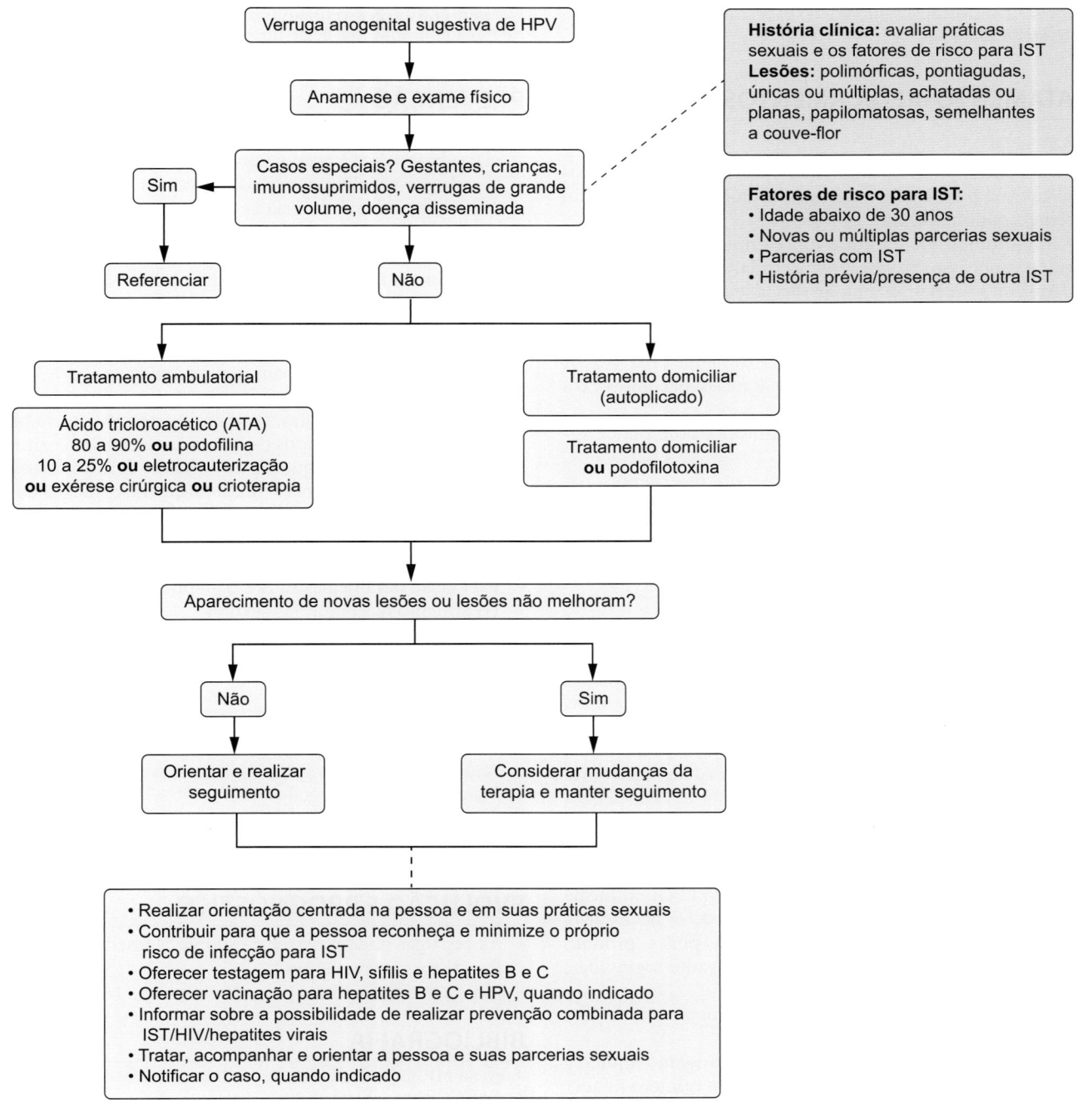

Figura 527.2 Fluxograma para o manejo clínico de verrugas anogenitais. (Fonte: Brasil, 2020.)

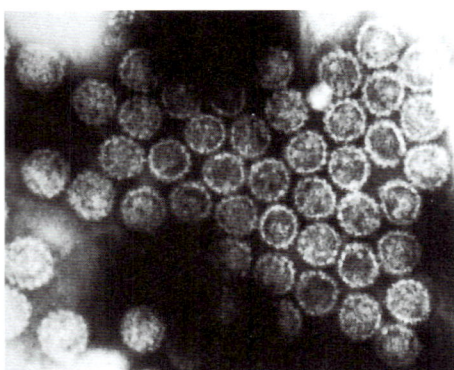

Figura 527.3 Microscopia eletrônica do papilomavírus humano (HPV). (Fonte: WHO, 2021.)

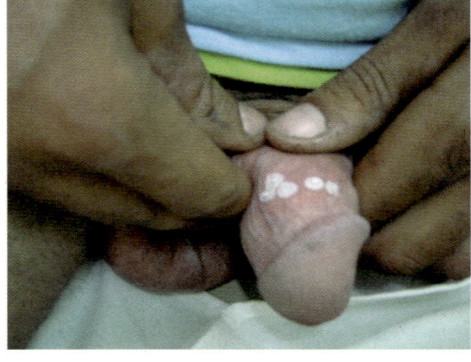

Figura 527.4 Lesões verrucosas penianas – diagnóstico clínico de HPV e cauterizadas com ácido tricloroacético (ATA) 90%.

TRATAMENTO MEDICAMENTOSO

Tratamento domiciliar

- O tratamento pode ser domiciliar com medicamento auto-aplicável e, para lesões externas: imiquimode 50 mg/g do creme e podotoxifilina
- O imiquimode 5% creme é um estimulante da resposta imune e, por isso, provoca reação inflamatória local
  - Aplicar 3 vezes/semana por várias semanas (máximo de 14 semanas) nas lesões uma fina camada do produto e massagear até desaparecer
  - Usar o produto do sachê aberto somente uma vez. A área tratada deve ser lavada com água e sabão antes e 6 a 10 horas após a aplicação
- A podofilotoxina é antiviral e antimitótico com pouca absorção sistêmica
  - Aplicar nas lesões por 3 dias consecutivos e, depois, parar por 4 dias (um ciclo). Fazer no máximo quatro ciclos. Deve-se restringir o produto à lesão verrucosa, pois provocará queimadura na área sã.

Tratamento ambulatorial

- O tratamento ambulatorial pode ser com ácido tricloro-acético (ATA) 70 a 90% ou podofilina 10 a 20% tópicos. Ambos são eficazes para lesões pequenas com aplicações tópicas na pele e em mucosas. Promover um intervalo de, pelo menos, 5 dias entre as aplicações
  - A área total tratada não deve exceder 10 cm², e o volume, 0,5 mℓ/dia. A podofilina é contraindicada em gestantes
  - O ATA em solução alcoólica 80 ou 90%: aplicar pequena quantidade com cotonete somente nos condilomas e deixar secar (o local cuterizado fica branco e sem brilho – Figura 527.4). Caso seja aplicada quantidade excessiva, pode-se remover o excesso polvilhando talco ou bicarbonato de sódio. Repetir semanalmente, se necessário. Cuidado para não escorrer na área sã, pois o produto causa queimadura. Pode ser usado durante a gravidez, caso a área não seja extensa
- Eletrocauterização: ressecção com equipamento de alta frequência
- Crioterapia: requer anestesia. Usa-se o nitrogênio líquido e útil para lesões muito queratinizadas e em número pequeno em pele e mucosas
- Exérese cirúrgica: exige anestesia e permite a realização do histopatológico do material retirado.

PREVENÇÃO

- Prevenção combinada, que inclui ações de intervenções no plano biomédico, comportamental e marco legal
- Uso de preservativo nas relações sexuais
- A parceria sexual deveria se submeter ao exame clínico. Não está indicada a testagem para parceiros sexuais de HP assintomáticos (exames de biologia molecular e outros)
- Conforme o Programa Nacional de Imunização, a vacinação está indicada para crianças e adolescentes, duas doses (0 e 6 meses): meninas de 9 a 14 anos e meninos de 11 a 14 anos. A vacina é quadrivalente, ou seja, contra os tipos 6 e 11 (os mais frequentes com menos oncogênicos) e 16 e 18 (os mais frequentes com mais oncogênicos) – é segura e eficaz. Além dessas vacinas, também existe a vacina da hepatite e, para alguns grupos especiais, a vacina da hepatite A
- Importante destacar que a possibilidade de transformação oncogênica das verrugas é uma situação rara (menos de 1%)
- Testagem para HIV, sífilis, hepatites B e C (poderia, dependendo da população de risco, solicitar IgM e IgG para hepatite A)
- Vacinação para hepatites A e B, papilomavírus humano
- Tratamento das parcerias sexuais
- Oferecer profilaxia pós-exposição (PrPE) e profilaxia pós-exposição de risco (PEP).

Atenção

- A notificação não é obrigatória em nível nacional
- Examinar o(a) parceiro(a) sexual
- Não manter relações sexuais até a cura
- Solicitar testes sorológicos para HIV, VHB e VDRL.

EVOLUÇÃO E PROGNÓSTICO

- As verrugas podem regredir espontaneamente
- Recidivas são frequentes
- Infecção assintomática persiste por tempo indeterminado.

BIBLIOGRAFIA

Azevedo MF. GPS Medicamentos. Guia prático em saúde. Rio de Janeiro: Guanabara Koogan; 2017.

Brasil. Ministério da Saúde. Secretaria de Vigilância em Saúde. Departamento de Doenças de Condições Crônicas e Infecções Sexualmente Transmissíveis. Protocolo clínico e diretrizes terapêuticas para atenção integral às pessoas com infecções sexualmente transmissíveis (IST). Brasília: Ministério da Saúde; 2020.

Brasil. Ministério da Saúde. Secretaria de Vigilância em Saúde. Departamento de Vigilância, Prevenção e Controle das Infecções Sexualmente Transmissíveis, do HIV/AIDS e das Hepatites virais. Prevenção combinada do HIV. Bases conceituais para profissionais trabalhadores(as) e gestores(as) de saúde. Brasília: Ministério da Saúde; 2017.

Brasil. Ministério da Saúde. Secretaria de Vigilância em Saúde. Departamento de Vigilância, Prevenção e Controle das Infecções Sexualmente Transmissíveis, do HIV/AIDS e das Hepatites virais. Manual técnico para diagnóstico da infecção pelo HIV em adultos e crianças. 4. ed. Brasília: Ministério da Saúde; 2018.

Brasil. Ministério da Saúde. Secretaria de Vigilância em Saúde. Departamento de Vigilância, Prevenção e Controle das Infecções Sexualmente Transmissíveis, do HIV/AIDS e das Hepatites virais. Protocolo clínico e diretrizes para profilaxia pós-exposição (PEP) de risco à infecção pelo HIV, IST, Hepatites virais. Brasília: Ministério da Saúde; 2017.

Brasil. Ministério da Saúde. Secretaria de Vigilância em Saúde. Departamento de Doenças de Condições Crônicas e Infecções Sexualmente Transmissíveis. Protocolo clínico e diretrizes terapêuticas para atenção integral às pessoas com infecções sexualmente transmissíveis (IST). Brasília: Ministério da Saúde; 2019.

Centers for Disease Control (CDC). Recommendations and Reports. MMWR. 2015;64(3).

Costa MC, Demarch EB, Azulay DR, Perissé ARS, Dias MFR, Costa Nery JA. An. Bras Dermatol. 2010;85(6). Doenças sexualmente transmissíveis na gestação: uma síntese de particularidades. Disponível em: http://www.scielo.br/scielo.php?script=sci_arttext&pid=S0365-05962010000600002#fig03. Acesso em: 23 jul. 2019.

Workowski KA, Bolan GA; Centers for Disease Control and Prevention. Sexually transmitted diseases treatment guidelines; 2015. MMWR Recomm Rep 2015.

World Health Organization (WHO). Histopatologia do colo uterino – atlas digital; 2021. Disponível em: <https://screening.iarc.fr/atlashisto_detail.php?flag=0&lang=4&Id=00004804&cat=E1a>. Acesso em: 16 fev. 2021.

528
Covid-19

Coronavírus, SARS-CoV-2, síndrome pós-Covid, Covid longa, Covid prolongada

Marco Tulio Antonio Garcia-Zapata ◆ Patrícia Gabriella Rocha Carneiro Garcia-Zapata ◆ Priscila Ribeiro Guimarães Pacheco

INTRODUÇÃO

Em 31 de dezembro de 2019, a Organização Mundial da Saúde (OMS) foi notificada sobre a ocorrência de casos de uma pneumonia de causa desconhecida na cidade de Wuhan (província de Hubei), na China. A partir disso, uma nova era iniciou-se no mundo, quando um novo coronavírus (Covid-19) foi identificado. A possível origem zoonótica do surto foi relacionada a um grande mercado de frutos do mar e animais vivos (como morcegos).

Esse vírus foi isolado pela primeira vez em 1937 e classificado como um novo gênero pela semelhança com uma "coroa" na microscopia eletrônica (Figura 528.1).

São vírus RNA da ordem dos Nidovirales da família Coronaviridae. A subfamília é composta por quatro gêneros:

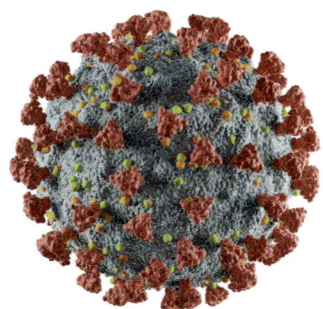

Figura 528.1 Coronavírus visto por microscopia eletrônica. (Fonte: CDC, 2020.)

alfacoronavírus, betacoronavírus, gammacoronavírus e deltacoronavírus. Alfacoronavírus e betacoronavírus somente infectam mamíferos. Gammacoronavírus e deltacoronavírus infectam aves e podem infectar mamíferos.

Vírus da SARS-CoV, MERS-CoV e Covid-19/SARS-CoV-2

São betacoronavírus altamente patogênicos e responsáveis por causar síndromes respiratória e gastrintestinal, além de lesões em vários órgãos tanto em humanos quanto em animais (camelos, gados, gatos e morcegos). Raramente os coronavírus de animais podem infectar e depois se espalhar entre seres humanos, como já ocorreu com o MERS-CoV e o SARS-CoV-1.

Até o momento, não foi identificado o reservatório do SARS-CoV-2 (Figura 528.2).

O período de transmissibilidade é em média de 7 dias após o início dos sintomas. Há alguma evidência de que a disseminação a partir de indivíduos assintomáticos seja possível,

Epidemias recentes		Nova cepa
Síndrome respiratória do Oriente Médio (MERS-CoV)	Síndrome Respiratória Aguda Grave (SARS-CoV)	Descoberta na China *Similar à SARS*

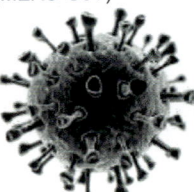 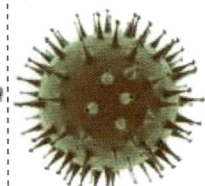 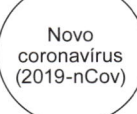

Novo coronavírus (2019-nCov)

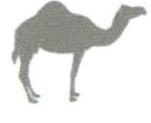 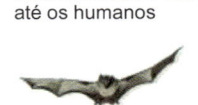

- Identificado pela 1ª vez na Arábia Saudita em 2012
- Mais de 800 mortos no Oriente Médio
- Dos dromedários para os humanos

- Identificado em 2003, 1os humanos infectados na China em 2002
- Cerca de 650 mortos na China/Hong Kong em 2002-2003
- Os morcegos seriam a fonte transmissora do vírus até os humanos

- Identificado no fim de dezembro em Wuhan, China
- Centenas de casos detectados na China, com mortes. Casos detectados no Japão, Tailândia, Coreia do Sul, Taiwan e EUA
- O mercado de peixes e mariscos de Wuhan seria o foco da epidemia As autoridades chinesas confirmaram a transmissão entre humanos

Figura 528.2 Betacoronavírus patogênicos para o ser humano responsáveis por síndromes respiratórias e gastrintestinais. (Fonte: OMS, CDS, Instituto Pasteur, Governo Chinês/AFP.)

embora a transmissão seja maior quando as pessoas estão pré-sintomáticas (pessoas infectadas, mas que ainda não desenvolveram sintomas) ou sintomáticas.

Segundo a OMS, indivíduos assintomáticos (pessoas infectadas que não desenvolvem nenhum sintoma durante todo o percurso da infecção) têm menos probabilidade de transmitir o vírus do que os sintomáticos. Contudo, existem indícios de que uma parcela importante das transmissões pode ocorrer por meio de indivíduos assintomáticos.

O período de incubação é estimado entre 1 e 14 dias, com média de 5 a 6 dias.

VARIANTES DO CORONAVÍRUS

Toda vez que um vírus se replica nas células, o processo de multiplicação está sujeito a erros que levam a mutações no código genético. Um grupo de células descendentes ou uma linhagem do SARS-CoV-2 que reúne mutações distintas em comum passa a ser chamado de variante (alfa, beta, gama, delta, ômicron).

O sequenciamento genético desempenha um papel importante, uma vez que a análise dos genomas permite quantificar e qualificar a diversidade genética do vírus, reconstruindo as origens da epidemia, estimando as taxas de transmissão, sugerindo os próximos surtos e fornecendo informações para o desenvolvimento de vacinas e medicamentos, além de possibilitar o aperfeiçoamento dos diagnósticos sorológicos e moleculares.

No fim de 2020, o surgimento de variantes que representavam maior risco para a saúde pública global levou a OMS a caracterizar as **variantes de interesse** (VOIs) e as **variantes de preocupação** (VOCs) específicas a fim de priorizar o monitoramento e a pesquisa globais e, finalmente, informar a resposta contínua à pandemia de Covid-19. Para isso, foi fundamental manter a vigilância genômica.

As VOCs (Quadro 528.1) são conhecidas por causarem aumento da transmissibilidade ou alteração prejudicial na epidemiologia da Covid-19, aumento da virulência ou mudança na apresentação clínica ou diminuição da efetividade da saúde pública e das medidas sociais ou diagnósticos, vacinas e terapêuticas disponíveis (OMS, 2022).

As VOIs são as variantes com alterações genéticas conhecidas por afetar características do vírus, como transmissibilidade, gravidade, fuga imunológica, diagnóstico ou fuga terapêutica (Quadro 528.2). Causam transmissão comunitária significativa ou múltiplos *clusters* de Covid-19, em vários países com prevalência relativa crescente, juntamente com o aumento do número de casos ao longo do tempo, ou outros

impactos epidemiológicos aparentes para sugerir um risco emergente à saúde pública global (OMS, 2022).

Trata-se de uma doença de **notificação compulsória imediata**, na suspeita ou em caso confirmado, em uma ficha de investigação específica.

TRANSMISSÃO (MINISTÉRIO DA SAÚDE, 2020)

Define-se como transmissão local, a confirmação laboratorial de transmissão do 2019-nCoV entre pessoas com vínculo epidemiológico comprovado.

Os casos que ocorrerem entre familiares próximos ou profissionais de saúde de forma limitada não são considerados transmissão local.

No início, a única área com transmissão local era a China, mas depois, por ser catalogada como pandemia, os casos se espalharam pelos cinco continentes.

Contato próximo é definido como estar a cerca de 1 metro de um indivíduo com suspeita de contaminação pelo coronavírus, dentro da mesma sala ou área de atendimento, por um período prolongado, sem uso de equipamento de proteção individual (EPI).

O contato próximo pode incluir: cuidar, morar, visitar ou compartilhar uma área ou sala de espera de assistência médica ou, ainda, contato direto com fluidos corporais, enquanto não estiver usando o EPI.

A transmissão comunitária refere-se à ocorrência de casos autóctones sem vínculo epidemiológico a um caso confirmado que pertença a uma cadeia de transmissão conhecida.

A notificação imediata deve ser realizada pelo meio de comunicação mais rápido disponível, em até 24 horas a partir do conhecimento de caso que se enquadre na definição de suspeito.

Mecanismos de transmissão

O SARS-CoV-2, assim como outros vírus respiratórios, é transmitido por três modos: contato, gotículas e aerossóis.

A transmissão por contato é a que ocorre por meio do contato direto com uma pessoa infectada (p. ex., durante um aperto de mão seguido do toque nos olhos, no nariz ou na boca) ou com objetos e superfícies contaminadas (fômites).

A transmissão por gotículas ocorre em exposição prolongada a partículas respiratórias, muitas vezes geradas por esforço respiratório (falar alto, gritar, cantar, fazer exercícios) que aumentam a concentração de gotículas respiratórias em suspensão.

A transmissão por aerossóis ocorre em alguns procedimentos realizados nas vias respiratórias que podem produzir aerossóis que são capazes de permanecer suspensos no ar por

Quadro 528.1 Variantes de preocupação do SARS-Cov-2 segundo a OMS.

Rótulo da OMS	Linhagem Pango	Gisaid ciade	Nextstrain ciade	Alterações adicionais de aminoácidos monitoradas	Amostras mais antigas documentadas	Data de designação
Alfa	B.1.1.7	GRY	20I (V1)	+S:484K +S:452R	Reino Unido, set-2020	18-dez-2020
Beta	B.1.351	GH/501Y.V3	20H (V2)	+S:L18F	África do Sul, maio-2020	18-dez-2020
Gama	P.1	GR/501Y.V3	20J (V3)	+S:681H	Brasil, nov-2020	11-jan-2021
Delta	B.1.617.2	G/478K.V1	21A, 21I, 21J	+S:417N +S:484K	Índia, out-2020	VOI: 4-abr-2021 VOC: 11-maio-2021
Ômicron	B.1.1.529	GRA	21K, 21L, 21M	+S:R346K	Vários países, nov-2021	VUM: 24-nov-2021 VOC: 26-nov-2021

Fonte: OMS, 2022.

Quadro 528.2 Variantes de interesse do SARS-Cov-2 segundo a OMS.

Rótulo da OMS	Linhagem Pango*	Gisaid ciade	Nextstrain ciade	Amostras mais antigas documentadas	Data de designação
Lambda	C.37	GR/452Q. V1	21g	Peru, dez-2020	14-jun-2021
Mu	B.1.621	GH	21H	Colômbia, jan-2021	30-ago-2021

Fonte: OMS, 2022.

períodos mais longos. Quando tais procedimentos são realizados em pessoas com Covid-19 em unidades de saúde, esses aerossóis podem conter o vírus, que poderão ser inalados por outras pessoas que não estejam utilizando EPI apropriado (CDC, 2021).

Em superfícies porosas, o vírus se torna indetectável em minutos a horas; no caso de superfícies não porosas, podem ser detectados por dias a semanas.

Epidemiologia do SARS-CoV-2

A epidemiologia do SARS-CoV-2 indica que a maioria das infecções se espalha por contato próximo (menos de 1 metro), principalmente por meio de gotículas respiratórias. Não há evidência de transmissão eficiente para pessoas em distâncias maiores ou que entram em um espaço horas depois que uma pessoa infectada esteve lá.

A transmissão por via respiratória do SARS-CoV-2 pode ocorrer em circunstâncias especiais quando uma pessoa infectada produz gotículas respiratórias por um período prolongado (mais de 15 minutos a várias horas) em um espaço fechado. Nessas situações, uma quantidade suficiente de vírus pode permanecer presente no espaço de forma a causar infecções em pessoas que estiverem a mais de 1 metro de distância ou que passaram por aquele espaço logo após a saída da pessoa infectada (CDC, 2021).

MANIFESTAÇÕES CLÍNICAS

À medida que transcorre a pandemia, o espectro clínico da Covid-19/SARS-CoV-2 é bem mais entendido, bem como o padrão de letalidade – acima dos 60 anos –, mortalidade, infectividade e transmissibilidade.

Os sintomas mais comuns no início da doença são: febre > 37,8°C, tosse, coriza, dor de garganta, dispneia, mialgia, fadiga, anosmia, disgeusia e dispneia.

Os sintomas menos comuns são: expectoração, cefaleia, hemoptise, vômitos e diarreia. A febre pode estar ausente em alguns casos, como em pacientes jovens, idosos, imunodeficientes, ou quando forem utilizados medicamentos antipiréticos.

Quando há comprometimento de outros órgãos (rins, fígado, coração, olhos), outros sintomas podem ocorrer.

As comorbidades mais prevalentes, no geral, são doenças cardiovasculares, doença pulmonar crônica e neoplasias malignas.

DEFINIÇÃO DE CASOS

Casos suspeitos

Síndrome gripal

Indivíduo com quadro respiratório agudo, caracterizado por pelo menos dois (2) dos seguintes sinais e sintomas: febre (mesmo que referida), calafrios, dor de garganta, dor de cabeça, tosse, coriza, distúrbios olfatórios ou gustativos.

Observações: em crianças (0 a 19 anos), além dos itens citados, considera-se também obstrução nasal. Na ausência de outro diagnóstico específico, e, inclusive, a presença da síndrome inflamatória multissistêmica pediátrica (SIM-P) associada à Covid-19, imitando a síndrome de Kawasaki.

Em pessoas idosas, deve-se considerar também critérios específicos de agravamento como síncope, confusão mental, sonolência excessiva, irritabilidade e inapetência.

Na suspeita da Covid-19, a febre pode estar ausente e sintomas gastrintestinais (diarreia) podem estar presentes.

Síndrome respiratória aguda grave

Indivíduo com síndrome gripal (SG) que apresente: dispneia/desconforto respiratório ou pressão ou dor persistente no tórax ou saturação de O_2 menor que 95% em ar ambiente ou coloração azulada (cianose) dos lábios ou rosto (ver Capítulo 157, *Insuficiência Respiratória Aguda*).

Observações: em crianças, além dos itens citados, observar os batimentos de asa de nariz, cianose, tiragem intercostal, desidratação e inapetência. Para efeito de notificação no SIVEP-Gripe, devem ser considerados os casos de síndrome respiratória aguda grave (SRAG) hospitalizados ou os óbitos por SRAG independentemente de hospitalização.

Casos confirmados

Por critério clínico

Caso de SG ou SRAG associado à anosmia (disfunção olfatória) ou ageusia (disfunção gustatória) aguda sem outra causa pregressa.

Por critério clínico-epidemiológico

Caso de SG ou SRAG com histórico de contato próximo ou domiciliar, nos 14 dias anteriores ao aparecimento dos sinais e sintomas com caso confirmado para Covid-19.

Por critério clínico + exame de imagem

Caso de SG ou SRAG ou óbito por SRAG em que não foi possível confirmar por critério laboratorial e que apresente pelo menos uma das seguintes alterações tomográficas:

- Opacidade em vidro fosco periférico, bilateral, com ou sem consolidação ou linhas intralobulares visíveis ("pavimentação"), ou
- Opacidade em vidro fosco multifocal de morfologia arredondada com ou sem consolidação ou linhas intralobulares visíveis ("pavimentação"), ou
- Sinal de halo reverso ou outros achados de pneumonia em organização (observados posteriormente na doença).

Observações: segundo o Colégio Brasileiro de Radiologia e Diagnóstico por Imagem (CBR), quando a TC é indicada, o protocolo é que seja uma TC de alta resolução (TCAR), se possível com protocolo de baixa dose. O uso de contraste intravenoso, em geral, não está indicado, sendo reservado para situações específicas a serem determinadas pelo radiologista.

Por critério laboratorial em indivíduo não vacinado contra Covid-19

Caso de SG ou SRAG com os seguintes testes:

- Biologia molecular: resultado **detectável** para SARS-CoV-2 realizado pelos seguintes métodos: RT-PCR em tempo real e RT-LAMP
- Imunológico: resultado **reagente** para IgM, IgA e/ou IgG* realizado pelos seguintes métodos:
  - Ensaio imunoenzimático (ELISA, do inglês *Enzyme-Linked Immunosorbent Assay*)
  - Imunoensaio por eletroquimioluminescência (ECLIA)
  - Imunoensaio por quimioluminescência (CLIA)
  - Teste rápido imunocromatográfico para detecção de anticorpos
- Pesquisa de antígeno: resultado **reagente** para SARS-CoV-2 pelo método de imunocromatografia para detecção de antígeno.

Observação: *Considerando a história natural da Covid-19 no Brasil, um resultado isolado de IgG reagente não deve ser considerado como teste confirmatório para efeitos de notificação e confirmação de caso. Um resultado IgG reagente deve ser usado como critério laboratorial confirmatório somente em indivíduos não vacinados, sem diagnóstico laboratorial anterior para a Covid-19 e que tenham apresentado sinais e sintomas compatíveis, com no mínimo 8 dias antes da realização do exame. Essa orientação não é válida para inquérito sorológico.

Por critério laboratorial em indivíduo vacinado contra a Covid-19

Indivíduo que recebeu a vacina contra a Covid-19 e apresentou quadro posterior de SG ou SRAG com os seguintes resultados de exame:

- Biologia molecular: resultado **detectável** para SARS-CoV-2 realizado pelo método RT-PCR em tempo real ou RT-LAMP
- Pesquisa de antígeno: resultado **reagente** para SARS-CoV-2 pelo método de Imunocromatografia para detecção de antígeno.

Atenção

Tendo em vista a resposta vacinal esperada, com produção de anticorpos, os testes imunológicos não são recomendados para diagnóstico de Covid-19 em indivíduos vacinados.

Por critério laboratorial em indivíduo assintomático

Indivíduo **assintomático** com resultado de exame:

- Biologia molecular: resultado **detectável** para SARS-CoV-2 realizado pelo método RT-PCR em tempo real ou RT-LAMP
- Pesquisa de antígeno: resultado **reagente** para SARS-CoV-2 pelo método de imunocromatografia para detecção de antígeno.

Caso de SG ou SRAG não especificada

Caso de SG ou de SRAG para o qual não houve identificação de nenhum outro agente etiológico ou que não foi possível coletar/processar amostra clínica para diagnóstico laboratorial, ou que não foi possível confirmar por critério clínico-epidemiológico, clínico-imagem ou clínico.

Caso de SG descartado para Covid-19

Caso de SG para o qual houve identificação de outro agente etiológico confirmado por método laboratorial específico, excluindo-se a possibilidade de uma coinfecção, ou confirmação por causa não infecciosa, atestada pelo médico responsável.

Ressalta-se que um exame negativo para Covid-19 isoladamente não é suficiente para descartar um caso para Covid-19.

- O registro de casos descartados de SG para Covid-19 deve ser feito no e-SUS Notifica.

Observação: para fins de vigilância, notificação e investigação de casos e monitoramento de contatos, o critério laboratorial deve ser considerado o padrão-ouro, não excluindo os demais critérios de confirmação.

DIAGNÓSTICO DIFERENCIAL

Tendo em vista que as características clínicas não são específicas (SRAG) e podem ser causadas por outros vírus respiratórios, que também ocorrem sob a forma de surtos, e eventualmente circulam ao mesmo tempo, devem ser considerados: influenza, parainfluenza, rinovírus, vírus sincicial respiratório, adenovírus e outros coronavírus.

Nesse contexto, é recomendável solicitar no laboratório o painel molecular de patógenos respiratórios, que ajudará a fazer o diagnóstico diferencial com esses e outros vírus (e não Covid-19) e bactérias.

Em caso de suspeita para influenza, não retardar o início do tratamento com fosfato de oseltamivir em doses corretas (ver Capítulo 534, *Gripe*).

COMPROVAÇÃO DIAGNÓSTICA

Diagnóstico clínico

O quadro clínico inicial é caracterizado como SG. O diagnóstico sindrômico depende da investigação clínico-epidemiológica e do exame físico. Conduta uniforme é sugerida para todos os casos de SG, no contexto da atenção primária de saúde/estratégias de saúde da família, da impossibilidade de atestar com 100% de segurança se a SG é causada pela Covid-19.

Diagnóstico laboratorial

O diagnóstico laboratorial pode ser realizado por testes de biologia molecular, sorologia ou testes rápidos (Sethuraman, 2020) (Quadro 528.3).

Biologia molecular. Esse é o exame considerado padrão-ouro. Permite identificar a presença do material genético (RNA) do vírus SARS-CoV-2 em amostras de secreção respiratória, por meio das metodologias de RT-PCR em tempo real (RT-qPCR) e amplificação isotérmica mediada por *loop* com transcriptase reversa (RT-LAMP, do inglês *reverse transcription loop-mediated isothermal amplification*) (Figura 528.3).

Quadro 528.3 Metodologias para diagnóstico da Covid-19 por fase da doença, período de coleta e tipo de amostra.

Metodologia laboratorial	Objetivo	Fase da doença	Período de coleta	Tipo de amostra
RT-Qpcr	Detecta RNA do vírus SARS-CoV-2	Fase aguda ou período virêmico	Pacientes com síndrome gripal: entre o 1º e o 8º dia de sintomas	Amostra de nasofaringe
			Pacientes internados com SRAG: entre o 1º e o 14º dia de sintomas	Amostras de nasofaringe ou do trato respiratório inferior como escarro, aspirado traqueal e lavado broncoalveolar
Teste rápido de antígeno	Detecta proteína do vírus SARS-CoV-2	Fase aguda ou período virêmico	1º ao 7º dia de sintomas	Amostra de nasofaringe ou nasal
ELISA, CLIA, ECLIA	Detecta anticorpos IgM, IgG e IgA	Fase convalescente	Após o 8º dia do início dos sintomas	Amostras de soro
Teste rápido de anticorpo	Detecta anticorpos IgM e IgG	Fase convalescente	Após o 8º dia do início dos sintomas	Amostras de sangue total, soro ou plasma

Sorologia. Detecta anticorpos IgM, IgA e/ou IgG produzidos pela resposta imunológica do indivíduo em relação ao vírus SARS-CoV-2, podendo diagnosticar doença ativa ou pregressa. As principais metodologias são: ELISA, CLIA e ECLIA (Figura 528.3).

Testes rápidos. Os testes rápidos são imunoensaios que utilizam a metodologia de imunocromatografia de fluxo lateral. Os testes rápidos para detecção de antígenos virais são capazes de detectar o SARS-CoV-2 em amostras coletadas da região nasal/nasofaringe e devem ser utilizados para a identificação da infecção ativa (fase aguda).

Os testes rápidos para detecção de anticorpos IgM e IgG devem ser utilizados com amostras de sangue total obtido por punção digital, soro e plasma, devido a dinâmica da resposta imunológica contra o SARS-CoV-2, tais testes não devem ser utilizados na fase aguda da doença, devendo ser reservados para a identificação da Covid-19 na fase convalescente ou na identificação de infecção prévia pelo SARS-CoV-2.

Para pacientes que evoluíram para o óbito, deverão ser coletadas amostras para o diagnóstico viral e histopatológico, do tecido da região central dos brônquios, da traqueia, do parênquima pulmonar, das tonsilas e da mucosa nasal.

EXAMES COMPLEMENTARES

- Hemograma: linfopenia pode estar presente na fase de resposta viral. Neutrofilia pode ser um indicador de elevado risco de síndrome do desconforto respiratório agudo (SDRA)
- Os marcadores inflamatórios (proteína C reativa, lactato desidrogenase [LDH], dímeros D) e tempo de protrombina se elevam progressivamente, sobretudo em idosos, desde a fase inicial da doença
- As transaminases aumentam com a gravidade da doença
- A pró-calcitonina pode estar normal ou aumentada na evolução do quadro. Apresenta níveis baixos em infecções virais e está elevada na presença de infecção bacteriana na Covid-19
- O peptídeo natriurético cerebral (BNP) e as troponinas estão elevados na fase de resposta inflamatória
- A saturação de oxigênio < 93% é um indicador de gravidade (pneumonia com hipoxia).

DIAGNÓSTICO POR IMAGEM

- A radiografia de tórax não é indicada devido a baixa sensibilidade
- A TC é recomendada para pacientes sintomáticos com quadro grave (sensibilidade de 61 a 97%) na avaliação de complicações (tromboembolismo pulmonar, infecção bacteriana): opacidades em vidro fosco (Figura 528.4), consolidações, padrão reticular/linhas subpleurais, pavimentação em mosaico, alterações das vias respiratórias, sinal do halo invertido → nódulos pulmonares, linfadenomegalias, espessamento pleural, derrame pleural e derrame pericárdico (5%).

Biossegurança para coleta de amostras

O profissional de saúde responsável pela coleta de amostras respiratórias deverá utilizar os seguintes equipamentos de proteção individual (EPI):
- Gorro descartável
- Óculos de proteção ou protetor facial
- Máscara modelo PFF2 (N95) ou equivalente
- Avental de mangas compridas
- Luva de procedimento.

COMPLICAÇÕES

- Embora a maioria das pessoas com Covid-19 desenvolvam sintomas leves (40%) ou moderados (40%), aproximadamente 15% podem desenvolver sintomas graves que requerem suporte de oxigênio e cerca de 5% podem apresentar a forma crítica da doença, com complicações como falência respiratória, sepse e choque séptico, tromboembolismo e/ou falência múltipla de órgãos, incluindo lesão hepática ou cardíaca aguda e requerem cuidados intensivos (WHO, 2020)
- Síndrome do desconforto respiratório agudo (SDRA) – 15 a 33% dos casos; as crianças podem evoluir rapidamente
- Lesão hepática aguda – 14 a 53%
- Lesão cardíaca aguda – 7 a 20%
- Infecção secundária – 6 a 10%
- Insuficiência respiratória aguda – 8%
- Lesão renal aguda – 3 a 8%
- Choque séptico – 4 a 8%
- Coagulação intravascular disseminada (CID) – 71%

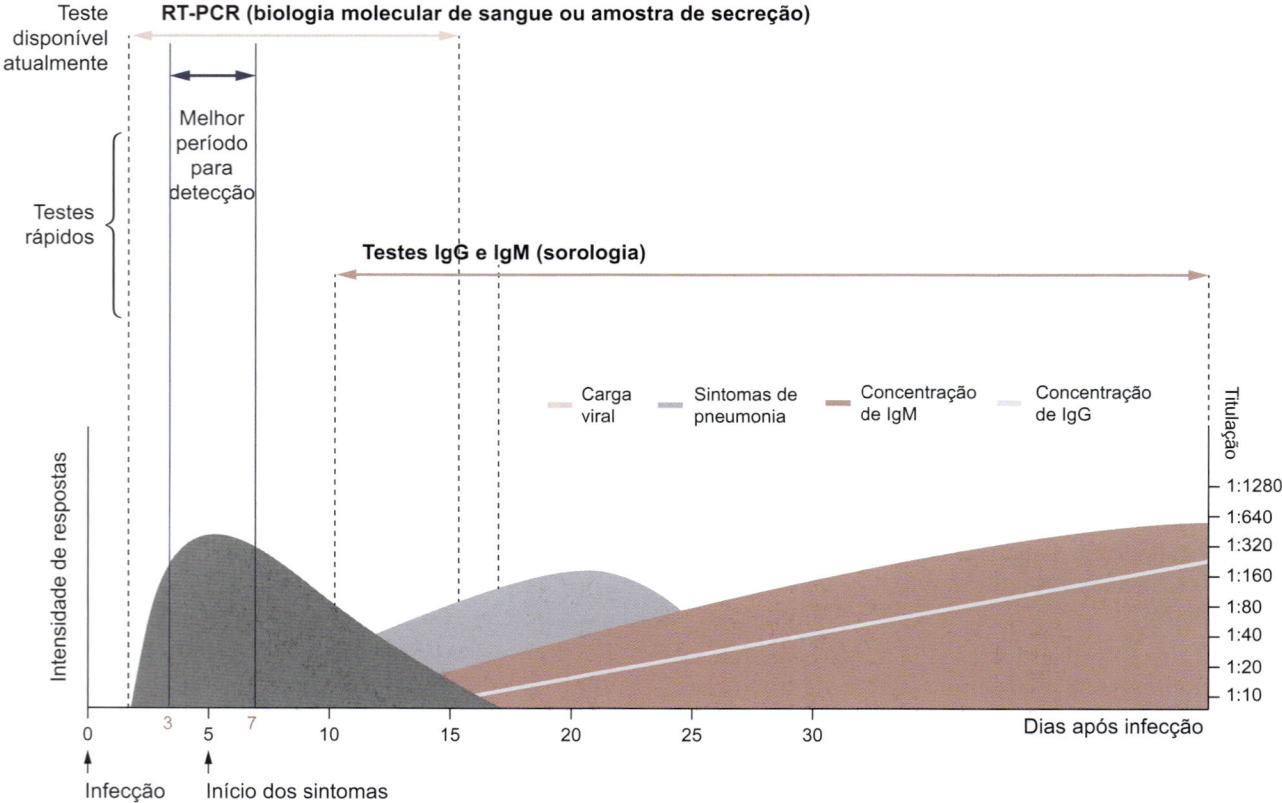

Figura 528.3 Resumo das etapas para realização da reação em cadeia da polimerase (PCR) em tempo real e recomendações técnicas. (Fonte: Ministério da Saúde, Guia de Vigilância Epidemiológica, 2020.)

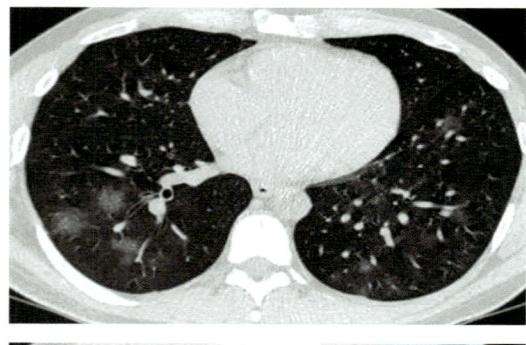

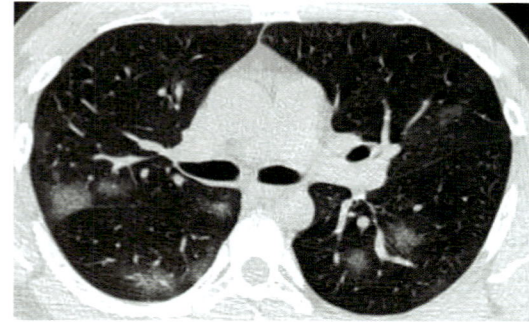

Figura 528.4 Tomografia computadorizada de paciente com tosse, febre, reação em cadeia da polimerase em tempo real (RT-PCR) teste positivo para a Covid-19, mostrando "opacidades em vidro fosco", bilateral, basal periférico (arredondadas). Sinal precoce da doença. (Fonte: Grupo Fleury, COVID-19, 2020.)

- Relacionadas com a gestação (efeitos adversos ao neonato)
- Rabdomiólise
- A maioria dessas complicações está ligada a hiperinflamação multissistêmica:
  - Cardíacas: arritmias, miocardite, miopericardite, insuficiência cardíaca
  - Vasculares: petéquias, equimoses, necrose, choque tóxico, CID
  - Neurológicas: tontura, cefaleia intensa, distúrbios musculoesqueléticos, estado mental alterado, síndrome de Guillain-Barré, encefalopatia necrotizante aguda, acidente vascular cerebral (isquêmico e hemorrágico)
  - Oftalmológicas: hiperemia conjuntival, quemose, secreção conjuntival
  - Dérmicas: exantemas e urticária
- Em crianças (idade escolar e adolescentes) com testes sorológicos ou biomoleculares positivos para a Covid-19: estão sendo relatados na Itália, na Inglaterra, na França, na Bélgica e na Austrália casos semelhantes aos de síndrome de Kawasaki, com dor abdominal, diarreias, vômitos, taquicardia e hipotensão, que evoluem rapidamente para choque tóxico. Inclusive, podem apresentar-se com ou sem febre, associada a eritrodermia e hiperemia conjuntival. Esses quadros denotam um processo de vasculite grave (miocardite)
- Por sua vez, há algumas evidências que revelam que a Covid-19 tem certo neurotropismo capaz de infectar neurônios humanos e provocar distúrbios inflamatórios, os

quais poderiam até mesmo explicar as falhas respiratórias que não respondem à ventilação mecânica e às provas de extubação, possivelmente de origem central (bulbo raquidiano).

FATORES DE RISCO

Condições e fatores de risco a serem considerados para possíveis complicações da Covid-19 (CDC, 2021):
- Idade igual ou superior a 60 anos
- Tabagismo
- Obesidade
- Miocardiopatia, doença arterial coronariana, insuficiência cardíaca, hipertensão arterial, doença cerebrovascular
- Pneumopatias graves ou descompensadas (asma moderada/grave, doença pulmonar obstrutiva crônica, DPOC)
- Imunodepressão e imunossupressão
- Doenças renais crônicas em estágio avançado (graus 3, 4 e 5)
- Diabetes melito, tipo 1 ou 2
- Doenças cromossômicas com estado de fragilidade imunológica (p. ex., síndrome de Down)
- Neoplasias malignas (exceto câncer não melanótico de pele)
- Doença hepática crônica (doença hepática gordurosa não alcoólica, hepatite autoimune e cirrose hepática)
- Algumas doenças hematológicas (incluindo anemia falciforme e talassemia)
- Gestação.

EVOLUÇÃO E PROGNÓSTICO

- A doença pode evoluir desde uma forma assintomática ou com leves sintomas: resfriado ou gripe (estágio I); ou pneumonia, sem e com hipoxia (estágio II); até uma fase de complicações graves, ocasionadas por uma hiperinflamação (estágio III) (Figura 528.5)
- As manifestações clínicas são geralmente mais leves na população pediátrica; a maioria das crianças que desenvolveram a síndrome respiratória aguda grave e necessitaram de suporte ventilatório apresentavam alguma comorbidade prévia. Uma complicação associada à covid-19 relatada em crianças e adolescentes foi a síndrome inflamatória multissistêmica pediátrica (SIM-P) caracterizada como uma condição tardia e exacerbada que acontece após o contato com o vírus. Casos raros com apresentação clínica semelhante também foram identificados em adultos.
- A projeção em relação aos números de casos está intimamente ligada à transmissibilidade (RO) e à suscetibilidade. Isso mostra a importância do afastamento ou do distanciamento social para achatamento da curva exponencial da incidência de casos e consequente diminuição do impacto no atendimento de pacientes graves, que precisarão de um sistema de saúde bem estruturado (unidades de terapia intensiva, respiradores, profissionais de saúde especializados e capacitados), evitando o colapso no atendimento.

PREVENÇÃO

A prevenção e o controle da Covid-19 contam com medidas não farmacológicas, como distanciamento físico, etiqueta respiratória, higienização das mãos, uso de máscaras, limpeza e desinfecção de ambientes, isolamento de casos suspeitos e confirmados, bem como a quarentena dos seus contatos.

A administração de duas a três doses, e em condições especiais quatro doses, das vacinas fornece uma importante proteção contra formas graves e morte, além de reduzir a transmissão viral, embora esta possa persistir em pequena quantidade.

Distanciamento físico. Limitar o contato próximo entre pessoas infectadas e outras pessoas é necessário para reduzir as chances de transmissão do SARS-CoV-2. Trata-se de uma estratégia importante quando há probabilidade de indivíduos estarem infectados pelo SARS-CoV-2 mesmo que assintomáticos ou oligossintomáticos, sem diagnóstico da Covid-19 e não em isolamento. Recomenda-se a manutenção de uma distância física mínima de pelo menos 1 metro de

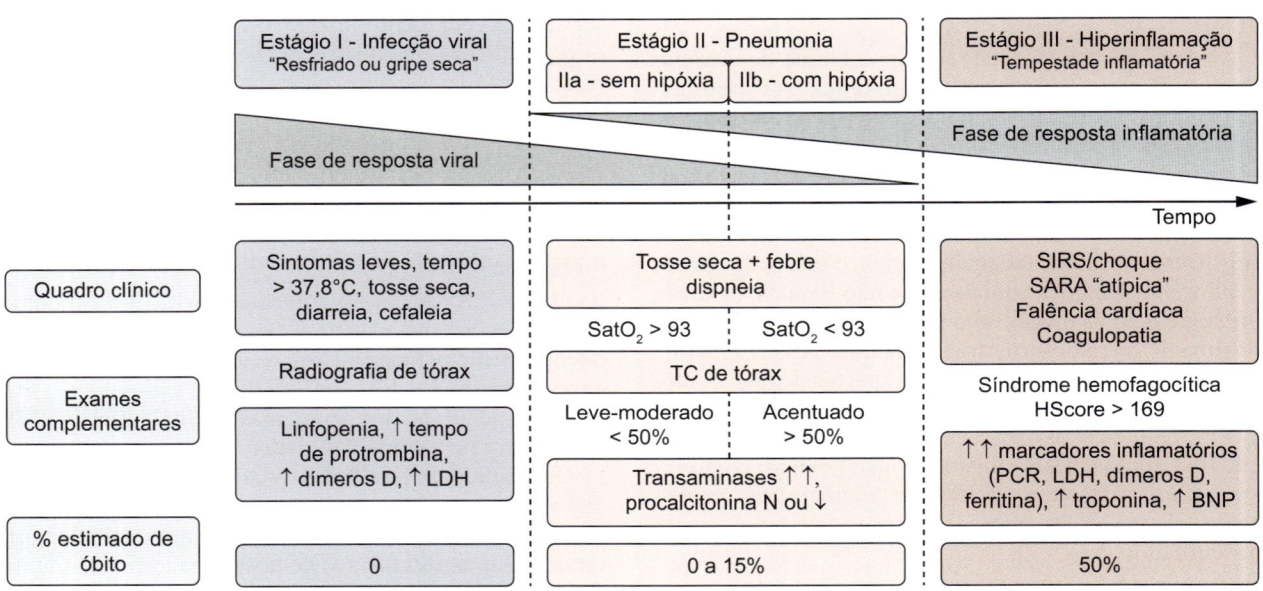

Figura 528.5 Estágios clínico-patológicos, evolução e prognóstico da Covid-19/SARS-CoV-2. (Fonte: Siddqi et al., 2020.)

outras pessoas em locais públicos, a fim de reduzir a chance da infecção por gotículas. Garantir uma boa ventilação em ambientes internos também é uma medida importante para prevenir a transmissão em ambientes coletivos.

Segundo o CDC e a OMS, aglomerações representam um risco alto para a disseminação do SARS-CoV-2. Considera-se aglomeração a disposição de várias pessoas em um mesmo local/ambiente em que se torna difícil permanecer a pelo menos um metro de distância uma das outras. Quanto mais pessoas interagem durante esse tipo de evento e quanto mais tempo essa interação durar, maior o risco potencial de infecção e disseminação do vírus.

Imunidade pós-infecção

Ainda não se sabe por quanto tempo a infecção em humanos gerará imunidade contra novas infecções e se essa imunidade pode durar por toda a vida. Noventa a 99% dos indivíduos infectados desenvolveram anticorpos neutralizantes entre 2 e 4 semanas após a infecção. Indivíduos com infecção leve ou assintomática tendem a ter níveis mais baixos de anticorpos do que aqueles com doença grave. Em alguns casos, a diminuição dos níveis de anticorpos ocorre vários meses após a infecção. Evidências atuais sugerem a possibilidade de reinfecção pelo vírus SARS-CoV-2. Entretanto, as reinfecções são incomuns no período de 90 dias após a primoinfecção; a infecção pelo vírus fornece de 80 a 90% de proteção contra a reinfecção por até 7 meses (WHO, 2021).

Higienização das mãos. É a medida isolada mais efetiva na redução da disseminação de doenças de transmissão respiratória. A transmissão por contato ocorre quando as mãos contaminadas tocam a mucosa da boca, do nariz ou dos olhos. O vírus também pode ser transferido de uma superfície para outra por meio das mãos contaminadas, o que facilita a transmissão por contato indireto. Consequentemente, a higienização das mãos é importante para evitar a disseminação do vírus causador da Covid-19. Além disso, ela também interrompe a transmissão de outros vírus e bactérias que causam resfriado comum, gripe e pneumonia, reduzindo, assim, o impacto geral da doença.

Etiqueta respiratória. Consiste em um conjunto de medidas que devem ser adotadas para evitar e/ou reduzir a disseminação de pequenas gotículas oriundas do aparelho respiratório, buscando evitar possível contaminação de outras pessoas que estão em um mesmo ambiente. A etiqueta respiratória consiste nas seguintes ações: cobrir nariz e boca com lenço de papel ou com antebraço, e nunca com as mãos, ao tossir ou espirrar. Descartar adequadamente o lenço utilizado. Evitar tocar olhos, nariz e boca com as mãos não lavadas. Se tocar, sempre higienizar as mãos como já indicado. Manter distância mínima de cerca de 1 metro de qualquer pessoa tossindo ou espirrando. Evitar abraços, beijos e apertos de mãos. Adotar um comportamento amigável, sem contato físico. Higienizar com frequência os brinquedos das crianças e o telefone celular. Não compartilhar objetos de uso pessoal, como talheres, toalhas, pratos e copos. Evitar aglomerações, principalmente em espaços fechados, e manter os ambientes limpos e bem ventilados.

Uso de máscaras. Segundo a OMS, o uso de máscaras faz parte de um conjunto de medidas que devem ser adotadas de forma integrada para prevenção, controle e mitigação da transmissão de determinadas doenças respiratórias virais, incluindo a Covid-19. As máscaras podem ser usadas para a proteção de pessoas saudáveis (quando em contato com alguém infectado) ou para controle da fonte (quando usadas por alguém infectado para prevenir transmissão subsequente). No entanto, seu uso deve ser feito de maneira complementar com outras medidas nos âmbitos individual e comunitário, como a higienização das mãos, distanciamento social, etiqueta respiratória e outras medidas de prevenção. Segundo o CDC, as máscaras são recomendadas como uma barreira simples e eficaz para ajudar a evitar que gotículas respiratórias se propaguem no ar quando a pessoa tosse, espirra, fala ou aumenta a voz; a isso chamamos de controle da fonte.

Uso de máscaras em serviços de saúde. O uso universal de máscaras em serviços de saúde deve ser uma exigência para todos os trabalhadores da saúde e por qualquer pessoa dentro de unidades de saúde, independentemente das atividades realizadas. Todos os trabalhadores da saúde e cuidadores que atuam em áreas clínicas devem utilizar máscaras cirúrgicas de modo contínuo durante toda a atividade de rotina. Em locais de assistência à pacientes com Covid-19, recomenda-se que todos os profissionais da saúde usem máscaras de proteção respiratória (padrão N95, PFF2 ou PFF3, ou equivalente), bem como demais EPIs.

Uso de máscaras na população em geral. O uso de máscara facial, incluindo as de tecido, é fortemente recomendado para toda a população em ambientes coletivos, em especial no transporte público e em eventos e reuniões, como forma de proteção individual, a fim de reduzir o risco potencial de exposição do vírus, especialmente de indivíduos assintomáticos.

As máscaras não devem ser usadas por crianças menores de 2 anos ou pessoas que tenham dificuldade para respirar, estejam inconscientes, incapacitadas ou que tenham dificuldade de remover a máscara sem ajuda. Recomenda-se lavar as mãos antes de colocar a máscara, colocando-a sobre o nariz e a boca, prendendo-a sob o queixo. A máscara deve ser ajustada confortavelmente nas laterais do rosto e a pessoa deve certificar-se de que consegue respirar normalmente. As máscaras não devem ser colocadas em volta do pescoço ou na testa, e, ao tocá-la, deve-se lavar as mãos com água e sabão ou desinfetá-las com álcool gel. A OMS recomenda o uso de máscara cirúrgica para indivíduos acima de 60 anos ou com fatores de risco a serem considerados para complicações da Covid-19. Para pessoas sintomáticas, recomenda-se o uso de máscaras cirúrgicas como controle da fonte.

Vacinação. A vacinação contra a Covid-19 é fundamental. Tem como objetivo principal evitar internações e óbitos pela doença, principalmente entre os grupos de maior risco para agravamento.

Atualmente, há sete esquemas vacinais preconizados no Brasil contra a Covid-19 (Quadro 528.4).

Os estudos de fase 3 das vacinas demonstraram eficácia global satisfatória contra a infecção pelo SARS-CoV-2, sendo mais de 70% de eficácia para casos graves da doença, evitando assim a necessidade de hospitalização (ver Capítulo 9, *O Clínico e a Vacinação de Crianças, Adolescentes, Adultos e Idosos*).

Quadro 528.4 Esquemas vacinais preconizados no Brasil contra a Covid-19.

Vacinas/ Laboratório	Plataforma	Idade indicada	Apresentação /Via de administração	Esquema vacinal / intervalo entre doses	Prazo de validade e conservação	Validade após abertura do frasco
Vacina adsorvida Covid-19 (inativada) Sinovac/Butantan	Vírus inativado	18 anos ou mais	Frasco-ampola multidose (10 doses)/IM	2 doses de 0,5 mℓ intervalo de 4 semanas	12 meses se conservado entre 2 e 8 °C	**8 horas** em temperatura de 2 a 8°C
Vacina Covid-19 (recombinante) AstraZeneca/ Fiocruz	Vetor viral (não replicante)		Frasco-ampola multidose (5 doses)/IM			**48 horas** em temperatura de 2 a 8°C
Vacina Covid-19 (recombinante) AstraZeneca/ Serum Instituto of India			Frasco-ampola multidose (10 doses)/IM	2 doses de 0,5 mℓ intervalo de 4 a 12 semanas	6 meses se conservado entre 2 e 8°C	
Vacina contra Covid-19 (ChAdOx1-S) (recombinante) AstraZeneca/ COVAX			Frasco-ampola multidose (10 doses)/IM			**6 horas** em temperatura de 2 a 8°C
Vacina Covid-19 (recombinante) Janssen			Frasco multidose (5 doses)/IM	Dose única de 0,5 m ℓ	**24 meses** se conservado em temperatura de −25 a −15°C **6 meses** se conservado em temperatura de 2 a 8°C	
Vacina Covid-19 (RNAm) (recombinante) Pfizer/Wyeth	RNA mensageiro	12 anos ou mais	Frasco-ampola multidose (6 doses)/IM	2 doses de 0,3 ℓ intervalo de 3 a 12 semanas	**9 meses** em freezer de ultra baixa temperatura (−80 a −60°C) **14 dias** se conservado em temperatura de −25 a −15°C **31 dias** se conservado em temperatura de 2 a 8°C	**6 horas** após a diluição em temperatura de 2 a 8°C
Vacina Covid-19 (RNAm) (Comirnaty) - Pediátrica Pfizer/Wyeth	RNA mensageiro	5 a 11 anos	Frasco-ampola multidose (10 doses) 10 µg/IM	2 doses de 0,2 m ℓ intervalo de 8 semanas	**6 meses** em freezer de ultra baixa temperatura (−80 a −60°C) **10 semanas** se conservado em temperatura de 2 a 8°C	**12 horas** após a diluição em temperatura de 2 a 8°C

Fonte: Ministério de Saúde. Guia de Vigilância Epidemiológica, 2022.

TRATAMENTO

O manejo adequado dos casos suspeitos ou confirmados de Covid-19 depende do reconhecimento precoce de sinais de alarme e monitoramento contínuo. Medidas de suporte são necessárias em pacientes em estado grave, os quais precisam ser monitorados em unidade de tratamento intensivo (UTI) capaz de assegurar hidratação parenteral contínua e adequada ventilação assistida invasiva ou não, a depender do caso, assim como detectar precocemente graves falhas multissistêmicas, sobretudo as de origem cardiorrespiratórias. Quando indicado, suporte de oxigênio como cateter nasal de baixo fluxo, cateter nasal de alto fluxo (CNAF), ventilação não invasiva (VNI) devem ser utilizados; e entubação orotraqueal e ventilação mecânica também nos casos de falência respiratória.

Nesse contexto, é importante considerar as recomendações e orientações em saúde mental e atenção psicossocial durante a Covid-19, assim como a necessidade da assistência multiprofissional, especialmente com fisioterapeutas e fonoaudiólogos, no tratamento precoce e após a Covid-19.

Tratamento medicamentoso

No estágio inicial da doença, em pacientes com sintomas leves, pode-se usar antipiréticos (dipirona ou paracetamol), quando necessário.

Anticoagulantes

Em virtude da grave intensidade da hiperinflamação multissistêmica (síndrome de ativação macrofágica) ocasionada pelo vírus, que pode resultar na destruição do núcleo heme e desencadear uma série de fenômenos trombo-hemolíticos sistêmicos, recomenda-se o uso de anticoagulantes em doses de profilaxia para tromboembolismo venoso em pacientes hospitalizados com Covid-19. Em pacientes sem evidência de tromboembolismo, não se deve utilizar doses intermediárias ou anticoagulação terapêutica.

Para profilaxia, utiliza-se heparina não fracionada (HNF); enoxaparina ou fondaparinux (Quadro 528.5). A profilaxia está contraindicada em pacientes com contagem de plaquetas < 30.000/mm³. Enoxaparina e fondaparinux aparentam ser semelhantes, com a vantagem da enoxaparina possuir mais estudos e maior experiência de uso. Fondaparinux é indicado em pacientes com suspeita ou diagnóstico de trombocitopenia induzida por heparina (HIT) e também pode ser utilizado em pacientes com trombocitopenia devido a outras etiologias. Esse medicamento deve ser evitado em pacientes com peso menor que 50 kg devido ao maior risco de sangramento. Não há evidência atual que comprove o benefício da anticoagulação terapêutica ou do uso de doses intermediárias de anticoagulantes na Covid-19. Essas doses conferem aumento do risco de sangramento. Não há indicação do uso de D-dímeros para guiar a utilização de anticoagulantes, nem para o uso rotineiro de anticoagulantes após alta de pacientes com Covid-19. A indicação do uso de anticoagulantes após alta desse paciente deve seguir os mesmos critérios do paciente negativo para Covid-19, de acordo com protocolos institucionais, podendo ser utilizado o escore de Pádua e IMPROVE como suporte. Manter o uso de anticoagulação em pacientes com indicação clínica específica (p. ex., fibrilação atrial, tromboembolismo venoso).

Corticoides

Indicados na segunda fase da doença, chamada fase inflamatória. É recomendado o uso de dexametasona 6 mg, IV ou VO, 1 vez/dia, por 5 a 10 dias, em pacientes hospitalizados com Covid-19, em uso de oxigênio suplementar. Se a dexametasona não estiver disponível, pode-se utilizar outros corticoides: hidrocortisona, 50 mg, IV, 6/6 horas; metilprednisolona 40 mg, IV, 1 vez/dia. Outros corticoides podem ser utilizados, em doses equivalentes, como prednisona 40 mg, VO, 1 vez/dia. Não utilizar corticoides em pacientes que não demandam oxigênio suplementar. O uso de corticoides conforme preconizado (baixas doses, limitado a 10 dias) pode ser interrompido abruptamente, não sendo necessário retirada gradual.

Antimicrobianos

Recomenda-se não utilizar antimicrobianos em pacientes com Covid-19, sem suspeita de infecção bacteriana. Não há evidências para o uso de antimicrobianos de rotina para pacientes com Covid-19 sem suspeita de infecção bacteriana associada, uma vez que a coinfecção é incomum.

Pacientes que, na admissão, tiverem suspeita de sepse, sem diagnóstico definido de Covid-19, devem ser manejados de acordo com o protocolo institucional de sepse.

No entanto, os que na admissão hospitalar apresentarem potencial foco infeccioso bacteriano (p. ex., consolidação radiológica pulmonar, leucocitose na ausência de uso de corticoides, secreção purulenta), são potenciais candidatos ao uso empírico de antimicrobianos. O início deve ser baseado em julgamento clínico, fatores de risco do paciente e epidemiologia local. Ao decidir pelo início de antimicrobianos, coletar culturas bacterianas previamente ao início do seu uso (hemocultura e cultura do sítio de suspeição). A terapia empírica deve ser baseada em orientações do Serviço de Controle de Infecção Hospitalar local e/ou protocolos institucionais de uso de antimicrobianos.

A terapia antimicrobiana deve ser reavaliada diariamente para de-escalonamento ou suspensão. Manter alto nível de suspeição para infecções relacionadas à assistência à saúde, como pneumonia associada à ventilação mecânica, infecção do trato urinário e infecção de cateter.

Anticorpos monoclonais

Há evidências de redução da carga viral em pacientes ambulatoriais, contudo, não há dados com pacientes hospitalizados. Além do casirivimabe + imdevimabe, outros anticorpos monoclonais estão sendo estudados para o uso na Covid-19 (bamlanivimabe e etesevimabe), contudo, não possuem benefício documentado nessa população e não têm registro sanitário vigente no Brasil.

Tocilizumabe

É um anticorpo monoclonal, imunomodulador, específico para neutralizar a interleucina-6, responsável pela exacerbação da resposta na fase inflamatória.

Há indicação do tocilizumabe em pacientes hospitalizados com Covid-19 em uso de VNI ou CNAF. Na Covid-19, essa medicação apresentou benefício aos pacientes com deterioração clínica recente, com início de VNI ou CNAF em risco de progressão para VM.

O tocilizumabe deve ser utilizado preferencialmente em pacientes com aumento de marcadores inflamatórios, tais como proteína C reativa, ferritina e desidrogenase láctica.

Deve-se atentar para a presença de infecções latentes como tuberculose e parasitoses, nas quais o tocilizumabe pode promover reativação, em especial no paciente grave, já em uso de corticoide.

O tocilizumabe não deve ser utilizado em pacientes com presença ou suspeita de infecções bacterianas associadas. Deve-se utilizar com cautela em pacientes imunossuprimidos. Não deve ser utilizado em pacientes com neutropenia (< 500 células), plaquetopenia (< 50.000) ou transaminases cinco vezes acima do limite da normalidade. O tocilizumabe deve ser usado preferencialmente em hospitais que já possuem experiência com seu uso e com o manejo de seus potenciais eventos adversos. O medicamento deverá ser utilizado na dose de 8 mg/kg, dose única, IV, respeitando a dosagem máxima de 800 mg; sempre acompanhado de corticoides, sendo recomendado dexametasona 6 mg, IV ou

Quadro 528.5 Uso de anticoagulantes em pacientes com Covid-19.

Medicamento	Grupo de pacientes	Dose sugerida
Heparina não fracionada	Dose padrão Pacientes com IMC > 40 Insuficiência renal (ClCr < 30 mℓ/min)	5.000 UI, SC, 8/8 h 10.000 UI, SC, 12/12 h 5.000 UI, SC, 12/12 h
Enoxaparina	Até 80 kg Entre 80 e 120 kg Acima de 120 kg IMC > 50 ClCr < 30 mℓ/min	40 mg, SC, 1 vez/dia 60 mg, SC, 1 vez/dia 40 mg, SC, 12/12 h 60 mg, SC, 12/12 h Não utilizar
Fondaparinux	Dose padrão Insuficiência renal (ClCr 20 a 30 mℓ/min) Insuficiência renal (< 20 mℓ/min)	2,5, SC, 1 vez/dia 2,5, SC, a cada 48 h Não utilizar

ClCr: *clearance* de creatinina; IMC: índice de massa corpórea (peso em kg/(altura em cm)². (Fonte: Ministério de Saúde. Guia de Vigilância Epidemiológica, 2022.)

VO. Apesar das evidências apresentadas, a prescrição desse imunomodulador em pacientes com Covid-19 não foi avaliada pela Anvisa.

Rendesivir

O uso de rendesivir não reduziu a mortalidade nos pacientes hospitalizados por Covid-19. Não parece haver benefício nos pacientes em uso de VM. Houve redução do tempo para recuperação em pacientes com uso de oxigênio em baixo fluxo em um ensaio clínico, contudo, há incertezas sobre esse benefício e sua significância clínica, não justificando-se seu uso de rotina mesmo nesse grupo de pacientes.

Outros medicamentos

Estudos clínicos mostraram ausência de benefício do uso de plasma convalescente, colchicina e lopinavir/ritonavir em pacientes hospitalizados com Covid-19, portanto, esses medicamentos não devem ser utilizados.

Não há estudos que subsidiem o uso da ivermectina nos pacientes hospitalizados com Covid-19. Não há evidência de benefício, seja no uso de forma isolada ou em associação com outros medicamentos.

A cloroquina e a hidroxicloroquina não devem ser utilizadas, independentemente da via de administração (oral, inalatória ou outras). Pacientes que já estão em uso de cloroquina ou hidroxicloroquina devido a outras condições de saúde (p. ex., doenças reumatológicas, malária) devem manter o seu uso.

Azitromicina pode ser utilizada na presença ou suspeita de infecção bacteriana, de acordo com orientações do Serviço de Controle de Infecção Hospitalar local e/ou protocolos institucionais de uso de antimicrobianos.

Medicamentos recentes

Em janeiro de 2022, a OMS incluiu em sua lista de possíveis tratamentos para a Covid-19 mais dois medicamentos: o baricitinibe, usado originalmente no tratamento de artrite reumatoide, e o sotrovimabe, um anticorpo monoclonal, que imita os nossos próprios anticorpos.

O bariticinibe passou a ser indicado para pacientes em estado crítico ou grave (com menos de 90% de oxigenação no sangue e outros sinais de complicação), já em uso de corticoides, como a dexametasona. Em estudos, o medicamento demonstrou reduzir a mortalidade e a necessidade de ventilação mecânica nas situações mais graves. A OMS classifica a recomendação do baricitinibe como forte, pois ele já passou por estudos de fase 3, os últimos antes da aprovação. O medicamento atua na chamada tempestade inflamatória, quadro que acomete entre 10 e 15% dos infectados e leva ao agravamento da doença.

A aprovação do sotrovimabe é considerada condicional, enquanto ainda há dúvidas sobre seu real benefício. Ele é um anticorpo monoclonal, nova categoria de medicamentos que tem demonstrado bons resultados contra a Covid-19. Trata-se de um farmáco que imita os anticorpos do corpo para caçar alvos específicos no organismo. Seu alvo é a proteína *spike* do Sars-CoV-2, usada pelo vírus para infectar as células, atuando como o anticorpo desenvolvido pela infecção natural ou pela vacina. É indicado para pessoas com sintomas iniciais leves, mas que tenham alto risco de progressão para quadros graves.

Síndrome pós-Covid, Covid longa, Covid prolongada

São condições clínicas com manifestações semelhantes e que ocorrem em cerca de 30% dos pacientes, sendo mais comuns em mulheres e pacientes obesos e que apresentam diabetes e doença renal crônica, cuja característica principal é a persistência dos sintomas 60 a 90 dias após a fase aguda da doença.

Os sintomas mais frequentes são febre baixa, fadiga, astenia, dor de cabeça, alteração da memória, insônia, perda do olfato e do paladar, fenômenos tromboembólicos e complicações cardíacas e renais.

A patogenia e os mecanismos fisiopatológicos não estão esclarecidos, admitindo-se a possibilidade de alterações imunitárias residuais, danos da inflamação sistêmica, sequela da tempestade de citocinas e persistência de fragmentos virais.

Não há tratamento específico, recomendando-se alimentação adequada e exercícios individualizados.

Baricitinibe e sotrovimabe são medicamentos incluídos em diretrizes internacionais e aprovados pela Anvisa. No Brasil, sua incorporação ainda não foi definida pelo Ministério da Saúde.

BIBLIOGRAFIA

Brasil. Ministério da Saúde. Secretaria Extraordinária de Enfrentamento à COVID-19. Gabinete. Nota Técnica Nº 59/2021-SECOVID/GAB/SECOVID/MS. Disponível em: <https://sbim.org.br/images/files/notas-tecnicas/nt-59-2021-dose-reforco-maiores-18-anos.pdf>.

Brasil. Ministério da Saúde. Secretaria Extraordinária de Enfrentamento à COVID-19. Gabinete. Nota Técnica Nº 43/2021-20/09/2021. Disponível em: https://sbim.org.br/images/files/notas-tecnicas/nt43-2021-ms-vacinacovid-dose-adicional-reforco.pdf.

Brasil. Ministério da Saúde. Secretaria Extraordinária de Enfrentamento à COVID-19. Gabinete. Nota Técnica Nº 282/2021- 27/10/2021. Disponível em: https://sbim.org.br/images/files/notas-tecnicas/nt-282 a 2021-covid-ampliacao-validade-expansao-pfizer.pdf.

Brasil. Ministério da Saúde. Secretaria Extraordinária de Enfrentamento à COVID-19. Nota Técnica Nº 61/2021- 23/11/2021. Disponível em: https://sbim.org.br/images/files/notas-tecnicas/211123-nt-secovid-gab-ms-secovid-reforco-janssen.pdf.

Carneiro AP, Gaiatto ACM, Ferraz ALM, Gáspari BS, Jacomini RB, Bibo TA, et al. Repercussão da COVID-19 em crianças e adolescentes: nova inflamação multissistêmica ou desencadeamento da doença de Kawasaki? Arq Asma Alerg Imunol. 2021;5(1):56-65.

Chen J, Lau YF, Lamirande EW, Paddock CD, Bartlett JH et al. Cellular immune responses to severe acute respiratory syndrome coronavirus (SARS-CoV) infection in senescent BALB/c mice: CD4+ T cells are important in control of SARS-CoV infection. J Virol. 2010 Feb; 84(3):1289-301.

Coura JR. Dinâmica das doenças infecciosas e parasitárias. v. II. Rio de Janeiro: Guanabara Koogan; 2005.

COVID-19 rapid guideline: managing the long-term effects of COVID-19. London: National Institute for Health and Care Excellence (NICE); 2020.

COVID-19 Treatment Guidelines. National Institutes of Health, (NICE); 2021.

Gattinoni L, Coppola S, Cressoni M, Busana M, Rossi S, Chiumello D. COVID-19. Does not lead to "typical" acute respiratory distress syndrome. Am J Respir Crit Care Med. 2020 May 15; 201(10):1299-300.

Keehner J, Horton LE, Binkin NJ, Laurent LC; SEARCH Alliance, Pride D, Longhurst CA, Abeles SR, Torriani FJ. Resurgence of SARS-CoV-2 infection in a highly vaccinated health system workforce. N Engl J Med. 2021. Acesso em: 16 nov. 2021

Khoury DS, Cromer D, Reynaldi A, Schlub TE, Wheatley AK, Juno JA et al. Neutralizing antibody levels are highly predictive of immune protection from symptomatic SARS-CoV-2 infection. Nat Med. 2021 Jul; 27(7):1205-11. Acesso em: 18 nov. 2021.

Sites de interesse

ANVISA	https://www.gov.br/anvisa/pt-br
ANVISA – MS Medidas de prevenção e controle para a Covid-19	http://bit.ly/anvisancov2019 https://portal.anvisa.gov.br/coronavirus https://www.who.int/emergencies/diseases/novel-coronavirus-2019 https://saude.gov.br/saude-de-a-z/novocoronavirus https://www.gov.br/saude/pt-br/coronavirus
ANVISA – Testes diagnósticos com registro	http://portal.anvisa.gov.br/coronavirus
BMJ Complicações da Covid-19	http://bestpractice.bmj.com/topics/en-gb/3000168
CDC Evidence Used Conditions Associated with Higher Risk for Severe COVID-19	https://www.cdc.gov/coronavirus/2019-ncov/need-extraprecautions/people-with-medical-conditions.html
CDC SARS-CoV-2 Transmission	https://www.cdc.gov/coronavirus/2019-ncov/more/scientific-brief-SARS-CoV-2.html. Acesso em 19/07/2021.
CDC Definição de contato – Covid-19	https://emergency.cdc.gov/han/han00426.asp https://www.who.int/emergencie/diseases/novel-coronavirus-2019 https://www.cdc.gov/coronavirus/2019-nCoV/guidance-hcp.html
CDC – ACIP	https://www.cdc.gov/coronavirus/2019-ncov/vaccines/booster-shot.html#choosing-booster
CDC – ACIP	https://www.cdc.gov/vaccines/acip/meetings/downloads/slides-2021-10-20-21/03-COVIDHeaton-Douoguih-508.pdf
CDC – Considerations for Wearing Masks	https://www.cdc.gov/coronavirus/2019-ncov/prevent-getting-sick/cloth-face-cover-guidance.html
CFFA Fonoaudiólogo no combate à Covid-19	https://www.fonoaudiologia.org.br/o-fonoaudiologo-no-combate-a-covid-19/
COFFITO Protocolos e diretrizes fisioterapêuticos no enfrentamento da Covid-19	https://www.coffito.gov.br/nsite/?p=16362
Colégio Brasileiro de Radiologia Pacientes suspeitos de infecção pela Covid-19	https://cbr.org.br/wp-content/uploads/2020/03/CBR_Recomenda%C3%A7%C3%B5es-de-uso-de-m%C3%A9todos-de-imagem.pdf
FLEURY Imagens do tórax – Covid-19	http://sppt.org.br/wp-content/uploads/2020/04/COVID-19 a 1.pdf
INSERM Literature review papers – Covid-19	https://reacting.inserm.fr/wp-content/uploads/2020/03/Literature_COVID2019_19-03-2020.pdf
Vacina JANSEN	https://www.janssen.com/brasil/teste-de-fase-3-da-vacina-da-janssen-contracovid-19-no-brasil
Vacina JOHNSON-JOHNSON	https://www.jnj.com/johnson-johnson-announces-real-world-evidence-and phase-3-data-confirming-strong-and-*long lasting*-protection-of-single-shot-covid-19-vaccine-in-the-u-s
Ministério da Saúde, Brasil Protocolo manejo clínico novo coronavírus (2019-nCoV)	http://saude.gov.br/images/pdf/2020/fevereiro/11/protocolo-manejo-coronavirus.pdf
PUB-COVID-19 – Temas de estudo	http://pubcovid19.pt/temas.php
SBIM – Vacinação	https://sbim.org.br/images/files/notas-tecnicas/nota-ctai-criancas-vacinacao-201218.pdf
SECOVID/GAB/SECOVID/MS – Nota Técnica Nº 61/2021- 23/11/2021	https://sbim.org.br/images/files/notas-tecnicas/211123-nt-secovid-gab-ms-secovid-reforco-janssen.pdf. *in* 09/12/2021

Marquitti FMD, Coutinho RM, Ferreira LS, Borges ME, Portella TP, da Silva RLP et al. Brazil in the face of new SARS-CoV-2 variants: emergencies and challenges in public health. Rev Bras Epidemiol. 2021; 24: e210022.

Mehta P, McAuley DF, Brown M, Sanchez E, Tattersall RS, Manson JJ; HLH Across Speciality Collaboration, UK. COVID-19: consider cytokine storm syndromes and immunosuppression. Lancet. 2020 Mar 28; 395(10229):1033-34.

Ministério de Saúde do Brasil. Guia de vigilância epidemiológica. Versão 4. Emergência de Saúde Pública de importância Nacional pela Doença pelo Coronavírus Brasília: Ministério de Saúde; 2022.

Ministério de Saúde do Brasil. Orientações sobre o tratamento farmacológico do paciente adulto hospitalizado com Covid-19. Brasília: Ministério de Saúde; 2021.

Ministério de Saúde do Brasil. Protocolo de manejo clínico de coronavírus (COVID-19) na atenção primária de Saúde. Brasília: Ministério de Saúde; 2020.

Ministério de Saúde do Brasil. Protocolo de manejo clínico do coronavírus (2019-nCOV), Brasília: Ministério de Saúde; 2020.

Noel DS, Passos MFD, Freitas CM. Recomendações e orientação em saúde mental e atenção psicossocial COVID-19. Ministério de Saúde/FIOCRUZ, Brasilia – DF; 2020.

Organização Mundial da Saúde. Clinical management of Covid-19: interim guidance. 2020. Disponível em: https://www.who.int/publications/i/item/clinical-management-of-covid-19. Acesso em: 24 jul. 2020.

Organização Mundial da Saúde (OMS). Tracking SARS-CoV-2 variants. Disponível em: https://www.who.int/en/activities/tracking-SARS-CoV-2-variants. Acesso em: 18 jan. 2022.

Ranzani OT, Leite RS, Castilho LD, Gonçalves CCM, Resende G, Melo RL et al. Vaccine effectiveness of Ad26.COV2.S against symptomatic COVID-19 and clinical outcomes in Brazil: a test-negative study design. medRxiv 2021.10.15.21265006.

Relvas-Brandt LA et al. Síndrome inflamatória multissistêmica pediátrica: estudo seccional dos casos e fatores associados aos óbitos durante a pandemia da COVID-19 no Brasil, 2020. Epidemiologia e Serviços de Saúde; 2021:30(4): e2021267.

Sethuraman N, Jeremiah SS, Ryo A. Interpreting Diagnostic Tests for Sars-CoV-2. JAMA. 2020;323(22):2249–2251. doi:10.1001/jama.2020.8259. Disponível em: https://jamanetwork.com/journals/jama/fullarticle/2765837.

Siddiqi HQ, Mehra MR. COVID-19 illness in native and immnunos-supressed states: a clinical-therapeutic staging proposal. J Heart Lung Transplant. 2020 May; 39(5): 405-7.

SVS/MS. Boletim epidemiológico especial: COVID-19. Nº 91, 3 dez. 2021. Disponível em: VACCINE SAFETY TEAM; CDC COVID-19.

VACCINE TASK FORCE. Adverse events among children ages 5 a 11 years after COVID-19 vaccination: updates from v-safe and the Vaccine Adverse Event Reporting System (VAERS), 13 dez. 2021.

Williams N, Radia T, Harman K, Agrawal P, Cook J, Gupta A. CO-VID-19 Severe acute respiratory syndrome coronavirus 2 (SARS-CoV-2) infection in children and adolescents: a systematic review of critically unwell children and the association with underlying comorbidities. Eur J Pediatr. 2021 Mar;180(3):689-697.

World Health Organization (WHO). COVID-19 natural immunity. 10 may 2021. Disponível em: https://apps.who.int/iris/bitstream/handle/10665/341241/WHO-2019-nCoV-Sci-Brief-Natural-immunity-2021.1-eng.pdf. Acesso em: 14 out. 2021.

World Health Organization (WHO). Weekly epidemiological update on COVID-19 a 13 October 2021. Disponível em: https://www.who.int/publications/m/item/weekly-epidemiological-update-on-covid-19---13-october-2021. Acesso em: 14 out. 2021.

529
Dengue

Adriana Oliveira Guilarde ◆ Luiz Alves da Silva Neto

INTRODUÇÃO

Dengue é uma doença causada por um arbovírus (Figura 529.1) do gênero *Flavivirus*, da família *Flaviviridae*, com quatro sorotipos genotipicamente distintos (Den 1, Den 2, Den 3 e Den 4).

É transmitida pelo mosquito *Aedes aegypti*, principalmente nas regiões tropicais e subtropicais, onde vivem cerca de 3 bilhões de pessoas.

A transmissão não vetorial pode ocorrer nas seguintes situações: transfusão sanguínea, transplante de órgãos; acidente com instrumentos perfurocortantes; e transmissão vertical para o feto por mães com alta viremia durante o parto.

Não há comprovação de transmissão via sexual.

É considerada uma doença negligenciada. Ainda, apresenta alta morbidade e impacto econômico com 1,1 milhão de DALY (*disability adjusted life years* – anos de vida perdidos ajustados por incapacidade).

MANIFESTAÇÕES CLÍNICAS

- A maioria das pessoas infectadas permanece assintomática ou desenvolve sintomas mínimos

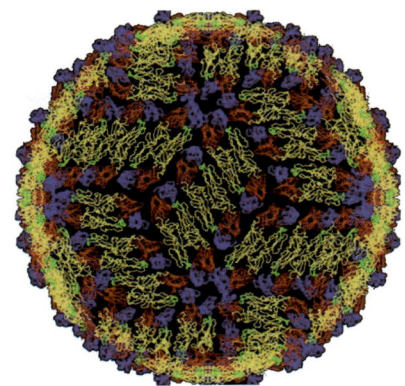

Figura 529.1 Imagem microscópica da estrutura do vírus da dengue.

- Em cerca de 25% dos pacientes, a infecção cursa com síndrome febril, acompanhada de alterações hematopoéticas e bioquímicas
- Complicações se desenvolvem em pequena parcela de infectados, incluindo síndrome do extravasamento vascular, que leva ao choque, lesão de órgãos-alvo, como fígado e sistema nervoso central, e anormalidades da coagulação associadas a sangramentos (Figuras 529.2 e 529.3).

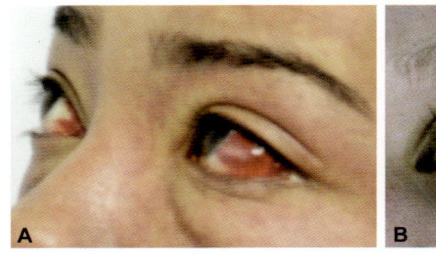
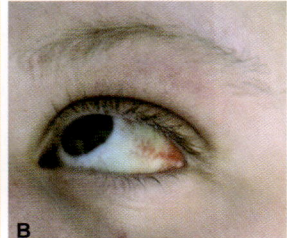

Figura 529.2 A e B. Exantema eritematopapular com hemorragia conjuntival em paciente com dengue.

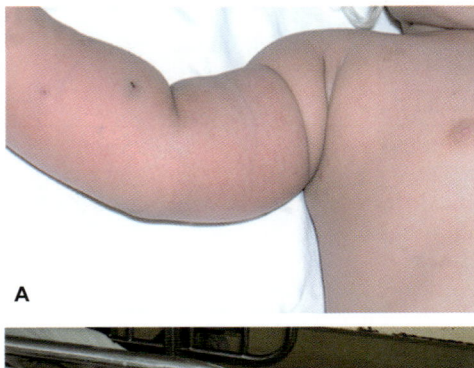
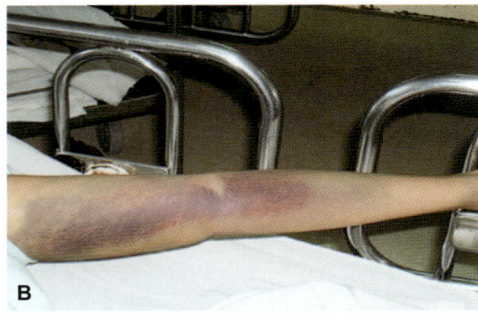

Figura 529.3 Lesões de pele provocadas pela dengue. (Fonte: Simmons et al., 2012.)

FASES CLÍNICAS

• A doença apresenta três fases clínicas: fase febril, fase crítica e fase de convalescença
  ■ **Fase febril**: caracteriza-se pelo início abrupto com febre alta (39 a 40°C) que pode persistir por 3 a 7 dias, acompanhada de pelo menos dois dos seguintes sintomas: cefaleia, mialgia, dor retro-orbitária, náuseas, vômitos, prostração e exantema maculopapular
  ■ **Fase crítica**: tem início geralmente na defervescência da febre e apresenta complicações decorrentes do extravasamento de líquido para o terceiro espaço, com choque e lesão de órgãos-alvo, como fígado e cérebro, além de sangramento
  ■ **Fase de convalescença**: o extravasamento de plasma e o sangramento desaparecem, os sinais vitais estabilizam e os fluidos acumulados são reabsorvidos. Nessa fase, podem ocorrer complicações decorrentes da hiperhidratação, como edema agudo de pulmão. Ainda, há eventual erupção cutânea. A fase de recuperação normalmente dura de 2 a 4 dias, porém alguns adultos e idosos podem apresentar fadiga por várias semanas.

Dengue clássica e hemorrágica

Em 1997, a Organização Mundial da Saúde (OMS) classificava a doença em dois grupos – dengue clássica e forma hemorrágica.

A partir de 2009, a OMS criou uma nova classificação, incorporada pelo Brasil em seus manuais a partir de 2014.

Essa alteração deve-se ao fato de o termo "hemorrágico" remeter à ideia de que hemorragia seria um sinal cardinal de gravidade da doença, ao passo que os sinais de choque e disfunção de órgão-alvo representam os maiores preditores de mortalidade.

CLASSIFICAÇÃO

• Dengue sem sinais de alerta (Quadro 529.1)
• Dengue com sinais de alerta
• Dengue grave com sinais de choque.

DIAGNÓSTICO

• Dados clínicos e epidemiológicos + exames laboratoriais (Figura 529.4)
• A escolha do teste laboratorial depende do dia após o início dos sintomas
• Nos primeiros 5 dias (fase virêmica), o diagnóstico é feito pela detecção do vírus ou de suas partículas: 1. isolamento viral; 2. reação em cadeia da polimerase em tempo real (RT-PCR) (detecção do RNA viral); 3. detecção de antígeno NS1

Quadro 529.1 Sinais de alarme da dengue.

• Dor abdominal intensa (referida ou à palpação) e contínua
• Vômitos persistentes
• Acúmulo de líquidos (ascite, derrame pleural, derrame pericárdico)
• Hipotensão postural e/ou lipotimia
• Hepatomegalia maior que 2 cm abaixo do rebordo costal
• Sangramento de mucosa
• Letargia e/ou irritabilidade
• Aumento progressivo do hematócrito

Adaptado de Ministério da Saúde, 2015.

• Após essa fase, por sorologia: imunocromatografia (teste rápido), MAC Elisa captura rápida de imunoglobulina M (IgM), amostra única
• Os títulos de IgM se elevam entre o 4º e o 5º dia de doença e atingem seu pico no 14º e no 15º dia. Após esse período, começam a declinar e desaparecem após 3 meses
• Os títulos de IgG, na primoinfecção, são detectados no fim da 1ª semana em baixas concentrações e podem persistir pelo resto da vida
• Nos pacientes com história de infecção prévia, os títulos de IgG sobem mais rapidamente na 1ª semana
• Alterações laboratoriais como plaquetopenia e leucopenia são praticamente universais durante a fase febril aguda. Pode haver linfocitose com presença de linfócitos atípicos. Distúrbios de coagulação com aumento de tempo de tromboplastina parcialmente ativada (TTPA) e redução de fibrinogênio
• Aumento de transaminases com predomínio de transaminase glutâmico oxalacética (TGO) em relação à transaminase glutâmico pirúvica (TGP) indicam comprometimento hepático
• A hipoproteinemia, particularmente a hipoalbuminemia, representa um marcador da gravidade do extravasamento de líquido para terceiro espaço.

TRATAMENTO

• Consiste em suporte clínico baseado na classificação/estratificação da gravidade da doença conforme o Ministério da Saúde (Figura 529.5)
• Tratamento sintomático: hidratação adequada, bem como medidas para prevenção e tratamento do choque, conforme o Ministério da Saúde (Figura 529.5).

PREVENÇÃO

• Controle do vetor
• Uso de repelente, janelas e portas com barreiras
• Vacina tetravalente
  ■ A Food and Drug Administration (FDA) aprovou uma vacina tetravalente contra dengue, porém sua eficácia gira em torno de 76%, além de efetiva apenas para o sorotipo 2. Sua segurança é limitada às pessoas que tenham histórico de dengue prévia

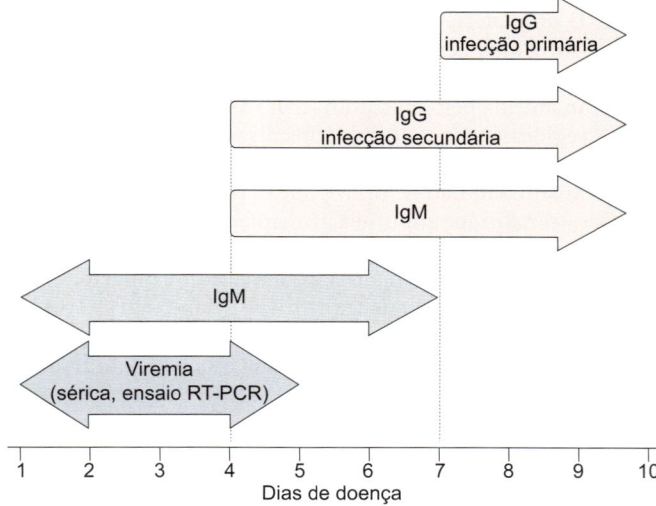

Figura 529.4 Correlação clínico-laboratorial da dengue. (Fonte: Simmons et al., 2012.)

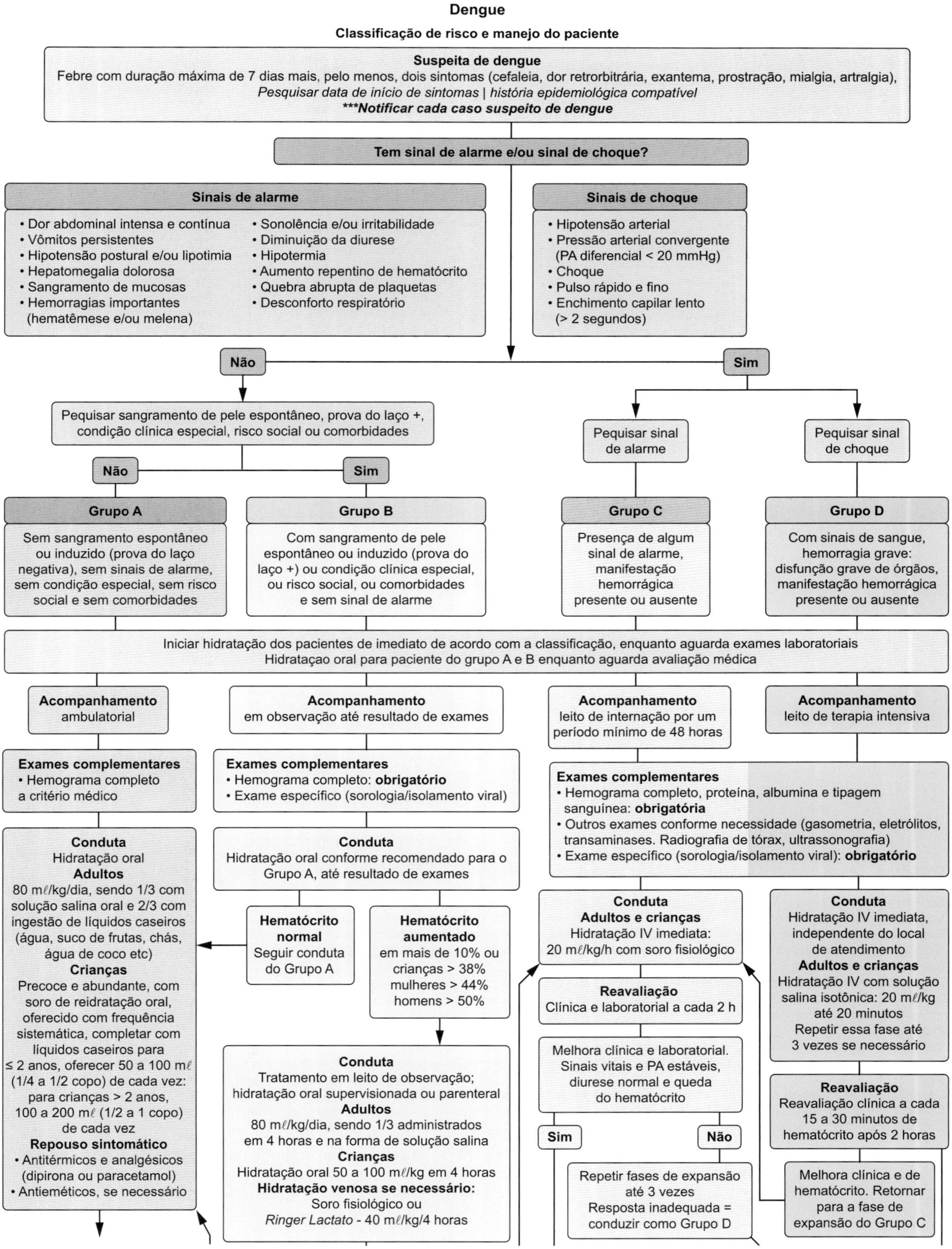

Dengue

Classificação de risco e manejo do paciente

Suspeita de dengue
Febre com duração máxima de 7 dias mais, pelo menos, dois sintomas (cefaleia, dor retrorbitrária, exantema, prostração, mialgia, artralgia),
Pesquisar data de início de sintomas | história epidemiológica compatível
***Notificar cada caso suspeito de dengue**

Tem sinal de alarme e/ou sinal de choque?

Sinais de alarme
- Dor abdominal intensa e contínua
- Vômitos persistentes
- Hipotensão postural e/ou lipotimia
- Hepatomegalia dolorosa
- Sangramento de mucosas
- Hemorragias importantes (hematêmese e/ou melena)
- Sonolência e/ou irritabilidade
- Diminuição da diurese
- Hipotermia
- Aumento repentino de hematócrito
- Quebra abrupta de plaquetas
- Desconforto respiratório

Sinais de choque
- Hipotensão arterial
- Pressão arterial convergente (PA diferencial < 20 mmHg)
- Choque
- Pulso rápido e fino
- Enchimento capilar lento (> 2 segundos)

Não → Pequisar sangramento de pele espontâneo, prova do laço +, condição clínica especial, risco social ou comorbidades

Sim → Pequisar sinal de alarme / Pequisar sinal de choque

Não / **Sim**

Grupo A
Sem sangramento espontâneo ou induzido (prova do laço negativa), sem sinais de alarme, sem condição especial, sem risco social e sem comorbidades

Grupo B
Com sangramento de pele espontâneo ou induzido (prova do laço +) ou condição clínica especial, ou risco social, ou comorbidades e sem sinal de alarme

Grupo C
Presença de algum sinal de alarme, manifestação hemorrágica presente ou ausente

Grupo D
Com sinais de sangue, hemorragia grave: disfunção grave de órgãos, manifestação hemorrágica presente ou ausente

Iniciar hidratação dos pacientes de imediato de acordo com a classificação, enquanto aguarda exames laboratoriais
Hidrataçao oral para paciente do grupo A e B enquanto aguarda avaliação médica

Acompanhamento ambulatorial

Acompanhamento em observação até resultado de exames

Acompanhamento leito de internação por um período mínimo de 48 horas

Acompanhamento leito de terapia intensiva

Exames complementares
- Hemograma completo a critério médico

Exames complementares
- Hemograma completo: **obrigatório**
- Exame específico (sorologia/isolamento viral)

Exames complementares
- Hemograma completo, proteína, albumina e tipagem sanguínea: **obrigatória**
- Outros exames conforme necessidade (gasometria, eletrólitos, transaminases. Radiografia de tórax, ultrassonografia)
- Exame específico (sorologia/isolamento viral): **obrigatório**

Conduta
Hidratação oral
Adultos
80 mℓ/kg/dia, sendo 1/3 com solução salina oral e 2/3 com ingestão de líquidos caseiros (água, suco de frutas, chás, água de coco etc)
Crianças
Precoce e abundante, com soro de reidratação oral, oferecido com frequência sistemática, completar com líquidos caseiros para ≤ 2 anos, oferecer 50 a 100 mℓ (1/4 a 1/2 copo) de cada vez; para crianças > 2 anos, 100 a 200 mℓ (1/2 a 1 copo) de cada vez
Repouso sintomático
- Antitérmicos e analgésicos (dipirona ou paracetamol)
- Antieméticos, se necessário

Conduta
Hidratação oral conforme recomendado para o Grupo A, até resultado de exames

Hematócrito normal
Seguir conduta do Grupo A

Hematócrito aumentado
em mais de 10% ou crianças > 38% mulheres > 44% homens > 50%

Conduta
Tratamento em leito de observação; hidratação oral supervisionada ou parenteral
Adultos
80 mℓ/kg/dia, sendo 1/3 administrados em 4 horas e na forma de solução salina
Crianças
Hidratação oral 50 a 100 mℓ/kg em 4 horas
Hidratação venosa se necessário:
Soro fisiológico ou *Ringer Lactato* - 40 mℓ/kg/4 horas

Conduta
Adultos e crianças
Hidratação IV imediata: 20 mℓ/kg/h com soro fisiológico

Reavaliação
Clínica e laboratorial a cada 2 h

Melhora clínica e laboratorial. Sinais vitais e PA estáveis, diurese normal e queda do hematócrito

Sim / **Não**

Repetir fases de expansão até 3 vezes
Resposta inadequada = conduzir como Grupo D

Conduta
Hidratação IV imediata, independente do local de atendimento
Adultos e crianças
Hidratação IV com solução salina isotônica: 20 mℓ/kg até 20 minutos
Repetir essa fase até 3 vezes se necessário

Reavaliação
Reavaliação clínica a cada 15 a 30 minutos de hematócrito após 2 horas

Melhora clínica e de hematócrito. Retornar para a fase de expansão do Grupo C

Figura 529.5 Classificação e tratamento da dengue. (Fonte: Ministério da Saúde.) (*continua*)

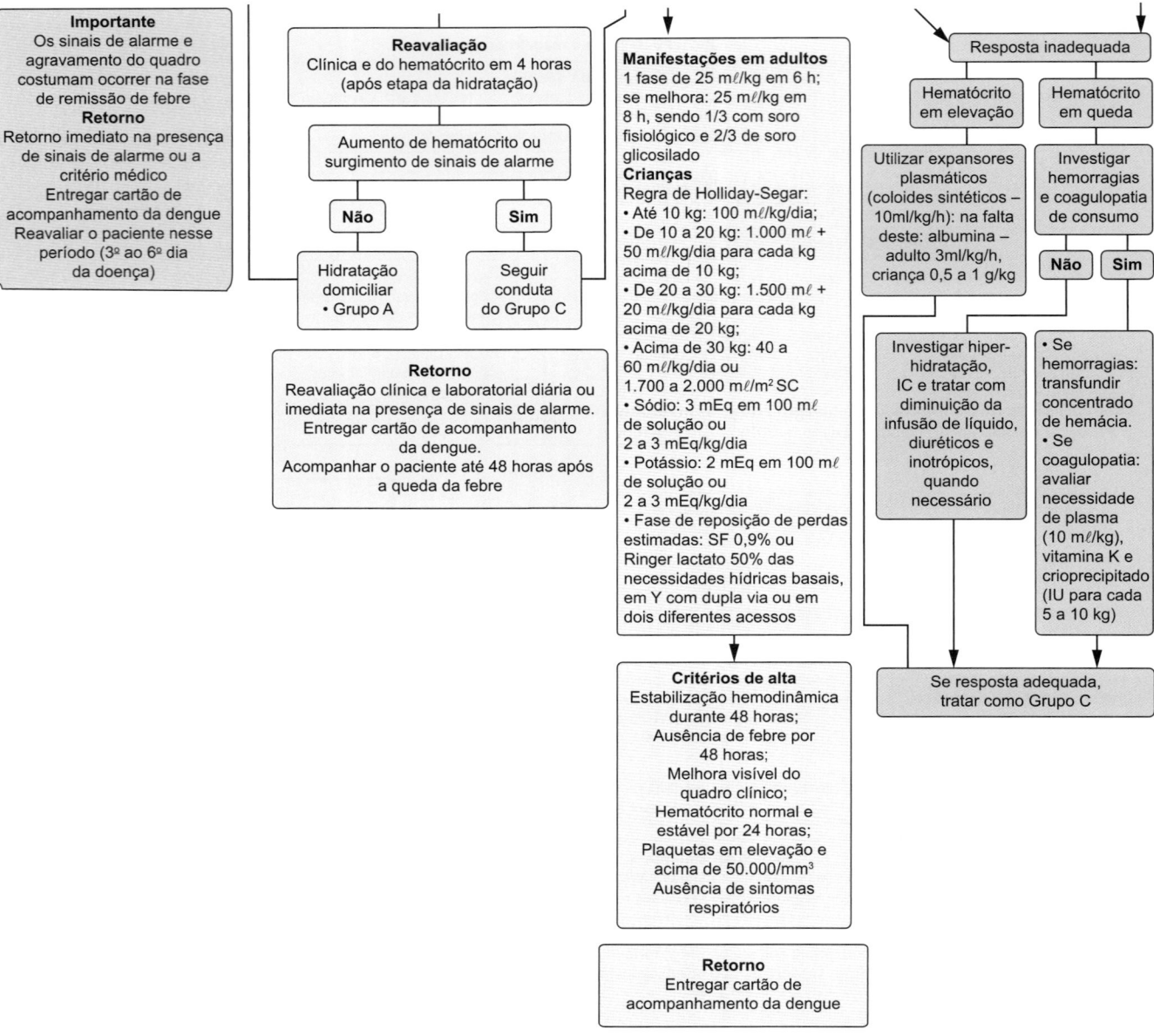

Importante
Os sinais de alarme e agravamento do quadro costumam ocorrer na fase de remissão de febre
Retorno
Retorno imediato na presença de sinais de alarme ou a critério médico
Entregar cartão de acompanhamento da dengue
Reavaliar o paciente nesse período (3º ao 6º dia da doença)

Reavaliação
Clínica e do hematócrito em 4 horas (após etapa da hidratação)

Aumento de hematócrito ou surgimento de sinais de alarme

Não — Hidratação domiciliar • Grupo A

Sim — Seguir conduta do Grupo C

Retorno
Reavaliação clínica e laboratorial diária ou imediata na presença de sinais de alarme. Entregar cartão de acompanhamento da dengue.
Acompanhar o paciente até 48 horas após a queda da febre

Manifestações em adultos
1 fase de 25 mℓ/kg em 6 h; se melhora: 25 mℓ/kg em 8 h, sendo 1/3 com soro fisiológico e 2/3 de soro glicosilado
Crianças
Regra de Holliday-Segar:
• Até 10 kg: 100 mℓ/kg/dia;
• De 10 a 20 kg: 1.000 mℓ + 50 mℓ/kg/dia para cada kg acima de 10 kg;
• De 20 a 30 kg: 1.500 mℓ + 20 mℓ/kg/dia para cada kg acima de 20 kg;
• Acima de 30 kg: 40 a 60 mℓ/kg/dia ou 1.700 a 2.000 mℓ/m² SC
• Sódio: 3 mEq em 100 mℓ de solução ou 2 a 3 mEq/kg/dia
• Potássio: 2 mEq em 100 mℓ de solução ou 2 a 3 mEq/kg/dia
• Fase de reposição de perdas estimadas: SF 0,9% ou Ringer lactato 50% das necessidades hídricas basais, em Y com dupla via ou em dois diferentes acessos

Critérios de alta
Estabilização hemodinâmica durante 48 horas;
Ausência de febre por 48 horas;
Melhora visível do quadro clínico;
Hematócrito normal e estável por 24 horas;
Plaquetas em elevação e acima de 50.000/mm³
Ausência de sintomas respiratórios

Retorno
Entregar cartão de acompanhamento da dengue

Resposta inadequada

Hematócrito em elevação — Utilizar expansores plasmáticos (coloides sintéticos – 10ml/kg/h): na falta deste: albumina – adulto 3ml/kg/h, criança 0,5 a 1 g/kg — Investigar hiper-hidratação, IC e tratar com diminuição da infusão de líquido, diuréticos e inotrópicos, quando necessário

Hematócrito em queda — Investigar hemorragias e coagulopatia de consumo
Não **Sim** — • Se hemorragias: transfundir concentrado de hemácia. • Se coagulopatia: avaliar necessidade de plasma (10 mℓ/kg), vitamina K e crioprecipitado (IU para cada 5 a 10 kg)

Se resposta adequada, tratar como Grupo C

Condições clínicas especiais e/ou risco social ou comorbidades: lactentes (menores de 2 anos), gestantes, adultos com idade acima de 65 anos, com hipertensão arterial ou outras doenças cardiovasculares graves, diabetes melito, DPOC, doenças hematológicas crônicas (principalmente anemia falciforme), doença renal crônica, doença ácidopéptica e doenças autoimunes. Esses pacientes podem apresentar evolução desfavorável e devem ter acompanhamento diferenciado.
Exames complementares: hemograma obrigatório e outros exames laboratoriais de acordo com a condição clínica associada.
Reclassificar os pacientes após cada avaliação clínica e resultado de exames seguindo protocolo da dengue e vigilância clínica específica (condições associadas).
Consultar manual do MS para conduta em condições clínicas especiais.

Prova do laço
Verificar a PA (deitada ou sentada): Calcular o valor médio: (PA sistólica + PA diastólica)/2:
Insuflar novamente o manguito até o valor médio e manter por 5 minutos em adulto (em crianças, 3 minutos) ou até o aparecimento de micro petéquias ou esquimoses;
Desenhar um quadrado de 2,5 cm (ou uma área ao redor da falange distal do polegar) no antebraço;
Contar o número de micro petéquias no quadrado. A prova será positiva se houver 20 ou mais petéquias em adultos e 10 ou mais em crianças.

Figura 529.5 (*Continuação*) Classificação e tratamento da dengue. (Fonte: Ministério da Saúde.)

- O Instituto Butantan e o National Institutes of Health (NIH) têm um estudo na fase 3 de uma vacina tetravalente, com eficácia em torno de 80%, indicada para pessoas de 2 a 59 anos em dose única.

BIBLIOGRAFIA

Brasil. Ministério da Saúde. Dengue – Classificação de risco e manejo do paciente. Disponível em: http://bvsms.saude.gov.br/bvs/folder/classificacao_risco_manejo_paciente_dengue.pdf. Acesso em: 17 fev. 2022.

Brasil. Ministério da Saúde. Dengue: diagnóstico e manejo clínico adulto e criança. 4. ed. Brasília: Ministério da Saúde; 2013.

Guzman MG, Harris E. Dengue. The Lancet. 2015;385(9966):453-65.

Kularatne SAM. Dengue fever. BMJ. 2015.

Monath TP. Dengue and yellow fever – challenges for the development and use of vaccines. New England Journal of Medicine. 2007;357(22):2222-5.

Olivera-Botello G, Coudeville L, Fanouillere K, Zambrano B. Tetravalent dengue vaccine reduces symptomatic and asymptomatic dengue virus infections in healthy children and adolescents aged 2-16 years in Asia and Latin America. The Journal of Infectious Diseases. 2016;214(7):994-1000.

Report WHO. Dengue vaccine: WHO position paper, September 2018 – Recommendations. Vaccine (September). 2018:9-10.

Simmons CP, Farrar JJ, van Vinh Chau N, Wills B. Dengue. New England Journal of Medicine. 2012;366(15):1423-32.

Sridhar S, Luedtke A, Langevin E, Zhu M, Bonaparte M, Machabert T, Diaz Granados CA. Effect of dengue serostatus on dengue vaccine safety and efficacy. New England Journal of Medicine. 2018;379(4):327-40.

530
Eritema Infeccioso

Quinta doença exantemática

Letícia Mara Conceição Aires

INTRODUÇÃO

Também denominada quinta doença exantemática, é a infecção aguda causada pelo parvovírus B19, da família *Parvoviridae*, que infecta o homem e diversas espécies de animais.

É mais comum em crianças entre 4 e 11 anos.

Em pacientes imunocomprometidos, a doença pode tornar-se crônica.

O período de incubação é de 4 a 28 dias, com média de 16 a 17 dias, e a transmissão se dá por secreções respiratórias por contato íntimo, principalmente antes do aparecimento do exantema (Figura 530.1).

Em pacientes com produção normal de eritrócitos, essa virose não tem consequências, mas, nos casos em que há produção aumentada de eritrócitos por hemorragia ou hemólise, pode ocorrer crise aplásica medular.

Doenças provocadas por parvovírus B19

- Artrite migratória, crise aplásica transitória, aplasia pura de células vermelhas (ocorre em imunodeprimidos), síndrome hemofagocítica associada a vírus e hidropisia fetal.

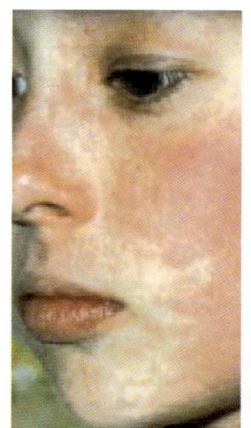
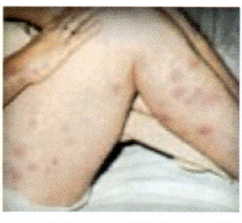
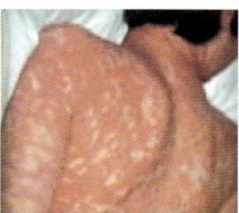

Figura 530.1 Eritema facial que poupa a zona do nariz e a região periorbitária e exantema maculopapular no tronco e nas extremidades. (Fonte: Governo do Estado de Santa Catarina, 2019.)

MANIFESTAÇÕES CLÍNICAS

- Fases da infecção pelo parvovírus B19:
  - Primeira fase: de maior infectividade, a viremia é detectada 1 semana após a infecção, acompanhada por febre, mal-estar geral, mialgias e cefaleias. Nessa fase, verifica-se excreção do vírus pelo trato respiratório
  - Segunda fase: inicia-se entre 3 e 7 dias depois, com o aparecimento de eritema malar que poupa a zona do nariz e a região periorbitária com palidez ao redor da boca, dando a clássica aparência da face esbofeteada. O exantema torna-se mais pronunciado com exposição à luz solar ou ao calor. Nessa fase, os doentes já não têm viremia, portanto a infectividade é baixa
  - Terceira fase: com a duração de 1 a 4 dias, ocorrem regressão progressiva da erupção malar e aparecimento de um exantema eritematoso maculopapular no tronco e nas extremidades, que pode adquirir padrão reticulado pela palidez central das lesões. O exantema pode ser acompanhado por prurido e artralgias e regride sem sequelas no espaço de 1 a 3 semanas. Em alguns pacientes, pode persistir por meses.

DIAGNÓSTICO DIFERENCIAL

- Exantema súbito
- Rubéola
- Sarampo
- Enterovirose
- Mononucleose
- Hipersensibilidade a medicamentos
- Escarlatina
- Dengue
- Zikavírus.

EXAMES COMPLEMENTARES

- Isolamento viral de material aspirado de medula óssea
- Teste sorológico: detecção de imunoglobulina M e G (IgM e IgG) que aparecem na segunda fase e IgG que persiste por toda a vida, conferindo imunidade permanente
- Detecção e quantificação do DNA viral em sangue periférico por hibridização direta ou reação em cadeia da polimerase (PCR), sendo o método mais sensível, porém com maior possibilidade de falso-positivo.

COMPROVAÇÃO DIAGNÓSTICA

- Dados clínicos + teste sorológico, isolamento do vírus ou por biologia molecular.

TRATAMENTO

- Tratamento sintomático: em pacientes imunocomprometidos, o controle da doença de base acompanha-se de melhora das manifestações clínicas, que podem incluir artrite migratória, crise aplásica transitória e aplasia pura de células vermelhas, levando à anemia crônica
- Tratamento medicamentoso: imunoglobulina na dose de 400 mg/kg/dia em cursos de 5 a 10 dias em pacientes imunocomprometidos, quando necessário.

PREVENÇÃO

- Há necessidade de isolamento do paciente com crise aplásica durante 1 semana, até se tornar afebril
- Deve ser evitado o contato com gestantes.

EVOLUÇÃO E PROGNÓSTICO

- Bom prognóstico em pacientes imunocompetentes
- Nos pacientes com crise aplásica, podem ser necessárias transfusões e internação hospitalar.

BIBLIOGRAFIA

Azevedo MF. GPS Medicamentos. Guia prático em saúde. Rio de Janeiro: Guanabara Koogan; 2017.

Coura JR. Síntese das doenças infecciosas e parasitárias. Rio de Janeiro: Guanabara Koogan; 2008.

Oliveira SA, Brandão AB, Fernandes DG, Bettini LR, Carvalho AB, Pereira AC et al. Parvovirose humana: estudo clínico e epidemiológico de 24 casos. Rev Inst Med Trop, São Paulo. 1996;38:5.

Santa Catarina. Governo do Estado de Santa Catarina. Doenças exantemáticas febris. Disponível em: http://www.dive.sc.gov.br/conteudos/publicacoes/Exantemas-Miolo-Visualizacao.pdf. Acesso em: 14 jul. 2019.

Teixeira ABG. O espectro das manifestações clínicas da infecção por parvovírus B19. Dissertação (Mestrado) – Universidade de Lisboa, 2017. Disponível em: http://www.medicina.ulisboa.pt/pub/2017/TESES/201701.pdf. Acesso em: 14 jul. 2019.

531
Exantema Súbito

Roséola, sexta doença exantemática

Letícia Mara Conceição Aires

INTRODUÇÃO

Infecção aguda causada pelo herpes-vírus humano tipo 6 (HHV-6) e, menos comumente, pelo tipo 7 (HHV-7) – Figura 531.1.

O pico de incidência da doença é entre 6 e 24 meses de vida, e a transmissão se dá através da saliva. Período de incubação de 5 a 15 dias.

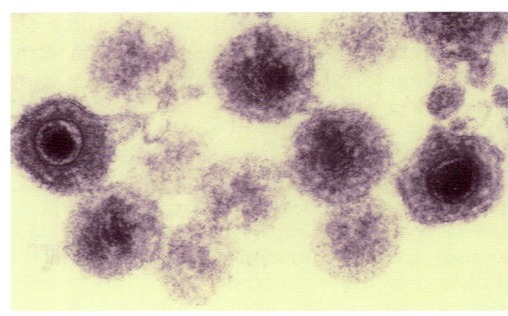

Figura 531.1 Vírus do exantema súbito. (Fonte: Mullins e Krishnamurthy, 2019.)

MANIFESTAÇÕES CLÍNICAS

- Febre alta, que pode chegar a 40°C, que inicia abruptamente, persistindo por 3 a 5 dias. Podem ocorrer crises convulsivas febris
- Sintomas respiratórios leves, conjuntivite, irritabilidade, anorexia e adenomegalias cervicais e retroauriculares
- Com a defervescência da febre, surge o exantema macular ou maculopapular não pruriginoso localizado no tronco, na face e nas extremidades, que pode durar de poucas horas a 2 dias (Figura 531.2).

DIAGNÓSTICO DIFERENCIAL

- Sarampo
- Rubéola
- Enteroviroses
- Mononucleose infecciosa
- Hipersensibilidade a medicamentos
- Dengue
- Zikavírus.

EXAMES COMPLEMENTARES

- Hemograma: leucocitose de 8.000 a 9.000 céls./mm nos primeiros dias de febre; quando surge o exantema, os leucócitos caem para 4.000 a 6.000 céls./mm com linfocitose relativa
- Testes sorológicos: detecção de IgM em torno do 5º dia de doença, persistindo por 1 a 2 meses; a imunoglobulina G (IgG) atinge seu pico em 2 a 3 semanas, permanecendo elevada por vários meses

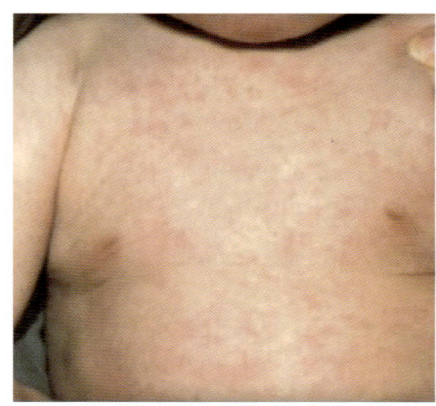

Figura 531.2 Doença exantemática febril. (Fonte: Governo do Estado de Santa Catarina, 2019.)

- Cultura: isolamento do vírus
- Reação em cadeia da polimerase (PCR): para detecção do DNA viral no soro, líquido cefalorraquidiano e plasma.

COMPROVAÇÃO DIAGNÓSTICA

Dados clínicos e epidemiológicos + testes sorológicos + detecção do DNA viral.

TRATAMENTO

- Tratamento sintomático (paracetamol 10 a 15 mg/kg ou dipirona 20 mg/kg, VO, até de 6/6 horas)
- Em pacientes transplantados, foi relatado 20 a 50% de possibilidade de reativação do HHV-6, podendo ocorrer falência de medula óssea, meningoencefalite, miocardite, pneumonite e hepatite; nesses casos, pode-se fazer uso de ganciclovir ou foscarnet.

EVOLUÇÃO E PROGNÓSTICO

- Evolução benigna, sendo a principal complicação as crises convulsivas febris, que ocorrem em 15% das crianças acometidas
- Infecção pelo HHV-6 pode se associar a miocardite, rabdomiólise, trombocitopenia, síndrome de Guillain-Barré e hepatite em pacientes imunossuprimidos.

BIBLIOGRAFIA

Azevedo MF. GPS Medicamentos. Guia prático em saúde. Rio de Janeiro: Guanabara Koogan; 2017.

Governo do Estado de Santa Catarina. Doenças exantemáticas febris, Governo do Estado de Santa Catarina. Disponível em: http://www.dive.sc.gov.br/conteudos/publicacoes/Exantemas-Miolo-Visualizacao.pdf. Acesso em: 14 jul. 2019.

Mandell GL, Dolin R, Bennett JE. Principles and practice of infectious diseases. 18. ed. Churchill Livingstone; 2015.

Mullins TB, Krishnamurthy K. Roseola infantum (Exanthema Subitum, Sixth Disease). Disponível em: https://europepmc.org/books. Acesso em: 14 jul. 2019.

532
Febre Amarela

Ledice Inácia de Araújo Pereira • Adriana Oliveira Guilarde

INTRODUÇÃO

Infecção causada por arbovírus do gênero Flavivírus.
A transmissão do vírus da febre amarela pode ser:

- **Silvestre**: o reservatório animal (primata não humano) infecta mosquitos do gênero *Haemagogus* ou *Aedes* spp. que picam o homem, quando entra em áreas de florestas
- **Intermediário**: o mosquito *Aedes* que transita nas matas e em zonas urbanas pica o homem, que se torna um hospedeiro nesse ciclo de transmissão

- **Urbana**: pela picada do mosquito *Aedes aegypti* de um ser humano para outro, sem retornar para o ambiente selvagem.

O período de transmissibilidade é de 1 a 2 dias antes do início dos sintomas e até 5 dias depois.

O mosquito torna-se infectante de 9 a 30 dias após o repasto de sangue contaminado, permanecendo infectado até o fim de sua vida.

O período de incubação é de 3 a 6 dias. Desde 2016, houve uma larga expansão da doença no território nacional, sendo confirmados casos no Distrito Federal, em Goiás, em Minas Gerais, no Espírito Santo, no Rio de Janeiro e em São Paulo.

Atenção

- Doença de notificação compulsória
- A vacinação é a mais importante medida de controle
- O Certificado Internacional de Vacinação é exigido de pessoas procedentes de países onde há ocorrência da doença.

FORMAS CLÍNICAS

Forma clínica clássica

- Febre de início abrupto, calafrios, cefaleia, mialgia, lombalgia intensa, prostração, náuseas e vômitos, com duração de 3 a 4 dias
- Cerca de 15% dos casos podem passar por um breve período assintomático (≤ 24 horas) e, então, desenvolvem formas mais graves da doença.

Forma grave

- Observam-se hemorragias de vias respiratórias superiores e orelha, hematêmese, melena, icterícia, alterações do ritmo respiratório, bradicardia, hipotensão arterial, obnubilação, torpor e coma; insuficiência hepática; insuficiência renal
- Letalidade elevada nas formas graves (30 a 50%).

DIAGNÓSTICO DIFERENCIAL

- Formas leves e moderadas: doenças febris agudas
- Formas graves: dengue grave, malária por *P. falciparum*, sepse, hepatite viral grave, leptospirose.

EXAMES COMPLEMENTARES

- Cultura de sangue ou tecido hepático para isolamento viral
- Reação em cadeia da polimerase (PCR) no sangue e nos tecidos
- Detecção de antígeno em tecidos por imunofluorescência e imunoperoxidase
- Exames sorológicos (inibição da hemaglutinação, fixação de complemento e neutralização) em amostras pareadas com intervalo de 14 a 21 dias entre as coletas, com aumento dos títulos de, no mínimo, 4 vezes (MAC ELISA – IgM – diagnóstico com uma única amostra)
- Hemograma: inicialmente discreta leucocitose, com desvio à esquerda e eosinopenia. A seguir, leucopenia, desvio à esquerda e linfocitose. As plaquetas podem estar diminuídas
- Transaminases (AST, ALT): elevadas, alcançando valores > 1.000 UI/ℓ
- Exame simples de urina ou EAS: proteinúria, hematúria e cilindrúria
- Ureia e creatinina: aumentadas nas formas graves

- Bilirrubina total e frações: aumentadas à custa da fração direta
- Amilase: pode estar aumentada nas formas graves
- Albumina: diminuída
- Alteração de fatores de coagulação.

COMPROVAÇÃO DIAGNÓSTICA

- Dados clínicos e epidemiológicos + PCR ou isolamento do vírus, ou detecção de antígenos em tecidos, ou testes sorológicos.

COMPLICAÇÕES

- Infecções bacterianas (pneumonia, sepse)
- Insuficiência hepática
- Insuficiência renal
- Hemorragias
- Choque
- Coma.

TRATAMENTO

- Não existe tratamento antiviral específico
- Tratamento sintomático: hidratação, antitérmicos, antieméticos, bloqueadores H2, transfusões de sangue, diálise peritoneal e hemodiálise
- Não usar sedativos
- Heparina não tem efeito comprovado
- Plasma fresco e vitamina K para reposição dos fatores de coagulação.

Prevenção da febre amarela

- Vacina de vírus atenuado, indicada em dose única segundo a Organização Mundial da Saúde
- Documentos do Ministério da Saúde do Brasil de 2018 respaldam a realização de uma segunda dose da vacina. Um estudo brasileiro (Campi-Azevedo et al., 2019) mostra benefício de uma dose *booster* da vacina, a fim de garantir melhor resposta imunológica sustentada, considerando a gravidade potencial da doença e a ausência de terapia antiviral específica
- Indicada a partir de 9 meses de idade nas áreas endêmicas e para pessoas que se deslocam para essas regiões. Reações graves são raras. Contraindicada em imunodeprimidos. Em pacientes vivendo com HIV/AIDS, é indicada nas situações descritas, quando CD4 ≥ 200 células ou > 15% de linfócitos para crianças < 13 anos
- Saneamento ambiental
- Educação sanitária
- Destruição de criadouros de *Aedes aegypti* para reduzir risco de reurbanização da doença.

EVOLUÇÃO E PROGNÓSTICO

- Formas leves e moderadas têm evolução favorável com recuperação total do paciente
- Taxa de letalidade de 50% nas formas graves
- Fatores prognósticos de gravidade: elevação de ASL > 1.000; viremia alta e neutrófilos < 4.000.

BIBLIOGRAFIA

Brasil. Ministério da Saúde. Boletim Epidemiológico Febre Amarela. Disponível em: http://www.saude.gov.br/component/tags/tag/boletim-epidemiologico. Acesso em: 21 ago. 2019.

Brasil. Ministério da Saúde. Febre amarela: guia para profissionais de saúde. Secretaria de Atenção à Saúde. Brasília: Ministério da Saúde; 2018.

Campi-Azevedo AC, Peruhype-Magalhães V, Coelho-dos-Reis JG, Antonelli LR, Costa-Pereira C, Speziali E et al. 17DD yellow fever revaccination and heightened long-term immunity in populations of disease-endemic areas, Brazil. Emerging Infectious Diseases. 2019;25(8):1511-21.

Kallas EG, Zanella LGD, Moreira CHV, Buccheri R, Diniz GBF, Castiñeiras ACP et al. Predictors of mortality in patients with yellow fever: an observational cohort study. Lancet Infect Dis. 2019;19:750-8.

WHO. World Health Organization. A global strategy to Eliminate Yellow fever Epidemics 2017–2026. Geneva: World Health Organization; 2018.

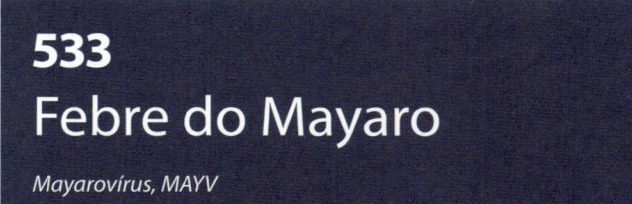

533
Febre do Mayaro

Mayarovírus, MAYV

Marco Tulio Antonio Garcia-Zapata

INTRODUÇÃO

A febre do Mayaro é uma arbovirose causada pelo vírus Mayaro (MAYV) do gênero *Alphavirus*, da família *Togaviridae*, de forma semelhante ao agente causal do chikungunya (CHIKV), com o qual é relacionado genética e antigeneticamente (Figura 533.1).

O MAYV foi isolado pela primeira vez em Trinidad, em 1954, e o primeiro surto no Brasil foi descrito em 1955, às margens do rio Guamá, próximo de Belém, no Pará. Desde então, têm ocorrido casos esporádicos e surtos localizados nas Américas (Peru e Venezuela), incluindo a região amazônica do Brasil, principalmente nas regiões Norte e Centro-Oeste. Contudo, vem se tornando uma preocupação de saúde pública, pelas mutações que permitem adaptação a vetores antropofílicos se disseminando principalmente em países de clima tropical, em ambientes próximos às regiões de florestas.

O ciclo epidemiológico do MAYV é semelhante ao da febre amarela silvestre e se dá com a participação de mosquitos silvestres, principalmente do gênero *Haemagogus* sp. com hábitos estritamente diurnos e que vivem nas copas das árvores, o que favorece o contato com os hospedeiros animais (primatas).

O homem é considerado um hospedeiro acidental. Possivelmente, outros gêneros de mosquitos participam do ciclo de manutenção do vírus na natureza (*Culex*, *Sabethes*, *Psorophora*, *Coquillettidia* e *Aedes*), além de outros hospedeiros vertebrados (pássaros, marsupiais, preguiças, tamanduás e tatus, e roedores).

Dada a comprovação em laboratório da possibilidade de infecção do *Aedes aegypti* e do *A. albopictus* pelo MAYV (Figura 533.2), assim como de achados de infecção natural, considera-se haver risco potencial de transmissão urbana (em

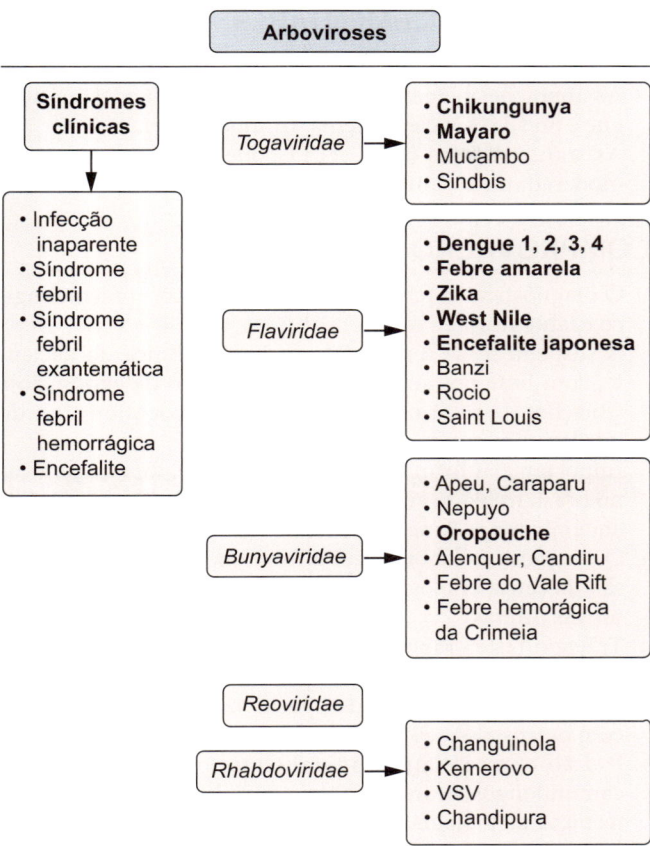

Figura 533.1 Amplo espectro das síndromes clínicas ocasionadas pelas diversas famílias dos arbovírus que infectam seres humanos, sem incluir os arbovírus artritogênicos. (Fonte: Centro de Controle de Zoonoses e Doenças de transmissão Vertical/IEC, Niterói-RJ, 2016.)

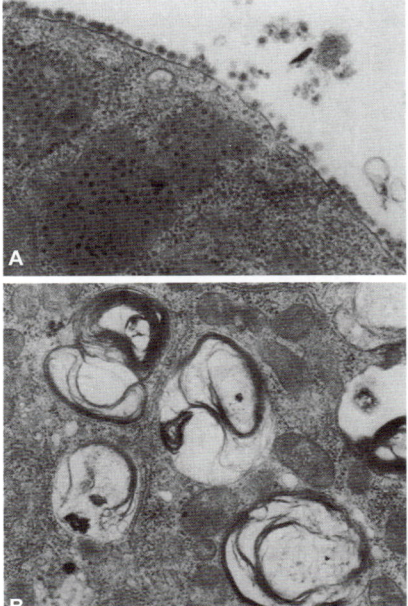

Figura 533.2 Células de *A. albopictus* (72 horas após infecção com o vírus Mayaro). **A.** Célula fortemente infectada, contendo um grande número de corpos citoplasmáticos de inclusão e partículas virais maduras ligadas à superfície da célula (× 45.000). **B.** Célula infectada mostrando todas as inclusões com aspecto lamelar (× 24.900). (Fonte: Mezencio et al., 1989.)

um ciclo homem-mosquito-homem). E, inclusive, o potencial surgimento de infecção simultânea com outras arboviroses endêmicas nessas regiões.

- A febre do Mayaro compõe a lista nacional de doenças de notificação compulsória imediata
- A MAYV não é uma doença contagiosa, portanto **não** é transmitida pessoa a pessoa, ou de animais a pessoas. Ela é exclusivamente uma **arbovirose**, ou seja, transmitida por um artrópode, mosquitos infectados pelo vírus Mayaro
- O sangue dos doentes é infectante para os mosquitos durante o período de viremia, que dura em média 5 dias
- A transmissão ocorre a partir da picada de mosquitos fêmeas que se infectam ao se alimentar do sangue de primatas (macacos) ou humanos infectados com o MAYV
- Depois de infectados, e após um período de incubação extrínseca, que é relativamente curto (1 a 12 dias), os mosquitos podem transmitir o vírus por toda a vida.

MANIFESTAÇÕES CLÍNICAS

- Doença febril aguda, cujo quadro clínico geralmente é de curso benigno. Tem certa semelhança com CHIKV e outras arboviroses, sendo comumente diagnosticada de forma errada, pela tríade de sintomas: febre, exantemas e artrites
- As manifestações clínicas dos MAYV e CHIKV são muito semelhantes, embora no último sejam bem mais intensas
- O quadro clínico inicia-se com síndrome febril, associada a cefaleia, mialgia e *rush*. A artralgia (> 50% dos casos) pode ser acompanhada de edema articular, constituindo o principal sintoma das formas graves; ocasionalmente, pode ser incapacitante ou limitante. Persiste por meses.

DIAGNÓSTICO DIFERENCIAL

- Em geral, as arboviroses, na interação espécie-específica (artrópode-vírus), ocasionam no homem um amplo espectro clínico, promovendo uma variedade de síndromes, que podem partir desde uma infecção inaparente até quadros graves que podem levar ao óbito, além de confundir com outras doenças fora dessa categoria, incluindo febre hemorrágica (dengue, febre amarela, malária grave, hantavirose, leptospirose, meningococemia, septicemia), encefalite (vírus do leste do Rio Nilo, encefalite de Saint Louis, MAYRO), febre e mialgias (dengue, oropuche, Zikavírus (ZIKV, CHIKV, MAYV etc.), exantema (ZKV, dengue, CHIKV, MAYV, sarampo, rubéola, escarlatina, exantema súbito, eritema infeccioso) e artralgias e/ou artrite (CHIKV e MAYV e dengue) (ver Figura 533.1)
- Quadros clínicos prolongados, associados a lombalgia e epigastralgia, podem ser vistos no MAYV. Há casos de CHIKV que apresentam hepatomegalia. Independentemente disso, sempre deve ser considerado um diagnóstico diferencial diante de dengue e ZIKV
- Geralmente, a intensidade da febre, a linfadenopatia e a dor retrorbital são mais evidentes na dengue, enquanto exantema maculopapular e hiperemia conjuntival (sem secreção) acontecem no ZIKV
- Além das arboviroses artritogênicas referidas, existem outras doenças infecciosas cosmopolitas que causam manifestações

osteomioarticulares, como adenovírus, influenza, parain-fluenza, Covid-19, hepatites A, B e C, parvovírus B19, ci-tomegalovírus, herpes simples, varicela-zóster, rubéola, parotidite, HIV, HTLV1, enterovírus, febre reumática e doença de Kawasaki.

Atenção

- Os alphavírus tropicais têm especial tropismo pelo tecido osteoarticular. Os pacientes desenvolvem quadros crônicos reumatológicos semelhantes aos da artrite reumatoide e da espondilite anquilosante
- Os protótipos são o CHIKV e o MAYV, embora existam outros vírus poucos conhecidos em diversas regiões do mundo. Há suspeitas que existam no Brasil (Sindbis, Ross River, O'nyong nyong, Barmah Forest)
- Esses vírus têm um potencial de disseminar-se por vetores e causar quadros reumatológicos crônicos
- A migração populacional nacional e internacional (portadores dessas doenças) tem aumentado o número de casos dessas viroses para áreas não endêmicas
- As mudanças climático-ambientais vêm favorecendo também a expansão dos vetores competentes dessas arboviroses em diversos continentes, fazendo realidade o temor da transmissão local em regiões onde não existia
- Pelo fato de poderem deixar sequelas e comprometer a qualidade de vida, é importante diagnosticá-los precocemente.

Vetores, reservatórios e distribuição geográfica de vírus artritogênicos

Agente etiológico	Vetor/reservatório silvestre	Distribuição geográfica
Vírus Barmah Forest (BFV)	*Aedes, Culex/* raposas	Austrália e Nova Zelândia
Vírus Chikungunya (CHIKV)	*Aedes/*macacos	África Oriental, Central (Gabão, Camarões, Angola) e do Sul, Europa do Sul, Ásia Centro-Meridional, Sudeste Asiático, América Central
Vírus Mayaro (MAYV)	*Haemagogus/* macacos	América do Sul
Vírus O'nyong nyong (ONNV)	*Anopheles?*	África Oriental
Vírus Ross River (RRV)	*Aedes, Culex/* marsupiais	Oceania
Vírus Semliki Forest (SFV)	*Culex/*múltiplos animais	África Central, Sul, Leste
Vírus Sindbis (SINV)	*Culex, Culiseta/*aves	África Oriental, África do Sul, Europa, Austrália

Para saber mais

- Assim como a dengue, a febre amarela, a Zika e a chikungunya, a doença pelo MAYV é considerada uma antropozoonose (re)emergente, e, portanto, de impossível eliminação
- Como todas elas têm sinais clínicos muito semelhantes, no momento está sendo construída uma ferramenta com abordagem sindrômica febril e exantemática visando uma eficiente triagem clínica-epidemiológica e laboratorial desses pacientes para um manejo terapêutico precoce.

EXAMES COMPLEMENTARES

- No geral, são bastante inespecíficos
- As alterações hematológicas são mais frequentes na dengue e no CHIKV (leucopenia, trombocitopenia)
- As transaminases (AST, ALT) podem estar discretas ou moderadamente alteradas no CHIKV.

COMPROVAÇÃO DIAGNÓSTICA

- O diagnóstico da febre do Mayaro é clínico, epidemiológico e laboratorial
- A suspeita se dá a partir da avaliação clínica do paciente, com base nos sintomas, e do histórico de exposição a situações de risco nos 15 dias que antecedem o início do quadro clínico
- Importante informar sobre viagens a regiões endêmicas no Brasil (região amazônica, Norte, Centro-Oeste) e países endêmicos nas Américas (Trinidad, Peru, Venezuela)
- O diagnóstico laboratorial é fundamental para a conclusão da causa etiológica, podendo ser realizado a partir de provas diretas
- Triagem/testes rápidos, a partir do 6º dia do início dos sintomas: sorologias (MAC-ELISA, PRNT), com captura de IgM podem revelar falso-positivos, por reação cruzada com outros alphavírus, como CHIKV
- Padrão-ouro: isolamento viral (entre o 1º e o 5º dia) em camundongos neonatos e detecção do genoma viral por técnicas de biologia molecular (reação em cadeia da polimerase em tempo real [RT-PCR]).

EVOLUÇÃO E PROGNÓSTICO

- O curso da doença é autolimitado, com duração de 3 a 5 dias, ficando como sequela as artralgias, que podem permanecer por semanas ou meses
- Normalmente, após 1 ou 2 semanas o paciente se recupera completamente
- Raros são os casos de complicações.

COMPLICAÇÕES

- Artralgia intensa, acompanhada ou não de edema nas articulações. A lesão pode ser limitante ou incapacitante e durar por meses, quando a recuperação é mais prolongada
- Encefalopatia, em casos graves, que podem evoluir ao óbito
- Trombocitopenia e hemorragias
- Icterícia.

TRATAMENTO

- Os pacientes devem permanecer em repouso
- Não existe terapia específica ou vacina
- Utilizar antitérmicos, dipirona ou paracetamol (evitar ácido acetilsalicílico), se necessário
- Tratamento sintomático, com analgésicos ou medicamentos anti-inflamatórios não esteroides (AINEs), se houver artralgia intensa
- Bloqueadores H2 ou inibidor de bomba, se houver história de epigastralgia ou gastrite (ver Capítulo 262, *Úlcera Péptica*).

PREVENÇÃO

- Considerando que atualmente não existe uma vacina disponível e que não é possível eliminar o ciclo silvestre de transmissão do vírus, as medidas de prevenção, por intermédio de campanhas de educação sanitária, consistem:
  - Evitar o contato (homem-vetor silvestre) em áreas de ocorrência e/ou minimizar a exposição à picada do vetor (entre 9 e 16 horas). Trata-se da única medida de prevenção
  - Evitar áreas de mata, em regiões endêmicas, principalmente aquelas nas quais habitam macacos
  - Uso de recursos de proteção individual (repelentes, roupas compridas) ou coletiva (uso de cortinas e mosquiteiros, principalmente em áreas rurais e silvestres).

EVOLUÇÃO E PROGNÓSTICO

- Normalmente, após 1 ou 2 semanas o paciente se recupera completamente
- Raros são os casos de complicações.

Sites de interesse

Febre do Mayaro: causas, sintomas, diagnóstico, tratamento e prevenção	https://saude.gov.br/saude-de-a-z/febre-do-mayaro
Semelhanças e diferenças entre os vírus transmitidos por mosquitos	https://www.far.fiocruz.br/2019/06/mayaro-dengue-zika-e-chikungunya-veja-semelhancas-e-diferencas-entreos-virus-transmitidos-por-mosquitos/
Enfoque sindrômico das novas arboviroses – Telessaúde Goiás	https://www.youtube.com/watch?v=Yt96TDhw3NY
Arbo App- Dengue, Zika, febre amarela, CHIKv, MAYV (aplicativo gratuito celular)	https://play.google.com/store/apps/details?id=br.arboapp&hl=pt_BR

BIBLIOGRAFIA

Arredondo-Garcia JL, Méndez-Herrera A, Medina-Cortina H. Arbovirus em Latinoamérica. Acta Pediátrica Mexicana. 2016;37(2):11-132.

Mejia CR, Lopez-Velez R. Alfavirus tropicales artritogénicos. Reumatologia Clínica. 2018;14(2):97-105.

Mezencio JMS, de Souza W, Fonseca MEF, Rebello MA. Replication of Mayaro virus in Aedes albopictus cells: an electron microscopic study. Archives of Virology. 1989;104:299-308.

Ministério de Saúde – Guia de Vigilância em Saúde. Vol. Único. 3. ed. Brasília: Ministério de Saúde; 2019.

Mourão, MPG, Bastos MS, Figueiredo RP, Gimaque JBL, Galusso ES, Kramer VM et al. Mayaro Fever in the City of Manaus, Brazil, 2007-2008. Vector-Borne and Zoonotic Diseases. 2021;12(1):42-6.

Silveira-Lacerda EP, Herlinger AL, Tanuri A, Rezza G, Anunciação CE, Silva HD, Garcia-Zapata MTA, Nascimento NS et al. Molecular epidemiological investigation of Mayaro virus in febrile patients from Goiania City, 2017-2018. Infect Genet Evolution. 2021;95:104981.

Strickland GT. Hunter's tropical medicine. Mayaro fever. 7. ed. Philadelphia: Saunders; 1991. p. 212-13.

Zuchi N, Silva H, dos Santos MAM, Pereira FC, Slhessarenko RD. Molecular detection of Mayaro Virus during a a dengue outbreaks in the State of Mato Grosso, Central-Wets Brazil. Mem Inst Oswaldo Cruz. 2014;109(6):820-3.

534
Gripe

Influenza, influenza A, B, C e D, parainfluenza

Lísia Gomes Martins de Moura Tomich ◆ Andréa Inês Spadeto Aires

INTRODUÇÃO

Gripe, ou influenza, é uma infecção respiratória viral aguda, altamente contagiosa, transmitida por via respiratória, contato direto entre indivíduos ou material recentemente contaminado por secreções buconasofaríngeas.

Foram identificados quatro tipos de vírus influenza (A, B, C e D). Vírus influenza C (isolado em suínos e humanos) e D são os menos comuns, estando o vírus influenza C associado a doenças menos graves. Por sua vez, o vírus influenza A (infecta aves e mamíferos, incluindo os seres humanos) e o B (infecta quase exclusivamente humanos e focas) são responsáveis pela carga anual de influenza no mundo.

A gripe ocorre o ano todo, mas tem picos sazonais, que geralmente duram do meio ao fim do outono até o final do inverno, principalmente no Sul e no Sudeste do Brasil.

Durante uma epidemia sazonal de influenza, cerca de 5 a 15% da população é infectada, resultando em aproximadamente 3 a 5 milhões de casos graves por ano e de 250 a 500 mil mortes no mundo, principalmente entre idosos e pacientes com doenças crônicas.

Influenza pandêmica pode ocorrer quando uma nova cepa do vírus se torna a causa da infecção, como ocorreu com influenza 2009A/H1N1.

Variações antigênicas

A persistência dos vírus influenza A e B tem sido atribuída à capacidade de evolução rápida, além de variações antigênicas, que fazem parte do chamado *drift* antigênico (mudanças de aminoácidos que permitem que o vírus escape dos anticorpos neutralizantes).

Esses vírus mutantes frequentemente tendem a apresentar uma alta afinidade com as células do hospedeiro, quando comparados com vírus selvagem, em indivíduos vacinados, já expostos ou que nunca tiveram infecção por influenza. Além disso, representam um forte impacto na eficácia das vacinas que consideram cepas circulantes.

Os *shifts* antigênicos permitem que o vírus escape de uma imunidade preexistente. Esse mecanismo depende da capacidade dos oito fragmentos genômicos dos vírus da gripe de se reagruparem com genomas de outros subtipos virais de influenza. Ocorre quando dois ou mais desses vírus distintos infectam um hospedeiro comum, resultando em novos subtipos ou cepas virais. Assim, *shifts* e *drifts* antigênicos contribuem para a recorrência de casos de gripe durante o ano inteiro.

Os vírus da gripe destroem o epitélio ciliado e as glândulas da mucosa, interferindo também na atividade dos linfócitos T e dos macrófagos, causando a diminuição da resistência a infecções bacterianas secundárias, principalmente por *Staphylococcus aureus*, *Streptococcus pneumoniae* e *Haemophilus influenzae*.

FATORES DE RISCO

- Ver Quadro 534.1
- Os adultos internados em unidade de terapia intensiva (UTI) com diagnóstico de infecção por influenza A(H1N1)-pdm09 são, principalmente, não idosos, obesos e que apresentam alto risco de morte, ventilação mecânica invasiva, síndrome de angústia respiratória do adulto (SARA), choque séptico e pneumonia multilobar, quando comparados com pacientes com influenza sazonal
- Em crianças, os fatores de risco independentes para mortalidade relacionada com a infecção por influenza A(H1N1)-pdm09 incluem doenças neurológicas crônicas ou imunodepressão, miocardite aguda ou encefalite e suspeição precoce de coinfecção pulmonar por *S. aureus* meticilina-resistente (MRSA)
- O sexo feminino também foi identificado como fator de risco, apesar de não haver diferença de gênero na mortalidade geral
- Coinfecção com bactérias foi identificada em aproximadamente um terço dos casos fatais de influenza A(H1N1)-pdm09 na maior série de casos com necrópsias. Essas coinfecções também são comuns nos casos de influenza grave no período interpandêmico
- Tabagismo atual ou prévio é fator de risco para admissão em UTI
- A mortalidade é mais alta em pacientes imunodeprimidos que nos indivíduos imunocompetentes
- A gravidade de uma estação de gripe varia conforme os anos, com base no vírus predominante e entre as estações de pandemia. Um estudo reportou que pacientes com influenza A(H1N1)pdm09 apresentam maior risco de doença grave em comparação àqueles com infecção por influenza A(H3N2) ou influenza B. Entretanto, infecções por influenza B têm tido maior risco de mortalidade intra-hospitalar em crianças, quando comparadas com a infecção por influenza A.

MANIFESTAÇÕES CLÍNICAS

- A maioria das pessoas com influenza tem manifestações autolimitadas do trato respiratório superior, que incluem

Quadro 534.1 Grupos de risco para complicações da influenza.

- Idade < 5 anos (principalmente < 2 anos)
- Idade ≥ 65 anos
- Gestantes
- Obesidade mórbida (índice de massa corporal ≥ 40 kg/m²)
- Indígenas
- Tabagista atual ou prévio
- Crianças e adolescentes recebendo ácido acetilsalicílico (AAS) ou medicações contendo salicitato que podem ter risco de síndrome de Reye
- Comorbidades:
  - Pneumopatia
  - Doença cardiovascular
  - Doença renal
  - Doença hepática
  - Doença neurológica
  - Doença metabólica
  - Imunodepressão

Fonte: U.S Centers for Disease Control and Prevention Advisory Committee on Immunization Practices (CDC).

tosse, rinorreia, congestão nasal, além de mialgia e cefaleia com ou sem febre. Durante uma estação de influenza, deve-se considerar influenza quando somente a febre está presente ou em paciente afebril com sintomas respiratórios
- Sinais e sintomas mais frequentes:
  - Início súbito com febre, cefaleia, mialgia, mal-estar
  - Tosse seca
  - Evolução em 2 a 5 dias, podendo persistir por 1 semana ou mais
  - Hiperemia da orofaringe e conjuntivas
  - Ausculta pulmonar normal
  - Alguns pacientes referem fadiga por algumas semanas (síndrome pós infecciosa).

Quadro gripal e síndrome gripal

- Inúmeras doenças infecciosas se iniciam com quadro clínico semelhante ao da influenza, o que se denomina "quadro gripal" ou síndrome gripal.

Parainfluenza

- É a infecção pelos respirovírus ou vírus parainfluenza (1, 2, 3 e 4). As manifestações clínicas são praticamente iguais às da influenza. As crianças são mais suscetíveis. Otite média aguda é frequente (ver Capítulos 541, *Infecção por Vírus Sincicial Respiratório*, e 547, *Resfriado Comum*).

DIAGNÓSTICO DIFERENCIAL

- Infecção por vírus sincicial respiratório
- Resfriado comum
- Tonsilite bacteriana
- Faringite, sinusite e bronquite bacteriana
- Mononucleose infecciosa
- Infecção pelo vírus Coxsackie humano.

COMPROVAÇÃO DIAGNÓSTICA

- O teste para influenza é recomendado para todos os pacientes que requerem hospitalização por quadro suspeito de influenza, incluindo aqueles admitidos em UTI durante estação de influenza com insuficiência respiratória aguda e pneumonia comunitária, exceto quando houver outro diagnóstico alternativo bastante evidente
- Além disso, todos os indivíduos que requerem tratamento em UTI fora da estação de influenza devem ser testados se houver possibilidade de vínculo epidemiológico com indivíduo recentemente diagnosticado com influenza, como viajantes a países com atividade de influenza ou exposição institucional a surto de influenza
- Especial consideração deve ser dada a idosos e indivíduos imunodeprimidos, tendo em vista a infecção por influenza por não se apresentar com sintomas típicos
- O diagnóstico de gripe deve ser realizado o mais rápido possível em pacientes graves, e o início do antiviral não deve ser retardado enquanto se aguardam os resultados, sob risco de aumentar a mortalidade e o tempo de permanência hospitalar
- O Quadro 534.2 resume os testes diagnósticos de influenza que utilizam amostra respiratória

Quadro 534.2 Testes diagnósticos para influenza.

Modalidade de teste	Método	Tempo para o resultado	Sensibilidade	Especificidade	Amostra respiratória		
					Swab	Lavado/fluido	Aspirado
Teste rápido molecular*#	Amplificação de ácido nucleico	10 a 15 min	Moderada a alta	Alta	Nasofaringe ou nasal	Não se aplica	Não se aplica
Teste molecular*#	Amplificação de ácido nucleico	15 a 30 min	Alta	Alta	Nasofaringe ou orofaringe	Nasofaringe ou LBA/mini-LBA	Nasal ou endotraqueal
Teste rápido para diagnóstico de influenza	Detecção de antígeno	10 a 15 min	Baixa a moderada	Alta	Nasofaringe, nasal, orofaringe	Nasofaringe ou nasal	Nasofaringe ou nasal
Imunofluorescência (direta e indireta)	Detecção de antígeno	1 a 4 h	Moderada	Alta	Nasofaringe ou orofaringe	Nasofaringe	Nasal
Cultura de células rápida	Isolamento viral	1 a 3 dias	Alta	Alta	Nasofaringe ou orofaringe	Nasofaringe ou LBA/mini-LBA	Nasal ou endotraqueal
Cultura de células em tecido (convencional)	Isolamento viral	3 a 10 dias	Alta	Alta	Nasofaringe ou orofaringe	Nasofaringe ou LBA/mini-LBA	Nasal ou endotraqueal

*Testes recomendados para pacientes hospitalizados com suspeita de influenza. Alguns testes moleculares detectam outras espécies de vírus. #Pacientes em insuficiência respiratória aguda e suspeita de influenza devem ser submetidos a coleta de amostra respiratória de via aérea inferior para serem testados mesmo que a amostra da via aérea superior tenha sido negativa, pois o paciente pode apresentar *clearance* de influenza vírus do trato respiratório superior e manter replicação prolongada no trato respiratório inferior. Em pacientes que já estiverem em ventilação mecânica com suspeita não confirmada de influenza, devem ser, preferencialmente, submetidos a coleta de amostra endotraqueal. Os testes sorológicos não são recomendados para diagnóstico e manejo de casos suspeitos de gripe. (Adaptado de Chow et al., 2019.)

- A diretriz da Infectious Diseases Society of America (IDSA) recomenda o uso de teste molecular de amostras respiratórias para todos os pacientes hospitalizados com suspeita de influenza, pois apresentam altas sensibilidade e especificidade, bem como possibilidade de agilidade no resultado (15 minutos a algumas horas), resultando em melhores desfechos para os pacientes e na redução de recursos dispendidos com pacientes em salas de emergência. Sorologia e cultura viral não são recomendadas para orientar a decisão clínica, tendo em vista que o tempo de resultado não auxilia o manejo do paciente. A sorologia requer coleta pareada de sangue na fase aguda e na convalescência, e apenas uma amostra não é passível de interpretação. Testes diagnósticos de espécimes coletados de amostras não respiratórias não devem ser usados para nortear a decisão clínica, mesmo em pacientes com complicações extrapulmonares.

COMPLICAÇÕES

- As complicações de influenza variam conforme a idade, as comorbidades preexistentes e as condições de alto risco, como gestação e imunodepressão. Pacientes criticamente enfermos podem ser admitidos com insuficiência respiratória aguda ou falência múltipla de órgãos, exacerbação de comorbidades como doença pulmonar obstrutiva crônica (DPOC), insuficiência cardíaca ou outras complicações extrapulmonares, como acidente vascular cerebral, encefalopatia ou encefalite
- Faringites e sinusites: complicação frequente que se manifesta pela mudança das características das secreções nasofaríngeas, que passam de mucosas para purulentas
- Pneumonia: complicação mais comum, principalmente em pessoas acima de 60 anos e em pacientes com doença cardiovascular, pulmonar ou renal, diabetes, hemoglobinopatia e imunossupressão. Pode ser primária, secundária ou mista (ver *Pneumonia bacteriana*, no Capítulo 155, *Pneumonias, Pneumonites e Broncopneumonias*)
- Bronquites e broncopneumonias: mais frequentes em crianças

- Miosite (rara), rabdomiólise: principalmente em crianças (aumento de creatinofosfoquinase e mioglobinúria)
- Síndrome de Reye: associada ao uso de ácido acetilsalicílico, principalmente em crianças de 2 a 16 anos. Náuseas e vômitos por 1 a 2 dias, seguidos de letargia, coma, delírios e convulsões. Hepatomegalia (ver Capítulo 517, *Síndrome de Reye*)
- Encefalite, mielite transversa, síndrome de Guillain-Barré.

TRATAMENTO MEDICAMENTOSO

- Ver Quadros 534.3 e 534.4
- Duas classes de antivirais que incluem adamantanos (amantadina e rimantadina) e inibidores de neuraminidases (oseltamivir, zanamivir, laninamivir e peramivir)
- Os adamantanos atuam no local de liberação de complexos de ribonucleoproteína viral na célula hospedeira, enquanto os inibidores de neuraminidase agem competitivamente com a neuraminidase viral, responsável pela geração de novos vírus. Entretanto, vírus com resistência a adamantanos e inibidores de neuraminidase têm surgido rapidamente, demonstrando a necessidade de desenvolvimento de novos medicamentos. Inibidores de neuraminidase têm atividade contra influenza A e B, enquanto adamantanos apresentam ação somente contra influenza A, mas seu uso não tem sido recomendado para tratamento de influenza pela resistência atual de cepas circulantes de influenza A sazonal
- Destaca-se, ainda, a ausência de dados de eficácia dos antivirais contra vírus altamente patogênicos de influenza aviária, como o vírus influenza A/H5N1. Entretanto, é importante ressaltar que a prevalência de vírus circulantes de influenza A sensíveis a inibidores de neuraminidase é mais frequente, fazendo com que esses medicamentos permaneçam importantes no manejo da gripe
- Até o momento, não há ensaio randomizado placebo-controlado conduzido com pacientes hospitalizados para estabelecer a eficácia de oseltamivir ou de outros inibidores de neuraminidase. Estudos observacionais têm relatado

benefício clínico do uso de inibidores de neuraminidase com redução do risco de morte, incluindo pacientes em ambiente de UTI

• Há metanálise com achados discordantes em relação ao benefício, mas uma metanálise de estudos observacionais de 38 países com grande número de pacientes incluídos identificou redução de 38% na redução da mortalidade em pacientes com doença grave e com idade ≥ 16 anos quando comparado ao uso precoce de inibidor de neuraminidase

Quadro 534.3 Agentes antivirais disponíveis para tratamento de influenza.

Agentes antivirais e faixa etária	Dose de tratamento
Oseltamivir*	
Adultos (incluindo gestantes)	75 mg de 12/12 horas
Crianças (≥ 1 ano) ≤ 15 kg	30 mg de 12/12 horas
Crianças > 15 a 23 kg	45 mg de 12/12 horas
Crianças > 23 a 40 kg	60 mg de 12/12 horas
Crianças < 40 kg	75 mg de 12/12 horas
Zanamivir	
Adultos	10 mg (2 inalações de 5 mg) de 12/12 horas
Crianças (≥ 7 anos)	10 mg (2 inalações de 5 mg) de 12/12 horas
Peramivir**	
Adultos	600 mg IV, 1 vez
Crianças (2 a 12 anos)	12 mg/kg/dose IV (máximo de 600 mg), 1 vez
Crianças (13 a 17 anos)	600 mg IV, 1 vez
Baloxavir marboxil***	
Adultos e crianças (> 12 anos) ≥ 40 a 80 kg	Dose única de 40 mg
Adultos e crianças (> 12 anos) ≥ 80 kg	Dose única de 80 mg

*Aprovado pela Food and Drug Administration (FDA) para tratamento de crianças de 14 dias ou mais e < 1 ano com 3 mg/kg/dose de 12/12 horas. A American Academy of Pediatrics tem recomendado dose de 3,5 mg/kg de 12/12 horas para crianças de 9 a 11 meses. **Ainda não aprovado pela Agência Nacional de Vigilância Sanitária (Anvisa). ***Segurança e eficácia de baloxavir marboxil em pacientes < 12 anos ou < 40 kg não foram estabelecidas. Não há dados de tratamento de pacientes hospitalizados com influenza, e a frequência apropriada da medicação ainda é desconhecida. Há estudo clínico fase III em andamento. Ainda não aprovado pela Anvisa.

(< 48 horas) com o tratamento tardio (> 48 horas), além de redução do risco de morte em 69% entre pacientes que receberam os inibidores de neuraminidase e aqueles que não os receberam

• Apesar de estudos terem demonstrado melhor benefício clínico quando os antivirais são iniciados dentro de 2 dias do início dos sintomas, alguns estudos observacionais têm evidenciado benefício clínico dos inibidores de neuraminidase mesmo quanto iniciados após 5 dias do início dos sintomas. A grande metanálise supracitada identificou redução do risco de mortalidade em 35% em pessoas com idade ≥ 16 anos que receberam tardiamente (> 48 horas) tratamento com inibidores de neuraminidase em relação aos que não os receberam

• Dados sobre a melhor dose e a duração da terapia também são limitados em pacientes criticamente doentes. A administração por via oral de oseltamivir é a preferida para a maioria dos pacientes hospitalizados, sendo bem absorvido e atingindo altas concentrações plasmáticas, mesmo em pacientes em hemodiálise e em recebendo oxigenação por membrana extracorpórea – ECMO, já que há dados escassos com o uso de peramivir intravenoso nessa população

• O uso inalatório de zanamivir não é recomendado para pacientes criticamente graves também pela escassez de dados e pelo risco de broncospasmo em pacientes com doença pulmonar preexistente. Para pacientes que podem não tolerar ou absorver o oseltamivir via entérica por estase gástrica, má absorção ou outro processo gastrintestinal, peramivir intravenoso pode se tornar uma alternativa, já que há ensaios randomizados conduzidos em estações de influenza que mostraram desfechos clínicos similares entre peramivir intravenoso e oseltamivir entérico em pacientes hospitalizados com influenza

• Há dados bastante escassos sobre o aumento de dose em pacientes criticamente graves, com estudos também mostrando que aumentar a dose em pacientes com índice de massa corporal (IMC) acima de 40 m/kg^2 não tem benefício

• Em relação à duração da terapia, pode-se considerar o uso para além de 5 dias nos casos graves, repetindo os testes moleculares para definir o fim do tratamento, pois pode reduzir o estado pró-inflamatório da infecção por influenza, que desregula a expressão de citocinas, também reduzindo a transmissão intra-hospitalar do vírus

Quadro 534.4 Novos medicamentos antivirais.

Antivirais	Mecanismos de ação	Fase clínica e *status*	País de desenvolvimento
Das181 (fludase)	Remoção de ácido siálico das vias respiratórias	II e III (ainda não recrutou pacientes)	EUA
Nitazoxanida	Inibição da maturação de HA	III (finalizado)	EUA
JNJ-63623872 (pimodivir)	Molécula pequena de inibição da proteína PB2 de influenza A	III (em recrutamento)	Bélgica
T705 (favipiravir)	Inibidor de RNA polimerase	IV	Japão
Baloxavir marboxil	Pequena molécula inibidora de endonuclease	III (recrutando crianças < 1 ano, já aprovado para influenza aguda não complicada em ≥ 12 anos)	Japão
Arbidol (umifenovir)	Resistência a mudanças conformacionais de HA pelo pH	III (recrutando na China/*status* desconhecida na Rússia)	China, Rússia
Ingavirin	Interação com nucleoproteína e inibição da liberação do genoma viral	IV (finalizado)	Rússia

HA: hemaglutinina. (Adaptado de Kotey et al., 2019.)

- O uso de corticoide no tratamento de pacientes internados não resulta em melhores desfechos e pode estar associado a eventos adversos, incluindo aumento de mortalidade. Aumenta o risco de infecções bacterianas secundárias e coinfecção com fungos
- Antitérmicos e analgésicos: contraindicado o uso de ácido acetilsalicílico e derivados
- Antibióticos: nas complicações bacterianas (ver Capítulos 155, *Pneumonias, Pneumonites e Broncopneumonias*, 111, *Otite Média Aguda* e 127, *Rinossinusite Aguda*).

PREVENÇÃO

- A vacinação é efetiva no controle da transmissão de influenza. Contudo, apesar dos seus benefícios, a cobertura vacinal entre adultos e crianças admitidos na UTI, em que frequentemente há elevada prevalência de comorbidades de alto risco, permanece baixa. Em crianças, a vacinação completa contra influenza resulta na redução de 74% na admissão de crianças em UTIs pediátricas, quando comparada a crianças não vacinadas ou parcialmente vacinadas
- Entretanto, há vários fatores que influenciam a efetividade da vacinação, incluindo infecção por cepas diferentes das contidas na vacina, *drifts* antigênicos e cobertura inadequada
- Além da vacinação, os antivirais são usados de forma precoce para prevenir a infecção e a transmissão de influenza. Os antivirais inibem a replicação viral, reduzindo a viremia em indivíduos infectados, podendo diminuir a transmissão da doença

Vacina contra a gripe

- A administração de vacina de vírus inativado via intramuscular tem mostrado induzir resposta imunológica local e sistêmica. Entretanto, a manutenção de títulos de anticorpos exige *booster* com revacinação anual. Análises de metadados sugerem proteção de somente 40% em crianças, mas acima de 65% em adultos
- A vacina trivalente contra gripe reúne os vírus de influenza sazonal circulantes, principalmente três vírus, ou seja, A(H1N1)-pdm09, A/H3N2 e uma cepa da linhagem de influenza dominante B (Yamagata ou Victoria) com base na epidemiologia global da gripe do corrente ano. A vacina tetravalente é preparada com vírus inativado que contém proteínas de duas cepas do vírus A e duas do vírus B. Essa necessidade de incluir linhagem de influenza B circulante resultou no avanço de vacinas contra a influenza, com a inclusão de ambas as linhagens de influenza B, além de dois subtipos de influenza A sazonal circulante predeterminados (vacina quadrivalente). Essa abordagem de preparação de vacinas requer, portanto, uma reformulação constante para manter limites desejáveis de eficácia durante uma estação de gripe
- Indicação absoluta para vacinação: pessoas acima de 60 anos; pessoas institucionalizadas; crianças e adultos com doenças metabólicas crônicas (diabetes, disfunção renal, hemoglobinopatias e imunossupressão); crianças e adolescentes de 6 meses a 18 anos em uso de terapia com ácido acetilsalicílico pelo risco de síndrome de Reye; contatos de pacientes de alto risco; gestantes no 2º ou no 3º trimestre; pessoas que planejam viajar para regiões onde ocorre epidemia de gripe; profissionais de saúde
- Contraindicações para receber a vacina contra influenza incluem anafilaxia prévia a vacinas contra influenza, doença aguda grave (nesse caso, a vacinação deve ser postergada para o período de resolução da doença), idade inferior a 6 meses e desenvolvimento de síndrome de Guillain-Barré dentro de 6 semanas após vacinação prévia.

- Evidências sugerem que a profilaxia com oseltamivir ou zanamivir pode ser efetiva na prevenção de influenza sintomática individualmente e em ambientes domiciliares, incluindo pessoas saudáveis de várias faixas etárias. Ambos os antivirais não têm efeito significativo na influenza assintomática. Oseltamivir não afeta o número de hospitalizações e o zanamivir reduz significativamente o risco autorrelatado de pneumonia, ao contrário do oseltamivir. Do ponto de vista comunitário, a profilaxia contra influenza está associada a menor risco de infecção. Eventos adversos da profilaxia com antivirais incluem sintomas psiquiátricos, cefaleia e náuseas
- Em relação aos outros inibidores de neuraminidase, o lanamivir foi efetiva em prevenir a ocorrência de influenza em um ensaio randomizado controlado. Para influenza pandêmica, as evidências indicam que oseltamivir e zanamivir podem ser efetivos.

Alta dose de vacina contra influenza

- Para indivíduos imunocompetentes, a alta dose de vacina trivalente inativada parece não ter diferença estatisticamente significativa quanto à segurança, quando comparada à dose-padrão da mesma vacina. Essa evidência é bastante limitada, tendo em vista algumas preocupações metodológicas, como a avaliação de populações heterogêneas
- Para adultos de 65 anos ou mais, a alta dose de vacina trivalente parece ter efetividade similar ou maior na redução de doença por influenza, hospitalização e mortalidade, quando comparada à dose-padrão, sem diferença estatística nos eventos adversos. A vacina trivalente inativada em alta dose também parece ser custo-efetiva, conforme estudos realizados nos EUA e no Canadá, em comparação às vacinas tríplice viral de dose-padrão e quadrivalente de dose-padrão. Não há evidências com foco em populações de pacientes imunodeprimidos.

EVOLUÇÃO E PROGNÓSTICO

- Cura em 3 a 5 dias
- A persistência ou o reaparecimento de febre após 3 a 5 dias levantam a suspeita de infecção secundária bacteriana.

BIBLIOGRAFIA

Azevedo MF. GPS Medicamentos. Guia prático em saúde. Rio de Janeiro: Guanabara Koogan; 2017.

Boikos C, Caya C, Doll MK, Kraicer-Melamed H, Dolph M, Delisle G et al. Safety and effectiveness of neuraminidase inhibitors in situations of pandemic and/or novel/variant influenza: a systematic review of the literature, 2009-15. J Antimicrob Chemother. 2017;72(6):1556-73.

Chao Y, Spry C. The use of antivirals for influenza prophylaxis: a review of the clinical effectiveness. Ottawa: CADTH; 2017 Jul. (CADTH rapid response report: summary with critical appraisal.)

Chow EJ, Doyle JD, Uyeki TM. Influenza virus-related critical illness: prevention, diagnosis, treatment. Crit Care. 2019;23(1):214.

Domínguez-Cherit G, Lapinsky SE, Macias AE, Pinto R, Espinosa-Perez L, de la Torre A et al. Critically ill patients with 2009 influenza A(H1N1) in Mexico. JAMA. 2009;302(17):1880-7.

Giannella M, Alonso M, Garcia de Viedma D, Roa PL, Catalán P, Padilla B et al. Prolonged viral shedding in pandemic influenza a(H1N1): clinical significance and viral load analysis in hospitalized patients. Clin Microbiol Infect. 2011;17(8):1160-5.

Heneghan CJ, Onakpoya I, Jones MA, Doshi P, Del Mar CB, Hama R et al. Neuraminidase inhibitors for influenza: a systematic review and meta-analysis of regulatory and mortality data. Health Technol Assess. 2016;20(42):1-242.

Katzen J, Kohn R, Houk JL, Ison MG. Early oseltamivir after hospital admission is associated with shortened hospitalization: a five-year analysis of oseltamivir timing and clinical outcomes. Clin Infect Dis. 2018. [Epub ahead of print].

Kotey E, Lukosaityte D, Quaye O, Ampofo W, Awandare G, Iqbal M. Current and Novel Approaches in Influenza management. Vaccines. 2019;7:53.

Kumar A, Zarychanski R, Pinto R, Cook DJ, Marshall J, Lacroix J et al. Critically ill patients with 2009 influenza A(H1N1) infection in Canada. JAMA. 2009;302(17):1872-9.

Lansbury L, Rodrigo C, Leonardi-Bee J, Nguyen-Van-Tam J, Lim WS. Corticosteroids as adjunctive therapy in the treatment of influenza. Cochrane Database Syst Rev. 2019;2:CD010406.

Lee J, Park JH, Jwa H, Kim YH. Comparison of efficacy of intravenous Peramivir and Oral Oseltamivir for the treatment of influenza: systematic review and meta-analysis. Yonsei Med J. 2017;58(4):778-85.

Lee N, Chan PK, Hui DS, Rainer TH, Wong E, Choi K-W et al. Viral loads and duration of viral shedding in adult patients hospitalized with influenza. J Infect Dis. 2009;200(4):492-500.

Lee N, Choi KW, Chan PK, Hui DSC, Lui GCY, Wong BCK et al. Outcomes of adults hospitalised with severe influenza. Thorax. 2010;65(6):510-5.

Lee N, Cockram CS, Chan PK, Hui DS, Choi KW, Sung JJ. Antiviral treatment for patients hospitalized with severe influenza infection may affect clinical outcomes. Clin Infect Dis. 2008;46(8):1323-4.

Lee N, Leo YS, Cao B, Chan PKS, Kyaw WM, Uyeki TM et al. Neuraminidase inhibitors, superinfection and corticosteroids affect survival of influenza patients. Eur Respir J. 2015;45(6):1642-52.

Lopez-Medrano F, Cordero E, Gavalda J, Cruzado JM, Marcos MA, Pérez-Romero P et al. Management of influenza infection in solid-organ transplant recipients: consensus statement of the Group for the Study of Infection in Transplant Recipients (GESITRA) of the Spanish Society of Infectious Diseases and Clinical Microbiology (SEIMC) and the Spanish Network for Research in Infectious Diseases (REIPI). Enferm Infecc Microbiol Clin. 2013 Oct;31(8):526.e1-20.

Louie JK, Yang S, Acosta M, Yen C, Samuel MC, Schechter R et al. Treatment with neuraminidase inhibitors for critically ill patients with influenza A (H1N1)pdm09. Clin Infect Dis. 2012;55(9):1198-204.

Martin-Loeches I, Lisboa T, Rhodes A, Moreno RP, Silva E, Sprung C et al. Use of early corticosteroid therapy on ICU admission in patients affected by severe pandemic (H1N1)v influenza A infection. Intensive Care Med. 2011;37(2):272-83.

Minchole E, Figueredo AL, Omeñaca M, Panadero C, Royo L, Vengoechea JJ et al. Seasonal influenza a H1N1 pdm09 virus and severe outcomes: a reason for broader vaccination in non-elderly. At-Risk People PLoS One. 2016;11(11):e0165711.

Muthuri SG, Venkatesan S, Myles PR, Leonardi-Bee J, Al Khuwaitir TSA, Al Mamun A et al. Effectiveness of neuraminidase inhibitors in reducing mortality in patients admitted to hospital with influenza A H1N1 pdm09 virus infection: a meta-analysis of individual participant data. Lancet Respir Med. 2014;2(5):395-404.

Nakamura S, Miyazaki T, Izumikawa K, Kakeya H, Saisho Y, Yanagihara K et al. Efficacy and safety of intravenous peramivir compared with oseltamivir in high-risk patients infected with influenza A and B viruses: a multicenter randomized controlled study. Open Forum Infect Dis. 2017;4(3):ofx129.

National Advisory Committee on Immunization (NACI). An Advisory Committee Statement (ACS) National Advisory Committee on Immunization (NACI): Canadian immunization guide chapter on influenza and statement on seasonal influenza vaccine for 2018-2019. 2018. Disponível em: https://www.canada.ca/en/publichealth/services/publications/healthy-living/canadian-immunization-guide-statement-seasonal-influenza-vaccine-2018-2019.html. Acesso em: 4 out. 2019.

Ni YN, Chen G, Sun J, Liang BM, Liang ZA. The effect of corticosteroids on mortality of patients with influenza pneumonia: a systematic review and meta-analysis. Crit Care. 2019;23(1):99.

Okoli GN, Otete HE, Beck CR, Nguyen-Van-Tam JS. Use of neuraminidase inhibitors for rapid containment of influenza: a systematic review and meta-analysis of individual and household transmission studies. PLoS ONE. 2014;9(12):e113633.

Rello J, Rodriguez A, Ibanez P, Socias L, Cebrian J, Marques A et al. Intensive care adult patients with severe respiratory failure caused by influenza A (H1N1)v in Spain. Crit Care. 2009;13(5):R148.

Rice TW, Rubinson L, Uyeki TM, Vaughn FL, John BB, Miller 3rd RR et al. Critical illness from 2009 pandemic influenza A virus and bacterial coinfection in the United States. Crit Care Med. 2012;40(5):1487-98.

Rodrigo C, Leonardi-Bee J, Nguyen-Van-Tam JS, Lim WS. Effect of corticosteroid therapy on influenza-related mortality: a systematic review and meta-analysis. J Infect Dis. 2015;212(2):183-94.

Saunders-Hastings P, Reisman J, Krewski D. Assessing the state of knowledge regarding the effectiveness of interventions to contain pandemic influenza transmission: a systematic review and narrative synthesis. PLoS ONE. 2016;11(12):e0168262.

Siston AM, Rasmussen SA, Honein MA, Fry AM, Seib K, Callaghan WM et al. Pandemic 2009 influenza A(H1N1) virus illness among pregnant women in the United States. JAMA. 2010;303(15):1517.

Uyeki TM, Bernstein HH, Bradley JS, Englund JA, File TM, Fry AM et al. Clinical practice guidelines by the Infectious Diseases Society of America: 2018 update on diagnosis, treatment, chemoprophylaxis, and institutional outbreak management of seasonal influenzaa. Clin Infect Dis. 2019; 68(6):e1-e47.

Wang Y, Guo Q, Yan Z, Zhou D, Zhang W, Zhou S et al. Factors associated with prolonged viral shedding in patients with avian influenza A(H7N9) virus infection. J Infect Dis. 2018;217(11):1708-17.

Webb SA, Pettilä V, Seppelt I, Bellomo R, Bailey M, Cooper DJ et al. Critical care services and 2009 H1N1 influenza in Australia and New Zealand. N Engl J Med. 2009;361(20):1925-34.

Wells C, Grobelna A. High dose influenza vaccine for adults: a review of clinical effectiveness, cost-effectiveness, and guidelines. Ottawa: CADTH; 2019 Jan. (CADTH rapid response report: summary with critical appraisal).

Yang JW, Fan LC, Miao XY, Mao B, Li M-H, Lu H-W et al. Corticosteroids for the treatment of human infection with influenza virus: a systematic review and meta-analysis. Clin Microbiol Infect. 2015;21(10):956-63.

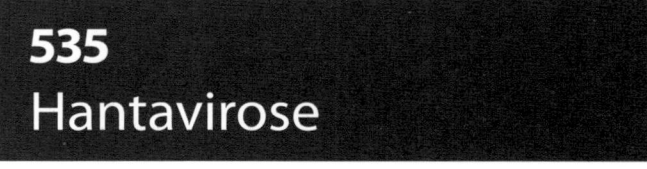

535
Hantavirose

Cássia Silva de Miranda Godoy • Denise Milioli Ferreira

INTRODUÇÃO

Zoonose viral emergente causada por vírus RNA da família *Bunyaviridae*, gênero *Hantavirus,* que provoca doença sistêmica febril aguda grave (Figura 535.1).

Apresenta-se como febre hemorrágica com síndrome renal (FHSR) ou síndrome cardiopulmonar pelo hantavírus (SCPH).

A transmissão se dá pela inalação de partículas virais em aerossóis formados a partir das excretas de roedores das famílias *Muridae* e *Cricetidae*.

Doença de caráter sazonal e epidêmico (surtos), acomete indivíduos que exercem atividades agrícolas, domésticas e de lazer, direta ou indiretamente ligadas à exposição a roedores e/ou suas excreções.

A ocorrência da infecção em gestantes não mostrou evidências de transmissão vertical ou pelo leite materno.

O período de incubação é de 2 a 3 semanas.

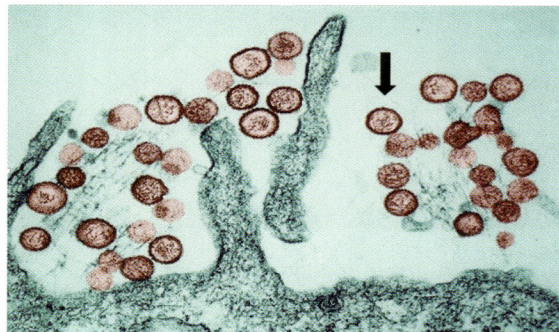

Figura 535.1 Hantavirose (hantavírus).

Os achados clínicos e anatomopatológicos sugerem a ocorrência de distúrbios reversíveis da permeabilidade capilar pulmonar e/ou renal.

A letalidade varia de 1 a 15% nos casos com FHSR, chegando a 60% naqueles com SCPH.

AGENTES ETIOLÓGICOS

Existem cerca de 20 a 30 espécies deste vírus na natureza, pelo menos 12 delas associadas à doença humana.

MANIFESTAÇÕES CLÍNICAS

- A FHSR geralmente é oligossintomática, podendo evoluir em quatro fases:
  - Fase febril aguda inespecífica (febre, calafrios e mialgias)
  - Fase hipotensiva com manifestações hemorrágicas, podendo chegar ao choque
  - Fase oligúrica; fase diurética
  - Fase de convalescença
- Queixas como hiperemia cutânea, náuseas, vômitos, cefaleia, diarreia e dor abdominal podem ocorrer
- A SCPH apresenta-se como doença febril aguda em paciente previamente hígido, que do 2º ao 6º dia evolui para a fase cardiopulmonar (Figura 535.2), caracterizado por edema pulmonar, seguido de insuficiência respiratória e choque cardiogênico
  - A doença evolui para choque, arritmias, coagulopatia e óbito em 45% dos casos.

DIAGNÓSTICO DIFERENCIAL

- Leptospirose, dengue, malária e febre amarela (na FHSR)
- Pneumonias graves comunitárias por vírus ou bactérias (típicas ou atípicas)
- Pneumonias graves associadas à imunodeficiência
- Síndrome da insuficiência respiratória aguda (SIRA) por diversas causas (ver Capítulo 157, *Insuficiência Respiratória Aguda*).

EXAMES COMPLEMENTARES

- Hemograma: hemoconcentração, plaquetopenia e leucocitose com desvio para a esquerda

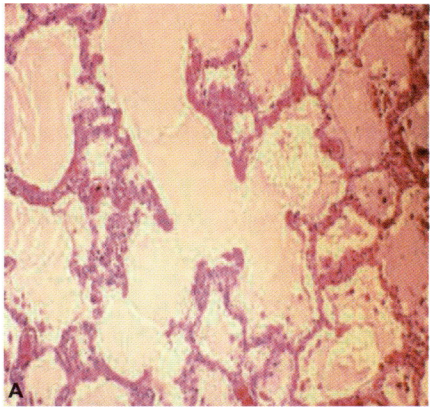

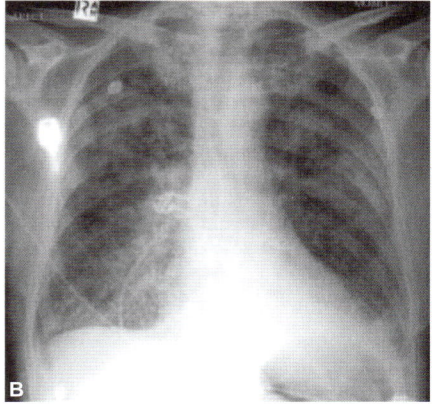

Figura 535.2 Síndrome cardiopulmonar pelo hantavírus evidenciando-se: pneumonite intersticial e edema intra-alveolar (A); radiografia do tórax com infiltrado intersticial difuso-bilateral (B).

- Radiografia ou tomografia computadorizada do tórax e gasometria arterial
- Transaminases (AST, ALT)
- Ureia e creatinina
- Sorologia para hantavírus: imunoglobulina M e G (IgM e IgG)
- Reação em cadeia da polimerase em tempo real (RT-PCR) para hantavírus no soro ou em tecidos
- Culturas para bactérias aeróbias para o diagnóstico diferencial.

COMPROVAÇÃO DIAGNÓSTICA

Os testes sorológicos (anticorpos antivirais) fazem o diagnóstico da infecção aguda, com a IgM positiva ou aumento de quatro vezes da IgG.

Pode-se utilizar os métodos de ELISA, *imunoblot*, *westernblot*, imunofluorescência indireta, neutralização, fixação do complemento e inibição da hemaglutinina. RT-PCR no sangue ou no soro é útil nos casos iniciais e fulminantes.

A imuno-histoquímica (antígeno N) positiva nos tecidos também confirma o diagnóstico.

TRATAMENTO

Tratamento de suporte

- Assistência ventilatória não invasiva ou invasiva. A oxigenação por membrana extracorpórea tem sido usada nos casos com maior risco de óbito
- Assistência renal e hemodiálise
- Reposição volêmica criteriosa com monitoramento hemodinâmico.

Tratamento medicamentoso

- Cobertura antibacteriana para pneumonia inespecífica até confirmação diagnóstica da hantavirose ou pelo período de 10 a 14 dias: amoxicilina, 1 g por via intravenosa (IV), 8/8 horas + claritromicina, 500 mg, IV, 12/12 horas; ou ceftriaxona, 2 g, IV, 12/12 horas + claritromicina, 500 mg, IV, 12/12 horas; ou levofloxacino, 750 mg, IV, a cada 24 horas
- Em período sazonal para gripe, associar ao esquema anterior oseltamivir, VO, 75 mg, 1 a 2 cápsulas, 12/12 horas, durante 7 a 10 dias
- Ribavirina: indicada nos casos de FHSR, deve ser iniciada antes do 4º dia de doença na dose de 1 g, IV, 6/6 horas, ou 500 mg, VO, 6/6 horas, durante 10 dias. Na SCPH, seu uso é incerto
- Corticoides: seu emprego não mostrou diferença na mortalidade e sua recomendação como terapia adjuvante é controversa.

Prevenção e vacinas

Existem poucas vacinas licenciadas ou disponíveis para os vírus da hantavirose; entretanto, não há vacinas disponíveis para os agentes virais da apresentação cardiopulmonar da hantavirose.

PROGNÓSTICO

- Doença de alta letalidade
- Os fatores relacionados com pior prognóstico são os extremos da idade e a necessidade de ventilação mecânica.

BIBLIOGRAFIA

Azevedo MF. GPS Medicamentos. Guia prático em saúde. Rio de Janeiro: Guanabara Koogan; 2017.

Boroja M, Barrie JR, Raymond GS. Radiographic findings in 20 patients with Hantavirus Pulmonary Syndrome Correlated with clinical outcome. American Journal of Roentgenology. 2002;178:159-63.

Brasil. Ministério da Saúde. Secretaria de Vigilância em Saúde. Departamento de Vigilância Epidemiológica. Manual de vigilância, prevenção e controle das hantaviroses; 2013.

Fonseca LX, Oliveira SV, Duarte EC, Magnitude e distribuição dos óbitos por Hantavirose no Brasil 2007-2015. Epidemiol Serv Saúde; 2018.

Hjelle B. Hantavirus pulmonary syndrome. In: Laboratory Diagnosis of Viral Infections, Lennette EH, Smith TF (eds.). New York: Marcel Decker; 1999. p. 421.

Holmes EC, Zhang YZ. The evolution and emergence of hantaviruses. Curr Opin Virol. 2015;10:27.

Jung J, Ko SJ, Oh HS, Moon SM, Song J-W, Huh K. Protective effectiveness of inactivated hantavirus vaccine against hemorrhagic fever with renal syndrome. J Infect Dis. 2018;217:1417.

Oliveira RC, Sant'ana MM, Guterres A, Fernandes J, Hillesheim NLF, Lucini C et al. pulmonary syndrome in a highly endemic area of Brazil. Epidemiol Infect 2016;144:1096.

536
Hepatites Virais

Hepatite viral aguda, hepatite viral crônica

Marília Dalva Turchi ◆ Rodrigo Sebba Aires

INTRODUÇÃO

As hepatites constituem um grupo heterogêneo de infecções causadas por vírus com tropismo hepático primário.

As manifestações clínicas são semelhantes, mas a evolução e o prognóstico variam na dependência do agente etiológico.

Os principais dados histopatológicos são processo inflamatório difuso, comprometimento panlobular, celularidade aumentada e necroses focais disseminadas no parênquima hepático.

CLASSIFICAÇÃO

- Ver Quadro 536.1.
- **Hepatite viral A**: frequente em todas as regiões do país, na forma endêmica ou em surtos. Predomina em crianças e adultos jovens, principalmente nas áreas com saneamento básico precário
  - Período de transmissibilidade: 2 semanas antes do início dos sintomas até 2 semanas depois
- **Hepatite viral B**: baixa ou média endemicidade no Brasil. Mais frequente em adultos jovens
  - Período de transmissibilidade: 2 a 3 semanas antes dos primeiros sintomas até 6 meses nas formas agudas, e durante toda a vida nos pacientes crônicos
    - Vírus oncogênico (80% das neoplasias do fígado estão relacionadas com o vírus B)
    - O vírus da hepatite D necessita do vírus B para sua replicação (coinfecção ou superinfecção)
- **Hepatite viral C**: predomina em adultos com antecedentes de exposição parenteral ou sexual (sangue e derivados, tatuagens, drogas ilícitas injetáveis, hemodiálise)
  - Em 30% dos casos, a fonte de contaminação não é identificada
  - Potencialmente transmissível durante toda a vida
  - Vírus oncogênico
  - Evolução para forma crônica em 10 a 50% dos casos
- **Hepatite viral D**: coinfecção ou superinfecção com o vírus B
- **Hepatite viral E**: risco de formas graves em gestantes com mortalidade de 10 a 20%. Períodos de transmissibilidade e evolução semelhantes aos da hepatite A
  - Relatos de transmissão sanguínea e de viremia persistente em imunossuprimidos.

MANIFESTAÇÕES CLÍNICAS

Hepatite aguda (A, B, C, D e E)

- A maioria das infecções é anictérica, oligo ou assintomática

Quadro 536.1 Classificação das hepatites virais.

	Composição e família	Período de incubação	Formas de transmissão	Evolução
A	RNA Picornaviridae	2 a 4 semanas	Fecal-oral (água ou alimentos contaminados)	Aguda
B	DNA Hepadnaviridae	1 a 6 meses	Parenteral, sexual ou vertical	Aguda ou crônica
C	RNA Flavivírus	1 a 5 meses	Parenteral. Menos frequente por via sexual ou vertical	Geralmente crônica. Pode ser aguda
D	RNA Vírus defectivo	Não definido	Parenteral. Menos frequente por via sexual ou vertical. Necessita do vírus da hepatite B	Aguda ou crônica
E	RNA Calicivírus	2 a 12 meses	Fecal-oral	Aguda

- Período prodrômico (1 a 2 semanas): mal-estar, náuseas e vômitos; dor abdominal, inapetência, astenia, febre baixa e artralgia
- Posteriormente, surgem icterícia, prurido, colúria e hipocolia fecal, com evolução média de 4 a 6 semanas
- Aumento discreto a moderado do fígado e do baço
- Formas graves: sinais e sintomas de falência hepática aguda (distúrbios da coagulação/sangramentos, colestase acentuada, edema, ascite, encefalopatia hepática)
- Manifestações clínicas são mais exuberantes nas hepatites A e B em comparação à C. As manifestações extra-hepáticas são mais comuns nas hepatites B e C.

Hepatite crônica (B, C, D)

- Evolução lenta, em geral assintomática durante muitos anos
- Predominam manifestações inespecíficas e extra-hepáticas: fadiga, anorexia, náuseas, desconforto abdominal, prurido, artralgia/artrite e pancitopenia
- Ao evoluir para cirrose, os sintomas se intensificam
- Exame físico normal na fase crônica compensada
- Ao evoluir para cirrose, aparecem icterícia, hiperpigmentação da pele, perda de massa muscular, edema periférico, ascite, aranhas vasculares, eritema palmar, ginecomastia, tremor das extremidades, encefalopatia, varizes do esôfago, hemorragia digestiva, hepatomegalia e esplenomegalia.

DIAGNÓSTICO DIFERENCIAL

- Hepatite aguda: infecções (citomegalovírus, vírus Epstein-Barr, dengue, febre amarela, hantavírus, paramixovírus, malária, toxoplasmose, leptospirose, sepse), doenças hemolíticas, síndrome de Gilbert, obstrução de vias biliares, hepatopatia alcoólica, exposição a fármacos, alterações metabólicas (esteatose aguda da gravidez, tireotoxicose), hepatite autoimune, infiltração metastática do fígado
- Hepatite crônica e cirrose: hepatopatia e/ou cirrose alcoólica, autoimune, cirrose biliar primária, colangite esclerosante primária, doença de Wilson, deficiência de alfa 1 antitripsina, porfiria cutânea tardia, síndrome de Budd-Chiari, insuficiência cardíaca direita, doença venoclusiva e cirrose idiopática.

EXAMES COMPLEMENTARES

- Aminotransferases (ALT e AST): na fase aguda, superior a 10 vezes dos valores de referência acima de 500 a 1.000 UI/ℓ (na hepatite crônica, valores de ALT e AST menos elevados)
- Bilirrubinas (BD > BI), fosfatase alcalina e gamaglutamiltransferase (valores mais elevados nas formas colestáticas, nos quadros obstrutivos e na hepatite alcoólica)
- Inversão albumina/globulina (hepatite crônica, cirrose)
- Tempo de protrombina aumentado (formas agudas graves e nas crônicas descompensadas)
- Ultrassonografia abdominal, tomografia computadorizada (TC) de abdome, colangiografia: para diagnóstico diferencial nas formas colestáticas com processos obstrutivos de vias biliares e identificação de lesões hepáticas tumorais, avaliação do sistema porta, derrames cavitários
- Biópsia hepática: estadiamento, seleção pré-tratamento e avaliação prognóstica nas hepatites crônicas B e C. Utilização de sistemas de classificação e estadiamento de atividade histológica – SBP, METAVIR ou ISHAR (Figura 536.1)
- Elastografia: método não invasivo baseado na ultrassonografia para estadiamento da fibrose hepática
- APRI e FIB-4: marcadores para predição do grau de fibrose, calculados por meio de fórmulas matemáticas baseadas em idade, AST, ALT e plaquetas.

MARCADORES SOROLÓGICOS E VIROLÓGICOS

- Hepatite A:
  - Anticorpos IgM (fase aguda) e IgG (infecção pregressa ou resposta vacinal) anti-VHA
- Hepatite B (Quadros 536.2 e 536.3):
  - HBsAg (antígeno de superfície do vírus da hepatite B): demonstrável 1 a 3 semanas antes dos sintomas; indica infecção ativa; desaparece com a resolução da hepatite; sua persistência por mais de 6 meses traduz cronificação
  - HBeAg (antígeno do envelope do VHB): aparece pouco antes dos sintomas, indica replicação viral e alta infectividade; sua persistência por mais de 6 meses indica cronificação
  - DNA do VHB: aparece antes do HBsAg ou concomitantemente com ele. Indica replicação viral
  - Anti-HBc (anticorpo contra o antígeno do *core* do VHB): comprova exposição prévia ao VHB. Pode ser o único marcador presente na janela imunológica; não é induzido por vacinação. A presença de anti-HBc-IgM indica infecção recente
  - Anti-HBe (anticorpo contra o antígeno do envelope do VHB): surge após queda do HBeAg. Indica, em geral, declínio da infectividade e resolução da infecção

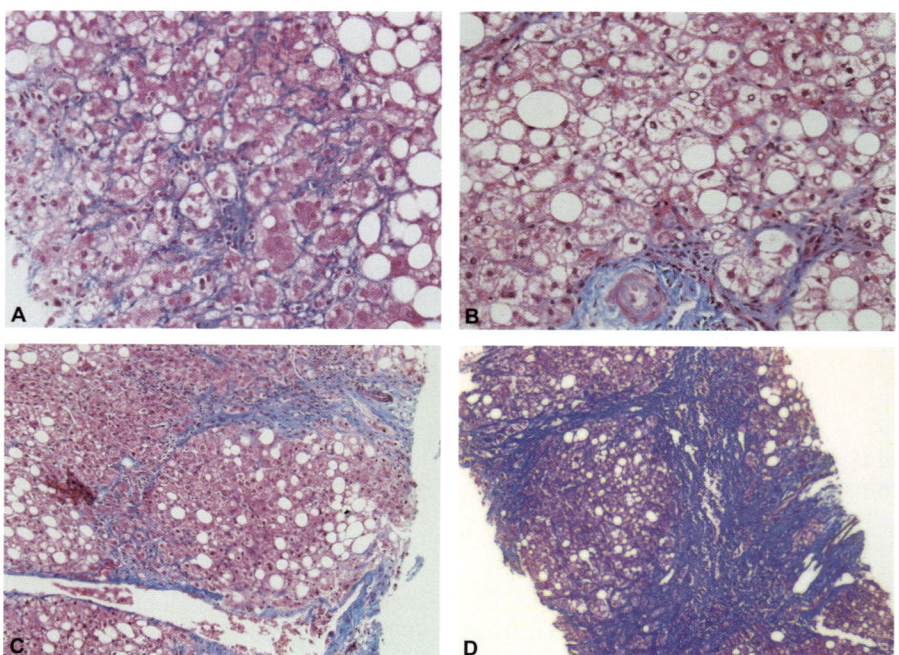

Figura 536.1 Coloração tricrômio de Masson mostrando presença de fibrose leve, apenas expansão fibrosa em espaço portal (Metavir F1) (**A**); presença de fibrose moderada, com septo fibroso incompleto partindo do espaço portal (Metavir F2) (**B**); presença de fibrose avançada, com septos completos e esboço de nódulos de regeneração (Metavir F3) (**C**); e presença de septos espessos, formando nódulos de regeneração (Metavir F4 – cirrose) (**D**).

Quadro 536.2 Interpretação dos marcadores sorológicos na infecção pelo vírus da hepatite B.

HBsAg	Ac anti-HBc total	Ac anti-HBc IgM	DNA do VHB	HBeAg	Ac anti-HBe	Ac anti-HBs	
+	–	–	+	–	–	–	Fase pré-sintomática
+	+	+	+	+	–	–	Fase aguda ou exacerbação da doença, com replicação ativa
+	+	+/–	+	+	–	–	Hepatite crônica B – HBeAg positiva
+	+	–	+	–	+	–	Hepatite crônica B – HBeAg negativa
+	+	–	–	–	+	–	Paciente com HBsAg
–	+	+	–	–	+/–	–	Infecção aguda em período de janela
–	–	–	–	–	–	+	Imunidade para hepatite B após vacinação
–	+	–	–	–	+/–	+	Imunidade para hepatite B após infecção
–	–	–	–	–	–	–	Ausência de contato prévio com o VHB e não vacinado

- Anti-HBs (anticorpo contra o antígeno de superfície do VHB): aparece 1 a 3 meses depois de imunização ou após a recuperação da infecção. Indica imunidade contra o VHB
- Detecção do DNA do VHB: aparece antes ou concomitantemente ao HBsAg. Indica replicação viral. Pode ser qualitativo (diagnóstico) ou quantitativo (diagnóstico e prognóstico)
- Genotipagem (determinação do genótipo do vírus C: existem, pelo menos, 10 genótipos e 30 subgenótipos do vírus da HBV. O resultado da genotipagem não influencia na escolha da terapêutica
- Hepatite C:
  - Anti-VHC (anticorpos contra o vírus da hepatite C): anti-VHC é teste de triagem e traduz infecção passada ou presente. Não define isoladamente a presença de infecção ativa. Não indica infectividade; contudo, o paciente é considerado potencialmente transmissor
  - Testes moleculares: testes de detecção de ácidos nucleicos. Permitem detectar RNA viral. Podem ser qualitativos (diagnóstico) ou quantitativos (diagnóstico e prognóstico). Infecção crônica VHC: anti-VHC reagente > 6 meses e VHC RNA detectável
  - Genotipagem (determinação do genótipo do vírus C): indicada para avaliação prognóstica e para avaliação da duração do tratamento. Existem, pelo menos, sete genótipos e 67 subtipos do vírus. Genótipo 1 subtipo b apresenta a pior resposta ao tratamento
  - Diagnóstico de hepatite C (Figura 536.2)
- Hepatite D:
  - Anticorpos IgM e IgG contra o VHD (infecção atual ou pregressa); VHD RNA indica infecção atual pelo VHD

Quadro 536.3 Interpretação dos marcadores sorológicos na infecção pelo vírus da hepatite B.

Marcador	Designação	Interpretação clínica
HBsAg	Antígeno de superfície do vírus da hepatite B	É o 1º marcador a surgir: entre 7 e 20 dias antes da sintomatologia A sua presença traduz sempre infecção Se persistir positivo por mais de 6 meses, define uma infecção crônica A presença desse marcador pode corresponder a paciente com VHB 1, indivíduo com aminotransferases persistentemente normais e níveis muito baixos de DNA viral Se esse marcador for positivo, deve-se fazer a pesquisa do DNA viral O seu desaparecimento indica, em regra, resolução da infecção
Ac anti-HBc total	Anticorpo total (IgM + IgG) para o antígeno HBc	Quando aparece em conjunto como Ac anti-HBs, significa infecção passada, com imunidade Isoladamente não indica imunidade
Ac anti-HBs	Anticorpo para o antígeno HBs	Surge no soro 1 a 3 meses após a vacinação ou na fase de resolução da infecção aguda Habitualmente a sua presença traduz imunidade para a infecção por VHB Títulos ≥ 10 UI/mℓ conferem imunidade após vacinação (idealmente deverão ser ≥ 100 UI/mℓ 1 a 3 meses após a última dose da vacina)
DNA do VHB	Genoma viral – ácido desoxirribonucleico do vírus da hepatite B	É o método mais sensível e específico para detectar a replicação do VHB A sua quantidade reduz-se bastante durante o tratamento e desaparece quando há resolução da infecção
HBeAg	Antígeno de replicação viral	Detectável no soro em fases de replicação viral, seja na fase aguda da doença ou na fase de cronicidade Na fase aguda, desaparece pouco depois do início das manifestações clínicas A sua ausência pode ser indicativa de vírus mutante que não expressa o HBeAg ("mutantes do pré-*core*") ou corresponder a uma fase muito tardia da doença em que o HBeAg não é detectável
Ac anti-HBe	Anticorpo para o antígeno HBe	Na situação de infecção aguda, surge pouco tempo após a perda do HBeAg e indica redução da infecciosidade Está habitualmente presente nos portadores inativos do VHB
Ac anti-HBc IgM	Anticorpo da classe IgM para o antígeno HBc	É o marcador que permite diagnosticar uma infecção aguda Surge depois do HBsAg; coincide com o início da sintomatologia Pode ser o único marcador no soro no "período de janela" de uma infecção aguda, isto é, quando o HBsAg já não é detectado e o Ac anti-HBs ainda não é produzido em quantidade suficiente para ser detectado Na hepatite crônica, pode estar presente em títulos mais baixos
HBcAg	Antígeno do *core*	Só é detectável no tecido hepático Está presente na fase aguda da doença ou na fase crônica

- Hepatite E:
  - Anticorpos IgM e IgG contra o VHE
- Hepatite G ou GBV C: testes moleculares para detecção RNA.

COMPROVAÇÃO DIAGNÓSTICA

- Dados clínicos e epidemiológicos + aumento dos níveis séricos de aminotransferases (ALT + AST) associados à presença de marcadores sorológicos ou virológicos indicativos de infecção viral (A, B, C, D e E).

Estadiamento da hepatite crônica

- Recomenda-se estadiamento da doença hepática para todos os pacientes infectados pelo HCV, coinfectados ou não pelo HIV, para investigar a presença de doença avançada e definir o esquema terapêutico mais adequado
- O estadiamento poderá ser realizado por: APRI ou FIB4, elastografia ou por biópsia hepática
- Nos pacientes com sinais clínicos e/ou achados ecográficos de cirrose hepática, não há necessidade de biópsia hepática ou outro método diagnóstico para indicação de tratamento.

COMPLICAÇÕES

- Insuficiência hepática aguda ou crônica
- Cirrose: a diferenciação entre cirrose compensada e descompensada é feita por meio do escore de Child-Pugh que avalia o grau de deterioração da função hepática e tem valor prognóstico. Parâmetros para cálculo escore Child-Pugh: bilirrubina sérica, albumina sérica, ascite, distúrbio neurológico e tempo de protrombina
- Hepatocarcinoma (B e C)
- Hipertensão portal
- Hemorragia digestiva.

TRATAMENTO

- Repouso na fase sintomática
- Dieta de acordo com a tolerância
- Proibição do uso de bebidas alcoólicas e medicamentos hepatotóxicos
- Reforço das medidas de higiene e das precauções com sangue e secreções
- Antieméticos e analgésicos (se necessários)
- Vitamina K quando houver redução significativa da atividade de protrombina
- Hepatites A e E – não há tratamento específico
- Transplante hepático nos casos de insuficiência hepática aguda grave (forma fulminante).

Hepatite B aguda

- Tratamento sintomático:
  - Acompanhamento clínico e sorológico; eliminação do vírus em 90% dos indivíduos imunocompetentes em até 6 meses
  - Hepatite B aguda grave: tratamento específico com medicamentos de ação antiviral

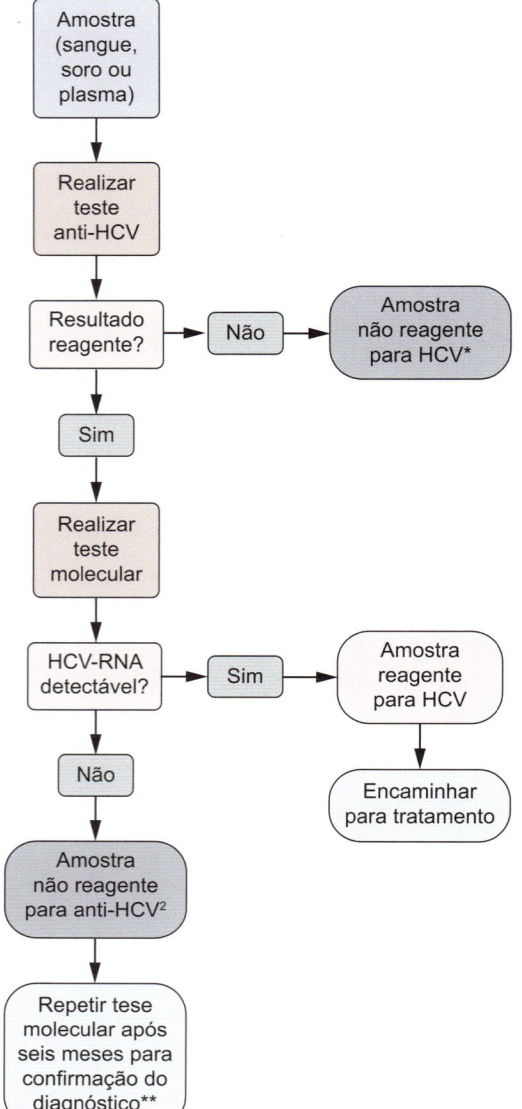

Figura 536.2 Fluxograma laboratorial para diagnóstico da infecção pelo vírus da hepatite C. *Caso a suspeita de infecção pelo HCV persista, sugere-se que uma nova amostra seja coletada 30 dias após a data da primeira amostra. **A repetição do teste molecular está indicada, a critério médico, nos seguintes casos: (1) suspeita de nova exposição nos 6 meses que antecedem a realização da sorologia; (2) forte suspeita clínica de doença pelo HCV; (3) qualquer suspeita em relação ao manuseio ou armazenamento do material utilizado para realização do teste molecular. Além disso, o teste molecular deverá ser repetido nos casos de pacientes em diálise. (Fonte: Protocolo clínico e diretrizes terapêuticas para hepatite C e coinfecções [PCDT]; Ministério da Saúde, 2019.)

Hepatite B crônica

- Indicações:
  - HBsAg por mais de 6 meses
  - HBeAg positivo com alterações de transaminases (ALT > 2 vezes o limite superior)
  - HBeAg negativo e anti Hbe positivo, quando a carga viral (DNA do VHB) for superior a 2.000 UI/mℓ e ALT > 2 vezes o limite superior, ou superior a 20.000 UI/mℓ independentemente do valor de ALT, ou histologia ou elastografia com fibrose igual ou superior a 2

- Medicamentos:
  - Interferona peguilado 180 µg por via subcutânea (SC), 1 vez/semana, durante 48 semanas, indicado para os casos com HBeAg reagente. Resposta favorável se houver soroconversão do HBeAg para anti-HBe
  - Tenofovir, 300 mg/dia por via oral (VO), ou entecavir, 0,5 mg/dia, VO, por tempo indeterminado, indicados especialmente para casos com HBeAg negativo e replicação viral (mutação pré-*core*).

Hepatite C aguda

- Tratamento específico:
  - Iniciar tratamento 4 a 12 semanas após exposição ou início dos sintomas, se não houver clareamento viral espontâneo (VHC – RNA negativo).

Hepatite C crônica

- Indicações:
  - Anti-VHC positivo e PCR-VHC detectável, independentemente da carga viral ou do nível de ALT ou do grau de fibrose
  - Manifestação extra-hepática comprovada do VHC (glomerulonefrite, porfiria cutânea, crioglobulinemia etc.), independentemente do grau de lesão hepática
- Medicamentos: escolha baseada no genótipo e na presença de cirrose descompensada
  - Genótipo 1: sofosbuvir 400 mg/ledipasvir 90 mg, 1 comprimido ao dia durante 12 semanas, ou 24 semanas nos casos de cirrose descompensada (Child-Pugh B ou C). Uso opcional de ribavirina associada
  - Genótipo 2, 3 ou 4: sofosbuvir 400 mg/velpatasvir 100 mg, 1 comprimido ao dia durante 12 semanas, ou 24 semanas nos casos de cirrose descompensada (Child-Pugh B ou C). Uso opcional de ribavirina associada
- Pacientes previamente tratados com inibidor NS5A (daclatasvir) sem resposta, deverão ser retratados com a associação sofosbuvir + glecaprevir/pibrentasvir durante 24 semanas
- Tratamento cirúrgico: transplante de fígado em casos selecionados.

Atenção

- Todos os casos suspeitos de hepatites virais devem ser notificados
- Investigar coinfecção de VHB, VHC, HIV e sífilis
- Investigar coinfecção de VHB e VHD
- Investigar contactantes familiares
- Vacinação de suscetíveis: VHA e VHB
- Testagem sorológica para VHB e VHC para gestantes e pessoas que apresentem risco aumentado de infecção (idade > 40 anos, antecedentes de exposição a sangue e derivados, exposição sexual, profissionais de saúde, pessoas privadas de liberdade, diabéticos, doenças cardiovasculares, renais e psiquiátricas)
- Características ultrassonográficas na doença hepática avançada/cirrose: presença de circulação colateral, fígado reduzido e irregular, esplenomegalia, aumento do calibre da veia porta, redução do fluxo portal, ascite
- Cirrose: escore de Child-Pugh avalia o grau de deterioração da função hepática e tem valor prognóstico. Parâmetros para cálculo escore Child-Pugh: bilirrubina sérica, albumina sérica, presença de ascite, presença de distúrbio neurológico e tempo de protrombina.

Vacinação e imunoglobulinas

- Vacina anti-hepatite A: indicada para crianças maiores de 1 ano (2 doses com intervalo de 6 meses), hepatopatias crônicas de qualquer etiologia
- Imunoglobulina [0,02 m ℓ /kg por via intramuscular (IM), dose única] para indivíduos não vacinados, até 2 semanas após exposição
- Vacina anti-hepatite B: indicada para todos os suscetíveis. Imunização básica no 1º ano de vida. Três doses (0, 1 e 6 meses). Profissionais de saúde. Imunoglobulina hiperimune anti-VHB (HBIG): recém-nascidos de mães HBsAg positivas até 12 horas pós-parto (0,5 m ℓ, dose única, IM); contatos sexuais com indivíduos HBsAg-positivos e na exposição ocupacional com material contaminado (0,06 m ℓ /kg)
- Vacina combinada anti-VHA e anti-VHB.

PREVENÇÃO

- Hepatites A e B: saneamento básico, manipulação/armazenamento adequado de alimentos
- Hepatites B, C e D: controle de hemoderivados e de procedimentos de hemodiálise, uso de preservativos, equipamentos de proteção individual para profissionais de saúde.

EVOLUÇÃO E PROGNÓSTICO

- Hepatite A:
  - Não cronifica. Raramente evolui para falência hepática aguda e/ou fulminante (0,01 a 1% dos casos)
  - Sinais de alerta: prolongamento do tempo de protrombina e queda de albumina
- Hepatite B:
  - Cerca de 50% dos casos são anictéricos e oligossintomáticos. Raramente ocorre hepatite fulminante
  - Evolução crônica em 5 a 10% das pessoas infectadas na vida adulta e maior que 80% nos recém-nascidos
  - Complicações: cirrose, hemorragia digestiva, hepatocarcinoma. Melhor resposta terapêutica quando há níveis elevados de ALT e baixos níveis de DNA do VHB pré-tratamento, doença hepática ativa, curta duração da infecção, mulheres, anti-HIV e anti-HDV negativos
- Hepatite C:
  - Frequentemente anictérica e oligossintomática. Excepcionalmente, ocorre forma aguda grave
  - Evolução crônica em 80 a 90% dos casos. Melhor resposta terapêutica em jovens, mulheres, contaminação não transfusional, normocompetentes, infecção recente, gamaglutamiltransferase e ferritina baixa, ausência de cirrose, baixa viremia e genótipo não 1b. Complicações: cirrose, hemorragia digestiva e hepatocarcinoma.

BIBLIOGRAFIA

Azevedo MF. GPS Medicamentos. Guia prático em saúde. Rio de Janeiro: Guanabara Koogan; 2017.
Brasil. Ministério da Saúde. Secretaria de Vigilância em Saúde. Departamento de DST, AIDS e Hepatites Virais. Protocolo clínico e diretrizes terapêuticas para hepatite B e coinfecções. Brasília: Ministério da Saúde; 2017.
Brasil. Ministério da Saúde. Secretaria de Vigilância em Saúde. Departamento de Vigilância, Prevenção e Controle das Infecções Sexualmente Transmissíveis, do HIV/AIDS e das Hepatites Virais. Protocolo clínico e diretrizes terapêuticas para hepatite C e coinfecções. Brasília: Ministério da Saúde; 2019.
Brasileiro Filho G. Bogliolo patologia. 9. ed. Rio de Janeiro: Guanabara Koogan; 2017.
Ferraz MLG, Silva AEB. Vírus da hepatite C. In: Salomão R. Aspectos atuais do tratamento. Infectologia – bases clínicas e tratamento. Rio de Janeiro: Guanabara Koogan; 2017.
Ferreira PRA. Vírus da hepatite B. In: Salomão R. Aspectos atuais do tratamento. Infectologia – bases clínicas e tratamento. Rio de Janeiro: Guanabara Koogan; 2017.

537
Herpes Simples

Gengivoestomatite herpética aguda, faringotonsilite herpética aguda, herpes labial, panarício herpético, eczema herpético, infecção primária do herpes genital, infecção latente do herpes genital, meningite e encefalite herpética, herpes neonatal

Priscilla Yoshiko Sawada

INTRODUÇÃO

Infecção viral de distribuição universal, causada pelos herpes-vírus simples tipo 1 (HSV-1) e tipo 2 (HSV-2) (Figura 537.1).

Cerca de 80% das infecções por herpes simples são assintomáticas. Em contrapartida, as sintomáticas são caracterizadas por significativas morbidade e recorrência.

São características do herpes-vírus simples: neurovirulência (capacidade de invadir e replicar no sistema nervoso), latência (principalmente no gânglio do nervo trigeminal, no caso do herpes orolabial, e gânglio do nervo sacral (S2-S5), no caso do herpes genital) e reativação por vários estímulos, como febre, estresse e trauma.

O vírus é transmitido por contato íntimo interpessoal, havendo inoculação em mucosa ou pele não íntegra.

O vírus é inativado rapidamente em temperatura ambiente e após secagem. Dessa forma, a via indireta de transmissão é rara.

O período médio de incubação é de 8 dias (1 a 26 dias).

FORMAS CLÍNICAS

- **Gengivoestomatite herpética aguda**: manifestação da infecção primária do HSV-1, que ocorre em crianças de 6 meses a 5 anos

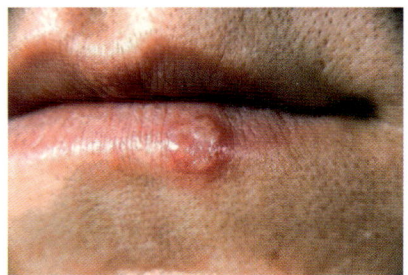

Figura 537.1 Herpes labial.

- **Faringotonsilite herpética aguda**: mais comum em adultos que a gengivoestomatite
- **Herpes labial**: manifestação mais comum da infecção latente por HSV-1. O quadro se inicia com pródromos, composto por dor, queimação e formigamento ao redor dos lábios, seguido do surgimento de pápulas eritematosas que evoluem para vesículas, pústulas e, finalmente, úlceras. A transmissão ocorre nas primeiras 24 horas, mas pode se estender por até 5 dias (Figura 537.2)
- **Panarício herpético**: infecção dos dedos das mãos ou pés, após inoculação do vírus após infecção orofacial ou genital
- **Eczema herpético**: infecção por herpes simples disseminada em pacientes com dermatite atópica
- **Infecção primária do herpes genital**: pode cursar com febre, mialgias, mal-estar nos primeiros 3 a 4 dias e sintomas locais, como dor, prurido, disúria, corrimento vaginal e uretral, e linfadenopatia inguinal bilateral dolorosa
  - Na mulher, as lesões (pápulas, vesículas que evoluem para ulcerações) podem aparecer nos pequenos e grandes lábios, no clitóris, na fúrcula e no colo do útero (cervicite herpética)
  - No homem, as lesões acometem mais frequentemente a glande e o prepúcio, podendo evoluir para uretrite herpética com ardência miccional, corrimento uretral aquoso. As lesões podem durar de 4 a 15 dias, e a média de transmissão é de 12 dias
- **Infecção latente do herpes genital**: pródromos podem surgir, como dor, edema, queimação no local e neuralgia sacral bilateral
  - Em mulheres, as lesões podem surgir em pequenos e grandes lábios e períneo e são caracteristicamente muito dolorosas. Podem perdurar por 8 a 10 dias, e a eliminação viral ocorre em média por 5 dias
  - Em homens, o quadro é menos exuberante, com surgimento de vesículas no pênis, no prepúcio e na glande com duração de 7 a 10 dias
- **Meningite e encefalite herpética**: o HSV-2 pode ser uma das causas de meningite asséptica recorrente benigna, com predomínio de polimorfonucleares e grandes células endoteliais no líquido cefalorraquidiano. Há casos de encefalite necrotizante viral aguda, quase sempre causada por HSV-1
- **Herpes neonatal**: risco elevado (30 a 50%) quando a mãe adquire a infecção por herpes genital próximo ao momento do parto. Portanto, todas as gestantes devem ser avaliadas e tratadas adequadamente.

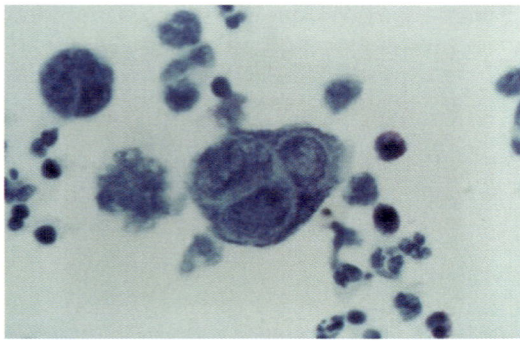

Figura 537.2 Célula gigante multinucleada visualizada em raspado de lesão ulcerada genital.

EXAMES LABORATORIAIS

- Exame citológico de Tzanck: detecção de células epiteliais gigantes multinucleadas com inclusões intranucleares
- Isolamento do vírus por cultura de tecido: baixa aplicação na prática clínica
- Isolamento do vírus (custo elevado) por reação em cadeia da polimerase (PCR): alta sensibilidade; importante no diagnóstico de meningite herpética.

TRATAMENTO

Tratamento do herpes genital

- Aciclovir 400 mg por via oral (VO), 3 vezes/dia, por 7 a 10 dias; ou aciclovir 200 mg, VO, 5 vezes/dia, por 7 a 10 dias; ou valaciclovir 1 g, VO, 2 vezes/dia, por 7 a 10 dias; ou fanciclovir 250 mg, VO, 3 vezes/dia, por 7 a 10 dias
- Tratamento supressivo: tem como objetivo reduzir a frequência das recidivas e a gravidade das lesões, diminuindo a recorrência do herpes genital em 70 a 80%. Há estudos mostrando segurança e eficácia do uso diário durante 6 anos de aciclovir e 1 ano de valaciclovir e fanciclovir:
  - Aciclovir 400 mg, VO, 2 vezes/dia
  - Valaciclovir 1 g, VO, 1 vez/dia
  - Fanciclovir 250 mg, VO, 2 vezes/dia
- Tratamento de recorrências: eficácia depende do início do tratamento 1 dia antes do início das lesões ou assim que surgirem os pródromos
  - Aciclovir 400 mg, VO, 3 vezes/dia, por 5 dias; ou aciclovir 800 mg, VO, 2 vezes/dia, por 5 dias; ou aciclovir 800 mg, VO, 3 vezes/dia, por 2 dias; ou valaciclovir 500 mg, VO, 2 vezes/dia, por 3 dias; ou valaciclovir 1 g, VO, 1 vez/dia, por 5 dias; ou fanciclovir 125 mg, VO, 2 vezes/dia, por 5 dias; ou fanciclovir 1 g, VO, 2 vezes/dia, por 1 dia; ou fanciclovir 500 mg, VO, 1 vez/dia, seguido de 250 mg, 2 vezes/dia, por 2 dias.

Tratamento do herpes labial

- A eficácia depende do início do tratamento 1 dia antes do início das lesões ou assim que surgirem os pródromos
- Aciclovir 400 mg, VO, 5 vezes/dia, por 5 dias; ou valaciclovir 2 g, VO, 2 vezes/dia, por 1 dia; ou fanciclovir 500 mg, VO, 2 vezes/dia, por 7 dias
- Tratamento tópico: penciclovir 1%, de 2/2 horas, por 4 dias; ou aciclovir, creme a 5%, de 3/3 horas, por 7 dias.

Casos graves com indicação de internação

A terapia é intravenosa, com aciclovir 5 a 10 mg/kg IV, de 8/8 horas, por 7 a 21 dias (para meningite, administrar dose máxima por 21 dias).

BIBLIOGRAFIA

Azevedo MF. GPS Medicamentos. Guia prático em saúde. Rio de Janeiro: Guanabara Koogan; 2017.

Birkmann A, Zimmermann H. HSV antivirals – current and future treatment options. Curr Opin Virol. 2016;18:9-13.

Schiffer J, Corey L. Herpes simplex virus. Mandell Gl, Bennett JE, Dolin R, eds. Principles and practice of infectious diseases. v. 2. 8. ed. Pennsylvania: Elsevier; 2015. p. 1713-30.

Workowski KA, Bolan GA; Centers for Disease Control and Prevention. Sexually transmitted diseases treatment guidelines, 2015. MMWR Recomm Rep; 2015.

538
Herpes-Zóster

Herpes-zóster oftálmico, "cobreiro"

Luiz Felipe Silveira Sales

INTRODUÇÃO

O herpes-zóster resulta da reativação do vírus varicela-zóster, até então latente, presente nos gânglios sensitivos regionais ou nervos cranianos, causando lesões vesiculares dolorosas (Figuras 538.1 e 538.2), geralmente limitadas a um dermátomo.

Ocorre principalmente em pessoas idosas e imunossuprimidas.

A reativação do vírus é acompanhada de inflamação intensa dos gânglios envolvidos, associada à necrose hemorrágica das células nervosas. Esse dano neuronal é a causa da dor neuropática presente nesses casos.

A histopatologia caracteriza-se por inclusões eosinofílicas intranucleares e células gigantes multinucleadas.

Pessoas com herpes-zóster podem transmitir o vírus varicela-zóster pelo contato com as lesões ativas, ou mesmo por aerossóis.

As lesões são consideradas não infecciosas após a formação de crostas, assim como ocorre na varicela.

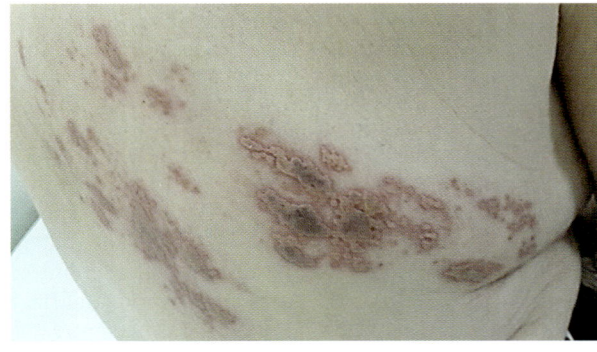

Figura 538.1 Lesões vesiculares de base eritematosa respeitando dermátomo em dorso até abdome superior.

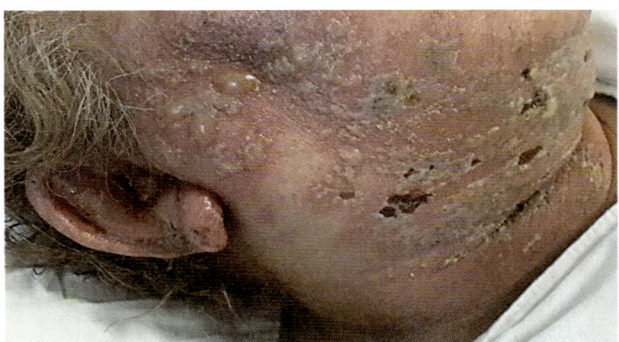

Figura 538.2 Lesões vesiculares de base eritematosa em face, com infecção secundária associada.

FATORES DE RISCO

- Idade: principal fator de risco (20% dos casos entre 50 e 59 anos, 40% dos casos após 60 anos)
- Imunossupressão: HIV, quimioterapia, uso de imunobiológicos, uso de corticoides
- Outros: sexo feminino, brancos, trauma físico.

MANIFESTAÇÕES CLÍNICAS

- **Fase pré-eruptiva**:
  - Fenômenos sensoriais no dermátomo. Dor, prurido e parestesias 24 a 72 horas antes do início das lesões, podendo ser contínuos ou episódicos
  - Sintomas sistêmicos: febre, cefaleia, astenia, mialgia, fotofobia
- **Fase eruptiva aguda**:
  - Surgimento de lesões maculopapulares eritematosas dolorosas, com rápida evolução para formação de vesículas
  - As vesículas evoluem para pústulas em 3 a 4 dias. As lesões podem ser hemorrágicas, principalmente em idosos e imunossuprimidos
  - As lesões tornam-se crostosas em 7 a 10 dias
- **Fase crônica**:
  - Neuralgia pós-herpética.

DIAGNÓSTICO DIFERENCIAL

- Lesões cutâneas: lesões cutâneas pelo herpes-vírus simples, coxsackie, eczema, dermatite de contato, dermatite atópica
- Manifestações dolorosas na topografia das lesões (apendicite, colecistite, infarto agudo do miocárdio, neuralgia do trigêmeo).

EXAMES COMPLEMENTARES

- Raramente necessários.

COMPROVAÇÃO DIAGNÓSTICA

- Dados clínicos
- Exames complementares em caso de apresentações atípicas
- Reação em cadeia da polimerase (PCR) em fluido vesicular
- Citologia do esfregaço do material raspado da lesão
- Cultura viral
- Teste de imunofluorescência direta (baixa sensibilidade em relação ao PCR).

COMPLICAÇÕES

- Infecção bacteriana secundária (ver Figura 538.2)
- Neuralgia pós-herpética: dor no dermátomo acometido, que permanece após 4 meses do início do quadro (ver Capítulos 15, *Dor*, e 509, *Neuropatias Periféricas*)
- Herpes-zóster oftálmico: ceratite, episclerite, irite, conjuntivite, uveíte, necrose retiniana aguda, glaucoma agudo, neurite óptica (pares II, III ou ramo oftálmico do V)
- Necrose retiniana aguda
- Herpes-zóster óptico (síndrome de Ramsay-Hunt): vesículas no canal auditivo, dor auricular e paralisia facial ipsilateral (par craniano VII, com extensão para VIII)
- Hipoacusia ou surdez: par craniano VIII
- Meningite asséptica (cefaleia, sinais de irritação meníngea)
- Encefalite

- Mielite: paraparesia, nível sensitivo bem estabelecido e disfunção esfincteriana
- Neuropatia motora periférica: paresias, bexiga neurogênica
- Paralisia facial (paralisia de Bell): acometimento de par craniano VII
- Síndrome de Guillain-Barré
- Acidente vascular cerebral
- Disseminação cutânea
- Envolvimento visceral: pneumonia, hepatite.

Herpes-zóster oftálmico

- Fase aguda com duração de 8 a 14 dias com possibilidade de fibrose
- Podem ocorrer conjuntivite, episclerite e esclerite
- Ceratite e diminuição da sensação corneana em 70% dos pacientes
- Uveíte em cerca de 40% dos casos
- Ceratite neurotrófica em 50% dos casos (a maioria recupera a sensibilidade em 2 a 3 meses)
- Glaucoma secundário em 10% dos casos
- Ver Capítulo 540, *Herpes Ocular*.

TRATAMENTO

- Analgesia: anti-inflamatórios não esteroidais, paracetamol ou opioides (ver Capítulo 15, *Dor*).

Tratamento medicamentoso

- O tratamento antiviral é indicado para indivíduos imunocompetentes que estão dentro do período de 72 horas do início do quadro. Após esse período, é indicado para pacientes imunossuprimidos, pacientes com surgimento de novas lesões ou complicações do herpes-zóster
- Via oral: aciclovir 800 mg, de 4/4 horas (pular a dose da madrugada, prescrevendo por 5 vezes/dia), por 7 dias; ou fanciclovir 500 mg, de 8/8 horas, durante 7 dias; ou valaciclovir 1 g, de 8/8 horas, durante 7 dias
- Tratamento intravenoso: aciclovir 10 mg/kg/dose, de 8/8 horas, por 7 dias (necrose retiniana aguda e meningoencefalite – 10 a 14 dias)
  - Indicações: lesões em cabeça e/ou pescoço (principalmente em idosos), lesões disseminadas ou em mais de um dermátomo, pacientes imunocomprometidos e sinais de envolvimento ocular (necrose retiniana aguda) ou sistema nervoso central.

PREVENÇÃO

- Vacinação, indicada para indivíduos acima de 50 anos.

EVOLUÇÃO E PROGNÓSTICO

- Resolução da erupção em 2 a 3 semanas
- A incidência de neuralgia pós-herpética aumenta com a idade.

BIBLIOGRAFIA

Albretch MA. Treatment of herpes zoster in the immunocompetent host. Post TW, ed. UpToDate. Waltham, MA: UpToDate Inc. Acesso em: 20 jul. 2019.
Azevedo MF. GPS Medicamentos. Guia prático em saúde. Rio de Janeiro: Guanabara Koogan; 2017.
Cohen JI. Herpes zoster. N Engl J Med. 2013; 369(3):255-63.
Mandell G, Bennett J. Principles and practice of infectious diseases. 8. ed. Elsevier Saunders; 2015.
Werner RN, Nikkels AF, Marinović B, Schäfer M, Czarnecka-Operacz M, Agius. A. M, Nast A. European consensus-based (S2 k). Guideline on the Management of Herpes Zoster – guided by the European Dermatology Forum (EDF) in cooperation with the European Academy of Dermatology and Venereology (EADV), Part 2: Treatment. Journal of the European Academy of Dermatology and Venereology. 2016;31(1):20-29.

539
Herpes Genital

Ana Maria de Oliveira ◆ Mário da Silva Approbato

INTRODUÇÃO

Trata-se da infecção dos órgãos genitais externos e internos pelo herpes-vírus simples dos tipos 1 e 2 (HSV-1 e HSV-2), sendo mais frequentemente causado pelo HSV-2 (Figura 539.1).

Os principais achados histopatológicos são edema intracelular das células epiteliais, marginação nuclear da cromatina, formação de inclusões intranucleares e fusão das células formando células gigantes multinucleadas.

Inoculação primária – atividade sexual.

O período de incubação é de 3 a 7 dias (ver Capítulo 537, *Herpes Simples*).

FORMAS CLÍNICAS

- **Herpes genital primário**: infecção primária, geralmente sintomática e caracterizada por manifestações sistêmicas, como mal-estar geral, febre, mialgia, disúria e retenção urinária. Em 50% dos casos, está presente adenomegalia inguinal bilateral dolorosa. Após a infecção primária, nos casos de infecção pelo HSV-2, em 90% das pacientes, há reativação viral dentro dos primeiros 12 meses após a doença
- **Herpes genital não primário (primeiro episódio)**: infecção anterior comprovada por sorotipo do herpes-vírus humano, primeiro episódio de comprometimento genital
- **Herpes genital recorrente**: reativação de infecção latente, geralmente com comprometimento genital anterior
- Em pacientes HIV+, as lesões tendem a ser mais dolorosas, atípicas e de maior duração.

CAUSAS

- Herpes-vírus humano (HSV-1 e HSV-2).

MANIFESTAÇÕES CLÍNICAS

- Dor local mais intensa no episódio primário
- As recorrências são menos dolorosas
- Herpes genital primário:

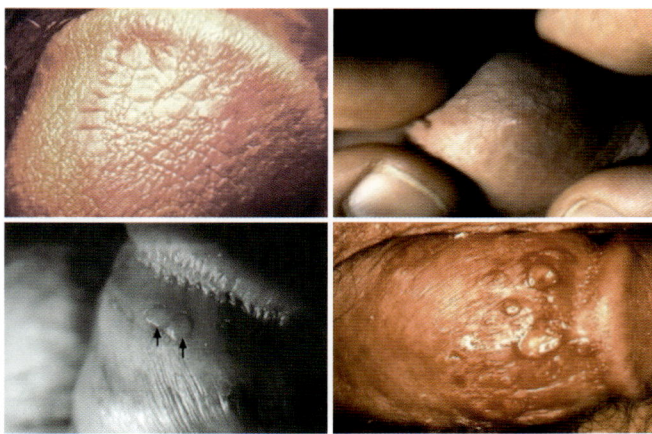

Figura 539.1 Aspectos das lesões vesiculares do herpes genital.

- Dor em queimação na área genital
- Cefaleia, mal-estar, mialgia
- Discreta elevação da temperatura (raramente)
- Disúria (no sexo feminino)
- Dispareunia
- Adenopatia inguinal
- Vesículas com base eritematosa bilaterais, que ulceram, formam crostas e sofrem resolução espontânea em até 21 dias. Localização na mulher: grandes lábios e pequenos lábios, parte interna das coxas, mucosa vaginal, colo do útero, pele perianal; no homem: glande, corpo do pênis, uretra
- Herpes genital não primário (primeiro episódio):
  - Dor em queimação na área genital
  - Vesículas com base eritematosa não edematosa, que ulceram, formam crostas e sofrem resolução espontânea dentro de 14 a 17 dias
- Herpes genital recorrente (secundário):
  - Sensação de queimadura, dormência, formigamento, parestesia dos órgãos genitais no local das lesões anteriores 24 horas antes da erupção de novas vesículas
  - Dor em queimação na região genital
  - Vesículas com base eritematosa não edematosa, que ulceram, formam crostas e sofrem resolução espontânea de 7 a 10 dias.

DIAGNÓSTICO DIFERENCIAL

- Sífilis primária
- Cancro mole
- Linfogranuloma venéreo
- Escabiose
- Molusco contagioso
- Dermatite de contato
- Candidíase
- Herpes-zóster
- Síndrome de Behçet
- Síndrome de Stevens-Johnson.

EXAMES COMPLEMENTARES

- Ver Figuras 539.2 e 539.3
- Cultura tecidual viral em *swab* do líquido das vesículas ou de úlceras

- Citologia de esfregaço coletado por raspado na borda da úlcera
- ELISA
- Imunofluorescência direta de material coletado na borda da úlcera
- Radioimunoensaio
- Reação de fixação do complemento.

COMPLICAÇÕES

- Corrimento vaginal
- Transmissão ao recém-nascido durante a passagem pelo canal do parto
- Risco aumentado de infecção pelo HIV
- Retenção urinária
- Infecção secundária (infecção fúngica ou bacteriana)
- Meningoencefalite.

TRATAMENTO

- Acolhimento e aconselhamento do paciente. Gestantes que têm história de herpes genital ou lesão genital recente devem ser submetidas a cesariana se houver lesões genitais ativas por ocasião do trabalho de parto. Alguns autores indicam cesariana se houver infecção no 3º trimestre da gravidez para evitar transmissão ao neonato. A possibilidade de contaminar o feto no canal de parto é de 5 a 7%

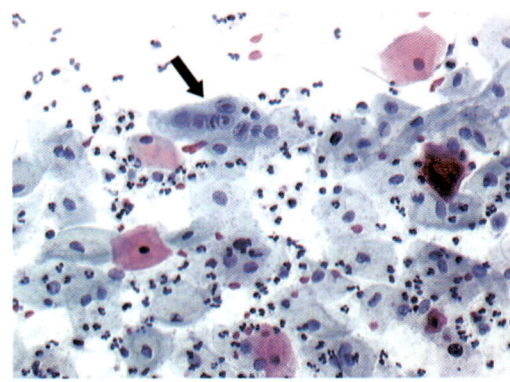

Figura 539.2 Célula com inclusões virais intranucleares à citologia (objeto ×20).

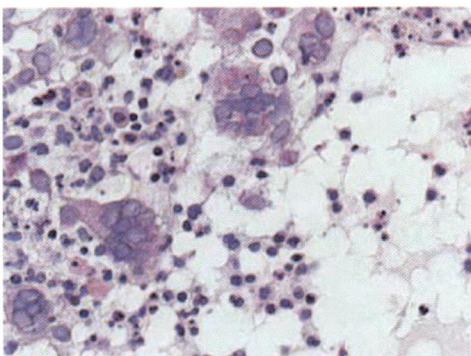

Figura 539.3 Aspecto microscópico de lesão herpética ao teste citológico de Tzanck com balonização e multinucleação celular. (Disponível em: http://www.scielo.br/scielo.php?script=sci_arttext&pid=S0365-05962010000600002#fig02. Acesso em: 23 jul. 2019.)

- Compressas frias nas lesões
- Não manter relações sexuais durante a fase de lesões genitais em atividade.

Tratamento medicamentoso

- Analgésicos (ver Capítulo 15, *Dor*)
- Anestésico tópico (lidocaína) pode ser necessário para alívio da dor durante as micções
- No Quadro 539.1, constam as alternativas de tratamento das várias formas clínicas do herpes genital.

PREVENÇÃO

- A prevenção combinada envolve ações de intervenções no plano biomédico, comportamental e marco legal
- Uso de preservativo em todas as relações sexuais (orais, anais e genitais)
- Uso de barreira de proteção nos jogos sexuais
- Abordagem da parceria sexual para tratamento, conforme referido
- Testagem para HIV, sífilis, hepatites B e C [poderia, conforme a população de risco, solicitar imunoglobulina M e G (IgM e IgG) para hepatite A]
- Vacinação para hepatites A e B, papilomavírus humano
- Tratamento das parcerias sexuais
- Oferecer profilaxia pós-exposição (PrPE) e pós-exposição de risco (PEP)
- Uso de preservativos em toda relação sexual quando um dos parceiros já teve herpes genital.

EVOLUÇÃO E PROGNÓSTICO

- Primário: resolução dos sintomas em 14 a 21 dias
- Primeiro episódio (não primário): resolução dos sintomas em 14 a 17 dias
- Recorrente: resolução dos sintomas em 7 a 10 dias
- Infecção latente: recidivas em mais de 50% dos pacientes
- Infecção no paciente imunocomprometido: doença local ou disseminada grave, de duração prolongada
- As recorrências do herpes genital são mais frequentes na infecção pelo HVH-2.

BIBLIOGRAFIA

Azevedo MF. GPS Medicamentos. Guia prático em saúde. Rio de Janeiro: Guanabara Koogan; 2017.

Brasil. Ministério da Saúde. Secretaria de Vigilância em Saúde. Departamento de Doenças de Condições Crônicas e Infecções Sexualmente Transmissíveis. Protocolo clínico e diretrizes terapêuticas para atenção integral às pessoas com infecções sexualmente transmissíveis (IST). Brasília: Ministério da Saúde; 2020.

Brasil. Ministério da Saúde. Secretaria de Vigilância em Saúde. Departamento de Vigilância, Prevenção e Controle das Infecções Sexualmente Transmissíveis, do HIV/AIDS e das Hepatites virais. Manual técnico para diagnóstico da Infecção pelo HIV em adultos e crianças. 4. ed. Brasília: Ministério da Saúde; 2018.

Brasil. Ministério da Saúde. Secretaria de Vigilância em Saúde. Departamento de Vigilância, Prevenção e Controle das Infecções Sexualmente Transmissíveis, do HIV/AIDS e das Hepatites virais. Prevenção combinada do HIV. Bases conceituais para profissionais trabalhadores(as) e gestores(as) de saúde. Brasília: Ministério da Saúde; 2017.

Quadro 539.1 Esquema de tratamento do herpes genital.

Condição clínica	Tratamento	Comentários
Primeiro episódio	Aciclovir 200 mg, 2 cp, VO, 3 vezes/dia, por 7 a 10 dias **OU** Aciclovir 200 mg, 1 cp, VO, 5 vezes/dia (7h, 11h, 15h, 19h, 23h, 7h...), por 7 a 10 dias	Iniciar o tratamento o mais precocemente possível. O tratamento pode ser prolongado se a cicatrização estiver incompleta após 10 dias de terapia
Recidiva	Aciclovir 200 mg, 2 cp, VO, 3 vezes/dia, por 5 dias **OU** Aciclovir 200 mg, 4 cp, VO, 2 vezes/dia, por 5 dias	O tratamento deve ser iniciado preferencialmente no período prodrômico (aumento de sensibilidade local, ardor, dor, prurido e hiperemia da região genital)
Supressão de herpes genital (6 ou mais episódios/ano)	Aciclovir 200 mg, 2 cp, VO, 2 vezes/dia, por até 6 meses, podendo o tratamento ser prolongado por até 2 anos	Consideram-se elegíveis para o tratamento supressivo pacientes com episódios repetidos de herpes genital (mais de 6 ao ano). Indicada avaliação periódica de função renal e hepática
Herpes genital em imunossuprimidos	Tratar o primeiro episódio em qualquer trimestre da gestação, conforme o tratamento para o primeiro episódio. Se a primoinfecção ocorreu na gestação ou se recidivas foram frequentes no período gestacional, pode-se realizar terapia supressiva, a partir da 36ª semana, com aciclovir 400 mg, 3 vezes/dia	

- O tratamento com antivirais é eficaz para redução da intensidade e duração dos episódios, quando realizado precocemente
- O tratamento local pode ser feito com compressas de solução fisiológica ou degermante em solução aquosa, para higienização das lesões
- Analgésicos orais podem ser utilizados, se necessário
- É recomendado retorno em 1 semana para reavaliação das lesões
- A forma de transmissão, a possibilidade de infecção assintomática, o medo de rejeição por parte das parcerias sexuais e as preocupações sobre a capacidade de ter filhos são aspectos que devem ser abordados
- É importante mencionar que não há associação entre herpes simples genital e câncer

Fonte: Brasil, 2020.

Brasil. Ministério da Saúde. Secretaria de Vigilância em Saúde. Nota informativa n. 15/2018- COVIG/CGVP/DCCI/SVS/MS, de 7 de junho de 2018. Ampliação da indicação de uso da vacina Hepatite A para gays e homens que fazem sexo com homem (HSH) que tenham prática sexual com contato oral-anal. Brasília: Ministério da Saúde; 2018.

CDC – Centers for Disease Control. Recommendations and Reports. MMWR 2015;64(3).

Workowski KA, Bolan GA; Centers for Disease Control and Prevention. Sexually transmitted diseases treatment guidelines, 2015. MMWR Recomm Rep; 2015.

540
Herpes Ocular

Herpes-zóster ocular, herpes-zóster oftálmico

Gustavo Maurílio do Nascimento Garcia Pereira

INTRODUÇÃO

Herpes ocular pode ser definida como a infecção de qualquer tecido ocular ou periocular por algum tipo de herpes-vírus humano (HSV-1 ou HSV-2) ou vírus varicela-zóster.

A manifestação da doença depende do estado imunológico do indivíduo, sendo atípica em doentes imunossuprimidos (AIDS, pacientes transplantados, leucêmicos). Nesses pacientes, o acometimento ocular por outros vírus da família *Herpesviridae* podem ocorrer: vírus Epstein-Barr, citomegalovírus, HSV 6, 7 e 8.

O acometimento ocular por HSV pode ser primário ou recorrente. Já o herpes-zóster ocorre em pacientes que já mantiveram contato com o vírus varicela-zóster.

HERPES SIMPLES

O HSV é de alta prevalência (70 a 97%, conforme a população descrita), sendo o ser humano o seu único reservatório natural.

O diagnóstico da doença é clínico, mas alguns casos requerem citologia de material coletado nas lesões, com pesquisa de material genético viral [reação em cadeia da polimerase (PCR)].

MANIFESTAÇÕES CLÍNICAS

• A infecção primária pelo HSV, que ocorre geralmente na infância, caracteriza-se por vesículas transparentes em área periocular, na maioria dos casos sem acometimento ocular, que evoluem para ulceração e formação de crostas. É autolimitada e dura, em média, 2 semanas. Alguns autores indicam tratamento tópico, mas somente para lesões muito próximas ao olho

• A doença herpética recorrente acomete o olho com maior frequência. Em caso de acometimento palpebral, podem existir vesículas, até mesmo em borda palpebral. O acometimento conjuntival simula outras conjuntivites virais (p. ex., adenovírus). O acometimento unilateral é mais frequente na doença herpética, enquanto nas conjuntivites por outros vírus o acometimento é bilateral

• Quando a recorrência ocorre na córnea, decorre da replicação viral no epitélio e apresenta ceratite ponteada, que evolui para dendritos (Figura 540.1). O dendrito do HSV em geral é único e central (pode ser múltiplo em alguns casos). Para evidenciá-los, são necessários corantes vitais com fluoresceína ou rosa-bengala. Quando evolui, pode apresentar-se como uma úlcera (lesão epitelial geográfica). Para o tratamento, geralmente se realiza o desbridamento das células acometidas (que coram com o corante rosabengala) e administração de medicação tópica

• A maior causa de dano visual relacionado com o HSV é a ceratite estromal, em geral, nos pacientes com doença recorrente (98% dos casos de ceratite estromal) e que se divide em necrotizante (7% dos casos), não necrotizante (88%) e mista (5%). A forma necrotizante em geral acompanha-se de ulceração e pode evoluir para perfuração

• Podem ocorrer iridociclite, episclerite, esclerite, trabeculite (com aumento da pressão ocular) e necrose retiniana aguda, com pior prognóstico para a visão.

TRATAMENTO

• Ceratite corneana por herpes simples requer desbridamento do epitélio e aplicação da medicação tópica. Em geral, usa-se aciclovir pomada oftálmica (3%) 5 vezes/dia, durante 10 a 14 dias (ver Capítulo 79, *Ceratite*)

• O tratamento da ceratite estromal é feito por corticoides tópicos (prednisolona colírio 1%) associados a antiviral tópico. É importante que o epitélio esteja íntegro para a utilização do corticoide. Quando este não é efetivo, a ciclosporina tópica (também associada aos antivirais) torna-se uma alternativa viável. Evidências suportam que, em caso de ceratite estromal necrotizante, o uso de transplante de membrana amniótica é útil e melhora a acuidade visual final do paciente

• Já o tratamento da necrose aguda retiniana exige internação hospitalar e utilização de aciclovir via venosa, além de corticoides.

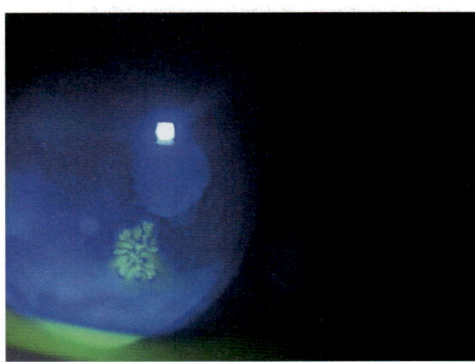

Figura 540.1 Ceratite herpética. (Cortesia da Dra. Helia Soares Angotti, Profa. Titular do Departamento de Oftalmologia/Córnea da Universidade Federal do Triângulo Mineiro.)

HERPES-ZÓSTER

Herpes-zóster ocular (HZO) decorre da reativação do vírus varicela-zóster no gânglio do ramo oftálmico do nervo trigêmeo (Figura 540.2). Estima-se que o risco de um indivíduo desenvolver HZO é de 1% em toda a vida, enquanto o risco de pessoas acima de 65 anos é cinco vezes maior que o da população geral.

MANIFESTAÇÕES CLÍNICAS

- Os primeiros sintomas são sensoriais, principalmente dor e parestesia na região ocular e frontotemporal. Após alguns dias, surgem pápulas eritematosas, que coalescem, ulceram e evoluem para crostas
- O acometimento respeita o dermátomo afetado e não ultrapassa a linha média
- Pode-se levar semanas para a cicatrização completa
- Uma característica interessante reside no fato de que essas lesões são praticamente indolores a picadas de agulhas, mas muito dolorosas ao toque sutil (alodinia).

Sinal de Hutchinson

- Um sinal clínico importante é o acometimento da ponta do nariz (sinal de Hutchinson), que é preditor de acometimento ocular, pois essa região é inervada pelo nervo nasociliar. Quando ocorre, pode apresentar ceratite, conjuntivite e uveíte. A conjuntivite pode ser mucopurulenta, com petéquias, a ceratite pode ser ponteada e evoluir para dendritos ou ceratite estromal numular
- Retinite necrotizante e neurite óptica aguda são formas graves da doença e que representam evolução para cegueira em 80% dos casos
- Paresia ou paralisia transitória dos III, IV ou VI nervos são descritas. Esses pacientes requerem pomadas e uso de lubrificantes oculares, quando apresentam lagoftalmo.

TRATAMENTO

- O tratamento do herpes-zóster é sistêmico, devendo ser iniciado precocemente. Ele reduz a duração e a intensidade dos sintomas de dor na fase aguda e previne a neuralgia pós-herpética na maioria dos casos

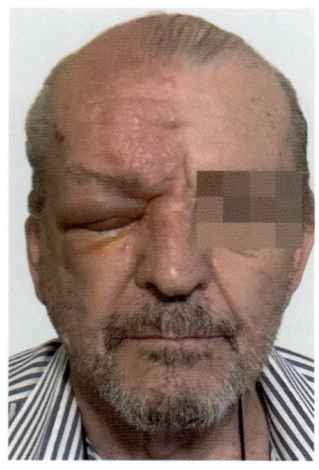

Figura 540.2 Herpes-zóster. (Cortesia da Dra. Helia Soares Angotti, Profa. Titular do Departamento de Oftalmologia/Córnea da Universidade Federal do Triângulo Mineiro.)

- Medicamentos: aciclovir 800 mg (2 comprimidos de 400 mg), VO, 5 vezes/dia, durante 7 dias; fanciclovir 500 mg (2 comprimidos de 250 mg), VO, 3 vezes/dia, durante 7 dias; valaciclovir 1 g (2 comprimidos de 500 mg), VO, 3 vezes/dia, durante 7 dias
- Muitas vezes, é necessário prevenir infecção bacteriana secundária nas lesões de pele, utilizando-se pomada antibiótica.

Neuralgia pós-herpética

- Trata-se de uma dor neuropática que dura pelo menos 1 mês e que surge entre 1 e 6 meses após a cura do herpes-zóster (podendo durar anos)
- Alterações inflamatórias sobre o nervo, liberação de citocinas e replicação viral levam a danos neuronais e hipersensibilidade dos receptores, ocasionando a dor neuropática que ocorre na neuralgia pós-herpética. Pacientes mais velhos, ou com a forma ocular da doença, apresentam maior chance de desenvolvê-la (30%) que os não complicados (16%)
- O tratamento é o mesmo para outros tipos de dores neuropáticas (anticonvulsivantes, antidepressivos tricíclicos, entre outros). Como opções de tratamento, existem outros medicamentos, como opioides (seu uso deve ser adotado com muito critério, em virtude do risco de abuso e dependência), capsaicina, adesivos de lidocaína e terapias associadas (estimulação medular e acupuntura) (ver Capítulos 15, *Dor* e 509, *Neuropatias Periféricas*).

BIBLIOGRAFIA

Anderson E, Fantus RJ, Haddadin RI. Diagnosis and management of herpes-zoster ophthalmicus. Disease-a-Month. 2017;63(2):38-44.

Azevedo MF. GPS Medicamentos. Guia prático em saúde. Rio de Janeiro: Guanabara Koogan; 2017.

Portella AVT, Souza LCB, Gomes JMA. Herpes-zóster e neuralgia pós-herpética. Rev Dor. 2013;14(3).

ScottGuess DU, Stone JC. Evidence-based treatment of herpes simplex virus keratitis: a systematic review. The Ocular Surface. 2007;5(3):240-50.

541
Infecção por Vírus Sincicial Respiratório

Claudia Borges Rodrigues Teixeira ◆ Fernando Oliveira Mateus

INTRODUÇÃO

O vírus sincicial respiratório humano (VSR) é um dos vírus mais comuns entre os que infectam lactentes e crianças, sendo também um importante patógeno em adultos, principalmente idosos (Figura 541.1).

Em crianças com idade inferior a 2 anos, constitui a principal causa de bronquiolite, acometendo as vias respiratórias

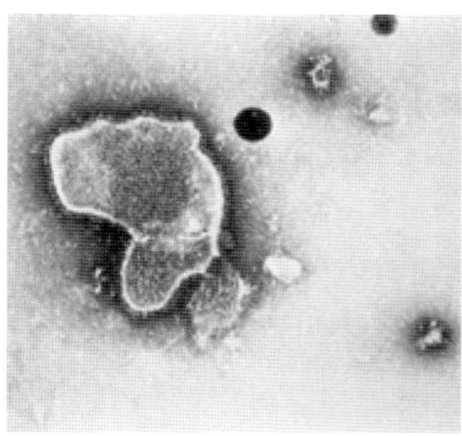

Figura 541.1 Micrografia eletrônica do vírus sincicial respiratório (VSR). (Fonte: Krilov, 2019.)

de pequeno calibre, provocando um processo inflamatório, caracterizado por sibilância, associado a sintomas de infecção respiratória viral (ver Capítulo 141, *Bronquiolite*).

Pode evoluir em alguns casos para pneumonia e insuficiência respiratória grave.

Com sazonalidade dependendo da localidade, predomina nos meses de janeiro a julho.

FATORES DE RISCO

- Prematuridade
- Menores de 6 meses
- Cardiopatias congênitas
- Doenças pulmonares crônicas
- Imunocomprometidos.

MANIFESTAÇÕES CLÍNICAS

- O quadro clínico depende da faixa etária e das comorbidades clínicas
- Em lactentes, crianças pequenas e pessoas com fatores de risco, predominam manifestações respiratórias baixas (bronquiolite e pneumonia, com a possibilidade de evoluir para insuficiência respiratória)
- As manifestações clínicas mais comuns são tosse, coriza, congestão nasal e otite média, associadas a manifestações sistêmicas, representadas por febre, normalmente baixa, mal-estar e vômitos
- Em adultos, predominam manifestações respiratórias altas.

DIAGNÓSTICO DIFERENCIAL

- Resfriado comum
- Influenza e outros vírus (metapneumovírus, parainfluenza, rinovírus, adenovírus e coronavírus)
- Rinite alérgica
- Sinusite
- Asma
- Bronquite
- Outras causas de bronquiolite
- Outras causas de pneumonia.

EXAMES COMPLEMENTARES

- Devem ser solicitados nos casos com sinais de gravidade ou complicações, não exigidos nos casos típicos
- Radiografia de tórax: hiperinsuflação dos pulmões, com retificação dos arcos costais nas crianças menores, infiltrados intersticiais peribrônquicos bilaterais (Figura 541.2) e, eventualmente, atelectasias
- Hemograma: alterações inespecíficas, podendo apresentar leve leucocitose com linfocitose
- Gasometria: casos com insuficiência respiratória.

COMPROVAÇÃO DIAGNÓSTICA

Pesquisa do VSR (apenas em ambientes hospitalares com indicação específica, tendo benefício para reduzir infecções nosocomiais).

TRATAMENTO

- Tratamento de suporte com repouso, hidratação adequada para a faixa etária e lavagem nasal representam as principais medidas na condução do caso
- Oxigenoterapia apenas se necessária, não recomendada se saturação > 91% na ausência de acidose e desconfortos importantes
- Antimicrobianos apenas se houver suspeita de infecção bacteriana secundária. Broncodilatadores e corticoterapia não são recomendados
- Nebulização hipertônica 3% (0,5 mℓ de NaCl a 20% + 2,8 m ℓ de AD) pode ser indicada nos casos de bronquiolite em ambiente hospitalar
- A evolução da doença é variada (de 1 a 2 semanas)
- Oseltamivir não está indicado VSR.

PREVENÇÃO

Medidas de precaução como higiene das mãos, evitar esfregar os olhos, evitar contato, principalmente de crianças menores com pacientes com quadro respiratórios e evitar ambientes fechados e aglomerados.

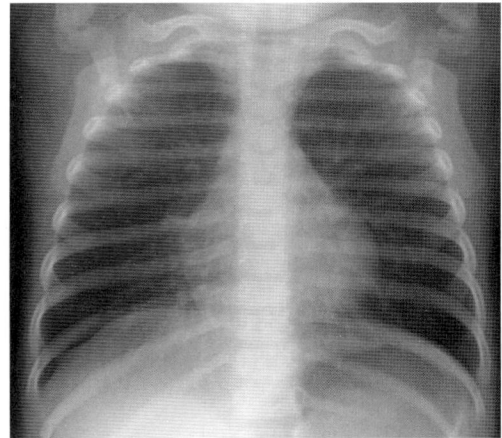

Figura 541.2 Infiltrados peribrônquicos bilaterais, hiperinsuflação dos pulmões com achatamento dos diafragmas e retificação dos arcos costais, características da infecção por vírus sincicial respiratório.

BIBLIOGRAFIA

Azevedo MF. GPS Medicamentos. Guia prático em saúde. Rio de Janeiro: Guanabara Koogan; 2017.

Fleck R. Winter respiratory in children. Disponível em: https://blog. cincinnatichildrens.org/radiology/winter-respiratory-children. Acesso em: 31 ago. 2019.

Ingelfinger JR. Viral bronchiolitis in children. The New England Journal of Medicine. 2016;374(1).

Krilov LR. Respiratory syncytial virus infection. Medscape. Disponível em: https://emedicine.medscape.com/article/971488-overview. Acesso em: 31 ago. 2019. Perk Y, Ozdil M. Respiratorysyncytialvirüsinfections in neonatesandinfants. TurkPediatriArs. 2018;53(2).

Schvartsman BGS, Junior PTM. Pediatria – pronto-socorro. 3. ed. Barueri: Manole; 2018.

542
Molusco Contagioso

Aiçar Chaul ◆ Fernanda Rodrigues da Rocha Chaul ◆ Marco Henrique Chaul

INTRODUÇÃO

Afecção viral, benigna, caracterizada por pápulas umbilicadas que surgem na face, no tronco e nas extremidades, em crianças, ou na virilha e na genitália, em adultos.

Os principais achados histopatológicos são corpúsculos de inclusão intracitoplasmáticos e epiderme hipertrofiada e hiperplásica.

CAUSAS

- Vírus do grupo parapoxvírus (*Molluscum contagiosum*)
- Período de incubação de 2 semanas a 2 meses.

FATORES DE RISCO

- Contato com pessoas infectadas
- Em crianças, a transmissão pode ocorrer em piscinas
- Transmissão sexual
- Imunodepressão.

Atenção

- O paciente atópico é mais propenso
- É mais comum em crianças
- Nos adultos, lesões grandes e numerosas são sinal de imunossupressão
- É sexualmente transmissível.

MANIFESTAÇÕES CLÍNICAS

- Pápulas pequenas (2 a 6 mm), de coloração pérola ou da própria pele, agrupadas em uma ou duas áreas, com umbilicação central, circundadas por halo eritematoso
- Em crianças, predominam na face, no tronco e nas extremidades
- Em adultos, na virilha e na genitália
- Nos pacientes imunodeprimidos, pode haver disseminação pelo corpo todo.

DIAGNÓSTICO DIFERENCIAL

- Ceratoacantomas
- Verrugas
- Piodermite
- Micose disseminada (em pacientes com AIDS).

COMPROVAÇÃO DIAGNÓSTICA

- Dados clínicos + reação em cadeia da polimerase (PCR) + biópsia em alguns casos.

COMPLICAÇÕES

- Infecção secundária bacteriana
- Reação eczematosa na região afetada (principalmente em atópicos).

TRATAMENTO

- Extirpação por curetagem.

Tratamento medicamentoso

- Aplicações tópicas de tretinoína a 0,1%; ou nitrogênio líquido
- Hidróxido de potássio 5 a 10%, aplicado com palito de dente, 1 vez/dia
- *Observação*: podofilina é ineficaz.

PREVENÇÃO

- Evitar contato com pessoas infectadas.

EVOLUÇÃO E PROGNÓSTICO

- Doença autolimitada
- Resolução total, em geral, em 3 a 12 meses
- Recidivas são raras.

BIBLIOGRAFIA

Azevedo MF. GPS Medicamentos. Guia prático em saúde. Rio de Janeiro: Guanabara Koogan; 2017.

Azulay RD, Azulay DR. Dermatologia. 6. ed. Rio de Janeiro: Guanabara Koogan; 2013.

Martins JEC, Paschoal LHC. Dermatologia terapêutica. São Paulo: Dilivros; 2006.

Ramos E, Silva M, Castro MCR. Fundamentos da dermatologia. Rio de Janeiro: Atheneu; 2009.

Sampaio SAP, Rivitti EA. Manual de dermatologia clínica. Porto Alegre: Artes Médicas; 2014.

Wolff K, Goldsmith LA, Stephen IK, Gilchrest BA, Paller AS, Leffell DJ. Fitzpatrick's dermatology in general medicine. McGraw-Hill; 2008.

543
Mononucleose Infecciosa
Febre glandular

Genésio Borges de Andrade Neto ◆ Isabela Theodoro Pacheco ◆ Priscila Ribeiro Guimarães Pacheco ◆ Samara Theodoro Pacheco ◆ Zenon Borges Ribeiro Guimarães

INTRODUÇÃO

Mononucleose infecciosa, também denominada "febre glandular", é a infecção causada pelo vírus Epstein-Barr (EBV), o herpes-vírus humano tipo 4, da família *Herpesviridae*.

A soroprevalência é de até 95% na população adulta, e a transmissão ocorre por secreção salivar de pessoa para pessoa, podendo ser transmitida mais raramente por outros fluidos, como sêmen no ato sexual, transfusão sanguínea e transplante de órgãos.

A idade com pico de incidência está entre 15 e 24 anos, mais frequente em adolescentes, motivo pelo qual a intitulam "doença do beijo".

A saliva pode permanecer infecciosa durante a convalescença, por 6 meses ou mais após o início dos sintomas. O período de incubação é de 30 a 50 dias.

Para saber mais

- Quando o EBV chega à orofaringe, o vírus inicia o processo de replicação. Há predileção pelas células B do tecido linfoide, em especial os linfócitos T CD8+ que respondem à infecção. Posteriormente, a infecção se espalha pelo sistema linfático
- O organismo reage desenvolvendo anticorpos contra o vírus. Em 90% dos casos, são produzidos anticorpos heterófilos em resposta à infecção pelo EBV
- Após a infecção primária, o EBV permanece no hospedeiro de forma latente, sobretudo nos linfócitos B, por toda a vida, disseminando-se assintomaticamente de forma intermitente a partir da orofaringe.

MANIFESTAÇÕES CLÍNICAS

- Em crianças, em geral, a infecção é assintomática e não há anticorpos heterófilos
- Infecções clinicamente aparentes, com anticorpos heterófilos, aumentam com a idade
- A tríade clássica consiste em febre, faringite e linfadenopatia
- Período prodrômico (1 a 2 semanas): anorexia, mal-estar, febre (persiste por dias ou semanas), mialgia, cefaleia, dores abdominais
- Faringite intensa dolorosa com aumento das tonsilas e presença de exsudato (Figura 543.1), acompanhada de adenopatias, principalmente cervical e submandibular
- Esplenomegalia em 50% dos casos, predominando na 2ª e na 3ª semana; hepatomegalia (10%); icterícia; edema periorbitário e enantema do palato. *Rash* maculopapular

inespecífico, podendo ser confundido com farmacodermia, principalmente quando se administra amoxicilina (Figura 543.2).

COMPLICAÇÕES

- Complicações neurológicas: são raras, mas pode ocorrer encefalite, meningite, convulsões, síndrome de Guillain-Barré, neuropatia periférica, mielite, paralisia do nervo craniano e psicose
  - A encefalite pode se apresentar com disfunção cerebelar ou ser global e rapidamente progressiva semelhante à encefalite por herpes simples, porém, na maioria das vezes, é autolimitada
- Complicações hematopoéticas: em geral são autolimitadas, granulocitopenia, trombocitopenia e anemia hemolítica. Granulocitopenia leve e transitória ou trombocitopenia ocorre em aproximadamente 50% dos pacientes
- Ruptura esplênica: pode causar consequências graves. Pode resultar de esplenomegalia e edema capsular que alcançam seu nível máximo 10 a 21 dias após a infecção. Histórico de trauma somente está presente em cerca de 50% dos casos. A ruptura geralmente é dolorosa
- Complicações respiratórias: raramente há obstrução das vias respiratórias superiores decorrente de linfadenopatia da faringe ou paratraqueal, sendo indicado nesses casos corticoide sistêmico. Infiltrados pulmonares intersticiais clinicamente silenciosos ocorrem em especial em crianças, evidenciados na radiografia

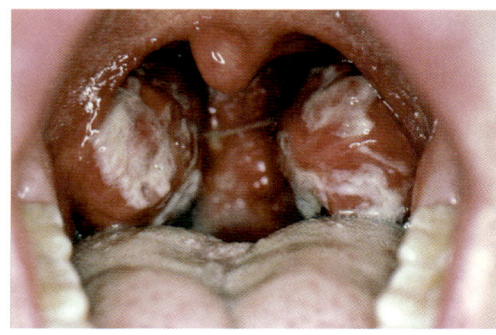

Figura 543.1 Faringite na mononuclease infecciosa.

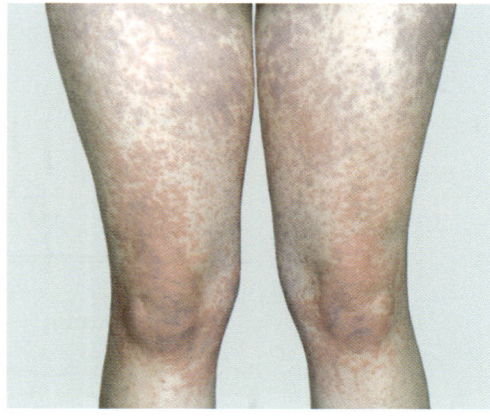

Figura 543.2 Exantema – erupção maculopapular difusa na mononuclease infecciosa.

- Infecção crônica: disfunções orgânicas inespecíficas, com febre, comprometimento respiratório (pneumonite intersticial), neurológico, oftalmológico (uveíte) e pancitopenia
- Neoplasias associadas ao EBV: carcinoma de nasofaringe, linfoma de Burkitt, linfoma de células B, doença de Hodgkin e doença linfoproliferativa.

DIAGNÓSTICO DIFERENCIAL

- Citomegalovirose
- Toxoplasmose
- Síndrome retroviral aguda
- Infecção por herpes-vírus tipo 6
- Hepatite viral
- Doença de Lyme
- Rubéola
- Sarampo
- Faringite estreptocócica.

EXAMES COMPLEMENTARES

- Hemograma: leucocitose (em alguns casos, os leucócitos chegam a 50.000/mm^3). Linfocitose geralmente acima de 50%, com atipia importante, geralmente acima de 10%, observada no esfregaço de sangue. Trombocitopenia
- Transaminases: aumentadas em 50% dos casos
- Pesquisa de anticorpos heterófilos pelo monoteste – teste de escolha, quase 100% específico para a infecção pelo EBV: presentes em 50% das crianças entre 4 e 5 anos e em mais de 90% dos adolescentes e adultos. Podem persistir por 6 a 12 meses após a cura. Em crianças < 4 anos, não há anticorpos heterófilos
  - No início da doença, o teste pode ser falso-negativo e deve ser repetido no curso dessa condição
- Pesquisa de anticorpos específicos para EBV-VCA (antígeno do capsídio viral): IgM anti-VCA, surge no início da infecção e desaparece dentro de 4 a 6 semanas. IgG anti-VCA: aparece na face aguda da infecção, com pico entre 2

e 4 semanas, diminuindo discretamente e permanecendo positivo pelo resto da vida (Figura 543.3)
- EBNA (antígeno nuclear do Epstein-Barr): identificado pelo teste imunofluorescente-padrão, não é encontrado na fase aguda do EBV, aparecendo lentamente 2 a 4 meses após o início dos sintomas e persistindo pelo resto da vida da pessoa (Figura 543.3)
- Se o diagnóstico não estiver claro, deve-se realizar cultura da secreção da orofaringe e teste antigênico para infecção estreptocócica.

COMPROVAÇÃO DIAGNÓSTICA

- Dados clínicos + exames laboratoriais + pesquisa de anticorpos específicos.

TRATAMENTO

- Tratamento sintomático
- Hidratação, repouso e ingesta nutricional adequada
- Atletas devem evitar praticar esportes durante 1 mês após o início da doença, pelo aumento do baço em 50% dos casos, condição associada ao risco de ruptura esplênica.

Tratamento medicamentoso

- Corticoides: apenas para pacientes com complicações como anemia hemolítica, trombocitopenia e obstrução de vias respiratórias superiores por adenomegalias paratraqueais ou hipertrofia de orofaringe
- Embora o aciclovir diminua a disseminação orofaríngea do EBV, não há evidência para autorizar seu uso clínico.

PREVENÇÃO

- Não há vacina
- Não compartilhar fômites, bebidas, alimentos ou itens pessoais como escova de dentes com pessoas infectadas pelo EBV.

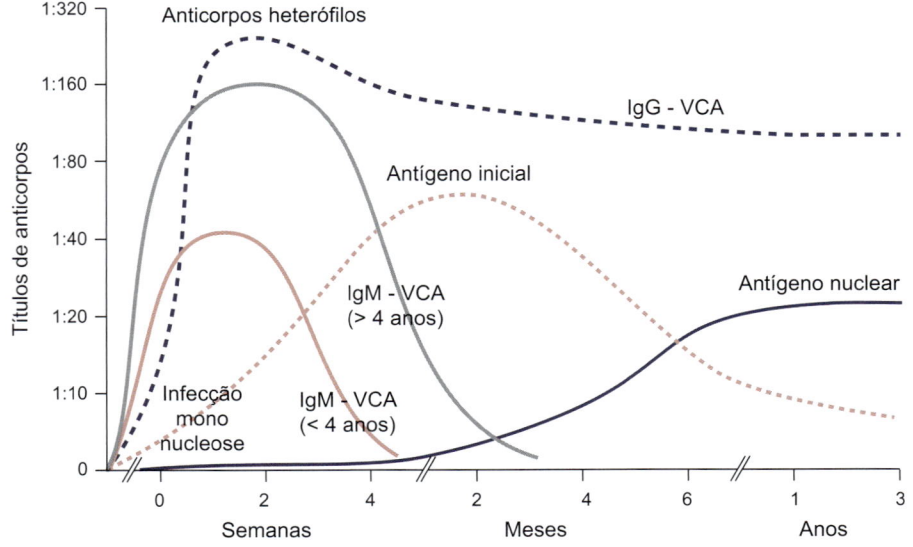

IgG - VCA indica anticorpos da classe G da imunoglobulina (Ig) contra o antígeno do capsídeo viral; IgM - VCA, anticorpo da classe IgM para antígeno do capsídeo viral

Figura 543.3 Representação esquemática da evolução de anticorpos para vários antígenos do vírus Epstein-Barr em pacientes com mononucleose infecciosa.

EVOLUÇÃO E PROGNÓSTICO

- Na maioria dos pacientes a doença é autolimitada. A infecção regride espontaneamente em 2 a 4 semanas. O paciente se recupera sem sequelas e desenvolve imunidade para controlar o vírus latente
- Fadiga pode persistir por semanas; em 1 a 2% dos casos, por meses (ver Capítulo 19, *Fadiga*)
- Óbito ocorre em menos de 1% dos pacientes, principalmente em razão de complicações (ruptura esplênica, obstrução de via respiratória).

BIBLIOGRAFIA

American Academy of Pediatrics. Epstein-Barr virus infections. In: Kimberlin DW, Brady MT, Jackson MA, Long SS (eds.). Red Book: 2018 Report of the Committee on Infectious Diseases. 31. ed. Itasca, IL: American Academy of Pediatrics; 2018. p. 334-8.

Centers for Diseases Control and Prevention. Epstein Barr virus and infectious mononucleosis. Disponível em: www.cdc.gov/epstein barr/index.html. Acesso em: 8 out. 2019.

Dunmire SK, Hogquist KA, Balfour Jr HH. Infectious mononucleosis. Curr Top Microbiol Immunol. 2015;390:211-40.

Papadakis MA. Current Medical Diagnosis & Treatment. 57. ed. McGraw-Hill; 2017. p. 1372-3.

544
Parotidite Epidêmica

Caxumba

Claudia Borges Rodrigues Teixeira • Fernando Oliveira Mateus

INTRODUÇÃO

Parotidite epidêmica, ou caxumba, é uma infecção aguda causada por um vírus da família *Paramyxoviridae*, caracterizada principalmente por edema e dor das parótidas e de outras glândulas salivares.

Mais frequente entre 2 e 9 anos.

A transmissão ocorre via respiratória por meio de gotículas, por contato direto (pessoa-pessoa) ou indireto (superfícies contaminadas), sendo o período de maior transmissibilidade 2 dias antes e até 5 dias após o surgimento do edema da parótida.

Pessoas assintomáticas também podem transmitir o vírus.

O período de incubação varia de 12 a 25 dias após a exposição, com média de 16 a 18 dias.

MANIFESTAÇÕES CLÍNICAS

- Abaulamento pré-auricular e apagamento do ângulo da mandíbula, associado a dor local e elevação do lóbulo do pavilhão auditivo, com duração de 7 a 10 dias, podendo haver acometimento contralateral
- Febre baixa, mal-estar, mialgia e cefaleia podem estar presentes

- Febre alta ou persistente, comprometimento importante do estado geral, secreção purulenta no óstio da parótida em grande quantidade, eritema e flutuação local podem ser sinais de infecção secundária.

Complicações da caxumba

Orquiepididimite (15 a 20% dos homens), ooforite (5% das mulheres), tireoidite, artrite, glomerulonefrite, miocardite, meningite e encefalite viral e ataxia cerebelar.

DIAGNÓSTICO DIFERENCIAL

- A inflamação das parótidas pode ser causada por outros vírus, como parainfluenza, Epstein-Barr, influenza, coxsackie A, vírus ECHO, HIV
- Em pacientes com parotidite recorrente, deve-se excluir imunodeficiência primária e secundária, alterações obstrutivas (cistos, sialolitíase, neoplasias e abscessos dentários) e síndrome de Sjögren (ver Capítulo 240, *Alterações das Glândulas Salivares*)
- Parotidite bacteriana, principalmente por *S. aureus*
- Doenças metabólicas (diabetes, cirrose, uremia e desnutrição) também podem causar parotidite.

EXAMES COMPLEMENTARES

- Hemograma: normal ou levemente alterado com linfocitose. Leucocitose com desvio para a esquerda sugere infecção secundária bacteriana
- Amilase: normal ou pouco aumentada. Valores muito altos sugerem comprometimento pancreático
- Líquido cefalorraquidiano: em quadros de meningite ou encefalite, com padrão viral com pleocitose leve a moderada com predominância de linfomononucleares
- Sorologia: pareada com intervalo de 2 a 3 semanas para confirmação diagnóstica. Presença de imunoglobulina M (IgM) positiva pode indicar infecção recente
- A IgG tem valor diagnóstico com aumento de quatro títulos entre as amostras, mesmo na ausência de IgM.

TRATAMENTO

- Não há tratamento específico
- Repouso, hidratação e medicamentos sintomáticos
- Orquite: suspensório para a bolsa escrotal
- Precaução com gotículas por 9 dias após início do edema das parótidas.

PREVENÇÃO

- Vacinação de acordo com o calendário infantil, de adolescente e de adulto. Contraindicada na gestação e em imunodeprimidos (ver Capítulo 9, *O Clínico e a Vacinação de Crianças, Adolescentes, Adultos e Idosos*)
- Profilaxia pós-exposição, após contato com caso suspeito ou confirmado, no período de transmissão, consiste na atualização do cartão vacinal de acordo com a faixa etária, respeitando os intervalos mínimos entre as doses, de 30 dias.

BIBLIOGRAFIA

American Academy of Pediatrics. Red Book, Report of the Committee on Infectious. 31. ed. AAP; 2018.

Brasil. Ministério da Saúde. Guia de Vigilância em Saúde. v. 1. Brasília: Ministério da Saúde; 2017.

CDC. Centers for Disease Control and Prevention. Mumps. Disponível em: http://www.cdc.gov/mumps/. Acesso em: 21 fev. 2022.

545
Poliomielite

Paralisia infantil

Luiz Alves da Silva Neto

INTRODUÇÃO

Poliomielite é uma doença viral sistêmica que afeta principalmente o sistema nervoso.

A palavra deriva do grego – pólio, "cinza"; mielos, "medula" ou "medula espinal" –, sendo também conhecida como paralisia infantil.

É causada por um dos poliovírus humanos, pertencentes à família *Picornaviridae*.

Os principais dados histopatológicos são reação inflamatória mista (polimorfonucleares e linfócitos) associada à destruição neuronal. A substância cinzenta medular (corno anterior) e as áreas motoras da ponte são afetadas de modo irregular. Áreas cerebrais podem ser comprometidas.

A infecção é transmitida via fecal-oral, decorrente de higiene pessoal precária, inadequada deposição das fezes humanas, manuseio impróprio de esgoto e contaminação dos suprimentos de água e alimentos, que favorecem a disseminação do vírus selvagem e a manutenção da doença na comunidade.

É mais frequente em crianças.

Poliomielite no Brasil

• Desde o início dos anos 1990, não têm ocorrido casos pelo poliovírus selvagem no Brasil, em virtude da cobertura vacinal. Doença paralítica, em contatantes ou receptores de vacina de vírus vivos (Sabin), foi registrada em raras ocasiões.
• É doença de notificação compulsória
• Todo caso de paralisia flácida de instalação aguda deve ser comunicado à vigilância epidemiológica até 48 horas após seu reconhecimento.

Síndrome pós-pólio

• Não é um processo infeccioso
• Caracteriza-se por fraqueza e atrofia muscular de forma assimétrica, que surge décadas após a fase aguda.

CLASSIFICAÇÃO

• Poliomielite paralítica: cerca de 5 a 10% dos casos
• Poliomielite não paralítica: cerca de 90 a 95% dos casos.

CAUSAS

• Poliovírus humanos encontrados em todo o mundo (vacinação ampla e sistemática eliminou o vírus selvagem).

FORMAS CLÍNICAS

Apenas 10% das pessoas infectadas com poliovírus têm manifestação clínica

• **Forma abortiva**:
  ■ Febre, mal-estar, anorexia, cefaleia e dores em variados locais. Recuperação completa após 2 a 3 dias
  ■ Meningite asséptica
  ■ Rigidez de nuca, vômitos
  ■ A análise do líquido cefalorraquidiano (LCR) mostra pleocitose por linfomononucleares, proteína e glicose normais
• **Poliomielite paralítica** (0,1% dos pacientes infectados), paralisia flácida aguda (PFA):
  ■ Compreende a poliomielite espinal, a bulbar e a polioencefalite. Compromete um músculo, um grupo de músculos ou múltiplos músculos. A paralisia é flácida, e os reflexos, diminuídos ou ausentes
  ■ Atrofia do membro, incapacidade para desenvolver-se e deformidades são comuns na criança
  ■ Paralisia respiratória é frequente no comprometimento bulbar
• **Polioencefalite**: forma rara que apresenta manifestações comuns a qualquer encefalite viral.

DIAGNÓSTICO DIFERENCIAL

• Meningite asséptica
• Síndrome de Guillain-Barré
• Encefalite por vírus Coxsackie humano e vírus ECHO
• Mielite transversa aguda
• Porfiria intermitente
• Neuropatias
• Pseudoparalisia em crianças com artrites ou osteomielites
• Botulismo.

EXAMES COMPLEMENTARES

• Amostra de fezes para isolamento do vírus
• Testes sorológicos
• Exame do LCR: pleocitose por linfomononucleares com proteínas e glicose normais
• Eletroneuromiografia (EMG): evidencia comprometimento do neurônio motor inferior
• Ressonância magnética (RM): evidencia o processo inflamatório na coluna anterior da medula espinal.

COMPROVAÇÃO DIAGNÓSTICA

• O padrão-ouro para confirmação do diagnóstico reside na amplificação por reação em cadeia da polimerase (PCR) do RNA do poliovírus do LCR
• O poliovírus pode ser isolado das secreções de orofaringe na primeira semana da doença e das fezes por várias semanas. Raramente pode ser isolado do LCR
• Ver Figuras 545.1 e 545.2.

TRATAMENTO

• Não existe tratamento específico
• Reabilitação precoce
• Repouso no leito é essencial
• Suportes respiratório e cardiovascular são críticos na poliomielite bulbar e bulboespinal.

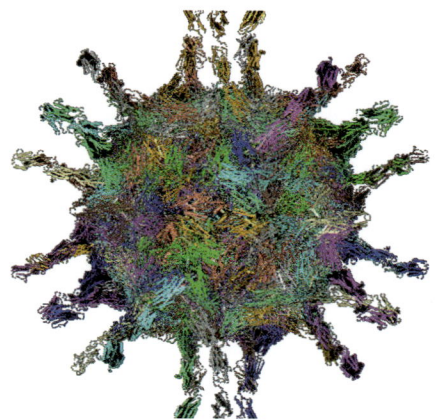

Figura 545.1 Microscopia crioeletrônica poliovírus (sorotipo 1). (Fonte: Madej et al., 2014.)

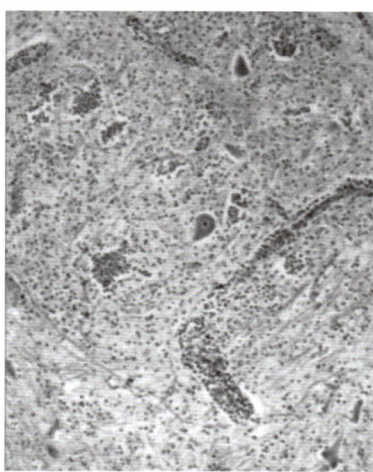

Figura 545.2 Exame histopatológico mostrando fagocitose das células do corno anterior. (Fonte: Billings Jr. e Collins, 2005.)

PREVENÇÃO

- Vacina inativada (Salk) e vacina de vírus vivos (Sabin) (ver Capítulo 9, *O Clínico e a Vacinação de Crianças, Adolescentes, Adultos e Idosos*).

EVOLUÇÃO E PROGNÓSTICO

- Taxa de mortalidade de 5 a 10% por complicações respiratórias e cardiovasculares
- A força dos músculos comprometidos se recupera em 60% dos casos, após 3 a 4 meses.

BIBLIOGRAFIA

Billings FT Jr, Collins RD. Prêmio Theodore E. Woodward: A reação devastadora de uma doença terrível: poliomielite. Trans Am Clin Climatol Assoc. 2005;116:57-63.

Brasil. Ministério da Saúde. Guia de Vigilância em Saúde: 3. ed. Brasília: Ministério da Saúde; 2019.

Madej T, Lanczycki CJ, Zhang D, Thiessen PA, Geer RC, Marchler-Bauer A, Bryant SH. MMDB and VAST+: tracking structural similarities between macromolecular complexes. Nucleic Acids Res. 2014;42: D297-303.

Romero JR, Modlin JF. Poliomyelitis. Mandell, Douglas and Bennettis Principles and Practice of Infectious Diseases. 8. ed. Elsevier; 2016. p. 2073-9.

546 Raiva

Lísia Gomes Martins de Moura Tomich ◆
Luciana Leite Pineli Simões

INTRODUÇÃO

A raiva é uma antropozoonose que exige profilaxia adequada após a exposição (PEP) com o objetivo de prevenir o óbito.

No Brasil, de 2000 a 2017 foram notificados 188 casos de raiva humana, com predomínio nas regiões Nordeste e Norte.

As variantes antigênicas (AgV) identificadas foram: 59% (27) AgV3 (*Desmodus rotundus*), 32,6% (15) AgV2 (*Canis lupus*), 6,5% (3) AgVnC (*Callithrix jacchus*) e 2,2% (1) AgV1 (*Canis lupus*).

O vírus da raiva é quase sempre transmitido pela mordedura de um animal infectado, momento em que ocorre a contaminação da ferida por meio da saliva. Outras vias de transmissão viral incluem arranhões de animais, contaminação de membranas mucosas e exposições ocultas, como no caso com morcegos.

Questionar indivíduos sobre contato desprotegido com dentes de morcego e suas garras (incluindo se houve pouso de morcego ou rastejamento no indivíduo) pode ajudar a identificar exposições adicionais.

O período de incubação é de 54 dias (IQR, 30,5 a 91 dias), com sobrevida mediana de 14 dias (IQR 9 a 21 dias), sendo 41% menor naqueles com a forma encefálica (12 dias) que na forma paralítica (22 dias). Entretanto, há relatos de períodos de incubação longos, como 244 dias na raiva secundária a contato com morcego e 290 dias na raiva humana causada por cães.

A doença ocorre em humanos quando elementos-chave da PEP à raiva são omitidos ou administrados incorretamente.

CAUSAS

- Vírus RNA do gênero *Lyssavirus* da família *Rhabdoviridae*, ordem Mononegavirales
- O vírus da raiva é neurotrópico e, após a inoculação, ele é endocitado por várias linhagens celulares e se replica, localmente, nas células neuronais (nas inclusões citoplasmáticas denominadas corpúsculos de Negri), migrando, a seguir, por fluxo axonoplasmático retrógrado protegido pela bainha de mielina até o cérebro, onde se dissemina e se replica maciçamente, causando encefalite aguda
- Não há viremia e não há evidência de resposta imunológica até que o vírus alcance o sistema nervoso central (SNC). A partir do SNC, dissemina-se para vários órgãos (glândulas lacrimais, mamárias, coração, pâncreas) e glândulas salivares, onde também se replica e é eliminado na saliva das pessoas ou animais infectados
- Na variante advinda do morcego, o vírus pode se espalhar superficialmente nos tecidos e, direta ou indiretamente, nos gânglios da raiz sensorial local. Ao passo que, na variante canina, acredita-se que a manifestação clínica seja

decorrente da infecção seletiva de neurônios que inibem neurônios inspiratórios na região do núcleo ambíguo na medula

* Os principais achados histopatológicos são corpúsculos de Negri nas células ganglionares, principalmente do hipocampo e cerebelo. Edema, hemorragia, congestão, focos de necrose neuronal com neuronofagia e infiltrado de linfócitos estão presentes em outras áreas do cérebro.

MANIFESTAÇÕES CLÍNICAS

* As manifestações mais comuns na raiva de origem canina em relação à secundária a exposição a morcegos são encefalopatia (64,3% *vs.* 46,2%), hidrofobia (81,5% *vs.* 72,2%), aerofobia (80% *vs.* 50%), ao passo que as seguintes anormalidades são mais comuns na raiva adquirida de morcegos: mioclonia (91,7% *vs.* 0%), anormalidades cranianas (66,8% *vs.* 57,1%), anormalidades motoras (78,3% *vs.* 64,7%) e sensoriais (77,3% *vs.* 59,1%). Além disso, os sintomas locais são mais importantes na raiva pós-exposição a morcegos do que na pós-exposição a cães

* As formas paralítica e encefalítica podem se distinguir clinicamente pela presença de episódios de excitação generalizada ou hiperexcitabilidade e fraqueza muscular flácida precoce, respectivamente. Especula-se que pacientes que receberam PEP tenham menor tempo de incubação e menor tempo de sobrevida quando comparados àqueles que não receberam, fenômeno previamente descrito como "morte precoce" em pacientes tratados, sem sucesso, com vacina antirrábica. Há evidências de que a administração malsucedida da PEP represente um fator de risco para a raiva paralítica, incluindo redução do período de incubação, o que reforça a hipótese de que a raiva paralítica envolve resposta imunológica contra os nervos periféricos, fazendo com que a vacinação provoque resposta maior de produção de anticorpos, resultando na paralisia.

DIAGNÓSTICO DIFERENCIAL

* Tétano
* Outras encefalites virais (especialmente as causadas por outros rabdovírus e arbovírus)
* Tularemia
* Pasteurelose por mordedura de gato e de cão
* Infecção por vírus B (*Herpesvirus simiae*) por mordedura de macaco
* Febre por mordida de rato (Sodóku)
* Botulismo
* Tularemia
* Febre por arranhadura de gato (linforreticulose benigna de inoculação)
* Síndrome de Guillain-Barré
* Encefalite pós-vacinal
* Intoxicações
* Encefalomielite difusa aguda (Adem).

DIAGNÓSTICO LABORATORIAL

* O diagnóstico de raiva deve ser considerado em pacientes que apresentem encefalopatia de causa desconhecida. O diagnóstico laboratorial *in vivo* dos casos de raiva humana pode ser realizado pelos métodos:
  * Imunofluorescência direta (IFD) em amostras de saliva (esfregaço)

* **Período prodrômico** (duração de 2 a 4 dias): mal-estar, febre, cefaleia, náuseas, ansiedade, insônia, dor de garganta; entorpecimento, irritabilidade, inquietude e sensação de angústia; em alguns pacientes, parestesias e hiperestesia próximo ao local da lesão
* **Fase neurológica**: forma furiosa (principalmente relacionada com vírus transmitidos por canídeos) e forma paralítica (relacionada, na maioria dos casos, com vírus transmitidos por morcegos)
  * **Forma furiosa** (duração de 4 a 7 dias): o paciente torna-se falante, irrequieto, excitado, sudoreico, apresentando contraturas musculares, inicialmente leves, seguidas de espasmos dos músculos da laringe, faringe e língua que ocorrem quando o paciente vê ou tenta ingerir líquido (hidrofobia), apresentando, concomitantemente, sialorreia intensa, disfagia, aerofobia, hiperacusia, fotofobia. Pode haver elevação da temperatura corporal e convulsões
  * **Forma paralítica** (no fim da 1ª semana): parestesia, dor e prurido no local da mordedura, evoluindo com paralisia muscular flácida precoce. Em geral, a sensibilidade é preservada. A febre também é marcante, geralmente elevada e intermitente. O quadro de paralisia leva a alterações cardiorrespiratórias, retenção urinária, obstipação intestinal; embora se observem espasmos musculares (especialmente laringe e faringe), não se percebe claramente a hidrofobia, e a consciência é preservada na maioria dos casos
* **Disautonomia** (bradicardia, bradiarritmia, taquicardia, taquiarritmia, hipo ou hipertensão) e insuficiência respiratória são as principais causas de óbito e podem ocorrer nas duas formas, podendo surgir entre 5 e 7 dias na forma furiosa e até 14 dias na forma paralítica nos pacientes sem suporte cardiorrespiratório.

  * Impressão de córnea (*Cornea-test*) ou raspado de mucosa lingual
  * Isolamento viral em camundongo (IVC) ou cultivo celular (IVCC) de amostra de saliva e folículo piloso
  * Reação em cadeia da polimerase em tempo real (RT-PCR) e a *seminested* RT-PCR de saliva, do líquido cefalorraquidiano (LCR), da biópsia de pele da base do folículo piloso, da região da nuca, seguida de sequenciamento genético
  * Pesquisa de anticorpos no soro por soroneutralização no soro (90% de sensibilidade na raiva paralítica e 53,3% de sensibilidade na encefalite por raiva) e no LCR
* LCR apresenta contagem de células normal ou discreta pleocitose linfomonocitária e exames de neuroimagem, como tomografia computadorizada (TC) e/ou ressonância magnética (RM), são normais ou apresentam alterações inespecíficas compatíveis com encefalite
* No caso de óbito do paciente, a necrópsia é indispensável para a confirmação diagnóstica. Diferentes fragmentos do SNC devem ser encaminhados ao laboratório, conservados, preferencialmente, sob refrigeração, ou em glicerina misturada em partes iguais com salina tamponada. Os testes realizados em amostra de SNC devem ser IFD e o isolamento viral em camundongos ou cultivo celular, tornando-se obrigatória a identificação da fonte de infecção de todos os casos de raiva humana por meio da tipificação antigênica, com o painel de anticorpos monoclonais cedido pelo Center for Disease Control (CDC)/Atlanta, a

tipificação genética por RT-PCR e o sequenciamento genético
- Ver Quadro 546.1.

PROTOCOLO DE TRATAMENTO DA RAIVA HUMANA NO BRASIL (PROTOCOLO DE RECIFE)

- A partir de 2008, ocorreram 13 tratamentos para raiva no Brasil, quando da utilização do Protocolo de Recife: dois pacientes submetidos a tratamento sobreviveram com sequelas neurológicas, resultando em uma taxa de sucesso de 15%
- Podem ser incluídos no protocolo os casos suspeitos de raiva humana que receberam profilaxia inadequada:
  - Paciente que não recebeu o esquema profilático de pós-exposição de raiva humana
  - Paciente que recebeu o esquema de pós-exposição incompleto, conforme as normas técnicas de profilaxia da raiva humana
  - Paciente que não recebeu o esquema de pós-exposição em tempo oportuno
- Os critérios de exclusão ao protocolo são:
  - Paciente sem história de febre
  - Paciente com história de doença superior a 14 dias
  - Paciente com doença que não tenha vínculo epidemiológico com a raiva
  - Paciente com profilaxia de raiva humana pós-exposição completa e em tempo oportuno
  - Confirmada outra doença
- Deve ser assinado um termo de consentimento livre e esclarecido pelo paciente ou responsável para utilização do protocolo. (Módulo disponível em: brsms.saude.gov.br/brs/publicacoes/protocolo_tratamentoraiva_humana.pdf)
  - Realizar procedimentos para diagnóstico específico de raiva (Quadro 546.1)
  - Estabelecer conduta clínica inicial (Quadro 546.2)
  - Observar objetivos terapêuticos para evitar lesão neurológica secundária (Quadro 546.3)
  - Estabelecer conduta após confirmação (Quadro 546.4)
  - Exames e condutas clínicas sequenciais (Quadro 546.5).

Quadro 546.1 Amostras para confirmação diagnóstica da infecção pelo vírus da raiva.

Tecido/fluido	Volume/quantidade	Coletas*
Saliva	2 mℓ	Coletas diárias durante 1 semana
LCR	2 mℓ	Duas coletas durante 1 semana (segunda e quinta-feira)
Soro	2 mℓ	Duas coletas durante 1 semana (segunda e quinta-feira)
Folículo piloso	0,5 a 1,0 cm^2	Duas coletas durante 1 semana (segunda e quinta-feira)
Imprint de córnea	5 lâminas	Apenas na 1ª coleta

*A primeira coleta deve ser feita em duplicidade (para envio ao LACEN e ao Instituto Pasteur/SP). As demais serão encaminhadas apenas ao IP/SP. Todas as amostras devem ser coletadas na presença da equipe do laboratório para adequado e imediato acondicionamento. LCR: líquido cefalorraquidiano.

Quadro 546.2 Conduta inicial para tratamento da raiva (Protocolo de Recife).

- Não administrar soro ou vacina antirrábica
- Encaminhar para serviço de referência do estado em unidade de terapia intensiva
- Instituir precauções de contato
- Providenciar, precocemente, acesso venoso central, sondagem vesical de demora, sondagem nasoenteral
- Dieta hipercalórica e hiperproteica
- Manter paciente normovolêmico com solução isotônica
- Entubação e ventilação: seguir indicações clínicas, sendo necessária vigilância quanto à possível hipersalivação
- Sedação para ventilação mecânica:
  - Midazolam (0,03 a 0,6 mg/kg/hora) + cetamina (0,5 a 1 mg/kg/hora)
  - Em caso de cetamina não disponível, usar fentanila (1 a 2 µg/kg/hora) – nos casos confirmados, a cetamina é obrigatória
  - Evitar barbitúricos e propofol
  - Monitorar com escala de sedação de Ramsey VI com índice biespectral (BIS) ou eletroencefalograma (EEG)
- Nimodipino: 60 mg, por via enteral, 4/4 horas
- Vitamina C: 1 g/dia, via intravenosa
- Profilaxia para trombose venosa profunda + hemorragia digestiva alta + lesão por pressão
- Caso o paciente evolua a óbito, deverá ser feita necrópsia, e o encéfalo enviado para pesquisa de inclusão viral e imunofluorescência direta e exame histopatológico

Quadro 546.3 Objetivos terapêuticos a serem seguidos para reduzir o risco de lesão neurológica secundária (Protocolo de Recife).

- Cabeceira elevada a 30° com cabeça centralizada em relação ao tronco. Mudança de decúbito a cada 3 horas
- Pressão arterial média: 80 mmHg
- Pressão venosa central: 8 a 12 mmHg (10 a 14 mmHg quando em ventilação mecânica)
- Spo$_2$: 94%
- Paco$_2$: 35 a 40 mmHg, não hiperventilar
- Pressão de platô das vias respiratórias < 30 mmH$_2$O
- Hb: 10 g/%
- Natremia: 140 a 50 mEq/ℓ
- Glicemia: 70 a 110 mg%
- Diurese > 0,5 mℓ/kg/hora
- Temperatura central entre 35 e 37°C

Quadro 546.4 Conduta após confirmação laboratorial de raiva.

- Manter as anteriores
- Amantadina: 100 mg, via enteral, 12/12 horas
- Não usar ribavirina
- Biopterina (BH4): 2 mg/kg, por via enteral, 8/8 horas (disponível no Ministério da Saúde)
- Sedação profunda:
  - Midazolam (1 a 2 mg/kg/hora) + cetamina (2 mg/kg/hora)
  - Evitar barbitúricos e propofol, suspender fentanila, caso esteja em uso
  - As doses de midazolam e cetamina não devem ser muito aumentadas. Caso necessário, associar novamente a fentanila
  - Monitorar com Ramsey VI com BIS ou EEG
- Monitoramento em UTI:
  - Contínua: ECG, oximetria de pulso, capnografia, PAM, BIS ou EEG, temperatura central
  - Intermitente: PA (2/2 horas), PVC (4/4 horas), glicemia capilar (4/4 horas), diurese (4/4 horas), balanço hídrico (12/12 horas), densidade urinária (4/4 horas), natremia (2 vezes/dia)

BIS: *Consciousness Monitoring During Anaesthesia*; EEG: eletroencefalograma; UTI: unidade de terapia intensiva; ECG: eletrocardiograma; PAM: pressão arterial média; PA: pressão arterial; PVC: pressão venosa central.

Quadro 546.5 Exames e condutas clínicas sequenciais.

- Exames laboratoriais essenciais:
  - Sódio (2 vezes/dia)
  - Gasometria (quando necessário)
  - Magnésio (1 vez/dia) – risco de estar reduzida em associação a vasospasmo cerebral
  - Zinco (1 vez/semana)
  - Hormônios tireoidianos (1 vez/semana)

- Exames de imagem:
  - Doppler trascraniano: 1 vez/dia a partir da internação em UTI, suspendendo após 15 dias de doença se não houver alterações
  - RM sem contraste para diagnósticos diferenciais, caso transporte seja seguro

- Após confirmação de raiva, coletar LCR para dosagem de biopterina (BH4). Solicitar orientação do LACEN/MS

- Se confirmada deficiência de BH4, programar nova dosagem com 15 dias e proceder a reposição:
  - 5 mg/kg/dia, divididos em 2 tomadas, por 2 dias, seguidos por
  - 10 mg/kg/dia, divididos em 2 tomadas, por 2 dias, seguidos por
  - 20 mg/kg/dia, divididos em 2 tomadas, por 4 a 6 meses

- Continuar coleta de:
  - Soro para dosagem de anticorpos, 2 vezes/semana
  - LCR para dosagem de anticorpos, 1 vez/semana
- Serão suspensas as coletas quando todos os itens a seguir forem alcançados:
- A. nível de anticorpos considerado aceitável para que se retire a sedação (3 a 5 UI/mℓ no LCR)
- B. paciente fora do coma, após a suspensão da sedação, sem sinais de edema cerebral
- C. não haja elevação rápida dos níveis de anticorpos ou seus títulos não sejam muito elevados (> 10 UI/mℓ no LCR)

- Saliva para RT-PCR, 2 vezes/semana
- LCR para RT-PCR, 1 vez/semana
- Folículo piloso para RT-PCR, 1 vez/semana
- Serão suspensas as coletas após 3 amostras negativas

- Suspender precauções para contato após:
  - 3 amostras de saliva (RT-PCR) negativas e
  - *Clearance* viral (3 amostras negativas do espécime clínico que confirmou o diagnóstico)

- Atenção: a raiva pode mimetizar morte encefálica (ME)
- Não suspender protocolo
- Suspender sedação e reavaliar com 48 horas
- Caso persistam sinais de ME, abrir protocolo de ME usando avaliação de fluxo sanguíneo cerebral ou de atividade metabólica; não usar EEG
- Se confirmar ME, suspender protocolo para raiva e seguir legislação vigente
- Se não confirmada ME, manter o protocolo, não reiniciar sedação, e reavaliar periodicamente fluxo e/ou metabolismo cerebral

UTI: unidade de terapia intensiva; RM: ressonância magnética; LCR: líquido cefalorraquidiano; LACEN: Laboratório Central de Saúde Pública; MS: Ministério da Saúde; RT-PCR: reação em cadeia da polimerase em tempo real; EEG: eletroencefalograma.

PREVENÇÃO

Controle e eliminação da raiva canina pela vacinação generalizada, segundo a Organização Mundial da Saúde (OMS), é o único método factível de eliminação da exposição de seres humanos ao vírus da raiva, sendo também a medida com maior custo-efetividade.

Profilaxia pré-exposição

Deve ser indicada para pessoas com risco de exposição permanente ao vírus da raiva durante atividades ocupacionais (Quadro 546.6).

Pessoas com risco de exposição ocasional ao vírus, como turistas que viajam para áreas de raiva não controlada, devem ser avaliadas individualmente, podendo receber a profilaxia pré-exposição dependendo do risco a que estarão expostas durante a viagem.

O esquema pré-exposição é composto de três doses nos dias 0, 7 e 28 via intramuscular profunda (dose completa, no músculo deltoide ou vasto lateral da coxa. Não aplicar no glúteo) ou intradérmica (0,1 mℓ na inserção do músculo deltoide, utilizando-se seringas de 1 mℓ e agulhas hipodérmicas curtas). A via intradérmica não está indicada para pessoas em tratamento com medicamentos capazes de diminuir a resposta imunológica, como a cloroquina.

Deve ser realizado controle sorológico a partir do 14º dia após a última dose do esquema, sendo satisfatórios títulos de anticorpos > 0,5 UI/mℓ. Em caso de título insatisfatório, isto é, < 0,5 UI/mℓ, aplicar uma dose completa de reforço, via intramuscular, e reavaliar novamente a partir do 14º dia após a aplicação.

Os indivíduos que trabalham em situação de alto risco, como os que atuam em laboratório de virologia e anatomopatologia para raiva e os que trabalham com a captura de morcegos, devem realizar a titulação a cada 6 meses. Caso o resultado seja < 0,5 UI/mℓ, uma nova dose de vacina deve ser indicada e a avaliação sorológica repetida após 14 dias.

Não está indicada a repetição da sorologia para profissionais que trabalham em situação de baixo risco, como funcionários de *pet shops* e veterinários que trabalham em área de raiva controlada.

Os indivíduos que receberam esquema de pré-exposição anteriormente e que, acidentalmente, se expuseram ao risco de infecção pelo vírus da raiva e tenham a indicação de esquema de profilaxia pós-exposição devem ser conduzidos conforme comprovação sorológica. Se título ≥ 0,5 UI/mℓ, devem receber duas doses da vacina, uma no dia 0 e outra no dia 3 da exposição, dispensando-se a administração do soro. Caso não haja comprovação sorológica, considerar esquema anterior incompleto, conduzido conforme o Quadro 546.7.

Profilaxia pós-exposição (PEP)

Em caso de possível exposição ao vírus da raiva, é fundamental a limpeza imediata do ferimento com água corrente abundante e sabão, tendo em vista que essa conduta diminui, comprovadamente, o risco de infecção.

Na unidade de saúde, uma nova limpeza cuidadosa deve ser realizada utilizando-se antissépticos como o polivinilpirrolidona-iodo, povidine e digliconato de clorexidina ou álcool-iodado.

Quadro 546.6 Profissionais cujas atividades ocupacionais indicam profilaxia pré-exposição contra a raiva.

- Médicos-veterinários
- Biólogos
- Profissionais de laboratório de virologia e anatomopatologia para raiva
- Estudantes de medicina veterinária, zootecnia, biologia, agronomia, agrotécnica e áreas afins
- Pessoas que atuam em captura, contenção, manejo, coleta de amostras, vacinação, pesquisas, investigações ecoepidemiológicas, identificação e classificação de mamíferos:
  - Os domésticos (cão e gato) e/ou de produção (bovídeos, equídeos, caprinos, ovinos e suínos)
  - Animais silvestres de vida livre ou de cativeiro, inclusive funcionários de zoológicos
- Espeleólogos, guias de ecoturismo, pescadores e outros profissionais que trabalham em áreas de risco

Quadro 546.7 Profilaxia antirrábica humana com vacina de cultivo celular.

Tipo de exposição	Condições do animal agressor		
	Cão ou gato sem suspeita de raiva no momento da agressão	**Cão ou gato clinicamente suspeito de raiva no momento da agressão**	**Cão ou gato raivoso, desaparecido ou morto; animais silvestres (inclusive domiciliados); animais de interesse econômico ou de produção**
Contato indireto	Lavar com água e sabão. Não tratar	Lavar com água e sabão. Não tratar	Lavar com água e sabão. Não tratar

Acidentes leves:
• Ferimentos superficiais, pouco extensos em tronco e membros (exceto mãos e pés) em decorrência de mordeduras ou arranhaduras por unha ou dente
• Lambedura de pele com lesões superficiais
	• Lavar com água e sabão
	• Observar o animal por 10 dias após exposição:
	  ▪ Se o animal permanecer sadio, encerrar o caso
	  ▪ Se o animal morrer, desaparecer ou se tornar raivoso, administrar 4 doses de vacina (0, 3, 7 e 14)
		• Lavar com água e sabão
		• Iniciar esquema com 2 doses (0 e 3)
		• Observar animal por 10 dias após exposição:
		  ▪ Se o animal permanecer sadio, encerrar o caso e suspender o esquema
		  ▪ Se o animal morrer, desaparecer ou se tornar raivoso, completar o esquema até 4 doses (1 dose entre o 7º e o 10º dia e 1 dose no dia 14)
			• Lavar com água e sabão
			• Iniciar imediatamente o tratamento com 4 doses de vacina nos dias 0, 3, 7 e 14

Acidentes graves:
• Ferimentos em cabeça, face, pescoço, mãos ou pés
• Ferimentos profundos, múltiplos ou extensos
• Lambedura de mucosas e de pele onde já existe lesão grave
• Ferimento profundo causado por unha de animal
	• Lavar com água e sabão
	• Iniciar tratamento com 2 doses (0 e 3 dias)
	• Observar animal por 10 dias após exposição:
	  ▪ Se o animal permanecer sadio, encerrar o caso
	  ▪ Se o animal morrer, desaparecer ou se tornar raivoso, completar o esquema até 4 doses (1 dose entre o 7º e o 10º dia e 1 dose no dia 14) e aplicar o soro
		• Lavar com água e sabão
		• Iniciar tratamento com soro e 4 doses da vacina nos dias 0, 3, 7 e 14
		• Observar o animal por 10 dias após exposição
		  ▪ Se a suspeita de raiva for descartada após o 10º dia, suspender o tratamento e encerrar o caso
			• Lavar com água e sabão
			• Iniciar imediatamente o tratamento com soro e 5 doses da vacina nos dias 0, 3, 7 e 14

Observações: 1. Avaliar sempre os hábitos de cães e gatos. Podem ser dispensadas do esquema profilático as pessoas agredidas por cão ou gato que, com certeza, não têm risco de contrair infecção rábica, como animais que vivem, exclusivamente, dentro do domicílio, que não têm contato com outros animais e que não circulam em área com presença de morcegos. Em caso de dúvida, iniciar esquema. Se o animal for procedente de área de raiva controlada, não é necessário iniciar o esquema, devendo-se mantê-lo sob observação e somente iniciar o esquema indicado (soro + vacina) se o animal morrer, desaparecer ou se tornar raivoso. 2. Nas agressões por morcegos, inicia-se a so-rovacinação, independentemente da gravidade da lesão. 3. O soro deve ser infiltrado nas lesões. Quando não for possível infiltrar toda a dose (aplicar o máximo possível) e a quantidade restante, a menor possível, aplicar via intramuscular, podendo ser utilizada a região glútea. Sempre aplicar em local anatômico diferente do que foi aplicada a vacina. Quando as lesões forem muito extensas ou múltiplas, a dose pode ser diluída, o menos possível, em soro fisiológico, para que todas as lesões sejam infiltradas. 4. Nos casos em que só se conhece tardiamente a necessidade do uso do soro antirrábico, ou quando não há soro disponível no momento, aplicar a dose recomendada de soro limitado ao máximo em 7 dias da aplicação da primeira dose da vacina de cultivo celular, ou seja, antes da 3ª dose. Após esse prazo, o soro não é mais necessário. 5. A história vacinal do animal agressor não constitui elemento suficiente para a dispensa da indicação do esquema profilático da raiva humana. 6. Não é indicada a profilaxia da raiva humana nas agressões causadas pelos seguintes roedores e lagomorfos (urbanos ou de criação): ratazana de esgoto (*Rattus norvegicus*); rato de telhado (*Rattus rattus*); camundongo (*Mus musculus*); cobaia ou porquinho-da-índia (*Cavia porcellus*); hamster (*Mesocricetus auratus*); e coelho (*Oryetolagus cuniculus*). 7. Caso seja utilizada a via intradérmica, o esquema de quatro doses compreende aplicações nos dias 0, 3, 7 e 28.

Não se recomenda a sutura do(s) ferimento(s). Quando for absolutamente necessária, aproximar as bordas com pontos isolados, infiltrando-se o soro antirrábico, se indicado, 1 hora antes da sutura.

Importante salientar que o contato indireto, como a manipulação de utensílios potencialmente contaminados, a lambedura da pele íntegra e acidentes com agulhas durante aplicação de vacina animal (não há vacina de vírus vivo no Brasil), não é considerado acidente de risco e não exige esquema profilático.

Quando cães e gatos estão sadios no momento do acidente, devem ser observados por 10 dias. Isso porque, apesar de o período de incubação da doença nesses dois animais poder variar de alguns dias a anos (em geral, é de cerca de 60 dias), a excreção do vírus pela saliva só ocorre a partir do final do período de incubação, que varia de 2 a 5 dias antes do aparecimento dos sinais clínicos e persiste até sua morte (ocorre em até 5 dias após o início dos sintomas). Portanto, se cães e gatos permanecerem vivos e saudáveis pelo período de 10 dias, não há riscos de transmissão do vírus.

Quando indicado, o soro deve ser infiltrado na(s) porta(s) de entrada. Quando não for possível infiltrar toda a dose, aplicar o máximo possível e a quantidade restante, a menor possível, via intramuscular, podendo ser utilizada a região glútea. Sempre aplicar em local anatômico diferente daquele em que foi administrada a vacina. Se as lesões forem muito extensas ou múltiplas, a dose pode ser diluída, o menos possível, em soro fisiológico, para que todas as lesões sejam infiltradas.

Nos casos em que somente se conhece tardiamente a necessidade do uso do soro antirrábico, ou quando não há soro disponível no momento, aplicar a dose recomendada de soro limitado ao máximo em 7 dias da aplicação da primeira dose da vacina de cultivo celular, ou seja, antes da terceira dose. Após esse prazo, o soro não é mais necessário, pois pode interferir na produção ativa de anticorpos que, em geral, se torna detectável no sangue após 7 dias da vacinação antirrábica.

Pacientes com reexposição ao vírus da raiva e que tenham recebido esquema pós-exposição previamente devem ser conduzidos conforme o tempo e a completude do esquema (Quadro 546.8). Para aqueles que receberam múltiplos esquemas de reexposição, salienta-se que o risco de reações adversas às vacinas aumenta com o número de doses aplicadas.

Quadro 546.8 Conduta em caso de risco de reexposição ao vírus da raiva em indivíduos que já tenham recebido esquema de pós-exposição com uso de vacina de cultivo celular.

Tipo de esquema anterior	Esquema de reexposição – cultivo celular
Completo*	Até 90 dias: não realizar esquema profilático
	Após 90 dias: duas doses, uma no dia 0 e outra no dia 3
Incompleto (Não considerar o esquema anterior se o paciente recebeu um número menor de doses)	Até 90 dias: completar o número de doses
	Após 90 dias: seguir esquema de pós-exposição conforme o caso

*Pacientes imunodeprimidos devem receber, sistematicamente, soro e vacina, além de serem submetidos à avaliação sorológica após o 14º dia da aplicação da última dose.

Caso seja possível, deve-se avaliar sorologicamente o título de anticorpos neutralizantes. Se satisfatório (≥ 0,5 UI/mℓ), a profilaxia não deve ser indicada.

Vacinas humanas de cultivo celular

São vacinas produzidas em cultura de células (diploides humanas, células vero, células de embrião de galinha) e apresentadas sob a forma liofilizada, acompanhadas de diluente. A vacina não tem contraindicação e pode ser administrada pelas seguintes vias:

• Via intramuscular: apresentadas nas doses 0,5 mℓ e 1 mℓ, dependendo do fabricante (verificar embalagem e/ou lote). Deve ser administrada por via intramuscular profunda, na região do deltoide ou vasto lateral da coxa, evitando-se o glúteo pelo risco de injeção no tecido adiposo com consequente atenuação da imunogenicidade, bem como pelo risco de dano no nervo ciático. Em crianças com até 2 anos, aplicá-las no vasto lateral da coxa
• Via intradérmica: dose de 0,1 mℓ aplicada, por profissional treinado, em locais de drenagem linfática, geralmente nos braços, na inserção do músculo deltoide, observando formação de pequena pápula.

Soro heterólogo

Solução concentrada e purificada de anticorpos preparada em equídeos imunizados contra o vírus da raiva, cuja dose indicada é de 40 UI/kg de peso do paciente, infiltrando-se a maior quantidade possível nas lesões.

Após receber o soro, o paciente deverá ser observado pelo prazo de 2 horas, diante do risco de eventos adversos. Pré-medicações podem ser utilizadas em pacientes de risco (quadros anteriores de hipersensibilidade, uso prévio de imunoglobulinas de origem equídea e contatos frequentes com animais, principalmente com equídeos).

Soro homólogo | Imunoglobulina humana hiperimune antirrábica

É uma solução concentrada e purificada de anticorpos preparada a partir de hemoderivados de indivíduos imunizados com antígeno rábico. Deve ser indicada quando houver fator de risco para reação ao soro heterólogo na dose de 20 UI/kg, também devendo-se seguir as recomendações de infiltração de maior quantidade possível na(s) lesão(ões); já a quantidade restante, a

menor possível, deve ser aplicada via intramuscular, na região glútea. A infiltração nas lesões tem o objetivo de maximizar a efetividade da imunoglobulina (IG) e neutralizar vírus antes que eles adentrem o SNC a partir do local de infecção.

Doses baixas de IG (< 20 UI/kg) estão associadas a profilaxia inadequada, enquanto altas doses de IG (> 20 UI/kg) a aumento do risco de reações adversas (p. ex., reações no local de injeção), podendo suprimir a produção de anticorpos induzida pela vacina.

Ressalta-se que a IG deve ser administrada em músculo distante do da vacina, tendo em vista que pode ocorrer neutralização dos antígenos vacinais quando ambas são administradas no mesmo local.

Segundo um estudo transversal retrospectivo que avaliou pacientes atendidos em hospitais norte-americanos de janeiro de 2015 a junho de 2018, que receberam pelo menos uma dose de IG, somente 56% (96 de 170) dos pacientes receberam IG adequadamente, com infiltração ao redor da lesão. Tal achado reforça a necessidade de observar a completitude de todas as etapas da PEP.

BIBLIOGRAFIA

Azevedo MF. GPS Medicamentos. Guia prático em saúde. Rio de Janeiro: Guanabara Koogan; 2017.
Blancou J, Andral B, Andral L. A model in mice for the study of the early death phenomenon after vaccination and challenge with rabies virus. J Gen Virol. 1980;50:433-5.
Brasil. Ministério da Saúde. Nota Informativa nº 26-SEI/2017-CGPNI/DEVIT/SVS/MS. Informa sobre alterações no esquema de vacinação da raiva humana pós-exposição e dá outras orientações. Brasília: Ministério da Saúde; 2017.
Brasil. Ministério da Saúde. Secretaria de Vigilância em Saúde. Departamento de Vigilância Epidemiológica. Normas técnicas de profilaxia da raiva humana/Ministério da Saúde, Secretaria de Vigilância em Saúde, Departamento de Vigilância Epidemiológica. Brasília: Ministério da Saúde; 2011.
Brasil. Ministério da Saúde. Secretaria de Vigilância em Saúde. Departamento de Vigilância Epidemiológica. Protocolo de tratamento da raiva humana no Brasil/Ministério da Saúde, Secretaria de Vigilância em Saúde, Departamento de Vigilância Epidemiológica. Brasília: Ministério da Saúde; 2011. (Série A. Normas e Manuais Técnicos).
Brunker K, Mollentze N. Rabies virus. Trends in Microbiology. 2018; 26:886-7.
Dato VM, Campagnolo ER, Long J, Rupprecht CE. A systematic review of human bat rabies virus variant cases: evaluating unprotected physical contact with claws and teeth in support of accurate risk assessments. PLoS One. 2016 Jul 26;11(7):e0159443.
Fooks AR, Banyard AC, Horton DL, Johnson N, McElhinney LM, Jackson AC. Current status of rabies and prospects for elimination. Lancet. 2014;384(9951):1389-99.
Hampson K, Coudeville L, Lembo T, Sambo M, Kieffer A, Attlan M et al.; Global Alliance for Rabies Control Partners for Rabies Prevention. Estimating the global burden of endemic canine rabies. PLoS Negl Trop Dis. 2015;9:e0003709.
Hampson K, Dushoff J, Cleaveland S, Haydon DT, Kaare M, Packer C et al. Transmission dynamics and prospects for the elimination of canine rabies. PLoS Biol. 2009;(3):e53.
Hemachudha T1, Laothamatas J, Rupprecht CE. Human rabies: a disease of complex neuropathogenetic mechanisms and diagnostic challenges. Lancet Neurol. 2002;1(2):101-9.
Hwang GS, Rizk E, Bui LN, Iso T, Sartain EI, Tran AT et al. Adherence to guideline recommendations for human rabies immune globulin patient selection, dosing, timing, and anatomical site of administration in rabies postexposure prophylaxis. Hum Vaccin Immunother. 2019 Jun 18.
Mitrabhakdi E, Shuangshoti S, Wannakrairot P, Lewis RA, Susuki K, Laothamatas J et al. Difference in neuropathogenetic mechanisms in human furious and paralytic rabies. J Neurol Sci. 2005;238:3-10.

Pieracci EG, Pearson CM, Wallace RM, Blanton JD, Whitehouse ER, Ma X et al. Vital signs: trends in human rabies deaths and exposures – United States, 1938-2018. MMWR Morb Mortal Wkly Rep. 2019 Jun 14;68(23):524-8.

Plotkin SA. Rabies. Clinical Infectious Diseases. 2000;30:4-12.

Prabhakar BS, Nathanson N. Acute rabies death mediated by antibody. Nature. 1981;290:590-1.

Sheikh KA, Ramos-Alvarez M, Jackson AC, Li CY, Asbury AK, Griffin JW. Overlap of pathology in paralytic rabies and axonal Guillain-Barré syndrome. Ann Neurol. 2005;57:768-7.

Udow SJ, Marrie RA, Jackson AC. Clinical features of dog- and bat-acquired rabies in humans. Clin Infect Dis. 2013;57(5):689-96.

Vargas, A, Romano APM, Merchán-Hamann E. Raiva humana no Brasil: estudo descritivo, 2000-2017. Epidemiol Serv Saúde, Brasília. 2019;28(2):e2018275.

WHO. World Health Organization. Rabies: rationale for investing in the global elimination of dog-mediated human rabies. 2015. Disponível em: http://apps.who.int/iris/bitstream/10665/185195/1/9789241509558_eng.pdf. Acesso em: 21 fev. 2022.

WHO. World Health Organization. Recommendations on rabies post-exposure treatment and the correct thecnique of intradermal immunization against rabies. Geneva, 1997.

547
Resfriado Comum

Luiz Felipe Silveira Sales

INTRODUÇÃO

O termo "resfriado comum" corresponde a uma síndrome do trato respiratório superior, de etiologia viral, com sintomatologia leve e autolimitada, caracterizada por significativo impacto econômico por sua alta incidência.

Os rinovírus são responsáveis pela maioria dos casos, seguidos de vários outros tipos de vírus.

A infecção do epitélio nasal caracteriza-se por um processo inflamatório agudo, com diferentes graus de destruição do revestimento epitelial, com liberação de citocinas e infiltração da mucosa por células inflamatórias.

A transmissão ocorre por contato com secreções da pessoa infectada ou por inalação de gotículas.

CAUSAS

- Rinovírus (Figura 547.1): 40 a 50% dos casos
- Influenza: 25 a 30% dos casos
- Coronavírus (Figura 547.2): 10 a 15% dos casos
- Adenovírus (Figura 547.3): 5 a 10% dos casos
- Outros: vírus sincicial respiratório, parainfluenza, metapneumovírus, enterovírus e bocavírus.

FATORES DE RISCO

- Contato com indivíduo com resfriado comum, estresse psicológico e distúrbios do sono
- Nas formas graves de doença: doença crônica de base, desnutrição, imunossupressão e tabagismo.

MANIFESTAÇÕES CLÍNICAS

- Após um período de incubação de cerca de 1 a 3 dias, inicia-se quadro de desconforto em orofaringe, seguido de coriza e obstrução nasal
- A tosse ocorre em 30% dos casos, após o início da coriza e da obstrução nasal
- As manifestações sistêmicas são infrequentes, podendo ocorrer febre baixa e astenia
- Mudança na coloração e consistência da secreção durante o curso da doença não indica necessariamente superinfecção bacteriana
- As manifestações clínicas costumam durar cerca de 1 semana, porém podem se prolongar por 2 semanas em 25% dos casos.

DIAGNÓSTICO DIFERENCIAL

- Gripe (apesar de o vírus influenza ser uma causa de resfriado comum, a sintomatologia geralmente é mais evidente, com presença de febre e manifestações sistêmicas mais exuberantes) (ver Capítulo 534, *Gripe*)
- Coqueluche (geralmente inicia-se com uma fase catarral, que progride para paroxismos de tosse) (ver Capítulo 558, *Coqueluche*)
- Faringotonsilite bacteriana aguda (não é acompanhada de sintomas nasais) (ver Capítulo 130, *Faringotonsilite*)
- Rinossinusite bacteriana aguda (presença de dor facial, caracterizada pela persistência ou piora dos sintomas de vias respiratórias superiores) (ver Capítulo 130, *Faringotonsilite*)
- Rinite alérgica (história prévia e padrão de início relacionado com a exposição ao fator desencadeante) (ver Capítulo 126, *Rinites*)

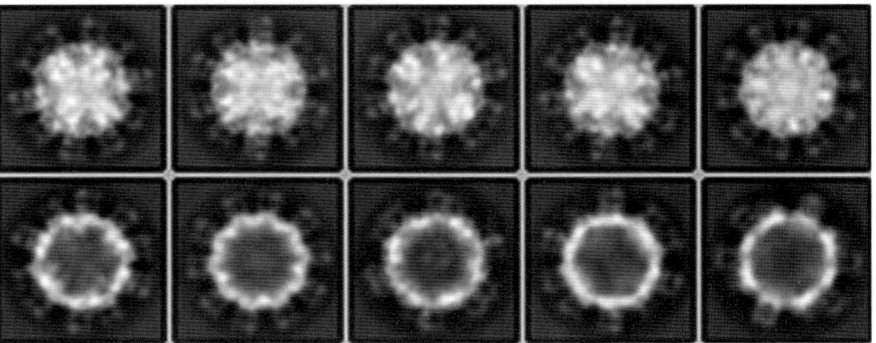

Figura 547.1 Rinovírus – microscopia eletrônica. (Fonte: Mandell e Bennett, 2015.)

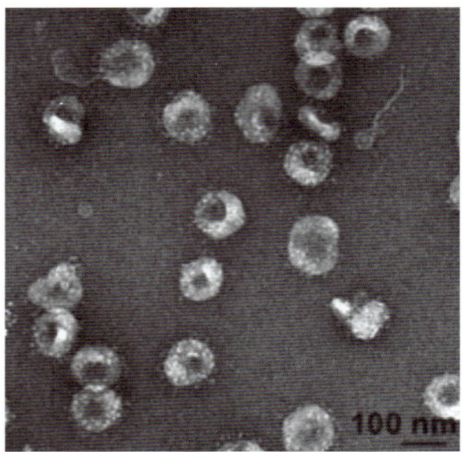

Figura 547.2 Coronavírus – microscopia eletrônica. (Fonte: Mandell e Bennett, 2015.)

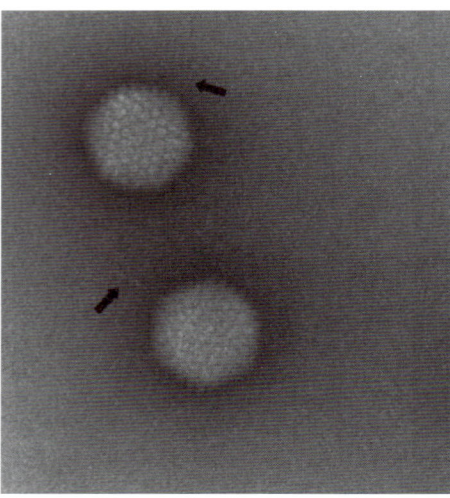

Figura 547.3 Adenovírus – microscopia eletrônica. (Fonte: Mandell e Bennett, 2015.)

- Corpo estranho nas vias respiratórias superiores (descarga nasal purulenta e fétida unilateral)
- Anormalidades estruturais das cavidades e dos seios nasais.

Gripe e resfriado

- Gripe e resfriado constituem doenças respiratórias com sintomatologia semelhante, que, muitas vezes, são confundidas
- O resfriado geralmente apresenta sintomatologia mais branda em relação à gripe, com predomínio de sintomas nasais e menor risco de complicações infecciosas bacterianas
- Não é indicada a prescrição de antibióticos. Além de não apresentarem eficácia contra tais infecções, podem levar a reações adversas e seleção de germes multirresistentes.

EXAMES COMPLEMENTARES

- Não são necessários.

COMPROVAÇÃO DIAGNÓSTICA

- Dados clínicos

- Os agentes etiológicos podem ser identificados por cultura, detecção de antígenos, reação em cadeia da polimerase (PCR) e sorologia.

COMPLICAÇÕES

- Rinossinusite aguda (viral ou bacteriana)
- Otite média aguda
- Bronquite, bronquiolite ou pneumonia
- Crise asmática.

TRATAMENTO

- Sintomático
- Não farmacológico: lavagem nasal com solução fisiológica.

Tratamento medicamentoso

- Anti-histamínicos em combinação com descongestionantes
- Antibióticos não são indicados.

PREVENÇÃO

- Higienização das mãos
- Evitar tocar olhos, cavidade nasal e boca com mãos não higienizadas
- Manter distância de indivíduos doentes.

BIBLIOGRAFIA

Dong Y, Liu Y, Jiang W, Smith TJ, Xu Z, Rossmann MG. Antibody-induced uncoating of human rhinovirus B14. Proceedings of the National Academy of Sciences of the United States of America. 2017;114(30):8017-22.

Gui M, Liu X, Guo D, Zhang Z, Yin CC, Chen Y et al. Electron microscopy studies of the coronavirus ribonucleoprotein complex. Protein & Cell. 2017;8(3):219-24.

Mandell G, Bennett J. Principles and practice of infectious diseases. 8. ed. Elsevier Saunders, 2015. Disponível em: https://www.cdc.gov/features/rhinoviruses/index.html. Acesso em: 21 fev. 2022.

Sexton DJ, MacClain MT. The common cold in adults: treatment and prevention. Post TW. UpToDate. Disponível em: https://www.uptodate.com. Acesso em: 20 jul. 2019.

548
Rubéola

Rubéola pós-natal, síndrome da rubéola congênita

Isabela Theodoro Pacheco ◆ Letícia Mara Conceição Aires ◆ Priscila Ribeiro Guimarães Pacheco ◆ Samara Theodoro Pacheco

INTRODUÇÃO

Infecção aguda causada pelo vírus RNA, do gênero *Rubivirus*, da família *Togaviridae*.

A transmissão ocorre por meio de contato com secreções nasofaríngeas de pessoas infectadas.

O vírus é disseminado por gotículas ou pelo contato direto com pessoas infectadas.

A transmissão indireta é pouco frequente e se dá pelo contato com objetos contaminados com secreções nasofaríngeas, sangue e urina.

O contágio ocorre 7 dias antes a 7 dias depois do início do exantema. O reservatório é o homem.

Crianças com rubéola congênita eliminam grande quantidade de vírus nas secreções corporais por muitos meses.

O período de incubação corresponde a 2 a 3 semanas. A imunidade ativa é adquirida por meio da infecção natural ou por vacinação.

Trata-se de uma doença de notificação compulsória.

MANIFESTAÇÕES CLÍNICAS

Rubéola pós-natal

- Febre baixa e linfadenopatia retroauricular e/ou occipital e/ou cervical posterior podem ocorrer. Geralmente, antecedem 5 a 10 dias o exantema e podem perdurar por algumas semanas
- Fase exantemática: exantema maculopapular e puntiforme difuso, com início na face, no couro cabeludo e no pescoço, espalhando-se posteriormente para o tronco e os membros (Figura 548.1)
- Formas inaparentes são frequentes, principalmente em crianças
- Adolescentes e adultos podem apresentar um período prodrômico com febre baixa, cefaleia, dores generalizadas (artralgias e mialgias), conjuntivite, coriza e tosse
- Leucopenia é comum e raramente ocorrem manifestações hemorrágicas
- Coriza e conjuntivite são frequentes.

Síndrome da rubéola congênita (SRC)

- Os efeitos do vírus no feto dependem da idade gestacional no momento da infecção. Quase sempre ocorrem lesões graves
- Principais alterações: baixo peso, surdez, retardo mental, cardiopatia, catarata, glaucoma, miopia
- Crianças normais ao nascimento podem apresentar alterações na idade escolar (diabetes, panencefalite esclerosante subaguda).

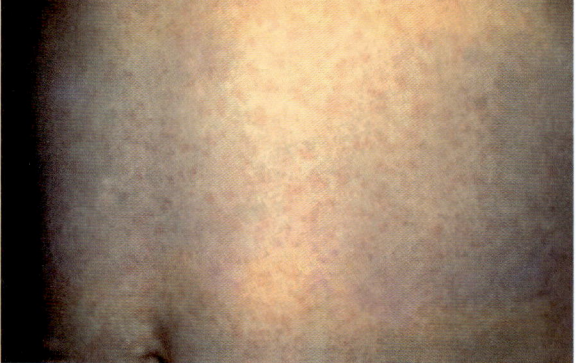
Figura 548.1 Rubéola. Exantema maculopopular e puntiforme difuso.

COMPLICAÇÕES

- Podem ocorrer com maior frequência em adultos, destacando-se: artrite ou artralgia, encefalites (1 para 5 mil casos) e manifestações hemorrágicas (1 para 3 mil casos).

DIAGNÓSTICO DIFERENCIAL

- Sarampo
- Exantema súbito (herpes-vírus 6)
- Dengue
- Eritema infeccioso (parvovírus B19)
- Febre de Chikungunya
- Zika vírus
- Enteroviroses
- Riquetsiose.

EXAMES COMPLEMENTARES

- Hemograma: leucopenia com linfocitose e plasmocitose
- Sorologia para detecção de anticorpos IgM específicos (ocorrem desde os primeiros dias até 4 semanas após o aparecimento do exantema) e soroconversão ou aumento na titulação de anticorpos IgG (aparecem na fase aguda da doença e podem ser detectados muitos anos após a infecção) pela técnica de ensaio imunoenzimático (ELISA)
- É importante coletar amostras de sangue de casos suspeitos, sempre que possível, no primeiro atendimento ao paciente
- Amostras coletadas entre o 1º e o 30º dia do surgimento do exantema são consideradas amostras oportunas (S1). As coletadas após o 30º dia são consideradas tardias, mas, mesmo assim, devem ser enviadas ao laboratório (Figura 548.2).

COMPROVAÇÃO DIAGNÓSTICA

- Dados clínicos + testes sorológicos com coleta no primeiro contato com paciente suspeito de rubéola (Figura 548.3)
- Diagnóstico da rubéola congênita: em caso de suspeita, fazer sorologia para IgG e IgM; se forem negativas, está descartada a doença; se forem positivas, doença confirmada
  - No caso de apenas o IgG ser positivo, repetir o exame após 3 meses. Se o título se mantiver ou for maior, a doença está confirmada; se houver queda acentuada no título, descartada
- A investigação laboratorial de casos suspeitos de SRC se faz coletando amostra de sangue do recém-nascido e realizando testes sorológicos logo após o nascimento, ou nas crianças menores de 1 ano.

COMPLICAÇÕES

- Artralgia/artrite (principalmente em adultos)
- Manifestações hemorrágicas (mais frequentes em crianças, secundárias à trombocitopenia e à fragilidade capilar, provavelmente imunomediada). Podem durar semanas a meses
- Encefalite ou meningoencefalite (raramente).

TRATAMENTO

- Não há medicamento específico
- Tratamento sintomático.

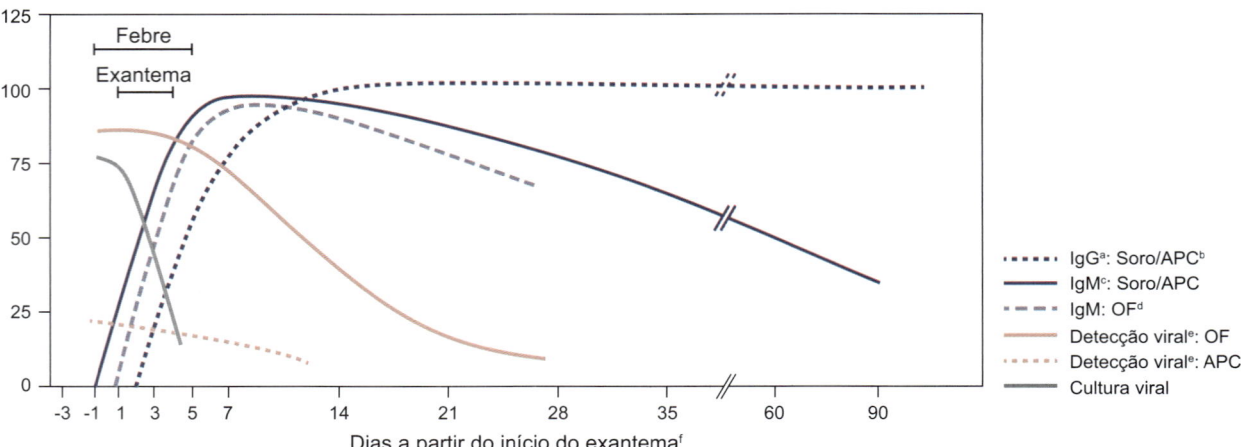

Figura 548.2 Padrão de resultados de testes entre pacientes com infecção pelo vírus da rubéola, por dia, a partir do início da erupção cutânea e tipo de método de amostragem usado – Rede de Laboratórios da Organização Mundial da Saúde (OMS) para diagnóstico de sarampo e rubéola. (Fonte: Adaptada de Centers for Disease Control and Prevention (CDC). Recomendações de uma reunião *ad hoc* da rede de laboratórios de sarampo e rubéola da OMS (LabNet) sobre o uso de amostras de diagnóstico alternativo para vigilância de sarampo e rubéola. [a]Imunoglobulina G; [b]Amostra em papel-cartão; [c]Imunoglobulina M; [d]Fluido oral; [e]Detecção de vírus RNA por RT-PCR em tempo real; [f]Período de incubação: aproximadamente 14 a 17 dias. *Observação*: o protocolo do Brasil indica pesquisar os anticorpos IgM e IgG para rubéola em amostras de soro, e a detecção viral em amostras de urina e *swabs* combinados da orofaringe e da nasofaringe.

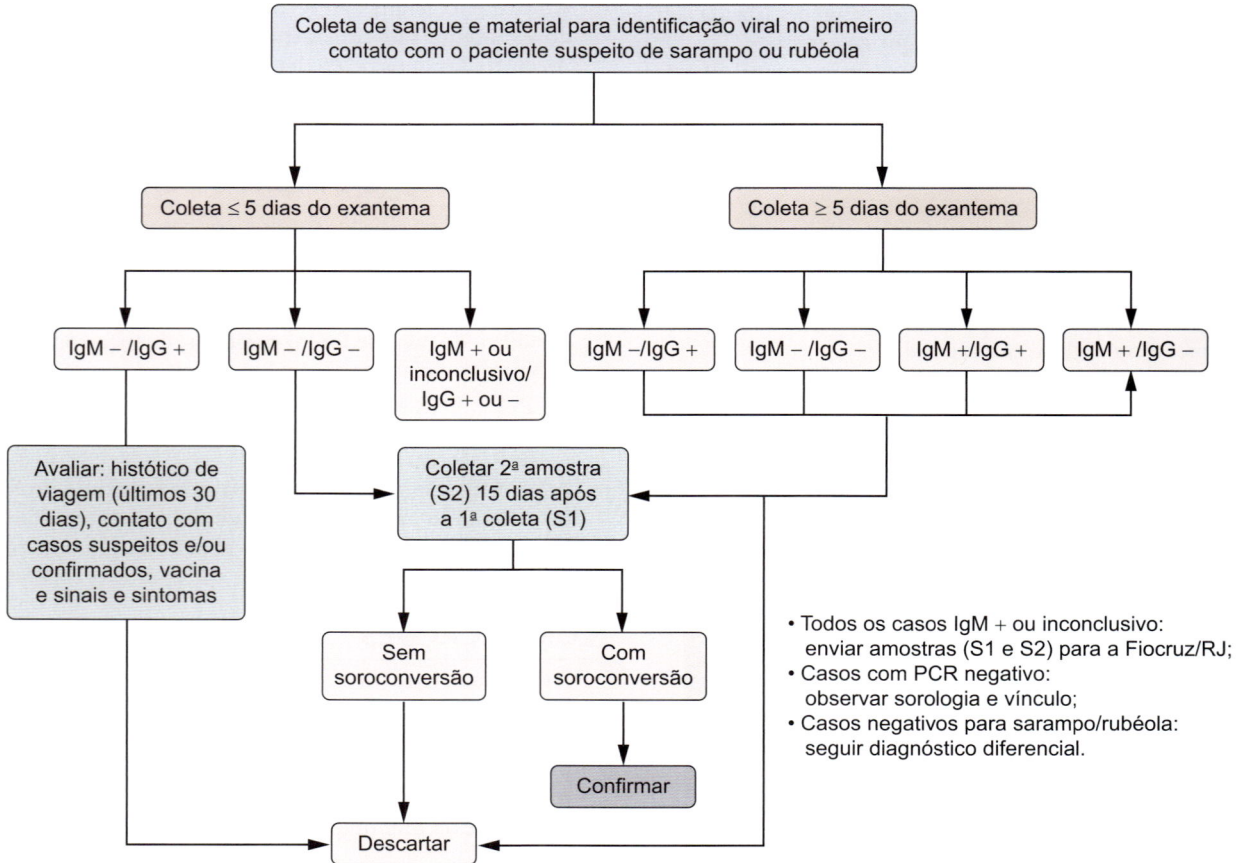

Figura 548.3 Fluxograma para confirmação ou descarte de caso suspeito de rubéola. (Fonte: CGDT/DEVIT/SVS/MS, 2018.)

PREVENÇÃO

- Vacinação: vacina MMR para crianças a partir de 12 meses até 29 anos, administrar duas doses de vacina com componente rubéola (tríplice viral e/ou tetraviral). Para pessoas de 30 a 49 anos, recomenda-se uma dose da vacina tríplice viral, conforme a situação vacinal encontrada (ver Capítulo 9, *O Clínico e a Vacinação de Crianças, Adolescentes, Adultos e Idosos*)
- Profissionais da saúde devem receber duas doses de vacina tríplice viral, independentemente da idade
- A vacina tríplice viral é contraindicada para gestantes, crianças menores de 6 meses e pessoas com sinais e sintomas da rubéola
- Efeitos da vacina no feto: não há casos de rubéola congênita atribuídos à vacina; entretanto, o vírus vacinal pode atravessar a placenta, motivo pelo qual, após a vacinação, a mulher deve esperar 1 mês para engravidar.

Bloqueio vacinal

- A vacinação de bloqueio deve ser realizada com a vacina tríplice viral ou tetraviral no prazo máximo de até 72 horas após o contato com caso suspeito ou confirmado, a fim de interromper a cadeia de transmissão (Figura 548.4). Vacinar os não vacinados, a partir dos 6 meses de idade, no menor tempo possível
- As gestantes sucetíveis e as crianças menores de 6 meses devem ser afastadas do convívio com pessoas com suspeita ou rubéola confirmada e seus contatos, durante o período de transmissibilidade e incubação da doença.

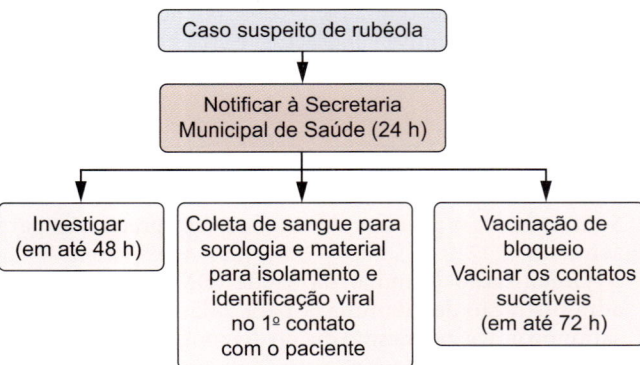

Figura 548.4 Fluxograma do roteiro de investigação epidemiológica de caso suspeito de rubéola. (Fonte: CGDT/DEVIT/SVS/MS, 2018.)

EVOLUÇÃO E PROGNÓSTICO

- Bom prognóstico na rubéola pós-natal
- Na rubéola congênita, o prognóstico é sombrio, principalmente quando os sintomas neurológicos continuam a progredir durante a infância.

BIBLIOGRAFIA

Brasil. Ministério da Saúde. Guia de Vigilância em Saúde. Volume único. 3. ed. Brasília: Ministério da Saúde; 2019.

Centers for Disease Control and Prevention Epidemiology and Prevention of Vaccine-Preventable Diseases. 13. ed. April, 2015. p. 325-39. Disponível em: https://www.cdc.gov/rubella/hcp.html. Acesso em: 8 out. 2019.

Committee on Infectious Diseases, American Academy of Pediatrics, Kimberlin DW, Brady MT, Jackson MA (eds.). Rubella. In: Red Book: 2018 Report of the Committee on Infectious Diseases. 31. ed. Amer Academy of Pediatrics; 2018. p. 705-11.

549
Sarampo

Cláudia Borges Rodrigues Teixeira • Fernando Oliveira Mateus

INTRODUÇÃO

Infecção aguda causada por vírus do gênero *Morbillivirus* da família *Paramyxoviridae*.

Atualmente, são conhecidos 24 genótipos do vírus, sendo os mais importantes B3, D4, D8, D9 e H1, identificados pela técnica de reação em cadeia da polimerase (PCR).

É uma doença altamente contagiosa (caso-fonte é responsável por 12 a 18 casos secundários).

A transmissão se dá por contato direto com gotículas infecciosas ou, menos comumente, por disseminação pelo ar.

Os pacientes se tornam contagiosos 4 dias antes e até 4 dias após o aparecimento do exantema.

Os pacientes imunossuprimidos podem ter excreção viral prolongada em secreções, sendo contagiosos durante toda a duração da doença.

Trata-se de uma doença de notificação compulsória.

Vacina contra o sarampo

A vacina contra o sarampo é responsável por uma diminuição de mais de 99% na incidência de notificações nos EUA. Atualmente, surtos são detectados devido a casos importados de outros países com baixa cobertura vacinal e diante da frente antivacina.

A Organização Mundial da Saúde identificou que a hesitação quanto à vacinação foi uma das dez maiores ameaças à saúde no ano de 2019.

A falha da vacina ocorre em até 5% das pessoas que receberam uma única dose da vacina aos 12 meses de idade ou mais.

Embora a imunização decrescente após a vacinação possa representar um fator predisponente em alguns casos de sarampo, em crianças previamente imunizadas isso parece ocorrer quando a resposta à vacina foi inadequada (falha da vacina primária). Este foi o motivo maior de indicação de duas doses da vacina para crianças e adultos.

MANIFESTAÇÕES CLÍNICAS

- Período de incubação: ocorre viremia primária, com replicação nos linfonodos. Intervalo de 7 a 21 dias (média de 14 dias)
- Período prodrômico: ocorre 2 a 4 dias antes do exantema. Caracteriza-se por febre alta, mal-estar geral, coriza, tosse e hiperemia conjuntival
  - Nesse período, pode-se observar, na face interna das bochechas e geralmente ao lado dos molares inferiores, pequenas lesões puntiformes esbranquiçadas com halo

avermelhado, produto de proliferação de células linfoides, denominadas manchas de Koplik (Figura 549.1). Estão presentes em 70% dos casos e são consideradas patognomônicas de sarampo. Podem aparecer 1 a 3 dias antes do início da erupção cutânea e estar presentes por mais 1 a 2 dias após o início do exantema

- Período exantemático: aparecimento de exantema maculopapular de progressão craniocaudal, que se inicia na região retroauricular e na linha de implantação do couro cabeludo; em seguida, espalha-se para a face, o pescoço, o tronco, os braços e as pernas, com distribuição centrípeta, confluindo no tronco (Figura 549.2)
  - Não poupa a região palmoplantar
  - Nessa fase, a febre passa a ser mais alta
  - Alguns pacientes, como os lactentes, podem apresentar erupção menos aparente pela ocorrência de anticorpos residuais adquiridos maternamente. Pacientes que receberam imunoglobulina ou vacina após a exposição e em pacientes com comprometimento da imunidade celular a erupção é pouco aparente
- Período de convalescença ou descamação: de 3 a 4 dias após o aparecimento do exantema, a febre diminui e o exantema tende a esmaecer, apresentando descamação fina (furfurácea) e coloração acastanhada
  - A tosse é o último sintoma a desaparecer.

DIAGNÓSTICO DIFERENCIAL

- Rubéola, roséola, exantema súbito
- Dengue
- Enteroviroses, mononucleose infecciosa

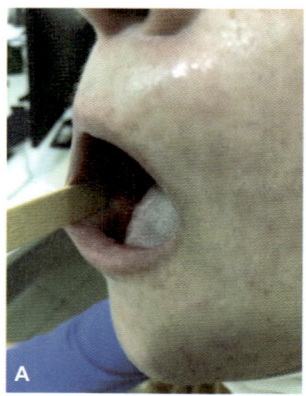
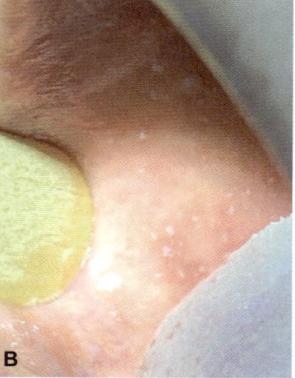

Figura 549.1 A e B. Manchas de Koplik.

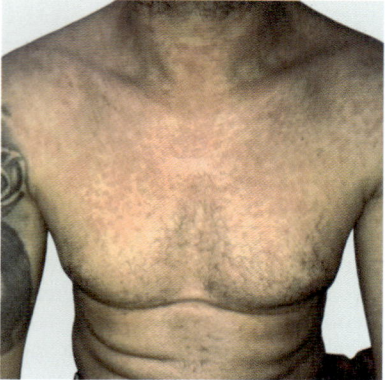

Figura 549.2 *Rash* maculopapular.

- Meningococcemia, escarlatina
- Doença de Kawasaki
- Reação cutânea medicamentosa.

DIAGNÓSTICO LABORATORIAL

- Testes sorológicos: detecção de anticorpos IgM específicos do vírus do sarampo em uma amostra de sangue (especificidade de 95 a 99% e sensibilidade de 83 a 89%). Os IgM não são detectados em aproximadamente 25% dos pacientes nas primeiras 72 horas após o início da erupção cutânea, mas estão presentes após o início da erupção
  - Aumento significativo (4 vezes ou mais) nos títulos de IgG em amostras pareadas, coletadas nas fases aguda e de convalescença, com pelo menos 10 dias de intervalo
- Isolamento do vírus do sarampo, ou detecção de RNA viral [reação em cadeia da polimerase em tempo real (RT-PCR)] em amostra de urina, sangue, secreções oro/nasofaringe, líquido cefalorraquidiano (sensibilidade de 94% e especificidade de 99%). Devem ser coletadas até o quinto dia do *rash*.

COMPLICAÇÕES

- São mais frequentes e mais graves em países em desenvolvimento, em virtude da subnutrição com deficiência de vitamina A, da superlotação de serviços de saúde e da falta de atendimento médico adequado, com a mortalidade variando de 1 a 15%
- São considerados de maior risco menores de 5 anos, adultos com mais de 20 anos, gestantes e pacientes imunossuprimidos
- As complicações mais comuns são: otite média aguda, diarreia, broncopneumonia e encefalite aguda
- Panencefalite esclerosante subaguda (doença degenerativa do sistema nervoso central, caracteriza-se por deterioração comportamental, cognitiva e intelectual e crises convulsivas, que geralmente ocorre 7 a 10 anos após a infecção pelo vírus.

TRATAMENTO

- Não há tratamento específico
- Terapia de suporte é fundamental
- Se internado, o paciente deverá ficar em precaução para aerossóis
- A Organização Mundial da Saúde (OMS) recomenda a administração de vitamina A para todas as crianças com sarampo grave, no mesmo dia do diagnóstico e repetida no dia seguinte, visando à prevenção da ocorrência de casos graves e fatais. É feita em duas doses: 50.000 UI, via oral, para lactentes menores de 6 meses; 100.000 UI, via oral, para lactentes de 6 a 11 meses; 200.000 UI, via oral, para crianças de 12 meses ou mais
- Uma terceira dose poderá ser dada em crianças de 2 a 4 semanas após os sintomas de sarampo apresentarem sinais e sintomas de deficiência de vitamina A
- Infecções bacterianas devem receber tratamento específico (ver Capítulos 109 a 113 sobre Otites, e *Pneumonia bacteriana*, no Capítulo 155, *Pneumonias, Pneumonites e Broncopneumonias*).

Critérios de hospitalização

- Menores de 6 meses
- Desnutridos graves
- Gestantes
- Imunossuprimidos
- Desidratação grave
- Vômitos e diarreia persistentes
- Desconforto respiratório
- Sintomas neurológicos.

PREVENÇÃO

- Vacinação: duas doses de MMR (eficácia de 97%). Primeira dose indicada aos 12 meses. Em ocasião de surto, poderá ser feita a partir de 6 meses, dose que deverá ser considerada como zero, tendo a criança que receber mais duas doses após 1 ano de idade (ver Capítulo 9, *O Clínico e a Vacinação de Crianças, Adolescentes, Adultos e Idosos*)
- Profilaxia pós-exposição: imunoglobulina até 6 dias após exposição, em contactantes suscetíveis, menores de 6 meses e imunocomprometidos, mesmo vacinados. Para pessoas maiores de 6 meses, proceder à vacinação de bloqueio até 72 horas após contato com caso suspeito
- Para manter a doença erradicada, a cobertura vacinal deve permanecer acima de 95%.

EVOLUÇÃO E PROGNÓSTICO

- Taxa de mortalidade de 1 a 2/1.000 casos por complicações
- Mais grave em lactentes e crianças desnutridas.

BIBLIOGRAFIA

CDC. Centers for Disease Control and Prevention. Measles cases and outbreaks: measles cases in 2019. Atlanta: CDC; 2019. Disponível em: https://www.cdc.gov/measles/cases-outbreaks.html.

Kimberlin DW, Brady MT, Jackson MA, Long SS (eds.). Red Book: 2018 Report of the Committee on Infectious Diseases. 31. ed. Itasca, IL: American Academy of Pediatrics; 2018.

Moss WJ. Measles. Lancet. 2017; 390:2490-502.

Rasmussem SA, Jamieson DJ. What obstetric health care providers need to know about measles and pregnancy. Obstet Gynecol. 2015;126(1):163-70.

Strategic Advisory Group of Experts on Immunization. 2018 Assessment report of the Global Vaccine Action Plan. Geneva: World Health Organization; 2018.

Strebel PM, Orentein WA. Clinical practice. J Infect Dis. 2019.

WHO. World Health Organization. Measles vaccines; WHO position paper – April 2017. Wkly Epidemiologias Rec. 2017;92:205-27.

WHO. World Health Organization. Ten threats to global health in 2019. Disponível em: https:www.who.int/immunization/newsroom/measles-data-2019/en/. Acesso em: 17 fev. 2021.

A reativação da infecção latente causa herpes-zóster (cobreiro) (ver Capítulo 538, *Herpes-Zóster*).

A transmissão ocorre em hospedeiros suscetíveis por meio de contato com gotículas em aerossol das secreções nasofaríngeas de um indivíduo infectado ou por contato cutâneo direto com líquido de vesículas de lesões de pele.

O período de incubação corresponde a 2 a 3 semanas. E o período de transmissibilidade é de 48 horas antes do aparecimento das vesículas até a presença unicamente de crostas.

MANIFESTAÇÕES CLÍNICAS

- Período prodrômico: inicia-se com febre baixa, cefaleia, anorexia e vômitos, podendo durar de horas até 3 dias. Na infância, esses pródromos não costumam ocorrer, sendo o exantema o primeiro sinal da doença
- Período exantemático: exantema na pele e nas mucosas, de início maculopapular, transformando-se em vesicular no dia seguinte; após 2 a 4 dias, surgem crostas que se desprendem
- A erupção caracteriza-se por polimorfismo regional (lesões em diversos estágios: máculas, pápulas, vesículas, pústulas e crostas) e distribuição centrípeta. A presença de prurido é muito frequente
- Ver Figura 550.1.

Formas clínicas especiais

- A infecção primária pelo VVZ ocorre rotineiramente durante a infância e, em geral, é uma doença benigna e autolimitada em crianças imunocompetentes. No entanto, a varicela pode ser uma doença grave em adolescentes, adultos e indivíduos imunossuprimidos ou imunocomprometidos de qualquer idade. Casos secundários em contatos domiciliares parecem ser mais graves que os casos primários
- Varicela perinatal: após infecção materna durante a última semana da gravidez ou 5 dias após o parto, 30% das crianças infectadas desenvolvem varicela com evolução grave ou fatal
- Varicela congênita: condição rara.

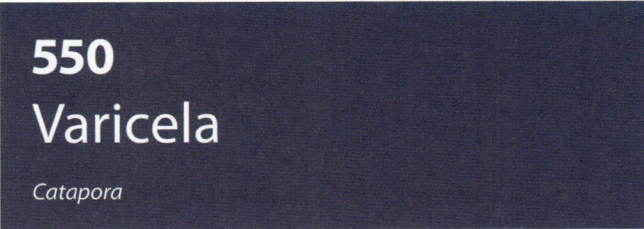

550
Varicela

Catapora

Luciana de Souza Lima Oliveira Barreto • Luciana Leite Pineli Simões

INTRODUÇÃO

A varicela, ou catapora, é uma doença infecciosa aguda causada pelo herpes-vírus 3 humano (vírus varicela-zóster VVZ) da família *Herpesviridae*.

Após a infecção primária, o VVZ permanece no corpo (nos gânglios do nervo sensorial) como uma infecção latente. A infecção primária pelo VVZ causa varicela.

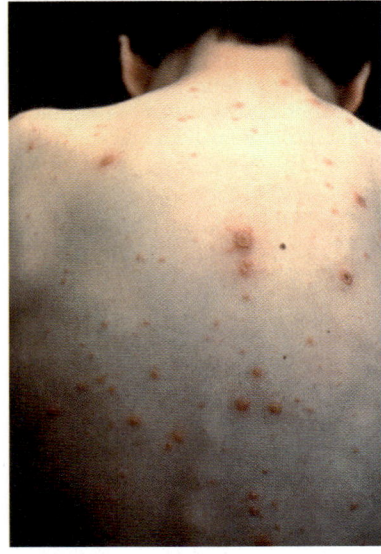

Figura 550.1 Varicela, observando-se nas costas de uma criança, apresentando lesões semelhantes a bolhas, com um centro cheio de pus.

DIAGNÓSTICO DIFERENCIAL

- Eczema herpético
- Riquetsiose variceliforme
- Infecção por vírus Coxsackie humano (doença mão-pé-boca)
- Impetigo
- Reação cutânea medicamentosa.

EXAMES COMPLEMENTARES

- Em geral, não são necessários. O diagnóstico é clínico, baseado nas lesões vesiculares características
- Testes sorológicos: ensaio imunoenzimático (ELISA), aglutinação pelo látex, imunofluorescência, reação em cadeia da polimerase (PCR) em casos especiais
- A identificação do VVZ pode ser feita pelo teste direto de anticorpo fluorescente ou por cultura em tecido.

COMPROVAÇÃO DIAGNÓSTICA

- Dados clínicos e epidemiológicos
- Raramente faz-se a identificação do agente etiológico.

COMPLICAÇÕES

- Encefalite, ataxia cerebelar aguda, meningite asséptica, mielite transversa, vasculite e hemiplegia
- Trombocitopenia
- Varicela hemorrágica
- Infecção bacteriana secundária (impetigo, abscesso, celulite, pneumonia, endocardite, síndrome do choque tóxico)
- Pneumonia viral primária, hepatite
- Síndrome de Reye (associada ao uso de ácido acetilsalicílico).

TRATAMENTO

- Alívio da dor
- Não usar ácido acetilsalicílico ou salicilatos
- Banhos com permanganato de potássio 1:40.000 como secante.

Imunização ativa e imunização passiva

- Imunização passiva
  - VZIG (imunoglobulina humana antizóster), 125 UI para cada 10 kg de peso corporal (máximo 625 UI) por via intramuscular (IM), de preferência nas primeiras 96 horas após o contato
  - Indicações (quando houver exposição significativa):
    - Pacientes imunocomprometidos sem antecedentes de varicela
    - Grávidas
    - Recém-nascidos cujas mães tiveram varicela 5 dias antes ou até 48 horas após o parto
    - Prematuro (> 28 semanas) cuja mãe não tem história de varicela
    - Prematuro (< 28 semanas ou < 1.000 g) independentemente de história materna
- Imunização ativa (vacina antivaricela)
  - Programa Nacional de Imunizações (PNI): 1 dose aos 15 meses com reforço aos 4 anos
  - Sociedade Brasileira de Pediatria (SBP) e Sociedade Brasileira de Imunizações (SBIm): 1 dose aos 12 meses com reforço aos 15 e 24 meses
  - Acima de 2 anos não vacinados: 2 doses com intervalo de 2 meses entre as doses
- Em casos de exposição: a vacina deve ser utilizada até 72 horas após o contato.

Tratamento medicamentoso

- Indivíduos imunocompetentes
  - Crianças de 2 a 12 anos:
    - Não realizar tratamento específico é uma opção para doença leve a moderada
    - Valaciclovir 20 mg/kg por via oral (VO), 3 vezes/dia; ou aciclovir 20 mg/kg, VO, 4 vezes/dia; por 5 dias (iniciando em 24 horas após a aparecimento das lesões) para pacientes com risco aumentado para varicela moderada (doença pulmonar ou cutânea crônica)
  - Adolescente e adulto jovem:
    - Aciclovir 800 mg, VO, 5 vezes/dia durante 5 a 7 dias (iniciando em 24 horas após o aparecimento das lesões); ou
    - Valaciclovir 1.000 mg, VO, 3 vezes/dia, por 5 dias
  - Gestante (3º trimestre), pneumonia:
    - Aciclovir 800 mg, VO, 5 vezes/dia ou 10 mg/kg/dose por via intravenosa (IV), de 8/8 horas, por 5 dias
- Imunocomprometidos
  - Aciclovir 10 a 12 mg/kg/dose, IV, de 8/8 horas, por 7 dias.

PREVENÇÃO

- Vacinação
- Precauções para contato e aerossóis até que todas as lesões estejam secas e em crostas
- Profissionais de saúde suscetíveis não devem entrar no quarto se profissionais imunes estiverem disponíveis
- Profissionais de saúde suscetíveis expostos devem ser afastados de 8 dias após primeira exposição até 21 dias após a última exposição (ou 28 dias)
- Se o paciente for imunossuprimido com pneumonia por varicela, prolongar precauções para o período de duração da doença
- Imunoprofilaxia em surtos de ambiente hospitalar.

EVOLUÇÃO E PROGNÓSTICO

- Em geral, a evolução é benigna
- Cura sem sequelas
- Em pacientes imunocomprometidos, a evolução pode ser desfavorável e até mesmo fatal.

BIBLIOGRAFIA

Andrade JG, Pereira LIA. Manual prático de doenças transmissíveis. 8. ed. Goiânia: Imprensa Universitária; 2017.
Azevedo MF. GPS Medicamentos. Guia prático em saúde. Rio de Janeiro: Guanabara Koogan; 2017.
Brasil. Ministério da Saúde. Disponível em: http://www.saude.gov.br/saude-de-a-z/varicela-catapora. Acesso em: 14 jul. 2019.
Centers for Disease Control. Disponível em: https://www.cdc.gov. Acesso em: 14 jul. 2019.
Gilbert DN, Chambers HF, Eliopoulos GM, Saag MS, Pavia AT. The Sanford guide to antimicrobial therapy. 49. ed. Dallas, Texas: Antimicrobial Therapy; 2019.
Kimberlin DW, Brady MT, Jackson MA, Long SS (eds.). Red Book: 2018 Report of the Committee on Infectious Diseases. 31. ed. Itasca, IL: American Academy of Pediatrics; 2018.
Veronesi R, Focaccia R. Tratado de infectologia. 5. ed. São Paulo: Atheneu; 2015.

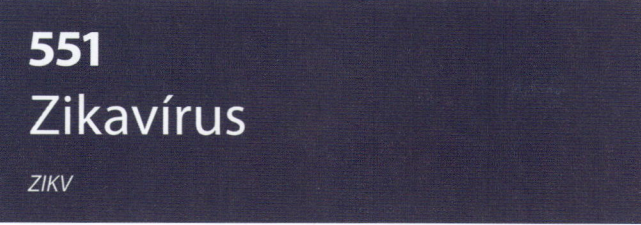

551
Zikavírus

ZIKV

Adriana Oliveira Guilarde ◆ Luiz Alves da Silva Neto

INTRODUÇÃO

O vírus Zika (ZIKV, Figura 551.1) é um *arbovírus* do gênero *Flavivírus* da família *Flaviviridae,* transmitido via picada do mosquito da espécie *Aedes* (*A. aegypti* e *A. albopictus*), via sexual, vertical, transfusão sanguínea e transplante de órgãos.

O surgimento do ZIKV foi associado a complicações neurológicas graves: síndrome de Guillain-Barré em adultos e microcefalia em neonatos.

Tornou-se a primeira grande doença infecciosa ligada a defeitos congênitos humanos a ser descoberta em mais de meio século, levando a Organização Mundial da Saúde (OMS) a declará-la como problema de saúde pública de preocupação global.

FORMAS CLÍNICAS

Infecção pós-natal

- O período de incubação da doença é de 3 a 14 dias
- Cerca de 80% dos infectados são assintomáticos
- Quando sintomáticos, os sintomas mais comuns são erupção maculopapular (90%), febre (65%), artrite ou artralgia (65%), conjuntivite não purulenta (55%), mialgia (48%), cefaleia (45%), dor retro-orbital (39%), edema (19%) e vômitos (10%) (Figura 551.2)
- Podem evoluir com meningite e meningoencefalite linfomonocitária, mielite transversa, síndrome de Guillain-Barré.

Infecção congênita

- A infecção pelo Zika vírus tem sido associada a microcefalia congênita e perdas fetais entre mulheres infectadas durante a gravidez, bem como outras complicações

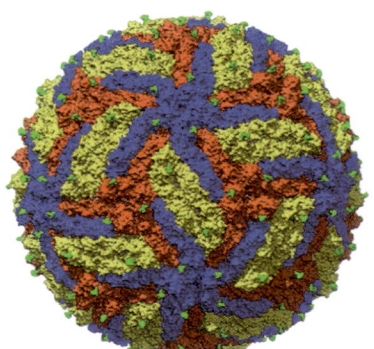

Figura 551.1 Modelo de alta resolução do Zika vírus. (Fonte: Sevvana et al., 2018.)

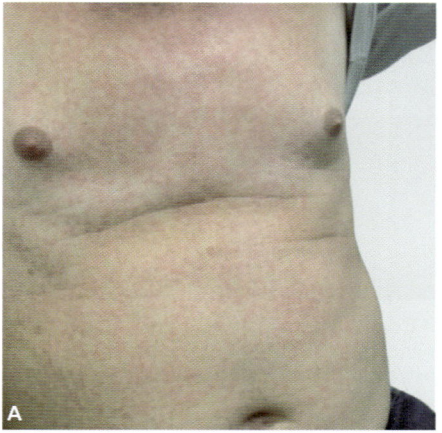

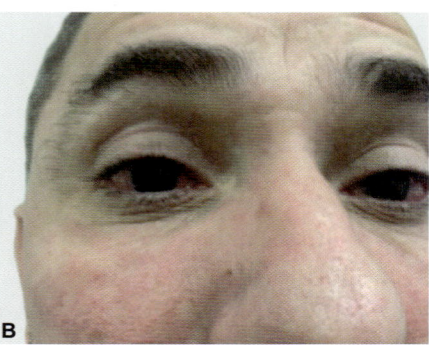

Figura 551.2 A e **B.** Manifestações clínicas do Zika vírus.

neurológicas, como hidrocefalia, ventriculomegalia, artrogripose (contratura congênita múltipla), alterações oftalmológicas, coriorretinite, microftalmia, catarata e anormalidades no nervo óptico.

DIAGNÓSTICO

- Baseia-se no tripé: dados epidemiológicos, manifestações clínicas e dados laboratoriais (Figura 551.3)
- A confirmação definitiva é feita por meio da reação em cadeia da polimerase de transcrição reversa em tempo real (rRT-PCR) para o RNA do Zika vírus (no soro, urina ou sangue total)
- A abordagem diagnóstica depende do tempo de apresentação clínica conforme apresenta a Figura 551.4.

Abordagem diagnóstica em gestantes

- A abordagem diagnóstica é diferente em gestantes, pois o RNA do zikavírus persiste aproximadamente três vezes mais no soro de uma gestante
- Deve-se realizar uma triagem na consulta pré-natal em busca de sintomas relacionados com a doença e a visitação a regiões endêmicas
- As gestantes são divididas em dois grupos: sintomáticas e assintomáticas, enquanto as assintomáticas são estratificadas quanto ao grau de exposição contínua ou esporádica
- Deve-se realizar rastreio nas gestantes sintomáticas e nas assintomáticas com exposição importante, ou seja, nas que vivem em regiões de alta prevalência.

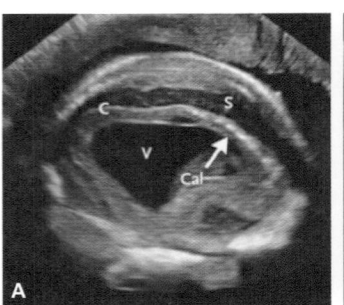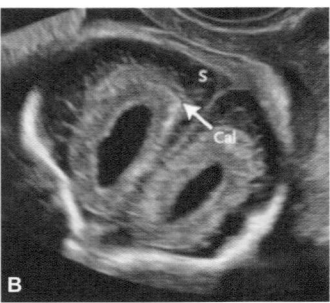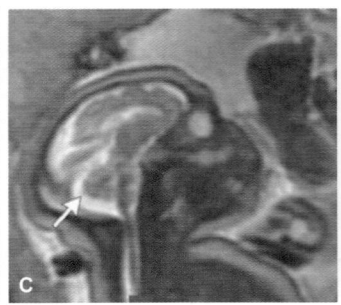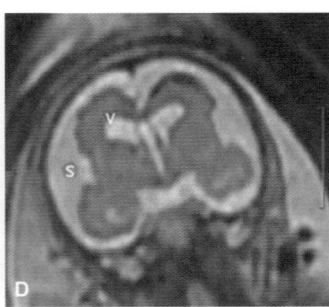

Figura 551.3 Exames de imagem da síndrome congênita do Zika vírus. **A** e **B**. Imagens pré-natais com 22 semanas de gestação, mostrando calcificações lineares (*setas*), aumento do espaço pericerebral (**A** e **B**) e ventriculomegalia (**A**). **C** e **D**. RM de crânio intraútero com 32 semanas de gestação mostrando microcefalia (**C**), disgenesia de corpo caloso (**D**). (Fonte: Musso et al., 2019.)

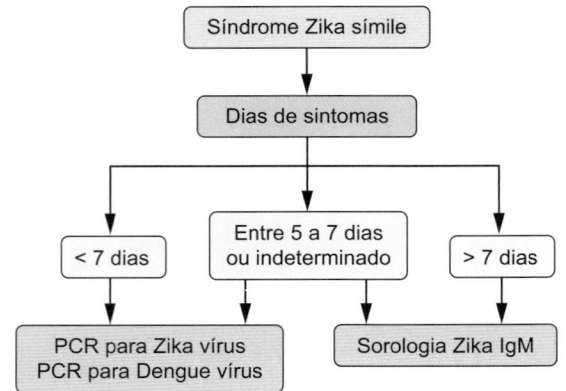

Figura 551.4 Fluxograma para diagnóstica laboratorial. (Adaptada de Musso e Gubler, 2016.)

DIAGNÓSTICO DIFERENCIAL

Infecção pós-natal

Outras arboviroses como dengue, Chikungunya e febre amarela, além de parvovirose, rubéola e sarampo.

Infecção congênita

- STORCH (**s**ífilis, **to**xoplasmose, **r**ubéola, **c**itomegalovírus e **h**erpes simples), sigla com as primeiras letras das doenças que entram no diagnóstico diferencial.

TRATAMENTO

- Não existe tratamento específico para a infecção pelo Zika vírus
- O manejo do paciente consiste em repouso e tratamento sintomático, incluindo ingestão de líquidos para prevenir a desidratação e a administração de dipirona ou paracetamol para aliviar a febre e a dor

É recomendada ultrassonografia pré-natal em todas as mulheres grávidas com teste laboratorial positivo para ZIKV (PCR ou sorológico) para rastreio de infecção fetal. Se o exame de ultrassonografia for normal, deve-se considerar a amniocentese para o diagnóstico de infecção fetal.

PREVENÇÃO

- Evitar viagens para áreas com alta prevalência da doença
- Medidas de proteção contra o mosquito, como uso de repelentes, camisas de mangas e calças longas
- Telagem de janelas e portas no domicílio
- Medidas de controle do vetor
- Uso de preservativo.

Observação: ainda não existe vacina.

BIBLIOGRAFIA

Baud D, Gubler DJ, Schaub B, Lanteri MC, Musso D. An update on Zika virusinfection. The Lancet. 2017;390(10107):2099-109.

Counotte MJ, Egli-Gany D, Riesen M, Abraha M, Porgo TV, Wang J, Low N. Zika virusinfection as a cause of congenital brainabnormalitiesand Guillain-Barré syndrome: from systematic review to living systematic review. F1000Res. 2018;7:196.

Focosi D, Maggi F, Pistello M. Zika virus: implications for public health. Clinical Infectious Diseases. 2016;63(2):227-33.

Lozier MJ, Rosenberg ES, Doyle K, Adams L, Klein L, Muñoz-Jordan J et al. Prolonged detection of zika virus nucleic acid among symptomatic pregnant women: a cohort study. Clinical Infectious Diseases. 2018;67(4):624-7.

Musso D, Albert IK, Baud D. Zika virus infection – After the pandemic. N Engl J Med. 2019;381:1444-57.

Musso D, Gubler DJ. Zika Virus. Clin Microbiol Rev. 2016;29(3):487-524.

Petersen LR, Jamieson DJ, Powers AM, Honein MA. Zika Virus. N Engl J Med. 2016;374(16):1552-63.

Sevvana M, Long F, Miller AS, Klose T, Buda G, Sun L et al. Refinement and analysis of the mature zika virus cryo-em structure at 3.1 Å resolution. Structure. 2018;26(9):1169-1177.e3.

Suy A, Sulleiro E, Rodó C, Vázquez É, Bocanegra C, Molina I, Carreras E. Prolonged zika virus viremia during pregnancy. N Engl J Med. 2016;375(26):2611-3.

552
Abscessos

Abscesso cutâneo, abscesso anorretal, abscesso mamário, abscesso pulmonar, abscesso hepático, abscesso cerebral, abscesso odontogênico, abscesso periapical, abscesso prostático

Fernanda Pedrosa Torres

INTRODUÇÃO

Coleções de pus em tecidos, órgãos ou espaços confinados, causadas por diferentes espécies de microrganismos. Distinguem-se do empiema por este manifestar-se em cavidade preexistente (pleura, peritônio).

Podem surgir em pessoas sem fatores predisponentes.

A etiologia dos abscessos está descrita no Quadro 552.1.

ABSCESSO CUTÂNEO

Coleção de pus em derme ou espaço subcutâneo (ver Capítulo 45, *Infecções Cutâneas*).

ETIOLOGIA

* *Staphylococcus aureus* (MSSA ou MRSA – sigla em inglês de *methicillin-resistant Staphylococcus aureus* que significa *Staphylococcus aureus* resistente à meticilina) – 75% dos casos

Quadro 552.1 Abscessos: localização e microrganismos mais frequentes.

Localização	Microrganismos mais frequentes
Pele e tecido subcutâneo	Estafilococos, estreptococos, *Peptococcus, Propionibacterium, Lactobacillus, Bacteroides, Fusobacterium*
Anorretal	*E. coli, Proteus vulgaris,* estafilococos, *P. aeruginosa,* estreptococos, *Bacteroides*
Mama	Estafilococos, estreptococos, bactérias anaeróbias
Periapical (odontogênico)	Bastonetes anaeróbios, bactérias gram-negativas, espiroquetas
Intra-abdominal	*E. coli, Klebsiella, Bacteroides fragilis, Pseudomonas, E. histolytica*
Prostática	*S. aureus,* bacilos gram-negativos
Pulmonar	Bactérias e bacilos anaeróbios *K. pneumoniae,* estafilococos, estreptococos, *Legionella* sp., *H. influenzae, E. histolytica*
Cerebral	Bactérias aeróbias e anaeróbias (estreptococos, bacteroides), *Aspergillus, Candida, T. gondii*

* *S. pyogenes,* bacilos gram-negativos e anaeróbios (etiologia múltipla mais comum nas regiões perioral, perianal e vulvovaginal)
* Menor frequência: micobactérias, blastomicose, nocardiose, criptococose.

Abscesso cutâneo estéril

* Pode decorrer de injeção de agentes irritantes.

FATORES DE RISCO

Na Figura 552.1 são exibidos os principais fatores de risco para abscessos cutâneos, erisipela e/ou celulite.

No Quadro 552.2 são apresentados os fatores de risco para infecção por *Staphylococcus aureus* resistente a meticilina (MRSA).

MANIFESTAÇÕES CLÍNICAS

* Lesão dolorosa, com flutuação, nódulo eritematoso, com ou sem inflamação do tecido subcutâneo no entorno da lesão (Figura 552.2)
* Pode haver linfadenopatia regional
* Manifestações sistêmicas não são comuns (febre, calafrios, toxemia)
* O abscesso pode decorrer de infecção do folículo piloso (furúnculo) e da união de múltiplos furúnculos – carbúnculo, que pode estar associado a sintomas sistêmicos.

DIAGNÓSTICO

* Dados clínicos
* Cultura e coloração de Gram para carbúnculo e abscessos são recomendáveis, mas é aceitável tratar casos típicos sem esses exames
* Exames laboratoriais podem ser necessários se surgirem sinais de complicação ou comorbidades
* Ultrassonografia: principalmente em crianças, para identificar abscessos em infecções de pele e partes moles.

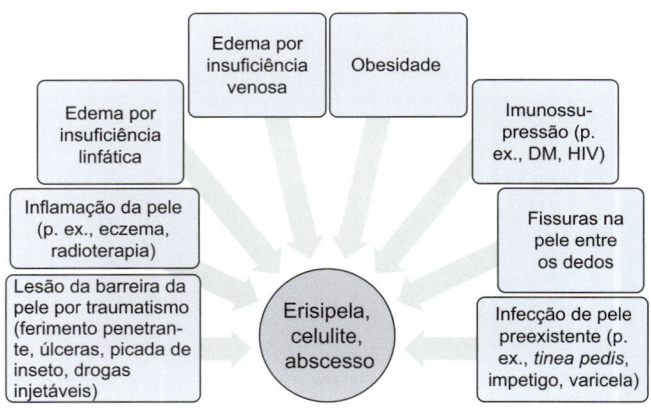

Figura 552.1 Fatores de risco para desenvolvimento de celulite, erisipela ou abscesso cutâneo.

Quadro 552.2 Fatores de risco para infecção por *Staphylococcus aureus* resistente à meticilina (MRSA).

Fatores associados a serviço de saúde	Fatores adicionais	Fatores associados a surto por MRSA
Hospitalização recente	HIV	Encarceramento
Institucionalizado	Uso de substâncias intravenosas	Serviço militar
Cirurgia recente	Uso de antibiótico prévio	Compartilhar equipamentos esportivos
Hemodiálise	–	Compartilhar agulhas, lâminas para barbear e outros objetos cortantes

HIV: vírus da imunodeficiência humana.

DIAGNÓSTICO DIFERENCIAL

Cisto epidermoide, foliculite, hidradenite supurativa, linfangite nodular, botriomicose e miíase.

TRATAMENTO

- Conduta principal: incisão e drenagem
- Compressas úmidas e mornas durante 15 a 30 minutos, 4 vezes/dia
- Avaliação e tratamento de condições predisponentes, se presentes
- Antibioticoterapia: durante 5 a 7 dias, se:
  - Abscessos > 2 cm (benefício quando < 5 cm, definido para *S. aureus*) e/ou múltiplos
  - Inflamação perilesional extensa
  - Manifestações sistêmicas
  - Alto risco em pacientes com endocardite, prótese, dispositivo implantável
  - Risco de transmissão de *S. aureus* (p. ex., atletas, militares)
  - Imunodepressão e outras comorbidades
  - Resposta inadequada a incisão e drenagem
  - Medicamentos por via oral (VO):
    - Cefalexina, 500 mg, a cada 6 horas, por 5 dias, ou amoxicilina, 875 mg, a cada 12 horas, ou cefadroxila, 1 g/dia
  - Risco de MRSA: clindamicina, VO, 300 a 450 mg, a cada 8 ou 6 horas (maior dosagem se obesidade); ou sulfametoxazol-trimetoprima, VO, 400/80 mg – 2 a 4 comprimidos, a cada 12 horas (maior dosagem se obesidade); ou

doxiciclina, VO, 100 mg, a cada 12 horas, ou minociclina, VO, 200 mg (dose de ataque) ou 100 mg, a cada 12 horas
- Medicamento por via intravenosa (IV):
  - Cefazolina, 1 a 2 g, a cada 8 horas, ou oxacilina, 2 g, a cada 4 horas; ou clindamicina, VO, 600 a 900 mg, a cada 8 horas, ou
  - Se houver fator de risco para MRSA: daptomicina, IV, 4 a 6 mg/kg/dia, ou
  - Vancomicina, IV, 15 a 20 mg/kg/dose, a cada 8 ou 12 horas (máx. de 2 g/dose)
- *Observação*: nos casos de lesão por pressão, lesão perioral ou perianal, necrose proeminente de pele: realizar cobertura para gram-negativo.

COMPLICAÇÕES

- Bacteriemia
- Endocardite
- Artrite séptica e/ou osteomielite
- Infecção metastática
- Sepse
- Síndrome do choque tóxico.

ABSCESSO ANORRETAL

Ver Capítulo 270, *Abscesso Anorretal*.

Em geral, originam-se da obstrução das criptas anais (glândulas anais), resultando em acúmulo de pus.

Em aproximadamente 50% dos casos, há formação de fístulas, representando a fase crônica do abscesso (Figuras 552.3 e 552.4 e Quadro 552.3).

ABSCESSO INTRA-ABDOMINAL

Ver Capítulos 308, *Abscessos Intra-Abdominais*, e 309, *Abscesso Subfrênico*.

ABSCESSO MAMÁRIO

Coleção localizada de exsudato inflamatório (p. ex., pus) no tecido mamário (ver Capítulo 418, *Mastites*).

Em geral, o abscesso mamário ocorre quando há mastite (Capítulo 418, *Mastites*) ou celulite (Capítulo 45, *Infecções*

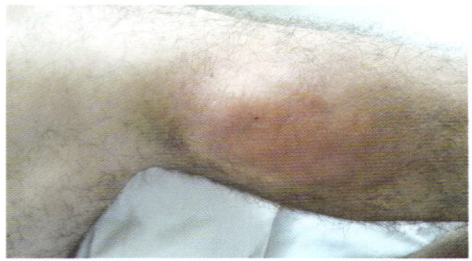

Figura 552.2 Abscesso cutâneo em panturrilha após acidente ofídico. Indicado drenagem e terapia com amoxicilina + clavulanato. (ver Capítulo 632, *Ofidismo*). (Hospital de Doenças Tropicais Anuar Auad – Goiás. Imagem gentilmente cedida pelo Dr. Luiz Felipe Silveira Sales.)

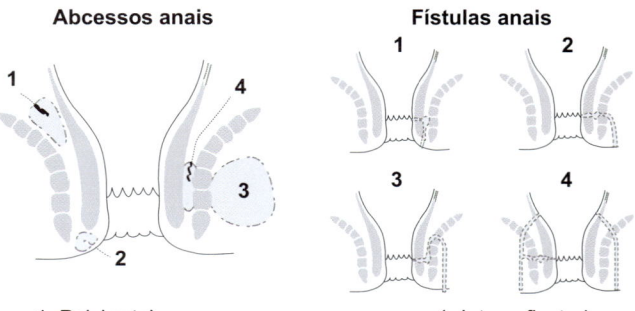

Abcessos anais
1. Pelvirretal
2. Perianal
3. Isquiorretal
4. Interesfincteriano

Fístulas anais
1. Interesfinceriana
2. Transesfincteriana
3. Supraesfincteriana
4. Extraesfincteriana

Figura 552.3 Tipos (por localização) de abscessos e fístulas anais.

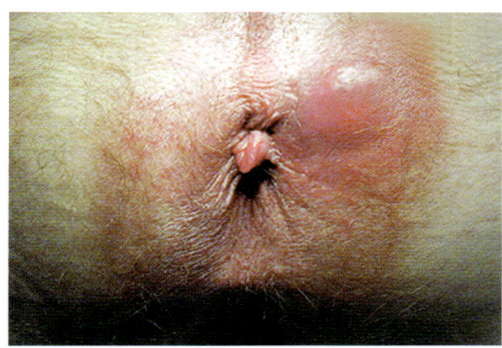

Figura 552.4 Abscesso perineal. (Cortesia de Schwartz e Wiersema, 2019.)

Quadro 552.3 Abscesso anorretal.

Idade média	40 anos (20 a 60)
Sexo (masculino: feminino)	2:1
Etiologia	Flora colônica
Fatores de risco	Doença inflamatória intestinal, tabagismo, HIV
Manifestações clínicas	Dor anal ou perineal intensa, constante, não necessariamente relacionada com movimentos intestinais Febre e fraqueza comuns Drenagem espontânea de secreção purulenta Área de flutuação ou eritematosa, endurada na região perianal (se superficial – p. ex., perineal)
Diagnóstico	Clínico Se suspeita de abscesso profundo, realizar toque retal Exames de imagem: diagnóstico de abscesso profundo não visualizado ou palpado Coletar cultura na drenagem, principalmente se: pacientes com uso recente de antibiótico; imunocomprometidos, para diferenciar abscesso críptico de cutâneo (*S. aureus*); pacientes com risco elevado para MRSA (ver seção *Abscesso cutâneo*)
Diagnóstico diferencial	Fissura anal, fístula anal, hemorroida externa trombosada, hemorroida interna prolapsada, doença pilonidal, bartolinite, hidrosadenite supurativa
Tratamento	Incisão e drenagem (principal): • Realizar procedimento mesmo se já houver drenagem espontânea de secreção • Não atrasar drenagem por ausência de flatulência • Fístula concomitante – encaminhar para especialista • Empacotamento de material (p. ex., cordão de gazes) – não apresenta benefício e pode aumentar dor no pós-operatório • Média de 3 a 4 semanas após drenagem para cicatrização Antibioticoterapia: • Indicada para todos os pacientes após incisão e drenagem – associa-se à redução da formação de fístula • Duração: 4 a 5 dias • Amoxicilina-clavulanato • Ciprofloxacino + metronidazol
Complicações	Sepse, fístula, dor crônica perineal, incontinência fecal

MRSA: *Staphylococcus aureus* resistente à meticilina.

Cutâneas), e não há resposta ao tratamento antibiótico. Esse tipo de abscesso pode apresentar-se inicialmente como uma infecção na mama.

Neste capítulo, será abordado o abscesso primário, que não é uma complicação secundária de outra doença (p. ex., mastite periductal).

No Quadro 552.4, são apresentados os fatores de risco para o surgimento de abscesso mamário.

ETIOLOGIA, DIAGNÓSTICO E TRATAMENTO

• Ver Figura 552.5 e Quadro 552.5.

ABSCESSO PULMONAR

Ver Capítulo 154, *Abscesso Pulmonar*.

O abscesso pulmonar consiste em uma área de necrose do parênquima pulmonar causada por infecção (Quadro 552.6 e Figura 552.6).

Os termos "pneumonia necrotizante" ou "gangrena pulmonar" são utilizados para se referir à necrose pulmonar com múltiplos pequenos abscessos, mas deve-se ter clareza de que fazem parte do mesmo processo.

A maioria dos abscessos pulmonares decorre de complicação de uma pneumonia aspirativa e, menos comumente, da síndrome de Lemierre/tromboflebite supurativa da veia jugular, endocardite de válvula tricúspide (ver Capítulo 155, *Pneumonias*).

Quadro 552.4 Fatores de risco para o surgimento de abscesso mamário.

Relacionados com a mastite lactacional	Não relacionados com a lactação
• > 30 anos • Primípara • Idade gestacional ≥ 41 semanas • Tabagismo	• Mulheres afro-americanas • Obesidade • Tabagismo
	Abscesso periférico • Diabetes, artrite reumatoide, uso de corticoide, traumatismo

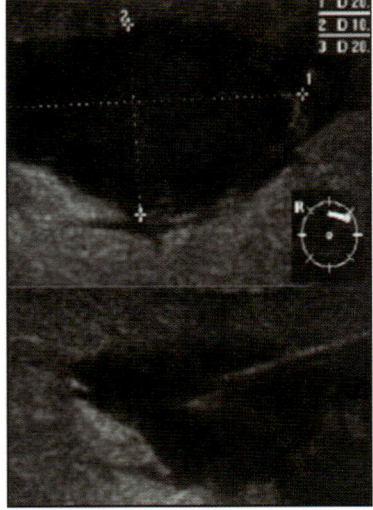

Figura 552.5 Aspiração de abscesso mamário por agulha guiada por ultrassonografia. (Fonte: Boakes et al., 2018.)

Quadro 552.5 Abscesso mamário.

Etiologia	*Staphylococcus aureus* (atenção para o aumento progressivo de incidência de MRSA) Menos frequentes: *Streptococcus pyogenes, Escherichia coli, Bacteroides* spp., *Corynebacterium* spp., *estafilococos coagulase-negativos* (*S. lugdunensis*), *Pseudomonas aeruginosa, Proteus mirabilis* e anaeróbios **Atenção**: abscessos recorrentes: maior incidência de flora polimicrobiana e anaeróbios
Manifestações clínicas	Massa palpável, dolorosa, flutuante associada a febre e astenia
Diagnóstico	Suspeita: clínica Confirmação: ultrassonografia Material aspirado/drenado: enviar para cultura Hemocultura: coletar em infecções graves Lactação • Infecção grave • Infecção relacionada com os serviços de saúde • Não responsiva aos antibióticos utilizados inicialmente
Diagnóstico diferencial	Galactocele, ingurgitamento mamário, carcinoma inflamatório de mama

Tratamento	Drenagem: cirurgia ou aspiração por agulha
	• Aspiração por agulha:
	  ▪ Método de escolha para quando a pele/superfície não está comprometida (p. ex., sem sinais de isquemia/necrose)
	  ▪ Realizar ultrassonografia para guiar aspiração e, depois, a cada 48 a 72 horas para avaliar necessidade de nova aspiração (alternativa: inserir cateter duplo J na cavidade para drenagem)
	• Drenagem cirúrgica:
	  ▪ Pele com sinais de isquemia e/ou necrose
	  ▪ Falha na abordagem de aspiração por agulha e antibióticos
	  ▪ Pior resultado cosmético
	Antibioticoterapia: duração de 10 a 14 dias
	• Infecção leve/moderada:
	  ▪ Sem fatores de risco para MRSA:
	    ○ Cefalexina 500 mg, a cada 6 horas
	    ○ Cefadroxila 1 g/dia
	    ○ Alergia a betalactâmico: clindamicina 300 a 450 mg, a cada 8 horas
	  ▪ Com fatores de risco para MRSA (ver Quadro 552.2):
	    ○ Clindamicina 300 a 450 mg, a cada 8 horas
	    ○ Sulfametoxazol-trimetoprima 400/80-2 a 4 comprimidos, a cada 12 horas
	• Infecção grave: internação e vancomicina (15 a 20 mg/kg/dose, a cada 8 ou 12 horas). Se na secreção do abscesso forem detectadas bactérias gram-negativas, associar cobertura para esse grupo de microrganismos:
	  ▪ Se não houver fatores de risco para MRSA ou locais com baixa prevalência, considerar: cefazolina ou oxaciclina IV
	• Associar cobertura para anaeróbio se: mamilo retraído, hidrosadenite supurativa associada e infecções recorrentes:
	  ▪ Amoxicilina + clavulanato (sem fator de risco para MRSA), clindamicina, ou adicionar metronidazol IV/VO
	Atenção: se lactação, suspender **temporariamente** a amamentação no peito afetado e realizar ordenha

Complicações	Infecções recorrentes, resultado cosmético insatisfatório, fístula no ducto mamário, fístulas lácteas, antibioma

MRSA: *Staphylococcus aureus* resistente à meticilina; IV: via intravenosa; VO: via oral.

Quadro 552.6 Abscesso pulmonar.

Etiologia	Polimicrobiana – aeróbios e anaeróbios facultativos (principalmente colonizantes da cavidade oral): • *Peptostreptococcus, Prevotella, Bacteroides* e *Fusobacterium* spp. • *Streptococcus anginosus* e outros *streptococci* anaeróbios facultativos • Outras causas bacterianas: *S. aureus, K. pneumoniae*, outros bacilos gram-negativos, *Streptococcus pyogenes, Burkholderia pseudomallei, Haemophilus influenzae* tipo b, *Legionella, Nocardia* e *Actinomyces* • Lembrar-se de micobactérias Não bacterianos: • Fungos: *Aspergillus* spp., *Cryptococcus* spp., Histoplasma *capsulatum, Blastomyces dermatitidis, Coccidioides* spp., agentes da mucormicose • Parasitas: *Entamoeba histolytica, Paragonimus westermani* Em imunodeprimidos: • *Pseudomonas aeruginosa* e outros bacilos gram-negativos aeróbios, *Nocardia* spp. e fungos (*Aspergillus* e *Cryptococcus* spp.)
Fatores de risco	Paciente com predisposição à aspiração por redução do nível de consciência: • Etilismo • Uso de drogas ilícitas • Anestesia geral • Traumatismo craniano • Doença periodontal
Manifestações clínicas	Abscesso secundário a microrganismos anaeróbios ou *S. anginosus*: • Indolente (semanas a meses) • Febre, tosse produtiva (hemoptise e/ou escarro com gosto pútrido ou amargo): ▪ *S. anginosus* sem gosto pútrido • Sudorese noturna, perda de peso e anemia • Cavidade oral com doença gengival • Radiografia de tórax – infiltrado com cavitação em segmentos pulmonares associados ao decúbito Outros patógenos: • *S. aureus* – doença fulminante em adultos jovens ou adolescentes, principalmente com infecção *Influenza* • *K. pneumoniae* – principalmente Taiwan, de evolução rápida, altas taxas de bacteriemia, resposta lenta aos antibióticos

(continua)

Quadro 552.6 Abscesso pulmonar. *(Continuação)*

Diagnóstico	Objetivos: tentar definir o agente etiológico e detectar patologias associadas (p. ex., neoplasia)
	• Exames de imagem:
	  ▪ Radiografia de tórax – auxilia a identificar a lesão e seu tamanho
	  ▪ Tomografia de tórax – melhor definição da lesão, diferencia a lesão no parênquima pulmonar *vs.* coleção pleural
	• Microbiologia:
	  ▪ Exame de escarro: coloração de Gram e cultura:
	    ○ Coletar antes do início do antibiótico
	    ○ Atenção: pode representar flora da via respiratória superior
	    ○ Odor pútrido: considerar sempre microrganismo anaeróbio
	    ○ Outras: aspirado endotraqueal, aspirados por broncoscopia
	  ▪ Empiema (se presente): coloração de Gram e cultura aeróbia e anaeróbia
	  ▪ Hemoculturas
	  ▪ Broncoscopia: recomendada para manifestações atípicas e/ou falha na terapêutica inicial. Considerar em pacientes imunossuprimidos

Diagnóstico diferencial	Vasculite, neoplasia, corpo estranho aspirado, broncostenose
Tratamento	Terapia inicial intravenosa e, depois, transição para via oral (preferencialmente guiado): • Ampicilina-sulbactam, 3 g, IV, a cada 6 horas, amoxicilina-clavulanato, 1 g, IV, a cada 8 horas • Alergia à penicilina: clindamicina, 600 mg, IV, a cada 8 horas Escalonamento a partir da cultura: • Microrganismo de flora oral: considerar sempre se há anaeróbio concomitante (polimicrobiano) • Microrganismo não típico de flora oral + escarro não pútrido: descalonar guiado pela cultura Duração: considerar suspender quando a radiografia de tórax demonstrar lesão residual estável ou exame normal (≥ 3 semanas) Abordagem cirúrgica (lobectomia, pneumectomia): • Falha à antibioticoterapia (tratamento conservador), suspeita de neoplasia ou hemorragia • Preditores de resposta clínica insatisfatória: associação a brônquio obstruído, abscesso extenso (> 6 cm de diâmetro), microrganismos relativamente resistentes • Alternativas: drenagem percutânea ou endoscópica Resposta à terapia: defervescência de 7 a 10 dias
Complicações	Hemoptise, sepse, fístula broncopleural, ruptura do abscesso na cavidade pleural com pneumotórax/empiema

IV: via intravenosa.

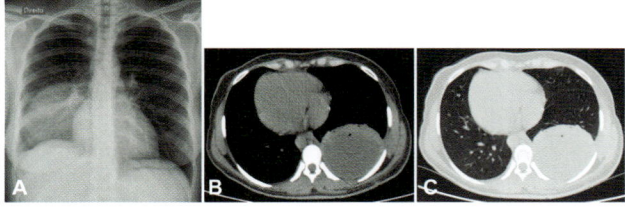

Figura 552.6 Importância do exame de imagem para definição do local da coleção purulenta suspeita e posterior manejo – paciente do sexo feminino, jovem, é internada novamente após tratamento recente para pneumonia adquirida da comunidade. Radiografia de tórax: grande opacidade posteroinferior pulmonar à direita (**A**). Tomografia de tórax: janela do mediastino (**B**) e janela do parênquima (**C**) – sinais de derrame encistado, em base pulmonar direita. Opacificação em base pulmonar, também à direita, com broncogramas aéreos de permeio.

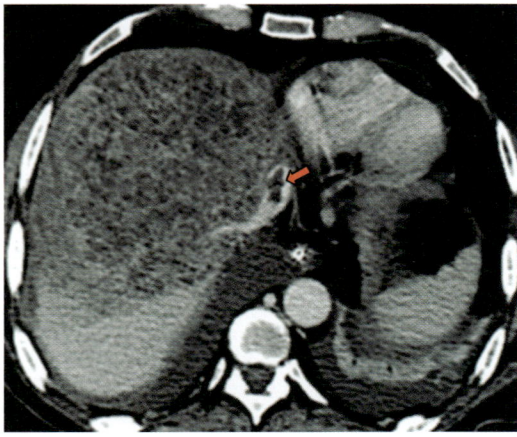

Figura 552.7 Abscesso hepático difuso com origem na veia porta: estágio pré-supurativo. A *seta vermelha* indica trombose da veia porta, provavelmente séptica. (Fonte: Lardière-Deguelte et al., 2015.)

ABSCESSO HEPÁTICO

Ver Capítulo 285, *Abscesso Hepático.*

O abscesso hepático é o abscesso visceral mais comum. Ocorre principalmente por disseminação dos agentes infectantes pela circulação portal como complicação de peritonite secundária a uma perfuração intestinal ou por disseminação direta de infecção das vias biliares.

Pode também ser consequência da disseminação arterial hematogênica em um quadro infeccioso sistêmico.

Nas Figuras 552.7 a 552.9 e no Quadro 552.7, são analisados os aspectos dos abscessos piogênicos. O abscesso amebiano será abordado separadamente.

ABSCESSO CEREBRAL

Ver Capítulo 486, *Abscesso Cerebral.*

Coleção focal no parênquima cerebral (Quadro 552.8), a qual pode ser complicação de infecção, trauma ou cirurgia.

A origem da infecção pode ser por disseminação:

• Hematogênica – múltiplos abscessos, principalmente na área da artéria cerebral média, área de junção da substância branco-cinzenta
• Direta (20 a 60%) – único.

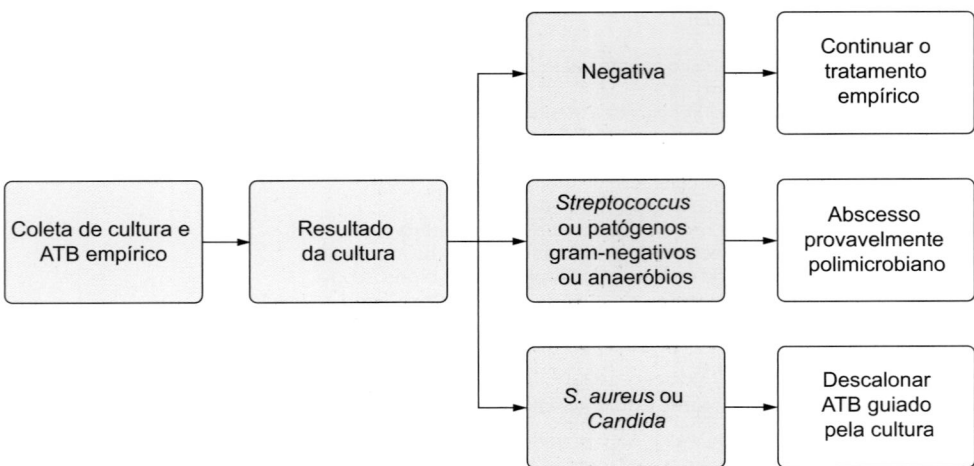

Figura 552.8 Interpretação do resultado de culturas obtidas do abscesso hepático. ATB: antibiótico.

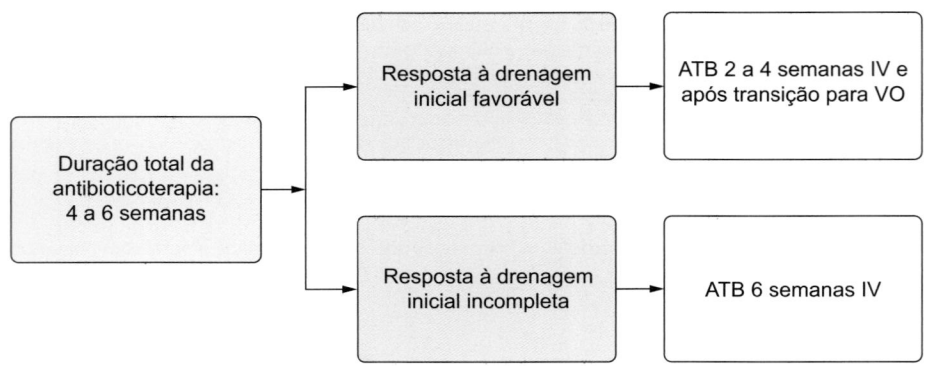

Figura 552.9 Duração da antibioticoterapia para tratamento do abscesso hepático. Opções para transição para via oral, se culturas negativas: amoxicilina + clavulanato ou fluoroquinolona + metronidazol. ATB: antibiótico; IV: via intravenosa; VO: via oral.

Quadro 552.7 Abscesso hepático.

Sexo (masculino: feminino)	3,3:1,3/100.000
Etiologia	Maioria polimicrobiano (microrganismos entéricos anaeróbios e facultativos) *Escherichia coli*, *Klebsiella pneumoniae*, *Streptococcus* (principalmente grupo *Streptococcus milleri*) *S. aureus*, *S. pyogenes* – situações específicas
Fatores de risco	Diabetes melito, doença hepatobiliar ou pancreática, transplante hepático, uso regular de inibidores de bomba de próton, doença granulomatosa crônica Leste asiático – maior incidência, síndrome associada à *K. pneumoniae*, relaciona-se com diagnóstico posterior de neoplasia colorretal
Manifestações clínicas	Principais: febre (90%) e dor abdominal (50 a 75%) Outras: náuseas, vômitos, hiporexia, perda de peso, fraqueza Mais comum no lobo direito hepático
Diagnóstico	Laboratório: bilirrubina, enzimas hepáticas podem estar elevadas – elevação da fosfatase alcalina é a mais comum, leucocitose, hipoalbuminemia, anemia Culturas: hemoculturas e cultura de material aspirado e drenado • Se paciente estável, iniciar antibióticos após coletas de cultura *Entamoeba histolytica*: sorologia e/ou exame de fezes • Principalmente se paciente não tiver um fator de risco predisponente para abscesso hepático identificável Áreas endêmicas: África, Índia, México e outros países da América Central e do Sul Exames de imagem: • Radiografia de tórax: elevação da cúpula diafragmática direita, infiltrado pulmonar ou derrame pleural direito • Ultrassonografia e tomografia com contraste – lesão(ões) hepática(s) com efeito de massa (sensibilidade, respectivamente, 85 e 95%) Não consegue diferenciar abscesso piogênico de amebiano Confirmação diagnóstica: aspiração/drenagem de material purulento com Gram ou cultura demonstrando bactérias
Diagnóstico diferencial	Abscesso amebiano, hepatite, neoplasias primárias ou secundárias no fígado, pneumonia em lobo inferior direito, colecistite aguda, colangite, bilioma, cisto hepático Lembrar-se da possibilidade de abscessos por *Mycobacterium tuberculosis*, infecções fúngicas invasivas, *Candida* sp., cistos hidáticos (equinococose), entre outras

(continua)

Quadro 552.7 Abscesso hepático. (*Continuação*)

Tratamento	Aspiração da lesão e drenagem:
	• Enviar material inicialmente para Gram e culturas (aeróbia e anaeróbia)
	Atenção: não guiar a terapêutica por cultura obtida de drenos preexistentes
	• Drenagem percutânea guiada por tomografia ou ultrassonografia, aberta, laparoscópica, colangiopancreatografia retrógrada endoscópica:
	  ▪ Único, uniloculado, < 5 cm – drenagem percutânea com colocação de cateter ou aspiração por agulha
	  ▪ Único, uniloculado, > 5 cm – drenagem percutânea com colocação de cateter (se > 10 cm, aumenta o risco de falha)
	  ▪ Abscessos múltiplos ou multiloculados – definir com o time de especialistas; o mais tradicional é a abordagem cirúrgica

	• Drenagem cirúrgica – resposta inadequada à drenagem percutânea, conteúdo do abscesso denso, obstruindo o cateter Antibioticoterapia: • Duração: 4 a 6 semanas • Ceftriaxona (1 g, a cada 12 horas) e metronidazol • Ampicilina, gentamicina, metronidazol (preferir se suspeita de origem biliar) • Piperacilina-tazobactam com/sem metronidazol (preferir se suspeita de origem biliar) • Alternativo: fluoroquinolona e metronidazol **Atenção:** metronidazol para cobertura de *E. histolytica*
Complicações	Ruptura do abscesso (fatores de risco: > 6 cm e cirrose)

Quadro 552.8 Abscesso cerebral.

Etiologia	Identificar a origem da infecção para a adequada suspeição de microrganismos envolvidos – aeróbios e anaeróbios. Exemplos: • Seios paranasais – *Streptococcus* spp. (especialmente *S. milleri*), *Haemophilus* spp., *Bacteroides* spp., *Fusobacterium* spp. • Odontogênica – *Streptococcus* spp., *Bacteroides* spp., *Prevotella* spp., *Fusobacterium* spp., *Haemophilus* spp. • Otogênica – *Enterobacteriaceae*, *Streptococcus* spp., *Pseudomonas aeruginosa*, *Bacteroides* spp. • Trauma penetrante em sistema nervoso central –*Staphylococcus aureus*, *Enterobacter* spp., *Clostridium* spp. • Neurocirurgia – *Staphylococcus* spp., *Streptococcus* spp., *Pseudomonas aeruginosa*, *Enterobacter* spp. • Endocardite – *viridans streptococci*, *S. aureus* Pacientes imunossuprimidos: *Listeria*, patógenos oportunistas (p. ex., neurotoxoplasmose), *Nocardia asteroides*, fungos (*Aspergillus*, *Cryptococcus neoformans*, *Paracoccidioides brasiliensis*, *Fusarium*) Parasitas em áreas endêmicas (p. ex., cisticercose)
Fatores de risco	Foco para disseminação direta: otite média ou mastoidite crônica ou subaguda; sinusite frontal ou etmoidal; infecção odontogênica; corpo estranho (p. ex., fragmentos de projétil); complicações de neurocirurgia Imunossupressão (p. ex., HIV/AIDS, uso de medicamentos imunossupressores): 20 a 40% dos pacientes sem fator de risco e/ou foco identificável
Manifestações clínicas	• Tríade (20%): febre, cefaleia, déficit neurológico focal • Rigidez de nuca (15%), vômito, alteração do nível de consciência
Diagnóstico	Clínico e exame de imagem (tomografia de crânio ou ressonância de encéfalo) Hemoculturas – casos agudos e/ou meningite associada Cultura de líquido cefalorraquidiano – caso não haja contraindicação Material do abscesso – coloração Gram, culturas (aeróbio, anaeróbio, micobactéria e fungo); se indicado, realizar colorações especiais Sorologia – suspeita de parasitose
Diagnóstico diferencial	Empiema subdural ou epidural, trombose séptica de seio dural, aneurisma micótico, êmbolo séptico associado a infarto, encefalite focal aguda necrotizante, tumor primário ou metastático em sistema nervoso central, meningite piogênica

Tratamento	Antibioticoterapia:
	• Duração de 4 a 8 semanas, até resposta completa por neuroimagem (tomografia):
	  ▪ Imunossuprimidos, abscessos com cápsula organizada e necrose, abscessos multiloculados ou próximos a locais vitais ou não drenados requerem tratamento mais longo
	  ▪ Cerebrite: pode ser tratado por 4 a 6 semanas
	  ▪ Não há evidência para transição da antibioticoterapia para VO
	• Comunitário: ceftriaxona, 2 g, IV, a cada 12 horas + metronidazol 500 mg, IV, a cada 8 horas + oxacilina 2 g, IV, a cada 4 horas (indicado para pacientes usuários de substâncias intravenosas e/ou lesões cutâneas e/ou disseminação hematogênica)
	• Pós-neurocirurgia (eletiva ou trauma): vancomicina 1 g, IV, a cada 12 horas + meropeném ou ceftazidima 2 g, IV, a cada 8 horas
	• Corticoide: somente se "efeito de massa significativo" e rebaixamento do nível de consciência
	  ▪ Dexametasona: ataque de 10 mg, IV, após 4 mg, a cada 6 horas
	  ▪ Desvantagens: redução do reforço pelo contraste na tomografia de crânio, alentecimento na formação da cápsula, aumento do risco de ruptura para os ventrículos, reduz a penetração dos antibióticos no abscesso
	Indicações para tratamento cirúrgico (aspiração por agulha, excisão cirúrgica):
	• Abscessos ≥ 2,5 cm
	• Pacientes com Glasgow < 12
	• Sepse
	• Falha no tratamento clínico
	• Agente multirresistente (relativo)
	• Imunossuprimido (relativo)

Complicações	Ruptura para ventrículos, meningite, sequela neurológica (localização dependente), crise convulsiva, coma, óbito

HIV: vírus da imunodeficiência humana; IV: via intravenosa; AIDS: síndrome da imunodeficiência adquirida.

ABSCESSO ODONTOGÊNICO (PERIODONTAL E PERIAPICAL)

O abscesso odontogênico ou doença periapical é a forma mais comum de infecção odontogênica, causada por invasão de microrganismos no sistema de canais radiculares (Quadro 552.9 e Figura 552.10).

A infecção apical aguda ocorre concomitante a infecção da raiz canicular e de tecidos perirradiculares.

ABSCESSO PROSTÁTICO

Coleção purulenta na próstata. Frequentemente decorre de complicação da prostatite bacteriana aguda (ver Capítulo 386, *Prostatites*) (Quadro 552.10 e Figura 552.11).

Principais vias de infecção:

- Ascensão dos microrganismos pela uretra
- Refluxo de urina infectada para os ductos prostáticos
- Transretal, devido à biópsia prostática
- Linfática e hematogênica (aumento da importância na era pós-antibiótico, 25% via hematogênica).

Quadro 552.9 Abscesso periapical.

Etiologia	Polimicrobiana – anaeróbios facultativos (grupo do *Streptococci viridans* e grupo do *Streptococcus anginosus*), anaeróbios estritos (cocos anaeróbios, *Prevotella* e *Fusobacterium* sp.)
Fatores de risco	Cárie dentária, sulco profundo, falha no tratamento endodôntico, pericoronite, doença periodontal
Manifestações clínicas	Ver *Diagnóstico* a seguir
Diagnóstico	Clínico e radiografia (panorâmica e periapical): • Agudo: início rápido, dor espontânea, sensibilidade dentária intensa, formação de pus, enantema tecidos próximos, manifestações sistêmicas (febre, astenia, fraqueza, linfadenopatia). Radiografia pode estar normal • Crônico: início gradual, desconforto leve ou ausente, drenagem intermitente de secreção purulenta por trajeto fistuloso. Radiografia: sinais de destruição óssea Tomografia – para infecções envolvendo espaço profundo Cultura de abscesso – infecções não confinadas ao espaço alveolar, pacientes imunossuprimidos • Aspiração por agulha
Diagnóstico diferencial	Cárie, abscesso periodontal, fratura, cisto periapical
Tratamento	Incisão e drenagem do abscesso, remover tecido lesionado da polpa dentária Antibioticoterapia: duração 7 a 14 dias • 3 a 4 dias dos sintomas: penicilina V, amoxicilina • > 4 dias: amoxicilina-clavulanato 875 mg, VO, a cada 12 horas, clindamicina 300 a 450 mg, VO, a cada 8 horas. Não usar metronidazol em monoterapia (acrescentar cobertura para aeróbio)
Complicações	Extensão da infecção para planos da face, osteomielite, angina de Ludwig, sepse, trombose de seio cavernoso, abscesso cerebral, obstrução de via respiratória, mediastinite, endocardite

VO: via oral.

Quadro 552.10 Abscesso prostático.

Idade média	50 a 60 anos
Etiologia	Pré-antibiótico: *N. gonorrhoeae* (pacientes jovens) Pós-antibiótico: • Gram-negativos (60 a 80%) – *Escherichia coli*, *Proteus species*; outras: *Enterobacteriacea*, *Pseudomonas aeruginosa* • *S. aureus* – se identificado, buscar por um local primário de infecção (disseminação hematogênica) AIDS e imunossupressão grave: micobactérias, fungos patogênicos
Fatores de risco	• > 50% dos pacientes têm diabetes melito • Alterações anatômicas do trato urinário e/ou disfunção miccional (p. ex., HPB, bexiga neurogênica) • Manipulação do trato urogenital (sondagem vesical de demora, sondagem vesical de alívio, biópsia de próstata, BCG intravesical): ▪ Manipulação da próstata – aumenta o risco de infecção por microrganismos resistentes. Questionar se uso de profilaxia prévia • Imunossupressão (p. ex., AIDS)
Manifestações clínicas	Disúria, urgência urinária, aumento da frequência, tenesmo vesical, dor suprapúbica ou perineal. Hematúria ou drenagem de pus pela uretra são raras Manifestações sistêmicas: febre, fraqueza Toque retal – dor, flutuação
Diagnóstico	• Ultrassonografia transretal – primeira linha, diagnóstico acurado (80 a 100%), baixo custo e de acesso fácil • Tomografia do abdome – quando há dúvida diagnóstica, visualização da extensão extraprostática da infecção, busca de locais de infecção hematogênica suspeita • Ressonância magnética de próstata – melhor resolução que a tomografia, menor sensibilidade que a ultrassonografia
Diagnóstico diferencial	Prostatite bacteriana aguda, dor crônica pélvica, cisto prostático, granuloma, cisto do ducto mülleriano, neoplasia
Tratamento	Pacientes estáveis e abscesso < 1 cm – autorizado tentar tratamento somente com antibioticoterapia; nos demais casos, realizar intervenção Via oral: • Fluoroquinolona (atenção para efeitos colaterais): ciprofloxacino 500 mg, VO, a cada 12 horas; levofloxacino 500 mg, VO, 1 vez/dia • Sulfametoxazol + trimetoprima 400/80 mg, VO, 2 comprimidos, a cada 12 horas Via intravenosa: cefalosporina de 3ª geração, ampicilina + aminoglicosídeo Aspiração guiada por ultrassonografia transretal **(escolha)** Ressecção transuretral próstata/teto abscesso – considerar em infecções extensas e/ou multiloculadas, próstata ≥ 80 g, infecção recorrente ou residual, HPB e sintomas urinários baixos persistentes Drenagem perineal aberta – reservada para pacientes com envolvimento extraprostático
Complicações	Ruptura espontânea em uretra, reto ou períneo, fístula retouretral pós-aspiração, recorrência pós-aspiração, infertilidade, pielonefrite (infecção ascendente), sepse, óbito

AIDS: síndrome da imunodeficiência adquirida; BCG: bacilo de Calmette-Guérin; HPB: hiperplasia benigna da próstata, VO: via oral.

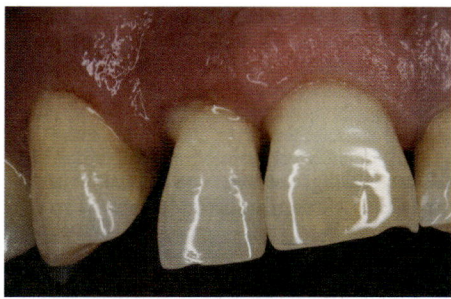

Figura 552.10 Abscesso periodontal em incisivo lateral superior direito. Observar secreção purulenta oriunda do sulco gengival. (Foto cedida por Kleber Suzuki e Átila Nobre.)

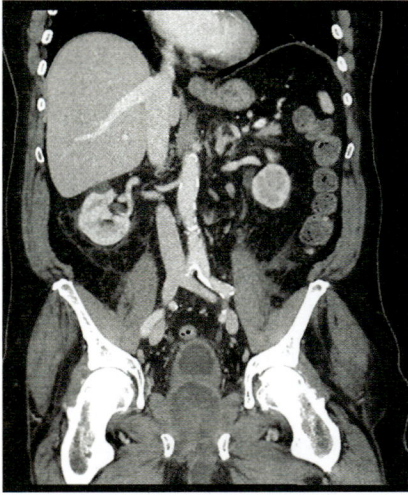

Figura 552.11 Abscesso prostático – homem de 75 anos apresentando enorme coleção na próstata com realce periférico e extensão para fossa isquioanal. Observado aumento reacional da espessura da parede da bexiga. (Cortesia do Dr. Michael P. Hartung.)

BIBLIOGRAFIA

Abdelmoteleb H, Rashed F, Hawary A. Management of prostate abscess in the absence of guideline. International Braz J Urol. 2017;43(5):835-40.

Ackerman AL, Parameshwar PS, Anger JT. Diagnosis and treatment of patients with prostatic abscess in the post-antibiotic era. Int J Urol. 2018;25:103-10.

Azevedo MF. GPS Medicamentos. Guia prático em saúde. Rio de Janeiro: Guanabara Koogan; 2017.

Azulay RD, Azulay DR. Dermatologia. 6. ed. Rio de Janeiro: Guanabara Koogan; 2013.

Bleday R. Perianal and perirectal abscess. Disponível em: https://www.uptodate.com/contents/perianal-and-perirectal-abscess?search=absc esso&topicRef=110530&source=related_link. Acesso em: 26 jul. 2019.

Boakes E, Woods A, Johnson N et al. Breast infection: a review of diagnosis and management practices. Eur J Breast Health. 2018;14(3):136-43.

Brouwer MC, Tunkel AR, McKhann GM 2nd et al. Brain abscess. N Engl J Med. 2014;371:447.

Chow AW. Complications, diagnosis, and treatment of odontogenica infections. Disponível em: https://www.uptodate.com/contents/complications-diagnosis-and-treatment-of-odontogenic-infections?search=abscesso%20periapical&topicRef=3417&source=related_link Acesso em: 25 jul. 2019.

Daum RS, Miller LG, Immergluck L et al. A placebo-controlled trial of antibiotics for smaller skin abscesses. N Engl J Med. 2017;376:2545.

Davis J. Pyogenic live abscess. Disponível em: https://www.uptodate.com/contents/pyogenic-liver-abscess/print?search=abscesso%20hepatico&source=search_result&selectedTitle=1~145&usage_type=default&. Acesso em: 25 jul. 2019.

Dixon JM. Primary breast abscess. Disponível em: https://www.uptodate.com/contents/primary-breast-abscess?search=abscesso%20mamario&topicRef=5974&source=see_linkk. Acesso em: 25 jul. 2019.

Iverson K, Haritos D, Thomas R et al. The effect of bedside ultra-sound on diagnosis and management of soft tissue infections in a pediatric ED. Am J Emerg Med. 2012;30:1347-51.

Kiefer MM, Chong CR. Pocket Primary Care. Wolters Kluwer; 2014.

Kuhajda I, Zarogoulidis K, Tsirgogianni K et al. Lung abscess-etiology, diagnostic and treatment options. Ann Transl Med. 2015;3(13):183.

Lardière-Deguelte S, Ragot E, Amroun K et al. Abcès hépatiques: diagnostic et prise en charge. J Chirurg Viscér. 2015;152(4):233-46.

Levin ASS. Guia de Utilização de Anti-Infecciosos e Recomendações para a Prevenção de Infecções Relacionadas à Assistência à Saúde. 7. ed. São Paulo: Hospital das Clínicas da Faculdade de Medicina da Universidade de São Paulo; 2018.

Mariani Neto C. Aleitamento materno: manual de orientação. FEBRASGO. São Paulo: Ponto; 2006.

Martins I, Pereira JC. Supurações perianais, abscessos e fístulas anais. Rev Port Coloproct. 2010;7(3):118-24.

Meyrier A. Acute bacterial prostatitis. Disponível em: https://www.uptodate.com/contents/acute-bacterial-prostatitis?search=abscesso%20prostatica&source=search_result&selectedTitle=1~18&usage_type=default&display_rank=1. Acesso em: 25 jul. 2019.

Mocanu V, Dang JT, Ladak F et al. Antibiotic use in prevention of anal fistulas following incision and drainage of anorectal abscesses: A systematic review and meta-analysis. Am J Surg. 2019;217:910.

Orret EO. Odontogenic infections. Dent Clin N Am. 2017;61:235-52.

Reis dos RB, Trindade Filho JCS, Simões FA. Guia Rápido de Urologia – GRU. São Paulo: Lemar; 2012.

Sahnan K, Adegbola SO, Tozer PJ et al. Perianal abscess. Clinical Updates. BMJ. 2017;356:475.

Sampaio SAP, Rivitti E. Manual de dermatologia clínica. Porto Alegre: Artes Médicas; 2014.

Schrock TR. Doenças do reto e ânus. In: Bennet JC, Plum F. Cecil: tratado de medicina interna. 21. ed. Rio de Janeiro: Guanabara Koogan; 2001.

Schwartz DA, Wiersema MJ. Perianal and perirectal abscess. Disponível em: https://www.uptodate.com/contents/perianal-and-perirectal-abscess?search=abscesso&topicRef=110530&source=related_link. Acesso em: 26 jul. 2019.

Southwick FS. Pathogenesis, clinical manifestations, and diagnosis of brain abscess. Disponível em: https://www.uptodate.com/contents/pathogenesis-clinical-manifestations-and-diagnosis-of-brain-abscess?search=brain%20abscess&source=search_result&selectedTitle=2~150&usage_type=default&display_rank=2. Acesso em: 25 jul. 2019.

Southwick FS. Treatment and prognosis of bacterial brain abscess. Disponível em: https://www.uptodate.com/contents/treatment-and-prognosis-of-bacterial-brain-abscess?search=brain%20abscess&topicRef=1297&source=see_link. Acesso em: 25 jul. 2019.

Spelman D. Cellulitis and skin abscess: clinical manifestations and diagnosis. Disponível em: https://www.uptodate.com/contents/cellulitis-and-skin-abscess-clinical-manifestations-and-diagnosis?search=abscesso&topicRef=110530&source=related_link#H3162265266. Acesso em: 25 jul. 2019.

Spelman D. Cellulitis and skin abscess in adults: treatment. Disponível em: https://www.uptodate.com/contents/cellulitis-and-skin-abscess-in-adults-treatment?search=abscesso&topicRef=110529&source=see_link. Acesso em: 25 jul. 2019.

Stevens DL, Bisno AL, Chambers HF et al. Practice guidelines for the diagnosis and management of skin and soft tissue infections: 2014 update by the infectious diseases society of America. Clin Infect Dis. 2014;59:147.

553
Antraz

Carbúnculo

Marta Antunes de Souza • Marianna Peres Tassara

INTRODUÇÃO

O antraz, ou carbúnculo, é uma zoonose negligenciada, causada pelo bacilo gram-positivo aeróbio *Bacillus anthracis*, o que produz toxinas responsáveis pelas principais manifestações clínicas da doença (Figura 553.1).

Os humanos adquirem essa enfermidade pelo contato com animais infectados, ou produtos de origem animal contaminados, ou pela exposição direta aos esporos de *B. anthracis*.

Cada animal que morre de antraz produz enormes quantidades da bactéria em seus tecidos. Se a carcaça é aberta ou quando as secreções ou excreções hemorrágicas são expostas ao ar, os bacilos vegetativos convertem-se em esporos resistentes que contaminam o solo, a grama e as fontes locais de água.

Não há casos conhecidos de transmissão homem-homem.

Os esporos de *B. anthracis* podem sobreviver no solo, seu principal reservatório, por muitos anos e são distribuídos em todo o mundo, embora a doença seja endêmica na África, na Ásia Central, no Oriente Médio e na América do Sul.

Antraz, antrax ou anthrax

Também recebe a denominação de "antrax ou anthrax" uma infecção cutânea profunda, causada pelo *Staphylococcus aureus*, quando atinge vários folículos pilosos e suas respectivas glândulas sebáceas, com acentuadas alterações inflamatórias locais (furunculose multifocal). Deve-se reservar a denominação "antraz" para a infecção pelo *B. anthracis* (*International Nomenclature of Disease*, WHO).

FORMAS CLÍNICAS

- **Forma cutânea (pústula maligna)**: a mais comum (95%)
  - O esporo é introduzido em um local de corte ou abrasão, geralmente em braços, mãos, pescoço ou face. Evolui

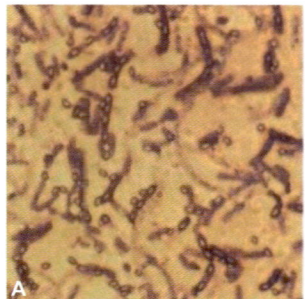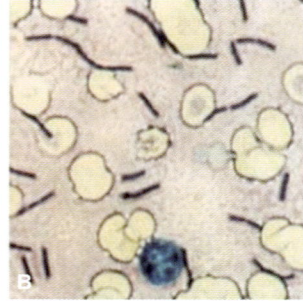

Figura 553.1 A. Esporos de *B. anthracis*. **B.** *B. anthracis* em sangue de animal morto pela doença, corado por cloreto de metileno policromado. (Fonte: WHO, 1998.)

com pápula, vesícula e úlcera necrótica com importante edema. Febre baixa, mal-estar e linfadenopatia regional são frequentes
  - O antraz deve ser incluído no diagnóstico diferencial de infecções cutâneas
- **Forma pulmonar (antraz por inalação)**: transmitida por inalação de esporos:
  - Doença bifásica – após um período de incubação de 1 a 6 dias, ocorrem febre baixa, mal-estar, mialgia, tosse não produtiva e dor torácica ou abdominal. O segundo estágio da doença é a progressão rápida para choque, hipotermia e morte
- **Forma gastrintestinal**: transmitida por ingestão de carne malcozida contendo esporos. O quadro clínico inicial é de náuseas, vômitos, febre e dor abdominal, podendo agravar-se rapidamente com diarreia sanguinolenta e sinais sugestivos de abdome agudo
- **Forma orofaríngea**: dor de garganta grave, febre, dispneia, edema de orofaringe e pescoço, linfadenopatia e úlceras com pseudomembranas
- **Forma meníngea**: pode ocorrer como resultado de bacteriemia após inalação de *B. anthracis* ou, menos comumente, como complicação das outras formas de antraz:
  - O líquido cefalorraquidiano (LCR) na maioria dos casos é hemorrágico, e a mortalidade nessa forma clínica é muito elevada.

EXAMES COMPLEMENTARES

- Bacterioscopia e cultura de material das lesões
- Exame histopatológico
- Hemocultura
- Sorologia (apenas valor epidemiológico).

COMPROVAÇÃO DIAGNÓSTICA

Dados clínicos (sugerem a forma clínica) + demonstração do *B. anthracis* em sangue, LCR, lesão, secreção ou tecidos, ou pelo menos um teste laboratorial positivo (reação em cadeia da polimerase [PCR] ou ensaio imunoenzimático absorvente [ELISA]).

TRATAMENTO MEDICAMENTOSO

- Formas cutâneas: amoxicilina 1 g, por via oral (VO), a cada 8 horas, durante 10 dias, ou ciprofloxacino 500 mg, VO, a cada 12 horas, ou doxiciclina 100 mg por via intravenosa (IV), a cada 12 horas, ou levofloxacino 750 mg, a cada 24 horas, ou moxifloxacino 400 mg, a cada 24 horas, por 7 a 10 dias para infecções adquiridas naturalmente
  - No caso de bioterrorismo, para qualquer forma de apresentação recomenda-se manter o tratamento por 60 dias
- Formas inalatórias sem envolvimento meníngeo: ciprofloxacino 400 mg, IV, a cada 8 horas + clindamicina 900 mg, IV, a cada 8 horas, ou linezolida 600 mg, IV, a cada 12 ou 22 horas, por 2 semanas ou até melhora clínica; se não melhorar nesse período, prolongar o tratamento. Pode passar para a administração de ciprofoxacino 400 mg, VO, a cada 12 horas + doxiciclina 100 mg, a cada 12 horas, para completar 60 dias de tratamento, quando o estado clínico do paciente permitir
- Forma meníngea: ciprofloxacino 400 mg, IV, a cada 8 horas + meropeném 2 mg, IV, a cada 8 horas + linezolida 600 mg, a cada 12 horas, por 2 a 3 semanas, conforme melhora clínica

- Raxibacumabe é um anticorpo monoclonal aprovado pela Food and Drug Administration (FDA) para tratamento e profilaxia de antraz inalatório em associação a antibacterianos
- Imunoglobulina humana contra antraz é feita de anticorpos de pessoas vacinadas contra antraz; em associação à antibioticoterapia correta, reduz a morbimortalidade dessa doença.

PREVENÇÃO

- Vacinação de gado e controle dos alimentos: a estratégia *One Health* para o controle e a prevenção do antraz desenvolvida pelo Centers of Disease Control (CDC) tem mostrado efeitos positivos na saúde pública nos países endêmicos
- Vacinação humana (6 doses): indicada para indivíduos sob risco contínuo
- Quimioprofilaxia nas exposições a aerossol com inóculo substancial de esporos: não se justifica para pessoas assintomáticas, pois o uso desnecessário de antibióticos estimula a seleção de cepas bacterianas resistentes ciprofloxacino 500 mg, VO, a cada 12 horas, ou doxiciclina 100 mg, VO, a cada 12 horas, durante 60 dias
- Incinerar ou enterrar carcaças de animais.

EVOLUÇÃO E PROGNÓSTICO

- A forma cutânea é facilmente curável, porém, nas outras apresentações clínicas, a mortalidade é alta.

BIBLIOGRAFIA

Azevedo MF. GPS Medicamentos. Guia prático em saúde. Rio de Janeiro: Guanabara Koogan; 2017.

Bengis RG, Frean J. Anthrax as an example of the One Health concept. Rev Sci Tech. 2014;33:593-604.

Bryskier A. Bacillus Anthracis and antibacterial agents. Clin Microbiol Infect. 2002;8:467-78.

Centers of Disease Control (CDC). Update: investigation of bioterrorism related anthrax and interim guidelines for exposure management and antimicrobial therapy. MMWR. 2001;50(42):909.

Coura JR. Síntese das doenças infecciosas e parasitárias. Rio de Janeiro: Guanabara Koogan; 2008.

Dixon TC, Meselson M, Guillemin J et al. C. Anthrax. NEJM. 1999; 341(11):815.

Hendricks KA, Wright ME, Shadomy SV et al. Center for disease control and prevention expert panel meetings on prevention and treatment of anthrax in adults. Emerg Infect Dis. 2014;20(2):e130687.

Kock R, Haider N, Mboera LE et al. A One-Health lens for anthrax. Lancet Planet Health. 2019;3(7):e285-6.

Kummerfelted CE. Raxibacumab: potential role in the treatment of inhalational anthrax. Infect Drug Resist. 2014;7:101-9.

Migone TS, Subramanian GM, Zhong J et al. Raxibacumab for the treatment of inhalational anthrax. N Engl J Med. 2009;361:135-44.

Mytle N, Hopkins RJ, Malkevich NV et al. Evaluation of intravenous anthrax immune globulin for treatment of inhalation anthrax. Antimicrob Agents Chemother. 2013;57(11):5684-92.

Nicastri E, Vairo F, Mencarini P et al. Unexpected human cases of cutaneous anthrax in Latium region, Italy, August 2017: integrated human – animal investigation of epidemiological, clinical, microbiological and ecological factors. Euro Surveill. 2019;24(24):1800685.

Shadomy SV, Idrissi AE, Raizman E et al. Anthrax outbreaks: a warning for improved prevention, control and heightened awareness. Rome: Food and Agriculture Organization of the United Nations; 2016 [cited 2017 Jun 23]. Disponível em: http://www.fao.org/3/a-i6124e.pdf. Acesso em: 23 jun. 2017.

Swartz MN. Recognition and management of anthrax – an update. NEJM. 2001; 345:1621-5.

Vieira AR, Salzer JS, Traxler RM et al. Enhancing surveillance and diagnostics in anthrax-endemic countries. Emerg Infect Dis. 2017;23:S147-53.

World Health Organization (WHO). World Health Organization (WHO). Anthrax in humans and animals. 4. ed. Geneva: The Organization; 2008.

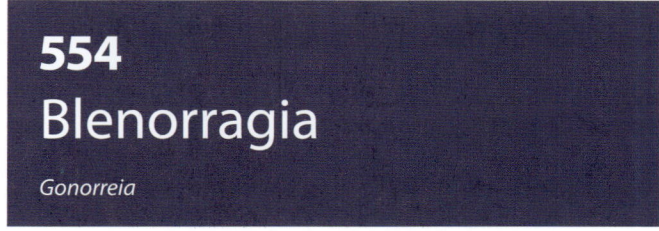

554
Blenorragia

Gonorreia

Ana Maria de Oliveira

INTRODUÇÃO

Blenorragia, ou gonorreia, é a inflamação purulenta da mucosa do sistema genital causada pela *Neisseria gonorrhoeae* e transmitida sexualmente.

Qualquer mucosa pode ser infectada (uretra, cérvice, faringe, conjuntiva, reto).

A *N. gonorrhoeae* é um diplococo gram-negativo, que tem como único hospedeiro natural o ser humano. Seu período de incubação costuma ser de 2 a 5 dias.

A disseminação hematogênica pode resultar em endocardite ou, mais raramente, meningite.

Causas de uretrite

- Os principais agentes causadores de uretrite são *Neisseria gonorrhoeae* e *Chlamydia trachomatis* (ver Capítulo 369, *Infecção dos Rins e das Vias Urinárias*)
- Outros agentes também podem ser implicados, como: *Trichomonas vaginalis*, *Ureaplasma urealyticum*, enterobactérias (nas relações anais insertivas), *Mycoplasma genitalium*, herpes-vírus simples (HSV); adenovírus e *Candida* sp. são menos frequentes
- Causas traumáticas (produtos e objetos utilizados na prática sexual) devem ser consideradas no diagnóstico diferencial das uretrites.

FATORES DE RISCO

- Contato sexual sem preservativo com indivíduo infectado (mesmo assintomático)
- Viagens recentes
- Lactente: canal do nascimento infectado
- Crianças: abuso sexual por indivíduo infectado
- Autoinoculação: dos dedos para os olhos
- Dispositivo intrauterino (DIU)
- Fatores de risco gerais para infecção sexualmente transmissível (IST) são: idade inferior a 30 anos, novas ou múltiplas parcerias sexuais, parcerias com IST, história prévia/outras IST e uso irregular de preservativo.

MANIFESTAÇÕES CLÍNICAS

- Em homens (podem ser assintomáticas):
  - Secreção uretral purulenta (90% dos casos)
  - Disúria
  - Dor testicular
  - Estenose uretral
  - Infecção retal (secreção purulenta ou sanguinolenta, tenesmo, sensação de queimação ou prurido retal)
- Mulheres sem doença inflamatória pélvica (frequentemente assintomáticas):
  - Secreção endocervical
  - Corrimento vaginal
  - Disúria
  - Abscesso das glândulas de Bartholin
- Mulheres com doença inflamatória pélvica (ver Capítulo 403, *Doença Inflamatória Pélvica*)
  - Dor pélvica crônica
  - Dor espontânea e à palpação na parte inferior do abdome
  - Dismenorreia
  - Metromenorragia
  - Febre
  - Dor à tração do colo uterino
  - Tubas uterinas e/ou ovários palpáveis e hipersensíveis
  - Dor à descompressão súbita do abdome
  - Infertilidade
- Ambos os sexos:
  - Manifestações sistêmicas: febre, calafrios, artralgias (pequenas articulações), lesões cutâneas (pápulas vermelhas dolorosas), artrite séptica
  - Faringite: dor de garganta, faringite exsudativa
  - Infecção ocular (rara): secreção purulenta, conjuntivite, quemose, edema das pálpebras, ulceração corneana
  - Endocardite: rápida destruição das valvas cardíacas, febre elevada
  - Meningite: cefaleia, sinais meníngeos, alteração do estado mental, lesões cutâneas
- Lactentes e crianças:
  - Infecção ocular (rara): secreção purulenta, conjuntivite, quemose, edema das pálpebras, ulceração corneana
  - Pneumonia (recém-nascido)
  - Meningite: cefaleia, sinais meníngeos, febre, alteração do estado mental, lesões cutâneas
  - Vulvovaginite: corrimento vaginal.

DIAGNÓSTICO DIFERENCIAL

- Infecção por *Chlamydia* (pode imitar todas as manifestações clínicas da infecção gonocócica) (ver Capítulo 567, *Infecção por Clamídia*)
- Infecção das vias urinárias por outros germes
- Vaginite e cervicite, por outros germes (ver Parte 13, *Sistema Genital*).

EXAMES COMPLEMENTARES

- Exame bacteriológico de secreção uretral ou cervical
- A bacterioscopia (coloração de Gram) é um método rápido e com bom desempenho para o diagnóstico de gonorreia em homens sintomáticos com corrimento uretral. Pela especificidade (> 99%) e sensibilidade (> 95%) altas, a coloração pelo Gram na secreção uretral com achado de diplocos gram-negativos intracelulares nos leucócitos polimorfonucleares (PMN) pode ser considerada diagnóstico para infecção por *N. gonorrhoeae* em homens sintomáticos

- Em mulheres, no entanto, o esfregaço de secreções cervicais detecta apenas 40 a 60% das infecções
- Teste positivo de esterase leucocitária na urina de primeiro jato, ou exame microscópico de sedimento urinário de primeiro jato, apresentando > 10 PMN por campo, sugere infecção, mas não define o agente infeccioso, portanto pode ser utilizado na ausência de outros métodos
- Cultura: demonstração de diplococos típicos por morfologia ou crescimento em meios de cultura estabelece o diagnóstico "presuntivo" de infecção gonocócica
- Hemocultura na doença disseminada: positiva em apenas 50% dos casos
- Cultura do líquido articular na artrite séptica: positiva em apenas 50% dos casos
- Ultrassonografia ou tomografia computadorizada pélvica podem revelar espessamento e dilatação das tubas uterinas ou formação de abscessos
- Pesquisa do DNA de neisséria pela captura de híbridos ou pela reação em cadeia da polimerase (PCR). Para os casos assintomáticos e sintomáticos, o método diagnóstico de escolha, por sua alta sensibilidade e especificidade, é a detecção de clamídia e gonococo por biologia molecular
- Os testes de ácidos nucleicos (NAT) são os preferidos para a detecção de *C. trachomatis* e *N. gonorrhoeae*, e a urina compreende o material de escolha em homens.

COMPROVAÇÃO DIAGNÓSTICA

- Dados clínicos + demonstração da *N. gonorrhoeae* em secreção uretral, endocervical ou de outro local (faringe, pele, olhos)
- *Screening* para gonococos em homens e em mulheres mais idosas que não são de risco para infecção não é recomendado.

COMPLICAÇÕES

- No homem, as complicações ocorrem por infecção ascendente, a partir da uretra, podendo causar orquiepididimite, prostatite e estenose de uretra (ver Parte 13, *Sistema Genital*)
- Doença inflamatória pélvica
- Infertilidade em mulheres
- Fibrose corneana após infecção ocular
- Artrite
- Endocardite
- Meningite
- Conjuntivite.

TRATAMENTO

Recomendações especiais

- Abstenção de qualquer atividade sexual até a cura (no mínimo 7 dias)
- Abordagem das parcerias sexuais com intuito de quebrar a cadeia de transmissão, observando confidencialidade, ausência de coerção e proteção contra discriminação. Serão considerados(as) parcerias sexuais, para fins de comunicação e tratamento, aqueles(as) com as quais a pessoa infectada tenha se relacionado sexualmente nos últimos 2 meses
- O tratamento das parcerias sexuais é o mesmo do caso-índice.

Recomendações do Ministério da Saúde (2019)

1. Comunicação por cartão – o profissional de saúde que atendeu o paciente deve preencher as duas partes do cartão (Partes A e B). Na Parte B, há uma mensagem para ser entregue à parceria sexual por meio do caso-índice, convidando para consulta na unidade de saúde (ver "Modelo do cartão" em Brasil, 2019, p. 247).
2. Comunicação por correspondência e outros meios, por meio do caso-índice.
3. Comunicação por busca ativa – após esgotados os meios descritos, havendo acesso ao endereço das parcerias sexuais e conforme as possibilidades locais, pode-se acessar as parcerias sexuais, principalmente de gestantes e aquelas com infecções sexualmente transmissíveis (IST).

Tratamento medicamentoso

- Diante de quadros de corrimento uretral nos quais não se dispõe de exames diagnósticos, deve-se instituir tratamento eficaz para gonorreia e clamídia
- Uretrite sem identificação do agente etiológico: ceftriaxona 500 mg, por via intramuscular (IM), dose única + azitromicina 500 mg, 2 comprimidos, por via oral (VO), dose única, **ou** ceftriaxona 500 mg, IM, dose única + doxiciclina 100 mg, VO, 2 vezes/dia, por 7 dias
- Uretrite gonocócica e demais infecções gonocócicas **não** complicadas (uretra, colo do útero, reto e faringe): ceftriaxona 500 mg, IM, dose única + azitromicina 500 mg, 2 comprimidos, VO, dose única
- Uretrite não gonocócica/uretrite por clamídia: azitromicina 500 mg, 2 comprimidos, VO, dose única, **ou** doxiciclina 100 mg, 1 comprimido, VO, 2 vezes/dia, por 7 dias. Ressalta-se que a resolução dos sintomas pode demorar até 7 dias após o término do tratamento
- Retratamento:
  - Infecções gonocócicas: ceftriaxona 500 mg, IM, dose única, + azitromicina 500 mg, 4 comprimidos, VO, dose única, **ou** gentamicina 240 mg, IM, + azitromicina 500 mg, 4 comprimidos, VO, dose única
  - Uretrite por *Mycoplasma genitalium*: azitromicina 500 mg, 2 comprimidos, VO, dose única
  - Uretrite por *Trichomonas vaginalis*: metronidazol 250 mg, 2 comprimidos VO, 2 vezes/dia, por 7 dias, **ou** clindamicina 300 mg, VO, 2 vezes/dia, por 7 dias
- Condições especiais:
  - Infecção gonocócica disseminada (exceto meningite e endocardite): ceftriaxona 1 g/dia, IM ou por via intravenosa (IV), completando ao menos 7 dias de tratamento + azitromicina 500 mg, 2 comprimidos, VO, dose única
  - Conjuntivite gonocócica no adulto: ceftriaxona 1 g, IM, dose única
  - Se o paciente apresentar alergia grave às cefalosporinas, indicar azitromicina 500 mg, 4 comprimidos, VO, dose única (dose total: 2 g)
  - Na indisponibilidade de ceftriaxona, poderá ser utilizada outra cefalosporina de terceira geração no tratamento de infecção pelo gonococo, como a cefotaxima 1.000 mg, IM, dose única.

PREVENÇÃO

- Uso de preservativo em todas as relações sexuais orais, anais e genitais

Resistência da *N. gonorrhoeae* aos antimicrobianos

Constitui uma preocupação mundial, e, no Brasil, é alta a resistência a penicilina, tetraciclina e ciprofloxaxino, o que culminou na recomendação de terapia dupla com azitromicina e ceftriaxona.

Excepcionalmente, há contaminação acidental, causando uma síndrome caracterizada por febre, lesões cutâneas, artralgias, tenossinovite ou artrite séptica.

- *Screening* anual para *N. gonorrhoeae* é recomendado para todas as mulheres sexualmente ativas com menos de 25 anos e para mulheres mais velhas com risco acrescido de infecção gonocócica (parceiro sexual novo, mais de um parceiro, parceiro sexual que tem outros parceiros simultâneos e aqueles com parceiros sexuais com IST).

Atenção

Portadores assintomáticos constituem o principal fator de manutenção da alta prevalência da doença. Cerca de 70 a 80% das mulheres são assintomáticas.

Aumenta cada vez mais o número de indivíduos assintomáticos do sexo masculino, principalmente homossexuais.

Atenção

- Notificação obrigatória (notificar para o órgão competente como "síndrome de corrimento uretral")
- Examinar e tratar o(a) parceiro(a)
- Fazer aconselhamento sobre IST
- Solicitar exames sorológicos para diagnóstico de sífilis (VDRL), vírus da imunodeficiência humana (HIV) e vírus da hepatite B (VHB)
- Vacinação contra hepatites A e B, e papilomavírus humano (HPV; depende da faixa etária) (ver Capítulo 9, *O Clínico e a Vacinação de Crianças, Adolescentes, Adultos e Idosos*)
- Seguir o fluxograma para diagnóstico e tratamento de paciente com corrimento uretral (ver Capítulo 601, *Aspectos Práticos das Infecções Sexualmente Transmissíveis*).

EVOLUÇÃO E PROGNÓSTICO

- Cura com tratamento adequado
- Pode haver sequela sem tratamento ou com tratamento inadequado
- São causas de recorrência ou persistência da uretrite: reexposição a parceria sexual não tratada, infecção adquirida de outra parceria sexual, medicamentos não usados corretamente ou esquemas não completados, infecção por outros patógenos, organismos resistentes e outras causas (p. ex., infecção do trato urinário, prostatite, fimose, irritação química, estenoses uretrais, tumores)
- O *Mycoplasma genitalium* foi identificado pela primeira vez em 1980 e reconhecido como importante causa de uretrite não gonocócica e, também, de algumas doenças do trato genital em mulheres. Entre as mulheres, foi associado ao aumento do risco de cervicite, doença inflamatória pélvica, parto prematuro, infertilidade e aborto espontâneo (Lis et al., 2015).

BIBLIOGRAFIA

Azevedo MF. GPS Medicamentos. Guia prático em saúde. Rio de Janeiro: Guanabara Koogan; 2017.

Brasil. Ministério da Saúde. Secretaria de Vigilância em Saúde. Departamento de Doenças de Condições Crônicas e Infecções Sexualmente Transmissíveis. Protocolo clínico e diretrizes terapêuticas para atenção integral às pessoas com infecções sexuais transmissíveis (IST). Brasília: Ministério da Saúde; 2019. Disponível em: www.aids.gov.br.

Brasil. Ministério da Saúde. Secretaria de Vigilância em Saúde. Departamento de Doenças de Condições Crônicas e Infecções Sexualmente Transmissíveis. Protocolo Clínico e Diretrizes Terapêuticas para Atenção Integral às Pessoas com Infecções Sexualmente Transmissíveis (IST)/Ministério da Saúde, Secretaria de Vigilância em Saúde, Departamento de Doenças de Condições Crônicas e Infecções Sexualmente Transmissíveis. Brasília: Ministério da Saúde; 2020.

Brasil. Ministério da Saúde. Secretaria de Vigilância em Saúde. Departamento de DST, AIDS e Hepatites Virais. Protocolo Clínico e Diretrizes Terapêuticas para Atenção Integral às Pessoas com Infecções Sexualmente Transmissíveis. Brasília: Ministério da Saúde; 2015. Disponível em: www.aids.gov.br.

Centers for Disease Control (CDC). Recommendations and Reports. MMWR. 2015;64(3).

Lis R, Rovhani-Rohbar A, Manhart LE. Mycoplasma genitalium infection and female reproductive tract disease: meta-analysis. Cli Infect Dis [SN_ 2015;61(3):418-26.

Passos MRL. DST 5. ed. Rio de Janeiro: Cultura Médica; 2005.

Workowski KA, Bolan GA; Centers for Disease Control and Prevention. Sexually transmitted diseases treatment guidelines, 2015. MMWR Recomm Rep. 2015;64(RR-03):1-137.

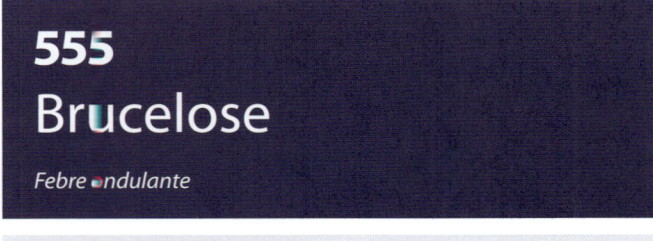

555
Brucelose

Febre ondulante

Fernanda Pedrosa Torres ◆ Luciana Leite Pineli Simões

INTRODUÇÃO

Brucelose, também conhecida como febre ondulante, é uma infecção sistêmica causada por *Brucella abortus* (bovinos), *Brucella melitensis* (ovinos, caprinos e equinos), *Brucella suis* (porcos) ou *Brucella canis* (cães), adquirida por contato direto com animais doentes ou seus fluidos, leite ou seus produtos não pasteurizados, ou acidentes em laboratórios e vacinas.

Não é transmitida de pessoa a pessoa, exceto em raros casos por banco de espermatozoides ou contato sexual.

Os principais achados histopatológicos são processo inflamatório granulomatoso, pequenos abscessos e supuração em variados órgãos (articulações, fígado, linfonodos, baço, testículos).

Seu período de incubação é de 1 a 4 semanas, eventualmente meses. Pode ser aguda ou crônica.

FORMAS CLÍNICAS

- É fundamental para o diagnóstico identificar antecedentes epidemiológicos
- **Aguda**: resolução espontânea ou evolução para forma crônica; apresenta as seguintes características:
  - Início abrupto ou insidioso
  - Febre, pode ser ondulante, contínua ou irregular
  - Fraqueza, sudorese noturna, calafrios, cefaleia, anorexia, perda de peso, dor lombar, artralgias, fadiga intensa
  - Podem ocorrer sintomas dispépticos, dor abdominal e tosse
  - Adenomegalias cervical e axilar, esplenomegalia e hepatomegalia em 30% dos pacientes
- **Crônica**: evolução prolongada; apresenta as seguintes características
  - Febre, mal-estar, fraqueza, fadiga crônica, sudorese, depressão, dores inespecíficas, insônia
  - Lesões podem localizar-se em qualquer órgão, causando sintomas relacionados com o local acometido, como:
    - Orquite
    - Osteomielite e/ou artrite (40% dos pacientes); achado clássico: sacroileíte
    - Sistema nervoso central, meningite, encefalite, paralisia do nervo periférico, radiculopatia
    - Doença pulmonar
    - Endocardite
    - Abscesso hepático ou esplênico
- **Gestação**: associada a aborto, trabalho de parto prematuro, infecção intrauterina com morte fetal.

No Quadro 555.1 são apresentadas as manifestações da brucelose e seu percentual de incidência.

Quadro 555.1 Frequência de sinais e sintomas de brucelose em adultos.

Sinais e sintomas	Porcentagem (%)
Fraqueza	81
Febre	73
Artralgia	71
Mialgia	56
Sudorese	55
Lombalgia	49
Calafrios	47
Cefaleia	34
Fadiga	33
Sacroileíte	32
Perda de peso	31
Esplenomegalia	24
Hepatomegalia	22
Náuseas/vômitos	16
Artrite	13
Espondilodiscite	12
Orquiepididimite	10
Sintomas neurológicos	5
Lesões cutâneas	4
Endocardite	3
Sintomas pulmonares	2

Adaptado de Tuon et al., 2017.

DIAGNÓSTICO DIFERENCIAL

- Gripe (influenza)
- Endocardite infecciosa
- Malária
- Sepse
- Tuberculose
- Mononucleose
- Linfoma
- Febre tifoide
- Leishmaniose visceral
- Esquistossomose aguda
- Doença de Chagas na forma aguda
- Febre de origem obscura.

EXAMES COMPLEMENTARES

- Hemograma: leucócitos normais ou diminuídos, linfocitose discreta
- Cultura do sangue, medula óssea e outros materiais infectados (necessário nível de biossegurança 3 para manipulação de cultura suspeita) (Figura 555.1)

- Testes sorológicos (soro aglutinação em tubos – rosa-bengala) em soros pareados
- Ensaio imunoenzimático absorvente (ELISA), teste de Coombs, teste de imunocaptura (BrucellaCapt), reação em cadeia da polimerase (PCR) e demais.

COMPROVAÇÃO DIAGNÓSTICA

- Dados clínicos + cultura (padrão-ouro) e/ou testes sorológicos (Figura 555.2).

TRATAMENTO

- Tratamento sintomático e antimicrobiano (Quadro 555.2).

PREVENÇÃO

- Eliminação dos animais infectados
- Pasteurização do leite e de produtos de origem animal
- Vacinação das bezerras
- Educação dos profissionais que têm contato com animais e fornecimento de EPI
- Medidas higiênicas individuais e ambientais.

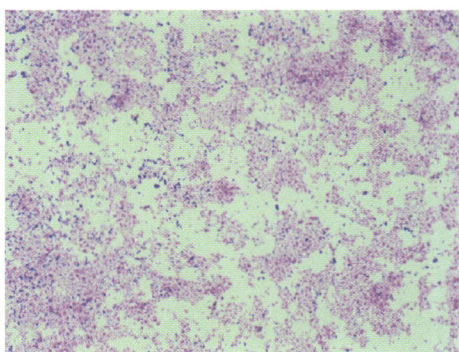

Figura 555.1 Brucelose: coloração de Gram de cultura de medula óssea demonstrou pequenos cocobacilos gram-negativos, posteriormente confirmando *Brucella melitensis*. (Fonte: Kitt et al., 2016.)

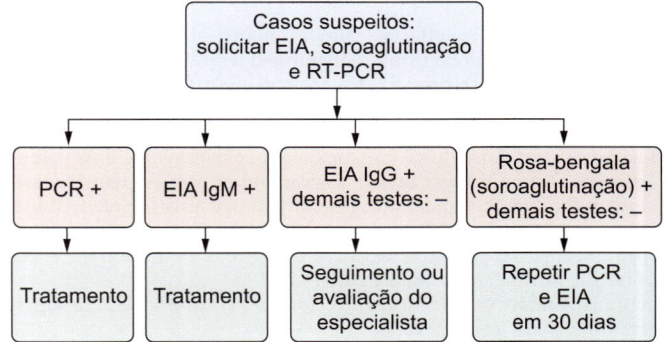

Figura 555.2 Fluxograma para avaliação diagnóstica de paciente com suspeita de brucelose. Sempre excluir outras causas antes de iniciar o tratamento. RT-PCR: reação em cadeia da polimerase em tempo real; ELISA: imunoensaio enzimático. (Adaptada de Tuon et al., 2017.)

Quadro 555.2 Esquemas para tratamento da brucelose.

Forma clínica		Tratamento de escolha	Duração (dias)
Brucelose não complicada (adultos ou > 30 kg)	1ª escolha	Doxiciclina 100 mg, a cada 12 horas +	42
		Gentamicina 5 mg/kg, a cada 24 horas	7
	Alternativa (Brasil – excluir tuberculose)	Doxiciclina 100 mg, a cada 12 horas +	42
		Rifampicina 300 mg, a cada 12 horas	42
Brucelose não complicada (criança ≤ 7 dias ou < 30 kg)		SMX/TMP 40/8 mg/kg, a cada 12 horas +	42
		Gentamicina 5 mg/kg, a cada 24 horas	7
Brucelose em gestante*		SMX/TMP 40/8 mg/kg, a cada 12 horas +	42
		Gentamicina 5 mg/kg, a cada 24 horas	7
Espondilodiscite**		Doxiciclina 100 mg, a cada 12 horas +	56
		Gentamicina 5 mg/kg, a cada 24 horas	14
		Rifampicina 300 mg, a cada 12 horas	56
Neurobrucelose		Doxiciclina 100 mg, a cada 12 horas +	56
		SMX/TMP 25/5 mg/kg, a cada 6 horas +	56
		Rifampicina 300 mg, a cada 12 horas	56
Endocardite***		Doxiciclina 100 mg, a cada 12 horas +	56
		Gentamicina 5 mg/kg, a cada 24 horas	7
		Rifampicina 300 mg, a cada 12 horas	56

SMX: sulfametoxazol; TMP: trimetoprima. *Não utilizar nas últimas 4 semanas de gestação (alterar para rifampicina). **O tratamento pode ser prolongado em pacientes com infecção crônica, em geral, sintomas > 6 semanas. ***Indicação de abordagem cirúrgica.

- Animais com brucelose:
  - Investigar profissional da área, se apresentar sintomas
  - Orientar o paciente a procurar serviço de doenças infecciosas e parasitárias, se houver suspeita de brucelose
- Vacina:
  - Independentemente da vacina (B19 ou RB51), iniciar: doxiciclina 100 mg, a cada 12 horas, por 42 dias
  - Orientar o uso correto de equipamentos de proteção individual (EPI) para evitar novos acidentes
- Exposição laboratorial:
  - Paciente exposto deve ser avaliado pelo especialista quanto ao risco de contágio. Se alto risco (cheirar ou manipular placa de cultura com precauções de biossegurança nível 2 ou estar presente em sala na qual foram dispersados aerossóis), iniciar doxiciclina 100 mg, a cada 12 horas.

BIBLIOGRAFIA

Azevedo MF. GPS Medicamentos. Guia prático em saúde. Rio de Janeiro: Guanabara Koogan; 2017.

Bennet JE, Dollin R, Blaser MJ. Mandell, Douglas, and Bennett's. Principles and Practice of Infectious Diseases. 8th ed. Elsevier Saunders; 2014.

Bosilkovski M. Brucellosis: clinical manifestations, diagnosis, treatment, and prevention. Disponível em: https://www.uptodate.com/contents/brucellosis-clinical-manifestations-diagnosis-treatment-and-prevention?source=history_widget. Acesso em: 21 jul. 2019.

Bosilkovski M. Brucellosis: microbiology, epidemiology, and pathogenesis. Disponível em: https://www.uptodate.com/contents/brucellosis-microbiology-epidemiology-and-pathogenesis?topicRef=3140&source=related_link#H9. Acesso em: 21 jul. 2019.

Brasil. Ministério da Saúde. Doenças infecciosas e parasitárias. 8. ed. Brasília: Ministério da Saúde; 2010.

Coura JR. Síntese das Doenças Infecciosas e Parasitárias. Rio de Janeiro: Guanabara Koogan; 2008.

Kitt E, Brannock K, VonHolz L et al. A case report of pediatric brucellosis in an Algerian immigrant. Open Forum Infectious Diseases. 2016.

Pappas G, Akritidis N, Bosilkovski M et al. Brucellosis. N Engl J Med. 2005;352:2325-36.

Tuon FF, Cerchiari N, Cequinel JC et al. Guidelines for the management of human brucellosis in the State of Paraná, Brazil. Rev Soc Bras Med Trop. 2017;50(4):458-64.

556
Cancro Mole

Cancroide, cancro venéreo, cancro de Ducreyi

Ana Maria de Oliveira

INTRODUÇÃO

Cancro mole, também conhecido como cancroide, cancro venéreo ou cancro de Ducreyi, é uma infecção aguda, sexualmente transmitida e causada pelo *Haemophilus ducreyi* (cocobacilo gram-negativo, facilmente destruído por antissépticos comuns).

Caracteriza-se por ulceração genital (única ou múltipla), dolorosa, acompanhada de adenopatia inguinal que pode fistulizar. Seu período de incubação é de 1 a 4 dias, podendo estender-se por até 2 semanas.

É mais frequente em adolescentes e adultos do sexo masculino, na proporção de 20:1.

O risco de infecção em uma relação sexual é de 80% (ver Capítulo 601, *Aspectos Práticos das Infecções Sexualmente Transmissíveis*).

FATORES DE RISCO

- Relações sexuais sem preservativo
- Relações sexuais entre pessoas com úlceras genitais aumentam em até 18 vezes o risco de contaminação pelo vírus da imunodeficiência humana (HIV).

MANIFESTAÇÕES CLÍNICAS

- Mulheres frequentemente são assintomáticas
- Lesão inicial: pápula dolorosa que úlcera após 24 horas
- Úlcera de 1 mm a 5 cm, com bordas irregulares, eritematoedematosas, com fundo recoberto de exsudato necrótico
- No homem, as úlceras localizam-se no frênulo e no sulco balanoprepucial, podendo propagar-se por autoinoculação
- Na mulher, ocorrem com maior frequência nos grandes lábios, mas podem localizar-se nos pequenos lábios, na fúrcula, no períneo, na coxa e no colo do útero
- Adenopatia inguinal dolorosa, com formação de abscesso e fistulização com orifício único em 30% dos pacientes (raramente no sexo feminino)
- Apresentações atípicas incluem foliculite e abscesso.

DIAGNÓSTICO DIFERENCIAL

- Cancro duro (sífilis): em cerca de 20% dos casos de úlcera genital, há associação de cancro mole e cancro duro (cancro misto de Rollet)
- Herpes-vírus simples (HSV)
- Linfogranuloma venéreo
- Donovanose
- Erosões traumáticas infectadas
- Carcinoma escamocelular
- Eritema fixo
- Doença de Behçet
- Pênfigo
- Psoríase.

EXAMES COMPLEMENTARES

- Coloração pelo Gram de material coletado na base da úlcera
- Cultura para *H. ducreyi* (difícil e, muitas vezes, impraticável)
- Reação em cadeia da polimerase (PCR) multiplex.

COMPROVAÇÃO DIAGNÓSTICA

- Dados clínicos (úlcera dolorosa genital + adenopatia supurativa inguinal sugerem o diagnóstico de cancro mole)
- Há grande possibilidade de cancro mole se todos os quatro critérios a seguir estiverem presentes:
  - Uma ou mais úlcera genital dolorosa
  - Linfadenopatia regional na fase de ulceração

- Não há evidência de infecção pelo *T. pallidum* no exame direto em campo escuro ou por testes sorológicos realizados ao menos 7 dias após o início das úlceras
  - Teste de PCR ou cultura para HSV com resultados negativos
- Exame direto e testes sorológicos têm baixa sensibilidade; cultura é mais efetiva, mas de difícil realização
- Biópsia não é recomendada (dados histopatológicos não confirmam o diagnóstico, embora excluam outras afecções).

COMPLICAÇÕES

- A cicatrização pode causar deformação anatômica
- A aspiração com agulha de grosso calibre dos linfonodos regionais comprometidos é indicada para alívio de dor em linfonodos tensos e com flutuação
- São contraindicadas incisão com drenagem ou excisão dos linfonodos acometidos
- Balanopostite
- Ruptura dos bubões com formação de fístula e cicatriz.

TRATAMENTO

Recomendações especiais

- Abstenção de qualquer atividade sexual até a cura (no mínimo 7 dias)
- Abordagem das parcerias sexuais com intuito de quebrar a cadeia de transmissão, observando confidencialidade, ausência de coerção e proteção contra discriminação

No caso de infecções sexualmente transmissíveis (IST) que cursem com úlceras, deverão ser tratadas as parcerias sexuais dos últimos 3 meses, com as mesmas medicações, posologia e tempo que o caso-índice.

Recomendações do Ministério da Saúde (2019)

1. Comunicação por cartão – o profissional de saúde que atendeu o paciente deve preencher as duas partes do cartão (Partes A e B). Na Parte B, há uma mensagem para ser entregue à parceria sexual por meio do caso-índice, convidando para a consulta na unidade de saúde (ver "Modelo do cartão" em BRASIL, 2019, p. 247).
2. Comunicação por correspondência e outros meios, pelo caso-índice.
3. Comunicação por busca ativa – após esgotados os meios descritos, havendo acesso ao endereço das parceiras sexuais e conforme as possibilidades locais, pode-se acessar as parcerias sexuais, principalmente de gestantes e aquelas com infecções sexualmente transmissíveis (IST).

Tratamento medicamentoso

- Lavar as áreas ulceradas com soro fisiológico (NaCl a 0,9%) ou permanganato de potássio 1/40.000 ou água boricada a 2%
- Azitromicina 500 mg, 2 comprimidos, por via oral (VO), dose única, **ou** ceftriaxona 250 mg, por via intramuscular (IM), dose única, **ou** ciprofloxacino 500 mg, 1 comprimido, VO, 2 vezes/dia, por 3 dias, **ou** estearato de eritromicina 500 mg, 1 comprimido, VO, 3 vezes/dia, por 7 dias
- O tratamento das parcerias sexuais é o mesmo do caso-índice

- A azitromicina e a ceftriaxona têm a vantagem de serem administradas em dose única. Há relatos de resistência intermediária a ciprofloxacino e eritromicina
- O tratamento sistêmico deve ser acompanhado de medidas locais de higiene
- São recomendados o exame clínico e o tratamento das parcerias sexuais dos últimos 10 dias prévios ao início dos sintomas do caso-índice, mesmo quando assintomáticas
- Pessoas com cancro mole e HIV podem necessitar de maior tempo de tratamento, além de a cura poder ser retardada e falha terapêutica ocorrer com qualquer um dos esquemas recomendados
- O ciprofloxacino é contraindicado para gestantes, lactantes e crianças.

Atenção

- A notificação não é compulsória em todo o território nacional para cancro mole
- Comunicação e/ou busca ativa da parceria sexual
- Examinar e tratar o(a) parceiro(a)
- Nunca realizar drenagem cirúrgica dos linfonodos, e sim aspirá-los com seringa e agulha
- Fazer aconselhamento sobre IST
- Solicitar exames sorológicos para diagnóstico de sífilis (VDRL), HIV e vírus da hepatite B (VHB)
- Vacina contra hepatite tipos A e B e papilomavírus humano (HPV)
- Em associação ao HIV, o tratamento do cancro mole pode ser menos eficaz e requer maior tempo de duração.

EVOLUÇÃO E PROGNÓSTICO

- Cura com tratamento adequado
- Recidiva em 5% dos pacientes. As úlceras genitais, como as causadas por HSV, cancroide e sífilis são fatores de risco para aquisição de infecção pelo HIV.

BIBLIOGRAFIA

Azevedo MF. GPS Medicamentos. Guia prático em saúde. Rio de Janeiro: Guanabara Koogan; 2017.
Brasil. Ministério da Saúde. Secretaria de Vigilância em Saúde. Departamento de Doenças de Condições Crônicas e Infecções Sexualmente Transmissíveis. Protocolo clínico e diretrizes terapêuticas para atenção integral às pessoas com infecções sexualmente transmissíveis (IST). Brasília: Ministério da Saúde; 2019.
Brasil. Ministério da Saúde. Secretaria de Vigilância em Saúde. Departamento de Doenças de Condições Crônicas e Infecções Sexualmente Transmissíveis. Protocolo clínico e diretrizes terapêuticas para atenção integral às pessoas com infecções sexualmente transmissíveis (IST)/Ministério da Saúde, Secretaria de Vigilância em Saúde, Departamento de Doenças de Condições Crônicas e Infecções Sexualmente Transmissíveis. – Brasília: Ministério da Saúde, 2020.
Brasil. Ministério da Saúde. Secretaria de Vigilância em Saúde. Departamento de DST, AIDS e Hepatites Virais. Protocolo Clínico e Diretrizes Terapêuticas para Atenção Integral às Pessoas com Infecções Sexualmente Transmissíveis. Brasília: Ministério da Saúde; 2015.
Centers for Disease Control (CDC). Recommendations and Reports. MMWR. v. 64.
Passos MRL. Deessetologia – DST 5. 5. ed. Rio de Janeiro: Cultura Médica; 2005.
Workowski KA, Bolan GA; Centers for Disease Control and Prevention. Sexually transmitted diseases treatment guidelines, 2015. MMWR Recomm Rep. 2015;64(RR-03):1-137.

557
Cólera

Luciana de Souza Lima Oliveira Barreto ◆
Luciana Leite Pineli Simões

INTRODUÇÃO

Doença intestinal aguda causada pela enterotoxina da bactéria gram-negativa *Vibrio cholerae* (Figura 557.1).

Em geral, a infecção é leve ou sem sintomas, mas pode ser grave e pôr em risco a vida.

Os principais dados histopatológicos correspondem a processo inflamatório agudo difuso, com alterações reparativas e degenerativas, do estômago ao cólon, predominantemente no intestino delgado.

Transmissão da cólera e tempo de incubação

- Ocorre por via fecal-oral e pode ser direta ou indireta:
  - Transmissão direta – contaminação pessoa a pessoa
  - Transmissão indireta – ingestão de água ou alimentos contaminados
- Tempo de incubação: 1 a 2 dias (podendo variar de horas a 5 dias)
- Transmissibilidade: até poucos dias após a cura; alguns indivíduos podem permanecer como portadores sadios por meses ou anos; para fins de vigilância, o período aceito é de 20 dias.

MANIFESTAÇÕES CLÍNICAS

- Frequentemente assintomática ou oligossintomática
- Febre não é comum
- Pode apresentar-se abruptamente, com diarreia intensa, que geralmente não acompanha cólicas nem tenesmo, seguida de vômito.
- Fezes aquosas e volumosas nas primeiras evacuações, com resíduos fecais, a princípio de coloração escura, passando para esbranquiçada, semelhante à "água de arroz". Quanto mais grave a infecção, mais claras tornam-se as fezes. Apresentam odor característico, semelhante a peixe cru
- Câibras musculares.

DIAGNÓSTICO DIFERENCIAL

Devem ser consideradas todas as doenças diarreicas agudas; por isso, outros enteropatógenos devem ser pesquisados (ver Capítulo 12, *Diarreia*).

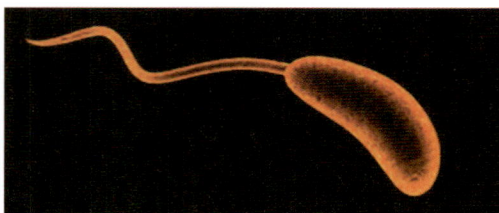

Figura 557.1 *Vibrio cholerae*.

EXAMES COMPLEMENTARES

- Nos casos leves não são necessários
- Nos casos graves, dosagem de eletrólitos e glicemia para adequada reposição de líquidos
- Hemograma: eritrocitose (6 a 8 milhões/mm^3); hematócrito (55 a 65%); leucocitose (15.000 a 30.000/mm^3); neutrofilia (80%)
- Acidose metabólica com queda da pressão parcial de dióxido de carbono no sangue arterial (P_{CO_2}).

COMPROVAÇÃO DIAGNÓSTICA

- Dados clínicos + dados epidemiológicos
- Cultura do *V. cholerae* em amostra de fezes
- Microscopia de campo escuro – visualização de *V. cholerae* móveis.

COMPLICAÇÕES

- Acidose, choque hipovolêmico
- Insuficiência renal (necrose tubular aguda)
- Íleo paralítico, hipopotassemia (podendo causar arritmia cardíaca), hipoglicemia (podendo provocar convulsões e coma)
- Acidente vascular cerebral (isquêmico), principalmente em idosos
- Abortamento e parto prematuro
- Pneumonia por aspiração de vômito, principalmente em crianças.

TRATAMENTO

A reposição de líquidos e eletrólitos representa a medida mais importante. O manejo da doença é guiado pelo grau de desidratação (Quadro 557.1), que deve seguir às condutas:

- **A – Sem sinais de desidratação:**
  - Tratamento domiciliar
  - O paciente deve tomar líquidos caseiros (água de arroz, soro caseiro, chás, sucos e sopas) ou solução de reidratação oral (SRO) após cada evacuação diarreica (Quadro 557.2)
  - Se o paciente não melhorar em 2 dias ou apresentar piora da diarreia, episódios repetidos de vômito, sede intensa, recusa de alimentos, sangue nas fezes ou diminuição da diurese, deve ser encaminhado à unidade de saúde
- **B – Desidratação leve a moderada:**
  - Tratamento em unidade de saúde
  - Administrar SRO: de acordo com a sede do paciente, administração contínua até desaparecem os sinais e sintomas de desidratação, dose inicial de 50 a 100 m ℓ /kg de SRO, administrados no período de 4 a 6 horas
  - Durante a reidratação, reavaliar o paciente seguindo as etapas que constam no Quadro 557.1:
    - Se desaparecerem os sinais de desidratação, utilizar o plano A
    - Se continuar desidratado após o período de 4 horas, repetir o plano B por mais 2 horas e reavaliar, ou indicar a passagem de uma sonda nasogástrica
    - Se o paciente evoluir para desidratação grave, seguir o plano C
- **C – Desidratação moderada a grave:**
  - Tratamento da desidratação grave, de preferência em hospital

Quadro 557.1 Avaliação do estado de hidratação do paciente e definição do plano de tratamento adequado.

Observe			
Estado geral	Bem alerta	Irritado, intranquilo	Comatoso, hipotônico
Olhos	Normais	Fundos	Muito fundos
Lágrimas	Presentes	Ausentes	Ausentes
Sede	Bebe normalmente	Sedento, bebe rápido e avidamente	Bebe com dificuldade ou é incapaz de beber*
Explore			
Sinal de prega	Desaparece rapidamente	Desaparece lentamente	Desaparece muito lentamente (mais de 2 s)
Pulso	Cheio	Rápido, fraco	Muito fraco ou ausente*
Enchimento capilar	Normal (até 3 s)	Prejudicado (de 3 a 5 s)	Muito prejudicado (mais de 5 s)*
Decida			
Grau de hidratação	Sem sinais de desidratação	Se apresentar dois ou mais sinais: desidratação	Se apresentar dois ou mais sinais, incluindo pelo menos um dos destacados com asterisco (*): desidratação grave
Trate			
Plano de tratamento	Use plano A	Use plano B	Use plano C

Fonte: Brasil, 2019.

- Se o paciente apresentar sinais e sintomas de desidratação grave, com ou sem choque (palidez acentuada, pulso radial filiforme ou ausente, hipotensão arterial, depressão do sensório), sua reidratação deve ser iniciada imediatamente por via intravenosa, em duas fases para todas as faixas etárias (Quadro 557.3)
- Avaliar o paciente continuamente. Se não houver melhora da desidratação, deve-se aumentar a velocidade de infusão
- Quando o paciente conseguir ingerir líquidos, geralmente 2 a 3 horas após o início da reidratação venosa, iniciar a reidratação por via oral com SRO, mantendo a intravenosa
- Interromper a reidratação intravenosa somente quando o paciente puder ingerir SRO em quantidade suficiente para se manter hidratado
- Observar o paciente por pelo menos 6 horas

Quadro 557.2 Quantidade de líquidos que deve ser administrada/ingerida após cada evacuação diarreica, de acordo com a faixa etária.

Idade	Volume
Menor de 1 ano	50 a 100 mℓ
De 1 a 10 anos	100 a 200 mℓ
Maior de 10 anos	Quantidade que o paciente aceitar

Fonte: Brasil, 2019.

Quadro 557.3 Esquemas de reidratação para pacientes com desidratação grave, de acordo com a faixa etária.

Fase rápida – menor de 5 anos (fase de expansão)		
Solução	**Volume**	**Tempo de administração**
Soro fisiológico	Iniciar com 20 mℓ/kg Repetir essa quantidade até que a criança esteja hidratada, reavaliando seus sinais clínicos após cada fase de expansão administrada	30 minutos
	Para recém-nascidos e cardiopatas graves, começar com 10 mℓ/kg	
Fase rápida – maior de 5 anos (fase de expansão)		
Solução	**Volume total**	**Tempo de administração**
1º soro fisiológico	30 mℓ/kg	30 minutos
2º Lactato de Ringer ou solução polieletrolítica	70 mℓ/kg	2 horas e 30 minutos
Fase de manutenção e reposição para todas as faixas etárias		
Solução	**Volume em 24 horas**	
Soro glicosado a 5% + soro fisiológico a 0,9% na proporção de 4:1 (manutenção) +	Peso até 10 kg	100 mℓ/kg
	Peso de 10 a 20 kg	1.000 mℓ + 50 mℓ/kg de peso que exceder 10 kg
	Peso acima de 20 kg	1.500 mℓ + 20 mℓ de peso que exceder 20 kg
Soro glicosado a 5% + soro fisiológico a 0,9% na proporção de 1:1 (reposição)	Iniciar com 50 mℓ/kg/dia. Reavaliar essa quantidade de acordo com as perdas do paciente	
KCl 10%	2 mℓ para cada 100 mℓ de solução da fase de manutenção	

KCl: cloreto de potássio. (Fonte: Brasil, 2019.)

Quadro 557.4 Antibióticos que podem ser utilizados em casos de cólera com desidratação grave (em conjunto com a reidratação intravenosa).

Adultos		Crianças		Gestantes	
Medicamentos de primeira escolha	Outras opções	Medicamentos de primeira escolha	Outras opções	Medicamentos de primeira escolha	Outras opções
Doxiciclina 300 mg (dose única)	Azitromicina 1 g (dose única)	Eritromicina 12,5 mg/kg (a cada 6 horas por 3 dias)	Doxiciclina 2 a 4 mg/kg (dose única)	Eritromicina 500 mg (a cada 6 horas por 3 dias)	–
	Ciprofloxacino 1 g (dose única)	Azitromicina 20 mg/kg (dose única)	Ciprofloxacino 20 mg/kg (dose única)	Azitromicina 1 g (dose única)	–

Fonte: Brasil, 2019.

- Os pacientes que estiverem sendo reidratados por via intravenosa devem permanecer na unidade de saúde até que estejam hidratados e conseguindo manter essa reposição líquida por via oral. (Ver Capítulo 341, *Desidratação, Distúrbios Hidreletrolíticos e Ácidos-Básicos*).

Suplementação de zinco

Para crianças de até 5 anos, a administração suplementar de zinco tem eficácia comprovada na redução da duração da diarreia e dos episódios sucessivos. Administrar esse nutriente 1 vez/dia, durante 10 a 14 dias.

Em menores de 6 meses de vida, empregar 10 mg/dia, e, acima de 6 meses de vida, 20 mg/dia.

Tratamento medicamentoso

Em casos de cólera com desidratação grave, podem ser administrados antibióticos para diminuir a duração da diarreia, reduzir o volume de fluidos de reidratação necessário e encurtar a duração da excreção de *V. cholerae* (Quadro 557.4).

PREVENÇÃO

- Água potável e saneamento adequado
- Aleitamento materno
- Adoção de medidas higiênicas rigorosas (lavar as mãos, usar água fervida ou filtrada, lavar bem os alimentos)

- Consumir alimentos bem cozidos
- Quimioprofilaxia dos contatos não é indicada
- Vacinação: existem duas vacinas orais de cólera que estão disponíveis com eficácia protetora de 60 a 80% em áreas com alto risco de surto.

EVOLUÇÃO E PROGNÓSTICO

- O prognóstico depende do pronto atendimento e de medidas terapêuticas corretas
- Recuperação com tratamento precoce e adequado
- O manejo adequado pode diminuir a letalidade de mais de 50% para menos de 0,2%.

PRECAUÇÕES

Precaução de contato para pacientes incontinentes, em uso de fraldas, ou para controlar surtos institucionais.

BIBLIOGRAFIA

Azevedo MF. GPS Medicamentos. Guia prático em saúde. Rio de Janeiro: Guanabara Koogan; 2017.
Brasil. Ministério da Saúde. Guia de Vigilância em Saúde. 3. ed. Brasília: Ministério da Saúde; 2019.
Harris JB, LaRocque RC, Qadri F et al. Cholera. Lancet. 2012;379:2466.
World Health Organization (WHO). Cholera vaccines: WHO position paper – August 2017. Disponível em: http://apps.who.int/iris/bitstream/10665/258764/1/WER9234-477-498.pdf.

558
Coqueluche

Pertússis, tosse comprida

Cláudia Borges Rodrigues Teixeira • Fernando Oliveira Mateus

INTRODUÇÃO

Coqueluche, também chamada de pertússis ou tosse comprida, é a infecção aguda do sistema respiratório, causada por bactérias do gênero Bordetella (*B. pertussis* – Figura 558.1 –, *B. parapertussis*, *B. bronchiseptica*).

A Organização Mundial da Saúde (OMS) estima que ocorram 50 milhões de casos e 300 mil óbitos por ano pela doença.

Essa doença ocupa o 5º lugar entre as causas de mortalidade por doenças imunopreveníveis em crianças menores de 5 anos e é endêmica na população, podendo surgir em surtos em determinadas épocas do ano.

Trata-se de enfermidade de notificação compulsória. Sua transmissão, por gotículas contendo bactérias, ocorre de 7 dias após a exposição até 3 semanas após o início da tosse. O período de incubação é de 7 a 10 dias.

MANIFESTAÇÕES CLÍNICAS

Podem ser divididas nas seguintes etapas:

- **Fase catarral (prodrômica)**: febre moderada, anorexia, coriza, tosse seca (indistinguível de um resfriado comum), com duração de 1 a 2 semanas
- **Fase aguda (paroxística)**: tosse intensa, em surtos ou paroxismos, com ou sem "guincho", de duração variada (até

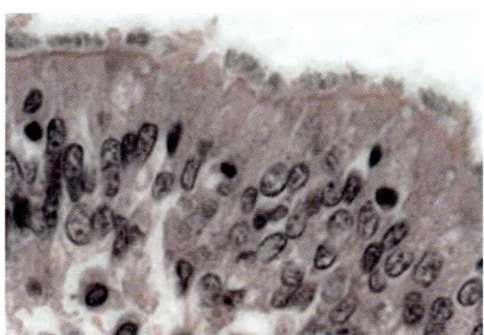

Figura 558.1 *Bordetella pertussis* infiltrada nos cílios das células epiteliais respiratórias.

minutos), seguida de vômito, apneia, cianose ou estridor. Com frequência de até 40 a 50 episódios no dia. Podem ocorrer pletora facial, edema periorbitário, hemorragia subconjuntival e petéquias em face. Duração de 1 a 6 semanas (ver Capítulo 25, *Tosse*)

- **Fase de convalescença**: os sintomas diminuem gradativamente, somente desaparecendo totalmente em 3 ou 4 semanas. Tosse seca pode persistir por meses, mas sem paroxismos:
  - Ocorre em qualquer idade, sobretudo em lactentes e jovens não imunizados ou com imunização incompleta para vacina tríplice bacteriana (difteria, tétano e pertússis acelular [DPT]).

Coqueluche maligna

Costuma haver atraso no diagnóstico, e o tratamento pode ocorrer em:
- Adolescentes e adultos: 12 a 32% dos quadros de tosse prolongada
- Recém-nascidos (RN) e lactentes: pode causar falência respiratória com necessidade de ventilação mecânica e sinais clínicos de instabilidade autonômica (apneia, cianose e bradicardia sem manifestação de tosse).

DIAGNÓSTICO DIFERENCIAL

- Infecção das vias respiratórias superiores (adenovírus, *Haemophilus influenzae*), vírus sincicial respiratório, vírus da parainfluenza (tipo 2)
- Pneumonia
- Bronquiolite/traqueobronquite
- Mucoviscidose
- Aspiração de corpo estranho.

DIAGNÓSTICO

- **Cultura (padrão-ouro)**: coletar a amostra de secreção antes do início de antibioticoterapia, ou no máximo, 3 dias de uso de antimicrobiano. Alta especificidade, mas sensibilidade baixa, e depende das condições de coleta, armazenamento, transporte, incubação da amostra, estágio da doença e quantidade de doses da vacina
- **Reação em cadeia da polimerase (PCR)**: detecção de maior número de casos, mesmo quando o paciente está em uso de antimicrobiano no momento da coleta da amostra; apresenta sensibilidade acima de 70%. Não há necessidade de detecção de bactéria viável, apenas na fase aguda, podendo apresentar resultados positivos mesmo após a 2ª semana e em indivíduos com vacinação prévia
- **Material**: *swab*/aspirado da secreção coletada da mucosa respiratória da porção posterior da nasofaringe.

Atenção

O hemograma com leucocitose (acima de 20 mil leucócitos/mm^3) e linfocitose (acima de 10 mil linfócitos/mm^3) é um exame complementar indicativo, mas não determinante na confirmação ou no descarte dos casos suspeitos de coqueluche, pois a situação vacinal pode influenciar no seu resultado.

COMPLICAÇÕES

- **Respiratórias**: pneumonia, broncopneumonia, atelectasia, enfisema pulmonar e pneumotórax
- **Neurológicas**: meningoencefalite e convulsões
- **Hemorrágicas**: epistaxe e petéquias, hemorragia subconjuntival, subdural e subaracnóidea
- **Abdominais**: hérnia umbilical e inguinal
- **Outras**: enfisema do mediastino e subcutâneo
- **Coqueluche maligna**: caracteriza-se por falência respiratória aguda, hipertensão pulmonar e hiperleucocitose (> 50.000/mm^3). Tem elevada gravidade e letalidade.

TRATAMENTO

- Hidratação e oxigenoterapia, quando necessário (suporte)
- Reduzir riscos de aspiração
- Alimentação supervisionada
- Salbutamol e corticoides (em casos de paroxismos de tosse)
- Leucoforese/exsanguineotransfusão/oxigenação por membrana extracorporal (ECMO) (coqueluche maligna com hipertensão pulmonar)
- Critérios de internação hospitalar:
  - Idade < 3 meses
  - Prematuridade
  - Estridor, cianose ou apneia na história clínica
  - Hipoxemia
  - Taquipneia/dispneia
  - Episódios incontroláveis de vômito/desidratação
  - Encefalopatia/convulsões
  - Doenças de base (cardíaca, pulmonar, neuromuscular).

Tratamento medicamentoso

- **Antibioticoterapia (Quadro 558.1)**: na fase catarral, reduz a gravidade dos sintomas e a duração da doença, acelerando a eliminação da bactéria na nasofaringe; na fase paroxística, reduz a transmissibilidade, eliminando a bactéria de 5 a 7 dias após uso do antibiótico.

PREVENÇÃO

- **Isolamento**: precauções respiratórias por 5 dias após o início do antibiótico
- **Vacina (DPT)**: eficácia de 75% para *Bordetella pertussis*. Conforme o Programa Nacional de Imunizações (PNI), além da vacinação de adolescentes e adultos com DPT do tipo adulto e seu reforço a cada 10 anos. Ver Capítulo 9, *O Clínico e a Vacinação de Crianças, Adolescentes, Adultos e Idosos*)

• **Gestantes**: DPT do tipo adulto a partir da 20ª semana de gestação na tentativa de diminuir casos em RN e lactentes jovens.

Quadro 558.1 Antibioticoterapia para tratamento da coqueluche.

Primeira opção: azitromicina	
< 6 meses	10 mg/kg, 1 vez/dia/5 dias – indicação para essa faixa etária
≥ 6 meses	10 mg/kg (máximo de 500 mg), 1 tomada do 1º dia e 5 mg/kg (máximo de 250 mg), 1 vez/dia, do 2º ao 5º dia
Adultos	500 mg em 1 tomada no 1º dia e 250 mg, 1 vez/dia, do 2º ao 5º dia
Segunda opção: claritromicina	
1 a 24 meses	≤ 8 kg: 7,5 mg/kg, 2 vezes/dia, por 7 dias > 8 kg: 62,5 mg, 2 vezes/dia, por 7 dias
3 a 6 anos	125 mg, 2 vezes/dia, por 7 dias
7 a 9 anos	187,5 mg, 2 vezes/dia, por 7 dias
≥ 10 anos	250 mg, 2 vezes/dia, por 7 dias
Adulto	500 mg, 2 vezes/dia, por 7 dias
Em caso de indisponibilidade dos medicamentos anteriores: estolato de eritromicina	
< 1 mês	Não recomendado pela associação com estenose hipertrófica de piloro 40 a 50 mg, a cada 6 horas, por 7 a 14 dias
1 a 24 meses	125 mg, a cada 6 horas, por 7 a 14 dias
2 a 8 anos	250 mg, a cada 6 horas, por 7 a 14 dias
> 8 anos	250 a 500 mg, 2 vezes/dia, por 7 a 14 dias
≥ 10 anos	250 mg, 2 vezes/dia, por 7 a 14 dias
Adulto	500 mg, 2 vezes/dia, por 7 a 14 dias
Intolerância a macrolídeo: sulfametoxazol-trimetoprima	

Indicações para quimioprofilaxia

• Comunicantes íntimos < 1 ano, independentemente da situação vacinal e com quadro de tosse
• Comunicantes íntimos < 7 anos não vacinados, com situação vacinal desconhecida ou que tenha tomado menos de 4 doses da vacina
• Todos os comunicantes > de 7 anos que tiveram contato íntimo e prolongado com um caso suspeito de coqueluche, se: tiveram contato com caso-índice no período de até 21 dias que precedeu o início dos sintomas do caso até 3 semanas após o começo da fase paroxística ou que tiverem contato com comunicante vulnerável ([RN], crianças com vacinação incompleta, pessoas com doenças crônicas, gestantes no último trimestre e trabalhadores da saúde).

BIBLIOGRAFIA

Azevedo MF. GPS Medicamentos. Guia prático em saúde. Rio de Janeiro: Guanabara Koogan; 2017.
Bouchez V, Hegerle N, Strati F et al. New data on vaccine antigen deficient Bordetella *pertussis* isolates. Vaccines (Basel). 2015;3(3):751-70.
Center for Disease Control (CDC). Recommended Antimicrobial Agents for Treatment and Postexposure Prophylaxis of Pertussis. CDC Guidelines; 2005.
Committee on Infectious Diseases; American Academy of Pediatrics; Kimberlin DW, Brady MT, Jackson MA, Long SS. Red Book. American Academy of Pediatrics; 2018.
Kilgore PE, Salim AM, Zervos MJ et al. Pertussis: microbiology, disease, treatment, and prevention. Clin Microbiol Rev. 2016;29(3):449-86.
Kuchar E, Karlikowska-Skwarnik M, Han S et al. Pertussis: history of the disease and current prevention failure. Adv Exp Med Biol. 2016;934:77-82.
Kuperman A, Hoffmann Y, Glikman D et al. Severe *pertussis* and hyperleukocytosis: is it time to change for exchange. Transfusion. 2014;54(6):1630-3.
Leber A. Pertussis: relevant species and diagnostic update. Clin Lab Med. 2014; 34:237-55.
Richards AM. Pediatric respiratory emergencies. Emerg Med Clin N Am. 2016;34:77-96.
Souder E, Long S. Pertussis in the era of new strains of Bordetella *pertussis*. Infect Dis Clin N Am. 2015;29:699-713.
Zhang L, Prietsch SOM, Axelsson I et al. Acellular vaccines for preventing whooping cough in children. Cochrane Database of Syst Rev. 2014;(9):CD001478.

559
Difteria
Crupe

Luiz Carlos Silva Souza • Luiz Felipe Silveira Sales

INTRODUÇÃO

A difteria, ou crupe, é a infecção aguda causada por cepas toxigênicas do *Corynebacterium diphtheriae*, bacilo gram-positivo, caracterizada pela formação de uma pseudomembrana fibrinosa na faringe e nas tonsilas, podendo produzir lesões no miocárdio, no sistema nervoso, nos rins e na pele (Figura 559.1).

Seu período de incubação é de 1 a 10 dias, e sua transmissão ocorre por via respiratória (gotículas).

MANIFESTAÇÕES CLÍNICAS

• Febre, geralmente inferior a 38,5°C
• Prostração
• Dor de garganta discreta
• Aumento de linfonodos submandibulares e cervicais, que pode ser intenso, configurando o "pescoço de touro", nos casos graves
• Odinofagia, disfagia, sialorreia (faringite diftérica)
• Obstrução nasal, coriza mucosanguinolenta (rinite diftérica)
• Tosse rouca, estridor laríngeo, tiragem, agitação (laringite diftérica)
• Placas pseudomembranosas características
• Lesões cutâneas, como úlceras rasas recobertas por membrana acinzentada (Figura 559.2).

DIAGNÓSTICO DIFERENCIAL

• **Difteria cutânea**: impetigo, ectima, eczemas e úlceras

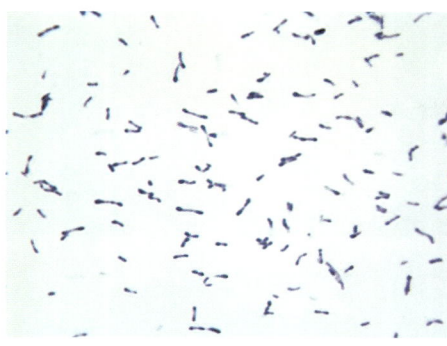

Figura 559.1 Microscopia óptica de *Corynebacterium diphtheriae*, mostrando numerosos bacilos gram-positivos.

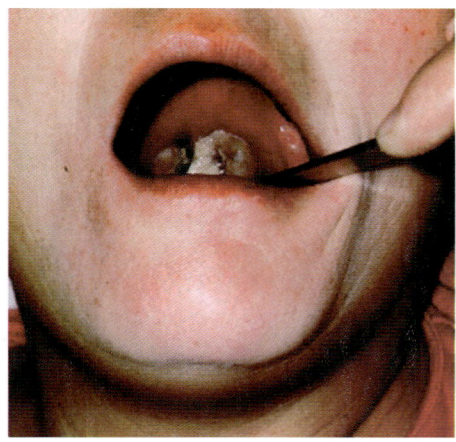

Figura 559.2 Membrana diftérica em úvula e tonsilas.

- **Difteria nasal**: rinites catarrais, corpo estranho (ver Capítulo 126, *Rinites*)
- **Difteria amigdaliana**: angina estreptocócica, angina de Plaut-Vincent, angina da mononucleose infecciosa (ver Capítulo 130, *Faringotonsilite*)
- **Difteria laríngea**: laringite estridulosa, inalação de corpo estranho (ver Capítulo 135, *Laringites*).

EXAMES COMPLEMENTARES

- Cultura de material coletado na membrana (a bacterioscopia não tem valor no diagnóstico da difteria em virtude de sua baixa especificidade)
- Prova de toxigenicidade
- Eletrocardiograma (ECG) seriado e dosagens enzimáticas para detectar miocardite.

COMPROVAÇÃO DIAGNÓSTICA

- Dados clínicos + dados epidemiológicos.

Dúvida diagnóstica

Havendo dúvida diagnóstica, é sensato considerar o caso como difteria e tratar o paciente o mais precocemente possível, uma vez que o quadro decorre da absorção de toxina e a gravidade depende, em grande parte, da duração dos sintomas antes do tratamento adequado.

COMPLICAÇÕES

- Paralisia do palato mole e da faringe
- Insuficiência respiratória
- Miocardite (em geral, ocorre uma ou mais semanas após o início da doença)
- Insuficiência renal
- Polineuropatia (ver Capítulo 509, *Neuropatias Periféricas*).

TRATAMENTO

- Medidas de suporte, como dieta líquido-pastosa, nebulização, hidratação adequada, assistência ventilatória (entubação ou traqueostomia, particularmente quando há comprometimento laríngeo).

Recomendações práticas

- Doença de notificação compulsória
- A medida fundamental no tratamento da difteria é o soro antidiftérico (SAD), que neutraliza apenas a toxina circulante, não tendo ação na toxina já fixada nos tecidos. Esse é o motivo pelo qual a suspeita clínica bem fundamentada já autoriza a imediata instituição do tratamento
- O paciente deve ser vacinado contra difteria durante sua convalescença, porque a doença não confere imunidade.

Tratamento medicamentoso

- **SAD**: via de aplicação intravenosa, sendo o soro diluído em 100 mℓ de soro fisiológico (Quadro 559.1):
  - O SAD somente deve ser administrado em serviços de saúde preparados para o tratamento de complicações, o que implica a necessidade de equipamentos de emergência e presença do médico. Quando o serviço não dispuser de condições para atendimento das emergências, a pessoa deve ser encaminhada imediatamente a outro local que disponha desse soro e garanta sua administração com segurança
- **Antibióticos**: medida auxiliar na erradicação do *Corynebacterium* e na prevenção da transmissibilidade, devendo ser utilizado durante 14 dias
  - Primeira escolha – eritromicina 40 mg/kg/dia, por via oral (VO), em 4 tomadas/dia, ou penicilina G procaína 400.000 UI, por via intramuscular (IM), a cada 12 horas, ou penicilina G cristalina 150.000 UI/kg/dia, por via intravenosa (IV), em 4 ou 6 doses/dia.

PREVENÇÃO

- O período de transmissibilidade ocorre, em média, em até 2 semanas após o início dos sintomas
- A antibioticoterapia adequada elimina, na maioria dos casos, o bacilo diftérico da orofaringe 24 a 48 horas após sua introdução
- O paciente não tratado adequadamente pode eliminar o bacilo por 6 meses ou mais.

Quadro 559.1 Esquema de administração do soro antidiftérico.

Forma clínica	Dosagem
Leve (nasal, cutânea, amigdaliana)	20.000 a 40.000 UI, IV
Laringoamigdaliana ou mista	40.000 a 60.000 UI, IV
Graves ou tardias (4 dias de doença)	80.000 a 100.000 UI, IV

IV: via intravenosa.

Vacinação e tratamento dos comunicantes

- Vacinação, com o toxoide diftérico presente na DPT, sendo o esquema vacinal básico composto das seguintes doses: 2 meses, 4 meses, 6 meses, 15 a 18 meses, 4 a 5 anos, 9 a 10 anos e reforço a cada 10 anos (ver Capítulo 9, *O Clínico e a Vacinação de Crianças, Adolescentes, Adultos e Idosos*)
- Em comunicantes, administrar eritromicina, 40 mg/kg/dia, a cada 6 horas, durante 7 dias, independentemente do estado vacinal. Todos os comunicantes deverão ser mantidos em observação durante 7 dias, contados a partir do momento da exposição (Quadro 559.2)
- Completar vacinação nos comunicantes.

Quadro 559.2 Conduta para imunização de comunicantes, conforme a situação vacinal.

História vacinal	Menores de 7 anos		7 anos ou mais
	< 1 ano	≥ 1 ano	
Não vacinados	Iniciar o esquema com penta	Iniciar o esquema com penta	Iniciar o esquema com dT
Vacinação incompleta	Completar o esquema com penta	Completar o esquema com penta*	Completar o esquema com dT
Vacinação completa	Não se aplica	–	Aplicar uma dose de dT como reforço, se a última dose foi aplicada há mais de 5 anos

*Crianças a partir de 15 meses e menor de 7 anos, sem dose de reforço: administrar o 1º reforço e agendar o 2º reforço. Atentar para o intervalo de 6 meses entre as doses. Crianças com 6 anos sem nenhuma dose de reforço, administrar o 1º reforço. Na impossibilidade de manter o intervalo de 6 meses entre as doses de reforços, agendar vacina dupla infantil (dT) para 10 anos após esse primeiro reforço. Nesse caso, as crianças ficam liberadas do segundo reforço de vacina tríplice viral (DTP).

EVOLUÇÃO E PROGNÓSTICO

- A letalidade gira em torno de 10%, sendo indicadores de má evolução tempo de doença maior que 3 dias antes de aplicação do SAD, miocardite precoce, alterações na condução do estímulo cardíaco (bloqueios) e insuficiência renal.

BIBLIOGRAFIA

Azevedo MF. GPS Medicamentos. Guia prático em saúde. Rio de Janeiro: Guanabara Koogan; 2017.

Barroso LF, Pegram PS. Clinical manifestations, diagnosis, and treatment of diphtheria. Post TW. UpToDate; 2019. Disponível em: www.uptodate.com.

Brasil. Ministério da Saúde. Secretaria de Vigilância em Saúde. Coordenação-Geral de Desenvolvimento da Epidemiologia em Serviços. Ministério da Saúde. Secretaria de Vigilância em Saúde. Guia de Vigilância em Saúde. Volume único. 3. ed. Brasília: Ministério da Saúde; 2019.

Kadirova R, Kartoglu HU, Strebel PM. Clinical characteristics and management of 676 hospitalized diphtheria cases, Kyrgyz Republic, 1995. J Infect Dis. 2000;181:S110.

560
Doença de Lyme

Borreliose de Lyme

Erika Barcelos Costa Cunha

INTRODUÇÃO

A borreliose de Lyme, ou doença de Lyme, é causada pela bactéria *Borrelia burgdorferi* e, raramente, pela *Borrelia mayonii*.

É transmitida pela picada de carrapatos *Ixodes scapularis*, *I. ricinus* e *I. pacificus*.

Para infectar seu hospedeiro, um carrapato deve permanecer fixado na pele pelo menos por 36 horas.

Não ocorre transmissão inter-humana e é incomum a transmissão materno-fetal.

Doença de Lyme-símile

No Brasil, a doença de Lyme provavelmente está relacionada com uma espécie de *Borrelia* diferente daquelas causadoras da doença de Lyme no hemisfério norte, cujos vetores são os carrapatos da espécie *Amblyomma cajennense*.

Por esse motivo, a doença pode ser chamada de doença de Lyme-símile.

MANIFESTAÇÕES CLÍNICAS

Algumas manifestações são descritas no Quadro 560.1.

COMPROVAÇÃO DIAGNÓSTICA

- Dados clínicos + dados epidemiológicos + exames sorológicos (realizados em duas etapas). O diagnóstico é positivo

Quadro 560.1 Manifestações clínicas da doença de Lyme.

Fase inicial após picada de carrapato

- Surgimento de pequena lesão cutânea, expansiva, única ou múltipla, do tipo mácula ou pápula de coloração avermelhada no local em que o carrapato sugou o sangue, denominada eritema crônico migratório (EM). A lesão assume característica anelar, quente e raramente dolorosa

Dias a semanas depois

- Sintomas gerais, como mal-estar, febre, cefaleia, rigidez de nuca, mialgias, artralgias migratórias e linfadenopatias

Semanas ou meses após o início das manifestações clínicas

- Manifestações neurológicas (15% dos casos): meningite asséptica, encefalite, coreia, neurite de pares cranianos (incluindo paralisia facial bilateral), radiculoneurite motora e sensorial
- Manifestações cardíacas (8% dos casos): bloqueio atrioventricular, miopericardite aguda e evidências de disfunção ventricular esquerda
- Manifestações articulares (60% dos casos): artrite, em geral caracterizada por crises intermitentes de edema e dor articular assimétricos, em especial nas grandes articulações

quando os resultados do primeiro e do segundo testes são positivos ou indeterminados
- Imunoensaio enzimático
- Ver Figura 560.1.

DIAGNÓSTICO DIFERENCIAL

- Febre reumática
- Artrites
- Meningites e encefalites
- Mononucleose infecciosa
- Arboviroses.

PREVENÇÃO

- Reduzir a exposição a carrapatos representa a melhor defesa contra a doença de Lyme.

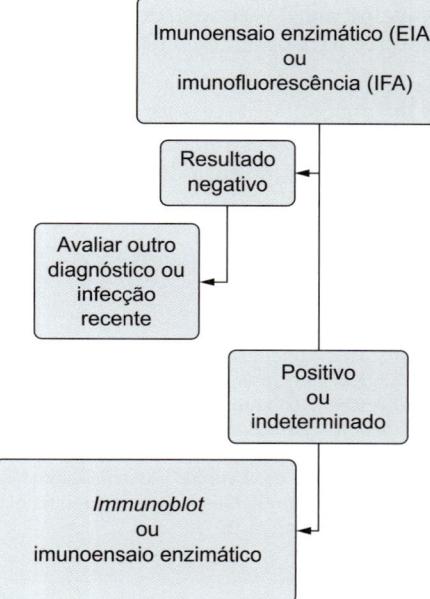

Figura 560.1 Fluxograma para o diagnóstico da doença de Lyme.

Testes da doença de Lyme

- A maioria dos testes da doença de Lyme é projetada para detectar anticorpos produzidos pelo organismo em resposta à infecção
- Como os anticorpos podem demorar várias semanas para se desenvolver, é possível que os pacientes apresentem resultados negativos se infectados recentemente
- Os anticorpos normalmente persistem no sangue por meses ou até anos após o término da infecção; portanto, o teste não pode ser usado para determinar a cura da doença
- Testes não validados incluem antígenos na urina, cultura, testes de transformação de linfócitos, ensaios quantitativos de linfócitos CD57, critérios *in-house* para interpretação de *immunoblots*, medições de anticorpos no líquido articular, testes IgM ou IgG sem *enzyme linked immunosorbent assay*s (ELISA)/ ensaios imunoenzimáticos (EIA)/reação indireta de anticorpos fluorescentes (IFA) anterior.

TRATAMENTO

- Ver Quadro 560.2.

Quadro 560.2 Tratamento da doença de Lyme.

Eritema migratório	Doxiciclina 100 mg, VO, a cada 12 h, por 10 dias **ou** Amoxicilina 500 mg, VO, a cada 8 h, por 14 dias **ou** Cefuroxima 500 mg, VO, a cada 12 h, por 14 dias **ou** Azitromicina 500 mg, VO, 1 vez/dia, por 7 a 10 dias (para pacientes alérgicos a betalactâmicos)
Doença neurológica	Doxiciclina 100 mg, VO, a cada 12 h, por 14 dias **ou** Amoxicilina 500 mg, VO, a cada 8 h, por 14 dias **ou** Ceftriaxona 2 g, IV, a cada 24 h, por 14 dias
Doença cardíaca	Doxiciclina 100 mg, VO, a cada 12 h, por 14 a 21 dias **ou** Amoxicilina 500 mg, VO, a cada 8 h, por 14 a 21 dias **ou** Cefuroxima 500 mg, VO, a cada 12 h, por 14 a 21 dias **ou** Ceftriaxona 2 g, IV, a cada 24 h, por 14 a 21 dias
Artrites	Doxiciclina 100 mg, VO, a cada 12 h, por 28 dias **ou** Amoxicilina 500 mg, VO, a cada 8 h, por 28 dias **ou** Cefuroxima 500 mg, VO, a cada 12 h, por 28 dias **ou** Ceftriaxona 2 g, IV, a cada 24 h, por 14 a 28 dias (com episódios persistentes ou recorrentes)

VO: via oral; IV: via intravenosa.

EVOLUÇÃO E PROGNÓSTICO

- Na maioria dos casos, a cura é obtida por antibioticoterapia oral
- Os pacientes podem apresentar sintomas de dor, fadiga ou alteração cognitiva que permanecem por mais de 6 meses após o término do tratamento. Essa condição denomina-se síndrome da doença de Lyme pós-tratamento.

Notificação

Por ser uma doença rara em território brasileiro, caracteriza-se como agravo inusitado, sendo, portanto, de notificação compulsória e investigação obrigatória.

BIBLIOGRAFIA

Azevedo MF. GPS Medicamentos. Guia prático em saúde. Rio de Janeiro: Guanabara Koogan; 2017.

Brasil. Ministério da Saúde. Doenças infecciosas e parasitárias. 8. ed. Brasília: Ministério da Saúde; 2010.

Centers for Disease Control and Prevention. Lyme disease data. Disponível em: http://www.cdc.gov/lyme/stats. Acesso em: 1 set. 2019.

Hu LT. Doença de Lyme. Ann Intern Med. 2016;165(9):677.

IDSA/AAN/ACR. Draft Lyme Disease Guidelines. Disponível em: https://www.idsociety.org/practiceguideline/Lyme-Disease-Guideline-Public-Comments. Acesso em: 16 set. 2019.

Johnson BJ, Pilgard MA, Russell TM. Assessment of new culture method for detection of Borrelia species from serum of Lyme disease patients. J Clin Microbiol. 2014;52(3):721-4.

Nelson C, Hojvat S, Johnson B et al.; Centers for Disease Control and Prevention (CDC). Concerns regarding a new culture method for borrelia burgdorferi not approved for the diagnosis of lyme disease. MMWR. 2014;63(15):333.

Sanchez E, Vannier E, Wormser GP et al. Diagnosis, treatment, and prevention of Lyme disease, human granulocytic anaplasmosis, and babesiosis: a review. JAMA. 2016;315(16):1767-77.

Shapiro ED. Lyme disease. N Eng J Med. 2014;370(18):1724-31.

Treatment of Lyme disease. Med Lett Drugs Ther. 2016;315(22):2461.

561

Doença de Whipple

Lipodistrofia intestinal

Américo de Oliveira Silvério

INTRODUÇÃO

Doença de Whipple, também denominada lipodistrofia intestinal, é a afecção causada pela bactéria *Tropheryma whippelii*, da família das Actinobactérias e do grupo *Actinomycetes*, com comprometimento sistêmico, atingindo principalmente o intestino delgado, as articulações, o coração, os pulmões, as cavidades serosas, o sistema nervoso central e a pele.

Predominante em homens de 30 a 60 anos.

MANIFESTAÇÕES CLÍNICAS

* Anemia
* Perda de peso
* Pigmentação cutânea
* Diarreia crônica
* Síndrome de má absorção
* Poliartralgia
* Artrite
* Derrame pleural
* Sintomas cardíacos (sopros e insuficiência cardíaca [IC])
* Hepatomegalia
* Neurológicos (demência, oftalmoplegia e mioclonia são observadas em até 33% dos pacientes, que podem apresentar nistagmo, perda de memória, confusão mental, convulsões e coma).

DIAGNÓSTICO DIFERENCIAL

* Depende das manifestações clínicas predominantes
* Síndrome da má absorção de outras causas
* Doença de Crohn
* Artrite reumatoide
* Lúpus eritematoso sistêmico
* Espru tropical
* Linfangiectasia intestinal
* Infestação grave por *Giardia lamblia*.

EXAMES COMPLEMENTARES

* Dependem das manifestações clínicas
* A biópsia do intestino delgado é indicada, pois o órgão está comprometido na maioria dos pacientes: evidencia variados graus de atrofia, macrófagos espumosos que contêm uma glicoproteína que se cora com ácido periódico de Schiff (PAS), mas não se evidencia para coloração de Ziehl-Neelsen
* Reação em cadeia da polimerase (PCR)
* Exame de líquido cefalorraquidiano
* Biópsia de linfonodos ou granulomas.

COMPLICAÇÕES

* Desnutrição grave
* Valvopatias e IC
* Complicações neurológicas na dependência do segmento cerebral ou medular acometido
* Óbito.

COMPROVAÇÃO DIAGNÓSTICA

* Dados clínicos + PCR + biópsia (exame histopatológico).

TRATAMENTO

* Cuidados gerais, dependendo dos órgãos comprometidos.

Tratamento medicamentoso

* Ceftriaxona 2 g/dia, ou meropeném 3 g/dia, por 14 dias, seguido da administração oral de sulfametoxazol 800 mg/ trimetoprima 160 mg, 2 vezes/dia, durante 1 ou 2 anos
* Ácido valproico para tratamento das mioclonias.

EVOLUÇÃO

* A melhora clínica ocorre rapidamente, mas o desaparecimento das lesões da mucosa do intestino delgado pode demorar até 2 anos
* Pode ocorrer recidiva
* Sem tratamento adequado, a doença é fatal.

BIBLIOGRAFIA

Azevedo MF. GPS Medicamentos. Guia prático em saúde. Rio de Janeiro: Guanabara Koogan; 2017.

Bennet JC, Plum F. Cecil: Tratado de Medicina Interna. 21. ed. Rio de Janeiro: Guanabara Koogan; 2001.

Ferrari MLA, Cunha AS, Kotze LMS. Doença imunoproliferativa do intestino delgado, doença de Whipple e outros distúrbios no transporte de nutrientes. In: Dani R. Gastroenterologia Essencial. 6. ed. Rio de Janeiro: Guanabara Koogan; 2013.

562

Donovanose

Granuloma inguinal

Ana Maria de Oliveira

INTRODUÇÃO

A donovanose, também denominada granuloma inguinal, é uma doença ulcerativa, epidêmica em certas regiões tropicais. Associa-se à transmissão sexual, embora seus mecanismos de contágio não estejam bem esclarecidos.

É de baixa transmissibilidade e não ocorre por via congênita. Causada pela bactéria gram-negativa intracelular *Klebsiella granulomatis* (antigamente denominada *Calymmatobacterium granulomatis*).

- A ampliação da avaliação e da gestão de risco e o sexo seguro compõem a prevenção combinada (PC), que está relacionada com três níveis de intervenção, aplicadas em nível individual e coletivo, a saber: biomédica, comportamental e estrutural (marco legal) (Brasil, 2017)
- Considerando as especificidades dos indivíduos e dos seus contextos, a combinação de ações que integram a PC inclui:
  - Tratamento de todas as pessoas diagnosticadas com vírus da imunodeficiência humana (HIV)/síndrome da imunodeficiência adquirida (AIDS)
  - Abordagem de indivíduos para testagem regular para HIV, outras infecções sexualmente transmissíveis (IST) e hepatites virais (HV)
  - Imunização para hepatite viral B (HVB) e papilomavírus humano (HPV)
  - Instituição de estratégia de redução de danos
  - Diagnóstico e tratamento de pessoas e seus parceiros sexuais com IST e HIV
  - Orientação de uso de preservativos masculino, feminino e gel lubrificante.

MANIFESTAÇÕES CLÍNICAS

- Lesões ulcerativas indolores ou pouco dolorosas, de fundo vermelho-vivo e facilmente sangrantes, lenta progressão localizada nas regiões perianal, perineal e genital, granulações subcutâneas (pseudobubões) e ausência de linfadenopatia regional
- Geralmente unilateral, com predileção por dobras e região perianal
- Na mulher, pode ocorrer a forma elefantiásica, decorrente de obstrução dos vasos linfáticos regionais (Figura 562.1)

DIAGNÓSTICO DIFERENCIAL

- Cancroide
- Sífilis
- Leishmaniose cutaneomucosa
- Amebíase
- Tuberculose

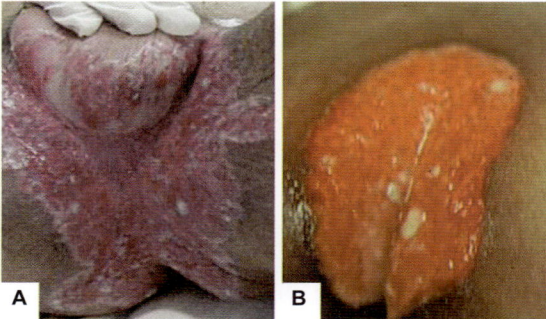

Figura 562.1 Aspectos clínicos da donovanose: lesão de autoinoculação.

- Neoplasias
- Outras doenças ulcerativas (Figura 562.2).

EXAMES COMPLEMENTARES

- Na cultura bacteriana, dificilmente a *Klebsiella granulomatis* se desenvolve
- A biópsia da lesão para exame histopatológico revela corpúsculos de Donovan (Figura 562.3).

TRATAMENTO

- Abstenção de qualquer atividade sexual até a cura
- Pela baixa infectividade dessa doença, é desnecessário o tratamento das parcerias sexuais, no entanto devem ser submetidas à avaliação clínica as parcerias sexuais dos últimos 60 dias do início dos sintomas.

Tratamento medicamentoso

- Doxiciclina 100 mg, por via oral (VO), 1 comprimido, 2 vezes/dia, por 21 dias, ou até a cicatrização das lesões; ou azitromicina 500 mg, VO, 2 comprimidos, 1 vez/semana, por 21 dias, ou até a cicatrização das lesões (preferencial na gestante); ou ciprofloxacino 750 mg, VO, 2 vezes/dia, por 21 dias, ou até a cicatrização das lesões **ou** sulfametoxazol + trimetoprima (400/80 mg), VO, 2 comprimidos, 2 vezes/dia, por 21 dias, ou até a cicatrização das lesões; ou estearato de eritromicina 500 mg, VO, 1 comprimido, 4 vezes/dia, por 21 dias, ou até a cicatrização das lesões
- Se o tratamento não apresentar resultado inicial, pode ser adicionado um aminoglicosídeo a um dos regimes mencionados (gentamicina 1 g/kg, por via intravenosa [IV], a cada 8 horas)
- Observações:
  - Ciprofloxacino é contraindicado para gestantes, lactentes e crianças
  - Doxiciclina é contraindicada para gestantes e lactentes
  - Sulfametoxazol não deve ser administrado em gestantes no 3º trimestre e durante a amamentação.

PREVENÇÃO

- Uso de preservativo em todas as relações sexuais orais, anais e genitais
- Uso de barreira de proteção nos jogos sexuais
- Testes para HIV, sífilis, hepatites B e C (dependendo da população de risco, solicitar imunoglobulinas M e G [IgM e IgG] para hepatite A)
- Vacinação para hepatite (tipos A e B) e HPV
- Tratamento das parcerias sexuais
- Distribuição de preservativos.

EVOLUÇÃO E PROGNÓSTICO

- Cura clínica ou bacteriológica com tratamento adequado
- Pode haver sequela sem tratamento ou com terapia inadequada.

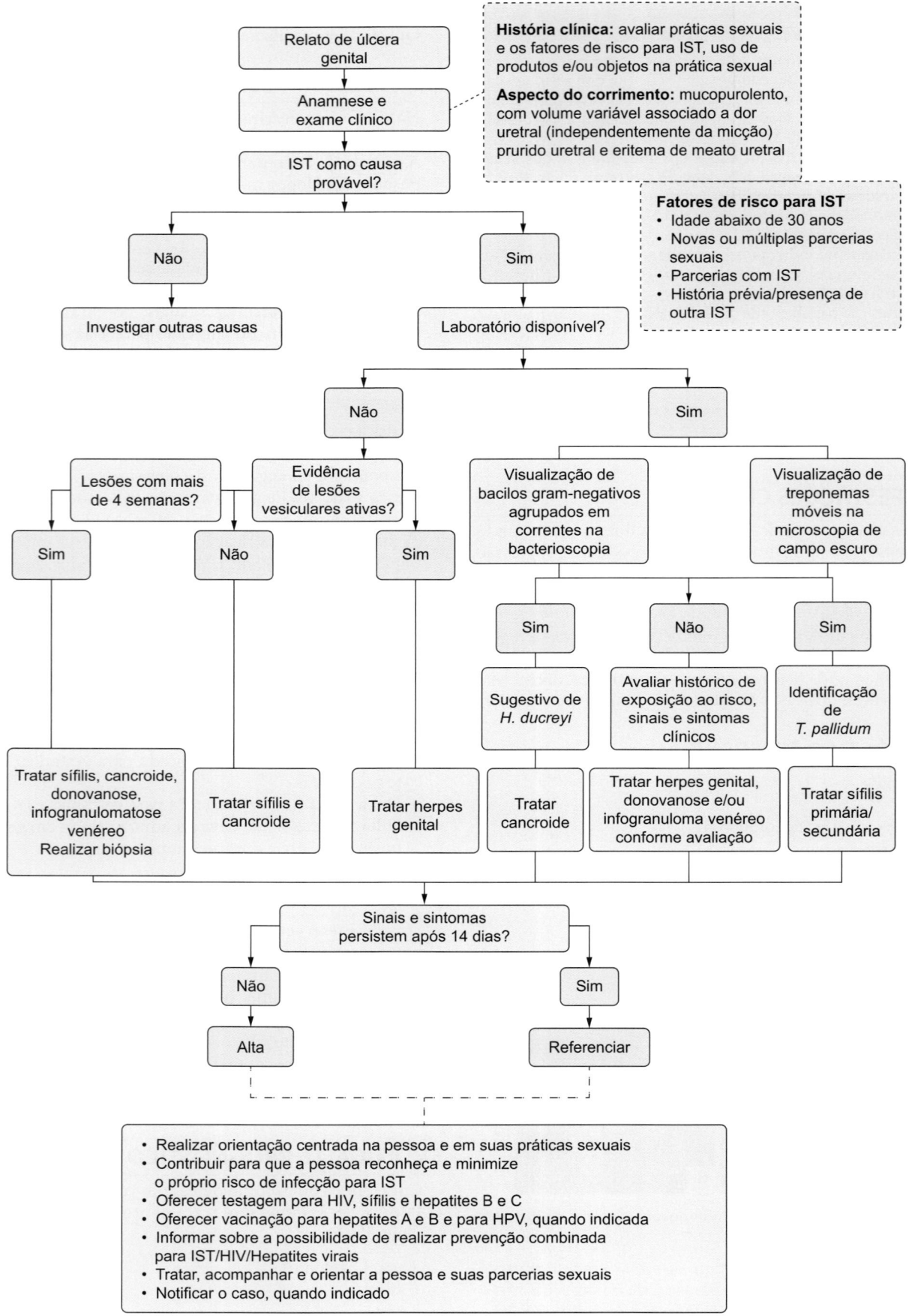

Figura 562.2 Fluxograma para o manejo de infecções que causam úlcera genital.

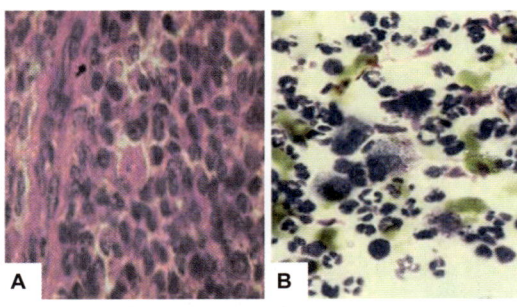

Figura 562.3 Aspectos histopatológicos de biópsia de úlcera genital com identificação de corpúsculos de Donovan.

BIBLIOGRAFIA

Azevedo MF. GPS Medicamentos. Guia prático em saúde. Rio de Janeiro: Guanabara Koogan; 2017.

Brasil. Ministério da Saúde. Secretaria de Vigilância em Saúde. Departamento de Doenças de Condições Crônicas e Infecções Sexualmente Transmissíveis. Protocolo Clínico e Diretrizes Terapêuticas para Atenção Integral às Pessoas com Infecções Sexualmente Transmissíveis (IST). Brasília: Ministério da Saúde; 2019.

Brasil. Ministério da Saúde. Secretaria de Vigilância em Saúde. Departamento de Doenças de Condições Crônicas e Infecções Sexualmente Transmissíveis. Protocolo Clínico e Diretrizes Terapêuticas para Atenção Integral às Pessoas com Infecções Sexualmente Transmissíveis (IST)/Ministério da Saúde, Secretaria de Vigilância em Saúde, Departamento de Doenças de Condições Crônicas e Infecções Sexualmente Transmissíveis. – Brasília: Ministério da Saúde, 2020.

Brasil. Ministério da Saúde. Secretaria de Vigilância em Saúde. Departamento de DST, AIDS e Hepatites Virais. Protocolo Clínico e Diretrizes Terapêuticas para Atenção Integral às Pessoas com Infecções Sexualmente Transmissíveis. Brasília: Ministério da Saúde; 2015.

Brasil. Ministério da Saúde. Secretaria de Vigilância em Saúde. Departamento de Vigilância, Prevenção e Controles das Infecções Sexualmente Transmissíveis, do HIV/AIDS e das Hepatites Virais. Manual técnico para diagnóstico da infecção pelo HIV em adultos e crianças. 4. ed. Brasília: Ministério da Saúde; 2018.

Brasil. Ministério da Saúde. Secretaria de Vigilância em Saúde. Departamento de Vigilância, Prevenção e Controle das Infecções Sexualmente Transmissíveis, do HIV/AIDS e das Hepatites Virais. Prevenção combinada do HIV. Bases conceituais para profissionais trabalhadores(as) e gestores(as) de saúde. Brasília: Ministério da Saúde; 2017.

Brasil. Ministério da Saúde. Secretaria de Vigilância em Saúde. Departamento de Vigilância, Prevenção e Controle das Infecções Sexualmente Transmissíveis, do HIV/AIDS e das Hepatites Virais. Protocolo clínico e diretrizes para profilaxia pós-exposição (PEP) de risco à infecção pelo HIV, IST, Hepatites Virais. Brasília: Ministério da Saúde; 2017.

Brasil. Ministério da Saúde. Secretaria de Vigilância em Saúde. Nota informativa nº 15/2018-COVIG/CGVP/DCCI/SVS/MS, de 7 de junho de 2018. Ampliação da indicação de uso da vacina Hepatite A para gays e homens que fazem sexo com homem (HSH) que tenham prática sexual com contato oral-anal. Brasília: Ministério da Saúde; 2018.

Centers for Disease Control (CDC). Recommendations and reports. MMWR. 2015;64(3).

Workowski KA, Bolan GA; Centers for Disease Control and Prevention. Sexually transmitted diseases treatment guidelines, 2015. MMWR Recomm Rep. 2015;64(RR-03):1-137.

563
Escarlatina

João Alves de Araújo Filho

INTRODUÇÃO

Afecção caracterizada por faringite exsudativa, febre e erupção cutânea maculopapular, a qual confere à pele o aspecto de lixa. Seu período de incubação é de 2 a 3 dias (variação de 1 a 6 dias).

Trata-se de uma doença da infância, com maior prevalência na faixa etária de 5 a 15 anos, sendo incomum abaixo dos 3 anos. Pode ocorrer em adultos.

A escarlatina surge primordialmente após faringite exsudativa, mas pode provocar lesões cutâneas, queimaduras, infecções do sistema respiratório inferior, bem como surtos relacionados com alimentos contaminados.

CAUSAS

Exotoxinas pirogênicas dos tipos A, B e C, denominadas eritrogênicas ou eritrotermogênicas, produzidas por estreptococos beta-hemolíticos do grupo A, principalmente *Streptococcus pyogenes*.

FATORES DE RISCO

- Crianças em comunidades infantis (escolas, creches, berçários, parques)
- Contato com crianças em idade escolar.

MANIFESTAÇÕES CLÍNICAS

- Início súbito com dor de garganta, febre (de até 40°C), cefaleia, adenomegalias cervicais, vômitos e dor abdominal, podendo simular abdome agudo, especialmente em crianças
- Tonsilas e faringe de coloração "vermelho carnosa", com ou sem exsudato
- Língua coberta por camada esbranquiçada ("língua de morango esbranquiçada") nos primeiros 2 dias; após 4 ou 5 dias, essa estrutura torna-se vermelha, com papilas proeminentes ("língua de morango avermelhada") (Figura 563.1)
- É importante lembrar que as manifestações de faringite e/ou tonsilite estão ausentes nos casos de escarlatina relacionados com lesões cutâneas e queimaduras
- Erupção cutânea puntiforme/micropapular, não confluente, vermelho-alaranjada, conferindo à pele o aspecto de lixa (Figura 563.2). Inicia-se de 12 a 48 horas após o surgimento da febre
- A erupção começa no pescoço, nas axilas e na região inguinal, disseminando-se a partir de então para o abdome e as extremidades; é mais evidente nas pregas cutâneas
- Face avermelhada, com palidez ao redor da boca (sinal de Filatov)

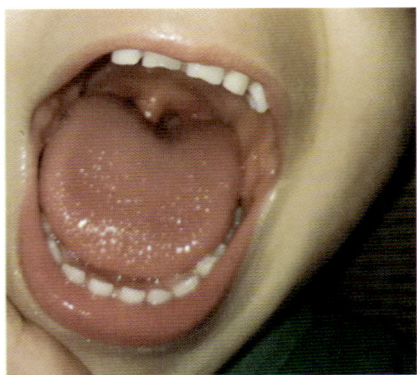

Figura 563.1 Língua em framboesa.

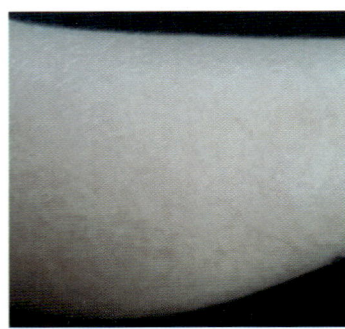

Figura 563.2 Exantema eritematoso micropapular.

- Estrias vermelhas transversais nas dobras cutâneas do abdome, do espaço antecubital e das axilas (sinal ou linhas de Pastia)
- A descamação começa na face depois de 7 a 10 dias; prossegue pelo tronco até as mãos e os pés, podendo persistir por 6 semanas.

DIAGNÓSTICO DIFERENCIAL

- Sarampo
- Rubéola
- Mononucleose infecciosa
- Infecção por enterovírus
- Infecção aguda pelo vírus da imunodeficiência humana (HIV)
- Sífilis secundária
- Síndrome do choque tóxico
- Doença de Kawasaki
- Síndrome da pele escaldada estafilocócica
- Reação cutânea medicamentosa
- Queimadura solar.

EXAMES COMPLEMENTARES

- Hemograma
- Cultura de material da orofaringe para o isolamento do agente
- Testes rápidos para detecção de antígenos da secreção de orofaringe fornecem resultados rápidos com especificidade de cerca de 95% e sensibilidade de 70 a 90%
- Testes de amplificação de ácidos nucleicos (NAAT): apresentam valores preditivo positivo e negativo de 97,7 e 100%, respectivamente

- Testes sorológicos (antiestreptolisina): indicam infecção recente por estreptococos, mas não são úteis para o diagnóstico da doença na fase aguda.

COMPROVAÇÃO DIAGNÓSTICA

- Dados clínicos, cultura e testes sorológicos para detecção de antígenos ou NAAT.

COMPLICAÇÕES

- Supurativas:
  - Sinusite, otite média, mastoidite
  - Adenite cervical
  - Abscesso periamigdaliano ou retrofaríngeo
  - Pneumonia
  - Tromboflebite séptica da veia jugular
  - Meningite ou abscesso cerebral
  - Fascite necrotizante
  - Osteomielite
  - Sepse
- Não supurativas:
  - Febre reumática
  - Glomerulonefrite
  - Artrite reativa pós-estreptocócica
  - Síndrome do choque tóxico pós-estreptocócico
  - Transtornos neuropsiquiátricos pediátricos autoimunes associados ao estreptococo do grupo A.

TRATAMENTO

- Repouso
- Alívio da dor (ver Capítulo 15, *Dor*).

Tratamento medicamentoso

- Pacientes sem alergia à penicilina:
  - Penicilina V, por via oral (VO): crianças – 250 mg, a cada 8 ou 12 horas, por 10 dias; adolescentes e adultos – 250 mg, a cada 6 horas, ou 500 mg, a cada 12 horas por 10 dias, ou
  - Amoxicilina, VO: 50 mg/kg, 1 vez/dia (máximo de 1.000 mg), por 10 dias, ou 25 mg/kg (máximo 500 mg), a cada 12 horas, por 10 dias, ou
  - Penicilina benzatina, por via intramuscular (IM), dose única de 600.000 UI, para pacientes com menos de 27 kg; 1.200.000 UI para pacientes com mais de 27 kg
- Pacientes com alergia à penicilina:
  - Cefalexina, VO, 20 mg/kg/dose, a cada 12 horas (máximo de 500 mg/dose), por 10 dias, ou
  - Cefadoxila, VO, 30 mg/kg, 1 vez/dia (dose máxima de 1.000 mg), por 10 dias, ou
  - Clindamicina, VO, 7 mg/kg, a cada 8 horas (dose máxima de 300 mg/dose), por 10 dias, ou
  - Azitromicina, VO, 12 mg/kg, 1 vez/dia (dose máxima de 500 mg), por 1 dia, a seguir 6 mg/kg (dose máxima de 250 mg) por dia, durante 4 dias, total de 5 dias, ou
  - Claritromicina, VO, 7,5 mg/kg/dose (dose máxima de 250 mg), a cada 12 horas, por 10 dias
- Observações quanto ao tratamento antimicrobiano:
  - As penicilinas são os medicamentos de eleição
  - As cefalosporinas não devem ser utilizadas em pacientes com hipersensibilidade imediata/anafilaxia às penicilinas

■ A resistência aos macrolídeos e azalídeos, bem como à clindamicina, é bem documentada, mas varia geograficamente.

PREVENÇÃO

- Não existem vacinas para estreptococos do grupo A
- Realizar reforço nas orientações de higiene pessoal, principalmente na lavagem das mãos
- As crianças somente devem retornar à escola depois de 24 horas de antibioticoterapia.

EVOLUÇÃO E PROGNÓSTICO

- Cura com tratamento adequado
- Podem ocorrer crises recorrentes
- Ver Capítulos 362, *Glomerulopatias*, e 440, *Febre Reumática*.

BIBLIOGRAFIA

Azevedo MF. GPS Medicamentos. Guia prático em saúde. Rio de Janeiro: Guanabara Koogan; 2017.

Basettia S, Hodgsonb J, Rawsonc TM et al. Scarlet fever: a guide for general practitioners. London J Prim Care. 2017;(9)5:77-9.

Pardo S, Perera TB. Scarlet fever. Atualizado em 28 de fevereiro de 2019. In: StatPearls [Internet]. Treasure Island (FL): StatPearls Publishing; 2019 Jan. Disponível em: https://www.ncbi.nlm.nih.gov/books/NBK507889/?report=reader#_NBK507889_pubdet_.

Shulman ST, Bisno AL, Herbert W et al. Clinical Practice Guideline for the Diagnosis and Management of Group A Streptococcal Pharyngitis: 2012 Update by the Infectious Diseases Society of America. Clin Infect Dis. 2012; (55)10:e86-102.

Sotoodian B. Scarlet fever. Medscape. Atualizado em 21 de junho de 2019. Disponível em: https://emedicine.medscape.com/article/1053253-print. Acesso em: 18 jul. 2019.

564
Estafilococcias

Sabrina Sgambatti de Andrade • João Guimarães de Andrade

INTRODUÇÃO

Grupo de doenças causadas por bactérias do gênero *Staphylococcus*, compreendendo amplo espectro de manifestações clínicas. Das 33 espécies de estafilococos conhecidas, 16 são consideradas patogênicas para o homem, sendo o *Staphylococcus aureus* o protótipo coagulase-positivo, e o *Staphylococcus epidermidis* o principal representante coagulase-negativo.

Aproximadamente 20 a 40% dos adultos são portadores de estafilococos nas cavidades nasais, constituindo fonte importante de contaminação.

A transmissão se dá de pessoa a pessoa por meio das mãos, por infecções cutâneas, secreção nasal e orofaríngea, roupas de cama, toalhas e lençóis.

Seu período de incubação é de 4 a 10 dias.

DOENÇAS CAUSADAS POR ESTAFILOCOCOS

- **Pele e tecido celular subcutâneo**: furúnculos, impetigo, ectima, foliculite, hidradenite, terçol, paroníquia, celulites, infecção secundária de ferimentos cutâneos (ver Parte 4, *Sistema Tegumentar*)
- **Articulações**: artrite séptica (ver Capítulo 454, *Artrites*)
- **Ossos**: osteomielite (ver Capítulo 450, *Osteomielite*)
- **Brônquios e pulmões**: pneumonias, broncopneumonias (ver Capítulo 155, *Pneumonias*)
- **Coração**: endocardite e pericardite (ver Capítulos 181, *Endocardites*, e 186, *Pericardites*)
- **Vasos**: flebites, linfadenite, infecção de cateteres
- **Vias urinárias**: cistite, prostatite, pielonefrite (raramente) (ver Capítulo 369, *Infecção dos Rins e das Vias Urinárias*)
- Mamas: mastite (ver Capítulo 418, *Mastites*)
- **Sistema digestório**: enterocolite, intoxicação alimentar
- **Sistema nervoso central**: meningite, infecção de derivação do líquido cefalorraquidiano
- **Bacteriemia**: em crianças prematuras e em pacientes imunodeprimidos
- **Infecções hospitalares**
- **Septicemia estafilocócica**: risco de abscessos metastáticos
- **Afecções relacionadas com a toxina**: síndrome da pele escaldada, toxinfecção alimentar, síndrome do choque tóxico.

Síndrome do choque tóxico

Emergência médica rara, causada por toxinas produzidas por *Streptococcus pyogenes* ou *Staphylococcus aureus*, que ocorre principalmente em crianças e mulheres durante o período menstrual.

Os sintomas mais comuns são febre alta, coriza, vômito, fraqueza, dores musculares, hipotensão, *rash* cutâneo similar à queimadura, descamação da pele tipicamente da palma das mãos e da planta dos pés em estágios tardios e até mesmo falência de múltiplos órgãos.

O tratamento consiste desde hospitalização imediata para reposição de líquidos e suporte circulatório, terapia antibiótica empírica (p. ex., clindamicina com vancomicina ou daptomicina) até resultados das culturas e medidas locais quando cabíveis (p. ex., assepsia, desbridamento).

EXAMES COMPLEMENTARES

- Hemograma: leucocitose, neutrofilia, desvio à esquerda
- Exame bacterioscópico de secreção
- Cultura de secreções, líquidos estéreis, sangue (fazer teste de sensibilidade aos agentes antimicrobianos)
- Outros exames dependem do órgão comprometido (anatomopatológico de tecido).

COMPROVAÇÃO DIAGNÓSTICA

- Dados clínicos + isolamento e identificação da bactéria.

TRATAMENTO

- Curativos diários das lesões da pele e subcutâneos
- Abscessos devem ser drenados (ver Capítulo 552, *Abscessos*).

Tratamento medicamentoso

- **Infecções localizadas (antimicrobianos sistêmicos não são necessários)**: antibióticos de uso local – mupirocina

a 2% (pomada ou creme) e ácido fusídico a 2% (pomada). Usar ambos a cada 8 horas, por 7 a 10 dias
- **Infecções leves e moderadas da pele e do tecido subcutâneo (celulite):** cefadroxila 500 mg, por via oral (VO), a cada 12 horas; ou cefalexina 500 mg, VO, a cada 6 horas
- **Infecções graves (adquiridas na comunidade ou em serviços de saúde) por** *Staphylococcus* **sensíveis:** oxacilina 2 g, por via intravenosa (IV), a cada 6 horas, ou cefalotina 2 g, IV, a cada 6 horas
- **Infecções graves (adquiridas na comunidade ou em serviços de saúde) por** *Staphylococcus aureus* **resistente à meticilina (MRSA):** vancomicina 1 g, IV, a cada 12 horas, linezolida 600 mg, IV, a cada 12 horas, tigeciclina 100 mg, IV, a cada 12 horas, quinupristina/dalfopristina 7,5 mg/kg, IV, a cada 12 horas (acesso central), daptomicina 4 a 6 mg/kg, IV, a cada 24 horas, ceftarolina 600 mg, IV, a cada 12 horas
- **Infecções por MRSA comunitários:** clindamicina, linezolida e rifampicina associadas a outro fármaco antiestafilocócico (fluoroquinolonas e sulfametoxazol-trimetoprima) são as de escolha por via oral.

A duração do tratamento depende do tipo de infecção e pode durar de 10 a 12 dias nas celulites e de 4 a 8 semanas nas pneumonias e endocardites.

Tratamento cirúrgico
- Drenagem de cavidades fechadas
- Quando há drenagem de material purulento, cobrir as lesões com curativo.

PREVENÇÃO
- Usar luvas e avental enquanto houver drenagem externa de material purulento que não possa ser retido pelo curativo.

BIBLIOGRAFIA

Azevedo M. GPS Medicamentos. Guia prático em saúde. Rio de Janeiro: Guanabara Koogan; 2017.
Gilbert DN, Chambers HF, Eliopoulos GM et al. (eds.). The Sanford Guide to Antimicrobial Therapy. 50th ed. Antimicrobial Therapy; 2019.
Karanth VE, Karanth SK, Karanth L. Antibiotics for bacteraemia due to Staphylococcus aureus. Cochrane Database Syst Rev. 2017;(7):CD011465.
Mandell GL, Bennett JE, Dolin RM. Principles and practice of infectious diseases. 8th ed. United States: Churchill Livingstone; 2015.

565
Estreptococcias

Sabrina Sgambatti de Andrade • João Guimarães de Andrade

INTRODUÇÃO

Grupo de doenças causadas principalmente pelo *Streptococcus* beta-hemolítico do grupo A (*Streptococcus pyogenes*) (Quadro 565.1).

Quadro 565.1 Manifestações clínicas das doenças causadas por estreptococos.

Doenças	Manifestações clínicas
Tonsilite, faringite, escarlatina	Febre alta, dor de garganta, exsudato e hipertrofia de tonsilas. Linfonodos submandibulares dolorosos. Na escarlatina, geralmente há *rash* cutâneo
Impetigo, ectima	Pápulas, vesículas, pústulas e crostas (acometem principalmente crianças de 2 a 5 anos)
Celulite	Comprometimento da pele e do tecido subcutâneo. Dor local e eritema, sem delineamento da pele
Erisipela	Comprometimento da pele e do tecido subcutâneo. Dor, vermelhidão com bordas elevadas e edema endurecido (70 a 80% dos casos nos membros inferiores)
Síndrome do choque tóxico	Febre alta, coriza, vômito, fraqueza, dores musculares, hipotensão, *rash* cutâneo similar à queimadura, descamação da pele tipicamente da palma das mãos e planta dos pés em estágios tardios e falência de múltiplos órgãos. Em 50% dos casos, há evolução para bacteriemia e até mesmo fascite necrotizante
Outras	Artrite, otite, sinusite, pneumonia, endocardite, fascite necrotizante, meningite

Tem relação com a febre reumática, a glomerulonefrite difusa aguda e o eritema nodoso.

MANIFESTAÇÕES CLÍNICAS
- Dependem da forma clínica (ver Quadro 565.1).

EXAMES COMPLEMENTARES
- Exame bacteriológico – material corado pelo Gram
- Isolamento por cultura
- Testes rápidos para detecção de antígenos de estreptococos na faringe (não distingue os portadores dos doentes nos casos de tonsilite).

COMPROVAÇÃO DIAGNÓSTICA
- Dados clínicos + isolamento e identificação da bactéria.

TRATAMENTO

No Quadro 565.2 é apresentado o tratamento medicamentoso de acordo com as manifestações clínicas.

Atenção

A identificação da bactéria nem sempre é solicitada nos casos mais simples; contudo, nos mais graves, de tratamento mais difícil, pode ser necessária.

PREVENÇÃO
- Antibioticoprofilaxia discutível para contatos de pacientes com faringotonsilites; exceto para pacientes de alto risco (p. ex., história de febre reumática)
- Uso de luvas e avental nas primeiras 24 horas de antibioticoterapia.

Quadro 565.2 Tratamento das doenças causadas por estreptococos.

Doenças	Primeira opção de tratamento	Tratamento alternativo	Tempo de tratamento
Faringite, tonsilite e escarlatina	Penicilina benzatina, IM, 600.000 UI, em dose única, para crianças com menos de 30 kg; e 1,2 milhão UI, para crianças maiores e adultos; ou penicilina V, VO, 400.000 UI a cada 8 h para crianças, ou 800.000 UI, a cada 12 h para adultos	Para alérgicos à penicilina: azitromicina 1 g/dia, VO, por 3 dias; claritromicina, VO, 500 mg, a cada 12 h; ou lincomicina, 600 mg, IM, a cada 12 h	10 dias
Erisipela, celulite	Formas leves: amoxicilina 500 mg, VO, a cada 8 h Formas graves: penicilina G cristalina 10 a 20 milhões/dia EV 6/6 h	Pacientes alérgicos à penicilina ou se houver falha do tratamento: clindamicina 600 mg, IV, a cada 8 h; ou cefalotina 3 g, IV, a cada 6 h	10 dias
Impetigo, ectima	Poucas lesões: antibiótico tópico com ácido fusídico ou mupirocina a 2% (em pomada ou creme) Formas disseminadas: penicilinas orais ou cefalosporinas orais	–	
Endocardite, artrite, osteomielite e síndrome do choque tóxico	Penicilina G cristalina 20 a 30 milhões/dia, IV, a cada 6 h, ou ceftriaxona 2 g, IV, a cada 24 h, ± clindamicina 900 mg, IV, a cada 8 h	Pacientes alérgicos à penicilina: vancomicina 15 mg/kg, IV, a cada 12 h, ± clindamicina	2 a 6 semanas
Pneumonia, meningite	Penicilina G cristalina, 15 a 20 milhões/dia, IV, a cada 6 h	Ceftriaxona 2 g, IV, 12 a 24 h	7 a 14 dias

VO: via oral; IV: via intravenosa.

BIBLIOGRAFIA

Azevedo MF. GPS Medicamentos. Guia prático em saúde. Rio de Janeiro: Guanabara Koogan; 2017.

Gilbert DN, Chambers HF, Eliopoulos GM et al. (eds.). The Sanford Guide to Antimicrobial Therapy. 50th ed. Antimicrobial Therapy; 2019.

Mandell GL, Bennett JE, Dolin RM. Principles and practice of infectious diseases. 8th ed. United States: Churchill Livingstone; 2015.

Walker MJ, Barnett TC, McArthur JD et al. Disease manifestation and pathogenic mechanisms of group A Streptococcus. Clin Microbiol Rev. 2014;27(2):264-301.

566
Febre Tifoide

Priscilla Yoshiko Sawada

INTRODUÇÃO

A febre tifoide é uma doença bacteriana aguda, causada pela *Salmonella* entérica, sorotipo *Typhi*, de distribuição mundial, diretamente associada a baixos níveis socioeconômicos, predominando em regiões com precárias condições de saneamento básico, higiene pessoal e ambiental (Figura 566.1).

Quando não tratada adequadamente, pode evoluir com complicações letais, como perfuração intestinal e comprometimento do sistema nervoso.

No Brasil, observam-se surtos nas regiões Norte e Nordeste. Entre 2000 e 2015, o Ministério da Saúde (MS) contabilizou 5.503 casos confirmados, dos quais apenas 53 ocorreram em 2015, o que demonstra que a doença está se tornando cada vez menos comum.

Em geral, seu período de incubação é de 1 a 3 semanas.

SUSCETIBILIDADE E RESISTÊNCIA

- A suscetibilidade é geral, mas maior nas pessoas idosas e imunodeprimidas
- A imunidade adquirida após a infecção ou vacinação não é definitiva.

TRANSMISSÃO

- Pode ocorrer de maneira direta, pelo contato com as mãos do doente ou do portador da bactéria, e de indireta, pela ingestão de água ou alimentos contaminados com fezes ou urina de portadores ou pessoas infectadas
- O tempo de eliminação da bactéria varia de 1 a 3 semanas, podendo chegar a 3 meses
- Até 6% dos pacientes transformam-se em portadores crônicos da febre tifoide e podem transmitir a doença por até 1 ano.

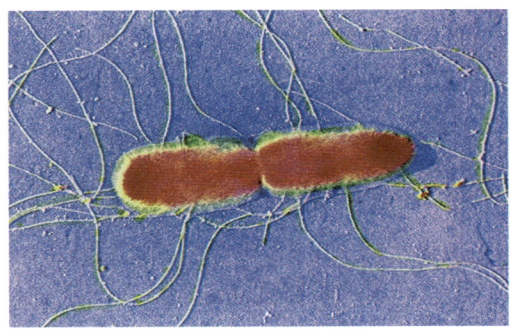

Figura 566.1 *Salmonella typhi*.

MANIFESTAÇÕES CLÍNICAS

- Febre que se inicia 7 a 14 dias após ingestão da *Salmonella*, apresentando um padrão cíclico, cuja temperatura se eleva durante o dia, cai na manhã seguinte e torna a se elevar progressivamente
- Na primeira semana, aparecem as manifestações gastrintestinais, que consistem em dor abdominal difusa e constipação intestinal, decorrentes das infiltrações monocíticas das placas de Peyer e das paredes intestinais. Pode haver também tosse seca, cefaleia, *delirium* e mal-estar geral
- Ao final da primeira semana, a febre apresenta um platô de 39 a 40° e surgem as roséolas tíficas (lesões maculopapulares rosadas) no tronco, as quais representam êmbolos sépticos na derme
- Durante a segunda semana, há progressão dos sinais e sintomas, podendo aparecer esplenomegalia e bradicardia relativa, com dissociação pulso-temperatura
- Na terceira semana, febre, toxemia e perda ponderal podem ocorrer, além de taquipneia, tosse seca, estertores crepitantes nas bases pulmonares. Nessa fase, alguns pacientes podem apresentar diarreia líquida esverdeada, alterações neurológicas, como confusão mental, psicose e apatia, além de perfuração intestinal e peritonite em decorrência da necrose das placas de Peyer.

DIAGNÓSTICO DIFERENCIAL

- Inclui múltiplas doenças que têm como denominador comum febre prolongada, frequentemente sem sintomas de localização da infecção (ver Capítulo 20, *Febre de Origem Indeterminada*)
- As principais são: infecções por *Salmonella* entérica sorotipo *Paratyphi* (sorogrupos A, B, C) e por *Yersinia* enterocolítica, tuberculose disseminada, meningoencefalite, infecção por agentes piogênicos, colecistite aguda, peritonite bacteriana, forma toxêmica de esquistossomose mansônica, mononucleose infecciosa, febre reumática, doença de Hodgkin, abscesso hepático, abscesso subfrênico, apendicite aguda, infecção do trato urinário, leptospirose, malária, toxoplasmose, doença de Chagas aguda e endocardite bacteriana.

DIAGNÓSTICO LABORATORIAL

- Detecção por reação em cadeia da polimerase (PCR) no sangue (especialmente para fins de vigilância epidemiológica)
- Hemoculturas (menor sensibilidade, sendo necessárias pelo menos 2 a 3 amostras)
- Teste sorológico (reação de Widal). Apesar de ainda ser utilizado no Brasil, é pouco confiável pelos diferentes resultados que podem ser encontrados, dependendo das cepas de *Salmonella*
- Coprocultura (indicada a partir da 2ª até a 5ª semana da doença, assim como no estágio de convalescença e na pesquisa de portadores). No estado de convalescença, orienta-se a coleta de amostras do material com intervalos de 24 horas

- No caso de indivíduos assintomáticos, particularmente aqueles envolvidos na manipulação de alimentos, recomenda-se a coleta de sete amostras sequenciadas
- Mielocultura (90% de sensibilidade) – tem a vantagem de se apresentar positiva mesmo na vigência de antibioticoterapia prévia.

TRATAMENTO

- O tratamento antimicrobiano deve ser instituído sempre que houver suspeita clínica e epidemiológica, mesmo que não haja diagnóstico laboratorial confirmatório
- O conhecimento do perfil de sensibilidade aos antimicrobianos é crucial para determinar a escolha do melhor tratamento a se instituir
- A maioria dos pacientes poderá ser tratada ambulatorialmente. Apenas os pacientes com febre tifoide complicada (p. ex., diarreia grave, vômito persistente, distensão abdominal) deverão ser internados para tratamento antimicrobiano intravenoso e medidas de suporte
- Os antibióticos de escolha são ceftriaxona e ciprofloxacino, após o surgimento de cepas resistentes ao cloranfenicol, sulfametoxazol-trimetoprima e ampicilina/amoxicilina ao longo das décadas
- A associação de ceftriaxona 2 g, via intravenosa (IV), 1 vez/dia, com ciprofloxacino 500 mg, IV, a cada 12 horas, tem sido usada diante da possibilidade de resistência aos antimicrobianos em casos graves. Os medicamentos devem ser administrados durante 10 a 14 dias
- A azitromicina 500 mg/dia, por via oral (VO), pode se tornar uma opção para tratamento de febre tifoife não complicada em regiões com elevada taxa de resistência às quinolonas
- A administração de corticoides, associados aos antimicrobianos, reduz a mortalidade dos casos graves sem aumento das complicações.

Sensibilidade aos antimicrobianos

O conhecimento da sensibilidade aos antimicrobianos, em diferentes locais, pode auxiliar na indicação da melhor alternativa terapêutica empírica, uma vez que a doença pode ser adquirida durante uma viagem a regiões com elevada prevalência de resistência antimicrobiana.

Para isso, deve ser testada a sensibilidade a ampicilina, cloranfenicol, sulfametoxazol-trimetoprima, ciprofloxacino, ceftriaxona e azitromicina, de acordo com o European Committee on Antimicrobial Susceptibility Testing (EUCAST).

PREVENÇÃO E CONTROLE

- Indicações da vacina contra febre tifoide – crianças a partir de 2 anos, adolescentes e adultos que viajam para áreas de alta incidência da doença, em situações específicas de longa permanência e após análise médica criteriosa, assim como profissionais que lidam com águas contaminadas e dejetos

- Não é recomendada a vacinação de rotina, pelo baixo poder imunogênico e pela curta duração da imunidade.

Controle e tratamento de portadores de *Salmonella typhi*

A investigação de portadores de *Salmonella typhi* somente deve ser realizada em caso de surtos ou epidemias de transmissão por alimentos, por meio da realização de coproculturas em número de até sete, com intervalo de 24 horas.

Assim que houver a identificação de um portador crônico, é necessário realizar o tratamento antimicrobiano e as orientações de higiene pessoal e afastamento das funções laborais, caso seja manipulador de alimentos.

Recomenda-se que seja eliminada a condição de portador quando resultarem negativas três coproculturas coletadas em meses consecutivos, ou 1 vez/semana, por 3 semanas, durante 1 mês, quando se tratar de manipulador de alimentos.

Deve-se realizar melhorias em saneamento básico, higiene pessoal e preparação adequada dos alimentos.

O tempo de tratamento do portador crônico não está definido. Idealmente, o esquema antimicrobiano deve ser guiado pelo antibiograma, tendo em vista a emergência de resistência aos antibióticos escolhidos. Cumpre ressaltar que são necessários controle do paciente com coproculturas após o término do tratamento e orientação em relação às medidas de higiene para evitar a manutenção da cadeia de transmissão.

BIBLIOGRAFIA

Azevedo MF. GPS Medicamentos. Guia prático em saúde. Rio de Janeiro: Guanabara Koogan; 2017.

Connor B A, Schwartz E. Typhoid and paratyphoid fever in travellers. Lancet Infect Dis. 2005;5(10):623-8.

Crump JA. Progress in typhoid fever epidemiology. Clin Infect Dis. 2019;68:S4-9.

Effa EE, Bukirwa H. WITHDRAWN: Azithromycin for treating uncomplicated typhoid and paratyphoid fever (enteric fever). Cochrane Database of Syst Rev. 2011;2011(10):CD006083.

Effa EE, Lassi ZS, Critchley JA et al. Fluoroquinolones for treating typhoid and paratyphoid fever (enteric fever). Cochrane Database Syst Rev. 2011;2011(10):CD004530.

Ministério da Saúde. Febre tifoide: causas, tratamento, diagnóstico e prevenção. Disponível em: http://www.saude.gov.br/saude-de-a-z/febre-tifoide. Acesso em: 27 jul. 2019.

Ministério da Saúde. Secretaria de Vigilância em Saúde. Departamento de Vigilância Epidemiológica. Manual integrado de vigilância e controle da febre tifoide/Ministério da Saúde, Secretaria de Vigilância em Saúde, Departamento de Vigilância Epidemiológica. Brasília: Ministério da Saúde; 2008.

Parry CM, Hien TT, Dougan G et al. Typhoid fever. N Eng J Med. 2002;347:1770-82.

Paul UK, Bandyopadhyay A. Typhoid fever: a review. Int J Adv Med. 2017;4(2):300-6.

Sociedade Brasileira de Imunologia. Vacina Febre Tifoife. Disponível em: https://familia.sbim.org.br/vacinas/vacinas-disponiveis/vacina-febre-tifoide. Acesso em: 27 jul. 2019.

Stoesser N, Eyre D, Basnyat B et al. Treatment of enteric fever (typhoid and paratyphoid fever) with third and fourth generation cephalosporins. Cochrane Database Syst Rev. 2013.

Wain J, Hendriksen RS, Mikoleit ML et al. Typhoid fever. Lancet. 2015;385:1136-45.

World Health Organization (WHO). Typhoid. Disponível em: https://www.who.int/news-room/fact-sheets/detail/typhoid. Acesso em: 20 jul. 2019.

567
Infecção por Clamídia

Clamidíase, psitacose

Ana Maria de Oliveira

INTRODUÇÃO

Trata-se de infecção por microrganismos do gênero *Chlamydia*.

Os indivíduos podem permanecer assintomáticos durante algum tempo, mas os microrganismos são capazes de provocar lesões graves em diversos órgãos, principalmente no sistema genital.

A *Chlamydia trachomatis* apresenta tropismo pelo epitélio colunar ou de transição, com extensão para o colo do útero, o útero, as tubas uterinas e o peritônio, nas mulheres; nos homens, localiza-se no epidídimo, bem como nas células epiteliais do reto.

A *Chlamydia pneumoniae* causa infecções respiratórias, e a *Chlamydia psittaci* é agente da psitacose.

Predomina a partir dos 15 anos (ver Capítulo 569, *Linfogranuloma Venéreo*).

CAUSAS

- *Chlamydia trachomatis*.

FATOR DE RISCO

- Relação sexual sem preservativo.

MANIFESTAÇÕES CLÍNICAS

- Sexo masculino:
  - Epididimite
  - Uretrite
  - Proctite
  - Síndrome de Reiter
- Sexo feminino (a maioria das mulheres infectadas pela *Chlamydia trachomatis* permanece assintomática):
  - Uretrite
  - Cervicite (Figura 567.1)
  - Salpingite (Figura 567.2)
  - Endometrite
  - Bartolinite
  - Doença inflamatória pélvica (DIP)
- Ambos os sexos:
  - Clamídia na faringe e no trato gastrintestinal (paciente assintomático)
  - Conjuntivite
  - Pneumonia.

DIAGNÓSTICO DIFERENCIAL

- ***Neisseria gonorrhoeae***: uretrite, proctite, epididimite, cervicite, DIP, abscesso da glândula de Bartholin
- ***Ureaplasma urealyticum***: uretrite, epididimite, síndrome de Reiter, DIP.

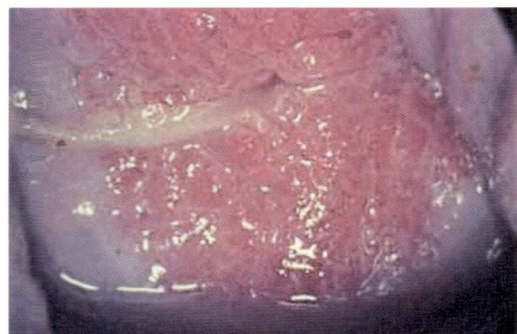

Figura 567.1 Cervicite por *Chlamydia trachomatis*.

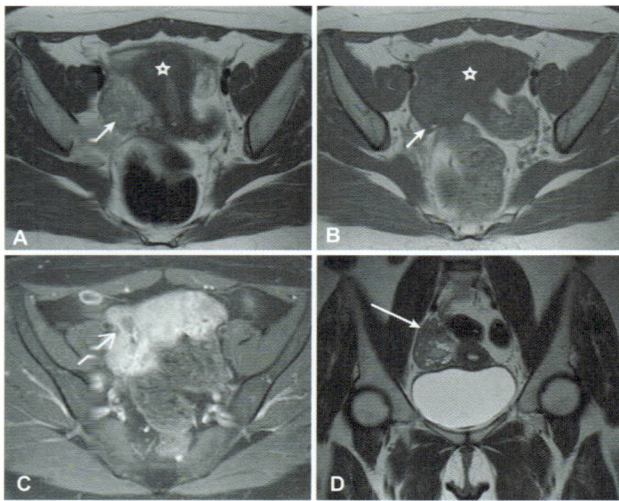

Figura 567.2 Salpingite.

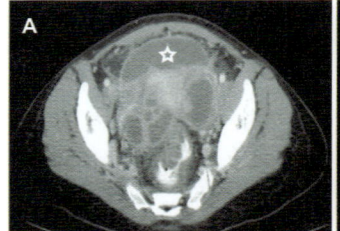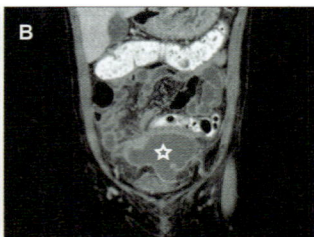

Figura 567.3 Imagem de tomografia computadorizada de abdome mostrando coleção extensa multiloculada na cavidade pélvica com diagnóstico de doença inflamatória pélvica aguda (DIPA).

EXAMES COMPLEMENTARES

- Teste amplificado de ácidos nucleicos (NAAT) de urina, material endocervical ou vaginal, inclusive autocoletados. Apesar de não estarem validados NAAT para amostra de secreção retal e oral, estes apresentam alta sensibilidade e especificidade para diagnóstico da clamidíase nesses locais
- Tendo em conta a alta frequência de cervicite assintomática, é recomendável na primeira consulta pré-natal a coleta de secreção cervical para pesquisa de *N. gonorrhoeae* e *C. trachomatis*, por biologia molecular
- Determinação dos antígenos da *Chlamydia* por ensaio imunoenzimático absorvente (ELISA)
- Captura híbrida ou pela reação em cadeia da polimerase (PCR)
- Tomografia computadorizada (Figura 567.3).

COMPROVAÇÃO DIAGNÓSTICA

- Dados clínicos + testes sorológicos + demonstração de *Chlamydia trachomatis*
- Pesquisa do DNA da clamídia pela captura híbrida ou PCR ou NAAT.

COMPLICAÇÕES

- Homem: oligospermia transitória; estenose uretral pós-epididimite (rara)
- Mulheres: infertilidade, gravidez tubária, dor pélvica crônica

Rastreamento em pessoas assintomáticas

Indica-se o rastreamento de pessoas assintomáticas que se enquadrem nos seguintes casos:
- Sexo oral sem preservativo: coleta orofaríngea
- Sexo anal receptivo sem preservativo: coleta de *swab* anal
- Sexo vaginal receptivo sem preservativo: coleta material genital
- Sexo insertivo sem preservativo: coleta de material uretral
- Primeira consulta pré-natal da gestante: coleta de material cervical ou vaginal.

Os materiais podem ser autocoletados.

No Sistema Único de Saúde (SUS), deve ser solicitada "pesquisa de *Chlamydia* por captura híbrida" ou "pesquisa de *Chlamydia* por PCR", ambas testes de biologia molecular. Eventualmente, o resultado pode ser "inconclusivo", quando há necessidade de um novo teste com outro material.

TRATAMENTO

Recomendações especiais

- Abstenção de qualquer atividade sexual até a cura (no mínimo 7 dias)
- Abordagem das parcerias sexuais dos 60 dias prévios, com o intuito de quebrar a cadeia de transmissão, observando confidencialidade, ausência de coerção e proteção contra discriminação.

Recomendações do Ministério da Saúde (2019)

1. Comunicação por cartão: o profissional de saúde que atendeu o paciente deve preencher as duas partes do cartão (Partes A e B). Na Parte B, há uma mensagem para ser entregue à parceria sexual por meio do caso-índice, convidando para consulta na unidade de saúde (ver "Modelo do cartão" em BRASIL, 2019)
2. Comunicação por correspondência e outros meios, pelo caso-índice
3. Comunicação por busca ativa: após esgotados os meios descritos, havendo acesso ao endereço das parcerias sexuais e conforme as possibilidades locais, pode-se acessar as parcerias sexuais, principalmente gestantes e aquelas com infecções sexualmente transmissíveis (IST).

Tratamento medicamentoso

- Uretrite, cervicite, parcerias sexuais de pessoas infectadas: azitromicina 1 g, por via oral (VO), dose única, **ou** doxiciclina 100 mg, VO, a cada 12 horas, durante 7 dias, **ou** doxiciclina 200 mg/dia, por 7 dias, **ou** ofloxacino 300 mg, VO, a cada 12 horas, durante 7 dias, **ou** levofloxacino 500 mg/dia, VO, por 7 dias

- **Gestantes:** azitromicina 1 g, VO, dose única, **ou** eritromicina (estearato) 500 mg, VO, a cada 6 horas, durante 7 dias; amoxicilina 500 mg, VO, a cada 8 horas, por 7 dias.

Atenção

- A infecção por clamídia é uma condição de notificação obrigatória (notificar como síndrome de corrimento cervical) (ver Capítulo 554, *Blenorragia*)
- Pesquisar clamídia nas condições previstas no Quadro 554.1, do Capítulo 554, *Blenorragia*.

PREVENÇÃO

- A prevenção é combinada, incluindo ações de intervenções no plano biomédico, comportamental e marco legal, como:
  - Uso de preservativo em todas as relações sexuais orais, anais e genitais
  - Uso de barreira de proteção nos jogos sexuais
  - Abordagem da parceria sexual para tratamento, conforme relatado
  - Testagem para vírus da imunodeficiência humana (HIV), sífilis, hepatites B e C (poderia, dependendo da população de risco, solicitar IgM e IgG para hepatite A)
  - Vacinação para hepatite tipos A e B e papilomavírus humano (HPV)
  - Oferecer profilaxia pré-exposição (PrPE) e pós-exposição (PEP).

EVOLUÇÃO E PROGNÓSTICO

- Bom prognóstico com tratamento precoce e adequado.

Psitacose

Doença infecciosa aguda causada pela *Chlamydia psittaci*, manifestada por febre, prostração, calafrios, cefaleia e esplenomegalia.

O comprometimento pulmonar evidencia-se por tosse, epistaxe e alterações sugestivas de pneumonia intersticial.

Os pássaros (papagaios, periquitos, araras) são os reservatórios mais importantes. A transmissão se dá por aspiração de poeira contaminada.

O diagnóstico consiste na obtenção de dados clínicos e epidemiológicos + biologia molecular + testes sorológicos (ensaio imunoenzimático absorvente [ELISA]) + radiografia do tórax.

O tratamento compõe-se da administração de doxiciclina 100 mg, VO, a cada 12 horas, durante 10 a 14 dias. Em crianças: eritromicina 30 mg/kg/dia, VO, a cada 6 horas. A doxiciclina não pode ser indicada para gestantes. Outras opções são azitromicina e fluoroquinolonas, menos efetivas que tetraciclinas e macrolídeos.

BIBLIOGRAFIA

Azevedo MF. GPS Medicamentos. Guia prático em saúde. Rio de Janeiro: Guanabara Koogan; 2017.

Brasil. Ministério da Saúde. Secretaria de Vigilância em Saúde. Departamento de Doenças de Condições Crônicas e Infecções Sexualmente Transmissíveis. Protocolo clínico e diretrizes terapêuticas para atenção integral às pessoas com infecções sexualmente transmissíveis (IST). Brasília: Ministério da Saúde; 2019.

Ministério da Saúde. Secretaria de Vigilância em Saúde. Departamento de Doenças de Condições Crônicas e Infecções Sexualmente Trans-
missíveis. Protocolo Clínico e Diretrizes Terapêuticas para Atenção Integral às Pessoas com Infecções Sexualmente Transmissíveis (IST)/ Ministério da Saúde, Secretaria de Vigilância em Saúde, Departamento de Doenças de Condições Crônicas e Infecções Sexualmente Transmissíveis. – Brasília: Ministério da Saúde, 2020.

Brasil. Ministério da Saúde. Secretaria de Vigilância em Saúde. Departamento de DST, AIDS e Hepatites Virais. Protocolo Clínico e Diretrizes Terapêuticas para Atenção Integral às Pessoas com Infecções Sexualmente Transmissíveis. Brasília: Ministério da Saúde; 2015.

Brasil. Ministério da Saúde. Secretaria de Vigilância em Saúde. Departamento de Vigilância, Prevenção e Controle das Infecções Sexualmente Transmissíveis, do HIV/AIDS e das Hepatites Virais. Prevenção combinada do HIV. Bases conceituais para profissionais trabalhadores(as) e gestores(as) de saúde. Brasília: Ministério da Saúde; 2017.

Centers for Disease Control (CDC). Recommendations and Reports. MMWR 2015;64(3).

Chu J, Durrani MI. Psittacosis. 2019. Disponível em: https://www.ncbi.nlm.nih.gov/books/NBK538305/. Acesso em: 2 ago. 2019.

Federação Brasileira das Associações de Ginecologia e Obstetrícia (Febrasgo). Por que é importante fazer rastreio da infecção genital por Chlamydia trachomatis – 26 de setembro de 2017? Disponível em: www.febrasgo.org.br/pt/noticias/item/224-porque-e-importante-fazer-rastreio-da-infeccao-genital-por-chlamydia-trachomatis. Acesso em: 25 jul. 2019.

Passos MRL. Deessetologia – DST 5. 5. ed. Rio de Janeiro: Cultura Médica; 2005.

Schlossberg D. Psittacosis. In: Bennett JE, Dolin R, Blaser MJ (eds.). Mandell, Douglas, and Bennett's Principles and Practice of Infectious Diseases, Updated Edition. 8ᵗʰ ed. Philadelphia, PA: Elsevier Saunders; 2015.

Workowski KA, Bolan GA; Centers for Disease Control and Prevention. Sexually transmitted diseases treatment guidelines, 2015. MMWR Recomm Rep. 2015;64(RR-03):1-137.

568
Leptospirose
Doença de Weil

Sabrina Sgambatti de Andrade ◆ Ana Joaquina Cohen Serique Pereira

INTRODUÇÃO

Infecção aguda, de caráter epidêmico, causada por espiroquetas do gênero Leptospira (*Leptospira interrogans*) (Figura 568.1).

A maioria dos surtos surge pelo contato (profissional ou recreacional) com água contaminada por urina de animais, sendo mais vulneráveis os trabalhadores de saneamento, fazendeiros e veterinários.

Seu período de incubação é de 1 a 30 dias.

Seus reservatórios são mamíferos selvagens e domésticos, particularmente cães, ratos e bovinos que eliminam microrganismos na urina (principalmente roedores).

A contaminação ocorre pelo contato direto ou indireto das mucosas ou da pele lesionada com a urina ou a carcaça de animais infectados.

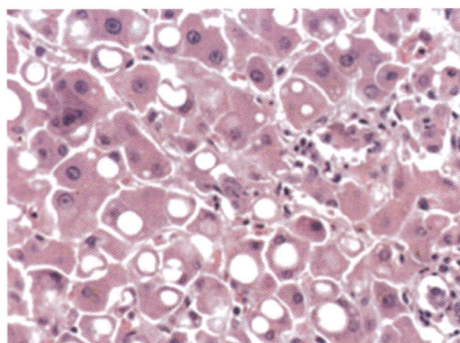

Figura 568.1 Leptospirose. Aspecto histopatológico da leptospirose humana em fígado de necrópsia. Hepatócitos soltos das trabéculas, às vezes binucleados, com nucléolos evidentes. Há ainda esteatose macrovacuolar, raros hepatócitos contraídos, com núcleos picnóticos e hiperplasia focal das células de Kupffer. (Cortesia de Brasileiro Filho, 2011.)

Atenção

É uma doença de notificação compulsória.

MANIFESTAÇÕES CLÍNICAS

- **Fase precoce (leptoespirêmica):** corresponde a 85 a 90% dos casos clínicos. Caracteriza-se por síndrome febril acompanhada de calafrios, cefaleia, mal-estar, mialgias principalmente nas panturrilhas:
  - Podem ocorrer diarreia, hemorragia conjuntival, exantema, mais raramente hepatosplenomegalia e linfadenopatias
  - Essa fase tende a ser autolimitada, regredindo em 3 a 7 dias
- **Fase tardia (imune):** cerca de 15% dos pacientes evoluem com manifestações clínicas graves, especialmente quando ocorre a síndrome de Weil, que se caracteriza pela tríade icterícia, insuficiência renal e hemorragia, mais comumente pulmonar, mas também na pele (petéquias e equimoses), nas conjuntivas e em outras mucosas.

DIAGNÓSTICO DIFERENCIAL

- **Fase precoce:** gripe, dengue, malária, riquetsioses
- **Fase tardia:** hepatite viral aguda, febre amarela, malária por *Plasmodium falciparum*, hantavirose, dengue grave, sepse, endocardite e síndrome hemolítico-urêmica.

EXAMES COMPLEMENTARES

- Exame de urina com baixa densidade, proteinúria, hematúria e leucocitúria
- Hemograma evidenciando leucocitose com desvio à esquerda, plaquetopenia e anemia nos casos de hemólise intravascular
- Transaminases elevadas com 3 a 5 vezes acima do valor de referência, estando a transaminase oxalacética (TGO) mais alta que a transaminase pirúvica (TGP)
- Bilirrubinas elevadas com predomínio da fração direta
- Fosfatase alcalina (FA) e gamaglutamiltransferase (GGT) normais ou elevadas
- Atividade de protrombina (TAP) diminuída

- Creatinofosfoquinase (CPK) elevada
- Potássio elevado ou diminuído
- Radiografia de tórax mostrando infiltrado alveolar ou lobar, uni ou bilateral, congestão e na síndrome da angústia respiratória aguda (SARA)
- Eletrocardiograma pode evidenciar fibrilação atrial
- Ureia e creatinina elevadas na insuficiência renal.

COMPROVAÇÃO DIAGNÓSTICA

- Dados clínicos + demonstração da *Leptospira* e/ou testes sorológicos ou reação em cadeia da polimerase (PCR).

COMPLICAÇÕES

- Insuficiência renal aguda
- Distúrbios hidreletrolíticos e acidobásicos
- Insuficiência cardíaca
- Arritmias cardíacas
- Miocardite
- Pancreatite.

TRATAMENTO

- Reposição hidreletrolítica
- Diálise (ver Capítulo 363, *Injúria Renal Aguda*).

Tratamento medicamentoso
- Ver Quadro 568.1.

PREVENÇÃO

- Melhoria das condições de habitação e saneamento ambiental
- Roupas e luvas no manuseio de material contaminado
- Controle de roedores.

Quadro 568.1 Tratamento medicamentoso da leptospirose.

Fase	Antibiótico	Adulto
Precoce	Doxiciclina	100 mg, VO, 12/12 h, por 5 a 7 dias
	Amoxicilina	500 mg, VO, 8/8 h, por 5 a 7 dias
Tardia	Penicilina G cristalina	1.500.000 UI, IV, 6/6 h
	Ceftriaxona	1 a 2 g, IV, 24/24 h

EVOLUÇÃO E PROGNÓSTICO

- Cura com tratamento precoce e adequado
- Taxa de mortalidade de 5 a 20% na fase tardia.

BIBLIOGRAFIA

Azevedo MF. GPS Medicamentos. Guia prático em saúde. Rio de Janeiro: Guanabara Koogan; 2017.

Brasil. Ministério da Saúde. Guia de Vigilância em Saúde. 3. ed. Brasília: Ministério da Saúde; 2019.

Brasileiro Filho G. Bogliolo patologia. 8. ed. Rio de Janeiro: Guanabara Koogan; 2011.

Gilbert DN, Chambers HF, Eliopoulos GM, Saag MS, Pavia AT (eds.). The Sanford Guide to Antimicrobial Therapy. 50.ed. Antimicrobial Therapy; 2019.

569
Linfogranuloma Venéreo

Linfogranuloma Inguinal, doença de Nicolas-Favre

Ana Maria de Oliveira

INTRODUÇÃO

Linfogranuloma venéreo (LGV), também denominado linfogranuloma inguinal ou doença de Nicolas-Favre, é a infecção crônica causada por *Chlamydia trachomatis*, sorotipos L1, L2 e L3 sexualmente transmissíveis (ver Capítulo 567, *Infecção por Clamídia*).

É mais frequente no sexo masculino (5:1).

CAUSAS

- *Chlamydia trachomatis* (sorotipos L1, L2, L3).

FATORES DE RISCO

- Relação sexual sem preservativo.

MANIFESTAÇÕES CLÍNICAS

- **Estágio primário**:
  - Lesões superficiais: pápulas, vesículas, úlceras ou erosões localizadas na genitália externa que aparecem 3 dias a 3 semanas após a exposição. As lesões são indolores e desaparecem em alguns dias, sem deixar cicatriz. A infecção quase nunca é diagnosticada nesse estágio
- **Estágio secundário (síndrome inguinal ou estágio bubônico)**:
  - Predomina em homens (10:1)
  - Febre, calafrios
  - Linfadenopatia regional, que surge 1 semana a vários meses após o estágio primário; drena por vários orifícios (bico de regador):
    - Bubões: linfonodos firmes e hipersensíveis, quase sempre inguinais e unilaterais; comprometimento da pele sobrejacente (eritema e aderências)
    - À medida que os bubões aumentam, surge dor intensa na virilha, e o paciente quase sempre apresenta claudicação
    - Em 1 a 2 semanas, os bubões podem tornar-se flutuantes e sofrer ruptura, aliviando a dor e deixando fístulas que drenam e cicatrizam; algumas vezes, os bubões involuem sem fistulizar e formam massas inguinais firmes
- **Estágio terciário (anogenital)**:
  - Predomina em mulheres e em homens homossexuais
  - A mucosa retal ou vaginal pode ser contaminada diretamente durante o coito ou ser infectada por disseminação linfática
  - Obstrução ou fibrose linfática
  - Inflamação da genitália ou do canal anorretal
  - Pode ocorrer proctite/proctocolite com febre, tenesmo, prurido anal e secreção retal

- A obstrução linfática pode produzir crescimento dos tecidos linfoides no períneo, assemelhando-se a hemorroidas ou elefantíase genital
- Podem formar-se abscessos perirretais, fístulas isquiorretais, retovaginais e anais, e estenose retal.

Nas Figuras 569.1 a 569.3, são apresentadas algumas manifestações clínicas do LGV.

DIAGNÓSTICO DIFERENCIAL

- **Adenomegalia inguinal**: cancro mole, herpes genital ou sífilis, lesões cutâneas nas extremidades inferiores, doença de Hodgkin
- **Adenite inguinal supurativa**: cancro mole, donovanose, peste, tularemia, esporotricose, actinomicose, paracoccidioidomicose, tuberculose
- **Adenite retroperitoneal**: pode manifestar dor na parte inferior do abdome

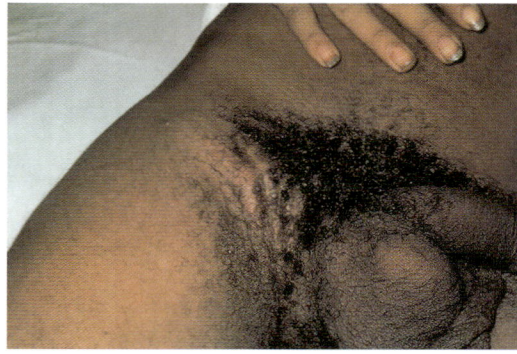

Figura 569.1 Aspecto clínico do linfogranuloma venéreo evidenciando o bubão.

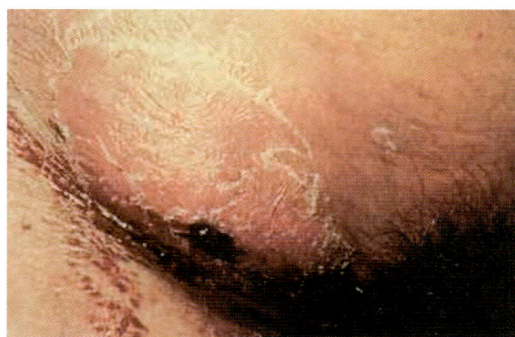

Figura 569.2 Adenopatia inguinal no linfogranuloma venéreo com ponto de drenagem de secreção.

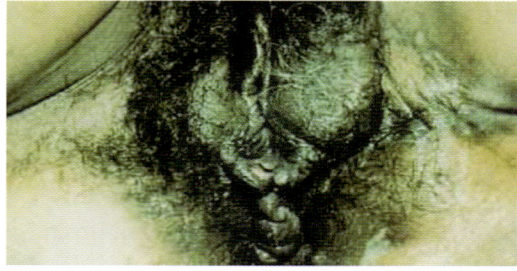

Figura 569.3 Síndrome genitorretal secundária a linfogranuloma venéreo em mulher: fase crônica. Edema e fístulas em vulva: estiomene ou elefantíase genital associada a fístulas e ulcerações.

- **Proctite**: gonocócica e de outras causas
- **Neoplasia maligna**: com obstrução linfática.

EXAMES COMPLEMENTARES

- Hemograma evidenciando leucocitose discreta com linfocitose e monocitose relativas
- Velocidade de hemossedimentação (VHS) aumentada
- Demonstração da clamídia por captura híbrida, pelo teste de amplificação de ácidos nucleicos (NAT), ou por reação em cadeia da polimerase (PCR) em material coletado por raspado ou por aspiração
- Reação de fixação do complemento (RFC) para *Chlamydia* com títulos > 1:64 pode ser evidência de LGV em contexto apropriado (a interpretação dos testes sorológicos não está padronizada e não está validada para proctite)
- Microimunofluorescência (MIF) para *Chlamydia* com títulos > 1:256 pode indicar o diagnóstico em contexto clínico apropriado
- Exame bacteriológico das secreções ou de pus aspirado do bubão – raramente positivo para *Chlamydia*
- Cultura em células fibroblásticas – após crescimento, usar anticorpos monoclonais para identificação dos diferentes sorotipos da *C. trachomatis*
- Pus de bubão e raspado do tecido infectado ou da lesão primária podem ser estudados pelo método de Giemsa ou por imunofluorescência para corpúsculos de inclusão
- Tomografia computadorizada na adenite retroperitoneal – linfografia não revela os bubões, mas pode demonstrar a extensão do comprometimento dos linfonodos
- Retossigmoidoscopia evidencia estenose retal.

COMPROVAÇÃO DIAGNÓSTICA

Dados clínicos + demonstração da *Chlamydia* por exame direto ou cultura (nem sempre possível), ou por PCR ou NAT ou exame sorológico (MIF/RFC).

COMPLICAÇÕES

Fibrose retal ou intestinal, fístula retovaginal ou destruição do canal anal, esfíncter anal ou períneo, estenose retal e elefantíase genital.

O tratamento das complicações somente deve ser realizado após terapia adequada da infecção.

TRATAMENTO

Abordagem das parcerias sexuais com intuito de quebrar a cadeia de transmissão, observando confidencialidade, ausência de coerção e proteção contra discriminação. O Ministério da Saúde aponta as seguintes possibilidades (Brasil, 2019):

- Comunicação por cartão – o profissional de saúde que atendeu o paciente deve preencher as duas partes do cartão (Partes A e B). Na Parte B, há uma mensagem para ser entregue à parceria sexual por meio do caso-índice, convidando-a para consulta na unidade de saúde (ver "Modelo do cartão" em Brasil, 2019, p. 247)
- Comunicação por correspondência e outros meios, pelo caso índice
- Comunicação por busca ativa: após esgotados os meios descritos, havendo acesso ao endereço das parcerias sexuais e conforme as possibilidades locais, pode-se

acessar as parcerias sexuais, principalmente gestantes e aquelas com infecções sexualmente transmissíveis (IST)
- Abstenção sexual durante o tratamento
- Pessoas que tiveram contato sexual com o paciente em um período de 90 dias antes do início dos sintomas devem ser avaliadas e tratadas com azitromicina 1 g, dose única, ou doxiciclina 100 mg, a cada 12 horas, por 7 dias:
  - Orientar para que tenha relações sexuais somente após 7 dias de tratamento
  - Também devem ser solicitados exames sorológicos: VDRL, anti-VHC, HBsAg, vírus da imunodeficiência humana (HIV)
  - Fazer aconselhamento, notificar; vacinar contra hepatites B e A (homens que fazem sexo com homens [HSH] e *gays*) e papilomavírus humano (HPV) (depende da faixa etária); agendar retorno; e orientar o uso de preservativos em todas as relações sexuais
- A aspiração com agulhas de grosso calibre dos linfonodos regionais comprometidos pode ser indicada para alívio dos sintomas. São contraindicadas a incisão com drenagem ou a excisão dos linfonodos acometidos.

Tratamento medicamentoso

- Se houver síndrome compatível com LGV, como proctocolite e úlcera genital com linfadenopatia, o tratamento para LGV deve ser instituído. As opções são:
  - Doxiciclina 100 mg por via oral (VO), 1 comprimido, a cada 12 horas, por 21 dias, **ou** azitromicina 1 g, 1 vez/semana, VO, por 21 dias, **ou** eritromicina (estearato) 500 mg, VO, a cada 6 horas, durante 21 dias. O tratamento deverá ser prolongado até a cura clínica
- O tratamento não altera significativamente as sequelas estabelecidas
- Paciente com HIV segue os mesmos esquemas terapêuticos
- Doxiciclina é contraindicada na gestante
- Parceria sexual dos 60 dias anteriores aos sintomas deve ser tratada. Se assintomática, administrar azitromicina 1 g, VO, dose única, **ou** doxiciclina 100 mg, VO, 1 comprimido, a cada 12 horas, por 7 dias; se sintomática, tratar igual ao caso-índice
- Nota: pessoas com HIV, cancroide e LGV devem ser monitoradas cuidadosamente, visto que podem necessitar de maior tempo de tratamento, além do que a cura pode ser retardada e a falha terapêutica pode ocorrer em qualquer dos esquemas recomendados.

PREVENÇÃO

- A prevenção combinada envolve ações de intervenções nos âmbitos biomédico e comportamental
- Uso de preservativo em todas as relações sexuais (orais, anais e genitais)
- Uso de barreira de proteção nos jogos sexuais
- Abordagem da parceria sexual para tratamento, conforme relatado
- Testagem para HIV, sífilis, hepatites tipos B e C (pode-se, dependendo da população de risco, solicitar IgM e IgG para hepatite A)
- Vacinação para hepatites tipos A e B, HPV
- Tratamento das parcerias sexuais
- Oferecer profilaxia pré-exposição (PrPE) e pós-exposição (PEP)
- Uso de preservativo nas relações sexuais
- Examinar e tratar as parcerias sexuais com os mesmos medicamentos.

EVOLUÇÃO E PROGNÓSTICO

- Tratamento precoce melhora o prognóstico
- Cura sem sequelas se o tratamento for iniciado antes da ocorrência de fibrose
- Reinfecção e/ou tratamento inadequado podem resultar em recidiva.

BIBLIOGRAFIA

Azevedo MF. GPS Medicamentos. Rio de Janeiro: Guanabara Koogan; 2017.

Brasil. Ministério da Saúde. Secretaria de Vigilância em Saúde. Departamento de Doenças de Condições Crônicas e Infecções Sexualmente Transmissíveis. Protocolo clínico e diretrizes terapêuticas para atenção integral às pessoas com infecções sexualmente transmissíveis (IST). Brasília: Ministério da Saúde; 2019.

Brasil. Ministério da Saúde. Secretaria de Vigilância em Saúde. Departamento de Doenças de Condições Crônicas e Infecções Sexualmente Transmissíveis. Protocolo Clínico e Diretrizes Terapêuticas para Atenção Integral às Pessoas com Infecções Sexualmente Transmissíveis (IST)/Ministério da Saúde, Secretaria de Vigilância em Saúde, Departamento de Doenças de Condições Crônicas e Infecções Sexualmente Transmissíveis. – Brasília: Ministério da Saúde; 2020.

Brasil. Ministério da Saúde. Secretaria de Vigilância em Saúde. Departamento de DST, AIDS e Hepatites Virais. Protocolo Clínico e Diretrizes Terapêuticas para Atenção Integral às Pessoas com Infecções Sexualmente Transmissíveis. Brasília: Ministério da Saúde; 2015.

Brasil. Ministério da Saúde. Secretaria de Vigilância em Saúde. Departamento de Vigilância, Prevenção e Controle das Infecções Sexualmente Transmissíveis, do HIV/AIDS e das Hepatites Virais. Prevenção combinada do HIV. Bases conceituais para profissionais trabalhadores(as) e gestores(as) de saúde. Brasília: Ministério da Saúde; 2017.

Brasil. Ministério da Saúde. Secretaria de Vigilância em Saúde. Nota informativa nº 15/2018 – COVIG/CGVP/DCCI/SVS/MS, de 7 de junho de 2018. Ampliação da indicação de uso da vacina Hepatite A para *gays* e homens que fazem sexo com homem (HSH) que tenham prática sexual com contato oral-anal. Brasília: Ministério da Saúde; 2018.

Centers for Disease Control (CDC). Recommendations and Reports. MMWR 2015;64(3).

Passos MRL. Deessetologia – DST 5. 5. ed. Rio de Janeiro: Cultura Médica; 2005.

Pathela P, Blank S, Schillinger JA. Lymphogranuloma venereum: old pathogen, new story. Current Inf. Dis Rep. 2007;9:143-50.

Workowski KA, Bolan GA; Centers for Disease Control and Prevention. Sexually transmitted diseases – treatment guidelines. MMWR Recomm Rep. 2015;64(RR-03):1-137.

570
Listeriose

Adriana Oliveira Guilarde ◆ Luiz Felipe Silveira Sales

INTRODUÇÃO

Infecção causada pela *Listeria monocytogenes* (Figura 570.1), bacilo gram-positivo anaeróbio facultativo, amplamente distribuído na natureza. Mais frequente em

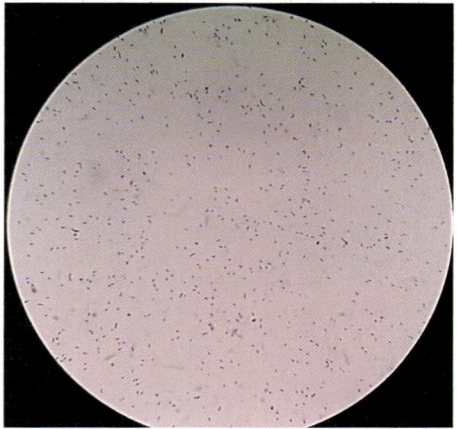

Figura 570.1 Microscopia óptica mostrando bastonetes gram-positivos de *Listeria monocytogenes*. (Imagem cedida pela equipe de bacteriologia do Laboratório Estadual de Saúde Pública Dr. Giovanni Cysneiros – Goiás.)

pacientes imunossuprimidos, neonatos, idosos, gestantes e, mais raramente, indivíduos hígidos.

A transmissão pode ocorrer de várias maneiras, entre elas: ingestão ou manipulação de alimentos contaminados, principalmente leite não pasteurizado e seus derivados, e carnes frias (embutidos); transplacentária, durante bacteriemia materna; contaminação fetal na passagem pelo canal do parto.

O período de incubação para gastrenterite é de 24 horas em média (6 horas a 10 dias) e de 10 a 90 dias para doença invasiva.

FATORES DE RISCO

- Pacientes imunocomprometidos (neoplasias hematológicas, terapia imunossupressora, insuficiência renal crônica, diabetes melito, síndrome da imunodeficiência adquirida [AIDS])
- Gestantes
- Neonatos
- Idosos
- Doença hepática, etilismo, uso prolongado de inibidores da bomba de prótons.

MANIFESTAÇÕES CLÍNICAS

Conforme o local acometido, apresenta-se como:
- **Gastrenterite febril** (mais comum em indivíduos imunocompetentes): febre, vômito, diarreia e distensão abdominal. Muitos pacientes com bacteriemia ou infecção de sistema nervoso central relatam quadro prévio de gastrenterite
- **Sepse**: pode acometer neonatos, que se tornam sintomáticos após 3 dias de vida; sepse também constitui manifestação importante em imunocomprometidos e idosos
- **Infecção do sistema nervoso central (SNC)**: meningoencefalite, cerebrite, rombencefalite, abscessos cerebral e espinal
- **Infecção em gestantes**: febre, calafrios, lombalgia; a manifestação mais comum é a síndrome gripal
- **Granulomatose infantisséptica decorrente de infecção transplacentária**: caracterizada por microabscessos disseminados e granulomas, notadamente em fígado e baço

- **Outras**: infecções de pele e olho por inoculação direta, pneumonia, endocardite, peritonite, artrite séptica, osteomielite.

- Em gestantes, a infecção por *L. monocytogenes* é 20 vezes mais frequente do que na população geral. A maioria é assintomática ou oligoassintomática
- Nas formas agudas, podem ocorrer abortamento e parto prematuro
- Surtos da doença têm sido relacionados com o consumo de queijo fresco e embutidos.

DIAGNÓSTICO DIFERENCIAL

- **Infecções em gestantes**: gripe, pielonefrite, abortamento séptico
- **Sepse**: por outros agentes infecciosos
- **Meningoencefalite**: infecção por *S. pneumoniae*, *Haemophilus influenzae*, *Neisseria meningitidis*, ou *Cryptococcus neoformans* em pacientes imunocomprometidos; infecção por *Streptococcus* spp. ou bacilos entéricos em neonatos, encefalopatia metabólica
- **Granulomatose infantisséptica**: sepse neonatal, meningite neonatal.

EXAMES COMPLEMENTARES

- Bacterioscopia e cultura de sangue, mecônio, lavado gástrico, placenta, entre outros tecidos
- Exame do líquido cefalorraquidiano (LCR) – pleocitose com predomínio de polimorfonucleares (pode ocorrer predomínio de mononucleares); proteinorraquia pode ser normal ou aumentada; glicorraquia é baixa em aproximadamente metade dos casos. A concentração de lactato no LCR é um método inespecífico, porém com elevada acurácia no diagnóstico de meningite bacteriana
- Testes sorológicos são úteis, principalmente em casos de investigação epidemiológica. O mais usado é a soroaglutinação, considerando-se títulos inferiores a 1:160 sem valor diagnóstico
- Reação em cadeia da polimerase (PCR) em LCR
- Ressonância magnética para avaliação de acometimento do SNC.

COMPROVAÇÃO DIAGNÓSTICA

- Dados clínicos + demonstração de *L. monocytogenes* ou presença de anticorpos específicos.

TRATAMENTO

- Sintomático de acordo com as manifestações clínicas.

Tratamento medicamentoso

- **Ampicilina**: medicamento de primeira escolha no tratamento de listeriose
- **Pacientes graves** (infecção de SNC, bacteriemia, endocardite): ampicilina 2 g por via intravenosa (IV), a cada 4 horas + gentamicina 5 mg/kg/dia. Pacientes alérgicos à ampicilina: sulfametoxazol-trimetoprima 20 mg/kg/dia (com base na trimetoprima), IV, divididos em 2 ou 4 aplicações

- **Gastrenterite febril** (imunocomprometidos e gestantes): amoxicilina 500 mg por via oral (VO), a cada 8 horas, ou sulfametoxazol-trimetoprima 800/160 mg, a cada 12 horas, por 3 a 5 dias (não usá-lo no último trimestre da gestação)
- **Duração do tratamento**: 2 semanas; em casos de meningite, 3 a 6 semanas.

PREVENÇÃO

- Cozinhar completamente os alimentos de origem animal; lavar vegetais crus; manter carnes não cozidas separadas de vegetais; não ingerir leite não pasteurizado e seus derivados; lavar mãos, facas e tábuas de corte após exposição a alimentos não cozidos
- Indivíduos com alto risco devem evitar queijos frescos e reaquecer sobras ou alimentos pré-prontos
- Tratamento antimicrobiano da infecção durante a gravidez pode prevenir a infecção fetal ou perinatal.

BIBLIOGRAFIA

Azevedo MF. GPS Medicamentos. Rio de Janeiro: Guanabara Koogan; 2017.

Jackson K, Gould LH, Hunter JC et al. Listeriosis outbreaks associated with soft cheeses, United States, 1998-2014. Emerg Infect Dis. 2018;24(6):1116-8.

Lorber B. Listeria monocytogenes. In: Mandell, Douglas and Bennett's. Principles and Practice of Infectious Diseases. 8th ed. Rio de Janeiro: Elsevier; 2015. p. 2383-90.

van de Beek D, Cabellos C, Dzupova O et al. ESCMID guideline: diagnosis and treatment of acute bacterial meningitis. Clin Microbiol Infect. 2016;22(Suppl. 3):S37-62.

571
Peste

Andréa Inês Spadeto Aires • Luciana Leite Pineli Simões

INTRODUÇÃO

Infecção aguda causada por *Yersinia pestis*, cocobacilo gram-negativo, transmitido principalmente pela picada da pulga do rato.

A doença também pode ser transmitida a partir do manejo de animais infectados, especialmente roedores, lagomorfos (p. ex., coelhos ou lebres) e gatos domésticos, ou por meio de contato próximo com pacientes com peste pneumônica.

A transmissão de pessoa para pessoa é extremamente rara.

Atenção

- Trata-se de uma doença de notificação compulsória
- A peste está controlada nas regiões urbanas do Brasil, mas restam numerosos focos de peste silvestre, principalmente no Nordeste do país.

Os principais achados histopatológicos são lesões necróticas, inflamatórias, hemorrágicas e edematosas, sobretudo nos linfonodos relacionados com o local da picada da pulga.

Seu período de incubação é de 2 a 6 dias (a pulga pode manter-se infectada por vários meses).

MANIFESTAÇÕES CLÍNICAS

- **Forma bubônica ou linfonodal** (90% dos casos): pode ser frustra ou rapidamente evolutiva, com infecção grave, toxemia, febre alta, calafrios, dores generalizadas, cefaleia intensa, náuseas e vômitos, confusão mental, congestão conjuntival. Adenomegalias dolorosas, com sinais flogísticos nas áreas próximas à picada (inguinal e axilar), após 2 a 3 dias. Costumam fistulizar
- **Forma pneumônica** (pode ser primária quando a infecção é transmitida de pessoa a pessoa, ou secundária nas formas bubônica e septicêmica): dor torácica, tosse com expectoração sanguinolenta rica em bacilos, dispneia, cianose, toxemia, alta contagiosidade inter-humana
- **Forma septicêmica** (pode estar ou não associada à forma bubônica): febre elevada, toxemia intensa, manifestações hemorrágicas, hipotensão arterial (taxa de letalidade próxima de 100%).

DIAGNÓSTICO DIFERENCIAL

- Linfogranuloma venéreo
- Adenite infecciosa
- Meningococcemia
- Paracoccidioidomicose
- Sepse bacteriana
- Pneumonia.

EXAMES COMPLEMENTARES

- Hemograma evidencia leucocitose com neutrofilia
- Bacterioscopia e cultura de secreção coletada de linfonodo, escarro ou secreções
- Hemocultura
- Testes sorológicos, como hemaglutinação passiva, ensaio imunoenzimático absorvente (ELISA) e imunofluorescência direta
- Reação em cadeia da polimerase (PCR)
- Radiografia do tórax: lesões de condensação (forma pneumônica).

COMPROVAÇÃO DIAGNÓSTICA

- Dados clínicos e epidemiológicos + testes sorológicos + demonstração da *Y. pestis*.

TRATAMENTO

- O paciente deve permanecer isolado como medida de precaução pela possibilidade de disseminação de gotículas pela tosse, até completar 48 horas de tratamento (forma pneumônica)
- Tratamento sintomático
- Medidas de suporte para prevenir e tratar a falência hemodinâmica.

Tratamento medicamentoso

- Primeira escolha:
  - Estreptomicina 1 g ou 30 mg/kg/dia, a cada 12 horas por via intramuscular (IM), máximo de 2 g/dia, 10 dias; ou gentamicina 5 mg/kg/dia, IM, ou por via intravenosa (IV), a cada 8 horas, 10 dias; ou tetraciclinas (casos não complicados) 500 mg, a cada 6 horas
- Outras alternativas:
  - Doxiciclina 200 mg (dose de ataque), manutenção de 100 mg, a cada 12 horas, ou 4 mg/kg/dia no primeiro dia com uma dose de manutenção de 2,2 mg/kg/dia para aqueles com menos de 45 kg; ou
  - Ciprofloxacino 500 a 750 mg em adultos e 40 mg/kg/dia para crianças em duas tomada por via oral, 10 dias; ou
  - Cloranfenicol 50 a 100 mg/kg/dia, IV ou VO, a cada 6 horas, por 10 dias; ou
  - Sulfonamidas-sulfadiazina 2 a 4 g, em dose de ataque, e 1 g ou 100/150 mg/kg/dia, VO, a cada 6 horas, em dose de manutenção; ou associação sulfametoxazol-trimetoprima (cotrimoxazol) (adultos 160/800 mg ou 8 mg/kg/dia de trimetoprima, a cada 12 horas, por 10 dias.

PREVENÇÃO

- Eliminar criadouros de ratos
- Combater as pulgas
- Uso de roupas e sapatos adequados para impedir picada de pulga
- Vigilância de portos e aeroportos
- Quimioprofilaxia indicada para contato de pacientes com peste pneumônica ou para indivíduos suspeitos de terem tido contato com pulgas infectadas, nos focos da doença
- Medicamentos utilizados: sulfadiazina 2 a 3 g/dia, VO, divididos em 4 ou 6 tomadas, durante 6 dias; sulfametoxazol-trimetoprima 400/80 mg, VO, a cada 12 horas, durante 6 dias; tetraciclina 1 g/dia, durante 6 dias (menores de 7 anos não podem fazer uso de tetraciclinas)
- Despulização (livre de pulgas) do ambiente onde vivem os contatos
- Vacinas são pouco usadas por sua baixa eficácia.

Quimioprofilaxia

Quimioprofilaxia dos contatos de peste pneumônica ou suspeito de contato com pulgas infectadas: sulfadiazina 2 g/dia, VO, em 4 tomadas durante 6 dias; ou sulfametoxazol-trimetoprima, 400/80 mg, VO, a cada 12 horas, durante 6 dias.

EVOLUÇÃO E PROGNÓSTICO

- Taxa de mortalidade pode alcançar 50%
- Cura com tratamento adequado.

BIBLIOGRAFIA

Azevedo MF. GPS Medicamentos. Rio de Janeiro: Guanabara Koogan; 2017.

Brasil. Ministério da Saúde. Doenças Infecciosas e Parasitárias. 8. ed. Brasília: Ministério da Saúde; 2010.

Nikiforov VV, Gao Horas, Zhou L et al. Plague: clinics, diagnosis and treatment. Adv Exp Med Biol. 2016;918:293-312. Review.

Stok I. Yersinia pestis and plague – an update. Med Monatsschr Pharm. 2014;37(12):441-8.

Yang R. Plague: recognition, treatment, and prevention. J Clin Microbiol. 2018;56(1):e01519-17.

572
Riquetsioses

Febre Maculosa, tifo epidêmico, tifo recrudescente, doença de Brill-Zinsser, febre Q, erlichioses

Murilo Fraga Oliveira Calábria ◆ Luciana Leite Pineli Simões

INTRODUÇÃO

Riquetsioses são doenças infecciosas causadas por bactérias da família *Rickettsiaceae*, constituída pelos gêneros Rickettsia, Ehrlichia, Bartonella e Coxiella, transmitidas por diferentes artrópodes (carrapatos, pulgas, piolhos e ácaros).

Há um crescente interesse pelas riquetsioses, haja vista a identificação de novas espécies devido aos métodos de biologia molecular, com seus respectivos quadros clínicos, bem como pelo reconhecimento de que sua incidência e distribuição são maiores do que se imaginava anteriormente.

As manifestações clínicas dessas infecções são muito semelhantes e superpostas, o que dificulta o diagnóstico etiológico.

FEBRE MACULOSA

A febre maculosa brasileira causada por *Rickettsia rickettsii* ou *Rickettsia parkeri*, bactérias gram-negativas intracelulares obrigatória, é a riquetsiose mais prevalente e conhecida.

Trata-se de uma doença infecciosa aguda febril transmitida por carrapatos do gênero *Amblyomma* (*A. cajennense*, *A. cooperi* e *A. aureolatum*).

Uma vez infectados, os carrapatos funcionam como reservatórios e vetores da doença por toda a vida, em geral de 18 a 36 meses. Para transmiti-la ao ser humano, é necessário que permaneçam aderidos à pele do hospedeiro pelo período de 4 a 6 horas.

A fisiopatologia da doença caracteriza-se por vasculite generalizada que causa trombocitopenia, hemorragias e coagulação intravascular disseminada. A resposta do hospedeiro pode manifestar-se por várias condições clínicas, como pneumonite intersticial, miocardite e encefalite.

A febre maculosa tem sido registrada em áreas rurais e urbanas do Brasil, em vários estados do país (SP, PR, SC, RS, DF, GO, MS, ES, RJ, BA, CE, MA), com maior concentração de casos nas regiões Sudeste e Sul.

Acomete mais homens, com exposição a carrapatos, animais domésticos e/ou silvestres ou que frequentaram matas, rios ou cachoeiras.

MANIFESTAÇÕES CLÍNICAS

- Febre alta
- Cefaleia
- Mialgia intensa
- Dor abdominal, náuseas e vômitos
- Hiperemia conjuntival

- Exantemas macular e maculopapular (presente em 80% dos casos, entre o 2º e o 6º dia da doença) de evolução centrípeta e predomínio nos membros inferiores, podendo acometer as regiões palmar e plantar (Figura 572.1):
  - Embora seja o sinal clínico mais importante, o exantema pode estar ausente, o que pode dificultar e/ou retardar o diagnóstico e o tratamento, determinando maior letalidade. Nos casos graves, o exantema transforma-se em petequial e, depois, em hemorrágico, constituído principalmente por equimoses ou sufusões
  - No paciente não tratado, as equimoses tendem à confluência, podendo evoluir para necrose, principalmente em extremidades. A letalidade pode chegar a 80%.

Casos graves

Nos casos graves, é comum:
- Edema em membros inferiores
- Hepatosplenomegalia
- Insuficiência renal
- Icterícia
- Manifestações pulmonares e pleurais, como tosse, edema pulmonar, infiltrado alveolar com pneumonia intersticial e derrame pleural
- Manifestações neurológicas, como déficit neurológico, meningoencefalite, convulsões e coma
- Manifestações hemorrágicas, como petéquias e sangramentos mucocutâneo, digestivo e pulmonar.

DIAGNÓSTICO DIFERENCIAL

- Dengue
- Meningococcemia
- Febre tifoide
- Febre amarela
- Viroses exantemáticas (enteroviroses, mononucleose infecciosa, rubéola, sarampo)
- Leptospirose
- Doença de Lyme
- Hepatites virais
- Salmonelose
- Sepse
- Pneumonia por *Mycoplasma pneumoniae*
- Doenças reumáticas (lúpus eritematoso sistêmico [LES])
- Farmacodermia.

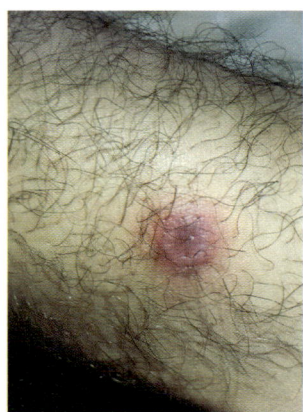

Figura 572.1 Febre maculosa: exantema maculopapular de evolução centrípeta localizado no membro inferior direito.

EXAMES COMPLEMENTARES

* Anemia e plaquetopenia são achados comuns no hemograma
* Creatinoquinase (CK), desidrogenase láctica (LDH), aminotransferases (alanina aminotransferase/transaminase pirúvica [ALT/TGP] e aspartato aminotransferase/transaminase oxalacética [AST/TGO]) e bilirrubinas estão geralmente aumentadas.

COMPROVAÇÃO DIAGNÓSTICA

* Reação de imunofluorescência indireta (RIFI):
  * Método sorológico mais utilizado para o diagnóstico das riquetsioses (padrão-ouro)
  * Os anticorpos são detectados entre o 7º e o 10º dia de doença
* Pesquisa direta da riquétsia:
  * Imuno-histoquímica: realizada em amostras de tecidos obtidas em biópsia de lesões de pele ou em material de necrópsia (pulmão, fígado, baço, coração, músculos e cérebro). A imuno-histoquímica evidenciando lesões vasculíticas de pele é considerada o método mais sensível para a confirmação de febre maculosa na fase inicial da doença
* Técnicas de biologia molecular: reação em cadeia da polimerase (PCR)
* Isolamento: cultura com isolamento da riquétsia.

COMPLICAÇÕES

* Insuficiência renal
* Insuficiência hepática
* Pneumonia
* Miocardite
* Meningoencefalite.

TRATAMENTO

* A doxiciclina é o antimicrobiano de escolha para terapêutica de todos os casos suspeitos e confirmados de infecção pela *Rickettsia rickettsii* e de outras riquetsioses, independentemente da faixa etária e da gravidade da doença
* Na impossibilidade de utilização da doxiciclina, o antibiótico de escolha é o cloranfenicol
* Em geral, quando a terapêutica apropriada é iniciada nos primeiros 5 dias da doença, a febre tende a desaparecer entre 24 e 72 horas após o início da terapia e a evolução tende a ser benigna
* O antibiótico deve ser usado por um período de 7 dias, devendo ser mantido por 3 dias, após o término da febre
* Doxiciclina por via oral (VO) – em adultos – 100 mg, a cada 12 horas, durante 7 dias; em crianças maiores de 8 anos – 2 a 4 mg/kg/dia (máximo de 200 mg/dia), a cada 12 horas, durante 7 dias
* Clorafenicol 500 mg VO, a cada 6 horas, durante 7 dias; ou 50 mg/kg/dia por via intravenosa (IV), durante 7 dias.

PREVENÇÃO

* Evitar áreas infestadas por carrapatos
* Uso de vestimentas adequadas
* Uso de carrapaticidas.

TIFO EPIDÊMICO, TIFO ENDÊMICO E TIFO RECRUDESCENTE (DOENÇA DE BRILL-ZINSSER)

As riquetsioses do grupo tifo são o tifo epidêmico, transmitido por piolho (*Pediculus humanus corporis*), o tifo recrudescente ou doença de Brill-Zinsser, ambos causados pela *Rickettsia prowazekii*, e o tifo endêmico, transmitido por fezes de pulga (*Xenopsylla cheopis*), mais bem descritos a seguir:

* **Tifo epidêmico**: causado pela *R. prowazekii* e transmitido de pessoa a pessoa pelo piolho humano (*Pediculus humanus corporis*):
  * Período de incubação de 7 a 14 dias
  * As principais manifestações clínicas são exantemas papular e maculopapular, febre alta, cefaleia, mialgia, prostração, torpor
* **Tifo recrudescente** (doença de Brill-Zinsser): causado pela *R. prowazekii*. Caracteriza-se por sua recrudescência, anos depois do primeiro episódio, por diminuição da resposta imune.
  O exantema propaga-se de maneira centrífuga (ao contrário da febre maculosa) do tronco para os membros
* **Tifo endêmico** (tifo murino): causado pela *R. typhi*, transmitido por inalação de fezes de pulgas, tendo como reservatório o rato. As manifestações clínicas são idênticas às do tifo epidêmico

Observação: não confundir com febre tifoide, infecção causada por *Salmonella typhi* (ver Capítulo 566, *Febre Tifoide*).

FEBRE Q

Riquetsiose causada pela *Coxiella burnetii*, que infecta variadas espécies de animais silvestres e domésticos.

A infecção se dá pela inalação de detritos que contêm as bactérias e pode se manifestar clinicamente como doença aguda ou crônica.

A febre Q aguda é oligossintomática na maioria dos casos, e o quadro clínico é semelhante ao da gripe. Poucos casos desenvolvem pneumonia, hepatite ou febre prolongada. A forma crônica mais frequente é a endocardite. Também podem ocorrer osteomielite ou infecção vascular (vasculites).

O diagnóstico é feito por testes sorológicos.

A febre Q é considerada uma doença profissional de pecuaristas, granjeiros, tratadores de animais e outros profissionais expostos às excreções de animais que se comportam como reservatórios.

EHRLICHIOSES (ERLIQUIOSES)

Causadas pela *Ehrlichia canis*, do gênero Ehrlichia, da família *Rickettsiaceae*. São frequentes em cães e equinos; raros casos humanos foram relatados.

As manifestações clínicas são exantema, febre, tosse, linfadenopatias, anorexia e letargia.

TRATAMENTO

* Cuidados gerais
* Mesmo tratamento da febre maculosa.

BIBLIOGRAFIA

Azevedo MF. GPS Medicamentos. Rio de Janeiro: Guanabara Koogan; 2017.

Brasil. Ministério da Saúde. Guia de Vigilância em Saúde: volume único [recurso eletrônico]/Ministério da Saúde, Secretaria de Vigilância em Saúde, Coordenação-Geral de Desenvolvimento da Epidemiologia em Serviços. 3. ed. Brasília: Ministério da Saúde; 2019.

Centers for Disease Control and Prevention. Rocky Mountain Spotted Fever, Statistics and Epidemiology. Disponível em: http://www.cdc.gov/rmsf/stats/. Acesso em: ago. 2018.

Chapman AS, Bakken JS, Folk SM et al. Diagnosis and management of tickborne rickettsial diseases: Rocky Mountain spotted fever, ehrlichioses, and anaplasmosis – United States: a practical guide for physicians and other health-care and public health professionals. MMWR Recomm Rep. 2006;55:1.

Mandell G, Bennett J. Principles and Practice of Infectious Diseases. 8th ed. Elsevier Saunders; 2015.

Straily A, Drexler N, Cruz-Loustaunau D et al. Notes from the field: community-based prevention of rocky mountain spotted fever – Sonora, Mexico, 2016. MMWR Morb Mortal Wkly Rep. 2016;65:1302.

Walker DH. Targeting rickettsia. N Engl J Med. 2006;354:1418.

Walker DH, Valbuena GA, Olano JP. Pathogenic mechanisms of diseases caused by Rickettsia. Ann N Y Acad Sci. 2003;990:1.

573
Sepse

Raimundo Nonato Leite Pinho • Luciana Barbosa Leite

INTRODUÇÃO

A incidência de sepse tem aumentado em todos os países, possivelmente pela maior sobrevida dos pacientes com doenças crônicas e pelo surgimento de novos recursos diagnósticos.

Como apresenta elevada letalidade, o diagnóstico precoce representa condição fundamental para iniciar a terapia específica, essencial para um melhor prognóstico.

CONCEITOS

Pelos critérios da Campanha de *Surviving Sepsis* de 2016, a sepse passou a ser definida como disfunção orgânica ameaçadora à vida, secundária à resposta desregulada do hospedeiro a uma infecção.

A disfunção orgânica é definida pelo aumento de dois pontos no escore *Sequential Organ Failure Assessment* (SOFA) basal, em consequência da infecção.

O choque séptico é definido como hipotensão com necessidade de vasopressores para manter pressão arterial média ≥ 65 mmHg associada a lactato ≥ 2 mmol/ℓ, após adequada reanimação volêmica.

Apesar de não fazer parte dos critérios diagnósticos, foi sugerido um escore de gravidade, denominado *Quick Sepsis Organ Failure Assessment* (qSOFA), em que duas das três variáveis que o compõem, ou seja, rebaixamento de nível de consciência, frequência respiratória (FR) > 22 irpm e pressão

Sepse e choque séptico	
Sepse	Disfunção orgânica ameaçadora à vida secundária à resposta desregulada do hospedeiro a uma infecção *Disfunção orgânica: aumento em 2 pontos no escore *Sequential Organ Failure Assessment* (SOFA) como consequência da infecção
Choque séptico	Anormalidade circulatória e celular/metabólica secundária à sepse, de intensidade suficiente para aumentar de modo significativo a mortalidade Desencadeia hipotensão arterial com necessidade de vasopressores para manter pressão arterial média ≥ 65 mmHg e lactato ≥ 2 mmol/ℓ após adequada reanimação volêmica

arterial sistólica (PAS) < 100 mmHg, seriam preditivas de maior mortalidade em pacientes com suspeita de sepse.

Os critérios para síndrome da resposta inflamatória sistêmica (SIRS) continuam de grande relevância como ferramenta de triagem para pacientes potencialmente infectados, porém não são fundamentais para definir a sepse (Quadro 573.1).

Fisiopatogenia

Elemento fundamental é a desregulação da resposta inflamatória à infecção, com liberação de mediadores pró e anti-inflamatórios, ultrapassando os limites do ambiente local e provocando resposta generalizada, alterações da coagulação e disfunção orgânica por redução da oferta tecidual de oxigênio e lesão celular.

CAUSAS

- Infecções mais comumente associadas à sepse são pneumonia (responsável por metade dos casos), infecção intra-abdominal e infecção urinária
- Focos de infecção relacionada com cateteres, abscessos de partes moles, meningites e endocardite
- Entre os microrganismos causadores de sepse, os gram-negativos (*E. coli*, *P. aeruginosa*, *Klebsiella* sp.) são os principais responsáveis, seguidos de gram-positivos (*S. aureus* e *S. pneumoniae*) e fungos.

EXAMES COMPLEMENTARES

- Dependem das hipóteses diagnósticas:
  - Hemograma
  - Hemoculturas:
    - Coletar pelo menos duas amostras de sangue para bactérias antes do início do uso de antibióticos (caso a coleta eventualmente atrase o antibiótico, dar preferência para o tratamento)
    - Atenção: hemoculturas são positivas apenas em 30% dos casos
- Outras amostras podem ser obtidas a depender da suspeita clínica, como secreções respiratórias
- Dosagem de ureia, creatinina e eletrólitos, glicemia, tempo de atividade da protrombina (TAP), TTPa, reação em cadeia da polimerase (PCR), exame de urina (elementos anormais no sedimento [EAS])

Quadro 573.1 Critérios diagnósticos para síndrome da resposta inflamatória sistêmica (SIRS).

SIRS
• Frequência cardíaca > 90 bpm
• FR > 20 irpm
• Temperatura > 37,8 ou < 35°C
• Leucócitos > 12.000 ou < 4.000 ou desvio à esquerda

Disfunção orgânica
• PAS ≤ 90 mmHg
• Sonolência, confusão, agitação ou coma
• $SatO_2$ ≤ 90%, necessidade de O_2, ou dispneia
• Diurese < 0,5 m ℓ/kg/hora

Exames laboratoriais (casos disponíveis)
• Creatinina > 2 mg/d ℓ
• Lactato ≥ 2 mmol/ℓ
• Plaquetas < 100.000 ou INR > 1,5 ou TTPa > 60 s
• Bilirrubinas > 2 mg/d ℓ

Sequential Organ Failure Assessment (SOFA)					
	0	*1*	*2*	*3*	*4*
Respiratória – $Pa_{O_2}/F_{I_{O_2}}$	≥ 400	< 400	< 300	< 200 com VM	< 100 com VM
Hematológica – plaquetas × 10^3 – mm^3	≥ 500	< 150	< 100	< 50	< 20
Hepática (bilirrubina total – mg/d ℓ)	< 1,2	1,2 a 1,9	2 a 5,9	6 a 11,9	> 12
Cardiovascular (PAM – mmHg) doses de medicação em mg/kg/minuto	PAM ≥ 70 sem medicações vasoativas	PAM < 70	Dopamina ≤ 5 ou dobutamina (qualquer dose)	Dopamina > 5 ou epinefrina ≤ 0,1 ou norepinefrina ≤ 0,1	Dopamina > 15 ou epinefrina > 0,1 ou norepinefrina > 0,1
Neurológico (ECG)	15	13 a 14	10 a 12	6 a 9	< 6
Renal (creatinina – mg/d ℓ)	< 1,2	1,2 a 1,9	2 a 3,4	3,5 a 4,9 ou débito urinário < 500 m ℓ/dia	5 ou débito urinário < 200 m ℓ/dia

Quick SOFA (qSOFA)	
FR ≥ 22 irpm	1
Mudança no estado mental	1
PAS ≤ 100 mmHg	1

ECG: Escala de Coma de Glasgow; FR: frequência respiratória; PAS: pressão arterial sistólica; TTPa: tempo de tromboplastina parcial ativada; $SatO_2$: saturação de oxigênio; PAM: pressão arterial média; INR: razão normalizada internacional; VM: ventilação mecânica; $Pa_{O_2}/F_{I_{O_2}}$: pressão parcial de oxigênio/fração inspirada de oxigênio.

- Exames de imagem de acordo com a suspeita clínica (radiografia, tomografia computadorizada de tórax ou de abdome).

COMPLICAÇÕES

- Coagulação intravascular disseminada (CIVD)
- Síndrome da angústia respiratória do adulto (SARA)
- Insuficiência renal aguda (IRA).

TRATAMENTO

- Reposição volêmica em pacientes com hipoperfusão:
  - Hipoperfusão: hipotensão ou lactato 2 vezes superior ao valor máximo de referência:
    - Infusão de 30 m ℓ/kg com cristaloides em 1 hora
    - Após a fase inicial, reposição adicional somente deve ser feita se ainda houver hipoperfusão e após avaliação de fluidorresponsividade
    - Excesso de fluidos associa-se a pior prognóstico

- Medicamentos vasoativos:
  - Quando a reposição volêmica apropriada não restaurar a pressão arterial média (PAM) (< 65 mmHg), a terapia com agentes vasopressores deve ser iniciada:
    - Norepinefrina como medicamento de escolha no choque séptico – 0,01 a 2 mg/kg/minuto
    - Vasopressina pode ser associada com o objetivo de elevar a PAM até o alvo em casos de refratariedade à norepinefrina – 0,01 a 0,04 UI/minuto
    - Dopamina – alternativa à norepinefrina em pacientes com bradicardia, em que o risco de taquiarritmias é baixo
    - Dobutamina em pacientes com evidência de hipoperfusão que já tenham recebido expansão volêmica adequada e estejam com a PAM otimizada com o uso de vasopressores – 2,5 a 15 mg/kg/minuto
- Terapia antimicrobiana de amplo espectro:
  - A escolha da antibioticoterapia empírica deve basear-se em características do paciente (uso prévio de antibióticos, síndrome clínica, resposta do hospedeiro), do

patógeno (perfil da microbiota) e do medicamento (características farmacocinéticas e farmacodinâmicas)

- Cada local apresenta um perfil microbiológico característico e a escolha terapêutica deve ser guiada por essas informações:
  - O antimicrobiano deve ser iniciado em 1 hora do reconhecimento da sepse
  - Preferência para antimicrobianos que possam ser administrados em bólus
  - Terapia empírica combinada para pacientes com choque séptico
  - O tratamento dura, em geral, 7 a 10 dias
  - Descalonamento e suspensão precoce da terapia são seguros e possibilitam menor exposição a antimicrobianos, minimizando o risco de emergência de resistência.

Condições específicas

- Pneumonias (ver Capítulo 155, *Pneumonias*):
  - Adquiridas na comunidade: betalactâmicos (cefotaxima, ceftriaxona ou ampicilina/sulbactam) + macrolídeo ou fluoroquinolona respiratória
  - Relacionadas com a assistência à saúde: cefepima ou piperacilina/tazobactam ou imipeném/meropeném
  - Por *Pseudomonas*:
    - Piperacilina/tazobactam, cefepima, imipeném ou meropeném + ciprofloxacino ou levofloxacino
    - Betalactâmico + aminoglicosídeo e azitromicina
    - Betalactâmico + aminoglicosídeo e fluoroquinolona
  - Por *Staphylococcus aureus* resistente à meticilina (MRSA): adicionar vancomicina ou linezolida/clindamicina
  - Se houver suspeita de broncoaspiração: associar clindamicina ou piperacilina/tazobactam ou carbapenêmico isoladamente
- Infecções intra-abdominais:
  - Não complicadas adquiridas na comunidade com controle do foco: betalactâmicos com inibidores de betalactamase (amoxicilina + clavulanato, ampicilina + sulbactam), ertapeném, tigeciclina ou fluoroquinolona ou cefalosporina de 2ª e 3ª gerações (ceftriaxona, cefuroxima, cefazolina, cefotaxima) associadas a anaerobicida, como metronidazol ou clindamicina
  - Alto risco de patógenos resistentes: piperacilina + tazobactam ou carbapenêmico na terapia empírica, associação com aminoglicosídeo pode ser necessária para garantir uma cobertura mais ampla. Se houver necessidade de cobrir *Enterococcus* MRSA, vancomicina pode ser utilizada. Em unidades com alta prevalência de *Enterococcus* resistente à vancomicina (VRE), associar linezolid ou daptomicina
  - Cobertura empírica de *Candida* sp. em pacientes com múltiplas cirurgias abdominais, acesso venoso central, uso prévio de antimicrobianos ou uso de nutrição parenteral com equinocandinas
- Infecções do trato urinário:
  - Comunitária: ceftriaxona
  - Nosocomial: carbapenêmicos ou amicacina
- Meningites:
  - Ceftriaxona ou cefepima (eventualmente associado à vancomicina)
  - Em pacientes com ventriculite nosocomial, ceftazidima, carbapenêmicos, aminoglicosídeos ou polimixina
- Suporte ventilatório, quando necessário:
  - Com volume corrente baixo (no máximo 6 mℓ/kg) associado a limitada pressão inspiratória de platô (≤ 30 cmH$_2$O)

- Em pacientes com SARA moderada e grave, sugere-se o uso de pressão expiratória final positiva (PEEP) mais elevada
- Recomendam-se posição prona e bloqueadores neuromusculares para pacientes com Pa$_{O_2}$/Fi$_{O_2}$ < 150
- Controle glicêmico entre 140 e 180 mg/dℓ
- Hidrocortisona intravenosa em pacientes com choque séptico na dose de 200 mg/dia em bólus
- Transfusão de hemácias apenas nos pacientes com concentração de hemoglobina (Hb) < 7 g/dℓ, na ausência de circunstâncias atenuantes, como isquemia miocárdica, hipoxemia grave ou hemorragia aguda
- Não se recomenda a transfusão rotineira de outros produtos sanguíneos visando à correção de distúrbios de coagulação laboratoriais, na ausência de sangramento ativo ou necessidade de realização de procedimentos
- Terapia de substituição renal quando necessária
- Nutrição enteral precoce, se parâmetros perfusionais estáveis e trato gastrintestinal viável.

BIBLIOGRAFIA

Azevedo LCP, Taniguchi LU, Ladeira JP et al. Medicina intensiva: abordagem prática. [S.l: s.n.], 2018.

Azevedo LCP, Machado FR. Sepse. São Paulo: Atheneu; 2019.

Azevedo MF. GPS Medicamentos. Rio de Janeiro: Guanabara Koogan; 2017.

Instituto Latino Americano de Sepse (ILAS). Campanha – sepse em adultos – materiais 2018. Disponível em: http://www.ilas.org.br/materiais-adulto.php.

Rhodes A, Evans LE, Alhazzani W et al. Surviving Sepse Campaign: International Guidelines for Management of Sepse and Septic Shock: 2016. Crit Care Med. 2017;45(3):486-552.

Seymour CW, Liu VX, Iwashyna TJ et al. Assessment of Clinical Criteria for Sepse: for the Third International Consensus Definitions for Sepse and Septic Shock (Sepse-3). JAMA. 2016;315(8):762-74.

Shankar-Hari M, Phillips GS, Levy ML et al. Developing a new definition and assessing new clinical criteria for septic shock: for the Third International Consensus Definitions for Sepse and Septic Shock (Sepse-3). JAMA. 2016;315(8):775-87.

Singer M, Deutschman CS, Seymour CW et al. The Third International Consensus Definitions for Sepse and Septic Shock (Sepse-3). JAMA. 2016;315(8):801-10.

World Health Organization (WHO). WHA70.7 Improving the prevention, diagnosis and clinical management of sepse 2017. Disponível em: http://apps.who.int/gb/e/e_wha70.html. Acesso em:

574
Sífilis

Lues

Ana Maria de Oliveira

INTRODUÇÃO

Sífilis, também conhecida como lues, é uma infecção bacteriana e sistêmica que acomete apenas humanos, causada pelo

Treponema pallidum, transmitida por contato direto durante relações sexuais ou da mãe para o filho (transmissão vertical).

É considerada uma doença reemergente no Brasil e, na maioria dos casos, as pessoas são sexualmente ativas e apresentam-se assintomáticas.

CLASSIFICAÇÃO

- Sífilis primária
- Sífilis secundária
- Sífilis terciária
- Sífilis latente
- Sífilis congênita.

CAUSAS

- Contágio pelo *Treponema pallidum*.

FATORES DE RISCO

- Relações sexuais sem preservativo
- Contato sexual com pessoas infectadas
- Contato com líquidos corporais infectados
- Uso de drogas ilícitas IV, fumadas e cheiradas de maneira compartilhada.

MANIFESTAÇÕES CLÍNICAS

- A sífilis é uma doença conhecida por ser "a grande imitadora", pois pode apresentar-se por uma variedade de síndromes clínicas e com todos os tipos de lesões cutâneas e mucosas (máculas, pápulas, vesículas, gomas, bolhas, placas, úlceras)
- Diante de qualquer quadro de lesões cutaneomucosas sem causa aparente, impõe-se o diagnóstico diferencial com a sífilis
- Importante lembrar que a sintomatologia das fases primária e secundária desaparecem mesmo sem tratamento, promovendo a falsa impressão de cura
- No Quadro 574.1, são apresentadas as manifestações clínicas de sífilis adquirida
- Na gestação, a taxa de transmissão intraútero para o feto é de 80%, sendo influenciada pela fase clínica da doença da gestante e pelo tempo de exposição do feto. As fases primária e secundária são mais infecciosas, pois há maior quantidade de treponema no sangue
- Pode causar abortamento, prematuridade, natimortalidade e manifestações congênitas precoce e tardia.

Sífilis congênita

- Assintomáticos ao nascer (a maioria):
- Hipodesenvolvimento pôndero-estatural
- Nariz em sela
- Rinite
- Adenomegalia, icterícia, anemia
- Hepatosplenomegalia
- Nefrite, meningite
- Lesões cutâneas bolhosas ou vesiculares semelhantes às de secundarismo em adultos.

DIAGNÓSTICO DIFERENCIAL

- **Sífilis primária**: cancro mole, linfogranuloma venéreo, granuloma inguinal, herpes-vírus humano, síndrome de Behçet, traumatismo genital

Quadro 574.1 Manifestações clínicas de sífilis adquirida, de acordo com o tempo de infecção, a evolução e os estágios da doença.

Estágios da sífilis adquirida	Manifestações clínicas
Primária	Cancro duro (úlcera genital)
	Linfonodos regionais comprometidos
Secundária	Lesões cutaneomucosas (roséola, placas mucosas, sifílides papulosas, sifílides palmoplantares, condiloma plano, alopecia em clareira, madarose, rouquidão)
	Micropoliadenopatia
	Linfadenopatia generalizada
	Sinais constitucionais (febre, astenia, perda de peso)
	Quadros neurológicos, oculares, hepáticos
Latente recente (até 1 ano de duração)	Assintomática
Latente tardia (mais de 1 ano de duração	Assintomática
Terciária	Cutâneas: lesões gomosas e nodulares, de caráter destrutivo
	Ósseas: periostite, osteíte gomosa ou esclerosante, artrites, sinovites e nódulos justarticulares
	Cardiovasculares: estenose coronariana, aortite e aneurisma da aorta, especialmente da porção torácica
	Neurológicas: meningite, gomas do cérebro ou da medula, atrofia do nervo óptico, lesão do sétimo par craniano, manifestações psiquiátricas, *tabes dorsalis* e quadros demenciais como o da paralisia geral

Fonte: Brasil, 2020, p. 58.

- **Sífilis secundária**: pitiríase rósea, psoríase gutata, erupção medicamentosa e outras doenças que cursam com úlceras como pênfigo
- **Sífilis terciária**: depende da localização das lesões.

EXAMES COMPLEMENTARES

- Métodos diretos:
  - Microscopia de campo escuro do exsudato seroso obtido da úlcera: exame com altas sensibilidade e especificidade, porém dependente do observador. Indicado para as formas clínicas primária e secundária
  - Pesquisa direta em material corado: menor sensibilidade que o campo escuro
- Métodos imunológicos (Quadro 574.2)
- Testes treponêmicos e não treponêmicos:
  - Testes não treponêmicos (inespecíficos):
    - VDRL (sigla do inglês *venereal disease research laboratory*)
    - Reagina plasmática rápida (RPR)
    - São testes de baixo custo e disponíveis na rede do Sistema Único de Saúde (SUS)
    - Tornam-se positivos a partir da 2ª semana do aparecimento do cancro

Quadro 574.2 Métodos diagnósticos de sífilis: testes imunológicos.

Não treponêmicos	VDRL	Quantificáveis (p. ex., 1:2, 1:4, 1:8)
	RPR	Importantes para o diagnóstico e o monitoramento da resposta ao tratamento
	TRUST	
	USR	
Treponêmicos	FTA-Abs	São os primeiros a se tornarem reagentes
	ELISA/EQL/ CMIA	Na maioria das vezes, permanecem reagentes por toda a vida, mesmo após o tratamento
	TPHA/ TPPA/ MHA-TP	–
	Teste rápido	São importantes para o diagnóstico, mas não são indicados para monitoramento da resposta ao tratamento

Fonte: Brasil, 2019, p. 62.

○ Podem ser negativos na fase primária
○ Os títulos diminuem com o decorrer do tempo ou com tratamento (títulos muito baixos podem indicar memória sorológica. Por isso, deve-se confirmar com o FTA-Abs). Títulos de VDRL > 1:16 indicam a existência de sífilis ou outra treponematose
■ Testes treponêmicos:
○ FTA-Abs (absorção do anticorpo treponêmico fluorescente)
○ Micro-hemaglutinação de *Treponema pallidum* (MHA-TP):
• Considerando a epidemia de sífilis que o Brasil enfrenta, recomenda-se iniciar a investigação pelo teste treponêmico, que é o primeiro a positivar
• Ensaio imunoenzimático absorvente (ELISA): teste rápido: disponível na rede SUS, utilizado para confirmar o diagnóstico.
• Exame do líquido cefalorraquidiano (LCR): o diagnóstico de neurossífilis ainda permanece um desafio, motivo pelo qual é necessário combinar dados clínicos e epidemiológicos com exames laboratoriais (ver Capítulo 508, *Neurossífilis*)
• A punção lombar nos casos de sífilis é indicada nas seguintes condições:
■ Quadros clínicos com sintomas neurológicos e/ou alterações oftalmológicas
■ Sífilis terciária em atividade
■ Quando não se obtém melhora ou há falha no tratamento de pessoas vivendo com vírus da imunodeficiência humana (HIV) ou outras imunodeficiências, independentemente da reexposição sexual
• Pleocitose com proteína aumentada ou normal e VDRL com sensibilidade de cerca de 70% sela o diagnóstico

• O teste treponêmico tem valor preditivo negativo baixo; portanto, se negativo, não exclui a neurossífilis.

COMPROVAÇÃO DIAGNÓSTICA

• Dados clínicos + demonstração do *T. pallidum* ou testes sorológicos positivos. No caso da sífilis adquirida, ver Quadro 574.3
• Sífilis na gestação é um importante problema de saúde pública no contexto atual de altos índices de sífilis congênita
• O Quadro 574.4 se refere em especial à abordagem da sífilis na grávida.

Quadro 574.3 Interpretação dos testes imunológicos para sífilis adquirida, diagnóstico e conduta.

Interpretação dos testes	Interpretação diagnóstica frente à clínica e à epidemiologia	Conduta
Teste treponêmico reagente + teste não treponêmico reagente	**Sífilis** A partir dos dados clínicos e epidemiológicos, deve-se decidir por doença ativa, proceder à sua classificação clínica, definir o tempo de infecção e se não há história de tratamento anterior adequado **Cicatriz sorológica** A partir dos dados clínicos e epidemiológicos, e identificação de sífilis com tratamento anterior documentado com baixa de dois títulos no mínimo (p. ex., de 1/16 abaixou para 1/4)	Se sífilis, tratar conforme a classificação clínica (ver Quadro 574.1) Se cicatriz sorológica, orientar e realizar aconselhamento
Teste treponêmico reagente + teste não treponêmico não reagente	Realizar outro teste treponêmico por metodologia diferente do primeiro: • Se reagente, é sífilis ou cicatriz sorológica • Se não reagente, exclui sífilis • Se teste indisponível, avaliar os dados clínicos e epidemiológicos e, se decidir por atividade de doença, assumir que é sífilis em atividade	Se sífilis, tratar conforme a classificação clínica (Quadro 574.4) Se cicatriz sorológica, orientação e aconselhamento
Teste treponêmico não reagente + teste não treponêmico não reagente	Não se realiza outro teste treponêmico por metodologia diferente do primeiro; caso este seja negativo e quando não há suspeita clínico-epidemiológica de sífilis Pode ser janela imunológica, ou seja, ainda não se positivou o teste treponêmico Não é sífilis	Se há suspeita de sífilis, agenda-se nova de coleta de amostra em 30 dias **ou** Na impossibilidade de retorno, deve-se tratar conforme a classificação clínica (ver Quadro 574.1) No caso de descartar doença, oferecer aconselhamento

Adaptado de Ministério da Saúde, 2019.

Quadro 574.4 Critérios para definição de sífilis em gestantes.

Situação 1
• Mulher assintomática para sífilis que, durante pré-natal, parto e/ou puerpério, apresente pelo menos um teste reagente – treponêmico **e/ou** não treponêmico com qualquer titulação – e que não tenha registro de tratamento prévio

Situação 2
• Mulher sintomática[a] para sífilis que, durante pré-natal, parto e/ou puerpério, apresente pelo menos um teste reagente – treponêmico **e/ou** não treponêmico – com qualquer titulação

Situação 3
• Mulher que, durante pré-natal, parto e/ou puerpério, apresente teste não treponêmico reagente com qualquer titulação **e** teste treponêmico reagente, independentemente de sintomatologia de sífilis e sem registro de tratamento prévio

[a]Para mais informações sobre sífilis, consultar o Guia de Vigilância em Saúde (BRASIL, 2017) e os Capítulos 5 e 6 dos Protocolos Clínicos e Diretrizes de Tratamento (PCDT). Nota: todos os casos de mulheres diagnosticadas com sífilis durante pré-natal, parto ou puerpério devem ser notificados na ficha de sífilis em gestantes. Casos confirmados de cicatriz sorológica não devem ser notificados. Considera-se cicatriz sorológica tratamento anterior para sífilis com documentação da queda da titulação em pelo menos duas diluições (p. ex., uma titulação de 1:16 antes do tratamento que se torna menor ou igual a 1:4 após o tratamento). (Fonte: Brasil, 2020, p. 57-116.)

COMPLICAÇÕES

- Aortite
- Insuficiência aórtica
- Aneurisma da aorta
- Demência
- Glomerulonefrite
- Lesões osteoarticulares.

TRATAMENTO

- Abordagem das parcerias sexuais com o intuito de quebrar a cadeia de transmissão, observando confidencialidade, ausência de coerção e proteção contra discriminação é fundamental
- Evitar relações sexuais até o término do tratamento
- Gestantes devem fazer o VDRL pelo menos no 1º e no 3º trimestre da gravidez e quando houver situações de risco para infecções sexualmente transmissíveis (IST). Na gestante, deve-se considerar qualquer valor de VDRL, e não simplesmente desconsiderar títulos baixos.

Recomendações do Ministério da Saúde (2019)

1. Comunicação por cartão – o profissional de saúde que atende o paciente deve preencher as duas partes do cartão (Partes A e B). Na Parte B, há uma mensagem para ser entregue à parceria sexual por meio do caso-índice, convidando-a para consulta na unidade de saúde (ver "Modelo do cartão" em Brasil, 2019, p. 247)
2. Comunicação por correspondência e outros meios, pelo caso-índice
3. Comunicação por busca ativa – após esgotados os meios descritos, havendo acesso ao endereço das parcerias sexuais e conforme as possibilidades locais, pode-se acessar as parceiras, principalmente gestantes e aquelas com IST.

Tratamento medicamentoso

- Grávida alérgica: dessensibilizar conforme orientação do Ministério da Saúde; ou usar eritromicina (acetato) 500 mg por via oral (VO), a cada 6 horas, durante 14 dias. Apenas a penicilina trata o feto.

No Quadro 574.5 é apresentado o estadiamento para tratamento e monitoramento da sífilis.

Tratamento da sífilis e reação de Jarisch-Herxheimer

A reação de Jarisch-Herxheimer corresponde a febre, calafrios, cefaleia, sudorese, mialgias e erupções 6 a 12 horas após o início do tratamento, pela lise dos treponemas.

Ocorre em 50% dos pacientes, especialmente na sífilis secundária. Essa reação não deve ser confundida com reação alérgica a antibióticos e seu tratamento consiste no uso de anti-histamínicos e antipiréticos.

MONITORAMENTO

- Punção do LCR com 6 meses após o tratamento, nos casos de neurossífilis
- Repetir a sorologia 3, 6 e 12 meses após o tratamento
- Efetuar exames sorológicos em intervalos mais frequentes em pacientes infectados pelo HIV
- O decréscimo de dois títulos ou mais em relação à sorologia inicial indica cura
- Considera-se reinfecção quando há elevação de dois títulos ou mais em relação à sorologia inicial (p. ex., 1/4 para 1/16).

Quadro 574.5 Estadiamento para tratamento e monitoramento da sífilis.

Estadiamento	Esquema terapêutico	Alternativa[a] (exceto para gestantes)	Acompanhamento (teste não treponêmico)
Sífilis recente: sífilis primária, secundária e latente recente (com até 1 ano de evolução)	Benzilpenicilina benzatina 2,4 milhões UI, IM, dose única (1,2 milhão UI em cada glúteo)	Doxiciclina 100 mg, a cada 12 horas, VO, por 15 dias	Teste não treponêmico trimestral (em gestantes, o controle deve ser mensal)
Sífilis tardia: sífilis latente tardia (com mais de 1 ano de evolução) ou latente com duração ignorada e sífilis terciária	Benzilpenicilina benzatina 2,4 milhões UI, IM, 1 vez/semana (1,2 milhão UI em cada glúteo) por 3 semanas[b] Dose total: 7,2 milhões UI, IM	Doxiciclina 100 mg, a cada 12 horas, VO, por 30 dias	Teste não treponêmico trimestral (em gestantes, o controle deve ser mensal)
Neurossífilis	Benzilpenicilina potássica/cristalina 18 a 24 milhões UI, 1 vez/dia, IV, administrada em doses de 3 a 4 milhões UI, a cada 4 horas ou por infusão contínua, por 14 dias	Ceftriaxona 2 g, IV, 1 vez/dia, por 10 a 14 dias	Exame de LCR a cada 6 meses até a normalização

[a]A benzilpenicilina benzatina é a única opção segura e eficaz para tratamento adequado das gestantes. [b]A regra é que o intervalo entre as doses seja de 7 dias para completar o tratamento, no entanto, caso esse intervalo ultrapasse 14 dias, o esquema deve ser reiniciado (WHO, 2016). IM: IM; VO: VO; IV: IV; LCR: líquido cefalorraquidiano. (Fonte: Brasil, 2020, p. 68.)

PREVENÇÃO

- A prevenção combinada inclui intervenções nos âmbitos biomédico, comportamental e introdução de marco legal
- Uso de barreira de proteção nas relações sexuais
- Abordagem da parceria sexual para tratamento, conforme relatado
- Testagem para HIV, sífilis, hepatites B e C (dependendo da população de risco, solicitar IgM e IgG para hepatite A)
- Vacinação contra hepatites A e B, HPV
- Tratamento das parcerias sexuais
- Oferecer profilaxia pré-exposição (PrPE) e pós-exposição (PEP)
- Não compartilhar agulhas, seringas e outros materiais.

Atenção

- Doença de notificação obrigatória: são obrigatórias a notificação e a investigação de todos os casos detectados em gestantes, incluindo os natimortos e abortos por sífilis.

EVOLUÇÃO E PROGNÓSTICO

- Cura com tratamento adequado: o controle de cura deve ser acompanhado por meio da reação sorológica (VDRL) 3, 6 e 12 meses após o tratamento
- Prognóstico pior quando há complicações da sífilis tardia e em pacientes infectados pelo HIV.

BIBLIOGRAFIA

Azevedo MF. GPS Medicamentos. Rio de Janeiro: Guanabara Koogan; 2017.

Brasil. Ministério da Saúde. Secretaria de Vigilância em Saúde. Coordenação-Geral de Desenvolvimento da Epidemiologia em Serviços. Guia de vigilância em saúde. Vol. Único. 2. ed. Brasília: Ministério da Saúde; 2017. Disponível em: http://portalarquivos.saude.gov.br/images/pdf/2017/outubro/06/Volume-Unico-2017.pdf. Acesso em: 23 jul. 2019.

Brasil. Ministério da Saúde. Secretaria de Vigilância em Saúde. Departamento de Doenças de Condições Crônicas e Infecções Sexualmente Transmissíveis. Protocolo clínico e diretrizes terapêuticas para atenção integral às pessoas com infecções sexualmente transmissíveis (IST). Brasília: Ministério da Saúde; 2019.

Brasil. Ministério da Saúde. Secretaria de Vigilância em Saúde. Departamento de Doenças de Condições Crônicas e Infecções Sexualmente Transmissíveis. Protocolo Clínico e Diretrizes Terapêuticas para Atenção Integral às Pessoas com Infecções Sexualmente Transmissíveis (IST)/Ministério da Saúde, Secretaria de Vigilância em Saúde, Departamento de Doenças de Condições Crônicas e Infecções Sexualmente Transmissíveis. – Brasília: Ministério da Saúde; 2020.

Brasil. Ministério da Saúde. Secretaria de Vigilância em Saúde. Departamento de DST, AIDS e Hepatites Virais. Protocolo Clínico e Diretrizes Terapêuticas para Atenção Integral às Pessoas com Infecções Sexualmente Transmissíveis. Brasília: Ministério da Saúde; 2015.

Brasil. Ministério da Saúde. Secretaria de Vigilância em Saúde. Departamento de Vigilância, Prevenção e Controle das Infecções Sexualmente Transmissíveis, do HIV/AIDS e das Hepatites Virais. Manual técnico para diagnóstico da infecção pelo HIV em adultos e crianças. 4. ed. Brasília: Ministério da Saúde; 2018.

Brasil. Ministério da Saúde. Secretaria de Vigilância em Saúde. Departamento de Vigilância, Prevenção e Controle das Infecções Sexualmente Transmissíveis, do HIV/AIDS e das Hepatites Virais. Prevenção Combinada do HIV. Bases Conceituais para Profissionais Trabalhadores(as) e Gestores(as) de Saúde. Brasília: Ministério da Saúde; 2017.

Brasil. Ministério da Saúde. Secretaria de Vigilância em Saúde. Departamento de Vigilância, Prevenção e Controle das Infecções Sexualmente Transmissíveis, do HIV/AIDS e das Hepatites Virais. Protocolo Clínico e Diretrizes para Profilaxia Pós-exposição (PEP) de Risco à Infecção pelo HIV, IST, Hepatites Virais. Brasília: Ministério da Saúde; 2017.

Centers for Disease Control (CDC). Recommendations and reports. MMWR. 2015;64(3).

Gérvas J, Perez Fernández M. Limits to the power of medicine to define disease and risk factor, and quaternary prevention. Gac Sanit. [S.I.]. 2006;20(Supl. 3):66-71.

NYC Health. The diagnosis, management and p prevention of Syphilis. An update and review. Disponível em: https://www.nycptc.org/x/Syphilis_Monograph_2019_NYC_PTC_NYC_DOHMH.pdf. Acesso em: 31 jul. 2019.

Passos MRL. Deessetologia – DST 5. 5. ed. Rio de Janeiro: Cultura Médica; 2005.

Workowski KA, Bolan GA; Centers for Disease Control and Prevention. Sexually transmitted diseases – treatment guidelines, 2015. MMWR Recomm Rep. 2015;64(RR-03):1-137.

World Health Organization (WHO). Guidelines for the treatment of Treponema pallidum (syphilis). 2016. Disponível em: https://apps.who.int/iris/bitstream/handle/10665/249572/9789241549806-eng.pdf;jsessionid=B1308873E9A4AB54F87A677E3C8F1409?sequence=1. Acesso em: 31 jul. 2019.

Zetola NM, Klausner JF. Syphilis and HIV infection: an update. Clin Infec Dis. 2007;44:1222-8.

575
Tétano

Denise Milioli Ferreira

INTRODUÇÃO

Doença infecciosa, não contagiosa, causada pela exotoxina produzida pelo *Clostridium tetani*, presente na natureza sob a forma de esporos, introduzida no organismo por meio de solução de continuidade da pele ou mucosa.

Em condições de anaerobiose, os esporos passam à forma vegetativa e produzem as toxinas tetanolisina e tetanospasmina, de grande importância na fisiopatologia do tétano.

A toxina migra pelos nervos periféricos até os neurônios inibitórios, no corno anterior da medula, causando hipertonia e espasmos da musculatura.

Nas formas graves, há liberação do sistema autônomo simpático.

O período de incubação é de 2 a 21 dias (em média 10 dias).

Letalidade de 33,1%, com predomínio no sexo masculino e na faixa etária de 35 a 64 anos.

FATORES DE RISCO

- Pessoas não adequadamente vacinadas
- Lesões de pele e mucosa com exposição a fezes de animais, água poluída, terra, gravetos e instrumentos enferrujados.

- É uma doença de notificação compulsória
- A doença não confere imunidade
- Tétano neonatal decorre de contaminação do cordão umbilical, resultante de cuidados inadequados do coto umbilical com uso de substâncias ou instrumentos inadequados O principal sintoma é dificuldade de sucção seguida de hipertonia e espasmos musculares. Apresenta alta letalidade. A taxa de incidência tem diminuído com a imunização materna e melhora da assistência ao parto.

MANIFESTAÇÕES CLÍNICAS

- O tétano pode manifestar-se de forma localizada ou generalizada
- A princípio, surge espasmo muscular no local da lesão
- Febre baixa
- Hipertonia muscular em paciente lúcido
- Espasmos musculares paroxísticos, desencadeados por estímulos, inclusive fisiológicos
- Hiper-reflexia profunda
- Trismo
- Riso sardônico
- Opistótono
- Espasmo da glote
- Disfagia
- Hipertensão arterial
- Disautonomia simpática.

DIAGNÓSTICO DIFERENCIAL

- Infecções na cavidade oral
- Intoxicações exógenas
- Meningoencefalite
- Hipocalcemia
- Convulsões
- Raiva
- Doença do soro.

EXAMES COMPLEMENTARES

O diagnóstico do tétano baseia-se em dados clínicos, não se dispondo de exames laboratoriais.

COMPLICAÇÕES

- Apneia decorrente de espasmos
- Pneumonia
- Fratura de vértebras
- Insuficiência renal
- Tromboembolismo pulmonar
- Acidente vascular cerebral
- Arritmias cardíacas.

TRATAMENTO

- Unidade de terapia intensiva (UTI) nas formas moderadas e graves
- Ambiente calmo, silencioso e escurecido
- Desbridamento da ferida
- Hidratação e nutrição adequadas
- Manter vias respiratórias desobstruídas (traqueostomia, se necessário)

- Ventilação assistida-controlada a volume ou a pressão
- Dosagem diária de creatinofosfoquinase (CPK)
- Fisioterapia motora e respiratória.

Tratamento medicamentoso

- Diazepam 10 a 30 mg/hora em bólus ou em infusão contínua por via intravenosa (IV). Pode-se utilizar midazolam em infusão contínua, embora possa causar instabilidade hemodinâmica e *delirium*
- Bloqueadores neuromusculares antecedidos de adequada sedação e analgesia
- Analgesia com opioides como propofol, fentanila ou morfina. Em caso de disautonomia simpática, dar preferência à fentanila ou à morfina
- Sulfato de magnésio nos casos de tétano grave em associação ao relaxante muscular, na dose de 40 mg/kg em 30 minutos, e manutenção de 2 g/hora por 7 dias
- Gamaglobulina antitetânica homóloga (IGATH) 500 a 5.000 UI por via intramuscular (IM) profunda, ou heteróloga (SAT) 20.000 a 30.000 UI IM (em duas massas musculares) ou IV (diluída em soro glicosado isotônico [SGI] lentamente). Não há evidências para a aplicação da imunoglobulina perilesional ou intratecal
- Imunização ativa de acordo com a idade e o *status* vacinal
- Metronidazol 500 mg, IV, a cada 8 horas (7,5 mg/kg/dose), por 7 a 10 dias; ou benzilpenicilina cristalina, 2 a 3 milhões de UI, IV, a cada 4 horas (50.000 a 100.000 UI/kg/dia), por 7 a 10 dias, sendo o metronidazol mais seguro, pelo efeito inibitório da penicilina nos receptores do ácido gama-aminobutírico A (GABA-A).

PREVENÇÃO

- Uso de equipamento de proteção individual para os trabalhadores com risco de exposição, como botas e luvas
- Vacinação (Quadro 575.1).

EVOLUÇÃO E PROGNÓSTICO

- Alta taxa de letalidade
- Fatores de pior prognóstico: idade avançada, doença de base, período curto de incubação, hiperatividade simpática
- O tétano não deixa sequelas que, quando presentes, estão relacionadas com complicações durante o curso da doença
- Existem alguns escores para avaliar a gravidade do tétano, como *Tetanus Severity Score*, escore de Dakar e escore de Phillips, com maior utilidade para análise populacional, e não individual.

BIBLIOGRAFIA

Azevedo MF. GPS Medicamentos. Guia prático em saúde. Rio de Janeiro: Guanabara Koogan; 2017.

Brasil. Ministério da Saúde. Secretaria de Vigilância em Saúde. Boletim Epidemiológico. 2018;49(25).

Brasil. Ministério da Saúde. Secretaria de Vigilância em Saúde. Informe técnico para a implantação da Vacina Adsorvida Difteria, Tétano e Coqueluche (*pertussis* Acelular) Tipo Adulto-dTpa. Brasília: Ministério da Saúde; 2014.

Lisboa T, Ho YL, Henriques Filho GT et al. Diretrizes para o manejo do tétano acidental em pacientes adultos. Rev Bras Ter Intensiva. 2011;23(4):394-409.

Thwaites CL, Yen LM, Glover C et al. Predicting clinical outcomes of tetanus. Tropical Medicine and International Health. 2006;11(3):279-87.

Quadro 575.1 Orientação para vacinação.

Vacina	Orientação
Vacina adsorvida contra difteria, tétano, pertússis, hepatite B (recombinante) e *Haemophilus influenzae* B (conjugada) – vacina penta	Administrar três doses, aos 2, 4 e 6 meses, com intervalo de 60 dias entre as doses, mínimo de 30 dias. A terceira dose não deverá ser administrada antes dos 6 meses
Vacina adsorvida contra difteria, tétano e pertússis (DTP)	Crianças a partir dos 15 meses e menores de 7 anos (6 anos, 11 meses e 29 dias) devem receber dois reforços
	A vacina DTP é contraindicada para crianças a partir de 7 anos
Vacina adsorvida contra difteria e tétano adulto – dT/dupla adulto	Crianças a partir de 7 anos, com esquema vacinal completo (três doses) para difteria e tétano, administrar uma dose a cada 10 anos após a última dose
	Em casos de ferimentos graves e comunicantes de casos de difteria, antecipar a dose quando a última foi administrada há mais de 5 anos
	Crianças a partir de 7 anos ou adolescentes não vacinados ou sem comprovação vacinal para difteria e tétano, administrar três doses com intervalo de 60 dias entre elas; mínimo de 30 dias ou completar a dose em caso de vacinação incompleta
	Na gestante, a vacina dT pode ser administrada a partir da comprovação da gravidez, em qualquer período gestacional. Completar o esquema vacinal, preferencialmente até 20 dias antes da data provável do parto. Verificar o período da gestação e indicação da vacina dTpa, considerando que toda gestante deve receber pelo menos uma dose desta durante a gestação
Vacina adsorvida contra difteria, tétano e pertússis (acelular) tipo adulto – dTpa	Uma dose a cada gestação, a partir da 20ª semana de gestação
	Gestante não vacinada previamente, administrar três doses de vacina contendo toxoide tetânico e diftérico, com intervalo de 60 dias entre as doses. Sendo duas doses de dT em qualquer momento da gestação e uma dose de dTpa, a partir da 20ª semana de gestação
	Gestante vacinada com duas doses de dT, administrar uma dose de dTpa, a partir da 20ª semana de gestação
	Gestante vacinada com três doses de dT, administrar uma dose de dTpa, a partir da 20ª semana de gestação
	Mesmo com esquema completo (três doses de dT ou dTpa) e/ou reforço com dT ou dTpa, a gestante deverá receber sempre uma dose de dTpa a cada gestação

Fonte: Ministério da Saúde, 2019.

576
Tuberculose

João Alves de Araújo Filho ◆ Marília Dalva Turchi ◆ Pedro Paulo Teixeira e Silva Torres ◆ Joffre Rezende Filho

INTRODUÇÃO

Doença causada pelo *Mycobacterium tuberculosis* (bacilo de Koch) e, mais raramente, por outras bactérias do complexo *M. tuberculosis*, como *Mycobacterium bovis* (Figuras 576.1 e 576.2).

Estima-se que 1/4 da população mundial esteja infectada, mas, na maioria das vezes, essa infecção permanece latente (infecção latente pelo *Mycobacterium tuberculosis* [ILTB]).

No Brasil, 90% dos pacientes que apresentam essa doença têm idade superior a 15 anos.

Do ponto de vista histopatológico, a tuberculose caracteriza-se por granulomas epiteloides com necrose caseosa nos órgãos afetados. Algumas informações pertinentes são:

- **Reservatório**: ser humano doente (forma pulmonar bacilífera) e, excepcionalmente, gado bovino doente

- **Transmissão de pessoa a pessoa**: via respiratória, por tosse, fala e espirros (gotículas de Flügge)
- **Período de transmissibilidade**: durante toda a evolução da doença pulmonar, em indivíduos bacilíferos não tratados, e até 2 semanas após o início do tratamento
- **Período de incubação**: 4 a 12 semanas após a infecção surgem lesão pulmonar primária e adenomegalia hilar/mediastinal (primoinfecção tuberculosa). Na maioria das vezes, a primoinfecção é contida, isto é, não se dissemina. Nesse período, torna-se positiva a reação tuberculínica. O bacilo da tuberculose pode alastrar-se por via hematogênica para qualquer órgão, principalmente em cérebro, rins, linfonodos e pulmões.

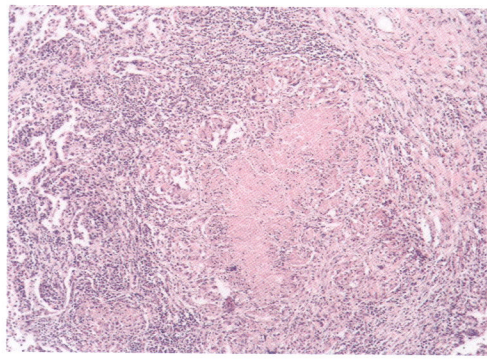

Figura 576.1 Tuberculose produtiva: granuloma com células gigantes e escassa necrose caseosa central. (Cortesia de Brasileiro Filho, 2011.)

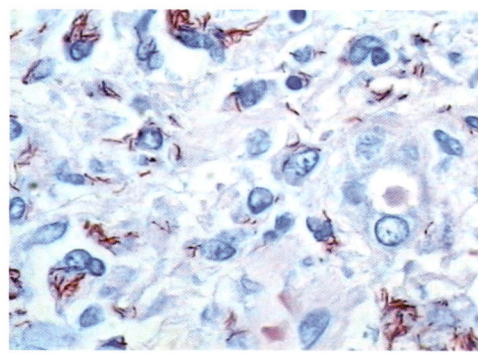

Figura 576.2 Tuberculose: coloração de Ziehl-Neelsen mostra numerosos bacilos álcool-resistentes. (Cortesia de Brasileiro Filho, 2011.)

Patogenicidade do bacilo de Koch

- O bacilo da tuberculose pode causar lesão em qualquer órgão
- Cerca de 90% dos casos de tuberculose são da forma pulmonar e, desses, 60% são bacilíferos
- Formas extrapulmonares são mais frequentes em crianças e pacientes imunossuprimidos
- Sempre investigar associação entre tuberculose e HIV/Aids.

Atenção

- Doença de notificação compulsória.

FATORES DE RISCO

- Contato com pacientes bacilíferos
- Populações institucionalizadas (albergues, hospitais psiquiátricos, asilos, presídios)
- Condições socioeconômicas precárias
- Exposição profissional
- Etilismo/dependência química
- Desnutrição
- Doenças ou condições imunossupressoras (HIV, diabetes, insuficiência renal crônica, linfomas, uso de corticoides, uso de imunossupressores ou de inibidores do fator de necrose tumoral alfa [TNF-α]).

FORMAS CLÍNICAS

Tuberculose primária progressiva ou disseminada

Decorre da disseminação da primoinfecção, por deficiência da imunidade celular, alta carga bacilífera ou virulência.

Mais frequente em crianças e indivíduos imunodeprimidos.

Categoriza-se em:

- *Forma precoce* (1 a 6 meses após a infecção):
  - Início abrupto, com febre
  - Tosse escassa ou ausente
  - Quadro consumptivo mais rápido na disseminação hematogênica
  - Adenomegalia hilar, mediastinal, cervical ou em outras cadeias
  - Comprometimento pulmonar segmentar ou lobar
  - Consolidação em cavitação
  - Derrame pleural
  - Atelectasia
  - Tuberculose miliar e meningite tuberculosa (Figura 576.3)
- *Forma tardia:*
  - Febre prolongada
  - Comprometimento de qualquer órgão ou sistema, principalmente osteoarticular, renal, pulmonar e sistema nervoso central (SNC)
  - Evolução insidiosa.

Tuberculose pós-primária ou secundária

- Forma clínica mais comum, sendo mais frequente em adultos
- Indica reativação endógena de foco já existente. Os bacilos podem permanecer latentes (ILTB) por muitos anos, até que ocorra a reativação
- O risco de reativação é maior nos primeiros anos pós-infecção, mas pode ocorrer em qualquer fase da vida
- A tuberculose secundária também pode decorrer de reinfecção exógena (nova carga bacilar)
- Forma pulmonar ou extrapulmonar.

Tuberculose pulmonar

- Na fase inicial é oligo ou assintomática
- Com a progressão da doença, surge febre baixa, vespertina
- Emagrecimento
- Sudorese noturna
- Tosse crônica com expectoração mucopurulenta
- Nas fases avançadas, evidenciam-se cavitações pulmonares e eliminação de escarros hemoptoicos ou hemoptise (Figura 576.4)
- Lento comprometimento do estado geral
- Deve-se suspeitar da doença em caso de tosse por tempo igual ou superior a 3 semanas (sintomático respiratório)
- Para interromper a cadeia de transmissão, é fundamental a descoberta precoce de casos bacilíferos.

Tuberculose pleural (pleurite tuberculosa)

- Em cerca de 30% dos casos, está associada à tuberculose pulmonar
- Forma mais comum de tuberculose extrapulmonar
- Evolução insidiosa
- Febre baixa, emagrecimento e dor pleurítica
- Dispneia decorrente de derrame pleural (ver Capítulo 169, *Pleurite*).

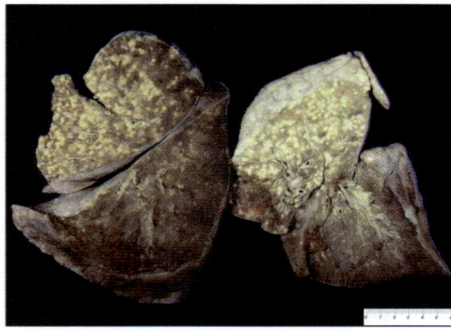

Figura 576.3 Tuberculose miliar: parênquima pulmonar exibindo múltiplos nódulos granulomatosos, distribuídos difusamente. (Cortesia de Brasileiro Filho, 2011.)

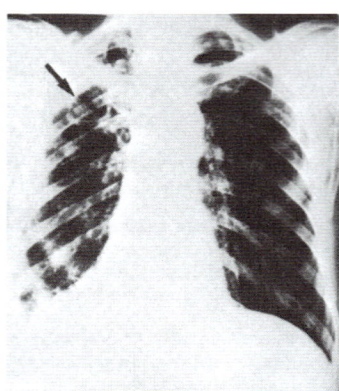

Figura 576.4 Tuberculose pulmonar. Radiografia simples de tórax mostrando, no lobo superior do pulmão, uma caverna, consequência da eliminação de material necrótico do centro do nódulo, e, no restante do pulmão, lesões fibróticas.

Tuberculose linfonodal

- Principalmente linfonodos cervicais e axilares
- Massas confluentes, raramente com sinais flogísticos; tendência à formação de fístulas
- Emagrecimento
- Febre pouco elevada.

Tuberculose geniturinária

- Evolução crônica; raramente ocorrem manifestações sistêmicas
- Dor abdominal
- Disúria, urgência miccional
- Hematúria
- Alterações menstruais
- Infertilidade
- Orquite/epididimite.

Tuberculose osteoarticular

- Coluna vertebral (mal de Pott) e as articulações coxofemoral e do joelho são os locais mais acometidos (Figura 576.5)
- Febre baixa ou ausente
- Dor no local afetado

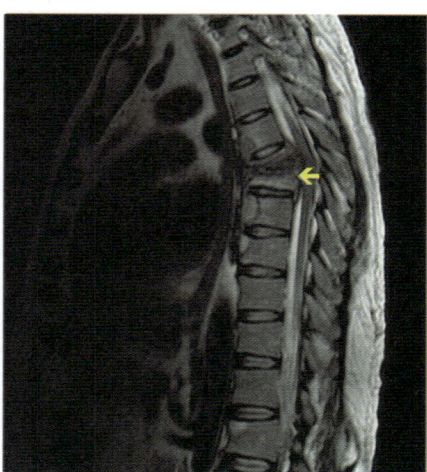

Figura 576.5 Tuberculose óssea: ressonância magnética mostra espondilodiscite com destruição dos platôs vertebrais adjacentes (*seta*).

- Atrofia muscular
- Limitação dos movimentos
- Deformidades.

Tuberculose intestinal

Também denominada peritonite tuberculosa, é a infecção do peritônio causada pelo *Mycobacterium tuberculosis*, geralmente secundária a outro foco da doença (pulmonar, gastrintestinal, mesentérico ou tubário).

Os principais achados histopatológicos são granulomas com caseificação no peritônio e fibrose. É mais frequente em adultos jovens

- Formas clínicas: exsudativa ou ascítica e fibroadesiva
- Manifestações clínicas:
  - Febre, adinamia, anorexia, emagrecimento, ascite (ver Capítulo 310, *Ascite*)
  - Massas abdominais (espessamento do epíploo, aderências, pseudocistos ou linfadenite mesentérica) (ver Capítulo 314, *Massas Abdominais Palpáveis*)
- Diagnóstico diferencial:
  - Carcinomatose peritoneal
  - Câncer de ovário
  - Cirrose hepática
- Exames complementares:
  - Exame do líquido ascítico: aspecto amarelo-citrino com alta taxa de proteína (> 3 g%); gradiente de albumina soroascite < 1,1; citometria > 300 células/mm³, com predomínio de linfócitos (ver Capítulo 310, *Ascite*)
  - Ultrassonografia: ascite com nodularidades no peritônio, ascite septada por traves de fibrina
  - Radiografia do tórax: pode evidenciar lesões pulmonares (tuberculose pulmonar)
  - Videolaparoscopia: nódulos esbranquiçados (granulomas) e bridas fibróticas
  - Biópsia
- Comprovação diagnóstica:
  - Dados clínicos + videolaparoscopia + biópsia peritoneal
  - Diagnóstico etiológico: demonstração do *M. tuberculosis* raramente é obtida
- Tratamento: tratamento específico (ver adiante)
- Evolução: cura com tratamento adequado.

Tuberculose do sistema nervoso central

- Tuberculose meníngea e tuberculose do parênquima cerebral (tuberculoma, cerebrite e abscesso)
- Início insidioso
- Febre moderada
- Astenia, cefaleia
- Com a progressão da doença, aparecem sinais e sintomas de hipertensão intracraniana e de vasculite do SNC (vômitos, alterações visuais, irritabilidade, distúrbios do comportamento, confusão mental, alteração do nível de consciência, torpor e coma)
- Sinais neurológicos focais (paralisia de nervos cranianos [II, III IV, VI, VII], hemiparesias e convulsões)
- Tuberculomas e abscessos (sinais e sintomas relacionados com o efeito de massa no SNC)
- Elevada morbimortalidade.

Pericardite tuberculosa

- Início insidioso, manifestações clínicas relacionadas com o derrame pericárdico (ver Capítulo 186, *Pericardites*)

- Geralmente não está associada à tuberculose pulmonar, embora possa ocorrer simultaneamente com tuberculose pleural
- Febre elevada e comprometimento do estado geral são menos frequentes
- Em geral, pode evoluir como pericardite crônica.

Outras manifestações clínicas

- Ocular
- Cutânea.

Tuberculose intestinal

O íleo terminal e o ceco são as localizações preferenciais da tuberculose intestinal. Na maioria dos casos, decorre da deglutição de escarro de pacientes bacilíferos. A partir das lesões da submucosa (folículos linfoides das placas de Peyer) e das camadas musculares, os bacilos podem atingir a cavidade peritoneal. Em regiões onde o gado se encontra infectado com *Mycobacterium bovis*, as lesões podem ser primárias, originando-se do leite contaminado consumido pelos pacientes.

CASOS NOVOS DE TUBERCULOSE PULMONAR EM ADOLESCENTES E ADULTOS

- Ver Figura 576.6.

DIAGNÓSTICO DIFERENCIAL

- **Tuberculose pulmonar**: micobacterioses não tuberculosas (MNT), pneumonia, abscesso, bronquiectasia, infecções fúngicas (histoplasmose, criptococose, aspergilose paracoccidioidomicose), sarcoidose, carcinoma broncogênico (principalmente o de células escamosas), linfomas, sarcoma de Kaposi, metástases
- **Tuberculose linfonodal**: adenites bacterianas inespecíficas, infecções fúngicas (paracoccidioidomicose, histoplasmose, criptococose), infecções por micobactérias não tuberculosas, toxoplasmose, doenças linfoproliferativas, doença da arranhadura do gato
- **Tuberculose pleural**: empiema, linfoma, derrames neoplásicos, artrite reumatoide
- **Tuberculose geniturinária**: cálculo, tumor, malformações, sequelas de doença inflamatória pélvica
- **Tuberculose osteoarticular**: osteomielite e artrite bacterianas inespecíficas, neoplasias
- **Tuberculose intestinal**: doença inflamatória intestinal (doença de Crohn), paracoccidioidomicose, colite amebiana
- **Tuberculose do SNC**: meningoencefalite viral, fúngica (principalmente criptococose), abscessos, neoplasias, sarcoidose e lúpus eritematoso sistêmico
- **Tuberculose pericárdica**: pericardite aguda idiopática, pericardite urêmica, hidropericárdio (síndrome nefrótica, insuficiência cardíaca)
- **Tuberculose ocular**: toxoplasmose, citomegalovirose
- **Tuberculose cutânea**: dermatoses crônicas.

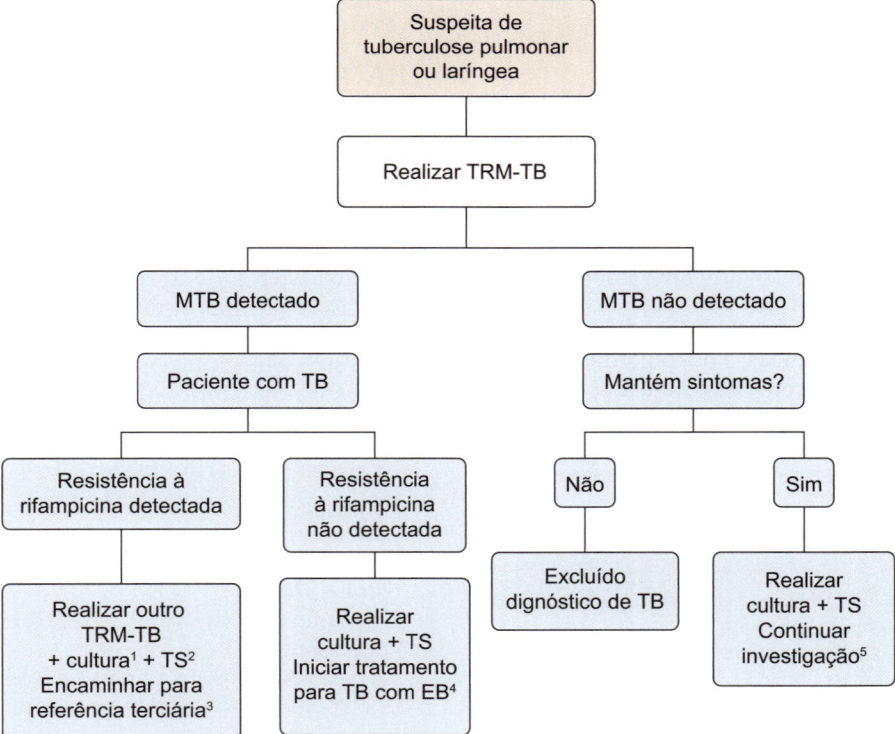

Figura 576.6 Algoritmo para o diagnóstico de casos novos de tuberculose pulmonar em adultos e adolescentes, utilizando-se teste rápido molecular (TRM-TB). (Ministério da Saúde, 2018.) [1]Realizar cultura de escarro preferencialmente pelo método automatizado. [2]TS: teste de sensibilidade. [3]Referência terciária – ambulatório de referência para tratamento de tuberculose resistente. O paciente deve chegar à referência terciária imediatamente sem que se aguardem os resultados dos novos exames solicitados. Nesse serviço, a avaliação médica e a conduta adequada deverão ser tomadas em até 7 dias. O resultado da cultura com TS deverá ser encaminhado à referência terciária. [4]EB: esquema básico – reavaliar o tratamento após o resultado da cultura com TS. [5]Investigar micobacteriose não tuberculosa (MNT) e outros diagnósticos diferenciais. MTB: *Mycobacterium tuberculosis*.

EXAMES COMPLEMENTARES

- Testes rápidos moleculares (TRM). O Xpert MTB/RIF® Ultra, disponível na rede pública, detecta o DNA do *M. tuberculosis* e se há resistência à rifampicina:
  - São utilizadas amostras diretas de escarro, escarro induzido, lavado broncoalveolar, lavado gástrico, líquido cefalorraquidiano (LCR), linfonodos e outros tecidos. É o teste de escolha para o diagnóstico de tuberculose pulmonar
  - A Figura 576.6 mostra o algoritmo para o diagnóstico de novos casos de tuberculose pulmonar e laríngea em adultos, utilizando-se o teste rápido molecular, de acordo com o Ministério da Saúde
- Baciloscopia direta (pesquisa de bacilos álcool-acidorresistentes – BAAR) em duas amostras de escarro ou qualquer fluido corpóreo. Duas coletas matinais de escarro, espontâneo ou induzido por aerossol com solução de cloreto de sódio ou em lavado broncoalveolar:
  - Aspirado gástrico em crianças pequenas ou em pacientes comatosos. A baciloscopia é utilizada para o diagnóstico na ausência do teste rápido molecular (sempre em associação à cultura), bem como para o controle do tratamento
- Cultura. Realizar cultura quando o teste molecular for positivo, e mesmo quando negativo, persistindo a suspeita clínica e/ou radiológica de tuberculose. Na indisponibilidade do teste molecular, a cultura deve ser sempre realizada:
  - *M. tuberculosis*: testes de sensibilidade em material obtido por cultura – em todas as situações descritas e na ausência de melhora clínica e persistência da positividade da baciloscopia no 4º mês do tratamento
- Radiografia do tórax (as alterações dependem da fase da doença):
  - Tuberculose primária: crianças com consolidações de resolução lenta sem predileção por lobos, especialmente com linfadenomegalias hilares
  - Tuberculose pós-primária: consolidações com predomínio nos lobos superiores e segmentos superiores dos lobos inferiores, com alta frequência de escavação; na doença ativa, observam-se micronódulos que caracterizam a disseminação broncogênica
  - Na disseminação hematogênica (miliar), há micronódulos disseminados nos pulmões. No acometimento crônico, surgem atelectasias e retração cranial dos hilos
  - Imunodeprimidos podem apresentar manifestações atípicas
  - A tomografia computadorizada (TC) demonstra melhor os achados, porém deve ser reservada para casos especiais

Critérios diagnósticos (Ministério da Saúde, 2018)

- Critérios clínicos/epidemiológicos e exames complementares (imagem e/ou laboratorial)
- Suspeita clínica (tuberculose pulmonar no adulto): tosse com expectoração por 3 ou mais semanas, febre, perda de peso
- Identificação de BAAR (dois exames diretos ou cultura) em qualquer fluido ou secreção
- Exame de imagem ou exame quimiocitológico de líquidos corpóreos ou exame histopatológico compatível com tuberculose
- Crianças e adolescentes com baciloscopia negativa: sistema de pontuação para auxílio diagnóstico, com base em achados clínicos, radiológicos, PT, cicatriz vacinal (*Bacillus Calmette-Guérin* [BCG]) e história de contato com bacilífero.

- Exames de imagem na tuberculose extrapulmonar: ecocardiografia, ultrassonografia, TC e ressonância magnética
- Exame de LCR, líquido pleural, peritoneal ou pericárdico: achados inespecíficos (celularidade aumentada com predomínio linfomonocitário, aumento de proteínas e diminuição de glicose). Aumento da adenosina deaminase (ADA) acima de 40 UI/ℓ no líquido pleural é altamente sugestivo de tuberculose pleural
- Exame de urina: hematúria e leucocitúria estéril
- Broncoscopia, laparoscopia: avaliação morfológica e coleta de material para exames microbiológicos e/ou histopatológicos
- Exame histopatológico: utilizado no diagnóstico das formas extrapulmonares e pseudotumorais dos pulmões. Identificação de granulomas com necrose caseosa com ou sem BAAR
- Prova tuberculínica: a prova tuberculínica (PT) é utilizada para diagnóstico de ILTB e pode também auxiliar no de tuberculose ativa em crianças
- Ensaios de liberação de interferona gama (IFN-g) (IGRA): alternativa diagnóstica para ILTB.

COMPROVAÇÃO DIAGNÓSTICA

- Diagnóstico etiológico: demonstração do *M. tuberculosis* (cultura ou testes de biologia molecular).

COMPLICAÇÕES

- **Forma pulmonar**: insuficiência respiratória, infecções pulmonares de repetição, bronquiectasias, hemoptise, atelectasias e empiemas
- **Formas extrapulmonares**: fístulas, deformidades osteoarticulares, dores crônicas, alterações intestinais, pericardite constritiva, sequelas neurológicas.

TRATAMENTO

Medidas gerais

- Abandonar tabagismo
- Evitar bebidas alcoólicas
- Tratamento ambulatorial na maioria dos casos
- Nos casos de internação hospitalar, procede-se ao isolamento respiratório apenas para as formas pulmonares e laríngeas bacilíferas, durante as 2 primeiras semanas de tratamento
- Em caso de infecção por cepa resistente, procede-se ao isolamento respiratório até que se obtenham exames diretos ou uma cultura negativos.

Tratamento medicamentoso

- Esquema básico para o tratamento da tuberculose em adultos e adolescentes, conforme estabelecido pelo Programa Nacional de Controle da Tuberculose (Quadros 576.1 e 576.2):
  - Rifampicina (R), isoniazida (Horas), pirazinamida (Z), etambutol (E) – indicações:
    - Casos novos em adultos e adolescentes (≥ 10 anos), de todas as formas de tuberculose pulmonar e extrapulmonar (exceto a forma meningoencefálica ou osteoarticular), infectados ou não pelo HIV
    - Retratamento: recidiva (independentemente do tempo decorrido do primeiro episódio) ou retorno após abandono com doença ativa em adultos e adolescentes (≥ 10 anos), exceto a forma meningoencefálica ou osteoarticular

○ *Observação*: os medicamentos devem ser administrados preferencialmente em jejum (1 hora antes ou 2 horas após o café da manhã), em uma única tomada
○ Na meningoencefalite tuberculosa, deve ser associado corticoide: prednisona (1 a 2 mg/kg/dia por via oral [VO]) por 4 semanas ou dexametasona por via intravenosa (IV), nos casos graves (0,3 a 0,4 mg/kg/dia), por 4 a 8 semanas, com redução gradual da dose nas 4 semanas subsequentes
• A fisioterapia deve ser iniciada o mais cedo possível
• Esquema básico para o tratamento da tuberculose em crianças (< 10 anos) (Quadros 576.3 e 576.4):
  ■ Rifampicina (R), isoniazida (H), pirazinamida (Z) – indicações:

Recomendações práticas

• Rifampicina produz coloração avermelhada em urina e outros fluidos corpóreos, e interage com ampla gama de medicamentos (verificar compatibilidade)
• Maior risco de hepatotoxicidade pela isoniazida com o aumento da idade
• Controle do tratamento com baciloscopia do escarro, mensalmente. Em caso de baciloscopia positiva no 2º mês, solicitar cultura e teste de sensibilidade. Persistência de positividade no 4º mês significa falha terapêutica.

○ Casos novos de crianças (< 10 anos), de todas as formas de tuberculose pulmonar e extrapulmonar (exceto a forma meningoencefálica), infectadas ou não pelo HIV
○ Retratamento: recidiva (independentemente do tempo decorrido do primeiro episódio) ou retorno após abandono com doença ativa em crianças (< 10 anos), exceto a forma meningoencefálica.

Tuberculose resistente

Resistência a um ou mais medicamentos antituberculosos:
• Monorresistência: resistência a um medicamento, exceto a rifampicina isoladamente
• Multirresistência (TB MDR): resistência à rifampicina e à isoniazida simultaneamente; os dois principais medicamentos para o tratamento da tuberculose
• Monorresistência à rifampicina (TB RR): detectada com o teste rápido molecular, mas sem a disponibilidade do resultado do teste de sensibilidade revelando ou não outras resistências. Na prática, comportamento similar à multirresistência
• Resistência extensiva (TB XDR): resistência à rifampicina e à isoniazida acrescida de resistência à fluoroquinolona (qualquer delas) e à linezolida ou à bedaquilina
• Polirresistência: resistência a dois ou mais medicamentos, exceto TB MDR
• Tratamento complexo, reservado a centros especializados.

Quadro 576.1 Tratamento da tuberculose pulmonar e extrapulmonar (exceto meningoencefálica e osteoarticular) em adultos e adolescentes (≥ 10 anos).

Esquema	Faixas de peso (kg)	Unidade/dose	Duração
RHZE 150/75/400/275 mg (compr. em doses fixas combinadas)	20 a 35	2 comp.	2 meses (fase intensiva)
	36 a 50	3 comp.	
	51 a 70	4 comp.	
	Acima de 70	5 comp.	
RH 300/150 mg[1] ou 150/75 mg (compr. em doses fixas combinadas)	20 a 35	1 comp. 300/150 mg ou 2 comp. 150/75 mg	4 meses (fase de manutenção)
	36 a 50	1 comp. 300/150 mg + 1 comp. de 150/75 mg ou 3 comp. 150/75 mg	
	51 a 70	2 comp. 300/150 mg ou 4 comp. 150/75 mg	
	Acima de 70	2 comp. 300/150 mg + 1 comp. de 150/75 mg ou 5 comp. de 150/75 mg	

R: rifampicina; H: isoniazida; Z: pirazinamina; E: etambutol; comp.: comprimido(s). [1]A apresentação 300/150 mg em comprimido deverá ser adotada assim que disponível. (Fonte: Ministério da Saúde, 2018.)

Quadro 576.2 Tratamento da tuberculose meningoencefálica e osteoarticular em adultos e adolescentes (≥ 10 anos).

Esquema	Faixas de peso	Unidade/dose	Duração
RHZE 150/75/400/275 mg (compr. em doses fixas combinadas)	20 a 35	2 comp.	2 meses (fase intensiva)
	36 a 50	3 comp.	
	51 a 70	4 comp.	
	Acima de 70	5 comp.	
RH 300/150 mg[1] ou 150/75 mg (compr. em doses fixas combinadas)	20 a 35	1 comp. 300/150 mg ou 2 comp. 150/75 mg	10 meses (fase de manutenção)
	36 a 50	1 comp. 300/150 mg + 1 comp. de 150/75 mg ou 3 comp. 150/75 mg	
	51 a 70	2 comp. 300/150 mg ou 4 comp. 150/75 mg	
	Acima de 70	2 comp. 300/150 mg + 1 comp. de 150/75 mg ou 5 comp. de 150/75 mg	

R: rifampicina; H: isoniazida; Z: pirazinamina; E: etambutol; comp.: comprimido(s). [1]A apresentação 300/150 mg em comprimido deverá ser adotada assim que disponível. (Fonte: Ministério da Saúde, 2018.)

Quadro 576.3 Esquema básico para o tratamento da tuberculose pulmonar e laríngea em crianças (< 10 anos).

Fases do tratamento	Fármacos	Até 20 kg mg/kg/dia	≥ 21 a 25 mg/dia	≥ 26 a 30 mg/dia	≥ 31 a 35 mg/dia	≥ 36 a 39 mg/dia	≥ 40 a 44 mg/dia	≥ 45 mg/dia
2RHZ	Rifampicina	15 (10 a 20)	300	450	500	600	600	600
	Isoniazida	10 (7 a 15)	200	300	300	300	300	300
	Pirazinamida	35 (30 a 40)	750	1.000	1.000	1.500	1.500	2.000
4RH	Rifampicina	15 (10 a 20)	300	450	500	600	600	600
	Isoniazida	10 (7 a 15)	200	300	300	300	300	300

Fonte: Ministério da Saúde, 2018.

Quadro 576.4 Esquema para o tratamento da tuberculose meningoencefálica e osteoarticular (< 10 anos).

Fases do tratamento	Fármacos	Até 20 mg/kg/dia	≥ 21 a 25 mg/dia	≥ 26 a 30 mg/dia	≥ 31 a 35 mg/dia	≥ 36 a 39 mg/dia	≥ 40 a 44 mg/dia	≥ 45 mg/dia
2RHZ	Rifampicina	15 (10 a 20)	300	450	500	600	600	600
	Isoniazida	10 (7 a 15)	200	300	300	300	300	300
	Pirazinamida	35 (30 a 40)	750	1.000	1.000	1.500	1.500	2.000
10RH	Rifampicina	15 (10 a 20)	300	450	500	600	600	600
	Isoniazida	10 (7 a 15)	200	300	300	300	300	300

Fonte: Ministério da Saúde, 2018.

Tratamento cirúrgico

- Tratamento das sequelas em casos selecionados
- Como adjuvante no tratamento de casos de tuberculose resistente.

PREVENÇÃO

- Vacinação com BCG intradérmico de crianças de 0 a 4 anos (ver Capítulo 9, *O Clínico e a Vacinação de Crianças, Adolescentes, Adultos e Idosos*)
- Controle de comunicantes domiciliares
- Identificação de sintomáticos respiratórios e de crianças coabitantes de caso bacilífero
- Quimioprofilaxia primária: indicada para recém-nascidos expostos à tuberculose pulmonar ou laríngea. Indicado uso de isoniazida
- Identificação de pessoas assintomáticas e infectadas pelo bacilo da tuberculose (ILTB), que apresentam maior risco de adoecimento (Quadro 576.5)
- Tratamento da ILTB: Os esquemas antimicrobianos a seguir podem ser utilizados:
  - Isoniazida, na dose de 5 a 10 mg/kg de peso até a dose máxima de 300 mg/dia, durante 6 meses a 9 meses
  - Rifampicina, na dose de 10 a 15 mg/kg de peso, até a dose máxima de 600 mg/dia durante 4 meses, ou rifapentina na dose de 900 mg/semana associada à isoniazida na dose de 900 mg/semana por 3 meses (12 semanas).

EVOLUÇÃO E PROGNÓSTICO

- Cura quando o diagnóstico e o tratamento forem precoces
- Elevada morbimortalidade em faixas etárias extremas, imunodeprimidos e formas meningoencefalíticas
- Baixa adesão ao tratamento predispõe ao aparecimento de cepas multirresistentes.

Quadro 576.5 Populações com indicação de investigação de infecção latente pelo *Mycobacterium tuberculosis*.

- Contatos (nos últimos 2 anos) adultos e crianças de tuberculose pulmonar e laríngea
- Pessoas com HIV e linfócitos T CD4+ ≥ 30 céls./mm
- Pessoas em uso de inibidores alfa ou corticoides (equivalente a > 15 mg/dia de prednisona por mais de 1 mês)
- Pessoas com alterações radiológicas fibróticas sugestivas de sequela de tuberculose
- Pessoas em pré-transplante que farão terapia imunossupressora
- Pessoas com silicose
- Neoplasia de cabeça e pescoço, linfomas e outras neoplasias hematológicas
- Neoplasias em terapia imunossupressora
- Insuficiência renal em diálise
- Diabetes melito
- Baixo peso (< 85% do peso ideal)
- Tabagistas (≥ 1 maço por dia)
- Calcificação isolada (sem fibrose) na radiografia de tórax
- Profissionais da saúde, pessoas que vivem ou trabalham no sistema prisional ou em instituições de longa permanência

HIV: vírus da imunodeficiência humana. (Fonte: Ministério da Saúde, 2018.)

BIBLIOGRAFIA

Azevedo MF. GPS Medicamentos. Guia prático em saúde. Rio de Janeiro: Guanabara Koogan; 2017.

Brasil. Ministério da Saúde. Secretaria de Vigilância em Saúde. Departamento de Vigilância das Doenças Transmissíveis. Manual de Recomendações para o Controle da Tuberculose no Brasil/Ministério da Saúde, Secretaria de Vigilância em Saúde, Departamento de Vigilância das Doenças Transmissíveis. Brasília: Ministério da Saúde; 2018.

Coordenação Nacional de DST/AIDS. Atualização das recomendações para tratamento da coinfecção HIV/tuberculose em adultos e adolescentes. AIDS Boletim Epidemiológico CNST/AIDS MS. 2001; XV(1).

Farga V, Caminero JA. Tuberculosis. 3. ed. Santiago: Mediterraneo; 2011.

Fitzgerald DW, Sterling TR, Hass DW. Mycobacterium tuberculosis. In: Mandell GL, Bennett JRD. Principles and Practice of Infectious Diseases. 8th ed. Churchill Livingstone; 2015.

Furin J, Cox H, Pai M. Tuberculosis. Lancet. 2019;393:1642-56.

Pott Jr. H, Senise JF, Castelo Filho A. Tuberculose. Aspectos atuais do tratamento. In: Salomão R. Infectologia: Bases Clínicas e Tratamento. Rio de Janeiro: Guanabara Koogan; 2017.

Rezende JM, Rezende Filho J. Parede e cavidades abdominais. In: Porto CC, Porto AL. Semiologia Médica. 8. ed. Rio de Janeiro: Guanabara Koogan; 2014.

Seção C • Doenças Parasitárias

577
Amebíase

Marisa de Melo Álvares Miranda

INTRODUÇÃO

Infecção causada pela *Entamoeba histolytica* (Figuras 577.1 e 577.2), responsável pelo acometimento dessa infecção em 10% da população mundial.

Pode manifestar-se clinicamente na forma aguda ou crônica, contudo a maioria dos indivíduos infectados é assintomático, sendo a *Entamoeba dispar* envolvida em 90% desses casos.

A infecção ocorre pela ingestão de água ou alimentos com a forma cística madura, principalmente de vegetais contaminados com fezes, por transmissão fecal-oral direta (mãos sujas), ou formas menos usuais de transmissão, incluindo o sexo anal e oral, e equipamentos de lavagem intestinal contaminados.

A virulência da *E. histolytica* é multifatorial, influenciada por fatores do hospedeiro, fatores intrínsecos do parasito e do microambiente (aspecto da interação das amebas com os diferentes tipos de bactérias que habitam o intestino do hospedeiro).

FORMAS CLÍNICAS

- **Amebíase intestinal não invasiva** (forma clínica mais comum) – os parasitos só se desenvolvem no lúmen do intestino grosso:
  - Assintomática em 90% dos casos

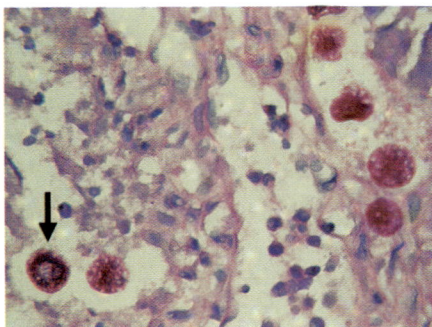

Figura 577.1 Trofozoítas de *Entamoeba histolytica* colonizando tecido intestinal. (Cortesia de Brasileiro Filho, 2021.)

- Diarreia leve (ver Capítulo 12, *Diarreia*)
- Desconforto abdominal
- **Amebíase intestinal invasiva** (*E. histolytica* colonizando os tecidos do hospedeiro):
  - Dor abdominal difusa
  - Cólicas intestinais
  - Dor retal
  - Diarreia (ver Capítulo 12, *Diarreia*)
  - Síndrome disentérica (fezes mucossanguinolentas)
  - Toxemia
- **Amebíase hepática** (abscesso hepático amebiano) (ver Capítulo 285, *Abscesso Hepático*):
  - Complicação de amebíase intestinal
  - Dor espontânea e à palpação do hipocôndrio direito
  - Febre baixa
  - Náuseas e vômitos
  - Diarreia em metade dos pacientes
  - Toxemia e icterícia (infrequentes)
  - Amebíase cerebral (abscesso cerebral) (ver Capítulo 486, *Abscesso Cerebral*)
  - Alterações do estado mental e sinais focais
  - Rápida progressão para a morte
- **Amebíase geniturinária** (forma rara):
  - Cólica nefrética, distúrbios miccionais, dor no baixo ventre
- **Amebíase cutânea**:
  - Lesões ulcerativas em períneo e órgãos genitais.

Formas císticas

As formas císticas da *E. histolytica* são bastante resistentes às condições ambientais. O cloro não mata os cistos.

Para desinfecção de pequenas quantidades de água, prescreve-se a tintura de iodo – 8 gotas de tintura de iodo a 2% para 1/4 de litro de água.

Amebas de vida livre

Algumas amebas de vida livre dos gêneros *Acanthamoeba* e *Naegleria* podem contaminar o indivíduo e provocar graves lesões do globo ocular, principalmente em pacientes que usam lentes de contato, e meningoencefalite, mais frequente em pessoas imunossuprimidas.

FATORES DE RISCO

- Condições socioeconômicas precárias
- Falta de saneamento
- Habitações coletivas
- Homossexualidade masculina
- Formas invasivas estão associadas a cepas mais agressivas.

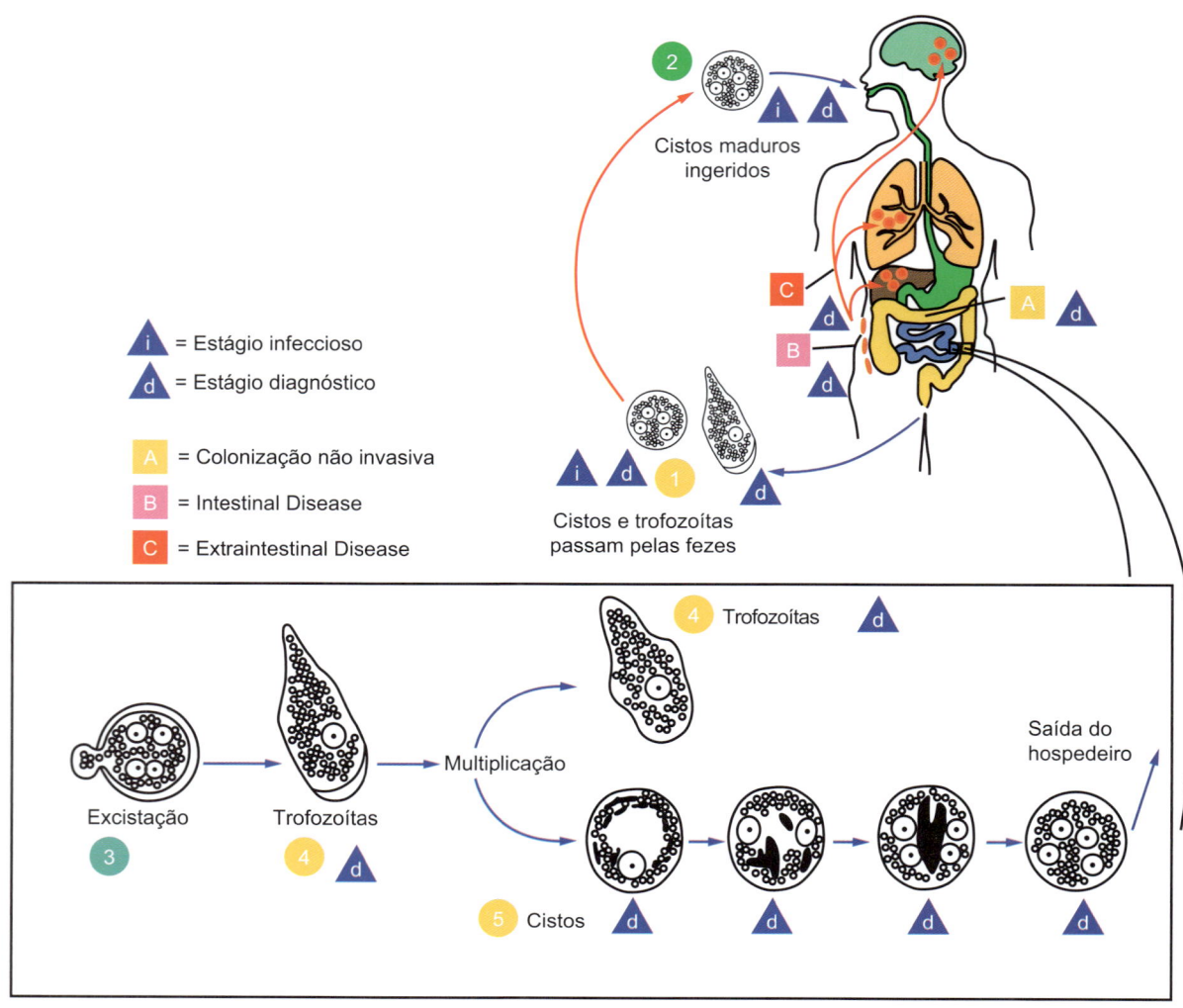

Figura 577.2 Ciclo da amebíase. (Fonte: CDC – *Entamoeba histolytica*.)

DIAGNÓSTICO DIFERENCIAL

- Shigelose, infecção por *Campylobacter*, colite pseudomembranosa, salmonelose ou infecção por *Yersinia*
- Retocolite ulcerativa, doença de Crohn, colite isquêmica
- Amebíase hepática precisa ser diferenciada do abscesso hepático piogênico (ver Capítulo 552, *Abscessos*)

EXAMES COMPLEMENTARES

- Pesquisa de cistos e/ou parasitos nas fezes
- Retossigmoidoscopia com raspado das lesões ou biópsia
- Cultivo do material de fezes e do raspado das lesões
- Testes imunológicos e reação em cadeia da polimerase (PCR) (ensaio imunoenzimático absorvente [ELISA] e PCR métodos específicos, custos elevados)
- Biópsia de cólon
- Biópsia hepática
- Ultrassonografia ou tomografia computadorizada (TC) abdominal (abscesso hepático –sensibilidade e especificidade altas)
- TC de crânio (abscesso craniano)
- Aspiração com agulha do material do abscesso para excluir infecção piogênica ou superinfecção.

COMPROVAÇÃO DIAGNÓSTICA

- Dados clínicos + exames complementares de acordo com a forma clínica + demonstração da *E. histolytica*.

COMPLICAÇÕES

- Megacólon tóxico
- Peritonite por ruptura do abscesso hepático
- Amebíase pleuropulmonar por ruptura do abscesso hepático através do diafragma, podendo formar fístula hepatobrônquica.

TRATAMENTO

- Reposição hidreletrolítica nos casos de diarreia grave.

Tratamento medicamentoso

- Formas intestinais:
  - Primeira opção: secnidazol 2 g, dose única – para adultos; para crianças, 30 mg/kg/dia, por via oral (VO), não ultrapassando o máximo de 2 g/dia. Deve ser evitado no 1º trimestre da gravidez e durante a amamentação
  - Segunda opção: metronidazol 500 mg, 3 vezes/dia, durante 5 dias, para adultos; para crianças, recomendam-se 35 mg/kg/dia, divididos em 3 tomadas, durante 5 dias

- Terceira opção: tinidazol 2 g, VO, para adultos, após uma das refeições, durante 2 dias, para formas intestinais
- Quarta opção: nitazoxanida 500 mg, a cada 12 horas, por 3 dias
- Formas graves (amebíase intestinal sintomática):
  - Metronidazol 750 mg, VO, 3 vezes/dia, durante 10 dias, para adultos; para crianças, recomendam-se 50 mg/kg/dia, durante 10 dias
- Formas extraintestinais:
  - Metronidazol 500 mg, 4 vezes/dia, durante 7 a 10 dias; pode ser repetido após 4 a 6 semanas
  - Secnidazol 1,5 a 2 g/dia, durante 5 a 7 dias
- Formas leves ou assintomáticas:
  - Teclozana 1.500 mg/dia, dividida em 3 tomadas de 500 mg, dose única para adultos; em crianças, a dosagem recomendada é de 15 mg/kg/dia, durante 5 dias. No tratamento do abscesso hepático, além da medicação específica, pode ser necessária, em alguns casos, a aspiração do abscesso.

EVOLUÇÃO E PROGNÓSTICO

- Amebíase intestinal não invasiva cura com tratamento adequado
- Amebíase invasiva não tratada pode ser fatal; com tratamento, a melhora costuma ocorrer em poucos dias
- Alguns pacientes com colite amebiana apresentam sintomas de cólon irritável durante várias semanas após tratamento específico.

PREVENÇÃO

- Saneamento ambiental
- Lavagem adequada de frutas e verduras a serem ingeridas
- Comportamento sexual com proteção
- Hábitos de higiene pessoal.

BIBLIOGRAFIA

Azevedo MF. GPS Medicamentos. Guia prático em saúde. Rio de Janeiro: Guanabara Koogan; 2017.
Brasil. Ministério da Saúde. Doenças infecciosas e parasitárias. 8. ed. Brasília: Ministério da Saúde; 2010.
Cordeiro TGP, Macedo HW. Amebíase. Rev Patol Trop. 2007;36(2): 119-28.
Coura JR. Síntese das Doenças Infecciosas e Parasitárias. Rio de Janeiro: Guanabara Koogan; 2008.
Divisão de Doenças de Transmissão Hídrica e Alimentar – CVE/SES-SP, Convênio CVE/SESSP e Faculdade de Saúde Pública/USP – Ano 2000/2001.

578
Ciclosporíase

Marco Tulio Antonio Garcia-Zapata • Leonardo Rocha-Carneiro García-Zapata

INTRODUÇÃO

Infecção causada pelo protozoário coccídio *Cyclospora cayetanensis*.

Trata-se de uma protozoose oportunista transmitida por via fecal-oral, pela ingestão de alimentos, frutas ou água contaminada com oocistos, que são as formas infectantes do parasito.

Embora seja uma doença cosmopolita, por estar potencialmente relacionada com a qualidade do saneamento básico, é considerada, pela Organização Mundial da Saúde (OMS), uma das causas da diarreia do viajante (ver Capítulo 8, *Medicina de Viagens*).

Pode ocorrer infecção assintomática, constituindo-se em uma fonte de infecção.

A ciclosporíase parece ser um "gatilho" para o surgimento de doenças em outros órgãos ou sistemas (sistema nervoso, ocular, urinário, osteoarticular).

É uma doença emergente em humanos.

FATORES DE RISCO

- Saneamento básico deficitário
- Contaminação de solo, água ou alimentos com material fecal
- Esporos do parasito têm sido encontrados em águas tratadas para consumo humano, o que sugere que os sistemas vigentes de potabilização são ineficientes.

MANIFESTAÇÕES CLÍNICAS

- Sintomas gastrintestinais, incluindo diarreia (pode alternar com constipação intestinal), flatulência, perda ponderal, desconforto abdominal, náuseas, anorexia, profunda fraqueza e mialgias.

Atenção

O *Cyclospora cayetanensis* é considerado um enteroparasito oportunista e pode causar diarreia em viajantes. Em imunodeprimidos, o quadro diarreico pode ser cíclico ou recidivante, durar 7 semanas ou mais, acometer o sistema biliar, inclusive o sistema respiratório, e, em alguns casos, ser "gatilho" de doenças potencialmente autoimunes, de outros órgãos ou sistemas.

Em imunocompetentes, a diarreia é autolimitada (2 a 6 semanas) e de resolução espontânea.

Parasitoses oportunistas

Apesar de as diferentes parasitoses oportunistas intestinais (criptosporidíase, isosporidíase, ciclosporíase, sarcocistose, blastocistose, microsporidíase) apresentarem quadros clinicamente semelhantes em pacientes com algum tipo de imunodeficiência, apenas a criptosporidíase e a isosporíase são doenças realmente reconhecidas pela OMS como "doença definidora da síndrome da imunodeficiência adquirida (AIDS)" (CDC, 2008).

DIAGNÓSTICO DIFERENCIAL

- Muito semelhante ao relatado na criptosporidíase (ver Capítulo 579, *Criptosporidíase*)
- Em pacientes com AIDS, o diagnóstico diferencial deve incluir outros agentes etiológicos de enterites oportunistas ou não, principalmente *Giardia lamblia*, *Entamoeba histolytica*, *Salmonella*, *Shigella*, *Campylobacter jejuni*, *Yersinia*, *Cystoisospora* sp., *Sarcocystis*, *Blastocystis* e microsporídios.

Embora esta seja uma doença relatada no mundo todo, são considerados países endêmicos o Peru, a Guatemala, a Costa Rica e o Nepal. Nos EUA, essa enfermidade foi associada ao consumo de framboesas contaminadas.

No Brasil, já existem muitos relatos de ocorrência em diferentes unidades da federação, que inclusive contaminam rios e bacias.

Os esporos desse parasito são resistentes a desinfetantes (cloro) e a altas e baixas temperaturas (4 a 60°C).

Os grupos de risco são pacientes imunocomprometidos (principalmente CD4 < 150 mm³, ou diabéticos), portadores de algum tipo de imunodeficiência (AIDS), assim como crianças imunocompetentes > 18 meses até 5 anos. As infecções coincidem com períodos de chuva (sazonalidade).

EXAMES COMPLEMENTARES

- Semelhantes aos descritos para criptosporidíase (ver Capítulo 579, *Criptosporidíase*).

COMPROVAÇÃO DIAGNÓSTICA

- Evidência de oocistos não esporulados nas fezes ou submetidos a técnicas de esporulação (bicromato de potássio)
- Exame direto a fresco ou após coloração pelo lugol, ou material submetido a técnicas de concentração e coloração específicas (álcool-acidorresistentes): Ziehl-Neelsen ou método de Kinyoun modificados. Outras técnicas são: auramina-rodamina e safranina-azul de metileno (Figuras 578.1 e 578.2)
- Detecção de antígenos específicos fecais, pelas técnicas de ensaio imunoenzimático absorvente (ELISA) (Quadro 578.1)
- Biópsia intestinal, nos casos em que se considere necessário.

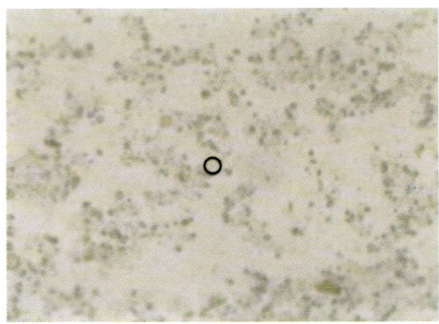

Figura 578.1 Preparação de fezes a fresco mostrando ao centro oocisto de *Cyclospora cayetanensis*. O oocisto imaturo apresenta membrana delgada e esporoblasto. Note que não há espaço entre a membrana externa e a do esporoblasto, conferindo um aspecto de membrana espessa – 400×. (Fonte: Ministério da Saúde, 2012.)

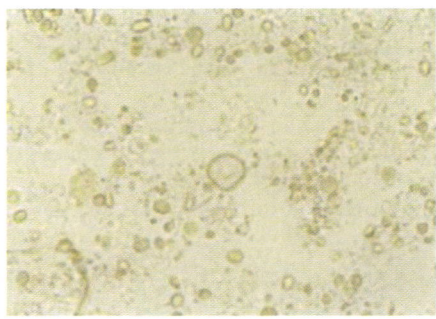

Figura 578.2 Preparação de fezes a fresco mostrando ao centro oocisto de *Cyclospora cayetanensis*. Em maior aumento, é possível distinguir a membrana externa do oocisto da interna de esporoblasto – 1.000×. (Fonte: Ministério da Saúde, 2012.)

Quadro 578.1 Diagnóstico laboratorial dos protozoários oportunistas.

Amostra fecal						
Amostra *in natura*				Amostra com conservante		
Exame direto "a fresco"	Sedimentação espontânea, centrífugo-flutuação e extração de larvas	Técnica de esporulação na eventualidade de amostras positivas	Técnicas imunológicas e/ou moleculares (amostras conservadas a –20°C) na eventual confirmação e/ou investigação de surto	Concentração coprológica		
				Centrífugo-extração com solventes orgânicos		
Pesquisa de trofozoítos e larvas	Cistos, oocistos e larvas	K2Cr2O7 bicromato de potássio	Pesquisa de antígenos (ELISA e/ou PCR)	Colorações álcool-ácido resistentes: Safranina Kinyoun Auramina	Colorações tricrômicas: *Chromotrope* e as suas variações	
Cryptosporidium *Cyclospora* *Isospora* *Strongyloides* *Blastocystis*	*Isospora* *Strongyloides* *Blastocystis*	*Cyclospora* *Isospora*	*Cryptosporidium* *Cyclospora* *Isospora* *Strongyloides* *Microsporidia*	Se positivo para coccídios	Se positivo para microsporídia *Blastocystis*	
				Análise morfométrica		
				Diagnóstico genérico *Cryptosporidium* *Cyclospora* *Isospora*	Esporos sugestivos de *Enterocytozoon* sp., *Encephalitozoon* sp., entre outros	

Fonte: Ministério da Saúde, 2012.

COMPLICAÇÕES

- Dependem da gravidade da imunodeficiência, da extensão e da disseminação sistêmica em determinados órgãos, como as vias biliares
- Nos pacientes imunocomprometidos, as manifestações podem ser agudas ou transitórias, crônicas (com remissões) ou fulminantes
- As complicações da doença ou casos graves e não tratados são síndrome de Guillain-Barré, artrite reativa, colecistite alitiásica e desequilíbrio hidreletrolítico grave (síndrome de má absorção e desnutrição)
- Embora se trate de uma doença, principalmente, de transmissão fecal-oral, a *Cyclospora* tem sido isolada no escarro de pacientes na Argentina e no Egito, sugerindo esse tipo de disseminação e a possibilidade de transmissão por aerossóis ou gotículas.

TRATAMENTO

- Reidratação e correção dos distúrbios hidreletrolíticos; suplementação nutricional
- Em indivíduos imunocompetentes, a doença é autolimitada
- Indivíduos imunocomprometidos precisam de tratamento específico para o HIV (ver Capítulo 524, *AIDS*).

Tratamento medicamentoso

- Primeira opção: para adultos, sulfametoxazol 800 mg, por via oral (VO), + trimetoprima 160 mg, a cada 12 horas em imunocompetentes, ou a cada 6 horas em imunocomprometidos, por 7 a 10 dias. Para crianças sulfametoxazol 15 mg/kg, VO, + trimetoprima 5 mg/kg, mesmo intervalo e duração
- Em pacientes alérgicos às sulfonamidas, sugere-se uma dessensibilização cautelosa, mas, caso necessário, pode-se tentar uma prova terapêutica com ciprofloxacino 500 mg, VO, a cada 12 horas, por 7 dias, ou nitazoxanida 500 mg, VO, a cada 12 horas, para adultos, e para crianças, 200 mg, VO, a cada 12 horas, ou pirimetamina 50 a 75 mg/dia. Contudo, esses medicamentos ainda precisam de validação
- Alerta-se que, em casos de imunodeficiência ligada à AIDS, a terapia específica com antirretroviral (TARV) é necessária.

PREVENÇÃO

- Recomendam-se as mesmas medidas básicas de controle descritas para criptosporidíase
- Os esporos da *Cyclospora cayetanensis* são sensíveis ao ressecamento (15 minutos) e a temperaturas > 60°C e < –18°C.

EVOLUÇÃO E PROGNÓSTICO

- Semelhantes ao descrito para criptosporidíase.

BIBLIOGRAFIA

Azevedo MF. GPS Medicamentos. Guia prático em saúde. Rio de Janeiro: Guanabara Koogan; 2017.

Bradley A, Connor EJ, Soave R. Reiter syndrome following protacted symptoms of Cyclospora infection. Emerg Infect Dis. 2001;7(3):453-4.

Brasil. Ministério da Saúde. Manual de diagnóstico dos agentes oportunistas: parasitos intestinais e *Pneumocystis jirovecii*. Brasília: Ministério da Saúde; 2012.

García Zapata MTA. Ciclosporíase intestinal: relato dos primeiros casos humanos no estado de Goiás, Brasil. Rev Patol Trop. 2003;32(1):121-30.

García Zapata MTA. Protozooses intestinais. In: Andrade JG, Pereira LIA. Manual Prático de Doenças Transmissíveis. 8. ed. rev. e ampl. Edição do autor; 2017.

Giangaspero A, Gasser RB. Human cyclosporiasis. Lancet Infect Dis. 2019;19(7):226-36.

Gilbert DN, Moellering RC, Eliopolus GM et al. Guia Sanford para Terapia Antimicrobiana. 42. ed. Rio de Janeiro: GEN; 2012.

Jong E, Sanford C. The travel and tropical medicine manual. 4th ed. Washington: Elsevier; 2008.

Maggi P, Brandonisio O, Larocca AM et al. Cyclospora in AIDS patients: not always and agente of diarrhoic syndrome. New Microbiol. 1995;18(1):73-6.

Richardson RF, Remler BF, Katirji B et al. Guillain Barre syndrome after cyclospora infection. Muscle Nerve. 1998;21(5):669-71.

579
Criptosporidíase

Marco Tulio Antonio Garcia-Zapata ◆ Leonardo Rocha-Carneiro García-Zapata

INTRODUÇÃO

Infecção causada pelo protozoário coccídio *Cryptosporidium* sp., principalmente por *C. parvum* ou *hominis*. A distribuição é mundial.

Trata-se de uma antropozoonose oportunista transmitida por via fecal-oral, de animais para pessoas ou entre pessoas, pela ingestão de oocistos, as formas infectantes do parasito.

São frequentes as infecções assintomáticas.

FATORES DE RISCO

- Maior suscetibilidade de pacientes com imunodeficiência, primária ou adquirida (incluindo, além da síndrome da imunodeficiência adquirida [AIDS], desnutrição, transplantes de órgãos e infecções virais intercorrentes, como o sarampo)
- Saneamento básico deficitário
- Contaminação com solo, água ou alimentos com material fecal
- Contato com pessoas e/ou animais infectados, principalmente bovinos
- Infecção relacionada com a assistência em saúde (IrAS)
- Esporos desse parasito têm sido encontrados em águas tratadas para consumo humano, o que sugere que os sistemas vigentes de potabilização são ineficientes e precisam ser revisados.

MANIFESTAÇÕES CLÍNICAS

- Em imunocompetentes de todas as faixas etárias, a doença apresenta-se em diarreia dos viajantes e em surtos esporádicos desse quadro agudo em crianças
- Pacientes com o vírus da imunodeficiência humana (HIV) apresentam quadro clínico variável, de acordo com a

contagem de CD4 (> 150 mm^3, diarreia autolimitada, até 2 semanas; < 150 mm^3, diarreia crônica, enterite grave, com síndrome de má absorção)
- Tais manifestações, em menor frequência, associam-se a quadro de dor abdominal, mal-estar geral, anorexia, náuseas, vômitos e febre, que, em casos graves, pode culminar em óbito. Nessas circunstâncias, pode acometer, além do trato gastrintestinal, o trato biliar e as vias respiratórias, e disseminar-se, atingindo o sistema nervoso central (SNC)
- O sintoma principal é a diarreia, que pode ser profusa e aquosa, conforme o grau de imunodeficiência do paciente (ver Capítulo 12, *Diarreia*).

DIAGNÓSTICO DIFERENCIAL

Em pacientes com AIDS, deve ser feito diagnóstico com outros agentes etiológicos de enterites oportunistas ou não, principalmente:
- *Giardia lamblia*
- *Entamoeba histolytica*
- *Salmonella*
- *Shigella*
- *Campylobacter jejuni*
- *Yersinia*
- *Cyclospora cayetanensis*
- *Cystoisospora* sp.
- *Sarcocystis*
- *Blastocystis*
- Microsporídios.

EXAMES COMPLEMENTARES

- **Hemograma**: inespecífico, mas, de acordo com o grau e a evolução, pode revelar algum grau de anemia, leucócitos normais ou ausentes ou discreta eosinofilia
- **Eletrólitos séricos**: de acordo com a gravidade do quadro diarreico, pode haver algum desequilíbrio (atenção quanto à queda de potássio)
- **Proteínas**: em casos de diarreia crônica, pode haver queda do nível de albumina
- **Exames de imagem** (ultrassonografia, tomografia computadorizada de abdome, colonoscopia): podem-se visualizar lesões compatíveis com reações inflamatórias do trato gastrintestinal ocasionadas pelo parasito (Figuras 579.1 e 579.2).

COMPROVAÇÃO DIAGNÓSTICA

- Presença de oocistos já esporulados no exame direto submetido a técnicas de concentração e coloração, com técnicas específicas de fezes (Figuras 579.3 a 579.6) (álcool-ácido resistentes): Ziehl-Neelsen ou método de Kinyoun modificados. Outras técnicas são: auramina-rodamina e safranina-azul de metileno (ver Quadro 578.1, no Capítulo 578, *Ciclosporíase*)
- Detecção de antígenos específicos fecais, pelas técnicas de ensaio imunoenzimático absorvente (ELISA) e/ou imunofluorescência direta (IFD)
- Biópsia intestinal, nos casos em que se considere necessária (Figuras 579.5 e 579.6).

Parasitos intestinais e fungos oportunistas

Embora as diferentes parasitoses oportunistas intestinais apresentem-se como quadros clinicamente semelhantes em pacientes com algum tipo de imunodeficiência, apenas a criptosporidíase e a isosporíase são doenças realmente reconhecidas pela Organização Mundial da Saúde (OMS) como "doença definidora da AIDS" (CDC, 2008):
- Isosporidíase: enteroparasitose oportunista, transmitida principalmente pela *Cystoisospora belli*; pode ocasionar quadros graves de diarreia, incluindo colite hemorrágica, colecistite acalculosa e artrite reativa
- Ciclosporíase: enteroparasitose oportunista, transmitida pela *Cyclospora cayetanensis*; pode ocasionar quadros de diarreia aguda com dores abdominais, flatulência e náuseas, de modo cíclico ou recidivante, durante quase 2 meses. Em imunocompetentes, é considerada uma das etiologias da "diarreia dos viajantes"
- Sarcocistose: parasitose de comportamento oportunista, transmitida por sarcocistos maduros de várias espécies do *Sarcocystis*, por meio da ingestão de carnes contaminadas de bovinos ou suínos; pode ocasionar quadros que incluem febre, mialgias, *rash* cutâneo, linfadenopatia e nódulos subcutâneos (de modo semelhante aos quadros de cisticercose)
- Blastocistose: enteroparasitose oportunista, de protozoário enigmático e polimórfico que pode assumir formas ameboides, transmitida pelo *Blastocystis hominis*; pode ser responsável por quadros de diarreias agudas ou crônicas, de modo semelhante aos quadros disenteriformes

  Micoses oportunistas:
- Microsporidíase: no passado categorizada como protozoário; atualmente, por meio de estudos genéticos, é considerada um fungo unicelular.

  Doença estritamente oportunista, transmitida pela ingestão de variadas espécies de pequenos microsporídios do filo Microsporidia (< 5 μ) em alimentos e água; pode ser transmitida também por aerossóis. Causa principalmente diarreia, embora possa ocorrer disseminação em muitos órgãos do sistema, incluindo fígado, trato biliar, pulmão, cérebro, olhos, pele etc. (ver Capítulo 599, *Microsporidíase*)
- Pneumocistose: o agente responsável, *Pneumocystis jirovecii*, por sua ultraestrutura e dados moleculares, foi classificado como fungo. Também, é reconhecido como estritamente oportunista, causando pneumonite intersticial plasmocitária em imunossuprimidos, com quadros graves de cianose, sem sinais clínicos auscultatórios significativos e radiograficamente com infiltrados difusos bilaterais inespecíficos (ver Capítulo 524, *AIDS*).

COMPLICAÇÕES

- Dependem da gravidade da imunodeficiência, da extensão e da disseminação em múltiplos órgãos (pulmões, vias biliares, SNC)
- Casos graves e não tratados podem evoluir para síndrome de má absorção (desnutrição, desidratação) e morte fulminante.

TRATAMENTO

- Reidratação e correção dos distúrbios hidreletrolíticos; suplementação nutricional
- Os antidiarreicos podem atenuar o quadro, mas sua prescrição precisa ser avaliada previamente (ver Capítulo 341, *Desidratação, Distúrbios Hidreletrolíticos e Ácidos-Básicos*)
- Em indivíduos imunocompetentes, a doença é autolimitada

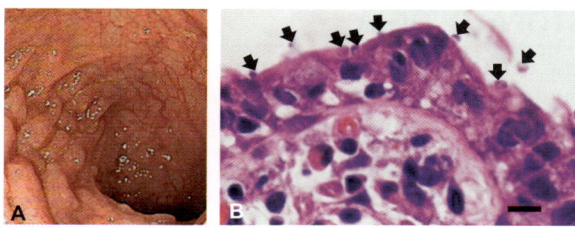

Figura 579.1 Criptosporidiose intestinal – vista endoscópica (**A**) e exame histopatológico (**B**).

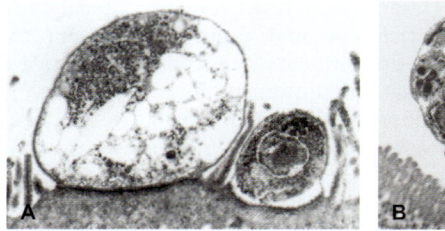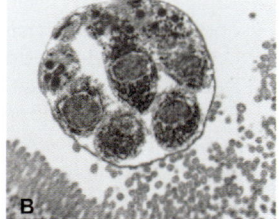

Figura 579.2 Achados ultraestruturais.

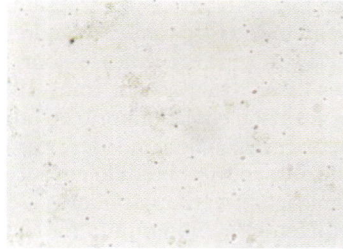

Figura 579.3 Preparação de fezes a fresco mostrando três oocistos de *Cryptosporidium* spp. (Fonte: Ministério da Saúde, 2012.)

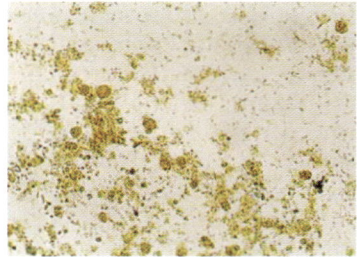

Figura 579.4 Preparação de fezes a fresco corada pelo lugol, mostrando um oocisto de *Cryptosporidium* spp. ao centro não corado e refringente – 400×. (Fonte: Ministério da Saúde, 2012.)

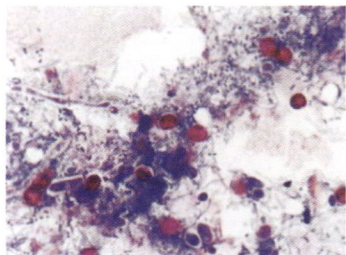

Figura 579.5 Esfregaço de fezes corado pelo método Kinyoun, mostrando vários oocistos de *Cryptosporidium* spp. com coloração avermelhada. Note que o oocisto central apresenta um ponto escuro (corpo residual) e estruturas internas em meia-lua (esporozoítos) – 1.000×. (Fonte: Ministério da Saúde, 2012.)

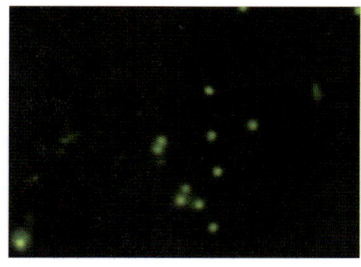

Figura 579.6 Esfregaço de fezes corado pelo método da auramina, mostrando vários oocistos de *Cryptosporidium* spp., com coloração verde fluorescente. Note que não há diferenciação das estruturas internas – 400×. (Fonte: Ministério da Saúde, 2012.)

- Indivíduos imunocomprometidos precisam de tratamento específico, sendo fundamental a introdução do tratamento antirretroviral (TARV) em pacientes com diagnóstico de AIDS confirmado.

Tratamento medicamentoso

- Não existe tratamento específico eficiente em imunossuprimidos. Sabe-se que a nitazoxanida é eficaz em imunocompetentes, porém faltam estudos em imunocomprometidos. Contudo, há medicamentos promissores, como ribavirina e ácido micofenólico
- **Primeira opção**: paromomicina 500 a 750 mg, por via oral (VO), a cada 6 horas; ou azitromicina 900 a 1.200 mg/dia, durante 4 semanas; ou nitazoxanida 1 g/dia, durante 3 a 4 semanas
- **Segunda opção**: octretida 50 a 500 µg, a cada 8 horas, por via subcutânea ou intravenosa (IV), 1 µg/hora
- **Terceira opção**: podem ser utilizadas claritromicina 500 mg, VO, a cada 12 horas; ou atovaquona 750 mg, a cada 8 horas; ou roxitromicina 600 mg, a cada 12 horas, por 4 semanas
- Recomenda-se, em casos de imunodeficiência grave, associar a terapia com imunoglobulina hiperimune ao TARV.

PREVENÇÃO

- Medidas de controle:
  - Gerais (educação em saúde e saneamento)
  - Específicas (higiene pessoal e alimentar, evitar manejo de animais domésticos e bovinos)
  - Isolamento (tipo entérico, medidas de precaução por contato)
  - Desinfecção (relacionada com a contaminação do material fecal potencialmente infectado)
- Medidas de higiene rigorosas em ambientes especiais (creches, hospitais).

EVOLUÇÃO E PROGNÓSTICO

- Pessoas imunocompetentes podem apresentar infecções assintomáticas ou sintomáticas de duração autolimitada. Não se sabe se pode acontecer reinfecção latente com reativação
- Pessoas imunodeficientes somente ficarão livres da infecção quando se corrigirem as causas da imunodepressão
- Em pacientes com AIDS, a evolução depende do grau da imunodepressão e do uso do TARV. Casos graves e não tratados podem evoluir para síndrome de má absorção (desnutrição, desidratação) e morte fulminante.

BIBLIOGRAFIA

Abubakar I, Alysu SH, Aruguman C et al. Prevention and treatment of cryptosporidiosis in immunocompromissed patients. Cochcrane Database system Rev. 2007;(1):CD004932.

Azevedo MF. GPS Medicamentos. Guia prático em saúde. Rio de Janeiro: Guanabara Koogan; 2017.

Brasil. Ministério da Saúde. Doenças infecciosas e parasitárias. 8. ed. Brasília: Ministério da Saúde; 2010.

Brasil. Ministério da Saúde. Guia de Vigilância em Saúde. 3. ed. Volume único. Brasília: Ministério da Saúde; 2019.

Brasil. Ministério da Saúde. Manual de diagnóstico dos agentes oportunistas: parasitos intestinais e Pneumocystis jirovecci. Brasília: Ministério da Saúde; 2012.

Coura JR. Síntese das Doenças Infecciosas e Parasitárias. Rio de Janeiro: Guanabara Koogan; 2008.

García Zapata MTA, García-Zapata PGRC. Protozooses intestinais. In: Andrade G, Pereira LIA. Manual Prático de Doenças Transmissíveis. 8. ed. rev. e ampl. Edição do Autor; 2017.

Gilbert DN Moellering RC, Eliopolus GM et al. Guia Sanford para terapia antimicrobiana. 42. ed. Rio de Janeiro: GEN; 2012.

Heymann DL. El control de las enfermedades transmisibles. APHA. OPS/OMS 2011.

Jong E, Sanford C. The Travel and Tropical Medicine Manual. 4th ed. Elsevier; 2008.

Kucer's The use of antibiotics. A clinical review of antibacterial, antifungal, antiparasitic and antiviral drugs. Hodder Arnold; 2010.

Morais RG, Guimarães NMC, Garcia Zapata LRC et al. Parasitoses emergentes oportunistas (PEO) e transplante de órgãos (TO). Rev Patol Trop. 2011;36(supl. 3):2011.

Ogata T. A histochemical study of the red and white muscle fibers Part I. Activity of the succinoxydase system in muscle fibers. Acta Medica Okayama 2009;63(5):287-91.

World Health Organization (WHO). Case definitions of HIV for surveillance and revised clinical staging and immunological classification of HIV-related disease in adults and children. WHO; 2007.

580

Doença de Chagas

Tripanossomíase americana

Alejandro O. Luquetti • Celmo Celeno Porto

INTRODUÇÃO

Doença de Chagas, também denominada tripanossomíase americana, é a infecção pelo *Trypanosoma cruzi*, transmitida ao homem e a outros mamíferos, domésticos e selvagens, por triatomíneos ("barbeiros") dos gêneros Triatoma, Rhodnius e Panstrongylus, e, eventualmente, por outros mecanismos.

O Inquérito Sorológico Nacional da Doença de Chagas, realizado de 1975 a 1980, estimou a existência de cerca de 3 milhões de brasileiros infectados pelo *Trypanosoma cruzi*. A estimativa atual é ainda elevada, em torno de 2 milhões de pacientes infectados.

HISTOPATOLOGIA

• Fase aguda: processo inflamatório difuso, com predomínio de polimorfonucleares em quase todos os órgãos e tecidos; parasitos (ninhos de amastigotas) evidenciados em fibras musculares (cardíacas, lisas e estriadas) e no sangue periférico (tripomastigotas)

• Fase crônica:

▪ Coração: processo inflamatório (discreto a intenso) no miocárdio, raros ninhos de parasitos (amastigotas), lesões degenerativas e fibróticas, comprometimento do sistema autônomo e de condução; frequente lesão no ápice cardíaco (lesão apical, lesão vorticilar), local onde pode surgir aneurisma (lesão de ponta); trombose intracavitária (origem dos êmbolos que se deslocam para a circulação sistêmica ou pulmonar)

▪ Sistema digestório: processo inflamatório discreto, predomínio das lesões dos plexos nervosos intramurais mais evidente no esôfago e no cólon

▪ Outros órgãos: processo inflamatório difuso, de intensidade variável e lesões do sistema nervoso autônomo.

FORMAS CLÍNICAS

• **Fase aguda** (aparente ou inaparente): quando aparente, ocorre mais na infância, em zona endêmica, embora seja inaparente na maioria dos casos. Quando por transmissão por sangue contaminado, acidental em laboratório ou por transplante de órgão, pode ocorrer em qualquer idade. Transmitida também por ingestão de alimentos, sobretudo em sucos caseiros contaminados com triatomíneos infectados:

▪ A forma congênita é enquadrada na fase aguda, assim como a reativação de fase crônica após imunossupressão (p. ex., vírus da imunodeficiência humana [HIV])

• **Fase crônica** – compreende várias formas clínicas:

▪ Fase indeterminada: infecção crônica, assintomática, que pode permanecer latente ou manifestar-se anos ou décadas mais tarde, sob a forma cardíaca e/ou digestiva

▪ Forma cardíaca (cardiopatia chagásica crônica): compreende as síndromes arrítmicas, insuficiência cardíaca e tromboembólica (Figuras 580.1 e 580.2)

▪ Forma digestiva: megaesôfago e megacólon (ver Capítulos 252, *Megaesôfago Chagásico*, e 277, *Megacólon Chagásico*)

▪ Forma associada: cardíaca e digestiva; raramente outros segmentos do trato digestório são comprometidos.

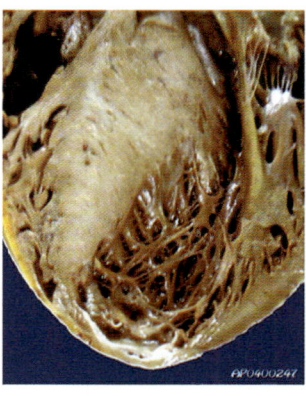

Figura 580.1 Cardiopatia chagásica crônica: aumento global do volume cardíaco, dilatação ventricular e fibrose da ponta do ventrículo esquerdo.

Atenção

• Casos agudos são de notificação compulsória.

Recomendações práticas

• A reação de Guerreiro-Machado não deve ser mais utilizada no diagnóstico da doença de Chagas
• Em caso de acidente laboratorial, proceder à quimioprofilaxia imediata com benzonidazol por 10 dias, nas mesmas doses preconizadas para o tratamento específico
• Em casos especiais, como pacientes em estado de imunossupressão (HIV e outros), é necessário recorrer a exames parasitológicos (hemocultura e/ou xenodiagnóstico) e/ou reação em cadeia da polimerase (PCR) para comprovação diagnóstica de reativação e, neste caso, tratamento específico
• A negativação sorológica, após tratamento específico na fase crônica, é observada em número restrito de pacientes, mais frequente dependendo da idade em que foi realizado (em crianças, após 5 a 10 anos da administração)
• A fase aguda por contaminação por via oral tem período de incubação mais curto e manifestações mais intensas, algumas relacionadas com o sistema digestório (em particular hemorragia digestiva)

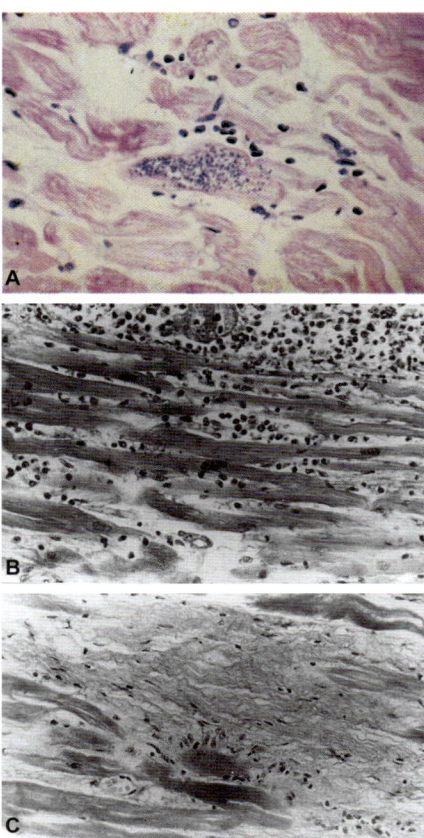

Figura 580.2 Cardiopatia chagásica crônica. **A.** Corte histológico do miocárdio mostrando uma fibra muscular íntegra com grande quantidade de amastigotas (tipo intracelular do *T. cruzi*); ausência de infiltrado inflamatório. **B.** Intenso infiltrado inflamatório, predominantemente linfocitário, com miocitólise. Não há parasitos. **C.** Além do infiltrado inflamatório, observam-se despovoamento miocelular e acentuação difusa do tecido conjuntivo (fibrose). Essas diferentes alterações vão aparecendo com a evolução da doença, mas podem ser encontradas em um mesmo paciente.

Quadro 580.1 Principais características das fases aguda e crônica da doença de Chagas.

	Parasitos	Anticorpos	Manifestações clínicas
Fase aguda	++++	+/–	Febre inaparente (> 90%) Porta de entrada: sinal de Romaña, chagoma
Fase crônica	+/–	++++	Forma indeterminada (50 a 60%): sem clínica Forma cardíaca (20 a 30%): alterações do ritmo etc. Forma digestiva (10 a 15%): • Alta: disfagia • Baixa: obstipação intestinal

TRANSMISSÃO

• A transmissão natural é a vetorial, por contato das fezes de triatomíneos infestados com as mucosas ou a pele escarificada pelo ato de coçar o local picado
• Transmissão por transfusão de sangue contaminado
• Transmissão por via congênita ou no canal do parto
• Transmissão por via oral (em situações especiais) por ingestão de alimentos contaminados com triatomíneos infestados
• Transmissão acidental em laboratório
• Transmissão por transplante de órgãos de paciente com doença de Chagas (considerar transplante de órgão contaminado de doador infectado, assim como transplante de órgão de doador não infectado em doador infectado (neste último, risco de reativação).

FATORES DE RISCO

• Habitações precárias abrigando triatomíneos; ou no peridomicílio (galinheiros, paiol, chiqueiro, curral)
• Contato eventual com triatomíneos silvestres
• Transfusão de sangue sem testes sorológicos adequados para detectar a doença de Chagas
• Mãe com doença de Chagas
• Manejo de material contaminado em laboratório, inclusive em necrópsias de pacientes infectados
• Transplante de órgão de paciente chagásico.

MANIFESTAÇÕES CLÍNICAS

• **Fase aguda aparente**: febre (em geral, presente), adenomegalias, hepatosplenomegalia, miocardite, meningoencefalite em alguns casos, principalmente em crianças:
  ▪ Pode haver evidência de porta de entrada (ocular – sinal de Romaña – ou cutânea – chagoma de inoculação)
  ▪ O sinal de Romaña deve ser diferenciado de conjuntivite, edema de Quincke, celulite orbitária, picada de artrópodes, micose
  ▪ A fase aguda dura de 1 a 2 meses, com letalidade de 5% em crianças e idosos, sem tratamento adequado
  ▪ Quase sempre evolui para a fase crônica, questionando-se a possibilidade de cura espontânea em alguns pacientes
• **Fase indeterminada** (assintomática): pode ou não evoluir para as outras formas
• **Forma cardíaca** (cardiopatia chagásica crônica): pode permanecer assintomática durante longo tempo, apenas com alterações eletrocardiográficas (bloqueio completo do ramo direito, hemibloqueio anterior esquerdo, bloqueio

atrioventricular, extrassístoles ventriculares, alteração da repolarização ventricular) ou evoluir para insuficiência cardíaca e/ou arritmias graves. Os principais sintomas são palpitações, dispneia, precordialgia, tosse, síncope, fenômenos embólicos (ver Capítulo 176, *Arritmias*, e *Cardiomiopatia dilatada*, no Capítulo 177, *Cardiomiopatias*)

- **Megaesôfago**: alterações da motilidade e da morfologia do esôfago, manifestando-se por disfagia (sintoma mais frequente), regurgitação, dor retrosternal, odinofagia, sialose, hipertrofia das parótidas, emagrecimento (ver Capítulo 252, *Megaesôfago Chagásico*)
- **Megacolon**: constipação intestinal de instalação lenta, meteorismo, distensão abdominal, fecaloma, obstrução intestinal e vólvulo de sigmoide (ver Capítulo 277, *Megacólon Chagásico*).

DIAGNÓSTICO DIFERENCIAL

- Fase aguda: leishmaniose visceral, esquistossomose aguda, mononucleose infecciosa, febre tifoide, toxoplasmose, outras doenças febris
- Forma cardíaca (ver Capítulo 177, *Cardiomiopatias*)
- Megaesôfago: neoplasia do esôfago, acalasia idiopática, presbiesôfago
- Megacólon: neoplasia do cólon, constipação intestinal crônica, doença de Hirschsprung (megacólon congênito).

EXAMES COMPLEMENTARES

- **Fase aguda**: exame de sangue a fresco para demonstração do *Trypanosoma cruzi*
- **Fase crônica**: testes sorológicos para evidenciar anticorpos anti-*Trypanosoma cruzi* – imunofluorescência indireta, hemaglutinação indireta, ensaio imunoenzimático absorvente (ELISA – convencional e recombinante), PCR feita somente em laboratório especializado. A Organização Mundial da Saúde (OMS) preconiza utilizar duas técnicas simultâneas de princípios diferentes. Em 95% dos pacientes infectados, todos os testes demonstram resultados positivos, e, em menos de 5%, são inconclusivos mesmo se repetindo os testes. Nesses casos, os exames devem ser repetidos em laboratórios de referência para doença de Chagas
- **Forma cardíaca**: eletrocardiograma (ECG), radiografia do tórax, ecocardiograma (Figura 580.3)
- **Forma digestiva**: radiografia contrastada do esôfago e do cólon, colonoscopia, eletromanometria, em casos especiais.

COMPROVAÇÃO DIAGNÓSTICA

- **Infecção aguda**: dados clínicos e epidemiológicos + demonstração do *T. cruzi* por exames diretos
- **Infecção crônica**: dados clínicos e epidemiológicos + testes sorológicos (em regiões endêmicas, 2/3 dos infectados relatam familiares com Chagas)
- **Forma cardíaca**: dados clínicos + ECG + radiografia do tórax + ecocardiograma e/ou Holter
- **Forma digestiva**: dados clínicos + radiografia contrastada + colonoscopia (megacólon).

TRATAMENTO

Depende da fase e da forma clínica (indeterminada, cardíaca e digestiva).

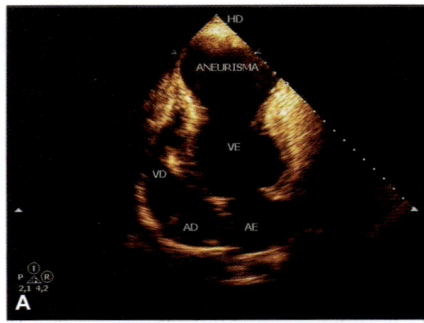

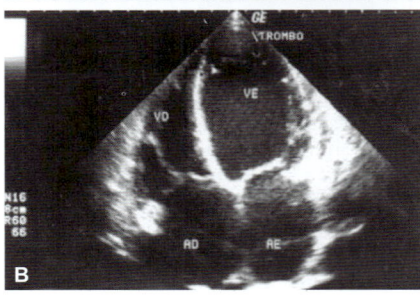

Figura 580.3 A. Ecocardiograma mostrando um grande aneurisma apical em paciente com cardiomiopatia chagásica e com disfunção ventricular importante (VE: ventrículo esquerdo; VD: ventrículo direito; AD: átrio direito; AE: átrio esquerdo). **B.** Ecocardiograma bidimensional com visão das quatro câmaras cardíacas evidenciando trombo na ponta do ventrículo esquerdo.

Tratamento medicamentoso

- Tratamento específico: indicado em todas as fases da doença (contraindicado para gestantes e pacientes com insuficiência renal ou hepática, ou com lesões cardíacas ou megaesôfago e/ou megacólon avançado)
- Benzanidazol 5 mg/kg/dia (em adultos) e 5 a 10 mg/kg/dia (em crianças), por via oral (VO), a cada 8 ou 12 horas, durante 60 dias (OPS/OMS, 1998). Efeitos colaterais: dermatite em 1/3 dos casos, polineuropatia periférica (em 5% dos casos), raramente depressão medular. Necessário fazer hemograma no 20º dia de tratamento
- Tratamento sintomático (ver Capítulos 176, *Arritmias*, 182, *Insuficiência Cardíaca*, 252, *Megaesôfago Chagásico*, 277, *Megacólon Chagásico*, e Cardiomiopatia dilatada, no Capítulo 177, *Cardiomiopatias*).

PREVENÇÃO

- Melhoria das habitações rurais e educação sanitária
- Combate aos triatomíneos
- Seleção de doadores de sangue por testes sorológicos
- Melhoria das técnicas de biossegurança em ambiente laboratorial (uso obrigatório de equipamento de proteção individual
- Normas de preparação de alimentos (seguir normas de higiene).

EVOLUÇÃO E PROGNÓSTICO

- A infecção aguda aparente está se tornando rara, passando a prevalecer quadros atípicos na transmissão por transfusão de sangue, transplante de órgãos, infecção congênita, acidente laboratorial e, principalmente, via oral

- Após surgirem sintomas de comprometimento cardíaco, a doença é progressiva, evoluindo lentamente ou causando óbito a curto prazo (Figura 580.4).

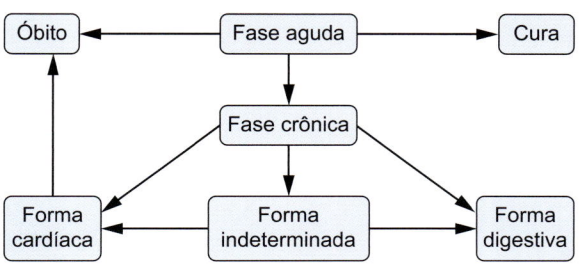

Figura 580.4 Fases e evolução da doença de Chagas.

BIBLIOGRAFIA

Azevedo MF. GPS Medicamentos. Guia prático em saúde. Rio de Janeiro: Guanabara Koogan; 2017.

Dias JCP, Coura JR. Clínica e Terapêutica da doença de Chagas: uma Abordagem Prática para o Clínico Geral. Fiocruz; 1997.

Dias JCP, Ramos AN, Gontijo ED et al. II Consenso Brasileiro em Doença de Chagas, 2015. Rev Epidemiol Serv Saúde – SVS/MS. 2016;25(num. esp.):7-86.

Organização Pan-Americana da Saúde/Organização Mundial da Saúde (OPAS/OMS). Guía para el Diagnóstico y el Tratamiento de la Enfermedad de Chagas. Washington; 2018.

Organização Pan-Americana da Saúde/Organização Mundial da Saúde (OPAS/OMS). OPS/HCP/HCT/140/99 – Tratamiento Etiologico de la Enfermedad de Chagas: Conclusiones de una Consulta Técnica. Rio de Janeiro: Fundación Oswaldo Cruz; 1998.

Porto CC, Luquetti AO, Rassi A. Doença de Chagas e coração. In: Porto CC, Porto AL. Doenças do Coração: Prevenção e Tratamento. 2. ed. Rio de Janeiro: Guanabara Koogan; 2005.

Rassi A, Rassi Jr. A. Forma indeterminada da doença de Chagas. In: Porto CC, Porto AL. Doenças do Coração: Prevenção e Tratamento. 2. ed. Rio de Janeiro: Guanabara Koogan; 2005.

Rassi A, Rassi Jr. A, Porto CC. Miocardite chagásica aguda e reativação da infecção crônica. In: Porto CC, Porto AL. Doenças do Coração: Prevenção e Tratamento. 2. ed. Rio de Janeiro: Guanabara Koogan; 2005.

581
Esquistossomose

Andréa Inês Spadeto Aires ◆ Gleicy-Mar Machado Fagundes

INTRODUÇÃO

Infecção causada por helmintos do gênero Schistosoma, que têm como hospedeiros intermediários caramujos de água-doce do gênero Biomphalaria.

Pode evoluir assintomaticamente até formas clínicas graves.

Cinco espécies podem infectar o homem: *S. mansoni* (esquistossomose mansônica), *S. japonicum*, *S. mekongi*, *S. intercalatum* e *S. haematobium*.

O *S. mansoni* é a única espécie existente no Brasil (Figura 581.1).

Em áreas endêmicas, a infecção geralmente é adquirida na infância.

A intensidade e a prevalência da infecção aumentam com a idade, com pico em torno de 15 a 20 anos.

Os ovos do *S. mansoni* são eliminados pelas fezes do hospedeiro infectado (homem). Na água, eclodem, liberando o miracídio, que infecta o caramujo. Após 4 a 6 semanas, abandonam o caramujo, na forma de cercárias, que podem contaminar o homem através da pele (Figura 581.2).

Os caramujos do gênero Biomphalaria constituem os hospedeiros intermediários do *S. mansoni*.

Atenção

- Trata-se de uma doença de notificação compulsória.

CLASSIFICAÇÃO

- Fase inicial:
  - Formas agudas:
    - Assintomática
    - Sintomática
- Fase tardia:
  - Formas crônicas – de acordo com o órgão mais acometido:
    - Hepatointestinal
    - Hepática: fibrose periporta sem esplenomegalia
    - Hepatosplênica: fibrose periporta com esplenomegalia
    - Formas complicadas:
      - Vasculopulmonar
      - Glomerulopatia
      - Neurológica
      - Outras localizações: olho, pele, urogenital etc.
      - Pseudoneoplásica
      - Doença linfoproliferativa
  - **Doenças associadas que modificam o curso da esquistossomose:**
    - Salmonelose prolongada
    - Abscesso hepático
    - Em imunossuprimidos, síndrome da imunodeficiência adquirida (AIDS), vírus T-linfotrópico humano (HTLV), uso de imunossupressores
    - Outras hepatopatias: virais, alcoólicas.

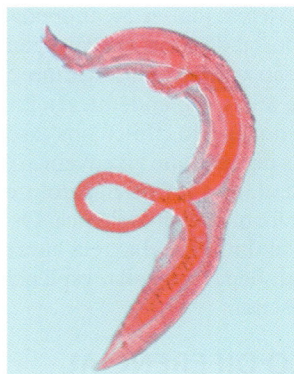

Figura 581.1 Registro de cópula entre macho e fêmea de *Schistosoma mansoni* por microscópio de luz DIC com coloração carmim.

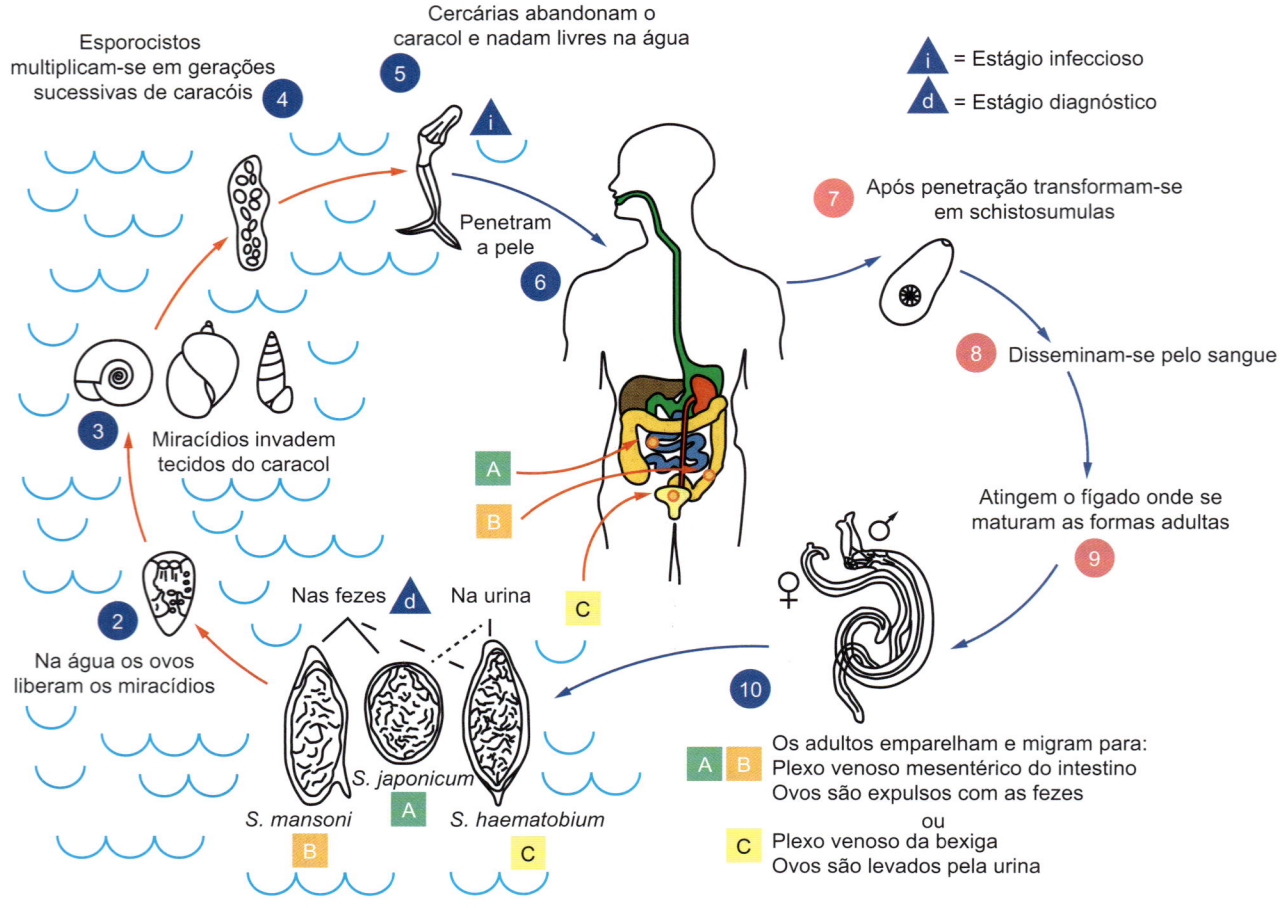

Figura 581.2 Ciclo da esquistossomose.

MANIFESTAÇÕES CLÍNICAS

- Dependem da fase (aguda ou crônica) e da forma clínica
- Assintomática na maioria dos casos.

FORMAS CLÍNICAS

- **Fase aguda** (14 a 84 dias após a exposição): erupção maculopapular pruriginosa no local de penetração das cercárias, que ocorre poucas horas até 1 semana após a passagem do parasita pela pele; duração geralmente transitória (dermatite cercariana)
- **Fase aguda toxêmica** ou febre de Katayama (3 a 4 semanas após a infecção): febre, mal-estar, anorexia, tosse seca, sudorese, diarreia, dor abdominal, hepatosplenomegalia, taquicardia, hipotensão arterial (quase sempre ocorre em pessoas provenientes de áreas não endêmicas). Em geral, há remissão espontânea do quadro clínico nos casos não tratados
- **Fase crônica**: as pessoas que vivem em áreas endêmicas geralmente apresentam a forma hepatointestinal e algumas evoluem para a forma hepatosplênica. Os pacientes podem apresentar dor abdominal, diarreia alternada com constipação intestinal, hepatomegalia, esplenomegalia, anemia, desnutrição e ascite.

DIAGNÓSTICO DIFERENCIAL

- **Fase aguda**: febre tifoide, malária, hepatites virais (A e B, nas formas anictéricas), estrongiloidíase, amebíase, mononucleose, tuberculose miliar e ancilostomose aguda, brucelose e doença de Chagas aguda
- **Forma intestinal**: amebíase, diarreia por outros parasitos, retocolite
- **Forma hepatosplênica**: calazar, leucemia, linfomas, hepatoma, salmonelose prolongada, forma hiper-reativa da malária (esplenomegalia tropical) e cirrose.

DIAGNÓSTICO

- **Métodos diretos**: consistem na visualização ou na demonstração de ovos de *S. mansoni* nas fezes ou nos tecidos, ou de antígenos circulantes do parasito:
  - Pesquisa de ovos de *S. mansoni* nas fezes
  - Pesquisa de antígeno circulante do parasita – ensaio imunoenzimático absorvente (ELISA) de captura: especificidade de 100%, sensibilidade de 75 a 90% (dependendo da prevalência) e eficiência diagnóstica de 92%
  - Outros métodos diretos: biópsia retal, biópsia hepática, outras biópsias
- **Métodos indiretos**: ELISA, imunofluorescência (IF), reação periovular.

TRATAMENTO MEDICAMENTOSO

- Praziquantel 600 mg, por via oral (VO), em dose única de 50 mg/kg de peso para adultos e de 60 mg/kg de peso para crianças, após refeição

- Oxamniquina 20 mg/kg para crianças e 15 mg/kg para adultos, VO, em dose única. Administrar cerca de 1 hora após as refeições
- Fase aguda toxêmica: prednisona, 1 mg/kg/dia, durante 1 semana, reduzindo-se seu uso progressivamente
- Contraindicações: gestação, fase de amamentação, crianças menores de 2 anos, insuficiência hepática grave, insuficiência renal.

PREVENÇÃO

- Tratamento dos portadores assintomáticos
- Controle dos hospedeiros intermediários (ver Figura 581.2)
- Educação em saúde, saneamento e orientação aos viajantes para áreas endêmicas.

BIBLIOGRAFIA

Azevedo MF. GPS Medicamentos. Guia prático em saúde. Rio de Janeiro: Guanabara Koogan; 2017.
Brasil. Ministério da Saúde. Doenças infecciosas e parasitárias: aspectos clínicos, vigilância epidemiológica e medidas de controle. 2. ed. Funasa; 2000.
Brasil. Ministério da Saúde. Secretaria de Vigilância em Saúde Departamento de Vigilância das Doenças Transmissíveis; Vigilância da esquistossomose mansoni. Diretrizes técnicas. Brasília: Ministério da Saúde; 2014.
Brasileiro Filho G. Bogliolo Patologia. 8. ed. Rio de Janeiro: Guanabara Koogan; 2011.
Coura JR. Síntese das doenças infecciosas e parasitárias. Rio de Janeiro: Guanabara Koogan; 2008.
Ross AG, Bartley PB, Sleigh AC et al. Schistosomiasis. N Engl J Med. 2002;346(16):1212-20.

582
Filaríase

Filariose, filaríase de Bancrofti, elefantíase

Priscila Ribeiro Guimarães Pacheco ◆ Luciana Leite Pineli Simões ◆ Samara Theodoro Pacheco

INTRODUÇÃO

A filaríase, também conhecida como filariose, filaríase de Bancrofti ou elefantíase, é uma doença parasitária causada por helmintos nematódeos do gênero *Wolbachia* que vivem nos vasos linfáticos dos indivíduos infectados.

Suas principais manifestações clínicas são o linfedema e a hidrocele. É uma das maiores causas mundiais de incapacidades permanentes ou a longo prazo.

A filariose linfática afeta mais de 120 milhões de pessoas em 72 países nos trópicos e subtrópicos de Ásia, África, Pacífico Ocidental e partes do Caribe e da América do Sul.

No Brasil é encontrada principalmente nas regiões Norte e Nordeste.

AGENTES ETIOLÓGICOS

Existem três espécies diferentes de filárias que podem causar filariose linfática em humanos.

A maioria das infecções em todo o mundo é causada por *Wuchereria bancrofti*. Na Ásia, a doença também pode ser causada por *Brugia malayi* e *Brugia timori* (Figura 582.1).

VETORES

Uma grande variedade de mosquitos pode transmitir o parasita, dependendo da área geográfica. Na África, o vetor mais comum é o *Anopheles*. Nas Américas é o *Culex quinquefasciatus*. *Aedes* e *Mansonia* podem transmitir a infecção no Pacífico e na Ásia (ver Figura 582.1).

TRANSMISSÃO

Muitas picadas de mosquito ao longo de vários meses a anos são necessárias para desenvolver filariose linfática. As pessoas que vivem por muito tempo em áreas tropicais ou subtropicais onde a doença é comum estão em maior risco de infecção. Os turistas de curta duração têm um risco muito baixo.

Seu período de incubação é de 6 a 12 meses e sua transmissão se dá pela picada dos mosquitos transmissores contaminados com larvas infectantes (Figura 582.2).

RESERVATÓRIO

Pessoas com microfilárias no sangue são fonte de infecção para mosquitos que transmitem as larvas para outras pessoas.

CICLO BIOLÓGICO DA *W. BANCROFTI*

Em uma picada, um mosquito infectado introduz larvas de filárias de terceiro estágio (L3) na pele do hospedeiro humano, que penetram na ferida da mordida. As microfilárias migram para os canais linfáticos e sanguíneos, movendo-se ativamente através da linfa e do sangue. Elas desenvolvem-se em adultos

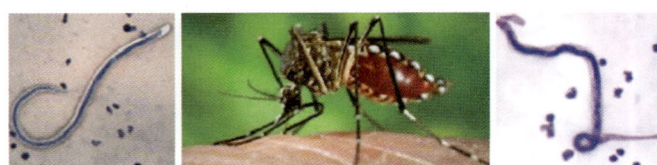

Figura 582.1 Agentes etiológicos e vetores.

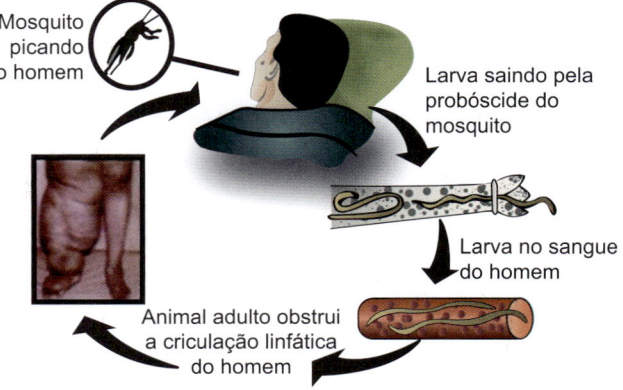

Figura 582.2 Filariose linfática.

que comumente residem nos linfáticos. Um verme adulto vive cerca de 5 a 7 anos. Um mosquito ingere as microfilárias durante uma picada, quando do contato com o sangue infectado. Após essa ingestão, as microfilárias perdem suas bainhas e algumas delas atravessam a parede do proventrículo e a porção cardíaca do intestino médio do mosquito e atingem os músculos torácicos. As microfilárias desenvolvem-se em larvas de primeiro estágio e subsequentemente em larvas infectantes L3. As larvas L3 migram pela hemocele para o proboscídeo do mosquito, podendo infectar outro humano quando o mosquito realizar novo consumo de sangue por meio da picada (Figura 582.3).

MANIFESTAÇÕES CLÍNICAS

• A maioria dos pacientes é assintomática.

FORMAS CLÍNICAS

• **Fase aguda**: manifestações inflamatórias, febre recorrente, astenia, mialgias, fotofobia, quadros urticariformes, pericardite, cefaleia, linfadenite e linfangites
• **Fase crônica**: hidrocele, elefantíase de membros, mamas e órgãos genitais; descarga da linfa na pelve renal com quilúria, anemia e hipoproteinemia; eosinofilia pulmonar tropical, com crises paroxísticas de asma, pneumonia intersticial crônica e febre recorrente, cujo leucograma registra importante eosinofilia. Nesses casos, o exame dos tecidos mostra microfilárias em processo de degeneração, não encontradas no sangue periférico (filaríase oculta).

DIAGNÓSTICO DIFERENCIAL

Doenças que cursam com edema de membros, hidrocele ou quilúria, doenças renais, cardiopatias e problemas vasculares (tromboflebites), artrites (monoarticulares), tenossinovites e endomiocardiofibrose.

EXAMES COMPLEMENTARES

• Exame de gota espessa: pesquisa de microfilárias no sangue periférico, coletado das 23h00 às 1h:00 (periodicidade noturna)
• Pesquisa de microfilárias nos líquidos ascítico, pleural, sinovial e cefalorraquidiano, em urina, expectoração e linfonodos, sendo, entretanto, restrito a casos específicos
• Ensaio imunoenzimático absorvente (ELISA) ou testes imunocromatográficos para pesquisa de antígenos circulantes
• Ultrassonografia: larvas na bolsa escrotal, nas mamas e na região inguinal e axilar.

COMPLICAÇÕES

• Hidrocele, elefantíase e hematoquilúria.

TRATAMENTO

• Dietilcarbamazina (DEC): medicamento de escolha – 6 mg/kg/dia divididos em três doses, por 2 a 4 semanas, com periodicidade semestral ou anual por 5 a 10 anos
• Ivermectina (IVM), na dose de 200 μg/kg, por via oral (VO), 1 vez/ano
• Associação da IVM + DEC 1 vez/ano por 5 a 10 anos

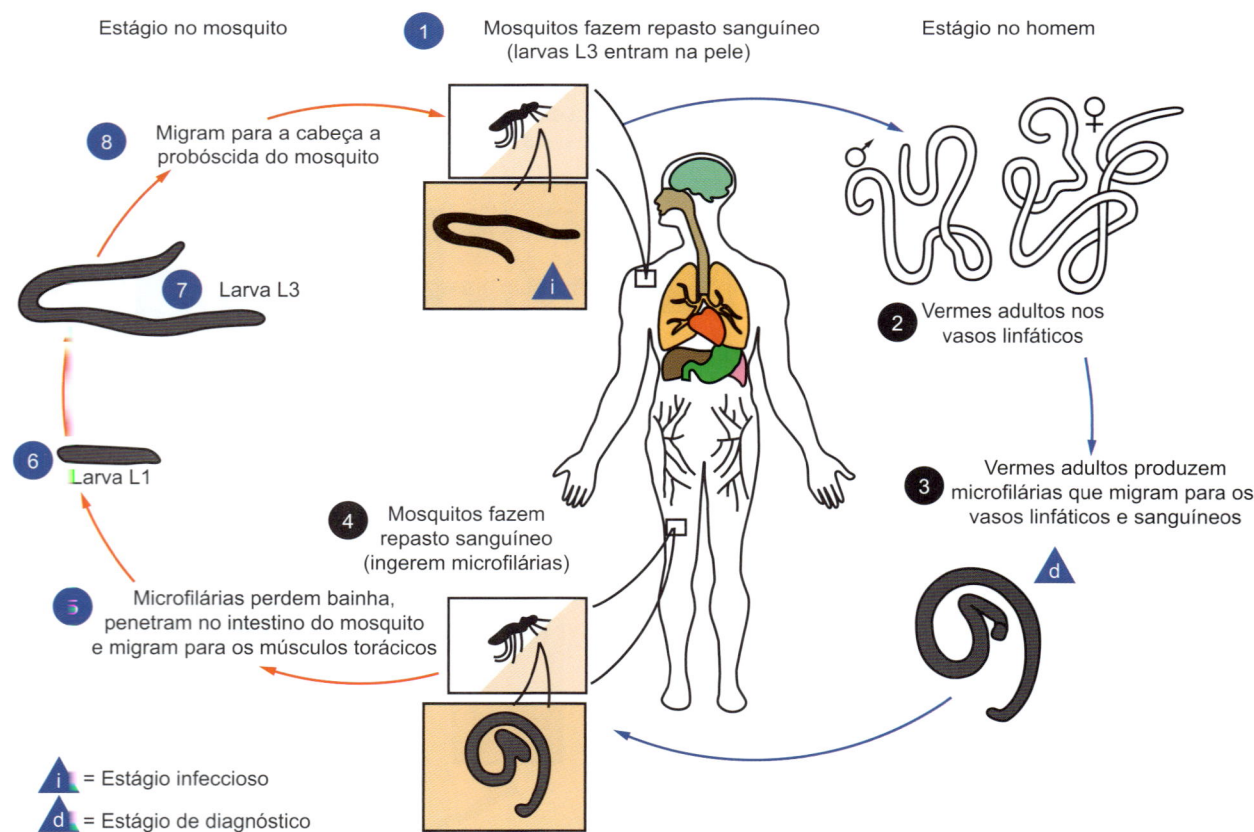

Figura 582.3 Ciclo biológico da *Wuchereria bancrofti*.

- Manejo da morbidade e da prevenção de incapacidade
- Nos casos de hidrocele, o tratamento cirúrgico pode ser necessário
- Para o linfedema, são importantes medidas: repouso do membro afetado, fisioterapia, hábitos de higiene e cuidados com a epiderme das áreas afetadas, para evitar infecções microbianas oportunistas
- Terapia com antibióticos e/ou antifúngicos, se houver infecções secundárias, para evitar a recorrência das linfangites reticulares, maior causa das elefantíases.

PREVENÇÃO

- Tratamento medicamentoso em massa de populações em áreas endêmicas: dose anual de DEC isolado ou em combinação com albendazol ou ivermectina
- Controle do vetor usando tratamento com inseticidas e mosquiteiros em áreas onde os mosquitos anofelinos transmitem *W. bancrofti*
- Orientação aos viajantes para áreas endêmicas: roupas de proteção, repelente de insetos e telas.

EVOLUÇÃO E PROGNÓSTICO

- Cura com tratamento adequado
- Podem existir sequelas (linfedema, elefantíase).

BIBLIOGRAFIA

Azevedo MF. GPS Medicamentos. Guia prático em saúde. Rio de Janeiro: Guanabara Koogan; 2017.

Brasil. Ministério da Saúde. Guia de Vigilância em Saúde. 3. ed. Brasília: Ministério da Saúde; 2019.

Brasileiro Filho G. Bogliolo Patologia. 8. ed. Rio de Janeiro: Guanabara Koogan; 2011.

Centers for Disease Control and Prevention (CDC). Lymphatic filariasis. Disponível em: https://www.cdc.gov/dpdx/lymphaticfilariasis/index.html. Acesso em: 18 jan. 2022.

Coura JR. Síntese das doenças infecciosas e parasitárias. Rio de Janeiro: Guanabara Koogan; 2008.

Porto CC, Porto AL. Semiologia médica. 8. ed. Rio de Janeiro: Guanabara Koogan; 2019.

Silva JSF, Braga C, Duarte FM et al. Effectiveness of annual single doses of diethylcarbamazine citrate Among bancroftian filariasis infected individuals in an endemic area under mass drug administration in Brazil. Pathog Glob Health. 2018;112(5):274-80.

Torok E, Moran E, Cooke F. Oxford handbook of infectious diseases. Oxford University Press; 2017.

583
Giardíase

Priscila Ribeiro Guimarães Pacheco ◆ João Damasceno Porto ◆ Genésio Borges de Andrade Neto

INTRODUÇÃO

Infecção intestinal causada pela *Giardia lamblia* (Figura 583.1).

Trata-se de uma doença de distribuição mundial, mais prevalente em países subdesenvolvidos.

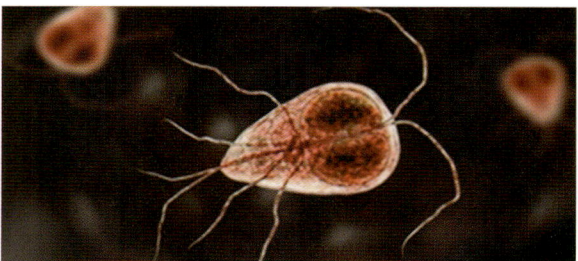

Figura 583.1 *Giardia lamblia.*

É o parasita intestinal mais comumente identificado como agente etiológico da "diarreia dos viajantes em zonas endêmicas".

Os cistos são a forma infectante encontrada no ambiente; quando ingeridos, transformam-se em trofozoítos que colonizam, principalmente, a porção superior do intestino delgado. Podem resistir até 2 meses no meio exterior e são resistentes ao processo de cloração da água.

Seu modo de transmissão é fecal-oral direta, pela contaminação das mãos e pela ingestão de cistos existentes em dejetos de pessoas infectadas; ou indireta, por meio da ingestão de água ou alimento contaminado e por transmissão sexual (Figura 583.2).

Podem ocorrer epidemias, sobretudo em instituições fechadas que cuidam de crianças.

Os reservatórios são o homem e alguns animais domésticos, como cães e gatos.

O período de incubação é de 1 a 4 semanas, com média de 7 a 10 dias. O período de transmissibilidade ocorre enquanto persistir a infecção.

MANIFESTAÇÕES CLÍNICAS

Cerca de 25 a 50% dos pacientes infestados são assintomáticos.

Os sintomas incluem: diarreia, gases, fezes fétidas e gordurosas que tendem a flutuar, cólicas ou dores no abdome, náuseas, vômitos e desidratação.

Menos frequentemente podem ocorrer febre, coceira na pele, urticária e inchaço dos olhos e articulações.

Mais tardiamente, a giardíase pode causar perda de peso e alteração na absorção intestinal de nutrientes necessários, como gordura, lactose, vitaminas A e B_{12}.

Ocasionalmente, surgem complicações a longo prazo, como artrite, síndrome do intestino irritável e diarreia recorrente que pode durar anos.

Em crianças, a giardíase grave pode retardar o crescimento físico, o desenvolvimento e causar desnutrição.

COMPLICAÇÕES

- Desidratação e síndrome de má absorção.

DIAGNÓSTICO DIFERENCIAL

- Enterites causadas por protozoários, bactérias, vírus, helmintos e outros protozoários.

EXAMES COMPLEMENTARES

- Exame direto de fezes, pelo método de Faust para identificação de cistos ou trofozoítos, em pelo menos três amostras de fezes para obter maior sensibilidade

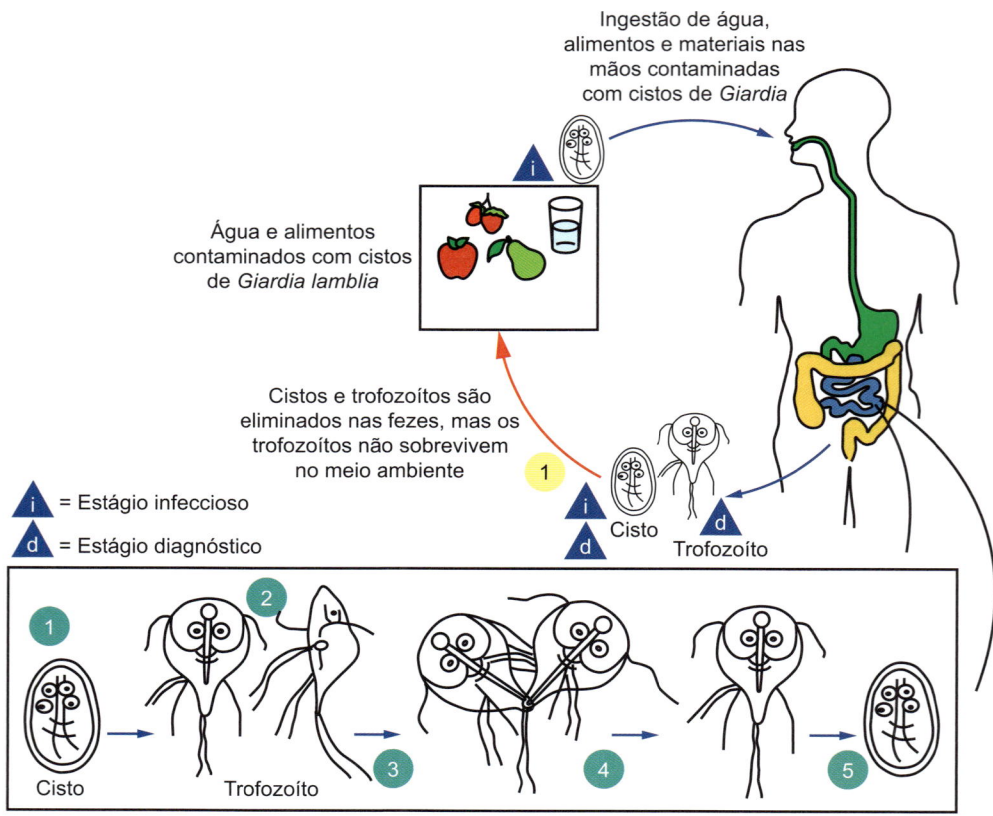

Figura 583.2 Ciclo biológico da *Giardia*.

- Mais raramente, podem ser solicitados: ensaio imunoenzimático absorvente (ELISA), para detecção de antígenos, confirmando diagnóstico e aspiração do fluido duodenal para identificação de trofozoítos
- Biópsia duodenal, (raramente) com identificação de trofozoítos
- Cultura *in vitro* e ensaios moleculares estão disponíveis apenas em ambientes de pesquisa.

COMPROVAÇÃO DIAGNÓSTICA

- Dados clínicos + demonstração da *G. lamblia* nas fezes.

TRATAMENTO

- O tratamento é recomendado para indivíduos sintomáticos
- Os pacientes devem ser aconselhados a evitar alimentos que contenham lactose durante 1 mês após o tratamento pela intolerância à lactose adquirida em 20 a 40% dos casos
- Medicamentos de escolha: tinidazol, metronidazol ou nitazoxanida (Quadro 583.1)
- Hidratação com reposição hidreletrolítica nos casos de diarreia grave.

PREVENÇÃO

Medidas de controle

- Específicas: instalações sanitárias adequadas em creches ou orfanatos. Educação sanitária, com ênfase nas medidas de higiene pessoal
- Gerais

Quadro 583.1 Tratamento medicamentoso para os pacientes com giardíase.

Medicamentos	Adulto	Criança
Secnidazol	2 g, VO, dose única	30 mg/kg ou 1 mℓ/kg, em dose única, após refeição
Tinidazol*	2 g, VO, dose única	30 mg/kg ou 1 mℓ/kg, em dose única Eficácia > 90%
Metronidazol	250 mg, VO, 2 vezes/dia, durante 5 dias	15 mg/kg/dia (máx. 250 mg), VO, divididos em 2 tomadas, durante 5 dias
Nitazoxanida	500 mg, a cada 12 h, durante 3 dias	A partir de 1 ano: 7,5 mg/kg/dose, a cada 12 h, durante 3 dias
Albendazol	400 mg, 1 vez/dia, durante 5 dias	10 mg/kg/dia, 1 vez/dia, durante 5 dias
Mebendazol	200 mg, 3 vezes/dia, durante 5 dias	A partir de 2 anos: 5 mℓ a cada 12 h, durante 3 dias
Furazolidona	100 mg, 4 vezes/dia, por 7 a 10 dias	A partir de 1 mês de vida: 1,25 a 2 mg/kg, 4 vezes/dia, por 7 a 10 dias

- Saneamento e tratamento adequado do abastecimento público de água
- Ferver ou purificar a água com base em preparações de cloro ou iodo em áreas endêmicas
- Lavar bem e desinfectar as frutas e vegetais crus com solução de cloro

- Prevenção da propagação de pessoa a pessoa por boa higiene pessoal
- Lavar as mãos antes do preparo de alimentos e antes de se alimentar
- Evitar o sexo orogenital ou oroanal
- A amamentação reduz o risco de infecção por *Giardia* em crianças em países em desenvolvimento
- Isolamento: pessoas com giardíase devem ser afastadas do cuidado de crianças. Com pacientes internados, devem ser adotadas precauções entéricas, como medidas de desinfecção concorrente para fezes e material contaminado e controle de cura, por meio de exame parasitológico de fezes, com resultados negativos no 7º, 14º e 21º dias após o término do tratamento.

EVOLUÇÃO E PROGNÓSTICO

- Se não tratada, a infecção persiste por várias semanas, meses ou anos
- Diarreia mais grave e prolongada nos pacientes com deficiência de imunoglobulina A
- Cura com tratamento adequado.

BIBLIOGRAFIA

Azevedo MF. GPS Medicamentos. Guia prático em saúde. Rio de Janeiro: Guanabara Koogan; 2017.

Brasil. Ministério da Saúde. Doenças Infecciosas e Parasitárias. 8. ed. Brasília: Ministério da Saúde; 2010.

Brasil. Ministério da Saúde. Guia de Vigilância em Saúde. 3. ed. Brasília: Ministério da Saúde; 2019.

Centers for Disease Control and Prevention (CDC). Parasites – giárdia. Disponível em: https://www.cdc.gov/parasites/giardia/. Acesso em: 17 jul. 2019.

Coura JR. Síntese das Doenças Infecciosas e Parasitárias. Rio de Janeiro: Guanabara Koogan; 2008.

Dani R. Gastroenterologia Essencial. 2. ed. Rio de Janeiro: Guanabara Koogan; 2001.

Torok E, Moran E, Cooke F. Oxford Handbook of Infectious Diseases. Oxford University Press; 2017.

584
Helmintíases

Verminoses, cestódeos, nematódeos, trematódeos, ancilostomíase, ascaridíase, estrongiloidíase, enterobíase ou oxiuríase, triquineliase, tricuríase, toxocaríase, difilobotríase, himenolepíase, complexo teníase-cisticercose, larva migrans cutânea

Sabrina Sgambatti de Andrade • Marco Tulio Antonio Garcia-Zapata

INTRODUÇÃO

Helmintíases, ou verminoses, são infecções por helmintos, principalmente nematódeos, cestódeos e trematódeos, mas também alguns acantocéfalos e anelídeos.

Acometem principalmente crianças, embora, em áreas endêmicas, não haja distinção de idade, sexo ou raça.

A infecção ocorre pela ingestão de ovos dos parasitos contidos em água ou alimentos contaminados ou por penetração de larvas através da pele.

FATORES DE RISCO

- Condições higiênicas e sanitárias precárias
- Alimentos contaminados por fezes
- Irrigação com águas poluídas
- Adubação de hortaliças e frutas com fezes humanas.

MANIFESTAÇÕES CLÍNICAS

- Indivíduos frequentemente assintomáticos
- Lesões cutâneas secundárias à penetração de larvas pela pele
- Lesões serpiginosas ou maculopapulares na pele (ver Capítulos 585, *Larva Migrans*, e 37, *Dermatites*)
- Desconforto abdominal, dor epigástrica, cólicas intestinais
- Náuseas e vômitos
- Diarreia
- Retardamento do crescimento
- Mialgias
- Manifestações pulmonares (tosse, sibilância, dispneia, crise asmatiforme) relacionadas com o ciclo pulmonar de alguns helmintos
- Manifestações neurológicas (ver Capítulo 505, *Neurocisticercose*).

Cestódeos, nematódeos, trematódeos

Os cestódeos compreendem *Echinococcus granulosus* e *Echinococcus multilocularis* (equinococoses ou hidatidose), *Taenia saginata* e *Taenia solium* (complexo teníase–cisticercose), *Hymenolepis nana* e *Hymenolepis diminuta* (himenolepíase) e *Wuchereria bancrofti* (Quadro 584.1) (ver Capítulo 582, *Filaríase*).

Os nematódeos incluem *Trichinella spiralis* (triquineliase), *Ancylostoma duodenale*, *Necator americanus* (ancilostomíase), *Ancylostoma braziliensis* e *Ancylostoma caninum* (larva migrans ou hidrogeográfica), *Ascaris lumbricoides* (ascaridíase), *Strongyloides stercoralis* (estrongiloidíase), *Trichuris trichiura* (tricuríase), *Enterobius vermicularis* (enterobíase), *Toxocara canis*, *Toxocara catis* (toxocaríase ou larva *migrans* visceral) (Quadro 584.2).

Entre os trematódeos, o principal é o *Schistosoma mansoni*, que, embora praticamente sob controle, permanece em algumas áreas onde ainda há caramujos infectados como a *Biomphalaria* sp. (ver Capítulo 581, *Esquistossomose*).

EXAMES COMPLEMENTARES

- Exame parasitológico de fezes (Figura 584.1)
- Hemograma
- Radiografia do tórax (pacientes com manifestações pulmonares)
- Tomografia computadorizada (TC) e/ou ressonância magnética (RM) nos casos de neurocisticercose.

COMPROVAÇÃO DIAGNÓSTICA

- Dados clínicos + demonstração do parasito.

Quadro 584.1 Infecção por cestódeos.

Infecção	Etiologia	Transmissão	Hábitat	Sinais e sintomas	Diagnóstico
Equinococose	*Echinococcus granulosus* *E. multiloularis*	Ingestão de ovos	Fígado, pulmão, cérebro, baço, rins	Varia, dependendo do órgão acometido	Clínico-epidemiologia associada a técnicas imunossorológicas e de imagem (ultrassonografia, tomografia computadorizada, radiografia) Estudos de amostras biológicas (parasitoscópico e sorológico, biomolecular)
Complexo teníase–cisticercose	*Taenia saginata* *T. solium*	Águas e alimentos contaminados contendo ovos ou cisticercos (carne crua ou mal cozida de suínos ou bovinos)	Intestino delgado	Paciente geralmente assintomático. Pode apresentar lesões em nível subcutâneo ou em diferentes órgãos. Se o sistema nervoso é acometido, há quadro convulsivo	Proglotes em fezes eliminadas espontaneamente, e, eventualmente, ovos nas fezes, ovos característicos nas fezes, associado a exames clínicos, imunossorológicos e de imagem (radiografia, tomografia computadorizada)
Difilobotríase	*Diphyllobothrium latum*	Ingestão de peixes contaminados	Intestino delgado	Dor abdominal, diarreia, deficiência de vitamina B$_{12}$	Ovos característicos nas fezes, associados a exames clínicos, imunossorológicos e de imagem
Himenolepíase	*H. nana* *H. diminuta*	Ingestão de cistos	Intestino delgado	Desconforto abdominal	Ovos característicos nas fezes

Quadro 584.2 Infecção por nematódeos.

Infecção	Etiologia	Hábitat	Modo de transmissão	Sinais e sintomas	Exames complementares
Triquinelíase	*Trichinella spiralis*	Intestino delgado, cistos em músculos estriados	Ingestão de carne contaminada	Desconforto abdominal, náuseas, vômitos, diarreia, dor muscular e urticária	Teste cutâneo, reação de fixação e floculação, biópsia muscular
Ancilostomíase	*Ancylostoma duodenale* *Necator americanus*	Intestino delgado	Penetração por larvas infectantes de solos contaminados	Dor epigástrica, anemia, retardo do crescimento	Ovos característicos nas fezes
Ascaridíase	*Ascaris lumbricoides*	Intestino delgado	Ingestão de água e alimentos contaminados por ovos embrionados	Desconforto abdominal, cólicas intestinais	Eliminação do verme adulto. Ovos característicos nas fezes
Estrongiloidíase	*Strongyloides stercoralis*	Duodeno e porção superior do jejuno	Penetração por larvas infectantes de solos contaminados	Desconforto abdominal, diarreia	Eliminação de vermes adultos. Larvas infectantes nas fezes
Tricuríase	*Trichuris trichiura*	Ceco, intestino grosso, íleo	Ingestão de ovos	Desconforto abdominal, anemia, sangue nas fezes	Ovos característicos nas fezes
Enterobíase ou oxiuríase	*Enterobius vermicularis*	Intestino grosso	Ingestão de ovos	Prurido anal	Ovos característicos na região perianal (*swab* anal)
Toxocaríase	*Toxocara canis* *Toxocara catis*	Fígado, pulmão, cérebro, pele	Ingestão de ovos e larvas infectados	Pneumonites, lesões de outros órgãos	Técnicas imunossorológicas (ELISA) ou anticorpos monoclonais, técnicas biomoleculares associadas, eosinofilia persistente
Larva *migrans* cutânea	*Ancylostoma braziliensis* *Ancylostoma caninum*	Pele	Penetração de larvas na pele	Lesões cutâneas pruriginosas	Exame clínico característico com evidência de larvas

COMPLICAÇÕES

- **Colangite**: migração do parasito para o ducto biliar comum
- **Pancreatite**: migração do parasito para o ducto pancreático
- **Apendicite**: migração do parasito para o apêndice
- **Diverticulite**: migração para divertículos
- **Obstrução intestinal**: ascaridíase (Figura 584.2).

TRATAMENTO

- Medidas higiênicas.

Tratamento medicamentoso

- Ver Quadro 584.3.

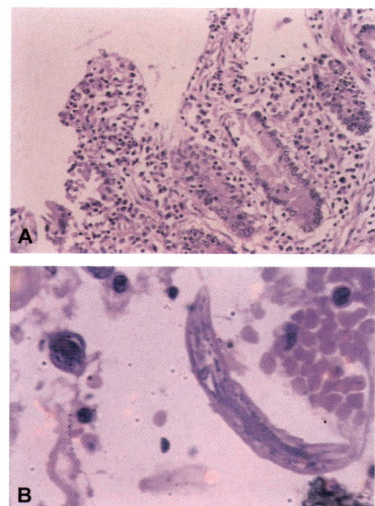

Figura 584.1 Estrongiloidíase. **A.** Zona com alterações inflamatórias e erosão (perda do epitélio sem perda do conjuntivo). **B.** *Strongyloides stercoralis* cortado longitudinal e transversalmente.

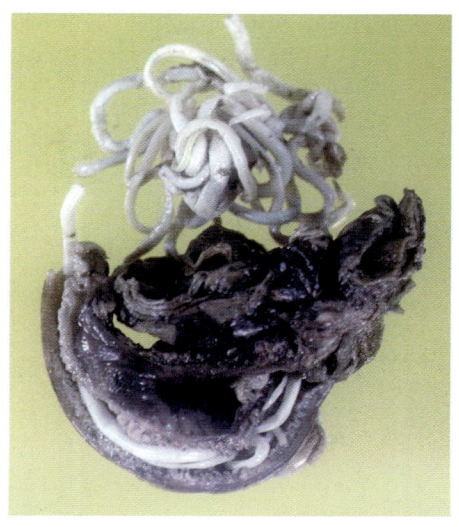

Figura 584.2 Ascaridíase: paciente com síndrome abdominal aguda, com sinais de obstrução; após laparotomia, encontrou-se um aglomerado (lobo) de *Ascaris lumbricoides* obstruindo o intestino e causando sinais de sofrimento da parede dessa estrutura e necrose.

Quadro 584.3 Tratamento medicamentoso das helmintíases.

Helmintíase	Mebendazol	Albendazol	Pamoato de pirantel	Levamisol	Tiabendazol	Praziquantel	Ivermectina	Nitazoxanida
Ancilostomíase	100 mg, 2 vezes/dia, durante 3 dias	400 mg, dose única	100 mg/kg/dia (máx. 1 g), por 3 dias	–	–	–	–	500 mg, 2 vezes/dia, durante 3 dias
Ascaridíase	100 mg, 2 vezes/dia, durante 3 dias	400 mg, dose única	10 mg/kg/dia (máx. 1 g), por 3 dias	150 mg para adulto, 80 mg para criança, dose única	–	–	200 mg/kg, dose única	500 mg, 2 vezes/dia, durante 3 dias
Estrongiloidíase	–	400 mg/dia, durante 3 dias	–	–	50 mg/kg/dia (máx. 3 g), 2 vezes/dia, durante 3 dias	–	200 mg/kg, dose única	500 mg, 2 vezes/dia, durante 3 dias
Enterobíase ou oxiuríase	100 mg, 2 vezes/dia, durante 3 dias	400 mg, dose única	100 mg/kg (máx. 1 g), dose única	–	–	–	–	500 mg, 2 vezes/dia, durante 3 dias
Triquinelíase	–	400 mg, dose única	–	–	–	–	–	500 mg, 2 vezes/dia, durante 3 dias
Tricuríase	100 mg, 2 vezes/dia, durante 3 dias	400 mg, dose única	–	–	–	–	–	–
Toxocaríase	100 a 200 mg, 2 vezes/dia, durante 5 dias	400 mg, dose única	–	–	50 mg/kg/dia, 2 vezes/dia, durante 5 dias	–	–	–
Difilobotríase	–	–	–	–	–	10 mg/kg, dose única	–	–
Equinococose	–	400 mg/dia, durante meses, e cirúrgico	–	–	–	–	–	–

(continua)

Quadro 584.3 Tratamento medicamentoso das helmintíases. (*Continuação*)

Helmintíase	Mebendazol	Albendazol	Pamoato de pirantel	Levamisol	Tiabendazol	Praziquantel	Ivermectina	Nitazoxanida
Himenolepíase	–	–	–	–	–	25 mg/kg, dose única, repetir com 10 dias	–	500 mg, 2 vezes/dia, durante 3 dias
Complexo teníase–cisticercose*	–	15 mg/kg/dia, 3 vezes/dia, durante 8 dias	–	–	–	50 mg/kg, 3 vezes/dia, durante 15 a 21 dias	–	500 mg, 2 vezes/dia, durante 3 dias
Larva *migrans* cutânea	–	400 mg, 2 vezes/dia, durante 3 dias	–	–	25 a 50 mg/kg/dia, durante 2 ou 5 dias, ou pomada ou loção sobre o local, 4 a 6 vezes/dia, por 5 dias	–	200 mg/kg/dia, durante 1 ou 2 dias	–

*Em casos de neurocisticercose comprovada, as primeiras doses devem ser bem supervisionadas e, preferencialmente, dentro de um hospital, diante dos possíveis efeitos deletérios, pelo efeito enérgico parasiticida do medicamento e pela liberação de substâncias irritantes para o tecido nervoso, podendo ocasionar quadros convulsivos refratários, sendo recomendado o uso de corticoides ou anti-histamínicos para amenizar tal efeito, pelo menos com 1 semana de antecedência.

Recomendações práticas

- É frequente a detecção de dois ou mais parasitos intestinais em um mesmo paciente. Nesses casos, deve-se preferir um medicamento com espectro de ação ampla
- A estrongiloidíase pode adquirir alto grau de morbidade com elevada letalidade em pacientes imunossuprimidos (síndrome da imunodeficiência adquirida [AIDS], uso de imunossupressores) ou gravemente desnutridos (Figura 584.3)
- A transmissão da esquistossomose pode ainda acontecer nos riachos de água-doce e com sombra, que o homem frequenta por prazer ou para desenvolvimento de alguma atividade doméstica ou profissional (ver Capítulo 581, *Esquistossomose*)
- Ver Capítulo 505, *Neurocisticercose*.

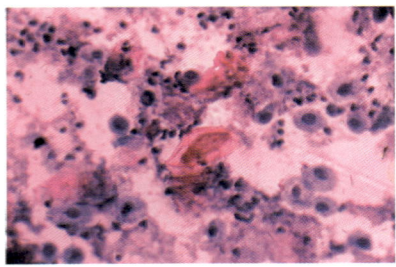

Figura 584.3 Oxiuríase: ovos de *Oxiurus* sp. podem ser encontrados nas fezes, na região anal e, como no caso, na região vulvar de uma criança.

Larva *migrans*

- Lesões serpiginosas de trajeto irregular (dermatite serpiginosa), nas camadas profundas da epiderme, provocadas por larvas de vários nematódeos, principalmente ancilostomídeos (*Ancylostoma braziliensis* e *Ancylostoma caninum*), parasitas do intestino de cães e gatos, cujas larvas são encontradas em lugares poluídos com fezes desses animais (praias, depósitos de areia). Tratamento com tiabendazol, por via oral ou por aplicação tópica (ver Capítulo 585, *Larva Migrans*)

Helmintíases emergentes

Nas últimas décadas, tem-se observado o surgimento de novas helmintíases humanas ou reemergência de outras consideradas sob controle, como consequência, principalmente, da melhoria de técnicas diagnósticas associadas às mudanças climáticas e ambientais de origem antrópica e/ou ao aumento da dinâmica populacional (migrantes, refugiados), que ocasionaram câmbios nos hábitos e costumes. Algumas dessas doenças são: angiostrongilíase abdominal (*Angiostrongylus costaricensis*), meningite eosinofílica (*A. cantonensis*); difilobotríase ou "tênia do peixe" (*Diphyllobothrium* sp.); fasciolose, ou "icterícia parasitária", por um trematódeo de vias biliares (fascíola hepática); paragonimíase pulmonar (*Paragonimus* sp.); oncocercose ou "cegueira dos rios" (*O. volvulus*); lagoquilascaríase, ou "abscessos cervicais da Amazônia" (*Lagochilascaris* sp.); singamose ou "singamose brônquica" ou "laringite parasitária" (*Syngamus laryngeus*).

A angiostrongilíase é consequência da introdução do caracol africano infectado (*Achatina fulica*). A difilobotríase resulta da ingestão de peixes crus (sushis, sashimis, ceviche), muito parecida com a paragonimíase, que está associada ao consumo de crustáceos malcozidos, e a fasciolose, que decorre do consumo de agrião de rios contaminados com *Lymnaea* sp. (espécie de caracol). Nas Figuras 584.4 a 584.10, são apresentadas helmintíases emergentes, com evidências clínicas e laboratoriais de diferentes helmintíase emergentes em humanos (International Journal for Parasitology, 2010).

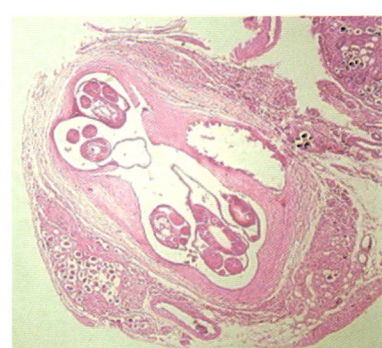

Figura 584.4 *Angiostrongylus costaricensis*: adultos e ovos em tecido intestinal (H&E).

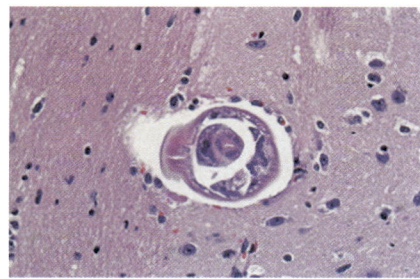

Figura 584.5 Corte transversal de uma larva de *Angiostrongylus cantonensis* no tálamo (H&E).

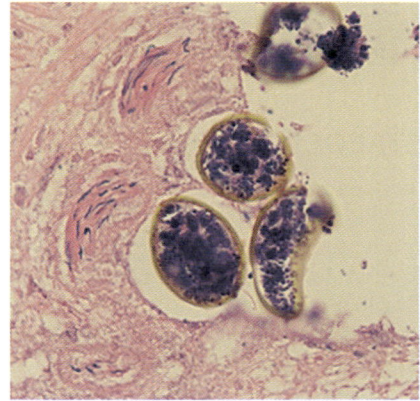

Figura 584.6 Ovos de difilobotrídeos em tecido intestinal (H&E).

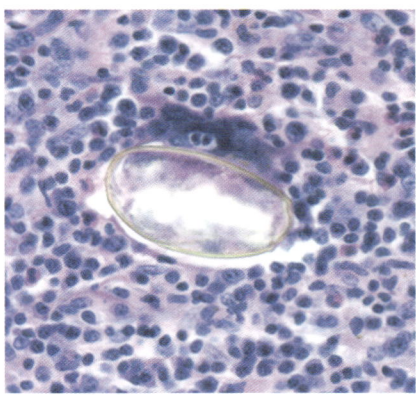

Figura 584.7 Ovos de *Paragonimus* sp. de uma biópsia pulmonar (H&E).

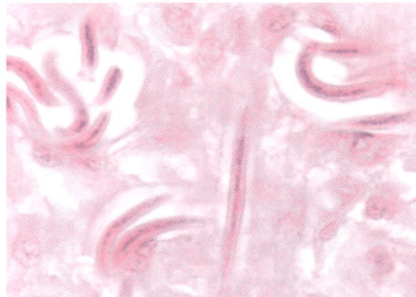

Figura 584.8 Ovos de *Onchocerca volvulus* em uma biópsia de pele (H&E).

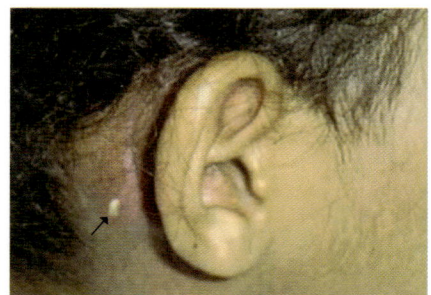

Figura 584.9 Fístula retroauricular em paciente com *Lagochilascaris minor*.

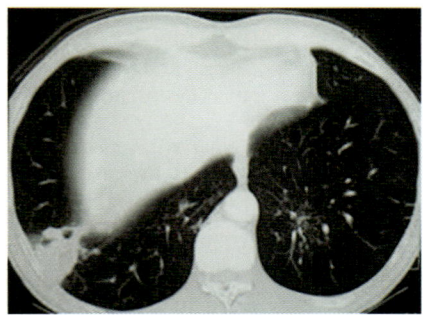

Figura 584.10 Processo pleuroparenquimatoso observado em uma tomografia computadorizada em singamose brônquica.

EVOLUÇÃO E PROGNÓSTICO

- Cura com tratamento adequado
- Recidivas são frequentes
- Infecções múltiplas são comuns
- Quadros graves em pacientes imunodeprimidos
- Sequela cerebral (neurocisticercose).

Sites úteis em parasitologia.

Assunto	Endereço do *site*	Nome do *site*
Atlas	http://atlasparasitologia. sites.uff.br/?cat=12	Atlas virtual de Parasitologia/ Universidade Federal Fluminense
	http://www.ufrgs.br/ para-site/siteantigo/ alfabe.htm	Atlas eletrônico de Parasitologia/ Universidade Federal do Rio Grande do Sul
	http://parasites-world. com/atlas-of-medical-parasitology/	Atlas of Medical Parasitology/ Pietro Caramello
Aspectos biológicos, clínica, diagnóstico e tratamento	https://www.cdc.gov/ dpdx/az.html	DPDX – Laboratory Identification of Parasites of Public Health concern

BIBLIOGRAFIA

Azevedo MF. GPS Medicamentos. Guia prático em saúde. Rio de Janeiro: Guanabara Koogan; 2017.

Brasil. Ministério da Saúde. Doenças Infecciosas e Parasitárias. 8. ed. Brasília: Funasa; 2010.

Brasil. Ministério de Saúde. Guia de Vigilância Epidemiológica. 3. ed. Brasília: Ministério de Saúde; 2019.

Centers for Disease Control and Prevention (CDC). Fascioliasis. Disponível em: https://www.cdc.gov/dpdx/fascioliasis/index.html.

Coura JR. Síntese das doenças infecciosas e parasitárias. Rio de Janeiro: Guanabara Koogan; 2008.

Dalton MF, Fenton H, Cleveland CA et al. Eosinophilic meningoencephalitis associated with rat lungworm (Angiostrongylus cantonensis) migration in two nine-banded armadillos (Dasypus novemcinctus) and an opossum (Didelphis virginiana) in the southeastern United States. Int J Parasitol Paras Wildlife. 2017;6:131-4.

García-Zapata MTA. Esquistossomose mansônica In: Andrade JG, Pereira LIA. Manual Prático de Doenças Transmissíveis. CEGRAF-UFG; 2017.

García-Zapata MTA, García-Zapata PRC. Helmintíases. In: Andrade JG, Pereira LIA. Manual Prático de Doenças Transmissíveis. CEGRAF-UFG; 2017.

Guimaraes VC, Barbosa AP, Camargo LA et al. Otomastoidite por *Lagochilascaris minor* em criança: relato de caso. Intl Arch Otorhinolaryngol. São Paulo – Brasil. 2010;14(3):373-6.

Neves DP. Parasitologia Humana. 13. ed. São Paulo: Atheneu; 2016.

Sossai BB, Bussular RLS, Peçanha PM et al. Primeira descrição de singamose brônquica ocorrida no Estado do Espírito Santo. Revista da SBMT. 2007;40(3):343-5.

585
Larva *Migrans*

Larva migrans *cutânea, larva* migrans *visceral, toxocariose*

Priscila Ribeiro Guimarães Pacheco ✦ Aiçar Chaul ✦ Fernanda Rodrigues da Rocha Chaul ✦ Marco Henrique Chaul ✦ Isabela Theodoro Pacheco ✦ Zenon Borges Ribeiro Guimarães

INTRODUÇÃO

A larva *migrans* apresenta duas formas clínicas: a cutânea e a visceral.

LARVA *MIGRANS* CUTÂNEA

Larva *migrans*, conhecida popularmente como bicho geográfico, é uma afecção frequente, em áreas subtropicais, causada pela penetração de larvas do *Ancylostoma braziliensis* ou *caninum*, na derme cutânea.

As larvas infectam cães ou gatos pela escavação da pele. Os adultos vivem no intestino do hospedeiro que derramam ovos nas fezes e desenvolvem larvas no solo arenoso (Figura 585.1).

As larvas penetram na pele dos seres humanos (hospedeiro acidental), causando formigamento, coceira e formação de vesículas; então, migram pela pele, causando uma lesão característica: erupção elevada, eritematosa, formando uma trilha serpiginosa e pruriginosa (Figura 585.2).

Em infecções graves, muitas trilhas podem ser observadas (Figura 585.3).

CAUSAS

* *Ancylostoma braziliensis* (mais frequente)
* *Ancylostoma caninum* (menos frequente).

FATORES DE RISCO

* Contato com areia ou terra contaminada por fezes de cães ou gatos.

MANIFESTAÇÕES CLÍNICAS

* Erupção eritematosa linear e serpiginosa, levemente saliente
* Prurido moderado a intenso
* Na porção final da lesão, há uma pápula eritematosa onde está localizado o parasita
* Disseminação hematogênica para os pulmões é rara e pode resultar em tosse crônica.

DIAGNÓSTICO DIFERENCIAL

* Larva *currens* (estrongiloidíase) que migra mais rapidamente (1 cm em 5 minutos, comparado com 1 cm por hora)
* Quadros clínicos semelhantes incluem *Uncinaria stenocephala*, *Bunostomum phlebotomus*, *S. stercoralis* e *Gnathostoma spinigerum*
* Dermatite de contato
* Alergia à picada de inseto (estrófulo).

DIAGNÓSTICO

* Dados clínicos.

TRATAMENTO

* Se houver poucas lesões: tiabendazol, pomada a 5%, 3 vezes/dia, até 2 semanas
* Quando houver muitas lesões: ivermectina, por via oral (VO), 200 μg/kg/dose, por 1 a 2 dias; ou albendazol, VO, 400 mg/dia, durante 3 dias; ou tiabendazol 25 mg/kg, VO, 2 vezes/dia durante 7 dias
* Os anti-histamínicos podem ser úteis para aliviar o prurido.

LARVA *MIGRANS* VISCERAL

Também denominada Toxocarios, é uma síndrome provocada pelo nematelminto *Toxocara canis* (mais frequente) e *Toxocara catis* (menos comumente).

Mais comum em ambientes rurais, tem distribuição mundial e taxa de prevalência variando de 3 a 54%.

A larva *migrans* visceral (LMV) é mais comum em crianças, e a larva *migrans* ocular (LMO) pode ocorrer em crianças ou adultos.

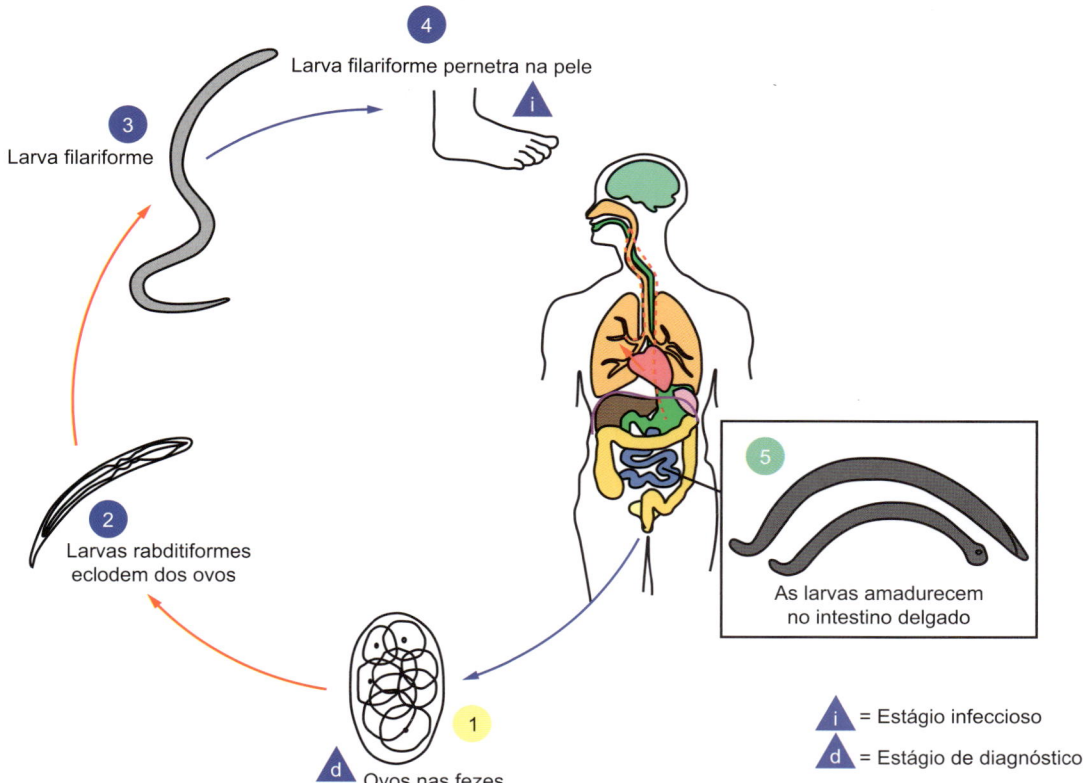

Figura 585.1 Larva *migrans* cutânea: ciclo de vida. Os ovos são eliminados nas fezes (*1*); sob condições favoráveis (umidade, calor, sombra), as larvas eclodem em 1 a 2 dias. As larvas rabditiformes liberadas crescem nas fezes e/ou no solo (*2*); após 5 a 10 dias, tornam-se filariformes (terceiro estágio), que são larvas infecciosas (*3*). Nesse estágio, podem sobreviver 3 a 4 semanas em condições ambientais favoráveis. Em contato com o hospedeiro humano, essas larvas penetram na pele e são transportadas através dos vasos sanguíneos para o coração e, depois, para os pulmões. Elas penetram nos alvéolos pulmonares, sobem à árvore brônquica até a faringe e são engolidas (*4*). As larvas atingem o intestino delgado, onde residem e amadurecem em adultos. Os vermes adultos vivem no lúmen do intestino delgado, onde se ligam à parede intestinal com resultante perda de sangue pelo hospedeiro (*5*). A maioria desses vermes é eliminada em 1 a 2 anos, mas a longevidade pode chegar a vários anos. (Fonte: CDC, 2019.)

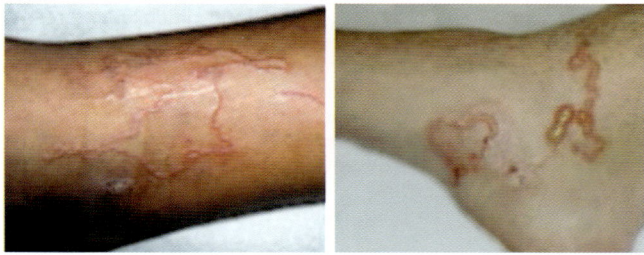

Figura 585.2 Larva *migrans* cutânea. (Fonte: https://www.mdssaude.com/doencas-infecciosas/parasitoses/larva-migrans.)

CAUSAS

• Ingestão de água e alimentos contaminados com ovos eliminados nas fezes de cães e gatos contaminados (Figura 585.4)

FATORES DE RISCO

• Uso de água e alimentos contaminados com ovos do *Toxocara* spp.

MANIFESTAÇÕES CLÍNICAS

• Cerca de 44% dos indivíduos infectados são assintomáticos.

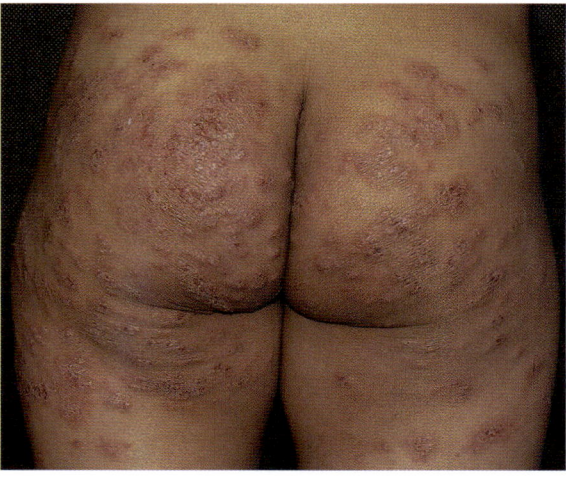

Figura 585.3 Larva *migrans* cutânea – infestação maciça.

FORMAS CLÍNICAS

• Larva migrans visceral (LMV): hepatite e pneumonite por migração das larvas pelos órgãos. Pode também resultar em febre, anorexia, mal-estar, irritabilidade e urticária pruriginosa

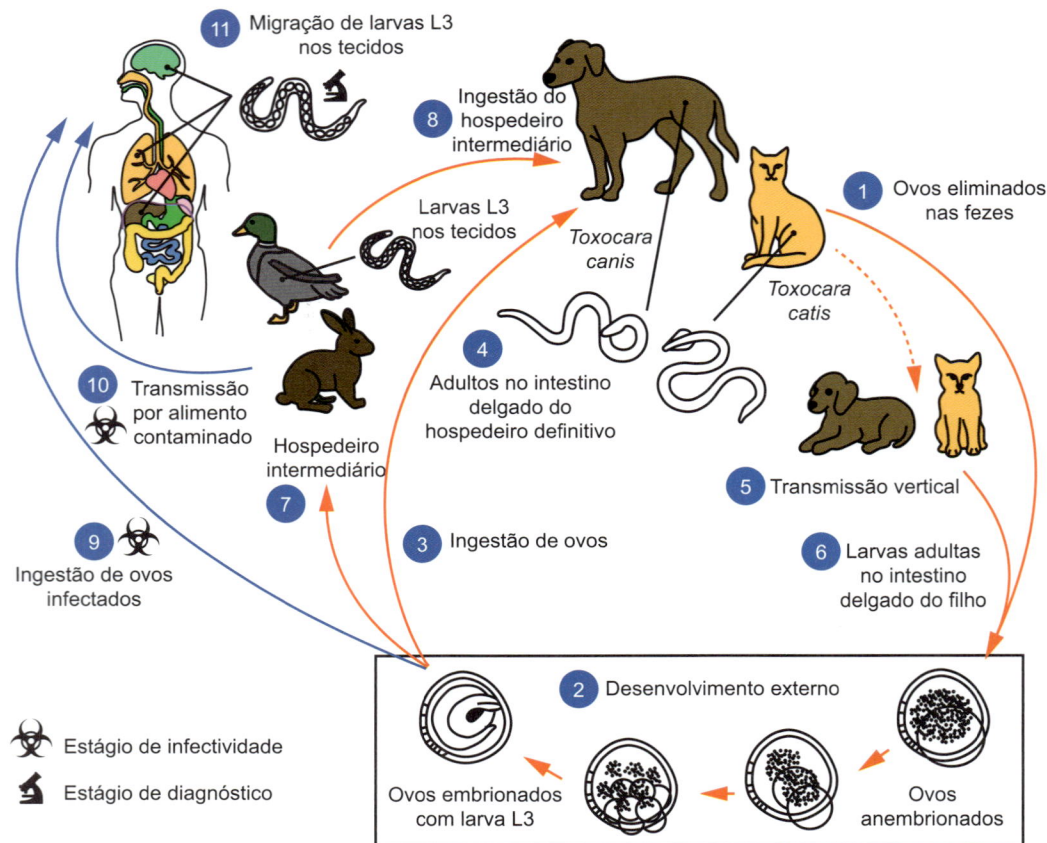

Figura 585.4 Ciclo da larva *migrans* visceral – *Toxocara* spp. pode seguir um ciclo de vida direto (um hospedeiro) ou indireto (múltiplos hospedeiros). Ovos não embrionados são eliminados nas fezes do hospedeiro (canídeos e felídeos) (1). Aqueles que embrionam o fazem em um período de 1 a 4 semanas no ambiente e tornam-se infecciosos, contendo a imagem de larvas de terceiro estágio (L3) (2). Após a ingestão pelo hospedeiro definitivo (3) dos ovos infectados, as larvas eclodem e penetram na parede do intestino delgado. Em cães mais jovens e em gatos, as larvas migram através de pulmões, árvore brônquica e esôfago, onde são tossidas engolidas pelo trato gastrintestinal. Os vermes adultos desenvolvem-se e ovipositam na imagem do intestino delgado (4). Em cães mais velhos, também podem ocorrer infecções patológicas (produtoras de ovos), mas as larvas geralmente ficam presas aos tecidos e são reativadas em cadelas durante o final da gestação, podendo infectar os filhotes pelas vias transplacentária (maior) e transmamária (menor) (5), em cujo intestino delgado os vermes adultos se estabelecem (6). Em gatos, as larvas podem ser transmitidas através da rota transmamária para os filhotes. O *Toxocara* spp. também pode ser transmitido indiretamente pela ingestão de hospedeiros intermediários (paratênico). Os ovos ingeridos por esses hospedeiros eclodem e as larvas penetram na parede do intestino e migram para vários tecidos onde eles se encistam (7). O ciclo de vida é concluído quando os hospedeiros definitivos consomem larvas dos tecidos do hospedeiro intermediário (8), e as larvas se desenvolvem em vermes adultos no intestino delgado. Os seres humanos são hospedeiros acidentais infectados pela ingestão de ovos infecciosos (9) ou de carne/víscera malcozida de hospedeiros intermediários infectados (10). Após a ingestão, os ovos eclodem e as larvas penetram na parede intestinal e são transportadas pela circulação para uma variedade de tecidos (fígado, coração, pulmões, cérebro, músculo, olhos) (11). Embora as larvas não sofram nenhum desenvolvimento adicional nesses locais, elas podem causar reações locais e danos mecânicos que causam toxocaríase clínica. (Fonte: CDC, 2008.)

- Larva migrans do sistema nervoso central (LMSNC): manifestações do sistema nervoso central incluem eosinofilia, meningoencefalite, mielite e vasculite cerebral
- Larva migrans ocular (LMO): deficiência visual, frequente granuloma no exame oftalmológico. Pode se apresentar com uveíte, papilite ou endoftalmite.

DIAGNÓSTICO DIFERENCIAL

- Doenças que promovem hepatosplenomegalia, pneumonia e neuroencefalite – toxoplasmose, micoses sistêmicas.

EXAMES COMPLEMENTARES

- **Exame histopatológico**: larvas nos tecidos
- **Alterações laboratoriais**: eosinofilia, leucocitose e hipergamaglobulinemia

- **Testes sorológicos**: ensaio imunoenzimático absorvente (ELISA) – sensibilidade menor em LMO que em LMV
- **Exames de imagem**: lesões hepáticas, pulmonares e cerebrais podem ser detectadas por ultrassonografia abdominal (lesões hepáticas), tomografia computadorizada e ressonância magnética.

TRATAMENTO

- Os casos benignos, em sua maioria, são autolimitados, não necessitando de uso de medicamentos
- Casos mais graves:
  - Albendazol 10 mg/kg/dia, VO, por 2 a 3 semanas; ou tiabendazol 25 mg/kg/dia, VO, em 3 doses/dia, em dois períodos de 7 dias; ou ivermectina 200 μg/kg, VO
  - Nos casos de doença pulmonar, cardíaca ou ocular, devem-se administrar corticoides concomitantes.

PREVENÇÃO

- Boas práticas de higiene com desparasitação rotineira dos animais de estimação, eliminação frequente de fezes de animais e lavagem das mãos após o contato com animais de estimação.

BIBLIOGRAFIA

Azevedo MF. GPS Medicamentos. Guia prático em saúde. Rio de Janeiro: Guanabara Koogan; 2017.

Brasil. Ministério da Saúde. Guia de Vigilância em Saúde. 3. ed. Brasília: Ministério da Saúde; 2019.

Centers for Disease Control and Prevention (CDC). Hookworm (Intestinal). Disponível em: https://www.cdc.gov/dpdx/hookworm/index.html. Acesso em: 16 jul. 2019.

Centers for Disease Control and Prevention (CDC). Toxocariasis. Disponível em: https://www.cdc.gov/dpdx/toxocariasis/index.html. Acesso em: 17 jul. 2019.

Coura JC. Síntese das Doenças Infecciosas e Parasitárias. Rio de Janeiro: Guanabara Koogan; 2008.

Torok E, Moran E, Cooke F. Oxford Handbook of Infectious Diseases. Oxford University Press; 2017.

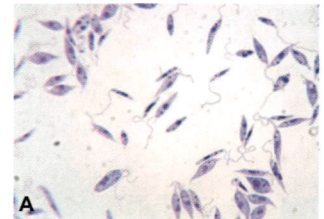
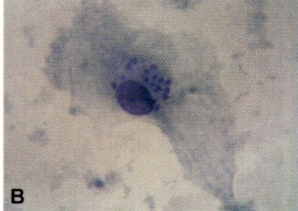
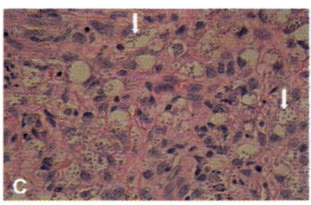

Figura 586.1 A. *Leishmania* sp. – forma promastigota em meio de cultura. (Cortesia da Profa. Fátima Dias.) **B.** *Leishmania* sp. – forma amastigota no interior de macrófago. (Cortesia da Profa. Fátima Dias.) **C.** Exame histopatológico mostrando formas amastigotas de *Leishmania* sp. no interior de macrófagos. (Cortesia do Prof. Sebastião Pinto.)

586
Leishmaniose Tegumentar

Leishmaniose tegumentar americana, úlcera de Bauru

Ledice Inácia de Araujo Pereira

INTRODUÇÃO

Leishmaniose tegumentar, ou leishmaniose tegumentar americana, ou úlcera de Bauru, é uma doença infecciosa, não contagiosa, que acomete pele e mucosas. É causada por protozoários da família *Trypanosomatidae*, do gênero Leishmania, com diferentes subgêneros e espécies.

As espécies mais frequentes no Brasil são *Leishmania (Viannia) braziliensis. Leishmania (Viannia) guyanensis* e *Leishmania (Leishmania) amazonensis*.

Trata-se de um parasita intracelular que apresenta duas formas principais: uma flagelada ou promastigota encontrada no sistema digestório do inseto vetor e em meios de cultura; e outra aflagelada ou amastigota, observada nos tecidos dos hospedeiros vertebrados (Figura 586.1).

É transmitida pela picada de insetos pertencentes a várias espécies de flebotomíneos (ordem Díptera, família *Psychodidae*, subfamília *Phlebotominae*, gênero *Lutzomyia*), conhecidos como mosquito-palha, cangalhinha, tatuquira, birigui.

Os reservatórios compreendem animais silvestres (gambás, roedores, tamanduás), animais domésticos (cães, equinos) e o próprio ser humano.

Está presente em todos os estados brasileiros e apresenta três padrões epidemiológicos: silvestre, ocupacional/lazer e rural/periurbano.

Seu período de incubação é de 2 semanas a 12 meses, em média 60 dias.

> **Atenção**
>
> - Trata-se de uma doença de notificação compulsória.

FORMAS CLÍNICAS

- **Infecção inaparente**: ocorre em 20 a 30% dos indivíduos que vivem em áreas de transmissão, sem história da doença, mas com intradermorreação de Montenegro (IDRM) positiva. Não se recomenda tratamento específico para esses casos
- **Forma cutânea**: a lesão inicia-se geralmente como uma mácula no local da picada do flebotomínio infectado e evolui para pápula e, posteriormente, para úlcera, que têm bordas elevadas e fundo granuloso. Não são dolorosas, exceto quando infectadas. Contudo, as lesões podem ser bastante polimorfas (impetigoides, ectimatoides, vegetantes, verrucosas, tuberosas, liquenoide, nodulares). São frequentes linfangite e/ou adenopatia satélite. Se não tratadas, as lesões podem evoluir para a cura espontânea ou persistir por anos. As formas cutâneas podem ser:
  - Forma cutânea localizada: o paciente apresenta uma ou múltiplas lesões. Pode evoluir para cura espontânea e geralmente responde bem ao tratamento
  - Forma cutânea disseminada: forma rara. Caracteriza-se pelo aparecimento de múltiplas lesões papulares e acneiformes disseminadas por todo o corpo. A doença normalmente se inicia por uma lesão localizada e dissemina por via hematogênica ou linfática. Pode ocorrer lesão de mucosa concomitantemente. O paciente geralmente apresenta IDRM positiva e tem boa resposta ao tratamento
  - Forma cutânea difusa: é uma forma rara e grave que geralmente se inicia na infância. O paciente apresenta deficiência da imunidade celular específica aos antígenos

da *Leishmania*. As lesões cutâneas são maculares, papulares, nodulares, infiltrativas e, às vezes, vegetantes.

■ Essa apresentação clínica tem péssima resposta ao tratamento e evolui com recaídas frequentes. O paciente apresenta IDRM negativa e grande quantidade de parasitas ao exame histopatológico

• **Forma mucosa**: caracteriza-se por acometimento das cavidades nasais, da faringe, da laringe, da traqueia, da língua e da mucosa oral. As lesões podem ser infiltrativas, polipoides, ulceradas e destrutivas, inclusive podendo evoluir para perfuração de septo nasal e/ou palato.

Pode ocorrer na vigência da lesão cutânea ou até anos após a sua cura. Conforme a gravidade, o paciente apresenta sintomas como obstrução nasal, eliminação de crostas, epistaxe, disfagia, odinofagia, rouquidão, dispneia e tosse. A resistência ao tratamento é comum, e as recidivas são frequentes. A IDRM é fortemente positiva. Ocorre uma resposta imune exacerbada e poucos parasitas na lesão.

Coinfecção de leishmaniose tegumentar e vírus da imunodeficiência humana

Nos casos de coinfecção com o vírus da imunodeficiência humana (HIV), o quadro clínico é variável e as lesões podem ser atípicas. Em pacientes com imunossupressão grave e em uso de antirretrovirais, a leishmaniose tegumentar pode ocorrer como manifestação da síndrome de reconstituição imune.

Recomenda-se sorologia para diagnóstico de HIV nos pacientes com leishmaniose tegumentar.

DIAGNÓSTICO DIFERENCIAL

• **Forma cutânea**: úlceras traumática, de estase e tropical, piodermites, paracoccidioidomicose, esporotricose, cromomicose, tuberculose cutânea, sífilis, hanseníase, neoplasias cutâneas
• **Forma mucosa**: paracoccidioidomicose, sífilis terciária, granuloma de linha média, hanseníase, rinoscleroma, neoplasias e, ainda, uso de drogas ilícitas por inalação.

EXAMES COMPLEMENTARES

• **Pesquisa direta do parasita**: material obtido por escarificação da borda da lesão ulcerada ou da superfície de lesão não ulcerada ou por compressão de fragmento de biópsia sobre uma lâmina
• **Biópsia** para exame histopatológico, imuno-histoquímica, reação em cadeia da polimerase (PCR), cultura e inoculação em animais
• **Exame histopatológico**: dermatite granulomatosa ulcerada. Os granulomas apresentam infiltrado inflamatório linfoplasmocitário e, algumas vezes, áreas de necrose. Esses achados são variáveis de acordo com o tempo, o tipo de lesão e a resposta imune do hospedeiro.

A presença de formas amastigotas de *Leishmania* sp. confirma o diagnóstico, mas a visualização do parasita ocorre apenas em cerca de 60 a 80% dos casos
• **IDRM**: teste intradérmico com 0,1 ml de antígeno padronizado, leitura após 48 a 72 horas. Negativo < 5 mm e positivo > 5 mm. Torna-se positiva em 90% dos pacientes após 6 semanas do aparecimento da lesão cutânea, exceto em casos de leishmaniose cutâneo-difusa ou em casos de imunossupressão.

• Permanece positiva por vários anos após a cura
• **Testes sorológicos**: reação de imunofluorescência indireta (IFI) e ELISA podem contribuir para o diagnóstico quando positivos.

COMPROVAÇÃO DIAGNÓSTICA

• Dados clínicos e epidemiológicos + demonstração do parasita e/ou testes sorológicos positivos e/ou IDRM positiva.

COMPLICAÇÕES

• Infecção secundária
• Miíase
• Disfonia e dificuldade respiratória nas lesões de laringe
• Disfagia nas lesões de boca e faringe
• Sinusites e rinites.

TRATAMENTO

• Cuidados locais
• Limpeza das lesões com soro fisiológico.

Tratamento medicamentoso

Forma cutânea

• Antimoniato de N-metilglucamina: 10 a 20 mg/Sb + 5/kg/dia (recomendado 15 mg/Sb + 5/kg/dia), por via intravenosa (IV), lentamente, ou intramuscular (IM), por 20 dias consecutivos. A dose diária poderá ser diluída em 100 ml de solução glicosada a 5% para facilitar a infusão intravenosa. Recomenda-se não ultrapassar 3 ampolas/dia. Apresentação: ampolas com 1,5 g do sal, 405 mg de antimônio (1 ml = 81 mg Sb + 5):
  ■ Efeitos adversos: artralgias, mialgias, náuseas, vômitos, febre, alterações cardíacas, hepáticas, pancreáticas e renais. O efeito adverso mais grave consiste na alteração de repolarização (inversão e achatamento da onda T e aumento do intervalo QTc)
  ■ O paciente deve ser monitorado com eletrocardiograma (ECG), transaminases, ureia, creatinina, glicemia e amilase antes, durante e após o tratamento
  ■ É contraindicado para gestantes e não deve ser recomendado como primeira escolha para pacientes acima de 50 anos, com cardiopatias, nefropatias e hepatopatias
  ■ A aplicação intralesional pode ser utilizada na leishmaniose cutânea localizada em áreas onde não existe ocorrência de *Leishmania braziliensis*
• Anfotericina liposssomal: 3 a 5 mg/kg/dia. A dose diária deve ser diluída em solução glicosada isotônica (SGI) na proporção de 4 mg do medicamento para cada 1 a 19 ml de SGI 5% e aplicada via intravenosa em infusão contínua durante 60 minutos. A dose total de tratamento é de 1,5 gramas. Apresentação: frasco com 50 mg (após reconstituição 1 ml = 4 mg):
  ■ Efeitos adversos: febre, calafrios, dor no peito, dispneia, broncospasmo, rubor, taquicardia, hipotensão, artralgia e mialgias
  ■ O paciente deve ser monitorado com ECG, hemograma, eletrólitos (K, Mg), transaminases, ureia e creatinina antes, durante e após o tratamento
• Anfotericina B desoxicolato: 1 mg/kg/dia. Administrar por via intravenosa, com tempo de infusão de 4 horas. A dose diária deve ser diluída na concentração de 10 mg para

100 m ℓ SGI. Dose máxima diária de 50 mg e dose total de tratamento de 1,5 gramas. Apresentação: frasco com 50 mg (após reconstituição 1 m ℓ = 5 mg):

- O paciente deve ser monitorado com ECG, hemograma, eletrólitos (K, Mg), transaminases, ureia, creatinina antes, durante e após o tratamento
- Efeitos adversos: hipotensão, hipopotassemia hipomagnesemia, calafrios, náuseas, vômitos, flebite no local da infusão, comprometimento da função renal, anemia, leucopenia e alterações cardíacas
- Isotionato de pentamidina: 4 mg/kg/dia, IM profunda ou IV diluída em 200 m ℓ de soro glicosado ou fisiológico. A infusão deve ser lenta, com duração de 60 minutos. Dose total: 2 gramas. Apresentação: ampolas com 300 mg:
  - O paciente deve ser monitorado com ECG, transaminases, ureia, creatinina, glicemia, amilase e lipase antes, durante e após o tratamento
  - Efeitos adversos: dor, induração e abscessos estéreis quando aplicada por via intramuscular e, ainda, náuseas, vômitos, mialgias, hipoglicemia, hiperglicemia, pancreatite, arritmias cardíacas, leucopenia, trombocitopenia, insuficiência renal aguda, hipocalcemia, taquicardia ventricular e choque anafilático. É contraindicada para gestantes, nutrizes, crianças menores de 1 ano, portadores de diabetes melito, indivíduos com intolerância à glicose, insuficiência renal, insuficiência hepática e doenças cardíacas.

Forma mucosa

- Antimoniato de N-metilglucamina: 20 mg/Sb + 5/kg/dia, IM ou IV, lentamente, por 30 dias consecutivos. A dose diária poderá ser diluída em 100 m ℓ de solução glicosada a 5% para facilitar a infusão intravenosa. Recomenda-se não ultrapassar 3 ampolas/dia. Apresentação: ampolas com 1,5 g do sal, 405 mg de antimônio (1 m ℓ = 81 mg Sb + 5)
- Anfotericina B lipossomal, conforme esquema para forma cutânea, até completar 2,5 g de dose total
- Anfotericina B desoxicolato, conforme esquema para forma cutânea, até completar 2,5 g de dose total
- Isotionato de pentamidina, conforme esquema para a forma cutânea, até atingir dose total de 2 g
- Pentoxifilina – 1 comprimido 2 ou 3 vezes/dia. Apresentação: comprimidos de 400 mg. Deve ser usada em associação ao antimoniato de meglumina. A sua atuação seria como imunomodulador (anti-TNF), além de reduzir a toxicidade do tratamento com o antimoniato e contribuir para cura mais rápida. Indicada especialmente para pacientes com forma mucosa:
  - Efeitos adversos: rubor facial e distúrbios gastrintestinais, como náuseas, vômito ou diarreia. Podem ocorrer arritmia cardíaca, vertigem, dores de cabeça, agitação e transtornos do sono.

Observações

- O fluconazol pode ser usado em lesões cutâneas na dose de 7 mg/kg/dia, VO, durante 6 semanas
- Miltefosina tem sido indicada nas lesões cutâneas e mucosas na dose de 2,5 mg/kg/dia, durante 28 dias. Ainda não está disponível comercialmente no Brasil.

EVOLUÇÃO E PROGNÓSTICO

- Critério de cura: regressão total das lesões e negativação dos exames sorológicos

- O paciente deve ser acompanhado por 12 meses após o tratamento (exames clínicos e testes sorológicos com 3, 6, 12 meses)
- Recidivas frequentes na forma cutânea difusa
- Resposta mais lenta ao tratamento e recidivas frequentes na forma mucosa.

PREVENÇÃO

- Medidas de proteção individual: mosquiteiros, telas nas janelas, uso de repelentes, vestuário adequado (uso de calças e camisas de mangas compridas, sapatos e meias)
- Aplicação de inseticidas para controle dos vetores
- Controle dos reservatórios
- Programas educativos
- Vacinação ainda não está disponível para uso de rotina.

BIBLIOGRAFIA

Antinori S, Schifanella L, Corbellino M. Leishmaniasis: new insights from an old and neglected disease. Eur J Clin Microbiol Infect Dis. 2012;31:109-18.

Aronson N, Herwaldt BL, Libman M et al. Diagnosis and treatment of leishmaniasis: clinical practice guidelines by the Infectious Diseases Society of America (IDSA) and the American Society of Tropical Medicine and Hygiene (ASTMH). CID 2016:63 (15 December).

Azevedo MF. GPS Medicamentos. Guia prático em saúde. Rio de Janeiro: Guanabara Koogan; 2017.

Brasil. Ministério da Saúde. Secretaria de Vigilância em Saúde. Departamento de Vigilância das Doenças Transmissíveis. Manual de vigilância da leishmaniose tegumentar [recurso eletrônico]. Brasília: Ministério da Saúde; 2017.

Copeland NK, Aronson NE. Leishmaniasis: treatment updates and clinical practice guidelines review. Curr Opin Infect Dis. 2015;28:426-37.

Ponte-Sucre A, Gamarro F, Dujardin JC et al. Drug resistance and treatment failure in leishmaniasis: a 21 st century challenge. PLOS Negl Trop Dis. 2017;11(12):e0006052.

587
Leishmaniose Visceral

Calazar, esplenomegalia tropical

Ledice Inácia de Araujo Pereira

INTRODUÇÃO

Leishmaniose visceral, calazar ou esplenomegalia tropical é uma doença sistêmica causada por protozoários da família *Trypanosomatidae*, do gênero *Leishmania*. A espécie mais frequente no Brasil é a *Leishmania* (*Leishmania*) *infantum/chagasi*.

É um parasita intracelular e apresenta duas formas principais: uma flagelada ou promastigota encontrada no tubo digestório do inseto vetor e em meios de cultura; e outra aflagelada ou amastigota, observada nos tecidos dos hospedeiros vertebrados.

Ocorre em várias regiões brasileiras, principalmente no Nordeste, no Norte e no Centro-Oeste.

É mais comum em crianças e adolescentes, podendo ocorrer como infecção oportunista em pacientes imunodeprimidos.

Seu período de incubação é, em média, de 2 a 6 meses. É transmitida por picada de insetos flebotomíneos (*Lutzomyia longipalpis, Lutzomyia cruzi*).

Os principais reservatórios silvestres são canídeos e marsupiais, e, na área urbana, o cão doméstico. O ser humano também pode ser fonte de infecção.

A transmissão predomina em área silvestre, mas está se tornando frequente em áreas urbanas e periurbanas.

Atenção

• Trata-se de uma doença de notificação compulsória.

FORMAS CLÍNICAS

• **Infecção inaparente**: indivíduos sem manifestações clínicas, mas com intradermorreação de Montenegro (IDRM) positiva e baixos níveis de anticorpos. Não se indica tratamento
• **Forma oligossintomática**: hepatosplenomegalia discreta, IDRM positiva ou negativa e anticorpos em níveis moderados
• **Forma clássica**: febre intermitente ou contínua, emagrecimento progressivo, hepatoesplenomegalia, micropoliadenopatia generalizada, pancitopenia, hipoalbuminemia e hiperglobulinemia. IDRM negativa e altos níveis de anticorpos. Na fase final, podem ocorrer icterícia, epistaxe, gengivorragias, petéquias, equimoses, edema e ascite

Sinais de gravidade

Pacientes com idade inferior a 6 meses ou superior a 65 anos, desnutrição grave, comorbidades ou uma das seguintes manifestações clínicas: icterícia, fenômenos hemorrágicos, edema generalizado e sinais de toxemia.

Coinfecção leishmaniose visceral e vírus da imunodeficiência humana

Recomenda-se sorologia para vírus da imunodeficiência humana (HIV) em pacientes com leishmaniose visceral (LV). A forma clássica da LV é a manifestação mais comum da doença nos pacientes coinfectados. Deve-se suspeitar de LV em pacientes com HIV/síndrome da imunodeficiência adquirida (AIDS) expostos a áreas de transmissão e que apresentem febre associada a hepatosplenomegalia e citopenias.

DIAGNÓSTICO DIFERENCIAL

Histoplasmose, tuberculose, brucelose, esquistossomose hepatosplênica associada a salmonelose septicêmica prolongada, endocardite bacteriana subaguda, febre tifoide e linfoma.

EXAMES COMPLEMENTARES

• Pesquisa direta de *Leishmania*, cultura e reação em cadeia da polimerase (PCR) em aspirado de medula óssea
• Biópsia hepática e/ou de linfonodo para histopatológico e cultura

• Exames sorológicos: reação de imunofluorescência indireta (IFI), ensaio imunoenzimático absorvente (ELISA) e teste rápido imunocromatográfico com antígenos recombinantes (rK39)
• PCR em sangue periférico
• Hemograma completo: anemia, leucopenia e plaquetopenia
• Proteinograma ou eletroforese de proteínas séricas: aumento de gamaglobulina e queda de albumina
• Velocidade de hemossedimentação (VHS) aumentada
• IDRM negativa, tornando-se positiva após a cura.

COMPROVAÇÃO DIAGNÓSTICA

• Dados clínicos e epidemiológicos + encontro de parasitos em exame direto ou cultura, ou reação de IFI com títulos iguais ou maiores de 1/80.
• Pacientes clinicamente suspeitos, sem confirmação laboratorial, provenientes de área com transmissão de leishmaniose visceral, mas com resposta favorável ao teste terapêutico.

COMPLICAÇÕES

• Infecções secundárias, principalmente pulmonares, hemorragias e anemia aguda.

TRATAMENTO

• Antimonial pentavalente (antimoniato de N-metilglucamina: disponível em ampolas de 5 mℓ com 1,5 g do sal e 405 mg de antimônio (1 mℓ = 81 mg Sb + 5). Dose de 20 mg Sb + 5/kg/dia, por via intravenosa (IV), durante 20 a 40 dias. Dose máxima diária para adulto: 3 ampolas. Aplicação lenta, sem necessidade de diluição, mas a dose poderá ser diluída em soro glicosado a 5% (100 mℓ) para facilitar a infusão intravenosa. Não deve ser administrada em gestantes. Restrições em pacientes maiores de 50 anos, cardiopatas, nefropatas, hepatopatas e com doença de Chagas. Antes, durante e após o tratamento, é necessário realizar eletrocardiograma (ECG), hemograma e avaliação das funções renal, pancreática e hepática:
  ▪ Efeitos colaterais: artralgias, mialgias, anorexia, náuseas, vômitos, febre, fraqueza, tontura, dor abdominal, insuficiência renal aguda, arritmias
• Anfotericina B lipossomal: 3 a 5 mg/kg/dia durante 7 dias. A dose diária deve ser diluída em solução glicosada isotônica (SGI) na proporção de 4 mg do medicamento para cada 1 a 19 mℓ de SGI 5% e aplicada via intravenosa em infusão contínua durante 60 minutos. Deve ser a primeira escolha para pacientes com sinais de gravidade. É segura e eficaz em imunocompetentes (93 a 97%), em pacientes HIV-positivos (55 a 66%) e em transplantados (84%). Apresentação: frasco com 50 mg (após reconstituição 1 mℓ = 4 mg):
  ▪ Em pacientes imunossuprimidos, o índice de recaída após 1 ano é de 30 a 60% apesar da terapia antirretroviral
  ▪ Profilaxia secundária é recomendada em pacientes com CD4 < 200 céls./mℓ e considerar a interrupção da profilaxia com CD4 > 350 céls./mℓ
  ▪ Medicamentos recomendados para profilaxia: anfotericina lipossomal, antimonial pentavalente ou pentamidina a cada 2/4 semanas

- Efeitos adversos: flebites, febre, cefaleia, calafrios, hipotensão, dispneia, hipopotassemia, arritmias cardíacas, redução da filtração glomerular
- Anfotericina B desoxicolato: 1 mg/kg/dia durante 20 dias. Administrar por via intravenosa, com tempo de infusão de 4 horas. A dose diária deve ser diluída na concentração de 10 mg para 100 mℓ solução glicosada isotônica. Dose máxima diária de 50 mg. Apresentação: frasco com 50 mg (após reconstituição 1 mℓ = 5 mg)
  - Efeitos adversos: hipotensão, hipopotassemia, hipomagnesemia, calafrios, náuseas, vômitos, flebite no local da infusão, comprometimento da função renal, anemia, leucopenia e alterações cardíacas
- Miltefosina: ainda não disponível no Brasil, mas com bons resultados em outros países
- Antibioticoprofilaxia: crianças menores de 2 meses e pacientes com neutrófilos < 500 céls./mm^3
- Antibioticoterapia: pacientes com quadro infeccioso definido ou com sinais de toxemia. Antes de iniciar o uso de antibióticos, solicitar hemoculturas, urocultura e bacterioscopia e cultura de secreções suspeitas de infecção, e radiografia do tórax.

EVOLUÇÃO E PROGNÓSTICO

- A febre tende a desaparecer após 1 semana de tratamento, e as demais alterações clínicas e laboratoriais, após 2 semanas. O paciente deve ser acompanhado por 12 meses (avaliações clínicas e laboratoriais com 3, 6 e 12 meses)
- Relapso ocorre em < 5% dos pacientes imunocompetentes e em mais de 40% dos coinfectados com HIV.

PREVENÇÃO

- Medidas de proteção individual: mosquiteiros, telas nas janelas, uso de repelentes
- Aplicação de inseticidas para controle dos vetores
- Controle dos reservatórios
- Programas educativos.

BIBLIOGRAFIA

Akuffo H, Costa C, van Griensven J et al. New insights into leishmaniasisin the immunosupressed. PLoS Negl Trop Dis. 2018;12(5):e0006375.

Azevedo MF. GPS Medicamentos. Guia prático em saúde. Rio de Janeiro: Guanabara Koogan; 2017.

Brasil. Ministério da Saúde. Secretaria de Vigilância em Saúde. Coordenação-Geral de Desenvolvimento da Epidemiologia em Serviços. Guia de Vigilância em Saúde: [recurso eletrônico]. Brasília: Ministério da Saúde; 2016.

Brasil. Ministério da Saúde. Secretaria de Vigilância em Saúde. Departamento de Vigilância das Doenças Transmissíveis. Manual de recomendações para diagnóstico, tratamento e acompanhamento de pacientes com a coinfecção leishmania-HIV. Brasília: Ministério da Saúde; 2015.

Romero GAS, Costa DL, Costa CHN et al.; Collaborative LV Brasil Group. Efficacy and safety of available treatments for visceral leishmaniasis in Brazil: a multicenter, randomized, open label trial. PLoS Negl Trop Dis. 2017;11(6):e0005706.

Sousa-Gomes ML, Romero GAS, Werneck GL. Visceral leishmaniasis and HIV/AIDS in Brazil: Are we aware enough? PLoS Negl Trop Dis. 2017;11(9):e0005772.

van Griensven J, Diro E. Visceral leishmaniasis recent advances in diagnostics and treatment regimens. Infect Dis Clin N Am. 2019;33(1):79-99.

588
Malária

Paludismo, febre palustre, maleita

Luiz Carlos Silva Souza • Luiz Felipe Silveira Sales

INTRODUÇÃO

Infecção causada por parasitas do gênero *Plasmodium*, transmitidos por mosquitos do gênero *Anopheles*.

As formas infectantes, os esporozoítos, são inoculadas por meio da picada da fêmea. Eventualmente, essa infecção pode ser disseminada por transfusões de sangue e, mais raramente, por via congênita.

No Brasil, há quatro espécies associadas à malária em seres humanos: *P. vivax*, *P. falciparum*, *P. malariae* e *P. simium*. O *P. ovale* está restrito a determinadas regiões do continente africano e a casos importados de malária no Brasil.

O *P. knowlesi*, parasita de macacos que tem sido encontrado em casos humanos, foi relatado apenas no Sudeste Asiático.

Seu período de incubação: *P. falciparum* – 8 a 12 dias; *P. vivax* – 13 a 17 dias; *P. malariae* – 18 a 30 dias; *P. ovale* – 7 a 30 dias.

CAUSAS

- *P. falciparum* e *P. vivax*, responsáveis pela quase totalidade dos casos
- *P. malariae*, poucos casos
- *P. ovale*, detectado apenas no continente africano
- *P. knowlesi*, relatado no Sudeste Asiático
- *P. simium*, descrito no Rio de Janeiro.

FATORES DE RISCO

- Viajar para e/ou morar em área endêmica.

MANIFESTAÇÕES CLÍNICAS

- Febre elevada: nos indivíduos não imunes, a febre costuma ser, inicialmente, contínua ou irregular e, a seguir, intermitente
- Calafrios
- Cefaleia
- Sudorese
- Náuseas e vômitos
- Hepatosplenomegalia
- Anemia
- Icterícia
- Na malária por *P. falciparum*, pode haver grave comprometimento sistêmico, cerebral, hepático e renal.

Acesso malárico

- Inicia-se com mal-estar, cefaleia, calafrios repentinos e febre elevada. Após algumas horas, a febre diminui e ocorre sudorese profusa
- Os acessos maláricos podem ocorrer a cada 48 horas ou a cada 72 horas.

Malária grave

As formas mais graves da malária são representadas pela malária cerebral, decorrente de mecanismos patogênicos complexos (falta de aporte de O$_2$, lentidão da circulação e da neurotransmissão, hemólise, obstrução vascular, coagulopatia e trombocitopenia por consumo de fibrinogênio), associados a disfunção renal por necrose tubular aguda, edema pulmonar, hipoglicemia e alterações hidreletrolíticas.

O quadro clínico inicia com torpor, confusão mental, convulsões, evoluindo para o coma em poucas horas. Dependendo da precocidade do tratamento, cerca de 15 a 30% dos pacientes evoluem para óbito; em crianças que sobrevivem, podem ocorrer sequelas neurológicas.

DIAGNÓSTICO DIFERENCIAL

- Leishmaniose visceral
- Dengue
- Endocardite
- Febre amarela
- Infecção urinária
- Hepatites
- Leucoses
- Leptospirose
- Septicemia.

Todas essas manifestações cursam com febre e, muitas delas, com esplenomegalia. Algumas acompanham-se de anemia e hepatomegalia, ou seja, manifestações clínicas da malária.

EXAMES COMPLEMENTARES

- **Hemograma**: anemia, leucopenia, trombocitopenia
- **Transaminases**: elevadas
- **Bilirrubinas**: aumentadas
- **Glicemia**: pode haver hipoglicemia
- **Exame de urina**: hemoglobinúria.

Exames diretamente relacionados à malária

- Gota espessa e esfregaço de sangue para pesquisa de plasmódio (teste usado para verificação de resposta ao tratamento através das lâminas de verificação de cura)
- Testes imunocromatográficos representam métodos de diagnóstico rápido de malária. Em parasitemia superior a 100 parasitos/$\mu\ell$ podem apresentar sensibilidade de 95% ou mais quando comparados à gota espessa. Grande parte dos testes disponíveis discrimina, especificamente, o *P. falciparum* das demais espécies. Esses testes não avaliam a densidade parasitária nem outros hemoparasitos, e não devem ser usados para controle de cura devido à possível persistência de partes do parasito, após o tratamento, demonstrando resultado falso-positivo.

COMPROVAÇÃO DIAGNÓSTICA

- Dados clínicos e epidemiológicos + demonstração do plasmódio.

TRATAMENTO

- Repouso
- Hidratação
- Terapêutica sintomática (antiemético, antitérmico)
- Tratamento específico (ver *Tratamento medicamentoso*).

Critérios de gravidade

- Dor abdominal intensa (ruptura de baço, mais frequente com *P. vivax*), icterícia, oligoanúria, episódios persistentes de vômitos, hemorragias, dispneia, cianose, taquicardia, convulsão, rebaixamento do nível de consciência, prostração, descompensação de comorbidades, anemia grave, hipoglicemia, acidose metabólica, lesão renal aguda, hiperlactatemia e hiperparasitemia (> 250.000 mm^3 no caso de *P. falciparum*). Alguns desses parâmetros devem ser avaliados fora do acesso malárico
- As gestantes, as crianças e as pessoas infectadas pela primeira vez estão sujeitas a maior gravidade da doença, principalmente por infecções pelo *P. falciparum*, que, se não forem tratadas adequadamente e em tempo hábil, podem ser letais.

Tratamento medicamentoso

Os objetivos são interrupção da esquizogonia sanguínea, destruição de formas latentes (hipnozoítos) e interrupção da transmissão (atividade contra gametócitos).

Deve ser iniciado imediatamente, de modo a reduzir a parasitemia e evitar o agravamento do quadro. Quando a hospitalização for necessária, o tratamento deve ser iniciado antes mesmo do encaminhamento.

Condições em que a hospitalização do paciente com malária é preferível em relação ao tratamento ambulatorial:

- Crianças < 5 anos
- Idosos > 60 anos
- Gestantes
- Pacientes imunodeprimidos
- Todo paciente com qualquer um dos critérios de gravidade descritos anteriormente.

Toda a medicação deve ser ingerida preferencialmente no mesmo horário, todos os dias, após uma refeição, evitando assim os vômitos.

No caso de vômitos até 60 minutos após a tomada, repetir toda a medicação.

Os esquemas para tratamento a seguir são os recomendados pelo Guia de Tratamento de Malária no Brasil, segunda edição, 2021:

- **Malária por *P. vivax* ou *P. ovale*** (Quadros 588.1 e 588.2): o esquema de 7 dias foi proposto para garantir melhor adesão. O uso da primaquina nesses casos garante atividade contra hipnozoítos, formas latentes de *P. vivax* ou *P. ovale* no tecido hepático, responsáveis pelas recidivas
- **Malária por *P. vivax* ou *P. ovale* em gestantes** (Quadro 588.3): gestantes e crianças com menos de 6 meses não podem fazer uso de primaquina. O tratamento deve ser feito com cloroquina durante 3 dias e, depois desse período, cloroquina profilática semanal até 1 mês de aleitamento
- **Recorrência de malária por *P. vivax* entre 5 e 60 dias** (Quadros 588.4 e 588.5): em caso de recorrência, pode ter havido falha tanto da cloroquina quanto da primaquina, ou de ambos. Sendo assim o ideal é utilizar um esquema com derivados da artemisina (artemeter-lumefantrina, artesunato-mefloquina) associados à primaquina
- **Tratamento de malária por *P. vivax* em caso de deficiência de glicose-6-fosfato desidrogenase (G6 PD)** (Quadro 588.6): em pacientes que farão uso de primaquina, deve ser solicitada a dosagem de glicose-6-fosfato

(desidrogenase), pois em caso de deficiência dessa enzima, o paciente pode evoluir com anemia hemolítica ao usar primaquina
- **Malária por _P. malariae_:** tratamento realizado com cloroquina, durante 3 dias, nas mesmas doses e posologias usadas para tratamento de malária por _P. vivax_
- **Malária por _P. falciparum_** (Quadros 588.7 e 588.8): o tratamento deve ser realizado com derivados da artemisina (artemeter-lumefantrina, artesunato-mefloquina), associados a uma dose de primaquina, a qual tem ação sobre os gametócitos, impedindo a transmissão do protozoário ao mosquito

Quadro 588.1 Tratamento de malária por _P. vivax_ ou _P. ovale_ – opção 1.

Idade/Peso	Dia 1 Dia	Dia 1 Noite	Dia 2 Dia	Dia 2 Noite	Dia 3 Dia	Dia 3 Noite	Dia 4	Dia 5	Dia 6	Dia 7
< 6 meses < 5 kg	AL	AL	AL	AL	AL	AL				
6 a 11 meses 5 a 9 kg	AL	AL 5	AL	AL 5	AL	AL 5	5	5	5	5
1 a 3 anos 10 a 14 kg	CQ	5 5	CQ	5 5	CQ	5 5	5 5	5 5	5 5	5 5
4 a 8 anos 15 a 24 kg	CQ CQ	15	CQ	15	CQ	15	15	15	15	15
9 a 11 anos 25 a 34 kg	CQ CQ	15	CQ CQ	15	CQ CQ	15	15	15	15	15
12 a 14 anos 35 a 49 kg	CQ CQ CQ	15 15	CQ CQ CQ	15 15	CQ CQ CQ	15 15	15 15	15 15	15 15	15 15
> 15 anos 50 a 69 kg	CQ CQ CQ CQ	15 15	CQ CQ CQ	15 15	CQ CQ CQ	15 15	15 15	15 15	15 15	15 15
70 a 89 kg	CQ CQ CQ CQ	15 15 15	CQ CQ CQ	15 15 15	CQ CQ CQ	15 15 15	15 15 15	15 15 15	15 15 15	15 15 15
90 a 120 kg	CQ CQ CQ CQ	15 15 15 15	CQ CQ CQ	15 15 15 15	CQ CQ CQ	15 15 15 15	15 15 15 15	15 15 15 15	15 15 15 15	15 15 15 15

CQ, Cloroquina 150 mg; AL, Artemeter 20 mg + Lumefantrina 120 mg; 5, Primaquina 5 mg; 15, Primaquina 15 mg. **Importante:** gestantes, puérperas até 1 mês de lactação e crianças menores de 6 meses não podem usar a primaquina. Pacientes que pesem mais de 120 kg (não contemplados nesse quadro) devem ter sua dose de primaquina calculada pelo peso. Caso surja urina escura, icterícia, pele e olhos amarelos, tontura ou falta de ar, buscar urgentemente auxílio médico. Sempre que possível, supervisionar o tratamento. Administrar os medicamentos preferencialmente após as refeições.

Quadro 588.2 Tratamento de malária por _P. vivax_ ou _P. ovale_ – opção 2.

Idade/Peso	Dia 1		Dia 2		Dia 3		Dia 4	Dia 5	Dia 6	Dia 7
< 6 meses < 5 kg	25 50		25 50		25 50					
6 a 11 meses 5 a 9 kg	25 50	5	25 50	5	25 50	5	5	5	5	5
1 a 3 anos 10 a 14 kg	CQ	5 5	CQ	5 5	CQ	5 5	5 5	5 5	5 5	5 5
4 a 8 anos 15 a 24 kg	CQ CQ	15	CQ	15	CQ	15	15	15	15	15
9 a 11 anos 25 a 34 kg	CQ CQ	15	CQ CQ	15	CQ CQ	15	15	15	15	15
12 a 14 anos 35 a 49 kg	CQ CQ CQ	15 15	CQ CQ CQ	15 15	CQ CQ CQ	15 15	15 15	15 15	15 15	15 15
> 15 anos 50 a 69 kg	CQ CQ CQ CQ	15 15	CQ CQ CQ	15 15	CQ CQ CQ	15 15	15 15	15 15	15 15	15 15
70 a 89 kg	CQ CQ CQ CQ	15 15 15	CQ CQ CQ	15 15 15	CQ CQ CQ	15 15 15	15 15 15	15 15 15	15 15 15	15 15 15
90 a 120 kg	CQ CQ CQ CQ	15 15 15 15	CQ CQ CQ	15 15 15 15	CQ CQ CQ	15 15 15 15	15 15 15 15	15 15 15 15	15 15 15 15	15 15 15 15

CQ, Cloroquina 150 mg; 25 50, Artesunato 25 mg + Mefloquina 50 mg; 5, Primaquina 5 mg; 15, Primaquina 15 mg. **Importante:** gestantes, puérperas até 1 mês de lactação e crianças menores de 6 meses não podem usar a primaquina. Pacientes que pesem mais de 120 kg (não contemplados nesse quadro) devem ter sua dose de primaquina calculada pelo peso. Caso surja urina escura, icterícia, pele e olhos amarelos, tontura ou falta de ar, buscar urgentemente auxílio médico. Sempre que possível, supervisionar o tratamento. Administrar os medicamentos preferencialmente após as refeições.

Quadro 518.3 Tratamento de malária por *P. vivax* ou *P. ovale* em gestantes.

Idade/Peso	Dia 1	Dia 2	Dia 3	Cloroquina semanal até 1 mês de aleitamento
5 a 11 anos 25 a 34 kg	CQ CQ	CQ CQ	CQ CQ	CQ
12 a 14 anos 35 a 49 kg	CQ CQ CQ	CQ CQ CQ	CQ CQ CQ	CQ CQ
≥ 15 anos 50 a 69 kg	CQ CQ	CQ CQ	CQ CQ	CQ CQ
70 a 89 kg	CQ CQ	CQ	CQ	
90 a 120 kg				

CC, Cloroquina 150 mg. **Importante:** gestantes, puérperas até 1 mês de lactação e crianças menores de 6 meses não podem usar a primaquina. Pacientes que pesem mais de 120 kg (não contemplados nesse quadro) devem ter sua dose de primaquina calculada pelo peso. Se surgir urina escura, icterícia, pele e olhos amarelos, tontura ou falta de ar, buscar urgentemente auxílio médico. Sempre que possível, supervisionar o tratamento. Administrar os medicamentos preferencialmente após as refeições.

Quadro 518.4 Tratamento de recorrência em até 60 dias para *P. vivax* – opção 1.

Idade/Peso	Dia 1 Dia	Dia 1 Noite	Dia 2 Dia	Dia 2 Noite	Dia 3 Dia	Dia 3 Noite	Dia 4 até dia 14
< 6 meses < 5 kg	AL	AL	AL	AL	AL	AL	
6 a 11 meses 5 a 9 kg	AL	AL 5	AL	AL 5	AL	AL 5	5
1 a 2 anos 10 a 14 kg	AL	AL 5 5	AL	AL 5 5	AL	AL 5 5	AL 5 5
3 a 8 anos 15 a 24 kg	AL AL	AL AL 15	AL AL	AL AL 15	AL AL	AL AL 15	15
9 a 14 anos 25 a 34 kg	AL AL AL	AL AL AL 15	AL AL AL	AL AL AL 15	AL AL AL	AL AL AL 15	15
> 15 anos 35 a 69 kg	AL AL AL AL	AL AL AL AL 15 15	AL AL AL AL	AL AL AL AL 15 15	AL AL AL AL	AL AL AL AL 15 15	15 15
70 a 89 kg	AL AL AL AL	AL AL 15 15 AL AL 15	AL AL AL AL	AL AL 15 15 AL AL 15	AL AL AL AL	AL AL 15 15 AL AL 15	15 15 15
90 a 120 kg	AL AL AL AL	AL AL 15 15 AL AL 15 15	AL AL AL AL	AL AL 15 15 AL AL 15 15	AL AL AL AL	AL AL 15 15 AL AL 15 15	15 15 15 15

AL, Artemeter 20 mg + Lumefantrina 120 mg; 5, Primaquina 5 mg; 15, Primaquina 15 mg. **Importante:** gestantes, puérperas até 1 mês de lactação e crianças menores de 6 meses não podem usar a primaquina. Pacientes que pesem mais de 120 kg (não contemplados nesse quadro) devem ter sua dose de primaquina calculada pelo peso. Caso surja urina escura, icterícia, pele e olhos amarelos, tontura ou falta de ar, buscar urgentemente auxílio médico. Sempre que possível, supervisionar o tratamento. Administrar os medicamentos preferencialmente após as refeições.

Quadro 518.5 Tratamento de recorrência em até 60 dias para *P. vivax* – opção 2.

Idade/Peso	Dia 1	Dia 2	Dia 3	Dia 4 até dia 14
< 6 meses < 5 kg	25 50	25 50	25 50	
6 a 11 meses 5 a < 9 kg	25 50 5	25 50 5	25 50 5	5
1 a 6 anos 9 a < 18 kg	25 50 25 50 5 5	25 50 25 50 5 5	25 50 25 50 5 5	5 5
7 a 12 anos 18 a 29 kg	100 200 15	100 200 15	100 200 15	15
12 a 14 anos 30 a 49 kg	100 200 100 200 15 15	100 200 100 200 15 15	100 200 100 200 15 15	15 15
> 15 anos 50 a 69 kg	100 200 100 200 15 15	100 200 100 200 15 15	100 200 100 200 15 15	15 15
70 a 89 kg	100 200 100 200 15 15 15	100 200 100 200 15 15 15	100 200 100 200 15 15 15	15 15 15
90 a 120 kg	100 200 100 200 15 15 15 15	100 200 100 200 15 15 15 15	100 200 100 200 15 15 15 15	15 15 15 15

25 50, Artesunato 25 mg + Mefloquina 50 mg; 100 200, Artesunato 100 mg + Mefloquina 200 mg; 5, Primaquina 5 mg; 15, Primaquina 15 mg. **Importante:** gestantes, puérperas até 1 mês de lactação e crianças menores de 6 meses não podem usar a primaquina. Pacientes que pesem mais de 120 kg (não contemplados nesse quadro) devem ter sua dose de primaquina calculada pelo peso. Caso surja urina escura, icterícia, pele e olhos amarelos, tontura ou falta de ar, buscar urgentemente auxílio médico. Sempre que possível, supervisionar o tratamento. Administrar os medicamentos preferencialmente após as refeições.

Quadro 588.6 Tratamento semanal de primaquina (0,75 mg/kg/semana) para malária por *P. vivax* em deficiência de G6PD.

Idade/Peso	Semana 1	Semana 2	Semana 3	Semana 4	Semana 5	Semana 6	Semana 7	Semana 8
6 a 11 meses 5 a 9 kg	5	5	5	5	5	5	5	5
1 a 3 anos 10 a 14 kg	5 5	5 5	5 5	5 5	5 5	5 5	5 5	5 5
4 a 8 anos 15 a 24 kg	15	15	15	15	15	15	15	15
9 a 11 anos 25 a 34 kg	15 15	15 15	15 15	15 15	15 15	15 15	15 15	15 15
12 a 14 anos 35 a 49 kg	15 15 15	15 15 15	15 15 15	15 15 15	15 15 15	15 15 15	15 15 15	15 15 15
> 15 anos 50 a 69 kg	15 15 15 15	15 15 15 15	15 15 15 15	15 15 15 15	15 15 15 15	15 15 15 15	15 15 15 15	15 15 15 15
70 a 89 kg	15 15 15 15 15	15 15 15 15 15	15 15 15 15 15	15 15 15 15 15	15 15 15 15 15	15 15 15 15 15	15 15 15 15 15	15 15 15 15 15
90 a 120 kg	15 15 15 15 15 15	15 15 15 15 15 15	15 15 15 15 15 15	15 15 15 15 15 15	15 15 15 15 15 15	15 15 15 15 15 15	15 15 15 15 15 15	15 15 15 15 15 15

5, Primaquina 5 mg; 15, Primaquina 15 mg. **Importante:** gestantes, puérperas até 1 mês de lactação e crianças menores de 6 meses não podem usar a primaquina. Pacientes que pesem mais de 120 kg (não contemplados nesse quadro) devem ter sua dose de primaquina calculada pelo peso. Caso surja urina escura, icterícia, pele e olhos amarelos, tontura ou falta de ar, buscar urgentemente auxílio médico. Sempre que possível, supervisionar o tratamento. Administrar os medicamentos preferencialmente após as refeições.

Quadro 588.7 Tratamento de malária por *P. falciparum* – opção 1.

Idade/Peso	Dia 1 — Dia	Dia 1 — Noite	Dia 2 — Dia	Dia 2 — Noite	Dia 3 — Dia	Dia 3 — Noite
< 6 meses <5 kg	AL	AL	AL	AL	AL	AL
6 a 11 meses 5 a 9 kg	AL	AL 5	AL	AL	AL	AL
1 a 2 anos 10 a 14 kg						
3 a 8 anos 15 a 24 kg	AL AL	AL AL 15	AL AL	AL AL	AL AL	AL AL
9 a 14 anos 25 a 34 kg	AL AL AL	AL AL AL 15	AL AL AL	AL AL	AL AL	AL AL
> 15 anos 35 a 69 kg	AL AL AL AL	AL AL AL AL 15 15	AL AL AL AL	AL AL AL AL	AL AL AL AL	AL AL AL AL
70 a 89 kg	AL AL AL AL	AL AL AL AL 15 15 15	AL AL AL AL	AL AL AL AL	AL AL AL AL	AL AL AL AL
90 a 120 kg	AL AL AL AL	AL AL AL AL 15 15 15 15	AL AL AL AL	AL AL AL AL	AL AL AL AL	AL AL AL AL

AL, Artemeter 20 mg + Lumefantrina 120 mg; 5, Primaquina 5 mg; 15, Primaquina 15 mg. **Importante:** gestantes, puérperas até 1 mês de lactação e crianças menores de 6 meses não podem usar a primaquina. Pacientes que pesem mais de 120 kg (não contemplados nesse quadro) devem ter sua dose de primaquina calculada pelo peso. Se surgir urina escura, icterícia, pele e olhos amarelos, tontura ou falta de ar, buscar urgentemente auxílio médico. Sempre que possível, supervisionar o tratamento. Administrar os medicamentos preferencialmente após as refeições.

Quadro 588.8 Tratamento de malária por *P. falciparum* – opção 2.

Idade/Peso	Dia 1	Dia 2	Dia 3
< 6 meses < 5 kg	25 50	25 50	25 50
6 a 11 meses 5 a < 9 kg	25 50 5	25 50	25 50
1 a 6 anos 9 a < 18 kg	25 50 25 50 15	25 50 25 50	25 50 25 50
7 a 12 anos 18 a 29 kg	100 200 15	100 200 100 200	100 200 100 200
12 a 14 anos 30 a 49 kg	100 200 100 200 15 15	100 200 100 200	100 200 100 200
>15 anos 50 a 69 kg	100 200 100 200 15 15	100 200 100 200	100 200 100 200
70 a 89 kg	100 200 100 200 15 15 15	100 200 100 200	100 200 100 200
90 a 120 kg	100 200 100 200 15 15 15 15	100 200 100 200	100 200 100 200

25 50, Artesunato 25 mg + Mefloquina 50 mg; 100 200, Artesunato 100 mg + Mefloquina 200 mg; 5, Primaquina 5 mg; 15, Primaquina 15 mg. **Importante:** gestantes, puérperas até 1 mês de lactação e crianças menores de 6 meses não podem usar a primaquina. Pacientes que pesem mais de 120 kg (não contemplados nesse quadro) devem ter sua dose de primaquina calculada pelo peso. Caso surja urina escura, icterícia, pele e olhos amarelos, tontura ou falta de ar, buscar urgentemente auxílio médico. Sempre que possível, supervisionar o tratamento. Administrar os medicamentos preferencialmente após as refeições.

- **Malária por *P. falciparum* em gestantes:** tratamento deve ser realizado com derivados da artemisina, nas mesmas doses e posologias de não gestantes, porém sem primaquina
- **Malária por infecções mistas (*P. falciparum* e *P. vivax*):** tratamento deve ser realizado com derivados da artemisina, porém com esquema de primaquina durante 7 dias
- **Recorrência de malária por *P. falciparum*:** no caso de falha de tratamento após uso de artemeter-lumefantrina, em até 28 dias após o início do tratamento, recomenda-se o uso do esquema terapêutico com artesunato-mefloquina. No caso de falha de tratamento após o uso de artesunato-mefloquina, em até 42 dias após início do tratamento, recomenda-se o uso do esquema terapêutico com artemeter-lumefantrina
- **Malária grave:** qualquer paciente que apresente manifestações de gravidade deve ser considerado emergência

médica e o tratamento deve ser iniciado o mais precocemente possível.

Tratamento deve ser feito com artesunato por via intravenosa ou intramuscular, por, no mínimo, 24 horas (conforme Quadro 588.1), até que possa tomar medicação por via oral e, a partir daí, completar o tratamento preconizado à espécie.

O uso de clindamicina intravenosa (20 mg/kg/dia, dividida em 3 doses, durante 7 dias) é uma alternativa, apesar de sua ação esquizonticida lenta.

PREVENÇÃO E QUIMIOPROFILAXIA

Quimioprofilaxia (QPX) ao visitar áreas endêmicas:

- A QPX, uso de antimaláricos em pequenas doses durante o período de exposição, deve ser reservada para situações específicas, nas quais o risco de adoecer de malária grave por *P. falciparum* for superior ao risco de eventos adversos graves, relacionados com o uso de medicamentos quimioprofiláticos
- No Brasil, onde a malária tem baixa incidência e há predomínio de *P. vivax* em toda a área endêmica, a eficácia da profilaxia para essa espécie de *Plasmodium* é baixa. Assim, pela ampla distribuição da rede de diagnóstico e tratamento para malária, não se indica a QPX para viajantes em território nacional, entretanto, poderá ser, excepcionalmente, recomendada para viajantes que visitarão áreas de alto risco de transmissão de *P. falciparum* na região amazônica, que permanecerão na região por tempo maior que o período de incubação da doença (e com duração inferior a 6 meses) e em locais cujo acesso ao diagnóstico e tratamento de malária estejam distantes mais de 24 horas
- O viajante deve ser orientado a buscar o serviço de saúde de caso apresente sintomas de doença em 6 meses após o retorno de uma área de risco de transmissão, mesmo que tenha realizado QPX
- Programas coletivos de QPX não têm sido adotados devido à resistência do *P. falciparum* à cloroquina e a outros antimaláricos, à toxicidade e ao custo mais elevado de novos medicamentos, porém, em situações especiais, como missões militares, religiosas, diplomáticas e outras, em que haja deslocamento para áreas maláricas dos continentes africano e asiático, recomenda-se entrar em contato com os setores responsáveis pelo controle da malária nas secretarias municipais e estaduais de saúde, e do Ministério da Saúde

Controle de cura

Recomenda-se o controle de cura, por meio da lâmina de verificação de cura (LVC), para todos os casos de malária, especialmente os casos de malária por *P. falciparum*.

Tem como objetivos verificar a redução progressiva da parasitemia, observar a eficácia do tratamento e identificar recaídas oportunamente.

Recomenda-se a realização de LVC da seguinte maneira:
- *P. falciparum* – em 3, 7, 14, 21, 28 e 42 dias após o início do tratamento
- *P. vivax* ou mista – em 3, 7, 14, 21, 28, 42 e 63 dias após o início do tratamento.

O dia em que o diagnóstico é realizado e que se inicia o tratamento é considerado como dia zero (D0); por exemplo, se a terapia começou no dia 2 de agosto, este dia é considerado D0; 3 dias após o início do tratamento será o dia 5 de agosto (D3).

- Diagnóstico imediato e tratamento oportuno dos casos
- Medidas antivetoriais
- Reavaliação periódica da situação epidemiológica da malária.

BIBLIOGRAFIA

Brasil. Ministério da Saúde. Secretaria de Vigilância em Saúde. Departamento de Imunização e Doenças Transmissíveis. Guia de tratamento da malária no Brasil / Ministério da Saúde, Secretaria de Vigilância em Saúde, Departamento de Imunização e Doenças Transmissíveis. 2. ed. atual. Brasília: Ministério da Saúde, 2021.

Centers for Disease Control and Prevention (CDC). Malária. Disponível em: https://_https://www.cdc.gov/dpdx/malaria/index.html.

589
Oxiuríase

Nadya Maciel Bomtempo

INTRODUÇÃO

Verminose intestinal em decorrência do *Enterobius vermicularis*, conhecido popularmente como oxiúros (Figuras 589.1 e 589.2).

Ocorre em todo o mundo e em todos os grupos socioeconômicos, mas é mais comum em regiões temperadas e condições precárias de saneamento básico e higiene.

Acomete mais crianças e adultos que têm filhos pequenos.

Partindo do ceco e do cólon, fêmeas à noite depositam ovos na região perianal. A infecção se instala por meio de mãos contaminadas, alimentos e, menos comumente, pela água.

A autoinfecção externa ocorre quando se leva ovos do ânus à boca, pelas unhas, após o prurido anal.

A via indireta se dá pelo meio ambiente, pela inalação de ovos na poeira, roupas contaminadas (inclusive de cama), objetos e superfícies.

Na autoinfecção interna, os ovos eclodem ainda no reto; e, na retroinfecção, as larvas eclodem na região perianal, penetram no ânus e migram até o ceco.

FATORES DE RISCO

- Não desinfecção das mãos após o uso do banheiro ou antes da alimentação
- Ambientes coletivos fechados, como escolas, creches e asilos
- Falta de limpeza intradomiciliar e costume de sacudir lençóis

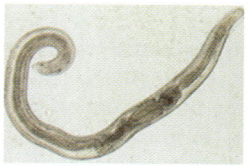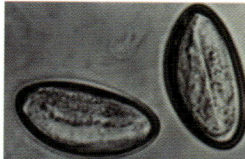

Figura 589.1 *Enterobius vermicularis.*

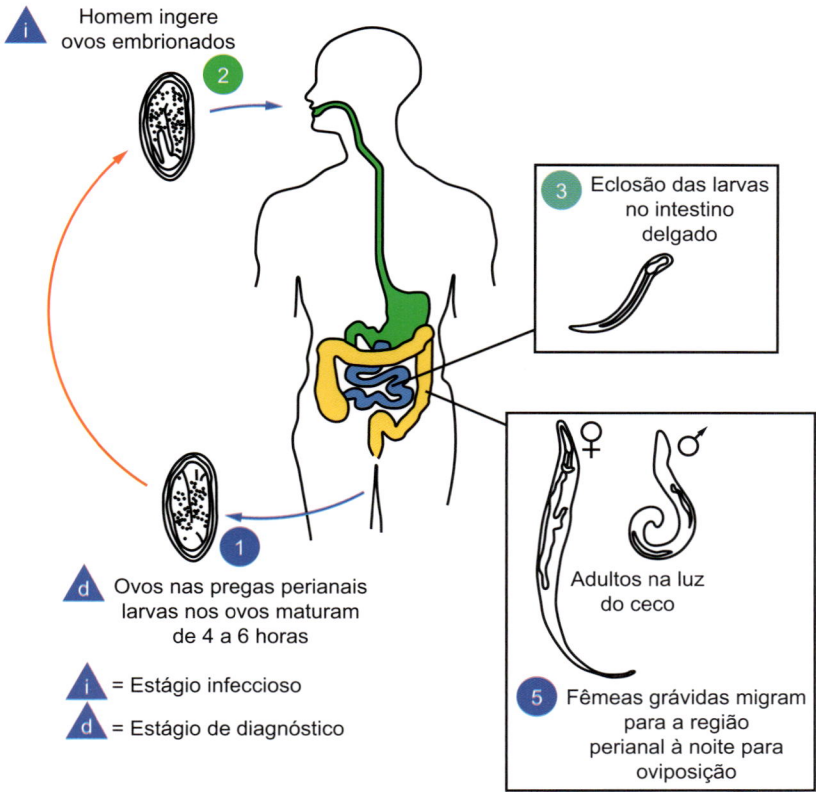

Figura 589.2 Infecção pelo *E. vermicularis*. (Fonte: CDC, 2019.)

- Menor frequência de banhos e da lavagem de roupas íntimas
- Hábito de repetição de roupas ou roer unhas e levá-las à boca.

MANIFESTAÇÕES CLÍNICAS

- Muitas vezes assintomática
- A migração do parasita e sua movimentação na região perianal causam intenso prurido, principalmente noturno, irritação local, vermelhidão e lesões na mucosa anal
- Diarreia mucopurulenta, dores abdominais, nervosismo, insônia e ligeiro grau de anemia
- Casos de enterobiose ectópica foram descritos, incluindo infecção intraperitoneal, parasito na uretra de paciente adulto do sexo masculino; migração do parasito na mucosa vaginal causando vulvovaginite e irritação na região do períneo
- Apendicite aguda ou crônica e ooforite já foram relatadas.

DIAGNÓSTICO DIFERENCIAL

- Outras causas de prurido anal: fissuras, papilomavírus humano (HPV), líquen escleroso, dermatite atópica, líquen plano, doença de Paget extramamária, escabiose e proctites.

EXAMES COMPLEMENTARES

- Como as fêmeas não realizam a ovoposição no lúmen intestinal, as melhores técnicas para a detecção dos ovos são:
  - Método de Graham: toca-se uma fita adesiva transparente com uma espátula na pele perianal (repete-se por três vezes; esse teste apresenta sensibilidade de 90%).

Pode-se fazer *swabs* anais. Vermes adultos também podem ser encontrados no local
  - Método de Ritchie: menos constrangedor, pois é feito pela análise do conteúdo subungueal
- Devem ser realizados de manhã, antes de defecar e lavar-se
- Eosinofilia é incomum.

COMPLICAÇÕES

- Enteróbios na região geniturinária podem causar metrite, salpingite e ovarite
- Escoriações provocadas pelas unhas podem causar infecções secundárias
- Granulomas intraperitoneais, intra-abdominais e hepáticos, causando dores abdominais
- Infecção das vias urinárias
- Prolapso retal.

TRATAMENTO

Tratamento não medicamentoso

- Tratamento de todas as pessoas infectadas, repetindo a dosagem a cada 20 dias até o desaparecimento do parasito
- Corte rente das unhas
- Não sacudir lençóis onde o paciente dorme
- Recolher o lençol e lavar em água fervente, diariamente
- Lavagem das mãos sempre após defecação e antes de qualquer alimentação, limpeza geral com aspirador de pó, se possível.

Tratamento medicamentoso

- Ver Quadro 589.1.

Quadro 589.1 Tratamento medicamentoso da enterobíase/oxiuríase.

Medicamento de primeira linha	Dose	Medicamento de segunda linha	Dose
Albendazol	400 mg, VO, dose única	Pamoato de pirantel	11 mg/kg (máximo 1g), VO
Mebendazol	100 mg, VO, dose única	Nitazoxanida	7,5 mg/kg/dose (máx. 500 mg)

VO: via oral.

EVOLUÇÃO E PROGNÓSTICO

- Caso não se realize o tratamento de contactantes, pode ocorrer reinfecção do paciente
- Em caso de complicações como apendicite ou prolapso retal, pode ser necessária cirurgia.

BIBLIOGRAFIA

Azevedo MF. GPS Medicamentos. Guia prático em saúde. Rio de Janeiro: Guanabara Koogan; 2017.

Centers for Disease Control and Prevention (CDC). Enterobiasis. Disponível em: <https://www.cdc.gov/dpdx/enterobiasis/index.html. Acesso em: 05 fev. 2022.

Rezende Neto JB, Oliveira RL, Porto LBO et al. Apendicite aguda por Enterobius vermicularis: relato de caso e revisão da literatura. Rev Med Minas Gerais. 2009;19(2):180-3.

Sociedade Brasileira de Pediatria (SBP). Departamento Científicos de Gastroenterologia e Infectologia (2019-2021). Guia Prático de Atualização. Parasitoses intestinais: Diagnóstico e Tratamento; 2020; 7:1-24.

Teixeira EC, Kovaliczn RA, Brito PS. Análise de método alternativo para pesquisa de enterobiose. UEPG Ci Biol Saúde. 2012;18(2):109-14, jul./dez. 2012.

590
Teníase

Nadya Maciel Bomtempo

INTRODUÇÃO

Infecção de humanos com formas adultas de tênias. As mais comuns são *Taenia saginata* e *Taenia solium* (Figura 590.1).

O complexo teníase–cisticercose prevalece onde há predomínio da pobreza, baixo nível de educação e infraestrutura sanitária inadequada.

Os principais fatores de risco associados à transmissão do parasita são a higiene deficitária, altos níveis de analfabetismo e a falta de inspeção de carnes.

O gado bovino e os porcos são infectados ao comer capim de pasto contaminado com esses ovos. Ao ingerir cisticercos viáveis na carne bovina ou suína crua ou malpassada, o homem se infecta.

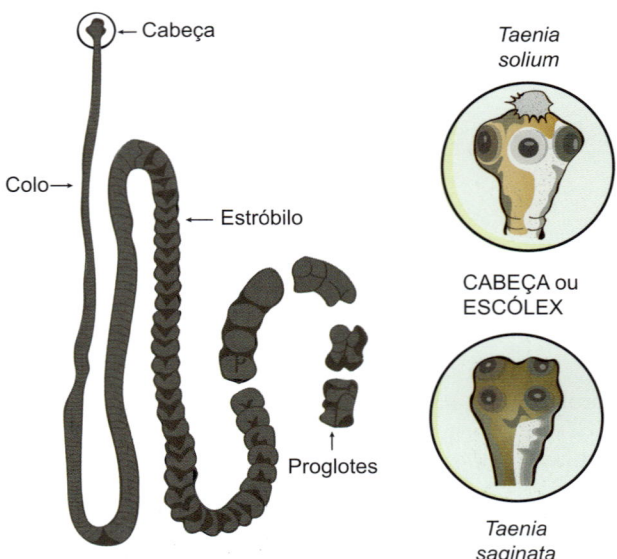

Figura 590.1 *Taenia solium* e *Taenia saginata*.

O cisticerco ingerido se fixa, por meio do escólex, na mucosa do intestino delgado, dando origem à tênia adulta, que tem o corpo fragmentado em unidades produtoras de ovos (proglotes – Figura 590.2).

O ser humano também pode atuar como hospedeiro intermediário ao ingerir acidentalmente ovos da *T. solium* e a larva pode invadir os tecidos do sistema nervoso central (SNC) do ser humano causando a neurocisticercose (NCC), a forma mais grave da doença (ver Capítulo 505, *Neurocisticercose*).

MANIFESTAÇÕES CLÍNICAS

- A *Taenia saginata* produz sintomas abdominais leves ou é assintomática
- Dor epigástrica, náuseas, flatulência e diarreia, perda de peso e constipação intestinal em adultos são os sintomas mais comuns
- Na maioria dos casos, o indivíduo somente toma ciência da infecção quando observa a liberação das proglotes, fato este apenas notado muito tempo após a infecção.

  Ocasionalmente, sua migração causa apendicite ou colangite
- Já a *Taenia solium* produz menos sintomas, exceto quando ocorre a cisticercose, que pode cursar com meningoencefalite, transtornos de comportamento, cefaleia intensa, crises convulsivas epilépticas, perturbações mentais e paralisias (ver Capítulo 505, *Neurocisticercose*)

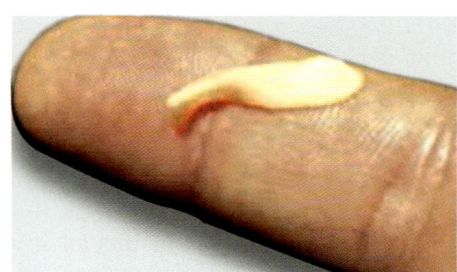

Figura 590.2 Proglote de tênia.

DIAGNÓSTICO DIFERENCIAL

- Outras parasitoses intestinais
- Doenças inflamatórias do intestino
- Pode ser um diagnóstico casual em colangites, apendicites, pancreatites, retinites e doenças do SNC.

EXAMES COMPLEMENTARES

- Coleta de três amostras de fezes, em dias diferentes, para exame parasitológico (os ovos não podem ser diferenciados, apenas pelo escólex e as proglotes gravídicas)
- Eosinofilia é comum e anemia pode ocorrer
- O exame de reação em cadeia da polimerase (PCR) e as sorologias não são utilizados na prática clínica
- NCC pode ser diagnosticada por tomografia computadorizada ou ressonância magnética do cérebro (ver Capítulo 505, *Neurocisticercose*)
- Observação: familiares devem ser examinados para o diagnóstico precoce da parasitose e/ou cisticercose.

COMPLICAÇÕES E PROGNÓSTICO

- A larva pode se instalar no SNC (NCC), no olho (com lesão na retina levando a perda parcial ou total da visão), na pele, no tecido celular subcutâneo, no fígado e em outras localizações
- A NCC epiléptica representa a infecção parasitária mais comum do SNC e a principal causa de epilepsia secundária no Brasil, sendo causada apenas pelo parasita *Taenia solium*.

TRATAMENTO MEDICAMENTOSO

- Ver Quadro 590.1.

Quadro 590.1 Tratamento medicamentoso da teníase.

Medicamento de primeira linha/Dose	Medicamentos de segunda linha/Dose
Praziquantel 5 a 10 mg, VO, dose única. Após o tratamento, as fezes devem ser coletadas por 3 dias para procurar proglotes de tênia para identificação das espécies. As fezes devem ser reexaminadas para os ovos de tênia entre 1 e 3 meses após o tratamento para controle de cura	Niclosamida 50 mg/kg, VO, dose única **Nitazoxanida** 7,5 mg/kg/dose (máx. 500 mg)

VO: via oral.

PREVENÇÃO

- Educação sanitária
- Ingestão de carnes ou produtos derivados (salsichas, linguiça etc.) bem cozidos ou assados
- Detecção e tratamento do indivíduo parasitado, pois ele é o disseminador da cisticercose
- Uso de instalações sanitárias com fossas ou redes de esgoto
- Esclarecer a população sobre os riscos e combater a prática do abate clandestino dos bovinos
- Garantir a esterilização parasitária das águas residuais na saída dos efluentes das áreas urbanas, o uso de fossas nas áreas rurais e o rastreamento de animais contaminados.

BIBLIOGRAFIA

Azevedo MF. GPS Medicamentos. Guia prático em saúde. Rio de Janeiro: Guanabara Koogan; 2017.

Centers for Disease Control and Prevention (CDC). Taeniasis. Disponível em: https://www.cdc.gov/dpdx/taeniasis/index.html. Acesso em: 6 ago. 2019.

Ducas CTS. Perfil epidemiológico do complexo teníase-cisticercose em pequenos municípios da microrregião de Patrocínio, Triângulo Mineiro. Dissertação (Mestrado). Universidade Federal de Viçosa, Viçosa, Minas Gerais – Brasil-2014. Disponível em: http://*locus*.ufv.br/handle/123456789/5186. Acesso em: 6 ago. 2019.

Sociedade Brasileira de Pediatria. Departamento Científico de Gastroenterologia e Infectologia (2019-2021). Guia Prático de Atualização. Parasitoses intestinais: diagnóstico e tratamento. 2020;7:1-24.

Toledo RCC, Franco JB, Freitas LS et al. Complexo teníase-cisticercose: uma revisão. Higiene Alimentar. 2018;32(282-3):30-4.

591
Toxoplasmose

Isabela Theodoro Pacheco ◆ Luciana Leite Pineli Simões ◆ Priscila Ribeiro Guimarães Pacheco ◆ Samara Theodoro Pacheco

INTRODUÇÃO

Infecção aguda ou crônica causada pelo *Toxoplasma gondii*, protozoário intracelular que afeta aproximadamente 1/3 da população humana, que existe na natureza em três formas: taquizoítos replicantes, responsáveis pela doença ativa, podendo invadir qualquer célula dos mamíferos; bradizoítos, contidos em cistos de tecido latente no cérebro, no coração e nos músculos esqueléticos, responsáveis pela fase latente (crônica) da infecção; e na forma de oocistos, no intestino dos membros da família *Felidae*, os quais mantêm o ciclo do toxoplasma na natureza.

Os esporozoítos estão localizados em oocistos maduros, os quais têm uma parede extremamente robusta que protege o parasita de danos mecânicos e químicos, possibilitando, assim, sua sobrevivência por longos períodos no meio ambiente (Figura 591.1).

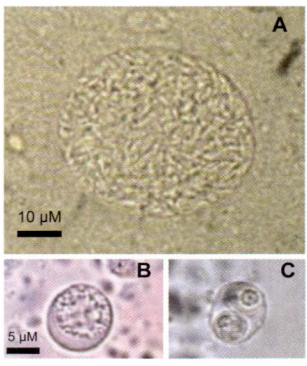

Figura 591.1 Fases evolutivas do *Toxoplasma gondii*. **A.** Bradizoítos no cisto tecidual. **B** e **C.** Esporozoítos. (Fonte: Gangneux e Dardé, 2012.)

Os principais achados histopatológicos são focos de necrose circundados por intensa infiltração e reação celular em diferentes órgãos.

Tanto a imunidade humoral quanto a celular são importantes na patogenia da doença, embora esta última seja de particular relevância. Quando está deficiente, a infecção persiste, ocorrendo lesões necrosantes difusas. Se a resposta imune é normal, os taquizoítos desaparecem dos tecidos e formam cistos com bradizoítos, que constituem a característica principal da infecção crônica ou latente.

As duas principais vias de transmissão são a oral e a congênita.

Carnes ingeridas cruas ou malpassadas podem conter cistos que servem de fonte de infecção. Alguns alimentos e bebidas também podem veicular oocistos eliminados por gatos.

Ao adquirir a toxoplasmose durante a gestação, a mulher submete o feto a risco.

FORMAS CLÍNICAS

- **Forma congênita**: coriorretinite em 72% dos filhos cujas mães não foram tratadas na gestação e em até 25% naqueles cujas mães foram tratadas na gravidez:
  - A tríade coriorretinite, calcificações cerebrais e hidrocefalia é altamente sugestiva de toxoplasmose congênita, além de microcefalia, convulsões, retardamento psicomotor, microftalmia, estrabismo, catarata, glaucoma, retinocoroidite, surdez, linfadenopatia, pneumonite, miocardite, hepatosplenomegalia, febre, hipotermia, vômito, diarreia, icterícia e exantema cutâneo
- **Forma adquirida**:
  - Linfadenopatia assintomática é a manifestação mais comum. Pode ser discreta ou exuberante, localizada ou generalizada (nunca fistuliza)
  - Febre, mal-estar, mialgias, dor de garganta, cefaleia, exantema maculopapular e hepatosplenomegalia
  - Miocardite, pneumonite, hepatite, encefalite, polimiosite
- **Forma ocular** (congênita ou adquirida):
  - Retinite necrosante focal (em geral, turva o vítreo). As lesões são múltiplas e situam-se no polo posterior da retina. O paciente queixa-se de borramento visual, escotomas, dor e fotofobia
- Toxoplasmose em pacientes imunodeficientes:
  - Frequentemente resulta de reativação de toxoplasmose crônica. O quadro clínico lembra infecção oportunista. O sistema mais comprometido é o sistema nervoso central, com distúrbio da consciência, comprometimento motor, convulsões, cefaleia e déficits neurológicos focais.

DIAGNÓSTICO DIFERENCIAL

- **Toxoplasmose congênita**: sífilis, rubéola, citomegalovirose, sepse e infecção herpética
- **Toxoplasmose adquirida**: mononucleose, citomegalovirose, síndrome retroviral aguda, brucelose, doença da arranhadura do gato e linfoma.

EXAMES COMPLEMENTARES

- Hemograma: normal ou linfocitose com poucos linfócitos atípicos

- Testes sorológicos: para pesquisa de anticorpos IgM e IgG. A positividade do primeiro sugere infecção vigente, e a do segundo, infecção pregressa
- Teste da avidez da IgG: na fase aguda, anticorpos IgG ligam-se fracamente ao antígeno (baixa avidez). Na fase crônica (> 4 meses), tem-se elevada avidez
- Isolamento do parasita, a partir de líquidos e tecidos corpóreos (inoculação em camundongos ou cultura de tecidos)
- A pesquisa de ácidos nucleicos pela técnica da reação em cadeia da polimerase (PCR; sensibilidade de 87% e especificidade de 99% se realizada até 5 semanas após o diagnóstico materno). Recomendada quando houver suspeita de toxoplasmose fetal.

COMPROVAÇÃO DIAGNÓSTICA

- Dados clínicos + demonstração do *Toxoplasma gondii* e/ou testes sorológicos.

TRATAMENTO

- A forma adquirida pouco sintomática em hospedeiro imunocompetente em geral não necessita de tratamento, exceto na mulher grávida
- As formas congênita, ocular e do paciente imunocomprometido devem ser tratadas.

Tratamento medicamentoso

- Pirimetamina é considerada a medicação mais eficaz contra a toxoplasmose, sendo o componente-padrão dessa

---

Atenção

- A primoinfecção da toxoplasmose é assintomática em 90% dos casos, e apenas 10% dos pacientes apresentam quadro febril, semelhante à gripe.

Toxoplasmose em gestantes e imunossuprimidos

- Se no primeiro exame solicitado na consulta inicial de gestante com 16 semanas de gravidez, detectam-se anticorpos IgM, deve ser realizado imediatamente o teste de avidez de IgG, na mesma amostra de soro. O resultado de baixa avidez significa infecção aguda e, nesse caso, deve-se iniciar imediatamente o tratamento com espiramicina. O resultado de alta avidez revela diagnóstico de infecção antiga, que possivelmente ocorreu antes da gravidez. Nesse caso, não haverá necessidade de tratamento nem de testes adicionais
- Em gestantes com exames realizados após 16 semanas de gestação, quando se detectam anticorpos IgM, não há necessidade do teste de avidez, pois mesmo uma avidez alta não descartaria infecção adquirida durante a gestação, embora possa ser útil para ajudar a determinar a época em que o quadro ocorreu
- Em pacientes imunossuprimidos, os testes sorológicos podem não ser confiáveis. Devido à persistência de cistos e anticorpos de *Toxoplasma* em infecções latentes crônicas assintomáticas, os resultados positivos de PCR e sorológicos devem ser interpretados em relação às características clínicas de uma infecção ativa
- Um teste PCR com resultado negativo no soro não exclui infecção ativa. O exame pode ser realizado no líquido amniótico, útil na determinação da infecção fetal após a infecção aguda adquirida pela mãe

terapia. Por se tratar de um antagonista do ácido fólico, pode causar supressão da medula óssea, assim, é indicada administração simultânea de ácido folínico. O ácido folínico protege a medula óssea dos efeitos tóxicos da pirimetamina e não pode ser substituído pelo ácido fólico

- Sulfadiazina ou clindamicina: deve-se substituir a sulfadiazina por clindamicina se o paciente tiver reação de hipersensibilidade à sulfa
- Combinação fixa de sulfametoxazol com trimetoprima (SMX-TMP) tem sido usada como alternativa, bem como outros medicamentos, como atovaquona e pirimetamina e azitromicina, que não foram amplamente estudados
- O tratamento de adultos imunocompetentes com toxoplasmose linfadenopática é raramente indicado; esta forma da doença é geralmente autolimitada. Se a doença visceral for clinicamente evidente ou os sintomas forem graves ou persistentes, o tratamento pode ser indicado por 2 a 4 semanas
- Gestante com toxoplasmose: o tratamento será realizado conforme a idade da gestação em que ocorreu a infecção aguda (Quadro 591.1). Quanto mais próximo do parto ou maior a idade gestacional quando a gestante adquirir a infecção aguda, maior será a probabilidade de infecção fetal (Figura 591.2):
  - Espiramicina é recomendada para mulheres cujas infecções foram adquiridas e diagnosticadas antes das 14 a 18 semanas de gestação e a infecção no feto não documentada ou suspeita. A espiramicina reduz a transmissão ao feto e é mais eficaz se iniciada em 8 semanas após a soroconversão
  - Associação de pirimetamina, sulfadiazina e ácido folínico é recomendada para infecções adquiridas após 14 a 18 semanas de gestação ou infecção no feto documentada ou suspeita. A PCR é frequentemente realizada no

líquido amniótico às 18 semanas de gestação para determinar se o bebê está infectado

- Infecções congênitas: devem ser tratadas com associação de pirimetamina, sulfonamida e ácido folínico por 12 meses (Quadro 591.1):
  - Pirimetamina: 2 mg/kg/dia, por via oral (VO), dividida 2 vezes/dia nos primeiros 2 dias; depois do dia 3 até 2 meses (ou 6 meses se sintomático), 1 mg/kg/dia, VO, todos os dias; após 2 meses (assintomáticos) ou 6 meses (sintomáticos): 1 mg/kg/dia, VO, 3 vezes/semana (no máximo, 25 mg/dose)
  - Sulfadiazina: 100 mg/kg/dia, VO, dividida 2 vezes/dia durante um total de 12 meses
  - Ácido folínico: 10 mg, 3 vezes/semana por 12 meses

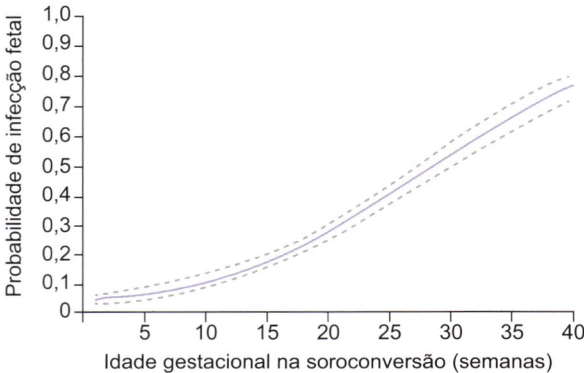

Figura 591.2 Risco de transmissão vertical do *T. gondii*, materno-fetal, de acordo com a idade gestacional. A maioria das mães (94%) havia recebido tratamento para toxoplasmose antes do parto. (Fonte: reproduzida, com autorização, de Thiebaut R, Leproust S, Chene G, Gilbert R; Grupo de Estudo SYROCOT, 2007.)

Quadro 591.1 Tratamento da toxoplasmose aguda em gestantes e recém-nascidos.

Estágio da infecção	Tratamento	Comentários
Infecção materna (gestação < 14 semanas, sem infecção fetal)	Espiramicina – 1 g ou 3 milhões de UI a cada 8 horas até o parto	A espiramicina não é eficaz no tratamento da infecção fetal estabelecida e deve ser usada apenas para prevenção de transmissão vertical Amniocentese e USG fetal devem ser realizadas quando possível para descartar infecção fetal
Infecção materna (gestação > 14 semanas)[a]	Pirimetamina (100 mg/dia durante 2 dias e, depois, 50 mg/dia) mais sulfadiazina (1 g cada 8 horas se peso corporal < 80 kg ou 1 g cada 6 horas se peso corporal > 80 kg) mais ácido folínico 10 a 20 mg/dia, dependendo da USG fetal e da amniocentese Se for confirmado que o feto está infectado (USG anormal e/ou PCR positiva no líquido amniótico), continuar com associação de pirimetamina, sulfadiazina e ácido folínico até o parto Se o feto não estiver infectado (p. ex., USG normal e PCR negativa no líquido amniótico), a associação de pirimetamina, sulfadiazina e ácido folínico podem ser mudados para espiramicina Alternativamente, pirimetamina, sulfadiazina e ácido folínico podem ser continuados até o parto ou alternados com espiramicina mensalmente	A pirimetamina é teratogênica e não deve ser usada no início da gravidez USG fetal em série e PCR do líquido amniótico devem ser realizadas a partir de 18 semanas de gestação
Infecção congênita em recém-nascidos	Pirimetamina (1 mg/kg a cada 12 horas por 2 dias e, depois, 1 mg/kg/dia durante 2 a 6 meses e, em seguida, 1 mg/kg/dia, 3 vezes/semana) mais sulfadiazina (50 mg/kg a cada 12 horas) mais ácido folínico (10 mg, 3 vezes/semana)	O tratamento deve ser iniciado assim que possível após o nascimento e continuado por pelo menos 1 ano

O período de 14 semanas para o início da pirimetamina e sulfadiazina em mulheres grávidas resulta da teratogenicidade destas, não devendo ser usadas no início da gravidez.
USG: ultrassonografia; PCR: reação em cadeia da polimerase.

- Neurotoxoplasmose: deve ser tratada com associação de pirimetamina, sulfonamida e ácido folínico durante 6 semanas. Não havendo resolução de todos os sinais e sintomas clínicos, pode ser necessário tratamento por 6 meses ou mais. Após esse período de tratamento, deve-se prescrever terapia de manutenção:
  - Sulfadiazina 1.000 mg (peso < 60 kg) a 1.500 mg (peso ≥ 60 kg), VO, a cada 6 horas
  - Pirimetamina 200 mg, VO, no 1º dia, seguida de 50 mg/dia (peso < 60 kg) a 75 mg/dia (peso ≥ 60 kg), VO
  - Ácido folínico 10 mg/dia, VO, durante 6 semanas **ou** SMX-TMP na dose de 25 mg/kg, 2 vezes/dia, VO ou por via intravenosa (IV), ou clindamicina 600 mg, VO ou IV, a cada 6 horas (se alergia ou intolerância à sulfa) + pirimetamina + ácido folínico, nas mesmas doses descritas anteriormente, durante 6 semanas
  - Corticoides nos casos de edema cerebral difuso e/ou intenso efeito de massa (desvio de linha média, compressão de estruturas adjacentes) – o tratamento deve basear-se em uma avaliação oftalmológica completa
- Toxoplasmose ocular: as lesões cicatrizadas não devem ser tratadas:
  - Adultos: pirimetamina 100 mg por 1 dia como dose de carga, depois 25 a 50 mg/dia, mais sulfadiazina 2 a 4 g por dia por 2 dias, seguidos de 500 mg a 1 g dose, 4 vezes/dia, mais ácido folínico 5 a 25 mg/dia
  - Dose pediátrica: pirimetamina 2 mg/kg no 1º dia e, depois, 1 mg/kg/dia, mais sulfadiazina 50 mg/kg 2 vezes/dia, mais ácido folínico 7,5 mg/dia

- A terapia deve ser administrada por 4 a 6 semanas, seguida de reavaliação da condição do paciente.

PREVENÇÃO

- Cocção adequada da carne (acima de 60°C)
- Lavagem das mãos após manejo de carnes cruas
- Lavagem adequada das frutas e verduras
- Limpeza correta dos locais que contenham fezes de gatos.

BIBLIOGRAFIA

Azevedo MF. GPS Medicamentos. Guia prático em saúde. Rio de Janeiro: Guanabara Koogan; 2017.

Centers for Disease Control and Prevention (CDC). Toxoplasmosis. Disponível em: https://www.cdc.gov/parasites/toxoplasmosis/health_professionals/index.html#dx. Acesso em: 10 out. 2019.

Dunay IR, Gajurel K, Dhakal R et al. Treatment of toxoplasmosis: historical perspective, animal models, and current clinical practice. Clin Microbiol Rev. 2018;31:e00057-17.

Gangneux FR, Dardé ML. Epidemiology of and diagnostic strategies for toxoplasmosis. Clin Microbiol Rev. 2012;25(2):264-96.

Kimberlin DW, Brady MT, Jackson MA. Red Book: 2018 Report of the Committee on Infectious Diseases. 31th ed. AAP Publications; 2018. p. 209-19.

Maldonado YA, Leia JS, Comitê de Doenças Infecciosas da AAP. Diagnóstico, tratamento e prevenção de toxoplasmose congênita nos Estados Unidos. Pediatria. 2017;139(2):e20163860. Disponível em: www.aappublications.org/news by guest. Acesso em: 8 out. 2019.

Thiebaut R, Leproust S, Chene G et al.; Grupo de Estudo SYROCOT. Eficácia do tratamento pré-natal de toxoplasmose congênita: uma metanálise dos dados de pacientes individuais. Lancet. 2007;369:118.

Seção D • Doenças Fúngicas

592
Aspergilose
Aspergilose pulmonar

Claudia Borges Rodrigues Teixeira • Fernando Oliveira Mateus

INTRODUÇÃO

Aspergilose é uma infecção oportunista de grande importância nos pacientes imunocomprometidos.

Compreende um grupo de doenças causadas por espécies de *Aspergillus*, fungos filamentosos, transmitidos por inalação, que colonizam as vias respiratórias, atingindo as unidades alveolares, e pode se transformar em um foco infeccioso ou alérgico, com variadas apresentações clínicas (Figura 592.1).

FATORES DE RISCO

- Neutropenia grave e prolongada (inferior a 500 células/mm³)

- Uso de imunossupressores
- Uso de altas doses de corticoides
- Imunodeficiências primárias (doença granulomatosa crônica) e secundárias (vírus da imunodeficiência humana [HIV] e hematológicas)
- Pneumopatia crônica com lesão estrutural.

FORMAS CLÍNICAS

- **Aspergilose pulmonar invasiva**: forma clínica mais comum nos pacientes neutropênicos. Caracteriza-se por uma tríade sintomática, constituída por febre, hemoptise e dor pleurítica.

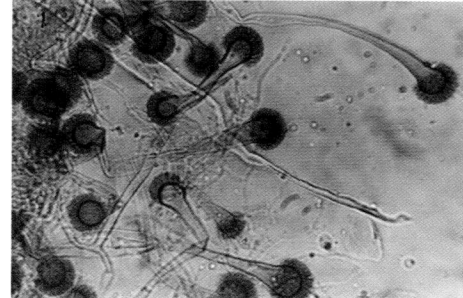

Figura 592.1 Conídeos de *Aspergillus fumigatus*. (Fonte: Weisenberg, 2019.)

Febre isolada e persistente indica a necessidade de investigação (Figura 592.2):

- Na tomografia computadorizada (TC) pulmonar, são observados nódulos únicos ou múltiplos (com ou sem cavitação) e consolidação segmentar ou infiltrados peribronquiais com ou sem padrão de árvore em brotamento
- Nos pacientes imunocomprometidos, observam-se nódulos com infiltrados em vidro fosco circundantes, sinal do halo, indicando hemorragia na área ao redor do fungo
- **Aspergilose traqueobrônquica**: habitual em pacientes imunocomprometidos, caracterizando-se por tosse com ou sem expectoração, sibilância e dispneia:
  - Exames de imagem do tórax podem ser normais ou revelar áreas de espessamento das vias respiratórias, infiltrados irregulares, consolidação ou nódulos centrolobulares
- **Aspergilose pulmonar cavitária crônica**: forma comum em pacientes com doença pulmonar crônica subjacente, caracterizada por cavidades ou infiltrados que podem ou não demonstrar invasão de tecidos por hifas:
  - As manifestações clínicas são tosse, perda de peso, fadiga e dor torácica
  - As radiografias de tórax mostram uma lesão lentamente progressiva, mais bem definida pela TC
- **Aspergilose broncopulmonar alérgica**: reação de hipersensibilidade a antígenos do *Aspergillus*. Trata-se de uma forma clínica frequente em pacientes asmáticos crônicos ou com fibrose cística. Caracteriza-se por alteração na gravidade da asma, sintomas constitucionais, reação cutânea ao *Aspergillus*, imunoglobulina E (IgE) sérica maior que

1.000 ng/mℓ, eosinofilia periférica e infiltrados pulmonares transitórios e migratórios e bronquiectasias centrais.

DIAGNÓSTICO DIFERENCIAL

- Mucormicose
- Fusariose
- Infecção por outros microrganismos, como bactérias e fungos.

EXAMES COMPLEMENTARES

- Pesquisa direta e cultura de sangue, aspirado ou biópsia
- Dosagem seriada de galactomanana (GM), polissacarídeo da parede do *Aspergillus* liberado na corrente sanguínea. Pode ser obtida por sangue, lavado brônquico ou líquido cefalorraquidiano, com diferentes valores de referência entre eles
- Dosagem de antígeno beta-D-glucano (não específico para *Aspergillus*)

Na Figura 592.3 é apresentado um esquema para investigação de aspergilose pulmonar.

Resultados falso-negativos e falso-positivos

- Falso-negativo em pacientes em uso de antibiótico ou antifúngicos
- Falso-positivo em pacientes usando inibidores de betalactamase ou em hemodiálise.

TRATAMENTO

- **Primeira escolha**: voriconazol (*clearance* acima de 50 mℓ/minuto, em infusão intravenosa, recomendação de monitoramento do nível sérico); adulto: 6 mg/kg/dose, a cada 12 horas no 1º dia, seguido de 4 mg/kg/dose, a cada 12 horas, e, dependendo de cada caso, considerar posteriormente formulação oral de 200 mg a cada 12 horas
  - Duração do tratamento: 6 a 12 semanas
- **Outras opções**: alternativamente, podem ser usados anfotericina lipossomal, caspofungina e itraconazol em cenários específicos.

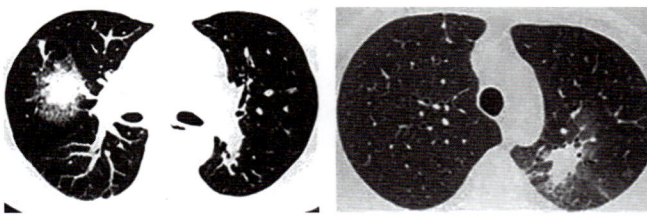

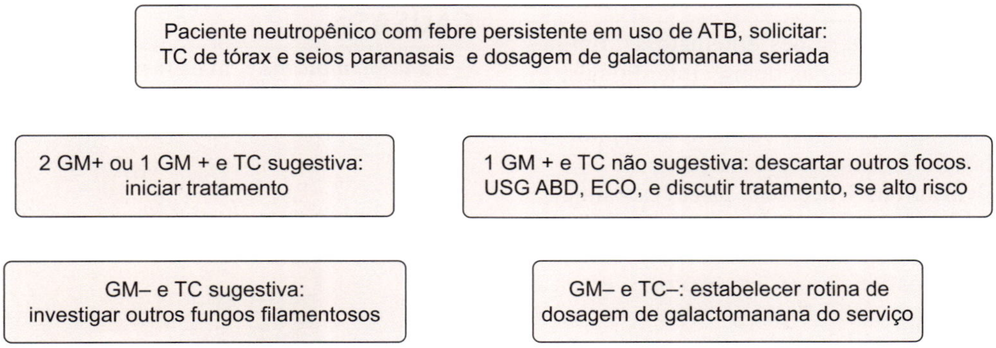

Figura 592.2 Aspergilose pulmonar invasiva, observando-se consolidações com margens irregulares e o sinal do halo em ambas.

Paciente neutropênico com febre persistente em uso de ATB, solicitar: TC de tórax e seios paranasais e dosagem de galactomanana seriada

2 GM+ ou 1 GM + e TC sugestiva: iniciar tratamento

1 GM + e TC não sugestiva: descartar outros focos. USG ABD, ECO, e discutir tratamento, se alto risco

GM− e TC sugestiva: investigar outros fungos filamentosos

GM− e TC−: estabelecer rotina de dosagem de galactomanana do serviço

Figura 592.3 Protocolo aplicável em paciente com febre persistente e neutropenia para investigação de aspergilose pulmonar. ATB: antibiótico; GM: galactomanana; TC: tomografia computadorizada.

BIBLIOGRAFIA

Azevedo MF. GPS Medicamentos. Guia prático em saúde. Rio de Janeiro: Guanabara Koogan; 2017.

Kauffman CA. Epidemiology and clinical manifestations of invasive aspergillosis. UpToDate. Disponível em: www.uptodate.com. Acesso em: 25 ago. 2019.

Patterson TF, Thompson 3rd GR, Denning DW et al. Practice Guidelines for the Diagnosis and Management of Aspergillosis: 2016 Update by the Infectious Diseases Society of America. Clinical Infectious Disease. 2016;63(4).

Ullmann AJ. Diagnosis and management of Aspergillus diseases: executive summary of the 2017 ESCMID-ECMM-ERS guideline. Clin Microbiol Infect. 2018;24(1):e1-38.

Weisenberg E. Lung nontumor infections Aspergillus. Pathology Outlines. Disponível em: https://www.pathologyoutlines.com/topic/lungnontumoraspergillosis.html. Acesso em: 25 ago. 2019.

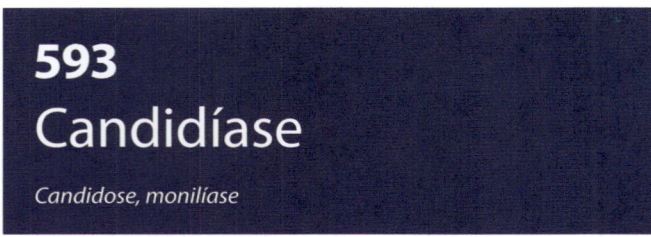

593
Candidíase

Candidose, moniliíase

Aiçar Chaul ◆ Fernanda Rodrigues da Rocha Chaul ◆ Marco Henrique Chaul

INTRODUÇÃO

Candidíase, também conhecida como candidose ou moniliíase, é a infecção cutânea, mucocutânea ou sistêmica causada por fungos do gênero *Candida*, habitualmente saprófitas, eventualmente patogênicos, que habitam as mucosas, a superfície da pele e o intestino.

Os principais achados histopatológicos são processo inflamatório e evidência de micélios, formas leveduriformes do fungo nas áreas acometidas (Figura 593.1).

Em pacientes imunocomprometidos, pode ocorrer fungemia.

FORMAS CLÍNICAS

- **Candidíase intertriginosa**: lesões eritematosas, úmidas, formando fissuras e erosões nas dobras interdigitais, inframamárias, axilares, inguinais
- **Candidíase bucal**: ver *Candidíase bucal*, neste capítulo
- **Queilite angular**: fissuras nos ângulos labiais
- **Candidíase vulvovaginal**: leucorreia, placas esbranquiçadas cremosas na mucosa vaginal e na vulva (ver Capítulo 407, *Vulvovaginites*)
- **Balanite e balanopostite**: lesões eritematosas erosivas, úmidas, edemaciadas, localizadas na glande e no prepúcio (podem ser o primeiro sinal de diabetes)
- **Dermatite das fraldas**: lesões eritematosas que podem sofrer erosões. A umidade provocada pela urina e pelas fezes macera a pele, favorecendo a candidíase (ver *Dermatite amoniacal*, no Capítulo 37, *Dermatites*)

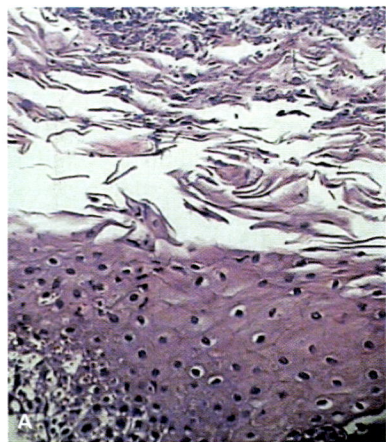

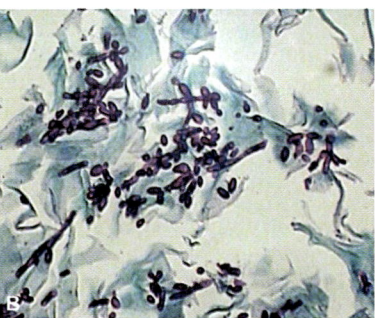

Figura 593.1 A. Esofagite com paraqueratose e descamação: pela coloração do ácido periódico de Schiff (PAS), observam-se filamentos interpretados como *Candida* sp. (coloração: PAS *light green*). **B.** Corte corado pelo método do PAS *light green*, que mostra fungos PAS-positivos, filamento leveduriformes, interpretados como *Candida* sp.

- **Onicomicose**: comprometimento parcial ou total das unhas, com inflamação ao redor (ver Capítulo 54, *Paroníquia e Outras Alterações das Unhas*)
- **Candidíase mucocutânea crônica**: inicia-se com estomatite ou paroníquia, evoluindo para lesões papulosas, nodulares, disseminadas, formando cornos cutâneos, placas esbranquiçadas na boca, podendo atingir o esôfago, a laringe e a faringe. Pode haver conjuntivite, blefarite, enterite, cistite, uretrite, endocardite. Trata-se de uma forma clínica rara e grave (Figura 593.2)
- **Candidíase sistêmica**: disseminação dos fungos por todo o organismo. Na pele são observados nódulos vermelhos. Indica imunossupressão grave.

CAUSAS

- *Candida albicans* e, mais raramente, *Candida tropicalis*.

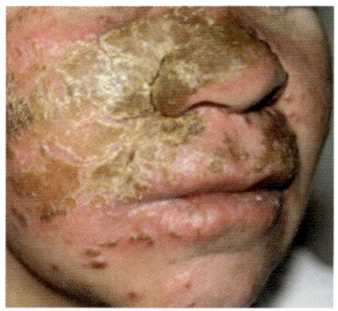

Figura 593.2 Candidíase mucocutânea.

FATORES DE RISCO

- Uso excessivo de água e sabão
- Obesidade (dobras cutâneas úmidas)
- Diabetes e outras endocrinopatias
- Próteses dentárias
- Gravidez
- Aplasia medular
- Neoplasias malignas
- Imunossupressão
- Uso de cateteres
- Contraceptivos
- Citostáticos
- Antibioticoterapia prolongada
- Corticoterapia tópica ou sistêmica prolongadas.

DIAGNÓSTICO DIFERENCIAL

- Dermatite de contato
- Dermatofitose
- Leucoplasia (placas brancas em mucosas)
- Infecções sexualmente transmissíveis
- Infecções bacterianas
- Infecções oportunistas
- Psoríase
- Líquen plano.

EXAMES COMPLEMENTARES

- Exame micológico direto e cultura
- Hemocultura
- Outros exames dependem da forma clínica.

COMPROVAÇÃO DIAGNÓSTICA

- Dados clínicos + demonstração de fungos do gênero *Candida*.

TRATAMENTO

- Tratar as causas predisponentes ou doença de base.

Tratamento medicamentoso

- **Tratamento tópico**: nistatina, cetoconazol, isoconazol, oxiconazol
- **Uso sistêmico**: fluconazol 150 mg/dia, via oral (VO); ou itraconazol 200 mg/dia, VO; ou cetoconazol 200 mg/dia, VO

Tratamento de acordo com a forma clínica

- Candidíase intertriginosa: cremes imidazólicos (candidíase intertriginosa); medicação sistêmica nos casos mais graves
- Candidíase oral: nistatina solução oral
- Queilite angular: nistatina em creme
- Balanite: cremes vaginais imidazólicos; postectomia nos casos recidivantes; medicamentos sistêmicos nos casos graves
- Dermatite das fraldas: nistatina em creme (ver *Dermatite amoniacal*, no Capítulo 37, *Dermatites*)
- Candidíase vulvovaginal: cremes vaginais de nistatina ou de anfotericina B; cremes ou óvulos imidazólicos; medicamentos sistêmicos nos casos graves (ver Capítulo 407, *Vulvovaginites*)
- Onicomicose e paroníquia: cremes imidazólicos; medicamentos sistêmicos
- Candidíase mucocutânea crônica: medicamentos sistêmicos.

- **Casos graves**: anfotericina B, por via intravenosa (IV). Iniciar com 25 mg/dia; a seguir, 50 mg/dia em 500 mℓ de soro glicosado a 5%, em 6 horas, em dias alternados. Dose total de 2 a 3 gramas. Não pode ser usada em nefropatas e cardiopatas.

Tratamento cirúrgico

- Balanite: postectomia nos casos recidivantes.

EVOLUÇÃO E PROGNÓSTICO

- Bom prognóstico em pacientes imunocompetentes
- Em imunodeprimidos, a evolução e o prognóstico dependem da intensidade da infecção, sendo fatal em 75% dos casos graves.

CANDIDÍASE BUCAL

Caracteriza-se por placas brancas, múltiplas e ligeiramente elevadas, semelhantes a "leite coalhado", localizadas na mucosa bucal.

Nas infecções superficiais da mucosa bucal, os fungos ficam limitados às camadas superficiais do epitélio; nas mais graves, as hifas penetram mais profundamente, com formação de microabscessos.

É mais comum nos dois extremos da vida e em pacientes imunodeprimidos.

FORMAS CLÍNICAS

- **Forma aguda**: candidíase pseudomembranosa e candidíase atrófica aguda
- **Forma crônica**: formas atróficas, estomatite ulcerosa relacionada com prótese total e queilite angular
- **Forma hiperplásica**: candidíase bucal crônica, candidíase leucoplásica, candidíase associada à disfunção endócrina, candidíase cutaneomucosa localizada, candidíase crônica difusa.

FATORES DE RISCO

- Etilismo
- Uso de antibióticos, sulfas e corticoides (altas doses)
- Pastas dentais e bochechos com antibióticos
- Gravidez
- Desnutrição
- Quimioterapia
- Radioterapia de cabeça e pescoço
- Cerca de 50 a 70% dos pacientes diabéticos, leucêmicos, soropositivos e dos pacientes que foram irradiados ou fizeram quimioterapia apresentam candidíase na mucosa bucal
- Uso de próteses dentárias.

MANIFESTAÇÕES CLÍNICAS

- Febre, cefaleia, dores articulares, adenopatias no pescoço e anorexia
- Lesões na mucosa bucal: dor, salivação abundante e fétida (halitose), placas brancas em toda a mucosa, facilmente

desprendidas, mas que deixam superfície hemorrágica, dolorida, gengiva marginal edemaciada e vermelha, às vezes sangrante (Figura 593.3).

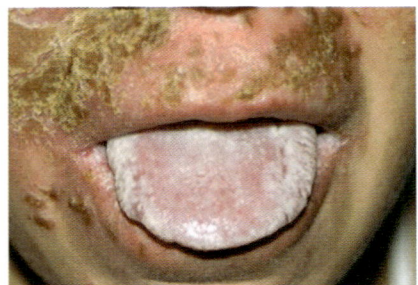

Figura 593.3 Candidíase bucal.

DIAGNÓSTICO DIFERENCIAL

- Queimaduras químicas
- Leucoplasia
- Líquen plano
- Lesões mucosas da sífilis.

EXAMES COMPLEMENTARES

- Exame micológico
- Culturas: ágar de Sabouraud e ágar-sangue
- Imunofluorescência (formas atróficas).

COMPROVAÇÃO DIAGNÓSTICA

- Dados clínicos + demonstração da *C. albicans*.

TRATAMENTO

- Identificar e corrigir os fatores predisponentes.

Tratamento medicamentoso

- Ver Candidíase.

PREVENÇÃO

- Higiene bucal, principalmente nos pacientes com condições que favorecem o aparecimento de candidíase.

EVOLUÇÃO E PROGNÓSTICO

- Cura com tratamento adequado
- Em pacientes imunodeprimidos, pode haver disseminação sistêmica.

BIBLIOGRAFIA

Azevedo MF. GPS Medicamentos. Guia prático em saúde. Rio de Janeiro: Guanabara Koogan; 2017.

Azulay RD, Azulay DR. Dermatologia. 6. ed. Rio de Janeiro: Guanabara Koogan; 2013.

Coura JC. Síntese das Doenças Infecciosas e Parasitárias. Rio de Janeiro: Guanabara Koogan; 2008.

Ramos E, Silva M, Castro MCR. Fundamentos da Dermatologia. São Paulo: Atheneu; 2009.

Sampaio SAP, Rivitti EA. Manual de Dermatologia Clínica. Porto Alegre: Artes Médicas; 2014.

Wolff K, Goldsmith LA, Stephen IK et al. Fitzpatrick's Dermatology in General Medicine. McGraw-Hill; 2008.

594
Criptococose

Torulose, blastomicose europeia, doença de Busse-Buschke

Moara Alves Santa Bárbara Borges ◆ Maria Conceição de Castro Antonelli Monteiro de Queiroz

INTRODUÇÃO

Criptococose é uma micose de natureza sistêmica, com porta de entrada inalatória, causada por fungos das espécies *Cryptococcus neoformans* e *Cryptococcus gattii* (Figura 594.1).

A infecção por esse fungo é adquirida pela inalação de leveduras desidratadas, presentes em excretas de aves e vegetais em decomposição, que alcançam as vias respiratórias distais e se depositam nos alvéolos pulmonares.

Após essa inalação, a maioria das pessoas apresenta infecção assintomática ou subclínica, podendo a infecção permanecer latente e reativar anos mais tarde em pacientes imunodeprimidos ou imunocompetentes.

Pode apresentar-se como meningoencefalite, de evolução grave e fatal, acompanhada ou não de lesão pulmonar evidente, fungemia e focos secundários em pele, mucosas, ossos, linfonodos, próstata e outros órgãos.

Etiopatogenia

A etiopatogenia está relacionada com três fatores:
- Comprometimento das defesas do hospedeiro
- Virulência da cepa
- Quantidade de leveduras inaladas.

CAUSAS

- Ver Figura 594.2.

FATORES DE RISCO

- No Quadro 594.1, são apresentados os fatores de risco para criptococose.

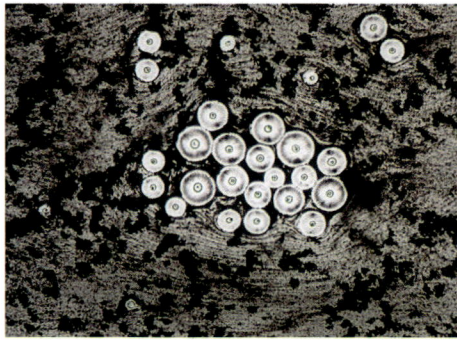

Figura 594.1 *Cryptococcus neoformans* evidente em liquor, corado com tinta Nanquim, revelando a cápsula clara, em contraste com o pigmento negro. (Fonte: Unicamp.)

Complexo de espécies *Cryptococcus neoformans*	Características e espécies	Complexo de espécies *Cryptococcus gatti*i
Cosmopolita Relacionadas com o hábitat de aves, poeira doméstica e árvores em decomposição	 Hábitat	Áreas tropicais e subtropicais Madeiras em decomposição Eucalipto e de diversas espécies de árvores
Causam infecções oportunistas Hospedeiros com comprometimento de imunidade celular	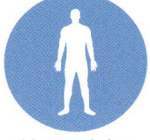 Hospedeiro	Criptococose primária Hospedeiros aparentemente imunocompe*tentes*
Cryptococcus neoformans Antigo var. *grubii* Sorotipo A Três genótipos VNI, VNII, VNB *Cryptococcus neoformans* Antigo var. *neoformans* Sorotipo D ou genótipo VNIV	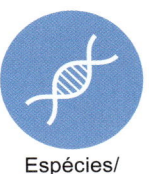 Espécies/ sorotipos	Sorotipos B/C *Cryptococcus gatti*i (VG*I*) *Cryptococcus deuterogatt*i (VG*II*) *Cryptococcus bacillisporu*s (VG*III*) *Cryptococcus tetragatt*i (VG*IV*) *Cryptococcus decagatt*i (VG*IV*/ VG*III*c)

Figura 594.2 Complexos de espécies *Cryptococcus neoformans* e *C. gatti* e suas características.

Quadro 594.1 Fatores de risco para criptococose.

- Infecção pelo HIV/AIDS
- Distúrbios linfoproliferativos
- Sarcoidose
- Terapia com corticoides
- Síndrome de hiper-IgM e hiper-IgE
- Autoanticorpos para o fator estimulante de colônias de granulócitos–macrófagos
- Anticorpos monoclonais (p. ex., infliximabe, adalimumabe, alemtuzumabe)
- Lúpus eritematoso sistêmico (terapia imunossupressiva)
- Linfocitopenia de células T CD4+ HIV-negativo
- Transplante de órgãos
- Diálise peritoneal
- Cirrose

AIDS: síndrome da imunodeficiência adquirida; HIV: vírus da imunodeficiência humana.

FORMAS CLÍNICAS

- Pode ser assintomática
- Forma cutânea:
  - Lesões acneiformes, maculopapulares com centro umbilicado (molusco-*like*)
  - Celulite, abscessos, *rash* cutâneo
  - Ulcerações ou massas subcutâneas
- Forma pulmonar primária:
  - Manifestações respiratórias leves e autolimitadas
  - Nodular (isolado ou múltiplos)
  - Acomete indivíduos imunocompetentes
- Forma pulmonar progressiva:

- Febre, tosse com expectoração mucoide (ou seca), expectoração hemoptoica, sudorese noturna, perda de peso, fraqueza
  - Pneumonia multifocal, lobar, nodular ou miliar
  - Adenopatias hilares ou mediastinais
  - Acomete indivíduos imunocompetentes ou com comprometimento moderado da imunidade
- Forma meningoencefálica:
  - Comprometimento do sistema nervoso central (SNC; meninges e encéfalo)
  - Predominante em pacientes com a síndrome da imunodeficiência adquirida (AIDS – até 80%) e imunocomprometidos; pode estar associada à forma disseminada
  - Febre, cefaleia, tontura, alteração de memória, alteração da consciência, vômito, rigidez de nuca
  - Hipertensão intracraniana (HIC), em geral não relacionada com hidrocefalia
- Forma disseminada:
  - Comprometimento de múltiplos órgãos, como pele, ossos, próstata e fígado, acompanhado ou não de acometimento pulmonar ou do SNC
  - Febre, perda de peso, hipotensão, choque
  - Hemocultura positiva.

DIAGNÓSTICO DIFERENCIAL

- Depende da forma clínica (Quadro 594.2).

EXAMES COMPLEMENTARES

- No Quadro 594.3, constam os exames indicados para investigação de criptococose e seus achados.

COMPROVAÇÃO DIAGNÓSTICA

Dados clínicos + exames laboratoriais + exames de imagem.

TRATAMENTO MEDICAMENTOSO

- Criptococose pulmonar leve a moderada: fluconazol 200 a 400 mg, por via oral (VO), durante 6 a 12 meses; ou itraconazol 200 mg, VO, a cada 8 horas, por 3 dias, seguido de 200 a 400 mg/dia, durante 6 a 12 meses
- Criptococose pulmonar grave: tratar como meningoencefalite
- Criptococose disseminada ou meningoencefálica: o tratamento é dividido em três fases – indução, consolidação e manutenção. Dependendo do estado imunológico do paciente e da disponibilidade do medicamento, vários esquemas podem ser adotados:
  - O término da fase de indução e o início da fase de consolidação são recomendados somente quando o paciente apresentar resultado negativo de cultura para fungos no líquido cefalorraquidiano (LCR) após a 2ª semana e/ou melhora dos sinais clínicos (Figura 594.3).

Quadro 594.2 Diagnóstico diferencial da criptococose.

- Meningite bacteriana e viral
- Neurotoxoplasmose
- Tuberculose
- Leucoencefalopatia multifocal progressiva
- Histoplasmose
- Sarcoidose
- Carcinoma brônquico

Quadro 594.3 Exames complementares da criptococose.

Exames complementares	Principais achados	Exames complementares	Solicitações adicionais
Radiografia/TC de tórax	Infiltrados alveolares e lesões intersticiais Predileção pelas bases pulmonares Nódulos, massas circunscritas Padrão miliar	LCR, escarro, biópsia de tecidos, urina	Pesquisas: bacterioscopia, tinta da China, BAAR Culturas: bactérias, fungos, micobactérias
TC/RM de crânio	Pode ser normal Hidrocefalia Massas ou pseudocistos	Exame histopatológico	Colorações especiais para fungos (Grocott-Gomori, PAS, e Fontana-Massom) e BAAR
Exame quimiocitológico do LCR	Baixa contagem de leucócitos, com predomínio linfomononuclear Proteína pouco aumentada Concentração de glicose baixa ou normal Completamente normal em 25 a 30% dos pacientes HIV-positivos	Pesquisa de antígeno criptocócico	No LCR e no soro Sensível (95 a 100%) e específico (98 a 100%) Técnicas: aglutinação em látex, *lateral flow assay*

BAAR: bacilos álcool-ácido resistentes; HIV: vírus da imunodeficiência humana; LCR: líquido cefalorraquidiano; PAS: ácido periódico de Schiff; RM: ressonância magnética; TC: tomografia computadorizada.

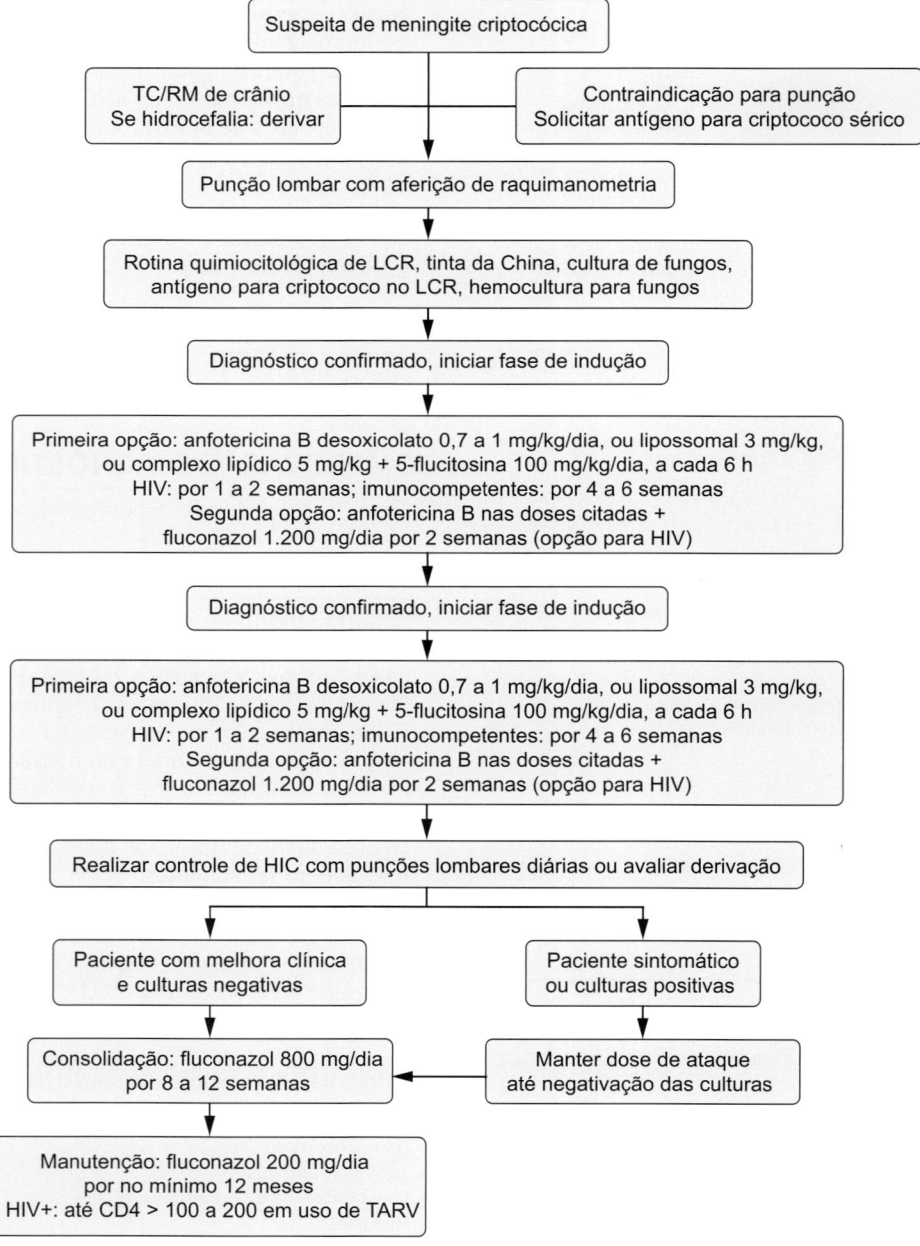

Figura 594.3 Fluxograma de manejo de pacientes com meningite criptocócica. LCR: líquido cefalorraquidiano; RM: ressonância magnética; TC: tomografia computadorizada. (Adaptada de Consenso em Criptococose, 2008, e OMS, 2018.)

EVOLUÇÃO E PROGNÓSTICO

- Resolução espontânea em pessoas imunocompetentes
- Nas formas pulmonares isoladas, com tratamento adequado, bom prognóstico, com cura do paciente
- Mortalidade da meningoencefalite criptocócica varia de 30 a 63%
- As complicações da meningite criptocócica que requerem atenção especial são: (1) aumento da pressão intracraniana, que pode causar cegueira, demência permanente e morte; (2) hidrocefalia, que pode exigir a colocação de uma derivação ventriculoperitoneal; e (3) síndrome de reconstituição imunológica, que pode ser confundida com falha terapêutica.

Recomendações práticas

- Em uso de anfotericina, deve-se manter hidratação adequada, reposição preventiva de eletrólitos e monitoramento de toxicidade renal e medular
- O controle da HIC é de grande importância para redução da mortalidade
- Manitol, acetazolamida e corticoides não devem ser utilizados no manejo de HIC secundária à criptococose
- Adiar início de terapia antirretroviral por 4 a 6 semanas após o tratamento antifúngico eficaz.

BIBLIOGRAFIA

Azevedo MF. GPS Medicamentos. Guia prático em saúde. Rio de Janeiro: Guanabara Koogan; 2017.

Brasil. Ministério da Saúde. Protocolo clínico e diretrizes terapêuticas para manejo da infecção pelo HIV em adultos. Brasília: Ministério da Saúde; 2021.

CDC; NIH; HIV Medicine Association. Guidelines for the prevention and treatment of opportunistic infections in HIV-infected adults and adolescents. Disponível em: <http://aidsinfo.nih.gov/contentfiles/lvguidelines/adult_oi.pdf>. Acesso em: 4 fev. 022.

Eshun-Wilson I, Okwen MP, Richardson M et al. Early *versus* delayed antiretroviral treatment in HIV-positive people with cryptococcal meningitis. Cochrane Database System Rev. 2018;7:CD009012.

Grupo do Consenso em Criptococose. Consenso em criptococose: 2008. Rev Soc Bras Med Trop. 2008;41(5):524-44.

Kwon-Chung KJ, Bennett JE, Wickes BL et al. The case for adopting the "Species Complex" nomenclature for the etiologic agents of cryptococcosis. mSphere. 2017;2(1):e00357-16.

Perfect JR. Cryptococcus neoformans and Cryptococcus gattii. In: Bennett JE, Dolin R, Blaser MJ (eds.). Mandell, Douglas, and Bennett's Infectious Diseases Essentials. Philadelphia: Elsevier Saunders; 2017. p. 390-2.

Universidade Estadual de Campinas (Unicamp). Site didático de Anatomia Patológica, Neuropatologia e Neuroimagem. Pesquisa de *Cryptococcus neoformans* no liquor com tinta Nanquim. Disponível em: https://anatpat.unicamp.br/nptcripto1 c.html. Acesso em: 4 fev. 2022.

World Health Organization (WHO). Guidelines for the diagnosis, prevention, and management of cryptococcal disease in HIV-infected adults, adolescents and children, March 2018: supplement to the 2016 consolidated guidelines of the use of antiretroviral drugs for treating and preventing HIV. Geneve: WHO; 2018.

595
Cromomicose

Cromoblastomicose, dermatite verrucosa cromoparasitária

Aiçar Chaul ◆ Fernanda Rodrigues da Rocha Chaul ◆ Marco Henrique Chaul

INTRODUÇÃO

Cromomicose, também conhecida como cromoblastomicose ou dermatite verrucosa cromoparasitária, é a micose profunda que atinge a pele e os tecidos subcutâneos, de evolução crônica, provocada pelos fungos pigmentados (*Fonsecaea pedrosoi, Fonsecaea compacta, Cladosporium carrionii, Phialophora verrucosa* e *Rhinocladiella aquaspersa*), que podem ser inoculados em ferimentos provocados por espinhos e lascas de madeira, geralmente localizados nos membros inferiores.

No Brasil, cerca de 90% dos casos são provocados pelo *Fonsecaea pedrosoi*.

Os lavradores, jardineiros e floricultores são os mais acometidos.

O principal achado histopatológico consiste em corpos fumagoides em microabscessos (Figura 595.1).

MANIFESTAÇÕES CLÍNICAS

- A infecção se inicia com pápulas no local da inoculação, formando nódulos e, a seguir, lesões polimórficas semelhantes à couve-flor
- Lesões verrucosas geralmente em um dos membros inferiores que se limitam à pele e ao tecido celular subcutâneo (Figura 595.2)
- Progressão lenta, por contiguidade, podendo comprometer todo o membro
- Disseminação linfática ou hemática, podendo comprometer grandes extensões do corpo (forma rara)

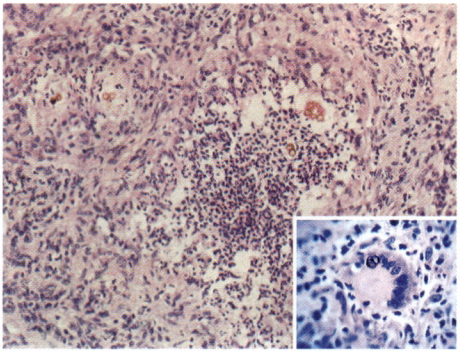

Figura 595.1 Fungos (corpos fumagoides) em granulomas com microabscesso. No detalhe, fungos no interior da célula gigante, com septação característica. (Cortesia de Brasileiro Filho, 2011.)

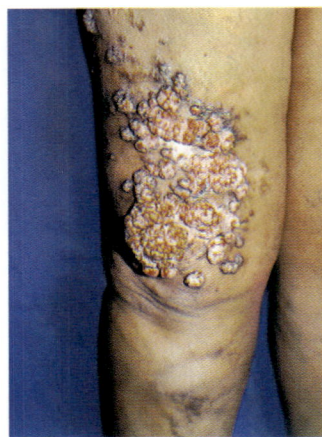

Figura 595.2 Cromomicose: lesões verrucosas que atingem a pele e os tecidos subcutâneos provocadas por fungos (90% dos casos pelo *Fonsecaea pedrosoi*).

- As lesões verrucosas podem ter úlceras de permeio e evoluir com elefantíase e surtos de erisipela
- O estado geral não é afetado.

DIAGNÓSTICO DIFERENCIAL

- Esporotricose verrucosa
- Leishmaniose verrucosa
- Tuberculose verrucosa
- Carcinoma espinocelular.

EXAMES COMPLEMENTARES

- Exame micológico direto
- Cultura micológica
- Biópsia e exame histopatológico.

COMPROVAÇÃO DIAGNÓSTICA

- Dados clínicos e epidemiológicos + isolamento do fungo.

COMPLICAÇÕES

- Elefantíase
- Erisipela
- Dificuldade deambulatória
- Carcinoma espinocelular
- Disfunção erétil funcional da área afetada.

TRATAMENTO

- Formas localizadas:
  - Eletrocirurgia
  - Crioterapia com nitrogênio líquido
  - Cirurgia por exérese com ampla margem de segurança
  - *Laser* com CO_2
- Formas extensas:
  - Itraconazol 400 mg/dia, por via oral (VO), durante 6 a 12 meses; ou terbinafina 500 mg/dia, VO, por vários meses; ou associação de itraconazol 400 mg/dia, VO, intercalado com terbinafina 500 mg/dia, VO
  - Anfotericina B 25 mg, por via intravenosa (IV), em 500 m ℓ de soro glicosado a 5%, em dias alternados, em casos selecionados.

- Bons resultados terapêuticos somente nos casos iniciais (exérese total ou eletrocoagulação ou crioterapia)
- Cuidados locais (boa higiene, antibióticos tópicos nas ulcerações), repouso relativo com as pernas para evitar infecções secundárias, principalmente erisipela
- Possibilidade de aparecimento de neoplasias malignas (principalmente carcinoma espinocelular) sobre as lesões verrucosas.

EVOLUÇÃO E PROGNÓSTICO

- Cura com tratamento adequado nas lesões mais localizadas
- Casos extensos evoluem para elefantíase.

BIBLIOGRAFIA

Azevedo MF. GPS Medicamentos. Guia prático em saúde. Rio de Janeiro: Guanabara Koogan; 2017.
Azulay RD, Azulay DR. Dermatologia. 6. ed. Rio de Janeiro: Guanabara Koogan; 2013.
Brasileiro Filho G. Bogliolo Patologia. 8. ed. Rio de Janeiro: Guanabara Koogan; 2011.
Coura JR. Síntese das Doenças Infecciosas e Parasitárias. Rio de Janeiro: Guanabara Koogan; 2008.
Martins JEC, Paschoal LHC. Dermatologia Terapêutica. São Paulo: DiLivros; 2006.
Ramos E, Silva M, Castro MCR. Fundamentos da Dermatologia. São Paulo: Atheneu; 2009.
Sampaio SAP, Rivitti EA. Manual de Dermatologia Clínica. Porto Alegre: Artes Médicas; 2014.
Wolff K, Goldsmith LA, Stephen IK et al. Fitzpatrick's Dermatology in General Medicine. McGraw-Hill; 2008.

596
Esporotricose

Aiçar Chaul • Fernanda Rodrigues da Rocha Chaul • Marco Henrique Chaul

INTRODUÇÃO

Micose profunda causada pelo fungo dimorfo *Sporothrix schenckii*, que pode ser introduzido na pele ou nas mucosas por inoculação direta em ferimentos por espinho de plantas, galho seco de arbustos e, raramente, por picada de inseto ou mordedura de pequenos animais (principalmente rato).

Foram descritos casos em todas as regiões do Brasil.

Mais frequente em pacientes debilitados ou imunossuprimidos.

- Acomete principalmente jardineiros e lavradores.

FORMAS CLÍNICAS

- **Forma cutâneo-linfática** (a mais comum):
  - Lesão papulonodular ou verrucosa, às vezes ulcerada

- Linfangite em forma de cordão no trajeto entre a lesão inicial e o grupo de linfonodos da região, comparável a um rosário conhecido como "cordão esporotricótico"
- **Forma cutânea localizada:**
  - Lesões únicas ou parcas, que podem ter os seguintes aspectos:
    - Papulonodular
    - Verrucosa
    - Ulcerada
- **Forma cutânea disseminada** (rara):
  - Lesões cutâneas nodulares ou gomosas disseminadas, que podem ulcerar
  - Ocorre em indivíduos debilitados ou imunossuprimidos
- **Forma extracutânea** (rara):
  - Comprometimento de ossos, pulmões, testículos, articulações, nervos, intestinos, mucosas

DIAGNÓSTICO DIFERENCIAL

- Sífilis
- Leishmaniose
- Tuberculose.

EXAMES COMPLEMENTARES

- Exame direto: o fungo não é visível sem coloração; eventualmente, coloração por ácido periódico de Schiff (PAS) ou Gomori. A melhor técnica usando anticorpos fluorescentes
- Cultura: método de preferência
- Reação intradérmica com esporotriquina
- Reações sorológicas
- Biópsia e exame histopatológico.

COMPROVAÇÃO DIAGNÓSTICA

- Dados clínicos + dados epidemiológicos + isolamento do *Sporothrix schenckii* (cultura micológica).

TRATAMENTO

Tratamento medicamentoso

- Formas localizadas:
  - Iodeto de potássio, por via oral (VO), iniciando com 1 g/dia em solução de 1 g/mℓ (20 gotas), aumentando gradualmente até 4 g/dia, até a cura clínica. Para crianças, recomenda-se metade ou 1/3 da dose do adulto
  - No caso de intolerância ao iodo: itraconazol 100 a 200 mg/dia, VO, durante 90 dias; ou fluconazol ou anfotericina B ou sulfametoxazol–trimetoprima, mas os resultados nem sempre são satisfatórios
- Formas cutâneas disseminadas e extracutâneas: anfotericina B, por via intravenosa (IV), 1 mg/kg/dia, diluído em 500 mℓ de soro glicosado, até o máximo de 3 g de dose total.

EVOLUÇÃO E PROGNÓSTICO

- Existem casos com regressão espontânea
- Cura com uso do iodo.

BIBLIOGRAFIA

Azevedo MF. GPS Medicamentos. Guia prático em saúde. Rio de Janeiro: Guanabara Koogan; 2017.

Azulay RD, Azulay DR. Dermatologia. 6. ed. Rio de Janeiro: Guanabara Koogan, 2013.
Coura JR. Síntese das Doenças Infecciosas e Parasitárias. Rio de Janeiro: Guanabara Koogan; 2008.
Martins JEC, Paschoal LHC. Dermatologia Terapêutica. São Paulo: Dilivros; 2006.
Ramos E, Silva M, Castro MCR. Fundamentos da Dermatologia. São Paulo: Atheneu; 2009.
Sampaio SAP, Rivitti EA. Manual de Dermatologia Clínica. Porto Alegre: Artes Médicas; 2014.
Wolff K, Goldsmith LA, Stephen IK et al. Fitzpatrick's Dermatology in General Medicine. McGraw-Hill; 2008.

597
Histoplasmose

Cássia Silva de Miranda Godoy

INTRODUÇÃO

Micose de distribuição universal, geralmente assintomática, causada pelo *Histoplasma capsulatum*, fungo dimórfico presente no solo de locais onde há excrementos de morcegos, galinhas e pombos.

Essa infecção ocorre por inalação de fragmentos miceliais e microconídeos do fungo que se alojam nos pulmões.

Frequentemente oligossintomática.

Por disseminação linfo-hematogênica, alcança o sistema reticuloendotelial, comprometendo os linfonodos de mediastino, baço, fígado, rins, adrenais, medula óssea, pele e sistema nervoso central, podendo provocar doença grave, disseminada e fatal em indivíduos imunocomprometidos.

Seu período de incubação é de 1 a 3 semanas.

A doença disseminada ocorre na proporção de 1:2.000 pacientes com infecção aguda.

AGENTES ETIOLÓGICOS

- *Histoplasma capsulatum* var. *capsulatum* e var. *duboisii*.

FATORES DE RISCO

- AIDS, doença pulmonar obstrutiva crônica (DPOC) e pacientes com bronquiectasias
- Uso de imunossupressores, como corticoides e antifator de necrose tumoral
- Transplantados de órgãos sólidos
- Lúpus eritematoso sistêmico
- Linfomas e leucemias.

FORMAS CLÍNICAS

- Primoinfecção assintomática: cerca de 90% das infecções em indivíduos imunocompetentes são assintomáticas ou oligossintomáticas (infecção subclínica)
- Histoplasmose pulmonar aguda: sintomas variáveis nos imunocompetentes conforme a quantidade de esporos inalados, manifestando-se por sintomas inespecíficos como

febre, calafrios, mal-estar, inapetência, perda de peso, cefaleia, tosse seca e dor torácica:

- Os sintomas podem desaparecer em 1 a 2 semanas mesmo sem tratamento, contudo fadiga e fraqueza podem perdurar por meses
- Radiografia do tórax pode ser normal ou mostrar infiltrado nodular ou miliar

- Histoplasmose pulmonar crônica (semelhante à tuberculose crônica cavitária): ocorre, principalmente, em homens de meia-idade com DPOC que apresentam infiltrados pneumônicos nos lobos superiores que evoluem para fibroses, cavitações, linfadenopatia e espessamento pleural:
  - Os pacientes apresentam tosse produtiva, dor plaurítica, dispneia de esforço, perda de peso, astenia e hemoptise (30% dos casos)
- Histoplasmose disseminada (aguda, subaguda ou crônica): manifestação progressiva e frequentemente fatal em poucas semanas:
  - Crianças e pacientes imunodeprimidos/com síndrome da imunodeficiência adquirida (AIDS) apresentam início súbito, com febre diária, tremores, prostração, perda do apetite e de peso, sintomas pulmonares, lesões cutaneomucosas e, às vezes, hepatosplenomegalia
  - Anemia e leucopenia são comuns
  - Os exames de imagem do tórax podem apresentar-se normais ou com infiltrados intersticiais difusos bilaterais, com ou sem derrame pleural
  - Nos indivíduos não imunodeprimidos acima de 40 anos, a histoplasmose disseminada expressa o mesmo quadro, porém com curso crônico e indolente
  - O comprometimento pulmonar, hepático e esplênico é menos comum nessa forma, mas úlceras mucosas (orofaringe e intestino), acometimento adrenal, meníngeo e ósseo são mais frequentes
- Pode ocorrer coagulação intravascular disseminada em ambas as formas clínicas.

DIAGNÓSTICO DIFERENCIAL

- Tuberculose e outras micobacterioses
- Paracoccidioidomicose e outras micoses
- Pneumonia
- Pneumoconiose
- Sarcoidose
- Linfomas e leucemias
- Leishmaniose tegumentar e visceral
- Sífilis terciária
- Líquen plano.

EXAMES COMPLEMENTARES

- Hemograma: pancitopenia
- Radiografia do tórax: infiltrado intersticial difuso uni ou bilateral (Figura 597.1 A)
- Tomografias computadorizadas (TC) de tórax, crânio e abdome (Figura 597.1 B), ultrassonografia (USG) e endoscopias
- Pesquisa direta do fungo no esfregaço de material: sangue (Figura 597.2 A), aspirado de medula óssea ou no fragmento de biópsia de tecido infectado (*imprint* em lâmina)
- Cultura em ágar Sabouraud ou *mycosel* (método padrão-ouro): aspirado de medula óssea, sangue, líquido cefalorraquidiano, urina, escarro e amostras de biópsia (Figura 597.2 B)
- Testes sorológicos: imunodifusão em gel (bandas M e H), contraimunoeletroforese, reação de fixação do complemento, radioimunoensaio

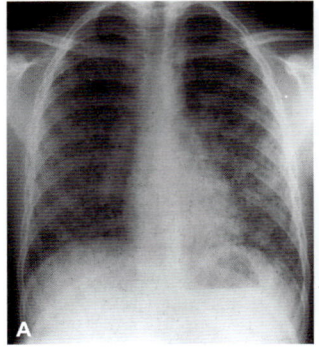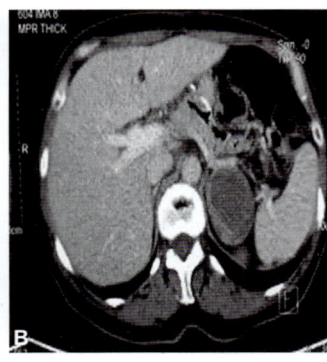

Figura 597.1 Histoplasmose. A. Radiografia do tórax com infiltrado intersticial miliar bilateral. B. Tomografia com hepatosplenomegalia e destruição adrenal direita.

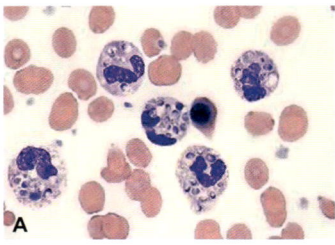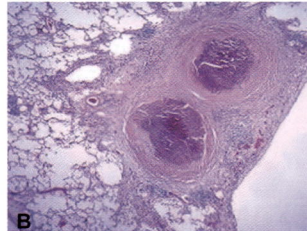

Figura 597.2 *Histoplasma capsulatum*. A. Leveduras intracelulares no esfregaço do sangue periférico. B. Granuloma com necrose caseosa no pulmão.

- Detecção de antígeno: antigenemia e antigenúria
- Reação em cadeia da polimerase
- Biópsia: exame histopatológico pode demonstrar *H. capsulatum*.

COMPLICAÇÕES

- Calcificações pulmonares e extrapulmonares
- Estenose das estruturas vasculares e brônquicas no mediastino, causando hipertensão pulmonar, síndrome da veia cava superior e obstrução brônquica.

ISOLAMENTO

Precaução-padrão: uso de luvas e máscaras protetoras, caso não possa ser evitada a exposição às fontes de infecção.

TRATAMENTO

- Forma pulmonar aguda, leve ou moderada:
  - Com sintomas < 4 semanas: não tratar
  - Com sintomas > 4 semanas: itraconazol 200 a 400 mg/dia, por via oral (VO), durante 6 a 12 semanas
- Forma pulmonar aguda grave:
  - Anfotericina lipossomal 3 mg/kg/dia, ou anfotericina lipídica 5 mg/kg/dia, ou anfotericina B 0,5 a 1 mg/kg/dia, por via intravenosa (IV), durante 1 a 2 semanas; em seguida, itraconazol 400 a 600 mg/dia, VO, durante 12 semanas, + metilprednisolona 0,5 a 1 mg/kg/dia, durante 1 a 2 semanas
- Forma disseminada, leve ou moderada:
  - Itraconazol 600 mg/dia, VO, durante 3 dias, seguidos de 400 mg/dia, por 12 meses
- Forma disseminada grave:
  - Anfotericina B 0,5 a 1 mg/kg/dia, IV, durante 1 a 2 semanas, seguido de itraconazol 400 a 600 mg/dia, VO, durante 12 meses

- Desaparecimento dos sinais e sintomas
- Regressão das alterações radiológicas (podem ocorrer fibrose e calcificações)
- Declínio dos níveis séricos de anticorpos
- O histoplasma não é isolado em três amostras de escarro ou outro material examinado.

- Meningite: anfotericina lipossomal 5 mg/kg/dia, IV, de 4 a 6 semanas, seguido de itraconazol suspensão 200 mg, 2 a 3 vezes/dia, ou fluconazol 800 mg, 2 vezes/dia, ou voriconazol 400 mg, 2 a 3 vezes/dia, durante 12 meses (em alguns casos, são mantidos para a vida toda do paciente).

EVOLUÇÃO E PROGNÓSTICO

- Para mais de 90% dos pacientes, não há necessidade de tratamento, pois a infecção regride espontaneamente, contudo as recidivas são frequentes em pacientes imunodeprimidos.

BIBLIOGRAFIA

Azar MM, Hage CA. Laboratory diagnostics for histoplasmosis. J Clin Microbiol. 2017;55(6):1612-20.

Azevedo MF. GPS Medicamentos. Guia prático em saúde. Rio de Janeiro: Guanabara Koogan; 2017.

Colombo AL, Tobón A, Restrepo A et al. Epidemiology of endemic systemic fungal infections in Latin America. Med Mycol. 2011;49:785.

Falci DR, Hoffmann ER, Paskulin DD et al. Progressive disseminated histoplasmosis: a systematic review on the performance of non-culture-based diagnostic tests. Braz J Infect Dis. 2017;21:7.

Hage CA, Bowyer S, Tarvin SE et al. Recognition, diagnosis, and treatment of histoplasmosis complicating tumor necrosis factor blocker therapy. Clin Infect Dis. 2010;50:85.

Johnson PC, Wheat LJ, Cloud GA et al.; U.S. National Institute of Allergy and Infectious Diseases Mycoses Study Group. Safety and efficacy of liposomal amphotericin B compared with conventional amphotericin B for induction therapy of histoplasmosis in patients with AIDS. Ann Intern Med. 2002;137:105.

Kauffman CA. Treatment of the midwestern endemic mycoses, histoplasmosis and blastomycosis. Curr Fungal Infect Rep. 2017;11:67.

Wheat J, Myint T, Guo Y et al. Central nervous system histoplasmosis: Multicenter retrospective study on clinical features, diagnostic approach and outcome of treatment. Medicine (Baltimore). 2018;97:e0245.

598
Micetomas

Actinomicetoma, eumicetoma, pé de madura

Cássia Silva de Miranda Godoy ◆ Denise Milioli Ferreira

INTRODUÇÃO

Doença infecciosa crônica granulomatosa, supurativa e progressiva, geralmente localizada, que compromete o tecido celular subcutâneo e os tecidos adjacentes, por contiguidade (pele, partes moles e até os ossos).

Doença negligenciada pela Organização Mundial da Saúde (OMS).

Pode ser causada por bactérias (actinomicetomas) ou fungos (eumicetomas) que penetram nos tecidos humanos por implantação, por meio de pequenos traumas.

As lesões são constituídas por granulomas, supuração e fístulas que eliminam pus e grânulos (colônias de microrganismos) para o exterior (Figura 598.1).

Os fatores de risco incluem exposição ambiental aos organismos patogênicos, predisposição genética (p. ex., polimorfismo no gene da quitotriosidase), corticoterapia e imunossupressão.

Os agentes etiológicos do micetoma são encontrados no solo e nos vegetais em decomposição em regiões de climas tropical e subtropical com maior prevalência na África, na Índia, na América Central e na América do Sul.

No Brasil, a maioria dos casos é causada por actinomicetos.

Geralmente, acomete homens adultos da área rural em contato frequente com o solo.

A proporção entre homens e mulheres é de 3 a 5:1.

Actinomicose e nocardiose

Os actinomices (bactérias anaeróbias) ou as nocardias ("actinomices aeróbios") são igualmente agentes causais de micetomas (doença localizada) e doença sistêmica supurativa. Com manifestações sistêmicas, a actinomicose e a nocardiose são consideradas doenças oportunistas em aproximadamente 2/3 dos pacientes infectados.

AGENTES ETIOLÓGICOS

- **Actinomicetomas (bactérias)**: aeróbias (*Nocardia brasiliensis*, *N. asteroides*, *Actinomadura* spp., *Leptosphaeria senegalensis*) e anaeróbias (*Actinomyces israelii*)
- **Eumicetomas (fungos)**: *Madurella grisea*, *M. mycetomatis*, *Nigrograna mackinnonii*, *Acremonium* spp., *Scedosporium apiospermum species complex*, *Exophiala jeanselmei*, entre outros.

MANIFESTAÇÕES CLÍNICAS

- Os micetomas localizam-se com mais frequência em pés, pernas e mãos (eumicetomas) e nas regiões cervical e torácica (actinomicetomas), atingindo pele, tecido subcutâneo, músculo, fáscia e ossos (Figura 598.2)

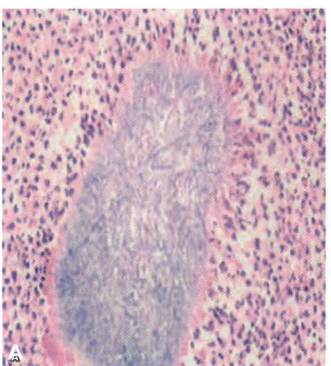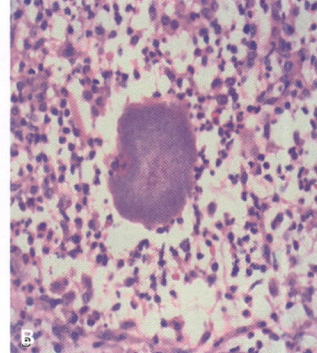

Figura 598.1 Micetoma: grânulos eumicótico (**A**) e actinomicótico (**B**), envoltos por reação inflamatória na pele (hematoxilina–eosina 400×).

- Geralmente, não há comprometimento do estado geral do paciente, e a tríade clínica característica da doença inclui: (a) aspecto tumoral com nódulos endurecidos que necrosam e abscedam; (b) fístulas que drenam secreção purulenta e/ou serossanguinolenta; (c) grânulos macroscópicos ou microscópicos, negros ou amarelados eliminados pelas fístulas
- Evolução lenta e indolor das lesões de caráter esclerosante provoca deformidades e, por vezes, limitação dos movimentos
- As complicações incluem fibrose, anquilose, linfedema, destruição osteoarticular e fístulas
- Os actinomicetomas podem disseminar-se de um foco pulmonar ou cutâneo para qualquer órgão por via hematogênica e causar bacteriemia/sepse em pacientes imunodeprimidos pela síndrome da imunodeficiênica adquirida (AIDS) ou por neoplasias.

DIAGNÓSTICO DIFERENCIAL

- Tumores benignos e malignos
- Abscessos "frios", granulomas por "corpo estranho"
- Osteomielite crônica
- Tuberculose óssea ou pulmonar
- Paracoccidioidomicose e outras micoses.

EXAMES COMPLEMENTARES

- Pesquisa direta do agente etiológico nos grânulos e nas secreções
- Culturas para fungos, bactérias aeróbias e anaeróbias
- Exame histopatológico dos fragmentos de biópsia
- Exames de imagem como radiografia, USG, TC e ressonância magnética para avaliar a extensão das lesões.

PRECAUÇÕES

- Precaução de contato em caso de secreções abundantes não contidas ou coinfecção por bactérias multirresistentes.

TRATAMENTO

- O tratamento deve ser prolongado por 2 a 10 meses, sendo essencial distinguir eumicetomas de actinomicetomas para a terapia antimicrobiana adequada
- Actinomicetomas (para *actinomicetos*):
  - Primeira opção: benzilpenicilina (BZP) potássica 3 milhões UI, por via intravenosa (IV), a cada 4 horas; ou BZP procaína 500.000 UI, por via intramuscular (IM),

a cada 12 horas; ou BZP benzatina 1,2 milhão UI, IM, a cada 15 dias, associada ou não às tetraciclinas (tetraciclina 500 mg, por via oral [VO], a cada 6 horas; ou doxiciclina 100 mg, VO, a cada 12 horas)
  - Segunda opção: clindamicina 600 mg, IV, a cada 6 horas; ou 300 mg, VO, a cada 6 horas
  - Terceira opção: cloranfenicol 500 mg, IV ou VO, a cada 6 horas
- Actinomicetomas (para *Nocardia*):
  - Primeira opção: sulfadiazina 1 g, a cada 6 horas; ou sulfametoxazol-trimetoprima 480 mg, 1 a 3 comprimidos, VO, a cada 12 horas; ou dapsona 100 a 200 mg, VO, a cada 24 horas
  - Segunda opção: amicacina 7,5 mg/kg/dia, IM; ou imipeném 500 mg, IV, a cada 6 horas
- Eumicetomas:
  - *Madurella* spp.: itraconazol 200 mg, VO, a cada 12 horas; ou cetoconazol 200 mg, VO, a cada 12 horas
  - *Aspegillus* spp. ou *Acremonium* spp. ou *Scedosporium complex*: voriconazol 200 mg, VO, a cada 12 horas; ou posaconazol suspensão 400 mg, VO, a cada 12 horas
  - *Fusarium* spp.: voriconazol 200 mg, VO, a cada 12 horas; anfotericina 50 mg/dia, IV
- Dependendo da gravidade ou tolerância, os esquemas terapêuticos podem ser associados.

Tratamento cirúrgico

- Intervenção cirúrgica (desbridamento ou até mesmo amputação) é limitada pelas altas taxas de recaídas. Se justificada em casos selecionados, deve sempre ser realizada em conjunto com a terapia medicamentosa, de preferência depois de 6 meses de tratamento.

BIBLIOGRAFIA

Ahmed AA, van de Sande W, Fahal AH. Mycetoma laboratory diagnosis: Review article. PLoS Negl Trop Dis. 2017;11:e0005638.

Ahmed SA, de Hoog GS, Stevens DA et al. *In vitro* antifungal suscepbility of coelomycete agents of black grain eumycetoma to eight antifungals. Med Mycol. 2015;53:295.

Azevedo MF. GPS Medicamentos. Guia prático em saúde. Rio de Janeiro: Guanabara Koogan; 2017.

Brasileiro Filho G. Bogliolo Patologia. 8. ed. Rio de Janeiro: Guanabara Koogan; 2011.

Castro LM, Belda Jr. W, Salebian A et al. Mycetoma: a retrospective study of 41 cases seen in São Paulo, Brazil, from 1969 to 1989. Mycoses. 1993;36:89-95.

Mahgoub EL. Agents of mycetoma. In: Mandell D, Bennett J. Principles and Practice of Infectious Diseases. 5th ed. Churchill Livingstone; 2000.

Negroni R, Tobón A, Bustamante B et al. Posaconazole treatment of refractory eumycetoma and chromoblastomycosis. Rev Inst Med Trop Sao Paulo. 2005;47:339.

van de Sande WW, Fahal A, Verbrugh H et al. Polymorphisms in genes involved in innate immunity predispose toward mycetoma susceptibility. J Immunol. 2007;179:3065.

Welsh O. Mycetoma. Current concepts in treatment. Int J Dermatol. 1991;30:387.

World Health Organization (WHO). Addressing the burden of mycetoma, 28 May 2016. Disponível em: http://www.who.int/neglected_diseases/mediacentre/WHA_69.21_Eng.pdf?ua Acesso em: 15 jul. 2019.

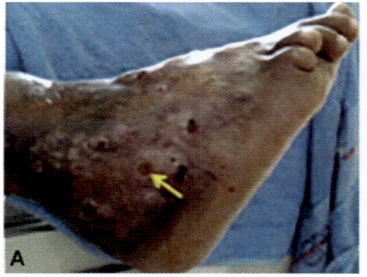 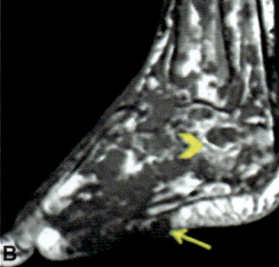

Figura 598.2 Micetoma ("pé de madura"): abscessos e fístulas para pele (*setas* em **A** e **B**) e lesões osteolíticas difusas (*ponta de seta* em **B**).

599
Microsporidíase

Marco Tulio Antonio Garcia-Zapata • Patricia Gabriella Rocha Carneiro García-Zapata

INTRODUÇÃO

Doença ocasionada por um agente infeccioso oportunista, denominado genericamente *Microsporidium* ou microsporídios.

Apesar de existirem mais de 143 gêneros e 1.200 espécies pertencentes ao filo Microspora, somente seis gêneros estão envolvidos em processos infecciosos com seres humanos.

É considerado um fungo unicelar, com transmissão via fecal-oral, pela ingestão de microesporos presentes em alimentos e água (poços artesianos e redes de distribuição de água "potável").

Há suspeita de transmissão respiratória por aerossóis.

É possível que exista um caráter zoonótico na transmissão de algumas espécies (*Encephalitozoon cuniculi*, coelhos), cujo hábitat é o intestino delgado.

No Brasil, têm sido relatados casos com *Enterocytozoon bieneusi* e *Encephalitozoon intestinalis*, duas espécies comuns no trato gastrintestinal, podendo ocasionar infecção disseminada, especialmente por esta última.

Trata-se de uma doença de distribuição mundial.

FATORES DE RISCO

- Pacientes imunocomprometidos (principalmente linfócitos T CD4 < 100/mm³, ou diabéticos), pacientes com algum tipo de imunodeficiência (síndrome da imunodeficiência adquirida [AIDS]), assim como crianças imunocompetentes, em fase pré-escolar (< 5 anos)
- Saneamento básico deficitário
- Contaminação de solo, água ou alimentos com material fecal
- Esporos têm sido encontrados em águas de consumo humano tratadas, o que sugere que os sistemas vigentes de potabilização são insuficientes e precisam ser revisados

MANIFESTAÇÕES CLÍNICAS

- O espectro clínico da microsporidíase abrange desde infecções localizadas, geralmente no trato gastrintestinal, até quadros sistêmicos por vezes fatais, com acometimento principalmente dos sistemas nervoso central (SNC) e respiratório, trato hepatobiliar e rins
- As manifestações podem ser agudas ou transitórias, crônicas (com recidivas) ou fulminantes, e dependem da espécie infectante, já que cada uma apresenta tropismo por determinado local do organismo e da resposta imune do indivíduo infectado (Quadro 599.1). Nesse caso, incluem-se as infecções oculares que afetam a córnea e a conjuntiva, capazes de ocasionar ceratite irreversível em usuários imunocompetentes de lentes de contato, e, inclusive, estender-se para os seios paranasais

Quadro 599.1 Síndromes clínicas da microsporidíase.*

Síndrome	Gênero e espécie de microsporídios
Miosite	*Pleistophora* spp., *Trachipleistophora hominis*, *Trachipleistophora* spp., *Anthropophthera* spp.
Infecção ocular	*Nosema conori, Nosema ocularum, Nosema algerae, Vittaforma corneae, Microsporidium ceylonensis, Microsporidium africanum, Brachiola vesicularum, Brachiola connori, Encephalitozoon hellen, Encephalitozoon cuniculi*
Peritonites, hepatite	*Encephalitozoon cuniculi*
Pneumonia	*Encephalitozoon hellen, Enterocytozoon bieneusi*
Rinossinusite	*E. cuniculli, E. hellen*
Diarreia	*E. bieneusi, E. intestinalis*
Infecção disseminada	*E. intestinalis, E. hellen, N. connori*
Bronquites	*E. bieneusi, E. hellen*
Colecistite e colangite	*E. bieneusi, E. intestinalis*

*Em casos graves de imunossupressão, embora raros, pode acontecer acometimento simultâneo de múltiplos órgãos e por diferentes gêneros e espécies de microsporídios, especialmente envolvendo *E. bieneusi*.

- A manifestação clínica mais comum em pacientes com AIDS é a enterite, que ocasiona diarreia crônica, com média de seis evacuações diárias, fezes amolecidas ou aquosas, sem leucócitos ou hemácias. Em imunocompetentes, a diarreia é autolimitada e de resolução espontânea.

DIAGNÓSTICO DIFERENCIAL

- Muito semelhante ao descrito na criptosporidíase (ver Capítulo 579, *Criptosporidíase*)
- Em pacientes com AIDS, o diagnóstico diferencial deve abranger outros agentes etiológicos de enterites oportunistas ou não, principalmente *Giardia lamblia*, *Entamoeba histolytica*, *Salmonella*, *Shigella*, *Campylobacter jejuni*, *Yersinia*, *Cyclospora cayetanensis*, *Cystoisospora* sp., *Sarcocystis* e *Blastocystis*.

EXAMES COMPLEMENTARES

- Em pacientes imunossuprimidos, especialmente com AIDS, pode ocorrer disseminação para diferentes órgãos ou sistemas, de modo semelhante a outros agentes oportunistas, inclusive por espécies diferentes simultaneamente. Assim, tornam-se necessários diversos exames complementares, como de imagem, endoscopias e estudos histopatológicos (infecção pulmonar e intestinal sintomática)
- Ver Capítulo 579, *Criptosporidíase*.

COMPROVAÇÃO DIAGNÓSTICA

- Encontro de microesporos (< 3 μ) em fezes, secreções ou aspirados dos órgãos envolvidos por intermédio de microscopia de luz, utilizando métodos de concentração, fixação e coloração com técnicas específicas (p. ex., *Hot Chromotrope Kokoskin*) úteis para estudo individual de pacientes
- Testes imunossorológicos (imunofluorescência indireta [IFI], ensaio imunoenzimático absorvente [ELISA], *Western blot*) apresentam sensibilidade e especificidade discutíveis
- Técnicas de biologia molecular, como a reação em cadeia da polimerase, são promissoras para a detecção de microsporídios

• A microscopia eletrônica está reservada para estudo da caracterização de espécies do parasito
• Biópsia intestinal, em casos especiais.

As Figuras 599.1 a 599.3 apresentam alguns exemplos de exames para investigação da microsporidíase.

Atenção

Embora as variadas parasitoses oportunistas intestinais (criptosporidíase, isosporidíase, ciclosporíase, sarcocistose, blastocistose, microsporidíase) se apresentem com quadros clinicamente semelhantes em pacientes com algum tipo de imunodeficiência, apenas a criptosporidíase e a isosporidíase são realmente reconhecidas pela Organização Mundial da Saúde (OMS) como "doença definidora da AIDS" (WHO, 2007; CDC, 2008).

COMPLICAÇÕES

Dependem da gravidade da imunodeficiência (pacientes HIV-positivos CD4 < 100 células/mm^3), da extensão e da disseminação sistêmica em múltiplos órgãos: vias urinárias, fígado, seios paranasais, vias biliares, sistema respiratório, peritônio, musculatura estriada, rins, SNC, olhos, pele. Entre as complicações da doença ou casos graves e não tratados, têm sido observados distúrbios hidreletrolíticos graves, além de síndrome de má absorção e desnutrição. Pode existir poliparasitismo.

TRATAMENTO

• Reidratação e correção dos distúrbios hidreletrolíticos, suplementação nutricional
• Em indivíduos imunocompetentes, a doença é autolimitada
• Indivíduos imunocomprometidos precisam de tratamento específico para a AIDS (ver Capítulo 524, *AIDS*).

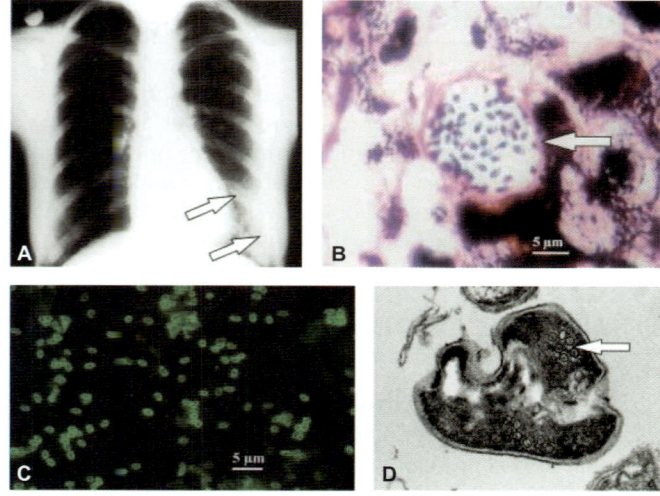

Figura 599.1 A. Radiografia de tórax mostrando infiltrado da língula esquerda (*setas*) compatível com pneumonia. **B.** Coloração de Gram da biópsia transbronquial, revelando inúmeros parasitóforos contendo esporos de microsporídia. **C.** Técnica de imunofluorescência com soro específico de *E. cuniculi*. **D.** Microscopia eletrônica de fezes detectando espécie de microporídio *E. bieneusi*. (Fonte: Wetzel et al., 2001.)

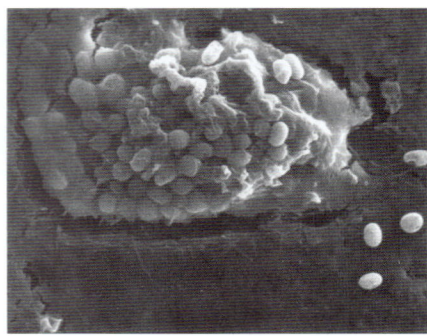

Figura 599.2 Microfotografia de microscopia eletrônica de varredura mostrando esporos de *E. hellen*, obtidos de lavado bronquioalveolar de paciente com síndrome da imunodeficiência adquirida, cultivado *in vitro* usando cultura celular. Os esporos estão concentrados em parasitóforos intracitoplasmáticos (escala 10 μm). (Fonte: Weber et al., 1994.)

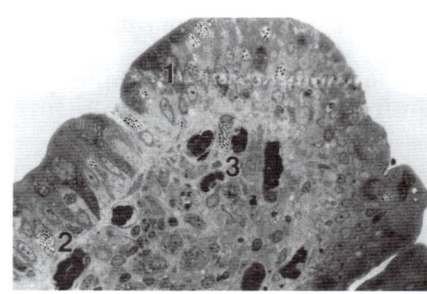

Figura 599.3 Microfotografia de microscopia eletrônica de transmissão mostrando o ápice de uma vilosidade duodenal de paciente com síndrome da imunodeficiência adquirida infectado com *S. intestinalis*. Esporos são aglomerados nos parasitóforos, localizados entre o núcleo do enterócito e a borda da microvilosidade, na posição basal do núcleo ou dentro das células na lâmina própria (aumento 175×). (Fonte: Weber et al., 1994.)

Tratamento medicamentoso

• Primeira opção: albendazol 400 mg, por via oral (VO), a cada 12 horas, durante 3 semanas. Para crianças: 15 mg/kg/dia, a cada 12 horas, durante 7 dias
• Segunda opção: fumagilina 20 mg, VO, a cada 8 horas, durante 3 semanas
• Terceira opção: metronidazol 500 mg, VO, a cada 8 horas, durante 3 semanas
• Quarta opção: atovaquona 750 mg, VO, a cada 8 horas, durante 3 semanas
• Na forma ocular, pode-se utilizar fumagilina oftálmica, antes da decisão pelo transplante de córnea
• Alerta-se que, em casos de imunodeficiência relacionada com a AIDS, a terapia específica com antirretroviral é necessária.

PREVENÇÃO

• Recomendam-se as mesmas medidas básicas de controle descritas para criptosporidíase.

EVOLUÇÃO E PROGNÓSTICO

• Semelhantes ao descrito para criptosporidíase.

BIBLIOGRAFIA

Azevedo MF. GPS Medicamentos. Guia prático em saúde. Rio de Janeiro: Guanabara Koogan; 2017.

Brasil. Ministério da Saúde. Manual de diagnóstico dos agentes oportunistas: parasitos intestinais e Pneumocystis jirovecii. Brasília: Ministério da Saúde; 2012.

García-Zapata MTA. Protozooses intestinais. In: Andrade JG, Pereira LIA. Manual Prático de Doenças Transmissíveis. 8. ed. rev. e ampl. Edição do autor; 2017.

Gilbert DN, Chambers HF, Eliopoulos GM et al. (eds.). The Sanford Guide to Antimicrobial Therapy. 50th ed. Antimicrobial Therapy; 2019.

Grayson LM, Cosgrove SE, Crowe S. Kucer's The Use of Antibiotics. A clinical review of antibacterial, antifungal, antiparasitic and antiviral drugs. Hodder Arnold; 2010.

Souza Jr. ES, García Zapata MTA. Diagnóstico laboratorial de enteroparasitoses oportunistas, com ênfase nas microsporidioses humanas, em Goiânia GO. Rev Soc Bras Med Trop. 2006;39(6):560-4.

Weber R, Bryan R T, Swartz DA et al. Human microsporidial infections. Clin Microbiol Rev. 1994;7(4):426-61.

Wetzel T, Wolff M, Dabanch J et al. Dual Microsporidila infection with Encephalitozoon and Enterocytozoon bieneusi in an HIV-positive Patient. Infection. 2001;29(4):237-9.

600
Paracoccidioidomicose

Blastomicose sul-americana, doença de Lutz-Splendore-Almeida

Sabrina Sgambatti de Andrade • Ana Joaquina Cohen Serique Pereira

INTRODUÇÃO

Paracoccidioidomicose é uma micose sistêmica profunda, causada pela inalação de esporos do fungo *Paracoccidioides brasiliensis*, presentes no solo e na poeira.

Relatada apenas na América Latina, localizando-se no Brasil e na Colômbia a maioria dos casos.

É mais frequente na zona rural em homens acima dos 30 anos.

Pode ocorrer como coinfecção em pacientes com síndrome da imunodeficiência adquirida (AIDS), resultante de reativação de um foco latente.

Seu período de incubação é de 1 mês até muitos anos.

CLASSIFICAÇÃO

- Infecção paracoccidióidica: paciente contaminado sem doença clinicamente manifesta
- Paracoccidioidomicose (doença):
  - Forma aguda ou subaguda (juvenil)
  - Forma crônica (adulto)
- Formas residuais (sequelas): manifestações clínicas relacionadas com fibrose cicatricial em pulmões, intestino e adrenais.

FATORES DE RISCO

- Consumo de bebidas alcoólicas
- AIDS
- Desnutrição.

MANIFESTAÇÕES CLÍNICAS

- Complexo primário pulmonar (pode ser assintomático)
- Pele: lesões polimorfas com tendência à ulceração, principalmente na face (dobras mucocutâneas na boca e no nariz). Adenite regional que pode fistulizar
- Mucosas: lesões infiltradas e ulceradas, com aspecto de amora, em lábios, língua, gengivas, palato, nariz, laringe e faringe
- Linfonodos: aumento indolor dos linfonodos cervicais, axilares, inguinais, mesentéricos, mediastinais; fistulização (Figura 600.1)
- Sistema digestório: ulcerações da mucosa intestinal, hepatosplenomegalia (Figura 600.2)
- Pulmões: dispneia, tosse seca ou com expectoração escassa (Figura 600.3)
- Adrenais: hipertrofiadas e com nódulos; pode ser causa de doença de Addison
- Ossos: lesões osteolíticas
- Sistema nervoso central (Figura 600.4).

DIAGNÓSTICO DIFERENCIAL

- Depende da localização das lesões
- Tuberculose (coexiste em 15 a 20% dos pacientes)

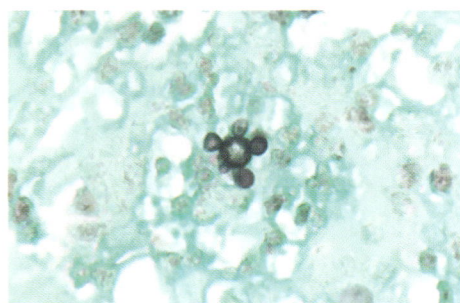

Figura 600.1 Linfonodos cervicais hipertrofiados com fistulização em paciente com paracoccidioidomicose.

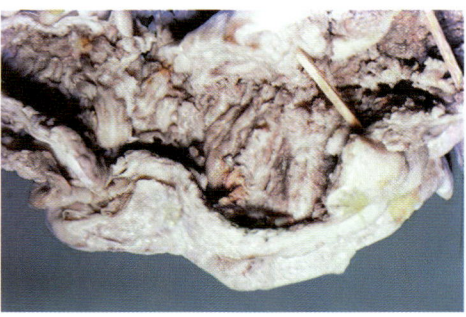

Figura 600.2 Forma linfático-abdominal de paracoccidioidomicose: ulceração irregular de mucosa.

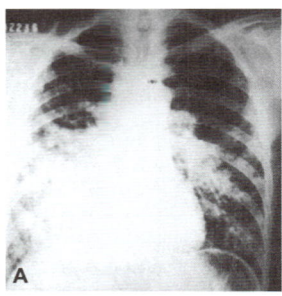
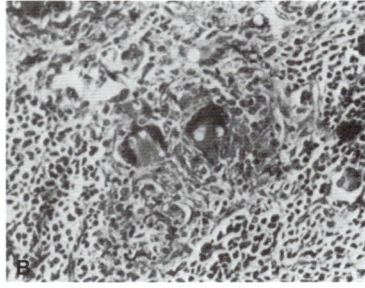

Figura 600.3 A. Radiografia de tórax mostrando alargamento do mediastino pelo aumento dos linfonodos. Observe a imagem de "asa de borboleta", que denota o comprometimento intersticial, além de nódulos. **B.** Corte histológico no qual se observa lesão inflamatória crônica granulomatosa com células gigantes albergando fungos arredondados (*Paracoccidioides brasiliensis*).

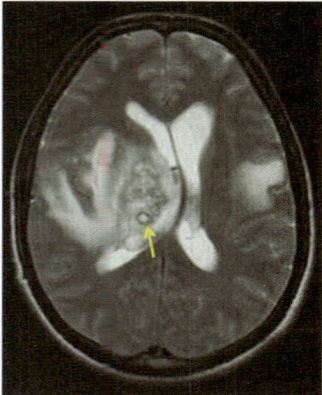
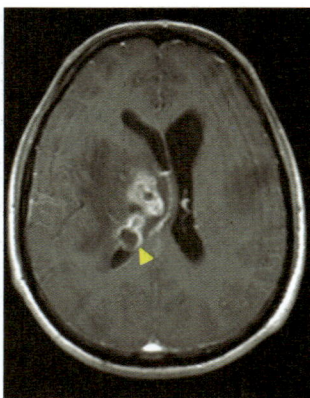

Figura 600.4 Ressonância magnética de crânio: lesões parenquimatosas arredondadas, coalescentes, apresentando hipossinal periférico na ponderação T2 (*seta*) e realce periférico (*ponta de seta*) nos núcleos da base à direita, associados a extenso edema perilesional.

- Histoplasmose, criptococose, leishmaniose tegumentar
- Esporotricose, cromomicose
- Linfomas
- Hanseníase
- Sífilis
- Carcinoma de células escamosas (lesões bucais).

EXAMES COMPLEMENTARES

- Hemossedimentação e mucoproteínas séricas: elevadas
- Exame direto de escarro, fluidos, secreções, raspados de úlceras: leveduras geralmente são abundantes nas lesões
- Cultura em meios enriquecidos com ágar-sangue e ágar dextrose de Sabouraud
- Teste intradérmico com paracoccidioidina
- Testes sorológicos (úteis para seguimento clínico): reação de imunodifusão em gel, reação de fixação do complemento, reação de imunofluorescência, reação imunoenzimática

- Radiografia do tórax: infiltrados nodulares ou áreas de condensação, bilaterais, simétricas, predominando nas porções central e basal dos pulmões
- Tomografia computadorizada do tórax e de outras regiões
- Biópsia: identifica lesões histopatológicas e fungos – geralmente granulomas de células epitelioides e gigantes multinucleadas, contendo fungos degenerados, quiescentes ou em brotamento, com fibrose e infiltrado de linfócitos e eosinófilos.

COMPROVAÇÃO DIAGNÓSTICA

Dados clínicos e epidemiológicos + exame de imagem + demonstração do *P. brasiliensis*.

COMPLICAÇÕES

- Perfuração do septo nasal e do palato
- Fibrose pulmonar, insuficiência respiratória.

TRATAMENTO

- **Formas graves**: anfotericina B 0,7 a 1 mg/kg/dia, por via intravenosa (IV), até total acumulado de 30 mg/kg, seguida de itraconazol 200 mg/dia, por via oral (VO), por, no mínimo, 12 meses
- **Formas moderadas a leves**: itraconazol 200 mg/dia, VO, durante 6 a 9 meses (leve) ou 12 a 18 meses (moderada)
- **Tratamento alternativo**: voriconazol 6 mg/kg, VO, 2 vezes/dia, por 2 doses, seguidos de 4 mg/kg, VO, 2 vezes/dia; sulfametoxazol-trimetoprima 800/160 mg, VO, 2 vezes/dia, durante 30 dias, seguidos de 400/80 mg, VO, 1 vez/dia indefinidamente (3 a 5 anos).

EVOLUÇÃO E PROGNÓSTICO

- Cura clínica com tratamento adequado (recidivas são frequentes)
- Controle de cura: remissão das manifestações clínicas, negativação dos exames parasitológicos e sorológicos, normalização dos exames inespecíficos, desaparecimento das imagens pulmonares (pode haver sequelas)
- Taxa de mortalidade elevada em pacientes com doença avançada e imunodeficiência.

BIBLIOGRAFIA

Azevedo MF. GPS Medicamentos. Guia prático em saúde. Rio de Janeiro: Guanabara Koogan; 2017.

Nucci M, Colombo AL. Mycology and epidemiology of paracoccidioidomycosis. Up to Date; 2017.

Queiroz-Telles F, Goldani LZ, Schlamm HT et al. An open-label comparative pilot study of oral voriconazoleanditraconazole for long-term treatment of paracoccidioidomycosis. Clin Infect Dis. 2007;45(11):1462-9.

601
Aspectos Práticos das Infecções Sexualmente Transmissíveis

DST, IST, síndromes anogenitais sexualmente transmissíveis

Ana Maria de Oliveira

INTRODUÇÃO

Infecções sexualmente transmissíveis (IST) são aquelas adquiridas e transmitidas por via sexual, as quais se manifestam clinicamente como corrimento uretral, corrimento vaginal, bolhas e úlceras genitais, e verrugas anogenitais.

A prevalência dos agentes etiológicos sofre influência de fatores geográficos, socioeconômicos e de gênero, além do número de parcerias sexuais, uso de substâncias psicoativas, circuncisão, sexo profissional, entre outros.

De acordo com as suas manifestações clínicas, as IST são abordadas pelas síndromes correspondentes.

SÍNDROMES ANOGENITAIS E AGENTES ETIOLÓGICOS

Tendo em vista as manifestações clínicas, os principais agentes etiológicos são:

- Úlceras anogenitais: *Treponema pallidum* (sífilis); herpesvírus simples (HSV-1 e HSV-2; herpes perioral e genital, respectivamente); *Haemophilus ducreyi* (cancroide); *Chlamydia trachomatis*, sorotipos L1, L2 e L3 (linfogranuloma venéreo [LGV]); *Klebsiella granulomatis* (donovanose)
- Corrimentos uretrais (uretrites) e cervicais (cervicites): *N. gonorrhoeae*, *Chlamydia trachomatis* (sorotipos D ao K), *Mycoplasma hominis*, *Mycoplasma genitalium*, *Trichomonas vaginalis*
- Corrimentos vaginais: *Trichomonas vaginalis*; candidíase e vaginose bacteriana não são incluídas como IST
- Verrugas anogenitais: papilomavírus humano (HPV) e *Mycoplasma genitalium*
- Colite, proctite e enterites: causadas por vários agentes. Frequentemente assintomáticas, essas infecções podem ser adquiridas pela manipulação local, com ou sem penetração no ato sexual e pela prática sexual ânus–boca. O indivíduo infectado manifesta sintomas de dor anal, corrimento anal, corrimento mucopurulento anal, hematoquezia, tenesmo, constipação intestinal:
  - Proctites: infecções limitadas à mucosa retal e à borda anal, causadas por *T. pallidum*, *N. gonorrhoeae*, HSV e *C. trachomatis*
  - Proctocolites: infecções na região anal e até 12 cm da margem do ânus. Geralmente, são causadas por espécies de *Salmonela*, *Shigella* e *C. trachomatis* (LGV)
  - Enterites: infecções que acometem duodeno, íleo e cólon, associadas a *Giardia lamblia* e ao vírus da hepatite A
- Zikavírus (ZKV): pode ser transmitido por via sexual; portanto, é considerado IST. Para os casais que desejam a concepção, recomenda-se ao homem aguardar 6 meses do término dos sintomas de doença pelo ZKV, e, para as mulheres, 8 meses do término dos sintomas da infecção
- Vírus linfotrópico humano (HTLV tipos 1 e 2): eliminado durante a amamentação e transmitido pelas vias parenteral, sexual, vertical e aleitamento materno. Por esse motivo, é contraindicada a amamentação, devendo-se ser prescrito inibidor da lactação para a lactante e a fórmula alimentar infantil para o recém-nascido.

Sexualidade e prevenção combinada

- A sexualidade é um aspecto essencial do ser humano. A escuta ativa centrada na pessoa e a promoção de ambiente favorável sobre as práticas sexuais devem fazer parte do cotidiano dos profissionais dos serviços de saúde:
  - A ampliação da avaliação e da gestão de risco e sexo seguro compõem a prevenção combinada (PC), que está relacionada com três âmbitos de intervenção, aplicadas em níveis individual e coletivo: biomédica, comportamental e estrutural (marco legal) (Brasil, 2017)
- Considerando as especificidades dos sujeitos e dos seus contextos, essa combinação de ações que formam a PC compreende:
  - Tratar todas as pessoas infectadas com o vírus da imunodeficiência humana (HIV)/com a síndrome da imunodeficiência adquirida (AIDS)
  - Abordar para testar regularmente para HIV, outras IST e hepatites virais (HV) (Quadro 601.1)
  - Instituir a profilaxia pós-exposição (PEP)
  - Adotar a profilaxia pré-exposição (PrEP)
  - Realizar a prevenção da transmissão vertical
  - Imunizar contra hepatite viral B (HVB) e HPV
  - Instituir a estratégia da redução de danos
  - Diagnosticar e tratar pessoas e parcerias sexuais de pessoas com IST e HV
  - Orientar o uso de preservativos masculino, feminino e gel lubrificante.

FATORES DE RISCO

- Lactente: canal do nascimento infectado
- Crianças/adolescentes: abuso sexual por indivíduo infectado
- Autoinoculação
- Dispositivo intrauterino (DIU)
- Idade abaixo de 30 anos, novas ou múltiplas parcerias sexuais, parcerias com IST, história prévia/presença de outra IST e uso irregular de preservativo (Quadro 601.1).

MANIFESTAÇÕES CLÍNICAS

- São muito importantes anamnese acurada e exame físico detalhado para a abordagem correta do paciente, a partir

Quadro 601.1 Rastreamento das infecções sexualmente transmissíveis (IST).

QUEM	HIV[a]	Sífilis[b]	Clamídia e gonococo[c]	Hepatites B[d] e C[e]	
Adolescentes e jovens (≤ 30 anos)	Anual		Ver frequência conforme outros subgrupos populacionais ou práticas populacionais, ou práticas sexuais		
Gestantes	Na primeira consulta do pré-natal (idealmente, no 1º trimestre da gestação)		Na primeira consulta do pré-natal	Hepatite B: na primeira consulta do pré-natal (idealmente, no 1º trimestre)	
	No início do 3º trimestre (28ª semana)				
	No momento do parto, independentemente de exames anteriores			Hepatite C: de acordo com a história de comportamento de risco para exposição ao HCV[f]	
	Em caso de aborto/natimorto, independentemente de exames anteriores				
Gays e HSH	Semestral		Ver frequência conforme outros subgrupos populacionais ou práticas sexuais	Semestral	
Trabalhadores(as) do sexo					
Travestis/transexuais					
Pessoas que consomem bebidas alcoólicas e outras substâncias psicoativas					
Pessoas com diagnóstico de IST	No momento do diagnóstico e 4 a 6 semanas após o diagnóstico de IST		No momento do diagnóstico	No momento do diagnóstico	
Pessoas com diagnóstico de hepatites virais	No momento do diagnóstico	–	–	–	
PVHIV	–	Semestral	No momento do diagnóstico	Anual	
Pessoas com prática sexual anal receptiva (passiva) sem uso de preservativos	Semestral	–	–	Semestral	
Pessoas privadas de liberdade	Anual	Semestral	–	Semestral	
Violência sexual	No atendimento inicial; 4 a 6 semanas após exposição e 3 meses após exposição		No atendimento inicial e 4 a 6 semanas após exposição	No atendimento inicial, aos 3 e 6 meses após exposição	
Pessoas em uso de PrEP	Em cada visita ao serviço	Trimestral	Semestral	Trimestral	
Pessoas com indicação de PEP	No atendimento inicial; 4 a 6 semanas após exposição e 3 meses após exposição		No atendimento inicial e 4 a 6 semanas após exposição	No atendimento inicial e 4 a 6 semanas após exposição (exceto nos casos de acidente com material biológico)	No atendimento inicial e 6 meses após exposição

[a]HIV: preferencialmente com teste rápido. [b]Sífilis: preferencialmente com teste rápido para sífilis. [c]Clamídia e gonococo: detecção de clamídia e gonococo por biologia molecular. Pesquisa de acordo com a prática sexual: urina (uretral), amostras endocervicais, secreção genital. Para amostras extragenitais (anais e faríngeas), utilizar testes com validação para tais locais de coleta. [d]Hepatite B: preferencialmente com teste rápido. Recomenda-se vacinar toda pessoa suscetível à hepatite B. Pessoa suscetível é aquela que não foi vacinada, ou que foi vacinada, mas apresenta títulos de anti-HB inferiores a 10 mUI/mℓ e HBsAg não reagente (ou teste rápido não reagente). [e]Hepatite C: preferencialmente com teste rápido. [f]Caso a gestante não tenha realizado rastreamento no pré-natal, proceder à testagem rápida para hepatite B no momento do parto. A vacina para hepatite B é segura durante a gestação e mulheres suscetíveis devem ser vacinadas. [g]É recomendada a realização da sorologia em gestantes com fatores de risco para infecção por HCV, como: infecção pelo HIV, uso de drogas ilícitas, antecedentes de transfusão ou transplante antes de 1993, realização de hemodiálise e elevação de aminotransferases sem outra causa clínica evidente. HCV: vírus da hepatite C; HIV: vírus da imunodeficiência humana; HSH: homens que fazem sexo com homens; PVHIV: pessoas vivendo com HIV; PEP: profilaxia pós-exposição; PrEP: profilaxia pré-exposição. (Fonte: Ministério da Saúde, 2020.)

dos sinais e sintomas, com apoio de exames laboratoriais, o que possibilita identificar as síndromes da úlcera anogenital, do corrimento uretral, da úlcera genital e da verruga anogenital

• A abordagem com base apenas na clínica tem baixa sensibilidade e especificidade, pois, na maioria das vezes, os pacientes são assintomáticos

• O manejo das IST sintomáticas segue condutas fundamentadas em fluxograma, com ou sem a utilização de exames laboratoriais (Figuras 601.1 a 601.4).

Conforme o quadro clínico, recomenda-se a investigação laboratorial das infecções entéricas por transmissão sexual (Quadro 601.2).

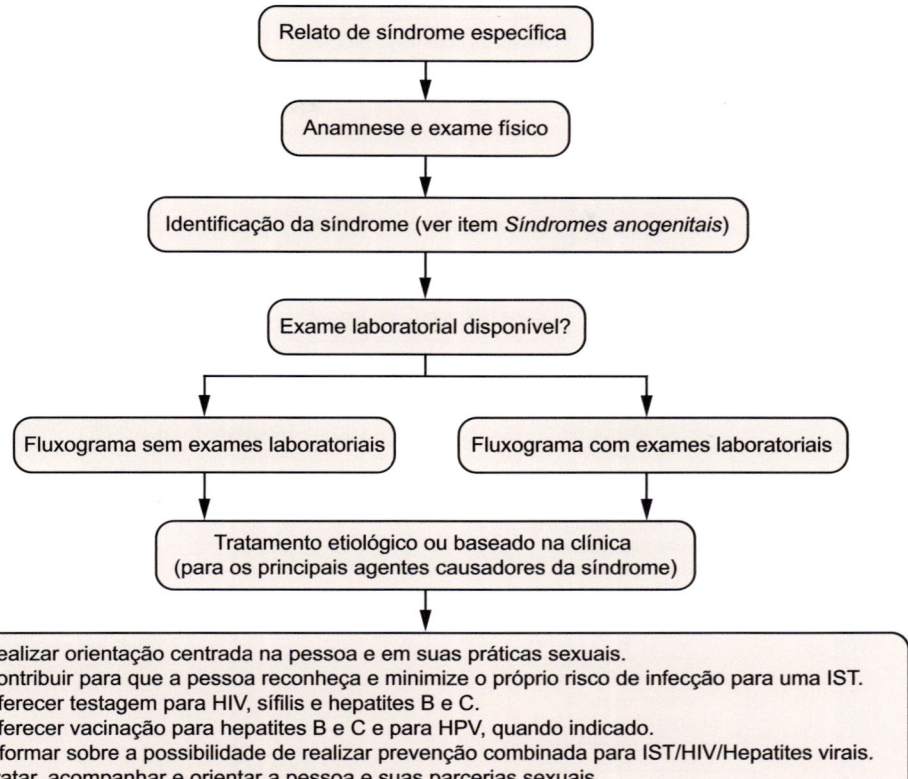

Figura 601.1 Fluxograma para manejo clínico de infecções sexualmente transmissíveis (IST) sintomáticas. (Fonte: Ministério da Saúde, 2020.)

Quadro 601.2 Indicação para investigação laboratorial das infecções entéricas e intestinais sexualmente transmissíveis.

Sintomáticos
• *Swab* anal de todos os pacientes com diagnóstico presuntivo de infecções entéricas e intestinais sexualmente transmissíveis, para cultura (antibiograma) e detecção de clamídia e gonococo por biologia molecular[a]

Assintomáticos
• Rastreamento semestral por meio de *swab* anal para detecção de clamídia e gonococo por biologia molecular,[a] para todas as pessoas com prática anal receptiva sem proteção de barreira

[a]Para amostras extragenitais (anais e faríngeas), utilizar testes com validação para tais locais de coleta. A cultura, embora possível, se mostra menos sensível que a biologia molecular. (Fonte: Ministério da Saúde, 2020.)

EXAMES COMPLEMENTARES

- O rastreamento das IST é indicado para determinadas subpopulações em que há maior risco de infecção, porém, isso vai depender da avaliação de cada pessoa e os limites da prevenção quaternária (ver Quadro 601.1) (Gérvas e Perez Fernández, 2006)
- Para cada uma das IST, há exames complementares que serão solicitados na consulta inicial (ver Quadro 601.1)
- Deve-se destacar que os exames laboratoriais diagnósticos a serem realizados dependem da suspeita clínica:
  - HIV: preferencialmente com teste rápido por meio de ensaio imunoenzimático absorvente (ELISA), observando o fluxograma proposto pelo Ministério da Saúde (2018)
  - Sífilis: preferencialmente com teste rápido para sífilis e teste não treponêmico

- Clamídia e gonococo: detecção de clamídia e gonococo por biologia molecular. Pesquisa de acordo com a prática sexual, urina (uretral), amostras endocervicais e secreção genital. Para amostras extragenitais (anais e faríngeas), utilizar testes com validação para tais sítios de coleta
- Hepatite B: preferencialmente com teste rápido. Recomenda-se vacinar toda pessoa suscetível à hepatite B, os não vacinados e aqueles vacinados com títulos de anti-HB inferiores 10 mUI/mℓ e HBsAg não reagente
- Hepatite C: preferencialmente com teste rápido. Recomenda-se a realização da sorologia em gestantes com fatores de risco para infecção por vírus da hepatite C (HCV), como: infecção pelo HIV, hemodiálise, uso de drogas ilícitas, antecedentes de transfusão ou transplante antes de 1993 e elevação de aminotransferases sem outra causa clínica evidente
- A abordagem sindrômica do corrimento uretral, das úlceras genitais e do corrimento vaginal é recomendada pelo Ministério da Saúde, conforme descrito nas Figuras 601.2 (corrimento uretral), 601.3 (úlcera genital) e 601.4 (corrimento cervical e vaginal).

A Figura 601.3 resume a abordagem para as queixas de feridas anogenitais; a partir dos prováveis agentes, devem-se considerar os exames diagnósticos para o adequado tratamento.

Na Figura 601.4, destaca-se o manejo do corrimento vaginal e da cervicite, considerando-se aspectos clínicos, exames diretos e de fácil realização, e orienta-se a pesquisa de câncer de colo de útero.

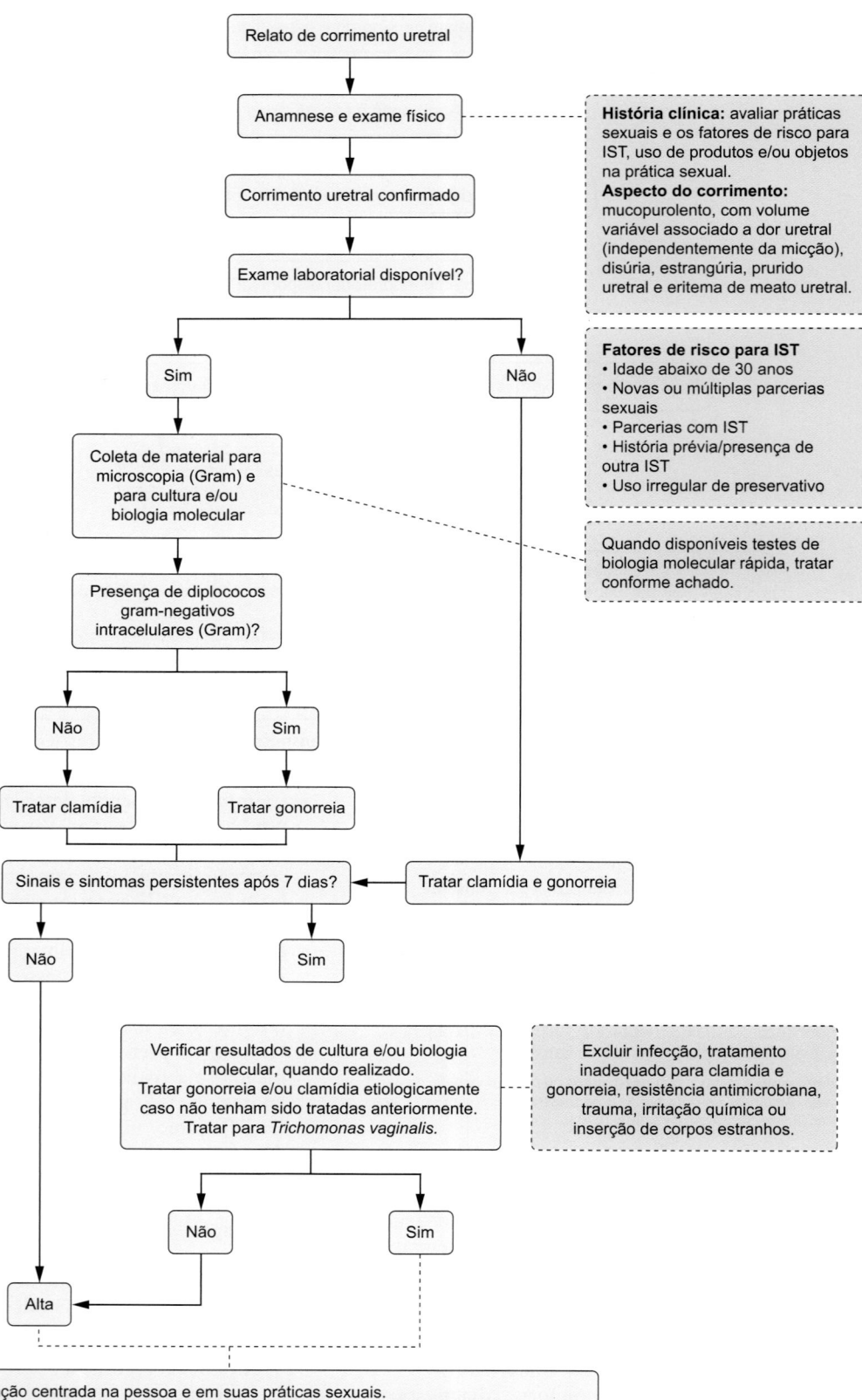

Figura 601.2 Fluxograma para manejo do corrimento uretral. (Fonte: Ministério da Saúde.)

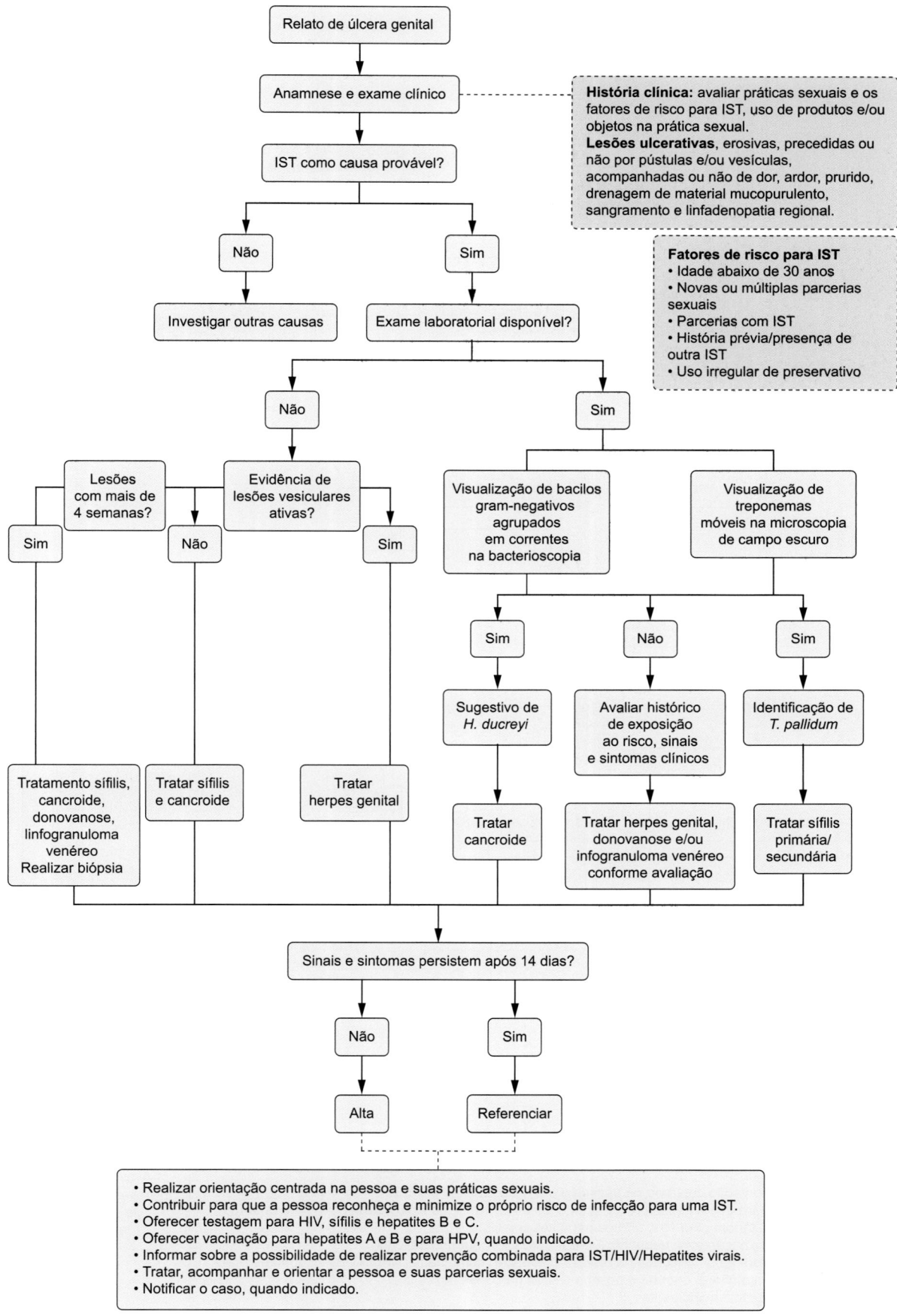

Figura 601.3 Fluxograma para manejo das infecções que causam úlcera genital. (Fonte: Ministério da Saúde, 2020.)

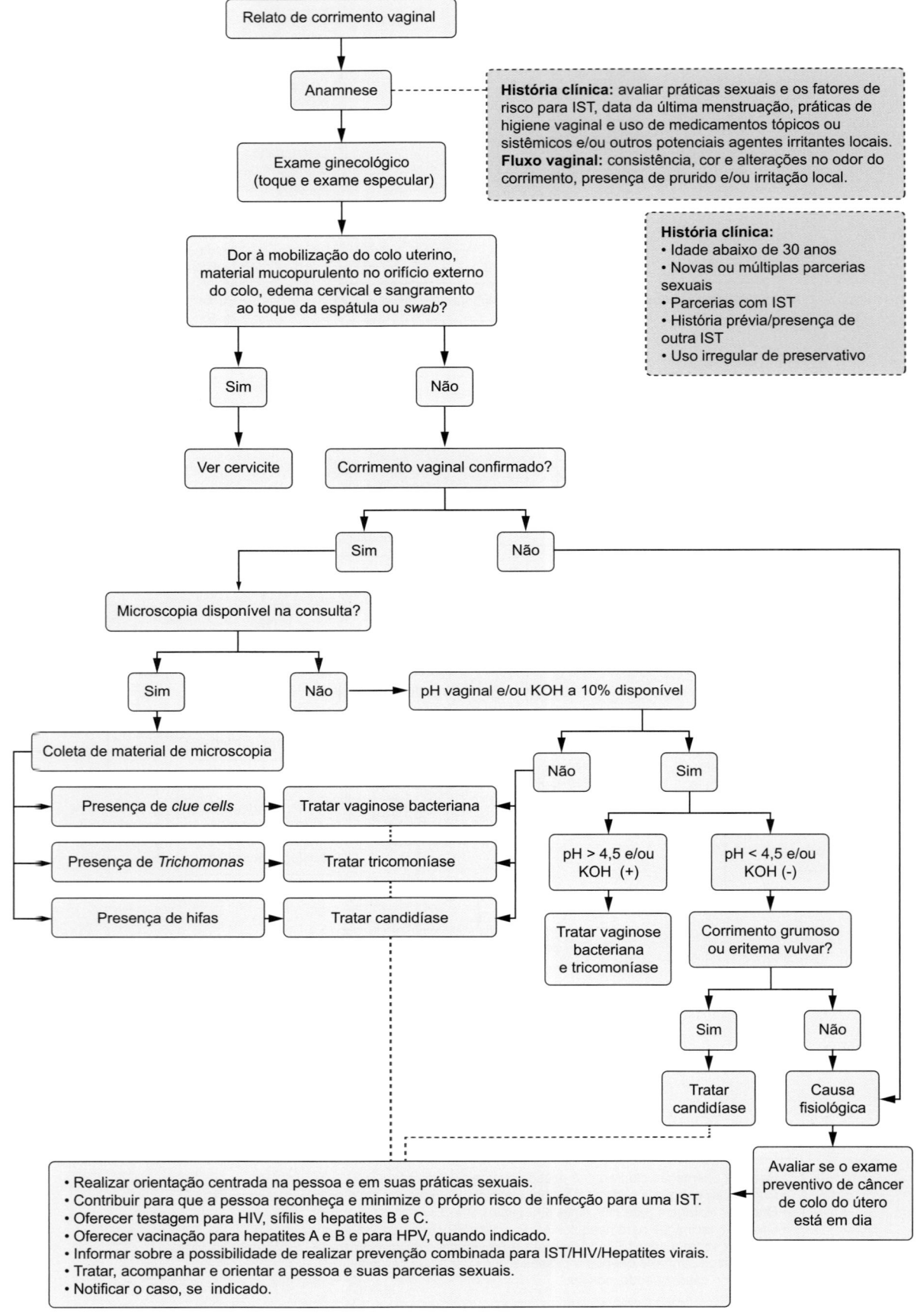

Figura 601.4 Fluxograma para manejo clínico do corrimento vaginal e da cervicite. (Fonte: Ministério da Saúde, 2020.)

MEDIDAS GERAIS

- Abstenção de qualquer atividade sexual até a cura (no mínimo, 7 dias)
- Abordagem das parcerias sexuais com o intuito de quebrar a cadeia de transmissão, observando confidencialidade, ausência de coerção e proteção contra discriminação
- O Ministério da Saúde indica as seguintes possibilidades de comunicação (Brasil, 2020):
  - Comunicação por cartão – o profissional de saúde que atendeu o paciente deve preencher as duas partes do cartão (partes A e B). Na parte B, há uma mensagem para ser entregue à parceria sexual por meio do caso-índice, convidando para consulta na unidade de saúde (ver "Modelo do cartão" em Brasil, 2020, p. 47 e 249)
  - Comunicação por correspondência e outros meios, através do caso-índice
  - Comunicação por busca ativa – após esgotados os meios descritos, havendo acesso ao endereço das parcerias sexuais e conforme as possibilidades locais, podem-se acessar as parcerias sexuais, principalmente de gestantes e aquelas com IST.

TRATAMENTO MEDICAMENTOSO

- Depende do diagnóstico sindrômico e/ou etiológico (ver os seguintes capítulos referentes às IST: 527, *Condiloma Acuminado*, 539, *Herpes Genital*, 554, *Blenorragia*, 556, *Cancro Mole*, 562, *Donovanose*, 567, *Infecção por Clamídia*, 569, *Linfogranuloma Venéreo*, 574, *Sífilis*)
- Em caso de proctite por IST, o tratamento consiste no uso de: ceftriaxona 500 mg por via intramuscular (IM), dose única, mais azitromicina 500 mg, 2 comprimidos, por via oral (VO), dose única, ou ceftriaxona 500 mg, IM, dose única, mais doxiciclina 100 mg, a cada 12 horas, por 10 dias. A doxiciclina é contraindicada durante a gravidez
- Se o agente infeccioso é conhecido ou presumido, adota-se a seguinte conduta:
  - *N. gonorrhoeae*: ceftriaxona 500 mg, IM, dose única, mais azitromicina 500 mg, 2 comprimidos, VO, dose única
  - *C. trachomatis*: azitromicina 500 mg, 2 comprimidos, VO, dose única, ou doxiciclina 100 mg, VO, a cada 12 horas, por 10 dias
  - *T. pallidum*: penicilina G benzatina 2,4 milhões UI, IM, dose única
  - Herpes-vírus simples: aciclovir 200 mg, 2 comprimidos, VO, a cada 8 horas, por 10 dias
  - *Giardia lamblia*: metronidazol 250 mg, 1 comprimido VO, a cada 8 horas, por 7 dias
- A depender do agente causal da infecção entérica sexualmente transmitida, tem-se a indicação adequada de tratamento (Quadro 601.3).

PREVENÇÃO

Adota-se as seguintes PC que envolvem ações de intervenções nos âmbitos biomédico, comportamental e marco legal:

- Uso de preservativo em todas as relações sexuais (orais, anais e genitais)
- Uso de barreira de proteção nos jogos sexuais
- Abordagem da parceria sexual para tratamento, conforme descrito anteriormente
- Testagem para HIV, sífilis, hepatites B e C (dependendo da população de risco, solicitar IgM e IgG para hepatite A)

Quadro 601.3 Tratamento com base no diagnóstico etiológico das infecções entéricas e intestinais sexualmente transmissíveis.

Agente etiológico	Tratamento
N. gonorrhoeae	Ceftriaxona 500 mg, IM, dose única + Azitromicina 500 mg, 2 comprimidos, VO, dose única
C. trachomatis	Azitromicina 500 mg, 2 comprimidos, VO, em dose única OU Doxiciclina[a] 100 mg, VO, a cada 12 horas, por 10 dias
HSV[b]	Aciclovir 200 mg, 2 comprimidos, VO, a cada 8 horas, por 10 dias
T. pallidum	Benzilpenicilina benzatina 2,4 milhões UI, IM, dose única
Giardia lamblia	Metronidazol 250 mg, 1 comprimido, VO, a cada 8 horas, por 7 dias

[a]A doxiciclina é contraindicada durante a gestação. [b]Vesículas no exame físico indicam cobertura e tratamento para herpes-vírus simples (HSV). IM: via intramuscular; VO: via oral. (Fonte: Brasil, 2020.)

- Vacinação para hepatites A e B, HPV
- Tratamento das parcerias sexuais
- Oferecer profilaxia pré-exposição (PrEP) e profilaxia pós-exposição (PEP)
- Em situação de violência sexual, a prevalência de IST aumenta; nesse caso, recomenda-se a profilaxia das IST não virais, mesmo durante a gravidez.

EVOLUÇÃO E PROGNÓSTICO

- Cura clínica ou bacteriológica com tratamento adequado
- Pode haver sequela sem tratamento ou com terapia inadequada.

Atenção

- **Notificação compulsória** em todo o território nacional: HIV, AIDS, HIV em gestante e criança exposta, sífilis adquirida, sífilis gestação, sífilis congênita, hepatites A, B, C, D, E.

Recomendações práticas

- Comunicação e/ou busca ativa da parceria sexual
- Examinar e tratar o(a) parceiro(a)
- Fazer aconselhamento sobre IST
- Solicitar exames sorológicos para diagnóstico de sífilis (VDRL), HIV e vírus da hepatite B (VHB)
- Vacina para hepatites B e A, vacina para papilomavírus humano (HPV) (conforme indicação e situação de risco)
- Serão consideradas parcerias sexuais, para fins de comunicação, aqueles(as) com (os)as quais a pessoa infectada tenha se relacionado sexualmente, conforme a seguinte descrição:
  - Tricomoníase: parceria atual
  - Corrimento uretral ou infecção cervical: nos últimos 2 meses
  - Doença inflamatória pélvica (DIP): nos últimos 2 meses
  - Úlceras: nos últimos 3 meses
  - Sífilis secundária: nos últimos 6 meses
  - Sífilis latente: no último ano
- A comunicação às parcerias sexuais pode ser realizada por meio do cartão de comunicação e da busca ativa (ver modelo em Brasil, 2020, p. 47 e 249).

BIBLIOGRAFIA

Azevedo MF. GPS Medicamentos. Guia prático em saúde. Rio de Janeiro: Guanabara Koogan; 2017.

Brasil. Ministério da Saúde. Secretaria de Vigilância em Saúde. Departamento de Doenças e Condições Crônicas e Infecções Sexualmente Transmissíveis. Protocolo clínico e diretrizes terapêuticas para atenção integral às pessoas com infecções sexualmente transmissíveis (IST). Brasília: Ministério da Saúde; 2020.

Brasil. Ministério da Saúde. Secretaria de Vigilância em Saúde. Departamento de DST, Aids e Hepatites virais. Protocolo Clínico e Diretrizes Terapêuticas para Atenção Integral às Pessoas com Infecções Sexualmente Transmissíveis. Brasília: Ministério da Saúde; 2015.

Brasil. Ministério da Saúde. Secretaria de Vigilância em Saúde. Departamento de Vigilância, Prevenção e Controle das Infecções Sexualmente Transmissíveis, do HIV/Aids e das Hepatites virais. Manual técnico para diagnóstico da infecção pelo HIV em adultos e crianças. 4. ed. Brasília: Ministério da Saúde; 2018.

Brasil. Ministério da Saúde. Secretaria de Vigilância em Saúde. Departamento de Vigilância, Prevenção e Controle das Infecções Sexualmente Transmissíveis, do HIV/Aids e das Hepatites virais. Prevenção combinada do HIV. Bases conceituais para profissionais trabalhadores(as) e gestores(as) de saúde. Brasília: Ministério da Saúde; 2017.

Brasil. Ministério da Saúde. Secretaria de Vigilância em Saúde. Departamento de Vigilância, Prevenção e Controle das Infecções Sexualmente Transmissíveis, do HIV/Aids e das Hepatites virais. Protocolo clínico e diretrizes para profilaxia pós-exposição (PEP) de risco à infecção pelo HIV, IST, Hepatites virais. Brasília: Ministério da Saúde; 2017.

Brasil. Ministério da Saúde. Secretaria de Vigilância em Saúde. Nota informativa n. 15/2018 – COVIG/CGVP/DCCI/SVS/MS, de 7 de junho de 2018. Ampliação da indicação de uso da vacina hepatite A para *gays* e homens que fazem sexo com homem (HSH) que tenham prática sexual com contato oral-anal. Brasília: Ministério da Saúde; 2018.

Gérvas J, Fernández MP. Limits to the power of medicine to define disesase and risk factor, and quaternary prevention. Gac Sanit [S.I.]. 2006;20(Supl. 3):66-71.

Workowski KA, Bolan GA; Centers for Disease Control and Prevention. Sexually transmitted diseases treatment guidelines, 2015. MMWR Recomm Rep. 2015;64(RR-03):1-137.

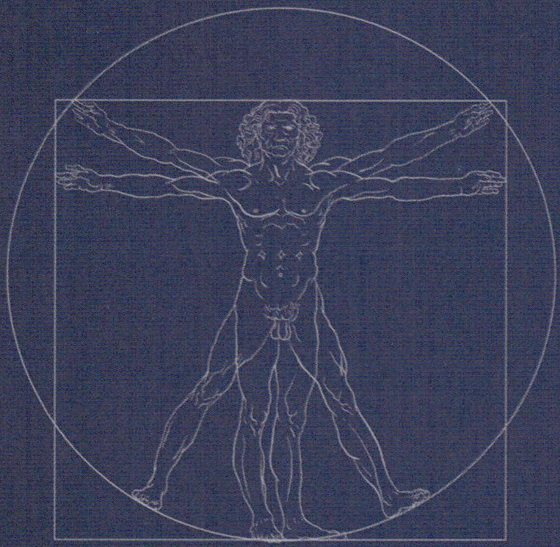

Parte 19
Transtornos Mentais e Comportamentais

602
Alcoolismo

Etilismo

Maria Amélia Dias Pereira ◆ Rodolfo Nunes Campos

INTRODUÇÃO

Alcoolismo, ou etilismo, é a condição clínica caracterizada por disfunções físicas, psíquicas e/ou sociais associada ao uso exagerado e persistente de bebidas alcoólicas. Trata-se de uma dependência química relacionada com a sensação de prazer desencadeada pela maior produção de dopamina.

Todos os sistemas do organismo podem ser lesados e os principais achados histopatológicos são:

- Fígado: infiltração gordurosa (esteatose), hepatite alcoólica, cirrose alcoólica
- Estômago: gastrite, ulceração da mucosa gástrica
- Pâncreas: pacreatite, necrose
- Intestino: achatamento das vilosidades
- Coração: fibrose intersticial, atrofia de miofibrilas, cardiomiopatia
- Sistema imunológico: depressão de granulócitos, de linfócitos e da imunidade celular
- Sistema endócrino: níveis de cortisol plasmático elevados, atrofia testicular, suspensão da produção dos hormônios reprodutores nas mulheres
- Cérebro: atrofia cortical, aumento dos ventrículos
- Nervos periféricos: lesão inflamatória, desmielinização.

Sua prevalência é de 15% da população brasileira, o que representa mais de 30 milhões de pessoas.

Uso de bebidas alcoólicas e dependência química

A experiência inicial com bebidas alcoólicas costuma ocorrer na adolescência, e o aumento da quantidade ingerida se dá gradativamente.

Entre os 18 e 25 anos surgem as principais consequências (problemas na escola e no trabalho, envolvimento em brigas, mudanças de comportamento).

A procura do tratamento é sempre tardia, por volta dos 35 anos.

CAUSAS E FATORES DE RISCO

O alcoolismo é multifatorial (predisposição genética, fatores psicológicos e socioculturais):

- Consumo precoce de bebidas alcoólicas permitido e estimulado pelos pais e em determinados locais (clubes, colégios etc.)
- Transtornos de ansiedade e depressivos
- Conduta e comportamento antissociais desde a infância
- Transtorno de personalidade.

Questionário CAGE

O questionário CAGE (do inglês *cut down*, *annoyed*, *guilty*, *eye-opener*), utilizado para triagem de pacientes que abusam de bebidas alcoólicas, é constituído de quatro pontos:
- *Cut down*: percepção da necessidade de diminuir o consumo de bebidas alcoólicas
- *Annoyed*: sensação de incômodo ao ouvir críticas à bebida
- *Guilty*: sensação de culpa ao beber
- *Eye-opener*: necessidade de beber no início da manhã para abrir os olhos.

Duas respostas positivas identificam 75% dos dependentes de álcool, com especificidade de 75%.

FORMAS CLÍNICAS

- **Intoxicação alcoólica** (efeitos transitórios da ingestão de grande quantidade de etanol):
  - Concentração sanguínea de até 0,5 g/ℓ: sedação ou leve sensação de euforia
  - Entre 0,5 e 1,5 g/ℓ: agitação e descoordenação
  - De 1,5 a 2 g/ℓ: perda do controle emocional e delírio
  - Acima de 2 g/ℓ: interferência no nível de consciência, podendo o paciente entrar em coma, com risco à vida
- **Intoxicação patológica**: pode ocorrer intensa perturbação do comportamento e agressividade após a ingestão de uma quantidade de álcool relativamente pequena. Nesses casos, são frequentes as amnésias lacunares (*blackouts*)
- **Alucinações**: alucinações vívidas e persistentes, sem alteração do nível de consciência, que podem durar dias ou meses e raramente se tornam crônicas
- **Transtornos psicóticos decorrentes do uso de álcool (síndrome de Wernicke-Korsakoff**, delírios, alucinações, pensamento e comportamento desorganizado): a deficiência de tiamina, impossibilita a utilização da glicose pelas células cerebrais. Inicia-se com confusão mental, ataxia cerebelar, oftalmoplegia e nistagmo. Sem rápido tratamento, pode evoluir para comprometimento grave e irreversível da memória de fixação
- **Demência**: instala-se após um período prolongado de ingestão de grandes quantidades de álcool
- **Comprometimento de diferentes órgãos**: esteatose hepática, hepatite alcoólica, cirrose hepática, pancreatite, cardiomiopatia, polineuropatia, hipertensão arterial.

MANIFESTAÇÕES CLÍNICAS

Dependem da forma clínica, podendo incluir:

- Náuseas, vômitos, anorexia, diarreia, dor abdominal, flatulência, perda de peso, mialgia, fraqueza muscular, cãibras, tremor, perda de equilíbrio, dificuldade na marcha, dormências, tontura, confusão mental, dor de cabeça, distúrbios do sono, perda de libido, problemas no desempenho sexual, ansiedade, depressão, hipertensão arterial
- Perda temporária da consciência (não há lembrança do que ocorreu durante as crises de alcoolismo)
- Alterações comportamentais: disfunção psicológica e social, problemas conjugais (divórcio, separação), violência doméstica, isolamento social ou mudanças frequentes, prisões ou problemas com a lei, tentativas frustradas de parar ou reduzir o consumo de bebida alcoólica, perda de interesse em atividades que não incluem bebidas alcoólicas, problemas

no trabalho (morosidade, absenteísmo, produtividade reduzida, problemas de relacionamento, mudanças frequentes de emprego), queixas de familiares ou de amigos sobre o comportamento relacionado com a ingestão do álcool.

Síndrome de abstinência

Síndrome clínica que inicia algumas horas ou até 2 dias após a interrupção ou a diminuição da ingestão de álcool. Os principais sintomas são: tremores, náuseas e vômitos, fraqueza, taquicardia, sudorese, aumento da pressão arterial, ansiedade, humor depressivo, irritabilidade, alucinações transitórias, ilusões, cefaleia e insônia. Podem ocorrer convulsões tônico-clônicas generalizadas. Costuma regredir espontaneamente em 5 a 7 dias, mas pode evoluir para óbito.

Delirium tremens

Forma grave de abstinência do álcool caracterizada por rebaixamento do nível de consciência, tremor e hiperatividade autonômica. Alucinações visuais, auditivas ou táteis são frequentes. É uma urgência médica, visto que 5 a 15% dos pacientes morrem quando não são tratados adequadamente.

DIAGNÓSTICO DIFERENCIAL E/OU COMORBIDADES

- Transtornos do humor
- Transtorno de ansiedade
- Hipertensão arterial de outras causas
- Úlcera péptica
- Hepatopatia de outras causas
- Cardiomiopatias de outras causas
- Intoxicação por outros depressores do sistema nervoso central (SNC)
- Distúrbios metabólicos
- Doenças neurológicas.

EXAMES COMPLEMENTARES

- Intoxicação aguda pelo álcool: dosagem da concentração sanguínea de álcool (400 a 700 mg/d ℓ apresentam risco de vida)
- Glicemia: aumentada
- Triglicerídeos: aumentados
- Gama-GT: aumentada
- Outros exames: dependem dos dados clínicos.

CONFIRMAÇÃO DIAGNÓSTICA

- Dados clínicos
- Dosagem de concentração sanguínea de álcool ou no ar expirado (bafômetro) em situações especiais
- Exames específicos para documentar lesão de órgãos comprometidos (fígado, estômago, pâncreas, intestino, coração, sistema imunológico, sistema endócrino, cérebro, nervos periféricos).

COMPLICAÇÕES

- Suscetibilidade a infecções
- Necrose asséptica do quadril
- Neoplasias malignas, principalmente do trato gastrintestinal
- Hipoglicemia, hipopotassemia, hipocalcemia
- Hipertensão arterial

- Dislipidemia
- Ver Capítulos 292, *Hepatopatia Alcoólica*, 177, *Cardiomiopatias*, 306, *Pancreatite*, e 509, *Neuropatias Periféricas*.

Síndrome alcoólica fetal

É o quadro clínico observado em crianças cujas mães apresentam alcoolismo crônico. Além de retardamento físico e mental, essas crianças manifestam microcefalia, fendas palpebrais curtas, pregas epicânticas, nariz curto, hipoplasia maxilar, anomalias articulares e insuficiência cardíaca.

Mesmo o consumo diário de apenas 50 a 100 mℓ de bebida destilada pode causar sérios danos ao embrião e ao feto.

TRATAMENTO

Não existe um único tratamento que seja eficaz para todos os alcoolistas.

- Princípios básicos:
  - Deve ser voluntário
  - Tratamento compulsório somente quando o paciente corre risco de vida ou se encontra incapaz de controlar seus próprios atos
  - Familiares devem estar envolvidos
  - Em alguns casos, internação no início do tratamento para promover a abstinência e tratar complicações
- Fases do tratamento:
  - Promoção da abstinência
  - Tratamento das síndromes mentais de origem alcoólica
  - Tratamento das comorbidades
  - Prevenção de recaídas.

Interrupção do uso de bebidas alcoólicas

- É importante deixar claro para o alcoolista que ele só conseguirá controlar o uso do álcool se interromper totalmente seu uso (apenas 2% dos dependentes de álcool conseguem se tornar "bebedores sociais")
- A interrupção do consumo de bebidas alcoólicas de qualquer espécie deve ser abrupta, e é aconselhável mudar os hábitos de vida para evitar situações de risco de recaída
- A participação em grupos de autoajuda e grupos de apoio (Alcoólicos Anônimos – AA) é de grande utilidade.

Tratamento medicamentoso

- Dissulfiram: torna o hábito de beber desagradável (medicamento aversivo). Necessita do conhecimento e da adesão do paciente, pois a ingestão de álcool concomitante desencadeia reação aldeídica (rubor facial, cefaleia, taquipneia, precordialgia, náuseas, vômitos, sudorese, cansaço, borramento visual, vertigem e alteração do nível de consciência), que pode evoluir para hipotensão, coma e morte. Recomenda-se a ingestão VO, 250 a 500 mg/dia, nas 2 primeiras semanas (primeira dose após 12 horas de ingestão do álcool), e depois 125 a 250 mg/dia. Qualquer quantidade de álcool deve ser evitada até 14 dias após a última dose do medicamento
- Naltrexona: antagonista opioide com meia-vida longa que demonstrou diminuição do *craving* ("fissura") do consumo de álcool e das recaídas em virtude da diminuição do prazer associado à ingestão inicial de álcool. Recomenda-se a ingestão VO, 50 mg/dia

- Acamprosato:* agonista gabaérgico que parece diminuir o risco de recaída em alcoolistas graves. Recomenda-se a ingestão VO de 4 a 6 cápsulas ao dia (333 mg cada); leva 7 dias para atingir níveis terapêuticos
- Inibidores seletivos dos receptores de serotonina (ISRS): representam uma alternativa de tratamento dos alcoolistas, principalmente aqueles com depressão
- Buspirona: diminuição do *craving* para beber, mas que talvez esteja mais associado a transtorno de ansiedade concomitante. Recomenda-se a ingestão VO, 5 mg, a cada 8 horas; se necessário, aumentar 5 mg a cada 2 ou 3 dias até a dose máxima de 60 mg/dia.

Tratamento das síndromes mentais de origem alcoólica

- Intoxicação aguda:
  - Casos leves ou moderados se resolvem em 3 a 12 horas e requerem apenas tratamento de suporte
  - Não há comprovação da eficácia da administração de glicose
  - Coma alcoólico deve receber os cuidados descritos no Capítulo 488, *Coma*
- Intoxicação aguda grave:
  - Diálise pode salvar a vida do paciente
- Síndrome de abstinência:
  - Reposição vitamínica: tiamina IM, 300 mg/dia, durante 5 dias
  - Sedação com benzodiazepínicos: diazepam VO, a cada hora até cessarem os sinais autônomos da abstinência (tremores, sudorese, hipertensão). A dose total diária pode chegar a mais de 100 mg/dia, devendo ser reduzida 20% por dia
  - Podem aparecer crises convulsivas nas primeiras 48 horas caso o tratamento não seja instituído
  - Corrigir distúrbios hidreletrolíticos (hipopotassemia, hipomagnesemia)
- *Delirium tremens*:
  - O paciente deve ser internado para correção dos distúrbios hidreletrolíticos e administração de vitaminas do complexo B (tiamina IM, 300 mg/dia) e diazepam VO ou IV (evitar via IM)
  - Nos casos de agitação, associar haloperidol, 5 mg/dia
  - Betabloqueadores minimizam os sinais secundários e a hiperatividade autonômica
- Alucinose alcoólica:
  - Haloperidol VO, 1 a 10 mg/dia
- Síndrome de Wernicke-Korsakoff:
  - Altas doses de tiamina IM (mais de 300 mg/dia), até o controle das alterações oculares; a seguir, 100 mg/dia durante 1 semana
- Demência:
  - Não há medicamentos específicos, devendo-se instituir medidas gerais e reforçar a necessidade da abstinência.

Tratamento das comorbidades

- Um terço dos pacientes dependentes de álcool apresenta comorbidades psiquiátricas que necessitam de cuidados específicos.

---

* Na Resolução-RE nº 2.743, de 30 de julho de 2020, o Gerente-Geral de Medicamentos e Produtos Biológicos cancelou o registro sanitário do acamprosato. Ver: https://www.in.gov.br/web/dou/-/resolucao-re-n-2.743-de-30-de-julho-de-2020-269962175.

Prevenção de recaídas

- Iniciar imediatamente após a promoção da abstinência
- Estratégias para que o paciente se mantenha na abstinência: detectar situações de risco, incentivar comportamentos alternativos, estabelecer metas a curto prazo (p. ex., evitar "o primeiro gole"), trabalhar com a ideia de que as recaídas fazem parte do tratamento e não representam fracasso total
- Estimular a participação em grupos de apoio (Alcoólicos Anônimos).
- Sempre que se constatar que o paciente está usando bebidas alcoólicas de modo abusivo, mesmo que não tenha ido à consulta por esse motivo, o problema deve ser abordado com ênfase nas complicações inevitáveis. Em grande parte das vezes, o paciente nega ou minimiza o consumo de bebidas alcoólicas. Criar oportunidade para uma conversa franca sobre o assunto, mesmo que seja em outra ocasião, depende fundamentalmente de uma boa relação médico-paciente
- O consumo abusivo (bebedores de risco) e a dependência química são duas condições muito próximas e devem ser encaradas com a mesma seriedade. Quanto mais cedo os "bebedores de risco" se reconheçam como tais, mais chances terão de não se tornarem dependentes (ver Capítulo 606, *Dependência Química*)
- Aproveitar a presença de alterações "orgânicas", como hipertensão arterial, dislipidemia e hepatopatia, para motivar o paciente a encarar o etilismo como doença grave
- Orientar o paciente a procurar os Alcoólicos Anônimos
- Ver Capítulos 292, *Hepatopatia Alcoólica*, 177, *Cardiomiopatias*, 306, *Pancreatite*, e 509, *Neuropatias Periféricas*.

EVOLUÇÃO E PROGNÓSTICO

- Doença crônica com frequentes recidivas
- Alcoolismo não tratado adequadamente é progressivo e fatal.

BIBLIOGRAFIA

Azevedo MF. GPS Medicamentos. Guia prático em saúde. Rio de Janeiro: Guanabara Koogan; 2017.

Cordas T, Moreno R. Condutas em psiquiatria. 3. ed. São Paulo: Lemos Editorial; 1999.

Kaplan H, Sadock B, Grebb, J. Compêndio de psiquiatria: ciências do comportamento e psiquiatria clínica. 7. ed. São Paulo: Artmed; 1997.

Melo-Souza SE. Tratamento das doenças neurológicas. 2. ed. Rio de Janeiro: Guanabara Koogan; 2008.

Nardi AE, Silva AG, Quevedo J. Tratado de psiquiatria. 1. ed. São Paulo: Artmed/ABP; 2022.

Pulcherio G, Bicca C, Silva FA. Álcool, outras drogas, informação: o que cada profissional precisa saber. São Paulo: Casa do Psicólogo; 2002.

603
Autismo Infantil

Transtorno do espectro autista

Maria das Graças Nunes Brasil

INTRODUÇÃO

Autismo e condições relacionadas, atualmente referidos como transtorno do espectro autista (TEA) na quinta versão do *Diagnostic and Statistical Manual of Mental Disorders*

– DSM-5 (APA, 2013), constituem transtornos do neurode-senvolvimento que se manifestam precocemente e são caracterizados pelo funcionamento anormal nas áreas de interação social e comunicação, associado a padrões restritivos e repetitivos de comportamento, interesses ou atividades.

Predominam no sexo masculino e, em 2018, os Centers for Disease Control and Prevention – Centros de Controle de Doenças e Prevenção – dos EUA, avaliou a prevalência de TEA em 1 em cada 59 crianças de até 8 anos. Segundo a Organização das Nações Unidas (ONU), o Brasil pode ter cerca de 2 milhões de autistas (1% da população).

CAUSAS E FATORES DE RISCO

- Há fortes evidências de alterações cerebrais, como crescimento exagerado do cérebro entre 2 e 4 anos de idade e conectividades estruturais e funcionais atípicas
- É uma das condições neuropsiquiátricas de maior caráter hereditário. Estudos em gêmeos estimam o fator hereditariedade na faixa de 60 a 90%. Vários genes estão envolvidos e incluem tanto mutações quanto polimorfismo
- Outros fatores de risco: estudos ainda não conclusivos.

MANIFESTAÇÕES CLÍNICAS

- Prejuízo social: o sintoma cardinal é o isolamento
- Prejuízo na comunicação social: afeta tanto a linguagem verbal quanto a não verbal
- Repertório notavelmente restrito de atividades e interesses: dificuldades em tolerar mudanças na rotina
- Deficiência intelectual em 50% dos pacientes. Com as intervenções precoces, é provável que apenas a minoria tenha deficiência intelectual
- O diagnóstico precoce é importante para indicar intervenções para melhorar o prognóstico.

Sinais de alerta em crianças pequenas

- Não demonstram que querem ser pegas no colo
- Desinteresse em olhar para as pessoas
- Pouco envolvimento em brincadeiras interativas
- Vínculos pobres com familiares
- Fraca resposta ao próprio nome
- Não olham para objetos que lhes são mostrados
- Não gostam de ser tocadas
- Ficam mais tranquilas quando estão sozinhas.

EXAMES COMPLEMENTARES

Várias escalas de classificação, *checklists* e instrumentos de rastreio para autismo podem ser usados, mas são apenas auxiliares e não substituem uma adequada avaliação clínica.

O instrumento de rastreio para identificação de crianças em risco para TEA recomendado pela Sociedade Brasileira de Pediatria é a escala M-CHAT, que é composta de 23 questões do tipo sim/não, as quais devem ser respondidas pelos pais de crianças entre 16 e 30 meses de idade. A versão atualizada do protocolo (M-CHAT-R/F) conta com uma segunda parte, a Entrevista de Seguimento, que aumenta sua confiabilidade.

- Teste de audição, exame oftalmológico, cariótipo com protocolo para X-frágil, *microarray* cromossômico

- Outros exames, conforme quadro clínico: eletroencefalograma (EEG), tomografia computadorizada (TC), ressonância magnética (RM), potenciais evocados, pesquisa de infecções congênitas e de erros inatos de metabolismo.

DIAGNÓSTICO DIFERENCIAL

- Esquizofrenia com início na infância
- Deficiência intelectual com sintomas comportamentais
- Transtorno misto da linguagem receptivo-expressiva
- Surdez congênita ou prejuízo auditivo grave
- Privação psicossocial.

CRITÉRIOS DIAGNÓSTICOS

- Prejuízo qualitativo na interação social e na comunicação social em múltiplos contextos
- Padrões restritivos e repetitivos de comportamento, interesses e atividades
- Sintomas de início precoce, mas que podem não se tornar evidentes até que as demandas sociais excedam as capacidades limitadas, ou que são mascarados por estratégias aprendidas
- Os sintomas causam prejuízos funcionais significativos na vida do indivíduo (social, laboral, acadêmico etc.).

TRATAMENTO

- O tratamento objetiva melhorar a integração escolar, estimular a relação com pares e aumentar a chance de manter uma vida independente quando adulto
- Intervenções comportamentais e educacionais costumam ser a primeira linha de tratamento e se baseiam em princípios de intervenção da análise do comportamento aplicada
- Programas comportamentais consistentes que incluam a participação da família e de uma equipe interdisciplinar com médicos, psicólogos, fonoaudiólogos, terapeutas ocupacionais, musicoterapeutas e outros profissionais.

Tratamento medicamentoso

- Não têm efeito sobre os sintomas nucleares do autismo
- Medicamentos são usados em sintomas-alvo, como transtornos de sono, hiperatividade, auto e heteroagressividade, ansiedade, depressão, irritabilidade, rituais compulsivos etc.
- A Food and Drug Administration (FDA) aprovou o uso de risperidona para crises de birra, agressão e autoagressão em crianças com autismo que tenham mais de 5 anos (Quadro 603.1). Também aprovou o aripiprazol (2 a 15 mg/dia) e a risperidona para irritabilidade.

Quadro 603.1 Uso de risperidona em crianças com mais de 5 anos com TEA e agressividade.

Peso (kg)	Dose inicial (1 a 3 dias)	Dose de manutenção	Aumento	Faixa terapêutica
< 20	0,25 mg	0,5 mg	0,25 mg a cada 15 dias ou mais	0,5 a 1,5 mg
≥ 20	0,50 mg	1 mg	0,50 mg a cada 15 dias ou mais	1 a 2,5 mg

EVOLUÇÃO E PROGNÓSTICO

- Com o desenvolvimento, há uma tendência de melhora discreta no contato social; porém, dependendo da gravidade do quadro, é baixa a probabilidade de se tornarem adultos totalmente independentes
- Têm melhor prognóstico as crianças com QI acima de 60 nos testes psicométricos, as que desenvolvem fala útil antes dos 5 anos, aquelas com sintomatologia menos grave e aquelas que recebem educação apropriada precoce.

Diagnóstico precoce

Para melhor prognóstico, o diagnóstico de autismo deve ser precoce (12 a 24 meses), assim como a intervenção terapêutica.

BIBLIOGRAFIA

American Psychiatric Association. Manual diagnóstico e estatístico de transtornos mentais. 5. ed. Porto Alegre: Artmed; 2014.

Azevedo MF. GPS Medicamentos. Guia prático em saúde. Rio de Janeiro: Guanabara Koogan; 2017.

Baio J, Wiggins L, Christensen DL, Maenner MJ, Daniels J, Warren Z et al. Prevalence of autism spectrum disorder among children aged 8 years – autism and developmental disabilities monitoring network, United States, 2014. Surveillance Summaries. 2018;67(6):1-23.

Brasil. Ministério da Saúde. Secretaria de Atenção à Saúde. Protocolo clínico e diretrizes terapêuticas do comportamento agressivo com o transtorno do espectro do autismo. Portaria nº 324, de 31 de março de 2016.

Klin A, Mercadante MT. Autismo e transtornos invasivos do desenvolvimento. Rev Bras Psiquiatr. 2006;28(Supl.):1-53.

Organização Mundial da Saúde (OMS). Classificação de transtornos mentais e de comportamento da CID-10. São Paulo: Artes Médicas; 1993.

Volkmar FR, Wiesner LA. Autismo: guia essencial para compreensão e tratamento. Porto Alegre: Artmed; 2019.

604
Delirium

José Reinaldo do Amaral

INTRODUÇÃO

Delirium é um transtorno orgânico-cerebral, agudo e flutuante, caracterizado por comprometimento global das funções cognitivas, com perturbação da consciência ou da atenção e atividade psicomotora que alterna rapidamente entre estado hiperativo e hipoativo.

É consequência de alguma doença, intoxicação ou abstinência de substâncias (drogas ilícitas ou medicamentos) ou de exposição a alguma toxina.

O quadro dura horas ou dias, oscilando no decorrer do dia, geralmente com piora ao entardecer, ocorrendo perturbações perceptivas, como ilusões e alucinações, modificações do ciclo sono-vigília e mudanças rápidas e imprevisíveis do estado emocional.

FATORES DE RISCO

- Idade (crianças e idosos)
- Comprometimento funcional prévio
- Imobilidade
- Inatividade
- Uso de substâncias psicoativas ou medicamentos
- Enfermidades crônicas e consunptivas.

CAUSAS E FATORES DE RISCO

- Intoxicação ou abstinência de drogas ilícitas
- Uso de medicamentos psicoativos, anticolinérgicos, analgésicos, anestésicos, antiparkinsonianos, anti-hipertensivos
- Desidratação
- Hospitalização
- Cirurgias
- Doenças neurovasculares
- Distúrbios metabólicos
- Constipação intestinal intensa
- Infecções: pneumonia, infecção do trato urinário, sepse.

Classificação do *delirium*

- Hiperativo: atividade motora aumentada, acompanhada de oscilações do humor e recusa a cooperar
- Hipoativo: atividade motora diminuída, com lentidão e letargia
- Misto: atividade motora oscila rapidamente.

MANIFESTAÇÕES CLÍNICAS

- Início abrupto, com duração de horas ou dias
- Quadro oscilante, com piora vespertina
- Alteração da consciência, em que o paciente mostra dificuldade de compreensão e dá respostas inadequadas às demandas do ambiente
- Alteração da concentração, com dificuldade de direcionar, focalizar, manter e mudar a atenção
- Atitude de perplexidade, com estranhamento da realidade à sua volta
- Perturbações sensoperceptivas, com ilusões e alucinações visuais e auditivas
- Pensamento incoerente, com comprometimento no raciocínio
- Desorientação temporoespacial
- Alterações do ciclo sono-vigília
- Perturbações da memória
- Humor disfórico, com instabilidade emocional
- Apatia.

EXAMES COMPLEMENTARES

Dependem da(s) hipótese(s) diagnóstica(s). Incluem:

- Hemograma
- Exame simples de urina
- Ureia/creatinina
- Sódio, potássio, cálcio
- Transaminases (ALT, AST)
- Glicemia de jejum
- Hormônio tireoestimulante (TSH)
- Gasometria arterial
- Eletrocardiograma (ECG)
- Radiografia do tórax
- Tomografia computadorizada (TC) ou ressonância magnética (RM) do crânio em casos especiais.

TRATAMENTO

- Identificar a causa para realizar tratamento específico
- Medidas gerais:
  - Promover ambiente tranquilo e iluminado
  - Orientar e tranquilizar o paciente quanto aos procedimentos realizados
  - Corrigir desidratação, desnutrição, incontinência
- Prevenir quedas, úlceras de pressão.

Tratamento medicamentoso

- Antipsicótico: risperidona, VO, 1 a 3 mg/dia; olanzapina, VO, 2,5 a 10 mg/dia, com titulação da dose em cada paciente
- Benzodiazepínico, na abstinência de medicamentos ou álcool: lorazepam, VO, 1 a 2 mg/dia
- Contenção física: só deve ser feita excepcionalmente, antes que o medicamento contenha o paciente, utilizando-se dispositivos apropriados e com monitoramento constante.

BIBLIOGRAFIA

Azevedo MF. GPS Medicamentos. Guia prático em saúde. Rio de Janeiro: Guanabara Koogan; 2017.
Hototian SR, Duailibi K. Psicofarmacologia geriátrica: o que todo médico deve saber. São Paulo: Artes Médicas; 2009.
Organização Mundial da Saúde (OMS). CID-10. Classificação de transtornos mentais e de comportamento da CID-10: descrições clínicas e diretrizes diagnósticas. Porto Alegre: Artmed; 1993.
Sadock BJ, Sadock VA, Ruiz P. Compêndio de psiquiatria: ciência do comportamento e psiquiatria clínica. 11. ed. Porto Alegre: Artmed; 2017.

605
Demência

José Reinaldo do Amaral

INTRODUÇÃO

Transtorno deficitário crônico, adquirido, tardio e "irreversível" da atividade psíquica, em especial das funções cognitivas, primariamente do juízo, da memória e da orientação.

Os principais dados anátomo-histopatológicos são atrofia cortical e/ou subcortical localizada ou generalizada; placas amiloides neuríticas; lesões neurofibrilares, inicialmente em hipocampo (corno de Ammon), com posterior difusão por todo o córtex na doença de Alzheimer; gliose; inclusões interneuronais esféricas argirófilas e balonizações neuronais na doença de Pick; e espongiose do córtex na doença de Creutzfeldt-Jakob.

CLASSIFICAÇÃO DAS DEMÊNCIAS

- **Demências primárias**: decorrentes de atrofia cortical pura, autóctone, primitiva. Suas formas clínicas são: doença de Alzheimer, demência frontotemporal, doença de Creutzfeldt-Jakob e doença de Huntington. A demência, na doença de Alzheimer, corresponde a cerca de 50% dos casos
- **Demências vasculares**: demência vascular subcortical (encefalopatia de Binswanger), por degenerescência cerebral decorrente de acometimento de artérias intracranianas, com história de ataques isquêmicos com breve alteração de consciência, paresias fugazes ou perda da visão. Demência por multi-infartos (Hachinski), por ataques decorrentes de êmbolos múltiplos originados nas artérias extracranianas e no coração, com início abrupto e sintomas neurológicos focais
- **Demências secundárias**: demência na AIDS, na paralisia geral progressiva na sífilis, no envenenamento por monóxido de carbono, epiléptica, alcoólica e na hidrocefalia por pressão normal ou síndrome de Hakim-Adams (ver Capítulo 502, *Hidrocefalia de Pressão Normal*).

FATORES DE RISCO

- Aumento da incidência após os 65 anos
- Mais frequente no sexo feminino, particularmente na doença de Alzheimer
- Antecedentes familiares de demências primárias
- Presença de doença arterial coronariana e cardiomiopatia
- Enfermidades crônicas, trabalhos estafantes, hábitos deletérios (uso de drogas ilícitas, alimentação inadequada, anonimato social).

MANIFESTAÇÕES CLÍNICAS

- Perturbação do processo ideativo-associativo, da memória e da orientação
- Inicialmente, são mais evidentes pequenas falhas de memória e desorientações (p. ex., perder-se em ambientes conhecidos). Seguem-se, então, alterações comportamentais e, finalmente, incapacidade de autocuidado
- Dissolução das estruturas intelectivas, com pensamento pobre, dificuldade de compreensão, perseveração, monoideísmo, hipoprosexia
- Dissolução das estruturas afetivo-volitivas, com labilidade emocional, incontinência afetiva e hipersugestionabilidade
- Depressão, ideação paranoide.

DIAGNÓSTICO DIFERENCIAL

- Pseudodemência depressiva
- Transtornos mentais orgânicos
- Estados de funcionamento cognitivo decorrentes de ambiente social empobrecido e educação limitada
- Retardo mental leve ou moderado
- Transtornos iatrogênicos (medicamentos).

EXAMES COMPLEMENTARES

Devem ser feitos após a avaliação do estado mental (por miniexame do estado mental, na maioria dos casos) e da avaliação neuropsicológica (necessária nos estágios precoces e nos casos atípicos):

- Tomografia computadorizada (TC) e ressonância magnética (RM): além da evidência de atrofia cerebral, podem mostrar dilatação dos cornos ventriculares frontais na doença de Huntington, múltiplas zonas de hipodensidade nas demências vasculares e hidrocefalia sem atrofia associada, com hipodensidade periventricular na síndrome de Hakim-Adams (ver Capítulo 502, *Hidrocefalia de Pressão Normal*).

TRATAMENTO

- Cuidados gerais
- Educação e apoio aos familiares ou cuidadores do paciente.

Tratamento medicamentoso

- Uso de inibidores da colinesterase (tacrina, rivastigmina, donepezila, galantamina), podendo ser associado a bloqueador de receptores NMDA (memantina) nas demências primárias
- Medicamentos sintomáticos nos casos de agitação psicomotora, distúrbios comportamentais, depressão e manifestações paranoides.

EVOLUÇÃO E PROGNÓSTICO

- Evolução progressiva, com crescente comprometimento cognitivo
- O paciente pode cometer delitos de diferentes tipos, como perversões sexuais, depravações éticas, luxúrias especulativas e improdutivas. Delinquência por indução pode ocorrer, porém com planejamento falho
- Atentados contra pessoas são infrequentes.

BIBLIOGRAFIA

Busse B, Blazer DG. Psiquiatria geriátrica. 2. ed. Porto Alegre: Artmed; 2004.

Hototian SR, Duailibi K. Psicofarmacologia geriátrica: o que todo médico deve saber. São Paulo: Artes Médicas; 2009.

Nardi AE, Silva AG, Quievedo J. Tratado de psiquiatria. 1. ed. São Paulo: Artmed/ABP; 2022.

Sadock BJ, Sadock VA, Ruiz P. Compêndio de psiquiatria: ciência do comportamento e psiquiatria clínica. 11. ed. Porto Alegre: Artmed; 2017.

606
Dependência Química

Maria Amélia Dias Pereira • Rodolfo Nunes Campos

INTRODUÇÃO

É a síndrome constituída por fenômenos fisiológicos, comportamentais e cognitivos, cuja característica fundamental é o fato de o uso de uma substância ou classe de substâncias tornar-se prioritário em relação a outros comportamentos que antes tinham maior importância para a pessoa.

Não há fronteiras nítidas entre uso ocasional, uso abusivo e dependência de substâncias que modificam o estado mental.

Cerca de 7% da população é dependente de outras substâncias psicoativas que não o álcool, e 25% são tabagistas (dependentes da nicotina); além disso, 90% dos dependentes químicos de qualquer natureza são tabagistas (ver Capítulos 164, *Tabagismo*, e 602, *Alcoolismo*).

A iniciação no uso de drogas é mais frequente entre 15 e 18 anos, com predomínio no sexo masculino (5:1).

Aproximadamente 70% dos dependentes químicos apresentam algum outro transtorno psiquiátrico.

CAUSAS E FATORES DE RISCO

- Pessoas emocionalmente desajustadas que procuram alívio da sensação de tensão, ansiedade e inadaptação
- Fixação libidinal na fase oral e distúrbio no desenvolvimento afetivo (interpretação psicanalítica)
- Na dependência de benzodiazepínicos, a prescrição médica indiscriminada, muitas vezes mal indicada, é responsável pela maioria dos casos
- Família desestruturada: pais envolvidos com o uso de substâncias psicoativas (lícitas ou ilícitas), com atitudes de inconsistência e egocentrismo
- Transtorno de personalidade, transtorno de ansiedade (principalmente pânico e fobia social), transtorno depressivo.

CLASSIFICAÇÃO DAS SUBSTÂNCIAS PSICOATIVAS (MEDICAMENTOS E DROGAS ILÍCITAS)

- Depressoras do sistema nervoso central (SNC)
- Estimulantes do SNC
- Perturbadoras do SNC.

MANIFESTAÇÕES CLÍNICAS (INTOXICAÇÃO, ABSTINÊNCIA E COMPLICAÇÕES)

- **Substâncias depressoras do SNC:**
  - Barbitúricos, benzodiazepínicos, opioides, solventes orgânicos (inalantes), álcool (ver Capítulo 602, *Alcoolismo*)
  - Solventes orgânicos (inalantes): hiperemia conjuntival, fotofobia, diplopia, zumbidos, irritação das mucosas do nariz e boca, tosse. Podem ocorrer náuseas, vômitos, diarreia, arritmias, dor torácica, dor muscular e articular
    - Intoxicação: depressão respiratória e arritmias cardíacas, com perda de consciência. Eventualmente, convulsões. Risco de morte súbita
    - Abstinência: não há síndrome de abstinência descrita para esse grupo
    - Complicações: redução da memória, cansaço, cefaleia, confusão mental, incoordenação motora, arritmias cardíacas, hepatite, insuficiência renal, anemia aplásica, miastenia, insuficiência respiratória, alterações gastrintestinais, neuropatia periférica
  - Benzodiazepínicos: sonolência, sedação e relaxamento muscular. Redução da memória e do desempenho psicomotor
    - Intoxicação: sedação acentuada, arritmias cardíacas, depressão respiratória
    - Abstinência: após 12 a 16 horas da última dose, ocorrem ansiedade, tremores, fraqueza, náuseas, vômitos, cãibras, hipertensão arterial, hiper-reflexia. Após

24 horas, estão presentes fraqueza, tremores, hiper-re-flexia, desejo intenso da droga e, eventualmente, convulsões e delírio. Nas 24 e 72 horas seguintes, há a intensificação máxima dos sintomas, que, depois, desaparecem gradualmente. Durante os 6 meses seguintes, ainda pode haver ansiedade e distúrbios do sono
  ○ Complicações: insuficiência respiratória em pacientes com doença pulmonar obstrutiva crônica (DPOC), perturbações de memória, diminuição do desempenho psicomotor, comportamento agressivo e depressão
  ■ Opioides: analgesia, sonolência, alterações do humor e, em doses mais altas, depressão do SNC e da atividade cardíaca. Quando a substância é utilizada por via intravenosa, causa sensação imediata no baixo-ventre, semelhante ao orgasmo, com rubor na pele e sensações de flutuação e euforia. Provocam bradipneia, bradicardia, hipotensão arterial, obstipação intestinal, supressão da tosse, miose, tremor e confusão mental
    ○ Intoxicação: depressão respiratória, cianose, miose, edema pulmonar, arritmias cardíacas e convulsões. A morte pode ocorrer por uma combinação de depressão respiratória e edema pulmonar e/ou cerebral
    ○ Abstinência: 4 a 12 horas depois da última dose, ocorrem desejo intenso pela droga, lacrimejamento, coriza, bocejos, sudorese, sono agitado, midríase, fraqueza, irritabilidade, tremores, insônia, alterações gastrintestinais (cólicas e diarreia), calafrios, rubor e cãibras, aumento de pressão arterial. Os sintomas começam a diminuir em 7 a 10 dias
  • **Substâncias estimulantes do SNC:**
    ■ Cocaína, *crack,* anfetaminas, substâncias anfetaminoides (anorexígenas), nicotina (ver Capítulo 164, *Tabagismo*): sensação de bem-estar, euforia, aumento da autoconfiança, hiperatividade, desinibição, abolição da fome e da sensação de cansaço. Ansiedade, irritabilidade, apreensão e desconfiança. Alucinações auditivas ameaçadoras, alucinações táteis, ataques de pânico típicos. Taquicardia, aumento da pressão arterial, hipertermia, midríase, tremor de extremidades
      ○ Abstinência: letargia, apatia, tremor, aumento do apetite, hipersonia, irritabilidade, com polarização depressiva do humor (quadro chamado *crash* na linguagem dos dependentes)
      ○ Complicações: agitação psicomotora, risco de suicídio
    ■ Anorexígenos: insônia, agitação, ansiedade e depressão
      ○ Complicações: convulsões tônico-clônicas, arritmias cardíacas, infecções, queimaduras nas mãos, na boca e nas vias respiratórias superiores devido à alta temperatura necessária para a liberação da cocaína dos cristais (*crack*)
  • **Substâncias perturbadoras do SNC:**
    ■ Ácido lisérgico (LSD), *ecstasy* (MDMA), maconha e derivados, anticolinérgicos (naturais e semissintéticos)
    ■ Maconha e haxixe: taquicardia, hiperemia das conjuntivas, boca seca e tremor das mãos, incoordenação motora e diminuição da força muscular
      ○ Intoxicação: ideação paranoide, estados psicóticos transitórios
      ○ Abstinência: não há síndrome definida para essas substâncias

  ○ Complicações: maior incidência de infecção das vias respiratórias superiores, diminuição da capacidade pulmonar, aumento da incidência de câncer, diminuição da produção de espermatozoides, alteração da memória de fixação, "síndrome amotivacional" (desinteresse pelas atividades do cotidiano).

DIAGNÓSTICO DIFERENCIAL

• Transtorno de ansiedade, principalmente, transtorno do pânico, e fobia social
• Transtorno de personalidade
• Transtorno depressivo
• É necessário diferenciar os sintomas das intoxicações aguda e crônica, que variam conforme a substância psicoativa usada, daquelas da abstinência, que podem mascarar comorbidades.

EXAMES COMPLEMENTARES

• Testes laboratoriais para determinar os níveis sérico e urinário das substâncias psicoativas
• Análises toxicológicas para detectar o uso de substâncias psicoativas podem ser úteis em determinadas situações (clínicas ou periciais). A amostra preferencial é a urina, pois a coleta é mais simples e as substâncias psicoativas e seus metabólitos se encontram em concentrações mais altas e por maior tempo do que no sangue. Resultado positivo comprova apenas o uso recente, mas não determina quantidade utilizada, frequência do uso nem sinais de intoxicação
• Outros exames podem ser necessários para avaliar comprometimento dos rins, do fígado e do sistema cardiovascular.

TRATAMENTO

• Deve ser voluntário (tratamento compulsório somente quando o paciente corre risco iminente de vida ou se encontra incapaz de controlar seus próprios atos)
• Os familiares devem estar envolvidos
• Internação, em alguns casos, para iniciar o tratamento, controlar a abstinência e tratar as complicações.

Tratamento individualizado

Não existe um único tratamento que seja eficaz para todos os dependentes químicos. É necessário individualizar o tratamento, tendo em vista as características de cada paciente e do tipo de substância utilizada.

Tratamento medicamentoso

• Depende do tipo de droga e da presença de comorbidades ou outros transtornos psiquiátricos
• Medidas de suporte clínico são sempre indicadas, considerando o estágio de uso (intoxicação ou abstinência) e o tipo de substância (depressora, estimulante ou perturbadora).

EVOLUÇÃO E PROGNÓSTICO

• O uso de substâncias psicoativas não causa dependência obrigatoriamente, mas o consumo pode escapar ao controle, passando a constituir um problema que culmina em dependência

- Evolução crônica
- Prognóstico reservado, dependendo mais da vontade do paciente de deixar as drogas do que das propostas terapêuticas disponíveis.

Recomendações práticas

- Todos os pacientes dependentes químicos necessitam de avaliação psiquiátrica
- O paciente precisa de aceitação por parte da família e do médico
- Os profissionais envolvidos no tratamento devem acreditar na possível recuperação e não desanimar com as recaídas, que são frequentes
- A participação em grupos de autoajuda (Alcoólicos Anônimos, Narcóticos Anônimos) deve ser estimulada
- Sinais de advertência em crianças e adolescentes: problemas de comportamento na hora das refeições ou na escola, perturbações na conduta e falta de autoconfiança, egocentrismo e tendências desestruturadas
- Os pacientes dependentes de substâncias psicoativas costumam ser chamados "adictos", o que atenua o estigma que os acompanha.

BIBLIOGRAFIA

Cordas TA, Moreno RA. Condutas em psiquiatria. 3. ed. São Paulo: Lemos Editorial; 1999.

Kaplan HI, Sadosk BJ, Greb JA. Compêndio de psiquiatria: ciências do comportamento e psiquiatria clínica. 7. ed. São Paulo: Artmed; 1997.

Nardi AE, Silva AG, Quevedo J. Tratado de psiquiatria. 1. ed. São Paulo: Artmed/ABP; 2022.

Pucherio G, Bicca C, Silva FA. Álcool e outras drogas: o que cada profissional precisa saber. São Paulo: Casa do Psicólogo; 2002.

607
Esquizofrenia

José Reinaldo do Amaral

INTRODUÇÃO

Transtorno mental crônico de natureza psicótica, surge entre a adolescência e o início da vida adulta e tem evolução grave, causando invalidez parcial ou completa, improdutividade e significativa dependência de familiares e da sociedade.

A prevalência é de 1% na população mundial, sem que haja diferenças regionais ou nacionais.

O início é mais precoce e a evolução é mais grave em homens.

A taxa de suicídio é de aproximadamente 10%.

CAUSAS E FATORES DE RISCO

- Fator genético é necessário, mas não suficiente, sendo-lhe imputado cerca de 70% de participação na determinação do transtorno. Os 30% restantes cabem a fatores ambientais (privação nutricional pré-natal, exposição pré-natal a viroses, complicações de gestação e parto)
- Fatores psicossociais não parecem ser importantes na determinação do transtorno esquizofrênico, mas interferem na sua eclosão e nas recidivas
- História familiar positiva.

MANIFESTAÇÕES CLÍNICAS

- Síndrome de pobreza psicomotora: pobreza do discurso, diminuição dos movimentos espontâneos e retraimento ou pobreza afetiva
- Síndrome de desorganização: afeto inapropriado, pobreza do conteúdo do discurso e transtornos formais do pensamento
- Síndrome de distorção da realidade: delírios e alucinações, ideias de perseguição.

DIAGNÓSTICO DIFERENCIAL

- Transtornos mentais orgânicos (traumatismo cranioencefálico, infecções, tumores, distúrbios metabólicos e endócrinos, distúrbios vasculares)
- Transtornos decorrentes do uso de substâncias psicoativas (ocorrem na vigência do uso ou na abstinência)
- Transtornos delirantes persistentes, frequentemente associados a eventos estressantes.

EXAMES COMPLEMENTARES

- Não há nenhum exame complementar capaz de confirmar o diagnóstico
- Tomografia computadorizada (TC) e ressonância magnética (RM) podem ser úteis no diagnóstico diferencial.

COMPROVAÇÃO DIAGNÓSTICA

- Dados clínicos.

CONDUTA

- Diagnóstico e intervenção precoces são fundamentais
- Hospitalização deve ficar restrita aos períodos em que há impossibilidade de convívio sociofamiliar
- A família deve ser capaz de identificar sinais de reagudização e efeitos colaterais dos medicamentos comprometedores do convívio com o paciente
- Treinamento de habilidades da vida diária e terapia ocupacional, para que o paciente desempenhe um adequado papel social.

TRATAMENTO MEDICAMENTOSO

Medicamentos antipsicóticos controlam as manifestações clínicas agudas, possibilitando a permanência do paciente na comunidade e prevenindo recaídas.

- Haloperidol, VO, 10 mg/dia, ou olanzapina, VO, 10 mg/dia. Duração do tratamento: 2 anos após a primeira crise, 5 anos após a segunda crise e indefinidamente após a terceira crise
- Esquizofrenia refratária: clozapina, VO, com aumento progressivo até atingir 300 a 600 mg/dia

- Paciente estabilizado que recusa medicação oral: antipsicóticos de ação prolongada (haloperidol decanoato) IM, 50 mg a cada 30 dias, ou risperidona IM, 25 mg a cada 15 dias
- Paciente agitado, com comportamento violento ou acentuadamente desorganizado: haloperidol, IM, 5 mg a cada 12 horas, associado ao esquema VO, até controle da sintomatologia aguda.

EVOLUÇÃO E PROGNÓSTICO

- Evolução crônica, com períodos de melhora e reagudização
- Deterioração progressiva da personalidade, com importante isolamento social, redução da energia de vontade e das ambições
- Déficits cognitivos podem surgir com o passar do tempo, com tendência à redução das manifestações clínicas iniciais
- Agressividade, mais frequentemente autodirigida do que dirigida a outras pessoas
- Risco de suicídio, mesmo sem intenção previamente manifesta.

Atenção

- Uma característica do paciente esquizofrênico é a baixa adesão ao tratamento, em virtude da incompreensão da natureza doentia dos sintomas psicóticos
- Discinesia tardia é um efeito colateral frequentemente irreversível dos antipsicóticos.

BIBLIOGRAFIA

Azevedo MF. GPS Medicamentos. Guia prático em saúde. Rio de Janeiro: Guanabara Koogan; 2017.
Maj M, Sartorius N. Esquizofrenia. 2. ed. São Paulo: Artmed; 2005.
Nardi AE, Silva AG, Quevedo J. Tratado de psiquiatria. 1. ed. São Paulo: Artmed/ABP; 2022.
Shirakawa I, Chaves AC, Mari JJ. O desafio da esquizofrenia. São Paulo: Lemos Editorial; 2001.

608
Suicídio

Laiana Azevedo Quagliato • Antonio Egidio Nardi

INTRODUÇÃO

O suicídio é uma emergência médica, representando uma das maiores causas de mortalidade no mundo.

A tentativa de suicídio refere-se a atos potencialmente letais que não resultam em morte, mas que devem ser valorizados para que medidas preventivas possam ser tomadas.

Cerca de 80% das vítimas de suicídio consultaram um médico nos 6 meses prévios. Dessa forma, a identificação de um paciente potencialmente suicida é um dever médico, sendo que a evolução e o prognóstico dependem do reconhecimento de fatores de risco, do diagnóstico e do tratamento precoce de causas subjacentes ao risco de suicídio, bem como de intervenção e acompanhamento adequados.

Risco de suicídio

Qualquer pessoa com mais de 10 anos que apresente quaisquer das condições a seguir deve ser interrogada a respeito de ideias ou planos de autoagressão no último mês e sobre atos de autoagressão no último ano:
- Transtornos mentais
- Dor crônica
- Estresse emocional agudo.

É necessário observar a presença de pensamentos, planos e atos de autoagressão durante a avaliação inicial e periodicamente, conforme o caso.

CAUSAS

O suicídio é um comportamento com causas multifatoriais e inter-relacionadas. Apesar de sua fisiopatologia ser mal compreendida, a Figura 608.1 ilustra algumas das principais alterações patológicas no cérebro de indivíduos que cometeram suicídio.

FATORES DE RISCO E FATORES PROTETORES

O risco de suicídio é modulado por uma série de fatores de risco e protetores tanto na população quanto em níveis individuais (Quadros 608.1 e 608.2).

Os fatores de risco individuais podem ser agrupados em predisponentes, mediadores e precipitantes:

- Fatores predisponentes: história familiar de suicídio, histórico de estresse na infância
- Fatores mediadores: traços de personalidade impulsiva
- Fatores precipitantes: episódios depressivos, eventos traumáticos, desesperança.

Muitos desses fatores interagem contribuindo para o risco de desenvolver comportamentos suicidas. Qualquer doença mental é um sinal de aumento do risco para o comportamento suicida.

MANIFESTAÇÕES CLÍNICAS

- Ideias suicidas, desejo de suicídio, intenção, planejamento, tentativa
- Desistência de objetivos pessoais
- Elaboração de testamento
- Abandono de emprego
- Falta de esperança no futuro
- Sentimentos de culpa
- Alucinações auditivas imperativas (com ordem para se matar).

DIAGNÓSTICO DIFERENCIAL

O diagnóstico diferencial é apresentado no fluxograma da Figura 608.2.

COMPROVAÇÃO DIAGNÓSTICA

- Dados clínicos.

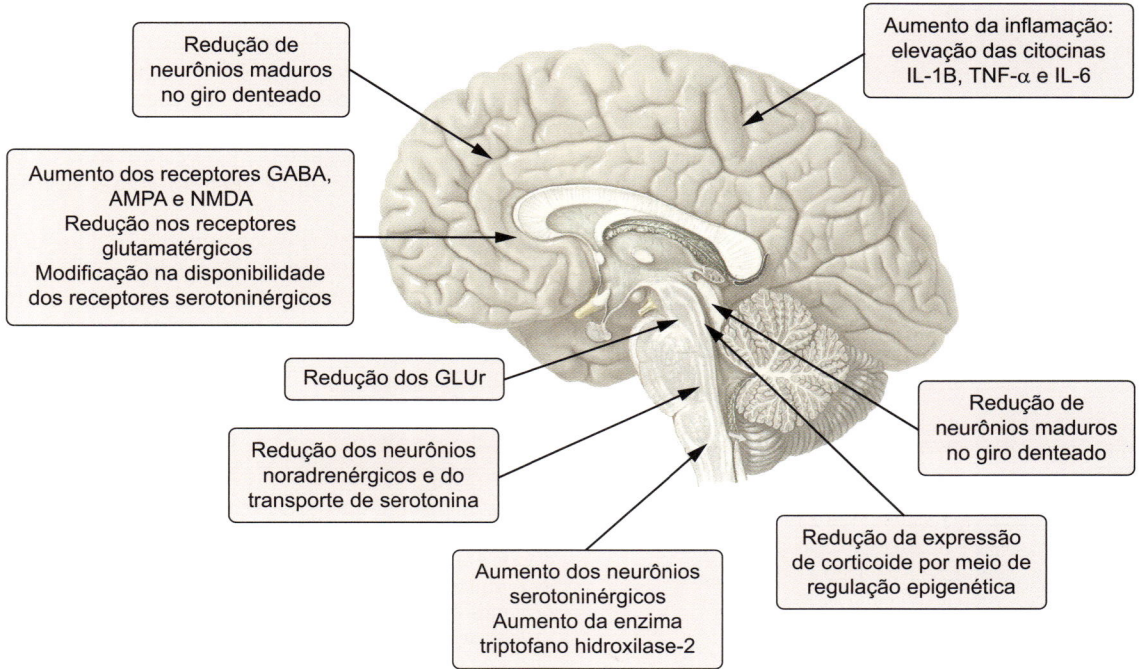

Redução de neurônios maduros no giro denteado

Aumento da inflamação: elevação das citocinas IL-1B, TNF-α e IL-6

Aumento dos receptores GABA, AMPA e NMDA
Redução nos receptores glutamatérgicos
Modificação na disponibilidade dos receptores serotoninérgicos

Redução dos GLUr

Redução de neurônios maduros no giro denteado

Redução dos neurônios noradrenérgicos e do transporte de serotonina

Aumento dos neurônios serotoninérgicos
Aumento da enzima triptofano hidroxilase-2

Redução da expressão de corticoide por meio de regulação epigenética

Figura 608.1 Principais achados patológicos no cérebro de indivíduos que cometeram suicídio.

Quadro 608.1 Fatores de risco de suicídio.

Pensamentos/comportamentos suicidas

- Ideias suicidas (atuais ou anteriores)
- Planos suicidas (atuais ou anteriores)
- Tentativas de suicídio (incluindo aborto ou tentativas interrompidas)
- Letalidade de planos ou tentativas suicidas
- Intenção suicida

Diagnósticos psiquiátricos

- Transtorno depressivo maior
- Transtorno bipolar (principalmente em episódios mistos)
- Esquizofrenia
- Transtorno do uso de álcool
- Outros transtornos por uso de substâncias
- Transtorno da personalidade emocionalmente instável

Doenças físicas

- Doenças do sistema nervoso
  - Esclerose múltipla
  - Doença de Huntington
  - Lesão cerebral e da medula espinal
  - Distúrbios convulsivos
- Neoplasias malignas
- HIV/AIDS
- Úlcera péptica
- Doença pulmonar obstrutiva crônica
- Insuficiência renal crônica tratada com hemodiálise
- Lúpus eritematoso sistêmico
- Síndromes dolorosas
- Condições que causam comprometimento funcional

Recursos psicossociais

- Falta de apoio social
- Desemprego
- Queda no nível socioeconômico
- Má relação com a família
- Violência do parceiro doméstico
- Evento de vida estressante recente

Traumas da infância

- Abuso sexual e físico
- História familiar de suicídio (particularmente em parentes de primeiro grau)
- História familiar de doença mental, incluindo transtornos por uso de substâncias

Características psicológicas

- Desesperança
- Dor psíquica
- Ansiedade grave ou incessante
- Ataques de pânico
- Vergonha ou humilhação
- Diminuição da autoestima
- Impulsividade
- Agressividade
- Agitação
- Redução da função executiva
- Pensamento polarizado

Características demográficas

- Sexo masculino
- Estado civil (viúvo, divorciado ou solteiro)
- Pessoas idosas (faixa etária com maior risco proporcional de suicídio)
- Adolescentes e jovens adultos (grupos com maior número de suicídios)
- Raça branca
- Orientação homo ou bissexual

Características adicionais

- Acesso a armas de fogo
- Intoxicação por substâncias (na ausência de um transtorno do uso de substância sem diagnóstico definido)

Quadro 608.2 Fatores protetores contra suicídio.

- Crianças em casa
- Senso de responsabilidade para com a família
- Gravidez
- Religiosidade
- Satisfação de vida
- Teste de realidade
- Habilidades de enfrentamento positivas
- Habilidades de resolução de problemas positivos
- Apoio social positivo
- Relação terapêutica positiva

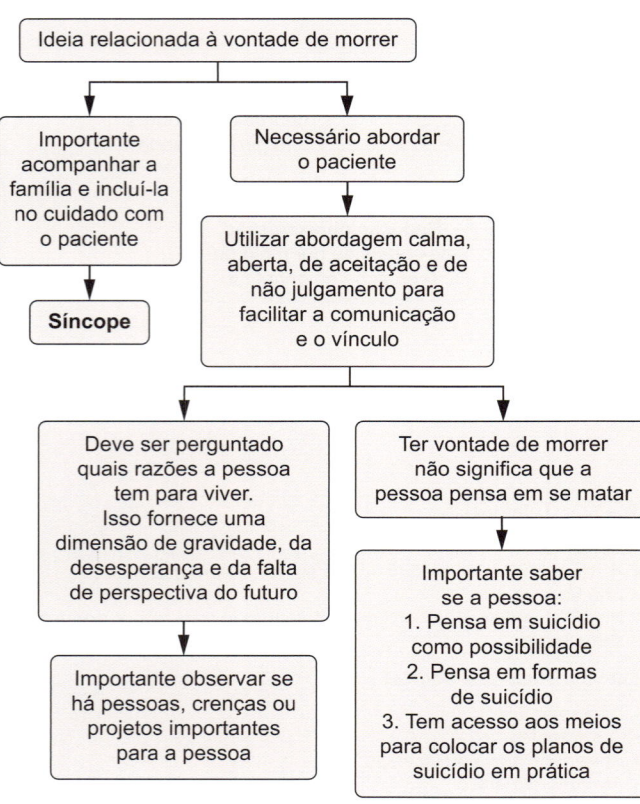

Figura 608.2 Fluxograma para diagnóstico diferencial.

CONDUTA

Os passos para se cuidar de um paciente com risco de suicídio são apresentados na Figura 608.3.

PREVENÇÃO

Algumas atitudes importantes dos profissionais de saúde diante de pessoas que apresentem ideação suicida são:

- Observar e valorizar os sinais emitidos pelo paciente antes da tentativa

- Fornecer um número telefônico para casos de crise e informar a localização do pronto-socorro mais próximo
- Mobilizar o sistema de suporte social e informar as opções à família e aos amigos caso o paciente fique mais vulnerável e manifeste intenção de suicídio
- Observar se o paciente está ou esteve sob cuidado médico no último ano e/ou se existem sinais significativos de desesperança
- Orientar que se evite o consumo de bebidas alcoólicas
- Ter cuidado na prescrição de fármacos psicotrópicos
- Conversar claramente com o paciente e seus familiares sobre os riscos e as possibilidades do ato suicida
- Dar atenção a qualquer manifestação e/ou comunicação sobre o assunto.

Perguntar sobre autoagressão

Perguntar sobre autoagressão não provoca atos de autoagressão.

Em geral, reduz a ansiedade associada aos pensamentos ou atos e ajuda a pessoa a se sentir compreendida.

Entretanto, é importante estabelecer um bom relacionamento com o paciente antes de perguntar sobre autoagressão. Pede-se à pessoa para explicar suas razões para se autoagredir.

Recomendações práticas

O suicídio pode ser evitado. A maioria das pessoas com pensamentos suicidas é ambivalente a respeito da morte, mas não consegue imaginar outras possíveis soluções. Com o apoio correto, elas podem encontrar uma saída em meio a uma crise suicida e se recuperar.

BIBLIOGRAFIA

Alves VM, Francisco LC, Belo FM, de-Melo-Neto VL, Barros VG, Nardi AE. Evaluation of the quality of life and risk of suicide. Clinics. 2016;71(3):135-9.

Alves VM, Francisco LC, de Melo AR, Novaes CR, Belo FM, Nardi AE. Trends in suicide attempts at an emergency department. Rev Bras Psiquiatr. 2017;39(1):55-61.

Alves VM, Silva AM, Magalhães AP, Andrade TG, Faro AC, Nardi AE. Suicide attempts in a emergency hospital. Arq Neuropsiq. 2014;72(2):123-8.

American Psychiatric Association. American Psychiatric Association practice guideline for the assessment and treatment of patients with suicidal behaviors. APA; 2003.

Nardi AE, Silva AG, Quevedo J. Tratado de psiquiatria. 1. ed. São Paulo: Artmed/ABP; 2022.

Organização Mundial da Saúde (OMS). Prevenção do suicídio: um manual para profissionais da saúde em atenção primária. Geneva: OMS; 2000.

Turecki G, Brent DA. Suicide and suicidal behaviour. Lancet. 2016;387(10024):1227-39.

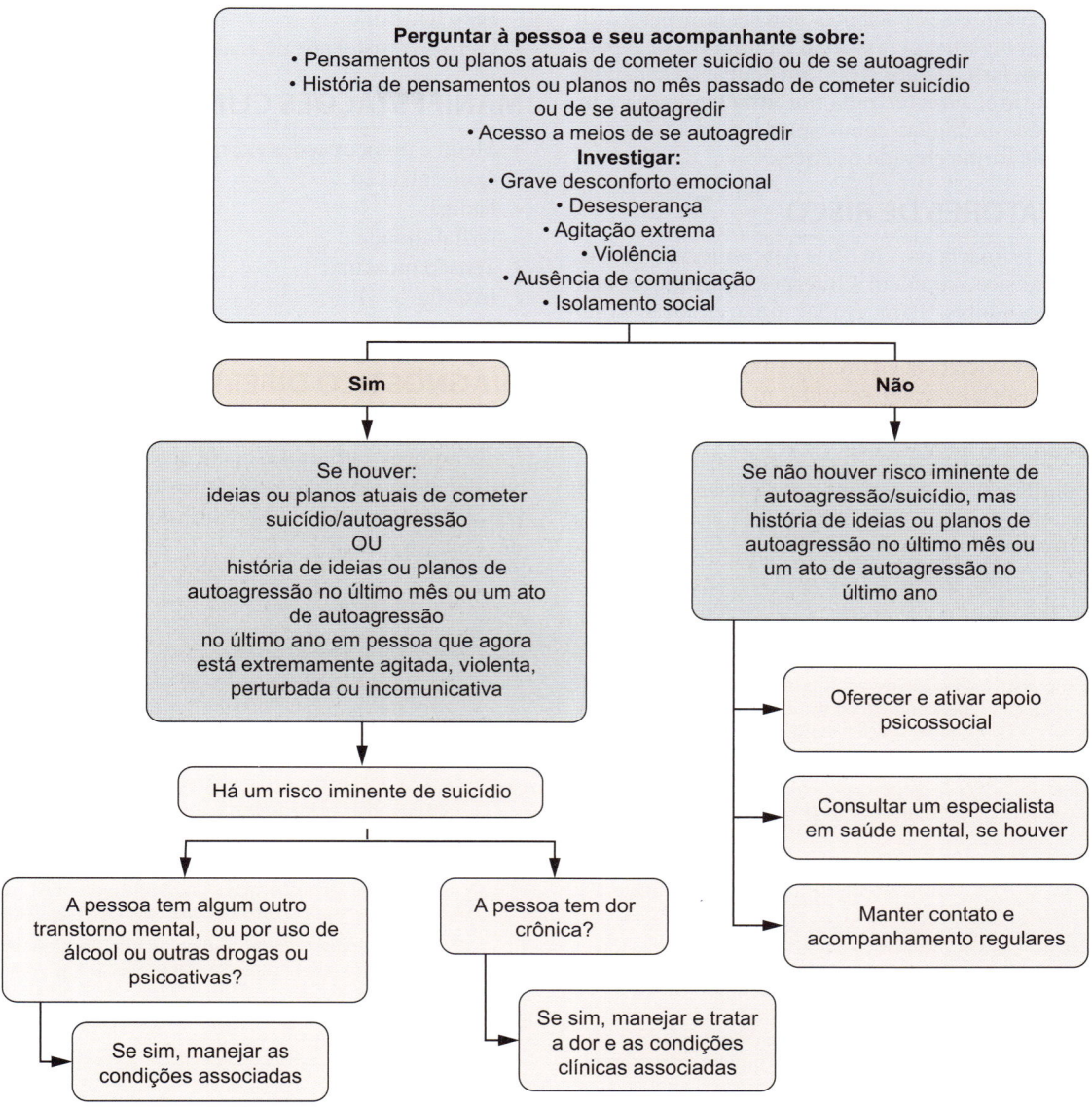

Perguntar à pessoa e seu acompanhante sobre:
• Pensamentos ou planos atuais de cometer suicídio ou de se autoagredir
• História de pensamentos ou planos no mês passado de cometer suicídio ou de se autoagredir
• Acesso a meios de se autoagredir
Investigar:
• Grave desconforto emocional
• Desesperança
• Agitação extrema
• Violência
• Ausência de comunicação
• Isolamento social

Sim

Não

Se houver:
ideias ou planos atuais de cometer suicídio/autoagressão
OU
história de ideias ou planos de autoagressão no último mês ou um ato de autoagressão
no último ano em pessoa que agora está extremamente agitada, violenta, perturbada ou incomunicativa

Se não houver risco iminente de autoagressão/suicídio, mas história de ideias ou planos de autoagressão no último mês ou um ato de autoagressão no último ano

Há um risco iminente de suicídio

Oferecer e ativar apoio psicossocial

Consultar um especialista em saúde mental, se houver

Manter contato e acompanhamento regulares

A pessoa tem algum outro transtorno mental, ou por uso de álcool ou outras drogas ou psicoativas?

A pessoa tem dor crônica?

Se sim, manejar as condições associadas

Se sim, manejar e tratar a dor e as condições clínicas associadas

Figura 608.3 Fluxograma para se cuidar de um paciente com risco de suicídio.

609
Transtorno de Ansiedade Generalizada

Ansiedade generalizada, TAG

Laiana Azevedo Quagliato ◆ Antonio Egidio Nardi

INTRODUÇÃO

No transtorno de ansiedade generalizada (TAG), os pacientes sofrem cronicamente de ansiedade e preocupação excessivas, acompanhadas de manifestações somáticas, como taquicardia, tremores, boca seca, inquietação, irritabilidade, dificuldade de concentração, tensão muscular, transtornos do sono e fadiga.

Circuitos neurais no TAG

As ações combinadas de circuitos neurais distribuídos que emergem da amígdala, do núcleo leito da estria terminal, do hipocampo ventral e do córtex pré-frontal medial resultam na interpretação e na avaliação do valor emocional dos estímulos ambientais. Se tais estímulos são identificados como ameaçadores, podem resultar em comportamentos defensivos pelo recrutamento do tronco cerebral e dos núcleos hipotalâmicos, provocando sintomas ansiosos. Assim, nota-se que a neurocircuitária do medo está alterada em indivíduos ansiosos.

De maneira geral, esses pacientes apresentam percepção elevada de perigo ou ameaça, associada a uma baixa capacidade de lidar com isso. Demonstram preocupação constante em relação ao futuro, caracterizada por uma tendência a interpretar situações ambíguas como ameaçadoras ou negativas e a estimar de forma elevada os riscos.

CAUSAS E FATORES DE RISCO

Embora a causa primária do TAG seja desconhecida, sabe-se que indivíduos ansiosos tendem a interpretar estímulos neutros como ameaçadores. Para avaliar uma situação como ameaçadora e gerar uma resposta semelhante à ansiedade, um indivíduo deve detectar estímulos ambientais por meio dos sistemas sensoriais e, em seguida, identificá-los como aversivos ou potencialmente perigosos.

Os fatores de risco do TAG são:

• História familiar para transtornos ansiosos e depressivos (fator genético)
• Estresse emocional ou físico atual ou passado

• Sexo feminino
• Outros transtornos de ansiedade.

MANIFESTAÇÕES CLÍNICAS

• Medo e preocupações excessivos
• Concentração
• Fadiga
• Irritabilidade
• Tensão muscular
• Insônia
• Taquicardia.

DIAGNÓSTICO DIFERENCIAL

O TAG é um diagnóstico de exclusão.

Condições clínicas, uso de medicamentos ou consumo abusivo de substâncias psicoativas e outros transtornos mentais devem ser descartados como causa primária da ansiedade (Quadro 609.1).

Quadro 609.1 Diagnóstico diferencial.

Condição	Sinais/Sintomas de diferenciação	Exames complementares
Síndrome do intestino irritável	Alteração de hábitos intestinais associados a dor, desconforto ou distensão abdominal Pode ser difícil distinguir os sintomas gastrintestinais como causa ou resultado de ansiedade	O diagnóstico é clínico (avaliação gastrenterológica pode ser necessária)
Hipertireoidismo	Perda de peso, pele quente e úmida, intolerância ao calor, exoftalmia ou bócio	Testes de função tireoideana (aumento da tiroxina, diminuição do hormônio estimulante da tireoide) podem identificar hipertireoidismo primário ou uso excessivo de hormônio tireoideano
Doenças pulmonares	Os pacientes podem apresentar sensação de falta de ar ou asfixia acompanhada por sinais físicos	Os testes de função pulmonar (ou, menos comumente, a broncoscopia) descartam a patologia pulmonar primária A oximetria de pulso mostra baixa saturação de oxigênio
Doença cardíaca	Os sintomas de ansiedade são predominantemente cardíacos por natureza (ou seja, palpitações, sensação de taquicardia ou batimentos cardíacos ignorados, tontura, dispneia ao esforço, dor torácica e dormência) A dor torácica é tipicamente por esforço Fatores de risco cardíaco podem estar presentes O exame físico pode ser normal ou mostrar hipertensão, hipotensão, taquicardia ou bradicardia, ou ritmo tríplice com a presença de terceira bulha (B3) ou quarta bulha (B4)	Exames de imagem, como angiografia, ecocardiografia, teste ergométrico ou eletrocardiograma descartam a doença cardíaca
Transtorno de ansiedade induzido por substâncias psicoativas ou medicamentos	A ansiedade está diretamente relacionada com a exposição a substâncias psicoativas (cafeína, bebidas alcoólicas, drogas ilícitas), medicamentos (salbutamol, teofilina, corticoides, antidepressivos) ou fitoterápicos (*ma huang*, erva-de-são-joão, *ginseng*, guaraná, beladona) Deve-se obter a história completa de medicamentos prescritos, de venda livre e fitoterápicos História de uso de drogas ilícitas e bebidas alcoólicas também deve ser obtida	O exame de urina para detecção de drogas pode identificar o uso abusivo de substâncias psicoativas, como a intoxicação por estimulantes ou a supressão de bebidas alcoólicas ou benzodiazepínicos (pode não acusar o uso de cocaína, que é rapidamente metabolizada e excretada) O exame de urina para detecção de antidepressivos pode detectar medicamentos prescritos ou tomados em superdosagem O nível sérico de teofilina pode estar acima do intervalo terapêutico Não existem exames de diferenciação para outras substâncias ou medicamentos
Fobia social	Ansiedade ou medo persistentes estão limitados às situações sociais e ao receio de avaliação social ou de sentir-se constrangido Comportamento evitativo geralmente está presente	Diagnóstico clínico
Transtorno obsessivo-compulsivo	A ansiedade está diretamente relacionada com compulsões ou obsessões	Diagnóstico clínico
Transtorno do estresse pós-traumático	A ansiedade está diretamente relacionada com a exposição a lembranças de traumas passados – os pacientes revivem os sintomas (por meio de *flashbacks*, pesadelos)	Diagnóstico clínico
Transtorno de adaptação	A ansiedade ocorre temporariamente em resposta a um estressor de vida e não persiste por mais de 6 meses após o término do estressor	Diagnóstico clínico

COMPROVAÇÃO DIAGNÓSTICA

- Dados clínicos
- Em adultos, pelo menos três dos seguintes sintomas são necessários para fazer o diagnóstico de TAG, em associação com um quadro predominante de preocupação crônica e excessiva por 6 meses e que causa sofrimento ou incapacidade:
  - Tensão muscular
  - Perturbação do sono
  - Fadiga
  - Inquietação ou sensação de "estar no limite"
  - Irritabilidade
  - Baixa concentração.

TRATAMENTO MEDICAMENTOSO

O tratamento do TAG é apresentado por meio de um fluxograma na Figura 609.1.

EVOLUÇÃO E PROGNÓSTICO

- Evolução variável, mas com tendência a ser flutuante e crônica
- Bom prognóstico com tratamento adequado.

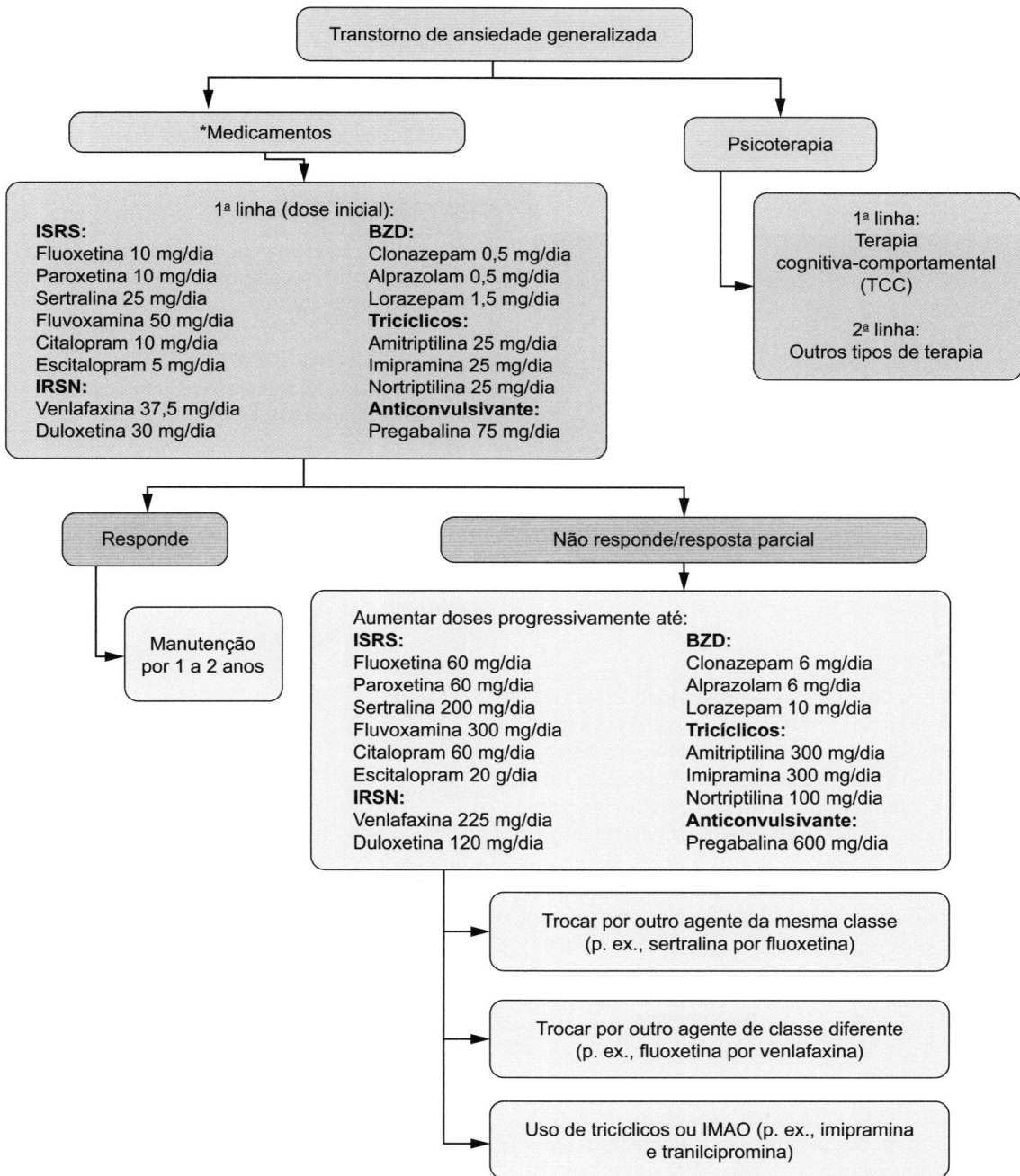

Figura 609.1 Fluxograma para tratamento do transtorno de ansiedade generalizado (TAG). *O tratamento medicamentoso de primeira linha do TAG inclui benzodiazepínicos, inibidores seletivos da recaptação de serotonina e norepinefrina, antidepressivos tricíclicos. O fluxograma apresenta alguns exemplos de medicamentos dessas classes que podem ser utilizados nesse transtorno.

BIBLIOGRAFIA

Baldwin DS, Anderson IM, Nutt DJ, Allgulander C, Bandelow B, den Boer JA et al. Evidence-based pharmacological treatment of anxiety disorders, post-traumatic stress disorder and obsessive-compulsive disorder: A revision of the 2005 guidelines from the British Association for Psychopharmacology. J Psychopharmacol. 2014;(28):403-9.

Ferreira-Garcia R, Mochcovitch M, Costa do Cabo M, Nardi AE, Christophe Freire R. Predictors of pharmacotherapy response in generalized anxiety disorder: a systematic review. Harv Rev Psychiatry. 2017;25(2):65-79.

Mochcovitch MD, da Rocha Freire RC, Garcia RF, Nardi AE. A systematic review of fMRI studies in generalized anxiety disorder: evaluating its neural and cognitive basis. J Affect Disord. 2016;167:336-42.

Mochcovitch MD, da Rocha Freire RC, Garcia RF, Nardi AE. Can long-term pharmacotherapy prevent relapses in generalized anxiety disorder? A systematic review. Clin Drug Investig. 2017;37(8):737-43.

Nardi AE, Silva AG, Quevedo J. Tratado de psiquiatria. 1. ed. São Paulo: Artmed/ABP; 2022.

National Institute for Health and Care Excelence. Generalized anxiety disorders and panic disorders in adult: management. NICE; 2011.

610
Transtorno de Déficit de Atenção e Hiperatividade

TDAH

Maria das Graças Nunes Brasil

INTRODUÇÃO

O transtorno de déficit de atenção e hiperatividade (TDAH) é uma alteração do neurodesenvolvimento caracterizada por um nível persistente de desatenção e/ou hiperatividade-impulsividade impróprios para a idade, por um período mínimo de 6 meses. Causa comprometimento funcional e no desenvolvimento e não pode ser atribuído primariamente a outro transtorno.

Tem início na infância (antes dos 12 anos) e a maioria de seus portadores continua a apresentar alguns sintomas na vida adulta (2,5%), com prejuízos sociais, acadêmicos e ocupacionais

Tem prevalência na população escolar (3 a 5%), com nítido predomínio no sexo masculino, representando 50% da população infantil que merece atenção psiquiátrica.

CAUSAS

- Etiologia multifatorial, em que alterações ambientais, biológicas e genéticas aumentariam o risco para o transtorno
- Entre as adversidades ambientais, destacam-se o uso de tabaco pela mãe durante a gestação, prematuridade e baixo peso ao nascimento.

MANIFESTAÇÕES CLÍNICAS

- Desatenção (dificuldade em manter o foco, desorganização), impulsividade (ações precipitadas e inconsequentes) e hiperatividade (atividade motora excessiva)
- No adulto, a hiperatividade pode se manifestar como inquietude extrema e a desatenção em atividades do cotidiano e do trabalho
- Os sintomas têm início precoce, persistem no tempo, manifestam-se em diferentes ambientes e acarretam perdas funcionais em casa, na escola e em atividades de lazer.

Comorbidades

- Transtorno desafiador de oposição: 50% das crianças com TDAH apresentam essa comorbidade ou transtorno de conduta
- Transtornos de aprendizagem: 25% dos casos
- Depressão: 10 a 20% dos casos
- Transtornos de ansiedade: 30% dos casos.

TRATAMENTO

- Psicoeducação envolvendo o paciente, a família e a escola
- Terapia cognitivo-comportamental do paciente, envolvendo pais e professores.

Tratamento medicamentoso

O tratamento medicamentoso recomendado para TDAH está descrito no Quadro 610.1.

EVOLUÇÃO E PROGNÓSTICO

- Cerca de 30% dos pacientes têm recuperação completa no início da juventude

Quadro 610.1 Medicamentos usados no tratamento do TDAH.

Nome	Duração do efeito	Dose inicial	Dose máxima
Metilfenidato	2 a 4 h	5 mg 2 vezes/dia	1 a 2 mg/kg/dia ou 60 mg/dia
Metilfenidato Ação prolongada	6 a 8 h	10 mg	1 a 2 mg/kg/dia ou 60 mg/dia
Metilfenidato Liberação prolongada	8 a 12 h	18 mg	1 a 2 mg/kg/dia ou 60 mg/dia
Lisdexanfetamina	10 a 13 h	30 mg	1 mg/kg/dia ou 70 mg/dia
Atomoxetina	1 tomada/dia	0,5 mg/dia	1,4 mg/kg/dia ou 100 mg/dia
Imipramina	1 ou 2 vezes/dia	1 mg/kg/dia ou 25 mg à noite	Até 5 mg/kg/dia ou 300 mg
Bupropiona	1 ou 2 vezes ao dia	3 mg/kg/dia ou 150 mg/dia	Até 6 mg/kg/dia ou 300 mg/dia
Clonidina	2 a 3 vezes dia	0,05 mg/noite	2,4 mg/dia

- Aproximadamente 40% dos pacientes continuam a apresentar manifestações do transtorno na vida adulta, podendo vir acompanhadas de dificuldades emocionais e sociais. Nos 30% restantes, associam-se graves manifestações psicopatológicas, como alcoolismo, uso abusivo de drogas, depressão e criminalidade.

Fatores preditores de melhor evolução

- Características individuais da criança (bom potencial intelectual, sintomatologia menos grave, ausência de comorbidades, êxito escolar)
- Características da família (bom nível socioeconômico, família ajustada, ausência de patologia nos pais)
- Tratamento (boa adesão às intervenções farmacológicas e psicoeducativas).

Recomendações práticas

- As crianças necessitam de acompanhamento especializado o mais precocemente possível
- Práticas esportivas devem ser estimuladas.

BIBLIOGRAFIA

American Psychiatric Association. Manual diagnóstico e estatístico de transtornos mentais. 5. ed. Porto Alegre: Artmed; 2014.

Azevedo MF. GPS Medicamentos. Guia prático em saúde. Rio de Janeiro: Guanabara Koogan; 2017.

Barkley, Russell A. Transtorno de déficit de atenção/hiperatividade [recurso eletrônico]: exercícios clínicos. 3. ed. Porto Alegre: Artmed; 2008.

Christiansen L, Beck MM, Bilenberg N, Wienecke J, Astrup A, Lundbye-Jensen J. Effects of exercise on cognitive performance in children and adolescents with ADHD: potential mechanisms and evidence-based recommendations. Clin Med. 2019;8(6): 841.

Faraone SV, Buitelaar J. Comparingthe efficacy of stimulants for ADHD in children and adolescents using meta-analysis. Eur Child Adolesc Psychiatry. 2010;19:353-64.

Organização Mundial da Saúde. Classificação de transtornos mentais e de comportamento da CID-10. São Paulo: Artes Médicas; 1993.

611
Transtorno do Estresse Pós-Traumático

TEPT

Laiana Azevedo Quagliato • Antonio Egidio Nardi

INTRODUÇÃO

O transtorno do estresse pós-traumático (TEPT) consiste em uma reação patológica quando um indivíduo:

- É diretamente exposto a situações de morte ou ameaça, lesão grave ou ameaça ou, ainda, violência sexual ou ameaça

- Testemunha ou, indiretamente, escuta relatos de familiares ou pessoas afetivamente próximas expostas às situações descritas
- É exposto repetida ou extremamente a detalhes aversivos de um evento traumático, frequentemente no curso de suas atividades laborativas.

CAUSAS E FATORES DE RISCO

Os principais fatores de risco incluem exposição a situações de combate, ataque terrorista, estupro, tortura, acidente grave, morte súbita de um ente querido, testemunhar violência ou abuso doméstico, desastre natural, ofensa grave, vitimização pelo atacante, trauma prévio, situações significativas de estresse diário ou história de transtorno mental e uso abusivo de substâncias psicoativas.

A etiologia do TEPT ainda é desconhecida, mas sabe-se que alterações na neurocircuitária do medo e da memória estão envolvidas nesse transtorno (Figura 611.1).

MANIFESTAÇÕES CLÍNICAS

- Sintomas intrusivos, pensamentos recorrentes e invasivos do evento traumático
- Hiperexcitabilidade
- Insônia
- Alterações da cognição e do humor
- Aumento da resposta de sobressalto
- Hipervigilância
- Evitação persistente.

DIAGNÓSTICO DIFERENCIAL

Para o diagnóstico de TEPT, é necessário que os sintomas persistam por mais de 1 mês e causem sofrimento significativo e prejuízo funcional aos indivíduos acometidos.

O diagnóstico diferencial é apresentado no Quadro 611.1.

EXAMES COMPLEMENTARES

- Exames de imagem e eletroencefalograma servem para exclusão de outros diagnósticos.

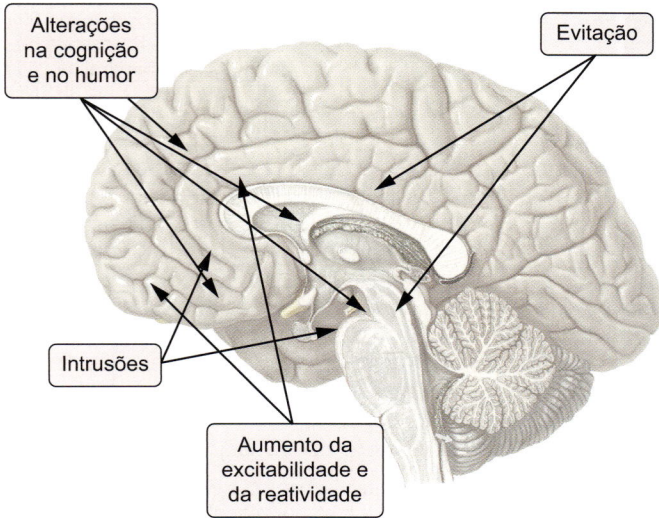

Figura 611.1 Principais regiões cerebrais envolvidas na sintomatologia do TEPT.

CONFIRMAÇÃO DIAGNÓSTICA

- Dados clínicos.

TRATAMENTO MEDICAMENTOSO

Ver Figura 611.2.

Quadro 611.1 Diagnóstico diferencial do TEPT.

Condição	Formas de diferenciação
Lesão cerebral decorrente de trauma	História de traumatismo + exame de neuroimagem
Epilepsia	Eletroencefalograma ou videoeletroencefalograma
Depressão	Pode ocorrer após exposição ao trauma, mas os sintomas predominantes são humor deprimido, falta de energia, perda de interesse e ideação suicida. Pode estar associada a TEPT
Fobias específicas	Medo e evitação são desencadeados por objetos ou situações específicas. A revivência e a restrição afetiva não são características
Transtorno de adaptação	Apresentação variável com sintomas de humor deprimido, ansiedade, preocupação, sintomas de estresse traumático e sentimentos de incapacidade de lidar com a situação
Transtorno de pânico	Ataques de pânico recorrentes e inesperados não desencadeados por estímulos que lembram um trauma específico
Transtornos dissociativos	Lacunas na lembrança, muitas vezes relacionadas a eventos traumáticos (amnésia dissociativa) Ausência de sintomas de revivência e hiperexcitabilidade
Transtorno obsessivo-compulsivo	Pensamentos intrusivos recorrentes, que são percebidos como inadequados, mas que não estão relacionados com uma experiência traumática

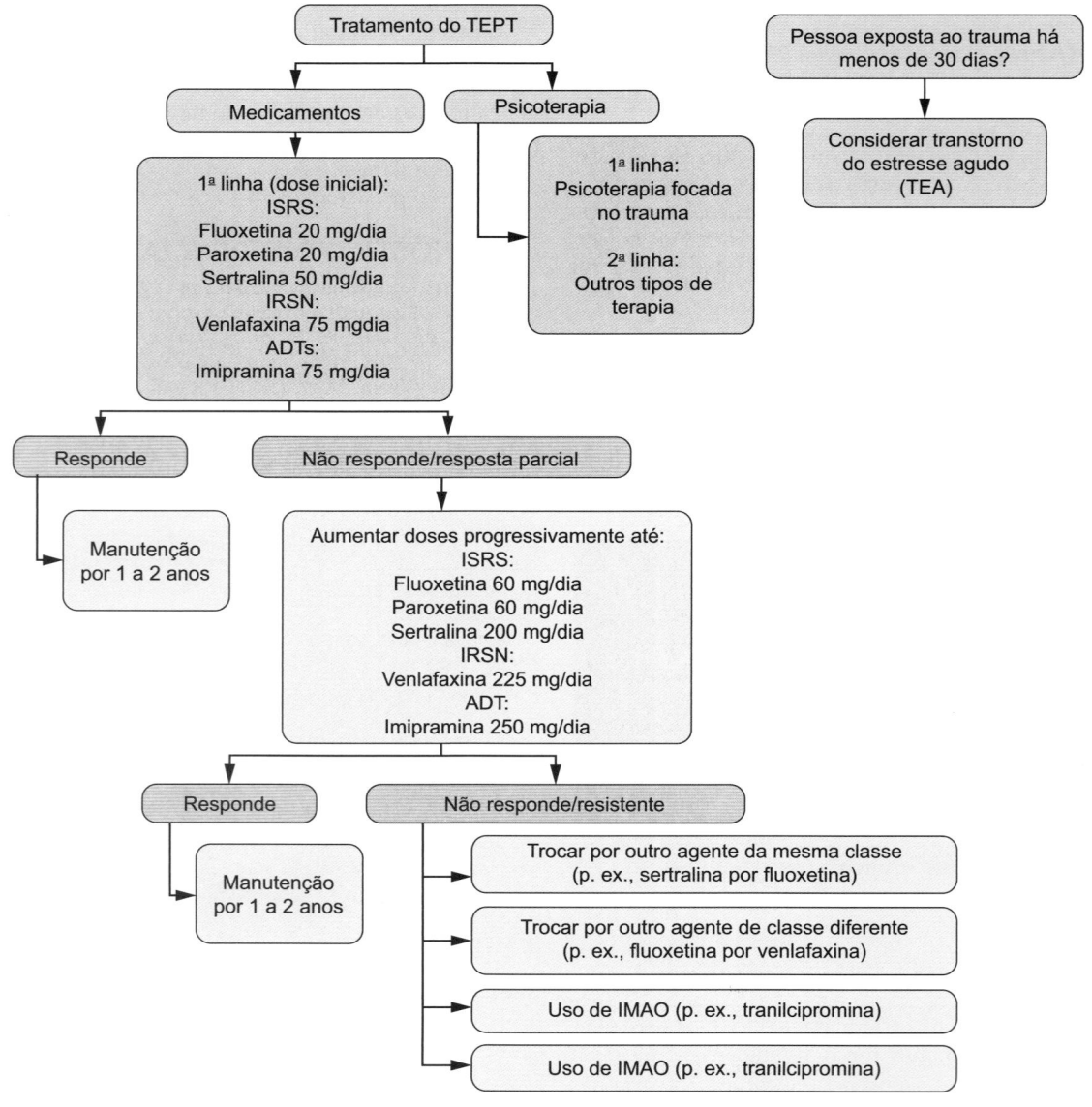

Figura 611.2 Fluxograma para o tratamento do transtorno do estresse pós-traumático.

PREVENÇÃO

- Evitar estressores.

EVOLUÇÃO E PROGNÓSTICO

- Bom prognóstico com tratamento precoce na fase aguda
- Quanto mais grave o traumatismo e mais tardio o início do tratamento, mais reservado o prognóstico.

Atenção

Na maioria das vezes, o transtorno de estresse pós-traumático apresenta-se em comorbidade com depressão, ansiedade e uso abusivo de substâncias psicoativas.

Para saber mais

No transtorno de estresse agudo (TEA), os sintomas começam 4 semanas após o evento traumático e duram no mínimo 3 dias, mas, ao contrário do transtorno de estresse pós-traumático, não duram mais do que 1 mês.

BIBLIOGRAFIA

American Psychiatric Association. Clinical practice guideline for treatment of PTSD. APA; 2017.

Maia AC, Braga AA, Nunes CA, Nardi AE, Silva AC. Transdiagnostic treatment using a unified protocol: application for patients with a range of comorbid mood and anxiety disorders. Trends Psychiatry and Psychotherapy. 2013;35(2):134-40.

Nardi AE, Silva AG, Quevedo J. Tratado de psiquiatria. 1. ed. São Paulo: Artmed/ABP; 2022.

National Institute for Health and Care Excelence. Post-traumatic stress disorder. NICE; 2018.

Ostacher MJ, Cifu AS. Management of post-traumatic stress disorder. *JAMA. 2019;* 321(2):200-1.

612
Transtorno do Pânico

Síndrome do pânico

Laiana Azevedo Quagliato • Antonio Egidio Nardi

INTRODUÇÃO

O transtorno do pânico (TP) é uma condição clínica frequente, com prevalência ao longo da vida de 1,5 a 5,1%. Caracteriza-se por ataques de pânico (APs) recorrentes e inesperados, com preocupação e medo com relação a outros ataques.

Os AP são paroxismos súbitos de ansiedade nos quais os sintomas atingem um pico e diminuem em poucos minutos. Os sintomas são somáticos (falta de ar, dor torácica, taquicardia, palpitações e tremores) e psicológicos (despersonalização, desrealização, medo de morrer, de perder o controle ou de enlouquecer).

Trata-se de uma condição crônica que atinge duas vezes mais mulheres do que homens, especialmente entre a 2ª e a 3ª décadas de vida.

CAUSAS E FATORES DE RISCO

No TP ocorrem alterações do desenvolvimento cerebral em circuitos relacionados com o medo (Figura 612.1). Entretanto, os fatores determinantes para o surgimento do transtorno ainda não foram completamente elucidados.

Fatores de base genética, além de modelos neuroquímicos, como o serotoninérgico, o noradrenérgico e o gabaérgico, estão entre as hipóteses etiológicas mais difundidas para o TP.

Há evidências de desequilíbrio na homeostase ácido-base em pacientes com TP.

MANIFESTAÇÕES CLÍNICAS

- Episódios de medo ou desconforto acentuados, em que quatro (ou mais) dos sintomas descritos a seguir aparecem repentinamente e atingem um ponto máximo dentro de 10 minutos:
  - Sudorese
  - Dispneia
  - Fadiga
  - Irritabilidade
  - Tensão muscular
  - Insônia
  - Taquicardia.

DIAGNÓSTICO DIFERENCIAL

A compreensão do TP é importante para todos os médicos, mas em particular para aqueles que trabalham na emergência, pois os pacientes com essa condição frequentemente chegam ao pronto-socorro com queixas somáticas. Muitos dos sintomas de um ataque de pânico correspondem à sintomatologia encontrada em patologias que ameaçam a vida, como o infarto agudo do miocárdio e a embolia pulmonar, que podem ter como sintoma principal a ansiedade.

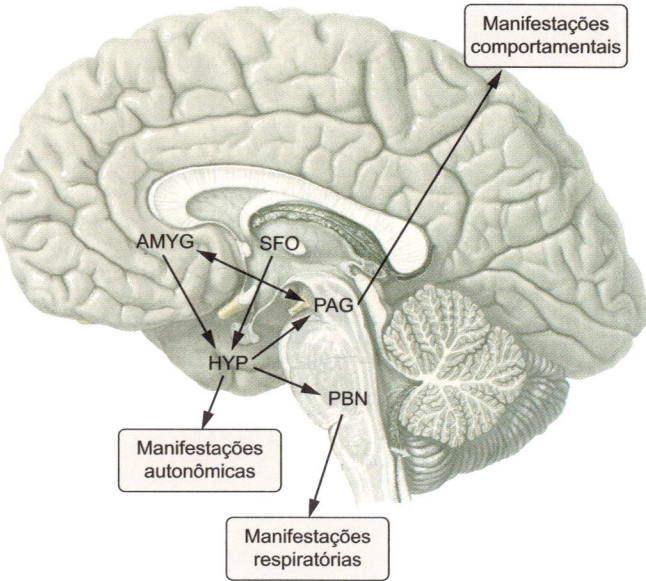

Figura 612.1 Áreas cerebrais relacionadas com o transtorno do pânico. AMYG: amígdala; HYP: hipotálamo; SFO: orgão subfornical; PAG: substância cinzenta periaqueductal; PBN: núcleo parabraquial.

Aproximadamente 25% dos pacientes que procuram um serviço de emergência com dor torácica têm TP. É importante excluir outras condições clínicas que podem mimetizar um AP (Figura 612.2).

Transtorno do pânico na emergência

O manejo dos sintomas de ansiedade em uma emergência pode ser feito com benzodiazepínicos, como clonazepam, VO (0,5 a 2 mg); lorazepam, VO (1 a 2 mg); ou alprazolam, VO (1 a 2 mg).

EXAMES COMPLEMENTARES

Podem ser necessários para o diagnóstico diferencial:

- Eletrocardiograma (ECG): normal
- Exames laboratoriais (eletrólitos, cálcio, magnésio, testes de função da tireoide): normais
- Ecocardiograma: pacientes com diagnóstico de TP apresentam alta prevalência de prolapso da valva mitral.

COMPROVAÇÃO DIAGNÓSTICA

- Dados clínicos.

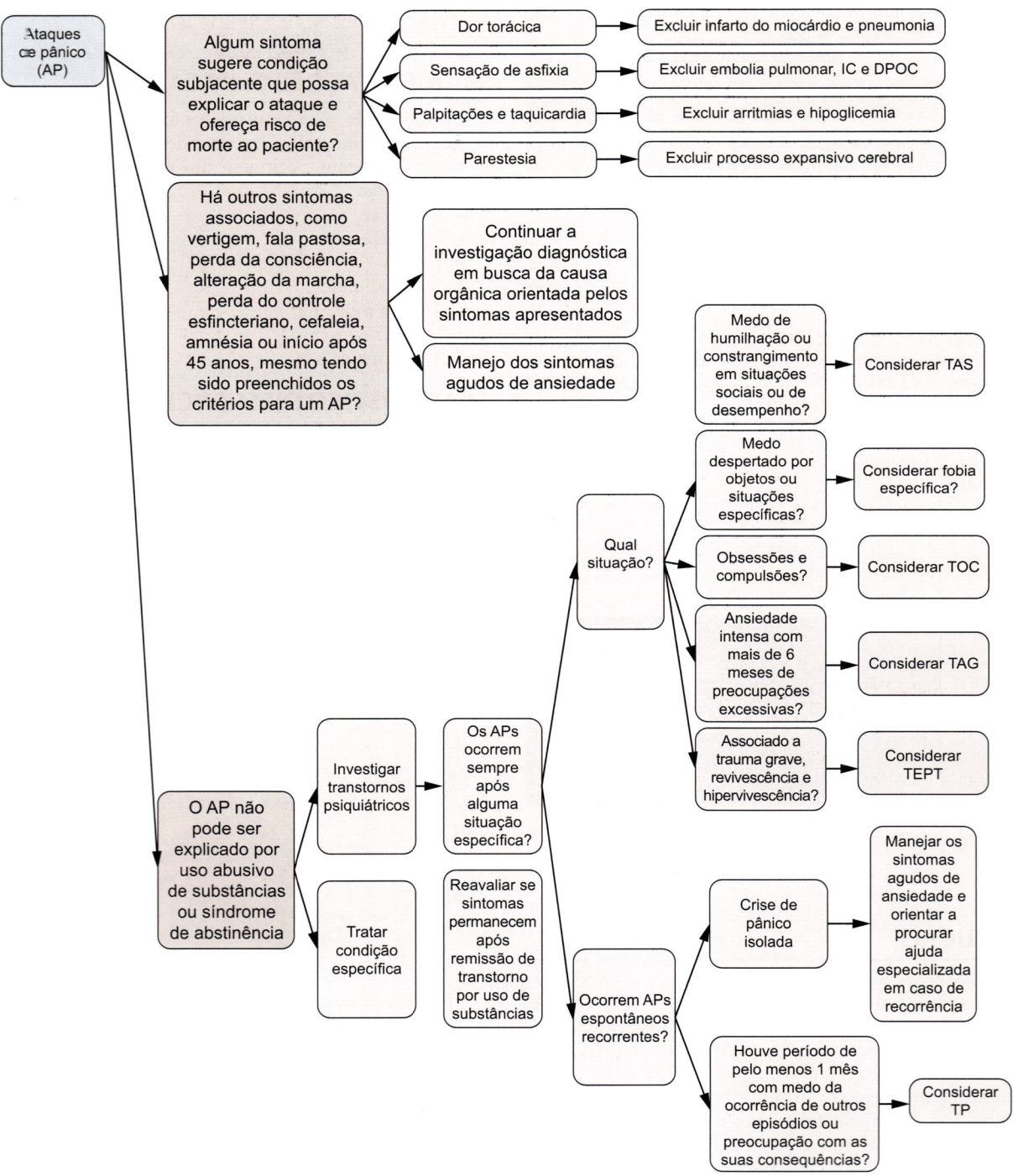

Figura 612.2 Fluxograma para diagnóstico diferencial do transtorno do pânico.

TRATAMENTO MEDICAMENTOSO

O tratamento do TP é apresentado no fluxograma da Figura 612.3.

PREVENÇÃO

- Praticar exercícios físicos regularmente

- Não abusar de bebidas que contêm cafeína (café, refrigerantes do tipo "cola", chá-mate, chá-preto, energéticos, chocolates).

EVOLUÇÃO E PROGNÓSTICO

- Condição crônica que tem bom prognóstico desde que o tratamento seja precoce e adequado.

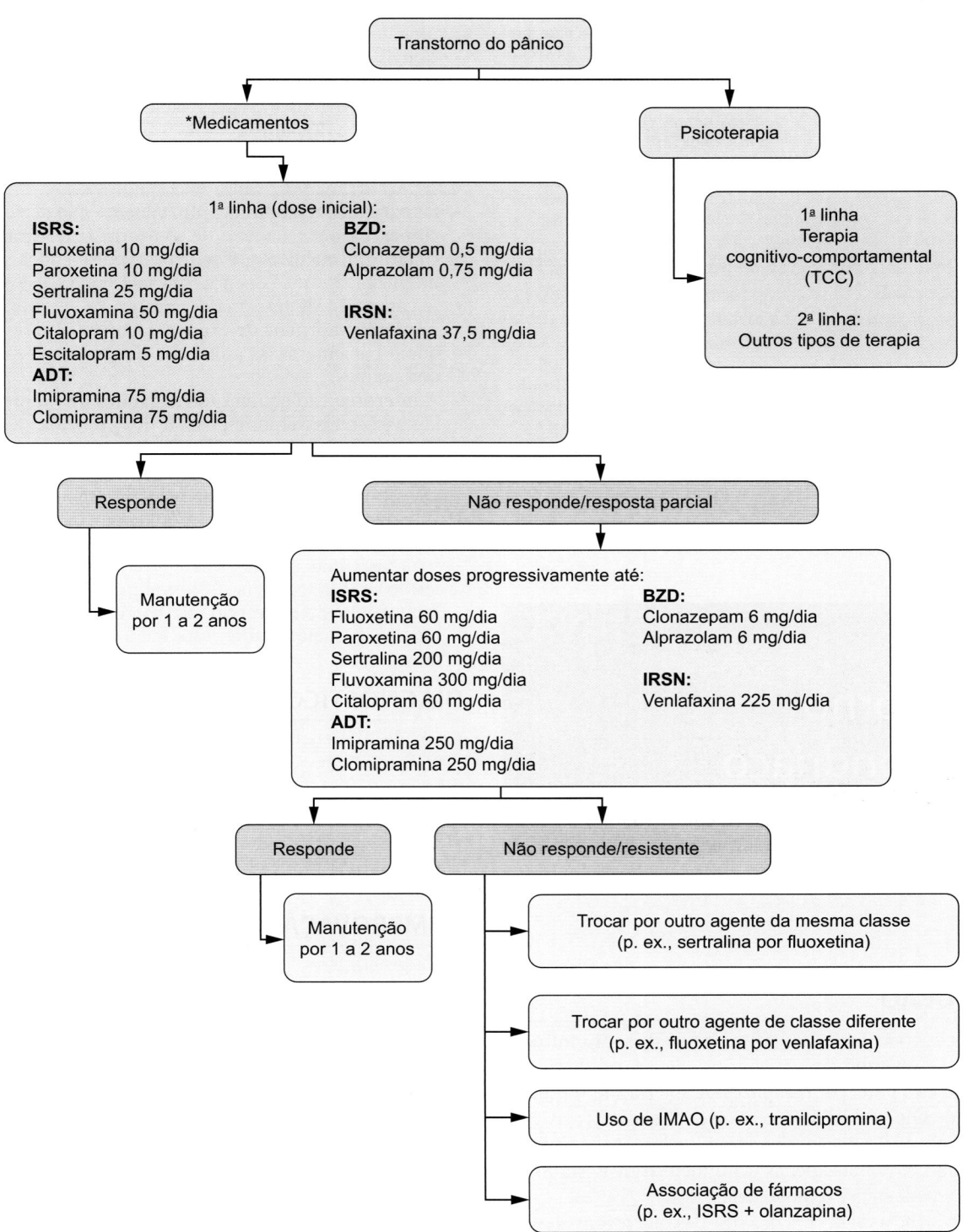

Figura 612.3 Fluxograma para tratamento do transtorno do pânico.

BIBLIOGRAFIA

Arias-Carrión O, Carta MG, Nardi AE. A 6-year posttreatment follow-up of panic disorder patients: treatment with clonazepam predicts lower recurrence than treatment with paroxetine. J Clin Psychopharmacol. 2017; 37(4):429-34.

Freire RC, Amrein R, Mochcovitch MD, Dias GP, Machado S, Versiani M et al. Effects of aerobic exercise on anxiety symptoms and cortical activity in patients with panic disorder: a pilot study. Clin Pract Epidemiol Ment Health. 2018;14:11-25.

Nardi AE, Cosci F, Balon R, Weintraub SJ, Freire RC, Krystal JH et al. International Task Force on Benzodiazepines. The prescription of benzodiazepines for panic disorder: time for an evidence-based educational approach. J Clin Psychopharmacol. 2018;38(4):283-5.

Nardi AE, Freire RC. Panic disorder: neurobiological and treatment aspects. Switzerland: Springer International Publishing; 2016.

Nardi AE, Silva AG, Quevedo J. Tratado de psiquiatria. 1. ed. São Paulo: Artmed/ABP; 2022.

Quagliato LA, Cosci F, Shader RI, Silberman EK, Starcevic V, Balon R et al. International Task Force on Benzodiazepines. Selective serotonin reuptake inhibitors and benzodiazepines in panic disorder: a meta-analysis of common side effects in acute treatment. J Psychopharmacol. 2019;33(11):1340-51.

Zugliani MM, Cabo MC, Nardi AE, Perna G, Freire RC. Pharmacological and neuromodulatory treatments for panic disorder: clinical trials from 2010 to 2018. Psychiatry Investig. 2019;16(1):50-58.

613
Transtorno Hipocondríaco

Hipocondria

Laiana Azevedo Quagliato • Antonio Egidio Nardi

INTRODUÇÃO

Pacientes hipocondríacos descrevem uma sensação iminente de risco e vulnerabilidade a doenças. Seu senso de risco é exagerado e eles parecem incapazes de tolerar até mesmo a possibilidade improvável de desenvolver doenças.

Além disso, informação apropriada, educação e explicação sobre seus sintomas apenas diminuem transitoriamente a convicção da doença e o medo dela.

Tem prevalência de 4 a 6% das pessoas que fazem consulta médica. Muitas vezes, surge como uma complicação do transtorno do pânico.

CAUSAS E FATORES DE RISCO

Há diversos modelos para explicar as origens da hipocondria. A Figura 613.1 mostra o modelo cognitivo para o transtorno hipocondríaco. Já os fatores de risco são:

- Período da vida de grande estresse
- Ameaça de uma doença importante que acaba por não ser grave
- História de abuso quando criança
- Uma doença grave na infância ou alguém da família com uma doença séria
- Traços de personalidade, como ter tendência a ser uma pessoa preocupada
- Uso excessivo da internet relacionado à saúde
- Transtorno do pânico.

MANIFESTAÇÕES CLÍNICAS

- Os pacientes acreditam ter uma doença não detectada e dificilmente são persuadidos do contrário. Por esse motivo consultam um médico após outro, impulsionados pelo desejo de encontrar uma "doença" que justifique seus sintomas
- A convicção de ter uma doença grave persiste, apesar de resultados normais de exames complementares, de modo que o paciente passa a duvidar dos médicos e dos laudos dos exames
- A interpretação equivocada de laudos de exames pode ser agravado pela maneira de falar dos próprios médicos
- O início dos sintomas pode acontecer em qualquer idade, porém é mais frequente entre 20 e 30 anos
- Os sintomas podem ter intensidade suficiente para causar sofrimento e comprometer a qualidade de vida do paciente
- Após estresse importante, doenças graves, morte de pessoas próximas ou ameaças à vida, podem ocorrer manifestações hipocondríacas temporárias que regridem espontaneamente; contudo, elas podem persistir se houver reforço do meio familiar ou social, incluindo componente iatrogênico.

DIAGNÓSTICO DIFERENCIAL

Além da diferenciação dos sintomas semelhantes nas mais diversas entidades nosológicas, deve-se fazer o diagnóstico diferencial com transtorno factício, simulação, transtornos somatoformes e transtorno de ansiedade generalizada (Quadro 613.1).

Qualquer condição clínica deve ser excluída antes do diagnóstico de hipocondria.

COMPROVAÇÃO DIAGNÓSTICA

- Dados clínicos
- Os sintomas devem persistir por pelo menos 6 meses para caracterizar o transtorno hipocondríaco.

TRATAMENTO

- Psicoterapia em suas diferentes modalidades
- Tratamento farmacológico só tem utilidade quando há comorbidade com outros transtornos psiquiátricos.

EVOLUÇÃO E PROGNÓSTICO

- Evolução geralmente cíclica, com períodos de piora de duração variável de meses a anos, intercalados por períodos de melhora.

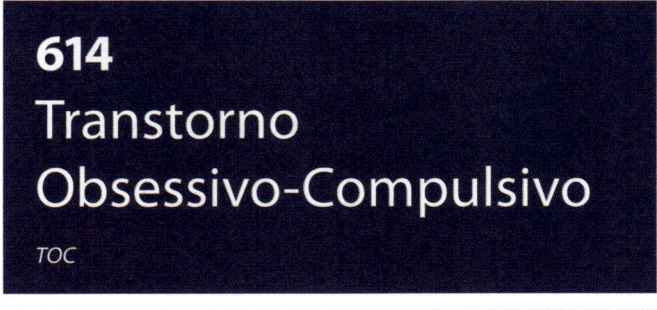

Estresses da vida atual → Esquema cognitivo sobre saúde indevidamente alarmante e/ou pessimista → Sensações coporais benignas são erroneamente atribuídas à suspeita de doença → Essas sensações são, assim, amplificadas, substanciando a suspeita do indivíduo de que ele ou ela está seriamente doente → Viés confirmatório: o indivíduo com hipocondria atende seletivamente a informações que suportam esse esquema e ignora informações desconfirmatórias

Figura 613.1 Modelo cognitivo para o transtorno hipocondríaco.

Quadro 613.1 Diagnóstico diferencial do transtorno hipocondríaco.

Condição	Diferenciação com transtorno hipocondríaco
Transtorno factício	Sinais e/ou sintomas da doença são forjados ou exagerados intencionalmente pelo paciente quando não existe nenhuma justificativa externa clara para tal comportamento
Simulação	Sinais e/ou sintomas da doença são forjados ou exagerados intencionalmente pelo paciente Há presença de incentivos externos, como desejo de medicamentos (estimulantes, opiáceos), pleitear auxílio-doença ou invalidez
Transtornos somatoformes	O paciente queixa-se de diversos sintomas gastrintestinais, sexuais e/ou neurológicos. Entretanto, os exames físicos e complementares não mostram alterações estruturais nem funcionais relacionadas com os sintomas
Transtorno de ansiedade generalizada	O paciente apresenta preocupações recorrentes não apenas com a possibilidade de estar doente, mas também com situações corriqueiras

Compreensão do paciente com transtorno hipocondríaco

Uma melhor compreensão da cognição de pacientes com hipocondria pode auxiliar os médicos a fornecer informações úteis a eles, tranquilizando-os e explicando os resultados dos exames laboratoriais.

Atenção

A repetição de exames complementares pode agravar as manifestações hipocondríacas em virtude do aparecimento de achados inespecíficos ou variações normais.

BIBLIOGRAFIA

Fergus TA, Kelley LP, Griggs JO. The combination of health anxiety and somatic symptoms: a prospective predictor of healthcare usage in primary care. J Behav Med. 2019;42(2):217-23.
Khare S, Srivastava MN. Validity of current treatment protocols to overcome hypochondriasis. JCDR. 2017;11(1):VE01-VE04.
Maia ACO, Nardi AE, Cardoso A. The utilization of unified protocols in behavioral cognitive therapy in transdiagnostic group subjects: A clinical trial. J Affect Disord. 2015;172:179-83.
Nardi AE, Silva AG, Quevedo J. Tratado de psiquiatria. 1. ed. São Paulo: Artmed/ABP; 2022.
Scarella TM, Boland RJ, Barsky AJ. Illness anxiety disorder. Psychosom Med. 2019;81(5):398-40.
Yan Z, Witthöft M, Bailer J, Diener C, Mier D. Scary symptoms? Functional magnetic resonance imaging evidence for symptom interpretation bias in pathological health anxiety. Eur Arch Psychiatry Clin Neurosci. 2019;269(2):195-207.

614
Transtorno Obsessivo-Compulsivo
TOC

Laiana Azevedo Quagliato ◆ Antonio Egidio Nardi

INTRODUÇÃO

O transtorno obsessivo-compulsivo (TOC) é caracterizado pela presença de obsessões e/ou compulsões de diversas naturezas.

Tem início frequentemente na infância e no começo da vida adulta, e é raro após os 50 anos.

Atinge igualmente ambos os sexos.

Obsessões e compulsões

Obsessões são pensamentos, ideias ou imagens de caráter repetitivo e intrusivo associados a angústia, ansiedade e/ou desconforto.

Compulsões são comportamentos repetitivos ou rituais mentais realizados de forma rígida e estereotipada a fim de diminuir o desconforto causado pelas obsessões.

CAUSAS

Embora a causa primária do TOC seja desconhecida, um modelo integrativo, aliando fatores genéticos com estressores ambientais, parece estar subjacente a alterações na circuitária corticotalâmico-estriada (Figura 614.1).

FATORES DE RISCO

- História familiar de TOC
- Transtornos neuropsiquiátricos autoimunes pediátricos associados a infecções por estreptococos.

MANIFESTAÇÕES CLÍNICAS

- Obsessões: pensamentos, impulsos ou imagens recorrentes e persistentes, intrusivos e indesejados experienciados em algum momento do transtorno, causando, na maioria dos indivíduos, ansiedade ou sofrimento acentuados. A pessoa afetada tenta ignorá-los, suprimi-los ou neutralizá-los com algum tipo de pensamento ou ação (i. e., realizando uma compulsão)

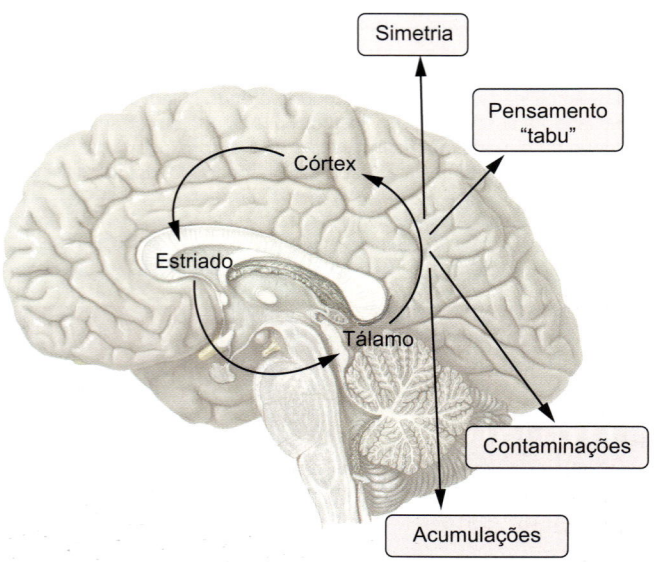

Figura 614.1 Áreas cerebrais e sintomas do TOC.

- Compulsões: atividades repetitivas (p. ex., lavar as mãos, organizar, verificar) ou ações mentais (p. ex., rezar, contar, repetir palavras silenciosamente) que a pessoa se sente compelida a realizar em resposta a uma obsessão ou de acordo com regras que devem ser rigorosamente seguidas.

Esses comportamentos ou atos mentais são realizados para evitar ou reduzir o sofrimento ou alguma situação temida. No entanto, são claramente excessivos ou não estão associados de modo realista ao que os pacientes desejam neutralizar ou evitar.

DIAGNÓSTICO DIFERENCIAL

Manifestações obsessivo-compulsivas podem ocorrer em vários transtornos. Assim, é importante fazer uma avaliação clínica completa para se estabelecer o diagnóstico primário do paciente.

O diagnóstico diferencial é apresentado no Quadro 614.1.

CONFIRMAÇÃO DIAGNÓSTICA

- Dados clínicos.

TRATAMENTO MEDICAMENTOSO

O tratamento de pacientes com TOC é apresentado no fluxograma da Figura 614.2.

EVOLUÇÃO E PROGNÓSTICO

- Menos de 1/3 dos casos obtém cura
- Nos restantes, há cronificação com oscilações de intensidade dos sintomas ao longo do tempo ou ocorrem períodos de remissão alternados com recidivas.

Quadro 614.1 Diagnóstico diferencial do TOC.

Condição	Características clínicas	Diferenciação
Transtorno bipolar	Ideias deliroides maníacas	O conteúdo dos delírios é geralmente relacionado com grandiosidade
Transtorno dismórfico corporal	Preocupação recorrente e intrusiva em virtude da percepção de uma parte do corpo considerada defeituosa	A preocupação é limitada ao corpo
Transtorno depressivo	Ruminação depressiva	Ao contrário das obsessões do TOC, na depressão as ruminações são experimentadas como consistentes com a autoimagem e geralmente dizem respeito a autocrítica, falhas, culpa, arrependimento ou pessimismo sobre o futuro. Ao contrário das obsessões, as ruminações depressivas não levam a rituais compulsivos
Transtornos alimentares	Pensamentos intrusivos	Os pensamentos e comportamentos são limitados a comportamentos prejudiciais para o peso e a alimentação
Transtorno hipocondríaco	Medo ou crença relacionados com doenças	No TOC, esse medo surge de estímulos externos (p. ex., contaminação) em vez de interpretar erroneamente um sinal corporal comum ou sintoma
Transtorno de personalidade obsessiva-compulsiva (TPOC)	Perfeccionismo, preocupações com regras e ordem, escrupulosidade	No TOC, as obsessões e compulsões geralmente se concentram em eventos temidos específicos. No TPOC, os pensamentos e comportamentos são globalmente acompanhados de características como perfeccionismo e preocupação com regras
Parafilias	Pensamentos sexuais intrusivos	As obsessões do TOC são resistidas por serem moralmente abomináveis para o indivíduo, levando à evitação
Transtorno do estresse pós-traumático	Pensamentos intrusivos e imagens	Os pensamentos reproduzem eventos reais em vez de antecipar eventos futuros, como no TOC
Síndrome de Tourette	Tiques motores ou vocais complexos	Os tiques, ao contrário das compulsões, não são precedidos por pensamentos nem destinados a aliviar a ansiedade ou prevenir ou desfazer algum evento

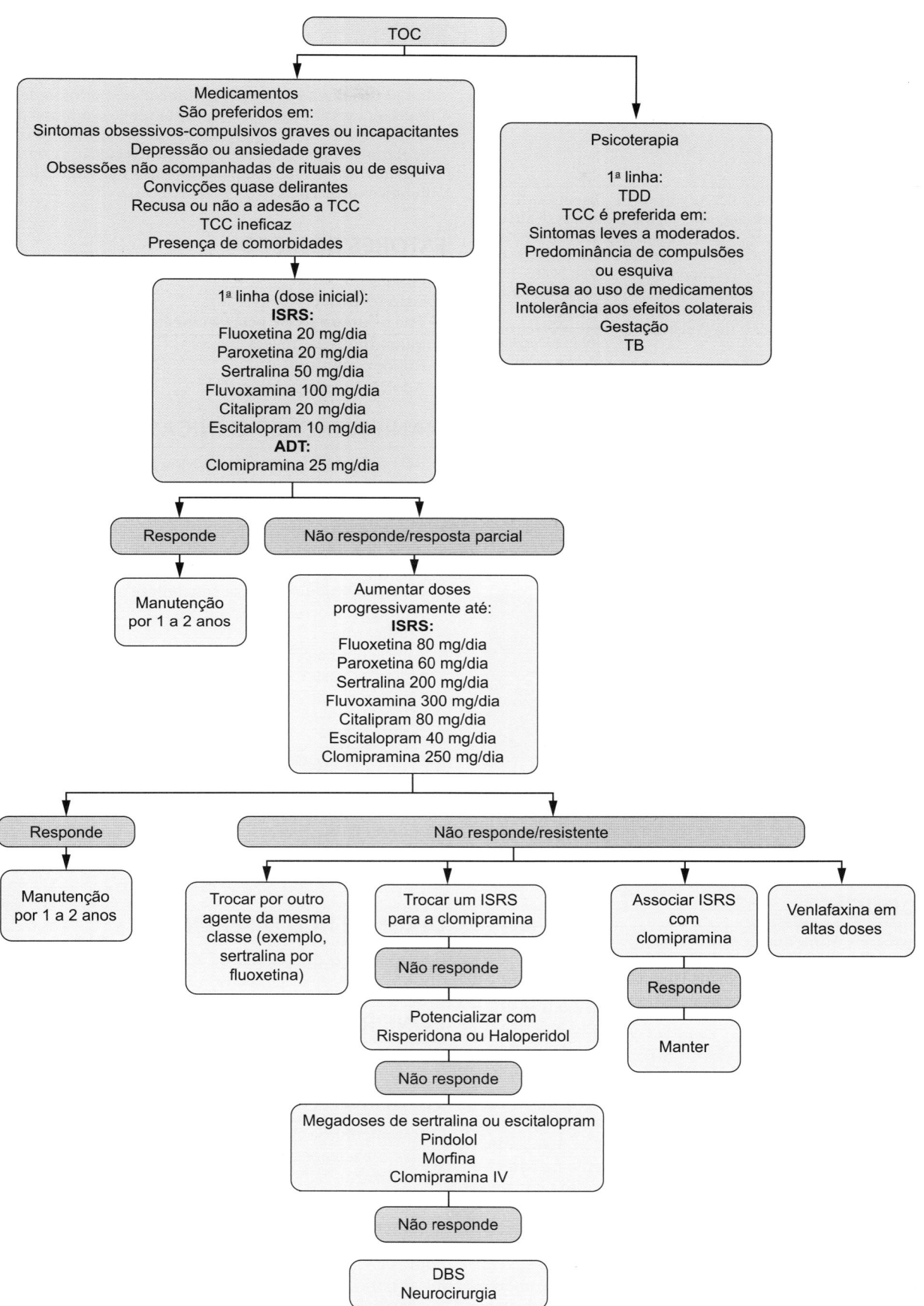

Figura 614.2 Fluxograma para tratamento de pacientes com TOC. *Cerca de 1/3 dos pacientes com TOC apresenta benefícios com a associação de antipsicóticos e inibidores seletivos da recaptação de serotonina (ISRS). Pacientes com tiques e com sintomatologia mais grave respondem melhor quando antipsicóticos são incluídos no tratamento.

TOC após os 50 anos

É raro o surgimento de TOC após os 50 anos. Quando os sintomas surgem nessa faixa etária, é necessário investigar demência, acidente vascular cerebral e epilepsia.

BIBLIOGRAFIA

Baldwin DS, Anderson IM, Nutt DJ, Allgulander C, Bandelow B, den Boer JA et al. Evidence-based pharmacological treatment of anxiety disorders, post-traumatic stress disorder and obsessive-compulsive disorder: a revision of the 2005 guidelines from the British Association for Psychopharmacology. J Psychopharmacol. 2014;28:403-39.

Koran LM, Hanna GL, Hollander E, Nestadt G, Simpson HB. American Psychiatric A: practice guideline for the treatment of patients with obsessive-compulsive disorder. The American Journal of Psychiatry. 2007;164:5-53

Nardi AE, Silva AG, Quevedo J. Tratado de psiquiatria. 1. ed. São Paulo: Artmed/ABP; 2022.

Paes F, Machado S, Velasques B, Ribeiro P, Nardi AE. Obsessive-compulsive disorder and eating disorders: a continuum or separate diagnoses? Braz J Psychiatry. 2011;33(2):212-3.

Sharma E, Thennarasu K, Reddy YC. Long-term outcome of obsessive-compulsive disorder in adults: a meta-analysis. J Clin Psychiatry. 2014;75:1019-27.

615
Transtornos Alimentares

Anorexia nervosa, bulimia nervosa, transtorno alimentar compulsivo, transtorno de comer compulsivo

Laiana Azevedo Quagliato • Antonio Egidio Nardi

INTRODUÇÃO

Os transtornos alimentares são caracterizados por um núcleo psicopatológico centrado em questões alimentares e de imagem corporal. Os principais tipos de transtornos alimentares são a anorexia nervosa, a bulimia nervosa e o transtorno de comer compulsivo.

ANOREXIA NERVOSA

Anorexia nervosa (AN) é uma condição clínica caracterizada por grave perda de peso e problemas secundários associados à desnutrição. Desenvolve-se predominantemente na adolescência e no período peripuberal. Pode ser dividida em tipo restritivo ou tipo compulsão alimentar/purgativo.

CAUSAS

Embora a etiologia da anorexia seja desconhecida, um modelo integrativo, aliando fatores genéticos, estressores ambientais e pressões psicossociais, parece estar subjacente às alterações nos receptores dopaminérgicos da circuitária mesolímbica.

Tipo restritivo e tipo purgativo

Na AN do tipo restritivo, a perda de peso é alcançada pelo fato de a pessoa limitar suas opções alimentares por meio de dietas, jejuns ou exercícios excessivos, consumindo o mínimo possível de calorias. Já no tipo purgativo, o paciente pode se envolver regularmente em compulsões de comer seguidas de purgações, mediante vômito autoinduzido e/ou uso indevido de laxantes, diuréticos ou enemas.

FATORES DE RISCO

- História familiar
- Sexo feminino
- Traços obsessivos e perfeccionistas
- Baixo índice de massa corporal (IMC)
- Rigidez cognitiva
- Adolescência e puberdade.

MANIFESTAÇÕES CLÍNICAS

- Restrição da ingestão de energia em relação às necessidades, o que causa peso significativamente baixo no contexto do desenvolvimento
- Medo intenso de ganhar peso ou comportamento persistente que interfere nesse ganho
- Distorção da imagem corporal
- Cansaço, fraqueza, baixa concentração
- Hipotensão ortostática
- Bradicardia
- Alterações na pele, nos cabelos e nas unhas
- Sintomas gastrintestinais inespecíficos
- Sinais e sintomas de desnutrição (ver Capítulo 342, *Desnutrição*).

Classificação da anorexia nervosa de acordo com o IMC

- Leve: IMC ≥ 17 kg/m^2
- Moderada: IMC entre 16 e 16,99 kg/m^2
- Grave: IMC entre 15 e 15,99 kg/m^2
- Extrema: IMC < 15 kg/m^2.

DIAGNÓSTICO DIFERENCIAL

O diagnóstico diferencial da AN é apresentado no Quadro 615.1.

CONFIRMAÇÃO DIAGNÓSTICA

- Dados clínicos.

TRATAMENTO

O tratamento da AN é multiprofissional, com o objetivo de ajudar o paciente a retornar a uma faixa de peso saudável e normalizar os hábitos alimentares.

Pode ser feito em hospitais, ambulatórios especializados ou domicílios, dependendo da gravidade do quadro, e inclui reabilitação nutricional – plano de refeições balanceadas do ponto de vista nutricional, com a quantidade adequada de calorias para a restauração do peso.

Os planos de tratamento devem visar ao ganho de 1 a 2 kg/semana, para programas hospitalares/domiciliares, ou 0,5 a 1 kg/semana, para programas ambulatoriais.

Quadro 615.1 Diagnóstico diferencial da anorexia nervosa.

Condição	Características clínicas	Diferenciação
Tumores do sistema nervoso central	Anorexia geralmente associada a déficits focais	Exame de imagem
Neoplasias, doenças autoimunes, HIV, infecções recorrentes	A perda de peso geralmente é involuntária e não é acompanhada de medo de ganhar peso ou distorção da imagem corporal	Avaliação clínica abrangente, a fim de identificar a etiologia
Hipertireoidismo	A perda de peso geralmente é acompanhada de outros sintomas, como taquicardia, intolerância ao calor, diarreia e tremores	Os testes de função tireoideana indicam tiroxina aumentada e hormônio estimulante da tireoide diminuído
Diabetes melito tipo 1	A perda de peso está associada a níveis de glicose sérica elevados	Em um paciente sintomático, glicemia > 200 mg/dℓ Glicemia de jejum > 126 mg/dℓ Glicose plasmática ≥ 200 mg/dℓ 2 horas após ingestão de 75 g de glicose oral HbA1c ≥ 6,5%

HbA1c: hemoglobina glicada.

Durante o processo de realimentação, é necessário monitorar rigorosamente os valores laboratoriais, inclusive fosfato e glicose, além dos sinais vitais e de evidências de acúmulo excessivo de líquidos. Deve-se realizar a suplementação dos eletrólitos que estiverem reduzidos.

A terapia cognitivo-comportamental é o tratamento de escolha. Medicamentos têm se mostrado ineficazes para pacientes com anorexia.

EVOLUÇÃO E PROGNÓSTICO

- O prognóstico da AN é melhor quando a identificação e o tratamento são precoces
- Os índices de recidiva após a restauração aguda do peso são consideráveis entre pacientes adultos.

Atenção

Entre os transtornos mentais, a AN apresenta uma das maiores taxas de mortalidade. As principais causas de morte são complicações médicas ou suicídio.

Síndrome de realimentação

A síndrome de realimentação pode ser fatal. Caracteriza-se pela rápida redução de fosfato, potássio e magnésio, por desregulação de líquidos corporais e pela alteração do metabolismo da glicose, podendo causar complicações cardíacas fatais.

Durante o tratamento da AN, pacientes com fatores de risco para a síndrome de realimentação, aqueles com peso < 70% do peso corporal médio, anormalidades eletrolíticas ou renais, infecção ou outras complicações de saúde devem ingerir menos calorias inicialmente, com aumentos calóricos por um período prolongado, além de monitoramento rigoroso dos eletrólitos e do quadro clínico, a fim de reduzir o risco dessa síndrome.

BULIMIA NERVOSA

Bulimia nervosa é um transtorno alimentar caracterizado por episódios recorrentes de compulsão alimentar seguidos por comportamentos destinados a compensar a compulsão.

CAUSAS

A fisiopatologia da bulimia nervosa é desconhecida. Postula-se uma combinação de fatores biológicos (anormalidades genéticas em receptores e neurotransmissores) com fatores psicológicos e sociais.

FATORES DE RISCO

- História familiar de alcoolismo, depressão ou transtorno alimentar
- Impulsividade
- Sexo feminino
- História de abuso sexual.

MANIFESTAÇÕES CLÍNICAS

- A alimentação ocorre em um período distinto e envolve um volume de alimento superior ao que a maioria das pessoas ingeriria em período similar
- A compulsão alimentar e os comportamentos compensatórios inadequados ocorrem, em média, pelo menos 1 vez/semana, por 3 meses
- São adotados comportamentos compensatórios inadequados para evitar o ganho de peso, como vômito autoinduzido, uso de laxantes, diuréticos e enemas, excesso de exercícios e jejum.

DIAGNÓSTICO DIFERENCIAL

O diagnóstico diferencial da bulimia nervosa é apresentado no Quadro 615.2.

CONFIRMAÇÃO DIAGNÓSTICA

- Dados clínicos.

TRATAMENTO

O tratamento da bulimia é multiprofissional, conforme apresentado na Figura 615.1.

Atenção

Os comportamentos purgativos da bulimia nervosa podem causar erosão dos dentes, hipertrofia das glândulas parótidas e submandibulares, refluxo, arritmias cardíacas e anormalidades metabólicas, como hipopotassemia ou hipomagnesemia.

Quadro 615.2 Diagnóstico diferencial da bulimia nervosa.

Condição	Características clínicas	Diferenciação
Anorexia nervosa do tipo compulsão alimentar/ purgativo	Tanto a bulimia nervosa quanto a anorexia nervosa do subtipo compulsão/purgativo podem apresentar comportamento de compulsão e purgação. Entretanto, a anorexia nervosa é acompanhada de um medo patológico de ganho de peso	Diagnóstico clínico
Síndrome de Kleine-Levin	Hipersonia associada a sintomas psiquiátricos que incluem transtornos de compulsão alimentar, do comportamento sexual, de personalidade e de humor	Diagnóstico clínico
Transtorno depressivo	Pode ocorrer excesso de ingestão de alimentos, mas os comportamentos compensatórios estão ausentes	Diagnóstico clínico
Transtorno da compulsão alimentar periódica	Ocorre sem qualquer comportamento de compensação	Diagnóstico clínico

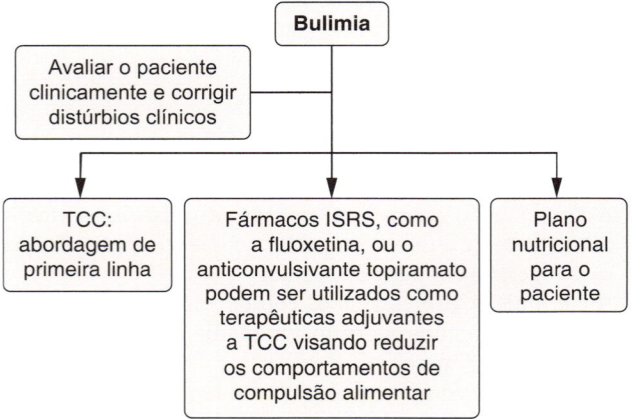

Figura 615.1 Fluxograma para tratamento da bulimia nervosa.

EVOLUÇÃO E PROGNÓSTICO

- A maioria dos pacientes com bulimia nervosa continua com uma vida funcional, apesar da doença, não procurando ajuda clínica
- Os índices de evolução crônica na bulimia nervosa correspondem a aproximadamente 20%.

TRANSTORNO DE COMER COMPULSIVO

O transtorno de comer compulsivo, ou transtorno alimentar compulsivo, é caracterizado por episódios recorrentes (mais de 1 vez/semana durante 3 meses), breves (≤ 2 horas) e psicologicamente angustiantes, durante os quais os pacientes sentem falta de controle e acabam consumindo quantidades maiores de alimentos do que a maioria das pessoas em circunstâncias semelhantes.

CAUSAS

A fisiopatologia do transtorno alimentar compulsivo é desconhecida. Postula-se que a compulsão alimentar é uma estratégia de enfrentamento desadaptativa de emoções negativas. Ademais, diversos neurotransmissores, como a dopamina e a norepinefrina, estão alterados no sistema nervoso central em pacientes diagnosticados com esse transtorno.

FATORES DE RISCO

- História familiar de depressão
- Obesidade infantil
- Comentários negativos sobre a forma corporal, o peso e a alimentação na infância.

MANIFESTAÇÕES CLÍNICAS

Os episódios de compulsão alimentar estão associados a três ou mais dos seguintes aspectos:

- Comer muito mais rapidamente que o normal
- Comer até sentir-se desconfortavelmente cheio
- Comer grandes quantidades de comida quando não estiver com fome
- Comer sozinho por sentir vergonha quando está comendo
- Sentir nojo de si mesmo, sentir-se deprimido ou muito culpado depois de comer demais.

DIAGNÓSTICO DIFERENCIAL

O diagnóstico diferencial do transtorno de comer compulsivo é apresentado no Quadro 615.3.

CONFIRMAÇÃO DIAGNÓSTICA

- Dados clínicos.

TRATAMENTO

O tratamento do transtorno de comer compulsivo é apresentado no fluxograma da Figura 615.2.

EVOLUÇÃO E PROGNÓSTICO

- A maioria dos pacientes com transtorno do comer compulsivo não procura ajuda clínica, já que continua com uma vida funcional "normal"
- O quadro tende à cronicidade, piorando em períodos de maior estresse.

Para saber mais

O transtorno do comer compulsivo está associado a transtornos depressivos, bem como a outros transtornos psiquiátricos importantes, síndrome metabólica, dor crônica, obesidade e diabetes.

Quadro 615.3 Diagnóstico diferencial do transtorno de comer compulsivo.

Condição	Características clínicas	Diferenciação
Síndrome de Kleine-Levin	Compulsão alimentar associada a hipersonia, alterações do comportamento sexual, transtornos de personalidade e de humor	Diagnóstico clínico
Transtorno depressivo	Pode ocorrer excesso de ingestão de alimentos, mas o principal do quadro é a sintomatologia depressiva	Diagnóstico clínico
Bulimia nervosa	Compulsão alimentar associada a comportamentos purgativos	Diagnóstico clínico

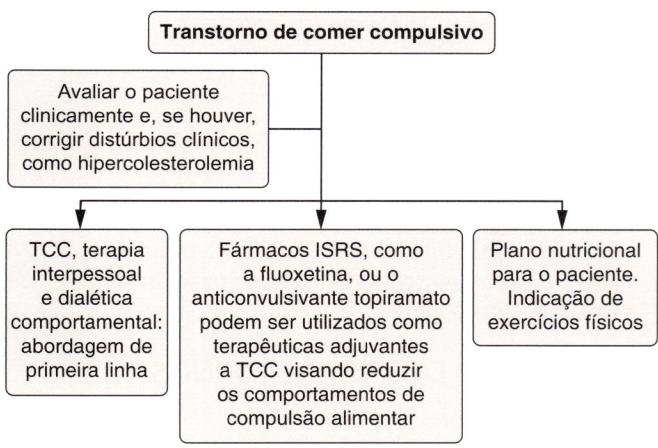

Figura 615.2 Fluxograma para tratamento do transtorno de comer compulsivo.

BIBLIOGRAFIA

Bulik CM, Kleiman SC, Yilmaz Z. Genetic epidemiology of eating disorders. Curr Opin Psychiatry. 2016;29:383-8.

Day J, Schmidt U, Collier D, Perkins S, Van den Eynde F, Treasure J et al. Risk factors, correlates, and markers in early-onset bulimia nervosa and EDNOS. Int J Eat Disord. 2010;44:287-94.

de Carvalho MR, Dias TRS, Duchesne M, Nardi AE, Appolinario JC. Virtual reality as a promising strategy in the assessment and treatment of bulimia nervosa and binge eating disorder: a systematic review. Behav Sci (Basel). 2017;7.

Hudson JI, Hiripi E, Pope HG Jr, Kessler RC. The prevalence and correlates of eating disorders in the National Comorbidity Survey Replication. Biol Psychiatry. 2007;61(3):348-58.

Nardi AE, Silva AG, Quevedo J. Tratado de psiquiatria. 1. ed. São Paulo: Artmed/ABP; 2022.

Stice E, Marti CN, Rohde P. Prevalence, incidence, impairment, and course of the proposed DSM-5 eating disorder diagnoses in an 8-year prospective community study of young women. J Abnorm Psychol. 2013;122:445-57.

Turton R, Chami R, Treasure J. Emotional eating, binge eating and animal models of binge-type eating disorders. Current Obesity Reports. 2017;6(2):217-28.

616
Transtornos da Sexualidade

Maria Amélia Dias Pereira ◆ André Marquez Cunha

INTRODUÇÃO

As condições relacionadas à saúde sexual classificadas na 11ª versão do Código Internacional de Doenças (CID-11) são: disfunções sexuais, distúrbios da dor sexual, incongruência de gênero, alterações na anatomia genital feminina e alterações na anatomia genital masculina (OMS, 2021). Em outro bloco, são considerados os transtornos parafílicos. Pela sua relevância, neste capítulo consideraremos a incongruência de gênero e os transtornos parafílicos. As disfunções sexuais também podem ser consideradas transtornos sexuais, mas serão abordadas em outros capítulos (ver Capítulos 375, *Disfunção Sexual em Homens*, e 398, *Disfunção Sexual em Mulheres*).

Aspectos psicossociais da sexualidade

Ao contrário do que acontece com os animais, a vivência do sexo pela espécie humana extrapola a biologia, contemplando também aspectos psicossociais que variam de uma população para outra e se modificam ao longo do tempo. Por isso, os parâmetros de normalidade em sexualidade devem ser contextualizados quanto a local e época em que estão ocorrendo. Atualmente, o que a sociedade aceita como relação sexual normal é aquela que ocorre entre dois ou mais indivíduos vivos, adultos e capazes de consentir. Do ponto de vista clínico, o que merece tratamento é toda e qualquer situação que cause sofrimento à pessoa que comete o ato sexual ou a terceiros (Abdo, 2014).

Alguns fatores orgânicos estão relacionados com o comportamento sexual, entre eles os níveis de hormônios sexuais e de neurotransmissores, assim como variações em algumas vias neuronais.

INCONGRUÊNCIA DE GÊNERO

Considerando-se a noção binária da existência de duas polaridades, a masculina e a feminina, a identidade sexual é uma dessas polaridades que está presente no corpo, biologicamente definida pelos caracteres sexuais primários ou secundários. Já a identidade de gênero é a polaridade na esfera psicossocial. Quando essas duas identidades são incongruentes, diz-se que o indivíduo é transgênero – quando a incongruência é parcial – ou transexual – quando a incongruência é total (Silveira e Machado, 2014).

Quando a incongruência entre identidade sexual e identidade de gênero ocorre acompanhada de sofrimento, fica caracterizada a disforia de gênero, condição que merece tratamento (Silveira e Machado, 2014).

DIAGNÓSTICO DIFERENCIAL NOS TRANSTORNOS DA IDENTIDADE SEXUAL

- Descartar a confusão entre orientações homo ou bissexuais de pertencimento ao gênero oposto. Nesses casos, é preciso orientar que a atração entre pessoas do mesmo gênero é possível, independentemente da identidade sexual
- Identificar se a incongruência de gênero, que leva à disforia, na verdade não faz parte de algum outro transtorno mental.

TRATAMENTO NOS TRANSTORNOS DA IDENTIDADE SEXUAL

- Dirigir-se ao transexual ou transgênero utilizando seu nome social e fazendo concordância nominal ao respectivo gênero

- Orientações, educação sexual e psicoterapia
- Redução de danos para o paciente: exposição à violência e a comportamento sexual de risco, suicídio, automutilação
- O tratamento medicamentoso com esteroides sexuais do sexo oposto pode ajudar a compatibilizar os caracteres sexuais secundários ao do sexo que corresponde ao gênero. Também minimiza a ocorrência de menstruação e de ereções, que causam grande constrangimento a esses pacientes
- Tratamento cirúrgico na transição de sexo masculino para feminino: redesignação da genitália masculina para feminina e colocação de próteses mamárias. Na transição de sexo feminino para masculino: histerectomia, ooforectomia e mastectomia. Metoidioplastia e faloplastia são restritas a centros específicos
- Outras intervenções podem ser utilizadas, como *laser* para retirada de pelos, harmonização facial, redução do pomo de Adão, reeducação da voz e intervenções estéticas diversas.

EVOLUÇÃO E PROGNÓSTICO NOS TRANSTORNOS DA IDENTIDADE SEXUAL

- É possível se tratar a disforia, mas algum grau de incongruência de gênero permanecerá. Os procedimentos medicamentosos e cirúrgicos apenas aproximam o corpo ao que seria do sexo oposto, mas algumas características do sexo original permanecerão. O paciente precisa estar consciente disso e deve ser apoiado no sentido de elaborar estratégias sobre como lidar com a situação, sobretudo frente às parcerias sexuais (Rangé, 1995; Kaplan, Sadock e Grebb, 2007; Brasil, 2013; Silveira e Machado, 2014).

TRANSTORNOS PARAFÍLICOS

A American Psychiatry Association (2013) define a parafilia como qualquer interesse sexual intenso e persistente que não aquele voltado para a estimulação genital ou para as carícias preliminares com parceiros humanos fenotipicamente normais e fisicamente maduros, capazes de dar consentimento. Já o transtorno parafílico constitui uma parafilia que causa sofrimento para o indivíduo ou, ainda, uma parafilia cuja satisfação implica dano (sofrimento) ou risco de dano a outro. A parafilia, por si só, não merece tratamento; já o transtorno parafílico, que nada mais é do que uma parafilia acompanhada por sofrimento, é o que merece tratamento (Abdo, 2014).

As principais parafilias são: exibicionismo (excitação sexual em expor seus órgãos genitais em situações públicas para pessoas desavisadas), voyeurismo (observar um indivíduo desavisado que está nu, no processo de despir-se ou em atividade sexual), pedofilia (padrão intenso de excitação sexual envolvendo crianças pré-púberes), sadismo (envolve a imposição de danos físicos ou sofrimento psicológico em uma pessoa não consentida) e frotteurismo (tocar ou esfregar-se em outra pessoa, sem seu consentimento, em lugares públicos).

É importante ressaltar que a homossexualidade e a bissexualidade não são consideradas parafilias nem doenças, tendo sido retiradas do *Diagnostic and Statistical Manual of Mental Disorders* (DSM) desde a versão III (Kendell, 1980), assim como da última versão da CID (OMS, 1993).

DIAGNÓSTICO DIFERENCIAL NAS PARAFILIAS

- O diagnóstico diferencial nos transtornos parafílicos deverá ser feito, principalmente com experiências sexuais isoladas e não compulsivas, podendo, às vezes, fazer parte de outro transtorno mental.

TRATAMENTO DOS TRANSTORNOS PARAFÍLICOS

- Orientações e educação sexual
- Psicoterapia contemplando autoconhecimento, autoestima, autocontrole e redução do impacto de comorbidades psiquiátricas
- Em casos específicos, tratamento medicamentoso com ansiolíticos, antidepressivos e outros fármacos específicos com os objetivos de reduzir o impacto de doenças mentais associadas e promover auxílio no autocontrole e na adesão à psicoterapia
- Redução de danos para o paciente ou para terceiros: preservação da imagem social, contenção de atos que causem sofrimento a outras pessoas, podendo ser necessário apoio complementar ao clínico (p. ex., social e jurídico).

EVOLUÇÃO E PROGNÓSTICO NOS TRANSTORNOS PARAFÍLICOS

- A presença de outros transtornos mentais associados piora as chances de melhora ou remissão do quadro
- O engajamento do paciente ao plano terapêutico e a presença de rede de apoio efetiva melhoram os resultados (Rangé, 1995; Kaplan, Sadock e Grebb, 2007; Abdo, 2014).

BIBLIOGRAFIA

Abdo CH. Sexualidade humana e seus transtornos. 5. ed. São Paulo: Leitura Médica; 2014.

Brasil. Ministério da Saúde. Portaria nº 2.838, de 9 de novembro de 2013. Disponível em: http://bvsms.saude.gov.br/bvs/saudelegis/gm/2013/prt2803_19_11_2013.html. Acesso em: 19 mar. 2021.

Kaplan H, Sadock B, Grebb J. Compêndio de psiquiatria. In: Compêndio de psiquiatria: ciência do comportamento e psiquiatria clínica. Porto Alegre: Artmed; 2007.

Kendell RE. Diagnostic and statistical manual of mental disorders. 3. ed. Am J Psychiatry. 1980;145(10),1301-02.

Organização Mundial da Saúde (OMS). Classificação de transtornos mentais e de comportamento da CID-10: descrições clínicas e diretrizes diagnósticas. Porto Alegre: Artes Médicas; 1993.

Rangé B. Psicoterapia comportamental e cognitiva dos transtornos psiquiátricos. Campinas: PSY; 1995.

Silveira MT, Machado AG. Transexualidade. In: de Deus JM, Amaral WN. Manual prático de ginecologia. Goiânia: Departamento de Ginecologia e Obstetrícia da UFG; 2014.

Spizzirri G, Duran FLS, Chaim-Avancini TM, Serpa MH, Cavallet M, Pereira CMA et al. Grey and white matter volumes either in treatment-naïve or hormone-treated transgender women: a voxel-based morphometry study. Sci Rep. 2018;8(1):736.

617
Transtornos de Personalidade

*TP paranoide, TP esquizoide, TP antissocial,
TP emocionalmente instável, TP histriônica,
TP anancástica, TP ansiosa, TP dependente*

Abrão Marcos da Silva

INTRODUÇÃO

Transtorno de personalidade (TP) é uma maneira anômala de ser, um padrão persistente minimamente flexível de comportamento que envolve todas as áreas de atuação do indivíduo.

Tem início na infância ou no começo da adolescência e leva a graves rupturas pessoais e sociais.

Frequentemente, origina conflitos interpessoais mesmo em circunstâncias ordinárias da vida, o que resulta em desajuste parcial ou total.

CAUSAS

- Genética: 90% de concordância em gêmeos monozigóticos e 12% em dizigóticos (prevalência na população geral: 5%)
- Papel incerto da falta de coesão da estrutura familiar.

MANIFESTAÇÕES CLÍNICAS

Em geral, as formas clínicas não são encontradas em estado de pureza, havendo traços comuns em formas diferentes.

TP paranoide. O paciente manifesta traços de desconfiança com interpretações distorcidas da realidade e suspeitas descabidas, atuações e reações desproporcionais e hostis. Há tendência à querelância, induzida por um senso de direitos pessoais não apropriados à situação; sensibilidade excessiva a rejeições e a frustrações; experiência íntima de rancores que não passam e que se traduzem em lesões e insultos aos outros; tendências referenciais e autovalorização acima dos padrões aceitáveis.

TP esquizoide. Frieza emocional, distanciamento afetivo. Dificilmente expressa sentimentos calorosos, de amor ou de ódio. Não usufrui do prazer de maneira geral nem apresenta especial interesse por qualquer coisa; até mesmo o interesse sexual é reduzido. Irresponsabilidade, insensibilidade e menosprezo por normas e convenções sociais. Tendências ao isolamento e a entregar-se a fantasias. Indiferença a elogios ou críticas.

TP antissocial (personalidade sociopática, personalidade psicopática). Flagrante irresponsabilidade e desrespeito por normas, regras e obrigações sociais. Insensibilidade ética, incapacidade de experimentar culpa e de aprender com as punições. Indiferença pelos sentimentos alheios. Incapacidade de manter relacionamentos, embora os possa estabelecer sem dificuldades.

TP emocionalmente instável. Tipo impulsivo: falta de controle dos impulsos; propensão a acessos de violência, explosões coléricas com riscos para outros por pequenos motivos, em geral, críticas ou pequenas frustrações.

Tipo *borderline*: a autoimagem, os objetivos e as preferências internas são pouco claros ou perturbados. Sentimento crônico de vazio. Propensão a se envolver em relacionamentos instáveis com repetidas crises emocionais. Reações desproporcionais e inadequadas à ideia de abandono, com frequentes ameaças de suicídio e atos de automutilação.

TP histriônica (histérica). Teatralidade, dramatização, superficialidade nos sentimentos e nas relações, busca contínua de excitação. Tendência a seduzir, monopolizar, tornar-se o centro das atenções. Comportamento manipulador. Sugestionabilidade. São pessoas facilmente influenciáveis por outros ou por circunstâncias.

TP anancástica (obsessivo-compulsiva). Perfeccionismo, preocupação com detalhes, regras, listas, ordem, organização. Rigidez, teimosia, tendência a insistir para que os outros se submetam à sua maneira de fazer as coisas. Pedantismo, escrupulosidade, aderência excessiva às convenções sociais.

TP ansiosa (de evitação ou de esquiva). Sentimentos persistentes de tensão e apreensão, insuficiência pessoal e inferioridade em relação aos outros. Preocupação excessiva com críticas ou rejeições em situações sociais. Relutância em engajar-se em relacionamentos, a não ser com a certeza absoluta da não rejeição; por isso, evita situações que envolvam contato interpessoal significativo.

TP dependente. Capacidade limitada de tomar decisões, importantes ou não, sem excesso de aconselhamentos e reasseguramentos. Sensação persistente de desamparo, incompetência e falta de vigor. Tendência a deixar que outros tomem a maioria das decisões importantes em sua vida. Frequentes prejuízos ao subordinar suas necessidades às dos outros. Medo de ficar só, de não ter preparo para o autocuidado.

DIAGNÓSTICO DIFERENCIAL

- Oligofrenia
- Esquizofrenia (fase inicial)
- Transtornos do humor
- Alterações permanentes de personalidade induzidas por outros fatores.

COMPROVAÇÃO DIAGNÓSTICA

- Eminentemente clínico-descritiva, baseada no histórico pessoal ("curva de vida") do paciente, e deve se valer também de informações de pessoas próximas (pais, cônjuge)
- Os pacientes com transtorno de personalidade tendem a apresentar atitudes marcadamente desarmônicas em todas as áreas do funcionamento pessoal (família, escola, trabalho) e persistem, em um *continuum* ao longo da vida, com:
  - Volubilidade, inconstância
  - Predomínio de tendências instintivas
  - Invasividade, má adaptação, desajuste
  - Imaturidade afetiva, incapacidade de assumir relacionamentos duradouros
  - Egocentrismo
- Não é, no entanto, apropriado/aconselhável que o diagnóstico seja feito antes dos 16 ou 17 anos.

COMPLICAÇÕES

- Transtornos sociofamiliares
- Contravenções/crimes e suas consequências legais
- Uso abusivo/dependência de álcool e drogas ilícitas
- Depressão
- Suicídio.

TRATAMENTO

Não há tratamento específico e os indivíduos com esses transtornos dificilmente procuram ajuda médica espontaneamente. Todas as técnicas psicoterápicas conhecidas podem trazer algum benefício, apesar de sua baixa capacidade de adesão. Ainda assim, as psicoterapias são a primeira indicação.

Tratamento medicamentoso

- Em algumas situações, pode haver benefício do uso de psicofármacos: antidepressivos, antipsicóticos ou estabilizadores do humor
- Tranquilizantes benzodiazepínicos não são recomendados.

EVOLUÇÃO E PROGNÓSTICO

Em geral, o prognóstico é reservado. O avançar da idade contribui para uma melhora do comportamento, principalmente em função da restrição/não aceitação dessas pessoas nos círculos sociofamiliares em que antes atuavam.

BIBLIOGRAFIA

Associação Psiquiátrica Americana. Critérios diagnósticos do DSM-IV: referência rápida. Porto Alegre: Artes Médicas; 1995.
Del Porto JA. Transtornos da personalidade. In: Almeida OP, Dratcu L, Laranjeira R. Manual de psiquiatria. Rio de Janeiro: Guanabara Koogan; 1996.
Organização Mundial da Saúde (OMS). Classificação dos transtornos mentais e de comportamento da CID-10. Porto Alegre: Artes Médicas; 1993.
Schneider K. Las personalidades psicopáticas. Madrid: Morata; 1974.

618
Transtornos Dissociativos

Fuga dissociativa, estupor dissociativo, transtorno de transe e possessão, transtornos dissociativos de movimento e sensação, transtornos motores dissociativos, convulsões dissociativas, anestesia e perda sensorial dissociativas, transtornos dissociativos mistos

Laiana Azevedo Quagliato • Antonio Egidio Nardi

INTRODUÇÃO

Os transtornos dissociativos caracterizam-se por rupturas nas funções geralmente integradas de consciência, memória, identidade, sensações e controle dos movimentos corporais.

CLASSIFICAÇÃO

O transtorno dissociativo pode ser subdividido em várias formas clínicas, conforme apresentado no Quadro 618.1.

CAUSAS E FATORES DE RISCO

Existem diversos modelos biológicos, sociais e ambientais que visam elucidar os transtornos dissociativos. Esses modelos estão ilustrados, de maneira resumida, na Figura 618.1.

DIAGNÓSTICO

O diagnóstico é feito pela presença de características clínicas específicas, ausência de evidência de distúrbio físico que possa explicar os sintomas e evidências de causas psicológicas, havendo clara associação com eventos estressantes da vida ou relações interpessoais perturbadas.

A possibilidade de sintomas dissociativos sobrepostos a distúrbios neurológicos ou clínicos, ou outros transtornos psiquiátricos, deve sempre ser considerada (Quadros 618.2 e 618.3 e Figura 618.2).

Quadro 618.1 Classificação do transtorno dissociativo.

Fuga dissociativa	Apresenta as mesmas características da amnésia dissociativa, mas restringe-se a uma jornada aparentemente propositada para longe de casa ou do local de trabalho, durante a qual os autocuidados são mantidos
Estupor dissociativo	O comportamento do indivíduo preenche os critérios para estupor, mas o exame e a investigação não revelam evidência de uma causa física. Há evidências da origem psicogênica de sintomas, representados por eventos estressantes recentes, problemas interpessoais ou sociais
Transtorno de transe e possessão	Perda temporária do senso de identidade pessoal e da consciência plena do ambiente; em alguns casos, o paciente age como se estivesse tomado por outra personalidade, espírito, divindade ou "força"
Transtornos dissociativos de movimento e sensação	Perda ou interferência de movimentos ou de sensações (geralmente cutâneas). O paciente tem a sensação de sofrer uma alteração física, embora não haja explicação para os sintomas
Transtornos motores dissociativos	Perda da capacidade de movimentar completa ou parcialmente um ou mais membros. A paralisia pode ser parcial, com movimentos fracos ou lentos, ou completa. Pode haver semelhança com quase todas as formas de ataxia, apraxia, acinesia, afonia, disartria, discinesia ou paralisia
Convulsões dissociativas (pseudo-convulsões)	Podem imitar ataques epilépticos em relação aos movimentos, mas mordedura à língua, equimoses decorrentes de quedas e incontinência urinária são raras na convulsão dissociativa; a perda de consciência é substituída por um estado de estupor ou transe
Anestesia e perda sensorial dissociativas	Áreas anestésicas da pele sem relação com a distribuição metamérica da inervação dessas regiões. Pode haver perda diferenciada entre as modalidades sensoriais, impossíveis de serem decorrentes de lesão nervosa
Transtornos dissociativos mistos	Associação de formas clínicas

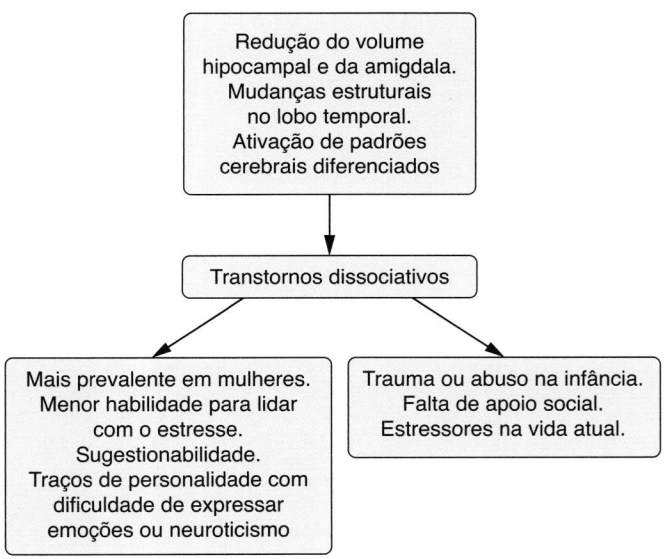

Figura 618.1 Modelos dos transtornos dissociativos.

Quadro 618.2 Diagnóstico diferencial (exames complementares).

Investigação	Transtorno
Eletroencefalograma (videoeletroencefalograma)	Epilepsia
Teste QI	Retardo mental ou funcionamento intelectual limítrofe
Pesquisa de drogas na urina	Uso abusivo de substâncias
Neuroimagem	Lesões estruturais (p. ex., tumores cerebrais)
Testes laboratoriais	Distúrbios clínicos de diferentes naturezas

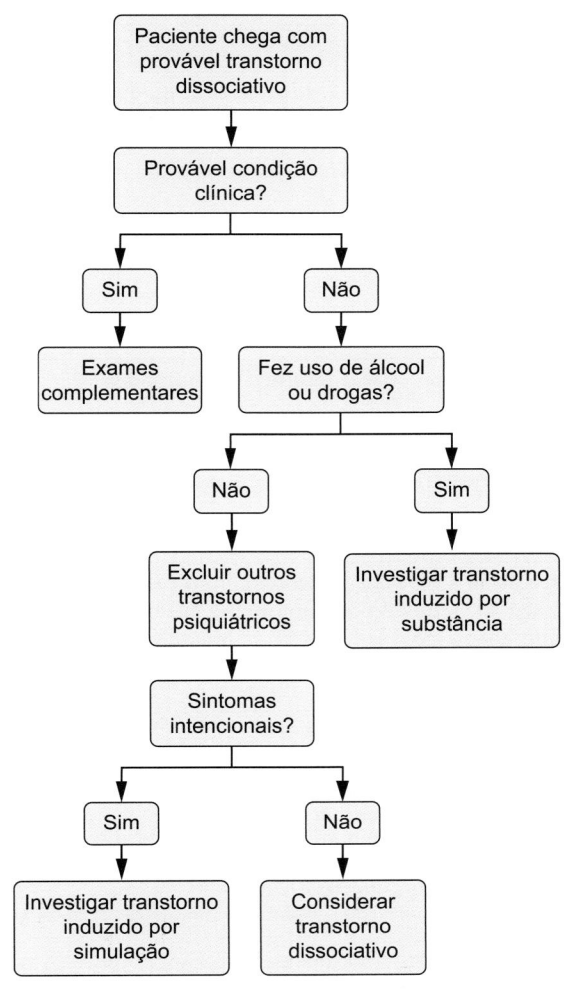

Figura 618.2 Fluxograma para o diagnóstico do transtorno dissociativo.

Quadro 618.3 Transtorno dissociativo e desordens cognitivas.

Características	Transtorno dissociativo	Desordens cognitivas
Devido a distúrbio médico conhecido ou a causa física	Não	Sim
Início relacionado com trauma psicológico/estresse extremo	Sim	Não
Exacerbado pelo estresse	Sim	Sim/não; a ansiedade pode piorar os déficits cognitivos nos quadros demenciais
Déficits de memória, principalmente autobiográfica (informação, identidade pessoal)	Sim	Não, apenas em quadros clínicos avançados
Reversível com hipnose	Sim	Não
Melhora com sedativos hipnóticos (p. ex., entrevistas farmacologicamente facilitadas)	Sim	Não
Extensão e natureza variadas da intrusão da dissociação (elementos mentais para a consciência)	Sim	Não
A capacidade de aprender novas informações está intacta / A capacidade para manipular fatos e informações neutras geralmente está normal (p. ex., finanças, eventos atuais etc.)	Sim	Não
A desorientação para a identidade pessoal geralmente ocorre apenas em fases tardias da doença	Não	Sim

Transtorno factício

Caracteriza-se pela intenção do paciente de produzir voluntariamente sinais ou sintomas indicativos de problemas somáticos ou mentais, como desmaio e automutilação. Transtorno factício e de personalidade frequentemente estão associados.

CONFIRMAÇÃO DIAGNÓSTICA

• Dados clínicos.

TRATAMENTO

• Psicoterapia nas suas diferentes modalidades.

PREVENÇÃO

• Prevenir novos eventos estressantes.

EVOLUÇÃO E PROGNÓSTICO

• Cerca de 50 a 90% dos pacientes com transtorno dissociativo apresentam remissão dos sintomas a curto prazo após tratamento adequado, mas até 25% deles sofrem recidiva ou desenvolvem novos sintomas de dissociação ao longo do tempo.

BIBLIOGRAFIA

International Society for the Study of Trauma and Dissociation. Guidelines to treat dissociative disorders identity in adults, third edition revised. J Trauma Dissociation. 2011;12:188-212.

Martlew J, Pulman J, Marson AG (2014). Psychological and behavioural treatments for adults with non-epileptic attack disorder. Cochrane Database of Syst Rev. 2014;(2):CD006370.

Nardi AE, Silva AG, Quevedo J. Tratado de psiquiatria. 1. ed. São Paulo: Artmed/ABP; 2022.

Santa Catarina. RAPS. Transtornos dissociativos, conversivos e somatoformes: protocolo de acolhimento. Santa Catarina: SUS; 2015.

619
Transtornos do Humor

Transtorno bipolar, transtorno persistente do humor, transtorno depressivo, depressão

Laiana Azevedo Quagliato • Antonio Egidio Nardi

INTRODUÇÃO

Os transtornos do humor têm como característica predominante a perturbação do humor ou do afeto no paciente. Compreendem o transtorno afetivo bipolar, o transtorno persistente do humor e os transtornos depressivos (Figura 619.1).

MANIFESTAÇÕES CLÍNICAS

Os transtornos de humor são caracterizados por episódios depressivos, de mania e/ou hipomania, além de humor deprimido ou perda de interesse ou prazer

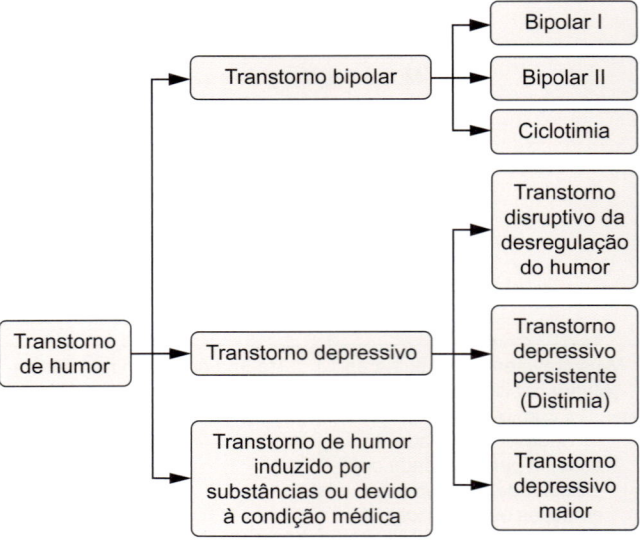

Figura 619.1 Fluxograma para classificação dos transtornos do humor.

• Mania/hipomania:
  ▪ Diminuição da necessidade de sono
  ▪ Falar mais que o habitual
  ▪ Distraibilidade
  ▪ Envolvimento excessivo em atividades prazerosas
  ▪ Fuga de ideias
  ▪ Agitação psicomotora
  ▪ Autoestima inflada ou grandiosidade
• Episódio depressivo:
  ▪ Agitação ou atraso psicomotor
  ▪ Diminuição do interesse ou prazer
  ▪ Fadiga
  ▪ Ganho ou perda de peso significativos
  ▪ Sentimentos de inutilidade
  ▪ Insônia
  ▪ Pensamentos recorrentes de morte ou suicídio.

CAUSAS E FATORES DE RISCO

A etiologia dos transtornos de humor permanece desconhecida. História familiar (fatores genéticos, ter vivido traumas durante a infância) e período atual de grande estresse são alguns dos fatores de risco para essas condições. As Figuras 619.2 e 619.3 ilustram algumas das principais áreas relacionadas com os episódios depressivos e maníacos, respectivamente.

DIAGNÓSTICO DIFERENCIAL

O diagnóstico diferencial dos transtornos de humor é apresentado no Quadro 619.1.

Caso o quadro do paciente se inicie com um episódio depressivo, é preciso diferenciá-lo entre transtorno bipolar e transtorno depressivo (Quadros 619.2 e 619.3).

EXAMES COMPLEMENTARES

O primeiro episódio de mania/hipomania e/ou depressão requer a realização de exames laboratoriais, entre eles a função tireoideana, exames de imagem (ressonância magnética do crânio) e eletroencefalograma. Isso se deve ao fato de que diversas condições clínicas podem mimetizar episódios de humor.

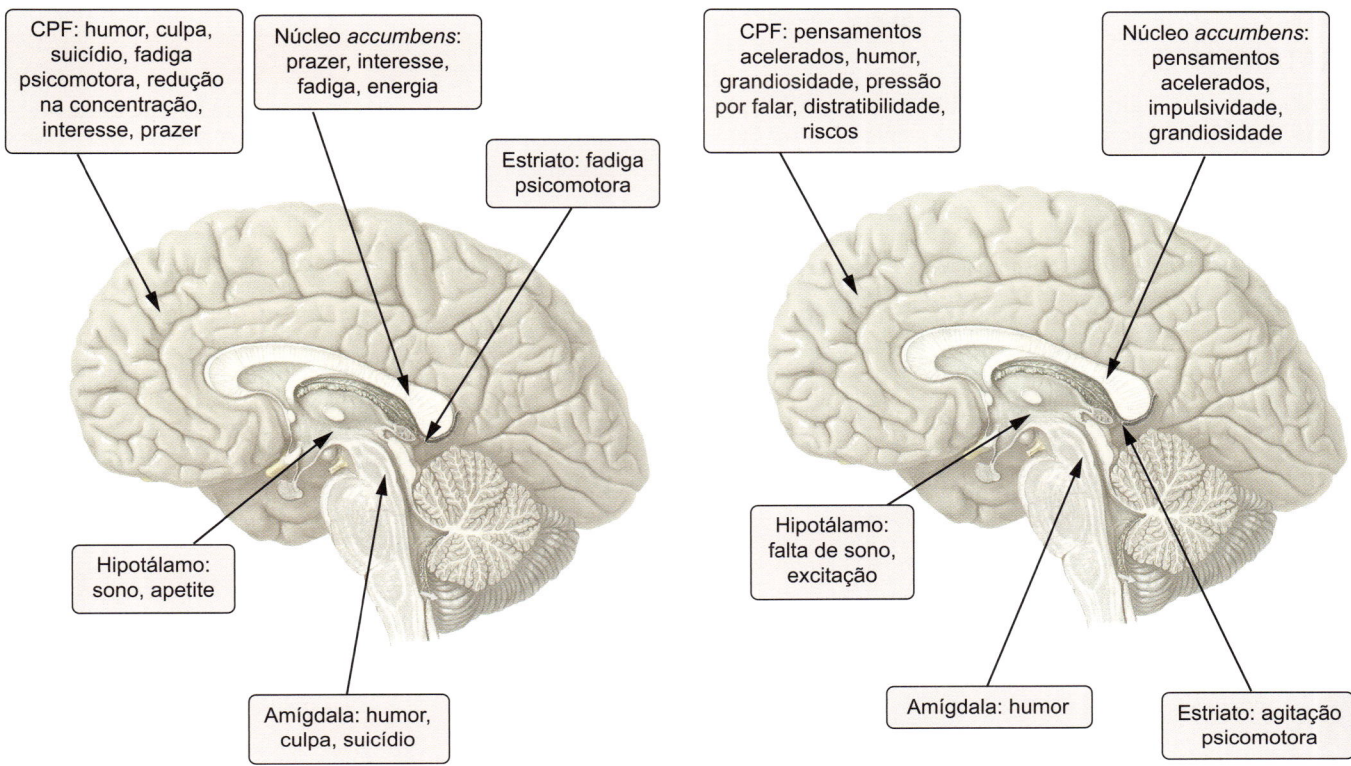

Figura 619.2 Sistema nervoso central e sintomatologia depressiva.

Figura 619.3 Sistema nervoso central e a sintomatologia maníaca.

Quadro 619.1 Diagnóstico diferencial dos transtornos de humor.

Transtorno	Episódios	Duração	Gravidade dos sintomas	Duração	Gravidade dos sintomas	Possível psicose?
TB I	Mania ± hipomania ± depressão	2 semanas	Prejuízo significativo	Quadro maníaco por 7 dias ou hospitalização necessária	Prejuízo significativo	Sim
TB II	Hipomania + depressão	2 semanas	Prejuízo significativo	Hipomania por 4 dias consecutivos	Sem prejuízos significativos	Na depressão, mas não na hipomania
Ciclotimia	Hipomania subclínica + depressão subclínica	2 anos, sem mais do que 2 meses livre de sintomas	Prejuízo	2 anos, sem mais do que 2 meses livre de sintomas	Prejuízo	Não
TDM	Depressão	2 semanas	Prejuízo significativo	NA	NA	Sim
TDDH	Irritabilidade crônica e explosões comportamentais	> 12 meses, sem mais do que 2 meses livre de sintomas	> ou igual a 3 explosões comportamentais por semana, se apresentando em dois locais diferentes	NA	NA	Não

TB: transtorno bipolar; TDM: transtorno depressivo maior; TDDH: transtorno disfórico do humor; NA: não aplicável.

PREVENÇÃO

• Evitar estressores.

TRATAMENTO

O tratamento de mania/hipomania/ciclotimia é apresentado na Figura 619.4, e o do transtorno depressivo na Figura 619.5.

PROGNÓSTICO

• Os transtornos de humor geralmente são recorrentes.

Atenção

• Antidepressivos e lamotrigina podem provocar virada maníaca.
• São necessários exames complementares para pacientes que estão em uso de estabilizadores de humor e antidepressivos.

Quadro 619.2 Características dos transtornos bipolar e unipolar.

Características	Bipolar	Unipolar
História familiar	Mais provável	Menos provável do que o bipolar
Início do transtorno	Aproximadamente aos 20 a 25 anos	Aproximadamente aos 25 a 30 anos
Início	Abrupto	Geralmente gradual
Duração dos episódios	< 6 meses	> 6 meses
Quantidade de episódios prévios	Múltiplos	Poucos
Retardo psicomotor	Mais comum	Menos comum
Transtornos do sono	Hipersonia	Diminuição do sono
Mudanças do apetite	Hiperfagia e/ou ganho de peso	Redução do apetite e/ou diminuição do peso
Outros sintomas	"Paralisia de chumbo"	Queixas somáticas

Quadro 619.3 Diagnóstico diferencial entre transtornos de humor e condições clínicas.

Condição clínica	Diagnóstico
Acidente cerebrovascular	Tomografia computadorizada de crânio
Infecção pelo HIV	Sorologia
Lúpus eritematoso sistêmico	Dados clínicos + exames laboratoriais
Doença de Parkinson	Dados clínicos + exames de imagem
Hipo/hipertireoidismo	Função tireoideana
Esclerose múltipla	Dados clínicos + exame de imagem
Tumor do sistema nervoso central	Exames de imagem
Epilepsia	Eletroencefalograma ou videoeletroencefalograma
Medicações (p. ex., corticoides)	Retirar a medicação

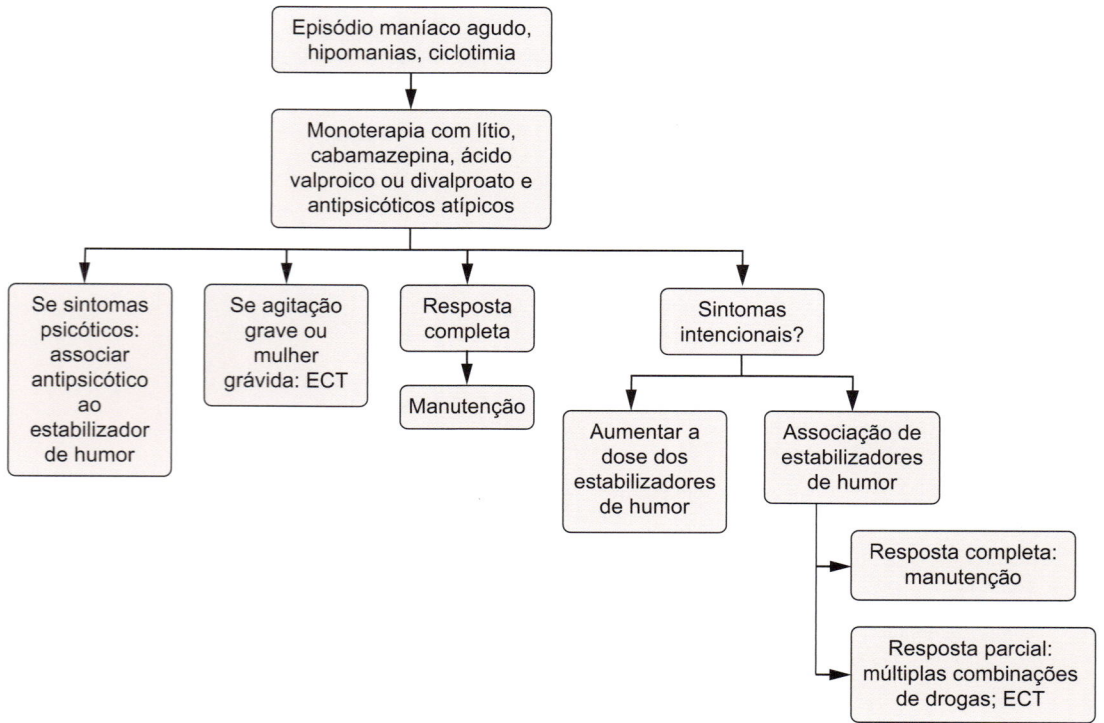

Figura 619.4 Tratamento de mania/hipomania/ciclotimia.

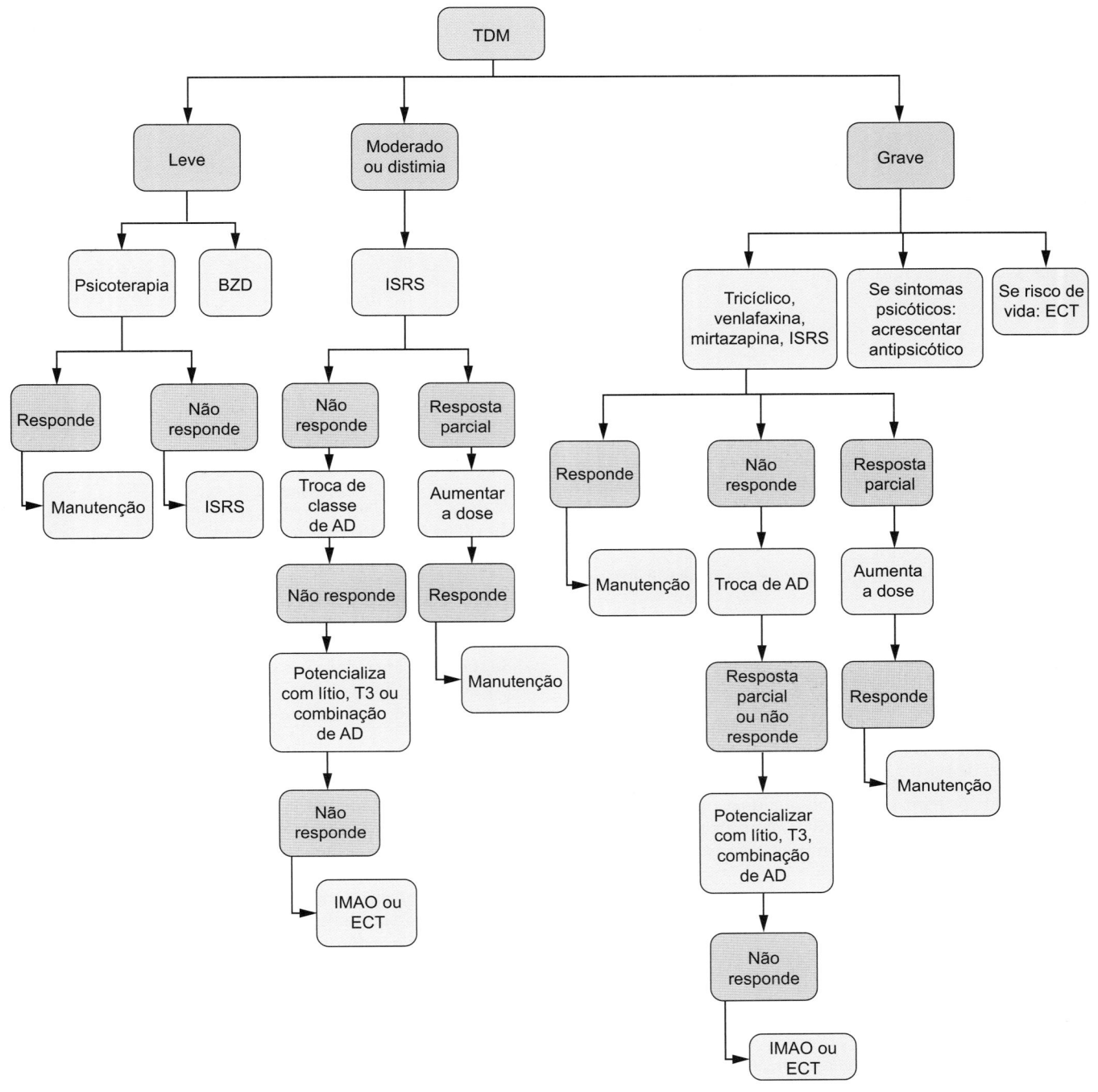

Figura 619.5 Fluxograma para tratamento do transtorno depressivo.

BIBLIOGRAFIA

Cipriani A, Barbui C, Salanti G, Rendell J, Brown R, Stockton S et al. Comparative efficacy and acceptability of antimanic drugs in acute mania: a multiple-treatments meta-analysis. Lancet. 2011;378(9799):1306-15

Costa RT, Cheniaux E, Rangé BP, Versiani M, Nardi AE. Group cognitive behavior therapy for bipolar disorder can improve the quality of life. Braz J Med Biol Res. 2012;45(9):862-8.

Costa RT, Cheniaux E, Rosaes PA, Carvalho MR, Freire RC, Versiani M et al. The effectiveness of cognitive behavioral group therapy in treating bipolar disorder: a randomized controlled study. Braz J Psychiatry. 2011;33(2):144-9.

de Sá AS, Campos C, Rocha NB, Yuan TF, Paes F, Arias-Carrión O et al. Neurobiology of Bipolar Disorder: Abnormalities on Cognitive and Cortical Functioning and Biomarker Levels. CNS Neurol Disord Drug Targets. 2016;15(6):713-22.

Malhi GS, Adams D, Berk M. The pharmacological treatment of bipolar disorder in primary care. Med J Aust. 2010;193(4):S24-30.

Nardi AE, Silva AG, Quevedo J. Tratado de psiquiatria. 1. ed. São Paulo: Artmed/ABP; 2022.

Yatham LN, Kennedy SH, Parikh SV, Schaffer A, Beaulieu S, Alda M et al. Canadian Network for Mood and Anxiety Treatments (CANMAT) and International Society for Bipolar Disorders (ISBD) collaborative update of CANMAT guidelines for the management of patients with bipolar disorder: update 2018. Bipolar Disord. 2018;15(1):1-44.

620
Transtornos Fóbico-Ansiosos

Agorafobia, fobias sociais, fobias específicas

Laiana Azevedo Quagliato • Antonio Egidio Nardi

INTRODUÇÃO

Caracterizam-se por medo excessivo ou inexplicável evocado por determinadas situações ou objetos (externos ao indivíduo) bem definidos que geralmente não são perigosos.

Situações que apresentam estímulos fóbicos costumam ser evitadas ou enfrentadas com grande ansiedade. Medos excessivos podem causar comprometimentos funcionais ou prejudicar o estilo de vida.

A classificação dos transtornos fóbico-ansiosos é apresentada no Quadro 620.1.

CAUSAS E FATORES DE RISCO

A causa para os transtornos fóbico-ansiosos permanece desconhecida.

A Figura 620.1 mostra a circuitária cerebral das manifestações das fobias e as regiões cerebrais que estão envolvidas.

Os fatores de risco para as fobias são:

- Familiar de primeiro grau com qualquer tipo de fobia
- Temperamento inibido, traços de neuroticismo
- Experimentar um evento traumático assustador.

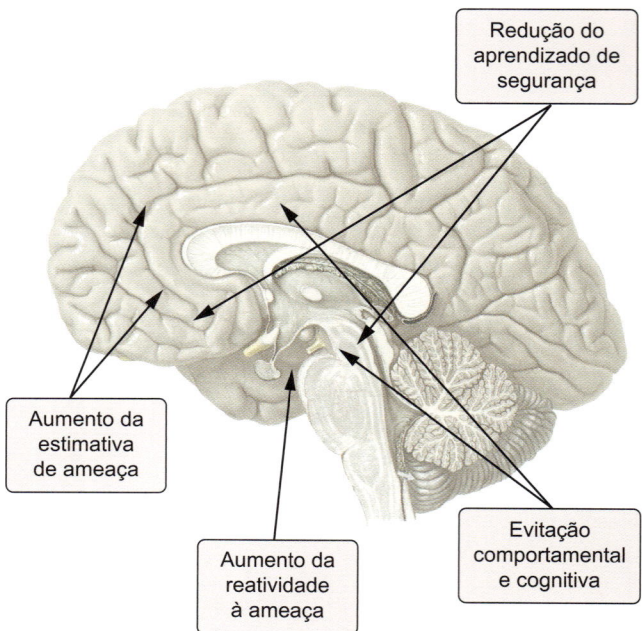

Figura 620.1 Circuitária cerebral envolvida na sintomatologia fóbica.

MANIFESTAÇÕES CLÍNICAS

Os sintomas mais comuns são:

- Sensação de ansiedade incontrolável quando a pessoa é exposta à fonte do medo
- Sentimento de que a fonte desse medo deve ser evitada a todo custo
- Não ser capaz de funcionar adequadamente quando a pessoa é exposta ao gatilho
- Reconhecimento de que o medo é irracional e exagerado, combinado com a incapacidade de controlar os sentimentos
- Os efeitos físicos da sensação de ansiedade quando a pessoa é exposta ao objeto fóbico podem incluir: sudorese excessiva, dispneia, taquicardia, tremores, arrepios, sensação de asfixia, precordialgia, "borboletas no estômago", boca seca, confusão e desorientação, náuseas, tontura, cefaleia
- Sentimento de ansiedade que pode ser desencadeado simplesmente por pensar no objeto da fobia.

DIAGNÓSTICO DIFERENCIAL

Os principais diagnósticos diferenciais das fobias são apresentados no Quadro 620.2.

Quadro 620.1 Classificação dos transtornos fóbico-ansiosos.

Agorafobia	Fobia de ter dificuldade de escape fácil e imediato para um local seguro Muitas vezes considerada fobia de lugares onde poderia passar mal e não receber socorro imediato
Fobias sociais	Frequentemente se iniciam na adolescência e estão centradas no medo excessivo de expor-se a outras pessoas, levando à esquiva de situações sociais, bebidas alcoólicas e medicações sedativas são frequentemente usadas para aliviar ao menos o componente antecipatório desse transtorno, o que pode levar ao uso abusivo O prejuízo profissional e social pode ser intenso
Fobias específicas	A fobia é restrita a situações específicas, como proximidade de determinados animais, altura, tempestade, escuridão, viagens aéreas, espaços fechados, urinar ou evacuar em banheiros públicos, comer determinados alimentos, dentistas, visão de sangue ou ferimentos e exposição a doenças específicas Em geral, surgem na infância ou no início da vida adulta e podem persistir sem tratamento por décadas

Quadro 620.2 Diagnóstico diferencial das fobias.

Condição	Sinais/sintomas de diferenciação
Transtorno do pânico	Ataques de pânico recorrentes e inesperados. No diagnóstico de fobia, o paciente pode apresentar um ataque de pânico, mas este será motivado pela fobia
Transtorno do estresse pós-traumático	O início ocorre após a exposição a um trauma. Os medos envolvem estímulos associados ao trauma
Transtorno de ansiedade de separação	As fobias envolvem situações em que podem ocorrer separações percebidas de membros da família

TRATAMENTO

O melhor tratamento para fobias específicas é a terapia cognitivo-comportamental. O objetivo do tratamento é melhorar a qualidade de vida do paciente para que ele não seja mais limitado por suas fobias.

Tratamento medicamentoso

- Betabloqueadores: atenuam os sintomas bloqueando os efeitos estimulantes da epinefrina, como o aumento da frequência cardíaca e da pressão arterial, palpitações, agitação da voz e dos membros causados pela ansiedade
- Benzodiazepínicos: promovem leve sedação e diminuem a ansiedade ocasionada pelo objeto fóbico.

BIBLIOGRAFIA

Barlow DH, Allen LB, Basden SL. Psychological treatments for panic disorders, phobias, and generalized anxiety disorder. In: Nathan PE, Gorman JM (eds.). A guide to treatments that work. 3. ed. New York: Oxford University Press; 2007.

Chagas MH, Nardi AE, Manfro GG, Hetem LA, Andrada NC, Levitan MN et al. Associação Médica Brasileira. Guidelines of the Brazilian Medical Association for the diagnosis and differential diagnosis of social anxiety disorder. Braz J Psychiatry. 2010;32(4):444-52.

De Carvalho MR, Freire RC, Nardi AE. Virtual reality as a mechanism for exposure therapy. World Journal of Biological Psychiatry. 2010;11:220-30.

Koerner N, Rogojanski J, Antony MM. Specific phobia. In: Hofmann SG, Reinecke MA (eds.). Cognitive-behavioral therapy with adults: a guide to empirically-informed assessment and intervention. Cambridge: University Press; 2010.

Levitan MN, Chagas MHN, Crippa JAS, Manfro GG, Hetem LAB, Andrada NC et al. Diretrizes da Associação Médica Brasileira para o tratamento do transtorno de ansiedade social. Braz J Psychiatry. 2011;33(3):292-302.

Linares IM, Trzesniak C, Chagas MH, Hallak JE, Nardi AE, Crippa JA. Neuroimaging in specific phobia disorder: a systematic review of the literature. Braz J Psychiatry. 2012;34(1):101-11.

Nardi AE, Silva AG, Quevedo J. Tratado de psiquiatria. 1. ed. São Paulo: Artmed/ABP; 2022.

621
Transtornos Somatoformes

Transtorno de conversão, transtorno de conversão e sintomas somáticos

Laiana Azevedo Quagliato • Antonio Egidio Nardi

INTRODUÇÃO

No transtorno somatoforme (TS), também chamado "transtorno de conversão e sintomas somáticos", os pacientes apresentam sintomas físicos que não são totalmente explicados por alterações estruturais ou funcionais, neurológicas ou psiquiátricas, bem como pensamentos, sentimentos ou comportamentos anormais em resposta a esses sintomas.

O TS é observado com mais frequência em mulheres, e os primeiros sintomas aparecem em torno dos 25 anos.

Embora sejam geralmente crônicas, há formas mais leves que desaparecem de maneira espontânea em cerca de 50% dos casos.

Transtorno somatoforme e outros transtornos

Comorbidade com transtorno de ansiedade e uso de substâncias psicoativas são comuns, assim como transtornos de personalidade e histórico de ter sido vítima de abuso na infância. Dificuldades com médicos consultados anteriormente e registro de exames repetidos, incluindo cirurgia exploratória, são comuns na história clínica desses pacientes.

CAUSAS E FATORES DE RISCO

A etiologia do TS é desconhecida, mas a associação de traumas emocionais e a predisposição genética que se traduz por dificuldade em lidar com situações que exigem uma demanda emocional parecem estar presentes.

Cabe ressaltar que estudos de imagem funcional demonstraram alterações bioquímicas nas redes cortical e límbica dos pacientes com TS.

FATORES DE RISCO

- Sexo feminino
- História de abuso ou eventos adversos na infância
- Traços de personalidade com alexitimia (dificuldade de expressar emoções) ou neuroticismo (tendências a vivenciar afetos negativos e sofrimento ao longo da vida).

Transtornos somatoformes e alterações orgânicas

Deve-se lembrar de que alterações orgânicas podem estar presentes, mas é preciso ter capacidade de interpretar esses dados de maneira crítica, para entender que eles não explicam a natureza e a extensão do sofrimento do paciente.

MANIFESTAÇÕES CLÍNICAS

- Sintomas abrangem praticamente todos os sistemas, com destaque para gastrintestinais, sexuais e neurológicos, incluindo dor crônica, fadiga, dispepsia, sudorese, flatulência, diarreia, poilaciúria, tosse, disfagia, prurido, dismenorreia
- Deve-se suspeitar de somatização quando uma diversidade de sistemas e órgãos disfuncionais é desmentida pela aparente saúde do paciente.

DIAGNÓSTICO DIFERENCIAL

O médico deve excluir todos os diagnósticos clínicos plausíveis, especialmente se sinais objetivos ou alterações em exames complementares estiverem presentes.

TRATAMENTO

- Psicoterapia
- Durante o exame clínico, os médicos devem valorizar as queixas do paciente, reconhecendo sua realidade e seu sofrimento, nunca sugerindo ou afirmando que os sintomas são "coisas da sua cabeça" ou dizendo que ele "não tem nada".

Recomendações práticas

- Na apresentação inicial, todos os pacientes devem realizar exames laboratoriais adequados, escolhidos de maneira racional, para descartar possíveis condições clínicas ou neurológicas.
- No transtorno de conversão estabelecido, não é necessário repetir e esgotar todas as avaliações complementares quando há evidência clara de transtornos pseudoneurológicos (e nenhuma outra indicação de condições neurológicas) no exame neurológico.
- Monitoramento contínuo com videoeletroencefalograma pode ser útil para estabelecer um diagnóstico de crises não epilépticas psicogênicas quando episódios típicos são capturados.

BIBLIOGRAFIA

Abbey SE, Wulsin L, Levenson JL. Somatization and somatoform disorders. In: The American Psychiatric Publishing textbook of psychosomatic medicine: psychiatric care of the medically ill. Washington: American Psychiatric Publishing, Inc.; 2011.

Maia ACO, Soares-Filho G, Pereira V, Nardi AE, Silva AC. Psychiatric disorders and quality of life in patients with implantable cardioverter defibrillators: a systematic review. Prim Care Companion CNS Disord. 2013;15(2).

Nardi AE, Silva AG, Quevedo J. Tratado de psiquiatria. 1. ed. São Paulo: Artmed/ABP; 2022.

Okur Güney ZE, Sattel H, Witthöft M, Henningsen P. Emotion regulation in patients with somatic symptom and related disorders: a systematic review. PLoS ONE. 2019;14(6):e0217277.

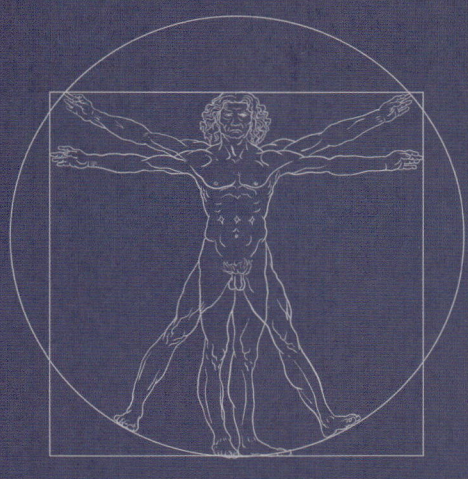

Parte 20

Intoxicações Exógenas

622

Intoxicação Alimentar Bacteriana

Botulismo, inoculação de substâncias tóxicas

Marco Tulio Antonio Garcia-Zapata ♦ Priscila Ribeiro Guimarães Pacheco ♦ Celmo Celeno Porto

INTRODUÇÃO

Condição clínica decorrente da ingestão de água ou alimentos contaminados por bactérias patogênicas ou toxinas delas originadas (toxinfecções).

Inoculação de toxinas em usuários de drogas ilícitas com seringas infectadas (Figura 622.1).

Os Centers for Disease Control and Prevention (CDC – Centros de Controle e Prevenção de Doenças) estimam que, a cada ano, 48 milhões de pessoas adoecem por doenças transmitidas por alimentos, dessas, 128 mil são hospitalizadas e 3 mil morrem.

Na Figura 622.1, estão ilustradas as vias de entrada das toxinfecções.

CAUSAS

- *Bacillus cereus*
- *Campylobacter jejuni*
- *Clostridium botulinum* (produtor de endotoxina)
- *Clostridium perfringens* (produtor de enterotoxina)
- *Escherichia coli* (produtor de toxina enterotoxigênica – toxina Shiga)
- *Listeria monocytogenes*
- *Salmonella*
- *Shigella*
- *Staphylococcus aureus* (produtor de toxina)
- *Vibrio parahaemolyticus* (produtor de endotoxina)
- *Yersinia enterocolitica.*

FATORES DE RISCO

- Alimentos ricos em proteínas e malconservados
- Salsichas, presunto e mortadela contaminados
- Maionese e molhos
- Carnes ou frutos do mar malcozidos ou crus
- Vegetais crus contaminados
- Água de má qualidade
- Ovos, laticínios
- Mel para crianças menores de 1 ano
- Usuários de drogas ilícitas contaminadas com *Clostridium botulinum*.

MANIFESTAÇÕES CLÍNICAS

Diferentes sinais e sintomas de conformidade com a causa da intoxicação (Quadros 622.1 e 622.2)

INGESTÃO DE TOXINAS

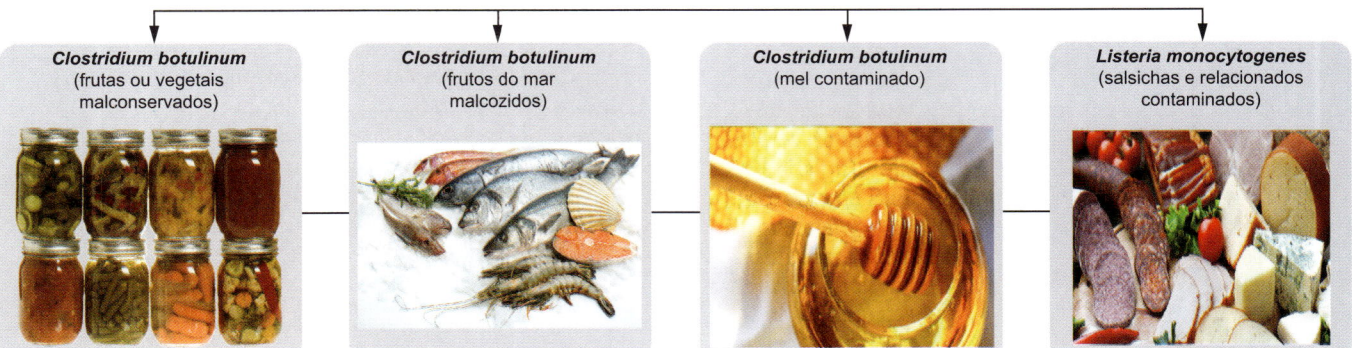

INOCULAÇÃO DE SUBSTÂNCIAS TÓXICAS

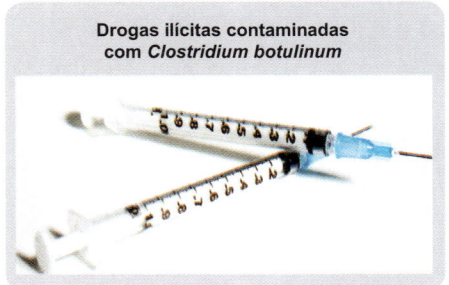

Figura 622.1 Vias de entrada das toxinfecções.

- Náuseas e vômitos: 1 a 8 horas após ingerir o alimento (*S. aureus, B. cereus*)
- Cólicas e diarreia: 8 a 16 horas após ingerir o alimento (*C. perfringens, B. cereus*)
- Febre, cólicas e diarreia: 18 a 72 horas após ingerir o alimento (*Campylobacter jejuni, Yersinia enterocolitica, E. coli, Vibrio parahaemolyticus, Shigella* e *Salmonella*)
- Diarreia sanguinolenta sem febre: 3 a 5 dias após ingerir o alimento (*E. coli, C. jejuni*)
- Pseudoapendicite (*Y. enterocolitica*)
- Sepse, meningite (*Listeria monocytogenes, Shigella* e *Salmonella*)
- Focos infecciosos extraintestinais (artrite) (*L. monocytogenes, Salmonella*).

No Quadro 622.1 são apresentados os principais sintomas e o tempo de início dessas manifestações.

DIAGNÓSTICO DIFERENCIAL

- Gastrenterite infecciosa
- Doença intestinal inflamatória

- Apendicite aguda
- Hepatite.

EXAMES COMPLEMENTARES

- Cultura de fezes (o laboratório deve ser informado sobre as hipóteses diagnósticas para utilizar meios de cultura adequados)
- Cultura do alimento suspeito.

Quando suspeitar de intoxicação alimentar

- Suspeita deve ser levantada quando várias pessoas adoecerem após ingerir o mesmo alimento (ver Capítulo 12, *Diarreia*)
- A maioria das pessoas tem apenas manifestações leves, com duração de algumas horas a vários dias; no entanto, algumas precisam ser hospitalizadas e, em outras, a evolução da doença pode resultar em um problema de saúde a longo prazo ou até mesmo a morte
- Infecções transmitidas por alimentos podem resultar em artrite crônica, danos cerebrais e nervosos e síndrome hemolítico-urêmica (SHU), que evolui para insuficiência renal.

Quadro 622.1 Sintomatologia de acordo com o agente etiológico e a fonte da intoxicação alimentar.

Agente etiológico	Tempo de surgimento das manifestações clínicas	Sinais e sintomas	Fontes de alimentos mais comuns
Staphylococcus aureus	30 min a 6 h	Náuseas, vômitos e cólicas estomacais e diarreia	Alimentos que não são cozidos após o manejo, como carnes fatiadas, pudins, bolos e sanduíches
Clostridium perfringens	6 a 24 h	Diarreia, cólicas estomacais; vômitos e febre são incomuns	Carne de vaca ou de frango, especialmente grandes assados; molhos; alimentos secos ou pré-cozidos
Norovírus	12 a 48 h	Diarreia, náuseas, dor de estômago, vômitos	Água e alimentos contaminados: folhas verdes, frutas frescas, mariscos, ostras ou pessoas infectadas; tocar superfícies contaminadas
Salmonella	12 a 72 h	Diarreia, febre, cólicas estomacais, vômitos	Frango, peru e carne crus ou malcozidos; ovos; leite e suco não pasteurizados, frutas e vegetais crus. Animais, incluindo aves de quintal; répteis e anfíbios; e roedores (animais de estimação de bolso)
Clostridium botulinum	18 a 36 h	Visão dupla ou turva, pálpebras caídas, fala arrastada. Dificuldade em engolir, respirar e secar a boca. Fraqueza muscular e paralisia. Os sintomas começam na cabeça e evoluem conforme a gravidade aumenta	Alimentos enlatados inadequadamente ou fermentados, geralmente caseiros
Vibrio	1 a 4 dias	Diarreia aquosa, náuseas; cólicas estomacais, vômitos, febre, calafrios	Mariscos crus ou malcozidos, particularmente ostras
Campylobacter	2 a 5 dias	Diarreia (muitas vezes com sangue), cólicas estomacais/dor, febre	Aves cruas ou malcozidas, leite não pasteurizado e água contaminada
Escherichia coli	3 a 4 dias	Cólicas estomacais graves, diarreia (geralmente com sangue) e vômitos. Cerca de 5 a 10% dos acometidos desenvolvem complicação com risco à vida	Carne moída crua ou malpassada, leite e suco cru (não pasteurizado), vegetais crus (como alface) e brotos crus, água contaminada
Listeria	1 a 4 semanas	As gestantes geralmente apresentam febre e outros sintomas semelhantes aos da gripe, como fadiga e dores musculares. Infecções durante a gravidez podem causar lesões graves ou até mesmo a morte em recém-nascidos. Idosos: dor de cabeça, rigidez de nuca, confusão, perda de equilíbrio e convulsões, além de febre e dores musculares	Queijo fresco e outros queijos de pasta mole, brotos crus, melões, cachorros-quentes, patês, carnes frias, marisco defumado e leite não pasteurizado
Yersinia enterocolitica	4 a 7 dias	Em crianças pequenas: febre, dor abdominal e diarreia, muitas vezes com sangue. Em crianças mais velhas e adultos: febre e dor no lado direito do abdome que pode ser confundida com apendicite	Carne de porco crua ou malpassada, ou intestino de animais, leite não pasteurizado, mãos contaminadas

Quadro 622.2 *Sites* com informações sobre intoxicação alimentar.

Assunto	Endereço	Nome
Guia para confirmar etiologia diante de um surto de intoxicação alimentar	https://www.cdc.gov/ foodsafety/outbreaks/ investigating-outbreaks/ confirming_diagnosis. html	*Guide to Confirming an Etiology in Foodborne Disease Outbreak*
Intoxicação alimentar e agentes etiológicos	https://www.cdc. gov/foodsafety/ foodborne-germs.html	*Foodborne Germs and Illnesses*
Prevenção de intoxicação alimentar	https://www.cdc.gov/ foodsafety/prevention. html	*How to Prevent Food Poisoning*
Segurança alimentar	https://www.cdc. gov/foodsafety/ cdc-and-food-safety. html	*CDC and Food Safety*

COMPROVAÇÃO DIAGNÓSTICA

- Dados clínicos e epidemiológicos
- O diagnóstico etiológico pode ser difícil e não é feito na maioria dos casos.

COMPLICAÇÕES

- Colapso cardiovascular
- Arritmias em consequência de distúrbios eletrolíticos
- Septicemia
- Artrite crônica
- Danos cerebrais e nervosos
- SHU resultando em insuficiência renal.

TRATAMENTO

- Dieta zero em caso de vômito
- Dieta branda durante a recuperação
- Reposição hidreletrolítica adequada (ver Capítulo 341, *Desidratação, Distúrbios Hidreletrolíticos e Ácido-Básicos*)
- Evitar os agentes antiperistálticos na síndrome diarreica sanguinolenta, pois aumentam a probabilidade de disseminação do agente infeccioso.

Botulismo

Forma grave de intoxicação alimentar, provocada pela bactéria *Clostridium botulinum*, um bacilo anaeróbio que prolifera em alimentos enlatados e, mais comumente, em carne de porco, presunto, peixe cru ou defumado, frutos do mar, mel e vegetais.

A bactéria produz uma toxina que atua no sistema digestório, causando vômitos e diarreia, além de visão dupla e embaçada, fotofobia, ptose palpebral, tonturas, dificuldade para urinar e paralisia dos músculos respiratórios.

O diagnóstico de certeza é dado pela comprovação de bactérias nas fezes ou de toxinas no sangue.

O tratamento baseia-se em medidas de suporte, lavagem gástrica e ingestão de soro antibotulínico.

Atenção: deve-se sempre suspeitar de alimentos que estejam em latas estufadas ou enferrujadas e ter mais cuidado ainda com alimentos não industrializados, acondicionados em potes de vidro (ver Capítulo 629, *Botulismo*).

Clostridium perfringens

Bactéria, anteriormente conhecida como *Clostridium welchii*, em forma de bastão, anaeróbia e formadora de esporos. Está onipresente na natureza, amplamente distribuída nas fezes, no solo, no ar e na água, como um componente natural de vegetações degeneradas, sedimentos marinhos, trato gastrintestinal de seres humanos, diversos vertebrados e insetos. Essa bactéria pode causar, além de *enterite*, quando presente em alimentos contaminados, *gangrena gasosa*, quando afeta feridas expostas ou cirúrgicas. O período de incubação é 6 a 24 horas.

Gastrenterite e enterite

A *gastrenterite* é uma inflamação de todo o trato gastrintestinal, que afeta o estômago e o intestino delgado, e a *enterite* é um termo que se refere apenas à inflamação da mucosa do intestino. Embora nesta última os sintomas possam estar mais relacionados com diarreias e até melena, na prática é difícil diferenciá-las, pois em ambos os casos os sintomas mais frequentes são diarreia, vômitos e dor abdominal, e ocasionalmente febre, adinamia e desidratação. Contudo, as gastrenterites parecem estar mais relacionadas com infecções de vírus, bactérias, parasitas e fungos, e as enterites com a liberação de toxinas por bactérias, mas, pelo fato de que na maioria das vezes não há necessidade de confirmação laboratorial, a situação não pode ser comprovada.

Tratamento medicamentoso

- Não esperar o resultado da cultura para iniciar o uso de medicamentos
- Antieméticos (p. ex., bromoprida): adultos – 10 mg, por via oral (VO) ou intramuscular (IM); crianças – 0,5 mg/kg/dia, VO, a cada 6 horas, ou 5 mg, IM
- Antibiótico de acordo com a suspeita etiológica (ver Capítulo 12, *Diarreia*).

PREVENÇÃO

- Não ingerir frutos do mar e carnes cruas ou malcozidas
- Evitar derivados do leite não pasteurizado
- Resfriamento apropriado de alimentos preparados e não consumidos imediatamente.

EVOLUÇÃO E PROGNÓSTICO

- Cura com tratamento adequado
- Risco de vida em crianças e idosos.

BIBLIOGRAFIA

Andrade JG, Pereira LID. Manual prático de doenças transmissíveis. São Paulo: Editora IU; 2017.

Brasil. Ministério da Saúde. Doenças infecciosas e parasitárias. 8. ed. Brasília; 2010.

Brasil. Ministério da Saúde. Guia de vigilância em saúde. 3. ed. Brasília; 2019.

Centers for Control Diseases and Preventious (CDC). Foodborne germs and illnesses. Disponível em: https://www.cdc.gov/foodsafety/foodborne-germs.html. Acesso em: 22 jul. 2019.

Dani R. Gastroenterologia essencial. 4. ed. Rio de Janeiro: Guanabara Koogan; 2011.

Duncan BB, Schmidt MI, Giugliani ERJ. Medicina ambulatorial: condutas de atenção primária baseadas em evidências. São Paulo: Artmed; 2013.

Leal PFG. Higiene e doenças transmissíveis – fundamentos. Minas Gerais: Editora UFV; 2018.

Porto CC, Porto AL. Semiologia médica. 8. ed. Rio de Janeiro: Guanabara Koogan; 2019.

Prado FC, Ramos J, Valle JR. Atualização terapêutica. 20. ed. São Paulo: Artmed; 2001.

623
Intoxicação por Inseticidas, Raticidas e Rodenticidas

Pesticidas, agrotóxicos, chumbinho

Marco Tulio Antonio Garcia-Zapata ◆ Leonardo Rocha-Carneiro García-Zapata ◆ Celmo Celeno Porto

INTRODUÇÃO

As principais substâncias tóxicas são: carbamatos e organofosforados, organoclorados, piretroides, anticoagulantes cumarínicos, estricnina, arsênico, fluoracetato de sódio, sulfato de tálio.

INTOXICAÇÃO POR INSETICIDAS

CARBAMATOS E ORGANOFOSFORADOS

Os inseticidas carbamatos e organofosforados, inibidores da colinesterase, são usados como agrotóxicos (*aldicarbe, carbofurano*) e pesticidas de uso doméstico (*carbofurano, carbarila*).

MANIFESTAÇÕES CLÍNICAS

Dependem da dose e/ou do tempo de exposição ao produto, lembrando que os de uso agrícola contêm maiores quantidades do princípio ativo. Essas manifestações podem ser:

- Muscarínicas: salivação, lacrimejamento, aumento da secreção brônquica, bradicardia, miose, vômito, diarreia e broncospasmo
- Nicotínicas: taquicardia, hipertensão arterial, midríase, fasciculações, miastenia e hiporreflexia, que podem evoluir para paralisia dos músculos respiratórios
- Neurológicas: agitação, cefaleia, tontura, confusão mental, convulsões, coma e depressão cardiorrespiratória.

EXAME COMPLEMENTAR

- Dosagem da colinesterase (sérica e eritrocitária).

TRATAMENTO

- Laxantes salinos, como sulfato de sódio ou magnésio, ou manitol a 20%, no caso de o paciente não apresentar diarreia
- Assistência ventilatória (aspiração das vias respiratórias, entubação, ventilação mecânica)
- Descontaminação cutânea: deve-se retirar a roupa do paciente e dar-lhe banho com água e sabão, protegendo-se com luvas e aventais plásticos
- A lavagem gástrica deve ser feita no caso de ingestão recente, caso o paciente não tenha vomitado, fato frequente devido aos solventes e surfactantes contidos nos produtos, com especial atenção para o risco de broncoaspiração. Em adultos, a lavagem deve ser realizada com 150 a 200 mℓ de água ou solução salina aquecida a 38°C. O processo deve ser repetido até que se obtenha líquido claro
- O tratamento inicial deve ser intensivo, monitorando-se a diminuição da secreção brônquica, que determina a redução da dose e o aumento do intervalo de infusão.

Deve-se evitar o desencadeamento de midríase ou taquicardia grave, sinais da administração excessiva da atropina.

Tratamento medicamentoso

- Carvão ativado, na dose de 1 mg/kg em crianças e 50 g em adultos, diluído na proporção de 1:8 em água, repetindo-se a dose a cada 4 ou 6 horas, durante pelo menos 48 horas
- Atropina, 1 a 4 mg/dose no adulto e 0,01 a 0,05 mg/kg/dose em crianças, por via intravenosa (IV), repetindo-se e/ou aumentando a dose a cada 15 ou 20 minutos
- Pralidoxima, associada à atropina nos casos moderados e graves. Dose inicial de 400 mg (1 ampola = 200 mg) em *bolus*, IV, seguida de infusão venosa contínua de 200 a 500 mg/hora. Em crianças, dose inicial de 20 a 50 mg/kg, seguida de infusão contínua, IV, de 10 a 20 mg/kg. O tratamento deve persistir por pelo menos 12 horas após o desaparecimento da síndrome colinérgica.

EVOLUÇÃO E PROGNÓSTICO

- Recuperação completa
- Nos casos de tentativa de suicídio, o paciente deve ser encaminhado para tratamento especializado (ver Capítulo 608, *Suicídio*).

ORGANOCLORADOS

Amplamente utilizados na agricultura e nos inseticidas de uso doméstico, têm longa vida e são encontrados inclusive na água potável.

Apresentam a característica de se acumular no tecido adiposo e nas glândulas adrenais, causando disfunção ou mesmo atrofia do órgão.

Os organoclorados podem ser absorvidos pelas vias cutânea, respiratória e digestória.

MANIFESTAÇÕES CLÍNICAS

- Iniciam aproximadamente 30 minutos após a ingestão ou exposição
- Vômitos, diarreia, dores musculares e retroesternal (na ingestão), arritmia cardíaca, confusão mental e convulsões.

TRATAMENTO

• Indicado quando houver sintomas, devendo-se evitar a lavagem gástrica ou métodos que provoquem vômito.

PIRETROIDES

Atualmente são os inseticidas mais utilizados por apresentarem baixa toxicidade aguda em mamíferos e pela não persistência no ambiente, possibilitando sua utilização ao longo de todo o ano.

De acordo com a Organização Mundial da Saúde (OMS), os piretroides são os únicos inseticidas recomendados em mosquiteiros no controle de determinados vetores de variadas doenças tropicais, como a malária, e diferentes arboviroses (dengue, febre amarela, Zika vírus, *Chikungunya*, *Mayaro*).

Não têm efeito cumulativo ao longo da cadeia alimentar, são metabolizados rapidamente por mamíferos e os resíduos desse metabolismo são expelidos pela urina. No entanto, apesar das vantagens apresentadas pelos piretroides em relação a outros inseticidas, e serem raros os casos de intoxicação aguda, os mesmos cuidados devem ser tomados para sua utilização, pois podem exercer nos vertebrados efeitos alérgenos, neuro e cardiotóxicos.

Atuam nos canais de sódio da membrana das células nervosas, alterando a despolarização e a condução do impulso nervoso, estimulam o sistema nervoso central (SNC) e, em doses altas, podem produzir lesões duradouras ou permanentes no sistema nervoso periférico.

MANIFESTAÇÕES CLÍNICAS

• O contato com pele, olhos e mucosas pode causar irritações e queimaduras: dermatite de contato, urticária; irritação ocular, ceratites
• Se ingeridos, podem causar reações alérgicas e transtornos neurológicos, apresentando sintomas como cefaleia, tonturas, convulsões, contrações musculares involuntárias, perda da capacidade motora, interferências no equilíbrio, náuseas, vômitos e diarreia
• Se inalado, por irritação das vias respiratórias, pode ocasionar aumento da secreção nasal e broncospasmo, originando problemas posteriores como hipersensibilidade, asma e pneumonite
• Em casos de intoxicação grave, podem ocorrer manifestações neurológicas como hiperexcitabilidade, parestesia e convulsões; e, em raros casos, alterações eletrocardiográficas
• Havendo uma boa avaliação clínica, não há necessidade de exames complementares.

TRATAMENTO

• Medidas de descontaminação:
  ▪ Cutânea: água e sabão
  ▪ Ocular: soro fisiológico ou água durante 15 minutos
  ▪ Digestória: carvão ativado e catárticos
• Anti-histamínicos, broncodilatadores, corticoides, anticonvulsivantes (ver Capítulo 11, *Convulsões*)
• Em casos de hipersensibilidade grave, tratamento imediato: assegurar perviedade respiratória e empregar epinefrina, anti-histamínicos, corticoides e fluidos intravenosos (medidas de suporte).

EVOLUÇÃO E PROGNÓSTICO

• Recuperação completa.

INTOXICAÇÃO POR RATICIDAS E RODENTICIDAS

ANTICOAGULANTES CUMARÍNICOS

Os únicos raticidas permitidos pela legislação brasileira são os derivados cumarínicos, sempre apresentados na forma de iscas, nas apresentações granuladas, em pó ou blocos.

Os anticoagulantes cumarínicos inibem a síntese hepática da protrombina e a produção dos fatores da coagulação dependentes da vitamina K (fatores II, VII, IX e X). Após a ingestão, a inibição ocorre aproximadamente em 24 horas.

O risco do uso desses raticidas é maior porque são substâncias que podem ser utilizadas tanto em áreas agrícolas (rurais) como em áreas peri ou intradomiciliares (urbanas).

MANIFESTAÇÕES CLÍNICAS

• Dor abdominal difusa, seguida de fenômenos hemorrágicos (hematomas, equimoses, gengivorragia, hematúria, hematêmese, melena)
• O surgimento de outros sintomas sugere a associação de princípios ativos
• No primeiro trimestre de gestação pode causar malformação fetal e, no último trimestre, hemorragias fetais e maternas.

EXAMES COMPLEMENTARES

• Controle do tempo e atividade de protrombina (TAP)
• Hematócrito e hemoglobina.

TRATAMENTO

• Lavagem gástrica e uso de catárticos geralmente são desnecessários, exceto quando o tempo de ingestão é curto.

Tratamento medicamentoso

• Carvão ativado na dose de 1 mg/kg em crianças e 100 g em adultos, diluído de 1:8, em dose única; ou colestiramina, 4 g, por via oral (VO), diluída em 200 mℓ de soro fisiológico (NaCl a 0,9%), até 12 g/24 horas.

ESTRICNINA, ARSÊNICO, FLUORACETATO DE SÓDIO, SULFATO DE TÁLIO

Outros raticidas fabricados clandestinamente e de uso proibido pela Agência Nacional de Vigilância Sanitária do Ministério da Saúde (ANVISA/MS).

Eles são encontrados principalmente na forma líquida e associados com outros princípios ativos, como os carbamatos e organofosforados.

Apresentam os mesmos efeitos de outros raticidas (Quadro 623.1).

Quadro 623.1 Outros raticidas ou rodenticidas.

Nome	Mecanismo de ação	Manifestações clínicas	Tratamento
Estricnina	Aumento da excitabilidade reflexa da medula espinal, que resulta na perda da inibição normal da estimulação do neurônio motor, havendo contração simultânea de todos os músculos	Convulsões; hipertonia muscular; hiper-reflexia e hiperexcitabilidade, contratura da coluna vertebral, distúrbios respiratórios, óbito por insuficiência respiratória Exames cromatográficos confirmam lavado gástrico, sangue e urina	Medidas gerais: hospitalização. Não provocar vômito, realizar lavagem gástrica, seguida de carvão ativado Controle das convulsões: o diazepam é o fármaco de escolha por ser também miorrelaxante. Dose: 0,05 a 0,10 mg/kg
Arsênico	Liga-se aos radicais sulfidrila (-SH) de grupos enzimáticos e, provavelmente, da hemoglobina (Hb). Bem absorvidos após ingestão ou inalação. Dose letal entre 1 e 3 mg/kg. Dose única potencialmente tóxica entre 5 e 50 mg	Gosto metálico, queimação em boca, esôfago e estômago Observam-se gastrite ou gastrenterite hemorrágica, diarreia profusa e dolorosa, desidratação Irritabilidade, sonolência, *delirium*, espasmos musculares, tontura, tremores, paralisia, convulsões, coma. Insuficiência renal aguda. Necrose hepática. Choque hipovolêmico e cardiogênico. Óbito pode sobrevir entre 24 h e 4 dias. Exposição por inalação causa dano agudo em vias respiratórias, conjuntivas e pele Teste de Reinsch em urina confirma intoxicação	Descontaminação externa imediata. Ingestão: esvaziamento gástrico até 4 a 6 h após ingesta de 1 a 2 ℓ de água. Carvão ativado, evitar catárticos. Medidas de suporte cardiorrespiratório Antídoto: dimercaprol. Administração intramuscular 3 a 5 mg/kg de peso a cada 4 h, durante 2 dias, diminuição da dose para 2,5 a 3 mg/kg de peso a cada 6 h por mais 2 dias, seguido por mais 5 dias com a mesma dose a cada 12 h. A dose máxima é de 300 mg Hemodiálise para diminuir a insuficiência renal. Medidas de suporte: sedação da dor, anticonvulsivantes, correção hidreletrolítica
Fluoracetato de sódio	Potente inibidor do metabolismo celular, causa depleção de energia e morte	Desconforto epigástrico e vômitos são raros. Apreensão, alucinações auditivas, nistagmo, fasciculações, alterações da sensibilidade na região da face Excitação do sistema nervoso central progredindo para convulsões generalizadas. Grave depressão neurológica, mas o óbito por insuficiência respiratória é raro em humanos com intoxicação por fluoracetato. Distúrbio de ritmo cardíaco é comum apenas após a fase convulsiva. Pulso alternado, longas sequências de batimentos ectópicos (frequentemente multifocal) e taquicardia ventricular podem evoluir para fibrilação ventricular e morte	Induzir vômito imediatamente, se possível. Lavagem gástrica, a menos que convulsões (ou a eminência delas) tornem impraticável este método Barbitúricos de ação curta ou benzodiazepínicos podem ser usados no controle das convulsões Medidas de suporte: oxigenoterapia e respiração mecânica, se necessário
Sulfato de tálio	Metal altamente tóxico maleável	Alopecia e danos nos nervos periféricos. O contato com a pele é perigoso, e a ventilação adequada deve ser fornecida ao derreter este metal. A exposição dos trabalhadores aos compostos solúveis do tálio não deve exceder a 0,1 mg/m³ por 40 h semanais. Há suspeitas de que o tálio seja um carcinógeno para os humanos	Administração oral de azul da Prússia (hexacianoferrato de potássio férrico) Recomenda-se também aliar a essa terapêutica a administração de fármacos diuréticos, como a furosemida e o manitol, e, caso seja necessário, complementar com hemodiálise. A administração de carvão ativado pode ser utilizada como terapêutica alternativa

Intoxicação por "chumbinho"

O "chumbinho" é um produto clandestino, irregularmente utilizado como raticida. Não possui registro na ANVISA (granulado na "cor de chumbo"). Não deve ser utilizado sob nenhuma circunstância. Em geral, trata-se de venenos agrícolas (agrotóxicos), usados como inseticida, acaricida ou nematicida. Os agrotóxicos mais encontrados, pertencem ao grupo químico dos carbamatos e organofosforados: aldicarbe, carbofurano (carbamato), terbufós (organofosforado), forato (organofosforado), monocrotofós (organofosforado) e metomil (carbamato). Não são eficientes para o controle de roedores, por possuir elevada toxicidade aguda, de forma que a morte do roedor ocorre poucos instantes após sua ingestão. Ao contrário, os raticidas legais, agem como anticoagulantes e a morte do animal é mais lenta, fazendo com que todos os ratos da colônia ingiram também o veneno, assim exterminando-os de forma mais eficiente, ainda que leve mais tempo. Os sintomas típicos de intoxicação são as manifestações de síndrome colinérgica e ocorrem em geral em menos de 1 hora após a ingestão, incluindo náuseas, vômitos, sudorese, sialorreia, diplopia, miose, hipersecreção brônquica, dor abdominal, diarreia, tremores, taquicardia, entre outros. Mais informações poderão ser obtidas no Portal ANVISA/MS: http://portal.anvisa.gov.br/resultado-de-busca?p_p_id=101&p_p_lifecycle=0&p_p_state=maximized&p_p_mode=view&p_p_col_id=column-1&p_p_col_count=1&_101_struts_action=%2Fasset_publisher%2Fview_content&_101_assetEntryId=417359&_101_type=content&_101_groupId=111215&_101_urlTitle=chumbinho&inheritRedirect=true.

BIBLIOGRAFIA

Azevedo MF. GPS Medicamentos. Guia prático em saúde. Rio de Janeiro: Guanabara Koogan; 2017.

Caldas LQA. Intoxicação exógena aguda por carbamatos, organofosforados, compostos bipiríticos e piretroides. Centro de Controle de Intoxicações. Hospital Universitário Antonio Pedro, Universidade Federal Fluminense; 2000.

Cavaliere MJ, Calore EE, Perez NM, Puga FR. Miotoxicidade por organofosforados. Rev Saúde Pub. 1996;30(3):267-72.

Rebelo FM. Intoxicação por agrotóxicos e raticidas no Distrito Federal 2004-2005. Dissertação de Mestrado. Programa de Pós-graduação em Ciências da Saúde, Universidade de Brasília; 2006.

624
Intoxicação por Gases, Líquidos Voláteis e Dissolventes Orgânicos

Marco Tulio Antonio Garcia-Zapata ◆ Leonardo Rocha-Carneiro García-Zapata ◆ Celmo Celeno Porto

INTRODUÇÃO

A maioria das intoxicações é provocada pela inalação de gases ou emanações de líquidos voláteis tóxicos.

As causas habituais são os acidentes profissionais e domésticos, a falta de conhecimento sobre a toxicidade dos produtos e as tentativas de suicídio.

Embora existam muitos gases e substâncias voláteis que podem provocar intoxicação, os mais frequentes são o monóxido de carbono (CO) e os dissolventes orgânicos.

Em geral, diante de uma intoxicação desta categoria, deve-se retirar o indivíduo afetado do local para respirar ar puro, obter o máximo de informação sobre a substância inalada e solicitar sua rápida transferência para uma instituição de saúde, para que receba o tratamento adequado.

INTOXICAÇÃO POR MONÓXIDO DE CARBONO

- Inalação intencional ou não intencional de CO produzido por combustão incompleta de compostos contendo carbono
- Os efeitos deletérios são decorrentes de hipoxia tecidual provocada pela diminuição de oxigênio e pelo deslocamento da curva de dissociação de hemoglobina para a esquerda
- O CO liga-se à citocromo-oxidase, comprometendo a função mitocondrial e interferindo na atividade muscular.

FATORES DE RISCO

- Inalação de fumaça originada da queima de madeira e outros materiais
- Ambiente fechado com fogões, fornos ou aquecedores ou sistemas de ar-condicionado defeituosos
- Trabalho em minas de carvão
- Inalação de gases de escapamento de veículos automotores em ambientes fechados
- Trabalho com fabricantes de solventes.

MANIFESTAÇÕES CLÍNICAS

- Dependem do nível da carboxi-hemoglobina
- Cefaleia, zumbido, náuseas, vertigem, fraqueza, confusão mental, depressão do sistema nervoso central (SNC), síncope, taquicardia, arritmias cardíacas, nistagmo, ataxia, convulsões, parada cardiorrespiratória e coma.

DIAGNÓSTICO DIFERENCIAL

- Intoxicação por cianeto.

EXAMES COMPLEMENTARES

- Dosagem da carboxi-hemoglobina
- Gasometria arterial
- Oximetria (método não confiável para monitoramento).

COMPROVAÇÃO DIAGNÓSTICA

- Dados clínicos + dosagem de carboxi-hemoglobina.

COMPLICAÇÕES

- Infarto agudo do miocárdio
- Deterioração intelectual e comprometimento da memória
- Alterações da personalidade (irritabilidade, agressividade, violência e mau humor).

TRATAMENTO

- Remoção do paciente do local
- Entubação e ventilação mecânica
- Reanimação em caso de parada cardiorrespiratória
- Oxigênio a 100% por máscara
- Oxigênio hiperbárico na intoxicação grave
- No caso de intoxicação intencional, cuidados psiquiátricos (ver Capítulo 608, *Suicídio*).

PREVENÇÃO

- Manutenção adequada de equipamentos que usam madeira ou gás, para evitar combustão incompleta
- Ventilação adequada em locais de risco.

EVOLUÇÃO E PROGNÓSTICO

- Recuperação completa
- Pode haver sequelas neuropsiquiátricas
- Risco de vida.

INTOXICAÇÃO POR DISSOLVENTES ORGÂNICOS

Os dissolventes orgânicos são líquidos tóxicos muito voláteis, cujas emanações podem provocar um dos tipos mais graves de intoxicação. Os que provocam intoxicações com maior frequência são os mais voláteis e tóxicos.

Estão presentes em inúmeros produtos químicos, incluindo: *benzol* e derivados (sobretudo o toluol, o xilol e o nitrobenzeno), *tetracloreto de carbono*, *sulfureto de carbono*, *tricloroetileno* e *benzina*.

FATORES DE RISCO

Indivíduos que participam na fabricação de:
- Lacas
- Borrachas
- Derivados da celulose
- Peles/couros
- Perfumes
- Explosivos
- Produtos anti-inflamáveis.

MANIFESTAÇÕES CLÍNICAS

- Na *intoxicação aguda* por inalação desses gases, os sinais e os sintomas variam de acordo com o dissolvente orgânico e o tempo de exposição
- Os principais sinais são irritação e inflamação de pele, conjuntivas, laringe e estômago, associadas a náuseas e vômitos, assim como o acometimento do sistema nervoso, evidenciado por fraqueza, parestesias, cefaleia, tonturas, sonolência, tremores e convulsões
- Em casos leves, o quadro clínico é autolimitado, não deixando sequelas; nos casos mais graves, o paciente pode chegar ao estado de coma e ter complicações potencialmente letais
- A exposição constante a esses gases provoca *intoxicação crônica*, em que se evidenciam alterações neurológicas irreversíveis, como polineuropatia, atrofia do nervo óptico, impotência sexual e alterações psíquicas ou hematológicas, como o *benzolismo*, provocado por uma intoxicação crônica por benzol (benzina, gasolina), que tem como característica uma pancitopenia.

TRATAMENTO

- Remoção do paciente do local e transferência para uma instituição de saúde especializada
- Administração de antídotos e medicamentos específicos
- Em casos de intoxicação crônica, é imprescindível retirar o paciente do local de exposição ao tóxico de forma definitiva.

BIBLIOGRAFIA

Associação de Medicina Intensiva Brasileira. Rotinas em medicina intensiva; 2003.
Goldfrank LR. Toxologie emergencies. 7. ed. McGraw-Hill; 2002.
Haddad LM. Intoxicação aguda. In: Goldman-Cecil. Tratado de medicina interna. 21. ed. Rio de Janeiro: Guanabara Koogan; 2001.

625
Intoxicação por Metais Pesados

Ferro, mercúrio, cádmio, chumbo

Marco Tulio Antonio Garcia-Zapata • Leonardo Rocha-Carneiro García-Zapata • Celmo Celeno Porto

INTRODUÇÃO

Acredita-se que os metais talvez sejam os agentes tóxicos mais conhecidos pelo homem.

Há aproximadamente 2.000 anos a.C., grandes quantidades de chumbo eram obtidas de minérios, como subproduto da fusão da prata, e isso, provavelmente, foi o início da utilização desse metal pelo homem.

A presença de metais muitas vezes está associada à localização geográfica, seja na água ou no solo, e pode ser controlada, limitando-se o uso de produtos agrícolas e proibindo-se a produção de alimentos em solos contaminados com metais pesados.

Todas as formas de vida são afetadas pela presença de metais, dependendo da dose e da forma química. Muitos metais são essenciais para o crescimento de todos os tipos de organismos, desde as bactérias até mesmo os seres humanos, mas em baixas concentrações; caso contrário, podem danificar sistemas biológicos.

As fontes potenciais de exposição a esses metais incluem as naturais, como águas subterrâneas e minérios metálicos, e não naturais, como processos industriais, produtos comerciais, remédios populares, alimentos contaminados, termômetros clínicos.

Entre os metais pesados que apresentam sérias implicações para a saúde estão *arsênio, alumínio, mercúrio, zinco, chumbo, cádmio* e *cobre*.

Quando os metais pesados entram em contato com o organismo humano, por meio de alimentos, água potável ou ar, formam complexos celulares que inativam sistemas enzimáticos ou modificam estruturas de proteínas, provocando disfunção e morte celular.

No organismo são mais afetados o sistema nervoso central (SNC), o trato gastrintestinal, os sistemas cardiovascular, hematopoético, renal e o sistema nervoso periférico.

A natureza e a gravidade da toxicidade variam de acordo com o metal pesado envolvido, os seus níveis de exposição química e estados de valência (inorgânico contra orgânico), o modo de exposição (aguda contra crônica), a idade do indivíduo e o tempo de exposição.

O SNC é um dos mais afetados pela exposição exacerbada a esses metais de elevado número atômico.

A alteração na homeostase de metais no cérebro foi identificada como um dos fatores-chave para a progressão de doenças neurodegenerativas.

Metais como alumínio, arsênio, zinco, cobre e mercúrio foram observados como elementos envolvidos na patogênese de transtornos neurológicos.

Doenças neurodegenerativas, como Parkinson e Alzheimer, assim como depressão, problemas cognitivos, autismo, compulsão e transtorno de déficit de atenção com hiperatividade (TDAH), têm sido amplamente relacionadas com os danos causados por metais pesados no SNC.

FATORES DE RISCO

- Fontes:
  - Fertilizantes
  - Pesticidas
  - Água de irrigação contaminada e queimadas na zona rural
  - Combustão de carvão e óleo
  - Emissões veiculares
  - Incineração de resíduos urbanos e industriais
  - Mineração, fundição e refinamento
- Exposição profissional: trabalho em metalúrgicas, mineração e aplicação de pesticidas.

INTOXICAÇÃO AGUDA POR FERRO

Condição clínica decorrente de sobrecarga aguda de ferro por ingestão acidental ou intencional de 60 mg/kg ou mais de ferro elementar.

As crianças são mais frequentemente afetadas.

CAUSA

- Ingestão de 200 a 250 mg de ferro elementar/kg de peso corporal.

MANIFESTAÇÕES CLÍNICAS

- Nas primeiras 2 horas: vômitos, hematêmese, dor abdominal, diarreia, letargia, choque, acidose e transtorno da coagulação
- Após 2 a 12 horas: choque, acidose, cianose e febre
- Após 12 a 48 horas: edema pulmonar, convulsões, anúria, hipertermia e morte
- Consequências tardias (2 a 6 semanas): estenose pilórica ou antral, cirrose hepática e lesões do SNC.

DIAGNÓSTICO DIFERENCIAL

- Gastrite
- Obstrução no intestino delgado
- Intolerância/superdosagem medicamentosa
- Intoxicação alcoólica
- Cetoacidose diabética.

EXAMES COMPLEMENTARES

- Hemograma
- Dosagem de ferro sérico total
- Radiografia ou tomografia computadorizada (TC) do abdome e do tórax.

COMPROVAÇÃO DIAGNÓSTICA

- Dados clínicos + dosagem de ferro sérico total
- Exame de imagem do abdome para pesquisar comprimidos no intestino.

TRATAMENTO

- Manutenção das vias respiratórias livres
- Avaliação da quantidade de ferro ingerida
- Lavagem gástrica.

Tratamento medicamentoso

- Carvão ativado 50 a 100 g, por via oral (VO)
- Deferoxamina (ferro sérico > 300 mg/dℓ), por via intravenosa (IV), 15 mg/kg/hora por um período que não deve ultrapassar 24 horas. Os níveis séricos de ferro geralmente normalizam em 12 a 48 horas.

EVOLUÇÃO E PROGNÓSTICO

- Dependem da quantidade ingerida.

HIDRARGIRISMO/MERCURIALISMO

Tipo de intoxicação por metais devido à exposição ao mercúrio.

O alto nível de exposição ao metilmercúrio é conhecido como doença de Minamata.

Em crianças, essa exposição pode resultar em acrodinia (doença cor-de-rosa).

As atividades humanas que liberam mercúrio para o meio ambiente incluem a queima de carvão e mineração do ouro ("garimpos").

As formas de exposição ao mercúrio incluem o contato com metal, vapor, sal, e composto orgânico.

A maior parte da exposição é pela ingestão de peixe ou de amálgama como base de obturações dentárias, ou por exposição no local de trabalho. Ocasionalmente, são também relacionados como mecanismo de suicídio.

Testes de sangue, urina e cabelo para detecção do mercúrio estão disponíveis, mas não se relacionam bem com a quantidade no organismo.

MANIFESTAÇÕES CLÍNICAS

- Os sintomas dependem do tipo de metal, dose, método e duração da exposição
- Hipertensão arterial e sintomas renais, imunológicos e alérgicos são frequentes
- Podem incluir fraqueza muscular, falta de coordenação, dormência em mãos e pés, erupções da pele, ansiedade, problemas de memória, problemas na fala, problemas de audição ou dificuldade para enxergar
- A longo prazo as complicações podem incluir problemas renais e diminuição da inteligência.

PREVENÇÃO

- Dieta baixa em mercúrio, não utilização de mercúrio em procedimentos médicos e termômetros clínicos, evitar o descarte de mercúrio em rios e mananciais (centros de mineração).

TRATAMENTO

- Uso de quelantes, o mais imediato possível, como o ácido dimercaptosuccínico (DMSA) ou dimercaptopropano sulfonato de sódio (DMPS).

INTOXICAÇÃO POR CÁDMIO

Metal tóxico, com absorção pelas vias respiratória (15 a 30%; 1 a 2 µg/cigarro) e digestória (5 a 8%).

Os sintomas característicos são a deficiência de cálcio, ferro e proteínas.

O transporte dessa substância é realizado pelas hemácias e albumina e cerca de 50 a 75% dela são depositadas no fígado e nos rins. A eliminação ocorre pela urina, mas, como sua meia-vida é incerta, o tempo de ação no organismo pode durar muitos anos.

FATORES DE RISCO

- Galvanização: propriedade não corrosiva
- Pigmentos de tintas e plásticos
- Baterias de níquel–cádmio
- Cigarro
- Subproduto da mineração e da fundição de zinco e chumbo
- Alimentação: ostras e vegetais que absorvem essa substância a partir do solo ou da água (de irrigação) contaminados ou de fertilizantes usados na agricultura.

MANIFESTAÇÕES CLÍNICAS

Intoxicação aguda

- Via oral (alimentos e bebidas contaminados): náuseas, vômitos e dor abdominal

• Via respiratória (aquecimento de materiais): pneumonia química e edema pulmonar.

Intoxicação crônica

• Doença tubular renal (túbulo proximal):
  ▪ Alterações morfológicas (inespecíficas): fibrose
  ▪ Alterações funcionais: proteinúria tubular, lesão glomerular
• Doença do sistema esquelético:
  ▪ Excreção de cálcio: dor óssea, osteomalacia e/ou osteoporose
  ▪ Doença itai-itai: deformidade óssea e doença renal crônica
• Hipertensão arterial e efeitos cardiovasculares:
  ▪ Doença pulmonar obstrutiva crônica.

COMPROVAÇÃO DIAGNÓSTICA

• Dosagem de cádmio urinário: exposição recente
• Carga corporal, concentração renal de cádmio
• Metalotioneína na urina: relação com cádmio.

TRATAMENTO

• Indução da metalotioneína: zinco, cobalto e selênio.

Atenção

• Em crianças, o início das manifestações clínicas geralmente é súbito, com a ocorrência de vômitos persistentes, marcha atáxica, convulsões e transtorno da consciência
• Os sintomas de intoxicação pelo chumbo podem desaparecer espontaneamente se a exposição for interrompida.

SATURNISMO/PLUMBISMO, INTOXICAÇÃO PELO CHUMBO

Intoxicação aguda ou crônica pelo chumbo (sais ou vapores que penetram no organismo pelas vias digestória ou respiratória), também conhecida por plumbismo.

FATORES DE RISCO

• Trabalhadores que têm contato com chumbo (minas de chumbo) ou derivados, lanterneiros, fabricantes de vidro e cerâmicas, trabalhadores em construção naval, pintores, fabricantes de plásticos e de baterias, soldadores ou cortadores
• Chumbo dissolvido na água por contaminação acidental
• Solo e/ou poeira de áreas próximas a indústrias de chumbo.

MANIFESTAÇÕES CLÍNICAS

• Frequentemente é assintomática
• Intoxicação leve a moderada:
  ▪ Mialgia ou parestesias, fadiga, irritabilidade e letargia
  ▪ Desconforto abdominal, artralgia, dificuldade de concentração, cefaleia, tremor, vômito, perda de peso e fraqueza muscular
• Intoxicação grave:
  ▪ Manifestações digestórias: anorexia, gosto metálico na boca, obstipação intestinal, cólicas abdominais e coloração azulada das gengivas
  ▪ Manifestações hematopoéticas: anemia

▪ Manifestações neuromusculares (características do saturnismo no adulto): neuropatia periférica limitada aos músculos extensores
▪ Manifestações cerebrais (encefalopatia por chumbo): convulsões, coma, retardo do desenvolvimento mental, hiperatividade crônica e sequelas neurológicas (mais comuns em crianças).

DIAGNÓSTICO DIFERENCIAL

• Abdome agudo
• Polineuropatias (ver Capítulo 509, *Neuropatias Periféricas*)
• Transtorno mental com déficit de atenção, retardo mental, demência e outras causas de convulsão.

EXAMES COMPLEMENTARES

• Dosagem de chumbo no sangue: superior a 10 mg/dℓ (0,48 mmol/ℓ)
• Radiografia abdominal: pesquisa de partículas de chumbo no intestino
• Radiografia dos ossos longos: pode evidenciar linhas de densidade aumentada na placa metafisária.

COMPROVAÇÃO DIAGNÓSTICA

• Dados clínicos + dosagem de chumbo + exames de imagem.

COMPLICAÇÕES

• Alterações do SNC podem ser de longa duração ou permanentes
• Insuficiência renal crônica.

TRATAMENTO

Tratamento medicamentoso

• Dimercaprol (BAL), edetato dissódico de cálcio (EDTA), D-penicilamina
• Quelação só deve ser realizada após avaliação cuidadosa em virtude da possibilidade de efeitos adversos graves.

EVOLUÇÃO E PROGNÓSTICO

• Intoxicação por chumbo, sem encefalopatia, melhora com a quelação
• Na encefalopatia, podem ocorrer sequelas permanentes (retardo mental, convulsões, cegueira, hemiparesia) em 25 a 50% dos pacientes.

BIBLIOGRAFIA

Almeida EA. Sarcoidose e coração. In: Porto CC, Porto AL. Doenças do coração – prevenção e tratamento. 2. ed. Rio de Janeiro: Guanabara Koogan; 2005.

Delay J, Deniker P. Caractéristiques psycho-physiologiques des médicaments neuroleptiques. Psychotropic drugs. Amsterdam: Elsevier; 1957. pp. 485-501.

Faria MAM. Mercurialismo metálico crônico ocupacional. Rev Saúde Pública. 203;37(1):116-27.

Judson MA, Baughman RP, Teirstein AS, Terrin ML, Yeager Jr. H. Defining organ involvement in sarcoidosis: the ACCESS proposed instrument. ACCESS Research Group. A Case Control Etiologic Study of Sarcoidosis. Sarcoidosis Vasc Diffuse Lung Dis. 1999;16:75-86.

Newman LS, Rose CS, Bresnitz EA, Rossman MD, Barnard J, Frederick M et al. A case control etiologic study of sarcoidosis: environmental and occupational risk factors. Am J Respir Crit Care Med. 2004;170(12):1324-30.

Nunes H, Soler P, Valeyre D. Pulmonary sarcoidosis. Allergy. 2005;60:565-82.

626
Intoxicação por Substâncias Psicoativas

Substâncias dislépticas e analépticas, cocaína, opioides, anfetaminas, alucinógenos, Cannabis, maconha, psicodélicos

Marco Tulio Antonio Garcia-Zapata ✦ Leonardo Rocha-Carneiro García-Zapata ✦ Celmo Celeno Porto

INTRODUÇÃO

A classificação mais aceita para essas substâncias foi proposta por Jean Delay, que as dividiu em: *dislépticas* (modificadoras), *analépticas* (estimulantes) e *lépticas* (depressoras).

São considerados efeitos específicos as alterações dos sentidos, da percepção, da concentração, dos pensamentos e da consciência.

Observa-se, porém, que nem todas as substâncias que causam alucinações são consideradas alucinógenas, a exemplo da clássica visão dupla induzida pela intoxicação alcoólica ou por grandes doses de café. Além do mais, alucinações podem ocorrer sem utilização de substâncias psicoativas por mecanismos ainda não completamente conhecidos.

SUBSTÂNCIAS ANALÉPTICAS

Estimulantes, psicoestimulantes ou psicotônicos. Em geral, aumentam os níveis de atividade motora e cognitiva, reforçam a vigília, estado de alerta, de atenção, e, algumas vezes, têm potencial euforizante.

Seus efeitos são considerados semelhantes aos da adrenalina na atividade motora, por isso a denominação "adrenérgico"; contudo, esse não é o único mecanismo de ativação metabólica.

Estimulantes naturais

- Inicialmente, o homem descobriu os estimulantes naturais, distribuídos em diferentes espécies de vegetais, denominados "tônicos" em fitoterapia
- O uso dos estimulantes está arraigado em muitas culturas desde a antiguidade. A partir do século XIX, somaram-se a essa classe farmacológica as moléculas isoladas de substratos vegetais, fundamentalmente alcaloides. Mais tarde, surgiram outros produtos exclusivos de reações químicas como variantes sintéticos
- Nesse grupo incluem-se: a cafeína, a xantina, o guaraná, a nicotina, a anfetamina, os nootrópicos, o *Ginseng*, os opioides, a cocaína e derivados como o *crack* (forma impura).

MANIFESTAÇÕES CLÍNICAS

- Náuseas
- Vômitos
- Taquicardia
- Palpitações
- Hipertensão arterial
- Taquipneia
- Sudorese
- Ansiedade
- Agitação psicomotora
- Alucinações visuais e auditivas
- Convulsões
- Coma.

TRATAMENTO

- Ventilação pulmonar
- Lavagem gástrica
- Controle das convulsões.

Tratamento medicamentoso

- Podem ser administrados betabloqueadores para controlar a ativação simpática.

SUBSTÂNCIAS DISLÉPTICAS

Nesse grupo estão incluídas: cocaína, heroína, morfina, codeína, metadona, meperidina, fentanila.

MANIFESTAÇÕES CLÍNICAS

- Taquicardia
- Hipertensão arterial
- Hipertermia
- Arritmias
- Convulsões
- Ansiedade
- Insônia
- Alucinações
- Pupilas puntiformes
- Depressão respiratória.

TRATAMENTO

- Ventilação pulmonar
- Controle das convulsões (ver Capítulo 11, *Convulsões*)
- Redução da temperatura.

Tratamento medicamentoso

- Administração de solução glicofisiológica
- Emprego de antagonista de narcótico (cloridrato de naloxona).

COCAÍNA

Éster do ácido benzoico ou benzoilmetilecgonina, também conhecida por coca, é um alcaloide, estimulante, com efeitos anestésicos, utilizada fundamentalmente como droga recreativa.

Pode ser aspirada, fumada ou injetada.

Os efeitos mentais incluem perda de contato com a realidade, intenso sentimento de felicidade ou agitação.

Os sintomas podem incluir aceleração do ritmo cardíaco, transpiração e dilatação das pupilas. Quando consumida em doses elevadas pode provocar hipertensão arterial ou hipertermia.

Seus efeitos têm início em alguns segundos ou minutos após sua utilização e duram entre 5 e 90 minutos.

É uma substância com elevado risco de drogadição mesmo se consumida por um curto período de tempo. Causa toxicodependência devido aos efeitos provocados na via mesolímbica no cérebro.

A sua utilização aumenta ainda o risco de acidente vascular cerebral, infarto agudo do miocárdio, problemas pulmonares em pessoas que a fumam, infecções sanguíneas e parada cardiorrespiratória súbita.

OPIOIDES

O termo opioide é frequentemente usado, de modo impróprio, para indicar os *opiáceos*, isto é, os alcaloides que podem ser encontrados no ópio, que é um látex extraído das cápsulas da papoula (*Papaver somniferum*), como também nos seus derivados semissintéticos. No entanto, os opiáceos existem em número mais limitado em relação à família dos opioides.

Um *opioide* é qualquer composto químico psicoativo que produza efeitos farmacológicos semelhantes aos do ópio ou de substâncias nele contidas, embora não sejam quimicamente aparentados.

Agem em "receptores opioides", com efeitos similares aos da morfina, por exemplo.

Entre as *substâncias opioides*, incluem-se os alcaloides naturais, bem como os produtos semissintéticos ou totalmente sintéticos e os peptídeos opioides endógenos.

Esse psicoativo age por intermédio de ligações a receptores específicos (receptores dos opioides) que se encontram principalmente no sistema nervoso central (SNC), no sistema nervoso periférico (SNP) e no trato gastrintestinal. Interagindo com o receptor específico, atua prevalentemente como modulador das sensações dolorosas, mas também como fator de transcrição, por intermédio de receptores nucleares específicos.

Todas as moléculas opioides podem ser bloqueadas por antagonistas específicos e, em particular, pela naloxona.

Os opioides estão entre os medicamentos mais antigos do mundo: o uso terapêutico da papoula do ópio é anterior à história documentada.

Os efeitos analgésicos dos opioides decorrem de diminuição da percepção da dor, ou seja, a maior tolerância à dor.

Seus efeitos colaterais incluem sedação, depressão respiratória, obstipação e um forte sentimento de euforia. Podem causar a supressão da tosse – sendo efetivamente empregados na prática clínica com essa finalidade – mas, ao mesmo tempo, a ação antitussígena pode ser considerada como um efeito colateral indesejado.

O paciente pode desenvolver dependência ainda durante o tratamento, seguindo-se a síndrome de abstinência se o uso dessas substâncias for interrompido repentinamente.

A euforia produzida por essas substâncias é, todavia, um dos principais motivos para o uso sem prescrição dessas substâncias, com eventual excesso e dependência.

ANFETAMINAS

Substâncias simpaticomiméticas que têm a estrutura química básica da betafenilamina.

Sob essa designação, existem três categorias de drogas sintéticas que diferem entre si do ponto de vista químico: as anfetaminas propriamente ditas, a dextroanfetamina e a metanfetamina.

A anfetamina é uma substância estimulante do SNC, que provoca o aumento das capacidades física e psíquica.

São vulgarmente conhecidas como "bolinhas" ou "arrebites".

SUBSTÂNCIAS LÉPTICAS

Substâncias depressoras, ou simplesmente depressores, são aquelas que diminuem o nível de atividade no cérebro, deixando o organismo mais lento. São muito usadas em hospitais com doses controladas. Exemplos são o álcool, os sedativos, a morfina e os anestésicos gerais.

Os usuários de drogas ilícitas costumam usar em doses maiores, causando diversas complicações, incluindo coma profundo. Isso ocorre porque tais substâncias diminuem a frequência cardíaca (bradicardia) e podem causar a morte.

Existem duas classes de depressores: barbitúricos e benzodiazepínicos.

Outros incluem álcool, narcóticos (derivados opiáceos), sedativo-hipnóticos, anti-histamínicos de primeira geração (como a difenidramina) e alguns anestésicos como a quetamina e a fenciclidina.

Os barbitúricos criam dependência e oferecem sério potencial para *overdose*.

Os benzodiazepínicos são utilizados com as mesmas indicações dos barbitúricos, mas são menos tóxicos e têm risco de superdosagem reduzido. Isso não quer dizer que não têm risco, mas o maior perigo é de habituação, dependência, e sintomas de retirada físicos e psicológicos.

A interrupção brusca dessas substâncias usadas a longo prazo pode ter efeitos sérios.

A combinação de depressores múltiplos geralmente é reconhecida como muito perigosa porque as propriedades depressoras do SNC são intensificadas, não limitadas. Essa característica dos depressores os torna uma escolha comum para superdosagens (overdoses) deliberadas no caso de suicídio (ver Quadro 623.1).

Na descrição da categoria *psicodislépticos*, os efeitos estimulantes e depressores são simultâneos em diferentes sistemas (circuitos) de neurotransmissores ou regiões do cérebro, incluindo os anticonvulsivantes não barbitúricos e relaxantes da musculatura esquelética, narcoanalgésicos e analgésicos, e antitérmicos psicotogênicos (Goodman e Gilman, 2007).

INTOXICAÇÃO POR SUBSTÂNCIAS ALUCINÓGENAS

O alucinógeno, droga alucinógena ou droga alucinogênica, é uma substância capaz de provocar distorções da percepção (como alucinações, falsas percepções, visões irreais ou oníricas, e ilusões) e transtornos psicológicos (como paranoia).

Outros nomes propostos incluem os *psicotomiméticos*, *psicotogênicos* (efeitos semelhantes à psicose) e *psicodélicos* (revelam a psique oculta). Esses fenômenos também podem ser observados durante a abstinência de sedativos como álcool.

Embora várias substâncias possam produzir efeitos psicodélicos, *os compostos psicodélicos* podem ser classificados em dois grupos: os *alucinógenos indoleamínicos* – dietilamida do ácido lisérgico (LSD), N,N-dimetiltriptamina (DMT) e psilocibina; e as *fenetilaminas* – mescalina, dimetoximetilanfetamina (DOM), metilenodioxianfetamina (MDA) e metilenodioximetanfetamina (MDMA), esta última conhecida como *ecstasy*.

Também podem ser incluídos nesse grupo o cloridrato de fenciclidina (PCP) e os canabinoides/maconha (*Cannabis indica, C. sativa*).

CANNABIS (MACONHA)

Cannabis, também conhecida por variados nomes populares, como "maconha", refere-se às substâncias psicoativas e aos medicamentos derivados de plantas do gênero *Cannabis*.

Farmacologicamente, o principal constituinte psicoativo desse tipo de planta é o tetra-hidrocanabinol (THC), um dos 400 compostos da planta, incluindo outros canabinoides, como o canabidiol (CBD), canabinol (CBN) e tetra-hidrocanabivarina (THCV).

A forma herbácea dessa substância consiste em flores e folhas maduras que estão presentes nas plantas pistiladas femininas.

A forma resinosa, conhecida como haxixe, consiste fundamentalmente de tricomas glandulares coletados do mesmo material vegetal.

A *Cannabis* é frequentemente consumida por seus efeitos psicoativos que podem incluir bom humor, euforia, relaxamento e aumento do apetite.

Entre os efeitos colaterais podem ser observados diminuição da memória a curto prazo, boca seca, dificuldade motora, vermelhidão dos olhos e sentimentos de paranoia ou ansiedade.

A Organização das Nações Unidas (ONU) estima que cerca de 4% da população mundial (162 milhões de pessoas) usam *Cannabis* pelo menos uma vez ao ano e cerca de 0,6% (22,5 milhões) consomem-na diariamente.

MANIFESTAÇÕES CLÍNICAS

- Confusão mental
- Agitação psicomotora
- Pânico
- Delírio
- Alucinações
- Hipertermia
- Convulsões.

TRATAMENTO

- Ventilação pulmonar
- Controle das convulsões.

Atenção

- Informações acerca de agentes químicos, industriais e domiciliares podem ser obtidas no Centro de Assistência Toxicológica (CEATOX), pelo telefone 0800-722-6001.

Recomendações práticas

- Evitar respiração boca a boca (risco de contaminação)
- Há risco de vida por depressão respiratória e edema pulmonar agudo
- Todos esses pacientes precisam de avaliação psiquiátrica após o episódio de intoxicação para tratamento adequado (ver Capítulo 606, *Dependência Química*).

Tratamento medicamentoso

- Sedação com benzodiazepínicos.

Para saber mais

A Fundação Nacional de Saúde (FUNASA/MS) e a Empresa Brasileira de Pesquisa Agropecuária (EMBRAPA), visando ao controle adequado de roedores, disponibilizam manuais em arquivos PDF para *download* no endereço eletrônico: http://bvs-ms.saude.gov.br/bvs/publicacoes/manual_roedores1.pdf

http://www.cnpsa.embrapa.br/sgc/sgc_publicacoes/publicacao_c6g65n3m.pdf.

A Secretaria Municipal de Saúde da Prefeitura de São Paulo, visando outorgar orientações para assistência e vigilância das intoxicações agudas, disponibiliza um manual de toxicologia clínica em PDF para *download* no endereço eletrônico: http://www.cvs.saude.sp.gov.br/up/MANUAL%20DE%20TOXICOLOGIA%20CL%C3%8DNICA%20-%20COVISA%202017.pdf

BIBLIOGRAFIA

Associação de Medicina Intensiva Brasileira. Rotinas em medicina intensiva; 2003.

Brunton LL, Hilal-Dandan R, Knollmann BC. Goodman & Gilman. As bases farmacológicas da terapêutica. 11. ed. McGraw-Hill; 2007.

Delay J, Deniker P. Caractéristiques psycho-physiologiques des médicaments neuroleptiques. Psychotropic Drugs. Amsterdam: Elsevier; 1957. pp. 485-501.

Goldfrank LR. Toxology emergencies. 7th ed. McGraw-Hill; 2002.

Haddad LM. Intoxicação aguda. In: Goldman-Cecil. Tratado de medicina interna. 21. ed. Rio de Janeiro: Guanabara Koogan; 2001.

Santos MAT, Areas MA, Reyes FGR. Piretroides: uma visão geral. Alim Nutr. 2007;18(3):339-49.

627
Intoxicação por Bebidas Alcoólicas/Etanol e Derivados

Marco Tulio Antonio Garcia-Zapata • Leonardo Rocha-Carneiro García-Zapata • Celmo Celeno Porto

Ver Capítulo 602, *Alcoolismo*.

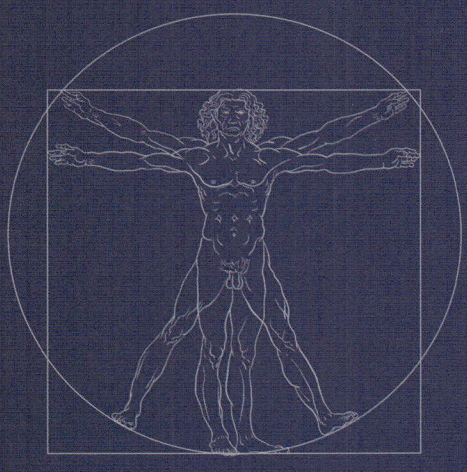

Parte 21

Acidentes por Animais Peçonhentos e por Agentes Externos

Luciana Barbosa Leite ◆ Raimundo Nonato Leite Pinto

INTRODUÇÃO

Os gêneros de aranhas de maior importância médica são:

- *Phoneutria* (aranha armadeira)
- *Loxosceles* (aranha-marrom)
- *Latrodectus* (viúva-negra).

Os hábitos, a ação do veneno e os principais dados clínicos estão descritos nos Quadros 628.1 e 628.2.

PHONEUTRIA (ARANHA-ARMADEIRA)

Gênero que mais frequentemente provoca acidentes que envolvem aracnídeos.

As aranhas medem de 5 a 15 cm, são agressivas, têm hábitos noturnos e costumam ser encontradas, principalmente, em bananeiras e folhagens.

CLASSIFICAÇÃO QUANTO À GRAVIDADE E MANIFESTAÇÕES CLÍNICAS

O veneno tem ação neurotóxica periférica. O Quadro 628.2 mostra as características dos acidentes envolvendo *Phoneutria* de acordo com a gravidade.

EXAMES COMPLEMENTARES

Inespecíficos, porém, em casos graves, é necessário avaliar:

- Gases presentes no sangue
- Glicemia
- Eletrólitos.

COMPLICAÇÕES

- Edema agudo de pulmão
- Choque.

TRATAMENTO

O tratamento do acidente causado por *Phoneutria* é descrito na Figura 628.1.

Quadro 628.1 Manifestações clínicas e tratamento.

Gêneros das aranhas	Hábitos, ação do veneno e dados clínicos
Phoneutria 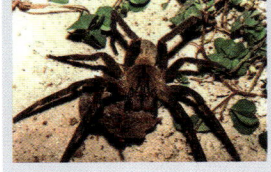	• São aranhas agressivas que se abrigam em bananeiras e folhagens • O veneno tem ação neurotóxica periférica • Dor local de leve a intensa, que pode levar a choque neurogênico • Em 95% dos casos, o tratamento é realizado com sintomáticos e anestésicos tópicos • Em crianças menores de 7 anos e acidentes graves, a soroterapia específica deve ser realizada
Loxosceles 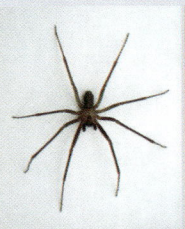 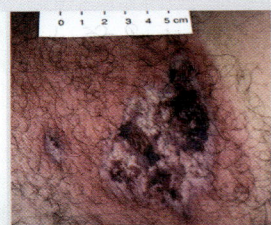 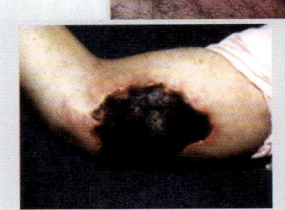	• Geralmente os animais não são agressivos e só picam quando se sentem ameaçados • O veneno tem ação proteolítica e hemolítica, com início tardio dos sintomas • Edema, eritema local e dor semelhante à queimadura de cigarro, febre e mal-estar generalizado • Equimoses e necroses podem ocorrer • Em casos de hemólise, pode surgir icterícia e colúria • Formas cutâneas leve e moderada são tratadas com sintomáticos • Acidentes graves são tratados com soroterapia específica
Latrodectus 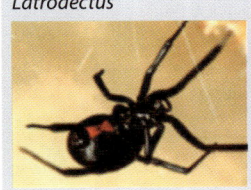	• Somente as fêmeas causam os acidentes, que ocorrem quando são comprimidas contra o corpo • Dor local e sensação de queimor de 15 a 60 min após a picada • Podem ocorrer, ainda, sintomas sistêmicos • O soro *antilatrodectus* pode ser indicado em casos graves, IM

Quadro 628.2 Manifestações clínicas pelo veneno da aranha do gênero *Phoneutria* quanto à gravidade.

Leve	Moderada	Grave
Manifestações locais – dor, edema, eritema, irradiação e parestesia	Manifestações locais associadas à sudorese, taquicardia, vômitos ocasionais, agitação, hipertensão arterial	Prostração, sudorese profusa, hipotensão, priapismo, diarreia, bradicardia, arritmias cardíacas, convulsões, cianose, edema pulmonar e choque

Adaptado de Brasil. Ministério da Saúde. Protocolo clínico do acidente por aranha do gênero *Phoneutria*, 2014.

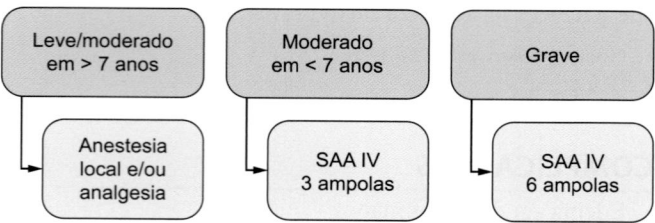

Figura 628.1 Tratamento do araneismo. SAA: soro antiaracnídeo. (Adaptada de Ministério da Saúde, 2014.)

LOXOSCELES (ARANHA-MARROM)

As aranhas desse gênero não são agressivas, possuem hábitos noturnos e, em geral, são encontradas dentro do domicílio, atrás de móveis, nos porões e sótãos.

FORMAS CLÍNICAS

O veneno tem ação proteolítica e hemolítica e pode evoluir de duas formas:

• **Forma cutânea**: lesão tardia (12 a 24 horas) com palidez mesclada com áreas equimóticas ("placa marmórea") cercadas por eritema e evolui para úlcera

• **Forma cutâneo-hemolítica**: pode apresentar ou não lesão local e há hemólise comprovada por exame laboratorial. Sempre são acidentes graves (Figura 628.2).

O Quadro 628.3 mostra a classificação dos acidentes envolvendo *Loxosceles*, de acordo com a gravidade.

EXAMES COMPLEMENTARES

• Hemograma: inespecífico – leucocitose com neutrofilia; plaquetopenia em caso de hemólise
• Bilirrubinas e DHL podem estar elevados em caso de hemólise.

COMPLICAÇÕES

• Coagulação intravascular disseminada
• Insuficiência renal aguda.

TRATAMENTO

• Analgesia (ver Capítulo 15, *Dor*)
• A prednisona é recomendada pelo protocolo do Ministério da Saúde, porém os estudos são controversos a respeito dos benefícios de seu uso
• *Guidelines* internacionais recomendam o uso de dapsona, porém os estudos não são conclusivos

Quadro 628.3 Manifestações clínicas causadas pelo veneno da aranha do gênero *Loxosceles* quanto à gravidade.

Leve	Moderada	Grave
Lesão incaracterística, sem comprometimento do estado geral	Placa marmórea < 3 cm, com ou sem comprometimento do estado geral	Placa marmórea > 3 cm, com ou sem comprometimento do estado geral OU Hemólise

Adaptado de: Brasil. Ministério de Saúde. Protocolo clínico do acidente por aranha do gênero *Loxosceles*, 2014.

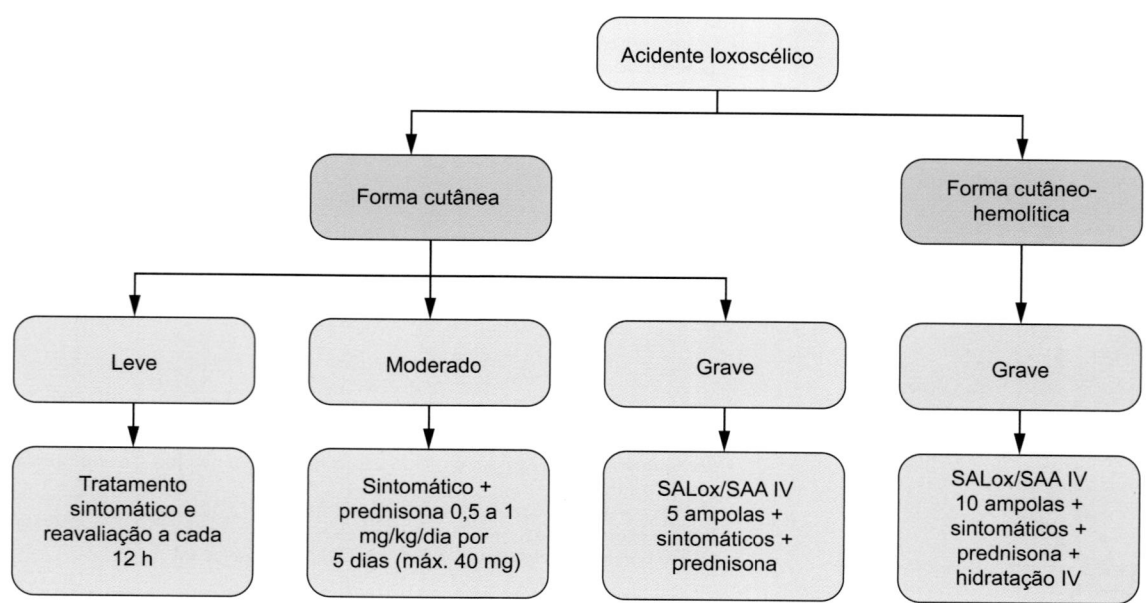

Figura 628.2 Formas clínicas e tratamento do acidente por *Loxosceles*. SALox: soro antiloxoscélico; SAA: soro antiaracnídeo; IV: intravenoso. (Adaptada de Ministério da Saúde, 2014.)

- Pacientes com a forma cutâneo-hemolítica devem ser mantidos com boa hidratação, a fim de prevenir a necrose tubular aguda (ver Figura 628.2).

LATRODECTUS (VIÚVA-NEGRA)

O latrodectismo é de baixa incidência, sendo que a maioria dos casos ocorre nos estados de Minas Gerais, São Paulo, Bahia e Pernambuco.

São animais com hábitos domiciliares e peridomiciliares.

Somente as fêmeas causam acidentes, que ocorrem quando são comprimidas contra o corpo.

No Brasil, são conhecidas duas espécies: *L. geometricus* e *L. curacaviensis* (ou *L. gr. mactans*).

MANIFESTAÇÕES CLÍNICAS

- Dor local e sensação de queimação que surgem 15 a 60 minutos após a picada
- Podem ocorrer lesões locais puntiformes, papulares e urticariformes
- Manifestações sistêmicas: tremores, excitabilidade, ansiedade
- Manifestações neurológicas, cardiovasculares, digestivas, geniturinárias e oculares não são incomuns.

EXAMES COMPLEMENTARES

- Alterações laboratoriais inespecíficas
- ECG: fibrilação atrial, bloqueios cardíacos, diminuição de amplitude do QRS e da onda T, inversão da onda T, alterações do segmento ST e prolongamento do intervalo QT.

TRATAMENTO

- Analgesia (ver Capítulo 15, *Dor*)
- Benzodiazepínicos, gliconato de cálcio e clorpromazina podem ser utilizados
- Conforme indicação e disponibilidade, o soro *antilatrodectus** pode ser utilizado por via intramuscular, em casos moderados e graves, de 1 a 2 ampolas
- Observação mínima por 24 horas.

BIBLIOGRAFIA

Azevedo MF. GPS Medicamentos. Guia prático em saúde. Rio de Janeiro: Guanabara Koogan; 2017.

Brasil. Ministério da Saúde. Departamento de Vigilância em doenças transmissíveis. Protocolo clínico – Acidente por aranha do gênero Phoneutria. Brasília; 2014. Disponível em: http://portalarquivos2.saude.gov.br/images/pdf/2014/marco/13/Protocolo-cl--nico---Acidente-por-aranha-do-g-nero-Phoneutria.pdf. Acesso em: 01/06/19.

Brasil. Ministério da Saúde. Departamento de Vigilância em doenças transmissíveis. Protocolo clínico – Acidente por aranha do gênero Loxosceles. Brasília; 2014. Disponível em: http://portalarquivos2.saude.gov.br/images/pdf/2014/marco/13/Protocolo-cℓ--nico---Acidente-por-aranha-do-g--nero-Loxosceles.pdf. Acesso em: 02/05/21.

Brasil. Ministério da Saúde. Secretaria de Vigilância em Saúde. Coordenação-Geral de Desenvolvimento da Epidemiologia em Serviços. Guia de vigilância em Saúde: volume único [recurso eletrônico]. 3. ed. Brasília: Ministério da Saúde; 2019.

Brasil. Ministério da Saúde. Vigilância Epidemiológica. Fundação Nacional de Saúde. Manual de diagnóstico e tratamento de acidentes por animais peçonhentos. Brasília: Funasa; 2001. 112 p.

Cardoso JLC, Francisco OS, Wen FH et al. Animais peçonhentos no Brasil: biologia, clínica e terapêutica dos acidentes. 2. ed. São Paulo: Sarvier; 2009.

Pinto RNL. Acidentes por animais peçonhentos. In: Andrade JG; Pereira LIA. Manual prático de doenças transmissíveis. 8. ed. Goiás: Editora da Imprensa Universitária – UFG; 2017. p. 28-29.

629
Botulismo
Botulismo alimentar, botulismo por ferimento, botulismo intestinal

Luciana Barbosa Leite • Raimundo Nonato Leite Pinto

INTRODUÇÃO

Botulismo é uma síndrome neuroparalítica rara, mas potencialmente fatal, causada pela toxina produzida pelo *Clostridium botulinum*.

As bactérias podem estar presentes na superfície de frutas, vegetais e frutos do mar, mas também no solo e no sedimento urinário.

Os esporos são resistentes ao calor sobrevivendo à temperatura de 100°C por 5 ou mais horas, entretanto, são destruídos em temperatura de 120° por 5 minutos.

Em condições ambientais adequadas, os esporos vão germinar e produzir toxinas. As toxinas são termolábeis, sendo desnaturadas em temperatura acima de 80°C.

As neurotoxinas agem nos receptores de terminais nervosos pré-sinápticos, impedindo a liberação dos neurotransmissores.

Ver Capítulo 622, *Intoxicação Alimentar Bacteriana*.

CAUSAS E FORMAS CLÍNICAS

- **Botulismo alimentar** (20 a 25% dos casos): ingestão de alimentos (geralmente enlatados) contendo toxina botulínica
- **Botulismo por ferimento** (5 a 10% dos casos): produção *in vivo* da toxina por contaminação de feridas
- **Botulismo intestinal** (70 a 75% dos casos): colonização intestinal, geralmente em crianças.

MANIFESTAÇÕES CLÍNICAS

- Início agudo (geralmente 12 a 36 horas após ingestão da toxina) de neuropatia cranial bilateral associada a paralisia simétrica descendente
- Podem ocorrer náuseas, vômitos, diarreia e dor abdominal
- Frequência cardíaca normal ou reduzida
- Borramento visual
- Ausência de febre, de déficits sensitivos e do nível de consciência.

DIAGNÓSTICO DIFERENCIAL

- Intoxicação alimentar (ver Capítulo 622, *Intoxicação Alimentar Bacteriana*)

---

*O soro antilatrodético, atualmente disponível no Brasil, é importado (dados de julho de 2021). Ver Nota Técnica Animais Peçonhentos – Nº 01/2021 – CIATox-ES/NEPAINT/GEVS/SESA Orientações sobre soro antiveneno em https://ciatox.es.gov.br/Media/toxcen/Nota%20Tecnica/Nota_t%C3%A9cnica_animais_pe%C3%A7onhentos_n01.2021.pdf.

- Intoxicações exógenas (metais pesados e outras substâncias; ver Parte 20, *Intoxicações Exógenas*)
- Síndrome de Guillain-Barré (ver Capítulo 515, *Síndrome de Guillain-Barré*)
- Miastenia *gravis* (ver Capítulo 479, *Miastenia Gravis*)
- Acidente vascular cerebral
- Poliomielite
- Síndrome miastênica de Lambert-Eaton.

EXAMES COMPLEMENTARES

- Eletroneuromiografia (EMG): alterações nesse exame podem sugerir botulismo, mas nem sempre estão presentes
- Exame do líquido cefalorraquidiano: normal
- Bioquímica do sangue: normal.

COMPROVAÇÃO DIAGNÓSTICA

- Dados clínicos e epidemiológicos
- Demonstração da toxina no soro, nas fezes do paciente ou no alimento suspeito, possível em somente metade dos casos.

COMPLICAÇÕES

- Desidratação
- Pneumonia aspirativa
- Parada respiratória.

TRATAMENTO

- Internação do paciente em unidade de terapia intensiva (UTI)
- Monitoramento cardiorrespiratório
- Entubação precoce para evitar falência respiratória
- Desbridamento cirúrgico no botulismo por ferimento
- Soro antibotulínico heterólogo (SAB): aplicar em até 7 dias do início dos sintomas, na dose de 1 ampola diluída em soro fisiológico (NaCl a 0,9%) para infusão em 1 hora
- Antimicrobianos somente no botulismo por ferimento: penicilina cristalina, 10 a 20 milhões de UI/dia para adultos ou 300 mil UI/kg/dia para crianças, fracionadas de 4 em 4 horas, IV, por 7 a 10 dias; ou metronidazol, 2 g/dia para crianças, IV, de 6 em 6 horas.

PREVENÇÃO

- Preparo adequado das conservas, das carnes defumadas e dos enlatados
- Imunização com toxoide botulínico polivalente é recomendada para pessoas com atividade na manipulação do microrganismo.

BIBLIOGRAFIA

Azevedo MF. GPS Medicamentos. Rio de Janeiro: Guanabara Koogan; 2017.

Bleck TP. Clostridium botulinum (botulismo). In: Mandel GL, Bennet JE, Dolin R. Principles and practice of infectious diseases. 8. ed. Philadelphia: Churchill Livingstone; 2015.

Brasil. Ministério da Saúde. Secretaria de Vigilância em Saúde. Coordenação-Geral de Desenvolvimento da Epidemiologia em Serviços. Guia de vigilância em Saúde: volume único [recurso eletrônico]. 3. ed. Brasília: Ministério da Saúde; 2019.

Simoes LLP, Zanini LA. Botulismo. In: Porto CC, Porto AL. Clínica médica na prática diária. 1. ed. Rio de Janeiro: Guanabara Koogan; 2017.

630
Escorpionismo

Luciana Barbosa Leite ◆ Raimundo Nonato Leite Pinto

INTRODUÇÃO

Os acidentes por picada de escorpião são frequentes e estão intimamente relacionados ao processo de urbanização, visto que esses animais se adaptam muito bem ao ambiente doméstico.

Os acidentes têm pior prognóstico em crianças menores de 7 anos e em idosos. As espécies mais importantes de escorpião são:

- *Tityus serrulatus* (escorpião-amarelo; Figura 630.1)
- *Tityus bahiensis* (escorpião-preto; Figura 630.2)
- *Tityus stigmurus* (escorpiões-amarelo e preto; Figura 630.3)
- *Tityus cambridgei* (escorpião- preto)
- *Tityus metuendus* (escorpião-preto).

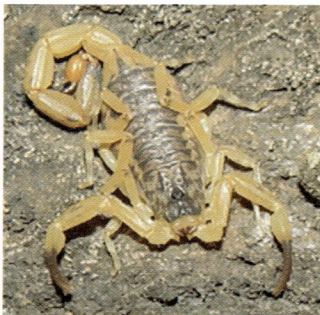

Figura 630.1 Escorpião-amarelo (*Tityus serrulatus*).

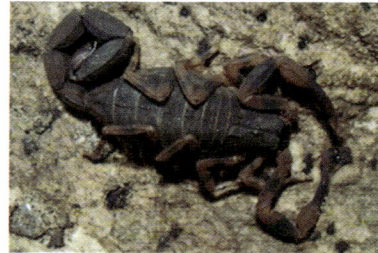

Figura 630.2 Escorpião-preto (*Tityus bahiensis*).

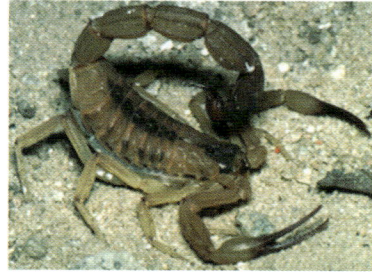

Figura 630.3 Escorpiões-amarelo e preto (*Tityus stigmurus*).

O veneno tem ação neurotóxica (periférica), provocando a liberação de acetilcolina e catecolaminas e produzindo efeitos colinérgicos precoces e adrenérgicos tardios (Figura 630.4).

MANIFESTAÇÕES CLÍNICAS

Dependem da gravidade (Quadro 630.1). Ocorre dor no local da picada, sendo imediata, muito intensa e podendo irradiar.

EXAMES COMPLEMENTARES

- ECG
- Hemograma: inespecífico – leucocitose com neutrofilia
- CPK, CK-MB e troponina podem estar elevadas.

TRATAMENTO

- Alívio da dor (ver Capítulo 15, *Dor*)
- Manter o paciente em observação e reavaliação contínua com reclassificação quanto à gravidade, quando necessário.

O tratamento para o escorpionismo está resumido na Figura 630.5.

COMPLICAÇÕES

- Arritmias
- Choque
- Edema agudo de pulmão
- Insuficiência respiratória.

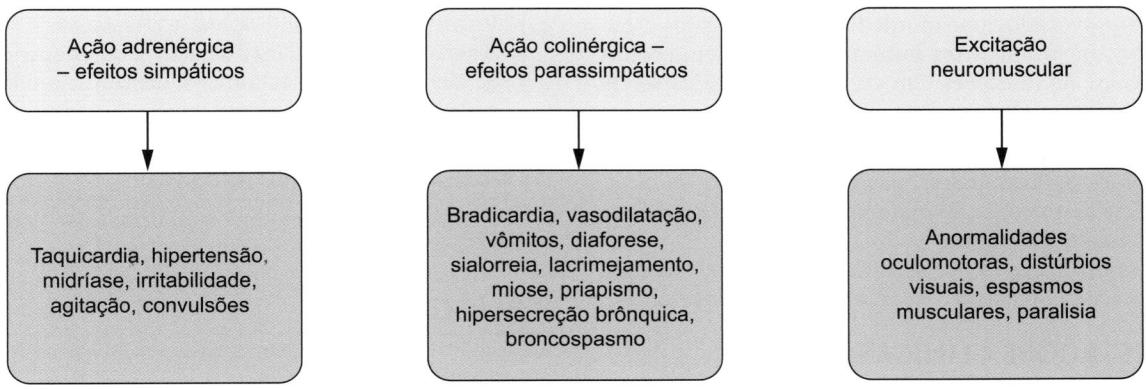

Figura 630.4 Ações do veneno dos escorpiões.

Quadro 630.1 Manifestações clínicas de picada de escorpião quanto à gravidade.

Leve	Moderada	Grave
Manifestações locais – dor, parestesia, eritema e sudorese	Manifestações sistêmicas de leve intensidade – sudorese, náuseas, vômitos, hipertensão arterial, agitação, bradi ou taquicardia	Manifestações sistêmicas intensas – vômitos persistentes, sudorese profusa, bradi ou taquicardia, hipotensão ou hipertensão, sialorreia, agitação alternada com sonolência, taquidispneia, priapismo, convulsões, insuficiência cardíaca, edema agudo de pulmão

Adaptado de Brasil. Ministério da Saúde. Nota Informativa n. 25, 2016.

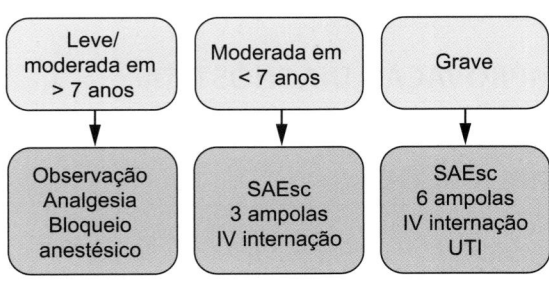

Figura 630.5 Tratamento do escorpionismo. Na falta de soro antiescorpiônico (SAEsc), deve ser usado soro antiaracnídeo (SAA). (Adaptada de Brasil. Ministério da Saúde. Nota Informativa n. 25, 2016.)

BIBLIOGRAFIA

Brasil. Ministério da Saúde. Departamento de Vigilância em doenças transmissíveis. Nota informativa n. 25 de 2016. Brasília. Disponível em: http://portalms.saude.gov.br/saude-de-a-z/acidentes-por-animais-peconhentos/24972-nova-abordagem-ao-tratamento-em-situacao-de-escassez-de-antivenenos. Acesso em: 02/06/19.

Brasil. Ministério da Saúde. Secretaria de Vigilância em Saúde. Coordenação-Geral de Desenvolvimento da Epidemiologia em Serviços. Guia de vigilância em Saúde: volume único [recurso eletrônico]. 3. ed. Brasília: Ministério da Saúde; 2019.

Brasil. Ministério da Saúde. Vigilância Epidemiológica. Fundação Nacional de Saúde. Manual de diagnóstico e tratamento de acidentes por animais peçonhentos. Brasília: Funasa; 2001. 112 p.

Cardoso JLC, Francisco OS, Wen FH et al. Animais peçonhentos no Brasil: biologia, clínica e terapêutica dos acidentes. 2. ed. São Paulo: Sarvier; 2009.

Pinto RNL. Acidentes por animais peçonhentos. In: Andrade JG, Pereira LIA. Manual prático de doenças transmissíveis. 8. ed. Goiás: Editora da Imprensa Universitária – UFG; 2017. p. 29-30.

631
Mordedura de Animais

Mordedura de cães, mordedura de gatos, mordedura provocada por seres humanos

Luciana Barbosa Leite • Raimundo Nonato Leite Pinto

INTRODUÇÃO

Ferimentos provocados por mordedura de cães, gatos e outros animais, incluindo seres humanos, que podem evoluir para infecções. As infecções têm como característica serem polimicrobianas:

- Mordedura de cães: *Pasteurella multocida, Streptococcus, Staphylococcus, Bacteroides, Fusobacterium*
- Mordedura de gatos: *Pasteurella multocida* e outras bactérias (aeróbias e anaeróbias)
- Mordedura provocada por seres humanos: *Streptococcus, Staphylococcus, Eikenella corrodens*, bactérias anaeróbias.

MANIFESTAÇÕES CLÍNICAS

- Lacerações
- Escoriações
- Avulsões
- Lesões por esmagamento.

COMPROVAÇÃO DIAGNÓSTICA

- Dados clínicos.

COMPLICAÇÕES

- Celulite
- Osteomielite
- Sepse
- Hemorragia
- Gangrena gasosa (pode ter evolução extremamente rápida)
- Doença da arranhadura do gato
- Formação de cicatrizes deformantes, principalmente faciais.

TRATAMENTO

- Lavar o ferimento com água corrente e sabão ou soro fisiológico reduz o risco de infecção
- Debridar tecidos desvitalizados
- Profilaxia antitetânica quando houver indicação (ver Capítulo 575, *Tétano*)
- Avaliar a necessidade de terapia antirrábica (ver Capítulo 546, *Raiva*)
- Fechar primariamente a ferida não é recomendado, com exceção de ferimentos em face
- Antibioticoterapia profilática por 3 a 5 dias é recomendada para:
  - Imunossuprimidos
  - Esplenectomizados
  - Doença hepática avançada
  - Edema na área afetada
  - Injúrias moderadas a severas, principalmente em mão e face
  - Injúrias que penetraram o periósteo ou a cápsula articular
- Mordidas por animais não humanos:
  - Primeira escolha: amoxicilina + clavulanato
  - Alternativas: cefalosporina de 2ª ou 3ª geração (sulfametoxazol + trimetoprima/levofloxacino + clindamicina/metronidazol; ou carbapenêmicos; ou moxifloxacino; ou doxiciclina)
  - Importante evitar prescrever macrolídeos devido à resistência
  - SMX-TMP pode ser usado em gestantes, com exceção do 3º trimestre
- Mordidas por humanos:
  - Primeira escolha: amoxicilina + clavulanato
  - Alternativas: ampicilina-sulbactam; ou ertapeném
  - Se alergia aos betalactâmicos, utilizar: ciprofloxacino/levofloxacino + metronidazol; ou moxifloxacino.

EVOLUÇÃO E PROGNÓSTICO

- Ferimentos cicatrizam em 7 a 10 dias. Caso contrário, reavaliar o paciente.

BIBLIOGRAFIA

Azevedo MF. GPS Medicamentos. Guia prático em saúde. Rio de Janeiro: Guanabara Koogan; 2017.
Souza PJLG, Porto CC. Mordedura de animais. 1. ed. In: Porto CC, Porto AL. Clínica médica na prática diária. Rio de Janeiro: Guanabara Koogan; 2017.
Stevens DL, Alan LB, Henry FC et al. Practice guidelines for the diagnosis and management of skin and soft tissue infections: 2014 update by the Infectious Diseases Society of America. Clin Infect Dis 2014;59(2):e10-52.

632
Ofidismo

Acidente botrópico, acidente crotálico, acidente laquético, acidente elapídico

Luciana Barbosa Leite • Raimundo Nonato Leite Pinto

INTRODUÇÃO

Os acidentes por serpentes têm grande importância tanto pela gravidade quanto pela morbidade, além de poderem gerar sequelas físicas e psicológicas.

A maioria das picadas ocorre nas extremidades corporais (pé, perna ou mão) e são mais frequentes de dezembro a abril, coincidindo com o período de chuvas.

O sexo masculino é o mais acometido, na faixa etária de 20 a 64 anos.

Os quatro grupos de serpentes peçonhentas do Brasil são:

- Botrópico (jararaca)
- Crotálico (cascavel)
- Laquético (surucucu)
- Elapídico (coral).

Na Figura 632.1 encontram-se os principais elementos para a identificação das serpentes.

ACIDENTE BOTRÓPICO

É o mais frequente, correspondendo a 90% dos acidentes ofídicos no Brasil.

As serpentes são encontradas em ambientes úmidos, têm hábitos noturnos e bote silencioso (Quadro 632.1). O veneno tem ação:

- Inflamatória (proteolítica): liberação de substâncias vasoativas e citocinas inflamatórias
- Coagulante: ação semelhante à trombina com consumo de fibrinogênio
- Hemorrágica: degrada componentes do endotélio vascular e inibe a agregação plaquetária.

MANIFESTAÇÕES CLÍNICAS

Os sintomas mais precoces são dor e edema no local da picada (Quadro 632.2). Para avaliar a gravidade, deve-se dividir o membro picado em três segmentos:

- Membro superior: (1) mão e punho; (2) antebraço e cotovelo; (3) braço
- Membro inferior: (1) pé e tornozelo; (2) perna e joelho; (3) coxa.

Paciente picado por cobra sem manifestações clínicas

Quando o paciente não apresenta sinais e sintomas de envenenamento na admissão e, após observação de 12 horas, com ou sem marca da picada, ou se houver dor e edema discretos ou ausentes decorrentes apenas da lesão da picada, o caso é definido como picada seca (*dry bite*), e o paciente pode receber alta sem administração de soro antiofídico.

EXAMES COMPLEMENTARES

- Tempo de coagulação normal ou prolongado
- TAP e TTPA normais ou prolongados
- Hemograma: inespecífico (pode ocorrer leucocitose com neutrofilia, plaquetopenia)
- Ureia e creatinina normais ou elevadas
- CPK elevado
- Exame simples de urina pode estar normal ou alterado.

TRATAMENTO

- Imobilização do paciente em posição funcional
- Alívio da dor (ver Capítulo 15, *Dor*)

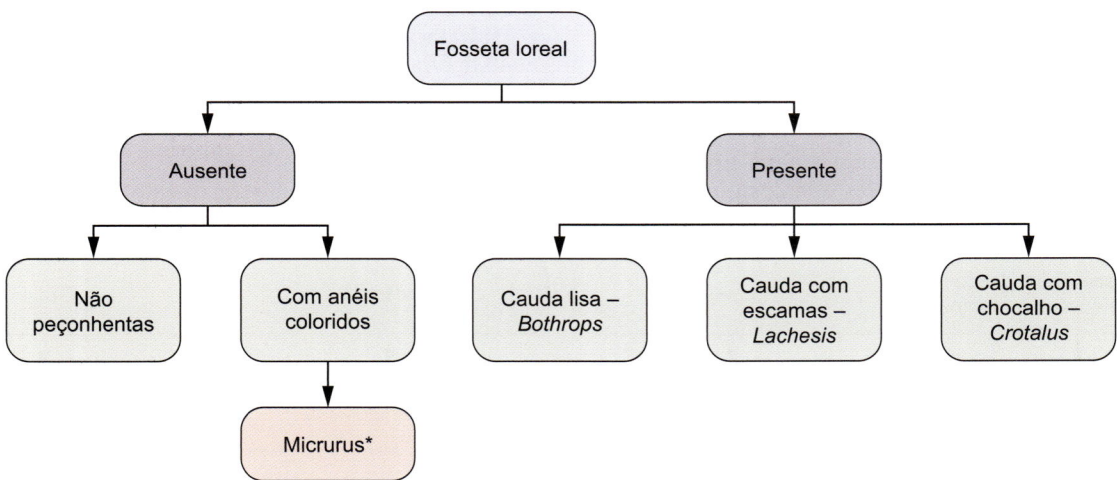

Figura 632.1 Fluxograma para identificação das serpentes. As falsas corais podem apresentar o mesmo padrão de coloração das corais verdadeiras, sendo distinguíveis pela ausência de dente inoculador. *Na Amazônia, ocorrem corais verdadeiras desprovidas de anéis vermelhos. (Adaptada de Brasil. Ministério da Saúde. Manual de diagnóstico e tratamento de acidentes de animais peçonhentos, 2010.)

Quadro 632.1 Características das serpentes *Bothrops*.

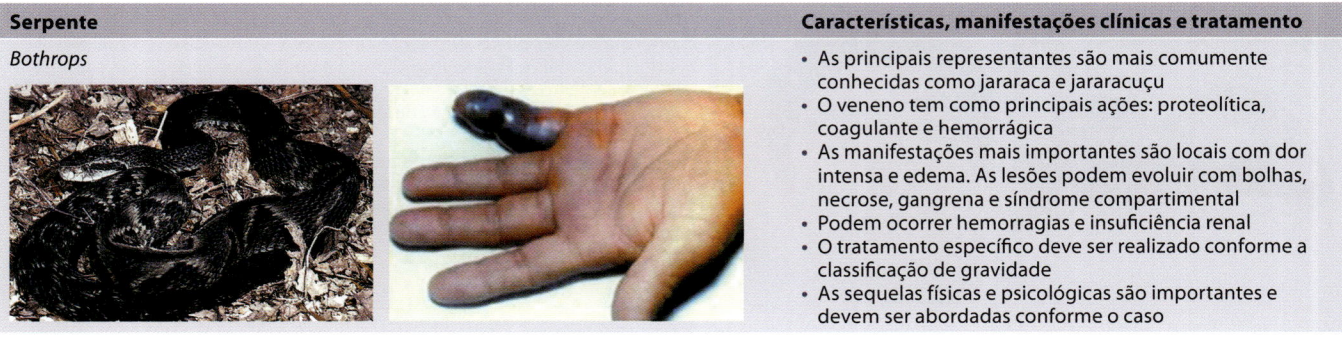

Serpente	Características, manifestações clínicas e tratamento
Bothrops	• As principais representantes são mais comumente conhecidas como jararaca e jararacuçu • O veneno tem como principais ações: proteolítica, coagulante e hemorrágica • As manifestações mais importantes são locais com dor intensa e edema. As lesões podem evoluir com bolhas, necrose, gangrena e síndrome compartimental • Podem ocorrer hemorragias e insuficiência renal • O tratamento específico deve ser realizado conforme a classificação de gravidade • As sequelas físicas e psicológicas são importantes e devem ser abordadas conforme o caso

Quadro 632.2 Manifestações clínicas do acidente elapídico de acordo com a gravidade.

Leve	Moderada	Grave
Dor e edema local de até um segmento corporal Hemorragia discreta ou ausente Tempo de coagulação normal ou alterado	Dor e edema de dois segmentos Hemorragia discreta ou ausente Tempo de coagulação normal ou alterado	Dor e edema de três segmentos ou, pelo menos, uma das seguintes complicações sistêmicas: • Hemorragia grave • Hipotensão/choque • Insuficiência renal aguda Tempo de coagulação normal ou alterado

Adaptado de Brasil. Ministério da Saúde. Nota Informativa n. 25, 2016.

- Profilaxia antitetânica quando indicada
- Hidratação

    A Figura 632.2 resume o tratamento para acidente botrópico.

COMPLICAÇÕES

- Síndrome compartimental (ver Capítulo 452, *Síndrome Compartimental*)
- Infecções/abscesso, lembrando que a flora predominante é composta por germes bastante sensíveis, podendo ser utilizados derivados das penicilinas, cefalosporinas ou sulfas
- Choque
- Insuficiência renal aguda (IRA).

ACIDENTE CROTÁLICO

No Brasil, os principais representantes deste grupo são conhecidos como cascavéis, serpentes que costumam habitar áreas abertas e secas e que têm como característica o guizo (chocalho; Quadro 632.3). O veneno crotálico tem ação:

- Neurotóxica: inibe a liberação de acetilcolina, promovendo bloqueio neuromuscular
- Miotóxica: liberação de mioglobina e pode evoluir para rabdomiólise coagulante.

MANIFESTAÇÕES CLÍNICAS

- Dependem da gravidade (Quadro 632.4). As manifestações locais são pouco importantes. Em geral, podem ocorrer mal-estar, prostração, sudorese, náuseas e vômitos, sonolência ou inquietação e xerostomia
- As manifestações neurológicas aparecem logo nas primeiras horas após o acidente. As principais são ptose palpebral, oftalmoplegia e fácies miastênica.

EXAMES COMPLEMENTARES

- TC normal ou prolongado
- TAP e TTPA normais ou prolongados
- Exame simples de urina – mioglobinúria
- Hemograma – normal ou leucocitose com neutrofilia, plaquetopenia é rara
- Ureia e creatinina aumentados em vigência de IRA
- CPK normal ou aumentada.

TRATAMENTO

- Hidratação intravenosa visando manter diurese de 30 a 40 m ℓ/hora
- Não se recomenda o uso rotineiro de solução alcalinizante e manitol
- Soro anticrotálico (SAC) conforme a gravidade.

    A Figura 632.3 resume o tratamento para acidente crotálico.

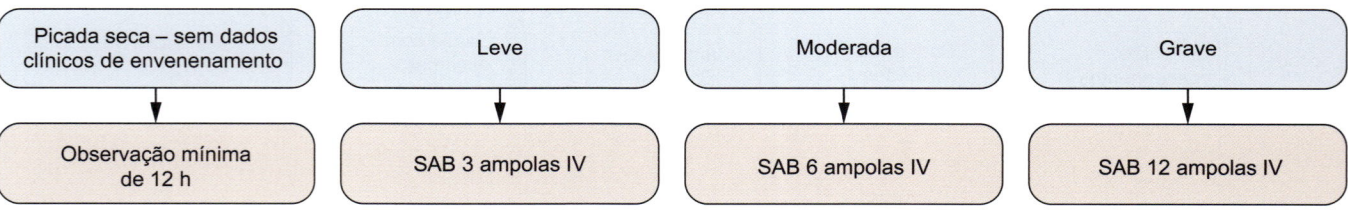

```
┌─────────────────────┐   ┌──────────┐   ┌──────────┐   ┌──────────┐
│ Picada seca – sem    │   │   Leve   │   │ Moderada │   │  Grave   │
│ dados clínicos de    │   └────┬─────┘   └────┬─────┘   └────┬─────┘
│ envenenamento        │        │              │              │
└──────────┬───────────┘        ▼              ▼              ▼
           ▼             ┌──────────────┐ ┌──────────────┐ ┌───────────────┐
┌─────────────────────┐  │ SAB 3 ampolas│ │ SAB 6 ampolas│ │ SAB 12 ampolas│
│ Observação mínima    │  │     IV       │ │     IV       │ │      IV       │
│ de 12 h              │  └──────────────┘ └──────────────┘ └───────────────┘
└─────────────────────┘
```

Figura 632.2 Tratamento do acidente botrópico quanto à gravidade. SAB: soro antibotrópico. (Adaptada de Ministério da Saúde. Nota Informativa n. 25, 2016.)

Quadro 632.3 Características das serpentes *Crotalus*.

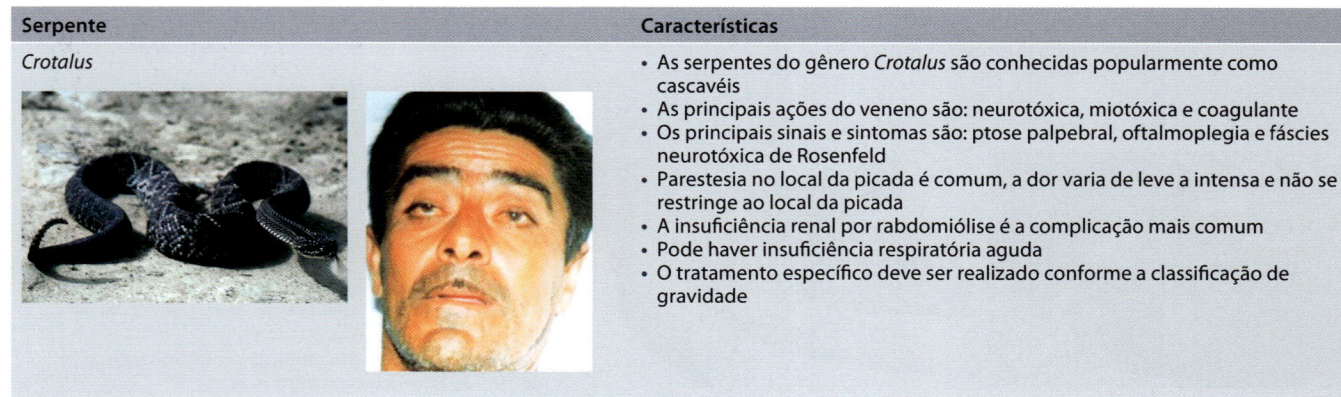

Serpente	Características
Crotalus	• As serpentes do gênero *Crotalus* são conhecidas popularmente como cascavéis • As principais ações do veneno são: neurotóxica, miotóxica e coagulante • Os principais sinais e sintomas são: ptose palpebral, oftalmoplegia e fácies neurotóxica de Rosenfeld • Parestesia no local da picada é comum, a dor varia de leve a intensa e não se restringe ao local da picada • A insuficiência renal por rabdomiólise é a complicação mais comum • Pode haver insuficiência respiratória aguda • O tratamento específico deve ser realizado conforme a classificação de gravidade

Quadro 632.4 Manifestações clínicas do acidente crotálico de acordo com a gravidade.

Manifestações clínicas	Leve	Moderada	Grave
Facies miastênica/visão turva	Ausente ou tardia	Discreta ou evidente	Evidente
Mialgia	Ausente	Discreta	Presente
Mioglobinúria	Ausente	Ausente ou pouco evidente	Presente
Oligúria/anúria	Ausente	Ausente	Presente ou ausente
Tempo de coagulação	Normal ou alterado	Normal ou alterado	Normal ou alterado

Adaptado de Brasil. Ministério da Saúde. Manual de diagnóstico e tratamento de acidentes por animais peçonhentos, 2001; e de Brasil. Ministério da Saúde. Guia de vigilância em Saúde, 2019.

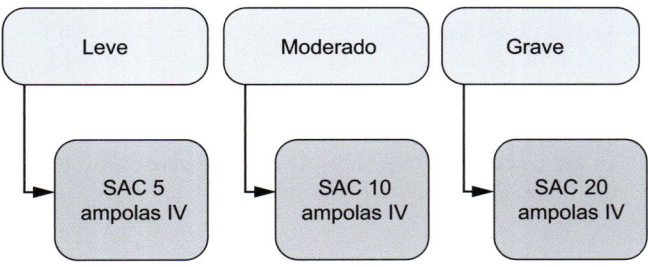

Figura 632.3 Tratamento com soro anticrotálico. SAC: soro anticrotálico. (Adaptada de Brasil. Ministério da Saúde. Manual de diagnóstico e tratamento de acidentes por animais peçonhentos, 2001; e de Brasil. Ministério da Saúde. Guia de vigilância em Saúde, 2019.)

COMPLICAÇÕES

- Parestesias locais (reversíveis)
- Insuficiência renal aguda por necrose tubular
- Insuficiência respiratória pode ocorrer, principalmente em crianças.

ACIDENTE LAQUÉTICO

A surucucu é a maior das serpentes peçonhentas das Américas, chegando a medir até 3,5 m de comprimento (Quadro 632.5). São encontradas principalmente na região Amazônica e na Mata Atlântica.

MANIFESTAÇÕES CLÍNICAS

- Manifestações locais semelhantes ao acidente botrópico
- Manifestações sistêmicas por estimulação vagal: hipotensão arterial, vertigem, visão turva, bradicardia e diarreia (Quadro 632.6).

TRATAMENTO

- Em caso de SAL indisponível, SAB pode ser utilizado com quase a mesma potência.

  A Figura 632.4 resume o tratamento para acidente laquético.

ACIDENTE ELAPÍDICO

As características das serpentes *Micrurus* estão listadas no Quadro 632.7. O veneno tem ação neurotóxica:

- Pré-sináptica: bloqueia a liberação de acetilcolina
- Pós-sináptica: compete com a acetilcolina pelos receptores colinérgicos.

Quadro 632.6 Manifestações clínicas do acidente laquético de acordo com a gravidade.

Moderada	Grave
• Manifestações pouco intensas • Pode haver sangramentos • Sem manifestações vagais	• Quadro local intenso • Hemorragia intensa • Com manifestações vagais

Adaptado de Brasil. Ministério da Saúde. Guia de vigilância em Saúde, 2019.

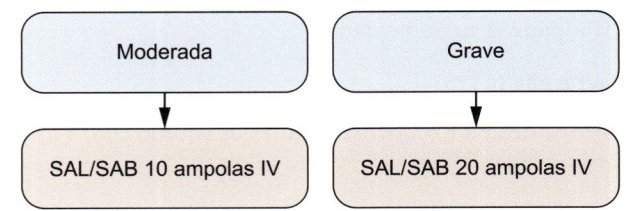

Figura 632.4 Tratamento com soro antilaquético. SAL: soro antilaquético; SAM: soro antibotrópico. (Adaptada de Brasil. Ministério da Saúde. Guia de vigilância em Saúde, 2019.)

Quadro 632.5 Características das serpentes *Lachesis*.

Serpente	Características
Lachesis Surucucu 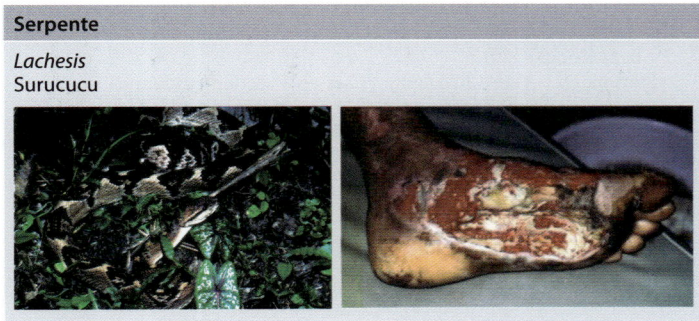	• São conhecidas popularmente como surucucus • A fisiopatogenia do veneno é semelhante ao veneno botrópico, sendo o quadro clínico semelhante, porém acrescido de manifestações vagais • O tratamento específico deve ser realizado conforme a classificação de gravidade, podendo ser realizado com soro antilaquético ou soro antibotrópico com neutralização de 80%

Quadro 632.7 Características das serpentes *Micrurus*.

Serpente	Características, manifestações clínicas e tratamento
Micrurus Coral 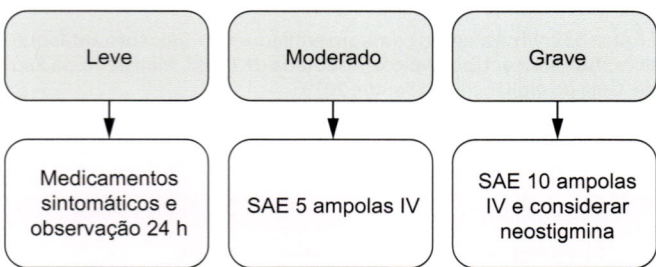	• Conhecidas popularmente como corais-verdadeiras • A ação do veneno é principalmente neurotóxica • A sintomatologia ocorre muito precocemente, já que o peso molecular da proteína do veneno é muito baixo • Os principais sintomas são: ptose palpebral, diplopia, parestesias e insuficiência respiratória, que pode ocorrer muito precocemente • O tratamento com soro específico deve ser realizado conforme a classificação de gravidade • Anticolinesterásicos também podem ser utilizados de acordo com o caso

Quadro 632.8 Manifestações clínicas do acidente elapídico de acordo com a gravidade.

Leve	Moderada	Grave
Sem manifestações clínicas de miastenia	Miastenia aguda sem paralisia	Miastenia aguda com paralisia

Adaptado de Brasil. Ministério da Saúde. Protocolo clínico do acidente por serpentes do gênero Elapídico, 2014.

MANIFESTAÇÕES CLÍNICAS

• Manifestações locais: dor local discreta, parestesias
• Manifestações sistêmicas: surgem poucas horas após a picada, incluem ptose palpebral, oftalmoplegia, fácies miastênicas, dificuldade para manter a posição ereta, dificuldade para deglutir e insuficiência respiratória (Quadro 632.8).

EXAMES COMPLEMENTARES

• Hemograma: inespecífico
• Tempo de coagulação normal
• CPK pode estar aumentada.

TRATAMENTO

• Soro antielapídico (SAE) em doses de acordo com a gravidade (Figura 632.5)

• Anticolinesterásico (neostigmina): administrar atropina 0,6 mg imediatamente antes da dose de neostigmina (0,02 mg/kg em adultos para evitar os efeitos).

Considerações práticas sobre os acidentes com animais peçonhentos

• O soro antipeçonha deve ser aplicado por via intravenosa (exceto *Latrodectus*), de preferência puro. Havendo reações anafilactoides, recomenda-se diluir o volume do soro em igual volume de soro glicosado a 5% ou em soro fisiológico
• Havendo choque anafilático, deve-se continuar aplicando o soro se o acidente for grave. Nesse caso, o paciente deve receber assistência ventilatória (p. ex., entubação, oxigênio) e medicamentosa (p. ex., epinefrina, corticoides, anti-histamínico)
• Anti-histamínicos como tratamento profilático de reações de hipersensibilidade podem ser indicados, embora tal conduta não seja consensual, principalmente por prejudicar a avaliação da sintomatologia de envenenamento pelas frações neurotóxicas
• Os soros heterólogos devem ser administrados em locais onde o paciente possa ser socorrido de imediato, caso ocorra reação grave a esse soro
• Recomenda-se usar botas para caminhadas, evitar colocar as mãos em buracos, manusear com cuidado plantas e materiais de construção, não colocar os pés no leito de rios e, principalmente, de lagos, onde a existência de arraias é conhecida.

BIBLIOGRAFIA

Azevedo MF. GPS Medicamentos. Guia prático em saúde. Rio de Janeiro: Guanabara Koogan; 2017.
Souza PJLG, Porto CC. Mordedura de animais. 1. ed. In: Porto CC, Porto AL. Clínica médica na prática diária. Rio de Janeiro: Guanabara Koogan; 2017.
Stevens DL, Alan LB, Henry FC et al. Practice guidelines for the diagnosis and management of skin and soft tissue infections: 2014 update by the Infectious Diseases Society of America. Clin Infect Dis 2014;59(2):e10-52.

Leve → Medicamentos sintomáticos e observação 24 h

Moderado → SAE 5 ampolas IV

Grave → SAE 10 ampolas IV e considerar neostigmina

Figura 632.5 Tratamento com soro antielapídico. SAE: soro antielapídico. (Adaptada de Brasil. Ministério da Saúde. Protocolo clínico do acidente por serpente do gênero Elapídico, 2014.)

633
Picada de Insetos e Outros Animais

Picada de abelhas, vespas e marimbondos, mosquitos, formigas, lepidópteros, besouros, arraias

Luciana Leite Pinto ♦ Raimundo Nonato Leite Pinto

INTRODUÇÃO

Os efeitos que surgem após a picada dos insetos variam, dependendo de vários fatores, tais como sensibilidade individual, poder toxigênico do veneno ou alergizante das proteínas inoculadas, quantidade de veneno, exposição prévia e idade do paciente.

ABELHAS

No Brasil, existem as abelhas-europeias (*Apis mellifera* e *Apis mellifera mellifera*) e as abelhas-africanas (*Apis meliffera adensonii*). Estas últimas são mais agressivas, e seu veneno possui atividade hemolítica, além de atuar sobre os mastócitos, liberando histamina e serotonina.

Em doses elevadas, acima de 100 picadas, o veneno é capaz de produzir hipotensão arterial, bradicardia e extrassístoles por meio de ação vagal. Indivíduos muito sensíveis podem ter morte súbita em decorrência de reação anafilática.

Admite-se a possibilidade de haver um componente miotóxico no veneno das abelhas, que poderia ser o responsável pela insuficiência renal que ocorre em casos graves.

O tratamento é baseado em analgésicos, anti-histamínicos, hidratação adequada e vigilância quanto às complicações hemorrágicas, neurológicas ou renais.

VESPAS E MARIMBONDOS

As vespas e marimbondos, ao contrário das abelhas, não deixam o ferrão no local da picada, fato utilizado para diagnóstico diferencial com as demais picadas por insetos.

O quadro clínico é de dor intensa e eritema local, com edema de intensidade variável. Em indivíduos hipersensíveis, podem surgir complicações graves.

O tratamento é sintomático, com analgésicos e anti-histamínicos.

MOSQUITOS

Alguns mosquitos da família *Simuliidae*, como os borrachudos, desencadeiam a formação de pápula com intenso prurido na região da picada, principalmente em indivíduos que, acostumados à vida urbana, visitam a zona rural.

Os pernilongos geralmente promovem o aparecimento de pequenas maculopápulas pruriginosas.

Em ambos os casos, o tratamento é sintomático, com administração de analgésicos e anti-histamínicos.

FORMIGAS

Muitas espécies são agressivas e possuem veneno capaz de ocasionar dor local intensa, ardência, urticária e edema. O tratamento é sintomático, com analgésicos e anti-histamínicos.

LEPIDÓPTEROS

Fazem parte desse grupo as borboletas, as mariposas e os lagartos *Vesicontis*.

As larvas lisas das borboletas, conhecidas como mandorovás ou mandruvás, são inofensivas.

As larvas ou lagartos pilosos das mariposas têm veneno e aparelho inoculador, sendo conhecidas como taturanas e lagartas de fogo.

Possuem pelos curtos com líquidos tóxicos em seu interior que, ao adentrarem a pele, provocam fortes dores em virtude da irritação das terminações sensitivas.

Os pelos urticantes das formas adultas podem irritar a pele e as mucosas.

Ao voarem, as mariposas deixam seus pelos caírem em roupas e móveis, e estes, em contato com a pele, desencadeiam reações eruptivas.

O contato com grande número de lagartos pode desencadear crises hemolíticas.

O tratamento é sintomático, com analgésicos e anti-histamínicos.

Se houver distúrbios de coagulação, podem-se utilizar corticoides sistêmicos.

PAEDERUS (BESOUROS)

A espécie Coleóptero (potó) predomina na região Centro-Oeste. São besouros que possuem na hemolinfa e na secreção glandular uma potente toxina de contato denominada pederina, de propriedades cáusticas e vesicantes.

Os principais sinais e sintomas são ardor contínuo a partir do contato, eritema, prurido, vesículas, febre, artralgia e vômitos, em casos graves.

O tratamento é feito por meio de lavagem abundante com água e sabão, corticoide tópico e analgésicos.

PEIXE VENENOSO (ARRAIA)

A inserção da farpa da cauda da arraia produz dor local intensa, edema, necrose, náuseas, vômitos, dor abdominal, tontura, fraqueza, cãibras generalizadas, suores e hipotensão arterial. O desaparecimento dos sintomas ocorre em 24 a 48 horas.

Quando a farpa atinge o tórax ou o abdome, o caso se torna potencialmente grave. Necrose tissular pode prolongar-se por até 6 meses ou mais.

A picada pode inocular um veneno cardiotóxico que, em pequenas concentrações, ocasiona vasodilatação seguida de vasoconstrição.

O tratamento inclui limpeza rigorosa da ferida, com irrigação e desbridamento. Embeber o ferimento em água quente (45 a 60°C) durante 30 a 60 minutos proporciona alívio significativo da dor. O uso de analgésicos é quase sempre requerido, incluindo os mais potentes (ver Capítulo 15, *Dor*).

Recentemente, foi isolada uma enzima potente (hialuronidase) do veneno de uma arraia de água-doce, responsável pela grande destruição tecidual que ocorre nesses acidentes.

BIBLIOGRAFIA

Pinto RNL. Acidentes por animais peçonhentos. In: Andrade JG, Pereira LIA. Manual prático de doenças transmissíveis. 8. ed. Goiás: Editora da Imprensa Universitária – UFG; 2017. p. 20-23.

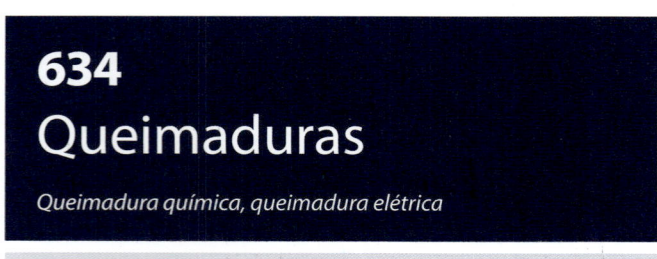

634
Queimaduras

Queimadura química, queimadura elétrica

Paulo Renato de Paula • Fabiano Calixto Fortes de Arruda

INTRODUÇÃO

Entende-se por queimadura as lesões ocorridas em tecidos orgânicos causadas por um trauma de origem térmica (chamas, líquidos e gases superaquecidos), elétrica, química (cáusticos ou ácidos), radiativa (ionizante e exposição solar) e/ou mecânica (abrasão).

Dependendo da profundidade e da extensão, a agressão, muitas vezes, não se restringe à superfície cutânea, mas provoca alterações metabólicas, hemodinâmicas, funcionais, imunológicas e psicológicas.

Podem ocorrer em indivíduos de qualquer idade e classe socioeconômica, mas são mais frequentes em países subdesenvolvidos e em desenvolvimento, principalmente pela falta de educação/orientação e prevenção no ambiente de trabalho, familiar, domiciliar e em escolas. Admite-se que ocorram no Brasil em torno de 1 milhão de acidentes por ano; desses, cerca de 2.500 morrem direta ou indiretamente por suas lesões.

A maioria dos pacientes é classificada como "pequeno queimado". Esses casos apresentam resolução rápida, em torno de 10 a 15 dias. Dois terços desses acidentes ocorrem em casa e envolvem, em sua maioria, adolescentes e crianças.

A maior parte das crianças afetada está na faixa etária de 1 a 5 anos, tendo os líquidos superaquecidos como agente causal em 65% dos casos e o contato em 20%. Em se tratando de adolescentes e adultos, a faixa etária mais acometida está entre 14 a 35 anos, sendo o líquido inflamável (combustível) o agente causal mais frequente.

GRAU DA QUEIMADURA

Determinar o grau da queimadura significa estabelecer a profundidade do trauma térmico na pele. Isso é importante pelas seguintes razões:

- Facilita a classificação
- Ajuda no cálculo de hidratação
- Fornece elementos para o prognóstico e a conduta
- Permite indicar internação em centros de referência.

Lesão de primeiro grau (1º grau). Afeta a camada mais externa e superficial da pele – a epiderme. Clinicamente, a lesão é hiperemiada e com hipersensibilidade, mas não provoca alterações hemodinâmicas, tampouco está acompanhada de alterações clínicas significativas. A pele tem capacidade de restauração completa. Um exemplo clássico desse tipo de queimadura é por exposição solar.

Lesão de segundo grau (2º grau). Também conhecida como queimadura de espessura parcial, afeta a epiderme e parte da derme. A lesão de 2º grau é caracterizada por hiperemia e dor. Sua expressão clínica mais marcante é a formação de bolhas ou flictenas. Como os anexos cutâneos (brotos epiteliais, folículos, circulação e inervação) estão preservados, a pele tem capacidade de regeneração. O exemplo mais comum é a lesão térmica causada por líquido superaquecido.

Essa queimadura é subdividida em 2º grau superficial e 2º grau profundo. Algumas vezes, não se consegue distinguir clinicamente se a queimadura é de 2º grau profundo ou de 3º grau, sendo necessários 2 a 3 dias para realização de novo exame físico, a fim de se obter uma definição mais acurada.

Lesão de terceiro grau (3º grau). Também conhecida como "queimadura de espessura total", acomete todas as camadas da pele (epiderme e derme) e, em muitos casos, outros tecidos, como o tecido celular subcutâneo, músculos e ossos. Clinicamente, apresenta-se sem dor ou hipersensibilidade (devido à destruição dos anexos), com aspecto esbranquiçado ou marmóreo, redução da elasticidade tecidual e, consequentemente, rigidez. Muitas vezes, evidencia-se, por transparência, os vasos sanguíneos trombosados.

Essa queimadura pode ser de origem elétrica, química ou térmica, e é a mais grave de todas, podendo ocasionar sequelas deformantes.

Como todas as camadas da pele são destruídas, o tecido afetado não tem capacidade de regeneração, sendo necessários procedimentos cirúrgicos, dentre eles os enxertos no momento adequado, após estabilização do paciente.

Lesão de quarto grau (4º grau). Considerada a partir das áreas carbonizadas ou das queimaduras que atingem regiões mais profundas (músculos, ossos, cavidades e articulações).

SUPERFÍCIE CORPORAL QUEIMADA

Existem inúmeras tabelas para avaliar a extensão da superfície corporal queimada (SCQ). A regra dos nove é uma tabela prática e muito utilizada nas salas de emergência, por ser de fácil memorização e contagem. Ela, porém, não é adequada por ter cálculos rígidos, sem fundamento científico, e por não levar em consideração que as crianças apresentam superfícies corporais parciais diferentes das dos adultos.

Por isso, essa tabela só deve ser utilizada nas salas de emergência como avaliação inicial para adultos. Essa tabela imputa valor igual a nove ou múltiplos de nove às partes afetadas; nove para cada membro superior, nove para a cabeça, dezoito para cada membro inferior (sendo nove para coxa e nove para pernas e pés), dezoito para cada face do tronco e um para genitália. Para facilitar o cálculo da superfície queimada, existem aplicativos celulares que permitem rápido acesso à classificação, como o *E-burn*, disponível na Apple Store e no Google Play.

CLASSIFICAÇÃO DA GRAVIDADE DA QUEIMADURA

- Lesão por queimadura de menor gravidade (pequeno queimado):

Tabela dos nove em crianças

Para crianças, principalmente aquelas com menos de 4 anos, a tabela dos nove pode induzir a erros grosseiros, pois, em crianças abaixo de 1 ano, a cabeça ocupa uma área de superfície maior, o que pode significar 18%. Pode-se fazer uma adaptação ("Regra dos nove modificada") em que cabeça/pescoço e membros inferiores têm valores diferentes de acordo com a faixa etária até a puberdade (Figura 634.1 e Quadro 634.1).

- Queimaduras de 1º grau (qualquer extensão)
- Queimaduras de 2º grau < 15% da SCQ em adultos
- Queimaduras de 2º grau < 10% da SCQ em crianças
- Queimaduras de 3º grau < 2% da SCQ
- Lesão por queimadura de gravidade moderada não complicada (médio queimado):
  - Queimaduras de 2º grau de 15 a 25% da SCQ em adultos
  - Queimaduras de 2º grau de 10 a 20% da SCQ em crianças
  - Queimaduras de 3º grau < 10% da SCQ
- Grande lesão por queimadura (grande queimado):
  - Queimaduras de 2º grau > 25% da SCQ em adultos
  - Queimaduras de 2º grau > 20% da SCQ em crianças
  - Queimaduras de 3º grau > 10% da SCQ
  - Maioria das queimaduras envolvendo mãos, face, olhos, pés, grandes articulações e/ou períneo
  - Pacientes com lesão por inalação, lesões elétricas, queimaduras complicadas, queimaduras circunferenciais de extremidades e/ou traumas associados
  - Pacientes com idades extremas (crianças < de 2,5 anos e adultos > 65 anos) ou comorbidades graves associadas ou descompensadas.

ETAPAS DO ATENDIMENTO

Atendimento inicial

Pequeno queimado

Essas queimaduras correspondem, aproximadamente, a 90 a 95% de todas as queimaduras e podem ser tratadas de forma

Quadro 634.1 Regra dos nove.

Parte do corpo	Adultos (%)	Crianças (%)
Cada membro superior	9	9
Cada membro inferior	18	14
Parte anterior do tronco	18	18
Parte posterior do tronco	18	18
Cabeça e pescoço	9	18
Períneo	1	–

Indicação de internação em centros de referência em queimadura

Deverão ser encaminhados para tratamento especializado os seguintes pacientes:

1. Queimaduras de 2º grau em mais de 10% de superfície corporal
2. Queimaduras que comprometam regiões nobres como: face, mãos, pés, genitália, períneo e grandes articulações
3. Queimaduras de 3º grau em qualquer idade
4. Queimaduras elétricas
5. Queimaduras químicas
6. Lesões do sistema respiratório (por inalação)
7. Queimaduras em pacientes com patologias preexistentes que possam dificultar o tratamento ou aumentar a mortalidade (p. ex., cardiopatias, diabetes, doenças respiratórias ou renais)
8. Crianças queimadas que estão internadas em hospitais sem pessoal capacitado para o atendimento de queimados e não apresentam melhora
9. Qualquer paciente com queimadura e trauma concomitante no qual a queimadura seja o maior risco de mortalidade
10. Queimaduras circulares em membros, tórax, abdome ou pescoço.

ambulatorial. Se as lesões forem tratadas de forma adequada, geralmente cicatrizam em torno de 7 a 14 dias. É importante ressaltar a importância de se colher uma boa história clínica, principalmente se houver comprometimento de vias respiratórias ou história de queimaduras em ambiente fechado por

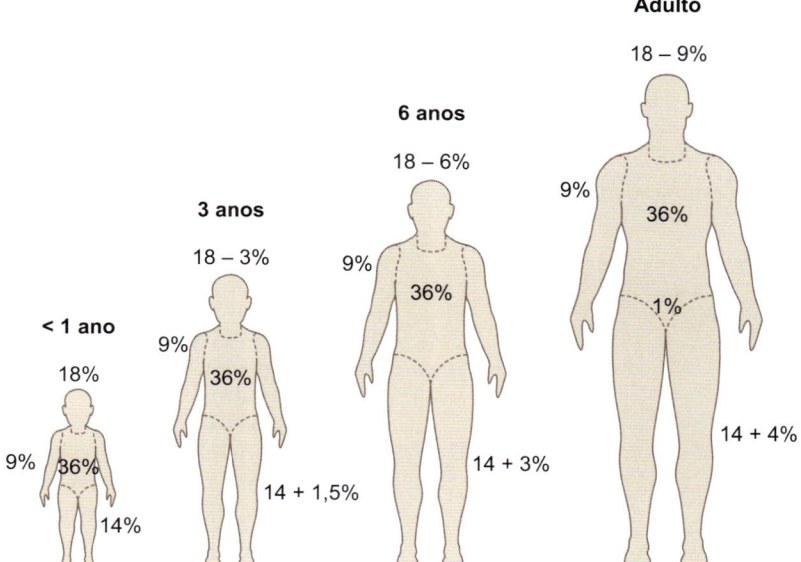

Figura 634.1 Regra dos nove modificada, em que faixas etárias diferentes são consideradas.

ter morbimortalidade elevada, mesmo em casos de SCQ de pequena ou média gravidade.

Pacientes com queimaduras superficiais (1º grau: exposição solar) devem ser orientados a utilizar compressas frias nas primeiras horas, pois auxiliam no controle da dor e proporcionam conforto. Nos 2 a 3 primeiros dias é importante repouso, com grande ingestão de líquidos. Se necessário, utilizar analgésicos leves (ver Capítulo 15, *Dor*).

O paciente deve ser orientado a lavar diariamente a área atingida com sabonete de glicerina. A epiderme evolui com descamação, e a utilização de óleo mineral pode aliviar o prurido. Após essa fase, utilizar creme hidratante neutro e bloqueador solar (com fator de proteção mínimo de 30) para diminuir ou evitar os riscos de hiperpigmentação (Figura 634.2).

Em pacientes com queimaduras superficiais (2º grau superficial), observa-se a formação de bolhas e flictenas (Figura 634.3). O roteiro inicial no tratamento da queimadura de pequena gravidade inclui:

- Analgésico leve (dipirona, paracetamol) e hidratação
- Limpeza da lesão com água corrente e soluções degermantes (clorexidina, PVPI)
- Rompimento das bolhas e flictenas com retirada dos tecidos desvitalizados (com pinça, tesoura e/ou lâmina de bisturi)
- Curativo tópico (fechado) com sulfadiazina de prata 1% ou vaselina nas áreas atingidas

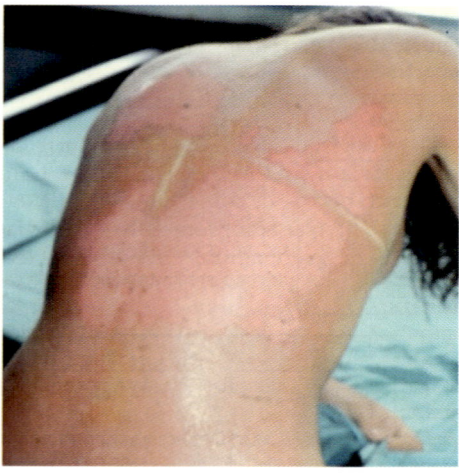

Figura 634.2 Queimadura por exposição solar (1º grau).

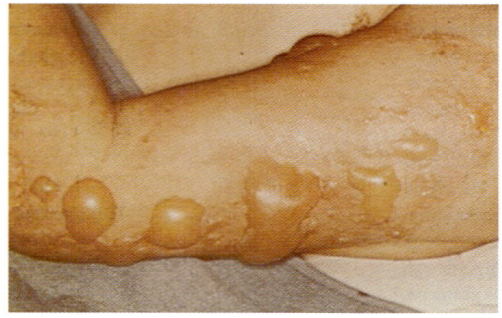

Figura 634.3 Queimaduras de 2º grau (bolhas e flictenas).

- Profilaxia contra o tétano, seguindo o calendário vacinal (ver Capítulo 9, *O Clínico e a Vacinação de Crianças, Adolescentes, Adultos e Idosos*).

O paciente deve ser orientado a manter-se em ambiente limpo, evitar exposição solar e molhar o curativo, fazer uso de analgésico e antitérmico se houver dor ou febre, ingerir uma maior quantidade de líquidos e, em caso de queimadura de extremidades, manter o membro lesado elevado.

Como realizar o curativo do pequeno queimado

- Passa-se uma camada de 3 mm do creme de *sulfadiazina de prata 1%* com uma espátula sobre as gazes que são colocadas sobre as feridas. Evita-se passar o creme diretamente sobre a ferida pela dor que pode acarretar
- Em seguida, enrola-se uma atadura de crepom mais frouxa (em razão do edema que esses pacientes desenvolverão) sobre o curativo. Este não deve ser compressivo, mas contensivo, e deve ser trocado a cada 3 dias, em média. Os outros curativos devem ser feitos lavando-se a ferida com água corrente e soluções degermantes, sem esfregar
- Se necessário, debridar o restante de tecidos desvitalizados e cobri-los novamente com *sulfadiazina de prata 1%* até que estejam totalmente epitelizados. O curativo tem por finalidade proteger a lesão, mantendo-a isolada do ambiente, o que diminui perda evaporativa e reduz gastos metabólicos, gera conforto e melhora o componente psicológico, evita hipotermia (em crianças) e favorece a cicatrização, que ocorre em torno de 7 a 14 dias (média de 10). Nos casos de pequenos queimados, porém com queimaduras de 3º grau (< 2% da SCQ), deve-se lembrar dos riscos de evolução final com cicatrização hipertrófica e da necessidade de uso de malhas compressivas e medidas específicas.

Médio queimado: lesão por queimadura de gravidade moderada não complicada

Em geral, pacientes que apresentem uma área queimada superior a 15% da SCQ em adultos e 10% em crianças devem ser internados (até mesmo em hospital geral) para receberem suporte hemodinâmico complementar por via parenteral (VP).

Acesso venoso imediato deve ser feito com um *jelco* grosso em veia periférica, em áreas queimadas de até 25%.

O tratamento deve ser semelhante ao citado anteriormente, porém é sugerido que no atendimento inicial se cubra a ferida com curativo contensivo e, no dia seguinte (em jejum), o paciente seja encaminhado ao centro cirúrgico para se realizar desbridamento cirúrgico sob anestesia geral ou sedação, preferencialmente nas primeiras 24 horas. Isso se justifica, pois a SCQ é maior, assim como será a sua dor, pelo tamanho da área a ser debridada.

O paciente deve ficar internado por um período de 5 a 7 dias, enquanto as feridas encontram-se em fase de cicatrização. Posteriormente, deve ser acompanhado ambulatorialmente se a evolução estiver favorável.

Grande queimado: grande lesão por queimadura

O princípio de atendimento a esses pacientes, bem como qualquer paciente traumatizado grave, é começar imediatamente o tratamento das condições que colocam a vida em risco e, em seguida, fazer uma avaliação completa da área queimada. Uma sistematização ao seu atendimento e imediata atuação serão determinantes na sobrevida desses pacientes.

É fundamental início rápido e adequado de hidratação, em geral pela fórmula de Parkland, analgesia venosa, uso de sonda vesical para monitoramento, além da verificação de presença de lesão de vias respiratórias, necessidade de escarotomia ou fasciotomia e necessidade de entubação orotraqueal imediata.

Atendimento sequencial do grande queimado

Avaliação do grande queimado

Para uma completa avaliação do paciente queimado, é necessário, inicialmente, remover suas roupas, adornos e adereços.

Parar ou tentar parar o processo de queimadura térmica é uma medida importante, mas somente tem valor quando aplicada imediatamente após o acidente. O resfriamento da área queimada diminui o efeito térmico e a progressão do dano sobre os tecidos e pode ser feito envolvendo a vítima com um lençol embebido em água natural ou por irrigação com água em grande quantidade. A água não precisa, necessariamente, ser gelada (para se evitar hipotermia), pois a temperatura ambiente já se encontra bem abaixo da temperatura do tecido queimado.

Nos casos de queimadura ocasionada por substâncias químicas, NÃO tentar neutralizar o agente causador, e sim lavar copiosamente com água corrente por um período de 30 minutos. Após essa conduta, é recomendado o uso de lençóis limpos sobre as feridas.

Avaliação do quadro respiratório

- Vias respiratórias e respiração
- Insuficiência respiratória.

No primeiro atendimento de um paciente grande queimado, a avaliação do quadro respiratório é primordial em qualquer circunstância. A coleta de dados (anamnese) deve ser feita conforme explicado no item *Atendimento inicial*.

Ter as vias respiratórias pérvias é mandatório, bem como analisar a respiração, avaliar presença de corpo estranho, dispneia e se o paciente encontra-se consciente.

Caso haja lesão por queimadura das vias respiratórias, deve se avaliar a necessidade de entubação orotraqueal imediata. Deve-se sempre pensar, descartar ou confirmar a hipótese de insuficiência respiratória.

A insuficiência pode ser ocasionada por queimadura direta das vias respiratórias, bem como intoxicação por CO ou CO_2, ou mesmo, ainda, de profundas e extensas queimaduras de face, tendo como consequência um grande edema deformante das estruturas anatômicas, levando à insuficiência respiratória.

Sinais objetivos de insuficiência respiratória incluem queimaduras extensas e profundas de face, lesão de supercílios, pestanas e vibrissas nasais, depósito de fuligem na orofaringe, fuligem no catarro, além de história de queimadura em ambiente fechado. A presença desses sinais pode significar queimadura de vias respiratórias e, se existir a possibilidade de broncoscopia com fibra óptica, esta deve ser realizada para confirmação do diagnóstico.

Se houver possibilidade de dosagem de gasometria arterial, o sangue deve ser colhido e avaliado inicialmente, servindo de base para o acompanhamento evolutivo.

Conforme a história clínica, sinais e sintomas presentes, utilizar oxigênio a 100% e, caso o quadro de insuficiência respiratória seja confirmado, o paciente deve ser entubado para suporte respiratório com estabilização do quadro respiratório e, assim que possível, ser transferido para um centro especializado.

Nas queimaduras circulares de tronco pode haver limitação da respiração, necessitando realizar uma escaratomia na região lateral do tórax para permitir sua expansão máxima.

Acesso de via venosa, reposição volêmica e cateterismo vesical

Esses pacientes necessitam de suporte hemodinâmico por via parenteral, e deve-se dar preferência à colocação de cateter em uma veia calibrosa (cefálica, femoral, jugular ou subclávia) que permita uma rápida infusão e utilização de soluções hipertônicas, se necessário. Na presença de choque em crianças, o acesso venoso pode ser difícil e, nesses casos, está indicado o acesso intraósseo tibial. O melhor parâmetro para avaliação e controle da reposição volêmica no paciente queimado é o débito urinário.

Os demais parâmetros, como a pressão arterial e a pressão venosa central, não são adequados, tendo em vista a descarga adrenérgica à qual o paciente é submetido. Muitas vezes, a pressão arterial encontra-se normal ou pouco alterada, mas o paciente encontra-se em choque ("choque do queimado").

Na ausência de doença renal prévia, sendo a reposição volêmica eficaz, a taxa de filtração glomerular será normal. Um rim demonstrando adequada filtração sugere boa volemia, bem como a função vital de outros órgãos do organismo.

Fórmula de Parkland para infusão de solução cristaloide

A fórmula de Parkland é utilizada para infusão de solução cristaloide (preferência ao *Ringer com lactato*), na proporção de 2 a 4 mℓ/kg/% de SCQ nas primeiras 24 horas, sendo que metade desse volume deve ser infundido nas primeiras 8 horas após o trauma térmico. O cálculo e a administração devem se basear a partir do momento da queimadura, não do momento em que se inicia o tratamento, a fim de obter um adequado volume circulante e em débito urinário.

Assim, em um paciente de 70 kg, com 50% de SCQ, o volume inicial calculado será de 14.000 mℓ (*Ringer com lactato*) nas primeiras 24 horas, sendo 7.000 mℓ nas primeiras 8 horas. É importante enfatizar que, mesmo que o paciente apresente SCQ > 50%, o cálculo deve ser feito em cima de 50%, pois esse é o teto máximo utilizado. Deve-se evitar o uso de coloides nas primeiras 24 horas.

Essa "fórmula" (ou qualquer outra) não deve ser utilizada de forma rígida, mas como orientação; apenas um guia inicial na difícil tarefa de reanimar um paciente grande queimado. Vale ressaltar que o objetivo é manter o débito urinário entre 0,5 e 1 mℓ/kg/hora, levando-se em conta as condições clínicas e a resposta do paciente.

Avaliação clínica geral

Após a coleta de dados, esses pacientes devem ser avaliados clínica, neurológica e laboratorialmente.

Ao se colher a história, avaliar o nível de consciência, traumatismo craniano, sinais de hipoxia e se existe trauma associado.

Sempre que possível, realizar hemograma, glicemia, ureia, creatinina e gasometria arterial, nos casos suspeitos de lesão de vias respiratórias, radiografia de tórax e eletrocardiograma em queimaduras elétricas.

Outros exames devem ser realizados de acordo com a necessidade e associações de outras condições (p. ex., traumas).

O paciente deve ser submetido à cateterização vesical de demora para monitoramento do débito urinário horário.

Um dos objetivos a ser perseguido na reposição volêmica consiste na manutenção do débito urinário em 0,5 a 1 mℓ/kg/hora. Débito menor do que esses valores indica hipoperfusão (hipoidratação), e exige maior oferta hídrica. Se estiver acima de 2 mℓ/kg/hora, a oferta está em excesso (hiperidratação), sendo necessário diminuí-la. As duas situações (hipo ou hiperidratação) podem ser maléficas ao paciente.

O atendimento inicial adequado do grande queimado pode determinar ou não sua sobrevida. Choque prolongado na fase inicial acarreta consequências gravíssimas no decorrer do tratamento, com importantes complicações, principalmente alterações hemodinâmicas e metabólicas. A prioridade absoluta é a estabilização do quadro respiratório e hemodinâmico nas primeiras 24 horas de queimadura.

Analgesia e proteção gastroduodenal

Após obter acesso venoso central e iniciar reposição volêmica, deve-se fazer uma análise do grau de dor desses pacientes. Na maioria das vezes, estes se encontram hipovolêmicos e com alterações significativas na microcirculação. Deve-se evitar analgésico SC ou intramuscular; assim, todos os medicamentos devem ser administrados por via venosa. Uma queimadura grave é capaz de causar dor intensa e alto grau de ansiedade; portanto, geralmente utiliza-se morfina na dose de 0,1 mg/kg/dose.

Os narcóticos são praticamente proibidos em pacientes com suspeita de lesão de vias respiratórias, e o uso de ansiolítico deve ser avaliado com extrema cautela.

Nos primeiros dias, esse paciente pode desenvolver uma úlcera de estresse gastroduodenal chamada "úlcera de Curling", ocasionada pela grande descarga adrenérgica e pela hipovolemia. Sua profilaxia deve ser feita com o uso de protetores como *omeprazol*, *ranitidina* ou *pantoprazol*.

Determinação da SCQ (extensão), profundidade e topografia das áreas atingidas

Na fase inicial do tratamento, deve-se remover as roupas para uma completa avaliação. Nos casos de queimaduras químicas, a remoção é útil também para se evitar que continue o contato com o agente causador. A retirada de todos os adornos (anéis, pulseiras e relógios) é útil para prevenir isquemia de extremidades.

Escarotomia

A presença de uma queimadura de 3º grau que atinge circularmente um segmento do corpo (p. ex., braço, punho, tornozelo) pode levar a uma isquemia por garroteamento em virtude do edema sob a escara inelástica. A expansão do edema comprime o vaso, reduzindo o fluxo sanguíneo arterial, podendo levar à isquemia e necrose desse membro.

A presença de pulso local deve ser avaliada; contudo, mesmo se houver pulso, isso não exclui a existência de síndrome compartimental (ver Capítulo 452, *Síndrome Compartimental*). Além da avaliação do pulso, deve-se fazer uma avaliação local de temperatura, dor e sinais de isquemia. Uma vez que se tenham sinais e sintomas de isquemia da extremidade, deve-se, também, fazer a escarotomia descompressiva, que consiste na abertura da escara e descompressão da circulação. Nos membros superiores e inferiores deve-se fazer, no mínimo, duas incisões longitudinais, uma medial e outra lateral, atingindo a espessura total da pele, podendo alcançar a fáscia muscular.

A incisão cirúrgica deve ser realizada nas primeiras horas do acidente, não necessitando de anestesia (área de queimadura de 3º grau é indolor), e não pode ser postergada para outro momento, sob risco da instalação de um quadro irreversível de necrose, inviabilizando a manutenção de um ou mais membros atingidos. Quando a região atingida circularmente for o tórax, o paciente pode ter suas incursões respiratórias comprometidas, e a escarotomia deve ser imediatamente realizada, para que o paciente não apresente um quadro de insuficiência respiratória que poderá levá-lo à morte. Nesses casos, as incisões devem ser realizadas envolvendo toda a espessura da pele, direcionadas tanto no eixo horizontal como no transversal do segmento, e em número suficiente para permitir a expansibilidade do tórax com restabelecimento da normalidade da função respiratória.

Curativo tópico

Se já existe programação para esse paciente ser transferido para uma instituição de saúde próxima, recomenda-se não realizar o curativo tópico no local do primeiro atendimento. Esse procedimento deve ser realizado na unidade especializada, onde as bolhas, flictenas e desbridamento dos tecidos desvitalizados serão tratados adequadamente e em ambiente mais propício. Nesse caso, apenas cubra ou enrole um lençol limpo sobre a queimadura, dando atenção prioritária à expansão volêmica. Manter esse paciente coberto é importante para diminuir o risco de hipotermia, proteger a ferida e proporcionar conforto.

Se a transferência demandar grande tempo e o paciente encontrar-se estabilizado hemodinamicamente, o curativo pode ser feito com *sulfadiazina de prata 1%*. Passa-se uma camada de creme de 3 mm sobre as gazes ou compressas cirúrgicas que são colocadas sobre as feridas e, em seguida, enrola-se uma atadura de crepom mais frouxa (em razão do edema que esses pacientes desenvolverão) sobre o curativo. A finalidade é cobrir e proteger a lesão e o paciente sem procurar debridá-lo.

Lembre-se da importância do posicionamento desses pacientes no leito. Paciente com lesão de face deve ser mantido com cabeceira elevada a 30°, com o objetivo de diminuir o grande edema que pode ocorrer. O mesmo se aplica aos membros.

Administração de antibiótico

Não se deve utilizar antibióticos profiláticos em pacientes queimados por não proporcionar cobertura adequada aos tecidos queimados, bem como não prevenir a infecção sistêmica. Na verdade, seu uso pode trazer graves complicações. Essa conduta deve ser definida na unidade final de tratamento e no momento apropriado.

Imunização contra o tétano

Avaliar o estado de imunização contra o tétano é obrigatório. Na certeza de imunização, não é preciso fazer reforço, mas, em caso de dúvida, recomenda-se aplicar 250 unidades de gamaglobulina hiperimune contra o tétano.

Resumo da conduta no paciente grande queimado (A, B, C, D, E)

- A (*airway*): avaliar vias respiratórias
- B (*breathing*): observar a respiração e identificar insuficiência respiratória
- C (*circulation*): acesso venoso e reposição imediata com cristaloide. Cateterismo vesical
- D (*disability*): obter história do paciente
- E (*exposition*): determinar extensão, profundidade e topografia da queimadura
- Analgesia
- Examinar tórax e extremidades. Verificar se há queimaduras circunferenciais e a necessidade de realização de escarotomia
- Estabilizar o paciente: vias respiratórias – volemia
- Avaliar indicação de internação e transferência
- Coleta de exames
- Curativo tópico (não devendo romper bolhas)
- Imunização contra o tétano
- Transporte/remoção.

QUEIMADURAS ESPECIAIS

Queimadura química

São, em geral, causadas por ácido (geralmente ácido sulfúrico ou ácido nítrico) e álcalis (geralmente por soda cáustica ou amônia anidra). As lesões por álcalis costumam ser mais graves do que as causadas por ácido, porque o álcalis penetra rapidamente e mais profundamente.

Recomenda-se remover os agentes químicos imediatamente da superfície corporal. Se for agente em pó, retirá-lo primeiro da pele para depois utilizar água corrente. Nenhum agente neutralizador é superior à água.

Muitas vezes, não se sabe ao certo o agente causador, e são grandes os riscos de se piorar o grau e a gravidade da queimadura por provocar uma reação exotérmica sobre a pele. Então, lava-se com água abundante por pelo menos 30 minutos. Lesões por álcalis nos olhos requerem pelo menos 8 horas de irrigação contínua (ver Capítulo 99, *Queimaduras Oculares Químicas*).

Queimadura elétrica

A queimadura elétrica resulta da passagem de uma corrente elétrica pelo corpo do paciente e pode ser causada por baixa voltagem (corrente alternada) ou alta voltagem (corrente direta). As queimaduras de baixa voltagem são, em geral, de origem domiciliar, mas, normalmente, a queimadura elétrica é mais séria do que aparenta. Quando a corrente atravessa o corpo, ela destrói músculos, nervos e vasos sanguíneos, podendo resultar em profundas alterações do balanço acidobásico e rabdomiólise (alta voltagem) e acarretando sérias alterações da função renal.

Em uma queimadura elétrica importante em que se observa urina avermelhada ou cor de "Coca-Cola", deve-se pensar em hemoglobinúria/mioglobinúria e acidose. Nesses casos, é importante manter um débito urinário mais elevado (2 mℓ/kg/h), associar manitol, se necessário, e corrigir a acidose metabólica adequadamente com bicarbonato de sódio por via venosa para aumentar a solubilidade da mioglobina.

Deve-se lembrar das alterações cardíacas (arritmias), que podem ocorrer, principalmente, nas primeiras 24 horas, quando o monitoramento cardíaco deve ser realizado.

Contatar unidade de queimados

É mandatório contatar a unidade de queimados e obter sua autorização prévia antes de se fazer sua transferência. Jamais realize uma remoção incerta.

Antes de proceder à transferência, é necessário estabilizar o paciente hemodinamicamente e avaliar suas vias respiratórias. É também importante definir o modo de transporte e ter uma previsão de tempo de transferência até a unidade especializada.

Obrigatoriamente, deve ser feito e encaminhado junto ao paciente em questão um relatório médico minucioso de todos os procedimentos, medicamentos, condutas e exames realizados.

BIBLIOGRAFIA

Arruda FCF, Neves CGL, Prado M, Paula PRS. Uso de aplicativos móveis em cirurgia plástica. Rev Bras Cir Plast. 2015;30(1):101-104.

Gomes DR, Serra MC, Pellon MA. Queimaduras. Rio de Janeiro: Revinter; 1985.

Gomes DR, Tocantins FR, Serra MC, de Paula Nogueira PRS. Resposta endócrino-metabólica e apoio nutricional no paciente queimado. Rev Bras Cir. 1990;80(5):323-31.

Maciel E, Novaes FN, Piccolo NS, Serra MC. Tratado de queimaduras. Rio de Janeiro: Atheneu; 2004.

Sociedade Brasileira de Queimaduras. Curso nacional de atendimento aos queimados; 2019.

Sociedade Brasileira de Queimaduras. Curso nacional de normatização de atendimento aos queimados; 2014.

635
Síndrome Aguda da Radiação Ionizante

Efeitos da radiação ionizante

Alexandre Rodrigues de Oliveira • Carlos Eduardo Brandão-Mello

INTRODUÇÃO

Abrange qualquer alteração somática ou genética, funcional ou morfológica, causada por ondas eletromagnéticas ou partículas atômicas aceleradas, compreendendo principalmente os raios X e as partículas α, β e γ.

O efeito das radiações ionizantes pode ser imediato, quando os indivíduos são afetados por doses elevadas a curto prazo, ou tardio, quando comprometem, principalmente, as estruturas do DNA celular, com destruição de genes, mutações ou recombinações anormais. Isso pode resultar em alterações hematopoéticas e de outras células, além de defeitos hereditários.

As alterações histopatológicas dependem do grau da exposição, podendo ocorrer atrofia e fibrose da derme, perda dos folículos pilosos, hipoplasia ou aplasia da medula óssea, desnudação das vilosidades intestinais e fibrose miocárdica, pulmonar, hepática e renal.

TIPOS DE DANOS RADIOBIOLÓGICOS

- **Molecular**: danos em macromoléculas, enzimas, RNA e DNA, interferência no processo metabólico
- **Subcelular**: danos na membrana celular, no núcleo, nos cromossomos, nas mitocôndrias e nos lisossomos
- **Celular**: inibição da divisão celular, morte celular e transformação para o estado maligno
- **Tecidos e órgãos**: danos a SNC, SGI e MO, podendo levar o indivíduo à morte; carcinogênese.

Os desfechos dos danos radiobiológicos mais graves são morte e diminuição do tempo de vida. Podem ocorrer também alterações genéticas e mutações cromossômicas (Quadro 635.1).

Para saber mais

Quando um organismo é exposto à radiação, deve-se considerar:
- Dose da exposição: única (aguda), fracionada, contínua (crônica)
- Tipo de exposição: corpo inteiro (3/4), corpo parcial, local (localizada)
- Efeitos: agudos (horas até 2 meses), crônicos (tardios).

EFEITOS DA RADIAÇÃO IONIZANTE

Caracterizada por dano (injúria) em diversos órgãos e sistemas, particularmente aqueles com rápido *turn over* celular, como gônadas sexuais, sistemas digestório e hematopoético. Pode ser decorrente de exposição maciça à radiação ionizante, seja de corpo inteiro, fracionada ou devido à contaminação interna.

Parâmetros variáveis
- Duração da exposição, natureza da radiação
- Forma de distribuição temporoespacial.

Aspectos clínicos
- 1ª fase – prodrômica: antecede os sintomas e manifesta-se logo após à exposição (de acordo com a dose de 5 a 15 minutos). A reação máxima ocorre dentro de 30 minutos a poucos dias
- 2ª fase – latência
- 3ª fase – síndrome hematológica, gastrintestinal e neurológica
- 4ª fase – recuperação.

Quadro 635.1 Dose da exposição, tempo de sobrevida e modo de morte na síndrome aguda da radiação ionizante.

Dose corpo inteiro (cGy)	Tempo de sobrevida	Modo de morte
100.000 ou mais	Morte imediata	Morte molecular
5.000 a 100.000	Minutos a 48 h	Sistema nervoso central
600 a 5.000	3 a 10 dias	Trato gastrintestinal
200 a 600	10 a 30 dias	Medula óssea
Abaixo de 200	–	Efeitos tardios

Sintomas
- GI: anorexia, náuseas, vômitos, diarreia, cólicas intestinais, salivação, perda de fluido, desidratação e perda de peso
- Gerais: febre, dor de cabeça e hipotensão arterial
- Sistema nervoso e músculos: fadiga, apatia ou indiferença, exsudação

SÍNDROME HEMATOPOÉTICA
- Observada nos acidentes de radiação γ, com 200 a 600 cGy e nêutrons
- Células-alvo: *stem cell* da medula óssea
- Depleção das células sanguíneas circulantes
- Morte pode ocorrer dentro de 30 a 60 dias
- Doses superiores a 100 cGy apresentam índice mitótico da MO equivalente a zero
- Decréscimo de:
  - Granulócitos (neutrófilos, eosinófilos e basófilos)
  - Agranulócitos (linfócitos e monócitos)
  - Eritrócitos (hemácias): anemia
  - Plaquetas: plaquetopenia.

SÍNDROME DIGESTIVA
- Observada nos acidentes de radiação γ, com 600 a 5.000 cGy e nêutrons
- Danos no epitélio intestinal e no sistema de renovação celular
- Morte pode ocorrer dentro de 3 a 10 dias
- Atividade das células da cripta é reduzida a zero após 30 minutos
- Dentro de 2 a 6 horas ocorre a fase de elevação transitória e a fase de decréscimo recuperação do epitélio
- Dentro de 5 a 10 dias, a vilosidade intestinal torna-se curta e achatada, ocasionando morte por infecção.

EFEITOS DA RADIAÇÃO NA PELE (DERME)
- Danos nos tecidos da epiderme, derme e subcutâneo
- Local de maior dano: camada germinativa da epiderme
- Local de resposta rápida: rede capilar da derme.

SÍNDROME NEUROLÓGICA (SNC)
- Observada nos acidentes de radiação γ acima de 5.000 cGy e menos para nêutrons
- Morte ocorre dentro de 48 horas
- Falência do SNC associado ao GI e MO.

SÍNDROME HORMONAL
- 10 cGy: diminuição na contagem de espermatozoides (12 meses)
- 250 cGy: oligospermia e esterilidade temporária por (2 a 3 anos ou mais)
- 400 a 600 cGy ou 1.500 cGy fracionada (10 dias): azospermia com esterilidade permanente
- Não ocorre alteração no quadro hormonal na libido e na capacidade física.

MANIFESTAÇÕES CLÍNICAS
- Irritabilidade
- Hiperexcitabilidade (decorrente de danos nos neurônios e nos vasos sanguíneos)
- Desmaio, convulsões

- Coma
- Acúmulo de fluidos, ocasionando aumento de pressão intracraniana.

DIAGNÓSTICO

- Exame clínico
- Histórico do acidente
- Identificação de fatores complicadores:
  - Radiolesões
  - Contaminação interna e externa
- Exames laboratoriais:
  - Hemograma completo/plaquetas
  - Bioquímica do sangue
  - Bacteriologia e cultura (urina, sangue e secreções)
  - Dosimetria citogenética.

TRATAMENTO

Medidas gerais

- Hidratação
- Dieta
- Analgesia.

Tratamento específico

- Prevenção e tratamento das infecções
- Suporte hematológico
- Transfusão de concentrados de plaquetas e hemácias
- GM-CSF e transplante de medula óssea
- Tratamento das radiolesões
- Descontaminação interna (azul da Prússia, no caso do Cs^{137}).

BIBLIOGRAFIA

Azevedo MF. GPS Medicamentos. Guia prático em saúde. Rio de Janeiro: Guanabara Koogan; 2017.

Brandão-Mello CE. Personal insights on the Goiania radiation accident. Health Phys. 1991;60:3-4.

Brandão-Mello CE, Oliveira AR, Cordeiro J, Farina R, Valverde NJL. Clinical and hematological aspects of the 137 Cesium – the Goiania radiation accident. Health Phys. 1991;60:31-9.

Brandão-Mello CE, Oliveira AR, Farina R. Medical aspects of 137 Cesium decorporation – the Goiania radiological accident. Health Phys. 1991;60:52-62.

Brandão-Mello CE, Oliveira AR, Hunt J, Farina R, Valverde NJL. Medical and related aspects of the Goiania Accident. An Overview. Health Phys. 1991;60:17-24.

Brandão-Mello CE, Straume T, Longlais RG, Lucas J, Jansen RH, Bigbee WL, Ramalho AT. Novel biodosimetry methods applied to victims of the Goiania accident. Health Phys. 1991;60:71-6.

Oliveira AR, Valverde NJL, Brandão-Mello CE, Almeida CEV. Revisiting the Goiânia accident: medical and dosimetric experiences. Radiat Prot Dosimetry. 1998;77:107-11.

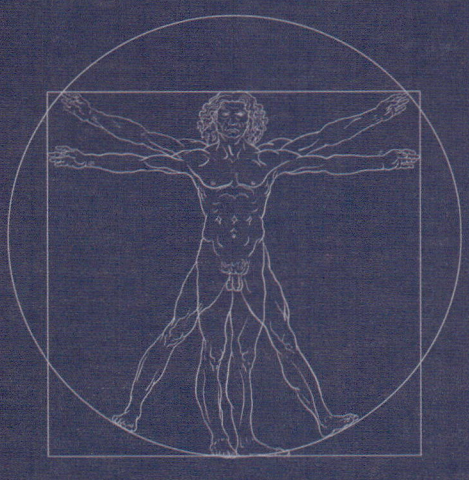

Parte 22

Maus-Tratos e Violência contra Crianças, Adolescentes, Mulheres e Pessoas Idosas

Eliane Terezinha Afonso ♦ Adriana Helena de Matos Abe ♦
Marta Maria Alves da Silva ♦ Elisa Oliveira Dafico Pfrimer ♦
Flávio Henrique Alves de Lima

INTRODUÇÃO

A Organização Mundial da Saúde (OMS) define violência como "o uso intencional de força física ou do poder, real ou em forma de ameaça, contra si próprio, contra outra pessoa, ou contra um grupo ou uma comunidade, que resulte ou tenha possibilidade de resultar em lesão, morte ou dano psicológico".

Na infância e na adolescência, a violência abrange tudo o que é feito ou o que se deixa de fazer (por ação ou omissão), de forma consciente ou não, e que provoque dano físico, sexual e/ou psicológico à criança ou ao adolescente, podendo assumir diferentes formas (Figura 636.1).

No Brasil, por motivos de ordens diversas, incluindo desigualdade socioeconômica, *crianças* e *adolescentes* estão entre os grupos mais vulneráveis aos efeitos da cultura da violência.

A violência nessa faixa etária é uma das causas externas responsáveis pelo grande incremento na morbimortalidade de menores de 19 anos.

Segundo inquérito do Ministério da Saúde do ano de 2014, o tipo de violência mais frequente entre menores de 10 anos foi negligência/abandono, seguido de violência física e sexual. Os principais agressores foram pai e mãe, envolvendo crianças de 0 a 1 ano e de 2 a 5 anos; os agressores "conhecidos ou amigos da família" foram os que mais praticaram violência contra crianças de 6 a 9 anos; nessas faixas etárias, o local mais frequente de violência foi o domicílio. Dos 15 aos 19 anos, o principal tipo de violência é a interpessoal no *meio extrafamiliar* (praticada por não familiares da vítima).

Os dados evidenciam a importância e a necessidade de participação de todos os profissionais de saúde no reconhecimento, na condução adequada e na prevenção das situações de violência nesse ciclo da vida.

Outros tipos de violência contra crianças e adolescentes são o trabalho infantil; a tortura; o tráfico de pessoas; a violência financeira, patrimonial ou econômica; a intervenção legal, a violência de gênero, as violências relacionadas à raça e etnia, e contra grupos mais vulneráveis, como a homofobia.

Aspectos culturais têm forte correlação com a violência intrafamiliar

Em nossa sociedade, ela ainda é vista como instrumento disciplinador e é legitimada pelas próprias famílias como uma forma de resolver conflitos. Esse fato certamente contribui para a perpetração do ciclo da violência intrafamiliar e, possivelmente, também da extrafamiliar a longo prazo, considerando o impacto no comportamento das crianças que serão, no futuro, adultos que reproduzirão o comportamento assimilado (Figura 636.2).

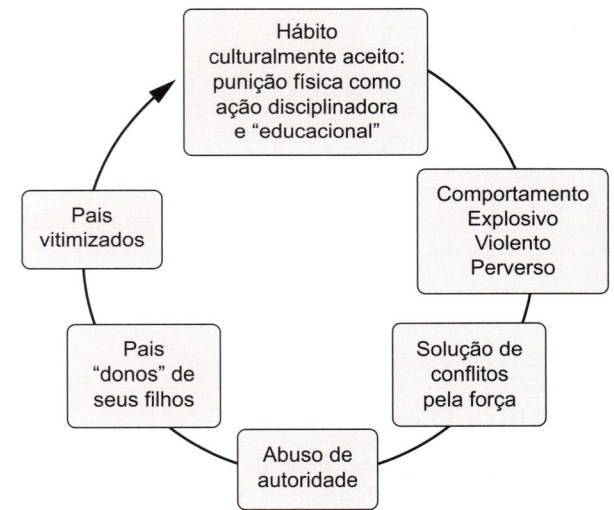

Figura 636.2 Punições físicas e violência intrafamiliar. (Adaptada de Sociedade de Pediatria de São Paulo, 2018.)

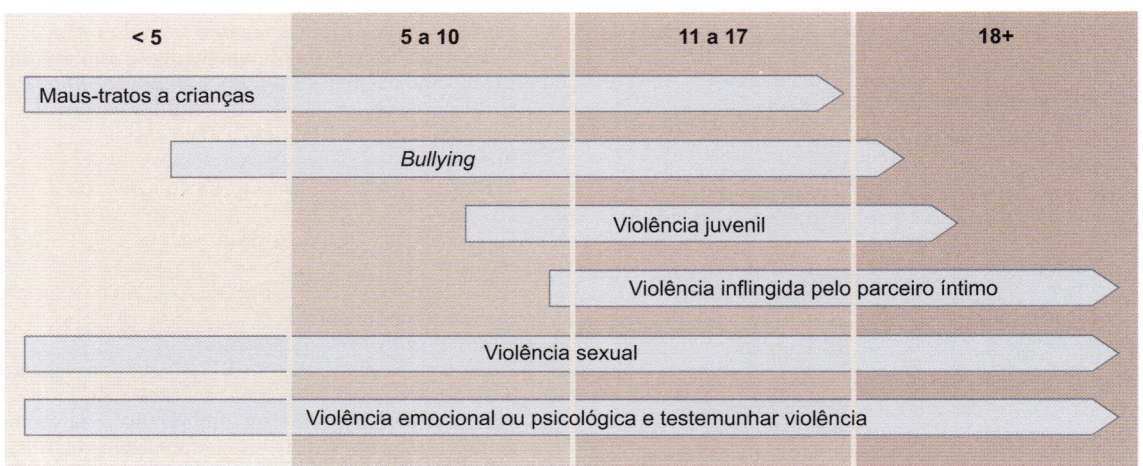

Figura 636.1 Tipos de violência segundo a faixa etária. (Adaptada de Organização Pan-Americana da Saúde, 2017.)

FORMAS DE VIOLÊNCIA INTERPESSOAL NA INFÂNCIA E NA ADOLESCÊNCIA

A *violência intrafamiliar* é a forma mais frequente de violência contra menores de 15 anos no Brasil. Nesse tipo de violência, a vítima e o provável autor têm grau de parentesco, laços consanguíneos ou vínculos afetivos fortes.

As formas de *violência* contra crianças e adolescentes podem ser categorizadas em quatro grupos (Quadro 636.1). No entanto, é importante ressaltar que, na maioria das vezes, crianças e adolescentes estão submetidos a uma combinação de formas de violência, e não a um único tipo.

Em razão dos problemas socioeconômicos da população, a identificação da *negligência* em nosso meio é complexa e revestida de grande dificuldade para se determinar a existência da intencionalidade.

Muitos casos desafiam a sensibilidade dos profissionais da saúde em discernir entre prática abusiva, ignorância ou miséria. Comparar com famílias próximas sujeitas a condições sociais semelhantes pode ser um parâmetro.

De qualquer maneira, essas situações precisam ser notificadas para que sejam tomadas medidas de proteção e assistência à vítima e à família, se necessário.

A *violência psicológica*, na maioria das vezes, não apresenta sinais evidentes imediatos, sendo difícil de diagnosticar, e costuma estar associada a outras formas de violência.

A *violência sexual*, independente de ocorrer ou não contato físico, geralmente é carregada de consequências negativas para a saúde da criança ou do adolescente, de imediato ou a longo prazo. A falta de evidência física para sua comprovação é um fator que dificulta o diagnóstico.

Algumas *formas específicas de violência* foram recentemente reconhecidas e merecem ser ressaltadas devido sua crescente ocorrência e gravidade (Quadro 636.2). A identificação desses riscos individuais e familiares, pelos profissionais da saúde, tem importância significativa para o desenvolvimento de ações preventivas e de proteção.

DIAGNÓSTICO

O diagnóstico de violência cometida contra crianças e adolescentes costuma não ser simples. Em geral, a suspeita surge no momento em que se faz a anamnese ou no decorrer do exame físico.

Quadro 636.1 Principais formas de violência contra crianças e adolescentes.

Tipos de violência	Características
Violência física	Uso da força física de modo intencional, deixando ou não marcas evidentes
Violência psicológica	Agressão verbal constante, humilhação, ameaça, rejeição, discriminação visando à dominação
Negligência	Falta de cuidados quanto às necessidades próprias da idade e condições de desenvolvimento. Pode ser de proteção, saúde, educação ou estrutural
Violência sexual	Utilização do corpo de uma criança ou adolescente para satisfação sexual de adultos, com ou sem violência física. Pode acontecer por meio de exploração sexual, pornografia infantil ou estupro

Quadro 636.2 Tipos específicos de violência contra crianças e adolescentes.

Tipos de violência	Características
Síndrome de Münchhausen	Os sintomas e sinais apresentados são inventados ou provocados por terceiros, em geral um dos pais ou responsáveis. Resulta em sofrimento físico e psíquico; internações, exames ou uso de medicamentos desnecessários
Violência química	Imposição do uso, pela criança ou adolescente, de substâncias psicoativas, com o intuito de conter, controlar, inibir, dominar
Intoxicação e envenenamento	Formas menos frequentes praticadas com intenção de causar dor, sofrimento ou morte
Bullying	Agressão física ou psicológica intencional sem motivação aparente, causando sofrimento e humilhação. Geralmente feita de maneira repetitiva, de forma individual ou coletiva, praticada por iguais. Pode ocorrer na escola e em outros locais, como na própria família
Cyberbullying	Envolve o uso de ferramentas tecnológicas, como a internet e outras relacionadas, para executar o *bullying*, como *e-mails*, fotos ou textos ofensivos divulgados em redes sociais, por exemplo
Autoagressão e tentativa de autoextermínio	Busca intencional, de forma constante e progressiva, de atividades de risco e formas de lesar a si mesmo (automutilação), podendo chegar ao suicídio
Filicídio	Assassinato de uma ou mais crianças por um ou ambos os pais, independentemente da idade da vítima

Como na maioria das vezes não se observa evidências físicas, a anamnese ocupa lugar relevante no esclarecimento dos casos.

Os sinais de sofrimento emocional podem anteceder os físicos e são de difícil percepção, exigindo um olhar atento dos profissionais no atendimento. Na consulta, é importante identificar quem é o acompanhante da criança ou adolescente e o vínculo entre eles, uma vez que é comum o(a) agressor(a) acompanhar a vítima.

Fatores de risco para ocorrência de violência

- Reprodução de experiências anteriores de violência
- Agressividade excessiva de um ou mais membros da família
- Alcoolismo ou abuso de outras substâncias
- Histórias de separação e/ou de conflitos na família
- Crianças não desejadas, não planejadas
- Prematuros ou crianças hospitalizadas por longos períodos
- Crianças de sexo ou aspecto físico diferente da expectativa dos pais
- Filhos com baixa capacidade intelectual e hiperativos; fracasso escolar
- Filhos criados por outras pessoas, ou com pais distantes, física e/ou emocionalmente
- Filhos de outros relacionamentos
- Filhos com "comportamento difícil", que não respeitam limites
- Portadores de doença crônica ou deficiência
- Pertencer a minorias raciais, como indígenas e quilombolas
- Pertencer a grupos mais vulneráveis como LGBTQIA+, deficientes, crianças institucionalizadas, doentes crônicos e outros

- História clínica incompatível com as lesões existentes
- Lesões incompatíveis com o estágio de desenvolvimento da criança
- Relatos discordantes quando o responsável é entrevistado por mais de um profissional em diferentes momentos
- Relatos discordantes quando os responsáveis são entrevistados separadamente
- Relatos discordantes quando a entrevista com a vítima e os responsáveis ocorre separadamente
- Atitudes do responsável de menosprezo e desatenção para com a vítima
- Responsabilização da vítima por problemas familiares
- Postura ameaçadora ou sedutora do responsável, perceptível no atendimento
- Supostos acidentes ocorridos de forma repetitiva e/ou com frequência acima do esperado, relacionados com suposta hiperatividade, má índole e desobediência da criança
- Internações repetidas
- Suposto acidente para o qual a procura de socorro médico ocorre muito tempo após o evento
- Relatos dos pais sobre experiências próprias como vítimas de alguma forma de violência na família
- Crianças maiores que não querem relatar o que aconteceu, mostrando-se amedrontadas.

É provável que a criança ou o adolescente não informe à equipe de atendimento o que, de fato, ocorreu.

O medo de ser repreendido é muito comum, assim como o desejo de proteger o(a) agressor(a), devido ao vínculo emocional entre ambos. No entanto, a observação de *alterações comportamentais e/ou sinais* deve salientar a suspeita de violência (Quadro 636.3).

LESÕES DECORRENTES DE VIOLÊNCIA FÍSICA

São mais encontradas na pele e mucosas e, em seguida, no sistema osteomuscular, sistema nervoso central e estruturas torácicas e abdominais. As principais são:

- Pele e mucosas: hematomas seguidos por lacerações e arranhões. Quando algum instrumento é usado para a agressão, pode-se identificar sua forma "impressa" na pele (cinto, fios, garfo, cigarros, dentes). Ainda: hiperemia, escoriações, equimoses, hematomas, queimaduras de terceiro grau, "arrancamentos" (dentes, cabelos), marcas de mordidas
- Sistema osteomuscular: fraturas inexplicadas, localizadas mais comumente nas extremidades, em diferentes estágios de consolidação, embora pouco frequentes, são típicas de maus-tratos. Em crianças menores, ossos longos costumam ser afetados na zona metafisária. Fratura de costelas ocorrem, em geral, na região posterior, próximo à articulação costovertebral, com incidência de 5 a 27% nas crianças vítimas de violência física. Alta especificidade nas crianças de até 2 anos. Escápula e esterno são incomuns, mas altamente específicas. Clavícula bilateral de difícil explicação por trauma mecânico não intencional
- Sistema nervoso central: lesões de dois tipos, externas (fraturas dos ossos do crânio que podem ser lineares, deprimidas ou cominutivas) e internas (produzidas por "sacudidas" ou impactos que levam à hematoma subdural ou subaracnoide e hemorragia retiniana, presente em 78% dos casos de TCE por maus-tratos e 5% dos casos acidentais). A síndrome do bebê sacudido ocorre com mais frequência em crianças com menos de 1 ano e que apresentam: diminuição do nível de consciência, sonolência, irritabilidade, convulsões, coma, vômitos, alteração do ritmo respiratório, incluindo apneia, e postura em opistótono
- Lesões torácicas e abdominais: são pouco frequentes e, em geral, decorrem de compressão anteroposterior (síndrome do bebê sacudido) ou de tração violenta do braço. As lesões viscerais abdominais ocorrem em pequena porcentagem e são mais comuns em crianças acima de 2 anos
- Lesões sentinelas de violência: são exemplos dessas lesões as equimoses e as lesões intraorais, como a ruptura de frênulo. São importantes para que se possa identificar precocemente maus-tratos e notificar e intervir, evitando a evolução desses casos para situações mais violentas.

Diagnóstico diferencial

Para fazer o diagnóstico diferencial de maus-tratos físicos contra crianças e adolescentes, é importante investigar doenças hematológicas, como coagulopatias ou leucoses, que podem causar hematomas e equimoses em regiões não habituais de trauma. Fraturas também podem ocorrer acidentalmente, e osteogênese imperfeita pode sugerir traumas. Lesões neurológicas podem ocorrer por trauma no parto.

Exames complementares

A indicação depende da natureza da suspeita e deve ser direcionada pelos dados clínicos:

- Estudo radiológico do esqueleto em crianças < 2 anos. Acima dessa idade, realizar radiografias de regiões conforme a área dolorosa
- Tomografia computadorizada e ressonância magnética em lesões intracranianas
- Exames hematológicos: coagulograma (para diagnóstico diferencial de coagulopatias), hemograma completo com plaquetas
- Exames bioquímicos: intoxicação exógena, CPK (quase sempre aumentada em casos de traumas), amilase, transaminases, gama-GT (trauma abdominal)
- Exame simples de urina, intoxicação exógena, pesquisa das doenças sexualmente transmissíveis, nos casos de abuso sexual
- Pesquisa de gravidez, nos casos de abuso sexual.

VIOLÊNCIA SEXUAL CONTRA CRIANÇAS E ADOLESCENTES

Violência sexual é todo ato ou jogo sexual promovido por alguém que está em estágio de desenvolvimento psicossexual mais adiantado do que o da criança ou adolescente. Nessa situação, o agressor tem a intenção de estimulá-la sexualmente ou utilizá-la para obter satisfação sexual. Essas práticas eróticas e sexuais são impostas à criança ou ao adolescente pela violência física e psicológica na forma de ameaças ou pela indução de sua vontade.

A violência sexual pode variar desde atos em que não exista contato sexual (*voyeurismo*, exibicionismo) até diferentes tipos de atos libidinosos físicos com ou sem penetração.

Quadro 636.3 Alterações comportamentais e sinais sugestivos de violência.

Alterações comportamentais e sinais sugestivos de violência	Criança			Adolescente
	0 a 11 meses	1 a 4 anos	5 a 9 anos	10 a 19 anos
Choro sem motivo aparente				
Irritabilidade frequente, sem causa aparente				
Olhar indiferente e apatia				
Tristeza constante	X			
Demonstração de desconforto no colo		X	X	X
Reações negativas exageradas a estímulos comuns ou imposição de limites	X			
Atraso no desenvolvimento, perda ou regressão de etapas atingidas				X
Dificuldades na amamentação, podendo chegar à recusa alimentar e vômitos persistentes			X	X
Distúrbios de alimentação	X			
Enurese e encoprese	X	X		
Atraso e dificuldade no desenvolvimento da fala	X			X
Distúrbio do sono				
Dificuldade de socialização e tendência ao isolamento	X			
Aumento da incidência de doenças, injustificáveis por causas orgânicas, especialmente as de fundo alérgico				
Afecções de pele frequentes, sem causa aparente				
Distúrbios de aprendizagem, levando ao fracasso na escola	X	X		
Comportamento extremo de agressividade ou destrutividade	X			
Ansiedade ou medo ligado a determinadas pessoas, objetos ou situações	X			
Pesadelos frequentes, terror noturno	X			
Tiques ou manias	X			
Comportamentos obsessivos ou atitudes compulsivas	X			
Baixa autoestima e autoconfiança	X			
Automutilação, escarificações, desejo de morte e tentativa de suicídio	X			
Problemas de atenção ou dificuldade de concentração	X			
Sintomas de hiperatividade	X			
Comportamento de risco, levando a traumas frequentes ou acidentes	X	X		
Uso abusivo de álcool e outras drogas	X	X		
Doenças sexualmente transmissíveis				
Infecção urinária de repetição				
Hiperemia ou secreção uretral ou vaginal				
Quedas e lesões inexplicáveis				
Lesões físicas (manchas roxas, fraturas, queimaduras, feridas), às vezes, em vários estágios				

Os espaços preenchidos em roxo indicam a presença do sinal/sintoma segundo a faixa etária. (Adaptado de Guia de Vigilância em Saúde, 2016.)

Importante ressaltar que o abuso sexual se estende, ainda, para situações de exploração sexual visando a lucro, como prostituição, pornografia, redes de tráfico e turismo sexual.

Sexting

Nos últimos tempos, tem chamado a atenção como forma de violência sexual o *sexting*, termo em inglês usado para definir o envio de mensagens, fotos e vídeos pessoais de conteúdo sensual por meio de qualquer meio eletrônico. Essa prática tem sido comum entre adolescentes como forma de sedução, prova de amor e de competição que, no final, resulta em propagação de pornografia infantojuvenil e gera prejuízo e sofrimento.

Por representar um tabu cultural, a violência sexual permanece subnotificada em nosso meio. A maioria dos casos ocorre dentro dos lares e, muitas vezes, sem violência física ou outras evidências, mas com grande carga emocional.

Os agentes agressores, em geral, são os pais, padrastos, parentes ou pessoas próximas que exercem alguma influência ou desfrutam da confiança dos pais e parentes. A mãe raramente aparece como agressora, mas é comum sua participação "passiva", consentindo silenciosamente, geralmente constrangida pelo medo da desestruturação da unidade familiar ou por temor às ameaças de seu cônjuge.

Quando o *abuso sexual* é *intrafamiliar*, isto é, cometido por alguém da família, um pacto de silêncio se estabelece em

80% dos casos e é muito difícil de ser quebrado, uma vez que a vítima é, naturalmente, vinculada afetivamente ao agressor. Além disso, a denúncia afetará toda a família e todos se verão envolvidos. Essas situações requerem uma atuação cuidadosa da equipe multiprofissional e são, geralmente, abusos de caráter crônicos e repetitivos.

O abuso sexual ocorre indistintamente em todos os segmentos ou classes sociais, embora ganhe maior visibilidade entre as menos favorecidas socioeconomicamente.

Entende-se por *abuso sexual extrafamiliar* os casos de abuso praticados por um agressor não pertencente ao núcleo familiar, que pode ser conhecido ou desconhecido da família ou da vítima. Os abusadores desconhecidos tendem a praticar violência sexual de forma abrupta, acompanhadas de lesões físicas com maior gravidade, diferente do observado quando praticado por pessoas conhecidas.

Na violência sexual, a falta de evidência física para comprovação é habitualmente um fator que dificulta o diagnóstico. Este se baseia na anamnese, exame físico (incluindo exame genital e anal), exames laboratoriais e por imagem, se necessários. Além do histórico médico, o histórico psicossocial, a dinâmica e a composição familiar são informações muito importantes de serem avaliadas e devem ser levantadas para identificação de fatores de risco e vulnerabilidade.

Os sinais e sintomas da *violência sexual* sofrida podem ser de diversas ordens e ter variadas formas de apresentação, exigindo uma maior percepção geral do médico e dos demais profissionais para seu diagnóstico (Quadro 636.4).

Exame físico na suspeita de violência sexual

Recomendações práticas para a realização do exame clínico:
- Lesões físicas não são evidentes na maioria dos casos de violência sexual, especialmente nas intrafamiliares, que são frequentemente de ocorrência crônica e recorrente. Cerca de 80% das vítimas apresentam exame físico normal, mesmo tendo comprovadamente ocorrido o abuso
- É importante realizar o exame físico na presença de um responsável e outro profissional
- O adolescente ou a criança precisa ser esclarecido dos procedimentos que serão realizados
- O corpo todo precisa ser examinado à procura de possíveis lesões, de maneira cuidadosa e abrangente, especialmente áreas envolvidas em atividades sexuais, como boca, mamas, genitais, períneo, nádegas e ânus
- Exame ginecológico completo deve ser realizado em todos os casos de violência sexual (confirmados ou suspeitos), e é obrigatório nos atendimentos de urgência, independentemente das providências legais
- Quando necessário, o exame ginecológico deve ser realizado por médico sob narcose da paciente em centro cirúrgico, para evitar a revitimização de um exame forçado
- São sinais físicos indicativos de violência sexual: lesões nos fórnices vaginais, especialmente o posterior, lesões do trato urinário, hiperemia, edema, escoriações, fissuras, rupturas, sangramentos, ruptura himenal recente, evidências de IST e gravidez
- Os danos físicos, genitais ou extragenitais devem ser cuidadosamente descritos em prontuários do paciente
- Se possível, os traumatismos físicos devem ser fotografados e anexados ao prontuário. Na indisponibilidade desse recurso, representações esquemáticas ou desenhos podem ser utilizados
- Lembrar que lesões superficiais e fissuras podem cicatrizar em 24 ou 48 horas.

Quadro 636.4 Manifestações da violência sexual.

Manifestações corporais

- Alterações ou queixas referentes ao aparelho genital e urinário, como prurido ou hiperemia na área genital, infecções urinárias de repetição, odor vaginal, leucorreia ou secreções penianas
- Lesões atípicas ou sangramento na região genital, incluindo alargamento do canal vaginal ou reto. Dificuldade no controle de esfíncteres (encoprese, enurese)
- Lesões de palato ou de dentes anteriores, decorrentes de sexo oral
- Transtornos somatoformes ou de cunho psicossomático sem causa clínica aparente, como cefaleia recorrente, dor abdominal ou outra dor crônica; síndrome dispéptica ou outras dificuldades digestivas; transtornos alimentares (anorexia ou compulsão)
- Sinais de traumatismo físico ou lesões corporais por uso de violência física pode ocorrer concomitante com a violência sexual
- História de iniciação sexual e gravidez precoce ou aborto em adolescentes

Manifestações comportamentais e psíquicas

- Tristeza constante, depressão, ansiedade, retração e situações autodestrutivas, incluído isolamento social, ideação suicida e impulsividade. Agressividade e autoflagelação ou uso de drogas ilícitas
- Desinteresse por brincar ou outras atividades esperadas para a idade; desinteresse por outras crianças e pessoas
- Crianças com medo direcionado para uma pessoa ou pânico de ficar sozinha; sono comprometido
- Mudanças súbitas e inexplicadas no humor, incluindo agressão e raiva contra familiares
- Comportamentos regressivos infantis e inadequados para a idade
- Baixo nível de autoestima e grande preocupação em agradar os outros ou dificuldade de confiar nas pessoas
- Interesse sexual inesperado para a idade (precoce) ou hipersexualização manifestada de diversas formas, incluindo os desenhos de crianças
- Masturbação frequente e compulsiva, independente do ambiente em que se encontre
- Tentativas frequentes de desvio para brincadeiras que possibilitem intimidades, manipulação genital, ou, ainda, que reproduzem as atitudes do abusador com ela
- Medo de ser atraente e repulsa ao contato físico
- Desvio do comportamento sexual: promiscuidade, perversões, fetichismo, exibicionismo
- *Voyeurismo*, parafilias – pedofilia
- Faltas frequentes à escola sem motivo aparente ou conhecido podem ocorrer em todas as formas de violência

Exames complementares

Os exames devem ser solicitados conforme a particularidade dos casos e o tipo de agressão sofrida. Na maioria das vezes, serão minimamente necessários os exames laboratoriais e de imagem complementares listados no Quadro 636.5.

Quadro 636.5 Exames laboratoriais e de imagem.

- Ultrassonografia, tomografia computadorizada e ressonância magnética de abdome (para afastar sangramentos ou lesões intracavitárias)
- Exames hematológicos: hemograma completo; coagulograma
- Exames bioquímicos: CPK (quase sempre aumentada em casos de agressões físicas); amilase, transaminases e γGT (trauma abdominal)
- Exame simples de urina
- Sorologias para as principais ISTs (sífilis, HIV, hepatites B e C)*
- Quando pertinente, também se deve coletar material para bacterioscopia e cultura de material anal, vaginal e orofaringe

*A norma técnica do Ministério da Saúde de atenção a vítimas de violência sexual recomenda que sejam realizadas em todos os casos agudos ou crônicos de abuso sexual. É importante que se determine o *status* sorológico no momento do primeiro atendimento, sendo que as sorologias devem ser repetidas após 6 e 12 semanas (HIV e sífilis) e após 6 meses (HIV e hepatites B e C).

ATENÇÃO À CRIANÇA, AO ADOLESCENTE E ÀS FAMÍLIAS EM SITUAÇÃO DE VIOLÊNCIA DE QUALQUER NATUREZA

É recomendável que a criança ou adolescente, no momento da consulta, ou logo que possível, seja avaliada por equipe multiprofissional constituída minimamente por: médico(a), enfermeiro(a), assistente social e profissional da área da psicologia. No entanto, o atendimento médico é prioritário e deve ocorrer independentemente da existência dos outros profissionais no serviço.

Habitualmente, criança ou adolescente vítima de violência encontra-se frágil e confuso; muitas vezes, está acompanhado pelos agentes agressores, que podem ser os próprios pais. Diante disso, é importante, em algum momento do atendimento, realizar parte da entrevista na presença de outro técnico e sem o familiar. Por sua vez, a abordagem envolve toda a família e é de cunho interdisciplinar. Três eixos de atenção precisam ser considerados no atendimento desses pacientes e seus familiares:

- Acolhimento/atendimento: saúde, educação, assistência social, trabalho, cultura, lazer, profissionalização
- Responsabilização: Instituto Médico-Legal (IML), Varas Criminais, Ministério Público, Delegacias de Polícia e Delegacias Especializadas
- Proteção: Conselhos Tutelares, Varas da Infância e da Juventude, Ministério Público, Defensoria Pública, Centros de Defesa.

O acolhimento representa a primeira etapa do atendimento da criança ou adolescente com suspeita ou violência confirmada, e é fundamental que essa etapa seja permeada pela ética, privacidade, confidencialidade e pelo sigilo.

Por "acolher", entende-se o conjunto de medidas, posturas e atitudes dos(as) profissionais de saúde que garantam credibilidade e consideração à pessoa e à situação de violência relatada. Importante ressaltar os princípios básicos.

A *responsabilização no cuidado e proteção* das crianças e adolescentes com suspeita ou violência confirmada é realizada por ações desencadeadas desde o setor saúde ao setor de segurança pública. A equipe de saúde deve responsabilizar-se pelo seguimento clínico da criança ou adolescente, independentemente dos outros procedimentos, continuando a cuidar de sua saúde física e mental.

A avaliação da extensão das lesões físicas de cada caso, bem como os tratamentos necessários, serão determinados pelo(a) médico(a) que atenda a vítima.

Os encaminhamentos médicos e os de ordem protetivas ou legais devem ser tratados com igual relevância.

Situações de violência sexual, ou mesmo de violência de qualquer natureza, com risco de vida ou de revitimização devem sempre ser consideradas graves. A presença do(a) agressor(a) no mesmo ambiente que a vítima ou possível conivência da família com ele(a) precisam ser levadas em conta na classificação de gravidade e nortear a tomada de decisão para possível retirada da criança ou adolescente de sua residência.

Todas as circunstâncias que indicam gravidade do caso requerem: internação da criança em hospital/unidade de saúde por vezes; comunicação obrigatória ao Conselho Tutelar (CT); acionamento concomitante da Delegacia de Proteção à Criança e ao Adolescente (DPCA), do Ministério Público (MP) e encaminhamento para a delegacia ou Instituto Médico-Legal (IML). Essas ações de proteção devem, preferencialmente, ser desencadeadas pelo Conselho Tutelar ou, na sua impossibilidade, pelo profissional médico ou outro.

As situações pontuais de violência avaliadas como mais leves pela equipe profissional podem incorrer em retorno da criança para a moradia com monitoramento periódico da família após comunicação ao Conselho Tutelar (Figura 636.3).

Princípios básicos do acolhimento

- Garantir um ambiente reservado e acolhedor para o atendimento
- Escutar atentamente, observar detalhes e aceitar o que a criança ou o adolescente contar, sem influenciar com suas interpretações do ocorrido
- Manter atitude de crédito, sem fazer perguntas em demasia ou questionar o que está sendo relatado, evitando detalhes desnecessários
- Nunca desconsiderar os sentimentos da criança/adolescente; "*Isso não foi nada*", "*Vai passar logo*", "*Não precisa chorar*"
- Evitar perguntas diretas, inquisitórias ("Por quê?"), privilegiando perguntas que iniciam com "Como?" e evitar precisão de tempo ("Quando?")
- No momento da abordagem, sentar-se próximo à criança, ao nível de seu olhar, e não atrás de uma escrivaninha
- Deixar claro que a vítima não deve se sentir culpada ou envergonhada pelas situações sofridas. A escuta deve ser destituída de juízo de valor
- Evitar que a criança tenha que repetir suas narrativas várias vezes, mesmo a outros profissionais, para que não se amplie seu sofrimento
- Explicar à criança ou ao adolescente todos os procedimentos que serão adotados
- Transcrever na anamnese exatamente as palavras da criança ou do adolescente, sem interpretações pessoais ou prejulgamento
- Não prometer à vítima ou à família o que não puder cumprir, como, por exemplo, guardar segredo de todas as informações obtidas
- Explicar a necessidade de levar o caso (discutir e solicitar colaboração) a outros profissionais envolvidos no atendimento, mas somente para estes
- Promover o diagnóstico diferencial entre outras patologias não intencionais que poderiam ter os mesmos sintomas
- Providenciar, se possível, que a avaliação de outros profissionais que se fizerem necessários, como a do perito do Instituto Médico-Legal, seja realizada em um mesmo momento
- Afastar a preocupação centrada em confirmar a suspeita de violência ou em identificar o(a) agressor(a) nesse momento
- Não se comprometer a não denunciar o(a) agressor(a) (solicitação muito comum vinda do outro responsável)
- Acompanhar o caso em todas as suas interfaces, participando das decisões quanto ao tratamento, encaminhamentos e das medidas de proteção legal.

Adaptado de Gonçalves e Pfeiffer, 2014.

NOTIFICAÇÃO DOS CASOS SUSPEITOS DE VIOLÊNCIA

A notificação de qualquer caso suspeito ou confirmado de violência é de natureza compulsória e deve ser realizada pelos profissionais de saúde e demais responsáveis por estabelecimentos públicos e particulares das redes de saúde e ensino em conformidade com o Estatuto da Criança e do Adolescente (ECA; lei nº 8.069).

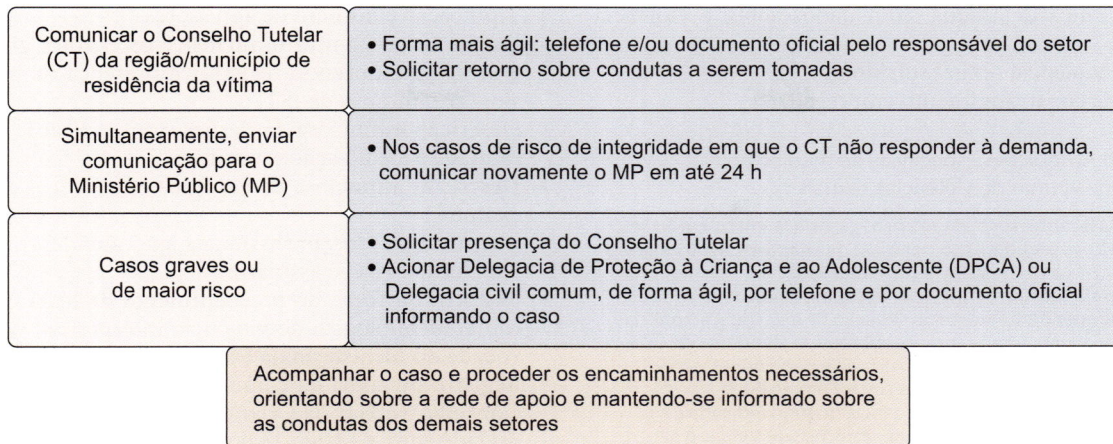

Figura 636.3 Instituições protetivas de segurança pública – comunicação de situações de violência contra crianças e adolescentes.

A violência foi incluída na lista das doenças e agravos de notificação compulsória pela portaria do Ministério da Saúde nº 104 de 25 de janeiro de 2011.

A notificação é realizada por meio do preenchimento da *ficha de notificação individual de violência interpessoal ou autoprovocada* do Sistema de Informação de Agravos de Notificação (SINAN) do Ministério da Saúde, e pode ser acessada no *site* oficial do Ministério da Saúde.

Essa notificação integra o sistema de Vigilância de Violências e Acidentes (VIVA) do Ministério da Saúde e possibilita levantar informações epidemiológicas, além de revelar as violências sofridas por crianças e adolescentes que ficariam desconhecidas muitas das vezes.

A partir dessas informações, o Estado (federal/estadual/municipal) terá subsídios para planejar políticas públicas com o objetivo de prevenir e eliminar a violência contra a criança e o adolescente no país. A notificação epidemiológica por meio da ficha do SINAN e a comunicação ágil da violência ao Conselho Tutelar são fundamentais também por representarem oficialmente o acionamento da rede de cuidados e proteção às vítimas de violência.

Notificação epidemiológica e comunicação ao Conselho Tutelar

O preenchimento da ficha de notificação epidemiológica não tem o poder de denúncia policial, mas sua realização leva, com frequência, à inibição do comportamento agressivo dentro da família ou por parte de outro agressor. Essa ficha pode ser assinada pelo profissional da saúde ou órgão/instituição a qual ele seja vinculado.

Contudo, não basta preencher a ficha de notificação epidemiológica. *Todo* caso suspeito de violência deve também ser comunicado, o mais rápido possível, ao Conselho Tutelar mais próximo da residência da criança ou adolescente, de acordo com o Artigo 13 do ECA. O Ministério Público e Delegacias de Proteção devem sempre serem acionados quando necessário.

Rede de atenção e prevenção à violência e promoção da saúde

As Redes de Atenção e Prevenção são arranjos organizativos de ações e serviços de atendimento, proteção e responsabilização, que buscam garantir a atenção integral às crianças e adolescentes em situações de violência, promovendo: acompanhamento e plano terapêutico, reinserção social, garantia de direitos, proteção, acesso a benefícios, programas e projetos sociais. Para que a atenção às vítimas de violência seja efetiva, é importante que os diversos serviços e instituições atuem de forma integrada. Nessa perspectiva, o atendimento em rede, listado a seguir, apresenta-se como a melhor alternativa para a condução das situações de violência contra crianças e adolescentes, seja de natureza sexual ou não, por envolver diferentes setores da sociedade.

- Rede de atenção à saúde (serviços de saúde), inclui: Conselho Tutelar (CT), Centro de Referência de Assistência Social (CRAS), Centro de Referência Especializado de Assistência Social (CREAS), escolas, Ministério Público (MP), Defensoria Pública, Varas da Infância e da Juventude (VIJ), Delegacias de Proteção às Crianças e Adolescentes (DPCA), Delegacia Especializada de Atenção à Mulher (DEAM), Instituto Médico-Legal (IML), Disque-Denúncia Nacional de Violência Sexual (Disque 100), Organizações Não Governamentais (ONGs) e outros serviços
- No âmbito do SUS, a rede de saúde e cuidados a vítimas de violência envolve os seguintes serviços: postos ou centros de saúde diversos; unidades da Estratégia de Saúde da Família (ESF); hospitais, unidades de pronto atendimento ou pronto-socorro; maternidades e Centro de Atenção Psicossocial (CAPS), dentre outros.

Os profissionais do setor de saúde devem manter comunicação constante com os demais setores e instituições para informações e seguimento das crianças e dos adolescentes em situações de violência atendidos.

O *médico* desempenha um papel fundamental na equipe de atenção integral às vítimas de violência. Conforme descrito a seguir, sua atuação envolve ações para além do tratamento clínico, como o desencadeamento de intervenções de proteção e o acompanhamento de todas as medidas adotadas. Especificamente no atendimento às vítimas de violência sexual, o médico tem as atribuições listadas no Quadro 636.6.

A Norma Técnica do Ministério da Saúde, que trata especificamente do atendimento às vítimas de violência sexual, recomenda que o médico registre no prontuário médico as seguintes anotações/documentos, que podem ser estendidos a outros tipos de violência:

- Local, dia e hora aproximados da violência sexual e do atendimento médico no hospital de referência

- História clínica detalhada, com dados sobre a violência sofrida
- Tipo(s) de violência sexual sofrido(s)
- Forma(s) de constrangimento empregada(s)

Quadro 636.6 Atribuições específicas do médico no atendimento de vítimas de violências sexuais.

- Identificar ou levantar suspeita sobre os casos que cheguem ao seu conhecimento ou atendimento por meio da anamnese e do exame físico
- Prestar o atendimento emergencial necessário (clínico e/ou cirúrgico), independentemente da situação da investigação policial
- Coletar material para provas forenses durante o atendimento emergencial, se este tiver que ser realizado e não houver tempo hábil para tal coleta em serviço específico, como o IML*
- Prescrever a contracepção de emergência quando indicada e a profilaxia para infecções sexualmente transmissíveis virais e não virais, preferencialmente nas primeiras 72 h de ocorrência da violência. Encaminhar para o serviço de referência de atenção a vítimas de violência sexual quando disponíveis no município*
- Comunicar imediatamente (até 24 h) o caso de violência sexual ao Conselho Tutelar da Criança e do Adolescente e outros órgãos de segurança competentes. Essa medida deve, preferencialmente, ser em conjunto com outros profissionais ou gestores do serviço de saúde
- Fazer a notificação epidemiológica do caso de violência preenchendo a ficha pertinente e encaminhando para a vigilância epidemiológica da unidade de saúde ou secretaria de saúde do município
- Prestar atendimento ambulatorial, acompanhar e interagir com os demais membros da equipe multiprofissional e dos outros setores como educação, segurança, proteção e assistência social
- Conforme previsto em lei, as pacientes devem ser encaminhadas para avaliação em serviços do SUS que oferecem o abortamento legal, caso manifestem o desejo de interrupção da gestação decorrente de violência sexual.

*Conforme orientações e normas técnicas do Ministério da Saúde. As normas técnicas do Ministério da Saúde incluem também crianças e adolescentes e são atualizadas regularmente, devendo sempre ser consultadas para adoção dessas medidas.

Aspectos legais e éticos no atendimento a vítimas de violência

A simples suspeita de qualquer tipo de violência contra crianças e adolescentes deve indicar a avaliação clínica e o tratamento necessário. A recusa infundada do atendimento médico caracteriza, ética e legalmente, imperícia e omissão de socorro com todas as suas consequências. Nesse caso, de acordo com o Artigo 13 § 2º do Código Penal, o médico pode ser responsabilizado civil e criminalmente pelos danos físicos e mentais ou, eventualmente, por morte do paciente.

O *atendimento médico* é prioritário à vítima de violência sexual. A exigência de apresentação de Boletim de Ocorrência (BO) policial e do laudo do Instituto Médico-Legal (IML) para o atendimento médico da vítima é incorreta e ilegal. O BO registra a violência para o conhecimento da autoridade policial, que determina a instauração do inquérito e da investigação. O laudo do IML é documento elaborado para fazer prova criminal. Portanto, a exigência desses documentos para atendimento nos serviços de saúde não é correta.

Toda violência sexual constitui-se em crime pelo Código Penal Brasileiro. À comunicação do fato, confirmado ou suspeito, a instância legal é obrigatória por parte dos profissionais de saúde para que sejam desencadeadas medidas de proteção à vítima e a apuração do crime. A comunicação deve ser imediata (máximo 24 horas), devendo ser feita por via escrita, além de outras, como telefônica: ao Conselho Tutelar, aos órgãos de segurança (delegacias), e à Justiça (Vara de Crimes ou da Infância e Juventude ou, ainda, ao Ministério Público).

- Tipificação e número de agressores
- Exame físico completo, inclusive os exames ginecológico e urológico (devendo registrar a presença ou ausência de sinais e sintomas de IST)
- Descrição minuciosa das lesões, com indicação da temporalidade e localização específica
- Descrição minuciosa de vestígios e de outros achados no exame
- Identificação dos profissionais que atenderam a vítima, com letra legível e assinatura
- Registro ou cópia do preenchimento da ficha de notificação epidemiológica de violência interpessoal ou autoprovocada do Ministério da Saúde (ficha do SINAN)
- Registro ou cópia da comunicação obrigatória do caso ao Conselho Tutelar da Criança e do Adolescente em conformidade com o Artigo 13 do Estatuto da Criança e do Adolescente.

A Figura 636.4 exemplifica a condução de um caso de violência contra criança ou adolescente no modelo da rede de atenção do SUS, uma vez que o seu acesso é universal e por se tratar de campo de atuação da maioria dos profissionais da área da saúde.

RECOMENDAÇÕES PRÁTICAS PARA O ATENDIMENTO ADEQUADO DE CRIANÇAS E ADOLESCENTES EM SITUAÇÕES DE VIOLÊNCIA

- A ficha de notificação epidemiológica de violência deve ser preenchida
- Todo caso suspeito de violência deve também ser comunicado ao Conselho Tutelar e, quando necessário, aos demais órgãos de segurança e proteção
- A comunicação ao Conselho Tutelar ou outro órgão competente deve ser feita por meio do preenchimento de ficha própria ou, na ausência dessa, por meio de uma comunicação escrita e clara
- Em situação de risco de vida, o contato com o Conselho Tutelar deve ser imediato, por telefone, e, na sequência, a ficha ou comunicação escrita será encaminhada pela unidade de atendimento ou identificação do caso
- A unidade de saúde, distritos sanitários, entre outros poderão realizar a comunicação do caso de violência ao Conselho Tutelar ou outro órgão, resguardando a segurança do profissional que se sinta ameaçado
- Todos os casos identificados devem ser encaminhados para a rede de atenção social (Centro de Referência da Assistência Social [CRAS]; Centro de Referência Especializado da Assistência Social [CREAS]; Unidade Básica de Saúde) para seguimentos pertinentes; fazer o encaminhamento em documento escrito oficial da unidade
- Portaria GM/MS nº 1.271/2014, casos de tentativa de suicídio e violência sexual são de notificação imediata e compulsória (24 horas)
- Em casos em que a criança/adolescente estiver em risco de vida (tentativa de suicídio; ferimentos graves; violência sexual aguda etc.), chamar o SAMU (192) ou o Corpo de Bombeiros (193)
- Em todos os casos, deve-se esclarecer aos responsáveis a importância do atendimento multiprofissional e especializado (psicologia, assistência social e outros), independentemente do tipo de violência sofrida

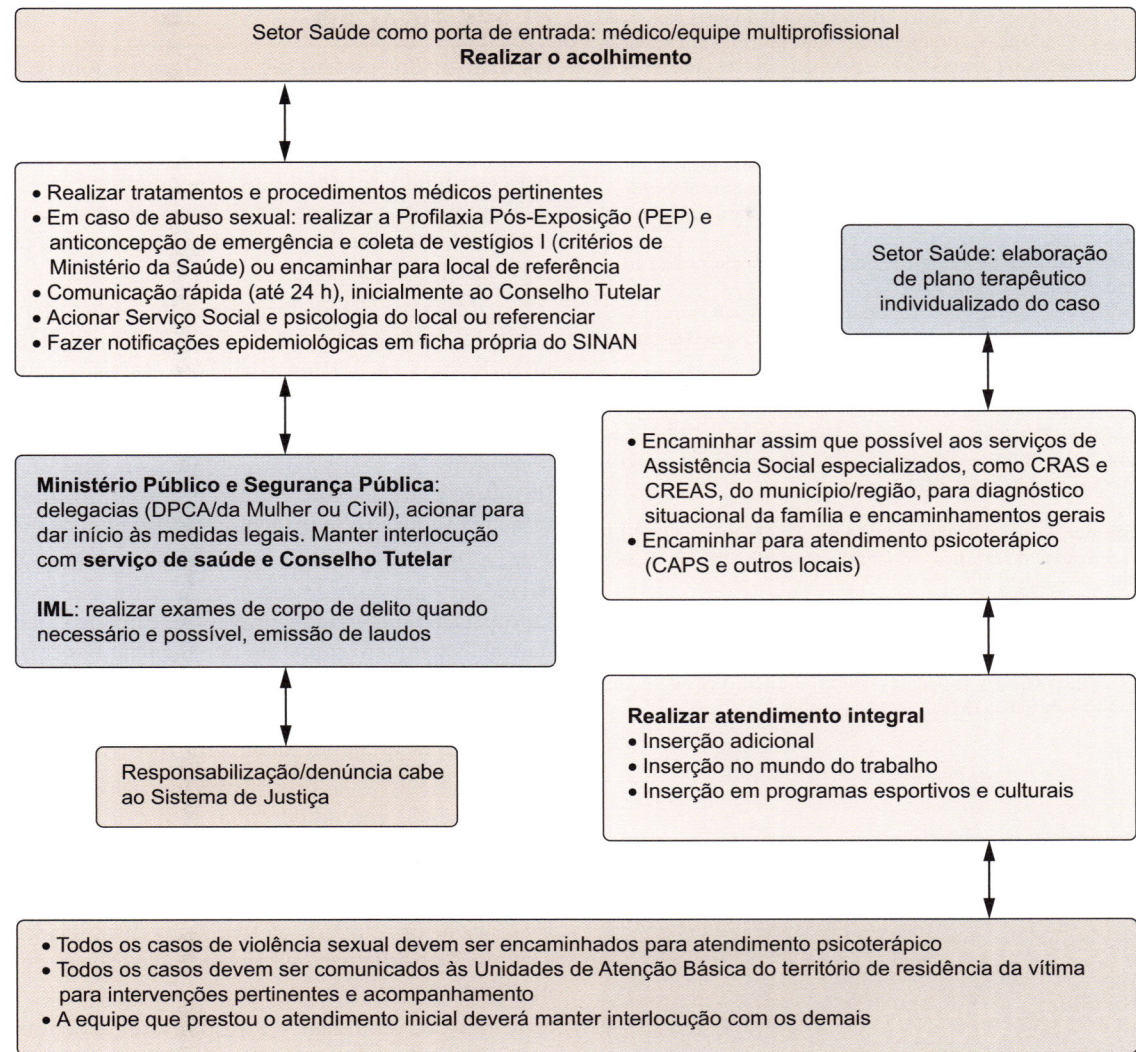

Figura 636.4 Fluxo do atendimento de crianças e adolescentes em situações de violência.

- Em todos os casos, encaminhar para a Unidade de Atenção Básica do território de residência da vítima para seguimentos pertinentes e manter contato com a unidade para acompanhamento e compartilhamento de informações
- Violência sexual: inicialmente, encaminhar para atendimento em unidade de saúde de atendimento em urgência e emergência. Na unidade de saúde, realizar a profilaxia pós-exposição (PEP) e anticoncepção de emergência (critérios do Ministério da Saúde) em até 72 horas; ou encaminhar para o serviço de referência do SUS no município que realize
- Violências autoprovocadas (automutilações e tentativas de suicídio): inicialmente, encaminhar para unidade de saúde de atendimentos em urgência e emergência. Posteriormente, referenciar para atendimento psicoterápico e psiquiátrico. No SUS, Centro de Atenção Psicossocial (CAPS) do município ou ambulatórios especializados.

CONSIDERAÇÕES FINAIS

Apesar das várias conquistas, especialmente com o Estatuto da Criança e do Adolescente no Brasil, crianças e adolescentes ainda são as maiores vítimas de violência, seja intra ou extrafamiliar.

Os profissionais de saúde têm papel fundamental no combate à violência contra crianças e adolescentes, atuando desde o acolhimento, proteção e promoção da saúde dessa população e suas famílias.

No Brasil, todas as intervenções e políticas desenvolvidas não têm sido suficientes para conter o crescimento da violência, que avança entre crianças e adolescentes, deixando claro que as estratégias utilizadas para o seu enfrentamento não têm dado conta da sua complexidade.

BIBLIOGRAFIA

Brasil. Norma Técnica de atenção humanizada às pessoas em situação de violência sexual com registro de informações e coleta de vestígios. Brasília: Ministério da Mulher, da Família e dos Direitos Humanos; 2015. Disponível em: http://www.spm.gov.br/central-de-conteudos/publicacoes/publicacoes/2015/norma-tecnica-versaoweb.pdf.

Brasil. Prevenção e tratamento dos agravos resultantes da violência sexual contra mulheres e adolescentes. Brasília: Ministério da Saúde; 2012. Disponível em: http://bvsms.saude.gov.br/bvs/publicacoes/atencao_humanizada_pessoas_violencia_sexual_norma_tecnica.pdf. Acesso em: 10 maio 2021.

Brasil. Protocolo clínico e diretrizes terapêuticas para profilaxia pós-exposição de risco à infecção pelo HIV, IST e Hepatites Virais. Brasília: Ministério da Saúde; 2017.

Brasil. Secretaria de Atenção à Saúde. Linha de cuidado para a atenção integral à saúde de crianças, adolescentes e suas famílias em situação de violências: orientação para gestores e profissionais de saúde. Brasília: Ministério da Saúde, 2010.

Brasil. Violência contra crianças e adolescentes: análise de cenários e propostas de políticas públicas. Brasília: Ministério dos Direitos Humanos; 2018. Disponível em: https://www.mdh.gov.br/biblioteca/consultorias/conada/violencia-contra-criancas-e-adolescentes-analise-de-cenarios-e-propostas-de-politicas-publicas.pdf. Acesso em: 10 maio 2021.

Burns DAR (org.). Tratado de pediatria. Sociedade Brasileira de Pediatria. 2. v. 4. ed. Barueri: Manole, 2017.

Ferreira AL, Moura ATMS. Abuso sexual. In: Burns DAR, Júnior DC, Borges LRSWG (eds.). Tratado de Pediatria. 4. ed. Barueri: Manole; 2017. p. 100-103.

Goiás. Secretaria de Estado da Saúde. Rede intersetorial de atenção às pessoas em situação de violências: guia orientador para gestores. Goiás: SAS, 2019. Disponível em: http://www.sgc.goias.gov.br/upload/arquivos/2019-06/guia-orientador-rede-de-violencias-diagramado.pdf. Acesso em: 10 maio 2021.

OMS, 2002.

Pfeiffer L, Waksman RD. Violência na infância e adolescência. In: SBP. Manual de segurança da criança e do adolescente da SBP. São Paulo: Nestlé; 2004.

São Paulo. Secretaria de Saúde. Manual de atenção à saúde do adolescente. São Paulo: SMS; 2006.

Waksman RD, Hirschheimer MR, Pfeiffer L. Manual de atendimento às crianças e adolescentes vítimas de violência. 2. ed. Brasília: Conselho Federal de Medicina; 2018.

637
Maus-Tratos contra Pessoas Idosas

Elisa Franco de Assis Costa • Isadora Crosara Alves Teixeira • Gabriela Cunha Fialho Cantarelli

INTRODUÇÃO

Entende-se por maus-tratos contra pessoas idosas ato único, repetido ou, ainda, ausência de uma ação apropriada que cause dano, sofrimento ou angústia e que ocorre dentro de um relacionamento em que haja expectativa de confiança.

O envelhecimento populacional leva ao surgimento de novos desafios para as políticas públicas, em que o aumento dos casos de maus-tratos às pessoas idosas passa a ser um problema de saúde pública e os acidentes e violências (causas externas) se tornaram importantes causas de morbimortalidade. Quando não levam à morte, podem trazer consequências físicas, psíquicas e sociais, a médio e longo prazos.

A violência é um fenômeno social que atinge os idosos de diversas maneiras, direta ou indiretamente, nas áreas políticas, sociais, econômicas e institucionais, cotidianamente, com impacto importante para a sociedade e para a qualidade de vida do idoso.

CLASSIFICAÇÃO

Os maus-tratos podem ser ou não intencionais. Na maioria das vezes, é intencional. A negligência e o abuso psicológico, por exemplo, algumas vezes não são intencionais, mas frutos do desconhecimento e da falta de recursos e de apoio social para o cuidado de indivíduos dependentes.

É frequente a ocorrência de várias formas de maus-tratos concomitantes, sendo mais comuns os abusos físicos, psicológicos e a negligência.

Abusos físicos. Uso da força física de forma intencional, não acidental, com o objetivo de ferir, deixando ou não marcas identificáveis na vítima (beliscões, tapas, chutes, murros, empurrões, contusões, queimaduras, contenção física).

Abusos psicológicos. Toda forma de rejeição, depreciação, discriminação, desrespeito, cobrança ou punição exageradas (insultos, humilhações, tratamento infantilizado, amedrontamento, indução a sentimento de culpa e/ou de menos-valia).

Abuso financeiro ou material. Exploração imprópria ou ilegal e/ou uso não consentido de recursos financeiros da vítima (apropriação indevida de proventos, dinheiro, bens, propriedades). Estelionato cometido por agências bancárias e de saúde e por lojas, utilizando a boa-fé do idoso.

Abuso sexual. Contato sexual de qualquer tipo com indivíduo adulto de qualquer idade, sem consentimento.

Abuso estrutural e social. Exercido pelos governos e instituições, sendo entendido como a discriminação nas políticas públicas de grupos de indivíduos vulneráveis (crianças, mulheres, idosos, deficientes), a falta de recursos para atender às necessidades básicas e às garantias constitucionais e a presença de um cuidado afetivamente distanciado, impessoal e rígido. Considera-se esse tipo como a origem de outras formas de abuso.

Negligência. Omissão do responsável e/ou cuidador em prover as necessidades básicas da pessoa, exemplificada por manter uma higiene precária, desatenção com relação aos horários da alimentação e da medicação. Geralmente, ocorre com indivíduos dependentes, como crianças e idosos. Em alguns casos, chega-se a uma situação de abandono.

Autoabandono e autonegligência

Apesar de não configurar maus-tratos ocasionados por terceiros, é importante ressaltar que existem os casos de autoabandono ou autonegligência, ou seja, condutas de uma pessoa idosa que ameaçam a sua própria saúde ou segurança, caracterizadas pela recusa ou pelo fracasso de prover a si próprio o cuidado adequado (ver Capítulo 4, *O Clínico e o Idoso*).

FATORES DE RISCO

- Com relação ao idoso: doença crônica, incapacidade funcional, fragilidade, alteração cognitiva, baixa escolaridade, distúrbio de comportamento, sensação de solidão, percepção ruim da sua saúde, incontinência, distúrbios do sono, viuvez, solteirice, habitantes de centros urbanos, sexo feminino e maiores de 75 anos
- Com relação ao cuidador: toxidependência, alcoolismo, transtorno mental, dependência financeira em relação à vítima, ignorância, incapacidade, sobrecarga de trabalho e história de maus-tratos na infância, violência ou assalto

- Com relação ao ambiente: pobreza, ambiente violento, ausência de serviços comunitários e do Estado. Pessoas idosas morando sozinhas são menos propensas a sofrerem maus-tratos físicos, porém podem ser negligenciadas ou até abandonadas.

Maus-tratos como problema de saúde pública

Os idosos brasileiros são mantidos preferencialmente em seus lares, garantidos por lei e pelos aspectos culturais da sociedade, que tem preconceito contra as instituições de longa permanência ou pela falta desses serviços especializados em cuidados de longa duração.

O desemprego associado ao alto índice de separações faz com que filhos adultos retornem à casa paterna (geração bumerangue), tornando-se emocionais e financeiramente dependentes de pais com alto grau de dependência dos filhos para as atividades da vida diária. Frequentemente, na mesma casa coabitam várias gerações (pais, filhos, netos e até bisnetos) e estes se tornam cuidadores informais, geralmente despreparados para cumprir esse papel.

O Estado brasileiro é omisso em relação a serviços para indivíduos de alta dependência.

Vários estudos demonstraram que a maioria dos casos de maus-tratos e negligência contra os indivíduos acima de 60 anos ocorre no contexto familiar em seus lares, assim como a maioria dos agressores são filhos e cônjuges da vítima.

O risco de maus-tratos de idosos também existe em instituições como hospitais e asilos de idosos. Os atos de abuso nessas instituições incluem restrição física dos doentes, privação da sua dignidade e poder de escolha nas suas opções diárias, escassez de cuidados. O abuso ocorre mais frequentemente naquelas em que os cuidados básicos são escassos, os profissionais têm pouco treino ou alta carga de trabalho, o ambiente físico é precário e onde a política da instituição opera segundo interesses exclusivamente lucrativos ou políticos, e não em função dos interesses dos idosos residentes.

Existe grande variação da prevalência de maus-tratos entre diferentes países e, até mesmo, entre as diversas regiões brasileiras.

Estudos provenientes de denúncias demonstram que os tipos mais comuns são os abusos físicos, psicológicos, financeiros e os casos de negligência e abandono.

O abuso físico é o mais facilmente reconhecível. O abuso financeiro, a negligência e o abuso sexual são geralmente subdiagnosticados e subnotificados. O abuso psicológico sob a forma de agressão, humilhação, infantilização e intimidação é o mais difícil de identificar e quantificar.

AVALIAÇÃO DE MAUS-TRATOS

Os episódios de abuso tendem a ser repetitivos e continuarão até o momento em que sejam reconhecidos e a situação de risco seja corrigida.

As vítimas geralmente se calam por receio de represálias, da perda de autonomia e de alteração do local que habitam. Muitas vezes, estão subjacentes sentimentos de culpa e vergonha, autoestima reduzida, não estando a vítima disposta a tomar medidas legais, sobretudo quando o agressor é um membro da família, para evitar quebrar laços familiares. Além do mais, se o agressor é o filho ou a filha, os pais vítimas tendem a proteger sua prole e justificar seus atos, mesmo que tenham plena consciência de que são errados. Isso é comum nos casos de abuso financeiro, que no Brasil atingiram proporções assustadoras com a facilidade dos "empréstimos consignados" que os aposentados contraem por solicitação de seus filhos.

Contenção física de idosos em hospitais

A contenção física de idosos com confusão mental e agitação, na maioria das vezes por *delirium*, ainda é realizada sem critérios nos hospitais, principalmente em Unidades de Terapia Intensiva.

A justificativa é proteger o idoso de se machucar, retirar sondas e cateteres e garantir que seja medicado. Na maioria das vezes, é realizada pela equipe de enfermagem a pedido dos familiares.

A contenção física deve ser combatida, pois, a não ser em situações muito especiais, ela não protege o idoso, mas aumenta o risco de lesões e pode agravar a confusão mental, perpetuando o *delirium*. Por isso, se não indicada corretamente, pela equipe interdisciplinar e não pelo familiar ou por um único profissional, após esgotadas todas as outras possibilidades deve ser realizada com instrumentos adequados. Do contrário, é considerada uma forma de maus-tratos.

A orientação dos familiares e dos acompanhantes, o cuidado adequado de enfermagem, o tratamento das causas da agitação (p. ex., dor) e o uso correto de medicamentos psicotrópicos fazem com que raramente seja necessária a contenção física. E quando for necessária, existem formas para torná-la mais segura para o paciente.

Um exemplo de contenção incorreta: idoso com os braços amarrados na cama com ataduras para não retirar a sonda nasoenteral, pois é certo que ao puxar os braços a sua pele será muito lesada com equimoses e escoriações, além do risco de isquemia e/ou edema distal do membro. Nesse caso, pode-se substituir as amarras por uma luva grossa, sem separação de dedos, que dificulte o movimento de puxar a sonda, sem risco de lesões mais graves.

Situações que sugerem maus-tratos contra pessoas idosas

- Lesões físicas: contusões, lacerações, hematomas, feridas cortantes, queimaduras, fraturas inexplicáveis
- Descuido com a higiene
- Descuido com os horários da alimentação e da medicação
- Desidratação e desnutrição difíceis de serem explicadas
- Explicações vagas de ambas as partes de situações que sugerem maus-tratos
- Indivíduo é levado ao serviço de saúde por outra pessoa que não é o cuidador habitual
- Diferenças entre a história relatada pelo paciente e a contada pelo familiar ou cuidador
- Paciente com incapacidade mental e/ou física que se apresenta sem o cuidador
- Demora entre o aparecimento dos sintomas ou da lesão e a solicitação de atendimento médico
- Visitas frequentes ao médico devido à piora de uma doença crônica apesar do tratamento correto.

O médico, principalmente nos atendimentos da rede básica de saúde e nos serviços de urgência, encontra-se em posição favorável para a detecção de maus-tratos de idosos, especialmente os casos de negligência, podendo ser o único indivíduo exterior à família/prestador de cuidados que, regularmente, observa o idoso.

INTERVENÇÕES

- Conscientização dos profissionais de saúde para o reconhecimento da situação
- Trabalho de educação sobre maus-tratos da população geral, especialmente para os idosos
- Prevenir isolamento social da população idosa

- Trabalho interdisciplinar no qual a equipe de saúde tem papel fundamental
- Avaliação funcional e planejamento de reabilitação para reduzir a dependência do cuidador
- Procedimentos de maneira cuidadosa para evitar expor o idoso a maior risco
- Exploração de todos os recursos da comunidade para ajudar na proteção ao idoso
- Trabalho de intervenção, suporte, educação e orientação voltados aos familiares e cuidadores
- Notificação às instituições competentes (SOS Idoso, Delegacia do Idoso, Ministério Público, Conselhos Estadual e Municipal do Idoso, autoridade policial)
- Transferência de domicílio ou para instituição de longa permanência (asilamento)
- Apoio psicológico, reforço, descanso físico e reconhecimento explícito à importância do cuidador.

Sinais de alerta de maus-tratos

É importante que o médico tenha alto nível de suspeição para o problema e esteja atento aos sinais de alerta.

Anamnese. Atentar para a perda rápida da capacidade funcional e para história de depressão. Deve ser feita em condições de privacidade para dar mais liberdade ao idoso para falar (Quadro 637.1).

Exame físico. Deve ser minucioso, com especial atenção às condições de higiene, vestimentas, pesquisa de lesões (lesões em punhos e tornozelos podem indicar contenção física), condições de hidratação e nutrição e condições mentais e emocionais.

Devido à pele frágil, muitos idosos estão mais propensos a apresentar equimoses nas pernas e antebraços. Entretanto, lesões maiores de 5 cm localizadas na face, no dorso, nas coxas e nas faces laterais dos braços, principalmente no direito, são altamente suspeitas de abuso físico.

Conversa com familiar e/ou cuidador suspeito de ser o agressor. Deve ser elaborada sem julgamentos prévios e em situação de privacidade. Atentar para a história de ter sofrido maus-tratos na infância.

Contatos colaterais. Visitar o domicílio ou a instituição de longa permanência onde o idoso reside. Entrevistar vizinhos, companheiros de quarto, amigos, outros familiares e funcionários da instituição.

Quadro 637.1 Roteiro para investigação de maus-tratos nos idosos.

1. Alguma vez alguém o machucou?
2. Alguma vez alguém o tocou sem o seu consentimento?
3. Alguma vez alguém o obrigou a fazer coisas que não queria fazer?
4. Alguma vez alguém lhe retirou algum pertence sem a sua autorização?
5. Alguma vez foi repreendido ou ameaçado por alguém?
6. Alguma vez assinou documentos que não compreendeu?
7. Tem medo de alguém em casa?
8. Você está muitas vezes sozinho?
9. Alguma vez alguém falhou nos seus cuidados quando necessitou de ajuda?

Adaptado de Bond e Butler, 2013.

ASPECTOS LEGAIS

O médico e os demais membros da equipe de saúde têm a obrigação de reconhecer a síndrome de maus-tratos como um problema de saúde pública e trabalhar em conjunto com a sociedade no sentido de reconhecer os indivíduos de risco e prevenir a sua ocorrência. Devem, também, comunicar à autoridade competente os casos de que tenha conhecimento envolvendo suspeitas ou confirmação de maus-tratos (ver Capítulo 8, *Aspectos Legais da Prática Médica*).

Estatuto do Idoso – Lei nº 10.741/2013, Artigo 19

"Os casos de suspeita ou confirmação de maus-tratos contra pessoas idosas serão obrigatoriamente comunicados pelos profissionais de saúde a quaisquer dos seguintes órgãos:
    I – Autoridade policial;
    II – Ministério Público;
    III – Conselho Municipal do Idoso;
    IV – Conselho Estadual do Idoso;
    V – Conselho Nacional do Idoso."

Algumas alternativas viáveis para conter a violência dentro da família e diminuir os índices de negligência e abandono podem ser (Camarano, 2013):
- Efetiva implantação da Política Nacional do Idoso e do Estatuto do Idoso, com o estabelecimento de fontes de financiamento para cada medida proposta
- Criação de serviços e programas para dar maior suporte à família brasileira no cuidado do idoso dependente tanto no domicílio quanto no hospital
- Implantação de uma política de saúde do idoso com criação de serviços especializados de cuidado e reabilitação e instituições de longa permanência
- Incluir nos serviços de saúde ações que possam promover uma morte digna para aqueles que se encontram acometidos por doença terminal.

BIBLIOGRAFIA

Bond MC, Butler KH. Elder abuse and neglect definitions, epidemiology and approaches to emergency department screening. Clin Geriatr Med. 2013;29:257-73.

Brasil. Lei n. 10.741, de 1º de outubro de 2003. Dispõe sobre o Estatuto do Idoso e dá outras providências. Disponível em: http://www.planalto.gov.br/ccivil_03/leis/2003/l10.741.htm. Acesso em: 10 maio 2021.

Brasil. Lei n. 8.069, de 13 de julho de 1990. Dispõe sobre o Estatuto da Criança e do Adolescente e dá outras providências. Disponível em: http://www.planalto.gov.br/ccivil_03/leis/l8069.htm. Acesso em: 10 maio 2021.

Camarano AA. Estatuto do idoso: avanços com contradições. Texto para discussão nº 1.840. IPEA, 2013.

Lopes EDS, Ferreira AG, Pires CG et al. Maus-tratos a idosos no Brasil: uma revisão integrativa. Rev Bras Geriatr Gerontol. Rio de Janeiro, 2018;21(5):652-62.

Machado L, Queiroz ZV. Negligência e maus-tratos. In: Freitas EV, Py L, Cançado FAX et al. Tratado de geriatria e gerontologia. 2. ed. Rio de Janeiro: Guanabara Koogan, 2006. p. 1152-59.

Martins R, João Neto M, Andrade A, Albuquerque C. Abuse and maltreatment in the elderly. Aten Primaria. 2014;46(1):206-09.

Pasinato MT, Camarano AA, Machado L. Idosos vítimas de maus-tratos domésticos: estudo exploratório das informações levantadas nos serviços de denúncia. Texto para discussão nº 1.200. IPEA, 2006.

Porto CC, Porto AL. Semiologia médica. 8. ed. Rio de Janeiro: Guanabara Koogan, 2019.

WHO. International Network for prevention on elderly abuse. INPEA, 2004.

638
Maus-Tratos e Violência contra Mulheres

Gabriella Assumpção Alvarenga Schimchak ◆ Celmo Celeno Porto

INTRODUÇÃO

Segundo a Organização das Nações Unidas (ONU), violência contra a mulher é "todo ato de violência praticado por motivos de gênero, dirigido contra uma mulher, que resulte em qualquer ação física, sexual ou psicológica, incluindo ameaças".

A cada 15 segundos uma mulher é agredida no Brasil, e mais de 2 milhões de mulheres são espancadas a cada ano por seus maridos ou namorados, atuais e antigos.

Dados do Mapa da Violência no Brasil mostram taxas ascendentes de mortes femininas por agressão no período de 1980 a 2010 e coeficientes de mortalidade que passaram de 2,3/100.000 para 4,8/100.000, representando um aumento de 111% no período.

Mulheres que vivem em contexto violento ou que tende à violência encontram-se em maior risco de sofrer transtornos alimentares, alcoolismo e de fazer uso de outras substâncias psicoativas, além de sofrer de estresse pós-traumático, depressão, ansiedade, fobias, pânico e baixa autoestima.

CAUSAS

Relações assimétricas entre homens e mulheres que assumem comportamentos sociais ancorados na violência de gênero.

TIPOS DE VIOLÊNCIA

São formas de violência contra a mulher:

- **Violência física**: qualquer conduta que ofenda sua integridade ou saúde corporal
- **Violência psicológica**: qualquer conduta que lhe cause dano emocional e diminuição da autoestima; ou que lhe prejudique e perturbe o pleno desenvolvimento; ou que vise degradar ou controlar suas ações, comportamentos, crenças e decisões, mediante ameaça, constrangimento, humilhação, manipulação, isolamento, vigilância constante, perseguição contumaz, insulto, chantagem, ridicularização, exploração e limitação do direito de ir e vir; ou qualquer outro meio que lhe cause prejuízo à saúde psicológica e à autodeterminação
- **Violência sexual**: qualquer conduta que a constranja a presenciar, a manter ou a participar de relação sexual não desejada, mediante intimidação, ameaça, coação ou uso da força; que a induza a comercializar ou a utilizar, de qualquer modo, a sua sexualidade, que a impeça de usar qualquer método contraceptivo ou que a force ao matrimônio, à gravidez, ao aborto ou à prostituição, mediante coação,

chantagem, suborno ou manipulação; ou que limite ou anule o exercício de seus direitos sexuais e reprodutivos
- **Violência patrimonial**: qualquer conduta que configure retenção, subtração, destruição parcial ou total de seus objetos, instrumentos de trabalho, documentos pessoais, bens, valores e direitos ou recursos econômicos, incluindo os destinados a satisfazer suas necessidades
- **Violência moral**: qualquer conduta que configure calúnia, difamação ou injúria
- **Violência institucional**: fruto das desigualdades predominantes em determinada sociedade, esse tipo de violência se incorpora à cultura hegemônica em instituições como os serviços públicos, a mídia e as empresas privadas. No Brasil, não são raras as denúncias da falência do sistema penitenciário e suas repercussões junto às mulheres encarceradas, sendo difícil o acesso a fontes de informação sobre esse tema
- **Violência virtual**: tema relativamente novo para os tribunais brasileiros; contudo, o judiciário tem participado ativamente das repercussões cíveis e criminais dessa espécie de crime *on-line*, que ganhou novos parâmetros após a Lei nº 12.737/12 e o Marco Civil da Internet. Em 2018, foi publicada a Lei nº 13.772/18, que alterou a Lei Maria da Penha para criminalizar o registro não autorizado de conteúdo com cena de nudez ou ato sexual de caráter íntimo e privado

Indícios que levantam a suspeita de violência contra mulheres

- "Olho roxo"
- Queimaduras de cigarro
- Queimaduras com objetos quentes
- Lesões superficiais com objetos cortantes
- Dores musculoesqueléticas inexplicáveis
- Lesões genitais e/ou anais
- Equimoses mal justificadas.

ASPECTOS LEGAIS

A Lei nº 11.340/2006 (Lei Maria da Penha) transformou o ordenamento jurídico brasileiro, expressa o respeito aos direitos humanos das mulheres e tipifica as condutas delitivas. Além disso, essa lei modificou, significativamente, a processualística civil e penal em termos de investigação, procedimentos, apuração e solução para os casos de violência doméstica e familiar contra as mulheres.

Observações sobre a Lei Maria da Penha:

- Quando é registrada uma ocorrência na polícia, a vítima deve ser sempre ouvida
- A denúncia deve ser encaminhada para a justiça em, no máximo, 48 horas
- É obrigação da autoridade policial acompanhar a vítima ao Instituto Médico-Legal para exame de corpo de delito. O poder público deverá, ainda, fornecer transporte para lugar seguro após retirar da casa os pertences da pessoa agredida ou ameaçada
- A mulher não precisa entregar a intimação ou a notificação ao autor da agressão, cabendo à autoridade competente fazê-lo
- A lei garante à vítima o acompanhamento à defensoria pública durante todo o processo judicial

- O autor da agressão poderá ser preso em caso de flagrante delito, bem como em qualquer fase do inquérito policial ou da instrução criminal
- A prisão do autor da agressão será decretada pelo juiz, de ofício, por requerimento do Ministério Público ou mediante representação de autoridade policial
- A mulher só poderá desistir da representação contra o autor da agressão, ou seja, retirar a queixa, perante o juiz em audiência designada para este fim e na presença do representante do Ministério Público
- A Lei Maria da Penha retirou a competência dos Juizados Especiais Criminais para julgar crimes relacionados à violência doméstica e familiar
- Agora não pode mais ser aplicada como pena a entrega de cestas básicas ou o pagamento de multa em casos de condenação por violência contra a mulher
- A pena prevista é de 3 meses a 3 anos. Se a vítima for portadora de deficiência, a pena será aumentada em um terço
- Caso o autor da agressão tenha autorização legal para andar armado (policiais, guardas, seguranças), o juiz poderá determinar a suspensão do porte de arma
- A lei também prevê que o autor da agressão seja obrigado a comparecer a programas de reeducação
- A lei garante à vítima a manutenção do vínculo trabalhista por até 6 meses, permitindo que ela volte ao local de trabalho.

VIOLÊNCIA CONTRA MULHERES E ATENÇÃO À SAÚDE

A relação entre a violência contra a mulher e a sua saúde tem se tornado cada vez mais evidente, embora a maioria das mulheres não relate que sofreu ou sofre violência doméstica.

Pode apresentar "queixas vagas" quando busca um serviço da área da saúde, o que torna a anamnese difícil e quase sempre incompleta. Por isso, é extremamente importante que os profissionais de saúde sejam capacitados para identificar (indagando sobre a possibilidade de ocorrência de violência), atender e tratar as mulheres que apresentam sintomas que podem estar relacionados ao abuso sexual e à agressão física.

RECOMENDAÇÕES AOS PROFISSIONAIS DA ÁREA DA SAÚDE

- Escutar, de forma sensível e atenta, a mulher em situação de violência ou na suspeita de ocorrência de maus-tratos
- Preencher a ficha de Notificação Compulsória de Violência no Sistema de Informação de Agravos de Notificação (SINAN). Nesse contexto, o médico deve preencher a ficha e encaminhar uma via para o Sistema de Informações em Acidentes e Violência, inserido na Vigilância Epidemiológica do Estado. A outra via deve ser anexada ao prontuário. Ressalte-se o direito de decisão da vítima em não denunciar. Compreendendo seu processo histórico de violência, compete ao profissional de saúde proporcionar espaço de reflexão e viabilizar novos leques de possibilidades que permitam a vítima sair dessa dinâmica abusiva
- Denunciar a violência: é só ligar no número 180. Ele funciona 24 horas por dia, de segunda a domingo, inclusive feriados. A ligação é gratuita e o atendimento é de âmbito nacional e, nesse canal, é permitida a denúncia anônima. Além da denúncia, trata-se de um canal de informação e acolhimento da mulher em situação de violência
- Encaminhar para as delegacias especializadas no atendimento às mulheres (DEAM), que têm um atendimento especial, prestado geralmente por mulheres: delegadas, investigadoras, escrivães e assistentes sociais. Esse atendimento especial inspira confiança nas mulheres vítimas de violência e ajuda romper com o medo e a vergonha que geralmente as acompanham.

Além disso, há necessidade de instituir protocolos nos serviços de saúde, tanto na atenção básica e unidades de pronto atendimento, quanto nos níveis de maior complexidade para identificação da violência contra a mulher, bem como do risco de morte.

Deve-se perguntar se a mulher sofreu/sofre violência para romper os tabus de que "disso não se fala".

É preciso ouvir sem julgamento, esclarecer o que for necessário, não pressionar a mulher a denunciar, traçar planos de cuidado, ajudar na construção de redes de suporte e, principalmente, identificar quando a situação é de risco imediato e, nesses casos, agir rapidamente para proteger a vítima, encaminhando-a, por exemplo, para uma casa de abrigo. Em resumo, elaborar um plano terapêutico personalizado para cada mulher afetada pela violência.

BIBLIOGRAFIA

Brasil. Lei nº 11.340 (Lei Maria da Penha), 2006. Disponível em: http://www.planalto.gov.br/ccivil_03/_ato2004-2006/2006/lei/l11340.htm. Acesso em: 10 maio 2021.

Organização das Nações Unidas. Maus-tratos contra mulheres. Sem data.

Schraiber LB, D'Oliveira AF. O que devem saber os profissionais de saúde para promover os direitos e a saúde das mulheres em situação de violência doméstica [cartilha]. São Paulo: USP; 2002.

Vilela LF (Org.). Manual para atendimento às vítimas de violência na rede de saúde pública do Distrito Federal. Brasília: Secretaria de Estado de Saúde do Distrito Federal, 2008. Disponível em: http://bvsms.saude.gov.br/bvs/publicacoes/manual_atendimento_vitimas_violencia_saude_publica_DF.pdf. Acesso em: 10 maio 2021.

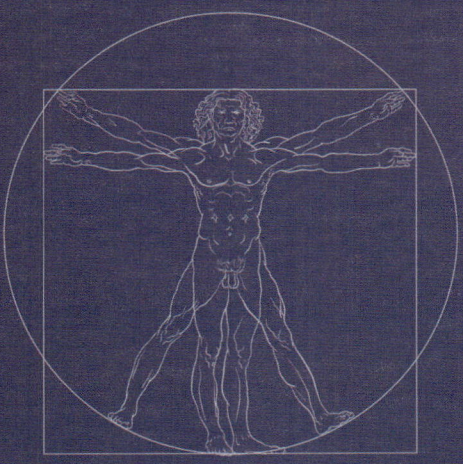

Índice Alfabético

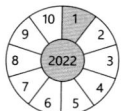